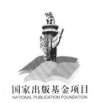

国家出版基金项目
NATIONAL PUBLICATION FOUNDATION

2017 年度国家出版基金资助项目

基因与纳米探针

——医学分子成像理论与实践

（上卷）

主编　金征宇　张雪宁　赵　阳　韩　纲
主审　张云亭　常　津　牛远杰

天津出版传媒集团

天津科学技术出版社

图书在版编目（CIP）数据

基因与纳米探针：医学分子成像理论与实践 / 金征
宇等主编 . — 天津：天津科学技术出版社，2017.11

ISBN 978-7-5576-4030-9

Ⅰ.①基… Ⅱ.①金… Ⅲ.①分子生物学－医学摄影
－研究 Ⅳ.① R445.9

中国版本图书馆 CIP 数据核字 (2017) 第 288791 号

责任编辑：张　跃　王朝闻　王连弟　侯　萍
责任印制：兰　毅
编辑助理：王　璐

天 津 出 版 传 媒 集 团 出版
天津科学技术出版社
出版人：蔡　颢
天津市西康路 35 号　邮编 300051
电话：(022) 23332399（编辑部）　23332391（发行部）
网址：www.tjkjcbs.com.cn
新华书店经销
北京盛通印刷股份有限公司印刷

开本 889×1194　1/16　印张 84.5　插页 24　字数 2 300 000
2017 年 11 月第 1 版第 1 次印刷
定价：360.00 元（共三卷）

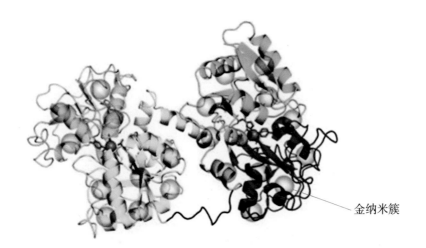

Tf 蛋白内生型(金纳米簇)分子探针

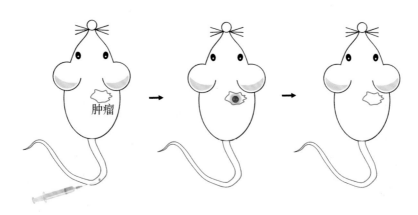

肿瘤注射分子探针

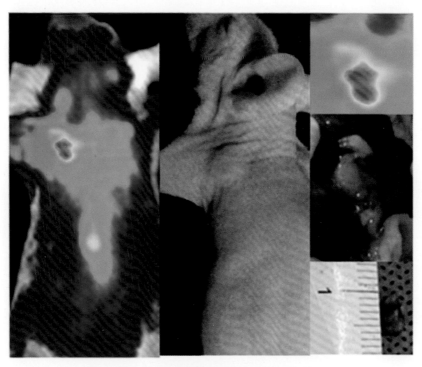

AuNCS@Tf 介导的活体肿瘤靶向光学荧光分子成像

2

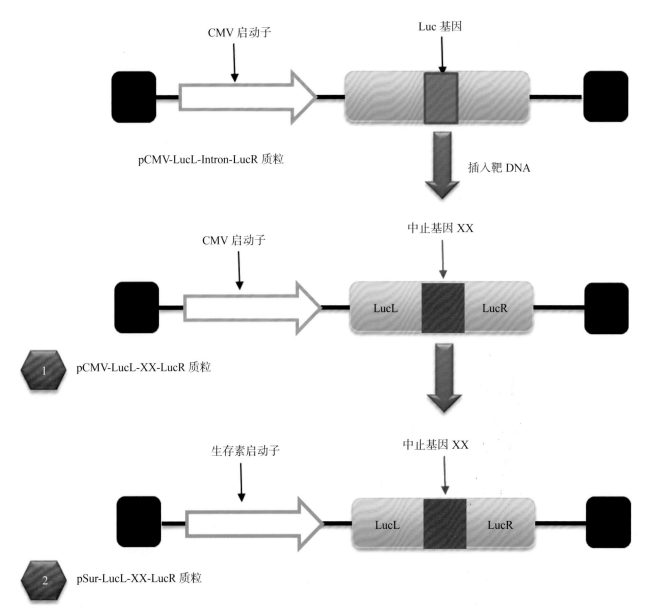

CMV 启动子　　　　　Luc 基因

pCMV-LucL-Intron-LucR 质粒

插入靶 DNA

CMV 启动子　　　　　中止基因 XX

LucL　　LucR

① pCMV-LucL-XX-LucR 质粒

生存素启动子　　　　中止基因 XX

LucL　　LucR

② pSur-LucL-XX-LucR 质粒

肿瘤特异性靶向基因探针结构示意图

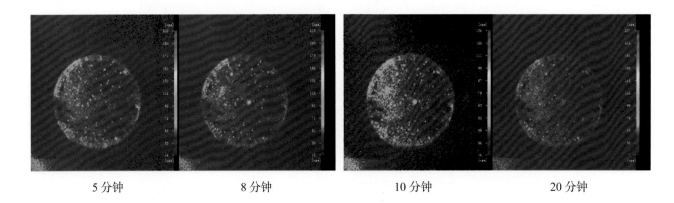

5 分钟　　　　8 分钟　　　　10 分钟　　　　20 分钟

pU6-gRNA(SS)-pβactin-Cas9 质粒及 pSur-LucL-SS-LucR 质粒共转染后 PC-3 肿瘤细胞可发出荧光

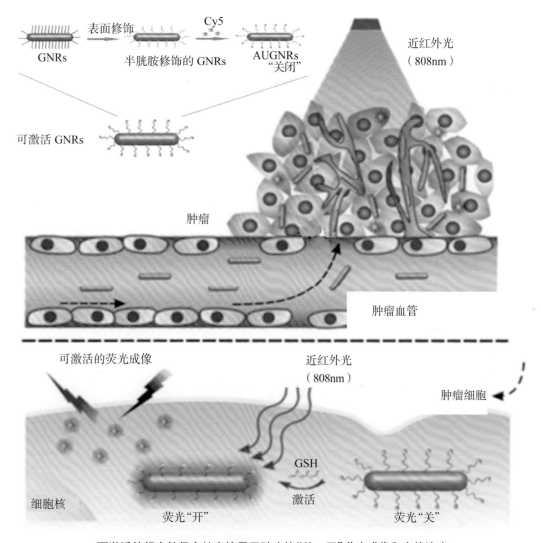

可激活的超小粒径金纳米棒用于肿瘤的"关－开"荧光成像和光热治疗

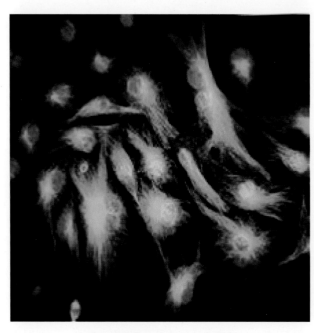

成纤维细胞纤连蛋白免疫荧光

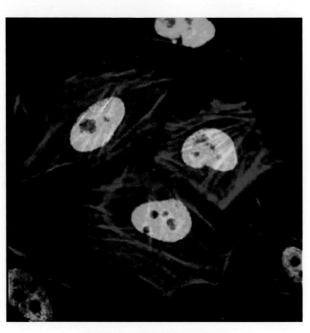

成纤维细胞骨架蛋白免疫荧光

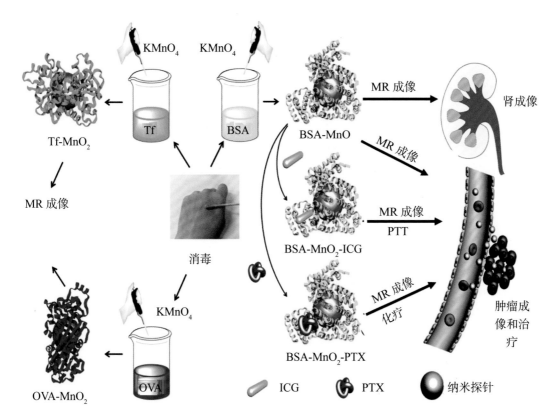

模拟消毒过程所合成的 MnO₂ 纳米粒子及其在生物医学中的应用

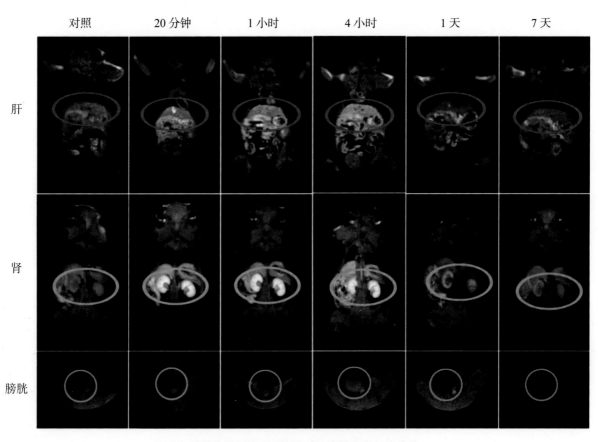

MnO₂ 纳米粒子注射后小鼠肝、肾、膀胱动态 MR 成像

注射前   注射 5 分钟后

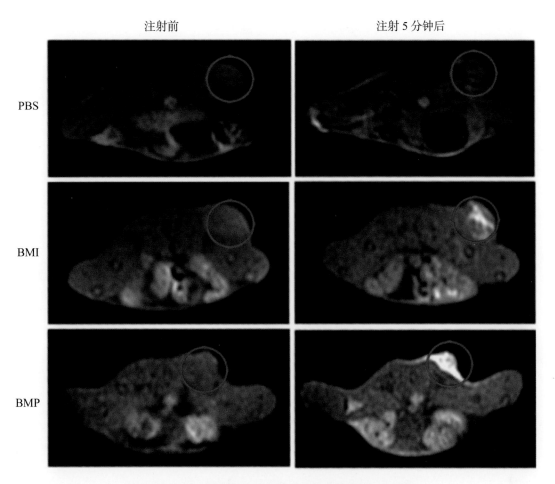

PBS、BMI、BMP 纳米粒子注射前后活体内肿瘤的 MR 成像

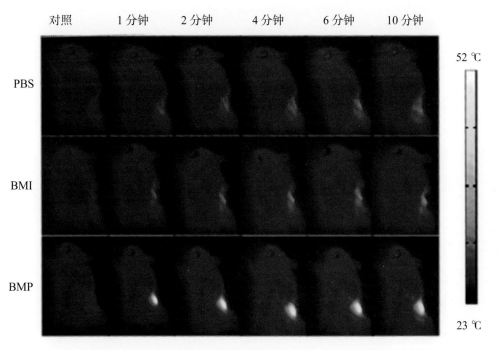

PBS、BMI、BMP 纳米粒子注射前后荷瘤小鼠的近红外热图

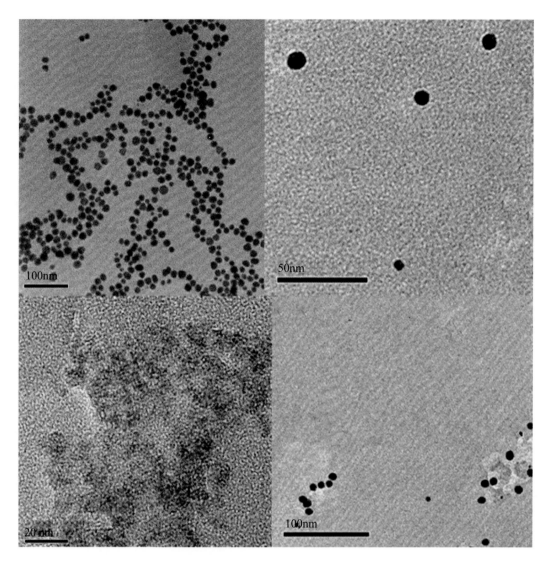

金纳米颗粒在不同标尺下的透射电镜图

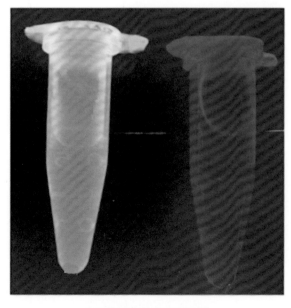

金纳米颗粒的荧光成像图

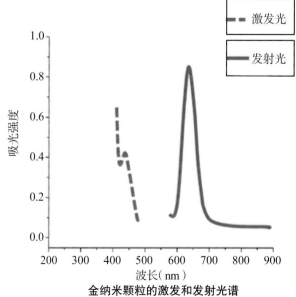

金纳米颗粒的激发和发射光谱

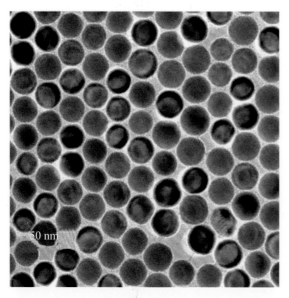

标尺 50nm 时 DT-Bi 纳米粒子的高分辨率透射电镜图

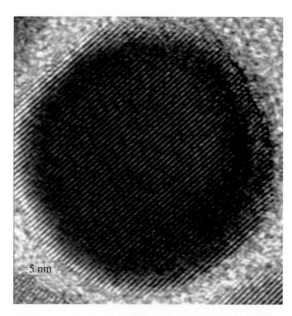

标尺 5nm 时 DT-Bi 纳米粒子的高分辨率透射电镜图

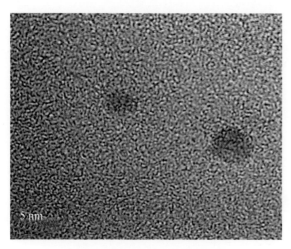

USPION 纳米粒子的透射电镜图

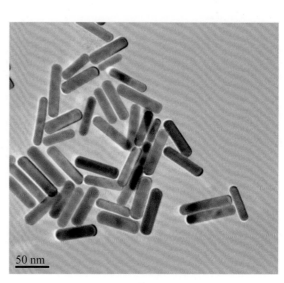

金纳米棒的透射电镜图

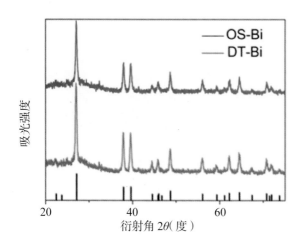

DT-Bi 和 OS-Bi 纳米粒子的 X 射线衍射分析

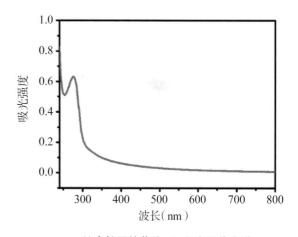

Tf-Gd 纳米粒子的紫外 - 可见光吸收光谱

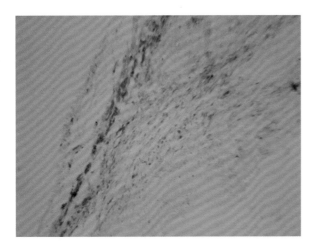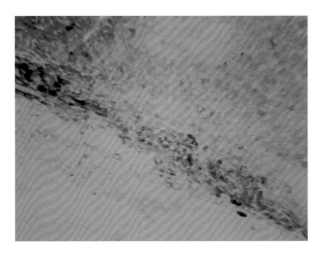

肿瘤组织内 USPIONs 铁纳米探针的普鲁士蓝染色图 10×

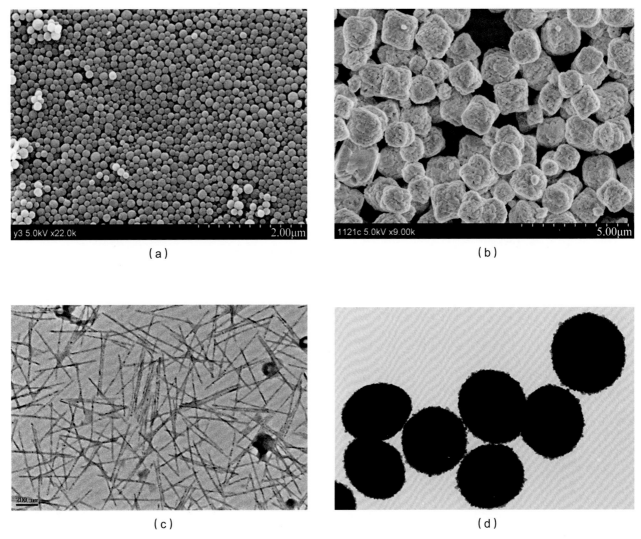

不同纳米粒子的透射电镜图

（a）黑色素纳米颗粒；(b)Cu_2PO_4OH；(c)Te 纳米线；(d)$CaCO_3$

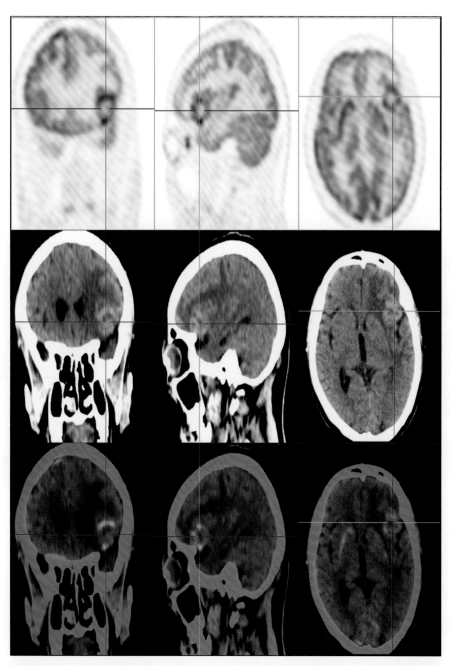

脑转移瘤：(上) 左侧额叶 PET 像显示额叶局部葡萄糖代谢增高；(中)CT 成像可见左侧额部高密度占位；(下)PET-CT 融合图像，可见左侧额叶的局部解剖学与功能变化

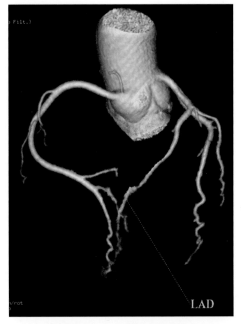

冠状动脉 CTA 造影（左前降支）

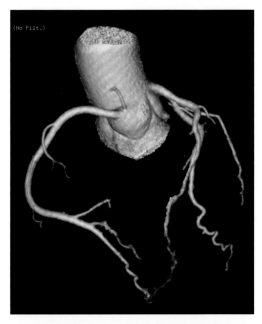

冠状动脉 CTA 造影（右冠状动脉）

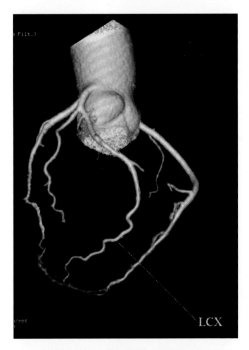

冠状动脉 CTA 造影（左回旋支）

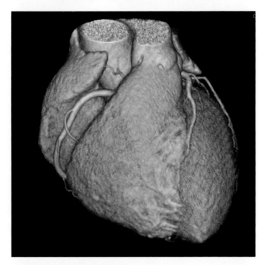

冠状动脉 CTA 造影（VR）

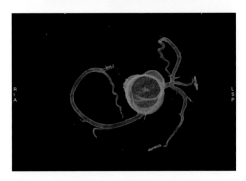

冠状动脉 CTA 造影（俯视图）

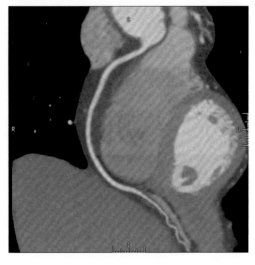

右冠状动脉 CPR 图

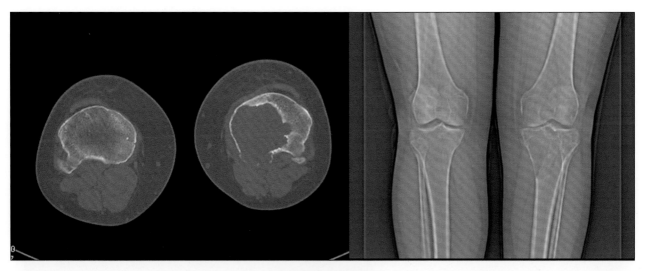

左胫骨骨巨细胞瘤

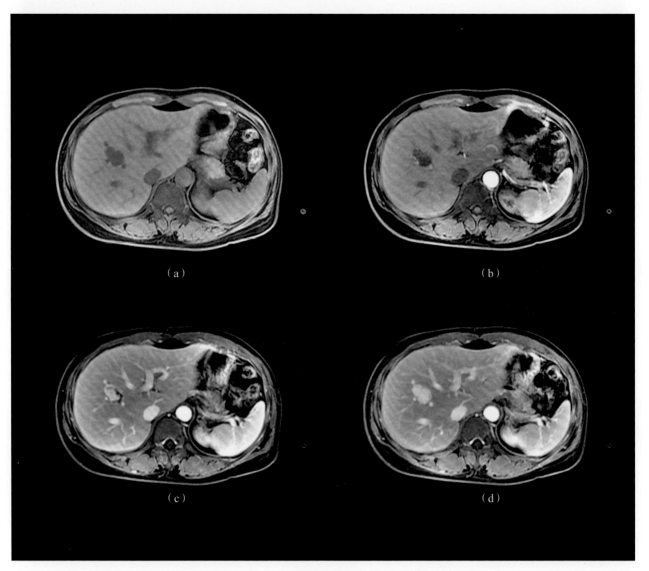

（a）　　　　　　　　　　　　　　　　　（b）

（c）　　　　　　　　　　　　　　　　　（d）

肝脏血管瘤

（a）CT 平扫；（b）CT 动脉期；（c）CT 门脉期；（d）CT 平衡期

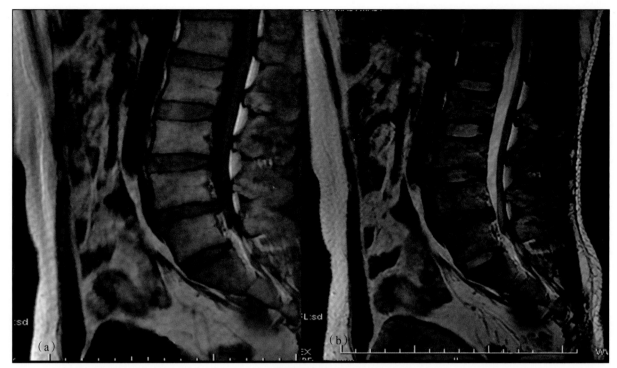

腰椎间盘突出

（a）T$_1$WI；（b）T$_2$WI

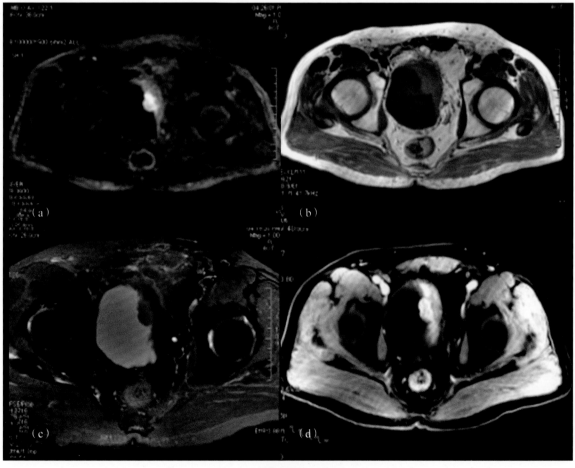

膀胱癌

（a）DWI；（b）T$_1$WI；（c）T$_2$WI；（d）CE

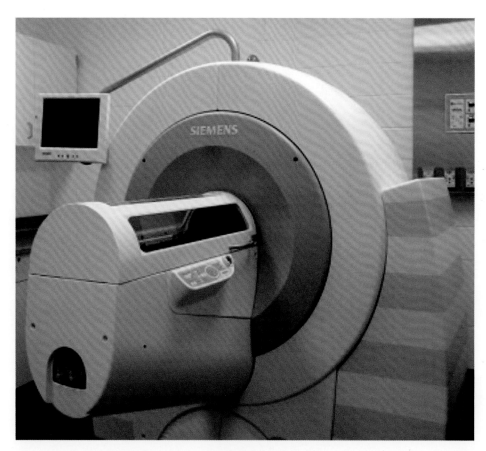

小动物 PET-CT

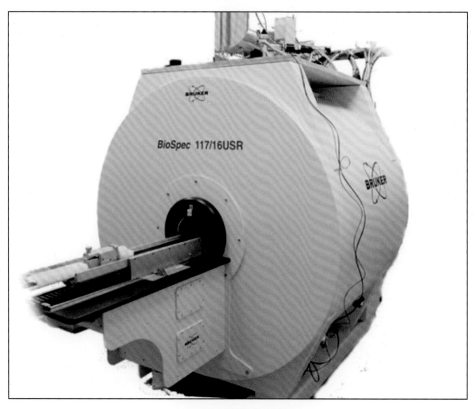

11.7T 小动物成像装置

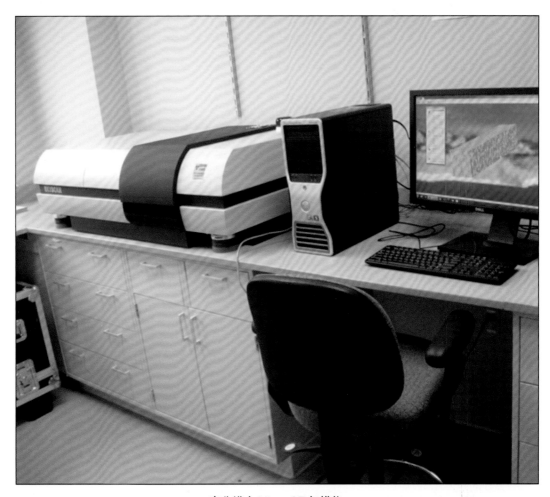

高分辨力 Micro CT 扫描仪

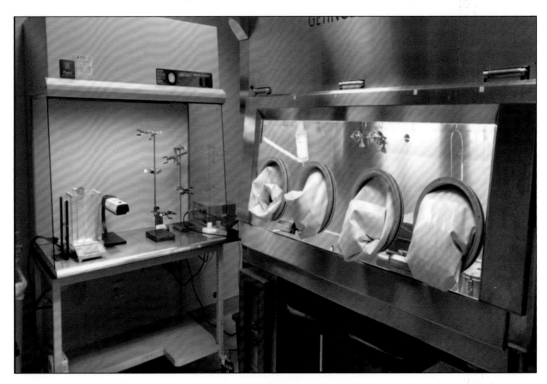

净化台(左侧)和隔离操作台(右侧)

编者名单

主　编：金征宇　教授（北京大学协和医院）

　　　　张雪宁　教授（天津医科大学第二医院）

　　　　赵　阳　副主任医师（天津医科大学第二医院）

　　　　韩　纲　教授（美国麻省大学医学院）

主　审：张云亭　教授（天津医科大学总医院）

　　　　常　津　教授（天津大学生命科学学院）

　　　　牛远杰　教授（天津医科大学第二医院）

副主编：张雪君　教授（天津医科大学医学影像学院）

　　　　杨　红　教授（上海师范大学生命与环境科学学院）

　　　　李小东　教授（北京大学国际医院）

　　　　刘　健　主任医师（天津医科大学第二医院）

　　　　蒋　宁　副研究员（天津市泌尿外科研究所）

编　委：孙少凯　副教授（天津医科大学医学影像学院）

　　　　张原玮　副教授（美国新泽西理工学院）

　　　　李京津　主治医师（天津医科大学第二医院）

　　　　彭　景　讲师（天津医科大学第二医院）

　　　　黄　凯　助教（美国麻省大学医学院）

　　　　喻其林　副研究员（南开大学生命科学学院）

　　　　周治国　副教授（上海师范大学生命与环境科学学院）

　　　　郑绍宽　副教授（美国麻省大学医学院）

编　者（按姓氏笔画排序）：

于金鑫	王　红	王　君	王武萍	王　炜	王娇娇	王笑一	王笑冉	王凌玮
王浩宇	王　琳	王雅琼	王　静	王嘉慧	申天宇	田　娜	田　磊	付伟庆
付艳艳	朱　珊	刘宁宁	刘幸蕾	刘承斌	刘宝洲	刘莹莹	刘恩虎	刘辉佳
许鑫华	孙蜀卫	李　江	李彤巍	李　茂	李　亮	李桂来	李　雪	李景利
李　静	杨峰峰	杨　琪	杨谨伊	杨　静	励贺文	时　代	吴虹仪	吴梦琳
吴惠霞	吴　翔	余　诺	谷津津	邹　全	忻西子	宋桂红	张亚东	张亚楠
张　钖	张恩龙	张　悦	张　彩	张　骐	张　鹤	张燕燕	陈丽华	陈　莉
武明豪	尚芝群	国林沛	周　丽	屈　瑾	孟祥红	赵飞翔	赵　博	柳　玥
段　清	姜　霞	袁仪忠	夏庆来	钱　涛	徐国萍	徐　嚣	高宏伟	高　洁
郭　林	郭　琪	陶应伟	黄　灵	黄　妍	黄黎香	曹　琳	盛　刚	梁　硕
程　悦	富　彦	解　晖	蔡浩然	颜冬宝	潘金彬	潘海燕		

序　言

　　分子影像学是医学影像技术和分子生物学、化学、物理学、放射医学、核医学以及计算机科学相交叉结合形成的一门新学科，在分子生物学与临床医学之间架起了相互连接的桥梁，被评为未来最具有发展潜力的十个医学科学前沿领域之一，是二十一世纪的医学影像学热点。与经典医学影像学不同的是，它主要以体内特定分子为成像对比度源，在特异性分子探针的帮助下，利用现有的医学影像技术对人体内部生理或病理过程在分子水平进行无损实时成像。分子影像偏重于疾病的基础变化、基因分子水平的异常，而不是基因分子改变的最终效应，以期在分子水平发现疾病，推动疾病的早期诊断和早期治疗。

　　多学科合作是分子影像成功的前提，作为2017年度国家出版基金资助项目，《基因与纳米探针——医学分子成像理论与实践》就是顺应这种需求和新技术发展形势而编写的，金征宇教授、张雪宁教授等主编组织国内数十位临床影像、分子生物学、材料学、化学等领域知名专家共同执笔，全面系统地概括了分子影像学最新概念、理论、方法和应用成果以及相关学科内容，对国内外研究、实践的最新进展也做了详细阐述。全书共计230万字，百余幅插图，可读性强，有很好的参考价值。

　　本书适用于不同专业背景、不同水平，有志于从事分子影像学研究的各类学者，它既可以作为医学影像学、临床各学科研究生、临床医师的教材，又可供分子生物学、材料化学等交叉学科学者开展分子影像学研究时参考。

　　最后，祝贺《基因与纳米探针——医学分子成像理论与实践》顺利出版。相信它将对我国医学分子成像的发展，培养高水平综合素质的分子影像学人才起到积极的推动作用。

上海长征医院影像医学与核医学科主任

上海医学会放射学会主任委员

中华放射学会候任主任委员

2017 年 11 月

前　言

　　分子成像 (molecular imaging)，是指在活体状态下，应用各类影像学方法显示细胞、基因和分子水平的生命活动变化，从而实现对各类生物学行为定性与定量研究的前沿科学。分子成像以应用和检测各类基因或纳米探针为基础和特点，采用多种成像手段，实现对体内特定分子靶点的显像，是一门以医学影像与核医学、分子生物学、纳米材料学、化学等相关学科为基础新兴的、跨专业的前沿学科。

　　自美国 Weissleder 教授正式提出分子影像学学科概念以来，分子成像的发展即受到了生命科学界的极大关注，并已逐渐成为几乎每一医学相关研究领域不可或缺的手段。随着分子生物学和材料化学的快速发展，新型基因和纳米分子探针的研发和应用已成为当前国内外生命科学领域的研究热点，分子成像也正引领传统医学影像学从非特异性物理、生理性成像向个性化细胞、分子和基因水平成像转化，对于各类疾病的影像学评价指标也正在从传统的解剖定位、形态学研究和定性诊断逐步深入到酶、受体和基因等分子事件所产生的生物学变化上来，因此有望在不远的将来，真正实现对疾病更早期、更敏感的诊断和更精准、更有效的治疗。目前，大量具有不同知识背景的学者们（包括医学、分子生物学、化学、材料学等）纷纷加入到分子影像学研究队伍中，而如何在不同研究背景下全面学习、掌握和运用分子成像领域大量专业知识与实验技能，已成为业界亟待解决的重要问题。《基因与纳米探针——医学分子成像理论与实践》一书正是在这样的背景下应运而生，一经提出即得到了广大同道、专家们的大力支持与协助，特别荣幸的是本书特别邀请到我国著名医学影像学专家刘士远教授为本书作序，张云亭、常津和牛远杰三位分别来自医学影像学、纳米材料学和分子生物学的杰出专家担任主审。

　　本书结构上分为上、中、下三卷，分别对应分子成像研究中的"理论基础与应用""基因与纳米探针的介绍与合成""分子成像与医学影像在各类疾病中的各自优势与联系"三大主题，是对医学相关分子成像中最为经典和重要的成像理论、基础知识、实验设计、合成方法、操作技术、疾病的影像诊断和最新研究成果进行的精炼与总结。全书内容上以基因和纳米探针为切入点，由浅入深，层层深入，从基础理论、技术操作和临床应用等多个角度对分子成像的学习和应用进行了全面的解读，较为系统地概括了基因与纳米探针研究中的最新概念、理论和方法，并充分考虑到广大读者对分子成像学以致用的迫切心情，对分子影像学研究中所涉及的主要分子生物学实验、材料合成实验、各类化学实验以及细胞培养和动物实验等具体操作技术，进行了富有针对性和实用价值的归纳和总结。本书适用于来自医学、影像学、化学、分子生物学等不同专业背景、不同水平，有志于从事分子影像学研究的各类学者，尤其可作为医学影像学及临床各学科研究生、临床医师的教材使用，又特别适合于分子生物学、材料化学等交叉学科开展分子影像学研究时的参考。本书内容充实，涵盖领域广泛，包括大量涉及相关实验内容的图片和注释，书中对国内外研究、实践中的经典和最新成果进行了详尽的阐述与点评，为读者进一步学习和研究提供了良好的指引，相信能对每位医学相关分子成像的学习者和研究者提供全方位的指导与帮助。

在本书的筹备和编写过程中，获得了大量来自各领域学术专家的建议和指导，为本书提供了众多文字和图片上的支持，正是他们的无私帮助，保证了本书的顺利完成。同时，感谢各位副主编、编委和各级编写者们的辛勤工作！感谢天津科学技术出版社编辑老师在编写期间做出的不懈努力！你们严谨的学术态度，丰富的专业知识和不辞辛苦的工作作风，使我们看到了分子成像未来发展并走向辉煌的希望！衷心地感谢为本书出版付出辛勤努力的每一位参与者！

最后，由于本书准备时间有限，知识领域涉及广，专业性强，为本书的编写工作增加了难度。尽管编者始终谨慎落笔，仔细求证，但由于水平有限，书中仍难免存在疏漏和错误，望广大读者予以批评、斧正。

金征宇　张雪宁　赵阳

2017 年 冬

Preface

Molecular imaging has been an emerging field with a significant role in medical research, patient management, and drug development. This cross-discipline field encompasses concerted efforts in many fields, such as molecular biology, materials chemistry, genomics, proteomics. Fundamental advancements to this field have accelerated the process toward resolving a great number of major problems essential to medicine. It enables us to progress from the general morphology to visualizing micro-morphology, biological mechanisms, and genetic imaging. The introduction of molecular probes, in particular, has been a crucial component to the successful application of molecular imaging. Real-time noninvasive and dynamic in vivo imaging of physiological and pathological changes has been realized using various gene and nanotechnology methods.

Gene and Nano Probes: Basic Principles and Applications in Molecular Imaging uses gene and nanoscale probes which provides an in-depth, systematic summary on molecular probe design, from basic theory to technical operations, covering all aspects necessary for the successful construction and applications of these molecular probes. This series also presents a comprehensive overview of the latest concepts, theories, methods and applications of gene and nanoscale probes. Technical information about relevant fields such as molecular biology, materials science, chemistry, molecular pathology, cell culturing and animal testing is also included.

As a 2017 National Publication Foundation project (2017R-018), this series, from authors that are leading scientists in the field, features over two million words of wisdom and experience in molecular imaging, and over a hundred supporting figures with detailed annotations. This series's elaborate presentation on the most up to date (as of the end of 2017) achievements and progress in molecular imaging research and practice, both domestic and international, will provide the readers with a solid foundation for further study and research.

This series is most suitable for scholars from different professional backgrounds such as medical science, imaging science, chemistry, molecular biology and other fields relevant to molecular imaging. It will be not only a significant textbook resource for teaching in molecular imaging and all levels of clinical studies, but also a valuable research reference for molecular biology, materials chemistry and other relevant interdisciplinary fields for decades to come.

Finally, I would like to congratulate the publication of *Gene and Nano Probes:Basic Principles and Applications in Molecular Imaging*. I wish and believe that this series of books will encourage the development of molecular imaging in the country and also serve as a stepping stone for training more talented people who will become the future leaders in the field.

Gang Han

Worcester, Massachusetts
October 2017

目　录

上　卷

下　卷

绪　　论

医学分子成像(medical molecular imaging),亦称分子影像,是指在活体状态下,应用医学影像学方法对体内的细胞和分子水平生物学、病理学过程进行疾病的发现、定量与定性研究的前沿学科。医学分子成像以应用和检测基因或纳米材料的分子探针为基础和特点,采用多种成像手段,对体内特定靶点进行分子水平的成像。随着分子生物学和材料化学的飞速发展,新型基因和纳米分子探针的研发和应用研究已成为当前国内外生命科学领域的热点,分子成像也正引领着医学影像学从传统的非特异性物理、生理成像向特异性、个性化细胞分子水平、基因水平的成像转化,影像学疾病评价指标也逐步从形态学改变、解剖定位、定性诊断深入到细胞水平的酶、受体、基因等分子变化的影像学探测,从而实现对疾病更早期、更敏感的诊断与更精准、更有效的治疗。但是,作为一门年轻的前沿、跨专业学科,来自医学影像学、分子生物学、化学、材料学不同知识背景的研究者纷纷加入到医学相关分子成像研究的队伍中,而如何在不同研究背景下全面学习、掌握和运用分子成像研究领域大量专业知识与实验技能,已成为亟待解决的重要问题。本书正是在这样的背景下,由中、美两国著名专家领衔,集合了中、美两国不同研究背景下多个学科的知名学者,对医学相关分子成像研究中最为经典、重要的基因与纳米探针相关学术领域的成像理论、基础知识、构建方法、实验设计及最新研究成果进行的汇总与精炼,是一本临床医学与基础研究兼备,集教学、实践为一体的专著。本书涵盖的研究领域广泛,内容丰富、由浅入深,理论与实践兼顾,可对医学分子成像的学习者、研究者提供全方位的指导与帮助。

第一章 分子成像总论

分子成像（molecular imaging）是一门借助影像学方法，获取人体细胞和分子水平发生的生物学过程和变化的前沿交叉学科，其成像特点是以体内特定分子、基因或纳米探针为成像对比度源，可无创地显示并获取相关影像学信息，进而定位、定量、定性，实现疾病的早期或超早期诊断。作为医学影像学最具发展前景的重要分支，分子成像内容主要涉及分子生物学、纳米材料学、化学、医学影像学、核医学、计算机科学等多个学科，主要研究方向涵盖肿瘤靶向成像、基因成像、受体成像、单细胞示踪、细胞信号传导通路成像等尖端领域，是为数不多的国内外发展时间差距不大，且极具研究价值的学科。

和传统影像学相比，分子成像着眼于生物过程的基础变化，而不是这些变化的最终结果。借助分子成像我们可获取疾病发生早期，甚至疾病发生前的影像，做到及时发现、早期干预，达到改善预后的目的。在研究方法上，分子成像运用各种影像学手段显示组织水平、细胞和亚细胞水平的特定分子，反映活体状态下分子水平变化。分子成像是分子生物学、纳米医学、化学与现代医学影像学相结合的产物。经典的影像诊断则是通过各种影像设备（X线、CT、MR、超声等）显示分子事件发生改变后的最终结果，反映的是疾病产生的病理结果所造成的解剖学改变，因此即便最为敏感的检查设备和经验丰富的医学专家，当疾病尚处于初期而未产生形态学变化时，也无法对其进行有效的侦测和诊断。分子影像学则可通过开发新型高效的基因或纳米探针，引入先进的分子生物学检测工具、试剂及方法，探查疾病发生过程中细胞和分子水平的异常，检出尚未发生形态学改变的疾病，监测疾病的全过程，探索疾病的发生、发展和转归，评价治疗效果，起到分子生物学、纳米医学与临床医学之间桥梁的作用。

分子影像学源于多学科与医学影像学的结合，虽属于医学影像学分支，但所涉及的领域已大大超越传统临床知识结构下的影像学。临床医生，尤其是影像科医生，仍然是这一新兴领域的主导，他们将引领这一学科的发展方向，并进行科学实验和临床实践。但作为医学或某一特定领域分子成像的研究者，通常在研究初期都会或多或少地遇到相关领域知识储备不足的情况，使研究进展相对缓慢，其中一个重要原因在于作为临床医生或分子生物学、材料化学的其他单一学科背景的研究者，在科研初期很难做到上述交叉学科的融会贯通，因此，在分子成像的研究中更应强调基础研究和临床研究之间有效的沟通与合作，相互交叉，取长补短，取得既具有科研价值和深度，又极具临床意义的研究成果。近年来，随着分子影像学的蓬勃发展，越来越多的各领域专家、学者已加入到分子成像的研究工作中来，在分子生物学技术和纳米技术等其他相关学科技术快速发展的推动下，分子成像的发展十分迅速，取得很多实质性的进展，并初步形成了多学科交叉合作的平台和网络。目前，分子成像对疾病诊疗的关键作用正日益彰显，已经开发出大量用于各类疾病诊断、治疗的基因和纳米探针，筛选出大量决定疾病发展进程的关键分子靶点，并正在逐渐从基础研究向临床应用领域转化，被应用在各类疾病的早期临床诊断、分期和治疗中。相信在不久的将来，分子成像更将使预防医学、药学研发产生革命性改变，进而对整个医疗领域的发展带来深远的影响。

第一节 医学影像与分子成像

医学影像学始于 X 线的发现，是医学领域一门相对年轻的独立学科。医学影像学是借助一定介质

（如 X 线、电磁场、超声波等）与人体的相互作用，以非侵入的方式将人体内部组织和器官的结构、密度以影像的方式具体表现出来，供诊断医师根据影像提供的信息进行判断，从而对人体生理和病理状况进行评价、诊断的一门科学。医学影像学主要可分为医用成像设备和医学影像诊断两个方向独立、目标一致的研究领域。在生物医学工程、计算机和医学物理等方面，医学影像学通常指研究医用影像设备构成和影像信息获取、重建与储存的技术，以及各类成像设备升级及新技术研究的科学，即医用影像的设备研究领域。操作相关设备，以相应成像策略进行人体成像的医学影像（检查）技术，以及对所获取影像信息进行分析、解释与最终诊断疾病的医学影像诊断，则构成了医学影像学的临床应用领域。

根据不同成像原理，目前医学成像系统被划分为医学光学成像、普通 X 线成像、计算机断层 X 线成像（CT）、磁共振成像（MRI）、正电子发射断层成像（PET）和超声成像（B 超、彩色多普勒）。另外，电波成像如心电图、脑电图等，虽然重点在于病理状态的测量和记录，没有影像，但因所产生的数据具有定位特性（含有位置信息），也可被看作是另外一种形式的医学影像系统。在具体临床应用方面，作为现代医学领域的重要辅助学科，医学影像学已被广泛应用于各类疾病的诊断和治疗。医学影像学通过分析各类检查方式所获取的影像信息对不同疾病进行有效诊断，即通过不同病理状态所造成的相同及特异性人体局部组织、结构变化（影像学表现），加以反向分析，进而推测出造成此种结构变化的具体原因，完成对疾病的定位、定量及定性诊断。检查的主要内容涉及透视、放射线片、CT、MRI、超声、数字减影、血管造影、核医学等多个成像领域。在治疗方面，全程在影像设备的引导和监视下进行的介入和放射治疗，能够准确地直接到达病变局部，同时又没有大的创伤，因此具有准确、安全、高效、适应证广、并发症少等优点，现已成为某些疾病的首选治疗方法。

随着各类先进成像设备及检查技术的不断创新与发展，医学影像学作为现代医学最为重要的临床检查手段，其研究范畴不断发展、扩大，原有的影像诊断也从单纯依靠形态变化进行诊断发展成为集形态、功能、代谢改变为一体的综合诊断体系，并逐步发展成为一种强大的综合科研手段用于生命科学的研究。在大量的全新技术（如心脏和脑的磁源成像）如雨后春笋般不断涌现的强大发展背景下，一个改变医学影像学概念的分支学科——分子影像学应运而生。

分子影像学是指以体内特定分子为成像对比源的医学影像技术，是一门在分子生物学、生物化学和医学影像学基础之上发展起来的新兴学科。1999年，分子影像学的概念首次被美国哈佛大学 Weissleder 教授提出，迅即吸引了全世界学者的目光，并被美国医学会评为未来最具发展潜力的 10 个医学科学前沿领域之一。

与常规医学影像技术相比，分子成像有显著的优越性。在临床诊断中，前者只能反映疾病后期的状况，如病灶的物理性状，而后者则可在无任何临床症状时检测早期疾病的生物学特性，分子成像技术使研究活体内整体微环境的疾病发展过程成为可能。当前分子成像技术已经涉及基因成像、受体成像、目的细胞靶向示踪等多项尖端成像研究及应用，在疾病早期诊断和治疗、研究疾病发生和发展的生物学特性中有不可估量的重要性，对人类健康具有重大意义。

第二节　传统医学影像与影像诊断

自 1895 年伦琴首次发现 X 线不久，该技术即被应用于人体内部结构的探测。X 线首次被用于疾病的检查，标志着影像医学正式进入人类历史舞台，也揭开了百年来医学影像领域技术与诊断飞速发展的序幕。时至今日，这种基于普通 X 线成像原理的影像诊断方法仍是医学影像学中极为重要的内容。20 世纪 50 至 60 年代开始出现了核素显像、超声成像和 γ 闪烁成像；70 至 80 年代，则相继诞生了一系列以计算机后处理为基础的先进成像系统，主要包括计算机断层 X 线成像（CT）、磁共振成像（MRI）、发射型计算机断层成像（ECT）、单光子发射断层成像（SPECT）与正电子发射断层成像（PET）。一次又一次的新技术革命，对医学影像学的发展起到了巨大的推动作用。虽然这些成像技术的成像原理与方法不尽相同且诊断价值各异,但这些成像方法均是通过以不同介质使人体内部结构和器官显像,借以无创性地了解人体解剖与生理功能状况及病理变化,达到诊断疾病的目的。

医学影像学的最终目的是针对不同患者的病理表现和影像学特征,获得准确的影像诊断。随着科技的飞速发展,以不同成像原理为基础的先进成像设备如雨后春笋般出现。不同的成像技术在影像诊断中有着各自相对的优势与不足,对于某些复杂疾病的诊断,联合应用不同的检查方法实际上可以起到取长补短的作用。多种影像检查手段的联用,有效提高了疾病检出与诊断的效率,但这样的诊断方式势必对临床医生,尤其是影像医生提出了更高、也更全面的要求,即要求他们必须同时熟练掌握并精准分析通过不同设备所获取的各类图像和信息。目前,各种成像技术所获得的绝大多数图像,不论是 X 线、CT 或 MRI 大都是以从黑到白不同灰度的图像来显示的,但不同的成像手段,其成像原理不同,例如 X 线与 CT 的成像基础是依据相邻组织间的密度差别,而 MRI 则是依据 MR 信号的差别。正常器官与结构及其病变在不同成像技术的图像上影像表现不同,例如骨皮质在 X 线与 CT 上呈白色影像,而在 MRI 上则呈黑色影像。因此,现代医学影像学诊断要求一名合格的影像学医生必须全面掌握不同成像方式的成像原理、图像特点及观察与分析方法,结合自身的解剖学功底和病理学基础知识,精确辨别正常与异常表现,由不同的影像表现推测疾病的组织性质,最终通过对影像资料的观察、分析、归纳与综合,得出正确的医学影像诊断结果。

当前,除了日新月异的成像设备,全新的图像后处理技术也正逐步成为促使医学影像学发展的关键因素。随着计算机与数字技术的持续发展,数字成像技术已由 CT 与 MRI 等扩展到 X 线成像,传统的模拟 X 线成像也逐渐转变为数字成像。数字成像改变了图像的显示方式,图像解读也由单纯的胶片观察过渡到兼用屏幕观察,而影像诊断也借助计算机辅助诊断(CAD),有效缓解了以往图像过多、解读费时的压力。在图像的保存、传输与利用上,由于图像存档与传输系统(PACS)的出现而发生巨大变化,并使远程影像学成为现实,极大地方便了会诊工作。由于图像数字化、网络和 PACS 的应用,整个影像科正逐步向数字化、无胶片方向发展。强大的成像与图像处理技术使医学影像学已成为运用高科技手段最多,在临床医学中发展最快,作用重大的学科之一,而这些成像领域的进步正是分子影像学出现和发展的基础。

影像学检查在临床医学诊断中发挥着重要的作用,但同时我们也应该看到,影像诊断的确立是根据各种影像表现间接推论而来,并未获得病变的直接信息,由此得出的影像诊断也势必会出现异病同影、同病异影的情况。因此,影像医生在进行诊断时,需要结合大量临床资料,包括病史、体检和实验室检查结果等,互相印证,力争做出正确的诊断。但是,尽管影像医生付出了巨大的努力,仍无法完全避免出现影像判断与病理诊断不符的情况,而这一挑战已成为传统影像学发展无法彻底逾越的局限。造成此结果的原因主要在于传统的临床影像学诊断,虽然能较好地反映疾病已出现形态学变化后所产生的病理学表现,如病灶的物理性状、解剖学变化等,但以现有的传统检查方式,却难以精准地发现并诊断尚未出现严重病理变化的早期疾病,也难以对疾病自身出现的生物学变化进行有效评价,因此造成了医学影像对某些疾病的早期或者超早期诊断,以及同病异影、异病同影疾病诊断的困难,从而使现有的影像学检查一定程度上出现了发展的瓶颈。长期以来,传统影像医学一直在探寻一种更为敏感、可直接反应疾病自身变化的影像学方法,实现以影像学方式显示未出现临床症状或病理学表现前疾病的特异性生物学行为,从而能够从更深层次发现并解释疾病、诊断疾病,而这一切随着分子成像的出现逐渐成为可能。

第三节　分子影像学概论

影像学自诞生至今在医学中一直有着举足轻重的地位,其出现与发展极大地促进了医学的进步。当前,随着基础医学和临床医学的不断发展,特别是近年来分子生物学、纳米医学和影像设备等相关技术的飞速进步,通过医学影像学检测病变出现明显结构变化前分子水平发生的改变逐渐成为可能,因此20世纪末才刚刚崭露头角的分子影像学近年来获得了空前的关注与发展。

近年来，随着CT、MR、PET等大型临床成像设备越来越强大的探测、成像与图像后处理能力，以及基于基因和纳米技术的新型分子探针合成研究的逐渐深入，分子成像在诸多领域实现了令人振奋的跨越式发展，引领着影像界从传统的非特异性物理、生理成像向特异性、个体化、细胞及分子水平的成像发展。传统的影像学疾病评价指标也从形态学改变、解剖定位、定性诊断等逐步深入到酶功能、受体定位、基因表达水平等分子变化的影像学探测，从而达到对疾病更早期、更准确、更具特异性的诊断，真正意义上实现早期诊断、精准治疗。但同时我们也应该看到，分子成像作为新兴的前沿研究领域，如何进一步提高和完善分子成像设备的敏感性、分辨力，如何进一步开发各类基因与纳米分子探针，如何进一步提高分子探针的靶向及生物兼容性，实现分子影像学的临床转化，仍有待于研究者长期不懈地探索和努力。相信随着影像医学和分子生物学的不断发展，纳米分子探针合成技术的日益完善，以及各类成像设备和扫描技术的跨越式发展，分子成像必将贯穿于整个医疗体系的各个领域，成为人类对抗并战胜病魔的强大武器。

一、概述

分子影像学是指在活体状态下，应用影像学方法对人或动物体内的细胞和分子水平生物学过程进行成像、定性和定量研究的一门学科。医学分子成像主要针对人类疾病开展研究，以开发并应用各类生物相容性良好的分子探针为特点，采用光学、核素、X线、磁共振、超声等成像手段，针对人体内正常或各类疾病的特定对象、靶点进行成像，以期获得分子水平的影像学信息，为疾病的诊断与治疗提供帮助。医学分子成像在成像方式上，主要以临床较为常用的设备为基础，包括放射性核素成像（radionuclide imaging，RI）、磁共振成像（magnetic resonance imaging，MRI）、光学成像（optical imaging，OI）、CT成像、超声成像（ultrasound imaging，UI）及多模式融合成像（integration of multi-mode imaging）等。借助这些成像技术，人体组织内部某些特定的生理或者病理过程，如基因表达、蛋白质间的相互作用、信号传递、细胞的代谢以及细胞示踪等可转化为直观的图像显现出来，针对这些分子水平的影像信息加以分析、判断，可对各类疾病进行精准诊断和治疗。

生命科学的发展为分子影像学的产生和形成奠定了基础，分子生物学和纳米材料领域的技术飞跃为分子影像学的加速发展提供了强有力的支持，与其他领域的分子影像学相比，医学分子成像具有如下特征：①将复杂的生物学过程（如基因表达、生物信号传递等）变成直观的以医学诊断为目的的图像信息，从而使我们能够更好地在分子水平理解生理、病理的机制及其特征；②同时监测多个分子生物学过程，即可以观察某一个生物学行为的全过程；③更多地着眼于评估生理、病理分子水平上的局部生物行为变化或某一变化的进程而非其结果；④发现疾病（如肿瘤）早期的、尚未发生功能、形态学改变的分子变化，如基因突变及病理改变；⑤除强调发现病变外，还运用分子影像学方法，观察、评估药物治疗及基因治疗的机制和效果；⑥充分利用分子影像学的载体及可视化特点，进行诊、疗一体化探索。

与传统医学影像相比，分子影像学研究的主要特点在于更强调疾病产生初期分子水平的影像学变化，即基因、分子及蛋白质异常所导致的初始变化。其成像的研究重点几乎完全有别于以往仅用于显示疾病最终的形态学改变后相关的解剖学方面的信息。也就是说分子影像学捕捉的是疾病发生、发展的早期变化，而不是等到疾病发展到后期所表现出来的组织、器官形态上的改变，因而其对病变具有早发现的特点。另外，它是基于生命体内病理生理的特异性标志物成像，更能够根据标记物的特性准确地对疾病做判断，因而具有对疾病诊断准确的特点。分子影像学还能够对同一个体进行实时、连续地观察，监测疾病发展及治疗过程中基因、分子及蛋白质水平的细微变化，对治疗效果进行评估，因而对疾病的发展及治疗监测具有精确、细微的特点。因为分子影像学具备上述特有的优势和发展前景，所以分子影像学是医学影像学的发展方向和未来，这一点已达成共识。分子影像学是一个多学科交叉、融合的学科，需要各学科的支持与合作，例如由分子生物学筛选的疾病特异靶点，化学、材料学等开发的新型载体和功能探针，生物工程学优化的生物信号放大方法，物理学研发的更为敏感的图像采集设备等，可见分子影像学的发展建立在上述各学科发展的基础之上，因此只有全方位利用相关各学科的专业知识并与影像医学充分结合，才能进一步促进分子影像学的迅速发展，早日实现分子影像学研究成果向临床诊断的转化。

二、提出背景

分子影像学是分子生物学、纳米医学、化学、物理学、影像医学、核医学、计算机科学以及其他相关学科相互结合而形成的新兴学科。1999 年美国哈佛大学的 Weissleder 教授最早提出分子影（成）像学（molecular imaging，MI）的概念后，分子成像迅速得到了包括医学、生物学、化学、物理学等学术领域的广泛关注，各项研究也如雨后春笋般开展起来。

分子影像学研究最早出现在核医学成像研究领域，20 世纪 70 年代 Goldenberg 等率先在种植有人结肠癌细胞 GW-39 肿瘤的仓鼠体内，利用 ^{125}I 核素标记的异源抗 CEA IgG 完成了肿瘤靶向成像实验，标志着以特定组织为靶点的靶向成像的正式出现。随后的 10 余年间，尽管影像界做出了各种努力，但由于技术条件的限制，并未取得实质性进展，直至 1995 年 Tjuvajev 等人首次在 *Cancer Research* 上报道了利用 SPECT 技术成功实现了基因水平的分子成像。在该研究中，他们首先将磷酸盐加入胸腺嘧啶核苷类似物（FIAU）中再对其标记上放射性物质，从而合成了放射性分子成像探针，并通过 SPECT 成像技术成功监测了 HSV1-tk 基因在大鼠体内的表达情况。随后，越来越多的核医学成像研究开始借助分子生物学技术，并取得了突飞猛进的发展。1997 年，Bogdanov 等成功实现了用 oxo-[^{99m}Tc] 标记的转移螯合剂，检测活体内带有 GGC 模序的多肽，并认为该成像方法可用于活体内非侵袭性监测基因的表达。同年，Garlick 等利用高分辨微 PET（Micro PET），在小鼠身上实现了活体报告基因表达监测，并成功监测了基因治疗的疗效，但由于当时技术上的限制，导致该核素成像结果空间分辨率及特异性较差，因此并未受到足够的重视。还是在 1997 年，UCLA 的研究人员第一次报道了可同时进行 PET 和 MR 扫描的新型扫描设备，并使用该设备同时获得了较好的 PET-MR 水模图像。1998 年第一台 PET-CT 原型机在匹兹堡大学医学中心成功装机，第一台 PET-CT 的诞生完成了真正意义上的功能与解剖影像的统一，是分子成像向前迈出了极具历史意义的一步。

在核医学技术发展的同时，其他成像设备和技术也开始快速发展，使得对分子成像的探索不再专属于任何一种单一的成像模式，而是迅速从放射性核素成像拓展到 MR、光学等其他影像学领域。在 MR 分子成像方面，1986 年 Le Bihan 发表论文首次阐述了弥散加权成像（diffusion weighted imaging，DWI）概念，Weissleder 的研究中心于 1990 年证实了 USPIO 可穿过毛细血管内皮，并首次应用由阿拉伯半乳聚糖（arabinogalactan，AG）包裹的 USPIO 标记无唾液酸糖蛋白（asialoglycoprotein，ASG）受体合成探针，实现了活体肝脏靶向磁共振分子成像。1993 年同样来自 Weissleder 团队的学者，应用有机分子聚乙二醇、聚左旋赖氨酸作为钆螯合物 DTPA 的载体完成了血管造影实验，证实 PEG 化后的分子有助于免疫逃逸，同时实现长循环；同年，脑功能磁共振成像（functional MR imaging，fMRI）第一次呈现在人们的视线中。Weissleder 团队通过活体转染基因工程转铁蛋白受体（engineered transferrin receptor，ETR）后，应用 Tf-MION（transferrin-monocrystalline iron oxide nanoparticles）探针实现了活体 MR 成像，从而证实 MRI 可以被应用于活体深层组织转基因表达的监测，进而用于基因治疗的疗效评估。另外，随着第一台微 MRI（micro MRI）的出现，通过动物实验使更高场强的 MRI 应用到活体成像研究，进一步促进了 MR 分子成像的快速发展。而光学分子成像则是近年来分子影像学进展最大的研究领域。自 1986 年首次被当作报告基因使用以来，荧光素酶（luciferase，Luc）基因已成为目前运用最广泛的报告基因之一。1993 年，Martin 等成功地通过基因重组的方法使异源生物表达绿色荧光蛋白（green fluo-rescent protein，GFP），证实了以绿色荧光蛋白基因进行活体成像研究的可能。1994 年，斯坦福大学的 Christoher 等制成了基于原型电荷耦合器件（charge-coupled device，CCD）基础之上的照相机系统，并用来活体观察 Luc 报告基因在小鼠体内的表达，证实了 Luc 基因可作为报告基因用于内源性基因表达活体监测。与此同时，Weissleder 的分子成像中心研究出另一种光学成像技术，即近红外线荧光（near infrared fluorescence，NIF）成像，近红外线波长更长，可以穿过更深的组织，有效地克服了光学分子成像穿透力低的缺点，成为分子成像理想手段之一。

上述研究的进展为分子影像学学科的建立奠定了坚实基础，1999 年 9 月，哈佛大学 Weissleder 等影像学界的权威在美国密西西比州首府杰克逊市召开国际影像学会议，与会专家达成共识，认为分子影像学已经作为一门新的学科出现了。会上，Weissleder 将分子影像学的概念正式定义为：活体状态下，在细胞和分子水平上，应用影像学方法对生物过程进行定性和定量研究的一门学科。同时，Weissleder 明确指出了"分子成像四要素"，也就是成功的分子成像必须满足 4 个基本条件，包括：①有高度特异性和亲和力的分子探针；②探针必须能克服生物传递屏障有效地进入靶向器官和细胞内；③适度扩增的方法（化学或生物的）；④要有敏感、快速、高清晰度的成像技术。2002 年 8 月第一届世界分子影像学大会在美国波士顿召开，会上正式宣布成立分子影像学学会（Society of Molecular Imaging，SMI），并创办 *Molecular Imaging* 学会期刊。2009 年 9 月，在西班牙马德里又召开了分子影像学年会，着重讨论了 PET 及 PET-CT 在分子影像学中的应用。这一系列重要会议的召开，标志着分子影像学研究开始进入系统化、学科化发展模式，自此，分子影像学研究进入全面发展时期，分子生物学、纳米材料学、化学等多个相关学科的研究者开始大规模加入分子影像学的研究中，为分子影像学的快速发展提供了强大的动力。

进入 21 世纪后，分子影像学开始以惊人的速度发展，并在疾病的超早期诊断、分子分型、酶活性检测和基因表达变化检测等方面取得了丰硕的研究成果，其相关研究已经达到细胞、分子及基因水平。在细胞水平，应用各类成像示踪分子标记的细胞，已可实时监测机体内免疫细胞变化，病变内的炎性细胞浸润及细胞移植治疗中移植干细胞在活体内的迁移、分化情况。在分子水平，通过标记与靶组织特异性识别并能与之结合的分子，动态观察疾病的发生、发展过程，可同时监测多个生物事件，并对其进行时间和空间上的研究，这些过程主要包括细胞代谢异常、细胞表面受体表达异常、酶活性异常、细胞凋亡、肿瘤血管生成等。在基因水平，应用反义基因成像、报告基因（包括双报告基因及多报告基因）成像，可直接或间接反映目的基因的表达情况，成功实现了基因突变检测、表观遗传学变化研究以及对基因治疗过程的活体监测，并应用于肿瘤的发生、生长、转移及其他特性的研究。

随着大量来自分子生物学、纳米材料学前沿技术的应用，各类分子探针开始进入活体研究阶段，核素、CT、MR、超声等几乎所有医用成像设备都开始了分子水平的成像研究。超声成像是各种医用成像设备中较晚开展分子成像研究的学科，其实早在 20 世纪 80 年代初，微米级超声微泡即已首次实现了右心增强，但长期以来始终无法在材料超小化过程中实现突破，而随着材料学家成功合成了纳米级超声微泡后，超声成像也得以进入了全新的分子影像时代。2004 年，Briandeng 首次合成了粒径为 450~700nm 的超声微泡作为造影剂，标志着超声成像正式进入了分子成像领域。

2005 年，Genove 等利用重链铁蛋白基因转染细胞，证实铁蛋白可作为内源性分子探针，实现活体磁共振成像，该实验结果开启了以体内分子作为成像研究的先河；同年 Bogdanov 等开发了一种全新的酶感应 MR 信号扩增系统，该策略基于酶介导的顺磁性底物的聚合化，其底物包括螯合化的与苯酚相连的钆离子，在过氧化物酶作用下，底物转化为单体，并迅速浓聚成为顺磁性的寡聚物，获得了极高弛豫率的活体成像效果。

2007 年 6 月在华盛顿召开的美国核医学学会年会上，对分子影像学概念做了进一步修正：分子影像学是在细胞和分子水平上对人或者其他生命系统体内的生物学过程进行的成像、表征和测量，是在二维或三维成像同时进行实时定量研究，其成像技术主要包括放射性核素成像、磁共振成像（MRI）、磁共振波谱成像（MRS）、光学成像、超声成像等。这次修订主要增加了分子成像的表征，另外强调了实时成像。虽然这次修订使得概念变得更加全面和准确，但其研究内容和研究范围依然不够具体，尤其是对于那些不具备"分子成像四要素"的成像技术，例如传统的核医学检查和磁共振功能成像技术等，是否属于分子成像依然存在争议。

2008 年，Woods Hole 海洋生物学实验室的 Osamu Shimomura（下村修）、哥伦比亚大学的 Martin Chalfie 和加州大学圣地亚哥分校的 Roger Y. Tsien（钱永健）凭借其在绿色荧光蛋白（green fluorescent protein，GFP）的原初发现以及一系列重要发展中所做出的贡献而被授予了诺贝尔化学奖。正是由于有了 GFP 及其衍生物作为荧光基因标记工具在生物科学和基础医学研究中广泛应用，才使得研究人员现在能够将荧光蛋白和其他不可见的蛋白联系起来以观察蛋白的运动、位置以及相互作用。另外多种荧光蛋白的联合标记，实现了同一时间无创实时跟踪多个不同的生物学过程。这无疑进一步推动了分子影像学在生物医学领域的快速发展及应用。同年的北美放射学会年会上,在对比剂研究中,有学者提出基于荧光共振能量转移(FRET)的一种新的活化光学探针,该系统由于具有较高的淬火能力而使活体肿瘤的信号更高,背景信号更低,从而能够提高检测小肿瘤的准确性。此外,一项实验研究了一种新的使用碳纳米管(CNT)为基础的动态微型 CT 成像系统,可以快速评估小鼠肺功能和肺部疾病,并可以对患人类呼吸系统疾病的小鼠模型进行进一步的深入了解。在细胞示踪应用中首次将金 - 葡聚糖颗粒与 X 线、超声和拉曼光谱相结合,表明金粒子标记法是一个使用常规 X 线透视、US、CT 及拉曼光谱直接显示注射成功的干细胞的新方法。

2009 年,Roberston 首次实现了应用核素成像造影剂的切连科夫动物活体成像实验,其最大的优势在于种类繁多的各型已通过 FDA 认证的临床核素造影剂,均可被应用于切连科夫光学成像,该方法提供了一种直接 β 衰变的成像方式,为未来的肿瘤成像提供了全新的思维。2010 年,有学者实现了将突变型单纯疱疹病毒胸苷激酶成功稳转至 C5-tk 细胞,并在活体成像中获得了清晰的切连科夫成像,标志着切连科夫成像正在逐步走向临床。

2013 年,小分子影像的应用成为一种新的策略,而通过体内自组装技术,新的原位纳米颗粒将分子影像学推向新的前沿。2014 年,有研究表明间充质干细胞(mesenchymal stem cells, MSCs)移植后表现出诸多积极效应,包括免疫调节,已经临床应用于多种退行性疾病的治疗。联合移植 MSCs 也可以提高其他治疗细胞的生存率,为干细胞疗法开辟了一条新道路。

2015 年,一种全新的磁共振分子成像方式,磁性粒子成像(magnetic particle imaging,MPI)问世,该技术可为人类提供无辐射分子成像,目前该技术主要通过探测体内的磁性氧化铁纳米颗粒来生成三维图像,并具有在数毫秒内采集高时间分辨率图像的能力,以期利用较高的时间分辨率来解决令许多现有成像技术束手无策的问题。

2016 年,德国学者采用多种分子探针(^{11}C-PIB,^{18}F-AV1451 以及 ^{18}F-FDG)获得了清晰的活体多模态 PET 影像,首次评价了淀粉样变和 tau 蛋白纤维在神经退行性病变阿尔茨海默病中的作用,该研究由于开创了分子成像研究在诊断与治疗阿尔茨海默病的新领域,从而获得了美国核医学与分子影像学会(Society of Nuclear Medicine and Mo-lecular Imaging,SNMMI)年会会议评审委员会评选出的年度最佳影像。该研究的成功表明在可以预见的未来,分子影像技术的研究热点必将是开发各类新型的功能性分子探针,分子影像组学的新时代即将到来。

相比国际上的分子影像学发展,我国的分子影像学起步于 2000 年初,2002 年 10 月科技部在杭州召开了以"分子影像学"为题的会议,与会专家一致建议,国家应把分子影像学列为医学发展的重大课题,并就分子影像学的研究现状、未来发展方向及其重大意义等问题进行了广泛的交流和讨论。2002 年末,我国分子影像学研究的先驱申宝忠教授在哈尔滨医科大学率先成立了国内较早的分子影像研究中心,重点从事光学及 MR 方面的分子成像研究,并于 2004 年在哈尔滨举办了以国内著名医学影像专家为主的,国内首届国际分子影像学研讨会,共同就分子影像学及相关学科的最新发展动态进行了深入的交流,并最终达成以下会议共识:①分子影像学是一门极具发展潜力的新兴交叉学科,广大影像工作者应该尽快了解这门学科的前沿并切实把相关研究工作开展起来;②我国与发达国家相比,在分子影像学研究领域仍存在较大差距,但分子影像学是一门新兴学科,还有许多研究空白,这为我们迅速选择研究切入点提供了机会,如果及时把握机会,就会迎头赶上;③要构建分子影像学发展平台,增进国内外和学科间的交流,加强合作,共同推动我国分子影像学快速向前发展。其后国内先后召开了 2006 年由清华大学举办的分子影像学国际会议,2008 年底在北京召开的"分子影像关键科学技术及其应用"(国际)学术讨论会,同年在杭州召开的国际分子影像研讨会等。通过历次会议的讨论,我国研究同道达成了诸多分子影像学研究中的共识:多学科合作是分子成像发展的必要条件;如何将复杂的生物学过程变为活体直观的图像并应用于人体是每一个分子影像学研究人员必将面临的挑战;必须实现必要的交叉学科知识和技术的整合;以往彼此独立的各学科专家需要空前地团结与协作;建立不同学科交流合作的平台;培养具有综合素质的分子影像学人才等。自此,分子影像学引起了国内各相关领域学者的广泛重视,分子影像学在国内开始了日新月异的发展。国家自然科学基金委员会于 2008 年首次将分子影像研究列为重点项目,而后更是在 2010 年将其列为重大项目,并在随后数年依然给予大力度的支持。目前,我国已成立了近30家分子影像研究中心,我国的分子影像研究者先于国际顶级杂志上发表论文数千篇,已成为国际上分子影像学研究的重要发展动力。

虽然我国分子影像学已呈快速发展趋势,但我们应清醒地认识到,我国分子影像学的研究尚处于起步阶段,依然存在许多问题。分子影像学的发展离不开新型成像设备的研发和各类分子探针的开发,例如基于光学成像探针的外科手术导航,基于最新的PET-CT与PET-MR设备以及多模态探针的双模态成像,以及其他目前已成功应用于肿瘤靶向、细胞示踪、新生血管、炎症、细胞凋亡、乏氧成像、细胞增殖的各类基因与纳米探针等。目前,众多来自各个相关领域的学者正积极致力于分子成像的研究,努力开创分子影像学的未来,可以预见,随着各种医学成像设备和各类新型分子探针的不断发展,分子成像研究必将对未来的临床诊断和治疗产生深远的影响,实现在基因、分子水平上对疾病的早期诊断和监测,为疾病的治疗提供新的靶点和新的方法,最终实现临床转化,造福于民。

三、成像原理

医学分子成像区别于传统医学影像的最大特点,是可为微观世界里细胞和分子水平的生物学行为提供直观的影像学信息。研究分子影像技术有三个关键因素,第一是高特异性分子探针,第二是合适的信号放大技术,第三是能灵敏地获得高解析度图像的探测系统。这就要求我们所进行的分子成像研究,首先应尽可能地采用高精度、高分辨率、敏感性更强的先进医学成像设备,并且在此基础上开发和应用各类高靶向性、高信号放大效果的分子探针,以确保在活体内实现敏感、高效的分子成像研究。以下内容我们围绕医用分子探针和分子成像相关设备两部分展开讨论。

(一)医学分子成像探针

1. 主要成像探针的分类　开发和制备以各种医学应用为目的的分子探针(molecular probe)已成为分子成像原理与应用研究中最关键和前沿的技术。通过应用分子生物学、化学等相关技术,研发各类满足临床需要的、具有高靶向性的新型分子探针,已成为推动分子影像不断发展的直接动力。常见的医学分子成像探针按探针制备技术可分为两类,即基因探针和纳米探针。

基因成像是指借助分子生物学方法,在DNA、mRNA或蛋内质水平,在细胞、活体内应用各类核酸探针,以影像学方式显示互补基因或其表达产物的功能和变化,从而实现临床诊断或疗效评价的分子成像方法。基因分子成像探针则是一类以基因成像为目的,以重组基因为成像和(或)靶向基础的成像探针,根据基因探针的成像原理又可被分为反义基因成像和报告基因成像。反义基因成像,即通过光学染料、放射性核素或其他分子标记探针,利用探针中所含与DNA或RNA互补的核酸序列,实现细胞或活体中特定基因、蛋白的直接显像和检测。报告基因成像,则是通过各类载体首先将特定的报告基因探针递送到细胞内,结合细胞转染技术实现目的基因的表达,再利用已标记各类成像物质的靶向性适体、配体或酶底物等成像探针的介导,实现成像探针与目的基因或其表达产物(酶、受体)间的特异性结合,从而达到间接显示细胞或活体中特定基因和蛋白变化的基因成像。

纳米分子探针是在纳米医学的基础上,将能够产生影像学信号的纳米材料(如同位素、光学荧光物或顺磁性物质)与各类生物靶向性物质(如配体或抗体等)和(或)治疗物质(药物、基因等)通过特定方法连接,以诊断和(或)治疗为目的的新型医学分子成像探针。由于纳米分子探针具有体积小(1~100nm)、信号放大作用强、生物兼容性高等优点,已在生命科学领域得到广泛研究与应用,目前诸如量子点、碳点、石墨烯、纳米金、铁磁纳米颗粒、稀土掺杂上转换纳米材料等荧光、磁性医用纳米材料已被制备成各类医学分子探针。

2. 医学分子探针应具备的特点　分子探针是分子影像成像的关键,应具备以下特点。

(1)优异的靶向性:可高效地穿透体内生理屏障,实现与靶分子灵敏、特异地结合。

(2)良好的成像对比效果及信号放大作用:以微量的探针,实现高敏感的成像效果。

(3)良好的生物兼容性:无毒、无害,对人体正常生理活动无影响及干扰。

(4)良好的组织代谢能力:可进可出,通过生理代谢途径,可被快速、完全地降解、代谢。

3. 医学分子探针的信号增强策略　分子成像借助现代医学影像技术在细胞水平收集与疾病相关的影像学信息,但当前的各类常规医学检查设备对于分子级别的荧光(光学成像)或信号(MRI)的探测敏感性普遍偏低,长期以来一直是分子成像技术中有待突破的难点之一 。因此,在相关分子探针的设计和研究中采用合适的信号扩增方法是非常重要的,目前通过结合分子生物学、化学、纳米材料学已开发出多种生物与化学的信号扩增方法,其主要成像机制包括:①提高靶器官探针浓度:改进探针的动力学特征;开发各类靶向性探针;利用现有信号扩增系统(如抗生素-生物素放大系统)。②改进合成或修饰方法,改变材料的物理性质,增加探针本身产生的信号强度(如荧光激发,在 MR 成像增加 R_2 或 R_1)。③仿生或直接利用生物体自身特异性功能(如转铁蛋白受体、生物膜伪装等)。④探针的靶组织内控释,降低背景噪声,提高探针的浓度。借助于不同的探针信号放大、扩增策略,分子成像的成像质量不断提高,对疾病所提供的影像信息量也不断扩大,目前已成为分子探针开发、设计中重要的内容。

4.基因探针的信号放大策略

1)基因探针的级联信号放大:就基因探针而言,在单个细胞上能与报告探针结合的靶基因产物是非常有限的,荧光或磁共振信号对比度的强弱与靶基因的表达程度成正比,如细胞无足够的靶标与反义或报告基因探针结合,就无法获得足够强度的信号。目前主要的研究策略是,通过类似免疫级联放大(cascade amplification)技术使基因探针首先与靶标上的靶点结合,而后通过自身设计中的二级反应靶点扩大原靶点的数量,再结合二级探针的使用,获得信号增强的荧光、放射性核素和 MR 信号改变。免疫级联反应信号放大的技术理论较为成熟,适用范围较广,可应用于反义或报告基因探针等不同种类基因探针的信号放大,但由于该方法需两次使用探针,方法较为复杂且体内影响因素较多,一定程度上限制了其在活体分子成像研究中的应用。

2)基因探针成像信号的自放大:当基因探针通过自身的表达产物成像时,可采取探针信号的自放大策略,该技术一般通过在探针序列中增加增强子片段实现。增强子(enhancer)指增加同它连锁的基因转录频率的 DNA 序列。增强子在基因序列中的位置不固定,主要通过启动子来增加基因的转录。增强子的效应很明显,一般能使基因转录频率增加 10 ~ 200 倍,有的甚至可以高达上千倍。在较为常见的 GFP 和 Luc 光学基因探针设计中,添加巨细胞病毒(cytomegalovirus,CMV)增强子理论上可提高 600 ~ 1 000 倍的表达量。该技术的发展,较成功地解决了活体成像研究中基因探针进入靶细胞数量过少的问题,近年来随着分子生物学技术的发展,更多新型、增强能力更强的增强子被引入到基因分子成像的研究中。

3)基于外源性基因转染的信号放大:外源性基因转染信号放大,即通过向细胞内转染可增强成像探针摄取的功能性蛋白而实现的信号放大。当基因探针在靶组织内提前转染,其表达产物可介导更多的报告基因探针带入目的细胞中,同时在完成带入细胞转运后,该产物(介质)还可与报告基因探针自然解离,继续承担更多探针转运入细胞的任务,从而实现报告基因探针在细胞中不断富集,最终实现满意的信号扩增效果。在 Weissleder 等的早期研究中,由基因工程获得的工程转铁蛋白受体(ETR)作为报告基因的运用,就是基于此种原理。在 MR 分子成像研究中,ETR 基因被导入靶细胞,并在靶细胞表面过表达,进而将葡聚糖包被的氧化铁微粒与转铁蛋白结合,通过 ETR 的内吞作用,将氧化铁微粒转入细胞内,过表达的受体被用于来回穿梭转运氧化铁微粒。由于氧化铁微粒是超顺磁性的,即使在组织中浓度较低也能被探测到,当这些氧化铁微粒在细胞内聚集,能进一步增强靶细胞的超顺磁性,实现高效的信号放大,从而获得靶细胞的特异性 MR 成像。目前该方法正逐渐向转染人类自体基因的方向转变,如 hTfR(human transferrin receptor),并已在研究中取得一系列进展,未来有望在基因成像和治疗领域取得突破。

4)基于内源性报告基因的信号放大:内源性报告基因信号放大,是通过探针的作用使人体内源性基因产物集聚、积累,进而充当分子影像的成像分子探针,当前内源性报告基因信号放大较为成熟的研究主要集中于 MR 研究,已实现活体内 MR 成像。

(1)酪氨酸酶信号放大系统:酪氨酸酶基因的表达可生成酪氨酸酶,酪氨酸酶不仅能在黑色素细胞内产生黑色素,而且在非黑色素细胞内也能产生黑色素,它的存在可催化发生两个基本反应,即酪氨酸酶产生的多巴胺羟化作用以及多巴胺到多巴醌的氧化作用。当多巴醌再自发聚合后,可最终形成黑色素 。黑色素的结构由于存在带有大量负电、互相交链的异型聚合物和稳定数量的自由基,使它对金属离子具有较强的亲和力,可吸附细胞外液和细胞内的金属离子,尤其是可显著缩短 T_1 弛豫时间的铁离子,进而使黑色素产生较强的磁共振 T_1WI 特征性高信号。但酪氨酸酶信号扩增系统由于黑色素和黑色素前体催化和结合铁离子会产生很强的氧自由基，而氧自由基会产生较强的细胞毒性，一定程度上限制了酪氨酸酶信号扩增系统在分子成像中的应用与发展。

（2）铁蛋白信号放大系统：通过内源性铁蛋白基因的表达，能在表达部位直接改变 MR 信号，类似光学成像中荧光蛋白的表达，不需要额外应用对比剂。铁蛋白的结构特点：铁蛋白分子是中空的蛋白质壳，每个脱铁铁蛋白（无铁的铁蛋白）壳由 24 条多肽链组成，多肽链又有重链（H- 亚基）和轻链（L-亚基）之分。铁蛋白与铁的结合主要由铁蛋白重链催化，铁蛋白壳可贮藏 4 500 个 Fe^{3+}。由于铁蛋白本身具有改变水分子弛豫率的作用，并且铁蛋白在细胞内的过表达能够暂时降低细胞内铁的浓度，细胞内铁浓度的降低不仅会导致细胞内铁的再分配，而且还会诱发细胞的生理反应，引起细胞对铁离子的代偿性摄入，使 MR 能探测到由于铁蛋白表达诱发的铁离子平衡变化而引起的信号改变。

5）基因特异性表达信号放大：基因特异性信号放大策略以组织特异性启动子为基础，原理上主要依赖于组织特异性启动子的选择性，介导表达性基因探针在兴趣细胞中的表达，进而实现可检测基因如光学分子探针 GFP、Luc 或磁共振成像探针酪氨酸酶等功能性蛋白的表达，达到靶向成像或不显像的目的。选择性基因信号放大策略，常与基因探针的自放大方法联用，以达到进一步放大微弱检测信息的目的。目前由于组织特异性启动子的研究尚不完善，靶向基因信号放大技术有许多问题需要解决，仍处于研究和发展阶段。

5. 纳米探针的信号增强策略

1）纳米探针的动力学信号扩增：动力学信号扩增方法主要通过延长探针在体内的存在时间，即开发长循环的纳米分子探针，从而使分子探针得以在目标组织不断累积，实现信号放大的效果。之所以需要实现纳米探针在体内的长循环时间，是由于人体内强大的网状内皮系统的存在，研究表明中等粒径未经处理的纳米探针静注后，主要集中在单核巨噬细胞系统（ mononuclear phagocytic system，MPS ）丰富的器官，尤其是肝、脾、骨髓中，对于靶向其他组织和器官的纳米探针而言，由于大部分探针已被上述器官、组织摄取，使探针存在血液中的循环时间很短，无法与靶器官特异性结合，使探针浓度降低，无

法使靶器官获取有效的影像信息。研究表明，纳米探针的体内分布与探针的表面电荷、探针的粒径、探针的亲水性和亲油性有关。目前，很多分子探针通过改变粒径和各种表面修饰的方法增加循环时间，以实现探针长时间存在于血液循环中，从而在目标组织内富集。

（1）粒径控制：研究显示，粒径小于 10nm 的纳米探针较其他粒径纳米探针更容易被肾脏代谢，而粒径大于 50nm 的纳米探针则更容易被肝脏代谢，因此选用 10~50nm 粒径的纳米探针可实现其在血液中较长时间存在。

（2）非离子表面活性剂包被：此类用于探针表面修饰的非离子表面活性剂主要是 poloyamer 类、poxamine 类，此外还有 polysorbates(tween)、poly-oxyethylene ether(brij)等。非离子表面活性剂包衣纳米粒长循环的机制，被认为是不带电荷、亲水性表面的包衣层以及聚合物的立体排阻效应，有效地阻断了纳米粒与巨噬细胞的吞噬过程。但目前，用表面活性剂包被的纳米探针多是不可生物降解的，对于可生物降解的纳米粒，由于用于包衣的材料同微粒的骨架同时降解，因此单一的表面活性剂包衣在延长可生物降解的纳米粒体内循环时间方面的应用受到限制。

（a）嵌段共聚物修饰：目前应用最为广泛的嵌段共聚物是聚乙二醇（ polyethylene glycol，PEG ）。聚乙二醇是乙二醇的聚合物，由环氧乙烷与水或乙二醇逐步加成聚合而成，因其无毒、无刺激性、生物相容性良好且具有良好的水溶性，因此被广泛应用于生物制药行业。在分子探针的长循环修饰中，应用 PEG 化的高分子化合物或 PEO-PPO 与可生物降解材料的共聚物作为纳米探针的基质，可达到长效作用。用 PEG-R(R 为 PLGA、PLA，或其共聚物)制备的纳米粒，小鼠静脉注射 2 h 后，PEG 包衣的纳米粒只有 30% 被肝吞噬，而未被包衣的纳米粒，静脉注射 5 min 后就有 66% 被清除。经 PEG 等两亲共聚物修饰后，探针表面嫁接的具有一定柔韧性和亲水性的高分子可形成严密不可渗透的形态云(con-formational cloud)，阻碍了其他分子与纳米探针的作用。微粒表面亲脂性基团的能量与溶液中能自由移动的高分子的能量平衡导致上述行为的发生。总之，嵌段共聚物以立体位阻、表面水化层或形态云机制，减少蛋白的吸附，降低 RES 的摄取，从而延长分子探针于血液中的循环时间。

（b）生物仿生修饰：生物仿生修饰是通过对纳米探针的生物学修饰，使其具备一定的生物体结构、功能或特性。目前，生物仿生技术已被应用于探针的长循环研究中，并取得了一定成果。在以脂质体为基础的分子探针研究中，GM1神经节苷脂被加入到脂质体的膜中，探针通过成功模拟细胞和病原体来减少或抑制补体系统的活性，避免探针被网状内皮系统吞噬，实现了长循环特性。肝素能在不同阶段抑制补体系统的活性，将它共价连接到聚甲基丙烯酸甲酯（PMMA）纳米粒上，其半衰期为5h，在血液中可停留长达72h，而PMMA纳米粒的半衰期只有3min。

2）纳米探针的靶向信号扩增：通过增强纳米探针的靶向性，可高效、特定地提高病变细胞及组织内纳米探针的浓度，减少探针被其他组织摄取而造成背景增高的可能，进而实现纳米探针的信号扩增。纳米探针对病变组织的靶向，根据过程分为主动靶向和被动靶向。纳米探针被动靶向依赖于病理状态下血管内皮细胞的被动扩散，正常情况下纳米颗粒不能通过连续性内皮，在病理状态下血管内皮细胞变得非连续而渗漏，纳米颗粒尤其易于通过肿瘤、炎症和病变内皮细胞的脉管系统，即EPR效应（enhanced permeability and retention effect）。研究表明，通过EPR效应肿瘤微环境中纳米探针的浓度可达正常组织的50倍，因此借助EPR效应，将纳米探针设计成更易于通过破损血管内皮细胞间隙的大小。粒径介于10~500nm的分子探针可增强EPR效果，使成像分子探针透过管壁，并在病变部位累积，达到信号扩增的效果。主动靶向是在纳米探针上配置抗体、多肽等靶向配体，以高效识别特异性表达于感兴趣部位的分子。主动靶向较被动靶向的靶向特异性和效率更高，通过主动靶向修饰的纳米探针，可显著提高纳米探针的目标细胞和组织的递送效率，降低脱靶率，进而实现更为明显的信号扩增效果。

3）纳米探针的物理学信号扩增：通过对纳米探针成像部分的纳米材料进行相应的结构设计、可控合成和表面修饰，开发功能改进、效果增强的各类成像纳米材料，是化学和材料领域针对成像纳米探针最常见的信号增强手段。在光学成像中，通过改变量子点的元素合成方法，可制备激发光在近红外区荧光的纳米探针，从而极大地提升量子点的可探测能力；通过在传统材料中掺杂稀土元素可制备出具有非线性上转换发光性质的材料UCNPs（up-conversion nanoparticles），UCNPs能将能量较低的长波辐射转化为能量较高的短波辐射，与传统的通过下转换过程发光的有机染料和半导体量子点等相比，UCNPs具有激发光组织穿透深度更大、光学性质稳定、荧光背景低等特点。在磁共振成像中，四氧化三铁的核心性能主要由材料的晶体结构、形貌及粒径尺寸决定。纳米粒子成为单磁畴材料，当单磁畴材料的粒径进一步缩小（超顺磁临界尺寸），热扰动能与总磁晶各向异性能相当，粒子的磁矩将不断地从一个易磁化方向反转到另一个易磁化方向，这里磁矩发生反转的平均时间间隔为弛豫时间。近年来开发的单晶纳米氧化铁颗粒（MION）大大提高了氧化铁T_2WI增强效果，对于氧化铁类MR纳米探针的制备有重要的指导意义。

4）纳米探针的控释与激发扩增：纳米探针被封闭于载体内运输至靶组织，在靶组织内通过控释或激发后再进行分子成像，是另一类纳米探针的信号增强手段。该方法通过减少纳米探针损失和降低周围背景实现被检测信号的增强。运载体携带纳米探针到达病变部位，探针被同时、大量地释放，从而达到信号增强的效果。目前有两种主要的释放机制：①外源性刺激释放，如光激发、温度激发。②内源性释放，即基于人体内部器官、组织乃至细胞内环境的差异来触发探针的释放。当前，已有研究同时将药物和成像探针包裹于内源性控释载体内，借助肿瘤微环境较人体其他部位pH偏酸性的原理，完成了肿瘤微环境内控释，局部增加了成像探针和药物的浓度，取得了较好的成像和治疗效果。

（二）常见基因及纳米分子探针概述

1.常见基因分子探针简述　基因成像可分为直接和间接基因显像。直接基因成像的分子探针是以各种物质标记人工合成的反义寡核苷酸，引入人体后，通过体内核酸分子杂交而与相应的靶基因结合，应用显像仪器便可以直接观察其与病变组织中过度表达的目的基因发生特异性结合的过程，定位和定量显示靶基因，这一直接的基因显像技术称为反义显像。间接显示治疗基因表达程度、部位和时间的基因显像方法主要为报告基因显像。报告基因是一段导入生物体内的被修饰的核苷酸序列，能够产生容易被测量的表型（蛋白）。用于报告基因显像的探针主要是各种被标记的酶底物、各类受体的配体以及能与其共表达的融合蛋白等。

1）反义基因成像：反义基因技术是继基因克隆和重组技术后，分子生物学领域兴起的又一门新技术，其根据碱基互补原理，利用反义寡脱氧核苷酸（antisense oligodeoxy nucleotides，ASON）与细胞内的 DNA 或 mRNA 特异结合，精确识别靶基因，进而封闭它们的转录、翻译，达到调节基因表达的目的。反义基因显像就是以反义基因技术为基础，合成与靶基因互补的 ASON，根据碱基互补结合的原理，对靶基因进行精准显像，达到对病变早期、特异性诊断的目的。

（1）放射性核素标记的反义基因探针：目前，临床上有很多放射性核素可以应用到基因反义显像中，例如 ^{18}F、^{64}Cu、^{111}In、^{68}Ga、^{90}Y、^{186}Re、^{131}I、^{125}I、^{99m}Tc，由于 ^{99m}Tc 价格便宜，容易获取，且物理性能良好，适合用于反义显像，目前临床应用较多。就分子影像而言，选择合适的放射性核素及适宜的标记方法对人工合成的寡核苷酸进行标记是反义显像的关键问题。目前的研究主要集中在对 ASON 链结构的修饰、放射性核素、络合物的选择以及标记部位等方面。美国迈阿密大学的学者们已尝试制作用来标记放射性核素的试剂盒，他们成功地以二乙三胺五乙酸（DTPA）为螯合剂制备了 ^{111}In 标记反义探针，成功实现了荷乳腺癌小鼠模型 c-myc mRNA 的显像。由于 ^{99m}Tc 物理性能好，容易获得，适于显像，因而试用 ^{99m}Tc 对人工合成 ODN 进行标记成为人们研究重点。有研究者用烟肼酸胺（SHNH）作为螯合剂对 ODN 进行了 ^{99m}Tc 标记的研究，标记物比较稳定、解离量较少，但 ^{99m}Tc -SHNH-ODN 血清蛋白结合率高。目前，对 ODN 的各种标记方法均有一定的缺点，仍有必要进一步寻找一种标记简单、标记率高且标记复合物在体内非特异性结合率低的标记方法。

（2）光学标记的反义基因探针：与其他类型的对比剂相比，光学探针有许多优势，不仅可以像放射性对比剂或磁共振探针靶向受体，有些能被酶的裂解所激活（可激活探针），而且这些细胞本身可以产生具有发光对比剂特性的生物发光酶类或荧光蛋白。目前，经过程序化处理的荧光蛋白能够发射远红外区的荧光，在活体研究中有着广泛的应用。目前，已有学者将绿色荧光蛋白的 mRNA 的反义寡核苷酸与相应的反义基因结合，并成功进行了光学分子成像。综上，目前对于反义基因的光学成像，相关研究虽仍不多，但由于光学基因成像相对于其他分子成像方式拥有巨大优势，随着研究的深入，其与反义基因结合成像的潜力是巨大的。

（3）磁共振标记的反义基因探针：磁共振（MR）成像有着极精细的空间分辨率和极佳的组织分辨率，可在高分辨地显示组织解剖结构的同时，对深部组织的分子特征进行精细、准确的定位及定量分析，在分子影像学应用中具有其他影像学技术不可比拟的优越性，是理想的分子影像学分析设备。但是，MR 最大的缺点是对信号探测的敏感性较低，一般只能检测到组织中 μmol 级的顺磁性物质含量。要实现对基因表达的 MR 可视化检测，必须针对疾病形成过程中的关键分子标记顺磁性载体。目前应用较多的是顺磁性载体物质，如超顺磁性氧化铁（super paramagnetic iron oxide，SPIO）。SPIO 具有磁力矩，能明显增加组织之间的信号差别，在去掉外加磁场后，呈现超顺磁性特点。此外，SPIO 还具有毒副作用小等优点，广泛应用于活体示踪干细胞（如神经干细胞、胚胎干细胞和间充质干细胞等）等研究领域，是一种较理想、安全的对比剂或分子载体。

反义 RNA 技术方法简单，无感染和致癌风险，并且作用时间短暂，有利于显像，是目前最有可能应用于临床的基因显像方法之一。从经济学角度和药理学等方面来说，目前还有许多关键的问题尚待进一步研究，但随着分子生物技术的迅猛发展，反义显像技术也必将进一步完善、成熟。

2）报告基因成像：报告基因的编码产物通过酶促反应或受体配体结合的原理与分子探针相互作用，通过聚集与激活两种机制产生可识别的影像信号。报告基因与报告探针是报告基因显像必备的两个因素，根据报告基因的编码产物不同，可分为以酶为基础的报告基因和以受体或转运子为基础的报告基因。前者的优点是由于一个酶分子可捕获并代谢许多报告探针分子，因而具有信号放大作用；后者由于一种受体与一种或几种配体的固定作用，因而信号放大不如以酶为基础的报告基因，但比前者更简单些。以酶为基础的报告基因包括胸苷激酶、胞嘧啶脱胺酶、酪胺酸酶、精胺酸激、肌酸酐激酶、β-半乳糖苷酶、绿色荧光蛋白（green fluorescence protein，GFP）、萤火虫荧光素酶及各种蛋白酶；以受体或转运子为基础的报告基因包括胃泌素释放肽受体、生长抑素受体、多巴胺 2 型受体（dopamine 2 receptor，D2R）、融合蛋白、转铁蛋白受体及钠碘同向转运体（sodium iodide symporter，NIS）。

用于报告基因成像的分子探针，根据成像设备的不同可分为核医学报告基因探针、光学报告基因探针和MRI报告基因探针三类。

（1）核素标记的报告基因探针：核医学技术，尤其是PET技术是目前广泛应用的报告基因显像技术。以酶为基础的核医学报告基因主要有1型单纯疱疹病毒胸苷激酶（herpes simplex virus type 1 thymidine kinase，HSV1 tk）基因和胞嘧啶酰胺酶基因，这两种报告基因的编码产物均是酶，报告探针是正电子放射性核素标记的酶底物。以受体或转运子为基础的核医学报告基因主要有D2R、生长激素抑制受体及NIS，其利用受体与配体结合的原理显像。

（2）光学标记的报告基因探针：光学成像技术主要包括荧光成像及生物发光成像。GFP基因是荧光成像技术常用的报告基因，但由于其光谱范围位于可见光能量较低的绿光部分，组织穿透深度有限；其发射荧光需要外在光源激励；所获得的影像信噪比低等不足，促使了许多变体（如红色荧光蛋白）及近红外线（near infrared，NIR）荧光素的研制，后者是目前研究的热点。生物发光成像也是广泛应用于小动物全身成像的光学技术，其优点是无自发荧光，所得影像的信噪比高，因此检测的敏感性与特异性均较高。生物发光成像的机制是酶促反应。报告基因主要有两类：萤火虫荧光素酶基因（F-luc）和海肾荧光素酶基因（R-luc）。

（3）磁共振成像的报告基因：磁共振成像的报告基因主要有酪氨酸激酶、β-半乳糖苷酶与转铁蛋白受体。酪氨酸激酶在黑素合成中催化两个基本反应，为黑素合成的限速酶。黑素有高度结合铁的能力。酪氨酸激酶基因的过表达可导致黑素合成增加，其结合铁的能力相应增加，从而导致MR信号强度增加。以β-半乳糖苷酶作为报告基因的研究应用了一种叫"EgadMe"的分子探针，它由钆的不配对电子组成，周围由1个化学箍环封闭以阻止其与水分子反应。箍环上有1个糖分子作为"门"。当β-半乳糖苷酶存在时，它就和糖分子作用，此"门"就开放，钆就暴露到水分子中，钆的不配对电子就与氢质子作用，使得β-半乳糖苷酶有活性的区域MR信号明显增加。一般而言大多数肿瘤由于代谢旺盛，转铁蛋白受体过表达，利用转铁蛋白受体作为报告基因的研究用超氧化物微粒与转铁蛋白的复合物作为MR分子探针，成功实现了活体的转铁蛋白受体介导的肿瘤靶向成像。

2. 常见纳米分子探针简述　分子探针在分子影像的成像研究中处于核心地位。目前，开发合适的分子探针已成为医学分子成像研究的必要因素，也是增强成像对比度、放大生物本体特征、实现特殊成像模式的重要工具。就纳米分子探针而言，各类纳米分子探针可选择性地增强和放大特定生物信号，大量新型纳米材料被应用到纳米分子探针的研发，主要包括：放射性标记探针、金属纳米粒子探针、荧光量子点探针、磁性纳米材料探针、稀土发光探针、氧化物纳米探针、碳纳米材料探针等基于无机纳米材料的探针，有机染料探针、树枝状聚合物探针、自组装探针、脂质体及其类似物探针等新型纳米材料探针。目前，基于上述纳米材料的探针仍在高速发展中，可以期待，纳米分子探针未来将更加广泛地应用于分子影像研究领域。

（1）纳米金分子探针：金纳米粒子在生物医学上有诸多应用，在成像领域最为常用的是具有特殊形貌与功能的金纳米颗粒。金纳米粒子根据不同合成方法，可使其具有球状、棒状、线状、簇状、笼状等种类繁多的形貌，进而根据不同的形貌和性质赋予金纳米粒子可被用作CT对比剂、光学造影剂、纳米载体等的特性。由于金纳米粒子具有较高的生物相容性和稳定的化学性质，因此已被广泛应用于活体成像。金纳米粒子目前已成为一种较为有效的新型CT对比增强剂。在金簇的光学成像研究中，有学者利用生物矿化技术，以Tf为模板成功制备了蛋白内生型分子探针，首次实现了经体循环的肿瘤主动靶向成像，证实利用人源蛋白为模板的生物仿生探针，仍可保留蛋白自身的特性，具有广阔的发展和临床转化空间。有研究人员使用可发生β衰变的^{198}Au为原料，利用取代反应在银纳米立方体的表面合成了放射性的金纳米笼，这些金纳米笼释放出的高能β射线，在组织中产生切连科夫辐射，发出荧光，从而可以用于活体成像。

（2）荧光量子点分子探针：量子点是具有荧光特性的半导体纳米晶，又称为纳米晶，是一种由II-VI族或III-V族元素组成的纳米颗粒。量子点的粒径一般介于1~10 nm之间，由于电子和空穴被量子限域，连续的能带结构变成具有分子特性的分立能级结构，受激后可以发射荧光。目前新型的量子点光学分子探针，显著改善了长期困扰量子点发展与应用的两大重要问题——毒性和组织穿透性。另外，近期出现的自激发的量子点由于不需要外界光源的激发即可发射荧光，已获得了广泛关注。有研究者将带羧基的量子点与海肾荧光素酶连接形成复合物，二者可以通过生物荧光共振能量转移（BRET）机制使量子点产生荧光。掺有 ^{64}Cu 的 CdSe/ZnS 量子点，已被证实可通过正电子发射产生的切连科夫辐射产生切连科夫能量转移（CRET）激发量子点。

（3）磁性分子探针：磁性纳米材料主要用于 MRI，可分为 T_1 或 T_2 增强造影剂，前者主要包括一些含钆、锰的纳米材料，后者以含铁的纳米材料为主。当前，钆的螯合物、氧化钆、氧化锰、氧化铁纳米粒子、尖晶石铁氧体纳米粒子、铁 - 钴纳米粒子等，诸多磁性纳米材料都被应用于磁共振成像（MRI）或多模态探针。有研究者开发了一种从羰基铁经溶液化学方法获得碳化铁（Fe_5C_2）纳米粒子的方法，并在以此方法获得的纳米颗粒表面修饰了一层磷脂 - 聚乙二醇（DSPE-PEG），使之成为具有生物相容性的探针，获得了良好的 MRI 效果。在修饰有聚乙二醇的氧化铁纳米粒子表面连接了乳铁蛋白，利用带有乳铁蛋白受体的脑内皮细胞的转胞吞作用，该纳米粒子能够穿越血脑屏障，在脑部 MRI 上产生信号。

（4）稀土发光材料分子探针：稀土发光纳米材料主要指稀土上转换材料和稀土下转换材料。由于拥有更为良好的组织穿透能力，在组织和活体成像中，上转换稀土发光材料的应用更为广泛。稀土金属特殊的 f 轨道电子结构赋予其良好的发光性能。Weissleder 等人开发了一种修饰氧化钇上转换纳米粒子的方法，他们先用聚丙烯酸在氧化钇的表面形成一层包被，再用末端为氨基的聚乙二醇与之偶联，并连接上 NIR 染料。这种具有良好生物相容性的双通道荧光材料可以用于小鼠的血管显像。有研究者利用含 Gd 的稀土上转换材料 NaGdF4：Yb，Er 连接抗 EGFR 抗体用于 MRI 和荧光的双模态分子成像，在 LS180 肿瘤异种移植模型上取得了良好的成像效果。

（5）碳纳米材料：碳纳米材料在纳米科学领域具有重要的地位，碳材料不仅具有庞大的家族，也一直是研究的热点。在分子成像探针方面，碳纳米材料具有广泛的应用。碳纳米材料应用于分子成像探针的主要形式包括碳纳米管、纳米石墨烯、氧化石墨烯、碳点、石墨烯纳米带、富勒烯、荧光碳量子点等。碳点即为纳米尺寸的单质碳，它具有类似于半导体

荧光量子点的荧光特性。有研究者将聚乙二醇修饰的碳量子点用于活体荧光成像领域，并通过对这一材料的荧光性质和生物分布的研究展示了其作为纳米荧光探针的前景。在一项研究中，用磷脂化的聚乙二醇（DSPE-PEG）通过磷脂一端的疏水作用与碳纳米管结合，而在聚乙二醇的另一端功能化靶向整合素 $\alpha_v\beta_3$ 的 RGD 肽，用以进行活体光声成像，而后在此基础上掺入含有螯合剂 DOTA 的 DSPE-PEG 并螯合上放射性 ^{64}Cu，得到了可用于 PET 成像的多模态分子探针。

（6）放射性有机小分子标记的分子探针：放射性核素在衰变过程中的电离辐射可被核素扫描设备检测到，因此可用于标记被人体摄取的感兴趣分子或蛋白，进而实现分子级别的功能研究与成像。目前广泛应用的方法主要有利用 γ 光子直接成像的单光子发射断层扫描（SPECT）和利用正电子湮没的正电子发射断层扫描（PET）。在诸多放射性核素中，^{18}F 小分子化合物在 PET 上的应用最为广泛和成功，例如经典的 ^{18}F-FDG 即是重要的代表。一些新型含氟小分子正在被用于临床试验和临床前试验，比如用于指示细胞增殖的核酸类似物 ^{18}F-FLT。

（7）光学有机小分子标记的分子探针：光学有机小分子分子探针，主要指应用有机荧光染料标记于功能性分子探针上的分子探针，主要用于光学分子成像。对于活体的光学分子成像，其要求的穿透力较强，因此发射的波长要求在近红外（NIR）区域，以获得较好的组织穿透能力。因此，生物相容性 NIR 小分子荧光染料就尤为重要。目前较为常用的近红外染料主要包括花菁染料（如 Cy 系列染料、ICG 染料）、方酸类染料、酞菁和卟啉衍生物染料、硼 - 二吡咯亚甲基染料（BODIPY）类似物等几类。新型近红外小分子荧光染料不断地被开发出来，可以和其他分子或材料结合，获得靶向性或多模态等特性，已在多个疾病的研究领域获得突破。

（8）有机大分子（高分子）修饰的分子探针：目前，用于分子探针生物学修饰的有机大分子主要是树枝状高分子物质，树枝状高分子聚合物是一类广泛应用于药物传递与核酸转染的聚合物材料。它在分子影像方面的应用也较为成熟，早在 20 世纪 90 年代初，即有人利用树枝状聚合物构建活体的 MRI 分子探针。有研究者通过 β- 环糊精和聚酰胺 - 胺（PAMAM）构建了一种自组装的 MRI 探针，利用 β-环糊精和金刚烷之间的主 - 客体相互作用形成组装

体,从而增强了以 Gd³⁺ 离子为成像基础的 MRI 分子探针的信号。Taratula 等人将配位硅的萘酞菁包裹进五代聚丙烯亚胺的疏水内核中,再用聚乙二醇修饰,获得具有 NIR 荧光成像与肿瘤光治疗功能的诊疗一体化纳米材料。

(9)自组装分子探针:分子自组装是分子与分子在一定条件下,依赖非共价键分子间作用力自发连接成结构稳定的分子聚集体的过程。在自组装的过程中,基本结构单元在非共价键的相互作用下自发地组织或聚集为一个稳定,具有一定规则的几何外观的结构。目前,分子自组装在生命科学中主要应用在酶、蛋白质、DNA、缩氨酸、磷脂的生物分子自组装膜和分子探针的合成。最常见的自组装分子探针,包括胶束和囊泡。胶束和囊泡均由两亲性分子或表面活性剂分子组成,其大小在纳米到亚微米范围内。他们都是在疏水作用驱动力下组装形成的,胶束为球状或管状,而囊泡的结构包含双分子层。Santoso 等人利用类表面活性剂的缩氨酸分子自组装合成了纳米管、纳米囊泡,其平均直径在 30 ~ 50nm 之间。DNA 树枝状大分子的自组装是生命体组蛋白 DNA 自组装体系人工模拟的最佳途径。自组装分子简单易用,生物兼容性良好,其在分子成像及药物传递方面有很多应用。随着生物技术的进一步发展和材料性能的进一步提高,根据自组装体系构建的分子探针将得到更深入的研究和更广泛的运用。

(10)超声微泡:超声微泡造影剂是内含气体的小球,以磷脂、白蛋白、糖类、非离子表面活性剂或可生物降解的高分子多聚物等物质为壳膜,目前国内外常采用超声空化法、冷冻干燥法、喷墨打印法、中和法、机械匀化法、界面聚合法、薄膜水化法、吸附法、乳化法等方法制备超声微泡。目前临床应用的超声微泡造影剂的直径为 1~8μm,它能在血管腔中保持相对稳定并可以顺利通过肺循环,实现全身器官、组织、病变回声增强,从而提高组织显影的清晰度。作为分子成像的分子探针,超声微泡分子探针的直径则为 100~500nm,近年来除超声的成像研究外,一般还将超声微泡作为药物或基因递送的载体,进行诊疗一体化研究,并通过将特异性抗体或配体连接到超声微泡的表面,增加超声微泡的特异性,从而使目标器官或组织在超声影像中得到特异性的增强或进行局部靶向治疗。另外,超声微泡还经常用作多模态分子探针,有研究者开发了一种结合

MRI 和超声的双模态探针,其同时在微泡中包裹了超顺磁性四氧化三铁纳米粒子和氮气,并在活体条件下实现了双模态成像。

(11)脂质体及其类似物:目前,纳米药物中脂质体的应用是最为广泛的,原因是其具有良好的跨膜能力和优异的生物相容性。美国食品药品管理局(FDA)在 1995 年即批准了阿霉素脂质体(doxil)用于肿瘤治疗,该药也是 FDA 批准的第一个纳米药物。基于脂质体开发的影像探针可能具有较好的临床转化前景。除传统意义上的脂质体材料,一些新的脂质体类似物也开始被用于分子成像。如硅质体即是在脂质体的磷脂双层以外,再修饰了一层有机硅聚合物,从而大大增强了脂质体的稳定性,使脂质体类分子探针更加适用于分子成像探针的要求。

目前纳米材料和技术与活体分子成像相结合为生物医学科学的发展带来了广阔的空间。新的方法和体系不断涌现,为临床转化提供了先导,也对纳米技术提出了挑战。从材料角度,以各种新型的功能性纳米载体为基础,探针技术在不断趋于成熟。目前的探针技术正在向多模态、多靶点、多功能、诊疗一体化等方向发展,将更加适用于生物医学研究与临床分子影像实践。

(三)医学分子成像技术与设备

分子影像融合了分子生物学、生物化学、数据处理、纳米技术、图像处理等多项前沿学科与技术,具有高特异性、高灵敏度和图像的高解析度,因此具备未来为临床诊断提供精确定位、定量、定性的潜力。分子影像学的进步已不再是单一学科的发展,而是一次全方位前沿科学技术的整合和突破。活体内分子水平成像需要敏感、快速和高分辨力的成像技术,配合先进的分子影像探针,进行高效的生物信号放大,进而实现检测细胞分子水平功能变化的成像目的。

1. 光学成像　光学成像技术是指利用光发射的原理探测荧光标记的光学探针、生物荧光或生物自发光。纳米探针一般应用发光纳米材料或荧光染料标记后的光学分子探针,当发光物质吸收某一波长的光波后能发射出另一波长大于吸收光的光波,最终可被各种光学仪器检测,实现生物体分子水平的光学成像。基因探针成像,一般采用荧光报告基因或荧光素酶报告基因获得分子影像。以荧光报告基因 [绿色荧光蛋白(GFP)、红色荧光蛋白(RFP)等]

进行标记,通过外部激发光激发生物体内荧光基因到达高能量状态,而后发出另一波长较长的光,这种光波可被电荷耦合相机(charge coupled device,CCD)记录下来。生物发光显像又称冷光成像,是用荧光素酶基因标记细胞或DNA,通过酶促反应激发而产生光。当荧光素酶(luciferase)与底物结合,能够在氧气和三磷酸腺苷(ATP)存在的情况下被氧化为D-荧光素(D-luciferin),从而产生黄绿色荧光。当细胞与荧光素酶在体内标记后,即可使用低电子噪声的制冷型CCD相机记录到这些光子。相比而言,活体内荧光显像的信号虽强于生物发光显像,但后者的信噪比却远远高于前者(生物发光显像基本无背景噪音的干扰)。

光学成像技术是根据软组织对光波的吸收与散射的不同获得功能信息,对浅表的软组织分辨率比较高。由于光学成像技术没有辐射,对人体没有什么伤害,所以它可以重复曝光。光学成像的方法较多,主要有弥散光学成像、多光子成像、活体显微镜成像、近红外线荧光成像及表面共聚集成像等,是分子生物学基础研究最早、最常用的成像方法。光学成像较为常用的活体成像设备包括小动物荧光成像仪、小动物活体成像系统(in vivo imaging system,IVIS)和荧光分子层析(fluorescence molecular tomography,FMT)等。IVIS成像系统是典型的在体荧光成像系统,主要由CCD相机、成像暗箱、激光器、激发和发射滤光片、恒温台、气体麻醉系统、数据采集计算机、数据处理软件等组成。IVIS一般用于各种波长的荧光染料、生物荧光和生物自发光的活体成像,敏感度较高。小动物被放置到成像暗箱中,利用高性能的CCD相机对活体小动物某个特定位置的发光进行投影成像,探测从小动物体内器官发射出的低水平荧光信号,然后将得到的投影图像与小动物的普通图像进行叠加,从而实现对小动物某个特定位置的生物荧光进行量化。FMT是建立在扩散光学层析技术与特异性分子荧光标记技术相结合基础之上,能定量提供特异性分子事件空间分布信息的先进光学分子影像模态,在现代生命科学、医学研究及药物研发等领域极具应用前景。该技术采用特定波长的近红外光激发荧光分子探针产生荧光,通过断层扫描,可获得三维空间分布图像,克服了目前二维平面荧光成像在定量和深度分辨率方面的局限性,且与其他分子成像技术相比具有特异性、灵敏性、无电离以及光学分子标记灵活性、多样性等

优点。经过近几年的迅速发展,目前FMT已成为分子成像技术中的重要分支和研究热点。

目前,随着各种光学成像设备、新型分子探针的快速发展,光学分子成像因其简便、实时的特点已广泛应用于肿瘤、炎症等各类疾病的检测中,可动态检测基因水平疾病的发生、发展、变化和转移。光学成像还可用于候选药物的高通量筛选、肿瘤乏氧及动脉瘤检测等,展示出良好的发展前景。虽然光学探针用于人体诊疗目前仍受到激发深度、安全性和有效性的局限,但随着研究的深入,光学成像技术必将在不久的将来实际应用于临床。

2. 磁共振成像　磁共振成像的基本原理是当人体置于外加磁场中,人体内的氢原子核(主要是水分子)的宏观磁化矢量将与外磁场方向一致,成像时通过射频脉冲使人体内的氢原子吸收射频电磁波的能量,氢质子获得能量后从低能级跃迁到高能级,由于位于高能级的氢质子不稳定,会向低能级跃迁,在跃迁过程中将获得的能量以电磁波的形式释放出来,此时通过一定信号放大,通过线圈将这些信号收集起来,经过空间编码和计算机重建处理,则得到最终的磁共振图像。

磁共振成像系统主要由磁体系统、谱仪系统及计算机部分组成。目前,磁共振的磁体系统主要由主磁体、梯度线圈和射频线圈组成,其中最为重要的主磁体部分可分为永磁型、常导型和超导型,一般而言临床型磁共振的磁场强度为0.5~3.0 T;谱仪部分主要包括射频发射单元、信号接收单元、脉冲梯度单元和脉冲序列控制单元;计算机系统主要是进行图像重建和处理等。近年来,随着磁共振设备硬件及软件的不断改进和发展,它的显像方式及功能参数也逐渐增多,目前除了常规成像之外,还可进行弥散成像(DWI)、弥散张量成像(DTI)、灌注成像(PWI)、磁共振波谱分析(MRS)等。磁共振设备对人体不存在电离辐射的损害,而且无骨性伪影,对软组织具有高分辨率,因此在临床应用中具有较明显的优越性。

磁共振(MR)分子成像是利用磁共振成像的方法来无创伤地研究生物细胞内的分子过程的技术,用于分子成像的MRI设备均具备较强的场强,一般起步于3.0T临床型磁共振,小动物用micro MRI的场强可达12T。MR分子成像与传统MR成像技术的重要区别在于将传统的非特异性物理成像转变为特异性分子成像,其突出优点在于它的高分辨率,同

时可获得解剖及生理信息,这些正是核医学、光分子成像的弱点。MR 分子成像的靶点大多是在某些病理情况下特异性表达或高表达的物质,包括肽类、受体、特异性酶以及抗原等大分子,还可以是要追踪的靶细胞。确定靶点后设计、合成能与靶点特异性结合的分子成像探针,当分子探针与靶点充分结合后,进行 MR 检查获取目标的分子信息。由于 MR 成像敏感性较低,目前只能达到微摩尔水平,与核医学成像技术的纳摩尔水平相比,低几个数量级,因此需要分子探针具备较强的磁共振信号放大效果。目前较常用的 MR 信号增强分子探针可分为两类:一类是顺磁性分子探针,另一类是以氧化铁为基础的超顺磁性分子探针,虽然此两类探针的增强模式不同,但均能起到相当强的磁共振信号放大作用。整体上 MR 分子成像在基因表达成像、肿瘤血管生成成像以及细胞分子水平成像等方面的研究尚处于基础阶段,相信随着 MR 工程技术的发展,不久的将来,MR 分子影像将成为研究发病机制、超早期诊断疾病、评价治疗效果的一种重要手段。

3.核医学成像　单光子发射计算机断层成像术(single-photon emission computed tomography,SPECT)和正电子发射断层成像术(positron emission tomography,PET)是核医学的两种 CT 技术,由于它们都是对从病人体内发射的 γ 射线成像,故统称发射型计算机断层成像术(emission computed tomography,ECT)。ECT 是目前唯一已应用于临床,用解剖形态方式进行功能、代谢和受体显像的技术,具有无创伤性的特点并能提供全身三维和功能运作的图像。成像原理上,SPECT 与 PET 近似,均通过核素造影剂——一般是生物生命代谢中必需的物质,如葡萄糖、蛋白质、核酸、脂肪酸,标记上短寿命的放射性核素(如 ^{18}F,^{11}C 等),注入人体后,通过该物质在代谢中的聚集,来反映生命代谢活动的情况,从而达到诊断的目的。在造影剂的选择上,SPECT 较 PET 选择性多,但成像质量上 PET 则明显优于前者。机制上,ECT 根据人体不同组织的代谢状态不同,如高代谢的恶性肿瘤组织中葡萄糖代谢旺盛,核素造影剂聚集较多,这些特点通过图像反映出来,从而可对病变进行诊断和分析。因此,核素成像是最早开展分子影像学研究的医学影像学方法,也是目前唯一应用于临床的显示活体生物分子代谢、受体及神经介质活动的新型影像技术,现已广泛用于疾病的诊断与鉴别诊断、病情判断、疗效评价、脏器功能研究

和新药开发等方面。但 ECT 存在所显示的影像信息有限、空间分辨力较差、解剖定位能力差等不足,无法提供更为精确的影像信息,因此目前单一的核素成像已逐渐为 PET-CT、PET-MR 取代。

4.CT 成像　电子计算机断层扫描(computed tomography,CT)是用 X 射线束对人体某部位一定厚度的层面进行扫描,由探测器接收透过该层面的 X 射线,转变为可见光后,经光电转换变为电信号,再经模拟数字转换器转为数字,输入计算机处理。扫描所得信息经计算而获得每个体素的 X 射线衰减系数或吸收系数,再排列成矩阵,经数字模拟转换器把数字矩阵中的每个数字转为由黑到白不等灰度的小方块,即像素,并按矩阵排列,即构成 CT 图像。CT 设备主要有以下三部分:①扫描部分,由 X 线管、探测器和扫描架组成;②计算机系统,将扫描收集到的信息数据进行储存运算;③图像显示和存储系统。目前,CT 设备已经发展到了第五代,其中 64 层 CT,仅用 0.33s 即可获得患者身体 64 层的图像,空间分辨率小于 0.4mm,提高了图像质量,真正实现了各向同性的容积扫描。双源 CT 和宝石 CT 的出现则开启了 CT 设备的能谱时代,能谱 CT 成像是将传统 X 线混合能量分解成 40~140keV 连续不断的 101 个单能量,从而获得了不同物质的能谱曲线,在一定程度上实现了定性分析和定量测定。其主要优势在于更快的扫描速度、更为清晰的图像及能谱曲线对肿瘤的定性和定量分析。

CT 成像具有空间分辨率高(50~200 μm)、图像采集时间短、费用相对低廉、可整体成像等特点,但由于其软组织分辨率差、存在放射辐射等缺点,从成像原理上考虑并不十分符合分子成像的要求。但随着 micro CT 的出现,尤其是大量新型的纳米级 CT 分子探针研制成功,CT 成像已逐步克服自身缺陷,相关的分子成像研究也因此得以快速发展。Micro CT 的出现较好地克服了分子成像研究中分辨率低的问题。目前应用 micro CT 已经成功实现了在缺氧和肿瘤血管生成分子级的成像研究,而 micro CT 配合 E-选择素探针实现了针对血管壁活化细胞的 CT 分子成像研究。但由于 micro CT 只能完成动物实验,仅仅依靠其无法实现 CT 分子成像最终的临床转化,因此 2006 年金纳米粒子首次作为 CT 分子探针即引起了人们的广泛关注,随后研究人员通过对金纳米粒子进行的各种功能化修饰赋予了金纳米粒子更加广泛的用途。目前金纳米粒子作为新型

CT 造影剂的研究已进入临床试验阶段。近几年，钽、镧系、铋等无机纳米材料正逐渐发展成为 CT 分子探针的研究热点，特别是此类纳米材料除了能够实现良好的 CT 成像效果外，还可直接作为分子与其他成像技术如磁共振成像（MRI）、上转换红外成像等实现多模态成像，优势互补，为疾病的临床诊断提供更快捷、更精确的信息。未来随着 CT 成像设备的进一步发展，配合大力研发成像效果更为良好的 CT 分子探针，结合 CT 固有的成像优势，CT 成像作为分子成像技术，潜力巨大。

5. 超声成像　超声成像设备是通过对超声波的发射以及其在人体内的反射、折射、散射后，经过计算机系统对信号进行接收和转换并分析、处理、显像，实现对人体组织和器官的形态结构和功能状态的检查，是一种无创检查设备。超声设备分为很多种类型，主要类型有 A、B、C、F、M 和彩色多普勒等，其中 B 型超声和彩色多普勒最为常用。超声成像一经出现，便以其无创、无辐射、便捷和实时成像的特点成为应用最为广泛的医学成像方式。超声在分子成像技术中的应用基础是超声微泡。目前临床应用的微泡造影剂是一类能显著增强超声背向散射强度的化学制剂，其主要成分是微气泡，直径为 2~10 μm，可以通过肺循环。应用于分子成像的超声微泡，直径为 50~500 nm，可通过血管进入靶组织，再通过超声探头探测分布于靶组织的微泡，从而反映靶组织的细胞或亚细胞组织的微观改变。超声微泡造影成像目前已应用于炎性细胞、血栓形成、肿瘤新生血管显像等方面。除单模态超声显像外，将纳米微粒与 SPIO 结合，可实现超声 - 磁共振联合显像，用于探测肿瘤及淋巴结。超声微泡造影成像有应用的局限性，如靶向微泡造影剂制备烦琐、受体识别能力差以及安全性差等，需要采用低频高机械指数的尖端超声显像模式。随着分子生物学及其技术的发展，超声分子影像学将在分子影像学研究中有一席之地。

6. 光声成像　光声成像（photoacoustic imaging，PAI）是近年来发展起来的一种非侵入式和非电离式的新型生物医学成像方法。当脉冲激光照射到（热声成像则特指用无线电频率的脉冲激光进行照射）生物组织中时，组织的光吸收域将产生超声信号，我们称这种由光激发产生的超声信号为光声信号。生物组织产生的光声信号携带了组织的光吸收特征信息，通过探测光声信号可重建出组织中的

光吸收分布图像。由于光声成像结合了纯光学组织成像中高选择特性和纯超声组织成像中深穿透特性的优点，可得到高分辨率和高对比度的组织图像，从原理上避开了光散射的影响，突破了高分辨率光学成像深度的极限，目前已实现超过 5cm 的深层活体内组织成像。PAI 一般采用短脉冲的激光或微波为照射源。当生物体中吸收电磁波的组织（如血红蛋白）吸收照射能量之后，会引起局部瞬间升温和热膨胀，从而产生向外发射的超声波，通过在体外多点探测产生的超声波可重建吸收体的位置和形态，获取二维或三维图像。

光声分子成像是通过光声分子探针，对感兴趣组织分子和细胞层次上的生理、病理过程进行成像研究的分子影像学方法。由于目前采用的分子探针本身通常并不具备良好的光学吸收性质，因此光声分子成像一般通过偶联方法把靶向分子与光学吸收体结合起来（如染料分子或者纳米粒子），制备光声特异性成像探针。合成的光声分子探针注入生物体内后，分子探针和靶向分子的结合使得光学吸收体聚集在靶向分子所在的位置，而后借助光声成像设备，获取绑定的光学吸收体分布，就可以获得靶向分子的在体分布，实现分子成像的目的。目前，已经有多种光学吸收体，包括金属纳米颗粒、碳纳米材料和染料等，被成功地用于合成光声分子成像对比剂，研究肿瘤、炎症等的生理、病理过程，并取得了良好的成像效果。然而，光声成像进入临床仍面临较大的挑战，目前问题主要集中在成像敏感度、材料尺寸和生物安全性。但光声分子成像成功突破了现有高分辨率光学分子成像的深度壁垒，使光声分子成像可以在保持高空间分辨率的同时对更深的活体组织进行成像，这是相对于纯光学手段无可比拟的优势，相信随着研究的不断深入与成像技术的逐渐成熟，光声分子成像将成为分子成像的重要组成部分，进而在临床早期诊断某些重大疾病（如乳腺癌、皮肤癌）上实现质的突破。

7. 多模态成像　分子影像学目前最常用也是最成熟的医学检查手段是核医学的分子探针示踪成像技术。核医学领域的功能显像，是目前公认的可在分子水平显示人体内代谢物的检查方式，依托于 PET、SPECT 等显像方法，它通过示踪被放射性物质标记的生物分子，大幅提高了显像的灵敏度。但由于 PET 和 SPECT 的成像原理，单一的核医学成像仍无法改变缺乏精确显示病变组织结构的能力，限

制了核医学在医学分子成像领域的进一步发展。近年来随着计算机技术及 CT 和 MRI 技术的飞速进步,将核医学成像与传统 CT 和 MRI 设备结合的多模态显像设备逐渐成为研发的热点,其发展同时也带动了多模态分子探针的开发,为研究体内物质特定的生物学行为提供了研究基础。

(1)PET-CT 和 SPECT-CT:PET-CT 将 PET 与 CT 完美融为一体,由 PET 提供病灶详尽的功能与代谢等分子信息,而 CT 提供病灶的精确解剖定位,一次显像可获得全身各方位的断层图像,具有灵敏、准确、特异及定位精确等特点。PET-CT 整合了 PET 扫描仪和螺旋 CT 设备的各自优势功能,由 CT 提供较精确的解剖学信息,弥补了 PET 空间分辨率的不足,临床上主要应用于肿瘤、脑和心脏等领域重大疾病的早期发现和诊断。PET-CT 具有密度分辨力强、采集时间短、技术更为成熟等优势,其出现引领了医学影像学的又一次飞跃,受到了医学界的公认和广泛关注。SPECT-CT,则是将 SPECT 设备与 CT 设备合二为一,虽然核素成像技术属于上一代,成像效果略逊于 PET-CT,但仍被广泛应用于各研究院所和医院,其优势在于多样化选择的放射性药物,并且这些放射性药物不需要依赖于加速器生产,因此成本更低廉、获得更方便。此外,SPECT 分子探针研制较其他分子成像设备更成熟,是用于临床最为普遍的分子成像设备。随着新型单光子核素的引入,将会拓展 SPECT-CT 的应用范畴,获得更好的图像质量。

(2)PET-MRI:PET-MRI 自问世以来即吸引了医学界的广泛关注,研究显示应用不同功能的分子探针 PET-MRI,可反映正常细胞凋亡机制受损、肿瘤血管新生、细胞代谢改变、细胞增殖及细胞乏氧等。目前的研究热点主要集中在肿瘤学、心脏病学及脑神经科学中。由于 PET-MRI 可有效侦测肿瘤实体、肿瘤形成前已发生的分子和细胞水平的超早期功能改变,早期探查肿瘤生物学行为及其病理、生理学改变,有助于肿瘤的早期诊断。另外,PET-MRI 在心血管系统研究中的应用也是当前的研究热点之一,由于心脏 PET 的灵敏度高、可提供定量参数、反映活体内微观的分子事件,心脏 MRI 则能清晰地显示心脏的解剖形态、梗死灶范围和血流灌注等信息,目前 PET-MRI 已被实际应用于心血管易损斑块检测、急性心梗后炎症反应、心脏功能方面的研究。基于 MRI 在中枢神经系统中无可替代的显示能力,PET-MRI 自出现以来就被广泛应用于脑神经科学的研究,其优势体现在借助 PET 显像的功能性成像,结合 MRI 提供的良好分辨率和组织对比度,以及磁共振特有的代谢物分析 MR 波谱,有助于全方位、多角度地精确探测中枢神经系统功能、代谢的改变。目前,PET-MRI 已被成功应用于颅内肿瘤显像、胶质瘤的分期研究、阿尔茨海默病的早期研究、轻度认知障碍研究、中枢神经系统退行性改变研究、脑功能核团研究等。此外,PET-MRI 还被用于治疗药物纳米载体的动力参数及肿瘤靶向性效果、甲状腺癌手术治疗前及 [131]I 放疗的术前评估等研究。

(3)SPECT-MRI:SPECT-MRI 也是双模态显像设备,尤其是在无创性定量分析和受体功能评价方面有优势。目前,已经有适用于小动物的 SPECT-MRI 商业化设备生产,但尚未出现面向临床的设备。目前 SPECT-MRI 正以 PET-MRI 的模式为蓝本,积极研发面向临床应用的 SPECT-MRI 机型,相信在不久的将来,随着关键技术的解决,SPECT-MRI 必将与其他多模态分子影像设备一起,为进一步探索分子影像提供强大的设备支持。

8. 切连科夫成像　切连科夫成像(Cerenkov luminescence imaging,CLI)是近年来出现的新型成像技术。原理上切连科夫成像是通过影像学设备,对放射性核素通过切连科夫辐射(Cerenkov radiation,CR)产生的切连科夫光(Cerenkov luminescence,CL)进行采集,最终获得图像。切连科夫辐射存在于各类核素成像的对比剂中,理论上是由于高速带电粒子在非真空的介质中穿行时,如果粒子速度大于光在该介质中运行速度,粒子在其运动路径的方向产生局部的极化,在其回到平衡态的过程中就会形成可探测的光信号。切连科夫成像从本质上而言是一种显像方法的替代,即通过光学的显像技术和设备对核素造影剂进行的成像,而切连科夫成像的魅力就在于目前所有核医学能够开展的研究,只要所应用的核素符合切连科夫效应就可以产生可探测的光信号,进行切连科夫成像,因此切连科夫成像具备与核医学分子成像同样广泛的应用。目前,切连科夫成像已被广泛应用于肿瘤诊断、疗效评估及分子探针的体内代谢检测等方面。在 Spinelli 等的研究中,选取了位于人体表浅部位的甲状腺作为研究对象,利用甲状腺对 [131]I 的摄取成功开展切连科夫成像对甲状腺的成像研究,患者在注射

5.5×10^8 Bq 造影剂后应用 CCD 光学相机成功地进行了甲状腺显像,开创了切连科夫成像临床研究的先河。但由于切连科夫光的组织穿透力较差,目前仍无法实现深部组织的成像,一定程度上限制了切连科夫成像的进一步发展。然而,基于切连科夫成像与核素显像良好的匹配性,大量已经 FDA 认证的核素造影剂均可产生切连科夫光信号用于切连科夫成像,这一巨大优势极大地提升了切连科夫成像的临床可转化性,大大缩短了新型造影剂进行临床试验的时间,引起了各领域学者的广泛关注与科研热情,极大地推动了切连科夫成像的发展。目前,切连科夫成像已成功应用于代谢显像、肿瘤成像及疗效评估等多个领域的动物成像研究,并逐步实现了浅表组织病变成像的临床应用。因此,尽管切连科夫光存在信号较弱、组织穿透性较差等不足,但随着技术的进步,切连科夫成像中存的问题将逐步解决,从而使切连科夫成像被应用于更多疾病的诊断,成为分子影像临床应用重要的成像手段。

第四节　分子成像的研究意义和价值

分子影像学作为 21 世纪最有发展前景的医学研究领域之一,将引领未来医学影像的发展方向,直接影响与变革现代和未来的医学诊疗模式。分子成像在临床诊断和药物研发中拥有巨大的发展潜力和研究价值。借助分子影像学方法,临床医生有望在人体尚未发生明显病理改变之前发现病变,同时获取精确的疾病生物学特征信息,实现超早期诊断疾病的同时,使疾病的治疗更具合理性和前瞻性。同时,借助分子影像学方法,药物研究者可在活体的分子水平直接评估治疗靶目标的药物,从而极大地加快药物研发速度,缩短临床试验时间,通过影像学手段更为直观、准确地评价活体内药物的毒副作用,定量评估药物疗效、给药途径、明确药物剂量学以及不同种动物对药物疗效的反映变化等。另一方面,虽然大量分子影像学实验技术源于分子生物等相关领域,但分子影像学的发展已开始反向促进基础科学、生命科学领域的研究与发展,进而有望开创在体动态连续观察以及基因功能、蛋白变化、细胞信号传导直至生命发育全过程研究的新时代。

一、分子成像在临床诊断与治疗中的应用与价值

临床医学中面临的一项主要挑战就是针对许多严重威胁人类健康的重大疾病的早期诊断与根本治疗。在目前的诊断过程中,往往由于缺乏对早期疾病有效的检查方式,或对疾病的分子病理、生物学行为认识不足,而导致患者错过了最佳治疗时机;在手术治疗过程中,则往往由于病灶组织和正常组织难以精准定位和区分,而导致手术切除范围的误差,降低手术成功率和预后效果。得益于分子生物、纳米医学、医学影像技术等的飞速发展,分子影像学作为能够在分子水平对疾病的生物学过程提供详尽影像信息的全新医学影像学技术应运而生,并已在诸多临床领域取得突破性进展。以肿瘤治疗为例,基于当前的影像学检查方法,仅能应用各种成像设备了解肿瘤的定位、大小等病理因素影响下的解剖学变化,而分子成像则可以从细胞和分子水平对疾病进行特异性显示进而获得更多的病变信息,如肿瘤超早期诊断、精准定位、分子分型、生长动力学评估、恶变前的分子异常检测、血管生长因子变化、肿瘤细胞标记物、基因改变等。

因此,借助分子成像技术,未来的医学影像有望从根本上改变当前的诊疗方式。在诊断方面,通过利用高靶向的分子探针对肿瘤发生过程中的关键分子进行成像,可在活体内直接观察到疾病起因、发生、发展等一系列的病理生理变化和特征,在体获取如分子分型等个性化治疗不可或缺的疾病全面信息,改变以往影像学仅能显示疾病末期解剖改变的局限。在治疗方面,分子成像除了可以通过诊疗一体化探针、肿瘤可视化、术中导航以及治疗探针示踪使个性化治疗、实时观察疗效成为可能,还可以进一步实现对药物药理作用过程中一些关键分子变化的追踪,获取一系列治疗过程中和治疗后的疾病变化信息,从而大幅提高预后评估的准确性,指导后续治疗。总之,分子成像的发展为临床诊断和治疗疾病提供了新的有效方法和手段,对推动个体化治疗,精准医学的开展,肿瘤和其他疾病发病机制的研究,各类疾病的临床诊断、病情监测和疗效评估,甚至未来整个医疗领域的发展具有重要战略意义。

（一）分子成像在疾病早期诊断中的应用

分子成像具有高灵敏、高特异性以及分子水平成像等特点，因此具备其他传统影像技术难以实现的显示疾病生物学信息的能力。分子成像可以提高临床诊治疾病的水平，如许多疾病始于基因和基因表达异常，继而代谢失常、功能障碍，最后才表现出组织形态变化和症状、体征。因此，只有在分子水平发现疾病，才能真正达到超早期诊断并针对性治疗。目前的临床影像学诊断是以大体病理改变为成像基础，其发现病变在时间上远晚于分子、细胞水平发生的改变，应用分子成像技术可对分子水平的病变生物学行为发生的变化进行检测，而不仅仅是通过疾病终末期的解剖改变进行诊断。由此可见分子影像学可较常规影像更早、更准确地发现病变，并对病变进行定位、定量和定性，使临床治疗可以在疾病的发生、形成阶段进行有效干预，往往可以逆转、阻止或延缓其发生。

（二）分子成像在肿瘤分子分型中的应用

肿瘤的分子分型是指应用分子分析技术，以检测肿瘤的 DNA、RNA、蛋白质等分子特征为基础的肿瘤分类体系。肿瘤的分子特征主要包括肿瘤的基因突变、细胞遗传学改变、mRNA 表达谱的差异、蛋白表达谱的差异等。分子分型对肿瘤的诊断和靶向治疗意义重大，然而由于技术的制约，目前分子分型的检测多是通过以病理学为主的离体方法实现，有明显的滞后和信息不完整等缺点。因此，如果能在活体状态下实现分子分型，揭示肿瘤分子靶点的表达差异及动态变化，将为肿瘤诊疗提供全面的分子靶点信息，为肿瘤精准靶向治疗提供指导。

分子成像自创立伊始即以靶向性作为成像的基本目标，并且具备获取基因、蛋白及细胞内小分子变化的能力，因此其成像手段完全可被用于实现在体检测疾病的在体分子分型。目前，已有研究借助分子影像，成功实现了特异性显示乳腺癌及头颈部鳞癌表皮生长因子受体（ epidermal growth factor receptor ，EGFR ）表达成像及人类乳腺癌表皮生长因子受体 2（HER2）、整合素 $\alpha_v\beta_3$ 靶向成像。随着越来越多的肿瘤分子分型获得公认，如肺癌 EGFR L858、19 外显子突变、KARS 基因突变、乳腺癌 HER 阴性或阳性表达等均已获得广泛认可，研究人员针对分子靶点进行了大量在体分子分型的研究。目前，通过建立不同分子分型动物模型，利用分子成像已成功实现了对部分重大疾病的在体分子分型判断，为

基于分子成像技术的在体分子分型研究提供了重要依据，如申宝忠教授作为首席科学家领衔的肺癌在体分子分型研究获得了国家 973 项目资助，并已取得了良好的结果。由此可以预见，以肿瘤分子靶点为识别特征的分子成像必将成为个体化诊疗肿瘤的发展方向，尽管目前在体分子分型研究仍面临着诸多的技术难题和挑战，但以分子影像为基础的在体分子分型模式，必将建立起更为完善的肿瘤分子分型评价体系，从而更为科学、合理地指导肿瘤治疗。

（三）分子成像在细胞移植中的应用

分子成像技术在监测移植到活体内干细胞的分布、迁徙、归巢等生物学行为方面已发挥重要的作用，尤其为干细胞移植治疗的效果评价提供了重要信息。通过分子成像技术，生物学家进一步揭示了干细胞在体内的分化、转归、修复及致畸胎瘤等生物学行为，从而将干细胞移植研究提升到信息化水平。如分子成像开展前，胚胎干细胞移植治疗关节软骨损伤虽拥有良好的应用前景，但由于对移植到活体内的干细胞是否分化成软骨细胞及分化后的功能判定，缺乏有效的监测手段，限制了该治疗方法的进一步发展，而分子成像出现后，借助分子成像技术已有学者通过构建 Ⅱ 型胶原驱动的荧光素酶基因报告系统，在活体状态下成功实现了监测干细胞分化情况，极大地促进了该领域研究的发展。然而，虽然胚胎干细胞移植在组织修复中有着巨大的潜力，但干细胞致瘤性的不良反应限制了其进一步发展，因此如何进一步利用分子成像技术对干细胞的分化和成瘤行为进行有效监测，是干细胞移植面临的新问题。总之，分子成像技术为干细胞移植示踪、分布、存活以及移植后的分化提供了大量全新的、有价值的信息。

（四）分子成像在个体化医疗中的应用

个体化医疗（ individualized treatment ）是以获取每一患者的疾病特征信息为基础再决定治疗方案的医疗模式，个体化医疗从基因组成或表达变化的差异来把握治疗的方向，在通过传统的症状和体征对疾病进行分类的基础上，再根据疾病的分子基础来进行分类，实现在分子层面，寻找最佳药物或治疗手段。个体化医疗技术在近十年间得到了快速发展，不仅在诊断设备和治疗方式上实现了大幅提升，以分子成像为代表的新型诊断方式也在动物与前期临床试验中获得了可喜成果。以离体标本为基础的实验室检查缺乏整体反映病变生物学特性和变化的能

力,唯有在体研究所提供的生命活动信息才能充分代表个体化医疗的发展方向,从而使分子成像在个体化医疗的研究中获得极大的发展空间。目前,针对个体化医疗的分子成像研究主要集中在基于分子成像的在体分子分型、病理亚型诊断和疾病机制研究。大量新型的分子探针已被广泛应用于各类疾病,尤其是肿瘤性病变的在体病理诊断研究中,以期通过特异性分子探针在治疗前精准地诊断与区分不同个体疾病的分子分型、发病机制与病理亚型特点。通过利用分子成像在分子水平显示不同疾病生物学行为的优势,同时综合病理、生化、细胞及基因等离体标本的检查结果,可以多层次、多角度地评价生物体的生理、病理状态,提高对早期疾病的诊断能力,实现准确、客观的信息提取,精准识别不同疾病、不同个体的治疗靶点,为微创手术、高效靶向药物和诊疗一体化奠定基础。目前,随着分子成像的快速进步,更多先进的个体化精准医疗方案也在不断发展,已实现了活体内从组织到细胞,再到分子基因水平成像等技术的飞跃。相信随着临床个体化精准治疗技术的逐渐成熟,分子成像必将快速走向临床,共同推动个体化医疗技术的提升,加快实现临床个体化医疗的进程。

(五)分子成像在手术导航中的应用

手术导航①使医生对手术器械相对病人解剖结构的位置一目了然,使外科手术更快速、更精确、更安全。近年来,利用手术导航系统,在CT、MRI等医学影像设备引导下的手术为最大程度切除病变提供了依据,但目前临床应用的手术导航策略主要仍停留在解剖组织水平差异的判断上,因此,如果能实现从分子水平界定病变范围和边界,将显著增加患处,尤其是肿瘤性病变切除的准确率,实现从经验到精准的跨越。在2009年世界分子影像大会上,2008年度诺贝尔化学奖获得者钱永健先生首先报告了如何用荧光显微镜成像引导切除荧光标记的小鼠肿瘤组织,开启了光学分子成像技术在手术领域应用的先河。随后,以各种成像设备为基础的分子成像研究火热地开展起来。经过分子影像研究者多年的不懈探索,分子成像手术导航逐渐形成了多模态、多病种、跨平台的综合定位、导航模式,尤其在肿瘤手术的导航治疗上取得了一系列成果。通过利用肿瘤特

---

① 手术导航(surgical navigation):是将病人术前或术中影像数据和手术床上病人解剖结构准确对应,手术中跟踪手术器械并将手术器械的位置在病人影像上以虚拟探针的形式实时更新显示。

异性探针,分子成像已实现在分子水平上直观、精确界定肿瘤边界,甚至判定淋巴结良、恶性,全方位指导临床对肿瘤的精准手术治疗。目前,已有研究者利用放射性核素 ^{68}Ga 修饰超顺磁性氧化铁纳米粒子,构建 ^{68}Ga-超顺磁性氧化铁PET-MR-切连科夫成像三模态探针,利用一体化PET、MR及光学成像检测探针在前哨淋巴结内的分布情况,为手术治疗提供信息。在PET-MR-切连科夫成像中能清楚地显示淋巴结,生物分布检测验证了 ^{68}Ga-超顺磁性氧化铁在淋巴结内聚集。基于一系列令人振奋的成果,2011年来自欧洲的学者研发了首台分子成像手术导航的原型系统,从而将分子成像技术引导的肿瘤精准手术治疗应用于临床肿瘤手术治疗中,例如卵巢癌的切除,在光学分子成像的指导下,准确判定肿瘤边界,并在术中精确切除肿瘤,相比于传统方法,显著提高了手术治疗效果。2012年,中国科学院分子影像重点实验室团队研发出具有自主知识产权的光学分子影像手术导航系统,目前已经应用于人体乳腺癌、肝癌和胃癌的术中精确定位和准确治疗上。与传统的医学影像方法相比,分子成像技术不仅可用于肿瘤的早期发现和精确诊断,还可以对手术提供强有力的支持,从而极大地推动生命科学和临床医学的发展。分子成像在指导手术精准治疗研究中虽然取得了众多可喜成果,但其应用技术及方法还有待进一步发展、完善。例如,虽然基于光学分子成像的手术导航,已经应用于临床并取得了相当令人振奋的研究成果,但受组织穿透力的影响,目前绝大多数应用还仅限于一部分表浅的肿瘤组织。不过分子成像的介入成功地为手术导航开启了更为精准的大门。相信随着越来越多CT、MR类分子探针的成功应用,以及多模态分子成像临床应用的开展,更多更敏感、高分辨的成像设备将被应用于分子成像手术导航之中,从而大大提高分子成像引导下的手术治疗效果,为精准外科手术治疗的实施提供重要帮助。

(六)分子成像在疗效监测中的应用

目前临床上主要的疗效检测,除了依据患者症状和实验室检查结果以外,最为直接、客观的检查方法便是依靠病变治疗后一段时间,通过传统影像方法观察病变的变化,评价治疗后的疗效。但随着医学和药物研发领域的快速发展,越来越多的新颖治疗方式与靶向药物不断地出现并应用于临床,使治疗效果的评价开始向动态监测发展,从而导致传统

影像学相对滞后的疗效评价已逐渐不再适应治疗领域的发展。因此，临床迫切需要一种全新的检查方式，以期及时获取治疗后变化的病情，从而调整用药或后续治疗，而分子成像的出现使上述愿望成为可能。应用分子成像方法在治疗的早期、甚至治疗的同时就可以反映出治疗的疗效。如当进行肿瘤化疗后的疗效评价时，应用分子成像技术可不必在治疗多疗程后反复复查肿瘤的大小变化，而只需通过相应分子探针有针对性地检测治疗药物的作用靶点是否出现变化，药物作用过程中一些关键的分子标记（marker）有没有出现改变，即可更为深入地了解该治疗是否已产生效用。借助新型分子探针的不断发展，分子成像在疗效监测中的应用，已逐步表现出高特异、高敏感、动态、实时监测等优势，相信随着分子成像技术逐渐应用于临床，分子成像必然在各种治疗的疗效评价中发挥巨大作用。

（七）分子成像在诊疗一体化中的应用

诊疗一体化是指疾病在实现可视化的同时进行治疗，即诊断与治疗同步完成，治疗同时进行疗效监测的一种方法。由于目前疾病的一般诊治模式，多数是在诊断后进行治疗，完成治疗后再对疗效进行评价。这种传统的诊疗模式，由于诊疗模式分离，而使随后采取的治疗产生一定的滞后性，往往错过了最佳治疗时机，因此追求早诊断、早治疗的最终目标就是诊疗一体化。要实现诊疗一体化，首先要开发兼具成像与运载药物或其他治疗方式的诊疗一体化探针。纳米医学的发展，多功能复合纳米材料的出现，为构建诊疗一体化探针提供了技术上的可能。目前已有诸多学者运用纳米技术成功构建了大量诊疗双功能探针，并取得了良好的实验结果。如集超声、肿瘤光热治疗于一体的纳米金壳微胶囊，基于纳米金壳穿透力强、特异性高、可生物降解的特性，在超声造影成像监控下，通过近红外光照射金壳微胶囊，实现了对乳腺癌进行无创性消融，避免了对正常组织的损伤，为临床肿瘤诊疗一体化研究提供了借鉴。另外，有研究者已成功制备了一种四面体自组装的诊疗一体化纳米粒子，利用小分子肽标记使其具有肿瘤靶向性，应用凝集素 Cy5.5 标记使其具有荧光特性，并携带小转运 RNA。在活体中多功能纳米粒子与肿瘤特异性结合后，利用光学分子成像能够对肿瘤进行诊断的同时发挥干扰 RNA 的治疗作用，可实现在治疗的过程中，通过荧光信号的强度，及时判断治疗的效果。综上，基于纳米技术的发展，疾病的诊疗一体化有了很大的进步，但其进一步应用仍充满挑战，如选择合适载体、合成高灵敏度和高靶向性诊疗一体化探针、优化探针在靶区蓄积的浓度、控制探针停留的时间和药物的释放等，都是今后分子探针合成工作中有待解决的问题。

二、分子成像在药物研发领域的作用和意义

在药物开发方面，通过设计特异性探针，直接在体内显示药物治疗靶点的分子改变，通过建立高能量的影像学分析系统，可大大加快药物的筛选和开发；在基因功能分析以及基因治疗的研究方面，通过设计一系列特异性探针，建立高通量的基因功能体内分析系统，可实时显示该基因在体内表达的丰度、作用过程，也可在体内观察目的基因表达效率，直接评价疗效。目前，分子成像在药物研发领域已被应用于肿瘤、心血管疾病、神经系统疾病等方面新药的研发，并已取得一系列成果。

（一）分子成像在药物研发中的应用

1. 全新药物的筛选　药物的治疗作用是通过药物与机体相应的靶点结合来影响该靶点的生物学状态和功能，达到治疗疾病的目的。针对每一个靶点的候选药物会有很多，它们以不同的灵敏度和特异性与靶点结合，我们就需要筛选出有活性的、高特异性、高灵敏度的候选药物。高通量筛选是近几年兴起的一项应用于体外药物活性筛选的方法，该技术改变了传统的药物筛选过程，先在体外寻找可以与疾病相关靶点作用的生物活性物质（先导化合物），再对先导化合物进行结构优化，增强其治病功效，降低其不良反应，从而开发出全新药物。

2. 评价药物对肿瘤代谢、增殖的影响　许多分子成像技术已应用于药物作用的观察。PET 成像技术是其中的佼佼者。肿瘤的典型特征是葡萄糖利用率高、肿瘤细胞快速增殖、血管增生、低氧以及细胞凋亡逃逸。肿瘤的这些生物学特征能够被分子成像技术选择性地显示出来。肿瘤组织的代谢异常和增值变化，都可以通过分子成像技术显示出来，药物处理后，应用分子成像方法可以更为敏感、直观地获得活体水平的变化数据。

3. 评价药物对肿瘤凋亡的影响　凋亡逃逸是很多肿瘤细胞的一个重要标志。大多数化疗方案都是通过诱导肿瘤细胞凋亡来达到治疗目的，肿瘤细胞对化疗的抵抗力来源于对细胞程序性死亡机制的抑

制。因此,诱导凋亡治疗方案的非侵袭性成像可以为药物作用提供重要信息。

4. 观察肿瘤血管的发生　实体瘤的生长依赖于血管的发生,如果肿瘤血管发生被抑制,肿瘤组织会因营养物质匮乏而死亡。血管生成受多种细胞产生的相关血管生成因子的调控与影响:血管内皮生长因子(vascular endothelial growth factor, VEGF)、血管内皮生长因子受体(vascular endothelial growth factor receptor, VEGFR)、成纤维细胞生长因子(fibroblast growth factor, FGF)、血小板衍生生长因子(platelet derived growth factor, PDGF)、转化生长因子(transforming growth factor, TGF)、$\alpha_v\beta_3$整联蛋白以及金属蛋白酶,它们均可以促进肿瘤血管的发生,上述靶点均已被用作抗血管生成药物和分子成像技术的靶点。

5. 评价药物对组织缺氧的影响　几乎所有的肿瘤中均存在缺氧现象,这也预示着肿瘤对射线的抵抗性,缺氧还增加了肿瘤对几种化疗方法的抵抗,触发肿瘤血管发生,增强局部侵袭和远端转移。低氧影像技术可以帮助选择、指导放疗和化疗。

分子成像技术融合了分子生物学、生物化学、纳米材料学等学科和数据处理、图像处理等技术,且具有高特异性、高灵敏度和超高图像分辨率,因此今后能够真正为药物非临床评价研究提供连续实时的定性、定位、定量的资料,可以获得更多更科学的实验数据,提升药物非临床评价研究的效率。应用分子成像技术可极大缩短药物的研制、开发和临床前研究时间,可以更早地发现新开发药物的体内传递问题,从而大幅降低药物开发成本,进行更有效的药理作用分析。未来分子成像必将广泛应用于新药的非临床评价,大幅降低药物研发的时间、资源和成本,进而提升整个新药研发和评价体系的效率,对医药行业的进一步发展具有极其重大的意义。

(二)分子成像在药物研发领域的意义

药物研发是一个长周期、高风险、高投入的工作,研发中要进行大量的临床前试验和临床试验,应用分子影像学技术可以极大缩短药物的研制、开发、临床前研究时间。通常情况下,从发现新药到正式上市需要10年左右的时间。根据全球著名的德勤会计师事务所2015年末发布的一项对16家全球制药企业的调查显示,目前药物的研发成本正逐年攀升,自2010年平均研发投入的802亿元,上升至2015年的980亿元。分子成像技术是应用影像学方法对活体状态下的生物过程进行细胞和分子水平的定性和定量研究,可以在分子水平上实现对生物有机体生理、病理变化的实时、无创、动态连续成像,不仅可以提高临床诊治疾病的水平,更重要的是有望在分子水平研究疾病的发生、发展过程,观察药物在分子水平的疗效,进而加深我们对药物作用的理解。在药物研发期间应用分子影像学技术,能够通过观察活体生物用药后的反应,确定目标药物的效果并判断哪类患者将是最大的受益者。因此分子影像学技术的发展将加速药物研发进程,降低药物研发成本。

(三)分子成像在药物研发中的研究策略

分子成像可将受试药物用探针标记,再将这种标记过的药物取微克量注射到动物体内,就可以监测药物在动物体内的分布情况。从而判断该药物是否能准确到达靶区,这是动物实验阶段决定药物是否有效的重要步骤。利用分子影像技术,研究人员只需更小和更安全剂量的药物就可以证明药物是否能成功地与细胞表面的靶标性蛋白受体相互作用,从而大幅缩短动物实验的时间,减少参与实验动物的数量。通过分子成像方法可以更早地发现新开发药物的体内传递问题,降低开发成本。在药代动力学研究阶段,分子成像能敏感的识别出注射入动物体内但脱靶的药物,实现快速甄别,避免大量动物实验的投入。

采用分子成像技术能够加速筛选高特异性药物、缩短新药研发的过程,探索最佳治疗剂量。分子成像技术采用高度特异性、超高灵敏度的分子探针,能够在不损伤动物模型的基础上,多次重复筛选具有高特异性的药物。相比之下,传统的技术需要将研究的动物处死,获取动物不同的脏器来对比分析,整个研究过程复杂、重复性差,并且无法获得药物在动物全身分布的精确化的信息和数据。采用单光子或正电子核素标记的探针,由于使用的探针属于示踪剂量,对动物体、人体无损伤。所以,在动物研究取得满意或达到预期的结果时,可以直接将探针用于人体的临床前期研究,这样显著缩短了新药研发的过程,简化整个研究的流程。放射性核素标记的探针进行受体成像能够帮助确立受体、酶类药物治疗的最佳剂量。针对人体受体、酶类的靶向药物直接受到受体和酶分布、活性以及抑制剂或激动剂影响,只有采用分子成像技术才能建立真实的模型,确定最佳的药物治疗剂量。

三、分子成像对基础研究的作用和意义

20世纪后半程,随着计算机、数字相机、ECT、CT以及MRI等成像设备的相继问世,医学影像取得了爆炸式发展,不断在医学领域掀起一个又一个研究热点。作为与医学密切相关的生物学,一直是生命科学领域的研究重点,随着DNA分子双螺旋空间结构的发现,现代生物学研究开启了分子水平生命研究的历程,而重组DNA技术的发展又给研究者们提供了研究基因水平生物活动的强有力的工具,在这样的基础上,分子生物学应运而生。随着分子生物学的发展,为精确研究生物分子之间相互关系和变化,科学家们相继开发出各类光学分子探针,如GFP、Luc探针等,以期从细胞和分子水平对多种生命现象进行追踪与研究,而这些光学探针就是当今分子成像中被广泛应用的各类分子探针的原型。可以说,分子影像学是伴随着医学影像学和分子生物学两个领域的发展而逐渐出现的新学科,分子影像学技术的各种分子级别的鉴定方法和各类靶向手段绝大多数均源自分子生物学的研究方法,同时得益于纳米医学、化学、材料学等相关学科的不断进步,分子影像逐渐形成了自己独立的技术理论、研究领域和实验方法,进而成为一门独立的医学影像分支学科。 与经典影像诊断学不同,分子成像检测的是疾病在细胞水平的分子异常,而不是对由这些分子改变所造成的最终结果——病理状态下所造成的解剖结构变化进行成像。

随着分子成像的发展,依托于活体成像的特点,分子成像以多样化的分子探针、敏感的成像设备、优异的成像质量,目前已成为分子生物及其他基础研究领域在活体成像中检测、示踪和定量研究无可替代的研究手段。现阶段分子成像对基础研究领域的主要贡献包括:发展和测试新型研究工具和方法,可视化基因编辑,对疾病发展过程中信号通路起关键作用的分子进行成像。

分子成像技术是对活体状态下的生物过程进行细胞和分子水平的定性和定量研究。它是以体内特定分子作为成像对比度源的医学影像技术,能在真实、完整的动物体内,通过图像直接显示细胞或分子水平的生理和病理过程。分子成像技术使活体动物体内的分子成像成为可能,分子成像源于分子生物学和细胞生物学的发展、免疫缺陷与转基因动物模型的使用、高特异性的分子探针和小动物成像设备的发展等诸多因素。分子成像技术可在动物模型体内特异性显示目的细胞、基因和分子间的表达或相互作用过程,检测多种分子事件,示踪细胞,从分子和细胞水平对药物疗效进行成像,从分子病理水平评估疾病特点,对同一个动物或几组动物同时进行多时间点、连续的跟踪成像。应用分子成像技术,配以合适的纳米或基因探针,可精准实现各类基础研究的在体成像实验,实时在活体水平检测各类基因治疗和编辑效果、示踪(靶向)药物的体内分布、监测治疗后疾病变化以及观察各类探针的生物兼容性及清除率,从而实现活体内的基因表达实时监测、动态观察药物变化、评价治疗效果,明确探针的生物安全性和代谢特点。同时,分子成像还可用于在活体水平检验分子探针与细胞表面靶蛋白的相互作用关系,帮助筛选更多、更为有效的成像或治疗靶点,全方位配合基础研究跨入动物活体实验时代。

1. 检测疾病发病机制中的信号通路研究　细胞信号转导是指细胞通过胞膜或胞内受体感受信息分子的刺激,经细胞内信号转导系统转换,从而影响细胞生物学功能的过程。水溶性信息分子及前列腺素类(脂溶性)信息分子必须首先与细胞膜受体结合,启动细胞内信号转导的级联反应,将细胞外的信号跨膜转导至信息分子细胞内;脂溶性信息分子可进入细胞内,与细胞质或核内受体结合,通过改变靶基因的转录活性,诱发细胞特定的应答反应。细胞信号转导是细胞外因子通过与受体(膜受体或核受体)结合,引发细胞内的一系列生物化学反应以及蛋白间相互作用,直至细胞生理反应所需基因开始表达、各种生物学效应形成的过程。生物体内外环境变化产生的信息由细胞信号转导途径传递并放大,通过改变酶的活性调节物质和能量代谢,调控基因的有序表达,指导细胞的发育、繁殖和分化。因此,任何细胞信号传递在时间、空间和数量上的倒错,都会导致疾病的发生。分子成像正是可以将酶、受体和基因的变化作为研究对象的先进成像方法,采用分子成像技术可以精准地反映上述细胞信号转导过程中细胞内信号分子的动态活动,如放射性核素标记的探针已成功实现受体和酶成像,实现了通过影像学方法显示并分析受体和酶在活体内的定位与定量,从而明确了人体内受体和酶的分布、活性以及抑制剂或激动剂对其的影响,而这一切只有采用分子成像技术,通过活体模型才能得以实现。因此

分子成像在活体且无损生物体内微环境的状况下，通过不同分子探针对信号通路的关键分子进行追踪和成像，进而反映该分子在疾病中的角色与作用，破译复杂的分子间联系与运动轨迹，从而实现对疾病发病机制的可视化研究。

2. 基因表达相关研究　随着基因技术的飞速发展，人们从分子水平认识各种疾病的发生机制成为可能。研究发现，几乎所有疾病都与基因变化有关，由基因表达调控失常所引起的各类疾病，以及疾病发生、发展过程中存在的各类基因突变和基因表达缺失，是我们治疗疾病，尤其是攻克各类重大疾病的重点研究内容。在目前的基础研究中，基因的表达多是通过体外的实验来检测，如聚合酶链反应、原位杂交和免疫组织化学染色等。但随着基因诊断和治疗逐渐从基础走向临床，这些体外方法显现出较大的缺陷，即体外检测并不能代表活体内的基因变化过程，在临床试验中这些体外检测的实验结果并不能保证完全真实、动态地获知基因表达出现变化的部位、幅度和时间，因此体外实验分析的结果可能与基因在体内的实际作用出现偏差。采用分子影像学的方法，基于基因功能及信号通道知识，借助高通量测序，筛选设计一系列特异性分子探针，建立基因功能体内分析系统，可望实时显示基因在体内的变化过程，对基因表达的全过程加以显示、监测和研究。

第五节　分子影像与精准医学

一、精准医学的兴起

2011年，美国国家科学院（NAS）、美国国家工程院（NAE）、美国国立卫生研究院（NIH）及美国国家科学委员会（NSB）共同发出迈向精准医学的倡议。随即，美国国家科学院下属的国家研究委员会于2011年出版了《走向精准医学》一书，书中精准医学被定义为：根据每一位患者的特点调整医学治疗措施。但并不意味着为每一位患者生产独特的药物或医疗设备，而是指能够根据患者的特定疾病易感性不同、所患疾病生物学基础和预后不同，以及对某种特定治疗的反应不同，而将患者分为不同亚群。从精准医学的定义中我们可以发现，精准医学从定义上与个体化医疗几乎完全相同，因此可以进一步认为，精准医学是以个体化医疗为基础，随着基因组测序技术快速进步以及生物信息与大数据科学的交叉应用而发展起来的新型医学概念与医疗模式，其本质是通过基因组、蛋白质组等组学技术和医学前沿技术，对于大样本人群与特定疾病类型进行生物标记物的分析与鉴定、验证与应用，从而精确寻找到疾病的原因和治疗的靶点，并对一种疾病不同状态和过程进行精确分类，最终实现对于疾病和特定患者进行个性化精准治疗的目的，提高疾病诊治与预防的效益。

2015年1月20日，美国总统奥巴马在国情咨文演讲中提出了"精准医学计划（PMI）"，呼吁美国要增加医学研究经费，推动个体化基因组学研究，依据个人基因信息为癌症及其他疾病患者制订个体医疗方案，把基因匹配癌症疗法变得像输血匹配血型那样标准化，把找出正确的用药剂量变得像测量体温那样简单，给恰当的人在恰当的时间使用恰当的治疗，继续引领医学进入全新的时代。1月30日奥巴马正式批准"精准医学计划"，以推动个性化医疗的发展。

美国国立癌症研究所（NCI）认为，精准医学是将个体疾病的遗传学信息用于指导其诊断和治疗的医学。其中关键词是遗传学信息与诊断和治疗。

遗传学信息包括5个方面的遗传学变异：①单个碱基的突变，如EGFR基因突变；②额外的基因拷贝（即基因扩增），如乳腺癌HER2基因扩增；③大段缺失，DNA的缺失可能导致那些在阻止或控制癌症生长方面发挥重要作用的基因的缺失；④基因重组，如大家非常熟悉的ALK融合基因；⑤基因突变引起的表观遗传学改变，如现在常提到的甲基化、微小RNA等。以上这几大方面基本上涵盖了目前癌症分子诊断和精准治疗的分子生物学基础。

从这些定义可以看出，精准医学仍然是利用疾病的共性规律来治疗疾病，但希望进一步精确到疾病的亚型。精准医学提出，不但要根据传统的症状和体征对疾病进行分类，还要根据疾病的分子基础来进行分类，并在分子层面，找到最适合的药物或治疗手段。另外，精准医学还将通过建立新的数据网络,使得科学家能够在不侵犯患者权益的情况下,获得患者在治疗期间的信息。这就能使分子研究与临床数据在患者的诊疗层面结合起来,以此来推动生物医学研究的进步。

随着美国正式推出"精准医学计划",2015年3月我国也启动了"精准医学计划",我国的"精准医学计划"更加侧重于符合我国国情的实际临床工作。对于我国提出的精准医学的定义,中国医学科学院副院长、国家精准医疗战略专家组负责人詹启敏院士给出了经典的评述:精准医学是应用现代遗传技术、分子影像技术、生物信息技术,结合患者生活环境和临床数据,实现精准的疾病分类及诊断,制订具有个性化的疾病预防和治疗方案。从以上定义上的差别可以看出,如果说国外的精准医疗更强调基因诊断作用的话,我国的精准医疗则更为强调先进的诊断学方法对实现个体化医疗的作用,因此分子影像的发展对我国精准医疗计划的实施具有非常重大的作用。

目前较为公认的推动精准医学发展的内容,主要有三个方面:首先是生物芯片、蛋白质技术发展带来的人类基因组测序技术的革新,其次是分子影像、手术导航和微创技术等生物医学分析技术的进步,再次是大数据分析工具的出现。基于以上共识,2015年召开的世界分子影像学大会提出了"精准医学可视化(precision medicine visualized)"的会议主题,预示着分子影像学向实现所有生物标记和事件"可视化"的目标宣战。因此,分子影像学的发展与研究成果未来必将直接对接精准医学的实施,是精准医学实现的重要技术手段与保证。与传统诊断相比,精准诊断更注重结构与功能信息的同步获取,获得高时空分辨率诊断结果,并希望能深入揭示细胞、分子级信息。目前,临床高分辨率成像技术已得到充分发展,同时基于影像学病理分析和基于微流控芯片平台等高通量诊断新技术,已能实现分子与细胞级病理信息检测,为复杂疾病的早期诊断与精准定位提供有效参考。临床个体化精准诊疗将带动医学科技的革新,并成为提高整体人群健康水平的必经之路。通过分子影像与分子分型引导恶性肿瘤精准治疗的系统研究结果显示,分子影像能够指导恶性肿瘤个体化放疗生物亚靶区的精确剂量雕刻,优化肿瘤放疗过程中的生物靶区勾画和局部加量。明确相关分子分型、分子病理、分子标志物或分子靶点等肿瘤分子信息,可以选择肿瘤治疗的有效时机,针对相应的分子靶点特异性治疗肿瘤。根据分子影像和分子分型或分子病理等信息开展相关临床试验,指导实施更加精准的临床治疗实践。

二、分子影像在精准医学中的研究进展

近年来,精准医疗在国际上已成为医疗健康领域的重点发展战略,随着我国"精准医学计划"的提出,我国的基础研究和临床医学也都将精准医疗作为我国医学未来发展的方向。精准医疗领域的研究与进步主要涉及分子生物学、分子影像学、生物医药材料等多个领域。虽然精准医学区别于传统医疗,但精准医学仍然是利用疾病的共性规律来治疗疾病,其不同主要在于精准医学要求进一步精确到疾病的亚型,即精准医学提出,不但要根据传统的症状和体征对疾病进行分类,还要根据疾病的分子基础来进行分类,并在分子层面,找到最适合的药物或治疗手段。

精准医疗内容包括两方面:精准诊断和精准治疗。在精准诊断方面,通过对病人临床信息资料的完整收集和对病人生物样本的完整采集,并通过基因测序、分析技术对病人分子层面信息进行收集,最后利用生物信息学分析工具对所有信息进行整合并分析,从而使得医生可以早期预测疾病的发生、可能的发展方向和疾病可能的结局,也就是我们所说的分子诊断,在形成精准的诊断后,再实现精准治疗。就分子影像而言,利用各种影像学方法,目前已成功实现了包括基因成像、受体成像、在体分子分型检测等分子水平的影像信息收集,可以说分子影像是精准诊断中的最有前景的应用手段。

目前,实现精准医学要攻克大量的技术障碍,以恶性肿瘤为例,肿瘤在基因、蛋白质方面的复杂性正是精准医学面临的巨大挑战:如何精确定位肿瘤基因突变的发生位点、如何选择最优化的治疗方案、如何将治疗药物靶向作用于目标基因等。而分子影像正是逾越上述障碍,实现精准诊断与精准治疗的手段。分子影像是靶向成像,精准医学的第一步是精准的诊断。传统的肿瘤分型依赖于离体病理学检测,操作复杂、耗时长,分子影像技术恰可弥补这一缺陷,在体成像技术可更准确地定性、定量靶点表达状态,避免外界因素干扰,还可以动态观察靶点在疾病发生及转归中的变化。目前,该方向的研究已经取得一系列成果,如乳腺癌原癌基因成像、人类表皮

生长因子受体 2（human epidermal growth factor receptor 2，HER2）基因成像、肺癌表皮生长因子受体（epidermal growth factor receptor，EGFR）基因成像、肿瘤血管 $\alpha_v\beta_3$ 基因成像等已逐渐完成动物实验，开始走向临床。这些突破性进展标志着分子影像正使得精准诊断成为可能，而真正实现这一目标将基于开发出更多全新的成像靶点，以及成功合成特异性更高、成像效果更好的基因与纳米探针。

另外，精准医学的终极目标是实现精准治疗，前提即是将药物靶向作用于病变部位，以期最大程度降低毒性及不良反应，获得最佳治疗效果。而这样的治疗要求，恰恰又与分子影像学的发展目标不谋而合，这是因为当前分子影像探针已不再局限单纯用于活体成像诊断，开发新型诊疗一体化分子探针（theranostic molecular probe），实现诊断治疗同步完成已成为目前分子影像的研究热点。例如基于金纳米颗粒的光热学治疗（photothermal therapy）和光动力疗法（photodynamic therapy），就是利用金材料本身独特的理化特性，实现靶向肿瘤成像的同时，给予肿瘤靶向治疗。另一种使用较多的肿瘤一体化策略是将化疗药物包裹于分子探针的内部，通过探针的主动或被动靶向使药物浓聚在靶部位，再通过相应的释放方式释放到分子探针以外，从而实现以最低剂量发挥最大效用。因此，新一代分子探针的研发，已朝着兼顾诊断和治疗的方向上发展，在保证诊断效果的同时，最大程度确保药物在肿瘤区域的有效释放，实现发现即治疗，事实上给了精准医疗一种全新的可能。另外，分子影像的本质是无创成像，利用手术、穿刺、经导管或腔镜等方式导入分子探针的介入分子影像（interventional molecular imaging）技术更贴近于临床应用，目前已有研究克服了光学穿透性弱的缺陷，进而实现了临床应用，将分子影像在精准医学领域的研究拓展到更为广阔的领域。

三、分子影像在精准医学中的临床应用

目前，已进入临床应用的分子影像学当属核素成像，临床研究发现核医学分子影像可使许多疾病的临床诊治工作更加精准，尤其在肿瘤、神经等领域临床应用价值明显。

（1）早期疾病的精准诊断：早期精准的诊断与鉴别诊断，对于有效治疗各种疾病来说是至关重要

的。及时精准地鉴别各种良性肿瘤和非致死性肿瘤，更是会使肿瘤患者出现完全不同的预后。PET能够提供更多关于肿瘤的代谢信息，辅助医生做出更加准确的鉴别诊断。葡萄糖为脑组织唯一的能量来源，故 FDG 在神经胶质瘤中存在先天不足。有研究证实用放射性核素标记氨基酸，如 [11]C- 蛋氨酸（MET）、[18]F- 酪氨酸（FET）或 [18]F- 苯丙氨酸等，能够更加敏感地监测放疗、化疗、靶向治疗及 [125]I 粒子治疗等的疗效，有助于早期鉴别肿瘤复发。前列腺癌是男性常见的恶性肿瘤，治疗后生化复发常常困扰临床医生。当前列腺特异性抗原（prostate specific antigen，PSA）<10ng/mL 时，CT 的阳性检出率仅为 0~4%，MR 的检出率为 38%~59%。近期研究发现，[68]Ga 标记前列腺特异性膜抗原（prostate specific membrane antigen，PSMA）分子探针 ^{68}Ga-PSMA，即使 PSA 水平很低，PET-CT 也有较高检出率：PSA<1ng/mL 时，检出率 >60%；PSA<2ng/mL 时，检出率 >80%，能够早期精准地定位复发、转移病灶，具有巨大的临床应用前景。密西根大学进行的一项前瞻性临床试验，在 36 例 PSA 升高的患者中，研究者们采用 ^{18}F-choline PET-MRI 图像引导技术进行前列腺活检检测（靶向活检组），与之进行对照的是非靶向性的、标准的 12 针活检（非靶向活检组），主要对比两种方法在发现有意义肿瘤方面的情况。最终有 15 例被诊断为前列腺癌，Gleason 评分 ≥ 3+4。其中靶向活检组检测出了 12 例，非靶向活检组仅检测出了 5 例。研究者认为，融合 PET-MRI-TRUS 成像技术进行前列腺靶向性活检是可行的，结果是准确的，添加了 ^{18}F-choline PET 的多参数 MRI 能显著提高前列腺癌检出率。

（2）治疗前精准选择最佳治疗方案：精准医学是由个性化医疗联合最新的遗传检测技术发展而来，其最终目标就是要根据每位病人的疾病特征量体裁衣式地制订个性化治疗方案。而目前临床上医疗方案的疗效很大程度上取决于适应证与禁忌证的把握，因此现阶段只有及时地筛选出可能的受益患者群体，才有机会为他们量身制订更加精准的诊疗方案。以较为常见的癫痫病治疗为例，内侧颞叶癫痫是最常见的癫痫类型，其特点便是容易耐药而加重成药物难治性癫痫，长期发作会导致患者人格改变、认知能力下降，此时及时手术精准地切除癫痫病灶显得尤为重要。大量研究证实，若发作间期 FDG-

PET 显像发现内侧颞叶呈现出显著低代谢,则预示内侧颞叶癫痫患者手术疗效较好,尤其对于那些内侧颞叶结构变化与代谢不匹配的患者,手术效果更优。乳腺癌是女性最常见的肿瘤,靶向治疗已取得良好临床疗效,其中 HER2 是乳腺癌靶向治疗的重要靶点。研究证明 PET HER2 表达显像能够精准定量转移性乳腺癌患者全身 HER2 表达状况,筛选出具有潜在治疗价值的患者,为 HER2 靶向治疗提供可靠依据。因此目前临床上已更加积极地看待应用分子影像指导治疗前方案的选择,随着大量与基因表达、代谢变化等精准医学密切相关的分子影像研究成果被报道,分子影像在精准治疗方式选择上的应用将更加成熟。

（3）准确分期与优化治疗方案:目前,众多的 PET-CT 研究极大地纠正了以往传统的肿瘤分期,甚至因此而改变了诊疗方案,显著地改善了患者的预后。研究发现具有较强侵袭性淋巴瘤标准摄取值（standard uptake value,SUV）高于弱侵袭性淋巴瘤,当非霍奇金淋巴瘤（non-Hodgkin lymphoma,NHL）患者 SUV>10 时,侵袭性淋巴瘤的可能性较大。若淋巴瘤患者的 FDG-PET 结果阴性,可以不做骨髓活检,减少了患者痛苦;广泛期淋巴瘤患者若在 ABVD 化疗方案之后出现 FDG-PET 阴性,则可以不用如博来霉素等副作用强的化疗药;若 PET 阳性则需更换为 BEACOPP 化疗方案。深入研究证明,特异性分子探针具有更加显著的临床价值,如 ^{68}Ga-DOTA-TATE 是一种靶向生长抑素受体的特异性分子探针。在神经内分泌肿瘤患者使用不同分子探针的临床对比研究中发现,^{68}Ga-DOTA-TATE 能够比 ^{18}F-FDG 发现更多病灶（62.5% vs 37.5%）,且前者 SUV 值与病理分级及细胞增殖指数（Ki67）相关,甚至能够用于评估预后;同时该研究中 PET-CT 结果更是改变了 80.8% 患者的治疗方案。T1 期膀胱癌患者约 20% 发生淋巴转移,形态影像以最大直径 1 cm 为诊断标准存在明显缺陷,因为即便是小于 1 cm 的淋巴结仍有转移风险,而正是这些漏诊的小淋巴结转移灶导致了患者预后较差。根据 PET 分子影像明确有无转移来选择最佳的手术方式,不仅能够有效地延长生命,更能够保证患者的生活质量。随着各类新型分子探针的不断涌现,分子影像诊断已越来越接近病理诊断,甚至部分检查结果较病理诊断更具有指导性,可以预见核医学

分子影像必定会在精准医学的实践中发挥更大的作用。

（4）早期疗效评估:目前,临床上多以临床表现、实验室检查指标及超声、CT 和 MRI 等以解剖结构变化为标准的检查方式,评价瘤体缩小或强化降低程度来判断肿瘤疗效,评价结果往往误差较大,而且存在严重的滞后性。已有研究发现,靶向治疗后病灶体积可能稳定甚至因空洞而增大。因此,治疗后能否做出精准的疗效评估,是优化后续治疗策略、提高患者预后的重要内容。PET 核素成像在一项转移性结肠癌的临床研究中发现,治疗后早期 FDG-PET 显像中病灶 SUV 降低预示着治疗有效,也预示着这部分患者将获得更长的生存期,但其敏感性和特异性尚未满足临床常规使用。另外一项前瞻性临床研究已经证实治疗后 PET 上 ^{18}F-FET 摄取缺失与恶性胶质瘤的良好预后密切相关,相关性高于 MRI。

（5）分子影像在精准医学中的发展展望:近年来,随着人类基因组测序技术、生物芯片技术、分子影像、手术导航以及大数据分析技术的进步,使精准医学时代的到来成为可能。精准医学未来的发展任务主要包括:阐释疾病的发生发展机制,发现各类疾病的新型特异性标志物,实现肿瘤病变的早期诊断;研发新型靶向药物治疗疾病,通过确定疾病的分子分型及分期进行个体化的治疗和预后判断,在分子流行病层面采取综合性防控措施,医学与分子生物学、生物化学多学科交叉研究,通过了解疾病的临床亚型、依据药物的敏感性和耐药性进行个体化用药,避免治疗不足同时防止治疗过度。以往针对同样的组织分型和临床分期采用相同的治疗方案,只有 50% 以下的患者取得理想的疗效,未来通过基因组测序、微创技术、大数据分析、分子影像、分子病理的支撑,相同组织分型的疾病将细分出不同分子分型、分子分期,使患者的治疗方案有所变化,这种理念使治疗更有效、低毒,并节省治疗成本。就我国的精准医学发展而言,目前主要有四个重点研究任务:第一,精准防控技术及防控模式研究。针对高发区前瞻性人群及易感人群等,探索建立符合国情的个体化综合预防模式。第二,分子标志物的发现和应用。通过发现基因组、表观遗传组、转录组、蛋白质组和代谢组等,用于早期疾病的预警、筛查和诊断,指导治疗敏感性、疾病预后和转归。第三,分子影像学和病理学的精准诊断,包括分子影像学成像、CT、

超声的多模态图像融合,无创、微创精准诊断。第四,临床精准治疗。结合临床分子分型、个人全面信息、组学和影像学分析大数据的治疗方案,用于靶向治疗、免疫治疗、细胞治疗等生物治疗。精准医学的发展需要包括生物样本库在内的大数据支撑,中国由于人口基数大、发病人群多、病种全,产生的临床数据、组学数据等各种医疗健康数据很多,在这方面拥有独特优势。詹启敏院士指出,数据产生之后能否发挥更大的作用,是精准医学下一步发展需要解决的问题。

作为精准医学实施中的关键技术分子影像,除了其经典地通过特异性的分子探针实现对疾病在基因和生物过程层面进行了解,目前已有越来越多的其他应用诸如疾病分子分型的在体检测、疾病的分子分期等成为研究热点,促使分子影像在精准诊断与鉴别诊断、精准治疗方案的选择以及精准预后的判断中起到越来越重要的作用。同时,借助分子影像在药物筛选中的优势,在精准药物的研发方面,分子影像根据疾病靶分子、针对特定人群精准开发的靶向药物也有了越来越多的研究进展。当前我国影像医生、分子影像研究人员、设备、各级临床及科研机构已经具备一定规模,并取得了令人瞩目的成绩,能够初步适应支撑精准医学作为国家战略的需要。相信随着新型分子探针的开发及设备的不断进步,现存的不足之处会被一一克服,未来分子影像能够有力地辅助实现精准医学这一时代目标,造福人民,为提升我国医学的国际影响力贡献一份力量。

第六节　发展分子影像的重要意义

一、分子影像在现代医学研究中的作用

近年来,随着人类后基因组和蛋白组学时代的到来,从核酸-蛋白、蛋白-蛋白分子间的相互作用关系分析疾病的发病机制、疾病早期的生物学特征,为疾病发生的早期检测、预警、诊断和疗效评估提供新的方法与手段,已经成为健康监测和生命科学研究的当务之急,发展无创可视化的成像技术也越来越受到科学界的关注和重视。随着现代影像医学的发展和大量新型影像技术装备的出现,各种影像设备的分辨率和精度不断提升,一部分医学影像成像系统具备了显微分辨能力,影像医学逐渐具备了深入研究细胞和分子水平变化的潜力。另一方面,随着分子生物学和生物化学领域的不断突破,人们对于生命活动的探索越发逐渐深入与完善,但是由于生命科学研究的复杂性与关联性,单纯某一领域的生命活动探索并不能等于或代表整个生命活动的全过程,因此在逐渐揭示生命基本特性的同时,生命科学研究需要一种有效研究手段,将生物体局部或细胞水平发生的内在变化与生命体有机地联系起来,从而实现对整个生命活动的研究,解决各类疾病对人类的困扰。在此背景下,分子影像技术应运而生,借助各种先进的成像设备和分子探针,分子影像成功实现了检测疾病发生时生物体内各类分子水平活动的变化,对疾病的生物过程在动态层面整体加以显示,构建起了连接分子生物学和临床医学的桥梁。

分子影像学从正式提出到现在,经过短短二十来年的迅猛发展,已成功实现了利用影像学方法将基因表达、生物信号传递等复杂的过程转变成直观图像的飞跃,它的出现使人们能够更好地在分子、细胞水平了解疾病的发生机制及特征,发现疾病早期的分子、细胞变异及病理改变过程,并在活体上连续观察药物或基因治疗的机理和效果。医学分子影像学的出现,不仅促进了医学影像学的发展,而且极大地推动了生命科学的研究进程,同时使医学影像学研究走向了多学科融合的道路。传统医学影像诊断显示生物组织细胞病变的解剖变化,是一些分子改变的最终结果,而分子影像学则着眼于生物组织细胞或分子水平的生理和病理变化,探查各种疾病过程中重要相关分子的异常,不仅可以提高临床诊治疾病的水平,更有望在分子细胞水平早期发现疾病,真正达到早期诊断的目的。分子影像还能用于在体筛选活性药物、直接评价治疗效果。分子影像对于医学影像学的推动作用是全方位的,极大地拓展了传统影像学的研究领域,进而有利于推动全新的诊疗一体化模式和精准医学的发展,对整个医学领域产生深远的影响。

二、分子影像的未来发展方向

随着基础和临床医学研究开始从分子、细胞水平认识疾病，研究疾病的发生发展机制、探讨全新的诊断和治疗疾病的方法已成为医学研究的核心内容，并掀起了一场以精准医学为代表的医学革命。分子影像借助影像医学近百年来的技术进步以及生命科学领域的最新成果，在这场全新的医学革命中已显示出越来越重要的地位。分子影像的出现，改变了医学对疾病的传统诊疗模式。许多疾病始于基因的突变或人体重要分子的变化，继而出现代谢失常和功能障碍，最后表现出组织形态变化和症状、体征。因此，只有在分子水平发现疾病，才能真正达到早期诊断、精准治疗的目的，进而克服各种同症异病和同病异症的临床难题，实现预防为主、标本兼治；此外，除了早期诊断，分子影像技术还在明确疾病的分期、分型，提示肿瘤的恶性程度和预后，以及促进新药研发等方面具有重要作用。

分子影像作为医学和生命科学领域交叉的研究方法和手段，在多个方向取得突破与创新。作为一门新兴的交叉学科，虽然分子影像在理论、技术和系统方面都存在着尚未解决的问题，但这种多学科交叉、多种方法组合，从不同的角度针对同一生命过程进行多模式、多参数分子成像，将成为探索、解释生命过程奥秘有效的新方法和新手段。因此，未来分子影像学的发展必然走与各相关领域紧密结合之路，其发展依托于医学、影像学、分子生物学、生物化学、纳米材料学以及计算机科学等各个领域的进步，而分子影像的发展则将反向促进上述相关领域的进一步发展，正是在这种不断相互促进、协同发展的基础上，分子影像才迸发出了巨大的发展潜力，不断取得一个又一个前沿领域的突破。

分子影像技术作为近年来影像医学取得的最大进步，代表了未来医学影像学的发展方向，对现代和未来医学模式必将产生深远的影响。就未来的发展方向而言，分子影像在疾病诊断方面，将进一步突破传统影像模式，在实现对各种疾病发生过程中的关键分子成像的基础上，有望借助分子探针发现更多疾病的生物学过程，实现在活体内直接观察到疾病起因、发生、发展等一系列的细胞水平的病理、生理变化和特征，进一步阐明疾病的发生机制，助力精准医学的实施。在治疗方面，随着诊疗一体化探针逐渐成为分子影像新型探针的研发热点并日趋完善，疾病的治疗将进入全新的"发现即治疗"模式。而在评价治疗作用中，分子影像可在患者治疗后症状尚未变化前，通过检测关键的标记分子是否出现改变，而评价治疗是否有效。在药物研发方面，分子影像未来将着重通过设计更多特异性探针等手段，直接在体内显示分子药物治疗靶点的分子改变，通过建立完善的药物-分子影像学分析系统，可大大加快药物的筛选和开发。在基因功能分析以及基因治疗的研究方面，分子影像将进一步结合高通量基因测序、SELEX筛选等一系列基因、蛋白检测工具，设计更多高特异性功能基因、适体探针，以期实现在体实时显示活体内基因突变、监测基因表达状况和蛋白分子改变等生物体内的变化和作用过程，并结合各类基因治疗方法，直接诊断和治疗疾病。因此，分子影像未来的发展方向，必然贯穿于整个医疗活动的始终，为新型的临床诊疗开启疾病在体研究的可视化模式，促进基础生命科学与临床进一步结合，开创在体动态连续研究基因功能、细胞动力学、生命发育全过程的新时代。

三、大力发展分子影像对现代医学的重要意义

大力发展分子影像，抢占医学影像领域新的制高点，对推动我国整体医学发展具有重要战略意义。分子影像学作为21世纪的医学影像学，未来必将拥有更为广阔的应用前景。促进相关学科的共同发展，大力加强临床医生、影像医生与分子成像相关领域研究者的合作，共同参与攻关重大疾病的诊断与治疗，有利于形成我国在分子影像领域的综合研究平台。分子影像所涉及的关键医学问题研究是关系到我国人口健康及人民生活的重大基础科学问题，分子在体成像技术的发展符合现阶段我国以保障生命健康和提高生活质量为目标的疾病早期诊断、药物疗效评价、无创连续监测的要求，是我国医学领域发展中长期规划中的重点研究内容。未来，分子影像将进一步针对生物学和临床医学所面临的关键问题进行深入研究，取得更多具有较高科学意义和临床转化价值的重要科研成果，为我国精准医学的发展、临床诊疗水平的提高以及基础生命科学的研究提供有效保障，对我国医学诊疗模式的改革和发展产生深远的影响。

第七节　分子影像的学习方法和人才培养

影像医学自诞生以来,已经历了两次重大发展,逐渐形成了目前的医学影像学三大主要分支学科:①以 X 线、CT、MR 和超声诊断为代表的,通过人体解剖结构诊断疾病的经典影像诊断学;②以 DSA 为代表的,治疗为目的的介入放射学;③以 PET、光学、MR 成像主的,在分子水平获取影像学信息的分子影像学。影像医学的第一次重大发展,实现了由经典医学影像到介入放射学的转变,是一次由从单纯影像诊断走向临床治疗的发展。第二次重大发展就是分子影像的出现,再一次将医学影像学的重要性提高到新的高度。分子影像学的出现对影像医学发挥了重大的推动作用,实现了影像医学从对传统的解剖、生理功能的研究,到分子、功能水平的成像,分子影像的出现对全新医疗模式的形成和人类健康有着深远的影响。

分子影像是一门前沿的交叉学科,其研究内容和方法涉及的专业知识广泛,应用的影像设备先进、复杂,存在各种难点,因此,分子影像的研究常常需要进行跨学科、多角度的交叉与合作,这里面既需要生命科学从分子水平提出亟待解决的问题,也需要物理、化学、生物化学、信息学等学科发展适应分子影像学研究的理论与技术,并应用于该领域。然而,缺乏多学科的合作成了阻碍分子影像学发展的瓶颈,尤其是缺乏与生物、化学、物理、工程、计算机等相关学科的交流和合作。比如,在分子探针的设计、制备以及表征分析中,就需要生物工程、生物化学等相关专家的密切配合。因此,跨学科的专家们首先要坐在一起,寻找共同感兴趣的目标。其次,为了提高合作研究的效率要组成固定的研究课题组,明确分工责任,明确时间节点。再其次就是经费保证以及共同发表文章各自的侧重点等。

在分子影像研究方面,多数研究者尤其是医学背景的影像医生,他们精于医学而并不熟悉除此以外的其他新学科,因此极大地限制了他们。目前医学影像学教材,虽然已经有了涵盖分子影像学的专门内容,但是内容上大多以分子影像的原理和进展介绍为主,尤其缺乏必要的分子探针合成知识和相关分子生物实验技能,因此希望开展分子影像研究的影像医生一定要学习与分子影像学实验相关学科的"基础"实验,如分子生物学实验方法、纳米材料合成操作等。总之,分子影像学作为分子生物学、纳米医学和医学影像学之间的桥梁,其间产生积极的互动会有力地推动分子影像学的健康发展,应鼓励我国年轻的影像学医师学习分子生物学知识,积极从事相关的研究。

关注生命科学进展,积极发挥影像医学在其中的作用。国家级分子影像学学术机构亟待建立。将分子影像学作为继续教育的重要内容之一,开展相关专业的培训与交流。与临床学科的交流合作应该在更加广泛与更深层展开。积极引进相关专业的高素质人才参与分子影像学研究。

分子影像学尚处于发展初期,后面还有很长的路要走,目前的工作仅仅是分子医学的开端,随着疾病发病机理研究的进一步深入,分子医学更多研究成果应用于临床疾病的基因诊断和治疗,分子医学与临床跨学科合作将拓宽和加强,通过多学科的互动,推动分子影像学的健康发展。那时的医学影像学科将更加开放,趋向生物化学、生物物理学、生物工程学和医学影像等多学科融合发展。

【参考文献】

[1] WEISSLEDER R. Molecular imaging: exploring the next frontier[J]. Radiology, 1999, 212(3):609.

[2] SULLIVAN DC. Molecular imaging in oncology[J]. Annals of Oncology, 2006, 17(Suppl 10): 287-292.

[3] SEMMLER RN, SCHWAIGER MM. Molecular Imaging [M]. Berlin:Springer, 2008.

[4] NGUYEN FT, ZYSK AM, CHANEY EJ, et al. Intraoperative evaluation of breast tumor mar-

gins with optical coherence tomography[J]. Cancer Research, 2009, 69(22): 87-90.

[5] THAKUR ML, LENTLE BC. Joint SNM/RSNA molecular imaging summit statement[J]. J Nucl Med, 2005, 46(9): 11-13.

[6] MANKOFF DA. A definition of molecular imaging[J]. J Nucl Med, 2007, 48(6): 18, 21.

[7] RUDIN M, WEISSLEDER R. Molecular imaging in drug discovery and development[J]. Nat Rev Drug Discov, 2003, 2(2): 123-131.

[8] WEISSLEDER R. Molecular imaging in cancer[J]. Science, 2006, 312(5777): 1168-1171.

[9] JAFFER FA, LIBBY P, WEISSLEDER R. Molecular imaging of cardiovascular disease[J]. Circulation, 2007, 116(9): 1052-1061.

[10] JACOBS AH, Li H, WINKELER A. PET-based molecular imaging in neuroscience[J]. Eur J Nucl Med Mol Imaging, 2003, 30(7): 1051-1065.

[11] 徐高连, 赵冰海, 吕学诜. NIH 医学研究路线图 [J]. 黑龙江医药科学, 2005, 28(4): 60-61.

[12] 马凌飞, 张宏梁, 田玲. 部分国家医学科技发展战略比较初探 [J]. 生命科学, 2010, 22(4): 382-386.

[13] MARINCOLA FM. Translational medicine: a two way road[J]. J Transl Mcd, 2003, 1(1): 1-2.

[14] WEHLING M. Translational medicine: can it really facilitate the transition of research "from bench to bedside"? [J]. Eur J Clin Pharmacol, 2006, 62(2): 91-95.

[15] BUTLER D. Translational research: crossing the valley of death[J]. Nature, 2008, 453(7197): 840-842.

[16] BAYELE HK, CHITI A, COLINA R, et al. Isotopic biomarker discovery and application in translational medicine[J]. Drug Discov Today, 2010, 15(3): 127-137.

[17] 朱朝晖. 分子影像技术活体追踪移植干细胞的研究进展 [J]. 现代仪器, 2007, 13(4): 5-8.

[18] ZHANG SJ, WU JC. Comparison of imaging techniques fortracking cardiac stem cell therapy [J]. J Nucl Med, 2007, 48(12): 1916-1919.

[19] FRANGIONI JV, HAJJAR RJ. In vivo tracking of stem cells for clinical trials in cardio vascular disease[J]. Circulation, 2004, 110(21): 3378-3380.

[20] SHAH K, WEISSLEDER R. Molecular optical imaging: applications leading to the development of present day therapeutics[J]. Neuro Rx, 2005, 2(2): 215-225.

[21] ZHANG Y, RUEL M, BEANLANDS RS, et al. Tracking stem cell therapy in the myocardium: applications of positron emission tomography[J]. Curr Pharm Des, 2008, 14(36): 3835-3853.

[22] POMPER MG. Translational molecular imaging for cancer. Cancer Imaging, 2005, 23(5): 16-26.

[23] 王晓强, 孙立军. 肿瘤血管生成的分子影像学临床应用及研究进展 [J]. 实用放射学杂志, 2008, 24(11): 1554-1558.

[24] LI X, LINK JM, Stekhova S. Site-specific labeling of annexin V with ^{18}F for apoptosis imaging[J]. Bioconjugate Chem, 2008, 19(8): 1684-1688.

[25] SHAH K, JACOBS A, BREAKEFIELD XO, et al. Molecular imaging of gene therapy for cancer[J]. Gene Ther, 2004, 11(15): 1175-1187.

[26] 谢鹏, 胡漫, 丁金明. 肿瘤放射治疗中乏氧显像的研究进展 [J]. 中华肿瘤杂志, 2009, 31(3): 161-163.

[27] 朱朝晖. 用 ^{99m}Tc- 甲氧基异丁基异腈预测体内肿瘤多药耐药的研究进展 [J]. 国外医学药学分册, 1998, 25(1): 5-9.

[28] 吴晨希, 朱朝晖. 分子影像技术在转化医学中的应用 [J]. 现代仪器, 2009, 16(4): 1-3.

[29] 张洁, 石洪成. 分化型甲状腺癌 ^{131}I 治疗的现状 [J]. 国际放射医学核医学杂志, 2009, 33(3): 163-167.

[30] 张迎强, 陈黎波, 李方, 等. ^{131}I - MIBG 显像诊断嗜铬细胞瘤 [J]. 中国医学影像技术, 2009, 25(7): 1283-1285.

[31] STOELTZING O, LOSS M, HUBER E, et al. Staged surgery with neoadjuvant ^{90}Y-DOTATOC therapy for down-sizing synchronous bilobular hepatic metastases from a neuroendocrine pancreatic tumor[J].

Langenbecks Arch Surg, 2009, 395(2): 185-192.

［32］ 刘韬. B 细胞非霍奇金淋巴瘤的放射免疫治疗 [J]. 现代肿瘤医学, 2003, 11(3): 228-230.

［33］ 张丽, 张春丽, 王荣福. RGD 肽类肿瘤靶向受体显像的研究现状及前景 [J]. 中国医学影像技术, 2010, 26(6): 1176-1178.

［34］ TWEEDLE MF. Peptide-targeted diagnostics and radiotherapeutics[J]. Acc Chem Res, 2009, 42 (7): 958-968.

［35］ 王建东, 张帆, 黄惠莲, 等. 荧光素酶活体发光技术在肺癌分子影像学研究中的初步应用 [J]. 临床放射学杂志, 2008, 27(2): 270-272.

［36］ VU N, SILVERMAN R, CHATZIOANNOU A. Preliminary performance of optical PET detectors for the detection of visible light photons[J]. Nucl Instrum Methods Phys Res, 2006, 569: 563-566.

［37］ LIN Y, WEISSLEDER R, TUNGUARDED CH. Novel near-infrared cyanine fluorochromes: synthesis, properties, and bioconjugation[J]. Bioconjugate Chem, 2002, 13: 605-610.

［38］ OLSON ES, JIANG T, AGUILERA TA, et al. Activatable cell penetrating peptides linked to nanoparticles as dual probes for in vivo fluorescence and MR imaging of proteases[J]. Proc Natl Acad Sci USA, 2010, 107(9): 4311-4316.

［39］ LI C, WANG W, WU Q, et al. Dual optical and nuclear imaging in human melanoma xenografts using a single targeted imaging probe[J]. Nucl Med Biol, 2006, 33: 349-358.

［40］ ZENG W, MIAO W, LE PUIL M, et al. Design, synthesis, and biological evaluation of 4-(5-dimethylamino-naphthalene-1-sulfonamido)-3-(4-iodophenyl) butanoic acid as a novel molecular probe for apoptosis imaging[J]. Biochem Biophys Res Comm, 2010, 398: 571-575.

［41］ ZENG W, MIAO W, KABALKA G, et al. Design, synthesis, and biological evaluation of a dansyled amino acid derivative as an imaging agent for apoptosis[J]. Tetrahedron Lett, 2008, 49: 6429-6432.

［42］ CAI W, CHEN X. Small nano platforms for targeted molecular imaging in living subjects[J]. Small, 2007, 3: 1840-1854.

［43］ CHEON J, LEE JH. Synergistically integrated nanoparticles as multimodal probes for nanobiotechnology[J]. Ace Chem Res, 2008, 41: 1630-1640.

［44］ MICHALET X, PINAUD F, BENTOLILA L, et al. Quantum dots for live cells, in vivo imaging and diagnostics[J]. Science, 2005, 307: 538-544.

［45］ LI ZB, CAI W, CHEN X. Semiconductor quantum dots for in vivo imaging[J]. J Nanosci Nanotechnol, 2007, 7: 2567-2581.

［46］ CAI W, CHEN K, LI ZB, et al. How molecular imaging is speeding up anti-angiogenic drug development[J]. Mol Cancer Ther, 2006, 5: 2624-2633.

［47］ CAI W, HSU AR, LI ZB, et al. Are quantum dots ready for in vivo imaging in human subjects?[J]. Nanoscale Res Lett, 2007, 2: 265-281.

［48］ CAI W, CHEN X. Anti-angiogenic cancer therapy based on integrin alpha beta antagonism[J]. Anticancer Agents Med Chem, 2006, 6: 407-428.

［49］ SCHIPPER M, CHENG Z, LEE S, et al. Micro PET based biodistribution of quantum dots in living mice[J]. J Nucl Med, 2007, 48: 1511-1518.

［50］ CAI W, CHEN K, MOHAMEDALI K, et al. PET of vascular endothelial growth factor receptor expression[J]. J Nucl Med, 2006, 47: 2048-2056.

［51］ CAI W, CHEN X. Multimodality imaging of vascular endothelial growth factor and vascular endothelial growth factor receptor expression[J]. Front Biosci, 2007, 12: 4267-4279.

［52］ WANG H, CAI W, CHEN K, et al. A new PET tracer specific for vascular endothelial growth factor receptor 2[J]. Eur J Nucl Med Mol Imaging, 2007, 34: 2001-2010.

［53］ CHEN K, LI ZB, WANG H, et al. Dual-modality optical and positron emission tomography imaging of vascular endothelial growth factor receptor on tumor vasculature using quantum dots[J]. Eur J Nucl Med Mol Imaging, 2008, 35: 2235-2244.

［54］ XU H, BAIDOO K, GUNN A, et al. Design, synthesis, and characterization of a dual modality positron emission tomography and fluorescence imaging agent for monoclonal antibody tumor-targeted imaging[J]. J Med Chem, 2007, 50: 4759-4765.

［55］ TOKUNAGA E, OKI E, NISHIDA K,

et al. Trastuzumab and breast cancer: developments and current status[J]. Int J Clin Oncol, 2006, 11: 199-208.

[56] NTZOACJROSTPS V, WEISSLEDER R. Charge-coupled-device based scanner for tomography of fluorescent near-infrared probes in turbid media[J]. Med Physics, 2002, 29(5): 803-809.

[57] SLAMON DJ, GODOLPHIN W, JONES LA. Studies of the HER 2 proto-oncogene in human breast and ovarian cancer[J]. Science, 1989, 244: 707-712.

[58] CARTER P, PRESTA L, GORMAN CM, et al. Humanization of an anti-p185 HER2 antibody for human cancer therapy[J]. Proc Natl Acad Sci USA, 1992, 89(10): 4285-4289.

[59] YEON CH, PEGRAM MD. Anti-erbB-2 antibody trastuzumab in the treatment of HER2-amplified breast cancer[J]. Invest New Drug, 2005, 23: 391-409.

[60] TOKUNAGA E, OKI E, NISHIDA K. Trastuzumab and breast cancer: developments and current status[J]. Int J Clin Oncol, 2006, 11: 199-208.

[61] SAMPATH L, KWON S, KE S, et al. Dual-labeled trastuzumab-based imaging agent for the detection of human epidermal growth factor receptor-2 (HER2) overexpression in breast cancer[J]. E J Nucl Med, 2007, 48: 1501-1510.

[62] ZURITA AJ, TRONCOSO P, CARDO-VILA M, et al. Combinatorial screenings in patients: the interleukin-11 receptor α as a candidate target in the progression of human prostate cancer[J]. Cancer Res, 2004, 64: 435-439.

[63] VAN BEEK E, LOWIK C, EBETINO F, et al. Binding and antiresorptive properties of heterocycle-containing bisphosphonate analogs: structure-activity relationships[J]. Bone, 1998, 23: 437-442.

[64] LIPTON A, THERIAULT R, HORTOBAGYI G, et al. Pamidronate prevents skeletal complications and is effective palliative treatment in women with breast cancer and osteolytic bone metastases: long-term results of two randomized placebo-controlled trials[J]. Cancer, 2000, 88: 1082-1090.

[65] BHUSHAN K, MISRA P, LIU F, et al. Detection of breast cancer microcalcifications using a dual-modality SPECT/NIR fluorescent probe[J]. J Am Chem Soc, 2008, 130: 17648-17649.

[66] BARTHOLOMA M, VALLIANT J, MARESCA K, et al. Single amino acid chelates (SAAC): a strategy for the design of technetium and rhenium radiopharmaceuticals[J]. Chem Commun, 2009, 5: 493-512.

[67] BOWEN ML, ORVIT C. ^{99m}Tc carbohydrate conjugates as potential agents in molecular imaging[J]. Chem Commun, 2008, 41: 5077-5091.

[68] STEPHENSON KA, BANERJEE SR, BESANGER T, et al. Bridging the gap between in vivo and in vivo imaging: isostructural Re and ^{99m}Tc complexes for correlating fluorescence and radio imaging studies[J]. J Am Chem Soc, 2004, 126: 8598-8599.

[69] SCHAFFER P, GLEAVE J, LEMON J, et al. Isostructural fluorescent and radioactive probes for monitoring neural stem and progenitor cell transplants[J]. Nucl Med Biol, 2008, 35: 159-169.

[70] CATANA C, WU Y, JUDENHOFER M, et al. Simultaneous acquisition of multislice PET and MR images: initial results with a MR-compatible PET scanner[J]. J Nucl Med, 2006, 47(12): 1968-1976.

[71] PATEL D, KELL A, SIMARD B, et al. The cell labeling efficacy, cytotoxicity and relaxivity of copper-activated MRI/PET imaging contrast agents[J]. Biomaterials, 2010, 32: 1167-1176.

[72] OGAWA M, REGINO CA, SEIDEL J, et al. Dual-modality molecular imaging using antibodies labeled with activatable fluorescence and a radionuclide for specific and quantitative targeted cancer detection[J]. Bioconjugate Chem, 2009, 20: 2177-2184.

[73] CHOI J, PARK J, NAH H, et al. A hybrid nanoparticle probe for dual-modality positron emisson tomography and magnetic resonance imaging[J]. Angew Chem Int Ed Engl, 2008, 47: 6259-6262.

[74] MISSELWITZ B. MR contrast agents in lymph node imaging[J]. Eur J Radiol, 2006, 58: 375-382.

［75］ FELDING HABERMANN B, MUEL-LER BM, ROMERDAHL CA, et al. Requirement of integrin $\alpha_v\beta_3$ gene expression for human melanoma tumorigenicity[J]. J Clin Invest, 1992, 89: 2018-2022.

［76］ BROOKS PC, CLARK RA, CHERESH DA. Requirement of vascular integrin $\alpha_v\beta_3$ for angiogenesis[J]. Science, 1994, 264: 569-571.

［77］ LEE H, LI Z, CHEN K, et al. PET-MRI dual-modality tumor imaging using arginine-glycine-aspartic (RGD)-conjugated radiolabeled iron oxide nanoparticles[J]. J Nucl Med, 2008, 49: 1371-1379.

［78］ FRENETTE P, SUBBARAO S, MAZO I, et al. Endo thelial selectins and vascular cell adhesion molecule-1 promote hematopoietic progenitor homing to bone marrow[J]. Proc Natl Acad Sci USA, 1998, 95: 14423-14428.

［79］ ZANJANI ED, FLAKE AW, ALMEIDA PORADA G, et al. Homing of human cells in the fetal sheep model: modulation by antibodies activating or inhibiting very late activation antigen-4 dependent function[J]. Blood, 1999, 94: 2515-2522.

［80］ PELED A, PETIT I, KOLLET O, et al. Dependence of human stem cell engraftment and repopulation of NOD/SCID mice on CXCR4[J]. Science, 1999, 283(5): 845-848.

［81］ LANZKRON S, COLLECTOR M. Hematopoietic stem cell tracking in vivo: a comparison of short-term and long-term repopulating cells[J]. Blood, 1999, 93(6): 1916-1921.

［82］ HENDRIKX PJ, MARTENS CM, HAGENBEEK A, et al. Homing of fluorescently labeled murine hematopoietic stem cells[J]. Exp Hematol, 1996, 24: 129-140.

［83］ SCHWARZE SR, HO A, VOCERO-AKBANI A, et al. In vivo protein transduction: delivery of a biologically active protein into the mouse[J]. Science, 1999, 285: 1569-1572.

［84］ NAGAHARA H, VOCERO-AKBANI A, SNYDER EL, et al. Transduction of full-length TAT fusion proteins into mammalian cells: p27Kip1 mediates cell migration[J]. Nat Med, 1998, 4: 1449-1452.

［85］ LEWIN M, CARLESSO N, TUNG C, et al. Tat peptide derivatized magnetic nanoparticles allow in vivo tracking and recovery of progenitor cells[J]. Nat Biotechnol, 2000, 18: 410-414.

［86］ 王荣福. 分子核医学应用研究进展 [J]. 中国临床医学影像杂志, 2008, 19(8):585-590.

［87］ 张宝石, 周乃康, 张锦明, 等. PET 示踪剂的临床应用及研究进展 [J]. 中国医药导刊, 2011, 13(2): 234-235.

［88］ 朱朝晖. PET/CT 在肿瘤学中的应用 [J]. 现代仪器, 2006, 12(4): 15-17.

［89］ 王辉. PET/MRI 的进展 [J]. 中国医疗器械信息, 2009, 15(9): 9-10.

［90］ SHAO Y, CHERRY SR, FARAHANI K, et al. Simultaneous PET and MR imaging[J]. Phys Med Biol. 1997;42(10):1965-1970.

［91］ FATEMI ARDEKANI A, SAMAVATI N, TANG J, et al. Advances in multimodality imaging through a hybrid PET/MRI system[J]. Crit Rev Biomed Eng, 2009, 37(6): 495-515.

［92］ DELSO G, ZIEGLER S. PET-MRI system design[J]. Eur J Nucl Med Mol Imaging, 2009, 36(Suppl 1):S86-S92.

［93］ 杨明方, 胡罗健, 邓士杰. PET/MR 显像仪的原理及临床应用 [J]. 中国医疗设备, 2012, 27(1): 80-81.

［94］ 郑堃, 朱朝晖, 李方. PET/MRI 多模式分子成像技术新进展 [J]. 现代仪器, 2011, 17(4): 1-4.

［95］ 王强, 王荣福. 当代最先进分子影像新技术——PET-MRI[J]. 中国医疗器械信息, 2011, 17(4): 4-7.

［96］ HERZOG H, PIETRZYK U, SHAH NJ, et al. The current state, challenges and perspectives of MR-PET[J]. Neuroimage. 2010, 49(3): 2072-2082.

［97］ SCHREITER NF, NOGAMI M, STEFFEN I, et al. Evaluation of the potential of PET-MRI fusion for detection of liver metastases in patients with neuroendocrine tumours[J]. Eur Radiol. 2012, 22(2): 458-467.

［98］ RAYLMAN RR, MAJEWSKI S, LEMIEUX SK, et al. Simultaneous MRI and PET imaging of a rat brain[J].Phys Med Biol. 2006, 51(24):

6371-6379.

［99］WEHRL HF，JUDENHOFER MS，WIEHR S，et al. Pre-clinical PET/MR：technological advances and new perspectives in biomedical research[J]. Eur J Nucl Med Mol Imaging，2009，36（Suppl 1）：S56-S68.

第二章 分子成像技术的原理与应用

第一节 光学成像

光学分子成像是利用光学成像设备对基因或纳米探针所发出的光学信号进行采集、分析和处理，以获取探针所在的位置和光子信息，从而实现对相关生理或病理过程光学显像的分子影像学研究。光学分子成像是基于光化学、分子生物学和医学影像学等相关学科逐步发展起来的新兴成像技术，具有时间和空间分辨率高、成本低、速度快、无损伤等优点。光学分子成像借助灵敏的光学检测仪器如电荷耦合照相机（charge coupled device camera，CCD camera），可对活体生物体内的代谢过程，如蛋白质和酶的活动以及活体内的细胞活动和基因表达进行直接检测，因此光学成像在分子影像研究中具有快速、敏感、直接等优势，在肿瘤诊断、基因检测、蛋白质分子变化以及药物筛选、疗效评价等方面具有极大的应用潜力。

一、光学成像原理

医学分子成像研究中常见的光学成像，根据光子的产生方式，可分为荧光成像（fluorescence imaging，FI）、生物自发光成像（bioluminescence imaging，BI）和切连科夫发光成像（Cerenkov luminescence imaging，CLI）三种类型。此外，根据成像原理不同，光学成像还可被分为扩散光学断层成像（diffuse optical tomography，DOT）、光学投影断层成像（optical projection tomography，OPT）、光学相干成像（optical coherence tomography，OCT）、光声断层成像（photo-acoustic tomography，PAT）等。

（一）荧光产生的分子机制

光物理化学中，将分子中所有电子均处在能量最低的轨道中的状态称为基态（S_0）。在基态时，整个分子都处于十分稳定的状态中，当分子吸收了与分子基态和更高能级之间能量差相同的能量（光子）时，其电子便会发生向高能级的跃迁。在电子跃迁的过程中，若其自旋状态不发生改变，则跃迁后的状态为激发单重态（单线态），若电子的自旋方向发生改变，则称跃迁后的状态为激发三重态（三线态）。如图 2-1-1 所示，电子的跃迁往往遵循 Franck-Condon 原理，即在电子被激发跃迁时，以垂直的方式跃迁到能量最低并且具有相同核间距能级的概率是最大的，所以在图中以垂直的线来表示。这是因为电子跃迁是一个极为迅速的过程，在此期间分子构型来不及做出相应的变化，因此可认为保持不变。电子处在激发态时分子的状态是不稳定的，回到基态的方式总的来说有辐射跃迁和非辐射跃迁两种，其中，自旋状态相同的能级之间的辐射跃迁（S_1-S_0）即为荧光（fluorescence），自旋状态不同的能级之间的辐射跃迁（T_1-T_0）则为磷光（phosphorescence）。

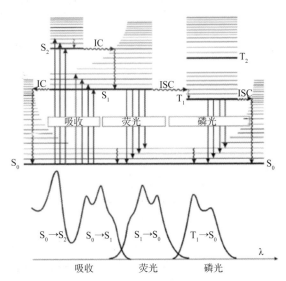

图 2-1-1 Perrin-Jablonski 示意图以及各类跃迁的波长之间的相对关系示意图

荧光分子成像利用荧光探针对体内标定的蛋白进行成像,基于发光方式可分为自发荧光和激发荧光。随着荧光蛋白在基因表达中的成功表达与复制,荧光成像在分子医学领域中开始了一个崭新的发展阶段。荧光成像主要应用于基因在细胞中的表达、标记蛋白的表达与作用过程、监测肿瘤发展与转移。随着研究的发展,二维荧光分子成像已经不能满足对深层组织分子影像的要求。20世纪90年代后期出现了荧光分子层析成像(fluorescence molecular tomography,FMT),是一种对生物组织光学特性参数进行成像的近红外光学散射断层成像技术。

(二)激发荧光成像原理

分子吸收的光,即分子由基态向上跃迁到激发态的光,被称为激发光。分子被激发后,由激发态向下跃迁到基态,发出的光叫作发射光。所以,分子荧光的产生与某些具有特殊光学性质的荧光物质(分子探针)吸收和释放能量有关。一个分子吸收了光子的能量,从一种电子态向另一种能量较低的电子态跃迁引起发光,停止能量供给时发光瞬间停止,这样的发光叫作荧光。简而言之,荧光的产生过程是荧光分子探针吸收能量后跃迁到激发态,通过非辐射内转化等方式转移到激发态的最低能级,短暂停留后发出荧光光子并回到基态(图2-1-2)。

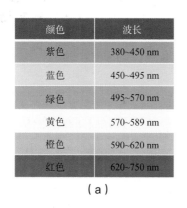

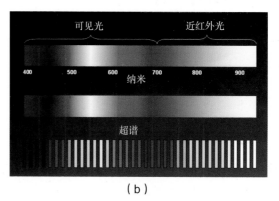

（a）

（b）

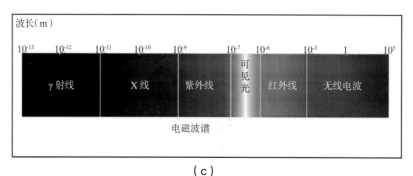

（c）

图 2-1-2　光谱范围

（a）可见光光谱范围；（b）可见光与近红外光光谱范围；（c）各类电磁波谱及波长范围

激发荧光成像(fluorescence imaging)需要荧光团存在,荧光团本身不会主动发光,但当外光源照射到带有荧光团的生物组织时,荧光团就会发出荧光。这主要是因为该荧光团中的电子在不同状态下处于不同的能级,受到激发时吸收不同波长的光子,荧光团中的电子由基态跃迁到激发态,由于电子在高能级不稳定,电子要跃迁回基态。电子在跃迁回低能级时,会以较长波长光子的形式释放出光子,光子经过生物组织多次散射、折射和吸收,最终会有一小部分光子透射出生物表面被探测器接收。

按照荧光物质的不同,可将激发荧光成像分为以下两类。

（1）直接荧光成像:在这种成像模式中,荧光物质是外源注入的特异性荧光染料或探针,可以对特定靶分子进行标记。具体来说,荧光探针可以分为两类:第一类是活跃探针,这类探针在未标定靶分子的情况下就可以被外源光激发;另一类是可激活探针,这类探针只有在已经标定到靶分子后才可以被激发。目前,人们已经研制出很多具有良好特性的荧光探针,例如 Cy5.5、ICG 等,这些探针主要用于小动物实验,并且有应用于人体的前景。

(2)间接荧光成像:在这种成像模式中,荧光物质是某种荧光蛋白。首先对细胞进行转基因,使细胞能够在基因转录的过程中产生荧光蛋白,由于荧光蛋白直接与特定细胞相关联,因此这种成像模式中没有荧光物质的寻靶过程。由于需要进行转基因处理,间接荧光成像无法直接应用于人体。常用的荧光分子探针有 GFP、RFP、CFP、YFP 等(表 2-1-1)。

表 2-1-1 常用荧光探针的激发波长和发射波长

荧光探针名称	激发光波长(nm)	发射光波长(nm)
Cy5.5	675	694
GFP	488	507
RFP	563	582
CFP	434	477
YFP	514	527
ICG	795	835

(三)生物自发光成像原理

生物自发光成像(bioluminescence imaging)本质上是荧光素酶催化荧光素底物发生的化学反应过程。此反应中,由于电子发生跃迁,电子由激发态回归到稳态同时发出荧光光子。

生物自发光成像作为光学分子影像的一种重要成像模态,具有高灵敏度、高信噪比和对环境反应快速的独特优势。作为一门新兴的前沿交叉学科,它利用在生物体表探测的光学信号重建荧光光源在体内的分布情况,从而在本质上揭示在体分子的活动过程,日益成为影像学、生物学、临床医学及信息科学等领域的研究热点之一,具有重要的学术研究价值,可用于肿瘤研究、药物研发等众多领域。

生物自发光是自然界中存在的一种生命现象,常见的发光生物有深海鱼类、萤火虫、水母以及土壤中一些特殊细菌等。在生物体中,某些特定细胞合成的化学物质在荧光素酶(luciferase)的催化作用下,会发生一些化学反应,在反应过程中,电子会在不同能级之间发生跃迁,当电子由高能级跃迁到低能级的时候就会发出光子,自发荧光成像正是利用生物体的这种自然现象而形成的成像模态。生物体内的底物荧光素在荧光素酶催化下,与氧气、三磷酸腺苷(ATP)等物质发生化学反应,电子在不同能级之间发生跃迁

产生光子,光子经过生物组织的吸收、反射、散射、折射等,达到生物组织表面,然后被高灵敏度的探测器接收产生荧光图像。荧光素广泛存在于水母、萤火虫等动物体内。常用的荧光素酶主要有 Rluc(取自萤火虫)、CBGr68 与 CBRed(取自叩头虫)、hRluc(取自海肾)等。为了使更多光子有效穿透生物组织,人们也尝试着对荧光素酶进行改造,这些变异后的荧光素酶具有更强的稳定性和发射强度。

相较于其他光学成像方法,生物发光成像具有如下特点:①因为生物发光采用的是底物发光的形式,因此不需要外源激发光。②虽然生物发光强度弱于近红外荧光,但是由于不需要激发光,组织自发荧光少,因而信噪比高且灵敏度高。③由于萤火虫荧光素酶报告基因发生氧化反应后所发出的光在 600 nm 左右,组织吸收少,因此对深部组织成像具有一定优势。④荧光素酶会随着细胞的分裂、分化、转移,持续表达,因此光的强度与标记细胞的数目呈线性相关。通过生物发光成像,可以无创、实时、连续地检测各种动物肿瘤模型中肿瘤的生长、转移以及化疗后肿瘤细胞的反应情况,可以观测干细胞在活体动物体内的早期事件和动力学变化,可以观测活体动物体内的细胞凋亡相关事件,可以观察病毒对机体的侵染过程,可以在基因治疗中监测目的基因是否安全而有效地到达靶细胞以及是否持续高效地和组织特异性表达等情况。另外,生物发光成像还可用于基因表达、蛋白质相互作用、构建转基因动物模型和小干扰 RNA(siRNA)等研究领域。

(四)切连科夫光成像原理

放射性核素可通过切连科夫辐射(Cerenkov radiation,CR)产生切连科夫光(Cerenkov luminescence,CL),通过探测这种光学信号获取影像学信息的切连科夫成像是近年来出现的新型光学成像技术。由于大量已通过 FDA 批准的放射性核素造影剂均可产生切连科夫辐射现象,在此背景下,切连科夫成像(Cerenkov luminescence imaging,CLI)具备直接进行人体水平成像研究的巨大优势,因此 CLI 目前已受到了来自医学各界成像研究的关注与投入,已成为新型的重要分子影像学工具和研究热点。

1. CLI 的成像原理和光学特点 切连科夫光是高速带电粒子在非真空透明介质中穿行形成的,当粒子速度大于光在这种介质中的速度时,发出的一种以短波长为主的电磁辐射,即切连科夫辐射,进而发射出一种肉眼可见的蓝紫色为主的光,即切连科

夫光。1934 年该现象最先由苏联物理学家切连科夫（Cerenkov）发现，最终切连科夫与弗兰克（Frank）及塔姆（Tam）成功解释了 CR 原理，共同获得了 1958 年的诺贝尔物理学奖（图 2-1-3）。

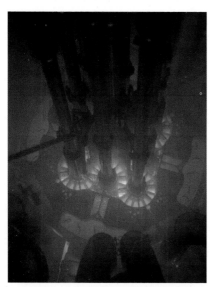

图 2-1-3　美国 Idaho 国家实验室内实验性反应堆（ATR）
可见从反应堆核心区发射出的切连科夫光

　　根据 CR 原理，在一种给定的介质中带电粒子速度超过光在此介质中的速度时产生 CL。这条基本原则由 3n>B 确定临界值，n 是折射系数，B 由粒子能量值决定。这种由不同放射性核素产生的 CL 光谱呈连续性分布，光谱分布具有很大的相似性，主要分布在 200~500nm 波段，最大值在紫外光区域波段，不被其他波长影响。但 CL 是一种波长较短的蓝紫光为主的可见光，由于信号较弱，早期研究中并没有在光学成像领域获得广泛应用，此后随着高灵敏的 CCD 相机及特别设计的成像暗箱和成像软件，逐步实现了可观测，并记录到此类光子的信息，成功实现了成像，即 CLI。

　　近年来，CLI 通过使用与 PET 相同的探针进行成像，实现了放射性核素自发荧光成像，开创了核素 PET- 光学双模式成像的新领域，自 2009 年获得突破以来迅速成为研究热点，在肿瘤检测、药物疗效评估、新药研发等多个生物医学领域展现了良好的应用前景。2013 年，Spinelli 等首次成功对人类甲状腺进行了 CLI 显像；2014 年，Thorek 等对人腋窝淋巴结进行了 CLI 显像，实验表明 CLI 所显示的淋巴结与 PET 显像具有良好的一致性。上述研究表明，CLI 已成功实现了从动物模型到临床研究的转化。

CLI 有效解决了目前光学分子成像探针中普遍存在的生物兼容性问题，因此具有巨大的转化医学价值。然而，微弱的切连科夫光信号强度与组织穿透性不足等影响因素减低了信号的准确性。

　　2.CLI 的应用与发展概况　自 Robertson 第一次实现了小动物切连科夫成像后，CLI 研究便迅速发展起来。CLI 使很多常见的、广泛应用于临床的放射性核素实现光学成像。更重要的是，CLI 提供了一种直接对衰变进行的成像路径，为肿瘤成像提供了一种新的思路。CLI 除已被成功应用于肿瘤直接诊断外，研究者们还进行了一系列肿瘤相关的其他应用探索研究，希望从疾病基因谱的水平解释疾病的发生、发展，以达到针对性诊断和治疗的目的。2010 年，有研究人员通过将突变型单纯疱疹病毒胸苷激酶（mutant herpes simplex virus thymidine kinase，HSV-sr39tk）质粒稳定转染 C6 神经胶质瘤细胞后，构建了该细胞的移植瘤鼠模型，其后成功进行 CLI 和 PET 成像，实现了通过 CLI 进行 ^{18}F 标记报告基因探针监测 HSVl-tk 报告基因的表达，其结果证明 CLI 与 PET 的成像结果一致。2013 年，有学者建立了基于 CLI 的针对 miRNA 的多峰性成像方法，为非侵袭性可视化监测 miRNA 表达提供新的方向，该项技术的成功为实现疾病的早期诊疗提供了新的方向。在 Boschi 等的研究中，进一步发现用动态 CLI 的监测方式还可对荷瘤鼠进行药代动力学研究。另外，有学者对进行贝伐单抗输注治疗后的 H460 大细胞肺癌细胞荷瘤鼠模型，通过尾静脉注射 ^{18}F，成功获取了 PET 和 CLI 所显示的治疗组明显减低的移植瘤信号，认为该发现提示 CLI 可能具备替代 PET 用于监测肿瘤疗效和药物筛选的能力。长久以来，由于恶性肿瘤的浸润性生长，准确判断肿瘤范围一直是外科手术中的巨大挑战，术中冰冻切片虽可帮助判断肿瘤边界，但由于取材的局限性等问题，仍存在一定的延迟和误诊，因此实现便捷、实时的术中肿瘤成像可以更好地引导手术切除和有效提高手术成功率。2011 年，Holland 等应用 ^{89}Zr 标记的去铁胺 B 单抗对 HER2 表达阳性的人乳腺癌 BT-474 荷瘤鼠进行了 CLI 与 PET 显像，通过观察肿瘤切除前后手术区域 CLI 光学信号的变化检查手术切除范围的正确性，根据其对比结果，该课题组提出 CLI 在指导和监测肿瘤手术方面较常规手段具备优势。在 Thorek 等的研究中，他们则将目标对准了利用 CLI 发现淋巴结转移，在通过皮下注

射 ^{18}F-FDG 获得多峰成像进行 PET 和 CLI 联合诊断与对比后，发现 CLI 甚至在手术视野暴露前便可发现受累淋巴结，并可在术中实时通过 CLI 指导淋巴结切除术。在 Kothapalli 等的进一步研究中，发现即使在仿真模型系统，低至 3.7×10^4 Bq 的 ^{18}F-FDG 的 CLI 信号仍可在传统光学纤维束和内镜系统传输。在针对 C6 胶质瘤小鼠模型的在体成像实验中，静脉注射 ^{18}F-FDG（$3.48 \times 10^7 \sim 3.59 \times 10^7$ Bq）后通过 CLI 内镜成像可获得清晰的肿瘤组织和其他感兴趣区域的图像，据此预测 CLI 的内镜成像将会是 CLI 新的发展方向，CLI 在内镜成像领域将有很大发展空间。

另外，切连科夫断层成像的研究也是 CLI 发展中的重要研究方向。2010 年，有学者以光学断层成像方法开展了基于匀质模型的切连科夫光断层成像（Cerenkov luminescence tomography，CLT）研究，成功重建了模型中光源位置，并与 CT 融合实现了 CLT。同年，另有学者研究了异质性小鼠模型的三维 CLT 数据，通过 SPECT 验证表明，CLT 图像能够准确重现置入小鼠体内的光源位置，并成功进行了光信号强度相关的定量分析。在 Spinelli 等的研究中，他们首先建立了光子传输的 DA 模型和 CL 光谱分析模型，而后据此进一步实现了基于 CL 光谱分析的多光谱切连科夫光断层显像（multispectral Cerenkov luminescence tomography，msCLT）及三维重建，对照 msCLT 与 CT 成像数据发现，msCLT 的光源位置重建误差为 0.9%~6.7%，探测深度为 6 mm，空间分辨率为 1.5 mm，该结果显示 CLT 断层成像结果可与 SPECT-CT 相媲美。

进一步增强 CLI 成像的可应用性正成为相关研究领域的焦点，目前增强 CLI 的方法主要通过荧光激发效应实现。Lewis 等的研究中，应用荧光染料与核素标记的显像剂混合，结果显示 ^{18}F-FDG 和荧光团的混合液比单独的 ^{18}F-FDG 能够产生更多的荧光，且多光谱的数据表明 ^{18}F-FDG 和荧光团的混合液能够产生红色光谱段的位移，获得了更好的组织穿透性，这一新发现的现象被称为斯托克斯位移（Stokes shift），而这种新的 CLI 成像方法则被命名为切连科夫能量转移（Cerenkov radiation energy transfer，CRET）成像。在随后的研究中，量子点、稀土颗粒、金属纳米颗粒等纳米材料也陆续被发现可作为增强 CLI 的转换元件。有研究人员发现合成的掺杂 Er^{3+}、Yb^{3+} 的稀土粒子可以将 3.7×10^6 Bq ^{18}F

的组织穿透能力从不足 5 mm 提升到 2 cm 左右。有学者进一步研究发现，在量子点表面修饰 ^{64}Cu 纳米颗粒时测得的光强比 ^{64}Cu 在水中和单纯混合 ^{64}Cu 与量子点测得的光强都要大，这种成像模式不需要外部辐射配合，为肿瘤成像提供了一种全新的策略。2013 年，Thorek 等提出了另一种全新的 CLI 策略，即切连科夫光二次诱导激发成像（secondary Cerenkov induced fluorescence imaging，SCIFI），体外实验发现，SCIFI 的信噪比是普通成像的 5.7 倍，对肿瘤进行成像时，发现靶向的 cRGD-QD605 探针信号高于非靶向成像 5 倍。在进一步研究中，该课题组将金纳米粒子与荧光素标记的疾病相关肽序列 IPVSLRSG 偶连，发现高表达基质金属蛋白酶 -2（MMP-2）组的 PET 信号稍高，但不明显（P>0.05），而 SCIFI 组则显示出明显的活动性信号（P<0.001），据此认为使用纳米粒子或靶向探针可实现多种分子的同时激发，通过结合 SCIFI 可达到非侵入性区分、定量肿瘤异质分子的目的。另外，2014 年 Jeffrey 等首次利用血管对切连科夫光的衰减效应，通过注射 [^{68}Ga]GaCl$_3$，成功在活体动物肿瘤模型上对直径小于 50 微米的血管完成了阴性对比增强的 CLI 血管成像，该研究结果从另一个角度开启了切连科夫成像增强的新方向（图 2-1-4）。

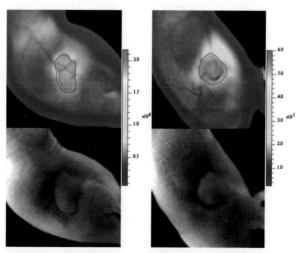

图 2-1-4　应用 IVIS 系统拍摄的切连科夫活体动物成像图
图中可见由于血管对 CLI 信号衰减效应实现的 CLI 阴性对比增强血管造影（引自：*EJNMMI Research*，2014，4:15）

切连科夫成像的出现极大地拓展了原有的光学和核医学分子成像的应用和研究领域。借助于目前大量已被 FDA 认证的核素造影剂，切连科夫成像有望在短时间内实现可临床应用的核医学 - 光学双模态成像,一方面实现光学成像与核素成像融合与互补,另一方面避免了对核素标记探针再次标记光学显像元件的烦琐程序和毒性隐患,因此极具发展潜力与临床应用价值。目前已有研究成功完成 CLI 的人体实验,将 CLI 的发展推向了一个全新的高度。在 Spinelli 课题组的研究中,甲状腺患者口服 550 MBq^{131}I 24 h 后,甲状腺 CLI 显示出良好的光源定位,提示 CLI 是放射性试剂治疗的患者表浅器官成像的潜在工具。2014 年 Thorek 等首次使用普通治疗剂量的 ^{18}F-FDG 实现了淋巴瘤患者淋巴结的 CLI,发现 PET 阳性边的 CLI 信号强度显著高于 PET 阴性边,并发现可定位的活动性甚至低至 0.05 MBq/mL。但 CLI 的临床研究仍存在一系列有待解决的问题,如尽管 Spinelli 的实验甲状腺亢进患者成功实现了 CLI,但在实际临床应用中,由于该研究借助的碘可被甲状腺特异性摄取、浓缩,因此尚无法被进一步应用于其他部位的疾病,或拓展到其他材料的核素造影剂研究中。

目前,CLI 已被成功应用于肿瘤显像、疗效评估等多种小动物显像研究,并逐步用于部分人体组织的临床显像,随着增强 CLI 的方法不断发展,可以预期 CLI 的临床应用必将在不久的未来得以实现。但我们同时也需注意到,CLI 最大的临床优势在于其可大量直接应用于临床的核素造影剂,虽然 CRET 和 SCIFI 可提高光信号强度,但安全的纳米材料或荧光显像剂仍是一个挑战,如何减少放射性核素及其他材料应用的同时达到理想的成像效果仍有待进一步研究。另外,进一步克服 CLI 成像中的成像原理限制也是另一个重要的研究内容,如血红蛋白在蓝紫波段光吸收很强,近红外波段吸收率最小,根据 CL 的光谱性质其主要发光均集中在蓝紫色波段,实际应用中 CL 发光的组织穿透性在本已较弱的情况下被进一步削弱,一定程度上限制了其进一步的广泛应用。综上所述,切连科夫成像已为光学分子成像的发展提供了全新的领域和临床转化前景,未来如何对 CL 的信号进行增强和转换,以提升组织穿透性,是实现应用范围进一步扩展的关键,相信随着 CLI 关键问题的解决,CLI 成像必将成为医学分子影像研究中重要的研究领域。

二、光学成像设备简介

(一)荧光成像设备

1. 常用荧光成像设备　激发荧光成像是采用外部光源照射预先植入生物体内的荧光团,荧光团内部电子吸收了入射光能量发生能级之间的跃迁,在跃迁过程中释放出荧光,部分光子穿透生物组织表面被 CCD 相机接收,激发荧光成像系统主要包括外光源、CCD 相机、机械结构和计算机控制系统。

1970 年美国贝尔实验室的威拉德·博伊尔和乔治·史密斯首先提出了 CCD 的概念,经过四十几年的发展,科学级 CCD 相机的量子转换效率和检测灵敏度不断提高,使得活体光学分子影像技术得以迅速发展。常用的 CCD 相机有很多种,目前用于活体成像的 CCD 相机有三种类型:电子倍增 CCD(electron-multiplying CCD,EMCCD)相机,背部薄化、背照射式制冷 CCD(back-thinned, back-illuminated, cooled CCD)相机和强化 ICCD(intensified CCD)相机。

(1)EMCCD:EMCCD 技术也被称为片上增益技术,在电子读出寄存器之后还要经过一串增益寄存器,电荷在增益寄存器里经过加速,利用"撞击离子化"效应产生新的电子,这样逐级形成信号增益,从而使电子信号得到放大。EMCCD 相机的量子转换效率高,动态范围大,但是价格昂贵。

(2)CCD:CCD 相机(图 2-1-5)将电极移至感光器件的底层,使更多光线能够顺利传播到感光器件中,相对于传统的前照射式 CCD 具有更高的量子效率和探测灵敏度。

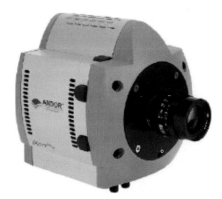

图 2-1-5　CCD 相机

(3)ICCD:ICCD 相机是一种增强型的 CCD,它的原理为入射光先打到图像增强器的光阴极激发出电子,电子再经过放大轰击荧光屏激发出荧光,荧光通过透镜或者光纤耦合到普通 CCD 上进行成像,它的成像过程可简化为"光—电—光—电"。ICCD 的优点在于适合做超快时间分辨探测,信号放大能力很强,但是 ICCD 会牺牲一部分空间分辨率,并且量子效率低。

决定 CCD 相机性能的因素很多,要综合考虑相机的感光面积、量子转换效率、暗电流、读出噪声、动态范围等因素。当激发荧光光子穿透生物组织表面时,CCD 相机需要镜头将光子汇聚到 CCD 芯片上,所以必须选取合适的镜头。

外光源种类较多,例如 LED、激光等。某些实验需要激光作为外光源。激光器的种类有很多种,按照工作物质不同可以分为五大类:固定激光器、气体激光器、液体激光器、半导体激光器、自由电子激光器(图 2-1-6)。

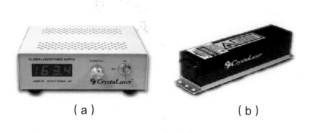

（a）　　　　　　（b）

图 2-1-6　激光器
（a）激光器电源;（b）激光器

选取好合适的 CCD 相机、光学镜头和激光器之后,通过机械装置将它们固定在光学平台上,完成激发荧光成像系统的设计。将系统和计算机相连接,计算机软件通过向控制箱发送控制命令来实现平移台移动和旋转台旋转,CCD 相机将采集到的荧光图像传输到计算机上,进行相关图像后处理。

2.荧光分子层析成像设备原理与技术　由于常规荧光成像为二维成像方式,荧光分子只能对透射出生物表面的光学信号进行成像,无法获得生物组织内部光源的空间信息;而 CT 成像方式能够对生物体内组织进行三维断层成像,定位更加准确,所以近年来人们开始尝试研究三维光学断层成像。基于光学分子成像技术,人们已经研制出与 X 线三维成像类似的激发荧光断层成像——荧光分子层析成像技术(fluorescence molecular tomography,FMT)。

荧光分子层析成像技术利用激光光束激发生物体内荧光,并在生物样本表面探测被激发出来的荧光信号,再结合数学模型计算荧光的分布,并用优化算法逆向推导生物体内荧光参数的分布。这样就能够在三维空间内准确获取荧光标记物的位置和荧光标记物的浓度信息,从而在体定量检测发生反应的细胞数、荧光蛋白在体内的转染效率等。荧光分子层析成像技术根据其测量技术的不同可以分为以下

三种。

（1）稳态荧光分子层析成像技术:稳态荧光分子层析成像技术是利用非强度调制的激光光源照射到组织上,通过 CCD 或者其他光电探测器件探测激发出来的荧光信号,结合探测到的信号和稳态的荧光分子层析成像重构算法,获得体内三维荧光产率的分布。由于稳态技术采用的都是光强恒定的光源,因此检测到的信号只在强度上变化。该系统的优点是系统简单,数据获取时间相对较短;缺点是单个距离下无法确定组织体光学参数,有效区分吸收系数和散射系数的影响比较困难,需要光源强度的绝对值。

（2）频域荧光分子层析成像技术:在频域测量系统中,幅度被几兆到几百兆赫正弦波调制的光连续地照射到组织体上。通过组织体的光强将保持同样的调制频率不变,但幅度却由于组织体的吸收和散射而衰减,而且由于不同的光子从光源到探测器间经历的路径不同,光波的相位会延迟。因此,吸收和散射系数的信息可以通过测量出射光相对于入射光的平均强度的衰减、交流幅度的衰减（或调制度衰减）和相位延迟得到。频域系统最主要的优点是数据读取时间较短,与 CW 系统的数据读取时间大致相同。但是组织体的光学参数变化能够引起的相位角变化是很小的,对仪器的测量精度要求较高,价格昂贵。而且由于测量主要是通过高频调制实现的,在技术上有相当难度,另外系统还容易受噪声影响。

（3）时域荧光分子层析成像技术:时域荧光分子层析成像技术是利用一个超短的脉冲光束作为激发光源,然后由超高速扫描相机或者是时间相关单光子计数系统来探测荧光信号在几百个皮秒内的变化。为了测量光子在整个时间域内的分布,采用时间门控技术结合重构算法来重构荧光产率和荧光寿命的三维分布。由于时域荧光分子层析成像技术采用了超短脉冲检测单光子的探测技术,灵敏度非常高。但是时域荧光分子层析成像技术采集的数据里包含了很多组织内部结构和功能的信息,如何利用这些信息来进行重构仍然是一个研究难点。另外,由于时域荧光分子层析成像算法需要对时间进行积分,所以重构时间会比较长。

（二）生物自发光成像设备

1.生物自发光成像设备　小动物成像仪、IVIS系统和自发荧光显微镜均可作为自发荧光成像设备

使用,自发荧光成像系统的原理相对简单,由于其不需要外光源激发,整个系统由 CCD 相机、机械控制部分、控制箱、控制驱动电路和其他辅助设备组成,但需要注意的是,由于自发荧光成像的信号较弱且成像时间较长(一般为 30~120s),自发荧光成像设备对 CCD 的要求较高,因此一定程度上限制了此类设备的普及。

2. 生物自发光断层成像设备　随着成像技术的不断进步与完善,生物自发光成像在细胞和动物模型中得到广泛的应用,目前已被用于疾病的诊疗、治疗后评估和新药物的开发等领域。作为一种光学成像方式,尽管生物自发光成像具有一系列成像与应用优势,但二维成像仍在一定程度上限制了生物自放光成像的应用范围,因此基于 CT 技术,人们进一步开发出自发荧光断层成像系统(BLT)。由于自发荧光成像不需要外界光源的照射,BLT 成像一般认为在连续波模式下工作,由于没有体外激发光的限制,结合其成像成本较低、对机体无电离辐射等优点,虽然相关技术仍处于发展的初期,有待进一步发展和完善,但 BLT 现已成为分子成像领域新的热点研究方向,引起了越来越多研究者的重视与应用。

(三)切连科夫光学成像设备

1. 切连科夫光学成像设备　切连科夫发光成像是对放射性核素产生的切连科夫光的采集成像过程,而对于能释放高能带电粒子的核素来说,通常要满足两个条件:一是可以释放出可以被 PET、SPECT 等设备检测到的伽马光子,二是释放出 CCD 相机能探测到的微弱切连科夫光子。满足这样两个条件的放射性核素有很多,如 ^{131}I、^{18}F、^{255}Ac 等。当被检测的对象摄入这些放射性核素,其体内产生切连科夫辐射,在体表就会释出荧光,荧光被光学成像探测器检测到并形成二维荧光图像,即 CLI。当被检测目标是小动物,辐射高能粒子示踪剂在生物体内就会参与生物组织代谢或滞留,示踪剂因衰变而释放信号,被 CCD 探测到红外或近红外光,就可以准确地得到放射性药物在各组织或细胞的摄取信号图像信息。具体应用上,目前国内外的切连科夫光学成像研究设备一般使用小动物活体成像系统(in vivo imaging system, IVIS)完成信号采集,该系统具有极高的灵敏度,具备检测荧光、生物自发光和切连科夫光学信号的能力,在大量研究中利用该系统已实现无创伤地在活体动物水平对 CL 进行实

时、动态的跟踪成像,目前最新型的该类设备已实现二维和三维光学成像。

2. 切连科夫断层成像设备　目前国际上对切连科夫发光成像的研究主要是二维平面成像,但是平面成像不能反映靶分子的三维空间信息,也不能准确地对靶分子进行定量与分析。有研究者提出了切连科夫发光断层成像(Cerenkov luminescence tomography,CLT),并实现了匀质小鼠模型体内 ^{18}FDG 三维分布的重建。此后,Spinelli 等人提出多光谱切连科夫发光断层成像(multispectral Cerenkov luminescence tomography,multispectral CLT),进一步提高了 CLT 的图像重建质量。目前,CLT 主要需要解决的问题是设计能兼顾重建精度和计算效率的切连科夫光源重建方法,以及实现对靶标准确高效的定位和定量。另外,切连科夫光学 -CT 双模态成像系统也是切连科夫断层扫描的解决方案之一,该系统主要由一个光学成像系统和一个小动物 CT 系统所构成。系统的中心部件是一个小动物成像空间,用来固定麻醉之后的小动物。小动物 CT 系统由一个 micro-focus X 线源和 X 线探测器构成;光学成像系统采用液氮制冷的科学级背照式 CCD 相机,相机耦合了一个成像透镜。

综上,这种新颖的切连科夫发光断层成像具有什么生物学应用,能够解决什么样的生物学问题,切连科夫光能否穿透生物组织,都是需要研究和解决的问题。

三、光学成像探针(荧光团)的成像特点

光学成像具有实时、敏感及可进行定量分析等特点,目前借助断层技术的不断发展,光学成像可实时获得二维和三维的荧光图像。但光学成像所需的激发光和发射光的组织穿透深度和设备对荧光检测的能力一直影响着实现高质量的光学成像,因此高光子产率、高穿透力的荧光团(成像剂)是光学成像成败和好坏的关键。这些要求包括以下几个方面:首先是波长,选择具有合适的荧光波长的荧光团对降低干扰、提高荧光成像的分辨率有极大的好处;其次是发光亮度也就是荧光量子效率,使用具有更高荧光量子效率的荧光团能够有效增加光在组织内的穿透深度,并降低激发的强度,减少对生物体的潜在伤害;再次是荧光团的稳定性也就是抗光漂白的能力,光稳定性差的荧光团在体内停留时间太短,不利

于在体内的长时间成像;最后则是荧光团的生物相容性,对生物体毒性过大的物质即使满足了上述的三个条件显然也无法应用在生物荧光成像中。事实上,荧光团的荧光量子效率这一要求可在一定程度上通过调节成像仪器的灵敏度来达到,因此,荧光发射波长和光稳定性是在荧光成像中选择荧光团时首先要考虑的。

1. 荧光成像对荧光团波长的要求 在对荧光成像所使用的荧光团的长期研究中,研究者已开发出种类繁多的荧光团,它们具有不同的荧光波长,而对荧光波长(包括激发)的选择成为荧光团选择的第一标准。众所周知,紫外光对人体组织伤害大并且有致癌的作用,而使用可见光或近红外光进行荧光成像时,则必须考虑体内的组织或器官对这一波段光的吸收及其自体荧光的干扰问题。组织或器官对光子的吸收能力是其内所包含的所有物质对光子的吸收能力的总和,一旦光子被组织或器官中的物质所吸收,便有可能激发出荧光,造成背景荧光的干扰。例如当使用蓝光(460~500nm)激发,绿光(505~560nm)过滤器接收,皮肤、内脏(尤其是胆囊)、小肠和膀胱处的荧光非常明亮;使用绿光(525~555nm)激发,红光(590~650nm)过滤器接收,胆囊和膀胱仍有非常强的荧光。因此,当激发和吸收的波段均位于可见光区时,在生物体内进行的荧光成像会受到来自生物体本身严重的背景荧光干扰。与之形成强烈对比的是,当使用近红外(NIR,波长为650~900nm)的过滤器对解剖后的老鼠进行成像时,则发现在这一波段内体内器官完全没有荧光。

另一方面,光在活体组织内的穿透深度对荧光成像也十分重要,这一指标主要取决于体内物质的吸光度。在体内,氧合血红蛋白、脱氧血红蛋白在可见光区有极高的摩尔消光系数,在近红外区也有一定的吸收;人体内含量最高的物质——水,对红外光有很强的吸收能力。二者在近红外区的吸光度均很弱,因此可以想象近红外光对组织的穿透能力在整个波段内而言都是最强的。这说明虽然近红外光会在一定程度上导致组织发热,但是使用位于近红外区域的荧光进行成像时,能将背景荧光的干扰减少到最低,并最大限度地保证组织的穿透深度,是进行体内荧光成像最为理想的选择。

除了荧光波长以外,斯托克斯位移(Stokes shift)也是必须加以考虑的因素。因为即使荧光团的荧光波长位于近红外区域,若其所用的激发波长位于可见光区,仍然会受到可见光区域的光对组织穿透深度浅的不利影响。而若斯托克斯位移过小,则激发光中可能带有的极少量低能量(长波长)光子也会被接收器所接收,同样会造成背景荧光的干扰。因此,激发、发射波长的选择需要在保证长波长和大斯托克斯位移之间寻求平衡。当然,激发与发射波长均位于近红外区域并具有大斯托克斯位移是最理想的状况,但事实上,由于可见光对人体无害,使用可见光波长激发对组织穿透深度的缺陷可由适当增加激发光的强度来加以弥补。

2. 荧光成像对荧光团稳定性的要求 在荧光成像尤其是应用于生物体的成像中,荧光团的稳定性是选择荧光团的另一项必须加以考虑的重要因素。因为在成像过程中,长时间或高强度的激发往往会使得有机荧光团发生非常快速的光漂白,这非常不利于高质量的荧光成像。在生物体内成像时,类似的光漂白发生后,必须再次向生物体中注射含有荧光团的溶液以保证成像的可持续性。

四、光学成像在医学分子成像研究中的应用

近年来,随着分子生物学研究中关键技术不断取得突破,光学分子成像已被成功应用于揭示生命活动中在体细胞水平病变的分子机制变化,通过此类研究的进展,医学光学分子成像已逐渐涉及并应用于医学领域的各个方向。

1. 光学分子成像在肿瘤研究中的应用 光学分子影像是目前应用与研究最为广泛和最为深入的医学分子影像技术之一。恶性肿瘤是威胁人类健康的重大疾病,也是预临床研究和临床研究的热点问题。肿瘤病变的发展是通过肿瘤细胞由微小病灶开始逐渐地转移、增殖的过程,因此肿瘤的早期发现可以极大地增强治疗效果,改善预后和肿瘤复发的可能。鉴于肿瘤的生长特点,同时基于光学分子成像尤其是光学断层分子成像的高灵敏特性,光学成像和光学断层分子成像已成为肿瘤疾病分子成像研究中最有效的工具之一。

(1)在肿瘤的侵袭和转移中的应用:光学成像系统可直接快速地观察各种癌症模型中肿瘤的生长、侵袭和转移,对癌症治疗中癌细胞的变化进行实时观测和评估。由于其高灵敏性,特别适合于对肿瘤动物模型早期微小转移灶、手术后的微小残留灶

的检测。

（2）在抗肿瘤药物检测、治疗及研发方面的应用：同在动物模型上进行药物检测和药物治疗的传统方法相比，应用光学成像系统不仅可以加速药物的研发，快速优化新的治疗方案，还可以降低在研发药物上所用动物的数量。

（3）在观察肿瘤血管生成方面的应用：肿瘤血管生成是指新生血管在肿瘤现有血管基础上形成的过程。研究证实，如果没有新生血管的支持，实体组织中的肿瘤生长直径不会超过 2 mm。肿瘤血管生成的分子调节包括内皮血管生长因子（VEGF）及其受体、金属蛋白酶（MMP）、酪氨酸激酶受体、整合素（$\alpha_v\beta_3$）等，目前通过光学成像已实现对肿瘤内血管中表达的主要靶标或其受体进行的无创监测和定量分析，从而了解肿瘤的生长、发展及术后治疗状况。

（4）在观察肿瘤细胞凋亡中的应用：细胞凋亡是指细胞在一定的生理或病理条件下，受内在遗传机制的控制自动结束生命的动态过程。光学成像的发展，使凋亡的实时监测研究成为可能，当荧光素酶与抑制多肽以融合蛋白形式在哺乳动物细胞中表达，产生的融合蛋白无荧光素酶活性，细胞不能发光，而当细胞发生凋亡时，活化的 caspase-3 在特异识别位点切割去掉抑制蛋白，恢复荧光素酶活性，产生发光现象，由此可用于观察活体动物体内的细胞凋亡相关事件。

（5）在肿瘤治疗中的应用：近年来，光学分子成像的研究不断取得突破，其应用已不再局限于诊断领域，科研人员正致力于将光学成像与临床治疗和疗效监测结合，如肿瘤诊疗一体化探针、各类光控药物控释等已如雨后春笋般出现。目前已有报道将光学分子成像应用于肿瘤患者的手术治疗中，通过对术中的肿瘤进行实时动态显像，为临床手术的实施提供了精确的肿瘤部位、大小、范围、边界及淋巴结转移的相关信息，从而对实现肿瘤的完全切除、减少肿瘤的术后复发起到重要作用。

2.光学分子成像在心血管疾病中的应用　心肌缺血性疾病是一种严重威胁人类健康的重大疾病，最新的流行病学调查显示，冠心病的发病率和死亡率均居各类疾病的首位。缺血性疾病的心肌细胞或组织细胞处于终末分化状态，自我再生的能力很弱。针对这种情况，通过干细胞移植来促进血管新生并替代梗死组织，这种方法正逐渐成为治疗缺血性疾病极具前景的一种治疗途径。目前，通过光学分子成像方式在预临床小动物模型的研究中已实现在体定量示踪干细胞的空间位置和存活数量，并已在干细胞促进血管新生的治疗效果评估研究中取得一定突破。

3.光学分子成像在药物开发和筛选中的应用　长久以来，新型药物的研发一直是一项资金成本和时间成本巨大的产业，目前，以光学分子成像与相关疾病动物模型结合的方式开发和筛选药物的新方式已在制药领域被广泛认可。在药物动物模型分析中，利用光学报告基因可使连续评价药物疗效变得简单可行；在肿瘤领域的研究中，通过光学分子成像，以实现对某些特定基因或基因产物进行标记，从而通过观察成像结果评价药物治疗效果；在活体分析测试药物的毒理效应方面，通过光学分子成像可实时观察标记药物在动物模型体内的分布和代谢，从而显著加速了毒性筛选程序，这些光学分子成像的成功应用极大地加速了新药研发的速度。

4.光学分子成像与光响应药物控释　光响应药物释放体系是以光（紫外光、可见光和近红外光）响应材料作为药物载体或响应元件，以光信号控制药物释放行为的体系，当带有光响应单元的分子探针受到光的照射时，光响应基团发生异构化反应，使分子极性发生可逆性变化，从而影响材料的溶胀行为，达到控制药物释放的目的。近年来，随着光响应药物控释体系研究的迅速发展，光学分子成像已被应用于光控药物释放时机的选择、实时观察光控药物释放的位置和药物释放量评价等领域。此外，光学分子成像也被越来越多地应用于其他方式的药物控释的效果和释放监测的研究中。

第二节　X线与CT成像

X线和CT都是通过检测X线穿透人体后的衰减进行成像的医学影像学检查方式。作为目前应用最为广泛,技术最为成熟的两种影像学成像方式,从所获取的图像类别上看,X 光成像是直接将三维体积重叠在一个平面上的二维图像,CT 则是通过计算机重建出的断层图像,通过计算机处理后可获得三维的影像结果。从成像技术上而言,X 线平片是直接输出 X 线穿透人体衰减之后落在探测器上的投影,CT 成像则是 X 线发生器(管球)围绕人体扫描一周后根据 X 线衰减规律重建(迭代法、反投影法等)出的影像。具体成像应用中,X 线和 CT 均具有各自无法取代的技术优势,如 X 线的空间分辨率最高,密度分辨力上 CT 成像则具有其他检查无法比拟的优势,在现代医学影像学中二者各有侧重,均已成为无可替代的医学影像成像设备。

一、X 线与 CT 成像原理

(一)X 线成像原理

X 线是具有穿透性、荧光效应及电离效应的电磁波,1895 年由德国物理学家 W.K. 伦琴发现。X 线的产生是由于原子中的电子在能量相差悬殊的两个能级之间的跃迁而产生的粒子流,是波长介于紫外线和 γ 射线之间的电磁波(图 2-1-2C),由于 X 线波长很短,介于 0.001~10 纳米之间,因此 X 线具有很强的穿透力,能透过许多致密的、可见光无法穿透的物质,如木料、骨骼等。同时基于 X 线具备使胶片感光的效应,X 线自发现之初就被设计并运用到医学成像诊断和研究之中。X 线用于人体成像的原理是当 X 线透过被照人体时,因被不同密度的组织和器官吸收、散射而出现不同程度的衰减,但透过的射线仍按原方向前进,作用在胶片或探测器上,就形成了不同的感光效应,经胶片显影或通过信号转换至显示器,形成可见的 X 线影像。

(二)CT 成像原理

计算机断层扫描显像(computed tomography,CT)是借助计算机技术的发展,在 X 线成像原理的基础上开发的数字化断层扫描成像技术。CT 成像利用人体各种组织对 X 线的吸收能力不等的特性,通过 X 线扫描一定厚度的人体断面,由探测器(detector)测定此厚度内透过该层面内的 X 线衰减信息,再将这些特征性信息编码成对应断层的 CT 数矩阵,由于不同组织器官原子数目和密度存在差异,其衰减特性不同,根据不同组织对 X 线的吸收差别,计算机通过相应算法处理最终重建出不同组织的断层影像。

二、X 线与 CT 设备简介

(一)X 线成像设备

目前应用于 X 线成像主要包括 CR 系统、DR 系统、DDR 系统及 DSA。

1. 计算机 X 线摄影　计算机 X 线摄影 (computed radiography,CR) 系统一般由 X 线机、影像板(imaging plate,IP)、影像阅读处理器、监视器以及存储装置组成。它是一种 X 线间接转换技术,成像原理为利用 IP 作为 X 线检测器,收集转换核心层光激励发光物质所发出来的光信号,经过采集、转换与整合,最后输出可以进行后处理的数字影像资料。CR 系统实现了传统 X 线摄影的数字化,提高了图像的密度分辨力和显示能力,具有图像后处理功能,降低了 X 线曝光量,可把信息传输给 PACS。但与传统的屏 - 胶片系统比较,CR 系统空间分辨率有时稍显不足,而与 DR 系统相比,CR 系统时间分辨率较差,无法进行动态器官和结构的显示。

2. 数字 X 线摄影　数字 X 线摄影 (digital radiography,DR) 系统由成像链和数字链两部分组成。成像链包括 X 线源和 X 线检测器,数字链包括 APD 转换器、DPA 转换器、数字存储器、计算机处理单元、显示器终端以及其他一些外设。DR 系统的曝光条件宽容度大,可实时采集和显示图像信息,具有强大的图像后处理功能。目前,在部分医疗机构内已完全代替传统的屏 - 胶片系统。

3. 直接数字 X 线摄影　直接数字 X 线摄影 (direct digital radiograpy,DDR) 系统的核心部分是平板探测器,它是一种采用半导体技术,将 X 线能量直接转换为电信号,产生 X 线图像的检测器。平板探测器的类型大致可分 CCD 和非晶硅两类。DDR 与 CR、DR 相比,不仅成像时间短、空间及密度分辨率高,而且信噪比更高,因此图像质量大幅提高。

4. 数字减影血管造影　数字减影血管造影 (digital subtraction angiography,DSA),即是将原始的 X 线血管造影的影像信息通过数字化处理,剔除不需要的周围组织影像,只保留血管信息的血管造影成像。DSA 是常规血管造影术和电子计算机图像处理技术相结合的产物,其特点是仅需少量造影剂就可立即获得所需主要血管及其分支的图像。DSA 影像清晰,分辨率高,为观察血管病变、血管狭窄的定位测量、诊断及介入治疗提供了真实的立体图像,目前为已成为各类介入治疗的必备手段。

(二)CT 成像设备

1972 年 CT 成像设备的问世,标志着 X 线影像诊断技术的重大突破。几十年来,CT 技术不断创新,从 1985 年开发的滑环 CT,1989 年开发的螺旋 CT,1991 年开发的亚毫米扫描和双螺旋 CT,1993 年开发的实时扫描技术和 1995 年的亚秒技术,到 1998 年的半秒扫描和多层面 CT 扫描的应用,直至当前的双源 CT 和宝石能谱 CT 的问世,CT 成像的扫描速度和成像速度飞速提高,使 CT 的应用扩展到更广泛的领域。

CT 设备一般而言,主要具备以下三部分:①扫描部分,主要由 X 线管、探测器和扫描架组成;②计算机系统,将扫描收集到的信息数据进行贮存运算;③图像显示和存储系统。

多层螺旋 CT 通过采用滑环技术,能够在三维空间自由旋转,并可以采用任意的床进旋速比实现重建,是当前市场的主流产品。计算机容量大、运算速度快,可立即重建图像。由于扫描时间短,可避免运动产生的伪影(例如呼吸运动的干扰),提高图像质量;层面是连续的,所以不会漏掉病变,而且可行三维重建,注射造影剂可得 CT 血管造影(CT angiography,CTA)。

双源 CT 通过两种不同能量的 X 线穿透物体成像,根据不同物质能量吸收曲线的差异,可以准确地推算出物体的成分,并根据成分的不同有区分性地进行组织成像,而不再仅依赖于衰减系数。目前双源 CT 主要用于肾脏病变诊断、尿路结石与钙化的区分和骨密度成像。

宝石能谱 CT 不仅革新了高压发生器、探测器、数模采集转换系统等影像链,还采用全新的图像重建方法即 ASIR 重建算法,能在保证图像质量的前提下实现更低的剂量。宝石 CT 的高、低双能(80 kV$_p$ 和 140 kV$_p$)可实现瞬时切换,其时间分辨率仅为 0.5ms,从而达到同时、同源、同向的成像优势,而其独有的能谱栅成像技术则能够真正做到单能量成像及能谱分析,具有极高的组织成分区分能力。另外,宝石能谱 CT 通过螺旋往复穿梭扫描技术,可达到 500 排 CT 的覆盖范围。因此,宝石能谱 CT 具备了包括低剂量成像、超高清晰成像、能谱成像以及动态 500 排成像等特点,为疾病早期发现、准确诊断及定性和定量评估提供可靠依据,是近年来 CT 发展中里程碑式的突破。

显微 CT(Micro CT)是一类空间分辨率可达 1~100μm 的主要用于科研的小型 CT。Micro CT 系统通常包括下面几个部件:微焦斑 X 线源、样本、X 线探测器、旋转机构(用于旋转标本或旋转扫描部件)、控制器和图像工作站。Micro CT 采用锥形 X 线束(cone beam)进行成像,不仅能够获得真正各向同性的容积图像,提高空间分辨率,提高射线利用率,而且在采集相同 3D 图像时速度远远快于临床 CT 普遍采用的扇形束 CT。现有的 Micro CT 系统设计有两种构型:在体(活体)成像系统(扫描系统旋转)和离体成像系统(样本旋转)。前者一般用于活体小动物扫描,后者主要用于骨骼等标本。

CT 显微镜(X ray computerized tomography microscopy,CTM)技术是采用同步加速器产生的平行 X 线的成像技术。目前,这种技术分辨率最高,已可达亚微米级,且为单能谱 X 线,成像质量高,但不足之处是 CTM 的视场角极小,目前仍主要用于科研领域。

三、X 线与 CT 的图像特点

(一)X 线图像特点

X 线图像是 X 线束穿透人体不同组织器官后,由于不同组织的密度、厚度、吸收能力不同而形成不均匀吸收,剩余射线到达探测器后产生不均匀的感光,经模拟或数字转换变成可以观察的图像,是该穿透路径上各层投影相互叠加在一起的影像。根据 X 线成像原理,X 线成像具有较高的空间分辨力,空间分辨力是指影像中可辨认的微小细节的最小极限,即对影像中细微结构的分辨能力,是衡量影像质量的重要参数之一。但由于 X 线成像是人体各层投影叠加在一起的二维影像,因此 X 线仅能构成由黑到白不同灰度的、人体器官重叠在一个平面上的影像。

在 X 线图像中,黑色影像代表 X 线低吸收区,即低密度区,如含气体多的肺部;白色影像则表示 X 线高吸收区,即高密度区,如骨骼的影像。X 线图像中的影像质量是由对比、模糊度、噪声、伪影及畸变等多种因素综合体现,其中涉及 X 线成像方法、设备的特点、操作者选用的客观与主观成像参数以及被检者的配合等。但 X 线成像的特点在于,其成像是通过被照射人体中的对比度而产生的,如果有足够的对比度,体内的组织、器官便可加以区分,因此在 X 线成像中引入造影剂,即分子影像研究中的分子探针,在人体的许多结构和器官中将感兴趣组织形成明显的人工对比,是X线成像研究的关键。

(二)CT图像特点

CT图像是由一定数目由黑到白不同灰度的像素按矩阵排列所构成,一幅CT图像形成时,首先将选定的人体感兴趣层面划分为若干个体积相同的长方体的体素(voxel),通过CT扫描和计算机处理获得的每一体素的X线衰减系数(或称吸收系数),经排列后构成数字矩阵(digital matrix),经数字-模拟转换器(digital-anolog converter)把数字矩阵中的每个数字转为由黑到白不等灰度的小方块,即像素(pixel),并按矩阵排列,最终重建出CT图像。因此,CT图像的每一像素反映的是相应体素的X线吸收系数,与X线图像所示的黑白影像相同,黑色表示低X线吸收的低密度区,白色代表X线高吸收的高密度区。

CT成像的空间分辨率虽低于X线,但CT成像的密度分辨率则很高,这是CT成像的突出优势。目前,普通CT已可分辨3Hu左右的密度差,通过窗宽、窗位的调节,微小的CT值差别便可用明显的灰度差别予以显示,因此CT可以更好地显示如脑、脊髓、纵隔、肺、肝、胆、胰以及盆部器官等,并在良好的解剖图像背景上显示出病变的影像。另外,与X线影像相比,CT成像的最大优势在于断层扫描,无组织重叠,目前正逐渐普及的多探测器扫描技术(64排以上),已使CT成像成功实现了各个扫描方向上所获数据的各向同性,由此也使CT扫描得以按任意角度重建图像,从而多角度、三维观察正常组织和病变的关系。

四、X线与CT成像在临床及分子影像中的应用

(一)X线与CT成像的临床应用

1.X线成像的临床应用　X线成像主要应用于:①牙颌面部的检查,适用于牙髓病治疗期间的反复多次X线摄像的患者,可早期检出龋齿疾病等。②胸部疾病的检查,能够将肺部的各种病变,如增殖性病灶、渗出性病灶、纤维条索、钙化、结节、空洞、肺间质改变等清晰地显示出来。能够清晰地显示出患者肋骨的骨折,气管、支气管腔内的病灶,对肺炎、肺结核、胸膜病变等能够很好地显示,同时还能够提供病变的大小、面积等数值。③腹部疾病的检查,平片

可显示胃肠道穿孔、肠胀气、结核、结石等病变,通过造影检查可以观察肾、膀胱及结肠形态和功能的变化,还可以显示消化道内息肉、肿瘤、炎症、结核病等改变。④骨关节疾病的诊断,如骨折、结核、肿瘤、炎症等。

2.普通CT成像的临床应用　普通CT成像的临床应用主要包括以下几方面:①颅脑疾病,如颅内肿瘤、脑出血、脑梗死、颅脑外伤(血肿、气脑等)、颅内感染、脑寄生虫病、脑先天性畸形、脑萎缩、脑积水及脱髓鞘病等。②头面颈部疾病,如眼眶和眼球良恶性肿瘤、耳的先天性发育异常、鼻咽喉部炎症和肿瘤及颈部肿块等。③胸部疾病,适用于诊断气道、肺、纵隔、心脏疾病等。目前CT的心脏成像主要应用于综合评价冠状动脉狭窄、冠状动脉钙化评分、冠状动脉畸形、冠状动脉支架通畅和心肌缺血等方面。多层螺旋冠状动脉CT成像对于评估重度狭窄的冠状动脉有较高的敏感性、特异性,是一种比较可靠、简便而且安全的冠状动脉病变无创检查手段。④腹部和盆腔部疾病,适用于诊断腹部及盆腔内脏器及腹膜后病变。⑤脊柱和骨关节疾病,用于诊断退行性病变、椎管狭窄、椎间盘病变、脊柱外伤、脊柱肿瘤、骨关节病变等。

3.能谱CT的临床应用　能谱CT的主要临床应用为:①去除硬化伪影,脑实质、颌面部和颈部结构精细,密度差异小,单能量CT的图像与常规CT相比,能有效减少硬化伪影、提高图像的信噪比、提高病变的检出率。②血管的显示,能谱CT单能量图像可提高血管与周围组织的对比度,更加清晰地显示病灶细小的供血动脉,给临床提供更多的支持。③利用斑块在能谱曲线中的不同表现,进一步定性钙化斑块或非钙化斑块,进行血管钙化斑块性质分析。④肺部灌注成像应用:能谱CT成像碘基图可以对肺实质含碘量进行定量测量,有效反映肺实质血流动力学变化,同时提供解剖及功能信息。⑤甲状腺功能测定。

4.显微CT的临床应用　目前,Micro CT技术主要检测骨松质和骨皮质的变化和对牙齿的根管形态改变、龋齿破坏、牙组织密度变化、牙槽骨结构和力学特性的变化等情况进行研究,另外还应用于生物材料、疾病机制、新药开发等方面的研究。

(二)X线与CT成像在分子影像中的应用

分子影像学(molecular imaging)是在活体状态下运用影像学手段显示细胞和亚细胞水平的特

定分子,获取疾病或疾病前分子水平所发生变化的影像学信息,从而实现疾病的定量、定性诊断的新兴科学。经典的传统医学影像学(X线、CT、MR、超声等)主要反应疾病中晚期病理状态下所造成的解剖学改变,而分子影像学则是通过现代医学影像学与分子生物学、生物化学等相关学科充分结合,发展各类新型的分子探针,借助各种先进的医学成像设备探查疾病过程中细胞和分子水平所发生的异常,因此分子影像可在尚未出现解剖改变的疾病早期检出异常,并可用于探索疾病的发生和发展以及药物筛选和评价药物疗效等方面,起到了连接分子生物、生物化学领域与临床医学之间的桥梁作用。

目前,虽然由于分辨率和成像原理方面的限制,制约了以X射线为基础的分子影像学研究的发展,但随着材料学和新型纳米探针技术的不断进步,以X线和CT设备为成像基础的分子影像学相关研究进展很快。例如,Miyamoto等人研究利用富勒烯结合重金属,开发新的对比剂用于X线诊断。Wyss等研究设计了一种荧光标记的E-选择素靶向含碘脂质体,进行显微CT的靶向分子成像,同时分析显微CT成像技术与共焦显微技术及活体显微技术等成像技术在细胞分辨率上的相关性,证明显微CT联合特异的分子对比剂可以检测活体新生血管壁的特异分子标记物。目前,金纳米粒子也被视为极具开发前景的X线和CT造影剂,已有众多研究者开发合成出了各种以纳米金为基础的X线类造影探针,如以金纳米粒子为造影剂的多功能星形聚合物单分子胶束已获得成功,该研究应用一步法原位还原制备稳定的金纳米粒子(GNPs),并负载抗癌药物阿霉素(DOX),成功实现了CT诊断及药物递送。近年来,钽、镧系、铋等金属作为CT造影元素也逐渐进入人们的视线,这类新型纳米CT造影剂具有更好的生物相容性和更长的循环时间,在血管和肿瘤的可视化成像中有十分明显的优势。总之,X线类纳米造影剂正处于发展的加速期,虽然多数造影剂研究仍处于较为初步的阶段,仍需进一步进行生物毒性、药代动力学和体内分布的实验评估,但可以预见,基于X线和CT设备的普遍性以及在各类疾病诊断中的应用价值和意义,随着分子探针技术的进步,未来必将成为医学分子影像学重要的发展方向。

第三节　磁共振成像

磁共振成像是医学断层成像的一种,它利用磁共振现象从人体中获得电磁信号,并重建出人体内的组织学信息。医学磁共振成像中最常用的是 ^1H 磁共振成像,氢原子是人体内数量最多的物质,正常情况下人体内的氢原子核处于无规律的进动状态,当人体进入强大均匀的磁体空间内,在外加静磁场作用下原来杂乱无章的氢原子核一齐按外磁场方向排列并继续进动,当立即停止外加磁场磁力后,人体内的氢原子将在相同组织、相同时间下回到原状态,即弛豫。当处于病理状态时,人体内病理组织的弛豫时间发生改变,通过计算机系统采集这些信号的变化,经数字重建技术转换成MRI图像。目前,磁共振已被广泛应用于各类临床疾病的诊断中,特别是基于磁共振特殊的成像原理,使磁共振在分子影像学研究中具有特殊优势。

一、磁共振成像原理

磁共振成像的成像原理区别于传统的X线和CT成像,X线和CT是根据人体不同组织对X线的吸收与透过率的不同而产生图像对比的,而磁共振成像是一种探测生物体内所含质子的磁自旋变化成像技术,以目前医用最为常见的 ^1H 磁共振成像为例,磁共振成像通过不同类型的专用线圈,探测人体内遍布全身的氢原子在外加磁场内受到射频脉冲激发产生的磁共振弛豫信号,经空间编码技术应用探测器检测及计算机数据处理转换后,将人体各组织的生理和病理形态转化为影像信息。

磁共振成像所获得的图像具有多角度、多参数、软组织分辨率高、对比度好等优点;另外,基于MRI独特的成像原理,使该成像模式具备进行功能成像的优势,因此磁共振成像既能获取器官和组织精细的解剖结构图像,又能检测活体内部分生命活动的功能,实现功能成像,如BOLD成像、灌注成像以及MRSI波谱成像等。

(一)磁共振信号的产生

磁共振的信号究其原理而言,需要满足以下三个基本条件。

1. 原子核拥有非零磁矩　自然界中的原子核内部均含有质子和中子，统称为核子，带有正电荷但具有偶数核子的许多原子核其自旋磁场相互抵消，不能产生磁共振现象。只有那些含奇数核子的原子核在自旋过程中才能产生磁矩或磁场，如 ^1H（氢）、^{13}C（碳）、^{19}F（氟）、^{31}P（磷）等。

以人体内存在最为广泛的氢原子核为例，其原子核中只含有一个质子而不含中子，最不稳定，带正电荷并可产生磁矩，有如一个小磁体，易受外加磁场的影响而发生磁共振现象。在自然状态下，氢质子有沿自身轴旋转的自旋运动（spin），小磁体自旋轴的排列无一定规律。质子距原子核中心存在一段距离，因此质子自旋就相当于正电荷在环形线圈中流动，在其周围形成磁场，称为核磁。由于人体内无数的氢原子核一直呈杂乱无章的自由运动状态，其相互间磁场互相抵消，因此人体作为整体而言是无磁性的个体。然而，当人体内的大量氢质子所形成的杂乱无章的小磁体，在强大的静磁场作用下形成总磁矩，并在射频脉冲作用下所形成的射频磁场激励下发生进动，出现弛豫现象。

2. 外部磁场 B_0　在均匀的外部主磁场中，小磁体（如氢质子）的自旋轴将按磁场磁力线的方向重新有序排列，但这种有序排列的质子并不是静止的，而是做快速的锥形旋转运动，即原子核在绕自身轴旋转的同时，还沿主磁场的方向做圆周运动，这种质子磁矩的运动被称为进动或旋进（precession）（图2-3-1），而进动的速度则用进动频率（precession frequency）表示，即每秒进动的次数。理论上，进动的频率与质子所处的外磁场场强有关，外磁场场强越强，进动频率越高。

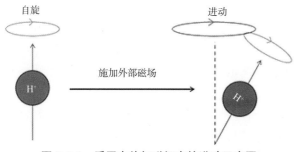

图 2-3-1　质子在外加磁场中的进动示意图

3. 强度随时间变化而变化的磁场 B_1　在主磁场状态下，用特定频率的射频脉冲（radio frequency pulse，RFP）进行激发，作为小磁体的氢原子核将吸收一定的能量而共振，即发生了磁共振现象。如果用射频波持续不断地激励恒定磁场中的质子集合，高能级的质子将不断增多，低能级的质子将不断减少，最终导致两个能级的质子数相等。这时，质子系统将不再吸收射频能量，因此也观测不到磁共振信号，这种现象称为质子系统被激励到了饱和状态。射频波的强度或射频激励功率越大，使质子系统达到饱和所用的激励时间就越短。在质子系统达到饱和状态后停止射频激励，处在高能级的质子以不产生电磁辐射的方式返回低能级，这最终导致不同能级的质子数分布恢复到原来静止时的热平衡状态。质子数在不同能级的分布由饱和值向热平衡值恢复的过程称为弛豫（relaxation），这个弛豫过程是高能态的质子向周围环境释放能量的过程。与激励过程相同，在弛豫过程中，吸收能量的氢质子必须在 Larmor 共振频率时才能将能量释放出去。每个质子周围有许多其他的原子，在热运动引起的原子间产生碰撞的相互作用中，原来在高能级（即被激励）的质子有可能将能量转移给其他原子。在固体中可将能量释放给周围环境（晶格），转化为晶格原子做热运动的动能；在液体中则转变为质子周围的分子运动的能量。晶格（lattice）源于对固体的早期研究，是指受检的原子核处于周围环境有秩序的晶体框架（晶格）中。在磁共振成像领域，将一个质子周围的原子统称为晶格，而不管是在固体组织还是液体组织中。

我们已经知道，质子处在磁场中将被磁化（magnetization）。平衡磁化强度指向 $+z$ 方向，它是纵向磁化强度 M_z 的最大值，用 M_0 表示。当质子集合受射频脉冲激励发生磁共振时，平衡状态被破坏，M_0 偏离 $+z$ 方向，纵向磁化强度 M_z 随之减少，同时出现磁化强度的横向分量 M_{xy}。停止射频脉冲的作用后，质子系统便开始弛豫，从非平衡状态向平衡状态恢复。既然磁化强度在非平衡状态下不仅有纵向分量存在，而且还有横向分量存在，那么，磁化强度恢复平衡状态的过程就不仅包括纵向分量向 M_0 恢复的过程，而且还包括横向分量向零恢复的过程。如图 2-3-2 所示，弛豫可以分为纵向弛豫（longitudinal relaxation）和横向弛豫（transverse relaxation），纵向弛豫即磁化强度的纵向分量从某个 M_z 向它的最大值 M_0 增长的过程，横向弛豫即磁化强度的横向分量从某个 M_{xy} 向它的最小值零衰减的过程（图2-3-3）。

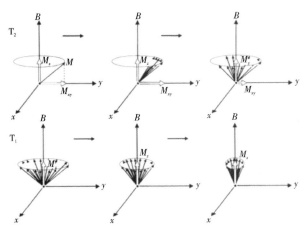

图 2-3-2　90° 激励脉冲后发生的 T₂ 纵向弛豫（自旋 - 自旋）和 T₁ 纵向弛豫（自旋 - 晶格）示意图

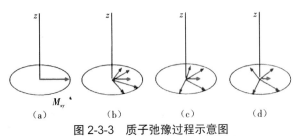

图 2-3-3　质子弛豫过程示意图

（a）射频结束瞬间，横向磁化达到最大，进动相位一致；（b）（c）内部小磁场的不均匀性使进动相位分散，横向磁化矢量逐渐减小；（d）最终相位完全分散，横向磁化矢量为零

由此，我们可知射频脉冲停止后净磁化矢量的恢复过程包括两个部分：一是纵向磁化矢量的逐渐增加（纵向弛豫），二是横向磁化矢量的衰减（横向弛豫）。由于技术原因，目前很难直接测得纵向与横向弛豫的具体时间，因此我们人为地把纵向磁化矢量由零增加到 63% 的时间称为纵向弛豫时间（T_1），把横向磁化矢量由最大衰减到 37% 的时间称为横向弛豫时间（T_2）。

不同的组织与器官的弛豫时间有显著不同，这一特点使 MRI 对软组织及器官有特殊的分辨能力。同一组织、器官的不同病理阶段上的弛豫时间也显著不同，这使得用 MRI 进行病理分期成为可能。一般来说，器官或组织的 T_1 是指其内在不同分子结构中 ^1H 核 T_1 值的平均值。在不同结构中的 ^1H 核的磁共振频率是不同的，同时 T_1 值也是不同的，以 H_2O 中的 ^1H 核的 T_1 为最长，这样当组织与器官中含水量增加时，如水肿，则该组织的 T_1 会增加。有些病灶在不同阶段含水量不同，这可以表现在 T_1 的大小，利用这一点可以对病灶做病理分期。

（二）磁共振图像的形成

磁共振成像（magnetic resonance imaging, MRI）是利用射频电磁波对置于磁场中的含有自旋不为零的原子核的物质进行激发，发生核磁共振（nuclear magnetic resonance, NMR），用感应线圈采集共振信号，经处理，按一定数学方法建立的数字图像。MRI 系统主要由三部分构成：主磁体线圈、梯度线圈、射频发射和接收线圈。主磁体线圈生成强大的稳定外磁场，MRI 检查时患者置于其中，磁场强度用符号 B_0 标示，称主磁场的磁场强度，单位为特斯拉（T），1.0 T 约等于地磁场的 20 000 倍。商业生产的临床 MR 系统的标称场强 0.2~3.0T。安装于主磁体内的三个梯度线圈分别产生能快速开关切换的梯度磁场。这些梯度线圈产生与 B_0 同向的磁场，场强分别沿 x、y、z 方向发生线性变化。梯度磁场叠加在 B_0 上，导致外磁场强度沿梯度磁场方向递增或递减。梯度磁场场强反映梯度磁场变化的大小，用毫特斯拉每米（mT/m）表示。射频发射线圈安装于梯度线圈内部即最靠近患者，产生 RF 磁场。相比其他磁场，RF 磁场的振幅最小，以兆赫级的特征频率（射频）振荡，振荡频率由 B_0 决定。射频磁场通常用 B_1 表示。静态磁场和射频磁场联合产生 MRI 信号，梯度磁场空间定位和编码，RF 接收线圈接收，再经模数转换及数学处理，生成 MR 图像。

1. 傅里叶变换　为了更好地理解 MR 图像如何产生，首先有必要知道傅里叶变换（Fourier transformation, FT）。运用 FT，信号被分解成许多个不同频率、相位和幅度的正弦波。

$$S(t)=a_0+a_1\sin(w_1t+f_1)+a_2\sin(w_2t+f_2)+\cdots$$

由此，时间域内信号的 FT 能表示成相应频率域内的一系列不同幅度的峰值。MR 成像中信号依据相位 - 频率的变化空间编码，然后通过二维 FT 解码识别整幅图像中的像素强度。

2. 层面选择　由拉莫尔方程得知共振频率正比于磁场强度。施加梯度磁场，使某方向上的磁场强度线性变化，则此方向上不同空间点自旋的共振频率不同。只有在通过选定点和梯度磁场方向垂直的平面内的质子才能共振，由此实现了层面选择，该梯度称为层面选择梯度（GS）。施加的梯度磁场的方向，称层面选择方向。发射 RF 脉冲不仅仅是单一的频率，而是由小范围的一系列频率组成，称作 RF 脉冲的发射带宽。因此，层面具有厚度。RF 脉冲带宽和梯度陡峭程度（或强度）共同决定了层面厚度。

3. 相位编码 层面选择之后，在指定时期施加相位编码梯度。质子依据沿梯度方向上不同的相对位置以不同频率旋转。当梯度使磁场增加时，质子获得更高的进动频率，然而当梯度使磁场减弱时，质子获得更低的进动频率。因此，质子根据沿梯度方向上的不同位置持续改变相对相位，这个过程称为相位编码，施加的梯度磁场方向被称为相位编码方向。由于傅里叶变换只能区分相位相差 180° 的 MR 信号，所以相位编码需反复多次进行。

4. 频率编码 相位编码之后，频率编码梯度被施加在垂直的方向上，同样造成质子沿梯度磁场方向上的相对位置以不同频率旋转。这个梯度施加时间稍长，同时信号被测量或数字采样。信号由一系列频率或带宽组成，质子磁矩的拉莫尔频率与沿着梯度磁场方向上的位置一致。这个过程称频率编码，其梯度方向称频率编码方向。

5. 脉冲序列和 K 空间 生成 MR 图像要经历 RF 脉冲的激励、梯度磁场的层面选择、相位编码、频率编码、信号的采集等环节。我们通过调整各环节的参数，就能控制图像的信号强度和对比，即组织特定的弛豫特性在图像中占据的权重。脉冲序列就是指射频脉冲、梯度磁场的施加和 MRI 信号的采集等各个环节的时序排列。两个连续 RF 激励脉冲之间的时间间隔称为重复时间，RF 激励脉冲中点到采集的回波中点的时间间隔称为回波时间。由于需要多次重复进行相位编码，即需经历多个相位编码步，所以需要多个重复时间。相位编码步数也决定了相位编码方向上的像素个数（N_p）。因此，图像的采集时间 $=TR \times N_p$。采集到的 MRI 信号是带有空间编码信息的无线电波，经模数转换填充到 K 空间，再经傅里叶变换重建出图像。K 空间由多条 K 空间线组成，空间内的每一点包含全层的信息，不是和图像点阵一一对应。对于经典自旋回波脉冲序列，每个重复时间填充一条 K 空间线。填充次序可以是顺序填充，也可以是先中间、然后周边的填充方式。K 空间的特性是其中间线条决定图像对比，周边线条决定解剖细节。

二、磁共振成像设备简介

磁共振成像基本设备、结构包括：磁体、射频、梯度磁场和计算机。主磁体（magnet）、支架（yoke）、梯度磁场线圈（gradient magnet field coil）、RF 发射线圈（transmitter coil）、接收线圈（receiver coil）、前置放大器（preamplifier）、控制面板（control panel）、扫描床（patient table）位于扫描室内，对整个扫描室进行磁屏蔽；中央控制柜（central control console，CCC）、电源分配器（power distribution）、恒温控制器（thermostatic control）、梯度放大器、射频放大器、操作台、计算机和图像处理器位于扫描室外。另外，扫描室内外的所有连接线均需要通过滤波盒（filter box）转接，防止干扰。

（一）磁体

磁体包含三种类型：永磁体、常导磁体、超导磁体。永久磁体一般场强较低，超导磁体采用超导体来实现，场强可达 9T。

1. 永磁型 主磁体为天然材料，不需消耗电能，运行费用低，但主磁体重量大。

2. 常导型 载流导线周围存在磁场，强度与导体中的电流、导线形状和磁介质性质有关。属于电磁体，又称阻抗型磁体。

3. 超导型磁体 超导体指电阻为零的导体，分为低温超导和高温超导。铌钛合金超导临界温度 9K，液氦 4.3K，液氮 63K。超导磁场强度高，但需要将线圈放入液氦中进行低温处理来形成超导环境，需要一套复杂的低温保障系统，超导磁体的价格昂贵，运行费用高。

（二）磁共振的射频线圈

磁共振成像设备采集到的射频信号很弱，极易受到来自外界噪声的干扰，因此提高图像信噪比是磁共振成像的首要任务，射频线圈作为信号接收链前端，是信噪比的决定因素之一。随着磁共振分子影像的不断发展，研究者对于高图像空间和时间分辨率的要求已越来越高，而由于分子影像信号的强度很低，易受到来自外界噪声的干扰，因此了解、甚至掌握一定基础的线圈知识，选择合适的磁共振线圈进行成像和研究，是解决磁共振敏感性和分辨率相对较低的最直接也是最简单的方法。

磁共振射频线圈的主要分类：①根据部位分类，分为头、头颈联合、体、关节等。②根据功能分类，分为发射线圈、接收线圈。③根据适用范围分类，分为容积线圈、表面线圈、体腔内线圈、相控阵线圈。④根据极化方式分类，分为线极化和圆极化（正交线圈），线圈应尽可能紧贴成像部位，以避免接收信号的不均匀。⑤根据通道数量分类，磁共振线圈可分为 4 通道、8 通道、16 通道和 32 通道线圈。一般而言,通道数越高,接收线圈单元数和数据处理单元数越多,采集速度越快,采集的数据量也越多,因此应用通道数越高的线圈其扫描速度越快,图像质量也越高。⑥根据科研用途分类,可分为患者用线圈和小动物实验用线圈,如专用小鼠线圈、大鼠线圈、兔线圈等,此类线圈一边孔径较小,适合于专用体型动物的 MRI 扫描,有助于提高信噪比和成像质量(图2-3-4)。

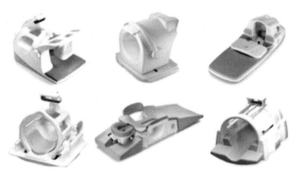

图 2-3-4　美国 GE 公司生产的各种磁共振专用线圈

(三)磁共振设备的发射通道

磁共振的发射通道主要包括以下设备:①频率合成器,合成中心频率;②发射混频器,产生射频带宽;③发射调制器,调制射频脉冲形状,如函数;④功率放大器,可达 10kW;⑤发射控制器,控制脉冲宽度。

(四)磁共振设备的接收通道

磁共振的接收通道主要包括:①前置放大器(大的倍数,小的噪声);②混频器;③相敏检波器(采用硬件的方法区分频率和相位编码);④低频放大与低通滤波;⑤A/D 转换器。

(五)磁共振的计算机系统

磁共振的计算机系统可分为磁共振信号处理主机、操作主机和工作站主机三部分,其中负责信号处理部分的计算机系统功能主要包括:梯度磁场的控制、射频脉冲的控制、图像重建以及图像显示。操作主机主要通过操作界面直接实现人机交流,控制磁共振设备的扫描。工作站主机则主要通过强大的软件功能实现数据的重建、后处理和胶片照相等。

三、磁共振常用成像序列

影响磁共振信号强度的因素是多种多样的,如组织的质子密度、T_1 值、T_2 值、化学位移、液体流动、水分子扩散运动等都影响其信号强度。磁共振成像操作中,为突出某一具体感兴趣的成像因素,需通过调整磁共振成像参数来确定何种因素对于组织的信号强度及图像的对比起决定性作用。这些可被调整的成像参数主要包括:射频脉冲、梯度场及信号采集时刻。射频脉冲的调整包括带宽(频率范围)、幅度(强度)、何时施加及持续时间等。梯度场的调整包括梯度场施加方向、梯度场场强、何时施加及持续时间等。总体上,这种对射频脉冲、梯度场和信号采集时刻等相关参数的设置及其在时序上的排列称为 MRI 的脉冲序列(pulse sequence)。由于 MR 成像可调整的参数很多,对某一参数进行不同的调整将得到不同成像效果,这就使得 MR 成像脉冲序列变得非常复杂,同时磁共振成像研究者也设计出种类繁多的各种成像脉冲序列,供扫描具体应用中根据不同的需要进行选择。而对于磁共振分子影像而言,一般常规用到的多是较为经典的磁共振成像序列,因此了解各种常规磁共振成像序列,才能在具体研究中合理选择脉冲序列,并正确调整成像参数。

常规磁共振成像序列一般是指已在磁共振成像中普遍认可并使用的非杂合序列,与其他成像方法相比,这类序列具有受其他因素干扰小、成像重复性好、图像质量高等优点,较适用于分子影像研究的应用。近年来,随着多层面、多回波和小角度激励等技术的逐渐成熟,常规成像序列的扫描速度已经大大提高。由于磁共振成像序列较多,下面主要介绍分子成像中最为经典的 4 个成像序列:自旋回波(SE)序列、反转恢复(IR)序列、梯度回波(GRE)序列和平面回波成像(EPI)序列。

1. 自旋回波(SE)和快速自旋回波(FSE)序列

1)自旋回波序列:自旋回波(spin echo,SE)脉冲序列是指以 90° 射频脉冲开始,后续以 180° 相位重聚脉冲,以获得有用信号的脉冲序列。SE 序列是目前临床磁共振成像中最基本、最常用的脉冲序列。一般来说,SE 序列的执行过程可分为激发、编码、相位重聚和信号读出四个阶段。利用自旋回波的 180° 恢复脉冲可以有效地补偿磁场非均匀性对弛豫时间的影响。在实际工作中,自旋回波技术正是为克服磁场不均匀性而发展起来的,其特点主要包括:①图像信噪比高,组织对比良好;②序列结构简单,信号变化容易解释;③对磁场不均匀敏感性低,没有明显磁化率伪影;④采集时间长,容易产生运动伪影,难以进行动态增强。目前在磁共振分子影像研究中,自旋回波序列主要被用于进行分子探针自身的高分辨率成像以及 T_1 和 T_2 弛豫率测量。

根据 SE 序列中 TR、TE 时间的改变，能反映组织的 T_1WI、T_2WI 和质子密度 3 个物理特征。

（1）质子密度 N（H）加权像：参数选择长 TR（1 500~2 500ms）、短 TE（15~30ms）。采集的回波信号幅度与主要质子密度有关，因而这种图像称为质子密度加权像。

（2）T_2 加权像：参数选择长 TR（1 500~2 500ms）、长 TE（90~120ms）。采集的回波信号幅度主要反映各组织的 T_2 弛豫差别，因而这种图像称为 T_2 加权像。

（3）T_1 加权像：参数选择短 TR（500ms 左右）、短 TE（15~30ms）。采集的回波信号幅度主要反映各组织的 T_1 弛豫差别，因而这种图像称为 T_1 加权像。

2）快速自旋回波序列：快速自旋回波（fast spin echo，FSE）序列，即该自旋回波序列通过一次 90° 激励脉冲激发后利用多个（2 个以上）180° 复相脉冲产生多个自旋回波，每个回波的相位编码不同，填充 K 空间的不同位置。目前，不同厂家的 MRI 设备该序列有不同的名称，GE 公司称之为 FSE，西门子公司和飞利浦公司称之为 TSE(turbo spin echo)。快速自旋回波序列的特点主要包括：①快速成像，FSE 序列的采集时间随 ETL 的延长而成比例缩短；②回波链中每个回波信号 TE 不同，FSE 序列的 T_2 对比 SE 序列下降，ETL 越长，对图像对比的影响越大；③回波链中每个回波信号强度不同，在傅里叶转换中发生对位错误，导致图像模糊；④脂肪组织信号强度增高；⑤对磁场不均匀性不敏感；⑥能量沉积增加。ETL 越长，ES 越小，越明显。目前 FSE 序列在主要临床应用中已几乎完全取代了传统的 SE 系列，磁共振分子影像也已在活体动物成像中大量应用。

2. 反转恢复（IR）脉冲序列　反转恢复 (inversion recovery，IR) 脉冲序列是在 180° 射频脉冲的激励下，使层面的宏观磁化矢量翻转至主磁场 B_0 的反方向，并在其弛豫过程中施以 90° 射频脉冲，从而检测 MK 信号的脉冲序列。IR 序列可以测得组织的 T_1WI 和质子加权像，且对分辨组织的 T_1 值极为敏感。另外，选择适当的 T_1 时间还可以获得良好的液体抑制和脂肪抑制图像，短反转时间的反转恢复 (short T_1 inversion recovery，STIR) 主要用于 T_2WI 的脂肪抑制；液体抑制反转恢复 (fluid attenuated inversion recovery，FLAIR) 可以有效地抑制自由水的信号。反转恢复脉冲序列的主要特点是可显著增加 T_1 的对比度和可选择性抑制 T_1 值的组织信号，但相对

扫描时间较长，而且信噪比较 SE 序列降低。

3. 梯度回波（GRE）脉冲序列　梯度回波脉冲序列是目前快速扫描序列中最为成熟的方法。它不仅使扫描时间明显缩短，而且空间分辨率和信噪比均无明显下降。梯度回波技术的产生主要依赖以下两点：一是小角度激励，二是扰相梯度的引入。小角度激励指采用小于 90° 的小翻转角，将部分磁化矢量翻转到横断面内。因此，只要很短的时间就可以让纵向磁化矢量完全恢复，然后在进行下一次激发。此外，扰相梯度取代了 180° 恢复脉冲，不仅有利于使用短 TR 实施扫描，更重要的是它有效地减少了受检者的射频能量沉积。通过 GRE 序列可以获得 T_1WI、重 T_2 加权像及质子密度像，但不能获得纯的 T_2 图像。梯度回波序列作为最早应用的快速成像序列具有小角度激发、成像速度快等优点，但值得注意的是 GRE 序列由于无法剔除主磁场的不均匀因素，所获的加权像是 T_2 弛豫信号，另外在小角度激发获取更高扫描速度的同时，也一定程度上降低了 GRE 序列图像的信噪比，且对磁场不均匀性更为敏感，血流常呈高信号。

4. 平面回波成像（EPI）序列　平面回波成像（echo planar imaging，EPI）序列是梯度回波序列的一种特殊形式，GRE 通常在一次射频脉冲激发后，利用读出梯度场的一次正反向切换产生一个梯度回波，EPI 则为连续正反向切换，产生多个梯度回波组成的梯度回波链。EPI 利用快速反向梯度在单个弛豫时间（relaxation time，TR）内产生一系列梯度回波并对其分别相位编码，填充到相应的 K 空间内，实现断面成像。目前 EPI 作为最快的 MR 信号采集方式，利用单次激发 EPI 序列可在数十秒内完成一幅图像的采集。同时，EPI 序列还可广泛结合其他序列技术并应用不同的预脉冲获得不同程度 T_1、T_2 对比。平面回波序列成像的优点十分突出，EPI 是目前 MR 成像最快的序列，可达亚秒级，同时也是许多磁共振特殊成像技术如 DWI 序列、DTI 序列和 BOLD 序列的基础，但该序列的缺点是伪影多，信噪比差，对磁场不均匀性极为敏感。

四、磁共振的成像特点

（一）磁共振成像的优势

（1）多参数、多角度成像：MRI 是多参数成像，其成像参数主要包括 T_1、T_2 和质子密度（proton density，PD）等。MR 成像的重要优势之一是其优良的软组

织对比。若使用长 TE,则组织 T_2 值的内在差异将会体现。长 T_2 的组织(如水)横向磁化需要更长的时间衰减,故信号将会比短 T_2 的组织(如脂肪)大,图像上信号表现为更明亮。同样,TR 控制 T_1 对比。若使用短 TR,则由于长 T_1 的组织(如水)和短 T_1 的组织(如脂肪)相比较,磁化回到均衡态需要的时间更长,所以图像上信号表现更暗。当选择 TR 和 TE 最小化 T_1 和 T_2 对比时,即选择长 TR 和短 TE 时,信号对比仅仅取决于给定组织内的自旋数量(密度),因此这种图像称为质子密度加权。

在 MRI 检查中,可分别获取同一解剖部位或层面的 T_1WI、T_2WI、PDWI 等多种图像,从而有利于显示正常组织与病变组织。在其他各种成像模式中(CT、B 超等),均只能通过同一参数获取一种图像信息,即获得单一模式的影像学信息图像,而在磁共振图像中,即使两种组织的 T_1WI 没有差别,我们还可以通过 T_2WI、PDWI 或 DWI 多参数扫描结果,来明确区分两者间的信号差别,这是其他成像方法无以比拟的优势。同时,MRI 成像可通过 G_x、G_y 和 G_z 三个梯度或三者的任意组合来确定层面,即实现了所谓的选择性激励。在进行标准横轴位、矢状位或冠状位成像时,上述梯度场之一将被首先确定为选层梯度,其余两者则分别进行相位编码和频率编码后提供信号的位置信息,进而通过以上两个的梯度共同实现任意层面的扫描,精确获取人体轴位、冠状面、矢状面及任何方向断面的图像,因此磁共振成像更有利于人体正常结构的显示与病变的定位,更有利于准确显示病变的相关特征性表现。

图 2-3-5 为不同参数、不同位置的磁共振加权成像,显示了前列腺本身、周围组织以及髂骨等不同的形态、信号和位置信息。

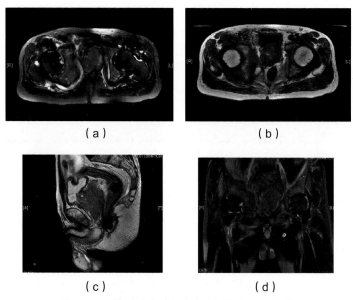

（a）　　　　　　　　　　　（b）

（c）　　　　　　　　　　　（d）

图 2-3-5　前列腺癌的多参数、多角度 MRI 成像
（a）轴位加权成像;（b）轴位下加权成像;（c）矢状位 T_2 加权成像;（d）冠状位脂肪抑制 T_2 加权成像

（2）高软组织分辨力成像:人体含有占体重 70% 以上的水。这些水中的氢核是磁共振信号的主要来源,其余信号来自脂肪、蛋白质和其他化合物中的氢质子,因此磁共振成像对于软组织的显示能力明显高于其他成像方法。在具体应用发面,MRI 成像是目前公认的对中枢神经系统解剖结构显示和绝大多数中枢神经系统疾病诊断的最佳成像选择。目前,MRI 可近似还原真实解剖图谱的影像分辨力,显示中枢系统解剖细节,并能很好地区分脑的灰质、白质、脑神经核团、颅椎结合部、椎管及脊髓等。另外,通过选用适当的扫描脉冲序列,MRI 还可使肌肉、肌腱、韧带、筋膜平面、骨髓、关节软骨、半月板、椎间盘和皮下脂肪等清晰地显像。同时,MRI 对纵隔、肝脏、前列腺、子宫等正常结构的显示和疾病的诊断也具有较为明显的优势。

（3）无需造影剂的血管成像——血管流空效应:根据磁共振成像原理,氢质子在接受 MRI 设备给出的激励脉冲后在静磁场中将逐渐恢复到激发前的质子状态，MRI 设备通过检测并转换这些人体内氢质子产生的信号变化，获得不同信号加权的磁共振图像。由于血液是流动的，尤其是心血管、主要动静脉中血液流动迅速，故吸收了激励脉冲信号的血液快速地流出 MRI 成像原来所设定的范围，因此无法采集到该部位血管内的磁共振信号，故在 T_1WI 或 T_2WI 中均呈无信号或极低信号，此现象被称为磁共振流空（flowing void）效应。采用这种磁共振技术进行血管成像的磁共振序列被称为流体的时飞（time of flight，TOF）效应和相位对比（phase contrast，PC）敏感性，在此基础上开发出的磁共振血管造影被称为 MRA（magnetic resonance angiography）成像，同 DSA、CT 血管成像等传统的血管造影方法相比，MRA 最大的优点在于无创伤且不需要注射造影剂。目前，随着 MRI 设备性能的飞速提升及计算机软件的不断更新，通过最新开发的新型序列，MRA 已可获得越来越清晰的血管成像。

（4）无电离辐射、无骨伪影：目前，磁共振成像已被证实为一种较为安全、无辐射的成像方式，这也是 MRI 能够迅速发展和被人们广为接受的主要原因之一。人体在一定的场强及场强变化率范围之内，静磁场和线性梯度场不会引起机体的异常反应。另外，磁共振所发射的射频脉冲为短波或超短波段的电磁波，波长在 1 米以上（小于 300MHz），因而无电离辐射损伤，即使该射频脉冲超过了一定的范围，其副作用引起人体的生物效应主要是发热，且引起的人体整体温度上升很小。另外，各种投射性成像技术如 X 线和 CT 成像，往往由于气体和骨骼的重叠而形成相关的伪影，给某些部位病变的诊断带来困难，如头颅 CT 扫描时，后颅凹的骨质经常带来难以避免的骨伪影，影响正常结构的观察，而 MRI 则由于成像原理的不同，无此类骨伪影的存在，因此在此类特殊结构的成像显示上 MRI 具有较为明显的优势。

（5）MRI 在分子成像研究中的优势：任何生物组织在发生结构变化之前，首先要经过复杂的化学变化，然后才发生功能的改变和组织学异常。由于 MRI 成像中 T_1 和 T_2 弛豫时间及其加权像本身即反映的是质子群周围的化学环境，即生理和生化信息的空间分布，因此从理论而言，MRI 的出现使疾病的诊断深入到分子生物学和组织学的水平；另一方面，MRS 是目前唯一能对人体的组织代谢、生化环境及化合物进行定量分析的无创伤性方法。MRS

通过检测组织内化学位移的变化实现成像，是一种非常有潜力的活体生化分析方法，它的应用有助于将对组织结构改变的观察与代谢功能的研究结合起来。

上述磁共振成像的特点从原理上明确了 MRI 成像用于分子影像学研究的潜力。

（二）磁共振成像的局限

（1）成像速度较慢：MRI 成像速度较慢是限制磁共振成像发展的主要问题之一，由于成像速度慢，使 MRI 检查的适应证大为减少，例如它不适合于运动性器官的检查和危重病人的检查等，并切对于躁动、丧失自制能力以及儿科患者，也是难以获得满意的图像。因此，自 MRI 出现以来，人们一直致力于成像速度的提高。MRI 的成像时间可分为扫描时间和图像重建时间两部分。目前，随着计算机运行速度大幅提高，每幅图像的重建时间已缩短至毫秒数量级，因而成像速度主要受扫描时间的限制，但扫描时间往往决定了磁共振成像的影像质量，因此如何进一步提升磁共振的扫描速度，是目前 MRI 发展中仍待解决的问题。

（2）对钙化灶和骨皮质病灶显示欠佳：钙化灶在发现病变和定性诊断方面均有一定作用，但磁共振图像上钙化通常却表现为低信号。另外，由于骨质中氢质子（或水）的含量较低，骨的磁共振信号就比较弱，使得骨皮质病变不能充分显影，对骨细节的观察也比较困难。因此，造成了 MRI 在某些疾病特殊征象的显示上存在一定不足。

（3）图像易受多种伪影影响：无骨伪影是 MRI 的优点之一，但其他伪影可严重干扰图像质量。MRI 的伪影主要来自设备、运动和金属异物三方面，常见的有化学位移伪影、卷褶（包绕）伪影、截断伪影、非自主性（生理性）运动伪影、自主性运动伪影、流动伪影、静电伪影、非铁磁性金属伪影和铁磁性金属伪影等。目前，上述大多数伪影虽然已被克服，但 MRI 成像在进一步消除呼吸运动伪影和腹部成像伪影方面仍有待提高。

（4）禁忌证和受影响因素较多：目前主流磁共振设备一般具有 1.5T 或 3.0T 的磁场强度，在此超高的磁场环境下，有可能引起心脏起搏器失灵以及人体内各种金属性植入物的移位，同时在激励电磁波作用下，体内的金属还会因为发热而造成伤害。另一方面，由于磁共振成像对磁场均匀性和患者自身配合要求较高，成像质量容易受到一些非可控因素的影响。

（5）磁共振成像在分子影像学研究的局限：磁共振成像虽是一种极具发展潜力的分子成像方法，但其在用于分子影像学研究时，同样具有较为明显的局限性。磁共振分子成像的主要技术缺陷在于其成像的敏感性偏低，一般 MRI 仅能检测到组织中 10^{-4}mol/L 含量的顺磁性成分，而 SPECT 和 PET 则能检测含量低至 10^{-10}mol/L 造影剂水平。因此，开发高分辨率高、高弛豫率的磁共振分子探针，对 MRI 的分子影像学研究和发展具有极为重要的意义。

五、磁共振的特殊应用和功能成像

磁共振成像的临床应用丰富，加之不同成像序列的使用，使磁共振几乎可应用于各种疾病的临床诊断中，相关影像学专著已有详细论述，以下主要介绍磁共振成像较具特色的特殊应用和磁共振功能成像。

1. MRI 对比剂的应用

（1）非组织特异性 MRI 对比剂：主要指 Gd 类小分子细胞外间隙非组织特异性 MRI 对比剂。Gd 类小分子细胞外间隙非组织特异性对比剂是一类含金属钆（Gd）的 MRI 对比剂，简称钆对比剂（gadolinium based contrast agent, GBCA），是目前临床上最常用的 MRI 对比剂。GBCA 具有很强的顺磁性、良好的耐受性及稳定性，且毒性较小。静脉注射后该类对比剂迅速沿血液循环分布于人体组织细胞外间隙而不进入人体细胞，使组织产生 T_1 缩短效应，T_1 缩短的程度与组织的固有 T_1 值及组织中的 GBCA 浓度成正比。

（2）组织器官特异性对比剂：血液中直径在 30~5 000nm 的颗粒主要经网状内皮系统的吞噬细胞清除，这些吞噬细胞分布于肝脏、脾脏、骨髓和淋巴结内，在肝脏内起作用的主要是网状内皮细胞和 Kupffer 吞噬细胞。具有正常吞噬功能的网状内皮系统只存在于正常的肝实质内，而在肝内病灶的组织中则没有或极少，肝腺瘤、局灶性结节增生等良性病变内通常含有一定数目的 Kupffer 细胞，肝脏恶性病变，如转移性肝癌、胆管细胞性肝癌则不含 Kupffer 细胞，绝大多数的肝细胞癌内没有 Kupffer 细胞，但某些分化程度较高的 HCC 偶尔有具有吞噬功能的吞噬细胞。上述为网状内皮靶向 MR 对比剂在肝内呈现选择性生物分布的基础。超顺磁性氧化铁粒子类磁共振对比剂（super paramagnetic iron oxide particles, SPIO）直径为 40~400nm，表面有葡聚糖包裹，是一种网状内皮系统靶向性 T_2 对比剂，静脉注射后该类对比剂进入肝脏及脾脏的网状内皮细胞，产生短 T_2 缩短效应。正常肝脏存在 Kupffer 细胞，可摄取对比剂在 MRI 上呈现低信号，肿瘤内一般无或含少量 Kupffer 细胞，注入对比剂后信号降低不显著，相对于正常肝实质呈高信号，达到增加肿瘤与肝实质间的对比度、提高肝脏肿瘤检出率的目的。

2. 磁共振水成像　磁共振水成像主要是利用水的长 T_2 特性，体内静态或缓慢流动的液体的 T_2 值远远大于其他组织，采用 T_2 权重很重的重 T_2 序列（选择很长的 TE），其他组织的横向磁化矢量几乎完全衰减，信号强度很低甚至几乎没有信号，而水仍保持较大的横向磁化矢量，使含水器官显影。此技术对流速慢或停滞的液体（如脑脊液、胆汁、胃肠液、尿液）非常灵敏，呈高信号，实质性器官和流动液体呈低信号，将原始图像采用最大强度投影法（MIP）重建，可以得到类似于注射造影剂或行静脉肾盂造影一样的影像，临床上常用于磁共振胰胆管成像（MR cholangiopancreatography, MRCP）、磁共振脊髓成像（MR myelography, MRM）、磁共振泌尿系成像（MR urography, MRU）、磁共振内耳成像、磁共振涎腺管成像、磁共振输卵管成像等。磁共振水成像具有安全无创、不需对比剂、不受操作者技术影响等优点，但水成像一般不作为单独检查，多与常规 MR 图像相结合；需要注意的是水成像是计算机重建图像，应用水成像诊断疾病时，必须注重原始图像的观察，另外，由于水成像容易出现伪影，需重视假阳性病灶的诊断。

3. 磁共振波谱　磁共振波谱（magnetic resonance spectroscopy imaging, MRS）是在化学位移成像基础上发展起来的新型磁共振功能成像方法。处于相同外加磁场作用下的样品中，存在有不同化学环境的同一种原子核时，由于它们受磁屏蔽的程度不同，它们将具有不同的共振频率。如在 MRS 中，水、NAA（N- 乙酰天门冬氨酸）、Cr（肌酸）、Cho（胆碱）、脂肪的共振峰位置不同，这种现象称为化学位移（chemical shift），即因为质子所处的化学环境不同，也就是核外电子云密度不同和所受屏蔽作用的不同，而引起相同质子在磁共振波谱中吸收信号位置的不同。随着化学环境的不同，同种核的共振频率仅产生非常微小的差别（通常在百万分之十以内），但这种微小的差别却使人们有可能从磁共振波谱中得出有关的分子结构信息。

在正常组织中，代谢物以特定的浓度存在，当组织发生病变时，代谢物浓度会发生改变。磁共振成像主要是对水和脂肪中的氢质子共振峰进行测量和脂肪中的氢质子共振峰进行测量，在 1.5T 场强下水和脂肪共振频率相差 220Hz（化学位移），但是在这两个峰之间还有多种浓度较低代谢物所形成的共振峰，如 NAA、Cr、Cho 等，这些代谢物的浓度与水和脂肪相比非常低。MRS 需要通过匀场抑制水和脂肪的共振峰，才能使这些微弱的共振峰群得以显示。

与提供组织结构信息的磁共振成像不同，磁共振波谱主要利用不同化学环境下原子核的化学位移作用来检测活体组织内代谢物的含量，现在已实现的可用于 MRS 检测的核素有 ^1H、^{13}C、^{19}F、^{23}Na、^{31}P。自 20 世纪 70 年代中期 MRS 技术出现以来就被应用于研究活体组织器官的代谢物变化，近年来随着 MRS 技术的迅速发展和美国 FDA 对 MRS 技术的认可，MRS 已从实验室研究转入临床应用阶段，由于磁共振波谱可反映活体病理生理中出现的代谢物变化，因此，对某些疾病的早期诊断、鉴别诊断以及疗效的评价有重要的意义，目前已成为一种重要的无创性辅助检查技术。

4. 弥散加权成像 1950 年 Hahn 首先提出了弥散对 MRI 信号强度的影响。之后，Carr 和 Purcell 等以自旋回波（spin echo，SE）序列为基础测得了水的弥散系数（diffusion coefficient），Woessner 将此方式扩展到利用受激回波（stimulated echo，STE）序列的测量。1965 年 Steiskal 和 Tanner 介绍了双极脉冲梯度法，首次引入脉冲梯度（弥散敏化梯度）替代恒定梯度进行弥散敏化，成为以后弥散加权成像（diffusion weighted imaging，DWI）序列开发与应用的基础。1986 年，Le Bihan 等首次将 DWI 用于生物组织中体素内非相干性运动（intra voxel incoherent motion，IVIM）的测量，开辟了将 DWI 应用于活体组织的先河，首次将 DWI 应用于脑部疾病的研究。

DWI 的成像原理与组织对水分子运动的影响有关。在均匀介质中，任何方向的弥散系数都相等，称为各向同性弥散（isotropic diffusion)，即弥散不受方向的限制。事实上，由于人体各组织结构的不同，水分子的扩散运动不可能在所有方向上受到的限制

相同。如果同一介质在三个弥散梯度方向（相位、层面和读出方向）上呈现不同的弥散运动，引起不同的信号表现，称为各向异性弥散（anisotropic diffusion）。DWI 技术即是利用人体不同组织内水分子扩散运动的异同而进行成像的一种新型的 MRI 检查技术。

在常规 MRI 检查中，施加射频脉冲后体素内质子的相位一致，而射频脉冲关闭后，由于组织的 T_2 弛豫和主磁场不均匀将造成质子逐渐失相位，从而造成宏观横向磁化矢量的衰减。在此基础上，DWI 还需在某个方向上施加一个扩散梯度场，人为在该方向上制造磁场不均匀，造成体素内质子群失相位，然后再施加一个强度与持续时间完全相同的反向扩散梯度场，则会出现如下情况：在该方向上没有位移的质子不会受两次梯度场强的影响而失相位，而移动的质子因两次梯度场引起的相位变化不能相互抵消，失相位信号衰减。体素中水分子都存在一定程度的扩散运动，其方向是随机的，而在扩散梯度场方向上的扩散运动将造成体素信号的衰减，水分子在敏感梯度场方向上扩散越自由，则在扩散梯度场施加期间扩散距离越大，经历的磁场变化也越大，组织信号衰减越明显。DWI 通过测量施加扩散敏感梯度场前后组织发生的信号强度变化，来检测组织中水分子扩散状态（自由度及方向），后者可间接反映组织微观结构特点及其变化。

影响 DWI 上组织信号强度衰减的主要因素包括：①扩散敏感梯度场的强度，强度越大组织信号衰减越明显；②扩散敏感梯度场持续的时间，时间越长组织信号衰减越明显；③两个扩散敏感梯度场的间隔时间，间隔时间越长，组织信号衰减越明显；④组织中水分子的扩散自由度，在扩散敏感梯度场施加方向上水分子扩散越自由，组织信号衰减越明显。

DWI 是具有方向性的，具体是指 DWI 是反映扩散敏感梯度场方向上的扩散运动，为了全面反映组织在各方向上的水分子扩散情况，需要在多个方向上施加扩散敏感梯度场。如果在多个方向（6 个以上方向）分别施加扩散敏感梯度场，则可对每个体素水分子扩散的各向异性做出较为准确的检测，这种 MRI 技术称为扩散张量成像（diffusion tensor imaging，DTI）。利用 DTI 技术可以很好地反映白质纤维束走向，对于脑科学的研究将发挥很大的作用。

DWI 在临床上主要用于超早期脑缺血诊断：急

性脑缺血缺氧造成的主要是细胞毒性水肿,在 DWI 上表现为高信号,与常规 SE 序列相比,能更早地发现梗死区的信号异常。需要注意的是有些脑组织病变在 DWI 上也表现为高信号,如多发硬化的活动病灶、部分肿瘤、血肿、脓肿等。其他脏器也可行 DWI 检查,但目前在这些方面的经验还不多,需要进一步研究。利用 DTI 技术进行的脑白质束成像不仅可用于脑科学的研究,在临床上也能提供一些有价值的信息,如肿瘤对周围白质束的影响、术前提示手术时应该避免损伤的重要白质纤维束等。

5. 磁共振血流灌注成像　磁共振血流灌注成像(perfusion weighted imaging, PWI)是通过观察脑微血管分布和血流灌注情况,反映脑组织生理和病理情况下的血流动力学改变的一种方法,对脑梗死半暗带的评估已显示出了良好的效果,并已推广应用于肝、肺、肾及心脏等器官的检查,显示出了它的应用前景。

脑灌注是指在稳态下,血液中的营养成分和氧释放进入每单位体积的脑组织内的过程,灌注定义为单位时间内通过指定组织的血容积。脑 MR 灌注成像是通过磁共振方法来反映和测量不同的脑血流动力学指标,如脑血流容积(cerebral blood volume, CBV)、脑血流量(cerebral blood flow, CBF)、对比剂首过的平均通过时间(mean transit time, MTT)和到达峰值时间(time to peak, TTP)等来达到无创性测量脑灌注的最新技术。目前广泛应用于临床的是对比剂首过成像法,其基本原理是:非弥散性对比剂,包括顺磁性和超顺磁性(铁磁性)对比剂,经团注快速注入血流,通过组织微循环时可引起局部血流的 T_1、T_2 值缩短(弛豫率效应)或 T_2^* 值缩短(磁化率效应),致局灶性信号强度发生变化,从而获得组织的时间信号强度曲线。由于在一定的浓度范围内,组织中对比剂的浓度变化与该组织的 T_1 或 T_2^* 的变化率(ΔR_1 或 ΔR_2^*)呈线性关系,因此所得的信号强度时间曲线可衍变成浓度-时间曲线,并可通过拟合 γ 函数消除对比剂的再循环和漏出效应对血流灌注定量的影响,进一步确定组织的血流动力学参数,弛豫率效应和磁化率效应可同时发生,具体取决于所采用的脉冲序列和对比剂类型,利用磁化率效应(T_2^*)的灌注成像相对于弛豫率方法更加有用,因为内在磁场梯度的作用可以超出血管壁,当对比剂通过时更多的水分子受到影响,导致更大的效应。

6.MR 定量研究技术　临床上直接采集的是各种参数的加权像,对各种疾病的诊断在很大程度上依赖于 MR 医生的经验。由于各个参数加权的权重不同,权重随诸多因素而变,有时是混合加权。如果能做出纯的参数像,比如纯 T_1-map、T_2-map 等,就能够对疾病进行定量研究。

(1)T_2 和 T_2-map:T_2-map 成像一般采用多层面多回波自旋回波序列,通过测量不同回波时间的 MR 信号强度并计算得出值,再通过后处理软件形成伪彩图(T_2 图),对感兴趣区测量得出组织的 T_2 值,用 T_2 图计算每个体素的 T_2,从而达到定量评价组织结构的目的。

T_2-map 成像是通过测量磁共振 T_2 弛豫时间来定量分析感兴趣区内组织成分的变化,在分子成像研究中,结合分子探针的应用,为在分子水平检测 DNA、蛋白质等亚细胞成分的微量变化提供了有效的测量方法。

纯物理参数图像都是用一系列加权像通过一定算法计算出来的,确定 T_2 的主要方法是自旋回波(SE)、自旋多回波、快速自旋回波(FSE)。

(2)T_1 和 T_1-map:确定 T_1 的主要方法是反向恢复(IR)和饱和恢复(SR)以及 LL 方法,也有人用梯度回波(SPGR 和 SSFP)采集同时确定 T_1 和 T_2。除上述采集方法外,已提出许多采集方法以确定一个单参数,如超快 FLASH、反向预备的 EPI 和受激回波成像等。由采集到的数据计算出纯参数 map 的算法多种多样,这依赖于所用的采集序列。一般说 SE 和 FSE 只适合于做 ρ- 加权像、T_2- 加权像;IR 适合于做 T_1 加权像。

自旋回波脉冲序列的像元素信号强度表达为:
$$S(TE, TR)=\rho[(1-2e^{TR-TE/2T_1})+e^{TR/T_1}]e^{-TE/T_2} \quad (1)$$

体元信号是弛豫时间 T_1、T_2 和质子自旋密度 ρ 三个权重因子的乘积,操作中可控制的参数是回波时间 TE 和重复时间 TR。式中 ρ 代表单位体积内有效氢核数目。对于大部分成像应用,在 TR>TE 条件下,上式可近似为:
$$S(TE,TR)\approx\rho(1-e^{-TR/T_1})e^{-TE/T_2} \quad (2)$$

若根据上式计算出纯粹的 T_2 图像,可利用长 TR 条件把上式进一步化简为:
$$S=-\rho e^{-TE/T_2} \quad (3)$$

这样,只要做两幅图像 $S_0(TE_0)$ 和 $S_n(TE_n)$,利用两幅图像相除后取对数,就得到 T_2 的计算公式:

$$T_2(x,y,z)=(TE_n-TE_0)/\ln(S_0/S_n) \quad (4)$$

由于存在噪声,只用两幅图像数据计算 T_2 图像不会有很高的精度,需要调变 TE 做出一系列加权图像,然后利用线性回归方法得到 T_2-map。根据(3)式,通过调变 TE 得到的两幅图像分别为 S_1 和 S_2。

两式相除,得 $TE_1/TE_2=(\ln\rho-\ln S_1)/(\ln\rho-\ln S_2)$,由此式解出 ρ 的计算公式:

$$\rho=e^{(TE_2\ln S_1-TE_1\ln S_2)/TE_2-TE_1} \quad (5)$$

同样也需要调变 TE 得到一系列加权图像,然后用最小二乘法线性拟合得到 ρ 图像。求得 ρ 和 T_2-map 之后,再根据(2)式,可推演出 T_1 的计算公式如下: $T_1(x,y,z)=-TR/\ln(1-Se^{TEP/T_2})$

仍然利用线性回归方法,将一系列数据处理后得到 T_1-map。在合理的设计条件下,采集一个系列的加权图像,运用上面计算公式和线性回归方法,可以计算出 T_1-map、T_2-map 和 ρ-map。

利用 T_1 和 T_2 的严格特性,可允许对较大组织进行辨别、分割和分类,从而提高疾病的检测和监视水平。在临床研究中,对基于体元的 ρ、T_1 和 T_2 的绝对测定也是有用的,比如内流灌注研究、动态对比剂研究、癫痫的诊断以及确定帕金森病的严重程度等。具体说,测量对比剂团注通过引起的 T_2 变化可用来评价脑灌注。定量 T_2-map 还可用来诊断前列腺疾病和宫颈癌。有些应用则要求准确确定 T_1,例如定量对比剂动态研究、凝胶 T_1 的体积测量等,以实现三维放射剂量的准确测定。

7. 功能性磁共振成像 功能性磁共振成像(functional magnetic resonance imaging, fMRI)是一种新兴的神经影像学方式,目前主要是运用在研究人及动物的脑或脊髓。fMRI 的原理是利用磁共振造影来测量神经元活动所引发的血液动力改变。由于 fMRI 的非侵入性、没有辐射暴露问题,从 20 世纪 90 年代开始应用于脑部功能定位领域,并逐渐成为极具发展前景的成像方法。

(1)BOLD 技术的产生:在 Ogawa 和 Turner 对实验动物的研究中,首次提出了只需改变血的氧合状态即可得到与对比剂在血管周围扩散的 MRI 图像改变相类似的结果,产生该实验结果的原因是由于脱氧血红蛋白(deoxyhemoglobin)比氧合血红蛋白(oxyhemoglobin)更具有顺磁性,因此其本身具备和组织一样的磁敏感性,可看作天然的对比剂。当影响大脑状态的氧摄取和血流之间产生不平衡,采用对磁场不均匀性敏感的 MR 成像序列,可在脑皮层血管周围得到 MRI 信号的变化。根据此原理,血氧合度依赖的对比(blood oxygenation level dependent contrast, BOLD contrast)被提出,该对比可在没有对比剂和放射剂的条件下进行人脑功能定位的研究,并具有较高的空间分辨率,理论上 BOLD 信号的变化受血液动脉氧合、血流量、血细胞比容、组织氧摄取和血流速度的变化等影响。

(2)fMRI 所应用的成像序列:基于对人脑功能研究的要求,应用 fMRI 进行脑功能成像需要满足感知任务的时间要求、空间分辨率要求以及全脑扫描的要求,因此快速获取图像数据在研究人脑活动时至关重要。EPI 技术作为可胜任此要求的磁共振序列,其速度和分辨率及信噪比(SNR)均可满足以上的标准,而类似 FLASH 这样快速的梯度回波技术可在 1~10s 内得到单层数据,该方法得到的空间分辨率较高(平面内 1mm 数量级),但当需要获取多层数据时耗时巨大,因此 FLASH 序列一般用于非常精确的脑沟回的解剖学信息研究。

(3)fMRI 的信号:神经活动需要增加局部血流量来供应更多的氧,但神经变化很快,全部神经可在 10ms 之内被激活。血流动力学的响应较慢,通常大于 1s,这些局部增强的血流(及血量)变化使有效的 T_2^* 增加,从而产生 BOLD 对比作用,BOLD 序列通过采集 BOLD 对比磁化信号,将此信息记录成为离散的数据点(每个 TR 一次),从而生成 MRI 信号。因此,BOLD 信号是随时间的变化在频率空间内表示为几个频率分量的总和,每个频率分量均有不同的来源,这些来源既包括与脑部功能活动区有关的信号,同时也包括生理生物节律的假频或慢速运动伪影产生的噪声,因此在进行 BOLD 成像时应尽量减少各种噪声对 fMRI 信号的影响。

六、磁共振成像在分子影像中的应用

磁共振分子成像是借助 MR 成像手段,将传统 MRI 与生物化学、分子生物学等相关学科的技术与原理相结合的重要的分子成像方法。MR 分子成像以组织特异性表达产物作为成像靶点,由非水分子提供影像对比,利用 MR 分子探针在细胞和分子水平了解生物体内生理及病理过程,定性、定量研究基因表达、生物代谢等细胞活动过程,为疾病的诊断、治疗及相关基础研究提供更为完善的生物学和影像诊断信息。尽管目前 MR 分子成像仍处于发展的初级阶段，但相较于传统 MRI 而言，MR 分子成像可为疾病提供更为全面、立体、特异的影像及生物学信息，并在生命科学、基础医学和临床研究中显示出广阔的应用前景，代表着未来 MRI 的发展方向。

1. 肿瘤成像　在过去的 10 余年间，大量以顺磁性、超顺磁性纳米粒子为基础的纳米探针，以及以报告基因成像、反义基因成像为代表的基因探针，已被广泛应用于各类肿瘤靶向成像、肿瘤分子分型、肿瘤诊疗一体化和肿瘤转移与疗效监测的恶性肿瘤诊疗研究中。肿瘤新生血管是 MRI 分子影像的研究热点之一，由于在内皮细胞表面表达丰富，整合素 $\alpha_{v}\beta_{3}$ 在众多新生血管相关靶点中最为人们关注。目前已有多种 $\alpha_{v}\beta_{3}$ 相关探针，例如 Kayyem 等合成了一种靶向新生血管表面多聚赖氨酸的配体分子，在其两端分别连接治疗基因和 MR 对比剂，这样可同时实现对肿瘤新生血管特异性成像和基因治疗。这种新型的 MR 分子探针为分子影像在临床的应用扩宽了思路。针对肿瘤表面特异性标志物的成像也是研究热点。近期，肿瘤过表达的叶酸受体得到广泛关注，此类 MR 分子探针已成功应用于多种动物肿瘤模型并取得了满意的成像效果。该领域早期分子探针多利用抗体与 SPIO 结合制备而成，而近年来新型探针多采用抗体片段、肽段等免疫原性低的小分子物质，在减小探针的副作用的同时优化了成像效果。另外，在 Mulder 等进行的多模态肿瘤新生血管靶向成像中，以 RGD 为靶向的探针注射后肿瘤新生血管 MR 信号的变化与肿瘤新生血管密度呈正相关。

同时，氧化铁纳米颗粒已被广泛应用于临床肿瘤淋巴结转移情况的评估。由于转移淋巴结内皮网状系统被破坏，其吞噬的氧化铁颗粒明显少于正常淋巴结组织，故与正常淋巴结具有明显信号差异。氧化铁颗粒还可与可活化探针联合运用，达到同时对铁颗粒的沉积及某些特定的酶活性成像的目的，这为肿瘤切除术前、术后淋巴结的评估提供更加重要、丰富的信息。

2. 心脑血管成像　MR 分子成像在心血管领域有着极其广泛的应用。以动脉粥样硬化 (atherosclerosis, AS) 模型为例，注射 USPIO 颗粒可被斑块内的巨噬细胞吞噬，在斑块处产生显著的信号改变。一项临床研究偶然发现，AS 患者注射 USPIO 颗粒后出现颈动脉斑块 T_{2} 信号下降，这说明斑块的 MR 分子成像具有极大的临床转化前景。除了被动靶向以外，斑块内特异性表达的分子也有很多种类，包括清道夫受体、细胞黏附分子、基质金属蛋白酶、炎症相关分子等，针对上述分子已研发出多种靶向探针。例如，髓过氧化物酶相关的可活化探针可在兔 AS 模型的斑块部位产生显著增强的信号。由于炎症反应相关酶是斑块的重要预后因子，该结果说明利用影像方法可以充分实现对心血管事件预后的评估。此外，在探索脑卒中、心肌梗死等疾病的病理生理机制中，MR 分子成像均扮演重要的角色。

3. 干细胞示踪成像　MR 活体示踪干细胞研究已成为热潮，磁性纳米颗粒如 SPIO 等因能改变 MR 弛豫率而被广泛用于细胞的标记，成为细胞示踪的主流技术。最近，一项临床实验对胰岛细胞进行了氧化铁颗粒标记并将其注射至 I 型糖尿病患者门静脉中，长达 24 周的追踪扫描后发现 MR 信号改变仍稳定维持。此项研究说明基于 MR 成像技术的细胞示踪可以用于长期疗效的观察。除了磁性纳米颗粒，其他颗粒物质也可以对细胞进行标记。例如，超氟碳 (perfluoro carbons, PFCs) 纳米颗粒可用于细胞标记并进行 ^{19}F 成像，此种标记成像敏感性显著高于 SPIO 标记，但显像时间长限制了其在细胞示踪方面的应用。目前，细胞示踪技术已用于内皮祖细胞、间充质干细胞、内皮细胞、神经细胞及一些肿瘤细胞等，在细胞治疗的研究与应用中发挥越来越重要的作用。

4. 报告基因成像　报告基因显像技术在分子影像学中属于间接成像，报告基因的表达产物可与携带影像学标记物的分子探针特异性结合，从而根据探针分布情况间接了解各种基因的信息。目前 MRI 相关的报告基因主要有酪氨酸酶、β-半乳糖苷酶、肌酸激酶、转铁蛋白受体及铁蛋白报告基因等。以酪氨酸酶为例，通过分子生物学方法将该基因导入细胞内，产生的酪氨酸激酶可催化合成黑色素，后者通过螯合大量金属离子引起 MR 信号改变，由此检测与该基因相连的目的基因的表达情况。由 Louie 等首次报道的 β-半乳糖苷酶 (LacZ) 报告基因系统，经过多年发展已在基础研究中获得较广泛应用，并逐渐进入临床试用阶段。近年来，铁蛋白报告基因已引起了研究界越来越多的关注，有研究通过利用正常铁蛋白储存机体中过剩的铁的功能，成功制备了类似氧化铁颗粒的结构，从而实现了制备以铁蛋白为基础的不依赖于外源性对比剂的报告基因。另外,如肌酸激酶报告基因、转铁蛋白报告基因系统也在 MR 基因成像及治疗领域显示出较为广阔的应用前景。

5.MR 巨噬细胞成像 激活的巨噬细胞在抗炎、免疫反应中发挥着重要作用,已有研究利用 SPIO 标记相关免疫分子或巨噬细胞,通过巨噬细胞进行 MR 成像。Beduneau 等在相关研究中应用 SPIO 标记 IgG 抗体,通过 MR 成像成功观察了单核 - 巨噬细胞的体内分布及作用情况。在中枢神经系统脑血管意外及损伤等病理条件下巨噬细胞可较容易地透过血脑屏障到达病变所在脑实质并发挥其吞噬作用。研究证实,借助 USPIO 标记的巨噬细胞可对上述神经系统疾病做出较为明确的诊断及治疗后观察,从而有效地评估预后。此外,目前已有研究通过靶向巨噬细胞实现了动脉粥样硬化斑块成像,并认为该方法未来可通过对铁的定量分析,用于评价动脉粥样硬化斑块的类型。

6.MR 凋亡成像 近年来随着分子成像的发展,尤其是凋亡过程中特异性靶点的发现及磁性纳米探针的大量应用,MR 分子成像为活体内动态监测细胞凋亡提供了全新、无创且有望向临床转化的研究手段。Caspase 家族是启动细胞凋亡的关键酶,Ye 等在实验中设计并构建了一种可被 caspase-3/7 激活的含钆小分子 C-SNAM,经凋亡细胞内 caspase-3/7 激活后该小分子可发生环化、自组装,最终形成大分子复合体,其弛豫率较激活前明显升高,可实现在化疗致凋亡的肿瘤细胞内出现聚集。在该课题组的后续实验中成功应用 C-SNAM 实现了关节损伤模型的干细胞移植治疗后干细胞凋亡成像,成功评估了干细胞移植后的存活率。在细胞凋亡的早期,紧跟着死亡蛋白酶 -3 活化的是大量磷脂及 PS 暴露于细胞膜外侧,已有研究通过合成 C2A- 谷胱甘肽 S 转移酶标记 Gd 螯合物,利用 Ca^{2+} 存在时 C2A 易与凋亡细胞外露 PS 结合的原理,进行活体肿瘤细胞凋亡的检测,获得了较好的 MR 影像。

7. 可激活 MR 探针成像 MR"可激活探针"成像,即应用 MR 设备联合"可激活探针"对兴趣组织、活细胞进行靶向 MR 成像,也被称为 MR"分子开关"成像。可激活探针是一类以 SPIO 为基础的、可根据环境变化而改变的 MR 分子探针,该类探针可根据组织细胞内不同的 pH 值、温度、血氧及酶的变化而发生改变,因此可特异性靶向具有上述特征的组织,实现分子水平上的 MR 成像。常见的 MR"分子开关"成像主要包括肿瘤或肿瘤微环境成像,该类成像利用肿瘤组织代谢旺盛及灌注不足而造成的局部 pH 值降低,实现探测肿瘤的目的;酶成像则是将可激活探针作为待测酶的底物,当酶促反应完成时,探针的分子大小或水的可接近性发生变化而产生对比,多用于检测病理状态下相关酶的变化。目前,MR"分子开关"成像还可用于检测许多与人体生理活动有关的"靶点",而此类信息的变化与分布通常具有独特的医学诊断意义。

8.MR 显微成像 MR 显微成像应用微 MRI 设备(micro MRI)进行成像,具有磁场强度高(多数场强已达 7.0T)、分辨力极高等特点。由于其空间分辨率比临床型 MRI 扫描设备的空间分辨率大数十倍,micro MRI 可用于监测单个细胞、分子的生物过程。在较早的研究中,Jacobs 等对蛙胚胎细胞进行了研究,当胚胎分裂至 16 个细胞时,在其中一个细胞内注射钆螯合剂后,应用显微 MRI 进行观察,注射对比剂后的细胞子代可以清楚地得到单个细胞的三维 MR 影像。随着 MRI 设备场强的不断提高,MR 显微成像已取得阶段性成功。Olson 等通过 7T 超高场强 MR 设备成功监测了放疗后肺癌荷瘤鼠肿瘤体积的动态变化。在另一项研究中,Doré-Savard 等则将 MR 显微成像用于研究小鼠模型的骨肿瘤生长及骨吸收与肿瘤痛之间的相关性。上述研究结果表明,目前 MR 显微成像正逐渐从单纯的细胞形态学研究向疾病的发病机制及细胞功能研究的方向转化。

综上,随着 MR 成像设备及纳米技术的飞速发展,MR 成像正在从传统非特异性物理成像向特异性分子、基因水平成像发展,疾病的评价指标也正从传统的形态改变、解剖定位向酶功能、受体水平、基因表达改变方向深入,MR 分子成像将会进一步对疾病的诊断和治疗提供更多的帮助。但我们同时也应正视并努力改进 MR 分子成像中仍存在的不足,如进一步开发各类用途的新型成像探针,进一步提高分子探针的安全性,开发敏感性更高的磁共振成像设备等。相信随着纳米技术、分子生物学技术和磁共振设备的发展,上述问题将很快得到解决,MRI 必将成为分子影像研究中极具发展前景的影像学方法。

第四节　放射性核素成像

放射性核素成像也称核素显像,是利用放射性核素及其标记物,通过人体吸收和代谢实现疾病诊断的影像学方式,核素成像的特点是功能性显像,即采用放射性核素示踪的间接检测技术,可以获取定性、定量、定位的生物体内物质动态变化规律,因此放射性核素成像是分子影像研究领域中开展最早,也是目前最为成熟的分子影像学方法。

一、核素成像原理与分子核医学

核素成像的基本原理是将合适的放射性核素标记物,即放射性同位素(radioactive isotopes)及其标记化合物(labeled compounds),经静脉或口服、吸入等方法引入体内后,这些放射性核素标记物可以聚集在特定的组织、脏器或病变部位,并且发出具有一定穿透能力的 γ 光子;用探测仪器在体表探测正常或病变组织中的放射性核素分布、清除、浓聚程度及分布变化,经过光电转换,可以在显示器上显示出正常或病变组织与脏器的影像,使医生看到它们在常态或病态情况下的去向和发生的变化,获得病人的生理学和脏器功能方面的信息,揭示细胞中新陈代谢变化的内幕,使人类能洞悉生命现象的本质、疾病的发病原因和药物的作用机制。

分子影像(molecular imaging)是医学影像技术和分子生物学技术相互融合形成的新的交叉学科,也是当今医学影像研究的热点和发展方向。核素成像是分子影像研究领域发展最早,也是最为接近临床的分子影像研究领域。在分子核医学有关的各种技术中,尽管不同的技术和研究手段,依据方法学原理各不相同,但其共同理论基础就是"分子识别"(molecular recognise)。分子核医学可通过各类分子探针精准"识别"疾病相关的关键分子,最早实现了肿瘤靶向成像、代谢成像等分子影像范畴的研究。目前核医学分子影像领域的研究热点仍集中在受体和基因成像研究,令人欣喜的是核医学分子影像中的部分研究成果已成功实现临床转化,如核素受体显像目前已成为临床上唯一认可的、可安全及无创地获得受体功能与分布信息的方法。当前,随着分子影像整体研究水平和热度的不断提高,核医学分子影像已在个体化医疗和药物研发中占据越来越重要的地位,并在新型放射性示踪剂的研发、药物研发、患者疗效的评估、基因成像等医学和生命科学研究领域不断取得进展。

二、放射性核素成像的基本设备

目前临床上常用仪器包括:单光子发射型计算机断层(single photon emission computed tomography, SPECT)系统和正电子发射型断层(positron emission computed tomography, PET)系统。由于它们都是对从病人体内发射的 γ 射线成像,故统称发射型计算机断层成像术(emission computed tomography, ECT)。

(一)单光子发射型计算机断层(SPECT)系统

1.SPECT 的基本原理　SPECT 利用直接发射 γ 光子的核素,并通过装有准直器的探测器对不同方位收集到的 γ 光子进行计数,最终重建出核素的空间分布。

通过示踪技术,将具有选择性聚集在特定脏器或病变特性的放射性核素或其标记化合物引入体内(吸入、静注或口服),根据在体内器官发射到体表的光子(γ 射线)密度,由计算机处理重建断层影像,所产生的图像是描绘人体内一个或多个组织断层中放射性核素的浓度分布。这种分布所反映的并不是有关断层的解剖学形态,而是放射性核素在人体某器官中的生理、生化过程。因示踪的放射性核素或其标记化合物参与体内的某些代谢过程,所得影像主要反映机体组织和器官的血流灌注、细胞的摄取、分泌代谢、转归、排泄等情况,故称为功能影像。

2.SPECT 的基本结构　SPECT 主要由探头、电子线路、计算机影像处理系统和显示记录装置四个部分组成。

1)探头:探头是 SPECT 和 γ 相机的核心部分,其功能为探测从人体发出的 γ 射线。探头性能决定了 SPECT 和 γ 相机设备的性能及图像质量,主要由准直器、NaI 晶体、光电倍增管(photo multiplier tube,PMT)、前置放大器和计算电路等组成。

准直器是用铅或铅钨合金制成的,最常用的准直器为平行多孔型,孔数为 5 万~15 万个。准直器的作用是只允许垂直于准直孔的γ射线射到晶体上，而其他方向的γ射线则因被准直孔的铅壁吸收不能到达晶体而无法探测。SPECT探头最常采用NaI(T_1)晶体，大型NaI(T_1)晶体多采用矩形，其面积为400mm×510mm。在晶体的玻璃窗口面装有光电倍增管，圆形探头光电倍增管按正六角形排列，矩形探头光电倍增管的排列呈矩阵形，数量一般为37~91只。晶体和光电倍增管之间用有机玻璃进行光导，晶体、光导和光电倍增管之间涂有硅油作为光耦合剂。每个光电倍增管输出的信号经前置放大器放大后进入到相应位置的定位网络电路。

2）电子线路：电子线路包括光电倍增管的高压电源、线性放大器和脉冲高度分析器等。

3）计算机影像处理系统：计算机影像处理系统由硬件和软件两个部分组成。硬件是计算机影像处理系统本身的各个部分，软件是各种程序的总称。硬件和软件的组合才构成了完整的计算机影像处理系统。

（1）计算机影像处理系统的硬件：与普通计算机的构成基本相同，主要由中央处理单元、存储器、键盘和显示器组成。此外，还需要模/数转换器（ADC），即数据获取电路（I/O接口）。

模/数（D/A）和数/模（D/A）转换是计算机影像处理系统和探头联系的重要部件。在一个实际系统中，有两个基本的量（模拟量和数字量）。探头信号的模拟量输入计算机前，要经过D/A转换后计算机才能接受，然后才能进行运算和处理等。

（2）计算机影像处理系统的软件：主要可以分为两大类，即系统软件和应用软件。

系统软件是指为了方便用户和充分发挥计算机效能，向用户提供的一系列软件，包括监控程序、操作系统、诊断程序和程序库等。

监控程序又称管理程序。它是充分发挥计算机的效能、合理使用资源和方便用户而设计的一套程序。其主要功能有：对主机和外部设备的操作进行合理的安排，按轻重缓急处理各种终端，接受各种命令，实现人机联系，控制程序的编、译、编辑、装配、装入和启动。

操作系统是在管理程序的基础上，进一步扩充许多程序所组成的大型程序系统。其功能主要有：组织整个计算机的工作流程，管理和调度各种软硬件资源，检查程序和机器的故障，实现计算机资源供多个用户共享等。从广义角度来讲，操作系统应包括引导程序、监控程序、输入/输出、驱动程序、连接程序、编辑程序、汇编程序、解释程序和编译程序等。

诊断程序的功能是检查程序的错误和计算机的故障。把常用的各种标准子程序，如初等函数、数据转换程序、典型的计算机程序等，汇集在一起就构成了程序库，供解题程序等使用。

应用软件是计算机影像处理系统的核心，它主要由基本应用软件和临床应用软件两大部分组成。

基本应用软件有：①数据采集软件，高速A/D转换器将探头的模拟信息变换成数字，送入存储器中。数据采集方式有校正因子采集、预置时间采集、预置计数采集、门控R波触发采集和双核素采集等。②显示软件，适合用高分辨率显示器显示影像，可进行单帧、多帧、电影和影像字符曲线组合显示等，可任意选择影像、字符和曲线的颜色。③影像处理软件，对采集到的原始影像进行均匀性校正、勾边处理和影像放大。用平滑和滤波函数等方法可以除掉数据采集时的噪声，增加影像的清晰度和反差，还可对影像进行叠加、组合和定量分析等。④动态影像分析软件，在采集到的系列动态影像上勾画感兴趣区（regional of interesting，ROI），产生时间-放射性曲线，并可对曲线进行平滑、微分和定量分析等。⑤磁盘控制和影像转存储软件等。

临床应用软件是根据临床需要而编制的程序，内容非常丰富。仅介绍几个典型的软件：①病患登记软件（数据库管理），通过人机对话方式建立检查档案。登记的项目有姓名、年龄、性别、时间、脏器名称、放射性药物、剂量、采集方式和操作者等。②室壁运动和心动电影软件，用动态显示的方法把R波触发采集到的16~32帧的心动周期影像组成心脏运动电影，观察室壁活动情况，通过傅里叶变换相位分析，做出有无室壁瘤等诊断。也可通过勾画心腔舒张末期和收缩末期的轮廓，计算射血分数等。③肾小球滤过率（GFR）测定软件，在连续动态双肾系列影像上勾画ROI，计算GFR，产生肾图并进行定量分析。④局部脑血流的定量测定软件，在脑动态系列影像上勾画ROI，生成时间-放射性曲线，然后计算全脑血流量和局部脑血流量。

4）显示记录装置：SPECT的显示记录装置种类很多，常用的有3种：①用Polaroid照相机直接拍摄示波器荧光屏上的影像，不需冲洗胶片，10~15 s即可获得影像的正片；②用多幅照相机记录影像，这种照相机使用单面CT胶片，影像大而清晰，是目前使用较多的显示记录方法；③激光打印或热升华打印记录。

（二）正电子发射型断层（PET）系统

1.PET的基本原理　PET利用发生β+衰变的核素在体内产生正电子，正电子与周围的电子发生湮灭后发射出一对方向相反、能量均为511KeV的高能γ光子。基本原理是湮没辐射和符合探测，其闪烁探测器主要由闪烁体、光电倍增管、分压器组成，其形状采用圆环状的阵列，由相对的探头测出人体内部发射出的γ射线（能量为511KeV）。通过对这对γ光子的检测即可重构出核素的空间分布。

（1）正电子的湮没辐射过程：正负电子在物质中损失能量的方式是相同的，负电子在能量快耗尽时，就停留在物质中成为自由电子，而正电子在其能量与周围物质达到热平衡时，很快与一个负电子相遇而发生结合，转化为两个511KeV的γ光子，湮没辐射产生的光子以相反方向射出，正电子衰变的这一物理特性是PET能非常精确地判定衰变位置的基础。

（2）符合探测原理：在众多的正电子湮没辐射中，一对光子基本上同时被对应的探测器接受，其时间差极小，通过符合电路，选择记录源于同一时间的两个事件信号，其连线就代表正电子湮没时的一维空间位置。多条符合线可用于判定湮没事件的二维空间位置，以此用于重建图像。

PET使用的正电子放射性药品多由C、N、O和F标记，由于它们是机体构成元素的同位素，而F-与OH-性质相当，所以它们极易标记在人体生命活性物质上，如葡萄糖、氨基酸等。将这些放射性药物引入到体内后，它们依据放射性药物的浓集原理进入靶器官、组织、细胞和病变部位，在体外即可记录到它们的摄取、代谢等一系列生理和生化反应过程，所获得的影像恰似"活体放射自显影"，故PET影像被称为功能影像或生化影像。

2.PET的基本结构　PET的结构主要由探测器系统、电子装置（包括符合电路、电源电路等）和计算机影像处理系统（图像重建）组成，电子装置和计算机影像处理系统在上面内容已经做了概要介绍，以下仅概述PET的特有内容。

（1）探测器：探测γ光子位置的探测系统是整个PET系统的主要组成部分，通常由探测器、探测器环组成。PET的探测器是由BGO晶体探头组成，以环形排列。许多探测器通过一定的连接方式组成探测器环，数十个探测器环再通过连接组成整个PET的探测系统。图像重建系统采用符合探测及光子飞行时间等技术，完成图像重建。

（2）采集信号预处理器：PET的数据采集采用小块BGO晶体，通过符合探测原理获得定位信号。由于每个探头输出的信号往往较弱，需要加以放大，而PET探测器内探头个数多，信息量大，数据处理系统通常又与探测器有一定的距离，因此，信号的预处理和匹配就显得非常重要。

信号预处理的工作主要由前置放大器完成，按输出信号的特点，大致可以分为电荷（或电压）灵敏型与电流灵敏型两类。从输出信号保留的信息上看，电荷（或电压）灵敏与电流灵敏前置放大器并没有绝对的差异。

（3）脉冲幅度甄别器：PET探测器除了511KeV的γ光子外，同样会接受低能的散射线。幅度甄别的功能就是设定一定的阈电压，低于此电压的脉冲无输出，高于此电压的脉冲有输出。利用这一特性，甄别器可除掉干扰和噪声。此外，符合探测亦可以起到除噪声的作用。

（4）符合探测：为了确定一个湮没事件，需要采用符合测定技术来确定两个光子到达探测器的同时性，符合的湮没事件舍去，湮没事件的位置必定在这条直线上，用两个探测器间的连线来确定湮没地点的方法称为电子准直（electronic collimation），这种探测方式则称为符合探测（coincidence detection）。符合电路所识别的"同时"，不是严格的同时，所谓的同时只是定义两个输入脉冲到达的时间在一定范围内，一般时间差为0.3~1ns。一个湮没事件产生一对光子的位点距离相对应的两个探头不同，这是产生时间差的原因，设定的分辨时间越长，发生偶然符合的概率就越大；而分辨时间选得太小，真实符合计数损失，影响整机的灵敏度。

（5）CT解剖定位和衰减校正：利用CT全身扫描后得到的解剖图像和PET扫描提供的代谢图像进行同机融合后大大提高了病灶定位的精确性；同时，在完成PET-CT图像采集中，利用CT作为体外放射源进行同步的全视野透射扫描成像，并用它来计算和补偿组织对湮没光子的衰减，以获得高质量的图像。

（三）小动物micro PET

临床用PET最高空间分辨率为4~5mm，这样的分辨率无法清晰辨识小动物的器官结构。对小动物而言，临床病人所用的探测系统半径大、探测距离远，造成探测效率低,不能实现快速动态扫描,这不仅在效益上是极大的浪费,而且在效果上也与要求相去甚远。

随着现代医学基因成像、基因治疗等领域的发展以及医药业的需要,PET 技术从临床应用延伸到小动物科学实验的领域,从而大大增强了 PET 在基础研究领域应用。小动物 PET (micro PET 或 animal PET) 与临床 PET 不同,是专门为小动物的 PET 显像研究而设计制造的,其空间分辨率大大提高,可达 lmm 左右。Micro PET 是进行动物模型研究的强有力工具,可提供生物分布、药代动力学等多方面的丰富信息,准确反映药物在动物体内摄取、结合、代谢、排泄等动态过程。micro PET 显像可在同一只动物身上进行连续的纵向研究,监控动物生理、生化过程及各种治疗方法干涉疾病进程时的效果,因此可排除传统研究方法中由于动物个体差异造成的误差。作为生物医学研究的重要技术平台,micro PET 在动物模型研究和临床研究之间架起了一座桥梁,为快速在动物和人体进行同一试验提供了机会,并便于直接比较或统一基础与临床研究。

三、放射性核素成像的图像特点

放射性核素成像的数据是由一幅或多幅计算机重建图像组成的“数据集”,其多幅数据组常称为“动态”数据集的时间序列、心脏门控时间序列,或由 γ 相机相对于病人移动时所产生的空间序列。在单光子发射计算机断层扫描过程中,旋转的 γ 相机所采集的图像,将被重建为某种从特定位置上横贯病人身体的断层图像,即患者体内放射性核素分布情况的一种三维表现形式。为了获取针对核素成像领域现有各种成像技术,提供相应定量分析的软件包,核医学计算机可能需要数百万行的源代码。利用诸如多室模型或 Patlak 图之类的动力学模型,还可对核素扫描的时间序列进行深入分析。

与其他成像方式比较,放射性核素成像具有安全、无创、灵敏度高等特点,特别是核素成像属于功能成像范畴,使核素成像对人体正常和疾病代谢研究具有独特的优势,但核素成像具有图像分辨率较差、解剖定位不精确等缺点,因此双模态成像系统如 PET-CT 和 PET-MR 等新型成像设备,通过核素成像与其他类型影像融合的方式,实现了核素成像的功能影像与 CT、MR 等具有高分辨力解剖图像的互补,极大地拓展了核素成像的应用范围。

四、放射性核素成像的临床应用概况

1. 核素成像在临床诊断中的应用

1)神经系统:目前,应用核素显像的方法可在分子水平上评价脑代谢、脑血流灌注、脑受体分布、神经递质转运体活性、脑内蛋白质合成以及脑脊液循环动力学等重要功能。常用的核素显像有脑显像、放射性核素脑血管造影、脑灌注显像、脑葡萄糖代谢显像、脑肿瘤显像、脑脊液显像、脑血池显像、脑受体显像、脑多巴胺转运体显像。

2)心血管系统:核素在临床心血管疾病的诊断与治疗中正日益发挥着重要的作用,尤其通过心肌灌注显像观察心血池及心脏功能,在局部心肌血流的定量评价、心脏泵功能的灵敏判断和心肌梗死区存活心肌的准确评估中有着独特价值。

3)呼吸系统:应用于呼吸系统中的核素显像主要有肺通气显像和肺灌注显像两种,肺灌注用于检查肺动脉血流的分布情况,肺通气主要用于检查气道的通畅性和肺的局部通气功能。观察肺毛细血管栓塞情况及肺栓塞复查,是一种安全、简单、无创、可靠的方法,由于其灵敏度、特异度及准确性高,目前已作为临床诊断肺栓塞的首选方法。

4)消化系统:核素显像常用于消化道出血(观察动态出血部位)、异位胃黏膜(不明原因消化道出血时可考虑行此项检查)的检查中。此外,消化系统的核素显像还包括放射性核素肝胆显像、肝血流灌注、肝胆显像及肝胶体显像。

5)泌尿生殖系统:核素显像检查的主要优势是可以无创性地同时获得肾的形态和功能的信息,在了解尿路的通畅情况、及时发现移植肾的存活/排异等泌尿系统疾病的诊断中有不可替代的作用。

在诊断方面主要包括肾的(静态和动态)显像和功能测定(肾图、GFR 和 ERPF)、膀胱显像、睾丸显像、胎盘显像和前列腺显像以及相关的体外放射免疫分析。在治疗方面,放射性药物治疗前列腺癌(如放射性粒子植入)及其骨转移、密封型放射性籽源经直肠内插入治疗前列腺肥大等已经在临床广泛应用,并取得令人十分满意的效果。

6)骨关节系统:在骨骼系统中,核素显像主要应用于骨感染性疾病、骨移植、骨代谢性疾病。由于 SPECT 侧重于功能代谢显像,较其他检查方法一般可提前 3~6 个月发现病灶,且一项检查可对全身骨的代谢状态有清楚显示。全身骨显像的适应证有：①恶性肿瘤病史，早期寻找转移灶，治疗后随诊；②可疑代谢性骨病；③早期诊断骨髓炎及缺血性骨坏死的诊断等。

7）血液淋巴系统：核素用于造血和淋巴系统的检查可以图象的形式来显示血细胞的生成、分布和破坏部位以及在病理情况下的改变，这不仅有助于各种血液病的诊断及发病机理的探讨，还有助于炎症病灶的诊断和心、脑血管疾病的研究以及肿瘤的定位诊断，从而使其成为十分有价值的临床常规检查方法。

血液和淋巴系统核素应用包括临床检查和治疗两部分。临床检查又分体外放射免疫分析、实验室检查和影像学检查。实验室检查主要包括血容量、红细胞寿命及红细胞破坏部位测定等。影像学检查包括骨髓显像、脾显像和淋巴显像。

8）内分泌系统：核素显像在内分泌疾病中的诊断价值主要体现在甲状腺、甲状旁腺及肾上腺显像。其中甲状腺静态显像最为常见，其适应证为：甲状腺结节的诊断及鉴别诊断；寻找甲状腺癌转移病灶，评估甲状腺重量，以选择合适的治疗方案；各种甲状腺癌的辅助诊断等。

9）肿瘤：放射性核素肿瘤显像的方法依据其原理和示踪剂的不同，有如下几种：

（1）肿瘤阴性显像：在进行脏器显像时，给予只能被某器官正常细胞所摄取或结合而不能被癌变或肿瘤细胞所摄取或结合的放射性标记药品就能显示出该器官的形态和大小，但肿瘤病灶却不被显示，呈现缺损影，即"冷区"，称之为肿瘤阴性显像。由于这种方法的特异性不强，目前已很少使用。

（2）肿瘤阳性显像：将放射性核素标记的亲癌显像剂引入体内，被肿瘤细胞摄取或结合而聚集在肿瘤细胞内，达到肿瘤病灶显像的目的，称之为肿瘤阳性显像。

目前可以常规开展肿瘤阳性显像的示踪剂可分为以下几类：①亲肿瘤显像剂，包括 ^{67}Ga、^{201}Tl、^{99}Tc-MIBI 和 ^{99}Tc-DMSA 等。②肿瘤免疫显像，利用放射性核素标记的特异性抗体与肿瘤细胞膜上的相应抗原相结合，使肿瘤的放射性核素高于正常组织，病灶部呈现"热区"，如单克隆抗体（简称单抗）显像。③肿瘤受体显像，利用放射性核素标记的配体与肿瘤细胞高特异性受体相结合的原理，使

肿瘤显像，如生长抑素受体显像，^{131}I-MIBG 显像，雌、孕激素受体显像。④肿瘤代谢显像，利用肿瘤细胞与正常细胞在代谢率上的差异，在给予放射性代谢显像剂后可获得肿瘤组织的阳性显像。最常用的是 ^{18}F-FDG 葡萄糖代谢显像，其他还有 ^{11}C-葡萄糖和 ^{11}C 标记氨基酸显像等。⑤抗肿瘤药物显像，放射性核素可用来标记抗肿瘤药物（博莱霉素、平阳霉素），并使其显像。⑥肿瘤反义显像，利用核酸分子片段的互补性结合机制，将放射性核素标记的反义寡核苷酸片段引入机体，借其导向作用，使显像剂进入相应的肿瘤细胞内，达到阳性显像目的，称反义显像，是一类有发展前景的显像技术。

10）炎性感染：放射性核素炎症病灶显像，即使用亲炎症组织的示踪剂来探查体内的炎性病灶。目前临床上常用的炎症病灶显像剂有 ^{111}In 或 ^{99}Tc 标记的人白细胞和 ^{67}Ga。^{67}Ga 显像的优越性在于，即使没有白细胞浸润，^{67}Ga 也可以经过毛细血管渗漏，随后与病原微生物结合或与乳铁蛋白结合形成 ^{67}Ga-乳铁蛋白复合物而定位于炎性区，使显像呈阳性。其他可用于炎症病灶显像的示踪剂还有 ^{99}Tc、^{111}In、^{123}I 或 ^{131}I。各种显像剂有自己独特的正常分布和优缺点，应结合实际选用。

2. 核素成像在治疗中的应用

1）^{131}I 在甲状腺疾病治疗中的应用

（1）治疗甲状腺功能亢进症：甲状腺功能亢进症（甲亢）病人的甲状腺摄 ^{131}I 功能超过正常，口服后大部分浓集在甲状腺内，有效半减期多在 3 天以上。^{131}I 释放的 γ 射线在甲状腺内的射程仅几个毫米，几乎全部被甲状腺组织吸收，所吸收的能量可破坏功能亢进的甲状腺组织，达到治疗目的，而对甲状腺周围的组织一般无不良影响。

（2）治疗功能自主性甲状结节：甲状腺功能自主性结节自然病程缓慢，其结节直径小于 3cm，无甲亢症状者可暂时观察。如伴有甲亢或扫描显示热结节以外甲状腺组织功能完全被抑制有治疗指征。

本病可用药物、手术或 ^{131}I 治疗，但药物仅能一时控制甲亢症状，不能根治本病，停药后多复发。所以一般采用手术或 ^{131}I 治疗本病，二者均有良好效果。有些学者主张首选手术治疗本病，尤其当结节过大，扫描图显示结节中有放射性减低或缺损区，提示结节内出血、坏死或囊腔等改变时，更应采

用手术方法治疗,但手术治疗可能造成手足搐搦或声带麻痹、失音等并发症。^{131}I 治疗本病效果良好,特别是对老年或有手术禁忌证者。如果甲状腺扫描只显示单个热结节,其余部位完全被抑制,这是用 ^{131}I 治疗的最佳状态。伴有甲亢性心脏病者尤宜用 ^{131}I 治疗。治疗时可参考结节大小、摄 ^{131}I 率及有效半减期等确定 ^{131}I 剂量。国内多用 740~1 110MBq^{131}I 1 次空腹口服治疗。有些学者主张在 ^{131}I 治疗前先用 T_3 25μg 每天 3 次或甲状腺片 60mg 每天 3 次,连续 7 天,以充分抑制热结节以外甲状腺组织的功能,从而避免 ^{131}I 治疗后引起甲减。但如热结节以外的甲状腺组织已被完全抑制,则无此必要。做过 TSH 兴奋试验者,宜等 2 周待结节周围正常组织回复到被抑制状态以后再用 ^{131}I 治疗。

（3）治疗甲状腺癌转移:分化良好的甲状腺癌转移灶具有与正常甲状腺相同的滤胞组织,同样能浓集碘,并能合成和释放甲状腺激素。当转移灶摄取大量 ^{131}I 时,^{131}I 所发射的 γ 射线,可有效地破坏转移灶,并形成纤维化或钙化,达到治疗目的。而对其他组织和脏器无明显影响。

2）^{131}I-MIBG 治疗恶性嗜铬细胞瘤转移灶:^{131}I-MIBG 是抗肾上腺神经元剂,能被具有肾上腺神经元的所有肿瘤,如嗜铬细胞瘤、神经母细胞瘤等肿瘤所摄取,同时能浓集于类癌及甲状腺髓样癌组织内。^{131}I-MIBG 在肿瘤与肝的放射性活度比值可达 680:1,因此可以用于治疗。恶性嗜铬细胞瘤及其转移灶对化疗及放射治疗均不敏感,但可以用大剂量的 ^{131}I-MIBG 进行治疗,能使肿瘤的吸收剂量达到数十戈瑞,从而抑制或破坏肿瘤组织,达到治疗的目的。

3）^{32}P 用于治疗真性红细胞增多症、原发性血小板增多症等:^{32}P 的物理半衰期为 14.3 天,发射粒子的最大能量为 1.7 MeV(平均能量为 0.69 MeV),其组织内射程最大为 8mm(平均 3.2mm)。^{32}P- 磷酸氢二钠以静脉注射为佳,口服时约排出 1/4 量。患者应用后不必隔离,尿不用处理。^{32}P 开始几天在体内均匀分布,其后积聚于骨髓、肝及脾中,数量高于其他组织达 10 倍之多。磷酸盐代谢动力学因人而异,随骨髓结合力、尿排量和核苷酸的需要量而定。骨髓内照射的吸收剂量每 ^{37}MBq 的 ^{32}P 为 0.10~0.15GY,这是其产生治疗作用的基础。

五、放射性核素成像在分子影像中的应用

分子成像可在病理造成的组织结构形态出现前,发现细胞及分子水平的变化,不仅可望发现早期微小的病灶,还可达到鉴别诊断及疗效追踪的目的。放射性核素成像是目前分子影像研究中研究和应用最早,也是最接近临床应用的成像技术,因此核素成像在分子影像研究中的占有极为重要的地位。本书中有专门章节进行论述,故本部分内容将仅对放射性核素成像在分子影像中的主要应用进行简要介绍。

放射性核素分子影像学具有灵敏度高、可定量、研究结果便于向临床推广等优点,常用的放射性核素有 ^{18}F、^{64}Cu、^{68}Ga、^{99m}Tc、^{188}Re 等,核素分子成像通过此类具有放射性核素标记的各类生物分子或各型分子探针,利用人体代谢循环实现核素探针的排泄或浓聚,进而通过核素成像检测体内分子水平的病理状态。目前已开展的核医学分子影像研究主要包括以下领域。

1. 受体显像　受体显像是通过放射性核素标记的配体与靶组织中某些高亲和力的受体产生特异性结合,通过显像仪器显示受体的空间分布、密度和亲和力的大小。核医学受体显像为在生理情况下研究人体受体的分布、数量和功能提供了唯一的、无创伤性的手段。目前主要研究的受体系统有多巴胺能神经系统、5 - 羟色胺能神经系统、乙酰胆碱能受体、肾上腺素能受体、苯二氮䓬受体、阿片受体、雌二醇受体等。

2. 基因成像　基因成像是分子影像研究的重要领域,主要分为两方面:反义基因成像和报告基因显像。反义基因成像是根据反义互补的原理,制备与靶 DNA 或 RNA 特定序列互补的寡核苷酸链(反义寡核苷酸),通过体内杂交封闭或显示靶序列,从而达到在基因水平上定性诊断疾病的目的,是一种内源性基因表达显像,是核医学显像中极具发展前景的基因成像技术。报告基因成像是基因成像中另一个主要研究方向,报告基因成像主要通过各类报告基因产物,直接或间接检测报告基因表达的部位、表达量及表达持续时间,在基因治疗和转基因动物基因表达监测方面倍受人关注。目前,虽然基因成像研究和技术还处于发展初期,但随着分子生物学和核素成像技

术研究的不断发展,基因成像已成为核医学成像领域的主要发展方向。

3.代谢显像　随着 ^{18}F-脱氧葡萄糖(^{18}F-FDG)的出现,代谢显像已成为核医学分子显像的经典方法,是目前最为成熟的分子成像技术,并已广泛应用于临床诊断。目前研究较多的是己糖激酶和葡萄糖转运子表达显像、胆碱激酶显像、细胞增生和内源性胸腺嘧啶激酶显像等。

4.凋亡成像　凋亡成像是一种无创的观察活体内细胞凋亡情况的方法,是近年发展起来的新型分子成像技术。在细胞发生凋亡时,部分特异性蛋白会大量表达并暴露于细胞膜外表面,目前核素成像借助标记此类可靶向凋亡标志物的蛋白分子探针已成功实现了凋亡显像,凋亡成像已应用于器官移植、肿瘤以及心血管疾病等的诊断以及药物的设计与研究等。

5.肿瘤免疫靶向成像　肿瘤免疫靶向成像也称为放射免疫显像,是通过标记肿瘤特异性抗体,使标记抗体与肿瘤相关抗原决定簇特异性结合,以显示肿瘤的位置、形态及大小等,对于鉴别肿瘤的良恶性和淋巴结的转移具有优势,在肿瘤手术治疗中还具有手术导航的作用。核医学肿瘤免疫成像所用的抗体针对的是只有存活的癌细胞才能表达的肿瘤相关抗原,可用于鉴别存活肿瘤组织与坏死组织的诊断,在肿瘤定位、定性诊断、疗效观察、病情监测等方面展现了广阔的应用前景。

6.乏氧显像　乏氧显像在代谢显像中占有十分重要的地位,目前研究较多的集中在心脏、脑血管和肿瘤三方面。乏氧成像除了可用于评价心脑缺血性病变区域和范围外,还是肿瘤乏氧状况提供无创伤性评估方法,对于肿瘤的早期诊断、治疗方案的确定及疗效评价具有重要意义。

第五节　超声成像

超声成像是利用超声声束扫描人体,通过超声的物理特性和人体器官组织声学性质上的差异,以波形、曲线或图像的形式显示和记录,借以进行疾病诊断的成像检查方法。超声诊断具备设备简单、价格低廉,可获得器官的任意断层影像,具备无创、快捷、实时、无辐射、设备普及率高等特点,特别是近年来超声微泡的出现,使超声成像具备了分子影像研究的能力,在未来分子影像研究中具备较高的研究和应用价值。

一、超声成像原理

(一)压电效应

医学诊断用的超声发生器,目前都是根据压电效应的原理制造的。压电效应包括正压电效应和逆压电效应。压电效应(piezoelectric effect)是指某些电介质在沿一定方向上受到外力的作用而变形时,其内部会产生极化现象,同时在它的两个相对表面上出现正负相反的电荷的现象。正压电效应(direct piezoelectric effect)即在某些晶体的一定方向上施加压力或拉力时,在晶体的某些面上出现异名电荷,当外力去掉后,它又会恢复到不带电的状态,当作用力的方向改变时,电荷的极性也随之改变。此现象为法国物理学者居里兄弟(P. & J.Curie)于 1880 年所发现,因此也称为居里效应(Curie effect)(图 2-5-1)。具有压电效应性质的晶体,称为压电晶体(piezocrystal)。把压电晶体置于交变的电场中,并使电场方向和晶体的压电轴方向一致,压电晶体就沿一定的方向发生强烈的压缩或拉伸,电场去掉后,电介质的变形随之消失,这就是逆压电效应(inverse piezoelectric effect),或称为电致伸缩现象(electrostriction phenomena)(图 2-5-2)。

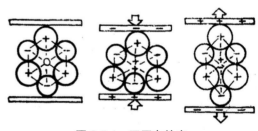

图 2-5-1　正压电效应

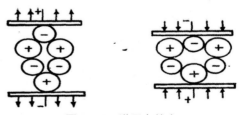

图 2-5-2　逆压电效应

下面以石英为例说明压电效应的原理。石英是六面棱形的天然晶体，在它的不同轴上有不同的物理性质，X、Y轴为压电轴，Z轴为光学轴。晶体在某一个压电轴的方向上受压或拉伸时，就在一个压电轴的两端和垂直于压电轴的面上产生相反的电荷，而且最大电荷发生在压电轴的两端。因此，从晶体切割出压电材料时，必须保证晶体片有两个对着压电轴两端的面。根据上述原理，在制作超声发生器时，石英晶体片常用 X 切割法，即所切薄片之面与 X 轴垂直。图 2-5-3 示石英的 X 切割法，矩形石英块的棱 b 垂直于 X 轴，与 Y 轴平行；面 z 相当于 X 轴的两端，与 Y 轴平行。因此在石英晶体片的 Z 轴方向上加压力，或在 Y 轴方向上拉伸晶体片时，棱 b 及面 z 上各自成对地产生正负电荷。反之，在石英晶体片 X 轴方向上加拉力，或在 Y 轴上加压力，则在棱 b 及面 L 产生与上述相反的电荷。在 z 轴上加压力或拉力都不引起压电现象。晶体的压电效应原理可用图 2-5-4 加以解释。

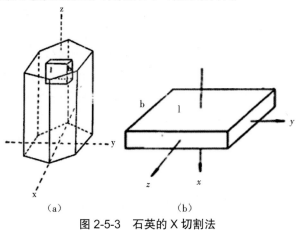

（a）　　　　　　（b）

图 2-5-3　石英的 X 切割法

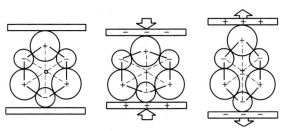

图 2-5-4　晶体的压电效应原理

把石英晶体片放在交变的电场中，在电场作用下，石英晶体片可沿 Z 轴产生厚度的伸张和压缩，同时在 Y 轴方向也产生压缩和伸张。

上述 X 切割法的石英晶体片，由于在晶体片的两面产生厚度的压缩及伸张，也即晶体片产生厚度

上的振动，此种振动加于弹性介质时，介质将沿着晶体片 Z 轴方向振动，产生交替的压缩与伸张区，这样就产生了纵波。如外加的交变电场频率在 20 千周／秒以上，这种纵波就是超声波。

当外加的交变电场频率与石英晶体片固有的振动频率一致时，由于共振原理，晶体片的振幅可达最大。石英的固有频率与其厚度有关，晶体片越薄则固有频率越高。

在超声诊断仪的探头上，主要元件就是压电晶体片，用逆压电效应使晶体片产生超声振动，把电能转换成机械能。从人体反射回来的超声振动作用到晶体片上，由于正压电效应，在晶体片上产生高频交变电压，又把机械能转换成电能。因此，超声探头称为换能器。目前常用于换能器的晶体片有锆酸铅、钛酸钡、石英、硫酸锂等人工或天然晶体。钛酸钡及锆酸铅是在高温下烧结的多晶陶瓷体，把毛坯烧结成陶瓷体后，经过适当的研磨修整，得到所需的几何尺寸，再用高压直流电场极化后，就具有压电性质。如外加交变电场方向与原直流电场方向相同，钛酸钡片变厚，反之则变薄。

（二）超声波在介质中传播的数学描述

声波是机械波，即振动在连续介质中的传播。而超声波则是指频率高于人耳听觉范围的声波。因为超声波的频率恰好为射频，故常常用射频声波来代表超声波。由于超声波的频率较高，则其波长较短，因而具有音频声波所不具备的空间分辨力，故可用于医学成像之中。尽管如此，超声波在生物组织中的传播仍然是机械波在介质中的传播，其运动规律也遵循相应的基本物理定律。

超声波在介质中传播的数学描述，参考图 2-5-5 中所示的介质体元。

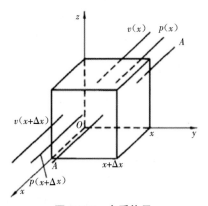

图 2-5-5　介质体元

（三）超声的发生和接收的原理

超声的发生是利用逆压电效应的原理，而超声的接收是利用正压效应的原理。超声诊断仪的探头里安装着具有压电效应性质的晶体片，由主机发生高频交变电场，电场方向与晶体压电轴方法一致，压电晶片沿一定方向发生压缩和拉伸，当交变电流在20 000Hz以上时即产生超声这种现象称为逆压电效应。当有回声时，作用到晶体片上，则晶体片产生电荷，这种现象称为正压电效应。

超声在介质中传播的过程中，遇到不同声阻抗的界面，反射回来的声能到达压电晶片。根据正压电效应的原理，回声的机械能转变为电能，其转变的电信号经过处理，放大在荧光屏上显示出来。当电信号显示为振幅高低不同的波型时即为A型超声诊断法，显示为点状回声扫描时即为M型超声诊断法，显示辉度不同的点状回声进而组成图像时即为B型超声诊断法，显示超声的多普勒（Doppler）效应所产生的差频时即为D型超声诊断法，以上也分别称为超声示波、超声点状回声扫描、超声显像和超声频移等诊断法。

二、超声的基本设备

超声波分为如下五种类型。

（1）A型：即将回波以波的形式显示出来。纵坐标为回波幅值，用以表示回波的强弱；横坐标为回波接收的时间，该时间与产生回波的组织界面相关。

（2）B型：即将回波用光点形式显示出来，为辉度调制型。显示光点的辉度与回波强弱成正比。当探头以不同方式移动扫查时，可形成二维图像。

（3）C型：为透射式扫查方式，可获得有关被测组织的声速和衰减等信息。

（4）M型：是在辉度调制型中加入一个慢扫查锯齿波，从而使回波光点从左至右自动扫描。显示的横坐标为慢扫描时间，纵坐标为声波传播时间（即对应于检测深度位置）。

（5）F型：为用多个切面图像构造成一个曲面的成像形式。

除了单一形式外，还有复合型诊断仪，即综合采用上述几种方式成像。目前，回波扫描技术已大量用于对肝、脾、胃、肾、胆囊、甲状腺、乳腺、眼球、子宫、卵巢、胸腔、肺、半月板、脑、心包等多种脏器的诊查之中。

三、超声成像的图像特点

在现代医学四大影像技术中，X线成像和超声成像是极为普遍应用的技术。因此，在这里，我们通过与X线成像技术的比较来阐明超声成像的特点。

X线影像技术发展较早，特别是20世纪70年代中期X线CT（X线断层成像）的成功，使X线影像技术获得了重大突破，使其诊断效果大为提高，应用更加广泛。尽管如此，X线成像仍无法取代超声成像的位置和作用，其原因主要有三个。

（1）超声波无电离辐射，在诊断用功率范围内对人体无害。几十年来，一直有人从事超声波对生物组织的效应方面的研究，同时临床工作中也大量使用超声进行诊断，但迄今为止，尚未发现诊断用剂量的超声波对人体产生任何危害。因此，使用超声波进行检查不用任何防护，且可用于对胎儿进行检查。而X线检查在这方面则具有较大的危害性，在一定的时间内，不能重复使用，且禁止对孕妇进行检查，对儿童也尽量避免。所以，在无毒副作用这方面，超声成像较X线成像有着显著的优势。

（2）超声波对软组织的鉴别力较高，在对软组织疾患诊断时具有一定优势。从用途来讲，超声成像和X线成像是相辅相成的，这点可通过二者的成像原理来说明。

X线在生物组织中传播时，其穿透能力很强，可穿透人体任一部分组织，包括软组织和骨骼。因而，一般采用透射式成像方式，在人体受X线照射的对侧放置接收底片，用以记录透射过来的X线量。X线透过的多少是由生物组织的电子密度决定的，不同的组织电子密度不同，因而反映在X线成像底片上就是曝光强度不同。由于骨骼与软组织的电子密度有显著差别，但软组织各部分间无显著差别，因而X线成像可很好地显示骨骼与软组织的界面，但不能很好地区别不同的软组织。

超声波在生物组织中的穿透力有限，特别是在空气和骨骼中，超声波衰减损失严重，因而难于穿透骨骼以及对其后面的组织成像，故目前临床所用超声波成像装置多为反射式的。用一个超声波发生器与一个探头相连，用于发射探测波并接收由组织内部产生的回波。当超声波在生物组织中传播，遇到组织界面时，将产生反射回波，因而反射回波中运载了组织界面的信息，可用来对软组织界面成像，故可补足X射线成像的局限性。

（3）超声成像仪器使用方便、价格便宜。从使用上看，由于超声成像装置体积较小，探头可持于手中，适用于身体任意部位的扫描成像，还可根据使用需要更换探头，因此可以一机多用。同时，由于诊断用超声对人体无害，使用时不用任何屏蔽，因而较 X 射线成像更为方便且成本也较低。由于上述这些特点，超声成像是其他成像技术所无法替代的一种诊断技术，具有强大的生命力和发展前景。

四、超声成像的临床应用概况

超声诊断设备一般分为 A 超（amplitude mode，幅度成像）、B 超（brightness mode，灰度成像）、M 超（motion mode）、C 超（彩超）、F 超、D 超（doppler mode，多普勒）等。

由于 B 型超声的出现，A 型超声已经面临被淘汰的边缘（现主要应用于脑部）。而 B 型超声主要应用于腹部，它的声像图内亮暗不等、疏密不等、排列多样的光点直观构成组织器官的形态结构剖面图。M 型超声诊断仪通常称为超声心动图仪，它可显示心脏各层组织的运动波形，主要用于心血管疾病的诊断。超声多普勒在医学临床诊断学中用于心脏、血管、血流和胎儿心率等诊断。

三维超声可清楚显示胃肠道及膀胱等空腔脏器病变，同时对肝脏等实质器官疾病如肝囊肿、肝脓肿有较高的诊断价值。三维超声心动图能够提供心脏的三维立体结构，直观显示心脏内部结构的解剖形态、空间关系、立体方位及血流变化等，为各种瓣膜疾病、心肌疾病和先天性心脏复杂畸形的诊断与治疗提供帮助。

三维超声成像可用于鉴别早期胎儿是否存在畸形以及检查各个孕期胎儿的生长发育情况。三维超声对子宫实质性肿瘤的诊断有一定辅助作用，对卵巢和输卵管病变（特别是囊性变），可清晰显示其立体外形轮廓、内部结构、有无分隔与突起、液体浑浊度等。对盆壁转移性病灶合并腹水的人，三维较二维超声的诊断价值更大。

由于微泡造影剂的应用，进一步拓宽了超声诊断仪的诊断和治疗范围。血管内微泡造影剂已用于肿瘤的诊断、良恶性肿瘤的鉴别诊断、急性局灶性炎症、局部缺血坏死、血管性疾病及心肌血流供应情况等。超声成像在功能成像方面多见于血流和器官的运动成像，例如可以准确快捷地测量心脏的搏出量，还可以测量心内膜和心外膜的运动，使得定量评价心脏在一个周期内的壁运动成为可能。在血流测量方面，目前正在研究如何把所探查的断面和 Doppler 血流仪测到的流速信息综合起来评估流速，从而不用考虑角度校正问题。

五、超声成像在分子影像中的应用

自 1986 年，Matsuda 等利用超声微泡诊断肝脏肿瘤开始，造影剂的种类不断发展，尤其是近年来纳米级的靶向超声微泡造影剂的出现，使肿瘤疾病的超声诊断也达到了分子水平。肿瘤抗原靶向性微泡使得可用超声对肿瘤新生物做出诊断、检测转移灶、划分肿瘤表型，这些可以为判断肿瘤的预后和选择合适的治疗方案提供重要的信息。Willmann 等报道其制备的靶向肿瘤血管超声造影剂在体外可与高表达 VEGFR2 的小鼠血管肉瘤细胞 SVR 特异性结合，在体内能特异性地增强小鼠移植瘤组织。标记新生血管也是另一种有发展前景的方法。

利用超声分子成像可以制备超声微泡（球）造影剂，用以评估炎症过程。动物实验发现，经静脉注射荧光标记的微泡造影剂，微泡在受损组织内停留的数量与炎症的严重程度成正相关，与感染区内白细胞的数量相关。可见，微泡和激活的白细胞间的相互作用使通过增强超声显示炎症成为可能。

超声微泡造影剂的应用可以提高超声图像的分辨率和特异性。结合单克隆抗体的微泡可靶向黏附到病变区内皮细胞上的白细胞上，或者与斑块表面的内皮细胞分子相结合。此种技术尤其可用来反映斑块的构成，并有利于对高危斑块的分析和诊断。

血栓靶向性微泡的研究应用，明显提高了超声诊断血栓的准确性。有学者建立犬双侧股静脉急性血栓模型，注射靶向微泡后，血栓回声明显增强，与管腔无回声背景分界清晰，图像质量明显改善。在溶栓方面，通过血栓靶向微泡的应用证实其不仅能溶栓，亦能用于评价溶栓治疗的效果。

靶向超声微泡（球）造影剂还可载药物或基因用于治疗。有学者通过超声靶向破坏微泡介导骨骼肌血管新生的研究，证实超声靶向破坏微泡技术为基因治疗提供了一种新的无创技术。

基因治疗和局部化疗是治疗肿瘤的重要手段，目前尚缺乏一种安全、有效的基因或药物传递系统。超声微泡以及超声微泡介导技术可为肿瘤的基因和药物治疗提供一种理想而高效的载体与传递途径。随着纳米技术与分子生物学的发展，纳米级靶向超声造影剂正日渐崛起,其分子小、穿透力强的突出特性,将有力地推动超声分子成像与靶向治疗向血管外领域拓展。

第六节　光声成像

在生物医学领域中,成像技术对疾病的诊断、监控和研究具有十分重要的意义。在各种成像技术中,21世纪发展起来的新兴生物医学成像技术——光声成像(photoacoustic imaging)技术,整合了光学和声学两种成像模式,利用光声效应获得生物组织或材料的断层图像或三维立体图像,被认为是一种有发展前景的成像模式。光声成像空间分辨率好、灵敏度高、超声穿透力强,还能反映组织血红蛋白含量、血氧饱和度等情况,或通过使用光声造影剂、分子探针等实现对疾病分子水平的显像和治疗。光声成像由于具有上述诸多优势,在组织功能检查和分子成像方面具有良好的研究和应用前景,如脑组织、功能成像、乳腺癌成像和肿瘤血管生成监控等目前已取得较为重要的进展。本节将对新兴的光声成像技术做简要的回顾和讨论,并重点介绍处于快速发展阶段的光声成像技术的物理学原理及其在生物医学领域中的主要应用。

一、光声成像原理

在生物组织中的光声成像,是一种以超声作媒介的生物光子成像方法,一束短脉冲(10ns)激光经过光学元件扩束后,照射到生物样品,激光能量被组织内吸收体快速吸收,组织受热膨胀,产生压力波(光声波),这种现象叫作光声效应,光声波将穿过组织向外传播,可被放置在样品周围的超声传感器探测到(图2-6-1)。该过程中,光束受到多重散射和吸收,能吸收特定波长光的分子或物质被称为生色团。生色团吸收的光能通过分子振动和热弹性膨胀转化为热能,导致局部初始压力增加,形成波源,最终被组织表面的超声传感器探测到,转换为一系列时间序列的电信号。通过采用旋转扫描方式,或采用多元阵列探测器,就可以得到在激光照射下组织内不同区域的光声波压力强度分布。光声波压力的大小与组织对激光能量的吸收程度直接相关,光吸收越强,则该处的光声信号强度越高,因此,利用探测到的光声波分布数据,通过滤波反投影进行图像重建,就可以得到组织的光吸收分布图像。由于光声图像是通过一系列在不同空间位置探测的光声信号形成的,故也可将光声图像视作空间压力分布的表示。激光能量在组织内积聚后产生的热能与探测到的超声信号直接相关,而激光能量的积聚又与组织的很多物理特性,如散射、吸收特性、热特性(包括热扩散率和热膨胀系数)以及弹性等特性相关,因此可通过超声信号了解组织物理特性的差异。

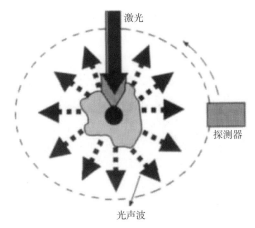

图 2-6-1　光声成像原理示意图

光声效应是指物质受到周期性强度的光照射而产生声信号的现象。当光源不同或者光与物质作用方式不同时,光致超声的过程存在着多种可能的物理机制。当前新兴的生物医学光声成像技术所利用的物理基础是其中的热弹性机制(thermoelastic mechanism),即受短脉冲光(脉宽<1μs)辐照的光吸收介质在吸收光能量后快速升温膨胀从而产生超声的现象。为了便于讨论,可将该过程分为以下3个步骤:①脉冲光辐照生物组织,组织内吸收体吸收光能量;②基于热弹性机制的光致超声过程;③本地光声信号的外传与探测。为了加深对光声成像的理解,下面我们对该过程进行进一步的分析。

1. 脉冲光辐射组织　当宽束短脉冲(ns量级)激光辐照生物组织时,首先是光在组织内传播并形成光能量沉积的过程。所以,光声成像技术中一个需要慎重考虑的问题,是宽束短脉冲激光辐照特定组织体时光能量吸收分布情况以及该分布对最后光声信号的影响。目前，对于该问题各研究小组还未给予足够的重视，除了刘英杰等人研究了周围组织的光学性质对光声信号强度的影响外，很少有该方面工作的报道。总的来说这方面的工作尚待加强，如研究不同光源参数（波长、脉宽等）情况下，不同组织（乳腺、皮肤等）中、不同吸收体的光能量沉积差异，从中找到针对不同疾病成像时的优化光源。

　　另一个与光分布有关的问题是光声图像的对比度来源。在目前光声成像中，绝大多数的工作是以吸收体的光能量沉积为对比度。而吸收体的能量沉积与两个因素有关：吸收体吸收系数 μ_a 和到达吸收体的能流率 F。也就是说，光声图像上的差异与 μ_a、F 两个因素有关。近年来，Cox、Laufer 等人提出了基于吸收系数为对比度的量化光声成像（quantitative photoacoustic tomography）的概念，即通过利用一个基于漫射近似的有限元光传输模型消除能流率 F 项的影响，从而得到组织体中吸收体吸收系数的分布。另外，Yuan 也把漫射近似方程结合到光声层析术中，并用模拟样品从实验上展示了该方法可以得到吸收体的吸收系数。由于组织的生化信息直接与组织的光学吸收性质有关的，所以从理论上来说，量化光声成像技术更具有发展意义。但是，鉴于生物组织的复杂性和个体差异性以及漫射近似的局限性，要使该方法成功地应用于活体成像，还需要研究光与组织相互作用的组织光学的进一步发展。

　　2. 光致超声过程　有多种物理机制可引起光激发超声的效应。目前，在光声成像领域中，所应用的是热弹性膨胀 (thermoelasti cexpansion)。基于热弹性机制的光声过程是指：一束短脉冲（ns 量级）激光辐照生物组织，组织中具有强光学吸收特性的吸收体（如血红蛋白）吸收光能量后升温并膨胀，挤压周围的组织从而产生本地的压力波。为了保证光致超声是线性过程，脉冲光源的脉宽必须满足两个条件：热限制（thermal confinement）和压力限制（stress confinement）。为此，光声成像中绝大多数的光源选择脉宽为 ns 量级的调 QNd:YAG 的光源。短脉冲光源意味着光脉冲的持续时间比组织中吸收体的热扩散和压力扩散的时间要小得多，如此，在激光脉冲辐照生物组织过程中，压力扩散和热扩散的影响便可被忽略。

　　3. 光声信号的外传过程　声波在组织中的传播速度通常为 1 500 m/s，实际情况中，波动范围不超过 10%。基于热弹性膨胀产生的本地压力将作为声源向外传播，其频谱范围大致在 100kHz 到 100MHz。要研究声波在组织中的传播，除了传播速度，衰减是另一个至关重要的影响因素。对于一般组织而言，组织内部对声波的散射和吸收是导致声波衰减的两个主要因素，但在低频范围内（几百兆赫兹以内），超声波在软组织中的传播具有散射率低、穿透深度深的特点，散射造成的衰减仅占总衰减的 10%~15%，而由散射导致的衰减在任何组织中都受到温度和频率的影响。在该过程中，以下一些因素可能对光声信号的飞行时间、脉宽等产生影响，从而影响成像质量，这些因素包括：①声学性质的各处异性；②声衰减；③声衍射。

　　4. 光声信号的检测　光声成像领域常用的超声传感器为压电超声换能器，它们通常具有低热噪声、高灵敏度和宽探测范围的特点。在各种光声成像系统中，根据传感器相对于激光器和生物样本的摆放位置的不同，可划分为多种不同探测模式。在目前绝大多数实验工作中，光声检测用的压电材料的换能器中所用的材料主要是压电陶瓷（PZT）和高分子压电材料聚偏氟乙烯（PVDF）。2000 年，Oraevsky 等人研究认为这两种材料换能器在大块组织（如女性的乳腺组织）的深度成像方面有优势。而 PVDF 虽然在灵敏度方面与压电陶瓷相比稍有不足，但由于其具有更宽的响应带宽、易制作、声阻抗低等优点，被认为是普遍适用的光声成像探测材料。

　　光学检测是基于光声 - 压力 - 表面位移或折射率改变的原理探测宽谱特征的光声信号方法。Paltauf 等人将一棱镜放置于被测物体表面，通过检测被光声信号调制的反射光束的强度来达到检测光声信号的目的。Beard 等人提出用一个基于高分子薄膜的法布里 - 珀罗干涉仪来检测光声信号，由于激发的光声信号可调制高分子薄膜的光学厚度，从而改变相应反射光束的信号强度，由此通过解调光电二极管探测到的信号便可得到样品中的光学吸收体分布情况。另外，其他光学检测的方法也被应用于光声信号的测量。

　　与压电材料的换能器比较，光学检测光声信号方法在灵敏度和信噪比方面有较大差距，但是由于光学方法有潜力应用于无接触、大面积、高分辨率的快速检测，所以可能在人体表层细微血管成像等方面有大的发展潜力（图 2-6-2 ）。

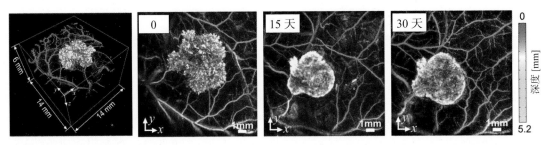

图 2-6-2　通过基因工程转染酪氨酸酶后的 K562（人慢性髓系白血病）细胞,建立肿瘤动物模型后显示的纵向光声图像
引自 Nature Photonics,2015,9(4): 239–246.

二、光声成像设备简介

（一）光声成像设备的发展

近几年,光声成像系统在提高成像速度方面取得了重要的突破,一方面,由于激光的光源重复频率由以前的 10 Hz 已经提高到了现在的 kHz 量级,加快了光声信号的产生过程,缩短了等待信号采集的时间。另一方面,采集速率也已经大大提高,节省了数据采集时间。在提高光声系统分辨率方面,韩建宁等分析了当前光声成像系统,发现由于传统声学透镜的隐失波的衰减,导致包含图像细节的高频信息丢失,提出使用负折射透镜的方法,让隐失波参与成像,突破传统声学透镜的衍射极限,从而大幅提高成像分辨率。同时依据光声效应产生的超声波具有波的特性,在研究中还发展、完善了声学信息系统的相关理论以及三维声成像技术。通过实验对比得到了超越普通声学透镜的生物组织的光声成像效果。陈炳章等还搭建了一种光声内窥镜成像系统,利用此系统开展了仿体实验成像研究,通过内窥镜探头 4 个阵元位置激光吸收强度的变化情况来分析仿体中吸收体的位置,他们利用此系统开展了仿体实验成像研究,目前已完成对人体离体的正常组织及早期直肠癌组织的成像研究,具有积极的临床意义。Upputuri 等提出了一种利用光声原理构建的超高分辨率的光声显微镜,这种超高分辨率光声显微镜突破了普通光声显微镜的衍射极限,使其能够更好地应用于生物医学成像上来。由此可见,通过不懈的研究和探索,光声成像的系统已经取得了很大的进步,不久的将来,光声成像系统会更加便捷、方便、安全地应用于科学研究及临床。

（二）光声成像造影剂的发展

光声成像造影剂通过改变生物组织局部的声学和光学特性,来提高光声成像分辨率和对比度,从而增强光声成像的成像效果。比较常见的光声成像造影剂有金纳米材料、碳纳米材料及染料相关纳米材料等。

光声成像造影剂中最重要的造影剂是基于金的纳米材料,如金纳米棒、金纳米粒子、金纳米笼及空心的金纳米球等。最近的研究中,在金纳米棒的表面上包裹了一层二氧化硅的壳层,包裹的二氧化硅增加了金纳米棒的生物相容性,这样就更容易被细胞摄取。

苏蕾等研制一种包裹金纳米棒的 PLGA 液态氟碳纳米粒,产生较强的光声信号,从而使其能成为良好的光声成像对比剂。碳纳米材料目前广泛应用于生物医学、生物成像和药学上,光声成像所用的碳纳米材料主要是单壁碳纳米管 SWNTs,其具有特定的一些光学性质,尤其是一些在近红外区域有光吸收的单壁碳纳米管 SWNTs,这点很有应用的价值。随着相关研究的深入,通过对单壁碳纳米管 SWNTs 修饰,将单壁碳纳米管 SWNTs 和其他相关材料复合,制备成了具有多重功能的试剂,这大大扩展了光声成像在生物医学上应用的范围。

染料等相关材料用于光声成像已有很长的时间,其中最常见的就是吲哚菁绿（ICG）。ICG 作为可用于人类的染料分子,在生物应用方面有非常广泛的用途,目前可以用于光声成像、光热治疗和荧光成像等方面。

最近一些具有小尺寸、低毒性、较好光声响应特性的新型纳米粒子开始以用于光声成像,极大地丰富了光声成像造影剂的应用。

（三）光声成像系统

根据应用领域和可实现的空间分辨率,光声成像系统可分为光声计算层析（photoacoustic computed tomography, PACT）成像、光声显微（photoacoustic microscopy, PAM）成像和光声内窥（photoacoustic endoscopy, PAE）成像,如图 2-6-3 所示。

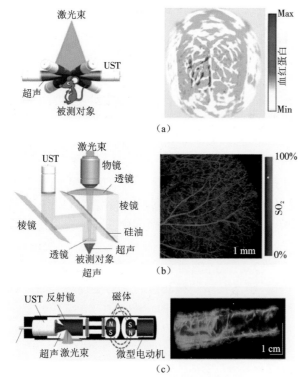

图 2-6-3　三种典型的光声成像应用

（a）光声计算层析成像；（b）光声显微成像；（c）光声内窥成像［引自：YOON TJ, CHO Y S. Recent advances in photo-acoustic endoscopy[J]. World Journal of Gastrointestinal Endoscopy, 2013, 5(11):534-539.］

三、光声成像的图像特点与优势

光学方法的优势在于它的功能性和灵敏性。当前，光与组织相互作用的过程可以看成吸收和散射两方面：其中组织的光学吸收性质与组织所含成分有关，而组织的成分变化能反映组织体生化状态的变化，故从光学吸收性质可判断组织体微米尺度起伏的生理基础则是生物组织在细胞和亚细胞水平上相互间的变化，可以认为，从光学散射性质能推断组织体在细胞和亚细胞水平上形态的变化，组织体的光学性质（散射和吸收）具有评估病灶组织生化和形态的能力。另外，光学性质对组织发生的以上变化都很敏感，这使光学成像有可能具备高的图像对比度。因此，利用光学技术功能性和灵敏性的特点可对组织体功能进行量化评估。但是，光辐照生物组织时表现出强散射的特性，散射系数典型值约为 $100cm^{-1}$。这种强的光散射性质使得光学成像时，分辨率和成像深度不可兼得。比如，弹道光和准弹道光的光学相干成像技术和激光共聚焦显微技术在分辨率（μm）上有优势，但成像深度（mm）却有限。而成像深度（dm）好的漫射光成像技术在分辨率（cm）上却很难达到医学诊断的要求。这些不足制约了光学成像技术在某些医学领域中的应用。

与光在组织内传播表现出强散射不同，超声在组织内的散射比光弱 2~3 个数量级，这意味着超声成像技术在分辨率和成像深度方面某种程度上是可兼得的。但是超声成像技术的图像对比度的来源是组织体在机械属性上的差异，这导致了超声成像技术在早期癌症诊断方面的局限性。另外，超声技术不具备有评估组织体功能的能力。

比较光学成像和超声成像这两种技术可发现两者具有很强的互补性，将两者有机结合对医学诊断将具有积极的意义。光声成像技术恰好能够满足以上的要求：光声成像是以脉冲光为光源激发，图像反映的是光学吸收的差异，故继承了光学成像在功能性和灵敏性方面的优势；同时，光声成像探测的是外传的超声信号，故兼得了超声在成像深度和分辨率可兼顾的长处。所以，结合了光学和超声方法的光声成像技术能实现对病灶组织的功能状况的高分辨率和高对比度的深度分辨。另外，光声技术还有以下的优点：①该技术采用非电离波段，而且成像过程中不改变生物组织的属性，故是无创的检测手段；②产生的光声信号和组织的生理状态的关系较容易界定；③有潜力与纯的超声或光学的成像技术相结合，可获得更多的诊断信息；④成像深度和成像分辨率可根据实际应用的需要进行调整。

四、光声成像在分子影像研究中的应用

1. 肿瘤成像　光声成像在生物医学方面已经取得了很大的进展，目前肿瘤是光声成像研究的重要领域，传统的医学成像手段在肿瘤检测时，灵敏度相对比较低，特别是当肿瘤组织的直径小于 5 mm 时。癌症的治疗关键在于早诊断、早治疗。利用原有的相关技术，肿瘤很难过早地被发现，但利用光声成像技术，可以为肿瘤早期检测提供高对比度、高分辨率的图像，还可对肿瘤的治疗过程以及疗效进行监测。2013 年 Stritzker 等将黑色素作为标志物，利用光声成像系统进行疾病诊治的研究。他们将黑色素基因构建到溶瘤牛痘病毒株中，使黑色素基因表达的产物黑色素作为诊断和治疗的介质，即不需添加任何

底物就可使其成为一种优秀的标志物而用于光声及MRI 成像,并可以进行深层组织成像,同时,表达的黑色素产物也可以成为激光热疗非常合适的靶标,并能增强溶瘤病毒治疗的效果。Miyata 等用吲哚菁绿作为造影剂对肝癌进行光声成像,用来进行肝癌的诊断。吲哚菁绿是临床上一种常用于检测肝病的药物,所以此项研究可以很好地应用于临床。Li 等利用光声成像对卵巢癌进行检测和诊断。陈炳章等开发的光声内窥镜系统在人体直肠癌离体组织中的实验研究,已经对人体离体的正常组织、直肠癌早期组织进行成像研究。Zhou 等制作了 PEG-CuS 的纳米探针,在 1 064 nm 的激光脉冲器作用下,对小鼠乳腺癌进行光声成像,得到很好的光声成像图像,这为以后的临床应用打下了一定的基础。

乳腺癌是威胁女性健康的一大顽疾,在治疗过程中,早期诊断可大大提高患者的生存机会。因此发展具有早期检测能力的乳腺成像技术有助于乳腺癌的诊断和治疗。由于侵略性肿瘤增长快速,其周围的血管分布要比正常组织更加密集,故表现出更强的光学吸收特性。因此,原理上以光学吸收为对比度的光声成像技术是一种可行的乳腺诊断方法。而且,正常乳腺组织的光学性质相对透明,声衰减、声畸变小,所以光声技术被认为是有发展潜力的乳腺癌早期诊断工具。Esenaliev 等人在乳腺组织模型中,测试了利用光声技术检测乳腺癌的灵敏性,结果表明,该技术可以在安全剂量之下实现对深度达6cm 的吸收体(直径为 0.6~2.0mm)的检测。为了进一步扩展光声成像的灵敏度和对比度,Ku 等人把具有强光学吸收特性的分子探针 ICG 引入到光声乳腺成像技术中,在鸡肉组织中成功实现了 5cm 以上的成像。另外,通过利用金纳米粒子增加光能量沉积从而实现光声深度成像也是一个进展中的研究方向。这都说明,光声乳腺成像技术是有发展前景的。另一个有代表性的工作是 Oraevsky 小组开发的乳腺成像系统。在他们小组最新的光声乳腺成像系统中,以 1 064nm 的 Nd:YAG 激光为激发光源,利用探测元素构成的弧形换能器阵列活体监测乳腺组织的光声信号。测试表明,该系统成像深度可达6cm,分辨率为 0.5~1mm,成像速率为 1Hz,其工作性能已基本达到临床的需要。

卵巢癌中,光声成像被用于肿瘤的检测及内镜辅助治疗,卵巢癌早期无有效检测方式,其已经是死亡率最高的妇产科疾病。康涅狄格大学 Andres Aguirre 团队发展了一种经阴道无侵害超声与光声融合的 3D 成像方式,评估了猪的卵巢的光学性质,证实其能探测卵巢内的血管结构。随后其对 33 个人体内卵巢进行评估,利用光学相干断层成像、超声成像和光声内窥镜成像结合的方式对人体的卵巢成功成像,其他团队对卵巢成像的结果还正在验证中。

光声成像在前列腺癌中的研究较多,光声成像能同时结合前列腺解剖、功能及分子成像,对前列腺癌的诊断有重要意义。在鼠类前列腺癌动物模型中,光声能很好地区分前列腺癌与正常前列腺组织,灵敏度高;Dogra 等利用光声检测以区分人前列腺癌组织、良性前列腺增生组织及正常前列腺组织。研究者检测了 30 例标本中的脱氧血红蛋白、氧合血红蛋白、脂质及水的检测值。结果发现脱氧血红蛋白及脂质的检测值在前列腺癌组织及正常前列腺组织中有明显差异;脱氧血红蛋白检测值在前列腺癌组织与良性前列腺增生组织中的表达有明显差异。试验灵敏度为 81.3%,特异度为 96.2%,阳性预测值为 92.9% ,阴性预测值为 89.3%,证实了光声成像在区分不同前列腺组织中有重要作用。前列腺癌根治术是早期前列腺癌主要的治疗方式,在根治术中,血管神经束的保护是保留患者术后性功能至关重要的因素。Horiguchi 等设计了适用于前列腺癌根治术的经直肠光声成像检测系统,用于前列腺癌根治术中的血管神经束的检测。在体外实验中,此系统能分辨直径 300 μm 的血管,且探测深度可以达到 10 mm。临床应用中,该课题组对 7 例不保留血管神经束的前列腺癌根治患者进行了术中监测,发现光声在显示前列腺周围组织的成像上较超声有明显优势,能较清晰地对血管神经束成像,术后与 CD31、S-100 抗体的免疫组化切片进行对比发现,组织位置与术中光声图像显示的血管神经位置一致。

在膀胱疾病中,常规膀胱镜检查往往不能很好地辨认膀胱肿瘤的范围,也不能特异性区分膀胱原位癌与炎性反应。Xie 等通过对狗膀胱的光声检测发现,光声 3D 成像在膀胱癌血管生成及膀胱肿瘤微环境的观察中有重要意义;进一步对人膀胱癌组织与正常膀胱组织进行光声检测,证实光声成像结果与病理结果高度一致,且通过光声检测新生血管的生成判断肿瘤的侵袭程度特异度高,在膀胱癌的诊断及监测中有重要意义。

2. 黑色素成像　光声成像对体表吸收体的另一个重要应用是黑色素的评估。Viator 等提出利用光声效应进行人体皮肤的黑色素含量的评估之后，Oh等人将光声显微技术应用于黑瘤病中，结果显示该技术能够实现对黑瘤病中黑色素的尺度、分布以及周围血管增生情况进行细致的成像。荷兰的D.J.Grootendorst团队证实了光声成像对切除的人体淋巴结内黑色素转移具有良好的成像效果，使得光声成像在皮肤病诊断实验上从动物组织向人体组织迈进了一大步。在眼科疾病研究中，有多个课题组利用光声成像技术在眼底肿瘤、黄斑退行性变、糖尿病视网膜病变等疾病中开展了研究，眼睛内部主要吸光的物质是黑色素和血红蛋白，其无障碍环境和光学特性十分适合通过光学成像来提供眼睛生理信息。其不仅仅可以诊断眼睛内黑色素瘤、淋巴瘤、视网膜细胞瘤等，还可以提供其他致盲疾病的信息，如糖尿病视网膜病变、老年性黄斑病变和青光眼。

3. 血红蛋白成像　血红蛋白等人体表层分布的物质有强的光学吸收特性，可以利用光声效应来评估体表这些吸收体的信息。对人体皮肤的血管或血管增生（angiogenesis）的结构与功能进行成像是近年来的研究热点。Zhang等人利用光声显微技术实现对手掌中血管结构和功能的成像是该方面的代表作。另外，光声成像在鲜红斑痣皮肤、移植皮肤和热烧伤等方面也有若干应用。

4. 炎性病变成像　在炎性病变研究方面，Abran等设计了一种新的成像系统，可以进行光声成像、超声成像和荧光成像，然后将三者成像综合起来，得到更加完整的图像信息，用于对动脉粥样疾病诊断和治疗，对于临床有十分重要的意义。Nam等综合光声成像和超声成像进行无创性评估烧伤的程度，并且及时观察烧伤后组织再生情况，这对烧伤患者的管理具有很大的作用。近年来光声成像技术发展非常迅速，已经广泛应用于生物医学的各个领域，具有广阔的应用前景。

5. 排泄性尿路造影　膀胱输尿管反流是常见的小儿泌尿系统畸形，能引起肾脏感染，瘢痕形成，最后导致肾功能不全，目前主要靠排泄性尿路造影诊断及监测，但检查时电离辐射对患者影响较大。Kim等建立了光声成像观察膀胱输尿管反流的模型。研究者将亚甲基蓝注入小鼠膀胱，在 $1\ mJ/cm^2$ 的激光能量下，能清晰观察到膀胱内亚甲基蓝的动向，为非电离膀胱造影开拓了一个新思路。Koo等利用单壁碳纳米管作为造影剂对膀胱成像，能清晰显示膀胱的形态，在单壁碳纳米管上结合吲哚青绿后，可使成像效果增强4倍。

6. 其他病变　光声成像还应用于甲状腺滤泡癌的鉴别；胃肠道疾病中，光声技术结合内镜成像，在病灶的检测中发挥了重要作用，由于人眼的限制常用内窥镜对胃肠道疾病没有良好的诊断精度，并且无法对肠道表面下的病变提供诊断，而将内窥镜和光声成像技术、超声成像技术结合制作出的内窥镜能够同步传输光声数据和超声数据。该器件在兔子食道和老鼠的结肠中得到测试，光声成像检测能直观地展示食管和结肠及其各自周围脉管系统；心血管系统中，光声成像被应用于动脉粥样硬化、血管内手术操作和循环肿瘤细胞的研究；骨关节病的研究中，已有课题组利用光声成像开展了关节炎、骨肿瘤的研究；在手术中，光声成像还能指引切除方向，并能有效评估肿瘤切缘的阴性可能性；在放疗中，光声成像能对放射性粒子进行定位，并能引导穿刺针走向。

光声成像既具有声学方法深层组织成像空间分辨率高的优点，又具有光学方法成像对比度高、对组织功能信息敏感的优点，弥补了两者的不足。通过选择合适的成像模式和超声换能器工作频率，光声成像可以提供毫米、微米，甚至纳米量级的空间分辨率，其成像深度可以提高到50mm，这样的成像分辨率和成像深度能够满足亚细胞结构、细胞、组织器官等多尺度的成像要求；生物医学光声成像的优势不仅在于其巨大尺度范围的成像深度和空间分辨率，更加重要的是它能够提供生物系统的解剖、功能、代谢、分子、基因等多维度的丰富信息，比如DNA/RNA形态异常、血氧以及动脉和静脉的空间分布、体内积水和油脂聚积、组织微结构特性等。

但是光声成像目前仍然具有一些局限性，特别是很多成像过程中的声学问题有待解决，如生物组织的不均匀特性引起的光声影像畸变、高性能超声换能器的研制问题等。但光声成像所表现出的优势和特性，可满足生物医学领域的宏观形态学、微观形态学、生物代谢、基因成像等多方面的成像需求，因而具有巨大的实际应用潜力。可以预期，随着目前光声成像中关键问题的解决，在不久的将来，光声成像凭借其优越的性能将广泛地应用于临床实践，为相关疾病的早期发现、正确诊断、治疗方案制订、治疗过程引导及治疗效果评估等提供有价值的生物医学影像。

第六节　小动物成像设备

动物模型是现代生物医学研究中重要的实验方法与手段,有助于更方便、更有效地认识人类疾病的发生、发展规律,研究防治措施。现阶段分子影像的活体成像实验,主要是通过应用各类动物模型完成的,因此小动物成像技术对分子影像的发展和研究具有重要的作用和意义。目前,随着小动物成像专业设备的发展,活体小动物成像已部分突破原有临床应用设备的局限,在分子影像研究中发挥着越来越重要的作用,本节我们将围绕光学成像、CT 成像、核磁共振成像、核素成像等 4 种专用小动物成像设备,在总结其主要特点和优势的基础上,探讨各类小动物活体成像技术在分子影像中的应用。

一、小动物光学成像设备

(一)小动物活体光学成像系统

小动物活体光学成像主要通过检测小动物体内存在的生物自发光、荧光、切连科夫光等光学信号实现活体成像。生物发光是用荧光素酶(luciferase)基因标记细胞或 DNA;荧光技术则采用荧光报告基团(GFP、RFP、Cyt、dyes 以及各类发光纳米材料等)进行标记;切连科夫光主要采用各类 SPECT 应用的放射性核素进行标记。标记后的分子探针注射到小动物体内一定时间后,利用灵敏的光学检测仪器,可使研究者直接通过光学成像信息观测活体动物体内肿瘤的生长及转移、各类疾病的发展过程、各种细胞变化和特定基因的表达等生物学过程。

二维小动物活体成像系统(in vivo imaging system, IVIS),是典型的在体荧光成像系统,主要设备包括 CCD 相机、成像暗箱、激光器、激发和发射滤光片、恒温台、气体麻醉系统、数据采集的计算机、数据处理软件等。将小动物放置到成像暗箱中,利用高性能的光学探测器对活体小动物某个特定位置的发光进行投影成像,探测从小动物体内器官发射出的微弱荧光信号后将得到的投影图像与小动物的普通图像进行叠加,从而实现对小动物某个特定位置的荧光的检测及量化。随着 IVIS 成像技术的发展和成熟,利用多探测器、断层成像原理的三维 IVIS 系统目前已进入实际应用阶段,具备断层成像功能的 IVIS 系统可得到活体小动物体内二维和三维发光源的精确位置信息。

(二)主要应用

1. **各类疾病的荧光靶向成像**　通过外源注射功能性荧光探针,可精准定位病变的位置,获取疾病定量信息,实时观测疾病发展过程中发生的各类分子事件,进而反映各类疾病的发展变化。

2. **监测肿瘤的生长和转移**　利用在体生物光学成像技术,通过荧光素酶或绿色荧光蛋白标记肿瘤细胞,可以实时监测被标记肿瘤细胞在生物体内生长、转移、对药物的反应等生理和病理活动,揭示肿瘤发生、发展的细胞和分子机制。

3. **检测已标记的细胞**　目前,通过小动物光学成像系统可精确检测各类通过发光材料、基因转染等标记的细胞,无创地定量检测小动物体内的移植瘤生长、干细胞移植、血液细胞变化等,广泛应用于肿瘤、移植、免疫、感染等疾病的研究。

4. **监测基因治疗效果**　随着后基因组时代的到来和人们对疾病发生、发展机制的深入了解,在基因水平上治疗肿瘤、心血管疾病和分子遗传病等恶性疾病已经得到国内外研究人员越来越广泛的关注。如何客观地检测基因治疗的临床疗效判断终点,有效监测转基因在生物体内的传送,并定量检测基因治疗的转基因表达,已经成为基因治疗应用的关键所在。通过荧光素酶或绿色荧光蛋白等报告基因,在体生物光学成像技术能够进行基因表达的准确定位和定量分析,在整体水平上无创、实时、定量地检测转基因的时空表达。

5. **转基因动物模型**　小动物光学成像设备可用于研究动物发育过程中特定基因的时空表达情况,观察药物诱导特定基因表达,以及其他生物学事件引起的相应基因表达或关闭。

二、小动物计算机断层成像——Micro CT

(一)Micro CT 成像设备和技术

小型计算机断层成像(micro-computed tomography, micro CT)技术在影像技术的发展中扮演了重要的角色。随着成像技术的发展和成像精度要求的日益提高,普通 CT 已无法满足科学研究对分辨率的要求,越来越多的研究人员开始研发具有更高分辨率的显微CT,即micro CT。高分辨率付出的代价是扫描样品的体积很小,即成像区域小,只有几个厘米,体现其"微型"的一面。Micro CT成像系统分辨率高达几个微米,具有良好的"显微"作用,可进行肿瘤监测、定量骨密度测量、血管提取等领域的研究,还可以与其他成像模态(如核素成像、光学成像等)融合,实现多模态成像。随着分子影像技术的发展,micro CT成像技术也起到越来越重要的作用,形成多模态融合系统,为分子影像研究提供精确的小动物三维解剖结构信息。同时Micro CT设备的成本相对低廉,使用起来也非常方便。

Micro CT系统与医用CT在成像原理上是基本一致的,即X射线源发射X线束,穿透样本,最终在X射线探测器上成像。但将医用CT成像技术用于小动物活体成像并不是一件容易的事情,因为小动物成像通常需要更高的空间分辨率和时间分辨率,如由于小鼠的心脏体积小且跳动快,如果希望小鼠CT三维成像达到人体心脏那样的器官定义和时间分辨水平,则需要将CT的时间分辨率和空间分辨率分别提高10倍和3000倍。现有的临床CT设备最高可达亚毫米的空间分辨率,而micro CT的分辨率一般会高出1~2个数量级,即几十微米到几微米。

(二)Micro CT成像优势

Micro CT采用类似医用CT的原理,但它的体积分辨率比医用CT的分辨率高了百万倍。它借助于X射线显微光学及X射线断层重构技术,来获得非破坏性的、在自然条件下的显微内部结构图像,这些信息是三维的,实际上是利用一组平面图实现对三维物体的立体重构。Micro CT是继电子显微镜之后,新一代微观分析用的实验室仪器高分辨率micro CT应用于小鼠研究已经成为可能,并且已经被大量用来探测肺部肿瘤并对骨组织、血管进行成像。Micro CT与普通CT所不同的是:① Micro CT使用锥形X线束及平板探测器,提高3D图像的采集速度及射线利用率,能够获得真正各向同性容积图像,且具有像素多、体素小的成像特点,成像信息丰富,加强图像的"显微"效果,扫描重建图像能与组织切片分析图像相匹配;② Micro CT成像区域较小,空间分辨率却相对较高,对于对比度明显组织其分辨率可达到1~10 μm,对血管进行造影后加强组织对比度,更有利于微小血管成像的研究;③ Micro CT微焦斑尺寸小于100 μm,且电流、电压远小于普

通CT,产生的辐射也相对较低;④ Micro CT除了具备更高的空间分辨率外,还能通过加强射线利用率将时间分辨率提高3 000倍,并且还能尽量避免改变生理状态的条件下进行活体动物血管成像。

此外,Micro CT可通过自由搭建系统结构并进行系统几何校正、去噪、减少伪影等达到最佳性能,提高血管成像的分辨率、图像均质性。以放射源、旋转中心(标本放置位置)、探测器的几何位置构建坐标系,设置坐标参数:射线源到探测器的距离(SDD)、射线源到旋转中心的距离(SOD)、旋转中心到探测器的距离(ODD)。依据标本的大小,通过对上述参数的优化,理论上几何放大倍数可达250倍,再结合造影剂来增强血管与周期组织的对比度后,可将小动物血管清晰显影。

Micro CT相对于普通医用CT设备,具有更高的空间分辨率、更低的辐射剂量以及更快速的重建算法,通过完全无损的方法获得复杂结构内部的三维信息。这些优势使micro CT的研制和应用成为CT研究领域的重要部分。随着计算机科学以及信息技术的不断发展,micro CT将成为研究小动物模型的必备工具之一。

(三)Micro CT成像应用

1. Micro CT在多模态融合技术中的应用　多模态融合影像技术是现代医学影像技术发展的大趋势,不同模态的影像设备所获得的信息各具特点,所以可以利用一种设备的优势来弥补另一种设备的不足,从而达到彼此优势互补的效果。Micro CT成像技术的多模态融合技术应用通常有两种。第一种是将micro CT设备与其他不同模态的设备串联在一起,相互之间仍然独立,例如现在广泛使用的PET-CT就是采用的这种模式,它将一台PET系统和一台CT设备经过软硬件的适当改造,相邻放置,构成一套PET-CT系统,新的成像系统既可获得PET图像,又可获得相应部位的CT图像,将PET的功能显像与螺旋CT的精细结构显像两种显像技术的优点融于一体。在PET-CT检测过程中病人的体位没有发生变化,极大降低了两种模态的图像配准难度,从而既可准确地对病灶进行定性,又能准确定位,其诊断性能及临床实用价值更高。在临床前的实验室研究中,这种思想也被广泛应用,产生了micro PET-CT、micro SPECT-CT等适用于小动物研究的多模态影像设备。多模态融合应用的第二种方式是,当采用不同模态的影像设备对同一物体进行检测时,

充分利用所得到的数据之间会存在着的或强或弱的相关性,而不是分别独立地对待不同模态的数据。比如,在 PET-CT 的融合研究中,可以利用 CT 的影像数据来实现 PET 的衰减校正,这样可以大大减少 PET 成像的时间,提高放射性药物和整体设备的使用效率。在 micro CT-BLT 或 micro CT-FMT 融合研究中,采用 CT 或 MRI 数据得到解剖结构信息,进行有限元网格剖分,利用有限元方法对光学影像进行重建,以利于问题的求解。

2. Micro CT 在离体成像中的应用　Micro CT 作为一种最新的 CT 成像技术,具有微米量级的空间分辨率、无创性、可重复性强和操作简便等特点,越来越多地应用在离体成像研究中。

微型 CT 可用来评价骨的微结构改变,从而反映骨的病理状态。与传统的组织学检查相比,微型 CT 具有无创性、操作简便等优点,已用来研究骨质疏松所致的骨松质改变、骨的力学特性及力学负荷等。实验研究证明骨骼力学强度的减低不仅仅与骨矿物质密度(bone mineral density,BMD)减少有关,还与微结构异常有关。因而测定 BMD 不能完全解释骨的力学特性、预测骨折危险度。而微型 CT 的一大优势是可以通过三维模式及形态测定反映骨微结构的改变,测定参数包括小梁厚度、小梁间隙、小梁数量等,这些均与骨的力学强度、刚度及骨折危险度相关。同时,与其他分析小梁结构方法不同的是,微型 CT 可立体多角度分析从而减少偏差。新定量参数还包括骨的连接密度、各向异性程度和结构模型指数,可提示骨小梁为棒状结构还是板状结构。三维形态测定参数可最低程度地依赖 BMD 作为药物检测的指标。其中,用来估测骨折危险度且不依赖 BMD 的最相关参数有骨小梁排列及各向异性程度。

微型 CT 适用于人类疾病模型鼠的肺成像。有报道离体微型 CT 用固定的或新鲜摘取的大鼠肺进行成像来评估急性肺损伤。离体微型 CT 系统对充气固定的肺标本成像,可显示肺部微小结构(如细支气管、肺泡管),评估肺泡结构,并能与病理学标准—组织形态学检测相对照。活体微型 CT 可检出直径 0.5mm 以上的鼠肺肿瘤,监测肿瘤的生长及治疗,具有无创性、纵向研究等优势。肺活体成像由于高呼吸频率面临更多挑战,胸部和上腹运动造成伪影,且大部分微型 CT 扫描时间长达十分钟以上,使得屏气技术不可行。为减少呼吸运动伪影,图像采集应与呼吸周期同步。采用前瞻性呼吸门控时,将动物插管连于呼吸机,其输出信号触发图像采集;也有采用回顾性呼吸门控,整个呼吸周期都采集图像,但只重建相同呼吸时相的投影。插管要求专业动物操作技能,否则操作不当会损伤上呼吸道。此外,麻醉状态、压力容量设置均会影响呼吸力学及肺功能。

微型 CT 已广泛用于研究微血管结构及肿瘤血管生成。其优势在于不仅可以显示微血管结构,并且能得到定量资料。但是软组织与血管的对比度较低,加上微型 CT 的扫描时间较长,需要使用血管内长时间滞留的造影剂。有报道水溶性高分子剂镝-二乙烯三胺五乙酸-葡聚糖制造的血池造影强化时间可达 45 分钟。已有研究表明在犬及兔的离体心脏,乙碘油乳剂可以在血管内滞留 20 分钟。用脂质体包封的碘海醇作为有效的血池造影剂注射于兔身上,强化可长达 3 小时。但由于分子颗粒大(0.2~3μm)、清除延迟,这些方案的安全性也受到了关注。

基于显微 CT 的离体血管三维重建具有以下优势:①在离体成像中,扫描过程受限少。血管铸型后的标本,扫描时间不受麻醉的限制,可长时间暴露在射线中,且不需要减少 X 射线的放射剂量,因此信噪比值可通过高光子通量的充分扫描得到最大化,实现微米级的分辨率。②离体标本处于静态,可避免运动及采集时间窗的影响,简化扫描方案。在小动物血管成像中,特别在心、肺及皮肤等器官的血管网络三维重建中,由于心跳、呼吸及血流速度的影响,形成运动伪影及流空效应,而对灌注铸型后离体标本血管状态恒定、不需要控制扫描分辨率来达到精确的图像采集,可避免伪影形成。③在微小血管造影中,需要使用纳米级金属颗粒(如 Bi^{2+}、Ba^{2+} 等),通过血管并均匀沉淀,铸型过程中最大限度地防止血管结构改变。在脊髓和骨内微血管显影方面,对小动物离体标本血管灌注不透射线的金属颗粒聚合物,铸型成功后再通过显微 CT 在数小时扫描实现血管结构的三维成像,增强血管对比度的同时,在血管保持静态的条件下,不受扫描时间及时间分辨率的影响,充分暴露在高剂量射线下,达到微小血管结构"显微"成像的效果。

此外,在基因工程方面,建立人类疾病转基因动物模型的显著进步使微型 CT 在动物成像方面得到了新应用,主要用来定性转基因动物模型的组织、器官、血管和骨骼的解剖学变化;在组织工程学方面,使用微型CT扫描仪可无损伤地对多孔材料内部进行结构特性分析研究，为探讨多孔介质内部和孔隙尺度的传递现象提供有力的实验技术和手段；在牙齿建模方面，显微CT作为一种能详尽精确地观察牙齿形态学特征而不破坏牙齿结构的非侵入性技术，提供三维重现数据，通过比较根管预备前后的这些数据，使得定性、定量研究根管预备成为可能；在美容方面，微型CT能立体及精确地显示皮肤表层5~10mm，显示机体组织三维解剖结构，包括表皮、真皮、脂肪层、动静脉的空间分布及其相互关系，再现畸形或病体模型的程度可达亚微米级解剖学的精度，为准确了解掌握病情并制订合理的手术治疗计划提供了重要依据，提高美容整形手术的效果。

3. Micro CT在活体成像中的应用 随着对活体血管动态观察的需求，基于显微CT活体成像技术也不断发展成熟。活体血管成像能尽量维持某种特定生理或者病理状态下观察到血管的动态变化，且不会牺牲小动物生命，可对同一个体或群体进行连续动态观察，获得数据的同质性较好，能在纵向及横向对比中减少误差。目前，应用数字减影血管造影及三维成像技术对于生物活性材料骨诱导人工骨体内植入的血管化研究在临床中已取得成效，各种新型组织工程学材料诱导血管化的活体动物研究不断兴起，这就需要显微CT活体血管三维重建技术连续、长期观察以获得可纵向对比的数据。

小动物活体血管三维重建具有诸多优势，但在技术上仍然存在局限性。第一，小动物血管均较细，适合的灌注方案和造影剂需要反复筛选，否则血管不能充分显影，后期图像处理出现扭曲和失真，且活体造影剂有毒副作用，血管注射致死剂量窗口窄。第二，造影剂受血流速度的影响。在微小血管容易造成流空效应，导致图像采集丢帧，需要控制扫描时间窗，保证较高的时间分辨率，这在技术上增加了对显微CT的要求。第三，显微CT的扫描范围有限，空间分辨率高，需要准确定位目标区血管网络，否则会产生庞大的数据，增加后期图像处理的难度。此外，心跳及呼吸运动伪影、麻醉时间及麻醉状态还对扫描时间及血管的状态造成影响。活体造影剂和灌注方法的应用发展，减少了造影剂流速变化及在血管中分布不均对成像清晰度的影响，能尽量避免改变生理状态的条件下监测其解剖结构及功能的变化。目前，活体造影剂常用的为有机碘化物，分为离子型、非离子型单体和非离子型二聚体等。由于非

离子型渗透压低、毒副作用小、分子量小等特点，适用于小动物血管造影。

三、小动物磁共振成像——Micro MRI

（一）Micro MRI成像设备与技术

MRI通过检测生物体中氢质子在静磁场中受到激励后恢复至基态所需的弛豫时间实现体内成像。相对CT而言，MRI具有无电离辐射性（放射线）损害、高度的软组织分辨能力以及不需要对比剂即可显示血管结构等的独特优点。对于核素和可见光成像，小型磁共振成像（micro magnetic resonance imaging, micro CT）的优势是具有微米级的软组织分辨率及低毒性；在某些应用中，MRI能同时获得生理、分子和解剖学的信息，这些正是核医学、光学成像的弱点。MRI检测技术敏感性偏低（微克级），相对于核医学成像技术的（纳克级）检测水平低几个数量级，限制了MRI技术在分子影像研究中的应用，而Micro MRI的出现使分子成像研究在小动物研究领域的研究如虎添翼，作为拥有超高场（7.0~11.7T）、功能强大的多用途成像系统，Micro MRI可以更好地解决磁共振对微量磁共振探针的检测问题，有效提升MRI的分辨率，缩短扫描时间，从而获得疾病更为全面、更为细致的解剖学及分子探针位置信息。目前，借助高场强micro MRI的成像支持，MR分子影像研究得以聚焦于更多新型分子探针的开发，进而实现了许多以前常规临床型磁共振无法完成的成像研究。

Micro MRI系统按主磁体不同可分为超导型micro MRI和永磁型micro MRI。超导型micro MRI的主磁场强度一般为4.7T、7.0T、9.4T、11.3T、15.2T几种超高磁场，其超导磁场系统最大的优势是较临床型磁共振高得多的主磁场强度，配合一系列软硬件支持，可实现常规磁共振上无法进行的科研项目和科学发现，但超导性micro MRI需在专用磁屏蔽实验室内使用，液氮等运转和维护费用较高，且场强越高意味着扫描孔径越小，对实验动物的选择上也受到一定限制。另一类永磁型micro MRI，主磁体一般采用高性能钕铁硼的永磁体，主磁场强度一般在1.0~2.0T，相比于超导micro MRI，永磁式的micro MRI不需要专用场地，设备相对简单，价格低廉，维护费用不高，扫描孔径一般也较大，可满足一般实验要求。

(二)Micro-MRI 成像优势

Micro-MRI 除用于常见的大鼠和小鼠外,还可用于兔子、猴、小型狗等实验动物的核磁共振活体成像。目前,以小孔径的 MR 系统为例可以实现对啮齿动物及其特定的器官成像。小孔径(小于 20cm)micro MRI 系统可以获得更高的磁场强度和梯度场,从而提高信噪比和空间分辨率,应用于如下方面:大鼠、小鼠、裸鼠体内的组织结构进行动态、无损 MR 成像研究;大鼠、小鼠、裸鼠不同器官、组织内部肿瘤模型给药研究,包括药物靶向性评估、药物造影效果评估、药物疗效评估、药物毒性评估等;活体实验鼠体内肿瘤长期动态观测、肿瘤生长评估;其他活体实验动物病理相关成像检测。

目前,临床上常规人脑 MR 成像的体素约为 $800\mu m \times 800\mu m \times 5\,000\mu m$,而依据美国 DUKE 大学的显微 micro MRI 系统在 2.3 小时扫描的活体小鼠脑成像时分辨力可达 $50\mu m \times 50\mu m \times 500\mu m$。在 7.0T 的 MR 成像系统中,活体小鼠的心脏成像时间需时约 12 分钟,分辨力达到 $120\mu m \times 120\mu m \times 1\,000\mu m$,而体外器官的 MR 评价由于消除了运动伪影的影响,成像时间可以无限延长,因此该类 MR 体外成像更容易获取高质量。例如,人海马切片成像 11 小时信噪比达到 30/1,空间分辨力达到 $40\mu m \times 40\mu m \times 40\mu m$。以 11.7T 磁场强度 MR 系统,成像时间 4 小时,活体成像非洲蟾胚胎时分辨率可达 $26\mu m \times 16\mu m \times 16\mu m$,更高的磁场强度下 (14.1T),可以成像单个人类祖细胞。但是目前动物专用 MR 成像系统价格昂贵,平均每台价格约 620 万元以上,因此限制了该系统的普及。

(三)Micro MRI 在成像中的应用

目前,Micro MRI 已被广泛应用于肿瘤生长、肿瘤转移、神经生物学、脑血管病、心血管病、生殖与发育、糖尿病与肥胖、解剖和组织胚胎学、新型磁共振分子探针等分子影像领域的小动物活体成像研究,并可与 micro PET、micro SPECT、micro CT、小动物超声、小动物活体荧光、生物发光等多种小动物活体成像技术进行多模态融合成像。

分子影像可在细胞和分子水平定性或定量地检测与病理生理相关的生物标记物的表达,与 PET 和 SPECT 相比,MRI 具有时间分辨率和空间分辨率的优势,与光学成像相比,MRI 的组织穿透力强。目前,MRI 分子影像研究已开发出许多新型的 MR 分子探针,并应用于各类疾病的诊断与研究。首先,micro MRI 结合各类靶向探针(如钆标记的抗生物素蛋白和膜联蛋白顺磁性氧化铁颗粒)在极高分辨率和较短扫描时间下实现了对肿瘤、炎症等疾病的靶向成像。另外,与核素扫描类似,micro MRI 已被证实可利用膜联蛋白结合顺磁性氧化铁颗粒检测凋亡细胞。同时,在 micro MRI 的超高场强下结合各类超小 MR 的分子探针,已可将解剖、功能信息与分子影像相结合,实现对活体组织的代谢和功能进行成像及评价,如近年来研制的超小顺磁性氧化铁 (USPIO) 可用于标记癌细胞、造血细胞、吞噬细胞和胰岛细胞等,在体外或体内标记后进行体内跟踪,了解正常细胞或癌细胞的生物学行为或转移、代谢的规律等。

四、小动物放射性核素成像

(一)小型正电子发射计算机断层成像(micro PET)

小型正电子发射计算机断层成像(mircro positron emission tomography,micro PET)是一种先进的科研专用型核医学影像诊断设备。小动物 PET 显像的原理与医用 PET 类似,均是利用回旋加速器发生的核反应,生产正电子放射性核素,通过有机合成、无机反应或生化合成,制备各种科研用 PET 正电子显像剂或示踪物质,在适当的剂量下将显像剂注射入动物体内,利用 PET 显像仪采集信息,显示不同的断面图,从而得到感兴趣定量的生理参数。小动物 PET 的优势在于设备体积小、特异性、敏感性更高,因此可检测一般医用 PET 无法检出或进行定量的示踪标记物等。由于 PET 使用的放射性核素多为动物生理活动需要的元素,因此放射性核素标记后的分子探针并不影响其原有的生物学功能,因此 micro PET 是分子影像研究中极为重要的成像手段。

目前,PET 成像技术已经成为临床常规医疗诊断手段和生物医学领域的重要科学研究工具。由于疾病引起的组织和器官的功能变化一般早于结构变化,PET 通常被用于肿瘤、心血管疾病和神经疾病等的早期诊断以及治疗的早期估评。Micro PET 作为分子生物学和临床诊断研究之间的桥梁,自问世以来已越来越广泛地用于各种生物医学研究,如疾病的动物模型、新药物的研发和新治疗方法的评估等。目前,超过 500 台小动物 PET 成像系统安装于世界各个重要研究中心和制药公司,但由于各类技术原因,这些小动物 PET 的性能尚未达到其可以达到的理论极限值。例如,空间分辨率和系统绝对灵敏度是影响 PET 图像质量的重要指标,但却是一对矛盾体,分辨率上 mirco-PET 虽已达到 1 nm,但却也在提高分辨率基础上降低了其灵敏度;同时,小动物 PET 在很大程度上缺少解剖结构信息,使用放射性核素要求回旋加速器靠近成像设备;另外,由于小动物 PET 系统的性能主要由探测器的性能决定,因此研发高分辨率及高灵敏度的探测器也是目前小动物 PET 研究的焦点。

随着分子生物学及相关技术的发展,各种成像技术应用更广泛,成像系统要求能绝对定量、分辨率高、标准化、数字化、综合性,在系统中对分子活动敏感并与其他分子检测方式互相补偿及整合,基于 micro PET 巨大的应用潜力,其未来必将成为分子影像研究中的成像利器,并在药物的筛选和研发、揭示人类各类生理及病理过程、研究活体水平基因表达等重要生命科学和医学领域发挥重要作用。

(二)小型单光子发射断层成像(micro SPECT)

相对于 micro PET 系统而言,小型单光子发射断层成像(micro singlephoton emission computed tomography, micro SPECT)系统的特点是使用长半衰期的放射性同位素,而不需要使用回旋加速器。SPECT 因其高空间分辨率、分子探针的高灵敏性和特异性等优点而成为小动物成像的热点研究方向。

现在的临床 SPECT 探测器由于技术条件的限制,固有分辨率存在极限,且在临床成像中主要采用平行孔准直器,空间分辨率一般为 10mm 左右。为提高 SPECT 的空间分辨率以适应小动物成像的需求,需采用更适合的针孔准直器成像系统。另外,用于 SPECT 的常用放射性核素标记物较多,但通常不是生理性元素,如 ^{99}Tc、^{111}In、^{123}I 和 ^{67}Ga 等,此类放射性元素的半衰期从 6 h 到 3 d,通常较 PET 使用的放射性核素半衰期长。但 micro SPECT 同样具有 SPECT 的技术不足,如单光子 SPECT 的灵敏度、分辨率及图像质量较 PET 差,而多光子 SPECT 系统空间分辨率能达到 200μm,应用此模式图像可以由多个叠加数据重构,扫描时间降低到几分钟,每个动物的辐射剂量也降低了。随着技术的发展,特别是新探测器(如 cadmium zinc telluride, CZT)的发展,将提高 micro SPECT 敏感度到 micro PET 的水平。目前,国际上已有多种商业或实验室专用的高分辨率小动物 SPECT 装置,尽管空间辨率最高可达 0.5mm 级水平,但造价很高。而临床 SPECT 系统已在我国普及,若在临床 SPECT 上加入专用的嵌入式针孔准直器部件,则有可能实现低成本、高分辨率的小动物 SPECT 成像。相信借助放射示踪剂种类的增加及不依赖回旋加速器等优势,未来 micro SPECT 具有较高的发展和应用前景,可用于监视生理功能、示踪代谢过程和定量受体密度等。

第七节　多模态成像系统

一、多模态成像系统简介

自德国科学家伦琴发明 X 线成像以来,医学影像学以 X 线成像为起点,开始了其百年来波澜壮阔的发展之路。1972 年计算机断层成像技术(computed tomography, CT)的出现,使计算机技术开始与成像方式结合,并在现代医学诊断和生命科学发展中起到革命性作用。随着计算机技术的不断发展,20 世纪 70 年代和 80 年代又相继出现了超声成像(ultrasonography, US)、核磁共振成像(magnetic resonance imaging, MRI)、正电子发射断层成像(positron emission tomography, PET)、单光子发射计算机断层成像(single photon emission computed tomography, SPECT)和光学成像(optical imaging, OI)等

新型成像技术,这些成像技术虽然成像原理与方法不同,诊断价值和成像特点也各有侧重,但其本质上都是通过各类设备使人体内部结构和器官形成影像,临床医生通过分析这些影像学信息,获取人体解剖和生理功能及病理条件下出现的各类变化,从而对疾病进行准确的诊断。

随着医学的进步与发展,人们对影像医学的要求和依赖也越来越高,医学影像学已逐渐成为现代医学诊断、监测和治疗评价中不可或缺的重要依据。为了满足生命科学基础研究与临床疾病精准诊疗的新型需求,活体无创的生物医学成像技术正逐步由观测生物体内组织器官的形态结构和功能代谢,进入到对各类生物分子及其生物学活动进行影像学观测的新时代。然而,现有的活体无创成像技术依然存在着各

自不同的技术瓶颈,如 CT 成像虽然密度分辨率较高,但对软组织和部分特殊结构的显示则缺乏对比;MR 成像虽是显示中枢神经系统解剖和病理改变的最佳选择,但是对骨皮质、钙化和脑出血等生理、病理结构的显示具有成像原理上的局限性;核素成像则虽然敏感性较高且可进行代谢和功能成像,但由于解剖细节的显示能力较差,因而极大地限制了其在实际临床诊断中的应用。综上,不同的成像方式(模态)通常仅能获取相对应的成像信息,而为了获得更全面的影像信息,人们开始研究和探索多模态成像。多模态成像即将两种或多种成像系统获得的信息相结合,实现优势互补,得到更多的、单一模态无法得到的信息。就分子影像而言,多模态成像技术的发展也越来越受到人们的重视,多模态分子影像设备的研发符合现代医疗改革发展的需求,也有望为观测生物活体内低浓度表达的生物分子的生物学过程和生物学事件提供新型成像工具,从而推动人类在活体分子生物学层面对于疾病的全新认知。综上,所有的影像学成像方式都具有各自优势,但同时也均有一定程度的技术与成像不足,因此将两种甚至更多成像设备合为一体的多模态成像设备目前已成为影像界公认的影像技术提升解决方案。

二、主要医学成像设备的优势与不足

(一)X 线成像

1.X 线检查的优点

(1)X 线检查方便易行、设备普及,是最为传统的影像学检查手段和部分疾病初筛的首选检查方式。

(2)对于有移位骨折、有骨质改变的骨病、关节部位骨性病变、不透光异物存留、心肺器质性疾病、消化系统梗阻等疾病有很好的诊断价值。

(3)X 光片还能拍摄动力位片,能发现患者在改变体位时才感觉到不适的疾病。尤其是动力位片检查,目前在国内尚极少能用磁共振替代 X 光检查的。

(4)X 光检查费用低廉,投照量小,适合绝大多数患者常规检查。

2.X 线检查的不足

(1)辐射对人体存有危害,故而不适合孕妇及其他特殊人群的使用。

(2)组织显像不清晰,对比度差细微结构无法辨认。

(二)CT 成像

1.CT 检查的优点

(1)CT 图像清晰,解剖关系明确,对密度高的组织显像清晰,对密度差明显的结构成像优势明显。

(2)有很高的密度分辨力,密度相差 5~6Hu 的不同组织即能够加以区分,可定量测量各种组织的 CT 值。

(3)多排螺旋 CT 可进行三维成像,除能提供无组织重叠的横断面图像外,还可进行冠状和矢状面的重建图像从而有助于立体显示组织和器官病变。

(4)应用造影剂进行增强扫描,不仅提高了病变的发现率,而且有的能做定性诊断。

(5)CTA 能清晰地显示血管走向及血管病变,对肿瘤的检查灵敏度明显高于普通 X 光片。

2.CT 扫描的不足

(1)CT 扫描限于技术员的专业水平不同及扫描层面间隔限制,不能整体阅读检查部位的信息,导致有一定的漏诊率。

(2)CT 拍摄动力位片极少运用于临床工作中,而且 CT 对软组织显像清晰度和分辨率不高。

(3)CT 的辐射对人体存有危害,故而不适合孕妇及其他特殊人群的使用。

(三)磁共振成像

1. MRI 检查的优势　与 X 线和 CT 成像相比,磁共振成像的优势在于其超高的软组织分辨力、对人体无害、准确成像。

(1)MRI 属无创、无辐射检查,避免了 X 线或放射性核素显像等影像检查由射线所致的损伤,可应用于 X 线敏感人群、孕妇甚至胎儿的影像学成像。

(2)MRI 较其他检查方式,具有最高的软组织分辨力,可清楚地分辨肌肉、肌腱、筋膜、脂肪等软组织;区分膝关节的半月板、交叉韧带、关节软骨等;子宫的肌层、子宫内膜层;分辨前列腺的肌层与腺体;分辨心脏的心内膜、心肌和在高信号脂肪衬托下的心外膜以及最外层的心包。

(3)MRI 具有任意方向直接成像的能力,不需要类似 CT 扫描后进行的三维重建,可直接做出横断面、矢状面、冠状面和各种斜面的体层图像,方便地进行解剖结构或病变的立体追踪。

(4)原则上所有自旋不为零的核素都可以用来成像,目前已实现了基于氢(^{1}H)、碳(^{13}C)、氮(^{14}N

和 ¹⁵N)、磷(³¹P)等的磁共振成像。

2.MRI 的不足

（1）MRI 设备和检查费较昂贵,限制了其普及和应用。

（2）MRI 是解剖性影像诊断,很多病变单凭核磁共振检查难以确诊,而内窥镜可同时获得影像和病理两方面的诊断。

（3）MRI 成像以人体内水分子中的氢质子作为成像对象,因此对缺少水的组织如肺部及骨皮质等结构的显示极差,甚至无法显示。

（4）MRI 成像扫描时间较长,进行一个部位清晰、完整的检查,通常需时半个小时左右,有些特殊序列和检查甚至需要 1~2 个小时,让病人难以耐受。

（5）磁共振的空间分辨力相对较低,有待进一步提高。

（四）放射性核素成像

放射性核素成像技术是一种用放射性核素示踪的方法显示人体内部结构的技术,是核医学研究和临床诊断的主要手段。CT 成像属于透射型计算机断层摄影,自 CT 问世后放射性核素成像技术也采用了图像重建的模式研制出发射型计算机断层摄影装置(emission computer tomography , ECT)。按照所用的核物理探测方法, ECT 可以分为两类:正电子发射型计算机断层技术(PET)与单光子发射型计算机断层技术(SPECT 或称 SPET)。由于放射性核素可显示放射性物质的分布(可以定量分析),可以研究人体各器官的生理、生化、病理状况及各种药物在人体内的分布、代谢途径,因此放射性核素成像已成为传统影像和分子影像最具研究前景和价值的前沿学科。

1.放射性核素成像的优势　　放射性核素成像是目前唯一可在活体水平显示生物分子代谢和受体的新型影像技术,现已广泛用于多种疾病的诊断与鉴别诊断、病情判断、疗效评价、脏器功能研究和新药开发等方面。

（1）放射性核素成像具有极高的灵敏度,PET 是一种反映分子代谢的显像,当疾病早期处于分子水平变化阶段,病变区的形态结构尚未呈现异常,MRI、CT 检查还不能明确诊断时,PET 检查即可发现病灶所在,并可获得三维影像,还能进行定量分析,达到早期诊断,这是目前其他影像检查所无法比拟的。

（2）放射性核素成像的特异性较高,MRI、CT

检查发现脏器有肿瘤时,是良性还是恶性很难做出判断,但 PET 检查可以根据恶性肿瘤高代谢的特点而做出诊断。

（3）放射性核素成像具有其他成像检查无法比拟的全身显像能力,一次性全身显像检查便可获得全身各区域的图像。

（4）放射性核素成像的安全性较高,如 PET 检查需要的核素有一定的放射性,但所用核素量很少,而且半衰期很短(短的在 12 分钟左右,长的在 120 分钟左右),经过物理衰减和生物代谢两方面作用,在受检者体内存留时间很短。一次 PET 全身检查的放射线照射剂量远远小于一个部位的常规 CT 检查,因而安全可靠。

2.放射性核素成像的不足

（1）放射性核素检查所获得的图像空间分辨率较低,虽然能在"代谢异常"阶段就发现病灶,但是由于缺乏周围正常组织的对照致使定位模糊。

（2）放射性核素成像检查时间较长,这不仅因为 PET 或 SPECT 成像获取图像采集时间较长(约半小时),另外检查前的禁食、体检和扫描前休息(约 1 小时),扫描后的留观,均使放射性核素检查时间大幅延长。

（3）放射性核素成像由于涉及放射性核素的应用,使其造影剂储存、管理,成像操作和影像诊断相对困难。

三、多模态成像技术的类型及应用

由于各类成像模式自身的技术局限,单一模式的影像学成像技术受限于成像原理,目前已较难取得跨越式突破,因此多(双)模态影像技术目前已成为医学影像学取长补短,发挥各自成像优势的最佳选择。多模态成像技术原理上是利用两种或两种以上医学影像模式对同一物体进行成像以获得融合信息,以提高疾病诊断的准确性。目前研究较多、技术最为成熟的是将放射性核素成像与各类影像技术的融合,以实现分子水平、更为敏感、解剖更为清晰的功能性成像。本部分内容将就目前已进入实际应用的各类新型多模态成像设备进行简述,以期在较好的理解双模态成像设备和成像原理与应用的基础上,更好地为各类分子影像研究和分子探针的开发提供帮助。

（一）SPECT/PET 双模态成像

在核医学领域,目前性能最好、研究最多的成像系统是 PET(positron emission tomography，正电子发射断层成像）。它的成像质量好、灵敏度高、分辨率高，适用于全身各个部位的检查，可以获得全身各方位的断层像，对于病变有很好的临床诊断意义。但是由于其仪器价格昂贵，使用的放射性同位素均为超短半衰期的放射性核素（如 ^{11}C、^{13}N、^{15}O、^{18}F），所以常需要医院配有生产这些核素的加速器（医学上多为回旋加速器），以随时提供使用，这样就又增加了成像费用，因而限制了 PET 的大规模广泛使用。

近些年来，由于 PET 的使用，随着 ^{18}F 发生器的应用，以及 ^{18}F- FDG（^{18}F- 氟代脱氧葡萄糖，半衰期 1.8 h）对肿瘤良恶性鉴别和心功能检测的临床价值的证实，使人们对于使用 γ 相机、SPECT 实现 511KeV 正电子成像兴趣浓厚。现在双探头 SPECT 系统已具有了很高的灵敏度和分辨率，具备了外透射衰减校正的功能，已具备了功能强大的计算机工作站，这一切为增加正电子成像功能奠定了基础。通过大量的临床研究发现，SPECT 确实可实现正电子断层成像，通常称为 SPECT-PET 系统。

（二）SPECT-CT 双模态成像

SPECT-CT 即单光子发射型计算机断层显像仪和 CT 一体化组合的影像诊断设备，将功能代谢与解剖结构完美结合显示成像，是目前国际上最尖端的医学影像诊断设备之一。SPECT-CT 机是将放射性药物引入人体，经代谢后在脏器内 SPECT 外或病变部位和正常组织之间形成放射性浓度差异，探测到这些差异，通过计算机处理再成像，成为早期诊断各种恶性肿瘤、冠心病和脑癫痫等疾病的方法之一，并可指导治疗。一次检查同时提供病变精确的解剖结构和功能、代谢改变的信息，明显提高诊断的准确性。SPECT-CT 越来越受到临床和影像学科的重视，已经广泛应用于骨骼、心脏和肿瘤等多种临床疾病的诊断中，SPECT-CT 设备决定核医学分子影像技术在临床应用的价值。

1. SPECT-CT 技术不同设备及优缺点　从 SPECT 和 CT 技术本身来看，SPECT-CT 技术实质上仍然是将 SPECT 技术和成熟的 CT 技术结合起来的产物。CT 在 SPECT 图像中的应用包括 SPECT 和 CT 图像融合来提高对 SPECT 图像发现病灶的定位，以及采用 CT 图像对 SPECT 图像进行衰减校正。按照 SPECT-CT 设备中 SPECT 和 CT 结合的方式，可以将 SPECT-CT 技术分成两种：

SPECT 与 CT 位于同一机架整合的 SPECT-CT 和 SPECT 与 CT 位于不同机架组合的 SPECT-CT。

（1）SPECT 与 CT 位于同一架整合的 SPECT-CT：该技术是将 CT 高压发生器、X 线管球、CT 的 X 线探测器安装在 SPECT 的滑环机架上，这样 SPECT 和 CT 位于同一机架。这种技术的优势是：SPECT 和 CT 位于同一机架，SPECT-CT 设备整体体积小、结构紧凑、稳定性高，对分别获得的 SPECT 和 CT 图像能够达到高精度图像融合的目的。这种 SPECT 和 CT 图像从同一机架获得的图像融合也被称为"自身图像配准技术"（inherent registration）。该技术的另外一个优点是 CT 旋转的速度比较低。不仅能够获得每一个 SPECT 床位的平均 CT 图像以保证 CT 图像与 SPECT 图像达到最佳的匹配，而且这样 CT 旋转震动对 SPECT 探头性能的影响也就很小，可以被忽略；使用超低剂量 CT 图像来完成 SPECT 与 CT 图像融合，显著降低来自 CT 对患者的辐射剂量。但是，这种将 SPECT 和 CT 位于同一机架的技术也存在限制 CT 性能提高的问题。

（2）SPECT 与 CT 位于不同机架组合的 SPECT-CT：为了提高 CT 扫描速度就需要采用 SPECT 和 CT 组合式的机架形式。这类 SPECT 设备是将 SPECT 和 CT 放置在同一底座上，一般采用 SPECT 机架在前，CT 机架在后的模式，这样主要是为了 SPECT-CT 设备不影响 SPECT 的临床应用。同时需要在底座上装有轨道以便能够将 CT 设备推开，使得 SPECT 和 CT 具有一定距离，这样便于安装、调试和维修。但是，SPECT 探头和机架的存在却限制了位于 SPECT 机架后的 CT 部分临床应用。比如对于大范围 CT 增强扫描，CT 不能完成机架倾斜角度扫描等。SPECT 探头因为固有技术限制采用屏蔽等，使得 SPECT 探头部分很重，高速旋转的 CT 导致 CT 机架的震动对于 SPECT 探头性能（均匀性、线性、能量分辨率等）均有非常明显的影响。所以，对于 SPECT-CT 中的 CT 需要在使用中尽量避免使用快速扫描的 CT。另外，此类 CT 给患者带来的辐射剂量大，所以在 SPECT-CT 使用中尽量采用低剂量 CT，以减少对受检者的辐射吸收剂量。这类 SPECT-CT 组合机架也有其优点：SPECT-CT 中的 CT（2、4、6、16、64 或 128 排）可以任意选择，不受技术的限制。

从工程设计的角度来看，要提高 SPECT-CT 中 CT 性能，就需要将 SPECT 探头部分重量明显降低。

最佳的选择是选择半导体探测器的 SEPCT 探头,这样可以显著降低 SPECT 探头整体的重量。对于基于晶体和 PMT 基础上的 SPECT 也可以选择具有高性能、短的 PMT 的 SPECT 探头,这样尽管没有达到 CZT 探头降低探头重量的程度,但是可以将 SPECT 探头重量在一定程度上减小和缩小。降低 SPECT 探头重量后能够提高 SPECT 设备整体寿命、保证 SPECT 设备性能和断层图像的质量。

2.SPECT-CT 设备技术进展

(1)SPECT-CT 探头技术进展:SPECT-CT 探头技术进展包括两种,一种采用新型 CZT 半导体探测器的 SPECT-CT 探头,已达到从整体上提高 SPECT-CT 设备的性能;另外一种提高 SPECT-CT 探头的技术就是将 SPECT-CT 探头重量减轻,以提高 SPECT-CT 设备整体性能。

(2)SPECT-CT 设备中对 CT 技术改进和提高:SPECT-CT 设备中对 CT 技术的改进和提高包括选择 16 排或 64 排以上的 CT 来完成对 CT 冠脉成像工作,通过降低 CT 剂量来实现 SPECT-CT 受检者吸收剂量的降低。如 SPECT-CT 临床使用仅仅局限于肿瘤研究(骨骼、肺、脑等),那么一般认为选择 16 排以下的 CT 足以满足临床需要。如需要进行心脏冠脉成像,那么就需要选择 64 排或 64 排以上的 CT 探测器。另外,可以通过低剂量扫描技术(将 CT 扫描剂量降低一半以上而保证 CT 图像质量不变的技术)来从整体上提高 SPECT-CT 性能。例如,采用 20~40mA 获得的 CT 图像质量与 80~150mA 基本相同,在不降低 CT 图像质量的前提下可以将受检者的辐射吸收剂量降低一半以上。该技术目前已经获得了令临床医师非常满意的效果。

就 SPECT-CT 而言,提高 SPECT 设备性能(灵敏度和分辨率)比提高 CT 探测器排数更具有价值。对于核医学分子影像来讲,SPECT-CT "核心"是 SPECT,而不是 CT。具有高性能的 SPECT 与来自独立 CT 设备的图像结合仍然能够完成医学分子影像临床工作。所以,推广基于 CZT 技术的新型 SPECT 和采用新型 PMT 的 SPECT 设备比推广传统技术基础上的 SPECT-CT 更具有实际意义。

3. SPECT-CT 双模态成像应用

(1)骨显像:常规 ^{99m}Tc- 亚甲基二磷酸盐(^{99m}Tc-methylene diphosphonate, ^{99m}Tc-MDP)全身骨显像在诊断恶性肿瘤早期骨转移和骨骼疾病的临床价值已获肯定。国外有学者报道,SPECT 骨显像和

SPECT 附加其他放射检查的正确诊断率分别为 36% 和 74%,而 SPECT-CT 将正确诊断率提高到了 85%。另外, SPECT 骨显像诊断不明确者 81% 经 CT 检查准确诊断。结果表明, SPECT-CT 可改变多种肿瘤患者分期和治疗方案的选择。

SPECT-CT 同机融合骨显像能同时获得骨功能影像和解剖图像,提高诊断特异性,降低骨显像假阳性和假阴性,提高恶性病变的检出率及鉴别诊断能力。若 SPECT 显示为放射性浓聚改变,而 CT 显示骨折破坏,则肿瘤骨转移的可能性相对较大。肿瘤骨转移有特定的好发部位, SPECT-CT 检查若发现放射性浓聚出现于椎体的后半部、中央、椎弓根时则恶性可能相对较大,而脊椎小关节、椎间盘、椎终板、椎体外、棘突的后部等部位良性的可能性相对较大。肿瘤肋骨转移较为多见,但骨扫描对肋骨部位的放射性浓聚较难诊断,因为很多早期骨转移并没有 CT 能发现的明显结构改变,而仅有轻度增殖改变的病灶又与损伤引起的增殖难以鉴别。SPECT-CT 中的 CT 可实现肋骨解剖结构的观察,CT 可显示肋骨骨折线和骨质破坏等结构,也可以显示骨皮质不连续、成角和软组织肿块等,借此可提高肋骨转移疾病的诊断能力。骨盆部位结构较为复杂,前列腺癌等肿瘤疾病常常发生肿瘤骨盆转移,但是对于常规平面显像来说,很难分辨出骶髂关节部位的放射性浓聚是因为髂骨的骨质破坏还是骶椎的退行性变,髋关节部位放射性浓聚也无法明确是髋臼窝还是股骨头的异常病变。另外,虽然患者在做骨扫描前会被要求提前排尿,但是膀胱还是会有部分放射性浓聚,影响对耻骨与骶椎病变的判断。SPECT-CT 的出现则能解决上述问题,特别是同机配置了诊断级多排螺旋 CT(multiple slice computed tomography, MSCT),诊断级 MSCT 拥有较高的空间分辨率和密度分辨率,能清楚显示出浓聚病灶的解剖结构,并且能清晰显示出病变部位骨密度改变性质、骨小梁分布、骨皮质有无破坏或中断、病灶周围有无异常软组织、骨骼形态是否改变以及病灶内 CT 值,可使骨盆病灶的性质和定位更加明确。

(2)甲状腺癌:^{131}I- 全身显像(^{131}I whole body scans, ^{131}I-WBS)经过多年的临床实践,已经成为分化型甲状腺癌(differentiated thyroid carcinoma, DTC)术后残留甲状腺组织、复发或转移灶的常规诊断方法,大部分分化型甲状腺癌术后残留、复发和转移灶在 ^{131}I- 全身显像图像上可表现为数目、大小、

部位及浓聚程度不一的放射性浓聚灶,根据病灶摄取 [131]I 的差别可确定进一步治疗的方案,并及时调整 [131]I 治疗剂量,避免患者接受不必要的辐射。但 [131]I- 全身扫描显像为平面显像,容易受正常器官的生理性摄取、残余甲状腺摄碘伪影及组织重叠等因素的影响,产生假阳性和假阴性显像,从而影响治疗方案的确定及患者的治疗效果和预后。[131]I-SPECT-CT 因具有功能影像和解剖图像的融合技术,较平面显像定位精确,可排除唾液腺、食管、胃黏膜生理性摄碘及残余甲状腺摄碘,也可排除由于器官重叠产生的假阴性显像,另外对污染造成的假阳性显像亦有较强的鉴别能力,从而提高对分化型甲状腺癌的准确诊断能力,精确临床分期,优化治疗方案,提高治疗效果。

(3)肺癌:[99m]Tc 标记的甲氧基异丁基异腈(^{99m}Tc-sestamibi, ^{99m}Tc-MIBI)是核医学常用显像剂,常用于心肌血流灌注显像和亲肿瘤显像,在头颈部、乳腺及肺部肿瘤的诊断和治疗中发挥重要作用。若将 SPECT 功能影像和 CT 结构影像进行诊断互补,在放疗靶向定位方面必将优于单独应用 CT 的解剖结构定位,可实现更准确的生物适形放疗。

(4)乳腺癌:[18]F-FDG PET 显像诊断恶性肿瘤及其转移灶是利用恶性肿瘤细胞糖酵解强的原理,国内外学者对 ^{18}F-FDG PET-CT 应用于肿瘤包括乳腺癌的临床使用价值已肯定。近年来,国外学者使用 ^{18}F-FDG PET-CT 对乳腺癌术前分期进行研究,PET-CT 可提供包括乳腺病变、局部淋巴结转移及全身状况的"一站式"诊断服务,认为其优于传统的超声、CT、MR 等检查手段,对乳腺癌术前分期诊断及治疗监测有很高应用价值。但由于 PET-CT 检查费用高,临床普及应用受到一定限制;而 ^{18}F-FDG 双探头符合线路 SPECT-CT,因其价格相对低廉而得到广泛运用,其检查费用在医保范畴内。目前国内不少医疗机构开展 ^{18}F-FDG 双探头符合线路 SPECT-CT 肿瘤代谢显像,为乳腺癌患者诊断、分期、疗效评估和预后判断发挥了一定作用。

SPECT-CT 不仅是 2 个仪器的简单叠加,它能有效地结合两者功能影像和解剖显像的优势,更好地帮助疾病诊断和对病理生理的理解,为促进 SPECT-CT 的临床应用、加速新型放射药物的开发注入了新鲜活力。随着技术的不断进步,低辐射剂量和诊断型多排螺旋诊断级 CT 的出现将进一步推动 SPECT-CT 的广泛应用。

(三)SPECT-MRI 双模态成像

磁共振成像通过探测氢质子弛豫时间的变化进行成像,具有软组织分辨力高、多方位和多参数成像、无电离辐射等优势,目前已成为双模态研究中的焦点。SPECT-MRI 是目前被寄予厚望的双模态成像设备之一, SPECT-MRI 综合了 SPECT 的敏感和 MRI 超清晰的软组织分辨力,在检测细微结构与功能变化、无创性定量分析方面具有独到的优势。目前,已经有适用于小动物的 SPECT-MR 商业化设备进入市场。设备性能的进一步优化及分子影像进一步发展的需求,将推动应用于临床的 SPECT-MRI 机型的批量化生产。SPECT-MRI 成像最常使用的同位素示踪剂为 ^{99m}Tc,其他的还有 [131]I、[125]I、[111]In、[67]Ga 等,如 Madru 等报道了用 [99m]Tc 标记 SPIO 纳米颗粒行 SPECT-MRI 前哨淋巴结显像。目前,SPECT-MRI 的应用研究主要集中在肿瘤方面,为监测肿瘤的发生、发展及转移和疗效评价提供了帮助。将 MRI 与 SPECT 联合运用可获得微小肿瘤的解剖与功能信息,为肿瘤的早期诊断及治疗计划的改善提供了重要的工具。基于目前大量已应用于临床的各类 SPECT 造影剂,随着成像设备的成熟与进一步发展,相信 SPECT-MRI 双模态成像在疾病诊断和分子影像学研究中,将获得更多的应用和进一步发展。

(四)PET-CT 双模态成像

1. PET-CT 成像原理　PET-CT(positron emission tomography-computedtomography)全称为正电子发射断层显像 -X 线计算机体层成像仪,是一种将 PET(功能代谢显像)和 CT(解剖结构显像)两种先进的影像技术有机地结合在一起的新型的影像设备。它是将微量的正电子核素示踪剂注射到人体内,然后采用特殊的体外探测仪(PET)探测这些正电子核素在人体各脏器的分布情况,通过计算机断层显像的方法显示人体主要器官的生理代谢功能,同时应用 CT 技术为这些核素分布情况进行精确定位,使这台机器同时具有 PET 和 CT 的优点,发挥出各自的最大优势。

PET 主要根据示踪剂来选择性地反映组织器官的代谢情况,从分子水平上反映人体组织的生理、病理、生化及代谢等改变,尤其适合人体生理功能方面的研究,但是图像解剖结构不清楚。CT 采用 X 线对 PET 图像进行衰减校正,大大缩短了数据采集时间,提高了图像分辨率;利用 CT 图像可以对 PET 图像病变部位进行解剖定位和鉴别诊断。所以 PET-CT 从根本上解决了核医学图像解剖结构不清楚的缺陷，同时又采用 CT 图像对核医学图像进行全能量衰减校正，使核医学图像真正达到定量的目的，并且提高诊断的准确性，实现了功能图像和解剖图像信息的互补。

2. PET-CT 成像优势　很多疾病都会经历从基因突变到代谢异常再到形态改变的发展过程。传统的 CT 检查分辨率高、定位准确，但只有当疾病发生到"形态改变"这一阶段才能被发现，因此不能达到"早期诊断"的目的；传统的 PET 检查，虽然能在"代谢异常"阶段就发现病灶，但是由于缺乏周围正常组织的对照致使定位模糊。PET-CT 一次显像能同时获得 PET 与 CT 两者的全身各方向的断层图像，既发挥了两者的优势，又有效地弥补了两者的不足。作为当今最完美、最高档次的医学影像设备，PET-CT 全面实现了医学影像学"四定"目标：①定位，发现病变和明确病变部位；②定性，明确显示形态和功能变化的病理和病理生理性质；③定量，量化疾病或病变在形态学上及功能上的改变；④定期，确定疾病的发展阶段。

3. PET-CT 成像在医学中的应用　PET-CT 利用图像融合技术，综合了 PET 功能、分子代谢影像与 CT 精细解剖影像的优势，在恶性肿瘤早期诊断与肿瘤分期、分级、临床疗效评估、随访监测、良恶性鉴别、协助临床治疗方案决策和放疗生物靶区确定等方面具有极为重要的作用，在肿瘤疾病、心脑血管疾病、神经变性疾病、癫痫等的诊断有独特价值。

（1）PET-CT 在肿瘤疾病的诊断与治疗中的临床价值：①早期诊断及鉴别诊断恶性肿瘤或病变；②进行精确的肿瘤临床分期；③有利于指导或调整临床治疗方案；④帮助制订肿瘤放疗计划。

（2）PET-CT 在冠心病诊疗中的临床应用：①准确、无创地诊断有症状或无症状冠心病；②估测溶栓治疗、经皮冠状动脉成形术和支架植入及其他冠脉血流重建术的治疗效果；③跟踪观察有高危险因素人群（遗传病史、不良生活习惯、高血压、高血脂、高血糖等）冠心病的进展或转归，制定相应的防治措施；④心肌梗死后及其他坏死性心肌病治疗前存活心肌活力判断。

（3）PET-CT 在中枢神经系统疾病中的作用：①各种大脑疾病（脑血管性疾病、癫痫、帕金森病、脑原发肿瘤、早老性痴呆和血管性痴呆等）的定性、定

位诊断，了解其影响范围及程度；②脑瘤的分类、分型、定性和预后评估；③监测退行性脑病的功能障碍；④肿瘤复发灶与坏死灶鉴别；⑤预测外科手术损伤脑组织，造成脑功能障碍的程度。

（五）PET-MRI 双模态成像

1. PET-MRI 成像背景　PET 可从分子水平反映细胞代谢和功能变化，而 MRI 有更高的软组织对比度和空间分辨率，且无电磁辐射。近年来，随着多模式成像技术飞速发展，作为刚刚应用于临床的多模式分子成像技术，PET-MRI 融合显像可提供分子、形态与功能信息，有关研究已成为分子影像领域的关注焦点。当 PET 与 MRI 图像融合后，可以从根本上解决 PET 图像显示解剖结构不清楚的缺陷，将检查部位的生化信息、功能信息和解剖结构信息同时显示在一张图像上对比诊断，提供高质量的分子影像图像，以及与组织分子结构、分子代谢和功能代谢相关的图像。

2. PET-MRI 成像优势　PET-MRI 检查与目前其他手段相比，灵敏度高、准确性好，对许多疾病（尤其是肿瘤和常见的心脑疾病）具有早期发现、早期诊断的价值，一次检查便可发现全身是否存在危险的微小病灶。但由于技术上的困难，其发展远慢于 PET-CT。近年来，随着相关关键技术的突破，也由于 PET-CT 和单光子发射型电子计算机断层扫描仪（SPECT-CT）在商业上的巨大成功，PET-MRI 技术日渐成熟，临床应用前景也逐渐清晰。PET-MRI 有望为分子影像学的发展带来一场巨大的变革。"图像融合"不仅是两幅图像、两种（或多种）机器和设备的融合，更是多功能、多学科、多种人才的融合。这些对传统核医学既是机遇，又是挑战。

3. PET-MRI 成像在临床上的应用

（1）PET-MRI 神经系统诊断：癫痫是以大脑神经元突发性异常放电所致的发作性脑功能障碍为特征的一种慢性疾病，同时伴有脑血流、代谢及神经递质等一系列生理生化改变，发作间期脑部氟代脱氧葡萄糖（^{18}F-fluro deoxy glucose, ^{18}F-FDG）代谢减低，发作期代谢增高，将其作为示踪剂，利用 PET-MRI 对癫痫病灶进行定位，证实 PET-MRI 优于其他方法。

痴呆是一种以慢性、获得性、进行性智力损害为特点的神经退行性疾病，临床表现为认知和记忆功能不断恶化，日常生活能力进行性减退，并有各种神

经、精神症状和行为障碍。神经病理检查证实,大部分痴呆的病理基础是神经元的丢失或神经纤维的改变。而脑功能所需能量98%以上由葡萄糖供应,所以,^{18}F-FDG PET-MRI显像对痴呆的异常改变相当敏感。轻度认知障碍的志愿者脑T_2加权MRI图像上可以看到皮质和基底核区散在的密度减低灶,相应的PET图像表现为FDG摄取轻度减低。

PET-MR对脑损伤不但有特异性,可检出一般影像检查易漏诊的小血肿,而且对脑损伤后(如植物人)进行脑代谢状况评估,判断是否有脑死亡,对治疗及唤醒意义重大。

(2)PET-MRI肿瘤诊断:肿瘤组织中普遍存在着细胞快速增生、细胞膜葡萄糖载体增多和细胞内磷酸化酶的活性增高等生物学特征,使得肿瘤内的糖酵解代谢明显增加,因此代谢显像是早期诊断恶性肿瘤最灵敏的方法之一。一般说来,肿瘤恶性程度越高,^{18}F-FDG摄取越明显,因此以^{18}F-FDG作为示踪剂,可以对人体几乎所有类型的肿瘤代谢显像。利用这一特点,不仅可以早期发现和确定恶性肿瘤原发灶的部位、大小、范围,还可以评估肿瘤的恶性

程度及分期。肿瘤治疗效果可以通过肿瘤代谢活性有无降低以及降低的程度来进行判断。同时,弥散加权MRI(diffusion weighted imaging,DWI)可用于肿瘤治疗后效果评估。在肿瘤的放疗、化疗过程中,肿瘤细胞代谢活性的降低远远早于肿瘤本身体积的缩小,因此,PET-MRI对于放疗、化疗早期疗效评定具有绝对的优势。

(3)PET-MRI血管系统疾病的诊断:PET-MRI可对脑缺血性疾病进行早期诊断,其通过脑血流灌注和脑血容量测定反映脑血流和血脑屏障的破坏情况,并检测脑血流的通透性。临床常把^{13}N-氨水(^{13}N-ammonia,^{13}N-NH$_3$)作为心肌血流显像剂,心肌对其摄取快、排泄迟,血浆清除率较快可得到对比度和图像质量较高的图像。

诊断心肌是否存活对进一步治疗心肌梗死十分关键。心肌在缺血、缺氧的条件下,对葡萄糖的利用增加,以维持心肌细胞的基本代谢需要,^{18}F标记的脱氧葡萄糖主要反映心肌的脂肪酸葡萄糖代谢,心肌PET灌注-代谢显像是目前评估心肌存活最可靠的方法。

【参考文献】

[1] WEISSLEDER R. Molecular imaging: exploring the next frontier[J]. Radiology, 1999, 212(3):609.

[2] YOSHIOKA T, YAMAGUCHI K, KUBOTA K, et al. Evaluation of ^{18}F-FDG PET in patients with advanced, metastatic, or recurrent gastric cancer[J]. J Nucl Med, 2003, 44(5): 690-699.

[3] LERUT T, FLAMEN P, ECTORS N, et al. Histopathologic validation oflymph node staging with FDG PET scan in cancer of the esophagus and gastro-esophagealjunction: a prospective study onprimary surgery with extense lymphadenectomy [J]. Ann Surg, 2000, 232(6): 743-752.

[4] HORTON KM, FISHMAN EK. Multidetector-row computed tomographyand 3-dimensional computed tomography imaging of small bowel

[5] ZHU ZH, LI F, ZHUANG HM. Gastric distension by ingesting foodis useful in the evaluation of primary gastric cancer by ^{18}F-FDG-PET[J]. Clin Nucl

Med, 2007, 32(2): 106-109.

[6] VEIT-HAIBACH P, KUEHLE C, BEYER T, et al. Diagnostic accuracyof colorectal cancer staging with whole-body PET-CT colonography[J]. JAMA, 2006, 296(21): 2590-2600.

[7] 张淼,陈刚,王超,等. ^{18}F-FDG PET-CT意外发现胃肠道局限性高代谢灶的临床意义 [J]. 上海交通大学学报:医学版, 2010, 30(9): 1043-1046.

[8] 徐微娜,于树鹏,辛军. ^{18}F-FDG PET-CT全身显像肠道高浓聚的临床意义分析 [J]. 现代肿瘤医学,2013,21(10):2337-2339.

[9] SUN L, ZHAO L, LUO Z, et al. ^{18}F-FDG PET-CT for malignant small intestinal neoplasms [J]. Nucl Sci Tech, 2010, 21 (2): 94-98.

[10] 谢昌辉,尹吉林,李向东,等. 小肠原发恶性肿瘤 ^{18}F-FDG PET-CT 显像及诊断方法 [J]. 核技术,2012,35(3):216-220.

[11] 胡咸正,梁宇霆. 磁共振弥散成像对诊断

前列腺癌的应用价值. 中国现代医生，2015, 53(7):89-91.

[12] STYLLI SS, LUWOR RB, WARE TM, et al. Mouse models of glioma. J Clin Neurosci, 2015, 22(4): 619-626.

[13] ALIFERIS C, TRAFALIS DT. Glioblastoma multiforme: pathogenesis andtreatment. Pharmacol Ther, 2015, 152: 63-82.

[14] LOUIS DN, PERRY A, REIFENBERGER G, et al. The 2016 World HealthOrganization classifcation of tumors of the central nervous system: asummary. Acta Neuropathol, 2016, 131(6): 803-820.

[15] AREVALO-PEREZ J, PECK KK, YOUNG RJ, et al. Dynamic contrastenhanced perfusion MRI and diffusion-weighted imaging in grading of gliomas. J Neurooncol, 2015, 25(5): 792-798.

[16] RYKEN TC, PARNEY I, BUATTI J, et al. The role of radiotherapy in the management of patients with diffuse low grade glioma: a systematicreview and evidence-based clinical practice guideline. J Neurooncol, 2015, 125(3): 551-583.

[17] CUCCARINI V, ERBETTA A, FARINOTTI M, et al. Advanced MRI may complement histological diagnosis of lower grade gliomas andhelp in predicting survival. J Neurooncol, 2016, 126(2): 279-288.

[18] LOUIS DN, OHGAKI H, WIESTLER OD, et al. The 2007 WHO classification of tumours of the central nervous system. Acta Neuropathol, 2007, 114(2): 97-109.

[19] JIANG RF, JIANG JJ, ZHAO LY, et al. Diffusion kurtosis imaging can efficiently assess the glioma grade and cellular proliferation. Oncotarget, 2015, 6(39): 42380-42393

[20] VU N, SILVERMAN R, CHATZIOANNOU A. Preliminary performance of optical PET detectors for the detection of visible lightphotons. Nucl Instrum Methods Phys Res , 2006, 569: 563~566

[21] LIN Y, WEISSLEDER R, TUNGUARDED CH. Novel near-infrared cyanine fluorochromes: Synthesis, properties, and bioconjugation. Bioconjugate Chem, 2002, 13: 605~610

[22] XIA Y, LI W, COBLEY CM, et al. Gold nanocages: from synthesis to theranostic applications[J]. Accounts of chemical research, 2011, 44(10): 914-924.

[23] AMBROGIO MW, THOMAS CR, ZHAO YL, et al. Mechanized silica nanoparticles: a new frontier in theranostic nanomedicine[J]. Accounts of chemical research, 2011, 44(10): 903-913.

[24] KE H, WANG J, DAI Z, et al. Gold‐Nanoshelled Microcapsules: A Theranostic Agent for Ultrasound Contrast Imaging and Photothermal Therapy[J]. Angewandte Chemie, 2011, 123(13): 3073-3077.

[25] LI S, GOINS B, ZHANG L, et al. Novel multifunctional theranostic liposome drug delivery system: construction, characterization, and multimodality MR, near-infrared fluorescent, and nuclear imaging[J]. Bioconjugate chemistry, 2012, 23(6): 1322-1332.

[26] WIJAGKANALAN W, KAWAKAMI S, HASHIDA M. Designing dendrimers for drug delivery and imaging: pharmacokinetic considerations[J]. Pharmaceutical research, 2011, 28(7): 1500-1519.

[27] TASSA C, SHAW S Y, WEISSLEDER R. Dextran-coated iron oxide nanoparticles: a versatile platform for targeted molecular imaging, molecular diagnostics, and therapy[J]. Accounts of chemical research, 2011, 44(10): 842-852.

[28] LLEVOT A, ASTRUC D. Applications of vectorized gold nanoparticles to the diagnosis and therapy of cancer[J]. Chemical Society Reviews, 2012, 41(1): 242-257.

[29] LOU X, WANG C, HE L. Core-Shell Au Nanoparticle Formation with DNA-Polymer Hybrid Coatings Using Aqueous ATRP[J]. Biomacromolecules, 2007, 8(5): 1385-1390.

[30] ALRIC C, TALEB J, DUC G L, et al. Gadolinium chelate coated gold nanoparticles as contrast agents for both X-ray computed tomography and magnetic resonance imaging[J]. Journal of the American Chemical Society, 2008, 130(18): 5908-5915.

[31] YOON T J, CHO Y S. Recent advances in photoacoustic endoscopy[J]. World Journal of Gastrointestinal Endoscopy, 2013, 5(11):534-539.

[32] XIANG L, WANG B, JI L, et al. 4 D photoacoustic tomography[J]. Scientific Reports, 2013, 3, 1113.

[33] BEARD P C. Photoacoustic imaging of blood vessel equivalent phantoms[C]. Proceedings of SPIE. 2002, 4618: 54-62.

[34] XIA J, YAO J, WANG L H V. Photoacoustic tomography: principles and advances[J]. Progress in Electromagnetics Research, 2014, 147: 1-22.

[35] LIU T, WEI Q, WANG J, et al. Combined photoacoustic microscopy and optical coherence tomography can measure metabolic rate of oxygen[J]. Biomedical Optics Express, 2011, 2(5): 1359-1365.

[36] SONG K H, WANG L V. Deep reflection-mode photoacoustic imaging of biological tissue[J]. Journal of Biomedical Optics, 2007, 12(6): 060503-060503-3.

[37] YANG J M, FAVAZZA C, CHEN R, et al. Simultaneous functional photoacoustic and ultrasonic endoscopy of internal organs in vivo[J]. Nature Medicine, 2012, 18(8): 1297-1302.

[38] YANG J M, LI C, CHEN R, et al. Catheter-based photoacoustic endoscope[J]. Journal of Biomedical Optics, 2014, 19(6): 066001-066001-12.

[39] KUMON RE, DENG CX, WANG X. Frequency-domain analysis of photoacoustic imaging data from prostate adenocarcinoma tumors in a murine model[J]. Ultrasound Med Biol, 2011, 37（5）: 834-839.

[40] XIE Z, ROBERTS W, CARSON P, et al. Evaluation of bladder microvasculature with high-resolution photoacoustic imaging [J]. Opt Lett, 2011, 36（24）:4815-4817.

[41] SONG KH, WANG LV. Noninvasive photoacoustic imaging of the thoracic cavity and the kidney in small and large animals[J]. Med Phys, 2008, 35（10）:4524-4529.

[42] NOVELL A, LEGROS M, GRÉGOIRE JM. Evaluation of bias voltage modulation sequence for nonlinear contrast agent imaging using a capacitive micromachined ultrasonic transducer array[J]. Physics in Medicine & Biology, 2014, 59 (17) :4879-4896.

[43] Y YANG, J WANG, X LI. A near infrared fluorescent/ultrasonic bimodal contrast agent for imaging guided pDNA delivery via ultrasound targeted microbubble destruction[J]. Rsc Advances, 2015, 5 (11)

:8404-8414.

[44] POSTERT T, HOPPE P, FEDERLEIN J. Contrast agent specific imaging modes for the ultrasonic assessment of parenchymal cerebral echo contrast enhancement[J]. Official Journal of the International Society of Cerebral Blood Flow & Metabolism, 2000, 20 (12) :1709-1716.

[45] 宫玉萍, 王志刚. 超声分子显像与治疗及设备的研究 [J]. 临床超声医学杂志, 2014, 16(1):37-40.

[46] ANGELSEN BAJ, RUNE H. Ultrasonic contrast agent detection and imaging by low frequency manipulation of high frequency scattering properties[J]. US, 2010 (6) :38-72.

[47] 王一凡, 徐栋. 超声分子影像学——恶性肿瘤诊断及治疗的新途径 [J]. 分子诊断与治疗杂志. 2014, 6(6):429-432.

[48] P WANG, TH YIN, RQ ZHENG. preparation and ultrasonic imaging of novel nanoscale bubble ultrasound contrast agent[J]. Journal of Sun Yat-Sen University , 2011, 32 (3) :327-330.

[49] YU JX, KODIBAGKAR VD, HALLAC RR, et al. Dual ^{19}F/^{1}H MR gene reporter molecules for in vivo detection of beta-galactosidase [J]. Bioconjug Chem, 2012, 23:596-603.

[50] REIMER P, WEISSLEDER R, LEE AS, et al. Receptor imaging:application to MR imaging of liver cancer[J]. Radiology, 1990, 177:729-734.

[51] SUN Y, KIM HS, PARK J, et al. MRI of breast tumor initiating cells using the extra domain-B of fibronectin targeting nanoparticles[J]. Theranostics, 2014, 4:845-857.

[52] SYKOVA E, JENDELOVA P. Magnetic resonance tracking of transplanted stem cells in rat brain and spinal cord[J]. Neurodegener Dis, 2006, 3:62-67.

[53] WEN X, WANG Y, ZHANG F, et al. In vivo monitoring of neural stemcells after transplantation in acute cerebral infarction with dual-modal MR imaging and optical imaging[J]. Biomaterials, 2014, 35:4627-4635.

[54] NUCCI LP, SILVA HR, GIAMPAOLI V, et al. Stem cells labeled with superparamagnetic iron ox-

ide nanoparticles in a preclinical model ofcerebral ischemia: a systematic review with meta-analysis[J]. StemCell Res Ther, 2015, 6:27.

[55] YANG K, XIANG P, ZHANG C, et al. Magnetic resonance evaluation oftransplanted mesenchymal stem cells after myocardial infarction inswine[J]. Can JCardiol, 2011, 27:818-825.

[56] MELEMENIDIS S, JEFFERSON A, RUPARELIA N, et al. Molecular magneticresonance imaging of angiogenesis in vivo using polyvalent cyclicRGD -iron oxide microparticle conjugates [J]. Theranostics, 2015, 5: 515-529.

[57] YANG Y, ZHOU J, YU K. Design, synthesis, and in vitro evaluation of abinary targeting MRI contrast agent for imaging tumor cells [J]. Amino Acids, 2014, 46:449-457.

[58] MULDER WJ, STRIJKERS GJ, NICOLAY K, et al. Quantum dots for multimodal molecular imaging of angiogenesis [J]. Angiogenesis, 2010, 13:131-134.

[59] WINTER PM, CARUTHERS SD, LANZA GM, et al. Quantitative cardiovascular magnetic resonance for molecular imaging [J]. J Cardiovasc Magn Reson, 2010, 12:62.

[60] SCHUTT EG, KLEIN DH, MATTREY RM, et al. Injectable microbubbles ascontrast agents for diagnostic ultrasound imaging: The key role of perfluoro chemicals [J]. Angew Chem Int Ed, 2003, 42: 3218-3235

[61] SIVER AM, INGRID SG, RUNE H. Intravascular Targets for Molecular Contrast-Enhanced [J]. Ultrasound Imaging Int J Mol Sci, 2012, 13:6679-6697

[62] SCHOBER O, RAHBAR K, RIEMANN B. Multi modality molecular imaging from target description to clinical studies[J] . Eur J Nucl Med Mol Imaging, 2009, 36(2): 302-314.

[63] RABIN O, PEREZ JM, GRIMM J, et al. An X-ray computed tomography imaging agent based on long-circulating bismuth sulphide nanoparticles. Nature Materials, 2006, 5:118–122.

[64] WYSS SC SCHAEFER L JUILLERAT J, et al. Molecular imaging by micro CT: specific Eselectin imaging[J]. Eur Radiol (2009) 19: 2487–2494.

[65] CONDEELIS J, WEISSLEDER R. In vivo imaging in cancer[J]. Cold SpringHarb Perspect Biol, 2010, 2:a3848.

[66] MUTHIAH M, PARK IK, CHO CS. Surface modification of iron oxidenanoparticles by biocompatible polymers for tissue imaging andtargeting[J]. Biotechnol Adv, 2013, 31:1224-1236.

[67] LEE SW, LEE SH, BISWAL S. Magnetic resonance reporter gene imaging[J]. Theranostics, 2012, 2: 403-412.

[68] BRUCKMAN MA, YU X, STEINMETZ NF. Engineering Gd-loaded nanoparticles to enhance MRI sensitivity via T_1 shortening [J]. Nanotechnology, 2013, 24: 462001.

[69] HUANG CH, TSOURKAS A. Gd -based macromolecules and nanoparticles as magnetic resonance contrast agents for molecular imaging[J]. Curr Top MedChem, 2013, 13:411-421.

[70] KIM SM, IM GH, LEE DG, et al. $Mn^{(2+)}$-doped silica nanoparticles for hepatocyte -targeted detection of liver cancer in T_1–weighted MRI[J]. Biomaterials, 2013, 34:8941-8948.

[71] GENINATTI CRICH S, CUTRIN JC, LANZARDO S, Et al. Mn –loaded apoferritin: a highly sensitive MRI imaging probe for the detectionand characterization of hepatocarcinoma lesions in a transgenicmouse model[J]. Contrast Media Mol Imaging, 2012, 7:281-288.

[72] ITTRICH H, PELDSCHUS K, RAABE N, et al. Superparamagnetic iron oxidenanoparticles in biomedicine: applications and developments in diagnostics and therapy[J]. Rofo, 2013, 185:1149-1166.

[73] LAURENT S, BRIDOT JL, ELST LV, et al. Magnetic iron oxidenanoparticles for biomedical applications [J]. Future Med Chem, 2010, 2:427-449.

[74] CHENG W, PING Y, ZHANG Y, et al. Magnetic resonance imaging (MRI)contrast agents for tumor diagnosis[J]. J Healthc Eng, 2013, 4:23-45.

[75] GRASSI R, CAVALIERE C , COZZOLINO S, et al . Small animal imaging facility :new perspectives for the radiologist [J] . Radiol Med, 2009, 114: 152-167.

[76] PICHLER A, PRIOR JL, PIWNICA

WORMS D. Imaging reversal ofmultidrug resistance in living mice with bioluminescence: MDR1 Pglyco-protein transports coelenterazine[J] . Proc Natl Acad Sci USA, 2004, 101(6): 1702-1707.

[77] MEZZANOTTE L, FAZZINA R, MICHE-LINI E, et al . In vivo bioluminescence molecular im-aging in mouse xenograft models usin gared-shifted thermostable luciferase[R] . Alma mater studiorum , 2009.

[78] MEZZANOTTE L , ALDINI R, MICHE-LINI E, et al. Development of a noninvasivemethod for gastric emptying rate measurement in mice using bio-luminescence molecular imaging[R] . Alma mater stu-diorum , 2009.

[79] TERAI T, NAGANO T. Fluorescent probes for bioimaging applications[J] . Curr Opin Chem Biol , 2008, 12(5): 515-521.

[80] BENTOLILA LA, EBENSTEIN Y, WEISS S. Quantum dots for in vivo small-animal imaging[J] . Journal of Nuclear , 2009, 50(4): 493-496.

[81] HALIN C , RODRIGO MORA J, SUMEN C, et al. In vivo imaging of lymphocyte trafficking[J] . Annu. Rev Cell Dev Biol, 2005, 21: 581-603.

[82] BLUM JS, TEMENOFF JS, PARK H, et al. Development and characterization of nhanced green fluorescent protein and luciferase expressing cell line for non-destructive evaluation of tissueengineering constructs[J] . Biomaterials, 2004, 25(27): 5809 -5819.

[83] HERNOT S, LKLIBANOV A. Microbub-bles in ultrasound-triggered drugand gene delivery [J]. Advanced Drug Delivery Reviews, 2008, 60:1153-1166

[84] KE HT, WANG JR, DAI ZF, et al. Gold-nanoshelled microcapsules: a theranostic agent for ul-trasound contrast imaging and photothermal therapy [J]. Angew Chem Int Ed, 2011, 50: 1-6

[85] LI P, ZHENG Y, RAN H, et al. Ultrasound triggered drug release from10-hydroxycamptothe-cin-loaded phospholipid microbubbles fortargeted tu-mor therapy in mice [J]. Journal of control release, 2012, 162: 349-354

[86] CALLIADA F, CAMPANI R, BOTTINEL-LI O, et al. Ultrasound contrastagents: basic principles [J]. Eur J Radiol, 1998, 27:157-160

[87] NAHIRE R, HALDAR MK, PAUL S, et al. Polymer-Coated Echogenic LipidNanoparticles with Dual Release [J]. Biomacromolecules, 2013, 14(3): 841-853

[88] BUCHANAN KD, HUANG S, KIM H, et al. Echogenic liposome compositions for increased re-tention of ultrasound reflectivity at physiologic tem-perature [J]. Journal of Pharmaceutical Sciences, 2007, 97(6): 2242-2249

[89] MARTIN AL, SEO M, WILLIAMS R, et al. Intracellular growth of nanoscale perfluorocarbon droplets for enhanced ultrasound-induced phase-change conversion [J]. Ultrasound Med Biol, 2012, 38:1799-1810

[90] RAPOPORT N, GAO Z, KENNEDY A. Multifunctional nanoparticles for combining ultrasonic tumour imaging and targeted chemotherapy [J]. J Natl Cancer Inst, 2007, 99(14): 1095-1106

[91] KOO V, HAMILTON PW, WILLIAMSON K. Non-invasive in vivo imagingin small animal re-search[J] . Cell Oncol, 2006, 28(4): 127-139.

[92] WEISSLEDER R, PITTET MJ. Imaging in the era of molecular oncology[J] . Nature , 2008, 452(7187): 580-589.

[93] X WANG, H FENG, S ZHAO, et al. SPECT and PET radiopharmaceuticals for molecular imaging of apoptosis: from bench to clinic[J]. Onco-targe, 2017, 8 (12) :204-276.

[94] ROSALES RTMD. Potential clinical appli-cations of bimodal PET-MRI or SPECT-MRI agents[J]. Journal of Labelled Compounds & Radiopharmaceuti-cals, 2014 , 57 (4) :298-303.

[95] K MAGOTA, N KUBO, Y KUGE, et al. Performance characterization of the inveon preclinical small-animal PET-SPECT-CT system for multimodali-ty imaging[J]. European Journal of Nuclear Medicine & Molecular Imaging, 2011, 38 (4) :742-752.

[96] DOBRUCKI LW, SINUSAS AJ. PET and SPECT in cardiovascular molecular imaging[J]. Nature Reviews Cardiology, 2010, 7 (1) :38-47.

[97] 邢岩, 赵晋华. 放射性核素标记纳米探针在肿瘤多模态分子影像中的应用 [J]. 中国医学影像

学杂志, 2015, (2):78-80.

[98] WU YW, TADAMURA E, YAMAMURO M, et al. Comparison of contrast-enhanced MRI with ^{18}F-FDG PET/201Tl SPECT in dysfunctional myocardium: relation to early functional outcome after surgical revascularization in chronic ischemic heart disease[J]. J Nucl Med, 2007 , 48(11):178-179.

[99] 杨卫东, 张明如. 多模态分子探针进展[J]. 功能与分子医学影像学, 2016, (4):85-87.

[100] BELLER GA, BERGMANN SR. Myocardial perfusion imaging agents: SPECT and PET[J]. Journal of Nuclear Cardiology, 2004, 11 (1) :71-86.

第三章 医学分子成像——基因探针的基础理论与应用

分子影像学是新世纪美国医学会评选出的未来最具有发展潜力的十大医学科学前沿领域之一，被誉为"21世纪的医学影像学"。分子影像学是传统医学影像技术与分子生物学等相关学科相互结合而产生的新兴学科。传统医学影像诊断显示的是人体组织器官水平发生病理改变后产生的解剖学变化，而分子影像学则着眼于人体细胞水平发生的生理和病理分子变化，因此分子影像的出现不仅可提高临床的疾病诊断水平，更为重要的是分子影像有望在细胞水平，甚至疾病发生前发现疾病所造成的各种分子变化，达到真正意义上的早期诊断。基因成像是分子影像中极为重要的组成部分，其主要借助分子生物学方法，在 DNA、mRNA 或蛋内质水平，在细胞、活体内通过应用各种核酸探针，实现以影像学方式显示互补基因或其表达产物的功能和变化，从而达到疾病诊断或疗效评价的分子成像方法。基因成像的出现源于分子影像和分子生物学理论与技术的发展，是医学影像学与分子生物学技术的深入互补与完美结合，因此基因成像作为源于分子生物学研究的重要工具和手段，在基因探针的构建、基因靶向以及基因诊疗一体化研究等诸多领域具有丰富的理论基础和技术储备。本章从基因探针的基础理论和技术入手，在充分结合当前最新的基因探针合成与应用技术的基础上，以期对基因成像在医学分子影像研究与发展中的价值和意义进行较为全面的论述。

第一节 基因成像的基础理论与技术

一、基因成像的兴起与研究背景

自 1989 年世界首例体细胞基因治疗正式获准进入临床，基因技术的临床应用发展可谓一波三折，但随着分子生物领域与医学的不断进步，基因诊疗这一概念目前已重新成为现代医学发展的方向和变革的核心。随着医学影像技术与成像设备的日新月异，基因成像也随之进入活体应用阶段。目前，借助各类先进的成像设备与探针，基因成像与纳米医学成像已成为分子成像领域两个最为前沿和热点的领域。

作为肿瘤个体化治疗与基因精准治疗的先导，基因成像的目的和任务主要包括以下 7 个要点：①基因转染的可行性；②通过反义基因技术，靶向对特异基因疾病的诊断；③通过报告基因技术，诊断肿瘤或检测某一基因的变化；④检测突变基因后者特殊基因序列，明确疾病的分子分型；⑤靶组织中的基因分布是否合适；⑥靶细胞中基因表达水平能否达到最佳治疗效果；⑦基因表达高峰时间及持续时间，以便确定基因治疗的给药时间。

同时，为了获取更为良好的基因成像效果，用于医学分子成像的基因探针需满足以下基本条件：首先，基因探针本身需对被检主体没有伤害，并且被检主体在细胞表达的基因产物如果是一种酶，也必须证明这种酶对被检主体无害并能使标记物在细胞内浓聚发生催化反应。其次，预期基因探针可被进一步修饰，并且不被人体快速清除；不在非转染细胞内或组织内浓聚；标记物的积聚浓度与基因产物的活性或标记基因的表达程度有良好的相关关系。

二、基因成像的分类与简介

基因成像根据基因探针的成像原理总体上可被分为两类，一类是基于 DNA 互补原理的基因靶向成像，另一类是以基因表达产物为直接或间接成像对象的报告基因成像。

当前，以基因片段作为分子探针的靶向，检测基因序列缺失、突变和其他特定分子变化的基因靶向成像已成为精准医学、基因筛查、分子病理等医学前沿领域的研究热点,根据基因靶向的原理不同基因靶向成像可分为反义基因成像和适配体基因成像。反义基因成像通过光学染料、放射性核素或其他能被各类影像设备检测到的信号分子标记的基因片段构成分子探针,利用反义基因探针中所含的与感兴趣 DNA 或 RNA 互补的核酸序列,实现细胞或活体中特定基因、蛋白的直接显像和检测。适配体成像则是一种以适配体(aptamer)为靶向物的新型成像技术。适配体是一类能与靶分子特异性结合的短片段单链寡核苷酸序列,作为一种核酸型抗体,适配体不仅具有类似反义寡核苷酸能与目的基因进行靶向结合的功能,还可对各类生物小分子和大分子,甚至完整的病毒、细菌、细胞等靶标进行高特异性识别,适配体成像的出现极大地丰富了基因靶向成像的应用领域,目前正逐渐发展为一类极具发展前景的基因靶向成像类型。

作为另一类主要的基因成像内容,报告基因成像首先通过各类载体将报告基因探针递送至特定的细胞内,实现目的基因的靶向表达,再利用已标记各类成像物质的靶向性适体、配体或酶底物等成像探针的介导,实现成像探针与目的基因或其表达产物(酶、受体)间的特异性结合,从而达到间接显示细胞或活体中特定基因和蛋白变化的基因成像。报告基因成像作为分子影像中开展较早的成像技术,经过多年发展,技术已逐渐成熟,成为跨越光学成像、磁共振成像、核素成像等领域的全方位基因成像技术。

(一)反义基因探针

反义寡核苷酸(antisense oligodeoxynucleotide, ASON),是指一段短链核苷酸组成的,与特定的靶标 mRNA 或 DNA 序列互补的短链核酸。反义基因成像是应用基因作为靶向,其中应用的反义基因探针一般由两部分组成:①具有靶向作用的反义寡核苷酸,可与特定的基因靶向结合;②信号元件,为标记在 ASON 上的各种报告分子或颗粒(荧光基团、放射性核素或磁性分子),可产生影像信号。目前反义基因成像已广泛应用于基础研究、活体靶向基因成像以及突变基因的检测等领域。

(二)适配体基因探针

适配体,是指从人工合成的 DNA/RNA 文库中筛选得到的单链寡核苷酸,包括单链 DNA(ssDNA) 或小分子 RNA,其长度一般为 20~80 个碱基,相对分子质量为 6 000~30 000,可折叠成特定的三维结构与靶分子高亲和性和高特异性地结合。广义而言,适配体成像属于基因成像的范畴,但其较反义基因成像应用更为广泛,除了可以与互补基因结合外,还可以与相应肽段或蛋白结合,因此具有更为广泛的应用,因此,本章中我们将适配体成像单独作为基因成像中的一类进行论述。

(三)报告基因探针

报告基因成像是指通过目的基因的表达产物,所产生的光学或磁共振信号等,直接用于分子成像的基因成像方式。目前,报告基因成像有关的主要成像策略集中在病毒胸苷激酶准底物系统、转铁蛋白系统、基因融合肽系统、酪氨酸酶(黑色素生成)系统等。原理上报告基因成像主要可分为两类,一类是以转铁蛋白系统为代表的报告基因成像,此类成像主要通过合成具有成像元件的配体分子探针,再通过受体 - 配体特异性结合的原理实现报告基因成像;另一类报告基因系统则主要通过目的基因大量表达阴离子螯合剂类物质实现成像,该类阴离子螯合剂可与人体内顺磁性或被放射性同位素标记的金属离子大量结合而形成较为稳定的螯合物,通过在细胞或组织内一定时间的积累,当达到一定浓度后其信号即可被相应成像设备检测,从而实现报告基因介导的 MRI、核素以及 γ 成像等,如美国 Weissieder 教授早期曾将编码人酪氨酸酶的完全互补 DNA 序列定向克隆到整合型哺乳动物表达载体 pcDNA3 的多克隆位点上,通过构建腺病毒人酪氨酸酶基因表达载体 pcDNAIyr,成功实现了在非黑色素形成细胞——小鼠成纤维细胞中的转染,从而使该细胞能够自主合成黑色素,而黑色素可与血液中二价铁离子(顺磁性物质)相互螯合,从而通过该方法实现了磁共振 T_1WI 像上的高信号。

第二节　反义基因成像

自 2003 年人类基因组的测序全部完成以来,人类对自身遗传信息的了解达到了空前的高度。随着越来越多的疾病基因被分离和鉴定,人们也愈发深刻地认识到基因的异常改变在疾病发生发展过程中的重要作用,促使人们对疾病的发生、发展机制的研究深入到分子基因水平,也给疾病的诊断和治疗带来了巨大的改变。

就疾病诊断而言,疾病的常规诊断往往是基于基因改变的结果,即疾病生理生化指标或形态结构的改变,然而这些表型改变常常是非特异的,且是在疾病发生一定时间后才出现,因此难以及时做出明确的诊断。而人类基因组学的发展和分子生物学技术的进步,使人们有可能在疾病表型发生变化之前对其基因结构或功能的异常进行检测,以此来对相应的疾病进行基因诊断和分子病理分型。与传统方法比较,基因诊断在疾病的早期诊断方面具有更高的特异性和敏感性。反义基因便是实现基因诊断的重要工具之一,本节将简要介绍反义基因成像的原理、方法以及其在基因诊断方面的应用。

一、反义基因简介

(一)反义基因

长期以来,基于 DNA 控制蛋白质合成时,只按两条互补 DNA 链中的一条指令合成,而另一条链的作用仅近似于外壳,分子生物学家通常将作为转录模板的 DNA 链称为有义链或有义 DNA,而另一条单链则称为反义链或反义 DNA。然而,近期研究发现将不需要的基因的反义链插入至蛋白质合成机制时,可干预蛋白的合成过程,避免非目标蛋白质的出现,因此目前对于反义基因(antisense gene)或反义 DNA 的定义,是指一段可与 mRNA 或 DNA 特异性结合并阻断其基因表达的人工合成的 DNA 分子,即将不作为模板转录的 DNA 链称为编码链或有义 DNA,而将作为模板指导转录的 DNA 链称为模板链,或反义 DNA。因此从反义 DNA 的功能上而言,反义 DNA 可"封闭"或"抑制"目的基因的表达,有助于识别结构基因的功能及进行表达调控,其发展为分子遗传学分析、人类疾病的防治以及动植物遗传育种等提供了新的实验依据。

(二)反义寡核苷酸

1978 年,约翰·霍普金斯医学院和哈佛大学医学院的研究者首次利用长度为 13bp 的反义 DNA 特异性地抑制劳斯肉瘤病毒(Rous sarcoma virus, RSV)的增值,发现基因表达能够被 mRNA-DNA 双倍体特异性地阻断,并在世界上首次提出了反义寡核苷酸理论。

反义寡核苷酸(ASON)是指一段 15~25 个核苷酸组成的,与特定的靶标 mRNA 或 DNA 序列互补的短链核酸。ASON 包括反义 DNA 和反义 RNA,其来源有人工合成和体内表达两类。ASON 进入细胞后可按照 Watson-Crick 碱基互补配对的原则与靶标序列形成双链结构,从而抑制或封闭靶基因的表达,使其丧失活性,达到基因控制和治疗的目的,是一种研究基因功能的重要工具。

(三)反义基因技术

随着基因技术的不断发展,反义寡核苷酸的理论和研究逐渐深入,在大量研究的基础上一门全新的基因工程技术——反义基因技术应运而生。反义基因技术(antisense gene technique, AGT)是继基因克隆和重组技术后分子生物学领域兴起的又一门新技术,其主要根据碱基互补的原理,利用外源性 ASON 可与细胞内 DNA 或 mRNA 特异性结合的特点,人为地抑制或封闭靶基因的转录与翻译,从而达到基因表达调控的目的。

反义基因技术最初研究的重点是反义基因治疗,即通过反义寡核苷酸实现干扰 DNA 转录和翻译的方法,阻断靶基因的表达,目前学术界较为公认的作用机制主要包括以下两点。

(1)干扰 mRNA 翻译成蛋白质:ASON 依赖 RNase H 将基因 mRNA 转录本降解从而抑制基因表达,发生翻译阻滞。RNase H 是细胞中到处存在的内源酶,它能识别 DNA 和 RNA 的杂合双链,仅水解杂合链的 RNA 分子,其中 ASON 起了催化剂的作用,最终被释放,又开始一个新的催化过程。此外,反义寡核苷酸还能阻碍蛋白翻译的起始、延伸等。

(2)干扰 DNA 向 mRNA 转录:ASON 可干扰加帽、多聚 A 拖尾和内含子的剪切过程,或将一单链 DNA 加入到核内,与靶序列双螺旋形成三螺旋结构,也可用双链 DNA 与靶基因的启动子序列互补结合形成转录死结,从而引起转录阻滞。

基于上述 ASON 介导的反义基因治疗机制,多种反义基因治疗药物已进入临床应用阶段。1988年第一种反义基因治疗药物 Fomivirsen® 获得 FDA 批准,用于治疗艾滋病患者由于巨细胞病毒感染引起的视网膜炎。自此,一大批反义基因类药物被开发,并已进入临床试验,主要用于肿瘤、病毒感染、炎症性疾病、遗传性疾病和高血压等疾病的治疗。近年来,随着分子影像学的迅速发展,人们开始将 ASON 应用于分子影像学研究,并逐渐形成了一整套全新的基因成像诊疗方法,即反义基因成像。反义基因成像从定义上是指以反义基因技术为基础,通过合成与靶基因互补的 ASON 与各类成像元件结合构成反义基因探针,根据碱基互补配对的原理,实现体外或活体水平靶基因的特异性基因成像。反义基因成像可从分子水平显示、定位并检测组织细胞中特定基因的存在和表达水平,对检测特定基因的缺失及突变具有极其重要的价值和意义,反义基因成像的出现使疾病的在体分子诊断和分子病理检测成为可能,使疾病的影像诊断技术跨入到分子和基因水平,为未来精准医疗的实施和发展提供了重要的工具。

二、反义基因探针的制备与修饰

经典的反义基因探针由两部分组成,即识别元件和信号元件。识别元件为反义寡核苷酸,可与特定的基因靶向结合;信号元件为标记在 ASON 上的各种报告分子或颗粒(如荧光基团、放射性核素或磁性分子),从而使探针产生影像信号。在反义基因显像中,反义探针需符合以下几个条件:易于合成、良好的核酸酶耐受性和活体稳定性、能被细胞高效摄取并在细胞内集聚。除此之外,用于反义成像的探针还应具备一些独特的特性,如标记简单且效率较高、具备快速定位能力、仅与成像靶点特异性结合、靶位滞留时间长而非靶位清除迅速等。

(一)反义寡核苷酸的来源

ASON 的来源可分为两类:①生物体自身表达的反义载体,即利用基因重组技术在适宜的启动子和转录终止子之间反向插入一个靶基因,转录后产生的 ASON,可与靶序列特异结合;②利用基因合成技术,人工合成一段 ASON,与靶基因或 mRNA 互补结合,干扰基因信息的转录、翻译和表达。目前被应用的反义 DNA 多采用化学合成法得到。

(二)反义寡核苷酸的设计与合成

ASON 从探针设计上通常需要从以下几个方面考虑:首先应该避免含 4 个或 4 个以上的连续鸟嘌呤碱基,因为它们可通过 Hoog-steen 碱基配对形成 G-四聚体,导致非反义效应。为了克服此问题,可对鸟苷酸进行修饰,如变为 7-脱氮鸟苷,则避免了形成 Hoog-steen 配对。其次在设计体内实验时,应避免含鸟嘌呤核苷酸(cytosine-phospho guanine,

CpG)序列的 ASON。因为碱基序列大多遵循 5'-PurPurCG PyrPyr-3' 这一规律,即 5'端为 2 个嘌呤,3'端为 2 个嘧啶。这种序列可激活多种免疫活性细胞,引起非反义效应。同时,反义寡核苷酸的选择上应避免与靶基因外的 mRNA 杂交,可在网上进行 BLAST 匹配。最后应该注意的是,需设计严格对照的 ASON,常采用随机序列对照(与 ASON 碱基组成相同,但随机排列)、正义对照、颠倒序列对照、错配对照(与 ASON 在个别位点上碱基不同)等。

另外,众多研究表明,反义基因的特异性还取决于 ASON 的长度,这是由于 ASON 的长度直接影响到与靶基因结合的特异性、可接近性和稳定性、能否被 RNase H 酶识别以及对细胞膜的渗透性等。另外,ASON 的长短还与反义探针成本高低成正相关。众所周知,细胞中每条核苷酸均含有 4 种不同的碱基,单倍体人基因组约含 3×10^9 个碱基。从统计学计算,17~18 个碱基序列长度将有一次出现的机会,并能较好地接近基因靶位,故当 ASON 的长度少于 15 个碱基对时则不显示反义活性。但考虑到 ASON 越短,越容易进入细胞;过长则易扭曲或形成二级结构,影响与靶 mRNA 的结合。所以,设计时一般控制 ASON 的长度为 15~20 个碱基对,这样在统计学上可保证其专一性。

(三)反义寡核苷酸的化学修饰

天然的寡核苷酸(oligonueleotide,ON)又称为第一代 DNA,由核苷酸通过磷酸二酯键连接组成,带负电荷,类似多聚阴离子,而通常状况下细胞膜也带负电荷,导致天然的 ON 的细胞穿透性差、摄取率低。此外,它还对血中和细胞内的核酸外切酶和核酸内切酶的作用特别敏感,容易被降解。特别是血浆中的核酸外切酶,能使进入机体内的 ON 半衰期缩短到几秒到几分钟,很难在靶位聚集足够的浓度。同时,这些降解产物具有细胞毒性并可抑制造血细胞增生。为解决上述问题,对天然结构反义 DNA 片断的加工和修饰也应运而生。寡聚核苷酸经修饰出现了第一代或第二代寡聚核苷酸类似物。

寡核苷酸的三种结构成分,即碱基、磷酸基团和含羟基的五碳糖,均可被化学修饰,也可对相邻核苷酸间的磷酸二酯键进行偶联修饰。考虑到核酸酶的作用位点主要是 ON 的磷酸二酯键,因此修饰主要针对磷酸二酯键来进行。对磷酸二酯键的修饰包括:①对 P-O 键的修饰;②C 取代 P;③S 取代 P;④

将含 N 衍生物引入核苷酸骨架,如对戊糖 2' 位点的修饰、对碱基的修饰、对戊糖 1' 位点的 α 和 β 修饰。研究表明,这些化学修饰不仅可以提高 ON 的体内稳定性和细胞通透性,还增加了其与靶序列的专一性和亲和力,进一步改善了 ON 的功能。以下几种是目前已被广为应用的修饰结构:

1. 甲基磷酸型(methyl phosphonates, MP) MP 是第一个化学合成的修饰结构,使用甲基(CH3-P)取代五碳糖的羟基,尽管其在体内有很强的稳定性,但由于不带电荷,减少了细胞吸收和溶解性,在反义技术中,双螺旋结构不稳定,不能激活 RNase H 的活性。尽管这些特征限制了它作为反义制剂的应用,但使其在反义基因成像的应用中更为安全。

2. 硫代磷酸型(phosphorothioates, PS) PS 是目前研究最成功、应用较为广泛的第一代寡聚核苷酸类似物。该结构是用 P-S 键代替 P-O 键,保留了原 ON 骨架的负电荷,具有良好水溶性和杂交性、高度核酸裂解稳定性、血浆清除慢、易于大量人工合成的优点,并且在反义活动中能激活 RNase H 的活性,促进 mRNA 的降解,因此硫代化修饰在反义技术中广为应用并已发展至临床试验。但是,AONS 存在细胞吸收能力差、杂交能力弱、易与人血清白蛋白和 α₂ 巨球蛋白等非特异性结合、毒性效应较强等缺点。对此,有研究者建议在 ON 末端连上某些特殊功能基团如 L- 多聚赖氨酸和疏水性物质如胆固醇来解决上述问题。这是因为 L- 多聚赖氨酸为多价阳离子,可通过与细胞膜表面阴离子相结合产生的静电吸引增强与其相连的 ON 进入细胞的能力,而疏水性物质如胆固醇同样也可通过其与细胞膜的相互作用促进细胞对 ON 的摄取。尽管硫代化修饰在反义技术中具有较高的应用价值,而在反义基因显像研究中,其激活 RNase H 活性的优点却成了其缺点,因为它会使靶向 mRNA 降解而不利于成像。

3. 戊糖 2' 位修饰(carbohydrate 2'-modifications) 在人们努力克服硫代化修饰的非特异性问题时,新的二代寡聚核苷酸类似物发展起来。此种修饰是 2'-O- 烷基 RNA 或 2'-O- 烷氧基 RNA,它是用 O- 烷基或 O- 烷氧基取代戊糖 2' 的氢。由于短的 RNA/RNA 双链比相同序列 DNA/RNA 稳定得多,这一修饰明显增加了对靶向 RNA 的亲合力和杂合体的稳定性。这种类似 RNA 的结构,不能激活 RNase H 的活性,但是却能通过对靶向 RNA 的高亲合力,干预与 mRNA 有关的剪切和翻译过程。

由于戊糖 2' 位修饰的稳定性和高的亲和力,作者认为比较适合反义显像的研究,但有关研究甚少。

4. 吗啉样结构(morpholino, MORF) 戊糖骨架被吗啉基团取代,磷酸二酯键被磷酸二氨取代,形成电中性、水溶性强、能够抵抗核酶和蛋白酶降解的稳定分子。MORF 反义作用时,与 RNA 亲和力强,但转运效率低,偶有一些非特异性毒性作用。Liu 等已经尝试用钇(^{90}Y)、铟(^{111}In)、铼(^{188}Re)、锝(^{99m}Tc)标记 MORF,并且通过预置靶向显像取得成功。

5. 混合骨架寡聚核苷酸(mixed backbone oligo-nucleotides, MBO) MBO 含有至少两种不同的化学修饰,能在同一结构中联合多种修饰的优势,如在硫代化修饰的 ON5' 端和 3' 端加上一些保护性基团,以增强 ON 对核酸酶的稳定性,延长半衰期阵。常用的修饰是加上核酸保护帽,如对 ON 的核糖部分 2'-O- 烷化,由于 2'-O- 烷化链所提供的空间微扰和旋转限制,阻碍了核酸酶进入到相邻的核苷酸连接区,故改善了核酸酶耐受性和反义亲和力。但是,加上核酸保护帽的 ON 不能作为 RNase H 的底物。另一种常用的修饰是在硫代化修饰的 ON 中间掺入 8~12 个碱基,被认为是第一代 ON 替代物的最佳结构。其典型的结构通常包含位于中间的硫代化修饰 ON 片段(含 8~10 个碱基)和两端含有 4~6 个碱基的 2'-O- 甲基化或甲氧乙基化的 ON 组成,其 Tm 可以增加 10℃ 之多,而 Tm 发生 5℃ 的变化则相当于 ON 与 RNA 的结合力增加大约 10 倍。所以,这种修饰在明显提高 MBON 与 RNA 的亲和力的同时,可显著增强核酸酶耐受性,并保留了激活 RNase H 酶降解靶位 RNA 的能力。

6. 肽核酸(peptide nucleic acid, PNA) 是由 N-(2- 氨乙基)- 甘氨酸(聚酰胺)组成的肽键骨架取代普通核酸中磷酸二酯键骨架后所构成的一类中性非手性分子,是第二代寡核苷酸替代物。PNA 具有与天然 DNA 分子相似的结构特征,但比天然的 ON 和第一代反义核酸替代物更强的亲和力和特异性。同时,PNA 能与 DNA 或 RNA 通过 Waston-Crick 氢键形成稳定的双螺旋结构,当 PNA 中仅含有同源嘧啶序列时,通过 Hoogsteen 氢键形成 PNA2/DNA(或 RNA)的三螺旋结构,这是 PNA 特有的。这种特殊结构能有效抵制核酸酶和蛋白酶对 PNA 的降解,使其在血清及细胞中具有很高的稳定性。PNA 的反义作用机制不依赖于 RNase H 酶活性,其靶向结合的 RNA 不易被 RNase H 酶降解,它是通过立体阻断 RNA 的加工及向细胞的运输或翻译过程实现抑制基因表达的目的。此外,PNA 的最大弱点是水溶性差,使细胞对 PNA 的高效摄取成为问题。如果能够通过受体介导等方式解决转运问题,它将成为反义显像领域很有前景的修饰结构。有关 PNA 体内应用与显像的研究已有报道。同时,有文献报道利用受体介导的内吞机制使 PNA 通过血脑屏障。

7. 锁核酸 (locked nucleic acid, LNA) 为了克服 PNA 在生理盐水中不易溶解且细胞通透率低等局限,人们研制出另外一种 ASON,即锁核酸。它是一种特殊的双环状核苷酸衍生物,结构中含有一个或多个 2'-O 及 4'-C- 亚甲基 -β-D- 呋喃核糖核酸单体,核糖的 2'-O 位和 4'-C 通过不同的缩水作用形成氧亚甲基桥、硫亚甲基桥或胺亚甲基桥,并连接成环形,这个环形桥锁定了呋喃糖 C3' - 内型的 N 构型,不但降低了核糖结构的柔韧性,还增加了磷酸盐骨架局部结构的稳定性。由于 LNA 与 DNA/RNA 在结构上具有相同的磷酸盐骨架,故对 DNA、RNA 有很好的识别能力和强大的亲和力。LNA 有很多优点:①和 DNA、RNA 互补的双链有很强的热稳定性;②抗 3' 脱氧核普酸酶降解的稳定性;③ LNA-DNA 杂交物能激活 RNase H;④水溶性好,自由穿入细胞膜,易被机体吸收;⑤体内无毒性作用;⑥具有高效的自动寡聚化作用,合成方法相对简单。

尽管目前已出现为数众多的修饰结构,但遗憾的是没有一种结构是非常完美的,每种都有其自身的优缺点。因此,ASON 设计、合成及化学修饰仍是反义技术研究中的一大难点,有待研究者们进一步探讨。

(四)反义基因探针的标记和信号放大

反义基因探针主要是由 ASON 和标记物构成。选择合适的标记物及适宜的标记方法是反义显像的关键问题。反义探针常用的标记物包括荧光基团、放射性核素以及磁性分子等,其中以放射性核素的研究最为广泛。¹¹¹In 具有合适的半衰期和能峰,适于显像。美国迈阿密大学的 Lu、Dewanjee MK 等已尝试制作用来标记放射性核素的试剂盒,他们成功地以二乙三胺五乙酸 (diethylenetriamine pentaacetic acid, DTPA) 为螯合剂制备了 ¹¹¹In 标记反义探针,进行了荷乳腺癌小鼠模型 c-myc mRNA 的显像,瘤 -

血、瘤 - 肌肉比值在注射后 0.5h 分别为 3.55 ± 0.23 和 21.48 ± 3.27,2h 后分别为 3.05 ± 0.71 和 20.69 ± 2.68。但该种标记方法需要加速器产生,价格昂贵,影响了其广泛应用。而 ⁹⁹ᵐTc 由于具有理想的物理半衰期 (约 6h)、适于显像的能峰 (140keV)、容易获取及价格便宜等优点,目前被广泛用于显像研究。最初所用方法与 ¹¹¹In 标记寡核苷酸的方法相同,也是以 DTPA 作螯合剂,但其标记物极不稳定,而以联肼尼克酰胺衍生物 (SHNH) 代替 DTPA 作为螯合剂对寡核苷酸进行的 ⁹⁹ᵐTc 标记研究中,形成的标记物很稳定,标记率为 30%~60%。但 ⁹⁹ᵐTc-SHNH- 寡核苷酸较 ¹¹¹In-DTPA- 寡核苷酸的血清蛋白结合率高。考虑到这种情况可能与 SHNH 有关,曾用 MAG3 代替 SHNH 作螯合剂,但 MAG3 中含有苯甲醇基而影响标记的进行。Winnard P 等用 S-acetyl 代替苯甲酰基,合成了 S-acetyl-MAG3,并进行了寡核苷酸的偶联和标记。结果,在不增加温度 (室温) 及标记时间 (15min) 时,标记率为 84%,比活度可达 2 590kBq/μg。该方法合成简单,能产生较高的标记率及比活度。

三、反义基因探针的递送

随着分子生物学和生物化学技术的飞速发展,反义探针的设计与合成已不再是反义技术发展的瓶颈。影响反义显像进一步发展的主要障碍是,如何在不影响正常细胞生命活动的前提下将反义探针高效、特异地递送到目的细胞内。目前,反义基因探针的递送主要存在以下几个方面问题:

(1)天然型 ASON 的活体稳定性差,对血清培养液中及体内的核酸外切酶和核酸内切酶活性的降解极为敏感。一旦 ASON 被注射到动物体内,机体中的 RNA 酶就会使 ASON 的有效量迅速减少。

(2)ASON 的靶向性差,除被病变细胞摄取外,亦可被正常细胞非特异性摄入,使得 ASON 无法集中到病灶处,而是分散到动物全身,从而增高图像本底,因此必须使用较高剂量的 ASON 以获得显著的成像效果,然而大剂量注射寡核苷酸可能会产生一定的剂量毒性反应。为了减少 ASON 的用量,有人尝试构建一些能转录特异反义 RNA 的重组质粒,将这些质粒转入细胞中,让其在细胞中转录反义 RNA 而发挥作用。但是,这种方法只能在体外实验中使用而无法应用于人体实验,因为携带反义 RNA 的表达质粒进入细胞后,一方面转录出来的反义

RNA 的量不易控制,另一方面,外源 DNA 进入细胞后,有可能整合到细胞染色体上,这种整合位置是人们无法预见的,安全性难以保障。

（3）ASON 为亲水性的阴离子聚合物,细胞通透性差。ASON 的化学修饰虽可在一定程度上克服上述缺陷,但它在提高 ASON 的稳定性和对生物膜通透性的同时也降低了对靶序列的亲和力和专一性。因此,如何在保证 ASON 的活体稳定性和安全性的同时使 ASON 向靶细胞内有效、特异性地递送是反义基因成像研究的主要问题。

近年来,许多研究者通过物理、化学及分子生物学等技术,尝试应用不同方法提高 ASON 向靶细胞的递送效率,以改善图像效果,其中对于反义探针介导的基因成像具有较大帮助的递送方法有脂质体递送法、受体介导的靶向递送法及纳米粒递送法。此外,ASON 除会被细胞摄取外,还可与人血清中的蛋白发生非特异性结合,因此尽可能减少 ASON 与血液中血清蛋白的相互作用,也是 ASON 探针靶向递送设计中的重点考率因素。

（一）脂质体递送法

脂质体是由脂质双分子层组成的环形封闭囊泡,低毒、无免疫原性,可用作 ASON 的递送载体。目前用于携带 ASON 的脂质体制备的方法有多种,根据需要可制备出不同粒径 (0.03~50μm)、不同电荷、不同流动性以及对 pH 和热敏感的脂质体。其中,在反义技术中使用较为广泛的脂质体主要有反相蒸发 (revers-phase evaporation, REV) 和去污剂控制透析制备的负电荷脂质体,以及阳离子脂质体和二油酸磷脂酸乙醇脂超声制作的脂质体。这些阴离子和阳离子脂质体都可促进 ASON 向靶细胞的递送,增强其生物活性。

用脂质体递送 ASON 有以下几个优点:①脂质体可保护 ASON 不被核酸酶降解,增加其活体稳定性和血液循环时间。研究表明,在脂质体介导下,血液循环中的 ASON 至少在 24h 内保持完整,而单纯 ASON 5 min 后将不能被检测到。②脂质体可增加 ASON 的细胞核内作用时间。正常情况下,单纯 ASON 则主要位于细胞质中,与脂质体结合后的 ASON 则主要聚集在细胞核内,因此脂质体可改变反义寡核苷酸在细胞内的分布,使其在细胞核内的作用时间延长。③脂质体易于表面修饰。将归巢装置 (homing devices) 如抗体、糖脂等与脂质体共价结合可进一步提高携带 ASON 脂质体向病变细胞的

靶向递送。David 等分别用脂质体和免疫脂质体包裹反义寡核苷酸探针进行人白血病细胞摄取研究,结果表明,肿瘤细胞对免疫脂质体包裹的反义探针有更高的摄取。但是脂质体作为递送载体尚存在一些问题。一方面,在有血清或血浆存在时,脂质体的作用将受到抑制。另一方面,脂质体自身亦有一定的毒性,当脂质体的浓度高于 20μmol/L 时,即具有细胞毒性。

（二）受体介导的靶向递送

受体介导的细胞吞噬作用是 20 世纪 70 年代发现的细胞转移特异性外源物质进入细胞内的一种方式。受体介导的 ASON 靶向递送需将反义寡核苷酸与配体或其类似物连接,形成相应的介导复合物,进入体内通过与细胞表面受体结合提高靶细胞的选择性摄取。受体递送方法不仅保留了受体介导的吞噬作用的优点,即靶细胞、组织或器官的高特异性和细胞递送的高效性,还可保护被转移的核酸,抵抗环境中核酸酶的降解作用。

去唾液酸糖蛋白或半乳糖化蛋白（与肝细胞糖蛋白受体结合）、甘露糖化的多聚赖氨酸（与巨细胞上的甘露糖受体结合）在反义治疗中使用较为广泛,这些抗体也可用于反义显像,以改善显像效果。为提高细胞对核酸的摄取,有研究者先将多聚赖氨酸 (PL) 和脱唾液酸血清类黏蛋白 (ASOR) 进行共价结合,然后将合成的 ASOR-PL 复合物作为运载核酸的工具。一方面,带正电荷的多聚赖氨酸可减小细胞膜对带负电荷的 ASON 的排斥,另一方面,这种复合物仍可被细胞表面的 ASOR 受体专一性地识别,从而使核酸被高效地吞噬到细胞中。另外,它与周围环境之间存在 PL 的保护层,可以抵抗环境中核酸酶的降解作用,进一步提高转移效率。

（三）纳米粒递送法

纳米给药系统是近年来发展较快的新型 ASON 递送技术之一。许多研究者采用了聚氰基丙烯酸酯 (polyalkylcyanoacrylate, PACA)、聚乳酸 (polylactic acid, PLA)、壳聚糖 (chitosan)、聚甲基丙烯酸酯 (polymethacrylate)、聚乙烯亚胺 (polyethyleneimine, PEI)、蛋白和多肽类材料合成的纳米粒用于 ASON 的递送。

一般说来,纳米粒作为 ASON 的载体具有以下优点:①许多材料在体内易降解,生物相容性好,安全性较高,无病毒载体的免疫原性和致癌作用;②使 ASON 与体内的环境隔绝,增加对核酸酶的耐受性,

提高 ASON 的稳定性;③微粒进入体内易被单核巨噬细胞吞噬,被动靶向于网状内皮系统丰富的肝脏、肺、骨髓等;微粒表面还可与配基、抗体、酶等进一步修饰,起到主动靶向的作用;④调节载体材料的种类和配比可控制药物的释放速度,起到缓释和控释的作用;⑤改变微粒表面的电性,可增加生物膜的吸附率,改变膜转运机制,增加 ASON 的生物膜穿透性。另外与脂质体相比,纳米粒具有较好的稳定性,便于加热灭菌和储存。

目前 ASON 的纳米粒递送方法仍存在一些问题,使其只能用于实验:① ASON 纳米粒在血清中的稳定性还存在一定的问题;②许多纳米载体在血浆中的转染率明显下降;③给药后纳米粒的活体分布及代谢情况尚未完全阐明;④载药纳米粒的工业化生产尚需进一步优化。

四、反义基因成像的应用概况

随着精准医学的开展与深入,反义基因成像研究已进入了全新的高速发展阶段,虽然目前关于反义基因成像的研究仍主要集中在反义基因探针的开发与细胞应用领域,但已有越来越多的研究开始进行在体的反义基因成像实验,相信随着基因技术、成像标记物以及载体技术的进一步发展,反义基因成像必将在未来的医学诊断领域起到越发重要的作用。

(一)光学反义成像

光学分子成像因其监测灵敏、成像迅速且可同时观测多分子事件及无放射性危害等优点,而广泛应用于分子成像研究中。近年来,新型光学成像技术的出现以及荧光探针技术的发展,使光学成像技术成为了生物医学研究领域研究对象可视化的首选研究方法。特别是在基因检测中,有研究者将光学成像技术和反义基因技术结合在一起而研发了一种新的基因成像方法,不仅扩大了反义基因技术的应用范围,而且为活体内病生理条件下基因表达的无创性监测提供了一种更直观、特异、敏感的定性、定量研究方法。

目前,虽然光学反义基因成像的相关研究尚不多,但也取得了一定的进展。有学者以增殖细胞核抗原(proliferating cell nuclear antigen, PCNA)基因为模型,设计出与其互补的反义寡核苷酸,并将其用 5'-异硫氰酸荧光素(5'-fluorescein isothiocyanate, 5'-FITC)标记。通过荧光显微镜即可动态观察 5'-

FITC 标记的反义寡核苷酸在人多形性胶质母细胞瘤细胞内的时相分布特征。但此类有机荧光材料有着不可逾越的缺陷:激发光谱窄、发射光谱宽、易光漂白和光解,其光解产物对生物体存在潜在的毒性,这些缺陷限制其在光学反义基因成像中的应用。与传统的有机荧光材料相比,量子点作为一种新型的纳米荧光材料,在反义基因的荧光标记方面具备无可比拟的优势。例如,量子点激发光谱宽且连续,发射峰窄,呈对称分布,发射波长具有尺寸可调性,荧光产率高,抗光漂白能力强,可通过配体修饰后获得较好的生物相容性。这些优异的性质特别是光学特性使量子点在长时程细胞成像、肿瘤细胞靶分子标记以及基因表达过程示踪等领域已取得了很多有意义的成果,在生命科学领域显示出广阔的应用前景。张明真利用壳核型 CdSe/ZnS 量子点荧光纳米材料对寡核苷酸转运进行荧光标记,并研究了其在基因表达示踪方面的应用。结果表明,该量子点标记的寡核苷酸探针不但可以实现针对特定细胞系的靶向基因沉默,同时也可实现探针转运过程的实时示踪。姚航等对量子点与荧光素在 survivin 反义寡核苷酸荧光标记中的应用进行了比较研究,发现与荧光素标记物相比,量子点标记 survivin ASON 在细胞内存在时间长,生物稳定性更强,连续观察 7 天后其荧光强度未见减弱,因此更适用于光学反义基因成像。

靶与非靶比值不高的问题一直是限制反义显像特别是核素反义显像发展的主要问题。在理论上,荧光反义显像是一种最有潜能改善靶与非靶比值的反义显像技术,这是因为当荧光染料与猝灭基团彼此间相互接近时,通过荧光共振能量转移(fluorescence resonance energy transfer, FRER)作用,荧光染料所发射的荧光能量能转移到低能量和高频率猝灭基团分子,从而产生荧光"接触猝灭"现象。这一方法的应用有望克服反义显像中存在的靶与非靶比值不理想问题。根据这一理论,在体外实验中设计的带有荧光染料和猝灭基团的发夹状结构 DNA 探针已经广泛应用于荧光实时聚合酶链反应、荧光反转录等。Liu 等利用荧光共振能量转移原理用荧光共轭 ASON 对携带人扁平上皮癌模型的裸鼠显像,注射后 5h 在肿瘤部位可以看到明显的荧光信号积聚。

(二)MR 反义成像

MR 成像有着极高的空间分辨率和极佳的组织分辨率,可在高分辨地显示组织解剖结构的同时,对深部组织的分子特征进行精细、准确的定位、定量分析，在分子影像学应用中具有其他影像学技术不可比拟的优越性，是理想的分子影像学分析设备。但是，MR 最主要的缺点是对信号探测的敏感性较低，一般只能检测到组织中 μmol 级的顺磁性物质含量。要实现对癌基因的 MR 可视化检测，必须针对肿瘤形成过程中的关键分子标记顺磁性物质。MR 反义成像技术利用反义技术与核磁共振成像相结合，通过核磁共振成像技术，既可以准确了解我们所需要观察基因的表达情况，又可以利用核磁共振具有成像时间窗长、空间与时间分辨力强、图像对比度好等优点，准确定位，增加诊断率。

c-erbB2 癌基因，又称 HER-2 或 MAC17 基因，在多数肿瘤中均存在扩增和过度表达现象。研究表明，它与肿瘤组织的病理分级、淋巴结转移、临床分期密切相关，并可作为临床化疗方案选择、预后判断的主要指标。因此，c-erbB2 癌基因为肿瘤的基因成像和靶向治疗提供了理想靶点。李少林课题组以 c-erbB2 癌基因的 ASON 为靶向序列，将 SPIO 标记于 ASON，制成磁性反义基因探针。该反义探针具有较高的 T_2 弛豫率和饱和磁化强度，且在外加磁场下有良好的磁响应性，当撤销磁场后剩磁几乎为零，呈现超顺磁性特点，可作为 MR 成像对比剂。将其转染癌细胞或肿瘤组织后，由于生长旺盛的肿瘤细胞膜上存在着大量过表达的转铁蛋白受体，SPIO 标记的反义探针可以经转铁蛋白受体介导的主动转运机制进入肿瘤细胞内，从而最大限度地增加了肿瘤细胞内的探针浓度。细胞内高浓度的反义探针 SPIO 部分因其弛豫率高、体积小、在外加磁场中易于磁化等特点，可使肿瘤组织的 T_2 信号明显降低，因此可通过 MR 扫描图像上清楚显示出肿瘤的大小、部位和与相邻结构的解剖关系，更便于活体观察基因表达的动态变化情况，达到对肿瘤的基因成像。另一方面，反义探针的 ASON 部分也随之大量进入细胞，从而增加了与肿瘤细胞 mRNA 特异性结合的 ASON 含量，便于 ASON 与细胞内 mRNA 特异结合，而 ASON 与特异 mRNA 片段的特异性结合又可增加反义探针在细胞内的停留时间。同时，研究表明它与 c-erbB2 癌基因的 mRNA 特异结合后可封闭基因的表达，从而对细胞的生长产生了一定程度的抑制作用。因此，SPIO 标记的反义探针显示出肿瘤细胞诊断及治疗的双功能。

在肿瘤的治疗方法中，化疗占据着不可替代的地位。但很多肿瘤在化疗过程中对化疗药物产生了耐药性，最终导致了化疗的失败。研究表明，肿瘤耐药的主要原因是肿瘤细胞耐药基因的过度表达，如肺耐药蛋白 (lung resistance protein，LRP) 基因、多药耐药蛋白 (multidrug resistance-associated protein，MRP) 基因和 MDR1 基因。其中，MDR1 基因介导的肿瘤多药耐药 (MDR，multidrug resistance) 是目前研究最广的肿瘤耐药机制。而 MDR1 基因的表达产物 P-糖蛋白 (P-glycoprotein，P-gp) 是导致 MDR 最直接的原因，因此 MDR1/P-gp 的检测对肿瘤患者化疗方案的选择、疗效的监测以及预后的评估至关重要。王金玉等利用 MR 反义基因技术对肿瘤组织 MDR1 基因的表达状况进行了可视化观察。他们以氧化铁磁性纳米颗粒为基因载体将 MDR1 反义脱氧寡聚核苷酸导入体细胞内。1.5T 磁共振成像结果证实，该反义探针可与细胞内 MDR1 基因特异性结合，引起标记细胞的 T_2 信号值明显降低，且随着标记细胞数的增加，其信号强度逐渐下降。该研究克服了目前不能活体检测、只能肿瘤组织取样后采用免疫组化或荧光原位杂交等方法了解耐药基因表达水平的局面，为从分子水平实现无创性评价肿瘤组织多药耐药性提供了可能。

（三）核素反义成像

核素反义成像是反义基因成像方面研究最早、应用最多、最受关注的分子成像技术。它是利用放射性核素标记人工合成的一段寡核苷酸，引入活体后根据 Waston-Crick 碱基互补配对原则，与活体靶器官或组织中特定的 DNA 或 mRNA 互补结合，再通过核医学成像技术对其表达异常情况进行无创性检测和显像。核素反义成像以分子影像为技术平台，着眼于疾病基因水平的生理和病理过程，可在分子和基因水平对疾病进行早期、特异性诊断。

恶性肿瘤的发生发展是一个由多种基因参与、多种因子和多种因素相互作用，并经过多个阶段的变化而累积起来的复杂的生物现象，原癌基因的激活或抑癌基因的失活可发生肿瘤。核素反义基因成像可利用放射性核素标记的反义核酸对肿瘤组织内某种或多种特异性癌基因表达状况进行可视化研究。c-myc 基因是一种编码 DNA 结合蛋白转录因子的基因，它的开启和过度表达促进了细胞恶性增殖，最终导致肿瘤的发生。在伯基特淋巴瘤及小细胞肺癌、乳腺癌等多种恶性肿瘤中均检测出原癌基因 c-myc 及其表达产物的表达异常。以 c-myc mRNA 为靶序列，Dewanjee 等首次成功进行了反义显像，研究中他们用 DTPA(二乙三胺五醋酸) 为螯合剂制备了 111In 标记的、与癌基因 c-myc mRNA 互补的反义探针,将其静脉注入荷乳腺癌小鼠模型 0.5h 后,T/NT(瘤 / 非瘤) 比值即可达 21.48,24 小时后变化为 18.38。荷乳腺癌小鼠模型内癌基因 c-myc mRNA 的成功显像证实核素反义基因显像可用于肿瘤靶向成像,并可无创性评价活体内肿瘤基因的表达状况。这是迄今为止反义显像最为成功的例子,但这样理想的结果至今没有被重复获得。

免疫球蛋白重链 mRNA 在淋巴瘤中高表达。在王荣福等的报道中,应用 DNA 合成仪将酪胺连接在免疫球蛋白重链 V1 家族框架区 (Ig HV1 FR) mRNA 反义寡核苷酸 (FR-ASON) 的 5' 端,再通过氯胺 -T 法进行 ^{125}I 标记。结果显示,标记的免疫球蛋白重链框架区反义寡核苷酸对淋巴瘤具有更好的识别特异性,且具有较高放化纯度和稳定性,为下一步淋巴瘤反义显像或反义治疗奠定了实验基础。

生存素 (survivin) 基因是由耶鲁大学的 Ambrosini 等于 1997 年从人类基因库里筛选克隆出来的一种凋亡抑制基因。它与人类肿瘤有密切关系,在大多数肿瘤组织中高表达,如肺癌、卵巢癌、膀胱癌等,而只在极少数的正常组织中表达,因此有望为肿瘤基因显像提供一个较为理想的靶点。2005 年,高再荣等用放射性核素 ^{99m}Tc 标记了 survivin 基因,并成功在荷人肝癌细胞 (SMMC27721) 裸鼠体内进行了 survivin 基因的显像研究。2011 年,赵新明等人成功用 ^{99m}Tc 标记含有 12 个碱基序列的 survivin mRNA 反义肽核酸,荷人肺癌 A549 裸鼠模型成像结果显示,肿瘤部位可出现明显的放射性浓聚,且其浓聚程度随着时间的延长而增加,4 h 后 T/NT 比值可高达 4.21。这些 survivin 基因的核素反义基因成像研究均证实将反义基因成像技术用于肿瘤成像和诊断是可行的。

表皮生长因子受体 (epidermal growth factor receptor, EGFR) 是一种 I 型跨膜酪氨酸激酶受体,在多种上皮来源的恶性肿瘤如非小细胞肺癌、结肠癌、头颈部肿瘤及卵巢癌中过度表达。研究表明,EGFR 在上皮来源的恶性肿瘤的发生、发展过程中起着重要的作用。有学者以 EGFR mRNA 的第 503~519 (17bp) 碱基为靶序列,设计合成了反义肽核酸 5'-AATGAGGACATAACCAG-3',经过氨基酸和 γ-氨基丁酸修饰后用核素 ^{99m}Tc 进行标记。经尾静脉将其制备的反义肽核酸探针 ^{99m}Tc-EGFR mRNA 注射入荷人卵巢癌 SKOV3 裸鼠体内后,SPECT 成像显示反义肽核酸探针注射 1h 后肿瘤部位可见有放射性核素特异性浓聚,且随时间延长放射性浓聚程度逐渐增加,至 6h 时,肿瘤浓聚程度最明显,随后放射性浓聚程度又逐渐下降。该研究表明,^{99m}Tc-EGFR mRNA 反义肽核酸能被荷瘤裸鼠内卵巢癌组织特异性摄取,利用反义基因进行基因成像可为肿瘤早期特异诊断及疗效评价提供一种有效的分子影像学方法。

在反义显像中,选择合适的放射性核素和适宜的标记方法是一个关键的技术问题。目前有很多种发射正电子或单光子的核素用于反义寡核苷酸的放射性标记,例如 ^{18}F、^{64}Cu、^{111}In、^{68}Ga、^{90}Y、^{186}Re、^{131}I、^{125}I、^{99m}Tc。其中,^{111}In 是最早用于反义基因成像的放射学核素之一。早在 20 世纪 90 年代就有研究将 ^{111}In 标记的 ASON 用于靶向 bcl-2mRNA 的反义基因成像中。但是,^{111}In 需要加速器产生,价格昂贵,影响了其广泛应用。与 ^{111}In 相比,^{99m}Tc 价格便宜,容易获取,且物理性能良好,因此成为了放射性标记反义寡核苷酸的理想选择之一。Liu 等以 NHS-MAG3 为螯合剂制备了 ^{99m}Tc 标记的 18 聚体 cMORF,经抗体修饰后注入荷结肠癌裸鼠体内,并研究了其在活体内的显像效果和药物代谢动力学特征。结果显示,静脉注射 48h 后,瘤组织对 ^{99m}Tc 标记的 cMORF 有明显的高摄取,可用于活体内肿瘤的显像定位,且该反义探针在组织清除代谢较快,在给药后 3h,正常鼠只有 7%ID 保留在体内。颅内显像一直是反义基因成像的难点,因为它要求标记的 AOSN 能有效地通过血脑屏障。有研究用 ^{125}I 标记 PNA 进行了神经胶质瘤和亨廷顿病的颅内反义显像的报道。

近年来,利用发生正电子的放射学核素标记核酸来实现 PET 靶向反义显像受到了国内外不少研究者的关注。Kobori 等用 ^{11}C 标记与神经胶质酸性蛋白 (GFAP) 的 c-myc mRNA 互补的 25 聚体 ASON,然后将其经静脉注入荷胶质瘤鼠体内进行 PET 显像。成像结果显示,与标记的错配及正义链寡聚核苷酸组比较,^{11}C 标记的 ASON 在胶质瘤内有明显的浓聚,可成为一种良好的反义基因探针。Sun 等以 ^{64}Cu 标记在乳腺癌中过度表达的 unr mRNA 的反义肽核酸,将其注射到荷 MCF-7 细胞的小鼠体内后成功得到了较为清晰的 micro PET 显像,说明该标记产物有望为肿瘤早期诊断提供一种较理想的特异性反义基因探针。此外,该反义寡核苷酸在对肿瘤进行反义成像的同时,还有助于肿瘤的特异性放射性治疗。

天然的磷酸二酯键 ASON 在体内容易被核酸酶降解,因此如何提高反义寡核苷酸探针的稳定性是其活体应用所必须考虑的重要问题之一。由于核酸酶的作用位点主要是核苷酸中的磷酸二酯键,因此对核苷酸的骨架进行修饰,包括对 P-O 键的修饰、C 取代 P、S 取代 P、将含 N 衍生物引入核苷酸骨架等可提高 AONS 对核酸酶的耐受性。其中,用 P-S 键(PS 型)代替 P-O 键(PO 型)的化学修饰方法发展最为成熟,可显著增加 ASON 在活体内的稳定性,这种修饰不仅保留了原 ASON 骨架的负电荷,有良好的杂交性及对核酸酶的抗性,还显著延长了其在细胞内的半衰期。但在活体反义成像中,PS 型 ASON 由于对体内的蛋白具有非特异性结合作用,在肝内滞留时间较长,其显像效果反而不如 PO 型。为了在保证 ASON 稳定性的同时进一步改善其显像效果,Tavitian 等设计出了一种 ^{18}F 标记的 2'-O- 甲基 RNA,并将其与 ^{18}F 标记 PO 型、PS 型 ASON 进行对比,发现 18F 标记的 2'-O- 甲基 RNA 既可以增加 ASON 的核酸酶抵抗性,又可显著减少肝脏对 ASON 的非特异性吸收,因此可获得比较理想的 PET 成像。较 ^{18}F 标记的 PO 型、PS 型 ASON 而言,^{18}F 标记的 2'-O- 甲基 RNA 是一种更具研究价值和应用前景的反义显像剂。

放射学核素标记的 ASON 探针除被肿瘤细胞摄取外还可被正常细胞吞噬,从而增加了图像背景信号,影响了反义基因显像效果。利用配体或抗体与相应细胞表面受体或抗议的相互作用,对反义寡核苷酸进行靶向修饰可有效增加靶细胞对反义寡核苷酸的选择性摄取。此外,有研究通过抗体修饰的脂质体进行反义寡核苷酸的递送,不仅增加了反义寡核苷酸的靶向性,还可保护其不被核酸酶降解,从而改善了图像效果。

五、反义基因成像的特点与展望

反义基因成像具有许多其他成像方式无法比拟的优势,主要集中在不引起免疫反应、探针分子小、易进入瘤组织等优点,其具体优势和特点如下:

(1)反义 RNA 设计简便,合成容易:在设计 ASON 时,只需靶基因的很少一部分关键序列,对读码框也无特殊要求,只要其序列与靶 mRNA 分子的一部分或全部序列互补即可。自 1984 年 Izant JG 和 Weintraub H 等首次利用重组 DNA 技术设计和制备出反义单纯疱疹病毒胸苷激酶 (herpes simplex virus thymidine kinase,HSV-TK)mRNA 的表达载体后,反义 RNA 的都可以通过体外转录得到,这样获得的反义 RNA 纯度高、成本低、制成药剂容易。

(2)安全性高:反义 RNA 只作用于特异的 mRNA 分子,它不引入外源 DNA,不存在外源 DNA 整合到靶细胞 DNA 上的问题。另一方面,反义 RNA 是一种 RNA 分子,无论怎样修饰,它还是无法抵抗细胞内 RNA 酶的水解作用,最终都将被降解,不留"残渣",即使出现了一些未预料到的副作用,也可以通过停止用药来终止副作用。

(3)反义 RNA 及其配体复合物免疫原性低:反义 RNA 分子一般很小 (<1kb),其自身没有抗体,临床研究发现,即使同一核酸复合物的掺入剂量很大,也从未检测到多肽或核酸的抗体。

在探讨反义基因探针优势的同时,我们也同样注意到活体成像研究不足以及反义基因的在体靶向递送是目前限制反义基因成像的进一步发展的关键因素,因此在未来的研究中,我们更应注重该类探针在初始设计时应同时考虑向活体应用的转化问题,另外,反义基因探针还要求寡核苷酸探针应特别关注核酸片段合成的便捷性、体内的稳定性、靶细胞存留时间、非靶向序列的非目的性结合等问题。随着人类基因组计划的完成以及疾病相关基因的不断发现,疾病的基因诊断已成为了生物医学领域的一个热点研究方向。而反义成像技术的发展为疾病的基因诊断提供了一种有效工具。它以成像材料标记的 ASON 作为显像剂,根据碱基互补配对的原则对靶基因进行相应的光学、MR 及核医学分子成像。从理论上讲,除外伤性疾病外一切疾病的发生都与基因异常表达或表达产物的功能异常有关。只要设计出能与疾病相关基因或 mRNA 特异性结合的 ASON 并制备出成像材料标记的反义探针,便可对所有疾病进行早期、特异性的基因诊断。由于其探针分子质量小、穿透性强、特异性高、没有免疫原性,反义基因成像显示出特异性强、显像时间短、靶/非靶器官比值高、可以在基因水平对组织器官进行显像和功能评价等优点,因此在肿瘤、动脉粥样硬化、艾滋病、遗传性疾病等的基因诊断中展现出广阔的应用前景。

但是,反义基因成像也存在一些困难和问题,例如寡聚核苷酸的结构选择和化学修饰,化学修饰改善了反义核酸的体内稳定性、结合亲和力、药物动力学等,但细胞膜转运、靶向性及放射性标记如何影响 ASON 的药理特性等问题仍限制了反义显像的应用。

在反义探针的递送方面,如何将作为探针的 ASON 高效地导入靶细胞,并与靶基因发生特异性的结合仍是反义基因成像的一个难点。ASON 进入细胞的途径有胞吞、胞饮、经脂质体或受体介导等方式。但是 ASON 为多聚阴离子,不能通过细胞膜,胞吞、胞饮的摄取率较低,人们常选择脂质体包裹或受体介导等增加细胞摄取率。但是脂质体本身对细胞膜有毒性。另外对于受体、配体等大分子复合物,必须考虑稳定性和透过性等,而所形成复合物的药代动力学特性、半衰期和血浆清除率也是研究中十分关心的问题。

另外,寡核苷酸探针在胞核和线粒体中的滞留、寡核苷酸探针在活体内不稳定、寡核苷酸探针与其他多聚阴离子(如肝磷脂)由于静电作用而产生的非特异性结合等因素也会对反义基因成像的效果有影响。

ASON 的非特异性基因封闭效果,可能在体内产生非靶细胞毒性;ASON 是带电荷的阴离子,能非特异性结合生长因子,可对正常细胞产生毒性。此外,用于放射性核素标记物均存在放射性辐射,对实验细胞、动物及实验者有不同程度的损伤,且所获得图像的空间分辨率和组织分辨率尚有待提高。总之,虽然反义基因成像技术还有诸多问题尚未解决,但我们可以相信,随着分子生物技术的迅猛发展,反义技术在分子影像领域的应用必将进一步完善、成熟。

第三节　适配体基因成像

适配体(aptamer)是一类通过指数富集的配体系统进化技术(systematic evolution of ligands by exponential Enrichment, SELEX)获得的能与靶分子特异性结合的短片段单链寡核苷酸序列。作为一种核酸型抗体,它不仅具有类似反义寡核苷酸的功能,能与目的基因进行靶向结合,还可对小分子物质(ATP、氨基酸、核苷酸、金属离子、毒素等)、生物大分子(酶、生长因子、细胞黏附分子等)及完整的病毒、细菌、细胞和组织切片等进行高特异性识别。与其他一些靶向配体,如抗体及其片段、多肽、蛋白质、小分子化合物等比较,适配体具有合成简单、分子量小、靶向特异性高、无免疫原性、易体外合成和修饰等诸多优势,因此被广泛应用于生物传感器、生物标志物筛选、细胞检测和新药研发等领域。近年来,随着纳米技术的进步,适配体成为一种新兴的分子靶向工具被成功连接入各种纳米颗粒。适配体探针不仅可作为体内外分子基因水平病生理过程的可视化研究工具,还可有多模态成像、药物靶向递送以及分子间相互作用分析等多方面功能,推动了疾病早期诊断与靶向治疗的进展。本节将对适配体探针的构成及其在分子成像和靶向治疗方面的研究进展做简要介绍。

一、适配体简介

(一)适配体

适配体,也称核酸识体、适配子,是指从人工合成的 DNA/RNA 文库中筛选得到的单链寡核苷酸,包括单链 DNA(ssDNA)或小分子 RNA,其长度一般为 20~80 个碱基,相对分子质量(Mr)为 6 000~30 000,可折叠成特定的三维空间结构与靶分子高亲和性和高特异性地结合。适配体最早是由美国 Gold 和 Suzostak 两个研究组筛选获得的。1990 年,Gold 研究组率先提出了一种新的体外筛选和扩增核酸的方法,命名为 SELEX 技术,利用该方法他们成功地筛选出能与噬菌体 T4 DNA 聚合酶特异性结合的 RNA 寡核苷酸。但当时他们并没有对这种 RNA 寡核苷酸进行命名,只是称其为配基。而核酸适配体这一概念是由 Suzostak 研究组正式提出的。同年,Suzostak 研究组利用 SELEX 技术成功筛选出了能够与汽巴克隆蓝、活性蓝 4 发生特异性结合的 RNA,命名为 Aptamer,它来源于拉丁语"aptus",即"to fit",意思为"配对、合适"。两年后,他们再次利用 SELEX 技术筛选到了一种单链 DNA 适配体,自此掀起了近三十多年的适配体研究热潮。

同抗原-抗体反应一样,核酸适配体以构象互补模式(shape complementarity)特异性识别靶点,并以高亲和力与之结合(图3-3-1)。这种结合不是单一力起的作用,而是几种力协同作用的结果,包括"假碱基对"堆积作用、氢键作用、静电作用和形状匹配效应等。Aptamer在这些力的共同作用下往往形成稳定、特定的二级结构与靶分子结合或者在配体的诱导下形成稳定的二级结构,如发夹(hairpin)、假结(pseudoknot)、G-四分体(G-quartet)等,而这些结构中的碱基则往往是结合靶标的关键位点。正是由于其在与靶分子结合方面的高特异性和高亲和力,Aptamer可作为一类功能与抗体类似的新型识别元件,并在生物医学领域得到了广泛的应用。

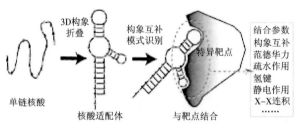

图3-3-1　核酸适配体以构象互补模式与靶点形成复合体示意图

(二)适配体的优点

从1990年Gold和Szostak研究小组建立SELEX技术至今,SELEX技术不断完善发展,尤其是利用cell-SELEX技术筛选的适配体,在生物医学研究领域具有极大的应用潜能。与其他一些靶向配体,如抗体及其片段、多肽、蛋白质、小分子化合物等比较,适配体具有以下独特的优点。

(1)亲和力高:适配体对靶目标具有极高的亲和力,其与靶分子结合后形成的分子探针的解离常数通常在微摩尔到纳摩尔范围内,有的甚至达到皮摩尔,高于其他类型的配体,有些甚至强于其天然配体。例如,角质细胞生长因子与其适配体结合的解离常数达0.3×10^{-12} M,是迄今为止筛选出来的亲和力最高的适配体。

(2)特异性强:适配体与靶标之间有较大的接触面积($30\sim40$ nm²),能够区分出不同靶分子结构之间极其细微的差别,从而保证了其与靶分子的高度特异性结合,并有效降低了其与非靶标分子的结合能力。据报道,适配体可识别出靶分子结构上1个甲基或1个羟基的细微改变,甚至能

区分同一蛋白的不同构像或不同功能状态。基于其高度特异性,有研究利用适配体探针成功检测出两种细胞群在分子水平上的微小差异,从而为相似肿瘤细胞的准确分型提供了一种可靠的分选方法。

(3)靶分子范围广:适配体结构的多样性使其具有广泛靶标。小到ATP、氨基酸、核苷酸、金属离子、毒素等小分子物质,大到酶、生长因子、细胞黏附分子等生物大分子,甚至完整的病毒、细菌、细胞和组织切片等都可作为适配体筛选的靶物质。理论上,应用SELEX技术能筛选到自然界几乎所有靶分子的适配体。其中,很多靶分子在临床研究中具有重要价值。

(4)分子量小,无免疫原性和毒性:适配体探针分子较小,使得它在体内有更好的渗透能力和组织穿能力,能够快速进入肿瘤组织和血液循环,而且易被血液清除,进行体内影像时具有较好的信噪比。适配体在生物体系中不会引发免疫原性和毒性反应。

(5)体外筛选,易于合成:目前适配体的筛选技术成熟,已实现完全自动化的固相合成及大规模制备,虽然筛选适配体探针需要进行多轮洗脱和PCR扩增,但SELEX筛选周期一般只需2周~2月。同时,适配体筛选不依赖于活体动物或活细胞,筛选出的适体纯度高、准确性和重复性好,几乎消除了适配体制备过程中的批间误差,较单抗制备更快速、更廉价。

(6)易修饰:适配体为寡聚核苷酸片段,容易进行精确的位点修饰,以提供报告分子和效应分子,如荧光、电活性物质、纳米材料、生物素和酶标记等,且修饰后的适配体一般都能保持原有的生物学活性。

(7)化学稳定性好:变性与复性可逆,冻成干粉后可于室温保存数年,可常温运输,适当溶解后又立刻恢复其功能构象,能反复使用。化学修饰可进一步提高适配体的稳定性,方便长时间保存和常温下运输。

由于cell-SELEX筛选的适配体具有上述优越性能,因此被广泛用于细胞层面的检测和成像研究。同时,作为一种分子量小、无免疫原性和生物毒性的聚阴离子探针,适配体在活体内表现出组织内渗透和摄取速度快、血液和非靶器官中滞留时间短以及靶组织聚集率高等优良特性,为发展活体内分子成像和靶向定位技术提供了一种理想的分子

探针。

二、适配体的筛选技术

适配体的体外筛选过程被称为指数富集配体的系统进化技术(systematic evolution of ligands by exponential enrichment，SELEX)，该技术是由 Szostak 和 Gold 研究组于 1990 年首次报道，其筛选过程大致分为以下三个步骤：首先在体外设计并构建一个 10^{12}~10^{15} 随机组合的单链 DNA 或 RNA 文库，每个随机序列由两端已知的引物区和中间随机区(通常 30~50 个碱基)组成；然后，将人工合成的单链寡核苷酸文库与靶标分子进行结合反应，从中分离出能够与靶标有亲和力的核酸序列，最后将获得的核酸序列通过 PCR 或 PT-PCR 进行扩增后，制备成一个新的寡核苷酸库，用于下一轮的筛选。经过 8~20 轮的重复筛选后，富集到能高亲和力结合靶标分子的序列，并对最后一轮筛选得到的文库进行克隆测序即得到 Aptamer 的序列。通过实验研究分析 Aptamer 与目标分子的结合能力以及特异性识别能力，从中选结合能力强、特异性好的序列，用于生物分析或生物医药等方面的科学研究(图 3-3-2)。

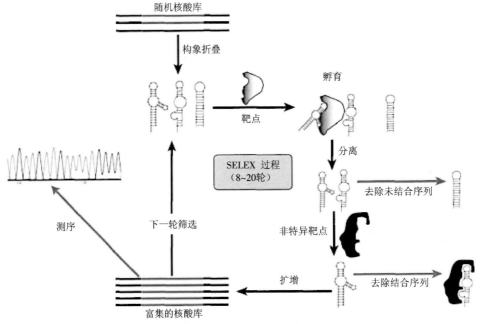

图 3-3-2　SELEX 过程示意图

随着 SELEX 技术的发展，Aptamer 的靶标由原来的单一的小分子物质或蛋白，到现在靶标可以为小分子药物、病毒、活细胞等，其中使用活细胞作为靶标进行的核酸适配子筛选的策略，称为细胞 SELEX(cell-SELEX)技术。它可以在不清楚细胞表面标志物以及细胞之间的分子差异的情况下筛选得到 Aptamer。由于生理情况下的靶蛋白在潜在的结合区域或修饰状态是隐蔽的，会导致筛选获得 Aptamer 不能识别某些蛋白的天然结构，cell-SELEX 筛选的核酸适配体，保持了蛋白质的天然构象，更加真实地反映出蛋白质的某些特性。cell-SELEX 筛选的具体步骤为：①随机合成单链 DNA(single-stranded DNA，ssDNA)文库；②ssDNA 库与靶细胞进行孵育；③洗去非结合 ssDNA，95℃加热，离心收取与靶细胞结合的 ssDNA 库；④收取的 ssDNA 库与对照细胞(一般为正常细胞)进行孵育，去除可结合对照细胞的 ssDNA，获得只结合肿瘤细胞的 ssDNA；⑤使用异硫氰酸荧光素(FITC)标记的引物和生物素(biotin)标记的反义引物，对结合 ssDNA 进行 PCR 扩增；⑥去除反义链，得到新的 ssDNA 文库，供下一轮筛选；⑦经过多轮筛选后将得到的 ssDNA 文库克隆、测序，挑选潜在核酸适配体进行验证。通过流式细胞术监测结合 ssDNA 的富集，表现为相对于未筛选文库，筛选文库的荧光强度增加。从文库设计到筛选文库的富集，一般需要经过 10 多轮筛选，耗时 3 个月(图 3-3-3)。

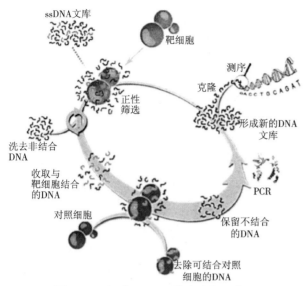

图 3-3-3 细胞 SELEX 技术流程示意图

在分子影像学研究中，通常选用肿瘤细胞系作为靶标，以获得可将靶细胞从其他肿瘤细胞或正常细胞中区分开的核酸适配体。以肿瘤细胞为靶标筛选的核酸适配体，具有多个独特优势：可筛选出识别膜蛋白天然构象的核酸适配体；可实现靶细胞多靶点核酸适配体的筛选；促进新的生物标记的发现，进而为肿瘤的早期诊断及个体化治疗提供方向；与纳米技术结合推动肿瘤靶向成像及治疗的发展。迄今为止，通过 cell-SELEX 技术已经筛选得到多种肿瘤细胞的适配体，例如白血病、淋巴瘤、肺癌等。这些筛选的适配体均表现出高特异性、高亲和力、合成简单和重复性好等优点，被越来越多应用于肿瘤医学领域。

三、适配体基因成像探针

（一）适配体基因探针的构成

经典的适配体类分子探针是由识别元件和信号元件两部分组成。识别元件为适配体核酸序列；信号元件为标记在适配体或其配体上的各种报告分子或颗粒（荧光基团、放射性核素、磁性分子、微泡和造影剂等）。适配体探针在分子成像中的作用原理是依靠识别元件对靶分子进行高特异性的识别和结合，从而使适配体探针特定部位聚集，而后通过其信号元件产生影像信号。

（二）适配体基因探针的分类

根据信号的产生模式，适配体探针可分为两种类型，即直接靶向型和可激活型。直接靶向型是指适配体探针中信号分子 / 颗粒处于激活状态。成像

时，探针与特异靶标结合，可使信号富集；而未结合探针，则通过洗脱（细胞）或被组织清除（生物体内）的方式去除。但由于未结合探针处于激活状态，且无法与结合探针完全分离，因此直接靶向型探针成像的信噪比较低。然而由于设计简单，在已报道的适配体影像策略中多采用这种类型的探针。可激活型探针，主要基于信号元件的荧光特性，包括荧光淬灭、荧光共振能量转移（FRET）等，且因其荧光信号只在结合靶标后激活，又称作"智能探针"。可激活探针成像多基于探针中荧光供体与受体或淬灭剂之间距离的变化，无论是分子内或分子间距离的变化均可引起荧光变化，从而使靶标成像。由于未结合探针处于非激活状态，因此，可激活型探针的成像信噪比较高。

根据与适配体连接的显像剂或造影剂的不同，适配体探针又可在光学成像、磁共振成像（MRI）、超声、单光子发射计算机断层摄影（SPECT）及正电子发射断层扫描（PET）等单个或多个成像模式中应用。

四、适配体基因成像在分子影像学中的应用

伴随 SELEX 技术，特别是 cell-SELEX 技术的不断发展，越来越多疾病相关标志物分子和靶细胞的特异性适配体被筛选出来。目前，基于适配体结合不同的信号元件如荧光蛋白、量子点、氧化铁颗粒和放射性核素等不仅用于细胞层面的生物分析和体外检测，其作为分子成像探针用于活体层面靶肿瘤诊断研究也陆续开展起来。下面我们简要介绍几种采用不同成像技术将适配体探针应用于分子成像的研究成果。

（一）光学分子影像

光学分子影像凭借其分辨率高、灵敏度高、价格低等优点在各种成像模式中应用最广泛，其成像原理是利用光学信号分子作为造影剂对靶标成像及示踪。适配体可化学合成，因此很方便利用荧光蛋白、荧光化学基团、荧光素酶以及荧光纳米颗粒等修饰或标记，制备光学信号标记的适配体探针。

在体外，适配体探针介导的光学分子成像质量较高，且成像条件要求低，可直接靶向细胞或细菌，对其进行体外成像和检测。构建适配体修饰的光学分子探针，不仅可以一步完成靶细胞的特异性结合、荧光标记、筛选和体外成像，更加有助于提高肿瘤细

胞检测的效率和准确性。量子点 (quantum dots, QD) 是一种荧光半导体纳米晶体，具有量子产率高、摩尔消光系数高、光漂白和化学降解抗性强等特点，在适配体光学分子影像中得到了广泛应用。Chen 等通过将能够特异性识别过度表达腱糖蛋白 C 的适配体 GBI-10 交联至 QD 表面，构建一种新型的荧光 QD 标记的适配体 (QD apt) 探针用于检测神经胶质瘤细胞。结果证实，这种 QD apt 具有荧光特性强、稳定、单分散性和均匀性等优点，并成功实现了神经胶质瘤细胞的体外诊断化验。Zu 等用流式细胞术比较了 CD30 核酸适配体和 CD30 抗体偶联的荧光探针在肿瘤细胞体外检测方面的灵敏度和特异性，发现 CD30 核酸适配体荧光探针对淋巴瘤的循环肿瘤细胞的检出率与 CD30 抗体荧光探针完全一致，但其分析成本远低于 CD30 抗体荧光探针。此外，利用不同波长的荧光分子标记适配体探针作为多靶向的复合彩色光学造影剂，将有望实现不同细胞亚群的分子分型。

在生物体内，由于近红外 (near infrared，NIR) 光波段内被监测的生物体与组织的自发荧光干扰较小，穿透组织距离可高达数厘米，因此以合适的荧光探针标记适配体后用特定波长激发，应用近红外荧光成像设备进行检测，可直接检测生物体内发生的生理过程和病理状态。Shi 等使用 Cy5 染料直接标记特异性识别 B 淋巴细胞 (Romas) 的 TD05 适配体，构建荧光分子探针 Cy5-TD05，将其经尾静脉注射后在移植 Romas 肿瘤小鼠体内进行实时检测成像。注射后荧光探针扩散至小鼠全身，在所有组织包括肿瘤中可见红色信号。随后，大部分非靶组织荧光信号逐渐减弱，但肿瘤区域仍有较强的荧光聚集，且信号可持续 5~6h 之久。该研究第一次成功将基于 cell-SELEX 技术筛选的适配体用于肿瘤活体成像研究。

普通的荧光分子在体内稳定性较差，易发生光漂白现象，近年来一些发光纳米材料如量子点等，表现出荧光量子产率高、摩尔消光系数高、光漂白和化学降解抗性强等特点而被广泛关注。Zhang 等将 MUC1 核酸适配体与 Zn^{2+} 包被的 CdTe 量子点偶联，应用于乳腺癌的体内成像。结果证明，核酸适配体偶联的量子点显示出快速而特异的肿瘤靶向显像能力，且具有较高的信噪比和良好的药代动力学特性及生物相容性。

(二)磁共振分子成像

MRI 是基于磁共振 (NMR) 原理的生物磁自旋成像技术实现的。凭借其较高的时空分辨率、组织对比度和信号穿透能力等特点，MRI 是目前最常用的肿瘤分子成像手段之一。近年来，研究者们将超微超顺磁性氧化铁纳米粒 (SPION)、Gd 或 $Mn_3O_4@SiO_2$ 等磁性纳米材料与适配体偶联制备适配体 MR 分子探针，其中以 SPION 最多。适配体 MR 分子探针可分为 "turn-on" 型和 "turn-off" 型。以 T_1 型造影剂为例，"turn-on" 型造影剂是适配体与靶标结合，介导造影剂解聚，从而增强信号，图像较亮；相反，"turn-off" 型造影剂是适配体与靶标结合，介导造影剂聚集，从而减弱信号，图像较暗。这些适配体磁性分子探针被广泛应用于肿瘤靶向 MR 成像研究，如血管内皮生长因子受体 2 (VEGFR2)核酸适配体偶联磁性纳米晶体应用于胶质瘤 MRI 成像、表皮黏附分子(EpCAM)核酸适配体偶联磁性纳米晶体应用于胃癌 MRI 成像等，均明显提高了肿瘤靶向成像能力、灵敏度和生物相容性，且降低了细胞毒性，进一步提升了 MRI 的临床应用潜能。

适配体磁性分子探针不仅可用于分子、细胞及组织等各种类型靶标的高质量、靶向 MR 分子成像，还可用于靶向药物以及诊疗一体化技术的开发。Yu 等将一种富含双倍 CG 的特异性识别前列腺膜抗原 PSMA 适配体结合到超顺磁氧化铁纳米颗粒上 (TCL-SPION)，并将阿霉素 (DOX) 插入富含 CG 序列的适配体中，从而制备了前列腺癌的靶向纳米治疗诊断剂。结果证明，这种对前列腺癌特异性识别的高载药和高输送率的成像试剂，能够有效将药物特异性的输送到肿瘤组织并通过 MRI 实现在活动物体内检测肿瘤细胞，为今后适配体分子探针用于临床肿瘤诊疗一体化奠定了基础。

(三)超声分子影像

超声诊断具有安全、低成本和操作简单等优点，已成为临床最常用的影像学检查方法。虽然，以适配体为分子探针的靶向超声造影剂研究尚少，但在早期诊断动脉粥样硬化及肿瘤诊断方面已取得了一定进展。研究多将适配体与囊结构的微泡连接作为靶向超声造影剂，这种造影剂靶便于改造为多功能靶向超声造影剂，既可分子成像，又可利用超声空化作用破坏微泡用于分子治疗。为了提高超声成像质量，Wang 等研发出一种名叫"声滴"的造影剂。该造影剂以脂质全氟正戊烷为核心，外围是偶联肿瘤特异性适配体的脂质壳膜。此种"声滴"不含气体，且自身的声反射性能较弱，可在不增加背景的情况下提高造影的对比度,同时该"声滴"还可作为阿霉素的靶向药物载体。

微泡造影剂在制备、偶联方面的工艺复杂,因此常规超声造影剂为微米级,虽也有研究制备出了亚微米级的微泡,但这对于探针透过血管壁到达血管外组织或细胞显然还是颗粒过大了。如何突破工艺瓶颈仍是当前超声分子影像研究的重点和难点。为了提高适配体靶向超声造影剂的设计效率,有研究用计算机建模技术对适配体与微泡结合进行模拟,并对微泡大小、拖曳力、靶向配体的数量和类型等关键结合参数进行了系统分析,这些模拟数据的参考性如何,还有待进一步验证。此外,如能根据适配体靶向组织的通透性,设计相应尺寸的微泡,在一定程度上也可降低制备微泡的技术难度,还可间接提高成像质量。

(四)SPECT 和 PET 成像

由于具有极高的灵敏度,基于放射性核素的 PET 和 SPECT 成像技术广泛应用于临床。利用放射性同位素标记的适配体分子探针,可在组织内较长时间停留,并可被血液快速清除(循环半衰期 <2min),这一特点可以通过降低背景,进一步提高成像灵敏度,使得放射性核素标记的核酸适配体也被广泛应用于肿瘤 PET 和 SPECT 成像。

肌腱蛋白 -C(tenascin-C,TN-C)是肿瘤组织基质中表达的一种胞外蛋白,与肿瘤血管发生和生长紧密相关,且在多种肿瘤细胞中过度表达。Hicke 等用 ^{99m}Tc 标记 TN-C 的适配体探针 TTAl,注射到种植了人胶质母细胞瘤和乳腺癌的裸鼠体内,发现 TTAl 能被胶质瘤、乳腺癌等肿瘤组织快速摄取并滞留较长时间,而在血液和其他非靶标组织中 TTAl 被迅速清除。此外,利用 ^{67}Ga 或 ^{111}In 标记的适配体探针也成功实现了异种移植模型等体内 SPECT 分子成像研究。有研究证实,适配体探针的组织摄取速度快、肿瘤 - 背景信号比值高,优于同靶标抗体制剂,这些特点使适配体探针特别适合应用于影像诊断和靶向治疗。

虽然 PET 比 SPECT 的灵敏度更高,但迄今利用适配体探针的 PET 分子影像研究相比较要少得多,并以螯合剂选择和适配体标记参数分析等前期研究为主。例如,Jacobson 等将 ^{18}F 或 ^{64}Cu 标记 tenascin-C(一种广谱肿瘤标志物)核酸适配体应用于 tenascin-C 阳性肿瘤 PET 成像,充分证实了适配体靶向 PET 分子成像的可行性。Li 等通过 CB-TE2A

进行 ^{64}Cu 标记的适配体探针在 PET 成像中表现出肿瘤 - 背景比值高、肝脏摄取率低和清除速度快等特点,该研究还分析了 4 种 Cu 配体介导适配体标记的优劣。相信随着探针制备等关键技术的解决,适配体 PET 成像技术将会有更多的发展。

(五)CT 分子成像

CT 是临床常用的 X 线成像技术,可快速进行全身各部位成像,不同组织衰减值可量化等使 CT 成为理论意义上非常合适的分子影像学成像技术。但是,它敏感度、软组织分辨率低。CT 对比剂可增强软组织对比度。目前,将适配体探针用于 CT 分子影像的报道少见,主要是适配体修饰的金纳米颗粒,如 Kim 等基于金对 X 线的衰减作用,利用适配体 - 金纳米颗粒探针的靶向作用,对前列腺特异性膜抗原(PSMA)阳性肿瘤细胞进行了体外 CT 成像。尽管该研究的初衷是利用 CT 成像技术来评价金纳米颗粒载药平台中适配体结合靶细胞的亲和力,但它充分证实了适配体探针在 CT 分子成像研究中的可行性。但是,可能是由于 CT 本身的敏感性较低,该研究未评价适配体 - 金纳米颗粒探针在活体内的成像效果,因此目前适配体探针介导的 CT 分子影像研究尚处于早期阶段,仍需要进一步探讨。

(六)激活式成像

上述研究虽然可以在体内识别靶细胞并实现疾病的靶向成像,但由于其在活体内成像出现背景信号强、检测时间长、对比度和灵敏度不高等不足,这种"常亮"("alwayson")核酸适配体探针仍然不能达到令人满意的成像效果。因此。因此,设计只有在特定靶目标刺激下才能产生特定信号的"激活式"Aptamer 成像探针,则有望提高核酸适配体探针在活体内成像的信噪比,缩短诊断时间以提高诊断灵敏度。

研究表明,核酸适配体识别靶目标后可引起适配体三维构象的改变,进而导致荧光信号的改变。根据这一原理,Shi 等以人类急性白血病细胞(CCRF-CEM cells)的核酸适配体为模型,构建了针对急性白血病细胞膜表面肿瘤标志性蛋白的激活式核酸适配体探针,以用于肿瘤细胞的活体成像。该探针由 3 部分组成:肿瘤靶向核酸适配体序列(A 链)、多聚胸腺嘧啶接头(T 链)、一段和部分 A 链互补的短 DNA 序列(C 链)。荧光基团(FAM)和淬灭基团(BHQ1)分别共价结合在 A 链和 C 链末端。由于 C 链和部分 A 链的杂交结合,该适配体探针保持发夹结构。这种构象使荧光基团和淬灭基团在空间上相邻，因此在缺少靶目标的情况下荧光淬灭。当 AAP 与目标肿瘤细胞表面膜蛋白结合，引起发夹结构的自发构象重组，进而导致荧光基团远离淬灭基团，最终释放出荧光信号。体外、体内实验均表明，这种激活式探针除了对缓冲液和血清体系中 CEM 细胞实现快速、灵敏、特异检测，也能够实现活体内肿瘤细胞的靶向荧光成像。与传统 "always on" 单荧光标记核酸适配体探针相比，激活式适配体探针可特异结合肿瘤细胞，显著降低了非靶区域的背景信号，提高了肿瘤成像对比度并将诊断时间从数小时缩短至 15 分钟。

上述激活式 Aptamer 探针的信号激活机制主要是利用靶肿瘤细胞特异性高表达的蛋白使 Aptamer 发生构型变化从而触发信号转换来实现的。事实上，除了肿瘤特异性标志物分子外，肿瘤组织或细胞内特殊的酸性微环境也可作为有效靶刺激用于激活式适配体分子探针的设计。崔文思等以 A549 人小细胞肺癌为研究对象，利用酸敏小分子 ATU 将 Cy5 标记的特异性适配体 S6 与荧光淬灭分子 BHQ3 连接，成功构建了一种酸性激活式适配体探针。该探针在中性环境中荧光信号处于高效淬灭状态，而在 pH 4.5 的缓冲液中培育 24 小时后即可实现 90% 以上的荧光恢复，同时与阴性对照探针和阴性肿瘤细胞相比，该探针在 A549 肿瘤细胞内能够实现特异性激活式荧光成像。随后的活体荧光成像结果表明，与 "always on" 探针相比，该酸性激活式适配体探针在直接注射入 A549 肿瘤后，有效降低了探针成像背景，并成功实现了荧光信号由弱变强的激活式成像效果。新型激活式适配体探针为肿瘤靶向成像研究提供了新的思路。

（七）靶向诊疗一体化

随着纳米技术的发展，分子影像技术未来将向着多模态成像和诊疗一体化的方向发展。除了上述的分子成像和靶向诊断功能外，适配体分子探针也可同步实现疾病的靶向治疗，并进行治疗效果的实时监测。这主要通过两种途径实现：一方面，适配体探针可基于造影剂的物理学特性，如金纳米颗粒的热效应、超声微泡的空化效应和磁性纳米颗粒的磁性分离作用等，发挥溶解病变组织、分离病变细胞等辅助治疗作用；另一方面，适配体分子探针还可通过其适配体或造影剂部分与治疗药物偶联，利用适配体的靶向作用来增强药物的治疗效果，降低不良反

应。例如，Shi 等构建了一个核酸适配体靶向的、兼有荧光显像和光热治疗作用的分子探针。在该探针中，构象可变型肺癌 A549 细胞特异性核酸适配体先与标记荧光分子的多核苷酸链通过序列互补杂交，再将其与 Au@Ag/Au 杂合纳米颗粒偶联，由于 FRET 效应，荧光分子被 Au@Ag/Au 纳米颗粒淬灭而不发光；当遇到特异肺癌细胞时，核酸适配体发生构象改变与肺癌细胞结合，标记荧光分子的多核苷酸链远离 Au@Ag/Au 纳米颗粒而发出明亮的荧光信号，在荧光信号指引下，用近红外光激发 Au@Ag/Au 纳米颗粒产热，而精确杀伤肿瘤组织。这种基于实时影像指导的实时治疗模式为实现肿瘤个体化精准治疗提供了新思路。

五、适配体基因成像的未来发展展望

近年来，适配体凭借其独特的物理化学及细胞生物学属性，在疾病的分子诊断与靶向治疗中的应用发展迅速，已有较多成功的研究报道。与抗体相比，经过物理或化学方式与纳米粒子结合后的适配体更加有效地将造影剂、抗癌药物以及纳米材料等递送至病灶部位。然而，适配体探针在分子影像学方面的研究尚处于基础研究阶段，仍有许多关键技术有待在未来研究中解决和改善。

首先，适配体探针的构建策略仍需要进一步完善。一方面，对在体外利用特定的靶点或细胞筛选适配体无法评估体内环境对其影响，适配体可能无法适应体内环境，构象发生改变，对靶标的亲和力减弱甚至消失。因此，在适配体探针构建中如何兼顾适配体亲和力以及成像的高质量，如何使适配体探针在体内具有与体外研究中相同的亲和力以及靶向作用等技术问题仍是适配体成像的一个技术难题。另一方面，分子探针的设计对适配体与靶标的亲和力、适配体的长度和适配体的选择性具有较高要求，这需要对新筛选适配体做进一步的改造和分析。目前已报道的适配体序列中，能满足以上要求的数量还十分有限，包括以腺苷、凝血酶和核仁素等为靶标的适配体，即所谓"模式适配体"。因此，为了使适配体技术在分子影像学中发挥更大的作用，必须筛选更多高质量的新适配体或优化现有适配体，使其满足分子影像的应用要求。其次，尽管有很多研究证实适配体复合物在疾病靶向诊断和治疗方面的优势，但这些研究大多为体外实验，缺乏体内数据。最后，适配体探针真正投入

临床使用前,必须结合药代动力学以及毒理学带来的影响,充分确定其安全性和有效性。

综上所述,作为一种核酸型的分子靶向工具,适配体具有极高的临床应用潜力和广阔的发展前景。尽管适配体修饰的分子探针还存在一些问题,但其在体内外诊断、疾病治疗、新药研发等方面的应用优势已然凸显。随着适配体技术的发展完善和纳米材料的不断改进和创新,有望在不久的将来,新一代适配体结合纳米材料在疾病的诊断、治疗方面将发挥重要作用。

第四节　报告基因成像

一、报告基因简介

在分子生物学中,报告基因(reporter gene)通常是指可编码某种蛋白或酶,其表达产物容易被检测,并且能与内源性背景蛋白相区别的基因,通过它的表达产物来标定目的基因的表达调控。报告基因成像则是将报告基因通过载体送到细胞内,在细胞内进行基因表达,通过标记的特异性配体或酶反应的底物和基因表达生成的受体和酶进行特异性结合达到间接反映基因表达过程的目的。报告基因表达成像又称转基因表达成像,属于间接成像范畴。报告基因显像技术将报告基因与报告探针结合在一起,通过探针的聚集显像报告基因产物的活性水平从而间接提供报告基因表达水平及驱动报告基因表达的内源性信号或转录因子水平的信息。

二、报告基因成像原理

报告基因成像是利用报告基因表达后的蛋白作为成像信号的直接或间接来源,这些报告基因所表达出的蛋白,或自身具有可被探测的各类成像信号,或蛋白产物可与标记有光学、放射性核素及其他造影剂标记的报告探针(reporter probe)发生反应或特异性结合,进而借助这些影像信号的不断积累,通过影像学方式实现对报告基因表达的监测。利用报告基因成像,可实现无创性评价内源性分子事件和转基因表达的部位、幅度以及持续时间,从而实现定量监测目的基因(如治疗基因表达情况)、示踪治疗中所植入细胞的迁移定位及存活状况以及在体检测感兴趣因子的活性等。

三、报告基因成像的分类

目前,常用的报告基因主要包括以下几种:荧光蛋白报告基因系统、荧光素酶报告基因系统、酪氨酸激酶报告基因系统、β- 半乳糖苷酶报告基因系统、转铁蛋白受体报告基因系统、铁蛋白报告基因系统、富赖氨酸蛋白报告基因、肌酸激酶报告基因系统、单纯疱疹病毒胸苷激酶报告基因系统、胞嘧啶酰胺酶报告基因系统、生长激素抑素受体基因、多巴胺2受体基因以及人钠 - 碘同向转运因子基因等。

根据报告基因的成像机制不同,目前报告基因介导的基因成像可以分为三类:①酶介导的报告基因成像系统:报告基因编码一种酶,能将报告探针作为底物进行特异性催化,将报告探针“捕获”在转导的细胞内,酶 - 底物反应系统特有的生物学放大效应、可对低水平基因转染的细胞进行有效检测,是目前研究最为广泛和有效的一种基因成像手段。②受体介导的报告基因成像系统:报告基因表达的蛋白质是一种受体,造影剂标记的报告探针是这种受体的配体,受体与配体的特异结合和内化作用在报告基因表达的细胞内形成探针的浓聚。③运输载体介导的报告基因成像系统:报告基因表达的蛋白质是一种运输载体,报告探针是造影剂标记的这种运输载体的配体,运输载体与配体的特异结合和内化作用在报告基因表达的细胞内形成探针的浓聚。

根据不同的成像方式,报告基因成像又可分为以下几类:①光学报告基因成像:由于光学成像的高敏感性等特点,使得其在基因成像中占据了重要作用。常用的光学报告基因主要有荧光蛋白基因和荧光素酶基因。② MR 报告基因成像: MR 报告基因成像,使 MR 分子成像达到基因分子水平。已探索用于 MR 分子成像的报告基因种类较多,包括铁蛋白基因、酪氨酸酶基因、转铁蛋白受体基因、β- 半乳糖苷酶基因、精氨酸激酶基因、肌酸激酶基因、胞嘧啶脱氨酶基因和富赖氨酸蛋白基因等。③放射性核素报告基因成像:核医学技术,尤其是正电子发射断层成像是目前广泛应用的报告基因显像技术。目前研究最为成熟的放射性核素报告基因有单纯疱疹病毒胸苷激酶基因、胞嘧啶酰胺酶基因、生长激素抑素受体基因、多巴胺2

受体基因以及人钠-碘同向转运因子基因等。

四、报告基因成像的主要特征与基本要求

报告基因显像中的报告基因（又称标记基因）和报告探针（又称标记底物）应具备以下基本特征和要求：①报告基因在正常宿主细胞中不表达。基因产物是酶，能在宿主细胞内表达，对细胞无毒，能与报告探针发生分解反应，分解产物蓄积在转染细胞内。②当报告基因未表达时，在宿主细胞内不应有报告探针的蓄积。③报告探针与报告基因匹配，在宿主中不能或缓慢分解。在非转染组织中不蓄积。④报告基因产物不能扰乱细胞的正常功能。⑤报告基因产物应无免疫反应。⑥能用适当核素进行放射性标记，用γ相机或 SPECT 或 PET 进行临床试验。报告基因底物能迅速通过细胞膜，被报告基因产物代谢和在转染细胞内有效滞留一段时间，积聚水平能用现有显像技术探测到。⑦报告探针在转染细胞内积聚反映基因产物的活性及在转染组织中标志基因的表达。

目前，报告基因成像仍在不断发展中，随着研究的不断深入，上述报告基因所应具备的特点与要求也正在不断进展与变化中，但报告基因成像作为基因成像中的重要组成，已成为当前分子影像研究中不可或缺的组成部分和研究热点。

五、荧光蛋白报告基因系统

绿色荧光蛋白（green fluorescent protein，GFP）基因作为光学分子成像最常用的报告基因，是一类存在于包括水母、水螅和珊瑚等腔肠动物体内的生物发光蛋白基因。水母的 GFP 基因是目前唯一已被克隆的 GFP 基因，其表达产物 GFP 荧光很稳定。GFP 基因序列短，分子量小，不影响目的基因的表达及目的蛋白的结构和功能，GFP 的存在不影响融合蛋白的活性，对抗原或抗体的标记效率为 100%。当受到紫外线或蓝光激发时，可自发地发射内部绿色荧光，易于观察，因此 GFP 基因适合作为报告基因来研究基因的表达、调控、细胞分化及蛋白质在生物体内的定位和转运等，尤其是应用在肿瘤研究方面。

GFP 基因的优点主要包括：第一，GFP 荧光特性相对稳定：只有在过热（>65℃）、过酸（pH<4）、过碱（pH>13）或其他变性剂（如胍基盐酸）存在的条件下 GFP 才会变性，荧光消失。一旦恢复中性 pH

环境，或是除去变性剂，荧光就可恢复并具有和原来一致的发射光谱。而且在很大 pH 范围内（7~12.2）其吸收、发射光谱也是相同的。即使在用甲醛或戊二醛固定的细胞中，GFP 的荧光也不受影响，适于与其他荧光试剂同时进行双标实验。第二，GFP 检测方便：用荧光显微镜或肉眼就可以观察到，且可进行活体观察。第三，GFP 基因无种属特异性，也没有细胞种类和位置的限制：Chalfie 等用 PCR 方法扩增 GFP cDNA 后，克隆到原核表达载体上，转化大肠杆菌，经活性诱导物诱导后，在紫外线照射下转化细菌发出绿色荧光。第四，GFP 对受体细胞基本无毒害：Sheen 证实在玉米转 GFP 基因植株中，即使 GFP 在细胞中的表达量很高时，对细胞也不会产生明显毒害。第五，不受假阳性干扰：由于其他生物本身不含有 GFP，因此不会出现假阳性结果，GFP 作为分子探针可以代替荧光染料，避免由于染料扩散造成的定位不准，使结果真实可靠。第六，GFP 是一种稳定的、可溶性蛋白，对光稳定，发色团是其蛋白质一级序列所固有的。

（一）GFP 光学分子成像原理

1994 年，Chalfic 等从研究维多利亚水母（aequorea Victoria）发光现象中分离纯化出 GFP 基因，由于其荧光稳定、检测方便、对活细胞无伤害等优点，已被作为一种标记基因（marker gene）广泛应用到生物学的各个领域。目前，转染绿色荧光蛋白的肿瘤细胞可直接用于显示肿瘤的侵袭转移，尤其是显示微小侵袭灶及单个细胞的侵袭，为揭示肿瘤细胞的侵袭转移规律提供了简便、直观、有效的工具。

在荧光蛋白中 GFP 是非常独特的一个，它是一个由 238 个氨基酸残基组成的单链多肽，分子量为 270 000，GFP 的一级序列已由 cDNA 序列推导出来，1974 年得到 GFP 的结晶；1988 年报道了其衍射图谱；1996 年解出了 GFP 的立体结构，即由两个相当规则的内含一个 α-螺旋和外面包围 11 条 β 桶状结构（3-barrel）组成的二聚体。β-折叠形成桶状结构的外围，桶状结构和位于其末端的短 α-螺旋以及环状结构一起组成一个致密的结构域，发色团位于螺旋中部。

1. 发色团的结构　发色团本身是对羟基-苯亚甲基-咪唑啉酮（图 3-4-1），由 65~67 位的氨基酸残基（丝氨酸-脱水酪氨酸-甘氨酸，Ser-Tyr-Gly）通过自身环化和氧化形成，为一个稳定的环状三肽结构。环化残基主链组成了咪唑啉酮环。尽管在其他蛋白质中也可发现相同的氨基酸序列，但其并非蛋

白质的环化,也非酪氨酸氧化,更非生色基团。这就暗示组成生色基团并非三肽的内部特性。

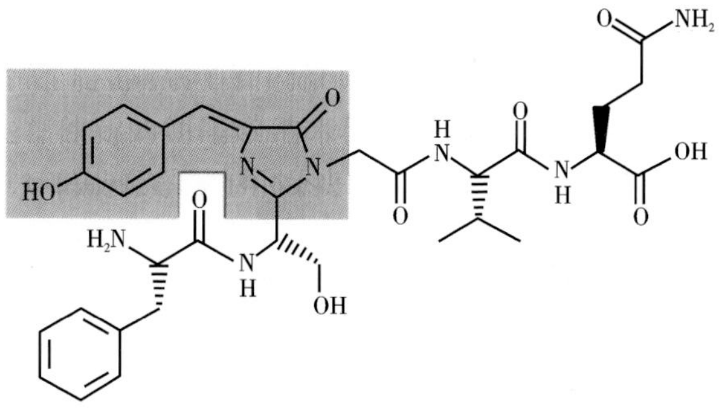

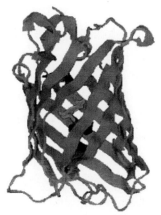

图 3-4-1　绿色荧光蛋白发色团的化学结构示意图

2. 发色团的生物合成　图 3-4-2 是发色团的生物合成图。其中,R1 代表残基 1-64,R2 代表残基 68-238,其主要步骤为:第一步,Gly67 氨基亲质子性地结合到 Ser65 的羧基上(左上),然后脱掉水分子形成咪唑啉酮环(右上);第二步,Tyr66 的 α 碳 -β 碳键氧化放出一个大基团(下方)。该合成图是基于以下观测:重组 GFP(如在 Exoli)表达不需要来自 A.victoria 的特殊酶来形成荧光团。如果可溶性 GFP 在大肠杆菌厌氧条件下表达,它就不发荧光,否则它就不能和变性 SDS 凝胶上的天然 GFP 区别开来。进入空气后,即使在非常稀释的裂解液中厌氧表达的 GFP 也会逐渐产生荧光。

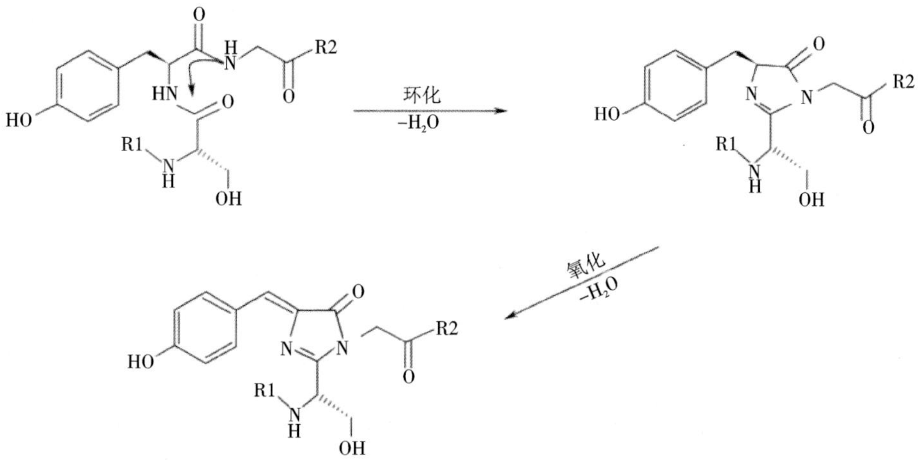

图 3-4-2　发色团的生物合成

3. GFP 的三维结构

(1)β- 罩结构:Yang 等人描述了重组野生型 A.victoria-GFP 的晶体结构(图 3-4-3),精度达到 0.19nm。Ormo 等人研究 A.victoria-GFP S65T 变种的晶体结构精度也达到 0.19nm。

图 3-4-3　GFP 的 β- 罩结构图

GFP 是一种典型的新型蛋白折叠,Tang 等人称之为 β- 罩结构。从外表看 11 条反向平行的 β 丝状体组成一个非常紧凑的圆柱体。β 结构内部是一个 α- 螺旋,GFP 螺旋中心是发色团,罩的边缘还有一些短的螺旋片段。该圆柱体直径 3nm,高度 4nm。发色团位于分子中心的紧凑单结构域可以解释许多 GFP 的特性,例如:GFP 性质稳定,只有在 6M 盐酸胍盐 90℃下或 4<pH<12 才会变性;去掉一个 N- 末端或从 C- 末端上去掉 7 个以上的氨基酸会彻底丧失荧光,该蛋白质也没有了完整荧光团的特征吸收光谱,即使“β”的一点点缺失都不能形成 β- 罩结构;GFP 可以被融合到另一个蛋白质的 C- 末端或 N- 末端等。

(2)拓扑折叠:图 3-4-4 显示了 β 折叠的拓扑图,α- 螺旋从后面与 β 条带结成环,同时显示了二级结构始端和末端的残基数量。Ormo 等人也发现了 S65T 变种的相同拓扑结构,在 N- 末端有一个附

加的短 α- 螺旋,在第 6 和第 7β 条带之间是一个环而不是 α- 螺旋,他们认为二级结构并没有精确的始端和末端。这些不同观点可能是使用了不同的算法形成的。

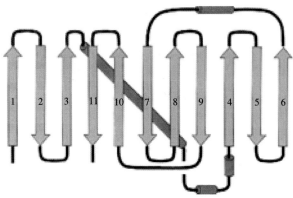

图 3-4-4　GFP 拓扑折叠结构

(3)半胱氨酸:两个半胱氨酸(黄色),一个 Cys48 在 β 条带 3 上,另一个 Cys70 在内螺旋中,它们没有形成二硫键。Cys48 可能会部分溶解,而 Cys70 被埋在蛋白质的核心。

(4)色氨酸荧光:GFP 有一个单体色氨酸 TrP57,离发色团有 1.3~1.5nm 的距离,二者之间被苯丙氨酸 Phe64 和 Phe46 隔开。环型系统的长轴几乎与发色团的长轴平行,因此从色氨酸到发色团可以发生有效的能量转移,这就解释了为什么看不到色氨酸发射荧光。

(5)发色团的环境:发色团几乎在圆柱体的中心得到保护,不能被大量溶解,酶也不太可能进入催化它的形成。这就更加强调了自动催化发色团形成的假说——发色团平面与圆柱体大致对称垂直。Ormo 等人在发色团的一边发现了一个大腔,但不对大量溶剂开放,可能充满了水。

4.GFP 的衍生物　近年来,用聚合酶链反应(polymerase chain reaction,PCR)和羟胺突变等方法产生 GFP 突变型,在一定的波长下发出黄色光。如生色团中酚盐阴离子后加一个芳香环的变种 GFP,虽然 529nm 处荧光呈绿色,但在拖尾峰更长的波长处却产生黄色荧光,因此被命名为黄色荧光蛋白(yellow fluorescent protein, YFP);而在 Y66HGFP 变种的生色团中加入一个咪唑基可发射蓝色荧光,称其为蓝色荧光蛋白(blue fluorescent protein,BFP);双突变体 Y66H/Y145F 能在 381nm 光的激发下产生 455nm 的蓝光,故称之为蓝色荧光蛋白

(BFP)。此外,这种蓝光还能进一步激发 GFP 产生绿色荧光,这种现象称之为荧光共振能量转移(fluorescence resonant energy transferring,FRET)。利用 FRET 不仅可以研究蛋白之间及细胞器之间的相互作用,还可以检测到蛋白亚基间的相互接近。红移型绿色荧光蛋白(red-shifted green-fluorescent protein,RSGFP)由组成 GFP 氨基酸序列中的第 64~69 残基依次突变而形成,其一个突变体 RSGFP4 也具有单一激发光谱(490mn),但其荧光强度较野生型绿色荧光蛋白(wild-type green-fluorescent protein,WTGFP)高 4 倍。在 RSGFP4 基础上进一步改造,可得新型突变体——红色荧光蛋白(red fluorescent protein,RFP),利用 HFP 和 RFP 标记不同的蛋白质就很容易在荧光显微镜下将它们区别开来,也可用此特点对细胞内不同细胞器进行标记来研究其相互作用。此外 RFP 和 BFP 之间亦可发生 FRET 现象,这为不同蛋白之间的相互作用研究开辟了更为广阔的视野。

(二)生物体内 GFP 的发光

1. 生物体内 GFP 的发光原理　一些能发出荧光的腔肠动物,如水母(aequorea victoria)或海参(renilla reniformis)都能发出绿色荧光。刺激 A.victoria 水母可以发出绿光,然而当从 A.victoria 水母发光细胞中提纯钙触发光蛋白——水母蛋白时,发出的是蓝光而不是绿光。1994 年,Chalfic 等从研究维多利亚水母发光现象中分离纯化出绿色焚光蛋白。研究发现,GFP 是作为能量转移的接受者,分别接受了来自于 A.victoria 和 R.reniformis 体内的 Ca^{2+} 激活的光蛋白能量,发出可见绿光。水母发光蛋白是一个 21.4ku 的脱辅基蛋白质、分子氧和咪唑化合物的复合体。当水母发光蛋白被 Ca^{2+} 激发,它就会催化咪唑化合物氧化,即变成了激发态,回到基态(浅褐色)时,纯化的水母发光蛋白发出 470nm 的蓝光。活体下能量由咪唑化合物转移到 GFP,GFP 作为次级荧光蛋白吸收了来自受激水母蛋白的能量,发出可见绿光。

2. GFP 报告基因成像中 GFP 的发光原理　GFP 表达后折叠环化,在氧存在下,由第 65~67 位的氨基酸残基(Ser-Tyr-Gly)环化,形成发色团,因而它不用再加任何酶和底物,在紫外线或蓝光激发下就能发出荧光,且不像其他荧光素那样荧光容易猝灭。在 450~490nm 蓝光激发下,GFP 荧光至少能保持 10 分钟以上。GFP 受激发后,其发光团内部

发生的 Forster 循环是发光的基础。

3. Forster 循环　GFP 是第一个已知的蛋白质核心内 Forster 循环的例子。Tyr66 在氢氧根形式或酚盐形式,荧光团的吸收峰分别在 395nm 或 470nm,而且酚类在激发态时比在基态时酸性更强,激发态荧光团变成激发态酚盐唯一的荧光物就会发出 509nm 的绿光。结果一个循环形成:荧光团吸收一个光子,丢失一个质子,再发出一个光子,最后接纳一个质子回到初始状态。

4. GFP 激发和荧光发射光谱　变性 GFP 不发荧光,其吸收光谱与天然 GFP 也明显不同。这一点提示,发色团与其周围环境间的非共价键交互作用对光谱特性影响很大,荧光由氨基酸介导,对 GFP 三级结构中的发色团关闭。

来自 A.victoria 的天然 GFP(蓝色)激发光谱有两个激发峰,395nm 和 470nm。荧光发射光谱在 509nm 处有一峰值,540nm 处有一肩峰。产生于大肠杆菌的重组 A.victoria GFP 与天然 GFP 有相同的光谱特性;而 R.reniformis GFP 的激发光谱却不同,但吸收光谱一致。细胞外 pH 升到 10,A.victoria GFP 的吸收峰不会受明显影响,恰在变形临界值下(图 3-4-5)。

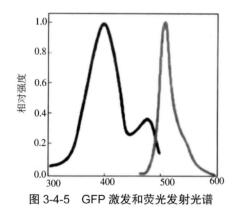

图 3-4-5　GFP 激发和荧光发射光谱

(三)GFP 在分子成像中的应用概况

源于水母等海洋无脊椎动物的绿色荧光蛋白是一种极具潜力的标记物,在受到紫外线或蓝光激发时可高效发射清晰可见的绿光,且荧光性质稳定。与现有的标记物相比,GFP 具有无可比拟的优势,因而自 GFP 被发现以来,一直作为一个监测完整细胞和组织内基因表达及蛋白定位的理想标记物,广泛应用于转基因动物的研究、融合标记、基因治疗、蛋白在活细胞内功能定位及迁移变化、病原菌侵入活细胞的分子过程研究等。这表明 GFP 是一类能在现代细胞生物学和分子生物学研究与临床检测中发挥重要作用的较理想的基因表达标记物。

1. GFP 在研究肿瘤生长、侵袭和转移中的应用　Hoffman 等人研究出一种应用表达绿色荧光蛋白的肿瘤细胞来观察小鼠肿瘤转移的模型,这一发现使实时观测肿瘤的生长、转移和药物的作用成为可能。通过建立稳定表达 GFP 的肿瘤细胞系,单细胞水平的肿瘤灶和转移灶都能发现,特别是拓宽了肿瘤活体研究的领域。在这种荧光成像的帮助下,包括结肠癌、前列腺癌、乳腺癌、神经系统肿瘤、肝癌、肿瘤淋巴结、肺癌、膀胱癌、骨肿瘤以及其他类型的肿瘤都能进行成像,通过定量的荧光检测技术可以全身成像。GFP 荧光成像技术也可以用来研究肿瘤血管的生成。

肿瘤转移除表现在一般细胞增殖外,还包括瘤细胞的脱落、血液中循环、侵入淋巴管、细胞着床等一系列复杂的过程。目前,对肿瘤的侵袭和转移机制,尤其是早期肿瘤形成过程缺乏足够的认识。肿瘤侵袭在体实验,要求具有灵敏性高、稳定性好、可靠性强的报告基因,对瘤细胞进行标记,以便能在正常细胞中识别少量甚至单个瘤细胞。以往用 β-半乳糖苷酶(Lac-Z)转染肿瘤细胞示踪瘤细胞,或者用抗肿瘤细胞特异性抗原抗体进行免疫组化分析,操作复杂程序烦琐。

Chrishi 等将 HGFP-S56T 转染 CHO-KI 瘤细胞,经过腹腔接种、静脉注射建立的人工转移模型,可示踪瘤细胞的浸润、运行及组织内定位的全过程,且荧光基因稳定表达,实验结果表明,GFP 可作为肿瘤侵袭性研究的良好示踪标记基因。

2. GFP 在研究肿瘤血管生成中的应用　光学分子成像也被应用于肿瘤血管生成方面的研究。Hoffman 等应用 GFP 标记肿瘤细胞建立的多种理想的活细胞标记动物模型,来反映体内肿瘤生长时微血管形成的实际过程。

3. GFP 在基因治疗中的应用　在基因治疗中,通常使用酶联免疫吸附法、Western-Blot 等方法来检测目的基因的表达水平,挑选高表达目的基因的克隆。

将 GFP 或其突变体基因与目的基因融合后转入细胞中,当其表达时即可通过流式细胞仪在生理状态下筛选或分选出荧光细胞,从而获得表达目的基因的靶细胞,该细胞可以用于细胞移植介导的基因治疗,亦可用于进一步培养和研究。目前已有用流式细胞仪快速、高效分析并分选表达 GFP 的造血干细胞的报道。GFP 在研究肿瘤的基因治疗及定位、定量显示肿瘤细胞目的基因的表达中有广泛的用途,其中自杀基因治疗近年来在肿瘤细胞治疗策略中备受青睐。其原理是用 GFP 基因与目的基因转染肿瘤细胞,使无毒性前体药物转变为毒性产物而杀死肿瘤细胞,利用 GFP 的荧光特性,可定量检测和分析载体的转染表达效率。

(四)GFP 光学分子成像的优缺点

以 GFP 为代表的荧光成像,操作相对简便,无须底物,且产生的荧光表达时间长,但其波长有限,无法穿透深部组织。除此之外,GFP 没用信号放大作用,它不能像酶一样能通过加工无数的底物分子而将信号放大,这是其应用受到限制的主要原因。另外,有报道在实验中出现 GFP 诱导的免疫源性反应。

六、荧光素酶报告基因系统

生物发光成像是应用成像设备探测生物体自体荧光物质发出的荧光实现的成像,因此也被称为生物自发光成像,与荧光成像相比,二者都存在荧光物质的电子从激发态到基态跃迁而发出光能的过程,但二者的主要区别在于电子是如何达到激发态的。在荧光过程中,激发电子的能量来自于光谱中的近红外线、可见光、紫外线等的电磁辐射;而在生物发光中,激发电子的能量是由化学反应的热能提供的。

目前,荧光素酶(luciferase)报告基因成像是生物发光成像的主要代表。

(一)荧光素酶

荧光素酶是一类能够催化不同底物(如荧光素或腔肠素)发生氧化,并发射出荧光的酶。最常用的荧光素酶报告基因包括:细菌荧光素酶、萤火虫荧光素酶、花虫荧光素酶等基因。细菌荧光素酶是一种耐热的二聚体蛋白,这限制了细菌荧光素酶基因作为报告基因在哺乳动物细胞中的应用。最近发现花虫荧光素酶能够催化可穿透细胞膜的腔肠素并氧化,所以作为报告基因它主要用于检测完整的活细胞,但在哺乳动物细胞中没有内源活性。在众多的荧光素酶中,只有一种亚类作为报告基因,就是最常用的活体发冷光的基因——萤火虫荧光素酶基因。萤火虫荧光素酶基因是从北美萤火虫中提取的:这种荧光素酶基因编码 550 个氨基酸的蛋白质,在其原始的结构中,产生的发射谱线的波峰是 560nm 和

重要的 600nm。另外一种经常在哺乳动物细胞表达中应用的是 Renilla 荧光素酶,在细胞培养中,这种酶能调控萤火虫荧光素酶的表达。因为底物不同,这两种酶可以通过生化特性的不同加以区分。研究证实,尽管萤火虫荧光素酶和 fienilla 荧光素酶活体发光的动力学原理不同,但这两种荧光素酶同时标记细胞是可以较容易实现的。Henilla 荧光素酶能发射蓝光,峰值是 480nm,这在一定程度上限制了它在活体成像中的应用。

(二)荧光素酶催化底物产生荧光的原理

荧光素酶是一种以 ATP 为必要底物,以荧光素为反应底物,将化学能转变成光能的生物催化剂。荧光素酶催化发射荧光的数值与 ATP 和荧光素酶的量成比例。其作用机制如下:

$$荧光素 +ATP+O_2 \xrightarrow{荧光素酶} 氧化荧光素 +AMP+PPi+CO_2+hv$$

上述特性决定了荧光素酶与 ATP 能构成很好的生物传感器。

最常用的荧光素酶报告基因为萤火虫荧光素酶,简称虫荧光素酶。因其敏感性高、线性范围宽、波长较长,现在已经成为哺乳动物细胞中最常用的报告基因,但其成像时为了降低背景噪声,需要低温(低于 -180℃)的条件,而且需要动物长时间制动。

(三)荧光素酶报告基因成像原理

将外源基因转入细胞是目前研究基因编码产物功能和基因表达调控的基本方法。生物发光成像的原理是:将荧光素酶基因整合到细胞染色体 DNA 上以表达荧光素酶,当外源(腹腔或静脉注射)给予其底物荧光素(luciferin)时,即可在几分钟内产生发光现象,应用相应的光学设备捕捉这种荧光就可实现生物发光成像。荧光素酶必须在 ATP 及氧存在的条件下,才能催化荧光素的氧化反应,因此只有在活细胞内才会产生发光现象,而且光的强度与标记细胞的数目线性相关。在观察细菌时,报告基因由编码荧光素酶的基因和编码荧光素酶底物合成酶的基因联合组成,带有这种操纵子的细菌会持续发光,不需要外源性底物。

目前,荧光素酶基因成像已成功实现了活体成像,并已构建出具备 luc 基因表达的活体动物(如小鼠)转基因模型。通过应用分子生物学基因工程技术,荧光素酶的基因被插入到预期观察的细胞染色体内,通过单克隆细胞技术的筛选,从而培养出能稳定表达荧光素酶的细胞株。将此细胞株引入小鼠体

内后,注射荧光素酶的底物——荧光素(约280u的小分子)进行观测。荧光素脂溶性非常好,很容易透过血-脑脊液屏障,注射一次荧光素能保持小鼠体内荧光素酶标记的细胞发光30~45分钟;每次荧光素酶催化反应只产生一个光子,这是肉眼无法观察到的,而用一个高度灵敏的CCD相机及特别设计的成像暗箱配合成像软件,就可成功观测并记录这些光子,进而实现敏感的生物自发光成像。

(四)经典生物发光成像的成像过程

典型的成像过程是:成像目标(如小鼠)经过麻醉后放到成像暗箱平台,待软件控制平台升降到一个合适的视野,自动开启照明灯拍摄第一次背景图;下一步,自动关闭照明灯,在没有外界光源的条件下拍摄由小鼠体内发出的光,即为生物发光成像。与第一次的背景图叠加后可以清楚地显示动物体内光源的位置,完成成像操作。之后,软件完成图像分析过程。使用者可以方便地选取感兴趣区域进行测量和数据处理及保存工作。当选定需要测量的区域后,软件可以计算出此区域发出的光子数,获得实验数据。

(五)生物发光报告基因成像的应用概况

通过活体动物生物发光报告基因成像系统,可以观测到疾病的发展进程以及药物治疗所产生的反应,并可用于病毒学研究、构建转基因动物模型、siRNA研究、干细胞研究、蛋白质相互作用研究以及细胞体外检测等。斯坦福大学医学院的Christopher Contag认为这种技术可以用来检测基因治疗,跟踪不同组织的感染过程(包括艾滋病),而且可在动物身上研究基因的表达。

1. 标记细胞

(1)癌症与抗癌药物的研究:直接快速地测量各种癌症模型中肿瘤的生长和转移,并对癌症治疗中癌细胞的变化进行实时地观测和评估。活体生物发光成像能够无创伤地定量检测小鼠整体的原位瘤、转移瘤及自发瘤,且提高了检测的灵敏度,即使微小的转移灶也能被检测到(可以检测到体内约10^2个细胞的微转移)。

(2)免疫学与干细胞的研究:将荧光素酶基因标记的造血干细胞移植入脾及骨髓,可实时观测活体动物体内干细胞造血过程的早期事件及动力学变化。有研究表明,应用带有荧光素酶标记基因的小鼠淋巴细胞,可以监测放射及化学药物治疗的效果,寻找肿瘤骨髓转移及抗肿瘤免疫治疗中复杂的细胞

机制。

应用光学活体成像原理标记细胞,建立动物模型,可有效地针对同一组动物进行连续的观察,节约动物样品数,同时能更快捷地得到免疫系统中病原的转移途径及抗性蛋白表达的改变。

(3)监测细胞凋亡:应用荧光素酶基因和其抑制多肽基因作为报告基因,当荧光素酶与其抑制多肽以融合蛋白形式在哺乳动物细胞中表达时,产生的融合蛋白无荧光素酶活性,不能发光。而当细胞发生凋亡时,活化的Caspase-3(细胞凋亡过程中最关键的执行分子之一)在特异识别位点切割去掉抑制蛋白,就可以恢复荧光素酶的活性,产生发光现象,因此可用于观察活体动物体内的细胞凋亡相关事件。

2. 标记病毒

(1)研究病毒侵染:以荧光素酶基因标记的单纯疱疹病毒1型(HSV-1)病毒为例,可观察到HSV-1病毒对肝脏、肺、脾及淋巴结的侵犯和病毒从血液系统进入神经系统的过程。多种病毒,如腺病毒、腺相关病毒、慢病毒、乙肝病毒等,已被荧光素酶标记,用来观察病毒对机体的侵染过程。

(2)基因治疗:基因治疗包括在体内将一个或多个感兴趣的基因及其产物安全而有效地传递到靶细胞。以荧光素酶基因作为报告基因用于载体的构建,可观察目的基因是否能够在试验动物体内持续高效和组织特异性表达。这种非侵入方式具有容易准备、低毒性及轻微免疫反应的优点。荧光素酶基因也可以插入脂质体包裹的DNA分子中,用来观察脂质体为载体的DNA运输和基因治疗情况。

3. 标记细菌

(1)细菌侵染研究:用荧光素酶基因标记的革兰氏阳性和革兰氏阴性细菌侵染活体动物,可以观测其在动物体内的繁殖部位、数量变化及对外界因素的反应。

(2)抗生素药物研究:利用荧光素酶基因标记的细菌研究细菌在动物体内对药物的反应,医药公司和研究机构可借此进行药物筛选和临床前动物实验研究。

4. 基因表达和蛋白质相互作用

(1)基因表达:荧光素酶是一类生物发光酶,其中的Renilla荧光素酶和萤火虫荧光素酶分别识别不同的底物,一种细胞可被这两种荧光素酶标记:

Renilla 荧光素酶基因由一组稳定表达的启动子驱动,作为内参,反应细胞数量的变化;而萤火虫荧光素酶基因由要研究的组织特异性基因的启动子驱动。这样萤火虫荧光素酶光学信号的变化,在消除细胞数量变化的影响后就可以反映特定的启动子在动物体内的表达活性。

(2)蛋白质相互作用:为观察细胞中或活体动物体内两种蛋白质的相互作用,将荧光素酶基因分成两段,分别连接所研究的两种蛋白质的编码 DNA,然后导入细胞或动物体内表达为融合蛋白。当两种蛋白有强相互作用时,表达的荧光素酶两段相互靠近形成有活性的荧光素酶,在有底物存在时出现生物发光现象。此原理亦可用于研究细胞信号传导途径。

(3)阻断 RNA:通过对比生物发光的变化,可以验证在成年小鼠体内,注射双链 siRNA 能特异地阻遏基因表达。

5.转基因动物模型

(1)基因表达:为研究目的基因在何时、何种刺激下表达,将荧光素酶基因插入目的基因启动子的下游,并稳定整合于实验动物染色体中,形成转基因动物模型。利用其表达产物荧光素酶与底物作用产生生物发光,反映目的基因的表达情况,从而实现对目的基因的研究。可用于研究动物发育过程中特定基因的时空表达情况,观察药物诱导特定基因表达,以及其他生物学事件引起的相应基因表达或关闭。

(2)制作各种疾病模型:研究者根据研究目的,将靶基因、靶细胞、病毒及细菌进行荧光素酶标记,转入动物体内形成所需的疾病模型,包括肿瘤、免疫系统疾病、感染疾病等。由此可提供靶基因在体内的实时表达和对候选药物的准确反应,还可以用来评估候选药物和其他化合物的毒性,为药物作用机制及效用提供研究方法。

七、酪氨酸激酶报告基因系统

(一)概述

黑色素可由各种细胞产生,其合成受酪氨酸酶(tyrosinase,TYE)基因调控,它是一种阴性的金属螯合物,与顺磁性的金属(主要是铁)螯合可引起 MR 弛豫率的增加。因而运用一种包含人 TYE 基因的表达载体,通过其对黑色素生成的诱导而使黑色素作为 MR 影像的一种检测基因表达的内源性对比剂,可以无创地直接显示基因表达。

(二)酪氨酸激酶报告基因系统成像原理

人体的黑色素细胞产生两种黑色素,即真黑素和褐黑素,其生成发生在特殊的细胞器,称黑色素小体。黑色素的生物合成是一个由 TYE 催化体内酪氨酸(tyrosine,Tyr)羟化而启动的一系列生化反应过程。体内 Tyr 首先在 TYE 催化下生成 3,4-二羟基苯丙氨酸(Dopa),Dopa 再进一步在 TYE 催化下氧化为多巴醌,多巴醌经过多聚化反应及与无机离子、还原剂、硫醇、氨基化合物、生物大分子的一系列反应过程生成无色多巴色素,无色多巴色素极不稳定,可被另一分子多巴醌迅速氧化成多巴色素,多巴色素由多巴色素异构酶催化转变为 DDHI-CA,并进一步脱羧生成 DHI,DHI 由 TYE 催化被氧化为吲哚 -5,6-醌(IndQu)。IndQu 是真黑素形成的前体,但其他中间体都可以自身或与醌醇结合产生真黑素。从 Tyr 到多巴醌以后的反应中有半胱氨酸(Cys)参与,产生 5-CyS-多巴和 5-CyS-多巴醌,后者关环、脱羧变成苯肼噻嗪的衍生物,最后可形成褐黑素。

TYE 在黑色素合成中催化两个基本反应,为黑色素合成的限速酶,生理条件下特异性表达于黑色素细胞与黑色素瘤细胞。酪氨酸酶基因的生理代谢特点也基本清楚,酪氨酸酶基因表达生成酪氨酸酶,酪氨酸酶催化酪氨酸产生多巴胺的羟化作用和多巴胺到多巴醌的氧化作用这两个基本反应,从而控制黑色素的合成。人体黑色素细胞中 TYE 水平及活性与黑色素合成量呈正相关。人 TYE 基因位于 11 号染色体的 llq24 区,含有 5 个外显子和 4 个内含子,跨度为 65kb。作为一种铜结合金属酶,TYE 兼有加氧酶和氧化酶双重功能,新合成的 TYE 无催化活性,和 1 个相对分子量 30 000 的 melci 蛋白结合,可形成异源二聚体复合物,引入铜离子可使该复合物分离释放出活性 TYE。TYE 表达有组织特异性,并且受多种激素和环境因素的影响。TYE 基因家族的 gp75 蛋白基因表达 TYE 相关蛋白 l(TRP-l),其作用与 TYE 相似,但催化活性较弱。TRP-lmRNA 只在含有真黑素的细胞中出现,表明 TRP-1 在真黑素生成过程中具有重要作用,推测其可能对黑色素合成早期阶段的 TYE 催化活性有调节作用。多巴色素异构酶基因表达 TYE 相关蛋白 2(TRP-2)H,其功能是催化多巴色素转变为 DHICA,具有加速黑色素生成作用,并且控制着 DHICA/DHI 的比例。Maeda 等通过人体 Mel(b)和 Mel(1)细胞研究黑色素的表达、活性及黑色素小体蛋白对黑色素产生的影响，结果表明 Mel（b）和 Mel（l）细胞中的黑色素可形成真黑素及褪黑素，Mel（b）包含的量更大。尽管两种细胞在外表上不同，但其 MRI 信号强度比率相似。与 Mel（l）相比，Mel（b）细胞中的 TYE 活性和 TYE 相关蛋白（TRP-1）更高，但多巴色素互变异构酶的活性和 6H5MICA 的数量减低。在两种细胞中 DHICA 转换的活性及儿茶酚 -O- 甲基转移酶的活性无显著性差异，DHICA 转换的活性和 TRP-I 的数量无相关性。这些结果说明，两种人类黑色素细胞系中的黑色素的差异源于影响黑色素结构和活性的 TYE、TRP-1 和 DCT 活性和表达的不同。

黑色素为带大量阴离子的互相交连的异型聚合物，且带有稳定数量的自由基，因而它对各种金属离子具有高亲和力，可吸附细胞外液和细胞内的金属离子，尤其是铁离子，可达到其自身重量的 35%。由于其对铁离子的结合能力而在成像中显示为特征性高信号，信号强度还可反映其结合量的大小。各种合成黑色素的螯合金属能力的变化反映了黑色素结构的非均质性，提示黑色素对金属的结合力是在复合条件的作用下，确定并形成的黑色素的最终的结构（类型和结合位点）及其复杂结构的稳定性。当黑色素对细胞内的游离的金属清除时，可能对细胞具有保护功能，而且是形成 T_1WI 上高信号的原因。此外，不同类型的合成的黑色素的金属螯合力和弛豫率的不同，进一步反映了黑色素结构的不同和其螯合金属的复杂性。

TYE 报告基因系统是以 TYE 基因作为报告基因，通过分子生物学方法导入细胞内。TYE 基因的表达增加会产生大量 TYE，后者催化合成大量黑色素，这时黑色素螯合的金属离子增加，通过 MR 成像可活体检测与 TYE 基因相连的目的基因的表达情况。也可以通过合成的黑色素利用 MR 进行成像，分析黑色素螯合金属的能力和 MRI 弛豫率的关系，进一步对疾病模型进行定量研究。研究表明，溶液的 MR 弛豫率的形成来自两个方面：相对强的"内部空间"弛豫率，产生于溶剂中的水分子与溶解物进行长时间的结合而形成的一个可识别的化学复合体；相对弱的"外部空间"弛豫率，产生于水分子的邻近扩散，但未形成化学复合体。对于溶液中的顺磁性复合体，内部空间的弛豫占优势，而且依赖于金属和水分子结合位点的数目和复合体回旋的相关性

的时间。尽管顺磁性离子和大分子螯合物之间形成的螯合复合体降低了金属与水分子内部交换领域的协同位点的数目，但由于螯合后降低了金属回旋的相关性的时间，而造成弛豫率的全面增加。因此，顺磁性金属铁离子与黑色素结合时，引起弛豫率的增加，表现为 T_1WI 中特征性的高信号；而且黑色素与金属螯合有更高的弛豫率，可能是由于在铁原子中，与氢氧化物配位体结合的水分子中氢质子的快速交换所致。Atlas 和 Premkumar 分别通过动物实验和临床研究及组织病理对照进一步证实，恶性黑色素瘤在 MR 上表现为弛豫时间的增加，T_1 值缩短及 STIR 序列中的低信号区与黑色素含量的增加相关，而与铁含量增加、具电子顺磁性的金属阳离子、肿瘤坏死的量和范围、肿瘤细胞类型及组织水含量无关。

（三）应用概况

TYE 基因作为报告基因最早由美国麻省总医院的 Weissleder 教授等研究者应用于分子影像，他们采用磷酸钙共沉淀法将酪氨酸酶基因质粒转染 HEK293 细胞，通过 1.5T 磁共振机成像成功检测到了其表达生成的黑色素引起的 MRI 中 T_1 值的缩短。其后多个研究采用脂质体、病毒等作为转染载体，将酪氨酸酶基因引入 HepG 2 和成纤维细胞等多种细胞，并在其细胞内生成黑色素。由于 MR T_1WI 信号主要是由黑色素形成的量决定，MR T_1WI 平均信号强度与酪氨酸活性和黑色素之间存在极显著的相关性，因此可通过测量 MR T_1WI 的信号强度来反映酪氨酸酶基因的表达水平。

作为一种报告基因，TYE 基因转染进入靶细胞后可检测标记基因的表达水平及分布情况、监测其表达的持续时间及转染状况。Enochs 等通过基因重组技术把编码 TYE 基因的 cDNA 序列克隆入包含治疗基因的表达质粒中。结果证实，由于信息被编码入同一个载体中，治疗基因和 TYE 报告基因在细胞内共同表达。当 TYE 基因诱导黑色素产生后，MRI 检测到黑色素与顺磁性金属螯合而造成的 T_1 值缩短，由于转染细胞的信号强度与 TYE 报告基因的表达水平直接相关，因此高信号区可直接反映治疗基因的表达情况。

国内胡春洪等以含酪氨酸酶基因质粒转染的胶质瘤细胞株 SHG 44 注射裸鼠皮下，对酪氨酸酶报告基因在体内成像效果进行了初步探讨。MR 成像结果显示成瘤后肿瘤区域呈现特异的 T_1 高信号，充分证实了酪氨酸酶基因作为 MR 报告基因在活体肿

瘤表达成像的可行性。在酪氨酸酶报告基因介导的活体内疾病特异性诊断中，如何使酪氨酸酶基因仅在目的细胞中表达而不在其他部位表达是实现该临床目的的关键。目前最常用的方法是借助组织特异性启动子特异性调控酪氨酸酶基因的表达，如在绝大部分恶性肿瘤中过表达的人端粒酶逆转录酶（human telomerase reverse transcriptase，hTERT）启动子、只在肝癌细胞中表达的 AFP 启动子、只在部分消化道肿瘤或肺癌中表达的 CEA 启动子、只在前列腺癌中表达的 PSA 启动子。这些组织特异性启动子可用来驱动下游酪氨酸酶报告基因，只在特定组织中表达且显示出特性的 T_1 高信号，进而实现基因水平的肿瘤靶向诊断。

（四）TYE 报告基因成像的优缺点

酪氨酸酶基因作为 MR 分子成像的报告基因，是以内源性 Fe^{3+} 为成像的基础，成像过程中避免了外源性示踪剂（如 SPIO）会随着细胞的分裂、分化信号逐渐丢失的缺点，也不需要分子探针作用于底物。由于 MR T_1WI 信号主要是由黑色素形成的量决定的，平均信号强度与酪氨酸活性和黑色素之间存在极显著的相关性，因此可通过测量 MR T_1WI 的信号强度来反应酪氨酸酶基因在转染细胞内的表达水平，同时可间接反映标记基因的活性，两者之间存在明显的线性关系。因此 TYE 基因是一种较为理想的 MR 成像基因。通过 MR 检测合成的黑色素的方法有其优越性，一是 MR 图像的清晰度较 SPECT 和 PET 高，有可能于动物或人体上获得清晰的解剖结构图像；二是黑色素在 MR 成像上的特点与大多数组织不同，在 T_1WI 表现为高信号，适用的范围很大。

目前的研究表明，MRI 可以显示 TYE 基因转染后的基因表达，TYE 作为 MRI 的报告基因是可行的，但是运用酪氨酸酶报告基因成像系统尚存在不足之处：首先，理论上 MR 影像的报告基因应该更小些，目前构建的编码 TYE 基因序列较大，将来需要构建包含 TYE 基因活性的最小的蛋白序列，以便易于加入常用的载体系统。其次，目前 TYE 基因的诱导水平相对低，若得以达到成像的目的，充分显示基因表达的水平，仍需大量的研究。第三，证据显示黑色素和黑色素前体催化和结合铁离子会产生很强的氧自由基，而氧自由基在细胞内达到一定的浓度后会产生明显的细胞毒性，因而需要构建嵌合体 TYE 蛋白而且定位于细胞膜外，形成细胞外黑色素

的增加而降低其细胞毒性。总之，确定新合成的黑色素确切的细胞内的位置（细胞溶质或溶酶体）及其细胞毒性，以及对基因治疗的影响仍需进行更多的定量研究，这些问题的解决仍需分子生物学与医学影像技术的不断发展。

八、β- 半乳糖苷酶报告基因系统

（一）概述

β- 半乳糖苷酶（β-galactosidase，β-gal），又称乳糖酶，广泛存在于各种动物、植物及微生物的细胞中，能水解乳糖为半乳糖和葡萄糖，也具有转移半乳糖苷的作用。基于其水解乳糖的性质，该酶最初应用于乳制品加工中，用来降低乳制品的乳糖含量。随着生物技术的发展，人们对该酶的基因结构和反应作用机制有了进一步的了解，使其不仅在食品工业中的用途越来越广泛，而且在生物技术领域如基因工程、酶工程、蛋白质工程、分子成像等方面都发挥着越来越重要的作用，并逐渐广泛应用于化学、医学研究等领域。

（二）报告探针

为实现 β- 半乳糖苷酶报告基因介导的 MR 分子成像，开发了一种 EgadMe 报告探针。它是一种顺磁性 Gd 离子螯合物，主要由 3 个部分组成（图 3-4-6），即 1 个含不配对电子的正三价 Gd 离子、1 个由四氮杂十二烷（tetraazacyclododecane）组成的超级环以及 1 个与含氮超级环相连的吡喃半乳糖基（galactopyranosyl）。在游离状态时，Gd 离子可通过 9 个配位点与水分子发生络合作用，络合后水分子中的氢质子与 Gd 离子中未配对电子相互作用而产生 T_1 值的降低。同时，这种由 Gd 离子引起的 T_1 值

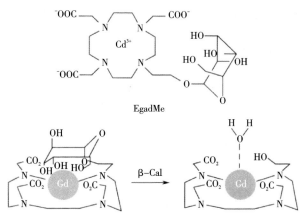

图 3-4-6　正常 EgadMe 及 β- 半乳糖苷酶水解吡喃半乳糖基后分子结构示意图

降低的效应还可通过络合水与游离水之间的快速交换而传递到更远的地方。正常情况下，EgadMe 分子结构中的含氮超级环与吡喃半乳糖基封堵了 EgadMe 分子探针与水分子的相互作用，这主要是通过两种机制实现的：一方面，含氮超级环和吡喃半乳糖基在空间结构上就像一个盒子将 Gd 离子包埋其中，阻止了 Gd 离子与水分子的接触；另一方面，含氮超级环可通过与 Gd 离子的螯合作用占据了 Gd^{3+} 与水络合的 8 个配位点，而吡喃半乳糖基则从与含氮超级环相反的方向扣在了 Gd 离子的第 9 个配位点上，这样 EgadMe 分子中 Gd 离子因所有配位点都被占据而与水分子的络合能力非常低。当 β- 半乳糖苷酶存在时，EgadMe 分子中吡喃半乳糖基与含氮超级环相连的化学键可被 β- 半乳糖苷酶水解，使被吡喃半乳糖基掩盖的 Gd 离子的第 9 个配位点暴露，因此 EgadMe 分子内的 Gd 离子就能与水分子接触和络合从而在 Gd 离子内不配对电子的影响下产生 MR T_1WI 信号的改变。

（三）β- 半乳糖苷酶报告基因成像原理

β- 半乳糖苷酶作为分子成像的报告基因是利用了其与报告探针的相互作用而进行 MR 分子成像，其基本成像原理是：通过基因工程方法将编码 β- 半乳糖苷酶的 LacZ 基因与目的基因相连，导入细胞后表达引起 β- 半乳糖苷酶的增加。当靶细胞中存在较高浓度的 EgadMe 分子探针，β- 半乳糖苷酶的水解作用会引起游离钆等顺磁性螯合物的增加，造成弛豫时间的改变而产生了 MR T_1WI 信号的明显升高，由此也反映了目的基因的表达情况。

（四）应用概况

β- 半乳糖苷酶基因是基因工程中最常用、最成熟的一种报告基因。利用细菌的 β- 半乳糖苷酶基因作为标记基因进行重组菌的颜色筛选，不仅操作简便、直观有效，还具有较高的灵敏度。同时，在大多数哺乳动物体内，β- 半乳糖苷酶基因可在肠道组织中表达，而在其他组织和细胞无明显表达。基于该特点，β- 半乳糖苷酶基因一直被用作标记基因来追踪基因的表达。

在分子成像中，有研究用 EgadMe 对蟾蜍胚胎编码 β- 半乳糖苷酶的 LacZ 基因表达进行了 MR 成像，结果获得了 LacZ 基因在蟾蜍胚胎表达的 MR 影像。尽管 β- 半乳糖苷酶作为报告基因已成功实现了分子成像，但与其在基础研究中的应用相比，它在报告基因表达成像中运用却相对较少，主要原因

是在无报告基因表达的情况下，单纯应用 EgadMe 分子探针也能造成组织的 T_1 信号增强。因此，在组织局部酶的表达浓度和报告探针浓度都不清楚的情况下，MR 成像结果难以解释，限制了 β- 半乳糖苷酶在报告基因成像中的应用。

九、转铁蛋白受体报告基因系统

磁共振分子成像能够无创、实时地示踪肿瘤细胞，在揭示其发病机制、进行早期诊断、监测活体内基因治疗效果等方面有着很大的应用前景，其成像的关键在于报告基因。转铁蛋白受体基因是磁共振分子成像报告基因的一种，其表达产物转铁蛋白受体（transferrin receptor，TfR）是一种位于细胞膜的跨膜糖蛋白。它是通过基因工程方法将 TFRC 基因转导入靶细胞，由于 TFRC 过表达引起细胞上转铁蛋白受体（TfR）增多，对比剂标记的报告探针含这种受体的配体即转铁蛋白（transferrin，Tf），引入相应探针后二者以受体与配体的方式特异性结合并发生内化作用，在报告基因表达的细胞内形成探针的浓聚从而实现细胞的可视化，达到动态监测靶细胞分布、分化情况和特定代谢环境的研究目的。磁共振分子成像中使用的报告探针可以是连接转铁蛋白（Tf）的超微超顺磁性氧化铁（ultrasmall super paramagnetic iron oxide，USPIO）纳米颗粒，即 Tf-USPIO 探针。超顺磁性氧化铁纳米探针具有良好的生物相容性和组织 T_2 加权成像阴性对比增强效果，它作为一种安全、理想的磁共振对比剂被广泛应用于肿瘤诊断等研究领域，可示踪活体内肿瘤细胞的生物学分布及其迁徙、运输情况。

（一）转铁蛋白受体的结构、分布和功能

转铁蛋白受体是一种位于细胞膜的跨膜糖蛋白，80% 位于细胞内的膜性结构上，20% 位于细胞膜上。位于细胞膜的 TfR 可分为胞内、胞外的亲水部分和中间的亲脂跨膜部分。

转铁蛋白受体在脊椎动物所有巨核细胞中均有表达。TfR 的组织分布具有明显的差异性，尤其在肿瘤细胞及快速分裂等代谢旺盛需要大量铁的组织分布较多。在正常机体内，TfR 主要分布于肝细胞、十二指肠黏膜细胞、表皮基底细胞、睾丸细精管、胰岛朗格汉斯细胞、胎盘绒毛膜合体滋养层以及骨髓早期红细胞等，尤以前两者为多。

TfR 单体的有序排列使 TfR 四级结构呈蝴蝶状。TfR 单体含 760 个氨基酸，结合一个转铁蛋白，

这样一个 TfR 可结合两个 Tf。TfR 能够根据 pH 变化改变构象，并将构象变化转换为对 Tf 结合力的强弱，进而影响 TfR 与脱铁 Tf、Fe-Tf 和 Tf 与 Fe^{3+} 的结合力。

TfR 的主要功能是实现 Fe 自细胞外向细胞内的转运。血液中的 Fe 均以与 Tf 结合的形式运输。在需要 Fe 的组织内，Tf-Fe 与细胞膜表面的 TfR 特异性结合，形成 TfR-Tf-Fe 复合体，引起细胞膜的内陷，形成内饮泡，通过胞饮作用（RME）将复合体转运至细胞内。在胞内经过复杂的耗能过程致 pH 下降，当 pH 降到 5.0 时，复合体与 Fe 分离，TfR-Tf 再返回细胞表面，然后在细胞外 pH 环境下，Tf 再与 TfR 分离而进入组织间液（血液）。研究证实，TfR 的整个循环过程大约需要 12min。这种借助于 TfR 以受体介导的 RME 是 Fe 跨膜运输的主要方式。Fe 是不易进入细胞内的大分子物质，而 TfR 是其得以进入细胞内的良好载体。TfR 还与细胞的生长和增殖有关。研究发现，大部分肿瘤细胞 TfR 的表达水平明显增高，表现在细胞膜 TfR 的增多和血液中 TfR 浓度的增加。

正常状态下细胞的 TfR 表达水平保持在一个稳定状态。肝细胞的 TfR 表达研究显示，整个细胞表达的 TfR 的 80% 位于细胞内的膜性结构上（如内质网），构成受体池，而只有 20% 的 TfR 位于细胞膜，它们之间保持着动态平衡。TfR 表达水平的稳定性是在 mRNA 水平上严格调控的，主要的调控因素是细胞内的 Fe 浓度变化。TfR 基因位于 3 号染色体，其转录的 mRNA3'- 端非编码区存在着 5 个连锁作用的铁应答元件 (iron-responsive elements, IREs) 和 1 个 RNA 非稳定因子 (instability motif)，是 TfR 表达调控的关键结构。位于细胞内的铁调节蛋白 (iron regulatory protein, IRP) 可与 IREs 可逆性结合，并受细胞内 Fe 的调控。当细胞内 Fe 增多时，Fe 和 IRP 结合使 IRP 失去活性，IRP 从 mRNA 的 IREs 上分离，暴露出 RNA 的非稳定因子，使 mRNA 处于不稳定状态而分解，TfR 的表达水平下降。当细胞内 Fe 减少时，Fe 从 IRP 上分离，IRP 恢复活性，与 mRNA 的 IREs 重新结合，封闭 RNA 上的非稳定因子，使 mRNA 处于稳定状态而不分解，TfR 的表达水平升高。另外，还有许多因素可以在 TfR 基因转录为 mRNA，再翻译为 TfR 过程的不同环节影响 TfR 的表达水平，如缺氧、放线菌酮、Fe 的其他化合物等因素，其中 Fe 的螯合物可提高 TfR 基因的转

录速度，但机制不清楚。

（二）TfR 报告基因系统成像原理

MRI 的原理决定了 TfR 不能在 MR 影像上直接显示，因此应用转铁蛋白受体基因作为报告基因借助于某种中介途径将 TfR 和 MRI 联系起来，具有顺磁性的物质通过引起 MR 信号的改变与 MRI 联系，可作为这一中介的一部分。TfR 的 MRI 原理是：用基因工程方法将 TfR 基因转导入靶细胞，由于转铁蛋白受体基因表达引起细胞膜上转铁蛋白受体增多。顺磁性物质以某种方式与 TfR 结合被转运入细胞内，该顺磁性物质在细胞内蓄积的数量与 TfR 的数量成正比。顺磁性物质引起的 MR 信号分布即代表 TfR 的分布。通过观察顺磁性物质引起 MR 信号改变，即可监测靶细胞及目的基因的表达情况。这种顺磁性物质起到了放大 TfR 的作用，被称为 MR 分子成像的扩增系统，而顺磁性物质和 TfR 结合的中间物质对 TfR 具有特异性，称为 TfR 的探针。

（三）TfR 报告基因的报告探针合成

在众多的顺磁性物质中，被广泛用于分子成像的是具有超顺磁性的单晶氧化铁微粒 (monocrystal-line iron oxide nanoparticles, MION)。它的核心是单晶氧化铁，大小为 (3.94 ± 0.32)nm，约含 2 064 个铁原子 (Fe)，外围以多个右旋糖苷包被，整个微粒大小为 (17.1 ± 0.9)nm，相当于相对分子质量 775 000 的蛋白质。选择 MION 作为分子成像的顺磁性标记物的理由在于：①良好的生物学相容性、单晶体结构及纳米级的超微粒，有利于跨膜转运。②合成、纯化和筛选工艺比较成熟。③超顺磁性及其对核 MR 弛豫的影响已被认识得很清楚。由于 MION 不能和 TfR 结合，故不能直接作为探测 TfR 的探针，而必须借助于某种中间结构的连接和 TfR 结合形成 MR 探针。目前，应用的 TfR 探针主要有转铁蛋白 - 单晶氧化铁超微粒 (Tf-MION) 和 TfR 抗体 - 单晶氧化铁超微粒 (TfRAb-MION) 两种。

1. Tf-MION 探针　Tf-MION 探针应用较多，它是由 Tf 和 MION 连接而成，其连接的方法已很成熟，在常规实验室即可完成，这里不做详细介绍。由于合成条件的不同，形成的 Tf-MION 的大小也不相同。Tf-MION 的细胞摄取与 Tf-Fe 的摄取相似。它可以通过转铁蛋白受体介导的内吞作用转运至细胞内，TfR 表达越多的细胞内铁浓度越高。因此，在 MR 上可显示转铁蛋白受体编码基因的表

达及调控情况,同样这种方法也可应用于活体状态的转基因成像。TfR 在肿瘤细胞表面高表达,因此经 TfR 递送的 Tf-MION 对肿瘤细胞具有良好的靶向特异性,可用于活体状态下肿瘤的靶向基因成像。hTfR 是细胞膜上的受体蛋白,与特异性配体转铁蛋白(Tf)结合介导 Fe 的细胞内转运。在 MR 的分子影像中,将 hTfR 基因导入干细胞,干细胞过表达 hTfR,与 Tf 连接的磁性氧化铁即 Tf 的分子探针,通过转铁蛋白受体介导的内吞作用转运到细胞内。通过干细胞内磁性氧化铁纳米颗粒的蓄积,实现了 MRI 信号的逐步放大,提高了对干细胞信号的敏感性,从而获得 MR T_2WI 上特征性的低信号。Wang 等应用转铁蛋白受体(TfR)作为报告基因,转铁蛋白偶联的超小顺磁性氧化铁纳米颗粒的复合物(Tf-USPIO)作为 MR 的报告探针,对携带小鼠 MDA-MB-231 细胞的乳腺癌动物模型静脉注射 Tf-USPIO 分子探针,发现肿瘤 MR T_2 的弛豫

时间比对照组显著缩短,表明转铁蛋白受体为报告基因成功进行了 MR 活体分子成像,可以对内皮抑制素基因的表达和治疗进行活体动态监测。目前的研究表明,TfR 报告基因介导的 Tf-USPIO 分子探针的细胞转运和蓄积,能够对 TfR 进行 MR 基因显像和示踪,并可以检测 TfR 的表达水平。细胞内 Tf-MION 对 TfR 表达调控短期内无影响,有研究证实细胞内的 Tf-MION 蓄积并不参与调控 TfR 的表达,这就避免了由于细胞内 MION 的大量蓄积,通过负反馈调节,使 TfR 下调。但 MION 生物学降解后的代谢产物 Fe 最终将进入"铁调节池",参与细胞 TfR 表达的调控,此代谢周期一般为12 天。

2. TfRAb-MION 探针　TfRAb-MION 探针是抗 TfR 抗体与 MION 连接的复合物。与 Tf-MION 探针相比,由于抗体制备过程相对复杂,TfRAb-MION 探针应用较少(图 3-4-7)。

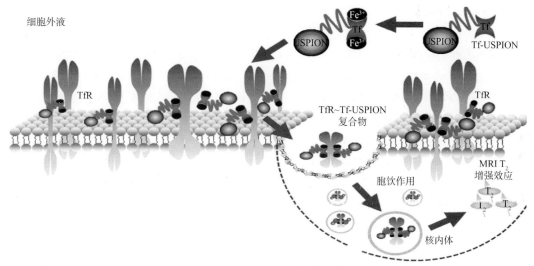

图 3-4-7　转铁蛋白 - 超顺磁性氧化铁纳米颗粒内化过程示意图

(四)转铁蛋白受体基因在 MR 报告基因成像中的应用

TfR 是目前 MRI 基因表达研究中最常用的报告基因,经转铁蛋白(Tf)修饰的超小顺磁性氧化铁(ultrasmall super paramagnetic iron oxide, USPIO)即 Tf-USPIO 可与细胞膜上的 TfR 特异性结合,介导 Fe 的细胞内转运。Wang 等应用小鼠乳腺癌的动物活体 MRI 成像显示过表达 TfR 的肿瘤细胞对 Tf-USPIO 的摄取明显增加。有研究通过大鼠的尾静脉注射 Tf-USPIO,发现大鼠脑的 MRI T_2WI 呈现出特异性的低信号区,说明 Tf-USPIO 可以通过大

脑的血脑屏障,而 Tf 是转铁蛋白家族的一员,这为 TfR 报告基因的 MR 的 NSCs 活体示踪的可行性提供了依据。该实验构建了 hTfR 报告基因慢病毒表达载体,包装、纯化病毒颗粒,体外感染胎鼠 NSCs,将 hTfR 导入到 NSCs,并使其过表达,筛选稳定过表达 hTfR 的 NSCs 细胞系,并探讨 NSCs 分化后 hTfR 的表达情况,为下一步体内移植 NSCs 进行 MR 分子成像实验研究奠定基础,以期为今后临床活体示踪 NSCs 提供一种新的途径和方法。

利用转铁蛋白受体作为报告基因进行分子成像,作为分子探针重要组成部分的超顺磁性纳米粒

子有更高的敏感性,尤其是铁剂,理论上是能被体内再循环的、可生物降解的铁,例如,USPIO 可被肝库普弗细胞所分解,随着后来的重新使用和结合进入正常铁血池以及红细胞。正常成年人的身体包含大约 4g 铁,而每次进行诊断的探针剂量要少得多,且可以经过正常的途径被机体排除,增加了生物安全性。

十、铁蛋白报告基因系统

(一)铁蛋白的结构

铁蛋白是一类普遍存在于动物、植物和微生物体内,可以与铁特异性结合的生物大分子。铁蛋白呈球形结构,由蛋白壳和铁核两部分组成。铁蛋白的蛋白壳是由 24 个亚基组成的高度对称的球形空腔结构,直径为 13nm。铁蛋白的亚基由 5 个 α- 螺旋组成,位于整个亚基长轴的一端,分为重链(H 链)和轻链(L 链)两种亚基,两种亚基的结构和功能不同。H 链含有大量的酸性氨基酸,具有亚铁氧化酶的活性,可以将 Fe^{2+} 氧化为 Fe^{3+}。H 链对铁离子的捕获起主要的作用。L 链主要在铁离子的核化、维持铁蛋白的稳定性上起到关键的作用。铁蛋白储存铁时,H 链和 L 链相互作用,完成铁蛋白储存和释放铁的功能。铁核位于蛋白壳的中心,直径为 7~8nm,是由数千氢氧化铁分子和数百无机磷酸盐分子组成的非均匀的结晶铁,其结构类似于金属水合氧化铁。一般情况下,每个分子铁蛋白的铁核内储存大约 4 500 个铁离子。

(二)铁蛋白的生物学作用

铁蛋白主要存在于动物的肝脏、脾脏和大脑的锥体外侧束的细胞核中,它与转铁蛋白、转铁蛋白受体等共同作用,维持细胞内铁稳态。不同组织内铁蛋白 H 链和 L 链的含量不同,导致其对铁的结合、摄取能力不同,而且这种差异与铁负荷条件有关。当机体内铁过剩时,铁蛋白在体内的表达可以摄取组织中多余的铁,导致细胞内铁离子的浓度下降,引起细胞代偿性地增加对细胞外铁的摄取量,以避免产生铁中毒。当细胞需要铁时,它将铁释放出来,用于生物合成含铁的蛋白质和酶类。

(三)铁蛋白报告基因成像原理及作用方式

铁蛋白将摄取的铁储存在脱铁蛋白中心的空腔中,形成一种超顺磁性的氧化铁颗粒,即水合氧化铁,此结构导致了细胞内、外场强的不均性,使 T_2 弛豫时间缩短,且随着外加磁场强度的增加,横向弛豫率升高越显著。根据这一特性,许多国内外研究人员利用基因转导方法,如脂质体、电穿孔术、各种病毒载体等,将铁蛋白基因导入细胞内,使细胞高表达铁蛋白,结果发现高表达铁蛋白的细胞摄铁量明显增加,而增加的铁显著缩短了周围质子的横向弛豫时间(T_2),并产生可被 MRI 检测到的信号变化。此外,经研究证实铁蛋白的过表达并不会对细胞产生毒性作用,也不会影响细胞的增殖活性;而且有研究者构建了肝脏转铁蛋白基因动物模型,对其进行了长达 2 年的观察,结果亦未发现肝脏或其他器官出现明显异常表现;对脑部转铁蛋白基因动物模型进行的 MRS 亦未发现有明显异常,转基因动物亦未表现出明显的神经系统症状。这些研究结果充分证明铁蛋白作为内源性 MR 报告基因具有较高的安全性。与其他报告基因如酪氨酸酶、转铁蛋白受体等相比,铁蛋白基因在不需要外源性对比剂的条件下,即可摄取铁离子形成内源性对比剂进行成像,其制备相对简单。因此,铁蛋白基因可以作为一种较为理想的 MRI 报告基因。

铁蛋白基因作为内源性报告基因的几种方式:①铁蛋白 H 链转染细胞:根据铁蛋白的 H 链可以贮藏细胞内的铁,在 MR 成像中增加横向弛豫时间的特性,Cohen 等构建了鼠铁蛋白 H 链的双向表达病毒载体转染鼠的胶质瘤 C6 细胞,通过体内外 MRI 的成像实验,观察到由于鼠铁蛋白 H 链的稳定表达所引起的 T_2 值的减低,并同时通过组织病理学的方法证明了细胞内铁蛋白 H 链的表达和铁的增加。②铁蛋白 H 链和 I 链共转染细胞:基于铁蛋白的 H 链和 I 链有着互相协调的作用,Genove 等构建了包含有铁蛋白 H 链和 I 链基因表达的腺病毒载体,并将 H 链和 I 链腺病毒载体按 1:1 的比例转染 A549 细胞内。经过体外细胞培养,发现表达铁蛋白的 A549 细胞对铁的摄取量显著增加,在 MRI 的成像中横向弛豫率也相应增加。在活体实验中,将腺病毒作为载体的重组体原位接种到鼠的大脑实质内,铁蛋白稳定表达之后,在 MRI 的成像中其产生了有效持久的负性增强效果。③转铁蛋白受体和铁蛋白 H 链共转染细胞:为了更好地诱导转染基因的适量表达和尽可能减少由转染基因过度表达所导致的细胞毒性,Deans 等将含有转铁蛋白受体和铁蛋白 H 链的 pZeoSV2 质粒通过电穿孔术转染到小鼠的神经干细胞中,观察到 7.0T 的 MR 成像中在相应的区域出现 T_2WI 的低信号区。此外,一些研究小组正在利用突变的铁蛋白轻链基因转染细胞进行 MR 报告基因成像,也取得了一定效果。

(四)铁蛋白基因的应用概况

应用启动子来调节铁蛋白报告基因的表达情况,可实现从分子或基因水平对疾病进行诊断。研究人员应用 hTERT 启动子调控 MR 铁蛋白重链报告基因的表达实现了靶向性肿瘤显像。在正常体细胞(除少数需要更新的正常细胞)和良性病变中未能检测出端粒酶活性,而在 80%~90% 的恶性肿瘤中可测得端粒酶活性,并且随着肿瘤恶性程度的增加,端粒酶活性的检出率和酶活性强度亦随之增加,说明端粒酶活性检测可作为肿瘤诊断的手段以及恶性程度判断的指标。而端粒酶逆转录酶(human telomerase reverse transcriptase, hTERT)启动子是控制端粒酶活性的关键点。因此,应用该启动子即可调控目的基因靶向性表达于端粒酶阳性的细胞内。基于 hTERT 启动子的这一特性,实验结果表明,应用 hTERT 启动子调控 MR 铁蛋白重链报告基因的表达具有严格的肿瘤靶向特性。当 hTERT 启动子调控 MR 铁蛋白重链报告基因导入细胞后,只有端粒酶阳性的细胞会高表达铁蛋白重链,导致细胞摄铁量显著增加,增加的铁能显著降低细胞的 T_2^*WI 信号,即只有端粒酶阳性细胞的 MR 信号会发生改变。说明应用 hTERT 启动子调控的 MR 报告基因成像技术可无创性检测肿瘤细胞端粒酶活性。该实验的成功实施为进一步应用该成像方法非侵入性在体外诊断广谱恶性肿瘤提供了实验基础及理论依据。

利用铁蛋白基因作为 MR 报告基因具有一定敏感性。Cohen 等构建了鼠铁蛋白重链基因质粒,转染小鼠胶质瘤 C6 细胞。运用 4.7T 场强磁共振检测出悬浮在 0.2mL 琼脂糖中的 2.5×10^5 高表达铁蛋白重链基因的 C6 细胞,证明铁蛋白重链作为磁共振报告基因可以检测出较低浓度的细胞。将转染铁蛋白重链基因质粒的 C6 细胞皮下接种于裸鼠,磁共振扫描实验组和对照组其 R2 值存在明显差异性。Cenove 等人分别构建了含有人类铁蛋白基因重链和轻链完整序列的腺病毒载体,将两种腺病毒载体接种于小鼠纹状体,分别在 5、11 和 39 天进行磁共振扫描,从接种后的第五天就能观察到转导处的细胞 T_2 和 T_2^* 明显改变。

以细胞为基础的治疗策略近年来得到广泛的关注,如干细胞在不同疾病中的应用,植入 T 细胞介导免疫反应以杀伤肿瘤细胞等,但植入后这些细胞是否定位于靶部位、是否存活并诱导了治疗反应等问题都迫切需要寻找合适的解决方法。虽然传统的免疫组织化学示踪是评价的标准,但该方法需在离体状态下对获得的组织切片分析,无法应用于临床移植细胞的活体示踪及随访观察。利用铁蛋白报告基因成像可以对移植细胞进行非侵袭性活体示踪,无创性地监测移植细胞的生存状态,区分移植细胞和宿主细胞,了解这些细胞在宿主内的迁移、分布、定位及其时间动力学过程,从而评价治疗的效能。与利用分子探针直接标记干细胞成像方法相比,MR 报告基因成像可以解决对比剂直接标记移植细胞因增殖而稀释的问题,信号对比度不会随细胞的分裂而降低,从而达到长期活体示踪移植的细胞。而且报告基因只有在活细胞内进行表达后才能在影像上出现特异性的信号改变,故可以反映细胞的活力和功能等。

作为一种 MR 报告基因,铁蛋白基因在目的基因表达的显像中具有广阔的应用前景。将铁蛋白基因和靶基因共同转染细胞,可以无创性观察靶基因对细胞生物学特性的影响,监控转基因表达的部位、幅度及持续时间,评价靶基因的表达在疾病中的作用。在基因治疗的监控中,MR 报告基因的应用有助于监测治疗基因的准确导入,通过评价报告基因的表达可间接评价治疗基因表达的位置、幅度及持续时间等信息。该种功能的发挥需借助于铁蛋白报告基因和其他治疗基因的偶合。通过偶合作用,铁蛋白的报告基因可以动态地监测腺病毒、反转录病毒、慢病毒所携带的治疗基因,通过对治疗基因载体的位点、转基因表达的程度和持续时间成像,定量地监测治疗基因载体的靶向性和转导的有效性。

筛选模型的构建是最初也是关键的一个环节,对发现新药的效率起着至关重要的作用。由于转录因子和基因表达是药物开发过程中的重要靶标,在病毒感染、肿瘤、炎症、免疫系统疾病中都有变化,但经典基因表达的检测方法比较复杂。如果将靶基因表达的调控序列与铁蛋白报告基因相连,转染入细胞内,通过 MR 动态监测调控序列对转录因子和基因表达作用的部位和持续时间,可构建合理的筛选模型,并将其转染入特异的宿主细胞中,进行具有激活靶标活性药物的筛选。而在研究药物的药代动力学过程中,可用报告基因标记药物,通过 MR 成像技术对其进行时间和空间追踪,从而分析药物的生物利用度、排泄途径、靶专一性、药物分布以及靶的占用率等。此外,将携带铁蛋白基因的质粒转染肿瘤细胞,可建立稳定表达细胞株,将这种细胞移植到免疫缺陷的小鼠,形成特异性的肿瘤模型。应用 MRI 可以监测带有报告基因动物模型在用药前后肿瘤大小、转移等情况的变化,从而反映新药的效能。

除用作 MR 报告基因外,铁蛋白基因本身可作为治疗基因。许多研究表明,肝细胞的缺血再灌注损伤主要是由于大量氧自由基的释放所导致的肝细胞的损伤、凋亡、坏死和后来的炎症反应。游离的铁离子通过 Fenton 反应促进自由基 OH^- 的形成,而铁蛋白能够摄取细胞内游离的 Fe^{2+},并可以将其氧化成 Fe,进而减少游离的 Fe^{2+} 参与自由基的生成过程,减弱了自由基生成的级联反应。

(五)铁蛋白报告基因用于 MR 基因成像的影响因素

铁蛋白作为一种 MRI 报告基因,其功能的发挥主要取决于细胞内铁蛋白浓度及铁蛋白核内铁离子的含量。一方面,细胞内铁蛋白表达水平与磁共振成像信号强度呈负相关,各种因素导致的铁蛋白表达量的变化均可引起 MRI 信号改变。而铁蛋白表达量受多种因素的影响,如基因的合成和结构、转染方法、转染效率、细胞类型、细胞状态以及细胞外环境等。另一方面,铁的负荷条件等也会影响铁蛋白所导致的 MRI 信号强度。Cenove 等用含有人类铁蛋白基因重链和轻链完整序列的腺病毒载体转导 A549 细胞,120h 后磁共振扫描结果发现:如果细胞培养基只是提供 2% 的胎牛血清作为铁离子来源,细胞 $t_{1/2}$ 改变不大;如果培养基中加入了枸橼酸铁铵(ferric ammonium citrate,FAC)作为额外铁离子来源,则会大大增加 $t_{1/2}$,比对照组细胞增加 2.5 倍。

(六)铁蛋白报告基因的缺陷

铁蛋白作为报告基因也存在着其本身的缺陷,如 MRI 要求短时间内要有足够的铁聚集才能引起 MRI 信号的改变,而随着细胞的分裂,铁蛋白摄取的铁会逐渐被稀释,但在短时间内铁蛋白摄取的铁量不可能达到细胞分裂前的水平,这样会影响成像的效果。另外,铁蛋白所引起的对比成像还依赖于铁的负荷指数,最初脱铁蛋白结合铁时引起 R2 升高,但当铁负荷达到一定程度时 R2 会下降,只有在较高铁负荷的状态下,其引起的弛豫率的增加才会保持稳定不变。铁蛋白在将来的应用可能还需要结合别的分子影像学手段来弥补其不足。随着分子生物学与医学影像技术的不断发展,相信上述问题将会得到解决。

十一、富赖氨酸蛋白报告基因

利用化学交换饱和转移(chemical exchange saturation transfer,CEST)现象改变机体内水质子的弛豫率是另一种获得 MR 信号对比度的方法。当施加与生物分子内可交换基团(如 -NH)中质子共振频率相等的脉冲时,可使这些质子达到饱和状态。然后,这些质子与周围水质子进行饱和转移,水质子的弛豫时间就会受影响而改变 MR 信号强度。

赖氨酸中氨基的质子可与水质子进行交换。2007 年,Gilad 等人首先将这一原理应用于 CEST 报告基因成像。他们将编码富赖氨酸(LRP)的核酸片段经哺乳动物表达载体导入胶质瘤细胞并移植到大鼠脑内,应用 MR-CEST 观察到了 LRP 带来的明显信号变化。Farrar 等人利用 LRP 报告基因技术,研究并构造了病毒载体 -G47Δ 溶瘤性 HSV,插入 LRP 基因,形成最终病毒 G47Δ-LRP 并感染癌细胞,最终对从细胞中获得的蛋白溶解液进行 CEST-MR 扫描,并通过动物实验对以上体外实验的结果进行验证。结果表明 G47Δ-LRP 可以表达 LRP 基因并可以在癌细胞中进行复制,并证实了 LRP 基因的表达并不影响病毒本身的复制以及 CESTMR 可以很好地显示溶瘤病毒中 LRP 基因的表达,使溶瘤病毒对癌细胞的感染可以通过直观的 CEST 图像进行呈现。

不同基团内质子的共振频率不同。根据此原理,McMahon 等对分别含亚氨基、胺基、羟基的多肽进行 MR-CEST 检测,通过施加不同频率的脉冲成功分辨出含不同基团的多肽,因此可应用不同的多肽编码基因标记不同的靶细胞实现多细胞同时显像。但是,这种人工合成的蛋白易变性强,在导入细胞后可能出现不期望的相互作用,而且成像敏感性和空间分辨率较低,对磁场强度要求较高(往往高于 3T),所以该方案的实用性还需更多的研究来证实。

十二、肌酸激酶报告基因系统

肌酸激酶(creatinekinase,CK)是一种 ATP 转移酶,存在于脑和肌肉内,而在肝脏、肾脏、胰腺中没有分布。肌酸激酶可催化其底物产生磷酸肌酸(PCr)。由于肝脏等组织不含该酶,CK 基因导入靶细胞后即可表达出肌酸激酶,用 ^{31}P-MRS 成功检测到了 PCr 的共振峰,Per 波峰在 0.3×10^{-6} 处。结合 ^{31}P-MRS 技术,CK 报告基因已用于靶细胞活动的监测、治疗基因在肝脏组织的表达情况检测等。由于 CK 催化产生的代谢物是机体固有的,不会导致免疫反应等危害,因此利用该方法成像的不良反应甚微。

十三、单纯疱疹病毒胸苷激酶报告基因系统

(一)概述

病毒、细菌和真核细胞中都存在胸苷激酶(thymidine kinase,TK)基因,但不同来源的 TK 基因的结构及其编码的蛋白产物在相对分子质量、理化性质和生化功能上有很大的差异。应用最广泛的是单纯疱疹病毒 1 型胸苷激酶(herpes simplex virus 1)的 TK 基因 HSVl-TK。在细胞内,HSV1-TK 基因编码的胸苷激酶将无环鸟苷磷酸化为无环鸟苷磷酸(acydo-GMP),进而在细胞激酶作用下转变成无环鸟苷二磷酸(acyclo-GDP)和无环鸟苷三磷酸(acyrlo-GTP)。

HSV1-TK 最初被用来治疗 HSV 感染,HSV1-TK 和胞内多种激酶共同作用下可将无环鸟苷磷酸化而形成 acyrlo-GTP,而 acyrlo-GTP 如掺合到 DNA 中,可造成 DNA 断链。HSV 的 DNA 聚合酶也可以三磷酸无环鸟苷为底物,将其结合到 HSV 的 DNA 底物模板中,且这种作用要强于细胞内 DNA 聚合酶,活化的 HSV-DNA 聚合酶与三磷酸无环鸟苷模板牢牢地结合后失活,从而造成 HSV-DNA 的断裂。

目前,研究者已完成采用核医学技术对动物模型内 HSVl-TK 基因的表达情况进行活体状态下的成像监测,实验结果证实这种技术可以准确、无创地为基因表达情况提供定位、定量信息,这可以说是分子影像学发展中的一个突破。自此,HSVl-TK 基因开始被广泛应用于放射性核素报告基因成像。

(二)报告探针

可作为 TK 底物的核苷类似物均可用于 HSV1-TK 基因成像报告探针的构建,主要包括尿嘧啶核苷衍生物(uracil nucleoside derivatives)和无环鸟苷衍生物(acycloguanosine derivatives),它们经放射性核素(^{14}C、^{124}I、^{123}I)标记后已成功被用于放射自显影、γ 照相、SPECT 和 PET 成像。目前 HSV1-TK 报告基因表达成像最常用的报告探针有 ^{124}I-FIAU、

^{18}F-FHPG、^{18}F-FHBG 等。由于 HSVl-TK 基因编码产物 TK 的底物特异性不如哺乳类动物 TK,放射性核素标记探针(如 ^{124}I-FIAU 或 ^{18}F-FHBG)进入 HSV1-TK 转染的细胞后仅可被 HSV1-TK 磷酸化,而不被哺乳动物 TK 催化。报告探针被磷酸化成 5'-磷酸核苷,而 5'-磷酸核苷不能再次穿过细胞膜而滞留在基因转染的细胞内,因此细胞内放射性活度反映了 HSV1-TK 基因的表达水平,这是 HSV1-TK 报告基因用于核素显像的成像原理。

不同核苷类似物用于核素显像时在探测敏感性、合成难易程度、对 TK 的特异性、体内稳定性和标记率等方面各有优缺点,因此应用这些核苷类似物进行显像时具有不同的局限性。在尿嘧啶核苷衍生物中,以氟-碘阿糖呋喃基脲嘧啶(FIAU)为代表。FIAU 和 TK 具有较高的亲和力,^{14}C、^{131}I、^{123}I 和 ^{124}I 标记的 FIAU 已经被不同的研究组用于 HSV-TK 体内、体外的基因表达显像。Tjuvajev 等用一种包含 HSV1-TK 的复制缺陷型 STK 逆转病毒,分别于体内及体外转导入 RG2 颗粒瘤细胞,进行 HSV1-TK 基因表达的定量放射性自显影。结果表明,转导了 HSV1-TK 基因的 RG2 肿瘤细胞特异地聚积了 2-^{14}C-FIAU,形成了良好的放射性自显影。同时发现 24h 后,图像背景变得更加清晰。在接下来的研究中,将野生型和转染 HSV1-TK 基因的神经胶质瘤 RG2 细胞、野生型和转染 HSV1-TK 基因的肉瘤 2256 细胞分别注射至大鼠腹部的两侧,制备荷瘤动物模型;在另一组实验中,则在已制备 GR2 及 W256 瘤体内,注射能产生 HSV1-TK 基因逆转录病毒的包装细胞。待肿瘤长至合适大小,于静脉注射 ^{131}I-FIAU 后的 24h、36h、48h,利用 SPECT 进行肿瘤显像,发现体内外转染的 HSV1-TK 的肿瘤内,有高水平的放射性分布(大于 ^{131}I-FIAU 计量的 1%)。此外,HSV-TK 染色阳性肿瘤内 ^{131}I-FIAU 累积量的高低与体外肿瘤细胞株对更昔洛韦(genculovir,GCV)的敏感性相一致。由此可见,核素显像可以获得转移基因的体内分布和表达强度等方面的信息。此外,他们又研究了 HSV1-TK 的 ^{124}I-FIAU 为显像剂的 PET 显像。结果表明 ^{124}I-FIAU 注射 30min 以后,HSV1-TK 的不同表达水平可以使用 PET 显像加以区分,转导 HSV1-TK 肿瘤对丙磷鸟苷的敏感度与 ^{124}I-FIAU 的摄取量具有良好的相关性。然而,FIAU 在细胞质中相对较长的半衰期,在一定程度上限制了正电子核素成像。

还有多种尿嘧啶核苷衍生物作为 HSV1-TK 基因表达的报告探针用于体外细胞培养研究,如 125I-IVDU、125I-IVFRU、125I-IVFAU 等。Gambhir 等用荷 HSV1-TK 基因的腺病毒由小鼠尾静脉注入感染鼠肝细胞,对照组注射不带 HSV1-TK 基因的腺病毒,48 小时后再注射 8-14C-ACV,1 小时后行放射自显影定量分析,结果显示,每克 HSV1-TK 组织中 14C-ACV 含量与该组织中 HSV1-TK 有高度相关关系。Sanjiv SG 等建立了无创、重复定量活体动物体内报告基因表达的方法,用 18F 标记 GCV(8-18F-GCV)为报告探针,用微型 PET 进行荷瘤小鼠体内 HSV1-TK 基因表达成像,获得了很好效果。

由于 124I 不容易得到,18F-FHBG 可能更适合广泛应用。Pemidlas 等报道 18F-FHBG 的全自动一步法合成技术,并进行相关的临床前放化纯度及生产率的研究,结果显示该技术可靠性强,操作简便,为临床应用打下了基础。有研究者测定了 18F-FHBG 在健康志愿者体内的代谢动力学、分布、剂量学和稳定性,给 10 名健康志愿者注射 73.3~229MBq 的 18F-FHBG,然后进行 PET 动态成像,同时进行血样放射性分析及生理功能观察,用感兴趣区的时间 - 活性曲线计算吸收剂量,结果显示,18F-FHBG 具有稳定性好、血清清除快、本底信号低、安全等特性,是很好的 HSV1-TK 报告基因成像探针。18F-FHBG(18F- 羟甲基丁基鸟嘌呤)最有应用前景,但是 18F-FHBG 显像不能用于下腹部,且 18F-FHBG 不能通过正常的血脑屏障,使其在中枢神经系统中的应用受限。

(三)应用概况

1. 脑梗死 脑梗死(cerebral infarction, CI)是由于脑血栓形成或脑栓塞等引起的脑组织局部缺血、缺氧,继而发生坏死、软化的脑血管疾病。随着人口逐渐老龄化,脑梗死的发病率呈逐渐上升的趋势,已成为一种严重危害我国人民的生命健康的常见病和多发病。尽管超早期溶栓治疗和急性期神经细胞保护等措施对脑梗死有一定的治疗作用,但由于治疗时间窗的限制,只有极少数患者能够接受这种治疗。而对于大多数脑梗死患者而言,缺血灶中心神经细胞的死亡及神经传导束的损害不可避免,对于脑梗死所致的神经功能损害,一直缺乏有效治疗手段。近年来干细胞移植的发展为脑梗死的治疗提供了一种新的思路。

干细胞移植治疗是目前研究的前沿和热点,其主要包括骨髓间充质干细胞(bone marrow stem cells, BMSCs)、脐血干细胞、神经干细胞、胚胎干细胞、造血干细胞等。其中,骨髓间充质干细胞是来源于骨髓组织的一种非造血组织干细胞,具有很强的自我增殖和定向分化潜能,既可以直接用于细胞移植治疗疾病,也是基因治疗的理想载体。目前有多项研究已经通过不同的移植途径将干细胞或者转基因的干细胞移植到脑梗死模型中,并且证明了干细胞移植可以不同程度地减小脑梗死的面积并且促进脑功能的恢复。虽然骨髓间充质干细胞治疗脑梗死的机理尚不十分明确,但主要存在如下几种理论:①骨髓间充质干细胞可以分泌神经营养因子,比如脑源性神经生长因子(brain derived neurotrophic faetor, BDNF)、表皮生长因子(即 idermal gowth faetor, EGF)等;②定向分化并取代受损的神经细胞,然后进行神经网络重建;③促使血液循环中的内皮祖细胞归巢,分泌血管内皮生长因子,促进新生血管的生成;④骨髓间充质干细胞可以抑制炎性因子的释放及自然杀伤细胞的活化,从而来调节机体的免疫功能;⑤促进内源性细胞的增生,脑组织的重塑和减少疤痕的形成。细胞移植联合基因治疗也是目前研究的一个新方向,因为基因治疗经过大量的基础实验研究,已经逐渐从实验室走向了临床应用,但是多数的基因治疗均需要一个运送载体,由于干细胞可以定向分化的特性,目前多种干细胞是基因治疗的良好载体,但是基础实验中多数是采用离体的方法来检测基因治疗的效果,这对于进入临床以后的工作存在很大限制,寻找一种无创性的监测方法是目前需要解决的问题。

报告基因显像的应运而生很好地解决了这个难题,利用报告基因显像可以间接地监测治疗基因的表达。其中,核医学报告基因系统是以反映细胞或组织功能为基础的显像方式,尽管不能提供较多的解剖信息,但是其可以检测到 10^-2 微摩尔级别的信息量,是目前研究最多也是最成熟的报告基因系统。单光子发射断层扫描仪和正电子断层扫描仪是目前核医学所应用的常规的活体显像仪器,前者主要探测发射 γ 射线的放射性核素,分辨率较低,而后者主要以正电子核素为主,分辨率较高,并且市场已经生产出了针对小动物的 SPECT 和 PET 机器,大大促进了基础研究的进步。有研究利用 HSVI-TK 作为报告基因,并以氟碘 -D- 阿糖呋喃基碘 - 尿嘧啶

（[131]I-FIAU）和 ^{18}F-9-[4- 氟 -3-（羟甲基）丁基] 鸟嘌呤（[18]F-FHBG）为报告探针，通过 PET 和 SPECT 两种仪器来进行核素报告基因显像，成功实现了脑梗死模型中移植干细胞的定位、定量分析。在显像的基础上，该研究以骨髓间充质干细胞作为载体，将报告基因（HSVI-TK）和治疗基因（BDNF）通过内部核糖体连接位点（IRES）连接后进行腺病毒包装，体外感染处于指数增长期的骨髓间充质干细胞，将细胞定向移植到大鼠梗死脑组织的周围，采用放射性核素报告基因显像的方法评价基因和细胞双重治疗脑梗死的疗效。结果显示，[131]I-FIAU/TK 报告基因系统监测脑梗死模型中移植的转基因骨髓间充质干细胞切实可行，并且报告基因与治疗基因的表达量呈很好的正相关，原位移植是基因治疗脑梗死最佳的细胞移植途径。SPECT 活体显像，由于分辨率较低，不能很好地显示大鼠脑组织结构，而 Micro PET-CT 可以清晰地监测到移植细胞的位置，并可以评价基因治疗的疗效，为活体监测移植细胞的存活、转归及疗效提供了实验基础。

2. 缺血性心脏疾病　缺血性心脏疾病严重威胁人类身心健康，干细胞移植疗法已证实是一种确实有效的治疗缺血性心脏疾病的方法。大量基础研究和临床研究表明，对于严重心脏疾病如心肌梗死等，通过冠状动脉输入或在受损心肌周边移植骨髓间充质干细胞能够有效增加心脏血供，促使新生血管生成，减少瘢痕形成及纤维化，促进心肌组织修复或再生，有效改善心功能。但是传统上对移植干细胞治疗的分布、迁移，仍多采用原位杂交、PCR、免疫细胞化学等有创性的技术来分析，这显然不适合活体研究的需要，如何通过非侵袭的手段对移植至体内的干细胞存活和迁移情况进行动态的观察，是关系到干细胞移植治疗缺血性心脏疾病这一方法成败的至关重要的医学问题。有研究利用单纯疱疹病毒 I 型胸苷激酶基因（herpes simplex virus type I-thymidine kinase，HSVI-TK）作为报告基因，探索了报告基因显像用于活体监测移植 BMSCs 治疗心肌梗死的可行性。该研究采用腺病毒作为载体将 HSVI-TK 转导入 BMSCs 中，发现 BMSCs 的细胞形态及其流式表面抗原特征没有发生改变，证实 BMSCs 的活性并不受腺病毒转染过程的影响。然后，他们将含有 HSVI-TK 的 BMSCs 移植到心肌梗死大鼠模型左心室下壁，然后通过小动物 PET 分子影像实现了移植 BMSCs 的活体示踪。

3. 肺癌　目前，肺癌依然是导致人类癌死亡的首位疾病，且发病率仍有明显升高的趋势，全球每年因肺癌死亡人数已超过 100 万。随着肺癌发病率的不断增长，其病理组织学类型分布也在发生明显改变，肺腺癌的增加已成为世界性倾向，其发病率由 20 世纪 60 年代的 13% 上升到 41.5%。肺腺癌富含血管，故局部浸润和血行转移较鳞癌早，易转移至肝、脑和骨，更易累及胸膜而引起胸腔积液。

目前肿瘤基因治疗发展异常迅速，方法主要包括抑制致癌基因、激活肿瘤抑制基因、诱导肿瘤细胞凋亡或者利用自杀基因治疗。其中，将自杀基因（suicide gene）或称药物敏感基因（prodrug sensitive gene）转染肿瘤细胞后，再利用无毒或低毒性前体药物在肿瘤细胞内代谢产生毒性物质，从而杀死肿瘤细胞的"自杀基因疗法"愈来愈受到人们的关注。目前，HSV-TK 基因是研究最多的自杀基因。实验研究显示 HSVI-TK 基因联合 GCV 治疗肺癌，可有效地杀伤肿瘤细胞。近年，美国 FDA 已正式批准 HSVI-TK/GCV 自杀基因系统进入三期临床试验研究，被应用于如脑胶质瘤、卵巢癌、黑色索瘤、前列腺瘤等多种肿瘤的临床试验阶段。国内它的应用已先后遍及肝癌、前列腺癌、肺癌、卵巢癌、乳腺癌、恶性胶质瘤等多种肿瘤并开始建立部分肿瘤动物模型。单纯疱疹病毒胸苷激酶（HSVI-TK）基因已成为肿瘤基因治疗中最具前景的"自杀基因"。此外 HSVI-TK 基因转导的肿瘤细胞被 GCV 等药物杀死时，与其邻近的未被 HSV-TK 基因转导的瘤细胞也同时被杀死，从而扩大了杀伤效果。

鉴于 HSVI-TK 本身就可以作为报告基因将其他自杀基因或者其本身在活体内的表达情况进行 PET 显像及疗效监测，这样可在活体状态下摄入一定量的外源性放射性核素如 [18]F、[124]I、[131]I 等标记的核苷类似物作底物，其被 HSVI-TK 基因表达的胸苷激酶 TK 体内修饰反应后，通过 PET 显像就能实时监测自杀基因在靶细胞内的表达情况，为开展有效的基因治疗提供客观依据。有研究利用逆转录病毒载体介导 HSVI-TK 自杀基因兼报告基因转染肺腺癌 A549 细胞，经过 G418 筛选阳性转导细胞，再利用单克隆有限稀释法建立稳定表达 HSVI-TK 基因肺腺癌细胞株 A549-TK。结果显示，经过逆转录病毒转染的 A549-TK 细胞传代培养数十代后仍呈长梭形，少数细胞为圆形；贴壁生长 3~4 天融合成紧密排列的辐射状，细胞形态完全同 A549，无明显改变；传代培养的两种细胞的增殖差异不明显,说明了肺腺癌 A549 在用逆转录病毒导入了报告基因兼自杀基因 HSVI-TK 后其细胞形态和功能基本不会受到影响。利用 A549-TK 细胞建立携带 TK 基因的肺腺癌裸鼠动物模型,可通过 ^{18}F-FHBG 介导的 PET 成像对 TK 基因在活体内外的表达进行动态显像。该实验成果为进一步深入研究肺癌的自杀基因治疗研究和监测奠定了坚实基础。

十四、胞嘧啶酰胺酶报告基因系统

胞嘧啶脱氨酶(cytosine deaminase, CD)报告基因是报告基因成像研究中第一个使用的报告基因。嘧啶脱氨酶是大肠杆菌细胞内一种能将胞嘧啶转化为尿嘧啶的酶,并不存在于哺乳动物细胞中。根据它在大肠杆菌代谢中的作用,研究者将 CD 基因导入肿瘤细胞中,结果证实仅表达 CD 的细胞可将自身无毒的 5- 氟胞嘧啶(5-FC)转化为有毒性的 5- 氟胞嘧啶(5-FU),并参与细胞内核酸代谢。同时,5-Fc、5-Fu 以及氟代核苷酸具有不同的共振峰,其变化趋势可被 MRS 监测,因此胞嘧啶脱氨酶基因可用作 MRS 报告基因。但由于 5-FU 在细胞内聚集后能取代 DNA 中的尿嘧啶阻滞 DNA 和蛋白质的合成,并引起细胞自杀性死亡,胞嘧啶脱氨酶具有高细胞毒性,限制了这一报告基因 / 报告探针成像系统在基因成像中的应用。

十五、多巴胺 2 受体报告基因系统

(一)概述

多巴胺 2 受体(D2R)主要在脑纹状体和垂体表达,其配体都有较高的疏水性,易于透过血 - 脑脊液屏障。^{11}C、^{18}F 和 ^{123}I 标记的配体已被成功用于动物和人体内 D2R 成像,如 ^{18}F-FESP(^{18}F- 氟乙基螺环哌丁苯)、^{123}I-IBZM(^{123}I- 碘苯甲酰胺)用于 D2R 介导的 PET 成像。

(二)应用概况

Umegaki 等将 D2R 基因转染至大鼠脑内,以 ^{11}C- 奎丙灵为对比剂,PET 成像发现脑内特异性摄取随时间延长而降低,与体外放射自显影一致。但由于 D2R 基因表达产物可与多巴胺结合,调控细胞内 cAMP 的水平,出现第二信号系统转导,因而导致一定的生物学变化,显示出一定的副作用。为使 D2R 作为一种报告基因更好地应用,人们开始寻求不具备调控 cAMP 水平的突变 D2R 基因。Liang 等

利用在第 80 位或第 194 位突变的 D2R 基因 D2R80A 和 D2R194A,用表达 D2R 和 D2R80A 载体转染细胞,发现二者与螺环哌丁苯的结合能力相等,且 D2R80A 突变体不影响靶细胞的生理功能。因此,D2R80A 完全可以替代 D2R 作为报告基因进行成像。

十六、生长抑素受体 2 型报告基因系统

(一)生长抑素

生长抑素(somatostatin, SST)是 1968 年由羊的下丘脑提取的具有抑制脑垂体生长激素释放的一种多肽,故被命名为生长激素释放抑制激素,简称生长抑素。后来发现它在人体中分布广泛,神经系统、消化系统、许多腺体以及肿瘤细胞、炎症细胞、免疫细胞(如淋巴细胞、吞噬细胞、胸腺内皮细胞等)都产生 SST。SST 在大脑中主要是作为一种神经递质对认知、运动、感觉以及自主功能起调节作用。在胃肠道,SST 可抑制几乎所有胃肠道激素的释放,对胃肠道的外分泌以及胃排空、胆囊收缩、小肠分节运动等有广泛的抑制作用。此外,SST 还可抑制肾素、生长因子等的释放,具有收缩血管,抑制淋巴细胞、炎症细胞、软骨等增生的作用。

天然 SST 主要以 14 肽(SSTl14)和 28 肽(SST28)两种形式存在,与生长抑素受体均有高度的亲和力。由于天然 SST 存在作用广泛、选择性差、半衰期极短(在血浆中只有 1~3min)等缺陷,目前人工合成了多种生长抑素类似物 (somatostatin analogue,SSA),以增强其作用,如奥曲肽(SMS201-995,Octreotide)、伐普肽(RC-160,Vapreotide)。

(二)生长抑素受体

生长抑素可和细胞表面的生长抑素受体(somatostatin receptor,SSTR)结合后发挥生物学作用。生长抑素受体是细胞膜的一种糖蛋白,含有 7 个 a 跨膜螺旋域,属于 G 蛋白偶联型受体。目前为止,SSTR 共发现 5 种亚型,即 SSTRl~SSTR5。不同亚型 SSTR 可选择性引起不同的生物学效应。例如,SSTR2 介导抑制生长激素的释放,而 SSTR5 则主要介导抑制胰岛素的分泌,而在细胞增殖方面,4 个亚型(SSTR1、SSTR2、SSTR4 和 SSTR5)能抑制细胞生长,而 SSTR3 只能起细胞毒性作用。

人的 SSTR1、SSTR3、SSTR4 和 SSTR5 的基因缺少常有的内含子,SSTR2 基因在第一个终止密码

之后例外地出现一个内含子,此内含子位于 3' 端 224bp 处,交互剪接可形成 SSTR2A 和 SSTR2B 两种亚型,两者在 1~331 氨基酸序列上完全相同,只是 C 末端序列不同。SSTR2A 为非剪接形式,C 末端编码区位于内含子之前,此编码区编码 38 个氨基酸残基,因此 SSTR2A 由 369 个氨基酸残基组成。SSTR2B 为剪接形式,即剪掉了 SSTR2A 的 C 末端编码区和内含子之后形成的。其 C 末端编码区位于内含子之后,SSTR2B 此 C 末端编码区编码 25 个氨基酸残基,因此 SSTR2B 由 356 个氨基酸残基组成。总体上说,在各型 SSTR 家族中,蛋白的大小一般有 356~391 个氨基酸残基,有 39% ~57% 的相同序列,在氨基末端和羧基末端差别较大。

虽然 SSTR 广泛分布于人体的各种正常和肿瘤组织中,但是各亚型的表达都有着高度的个体差异,在不同组织及肿瘤类型中表达方式不同,甚至在同一种肿瘤类型的不同个体中这些受体表达方式也不同,受体密度不同、受体状态也不相同。大量证据表明,绝大多数可被生长抑素类似物抑制的肿瘤细胞表面均存在着一种或多种 SSTR,其中又以 SSTR2 最为常见,因而成为研究重点。

目前已经发现在垂体瘤、小细胞肺癌等神经内分泌瘤,星形细胞瘤、脑膜瘤等神经系统肿瘤均有高密度的 SSTR2 表达,这有利于肿瘤 SSTR2 的放射性浓集而使肿瘤受体显像,或产生肿瘤靶向放疗效应,而且用 SSA 奥曲肽作为肿瘤的辅助治疗,已成功地应用于临床并取得显著疗效。而胰腺癌、胃癌、结直肠癌、卵巢癌等普通实体瘤中 SSTR2 表达缺失或是低表达,这些类型的肿瘤则不能应用奥曲肽进行治疗,也不可进行肿瘤受体显像和靶向放射治疗,存在明显缺陷,但可以通过基因转移的方法,将 SSTR2 基因导入肿瘤细胞内,通过 SSTR2 在细胞表面的再表达进行基因治疗。

（三）应用概况

当用 SSTR2 作为报告基因时,该受体基因被转导入靶细胞后,在细胞表面表达 SSTR,因此,用不同的示踪剂可以显示用 SSTR2 报告基因表达的状况,这是 SSTR2 用于报告基因成像的基础。已有学者用 SSTR2 基因作为报告基因转染肿瘤细胞,用放射性核素标记的 SST 或 SSA 作为报告探针进行报告基因表达成像,并且获得了成功。

Chaudhuri 等用编码 SSTR2 基因的腺病毒载体体外转染卵巢癌细胞,接种裸鼠,并注射 ^{99m}Tc 标记

的一种生长抑素类似物 P2045,其能够与 SSTR2 进行特异结合,结果显示,转染的肿瘤细胞对 ^{99m}Tc-P2045 摄取量比对照组高 10 多倍。Zinn 等以复制缺陷型腺病毒作为 SSTR2 基因的载体,针对活体内 SSTR2 基因介导的放射性核素报告基因显像效果进行了相关研究。他们将编码 SSTR2 基因的复制缺陷型腺病毒载体 Ad5-CMVhSSTR2 感染裸鼠人非小细胞肺癌细胞 A427 皮下移植瘤,同时用携带报告基因 β- 半乳糖苷酶的重组腺病毒 Ad5-CMVLacZ 或携带促甲状腺激素释放激素的重组腺病毒 Ad5-CMVTRHR 感染同样的移植瘤作为对照,病毒感染 48h 后,经尾静脉注射 ^{99m}Tc-P829 （一种 SSA ）或者 ^{188}Re-P829,γ 相机进行显像和生物学分布研究,结果显示 ^{99m}Tc-P829 和 ^{188}Re-P829 注射 3 h 后,γ 相机可清楚显示注射 Ad5-CMVhSSTR2 的肿瘤部位浓聚放射性,而注射 Ad5-CMVLacZ 的肿瘤部位未发现示踪剂的浓聚。前者浓聚放射性标记的 P829 比注射 Ad5-CMVLacZ 或 Ad5-CMVTRHR 的对照部位高 5~10 倍,每克组织中为注射量的 2.5% ~3.8%,免疫组化分析结果与成像分析的结果完全一致。在肺癌中进行核素显像获得成功之后,该研究小组又在卵巢癌中进行了核素显像研究。他们构建了腺病毒载体 Ad-hSSTR2,用它来感染裸鼠人卵巢癌细胞 SKOV3.ip1 皮下移植瘤,同时用携带报告基因绿色荧光蛋白的重组腺病毒 Ad-GFP 作为对照,病毒感染后 48h 后,以 ^{99m}Tc-P2045（另一种 SSA）作为示踪剂,用 γ 相机进行显像,结果显示 Ad-hSSTR2 感染后的肿瘤对 ^{99m}Tc-P2045 的摄取量是对照的 12 倍。这些研究充分证实了 SSTR2 基因转移到肿瘤细胞后,通过放射性核素标记的肽与报告受体相结合而基因显像的可行性。

与 γ 相机相比,PET 具有更高的灵敏度,因而在对 SSTR2 基因转移的成像上具有更大的优势。Rogers 等利用 micro PET 进行了 SSTR2 基因介导的核素显像。他们将表位标签血凝素 HA 融合到 SSTR2 胞外段的 N 端,构建成腺病毒载体 Ad-HAhSSTr2,用 SSA 酪氨酸 - 奥曲肽与正电子发射体 ^{99m}Tc 进行螯合,得到检测 SSTR2 表达情况的 ^{99m}Tc-Demotate 1。在体外实验中发现 ^{99m}Tc-Demotate 1 与 AdHASSTR2 感染后的 A427 细胞有高度的亲和力。将 AdHAhSSTr2 转染裸鼠 A427 细胞皮下移植瘤,尾静脉注射 ^{99m}Tc-Demotate 1 后 2h 生物

分布研究显示它对 ^{99m}Tc-Demotate 1 的蓄积量是每克组织中为注射量的 4.0%，而转染对照病毒的肿瘤组织对标记物只是有背景吸收，每克组织中为注射量的 0.8%。micro PET 显像结果与生物分布结果一致，在 AdHAhSSTr2 转染后肿瘤有清晰的吸收，而在对照肿瘤中只有背景吸收，^{99m}Tc-Demotate 1 最后由肾脏清除。

十七、人钠 - 碘同向转运因子报告基因系统

（一）概述

转运蛋白通常位于细胞膜上，可以转运多种对比剂分子，从而使信号扩增，检测低水平的基因转染。人源性转运蛋白无免疫源性，但内源性表达会使 PET 成像的本底增大。到目前为止，用作报告基因的有人钠 - 碘同向转运因子（ human sodium-iodine symporter，hNIS ）基因。

钠 - 碘同向转运因子是一种位于甲状腺滤泡细胞膜上的跨膜糖蛋白，属于钠 - 葡萄糖转运体家族，可逆浓度梯度向细胞内运碘，是放射性碘治疗甲状腺疾病的基础。1996 年，鼠和人钠 - 碘同向转运因子基因被成功克隆，使 NIS 基因转染肿瘤细胞介导放射性核素靶向显像和内照射治疗成为可能。NIS 介导核素治疗的同时本身也可作为报告基因使放射性报告探针浓聚，从而用于核素显像。与其他报告基因（ 如 β- 半乳糖苷酶、绿色荧光蛋白等 ）相比，hNIS 基因是一种更理想的报告基因，具有独特的显像特质：它是一种生理性表达蛋白，理论上无免疫原性，很少会导致抗体的形成，其介导的显像可以摄取 ^{125}I、^{131}I-NaI 及 ^{99m}TcO$_4^-$，这些放射性核素的获取相对简单，可被人体代谢和清除。

（二）应用概况

NIS 基因可用于肿瘤细胞的报告基因显像。Sptizweg 等以前列腺癌特异抗原（ PSA ）启动子诱导 NIS 基因在前列腺癌细胞 LNCap（ PSA 阳性 ）中表达，LNCap 细胞摄碘力增加 50 倍，而前列腺癌细胞 PC-3 和 DU-145（ PSA 阴性 ）的摄碘能力没有变化，该研究首次利用组织特异性启动子实现 NIS 基因的特异性表达。随后，Ma 等以甲胎蛋白（ AFP ）启动子与增强子（ AdPLEN ）诱导 NIS 基因在肝癌细胞 HepG2（ AFP 强阳性 ）中表达，Western-blotting 检测表明 AFP 启动子能在 AFP 阳性的 HepG2 细胞中诱导 NIS 基因的表达，HepG2 细胞的摄碘能力是肝癌细胞 SMMC7721（ AFP 弱阳性 ）的 6 倍、宫颈癌细胞 Hela（ AFP 无表达 ）的 30 倍。瘤内转染 AdPLEN 的荷肝癌裸鼠尾静脉注射 ^{131}I 后 2h，肿瘤部位放射性浓聚，肿瘤显示清晰，转染 AdPLEN 的肝癌病灶具有特异性摄碘能力，可获得较好的显像效果，证实利用 AFP 启动子与增强子联合调控 hNIS 基因对肝癌进行靶向核素显像是可行的。

赵祯采用重组腺病毒 Ad-Sur-NIS，对人肝癌细胞 HepG2、人肺癌细胞 A549、人激素非依赖性前列腺癌细胞 PC-3 进行转染。荷瘤鼠 ^{99m}Tc 显像可见，瘤内注射 Ad-Sur-NIS 组肿瘤部位放射性摄取明显增高，肿瘤 / 对侧肌肉放射性比值（ T/NT ）为 35.11 ± 4.43，尾静脉注射 Ad-Sur-NIS 组肿瘤显影轻微增高（ T/NT 为 5.22 ± 0.81 ），表明经外周静脉转染 Ad-Sur-NIS 成功，与目前常用的肿瘤局部注射相比，更加实用，尤其对广泛转移病灶和深部肿瘤，尽管明显低于经瘤内转染。巨细胞病毒（ CMV ）启动子是非特异性强启动子，阳性对照病毒 Ad-CMV-NIS 在肿瘤细胞和正常细胞中均能驱动 NIS 的转录和表达，经尾静脉注射肿瘤未见显影（ T/NT 为 2.03 ± 0.67 ），证明 Ad-Sur-NIS 对肿瘤组织的特异性和靶向性。阴性对照病毒 Ad-Sur-GFP 瘤内注射，肿瘤亦未见显影（ T/NT 为 1.79 ± 0.51 ），表明转染 Ad-Sur-NIS 后，NIS 使肿瘤细胞具有摄取 ^{99m}Tc 的能力而显影。

micro RNA（ miRNA ）是调节基因表达的非蛋白编码单链 RNA，可作为新的肿瘤标志物。杨卫东等建立以 hNIS 为报告基因测量 miRNA 在细胞中表达的高灵敏度放射性核素新方法，实现了实时活体监测 miRNA，对于肿瘤的诊断具有重要意义。

目前，可用于活体内正常细胞无创性示踪的影像学手段主要有 MRI、生物发光和放射性核素显像，其中 NIS 作为报告基因可直接静脉注射放射性核素进行显像。胡硕等将 Ad-rNIS-EGFP 重组腺病毒载体转染至大鼠骨髓间充质干细胞（ rat bone marrow mesenchymal stem cells，rBMSC ），转染细胞移植到大鼠心肌后，γ 显像能清晰显示移植部位的心肌，心肌 / 右前肢放射性比值较对照组明显增高 [（ 6.7 ± 0.4 ）vs（ 3.0 ± 0.2 ），P=0.03]，生物学分布实验和免疫组织化学检测结果均表明，大鼠 NIS 作为报告基因可有效监测 rBMSC 移植大鼠心肌。除干细胞外，NIS 作为报告基因还用于监测巨噬细胞、心肌细胞等在体内的生物学活动。

放射性报告探针不仅可反复、无创伤地监测活体内 NIS 基因表达的位置及维持时间，其所发出的信号还可定量评估 NIS 报告基因的体内表达水平。Groot Wassink 等报道，C57/B6 鼠经尾静脉注射不同浓度的 Ad-CMV-NIS 重组腺病毒（10^8PFU，5×10^8FPU，10^9PFU，2.5×10^9PFU），72h 后进行 ^{124}I-PET 显像，显像完成后处死 C57/B6 鼠进行生物学分布实验，随着 Ad-CMV-NIS 浓度增加，病灶显影和摄碘能力逐渐增强，二者表现出良好的线性相关性（r=0.9581）。Vadysirisack 等建立稳定表达 NIS 的人甲状腺癌细胞（FTC133）、人宫颈癌细胞（Hela）和鼠嗜铬细胞瘤细胞（PC12）系，观察细胞内 NIS 蛋白表达水平与放射性碘吸收的相关性，显示在一定范围内 NIS 蛋白水平增加，放射性碘吸收增强，二者呈线性相关，继续增加 NIS 蛋白水平并不增加放射性碘吸收，提示低水平 NIS 表达即可满足放射性核素显像、监测基因表达水平和治疗基因持续时间。Penheiter 等研究亦显示出类似结果。Barton 等构建含双自杀基因 yCD/mutTKSR39rep 和报告基因 hNIS 的重组腺病毒（Ad5-yCD/mutTKSR-39rep-h NIS），6 例前列腺癌患者在直肠超声引导下直接注射重组腺病毒（5×10^{12}），24h 后进行 ^{99m}Tc-SPECT-CT 显像，监测双自杀基因在前列腺肿瘤中的分布、表达和消除情况。

十八、报告基因成像的展望

近年来，报告基因成像的出现和发展极大促进了活体基因表达与生物学、病理学过程中非侵入性定位与监测研究的发展，这些基因编码的产物或具有荧光、MR 信号，或能结合放射性、磁性标记物，通过结合相应成像技术，报告基因成像已可用于细胞示踪（如移植干细胞的迁移和存活状况）、监测基因表达（如治疗基因表达观测）、检测感兴趣因子变化（如启动子的活性）等。报告基因作为一种有效的基因影像学技术手段，目前已在医学、分子生物学、生命科学和动植物学等领域发挥着越发重要的作用，作为基因成像中重要的一员，报告基因成像是检测目的基因表达、定位、转染的有效影像学研究手段，相信随着基因技术和基因治疗的快速发展，报告基因成像的应用与种类必将更加丰富，其检测和成像方法也将进一步完善和提高，必将在未来医学分子成像的研究与应用中发挥更为广泛的作用。

第五节　多功能基因成像

一、多模态基因成像系统

分子影像学是一门在活体状态下，对人或动物体内的细胞和分子水平的生物学过程进行可视化、特征化、定量化的新兴学科，主要包括磁共振分子成像、光学分子成像、放射性核素分子成像、CT 成像和超声成像等成像方法。近年来多模态分子影像成为分子影像领域的研究热点。多模态分子成像通常被认为是将两种或两种以上的成像模式进行有机结合，以充分利用各种显像模式的优势，同时克服各自的弱点。

（一）多报告基因成像系统

报告基因 / 报告探针是分子影像领域的较为成熟的策略，其功能强大，具有鉴定特定的细胞数量、体内追踪细胞、监测药物疗效等多种功能。最常用的报告基因 /报告探针系统包括用于生物发光显像的荧光素酶基因报告基因及荧光素、用于荧光成像的绿色荧光蛋白 (GFP) 或红色荧光蛋白 (RFP)、单纯疱疹病毒 1 胸苷激酶报告基因 (HSV-tk1) 及其相应的放射性核素标记分子探针（如 ^{124}I-FIAU 或 ^{18}F-FHBG）和用于磁共振分子成像的铁蛋白基因等。

目前，报告基因分子成像基本多是应用单报告基因进行成像，即将单一报告基因转入细胞内，但各种成像方式有其自身的特点和局限性（如深度、时间和空间分辨率、灵敏度、特异性和成本），限制了单报告基因成像在生物医学领域的广泛应用。例如，光学报告基因成像因具有灵敏度高、无放射性、成像迅速且可实时监测等诸多优点，成为近年来分子影像学研究中的热点，并因此成为活体内示踪肿瘤细胞的理想成像方法，但是光学成像组织穿透深度和解剖分辨率有限。磁共振报告基因介导的分子成像具有空间分辨率高、组织分辨率精细和多序列成像等优点，可同时获得高分辨率的组织解剖结构信息和经定位、定量化分析的组织病理、生理变化信息，但是磁共振成像的敏感性相对不足。

随着多模态成像技术研究的深入,多模式报告基因的研究也逐渐开展起来,它可将多种成像技术的优势结合起来,达到优势互补,从而为解决单报告基因成像的不足提供了有效的方法。多模式报告基因可根据特定的需要选择合适的影像学检查方法,以同时获得疾病的解剖和功能信息。同时,多模式报告基因可交叉验证每种成像方式提供的信息,并有助于将这些成像技术应用于临床。尽管目前多模式报告基因的研究较少,但也取得了显著成绩。

多模态报告基因显像的常用方法之一是同时用两种报告基因系统转入两种不同的基因,同时对两种基因的表达进行显像。有研究将编码 SSTR2 基因的 Ad-hSSTr2 和 / 或编码 TK 基因的 Ad-TK 感染人肺癌细胞 A427 和卵巢癌细胞株 SKOV-3ipl,然后分别加入 ^{99m}Tc-P2045 和 ^{125}I-FIAU,再用两种不同的 γ 相机窗口同时成像检测两种基因的转入情况,结果显示两种基因都可以准确地进行成像。这种多模式报告基因显像方法虽然操作较为简单,但是需要两个载体同时转染,两种报告基因的表达无明显相关性。

为了改善上述不足,研究者们将两个或多个报告基因融合到一个重组 DNA 表达载体内,表达的融合蛋白即可用于多模式基因成像。例如,王一帆等将用于磁共振成像的人 TFRC 报告基因和光学萤火虫荧光素酶融合到一个腺病毒载体,由双启动子分别调控上述两个报告基因的表达。细胞实验结果显示,该双报告基因腺病毒载体转染人结直肠癌 LOVO 细胞后,转铁蛋白受体和荧光素酶蛋白的表达水平显著增加,为进一步用于活体磁共振和生物发光双模态报告基因成像研究肿瘤细胞的体内示踪、干细胞移植后的生物学行为等奠定基础。为进一步探讨上述方法构建的多报告基因在活体内肿瘤细胞的多模态成像效果,Zinn 等将同时携带 SSTR2 基因和 TK 基因的双报告基因重组腺病毒载体 Ad-hSSTr2-TK 注射入裸鼠皮下 A427 细胞移植瘤内,然后向小鼠体内注入 ^{99m}Tc-P2045 和 ^{125}I-FIAU。活体实验结果显示,双报告基因重组腺病毒载体 Ad-hSSTr2-TK 可同时实现 SSTR2 基因和 TK 基因的 γ 显像。

虽然融合基因介导的多报告基因显像已经得到了成功的应用,但明显存在一些局限性。例如:每种显像模式均需要相应的标记分子探针或底物;融合基因一般很大,构建存在一定困难;融合蛋白表达可能损失部分生物活性。因此,用于多模式显像的报告基因尚有待进一步研究。

(二)适配体探针介导的多模态成像

近几十年,荧光成像、磁共振成像、放射性核素成像等成像模式迅速发展及广泛的应用,促进分子影像技术的发展和进步。然而,没有一种分子成像模式能够完美地获得所有生物信息,如难以对活体荧光信号进行准确定量,特别是在深层组织;MRI 分辨率高,但灵敏度低;放射性核素成像技术灵敏度高,但空间分辨率较差。这使得多模态成像成为分子影像学领域发展的必然趋势。目前,将小分子适配体探针用于多模式成像仍有许多问题需要解决,如偶联位点数量有限、修饰对探针靶结合亲和力可能产生潜在干扰等。利用纳米颗粒作为载体,承载多种功能基团用于多模式分子影像有望成为解决问题的方法。

在较早的研究中,Kim 等研究正式开启了适配体探针用于多模式成像的研究序幕,该研究通过疏水的 Fe_3O_4 颗粒为核心、以介孔 SiO_2 为外壳,合成了粒径在 100nm 以下、具有良好均一性的 Fe_3O_4/SiO_2 纳米颗粒。该纳米颗粒的介孔 SiO_2 中负载的罗丹明 B 使纳米颗粒具有荧光和磁性的双重功能。经静脉注射到荷瘤裸鼠体内后,由于肿瘤组织的高通透性和滞留效应,肿瘤部位的荧光信号和磁共振成像信号均有显著的增强,可以有效识别体内的肿瘤组织。Hwang 等基于对高度表达核仁蛋白的肿瘤细胞有靶向性的适配体 AS1411,构建一种可同时实现荧光、γ 照相机和 MRI 多模式成像的适配体探针 (MRF-AS1411)。该探针的核心是钴铁纳米颗粒,纳米颗粒表面用 AS1411 适配体修饰、罗丹明包被,再用螯合剂偶联以及 ^{67}Ga 标记。MRF-AS1411 尾静脉注射后能够明显浓集于大鼠体内的宫颈癌肿瘤组织,体现了该分子探针对肿瘤细胞的良好靶向性。同时,表达核仁素的肿瘤细胞在荧光共聚焦显微镜中呈现特异性荧光信号,在 γ 相机中呈现移植瘤图像、Mm 中肿瘤区域呈现 T_2 暗信号,实现了多模式成像。虽然适配体多模式成像离真正的临床应用还有很长的路要走,但该多功能成像探针突破了以往单一成像探针的限制,利用多种成像技术大大提高了肿瘤检测的准确性,为肿瘤的早期诊断和复发监测提供了新思路和新方法,也将有助于肿瘤靶向治疗研究的开展。

二、基因成像与基因治疗

随着生命科学与技术的飞速发展,关于疾病发生、发展中各种分子机制的研究正逐渐深入,人们意识到许多疾病都与基因的结构或功能改变有关。因此,从基因水平进行疾病治疗,纠正病变细胞内缺陷的基因有望能从根本上治愈疾病,从而为一些现有的常规疗法所不能解决的疾病尤其是肿瘤性疾病带来了新的希望。基因治疗是指通过一定方式将正常基因或有治疗作用的 DNA 序列导入靶细胞以纠正或替代自身基因结构或功能上的错乱、杀灭病变的细胞或增强机体清除病变细胞的能力,从而达到治疗疾病的目的。

基因治疗历史悠久并且一直在发展着。1972年,基因治疗的概念首次被提出,其最初的目的是治疗多种遗传病。直到 1990 年才开始进行第一个基因治疗临床试验,即用腺苷酸脱氨酶(adenosine de-aminase, ADA)基因治疗一位因 ADA 基因缺陷导致严重免疫缺陷的患者,并初步获得了成功,从而在全世界掀起了基因治疗的研究热潮。自此基因治疗快速发展,并在许多疾病的治疗中均取得成功,比如恶性肿瘤、帕金森病、视网膜疾病、心血管疾病等。截至 2013 年底,全世界已批准的基因治疗临床试验方案达到了 1 800 个。然而,批准上市的仅 2 个产品:一个是我国于 2004 年 1 月批准的世界上第一个基因治疗产品——"重组人 p53 腺病毒注射液";另一个是 2012 年 7 月欧洲药品管理局批准的荷兰 uniQure 公司研发的 Glybera 药物,用于治疗脂蛋白脂酶缺乏。基因治疗产品上市寥寥无几的现象说明了该领域仍面临许多问题,如:①基因转导或转染是否成功?②转导或转染的基因是否分布到靶器官或靶组织,其分布是否最佳?③靶器官或靶组织内转基因表达是否可以产生足够的治疗效应?④转导或转染的基因是否以足够高的水平定位于其他器官或组织以诱导产生未预料的毒性反应?⑤在与前体药物联合应用时,转基因表达的最佳时机以及启动前体药物治疗的最佳时机如何?⑥转基因表达在靶组织或器官内可持续多长时间?以前的研究方法是对靶器官或靶组织进行采样,然后检测标本中载体上的基因片断、其转录出来的 mRNA 或表达的蛋白质,以评估治疗基因的表达情况。但该种方法属于有创性手段,且实验的效率非常低,往往为了评价基因随时间的表达情况需要进行连续的多次活检。

为解决上述问题,基因成像应运而生,其形成背景起源于对基因治疗的研究。它可利用影像学方法动态、精确且无侵袭性地探测治疗基因在体内的表达部位和表达水平,使基因治疗达到最佳效果。在基因治疗过程中,基因成像可用来明确:基因转移是否成功;转基因在靶组织中的分布是否合适;靶细胞中基因表达水平能否达到最佳治疗效果;转基因表达高峰时间及持续时间,以便确定最佳给药时间;检测基因治疗效果;评价基因表达与疗效的关系。由此可以看出,基因成像是基因治疗研究及其将来临床应用一个有用的检测工具。

基因成像的诊断元件主要包括报告基因、反义基因和适配体探针。这三种诊断元件均可用于基因治疗研究中,其中以报告基因的应用最为广泛。在基因治疗中,通过评价报告基因的表达可监测治疗性基因表达的位置、幅度及持续时间等信息,无疑在人类基因治疗效果的监控及评价有明显优势。

报告基因本身具有治疗作用,直接可用作治疗基因,这样用该基因作为诊断基因可以监测其自身的治疗效果,如 HSV1-tk 的自杀基因治疗、兼具成像和治疗功能的反义探针。同时,报告基因还可以通过其报告探针发挥疾病治疗的作用。Rogers 等将报告基因 SSTR2 基因载入腺病毒载体,并构建了诊断探针和治疗探针。第一次对体内肿瘤基因治疗的效果用 RGI 的方法进行监测获得成功。他们用编码 SSTR2 基因的重组腺病毒 AdSSTr2 感染裸鼠肺癌(接种 A427 细胞)皮下移植瘤,使 SSTR2 在肿瘤组织中表达,体内显像证明尾静脉注射 ^{111}In- 二乙烯三胺五乙酸 -D- 苯丙氨酸 - 奥曲肽后,转染 AdSSTr2 的肿瘤对标记物的吸收量是转染报告基因 AdTRHR 的对照肿瘤的 5~10 倍。在对肿瘤进行治疗时,瘤内共注射两次腺病毒,两次注射间隔开 1 周,在每次病毒注射后的第 2 天和第 4 天尾静脉注射两次 90Y- 环十二烷四乙酸 -D- 苯丙氨酸 - 酪氨酸 - 奥曲肽,剂量大小为 1.48×10^{13}Bq 或 1.85×10^{13}Bq。治疗结果用 γ 相机进行放射显像,发现治疗组的肿瘤生长速度明显减慢,其长到 40~44d 的肿瘤大小和对照组肿瘤长到 16~25d 的大小一样。

此外,将报告基因和治疗基因重组或融合也可实现通过报告基因监测治疗基因表达情况及治疗效果的目的。虽然两者的含量或表达水平可能不完全相同,但也可通过二者的比例关系间接反映治疗基因的表达状况。这种基因治疗的间接显像方法通常

需要借助基因重组技术,下面是几种治疗基因间接显像和重组方法:

(1)共载体法:该方法是利用相同的启动子和相同的两个载体分别将治疗基因和报告基因导入体内,且两者的载体和启动子是相同的。Yaghoubi等已将两基因克隆到分离的腺病毒载体中,用同一巨病毒的启动子驱动,以相同滴度的Ad-CMV-HSV1-sr39tk和Ad-CMV-D2R转染细胞,发现两个基因的表达有很好相关性。最后,用^{18}F-FHPG和^{18}F-FESP对HSV1-sr39tk和多巴胺D2R进行micro PET显像,证明了用这种腺病毒介导转染方法评价活动物体内转基因表达水平是可行的。

(2)双启动子方法:双启动子方法是利用同一载体内不同的启动子连接不同的基因。该方法是两个基因偶联表达的有用方法,其优势在于无基因表达衰减及细胞类型特异性等问题。Zinn等采用双启动子方法,构建了编码hSSTr2a基因和HSVI-tk基因的腺病毒载体(Ad-pCMV-hSSTr2a-pCMV-HSVl-tk,Ad-hSSTr2-TK),用于感染人肺癌细胞A427后,发现细胞对两基因表达产物特异性底物^{99m}Tc-P2045和^{125}I-FIAU的摄取水平具有一定的相关性,证实了SSTR报告基因系统具有监测治疗基因表达水平的可能性。

(3)融合法:融合法是将治疗基因和报告基因直接融合,其编码序列被放置在同一个阅读框架内,如HSV1TK-GFP、HSV1TK-Luciferase-Neomycin。虽然这种方法对治疗基因表达情况的评价较直观、准确地,但该方法得到的融合基因在翻译过程中容易发生折叠引起蛋白功能的改变。为了监测治疗基因表达,Steffens用2个前药活化基因HSV1-tk和兔细胞色素P450(cyp4b1)与EGFP(增强绿色荧光蛋白)的基因建立了融合基因TK-EGFP和4B1-EGFP,在人和鼠的神经胶质瘤内有效地诱导融合蛋白的表达,证实融合基因TK-EGFP是监测前药活化基因治疗的有用工具。

(4)双顺反子方法:双顺反子方法是将治疗基因和诊断基因分别连接到内部核糖体连接位点(internal ribosome entry site,IRES)的上下游,采用同一个启动子将两者转录成一个单一的mRNA,但在IRES元件的帮助下翻译成两个不同的蛋白。其原理是,IRES元件能在双顺反子mRNA内启动转录过程,通过第一个顺反子的帽依赖性翻译和第二个顺反子的非帽依赖性IRES介导的翻译可使两个基因共表达,但第一个顺反子的帽依赖性翻译较第二个顺反子的非帽依赖性IRES介导的翻译效率高数倍。这种方法可在保持治疗基因和诊断基因的生物活性同时使两段基因的表达具有很好的相关性。例如,赵纳等利用IRES序列直接将荧光素酶报告基因和人肿瘤坏死因子相关的诱导凋亡配体(human TNF-related apoptosis-inducing ligand,hTRAIL)治疗基因构建在同一腺病毒表达载体上。实验结果证实,将双基因表达的Ad-1uc-hTRAIL载体导入肺癌A549细胞后,可成功表达独立的荧光素酶和hTRAIL蛋白,前者可使转染的细胞发出明显的荧光,而后者的表达对A549细胞具有显著的生长抑制和促凋亡作用。同时,荧光素酶的表达可实时监测hTRAIL基因的表达,也可有效监测hTRAIL基因治疗的疗效。

放射性核素报告基因显像能够有效地反映治疗基因的转染效率、转染组织特异性和体内表达持续时间,且可重复进行,因而可指导基因治疗方案的优化和评价基因治疗的效果。有研究将报告基因(HSVI-tk)和治疗基因(BDNF)通过IRES序列连接后进行腺病毒包装,体外感染处于指数增长期的骨髓间充质干细胞,将细胞定向移植到大鼠梗死脑组织的周围,采用放射性核素报告基因显像的方法,在体内以及体外间接监测移植细胞的归巢及分化,并且评价基因和细胞双重治疗脑梗死的疗效。生物分布和放射自显影实验证明^{131}I-FIAU/TK报告基因系统监测脑梗死模型中移植的转基因骨髓间充质干细胞切实可行,并且报告基因与治疗基因的表达量呈很好的正相关,原位移植是基因治疗脑梗死最佳的细胞移植途径。SPECT活体显像,由于分辨率较低,不能很好地显示大鼠脑组织结构,而Micro PET-CT可以清晰地监测到移植细胞的位置,并可以评价基因治疗的疗效,为活体监测移植细胞的存活、转归及疗效提供了实验基础。

(5)双向转录方法:治疗基因的表达可控性也是目前基因治疗发展需要解决的一个关键性问题。双向转录方法能双向转录成2个mRNA,翻译成2种蛋白质,且能调节治疗基因的表达水平。例如,Sun等构建了带有双向且可被强力霉素诱导的启动子载体,"靶基因"和报告基因的表达在此呈现强力霉素剂量依赖性,并能实现报告基因PEI显像。对基因显像定量分析显示,通过报告基因可间接反映"靶基因"的表达水平,为临床无创性监测目的基因的表达和预测基因治疗效果提供了一种新的有效 手段。

【参考文献】

[1] 申宝忠.分子影像学（第2版）[M].北京：人民卫生出版社,2007.

[2] GAMBHIR SS, BARRIO JR, HERSCHMAN H R, et al. Imaging gene expression: principles and assays[J]. J Nucl Cardiol,1999,6(2):219-233.

[3] KIM KI, CHUNG HK, PARK JH, et al. Alpha-fetoprotein-targeted reporter gene expression imaging in hepatocellular carcinoma[J]. World J Gastroenterol,2016,22(27):6 127-6 134.

[4] 文明,柏玮,李少林.分子影像学中的肿瘤反义基因显像[J].重庆医科大学学报,2007,32(5):554-557.

[5] YOUN H, CHUNG JK. Reporter gene imaging[J]. AJR Am J Roentgenol, 2013, 201(2):206-214.

[6] CHEN X. Visualizing the location and the dynamics of gene expression in living animals through bioluminescence imaging[J]. Methods Cell Biol,2013,113:39-49.

[7] COLLINS SA, HIRAOKA K, INAGAKI A, et al. PET imaging for gene & cell therapy[J]. Curr Gene Ther,2012,12(1):20-32.

[8] TANGNEY M, FRANCIS KP. In vivo optical imaging in gene & cell therapy[J]. Curr Gene Ther,2012,12(1):2-11.

[9] WATANABE M, UEKI H, OCHIAIK, et al. Advanced two-step transcriptional amplification as a novel method for cancer-specific gene expression and imaging[J]. Oncol Rep,2011,26(4):769-775.

[10] RICHARD-FIARDO P, FRANKEN P R, HARRINGTON K J, et al. The use of molecular imaging of gene expression by radiotracers in gene therapy[J]. Expert Opin Biol Ther,2011,11(10):1 273-1 285.

[11] ZIADY AG, KOTLARCHYK M, BRYANT L, et al. Bioluminescent imaging of reporter gene expression in the lungs of wildtype and model mice following the administration of PEG-stabilized DNA nanoparticles[J]. Microsc Res Tech,2010,73(9):918-928.

[12] ONO K, FUMA K, TABATA K, et al. Ferritin reporter used for gene expression imaging by magnetic resonance[J]. Biochem Biophys Res Commun,2009,388(3):589-594.

[13] 秦光明.肿瘤核素反义显像技术的研究现状与展望[J].国外医学（放射医学核医学分册）,2001,25(5):213-216.

[14] ALAUDDIN MM, GELOVANI JG. Radiolabeled nucleoside analogues for PET imaging of HSV1-tk gene expression[J]. Curr Top Med Chem,2010,10(16):1 617-1 632.

[15] KWON H, ENOMOTO T, Shimogawara M, et al. Bioluminescence imaging of dual gene expression at the single-cell level[J]. Biotechniques,2010,48(6):460-462.

[16] ROME C, COUILLAUD F, MOONEN C T. Gene expression and gene therapy imaging[J]. Eur Radiol,2007,17(2):305-319.

[17] SULLIVAN DC, HOFFMAN JM. In vivo imaging of gene expression[J]. Semin Radiat Oncol,2001,11(1):37-46.

[18] BHANG HE, POMPER MG. Cancer imaging: Gene transcription-based imaging and therapeutic systems[J]. Int J Biochem Cell Biol, 2012, 44(5):684-689.

[19] 王文喜,梁文权,宋必卫.反义寡核苷酸纳米粒给药系统研究进展[J].中国药学杂志,2005,40(16):1 201-1 204.

[20] HARNEY AS, MEADE TJ. Molecular imaging of in vivo gene expression[J]. Future Med Chem,2010,2(3):503-519.

[21] PENUELAS I, BOAN J, MARTICLIMENT JM, et al. Positron emission tomography and gene therapy: basic concepts and experimental approaches for in vivo gene expression imaging[J]. Mol Imaging Biol,2004,6(4):225-238.

[22] HERSCHMAN HR. Noninvasive imaging

of reporter gene expression in living subjects[J]. Adv Cancer Res,2004,92:29-80.

[23] BLASBERG R. PET imaging of gene expression[J]. Eur J Cancer,2002,38(16):2 137-2 146.

[24] 张龙江,祁吉.分子影像学报告基因显像的研究进展 [J].中国医学影像技术, 2005, 21(11):1 772-1 775.

[25] BLASBERG R. Imaging gene expression and endogenous molecular processes: molecular imaging[J]. J Cereb Blood Flow Metab, 2002, 22(10):1 157-1 164.

[26] LENDVAI G, ESTRADA S, BERG-STROM M. Radiolabelled oligonucleotides for imaging of gene expression with PET[J]. Curr Med Chem, 2009,16(33):4 445-4 461.

[27] 王荣福,沈晶,张春丽.反义显像的应用研究及进展 [J].北京医学,2006,28(9):555-559.

[28] KHER R, BACALLAO RL. Imaging gene expression[J]. Nephron Exp Nephrol, 2006, 103(2):75-80.

[29] DHARMARAJAN S, SCHUSTER DP. Molecular imaging of pulmonary gene expression with positron emission tomography[J]. Proc Am Thorac Soc,2005,2(6):549-552.

[30] BENGEL FM. Noninvasive imaging of cardiac gene expression and its future implications for molecular therapy[J]. Mol Imaging Biol, 2005, 7(1):22-29.

[31] JACOBS A, HEISS WD. Towards non-invasive imaging of HSV-1 vector-mediated gene expression by positron emission tomography[J]. Vet Microbiol,2002,86(1-2):27-36.

[32] CONTAG CH, BACHMANN MH. Advances in in vivo bioluminescence imaging of gene expression[J]. Annu Rev Biomed Eng,2002,4:235-260.

[33] BLASBERG RG, GELOVANI-TJUVA-JEV J. In vivo molecular-genetic imaging[J]. Journal of Cellular Biochemistry,2002,87(S39):172-183.

[34] 穆传杰,周继文.报告基因显像监测基因治疗研究进展 [J].国外医学 (放射医学核医学分册),2003,27(1):4-8.

[35] WAERZEGGERS Y, MONFARED P, VIEL T, et al. Methods to monitor gene therapy with molecular imaging[J]. Methods,2009,48(2):146-160.

[36] HIONA A, WU JC. Noninvasive radionuclide imaging of cardiac gene therapy: progress and potential[J]. Nat Clin Pract Cardiovasc Med, 2008, 5(2):87-95.

[37] BRIAT A, VASSAUX G. Preclinical applications of imaging for cancer gene therapy[J]. Expert Rev Mol Med,2006,8(16):1-19.

[38] IYER M, SATO M, JOHNSON M, et al. Applications of molecular imaging in cancer gene therapy[J]. Curr Gene Ther,2005,5(6):607-618.

[39] SINGER RH, LAWRENCE D S, OVRYN B, et al. Imaging of gene expression in living cells and tissues[J]. J Biomed Opt,2005,10(5):514.

[40] LOWIK CW, CECCHINI MG, MAGGI A, et al. Noninvasive real-time in vivo bioluminescent imaging of gene expression and of tumor progression and metastasis[J]. Ernst Schering Res Found Workshop,2005(49):193-227.

[41] BUCHSBAUM DJ, CHAUDHURI T R, YAMAMOTO M, et al. Gene expression imaging with radiolabeled peptides[J]. Ann Nucl Med, 2004, 18(4):275-283.

[42] SHARMA V, Luker GD, PIWNI-CA-WORMS D. Molecular imaging of gene expression and protein function in vivo with PET and SPECT[J]. J Magn Reson Imaging,2002,16(4):336-351.

[43] HOGEMANN D, BASILION JP. "Seeing inside the body": MR imaging of gene expression[J]. Eur J Nucl Med Mol Imaging,2002,29(3):400-408.

[44] BELL JD, TAYLOR-ROBINSON SD. Assessing gene expression in vivo: magnetic resonance imaging and spectroscopy[J]. Gene Ther, 2000, 7(15):1 259-1 264.

[45] GOODWIN PC. GFP biofluorescence: imaging gene expression and protein dynamics in living cells. Design considerations for a fluorescence imaging laboratory[J]. Methods Cell Biol,1999,58:343-367.

[46] YANG C, TIAN R, LIU T, et al. MRI Reporter Genes for Noninvasive Molecular Imaging[J]. Molecules,2016,21(5).

[47] MILLER A, RUSSELL S J. The use of the NIS reporter gene for optimizing oncolytic virothera-

py[J]. Expert Opin Biol Ther, 2016, 16(1): 15-32.

[48] THAKUR B, CHATTERJEE S, Chaudhury S, et al. Molecular Imaging of Therapeutic Potential of Reporter Probes[J]. Curr Drug Targets, 2015, 16(6): 645-657.

[49] VANDE VG, HIMMELREICH U, NEEMAN M. Reporter gene approaches for mapping cell fate decisions by MRI: promises and pitfalls[J]. Contrast Media Mol Imaging, 2013, 8(6): 424-431.

[50] VANDSBURGER MH, RADOUL M, COHEN B, et al. MRI reporter genes: applications for imaging of cell survival, proliferation, migration and differentiation[J]. NMR Biomed, 2013, 26(7): 872-884.

[51] BRADER P, SERGANOVA I, BLASBERG RG. Noninvasive molecular imaging using reporter genes[J]. J Nucl Med, 2013, 54(2): 167-172.

[52] PENHEITER AR, RUSSELL SJ, CARLSON SK. The sodium iodide symporter (NIS) as an imaging reporter for gene, viral, and cell-based therapies[J]. Curr Gene Ther, 2012, 12(1): 33-47.

[53] 孙红光, 张金三, 吴建波, 等. 核酸适配体技术及其在肿瘤诊断和治疗中的应用 [J]. 药学进展, 2016(08): 583-595.

[54] BARIL P, MARTIN-DUQUE P, VASSAUX G. Visualization of gene expression in the live subject using the Na/I symporter as a reporter gene: applications in biotherapy[J]. Br J Pharmacol, 2010, 159(4): 761-771.

[55] 兰小鹏. 适配体技术在分子影像学中的应用现状及展望 [J]. 功能与分子医学影像学 (电子版), 2014(01): 286-292.

[56] 崔文思. 核酸适配体用于实体瘤活体荧光成像研究 [D]. 湖南大学, 2013.

[57] ACTON PD, ZHOU R. Imaging reporter genes for cell tracking with PET and SPECT[J]. Q J Nucl Med Mol Imaging, 2005, 49(4): 349-360.

[58] SERGANOVA I, BLASBERG R. Reporter gene imaging: potential impact on therapy[J]. Nucl Med Biol, 2005, 32(7): 763-780.

[59] HERSCHMAN HR. PET reporter genes for noninvasive imaging of gene therapy, cell tracking and transgenic analysis[J]. Crit Rev Oncol Hematol, 2004, 51(3): 191-204.

[60] MAYER-KUCKUK P, MENON LG, BLASBERG RG, et al. Role of reporter gene imaging in molecular and cellular biology[J]. Biol Chem, 2004, 385(5): 353-361.

[61] IORDANOVA B, AHRENS ET. In vivo magnetic resonance imaging of ferritin-based reporter visualizes native neuroblast migration[J]. Neuroimage, 2012, 59(2): 1004-1012.

[62] CAI Y, CAO C, HE X, et al. Enhanced magnetic resonance imaging and staining of cancer cells using ferrimagnetic H-ferritin nanoparticles with increasing core size[J]. Int J Nanomedicine, 2015, 10: 2 619-2 634.

[63] WEISSLEDER R, SIMONOVA M, BOGDANOVA A, et al. MR imaging and scintigraphy of gene expression through melanin induction[J]. Radiology, 1997, 204(2): 425-429.

[64] LOUIE AY, HUBER MM, AHRENS E T, et al. In vivo visualization of gene expression using magnetic resonance imaging[J]. Nat Biotechnol, 2000, 18(3): 321-325.

[65] LEE S W, LEE SH, BISWAL S. Magnetic resonance reporter gene imaging[J]. Theranostics, 2012, 2(4): 403-412.

[66] BERGER F, GAMBHIR SS. Recent advances in imaging endogenous or transferred gene expression utilizing radionuclide technologies in living subjects: applications to breast cancer[J]. Breast Cancer Res, 2001, 3(1): 28-35.

[67] HASEGAWA S, FURUKAWA T, Saga T. Molecular MR imaging of cancer gene therapy: ferritin transgene reporter takes the stage[J]. Magn Reson Med Sci, 2010, 9(2): 37-47.

[68] GILAD AA, ZIV K, MCMAHON MT, et al. MRI reporter genes[J]. J Nucl Med, 2008, 49(12): 1905-1908.

[69] KANG JH, CHUNG JK. Molecular-genetic imaging based on reporter gene expression[J]. J Nucl Med, 2008, 49(2): 164-179.

[70] SERGANOVA I, MAYER-KUKUCK P, HUANG R, et al. Molecular imaging: reporter gene imaging[J]. Handb Exp Pharmacol, 2008(185 Pt 2): 167-223.

[71] SINGH A，MASSOUD TF，DEROOSE C，et al. Molecular imaging of reporter gene expression in prostate cancer：an overview[J]. Semin Nucl Med，2008，38(1)：9-19.

[72] JIANG T，XING B，RRO J. Recent developments of biological reporter technology for detecting gene expression[J]. Biotechnol Genet Eng Rev，2008，25：41-75.

[73] SERGANOVA I，PONOMAREV V，BLASBERG R. Human reporter genes：potential use in clinical studies[J]. Nucl Med Biol，2007，34(7)：791-807.

[74] MIN JJ，GAMBHIR SS. Molecular imaging of PET reporter gene expression[J]. Handb Exp Pharmacol，2008(185 Pt 2)：277-303.

[75] 左红,祁吉.基因治疗中的分子影像学研究 [J]. 国外医学(临床放射学分册)，2005，28(4)：196-199.

[76] INUBUSHI M，TAMAKI N. Radionuclide reporter gene imaging for cardiac gene therapy[J]. Eur J Nucl Med Mol Imaging，2007，34(1)：27-33.

[77] GILAD AA，WINNARD PJ，VAN ZIJL PC，et al. Developing MR reporter genes：promises and pitfalls[J]. NMR Biomed，2007，20(3)：275-290.

[78] MASSOUD TF，PAULMURUGAN R，DE A，et al. Reporter gene imaging of protein-protein interactions in living subjects[J]. Curr Opin Biotechnol，2007，18(1)：31-37.

第四章 医学分子成像——纳米探针的基础理论

1990年7月,第一届国际纳米科学技术会议在美国巴尔的摩举办,标志着纳米科学技术的正式诞生。进入20世纪80年代以后,伴随着新的科技革命,纳米科学和技术逐步进入了飞速发展时期,经过多年的发展,目前纳米科学和技术已经发展成为一门融合了物理、化学、生物、电子、力学、材料等多门学科理论与技术,能对医疗健康、能源化工、航空航天等涉及国家战略发展的多个方面产生深刻影响的新技术,尤其对医学、生物工程和药学的发展与影响更是显而易见。如此,以纳米药物、纳米机器人等为代表的纳米医学正迅速成为新的热点和前沿领域。纳米医学是随着纳米生物医药发展起来用纳米技术解决医学问题的学科,纳米医学的发展也促进了用于疾病早期诊断和治疗的器件、药物等的发展。未来,纳米技术将在生物医学、药学、人类健康等生命科学领域扮演更重要的角色,对疾病的早期诊断和治疗将产生深远的影响。

第一节 纳米医学与分子成像

纳米医学是随着纳米生物医药发展起来用纳米技术解决医学问题的学科,纳米医学的发展也促进了疾病早期、诊断治疗的器件、药物等的发展。伴随着纳米技术的进步,纳米技术将在生物医学、药学、人类健康等生命科学领域扮演重要的角色,对疾病的早期诊断和治疗产生深远的影响。

基于纳米技术的纳米粒子的合成和应用在过去二十年中迅猛发展。纳米粒子的独特性质,赋予纳米材料独特的小尺寸效应和表面/界面效应,而且纳米粒子的形状、尺寸、组成和表面修饰的可控使其在生物学和医学领域得到了广泛应用。

1999年,美国哈佛大学的Weissleder首次提出和阐述了分子影像学的概念:运用影像学手段显示组织、细胞和亚细胞水平的特定分子,反映活体状态下分子水平变化,对其生物学行为在影像方面进行定性和定量研究的科学。与经典影像诊断学不同,分子影像学正在发展中,它着眼于生物过程的基础变化,探测构成疾病基础的分子异常。现有的分子影像技术有:磁共振成像(magnetic resonance imaging,MRI)、X线计算机断层成像(computed tomography,CT)、正电子发射断层成像(positron emission tomography,PET)、单光子发射断层成像(single photon emission computed tomography,SPECT)、超声成像(ultrasound imaging,US)、光学成像(optical imaging)和光声成像(photoacoustic imaging,PA)等。这些成像模式在空间分辨率、穿透深度、检测灵敏度和生物相容性等方面各有优势。分子影像学在临床和基础研究方面的良好应用,推动了疾病的早期诊断和治疗。分子影像学成像除了必须借助快速、高灵敏、高分辨的成像设备以外,还需要高特异性、高亲和力的影像探针。实际上,探针的大规模研发推动分子影像成为一门学科。探针是分子影像的一个关键部分,合成和应用各种探针是分子影像学研究领域的前沿问题,尤其近年来随着纳米技术而发展起来的纳米探针,相对于传统的分子型探针,纳米探针具有优良的可修饰和功能可控等显著的优点。

第二节　纳米探针与化学、材料学

纳米探针是指对目标物质进行标记,并利用自身特殊的物理、化学性质,将所标记目标物质从复杂体系中定性、定量区分出来的一类纳米材料。纳米探针具有特殊的光学、电学、磁学或放射性等信号,这类信号易于探测及定量,从而将难于检测和定量的目标物质信息转化为易测量信号。生物医学的研究往往涉及十分复杂的体系,目标物质本身的信号很难被特异性地提取和检测出来,因而需要纳米探针对其进行标记和检测。在纳米医学与分子成像中,纳米探针具有十分广泛的应用和十分重要的作用。由于纳米探针具有独特的易于提取的信号,因而可以实现对目标物质定性或定量的可视化处理,从而大大提高医学诊断和治疗的准确性和效率。纳米探针是一类用于标记目标物的具有特殊性质的纳米材料,其构建涉及精细的材料学设计和可靠的化学合成。因而新型纳米探针的发展通常得益于化学和材料学领域的新突破。

从化学和生物学的意义上理解,探针(probe)是一种已知的特异性复合物,与目标物质特异性结合后,它能发出特殊信号供反应后检测。探针和目标物质的相互反应如抗原-抗体、亲合素-生物素、受体和配体以及核酸与其互补核酸间的杂交等反应均属此类。放射性同位素、生物素、酶或荧光染料进行标记的已知序列的核酸片段或已知的蛋白质、多肽等(即探针)与样品反应后,通过放射自显影、荧光检测或显色技术,使杂交区带显现出来。理想的分子生物医学探针应满足以下几个条件:①对目标物质具有高度特异性的结合力和亲合力;②具有良好的通透性,能迅速穿过特定生物屏障,如血管及细胞膜等;③不会引起明显的机体免疫反应,并能在活体内保持相对稳定,有合适的血液循环周期,以保证与目标物质充分结合,并在治疗或显影周期后能被及时清除,不产生明显的副作用;④本身能产生特定信号或能与信号分子偶联,能一定程度地将探测信号放大,便于成像并产生有效的检测信息。目前常用的分子影像探针有各类常规的非特异性造影剂、带有特异分子配体的分子探针以及近年来随着纳米技术而发展起来的纳米探针。相对于传统的分子型探针,纳米探针具有影像信号强度大、靶向效果好、代谢动力学可控等显著的优点。

纳米探针的出现得益于纳米科学和技术的快速发展。1959年12月,Richard Feynman在加州理工学院举行的美国物理学会年会上的著名报告"底部有很大空间(there's plenty of room at the bottom)"被普遍认为指出了纳米科学的基本概念,并被认为是开启纳米新时代的重要标志。而作为一项现代科学技术,纳米技术(nanotechnology)这一术语是由日本东京科技大学的Norio Taniguchi在1974年提出的,用于描述亚微米尺度下对原子或分子的精确控制。20世纪80年代后,随着新的科技革命,纳米科学和技术进入了飞速发展时期。经过多年的发展,目前纳米科学和技术已经成为一门融合了物理、化学、生物、电子、力学、材料等多门学科理论与技术,并对医疗健康、能源化工、航空航天等多个方面产生重要影响的新技术。纳米材料是指其基本颗粒为1~100 nm的材料。按照近代固体物理学观点,纳米材料依据三维空间中未被纳米尺度约束的自由度大致可分为三类:①零维纳米材料,是指三个维度均在纳米尺度的纳米材料,如纳米微粒、纳米团簇等;②一维纳米材料,是指在三维空间中有二维处于纳米尺度的纳术材料,如纳米线、纳米棒、纳米管等;③二维纳米材料,是指在三维空间中只有一维在纳米尺度的纳米材料,如多层膜、超薄膜、超晶格等。目前,广义的纳米材料是指三维空间中至少有一维处于纳米尺度范围或由它们作为基本单元所构成的材料。

纳米探针的物质基础是纳米材料。广义的纳米材料包括纳米物体,以及由纳米物体组成的按照特定性质设计的纳米结构材料。前者定义为在一个(如纳米薄膜)、二个(如纳米棒)或三个外在维度(如纳米颗粒)处于纳米尺度(在1~100nm)的材料。而纳米结构材料的例子包括纳米物体包埋于固相基质的纳米复合材料,纳米物体以简单的、任意组装连接形成的聚集体,或者像碳纳米管晶体那样的有序结构。

目前已规模使用的或研发中的简单的纳米材料可以按照维度和主要的化学组成来分类,如量子点和上转换荧光纳米颗粒在三个维度都在纳米尺度,纳米管、纳米线、纳米纤维和纳米丝有两个维度在纳米尺度,而纳米尺度的表面涂层和薄膜则只有一个维度在纳米尺度。另外按纳米物体的主要化学组成来划分,无机纳米材料包括碳纳米材料(如富勒烯碳、碳纳米管),金属氧、硫化物纳米材料(如 TiO_2 和 ZnO),金属纳米材料(如 Au),半导体纳米材料(如量子点),有机聚合物纳米材料(如树状分子),仿生纳米材料(如胶囊纳米颗粒)。

一、无机纳米材料

(一)含碳纳米材料

重要的含碳纳米材料包括富勒烯、碳纳米纤维、碳纳米管和碳量子点等。

富勒烯可以设想成碳原子与三个最近邻碳原子通过化学成键构成的球状笼子的化学实体。其中众所周知的一个例子是如足球状的 C_{60} 富勒烯。富勒烯分子可以包含 28 个到超过 100 个碳原子。有一些实验研究还报道了含有 1 500 个原子,直径为 8.2 nm 的超大富勒烯分子。从理论角度来考虑,更大尺寸的富勒烯分子也可能存在。被称作碳纳米洋葱的多壳层类富勒烯纳米颗粒尺寸可以从 4 nm 到 36 nm。富勒烯在诸如锂电池,太阳能电池,燃料电池,氧和甲烷存储材料,塑料、油和橡胶添加剂,癌症和 AIDS 治疗等领域的潜在应用研究相当活跃。碳量子点又称碳点或者碳纳米点,是一类尺寸在 10 nm 以下的新型碳纳米材料,是一种类球形的碳颗粒。相较于金属量子点材料,碳量子点几乎是无毒的,对环境危害很小。与金属量子点类似,碳量子点最突出的一个特点就是具有光致发光特性,通俗来说,具有良好水溶性的碳量子点在光照下,其自身会发出明亮的荧光。而且,它的光学稳定性很好,是一类很有价值的荧光纳米材料。从碳量子点被发现开始,就引起了很多研究小组的广泛关注,研究人员希望能探索出碳量子点的光物理性质机理,发现更好的合成线路,拓宽其应用领域等。值得一提的是,近期发现碳量子点可以在近红外光的激发下发出近红外荧光。由于近红外光对生物组织有较强的穿透性,因此,近红外光活性的碳量子点在活体生物纳米技术领域,特别是医学成像方面,有很好的应用前景。

(二)金属氧、硫化物纳米材料

金属氧化纳米物体能够形成各种形状,如纳米棒、纳米管、纳米薄片、纳米刷、纳米弹簧和纳米带等

的结构。这些纳米结构表现出独特的光学、磁学、电学性质,可望在光电子技术、传感、能量转化和医学上具有新颖的应用。氧化铁、二氧化钛、氧化铝、氧化锌等是目前主要的几大类纳米技术研究对象。氧化铁磁性纳米颗粒以其优异的磁学性质在磁分离和磁共振成像方面有广泛的应用前景。二氧化钛则由于其对光较好的散射性和良好的光催化性质,被大量用于化妆品、涂料以及有机污染物降解。氧化铝也由于其优越的透明性和较好的生物相容性,被用作化妆品添加剂或药物载体等。氧化锌性质与二氧化钛类似,在有些方面甚至表现出更佳的性质,近年来逐渐成为包括 BASF、Nanophase 和 Unicore 等大型厂商的主要研发对象,并被推广用于多个领域。此外,氧化锌优越的光、电、磁性性质更是令其成为全世界多个课题组的主要研究对象。而以金属氧硫化物为基质材料的长余辉纳米材料,如 $Y_2O_2S: Eu$、$(Ca_{1-x}Sr_x)S: Eu$,也因其独特的长余辉性质、无须实时激发光的优点,受到了生物医学领域的广泛关注。特别是红外发光长余辉材料的发现,极大地促进了其在生物医学成像方面的应用。目前,长余辉纳米材料在生物医学领域的应用和研究正在快速发展中。

(三)金属纳米材料

这一类材料主要包括金、银、铂等纳米材料,银纳米材料产量最大,基于其抗菌活性在创伤敷料和洗衣机消毒剂等方面应用广泛。金纳米材料,因其良好的生物相容性和化学稳定性,则是生物医学和生化检测领域近年来的一个热门研究体系,这主要由于颗粒尺寸和形状调控的局域表面等离激元共振效应(surface plasmon resonance,SPR)能够带来一系列具有优良应用前景的性质,例如表面增强拉曼散射(surface-enhanced Raman scattering)、多光子发光(multi-photon luminescence)及光致发热效应等。目前研究的热点包括:生物/化学传感器、药物载体、光热疗药物、生物成像等。此外,金属纳米颗粒对光具有很强的散射能力,基于这种特殊的性质,金属纳米颗粒近年来也被用于散射光成像的造影剂,并且在三维高信噪比成像方面取得了一系列进展。

(四)无机半导体纳米材料

量子点(quantum dot)是准零维(quasi-zerodimensional)的无机半导体纳米材料,由少量的原子所构成。量子点三个维度的尺寸都小于 100 纳米,外观看上去像一个极小的点状物。由于其内部电子

在各方向上的运动都受到局限,因而产生显著的量子局限效应(quantum confinement effect)。由于量子局限效应会导致类似原子的不连续电子能阶结构,因而量子点被称为"人造原子(artificial atom)"。量子点所含的原子数目使它们既不同于体相固体,也不同于小的分子。量子点一般由 Ⅱ-Ⅵ族或 Ⅲ-Ⅴ族化合物或 Ⅳ族的单质组成,通过调节其尺寸和构成,可以有效调控其导带电子、价带空穴以及激子,从而有效调控其光电性质。跟传统荧光分子相比,量子点的激发光谱更宽,而荧光发射谱却较窄,并且具有很好的光稳定和化学稳定性,其发光不易受环境 pH、温度等影响,同时其荧光不易淬灭,可被多次激发,因而被认为可作为新一代高效荧光成像试剂。不过,由于许多量子点含有有毒 Cd 元素,因而其安全性受到质疑。为了解决这个问题,研究者又研发出表面包覆生物相容壳层的量子点,大大增强了其生物相容性。但是其代谢动力学以及长期毒性仍存在不确定性,是制约其进一步发展的瓶颈。

二、有机纳米材料

有机物同样也是常被用于构建纳米结构的物质。常见用于分子影像造影剂包裹和运输的有机纳米体系包括仿生纳米颗粒和树枝状化合物 (dendrimer) 等。

(一)仿生纳米颗粒

通常认为仿生纳米颗粒是一类涉及生物物质捕获、载药或吸附于表面的材料。它们是各种生物组装单元,如脂质、多肽和多糖,经人工构筑形成的组装体,用作药物、受体、核酸和成像剂的载体。典型的例子包括用于分子影像造影剂输运和优化靶向的脂质体和聚合物胶束。目前一系列的基于肠胃和吸入途径及透皮吸收的药物递送系统正在积极研发当中。

脂质体 (liposome) 是一种结构类似于细胞膜的脂类囊泡,最早被 A.Bangham 在 1961 年合成。通过构建磷脂双分子层囊泡结构,脂质体可以实现分子影像造影剂包裹和运输。如经进一步修饰与调控,可以实现靶向输送和可控释放,达到更好的疗效。

胶束是两亲分子在溶液中排列形成的球形聚集体,其中疏水核被亲水基团形成的壳所屏蔽。这些动态体系直径通常小于50nm,用于难溶于水药物的全身递送。分子影像造影剂可被物理上限制在疏水核内,或与胶束的组成分子形成共价连接。

构筑仿生纳米颗粒的组装单元可以从天然材料和合成微生物技术获得,自组装过程通常在液相中进行。

(二)树枝状化合物

树枝状化合物是一类结构类似树枝的大分子化合物,通过多级分叉,能够构建较大尺寸的纳米结构,通过控制其亲疏水基团位置,可以实现智能化的分子影像造影剂的负载和释放。这类化合物的构建方法通常有两种:发散法 (divergent method) 和汇聚法 (convergent method)。发散法最早由 D.Tomalia 等发明,基于一个高度有序的多修饰中心分子,通过多步完全偶联 (一般通过迈克尔加成反应) 而成,这种方法通常用于构建较大的结构单元,如十万以上相对分子质量的分子,但合成过程中通常难以避免杂质的形成,因而无法保持高度均一结构。汇聚法最早由 C.Hawker 等发明,通过先建造小的结构单元,利用多级组装建造更大的结构,这种方法常用于合成均一度较高的结构,但是由于偶联点 (focal point) 的结合受空间位阻影响,因而合成的结构相对分子质量较发散法更小。

三、纳米材料的特殊效应

纳米材料由于其独特的尺寸、结构,使得纳米材料有着传统材料不具备的特殊物理、化学性质,即纳米效应,包括表面效应、小尺寸效应和宏观量子隧道效应。

(一)小尺寸效应

由于颗粒尺寸变小所引起的宏观物理性质的变化称为小尺寸效应。当超微粒子尺寸由 10 微米降至 10 纳米时,其粒径改变只有 10^{-3},但是换算成体积时却达到了 10^{-9}。随着纳米粒子尺寸的变小,其比表面积(表面积 / 体积)急剧增大,因而产生一系列特殊的光、热、磁、电、声等物理、化学性质。一是特殊的光学性质,金属纳米颗粒对光的反射率很低,通常低于 1%,大约几微米的厚度就能完全消光。利用这个性质,科学家们最新开发出基于金的光散射效应的新型生物成像技术,未来可应用于分子影像领域。二是特殊的热学性质。诸多纳米材料具有很好的光转热的效果,由此开发出光声成像等新型生物成像技术,未来也可应用于分子影像领域。三是特殊的磁性,一般常见的磁性物质均属多磁区集合体,当粒子尺寸小至无法区分出其磁区时,即形成单磁区的磁性物质。当磁性材料制作成超微粒子或薄膜时,将成为优异的磁性材料。例如铁钴合金,把它做成20~30nm大小,磁畴就变成单磁畴,其磁性要比原来强1 000倍。小尺寸的超微颗粒磁性物质呈现出超顺磁性,其在核磁成像方面有很好的效果,能够应用于分子影像领域。四是特殊的力学性质,纳米材料具有大的界面,界面的原子排列是相当混乱的,原子在外力变形的条件下很容易迁移,因此表现出甚佳的韧性与一定的延展性,使纳米材料具有新奇的力学性质,并能应用于分子影像造影剂的可控输运和释放。超微颗粒的小尺寸效应还表现在超导电性、介电性能、声学特性以及化学性能等方面。

(二)表面效应

球形颗粒的表面积与直径的平方成正比,其体积与直径的立方成正比,故其比表面积与直径成反比。随着颗粒直径的变小,比表面积将会显著地增加,颗粒表面原子数相对增多,从而使这些表面原子具有很高的活性且极不稳定,致使颗粒表现出不一样的特性,这就是表面效应。随着纳米材料粒径的

减小,表面原子数占比迅速增加。例如当粒径为10 nm时,表面原子数为完整晶粒原子总数的20%,而粒径为1 nm时,其表面原子百分数增大到99%。此时组成该纳米晶粒的所有约30个原子几乎全部分布在表面。由于表面原子周围缺少相邻的原子,有许多悬空键,具有不饱和性,易与其他原子相结合而稳定下来,故表现出很高的化学活性。随着粒径的减小,纳米材料的表面积、表面能及表面结合能都迅速增大。这些性质对其在造影剂装载和靶向病灶方面有很大的影响。

(三)宏观量子隧道效应

宏观量子隧道效应是基本的量子现象之一,即当微观粒子的总能量小于势垒高度时,该粒子仍能穿越这一势垒。近年来,人们发现一些宏观量,例如微颗粒的磁化强度、量子相干器件中的磁通量等亦有隧道效应,称为宏观的量子隧道效应。

上述的小尺寸效应、表面效应和量子隧道效应都是纳米颗粒的基本特性。这些特性使其在分子影像学领域有着十分重要的应用。

第三节　纳米探针的靶向方式——主动靶向与被动靶向

纳米探针的构建,需要满足三个要求:①具有针对疾病靶点的靶向分子;②具有可明显增强图像的纳米材料造影剂;③靶向分子与纳米材料造影剂的可靠结合。目前研究的各种纳米探针,如结合各种特定靶向分子的脂质体纳米颗粒、胶粒、氧化铁磁性纳米颗粒、金纳米颗粒系统等,主要应用于干细胞在体示踪、动脉粥样硬化和血栓成像、造影剂靶向释放等方面。纳米探针的构建方法主要是在各种纳米粒子表面连接大量特异性物质,包括细菌、蛋白、癌细胞和单个分子等,使其具有特异性靶向作用。

通过在纳米粒子基础上构建各种分子造影剂的分子影像技术有可能检测到机体在出现疾病解剖结构变化前的分子改变,如癌细胞早期转移、心血管初步纤维化的形成等疾病早期生物特性变异等,有望成为早期诊断恶性肿瘤、冠心病和脑部重大疾病的有效手段。如构建MRI纳米探针时,氧化铁磁性纳米颗粒的性质,如尺寸、电荷、修饰材料和水动力尺寸等都不仅会影响磁共振成像的效

果,而且还会影响它们在体内的稳定性、分布和代谢等理化特性。

通过构建靶向纳米探针实现分子影像具有以下四个方面的优势:①大量的造影剂分子可以分别或联合连接到单个纳米颗粒上,使体内非常小的信号得到很大程度的放大,从而可以对体内早期信号的微小变化进行灵敏检测;②纳米颗粒表面修饰后的各种功能靶向分子可提高纳米探针的生物相容性和特异性;③修饰靶向分子有助于纳米颗粒通过一些生物屏障从而提高靶向效率;④各种不同的靶向分子、分子影像造影剂、治疗药物和许多其他物质联合标记到纳米颗粒表面,可获得对各装载成分的可控释放,达到可控分子靶向诊断和治疗的多功能目的。

理想的基于纳米材料构建的纳米探针需要满足以下条件:①具有足够的体内循环半衰期;②纳米颗粒表面能够被靶向分子修饰;③使用造影剂后的图像能达到高信噪比;④毒副作用小;⑤易于生产和临床使用;⑥适用于多种商业化的影像模式;⑦能够克

服各种生理屏障,包括血管壁、细胞间隙、细胞膜、血脑屏障等;⑧能连接上治疗药物,在诊断的同时可进行早期治疗。

通过注射或其他方法将靶向纳米探针注入体内后,其对病灶的靶向方式通常分为被动靶向和主动靶向。

被动靶向是指造影剂与纳米载体构成分子探针后,利用纳米载体的自身特性,使造影剂进入体内后被机体自然吞噬而实现的靶向功能,这些纳米载体包括脂质体、微球、纳米颗粒等。被动靶向的效果通常与载体材料的尺寸和表面性质有很大的关系。例如,脂质体具有跟生物的细胞膜类似的磷脂双分子膜,具有亲水和亲油的两亲性。亲水性分子造影剂可包裹在脂质体中心,亲油性造影剂可夹在双分子层中。脂质体进入血液循环后会被巨噬细胞作为异物吞噬,运输到网状内皮系统较多的器官中。因而脂质体作为造影剂载体可用于对肝、脾、骨髓等病变的探测。EPR 效应是指实体瘤的高通透性和滞留效应(enhanced permeability and retention effect),即相对于正常组织,某些尺寸的分子或颗粒更趋向于聚集在肿瘤组织。这是因为相较于正常组织,实体瘤组织中血管丰富、血管壁间隙较宽、结构完整性差、淋巴回流缺失,造成大分子类物质和脂质颗粒具有选择性高通透性和滞留性。EPR 效应是促进大分子类物质在肿瘤组织富集的常用的被动靶向手段,可以有效增加药效并减少毒副作用。

主动靶向是指将药物或其载体与靶向分子结合后,使其具有主动结合靶标的能力。主要靶向分子包括抗体、多肽、糖链、核酸适配体等。而靶标分子通常包括细胞膜上的各种蛋白质以及细胞内的特殊细胞器。因而主动靶向通常又分为细胞水平上的主动靶向和亚细胞水平的主动靶向。通常肿瘤细胞上的特异性蛋白质或细胞器会处于过表达水平,因而通过特异性靶向这些细胞上的过表达蛋白质和细胞器,可以将造影剂分子富集在肿瘤细胞内,实现对其的诊断和治疗。

第四节　纳米探针与生物分子的偶联

医学纳米探针与生物分子的连接主要有以下两种方法:①静电吸附法,在合适的 pH 条件下,利用纳米粒子表面所带的静电荷与生物分子所带的相异电荷,以静电力相连,为非共价吸附机制。②偶联剂法,偶联剂活化纳米粒子表面活性基团后,能够与生物分子所带活性官能团有效地以共价键方式结合,生物分子连接较为稳定,但对生物分子活性有影响。常用的偶联剂有 EDC[1- 乙基 -3-(3- 二甲基氨基丙基) 碳化二亚胺 盐酸化物]和 SPDP[3-(2- 吡啶二巯基) 丙酸 N- 羟基琥珀酰亚胺酯]。各种不同偶联剂法对生物分子活性影响各不相同,为了达到特定的成像效果要求,应该根据具体情况进行选择,从而在保证成像效果有效性的基础上保持表面生物分子的活性。

由于生物体内环境复杂,而静电吸附通常对于纳米探针所处环境较为敏感,因而这种以非共价键结合的方式相较于共价键结合的偶联稳定性差。因而推荐利用偶联法将医学纳米探针与生物分子相结合。

而偶联法的关键在于对纳米探针表面修饰的活性官能团。目前常用的活性官能团包括氨基、羧基、巯基、琥珀酸、马来亚酰胺等。通常纳米材料在合成过程中,材料表面并没有这些活性官能团。在纳米材料合成后,需要对纳米材料表面进行修饰,包括无机物修饰、有机物修饰和生物大分子修饰等。无机物修饰常见的是用二氧化硅壳层包覆在纳米颗粒表面,在水解形成二氧化硅壳层的过程中,加入一些带氨基、羧基、二硫键等官能团的硅烷共同水解,使得所形成的二氧化硅壳层表面具有以上活性官能团(二硫键通常需要还原成巯基后再进行生物分子偶联)。而有机配体通常通过配体交换、配体氧化、逐层吸附等方法结合到纳米颗粒表面,这些有机物末端通常具有活性官能团,可以与生物分子偶联。PEG 是目前常用的有机配体,其具有良好的生物相容性和易于修饰多种官能团。生物大分子也可直接吸附到纳米颗粒表面,例如基于 DNA 的各类生物分子可吸附到纳米颗粒的表面。

第五节　纳米探针的生物学特性（生物学分布与代谢）

纳米探针的毒副作用也是纳米探针研究的重点领域。而纳米材料的毒性则很大程度上取决于其在体内的四大过程，即吸收、代谢、清除和转运。因而，准确了解纳米材料在体内的生物学分布与代谢，是解决其毒性问题的关键。影响纳米材料在体内的分布和代谢的主要因素是纳米颗粒的尺寸及其表面性质。

这些表面性质包括亲/疏水性、表面电位、表面蛋白角质化等。疏水性纳米颗粒通常不稳定，并且难于分散在生物系统中。疏水相互作用促进疏水性纳米颗粒形成聚集体，并且此类聚集体或附聚物的也往往难于被生物体清除。巨噬细胞或基质细胞中的残留纳米颗粒可以持续一个多月，从而导致累积的毒性。Zhao 等发现，当纳米颗粒进入生物环境时，其原始表面将与蛋白质和其他生物分子接触，形成动态蛋白质电晕，其组成随着时间的推移而变化，这是由于连续的蛋白质缔合和解离以及环境变化引起的。蛋白质电晕的组成主要取决于颗粒表面的化学性质（主要是疏水性或电荷）和组成。他们还发现血清蛋白质可以竞争性地结合到单壁碳纳米管（SWCNT）疏水表面。SWCNT 和疏水性残基酪氨酸、苯丙氨酸和色氨酸之间的 π-π 堆叠相互作用在 SWCNT 表面上的吸收能力方面起关键作用。蛋白质电晕的形成是纳米材料表面化学性质的最重要的变化之一，反过来其生物学分布及代谢也会受到很大的影响。细胞膜由阴离子亲水性外表面组成。与中性或阴离子纳米颗粒相比，阳离子颗粒更容易附着于细胞表面，如果大小允许，则阳离子颗粒也可以进一步被吸收进入细胞内。因此，阳离子表面修饰经常用于促进造影剂输运到细胞内。与未修饰的纳米颗粒（硅烷醇表面）、涂覆有磷酸盐或 PEG 基团的纳米颗粒比较，阳离子 PEI 包覆的纳米颗粒的细胞吸收较强。通过阳性表面增强细胞摄取的速率还可以通过长链聚合物的附着来调节，这些长链聚合物显示出比短链聚合物更不均匀且密度更高的阳离子表面，因而更易附着于带负电荷的膜磷脂。然而，这是以增加毒性为代价的，因为高阳离子密度可能会导致增加细胞内钙通量和细胞毒性相关的物理膜损伤。因而对纳米颗粒的表面修饰需要经过谨慎的研究和选择。

对纳米颗粒表面进行有效的修饰能够影响纳米材料的生物学分别，并减少甚至消除纳米材料的生物毒性，使其通过肝脏和肾脏代谢排出体外。以上转换荧光纳米颗粒为例，最近的毒理学研究证实了在进行适当的表面修饰后上转换荧光纳米颗粒在一定剂量上可以安全使用。在细胞水平上，许多研究表明，具有不同组成的核和核壳结构（例如 NaYF$_4$：Yb, Tm/Er、NaGdF$_4$：Yb、Tm/Er, NaYF$_4$：Yb, Tm/Er @ CaF$_2$ 等）以及不同表面修饰（如二氧化硅，PEG，PEI 等）的上转换荧光纳米颗粒具有很小的细胞毒性。上转换荧光纳米颗粒已被广泛应用于细胞成像、光动力疗法和光激活等不同领域。科学家们通过组织学和血液学分析，也对上转换荧光纳米颗粒在体内的生物学分布和长期毒性进行了评估。Zhang 等人研究了二氧化硅包覆的上转换荧光纳米颗粒在大鼠体内的生物分布和潜在毒性。他们的研究表明此类纳米颗粒首先在肺和心脏中累积，但大部分在静脉注射后七天被清除。Li 等对聚丙烯酸（PAA）包覆的上转换荧光纳米颗粒进行了长期毒性评估。他们的组织学、血液学和生物化学分析结果表明，在 15mg/kg（注射的上转换纳米颗粒与小鼠体重的比）注射剂量的情况下，在长达 115 天的观察周期内，PAA 包覆的上转换荧光纳米颗粒对小鼠没有明显的毒副作用。他们还研究了 PEG 包覆的上转换荧光纳米颗粒，并发现 10nm 以下 PEG 包覆的上转换荧光纳米颗粒具有较长的血液循环时间，并且在体内通过肾脏以尿液形式清除。他们系统地分析了 90 天内以 20mg/kg 剂量静脉注射了 PAA 包覆的上转换荧光纳米颗粒或 PEG 包覆的上转换荧光纳米颗粒小鼠的组织学和血液学情况。他们发现上转换荧光纳米颗粒主要积累在网状内皮系统器官中，如肝脏和脾脏。基于血液学分析的结果，他们推断上转换荧光纳米颗粒没有明显的长期毒副作用。最近，Zhao 等人将 PEI 包覆的上转换荧光纳米颗粒通过静脉内、腹膜内和胃内给药方式研究其对小鼠的毒性，他们通过分析组织学和血液学结果，发现通过腹膜内注射 PEI 包覆的上转换荧光纳米颗粒主要富集在脾脏中，排泄较其他器官慢，而静脉注射组能在 30 天内清除肝脏和脾脏中的上转换荧光纳米颗粒。而胃内注射组则以肠排泄为主。通过对血液样本的分析和小鼠组织学分析,在 10mg / kg 的剂量下,通过所有三种方式给药的 PEI 包覆的上转换荧光纳米颗粒并未显示显著毒性。

第六节　光学纳米探针

光学成像具有非离子低能量辐射、高敏感性、可进行连续和实时监测、无创性、价格相对较低、敏感性较高、无放射性损伤、低耗且便于操作等优点,因此,光学成像的发展非常迅速,已普遍应用于活体肿瘤模型快速成像及药物疗效监测研究中。近年来,半导体纳米材料、贵金属纳米材料、无机非金属纳米材料等光学纳米材料作为分子影像探针迅速发展,尤其是近红外 (near infrared, NIR) 探针在活体示踪与转化医学的应用,使光学分子影像有着巨大的潜力。根据不同的成像原理,光学纳米探针主要包括荧光纳米探针、拉曼纳米探针、长余辉纳米探针以及光声纳米探针等。

一、荧光纳米探针

由于有机染料合成的灵活性和理想的光学特性,有机染料是设计光学探针时最常用的报告物。但是有机染料在生物体应用中,具有一些不能克服的缺点:比如有机荧光染料容易被光漂白,不能长时间使用;有机染料不适合同时多色成像;激发和发射波长不够稳定,容易随周围环境(如 pH、温度、黏度等)而变化,这些不足限制了有机染料的应用。为了弥补有机染料的不足,近年来,研究者正在发展用无机荧光纳米材料作为新一代荧光探针。这些荧光纳米探针主要包括有机 - 无机复合纳米材料、量子点纳米材料、贵金属纳米材料 (金、银等纳米颗粒)、无机非金属纳米材料 (碳量子点、石墨烯量子点等) 等探针。

(一)有机 - 无机复合纳米材料

有机染料虽然稳定性较差,但是易设计、易合成,为了更好地利用有机染料,随着纳米技术的发展,有机染料纳米粒子、聚合物荧光纳米材料、有机 - 无机复合纳米材料等应运而生,这些荧光纳米材料有发光特性,更重要的是提高了探针的稳定性,此外,还可以提高材料在血液中的半衰期,使得成像试剂有充分的时间到达和在感兴趣区域聚集。目前报道的有机 - 无机复合荧光纳米探针主要是基于聚合物、脂质体或者二氧化硅等无机纳米颗粒包裹染料分子或者通过化学键键合到纳米颗粒表面。

有机荧光纳米材料主要是基于已有的有机染料,利用静电作用力、分子间氢键、范德华力等微弱的分子间作用力使得染料分子通过不同的自组装方法制得。这样虽然能得到具有良好光学性质、形貌较好的纳米材料,但是其尺寸一般比较大,而且不易后修饰,水溶性和生物性都不是很好,后期应用一般需要更复杂的改善。

如何将已有的有机染料更好地应用到生物体内,其中一个策略就是对有机染料进行包裹修饰,来克服其在生物体内应用的缺点。这种通过不同方式包裹后形成的有机 - 无机复合荧光纳米探针可以有不同的形式,有的发光染料均匀分布在无机纳米颗粒上,有的是通过发光染料自身聚集成核,核外是不发光的无机纳米壳,有的是把有机染料通过化学键嫁接在纳米颗粒外表面,有的是利用软材料(通常是脂质体或聚合物)组成的纳米材料包裹发光分子。这些复合纳米荧光探针一方面能使更多的发光分子连接在生物分子上起到信号放大作用,另一方面可克服外界环境对发光试剂的影响(如猝灭作用等),增加发光分子的稳定性。包裹着荧光分子或其他发光分子的纳米颗粒比单个荧光分子具有更高的发光强度和光化学稳定性,如果再结合其他信号放大技术,可以将荧光成像的灵敏度提高到一个新的水平,而且能更方便地实现水溶性和生物相容性。

二氧化硅 (SiO_2) 由于具有硬度大、生物相容性好和表面易功能化等特点而成为包埋一些功能性材料理想的保护材料。复合荧光二氧化硅纳米粒子由于其具有良好的分散性、温和的合成条件、可重复合成及细胞毒性小等优点已在生物学领域得到了广泛的应用。与传统有机探针相比,二氧化硅包覆型纳米材料具有诸多优势:①灵敏度高。SiO_2 外壳材料的包裹作用,使得颗粒中的荧光分子能够达到几百甚至上千个自由染料分子同时发光的效果,起到信号放大作用,因此大大提高了灵敏度。此外,SiO_2

网络的存在也大幅度降低如氧气、溶剂等外界因素对内部荧光染料分子性能的影响,避免检测的干扰。②光稳定性好。传统有机染料由于光漂白、光稳定性差等缺陷,因而限制了它们的一些生物应用。而在二氧化硅包裹的纳米体系中,荧光分子被三维网状结构所包围,克服了外界环境对其影响,从而增加了发光体系的光稳定性。③易于表面功能化和与生物分子结合。在合成二氧化硅纳米颗粒的过程中,很容易采用带有不同官能团的硅烷化试剂对硅颗粒表面进行功能化,进而在硅壳表面可以通过一定的理化方法修饰各种各样的生物靶分子,如 DNA、酶、抗体、多肽片段等,从而实现靶向光学成像。④无毒。已有研究表明,二氧化硅体系的细胞毒性很低,适用于细胞及活体成像研究。为了解决传统荧光染料激发波长短,穿透深度低的问题,可以将双光子有机小分子和二氧化硅相结合,合成出双光子纳米探针,并将其应用于双光子荧光成像。在通常情况下,由于分子间强相互作用所产生的非辐射能量损失,使得荧光有机小分子在固态或聚集态时发光信号很弱,而在稀溶液中发光效率高。当然,在二氧化硅纳米体系中,染料的局部浓度过大导致发光强度在一定程度上发生猝灭现象,从而影响进一步的实验研究。聚集态诱导发光可以很好解决这个问题。二氧化硅纳米颗粒具有的一个重要特点就是表面易于修饰和生物结合,因而在该探针的表面可以修饰活性靶向基团,也为进一步的生物靶向成像和活体研究奠定了基础。目前报道的常用的复合荧光二氧化硅纳米粒子制备主要通过反相微乳液法和改进的 Stöber 水解法,可以制备大小均匀可控的复合荧光二氧化硅纳米粒子。

另外,介孔二氧化硅 (MSN) 作为另一类新型的二氧化硅纳米材料,除了具有一般硅材料的特点外,还具有自己独特的优势,包括比表面积大、包覆量大、孔道有序、孔径可调、内外表面易修饰、无毒、热力学稳定性高以及生物相容性好等特点,已成为一种比较理想的纳米容器储存和释放载体,被广泛应用于新型药物载体的研制和开发等生物医学领域中。总之,二氧化硅材料由于具有众多优良的特性而被广泛应用在光学荧光成像领域。但是,仍然存在染料泄露以及共价修饰过程中染料分子的性能发生改变等缺陷,因此,这些问题也是研究工作者今后值得考虑的问题。由于二氧化硅的刚性,该类探针的研究主要集中在细胞水平上,比如特定细胞的染色、识别和分离及细胞内 pH 的检测等。

聚合物纳米粒子具有很多优势,如良好的生物相容性和在生物体内可降解等,被广泛应用于生物领域。在聚合物纳米粒子的表面标记荧光染料分子或将荧光染料包埋在聚合物纳米粒子中,都可以使聚合物纳米粒子具有光致发光的性能,而且该聚合物纳米粒子将大量染料包裹在一个纳米粒子中,可大大提高检测灵敏度,且具有一定的光稳定性,在荧光成像中已有广泛应用。这种聚合物纳米粒子也叫负载荧光染料的聚合物纳米材料,可以进行进一步的功能修饰、靶向修饰等,比如可以通过对形成聚合物纳米粒子的聚合物进行功能化修饰,再进行荧光染料分子的标记或包埋;也可以通过在标记或包埋过程中加入另外一种功能化的聚合物进行功能化;也可以在聚合物荧光纳米粒子形成之后再在纳米粒子的表面通过物理吸附或化学共价连接不同的官能团,得到具有不同表面性质和功能的纳米粒子。最常见的聚合物材料是聚苯乙烯、聚甲基丙烯酸甲酯 (PMMA)、聚乳酸 (PLA)、聚乳酸 - 羟基乙酸共聚物 (PLGA)等。

水分散性共轭聚合物荧光纳米粒子 (CPNs) 是近年来发展的一类应用于生物相容体系中的新型共轭聚合物荧光材料。这类共轭聚合物荧光纳米粒子不同于上面提到的聚合物荧光纳米粒子,它的发光是通过聚合物本身,而不是标记或包裹的染料。共轭聚合物荧光纳米粒子可直接在水相中制备,保留了传统共轭聚合物的优异光电性质和聚电解质水溶性的优点,是一类优良的光学成像探针,在生物医学等研究领域有着广阔的应用前景。目前常用的方法是通过微乳液和再沉淀法制备。制备出来的纳米粒子可以根据实际需要进行进一步功能化修饰。例如可以进行双亲性修饰引入可进一步反应的官能团,进一步键合上靶向单元,进行靶向成像;也可以进行硅烷修饰,通过硅烷包裹作用能使更多的发光聚合物包含在一个纳米粒子内,并连接在生物分子上起到信号放大作用;也可以避免外界环境对发光基团的影响 (如光漂白等),增加发光材料的稳定性。硅烷化修饰后的 CPNs 具备良好的生物安全性, 并且通过包覆硅烷末端所带的基团 (NH$_2$、COOH 等),可与许多不同的生物分子结合,具有广阔的应用空间;也可以和功能性无机纳米材料一起制备复合纳米材料,最大的特点在于其可以将各单组分材料的优势在整体上整合于同一个颗粒中,从而调整纳米颗粒的特性甚至产生新的特性，因此，可以获得多模式影像探针。

（二）量子点纳米材料

量子点 (quantum dots，QDs) 又称为半导体纳米晶体 (serniconductor nanocrystals)，是一类重要的小动物荧光成像探针，由于它们高的消光系数、量子产率、发射强度、光稳定性以及宽范围的吸收和发射性质，已经广泛应用到荧光成像的诸多领域。典型的量子点粒径在 2~8 nm，量子点独特性质就是其荧光波长可随着粒径的增大而连续增大，目前合成的量子点可以覆盖整个可见光谱区甚至延伸到近红外光波段。当半导体材料的尺寸减小到波尔半径以下时，将出现一系列不同于块状材料的特性，如量子尺寸效应、表面效应、小尺寸效应、宏观量子隧道效应、量子限域效应等。根据量子点（QDs）材料组分不同，量子点可以分为单元素量子点（如 Au、Pd、Co 等）、II-VI 族（如 ZnS、CdSe、CdS 等）、III-V 族（如 InP、GaN 等）、IV 族（如 C 量子点）、IV-IV 族（如 SiC 量子点）和 IV-VI 族（如 PbSe 等）。近年来，合金量子点也受到广泛关注，如 CdSeTe、CdZnSe、ZnSeMn 等，通过掺杂新的元素，不仅可以调节量子点的发光，同时也可以提高量子效率，降低量子点毒性或者增加新的功能等。量子点的尺寸和形状可以精确地通过反应时间、温度、配体来控制。量子点由于其特殊的结构和尺寸决定其具有量子尺寸效应与介电限域效应，从而使它们表现出独特的光致发光性能。但是随着研究的深入，尤其是在活体组织研究中，具有可见荧光的量子点的穿透和散射问题限制了量子点的应用范围。相比可见光，近红外光可以很好地穿过生物组织，避免了组织自吸收，并且在近红外区生物组织也几乎不会产生荧光信号，因此 700~1 400 nm 近红外波段被公认为有效的光学成像窗口，尤其是近红外 II 区荧光具有更高的信噪比。近年来，科研工作者报道了大量的近红外量子点，如 CdTe/ZnS、CdHgTe、CdTe/CdSe、Cd_2As_3、$AgInS_2$、$CuInS_2$、$CuInSe_2$、Ag_2S、Ag_2Se 等。早期传统近红外量子点的组成中多数含 Cd、Hg 和 Pb 等有毒重金属，潜在的毒性限制了它们在生物成像尤其是活体成像中的应用。为了开发量子点的应用范围，发展了新型低毒的无重金属的量子点，如 I - III - VI 族量子点 ($CuInS_2$、$CuInSe_2$) 和 Ag 基量子点 (Ag_2S、Ag_2Se)，它们作为新型的低毒近红外量子点引起了国内外研究者的关注。尤其是 Ag_2S 发展较为迅速，在体外和

体内成像两方面都已经得到了广泛的应用，比如淋巴管成像、肿瘤治疗实时成像、干细胞在体内的迁移和分布成像以及干细胞肝损伤示踪等。

与有机荧光染料相比，量子点具有许多优势，如光稳定性和化学稳定性均较好，抗光漂白能力强，有利于提高荧光分析的灵敏度并利于长期示踪；几乎不受周围环境如溶剂、pH、温度等的影响，通过精确控制晶体表面包覆的组分，可使其稳定分散于水；宽激发、发射光谱狭窄，保证了多色量子点在单一激发波长下可同时发光；斯托克斯位移 (Stokes shift) 大（一般大于 50 nm），激发光谱与发射光谱的重叠少，有利于排除激发光的干扰，对发射信号的收集就更准确。在生物自发荧光干扰和多种荧光同时标记的情况下，量子点的特征荧光光谱更有利于区分和识别。此外，半导体量子点具有较好的表面可修饰性特点，这样使得量子点在活体成像、生物分子动态示踪等领域内得到广泛的应用。

半导体量子点发光原理是量子点吸收高于半导体带隙能量的光（低波长光）时产生电子、空隙对或激子 (exciton)，导带上的电子再跃迁回价带同时发射光子，即激子辐射复合，半导体量子点发射荧光。同时，电子也可以落入半导体材料的电子陷阱中，就会以非辐射的形式猝灭了。事实上，只有少数的电子以发射光子的形式回到价带或是吸收一定能量后又跃迁到导带。电子和空穴复合发光的途径通常包括电子和空穴直接复合发光，即激子态发光。受量子尺寸影响，所产生的发射光的波长随着量子点尺寸变化而变化。另外一种是通过表面缺陷间接复合发光。因为在纳米粒子表面存在着许多悬键，因而形成了许多表面缺陷态，激发后，产生的载流子会受限于表面缺陷态而产生表面态发光。还有一种复合是通过杂质能级复合发光。这三种复合发光途径是相互竞争的。比如，如果表面缺陷太多，激子发光就会很弱，而只能观察到表面缺陷态的发光。但是一般我们都希望得到激子发光，所以在制备材料时，要尽量避免表面过多的缺陷。所以当半导体量子点晶体结构上的表面缺陷引起荧光闪烁 (blinking)，降低了荧光效率，一般通过合成核壳结构型半导体量子点，比如利用很厚的壳来包裹和保护，也有报道利用合适的有机配体修饰来抑制量子点的闪烁。

目前，用于荧光探针的量子点的合成大部分采用胶体化学法，该方法是在胶体溶液中进行量子点

的合成,除此之外还有溶胶-凝胶法、微乳液法和仿生法等。从有机相到水相,从低荧光产率到高荧光产率,从短荧光寿命到长荧光寿命,量子点的合成技术日臻成熟。一般来说,单独的量子点颗粒容易受到杂质和晶格缺陷的影响,荧光量子产率很低。但是当以其为核心,用另一种半导体材料包覆,形成核-壳(core-shell)结构后,就可将量子产率、消光系数和发光强度显著提高。

1998年,Nie和Alivisatos在*Science*的同一期发表了各自的研究成果,最早提出了半导体量子点作为荧光探针用于生物学标记,他们不但解决了量子点水溶问题,而且通过量子点表面的修饰基团实现了与生物大分子的偶联。开创了量子点在生物成像方面的先河。通过量子点与抗体、蛋白、肽、核苷酸、小分子、脂质体的共价或非共价结合得到生物偶联量子点,可以用来直接或间接地标记细胞外蛋白、亚细胞器和组织。对于核壳结构量子点的表面,为了促进生物标记反应,抗生素、维生素、伯胺、巯基、羧酸等活性官能团或分子常被应用。由于半导体量子点独特的光学性质,在活细胞荧光标记和组织光学成像、肿瘤细胞示踪和影像诊断、动物活体肿瘤成像和手术指导、激素和生物因子研究成像等方面具有广泛应用。

(三)碳量子点 (carbon dots)

近年来新兴起来的一种纳米荧光材料,其尺寸在10 nm以下。碳量子点是在电泳法制备单壁碳纳米管(SWCNTs)的纯化过程中首次发现。从碳量子点被发现开始,就引起了研究者的广泛关注。研究人员希望能探索出碳量子点光物理性质的机理,发现更好的合成线路,拓宽其应用领域等。与传统的半导体量子点相比,碳量子点具备良好的催化特性、低毒性和生物相容性,便于侵染细胞及快速代谢出体外,而且制备原料更廉价易得因而被广泛地应用于生物成像研究中。

碳量子点结构复杂,表面态并不清楚,所以目前其发光机理并没有统一的解释。一种解释是认为碳量子点发光是由于其表面存在能量陷阱,表面修饰后即可发光。这些发光能量陷阱具有量子限域作用,即与尺寸有关。与传统的半导体量子点相比,碳量子点的荧光量子产率普遍较低,这与碳量子点的制备方法和表面化学性质有关。研究表明,表面钝化后的碳量子点的荧光量子产率一般会明显提高,目前,典型的钝化剂是末端为氨基的试剂,如乙

醇胺等。此外,不同的钝化剂修饰同一碳量子点,结果也不同。不同方法制备的碳量子点的发光性质也不一样,例如以葡萄糖为原料,采用水热合成方法可以制备出高性能的水溶性荧光碳量子点,该产物粒径小且分布均匀,抗光漂白性强,水溶性与生物相容性好,利用其进行活细胞荧光成像研究对细胞损伤小,成像效果好。碳量子点的合成方法非常多,也相对简便,产率也非常高,而且体内毒性低,但其低的量子产率、发射光谱较宽、发射波长靠近蓝光区无法避免生物自体荧光干扰等不足限制了碳量子点在活体成像中的广泛应用。因此,提高碳量子点的发光量子产率,将其发射延伸到红光乃至近红外光仍是当前研究的热点课题。另外,碳量子点作为新一代的双光子荧光纳米探针也备受关注,目前,其研究尚处于起步阶段,仍存在众多问题亟待解决,如低的合成产率和荧光量子产率、很难精确控制纳米颗粒的横向尺寸和表面化学修饰、尚不清楚的发光机理、窄的光谱范围和缺乏有效控制光学特性的手段等。

(四)石墨烯量子点

石墨烯表现出无限激子波尔半径,原则上通过改变尺寸来调节从0eV到苯带隙之间的能带隙。所以,石墨烯可以转变成一种新型发光纳米材料——石墨烯量子点(GQDs)。GQDs作为一种新型的发光量子点,是由几个或几十个单层或少层纳米结构的石墨烯小片组成,但由于其显著的量子限域以及边缘效应,GQDs呈现出许多独特的理化性质。石墨烯量子点具有稳定光致发光、良好溶解性和生物相容性等特性,已被探索应用于生物成像探针。体外和体内研究发现,GQDs显示出优异的光稳定性和pH稳定性,可作为荧光成像造影剂用于活体内荧光成像。GQDs的发光机制可能源自量子尺寸效应、电子空穴复合、锯齿状位点和缺陷效应(能量陷阱)。

随着对发光GQDs的深入研究,人们发现GQDs同样具有良好的双光子性质并应用在其相关领域。研究者以氧化石墨烯为前驱体,N,N-二甲基甲酰胺作氮源,合成了氮掺杂的石墨烯量子点(N-GQD)。N-GQD在近红外飞秒激光激发下发出很强的荧光,双光子吸收截面高达48 000 GM,远远超过了有机染料分子,为碳材料中所报道的最高值,与半导体量子点材料相当。N-GQD显著的量子效应、刚性的π-π共轭结构都使其具有较强的双光子吸收。同时,掺杂的氮以烷基氨的形式键联到

N-GQD 的芳香环上,烷基氨的强供电子效应使 N-GQD 的双光子吸收进一步增强。N-GQD 在组织模型中的双光子成像研究表明其组织穿透深度可达到 1 800 微米,突破了传统双光子荧光成像深度的极限。此外, N-GQD 在水、磷酸盐缓冲液和细胞培养基中具有良好的分散性,几乎没有细胞毒性,不易发生光漂白,显示了其在长时间活体生物组织成像及相关应用,如生物组织结构的观察、疾病的诊断等中的潜在应用价值。

(五)碳纳米管 (CNT)

由无数碳六元环单位组成的纳米级中空管,其形状类似于平面卷曲的石墨烯,其中每个碳原子通过 sp^2 杂化与周围 3 个碳原子键合。CNT 分为单层碳纳米管 (SWNT) 和多层碳纳米管 (MWNT) 两种,其中 SWNT 在生物医学传感和成像领域引起广泛关注,原因是一维半导体 SWNT 的带隙大约为 1 eV,其荧光发射波长在近红外生物成像窗口内,有利于深组织的活体成像。通过聚合物修饰 SWNT 的表面,对肿瘤小鼠进行荧光活体成像,功能化的 SWNT 通过高通透性和滞留效应 (EPR) 富集在肿瘤部位。由于功能化 SWNT 的激发波长和发射波长都位于近红外窗口内,获得了高信噪比的成像效果。

(六)纳米金刚石

纳米金刚石是指粒径小于 100 nm 的金刚石颗粒,也称为超分散金刚石 (ultrafine diamond, UFD)。其不但具有金刚石所固有的综合优异性能,而且具有纳米材料的奇异特性。透射电子显微镜 (TEM) 显示,纳米金刚石颗粒是一个多面体,由 sp^3 碳构成其内部金刚石核,外部是石墨壳或者带有悬键(终端为官能团)的无定形碳。由于纳米金刚石具有高生物相容性、低毒性、荧光效应等特点,近年来,纳米金刚石在药物载体、生物成像、荧光探针等生物医学领域发挥着越来越重要的作用。利用表面修饰的金刚石纳米颗粒作为生物抗原载体,可以增强体内抗原的活动性和有效性,从而引发强烈的免疫反应。NV 色心(nitrogen-vacancy center),是金刚石中的一种发光点缺陷。一个氮原子取代金刚石中的碳原子,并且在临近位有一个空穴,这样的点缺陷被称为 NV 色心。由于 NV 的荧光非常稳定,是一种良好的单光子源,被用于量子密钥分配、生物荧光标记等实验。

(七)金属纳米簇

金属纳米簇 (MNCs) 是指尺寸仅有几个纳米、几个到几十个金属原子构成的相对稳定的纳米结构。研究结果表明,当金属颗粒尺寸近似于一个电子的费米波长时 (小于 1 nm),由于量子尺寸效应的影响造成能级的不连续,这样易受激产生荧光。因此,与传统有机染料和量子点相比,MNCs 不仅具有荧光可调性,还具有斯托克斯位移大以及生物相容性好等许多优良性质。

目前报道中较为常见的金属纳米簇荧光成像探针多为 Au、Ag 等贵金属纳米簇,主要采取化学还原法:金属前驱体在配体分子存在下被适当的还原剂还原为零价金属,零价金属再成核生长为纳米簇,已报道的配体包括蛋白质、多肽、聚合物、核酸、巯基小分子等。利用此方法,纳米簇的性质可以通过改变实验条件调控,比如金属与配体的比例、配体的化学结构、还原剂的性质、反应温度和时间等。如水溶性 Au/Ag 合金纳米簇,不仅具有较强的荧光发射,且其荧光发射波长可调,可达近红外光区,对生物成像相关研究非常有利。为了使纳米簇具有细胞靶向性,通常需要对纳米簇进行后修饰,也可以利用核酸适配体的靶向作用直接制备 DNA 稳定的纳米簇,并用于靶向生物成像。利用纳米簇的荧光性质随被测物浓度及种类的不同变化来实现离子及生物小分子的检测。另外,由于金属纳米簇通常具有较长的荧光寿命,因此,利用荧光寿命成像(fluorescence lifetime imaging, FLIM)技术来实现细胞成像,可以有效避免细胞和生物体内自发荧光的干扰。

实验研究表明, Au_{25} 纳米簇是一个很好的双光子发光材料,能实现激发光和发射光均在近红外区,可用于多光子成像。在近红外区域 (800 nm),金簇的双光子吸收截面值可以从五十万到几百万,使得该材料可以作为一种较大的双光子吸收体应用在光功率限制和纳米光刻等方面。这种有趣的双光子吸收截面值的转变趋势表明在金纳米簇中存在从纳米簇到纳米颗粒的过渡行为。虽然具有较大双光子吸收截面的金纳米簇和金纳米颗粒已有相关报道,但是它们主要分散于己烷,且总体荧光强度较低,这些缺陷限制了它们在生物标记方面的应用。以贵金属为基础的双光子纳米材料的发展仍处于研究的初级阶段,得到具有水溶性好、荧光量子产率高和双光子性能优良的纳米簇同样面临着巨大挑战。

（八）稀土发光纳米探针

稀土发光材料由于具有荧光寿命长、发射峰半峰宽窄和 Stokes 位移大等发光性质，在生命科学研究的各个领域，包括荧光免疫分析、离子识别、蛋白质活性测定、核酸检测等，有着广泛而重要的应用前景。稀土发光材料以稀土配合物或相关杂化材料、稀土无机发光材料为代表。根据发光机制不同，又可以分为下转换稀土发光材料和上转换稀土发光材料。稀土发光材料具有特殊的发光机理，其荧光发射具有以下特点：①稀土发光材料的荧光发射波长与中心的稀土离子有关，而与配体、基质的具体结构关系不大。配体和基质的作用是吸收激发光的能量并将能量转移给稀土离子。因此，同一种稀土离子无论与何种配体络合或者在不同基质中，荧光发射峰的形状和发射波长是基本不变的。②稀土发光材料的 Stokes 位移（最大吸收峰与最大发射峰之间的波长差）比较大，一般在 200 nm 以上。该特点有利于进行波长的分辨，同时也有利于避免因激发光而导致的散射光对荧光测定的干扰。③稀土发光材料的发射峰较窄，半峰宽一般在 10~15 nm，这一特点有利于提高分析测定的灵敏度和选择性。④由于稀土发光材料所产生的荧光是延迟荧光，其荧光寿命比较长（约 1 ms），是通常生物背景荧光寿命的 10^5~10^6 倍。利用这种长寿命的荧光，可进行时间分辨荧光显微成像测定和荧光寿命成像，从而有效避免背景荧光的干扰，提高测定灵敏度。

与稀土配合物发光试剂相比，稀土掺杂的无机纳米粒子发光材料合成简单，形貌和尺寸可控，化学稳定性好；不受配体能级限制，可以实现紫外光或可见光的激发；一般通过改变掺杂离子或基质，很容易实现多色发光；易于进行表面修饰，可以方便地与生物分子连接。因此，它们更适合用作生物探针。

根据下转换和上转换的发光过程，可以分为两种不同的稀土发光材料，通常可以由掺杂的稀土离子的种类区别。下转换发光 (down-conversion luminescence，DCL) 材料通常由无机基质（主体）和活化的 Ln^{3+} 掺杂离子（活化剂）组成。无机基质不仅作为主体结构禁锢稀土离子激活剂，同时也具有敏化稀土离子激活剂发光的作用。常用的主体基质材料包括稀土氧化物、硫氧化物、氟化物、磷酸盐和钒酸盐。为了降低浓度引起的发光淬灭，掺杂浓度通常都比较低（通常低于 5%）。例如，Eu^{3+} 掺杂 YVO_4（表示为 YVO_4:Eu）纳米-微晶材料，由于

VO_4^{3-} 将能量传递给 Eu^{3+}，该发光材料具有强的红光发射。在下转换发光纳米材料中，常用的激活剂一般包括 Eu^{3+}、Tb^{3+}、Sm^{3+} 和 Dy^{3+} 等，它们的发射可以覆盖整个可见区域。除了常见的单个发光稀土离子掺杂在主体基质中以外，为了提高发光效率或者得到多色的发光材料，通常也采取多个稀土离子共掺杂策略。最成功的共掺杂的例子是将 Ce^{3+} 和其他发光稀土离子（Eu^{3+}、Tb^{3+}、Sm^{3+} 和 Dy^{3+} 等）共掺，因为 Ce^{3+} 和这些发光离子的 f-f 跃迁能级非常匹配，存在着从 Ce^{3+} 到 Ln^{3+} 的能量转移。所以，到目前为止，报道了许多 Ce^{3+}-Ln^{3+}（Eu^{3+}、Tb^{3+}、Sm^{3+} 和 Dy^{3+} 等）共掺杂的发光材料。另外一个有趣的现象是，在一些含有 Gd^{3+} 的基质材料中掺杂 Ce^{3+}-Ln^{3+}，机理研究发现，Gd^{3+} 也参与了能量传递过程。

稀土上转换纳米粒子是一种具有典型的高转换效率的多光子荧光探针，通过吸收低能量的激发光转换为高能量的发射光。其利用掺杂于固体晶格的稀土离子，将两个或两个以上的低能量（长波长）光子叠加并转变为一个高能量（短波长）光子。为了获得有效的上转换发光，通常所说的上转换发光材料都是由激活剂离子、敏化剂离子和基质材料所组成。目前研究最多的激活剂主要是镧系离子中的 Er^{3+}、Tm^{3+}、Ho^{3+} 和 Pr^{3+}。这是因为它们具有丰富的能级且亚稳态能级的寿命较长，为输出高效的上转换发光提供了前提条件；它们在红外或近红外波段有很好的吸收，且与常用的敏化剂离子 Yb^{3+} 之间存在着高的能量传递效率，从而容易实现高效的上转换发光。基质材料和下转换发光材料类似，主要是金属元素的氟化物、氧化物、磷酸盐、钒酸盐等，目前氟化物被认为是较理想的基质材料，也是研究比较多的基质材料之一，常见的如 $LiLuF_4$、$LiYF_4$、CaF_2、$NaYF_4$ 和 $NaGdF_4$ 等稀土氟化物。一般来说，由于单个 Ln^{3+} 掺杂上转换纳米粒子的上转换发光效率较低，因此通过共掺杂多种不同的 Ln^{3+} 离子来增强上转换发光。共掺杂离子分为激活剂 (activator) 和敏化剂 (sensitizer)。因为 Er^{3+}、Tm^{3+} 等离子具有丰富的 4f 能级结构，能级寿命较长，有很高的上转换效率，一般作为激活剂，而 Yb^{3+} 离子的最大吸收波长在近红外区 (980 nm)，与 Er^{3+} 第一激发态的吸收能量一致，吸收能量后可传递给 Er^{3+}，因此 Yb^{3+} 通常作为敏化剂。与先进的双光子量子点相比，上转换荧光纳米粒子具有更高的荧光发射效率，如 $NaYF_4$:Yb^{3+}/Er^{3+} 上转换纳米粒子比目前最好的双

光子量子点的效率要高 10^7 倍。同时,与双光子量子点不同,利用商用便宜的连续发光二极管红外激光器,就可以实现强的上转换发光。这一优点极大地推动了上转换纳米粒子的广泛应用。此外,上转换纳米粒子发射的谱带很窄,其半峰宽可以跟量子点相比,且通过掺杂不同的稀土离子,可以像量子点一样实现多色发射。稀土上转换发光材料的量子产率较低,大大限制了其在生物体系中的应用。所以为了减少表面发光的非辐射衰减损失,研究者发现以纳米粒子为核在其周围构建一个低晶格失配的壳层,构建成核 - 壳型上转换纳米粒子,能提高上转换纳米发光材料的应用能力。目前报道的外壳材料包括和核具有相似结构的具有光学活性的外壳和不具有光学活性的惰性外壳以及类似二氧化硅的无机核等。

作为理想的生物探针,稀土纳米发光材料应满足如下要求:①小尺寸 (小于 50 nm 为宜);②高的上 / 下转换发光效率;③易实现与生物分子的偶联;④低毒或无毒。通常所说的上转换荧光指的是在红外光激发下能发出波长在可见和紫外区域的光子的荧光辐射,同时具备了稀土离子上转换发光的特性和纳米尺度对生物体低损伤的特性。它的激发光源一般在红外区域,有效地避免了紫外激发对细胞或组织长时间照射造成伤害的问题。另外,大部分生物分子对红外光几乎没有吸收,因而利用它可以实现深层生物组织的无背景、高灵敏度探测。与传统的有机染料和量子点材料相比,稀土上转换纳米粒子在生物医学诊断及成像方面显示出独特的优势,化学性质稳定、抗光漂白能力强、无闪烁、在长时间激发光照射下发光非常稳定;激发波长在近红外区域 (980 nm),可有效降低生物样品自发荧光和散射光的干扰,进而提高检测灵敏度;近红外激发光对生物组织的穿透力很深,非常适合于体外或活体成像分析,而且对生物体组织的光损伤很小;通过改变所掺杂的 Ln^{3+} 离子种类、浓度和基质材料,可调节发射波长,实现多色上转换发光,可用于多目标同时标记等。

二、长余辉纳米探针

长余辉发光是一种光致发光现象,是指在激发光停止照射后物质仍能够持续发光的现象。长余辉发光材料也被称为蓄光型发光材料、夜光材料,它可以将可见光、紫外光、太阳光、X线等电磁波吸收、储蓄并缓慢发射。目前使用的长余辉发光材料主要有三大类:一类是传统的硫化物系列、一类是铝酸盐体系、另外一类是硅酸盐体系。目前长余辉发光材料的制备主要是通过固相反应进行,需要高温煅烧,然后再经过细磨后获得发光粉,通过上述工艺获得的余辉材料发光效率高、持续时间长,但是因为长余辉材料合成条件比较苛刻,发光粉颗粒较粗,经过高温煅烧后其分散性较差,形貌和尺寸难以控制,而且表面修复的难度较大,很难直接应用在生物医学领域。尽管长余辉发光材料拥有量子点所不具备的优点,但其制备技术未成熟,而且发光原理没搞明白,限制了长余辉材料的广泛应用。近年来,纳米尺寸的长余辉材料的出现,推动了长余辉材料在生物医学领域中的应用,将长余辉材料应用于生物传感和成像,可以实现"免原位激发"生物医学传感和成像,从而有效避免了原位激发产生的背景干扰和对生物组织的光损伤,在生物与医学成像领域具有巨大的应用前景。

长余辉发光材料体系中有两种活性中心:①发光中心 (emitters) 是将得到的能量以光辐射形式发射出去,它决定长余辉的发射波长。②陷阱 (trap) 是一般自己不发光,但它可以储存激发能量,并缓慢传递给发光中心。陷阱的类型和分布等决定余辉强度和余辉时间。通过改变掺杂物种类和基质材料,可调节长余辉材料的余辉发射波长,具有近红外发光的长余辉纳米材料是理想的成像探针。总之,长余辉纳米探针具备了其他传统荧光探针不具备的优势,如完全不会产生组织自体荧光、完全避免激发光引起的背景噪音、完全避免激发光对生物体的潜在伤害。虽然利用长余辉纳米探针的成像模式与生物发光探针 (荧光素酶) 相似,但是长余辉纳米探针的发射光更强,化学稳定性更好,不需要底物,更重要的是发射光不受酶活性、温度、pH、O_2、H_2O_2 等因素的影响,目前已有一些报道,该类探针可应用于小动物活体成像。人们发现的用可见红光可激发的 $ZnGa_2O_3$:Cr^{3+}(ZGC) 的近红外长余辉发光,比较适合用作生物成像探针,但是传统的 ZGC 合成需要高达 750 ℃的高温固相反应,后续处理也很繁琐费时,最近报道可以借助介孔二氧化硅纳米球 (MSNs) 模板合成方法解决这一问题,并能实现在动物体内多次功能成像。长余辉材料尤其是具有近红外发光的长余辉材料要在生物成像领域进一步发展,寻求新的方法或者新的基质合成发射光强、稳定性高、形貌尺寸可控的长余辉纳米探针是关键。

三、光声成像纳米探针

光声生物医学成像（简称光声成像）作为一种非侵入式的成像技术在近20年受到了极大关注。光声成像技术检测的是超声信号，反映的是光能量吸收的差异，结合了光学和超声这两种成像技术优点，相比传统影像学检测手段，光声成像能实现对组织体较大深度的高分辨率、高对比度的功能成像。因此，光声成像在生物组织结构、药物代谢、肿瘤的诊断与疗效监控等方面都具有应用前景。目前光声成像领域应用的探针有小分子染料、各种纳米粒子以及多模态造影剂，其尺寸最小达到小于2 nm的等级，最大可到300 nm左右；吸收波长分布在500~1 080 nm范围内。应用于光声成像的造影剂可分为内源性探针和外源性探针，人体内如水、血红蛋白、肿瘤内的新生血管等都属于内源性探针。对于外源性探针，理论上只要其吸收波长在680~950 nm之间，都可以进行光声成像。

以吲哚菁绿（ICG）为代表的临床近红外染料亦经常被用于光声成像研究。ICG是美国食品药品监督管理局（FAD）已经批准的可以用于人体的荧光染料材料，在生物医学领域中，不仅能用于荧光成像研究，还能用于光热治疗以及光声成像研究。ICG在光声成像领域有着重要研究地位，然而，单一的ICG分子存在稳定性差、半衰期短、水中溶解性差等缺点，限制了其在生物医学领域的广泛应用。目前的解决方法是将ICG装载在其他纳米颗粒中，不仅可以克服其缺点，还能引进一些新的功能，如多模式成像、靶向成像等。

由于目前用于小动物光声成像的成像仪器的激发波长一般处于680~950 nm，因此绝大多数的纳米材料都可以作为光声成像探针。研究比较多的包括碳材料、金纳米球、金纳米棒、金纳米笼，随着材料科学的不断发展，各种新型的纳米材料也被用于光声成像研究。这些新型的纳米材料都具有较小的尺寸，较低的生物学毒性和优秀的光声造影能力，如硫化铜（CuS）纳米粒子以及一些高分子聚合物。

第七节　X线吸收相关纳米探针

CT的成像原理是基于不同组织对X射线衰减和吸收系数不同而成像，具有良好的密度分辨率，对骨骼、肺成像效果佳，但对于中枢神经系统及泌尿生殖系统的显像效果较差。为了提高临床准确性，有时候需要加入造影剂。一般造影剂需要具有以下特征：造影剂的加入对目标组织与周围的差异组织和液体的对比度至少要提高2倍；为了减少造影剂所需的体积和浓度，尽可能提高造影剂中有效X射线衰减原子（分子，大分子或颗粒）的比例；造影剂在组织停留时间足够长，临床完成CT扫描时间在2~4小时之间；造影剂能够定位或者靶向目标组织；造影剂具有好的生物相容性，在血液和pH中稳定；造影剂能够在24小时内清除。目前临床上常用的CT造影剂包括离子型和非离子型两类，主要是基于碘的小分子化合物（如碘海醇、泛影酸等），这是因为碘具有较高的原子序数，可以对X线产生较强的吸收。但是这些传统的小分子碘造影剂存在许多缺点，如体内半衰期短、肾毒性以及血管渗透等，对其临床应用有一定的限制。基于新型纳米材料的造影剂有望改善上述缺点，并且通过功能化修饰，具有靶向性，提高诊断准确率。

决定物质衰减程度的因素有四个：一是X线本身的性质，另外三个属于吸收物质的性质，即物质的密度、原子序数和每千克物质含有的电子数。光子与物质的作用截面随原子序数的增加而增大，射线束的衰减系数也随原子序数的增加而显著地增大，所以高原子序数的物质对X线有较强衰减。不同的组织提供了不同程度的X线衰减，其中衰减系数由原子序数和组织的电子密度来决定。高原子序数和电子密度的物质有着更高的衰减系数，所以较高原子序数的金属元素（如Au、Dy、Bi、Yb等）对X线具有较大的衰减系数和K边缘能量。某些金属离子，还具有其他功能，如Gd^{3+}除对X线有吸收外，自身还具有磁性，钆喷酸葡胺（Gd-DTPA）是一种商用的T_1加权成像造影剂；Au纳米棒近红外照射下具有良好的光热升温效果；Bi是人体的微量元素，人体每天摄入量为55 μg。另外，X线CT增强扫描需使用造影剂来增强成像效果，低剂量的造影剂能够使机体风险大大降低，因为任何毒性低的材料大量进入机体后也会体现出一定的生物毒性，故而用造影效果更优的材料,在保证成像效果的同时降低造影剂的注射量,降低生物毒性。

开发纳米尺寸的造影剂能有效增加循环时间,降低造影剂副作用。目前的研究中,除了含碘纳米粒子,基于重金属的纳米粒子,如金、钽、镧系、铋等均可作为高效的CT造影剂。这类新型纳米CT造影剂具有更好的生物相容性和更长的循环时间,在血管和肿瘤的可视化成像中有十分明显的优势。

一、含碘的纳米颗粒

为了延长血液半衰期以及降低肾脏清除率,越来越多的研究者将目光投向了纳米技术,制备了各种含碘纳米颗粒,其中包括纳米悬浮液、纳米乳液、脂质体、胶束、聚合物颗粒、纳米微球和纳米胶囊。碘油 (lipiodol) 纳米乳剂是临床上最早成功应用的纳米CT造影剂,能用作淋巴管和胃静脉曲张闭塞的CT造影剂;也可以在肝癌的动脉化疗栓塞术中输送药物,达到治疗肝癌的目的。一种叫作N1177的新型碘化物纳米粒子的悬浊液可用来检测动脉粥样硬化。另外,N1177干粉吹入,显著增强了大鼠肺部,尤其是肺泡和细支气管的CT图像对比,可用来检测肺部损伤、疾病、肿瘤转移等。2-甲基丙烯酰氧乙基-2,3,5碘苯甲酸钠聚合物纳米粒子与聚MAOETIB-甲基丙烯酸缩水甘油共聚物纳米粒子,两者在淋巴结、肝脏、脾脏成像上均具有良好的效果。研究显示前者可检测癌症的淋巴结转移,后者则能检测出肝脏的癌变区。转移性肿瘤和癌变区肝脏都没有完善的吞噬系统,因此不像正常组织一样会积累纳米粒子,CT扫描显示出较低的衰减系数。也有报道利用脂质体包埋碘造影剂,例如包埋碘克沙醇、碘帕醇的PEG化脂质体已分别用于啮齿类原发性肺癌、乳腺肿瘤血管生成的可视化检测,进而评估肿瘤血管的通透性,区分良恶性肿瘤。另外,脂质体包埋碘造影剂的同时还可以包埋MRI造影剂或化疗药物,如包装碘海醇和钆特醇的CT-MRI双模态PEG化脂质体用于兔子的血池成像,CT和MRI的信号均有长时间的增强;包装阿霉素和碘克沙醇的PEG化脂质体用来评估乳腺肿瘤的状况,在成像和治疗效果上均有明显提高。为了进一步避免脂质体包埋的碘化物泄露,避免碘化物直接进入血液被肾脏代谢,碘化的脂质分子自组装形成脂质体直接作为一种新型的CT造影剂,碘化脂质体的碘浓度足够CT成像,空的内核可以包埋药物,达到诊断和

治疗同时进行的目的。也可将小分子碘化物共价到树枝状大分子末端,也是一类优良的CT造影剂,该类造影剂具有长效的血管造影效果、可控的分子量(35~143 ku)、较大的X线衰减系数、良好的水溶性和亲水性、低渗透压、化学稳定性等优点,在检测包括癌症在内的多种疾病方面均具有很好的潜力。然而,这类造影剂大都仍处于研究初期,需要进一步克服临床副作用。虽然与小分子碘化造影剂相比,纳米颗粒碘化造影剂能够明显延长造影剂的血液循环时间,并被用于增强CT成像脉管系统和心脏系统。但是,较大尺寸的纳米颗粒会优先被巨噬细胞吸收,选择性靶向和成像吞噬细胞丰富的器官和组织(例如,作为脾脏和肝脏)。另外,碘是一个中等原子系数的原子,其X线衰减系数也并不是很高,所以基于碘原子的CT造影剂亟待被优化。

二、Au 纳米材料

与碘化合物相比,金纳米结构具有更多的优越性能。有着更高的原子序数和X线衰减系数,每质量单位金的造影效果约为碘的2.7倍。金纳米颗粒有着优异的表面性质,成熟的制备路线,更重要的是其在生物体内具有化学惰性,不会释放出有毒离子,生物相容性好,血液循环时间更长,有长效、明亮的血管造影效果。基于金纳米颗粒的CT造影剂有望改善上述传统CT造影剂的缺点。美国的康涅狄格大学和Nanoprobes公司合作,第一个将金纳米颗粒用作CT造影剂,他们将1.9 nm的金纳米颗粒注射到移植有皮下乳腺瘤的小鼠体内进行X线成像。结果表明,与碘造影剂造影相比,肿瘤部位也可更清晰地分辨出来,甚至可以看到直径仅为100 μm的血管,而且肿瘤造影时间非常长。也有研究指出,金纳米粒子必须达到一定的质量浓度才能成为有效的造影剂,浓度太低,即使使用大能量的X线,也没有良好的成像效果。另外相同质量浓度的金纳米粒子尺寸越小(小于40 nm),对X线的衰减能力越强。

三、含铋(Bi)纳米材料

Bi 元素是人体的微量元素,健康人体每天的建议摄取量为55 μg。Bi 具有相对高的原子序数和X线吸收系数,因此理论上 Bi 造影剂的CT造影增强效果最好。但是,金属铋的化学活泼性,限制了其体内应用。一般临床使用的是 Bi_2S_3 纳米粒子。利用聚合物或肽等生物相容性较好的材料修饰 Bi_2S_3 纳

米粒子,注射到体内后,能够增强血管、器官成像,具有较好的成像时间,较碘造影剂更安全、更有效。但是,硫化铋纳米颗粒的粒径难以调控,且表面不易被修饰,要实现广泛的临床应用还需进一步改进。

四、含 Ta 纳米材料

钽(Ta)具有良好的生物相容性,Ta 和 Ta 的氧化物已经用于临床影像学标记、人造关节、支架和血管夹,此外,Ta 相较于碘代造影剂有更好的 CT 成像对比度;相较于 Au 价格更加便宜。已报道的 TaOx 纳米粒子,经过修饰,具有较长的 CT 扫描成像时间,在血管成像和靶向网状内皮系统检测具有潜在的应用价值。还可以与具有其他成像功能的纳米粒子复合,得到多功能纳米材料,可同时具备 CT 扫描成像、核磁共振成像(MRI)和荧光成像的功能,实现了 TaOx 纳米粒子的多功能化。多模式的成像用于临床,有利于诊断正确性的提高,降低误诊率。研究表明利用两性硅氧烷包裹的氧化钽纳米颗粒(ZMS-TaO)在高浓度时黏度降低,雄性 Lewis 大鼠静脉注射后,探针在组织内的残余量少,并且没有诱发肾脏的毒性反应。

五、镧系纳米造影剂

镧系元素具有较高的原子系数,理论上都可以作为 CT 造影剂。但其自由离子状态是具有生物毒性的,因此,生物学上应用的镧系材料需要防止离子的泄露。目前,镧系相关的纳米粒子是一类多功能的纳米造影剂,在光学成像、磁共振成像等领域都有很多应用,同时也可以作为 CT 造影剂。例如,采用高温热解的方法合成了 Yb、Er、Gd 杂化的油性纳米粒子,并用 PEG 修饰的磷脂分子进行改性修饰。该纳米材料具有很好的 CT 扫描成像效果,在血管中有较长的循环时间,成像时间能够保持 3 h。该材料在体内的毒性也很低。除此之外,该纳米材料还同时具有荧光成像和 MRI 成像的功能,对于诊断研究具有很大帮助。

第八节　磁性纳米探针

磁共振成像(magnetic resonance imaging,MRI)的成像原理是在原子核自旋运动的基础上,利用外加磁场产生射频脉冲效应,得到人体核磁共振信号,再通过梯度场编码和傅里叶变换后处理计算得到所需组织的信息。MRI 图像可以携带任意方向的解剖信息,图像信息包括质子密度、纵向弛豫值 T_1、横向弛豫值 T_2、化学位移、磁化系数等,对于中枢神经系统疾病、泌尿生殖系统疾病、骨关节软骨损伤等具有很好的软组织分辨率。与 CT 不同,MRI 不会产生 X 线电离辐射损伤,但对于肺部和骨的显像效果不如 CT。与核医学成像手段例如正电子发射断层显像(PET)、单光子发射计算机断层显像(SPECT)相比,MRI 成像的灵敏度相对较低。因此在 MRI 成像的许多应用中使用造影剂已经成为其很重要的一个组成部分,因为使用造影剂能够实现病变组织和正常组织之间更好的对比。

MRI 造影剂对比增强机制主要是影响有关质子的弛豫时间,间接改变这些质子所形成的信号强度。通过 MRI 对比增强机制主要影响质子 T_1 加权信号还是 T_2 加权信号来划分 MRI 造影剂的类别,可以分为正性造影剂和负性造影剂两种类型。按照造影剂的作用机制,通常将 MRI 造影剂划分为顺磁性、铁磁性和超顺磁性。正性造影剂通过缩短 T_1 值增加图像的 T_1 加权信号(T_2 加权同理,但是 T_2 值降低的影响通常并不明显,除非能够达到很高的局部浓度,例如在肾脏中),其典型代表是与 Gd 相关的顺磁性造影剂。负性造影剂通过缩短质子 T_2 弛豫时间改变 T_2 加权成像信号,其典型代表是超顺磁性氧化铁纳米粒子。

一、T_1 造影剂

目前临床上应用的 T_1 造影剂主要是钆螯合物(如 Gd-DTPA 等)。因为 Gd^{3+} 有七个未成对电子,可以有效降低了 T_1 值并使电子弛豫时间变长,从而产生更长时间的信号,所以 Gd 造影剂是极好的 T_1 造影剂。但小分子 Gd 造影剂无靶向性,体内代谢太快,且难以修饰,它们只能随着血管分布在血液丰富的部位,不能特异性地显示某些我们需要突出的目标。更重要的是,临床应用表明,小分子 Gd^{3+} 螯合物有潜在的毒重金属(Gd^{3+} 有毒)浸出可能性。为了解决以上问题,发展大分子或纳米造影剂成为一直以来研究者们努力发展的方向。纳米尺寸的造影剂不仅具有高弛豫、血液半衰期长和组织靶向等优点，同时能够大大降低 Gd^{3+} 浸出量。目前，已有 Gd_2O_3、$GdVO_4$、GdF_3、$NaGdF_4$、$BaGdF_5$、$GdPO_4$、Gd 离子掺杂量子点、MnO、Mn_2O_3、Mn_3O_4 等含 Gd 和 Mn 元素的纳米 T_1 造影剂都被开发出来。最近几年，超小粒径的超顺磁纳米粒子（一般小于 10 nm）被证明也具有较好的 T_1 加权成像，比如研究较多的 Fe_3O_4 纳米材料被发现也可被用作 T_1 造影剂。

二、T_2 造影剂

氧化铁（通常指磁铁矿 Fe_3O_4 或者磁赤铁矿 $\gamma\text{-}Fe_2O_3$）纳米粒子，作为 T_2 造影剂应用于磁共振成像已有 20 多年的历史了。超顺磁性氧化铁（SPIO，粒径小于 30 nm）纳米粒子被网状内皮组织吸收，在肝、脾、骨髓等处聚集会大大缩短 T_2 弛豫时间。

除了 SPIO 外，其他的超顺磁性纳米粒子也可作为 T_2 造影剂。一些铁酸盐（MFe_2O_4，M=Fe^{2+}，Co^{2+}，Mn^{2+}）纳米粒子被合成和用作造影剂。利用 d^5 Mn^{2+} 取代 d^6 Fe^{2+} 获得的尖晶石结构的 $MnFe_2O_4$（MnMEIO）纳米粒子，其饱和磁化率和磁成像灵敏度都超过了 Fe_3O_4 纳米粒子。报道的铁酸盐掺杂锌（$Zn_xFe_3{-}_xO_4$，x<0.5）的纳米粒子的饱和磁化率是同样尺寸 Fe_3O_4 纳米粒子的 2.5 倍，可以大大提高 T_2 弛豫率和磁共振成像灵敏度。纳米粒子的形貌也会影响磁共振成像效果，比如内凹八角叉形状 Fe_3O_4 纳米颗粒的磁化率值是普通球状 Fe_3O_4 的 5~6 倍。

此外，一些合金纳米粒子，例如 FeCo、FePt，也

有较高 T_2 弛豫率，但是它们在体内不易降解会导致慢性中毒，限制了其在生物医药领域的应用。

另外，稀土离子 Dy^{3+} 和 Ho^{3+} 系列材料，例如 $NaDyF_4$、Dy_2O_3、$NaHoF_4$、Ho_2O_3，会随着磁场的增强，磁化强度增强，弛豫率也有所提高。此类造影剂在高磁场下成像，信噪比和分辨率均会提高，并且信号采集时间短，因此在近年来也得到了广泛的关注。

三、$T_1\text{-}T_2$ 双模式造影剂

目前可用的磁共振成像分子探针分别为钆（Gd）和铁类制剂，分别用于 T_1 和 T_2 成像，而 T_1 和 T_2 成像各有优缺点，为了扬长避短，一类新型的 T_1/T_2 双模探针被报道，一种成像试剂，可以同时实现 T_1/T_2 的双模成像，同时提高了 T_1/T_2 的敏感性，起到了 1+1 大于 2 的作用。这种双模式成像造影剂，在一台磁共振仪上就能实现双模态成像，而不用考虑不同成像模式的差异。双模式成像造影剂的设计思路主要包括两种：以 T_2 或 T_1 的造影材料为中心核，T_1 或 T_2 造影材料为外壳，构建形成核-壳或类核-壳结构的 T_1/T_2 双模态成像的造影剂。另外一种就是通过调控化学合成的手段，把顺磁性的材料与超顺磁或者铁磁性的材料结合起来，然后通过共混的方法形成一个纳米的统一体。已有的研究结果表明，该类探针可以提高病变的检出率，降低探针的使用剂量，提升磁共振的成像效率。总的来说，这类造影剂还处在研究初期，真正临床使用，还需要更多的数据支持。

第九节　超声纳米探针

超声成像是医学影像学的重要组成部分。其具有成像和诊断安全及时、对人体无创伤、价格低廉等优点，大量应用于疾病的临床诊断。超声成像是利用超声的物理特性和人体器官组织声学性质上的差异，超声射入体内，由表面到深部，经过不同声阻抗和不同衰减特性的器官与组织，从而产生不同的反射与衰减，这种不同的反射与衰减是构成超声图像的基础。将接收到的回声，根据回声强弱，用明暗不同的光点依次显示在影屏上，则可显出人体的断面超声图像。由于不同生物组织之间回波信号的不同常常会妨碍诊断的准确性，尤其是病变组织的发生常出现在比较隐匿的部位，与正常组织的界面回声

反差小，降低了超声在诊断时的分辨率。为了更好地得到特定组织的准确信息，人们通常采用加入超声成像造影剂（ultrasound contrast agents，UCAs）的方法来增强超声成像分辨率，提高对比度。

超声造影剂，是在血液中加入声阻抗值与血液截然不同的微泡等介质，使得血液的散射增强，从而提高血管、心腔和组织的显像。超声造影剂主要成分为微泡，其由两部分组成：一是由糖类、脂质体、蛋白质或者多聚化合物构成的外壳，二是由气体（如 CO_2、SF_6、全氟碳和空气等）构成的核心。它的基本性质就是能够增强组织的回波能力，可以在成像中提高图像的清晰度和对比度，从而提高对疾病诊断

的灵敏度和准确性。理想的超声造影剂应满足如下条件：安全性，对生物体无毒，使用中或使用后不产生不良影响；操作方法简便；粒径大小可允许通过血液循环，不会短时间内分解；能够产生较强的回声反射，且衰减少。

超声造影剂的发展主要经过了四个发展阶段，第一代超声造影剂选用空气、氮气等微泡，而没有膜材料，使得其在血液循环中持续时间极短，又由于其粒径大小不均一，且不能通过肺循环等缺陷，只能通过导管插入主动脉，是一种创伤性检查的方法，没能广泛临床使用。直到1984年，Feinstein等发明了以白蛋白为膜结构、空气为核心的超声微泡，使超声造影剂研究得以迅速发展。第二代超声造影剂则是以包裹了空气的多糖、脂类或白蛋白等为代表，由于在微气泡表面包了一层较稳定的膜，直径明显减小（<8 μm），因此延长了造影剂在血液中的循环滞留时间，可经外周静脉注射就能够通过肺循环使左心腔及外周血管显影，实现了超声造影由创伤性向非创伤性的发展，从而使这一技术进入了一个新的发展阶段。第二代超声造影剂以Albunex、Levovist为代表，但由于其稳定性差基本退出历史舞台。在第二代超声造影剂基础上，发展出新型的造影剂。第三代超声造影剂以惰性气体（CF_4、C_3F_8等）代替空气作为包裹气体，同时采用抗压性和稳定性高的成膜材料（高分子聚合物、表面活性剂和磷脂等）。由于在微气泡表面包了一层较稳定的膜，在合适的超声强度作用下，气泡能够产生非线性震动而不破裂。由于其内包裹的惰性气体分子量大，这类造影剂有溶解度低、稳定性较好、微泡能够产生较好的谐波信号等特点，从而能实现心肌显影。典型造影剂有Optison（外壳为白蛋白，内含全氟丙烷），Sonazoid（外壳为脂类，内含全氟丁烷）和SonoVue（外壳为脂类，内含六氟化硫）等。目前临床应用最广泛的是第三代微泡造影剂-声诺维（SonoVue）。第四代造影剂目前尚处于研究阶段，主要研究方向包括高分子聚合物外壳微泡和靶向超声微泡两部分，前者是使用耐压、高稳定性和可生物降解的聚合物作为外壳、内部为低弥散度大分子量的氟碳气体，目前研究较为成熟的是以聚乳酸-羟基乙酸共聚物作为外壳，其代表为AI700（Imagify），正在进行Ⅲ期临床试验。发展具有特异性诊断作用的靶向造影剂是目前超声造影剂研究的热点，这类造影剂是携带靶向配体，可以靶向成像并可携带药物或基因、具有治疗作用的造影剂。利用靶向超声造影剂与靶细胞表面标记物的特异性结合，可在疾病发生的早期在分子或细胞水平对靶组织进行特异性显像。不同造影剂壳膜表面所具备的基团各不相同，为制备靶向造影剂提供了理论基础。通常将靶向造影剂的靶向作用划分为两种：①被动靶向，利用微泡壳膜表面本身的化学和电荷特性滞留于靶组织；②主动靶向，指使用不同方法，对造影剂粒子加以修饰，在其表面偶联特异性的抗体或配体，使其可以选择性地识别并且积聚于靶组织，使靶组织的超声信号对比度增高，从而实现靶区的特异性显影。靶向超声造影剂最典型的代表为BR55，微泡表面连接有Ⅲ型酪氨酸激酶受体（KDR），即血管内皮生长因子受体2（VEGFR-2）。该受体在正常组织不表达或低表达，而在包括乳腺癌和卵巢癌在内的多种肿瘤组织中均有不同程度的表达，因此检测这一特定分子的表达水平理论上有助于疾病诊断。

目前常规超声造影剂主要是一种微米级造影剂，粒径多在1~4 μm，大都不能透过血管，属于血池显像，限制了对血管外疾病的诊断与治疗。随着超声分子成像技术和生物纳米技术的迅猛发展，超声造影剂从微米级已发展到了纳米级，近年来出现了多种纳米级超声造影剂，包括纳米级脂质体造影剂、纳米级氟烷乳剂和纳米级微泡造影剂。通常将粒径小于1 000 nm的造影剂均称为纳米级造影剂。它们不同于目前常规的超声造影剂，相比之下有其独特的优势。纳米级造影剂较常规造影剂有极强的穿透力。研究表明，疾病（如肿瘤）状态中的血管内皮间隙虽有扩大，但仅能允许直径小于700 nm的颗粒穿过。纳米级造影剂在制作过程中可通过调整参数，使造影剂粒径小于700 nm，以穿越血管内皮进入组织间隙，使血管外靶组织显像成为可能，从而超越了常规造影剂仅能发生血池内显像的局限性，推动超声分子显像与靶向治疗向血管外领域的拓展。同时物质的尺寸减小到纳米级后，分子特性发生很大改变，表现出许多特有的性质，如表面积大、表面活性中心多、表面反应活性高、强烈的吸附能力以及不易受体内和细胞内各种酶的降解等，这都为其在生物医学领域的研究应用开辟了新的道路。纳米超声造影剂可以通过被动靶向使血管外组织对比显影成为现实，超越了普通超声造影剂仅能在血池内显像的局限性。进一步通过结合特异性配体又可极大提高纳米超声造影剂的靶向性能，从而实现更精确的靶向造影。

高分子材料声反射能力较弱，其内空腔结构较小，纳米超声对比剂的回声特性不够理想。近年来，以无机纳米材料为壳膜的纳米超声造影剂因其良好的组织相容性、生物稳定性、较高的反应活性等优势受到普遍关注。目前报道较多的是以二氧化硅及纳米金为外壳包被的造影剂。也有将高分子聚合物和无机材料结合起来，例如以 PLGA 等高分子聚合物为壳、以纳米金为壳制备的造影剂，兼有微泡的超声谐振功能、纳米金回声特性及生物分子偶联功能的壳 - 核复合纳米微囊，用于影像诊断和治疗。虽然高分子和无机材料作为外壳的超声造影剂较脂质类外壳硬，表现出了好的抗压性能和超声持续时间，但同时由于较硬的外壳，需要更强的声学输出才能产生对比效果，所以会导致肺出血、毛细管破裂等问题。

寻找性能优良、安全的成膜材料，制备高效超声分子探针值得我们不断深入研究。

第十节 放射性核素探针

放射性核素显像 (PET、SPECT) 是一种灵敏度高和组织穿透性强的无创性检测方法，结合不同的分子显像探针，可以定量反映肿瘤的生理、病理、代谢和功能变化，已成为肿瘤诊断、疗效评价等的临床影像方法之一。

利用 SPECT 进行成像时，需要对药物或材料进行放射性核素标记。常用的标记核素显像剂包括：锝 (^{99m}Tc，半衰期：6.0 h)，碘 (^{123}I，半衰期：13.2 h；^{131}I，半衰期：8.0 d；^{125}I，半衰期：60.14 d)，铟 (^{111}In，半衰期：2.8 d)，镓 (^{67}Ga，半衰期：78.3 h)。可同时发射 β- 射线用于放射性治疗及 γ- 射线用于成像的有 ^{186}Re（半衰期：90.6 h）和 ^{188}Re（半衰期：16.9 h）。这些核素可使用交联剂通过配位与药物或纳米材料链接，其中 ^{99m}Tc 和 ^{125}I 是成像研究中最常用的放射性核素。以上放射性核素均可保证有效的成像和安全的生物照射剂量。

PET 技术是目前唯一的以解剖学形态进行功能、代谢和受体显像的技术，具有灵敏度强、特异性高、全身显像及可定量等优点。常见的核素：^{13}N（半衰期：9.97 min），^{68}Ga（半衰期：67.7 min），^{18}F（半衰期：109.8 min），^{64}Cu（半衰期：12.7 h），^{72}As（半衰期：26 h），^{89}Zr（半衰期：78.4 h）等。目前临床用主要的造影剂是 ^{18}F- 氟代脱氧葡萄糖 (FDG)。PET 检查由于恶性肿瘤高代谢的特点而在肿瘤显像中广泛应用，但不能进行肿瘤的精确定位。因为 FDG 的实质是糖代谢特异性显像剂而非肿瘤特异性显像剂，不能精确地显示肿瘤扩散范围和轮廓。而纳米探针通过修饰同位素、生物配体和 PEG 后具备了影像信号、靶向功能和可改变的药代动力学特性。与原来单一的造影剂信号分子相比，纳米探针的多功能化使得影像更清晰，也使基于影像的诊断更精确。

核素纳米探针主要有以下几种构建方法。

（1）螯合法构建核素纳米探针：该方法将能与核素配位的配体共价连接在纳米粒子的表面，构建核素纳米探针。该方法具有很强的普适性，是目前核素纳米探针最主要的方法。采用这种方法主要要防止纳米粒子表面的配体解离以及配位的核素在复杂生理条件下的解离。

（2）原位合成核素标记的纳米探针：第一种是采用质子或者中子直接轰击纳米粒子，原位产生核素纳米探针。如通过质子直接照射 Al_2O_3 纳米粒子，可以产生 ^{13}N 标记的 Al_2O_3 纳米粒子。由于核素嵌入在纳米粒子中，具有非常好的放射稳定性。但是，由于质子束的获得，以及质子束对纳米粒子及表面修饰生物分子可能产生破坏作用，因此该方法受到一定的限制。另一种方法是在纳米粒子的合成过程中用微量放射性元素代替纳米粒子的组成元素，一步获得核素标记的纳米探针。利用放射性 ^{64}CuCl_2 和非放射性 $CuCl_2$ 与 Na_2S 在 95 ℃反应 1 h。采用类似的方法，研究者利用 ^{64}CuCl_2，$AuCl_3$，乙酰丙酮铜在油胺中 160 ℃反应 2 h 获得 ^{64}CuAu 纳米探针。在微波的条件下利用 ^{64}CuCl_2，$FeCl_2$，$FeCl_3$ 获得 [^{64}Cu]Fe_3O_4 纳米粒子。利用放射性 ^{18}F 和非放射性 F 与镧系金属粒子反应，可获得放射性标记的稀土纳米粒子。

（3）核素无螯合标记纳米粒子：该方法是通过核素与纳米粒子之间的物理或者化学相互作用直接结合获得纳米探针的方法。可利用 *As（$*=$ 71，72，74，76），^{69}Ge 对 Fe_3O_4 直接标记；还可利用阳离子交换策略，将 ^{64}Cu 标记在 CdSe/ZnS 量子点上。利

用 ^{64}Cu 与硫之间的相互作用直接标记 Fe_3O_4 修饰的 MoS_2 纳米片获得 ^{64}Cu 标记的纳米探针。该方法标记率高，而且标记迅速，但是在普适性方面也需要进一步扩展。

第十一节 智慧型纳米探针

病变（如癌症、自身免疫性疾病、感染、心血管疾病等）通常会导致该区域生理环境发生特定的改变，这些改变就成为生物响应材料的理想目标。刺激-响应型纳米载体或智慧型纳米探针依靠它们在响应各种物理或化学刺激时，通过物理化学性质的显著改变可实现药物的可控运载，实现诊断和治疗的功能，因此在近些年吸引了很多的注意。通常物理刺激包括温度、光、磁、超声以及电场等，而化学刺激包括 pH、氧化还原、酶、特异分子识别等。

（一）物理刺激

1. 温度响应 温度响应系统是生物医学领域被研究最多的系统，在这种系统中，含有随着温度改变而发生构型改变的热敏感的片段。比如含有最低临界溶解温度（LCST）的聚合物在温度接近 LCST 时会发生剧烈的相变，而 LCST 能够通过聚合物中亲水性和疏水性成分的比例来调控。当 LCST 在室温和人体体温之间时，聚合物就对生理温度敏感，产生相变。除了温度响应的聚合物材料，还有其他的温度响应材料如合成多肽，其中类弹性蛋白多肽（elastinlike polypeptides，ELPs）引起了相当的关注。ELPs 是一种具有弹性功能且对环境温度非常敏感的人造基因工程蛋白质聚合物。其结构主要由五肽重复序列单元构成，即 Val-Pro-Gly-Xaa-Gly（VP-GXG），源自于弹性蛋白的疏水区域，其中 Xaa 可以是除 Pro 以外任一氨基酸。ELPs 有一个可逆相变过程，称之为反转变温度，若环境温度低于该相变温度，该多肽在水溶液中为高度可溶，聚合物链保持无序结构，且相当伸展。相反，当温度高于该相变温度时，含水的多肽链结构就瓦解，并开始聚集，形成一个富含 ELPs 的聚集物，由于 ELPs 具有这种特殊性质，加之有优良的物理、化学特性及生物相容性，适于开发各种功能性材料，这为 ELPs 在生物医学材料方面的研究和利用提供了依据。通过适当的合成方法将这些功能片段组建到生物相容性好的纳米平台中去，通过结构优化，使得相变响应温度能够在生理温度变化的范围内。比如，用于药物递送的系统在 37℃ 以下保持稳定，在这个温度以上则会释放治疗药物。聚 N-异丙基丙烯酰胺（PNIPAM）是一种典型的温度敏感性高分子，其最低临界溶液温度是 32℃，发生溶胶-凝胶转变，并且这个温度可以通过与疏水性单体共聚或者通过引入疏水性基团或者引入无机材料（如金纳米颗粒）共聚调节，使其更加接近体温。为了加速温度响应转变过程，研究人员将可控、可激活的纳米胶作为交联剂来建造温度响应水凝胶，这种水凝胶在保持高弹性的同时展示出快速并且可逆的响应特性。这样就可以实现温度调节探针、药物的释放。

2. 光响应 光响应纳米探针已经被广泛用于生物医学研究，与其他刺激响应系统相比，光响应刺激不仅是非侵入式的并且还能对其进行时间和空间上的精准控制。通过改变光响应系统的几个参数可以使其被用于不同的领域，如靶向药物递送、生物成像、治疗和诊断。目前生物医学的应用中研究热点是利用近红外光刺激，因为它的穿透深度深以及对细胞的损伤少。金纳米颗粒能够吸收近红外光并且发热，某些抗癌药（如阿霉素）很容易与特定的双链 DNA 结合，当 DNA 发生变性后，抗癌药就会被释放。

3. 磁场响应 磁场是一种远程可控的，且对化学、生物环境影响极小的"绿色"驱动力。磁性纳米颗粒在生物医学的很多方面都有潜在应用，包括生物传感器、诊断和高温治疗。将这些磁性纳米颗粒组装成有序的结构能够更精确地控制它们的性质，加上磁场的穿透深度深，使它们在生物医学上的应用有很强的潜力。磁性纳米颗粒可以控制组装体的解体，即通过外部的交变磁场使磁性纳米颗粒发热，使聚合物发生解体。也利用外加磁场驱动对微胶囊实现挤压可控释放。先将顺磁性颗粒、药物或成像探针嵌入到微胶囊的聚合物囊壁中，在外加磁场的作用下，磁性颗粒沿磁场方向趋于一维排列，并带动囊壁在此方向拉伸，使微胶囊形状从原本的球形变形，体积缩小带来内部压强分布的改变，从而加速芯材物质向外释放。当撤去磁场时，微胶囊又恢复为球形。

4. 电场响应　悬浮液中纳米颗粒之间的相互作用主要包括范德华力和静电力，当距离比较远时，主要是吸引力，当距离比较近时主要是排斥力。当纳米颗粒能够克服排斥力的能垒时，它们便发生团聚。因此通过外电场控制纳米颗粒之间的偶极子 - 偶极子相互作用能实现纳米颗粒的组装。

5. 超声响应　超声波能够无创性地到达人体组织内部，在生物体内具有良好的聚焦性（切向焦点尺寸可为毫米或亚毫米）和较强的穿透性（1 MHz 声波的组织穿透深度可达 20 cm），因此以超声敏感材料作为药物或基因转送以及成像探针的载体，它可以作为一种定点、定时的局部控制形式，因为它能通过发热或者机械效应（空化）使纳米载体坍塌。超声波控制释放的主要机理包括机械效应、空化效应和热效应。一般来说，低频率的超声 (<1 MHz) 可以造成较好的空化效应，而高频率的超声 (>1 MHz) 则会造成很好的热效应。目前有很多纳米体系被用于制备不同形式的超声敏感药物载体材料，主要包括脂质体、胶束、微泡、超声造影剂、胶囊等。

（二）化学刺激

1. pH 变化　在众多的生理刺激中，pH 是最重要的一个，因为在不同的器官、组织和细胞内 pH 有很大的差别。比如实体肿瘤的细胞外 pH 比正常组织的低，而细胞内溶酶体的 pH 还会更低。能对 pH 做出响应的材料通常能进行物理或化学的变化，如溶胀、收缩、离解、降解等，pH 响应性来源于可电离基团的质子化或者化学键的酸降解。肿瘤微环境一个标志性差异是弱酸性。肿瘤组织细胞外基质的 pH 为 6.5~6.9，低于正常组织（7.2~7.4）。因此在弱酸条件下，产生可视化信号并增强诊疗活性是肿瘤特异性成像和治疗的途径之一。有一些功能性基团（如叔胺和咪唑）的纳米探针，在 pH>7 时是疏水性的，使纳米颗粒发生团聚，但 pH<7 时这些基团变成亲水性的，纳米探针被释放到溶液中。所以若将含有这些功能基团的聚合物包覆在纳米颗粒上就能实现 pH 敏感的组装和解离。还有像 pH 敏感的细胞穿透肽（CPPs），可以被肿瘤处的酸性环境激活，从而促进其在肿瘤内的富集。其他种类的生理环境 pH 梯度，如慢性伤口的酸化，也可以作为 pH 响应药物的目标。

2. 氧化还原响应　在细胞水平上，当细胞受到外界刺激或者发生病变过程中，会产生大量活性氧 (Reactive oxygen species，ROS)、活性氮 (Reactive nitrogen species，RNS) 等氧化性物质，使细胞发生氧化应激，从而对细胞生理和病理功能产生重要影响；同时细胞又依靠还原型谷胱甘肽 (Glutathione，GSH)、还原型硫氧还蛋白、烟酰胺腺嘌呤二核苷酸磷酸 (nicotinamide adenine dinucleotide hydride，NADPH)、核黄素、抗坏血酸等还原性物质保持较强的拮抗氧化能力，通过自我修复而维持自身的氧化还原平衡。但是，当还原性物质（如 GSH、NADPH）表达量过多时，机体又会发生还原应激，同样会打破机体的氧化还原平衡，并导致机体发生病变。这一系列的氧化还原反应对细胞增殖、凋亡、损伤具有重要影响，并在信号转导过程中起重要作用。因此，对细胞氧化还原状态变化进行可逆、动态检测具有重要的生理及病理意义。因此该类型探针的设计原理也是遵循生物体内生命活动的氧化还原反应类型，比如得电子 - 失电子反应、脱氢 - 加氢反应、加氧 - 脱氧反应以及巯基与二硫键的相互转化等。二硒键是另一种常用的氧化还原片段，在最近的研究中，由含硒化物的嵌段共聚物自组装形成的微球同时对氧化剂和还原剂敏感。又如缺氧程度与还原物质如硝基还原酶（NTR）和偶氮还原酶的局部浓度密切相关。因此，基于这些衍生物缺氧引发的分子切割特性，通过使用硝基芳族化合物，醌或偶氮苯（偶氮）衍生物作为缺氧敏感部分已经开发了许多纳米光学探针。这些缺氧敏感探针通常是基于荧光共振能量转移（FRET）构建的，其中 FRET 供体和 FRET 受体通过缺氧可裂解基团连接在一起。因此，可以采用分别在缺氧和正常情况下的 FRET 开关状态来反映缺氧程度。

3. 蛋白质 - 核酸响应　蛋白是生命体重要的必需生物大分子。蛋白的非正常表达通常会引发疾病。肿瘤细胞和相关细胞会表达生物标志物，不同阶段会表达不同的生物标志物，可提供多样化的临床用途。靶蛋白通过亲和标记、特异性肽段识别、静电吸附、疏水相互作用可以激活抗肿瘤效果并产生可视化信号。酶具有生物催化、多样性等特点，涉及 5 000 多个生化过程。很多疾病的酶表达和活性都是异常的，因此可以用与特定疾病相关的酶来控制药物的递送。因此，酶分子是很有前景的诊疗制剂的靶标。

核酸，包括 RNA 和 DNA，由于其在不同生物进程中的多种作用以及独特的杂交特性已经成为重要的生物触发因素。信使 RNA(mRNA) 是转录过程中携带部分遗传信息的单链核糖核酸。一些mRNA与疾病相关,因此可以作为癌症诊断的可靠生物标志物。目前mRNA靶向的诊疗制剂是将分子信标与荧光分子、金纳米粒、量子点或其他材料连接,用于mRNA的检测和肿瘤特异性治疗。

多信号响应纳米探针:处于不同研究阶段的多重刺激响应纳米颗粒组装体已经增强了很多应用的性能,尤其在生物医学领域。通过将多种刺激集成到一个系统中,能够实现精确的可控成像和治疗。或者一个成像探针可以同时报告两种甚至多种成像模式的某一种刺激,则可以实现比单一成像模式更有说服力和准确的评估。特别地,能够将解剖和功能成像集成在同一个探针上的双模显像剂更是可能可靠地为临床诊断提供强大的和互补的信息。例如,缺氧的物理和化学行为通常不仅仅由一个环境因素决定,是由两个或更多个因素(O_2 浓度和pH)的相互影响在一起决定的。尽管缺氧与低氧浓度和酸中毒密切相关,但细胞外pH和 O_2 浓度之间缺乏明确的空间相关性。为了更准确地阐明缺氧微环境,有必要探索能够同时检测多个环境参数的多功能探针。也可以将pH敏感的组分加入热敏感的聚合物中,然后和金纳米颗粒或磁性纳米颗粒等纳米粒子组合,这样可以制备pH和温度敏感的纳米

探针。利用磁性纳米颗粒和pH响应材料组合可以将磁引导靶向和成像与pH响应药物释放结合起来。另外利用仿生系统来模拟身体中的自然生物响应机制也是很好的策略,比如通过模仿胰腺β细胞的颗粒或囊状的结构和响应机制,加载胰岛素的合成囊泡可以帮助实现快速的葡萄糖响应胰岛素释放。受到病毒对细胞的穿透力强的启发,制备了仿病毒来实现细胞的摄取和深度肿瘤穿透。也有报道性质和表面生物类似于血小板的纳米颗粒能靶向受损的血管,包裹有高浓度PEG刷的仿病毒纳米颗粒可以有效穿透黏膜。

大多数纳米探针仍在开发阶段,人体安全性有待验证。这些有潜力的纳米探针的生物相容性、准确性、可靠性等还需要更深入研究。从材料的角度来说,是实现在体内复杂的环境中既能有好的安全性的又能拥有稳定的性能。比如在药物递送中,材料的性能经常被系统毒性和致免疫性所损害,所以生物相容性是验证所使用的方法正确与否的第一步。另外,生物响应材料在体外和体内行为的差异也是要重视的问题,因此理解基本的生物物理和生物化学以及能够实时监测材料在体内活动的技术至关重要。

第十二节　多功能纳米探针

目前医学上存在多种成像方式,各种成像技术各有其优势和不足之处,没有一种医学成像设备能完美应用到临床上所有疾病的诊断。但如果将多种成像模态组合起来,就会优势互补,提供更精确的诊断信息。因此,结合两种或两种以上成像方式的多模式成像技术最近几年开始成为一个研究热门。多模态分子影像技术是通过多种成像技术的检测,获取病变部位的多种信息。它利用了不同影像技术的优势,能够更准确显示体内复杂的生化过程,提供更加全面和精确的信息。多模态分子影像技术在肿瘤的早期诊断、个性化检测、特定细胞群及功能分子的监测、基因及靶向药物跟踪、预后判断、疗效评价等方面具有诱人的应用前景。通常情况下,多模式成像需要具有多种显像功能的分子探针,然而,每一种成像技术都有其独立的成像原理和检测探针,这些探针对体内组织具有不同的检测响应性和功效性。

所以需要将不同种影像方法使用的造影剂联合装载,或者需要设计新的具有多模式成像功能的造影剂,再选择合适的靶向分子与之结合,就可以实现在一种复合型分子探针平台上,进行多模态分子成像的目的,这样就可以综合不同影像学成像方式的优点,获得更为丰富、全面、准确的检测信息。多模式成像技术成功解决了临床诊断成像模式选择上常见的难题,即拥有高灵敏度的成像模式的分辨率相对较低,而拥有高分辨率的成像模式的灵敏度则相对较低。

和小分子造影剂或药物不同,纳米材料可以将多种成像模式集于一体,为多模态成像技术的发展提供了有效而广阔的平台:①具有大的比表面积,可以将大量其他造影剂通过简单装载或者化学键合引入到纳米材料中;②可进行多种配体功能化,可以在其表面进行多种配体分子功能化,提高对受体靶向

识别能力,实现靶向多功能成像;③尺寸可调,表面性质丰富。可以根据实际需要使其具有较长的血液循环时间或提高网状内皮组织对其摄取效率等。

多模态探针是指能够同时被两种或两种以上不同的影像模态探测到的分子探针,由于它能够对同一生物现象产生多个参数,因此在临床及基础研究中具有重要的应用价值。典型的多模态探针包括PET-CT、SPECT-CT、MRI- 光学、MRI-PET、MRI-SPECT、PET- 光学、SPECT- 光学等双模态探针及PET-NIRF-MRI、SPECT-CT-MRI、MRI- 光学 -CT 等三模态探针。就目前报道的多模态成像探针来看,多模态成像探针的制备主要通过四种策略来实现:①将两个独立的单模态成像单元通过共价结合在一起;②将两个独立的单模态成像单元通过 SiO_2、聚合物或脂质体包覆在一起;③核壳型的纳米材料,核与壳分别显现不同的成像模式;④多种元素掺杂性的纳米材料,不同的元素表现不同的成像模式。

正电子发射计算机断层扫描成像(PET)和单光子发射计算机断层扫描成像(SPECT)是两种主要的放射性核素成像模式,主要是基于脏器代谢、生化等功能改变进行成像,检测灵敏度高,可以在肿瘤发生形态学改变之前先于传统的解剖结构成像设备(如 MR、CT)发现其异常改变,但 PET 和 SPECT 空间分辨率差、难以实现对发现的信号改变进行准确的解剖定位。PET 和 SPECT 对多种分子信息进行显像依赖于放射性示踪剂(如 ^{18}F-FLT,^{18}F-Choline,^{18}F-FMISO,^{68}Ga,^{11}C,^{64}Cu 等) 标记的 PET 示踪剂。^{18}F-FDG 是目前应用最多的 PET 示踪剂,通过对体内葡萄糖代谢的定量、半定量示踪分析可以提示肿瘤及正常组织代谢活性的变化;^{99}Tc、^{131}I 和 ^{111}In 是常用 SPECT 的示踪剂。目前更有大量新型示踪剂尤其是肿瘤靶向性和特异性分子探针发展起来。

1998 年,Townsend 和他的团队发明了第一款融合了 PET-CT 功能的设备,并在 2001 年实现了商业化。随着第一款具有实际应用价值的 PET-CT 多功能成像设备的出现,将不同成像模式结合的技术受到了人们极大关注。PET-CT 是多模态成像一个成功的范例,不仅解决了 PET 成像分辨率低、缺乏解剖信息的问题,而且通过同机 CT 的衰减校正,有效提高了 PET 图像质量,缩短了图像采集时间,从而提高了诊断效率。

由于 SPECT 的成像不够清晰,单一的SPECT 显像已经逐渐被 SPECT-CT 所取代,SPECT-CT 在临床上主要用来监测心肌灌注以及对肿瘤、脑疾病等的诊断和治疗。尤其在肿瘤诊断方面,骨骼显像是目前早期诊断恶性肿瘤骨转移的首选方法。SPECT-CT 成像具有以下优点:可定量分析,灵敏度高,组织穿透能力比较强,可选择的放射性核素范围广泛,标记方法简单,并且可同时对多种放射性核素成像。目前最常用的是 ^{99}Tc。通过对纳米粒子的放射性标记,可以获得 SPECT-CT 纳米探针。

PET-MRI 是另一个关注热点,该设备是将PET(正电子发射计算机断层显像)的分子成像功能与 MRI（核磁共振成像）卓越的软组织对比功能结合起来的一种新技术。它可以对在软组织中扩散的疾病细胞进行成像。它使病患能够在各种模式下进行扫描,该系统还可以分别收集 PET 和 MR 影像。尽管 PET-MRI 设备的研发与 PET-CT 设备研发同时起步,但融合这两种技术面临的经济和工程学的挑战减缓了其发展速度,直到 2007 年 PET-MRI 设备才被研发成功。

由于 MRI 具有多功能成像、优秀的软组织分辨能力,但 MRI 因敏感性低,延长了扫描时间,而且大多数病变需要较大剂量的对比剂才能获得足够的MRI 信号,因此将代谢成像与解剖成像相结合,形成 PET-MRI 或 SPECT-MRI 双模态成像,可显著提高疾病的早期检出率及诊断准确性。PET-MRI 在前列腺、肝脏、头颈部肿瘤等部位显示出较 PET-CT更好的成像效果。研究表明,PET-MRI 能很好地跟踪肿瘤转移、监测治疗反应等。PET-SPECT-MRI 的进步更是有赖于多模态多功能探针的发展和优化。尤其是肿瘤特异靶向性探针可以提供肿瘤更加准确、精细的信息,推动 PET-SPECT-MRI 在肿瘤精准医疗中的应用。这类双功能探针主要是基于具有MRI 造影功能的纳米粒子(目前报道比较多的就是氧化铁)标记上核素实现双模态成像。比如基于铁纳米粒子的 ^{64}Cu-DOTA-IO-c(RGDyK) PET-MRI 探针,所连接的 RGD 多肽能够特异性识别肿瘤细胞膜上高表达的 $\alpha_v\beta_3$ 受体,研究结果表明其比未连接RGD 多肽的 PET-MRI 探针具有更好的对肿瘤成像能力;利用 ^{111}In 标记的氧化铁纳米粒用于肿瘤显像,具有 MRI 和 SPECT 双模态成像功能;通过具有生物相容性的 Fe_3O_4 纳米晶体、抗胃癌单克隆抗体3H11 与 ^{125}I 借助化学偶联方法制备的稳定的 Fe_3O_4-3H11-^{125}I 分子探针;^{64}Cu、阿霉素和 RGD 肽修饰的SPIO 纳米探针,可以成功地进行 PET-MR 的肿瘤双靶向成像,同时也具有化疗效果;也有研究小组制备了硅壳包裹的标记有 ^{111}In 用 TAT 修饰的超顺磁性荧光纳米颗粒,实现了清晰的 MRI-PET- 荧光三模态活体成像;也有将稀土上转换材料、具有 T_1 磁性增强效果的 Gd^{3+} 以及放射性物质 ^{18}F 整合成纳米颗粒,在小鼠体内实现了 MRI、荧光和 PET 多模态成像。

光学分子成像具有高度灵敏、无辐射、操作简便且可同时观测多分子事件等优势,逐渐成为一种研究肿瘤细胞中分子水平变化规律和活体动物成像的理想方法。通过光学分子成像技术,可以直接检测活体内代谢动态过程、探测蛋白质及蛋白酶的活动、基因行为等,在活体肿瘤的发生、发展、转移及特定分子和基因表达的监测中具有重要价值。但荧光分子的不稳定性、潜在的毒性、光在体内散射及探测深度表浅等限制了光学成像在体内的应用。近年来,由于大量联合光学成像的多模态分子探针被开发出来,因此光学和其他影像学技术融合的双模态及更多模态的成像方式得到了迅速发展。目前已经成功开发了多种基于光学成像和 CT、MRI、PET 等传统影像融合的多模态成像系统。

将 MRI 与光学成像技术进行联合,即能提供高分辨率的结构组织学信息,同时又能实现高灵敏的功能学显像,最终达到功能学显像与结构组织显像的完美统一。特别是近年来由于纳米科技的发展,功能性量子点、纳米金、稀土材料等在分子影像中的大量应用,使 MRI 光学成像"一体化"探针取得了快速发展。Huber 和 Mcade 等首先报道了同时具有荧光成像和 MRI 双重作用的增强对比制剂,他们将三价 Gd 离子通过共价作用连接到染料上,制得了这种双模式造影剂。利用纳米技术构建功能化的纳米双模态体系,主要有三种方式:①共价连接法,通常是先制备具有可修饰基团的磁性纳米颗粒,然后与有机染料、量子点或者其他光学探针进行共价连接。为了降低磁性材料对荧光染料量子产率的淬灭,可以利用二氧化硅等刚性材料包裹或者修饰来抑制非辐射跃迁,促进辐射跃迁使荧光强度和量子产率增加。共价法制备的双模态探针的粒径通常较小,但是合成产率低。②无机合成法是利用无机合成法将光学成像试剂(通常是无机材料,比如量子点、碳点等)直接包裹在磁性颗粒外周,形成核壳结构或者不同形貌的异质结构,比如通过在高温条件下加入硫和金属化合物制得 ZnS、CdS、HgS 等

量子点,再与 γ-Fe_2O_3 高温反应制得 γ-Fe_2O_3-ZnS/CdS/HgS。但是在设计的时候尽量要避免光学成像剂直接与磁性材料连接,导致荧光量子产率较低。③胶囊化法是指通过用聚合物(壳聚糖、硅胶、聚乙二醇等)包裹或者承载两种或者多种功能性纳米颗粒,形成一种多功能的混合纳米颗粒。其他材料如碳纳米管(CNT)也可以作为功能化修饰平台。

MRI-CT 多模态纳米探针已经被合成并用于活体成像。例如,钆螯合纳米金开促进 MR-CT 多模态纳米探针的发展。四氧化三铁 / 氧化钽(Fe_2O_3/TaOx)核 / 壳型纳米颗粒作为新型 MR-CT 成像探针,可以提供肿瘤相关的血管和肿瘤微环境信息。也有开发研究碘化合物包覆氧化钽纳米粒子,并应用其作为 MR-CT 活体成像探针。这些研究激发了 MR-CT 活体成像探针的研究。研发简单的合成纳米颗粒的方法,以获得优化的 MR-CT 多模态探针,使其具有高的生物相容性、最佳的功能及一个容易改进的结构是目前研究的方向。

超声成像是临床上应用广泛的成像方法,它的优点是成本低、安全性良好、操作方便。研究表明,超声造影剂不仅可以携带药物和基因,在超声作用下,通过空化效应实现药物和基因的定点释放,减少药物的毒副作用和提高基因的转染效率,还可以与其他功能性物质结合,实现多模态成像技术显像及诊疗一体化的一剂多用(多模态多功能造影剂)的目的。使用多模态多功能造影剂可以大大提高疾病的检出率和疗效,而且可以减少试剂的用量和使用次数,从而减轻患者的身心痛苦和经济负担。

超声微泡造影剂主要由壳材料(脂质、白蛋白、高分子聚合物等)和壳核惰性气体(六氟化硫、氟碳气体等)组成,结构理化性能稳定,价格低廉,制备工艺简便,是一种良好的天然递送载体。由于微泡壳核为惰性气体,其他物质(如治疗药物、基因等)不易包被于壳内,而主要是通过物理或化学的方法载于壳层结构上。根据微泡结合物质的性能不同,组成基于超声显像的 MRI、CT、PET 及光学等多模态造影剂。利用超声成像的常用载体(比如 PLGA、白蛋白等)物理包裹和化学共价连接磁共振成像造影剂(例如 Gd-DTPA、Gd-DOPA、超顺磁性氧化铁等)和全氟丙烷气体,可构建成超声 -MRI 双模态造影剂,其理化性质稳定,大小均一,而且 Gd-DTPA 包封率高,通过静脉注射后,采用超声和磁共振对兔肝脏显像,发现肝血管及肝实质得到明显增强。这类

双模态造影剂还可能在聚焦超声的作用下,利用微泡的空化效应,促进大脑血脑屏障的开放。

核素与超声微泡联合的造影剂报道较少。目前主要是利用常见的核素造影剂标记超声微泡,利用 micro PET 和 micro US 实现了双模态分子成像,而且在血池内具有较长的半衰期和对肿瘤血管高度特异性。

理论上,任何可行的两种或两种以上的成像方式均可组合成多模态成像方法,所以多模态成像的实现方式具有多样化的特性。多模态成像由于其相较于单一显像模式明显的优势及诱人的应用前景,近年发展迅猛,并应用于肿瘤早期诊断、疾病鉴别、个性化诊疗、疗效监测、预后判断以及肿瘤发生发展、侵润转移、血管生成、分子生化改变等肿瘤相关事件的临床和临床前研究。但多模态成像技术还存在很多问题,如所使用的造影剂(分子探针)的安全性、从实验室研究到临床转化的可行性、检测成本导致医疗费用增加等。随着医学影像学及各交叉学科的不断发展,尤其是新的同机融合影像设备的进步,以及先进、优化、安全可靠的分子探针特别是多功能分子纳米探针的开发,多模态多功能造影剂将为分子影像带来全新变革,为各种疑难疾病,特别是恶性肿瘤提供全新诊疗理念和诊治手段。

第十三节　医用纳米探针的常用表征方法

随着纳米材料的发展,必须建立起有效的手段来认识纳米粒子。纳米材料的尺寸和表面效应,要求我们在设计和构造(组装)各种新的材料时,必须利用各种已有的测量手段来表征纳米尺度下材料的结构和性能,及对它的尺寸、形貌、晶相、组成、结构进行有效的控制。纳米材料的分析与表征是纳米材料研究重要的一部分。现代材料科学的发展在很大程度上依赖对材料性能和其他成分结构及微观组织关系的理解。因此,对材料性能的各种测试技术及对材料在微观层次上的表征技术,是该学科的一个重要组成部分。研究纳米材料的方法很多,如电子显微技术、光谱学技术、热分析技术以及各种表面分析谱和动态结构谱等。

纳米材料尺度的测量包括:纳米粒子的粒径、形貌、分散状况以及物相和晶体结构的测量;纳米线、纳米管的直径、长度以及端面结构的测量和纳米薄膜厚度、纳米尺度的多层膜的单层厚度的测量等。对纳米材料尺寸、形貌、表面结构和微区化学成分研究最常用的方法就是采用电子显微镜法。电子显微技术是以电子束为光源,用一定形状的静电场或磁场聚焦成像的分析技术,比普通光学显微镜具有更高的分辨率。根据其所检测信号的不同,电子显微技术主要包括透射电镜 (transmission electron microscopy, TEM)、扫描电镜 (scanning electron microscopy, SEM)、扫描隧道显微镜 (scanning tunneling microscopy, STM)、原子力显微镜 (atomic force microscopy, AFM) 等。

SEM 和 TEM 是常用的两种电子显微镜方法。SEM 是利用入射电子束与表面相互作用所产生的二次电子、背散射电子、特征 X 线等来观察材料表面特性的分析技术。SEM 是材料显微形貌观察方面最主要、使用最广泛的分析仪器,由于其良好的景深和简单的操作等优势,是纳米材料研究中的重要表征工具,可用于纳米材料的粒度分析、形貌分析以及微观结构的分析,其特点是放大倍数连续可调,从几倍到几十万倍,样品处理较简单;但一般要求分析对象是具有导电性的固体样品,对非导电样品需要进行表面蒸镀导电层。SEM 与能谱仪相结合,可以满足表面微区形貌、组织结构和化学元素三位一体同位分析的需要。能谱仪可对表面进行点、线、面分析,分析速度快、探测效率高、谱线重复性好,但是一般要求所测元素的质量分数大于 1%。

TEM 分辨率较高,可用于研究纳米材料的结晶情况,观察纳米粒子的形貌、分散情况及测量和评估纳米粒子的粒径,为观察测定纳米粒子的形貌和尺寸大小等提供了一种很好的方法和手段。透射电镜一般分为分析型透射电镜和高分辨透射电镜。分析型透射电镜就是我们常用的普通的 TEM,常用来评估纳米粒子的平均粒径、外观和尺寸大小,但很难看到内部结构,如晶面间距、原子排布等信息。一般普通 TEM 的分辨率在几个纳米数量级。比普通电镜的分辨率更高一些的高分辨电子显微镜 (HRTEM),分辨率已经达到原子级别(几埃,甚至零点几埃),理论上能够看清一个一个的原子。所以 HRTEM 用来观测晶体内部结构、原子排布以及很多精细结构（比如位错、孪晶等）。TEM法的主要局限是对样品制备的要求较高，制备过程比较烦琐，若处理不当，就会影响观察结果的客观性。

STM是利用隧道电流对材料的表面形貌及表面电子结构进行研究，是目前世界上分辨率最高的显微镜。STM不仅可以观察到纳米材料表面的原子或电子结构，表面及有吸附质覆盖后表面的重构结构，还可以观察表面存在的原子台阶、平台、坑、丘等结构缺陷。作为一种扫描探针显微术工具，扫描隧道显微镜可以让科学家观察和定位单个原子。此外扫描隧道显微镜在低温下（4K）可以利用探针尖端精确操纵原子，因此它在纳米技术中既是重要的测量工具又是加工工具。

AFM是利用原子、分子间的相互作用力（范德华力，价键力，表面张力，万有引力以及静电力和磁力等）来观察物体表面微观形貌的实验技术。AFM弥补了STM只能直接观察导体和半导体的不足，可以极高分辨率研究绝缘体表面。其横向、纵向分辨率都超过了普通扫描电镜的分辨率，而且AFM对工作环境和样品制备的要求比电镜要求少得多，因此应用范围很广。

X光衍射仪（X-ray diffractometer，XRD）是利用X光衍射原理研究物质内部结构的一种大型分析仪器。令一束X线和样品交互，用生成的衍射图谱来分析物质结构。它是在X线晶体学领域中在原子尺度范围内研究材料结构的主要仪器，也可用于研究非晶体。XRD通过对X线衍射分布和强度的解析，获得有关晶体的物质组成、结构（原子的三维立体坐标、化学键、分子立体构型和构象、价电子云密度等）及分子间相互作用的信息。它不仅可以确定试样物相及其相含量，还可判断颗粒尺寸大小。X线衍射法是研究纳米粒子的常用测量手段，主要用于确定合成出的纳米颗粒的物相及其相含量，还可判断颗粒尺寸大小（晶粒的尺寸可利用Scherrer公式算出）。颗粒为多晶时，该法测得的是组成单个颗粒的单个晶粒的平均晶粒度。这种测量方法只适用晶态的纳米粒子晶粒度的评估。

X线光电子谱（X-ray photoelectron spectroscopy，XPS）是一种用于测定材料中元素构成、实验式以及其中所含元素化学态和电子态的定量能谱技术。这种技术用X线照射所要分析的材料，同时测量从材料表面以下1纳米到10纳米范围内逸出电子的动能和数量，从而得到X线光电子能谱。X线光电子能谱技术需要在超高真空环境下进行。XPS作为研究材料表面和界面电子及原子结构的最重要手段之一，原则上可以测定元素周期表上除氢、氦以外的所有元素。XPS具有很多用途，包括样品表面1~12nm范围内的各种元素（除H、He外）的定性分析及其含量；样品中1种或多种元素的化学状态；一个或多个电子态的键能；不同材料表面12nm范围内一层或多层的厚度电子态密度，不同元素及化学态深度分布及对膜的厚度的测量等。例如，我们可利用XPS的表面测定技术（具有采样深度约30Å）从来自衬底的光电子信号强度的变化来探测有机层厚度，从而标示肽或蛋白与半导体纳米粒子之间的互相作用。

光谱学方法是另外一类探知纳米材料微观结构信息的重要方法。通过各种谱学技术，可以了解纳米材料的组成、表面性质，尤其是光学方面的性质。光谱法是基于物质与电磁波辐射能作用时，测量由物质内部发生量子化的能级之间的跃迁而产生的发射、吸收或散射辐射的波长和强度进行分析的方法。电磁波的范围从波长最短的γ-射线到波长达数米的无线电波。不同波段的电磁波其频率或能量不同，与物质发生不同的相互作用，其检测方法也不同。根据不同波段的电磁波段建立了多种谱学分析方法。光谱法可分为原子光谱法和分子光谱法。原子光谱法是由原子外层或内层电子能级的变化产生的，它的表现形式为线光谱。属于这类分析方法的有原子发射光谱法（AES）、原子吸收光谱法（AAS）、原子荧光光谱法（AFS）以及X线荧光光谱法（XFS）等。分子光谱法是由分子中电子能级、振动和转动能级的变化产生的，表现形式为带光谱。属于这类分析方法的有：紫外-可见-近红外分光光度法（UV-VIS-NIR）、红外光谱法（IR）、荧光光谱法（MFS）和分子磷光光谱法（MPS）等。

光子与基本粒子作用后，粒子从基态跃迁至激发态，由于不同物质的分子其组成和结构不同，它们所具有的特征能级也不同，其能级差不同，而各物质只能吸收与它们分子内部能级差相当的光辐射，所以不同物质对不同波长光的吸收具有选择性。吸收光谱是指物质选择性吸收某些频率的能量后所给出的光谱。通过UV-VIS-NIR谱中吸收峰位置的变化可以直接得到纳米材料的能级结构变化。例如UV-VIS-NIR吸收光谱是监测胶体纳米微粒形成过程最常用的方法之一。通过对纳米材料光吸收的研究发现，与常规材料相比，出现了一些新的现象。不同的元素离子具有其特征吸收谱，因而通过 UV-VIS-NIR 吸收光谱，特别是与理论的计算结果相配合时，能够获得关于粒子粒度和结构等方面的许多重要信息，具有简单易操作的特点。在一定浓度范围内，物质对光具有选择吸收性，满足 Beer-Lambert 定律，即吸光度和物质浓度成正比关系，所以通过吸收光谱，可以对物质进行定量分析。

红外光谱法的基本原理是当一束具有连续波长的红外光通过物质，物质分子中某个基团的振动频率或转动频率和红外光的频率一样时，分子就吸收能量由原来的基态振（转）动能级跃迁到能量较高的振（转）动能级，分子吸收红外辐射后发生振动和转动能级的跃迁，该处波长的光就被物质吸收。所以，红外光谱法是一种根据分子内部原子间的相对振动和分子转动等信息来确定物质分子结构和鉴别化合物的分析方法。通常将红外光谱分为三个区域：近红外 (0.75~2.5 μm)、中红外 (2.5~25 μm) 和远红外 (25~1 000 μm) 三个区，但研究最多的是中红外光谱。在纯无机纳米材料研究中，其红外光谱主要是由阴离子（团）的晶格振动引起的，红外光谱可提供纳米材料中的空位、间隙原子、位错、晶界和相界等方面的信息。另一方面，利用有机分子本身能给出较强的红外信号，又对所处的环境十分敏感的特点，可以通过红外吸收频率和强度变化来探测纳米材料表面改性或修饰的差异。每一物态、每一基团、每一振动形式对应着一定的谱带形状。因此，红外光谱带的形状也能揭示物质结构的信息。如结晶好的物质吸收谱带较尖、较窄，结晶不好的物质吸收谱带宽而漫散；无机物基团的吸收谱带大而宽，有机物基团的吸收谱带尖而窄；对称性高的分子或基团谱带连续完整，对称性较低者出现分裂谱带。因此，物质的红外吸收谱带位置能指示基团的存在，而谱带的形状能反映物质的状态和结构细节。

作为红外光谱的互补，拉曼光谱也是一种常用测试手段。拉曼光谱和红外光吸收光谱的基本原理相似，都属于分子振动光谱，但两者所得到的数据结果是互补的。拉曼光谱是分子对可见单色光的散射所产生的光谱。当单色光被物质散射时，散射光中不仅存在与入射光同频率的谱线（瑞利散射光），还存在频率向正负方向发生相同位移且强度只有瑞利散射强度的 10^{-3}~10^{-6} 的谱线，称为拉曼散射光。

拉曼光谱也是一种研究物质结构的重要方法，特别是对于研究低维纳米材料，它已经成为首选方法之一。拉曼频移与物质分子的转动和振动能级有关，不同物质有不同的振动和转动能级，产生不同的拉曼频移。纳米材料中的晶界结构比较复杂，与材料的成分、键合类型、制备方法、成型条件以及热处理过程等因素均有密切的关系，拉曼频率特征可提供有价值的结构信息。所以，利用拉曼光谱可以对纳米材料进行分子结构分析、键态特征分析和定性鉴定等。例如，石墨和单层石墨烯的拉曼谱图中，G 峰（石墨烯中 sp^2 碳原子的面内振动，峰位与石墨烯层数相关）和 2D 峰（代表两个光子晶格的振动模式，是 D 峰的倍频峰，即使 D 峰不出现，2D 峰也会非常强，峰的出现和缺陷无关）都非常明显。但是，对于碳晶格中有缺陷的石墨烯，往往还伴有出现比较明显的 D 峰（石墨烯中 sp^2 杂化碳原子环的环呼吸振动，表现的是碳晶格的缺陷和无序）。另外，G 峰和 2D 峰的位置以及强度比例也可以提供很多重要的信息。拉曼光谱具有灵敏度高、不破坏样品、方便快速等优点。由于拉曼散射信号弱，又常受到荧光干扰，因此为了提高拉曼光谱的检测信噪比，一种表面增强拉曼光谱法 (SERS) 提供了新的研究方法。拉曼的表面增强，指的是由样品分子处于某种特殊制备的金属表面或表面附近而引起拉曼散射增加的特殊效应。同传统的拉曼散射谱比较，SERS 具有大达 10^4~10^6 倍拉曼散射的强度。利用 SERS 方法提高了纳米材料结构研究的可靠性。

动态光散射（dynamic light scattering, DLS）用来测定纳米材料流体力学半径的微小变化和尺寸分布，其基本原理：当光射到远小于其波长的小颗粒上时，光会向各方向散射（瑞利散射）。如果光源是激光，在某一方向上，我们可以观察到散射光的强度随时间而波动，这是因为溶液中的微小颗粒在做布朗运动，正是这种运动使散射光产生多普勒频移。光散射技术就是根据这种微小的频率变化来测量溶液中分子的扩散速度。所以，该方法用途广泛，可用于表征蛋白质、高分子、胶束、糖和纳米颗粒的尺寸。如果系统是单分散的，颗粒的平均有效直径可以求出来，这一测量取决于颗粒的心、表面结构、颗粒的浓度和介质中的离子种类。DLS 也可以用于稳定性研究，通过测量不同时间的粒径分布，可以展现颗粒随时间聚沉的趋势。随着微粒的聚沉，具有较大粒径的颗粒变多。同样，DLS 也可以用来分析温度对稳定性的影响。

DLS 是一种检测胶体纳米材料整体粒径分布的有效手段。如为了研究 DNA 修饰的 Au 纳米颗粒的尺寸变化,可以结合 TEM 和 UV-Vis 来表征纳米颗粒的单分散性,用 DLS 来表征水力直径及其组装体尺寸的变化。为了研究脂质体纳米胶囊的尺寸及其在生物体内的行为,也可以用 DLS 表征脂质体的水力直径。在 DLS 检测过程中,有些问题需要特别注意:DLS 所测到的不是纳米粒子的真实尺寸,而是纳米粒子在溶液中的水力直径,一般来讲,相比 TEM 测得的数据会偏大一些。离子强度、表面物种、温度、介质黏度、扩散系数等参数都会影响其数值。另外,DLS 计算公式是以标准球形为模型,对于球形纳米颗粒的检测最适合。对于其他形状的检测结果都是经过公式换算得到的等扩散系数的球形等价直径。因此,DLS 检测得到的非球形纳米材料的直径,尤其是各种片层材料、棒状材料的直径并不十分准确,仅仅能通过对比同类材料来给出一个范围和趋势。

总之,随着现代技术的不断革新,有很多表征新方法、新技术和新仪器来满足纳米技术发展的需要。我们需要根据自己的实际需求来选择需要的表征方法。

【参考文献】

[1] NIU X, CHEN H, WANG, Y, et al. Upconversion fluorescence-SERS dual-mode tags for cellular and in vivo imaging[J]. ACS Appl Mater Interfaces, 2014, 6(7): 5 152-5 160.

[2] WANG H, LIU, Z, WANG, S, et al. MC540 and upconverting nanocrystal co-loaded polymeric liposome for near-infrared light-triggered photodynamic therapy and cell fluorescent imaging[J]. ACS Appl Mater Interfaces, 2014, 6(5): 3 219-3 225.

[3] NIU X, CHEN H, WANG, Y, et al. Upconversion fluorescence-sERS dual-mode tags for cellular and in vivo imaging[J]. ACS Appl Mater Interfaces, 2014, 6(7): 5 152-5 160.

[4] WEI L, SHEN Y, XU F, et al. Imaging complex protein metabolism in live organisms by stimulated Raman scattering microscopy with isotope labeling[J]. Acs Chem Biol, 2015, 10(3): 901-908.

[5] CHEN G, OHULCHANSKYY TY, LIU S, et al. Core/Shell NaGdF$_4$: Nd^{3+}/NaGdF$_4$ nanocrystals with efficient near-infrared to near-Infrared downconversion photoluminescence for bioimaging applications[J]. ACS Nano, 2012, 6(4): 2 969-2 977.

[6] WANG YF, LIU GY, SUN LD, et al. Nd^{3+}-sensitized upconversion nanophosphors: efficient in vivo bioimaging probes with minimized heating effect[J]. Acs Nano, 2013, 7(8): 7 200-7 206.

[7] WU X, ZHANG Y, TAKLE K, et al. Dye-sensitized core/active shell upconversion nanoparticles for optogenetics and bioimaging applications[J]. ACS Nano, 2016, 10(1): 1 060-1 066.

[8] TIAN G, GU Z, ZHOU L, et al. Mn^{2+} dopant-controlled synthesis of NaYF4: Yb/Er upconversion nanoparticles for in vivo Imaging and drug delivery[J]. Adv. Mater., 2012, 24(9): 1 226-1 231.

[9] WANG S, KONG H, GONG X, et al. Multicolor imaging of cancer cells with fluorophore-tagged aptamers for single cell typing[J]. Anal Chem, 2014, 86(16): 8 261-8 266.

[10] WANG J, WEI T, LI X, et al. Near-infrared-light-mediated imaging of latent fingerprints based on molecular recognition[J]. Angew Chem, 2014, 53(6): 1 616-1 620.

[11] HYUN H, WADAH, BAO K, et al. Phosphonated near-infrared fluorophores for biomedical imaging of bone[J]. Angew Chem Int Ed, 2014, 53(40): 10668-10672.

[12] SHEN Y, XU F, WEI L, et al. Live-cell quantitative imaging of proteome degradation by stimulated raman scattering[J]. Angew Chem Int Ed, 2014, 53(22): 5596-5599.

[13] WANG J, WEI T, LI X, et al. Near-infrared-light-mediated imaging of latent fingerprints based on molecular recognition[J]. Angew Chem Int Ed, 2014, 53(6): 1616-1620.

[14] YUAN Q, WU Y, WANG J, et al. Targeted bioimaging and photodynamic therapy nanoplatform using an aptamer-guided G-quadruplex DNA carrier and near-infrared light[J]. Angew Chem Int Ed, 2013, 52(52): 13965-13969.

[15] YANG YM, SHAO Q, DENG RR, et al. In vitro and in vivo uncaging and bioluminescence imaging by using photocaged upconversion nanoparticles[J]. Angew Chem Int Ed, 2012, 51(13): 3125-3129.

[16] WU X, CHEN G, SHEN J, et al. Upconversion nanoparticles: a versatile solution to multiscale biological imaging[J]. Bioconjugate Chem, 2015, 26(2): 166-175.

[17] SHI J, SUN X, LIJ, et al. Multifunctional near infrared-emitting long-persistence luminescent nanoprobes for drug delivery and targeted tumor imaging[J]. Biomaterials, 2015, 37: 260-270.

[18] YANG M, CHENG K, QI S, et al. Affibody modified and radiolabeled gold-iron oxide hetero-nanostructures for tumor PET, optical and MR imaging[J]. Biomaterials, 2013, 34(11): 2796-2806.

[19] YANG T, SUN Y, LIU Q, et al. Cubic sub-20 nm NaLuF(4)-based upconversion nanophosphors for high-contrast bioimaging in different animal species[J]. Biomaterials, 2012, 33(14): 3733-3742.

[20] YANG Y, SUN Y, CAO TY, et al. Hydrothermal synthesis of NaLuF4: Sm-153, Yb, Tm nanoparticles and their application in dual-modality upconversion luminescence and SPECT bioimaging[J]. Biomaterials, 2013, 34(3): 774-783.

[21] ZHOU J, ZHU XJ, CHEN M, et al. Water-stable NaLuF4-based upconversion nanophosphors with long-term validity for multimodal lymphatic imaging[J]. Biomaterials, 2012, 33(26): 6201-6210.

[22] ZHU X J, ZHOU J, CHEN M, et al. Core-shell Fe_3O_4@NaLuF4: Yb, Er/Tm nanostructure for MRI, CT and upconversion luminescence tri-modality imaging[J]. Biomaterials, 2012, 33(18): 4618-4627.

[23] KIM HM, CHO BR. Small-molecule two-photon probes for bioimaging applications[J]. Chem Rev, 2015, 115(11): 5014-5055.

[24] YIN Z, ZHU Y, XU W, et al. Remarkable enhancement of upconversion fluorescence and confocal imaging of PMMA Opal/$NaYF_4$: Yb^{3+}, Tm^{3+}/Er^{3+} nanocrystals[J]. Chem Commun, 2013, 49(36): 3781-3783.

[25] ZHANG L, WANG YS, YANG Y, et al. Magnetic/upconversion luminescent mesoparticles of Fe_3O_4@LaF_3: Yb^{3+}, Er^{3+} for dual-modal bioimaging[J]. Chem Commun, 2012, 48(91): 11238-11240.

[26] WOLFBEIS OS. An overview of nanoparticles commonly used in fluorescent bioimaging[J]. Chem Soc Rev, 2015, 44(14): 4743-4768.

[27] ZHOU J, LIU Z, LI FY. Upconversion nanophosphors for small-animal imaging[J]. Chem Soc Rev, 2012, 41(3): 1323-1349.

[28] LIU JA, BU WB, ZHANG SJ, et al. Controlled synthesis of uniform and monodisperse upconversion core/mesoporous silica shell nanocomposites for bimodal imaging[J]. Chem Eur J, 2012, 18(8): 2335-2341.

[29] ZHAO ZX, HAN YN, LIN CH, et al. Multifunctional core-shell upconverting nanoparticles for imaging and photodynamic therapy of liver cancer cells[J]. Chem Asian J, 2012, 7(4): 830-837.

[30] PALONPON AF, SODEOKA M, FUJITA K. Molecular imaging of live cells by Raman microscopy[J]. Curr Opin Chem Biology, 2013, 17(4): 708-715.

[31] SHIPLEY FB, CLARK CM, ALKEMA MJ, et al. Simultaneous optogenetic manipulation and calcium imaging in freely moving C. elegans[J]. Front Neural Circuit, 2014, 8: 28.

[32] AKERBOOM J, CARRERAS CALDERÓN N, TIAN L, et al. Genetically encoded calcium indicators for multi-color neural activity imaging and combination with optogenetics[J]. Front Neural Circuit, 2013, 6: 2.

[33] FERREA E, MACCIONE A, MEDRIHAN L, et al. Large-scale, high-resolution electrophysiological imaging of field potentials in brain slices with microelectronic multielectrode arrays[J]. Front Neural Circuit, 2012, 6: 80.

[34] EROGBOGBO F, LIU X, MAY J L, et al. Plasmonic gold and luminescent silicon nanoplatforms

for multimode imaging of cancer cells[J]. Integr Biol-Uk, 2013, 5(1): 144-150.

[35] YONG KT, ROY I, HU R, et al. Synthesis of ternary CuInS2/ZnS quantum dot bioconjugates and their applications for targeted cancer bioimaging[J]. Integr Biol-Uk, 2010, 2(2-3): 121-129.

[36] LIU J, LIU Y, BU W, et al. Ultrasensitive nanosensors based on upconversion nanoparticles for selective hypoxia imaging in vivo upon near-infrared excitation[J]. J Am Chem Soc, 2014, 136(27): 9701-9709.

[37] ZHU X, ZHANG L, KAO YT, et al. A tunable fluorescent timer method for imaging spatial-temporal protein dynamics using light-driven photoconvertible protein[J]. J Biophotonics, 2015, 8(3): 226-232.

[38] HAN R, LI Z, FAN Y, et al. Recent advances in super-resolution fluorescence imaging and its applications in biology[J]. J Genet Genomics, 2013, 40(12): 583-595.

[39] WU Z, GUO C, LIANG S, et al. A pluronic F127 coating strategy to produce stable up-conversion NaYF$_4$: Yb, Er(Tm) nanoparticles in culture media for bioimaging[J]. J Mater Chem, 2012, 22(35): 18596-18602.

[40] YANG DM, DAI YL, MA PA, et al. Synthesis of Li1-xNaxYF$_4$: Yb^{3+}/Ln$^{(3+)}$ (0 <= x <= 0.3, Ln = Er, Tm, Ho) nanocrystals with multicolor up-conversion luminescence properties for in vitro cell imaging[J]. J Mater Chem, 2012, 22(38): 20618-20625.

[41] YIN WY, ZHOU LJ, GU ZJ, et al. Lanthanide-doped GdVO$_4$ upconversion nanophosphors with tunable emissions and their applications for biomedical imaging[J]. J Mater Chem, 2012, 22(14): 6974-6981.

[42] ZHAN-JUN L, HONG-WU Z, MENG S, et al. A facile and effective method to prepare long-persistent phosphorescent nanospheres and its potential application for in vivo imaging[J]. J Mater Chem, 2012, 22(47): 24713-24720.

[43] AKEMANN W, MUTOH H, PERRON A, et al. Imaging neural circuit dynamics with a voltage-sensitive fluorescent protein[J]. J Neurophysiol, 2012, 108(8): 2323-2337.

[44] WU F, BHANSALI S G, TAMHANE M, et al. Noninvasive real-time fluorescence imaging of the lymphatic uptake of BSA-IRDye 680 conjugate administered subcutaneously in mice[J]. J Pharm Sci, 2012, 101(5): 1744-1754.

[45] LI L L, WU P, WANG K, et al. An exceptionally simple strategy for DNA-functionalized up-conversion nanoparticles as biocompatible agents for nanoassembly, DNA delivery, and imaging[J]. J Am Chem Soc, 2013, 135(7): 2411-2414.

[46] LIU Q, YANG T S, FENG W, et al. Blue-emissive upconversion nanoparticles for low-power-excited bioimaging in vivo[J]. J Am Chem Soc, 2012, 134(11): 5390-5397.

[47] Xu C T, Zhan Q, Liu H, et al. Upconverting nanoparticles for pre-clinical diffuse optical imaging, microscopy and sensing: Current trends and future challenges[J]. Laser Photonics Rev, 2013, 7(5): 663-697.

[48] ROWLAND CE, SUSUMU K, STEWART MH, et al. Electric field modulation of semiconductor quantum dot photoluminescence: insights into the design of robust voltage-sensitive cellular imaging probes[J]. Nano Lett, 2015, 15(10): 6848-6854.

[49] ZHANG F, CHE RC, LI XM, et al. Direct imaging the upconversion nanocrystal core/shell structure at the subnanometer level: shell thickness dependence in upconverting optical properties[J]. Nano Lett, 2012, 12(6): 2852-2858.

[50] VILLA I, VEDDA A, CANTARELLI I X, et al. 1.3 μm emitting SrF$_2$: Nd^{3+} nanoparticles for high contrast in vivo imaging in the second biological window[J]. Nano Res, 2015, 8(2): 649-665.

[51] EROGBOGBO F, CHANG C W, MAY J L, et al. Bioconjugation of luminescent silicon quantum dots to gadolinium ions for bioimaging applications[J]. Nanoscale, 2012, 4(17): 5483-5489.

[52] LIU H, XU CT, DUMLUPINAR G, et al. Deep tissue optical imaging of upconverting nanoparticles enabled by exploiting higher intrinsic quantum yield through use of millisecond single pulse excitation with high peak power[J]. Nanoscale, 2013, 5(20):

10034-10040.

[53] MI C, ZHANG J, GAO H, et al. Multifunctional nanocomposites of superparamagnetic (Fe_3O_4) and NIR-responsive rare earth-doped up-conversion fluorescent ($NaYF_4 : Yb,Er$) nanoparticles and their applications in biolabeling and fluorescent imaging of cancer cells[J]. Nanoscale, 2010, 2(7): 1141-1148.

[54] QIAO XF, ZHOU JC, XIAO JW, et al. Triple-functional core-shell structured upconversion luminescent nanoparticles covalently grafted with photosensitizer for luminescent, magnetic resonance imaging and photodynamic therapy in vitro[J]. Nanoscale, 2012, 4(15): 4611-4623.

[55] VAN VEGGEL FC, DONG CH, JOHNSON NJ J, et al. $Ln^{(3+)}$-doped nanoparticles for upconversion and magnetic resonance imaging: some critical notes on recent progress and some aspects to be considered[J]. Nanoscale, 2012, 4(23): 7309-7321.

[56] SOUNDERYA N, YONG Z. Upconversion fluorescent nanoparticles as a potential tool for in-depth imaging[J]. Nanotechnology, 2011, 22(39): 395101.

[57] MALDINEY T, BESSIERE A, SEGUIN J, et al. The in vivo activation of persistent nanophosphors for optical imaging of vascularization, tumours and grafted cells[J]. Nat Mater, 2014, 13(4): 418-426.

[58] WEI L, HU F, SHEN Y, et al. Live-cell imaging of alkyne-tagged small biomolecules by stimulated Raman scattering[J]. Nat Meth, 2014, 11(4): 410-412.

[59] GARGAS DJ, CHAN EM, OSTROWSKI AD, et al. Engineering bright sub-10-nm upconverting nanocrystals for single-molecule imaging[J]. Nat Nano, 2014, 9(4): 300-305.

[60] LIU Q, FENG W, YANG T, et al. Upconversion luminescence imaging of cells and small animals[J]. Nat protoc, 2013, 8(10): 2033-2044.

[61] OHKI K, CHUNG S, CHNG YH, et al. Functional imaging with cellular resolution reveals precise micro-architecture in visual cortex[J]. Nature, 2005, 433(7026): 597-603.

[62] GAO XH, CUI YY, LEVENSON RM, et al. In vivo cancer targeting and imaging with semiconductor quantum dots[J]. Nat Biotechnol, 2004, 22(8): 969-976.

[63] DE LA ZERDA A, ZAVALETA C, KEREN S, et al. Carbon nanotubes as photoacoustic molecular imaging agents in living mice[J]. Nat Nanotechnol, 2008, 3(9): 557-562.

[64] SMITH AM, MANCINI MC, NIE SM. Bioimaging second window for in vivo imaging[J]. Nat Nanotechnol, 2009, 4(11): 710-711.

[65] WU F, BHANSALI S G, LAW W C, et al. Fluorescence imaging of the lymph node uptake of proteins in mice after subcutaneous injection: molecular weight dependence[J]. Pharm Res, 2012, 29(7): 1843-1853.

[66] ORAEVSKY AA. "Contrast agents for optoacoustic imaging: design and biomedical applications"[J]. Photoacoustics, 2015, 3(1): 1-2.

[67] SMITH AM, GAO XH, NIE SM. Quantum dot nanocrystals for in vivo molecular and cellular imaging[J]. Photochem Photobiology, 2004, 80(3): 377-385.

[68] LIU L W, DING H, YONG KT, et al. Application of gold nanorods for plasmonic and magnetic imaging of cancer cells[J]. Plasmonics, 2011, 6(1): 105-112.

[69] RENAULT R, SUKENIK N, DESCROIX S, et al. Combining microfluidics, optogenetics and calcium imaging to study neuronal communication in vitro[J]. Plos One, 2015, 10(4): e0120680.

[70] PHELPS M E. Positron emission tomography provides molecular imaging of biological processes[J]. Proc Natl Acad Sci U S A, 2000, 97(16): 9226-9233.

[71] WEI L, YU Y, SHEN Y, et al. Vibrational imaging of newly synthesized proteins in live cells by stimulated Raman scattering microscopy[J]. Proc Natl Acad Sci U S A, 2013, 110(28): 11226-11231.

[72] WEISSLEDER R, MAHMOOD U. Molecular imaging[J]. Radiology, 2001, 219(2): 316-333.

[73] LARSON DR, ZIPFEL WR, WILLIAMS RM, et al. Water-soluble quantum dots for multiphoton fluorescence imaging in vivo[J]. Science, 2003,

300(5624)：1434-1436.

[74] HO CJH, BALASUNDARAM G, DRIESSEN W, et al. Multifunctional photosensitizer-based contrast agents for photoacoustic imaging[J]. Sci Rep, 2014, 4：5342.

[75] LI X, WANG R, ZHANG F. et al. Nd^{3+} sensitized up/down converting dual-mode nanomaterials for efficient in-vitro and in-vivo bioimaging excited at 800 nm[J]. Sci Rep, 2013, 3：3536.

[76] SMITH AM, WEN MM, WANG MD, et al. size-minimized quantum dots for molecular and cellular imaging[J]. Springer Series Chem, 2010, 96：187-201.

[77] JOKERST JV, MIAO Z, ZAVALETA C, et al. Affibody-functionalized gold-silica nanoparticles for Raman molecular imaging of the epidermal growth factor receptor[J]. Small, 2011, 7(5)：625-633.

[78] KO M H, KIM S, KANG W J, et al. In vitro derby imaging of cancer biomarkers using quantum dots[J]. Small, 2009, 5(10)：1207-1212.

[79] ROCHA U, KUMAR K U, JACINTO C, et al. Neodymium-doped LaF_3 nanoparticles for fluorescence bioimaging in the second biological window[J]. Small, 2014, 10(6)：1141-1154.

[80] YANG LL, MAO H, WANG YA, et al. Single chain epidermal growth factor receptor antibody conjugated nanoparticles for in vivo tumor targeting and imaging[J]. Small, 2009, 5(2)：235-243.

[81] CHI C, DU Y, YE J, et al. Intraoperative imaging-guided cancer surgery：from current fluorescence molecular imaging methods to future multi-modality imaging technology[J]. Theranostics, 2014, 4(11)：1072-1084.

[82] CHUANG YJ, ZHEN Z, ZHANG F, et al. Photostimulable near-infrared persistent luminescent nanoprobes for ultrasensitive and longitudinal deep-tissue bio-imaging[J]. Theranostics, 2014, 4(11)：1112-1122.

[83] LIU L W, YONG K T, ROY I, et al. Bioconjugated pluronic triblock-copolymer micelle-encapsulated quantum dots for targeted imaging of cancer：in vitro and in vivo studies[J]. Theranostics, 2012, 2(7)：705-713.

[84] CHEN M, HE X, WANG K, et al. Inorganic fluorescent nanoprobes for cellular and subcellular imaging[J]. Trends Anal Chem, 2014, 58：120-129.

[85] MENON RS, KIM SG. Spatial and temporal limits in cognitive neuroimaging with fMRI[J]. Trends Cogn Sci, 1999, 3(6)：207-216.

[86] AKERMAN CHAN W CW, RUOSLAHTI E, et al. Nanocrystal targeting in vivo[J]. Proc. Natl. Acad. Sci. U. S.A., 2002, 99(20)：12617-12621.

[87] BALLOU, LAGERHOLM BC, WAGGONER AS, et al. Noninvasive imaging of quantum dots in mice[J]. Bioconjugate Chem, 2004, 15(1)：79-86.

[88] KIM S, FISHER B, BAWENDI M, et al. Type-II quantum dots：CdTe/CdSe(core/shell) and CdSe/ZnTe(core/shell) heterostructures[J]. J. Am. Chem. Soc, 2003, 125(38)：11466-11467.

[89] CASSETTE E, HELLE M, PONS T, et al. Design of new quantum dot materials for deep tissue infrared imaging[J]. Adv. Drug Delivery Rev, 2013, 65(5)：719-731.

[90] WANG Y, HU R, YONG K-T, et al. Functionalized quantum dots for biosensing and bioimaging and concerns on toxicity[J]. ACS Appl. Mater. Interfaces, 2013, 5(8)：2786-2799.

[91] BACON, BRADLEY SJ, M NANN T, et al. Graphene quantum dots[J]. Part. Syst. Charact, 2014, 31(4)：415-428.

[92] ALBANESE A, TANG PS, CHAN WC W, et al. The effect of nanoparticle size, shape, and surface chemistry on biological systems[J]. Annu. Rev. Biomed. Eng, 2012, 14：1-16.

[93] MÉRIAN J, GRAVIER J, TEXIER I, et al. Fluorescent nanoprobes dedicated to in vivo imaging：from preclinical validations to clinical translation[J]. Molecules, 2012, 17(5)：5564-5591.

[94] HABIBOLLAHI P, WALDRON T, MAHMOOD U, et al. Fluorescent nanoparticle imaging allows noninvasive evaluation of immune cell modulation in esophageal dysplasia[J]. Mol. Imaging, 2014, 13：1-11.

[95] TANG R, XUE J, SUDLOW GP, et al.

Tunable ultrasmall visible-to-extended near-infrared emitting silver sulfide quantum dots for integrin-targeted cancer imaging[J]. ACS Nano, 2015, 9(1): 220-230.

[96] LUO P G, YANG F, SUN Y-P, et al. Carbon-based quantum dots for fluorescence imaging of cells and tissues[J]. RSC Adv, 2014, 4(21):10791.

[97] LIM SY, SHEN W, GAO Z, et al. Carbon quantum dots and their applications[J]. Chem. Soc. Rev. 2015, 44(1):362-381.

[98] YAPP D TT, FERREIRA CL, KIEFER GE, et al. Imaging tumor vasculature noninvasively with positron emission tomography and RGD peptides labeled with copper 64 using the bifunctonal chelates DOTA, Oxo-DO3a. and PCTA[J]. Mol. Imaging, 2013, 12(4):263-272.

[99] WON N, JEONG S, KIM S, et al. Imaging depths of near-infrared quantum dots in first and second optical windows[J]. Mol. Imaging, 2012, 11(4):338-352.

[100] HONG G, DIAO S, ANDREASSON KI, et al. Through-skull fluorescence imaging of the brain in a new near- Infrared window[J]. Nat. Photonics, 2014, 8(9):723-730.

[101] HONG G, ROBINSON JT, DAI H, et al. In vivo fluorescence imaging with Ag quantum dots in the second near-Infrared region[J]. Angew. Chem, 2012, 124(39):9956-9959.

[102] LUO PG, SAHU S, SUN YP, et al. Carbon "quantum" dots for optical bioimaging[J]. J. Mater. Chem. B, 2013, 1(16):2116.

[103] CAO L, YANG S-T, SUN Y-P, et al. Competitive performance of carbon "quantum" dots in optical bioimaging[J]. Theranostics, 2012, 2(3): 295-301.

[104] KO HY, CHANG YW, KIM S, et al. In vivo imaging of tumour bearing near-Infrared fluorescence-emitting carbon nanodots derived from tire soot[J]. Chem. Commun., 2013, 49(87): 10290-10292.

[105] RALLAPALLI H, SMITH BR. Carbon nanotubes for enhanced biopharmaceutical delivery[J]. Rev. Cell Biol. Mol. Med.,2016, 2:281-305.

[106] WELSHER K, DAI H. Deep-tissue anatomical imaging of mice using carbon nanotube fluorophores in the second near-infrared window[J]. Proc. Natl. Acad. Sci. U. S. A., 2011, 108(22):8943-8948.

[107] YOO JM, HONG BH. Graphene-based nanomaterials for versatile imaging studies[J]. Chem. Soc. Rev., 2015, 44:4835-4852.

[108] SHI S, CAI W, VEGFR. Targeting leads to significantly enhanced tumor uptake of nanographene oxide in vivo[J]. Biomaterials, 2015, 39: 39-46.

[109] CHONG Y, ZHANG Z. The in vitro and in vivo toxicity of graphene quantum dots[J]. Biomaterials, 2014, 35(19):5041-5048.

[110] SYDLIK SA, LANGER R. In vivo compatibility of graphene oxide with differing oxidation states[J]. ACS Nano, 2015, 9(4):3866-3874.

[111] WANG D, DAI L. Recent advances in graphene quantum dots for fluorescence bioimaging from cells through tissues to animals[J]. Part. Part. Syst. Charact., 2015, 32:515-523.

[112] LI M, DU Y. Synthesis and upconversion luminescence of N-doped graphene quantum dots[J]. Appl. Phys. Lett., 2012, 101(10):103-107.

[113] SERVANT A, KOSTARELOS K. Graphene for multi-functional synthetic biology: the last "zeitgeist" in nanomedicine[J]. Bioorg. Med. Chem. Lett., 2014, 24(7):1638-1649.

[114] XIAO J, YANG G W. Fluorescence origin of nanodiamonds[J]. J. Phys. Chem. C, 2015, 119(4): 2239-2248.

[115] MOCHALIN VN, GOGOTSI Y. The properties and applications of nanodiamonds[J]. Nat. Nanotechnol[J]. 2012, 7(1):11-23.

[116] HUI Y Y, CHANG H-C. Wide-field imaging and flow cytometric analysis of cancer cells in blood by fluorescent nanodiamond labeling and time Gating[J]. Sci. Rep., 2014, 4: 5574.

[117] IGARASHI R, YOSHINARI Y, TOCHIO H, et al. Real-time background-free selective imaging of fluorescent nanodiamonds in vivo[J]. Nano Lett, 2012, 12(11):5726-5732.

[118] SARKAR SK, BUMB A, WU X, et al.

Wide-field in vivo background free imaging by selective magnetic modulation of nanodiamond fluorescence[J]. Biomed. Opt. Express, 2014, 5(4): 1190-1202.

[119] WU T-J, TZENG Y-K, CHANG W-W, et al. Tracking the engraftment and regenerative capabilities of transplanted lung stem cells using fluorescent nanodiamonds[J]. Nat. Nanotechnol, 2013, 8(9): 682-689.

[120] VLASOV I I, SHIRYAEV A A, RENDLER T, et al. Molecular-sized fluorescent nanodiamonds[J]. Nat. Nanotechnol, 2014, 9(1):54-58.

[121] LIU Q, SUN Y, YANG T, et al. sub-10 hexagonal lanthanide-doped NaLuF$_4$ upconversion nanocrystals for sensitive bioimaging in vivo[J]. J. Am. Chem. Soc, 2011, 133(43):17122-17125.

[122] LI Z, ZHANG Y. An efficient and user-friendly method for the synthesis of hexagonal-phase NaYF$_{(4)}$: Yb, Er/Tm nanocrystals with controllable shape and upconversion fluorescence[J]. Nanotechnology, 2008, 19(34):345-606.

[123] JIANG S, GNANA MK, ZHANG Y, et al. Optical imaging-guided cancer therapy with fluorescent nanoparticles[J]. J. R. Soc. Interface, 2010, 7(42):3-18.

[124] WOLFBEIS OS. An overview of nanoparticles commonly used in fluorescent bioimaging[J]. Chem. Soc. Rev., 2015, 44(14):4743-4768.

[125] ADAMS A, VAN BRUSSEL, A S A, et al. The potential of hypoxia markers as target for breast molecular imaging systematic review and meta-analysis of human marker expression[J]. BMC Cancer, 2013, 13(1):538.

[126] IDRIS N M, LI Z, YE L, et al. Tracking transplanted cells in live animal using upconversion fluorescent nanoparticles[J]. Biomaterials, 2009, 30 (28): 5104-5113.

[127] FENG A L, YOU M L, TIAN L, et al. Distance-dependent plasmon enhanced fluorescence of upconversion nanoparticles using polyelectrolyte multilayers as tunable spacers[J]. Sci. Rep., 2015, 5: 7779.

[128] NACCACHE R, RODRÍGUEZ EM, BOGDANN, et al. high resolution fluorescence imaging of cancers using lanthanide ion-doped upconverting nanocrystals[J]. Cancers, 2012, 4(4): 1067-1105.

[129] LIU J, LIU Y, BU W, et al. Ultrasensitive nanosensors based on upconversion nanoparticles for selective hypoxia imaging in vivo upon near-infrared excitation[J]. J. Am. Chem. Soc., 2014, 136(27): 9701-9709.

[130] CHENG L, WANG C, LIU Z, et al. Upconversion nanoparticles and their composite nanostructures for biomedical imaging and cancer therapy[J]. Nanoscale, 2013, 5(1):23-37.

[131] XIONG L, CHEN Z, TIAN Q, et al. High contrast upconversion luminescence targeted imaging in vivo using peptide-labeled nanophosphors[J]. Anal. Chem., 2009, 81(21): 8687-8694.

[132] YU X-F, SUN Z, LI M, et al. Neurotoxin-conjugated upconversion nanoprobes for direct visualization of tumors under near-infrared irradiation[J]. Biomaterials, 2010, 31(33):8724-8731.

[133] CHEN F, ZHANG S, BU W, et al. A "neck-Formation" strategy for an antiquenching magnetic/upconversion fluorescent bimodal cancer probe[J]. Chem. -Eur. J., 2010, 16(37):11254-11260.

[134] CHEN G, QIU H, PRASAD PN, et al. Upconversion nanoparticles: design, nanochemistry, and applications in theranostics[J]. Chem. Rev., 2014, 114(10): 5161-5214.

[135] CHENG L, YANG K, ZHANG S, et al. Highly-sensitive multiplexed in vivo imaging using pegylated upconversion nanoparticles[J]. Nano Res., 2010, 3(10):722-732.

[136] KYLE AH, BAKER JHE, MINCHINTON A I. Targeting quiescent tumor cells via oxygen and iGF-I supplementation[J]. Cancer Res., 2012, 72(3): 801-809.

[137] BRAHIMI-HORN, MC, CHICHE J. Hypoxia and cancer[J]. J. Mol. Med., 2007, 85(12): 1301-1307.

[138] CHANG JH, WADAM, ANDERSON NJ, et al. Hypoxia-targeted radiotherapy dose painting for head and neck cancer using ^{18}F-FMISO PET: A Biological Modeling Study[J]. Acta Oncol., 2013,

52(8):1723-1729.

[139] BENTZEN SM, GREGOIRE V. Molecular imaging-based dose painting: a novel paradigm for radiation therapy prescription[J]. Semin. Radiat. Oncol., 2011, 21(2):101-110.

[140] CLAUSEN MM, HANSEN AE, LUNDEMANN M, et al. Dose painting based on tumor uptake of Cu-ATSM and FDG: a comparative study[J]. Radiat. Oncol. 2014, 9(1):228.

[141] HARADA H. How can we overcome tumor hypoxia in radiation therapy? [J]. J. Radiat. Res., 2011, 52(5):545-556.

[142] APTE S, CHIN FT, GRAVES E E, et al. Molecular imaging of hypoxia: strategies for probe design and application[J]. Curr. Org. Synth., 2011, 8(4): 593-603.

[143] FRIEBOES HB, SMITH BR, WANG Z, et al. Predictive modeling of drug response in non-Hodgkin's lymphoma[J]. PLoS One, 2015, 10(6):e0129433.

[144] FRIEBOES HB, WU M, LOWENGRUB J, et al. A computational model for predicting nanoparticle accumulation in tumor vasculature predictive modeling of drug response in non-Hodgkin's lymphoma[J]. PLoS One, 2013, 8 (2):e56876.

[145] WU SQ, CHI CW, YANG CX, et al. Penetrating peptide-bioconjugated persistent nanophosphors for long-term tracking of adipose-derived stem cells with superior signal to noise ratio[J]. Anal. Chem., 2016, 88(7):4114-4121.

[146] LU YC, YANG CX, YAN XP, et al. Radiopaque tantalum oxide coated persistent luminescent nanoparticles as multimodal probes for in vivo near-infrared luminescence and computed tomography bioimaging[J]. Nanoscale, 2015, 7(42):17929-17937.

[147] DE LA, ZERDA A, BODAPATI S, et al. Family of enhanced photoacoustic imaging agents for high-sensitivity and multiplexing studies in living mice[J]. ACS Nano, 2012, 6(6): 4694-4701.

[148] LI W, CHEN X. Gold nanoparticles for photoacoustic imaging[J]. Nanomedicine (London, U. K.), 2015, 10(2): 299-320.

[149] QIAN X, SHEN S, LIU T, et al. Two-dimensional TiS$_2$ nanosheets for in vivo photoacoustic imaging and photothermal cancer therapy[J]. Nanoscale, 2015, 7(14):6380-6387.

[150] DREADEN EC, ALKILANY AM, HUANG X, et al. The golden age: gold nanoparticles for biomedicine[J]. Chem. Soc. Rev., 2012, 41:2740.

[151] ZHANG J, LANGILLE MR, PERSONICK ML, et al. Concave cubic gold nanocrystals with high-index facets[J]. J. Am. Chem. Soc., 2010, 132(40):14012-14014.

[152] ZHANG Q, ZHOU Y, VILLARREAL E, et al. Faceted gold nanorods: nanocuboids, convex nanocuboids, and concave nanocuboids[J]. Nano Lett., 2015, 15(6):4161-4169.

[153] SHANKAR S S, RAI A, ANKAMWAR B, et al. Biological synthesis of triangular Gold nanoprisms[J]. Nat. Mater., 2004, 3(7):482-488.

[154] WANG J, XIE Y, WANG L, et al. In vivo pharmacokinetic features and biodistribution of star and rod shaped gold nanoparticles by multispectral optoacoustic tomography[J]. RSC Adv. 2015, 5 (10): 7529-7538.

[155] NTZIACHRISTOS V, RAZANSKY D. Molecular imaging by means of multispectral optoacoustic tomography (MSOT) [J]. Chem. Rev., 2010, 110(5):2783-2794.

[156] MAJI SK, SREEJITH S, JOSEPH J, et al. Upconversion nanoparticles as a contrast agent for photoacoustic imaging in live mice[J]. Adv. Mater., 2014, 26(32):5633-5638.

[157] WEICHERT JP, LEE FT, LONGINO MA, et al. Lipid-based blood-pool CT imaging of the liver[J]. Acad. Radiol., 1998, 5: S16.

[158] KRAUSE W, GERLACH S, MUSCHICK P, et al. Prevention of the hemodynamic effects of iopromide-carrying liposomes in rats and pigs[J]. Invest Radiol, 2000,35: 493-503.

[159] LIM SJ, LIM JS, CHOI J, et al. Nanoscaled iodized oil emulsion as a CT contrast agent for the detection of experimental liver tumors in a rat model[J].Acad. Radiol., 2010, 17(8):985-991.

[160] SZEBENI J. Complement activation-related pseudoallergy caused by liposomes, micellar car-

riers of intravenous drugs, and radiocontrast agents[J]. Crit. Rev.Ther. Drug, 2001, 18(6):567-606.

[161] SZEBENI J. Complement activation-related pseudoallergy: a new class of drug-induced acute immune toxicity[J]. Toxicology, 2005, 216(3): 106-121.

[162] SZEBENI J, MUGGIA F, GABIZON A. Activation of complement by therapeutic liposomes and other lipid excipient-based therapeutic products: prediction and prevention[J]. Adv. Drug Delivery Rev., 2011, 63:1020.

[163] KAO CY, HOFFMAN EA, BECK K C, et al. Long-residence-time nano-scale liposomal iohexol for X-ray-based blood pool imaging[J]. Acad. Radiol. , 2003, 10(5):475-483.

[164] DE VRIES A, CUSTERS E, LUBJ VAN DEN BOSCH S, et al. Block-copolymer-stabilized iodinated emulsions for use as CT contrast agents[J]. Biomaterials , 2010 , 31 (25):6537-6544.

[165] SELTZER SE, SHULKIN PM, ADAMS DF, et al. Usefulness of liposomes carrying losefamate for CT opacification of liver and spleen[J]. Am. J. Roentgenol., 1984, 143 (3):575-579.

[166] DESSER TS, RUBIN DL, MULLER H, et al. Blood pool and liver enhancement in CT with liposomal Iodixanol: comparison with Iohexol[J]. Acad. Radiol., 1999, 6(3):176.

[167] ERDOGAN S. Liposomal nanocarriers for tumor imaging[J]. J. Biomed. Nanotechnol., 2009, 5(2): 141-150.

[168] LEANDER P, HOGLUND P, BORSETH A. A new liposomal liver-specific contrast agent for CT: first human phase-I clinical trial assessing efficacy and safety[J]. Eur. Radiol., 2001, 11:698.

[169] MUKUNDAN S, GHAGHADA KB, BADEA CT, et al. A liposomal nanoscale contrast agent for preclinical CT in mice[J]. Am. J. Roentgenol., 2006, 186:300-307.

[170] KAMPS J, SCHERPHOF GL. Biodistribution and uptake of liposomes in vivo[M]. Methods in Enzymology, 2004, 387(1):257-266.

[171] SACHSE A, LEIKE JU, SCHNEIDER T, et al. Biodistribution and computed tomography blood-pool imaging properties of polyethylene glycol-coated iopromide-carrying liposomes[J]. Invest. Radiol., 1997, 32(1):44-50.

[172] AWASTHI VD, GAREIAD, COINS B A, et al. Circulation and biodistribution profiles of long-circulating PEG liposomes of various sizes in mbbits[J]. Int. JPharm., 2003, 253:121-132.

[173] BURKE SJ, ANNAPRAGADA A, HOFFMAN EA, et al. Imaging of pulmonary embolism and t-PA therapy effects using MDCT and liposomal iohexol blood pool agent – preliminary results in a rabbit model[J]. Acad Radiol, 2007, 14(3):355-62.

[174] KARATHANASIS E, CHAN L, KARUMBAIAH L, et al. Tumor vascular permeability to a nanoprobe correlates to tumor-specific expression levels of angiogenic markers[J]. PLoS One, 2009, 4 (6):e5843.

[175] SAMEI E, SAUNDERS RS, BADEAC T, et al. Micro CT imaging of breast tumors in rodents using a liposomal, nanoparticle contrast agent[J]. Int. J. Nanomed. 2009, 4:277-282.

[176] BADEA C T, SAMEI E, GHAGHADA K, et al. Utility of a prototype liposomal contrast agent for x-ray imaging of breast cancer: A proof of concept using micro-CT in small animals[J]. In Medical Imaging 2008 - Physics of Medical Imaging, 2008, 691303.

[177] KARATHANASIS E, SURYANARAYANAN S, BALUSU SR, et al. Imaging nanoprobe for prediction of outcome of nanoparticle chemotherapy by using mammography[J]. Radiology 2009, 250(2): 398-406.

[178] KARATHANASIS E, CHAN L, BALUSU S R, et al. Multifunctional nanocarriers for mammographic quantification of tumor dosing and prognosis of breast cancer therapy[J]. Biomaterials 2008, 29(36): 4815-4822.

[179] DANILA D, PARTHA R, ELROD DB, et al. Antibody-labeled liposomes for CT imaging of atherosclerotic plaques: in vitro investigation of an anti-ICAM antibody-labeled liposome containing iohexol for molecular imaging of atherosclerotic plaques via computed tomography[J]. Tex Heart Inst J, 2009,

36(5):393-3403.

[180] ZHENG J Z, PERKINS G, KIRILOVA A, et al. Multimodal contrast agent for combined computed tomography and magnetic resonance imaging applications[J]. Invest Radiol. 2006 Mar, 41(3): 339-348.

[181] RABINOW BE. Nanosuspensions in drug delivery[J]. Nat Rev Drug Discov, 2004, 3(9): 785-96.

[182] HYAFIL F, CORNILY JC, RUDD JH F, et al. Quantification of inflammation within rabbit atherosclerotic plaques using the macrophage-specific CT contrast agent N1177: a comparison with ^{18}F-FDG PET/CT and histology[J]. Nucl Med, 2009, 50(6): 959-65.

[183] VAN HERCK JL, DE MEYER GRY, MARTINET W, et al. Multi-slice computed tomography with N1177 identifies ruptured atherosclerotic plaques in rabbits[J]. Basic Res Cardiol, 2010, 105: 51-59.

[184] AILLON K L, EL-GENDY N, DENNIS C. Iodinated nano clusters as an inhaled computed tomography contrast agent for lung visualization[J]. Pharmaceutics, 2010, 7: 1274.

[185] SOLANS C, IZQUIERDO P, NOLLA J. Nano-emulsions[J]. Curr. Opin. Colloid Interface Sci, 2005, 10, 102-110.

[186] SUGARBAKER PH, VERMESS M, DOPPMAN J L. Improved detection of focal lesions with computerized tomographic examination of the liver using ethiodized oil emulsion (EOE-13) liver contrast[J]. Cancer, 1984, 54(8): 1489-95.

[187] BAKAN DA, LEE FT, WEICHERT J P, et al. Hepatobiliary imaging using a novel hepatocyte-selective CT contrast agent[J]. Acad Radiol, 2002, 9(1): S194-S199.

[188] WEICHERT JP, LONGINO MA, BAKAN D A, et al. Polyiodinated triglyceride analogs as potential computed tomography imaging agents for the liver[J]. Med. Chem., 1995, 38: 636-646.

[189] BAKAN DA, WEICHERT JP, LONGINO MA, et al. Polyiodinated triglyceride lipid emulsions for use as hepatoselective contrast agents in CT:

effects of physicochemical properties on biodistribution and imaging profiles[J]. Invest Radiol, 2000, 35(3): 158-169.

[190] WEICHERT JP, LEE FT, CHOSY S G, et al. Combined hepatocyte-selective and blood-pool contrast agents for the CT detection of experimental liver tumors in rabbits[J]. Radiology, 2000, 216(3): 865-871.

[191] WILLEKENS I, LAHOUTTE T, BULS N. Time-course of contrast enhancement in spleen and liver with Exia 160, Fenestra LC, and VC[J]. Mol Imaging Biol, 2009, 11(2): 128-135.

[192] FORD N L, GRAHAM K C, GROOM A C, et al. Time-course characterization of the computed tomography contrast enhancement of an iodinated blood-pool contrast agent in mice using a volumetric flat-panel equipped computed tomography scanner[J]. Invest. Radiol, 2006, 41(4): 384-390.

[193] HENNING T, WEBER AW, BAUER J S, et al. Imaging characteristics of DHOG, a hepatobiliary contrast agent for preclinical micro CT in mice[J]. Acad Radiol, 2008, 15(3): 342-349.

[194] SUCKOW CE, STOUT DB MOL. Micro CT liver contrast agent enhancement over time, dose, and mouse strain[J]. Imaging Biol., 2008, 10: 114-120.

[195] WEBER SM, PETERSON KA, DURKEE B, et al. Imaging of murine liver tumor using micro CT with a hepatocyte-selective contrast agent: accuracy is dependent on adequate contrast enhancement[J]. J. Surg. Res. 2004, 119: 41-45.

[196] BADEA CT, HEDLUND LW, DE LIN M, et al. Tumor imaging in small animals with a combined micro CT/micro DSA system using iodinated conventional and blood pool contrast agents[J]. Contrast Media Mol. I, 2006, 1: 153-164

[197] BADEA C, FUBARA B, HEDLUND L, et al. 4-D micro CT of the mouse heart[J]. Mol Imaging, 2005, 4: 110-116.

[198] KINDLMANN GL, WEINSTEIN D M, JONES GM. Practical vessel imaging by computed tomography in live transgenic mouse models for human tumors[J]. Mol. Imaging, 2005, 4: 417-424.

[199] WISNER ER, WEICHERT JP, LONGI-NO M A, et al. Percutaneous CT lymphography using a new polyiodinated biomimetic microemulsion[J]. Acad. Radiol., 2002, 9: S191.

[200] KONG WH, LEE WJ, CUI ZY, et al. Nanoparticulate carrier containing water-insoluble iodinated oil as a multifunctional contrast agent for computed tomography imaging[J]. Biomaterials, 2007, 28: 5555-5561.

[201] AVIV H, BARTLING S, KIESLLING F, et al. Radiopaque iodinated copolymeric nanoparticles for X-ray imaging applications biomaterials, 2009, 30: 5610-5616.

[202] GALPERIN A, MARGEL D, BANIEL J, et al. Radiopaque iodinated polymeric nanoparticles for X-ray imaging applications[J]. Biomaterials, 2007, 28: 4461-4468.

[203] AHN S, JUNG SY, LEE JP, et al. Properties of iopamidol-incorporated poly(vinyl alcohol) microparticle as an X-ray imaging flow tracer[J]. J. Phys. Chem. B, 2011, 115 (5): 889-901.

[204] LEE SJ, JUNG SY, AHN S, et al. Flow tracing microparticle sensors designed for enhanced X-ray contrast biosens. Bioelectron[J]. 2010, 25: 1571-1578.

[205] NISHIYAMA N, KATAOKA K. Current state, achievements, and future prospects of polymeric micelles as nanocarriers for drug and gene delivery[J]. Pharmacol. Ther, 2006, 112:630-648.

[206] TORCHILIN VP, FRANK-KAMENETS-KY M D, WOLF G L, et al. CT visualization of blood pool in rats by using long-circulating, iodine-containing micelles[J]. Acad Radiol., 1999, 6:61-65.

[207] TRUBETSKOY VS, GAZELLE GS, WOLF GL, et al. Block-copolymer of polyethylene glycol and polylysine as a carrier of organic iodine: design of long-circulating particulate contrast medium for X-ray computed tomography[J]. Drug Targ, 1997, 4: 381-388.

[208] FUYJ, NITECKI DE, MALTBYD, et al. Dendritic iodinated contrast agents with PEG-cores for CT imaging: synthesis and preliminary characterization[J]. Bioconjugate Chem, 2006, 17: 1043-1056.

[209] RAATSCHEN HJ, FU YJ, BRASCH R C, et al. In vivo monitoring of angiogenesis inhibitory treatment effects by dynamic contrast-enhanced computed tomography in a xenograft tumor model[J]. Invest Radiol, 2009, 44(5):265-270.

[210] YANG C, ZHAO H, HOU Y, et al. Fe_5C_2 nanoparticles: a facile bromide-induced synthesis and as an active phase for fischer–tropsch synthesis[J]. J. Am. Chem. Soc., 2012, 134 (38): 15814-15821.

[211] ZHAO Z, ZHOU Z, BAO J, et al. Octapod iron oxide nanoparticles as high-performance T_2 contrast agents for magnetic resonance imaging[J]. Nat Commun. 2013, 4:2266.

[212] YANG H, QIN CY, YU C, et al. RGD-conjugated nanoscale coordination polymers for targeted T_1- and T_2-weighted magnetic resonance imaging of tumors in vivo[J]. Adv. Funct. Mater. 2014, 24 (12):1738-1747.

[213] MARTIN AL, SEO M, WILLIAMS R, et al. Intracellular growth of nanoscale perfluorocarbon droplets for enhanced ultrasound-induced phase-change conversion [J]. Ultrasound Med Biol., 2012, 38(10):1799-1810.

[214] SUNITHA V. Earlier detection of breast cancer with ultrasound molecular imaging in a transgenic mouse model[J]. Cancer Res, 2013, 73(6): 1689-1698.

[215] TLAXCA JL, RYCHAK JJ, ERNST PB, et al. Ultrasound-based molecular imaging and specific gene delivery to mesenteric vasculature by endothelial adhesion molecule targeted microbubbles in a mouse model of Crohn's disease[J]. J Control Release, 2013, 165(3):216-225.

[216] SHAO X, ZHANG, H RAJIAN JR, et al. ^{125}I-labeled gold nanorods for targeted imaging of inflammation[J]. ACS Nano 2011, 5(11):8967-8973.

[217] CHAKRAVARTY R, VALDOVINOS H F, CHEN F, et al. Intrinsically germanium labeled iron oxide nanoparticles: synthesis and in-vivo dual-modality PET/MR imaging[J]. Adv. Mater. 2014, 26(30):5119-5123.

[218] MADRU R, KJELLMAN P, OLSSON

F, et al. ^{99m}Tc-labeled superparamagnetic iron oxide nanoparticles for multimodality SPECT/MRI of sentinel lymph nodes[J]. J. Nucl. Med. 2012, 53 (3): 459-463.

[219] SUN X, CAI W, CHEN X. Positron emission tomography imaging using radiolabeled inorganic nanomaterials[J]. Acc. Chem. Res, 2015, 48(2): 286-294.

[220] MAJMUDAR MD, YOO J, KELIHER E J, et al. Polymeric nanoparticle PET/MR imaging allows macrophage detection in atherosclerotic plaques[J]. Circ. Res. 2013, 112(5):755-761.

[221] UENO T, DUTTA, P KELIHER, et al. Nanoparticle PET-CT detects rejection and immuno-modulation in cardiac allografts[J]. Circ. Cardiovasc. Imaging, 2013, 6(4):568-573.

[222] BATEMAN TM. Advantages and disadvantages of PET and SPECT in a busy clinical practice[J]. J. Nucl. Cardiol., 2012, 19(S1):3-11.

[223] TORRES MARTIN DE ROSALES R, TAVARÉ R, PAUL R. L, et al. Synthesis of ^{64}Cu(II)-bis and its conjugation with superparamagnetic iron oxide nanoparticles: in vivo evaluation as dual-modality PET-MRI agent[J]. Angew. Chem., 2011, 50(24): 5509-5513.

[224] NG QKT, OLARIU C, YAFFEE I, et al. Indium-111 labeled gold nanoparticles for in-vivo molecular targeting[J]. Biomaterials, 2014, 35(25): 7050-7057.

[225] FAZAELI Y, AKHAVAN O, RAHIGHI R, et al. In vivo SPECT imaging of tumors by ^{198,199}Au-labeled graphene oxide nanostructures[J]. Mater. Sci. Eng., C 2014, 45:196-204.

[226] SHAFFER TM, WALL MA, HARMSEN S, et al.Silica Nanoparticles as Substrates for Chelator-Free Labeling of Oxophilic Radioisotopes[J]. Nano Lett., 2015, 15 (12):864-868.

[227] HOFFMAN, AS. Stimuli-responsive polymers: biomedical applications and challenges for clinical translation[J]. Adv. Drug Deliv. Rev, 2013, 65, 10-16.

[228] LU Y, SUN W, GU Z. Stimuli-responsive nanomaterials for therapeutic protein delivery[J]. J. Control. Release, 2014, 194, 1-19.

[229] KOST J, LANGER R. Responsive polymeric delivery systems[J]. Adv. Drug Deliv. Rev, 2012, 64, 327-341.

[230] MURA S, NICOLAS J, COUVREUR P. Stimuli-responsive nanocarriers for drug delivery[J]. Nat. Mater, 2013, 12, 991-1003.

[231] SMITH B R, GAMBHIR SS. Nanomaterials for in vivo imaging[J], Chem. Rev, 2017: 117, 901-986.

[232] LEE DE, KOO H, SUN I-C, et al. Multifunctional nanoparticles for multimodal imaging and theragnosis[J], Chem. Soc. Rev., 2012, 41: 2656-2672.

[233] LOUIE A. Multimodality imaging probes: design and challenges[J], Chem. Rev., 2010, 110 (5):3146-3195.

[234] MULDER WJM, STRIJKERS GJ, VAN TILBORG GAF, et al. Nanoparticulate assemblies of amphiphiles and diagnostically active materials for multimodality imaging[J], Acc. Chem. Res., 2009, 42 (7): 904-914.

[235] CHEON J, LEE J-H. Synergistically integrated nanoparticles as multimodal probes for nanobiotechnology[J], Acc. Chem. Res., 2008, 41 (12): 1630-1640

[236] CHOI S-H, NA H B, PARK Y. Simple and generalized synthesis of oxide-metal heterostructured nanoparticles and their applications in multimodal biomedical probes, J. Am. Chem. Soc., 2008, 130 (46):15573-15580.

[237] TALANOV VS, REGINO CA, KOBAYASHI H, et al. Dendrimer-based nanoprobe for dual modality magnetic resonance and fluorescence imaging[J]. Nano Lett, 2006, 6(7): 1459-1463.

[238] WANG D, HE J, ROSENZWEIG N, et al. Superparamagnetic Fe_2O_3 beads-CdSe/ZnS quantum dots core-shell nanocomposite particles for cell separation[J]. Nano Lett, 2004, 4(3): 409-413.

[239] JUN YW, HUH YM, CHOI JS. Nanoscale size effect of magnetic nanocrystals and their utilization for cancer diagnosis via magnetic resonance imaging[J]. J. Am. Chem. Soc., 2005, 127(16): 5732-5733.

[240]　DUAN L，YANG F，HE W，et al. A multi-gradient targeting drug delivery system based on RGD-L-TRAIL-Labeled magnetic microbubbles for cancer theranostics[J]. Adv Funct Mater，2016，26，8313-8324.

[241]　TERAPHONGPHOM N，CHHOUR P，EISENBREY J R，et al. Nanoparticle loaded polymeric microbubbles as contrast agents for multimodal imaging[J]. Langmuir，2015，31(43)：11858-11867.

[242]　ZHANG W，HU SL，YIN JJ，et al. Prussian blue nanoparticles as multienzyme mimetics and reactive oxygen species scavengers[J]. Journal of the American Chemical Society，2016，138(18)：5860-5865.

[243]　YANG F，HU SL，ZHANG Y，et al. A hydrogen peroxide-responsive O_2 nanogenerator for ultrasound and magnetic-resonance dual modality imaging[J]. Adv Mater，2012，24(38)：5205-5211.

[244]　WANG X，NIU DC，LI P，et al. Dual-enzyme-loaded multifunctional hybrid nanogel system for pathological responsive ultrasound imaging and T_2 weighted magnetic resonance imaging[J]. Acs Nano，2015，9(6)：5646-5656.

[245]　GAI S，LI C，YANG P，et al. Recent progress in rare earth micro/nanocrystals：soft chemical synthesis，luminescent properties，and biomedical applications[J]. Chem. Rev，2014，114，2343-2389.

[246]　LUSIC H，GRINSTAF MW. Xray-computed tomography contrast agents[J]. Chem. Rev，2013，113，1641-1666.

第五章　分子影像与肿瘤分子分型

随着分子生物学技术的发展,肿瘤病变的基础研究已取得了长足的进步,特别是从分子水平认识恶性肿瘤的发生、发展为肿瘤的预防和治疗创造了条件,各项新的诊疗技术和药物层出不穷,分子病理就是在这样的条件下应运而生,目前已发展成为肿瘤诊断和治疗领域的重要内容。自 21 世纪以来,分子病理诊断逐渐受到我国病理学工作者的认可和重视,尤其是 2015 年以来我国开始执行精准医学计划,分子病理逐步在大医院病理科开展起来,特别是在遗传性疾病、感染性疾病、肿瘤分子分型等方面的诊断与研究已取得了长足的进步。

肿瘤分子分型是指在分子水平上,依据分子靶点(基因、蛋白)多态性及细胞表观遗传学差异对肿瘤进行的分类,它是肿瘤分类从宏观形态学转向以分子特征为基础的新分类体系(《美国国立癌症研究所(NCI)项目建议书》,1999 年 1 月)。精确分子分型是在分子水平上对恶性肿瘤的生物学行为及其转归的深刻认识,能够实现肿瘤病变的早期预警、治疗优势人群的准确筛选、分子靶向药物的科学合理使用、疗效及预后的准确判定,从而使肿瘤的诊疗模式全面进入分子水平精准诊疗新时代。然而,虽然分子分型研究在肿瘤诊断及个体化靶向治疗具有重要的意义,但由于技术的制约,目前肿瘤分子分型的检测绝大多数是以病理研究为主的离体方法实现,所得结果具有滞后、信息不完整等缺点。因此,如果能在活体状态下实现肿瘤病变的分子分型,揭示肿瘤分子靶点的表达差异及动态变化,将为肿瘤的诊疗提供全面的分子靶点信息,为肿瘤的精准靶向治疗方案提供指导。作为 21 世纪的影像医学的分子影像学,目前凭借其先进的基因靶向技术,已在肿瘤诊断和分子病理分型领域展现出广阔和令人期待的应用前景。

随着分子生物和纳米医学的不断进步,基因、纳米探针合成技术的日趋成熟,各项检查技术和成像手段的不断进步,应用分子成像手段检测离体和在体肿瘤分子病理分型已成为可能,并已成为分子影像研究领域的前沿热点。通过结合先进的基因检测和生物研究手段,充分发挥分子成像的技术优势,运用医学影像学手段显示活体内基因水平、细胞和亚细胞水平的特定分子生物学行为变化,从而对肿瘤分子分型进行快速、准确的诊断,已成为分子影像研究领域内极为重要的发展方向。因此,肿瘤分子特征的异常,如基因突变、细胞遗传学改变、基因表达谱的差异、蛋白表达谱的差异,从理论而言均具备为分子影像学方法检测、成像的可能。相信随着分子病理与分子影像技术的日趋完善,以及应用领域的不断扩展,越来越多的肿瘤分子标志物被应用到以分子影像为基础的检测肿瘤分子分型的研究之中,越来越多的在体基因或分子改变可借助分子成像技术实现精准监测并早期发现,未来分子影像必将成为精准医疗向临床应用转化中的重要检测和研究手段。本章即围绕当前最新的肿瘤分子分型研究成果,较为详尽地探讨了分子病理学与分子影像学二者间的联系,以及未来分子影像在分子病理领域的发展前景。

第一节　分子病理概述

一、分子病理

病理学既是基础医学的重要分支,又是介于基础医学与临床医学之间的桥梁学科,在医学教育、临床医疗和科学研究中起着非常重要的作用,被称为疾病诊断的"金标准"。传统病理学主要是通过对疾病发生过程中器官、组织形态学改变进行观察,探讨疾病的临床表现及其发生、发展和结局,并对疾病做出诊断。随着20世纪中叶细胞生物学和分子生物学的飞速发展,生命科学领域内一些新的前沿学科逐渐形成,分子病理学就是其中之一。正如继光学显微镜之后,电子显微镜的应用使我们对病理形态的认识进一步深入到亚细胞超微结构水平,病理学与生命科学相关学科相互渗透、融合而形成了全新的交叉学科——分子病理学。由于分子病理学在蛋白质和核酸等生物大分子水平上,应用了大量前沿的分子生物学理论、技术及方法研究疾病发生发展的过程,从而给传统病理学注入了全新的概念与勃勃生机,当今借助分子病理学及其相关技术我们已能理解以前无法解释的许多病理现象,因此分子病理学的诞生已成为病理学发展的崭新阶段。

分子病理学是在研究生命现象的分子基础上,探索疾病状态及其愈复过程中出现的细胞分子生物学现象。分子病理学应用分子生物学技术,从基因水平上检测细胞和组织的分子遗传学变化,以协助病理诊断和分型、指导靶向治疗、预测治疗反应及判断预后的一种病理诊断技术,是分子生物学、分子遗传学和表观遗传学的理论在临床病理中的应用,属转化医学的范畴。从本质上讲,凡是基于组织和细胞分子水平上的疾病诊断都是分子病理诊断,这是广义的分子病理诊断,如免疫组化诊断。但目前公认的是狭义的分子病理诊断,即基于细胞或组织基因水平的病理诊断。由于不同类型的肿瘤可在同一个基因或同一个基因序列发生突变,导致分子诊断的特异性和敏感性受到一定的限制。

传统意义上分子病理采用分子生物学技术(如DNA、RNA和蛋白质分析),从基因或分子水平上研究疾病的病理变化规律,探讨疾病发生发展过程中可能出现的分子事件,以及这些事件与疾病发生的关系,并最终揭示疾病发生的根本机制。分子病理诊断则是根据特征性的分子基因改变进一步证实或直接做出病理诊断,并提供疾病发生的基因路径、患病易感性、发病机制、治疗和预后评估等分子信息。由于大多数肿瘤都具有遗传学突变,分子病理诊断对此类以基因改变为病因的肿瘤具有准确性和前瞻性,是分子靶向治疗、个体化治疗的基础。目前,尽管分子病理仍处于起步阶段,但大量研究已在肿瘤的分子病理学方面取得了一定的进展,特别是近年来,随着高通量测序、SELEX技术等新的

基因检测系统平台的应用,以及基于各类分子成像技术的在体肿瘤分子病理研究的开展,均使肿瘤分子分型研究获得了跨越式发展,未来有望促进人类在细胞和分子水平上进一步了解肿瘤性病变,早期诊断并治疗肿瘤,甚至预防肿瘤发生上,产生重要影响。

二、分子病理的发展历程

病理学是从病因,发病机制,形态变化及功能损害入手来研究疾病发生发展规律的学科。病理学历史久远,沿着从宏观到微观的轨迹,研究疾病的病因和演化规律。现代病理学自Margani在1761年提出的"器官病理学概念"开始,至1858年Virchow编写的《细胞病理学》一书问世,病理学逐渐确立起确诊疾病的重要角色,成为一门既涵盖基础医学又属于临床医学的交叉学科,被称为疾病医学诊断最后定性的"金标准"。

20世纪60年代,随着现代科学技术的发展和各学科之间的相互渗透,病理学开始了全面包容各个领域技术的全新状态。随着细胞生物学、分子生物学、遗传学、免疫学的知识在病理学中越来越被广泛地应用,传统病理学展现出了崭新的生机和活力。随着分子生物学理论方法的创新和完善,分子病理辅助性诊断已由实验室逐步进入临床应用,开始从蛋白质、mRNA和DNA水平揭示疾病的发生、发展和转化规律,把对疾病的认识深入到基因水平,逐渐进入了一个崭新的历史时期。凭借大量直接来自患者的各类疾病病理材料,结合高度灵敏、高特异性的分子生物学方法及密切结合临床的优势,为病理学观察和研究疾病提供了独特的视角和平台,成为传统医学领域最早与分子生物实验室技术对接的相关研究之一。进入20世纪70年代,以免疫酶标为标志的免疫组化技术问世,其特异敏感和操作简便的特点,很快风靡全世界的生物医学领域,使病理诊断和研究取得了突飞猛进的发展。鉴别微生物抗原、检测不同类型激素、探查细胞内的受体,无一不和免疫组化相联系。追踪肿瘤组织来源以及寻找肿瘤的相关抗原已不再是天方夜谭。酶联免疫吸附、Western蛋白印迹法、流式细胞仪法进行特定蛋白质的定量分析和免疫组化技术相辅相成,使纯经验的病理诊断技术趋于客观。

20世纪后期人们则开始用系统生物学观点来研究肿瘤,认识到肿瘤是一种多因素参与、多步骤发

展的全身性、系统性疾病。引发癌基因突变、抑癌基因缺失或基因表达调控失常引起肿瘤基因组稳定性丧失，进而导致肿瘤细胞出现异常的生物学行为。分子靶向治疗在本质上有别于传统的化学治疗，根本特点在于治疗的选择性，能选择性地杀伤肿瘤细胞，对正常组织损伤较低或无损伤，从而实现理想的临床治疗目标。分子靶向治疗针对肿瘤异常的信号通路，具有高选择性、低毒性和高治疗指数，可以长期用药，从而有可能使恶性肿瘤转化为一种类似于高血压、糖尿病的慢性病。在肿瘤的病理诊断与临床应用方面，分子病理学已涉及肿瘤的早期诊断、预后判断及个体化分子靶点检测等多个方面。

如今随着"精准医学"时代的到来，分子病理则开始在精准诊断、精准治疗中起到不可替代的作用。以往，病理学检查通过光学显微镜、电子显微镜、特殊染色和免疫组织化学等方法对肿瘤分类和分型，这种基于组织起源的传统分类由于没有病变本身的基因和分子改变，在当前的分子靶向治疗中显得越发无能为力。在精准医学时代的分子病理检查，主要依据各种基因检测方法，包括荧光原位杂交(FISH)、比较基因组杂交(CGH)、聚合酶链反应(PCR)和即时定量PCR(qRT-PCR)、Sanger测序以及一些高通量分子检测技术，如基因表达谱(GEP)、阵列CGH和二代测序(NGS)等对肿瘤进行分子分型(或分子诊断)，这些分子分型中的各个亚型常与患者预后相关，因此也与个性化治疗相关，因此在"精准医学"时代背景下的分子病理已迎来了前所未有的发展机遇与挑战。

三、分子病理的主要临床应用

随着分子病理技术的蓬勃发展，越来越多的疾病相关分子改变被发现并逐步应用于临床实践中。自21世纪以来，分子病理诊断开始为我国病理学工作者的认可和重视，并逐步在大型医院病理科开展起来，特别是在遗传性疾病、感染性疾病、肿瘤等方面分子病理诊断已取得了长足的进步。

(一)遗传性疾病的诊断与分型

分子病理诊断在遗传性疾病的诊断和分型方面具有明显特长，通过对患者染色体、基因检测进行遗传病筛查和诊断，可对家族性遗传病的发生进行预测。目前，国内主要通过染色体核型分析、荧光原位杂交技术、荧光定量PCR技术等检测染色体畸形，辅助进行产前遗传性疾病的筛查。通过DNA直接测序、荧光定量PCR、免疫组化技术等检测相关基因的结构、表达的变化，辅助进行神经系统、生殖系统等遗传性疾病的诊断。

(二)感染性疾病病原体的检测

在感染性疾病的临床应用方面，目前临床上已采用原位杂交、PCR-斑点杂交对人乳头状瘤病毒(HPV)DNA检测；应用荧光定量PCR技术检测结核杆菌DNA、人类单纯疱疹病毒(HSV)DNA、肺SARS病毒RNA感染；采用PCR技术精准检测各型肝炎病毒DNA或RNA；采用原位杂交获得EB病毒(EBV)编码的小RNA(EBER)等，这些检测已在感染性疾病的诊断及对疗效进行评价方面取得了非常良好的临床效果。

(三)肿瘤的病理诊断与临床应用

分子病理诊断目前在肿瘤的研究中应用最为广泛，已涉及肿瘤易感基因检测与早期诊断、肿瘤辅助诊断、个体化用药伴随诊断、肿瘤预后评估等多方面。单独遗传因素造成肿瘤的概率< 5%。分子病理学一般认为，肿瘤是遗传基因和环境因素共同作用的结果，其中遗传是内因，与人体是否具有肿瘤易感基因有关。因此，肿瘤易感基因检测就是针对人体内与肿瘤发生、发展密切相关的易感基因进行的，它可检测出人体内是否存在肿瘤易感基因或家族聚集性的致癌因素，根据个人情况给出个性化的指导方案。肿瘤易感基因检测特别适合家族中有癌症病例的人群，可以帮助这类人群提前了解自身是否存在肿瘤易感基因。已知的肿瘤易感性基因有Rb1、WT1、APC、BRCA1、hTERC和Ras等，分别与视网膜母细胞瘤、Wilms瘤、家族性腺瘤性息肉(FAP)、乳腺癌、宫颈癌、消化道肿瘤、泌尿系肿瘤、血液肿瘤等相关。采用DNA直接测序、荧光定量PCR、免疫组化技术等检测相应基因的改变，可评价个体患病风险，进行疾病的早期预防和诊断。另外，通过荧光原位杂交技术检测染色体结构和数目的异常，也可早期发现膀胱癌、尿路上皮癌等恶性肿瘤的发生，筛选出肿瘤易感人群。肿瘤相关病原体的检测，如HPV与宫颈癌，EB病毒与鼻咽癌、淋巴瘤，肝炎病毒与肝细胞癌等均可作为常规技术检测，已在部分大、中型医院开展起来。

在肿瘤辅助诊断方面，分子病理已应用于多种肿瘤治疗的分子分型之中。乳腺癌研究是目前肿瘤分子分型中最为成熟的应用，根据基因表达的聚类分析将乳腺癌分为5种不同的亚型：luminal A型、

luminal B 型、HER2 阳性型、Basel-Like 型、普通型或 Breast-Like 型。上述各型乳腺癌，虽均属于乳腺癌类别，但分别对应不同的临床和病理特征和不同预后，因此乳腺癌的分子分型有利于判断其生物学特性和预后，指导临床根据不同分型选择最为合适的治疗方案，目前乳腺癌的分子分型的已成为该病的基础检查和发展方向。另外，使用 BIOMED-2 引物，以 PCR 技术为基础的基因重排技术在淋巴瘤诊断中已占有非常重要的辅助诊断作用，而荧光原位杂交技术检测染色体易位及其相应的融合基因已对淋巴造血系统肿瘤的分型、预后判断、治疗药物的选择具有决定性作用，如 MALT 基因断裂检测与黏膜相关淋巴组织淋巴瘤，bcl-2/IGH 基因融合检测滤泡性淋巴瘤，CCND1/IGH 融合基因与套细胞淋巴瘤，BCR/ABL 融合基因确诊慢性粒细胞白血病及指导格列卫使用等。

目前应用于肿瘤的分子病理检测手段主要包括：DNA 直接测序、荧光定量 PCR 技术检测基因突变；免疫组化技术检测基因表达；DNA 直接测序、荧光定量 PCR 技术检测基因多态性；荧光原位杂交技术检测基因扩增等，上述基因检测技术的可在治疗

前充分了解同种肿瘤的不同分子分型，进而选择最佳治疗方式，指导实施肿瘤靶向治疗、内分泌治疗以及肿瘤个体化化疗，如当前应用最为广泛的乳腺癌、胃癌 HER2 基因的扩增与化疗方案的选择，EGFR 基因突变与肺癌靶向性酪氨酸激酶抑制剂（如易瑞沙、特罗凯）治疗，EML4-ALK 基因融合、ROS1 基因重排、MET 基因扩增与克唑替尼治疗，K-ras 基因突变检测筛选适合 EGFR 抑制剂治疗的患者，C-kit、PDGFRA 基因型预测 imatinib 治疗的反应，Top2A 基因异常与化疗疗效，焦磷酸测序检测 MGMT 基因启动子区甲基化预测胶质瘤中替莫唑胺的疗效等。综上，分子病理的出现与发展，为各类肿瘤的精准诊断、治疗和预后评估起到了巨大的推动作用，通过对某些特定基因或其突变体的检测已成功实现了对部分早期肿瘤的复发风险和化疗效果的预测，同时大量新型的肿瘤检测对象和手段，如外周血液循环肿瘤细胞检测、分子影像介导的肿瘤在体分子分型等所提供的与肿瘤的复发与转移相关的前瞻性诊断信息，必将进一步促进分子病理的发展，推动精准医疗事业的前进步伐。

第二节　分子影像与肿瘤病变的分子分型

一、肿瘤分子分型的研究进展

肿瘤分子分型一词最早出现于美国国立癌症研究所（National Cancer Institute，NCI），于 1999 年 1 月公布的一份研究项目建议书，即通过综合的分子分析技术为肿瘤分类提供更多信息，使肿瘤的分类基础从形态学转向以分子特征为基础的全新分类体系。

长期以来，基于组织形态学特征的病理学诊断是肿瘤诊断的"金标准"和临床治疗的基础，但同组织学类型、同一 TNM 分期的肿瘤如采用相同的治疗方案，患者对治疗的反应和预后并不一致。事实上，恶性肿瘤是一类分子水平上高度异质性的疾病，而传统病理形态学诊断已不能适应现代肿瘤诊治的需要。近年来，许多新技术如高通量 DNA 微阵列（DNA 芯片）、蛋白和抗体阵列、蛋白质组学技术、表基因组学等技术平台的建立，大大地增加了人们对肿瘤病理本质的了解。目前，应用 DNA 微阵列

已发现多种能早期诊断、指导治疗和判断预后的基因表达谱。

目前，肿瘤分子分型研究主要是建立在 DNA、RNA 和蛋白质水平进行的。在核酸水平，依据基因突变、基因组的细胞遗传学改变或甲基化差异进行分型。其中，根据基因表达谱的差异实施分型，是目前分子分型的研究主体。基因表达谱的差异可通过高通量的 DNA 芯片技术进行分析，其数据处理方法可分为两类：一类是非监督聚类分析，另一类是监督聚类分析。在蛋白质水平，分子病理可根据蛋白质表达谱的差异、亚细胞结构蛋白组成的不同以及蛋白质翻译后修饰的改变来进行分型。据此，肿瘤分子分型的研究方法主要包括以下几类。

（1）基因表达谱芯片技术：基因表达谱芯片技术可以同时观察成千上万个基在不同个体、不同组织、不同发育阶段的表达状况。它的原理是在已建立的 eDNA 或寡核苷酸组成的芯片或微陈列上，用不同颜色荧光标记的 eDNA 制备的探针与之杂交，

扫描及计算机处理所得的信号就代表了样品中基因的转录表达情况。基因芯片技术在肿瘤的分子分型、基因功能、信号通路及代谢与调控途径研究等方面有显著的优势。

（2）比较基因组杂交技术：比较基因组杂交(comparative genomic hybridization，CGH)技术是在染色体荧光原位杂交基础上发展起来的一种新的分子细胞遗传学研究技术。它主要是用不同的荧光体系来标记肿瘤组织 DNA 和正常对照 DNA，与正常中期分裂象染色体进行竞争性抑制杂交，荧光信号摄取及软件分析所得的比值可判断染色体区段的扩增、缺失还是正常。它仅需少量肿瘤组织 DNA 即可在整个基因组水平研究不同基因组间 DNA 拷贝数差异，并将这些异常定位在染色体上。CGH 与微芯片技术结合的芯片，以 eDNA 作为杂交靶，可使基因组水平遗传物质异常的分辨率达到几十个 kb，并可对关键基因改变进行精细定位。

（3）蛋白芯片技术：基因突变和基因表达差异不一定导致相应的蛋白表达，而且蛋白质还存在磷酸化、乙酰化等复杂的翻译后修饰过程，这些改变在转录水平上是无法检测的。以高通量结合生物信息学为特点的蛋白质组学分析技术可以从细胞整体水平上检测到这种变化，为肿瘤分子分型及治疗标志物的筛选带来巨大的便利与无限可能。蛋白芯片技术主要包括双向凝胶电泳技术、质谱技术以及生物信息学技术。

（4）分子影像技术：基于分子生物学、纳米科学、化学、药学和肿瘤学等多学科、多领域的空前发展，分子影像通过构建各种基因探针和纳米探针对突变基因、异常的蛋白甚至是甲基化后的基因进行靶向成像，从而实现离体或在体的影像学分析。分子影像学技术所带来的肿瘤分子分型新技术，除了可实现更为简便、高度敏感及准确的体外分子分型外，还为在原有技术条件下长期无法实现的在体肿瘤分子分型等技术难题明确了方向。目前通过基因探针和纳米探针进行肿瘤分子分型的研究已逐渐成为肿瘤学与分子病理领域的研究热点，分子影像学技术有望在不久的将来充分结合两种探针的优势，组成基因、蛋白靶向递送、成像检测系统共同实现各类肿瘤的在体精准分子分型，从而为实现精准医医学计划提供更为充分的理论依据和强大的检测手段。

目前，随着上述各类肿瘤分子分型技术的不断发展和深入，大量肿瘤突变基因和标记蛋白被筛选出来，作为肿瘤分子分型的依据，用于临床治疗的前分子分型。如，通过乳腺癌的分子分类和基因谱研究，目前已将乳腺癌进一步分为基底细胞样型、HER2 过表达型、腺腔型 A、腺腔型 B、普通型 5 个分子亚型；而肺腺癌则根据最新的肿瘤分子分型原则，分为了 3 个亚型 ($C_1 \sim C_3$)，如 Cl 常见于非吸烟的女性患者，而 C2 常见于男性吸烟患者。3 个亚型的共同扩增位点包括 lq21~23、lq42、7P15、17q12、17q21.2 和 17q25；而共同的缺失位点有 3q14(FHIT)、8q22~23.3、9P2l(P16NK4a)、13qlI~34、17P13.1(P53) 和 18q21；除了这些共同的基因组改变位点外，C_2 其他的基因组改变位点很少；而 C_1、C_3 的基因组改变位点则较多。这些新的肿瘤分子分型研究的进展为未来精准医疗以特异分子靶标为中心设计的治疗方案的提供了方向，为以分子病理分型为基础的肿瘤个体化治疗提供了重要的检测和治疗靶点。

二、常规分子病理检测技术

分子病理学是在基因水平上用分子生物学技术研究疾病发生发展的病理学分支学科。分子病理学进行的检测通常称之为基因检测，即取检测者的肿瘤组织、胸水或血液等，经提取和扩增其基因信息后，通过相应的分子生物学技术，对被检测者细胞中的 DNA 分子信息进行检测，分析其内在基因状态，从而对肿瘤的诊断或治疗提供分子水平的深层次帮助。目前，临床上已正式开展的分子病理技术主要有免疫组化、显色原位杂交、荧光原位杂交、PCR、荧光定量 PCR、基因芯片和 DNA 测序技术等。

（1）免疫组化：免疫组化分析利用抗体和抗原之间结合的高度特异性，借助组织化学方法将抗原抗体结合的部位和强度显示出来，以期达到对组织或细胞中的相应抗原进行定性、定位或定量的研究。免疫组化方法经济快捷，尤其适用于大批量样本的检测分析，但其缺点主要在于结果易受抗体的选择、检测前组织的固定、观察者解释的差别等因素影响。

（2）显色原位杂交：显色原位杂交技术是分子生物学、组织化学及细胞学相结合产生的一门新技术，是利用核酸分子单链间碱基互补的原理，将地高辛或生物素标记的外源核酸探针与组织、细胞或染色体上待测 DNA 或 RNA 互补配对，结合成双链杂交分子，通过过氧化物酶或碱性磷酸酶的呈色反应将待测核酸在组织、细胞或染色体上的位置显示出来。根据探针种类不同可分为 DNA 原位杂交和

RNA 原位杂交。DNA 原位杂交主要用于基因定位、特异基因（如病原微生物基因）检测等；RNA 原位杂交则用于基因表达检测。原位杂交技术的优点是操作简单，可直接定位于组织，而且成本较低、信号稳定、易储存，还可进行组织学评价，是目前应用较多的分子病理技术之一。

（3）荧光原位杂交技术：荧光原位杂交技术的基本原理与显色原位杂交相同，不同之处在于 FISH 是应用荧光素标记的探针与组织细胞中待测核酸反应形成杂交体，并采用荧光显微镜或激光共聚焦显微镜观察信号表达。为了同时检测多个靶位，在荧光原位杂交技术的基础上发展起来一种新技术，即多彩色荧光原位杂交，它用几种不同颜色的荧光素单独或者混合标记的探针进行原位杂交，能同时检测多个基因，从而扩大了 FISH 技术的临床应用。FISH 技术目前主要应用于染色体和 DNA 水平上的病理诊断检测。染色体 FISH 主要检测染色体易位、缺失、重复、变异等，DNAFISH 技术主要是检测基因突变、扩增、易位、缺失。与原位杂交技术相比，FISH 更加安全、快速，特异性好、定位准确。

（4）聚合酶链反应：聚合酶链反应（polymerase chain reaction，PCR）技术是一种在生物体细胞外通过酶促合成特异 DNA 或 DNA 片段的方法，其原理是：设计特异引物，在 TaqDNA 聚合酶催化作用下，经过高温变性、低温退火和适温延伸 3 个步骤反复循环，对某一特定模板的特定区域进行扩增，反应结束后应用凝胶电泳或测序等方法分析产物。因此，该技术可以直接检测疾病组织、细胞中是否存在某种病毒 DNA，同时 PCR 技术还是检测基因突变的必要技术。

经典的 Sanger 测序法是 PCR 测序最直接的应用，它是最早用于检测已知和未知突变的一种方法。由于该方法可直接读取 DNA 的序列，因此被认为是基因分型的金标准。该方法测序长度较长，可发现新的变异位点，包括一些新的少见的突变形式及突变的确切类型，如点突变、片段缺失。但该方法灵敏度不高，突变等位基因需要超过 20% 才能检出。同时，该方法对样本中肿瘤细胞的含量和比例要求较高，一般要求肿瘤细胞含量不低于 50%，如果肿瘤细胞比例低于 50%，则假阴性出现的概率会显著增加，因此一定程度上限制了其在活检或细胞学样本中的应用。

（5）荧光定量 PCR 技术：荧光定量 PCR(real-

time-PCR) 技术是近几年在普通 PCR 技术基础上发展的一种新技术。该方法借助荧光信号检测 PCR 产物，通过荧光染料或荧光标记的特异探针，对 PCR 产物进行标记和跟踪，在扩增过程中，每经过一次循环，荧光定量 PCR 仪就会收集一次荧光信号，实时检测整个 PCR 进程和变化。用荧光定量 PCR 法检测目的基因仅需检测样本是否具有荧光信号即可，且 PCR 反应具有核酸扩增的高效性，可用于检测基因微小的突变。根据探针标记不同，荧光定量 PCR 技术又可分为 TaqMan 探针法和 ARMS 法。

TaqMan 探针法的关键是设计与模板特异性结合的荧光探针，该探针的 5' 端标记有报告荧光基团，3' 端标记有淬灭荧光基团。当探针完整时，报告基团发射的荧光信号被淬灭基团吸收，仪器检测不到信号。当 PCR 扩增时，TaqMan 在链延伸过程中遇到与模板结合的探针，其 3'-5' 外切酶活性将探针酶切降解，报告荧光基团与淬灭荧光基团分离，荧光监测系统可接收到荧光信号。因此，每经过一个 PCR 循环，就有一个荧光分子形成，荧光信号的累积与 PCR 产物的形成有一个同步指数增长的过程，再通过实时监测整个 PCR 进程荧光信号的积累来检测 PCR 产物。

ARMS 法即扩增阻滞突变系统，也称等位基因特异性 PCR，含一对特殊引物（等位基因特异性引物）和一条 TaqMan 荧光探针，其原理是：在 DNA 序列一端突变位点设计两个引物，一个是不含突变碱基的正常引物，一个 3' 端含突变碱基的引物，再在 DNA 序列另一端设计一个共同引物。用 PCR 对突变基因进行检测时，只有与突变 DNA 完全互补的引物才可延伸并得到 PCR 扩增产物。该方法先通过等位基因特异性引物将 DNA 突变点富集，然后用设计的 TaqMan 荧光探针将富集的 DNA 突变点通过荧光信号的积累检测出来。因此，ARMS 法的灵敏度比 TaqMan 探针法更高，更容易从大量野生型 DNA 中选择性富集低浓度的 DNA 突变。

（6）数字 PCR：数字 PCR（digital PCR）技术是一种核酸分子绝对定量技术。相较于 qPCR，数字 PCR 能够直接检测出 DNA 分子的个数，对起始样品进行绝对定量。目前数字 PCR 主要应用于稀有等位基因检测、基因表达绝对定量、核酸标准品绝对定量、二代测序文库绝对定量等。数字化 PCR 技术不仅具备高特异性的优势，还具有高达 0.0001% 的灵敏度，可检测复杂背景下的靶标序列。

此外,该方法的优势还包括:①可高度耐受 PCR 反应抑制剂;②不必依赖对照品或标准品,可对目标拷贝数直接进行精确的鉴定,分析微小的浓度差异;③实验数据分析便捷,检测结果以阴性、阳性判读,数据分析自动化;④可统计突变率,通过统计分析可得出靶点的突变率。但是,数字 PCR 仪通量较低,目前通常能检测的信号为 FAM 和 VIC。数字 PCR 虽然不依赖标准曲线,但是每次反应之间存在差异,短期内不能代替 qPCR,也不能代替其他金标准而作为首选方法。

(7)基因芯片:基因芯片又称 DNA 芯片或 DNA 微阵列,其原理是:在固体载体(硅片、玻片、硝酸纤维素膜)上按照特定的排列方式集成大量已知 DNA/cDNA 片段,形成 DNA/cDNA 微矩阵。将样品分子 DNA/RNA 通过 PCR/RT-PCR 扩增、体外转录等技术渗入荧光标记分子后,与位于芯片上的已知序列杂交,最后通过扫描仪及计算机进行综合分析,比较不同荧光在各点阵的强度,即可获得样品中大量基因表达的信息。基因芯片技术是新兴的基因高通量筛选与检测分析技术,它能在一次实验中自动、快速、敏感地同时检测数千条序列的数万个基因,弥补了传统核酸印迹杂交技术操作复杂、自动化程度低、检测目的分子数量少的不足,且该技术获得的序列信息高度特异、稳定。根据探针类型分为 DNA 芯片和 cDNA 芯片,前者用于检测基因突变,实现肿瘤早期诊断、判断预后及治疗,而后者用于检测基因表达,对肿瘤进行发现性分类和预测性分类。

(8)DNA 测序技术:应用于分子病理诊断的 DNA 测序技术有直接测序法和焦磷酸测序法。直接测序技术主要是 Sanger 等发明的双脱氧链末端终止法,其原理就是:根据核苷酸在某一固定的点开始,随机在某一个特定的碱基处终止,产生以 A、T、C、G 结束的四组不同长度的一系列核苷酸,然后在尿素变性的 PAGE 胶上电泳进行检测,从而获得 DNA 序列信息。直接测序法是基因突变检测的"金标准",其优点是结果准确,重复性好,可检测整个测序范围内已知和未知突变点;缺点是步骤多,耗时长,灵敏度低,过程不易控制,在检测已知突变位点方面将逐渐被荧光定量 PCR 法替代。焦磷酸测序技术是一种新型的酶联级联测序技术,适于对已知的短序列进行测序分析,其可重复性和精确性能与 SangerDNA 测序法相媲美,而速度却大幅提高。该技术的原理是:引物与模板 DNA 退火后,在 DNA

聚合酶、ATP 硫酸化酶、荧光素酶和三磷酸腺苷双磷酸酶 4 种酶的协同作用下,将引物上每一个 dNTP 的聚合与一次荧光信号的释放偶联起来,通过检测荧光的释放和强度,达到实时测定 DNA 序列的目的。焦磷酸测序法具备同时对大量样品进行测序分析的能力,具有高通量、低成本、适时、快速、直观等优点。

(9)高通量测序技术:高通量测序技术,又称下一代测序(next generation sequencing, NGS)技术或大规模平行测序(massively parallel sequencing, MPS)技术,它包含多种可以一次性产生大量数字化基因序列的测序技术,是继 Sanger 测序后测序技术发展历程的一个里程碑。该技术采用平行测序的理念,能够同时对上百万甚至数十亿个 DNA 分子进行测序,实现了大规模、高通量测序的目标。它不仅可以进行大规模基因组测序,还可用于基因表达分析、非编码小分子 RNA 的鉴定、转录因子靶基因的筛选和 DNA 甲基化等相关研究。其主要优点包括:①利用芯片进行测序,可以在数百万个点上同时阅读测序;②有定量功能,样品中 DNA 被测序的次数反映了样品中这种 DNA 的丰度;③低成本,利用其进行人类基因组测序,测序成本低。高通量测序技术的缺点在于其检测灵敏度和测序深度相关。一般来说,NGS 在肿瘤体细胞突变检测时,检测灵敏度为 10%,且已知的与肿瘤相关驱动基因数量有限,疾病表型和基因型的关系还有赖于生物信息的解读,目前对于 NGS 应用于肿瘤细胞突变检测的标准化和质量控制等问题尚未达成共识。

(10)SELEX 技术:SELEX 技术指数富集的配基系统进化技术,利用该技术可以从随机单链核酸序列库中筛选出特异性与靶物质高度亲和的核酸适体(aptamer)。SELEX 技术的基本原理是,先在体外化学合成一个单链寡核苷酸库,用它与靶物质混合后混合液中存在靶物质与核酸的复合物,然后洗掉未与靶物质结合的核酸,分离与靶物质结合的核酸分子,以此核酸分子为模板进行 PCR 扩增,进行下一轮的筛选过程。通过重复的筛选与扩增,一些与靶物质不结合或与靶物质有低亲和力、中亲和力的 DNA 或 RNA 分子被洗去,而与靶物质有高亲和力的 DNA 或 RNA,即适配子就从非常大的随机文库中分离出来,且其纯度随 SELEX 过程的进行而增高,从 P 摩尔到 n 摩尔,最后占据库的大多数(>90% 左右)。SELEX 技术所使用的单链寡核苷酸文库需根据分子生物学技术人工合成,常用的文库包括 DNA 文库、RNA 文库以及修饰化的 RNA 文库。

分子病理诊断的发展伴随着当前最新的分子生物学技术的进步,每一次技术上的飞跃都会带给分子病理学长足的发展与跨越,都会进一步扩展经典病理学诊断的内涵,将传统的形态诊断延伸到肿瘤发生易感性、基因与染色体变化、基因路径与基因治疗、生物学行为评估、对药物治疗反应的评价、临床预后预测等医疗全过程之中。

三、肿瘤分子病理诊断的临床应用

1. 肿瘤的诊断及鉴别诊断　分子病理诊断是指应用分子生物学技术,从基因水平上检测细胞和组织的分子遗传学变化,以协助病理诊断和分型、指导靶向治疗、预测治疗反应及判断预后的一种病理诊断技术,是分子生物学、分子遗传学和表观遗传学的理论在临床病理中的应用。随着分子病理技术的蓬勃发展,越来越多的疾病相关分子改变被发现并逐步应用于临床实践中,表 5-2-1 中列举了部分近年来发现的具有特征性染色体易位及相应融合基因的肿瘤,这些分子表达谱已经被用作重要的诊断和鉴别诊断的依据。同时,采用 CGH 等方法检测 DNA 拷贝数也有助于区别良、恶性肿瘤。此外,对于可疑部位穿刺活检取液(如胆汁、尿液等)、灌洗液(膀胱、支气管灌洗液等)等数量较少的组织和细胞进行癌基因、抑癌基因、微卫星变异以及癌基因蛋白的检测,进一步促进了疾病的精准诊断。

2. 肿瘤组织起源评估　对于复发性肿瘤和转移性肿瘤的来源判定,仅通过比较肿瘤组织结构和细胞学形态上的差异而做出判断的方法常常显得力不从心,但检测分子标志物就可以比较准确地做出判断。近年来研究显示,一些基因的表达因具有器官特异性而有助于诊断,例如 FABP1- 肝脏、GPX2- 胃肠、DPEP1- 肾脏、TFF1- 乳腺癌、REG1A- 胰腺等。目前已有研究者,采用镶嵌有一万余个检测基因的寡核普酸芯片对包括前列腺、乳腺、肺、卵巢、结直肠、肾、肝、胰腺、膀胱、输尿管、胃和食管在内的 100 例肿瘤的原发灶标本进行 RNA 杂交,结果各个器官癌肿分类的准确性均高于 90%,其中肝癌甚至可达 99%,利用其筛选出的 110 种基因即可满足准确判断各类肿瘤来源的要求。

3. 肿瘤生物学行为评估　肿瘤的生物学行为是指不同肿瘤类型的组织细胞形态和组织结构上的异

表 5-2-1　肿瘤分子表达谱

肿瘤名称	染色体异位	基因重排
滤泡性甲状腺癌	t(2;3)(q13;p25)	PAX8-PPARγ
滤泡性淋巴瘤	t(14;18)(q32;q21)	JH/Bcl-2
淋巴母细胞淋巴瘤	t(9;14)(P13;q32)	PAX-5/LgH
套细胞淋巴瘤	t(11;14)(ql3;q32)	JH/Bcl-1
黏膜相关淋巴瘤	t(11;18)(q21;q21)	API2-MALT1
Burkitt 淋巴瘤	t(8;14)(q24;q32)	C-myc`
多发性骨髓瘤	t(4;14)(P16.3;q32)	IGH-MMSET
慢性髓样白血病	der(22)t(9;22)	BCR/ABL
上皮样血管内皮瘤	t(1;3)(P36.3;q25)	PAX7-MLFl
骨外黏液样软骨肉瘤	t(9;22)(q22;q12)	EWS-CHN
	t(9;17)(q22;qll.2)	RBP56/hTAFII68–CHN
纤维组织增生性小圆细胞肿瘤	t(11;22)(P13;ql2)	EWS-WT1
透明细胞癌	t(12;22)(ql3;q12)	EWS-ATF1
Ewing 肉瘤 / 原始神经外胚层肿瘤	t(11;22)(q24;q12)	EWS/FLll
滑膜肉瘤	t(X;18)(Pll.2;qll.2)	SYT-SSX
腺泡型横纹肌肉瘤	t(2;13)(q35;q14)	PAX3/FKHR
	t(l;13)(P36;q14)	PAX7/FKHR
隆突性皮肤纤维肉瘤	t(17;22)(q22;ql131)	COL1A1-PDGFB
先天性 / 婴儿型纤维肉瘤	t(12;15)(P13;q25)	ETV6-NTRK3
黏液性 / 圆细胞脂肪肉瘤	t(12;16)(ql3.3;pll.2)	TLS-CHOP
软组织腺泡状肉瘤	t(X;17)(P11.2;q25)	ASPL-TFE3
子宫内膜间质肉瘤	t(7;17)(P15;q21)	JAZFI-JJAZI

质性、侵袭性和转移的特性。就分子病理检测而言,染色体易位、癌基因和抑癌基因变异类型、微卫星不稳定性等与肿瘤的侵袭性、转移、复发及临床预后有关。例如,乳腺癌若表达 HER2/neu(c-erbB-2)蛋白则预后较差,后者是一种独立的预后判断指标。如果患者的肿瘤分子病理判定其表型为 ER 和 / 或 PR-、Her2+,即可诊断该患者的分子病理分型为 Her2 过表达型,该型乳腺癌的主要生物学行为是内分泌无效,化疗效果较好,该型虽然对化疗较为敏感,但临床预后较差。

4. 揭示肿瘤的发生信号路径　肿瘤是一种基因病,基因的突变、缺失等分子事件的发生决定了肿瘤组织不同的病理学特点,因此每一类型的肿瘤都具有特定的信号通路组合的激活或失活。通过基因的分析可对多重信号通路进行分析,从而可快速了解决定肿瘤发生的可能路径,进而对疾病进行全面分析,真正实现个体化“对症治疗”。如肝细胞癌和肝内胆管癌可呈现 DCC、P53、APC、OGG1 等多种抑癌基因杂合性缺失 (loss of heterozygosity,LOH),但微卫星不稳定性 (microsatellite instabilit,MSI) 发生率则较低,提示从总体上看,这两种肿瘤的发生以

LOH 路径为主,这对于个体化的基因治疗方案的设计具有较强的实际参考价值。

5.评估肿瘤的遗传性和易感倾向　从遗传学角度而言,人体内一切生命过程都与遗传有关,肿瘤虽为恶性病变但作为人体异常的组织,其同样具有遗传相关性,但肿瘤的遗传表现与一般遗传病不同。肿瘤细胞不仅形态和结构异常,并进行自主性增殖;肿瘤的发生也是在基因结构或表达异常的基础上,经过复杂的演变而成的,因此肿瘤也是细胞或分子遗传病。目前,已经发现单核苷酸多态性(SNP)表型与肿瘤易感性有关,因此通过分子病理检查,可预测具有某种特定基因人群的肿瘤发病情况。例如,当基质金属蛋白酶 1 基因呈 ZG/ZG 表型时其转录活性会增强并增加肺癌发生的危险性,而肺癌中的重度吸烟者 ZG/ZG 表型就有明显增加 (比值 OR=2.55, 95% 可信限 1.61~4.03),提示这个 SNP 位点可用于筛选肺癌高危人群。

6.肿瘤治疗后的疗效与预后评估　肿瘤基因发生突变、扩增及过表达等改变往往与肿瘤的预后紧密相关,如 p53 基因突变与肝癌、乳腺癌、结肠癌等肿瘤预后相关。在传统的病理学诊断基础上,分子病理学结合肿瘤基因型和病理诊断信息,可进一步促进肿瘤治疗效果和预后的评估,从而为临床医师和患者提供了治疗相关信息。例如, HCV 患者的 IL-10 基因启动子第 819 号密码子为 A 或 T 的 SNP 表型与对 IFN 治疗反应有关 (OR=2.2, P=0.016),对有意义 SNP 位点的分析有助于优化治疗方案。PDGFRA、C kit 基因突变及 c-kit (CD117) 表达在预测格列卫 (酪氨酸激酶抑制药) 对胃肠道间质瘤 (GIST) 靶向治疗效果预测中的作用已经成为共识。同样,当乳腺癌分子病理检测出现 ER 和 / 或 PR-,Her2- 的情况,则可将该类型的乳腺癌诊断为 Basal-like 型,该型乳腺癌的疗效和预后特点为:内分泌无效,化疗效果好,预后最差。在接受术前新辅助化疗的乳腺癌患者中,具有较高的总反应率及病理缓解率(85% 的患者出现临床缓解,其中 27% 达到病理完全缓解, 明显高于 luminal 型乳腺癌),但虽然数据显示该型乳腺癌对术前新辅助化疗敏感,病理缓解率较高,但在所有乳腺癌的分子分型中,其预后仍为最差一类。

四、分子影像与肿瘤的分子分型

随着人类基因组计划的完成,后基因组时代来临,高通量和高敏感性分析技术、信息和人工智能技术及纳米材料等新兴技术向医学各领域渗透,促使医学进入了飞速发展时期,而新的医学模式也不断被提出和定义。在肿瘤分子靶向治疗的推动下,分子病理学的出现使病理学从单纯的疾病诊断延伸到临床治疗的全过程,从而重新定义了病理学在现代医学中基础研究与临床之间的桥梁作用,而传统病理学的诸多领域,如组织、细胞以及超微结构病理在各类新型分子生物学技术的指导下,正在经历以精准医学、个体化诊疗为中心的全新医学诊疗模式的全新升级与改造。

分子病理作为精准医学发展中的关键环节,其在诊断与治疗中的作用已获得越来越多临床和基础研究人员的认可和重视。精准医学的核心是通过基因检测确诊疾病,利用基因技术研制针对基因修复的靶向药物进行治疗,从而增加疾病诊断的准确性,实现治疗的最大有效性和副作用的最小化,因此分子病理的主要的驱动力源于分子生物学基因领域的进步。从临床医学角度而言,精准医学是基于大样本研究获得疾病分子机制和各类组学特征,根据患者自身的基因型、表型、环境和生活方式等各方面的特异性,应用临床医学、分子遗传学、生物信息学、分子病理学、分子影像学等技术手段,制定疾病分子分型指导下的个性化精准预防、精准诊断和精准治疗方案。

肿瘤分子分型是目前分子病理研究中开展最多,研究最为深入且最具发展前景的内容。目前,确定肿瘤分子分型的主要手段为依靠高通量基因分析技术,根据分子遗传学或分子生物改变获取疾病特征,肿瘤分子分型的出现使肿瘤的分类由形态学研究转向以分子特征为基础的分子病理中的新分类系统。虽然,目前肿瘤分子分型仍不可替代组织形态学鉴定,但已成为后者的重要补充及个体化治疗中靶点选择的重要依据。长期以来,组织病理学在肿瘤分型中一直处于主导地位,但大量临床实践显示,普通病理形态学已无法满足日益增长的临床需要。以乳腺癌为例,以 TNM 分期系统为基础的分类体系,一直是乳腺癌综合治疗的主要依据。该体系以病理形态学为基础,综合考虑肿瘤大小 (T)、淋巴结状态 (N)、有无远处转移 (M),在一定程度上揭示了乳腺癌的生物学行为特征。然而,临床实践表明同一病理类型、同一分期的恶性肿瘤患者,采用同一治疗方案,其疗效及预后可能有明显不同,说明该类方法尚不能全面展现乳腺癌发展演变过程中所蕴含的重要信息。个体化治疗是目前肿瘤诊疗研究的主要方向,而准确的肿瘤分子分型对判断肿瘤的组织来源、鉴别组织学亚型、预测肿瘤复发转移风险、选择个体化治疗策略等方面显现出愈发重要的作用,因而迫切需要发展原位、定量、多分子同时间点分析等技术,进而建立适合肿瘤个体化治疗需求的综合性分子分型诊疗体系。

因此,进一步发展肿瘤分子病理分型研究,实现精准医疗,已成为肿瘤研究领域的重要方向和临床肿瘤诊疗发展的未来模式。但目前肿瘤分子分型的主要方法均依赖于病变离体后的分子生物学检测,由于标本取材的部位、过程、储存甚至最终的样本的处理环节都极有可能造成各种人工误差,这就无可避免地造成一部分重要生物信息的缺失和混乱,因此如何在体内、原位实现肿瘤分子病理分型的有效检测是当前分子病理学的重要研究内容。当前已有大量研究致力于实现在体肿瘤分子分型,在诸多研究方法中分子影像以其实时、高特异性的在体分子靶向能力,精准、高效、多功能的肿瘤靶向递送能力成为肿瘤分子分型研究领域的极具前景的检测手段。

借助分子影像学方法的肿瘤分子分型研究,以肿瘤分子分型关键分子靶点作为识别和成像的目标,分子成像借助注入生物体内的特异性分子探针和高灵敏影像设备,可在活体状态下对肿瘤分子分型相关的重要靶点进行实时的活体内成像、检测和干预。由于分子影像所具备无可比拟的在体、原位、直观及可定量研究的优势,使早期、原位、实时的体内定性肿瘤分子水平的病理分型,建立对应的精确、靶向治疗方案以及肿瘤治疗后的疗效监测成为可能,因此有望成为解决以肿瘤分子分型为基础的精准诊疗核心问题的重要手段。

就传统医学影像学而言,影像医学通过各类成像技术与方法,使人体内部各结构形成可辨识的影像,从而了解人体解剖与生理功能状况以及病理变化,达到诊断的目的,因此就本质而言医学影像学的研究目的即是通过各种成像手段,最大限度的发现和反映疾病对人体造成的病理改变。基于上述内在优势,决定了医学影像学与病理学研究内容和目的上具有较高的统一性,因此具备相互促进,共同进行研究的基础。分子影像学是在医学影像学基础上,与分子生物学结合的产物,其通过运用各类分子探针,以影像学方法显示细胞和亚细胞水平的特定分子,反映活体状态下分子水平变化,并最终对其生物学行为在影像方面进行定性和定量的研究。因此,经典的影像诊断(X线、CT、MR、超声等)显示的是一些分子改变最终引起的病理改变,即已发生解剖学改变的疾病;而分子影像学则通过应用各类分子探针,探查疾病过程中细胞和分子水平的异常,在尚无解剖改变的疾病早期检出异常,为探索疾病的发生、发展和转归,评价药物的疗效等方面具有重要作用。因此如果说传统医学影像是反应病理学形态改变的话,分子影像则可实现与分子病理的对接,即借助各类基因和纳米探针,分子成像可通过结合各类分子生物学技术,直接反应疾病在分子水平的病理学特点,由于分子影像具备实时、准确以及可在体、原位检测病变的特点,目前已成为分子病理研究领域的前沿与热点。

分子成像用于在体分子分型的概念出现后,即获得了来自分子影像、分子病理及临床研究等多个领域的响应与重视,此类研究在实验原理上,主要通过靶向技术特异性识别肿瘤病变发生机制、分子分型中的关键分子,再通过影像学方法获取实时的病变基因和蛋白等分子水平的疾病分子病理信息,从而最终确定被检肿瘤的分子分型,并据此制定诊疗方案。目前,此类研究已取得了一系列令人瞩目的研究成果,通过分子影像学方法已实现了如,特异性显示乳腺癌及头颈部鳞癌表皮生长因子受体(epidermal growth factor receptor,EGFR)表达成像及人类乳腺癌表皮生长因子受体2(HER2)、整合素 $\alpha_v\beta_3$ 靶向成像等大量研究成果,为未来开展乳腺癌肿瘤分子分型检测提供了有力的支持。另外,部分肿瘤的分子分型已经逐渐得到公认,如肺癌 EGFRL858、19 外显子突变、KARS 基因突变、乳腺癌 HER 阴性或阳性表达等。研究人员针对分子靶点进行在体分子分型,开展了大量的研究,其价值和意义也逐渐被认识。通过建立不同疾病分子分型动物模型,利用分子成像在体判断分子分型,为基于分子成像技术的在体分子分型研究提供了重要依据。通过利用 EGFR 的靶向探针 [11]C- 双甲基喹唑啉 153035(^{11}C-PD153035),应用 PET 分子成像在小动物体内进行 EGFR 表达分布研究,应用 ROI 技术对 ^{11}C-PD153035 在移植瘤内蓄积的图像进行半定量分析,以监测 EGFR 在肿瘤内的分布及表达水平。通过研究 ^{11}C-PD153035 经静脉注射后在人体内的集聚情况,发现在非小细胞肺癌中,肿瘤组织对 [11]C-

PD153035 也呈高摄取状态，^{11}C-PD153035 能有效反映在体肿瘤组织的 EGFR 蛋白分布及表达水平，适用于指导非小细胞肺癌的 EGFR 分子靶向治疗。

随着分子生物技术日新月异的发展，由分子成像介导的肿瘤分子分型研究与应用正带给整个肿瘤诊断与治疗领域越来越多的改变。在对新型诊疗模式的探索上，以分子成像为基础的、肿瘤分子病理特征为靶点的肿瘤分子分型研究方法，已开启了应用影像学方法，在体确定疾病分子病理分型的全新研究模式。通过分子成像基因探针和特异性基因、蛋白靶向技术在体精准定性肿瘤分子分型，进而实现指导临床决策的梦想正逐渐成为现实。然而，由于在体检测的复杂性、肿瘤病变自身的异质性，独特的肿瘤微环境，以及各种生理屏障的存在带给了肿瘤分子分型研究巨大的挑战，因此研发更具肿瘤细胞特异性、兼具基因、蛋白靶向性的分子成像探针是实现在体肿瘤分子分型的关键，只有构建强大的用于分子病理检测的分子探针，才能实现准确、高效的在体病理检测，从而更为科学、合理地进行肿瘤个体化治疗。为了实现此目标，分子成像需要进行更为广泛的跨学科、多方向的知识交叉与合作，既需要生命科学从分子水平提出靶向和基因检测方案，也需要结合当代尖端的纳米、医学影像学等学科优势，研发更为适和肿瘤分子病理探针递送，具备更为敏感、成像效果更佳的成像元件。因此，各界研究者在这一领域进行了大量探索，开发出一系列协同应用基因探针和纳米技术的实现分子病理检测解决方案。目前，借助纳米科学强大的生物兼容载体平台、长循环特性、EPR 效应、分子靶向修饰等特性，结合各类基因探针敏感、精确的靶向检测能力，分子影像正在逐渐克服上述靶向和成像的瓶颈问题，使在体肿瘤分子分型以及后续的临床转化成为可能。协同技术的出现，突显了基因与纳米两种最为重要的分子探针技术优势互补的重要性，为肿瘤在体分子分型的分子影像学相关研究带来突破开辟了全新模式。相信随着分子生物技术介导的多模态分子病理诊断以及纳米诊疗一体化探针系统的迅速发展，分子影像、分子病理和分子靶向治疗将进一步交汇、融合，实现精准诊断的同时完成对特殊分子病理类型肿瘤的干预。可以预见，以分子影像为技术依托的肿瘤分子分型，在未来肿瘤诊疗中必将获得进一步发展，在不远的将来成为肿瘤个体化诊疗研究中的极具特点的重要技术手段，成为早期肿瘤诊断，在体定性肿瘤分子分型，以及靶向治疗中不可或缺的重要工具，从而进一步推动实现制定个体化治疗方案，可视化治疗肿瘤成为可能。综上所述，通过分子影像学实现在体肿瘤分子病理学检测的全新方法，有望被运用于未来疾病的诊、疗及监测的全过程，从而开启全新概念的肿瘤精准诊疗新时代。

第三节　肿瘤在体分子分型研究中的分子探针技术

分子影像学与传统影像学比较，其最大的应用进展在于前者可发现分子基因水平的异常，即疾病的发病基础，而不是显示这些变化造成的最终结果。分子影像的出现和发展，为在分子水平对疾病机制及其特征的早期监测提供了新的工具，进而使运用影像学手段进行疾病分子病理的研究成为可能。对肿瘤病变而言，分子影像具备通过特异性分子探针，在肿瘤病变出现前即发现生物体内的分子异常的能力，如基因突变、生长动力学改变、血管生长因子变化、癌细胞标志物或遗传学异常等，进而在超早期发现肿瘤的同时，实现在体肿瘤分子分型的准确、实时检测；同时，分子影像有望在活体水平对肿瘤病变进行在体的分子分型，从而更好地实现与各类基因治疗、靶向药物治疗的结合，为最佳的个体化治疗方案的选择提供依据。

分子成像相较目前应用的基因、蛋白检测方法，具备在体、原位和分子水平定性、定量等方面的巨大优势，为在体分子分型提供了新的研究思路和技术手段。目前，大量分子影像技术已逐渐参与到通过分子病理分型指导肿瘤基因治疗的研究与应用中，一般该类研究首先将基因探针通过各类纳米载体靶向至肿瘤细胞，而后通过反义基因成像、基因表达成像或适配体成像技术，实现对目标基因的检测与成像，达到在体检测肿瘤分子分型的目的。

1. 纳米在体的靶向递送　基于纳米技术实现的纳米靶向递送系统，已成为基因探针靶向肿瘤区域的首选载体和重要手段。大量有机高分子材料、脂质体、天然生物材料（如某些蛋白和多肽、DNA

等）、无机纳米颗粒（如纳米金球、超小纳米氧化铁颗粒等）等纳米材料领域的最新技术均已被用于或有望作为运载基因探针靶向肿瘤。

2.反义基因成像　反义寡核苷酸（AONs）是一段与 mRNA 或 DNA 特异性结合的 DNA 片段，反义基因基于碱基互补配对原则实现与互补基因的精确匹配，因此具有极高的靶向性准确性。反义基因成像通过在人工合成的 AONs 上标记超小的成像单元，如核素分子、超小超顺磁性氧化铁、荧光染料等具有可检测信号的成像分子，再将合成的该分子探针引入生物体内，从而实现示踪病变组织中的目标、过度表达或已知发生突变的 DNA 或 mRNA，借助体内核酸杂交发生的特异性结合，从而达到在基因水平早期诊断肿瘤，实现在体肿瘤分子分型的基因诊断技术。反义基因成像的成功取决于 AONs 的体内稳定性、高信号的成像标记物、探针向肿瘤细胞的靶向递送、探针在肿瘤组织的滞留和局部浓度、微小的非特异性基因或蛋白结合能力和良好的廓清。反义基因是分子影像检测分子病理研究中应用最为广泛的基因成像方式，其方法可用于离体和在体的分子病理研究。

3.基因表达成像　基因表达成像一般通过构建融合基因探针实现，即构建含有靶向片段（待检基因片段）和成像片段（可在体内表达出各类可为光学、MRI 等成像设备检测到的蛋白产物的基因，如绿色荧光蛋白、荧光素酶、酪氨酸激酶等）的融合基因，借助微小有创介入运送基因探针至靶组织，或者无创经体循环纳米载体的基因靶向，从而实现在体内待检基因表达情况、表达位置等信息的检测，如在活体基因治疗中，通过靶向探针的基因转染，可通过基因表达成像了解肿瘤组织内治疗基因的表达情况，或用于检测检目标基因的数量和所在位置，从而实现对目标基因的评价，用于分子病理的评估。

4.适配体成像　适配体（aptamer）作为一类极具应用前景的新兴肿瘤靶向识别分子，由于具备亲和力高、特异性好、合成简单且重复性好、修饰灵活、免疫原性低等一系列优点，为发展新型肿瘤活体成像技术提供了一类理想的分子探针。适配体成像近似于反义基因成像，但其可靶向对象更为广泛，可通过 SELEX 技术从特定的寡核苷酸库中筛选出能与靶分子特异性结合寡核苷酸（DNA 或 RNA），靶向包括基因、蛋白、酶、生长因子、转录因子、多肽、氨基酸等与分子病理相关的几乎全部目标物，因此在分子影像介导的肿瘤分子分型研究中具有极为良好的应用前景和重要价值。

目前，已应用于临床的检测内源性基因表达调控变化的方法均限于取材后的体外研究，而此类研究方法（如 Northen-blotting，Westen-blotting 等）通常受到样品、操作及样本污染等因素的影响，这些体外研究结果不一定能够准确反应基因在活体内的表达情况，因此分子成像研究作为肿瘤分子分型研究中目前唯一可实现的在体检测的方式，有望在活体水平对关键基因和蛋白分子的变化进行高敏感、高准确率的分子病理检测。随着分子影像和分子病理研究的逐渐深入，一大批分子影像、分子生物学、细胞生物学、合成化学家均已投入到分子影像检测肿瘤分子分型这一研究领域之中。特别是 2015 年，由我国分子影像先驱申宝忠教授为首席科学家的科研团队的科研项目"肺癌在体分子分型的新型纳米分子成像探针基础研究"成功获得了国家 973 项目的资助，证明该领域已成为国内外研究领域的前沿热点，研究前景大有可为。因此，我们可以预见，当未来分子成像在基因检测敏感性和肿瘤靶向性等目前所面临的技术瓶颈取得突破时，分子成像必将对肿瘤病变的诊断与治疗产生深远的影响和促进，在我国实现精准医疗的发展中起到重要的作用。

第四节　乳腺癌的分子分型与分子影像研究进展

乳腺癌是女性最常见的恶性肿瘤，年发病率达 109.8/100 000，占肿瘤相关死因的第二位。自 20 世纪 80 年代起，乳腺癌的致死率开始明显降低，究其原因，一是乳腺癌筛查及预防的开展，二是系统性开展个体化治疗的结果。随着诊疗水平的提高和分子诊断和病理研究的深入，近年来乳腺癌已被公认为是一种具有较强生物异质性的肿瘤，根据其不同的分子病理亚型，乳腺癌表现出显著不同的疾病过程、临床结果和治疗预后，因此在治疗前了解乳腺癌的分子分型对临床治疗方案的制定尤为重要。目前，通过对乳腺癌分子病理的深入研究和总结，研究者们已揭示了一系列乳腺癌相关的分子遗传学变化，深化了人们对乳腺癌的发生、发展、分化、转移机制的认识，为乳腺癌的早期诊断、预后评估和个性化治疗奠定了较好的基础。因此，针对乳腺癌分子病理的探索已成为该领域的核心研究问题之一，具体研究方向集中在进一步提高分子病理指标检测准确性和预测预后的能力等方面，以期实现在术前或其他治疗前获得患者明确的分子分型，协助临床制订最佳的个体化治疗方案。

一、乳腺癌发生的分子机制

（一）染色体的改变

1. 数目和结构的改变　许多乳腺癌的明显特性是染色体数目的增加，近 2/3 的乳腺癌出现 DNA 多倍体。不平衡易位是常见的重复性改变，最为突出的是 i(1)(q10) 和 der(1;16)(q10;p10)。另外还有 i(8)(q10) 和部分染色体缺失，如 1 号染色体 (p13、p22、q12、q42) 缺失、3 号染色体的 (p12-p14) 缺失和 6 号染色体 (q21) 的部分缺失。

2. 杂合性缺失　在乳腺癌中，几乎所有染色体臂都有不同程度的杂合性缺失，其中 3 号染色体短臂 LOH 与乳腺癌的发生发展有关；8 号染色体短臂的 LOH，与位于此区的抑癌基因失活与乳腺癌的迅速增长有关；17 号染色体短臂 LOH 的发生率最高，其长臂的 LOH 则与乳腺癌的组织分型和分化程度有关。

（二）抑癌基因的缺失或失活

1. p53 基因　野生型 p53(wtp53) 是一种肿瘤抑制基因，主要抑制乳腺上皮增生，当其发生丢失或突变时便失去对乳腺上皮生长的负调节功能。研究发现，在人类乳腺癌中，约有 60% p53 基因出现等位基因的缺失，免疫组化检测显示乳腺恶性肿瘤突变型 p53 表达率为 23% ~ 53%。p53 基因的突变主要在其 4 个高度保守区段，分别在密码子第 132 ~ 281 之间。此外，p53 基因的突变与乳腺癌缺乏雌激素受体、不良分化、浸润性及存在上皮细胞生长因子受体有关。有突变型 p53 蛋白表达者，乳腺癌组织分化较差，恶性度较高，且术后早期复发率和死亡率更高。因此，p53 突变产物的检测，是乳腺细胞癌变的特异性指标，也是乳腺癌分子分型的重要依据。

2. PTEN　PTEN 基因是被发现的第一个具有磷酸酶活性的抑癌基因，具有两种磷酸酶的活性：一种是脂质磷酸酶活性，可以去除 PIP33 位上的磷酸基团，进而调节丝 / 苏氨酸激酶的功能，影响着细胞的生长；另一种是针对蛋白底物酸性蛋白多聚体 Glu4Tyr1。后者可能引起纤维黏连蛋白介导的局灶黏附激酶 (focal adhesion kinase，FAK) 磷酸化水平降低，进而通过蛋白磷酸酶活性调节细胞的转移及粘连。PTEN 在肿瘤中发挥重要生物学功能，包括抑制细胞周期、诱导细胞凋亡、抑制肿瘤细胞浸润、转移及血管生成、增强肿瘤细胞对化疗药的药敏性等作用。乳腺癌组织中存在着抑癌基因 PTEN 的表达缺失和减弱，目前普遍认为抑癌基因 PTEN 的表达异常与乳腺癌的发生、发展及预后有关。

3. BRCA1 和 BRCA2　BRCA1 基因是首个被发现的家族性乳腺癌抑癌基因。在分离出 BRCA 1 后不久，第二个乳腺癌抑癌基因 BRCA2 得到克隆和鉴定。BRCA1 定位于人类染色体 17q21 上，长 81kb，内含高达 41.5% 的 Alu 重复序列和 4.8% 的其他重复序列。它由 24 个外显子构成，转录出 7.8kb 的 mRNA，编码 1 863 个氨基酸的蛋白质。BRCA2 定位于 13 号染色体的长臂，同样是一个较大的基因，具有 27 个外显子，编码蛋白由 3 418 个氨基酸组成。虽然两种蛋白在结构上不同，但在细胞周期进程和 DNA 损伤应激反应中，二者的表达受到共同调节。BRCA1 和 BRCA2 还有共同的功能，二者均属于肿瘤抑制基因，不仅能抑制细胞生长，还参与细胞周期调控，基因转录调节，DNA 损伤修复以及凋亡等多种重要细胞活动，在维持基因组稳定性中起重要作用，其功能丧失可能导致肿瘤的生长。

目前已确认的 BRCA1、BRCA2 突变和序列变异达 2 000 余个，BRCA1 和 BRCA2 基因突变在家族性乳腺癌中的作用已被广泛认同，约 45% 的家族性乳腺癌及 90% 的遗传性乳腺癌检测出 BRCA1 基因的胚系突变，这类患者常表现出高度恶性的核分级及较高的 p53 突变率，雌激素和孕激素受体常阴性，很少有 HER2 或 cyclin D1 基因的扩增；同时，对 BRCA1 基因启动子区甲基化的检测也已证实可用于预测乳腺癌的甲基在乳腺癌癌前病变。因此筛查 BRCA1、BRCA2 基因的异常可以作为乳腺癌组织细胞的分子病理特征指标，对于乳腺癌患病风险评估、早期诊断及治疗具有重要的临床意义。

4. nm23　也称肿瘤转移抑制基因，定位于 17q21.3，具有 H1 和 H2 两种不同类型。nm23 作为一种抗转移基因，nm23 基因表达水平的降低、等位基因的缺失与肿瘤的高转移能力、高复发情况相关。有淋巴结转移的乳腺癌组织 nm23 RNA 含量降低，且激素受体阴性、组织学上呈低分化。nm23 低水平表达者，生存期短，复发率高。检测乳腺癌组织中的 nm23 表达，可有助于判断病人的预后情况，对临床治疗有积极的指导意义。

5. ARHI　ARHI 基因也称为 NOEY2 基因，定位于人类染色体 1p31，全长约 8kb，包括 1 个启动子区、2 个外显子和 1 个内含子，编码称为 NOEY2 蛋白。NOEY2 属于 ras 超家族，尽管其氨基酸序列与 ras 有 50%~60% 的同源性，但功能与 ras 不同是一种抑癌基因。研究表明，其 mRNA 及蛋白表达于正常乳腺导管上皮细胞，但在乳腺导管原位癌和浸润性癌中表达下降甚至缺失，其中，基因突变和启动子区甲基化是其表达降低的主要原因之一。

（三）癌基因的激活

1. HER2 基因　HER2 又名 HER2/neu，其表达的蛋白为 c-erbB-2。该基因是 EGFR 家族成员，定位于人染色体 17q12-21。HER2 基因的过表达与乳腺癌的发生和进展密切相关。有研究显示，HER2 基因过表达的患者总生存期和无病生存期较短，患者就诊时的肿瘤负荷大，淋巴结转移的几率高，激素受体阴性的比例高，组织学分级差，肿瘤的增殖指数也较高。此外，该基因过表达的患者对一些乳癌治疗的常规药物也显示出了明显的耐药性。研究表明，相对于无 HER2 基因扩增的乳癌患者而言，具有 HER2 基因扩增的患者应用 TAM 治疗后的死亡风险明显增高，提示具有 HER2 基因扩增的患者可能不适合应用 TAM 进行内分泌治疗。

2. ras 基因　ras 基因是重要的癌基因，其家族主要成员包括 H-ras、K-ras、N-ras、p21ras。p21ras 是一种信号传递蛋白，其功能是调节细胞的分化增殖。它与 GDP 结合时呈非活化状态，与 GTP 结合后则变成活化状态。正常情况下，ras 信号链只有短暂的活性，但如出现 ras 基因扩增引起 p21ras 过表达，或 ras 基因发生突变，使 p21ras 内在的 GTP 酶活性丧失，同时与 GTP 的亲和力增加，并使细胞内的 GTP 酶激活蛋白失去功能，使细胞增殖不受控制，导致细胞恶性转化。目前约有 30% 的人类肿瘤中检测到 ras 基因突变，在乳腺癌、膀胱癌等多种恶性肿瘤组织检测到 p21ras 过表达，在乳腺癌前驱病变中也发现 p21ras 过表达，证实 ras 基因突变和 p21ras 过表达确实与恶性肿瘤的发生有关。因此，ras 基因既可为乳腺组织恶变和乳腺癌诊断提供早期预警，也作为靶点在乳腺癌治疗中发挥重要作用。

3. C-myc 基因　C-myc 定位于人染色体 8q24，编码具有调节转录作用的核磷酸蛋白，该蛋白具有与 DNA 结合功能，在早期胚胎发育、细胞生长调控和分化过程中起重要作用。激活的 C-myc 基因可使原代细胞无限生长，而获得恶性表型。通过原位杂交发现从正常乳腺组织、囊性乳腺增生到乳腺癌 C-mycmR-NA 的水平逐渐升高，C-myc 基因过度表达在乳腺组织癌变过程中起重要作用。C-myc 基因扩增也常见于乳腺癌细胞系中，其扩增率约为 6%~32%，常伴 C-mycmRNA 转录水平增高，扩增倍数为 2~10 倍，研究显示 C-myc 基因表达的过表达可能是雌激素依赖人类乳腺癌细胞增生的重要调节。同时，许多学者还发现 C-myc 也参与细胞凋亡过程，乳腺癌细胞凋亡的程度与 C-myc 活性及表达水平有关。目前，C-myc 已被作为判断乳腺癌独立指标，用于评价和判断早期乳腺癌的分子病理学特点和预后。

4. Bcl-2 基因　Bcl-2 源于染色体 (14;18) 移位的断裂点，编码线粒体内蛋白，Bcl-2 具有在淋巴细胞和非淋巴细胞组织中抑制细胞凋亡的重要功能，同时又是雌激素受体的调节基因。多数研究表明，Bcl-2 在乳腺癌中的表达与雌孕激素受体的阳性状况、肿块大小、分化、p53 表达、表皮生长因子受体及浸润相关。

5. ER81　ER81 作为转录因子，属于 Ets 转录因子家族，是 Ets 家族中 PEA3 亚家族成员之一。在肿瘤组织中，Ets 在促进肿瘤血管生成、参与肿瘤的生长和转移浸润等方面发挥重要作用。研究表明，ER81 在 HER2 诱导的乳腺癌发生中起关键作用：HER2 及其下游的 ras、raf 可以通过 MAP 激酶途径激活 ER81 的表达；在 HER2 转基因鼠的乳腺癌模型中，ER81 的转录活性增强。同时，ER81 在正常乳腺组织中不表达或少量微弱表达，在不典型导管增生上皮中有明确的表达，在乳腺癌组织中呈高表达，表达水平随着乳腺癌组织分级的增加而增强，且表达水平与 HER2 基因表达呈正相关，表明 ER81 的表达与乳腺癌的发生、发展相关。

二、乳腺癌的分子分型

乳腺癌是女性的第一高发恶性肿瘤，由于各分子亚型的乳腺癌患者均具有各自的临床特点，其肿瘤远处转移和生存情况各异。乳腺癌的分子分型可为乳腺癌治疗的选择和预后评价提供重要参考，协助临床制定个体化治疗方案，提高生存率。目前，乳腺癌作为分子分型研究中最为成熟的恶性肿瘤,面向精准医疗,为各类辅助和姑息治疗确定病变的分子分型,并以此为依据设计针对性的临床研究,实现药物治疗的真正个体化。

乳腺癌的分子分型最早由 Perou 等在 2000 年提出,在报告中其并将乳腺癌分为 5 型:管腔 A 型、管腔 B 型、人表皮生长因子受体 2(HER2) 过表达型、基底细胞样型及正常乳腺样型,此 5 种分型是根据免疫组化雌激素受体 (ER)、孕激素受体 (PR)、HER2 的表达水平分型的, 2011 年在 St.Gallen 会议上专家组达成共识,一致推荐可根据免疫组织化学检测的 ER、PR、HER2 和低表达增殖细胞核抗原 -67(Ki-67) 结果,将乳腺癌分为 LuminalA 型、LuminalB 型、HER2 阳性和三阴性乳腺 (TNBC)4 个类型,作为一种简单的近似替代方法,特称为"临床病理分型";2013 年召开的 St. Gallen 会议则确定了临床病理替代分子分型分为 LuminalA 型、LuminalB 型、HER2 过表达型、基底细胞型 (三阴型乳腺癌属于此型)4 个类型,此分型的各分子亚型间在基因特征、发病年龄、临床特征、恶性程度、治疗敏感性及预后等方面均存在差异。在此 4 种分子分型中,Luminal A 型是乳腺癌最常见的分子亚型,根据 Ihemelandu 等的研究结果显示,乳腺癌患者中 Luminal A 型占 50%, Luminal B 型、HER2(+) 型及基底细胞型分别占 14.1%、12.7% 和 23.2%。

1.LuminalA 型　即免疫组化检测 ER 呈阳性或 PR 呈阳性,HER2 呈阴性,而 Ki-67 低表达,其中 Ki-67 的低表达(以低于 20%)。总体上该型高表达 ER、雌激素调节蛋白 LIV-1、αHNF3A、XBP1、GATA 3、FOXA1、TFF3、ESR1、SCUBE2、TREFOIL、FACTOR3 等,这类肿瘤的 TP53 突变率较低仅为 13%。Luminal A 型是乳腺癌中预后最好的 1 个亚型,以早期患者居多,复发风险较低。治疗方面,Luminal A 型对内分泌治疗敏感,有效率高达 40%,而且 ER 水平与内分泌治疗的敏感性呈正相关,但由于该型乳腺癌 HER-2 水平为阴性,不适合进行分子靶向治疗。

2.LuminalB 型　主要分为两类,一类是 LuminalB 型 (HER2 阴性),免疫组织化学检测 ER 阳性或 PR 阳性,而 HER2 阴性, Ki-67 高表达 (高于 20%);另一类是 LuminalB 型 (HER2 阳性),免疫组织化学检测 ER 阳性或 PR 阳性,而 HER2 阳性,多见于高龄乳腺癌患者。Luminal B 型表达低到中度的腔上皮特异基因,包括 ER 及其他上面提到的

基因,但与 Luminal A 型不同的是 Luminal B 型高表达 GGH、LAPTMB4、NSEP1、CCNE1、SQLE,并表达 ERBB2 和 GRB7。Luminal B 属于内分泌治疗敏感的肿瘤,但由于 HER-2 阳性,对他莫昔芬的疗效较 Luminal A 型差,对芳香化酶抑制剂的效果较好;由于 HER-2 阳性,部分患者可进行分子靶向治疗。

3. HER2 过表达型　免疫组织化学检测 ER、PR 阴性,HER2 阳性,Ki-67 多为高表达。目前,HER2 阳性的标准是免疫组织化学检测 (+++) 或荧光原位杂交法 (FISH) 检测阳性;另外, HER2 双色银染原位杂交 (DISH) 也成为检测 HER2 的常用方法。此类乳腺癌亚型除高表达 HER2 蛋白外,其 P53 的突变率达 40%~80%,肿瘤分化较差,组织学分级通常是 III 级。HER2 基因过表达的乳腺癌,一般而言具有恶性程度较高,复发转移较早,预后较差,且常出现耐药现象,并明显影响患者的无病生存率。HER-2 过表达型乳腺癌的特点是 ERBB2 基因扩增, 17 号染色体上的 TRAP100、GRB7 等基因表达上调,RRM2、RAD5 等表达下调,由于 ER、PR 均阴性,内分泌治疗几乎对此型乳腺癌无效。目前,随着以 HER-2 为靶点靶向药物的出现, HER2 已成为预后指标和药物应用预测的双重指标,如第 1 个针对 HER-2 阳性乳腺癌的分子靶向治疗药物曲妥珠单克隆抗体 (trastuzumab) 的出现极大地提高了该型乳腺癌的治疗效果和预后,此类药物的应用已在治疗 HER2 阳性的乳腺癌上取得了巨大的成功,同时也为分子病理分型为基础的精准治疗提供了良好的依据。

4. 基底细胞型　基底细胞型乳腺癌(basal-like breast cancer,BLBC)的主要免疫学表型为: ER、PR、HER2 均为阴性,因此常被称为"三阴乳腺癌"发病率约占总数 10% 左右。BLBC 的分子表型特点出上述三个重要指标外,还具有 KRT5、KRT17、ANNEXIN 8、CX3CL1、TRIM29、c-KIT、FOXC1 和 P-Cadherin、LAMININ 及 FABP、CK5/6、CK1 等基因过表达,而 Luminal 和 ER 等相关基因均为表达阴性。BLBC 中约 75% 的患者存在 TP53 突变及人类乳腺癌易感基因 l(BRCAI) 突变,此外还高表达 Ki-67。长期以来, BLBC 一直被认为是乳腺癌中预后最差的 1 个亚型,无病生存期和总生存期较其他亚型均短,易出现肺、脑等远处转移。根据免疫组化检测的三阴性诊断标准,该亚型乳腺癌对内分泌和抗 HER-2 分子靶向治疗均无效,化疗是唯一的全身治

疗途径，目前学者们正就 EGFR、MAP 蛋白激酶通路等做进一步研究，以期在针对 BLBC 分子靶向治疗方面，寻找出新的治疗靶点。

三、分子影像在乳腺癌分子分型中的应用

（一）分子影像在 HER2 检测技术中的应用

原癌基因人类表皮生长因子受体 2(HER2) 的过度表达与乳腺癌的侵袭性与不良预后有密切关系，约 20%～30% 的乳腺癌患者 HER2 呈高表达。利用分子成像技术可实现活体内的 HER2 表达水平的无创性成像检测，从而为乳腺癌患者的早期诊断及抗 HER2 药物疗效的评估提供影像学信息。

光学成像作为一种快速发展的分子影像技术，以其实时、定量及非侵入性等特点，在乳腺癌早期诊断、监测转移、治疗疗效评价等方面有着较为广泛、深入的应用。目前，光学成像已在乳腺癌分子病理检测中表现出极大的发展潜力与应用前景。在检测乳腺癌原癌基因人类表皮生长因子受体 2(HER2) 表达方面，光学分子成像利用生物发光和荧光成像，取得了一系列进展。在 Wolf 等的研究中，该课题组构建了一种由 HER2 受体、荧光素酶和连接蛋白 Shc(是通过 cDNA 克隆筛选到的编码 SH 结构域的基因的蛋白产物)组合成的融合蛋白，并通过生物体发光技术对乳腺癌 HER2 信号通路进行了体内和体外研究。同时，Hilger 等利用荧光素 CY5.5 标记 HER2 抗原的单克隆抗体，借助近红外荧光成像技术成功实现了小鼠体内 HER2 表达水平的定量测定。

Sampath 等利用近红外荧光染料 IRDye800CW 及放射性 111In-DTPA 共同标记抗 HER2 单抗——曲妥珠单抗 (trastuzumab)。首先，该课题组通过荧光显微镜和共聚焦显微镜观察发现 (¹¹¹In-DTPA)n-trastuzumab-(IRDye800)m 主要结合于 HER2 阳性表达的 SKPr3 细胞株，而在三阴性乳腺癌细胞系 MDA-MB-231 中结合较少，通过对肿瘤组织及肌肉组织切片中的放射自显影部分进行 HE 染色，结果证实抗体主要结合于肿瘤组织而非肌肉组织，该结果提示此种双标记的曲妥珠单抗可用于 HER2 阳性乳腺癌患者的定性诊断。另外，有研究将 ¹¹¹In 标记的曲妥珠单抗应用于 HER2 表达阳性的转移性乳腺癌患者，SPECT 成像结果显示 111In-trastuzumab 可被患者体内的乳腺癌细胞特异性摄取，表明 SPECT

分子成像技术在 HER2 过表达乳腺癌患者的成像诊断及分子分型中具有良好的临床应用前景。

在乳腺癌的 MR 受体成像中，较为经典的是 Artemov 等针对乳腺癌细胞过量表达的酪氨酸激酶 HER2/neu 进行的 MR 受体成像研究，HER2/neu 的过度表达在肿瘤转化与侵袭中具有重要作用。该方法以两步法标记为基础，采用生物素 - 亲和素预定位技术作为信号放大策略来探测 HER2/neu 受体。在 MRI 的活体实验中，受体首先被与生物素化的 HER2/neu 单克隆抗体标记，之后再引入链霉亲和素化的 SPIO 对生物素化的单克隆抗体进行靶向探测。将对比剂复合物分为两个分子量相对较小的复合物，可实现延长对比剂的血液循环时间，促进对比剂转运到肿瘤部位，从而有利于通过磁共振判断 HER2 基因的表达。

（二）分子影像在 VEGF 基因检测技术中的应用

肿瘤血管生成的分子调节包括 VEGF 及其受体、酪氨酸激酶受体、整合素、基质金属蛋白酶 (MMP) 等，这些是导致肿瘤生长、浸润和转移非常重要的原因。对肿瘤血管生成进行定量研究，可以监测肿瘤的生长 情况及抗血管生成药物的疗效。

Levashova 等使用 ⁹⁹ᵐTc-HYNIC-scVEGF 监测舒尼替尼在原位乳腺肿瘤模型中的治疗反应，结果证实，在体外，舒尼替尼不影响 VEGFR2 介导的 ⁹⁹ᵐTc-HYNIC-scVEGF 摄取；在体内，使用 4 日量的舒尼替尼(每次 80 mg/kg，每日 1 次)后，示踪剂 ⁹⁹ᵐTc-HYNIC-scVEGF 的摄取减少 2.2 倍至 2.6 倍，治疗停止后，示踪剂的摄取在 3 d 之内增加，结果表明，⁹⁹ᵐTc-HYNIC-scVEGF 显像可以显示并监测治疗反应中 VEGFR 的动态变化，该研究结果表明 VEGF 核素成像未来可用于较为准确的分子病理研究。

（三）分子影像在 ER 基因检测技术中的应用

乳腺癌的发生、发展与长时间雌激素暴露有密切的关系。雌激素可以促进正常乳腺细胞的恶性转化及 ER 阳性乳腺癌细胞的增殖与侵袭，其生物学效应主要通过 ER 介导的对下游靶基因的转录激活与抑制实现。雌激素有 ERα 与 ERβ 2 个受体，属于超级核受体家族成员。雌激素的经典作用途径是与受体直接结合，使其发生构象改变，形成同二聚体或异二聚体，再与雌激素靶基因启动子区域的雌激素反应元件 (estrogen responsive elements, ERE) 结合，从而增强基因的转录，改变基因表

达谱。

Zhang 等将质粒 pERE-Luc 稳定转染到乳腺癌细胞中,以观察蛋白活化 T 细胞核因子 3(NFAT3)与 ER 的相互作用。实验发现,过表达的 NFAT3 可通过配体非依赖性方式增加 ERα 与 ERβ 的转录活性,并上调下游的雌激素反应基因。Zwart 等利用 ERE-tk-1uciferase 荧光报告载体来观察 ER 在雌二醇诱导下的转录激活情况,发现人 ER 的铰链区决定着 AFl 区与 AF2 区的功能协同作用,并与雌激素和他莫昔芬呈剂量相关性,因此对 ER 表达量的在体评价,是乳腺癌分子病理和分子分型研究中的重要内容。目前,应用光学、放射性核素成像等一系列分子成像方法检测 ER 水平的影像学研究已取得一定进展,如 16α-(^{18}F)- 氟 -17β- 雌二醇 (16α-^{18}F-fluoro-17β-estradiol,^{18}F-FES) 是一种常用的靶向 ER 的 PET 显像剂,研究表明,^{18}F-FES PET 显像对乳腺癌的灵敏度和特异度可达 84% 和 98%,并且可定量评估乳腺癌原发灶及转移灶中 ER 的表达水平和生物学活性。因此, 18F-FES PET 可用于筛选合适内分泌治疗的乳腺癌患者,并早期预测疗效,以实现乳腺癌的个体化治疗。

(四)分子影像在 PR 受体检测技术中的应用

孕酮受体(progesterone receptor, PR)是一种细胞内蛋白质,由甾体激素孕酮激活。PR 由基因 PGR 编码,位于 11 号染色体长臂 22 区,能通过选择性剪接形成两种蛋白异形体 A 和 B,有着各自不同的分子量。在与相应孕激素结合后,孕酮受体变构并发生二聚化,紧接着以复合体形式进入细胞核与相关的 DNA 结合,从而使其开始转录,合成 mRNA,并表达为相关蛋白质。在孕激素受体阳性的乳腺癌类型中, PR 高表达,癌细胞含有孕激素受体能够促进癌细胞生长,此类型乳腺癌由于对 PR 敏感,因此激素治疗效果一般较好。

在相应分子影像研究中, ^{18}F-FFNP 能靶向乳腺癌孕激素受体 (PR),相关研究显示 ^{18}F-FES、^{18}F-FFNP 联合应用可以更好地促进乳腺癌的定性诊断及合适内分泌治疗患者的筛选,并为早期预测疗效、制定合适的治疗方法提供依据。

第五节　肺癌的分子分型与分子影像研究进展

肺癌是最常见的恶性肿瘤之一,在许多国家已成为首位的癌症致死原因。目前,对于肺癌的检测上实验室和活检病理检查具有简单、便捷、可重复性强等优势,但也同时存在滞后、敏感性低等问题,往往无法准确反映肿瘤组织分子分型。随着当今分子生物学飞速发展,分子病理学的出现使肺癌的诊断和分子分型研究迈上了新的台阶,代表着未来肺癌诊疗和研究的发展方向。但目前分子病理研究需借助各类体外检测仪器,通过 PCR、高通量测序等技术实现,因此仍存在着检查方法有创,可重复性不强,无法及时反映分子分型在原位的生物学信息,以及随时间和位置不同肿瘤内分子分型各异等问题。因此,就目前肺癌的分子病理学研究而言,急需发展一种能够在体、精确对肺癌分子分型做出实时、动态、定性判断的技术方法。分子影像的出现为肺癌分子分型的研究提出了全新的技术平台和解决方案。

近年来,国内外研究者围绕分子影像指导肺癌分子分型进行了广泛的研究,其中尤以哈尔滨医科大学的申宝忠教授团队进行的"肺癌在体分子分型研究"开展最为成功,该项目已获得国家 973 项目支持。随着大量研究的开展和研究内容的不断深入,目前应用分子影像方法进行肺癌分子分型研究已取得多项研究成果,主要集中在分子成像靶点筛选和确认、分子成像探针的构建和成像,以及基于靶向分子成像的个体化治疗等方面,可以预见基于分子成像技术的肺癌分子分型研究,有望提高肺癌诊疗水平,实现肺癌在体分子分型和个体化治疗的突破。

一、肺癌发生的分子机制和潜在治疗靶点

肺癌已成为人类癌症死亡的主要原因之一,不同病因所诱发的肺癌,其细胞类型也不同,较常见的是鳞癌、腺癌和大小细胞癌,其中鳞癌及腺癌尤为多见,约占肺癌全部病例的 75% 以上。近年来已发现部分癌基因、抑癌基因及肺癌相关蛋白在肺癌的发生发展过程中起到重要作用,它们包括细胞周期素 D1(CyclinD1) 及抑癌基因 p16、肺癌转移相关蛋白、谷胱甘肽 -S- 转移酶 (glutathione S-transferases，GSTs)、癌基因 Bcl-2、ras 基因、恶性肿瘤特异性生长因子 (tumour specific growth factor，TSGF)、人绒毛膜促性腺激素 (human chorionic gonadotropin，HCG)、黏蛋白、8- 羟基 - 脱氧鸟苷、具有磷酸酯酶活性的抑癌基因 PTEN、组织多肽特异性抗原。

目前，肺癌主要分为两种主要的亚型，非小细胞肺癌和小细胞肺癌，其中非小细胞肺癌又可以进一步分为腺癌、鳞状细胞癌和大细胞癌。不同亚型的肺癌显示出不同的分子病理检测结果，其常用的基因突变情况如表 5-5-1 所示。

表 5-5-1　不同亚型肺癌的常见基因突变及发生频率

基因突变 / 融合	腺癌	鳞癌	大细胞肺癌	小细胞肺癌
EGFR	60.5%	<5%	1.0%	
KRAS	12.0%	<6%	29.0%	
NRAS	1.5%			
CTNNB 1	<1.0%			
TP53	35%~70%	50%~81%		21.9%
BRAF	<1.0%	1%~3%	5.3%	
PIK3CA	1.0%	16.0%	1.0%	
ROS1 fusions	1.5%	<1%		
Other fusions	1.5%			
AKT 1		1.0%		
DDR2 mutation	1.0%	4.0%		
HER2	2%~5%	1.0%		
LKB 1	20%~34%	5.0%		
FGFR1 amplification	1.0%	22.0%		
MET	<1.0%	<5%		
PTEN mutation	2.0%	8.0%		
SOX2 amplification	Rare	23.0%		27.0%
EML4-ALK fusions	2%~7%	<5%	3.0%	
MEK1	0.0%	0.0%	1.0%	

（一）非小细胞肺癌

非小细胞肺癌（non-small cell lung cancer，NSCLC）的驱动基因主要包括 AKT1、ALK、BRAF、EGFR、HER2、K-RAS、MEK1、MET、NRAS、PIK3CA、RET 和 ROS1 等。随着分子生物学的不断发展，新的基因突变或突变形式也在不断地被发现，这些基因突变也被称为原癌基因驱动突变，直接驱动肿瘤的增殖。研究发现，在所有的非小细胞肺癌亚型中都可以发现基因突变，包含腺癌、鳞状细胞癌、大细胞癌。

目前已知的有望用于非小细胞肺癌分子病理诊断与靶向治疗的重要靶点如下。

1. 细胞信号靶点　细胞表面受体(ErbB 受体家族、c-kit、胰岛素样生长因子受体、整合素)；细胞内因子(BCR-ABL、Ras、Raf、MAP 激酶、PI3 激酶、蛋白激酶 C、STAT 蛋白、粘附蛋白、ALK、JNK 激酶)；核转移蛋白因子(激素样受体如雌激素、雄激素受体、C/N-myc、NF-kB、Bcl-2、p53 等)。

2. 细胞周期靶点　细胞周期依赖激酶，细胞周期素，细胞周期依赖性激酶等。

3. 凋亡靶点　Bcl-2、NF-kB、p53、TRAIL、Fas 等。

4. 诱导分化靶点　维甲酸，维生素 D 核激素受体。

5. 肿瘤新生血管靶点　VEGFR，基质金属蛋白酶，内皮素整合因子 aVB3，新生血管抑制物(血管抑制素、内皮抑制素)，HIF-1a 和 HIF-2a。

6. 转移靶点　基质金属蛋白酶，化学因子受体。

7. 细胞表面抗原靶点　CD20，CDE22，CD33，CD52，CD56，上皮细胞黏附分子，C242，PSMA，MUC1 等。

8. 其他潜在的重要靶点　法尼基酶，蛋白酶 20S，端粒酶，DNA 甲基化酶，热休克蛋白 Hsp-90 等。

（二）小细胞肺癌

小细胞肺癌的分子机制和驱动基因研究相对滞后，很多在非小细胞肺腺癌里发现的驱动基因突变几乎在小细胞肺癌中没有出现，虽然对小细胞肺癌的成瘤发病机制尚无定论，但大量小细胞肺癌发生的分子机制研究显示，小细胞肺癌可能诱发多种基因参与，小细胞肺癌与抑癌基因 p53、RB 基因(视神经母细胞瘤基因)、癌基因 Bcl-2 基因、Myc 基因，PI3K/AKT/mTOR 信号转导途径等均有一定关系（表 5-5-2），虽然上述基因在不同文献中与表 5-2 中数据存在差异，但大体上具有一定共同之处。但与非小细胞相比，小细胞肺癌的基因和靶向治疗研究相对困难，目前仍未发现较为明确的治疗靶点，尚无靶向药物获得批准、认证。

表 5-5-2　　小细胞肺癌的基因突变及其频率

基因	突变类型（频率）
TP53	错义突变、缺失突变 (75%~90%)
RB1	缺失突变、复杂性基因易位 (100%)
RASSF1	缺失突变 (>90%)
FHIT	缺失突变 (80%)
MYC	过表达、功能获得性基因突变 (20%)
cKit	过表达
PARP1	过表达
PTEN	功能获得性基因突变 (5%)
FGFR1	基因扩增 (<10%)
C-MET	基因扩增、过表达

二、肺癌的分子分型

随着精准医学的实施和分子靶向药物的临床应用，肺癌的治疗已进入全新的分子时代。作为 21 世纪抗癌治疗中最具前景的治疗方法，以分子分型为基础的治疗代表着肿瘤治疗的发展方向，因此根据基因检测进行分子分型、进而合理选择治疗方案实施个体化疗必将成为今后肺癌临床治疗的主流。当前，肺癌的治疗已经历了 3 个里程碑式的发展阶段：第 1 阶段，是含铂的两药化疗方案用于肺癌治疗的阶段，使其中位生存期达到 8 个月；第 2 阶段，是根据肺癌的不同病理组织学分型而选择不同的含铂化疗方案，中位生存期延长到 11~18 个月；第 3 阶段，是根据肺癌的分子病理学评估结果，选择不同的分子靶向药物，使得肺癌患者的中位生存期有了一个质的飞跃。以表皮生长因子受体 EGFR 敏感突变为例，阳性患者选用 EGFR 的小分子酪氨酸激酶抑制剂 (tyrosine kinase inhibitors，TKIs) 治疗可使患者的中位生存期达到近 36 个月。因此，肺癌分子病理学的应用与发展是为了满足当前肺癌分子靶向、精准治疗的要求，治疗前明确肿瘤的分子分型对肺癌治疗上的意义是实现个体化治疗的大势所趋，可以预见在未来的肺癌诊断和治疗中，分子分型将是必不可少的重要内容。

目前，肺癌分子分型评估的主要目的就是对不同病变进行分子亚型的分析，从而获得不同患病个体间治疗性和预后性两方面的预测内容。疗效预测性分子分型的生物标记物检测，主要包括 EGFR 敏感突变位点和继发耐药突变位点的检测，以及其他非小细胞肺癌肿瘤驱动基因的检测，如 K-Ras、

c-Met 基因扩增及棘皮动物微管样蛋白 4- 间变淋巴瘤激酶（EML4-ALK）融合基因检测等。上述疗效预测性生物标记物的检测有助于为患者选择敏感的分子靶向药物，从而大大提高了患者的生存期。另有一部分疗效预测性生物标记物如 p53、核糖苷酸还原酶 M1(ribonucleotide reductaseM1，RRM1) 及核苷酸切除修复交叉互补基因 1 (excision repair cross complementation l，ERCC 1) 是早期 NSCLC 手术效果的良好预测指标，也是部分常规化疗药物的疗效预测指标。预后预测性分子分型是指通过检测预后相关的不同肿瘤标记物，以获得的分子分型结果，其结果可用于指导患者采用不同治疗方案，并提示该患者对某些治疗的结果预后良好或预后不良。有良好预后预测作用的生物标记物包括 RRM1、ERCC 1 和 B 细胞淋巴瘤 / 白血病 -2(Bc1-2) 等将在本文中详细阐述。其他与肺癌细胞生长和转移密切相关的关键信号通路如胰岛素样生长因子 -1 受体 (IGF-1R)、RAS/RAF/MEK、PI3K/AKT/mTOR 或 MET 激酶等，是肺癌患者尤其是耐药患者的重要分子靶标。

目前，已知用于肺癌用药选择评价和预后分析的分子分型的主要包括以下类型。

（1）EGFR：EGFR 突变是肺腺癌的高频突变。EGFR 突变并不是完全一样，而是有几十种亚型，但最主要是两种，一个是 19 外显子缺失，另一个是 L858R，即 21 外显子的 858 位亮氨酸点突变为精氨酸。据报道，在大约 10% 高加索及 50% 亚洲 NSCLC 患者中存在这两种突变，这两种突变分别占所有肺癌 EGFR 突变类型的 75% 和 85%，常见 18 外显子无义突变（T252 T），19 外显子缺失突变（del-E746-A750），20 外显子的无义突变（Q787Q）和 21 外显子的替代突变（L858 R 和 L861Q）。我国 NS-CLC 患者的突变率较高，约为 24%~38%，以外显子 19 的缺失和外显子 21 的替代突变为主要突变形式，约占总突变的 90% 以上。目前，以吉非替尼和厄罗替尼为代表的两种酪氨酸激酶抑制剂是目前临床较为常见的 NSCLC 患者治疗敏感的良好抗肿瘤靶向药物。该类药物可通过与 ATP 竞争结合 EGFR 酪氨酸激酶域的 ATP 结合位点而抑制 EGFR 的活性，从而抑制 EGFR 下游多条信号通路的活化而肿瘤细胞死亡。临床试验已证实，EGFR 靶向药物对 EGFR 突变阳性 NSCLC 患者的有效率可达到 58%~83%，其中位生存期延长至 18~30 个月。与传统的化疗相比，使用 EGFR 靶向药物的临床疗效更

为明显且持久，它不仅可加快肿瘤缩小速度，延长患者存活时间，还具有毒副作用小等优势，有助于提高患者的生存质量。因此，明确 NSCLC 患者是否存在 EGFR 突变，有助于确定非小细胞肺癌的分子分型，预测 NSCLC 患者对 EGFR 靶向药物的反应。

（2）Bcl-2：Bcl-2 通过抑制凋亡蛋白 (Caspases) 切割及活化所必需的接头蛋白 (Adaptor) 促进细胞生存，阻断引起细胞裂解的蛋白水解级联反应的发生。Anagnostou 等报道 Bcl-2 高表达的 NSCLC 患者中位总生存期 (overall survival，OS) 长于低表达者 (P=0.014)，在非鳞癌亚群中尤为显著 (P=0.04)。一项对 609 例 NSCLC 患者的前瞻性研究提示，Bcl-2 表达升高者的 OS 和疾病特异性生存期延长，提示检测 Bcl-2 表达可预测 NSCLC 患者的预后情况。

（3）K-ras：与人类肿瘤相关的 ras 基因家族共有三种：H-ras、K-ras 和 N-ras，分别定位于 11、12 和 1 号染色体上，其中 K-ras 基因突变对人类癌症的发生发展影响最大。Ras 蛋白存在内在的 GTP 酶活性作用，通过将有丝分裂和 K-ras 是一种 GTP 结合蛋白，参与 G 蛋白耦联受体信号转导通路。当 K-ras 突变时，该基因永久活化，能够促使细胞增殖、存活及永生化。一项日本研究曾报道 410 例 NSCLC 患者中 33 例存在 K-ras 基因突变 (8.0%)，且均为吸烟者或戒烟者，野生型及突变型在临床及病理分期中无显著差异。K-ras 突变型患者较野生型者生存期短。15%~20% 的非小细胞肺癌患者存在 ras 基因突变，其中 90% 为 K-ras 基因突变；大约有 80% 的 K-ras 基因突变发生于 12 号密码子上，其余则主要位于 13 号和 61 号密码子上。研究显示 K-ras 基因突变与 EGFR 基因突变是相互排斥、独立的。而且 K-ras 基因突变多发生于应用吉非替尼或厄洛替尼治疗过程中疾病进展的 NSCLC 患者。根据 TRIBUTE 等的研究提示存在 K-ras 基因突变的 NSCLC 患者在应用厄洛替尼联合化疗治疗时，其疾病进展时间及中位生存时间均低于单独应用化疗的患者，因此明确 K-ras 基因突变相关的肿瘤分型，在 NSCLC 患者的靶向治疗和预后评估中具有重要意义和临床价值。

（4）RRM1：RRM1 是核苷酸还原酶调节 M1 亚单位，当 ERCC1 与 XPD、XPG、XPA 等修复基因将 DNA 链中受损的部分切除后，DNA 链上留下的空缺就由 RRM1 提供的核苷酸来填补。RRM1 基因编码核糖核苷酸还原酶调节亚单位，所有肿瘤细胞都有不同程度的 RRM1 表达。它通过调控脱氧核苷酸的产生控制细胞增殖，以及诱导 PTEN 基因的表达来控制肿瘤的转移倾向。肺鳞癌中的 RRM1 表达水平显著高于腺癌，因此针对 RRM1 的肿瘤靶向药物在鳞癌治疗中作用显著。RRM1 是靶向药物吉西他滨的重要作用靶点，研究显示 RRM1（-37）和（-524）位点的基因多态性及 mRNA 的表达水平与吉西他滨的疗效有关，而更多研究也表明 RRM1 是一个有效的抗肿瘤治疗靶点，未来有望成为重要的肺癌分子分型。

（5）ERCC1：ERCC1 定位于 19 号染色体上是核苷酸剪切修复家族中的一个重要成员，编码 297 个氨基酸的蛋白，与 XPF 形成异源二聚体，在 DNA 单链受损处的 5' 端进行剪切而发挥功能。ERCC1 在所有肿瘤细胞中均有不同程度的表达，其表达对非小细胞肺癌的治疗和预后具有指导意义。Seyhan、Simon 等都曾报道行根治性手术且未经放化疗的 NSCLC 患者中高表达 ERCC1 者 (>50%) 比低表达者 (<50%) 的生存期长，推测可能是有效的 DNA 修复机制减少了基因畸变的积累，而基因畸变可导致肿瘤恶性程度的增加并提高根治性治疗后肿瘤复发的风险。Olaussen 等用免疫组化分析国际肺癌辅助治疗研究中 NSCLC 患者手术标本 ERCC1 蛋白的表达水平，结果表明 ERCC1 阴性的 NSCLC 患者肺癌根治术后可从以顺铂为基础的辅助化疗中获益 (P=0.009)，而 ERCC1 阳性患者则不能。在行根治性手术且未行手术前后放化疗的 NSCLC 患者中，ERCC1 表达水平高者生存期长。

（6）Her-2：原癌基因 Her-2 定位于位于 17q21，编码的蛋白质是具有酪氨酸蛋白激酶活性的跨膜蛋白，是人表皮生长因子受体之一。Her-2 基因的突变可以使 HER-2 基因激活，从而使多种细胞发生恶性转化或者细胞恶性程度增加，其突变主要发生在外显子 20。Wang 等通过大量分析 Her-2 基因突变后认为，Her-2 突变体包含一个 G776 (YVMA) 插入到外显子 20，突变体 Her-2 比野生型更有效的激活信号传导、磷酸化 EGFR、诱导肿瘤形成和扩散。Butt-itta 等研究对 403 例手术治疗肺腺癌患者的 Her-2 突变情况进行了详尽的分析，其中 8 人位于 20 外显子，1 人位于 19 外显子，突变率为 2.2%，且 EGFR、K-ras 与 Her-2 的突变不相关，出现 Her-2 突变的病人有望在临床通过相关的激酶抑制剂进行治疗。

（7）P53 基因：P53 基因是一种抑癌基因，位于 17 p13.1，全长 16~20 kb，其在细胞周期调控、抑制细胞生长、诱导肿瘤细胞凋亡等方面有重要作用。P53 基因突变是许多肿瘤发生的重要原因之一，基因突变主要包括点突变和等位基因的缺失，据报道大约 200 多种不同的肿瘤中，有 50% 的肿瘤带有 P53 基因突变，已发现 P53 基因中有 4 个位于外显子 5-8 的突变热点，约 90% 的突变集中在这部分区域。肺癌中各型肺癌均存在 P53 基因突变，约 52% 的非小细胞肺癌，90% 的小细胞型肺癌存在 P53 基因突变。辛等人对 38 位肺癌肿瘤患者的正常组织和肿瘤组织共 76 个样品进行了病理分型，并运用 CE 方法进行检测，结果显示 76 个样品中，38 个正常组织中未检测到相关的突变基因，而在肿瘤组织中检测到 P53 基因在 29 个非小细胞肺癌样品和 9 个小细胞肺癌样品中的突变率分别为 75.86% 和 77.78%，证实了 P53 在肺癌患者中突变率极高，因此针对 P53 基因的靶向治疗已成为肺癌分子分型研究中的热点。

（8）EML4-ALK：2007 年 Soda 等发现一种在 NSCLC 的潜在基因突变，此基因氨基端是由人类 EML4(echinoderm microtubule-associated protein-like 4) 编码蛋白的一部分，而羧基端则由人类 ALK (anaplastic lymphoma kinase) 编码蛋白一部分构成是 EML4 与 ALK 的融合基因。这种融合基因的重排发生在 2 号染色体短臂的 2 区 1 带和 2 区 3 带。Soda 随后应用 RT-PCR 方法对 75 例 NSCLC 患者的组织进行了 EML4-ALK 融合基因、EGFR18、19、20 号外显子突变及 K-ras 突变的检测，发现其中 5 例患者存在 EML4-ALK 融合基因，同时发现该基因阳性的患者与 EGFR、K-ras 突变阳性的患者无重叠，而该课题组继续检测了 26 例包括非霍奇金淋巴瘤、结直肠癌等其他恶性肿瘤中 EML4-ALK 融合基因，上述肿瘤中均未发现该基因的表达。随着相关研究的深入，EML4-ALK 基因已引起较为广泛的关注，有望成为 NSCLC 特有的新型基因靶点。

此外，对于肺癌肿瘤微环境中的整合素（integrin）、缺氧诱导因子 1（HIF-1）等，由于能够反映肺癌微环境的特殊性，如 HIF-1 表达活跃，提示肺癌高度乏氧，此类的靶点已证实可直接与诊疗方法选择、疗效评估相关。通过检测这些微环境中的分子靶点，可间接对肺癌的分子分型作出判断，进而靶向识别特定靶点，影响肺癌微环境变化，可以达到治疗肿瘤的目的。另外，目前 PI3K、ROS1、c-Met、FGFR1、RET、BRAF、PIK3CA、MEKI、N-ras、MDM2 等其他重要的分子靶点也相继在肺癌分子分型研究中被涉及，尽管有些靶点的作用机制及其相互作用关系尚不清楚，但相关研究正在开展中。

三、分子影像在肺癌分子分型中的应用

目前，部分肿瘤的分子分型已经逐渐获得公认，如肺癌 EGFR-L858 突变、EGFR 第 19 外显子突变、K-ras 基因突变等分型，研究人员针对分子靶点进行在体分子分型开展了大量的研究，其价值和意义也逐渐被认识到。通过建立不同疾病分子分型动物模型，利用分子成像在体判断分子分型，为基于分子成像技术的在体分子分型研究提供了重要依据。目前已经确认的肺癌关键分子靶点有表皮生长因子受体 EGFR、棘皮动物微管相关蛋白样 4- 间变性淋巴瘤激酶 EML4-ALK、K-Ras 等。这些关键分子靶点的异常是肺癌发生与发展的始动因素，可导致肺癌细胞增殖、侵袭、肿瘤新生血管生成、瘤内乏氧等恶性生物学特性的出现。

（一）分子影像在肺癌 EGFR 突变体检测中的应用

目前已较为公认 EGFR 突变体存在于相当比例的肺癌组织中，可作为肺癌治疗靶点对其进行靶向干预治疗，从而达到抑制肿瘤细胞增殖、新生血管形成及促进细胞凋亡的目的。目前临床已经应用小分子酪氨酸激酶抑制剂（TKIs）对肺癌进行干预。结果表明，TKIs 能够显著延长 EGFR 突变阳性患者的生存期，改善其生活质量。因此作为目前肺癌研究中最重要的关键分子靶点之一的 EGFR，一直是分子影像研究中的热点，近年来随着分子病理分型的兴起，应用分子影像学方法在体检测 EGFR 基因突变的研究也大量的开展起来。Yu 等率先通过 PET 分子成像成功研究了 21 例志愿者病理研究了 ¹¹C-PD153035 经静脉注射后在人体内的集聚情况，发现在非小细胞肺癌中，肿瘤组织对 ¹¹C-PD153035 呈高摄取状态，¹¹C-PD153035 能有效反映在体肿瘤组织的 EGFR 蛋白分布及表达水平，适用于指导非小细胞肺癌的 EGFR 分子靶向治疗，从而在活体水平实现了相当于病理水平检测的肺癌对 EGFR 抑制剂的敏感性检测。在 Xu 等的研究中，该课题组通过利用 EGFR 的靶向探针 ¹¹C- 双甲基喹唑啉

153035，在多种人非小细胞系中验证了 ^{11}C-PD153035 具有良好的 EGFR 靶向药物应用预测效果，在应用 PET 分子成像在非小细胞肺癌小动物模型体内进行 EGFR 表达分布研究，通过对 ^{11}C-PD153035 在移植瘤内蓄积的图像进行的半定量分析，成功实现了监测 EGFR 在肿瘤内的分布及表达水平，该研究证实无论在离体细胞水平还是活体水平，通过特异性分子探针均可以实现有效的 EGFR 相关分子病理预测。

同时，哈尔滨医科大学的申宝忠教授团队，在国际上率先提出并实现了肺癌患者在体分子分型，用于指导临床诊断和治疗的研究。申教授领导的团队，通过研发一系列表皮生长因子受体（EGFR）过表达型、酪氨酸激酶抑制剂（TKI）敏感型和耐药突变型靶向分子成像探针，成功开展基于 PET/CT/MR 分子成像的非小细胞肺癌在体分子分型研究。通过在体精准识别不同 EGFR 分子分型，建立了一种基于分子成像技术的全新分子分型策略，能够更高效精确地指导肺癌个体化治疗。目前该研究成果填补了多项国际空白，使我国的分子影像研究吸引了世界的目光，并且以分子影像在体肿瘤分子分型研究为背景的"肺癌在体分子分型的新型纳米分子成像探针基础研究"，获得了国家重大科学研究计划 973 项目的支持。该团队的研究成果表明，分子影像介导的肿瘤在体分子分型研究大有可为，已成为肿瘤分子病理研究领域的前沿和热点。（图5-5-1）

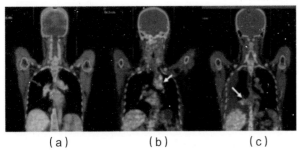

（a）　　　　　（b）　　　　　（c）

图 5-5-1　肺癌在体分子分型的新型纳米分子成像

（a）EGFR 19Del 突变药物敏感型；（b）EGFR 野生型；（c）EGFR 二次突变耐药型

（二）分子影像在评价肺癌血管生成整合素 $\alpha_v\beta_3$ 水平中的应用

整合素在正常血管内皮和上皮细胞很少表达，但在肺癌、骨肉瘤、成神经细胞瘤、乳腺癌、前列腺癌、膀胱癌、胶质母细胞瘤及浸润性黑色素瘤等多种实体肿瘤细胞表面有高水平的表达，而且在所有肿瘤组织新生血管内皮细胞膜有高表达，在多种针对血管为靶点的肿瘤治疗中，整合素 $\alpha_v\beta_3$ 受到广泛的关注。测定肿瘤组织中整合素 $\alpha_v\beta_3$ 受体的表达水平，有助于评价肿瘤的生长状况和侵袭性。研究表明，肿瘤细胞 $\alpha_v\beta_3$ 的表达与恶性肿瘤的浸润转移能力等恶性表型有关，整合素 $\alpha_v\beta_3$ 的表达水平可以作为判断一些恶性肿瘤的预后指标利用。目前，各类标记的以 RGD 多肽靶向整合素 $\alpha_v\beta_3$ 的分子探针，是近些年来分子影像学研究的热点，已应用于肿瘤显像与治疗研究。

在 Yang 等的研究中，以 RGD 为靶向成功构建了 Lu-TP&Gd-TP/oGQDs-RGD 磁共振 / 荧光双模态分子探针用于肺癌的诊断和治疗。研究中该课题组以修饰有靶向分子 RGD 的石墨烯量子点为载体，Gd.TP 与石墨烯量子点的荧光叠加使探针具有较强的荧光，通过探针自身的荧光进行荧光共聚焦成像即可达到检测目标细胞的目的。此外，利用顺磁性的 Gd^{3+} 还可对进行 $\alpha_v\beta_3$ 高表达的活体肿瘤的进行检测和成像。另外，将光敏剂 Lu.TP 和能诱导细胞产生氧化还原应激的 Gd.TP 导入癌细胞中，Gd-TP 与还原性代谢物反应一段时间诱导细胞的氧化还原应激后，再用波长为 765 nm 的小功率激光照射 3 分钟，即可导致癌细胞凋亡和坏死，这种双功能、双模态的诊疗一体化探针的稳定性和生物兼容性较好，有望用于肿瘤的诊疗当中。

放射性核素标记的 RGD 示踪剂与肿瘤新生血管高表达的 $\alpha_v\beta_3$ 整合素的靶向显像是目前应用最为成熟的检测 $\alpha_v\beta_3$ 表达的分子影像研究方式。

Jung 等用 ^{99m}Tc 标记糖化的 RGD 肽 [^{99m}Tc-D-c(RGDfK)]，在 Lewis 肺癌、荷纤维肉瘤小鼠进行体内分布和显像研究，并在个别 Lewis 肺癌小鼠进行紫杉醇抗血管生成治疗。^{99m}Tc-D-c(RGDfK) 在血液中迅速清除，肿瘤呈高度摄取，显像过程中肿瘤清晰可见。经紫杉醇治疗的小鼠表现出对肿瘤生长速度减慢的剂量依赖性，这一现象可以用与整合素表达水平明显相关的肿瘤部位对 ^{99m}Tc-D-c(RGDfK) 的摄取降低来解释。实验结果表明，^{99m}Tc-D-c(RGDfK) 在体内具有良好的生物动力学及肿瘤靶向特性，并且可能在肿瘤整合素表达的非侵入评价及抗血管生成治疗的反应上起到一定作用。Mittra 等在 5 位健康志愿者进行 PET 显像，结论表明，利用 ^{18}F-FPPRGD2 示踪剂有望对肿瘤 $\alpha_v\beta_3$ 的表达进行

PET 显像评估,且由于其生物分布在头、颈和胸部的背景摄取较低,^{18}F-FPP RGD2 示踪剂对这些部位的恶性肿瘤(如脑癌、乳腺癌或肺癌等)评估是最优化的。同时,^{18}F-FPPRGD2 扫描还可用于识别抗血管生成药物治疗的恶性肿瘤,有望更精确地在评价肿瘤病理分型,并早期评估肿瘤对药物的治疗反应。

(三)分子成像在肺癌 K-ras 基因检测中的应用

K-ras 基因突变发生在大约 25% 的 NSCLC 肿瘤中。长久以来,国内外研究者一直在寻找一种能够靶向肺癌 K-ras 基因突变体的方法。PET 成像已显示出一定分析 K-ras 突变型肺癌的潜力。在 Caicedo 及其同事的研究中,他们通过 FDG-PET 分析了 102 例 III-IV 期非小细胞患者,其结果发现具有 K-Ras 突变体患者的肿瘤组织对 FDG-PET 的吸收能力显著大于 EGFR 突变组或野生型无突变组。在多变量分析中,FDG-PET 鉴定肺癌中的 K-ras 突变体的灵敏度和特异度分别可达 78.6% 和 62.2%(AUC=0.77),结果显示 SUVmean 是预测在肺癌患者 K-ras 突变体存在的一个可靠指标。但应用 FDG-PET 鉴定 K-ras 突变体的准确性仍存在一定争议,部分研究显示,应用 FDG-PET 测定代谢的方法更适用于 EGFR 突变体的检测,而对 K-ras 突变体检测则无统计学意义,因此应用分子影像检测 K-ras 突变确定分子分型的研究仍有待进一步深入。

(四)分子成像在活体检测肺癌增殖程度中的应用

氟脱氧胸腺嘧啶(FLT)是一种 18F 标记的胸腺嘧啶类似物,进入细胞后,被细胞内的胸腺嘧啶激酶磷酸化,但是不能被胸腺嘧啶磷酸酶代谢,不能合成进入 DNA,因此将滞留在细胞质内。研究已证明 FLT 能够反应 A549 肺癌细胞中 TKI 的活性。TKI 是 DNA 补救合成途径的主要酶,其在 DNA 合成过程中活性上调,反映了细胞的增殖活性。同时,已有多项研究证实肺部肿瘤 FLT 摄取增加和肿瘤样本中的 Ki67 活性高度相关,后者反映了肿瘤的增生活性。与 FDG 比较,在诊断恶性病变方面,FLT 特异性较高,但是敏感性相对较低。FLT 的活性和肿瘤的组织学分型有关,鳞癌的 FLT 活性要高于腺癌。文献报道 FLTPET 在原发肺肿瘤分期方面的敏感性约 67%~90%,而 FDGPET 为 84%~94%,但是特异性达到 98%(FDG 为 84%)

(五)分子成像在肺癌其他重要分子病理指标中的应用

生长抑素受体(SSTR)在人非小细胞肺癌的表达明显高于正常组织,^{68}Ga 标记的奥曲肽是一种生长抑素受体显像剂,主要用于神经内分泌肿瘤的成像。^{68}Ga 奥曲肽 PET 比传统影像检查方法能更特异地显示肺部神经内分泌肿瘤,实现较为精准的在体病理分型,未来有望用于提供更多肺癌病理及肿瘤分期的信息。胆碱是磷脂酰胆碱合成的前体,是细胞膜磷脂的基本物质之一。由于恶性肿瘤的高增生率,肿瘤细胞膜合成增加,因而胆碱摄取增加。已有研究,通过 ^{11}C 标记的胆碱(^{11}C-CH)和 FDG 检测原发性肺癌的能力,并确认 ^{11}C-CH 与 FDG 均可用于肺癌组织内胆碱的检测,从而具备据此进行病理分型的潜力。

第六节 脑胶质瘤的分子分型与分子影像研究进展

脑胶质瘤约占中枢神经系统恶性肿瘤的 80% 以上,胶质瘤大多呈侵袭性生长的趋势,具有不易早期诊断、治疗效果差、易复发、高死亡率等特点,是难治性人类肿瘤之一。根据 2007 版 WHO 分类,神经胶质肿瘤包括星形细胞瘤、少突胶质细胞瘤、少突星形细胞瘤、室管膜瘤、神经元和神经元 - 胶质混合肿瘤,此分类中界定了从 I 级(如毛细胞型星形细胞瘤)至 IV 级(如胶质瘤母细胞瘤)的各级别胶质瘤。但上述"金标准"近年在临床治疗中受到了部分质疑,这主要是由于组织学诊断与预后相关性较差,例如同一种病理类型的患者即使排除术前一般情况、肿瘤部位、大小及切除程度等因素后,其预后仍可能存在几个月至几年的差异。随着对胶质瘤生物学行为的深入研究,尤其是关键基因和分子的发现,2016 年 WHO 在原有组织学分类基础上,加入了分子诊断标志物,其中最重要的更新是对侵袭性胶质瘤加入了较为详细的分子诊断标准,这些分子诊断标准一定程度上补充了 2007 版中组织学亚型的分类。如,针对星形细胞瘤,新的分子分型中删除了原浆型和纤维型星形细胞瘤 2 个亚型(大部分为普通弥漫性星形细胞瘤），而将肥胖型星形细胞瘤归入 IDH 突变型。IDH 突变的发生率在星形细胞瘤和 GBM 中有差别，IDH 野生型多见于原发性 GBM。少突胶质瘤细胞被定义为 IDH 突变型和 1p/19q 共缺失型，弥漫性中线胶质瘤被定义为组蛋白 H3K27M 突变型，这些更新的依据是新版各亚组中肿瘤生长方式、临床生物学行为、基因突变和预后相似。目前，随着脑恶性胶质瘤分子分型的确定和发展，关于脑胶质瘤的分子病理、分子分型的更深层次研究已大量展开起来，并已成为脑胶质瘤研究中的热点。

一、胶质瘤发生的分子机制

人脑胶质瘤发生、发展过程中有众多基因参与其中，它们以复杂的网络形式相互作用。基因是这个网络中最基本的单元，它们通过单独或同一染色体上几条基因，或密切联系的数条基因以通路形式在这个网络中发挥作用。

（一）胶质瘤中发生的细胞通路变化

胶质瘤发生过程中主要涉及 3 条基因通路变化。

1.EGFR/PTEN/PI3K 通路变化　磷脂酰肌醇 3 激酶（phosphatidylinosit 3-kinase, PI3K）和 PKB 蛋白激酶 B（Akt）信号通路可调控多种生物学进程，包括：细胞生长、细胞增殖、细胞运动及糖原代谢。表皮生长因子受体（epidermal growth factor receptor, ECFR）激活 PI3K，通过第二、第三信使分子磷脂酰肌醇激酶二磷酸酯（phosphatidyinosita biphos- phate, PIP2）、磷脂酰肌醇激酶三磷酸酯（phosphatidy linosital triphosphate, PIP）激活 Akt 使细胞增殖，在这一过程中 PTEN 基因通过抑制 PIP2、PIP3，之间信号转导而抑制细胞增殖，从而发挥对肿瘤的抑癌基因作用。PTEN 基因定位于人类染色体 10q23。有报道显示，PTEN 基因在胶质母细胞瘤中有 74% 缺失率和 44% 的突变率，改变化与肿瘤级别和存活率相关。EGFR 在 40% 的胶质母细胞瘤中呈高表达，并与 PDGF 相对独立地作用于细胞膜表面酪氨酸激酶（receptor tyrosine kinase, RTK）受体，通过相似通路起促进细胞增殖的作用。对这一通路的研究还发现，EGFR 基因高表达的胶质瘤患者几乎从不出现 P53 基因的突变或染色体 17p 的缺失，p53 缺失往往是继发性成胶质细胞瘤年轻患者的基因表型特点，而出现 EGFR 高表达多是高龄的原发性成胶质细胞瘤患者。

2.Rb-E2F/CDK4、6/P16-cyclinD 通路变化　细胞周期是高度有组织的时序调控过程。沿细胞周期分裂增殖，还是脱离周期进入分化状态，均由一系列细胞周期调控基因及蛋白质产物进行调控。目前对 G1/S 调控节点途径研究已较深入，Rb 蛋白是该调控点的中心，Rb 及其类似蛋白（p130、p107）以低磷酸化状态形式结合转录因子 E2F，从而限制 E2F 靶基因的转录。当 Rb 磷酸化并释放出这些 E2F 时，它们能反向激活 DHFR、TK、TS、CDC2、E2F1 等基因的转录，这些基因对细胞进入 S 期非常重要。cyclinD 是细胞周期蛋白家族的重要成员，其周期核素编码区与 CDK4/6 结合，氨基端的 LXCXE 基序（motif）也可与 Rb 结合，从而作为 CDK4/6 激酶的正向调节因子促进 Rb 基因的磷酸化。P16 基因是最早发现的 Ink4 家族成员，又名 CDKN2A，是 CDK4/6 特异的抑制蛋白，它的氨基端具有与 cyclinDl 同源的 cyclin box 结构，因此与 cyclinD1 竞争 CDK4/6，抑制其激酶活性。这条通路在胶质瘤发生过程中涉及的基因变化:Rb 基因的缺失，CDK4/6 高表达或它们的抑制基因 p16 的低表达都会增强 Rb 的磷酸化过程，从而促进胶质瘤细胞的增殖.

Rb 过表达或 CDK4 扩增在原发或继发 GBM 中普遍发生，在 36% 的原发 GBM 中有 P16 基因缺失，而在继发 GBM 中只有 4%，这条通路变化可能在胶质母细胞瘤发生中发挥重要作用，而在低级别星形胶质细胞瘤中很少发生异常，因此 p16 基因缺失而没有 P53 突变或存在 EGFR 扩增可以作为临床上原发性成胶质细胞瘤的基因诊断标准。

3.p53/MDM2/p14/p2l 通路变化　p53 基因是人类肿瘤中最常突变的基因，p53 通路变化在星形胶质细胞瘤发生、发展过程中也起着重要作用。小鼠双微粒体 2 基因（murine double minute 2, MDM2）是胶质瘤中的重要癌基因，可与 p53-N 端反式激活区结合抑制 P53 转录因子的活性，MDM2 还可通过泛素蛋白酶途径促进 p53 的快速降解，从而影响 p53 的抑癌作用。很多学者的研究均发现在 8%~10% 的胶质瘤中 MDM2 基因出现扩增畸变或高表达，并且这种变化绝大多数发生在原发性成胶质细胞瘤中，少数发生在继发性成胶质细胞瘤或间变性星形胶质细胞瘤中。也有学者指出 MDM2 表达的增加可以使细胞逃避 P53 的调控作用，出现肿瘤化表现，但 MDM2 基因的变化多数发生在无 P53 突变的病例中。

在 P53 通路变化中还有 2 个重要的抑癌基因：p14ARF 基因和 p21 基因。p14ARF 基因在 MDM2 上游水平抑制其表达和增殖，而 p21 基因的功能是抑制特异性细胞周期依赖激酶 CDK4 功能，而在通路最后调节 DNA 合成，p53 基因则对 P21 基因起正向调节作用。p53 基因点突变、MDM2 基因扩增或 P14 ARF 基因缺失是在这一通路发生的重要变化，其中 P53 基因大约在 50%~60% 的低级别胶质瘤中发生，在成胶质细胞中有 30% 的发生率，并且 P53 通路变化可能是继发性成胶质细胞瘤发生的重要原因。

（二）胶质瘤发生中的基因缺失与突变

随着高通量测序、免疫荧光杂交 FISH、免疫组化和染色体缺失检测 LOH 等检测技术的广泛开展，已明确胶质瘤相关染色体异常变化涉及第 4、6、9P、10、11、14q 和 17p 号染色体及其片段。染色体 1p、19q 上的基因很早就引起了学者的广泛关注，目前已证明有数十条 1p、19q 上抑癌基因（tumor suppressor genes, TSG）与胶质瘤的发生、发展有关，其中主要包括 P73、NRAS、NGFB、CKM、STD 等。1p、19q 与少突胶质细胞瘤之间关系的研究开展较多，1p、19q 缺失发生在 82.3% 的少突胶质细胞瘤患者中，而在星形胶质细胞瘤中发生率只有 8%，但这 8% 的患者比其他患者有更长的生存期。

维持端粒是癌细胞避免衰老和保持增殖能力所必须的，胶质瘤细胞主要通过 α- 地中海贫血 / 精神延迟伴 X 染色体综合征蛋白（ATRX）或通过端粒酶逆转录酶（TERT）增加端粒表达，以便促进细胞存活或增殖能力。TERT 是端粒酶的一个亚基，能够添加核苷酸至端粒，在正常成人状态下 TERT 是失活状态，但在癌细胞中被重新激活，从而促进细胞存活和增殖，胶质瘤中 TERT 突变一般出现在 TERT 启动子 228 和 250 号位点。

BRAF 原癌基因位于 7q34，编码一种丝 / 苏氨酸特异性激酶，参与调控细胞内多种生物学过程，如细胞生长、分化和凋亡等。BRAF 基因的串联重复导致了基因的融合，如 KIAA1549-BRAF 和 FAM131B-BRAR（少见）。KIAA1549-BRAF 融合在毛细胞型星形细胞瘤（PA：50% ~70%）及多形性黄色瘤型星形细胞瘤（PXA：55.6 %）中高发，而在其他胶质瘤或其他肿瘤中极为少见，但在各个级别的胶质瘤中，均检测到了 BRAF 发生在 Val600Glu 位点的错义突变（V600E）。

二、胶质瘤的分子分型和潜在靶点简述

2016 年 WHO 在原有胶质瘤的组织学分类基础上，加入了分子诊断标志物。其中一个重要的更新是对侵袭性胶质瘤加入了分子诊断标准，这些分子诊断标准（如 IDH 突变、染色体 1p/19q 共缺失、组蛋白突变等）补充了 2007 版中组织学亚型的分类（如星形胶质细胞、少突胶质细胞瘤、少突星形胶质细胞等）。肿瘤的分子特征对肿瘤进行分子分型，这些分类标准将为指导临床诊疗及预测预后提供极大帮助，也可为影像与胶质瘤分子亚型相关性研究提供理论基础，并可为影像指标无创预测分子特征提供一定依据。

（一）胶质瘤分子分型中的重要分子诊断标志物

2016 版 WHO 胶质瘤分类中主要涉及以下分子诊断标志物。

1. IDH 突变　异柠檬酸脱氢酶（isocitrate dehydrogenase，IDH）是三羧酸循环中的关键性限速酶，催化异柠檬酸氧化脱羧生成 a- 酮戊二酸及 CO_2，为细胞新陈代谢提供能量和生物合成的前体物质。IDH 突变后催化 a- 酮戊二酸转变为 2- 羟戊二酸 (2HG) 同时消耗 NAD(P)H 产生 NAD(P)。IDH 基因家族有三种异构酶 (IDH1，IDH2 和 IDH3)，超过 90% 的 IDH 基因突变为 IDH1 突变（即 IDH1 132 位点由精氨酸变为组氨酸 (R132H)，其余的为 IDH2 突变（即 IDH2 172 位点由精氨酸变为赖氨酸 (R172K)，至今未有 IDH3 突变的报道。IDH 突变在原发性 GBM 中发生率很低仅占 5.0% 左右，但是在继发性 GBM 可达 84.6%，WHOII 级、III 级胶质瘤中的发生率介于 70%~100% 之间，其中星形细胞瘤约有 83.3%；少突细胞瘤 80.4%；间变性星形细胞瘤 69.2%；间变性少突 - 星形细胞瘤 86.1%；少突 - 星形细胞瘤则高达 100%。

研究表明，有 IDH1/IDH2 基因突变的各级别胶质瘤预后明显好于无 IDH1/IDH2 基因突变的同类型胶质瘤，提示 IDH1 基因突变是一个独立的良好预后标志物。有 IDH1/IDH2 突变的年轻成人和青少年弥漫性胶质瘤患者通常具有较长的无进展生存期，但尚无证据表明 IDH1 突变类型 (R132H 型与非 R132H 型) 影响患者的生存率。同时，有一些研究报告证实，胶质瘤中 IDH1 基因突变与化疗反应之

间没有明显的相关性。最近,针对 IDH 突变靶点的抗肿瘤免疫治疗显示延长了小鼠生存期,通过小分子 IDH 抑制物或 IDH 靶点疫苗研究已进入临床试验,未来针对 IDH 突变的各种治疗可能成为新的治疗靶点。

2. ATRX 和 TERT　ATRX 是一个在染色体重塑中非常重要的解螺旋酶。ATRX 基因失活突变与 ALT 表型关系密切,仅出现在没有 1p/19q 共缺失型胶质瘤中,其突变合并 IDH 和 TP53 突变可诊断为星形细胞瘤,而野生型 ATRX 合并 IDH 突变和 1p/19q 共缺失则可诊断为少突胶质细胞瘤。TERT 突变主要发生在少突胶质细胞瘤和原发性 GBM,常合并 1p/19q 共缺失,而星形胶质细胞和继发 GBM 则少见,与 ATR 相反,因此检测 TERT 突变对于脑胶质瘤的分子病理诊断和治疗预后的评估具有极高的价值。

3. EGFR 基因的突变和扩增　EGFR 扩增在胶质瘤中发生率很高,并常伴随编码蛋白的过表达。间变性星形细胞瘤 EGFR 扩增的发生率为 17%,GBM 的发生率为 50%~60%。FISH 技术可以检测 EGFR 扩增,所以可作为判定肿瘤级别的备选指标。在临床上,60 岁以上的 GBM 患者伴随 EGFR 扩增提示预后不良。存在 EGFR 扩增的胶质瘤可以伴发其他 EGFR 基因的改变,最常见的是外显子 2~7 范围内缺失形成的 EGFRvIII 突变,GBM 的 EGFRvIII 突变发生率为 20%~30%,EGFRvIII 编码缺少细胞外结构域的截短型 EGFR 蛋白。虽然截短型 EGFR 不能与其配体结合,但可通过自激活及进而激活下游信号转导通路发挥促肿瘤作用。EGFRvIII 突变是否与预后相关还存在着争议,但长期随访资料显示 EGFRvIII 突变患者有预后差的趋势。然而,EGFRvIII 突变为我们提供了一个分子靶向治疗的靶标,多项二期临床试验已发现针对 EGFRvIII 突变的疫苗能够改善患者的预后。有报道显示有望通过监测外周血 EGFRvIII 突变来观察 EGFRvIII 突变 GBM 患者对治疗的反应及监测其是否复发。

4. 染色体 1p/19q 联合性缺失　染色体 1p/19q 联合性缺失是由于易位不平衡导致形成 1 号染色体短臂和 19 号染色体长臂同时缺失,继发染色体 1p 和 19q 上各自的肿瘤抑制基因远上游结合蛋白 1 (FUBP1) 和果蝇同系物 (CIC) 失活。1p/19q 联合性缺失最早发现于少突胶质细胞瘤。据统计,1p/19q 联合性缺失在少突胶质细胞瘤的发生率为

80%~90%,在间变性少突胶质细胞瘤的发生率为 50%~70%,在弥漫性星形细胞瘤发生率为 15%,而在 GBM 发生率仅为 5.0%。

具有 1p/19q 联合性缺失的少突胶质细胞瘤患者通常伴随 IDH 基因突变及 MGMT 启动子甲基化和 G-CPG 岛甲基化 (G-CIMP),但与 TP53 突变相互独立发生,因此认为 1p/19q 联合性缺失是少突胶质细胞瘤的分子特征,是其诊断性分子标志物。在新版胶质瘤分类中,染色体 1p/19q 共缺失合并 IDH 突变被定义为少突胶质细胞瘤的一个亚型。通常对疑似少突胶质细胞瘤或少突 - 星形细胞瘤者均应进行 1p/19q 联合性缺失的检测,从而协助组织学诊断,且 1p/19q 缺失也有助于区分少突 - 星形细胞瘤更倾向于少突胶质细胞瘤还是星形细胞瘤,这对于治疗选择有一定的意义。用替莫唑胺或单纯放疗治疗 1p/19q 联合缺失的少突胶质细胞瘤患者会延长其无进展生存期,仅有 1p 缺失的患者进行单一治疗无进展生存期也会延长。

染色体 1p/19q 共缺失型间变胶质瘤患者对放疗显示了良好的预后。染色体 1p/19q 共缺失型间变少突胶质细胞瘤单独放疗生存期明显长于完整型少突胶质细胞瘤 (7.3 年 : 2.7 年),使用 PCV(甲苄肼、洛莫司汀、新长春碱) 化疗方案可加倍延期前者生存期至 14.7 年。多个临床研究显示 1p/19q 共缺失型间变胶质细胞瘤患者 PCV 或替莫唑胺化疗效果更好,生存期更长。1p/19q 共缺失对于治疗和预后均是一个非常有用的指标,对于 1p/19q 共缺失型间变胶质瘤患者应常规使用放化疗。

5. TP 53　超过 50% 的弥漫性星形细胞瘤、间变星形细胞瘤和继发 GBM 中发现 TP53 基因突变,但较少出现在少突胶质细胞瘤中。大多数侵袭性星形细胞瘤同时表达 IDH 变异和 TP53 变异,反之 IDH 野生型也较少表达 TP53 变异。因此在弥漫性星形细胞瘤中 IDH 变异和 TP53 变异有密切的联系。其强染色倾向于星形胶质细胞诊断。其免疫染色针对的是正常的 P53 蛋白,由于 TP53 变异导致 P53 蛋白寡聚体降解减少,故而其过表达常提示存在基因变异。但它并不是特异性指标,因为 P53 蛋白也可由其他机制上调。

6. 组蛋白突变　有研究显示儿童患者胶质瘤中存在由 HIST1 H3B 和 H3F3A 基因编码的组蛋白 3.1 和组蛋白 3.3 变异。这些蛋白由异染色体 DNA 结构变化调节,指导转录激动子和受体的相互作用,

在转录后的表观遗传学表达中发挥重要作用,同时也调节端粒。78% 弥漫性内生型桥脑胶质瘤 (diffuse intrinsic pontine gliomas, DIPGs) 和 22% 脑干外生型 GBM 中存在由 H3F3A 基因突变产生的 K27M 变异。H3F3A 基因突变多见于儿童及青年胶质瘤患者 (5~23 岁),多发生于中线部位,如丘脑、脑桥、脊髓,特别是 DIPGs。H3F3A 基因突变通常合并 TP53、ATRX 和 DAXX 等其他关键基因突变。含有 H3F3A 突变所致的 K27 变异的 DIPGs 对比野生型 DIPGs 常显示更差的预后。

7. BRAF 基因融合和点突变　KIAA1549-BRAF 融合是一个重要的诊断标志物,由于 PA 也存在微血管增生,PXA 在组织学上有时难以与 GBM 区分,如果检测有 KIAA1549-BRAF 融合则有助于 PA 和 PXA 与 GBM 的鉴别。通过针对该种突变的特异性抗体的免疫组织化学检测发现,多形性黄色瘤型星形细胞瘤中约有 60%~70% 发生该突变,是 BRAF V600E 突变最多的一种星形细胞瘤。在上皮样型胶质母细胞瘤和毛细胞型星形细胞瘤的发生率分别为 53.8% 和 10%,其他胶质瘤中少见。

(二)胶质瘤分子分型与原病理分型间的联系

在新的分类中,弥漫型胶质瘤包括了 WHO II 级和 III 级星形细胞瘤、少突胶质细胞瘤、GBM 和儿童相关弥漫型胶质瘤,与以往分类相比,新的分类将生物学行为和预后更为接近的弥漫型星形细胞瘤和少突胶质细胞瘤归为一组,其分类的生物学依据以 IDH1 和 IDH2 基因突变为基础,因相似基因表达的胶质瘤具有较为相似的预后;而对弥漫型星形细胞瘤和特殊类型的星形细胞瘤 (局限性生长星形细胞瘤) 间分子表达和预后方面存在的差异进行了明显的区分。II 级弥漫型星形细胞瘤和 III 级间变型星形细胞瘤均各自分为 IDH 突变型、野生型和未分类型,其中绝大多数属于突变型。当未对 IDH 基因检测或检测失败时,将此类 II 级弥漫型星形细胞瘤和间变型星形细胞瘤归入未分类型。

2016 版 WHO 中枢神经系统肿瘤分类中将 GBM 分为 3 个亚型,分别为:① IDH- 野生型,占所有 GBM 病例的 90%,在临床上属于预后较差的新发 GBM 这一类;② IDH- 突变型,占所有 GBM 病例的 10%,临床上属于由 II 级和 III 级弥漫型胶质瘤向 GBM 演变而来的继发性 GBM;③ GBM 未分类型,与弥漫型胶质瘤相类似,该型属于未进行 IDH 基因检测的一类。Chen 等在一项对 89 例 WHO

II~IV 级的胶质瘤研究中,通过整合病人的年龄和胶质瘤的病理级别建立了一项 IDH1 或 2 突变的预测模型,此模型在预测 R132H IDH 免疫组化阴性病人的 IDH1 或 2 突变率方面具有很高的准确性,例如 R132H IDH 免疫组化阴性、55 岁以上的 GBM 病人几乎没有 R132H IDH 突变,此类病人无须进行 IDH 基因的检测;而对于 R132H IDH 免疫组化阴性的青年 GBM 病人,则需 IDH 基因测序,此类病人的 IDH 基因多为突变型。

上述基于基因的胶质瘤分子分型中,以 IDH 基因的突变最为关键,因不论低级别还是高级别胶质瘤,IDH 基因的突变与否均对胶质瘤的预后具有重要影响。此外 1p/19q 联合性缺失多见于少突胶质瘤病人中,具有 1p/19q 联合性缺失的病人对烷化剂类抗肿瘤药敏感,预后较好。根据 IDH 突变、1p/19q 共缺失和 TERT 突变这三个分子标记物可将胶质瘤患者分为 5 组:① 3 个分子均突变 (三阳性) 的 LGGs 为少突胶质细胞瘤,预后最好;② TERT 和 IDH 突变,合并 1p/19q 完整型的 LGGs (II、III 级) 预后类似三阳性组,IV 级侵袭性明显,预后差;③仅 IDH 突变者为星形胶质细胞,预后居中,仍可存活数年;④仅 TERT 突变者为 GBM(即使组织学为 LGGs),预后最差;⑤ 野生型 TERT 和 IDH,合并 1p/19q 完整型 (三阴性) 为青年 GBM,预后比①和②组差,但优于④组。最近有研究显示 TERT 突变合并 MGMT 甲基化能够增加替莫唑胺敏感性,延长生存期,但其突变若合并 MGMT 甲基化则增加了化疗耐药性,预后更差。这种分歧化的效应及与 MGMT 甲基化之间的关系仍有待进一步研究。

三、分子影像在胶质瘤分子分型中的应用

(一)分子成像在胶质瘤 IDH 基因突变检测中的应用

恶性脑胶质瘤最原始的基因突变是 IDH-1 基因突变,即大部分癌变组织中的恶变细胞内发生了 IDH-1 基因突变。IDH-1 突变破坏了异柠檬酸脱氢酶的亲和力,使该酶与底物结合的能力急剧下降,并且突变型 IDH-1 能够与野生型 IDH-1 相互激烈地竞争底物,突变型 IDHl-1 与底物结合形成二聚体,进而使得 IDHl-1 的活性降低,最终 α- 酮戊二酸 (α-ketoglutarate,α-KG) 生成量大幅度下降。一系列的改变使得脯氨酸羟基化酶活力被降低,增加了细

胞缺氧诱导因子 (hypoxia-mducible factor, HIF) 的稳定活性, HIF 信号通路被激活, 最后导致了肿瘤的生长。当 IDH-1 突变时, NADPH 依赖性的还原反应被催化, 使得 α-KG 变成 2- 羟基戊二酸 (2-bydroxy-glutarate, 2-HG)。研究发现: 精氨酸发生突变成为组氨酸时, 活性基团的残基结构就会产生明显的改变, 此反应与异柠檬酸氧化脱羧反应极为相似, 进而使得 α-KG 转化生成了 2-HG。如果 2-HG 积累过多, 就会增加在代谢异常的人群中患脑部恶性肿瘤的几率。异柠檬酸脱氢酶突变后生成代谢废物 2-HG, 通常情况下 2-HG 在人体正常细胞中的含量并不高, 但是累积过多的话就会使得正常细胞转化为恶性细胞, 进而促进肿瘤的发生。

检测胶质瘤 IDH 基因突变不仅可指导临床判断预后, 而且有助于治疗方案的选择和靶向药物的研发。如, 已有研究显示可穿过血脑屏障的小分子 IDH 基因突变特异性抑制剂 (AGI-5198) 在体内和体外均显示较好的疗效。AG1-5198 可反转因 IDH 基因突变导致的细胞分化改变并降低 2-HG 含量。由于 IDH 基因突变改变胶质瘤的甲基化, 对烷化剂化疗药的疗效产生影响。因此, IDH 基因突变的检测对胶质瘤预后判断、治疗方案的选择和靶向药物的研发和临床应用有重要意义。

由于血脑屏障的存在和缺乏生物学标记, IDH 基因成像目前尚未取得重大突破, 但通过检测一系列间接分子标志物, 结合多模态和影像学大数据, 可获得较为精准的 IDH 基因突变引起胶质瘤代谢和微结构改变, 其中主要内容包括: ① IDH 突变型胶质瘤 2-HG 含量为野生型 100 倍; ② IDH 基因突变型胶质瘤较野生型细胞增殖程度低、血管生成少; ③ IDH 突变改变肿瘤细胞的代谢途径, 如 HIF-la 降低, 使线粒体对氧的消耗下降和 ROs 聚集。这些代谢和微结构的改变可通过各类 MRS、多参数 DWI、PWI 和血氧水平依赖成像获得反映肿瘤 2-HG 含量、细胞密集度、微血管密度、血管通透性和氧代谢等的影像学生物标记, 为在体评价 IDH 基因表型提供分子病理学基础。

目前, 大量研究表明 2- 羟基戊二酸可以作为 IDH-1 是否突变的最佳的生物标志物。2- 羟基戊二酸作为监测 IDH-1 是否突变的中间代谢产物, 可以通过二维关联能谱法 (COSY) 在体内直接测出, 同时二维关联能谱法利用二次正交化学位移维度解决了在波谱中重叠的各种代谢产物的信号, 避免了常规波谱中拟合算法所导致的假阳性结果, 从而能更有利于通过检测 2- 羟基戊二酸来判断 IDH-1 基因突变与否。

^{13}C-MRS 是通过外源性注射 ^{13}C 标记的底物获取相关实时代谢物检测 MRS 检查, 应用溶解动态核极化方法(DNP)技术。有研究成功设计了全新的 DNP 超极化探针 [1-^{13}C]-α-KG, 用于 2-HG 的无创性 ^{13}C-MRS 成像, 研究发现在注射超极化 [1-^{13}C]-α-KG 后, 在细胞裂解物和小鼠原位突变体 IDH1 肿瘤模型中均可以检测到超极化 [1-^{13}C]-2-HG 的产生, 但是在其野生型对照组中则未见明确显示。定量多模态 MRI 可通过多种成像技术获得组织和病变的微结构、代谢和功能改变的多种影像学生物标记。定量多模态 MRI 有望通过获得与这些代谢和微结构的改变相关的影像学生物标记在体评价胶质瘤的 IDH 基因表型, 为临床胶质瘤预后判断、治疗方案的选择提供简便无创无辐射的方法。Metellus 等报道 IDH 野生型胶质瘤好发于额颞岛叶, 并且肿瘤的体积相对较大, 具有单侧生长、信号较均匀、强化相对较弱等特点。Stadlbauer 等结合定量血氧水平依赖成像和动态磁敏感灌注成像计算胶质瘤氧代谢和新生血管的影像学生物标记, 结果表明影像学生物标记可用于 IDH 基因表型的评价。Biller 等对胶质瘤 Na-MR 成像, 显示 Na-MR 信号可作为未经治疗的胶质瘤 IDH 表型影像学标记。上述研究表明, 分子成像, 尤其是磁共振和磁共振波谱成像有望通过定量和多模态成像结合的方式, 解决临床缺乏生物学标记评价胶质瘤 IDH 基因表型, 为胶质瘤的精准医疗和靶向药物的提供指导。

(二)功能磁共振成像在胶质瘤基因评价中的应用

Qi 等研究脑胶质瘤常规 MR 序列与基因表达的关系, 结果表明肿瘤单侧生长、边界清晰和信号不均匀等影像征象与 IDH 基因突变相关。Ellingson 等对 507 例新发 GBM 影像图谱定位的研究发现, 特殊类型的 GBM 表型具有特定的发生部位, 伴有 IDH-1 突变的 MGMT 甲基化肿瘤更可能发生于左侧额叶, 而变异的表皮生长因子受体 (epidermal growth factor receptor, EGFR) 过度表达肿瘤更可能发生于左侧颞叶。

癌症和肿瘤基因图谱 (TOGA) 计划除了包含影像和基因表达数据, 还包括一部分肿瘤的 miRNA 表达信息。这些小 RNA 通过绑定靶基因 3′UTR

特定位点对基因表达进行负性调节。Zinn 等发表了第 1 篇影像基因组学论文，利用 TOGA 数据库资料分析了 78 例 GBM 的基因和 miRNA 表达数据，共获取了 13 628 个基因和 555 个 miRNA 信息，对比瘤周不同体积的液体衰减反转恢复 (FLAIR) 序列信号异常区（水肿或浸润或两种兼有）的基因和 miRNA 表达，结果发现 53 个基因和 5 个 miRNA 表达在两组间存在明显差异，其中上调最明显的是骨膜蛋白 (periostin, POSTN) 基因，而下调最明显的是对 POSTN 基因进行调节的 miRNA-219（负性调节）。POSTN 水平本身与较短的生存期相关。这些发现受到研究者们的极大关注，因为他们认为基因和 miRNA 表达的调节可以影响病人生存率。另外，miRNA 在肿瘤的形成过程是一个关键的调节因素（侵袭性、凋亡、细胞增殖）阐明这些调节通路可能有助于实现针对性治疗。此外，该研究还发现 POSTN 和 FLAIR 影像高信号体积具有一定的相关性。

Jamshidi 等分析了 23 例 GBM 病人的 6 个常规 MRI 特征与基因表达谱的关系。与以往的研究相同，影像特征包括：坏死比例、强化程度、占位效应、室管膜下区 (subventricular zone, SVZ) 侵犯程度、水肿和浸润的方式、强化和坏死比率。该研究不仅分析了 M RI 特征与基因集的相关性，还分析了与 DNA 拷贝数变化的相关性。23 例 GBM 中共 376 个基因存在 mRNA 和拷贝数出现相应变化。其中 SVZ 受累与 UBQLN1、APBAI、HJURP、LM03、RAP2A、BFSPI、TYMS、FA M83D 过表达相关。SVZ 受累还与胶质瘤干细胞相关基因表达的缺失或减少有关。以往的研究也表明，SVZ 受累与基因表达有关。但这些研究中 SVZ 相关基因集并没有一定的重叠。Jamshidi 等尽管没有推测这种不一致的原因，但认为可能与样本量较小有关，尤其受到样本中 GBM 存在异质性的影响。因此，对于这些初步的研究结果需要进一步利用新数据集进行前瞻性研究来解释这些差异。

Colon 等对 TOGA 数据库中选取的 104 例 GBM 病人进行研究，再一次证实了侵袭性影像征象与基因具有一定的相关性。该研究中将浸润表型定义为深部白质纤维束的受侵（包括内囊、胼胝体或脑干的 T2/FLAIR 的异常信号）和室管膜受累。同时他们应用独创性的通路分析方法，研究发现 2 组间约有 100 个基因过表达及低表达。还发现线粒体功能异常和 VEGF 信号通路相关。最后通过分析基因表达的转录因子发现，侵袭性组中转录调节因子和有特征性的肿瘤基因 Mye 可能被激活。

目前功能 MRI 研究多应用于脑胶质瘤的分级，将功能 MRI 参数与基因相结合的研究较少，Jain 等评估了基因表达谱和功能影像胶质瘤灌注指标间的相关性，该研究将功能 MRI 灌注影像与常规 MRI 影像融合，发现 92 个血管生成相关基因中有 7 个基因与表面积通透性（血管通透性），5 个基因与肿瘤脑血容量 (CBV) 相关。相关的基因包括乏氧诱导因子 1A(hypoxia-inducihle factor 1A, HIF-1A)，属于血管生成的驱动因子。后续的研究中，Jain 等对 57 例 GBM 病人的 MR 灌注成像指标与 Verhaak 和 Phillips 提出的分子亚型进行相关性研究，发现肿瘤强化区的最大相对脑血容量 (rCBVmax)、平均相对脑血容量 (rCBVmin) 以及非强化区的 rCBV 在各亚型间均无明显差异，但 rCBVmax 对各亚型 GBM 的生存期均具有很高的预测能力。同时 Verhaak 分型中，GBM 分子标志物可以与血流动力学相关指标进行联合分析以对生存期做出预判，但该研究并没有报道灌注指标与哪些特定基因表达水平具有相关性，且 Jain 等发现 GBM 各分子亚型的 CBV 无明显差异，这一局限性还需大样本多中心研究进一步探索。

尽管 CBV 与 GBM 的分子亚型无直接相关性，但原神经型肿瘤具有强化程度较低这一显著特点，而间质型亚型表现为无强化肿瘤。这些结果与 Pope 等先前的研究结果一致。Naeini 等发现定量影像特征与间质型 GBM 的分子表达谱具有一定的相关性。

（三）定量影像组学在预测 GBM 基因表达中的应用

Gevaert 等利用复杂、精细的信息学方法制作可以预测生存率的影像基因组学图谱。从 TOGA 数据库中选取 55 例 GBM 病人，在肿瘤坏死区、强化区、肿瘤水肿区分别勾画兴趣区，并计算出各兴趣区的 79 个影像组学定量特征（如病灶边界的锐利度和边缘形态）；通过整合基因表达、DNA 甲基化及拷贝数，计算出 100 个共基因表达模块，并利用稳定性分析选取其中 35 个模块来预测生存期。然后将上述共表达基因模块与影像组学定量特征进行相关性分析，制作可以预测预后的影像基因数据集。这种方法比以往研究的潜在优势在于，首次实现了潜在驱动子突变的显示,并且应用了定量影像组学特征数据集。作为调节因子的 GAP43 和 WWTR1 被确定为共表达基因模块 20,观察了模块 20 与影像组学定量特征坏死边缘锐利度间呈负相关,表明这两个基因可以加速坏死进程。同时,该研究确定了 54 个影像组学特征中的 30 个与生物学行为具有相关性。例如,水肿的程度和京都基因和基因组百科全书 (KEGG) 数据库中细胞循环通路具有一定的相关性。

Pope 等研究认为表观扩散系数 (ADC) 直方图低均值 (ADCL) 在预测胶质瘤的无进展生存期和总生存期方而具有一定的价值,低 ADCL 值的预后较差。他们在对 GBM 的分子亚型与各自预后的研究中发现,间质型肿瘤具有较高的 ADCL 值,原神经型具有较低的 ADCL 值,而增殖型 ADCL 值最低,同时研究还发现间质型对于初次使用贝伐单抗的敏感性较差,但在复发型肿瘤中,间质型对于贝伐单抗的敏感性明显升高。除了基因表达亚型与扩散相关参数的相关性研究外,Pope 等对 ADC 直方图与肿瘤所有基因表达进行相关性研究,而不局限于上述所定义的特定的分子亚型。结果发现,共有 13 个基因,高 ADCL 值组比低 ADCL 值组基因表达高 2 倍以上,其中约半数基因与细胞外基质的胶原蛋白相关。这些结果同时表明,高 ADCL 值与侵袭性表型相关,与上述 GBM 的间质亚型相一致。

分子影像学的进步为分子生物学和分子病理学的发展提供了必要的工具,随着分子探针技术的进步,使未来个体脑胶质瘤的更深入的研究成为可能。如,目前的研究已推动了个体化患者的临床管理中的系统性组织活检的发展。此外,这些多元化反应的可能性使、得患者在治疗上的选择更加多样化。分子影像学作为一个飞速发展的学科,正帮助神经学科建立一座跨越于临床医学和分子病理学间的新的桥梁。随着"大数据"和"精准医疗"等概念的提出,各类以分子影像学为基础的研究必将会为胶质患者的治疗提供更加精准的个体化治疗方案,进一步推动胶质瘤在体分子分型的发展。

第七节　前列腺癌的分子分型与分子影像研究进展

前列腺癌是西方男性最常见的恶性疾病之一,其发生的风险因素包括年龄、种族、基因遗传和环境因素 (如饮食) 等。虽然导致前列腺癌发生和演进的确切分子机制目前尚不清楚,但组织学研究表明它是一个多步骤的发展和演进过程。

一、前列腺癌发生的分子机制

(一)前列腺癌的遗传因素

前列腺癌具有遗传倾向,目前已有大量研究致力于寻找家族性前列腺癌基因。研究证实少数基因的种系多态性和位点突变与前列腺癌风险度增加有关。在连锁分析的基础上发现了遗传易感性基因座遗传前列腺癌位点 1 基因 (HPC1),这个基因位于 1 号染色体上,可编码核糖核酸酶 L(RNASEL)。另外,巨噬细胞清道夫受体 1 基因 (macrophagescaven-gerreceptor1, MSR1) 的种系突变也与前列腺癌的发生风险有关。MSR1 基因定位于 8p22,主要在巨噬细胞中表达。另外,还有很多其他的基因位点也被涉及,它们在前列腺癌发生中的作用尚需进一步验证。最近几个研究小组使用基因组相关性研究 (ge-nomewideassociationstudies,GWAS) 显示一组位于新位点的单核苷酸多态性 (single nucleotide po-ly-morphism,SNP) 与前列腺癌的风险度有关,其中部分定位于 8q24。

(二)前列腺癌基因表达的改变

前列腺癌细胞中的获得性体细胞基因改变包括辅酶 CpG 岛胞嘧啶的甲基化、点突变、缺失和扩增,以及端粒缩短等。前列腺癌和前列腺癌细胞系中也发现了经典的肿瘤抑制基因的失活,如 TP53 和 RB 基因。然而,在肿瘤进展到激素非依赖和 (或) 转移性癌的过程中,这些改变已经非常普遍。荧光原位杂交 (FISH) 和比较基因组杂交 (CGH) 等细胞遗传学研究证实前列腺癌与其他上皮源性恶性肿瘤一样,存在多种染色体区域的扩增或丢失,最常见的染色体异常是 8p、10q、13q 和 16q 的丢失,以及 7p、7q、8q 和 Xq 的扩增。

1.MYC　MYC 作为一种核转录因子,可作用于细胞周期演进、细胞代谢、核糖体生成和蛋白质合成等细胞生命活动的多个过程。癌基因定位于 Sq24,这个区域在多种人类肿瘤中都存在扩增。自 20 世纪末以来,研究者们对复杂的 MYC 转录调控网络进行了大量的研究,然而 MYC 基因在肿瘤形成中的确切作用及其在前列腺癌发生过程中的直接分子靶点依然不甚明了。目前研究发现,MYC 过表达在前列腺癌的进展中具有重要作用。

2.NKX3.1 NKX3.1 定位于 8 号染色体短臂,是候选的肿瘤抑制基因之一。NKX3.1 基因编码一种同源结构域转录因子,这种转录因子最早被认为是前列腺上皮胚胎发育的标记,它表达于成人前列腺上皮细胞,是保持导管形态和调节细胞增殖所必需的基因。人类的 NKX3.1 位于 8p21 一段很小的缺失区内。早期研究报道 63% 的高级别 PIN 和约 90% 的前列腺癌可出现 8p21 位点同源结构域的缺失。

3.PTEN 基因的缺失 PTEN 基因是一种公认的抑癌基因,位于 10q23,可抑制具有促进细胞存活功能的磷脂酰肌醇 3 激酶 /AKT(PI3K/AKT) 通路活性。PTEN 可使 PI3K 的产物——磷脂酰肌醇 3,4,5-三羟甲基氨基甲烷磷酸 (phosphatidylinositol 3,4,5-trisphosphate PIP 3) 去磷酸化,从而降低 PI3K/AKT 通路活性,抑制生长因子信号。PTEN 的下游基因 AKT 表达一种凋亡抑制剂,可促进细胞增殖,而 PTEN 的缺失可导致 AK1 活化。

4.AR 雄激素受体 由于前列腺的正常生长依赖雄激素,因此雄激素受体在前列腺病理改变方面起着关键作用。雄激素受体是一种核的类固醇激素受体,它在腺腔上皮细胞中表达量高而在基底细胞中表达很少。在缺乏配体的地方,雄激素受体处于失活状态,并且与分子伴侣热激蛋白相结合。当其与活化的睾酮,即双氢睾酮 (DHT) 结合时,雄激素受体从热激蛋白中释放出来并转位到核内,在辅助因子的参与下调控靶基因的转录。实验证明,雄激素受体活化对前列腺癌的进展是必需的,在高级别 PIN 和绝大多数前列腺癌中雄激素受体的表达水平都较高。目前治疗进展性、转移性前列腺癌的主要方法是通过使用抗雄激素药物、睾丸去势或促性腺激素促进剂去除雄激素。虽然大多数患者对这些治疗方法有反应,但最终都会失效,肿瘤出现雄激素非依赖性。随着前列腺癌从雄激素依赖演进到非依赖状态,位于 Xq12 区的雄激素受体可被扩增或突变以增强对配体的反应从而出现雄激素非依赖性活化和肿瘤生长。最近的报道认为雄激素受体还参与其他的促有丝分裂信号通路,如 PI3K/AKT 和 MAPK

通路,从而促进雄激素非依赖的肿瘤演进。

5.P27 周期依赖性激酶抑制剂 P27 是一个由 CDKNIB 编码的候选肿瘤抑制基因。为了阻止细胞周期进行,P27 与 cyclinE/CDK2 和 cyclinA/CDK2 复合物结合并抑制其活性。虽然 p27 突变很少见,但 p27 的表达丧失可导致包括前列腺在内的多种器官的增生和恶变。在正常和良性前列腺增生组织中,p27 在大多数腺腔上皮细胞中高表达,而在基底细胞中的表达情况差异较大。

(三)表观遗传学的改变

前列腺癌中的表遗传学改变包括 DNA 序列异常的脱氧胞苷酸甲基化及异常的组蛋白修饰(包括乙酰化和甲基化等)所导致的染色体结构改变。前列腺癌演进过程中,表观遗传学的变化比遗传学改变出现早且更持久。然而,这些变化的发生机制尚不清楚。DNA 甲基转移酶 (DNMT) 可通过在辅酶的饰 G 岛上催化转移甲基基团完成甲基化修饰过程。DNA 甲基转移酶活性改变产生的异常甲基化可导致基因沉默。研究表明表观遗传学的改变可导致前列腺癌中谷胱甘肽 S 转移酶 (glutathioneS-transferase) 以及腺瘤性结肠息肉病 (APC) 蛋白基因的表达沉默。

二、前列腺癌的分子分型

目前临床上前列腺癌内分泌治疗起到了重要的作用。在治疗初期,大多数前列腺癌患者可取得满意效果,临床上表现为肿瘤消退、PSA 水平下降、症状缓解,因此雄激素受体的检测是早期前列腺癌分子分型的关键。但一般在雄激素阻断治疗 18~24 个月后,几乎全部患者均会逐渐发展至 CRPC,导致最终治疗的失败。尽管多西他赛、恩杂鲁胺、阿比特龙等药物能够延长患者生命,但患者生存时间总的延长多为 3~5 个月,PSA 反应率仅为总数的一半左右。高通量基因测序可发现前列腺癌异质性显著,其从高级别上皮样瘤变向 CRPC 进展的过程中发生了不同基因突变及信号通路的激活,表现出对靶向治疗药物的不同反应。正因如此,Beltran 和 Rubin 以及 Roychowdhury 和 Chinnaiyan 提出了以基因突变为前列腺癌分子分型依据的前列腺癌个体化治疗新模式。

(1)ETS 融合基因:ETS 融合基因在前列腺癌患者中的发生率约为 50%,尚无直接的治疗方法。Brenner 等发现 ETS 融合基因阳性的前列腺癌对 PARP 抑制剂的反应明显强阴性者,提示 ETS 融合基因是 PAPR 抑制剂有效性的标志物。

（2）PTEN 基因突变：PTEN 基因突变在 CRPC 中的发生率达 50%。PTEN 基因作为抑癌基因，起着负调控 PI3K-Akt-mTOR 信号通路的作用。Carver 等与 Mulholland 等发现，雄激素通路与 PI3K 信号通路相互起负反馈调节，这为同时使用雄激素与 PI3K 通路靶向治疗提供了理论基础。Gan 等发现 PTEN 缺失的动物模型对多西他赛的治疗反应明显减弱，认为 PTEN 对于预测多西他赛治疗 CRPC 疗效有一定价值。

（3）RB1 基因突变：RB1 基因突变在前列腺癌中的发生率为 20%~60%。Sharma 等发现 RB1 失活会导致雄激素受体表达增强，使前列腺癌对抗雄激素治疗的反应较差。目前，尚无直接针对 RB1 基因突变的治疗方法，学者们正在探索通过泛素蛋白连接酶 MDM2 和组蛋白去乙酰酶 HDAC 抑制剂间接治疗 RB1 失活引起的改变。

（4）MYC 基因扩增：MYC 基因扩增发生在 10% 的 CRPC 患者中，而在具有神经内分泌功能的前列腺癌中，MYC 扩增发生率可达到 40%。MYC 基因过表达与雄激素的非依赖发生、PI3K 途径激活、AURKA 基因激活密切相关，加快前列腺癌进展为 CRPC，需要进一步探索该类型前列腺癌的治疗方案。Akinyeke 等通过动物实验发现二甲双胍能抑制 MYC 过表达，可预防前列腺上皮内瘤样变向前列腺癌的进展。

（5）PIK3CA 与 AKT1 基因：虽然 PI3K-Akt-mTOR 通路在前列腺癌中常常发生改变，在原发前列腺癌中约占 42%，而在 CRPC 中可达 100%，但编码 PI3K 与 Akt 激酶的 PIK3CA 与 AKT1 基因的点突变罕见。PIK3CA 突变发生频率约为 5%，AKT 突变发生率约为 1.4%。突变主要通过激活 PI3K-Akt-mTOR 发挥致癌作用。

（6）RAF/RAS 基因：1%~2% 的前列腺癌存在 RAF 和 RAS 突变。该类突变通过 RAS/RAF/MEK/ERK 途径促进前列腺癌的进展，发生率虽低，但临床上有显著意义。Palanisamy 等认为可应用 RAF/MEK 抑制剂靶向治疗有 RAF/RAS 基因突变的前列腺癌亚型。

（7）AURKA 基因：AURKA 基因激活主要发生在具有神经内分泌功能的前列腺癌中，参与激活细胞周期调控激酶，多与 MYC 基因同时扩增。AURKA 激酶抑制剂已应用于临床研究，取得了一定效果。

除上述基因突变外，前列腺癌高通量测序分析还发现了 SPOP 基因（13%）、FOXA1（3%~4%）、MED12（4%~5%）以及 CHD1（8%~10%）基因突变有潜在的临床应用价值，但目前仍处于探索阶段。

三、分子影像在前列腺癌分子分型中的应用

（一）雄激素受体成像

^{18}F- 双氢睾酮（^{18}F-fluoro-5a-dihydrotestosterone，^{18}F-FDHT）是雄激素受体类似物，它在前列腺体成长发育及发挥功能过程中扮演重要角色。它在体内的生理性摄取部位有心脏和大血管的血池以及肝，并通过胆道系统排泄到肠道。有研究报道，去势难治性前列腺癌可能分为 3 种类型：雄激素受体主导的，糖酵解主导的，雄激素和糖酵解共同主导的。^{18}F- 双氢睾酮也许是一种监测药物动态反应的标记物，而不是反映治疗效果的标记物。

（二）c-myc 基因成像

原癌基因 c-myc 编码一种位于核内的转录调控因子，c-myc 过度表达可以改变细胞内基因调控，使细胞转化为恶性表型，使癌基因表达或抑癌基因失活加速或启动肿瘤发生。c-myc 在 PCa、HG-PIN 中表达均高于 BPH 中的表达，并且在 HG-PIN 和 BPH 组织中的表达只限于腺上皮细胞，基底细胞未见明显表达。在 Heckl 等的研究中，其应用对 c-myc mRNA 特异性的 PNA 结合钆化合物及跨膜载体组成复合物为对比剂显示前列腺癌动物模型，Dunning R3327 型前列腺癌细胞内 c-myc mRNA 表达水平明显增高。该研究表明，磁共振基因成像具有用于前列腺癌分子分型的潜力。

（三）胆碱成像

胆碱是磷脂的重要组成部分，参与磷脂酰胆碱和细胞膜的生物合成。在前列腺癌细胞中，细胞增殖活动的增加和胆碱激酶的过度表达，导致通过胆碱转运体进入细胞的胆碱增多。最近几年，^{11}C- 胆碱或 ^{18}F- 胆碱在前列腺癌诊断分期中的应用受到极大的关注，尤其是在欧洲和日本。Umbehr 等通过系统评价发现，胆碱 PET 对前列腺癌分期的敏感性为 84%，特异性为 79%；对于复发患者再分期的敏感性为 85%，特异性为 88%。另一项研究通过对 12 个研究，1 555 例进行 Meta 分析证实，胆碱 PET 或 PET / CT 在预测前列腺癌病理、诊断前列癌复发方

面具有重要作用。

（四）影像组学与前列腺癌的分子分型

常规的临床病理学参数并不足以为前列腺癌患者的预后提供准确的预测信息。基因组学分类方法虽然可在一定程度上提高前列腺癌危险预测的准确性，但前列腺癌的多灶性和异质性使其很难准确预测它的临床进展。Stoyanova 等通过对 17 例行 MR 引导下穿刺活检的前列腺癌患者进行研究，寻找多参数 MRI 中提取影像组学纹理特征与全基因表达之间的关系，发现 49 个影像组学特征和 3 个可预测不良预后的基因组学特征具有较强的相关性，这些基因既包括进展期前列腺癌过表达的基因，也包括进展期前列腺癌表达水平下调的基因。例如，AR 信号通路中的一些基因（包括 KLK2、KLK3、HOMER2、BMPR1B 基因）以及一些已确定的分子诊断标志物（如 CHRNA2、MT1H、DPP4、MYBPC1）与影像组学特征呈较强的负相关性，而 TRPM8、DPP4、GCNT1 与影像组学特征呈较强的正相关关系，未来影像组学的进一步发展可能对前列腺癌的分子诊断与分子病理具有重要的研究价值和临床意义。

第八节　分子影像在体肿瘤分子分型研究的展望

精准医学的核心内容是实现个体化治疗。肿瘤是基因疾病，肿瘤的发生源自 DNA 序列的异常，尽管不同肿瘤有不同的诱因和症状，但绝大多数都可以用基因突变来解释。基于肿瘤治疗的紧迫性和必要性，肿瘤学科是实施精准医疗的最佳领域之一。

精准的肿瘤个体化治疗依赖于准确的分子诊断与分子病理分型。目前大部分肿瘤分子分型都通过经典的形态学进行病理诊断，只有部分需借助组织化学染色和免疫组化等辅助手段进行鉴别诊断，应用分子病理诊断则更为少见。长期以来，肿瘤分子病理诊断依赖的主要技术是依靠高通量基因测序技术和组学技术，由于不同类型的肿瘤可在同一个基因或同一个基因序列中发生突变，导致分子诊断的特异性和敏感性受到一定的限制。随着人类影像医学的发展和各类基因和纳米探针技术的突破，激发了一些系列通过分子影像检测肿瘤分子分型的新方法，为肿瘤分子病理的进一步发展提供了强有力的技术支持和新的发展方向。

当前，随着各类特异性靶向药物的研发取得的巨大进展，人们已经越发越意识到实施肿瘤个体化治疗的必要性和迫切性。根据肿瘤精准的分子病理分型配合相应靶向药物，目前已实现能够较大幅度地提高部分肺癌、肝癌以及白血病等肿瘤患者的生存期，为肿瘤患者带来了曙光。因此，集原位、靶向、精准、活体检测为一身的分子影像学，作为全新的、新型肿瘤分子分型方法，具有其他检测方法无可比拟的技术优势。以分子影像获得的在体肿瘤生物信息进行诊断与治疗，必将对肿瘤的早期诊疗和人们在细胞和分子水平上对疾病的认识产生深远的影响，特别是新型分子探针介导的多模态诊疗平台的出现和发展，将肿瘤的分子诊断和分子分型带入了全新的诊疗一体化发展阶段。相信在不远的将来，人们有望通过分子影像介导的分子分型和靶向治疗对肿瘤这一"顽固"疾病做到"有的放矢"，实现真正意义上的精准诊疗。

【参考文献】

[1] 孙筠,李自立,许晓平,等.Cu-ATSM 乏氧分子影像探针及其荷人乳腺癌小动物 PET/CT 显像的初步研究 [J]. 肿瘤影像学,2016(03):267-271.

[2] 邵军,李海,邓志勇,等.3DTR-CPA 检测前列腺癌血流特征与 VEGF、Ki-67 基因蛋白表达的相关性研究 [J]. 现代肿瘤医学,2012(11):2330-2332.

[3] SUN Y, ZHANG W, CHEN D, et al. A glioma classification scheme based on coexpression modules of EGFR and PDGFRA[J]. Proc Natl Acad Sci U S A,2014,111(9):3538-3543.

[4] OLAR A, ALDAPE K D. Biomarkers classification and therapeutic decision-making for malignant gliomas[J].Curr Treat Options Oncol,2012,13(4):417-436.

[5] TAHERIAN-FARD A, SRIHARI S, RAGAN M A. Breast cancer classification: linking molecular mechanisms to disease prognosis[J]. Brief Bioinform,2015,16(3):461-474.

[6] RENARD-PENNA R, CANCEL-TASSIN G, COMPERAT E, et al. Functional magnetic resonance imaging and molecular pathology at the crossroad of the management of early prostate cancer[J]. World J Urol,2015,33(7):929-936.

[7] SIMON R, ROYCHOWDHURY S. Implementing personalized cancer genomics in clinical trials[J]. Nat Rev Drug Discov,2013,12(5):358-369.

[8] QI S, YU L, LI H, et al. Isocitrate dehydrogenase mutation is associated with tumor location and magnetic resonance imaging characteristics in astrocytic neoplasms[J]. Oncol Lett,2014,7(6):1895-1902.

[9] LOGOTHETIS C J, GALLICK G E, MAITY S N, et al. Molecular classification of prostate cancer progression: foundation for marker-driven treatment of prostate cancer[J]. Cancer Discov, 2013, 3(8):849-861.

[10] KEUNEN O, TAXT T, GRUNER R, et al. Multimodal imaging of gliomas in the context of evolving cellular and molecular therapies[J]. Adv Drug Deliv Rev,2014,76:98-115.

[11] TRAVIS W D, BRAMBILLA E, RIELY G J. New pathologic classification of lung cancer: relevance for clinical practice and clinical trials[J]. J Clin Oncol,2013,31(8):992-1001.

[12] 袁俊清,张惠筬,蒋智铭. PCA3 基因及其在前列腺癌诊断中的研究进展 [J]. 临床与实验病理学杂志,2014,30(8):905-907.

[13] 张彤,徐勇,张晓光,等. pim-1 与 c-myc 在前列腺癌中的表达及其临床意义 [J]. 临床泌尿外科杂志,2007(02):122-124.

[14] 岳宁,袁双虎,杨国仁. RGD 分子影像在肺癌的研究现状与进展 [J]. 中国肺癌杂志,2014(12):855-859.

[15] TRAVIS W D, BRAMBILLA E, NICHOLSON A G, et al. The 2015 World Health Organization Classification of Lung Tumors[J]. Journal of Thoracic Oncology,2015,10(9):1243-1260.

[16] LOUIS D N, PERRY A, REIFENBERGER G, et al. The 2016 World Health Organization Classification of Tumors of the Central Nervous System: a summary[J]. Acta Neuropathol,2016,131(6):803-820.

[17] 韩萨茹拉,高爱琴,李金泉,等. 成纤维细胞生长因子 (FGF) 研究进展 [J]. 安徽农业科学,2009,37(7):3008-3010.

[18] 胡永波. 分子病理学技术应用原理和适用范围 [J]. 中国伤残医学,2013(10):464-465.

[19] 曾瑄,梁智勇. 分子病理在肿瘤个体化医疗发展中的地位和作用 [J]. 中华病理学杂志,2016(1):3-5.

[20] 杨举伦,王丽,潘鑫艳,等. 分子病理诊断的现状与思考 [J]. 诊断病理学杂志,2014,21(6):341-346.

[21] 杨玉琪. 核磁 / 荧光双模态分子探针的构建及其在肺癌细胞诊疗中的应用研究 [D]. 华中师范大学,2015.

[22] 郭磊,于颖彦,朱正纲. 基因芯片数据挖掘与肿瘤分子分型研究 [J]. 外科理论与实践,2010,15(1):83-86.

[23] 秦江波,张辉,王效春,等. 基于分子表型的脑胶质瘤影像基因组学研究进展 [J]. 国际医学放射学杂志,2017(03):254-257.

[24] 方敏,彭春伟,陈创,等. 基于量子点标记探针技术的肿瘤分子分型研究进展 [J]. 中国肿瘤临床,2014(1):37-42.

[25] 于士柱,孙翠云. 胶质瘤分子病理学进展及其在精准治疗中的应用 [J]. 中华神经外科疾病研究杂志,2016,15(5):385-388.

[26] 周玉容. 介入分子影像引导下的乳腺癌精准诊疗 [D]. 浙江大学,2016.

[27] 张波. 精准医疗时代的病理学发展 [J]. 协和医学杂志,2017(Z1):117-121.

[28] 朱雄增. 精准医学时代下的精准诊断 [J]. 中华病理学杂志,2015(7):442-443.

[29] 王汝佳,沈桂权,高波. 脑胶质瘤 IDH-1 突变的影像学研究进展 [J]. 磁共振成像,2016(09):711-715.

[30] 梅东东,龚静山,刘永光,等. 脑胶质瘤 IDH 基因突变与定量多模态 MRI 研究进展 [J]. 中国医学影像技术,2017(10):1550-1553.

[31] 潘东亮,那彦群. 前列腺癌靶向基因治疗实验研究的最新进展 [J]. 中国癌症杂

志,2012(12):942-946.

[32]　张川,金承洛,祝青国. 前列腺癌的基因治疗 [J]. 现代肿瘤医学,2012,20(1):186-190.

[33]　王锡臻,张强,王滨. 前列腺癌分子影像学研究进展 [J]. 中国医学影像技术,2005(12):1941-1944.

[34]　魏超刚,李凯,肖莉,等. 前列腺癌基因治疗及多模态成像研究进展 [J]. 放射学实践,2014(05):500-503.

[35]　成克伦. 前列腺癌中 survivin 和 c-myc 蛋白的表达及其相关性 [J]. 中国老年学杂志,2009(10):1294-1295.

[36]　瞿旻,任善成,孙颖浩. 前列腺癌肿瘤标志物研究的新进展 [J]. 中华外科杂志,2015,53(4):317-320.

[37]　姚智强,卢亦成. 人脑胶质瘤发病分子机制及其临床应用 [J]. 中国肿瘤生物治疗杂志,2008(01):90-94.

[38]　康宇娟,刘思,宋健,等. 乳腺癌分子分型的研究进展 [J]. 中华实验外科杂志,2016,33(4):1158-1160.

[39]　周兴,钱立庭. 乳腺癌分子分型与临床病理特征和预后的关系 [J]. 中国现代医学杂志,2015(16):53-57.

[40]　胡鸿,唐刚华,聂大红. 乳腺癌分子显像研究进展 [J]. 国际放射医学核医学杂志,2015(1):91-95.

[41]　刘佩芳,鲍润贤. 乳腺常规与功能及分子影像检查技术结合提高乳腺癌诊断水平 [J]. 中华放射学杂志,2015(7):481-482.

[42]　申宝忠. 无限潜能魅力彰显 -- 分子影像学研究的回顾与展望 [J]. 中华放射学杂志,2014(5):353-357.

[43]　王静巍,黄文河,张国君. 在体光学分子影像技术在乳腺癌基础及临床研究中的应用 [J]. 中华核医学与分子影像杂志,2012,32(2):154-157.

[44]　王海军,宋娜,冯志伟. 肿瘤精准医学研究进展 [J]. 新乡医学院学报,2017(10):867-870.

第六章 分子成像靶点的选择与应用

靶向分子成像是近年来疾病诊疗研究中的前沿领域,其应用范围相当广泛,从细胞信号通路和疾病机制的研究,从药物研发和药效观察,到临床疾病的早期分子诊断,都有靶向分子影像广阔的发展与研究空间。分子影像中对于不同疾病的靶向递送策略通常可分为两类,即被动靶向和主动靶向。被动靶向一般特指借助肿瘤部位特殊的不完整血管结构及纳米递药系统本身的性质,使分子成像探针有效蓄积于肿瘤部位;而主动靶向则是指将成像材料与靶向物质通过各类修饰与连接,共同构建靶向分子探针,借助靶向物自身与各类疾病的特定分子间、蛋白与蛋白(受体)间的主动识别而结合,进而到达并停留于各类疾病组织的靶向方法。由于在分子影像研究中,被动靶向的实现主要依赖于纳米探针的设计与合成范畴,该部分内容将在本书的中卷中进行详细论述,本章内容着重就分子影像靶向成像中的主动靶向展开论述。

就主动靶向成像而言,特异性靶点的选择是分子靶向成像的关键。目前,分子成像探针的靶点多为各类蛋白分子,具体靶点上可分为受体、离子通道、酶、特异性标志物等靶点。随着分子生物学研究的不断进展,大量的先进技术和方法被应用于靶分子的筛选与研究中,越来越多的与疾病相关的分子被发现和应用,借助分子生物学对疾病特异性靶点技术的不断深入,大量疾病靶向分子探针被开发和

利用,目前已成为分子影像研究中不可获取的重要研究领域。在选择分子成像靶分子时,主要需明确以下两方面内容:一是靶分子必须是疾病发生的关键因素,在疾病发生发展的过程中,靶分子出现明显的变化;二是要有与靶分子专一结合的探针和成熟的成像技术。以肿瘤靶向成像为例,前期肿瘤靶向研究主要集中于组织和器官水平的靶向,即以提高在肿瘤部位的药物浓度为目的,而较少考虑肿瘤的异质性和特殊的微环境,导致其靶向治疗效果不明显。随着对肿瘤微环境及其肿瘤发生、发展、耐药和转移等过程的深入了解,以及纳米材料的迅速发展,研究者设计了多种新型的肿瘤靶向递送策略,大量成像探针被合成穿透肿瘤内各种屏障,因而实现了更有效的肿瘤组织靶向浓集,进一步提高了靶向肿瘤成像效果。

目前全球范围内以特定器官或细胞为靶点的分子影像学研究已取得了令人瞩目的进展,包括恶性肿瘤的靶向成像、干细胞示踪及导向技术、动脉粥样硬化和血管炎类疾病的细胞行为观察、跨越血脑屏障的脑部疾病靶向成像等,已相继开展并取得了一系列成果。本部分内容,既是通过对分子成像领域主要疾病靶点的介绍,为广大分子影像研究者提供一系列用于主动靶向研究的靶点,以利于各领域研究者更好地进行分子影像靶向成像研究。

第一节 分子成像靶点的选取原则

分子成像的目的是在细胞和(或)分子水平对疾病的发生、发展过程进行成像与诊断。靶向成像是分子成像研究中极为重要的组成部分,对靶向成像而言靶点的选择是靶向成像的关键。首先,用于靶向成像的靶分子必须与某种疾病的发生、发展、转移过程密切相关,其变化过程能够反映疾病发展进

程和治疗的效果,同时靶分子还必须能与探针产生特异性和可逆性的结合。

靶向成像的技术支撑,在于需要各类特异、高效的靶向单元与基因或纳米探针共同组成各类高敏感、高特异性的靶向分子探针。就基因探针而言,各类信号传导通路上的特异性分子、基因及其突变体、

各类基因表达产物都可以成为基因成像的靶点;就纳米分子探针的靶点而言,各类细胞膜后细胞内的蛋白、受体、酶、细胞内的各类细胞器等都可成为纳米探针的靶向对象。靶向成像利用上述各种生物分子对靶点的特异性识别与结合,实现对目标细胞和组织的靶向,其高度特异性的靶向性依赖于其靶点与配体间特殊的结构,但具有良好结合能力仅是分子成像靶向研究中需要关注的重点之一,除此之外,作为分子影像学疾病靶向的靶分子还需注意以下问题。

(1)靶点不宜选择为生命活动的关键活性物质,其缺失或饱和不会对细胞生存、基因突变造成重要影响。

(2)尽量选择探针易于到达的靶点,如细胞膜上的抗原和受体。

(3)靶点必须具有一定数量和浓度的改变。

(4)应选择不宜引导分子探针进入细胞核的靶点。

(5)靶点具有高度的专一性。

(6)靶点需具备"可连接、可分离"的特性。

(7)靶点的位置、状态应较为固定,与细胞内的其他物质不存在明显的相互干扰。

(8)深入了解靶点的生物学特点与功能,避免探针成像中出现非特异性"伪影"。

第二节　主要生物学靶向物质的分类

生物靶向技术一直是生命科学研究中的焦点,随着医学、细胞生物学及分子工程技术的迅速发展,生物靶向技术取得了一系列突破性进展。目前,靶向载体已经历了从大生物分子(如单克隆抗体、单抗片段等)到小的生物分子,甚至更小的分子靶向识别单位(如抗原结合位点片段、抗体片段及小的生物活性肽等)的发展。小的活性分子由于穿透能力更强,可更快地到达预期靶点;同时,小的靶向分子具有本底小,可快速从血液中清除等特点,因此具有更为理想的药代动力学性质,当前以各类靶向小分子为靶向物合成的分子探针,已在大量研究尤其是活体成像研究中取得了良好的靶向效果。本节内容,即以目前分子探针合成研究中最为常见的多肽、蛋白质和基因等靶点为主要内容,逐一介绍上述各类主要生物学靶点的自身和功能特点。

一、蛋白质

蛋白质是一类复杂的有机化合物,氨基酸是组成蛋白质的基本单位,氨基酸通过脱水缩合连成肽链。蛋白质是由一条或多条多肽链组成的生物大分子,每一条多肽链有二十至数百个氨基酸残基(-R)不等;各种氨基酸残基按一定的顺序排列。蛋白质的氨基酸序列是由对应基因所编码。除了遗传密码所编码的20种基本氨基酸,在蛋白质中,某些氨基酸残基还可以被翻译后修饰而发生化学结构的变化,从而对蛋白质进行激活或调控。多个蛋白质可以一起,往往是通过结合在一起形成稳定的蛋白质复合物,折叠或螺旋构成一定的空间结构,从而发挥某一特定功能。蛋白质的不同在于其氨基酸的种类、数目、排列顺序和肽链空间结构的不同。按蛋白质的功能不同,可将其分为活性蛋白质(如酶、激素蛋白质、运输和贮存蛋白质、运动蛋白质、受体蛋白质、膜蛋白质等)和非活性蛋白质(如胶原、角蛋白等)两大类,理论上所有的具有功能的蛋白均具备成为靶点的可能。

1. 抗原 - 抗体　抗体是免疫球蛋白超家族中的一种糖蛋白(immunoglobulin, Ig),是一种由 B 细胞分化而来的浆细胞分泌的蛋白质,被免疫系统用来鉴别与外来物质如细菌、病毒等病原体的大型 Y 形蛋白质。抗体能通过其可变区唯一识别特定抗原的独特特征,抗原(antigen, Ag)为任何可诱发免疫反应的物质。外来分子可经过 B 细胞上免疫球蛋白的辨识或经抗原呈现细胞的处理并与主要组织相容性复合体结合成复合物再活化 T 细胞,引发连续的免疫反应。抗体蛋白上 Y 形的其中两个分叉顶端都有一被称为互补位(抗原结合位)的锁状结构,该结构仅针对一种特定的抗原表位。正因抗原 - 抗体间这种特异性的结合机制,抗体可以精确靶向具有抗原的细胞。

尽管所有的抗体整体结构上都很相似,然而在蛋白质 Y 形分叉的两个顶端有一小部分可以发生非常丰富的变化,基于此高变区上的细微变化可达百万种以上,该位置即是抗原结合位。每一种特定的抗原结合位变化,可以使该抗体和某一个特定的抗原结合。这种极丰富的变化能力,使得免疫系统可以应对同样非常多变的各种抗原。之所以能产生如此丰富多样的抗体,是因为编码抗体基因中,编码抗原结合位(即互补位)的部分可以随机组合及突变。此外,在免疫种型转换的过程中,可以修改重链的类型,从而制造出对相同抗原专一性的不同种型的抗体,使得同种抗体可以用于不同的免疫系统过程中。

就分子影像而言,抗原是各类分子探针靶向各类疾病的目标(靶标),而抗体则是分子探针的靶向单元。目前,以抗体为靶向单元的各类纳米材料、荧光染料、放射性核素、高分子自组装材料、化学药物层出不穷,有的已实现了临床转化。

2. 其他可作为分子探针靶向的蛋白　蛋白质作为分子探针靶向研究中应用最为广泛的靶点,除通过抗原 - 抗体的形式靶向目标外,最主要的通过正常生理功能中蛋白与其他各类生命物质间的相互作用实现靶向,如细胞膜上的转铁蛋白受体与转铁蛋白。目前,分子影像研究中最为常见的蛋白靶点主要包括:受体蛋白(如转铁蛋白受体、叶酸受体)、膜蛋白、各种酶等。

(1)受体 - 配体:受体是指一类介导细胞信号转导的功能蛋白,其能识别周遭环境中的某些微量物质,并与之结合,通过信号放大系统触发后续的生理反应。受体是由细胞膜和细胞内的蛋白质、核酸、脂质等组成的生物大分子。受体与其配体结合的特定部位称为受点(receptor site),受体理论是从分子水平解释蛋白分子的结构效应关系、生命的生理和病理过程、药物的药理作用机制的重要依据。根据受体在细胞中的位置可主要分为三种:①细胞膜受体,位于靶细胞膜上,如胆碱受体、肾上腺素受体、胰岛素受体等;②胞浆受体,位于靶细胞浆内,如性激素受体、肾上腺皮质激素受体等;③胞核受体,位于靶细胞核内,如甲状腺素受体等。

目前对受体蛋白质已能进行分离提纯,并对其特性进行研究。例如乙酰胆碱的受体是从富于该种蛋白质的电鱼放电器官中以单纯蛋白质成分而提取获得的。受体本身至少含有两个活性部位:一个是识别并结合配体的活性部位;另一个是负责产生应答反应的功能活性部位,这一部位只有在与配体结合形成二元复合物并变构后才能产生应答反应,由此启动一系列的生化反应,最终导致靶细胞产生生物效应。

(2)膜蛋白靶点:生物膜所含的蛋白叫膜蛋白,是生物膜功能的主要承担者,由于位置处于细胞膜上,因此经常也作为分子成像的靶点进行研究。根据蛋白分离的难易及在膜中分布的位置,膜蛋白基本可分为三大类:①外在膜蛋白或称外周膜蛋白;②内在膜蛋白或称整合膜蛋白;③脂锚定蛋白。膜蛋白包括糖蛋白、载体蛋白和酶等。通常在膜蛋白外会连接着一些糖类,这些糖相当于会通过糖本身分子结构变化将信号传到细胞内。膜蛋白的功能是多方面的。有些膜蛋白可作为"载体"而将物质转运进出细胞。外在膜蛋白分布在膜的内外表面,占膜蛋白的20%~30%,主要在内表面,为水溶性蛋白,它通过离子键、氢键与膜脂分子的极性头部相结合,或通过与内在蛋白的相互作用,间接与膜结合。

内在蛋白占膜蛋白的70% ~ 80%,是双亲媒性分子,可不同程度地嵌入脂双层分子中。有的贯穿整个脂双层,两端暴露于膜的内外表面,这种类型的膜蛋白又称跨膜蛋白。内在膜蛋白露出膜外的部分含较多的极性氨基酸,属亲水性,与磷脂分子的亲水头部邻近;嵌入脂双层内部的膜蛋白由一些非极性的氨基酸组成,与脂质分子的疏水尾部相互结合,因此与膜结合非常紧密。据估计人类基因中,1/4~1/3基因编码的蛋白质为内在膜蛋白。脂锚定膜蛋白是通过与之共价相连的脂分子插入膜的脂双分子中,从而锚定在细胞质膜上。有些膜蛋白是激素或其他化学物质的专一受体,如甲状腺细胞上有接受来自脑垂体的促甲状腺素的受体。

(3)酶靶点:酶(enzyme)指具有生物催化功能的高分子物质,在酶的催化反应体系中,反应物分子被称为底物,底物通过酶的催化转化为另一种分子。几乎所有的细胞活动进程都需要酶的参与,以提高效率。与其他非生物催化剂相似,酶通过降低化学反应的活化能来加快反应速率,大多数的酶可以将其催化的反应之速率提高上百万倍;事实上,酶是提供另一条活化能需求较低的途径,使更多反应粒子能拥有不少于活化能的动能,从而加快反应速率。酶作为催化剂,本身在反应过程中不被消耗,也不影响反应的化学平衡。酶有正催化作用也有负催化作用,不只是加快反应速率,也有减低反应速率。与其他非生物催化剂不同的是,酶具有高度的专一性,只催化特定的反应或产生特定的构型。有些酶还处于细胞膜的表面,使专一的化学反应能在膜上进行,如内质网膜上的能催化磷脂的合成等,基于上述酶特殊的专一性、活性与存在位置,因此一部分酶也可作为诊断与治疗的特异性靶点。

二、多肽

肽(peptide)是一类由氨基酸组成的短链生物小分子,是天然存在的介于氨基酸和蛋白质之间的物质。当一个氨基酸的羧基基团与另一个氨基酸的氨基反应时,可形成稳定的共价化学键,即肽(酰胺)键,这个由二个氨基酸组成的蛋白质片段,被称为二肽。这些由两个或以上的氨基酸脱水缩合形成若干肽键组成了多肽,而多个多肽分子连接后,通过多级折叠就组成了蛋白质分子。

就肽类的自身特点而言,肽类比抗体更加稳定、廉价,同时具有良好的生物相容性、可降解性,最终代谢产物也无毒性产生,不会被网状内皮系统及肝脏组织等非特异性摄取;肽类的设计合成非常方便,仅仅通过改变氨基酸残基的种类和个数就能改变其结构、性质和功能,这对于深入探究肽类功能随结构变化的关系提供了可能。目前,随着分子模型理论及精细谱等技术的发展,人们能够便捷地探究特定氨基酸残基在多肽与抗原结合中的作用,从而使得肽类的分子设计更具目的性和把握性,从而实现有的放矢地设计并合成出具有相应功能的多肽,满足各类生物和医学目的。目前,多肽及多肽类似物的合成与标记技术已相当成熟,人们可以根据不同需要合成各种既保持生物活性,又具有适当标记的各种功能肽及类肽物质,这些研究成果为开发以多肽为靶向的各类分子探针提供了大量理论和实验基础。

具体应用方面,多肽因其能与各类疾病的标记物特异性结合而常常被用于设计为靶向多肽,并应用于成像分子活药物的靶向输送。目前,用多肽来对分子探针进行人为修饰的发展方向有两个,一是使肽多聚化直至超聚化,形成树枝状或星状大分子或超分子作为目的分子疾病靶向递送的载体,另一方面是将多肽直接作为靶向分子,用于特异性疾病的靶向递送。作为成像分子或药物的载体时,多个短肽聚合在一起对整合素的亲合力比单个要高得多,因此用多聚来作为探针靶向载体可以增加标记部位探针的摄取浓度,且亲和力的增加也延长探针与疾病的作用时间。有文献显示,当多聚肽之间的连接距离足够长,则多聚肽上的每个单体都可以分别结合,因此,相对于单聚体,其结合力能成倍的增

强;如果聚合的单体之间的连接距离较短而使相邻的单体不能分别与整合素受体结合,也可以将更多的单体富集于标记部位,如果每个片段都能标记探针分子,那么就可以提高靶部位探针的浓度。基于多肽优良的生物相容性以及简单经济的设计合成方法等多项优点,用多肽直接修饰的分子探针,可实现对体内某一组织、器官或某一类疾病具有靶向性的分子探针,故基于多肽的分子探针研发具有广阔的发展前景。

三、基因

基因是 DNA 分子上具有遗传效应的特定核苷酸序列的总称,是具有遗传效应的 DNA 片段。随着近年来基因技术的不断发展,反义寡核苷酸的理论和研究不断深入,在此基础上基因靶向技术应运而生。基因靶向,顾名思义就是以某一特定的基因片段作为分子探针的靶点,通过各类基因探针实现靶向成像或检测基因序列缺失、突变和其他特定分子的变化。目前,基因靶向成像已成为精准医学、基因筛查、分子病理等医学前沿领域的研究热点,基因靶向成像主要为反义基因成像。

反义基因成像是指通过光学染料、放射性核素或其他能为各类影像设备检测到的信号分子标记基因片段构成分子探针,利用反义基因探针中所含的与感兴趣 DNA 或 RNA 互补的核酸序列,实现细胞或活体中特定基因、蛋白的直接显像和检测,由于反义基因成像基于碱基互补配对的原理,因此具有极高的靶向专一性。反义显像技术用 ASODN 作为显像剂,由于其分子质量小、穿透性强、特异性高、没有免疫原性,因而具有特异性强、显像时间短、靶与非靶器官摄取比值高、可以在基因水平对组织器官进行显像和功能评价等优点。从理论上讲,只要靶基因或 mRNA 有过度的表达,便可以人工合成相应的 ASODN,制成特异性标记的分子探针,利用相应的探测仪器早期、特异性地诊断诸如病毒、炎症、肿瘤等多种疾病,因此具有广阔的应用前景。

四、适配体

适配体成像是一种以适配体(aptamer)为靶向物的新型成像技术,适配体是一类能与靶分子特异性结合的短片段单链寡核苷酸序列,作为一种核酸型抗体,适配体不仅具有类似反义寡核苷酸能与目

的基因进行靶向结合的功能,还可对各类生物小分子和大分子,甚至完整的病毒、细菌、细胞等靶标进行高特异性识别,适配体成像的出现极大地丰富了基因靶向成像的应用领域,目前正逐渐发展为一类极具发展前景的基因靶向成像类型。本质上适配体是一种经体外筛选技术得到的寡核苷酸序列,与相应的配体有严格的识别能力和高度的亲和力,大小为 6~40ku。单链寡核苷酸,特别是 RNA 的一些二级结构,如发夹、茎环、假节、凸环、G- 四聚体等,可使核酸分子形成多种三维结构,成为适配体与靶物质特定区域结合的基础,二者之间的结合主要通过"假碱基对"的堆积作用、氢键作用、静电作用和形状匹配等产生高特异性的结合力。适配体具有高特异性、靶分子广、易于体外合成和修饰等优点,已经在基础研究、临床诊断和治疗中显示了广阔的应用前景。

大量的体外筛选表明筛选出的适配体可以特异地结合任何靶标,包括离子、核苷酸(例如 ATP)、肽、大的糖蛋白(例如 CD_4)、病毒粒子、细胞、甚至组织。适配体结合靶标有一定的特点:适配体绑定蛋白质的位点有一定的倾向性。适配体和靶标的亲和力上,变化范围较大,一般和小分子的亲和力相对比较低,适配体与典型核酸分子结合的亲和力在纳摩尔范围,与核蛋白结合的亲和力约为 2nmol;免疫球蛋白家族所包括的蛋白质筛选出的适配体亲和力在 2~40 nmol 之间。就特异性而言,目前大量研究发现与靶标有高亲和力的适配体多数可以表现为高特异性,可以区别有相似酶活性的不同酶类,然而,适配体也只是在一定程度上具有特异性,有时也可以非特异地识别非靶标物质。

第三节　分子探针与靶点结合的方法与策略

分子探针与成像靶点结合的基础是分子识别。分子识别是一种普遍的生物学现象,是指分子与分子之间选择性地相互结合和作用的过程。它几乎发生在细胞间和细胞内的每一步生化过程中。

一、受体与配体的分子识别

人体内很多生理机制都是受体与配体相互识别和相互作用的过程,很多疾病的发生和发展也往往反映在与配体结合的受体数量、密度和亲和力的变化上。了解受体的结构及其与配体相互作用的机制,我们就可以利用信号组件标记配体并在体外直接探测生理和病理状态下受体(靶分子)质与量的变化。相关的成像技术就是受体成像技术。

二、抗原 - 抗体特异性分子识别

人体内组织器官会产生各种抗原物质,它们往往是疾病发生和发展的标志物。抗体分子可变区的抗原结合部与抗原分子表面的抗原决定簇可发生特异的分子识别和结合。用信号组件标记抗体及其片段,通过抗体与抗原(如肿瘤组织)的特异性结合,将探针导向靶目标内,利用高灵敏的影像设备在体外直接探测体内抗原分子(靶分子)分布的状况,实现靶点的定向强化,这就是免疫成像。

三、酶与底物的分子识别

酶是由活细胞合成的对其特异性底物起高效催化作用的蛋白质。酶所催化体内生物化学过程具有极高的效率,并具有高度特异性及反应的可调节性。底物分子只有结合到酶活性中心的特异的结合部位才能发生作用。酶成像就是基于这个原理从临床应用来看在肿瘤靶分子成像研究中,以酶成像研究进展最为迅速。

四、特异蛋白之间的分子识别

在某些病理情况下或报告基因表达后,会产生一些特异性或高表达的蛋白质。可将这些蛋白质作为成像靶点,利用特异蛋白质 - 蛋白质相互作用的分子识别,通过信号组件标记蛋白质来实现对靶分子的体外探测。酶成像是利用蛋白质 - 蛋白质相互作用的分子识别成像的一个特殊类型。

目前,以特异蛋白之间的分子识别为基础的分子成像研究取得了很大进展,典型的应用涉及细胞凋亡成像、肿瘤血管生成成像等。

五、核苷酸链之间的分子识别

包括单链反义核糖核酸与细胞质内的 mRNA,反义脱氧核糖核酸与靶基因 DNA 链的互补链的结合等。核苷酸链之间的分子识别是基因表达成像中反义成像的基础。

六、蛋白质与核酸分子的分子识别

某些激素分子可进入细胞内,与细胞核内的受体结合,形成激素 - 受体复合物,进而导致受体构象变化而形成复合物二聚体。复合物二聚体通过特异的 DNA 序列 - 激素反应元件识别,结合基因调控序列,最终达到调控转录的目的。

第四节　不同类型靶点的生物学特点与靶向意义

一、细胞膜靶点

(一)受体

受体(receptor)是细胞表面或亚细胞组分中的生物大分子物质,可识别并特异性地与有生物活性的化学信号分子结合,从而引发细胞内一系列生化反应,最终导致该细胞(靶细胞)产生特定的生物效应。从化学本质上来看,受体主要是蛋白质,特别是糖蛋白,也有一些糖脂作为受体,如霍乱毒素和破伤风毒素的受体均为神经节苷脂。受体包括特异性识别抗原受体、模式识别受体、细胞因子受体、补体受体、NK 细胞受体以及 IgFc 受体等。

根据受体在细胞中的位置,将其分为细胞表面受体和细胞内受体两大类。①细胞膜受体:大多数配体信号分子是亲水性的生物大分子,如细胞因子、蛋白质多肽类激素、水溶性激素、前列腺素、亲水性神经递质等,由于不能通透靶细胞膜进入胞内,因此,这类配体信号分子的受体是定位于靶细胞膜上。②细胞内受体:大多数配体信号分子的受体是在靶细胞表面上,这是因为信号分子是亲水性的,不能通过细胞膜。但有一些配体信号分子可以直接穿过靶细胞膜的,与细胞质或细胞核受体相互作用,通过调控特定基因的转录,利用基因表达产物的表达上调或下调,由此启动一系列的生化反应,最终导致靶细胞产生生物效应。这种信号分子包括脂溶性的固醇类激素、甲状腺激素和维甲酸以及气体一氧化氮等。

从结构来讲,受体本身至少含有两个活性部位:一个是识别并结合配体的活性部位;另一个是负责产生应答反应的功能活性部位,这一部位只有在与配体结合形成二元复合物并变构后才能产生应答反应,由此启动一系列的生化反应,最终导致靶细胞产生生物效应。受体具有两方面的功能:第一个功能是识别自己特异的信号分子(配体),并且与之结合。正是通过受体与信号配体分子的识别,使得细胞能够充满无数生物分子的环境中,辨认和接收某一特定信号。第二个功能是把识别和接收的信号,准确无误地放大并传递到细胞内部,从而启动一系列胞内信号级联反应,最终导致特定的细胞生物效应。

受体靶向成像本质上是利用探针上的受体部分靶向细胞上的受体的过程。 当受体与配体之间结合的结果是受体被激活,并产生受体激活后续信号传递的基本步骤。在生理条件下,受体与配体之间的结合不通过共价键介导,主要靠离子键、氢键、范德华力和疏水作用而相互结合。受体在与配体结合时,具有饱和性、高亲和性、专一性、可逆性等特性。本部分主要介绍受体中与靶向成像密切相关的分子探针靶点,即酪氨酸蛋白激酶受体(单螺旋跨膜受体),转运受体中的转铁蛋白受体和叶酸受体等。

1. 酪氨酸蛋白激酶受体(ECK)　酪氨酸蛋白激酶受体家族(ECK)是细胞信号转导的关键,参与了胚胎发育、细胞生长及肿瘤转移、侵袭等过程。酪氨酸激酶受体与配体的结合是众多肿瘤治疗与成像的靶向方式之一,目前已证实酪氨酸激酶与多种肿瘤的发生、发展和侵袭有着密切联系。Eph 是最大的 ECK 家族之一,其中 $EphA_2$ 酪氨酸蛋白激酶受体,广泛表达于上皮来源的细胞。有研究发现,$EphA_2$ 在乳腺癌、前列腺癌、肺癌和食道癌等恶性肿瘤组织或细胞中为高表达。研究发现,与正常宫颈上皮和 CIN 组织比较, $EphA_2$ 在宫颈鳞癌组织中的表达增高,提示 $EphA_2$ 有可能成为宫颈鳞癌的一个新的肿瘤标志物。同时发现, $EphA_2$ 定位于宫颈上皮细胞的细胞膜连接处,而在宫颈癌组织中呈弥漫性分布或位于细胞浆,提示 $EphA_2$ 的作用部位不同。Orsnlic 等报道,正常乳腺上皮细胞 $EphA_2$ 位于细胞与细胞连接区,而在 E-cad 功能缺陷的上皮细胞, $EphA_2$ 则定位于细胞核周围,因此认为, Eph 受体的亚细胞定位,依赖于 E-cad 的调节。Zelinski 等报道, $EphA_2$ 的表达增高,能诱导非转化乳腺上皮细胞在体内和体外的恶性转化,削弱肿瘤细胞之间的连接,增加肿瘤细胞与细胞外基质(ECM)成分的黏附,增强对基质的侵袭,所有这些都是肿瘤细胞获得侵袭、转移能力的重要特性,提示 EphA$_2$ 的高表达促进了肿瘤的侵袭、转移。EphA$_2$ 阳性表达率随宫颈鳞癌组织学分级的增高而逐渐增高,有淋巴结转移组织的阳性表达率高于无淋巴结转移组织,提示其在宫颈癌的侵袭、转移方面发挥了重要作用,并可能有诊断和判断预后的价值。

2. 转铁蛋白受体 转铁蛋白受体（transferrin receptor, TfR）是一种介导含铁的铁蛋白从细胞外进入细胞内的跨膜糖蛋白。由于 TfR 在多数肿瘤中过表达,因此以 TfR 为靶点、Tf 为载体的分子成像和药物输送一直是肿瘤靶向诊疗研究中的热点,部分研究已开始进行三期临床实验。

生理上 Tf 与细胞膜上的 TfR 结合后,启动 CME 通道,Tf-TfR 复合体被包裹于内涵体中进入细胞,Tf-TfR 复合体在内涵体的酸性条件下转铁蛋白所运输的铁离子将被释放,而后 Tf 与 TfR 的亲和力下降并进入胞吐空泡中,进而回到细胞表面,TfR 重新回到细胞膜,Tf 则释放入血。转铁蛋白受体可分为两种:转铁蛋白受体 1（TfR1）和转铁蛋白受体 2（TfR2）。

TfR 分布广泛,几乎所有细胞中均有表达。TfR 在肿瘤细胞等代谢旺盛、需要大量铁的组织内也高表达。Sciot 等研究 34 例肝细胞肝癌患者 TfR 表达发现:肝细胞肝癌大量表达 TfR,且与肿瘤的分化程度、来源和人种无关,因此认为可用于肝活检时微小恶性肿瘤的检测,为临床上对肝癌的早期诊断及导向治疗提供了理论依据,并有希望成为肝癌放射免疫诊断及导向治疗的理想载体。Kozlowaki 等研究发现 TfR 表达与各种白血病细胞增殖活性关系密切。高度增殖细胞（包括肿瘤细胞）表达大量 TfR,而静止期细胞和停止分化的胞表面有很少或没有 TfR 表达。

在分子成像研究中,TfR 磁共振报告基因系统最早由 Weissleder 等人报道,实验中他们通过使胶质肉瘤细胞过度表达工程化转铁蛋白受体,使转铁蛋白受体水平增加,导致细胞对单晶体纳米氧化铁颗粒（monocrystalline iron oxide nanoparticles, MION）与转铁蛋白的结合物（Tf-MION）的结合与摄取明显增加,最终在 MRI 的 T$_2$WI 像上产生较为明显的信号对比,为此类 MR 分子成像的可行性提供了证据,其实验结果所获得的该系统靶向及信号放大作用,显示该成像系统具有一定实际应用能力和价值。目前,TfR 已直接通过生物矿化的方式,实现了活体荧光和磁共振活体成像的研究。

3. 叶酸受体（folate receptor, FR） 叶酸受体（folate receptor, FR）是一种糖蛋白,是细胞摄取叶酸的重要途径,其机制为受体介导的内吞效应,这种机制具有亲和力高、特异性强的特点,有良好的物质转运应用潜能。叶酸受体作为靶点而言,其在肿瘤细胞膜高度表达,而在多数正常组织中几乎不表达,通常肿瘤细胞比正常细胞高 20~200 倍,具有组织特异性。

目前,已发现的 FR 有 4 种类型,分别是 FR-α、FR-β、FR-γ 和 FR-δ。Wei 等研究表明,各种恶性肿瘤患者 FR 表达率分别为:卵巢癌 82%,非小细胞肺癌 66%,肾癌 64%,结肠癌 34%,乳腺癌 29%。Parker 等运用高敏感性放射活性法测定了各种人上皮源性恶性肿瘤冰冻组织中 FR 的表达量,卵巢癌（34.31±22.8）pmol/mg,肾癌（12.42±6.90）pmol/mg,肺癌（6.11±5.71）pmol/mg,胰腺癌（3.56±2.28）pmol/mg,乳腺癌（7.44±5.83）pmol/mg,FR 表达水平与上皮源性肿瘤组织的恶性程度及转移侵袭力呈正相关,低分化癌和转移癌的叶酸受体数量明显超过高分化癌和原位癌。肿瘤细胞表面的叶酸受体受到广泛关注,已成为肿瘤诊断和治疗研究的新靶点。大量研究结果显示,连接叶酸分子的核素、荧光素以及磁共振成像（MRI）对比剂等靶向诊断试剂通过与 FR 特异结合,能够检测出阳性表达 FR 的肿瘤组织,而正常组织无此效应,提示 FR 靶向的肿瘤诊断策略的可行性和应用前景。

（二）细胞膜上特殊表达的蛋白

1. CD 分子类 CD（cluster of differentiation）是细胞膜表面的分化抗原群 / 分化抗原簇,应用聚类分析,可将来自不同实验室识别同一分化抗原的单克隆抗体归为一个 CD,经由从 1982 年第一次国际人类白细胞分化抗原会议（The Human Leucocyte Differentiation Antigen workshop, HLDA）统一命名。迄今为止,人 CD 的序号已从 CD1 命名至 CD350（2009 年）,可大致划分为 T 细胞、B 细胞、髓细胞、NK 细胞、血小板、黏附分子、内皮细胞、细胞因子受体、激活抗原、碳水化合物半抗原、树突状细胞、干细胞 / 祖细胞、基质细胞和红细胞 14 个组。常用的 CD 分子包括:①与 T 细胞识别、黏附、活化有关的 CD 分子,如可传递 TCR 识别的抗原信息并促进 T 细胞活化的 CD3 分子、参与 T 细胞活化信号转导的 CD4 和 CD8 分子;②参与 B 细胞识别与活化的 CD 分子,如促进 B 细胞信号转导和活化的 CD19/

CD21/CD81;③免疫球蛋白 Fc 段受体等。

CD 在基础免疫学研究中主要应用于:① CD 抗原的基因克隆,新 CD 抗原及新配体的发现;② CD 抗原结构与功能关系;③细胞激活途径和膜信号的传导;④细胞分化过程中的调控;⑤细胞亚群的功能。CD 在临床免疫学研究中主要用于:ⓐ机体免疫功能的检测;ⓑ白血病、淋巴瘤免疫分型;ⓒ免疫毒素用于肿瘤治疗、骨髓移植以及移植排斥反应的防治;ⓓ体内免疫调节治疗。

目前,公认的参与与肿瘤发生、发展和转移过程的 CD 分子主要有:CD29、CD60b、CD168、CD175、CD175s、CD176、CD192、CD231、CD248、CD318、CD326。其中,CD29 又称为整合素 β_1,在肿瘤中高表达,特别是在浸润性肿瘤,被证实在肿瘤的发生发展过程中有至关重要的作用。CD248 又称 Endo-sialin,是单次跨膜糖蛋白,分子细胞外部分包含 1 个 C 型凝集素样域、一个 Sushi 域、3 个表皮生长因子(EGF)样域及 1 个 mucin 样区;细胞内部分较短,仅含 51 个氨基酸,细胞内、外部分通过一段跨膜蛋白相连。CD248 在多种肿瘤中均有表达,如肉瘤、脑肿瘤、乳腺癌、皮肤癌及结肠癌。在乳腺癌中,CD248 表达与肿瘤的浸润,预后相关。CD248 表达升高,肿瘤浸润能力增强,预后差。

随着抗体技术的不断发展与成熟,以 CD 为基础(抗原)的分子成像已广泛应用于各类生物学研究和各类炎症、肿瘤、干细胞等具有特定 CD 分子表达疾病或组织的靶向分子影像和治疗中。

2. 黏附因子　黏附分子(adhesion molecules,AM)是众多介导细胞间或细胞与细胞外基质(extracellularmatrix, ECM)间相互接触和结合的分子的统称,位于细胞表面或细胞基质中的糖蛋白,并以受体和配体结合的形式发挥作用。黏附分子使细胞与细胞间、细胞与基质间发生黏附,参与细胞的识别、活化和信号传导、细胞增殖与分化、细胞的伸展与运动,是免疫应答、炎症、凝血、肿瘤转移、创伤愈合等一系列重要生理和病理过程的分子基础。

黏附分子以黏附功能来归类,其配体有膜分子、细胞外基质以及血清等体液中的可溶性因子和补体 C3 片段,部分黏附因子与 CD 分子有重合。黏附分子根据其结构特点可分为以下几种类型:①免疫球蛋白超家族:免疫球蛋白超家族中某些常见的黏附分子如 CTLA-4、ICOS、ICAM-1、CD4、CD8、CD22、CD28、CD80、CD86 等;②整合素家族:包括 β_1 组

~β_{88}组;③选择素家族:包括 L- 选择素、P- 选择素和 E- 选择素;④黏蛋白样血管素;⑤钙黏蛋白家族。此外还有一些尚未归类的黏附分子。

目前,已有研究利用黏附因子开展了靶向成像与药物治疗研究。在以包载吲哚菁绿(ICG)的聚合物——癌细胞膜仿生纳米颗粒(ICNPs)的研究中,由于癌细胞膜上表达的黏附分子,如上皮细胞黏附分子、神经钙黏素、半乳糖凝集素,通过受体—配体结合的形式,能够将癌细胞彼此相互"定位导航"与"锚定"。伪装了癌细胞"外衣"的纳米颗粒通过黏附识别 MCF-7 癌细胞的膜上黏附分子,避免了烦冗的化学靶向修饰和潜在的不可控因素的影响,实现了精准的靶向成像与治疗。

二、细胞内靶点

(一)细胞器及其靶点

细胞器(organelle)是悬浮在细胞质基质中的具有特定结构功能的微小构造,一般认为是散布在细胞质内具有一定形态和功能的微结构或微器官。细胞中的细胞器主要有:细胞核、线粒体、内质网、中心体、高尔基体、核糖体等,它们组成了细胞的基本结构,使细胞能正常地工作、运转(图 6-4-1)。

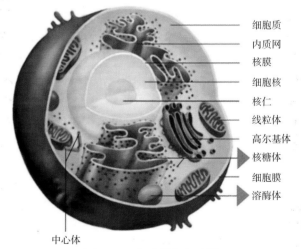

图 6-4-1　细胞核与细胞器

1. 靶向细胞核　细胞核是具有双层膜的细胞器,细胞核是操控整个细胞的控制站,主要携带遗传物质(DNA),包括染色体(脱氧核糖核酸加上一些特殊的蛋白质)、核糖核酸等,核膜上有许多小孔称作核孔,由数十种特殊的蛋白组成特别的构造,容许一些物质自由通过,但是分子量很大的核糖核酸、蛋白

质就必须依赖这些蛋白辅助,以消耗能量的主动运输,来往于细胞质跟细胞核之间。细胞分裂的期间可以看到细胞核中最显著的构造——核仁,其组成为核糖体 RNA 以及合成核糖体所需的蛋白质。除核仁外,细胞核中还有许多其他核细胞器,如 PML 等。

细胞核的靶向是细胞内遗传物质储存、复制、转录的场所,在细胞的代谢、生长和分化中起着重要作用。细胞核存在多种药物如 DNA 插入剂、烷化剂、拓扑异构酶抑制剂的作用位点。细胞核膜由两层膜构成,其上存在核孔复合物(nuclear pore complex,NPC)。只有当细胞进行有丝分裂时,核膜才会消失,其他情况下大分子进入细胞核的唯一途径就是 NPC。它允许直径 9 nm 的粒子或分子质量在 45 ku 以下的分子自由进出,而包括核糖体合成的核酶、核 RNA 在内的其他分子和纳米粒则需连接核定位信号(nuclear localization signal,NLS)通过主动转运进出细胞核。

核定位信号是核内核质蛋白 C 端的一个信号序列,一般含有 4~8 个氨基酸。1 条或多条 NLS 形成 1 个 NPC 靶向的复合物,此复合物被输入蛋白家族所识别,然后通过能量依赖机制入核。不同转运物质所需的 NLS 各不相同,但这些信号都具有 1 个带正电荷的肽核心。第 1 个被确定的 NLS 是病毒 SV40 T 抗原,它是病毒 DNA 在核内复制所必需的蛋白质。目前,主要应用 NLS 直接修饰 DNA/PNA,如在 c-myc PNA 的 N 末端共价结合上 SV40 核定位肽,罗丹明标记的 NLS-PNA 进入了 BL 细胞核内,且观察到了 PNA 抑制 c-myc 过度表达后所产生的细胞周期的抑制、凋亡诱导信号减少的药理学效应。另外,NLS 还可修饰载体,用量子点 QD 修饰 PLGA 纳米粒表面,用于细胞内示踪,并比较了两种 NLS 介导纳米粒入核的能力。发现 SV40T 抗原修饰的纳米粒虽然显著提高了 QD-PLGA 纳米粒的胞浆摄取,但 HeLa 细胞核中未发现纳米粒存在;而腺病毒纤维蛋白修饰的纳米粒不但能高效地进入胞浆,而且还能在细胞核浓集。将 sigma1-NLS 与 PEI 共价结合后,再与质粒 DNA 复合,可将荧光素酶在小鼠成纤维 L929 细胞中的平均表达提高至对照的 16 倍。

2. 靶向线粒体　线粒体具有双层膜结构,外膜是平滑而连续的界膜;内膜反复延伸折入内部空间,形成嵴。内外膜不相通,形成膜腔。光镜下,线粒体成颗粒状或短杆状,横径 0.2~8μm,细菌大小。线粒体是细胞内产生 ATP 的重要部位,是细胞内动力工厂或能量转换器。线粒体膜的通透方式主要包括自

由扩散、载体蛋白介导和膜通道 3 种。线粒体具有半自主性,腔内有成环状的 DNA 分子和 70S 核糖体,它们都能自行分化,但是部分蛋白质还要在胞质内合成。线粒体是细胞内能量生成的关键细胞器,在维持生理功能的稳态方面起重要作用,与电子转移、调控细胞凋亡、钙的储存、自由基生成、脂质代谢等重要生化过程密切相关。因此,线粒体功能的变化与许多疾病直接有关,如神经退行性疾病和神经-肌肉病变、肥胖症和糖尿病、再灌注损伤、肿瘤、心血管疾病和遗传性线粒体疾病,因此靶向线粒体已成为许多疾病诊断与治疗研究的核心内容。

靶向线粒体首先要突破两方面的细胞内屏障,一是来自胞浆中蛋白骨架的阻碍,二是线粒体本身的膜结构。因此,要使靶向探针特异识别并且进入线粒体必须使各类基因和纳米分子探针具备主动靶向功能。目前的研究发现主要有两类线粒体特异性识别序列:非肽靶向序列和多肽-蛋白类靶向序列。

非肽靶向序列:此类序列多为亲脂性阳离子物质,依赖线粒体膜高电位能的推动,将与之结合的小分子药物或纳米载体转运至线粒体基质。三苯基膦(TPP)是目前研究较多的一种非肽靶向序列。Callahan 等在 N-(2-羟丙基)甲基丙烯酰胺聚合物 [N-(2-hydroxypropyl)methacrylamide,HPMA] 末端接 1 个 TPP 分子,再用负电荷荧光探针异硫氰酸荧光素(FITC)或中性探针 BODIPY FL 标记共聚物,考察不同聚合物分子质量对线粒体靶向效果的影响。另外一类,多肽/蛋白类靶向序列:超过 99% 的线粒体蛋白是在胞浆核糖体上以前体蛋白的形式合成的,这些蛋白需要借助靶向信号介导转运至线粒体中。信号序列通常位于转运蛋白的 N 端,进入线粒体后即被快速水解。将这些信号肽/蛋白与药物及载体结合或将编码线粒体靶向信号肽(MTSs)的 DNA 序列与治疗性 DNA 整合,即可实现目标分子或载药微粒的线粒体靶向。通常分子量较大的蛋白或大尺寸分子探针很难进入线粒体,源于 HIV-1 中 TAT 穿透肽蛋白的 PTD 不仅可以将寡核苷酸、多肽、蛋白甚至是脂质体快速转运至细胞膜的另一侧,也可以通过细胞核。研究还发现 TAT 有转运分子进入线粒体的能力,PTD 融合 FNK 蛋白既可跨细胞膜障碍也可穿越线粒体双层膜。

3. 靶向溶酶体　溶酶体是由单层膜围绕、内含多种酸性水解酶类的囊泡状细胞器,其主要功能是进行细胞内消化。溶酶体功能缺陷将引起多种病

症。溶酶体贮存病(LSDs)包括单一或多种酶缺陷的 40 多种遗传病,这些酶参与分解吞入细胞的大分子物质,如脂类、糖类和蛋白质。相关水解酶的缺失导致底物未被降解而引起病理积蓄。

除细胞膜穴样凹陷介导的内吞外,其他方式的内吞都涉及溶酶体过程,因此溶酶体是一个联系细胞内外的门户,这对于需要靶向溶酶体的药物来说非常有利。对于 LSDs,酶补充疗法治疗效果很好。但酶在血循环中很容易被清除,使到达靶部位的药物减少。通过将酶包裹于载体中,可以起到保护稳定作用,再经由内吞途径将酶被动靶向至溶酶体,进一步提高了治疗效果。早在 20 世纪 70 年代,人们就已经发现用脂质体可高效地将 β- 呋喃果糖苷酶、α- 甘露糖苷酶、神经氨酸酶、β- 葡糖苷酸酶等成功转运到溶酶体内,用于治疗相应的 LSDs。葡糖苷酶和淀粉葡萄糖苷酶脂质体在治疗网状内皮系统疾病 Gaucher 氏症和 Pompe 氏症的临床试验中均取得了良好的治疗效果。近年来又发现了不少 LSD 治疗位点,Chu 等发现,由于缺少一种脂质结合蛋白 SaposinC,细胞中多泡体大量积蓄,破坏了神经细胞生长发育所需的内环境稳态,从而导致一种复杂的 LSD 产生。当静脉注射荷有外源性 SaposinC 的脂质体后,发现脂质体浓集在神经细胞溶酶体中,使积蓄的多泡体回到正常水平。

4. 靶向内质网　内质网膜(endoplasmic reticulum, ER)是由内膜构成的封闭的网状管道系统,其主要功能是合成蛋白质和脂类。一般真核细胞中都有内质网,只有少数高度分化真核细胞,如人的成熟红细胞以及原核细胞中没有内质网。在电镜下可以看到内质网是一种复杂的内膜结构,它是由单层膜围成的扁平囊状的腔或管,这些管腔彼此之间以及与核被膜之间是相连通的。内质网按功能分为糙面内质网(rough ER)和光面内质网(smooth ER)两类。糙面内质网上所附着的颗粒是核糖体,它是蛋白质合成的场所。因此糙面内质网最主要的功能是合成分泌性蛋白质,膜蛋白以及内质网和溶酶体中的蛋白质。所合成蛋白质的糖基化修饰及其折叠与装配也都发生在内质网中。其次是参与制造更多的膜。光面内质网上没有核糖体,但是在膜上却镶嵌着许多具有活性的酶。光面内质网最主要的功能是合成脂类,包括脂肪、磷脂和甾醇等。

由于 ER 合成蛋白的错误折叠或聚集,均可导致一系列疾病,如阿尔茨海默症、纤维囊泡症的发生。目前 ER 的靶向给药还未受到人们足够的重视,但已有研究开始涉及此领域。有研究等将内质网 N- 糖基化抑制剂 N- 丁基脱氧野尻霉素包载于 pH 敏感脂质体(由 DOPE 和胆甾醇半琥珀酸酯组成)内,成功抑制了小鼠黑色素瘤细胞酪氨酸活性,并明显减小了给药剂量。

5. 靶向细胞质和细胞基质　细胞质与细胞基质不同,细胞质是指组成真核生物细胞质有细胞基质、细胞骨架和各种细胞器。细胞质基质也称为细胞浆,是富含蛋白质(酶)、具有一定黏度、能流动的、半透明的胶状物质。它是细胞重要的组分,具有以下功能:①代谢场所很多代谢反应如糖酵解、戊糖磷酸途径、脂肪酸合成、蔗糖的合成等都在细胞质基质中进行,而且这些反应所需的底物与能量都由基质提供。②维持细胞器的结构与功能,细胞质基质不仅为细胞器的实体完整性提供所需要的离子环境,供给细胞器行使功能所必需的底物与能量,而且流动的细胞基质十分有利于各细胞器与基质间进行物质与能量的交换。

靶向细胞基质的重要性不仅由于基质中存在多种药物的作用靶点(糖皮质激素受体、蛋白、DNA、RNA、小干扰 RNA 等),还因为这是到达各类靶细胞器的必经之路。因此,克服细胞质膜屏障也成了亚细胞结构靶向给药的前提。细胞内吞摄取物最终进入溶酶体,被溶酶体中各种酶系消化降解。对需要到细胞质基质或是特定细胞器才能发挥作用的分子探针而言,从溶酶体中逃逸出来是非常关键的一步。目前,用于靶向细胞基质的研究主要集中于穿透肽、表面活性剂、环境触发载体等。

(二)参与信号传导的相关分子

生长因子等细胞外界信号与其特异受体结合产生的刺激通过多条信号通路向细胞内传导,构成了细胞内纷繁复杂的信号转导系统,共同调控着细胞的增殖、分化。其中,由磷脂酰肌醇 3- 激酶(PI3K)和其下游的蛋白激酶 B(PKB/Akt)、雷帕霉素靶体蛋白(mTOR)组成的 PI3K-AKT-mTOR 通路;丝苏氨酸蛋白激酶 Ras 和丝裂原活化蛋白激酶(MAPK)三级级联激酶组成的 Ras-MAPK 通路;以及下游信号转导与转录激活因子 STAT 家族与肿瘤发生、发展密切相关,已经成为肿瘤成像与治疗研究的重要靶点。

PI3K 是由脂类和丝 / 苏氨酸激酶组成的一个庞大家族,包括数个磷脂酰肌醇激酶和 DNA 依赖的蛋白激酶如 ATM、ATR 和 DNA-PK 等。Akt 是

PI3K 最主要的下游分子,前者可以激活包括 mTOR 在内的多个底物。mTOR 分子被激活后,能通过磷酸化下游核糖蛋白 S6 激酶(p70S6K)和 4E —结合蛋白(4E-BP)刺激细胞增殖、转化并抑制凋亡。研究发现,PI3K-AKT-mTOR 在广泛的人类肿瘤谱中失调,该通路中某些基因突变所致的功能异常或缺失会引起正常细胞转化,促进肿瘤细胞增殖和存活并介导肿瘤细胞的侵袭和迁移。

Ras-MAPK 通路由一组级联活化的丝/苏氨酸蛋白激酶组成,广泛存在于各种细胞中,与 PI3K/Akt 通路共同肩负着将膜受体信号向细胞内转导的任务,对细胞周期的运行和基因表达有重要调控作用。在多种肿瘤中都发现了该通路蛋白突变引起的持续激活,在肿瘤的发生过程中起到了重要作用。其中,Ras 癌基因蛋白作为 MAPK 通路分子开关,可被包括 EGFR、HER-2、VEGFR、PDGFR 和 MET 等在内的多个细胞膜上的酪氨酸激酶受体激活,引发下游的级联信号通路。

在各种肿瘤中 Ras 的总的突变率大约为 30%,是人类肿瘤中突变率最高的基因。Raf 是 Ras 下游最重要的蛋白,通过从胞浆中转移到细胞膜上而被激活。Raf 即 MAPKK 激酶(MAPKKK),属于丝/苏氨酸蛋白激酶,是 MAPK 级联反应的第一个分子,它的磷酸化启动了 MAPK 的三级级联激活。Ras、Raf 的相继激活能活化下游的 MEK、ERK 等激酶,促进细胞的增殖同时还能通过磷酸化 Bax、Bak 抑制细胞凋亡。该通路中的主要分子在肿瘤发生、发展中的重要作用,为肿瘤分子分型、活体肿瘤靶向分期和治疗等研究提供了多个潜在的靶点。

STAT(signal transducer and activator of transcription)家族蛋白是一组可以被不同的生长因子受体激活的蛋白,将上游的信号传递到细胞核,通过诱导靶基因转录表达引起不同的生物效应,并保持信号在细胞内传递的内在特异性。在多种肿瘤细胞以及原位癌中都检测到了 STAT 家族成员的组成型激活。在 STAT 家族的 7 个成员中,目前发现 STAT1、STAT3 和 STAT5 与肿瘤的关系最为密切。STAT1 对肿瘤细胞的增殖、新生血管生成起着负调控的作用,STAT1 缺陷的小鼠易发生肿瘤。

与之相反,STAT3 和 STAT5 的持续激活能上调凋亡抑制因子如 Bcl-2、Bcl-xL、Mcl-1 及细胞周期调控蛋白 cyclinsD1/D2 等基因的表达,刺激细胞增殖、抑制凋亡,被认为是该家族中最有希望的抗肿瘤作用和分子病理分型的重要靶点。目前,随着各类靶向 SATA 通路的小分子抑制剂抗肿瘤药物的研发成功,应用 STAT 的靶向多肽、反义寡核苷酸的分子影像学研究也已经引起了广泛关注,并已在肿瘤分期与分级领域取得一定进展。

（三）细胞周期蛋白

细胞生长分裂必须依次经过准备阶段的间期(interphase)和有丝分裂期(mitosis)。间期(包括 G1、S、G2 期)的各项生命活动保证了 M 期分裂时所需的细胞内各成分的复制,每次有丝分裂的结束到下一次有丝分裂的结束构成一个完整的细胞周期。细胞周期的运行与否,受控于精密的细胞周期调控机制。该调控系统的核心是一组细胞周期依赖性蛋白激酶(cyclin-dependent-kinase, CDKs),它们各自在细胞周期内特定时间被激活,通过磷酸化对应的底物,驱使细胞周期的完成。CDKs 的时相性激活依赖于时相表达的周期素(cyclin)以及周期依赖性激酶抑制剂(cyclin-dependen tkinase inhibitors,CKI)控制。

另外,除了这种正常生理条件下的周期进程调控,在长期的进化过程中,细胞建立了一套保证细胞周期中遗传信息的完整性和准确性的检查机制,即细胞周期检查点(checkpoint)。当细胞周期进程中出现异常事件,如 DNA 损伤或 DNA 复制受阻时,这类调节机制就被激活及时中断细胞周期的运行。待 DNA 修复或排除了故障后,细胞周期才能恢复运转。当细胞发生癌变后,细胞周期处于失控状态,通常都伴随着 cyclin 的过度表达和 CKIs 的缺失,CDK 的活性失去控制,细胞周期检查点异常,这就给相关分子成像研究提供了重要的潜在靶点,使通过分子影像手段检测肿瘤细胞的周期调控、评价肿瘤增殖能力成为可能。

（四）核酸

核酸、氨基酸/蛋白质、糖/碳水化合物、脂质/脂肪是人体最为重要的生物大分子。核酸(nucleic acids)是一种通常位于细胞核内的大型生物分子,负责生物体遗传信息的携带和传递。核酸有两大类,分别是脱氧核糖核酸(deoxyribonucleic acid,DNA)和核糖核酸(ribonucleic acid,RNA)。核酸的单体结构为核苷酸。每一个核苷酸分子由三部分组成:一个五碳糖、一个含氮碱基和一个磷酸基。如果其五碳糖是脱氧核糖则为脱氧核糖核苷酸,此单体之聚合物是 DNA。如果其五碳糖是核糖则为核糖核苷酸,此单体之聚合物是 RNA。

1. 脱氧核糖核酸（DNA）　人类基因组的DNA与蛋白质结合组成染色体,储存在细胞核内。体细胞的DNA是双倍体,即有两份同源基因组。染色体中DNA的甲基化和组蛋白的乙酰基化都会影响染色体的活化,引起表观遗传学的改变。

人类基因组中的DNA中存在大量的重复序列。反向重复序列由两个相同的序列在同一DNA的两条链上反向排列。含有反向重复序列的DNA片段,单链可形成发卡结构或茎环结构,双链可形成"+"字结构。反向重复序列常出现在DNA复制起点附近,又常是蛋白质结合的位点,与DNA复制与转录的调节有关。卫星DNA重复序列一般由2~10个碱基组成,成串排列。由于碱基组成不同于DNA的其他部分,等密度梯度离心时与DNA主峰分离,另成一个小峰。染色体着丝粒附近常有卫星DNA成簇地分布,可能与减数分裂时染色体的配对有关。选用在卫星DNA重复序列中没有切点的限制性内切酶切割DNA,与卫星DNA重复序列探针杂交得到的图谱谓之DNA指纹图,具有个体特异性,可用于对个体的识别与鉴定。

人类基因组DNA中非编码区远远大于编码区。非编码区包括基因表达的调控序列,这些序列中碱基的突变可影响到蛋白质与DNA的结合,通过影响结构基因的表达而引起疾病。人类基因组中的结构基因是不连续的,外显子被内含子间隔开。转录出的mRNA前体需经过转录后的加工,切除内含子后才能作为翻译的模板。结构基因中发生碱基突变,可能会改变蛋白质的活性而引起疾病。除细胞核内的DNA外,动物的线粒体中也有DNA。这些DNA编码线粒体呼吸链中的一些蛋白或酶,如细胞色素氧化酶、ATP酶和细胞色素还原酶等,转录线粒体自己的rRNA和tRNA。线粒体DNA的损伤与肿瘤等多种疾病有关。

2. 核糖核酸（RNA）　RNA有着多种多样的功能,可在遗传编码、翻译、调控、基因表达等过程中发挥作用。按RNA的功能,可将RNA分为多种类型。比如,在细胞生物中,mRNA（信使RNA）为遗传信息的传递者,它能够指导蛋白质的合成。因为mRNA有编码蛋白质的能力,它又被称为编码RNA。而其他没有编码蛋白质能力的RNA则被称为非编码RNA（lncRNA）。它们或通过催化生化反应,或通过调控或参与基因表达过程发挥相应的生物学功能。比如,tRNA（转运RNA）在翻译过程中起转运RNA的作用,rRNA（核糖体RNA）于翻译过程中起催化肽链形成的作用,sRNA（小RNA）起到调控基因表达的作用。此外,RNA病毒甚至以RNA作为其遗传物质。

根据结构和功能的不同,RNA分为四类。

1）mRNA:mRNA是细胞内种类最多的一类RNA,是蛋白质合成的直接模板。从mRNA 5'端的AUG开始,每3个相邻的碱基组成一个三联体,代表一种氨基酸,称为三联体遗传密码。真核生物的mRNA,5'端都有7-甲基鸟嘌呤的帽子结构。帽子结构与核蛋白体中的帽子结合蛋白结合有助于mRNA在核蛋白体的就位,启动蛋白质的翻译。帽子结构还有使mRNA免遭核酸酶攻击,维持mRNA稳定的作用。真核生物mRNA的3'端有多聚腺苷酸的尾巴。腺苷酸尾巴具有稳定mRNA,延长mRNA半衰期的作用,并与帽子结构共同促进mRNA从核内向细胞质的转移,参与调控翻译的起始过程。完整的mRNA包括5'非编码区、编码区和3'非编码区。编码区是mRNA的主要结构部分,非编码区参与翻译的调控。

2）tRNA:tRNA是细胞中分子量最小的一类RNA,由70多个碱基组成,在翻译中负责运输氨基酸。每一种氨基酸都有一种或几种与其对应的tRNA。能运载同一种氨基酸的tRNA称为同工tRNA,但每种tRNA只能运载一种氨基酸。tRNA含有较多的稀有碱基如双氢尿嘧啶、假尿嘧啶和次黄嘌呤等,3'端最后三个碱基是CCA,是结合携带氨基酸酰的部位。tRNA的二级结构呈三叶草形,由反密码环、二氢尿嘧啶环、假尿嘧啶环等组成。三级结构呈反L形。

3）rRNA:rRNA是细胞内分子量最大,代谢最稳定,含量最多的一类RNA,在细胞内不游离存在,与几十种蛋白质结合成核蛋白体,作为蛋白质翻译的场所。真核生物核蛋白体小亚基的rRNA是18S RNA,大亚基的rRNA有5 S RNA、5.8 S RNA和28 S RNA。

4）其他功能RNA:

（1）调控RNA:siRNA（small interfering RNA,siRNA）即小干扰RNA,为21~23bp的双链小分子RNA,一般由外源双链RNA经体内的Direr酶降解而来。功能上,这些siRNA可与蛋白质结合,形成RNA诱导的沉默复合物（RNA-induced silencing xomplex,RISC）。RISC中的解旋酶将siRNA解旋成单链,其中的反义siRNA通过碱基互补与mRNA

形成局部双链,引导 RISC 中的内切酶水解 mRNA,破坏 mRNA 的翻译模板作用,使基因的表达沉默。通过人为导入 siRNA 使靶 mRNA 降解,基因表达沉默过程被称为 RNA 干扰(RNA interference, RNAi)。这实际上是一种转录后的基因表达调控方式,可关闭特定有害基因的表达,也能防范 RNA 病毒的侵袭。

miRNA(micro RMA,miRNA),微小 RNA 是单链小分子 RNA。在人类基因组编码 miRNA 前体的基因大约有 250 个,位于基因组的非编码区,具有高度的保守性、时间顺序性和组织特异性。miRNA 是由 RNA 聚合酶 II 在基因组的不同区域先转录成较长的 miRNA 前体,再经 Dicer 酶切割而成为成熟的 miRNA。多种 miRNA 可来源于同一个前体。miRNA 也是与蛋白质组成 RISC,由 miRNA 引导 RISC 与 mRNA 结合并切割 mRNA,引发基因沉默。miRNA 在转录后参与基因的表达调控,与发育、繁殖、造血、器官形成、细胞凋亡以及心脏病、肿瘤等关系密切,是分子生物学的研究热点之一。

(2)修饰其他 RNA:核内小 RNA(small nuclear RNA,snRNA)是一类由 70~300 个碱基组成的小分子 RNA,存在于细胞核的核质或核仁中。这些 snRNA 与蛋白质结合组成小核糖核蛋白体,成为剪接体的一部分,参与 mRNA 前体的剪接,去除 mRNA 前体中的内含子。核仁小 RNA(small nucle-olar RNA,snoRNA)是分布在核仁区的小分子 RNA,一般由几十个到几百个碱基组成,功能上 snoRNA 是作为 rRNA 前体加工复合物的重要成员,参与 rRNA 前体的加工过程。

(3)长链非编码 RNA:长链非编码 RNA(long non-coding RNA,lncRNA)是长度大于 200 个核苷酸的非编码 RNA。研究表明,lncRNA 在剂量补偿效应、表观遗传调控、细胞周期调控和细胞分化调控等众多生命活动中发挥重要作用,成为遗传学研究热点。

(五)细胞内受体

细胞内受体(intracellular receptor)位于胞质溶胶中受体要与相应的配体结合后才可进入细胞核,据其定位分为细胞质中受体和细胞核内受体两种,如雄激素、雌激素、孕激素及甲状腺素受体位于核内,而糖皮质激素受体位于胞浆中。细胞内受体的本质是激素激活的基因调控蛋白(图 6-4-2),功能上细胞内受体与抑制性蛋白(如 Hsp90)结合形成复合物,处于非活化状态。配体(如皮质醇)与受体结合,将导致抑制性蛋白从复合物上解离下来,从而使受体暴露出 DNA 结合位点而被激活。这类受体一般都有三个结构域:位于 C 端的激素结合位点,位于中部富含 Cys、具有锌指结构的 DNA 或 Hsp90 结合位点,以及位于 N 端的转录激活结构域。

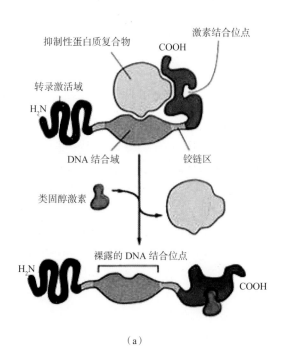

(a)

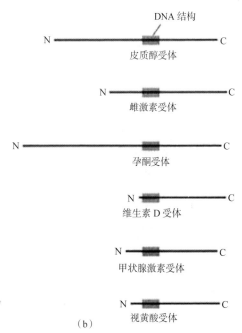

(b)

图 6-4-2 胞内受体

细胞内受体的配体为脂类激素。脂类激素通过被动扩散或主动运转进入细胞质或细胞核,与受体结合参与靶基因的表达调控。细胞内受体的天然配体包括甾体激素、甲状腺素、维生素 D 和维生素 A。体内生成的脂类代谢产物如前列腺素、白三烯、脂肪酸、胆固醇衍生物等也能作为配体与细胞内受体结合。

细胞内受体接受配体信号后,再与 DNA 调控区的激素应答元件结合,激活或抑制靶基因的转录。根据信号激活的机制,细胞内受体又可分为两类。甾体激素受体既可位于细胞质中,又可位于细胞核内。在没有甾体激素的情况下,受体与热休克蛋白结合,组成没有活性的脱辅基受体复合物。细胞内受体介导的信号转导最终结果是调控基因的表达,引起酶数量的变化,实现酶活性的长期调节。这一点对高等生物的发育和分化是十分重要的。许多细胞内受体的配体,如性激素、甲状腺素、维生素 D_3、维甲素等都参与了对器官发育与分化的调节。

三、细胞外靶点

1. 肿瘤相关的细胞靶点

(1)浸润的炎症/免疫细胞:肿瘤组织周围浸润的炎症细胞是一把双刃剑,除有一定的抗肿瘤作用外,更多情况下是在促进肿瘤的发生和发展。在众多浸润的炎症细胞中,以肿瘤相关巨噬细胞(TAMs)的研究最为深入广泛。TAMs 可通过分泌 FGF、HGF、EGF、PDGF 和 TGF-β 等多种生长因子促进肿瘤生长。

单核细胞是 TAMs 的前体细胞,肿瘤产生的 CCL2/MCP-1 吸引单核细胞到肿瘤部位并分化为 TAMs。肿瘤细胞、成纤维细胞、内皮细胞和 TAMs 都能通过产生 CCL2、CCL5、CXCL8/IL-8 和 SDF-1 进一步募集单核细胞。另外,CSF-1、VEGF-A 和胎盘生长因子(PIGF)等也能引发单核细胞向肿瘤组织浸润。缺氧介导的缺氧诱导因子 -1(HIF-1)和 VEGF 也能吸引 TAMs 向肿瘤缺氧区集聚。纤溶酶原片段 K1-3 能阻断 TAMs 的迁移和肿瘤对其募集作用。

TAMs 不仅直接或间接地释放血管生成因子来促进血管芽生,而且能够产生一些酶来参与血管的重建。TAMs 是 VEGF-A 的重要来源之一,还可通过分泌 MMP 来释放细胞外基质(ECM)中被结合的 VEGF-A。TAMs 受缺氧和 CSF-1 等因素调节,缺氧使 HIF-1 和 HIF-2 调节的启动子发生转录性活化,上调 VEGF-A、MMPs、白介素和趋化因子。TAMs 在破坏基底膜、引发癌细胞的迁移方面也发挥着重要作用。TAMs 所分泌的 MMP2、MMP9、TGF-β、uPA、tPA 和组织蛋白酶等降解胶原、层黏连蛋白和纤维连接蛋白等 ECM 成分,进而促进肿瘤的侵袭和转移。

(2)成纤维细胞:成纤维细胞是最主要的基质细胞,癌相关成纤维细胞(CAFs)也被称为活化的成纤维细胞或肌性成纤维细胞,其所分泌的基质衍生因子 -1(SDF-1,又称 CXCL12)可直接刺激 CXCR4+ 肿瘤细胞生长,还可募集 CXCR4+ 内皮前体细胞(EPCs)参与肿瘤的血管生成。活化的纤维细胞通过 SDF-1/CXCR4 趋化轴吸引 CXCR4+ 肿瘤细胞做定向迁移。

肿瘤原发灶所分泌的生长因子刺激"预转移灶"内成纤维细胞、血小板衍生的生长因子受体阳性(PDGFR+)细胞和纤维连接蛋白增多,为肿瘤细胞增殖提供环境。在微转移灶的缺氧环境中,活化的成纤维细胞可产生血管内皮生长因子 A(VEGF-A)以促成血管生成,募集来的造血祖细胞(HPCs)也促进血管的生成。

肿瘤细胞与局部或远处成纤维细胞之间通过旁分泌或内分泌而发生交互作用,肿瘤细胞通过这种机制调节肿瘤微环境并使远处组织发生显著改变。癌细胞分泌的白细胞介素 -1(IL-1)、成纤维细胞生长因子 -2(FGF-2)和 PDGF 诱导成纤维细胞分泌肝细胞生长因子(HGF),HGF 与癌细胞上的 c-Met 分子结合后能增强癌细胞的侵袭和迁移能力。另外,转化生长因子 -β(TGF-β)、表皮生长因子(EGF)、胰岛素生长因子(IGF)和 Wnt1 等,是实现瘤细胞和基质细胞之间"对话"(cross-talk)的旁分泌信使,因此此类分子都可成为肿瘤靶向研究中用于诊断、评价肿瘤生长或治疗的潜在靶点。

(3)未分化的骨髓细胞:在肿瘤生长的早期,VEGF-A 和其他细胞因子可将骨髓中的内皮祖细胞(EPCs)招募到外周血,使之成为循环内皮前体细胞(CEPs)并最终整合到新生血管的管壁上。肿瘤所分泌的生长因子和趋化因子会引起骨髓细胞增殖和向肿瘤内聚集。肿瘤细胞分泌的 VEGF-A 和 PIGF 等能把 VEGFR-1+ 的 HPCs 和 VEGFR-2+ 的 EPCs 募集到肿瘤的新生血管部位,促进肿瘤的生长和血管生成。

来自骨髓的造血祖细胞和未成熟的髓系细胞在

SDF-1/CXCR4 和 CXCL5/CXCR2 生物轴作用下被募集到肿瘤侵袭前沿,通过分泌金属蛋白酶来增强肿瘤的外侵和转移,并能促进肿瘤血管和淋巴管生成。CD11b+Gr-1+ 髓系抑制细胞(MDSCs)通过分泌抑制免疫反应的细胞因子、上调 NO、产生活性氧族以及增强 L 精氨酸酶的活性而抑制免疫反应,引起肿瘤的免疫逃逸,因此靶向此类分子的成像对于肿瘤免疫治疗研究具有重要的价值和意义。

(4)内皮细胞、周细胞和血小板:血管内皮细胞迁移、血管出芽是血管生成的主要模式。周细胞(pericyte)又称 Rouget 细胞和壁细胞,是一种包围全身毛细血管和静脉中内皮细胞的细胞,可以收缩。周细胞在 PDGF-B 作用下被募集到新生血管周围,通过加强血管外侧的细胞间紧密连接以维持血管的稳定性。血小板所提供的信号能够引导 BMDCs 和瘤细胞的归巢与滞留,血小板所释放的 SDF-1 在招募和截留 CXCR4+ 的 HPCs 和 EPCs 方面起到关键作用,并趋化 CXCR4+ 肿瘤细胞。穿梭在原发灶、转移灶和骨髓之间的血小板不断释放大量的细胞因子,从而把这些部位连接在一起。

2. 趋化因子及其受体　趋化因子是指在多种炎症和非炎症状态下调节白细胞和其他一些类型细胞进行流动和活化并对这些细胞具有定向趋化作用的细胞因子。目前发现大约 50 个趋化因子和 20 个趋化因子受体,根据 N 末端两个半胱氨酸的位置,趋化因子被分为 4 类:CXC,CC,CX3C 和 C。

在肿瘤的缺氧环境中,成纤维细胞分泌的 CXCL12(SDF-1)和肿瘤细胞表达的 CXCR4 都增加,从而刺激肿瘤细胞移动和侵犯。另外,多种趋化因子有促进肿瘤血管生成的作用,如 CXCL1、CXCL2、CXCL3、CXCL5、CXCL6、CXCL7、CXCL8等。CXCR2 不仅在肿瘤血管形成中扮演重要角色,而且能向肿瘤微环境中招募巨噬细胞。

肿瘤细胞通过趋化因子来募集内皮细胞、颠覆免疫监视、操纵免疫细胞(免疫编辑)并最终导致免疫逃逸,从而促使肿瘤生长和向远处转移。肿瘤细胞不仅分泌趋化因子,也能对趋化因子做出反应。肿瘤转移的靶器官能分泌的大量趋化因子,由于肿瘤细胞表达一些趋化因子的受体,在趋化因子轴的作用下,引导肿瘤细胞向靶器官转移。CCR7 与 CCL21 介导肿瘤细胞向前哨淋巴结转移,CCR7 与 CCL21 介导肿瘤细胞向相关淋巴结转移,而 CCR10 与 CCL27 则主要参与调节黑色素瘤的皮肤转移。

3. 激素　大量研究表明,激素是部分肿瘤发生和发展过程中的重要因素,如前列腺癌的发生与雄激素的调控失衡有着直接的联系,在前列腺癌治疗中对雄激素的有效控制也已成为公认的治疗手段。激素(hormone)是由内分泌腺或内分泌细胞分泌的高效生物活性物质,在体内作为信使传递信息,对机体生理过程起调节作用。激素按化学结构大体分为四类。第一类为类固醇,如肾上腺皮质激素(皮质醇、醛固酮等)、性激素(雌激素、孕激素及雄激素等)。第二类为氨基酸衍生物,有甲状腺素、肾上腺髓质激素、松果体激素等。第三类激素的结构为肽与蛋白质,如下丘脑激素、垂体激素、胃肠激素、胰岛素、降钙素等。第四类为脂肪酸衍生物,如前列腺素。

4. 神经递质　神经递质(neurotransmitter)是中枢突触部位的信息传递由突触前膜释放递质来完成,在外周神经节内以及神经末梢与效应器之间的传递也是由释放递质来完成的。神经系统内有许多化学物质,但只有符合以下条件的化学物质才能确认为递质一个化学物质被确认为神经递质,应符合以下条件:①在突触前神经元内具有递质的前体物质和合成酶系,能够合成这一递质;②递质贮存于突触小泡以防止被胞浆内其他酶系所破坏,当兴奋冲动抵达神经末梢时,小泡内递质能释放入突触间隙;③递质通过突触间隙作用于突触后膜的特殊受体,发挥其生理作用,用电生理微电泳方法将递质离子施加到神经元或效应细胞旁,以模拟递质释放过程能引致相同的生理效应;④存在使这一递质失活的酶或其他环节(摄取回收);⑤用递质拟似剂或受体阻断剂能加强或阻断这一递质的突触传递作用。在神经系统内存在许多化学物质,但不一定都是神经递质,只有符合或基本上符合以上条件的化学物质才能认为它是神经递质。目前,靶向和定量与各类疾病相关的神经递质的研究已取得一定进展。

(1)5-羟色胺:5-羟色胺(5-HT)又称血清素,它既是重要的单胺类神经递质,又是一种血管活性物质,在中枢神经系统中分布广泛,几乎参与人体所有的生理活动和行为功能的调控,包括情感、认知、感觉以及内分泌功能、胃肠道功能等。人类 5-HT 受体(5-HTR)至少存在 7 种类型(5-HT1R~5-HT7R),这 7 种类型受体又各自可分成若干亚型。而 5-HT1R 又有 7 种亚型(5-HT1AR~5-HT1FR),其中 5-HT1AR 属 G 蛋白偶联受体,含有 421 个氨基酸,由 1 309 个碱基对组成其基因编码。5-HT1AR 信号转导是通过与 G 蛋白偶联,抑制腺苷酸环化酶的活性,使得第二信使环腺苷酸单磷酸酯(cAMP)合成减少,激活钾离子通道,导致膜发生超极化,形成抑制性突触后电位,进而启动细胞效应。研究表明,5-HT1AR 与人类的焦虑、抑郁、精神分裂症、疼痛、认知能力、饮食行为、性活动、阿尔茨海默症和睡眠觉醒周期等都有密切联系。

(2)多巴胺:多巴胺(dopamine)是儿茶酚胺和苯乙胺家族中一种在脑和全身活动中起多重重要作用的小分子物质。在大脑中多巴胺作为神经递质,通过神经元释放一种化学物将信号发送到其他神经细胞。神经系统以外,在身体的几个部分多巴胺作为局部化学信使。多巴胺受体属于 G 蛋白偶联受体家族,根据多巴胺结合受体的类型不同而产生不同的兴奋或者抑制信号。多巴胺受体因其功能特性被分为两类,D_1 类受体和 D_2 类受体,D_1 类受体激活腺苷酸环化酶,而 D_2 类受体抑制腺苷酸环化酶的活性;D_2 受体,D_3 受体,D_4 受体属于 D_2 类受体(D_2 受体);D_2 受体两种变异亚型为长亚型(D_2L)和短亚型(D_2S),两者的主要不同点在于与配体发生偶联后所激活的信号通路不同。目前,多巴胺已成为帕金森症、各类成瘾症等精神相关疾病的重要研究与观察对象,分子靶向成像有望在该类研究中发挥重要作用。

四、糖类和能量分子

缺氧是包括肿瘤在内的许多疾病的重要特征,与肿瘤迁移、良性肿瘤向恶性肿瘤进展、肿瘤耐受化疗和放疗等有着密切联系,造成患者治疗难度进一步增加,预后效果差。近年来,利用肿瘤细胞缺氧环境控制肿瘤生长的研究已成为肿瘤治疗领域的新思路,因此与肿瘤缺氧环境相关的分子也成为极有价值的潜在分子成像与治疗靶点。

1. 缺氧诱导因子　缺氧诱导因子(hypoxia inducible factor,HIF)在缺氧诱导的哺乳动物细胞中广泛表达,为缺氧应答的全局性调控因子。HIF 有 3 种亚型,分别是 HIF-1、HIF-2 及 HIF-3,且 HIF-1、HIF-2 和 HIF-3 含有相同的 HIF-1β 亚基,是均具有碱性螺旋 - 环 - 螺旋。HIF-1α、HIF-2α 和 HIF-3α 是 HIF 的功能亚基,具有生物活性,均含有独特的氧依赖降解区(ODDD),是唯一可接受氧浓度变化调控的亚单位,决定着 HIF 的活性。

2.PKM2　肿瘤细胞的能量供应主要依赖于无氧糖酵解,而丙酮酸激酶(PK)是这一过程中的限速酶,有两个异构体,分别为 PK-M1 和 PK-M2,其中前者较后者有更高的活性。然而,既往研究显示,肿瘤细胞中活性较低的 PK-M2 呈高表达,而非活性较高的 PK-M1。有研究采用 PK-M2 的异构激活剂 AGX-257 作用于多种肿瘤细胞,发现 PK-M2 的活性提高后肿瘤生长受到抑制;而通过对 AGX-257 作用前后进行对比发现,活性低的 PK-M2 无法将糖酵解途径中的中间体全部转化为丙酮酸,导致这些中间体合成丝氨酸进入氨基酸代谢途径,从而促进了肿瘤的生长,因此 PK-M2 是一个与肿瘤能量代谢密切相关的重要靶点。

3. 中间体及其代谢物的调节作用　肿瘤细胞长期处于应激的微环境中,在代谢过程中会产生一系列活性氧(ROS),包括 O^{2-}、H_2O_2 等。ROS 具有双向调控肿瘤细胞凋亡和增殖的作用,中、高浓度的 ROS 可以诱导细胞凋亡和死亡,而低浓度 ROS 能够影响一系列信号传导途径,促进细胞增殖和分化,但其中的机制尚不明确,如烟酰胺腺嘌呤二核苷酸磷酸(NADPH)调整 ROS 浓度,有可能成为新的肿瘤诊断与治疗的靶点。

肿瘤代谢途径异常主要是由于两方面原因。第一,表达代谢途径中限速酶的基因突变或扩增,如胶质瘤和急性白血病中 IDH1 和 IDH2 基因出现突变,遗传性副神经节瘤中 SDH 基因功能缺失性突变,肾癌中 FH 基因功能缺失突变导致 HIF-1α 的稳定,以及黑色素瘤和乳腺癌中 PHGDH 的扩增和过表达。第二,控制代谢途径的癌基因和抑癌基因出现变异,例如 PI3K/AKT/mTOR 和 AMPK 的活化可以增加葡萄糖摄取、脂质合成及抑制自噬,p53 活化可诱导自噬并增强线粒体的代谢功能,myc 扩增或过表达可增加肿瘤细胞对谷氨酸的利用等,因此上述基因及其突变体,可成为分子影像介导的分子病理分型研究中的重要靶点。

五、微环境靶点

大量研究认为肿瘤的生长与其所处的环境密切相关,在 1979 年 Lord 正式提出肿瘤微环境的概念,即肿瘤在其发生发展过程中所处的内环境,由肿瘤细胞、间质细胞、微血管、微淋巴管、组织液、各种细胞因子及少量浸润细胞等组成。目前,越来越多的研究认为肿瘤微环境是保护和支持肿瘤发生、发展、转移和复发所必需的功能单元,肿瘤微环境中的非肿瘤细胞及细胞外基质对肿瘤的演进有着很重要的作用。鉴于此,针对这些不同细胞或组织为靶点开展的诊断及治疗已经成为一种新的抗肿瘤策略。

(一)肿瘤血管生成及相关靶点

肿瘤细胞的存活与生长必须有大量的营养物质供应,因此肿瘤新生血管的形成是肿瘤生长的基础,并贯穿于肿瘤发生、发展的全过程。肿瘤血管生成是一个极其复杂的过程,受到多种基因及细胞因子的共同调控。许多肿瘤细胞自分泌/旁分泌的生长因子与肿瘤血管生成的关系十分密切,如表皮生长因子(EGF)、血小板衍生生长因子(PDGF)及血管内皮生长因子(VEGF)等,这些因子是肿瘤发生、发展及血管生成过程中重要的微环境因素。上述因子在血管生成方面往往有协同作用,其中 VEGF 能够促进血管内皮细胞分裂、增殖,从而诱导肿瘤新生血管的生长,是目前已知活性最强、专属性最高的血管生成因子,其他血管生成因子大都通过增强 VEGF 的表达从而发挥促进血管生成的作用;VEGF 同时能够明显地增加肿瘤血管的通透性,与肿瘤发生转移的关系密切。研究发现 VEGF 不仅在实体瘤血管生成中有毋庸置疑的作用,而且对于血液系统肿瘤也有极其重要的作用。肿瘤的新生血管同正常组织血管相比,结构和功能上都发生了很大的变化。显微镜观察显示,转移瘤的微血管内皮细胞增殖,细胞膜内陷,皱折增多,细胞胞浆内吞饮小泡和空泡增加,细胞间连接变短或延长,血管基底膜失去正常的结构,厚薄不均,在大多数肿瘤微血管中,最明显的特征是微血管孔的存在。目前,通过血管内皮上特异性受体成像已能够成功将新生肿瘤血管与原有宿主血管分开,定量地分析肿瘤新生血管的结构和功能情况。表皮生长因子受体(EGFR)、血小板衍生生长因子受体(PDGFR)、血管内皮生长因子受体(VEGFR)及整合素受体等是目前广泛研究的肿瘤特异性受体。尤其对于 VEGFR 的研究更是目前肿瘤诊疗研究的热门课题。

内皮细胞特异性分子 1(ESM-1)是近年来新发现的一种表达在血管内皮细胞上的可溶性糖蛋白,参与细胞黏附、炎性反应和肿瘤进展等多种重要的生物学过程。在乳腺癌、肾癌、肺癌等多种恶性肿瘤的内皮细胞中证实有的高表达,而且 ESM-1 的表达与这些肿瘤的血管生成和不良预后密切相关。Kang 等研究发现 ESM-1 主要表达于肝癌的血管内皮细胞而癌旁肝组织和正常肝组织中无 ESM-1 的表达。不仅如此,ESM-1 的高表达还与肝癌的镜下静脉浸润以及不良预后密切相关,这提示 ESM-1 不仅能够作为肝癌血管内皮细胞的分子标志物,而且可用于临床上预测的复发和转移。肿瘤内皮细胞标记 8(TEM8)是最近新的引起极大关注的血管内皮细胞受体。TEM8 选择性高表达于肿瘤血管内皮细胞及一些肿瘤细胞,如乳腺癌、黑色素瘤、头颈细胞癌、胶质瘤等,与肿瘤新生血管密切相关,与细胞外基质肌动蛋白连接可促进细胞黏附及细胞扩散。

(二)IDO

吲哚胺 2,3 双加氧酶(indoleamine2,3-dioxygenase,IDO),是人体色氨酸代谢的限速酶,该酶有两种亚型,分别为 IDO-1 和 IDO-2,在分解色氨酸的代谢通路中起到重要作用。在肿瘤微环境中,IDO1 由肿瘤细胞、肿瘤相关的肌源性干细胞、肿瘤相关巨噬细胞对炎性信号如 IFNγ 反应而产生。高水平的 IDO1 可降低色氨酸水平及其代谢物,进而抑制 T 细胞活性,促进效应 T 细胞(细胞毒 T 细胞、辅助 T 细胞、NK 细胞等)的凋亡;而效应 T 细胞数量下降自然就保护了癌细胞受到攻击。目前,临床前数据支持肿瘤通过 IDO1 抑制免疫应答的假说,因为 IDO1 抑制可控制多种同基因小鼠模型肿瘤,而以 IDO 为靶点的肿瘤治疗药物已进入临床试验阶段,因此,IDO 是一类非常有潜力的肿瘤微环境靶点,有望用于分子影像探针靶向肿瘤微环境。

(三)FAP

肿瘤相关靶点的选择是构建高敏感性分子影像探针的关键,成纤维细胞激活蛋白(FAP)存在于肿瘤基质成纤维细胞中,表达于 90% 以上的上皮性肿瘤的基质成纤维细胞的胞膜和胞浆中,包括结肠癌、乳腺癌、卵巢癌、膀胱癌、肺癌。FAP 是一种膜丝氨酸肽酶,属于 II 型丝氨酸蛋白酶家族,具有二肽肽酶及胶原酶活性,在肿瘤的生长中具有重要功能。FAP 可以增强肿瘤细胞对细胞外基质的侵袭力,也能够促进肿瘤的生长。从遗传上讲,肿瘤间质细胞比血管内皮细胞更稳定,因此肿瘤间质细胞有潜力成为肿瘤免疫治疗中更有价值的靶向细胞。在小鼠肺癌模型中,使用 FAP 基因敲除法及 FAP 抗体后均发现肿瘤细胞增殖减慢,并且肿瘤新生血管密度明显减低,据此认为靶向 FAP 的免疫治疗可以抑制肿瘤的生长。目前影像学显示的肿瘤边缘并非真正的肿瘤活性区,FAP 专一高表达于肿瘤间质,能够更好地描绘肿瘤的边界,有望成为肿瘤分子成像新的生物靶点。

第五节 可用于肿瘤分子成像的靶点

理想的肿瘤标志物应具有以下几方面特征:①为恶性肿瘤所特有;②对恶性肿瘤组织类型具有特异性;③能从肿瘤组织或宿主体液中检测得到,且含量较健康组织或体液有明显差异,并在一定程度上反应恶性肿瘤大小,有助于评估治疗效果及肿瘤复发和转移。

一、靶向肿瘤新生血管

肿瘤的生长和转移要依赖于血管生成,即从已经存在的血管中发展出新的血管。血管生成对于肿瘤进展非常重要,如果没有活跃的血管生成实体瘤的生长不会超过 1~2mm。因此血管生成成为临床和临床前抗癌治疗研究和肿瘤影像的非常有吸引力的靶点。增殖血管的内皮细胞和肿瘤细胞能够对血管生成信号缺氧和生长因子(b FGF 和 VEGF,TNF-α)等产生反应,导致肿瘤能选择性地高表达许多生物分子,如:$\alpha_v\beta_3$ 和 $\alpha_v\beta_5$ 整合素、血管内皮生长因子受体(VEGFR)、氨肽酶 N(APN/CD13,aminopeptidase N)和基质金属蛋白酶(MMPs,matrix metalloproteinases)等。这些生物分子被称为血管的编码,可以作为抗癌治疗和肿瘤显像的靶点,只有正确评估这些分子的表达水平和分布情况,特异靶向治疗才会变得有针对性,并建立个体化治疗方案。

靶向 VEGFR、FGFR、EGFR 等具有促进肿瘤新生血管生成作用的受体酪氨酸激酶抑制剂代表了抗肿瘤靶向药物研究中另外一个重要方向——抑制肿瘤新生血管生成。自 Folkman 在 20 世纪 70 年代提出肿瘤新生血管生成的概念以来,靶向新生血管生成的抑制剂研究已经取得了长足的进展,以 Avastin 为代表的肿瘤血管新生抑制剂得到了广泛认可,目前已有包括我国在内的 28 个国家批准将该类抑制剂用于肿瘤临床治疗。

(一)CD13

1. CD13 氨基肽酶 N(APN/CD13,aminopeptidase N)最初被认为是正常或恶性髓系细胞子集的生物标志物,随后发现它在多种造血器官和细胞表达。1989 年通过氨基酸测序,APN 被确定为细胞表面分化抗原 CD13,一般简称为 APN/CD13。APN/

CD13 是 II 型穿膜糖蛋白,含有 967 个氨基酸,分子质量 150 ku。包含一个短的细胞质内的 N- 末端结构域(1~7 个氨基酸残基),其功能尚不清楚。一个单一的跨膜结构域(8~29 个氨基酸残基)以 α- 螺旋的形式存在。胞外是长的并高度糖基化的结构域,含有决定其独特的生物功能的一个 10-N- 型糖链和一个 11-O- 聚糖结合位点。

APN/CD13 通常以非共价绑定的二聚体形式存在,这种内质网中发生的二聚化优先于高尔基体中的糖基化。APN/CD13 是锌结合的金属蛋白酶超家族的一员。它的活性是 Zn^{2+} 依赖的,在其结合位点包含有一个 Zn^{2+} 离子。APN/CD13 能够从多肽链 NH^{2-} 末端催化裂解氨基酸残基。它的活性能够通过在其细胞外的表位上结合两个单克隆抗体(金属蛋白酶抑制剂)而阻断。通过其他血管生成信号的作用,如缺氧和生长因子(bFGF 和 VEGF,TNF-α 等),其在肿瘤血管内皮细胞的表达显著增加。这提示 APN/CD13 是血管生成标志物。然而体外细胞实验显示 APN/CD13 的表达不足以逆转 Ras 对血管内皮管状网络形成的抑制,表明 APN/CD13 主要与血管生成的早期阶段相关。

在恶性肿瘤的进展过程当中 APN/CD13 具备多种功能,在肿瘤生长的每一步都起到了重要作用,因为与肿瘤生长、侵袭转移、血管生成和免疫调节有关,APN 现在受到了相当的关注。APN/CD13 促进内皮细胞向周围组织的侵入,增加肿瘤细胞的侵袭性,作为细胞 - 细胞连接的辅助黏附分子增加细胞 - 细胞融合,并可以作为信号转导的受体。肿瘤细胞从他们的原发灶转运到远处的器官和组织,必须首先突破基底膜屏障侵入周围组织,随循环播散,最终植入和生长在毛细血管床的特定部分。突破基底膜屏障的过程,不仅取决于各种蛋白酶在周围的间质组织的作用,也要靠肿瘤细胞本身分泌蛋白酶的能力。在恶性细胞中,APN/CD13 通常均匀地分布在单层细胞表面。当细胞克隆发生,APN/CD13 分子自动迁移到细胞 - 细胞接触部位,并降解其中的细胞外基质蛋白。因此,抑制 APN/CD13 的活性,可以有效防止肿瘤的侵袭和转移。

2. NGR 多肽用于靶向 CD13　发现了 RGD 肽之后，Pasqualini 等通过一系列的研究表明表达天冬酰胺 - 甘氨酸 - 精氨酸（NGR, asparagine-glycine-arginine, Asn-Gly-Arg）基序的噬菌体与肿瘤血管有很强的亲和力，APN/CD13 是 NGR 肽的受体。他们还发现在肿瘤血管上似乎有一种独特的 APN/CD13 能活跃地介导与 NGR 的结合，这种独特的形式不存在于其他 APN/CD13 丰富的组织中，直到近期他们通过免疫反应的模式揭示了在不同的细胞和器官中间存在着不同的 APN/CD13 亚型，并且仅有肿瘤血管表达的 APN/CD13 能够特异识别 NGR 肽，表达在正常组织器官的其他亚型不能识别 NGR 肽。与 RGD 肽相比，ArapW 等报道体内噬菌体展示库确定的 NGR 肽其肿瘤选择性比 RGD 高 3 倍，在所有的噬菌体展示库检测肽中 NGR 显示了最大的肿瘤选择性。

在关注治疗发展的同时，对 NGR 相关的成像研究的兴趣也在增长。分子成像技术通过使用造影剂或所谓的探针特异性地结合到靶位置，在目标位置产生可检测的信号，达到目标和细胞活性特征的直接可视化。活体 NGR 肽成像不仅能够更深入地了解 NGR 的靶向过程，包括生物分布和药代动力学，也能够揭示与肿瘤进展和恶性程度相关的血管生成活性。除了诊断的目的，通过标记的探针和定量成像方法的组合不仅敏感的探测肿瘤区域，而且使监测肿瘤对治疗的反应具有可行性，这对生物医学的研究非常重要。目前的研究中 NGR 肽主要是与荧光染料、量子点的结合，进行光学成像研究，并且研究多集中于细胞水平，研究细胞摄取机制、监测药物传递及在细胞水平观察肿瘤细胞对药物作用的反应，肿瘤在体显像研究较少。目前，NGR 已被成功连接量子点、聚合物、荧光染料和放射性核素等成像物质，在过去的十年里，RGD 肽已经被大量地开发用于肿瘤显像研究，许多基于 RGD 基序的放射性药物已经用于不同肿瘤的显像，并且一些基于 RGD 的探针已经用于临床研究。依据体内噬菌体展示研究的结果，基于 NGR 的探针在肿瘤血管生成显像方面至少应该与 RGD 具有同样的前景。关于 NGR 与光学的或放射性标记的影像探针结合的报道也显示了 NGR 是靶向血管生成受体的理想候选者，并且显示了有希望的临床应用前景。然而，NGR 和 RGD 肽之间效应的直接比较还未深入研究。

（二）CD105 的表达及作用

1. CD105 的结构和功能　1988 年，Gougos 等对 CD105 蛋白分子的一级结构进行鉴定，完整的 CD105 相对分子量约为 180 ku，包含 633 个氨基酸残基，分为细胞内部、跨膜部和细胞外部三个部分。在 CD105 的胞外域中，还包含精氨酸 - 甘氨酸 - 天冬氨酸（Arg-Gly-Asp, RGD）序列，该分子是内皮细胞膜蛋白中第一个检测到 RGD 序列的糖蛋白。CD105 是一种与内皮细胞增殖相关的并可被缺氧环境诱导的蛋白。对 CD105 基因缺失的裸鼠模型研究发现，它们在妊娠 10~11 天左右即死于脉管发育不全，病理研究结果发现死亡裸鼠的卵黄囊原始血管丛有明显的结构缺陷。进一步研究发现 CD105 基因编码区突变的人和小鼠都出现遗传性毛细血管扩张症，这是一种以动静脉畸形、血管功能失调及反复出血为特征的疾病。对培养的内皮细胞和转染的成肌细胞进行研究发现，CD105 基因的表达或抑制与内皮型一氧化氮合酶的升高或降低直接相关。以上研究均表明，CD105 参与了胚胎时期的血管生长发育过程，在维持血管正常功能和形态方面具有重要作用，生物体不可或缺的一个重要分子。

CD105 作用的发挥与 TGF-β 及其受体密切相关，TGF-β 是一种调节细胞增殖分化的多功能细胞因子，包含三种结构和功能相关的同分异构体及其受体，分别为 TGF-β$_1$ 和 TβR-I、TGF-β$_2$ 和 TβR-II、TGF-β$_3$ 和 TβR-III。其中，CD105 蛋白的分子结构与 TβR-III 高度同源。CD105 在 TGF-β 信号传导通路中的作用：一是促进 TGF-β 与 TβR-II/ALK-1 的结合，导致 Smad1/5 的磷酸化，磷酸化的 Smad1/5 进一步与 Smad4 结合，并将信号传递至细胞核内，作为转录因子复合物调节靶基因的转录活性，促进血管内皮细胞增殖；二是通过抑制 TGF-β 与 TβR-II/ALK-5 的结合，从而抑制 Smad2/3 的磷酸化，因为磷酸化的 Smad2/3 具有与 Smad4 的结合活性，可进入细胞核内抑制细胞增殖，所以 CD105 通过抑制 ALK-5 信号通路间接促进血管内皮细胞的增殖。以上两种通路均说明 CD105 可以调节 TGF-β 的功能，在内皮细胞的增殖分化中发挥十分重要的作用。

临床常用的血管内皮细胞标志物主要包括 CD31、CD34 和 VIII 因子等，但这几种标志物均有一定的局限性，比如 CD34 表达于组织中增生活跃的血管内皮细胞，但其抗体特异性较差，组织中各种间质细胞常出现非特异性染色；CD31 是较为理想的内皮细胞标志物，对大小血管都具有一定的敏感性，但与肿瘤细胞偶尔会有交叉反应，影响微血管计数的准确性；Ⅷ因子单克隆抗体标记大血管具有高度敏感性，但对毛细血管缺乏特异性。与这些常规的血管内皮标志物相比，CD105更能准确反映内皮细胞的增殖状态，可作为衡量内皮细胞增殖状态的指标之一。

Tanaka等的研究结果提示，高CD105标记的肿瘤微血管密度（micro vessel density，MVD）值MVD-CD105的非小细胞型肺癌的凋亡指数显著低于MVD-CD105值的凋亡指数，而高MVD-CD34值与低MVD-CD34值的非小细胞型肺癌的凋亡指数之间没有明显差别，由此推测CD105作为内皮细胞增殖的标志物，能准确反应肿瘤血管新生的程度。由于肿瘤血管生成状态与肿瘤细胞的增殖活性紧密相关，因此，以CD105为标志物所检测的新生血管密度对恶性肿瘤的发生发展和预后具有十分重要的提示作用。Saad等的研究结果发现，在子宫内膜由简单增生到非典型增生再到腺癌的发展过程中，三者CD105标记的MVD值逐渐增高。近期，研究者对卵巢癌及子宫内膜癌的研究中也进一步证实，CD105是肿瘤患者低生存期的独立预测指标。总之，CD105的表达水平与多种恶性肿瘤的血管生成密切相关，并可作为独立指标评价肿瘤的发生发展和预后情况，在肿瘤远处转移的早期诊断和早期预防中具有十分重要的作用。

2.CD105介导的肿瘤血管生成靶向成像　高度血管化的实体恶性肿瘤其血管内皮细胞的增殖速度比正常组织快很多，因此，肿瘤血管成像的理想分子应该是在增殖活跃的内皮细胞中高表达，但在正常的内皮细胞中弱表达或不表达，该分子还应大量表达于血管内腔表面，以利于分子探针的结合。如上所述，CD105的表达水平与血管内皮细胞的增殖速度密切相关，高表达于肿瘤组织新生血管表面，因此，CD105可作为检测肿瘤新生血管的理想标志物，用于肿瘤血管生成的靶向成像。Bredow等用 ^{111}In标记抗CD105单克隆抗体MJ7/18对C57BL/6小鼠黑色素移植瘤模型进行放射自显影，结果表明 ^{111}In-MJ7/18能有效聚集在肿瘤区，并且其血浆半衰期不足1分钟；与免疫组化染色结果进行对照发现，分子探针主要集中在实体瘤周围，这也是肿瘤新生血管最密集的区域，说明 ^{111}In-MJ7/18介导的放射自显影结果能准确反应肿瘤血管的生成情况。Cos-

tello等对7例因肾癌行肾切除术的新离断肾进行 ^{99m}Tc标记的抗CD105单抗肾动脉灌注，闪烁显像肿瘤区可见放射性浓聚；采用未标记的CD105单抗对结合位点封闭后再灌注 ^{99m}Tc标记的抗CD105单抗则观察不到放射性浓聚。

核素显像虽然是分子成像领域中应用最早也最广泛的成像模式，但由于图像空间分辨率较低，且成像时间较长、伴有一定剂量的放射性损伤，其临床应用受到一定的限制，近年来超声和MRI等无损伤分子影像方法受到高度关注。Korpanty等用超声微泡与抗CD105单克隆抗体MJ7/18结合，体外实验证明该探针能与高表达CD105的鼠内皮细胞特异性结合，但不与低表达CD105的鼠成纤维细胞结合；引入该探针对胰腺癌抗肿瘤治疗效果进行动态监测，发现经抗肿瘤药吉西他滨治疗后的肿瘤区回声明显降低，说明抗CD105单抗介导的肿瘤血管超声成像以及抗肿瘤疗效观察是可行的。

近年来，由于具有软组织分辨率高、成像深度不受限、多参数成像、无放射性等优点，MR成像已逐渐成为分子影像研究领域的热点。在肿瘤血管生成的靶向成像方面，Zhang等以MRIT1WI对比剂Gd-DTPA为基础，应用脂质体对其进行包被，合了空间立体稳定型分子探针CD105-Gd-SLs，对胶质瘤血管生成进行了靶向成像，免疫组化及免疫荧光检测结果表明CD105-Gd-SLs特异性的吸附于肿瘤新生血管表面，并且MRI信号强度与肿瘤新生血管密度成正相关。与CD105表达有关的非侵入性肿瘤血管生成成像中在临床上具有很多潜在的应用价值，比如病变检测、患者分级、新药开发与验证、治疗监测、剂量优化等。基于CD105表达水平的分子探针摄取的定量检测，对抗血管生成治疗患者来说，将是一种理想的非侵入性检测手段。

（三）VEGF

VEGF信号通路是当前研究最多，被认为在肿瘤血管生成中最为重要的调控途径，当前已应用于临床的大多数抗肿瘤血管药物完全或部分针对该通路发挥作用。VEGF是由VEGF-A、VEGF-B、VEGF-C、VEGF-D和PIGF等组成的一个蛋白家族，其中VEGF-A也被称为VEGF，是其中最具代表性的一员。相较其他成员，VEGF的功能最强，对肿瘤血管生成也最为重要。VEGF-A包括数种不同亚型，功能也存在差异，通常由两个亚型组成同源蛋白二聚体，与内皮细胞表面的

VEGF 受体（VEGFR）结合启动信号转导，发挥生物学作用。

VEGFR 均为酪氨酸激酶受体，分为 VEGFR-1、VEGFR-2、VEGFR-3 三类，VEGFR-1 与 VEGF 的亲和力远高于其他亚型，但 VEGFR-1 与 VEGF 的结合不能诱导产生促内皮细胞分裂的效应。在治疗上，使用阻断 VEGFR-1 的抗体并不能抑制肿瘤生长，因此考虑其可能是 VEGF 通路中负性调控的一种方式。VEGFR-2 是 VEGF 调控血管生成的主要受体分子，尽管其在内皮细胞、内皮祖细胞、造血干细胞和单核细胞上都有表达，但仅内皮类型的细胞对其有明显生物学回应。VEGF 可刺激内皮细胞有丝分裂，促进其迁移并增强内皮细胞对其他细胞因子的敏感性，趋化内皮祖细胞等参与构建新生血管。

VEGFR-3 则倾向现已发现的基质金属蛋白酶家族成员有 30 多个，其表达受 VEGF 和 GFG 的调控，在肿瘤血管新生中发挥重要的协助作用。据报道，MMP-2、MMP-7、MMP-9 等少数几个 MMP 具有促进内皮细胞增殖的作用，大多数 MMP 则通过破坏基底膜结构，降解细胞外基质、胶原等物理屏障，帮助分裂成熟的内皮细胞离开原有血管，向肿瘤方向趋化。此外，当新的血管形成后，MMP 还参与血管基底膜结构的改建以及血管管腔的塑形。MMP 除在血管新生中发挥作用，还在肿瘤转移中扮演重要的角色。

鉴于 VEGF/VEGFR 在肿瘤血管生成中的关键性作用，其已成为近年来肿瘤核素显像研究中的重要靶点和热点之一。目前用于 VEGF/VEGFR 显像的探针主要分为两类：VEGF 的抗体；VEGF-A 及其衍生物。

1. VEGF 的抗体显像 临床前研究模型中，人工合成的单克隆抗体 bevacizumab 阻断 VEGF 介导的内皮细胞增殖，迁移及生长，可以显著抑制肿瘤细胞增殖。用 ^{89}Zr-bevacizumab 在荷 SKOV-3 卵巢癌小动物 PET 显像提示肿瘤高度摄取。Paudyal 将 ^{64}Cu-DOTA-bevacizumab 应用于荷 HT29 结肠癌瘤裸鼠模型，研究发现该显像剂能明显靶向聚集于肿瘤组织。非侵入性定量小动物 PET 显像结果与侵入性检查结果密切相关。同样用 ^{124}I 标记的单克隆抗体 VG67e 进行荷瘤模型显像取得了同样的效果。抗鼠单克隆抗体 MV833 经改造后的拟人化单克隆抗体 HuMV833，用 ^{124}I 标记后在人体内的一期临床研究也正在进行中。

这些结果提示标记单克隆抗体是一种新型的体内非侵入性 VEGF 靶向显像示踪剂。但是 VEGF 单克隆抗体显像在不同病人和不同肿瘤类型显像效果具有异质性，另外，VEGF 单克隆抗体显像肿瘤聚集量有时候与原位杂交和 ELISA 结果不是很一致。更为重要的是，鉴于单克隆抗体分子量太大，注射的标记物很难渗透入肿瘤中心，经常需要数小时或者数天才能在局部大到相对高的聚集量和较好的显像效果。

Kim 等为了消除单克隆抗体分子量过大带来的显像困难，减少本底影以提高瘤图像质量，开发出一种右旋糖酐偶联的 DC101（抗 VEGFR-2 抗体）用于荷 B16F10 黑色素瘤裸鼠研究。将 ^{99m}Tc-DTPA-dextran-DC101，^{99m}Tc-DTPA-DC101 和 ^{125}I-DC101 做对比研究，结果显示 ^{99m}Tc-DTPA-dextran-DC101 在荷瘤裸鼠体内分布本底明显降低，肿瘤部位图像清晰，但是肾脏部位浓聚仍较强，限制了其应用。

2. EGF-A 及其衍生物显像 Blankenberg 等构建了 ^{99m}Tc-HYNIC-cysteine-VEGF，用于评价抗肿瘤治疗和抗血管生治疗的效果。首先用氯化亚锡 /Tricine 交换法制备得到 ^{99m}Tc-HYNIC-cysteine-VEGF。经和不经环磷酰胺抗癌治疗的荷 4T1 乳腺癌裸鼠尾静脉注射 7.4×10^6 Bq 标记物 1h 后 MicroSPECT 显像，经抗癌治疗的荷瘤裸鼠局部摄取明显减低。提示 ^{99m}Tc-HYNIC-cysteine-VEGF 是一种制备简单用于评价化疗效果的肿瘤显像剂。后 Blankenberg 用 ^{99m}Tc 标记的单链 VEGF 即 ^{99m}Tc-scVEGF 评价帕唑帕尼（一种靶向作用于 VEGFR 的小分子酪氨酸激酶抑制剂）疗效，以给肿瘤的临床治疗提供用药方案的参考。

Qin 等用 ^{188}Re-MAG3-QKRKRKKSRYKS（VEGF189 外显子 6 编码的 12 肽）用于荷瘤裸鼠肿瘤显像，该标记物靶向聚集于肿瘤组织，T/NT 比值 2.53 ± 0.33，将 KDR 基因截断转染至肿瘤细胞后，T/NT 比值增加至 3.61 ± 0.59。

Li 等采用氯胺 -T 法用 ^{123}I 标记 VEGF165 来对患者胃肠道肿瘤进行定位。18 例胃肠道肿瘤患者每人静脉注射 1.85×10^8 Bq 的 ^{123}I-VEGF165，30 分钟后在不同的时相点对病人进行前后位采集动态图像。结果显示静脉注射 ^{123}I-VEGF165 未造成任何副作用，胃肠道肿瘤和转移情况在注射后不久清晰可见。提示 ^{123}I-VEGF165 探测胃肠道肿瘤及其转移情况是有效的。随后对 ^{123}I-VEGF165 在胰腺癌患者中的安全性及体内分布进行了评价,提示 ^{123}I-VEGF165 是安全有效的肿瘤靶向显像剂。

目前已经有几项研究用合适的标记后的 VEGF 蛋白用于 PET 显像。

^{64}Cu 标记的野生型 VEGF121 用于 MicroPET 显像结果显示高表达 VEGFR-2 的肿瘤中又很快特异显著摄取,但是摄取最高的还是肾脏。许多用于 SPECT 的基于 VEGF 的显像剂在肿瘤摄取很高,大部分在肾脏也是有很高的摄取。肾脏高摄取是因为其高表达 VEGFR-1,而肿瘤的高摄取是由于 VEGFR-2 的高表达,揭示 Arg(82)、Lys(84)、His(86) 是 VEGF 与 VEGFR-2 最主要的结合位点, Asp(63)、Glu(64)、Glu(67)是 VEGF 与 VEGFR- 主要的结合位点。基于此, Asp(63)、Glu(64)、Glu(67) 突变为 Ala,与 DOTA 偶联,用 ^{64}Cu 标记即 ^{64}Cu-DOTA-VEGFDEE 用于 PET 显像。与 ^{64}Cu-DOTA-VEGF121 相比, ^{64}Cu-DOTA-VEGFDEE 具有更高的肿瘤靶向结合效率,并且肾脏聚集量显著下降。Lee 等把 ^{64}Cu-DOTA-VEGF121 应用于新型血管生成抑制剂 KR-31831 治疗荷卵巢癌 SKOV-3 裸鼠疗效的评估,取得了不错的效果。

由于部分标记技术或生物偶联技术对示踪剂造成的破坏,很多报道的基于野生型 VEGF 的显像剂由于在大器官如肝脏、肾脏的高摄取不适合向临床转化。所以,亟须一种不改变 VEGF 核心结构和结合活性的探针。

VEGF165 和 VEGF121 因为是 VEGFRs 的天然配体并且与 VEGFRs 有很高的亲和力而用于 VEGFR 显像。但由于这两种亚型与 VEGFR-1 和 VEGFR-2 特别是 VEGFR-1 高度亲和,导致高度表达 VEGFR-1 的肾脏高度摄取。与 VEGF121 相比, VEGF165 溶解性较差,并且包含一个可与肝素结合的结构域,导致非特异结合较多,肿瘤显像的本底较高。改变 VEGF121 其他突变体使其与 VEGFR-2 具有更高特异结合可以是一个基于 VEGF 蛋白质 PET 显像的新方向。标记的抗 VEGFR 抗体使 PET 显像首次用于 VEGFR 表达显像,但是标记物较低的免疫活性(<35%)限制了其应用。64Cu 标记的重组 VEGF121 用于 PET 显像以检测肿瘤血管生成和 VEGFR 表达。64Cu 标记的位点特异的 PEGylated-VEGF121 示血液清除很慢,高的肿瘤摄取及较低的肾脏摄取。总之,基于 VEGF 蛋白的肿瘤分子显像剂是一种可行的非侵入性检测体内 VEGFR 表达的选择。

(四)整合素 $\alpha_v\beta_3$

整合素家族是一组广泛存在于细胞外基质的膜受体家族,是细胞黏附分子家族的重要成员之一,是由一个 α 亚基和一个 β 亚基以非共价键结合而形成的异二聚体跨膜糖蛋白。它主要介导细胞与细胞、细胞与细胞外基质(extracellular matrix, ECM)之间的相互黏附,并介导细胞与 ECM 之间的双向信号传导,对细胞的黏附、增殖、分化、转移、凋亡起着重要的调控作用。最近研究表明整合素在肿瘤血管生成过程中发挥重要作用,其中整合素 $\alpha_v\beta_3$ 的作用尤为重要。

整合素 $\alpha_v\beta_3$ 被认为是 S 蛋白的受体,是由一个约 125ku 的 α_v 亚基和一个分子量 105ku 的 β_3 亚基非共价键连接的跨膜糖蛋白。整合素 $\alpha_v\beta_3$ 受体在肺癌、乳腺癌、前列腺癌、黑色素瘤、胶质细胞瘤等多种恶性肿瘤细胞表面和肿瘤组织新生血管内皮细胞膜高表达,而在成熟血管内皮细胞和绝大多数正常器官系统不表达。研究表明,在没有其他刺激因子的辅助下,整合素 $\alpha_v\beta_3$ 能单独诱导细胞扩散、转移、血管形成以及癌细胞的增生。抗整合素 $\alpha_v\beta_3$ 单抗能通过抑制肿瘤血管生成而抑制肿瘤生长,促进肿瘤的迅速消退。因此,整合素 $\alpha_v\beta_3$ 可作为肿瘤新生血管的理想靶标,用于肿瘤血管靶向成像和导向治疗。

$\alpha_v\beta_3$ 能特异性识别并结合配体分子中的精 - 甘 - 天冬序列(arg-gly-asp, RGD)。这类配体包括含有 RGD 序列的纤维黏连蛋白(Fibronectin, FN)、层黏连蛋白(Laminin, LN)、玻璃黏连蛋白(Vitronectin, VN)、血小板反应蛋白 -1(Thrombospodin, TSP-1)以及骨桥蛋白等。应用含有 RGD 序列的 $\alpha_v\beta_3$ 受体小分子拮抗肽或抗体修饰的分子探针被广泛应用于分子影像研究中,以实现肿瘤特异性显像诊断、疗效评价、个体化治疗等。

含 RGD 序列的小分子多肽是肿瘤 $\alpha_v\beta_3$ 受体强有力的拮抗剂,向多肽中引入不同的功能基团进行一定修饰,并用放射性核素 ^{125}I, ^{99m}Tc, ^{111}In 或 ^{18}F 标记,因未改变这类多肽的空间结构,故并不影响标记配体与 $\alpha_v\beta_3$ 受体结合的亲和力与选择性。这类多肽不仅是具有潜在临床应用价值的肿瘤受体靶向显像剂,而且为进一步开展实体肿瘤受体靶向核素治疗研究奠定了坚实的基础。Sipkins 等在兔实验中应用表面脂双层分子被 LM609 修饰的包裹钆的脂粒体作为肿瘤受体靶向显像剂进行磁共振扫描（MRI），可显示在普通 MRI 扫描中无法显示的肿瘤血管生成的热点。正电子发射 X 线成像断层术（positron emission tomography，PET）是评估肿瘤血管生成的另一种有效方法。Haubner 等研究表明一种 ^{18}F 标记含 RGD 序列多肽作为 PET 检查的显像剂可在鼠 $\alpha_v\beta_3$ 阳性的肿瘤中累积并呈剂量依赖性，能清晰辨别恶性组织和正常组织界限。

由于 $\alpha_v\beta_3$ 在血管生成中的重要作用，因此被作为靶点以抑制血管生成。抗 $\alpha_v\beta_3$ 的单克隆抗体 LM609，在体内和体外实验中均能有效抑制血管生成，并能抑制肿瘤的增殖，有望成为抗肿瘤治疗的辅助药物。一种可用于人体的 LM609，又名 Vitaxin，已经进入 I 期临床药物试验，初步的临床试验并未观察到抗肿瘤的疗效，这可能是因 Vitaxin 毒性极小，试验没有得出药物的最大耐受量而无法确定药物的最佳剂量，所以观察不到抗肿瘤的临床疗效。ECM 分子中的 RGD 序列，是多种整合素与配体结合的位点。环状 RGD（cRGD）能封闭此结合点，从而抑制多种整合素包括 $\alpha_v\beta_3$ 和 $\alpha_v\beta_5$ 整合素的功能。在体外实验中，cRGD 的作用较 LM609 更强。甲基化 cRGD 能选择性抑制 $\alpha_v\beta_3$ 整合素与 FN 的结合，其抑制肿瘤血管生成的疗效更加明确。$\alpha_v\beta_3$、$\alpha_v\beta_5$ 整合素的抑制剂 Cilengitide 是一种低分子多肽，在联合放射治疗等其他疗法能增加 EC 和肿瘤细胞的凋亡。目前已有抑制整合素 $\alpha_v\beta_3$ 药物进入临床试验阶段。

二、肺癌的分子成像靶点

肺癌有多种相关的肿瘤标志物，癌胚抗原（CEA）、鳞状细胞癌抗原（SCC-Ag）、细胞角蛋白（CYFRA-211）、糖类抗原 125（CA125）、糖类抗原 153（CA153）等被认为是与相关的肿瘤标志物，但是这些肿瘤标志物特异性不强，在其他恶性肿瘤疾病中也常有升高，因此检测单一肿瘤标志物临床价值有限，联合检测意义较大。

（一）肺癌的非器官特异性靶点

1. 癌胚抗原（CEA）　CEA 是一种性质为糖蛋白的广谱的肿瘤标记物，是免疫球蛋白超家族中的一员其分子量为 18 000，现已广泛应用于临床诊断和研究。胚胎胃肠黏膜上皮、一些恶性组织的细胞表面均可见 CEA 的存在。能够分泌 CEA 的肿瘤大多位于空腔脏器（胃肠道、呼吸道、泌尿道等），此

外，正常人的肠道、胰腺、肝脏等组织中也有少量 CEA 存在，其他体液中 CEA 的存在量则极微小。除结肠癌外，CEA 还可见于其他一些肿瘤，如胰腺癌、乳腺癌、小细胞及非小细胞肺癌、甲状腺髓样癌等。研究表明，肺癌患者血清中的 CEA 水平明显高于良性肺病组患者和正常人，其中腺癌中 CEA 阳性率高达 70% 以上，明显高于鳞癌；同时，小细胞肺癌中 CEA 水平明显高于小细胞肺癌。此外，血清中 CEA 含量同 TNM 分期呈正相关，TNM 分期越高，血清 CEA 水平也越高。王志新等的实验表明 CEA 在 NSCLC 组织中表达得阳性率高达 76.56%，明显高于鳞癌（76.67%）和腺癌（76.47%）。CEA 阳性是肺癌复发的独立预测因素，CEA 升高的肺癌患者预后差。相关研究已证实：检测肺癌患者外周血的 CEA 可以很好地预知肿瘤复发率。但由于 CEA 有较高的假阳性和假阴性，这使它的应用受到一定限制。

2. 鳞状细胞癌抗原（SCC-Ag）　SCC-Ag 作为一种鳞状上皮抗原，最早由 Kato 和 Torigoe 从宫颈鳞癌中分离得来。SCC-Ag 最初只被用做宫颈癌的标志物，后来研究逐渐表明，除宫颈外，SCC-Ag 也存在于肺、咽、食管及口腔等多个部位的肿瘤中，特别是鳞状细胞癌中。总体而言，SCC-Ag 是肺鳞癌的特异肿瘤标志物，其在肺鳞癌患者中的阳性率为 40%~60%，明显高于其他类型的肺癌。小细胞肺癌（SCLC）和非小细胞肺癌（NSCLC）患者中 SCC-Ag 的阳性率分别为 49% 和 55%，明显高于 CEA 的相应阳性率（8.5% 和 18%）。尽管 SCC-Ag 的敏感性低于 CEA，但其特异性较高；此外，SCC-Ag 在血清中的半衰期极短，于肺癌根治术后 24~72 h 内即可转阴。因此，SCC-Ag 在检测肺癌疗效方面的价值不容忽视。

3. 细胞角蛋白 19 片段抗原 21-1（CYFRA21-1）　CYFRA21-1 为细胞角蛋白 19 片段抗原 21-1（cytokeratin 19 fragment antigen21-1）的英文缩写。细胞角蛋白 19 是一种分子量为 40×103 的酸性蛋白质，是细胞角蛋白家族中的最小成员。它分布范围较广，在正常组织表面（复层上皮和鳞状上皮）及单层上皮细胞（腺泡汗腺、乳腺导管、气管、子宫内膜、结肠和肝细胞等）都有表达。正常状态下，外周血、骨髓、淋巴结中的细胞角蛋白 19 处于无表达或低表达状态；而恶性上皮肿瘤中，激活的蛋白酶加速了细胞降解进程，因而使得可溶性细胞角蛋

白 19 片段（CYFRA）被大量释放出来,从而导致组织液及体液中可溶性的角蛋白 19 片段浓度升高。1992 年 Bodenmuler 等采用杂交瘤技术,制备出两株单克隆抗体——BM19.21 和 KS19.1,发现 BM19.21 和 KS19.1 可特异性识别细胞角蛋白 19 的片段抗原,CYFRA21-l 中的 22-1 名称即由此得来。

肺癌患者血清中的 CYFRA21-1 水平显著高于良性病变患者,其 CYFRA21-1 水平同肺癌类型密切相关,肺鳞癌组水平又显著高于其他类型肺癌组;以血清 CYFRA21-1 为标志物诊断肺鳞癌的灵敏度可高达 78%。同时,CYFRA21-1 水平同临床分期有关,随着临床分期的逐步进展,CYFRA2I-1 的水平也越来越高。此外,CYFRA21-1 还可作为提示患者预后的良好指标。总之,作为一种新的肿瘤标记物,CYFRA21-1 对上皮来源的恶性肿瘤,尤其是中晚期恶性肿瘤的诊断及肿瘤疗效评估、转移监测、预后等均有较高的临床实用价值,但需注意的是 CY-FRA21-1 单项检测也有其自身的局限性,常需联合多项指标共同诊断肿瘤。

4. 糖类抗原 125（CA125）　CA-125 最初是由 Bast 等与 1983 年从上皮性卵巢癌抗原中检测出并可被单克隆抗体 OC125 结合的一种类似黏蛋白的高分子糖蛋白复合物,属于 IgG,其相对分子质量约为 20 万~30 万。后来研究显示,肺癌患者血清中的 CA-125 也有较高阳性率,其敏感性为 30% ~61%,特异性介于 34% 和 67% 之间。根据血清中 CA-125 的含量,可判断肺癌患者的预后情况,CA-125 浓度升高的患者几乎均为肺癌晚期患者,其生存期远远短于 CA-125 水平正常者。总体来看,CA-125 可作为检测肺癌患者预后的独立指标,且不受肿瘤大小、分期、组织类型及患者年龄等的影响,在临床上有极其重要的价值。

5. 糖类抗原 153（CA153）　CA153 是一种肽段表位在短糖链 Mucinl 糖链抗原,分子量为 400ku,最早是由乳腺癌转移到肝脏中的肿瘤膜纯化提取物的单克隆抗体（DF3）和抗人脂肪球单克隆抗体（115D8）鉴定出来的。CA153 广泛存在于乳腺、肺、卵巢和胰腺的恶性肿瘤细胞和正常上皮细胞中,细胞恶变时含量明显增高。目前普遍认为其对乳腺癌为特异的 TM,可用于对乳腺癌的术后监控与复发监视等。CA153 对肺癌诊断有一定的敏感性和特异性,整体检测灵敏度较低。但 CA153 在肺部良性疾病的假阳性率很低,因此血清 CAl53 异常升高可

以作为判断肺癌的一项指标,尤其是肺腺癌患者,血清 CAl53 增高明显,对指导肺癌的临床病理分型、与肺部良性疾病的鉴别诊断、手术、化疗具有指导意义。

（二）肺癌的较特异靶点

1. 表皮生长因子受体（EGFR）　表皮生长因子受体（epidermal growth factor receptor, EGFR）是一种跨膜糖蛋白,分子量约为 170ku,属于 ErbB 酪氨酸激酶受体家族。EGFR 含有 1 186 个氨基酸残基,共有 3 个区域组成:胞外配体结合区、跨膜区和胞内酪氨酸激酶功能区。EGFR 的酪氨酸激酶功能区由外显子 18~24 编码,包括 3 个重要结构:氨基端小叶（N-lobe）、aC 螺旋（aC helix）和羧基端小叶（C-lobe）。目前所发现的非小细胞肺癌 EGFR 基因突变超过 90% 位于 19.21 号染色体外显子。

EGFR 在上皮、间质、神经源性组织中都有表达,在调节正常细胞的增生、生长及分化中起着非常重要的作用。同时 EGFR 也在多种人恶性肿瘤细胞中高表达,如非小细胞肺癌、乳腺癌、膀胱癌、头颈鳞癌等。其主要作用机制是通过与细胞外的配体结合后进行同源或异源二聚化,引起质膜或胞内酪氨酸残基自身磷酸化,活化的受体募集信号复合体并激活下游信号通路,主要包括 RAS/RAF / ERK / MAPK 通路、PI3K / AKT 通路和 STAT3 / 5 信号传导通路,最终导致肿瘤细胞发生一系列的生物学异常行为,如增殖、侵袭转移、血管生成或紊乱、促进细胞异常增生等现象。

鉴于 EGFR 在非小细胞肺癌中过表达,及其在肿瘤的演进、细胞凋亡、血管生成及肿瘤转移中的作用,可成为肺癌诊断和治疗的有效分子靶标,为肺癌的靶向诊疗提供了新思路。目前已有一系列的靶向 EGFR 的药物研发成功,并应用到了临床中。例如 Gefitinib（Iressa）是苯胺喹唑啉小分子化合物,是第一个被 FDA 批准的 EGFR 酪氨酸激酶抑制剂,现主要用治疗既往接受过化疗的局部晚期或者转移性非小细胞肺癌。GEll 是 Li 等于 2005 年发现的对 EGFR 具有高度亲和力的多肽。Chen 等将 GEll 小肽偶联在超小粒径超顺磁性氧化铁纳米颗粒表面,用于肺腺癌 A549 细胞构建的裸鼠荷瘤模型的磁共振成像中,获得了良好的 T_2 对比效果。

2. 神经元特异性烯醇化酶（NSE）　神经元特异性烯醇化酶（NSE）是由 2 个 r 亚单位组成的糖酵解酶,存在于正常神经细胞和神经内分泌细胞内,神经

内分泌细胞和神经源性肿瘤中含有大量的 NSE,其含量是正常肺组织中的 3 ~ 35 倍。小细胞肺癌(SCLC)是一种起源于神经内分泌细胞的肿瘤,具有明显的神经内分泌(neuroendocrine, NE)分化特征。多数研究现已证实,部分 NSCLC 亦伴有 NE 分化,同时在生物学行为上与其他 NSCLC 有很大差别,具有类似 SCLC 的生物学特性,对化疗比较敏感,具有更强的肿瘤侵袭特性,这可能是 NSE 在 NSCLC 中为何异常表达的重要原因。NSE 不仅在 SCLC 中明显升高,在一些 NSCLC 中也有明显升高,总阳性率达 50% 左右,因此 NSE 是肺癌的重要标志物。有研究显示,NSE 敏感性为 55.0%~57.7%,被确认为是 SCLC 的首选标记物。本研究也显示 NSE 在肺癌中有较高的表达,肺癌组在 3 个百分位数的值均明显高于对照组,且越晚期其含量越高,有些患者竟高于 370ng/mL 以上,且比较有显著性差异。NSE 在肺癌中的阳性率为 41.8%,其中在 SCLC 中的阳性率为 56.6%,明显高于鳞癌组(43.8%)与腺癌组(27.0%),故认为 NSE 具有较明显的病理倾向性,因此,有效地检测 NSE 在肺癌患者血清中的表达有助于对 SCLC 的诊断及其与 NSCLC 的鉴别,并且对 SCLC 有较大的诊断价值。

3. 胃泌素释放肽前体(ProGRP)　胃泌素释放肽(GRP)为哺乳动物的蛙皮素类似物,存在于哺乳动物神经系统、胃肠的神经纤维及胎儿肺的神经内分泌组织。目前认为 GRP 通过自分泌或细胞间相互作用参与肿瘤的生长、转移过程。研究发现,小细胞肺癌细胞高表达 GRP 有助于 SCLC 的诊断和病情监测。但是 GRP 在血浆中不稳定,不适于临床检测。ProGRP 是胃泌素释放肽的前体结构,根据其部分氨基酸的变异可分为 3 种,它们具有共同的 C 末端序列(31-98)。能够在血浆中稳定表达。ProGRP 是 GRP 基因编码的产物,大量研究证实 ProGRP31-98 水平可代表水平和基因表达,因此可作为 SCLC 的肿瘤标志物。ProGRP 并非肿瘤特异性蛋白,在正常人血液中亦存在,研究认为 2~50pg/mL 为正常水平。

有研究示 ProGRP 较 SCLC 敏感性高,在局限期,敏感性 60%~70%,广泛期 75%~90%。也有研究指出 ProGRP 诊断 SCLC 在特异性达 95% 时敏感性为 87%,区别于 NSCLC 的敏感性达 84%,且血浆标本敏感性较血清标本高。但在 NSCLC 中 16% 患者可检测到 ProGRP,良性疾病中 3%,因此对于区别 SCLC 及 NSCLC 有一定帮助,但并不是区分肺癌类型的理想生物标志物。

4. CD133　Eramo 等首次分离了肺癌干细胞样细胞,发现 CD133 阳性肿瘤细胞在 SCLC 和 NSCLC 组织中均存在。CD133 阳性肺癌干细胞(LCSCs)中 OCT-4 是 LCSCs 自我更新和增殖的主要因素,ABCG-2 高表达是包括顺铂在内的化疗药耐药的主要原因。从 H460 和 A549 细胞中分离出的外排染料的侧群细胞作为 LCSCs,这种 LCSCs 在小鼠体内有成瘤能力,由于其高表达 ABCG2 能产生化疗药物的耐药。以 LCSCs 为靶标的生物学特征研究将为肺癌的早期诊断提供新的思路,可减少患者的死亡率,改善预后。

三、肝癌的分子成像靶点

肝细胞肝癌(HCC),在世界癌症病死率中高居第三位,在我国肿瘤死亡原因中占第二位。全球新发 HCC 病例中约 53% 发生于我国。引发的主要原因是慢性肝疾病,1/3 肝硬化患者最终发展为 HCC。我国是慢性肝病大国,每年至少有 30 万人死于 HCC,占世界死亡总人数的一半以上。将近 30% 的患者可通过肝移植、肝切除等外科方法得到治愈性治疗,其五年存活率在 40%~75% 之间。然而,在临床治疗中,患者的年生存率却并未显著提高。其原因主要是早期 HCC 诊断率低,并且对不典型病灶缺乏有效的诊断手段。因而,早期、准确的诊断是提高 HCC 总体疗效的关键,也是影像学在诊断定性方诊断方面所面临的重大挑战。

另外,不典型的定性诊断也一直是传统影像学所面临的难点之一,而基于病变特异性标记物进行的靶向成像可解决以上难题。近年来,随着分子影像学、纳米医学的发展,通过研制各种纳米分子探针来标记靶细胞、靶分子、靶基因以达到靶向成像的目的成为研究的热点。高效、准确的靶向探针及病变具备特异性的靶点是实现分子成像的基本条件。

(一)甲胎蛋白(AFP)

甲胎蛋白,属于癌胚蛋白之一,是一种分子量为 65 000 的糖蛋白。正常情况下由婴儿卵黄囊和婴儿肝脏产生。怀孕后 AFP 水平逐渐升高,到妊娠 30 周达高峰;此后逐渐降低,到出生后几乎消失。HCC 患者的 AFP 水平明显升高,AFP 水平在 HCC 的初次诊断和治疗后的检测方面具有非常重要的作用。在患者临床症状出现前 8 个月左右可查出 AFP,患者中 AFP ≥ 20g/L 的占 90%，70% 的患者 AFP 水平超过诊断标准。此期许多 HCC 患者做探查术证实为孤立性结节。但对肝癌的阳性率还受一些因素（如妊娠、肝炎肝硬化、生殖细胞肿瘤）的影响，存在一定程度的假阳性，文献报道阳性率仅为 60%~70%。

虽然血清检测的特异性仅为 60%~70%，但仍然是目前临床上最为常用的诊断 HCC 的血清学指标，是 HCC 的特异性表达标志物，并且被认为是蛋白水平诊断肝癌的"金标准"。对于 HCC 而言，即使病灶很小，血清学检查尚未发现足够量的 AFP，但在癌细胞中可能已表达这种特异性标记物。将其作为成像靶点，并利用相对应的抗体制备靶向分子探针，利用探针上连接的磁性材料的显影效应，能够对病变特异性显示和诊断。

随着化学、材料学等学科的发展，纳米技术在医学诊断检测、药物载体、生物治疗等方面显示出独特的价值，同时具有载体和显影对比剂的双重功效，SPIO 粒经小、表面易于修饰、制作工艺简单，因此目前在分子成像中成为研究的热点。利用肝癌特异性标记物 AFP 作为成像靶点，成功制备了小粒径的 AFP-SPION 分子探针。同时利用表达 AFP 的人肝癌细胞 HepG2 进行体外成像研究，结果证实，当 AFP-SPION 与 HepG2 细胞孵育后，HepG2 细胞内及其周围可见大量铁沉积，靶向 AFP-SPION 能通过抗原抗体反应与肝癌细胞表达的 AFP 抗原特异性结合，进而进入细胞。而未标记 AFP 的 SPION 与 HepG2 细胞孵育后细胞吞噬的铁沉积较少，表明了 AFP-SPION 探针具备主动靶向性。

（二）VEGF-C

VEGF-C 是一种分泌性糖蛋白，由 Joukov 等于 1996 年第一次发现。血管内皮细胞表面受体（VEGFR-2）和淋巴管内皮细胞表面受体（VEGFR-3）是 VEGF-C 的受体的结合部位。VEGFR-3 由 VEGF-C 激活后能刺激淋巴管的内皮细胞，使其大量的增殖，进一步诱导肿瘤组织内及肿瘤周边的淋巴管增生，促使肿瘤组织内的淋巴管密度（lymphatic vessel density，LVD）增加，肿瘤细胞与淋巴管之间有更多的机会接触。VEGF-C 还具有调控肿瘤细胞周围原有的淋巴管内皮细胞之间互相旁分泌的作用。VEGF-C 能使原有淋巴管扩张、增生并且与新生成的淋巴管相连通，因为新生成淋巴管的管壁细胞间没有紧密连接，基底膜不连续，肿瘤细胞进入

新生的淋巴管的过程就非常容易，进而能够随淋巴循环向周围及远处扩散。由此可见，VEGF-C 的表达增多能够使肿瘤细胞的转移、扩散更容易，并能肿瘤细胞的侵袭能力提高。另外，VEGF-C 与 VEGFR-3 结合之后，还能够促使丝裂原活化蛋白激酶以及蛋白激酶 B 的磷酸化，而磷酸化的蛋白激酶 B 能参与细胞功能的调节，包括提高细胞的生存能力、使细胞周期缩短 VEGF-C 靶向 USPIO 分子探针在肝癌特异性磁共振成像中的应用价值。

王琳琳等利用 USPIO 与能够反映肿瘤细胞淋巴转移的标记物 VEGF-C 相结合，成功的合成了 VEGF-C-USPIO 分子探针。而在利用 HUVEC 进行的细胞毒性实验中显示，不同浓度的 VEGF-C-USPIO 与 HUVEC 孵育 24h、48h、72h 后的细胞活力均在 81% 以上，说明了在一定的浓度范围内，VEGF-C-USPIO 对细胞的毒性较小，可以用于体外细胞的 MRI 成像实验。

将与 VEGF-C-USPIO 或 USPIO 孵育后的 HUVEC 细胞进行 10% 明胶悬浮处理后，进行悬浮细胞的 MRI 扫描，结果显示，靶向组的 T_2WI 及 T_2^* 信号强度较对照组（水及空白明胶）明显降低，而 R_2^* 信号强度明显升高，非靶向组的 T_2WI、T_2^* 及 R_2^* 信号强度虽然也略有降低或升高（可能与细胞的非特异性吞噬有关），但其下降或上升的幅度较靶向组要明显小得多，该结果说明 HUVEC 可以被靶向 VEGF-C-USPIO 分子探针进行标记并可以通过 MRI 扫捕获得图像，亦说明与 VEGF-C-USPIO 或 USPIO 孵育后，靶向组 HUVEC 结合的纳米铁粒子较非靶向组多。细胞普鲁士蓝染色实验结果显示，当 VEGF-C-USPIO 与 HUVEC 进行孵育后，可见较多蓝染的铁颗粒沉积于细胞膜及细胞内，说明 VEGF-C-USPIO 分子探针能够通过与 HUVEC 表达的 VEGF-C 抗原特异性结合，从而在细胞膜及细胞内的铁粒子增多。而 USPIO 与细胞孵育后细胞吞噬的铁颗粒则较少，同时，HUVEC 内铁染色的程度亦随加入的 VEGF-C-USPIO 剂量增加而增多，表明了本研究制备的 VEGF-C-USPIO 分子探针能够主动与靶细胞结合。

（三）CD147

CD147 分子量为 50 000~60 000，为一种单次跨膜蛋白，是免疫球蛋白超家族的一员，又名细胞外基质金属蛋白酶诱导因子，在肿瘤细胞表面表达，可诱导产生基质金属蛋白酶，如 MMP-1、MMP-2、MMP-9、MMP-1 以及血管内皮生长因子，在不同物种和组

织中陆续被发现,由于来源不同,被命名为 OX47、Neurothelin、M6、HAbl8G、gp42 等多种名称,现被统一命名称作 CD147 分子。它在体内分布较广,跟肝癌、膀胱癌、甲状腺癌、肾癌、前列腺癌及小儿胶质瘤的发生发展关系密切,也在 MMP 调节、组织重建、精子发生、淋巴细胞免疫应答及神经系统早期发育功能调节等中发挥作用。

CD147 是在肝癌细胞的胞质及胞膜高表达的跨膜糖蛋白,参与肝癌细胞的生长调控以及侵袭、转移等多种过程,其表达量的高低跟肿瘤基质成纤维细胞的 MMP 表达有关,与肝癌的侵袭、复发、转移及耐药性等恶性行为呈正相关,是一种肝癌恶性程度、治疗效果和预后发展的标志性分子,这足够使其成为肿瘤显影及治疗方面的重要靶点。将 CD147 作为靶点的肝癌靶向治疗也已经引起强烈的关注并取得巨大突破。"利卡汀"是针对肝癌细胞膜蛋白中的 HAbl8G 抗原的 ^{131}I 标记的单克隆抗体,它主要是借助 ^{131}I 发射 β 射线过程中产生的电离辐射效应以及抗体 - 抗原结合途径来实现治疗目的,同时还能够通过阻断效应细胞分泌基质金属蛋白酶而防止癌细胞扩散,达到双重治疗的作用。"利卡汀"可以应用于所有肝细胞癌,甚至包括没有手术切除指征或手术后复发的原发性肝癌,以及不符合介入治疗指征或者经介入治疗后效果不理想或复发的晚期病人。由"利卡汀"具有强大的放射性,导致其在生产、运输、贮存和使用过程中均具有较大的安全风险,对药品生产者、医护人员和患者均要做一定的安全防护,导致其在临床上的使用受到很大的限制。

CD147 抗原也属于肝癌早期诊断的血清肿瘤分子标志物之一,因此,若将 CD147 抗体与 USPIO 相偶联,等于就是将肝癌肿瘤标志物诊断及影像学诊断方法结合起来。杭小露等在活体体内使用 CD147 抗体作为 MRl 分子探针的特异性靶点,通过大鼠尾静脉注射靶向对比剂 CD147-USPIO,在进入体内后,通过抗原—抗体反应主动浓聚于肿瘤组织,显著增加靶区的信号浓度,引起局部磁场信号不均匀、肿瘤组织的横向弛豫时间明显缩短,在 T_2WI 序列上表现为信号强度减低,从而达到肝癌特异性成像、提高其诊准确率的目的。

(四)GPC3

磷脂酰肌醇蛋白聚糖 -3(Glypician-3,GPC3)是一种肝癌特异性表达的膜性硫酸乙酰肝素糖蛋白,其在 HCC 表达特异、表达率高、敏感,是 HCC 早期的敏感标志物。研究表明当肝癌组织的直径 >3cm 和 <3cm 时,AFP 的特异性由 52% 下降至 25%,且肝癌肿块小于 3cm 时,GPC3mRNA 的表达率 77% 显著高于血清中 AFP(43%,P<0.007)和肝癌组织中 AFPmRNA(41%,P<0.004)的表达率。研究报道用相应的 GPC3 抗体制备分子探针可实现 HCC 的特异性成像。乳酸 / 羟基乙酸共聚物(Polylactic-Co-glycolicacid,PLGA)是由两种单体——乳酸和羟基乙酸随机聚合而成,是一种可降解的高分子化合物,具有良好的生物相容性、无毒、可在体内完全降解为二氧化碳和水,在美国通过 FDA 认证。PLGA 上的基团可进行进一步的修饰,医学领域应用最为广泛的是 PLGA-COOH。

MR 分子探针上可结合顺磁性或超顺磁性物质来缩短纵向弛豫时间或横向弛豫时间,从而在 MR 仪下进行显像。顺磁性物质最常见的为 Gd^{3+} 的螯合物,超顺磁性物质最常见的为超顺磁性氧化铁。由于肝炎、肝硬化、肝癌病理改变导致肝癌患者多具有肝硬化背景和异常铁质沉积,这些因素将影响超顺磁性氧化铁的特异性,且超顺磁性氧化铁为缩短横向弛豫时间,显示为低信号,不利于人眼常规观察发现病灶。顾燕等利用 PLGA-COOH 纳米粒为载体,在纳米粒表面连接 GPC3 抗体及顺磁性对比剂 Gd 构建靶向肝癌 GPC3 的特异性磁共振(Magnetic resonance,MR)分子探针(GPC3 抗体 -PLGA-Gd 纳米粒),在体外能与高表达 GPC3 的 HepG2 细胞进行特异性结合,且标记 HepG2 细胞后能在 1.5TMR 扫描仪上成像,为下一步体内 MR 肝癌特异性成像奠定了基础,有望在分子水平早期诊断 GPC3 高表达的肝癌,为临床提供一种新的无创性成像手段,而对于 GPC3 表达阴性的肝癌不具有特异性,仍需同时结合临床及其他影像学资料来进行综合判断。

四、乳腺癌的分子成像靶点

乳腺癌是女性最常见的恶性肿瘤,其早期诊断及分期评估是指导个体化治疗、提高病人生存率的关键。目前临床常用的 X 线钼靶摄片、超声、CT 或 MRI 检查大多为大体形态学成像,即基于肿瘤解剖结构改变来观察病灶。即便是 MR 扩散加权成像和灌注成像,也只是通过检测组织微循环状态、水分子运动变化等功能信息,间接达到诊断、鉴别诊断和观察疗效的目的。近年来研究表明,乳腺癌具有高度异质性,同一级别的乳腺癌其生物学行为各不相同,侵袭和转移也与肿瘤细胞以及肿瘤微环境的多种生物标志物密切相关。为了能更早期发现病灶并获得更全面的肿瘤生物学信息,探索诊断与治疗一体化,近年来分子成像研究日趋增多并得到了长足发展。

分子成像结合了分子探针和医学影像技术,能对活体内病理、生理过程在细胞及分子水平上进行定性和定量研究。因此,分子成像可以在组织的结构形态发生改变之前,发现细胞及分子水平的变化,不仅可望发现早期微小的病灶,还可达到鉴别诊断及疗效追踪的目的。分子探针是指能与靶标特异结合且能产生影像学信号(如光、磁、电等信号)的复合物,由靶向组件、成像组件及载体组成。当探针搭载治疗组件后,可起到对目标病灶靶向成像和靶向治疗的双重功效。分子探针表面特定成分被病变细胞特定靶点识别,并优先结合。病变信号与本底信号间对比更好,能提供特定的生化信息。主动靶向作用主要是利用抗原-抗体或者配体-受体的结合。乳腺癌细胞表面表达多种生物标志物,主要包括表面抗原(如 CD44、CD24)、激素类受体(如雌激素受体, estrogen receptor, ER)、孕激素受体(progestrone receptor, PR)、表皮生长因子受体(epidermal growth factor receptor, EGFR)和 HER2、叶酸受体(folate receptor, FR)、转铁蛋白受体等,与肿瘤血管生成相关的为血管内皮生长因子(vascular endothelial growth factor, VEGF)、整合素 $\alpha_v\beta_3$ 等,还有肿瘤微环境中的纤连蛋白等。将它们各自对应的配体或抗体连接在分子探针表面后,分子探针便可以通过特异性结合作用有效地聚集在肿瘤区域。如 Geninatti 等将钆螯合物装载在去铁铁蛋白空腔内, MCF-7 乳腺癌细胞特异性摄取这种铁蛋白后, T_1 信号增强。Zhou 等靶向肿瘤微环境中纤维蛋白-纤连蛋白复合体的五肽 CREKA(Cys-Arg-Glu-Lys-Ala)与 Gd-DOTA 连接,合成 CREKA-Tris(Gd-DOTA)3 探针,能使小鼠的乳腺癌转移瘤有显著强化,甚至可以发现 <0.5mm 的转移灶。

(一)HER-2

乳腺癌是女性最常见的恶性肿瘤,大量研究表明,人表皮生长因子受体 2(HER2)又称 ErbB2 或 p185,是原癌基因 HER-2/neu 的表达产物,是表皮生长因子受体家族的成员之一。它能激活酪氨酸激酶活性,从而促进肿瘤细胞的增殖、肿瘤血管生成、黏附、侵袭、转移。HER2 在卵巢癌、乳腺癌、肺癌、食管癌等多种恶性肿瘤中高度表达。以 HER2 为靶点的靶向治疗,可明显提高患者的生存率,改善患者的生存质量。检测原发灶及转移灶 HER2 的表达情况是判断能否进行以 HER2 为靶点的治疗、进行靶向药物治疗疗效评价的关键。Herceptin 作为人类 Her-2 受体单克隆抗体,是 FDA 批准的抗癌药物。过源等将 Herceptin 连接于高分子纳米材料 PLGA 表面,制备出靶向分子探针,特异性作用于乳腺癌细胞,抑制其增殖、生长,实现肿瘤的精准治疗。

HER2 小分子靶向结合蛋白 ZHEPa:342 由 58 个氨基酸组成,具有三螺旋结构,来源于金黄色葡萄球菌蛋白的 B 领域,分子量小(约 7ku),与 HER2 的细胞外领域具有极高的亲和力,达到 22pmol/L,是理想的肿瘤分子靶点。其克服了完整蛋白、单克隆抗体等由于分子量较大而导致肿瘤摄取较低、血液清除慢的缺点,使图像的对比度提高,而且其可以完全通过化学合成,使合成费用明显减低。很多学者应用不同的螯合剂及不同的放射性核素对 ZHER2:342 的标记进行了大量研究。放射性核素如 ^{18}F, ^{186}Re 和 ^{99m}Tc 等均被用来进行了 ZHER2:342 标记。各分子探针均有各自的优缺点,不同的螯合剂制备的分子影像探针在标记率、肝脏摄取和显像效果方面仍有差异。

张敬勉等利用四个氨基酸 [Gly-(D)Ala-Gly-Gly] 为螯合剂,对 HER2 小分子靶向结合蛋白 ZHER2:342 进行核素 ^{99m}Tc 标记,制成 HER2 分子探针。探讨核素 ^{99m}Tc 标记 ZHER2:342 的最佳制备方法,分析其在体外与 HER2 受体的结合特性;对该分子探针在高表达人卵巢癌 SKOV-3 荷瘤裸鼠的体内分布及显像进行研究,并与 HER2 低表达的人乳腺癌 MDA-MB-231 荷瘤裸鼠体内分布及显像进行对比分析,研究该分子探针在活体内对病灶进行 HER2 不同表达水平探测的价值及对 HER2 高表达肿瘤诊断的可行性;并进一步探讨 ^{99m}Tc-ZHER2:342SPECT 显像在赫赛汀治疗 HER2 高表达肿瘤疗效评价中的价值。

声成像是一种新型生物医学成像方法,具有高分辨率和高对比度的组织成像优点,其原理是吸光物质吸收脉冲激光,产生局部瞬时高温和热弹性膨胀,从而产生内源性超声波,导致光声效应;再通过超声转换探头进行测量,得到光声信号,实现成像。有研究通过双乳化法将吸光物质 Fe_3O_4 及液态氟碳

PFH 包裹于 PLGA 纳米材料内,使用碳二亚胺法将 Herceptin 单克隆抗体连接于 PLGA 表面,成功制备了靶向乳腺癌细胞的多功能纳米分子探针。体外寻靶实验显示,靶向纳米探针能够与 Her-2 表达阳性的 SKBR3 细胞特异性紧密结合,而非靶向纳米粒组和 Her-2 表达阴性的 MB231 组则几乎不见纳米探针与细胞结合,证明其具有很好的体外靶向能力。体外光声成像实验显示,含 Fe_3O_4 的靶向纳米粒产生的光声信号随 Fe_3O_4 含量增加而增强,证明制备的靶向纳米探针具有明显的光声成像效果。此外,Fe_3O_4 也是一种理想的磁共振阴性对比剂,可在光声成像的同时增效磁共振显影。采用流式细胞术和免疫荧光法检测靶向纳米探针对乳腺癌细胞的抑制作用,观察到含 Fe_3O_4 的靶向纳米粒与 SKBR3 细胞共孵育,激光辐照后,细胞的凋亡率明显高于未受激光辐照的细胞;并且经 AnnexinV-FITC/PI 荧光染色后,SKBR3 细胞呈红一绿双阳性,而非靶向组和未受激光辐照组则表现出阴性结果,证明靶向纳米探针协同光声能够大大提高对乳腺癌细胞的杀伤作用。为今后靶向乳腺癌多功能纳米分子探针在体内的多功能成像及光声治疗打下良好的实验基础。

（二）EGFR

表皮生长因子受体(epidermal growth factor receptor,EGFR)的过度表达与包括乳腺癌在内的多种肿瘤的生长、发展、转移及预后不良有关,因此,EGFR 是目前肿瘤诊断和治疗的常用靶点。随着 EGFR 靶向性药物在临床的广泛应用,无创检测 EGFR 在肿瘤内的表达及分布对于治疗前患者的选择、治疗过程中的疗效监测及预后的判断都是十分重要的。近红外荧光(NIRF,波长 650~900nm)成像是一种很有临床应用前景的、无创的光学分子成像方法,采用 NIRF 探针与肿瘤细胞的靶点(如 EGFR)特异性结合,能直接反映与肿瘤形成和进展相关的分子水平的改变。由于表皮生长因子(EGF)是 EGFR 的天然配体,对 EGFR 具有高度的亲和力,且分子量更小,因而更容易渗透到实体肿瘤内部并通过肾脏快速清除,而不易在肝脏和脾脏滞留,EGF 由于可以多价键结合到探针上,因此在受体上结合的时间更长,虽然有文献报道荧光标记的 EGF 有可能引起 EGFR 表达的上调及信号旁路的激活,但 Diagaradjane 等的实验证实荧光标记的 EGF 探针保持了对 EGFR 的亲和力,同时不足以激活 EGFR 下游的信号旁路,而且临床核医学显像中

已经证实将放射性标记 EGF 注入患者体内是可行的。因为 EGF 的生理作用发挥还需一个转运、活化等的过程,加之用量极其微小,因此此不会造成危害而抵消标记 EGF 的积极作用。

王可铮等采用流式细胞学方法来测定乳腺癌 MDA-MB-231 和 MDA-MB-435S 细胞的 EGFR 表达情况,用 R-PE 标记的鼠抗人 EGFR 单克隆抗体与 R-PE 标记的 IgG2bk 做同型对照,以消除非特异性抗体结合及背景自发荧光对检测结果的影响。流式细胞学方法在 EGFR 受体表达检测方面较免疫组化(IHC)、蛋白质斑迹法(WesternBlot)或酶联免疫分析(EIA)操作简便,可进行定性及定量判断,特异性强。结果显示,MDA-MB-231 为 EGFR 阳性表达,MDA-MB-435S 为 EGFR 阴性表达。采用西妥昔单克隆抗体(C225)作为 EGFR 的特异性阻断剂进行阻断实验,结果证实 MDA-MB-231 对 EGF-Cy5.5 摄取具有特异性。激光共聚焦成像表明 MDA-MB-231 对 EGF-Cy5.5 的摄取是通过 EGF-Cy5.5 与 EGFR 的特异性结合实现的,而 MDA-MB-435S 由于是 EGFR 阴性表达而不特异性摄取 EGF-Cy5.5。活体荧光成像实验中可以观察到 EGFR 阳性表达的肿瘤(MDA-MB-231)摄取 EGF-Cy5.5 的能力明显强于 EGFR 阴性表达的肿瘤模型(MDA-MB-435S)。MDA-MB-231 阻断组肿瘤的平均荧光强度明显低于未阻断组的荧光强度,而 MDA-MB-435S 阻断组肿瘤的平均荧光强度与未阻断组无明显差别,因此荧光探针 EGF-Cy5.5 在 EGFR 高表达的肿瘤区有特异性聚集的能力,并可用于乳腺癌原位移植瘤动物模型的活体 NIRF 成像,为今后研究人类乳腺癌的发生、发展以及转移提供新的思路和方法。

五、前列腺癌的分子成像靶点

前列腺癌(prostate cancer,PCa)是欧美国家男性恶性肿瘤中患病率居第1位,死亡率仅次于肺癌居第2位的肿瘤。在我国患病率虽然低于欧美国家,但近来患病率逐年递增,已严重威胁我国老年男性的生命健康。前列腺癌的预后主要取决于病变的早期诊断和治疗,而 MRI 是目前诊断前列腺疾病影像学检查的最好方法,尤其是近年来磁共振功能和分子成像,其主要包括磁共振弥散加权成像、磁共振波谱分析、MRI 动态增强、弥散张量成像、磁共振磁敏感加权成像和分子成像。功能和分子成像的应用

弥补了单纯 T_2WI 的不足,在前列腺癌的早期诊断与分期中具有较高的应用价值。

前列腺紧贴膀胱颈下缘,多为圆锥形,分为尖、体、底三部分,由前、中、后以及两侧叶组成。前列腺被 Mcneal 分为非腺体区、周边区(70%)、中央区(20%)和移行区(5%～10%)。前列腺癌源于前列腺腺泡或导管上皮,多发生在外周腺体,病灶多呈结节状,直肠指检容易检出。镜下 90% 以上为腺癌,多为高分化。后叶、前叶和侧叶分别占 75%、15% 和 10%。

分子成像可为临床提供非常重要的信息。超声、CT、MR 成像(多参数成像和光谱成像)及骨扫描等影像学成像方法都存在自身的优势及局限性。正电子发射计算机断层扫描(PET)是一种能够定量评估肿瘤生物学进展的影像手段。目前,一些比较有前景的示踪剂已用于前列腺癌的评估,包括 ^{18}F-FDG、^{18}F- 和 ^{11}C-choline、^{11}C-acetate、16α-^{18}F- 氟 -5α- 双氢睾酮以及基于前列腺特异性膜抗原(PSMA)、前列腺干细胞抗原和胃泌素释放肽受体(GRPR)的 PET 放射性示踪剂。

(一)PSMA

PSMA 是 Ⅱ 型细胞膜表面糖蛋白(也称为叶酸水解酶 Ⅰ 或谷氨羧肽酶 Ⅱ),是一种相对分子量 110 000 的 Ⅱ 型穿膜蛋白(膜结合糖蛋白),在前列腺癌患者中水平有所上调。基因位于染色体短臂 11q 上,其 cDNA 长 2.65 kb,分析其碱基序列发现。其中 1 250~1 700 核苷酸编码区有 54% 与人的转铁蛋白受体 mRNA 编码区同源,而同源编码蛋白序列为公认的转膜区,故推测其功能为转膜蛋白。Western-Blotting 法发现 PCa 患者血清、肿瘤组织及精液中含有 PSMA,大部分非前列腺组织不含有 PSMA。PSMA 表达于正常前列腺上皮、良性和恶性肿瘤性前列腺上皮的胞浆中,PSMA 在 PCa 组织的表达高于非癌组织。PSMA 在所有类型的 Pca 中均表达,Pca Gleason 4、5 级表达最强,对低分化 PCa 的敏感性优于 PSA。目前虽然没有发现 PSMA 天然配体的存在,但其在小肠、近端肾小管、唾液腺、脑和非前列腺癌肿瘤的新生血管(如肾脏、膀胱、胰腺、肺)的表面有低度表达。目前,已有一些临床前动物研究和人体试验中,应用 PSMA 的抗体分子探针,靶向前列腺癌的 MRI 和放射性核素成像,由于其具有较明显的临床转化前景,因此近年来 PSMA 靶点已越来越引起各界的重视。

(二)EPCA 及 EPCA-2

早期前列腺癌抗原(early prostate cancer antigen,EPCA)是前列腺癌细胞中特有的核结构蛋白,是保持核的形态、功能,组成核的成分,细胞破裂后进入血液。EPCA 与 PCa 的相关性最初是通过免疫组化的方法得到证实,发现在 PCa 样本中比非 PCa 样本表达强。此外,应用 Elisa 法可以在 PCa 患者血清中检测出,而不能在相应年龄非 PCa 或者其他癌患者中检测出。该研究表明,EPCA 诊断 PCa 的敏感性达 84%,特异性达 85%,EPCA-2 是一种与前列腺相关的但与 EPCA 无关的一种核结构蛋白,Leman 等应用 Elisa 法检测血中 EPCA-2 的水平,以 30ng/mL 为界值,发现其诊断 PCa 的敏感性达到 94%,特异性达到 92%,而同一样本中 PSA 的特异性只有 65%,并且局限性 PCa 与包膜外浸润 PCa 之间有差异。因此,EPCA 和 EPCA-2 是两种极具发展潜力的早期前列腺癌诊断与治疗靶点。

(三)AMACR

αA 甲酰基辅酶 A 消旋酶(alpha-methyla-cyl-CoA racemase,AMACR)是一种经基因芯片技术筛选分离出的胞浆蛋白,是胆酸生物合成、支链脂肪酸和脂肪酸衍生物 β- 氧化中起重要作用的酶,与肿瘤的分化有关。AMACR 存在正常肝脏组织中,肝细胞癌、肾乳头细胞癌和结肠癌组织有表达。PCR 法检测到 PCa 病人的血清、尿液和前列腺分泌物中 AM-ACRmRNA 水平增高。AMACR 也是目前唯一确认的支持 PCa 病理诊断的组织学标志物,因为 AM-ACR 表达水平升高不仅局限在 PCa 组织区域,在 PCa 周边增生的组织其表达水平也明显升高,而无 PCa 的增生组织表达水平却很低。抗 AMACR 抗体已广泛用于前列腺活检的免疫组化分析等临床试验和研究,是目前较为公认的 PCa 较敏感的标记物,因此作为分子成像探针的靶点作为有较高价值。

(四)PCA3

PCA3(Prostate cancer antigen 3)又称 DD3,在 1995 年由 Johns Hopkins Hospital(Baltimore)和 Radboud University(Nijmegen,Netherlands)合作研究发现。PCA3 是前列腺特异性非编码 mR-NAP-CA3 是非编码信使核糖核酸(mRNA)片段,定位于第 9 号染色体上(9q21-22)。PCA3 全长约 25kb,包含 4 个外显子和 3 个内含子:1 号内含子(20

kb）、2 号内含子（873 bp）和 3 号内含子（227 bp）；4 个外显子分别为外显子 1、2、3、4。外显子 2 发生选择性交替拼接，外显子 4 由 4a、4b 和 4c 3 个亚单位选择性多聚腺苷酸化组成。

研究已证实，PCA3 在 95% 的 PCa 病人中过表达，比前列腺转移癌、良性前列腺组织高 60~100 倍，表达差异是明显的。Deras 等对 570 例前列腺穿刺的病人进行研究，把 PCA3 和其他 PCa 检测方法做精确的比较，结果 PCA3 的准确性比血清 PSA 明显高，其敏感性和特异性与血清总 PSA 相似。在 Rigau 等的研究中，他们对 215 例患者进行了前列腺穿刺活检，采用 PCR 方法检测前列腺按摩后的尿液中的前列腺特异性 G 蛋白结合受体（PSGR）与 PCA3，发现两者结合能提高 PCa 的诊断准确率，比单独检测 PSA 和单独检测 PSGR 特异性高，能更准确地决定哪些病人需要穿刺活检。目前，PCA3 的检测目前已用于临床，通过在经直肠指检及前列腺按摩后前列腺上皮细胞可脱落至尿液中，应用 RT-PCR 可在尿液中检测出 PCA3 这种标记物的存在。目前，有学者认为 PCA3 是目前发现的前列腺癌靶点中特异性最高的分子，因此 PCA3 未来可成为基因探针靶向前列腺癌研究中极具发展潜力的靶点。

（五）脂代谢靶点

恶性病变引起细胞膜合成活跃，是 11C-acetate（乙酸盐）、11C-choline（胆碱）及 F-fluorocholine（氟 - 胆碱）PET 显像的基础。乙酸盐通过单羧酸转运蛋白穿过细胞膜进入胞内，在乙酰辅酶 A 和丙二酰辅酶 A 作用下参与合成脂肪酸，前列腺癌时这种合成水平将会上调。胆碱则是通过胆碱转运受体进入细胞，在肿瘤诱导所产生的过度表达的胆碱激酶作用下，用于肿瘤细胞膜中磷脂酰胆碱的生物合成。与 F-FDG（氟代脱氧葡萄糖）类似，前列腺癌对放射性标记的乙酸盐和胆碱衍生物的摄取有时候难以与良性前列腺增生症和正常前列腺组织区分。11C- 乙酸盐对于中危人群（T2b-T2c）或 Gleason 评分大于 7 或前列腺特异抗原（PSA）盆腔淋巴结分期和做出治疗计划有意义。11C- 乙酸盐能够帮助对血清 PSA 水平升高提示复发的患者进行肿瘤组织定位，检出率与 PSA 升高的水平呈正相关。在过去的几年中，11C- 胆碱和 18F- 氟 - 胆碱在前列腺癌中的应用越来越得到重视。目前，11C- 胆碱已经被美国食品药品管理局（FDA）批准并用于诊断前列腺癌复发。注射 11C- 胆碱后如果扫描足够早，那么只

有少量 11C- 胆碱经泌尿系统排泄，这是 11C- 胆碱显像的一个优势。18F- 氟 - 胆碱的优势在于其半衰期较长，显像程序方便，不需要有现场回旋加速器和放化设备。Umbehr 等报道指出：11C- 胆碱和 18F- 氟 - 胆碱 PET 检查对前列腺癌分期的敏感度为 84%，特异度为 79%；对于生化复发患者的再分期，敏感度为 85%，特异度为 88%。因此，该靶点有望被用于其他分子影像研究手段，如磁共振成像和磁共振波谱成像的重要的分子靶点。

六、胶质瘤的分子成像靶点

胶质瘤是最常见的中枢神经系统原发性肿瘤，其中一半以上为恶性度最高的胶质母细胞瘤（glioblastoma multiforme，GBM），包括迅速直接发生的原发性 GBM 和由弥漫性星形细胞瘤（WHOII 级）或间变性星形细胞瘤（WHO III 级）发展而来的继发性 GBM。有充分的证据表明，组织学的特征相同或相似的胶质瘤可以具有不同的分子遗传学背景，WHO 分级相同的个体间预后有着较大的差异。近年来，胶质瘤分子特异性标志物的研究取得了重大进展，目前已发现一系列能够成为胶质瘤未来分子探针靶向的胶质瘤特异性标志物。

（一）VEGF

VEGF 是目前所知的直接作用于血管内皮细胞最强的生长因子，它主要与酪氨酸激酶受体 VEGFR 1 和 VEGFR2 结合来调节血管的生成嘲。研究证实，VEGFR2 在 VEGF 信号转导及血管内皮生成过程中必不可少。VEGF 与 VECFR2 特异性结合后可以引起内皮细胞大量增生，进而形成新的血管。此外，VEGFR2 还参与由 VEGF 介导的内皮细胞的渗透性改变：VEGF 刺激 VEGFR2，促进内皮细胞进行分裂、增殖，并有利于细胞迁移。VEGF/VEGFR2 在体内表现出了特异性促血管生成作用，参与肿瘤血管的形成。

从基因突变角度而言，表皮生长因子受体（epidermal growth factor receptor，ECFR）基因定位于染色体 7p12，编码一种跨膜酪氨酸激酶受体。EGFR 扩增在胶质瘤中发生率很高，并常伴随编码蛋白的过表达。间变性星形细胞瘤 EGFR 扩增的发生率为 17%GBM 的发生率为 50%~60%FISH 技术可以检测 EGFR 扩增，所以可作为判定肿瘤级别的备选指标。在临床上，60 岁以上的 GBM 患者伴随 EGFR 扩增提示预后不良。存在 EGFR 扩增的胶质瘤可以伴发

其他 EGFR 基因的改变,最常见的是外显子 2-7 范围内缺失形成的 EGFR$_{VIII}$ 突变,GBM 的 EGFR$_{VIII}$ 突变发生率为 20%~30%,EGFR$_{VIII}$ 编码缺少细胞外结构域的截短型 EGFR 蛋白。虽然截短型 EGFR 不能与其配体结合,但可通过自激活及进而激活下游信号转导通路发挥促肿瘤作用。EGFR$_{VIII}$ 突变是否与预后相关还存在着争议,但长期随访资料显示 EGFR$_{VIII}$ 突变患者有预后差的趋势。EGFR$_{VIII}$ 突变为我们提供了一个分子靶向治疗的靶标。目前,靶向 VEGF 的抗体药物和成像探针已发展了很多年。以前评价肿瘤内血管生成情况的"金标准"是病理微血管密度(microvessel density,MVD)计数,但是它的不稳定性、有创性、延迟性等缺点使其在临床应用上有很大的局限性。分子成像概念的提出为监测肿瘤血管的生成提供了新的思路,利用高亲和力的分子探针与肿瘤血管生成过程中表达上调的靶向分子结合,再借助生物和化学的方法设计和修饰探针分子,从而进行 PET/SPECT、超声、光学、MRI 成像。

(二)IDH

异柠檬酸脱氢酶(IDH)是三羧酸循环中的关键性限速酶,其突变后催化 α- 酮戊二酸转变为 2- 羟戊二酸(2HG)同时消耗 NAD(P)H 产生 NAD(P),2HG 被推测为一种癌代谢产物。IDH 基因突变多出现在 IDH1132 位点由精氨酸变为组氨酸(R132H)或 IDH2172 位点由精氨酸变为赖氨酸(R172K)。IDH 突变被认为是相对早期事件,在星形细胞瘤中继发 TP53 和 ATRX 突变,在少突胶质细胞瘤中继发 1p/19q 共缺失。90% 胶质瘤中发现 IDH1R132H 突变。65%~80% Ⅱ~Ⅲ 胶质瘤、80%~90% 继发 GBM 存在 IDH 突变,而在原发 GBM 和儿童患者中则罕见。IDH 突变型的预后优于 IDH 野生型,IDH 野生型低级别胶质瘤侵袭性和预后甚至类似于 GBM。IDH 突变检测已成为胶质瘤分类的重要指标,提示着患者的预后,可以预期未来针对 IDH 突变设计的各种分子探针可能成为新的诊断与治疗靶点。

(三)TP53

TP53 是非常重要的抑癌基因,在正常细胞中低表达,在恶性肿瘤中高表达。TP53 基因翻译的 P53 蛋白是细胞生长、增殖和损伤修复的重要调节因子。超过 50% 的弥漫性星形细胞瘤、间变星形细胞瘤和继发 GBM 中发现 TP53 基因突变,但较少出现在少突胶质细胞瘤中。大多数侵袭性星形细胞瘤同时表达 IDH 变异和 TP53 变异,反之 IDH 野生型也较少表达 TP53 变异。因此在弥漫性星形细胞瘤中 IDH 变异和 TP53 变异有密切的联系。其强染色倾向于星形胶质细胞诊断。其免疫染色针对的是正常的 P53 蛋白,由于 TP53 变异导致 P53 蛋白寡聚体降解减少,故而其过表达常提示存在基因变异。但它并不是特异性指标,因为 P53 蛋白也可由其他机制上调。因此,可以预期靶向 TP53 的基因探针,有助于在体检测胶质瘤的分子病理分型,从而指导病变分型、分期指导治疗。

(四)ATRX 和 TERT

维持端粒是癌细胞避免衰老和保持增殖能力所必须的,胶质瘤细胞通过 ATRX(α- 地中海贫血 / 精神延迟伴 X 染色体综合征蛋白)维持端粒延长表型,或通过 TERT(端粒酶逆转录酶)增加端粒表达,以便促进细胞存活或增殖能力。ATRX 是一个在染色体重塑中非常重要的解螺旋酶。ATRX 基因失活突变与 ALT 表型关系密切,仅出现在没有 1p/19q 共缺失型胶质瘤中。其突变合并 IDH 和 TP53 突变可诊断为星形细胞瘤(Ⅱ、Ⅲ 星形细胞瘤或继发 GBM),而野生型 ATRX 合并 IDH 突变和 1p/19q 共缺失则可诊断为少突胶质细胞瘤。前期研究显示抑制 ATRX 能够导致 ALT 瓦解,最终使染色体破裂细胞死亡。TERT 是端粒酶的一个亚基,能够添加核苷酸至端粒。TERT 基因在成人是失活状态,但在癌细胞中被重新激活,从而促进细胞存活和增殖。胶质瘤中 TERT 突变出现在 TERT 启动子 228 和 250 号位点。TERT 突变主要发生在少突胶质细胞瘤和原发性 GBM,常合并 1p/19q 共缺失,而星形胶质细胞和继发 GBM 则少见,这与 ATRX 相反。TERT 突变对于诊断和预后非常有价值。因此,上述未来如借助基因探针对 ATRX 和 TERT 进行有效检测,将对临床诊断与预后评价,具有非常重要的价值。

第六节　可用于炎性病变分子成像的靶点

炎症反应是人体对物理、化学、免疫或生物因素　　所引起组织细胞损伤的重要防御机制之一,也是多种疾病发生发展的基本病理过程,通常可分为三个阶段:急性阶段,以血浆渗出和中性粒细胞浸润为主,释放出炎性介质;免疫阶段,免疫系统被激活;慢性阶段,以淋巴细胞和单核—巨噬细胞浸润及小血管和结缔组织增生为特征,释放大量细胞因子。炎性分子成像是近年来出现的新型分子成像研究领域,分子影像通过各类靶向方式,在炎性病变出现形态学改变前的早期阶段即定位病灶,对研究炎性病变与肿瘤、心血管疾病、特发性疾病具有较为重要的研究和临床意义。

炎性病变分子成像的原理主要是利用炎症发生后病灶局部发生的血流、血管改变以及由炎性反应引起的特异性分子靶点,通过分子探针实现的。核医学成像是最早应用分子影像学方法研究炎性病变分子成像的成像手段之一,用于炎症成像的放射性核素主要为 ^{99m}Tc 和 ^{111}In。^{111}In 标记药物的最佳成像时间一般为 24h,甚至需追加 48h 成像;^{99m}Tc 标记药物 2~4h 成像可获得理想影像;正电子放射性核素标记药物 1h 成像即可获得满意结果。目前临床上常用的炎症对比剂是标记白细胞,放射性核素标记白细胞成像探测急、慢性炎症病灶灵敏度高、特异性强,素有"金标准"之称,但该方法需采血、分离、标记过程复杂、操作复杂,又易发生交叉感染。随着大量新型基因与纳米分子探针的出现,利用磁共振、超声和光学成像的炎性病变分子影像学研究的已取得一定进展,因此应用炎性相关分子靶点结合合适的分子探针,从分子水平进行炎性病变的成像、诊断和检测是未来炎性相关疾病研究的发展方向,如血管内皮炎症普遍存在于冠状动脉粥样硬化性心脏病、高血压和糖尿病等危及人类健康和生命的三大主要杀手之中,炎性病变分子成像可用于显示血管内皮炎症于动脉粥样硬化发生时的全部病理过程,评价血管内皮炎症与冠状动脉粥样硬化程度的联系,以及血管内皮炎与冠心病发病的危险分级等。因此,认知并应用不同炎性病变的分子靶点设计新型分子探针,针对不同疾病实现更为精准的分子成像,对进一步探索炎性病变在相关疾病中的临床和发病机制额研究中具有重要意义。

一、炎症信号转导相关分子

酪氨酸激酶 / 信号转导和转录激活因子(JAK-STAT)是新近发现的一条多种细胞因子和生长因子共用的信号转导途径,现已知在大多数白细胞介素(IL-2~7,10,12,13)、粒细胞 / 巨噬细胞集落刺激因子(GM-CSF)、促红细胞生成素(EPO)、催乳素(prolactin)、生长激素(GH)、表皮生长因子(EGF)、血小板衍生因子(PDGF)和干扰素(IFN)等信号的传递中,该途径都发挥着重要的作用。现在已经克隆成功 4 种 JAK(JAK1~3 和 Tyk2)与 7 种 STAT(STAT1~4、STAT5a、STAT5b、STAT6)。STAT1 在干扰素 γ(IFN-γ)和生长激素的信号转导途径上起关键作用。STAT1 的下游是一个主要转化 IFN-γ 成基因表达的途径,表达产物为诱导型一氧化氮合酶(iNOS)、环氧合酶(COX)、血管黏附分子(VCAM)、细胞间黏附分子(ICAM)、结缔组织生长因子(CTGF)和内皮素 -1(ET-1)等,以上都是不同炎症病理过程中的关键环节。

在类风湿性关节炎(RA)与骨关节炎发病的初级阶段,IL-2、IL-7、IL-15 与 T 淋巴细胞表面的相应受体结合后,可立即激活与受体偶联的 JAK1 和 JAK3,继而迅速引起 STAT5 的酪氨酸磷酸化,启动下游的一系列效应。IL-12 是 Th1 细胞的诱导物,在 RA 其水平明显升高,发挥上调黏附分子和炎性细胞因子受体、刺激 IFN-γ 的产生、加速 RA 患者 Th1/Th2 之间的免疫失衡等致病作用,其信号是通过 STAT4 转导的;IL-4 是 Th2 型细胞因子,具有抗炎和免疫调节的特性,在调节 Th 细胞亚型的平衡中起重要作用,而其信号是通过 STAT6 转导的。应用蛋白多糖诱导的关节炎模型研究发现,关节炎的严重性,明显通过 STAT6 依赖机制受 IL-4 的调节。

二、CC 类趋化因子受体

CC 类趋化因子受体属 G 蛋白偶联的跨膜受体超家族,在炎症组织的白细胞定向移动,淋巴细胞归巢,免疫应答和血管生成等众多生理、病理过程中起着非常重要的作用。CCR1 就是化学因子 [CCL5 和 CCL3] 的受体,许多临床前的研究已经证明其与免疫性疾病相关。许多趋化因子如嗜酸性粒细胞趋化因子(eotoxin-1、2、3)、正常 T 细胞表达和分泌活性调节因子(RANTES)和单核细胞趋化蛋白(MCP-2、3、4)等均通过与嗜酸性粒细胞表面的 CCR3 受体结合,可产生一系列生化反应,包括磷脂酶 A2、磷脂酰肌醇 3- 激酶、蛋白激酶 C、信号传导和转录激活蛋白的激活以及细胞内钙离子的增高,选择性促进嗜酸性粒细胞募集浸润到炎症部位,在支气管哮喘、鼻炎和特异性皮炎等的发病机制中起了至关重要的作用。

三、白细胞介素

白细胞介素（inter leukin，IL）IL-1 具有广泛的生物学活性，是炎症相关的重要细胞因子，对中性粒细胞、巨噬细胞和淋巴细胞具有激活、趋化作用，并诱导 IL-6、IL-8、TNF-a 和 LIF 等多种细胞因子分泌；IL-1 同时还刺激血管内皮细胞，上调细胞间 ICAM-1 的表达，使中性粒细胞在滑膜腔内集聚，刺激基质金属蛋白酶（MMPs）和其他分解性物质（如胶原酶）的产生和释放，抑制透明软骨特异性 I 型胶原和蛋白多糖的合成，而且还可加强破骨细胞活动，从而导致滑膜与软骨的破坏，在骨关节炎的发病中起主要作用。IL-4 和 IL-5 主要由 Th2 细胞产生，能促进抗原诱导的嗜酸粒细胞增多和炎症介质的释放，加重气道炎症的发展。IL-8 是一种招募中性粒细胞渗出到炎症部位的主要趋化因子，IL-8 与中性多核白细胞表达特异性受体结合后，导致细胞变形、脱颗粒反应，释放溶酶体和过氧化物，从而促进炎症反应发生。现已发现，炎症性肠病的肠壁黏膜内有大量 IL-12 表达，可以诱导 CD4+T 细胞的激活，表现为 CD69 分子表达水平升高；同时还产生大量的促炎症细胞因子，如 INF-γ、IL-2 和 TNF-α，可促进病变肠黏膜组织肉芽肿的形成。IL-17 是一种促炎症细胞因子，主要由活化的 CD4+T 细胞产生，在 RA 病变中，可以促进滑膜细胞分泌多种细胞因子，抑制软骨细胞合成基质，增强破骨细胞活性，最终导致骨侵蚀并延长关节炎病程。IL-18 主要由巨噬细胞和树突状细胞产生的细胞因子，在炎症性肠病的患者，可直接参与 Th1 免疫应答，刺激 CD4+T 细胞和 NK 细胞分泌 INF-γ、IL-1B、TNF-X 和 GM-CSF 等，诱导 T 细胞表面 IL-2Rα 链表达和趋向性因子的表达（如 CCR5），上调 NK 细胞表面 Fas（CD95）的表达而增强 NK 细胞的杀伤效应。而 Th2 细胞分泌的 IL-4 和 IL-10 对多种细胞因子具有抑制活性。各种白介素之间相互作用、相互诱生，共同在炎症反应调节中发挥重要的作用，因此 IL 目前已成为分子影像和分子靶向治疗中应用的重要靶点。

四、巨噬细胞移动抑制因子

巨噬细胞移动抑制因子（MIF）是较早发现的淋巴细胞因子之一，自 20 世纪 90 年代 MIF 基因被克隆后，MIF 蛋白得以分离纯化（约 14.6ku），MIF 在炎症和细胞免疫反应中的作用才有了进一步的认识。研究发现，MIF 还是一种重要的促炎因子，直接或间接促进炎症前分子包括细胞因子（TNF-α、IFN-γ、IL-1β、IL-2、IL-6、IL-8）、NO、COX-2、MMPS 和花生四烯酸途径产物的生成和表达，并通过这些物质发挥多种生物学作用。有研究发现，MIF 对糖皮质激素的干扰发生在转录及转录后水平，能够对抗氢化可的松对核因子 kB（nuclear factor-kappaB，NF-kB）的效应，是 NF-kB 信号转导途径的抑制因子，其通过对抑制蛋白 Ik-Ba 类固醇介导的诱导作用而起相反作用。现已确认，MIF 不仅是细胞因子，还是生长因子，并具有互变异构酶活性。MIF 除了在激活的 T 淋巴细胞产生外，在许多组织细胞中都可以表达，如脑垂体前叶、单核 - 巨噬细胞、表皮细胞、肾小管上皮细胞、肝细胞、血管内皮细胞和平滑肌细胞等，促进固有性和适应性免疫应答。同时，MIF 显示参与了多种病理生理过程，其在严重感染以及关节炎、溃疡性结肠炎、肾小球肾炎等自身免疫疾病中发挥重要作用，也是革兰氏阳性和革兰氏阴性菌脓毒症的关键介导者；另外，MIF 还调节胰岛素释放、糖代谢、脂代谢、IgE 合成、细胞增殖及抑制细胞凋亡作用。因此，MIF 是炎症疾病中重要的诊断与治疗重要的潜在靶点。

五、干细胞因子

干细胞因子（stem cell factor，SCF）SCF 又称原癌基因 c-kit 配体及 Steel 因子，是由骨髓基质细胞（包括脂肪细胞、成纤维细胞和内皮细胞）产生的一种酸性糖蛋白。SCF 和 c-kit 结合后可以激活多条途径，包括磷脂酰肌醇 -3 激酶（PI3K）、磷脂酶 C-γ（PLC-γ）、Janus 激酶 / 信号转导和转录激活剂（JAK-STAT）和丝裂原激活的蛋白激酶（MAPK）等信号转导通路。SCF 是重要的肥大细胞的生长因子，是人肥大细胞唯一的生长、分化、趋化和活化因子，可通过抑制细胞凋亡而在肥大细胞的存活中起关键作用。其不仅可以刺激未成熟肥大细胞的增殖，还可以通过改变肥大细胞表型和介质成分而影响其成熟过程，亦作为肥大细胞黏附因子及嗜酸性粒细胞活化因子而存在，促进炎症细胞因子 IL-1β、IL-6、TNF-a 和 INF-γ 等的释放，在变态反应性疾病的病理发展过程中起重要作用。

六、膜联蛋白 -1

膜联蛋白 -1（annexin-1）目前已被公认为糖皮质激素参与抗炎反应的重要调控因子，其氨基端缩氨基残基具有识别中性粒细胞和巨噬细胞的功能，可能通过占据细胞表面甲酸基羧氨酸受体而抑制炎性细胞的黏着和渗出，抑制 TNF-a、IL-1 和 NO 等细胞因子的产生，下调 Bcl-2 的表达，介导滑膜细胞、淋巴细胞和成纤维细胞凋亡。因此，Annexin-1 是良好的新型载药和成像分子探针靶向的靶点。

第七节　可用于靶向动脉粥样硬化斑块的靶点

随着经济的发展及生活水平的提高，心脑血管疾病的发病率明显增高，日益威胁人类健康。据世界卫生组织统计，心脑血管疾病已经位居全球死亡原因的首位。近年来，心脑血管疾病的病死率在我国居民总死亡的比例中居高不下，而导致心脑血管病变的病理基础是动脉粥样硬化（AS），因此对于 AS 的早期诊断、斑块稳定性的评价和个性化治疗方案的制定，就显得尤为重要。

AS 是一个以血管内皮损伤为基础、以血管慢性炎症为特征的病理过程，具有变质、渗出和增生等炎症的基本特征，其中，巨噬细胞在斑块的发展，成熟和破裂中起关键作用。早期 AS 病变的发展，是由局部血管内皮功能障碍和脂质沉积导致的，尤其是在血流动力学改变的部位，活化的内皮细胞及多种趋化因子促进单核细胞黏附、聚集并进入血管壁，然后分化成为巨噬细胞，摄取大量的脂质，成为特征性的"泡沫细胞"。此时的巨噬细胞不仅形态上变为泡沫细胞，而且还能够分泌组织因子、髓过氧化物酶（myeloperoxidase，MPO）、基质蛋白水解酶，如组织蛋白酶和基质金属蛋白酶（matrixmetallproteinase，MMP）等一系列介导免疫反应与信息传递的细胞因子，进一步促进炎症反应，降解纤维帽中的基质蛋白和细胞外基质，使纤维帽变薄，并且可以促进新生血管生成，导致斑块不稳定，易于破裂。另外，巨噬细胞及泡沫细胞的细胞膜上，过度表达一种特异性蛋白质：巨噬细胞清道夫受体，它在脂质的摄取和凋亡小体的吸收过程中起到重要作用。由于巨噬细胞在 AS 进程中扮演着极为重要的角色，近年来它已成为分子影像的理想靶点，有大量基于巨噬细胞的分子探针被报道用于 AS 的评估。另外，针对粥样硬化不同的斑块成分，如炎性细胞、增殖的平滑肌细胞、纤维蛋白、纤维蛋白原及胞外基质等存在的特异性靶点，可设计、合成不同类型的分子成像探针，对高危斑块进行分析和诊断。

一、氧化低密度脂蛋白

低密度脂蛋白（LDL）是血浆中胆固醇的主要载体，在诸多因素中，是唯一不需要其他危险因素协同而诱发动脉粥样硬化的危险因素，是动脉粥样硬化发生过程中的重要环节之一。近年来大量基础及临床研究资料显示，LDL 在体内被氧化修饰的氧化型低密度脂蛋白（OX-LDL），其引发的一系列病理生理过程是导致 AS 形成的关键，与冠脉综合征患者病情严重程度密切相关，由于 OX-LDL 特异性存在于 AS 斑块内，因此目前已成为公认的靶向 AS 斑块的良好靶点。血浆中 OX-LDL 来源尚不明确，目前认为可能有两种途径，即金属依赖性和金属离子非依赖性反应。途径有：①细胞内脂质氧化后被转移到 LDL 上，引发链式反应，从而氧化 LDL 中的脂质。② LDL 与细胞接触二倍氧化。③细胞生成如脂质氧化酶之类的离子或因子，释放至介质内而使 LDL 氧化。同时也有人认为 Ox-LDL 不是来源于金属离子的氧化，可能是由动脉内膜中与细胞相连的活性氧化酶引起。

OX-LDL 的病理作用主要在动脉粥样硬化形成过程中可诱导血管内皮细胞损伤，诱导单核细胞向内皮下的趋化以及参与形成泡沫细胞。研究显示，氧化低密度脂蛋白（OX-LDL）其水平与斑块的易损性呈正相关；斑块内 OX-LDL 水平高提示不稳定斑块的破裂。因此，OX-LDL 是目前检测、诊断和评价易损 AS 斑块分子成像中最具希望的成像诊断靶点之一。已有核素成像研究通过 ^{99m}Tc、^{125}I 等标记技术，成功检测 OX-LDL 在 AS 病变中的表达，已成为活体条件下直接研究斑块内脂蛋白的重要靶点，但由于核素检测方法组织分辨率较低，难以实现在 AS 斑块中的准确定位，临床应用受到一定限制。基于 OX-LDL 的良好靶向性，研究者们通过纳米技术构建了一系列新型磁共振分子探针用于 AS 斑块的分子成像研究，目前已实现可活体显示斑块的炎性反应、凋亡并判断其稳定性。Chen 等在其研究中合成了的顺磁性锰标记 LDL，采用 MRI 检测体外培养泡沫细胞中的脂蛋白，发现明显的 T_1WI 信号改变；姚等将抗人 OX-LDL 单抗标记到 MNPs 上，构建了新型 OX-LDL-MNP 磁共振纳米探针，在使用 micorMR 对 ApoE- 小鼠腹主动脉斑块进行检测时，发现该探针可检测腹主动脉斑块内沉积的 OX-LDL，探针注射后 24h 后 T_2WI 上可见显著信号下降。巨噬细胞与普鲁士蓝染色共定位显示探针与巨噬细胞内的 Ox-LDL 结合，进一步证实了探针结合的特异性。

二、血管细胞黏附分子 -1

血管细胞黏附分子 -1（VCAM-1）是免疫球蛋白超家族成员之一，是一种重要的细胞黏附分子，广泛表达在活化内皮细胞、平滑肌细胞、骨髓基质细胞（BMSC）、巨噬细胞、树突状细胞及成纤维细胞等表面，其生物学作用十分广泛。VCAM-1 可在 IL-1，TNF-α 等细胞因子作用后表达，内皮细胞表面的 VCAM-1 可因细胞因子的诱导而高水平的表达。动脉粥样硬化斑块被认为是一种慢性的炎症过程，在斑块发生发展的早期有大量的慢性炎症因子 VCAM-1 的表达，若能以其为靶点进行构建靶向超声微泡，将有望实现超声分子影像技术对斑块早期炎症的早期诊断。目前，通过靶向 VCAM-1 磁性靶向纳米微泡探针在磁场作用下能够更好地实现对大动脉系统的黏附，实现在体评估动脉粥样硬化斑块早期炎症，指导动脉粥样硬化斑块的早期干预和治疗后评估。

三、腱糖蛋白 -C

TN-C 是一种高度保守的细胞外基质糖蛋白，在胚胎发育过程中高表达，正常成年人体内极少表达，在涉及细胞增生、迁移、分化、凋亡等病变中表达水平明显升高，如心血管系统疾病、损伤修复、炎性浸润、恶性肿瘤等。TN-C 主要由平滑肌细胞和巨噬细胞分泌，同时巨噬细胞 TN-C 通过 Toll 样受体 4（TLR4）及 CD36 可诱导泡沫细胞聚集，如此相互作用，最终导致 TN-C 表达随动脉粥样硬化进展而增多，且与病变的炎症程度相关。本研究选取小鼠腹主动脉斑块进行 TN-C 的检测，并通过组织病理学方法证实了 TN-C 在斑块内的高表达，且主要分布于细胞外基质区。

动脉粥样硬化自身是一种慢性炎症反应，而

TN-C 在血管新生内膜早期阶段即开始表达，研究表明 TN-C 的表达水平与病变的炎症程度相关。有研究认为 TN-C 通过调节血管细胞黏附分子（VCAM-1）的表达抑制动脉粥样硬化炎症进展，TN-C 为动脉粥样硬化的保护因子。但不同意见则认为，急性冠状动脉综合征患者斑块破裂时，TN-C 明显升高，以致血清中可检测到该蛋白。有病理学研究证实，这种高表达可能是通过影响基质金属蛋白酶（MMP）的表达和活性而削弱斑块的稳定性，研究支持 TN-C 的促炎作用，但无论 TN-C 促炎或抗炎，其检测是有助于预测斑块的稳定性，因此是应用分子影像研究动脉粥样硬化的良好靶点。目前，已有学者以 TN-C 为研究靶点，合成超顺磁性氧化铁 - 二巯基丁二酸纳米颗粒（Fe_2O_3-DMSA），采用 1-（3- 二甲氨基丙基）-3- 乙基碳二亚胺盐酸盐（EDC）/N- 羟基丁二酰亚胺（NHS）化学耦联法制备与 TN-C 特异性结合的靶向探针，通过载脂蛋白 E 基因敲除小鼠动脉粥样硬化模型探讨 MR 靶向 TN-C 体内成像的可行性。可见在快速自旋回波（RARE）序列，T_1WI、T_2WI 和 PDWI 示管壁增厚。斑块内的脂质成分在 T_1WI、PDWI 为稍高信号，在 T_2WI 呈稍低信号。

四、前纤维蛋白

前纤维蛋白（profilin）是一类的肌动蛋白结合蛋白家族，参与调控肌动蛋白的聚合和解聚合的过程。近年来的多项研究证实，profilin-1 的表达与高血压、糖尿病血管疾病的发生和发展密切相关。更重要的是，是它可通过调控血管平滑肌细胞的增殖和迁移，促进动脉粥样硬化斑块的发生发展，有望成为诊断和干预斑块形成发展的生物标志物。

近年来的研究显示 profilin-1 表达水平的变化与心血管病（包括高血压、动脉粥样硬化和心肌肥大等）的发生和发展密切相关，并发现 profilin-1 在糖尿病、动脉粥样硬化等功能异常的血管壁内皮组织中表达明显增加，并诱导细胞的凋亡、ICAM-1 等炎症因子增加和血管保护因子 NO 等的降低。GiuloR 等通过构建 Pfn+/-Ldlr-/- 小鼠，证实 profilin-1 的表达调控早期斑块的形成和发展，而降低 profilin-1 的表达可抑制斑块的形成和发展的保护作用。最新的研究还发现 profilin-1 与 2 型血管紧张素酶（ACE2）的表达水平相关，并通过 MAPK 和 JAK2/STAT3/SOCS3 等信号通路调控血管壁中平滑肌细胞的增殖和迁移，最终导致血管稳态失衡。Romeoetal 等的研究发现 profilin-1 可能是 AGEs 和 ox-LDL 等蛋白的下游关键的信号分子，介导糖尿病和动脉粥样硬化等疾病所引起的细胞骨架的重新排列和内皮组织损伤。因此，profilin-1 是调控细胞骨架排列的关键蛋白分子，在病理条件下可通过介导MAPK、ROS/PKC 以及 ROS/NF-kB 等信号通路诱

导内皮组织的损伤和平滑肌细胞的增殖迁移，最终导致血管稳态失衡和糖尿病、动脉粥样硬化等血管疾病的发生发展，profilin-1 有望作为动脉粥样硬化等心血管疾病的早期生物标志物之一，以及诊断和治疗的靶点。

【参考文献】

[1] LORD CG, ROSS L, LEPPER MR. Biased assimilation and attitude polarization: the effects of prior theories on subsequentlyconsidered evidence[J]. J Pets Soc Psychol, 1979, 37: 2098-2109.

[2] CAI W, CHEN X. Muhimodality imaging of vascular endothelial growth factor and vascular endothelial growth factor receptor expression[J].Front Biosci, 2007,12: 4267-4279.

[3] LEE EJ, TERBRUGGE K, MIKULIS D, et al. Diagnostic value ofperitumoral minimum apparent diffusion coefficient for differentiation of glioblastoma muhiforme from solitary metastaticlesions[J]. AJR, 2011, 196: 7l-76.

[4] BOBEK-BILLEWICZ B, HEBDA A, STASIK-PRES G, et al. Measurement of glycine in a brain and brain tumors by means of 1 HMRS[J]. Folia Neuropathol,2010,48: 190-199.

[5] FOLKMAN J. Tumor angiogenesis: therapeutic implications[J]. N Engl J Med, 1971, 28（59）: 1182-1186.

[6] LI K, ZHANG G, ZHAO J, et al. Vascular endothelial growthfactor antisense oligonucleotides inhibit leptomeningeal metastasis in vivo[J]. Med Oncol,2010,41: 1116-1122.

[7] ZHENG LF, LI YJ. WANG H, et al. Combination of vascularendothelial growth factor antisense oligonucleotide therapyand radiotherapy increases the curative effects against maxillofacial VX2 tumors in rabbits[J]. Eur J Radiol,2011,78: 272-278.

[8] BELDEN CJ, VALDES PA, RAN C, et al. Genetics of glioblastoma I a window into its imaging and histopathologic variability[J]. Radiographics, 2011,31: 1717-1740.

[9] 赵京龙,张贵祥,胡运胜,等. 孤立性脑转移瘤: 动态增强 MR 表现与 VEGF 表达对照研究[J]. 中国医学影像技术,2004,20: 1538-1541.

[10] CARMELIET P, JAIN RK. Molecular mechanisms and clinical applieations of angiogenesis[J]. Nature, 2011, 473: 298-307.

[11] JINNOUCHI T, SHIHATA S, FUKUSHIMA M, et al. Uhrastructureof capillary permeability in human brain tumor-Part 6: Melastatic brain tumor with brain edema[J]. No Shinkei Geka, 1988, 16: 563-568.

[12] JOUANNEAU E. Angiogenesis and gliomas: current issues anddevelopment of surrogate markers[J]. Neurosurgery, 2008,62: 3150.

[13] FERRARA N. VEGF and thequest for tumour angiogenesis factors[J]. Nat Rev Cancer, 2002, 2: 795-803.

[14] MORRISON MS, RICKETTS SA, BARNETT J, et al. Use of a novellarg-gly-asp radioligand, ^{18}F-AH111585, to determine changesin tumor-vascularity after antitumor therapy[J]. J NuclMed, 2009, 50: 116-122.

[15] KANG YH, JI NY, LEE CI, et al.ESM-1 silencing decreased cell survival, migration, and invasion and modulated cell cycleprogression in hepatocellular carcinoma[J]. Amino Acids, 2011, 40: 1003-1013.

[16] BENJAMIN IZE, KESHET E. Conditional switching of vascular endothelial growthfactor（VEGF）expressionintumors: induetion of endothelial cell shedding and regression of hemangioblastoma-like vessels by VEGF withdrawal[J]. Proc NatlAcadSci USA,1997,94: 876l-8766.

[17] NANDA A, ST CROIX B. Tumor endothelialI markers: new targets for cancer therapy[J]. Curr Opin Onc01,2004, 16: 44-49.

[18] GU J,FAUNDEZ V, WERNER E. Endosomal recycling regulatesanthrax toxinreceptor 1/Tumor endothelial marker 8-dependent cell spreading[J]. Exp Cell Res,2010,316: 1946-1957.

[19] VENANZI FM, PETRINI M, FIAMMENGHI L, et al. Tumor endothelial marker 8 expression levels in dendritic cell-based cancervaccines are related to clinical outcome[J]. Cancer Immunol Immunother. 2010,59: 27-34.

[20] FERNANDO S, FLETCHER BS. Targeting tumor endothelial marker in the tumor vaseulature of coloreetaI carcinomas in mice[J]. Cancer Res, 2009, 69: 5126-5132.

[21] SANTOSL AM, JUNG J, AZIZ N, et al. Targeting fibroblast aetivation protein inhibits tumor stromagenesis and growth inmice?[J]. J Clin Invest, 2009,119: 3613-3625.

[22] GARIN-CHESA P, OLD ID, RETTIG WJ. Cell surface glycoprotein of reactive stromal fibmblasts as a potential antibody target inhuman epithelial cancers[J]. Proc Natl Acad Sci USA, 1990, 87: 7235-7239.

[23] GOLDMAN S,PIROTTE BJ,BRAIN TUMORS. Methods Mol Bio1.2011,727: 29l-315.

[24] THORSEN F. MRI of experimental gliomas[J]. Methods MolBiolI, 2011,711: 45l-471.

[25] LEE EJ,TERBRUGGE K,MIKULIS D,et al. Diagnostic value of peritumoral minimum apparent diffusion coefficientor differentiation of glioblastoma muhiforme from. solitary metastaticlesions[J]. AJR,2011,196: 71-76.

[26] ZHANG CF, JUGOLD M, EVA C, et al. Specific targeting of tumor angiogenesis by RGD conjugated ultrasmall superpara-magnetic iron oxide panicles using a dinieal 1.5T magneticresonance scanner[J]. Cancer Res, 2007,67: 535-562.

[27] REIEHARDT W, HU-LOWE D, TORRES D, et al. Imaging of VEGF receptor kinase inhibit or induced antiangiogeniceffects in drug resistant human adenocarcinoma model[J]. Neoplasia, 2005, 7: 847-853.

[28] YANG H. Nanopanidc-mediated braiw-specific drug delivery, imaging, and diagnosis[J]. Pharm Res, 2010, 27: 1759-1771.

[29] DE VRIES IJ, LESTERHUIS WJ, BARENTSZ JO, et al. Magnetic resonance tracking of dendritic cells in melanoma patients for mo-nitoring of cellular therapy[J]. Nat Bioteehnol, 2005, 23: 1407-1413.

[30] DAHNKE H, SCHAEFFTER T. Limits of detection of SPIO at 3.0 Tusing T_2*relaxometry[J]. Magn Reson Med. 2005, 53: 1202-1206.

[31] VERDIJK P, SCHEENEN TW, LESTERHUIS WJ, et al. Sensitivity of magnetic resonance imaging of dendritic cells for in vivo track-ing of cellular cancer vaccines[J]. Int J Cancer, 2007, 120: 978-984.

[32] SONG HT, JORDANA EK, LTEWIS BK, et al. Quantitarive T_2*imaging of metastatic human breast cancer to brain in the nuderat at 3T[J]. NMR Biomed, 2011, 24: 325.

[33] SONG HT, JORDAN EK, LEWIS BK, et al. Rat model of metastatic breast cancer monitored by MRI at 3 tesla and biolumi-nescenee imaging with histological correlation[J]. J TranslMed, 2009, 7: 88.

[34] QUAN QM, YANG M, GAO HK, et al. Imaging tumor endothelial marker 8 using an[18]F-labeled peptide[J]. Eur J NudMed Mol Imaging. 2011,38: 1806-1815.

[35] XIE J, HUANG J, LI X, et al. Iron oxide nanoparticle platformfor biomedical applications[J]. Curr Med Chem, 2009, 16: 1278-1294.

[36] LEE HY, LI Z, CHEN K, et al. PET/MRl dual-modaliwtumorimaging using arginine-glyeine-aspartic(RGD)-coniugated radiolabeled iron oxide nanoparticles[J]. J Nud Med,2008, 49: 1371-1379.

[37] WANG Z, LIU G, SUN J, et al. Self-assembly of magnetitenanoerystals with amphiphilic polyethylenimine: structuresandapplications in magnetic resonance imaging[J]. J Nanosci N, 2009, 9: 378-385.

[38] XIE J, CHEN K, HUANG J, et al. PET/

NIRF/MRI triple funetional iron oxide nanoparticles[J]. Biomaterials, 2010, 31: 3016-3022.

[39] QUAN QM, XIE J, GAO HK, et al. HSA coated iron oxidenanoparticles as drug delivery vehicles for cancer therapy[J]. MoI Pham, 2011, 8: 1669-1676.

[40] SOSNOVIK DE. Molecular imaging in cardiovascular magnetic resonance imaging: current perspective and future potential[J]. Top MagnReson Imaging, 2008, 19: 59-68.

[41] KIM BY, RUTKA JT, CHAN WC. Nanomedicine[J]. N Engl J Med, 2010, 363: 2434-2443.

[42] LAU WY, LAI EC. Hepatocellular carcinoma: current managementand recent advances[J]. Hepatobiliary Pancreat Dis Int, 2008, 7: 237-257.

[43] LI Y, CHEN Z, LI F, et al.Preparation and in vitro studies of MRI specific superparamagnetic iron oxide antiGPC3 probe forhepatocellular carcinoma[J]. Int J Nanomedicine, 2012, 7: 4594-4604.

[44] ABDOLAHI M, SHAHBAZI-GAHROUEI D, LAURENT S, et al. Synthesis andin vitro evaluation of MR molecular imaging probes using J591mAb-conjugated SPIONs for specific detection of prostate cancer[J]. Contrast Med Mol Imaging, 2013, 8: 175-184.

[45] KIRCHER MF, WILLMANN JK. Molecular body imaging: MR imaging, CT, and US. Part I[J]. Radiology, 2012, 263: 633-643.

[46] HE Y, SONG W, LEI J, et al. Anti-CXCR4 monoclonal antibodyconjugated to ultrasmall superparamagnetic iron oxide nanoparticlesin an application of MR molecular imaging of pancreatic cancercell lines[J]. Acta Radiol, 2012, 53: 1049-1058.

[47] YAN C, WU Y, FENG J, et al. Anti-$\alpha_v\beta_3$ antibody guided threestep pretargeting approach using magnetoliposomes for molecularmagnetic resonance imaging of breast cancer angiogenesis[J]. Int J Nanomedicine, 2013, 8: 245-255.

[48] UPPAL R, CARANAN P. Targeted probes for cardiovascular MRimaging[J]. Future Med Chem, 2010, 2: 451-470.

[49] HELM PA, CARAVAN P, FRENCH BA, et al. Postinfarction myocardialscarring in mice: molecular MR imaging with use of a collagentargeting contrast agent[J]. Radiology, 2008, 247: 788-796.

[50] CARAVAN P, DAS B, DUMAS S, et al. Collagen-targeted MRI contrastagent for molecular imaging of fibrosis [J]. Angew Chem Int EdEngl, 2007, 46: 8171-8173.

[51] YANG H, MOHAMED AS, ZHOU SH. Oxidized low density lipoprotein, stem cells, and atherosclerosis[J]. Lipids Health Dis, 2012, 11: 85.

[52] BRILEY-SAEBO KC, SHAW PX, MULDER WJ, et al. Targeted molecularprobes for imaging atherosclerotic lesions with magnetic resonanceusing antibodies that recognize oxidation-specific epitopes [J].Circulation, 2008, 117: 3206-3215.

[53] LOWELL AN, QIAO H, LIU T, et al. Functionalized low-densitylipoprotein nanoparticles for in vivo enhancement of atherosclerosison magnetic resonance images[J]. Bioconjug Chem, 2012, 23: 2313-2319.

[54] PAN D, LANZA GM, WICKLINE SA, et al. Nanomedicine: perspectiveand promises with ligand-directed molecular imaging[J]. Eur JRadiol, 2009, 70: 274-285.

[55] LAMB HJ, VAN DER MEER RW, DE ROOS A, et al. Cardiovascularmolecular MR imaging[J]. Eur J Nucl Med Mol Imaging, 2007, 34(Suppl 1): S99-104.

[56] SPUENTRUP E, BOTNAR RM, WIETHOFF AJ, et al. MR imaging ofthrombi using EP-2104R, a fibrin-specific contrast agent: initialresults in patients[J]. Eur Radiol, 2008, 18: 1995-2005.

[57] SARASTE A, SCHWAIGER M, NEKOLLA SG, et al. Cardiovascular molecularimaging: an overview[J]. Cardiovasc Res, 2009, 83: 643-652.

[58] MORRISMF, ZHANG Y, ZHANG H, et al. Features of nephrogenicsystemic fibrosis on radiology examinations[J]. AJR, 2009, 193: 61-69.

[59] BRUCE JY, LANG JM, MCNEEL DG, et al. Current controversies in themanagement of biochemical failure in prostate cancer[J]. Clin Adv Hematol Oncol, 2012, 10(11): 716-722.

[60] HANAHAN D, WEINBERG RA. Hallmarks of cancer: the next generation[J]. Cell, 2011, 144(5): 646-674.

[61] JADVAR H, DESAI B, JI L, et al. Baseline ^{18}F-FDG PET/CT parameters as imaging biomarkers of overall survival in castrate-resistant metastatic prostate cancer[J]. J Nucl Med, 2013, 54(8): 1195-1201.

[62] HASEEBUDDIN M, DEHDASHTI F, SIEGEL BA, et al. ^{11}C-acetate PET/CTbefore radical pmstatectomy: nodal staging and treatment failure prediction[J]. J Nucl Med, 2013, 54(5): 699-706.

[63] MOHSEN B, GIORGIO T, RASOUL ZS, et al. Application of ^{11}C-acetatepositron-emission tomography(PET)imaging in prostate cancer: systematic review and metaanalysis of the literature[J]. BJU Int, 2013, 112(8): 1062-1072.

[64] MITCHELL CR, LOWE VJ, RANGEL LJ, et al. Operational characteristics of ^{11}C-choline positron emission tomography/computerized tomographyforprostate cancer with biochemical recurrence after initial treatment[J]. J Uml, 2013, 189(4): 1308-1313.

[65] JADVAR H. Influence of trigger PSA and PSA kinetics on(11)C-choline PET/CT detection rate inpatients with biochemical relapse afterradical prostatectomy[J]. J Nucl Med, 2010, 51(3): 498-499.

[66] EVANGELISTA L, ZATTONI F, GUTTILLA A, et al. Choline PET or PET/CT and biochemical relapse of prostate cancer: a systematic review and meta-analysis[J]. Clin Nucl Med, 2013, 38(5): 305-314.

[67] OKUDAIRA H, NAKANISHI T, OKA S, et al. Kinetic analyses oftrans-1-amino-3-[^{18}F]fluorocyclobutaneearboxylic acid transport in Xenopuslaevis oocytes expressing human ASCT2 and SNAT2[J]. Nucl Med Biol, 2013, 40(5): 670-675.

[68] NANNI C, SCHIAVINA R, BOSCHI S, et al. Comparison of ^{18}F-FACBC and ^{11}C-ehohne PET/CT in patients with radically treated prostatecancer and biochemicalrelapse: preliminary results[J]. Eur J NuclMed Mol Imaging, 2013, 40 l(1): Sll-17.

[69] JADVAR H. Molecular imaging of prostate cancer with PET[J]. J NuclMed, 2013, 54(10): 1685-1688.

[70] MEASE RC, FOSS CA, POMPER MG. PET imaging in prostate cancer: focus on prostate-specific membrane antigen[J]. Curr Top Med Chem, 2013, 13(8): 951-962.

[71] BEHESHTI M, LANGSTEGERW, FOGELMAN I. Prostate cancer: role of SPECT and PET in imaging bone metastases[J]. Semin Nucl Med, 2009, 39(6): 396-407.

[72] JADVAR H. Molecular imaging of prostate cancer: PET mdiotracers[J]. Am J Roentgenol, 2012, 199(2): 278-291.

[73] PEARSON TA, MENSAH GA, ALEXANDER RW. Markers of inflammation and cardiovascular disease: application to clinical and public health praclice: A statement for healthcare professionals fromthe Centem for Disease Control and Prevention and the AmericanHeart Association[J]. Circulation, 2003, 107(3): 499-511.

[74] ALBERT CM, MA J. RIFAI N. Prospective study of C-reactive protein, homoeysteins, and plasma fipid levels as predictors of sudden cardiac death[J]. Circulation, 2002, 105(22): 22595-22599.

[75] BEHM CZ, LINDNER JR. Cellular and Molecular imaging with tarseted contrast ultrasound[J]. Ultrasound Q, 2006, 22(1): 67-72.

[76] LANZA GM, WICKLINE SA. Targeted ultrasonic contrast agents formolecular imasing and therapy[J]. Curr Pmbl Cardiol, 2003, 28(12): 625-653.

[77] LINDNER JR, SONG J, CHRISTIANSEN J. Ultrasound assessment of inflammation and renal tissue injury with microbubbles targeted to P-selectin[J]. Circulation, 2001, 104(17): 2107-2112.

[78] LNDNER JR, COGGINS MP, KAUL S. Microbubble persistence inthe microcirculation during ischemia/reperfusion and inflammationis caused by integrin- and complement-mediated adherence to activated leukocytes[J]. Circulation, 2000, 101(6): 668-675.

[79] VILLANUEVA FS, JANKOWSKI RJ, KLIBANOV S. Microbubbles targeted to intercellular adhesion molecule-l bind to activated coronary artery

endothelial cells[J]. Circulation, 1998, 98(1): 1-5.

[80] 李馨, 高云华, 谭开彬, 等. 携 CD54 单抗的靶向超声造影剂增强兔腹主动脉内膜及粥样斑块显影的实验研究 [J]. 中华超声影像学杂志, 2005, 14(3): 229-232.

[81] WELLER GE, LU E, CSIKARI MM. Ultrasound imaging of acutecardiac transplant rejection with microbubbles targeted to intercellular adhesion molecule-1[J]. Circulation, 2003, 108(2): 218-224.

[82] WELLET GE, VIILANUEVA FS, TOM EM. Targeted ultrasoundcontrast agents: In vitro assessment of endothelial dysfunction andmulti-targeting to ICAM-l and sialyl Lewisx[J]. Biotechnol Bioeng, 2005, 92(6): 780-788.

[83] HAMILTON AJ, HUANG SL, WARNICK D. Intravascularultrasoundmolecular imaging of athemma componnets in vivo[J]. J Am CollCardiol, 2004, 43(3): 453·460.

[84] KAUFMANN BA, KLEWIS C, XIE A. Detection of recent myocardial ischaemia by molecular imaging of P-selectin with targeted contrast echocardiography[J]. Eur Heart J, 2007, 28(16): 2011-2017.

[85] HE J, GU D, WU X, et al. Major causes of death among men andwomen in China[J]. N Ensl J Med, 2005, 353(11): 1124-1134.

[86] BADIMON L, VILAHUR G. LDL-cholesterol versus HDL-cholesterol inthe atheroselerotic olaque: inflammatory resolution versus thrombotic chaos[J]. Ann N Y Acad Sci, 2012, 1254: 18-32.

[87] KIM GH, RYAN JJ, ARCHER SL. The role of redox signaling in epigeneties and cardiovascular disease[J]. Antioxid Redox Signal, 2013, 18(15): 1920-1936.

[88] FRIAS JC, LIPINSKI MJ, LIPINSKI SE, et al. Moditlea lipoproteins ascontrast agents for imaging of atherosclemsis[J]. Contrast MediaMol Imaging, 2007, 2(1): 16-23.

[89] WASSERNLAN BA, SHARRETT AR, LAI S, et al. Risk factor associationswith thepresence of a lipid core in carotid plaque of asymptomaticindividualsusing high-resolution MRl: the multi-ethnic study ofatherosclerosis(MESA)[J],

Stroke, 2008, 39(2): 329. 335.

[90] SAAM T, CAI J, MA L, et al. Comparison of symptomatic and asymptomatic atherosclerotic carotid plaque features with in vivo MRimaging[J]. Radiology, 2006, 240(2): 464-472.

[91] SIROL M, FUSTER V, FAYAD ZA. Plaque imaging and characterizationusing magnetic resonance imaging: towards molecular assessment[J]. Curt Mol Med, 2006, 6(5): 541-548.

[92] ZHANG S, BIAN Z, GU C, et al. Preparation of anti-human cardiactroponin I immunomagnetic nanoparticles and biological activityassays[J]. Colloids Surf B Biointerfaces, 2007, 55(2): 143-148.

[93] 赵瑞, 姚玉宇, 邓钢, 等. 小鼠腹主动脉斑块模型建立的两种方法及超高场强磁共振成像的应用价值 [J]. 中华心血管病杂志, 2010, 38(9): 823-828.

[94] CHEN W, CORMODE DP, VENGRENYUK Y, et al. CoRagen-specificpeptide conjugated HDL nanoparticles as MRI contrast agent to evaluate compositional changes in atherosclerotic plaque regression[J]. JACC Cardiovasc Imaging, 2013, 6(3): 373·384.

[95] BRILEY-SAEHO KC, NGUYEN TH, SAEBOE AM, et al. In vivo detectionofoxidation-specific epitnpes in atherosclerotic lesions using biocompatible manganese molecular magnetic imaging probes[J]. JAm Coil Cardiol, 2012, 59(6): 616-626.

[96] WEN S, LIU DF, LIU Z, et al. Ox-LDL-targeted iron oxide nanoparticles for in vivo MRI detection of perivascular carotid collar inducedatherosclerotic lesions in ApoE-deficient mice[J]. J Lipid Res, 2012, 53(5): 829-838.

[97] 卢瞳, 文颂, 周官辉, 等. 动脉粥样硬化斑块 MRI 和近红外分子影像的实验研究 [J]. 中华核医学与分子影像杂志, 2012, 32(1): 16-21.

[98] SUZUE A, UNO M, KITAZATO KT, et al. Comparison between earlyand late carotidendarterectomy for symptomatic carotid stenosis inrelation to oxidizedlow-density lipopretein and plaque vulnerability[J]. J Vasc Surg, 2007, 46(5): 870-875.

[99] ITABE H. Oxidative modification of LDL: its pathological role in ath-eresclerosis[J]. Clin Rev Allergy Immunol, 2009, 37(1): 4-11.

[100] TEMMA T, SAJI H. Radiolabelled probes for imaging of atheroscle-rotic plaques[J]. Am J Nucl Med Mol Imaging, 2012, 2(4): 432-447.

[101] BRILEY-SAEBO KC, CHO YS, SHAW PX, et al. Targeted iron oxideparticles for in vivo magnetic resonance detection of atheroscleroticlesions with antibodies directed to oxidation-specific epitopes[J]. JAm Coll CardioI, 2011, 57(3): 337-347.

[102] ZHANG Z, HINRICHS D J, LU H, et al. After interleukin-12p40, are interleukin-23 and interleukin-17 the next therapeutic targets for inflammatory bowel disease?[J]. Int Immunopharmacol, 2007, 7(4):409-416.

[103] O'SULLIVAN L A, LIONGUE C, LEWIS R S, et al. Cytokine receptor signaling through the Jak-Stat-Socs pathway in disease[J]. Mol Immunol, 2007, 44(10):2497-2506.

[104] CUTRONA G, CARPANETO EM, ULIVI M, et al. Effects in live cells of a c-myc anti-gene PNA linked to a nuclear localization signal[J]. Nat Biotechnol, 2000, 18(3):300-303.

[105] GU J, FAUNDEZ V, WERNER E. Endosomal recycling regulates Anthrax Toxin Receptor 1/Tumor Endothelial Marker 8-dependent cell spreading[J]. Exp Cell Res, 2010, 316(12):1946-1957.

[106] KANG YH, JI NY, LEE CI, et al. ESM-1 silencing decreased cell survival, migration, and invasion and modulated cell cycle progression in hepatocellular carcinoma[J]. Amino Acids, 2011, 40(3): 1003-1013.

[107] HU ZQ, ZHAO WH, SHIMAMURA T, et al. Interleukin-4-triggered, STAT6-dependent production of a factor that induces mouse mast cell apoptosis[J]. Eur J Immunol, 2006, 36(5):1275-1284.

[108] COSTIN GE, TRIF M, NICHITA N, et al. pH-sensitive liposomes are efficient carriers for endoplasmic reticulum-targeted drugs in mouse melanoma cells[J]. Biochem Biophys Res Commun, 2002, 293(3):918-923.

[109] 孙晓译,魏丽丽,陈海靓,等. 纳米载体细胞器靶向的研究进展 [J]. 药学学报, 2009(08):838-844.

[110] HU ZQ, ZHAO WH, SHIMAMURA T. Regulation of mast cell development by inflammatory factors[J]. Curr Med Chem, 2007, 14(28):3044-3050.

[111] CHU Z, SUN Y, KUAN C Y, et al. Saposin C: neuronal effect and CNS delivery by liposomes[J]. Ann N Y Acad Sci, 2005, 1053:237-246.

[112] CALLAHAN J, KOPECEK J. Semitelechelic HPMA copolymers functionalized with triphenylphosphonium as drug carriers for membrane transduction and mitochondrial localization[J]. Biomacromolecules, 2006, 7(8):2347-2356.

[113] 许艳红, 张贵祥. 肿瘤微环境靶点及相关磁共振超顺磁氧化铁分子探针研究进展 [J]. 医学影像学杂志, 2012(07):1209-1212.

[114] CHENG FY, WANG SP, SU CH, et al. Stabilizer-free poly(lactide-co-glycolide) nanoparticles for multimodal biomedical probes[J]. Biomaterials, 2008, 29(13):2104-2112.

[115] FERNANDO S, FLETCHER BS. Targeting tumor endothelial marker 8 in the tumor vasculature of colorectal carcinomas in mice[J]. Cancer Res, 2009, 69(12):5126-5132.

[116] 刘巍,王玉丽,张士俊,等. 抗炎药物作用靶点的研究进展 [J]. 天津药学, 2008(06):63-66.

[117] GORIELY S, GOLDMAN M. The interleukin-12 family: new players in transplantation immunity?[J]. Am J Transplant, 2007, 7(2):278-284.

[118] SANTOS L L, MORAND E F. The role of macrophage migration inhibitory factor in the inflammatory immune response and rheumatoid arthritis[J]. Wien Med Wochenschr, 2006, 156(1-2): 11-18.

[119] MORRISON MS, RICKETTS SA, BARNETT J, et al. Use of a novel Arg-Gly-Asp radioligand, ^{18}F-AH111585, to determine changes in tumor vascularity after antitumor therapy[J]. J Nucl Med, 2009, 50(1):116-122.

第七章　分子成像与靶向治疗

随着生物技术在医学领域的快速发展以及从细胞分子水平认识发病机制研究的深入，现代医学对疾病的治疗理念和方法已进入了一个全新的时代。靶向治疗是目前医学发展中最具前景的人类疾病治疗解决方案，分子靶向治疗是指利用特异载体将药物或其他起治疗作用的纳米、活性物质选择性地运送到患病部位，把起治疗作用的细胞、药物或纳米材料尽可能地限定在特定的靶细胞、组织或器官内，而不影响正常细胞、组织或器官的功能，从而提高疗效、减少毒副作用的一种医学前沿治疗方法。

分子影像学是以疾病关键分子靶点作为识别及干预目标，借助注入体内的特异性分子探针和高灵敏影像设备，在活体状态下对分子靶点进行成像的新技术。由于其具备活体、靶向及可定性、定量等优点，它的出现使肿瘤分子水平的早期和精确诊断、靶向治疗及疗效监测成为可能，从而成为解决肿瘤诊疗问题的重要手段。

就靶向方式、载体技术等技术方法而言，分子影像学与靶向治疗具有较高的相似性，因此从理论和实验角度具备将二者合二为一的可能，基于此，分子影像研究正逐渐从单一层面的成像和诊断研究，向诊疗一体化、治疗可视化和分子成像为指导的疗效监测与评价方面发展。本章将结合当前分子影像与分子靶向治疗共同研究的最新方向与成果，就分子影像与靶向治疗间的应用和联系进行介绍。

第一节　分子成像与靶向治疗

一、靶向治疗

随着社会与科学的不断进步，现代医疗观念较传统理念已发生了根本性改变，医学界正大踏步地向着精准医学和个体化治疗方向转变，医疗模式上也正在由传统的整体攻击模式向靶向性治疗模式转变。

靶向治疗最早出现于针对恶性肿瘤的治疗，目前靶向治疗的应用范围已逐步扩展，因此依照靶向治疗疾病的类型不同，可分为肿瘤靶向治疗和非肿瘤疾病治疗两大类。肿瘤靶向治疗，广义上又分为肿瘤靶向物理治疗和肿瘤分子靶向治疗。局部靶向治疗主要包括，局部靶向消融治疗、靶向放射治疗、放射性粒子植入靶向内照射治疗、高能聚焦超声治疗、血管内介入治疗和局部药物注射治疗。分子靶向治疗的靶点是针对肿瘤细胞的恶性表型分子，作用于促进肿瘤生长、存活的特异性细胞受体、信号传导等通道，调节新生血管形成和细胞周期，实现抑制肿瘤细胞生长或促进凋亡的抗肿瘤作用。与传统细胞毒化疗不同，肿瘤分子靶向治疗具有特异性抗肿瘤作用，并且毒性明显减少，开创了肿瘤化疗的新领域。分子靶向治疗，是一种以干扰癌变或肿瘤增生所需的特定分子来阻止癌细胞增长的药物疗法，而非一般的干扰所有持续分裂细胞（不稳定细胞）的传统化疗法。目前，靶向治疗已被公认是比其他疗法更加有效，并且对正常细胞伤害更小的疗法，已实现治疗乳腺癌、多发性骨髓癌、淋巴癌、前列腺癌、黑色素瘤以及其他一些主要的恶性肿瘤。

另一方面，纳米医学的出现和兴起，使靶向治疗突破原有肿瘤靶向治疗领域，开始大范围地涉足于各类非肿瘤疾病的治疗，目前已在神经系统疾病、心血管疾病等重大疾病研究中取得一系列进展。纳米技术是20世纪末发展起来的全新的交叉学科，其生物应用主要着眼于分子和原子水平，通过先进的纳米材料合成方法，结合工程学、物理学、化学、基因组学和蛋白组学的方法和技术，已成功构建出大量新型、生物兼容性良好的医用材料和用途各异的分子探针。近年来，随着纳米技术越发广泛地应用于各类疾病的诊断和治疗中，已逐渐发展成为一门新兴的学科，即纳米医学。通过纳米医学技术，有望成功克服临床上传统药物治疗无法避免的药物动力学和生物药剂学缺陷，突破无法将药物活性分子输送到靶部位的技术局限，在提高药物治疗效果的同时可显著降低药物使用剂量。目前，以纳米载体技术为基础的纳米靶向治疗，已在肿瘤和非肿瘤病变的靶向治疗发挥重要的作用，各类纳米药物载体已突破了传统靶向药物的范畴，在实现靶向性给药、缓释药物、提高难溶性药物与多肽药物的生物利用度、降低药物的毒副作用、特异性靶向等方面表现出巨大的潜力和明显的优势。

二、靶向成像

随着生物医学研究的不断深入，重大疾病在分子和细胞水平的发病机制逐渐被揭示，结合分子生物学、纳米医学，使对疾病早期诊断成为可能，一种将分子生物学和体内成像相结合的技术"分子成像"应运而生。1999 年 Weissleder 等首次提出了分子影像学概念，即活体状态下在细胞和分子水平对生物过程进行定性和定量的研究，是传统医学影像技术与分子生物学等学科相结合而诞生的新兴学科。随着影像技术的发展，各种影像设备的成像能力不断提高，由分子影像学介导的影像诊断已逐渐进入临床应用阶段，并有望成为与各类最新研究和治疗手段搭配的最佳检查方式。

以组织形态学改变为基础的常规影像学等传统诊断方式，由于其检查结果的滞后性，使之无法完整、准确地反映早期病变的出现和进展。在此背景下，基于分子影像学技术的各类靶向成像成为满足临床需求的最新诊断模式。分子靶向成像，依据各类疾病特殊的分子靶点，可实现对疾病精准的靶向和诊断，还可作为靶点进行分类和分型。

目前，分子成像借助靶向分子探针，可对体内特异性的分子靶点进行在体、实时、动态、定性、定量成像，将复杂的生物学过程（如基因表达、信号传导、蛋白质之间相互作用等）变成直观的图像进行揭示。具有代表性的靶向分子成像模式主要包括，光学成像、PET-CT、SPECT-CT 及 MR 成像，此类设备因其高灵敏度、高准确性、高稳定性及无创性等特点，可被用于检测疾病区域浓度较低的分子探针，而被广泛应用于靶向成像领域的研究。随着分子成像技术的不断完善，靶向成像的研究对象已逐渐从最早的单一肿瘤靶向成像研究，发展为可靶向各类中枢神经系统疾病、心血管系统疾病、呼吸系统疾病等重要的影像学检查方式。

三、靶向技术与治疗的可视化

随着精准医学和个体化治疗的提出，大量靶向诊断和治疗分子探针被开发和应用，可视化治疗既是在这一趋势下逐步发展起来的新一代靶向治疗技术。可视化治疗是指通过各类影像手段检测靶向性探针或药物的分布和代谢，实现药物的示踪，显示药物治疗效果的新型分子影像技术。可视化治疗可实现更为有效、精准地显示治疗与病灶间的相互关系，减少治疗药物的应用与副作用，满足实时监测治疗效果的目的。随着各类靶向手段和分子影像技术的发展，可视化治疗已成为医学界重点研究的对象之一，大量新型治疗分子探针和靶向药物的研发均以兼具可视化功能作为其标准，目前已引起各研究领域的广泛关注，根据治疗方式可视化治疗可分为外科手术治疗的可视化和药物治疗的可视化两类。

以靶向技术为基础的外科治疗可视化，也称手术中导航，是指以光学、MRI、CT 等医学影像数据为基础，在靶向探针的导引下，通过可视化设备使施术者在术中实时对病变的本身和周围受侵区域、淋巴结进行有效甄别的成像技术，手术导航结合了分子影像中最具发展前景的技术部分，有望改变手术中无法辨别病变边缘的现状。

另一方面，随着大量新型药物，尤其是新型化疗药物的应用，具有毒副作用的药物进入人体后，在杀死病变组织、细胞前，大部分已被肝、肾代谢吸收；同时还可能导致人体正常细胞与器官受损，甚至破坏免疫系统，对患者造成不可逆的伤害，甚至会造成"救命"变成了"要命"，严重损害患者的生活质量。即便是目前较有针对性的分子靶向治疗，也存在疗效不稳定、药价高昂的问题。因此，通过可视化观察药物到达病变的位置和浓度，降低药物对人体产生的副作用已成靶向治疗的全新课题。药物治疗的可视化，可避免药物的过量应用，实施检测药物到达的位置和作用效果，为进一步提高治疗效果提出了全新的新思路。

四、分子影像介导的诊疗一体化

肿瘤是目前威胁人类健康的重大疾病之一,尤其是恶性肿瘤,正在逐渐成为威胁人类生命的头号杀手。目前较为公认的肿瘤的有效治疗要求尽早、准确地发现,从而实现及时治疗,增强治疗效果,因此针对肿瘤的诊断和治疗一直是肿瘤研究领域的重要内容。

在肿瘤的早期诊断中,首先应用各类成像设备获取肿瘤的结构、代谢和生化信息是至关重要。随着基因和纳米技术的逐渐成熟,大量具在靶向能力的探针被开发并应用到活体甚至临床的分子影像研究之中。但在实际应用过程中,单一的靶向诊断模式仅能提供肿瘤的形态和功能信息,在诊断完成后,往往需要再次应用靶向技术实现靶向治疗,这样不仅耗时且增加患者的痛苦和毒副作用,另一方面造成了患者诊断和治疗两方面时间和空间上的分离,造成一系列偏差,这种临床肿瘤诊断与治疗分离的研究模式,由于其固有的局限性并不能及时对肿瘤做出准确判断与有效处理,往往会延误肿瘤患者最佳的治疗时间,因此有必要研发集多种功能为一体的诊疗药物,将诊断和治疗两者有机地结合起来,以实现诊断的同时进行治疗的目的。

在此背景下,纳米材料与纳米技术的出现使诊疗一体化设想成为可能。通过对纳米材料的理性设计和合成,将目前临床上分离的诊断与治疗功能集成于一个纳米载体,即构成了诊疗一体化纳米平台（theranostic nano platforms）。目前利用优化后的纳米材料,可构建稳定、高效和生物相容性强的各类纳米载体,用于药物和成像材料的靶向递送。因此,利用纳米载体结合抗癌药物和高敏感性的成像探针,整合药物靶向运输、活体示踪、药物治疗和预后监测等功能于一体的多功能纳米体系将是未来的发展趋势,诊疗一体化有助于实现肿瘤早期诊断、影像介导的靶向给药和实时监控治疗效果,为有效提高药物呈递效率和利用率,减轻药物毒副作用提供良好的解决方案。

纳米诊疗一体化可实时、精确地诊断疾病的同时进行治疗,且能够在治疗过程中监控疗效并随时调整给药方案,有利于达到最佳治疗效果。近年来,纳米诊疗一体化研究引起国际纳米生物医学领域的广泛重视,相关论文发表迅速增加,这些研究表明,纳米诊疗方式有望成为个体化治疗、精准医疗全新的策略。利用诊疗一体化纳米平台即可实现肿瘤或其他疾病的靶向成像,还可以同时实现药物的靶向递送和缓释,显著改善肿瘤的治疗效果,降低毒副作用。目前,纳米载体表面已可实现化疗药物、基因、光敏分子等不同的功能性分子的修饰,结合材料自身具有的特殊性质被用于化疗、基因治疗、光热治疗、光动力治疗、放射性治疗、免疫治疗、多种治疗方式联合治疗以及成像指导下的可视化治疗,其中分子成像介导的可视化治疗由于其可以追踪药物动力学过程和释放、纳米药物的分布和代谢,已经成为肿瘤治疗的研究热点。

第二节 细胞示踪与细胞移植治疗的可视化

细胞移植是近年来医学研究的热点,它通过显微操作将一个或一组细胞导入受体组织或器官内而进行疾病治疗。目前,细胞移植治疗已被广泛应用于各类肿瘤、血液系统疾病、自身免疫性疾病、神经系统疾病、心脑血管疾病、消化系统疾病、烧伤及眼科疾病等治疗中,并展现了极好的应用前景,已成为21世纪医学的标志性成果。细胞移植治疗效果与移植细胞在体内的迁移、分布、增殖及分化情况密切相关,因此为研究细胞移植的作用机制和监测细胞移植的治疗效果,以期更好地指导治疗和评估预后,必须对受体免疫细胞或植入细胞的活性、分布、迁移、分化进行标记示踪研究。近年来,分子影像学的飞速发展为细胞标记示踪研究提供了一种重要工具,并展现出广阔的应用前景。

一、细胞标记示踪的方法

细胞标记示踪方法最早源于病理学的标记示踪技术,即通过体外荧光染料、胸腺嘧啶类似物或转染基因等方法对获得的组织标本进行标记染色,然后利用免疫荧光或免疫组化分析等技术评估移植细胞的生长。该方法虽然准确,但必须将实验动物处死或者进行活体组织穿刺取材,而无法对同一动物植入细胞或移植后细胞在体内的迁徙、增殖情况进行动态的观察,限制了侵入性病理学标记示踪方法在临床治疗中的应用。近年来,分子影像技术的发展为科研及临床研究提供了非常有力的工具,也使移植细胞的非侵入性显像示踪成为了可能。分子影像主要利用荧光小分子或纳米光学材料、磁性纳米颗粒、报告基因对移植细胞进行标记,而后通过各类医学影像学技术显示细胞在活体内的存活、功能、活性以及分化等细胞行为,目前已成为最有发展前景的移植细胞示踪技术。

（一）病理学标记示踪技术

1. 荧光标记法　荧光染料标记示踪技术是利用荧光染料标记细胞,通过荧光显微镜、激光共聚焦显微镜、流式细胞仪等仪器检测,达到定位、示踪和定量等目的。该方法需在细胞移植前对细胞进行预先标记。根据其标记的部位,荧光标记法可分为细胞核标记及细胞膜标记。前者常用的标记物主要有烟酸己可碱（Hoechst）、二脒基苯基吲哚（DAPI）及 5-溴脱氧尿嘧啶核苷（5-BrdU）等,而后者的荧光标记物包括 Dil、PKH67 和 PKH26 等。

Hoechst 是能与 DNA A-T 碱基对特异性结合的双苯并咪唑荧光染料。它可使细胞核着色,在紫外光激发下发出蓝色荧光。Hoechst 标记法不需要进行染色等操作,具有操作简单、染色快（1~3h）、标记率高（95% 以上）等优点。Hoechst 标记时间长,有报道称 Hoechst 标记的细胞活体移植半年后仍能检测到荧光。其缺点在于无法观察细胞的形态,只能用于定位,且部分干细胞对该染料拒染。

DAPI 能与细胞核中富含 A-T 碱基对的 DNA 专一结合从而标记细胞核,经紫外光激发后发出浅蓝色荧光。DAPI 标记法操作简单,对细胞的标记效率高,荧光保持时间较长,且具有良好的专一性、灵敏度及生物安全性,但细胞分裂将导致 DAPI 标记强度降低、灵敏度下降,因此 DAPI 标记法仅适于短期定量分析。此外,DAPI 标记的细胞死亡后可释放出 DAPI,将周围未标记的细胞标记从而产生假阳性。

BrdU 是 DNA 前体胸腺嘧啶核苷的同类物,能与内源性胸腺嘧啶竞争性地参与 I 期细胞单链 DNA 合成,从而达到标记细胞的目的。经细胞核免疫荧光染色后可利用荧光显微镜或激光共聚焦显微镜观察 BrdU 标记的移植细胞,亦可通过免疫组化染色识别 BrdU 从而鉴定移植细胞。BrdU 标记的缺点为标记时间较短。

作为一种亲脂性碳花青染料,Dil 可通过一种类似于磷脂的方式与脂蛋白结合嵌进生物质膜内,并可在膜内做定向扩散运动,从而标记细胞膜。Dil 标记具有特异性强、灵敏度高等优点,但存在把标记物转移到未标记细胞的现象。研究显示,10μmol/L 浓度的 Dil 标记 10d 是安全的,之后就开始转移到非标记细胞,而 40μmol/L 浓度标记时 1 w 就开始转移,且活细胞之间、活细胞与死细胞之间都有转移现象,因此 Dil 标记不适合长期的标记示踪。

PKH26、PKH67 分别是红色、绿色的亲脂性碳花青荧光染料,能与细胞膜的脂质区域稳定结合,从而清晰地显现细胞的结构。荧光染料随着细胞的增生和分化而稀释,随时间的流失而淬灭,一定时间后将检测不到标记的细胞,因此 PKH26、PKH67 比较适合体内外的短期细胞追踪研究。

综上所述,荧光标记法是基于标记物与细胞之间的化学性结合而实现的,其操作简单,且对细胞的增殖和分化基本没有影响,但其不足也是显而易见的:①荧光的强度随细胞的增生和分化及时间的流逝而逐渐降低,因而不适合做 1~2 个月以上的标记追踪研究;②荧光标记法无法评估移植细胞的活性,因为标记细胞凋亡或死亡后可释放标记物标记周围细胞造成假阳性,而且被巨噬细胞吞噬后,细胞碎片在巨噬细胞内也可以有荧光表达;③荧光标记法通常只能判断细胞的存在而无法观察细胞形态。

2. 报告基因转染　报告基因转染是将携带有报告基因的质粒载体、逆转录病毒载体或腺病毒载体转染待移植的细胞,然后通过检测受体组织中报告基因的活性来实现移植细胞的定性和定位观察。该方法常用的标记基因主要有绿色荧光蛋白（green fluorescent protein，GFP）、β- 半乳糖苷酶（LacZ），以 GFP 应用最广泛。夏君等利用携带 EGFP 基因慢病毒载体感染大鼠骨髓间充质干细胞,结果证实 EGFP 可作为干细胞体内研究的示踪标记物。

3. 染色体标记　染色体标记法是目前国际上认可度比较高的细胞追踪移植细胞技术,其标记原理是:当选用雄性供体和雌性宿主,利用 Y 染色体作为标志物,而选用雌性供体和雄性宿主时,则利用 W 染色体作为标志物,而后通过检测宿主不同组织中的被标记染色体出现的情况来判定外源细胞在宿主体内的分布。该种方法的优点是标记技术简单,且标记效率很高,利用荧光原位杂交（fluorescence in situ hybridization，FISH）技术即能追踪荧光标记的细胞,可用于长期体内试验的定量分析,其存在的问题是不能观察自体细胞移植研究,且追踪异体移植细胞时需要雌雄性不同的供体和宿主,有较大的局限性。

(二)分子影像学示踪技术

上述病理学标记示踪技术需细胞移植后组织取材和体外检测,因此该方法仅适用于动物实验而无法实现在体研究和转化前景。移植细胞的标记示踪实时监测亦需要非侵入性的标记示踪方法,故利用无创性影像手段对移植细胞或受体免疫细胞进行活体实时示踪显得尤为重要。近年来,分子影像学的飞速发展使无创性监测活体内移植细胞的生物学行为成为可能。

分子影像学细胞标记示踪技术一般是通过两个步骤实现的:①在体外利用示踪剂对移植细胞进行特异性标记;②通过各种分子成像技术对特异性标记的细胞进行示踪成像,从而对细胞在体内的迁移、增殖、分化和转归进行研究,因此选择合适的示踪剂是能够成功追踪到移植细胞并对其显像的前提。

理想的活体细胞示踪剂应具备以下几个特征:①安全性,示踪剂不能影响细胞存活、生长、分化及其他生物学作用,不能影响细胞基因组成,有其清除途径;②灵敏度,示踪剂能准确反映少量标记细胞的行为(包括位置、移行)和标记细胞的数量等;③特异性,示踪剂能反映标记细胞外移、死亡或被巨噬细胞吞噬等情况,间质对标记细胞或标记物的非特异性处置不应对靶细胞数量和生物学活动造成错误判断;④长久性,示踪时间较长,标记物不会自动衰减或随细胞分裂而稀释,可用非侵入性方法反复探测示踪;⑤良好的空间分辨率,示踪剂能对标记细胞进行清晰的解剖学空间定位。

目前,在细胞示踪研究中应用较多的示踪剂包括:①荧光小分子或纳米探针;②放射性核素;③磁性纳米粒子;④报告基因。事实上,无论哪一种示踪剂都难以同时满足全部要求。因此,示踪剂的研发一直是分子影像学细胞示踪技术的热点和难点。

分子成像技术为无创性动态监测移植细胞的生物学行为提供了一种良好的观察工具。应用于细胞示踪的分子成像技术主要分为直接标记示踪和间接标记示踪。前者主要是通过影像学技术对荧光材料、放射性核素以及磁性纳米粒子等示踪剂标记的细胞进行示踪显像,而后者主要是报告基因显像,即利用携带报告基因的各种病毒或非病毒载体转染移植细胞从而达到细胞标记的目的。另外,根据成像方法的不同,又可分为:①磁共振示踪技术;②光学示踪技术;③核医学示踪技术(包括 PET 和 SPECT)。下面就各种示踪手段,详细叙述其在细胞示踪研究中的应用。

1. 磁共振示踪技术　由于空间分辨率高、敏感度强、无电离辐射、广泛应用于临床等特点,磁共振示踪技术是细胞示踪研究中示踪效果最理想且最有临床应用价值的分子成像技术,其示踪成像的前提是需用 MR 示踪剂磁化标记细胞,以便能与宿主细胞相区分。常用的 MR 示踪技主要分为以下三类。

(1)氧化铁颗粒:氧化铁颗粒是目前较理想的磁共振示踪剂,如通过葡聚糖生物高分子包裹 Fe_3O_4 晶体形成核壳式结构的超顺磁性氧化铁纳米材料(super paramagnetic iron oxide nanoparticles, SPION)等。其示踪成像原理是:SPION 具有超顺铁磁性,能显著地造成局部磁场的不均匀,使邻近氢质子在弛豫中很快产生相散,加速了质子去相位过程,缩短了组织的 T_2 值,在梯度回波和自旋回波序列 MRI 中,使组织信号降低从而产生较强的 T_2 负性对比效应,常规 1.5T MR 成像就能显示被标记的干细胞,但 SPION 对 T_1 弛豫的加快作用较弱。

SPION 磁性标记细胞的 MR 成像具有以下优点:①弛豫率约为同样条件下 Gd 类对比剂的 7~10 倍,在很低浓度即可在磁共振图像上形成对比,目前通常用于 MRI 细胞示踪的 SPION 量约为 10pg/ 细胞;②标记细胞的 T_2 值能显著短于周围正常组织,而且其 T_2 放大效果可显示标记细胞注射点,从而可对移植细胞进行即刻定位;③标记时间长,示踪细胞至少可达 3 个月,假阳性低,可适用于移植细胞的长时间连续性跟踪;④具有生物可降解性,能被细胞代谢后进入正常血浆铁池代谢过程。

目前,由于 SPION 具有较好的生物兼容性及磁共振示踪效果,已有 SPION 标记细胞的磁共振示踪应用于人类临床试验的报道。他们在健康志愿者大腿皮下注射结核杆菌诱导皮肤炎症,并将 SPION 标记后的外周血单核细胞静脉输注到志愿者体内,MRI 可观察到 SPION 标记细胞迁移到炎症皮肤,且皮肤活检证实了普鲁士蓝染色阳性细胞存在。SPION 标记间充质干细胞后移植到多发性硬化症和脊髓侧索硬化症患者的鞘膜腔及脑室内,应用 MRI 观察细胞的迁移和分化,未发现与 SPION 标记有关的病理改变,表明 SPION 用于临床是安全可行的。

迄今为止，SPION 标记细胞的临床试验仍较少，主要与以下原因相关：①安全性有待进一步研究，虽然大部分研究表明顺磁性铁标记后不影响干细胞的活性、增殖和向其他细胞的分化能力，但也有作者报道标记后的骨髓间充质干细胞向软骨细胞的分化能力受损；②灵敏度相对不足，现在主要应用于移植细胞的局部较大剂量直接注射，较少有局部注射后示踪少量细胞迁移的研究，有研究指出心肌内局部注射 SPION 标记细胞的显像阈值为 1×10^5；③非特异性显像，虽然有研究认为巨噬细胞吞噬死亡的标记细胞或铁颗粒后，其中的铁质会很快代谢，95% 以上的磁共振成像局部信号降低来自标记细胞，但标记细胞在体内死亡、裂解，释放出的氧化铁颗粒能否造成非特异性显像尚无定论。由于氧化铁不能够跟随细胞的分裂而自体复制，所以在监测移植后干细胞的增殖和分化方面存在一定不足。

（2）顺磁性物质：用于细胞示踪的顺磁性物质主要有钆（Gd^{3+}）类对比剂和锰（Mn^{2+}）类对比剂，它们通过影响质子的纵向弛豫时间（T_1）在 T_1WI 成像上产生正性对比效应。

Gd 类小分子螯合物是临床最常用的 MRI 对比剂，如 Gd-DPTA、Gd-DOTA。虽然此类对比剂具有较高的 T_1 弛豫率，但由于其敏感度低、成像效果不如 SPION 以及可能导致肾脏纤维化等问题而不适合体内示踪研究。为了减少钆对细胞的毒性影响及增强阳性对比效应，许多研究者利用纳米粒子作为载体研发出了多种 Gd 类示踪剂。例如，Tseng 等利用钆己二酮纳米颗粒（GdH NP）标记人间充质干细胞。该种示踪剂不仅不影响细胞表面抗原表达，且其被吞入细胞内的含量比 Gd-DPTA 高 3 倍，表明细胞标记低浓度的 GdH NP 即可获得较好的 MRI 示踪效果。Faucher 等合成了一种聚乙二醇包被的、具有较高的纵向弛豫时间的超小顺磁 Gd_2O_3 纳米颗粒。将其用于标记多形性胶质母细胞瘤后移植到小鼠脑中，应用 MRI 不仅可以检测到脑组织中的肿瘤细胞，还能动态观察细胞的迁移过程，表明 Gd 类纳米颗粒可提供较强的阳性对比增强效应，使体内标记细胞可视化。

Mn^{2+} 是最早用于研究活体细胞示踪的磁性粒子，磁性和磁化率强于螯合的钆。Odaka 等以 $MnCl_2$ 作为示踪剂标记的外周血单核细胞，将其经肌肉注射移植到大鼠缺血下肢中，可被 MRI 观察 7~20d，并且 MRI 对细胞的示踪结果与放射性核素 ^{111}In 标记后 SPECT 成像结果及 Dil 染色后荧光显微镜的观察结果一致。但由于 Mn^{2+} 存在较强的细胞毒性，Mn^{2+} 标记法的实用价值不大。

（3）^{19}F：通过 ^{19}F 自旋密度加权对标记的细胞进行 MR 示踪成像的方法优势在于，尽管 ^{19}F 的影像信噪比明显低于普通 ^1HMRI，但由于组织中几乎不含氟，^{19}F 的 MRI 成像几乎不存在背景信号，这一优势意味着检测到的 ^{19}F 信号均来自标记细胞，而且获得信号强度与 ^{19}F 的量成正比，因此 ^{19}F 标记细胞的 MR 成像可以进行量化分析。

Ahrens 研究团队以一种含有 ^{19}F 的纳米乳剂作为示踪剂标记细胞，发现该药剂由相关细胞摄取，并可以被 MRI 检测到。^{19}F 标记细胞的 MR 成像具有较高检测敏感和空间分辨率，利用这项技术可清晰显示活体内移植细胞的运动过程。Boehm-Sturm 等将 ^{19}F 标记的人神经干细胞注射到小鼠的纹状体，通过 ^{19}F MRI 即可检测到活体内 ^{19}F 标记的细胞，且其影像学图像与组织学检查一致。同时，体内外实验结果证实 ^{19}F 标记对干细胞的增殖和分化无明显影响。但也有研究指出，^{19}F 标记鼠的骨髓造血干细胞可造成细胞活力一过性降低。由于 ^{19}F 标记对细胞毒性的影响不明，且 ^{19}F MR 成像需要特殊设备，因此 ^{19}F 标记细胞的 MR 成像的研究还需进一步深入。

2. 光学示踪技术 在分子影像领域中，光学成像是常用的检查手段之一，已逐渐成为各类研究的热点。尽管光学成像技术存在组织穿透深度有限及空间分辨率差的缺点，但由于其操作简单，敏感性、信噪比、单细胞分辨率高，以及显像示踪剂种类多等特点，光学成像在细胞示踪方面有着明显的优势。

荧光染料是指吸收某一波长的光波后能发射出另一波长大于吸收光的光波的物质，大多数荧光染料是含有苯环或杂环并带有共轭双键的化合物。荧光染料既可单独使用，也可以组合成复合荧光染料使用，是光学细胞示踪技术最常使用的示踪剂之一。Bergers 等使用荧光染料 DID（激发波长 644 nm，自发波长 665 nm）标记 CD4 Thl 细胞，并在 RIP1-Tag2 胰腺癌小鼠模型中成功显像。Ezzat 等将近红外荧光染料 DiR 标记的干细胞移植到小鼠体内，可以清楚地示踪到干细胞从脾脏移行到肝脏的过程。研究显示，荧光染料在细胞示踪成像中具有一系列优势，如细胞毒性低、标记率高和较少发生细胞内转移，但存在两个明显的局限，即光致漂白效应和易受消化道食物及皮毛自发荧光的干扰。

近年来,活跃的光学纳米粒子的发展使这些问题的解决成为可能,特别是量子点探针成为近来光学示踪剂的研究热点。量子点是一类由 II ~ IV 族或 III ~ V 族原子构成的,直径在 1~100 nm 的无机半导体荧光材料。量子点标记具有荧光发光、光谱窄、量子产率高、不易漂移、激发光谱宽、颜色可调、光稳定性高以及不易分解等诸多优点,且不像有机的荧光染料,易发生荧光的淬灭。其发光强度是荧光的 20 倍,其稳定性是荧光染料的 100 倍,相较于荧光染料更有优势。量子点的高分辨率以及长时间的稳定性使其成为活体示踪细胞的良好材料,有极大的发展前景。田飞等以表面修饰穿膜肽的近红外硫化银量子点(Tat-Ag$_2$S QDs)为光学示踪剂标记人骨髓间充质干细胞(human mesenchymal stem cells,hMSCs),发现利用 123.8 mW/cm^2 的 808 nm 激发光和 100 ms 的曝光时间可检测到 1 000 个皮下注射的标记细胞,且细胞数和近红外荧光强度间具有良好的线性关系。将 Tat-Ag$_2$S QDs 标记的 hMSCs 植入小鼠皮下,量子点良好的荧光稳定性使其能够对移植 hMSCs 进行长达 60 天的持续监测,且 QDs 标记并未对干细胞在体内的存活、迁移及成骨分化等产生影响。随后,他们利用基于量子点的光学示踪技术动态示踪了 hMSCs 在伤口修复过程中的行为和病理生理学过程,从而对 SDF-1α 促进干细胞移植治疗小鼠活体皮肤损伤的机制进行了探讨。结果显示,尾静脉注射移植 hMSCs 会逐步迁移聚集在伤口处,且大多分布在伤口边缘而不会进入伤口内部。这表明皮肤伤口中间部分往往缺少干细胞和修复相关的有益因子,从而导致伤口修复效果不佳。对于用载有 SDF-1α 的胶原支架处理的伤口,更多的 hMSCs 在更短的时间内迁移到了伤口处,而且相对均匀地分布在整个伤口。由于 Ag$_2$S QDs 极高的分辨率,通过荧光成像还能准确地看到伤口的形状以及伤口随着愈合而变小的过程。实验表明 SDF-1α 使更多的 hMSCs 迁移到伤口处能够更好地促进伤口的愈合,这可能很大程度上得益于 hMSCs 的分化、旁分泌和免疫调节等作用。综上所述,基于 Tat-Ag$_2$S QDs 的细胞标记策略是一种无损的干细胞标记方法,它为人们了解干细胞治疗过程中的细胞行为提供了直观、动态、无创的观察工具,将会为干细胞治疗的临床前研究提供很大帮助。

3. 核医学示踪技术　核医学示踪技术是利用放射性核素示踪细胞在体内的生物学行为,包括 PET 和 SPECT 示踪技术。常用于细胞示踪的放射性核素有 ^{111} 铟(^{111}In)、锝依莎美肟(^{99m}Tc-HMPAO)、^{18} 氟 - 脱氧葡萄糖(^{18}F-FDG)等。

PET 是最灵敏的细胞和分子成像设备,活体组织内最低可检测放射性核素量达 10^{-11} mol。与 MRI 和 CT 相比,PET 检测灵敏度要高出 6~8 个数量级。Hofmann 等用 ^{18}F-FDG 标记 CD^{34+} 干细胞,1 h 后坏死心肌内能检测到 14% ~39% 的放射性活度。

SPECT 的敏感性虽不如 PET,但高于磁共振成像。有研究利用 SPECT 示踪技术检测到临床磁共振机所不能显像的 Feridex 标记的干细胞,其示踪效果可持续到注射后 3 天。另外,利用 SPECT 也成功实现了 ^{111}In 标记的内皮祖细胞、造血干细胞和间充质干细胞的示踪显像。

核素标记示踪技术允许移植前对细胞进行直接标记,可对少量的移植细胞进行示踪显像,并能检测标记细胞的生物学分布。该示踪技术的优点在于背景信号低,信噪比较高,灵敏度较高,能很快进入临床应用。但是,核素标记示踪技术目前也存在以下问题:①核素标记可能对治疗细胞有放射性损害,甚至有癌变的潜在危险,损害的大小与放射性元素的物理学特性和特定细胞的易感性有关;②放射性核素标记物半衰期很短,不利于长期观测,如 ^{18}F-FDG 半衰期为 118 min,标记细胞成像时间不超过 1 d,最长的放射性核素检出时间也仅限于 1~2 周;③核医学影像技术空间分辨力低,不能提供细致的解剖背景;④核素直接标记也存在非特异性显像,其成像信号与细胞存活并不直接相关,各种原因引起的核素标记物从细胞释放将导致非特异性信号的产生,甚至在细胞死亡后仍有可能观察到成像信号,而且细胞分裂对影像学的影响也尚未明了。

4. 报告基因显像示踪技术　与仅依靠分子探针的直接标记不同,报告基因显像示踪技术必须具备两个基本要素,即报告基因和报告探针。一般情况下,报告基因显像示踪原理为:在体外用各种载体技术将报告基因转移入待移植细胞,检测报告基因的表达后注入体内,通过静脉注射特异性报告探针便可检测出表达报告基因的移植细胞,从而示踪细胞移植后的存活、分布和增值情况。此外,报告基因显像示踪技术能提供治疗细胞的亚细胞机制,其报告基因的表达可受对特定内源性分子敏感的限制性启动子调控,如果报告基因的表达与其他基因表达偶联,报告基因成像就能对细胞分化做出判断,多个报告基因就能对移植细胞成熟分化过程做出判断,这将大大促进对细胞治疗机制的了解。

报告基因显像示踪技术具有以下优点:①由于报告探针的积聚依赖于报告基因的表达以及表达产物的活性,因此信号强度与治疗细胞的活性相关,这种特异性检测能力是直接标记不可比拟的;②由于报告探针的积聚依赖于报告基因的表达以及表达产物的活性,因此信号强度与治疗细胞的活性相关,这种特异性检测能力是直接标记不可比拟的;③检测不受时间的限制,可反复进行,而直接标记存在核素衰减、铁制剂释放导致示踪周期短的缺陷。

与直接标记相比,报告基因显像示踪技术复杂且要求更加严格。该技术需要注射报告探针,报告探针在靶细胞的积聚有赖于体内的生物学过程。因此,报告基因显像示踪技术需要注射部分存在较大量的存活细胞。若移植部位只有少量存活的植入细胞,其报告基因表达量极少,需要增加报告探针的剂量,而这势必增加非特异性背景信号。同时,报告基因显像示踪技术要求细胞能稳定地表达报告基因。腺病毒载体只诱导一过性的基因表达,不能满足此要求。逆转录病毒和慢病毒载体可介导稳定转导,但报告基因将被整合到干细胞基因组,有插入性致突变可能。此外,同核素和顺磁性铁直接标记一样,报告基因显像可通过免疫反应和干扰细胞稳态对细胞活性和功能产生影响。

基于上述问题,单纯以显像为目的的报告基因显像示踪技术是不可取的,但对以治疗为目的的干细胞基因修饰,如恶性转化监控基因插入等,在不影响干细胞特性的前提下,同时导入报告基因是可行的。目前报告基因显像示踪技术主要处于基础研究阶段,进一步从基础研究推广到临床应用尚需进行大量工作。

5. 多模态细胞示踪成像技术 由于磁共振、光学或者核医学等单一影像细胞示踪技术各有其优势与不足,以实现各种成像方式优势互补的多模态示踪成像技术应运而生,同时也带动了多模态分子探针的研发。基于不同模态分子探针的有机结合已经形成光学 -MRI、PET- 光学、PET-MRI 等多模态分子探针,多模态分子探针的研发势必推动细胞示踪成像技术的显著进步。

基于光学成像和核磁共振成像相结合的细胞示踪技术是目前多模态示踪成像技术中研究较为成熟

的领域。Detante 等用荧光修饰的 SPIO 微粒标记人骨髓间充质干细胞并移植到卒中小鼠模型中,4 周后,MRI 与光学显微镜可同时示踪到标记的人骨髓间充质干细胞,实现了光学的高灵敏度和磁共振技术的高分辨率的结合。常宁等采用超小超顺磁性氧化铁颗粒标记成功转染、稳定表达 Flu 的 SD 大鼠骨髓间充质干细胞(bonemesenchymal stem cells, BMSCs)。将标记细胞植入小鼠急性心肌梗死模型心肌组织中,通过生物发光成像和 MR 成像成功检测到了移植细胞,且病理结果显示其双模态示踪结果与移植干细胞在心肌的分布一致。上述研究表明,光学 -MRI 双模态示踪技术可用于动物细胞治疗后的影像学示踪研究。

光学、MR 成像结合核素显像可克服因核素半衰期短而造成的示踪技术时间短的局限,同时提高标记细胞的示踪效果,从而更加直观、实时地观测细胞在活体内的生物学行为。Ray 等在人黑色素瘤 A375M 细胞上三联标记 trl-mrfp-ttk,并在裸鼠模型上通过生物发光、荧光以及 PET 上示踪肿瘤细胞。Lee 等研究出基于 [64]Cu- 量子点的 PET- 光学双模态分子探针,引入到动物模型体内可特异性及有效地示踪表达整联蛋白 $\alpha_v\beta_3$ 的肿瘤细胞。此外还有基于 [124]I- 纳米材料双模态探针的 PET-MRI 在动物实验细胞示踪中获得成功的相关报道,提高了示踪的靶向性及灵敏度,如 Choi 等利用 [124]I-Hb-MnMEIO 双模态分子探针标记淋巴瘤动物模型后成功实现活体细胞示踪。

各种成像类型相结合的多模态分子探针的研究、开发将为细胞示踪技术开辟新的方向,同时多模态分子探针与治疗药物相结合实现示踪与治疗于一体的治疗诊断学也是非常值得探索的领域。Benyettou 等成功研制了 RhB-γFe_3O_4-alendronate (MRI- 光学双模态分子探针与抗肿瘤药物结合)示踪与治疗相结合的多功能纳米体系,证实了其对动物胸腺肿瘤细胞靶向示踪及治疗的有效性。

二、细胞示踪技术在细胞移植治疗中的应用

细胞治疗以及器官移植作为可以修复或者代替受损器官的治疗手段正在神经系统疾病、心血管疾病、糖尿病、关节炎、脊髓损伤、脑卒中和烧伤等众多疾病和损伤的治疗中受到越来越多的重视和应用。但是对于细胞移植到体内后的存活、增殖、分化等行

为的监控技术却极为有限。当前,主要的分析方法是组织切片和免疫组化染色,然而如何在活体水平上动态地观察植入细胞的存活、增殖和分化等状态仍然是亟待解决的重要课题。分子影像技术是近年来发展的一种化学、分子生物学、放射医学以及计算机科学相结合的新兴交叉学科,为活体内实时监测组织细胞行为提供了无创性的成像方法。

(一)细胞示踪技术在干细胞移植治疗中的应用

干细胞是机体的起源细胞,具有自我复制和多向分化潜能,能够形成人体的各种组织器官。干细胞治疗是通过将健康的干细胞移植到患者或自身体内,以达到修复病变细胞或重建功能正常的细胞和组织的目的。干细胞治疗在许多传统疗法难以治愈疾病的治疗中展现出诱人前景,为从根本上对治疗神经退行性疾病、心血管疾病、糖尿病、关节炎、脊髓损伤、脑卒中和烧伤等众多疾病和损伤提供了巨大的可能。然而,干细胞治疗的临床应用尚存在一个亟待解决的技术难点,即干细胞移植后的活体监测,严重影响了干细胞治疗的深入研究。分子影像学的出现,为解决上述问题提供了一种非侵入性的研究工具,不仅有助于监测干细胞命运以及实时评估干细胞移植治疗的效果,也对阐明治疗过程中新的生物学机制具有重要意义。

想要检测干细胞移植后的生存及迁移状况,就需要对其先进行标记,之后才能进行分子影像检测。干细胞标记最常用的方法是在移植前将特定磁性颗粒、放射性核素及纳米颗粒等物质引入细胞,通过不同的成像技术追踪移植干细胞的分布和去向。这种方法比较简单,不涉及细胞基因的修饰,既可对分选后的或混合的细胞群进行体外标记,也可通过静脉注射标记物对未经分选的细胞进行原位标记,以用于干细胞进入体内后的分布特点以及归巢情况的动态示踪。但是,该标记方法中的标记物可随细胞分裂过程而被稀释,从而导致单个细胞标记数量的降低,同时标记物也可能由于分布不对称而在子代细胞中丢失。

另一种常用于干细胞标记的方法是在移植前向细胞内引入报告基因,在注射特定的外源底物后通过报告基因的表达产物与底物相互作用显示干细胞的存活和基因表达情况。如果报告基因表达稳定便可以观测到标记细胞的全部生命周期,可实现移植后干细胞的存活、转移和外源执行干细胞功能效果

的长期非侵入性观察。但这种方法操作较为复杂,且由于使用报告基因需对细胞进行基因操作,这可能导致插入突变的发生,因此该技术存在一定的限制因素。

通过上述标记方法已实现多种干细胞或祖细胞的动态示踪研究,包括胚胎干细胞、间充质干细胞、神经干细胞、造血干细胞和内皮祖细胞,其中胚胎干细胞和间充质干细胞的研究更是进入了早期临床阶段。

(1)胚胎干细胞(embryonic stem cell, ES)是多能干细胞,能够自我更新和分化成几乎所有类型的细胞,被认为是近年来再生医学主要的研究对象。鉴于其多分化潜能,胚胎干细胞的移植有望成为细胞坏死性心脏病、缺血性疾病、中枢神经紊乱和糖尿病潜在的治疗手段。利用分子影像学方法对胚胎干细胞移植进行精确、敏感、非侵入性的监视,便可实时观察移植胚胎干细胞在组织再生中的行为,有助于促进干细胞的基础研究向未来临床应用的转化。Hoehn 以 SPIO 标记的胚胎干细胞移植入大鼠脑缺血对侧半球的皮质下区和纹状体。移植部位最初在 MRI 上是一个圆形的低信号区,数天后移植区内侧的胼胝体出现了线状的低信号影,表明干细胞在向损伤侧迁徙。在另一只鼠脑的 3D MRI 重建图像上,明显地看出干细胞于胼胝体内由移植区向缺血半球迁徙。进一步研究发现,干细胞的低密度影沿脑室壁呈线状环绕。并向缺血半球侧脑室的脉络丛聚集,经过纹状体,最后到达缺血半球的皮层。此外,还有研究使用一种包含红色荧光蛋白、萤火虫荧光素酶和单纯疱疹病毒胸苷激酶融合的报告基因对胚胎干细胞进行间接标记。实验结果证明,这个融合的报告基因可对活体内胚胎干细胞移植和增殖的情况进行荧光、生物发光和正电子发射断层成像观察,且对老鼠胚胎干细胞生存能力、增殖、分化和蛋白质的表达没有明显的不良反应。

(2)间充质干细胞(mesenchymal stem cells, MSCs)是一种中胚层来源的、具有多分化潜能的非造血干细胞,已经应用于中枢神经系统、造血器官、心脏、肾脏、肝脏、肺、胰腺、关节、眼、皮肤等组织再生的临床前研究。MSCs 主要存在于全身结缔组织和器官间质中,以骨髓组织中含量最为丰富。同时,由于骨髓间充质干细胞 BMSCs 易于分离培养和鉴定,免疫原性低,具有旁分泌效应、促进血管生成、免疫调节和免疫耐受功能等优点,且不涉及伦理道德

问题,被认为是最有希望用于治疗多种疾病的干细胞。程细高等以 Fenunoxides(菲立磁,SPIO)作为磁探针标记兔 BMSCs,并利用 MRI 成像技术对脑内移植后的 BMSCs 进行活体追踪。GRE T_2WI 成像结果表明细胞移植区域均可见到信号降低区。通过 MRI 图像观察及靶点区信号定量分析表明,原位 BMSCs 移植、局部 BMSCs 移植及耳缘静脉 BMSCs 移植三种细胞移植均有利于兔股骨头缺血性坏死的修复,其中原位 BMSCs 移植有利于兔股骨头坏死的修复,是一种最佳的 BMSCs 治疗兔股骨头缺血性坏死的细胞移植方法。该研究为 BMSCs 的活体示踪及其对股骨头坏死的疗效提供理论依据。

（3）神经干细胞(neural stem cells,NSCs)具有自我更新和多向分化潜能以及迁徙性,能分化为神经元、星形胶质细胞和少突胶质细胞。NSCs 的发现打破了成年中枢神经系统不能再生的传统观念,为脑血管疾病、神经系统损伤以及神经退行性疾病等中枢神经系统相关疾病提供了一种最有希望的细胞替代治疗方法。以往,研究者通常以 GFP 报告基因为标记物研究移植 NSCs 在动物脑内存活、迁徙和分化等情况,但由于神经干细胞位于大脑深部,而 GFP 所发射荧光的组织穿透深度使其难以在体外检测到,因此这种方法仅能在动物大脑切片上进行有关实验,且只能部分提供 NSCs 分化为神经元并参与形成突触联系及在局部发挥功能作用的证据。为了解决这个问题,Neri 等采用无组织深度限制的 MRI 成像监测神经前体细胞,证实了 MRI 无创检测脑组织内磁性标记移植细胞的可行性和可靠性。近来,汤海亮等利用超顺磁氧化铁粒子标记大鼠胚胎神经干细胞,再将其移植到创伤性脑损伤大鼠脑内,发现接受 SPIO 标记 NSCs 移植的 TBI 大鼠在移植后 2~4 周,MRI 可示踪到移植 NSCs 迁徙到脑损伤区,大鼠脑切片普鲁士蓝染色证实 SPIO 标记 NSCs 的存在。

神经干细胞的体外标记示踪虽然取得了显著的研究进展,但其活体标记示踪还面临着一系列技术上的障碍,其中一个大的障碍就是如何克服血脑屏障对静脉注射的标记物的阻碍。目前,有研究用甘露醇开放鼠大脑半球血脑屏障,以促进标记物进入脑组织。还有研究使用黄嘌呤磷酸核糖转移酶报告基因正电子发射断层成像系统,并同时使用黄嘌呤报告探针,能够解决血脑屏障所产生的问题。

（二）细胞示踪技术在肝细胞移植中的应用

肝细胞移植是一项始于 20 世纪 70 年代末的技术,脾内肝细胞移植为效果比较确切的方法之一,经脾植入的肝细胞可随血液循环迁移到许多器官,它们的生存状况采用示踪方法进行观察。早在 1986 年 Gupta 用 ^{111}In 标记移植细胞来定量分析其在脾脏及迁移到肝、肺、胰的情况。Gupta 和 Ledley 分别对肝细胞采用转基因标记和标记基因法,示踪植入的肝细胞,但实验步骤比较繁杂。随后,刘飒华等采用钆贝葡胺作为示踪剂,对兔脾内有活性的移植肝细胞进行标记后 MR 成像。磁共振信号分析显示:平扫时各浓度组信号无增强,延迟期各浓度组均有增强信号,延迟期的信号强度从 103 组到 108 组依次增强;平扫时各时段组信号无增强,延迟期各时段组均有信号增强灶,延迟期的信号强度从 1 天组到 32 天组逐渐减弱。病理分析显示:各浓度组脾内均可见肝细胞,从 103 组到 108 组肝细胞数量依次增加,对照组脾内无肝细胞;各时段组脾内均可见肝细胞,从 1d 组到 32d 组肝细胞数量依次递减,对照组脾内无肝细胞。上述结果表明,钆贝葡胺增强后延迟期的磁共振显像能够应用于活体内肝细胞移植的示踪。

（三）细胞示踪技术在胰岛细胞移植中的应用

胰岛细胞移植作为一种新的糖尿病治疗方法,给 I 型糖尿病患者带来了福音,其疗效得到了全世界的广泛认可。通过胰岛细胞移植的细胞替代疗法不仅可以使糖尿病患者获得胰岛素独立和近似正常的血糖水平,不再增加低血糖的发生率,而且能够有效地阻止长期糖尿病所致并发症。

糖尿病的胰岛细胞移植治疗往往需要进行多次大量的胰岛细胞移植,但有研究表明,胰岛细胞在移植术后大量死亡。因此一种能对移植的胰岛细胞进行数量、位置及功能上监测的手段及方法的建立显得极为重要。目前最常用来评价移植后胰岛功能的方法是糖刺激或进食后测定胰岛素的分泌水平,切取胰岛移植部位的组织做切片病理学检查,虽然这些方法提供了评价胰岛功能的途径,但胰岛素的分泌和胰岛数量及胰岛的存活没有必然的相关性,切取移植部位的组织器官后不能进行重复评估,更无法应用于人胰岛移植。为了解决上述问题,有研究使用报告基因、纳米颗粒等标记物直接地、明确地标记待移植的胰岛细胞,而后通过分子影像学方法对移植后的胰岛进行非侵入性活体成像监测。

光学成像由于具有操作简单、所得结果直观、灵敏度高及可跟踪同一目标的移动及变化等特点而广泛应用于细胞示踪研究中。Michael 等利用能够表达荧光素酶的腺病毒转染胰岛细胞后,将表达荧光素酶的鼠或人的胰岛移植入免疫缺陷鼠的肝脏或肾包膜下,并采用高灵敏度的制冷 CCD 相机和电子光子计数图像分析仪定量记录鼠活体内的生物荧光图像。同时在体内移植入一个可以持续发光的小球来作为对照,以消除移植部位、动物体位及创伤愈合等因素的影响,准确反映荧光的数量和胰岛数量的关系。实验表明,表达荧光素酶的人或鼠胰岛细胞移植入免疫缺陷小鼠的肾包膜下或者输注入肝门静脉内,其组织学和免疫细胞化学表现与没有经腺病毒转染的胰岛相似。将荧光素注射入移植了人或鼠的胰岛(表达荧光素酶)的鼠体内,放在高灵敏度的制冷 CCD 相机下,在特别暗的视野下可以观察到胰岛的生物发光在预期的解剖位置(肝脏或肾脏),表明生物荧光成像有望作为胰岛移植术后胰岛存活部位的解剖定位。移植胰岛在活体内的生物发光最高峰出现在注射荧光素后 5~20 min,能持续发光 6~8 h,并且对同一动物可以重复再评价超过 4 个月。

与人体其他组织相比,胰岛位于人体腹部深处,其组织深度给光学成像技术在原位移植的胰岛细胞示踪中的应用造成了很大的障碍。正电子发射断层成像和 MRI 成像为解决这些问题提供了一种有效、非侵入性的细胞示踪方法。特异性 β 细胞单克隆抗体(IC2)对 β 细胞具有较高的特异性,而对不是胰腺的其他细胞及周围组织无靶向性,是一个理想的 β 细胞表面成像标记物。Moore 等以放射性同位素的螯合剂修饰 IC2,用以核素成像。实验发现经过化学修饰后,IC2 抗体仍保持在体内外和 β 细胞结合的能力,当放射性标记的探针经静脉注射入链脲霉素(STZ)诱导的糖尿病动物时,发生高度特异性的结合和在 β 细胞内蓄积,而在胰腺的外分泌部分或间质组织上未发生结合,探针的蓄积和 BCM 呈正相关,给予放射性核素活性探针的动物的放射性成像显示,在正常个体和糖尿病个体的胰腺出现明显不同的信号强度。利用 $^{111}InCl_2$ 标记的 IC2 单克隆抗体优先结合鼠胰岛,利用核成像可以辨别出正常时和糖尿病(STZ 诱导的糖尿病)时的 β 细胞。尽管 IC2 抗体具有 β 细胞特异性,它的结合随 β 细胞的功能状态不同而不同,在正常 β 细胞的结合是低下的,给葡萄糖刺激后结合增强。

磁共振成像是现代影像医学的重要组成部分之一,它不仅可提供病变组织的形态学改变和生理功能方面的信息,而且具有无创性和信息容量大的特点,重复性好,有学者把它当作一种有希望的无创性成像技术应用于胰岛移植后移植物存活情况及功能状态监测。Evgenov 等利用磁共振成像方法来监测超顺磁氧化铁纳米颗粒标记的胰岛细胞移植后的存活情况。磁共振成像检查显示,超顺磁氧化铁标记的胰岛 MR 成像可对胰岛移植后的存活情况进行定位、定量研究。研究发现,在试验的第 1w,标记的胰岛细胞在 MR 上可见,表现为同相分布于肝脏的明显的运动减退的斑点。同时,在同种异体移植组动物中斑点数量逐步减少到大约初始量的 35%,而在同基因系动物下降无明显的统计学意义。因此,胰岛细胞的相对减少可能与移植后排斥反应相关。林国章等研究表明超顺磁氧化铁可以成功标记胰岛,且无明显的毒副作用,标记胰岛的存活及胰岛素分泌功能不受影响。

胰岛细胞的标记效率对其示踪效果尤为重要。为提高超顺磁氧化铁进入胰岛细胞的数量以达到有效标记的目的,有研究采用具有胰岛细胞特异性的探针,使其能够准确地且仅被胰岛细胞标记。这些特异性探针包括磺酰脲类受体(SUR),突触前膜泡乙酰胆碱酶转运体(VAChT),囊泡单胺类转运体 2(VMAT2)等。杨斌等使用 Bcl-2 单克隆抗体对超顺磁性氧化铁纳米颗粒进行功能化修饰。实验证实,这种新型的纳米材料能够有效地被胰岛细胞内吞,并在相对低铁浓度下对原代胰岛细胞进行有效标记。除上述方法之外,还有研究通过其他非特异性方法来提高细胞标记效率,包括使用细胞穿刺肽(CCP)、反式激活因子(Tat)修饰纳米材料表面,或者通过受体配体介导的细胞内吞、磁性树突状多聚物以及细胞转染等方法。然而,这些方法很多具有明显的副作用,限制了其在移植细胞示踪成像中的应用。

(四)细胞示踪技术在器官移植中的应用

器官移植是解决脏器终末期疾病的根本办法,但移植术后受体的抗移植物免疫排斥反应,尤其超急性免疫排斥反应,是影响器官移植成败的关键因素之一。作为机体免疫系统的重要组成部分,单核巨噬细胞不仅与严重的急性非可逆性移植排斥反应相关,还在慢性排斥反应中也起着关键作用,因此,巨噬细胞的活体示踪对早期监测排斥反应具有重要意义。有研究以超顺磁性纳米材料作为示踪剂,通过 MR 成像对移植术后单核巨噬细胞的反应进行无创伤性示踪。结果显示,超顺磁性纳米材料经静脉内注入机体后,可被单核巨噬细胞大量摄取,并随之迁移、分化。通过细胞示踪技术对移植术后免疫细胞的活性、分布、迁移、分化等情况的动态示踪,有助于了解巨噬细胞在体内的分布及浸润情况,从而为分析器官移植后免疫系统对移植脏器或细胞的影响提供依据,在早期监测排斥反应的同时从根本上明确器官移植后受体的免疫机制。

　　总之,细胞移植治疗为治愈疑难病症提供了可能,其中长时间监测移植细胞的命运是十分重要的。分子影像学作为这样的一种工具能够对移植细胞的生存能力和增殖进行深入了解,有助于了解细胞移植的治疗机制,极大地促进细胞移植治疗技术向临床的转化。当前,已有多种具有无创性、可重复性、高灵敏度和高空间分辨率的分子成像技术用于细胞示踪研究,但每一种示踪技术均有其优点和不足:报告基因显像优点是较特异,可长期示踪,但其空间分辨率不理想,且操作复杂有致突变可能,不适用于大动物和人类;放射性核素示踪灵敏,但示踪时间极短,空间分辨率低;磁共振示踪虽然相对安全,示踪时间较长,结构显示清晰,但灵敏度有限。我们相信,随着分子影像学的不断发展和基础研究的深入,细胞示踪技术势必对细胞移植的基础理论研究和临床应用产生更大的推动作用。

第三节　药物的靶向原理、策略与应用

　　在过去的几十年中,各类新型药物的应用在人类重大和少见疾病的治疗中起到了关键性作用,但传统的给药方式存在着诸多的局限,如传统药物的全身反应大,靶器官浓度则相对较低;抗肿瘤化疗药物在杀伤肿瘤组织的同时也攻击正常细胞;免疫治疗中易造成不可控的"细胞风暴"等。以肿瘤化疗药物为例,一般情况下药物经静脉或口服进入血循环后,会由血液随机输送至全身各部位,对于需药物作用的肿瘤区域而言,此方法的效率显然较为低下,因此若需在肿瘤部位达到治疗浓度,大剂量应用化疗剂即成为唯一的选择,而化疗药物在杀伤癌细胞的同时,也无可避免地引起了全身严重的毒副作用,比如贫血、呕吐、精神萎靡、脱发、溃疡以及白细胞数量下降而引发的炎症等,迫使患者停止治疗。由于目前大多数药物都面临着各类诸如此类的问题,因此进一步提高药物的靶向性已成为研发各类新型药物的共识,这不仅可最大限度地实现药物在靶器官和病变内的聚积从而降低药物使用剂量,还能够最大限度地提高治疗效果、避免伤害正常细胞,并可减少疾病的耐药性和药物的副作用。

　　近年来,生物和纳米技术的迅速发展为解决上述问题提供了有效的技术支持和解决方案,其中最为引人注目的是药物的分子靶向递送技术。分子靶向技术是借助各类纳米载体、生物配体或抗体,将药物在分子水平通过局部给药、胃肠道或全身血液循环,特异性地传递到靶组织、靶器官、靶细胞或细胞内结构,使其在局部保存相对高的浓度,延长药物作用时间,提高对病变组织的杀伤力,同时降低正常组织对抗肿瘤药物的摄取,降低其不良反应,以实现对肿瘤、病毒感染等严重危害人类健康疾病的精准治疗。药物分子靶向递送技术的出现不仅为现代医学的发展提供了一种安全、高效的给药途径与方法,同时也促进了临床诊断和治疗技术的发展。

　　目前,经过多年的研究与发展,大量分子靶向递送药物已进入临床或准临床的应用阶段,而更多的分子靶向递送药物的开发正在如火如荼地进行中,其中被递送的药物分类主要包括:①用于治疗各类疾病的化学类药物;②基因治疗药物;③各类具有治疗作用的纳米材料;④化学消融药物(如无水乙醇、冰醋酸、盐酸、硫酸等蛋白凝固剂);⑤中药等。通过分子靶向递送技术提供的各类载体,上述各类药物或物质可被递送到特定的器官、组织和细胞,甚至靶细胞内特定的细胞器,目前已广泛应用于肿瘤、病毒感染等严重危害人类健康的疾病的精确治疗中。

一、靶向药物的出现及目的

　　靶向药物是指被赋予靶向(targeting)特定组织或细胞能力的药物或其制剂,其目的是使药物或其载体能瞄准特定的病变部位,并在目标部位蓄积或释放有效成分。靶向药物可使药物在目标局部形成相对较高的浓度,从而在提高药效的同时抑制毒副作用,减少对正常组织、细胞的伤害。药物靶向递送

（targeted delivery of drugs）的概念最早由 Ehrlich 在 1906 年提出，但长期以来由于人们缺乏对疾病、药物在细胞和分子水平的了解，以及靶向药物的制备和载体选择方面的困难，靶向药物的研究与开发在很长一段时间内未能取得突破性进展。直到 20 世纪 70 年代末 80 年代初，分子生物学、细胞生物学和材料科学等的飞速进步才给靶向药物的发展开辟了新天地。一些微粒载体如脂质体、微球、微囊、胶团、乳剂、微乳等被研制成功。新的工艺、设备、优秀的载体物质、辅料的诞生及应用，使靶向药物得以迅速发展，对各种微粒载体的机制、制备方法、特性、体内分布和代谢规律有了比较清楚的认识，有的已经上市，如脂质体、微球等。目前，就靶向药物的靶向给药目的而言主要有以下三个方面内容。

1. 靶向组织和器官　使药物选择性地蓄积在肿瘤组织，炎症部位或心、肝、脾、肺等特定器官内，从而减少全身性的不良反应。目前针对肿瘤组织的靶向化疗药物是研究的一大热点，如针对肿瘤缺氧、低 pH、新生血管密集等特定环境设计的靶向药物能够提高肿瘤组织内的药物浓度，显著改善肿瘤化疗的效果。

2. 靶向特定细胞　利用病变细胞表面的某些特定受体，在药物或其载体表面修饰与该受体特异性结合的配体（如抗体、多肽、糖链、核酸适配体或其他小分子等），使药物能够精确地定位到病变细胞并将其杀伤，而对正常细胞则不产生明显的毒害作用。

3. 靶向细胞内结构及特定分子　很多药物（如核酸药物、大多数蛋白药物及部分小分子药物）需要进入细胞内部，或者在特定细胞器（如线粒体、细胞核）内才能发挥作用。穿膜肽、核定位序列等是目前研究较多的靶向组件。

二、肿瘤靶向药物的递送策略

当前的靶向药物研发绝大多数围绕着肿瘤治疗展开，以肿瘤靶向药物为例，药物的靶向递送策略大体上可分为三类：被动靶向、主动靶向、物理化学靶向。被动靶向即自然靶向，指依靠肿瘤血管和正常血管在功能和结构上的不同以及递药系统本身的性质，使药物能够在局部有效蓄积并释放。该策略可递送药物靶向肝、脾、肺、肿瘤等，但不具有主动识别特定位点的功能。主动靶向则是指依靠药物表面修饰的特定分子与肿瘤部位的特定分子间、蛋白间的主动识别而结合，达到肿瘤组织、细胞中药物选择性

浓集的目的。物理化学靶向则是利用外部环境（如外加温度、磁场或电流等）将药物在特定部位释放而达到靶向递送的目的。

（一）被动靶向策略

被动靶向（passive targeting）指以脂质体、微球、微囊、胶团、乳剂、微乳等各类纳米材料作为药物载体的药物靶向技术，利用肿瘤血管和正常血管在功能和结构上的不同——肿瘤血管壁发育不完整的特点，使载体药物在肿瘤区域选择性的透过并滞留，进而实现肿瘤靶向。被动靶向载药颗粒由于易被网状内皮系统捕获，因此在网状内皮系统相关疾病的应用上具有较大优势，但在其他系统肿瘤和疾病的靶向成像或治疗中，如何从网状内皮系统逃逸则是对整个靶向过程的最终效果至关重要的因素。一般而言，纳米颗粒的被动靶向与颗粒大小、肿瘤大小、肿瘤血管化程度及肿瘤血管新生的影响相关，对于粒径过大的药物载体不能穿越毛细血管的内皮系统而在局部富集或者无法穿过肿瘤部位内皮细胞的间隙进入肿瘤，如大于 $1\mu m$ 的粒子，大多数被肺的最小毛细血管床以机械滤过的方式截留，被单核白细胞摄取进入肺组织或肺气泡；当微粒半径超过 250nm 且小于 $1\mu m$ 时，就会被脾和肝脏捕捉。粒径过小的纳米载体虽然能够穿过内皮层进入肿瘤部位但也很容易重新回到血液中而无法实现大量蓄积。粒径 100nm 左右的纳米载体既能进入肿瘤间隙，又能在此大量蓄积滞留，肿瘤组织摄取率相对最高（图 7-3-1）。

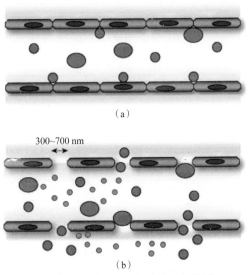

（a）

300~700 nm

（b）

图 7-3-1　正常组织与肿瘤组织间隙
（a）正常组织；（b）肿瘤组织

除粒径外，纳米载药微粒表面性质如荷电性、疏

水性、表面张力等,对药物的血液循环时间和体内分布也起着重要作用。一般而言,带较强负电荷的纳米载体极易被巨噬细胞吞噬,并迅速从血液中清除;而强正电性的纳米载体进入血液循环后极易与带负电的血浆蛋白结合形成聚集物,这些聚集物在肺毛细血管内会形成局部血管栓塞而导致纳米载体的肺内蓄积,解聚后的纳米载体又会重新分布入肝,只有电中性($\pm 10\text{mV}$)的纳米载体能够延长血液循环时间,并且避免被巨噬细胞吞噬,起到较好的长循环效果。而对纳米载药系统进行亲水性聚合物的修饰则能更好地避免血液循环中的调理素作用,其中最常用的就是PEG修饰,包括脂质体、纳米粒、胶束等多种类型的纳米载体,经PEG化后均能够显著降低其被巨噬细胞吞噬的效率,延长其血液循环时间,进而通过EPR效应蓄积至肿瘤。但同时PEG的空间位阻会极大地影响载药体系的跨膜入胞能力,因此在PEG修饰以实现EPR效应靶向肿瘤的基础上,研究者们应用多种纳米载药系统增进纳米药物进入肿瘤细胞的效率。Kuai等采用通过二硫键连接的可断裂PEG5000与穿膜肽TAT共修饰脂质体,在血液循环中长链的PEG5000可保护脂质体不被网状内皮系统清除,经EPR效应蓄积至肿瘤后,外源性给予还原型半胱氨酸促发二硫键断裂,暴露出穿膜肽介导体系高效入胞,取得了较好的肿瘤靶向传递效果。

被动靶向效果与身体各类组织对纳米级颗粒的吸收与其粒径、表面电荷及表面性质等理化特性密切相关,通过控制药物的理化性质可有目的的将纳米药物聚集于相应的器官。

1. 利用EPR效应的被动靶向递药策略　相较正常组织,肿瘤具有独特的微环境:一方面,由于肿瘤细胞的快速增殖,使得肿瘤组织内血管和淋巴管不完整,从而导致物质容易从血管内渗漏进入肿瘤组织,且难以从淋巴管回流,导致肿瘤具有增强的渗透和滞留效应(enhanced permeability and retention effect,EPR效应);另一方面,肿瘤淋巴管缺陷也导致肿瘤间质液回流困难,从而使得肿瘤间质压较高,影响药物在肿瘤内的扩散。利用肿瘤存在的EPR效应,普通纳米递药系统即可被动地蓄积于肿瘤部位,达到抗肿瘤药物靶向递送的目的,同时普通纳米递药系统的构建较为简单,制备方法易于扩大生产,因此得到医药企业的青睐。目前已上市的抗肿瘤纳米药物均为此类:如Doxil,由聚乙二醇-磷脂酰乙醇胺(PEG-DSPE)、磷脂与胆固醇制备得到的长循

环脂质体包载阿霉素而成,其制备材料均为注射用辅料,安全性较好。白蛋白纳米粒由于其辅料为注射用白蛋白,且依靠抗肿瘤药物与白蛋白的高亲和性而制成,不含其他表面活性剂和有机溶剂,具有良好的生物相容性和安全性,因此也得到广泛关注。目前已有Abraxane上市,此外,其他多种药物的白蛋白纳米粒也处在各阶段的研发中,包括多西紫杉醇、拉帕替尼和吡柔比星等,在动物水平均取得了较原有注射液或片剂更好的抗肿瘤效果。也有研究表明,肿瘤部位高表达的富含半胱氨酸的酸性分泌蛋白为白蛋白的特异性受体,因此能够一定程度依靠该受体主动靶向至肿瘤部位。表7-3-1、表7-3-2为目前已在临床应用的抗肿瘤靶向递药系统。

表 7-3-1　目前临床应用的抗肿瘤靶向药物

名称	靶点	获批适应证/获批时间
利妥昔单抗(美罗华)Rituximab(Mabthera)	CD20	非霍奇金淋巴瘤/1997年
曲妥珠单抗(赫赛汀)Trastuzumab(Herceptin)	HER2(ERBB2/neu)	乳腺癌/1998年胃癌/2010年
贝伐珠单抗(安维汀)Bevacizumab(Avastin)	VEGF	结直肠癌/2004年非小细胞肺癌/2006年肾癌/2009年脑癌/2009年
西妥昔单抗(爱必妥)Cetuximab(Erbitux)	EGFR(HER1/ERBB1)	头颈部鳞状细胞癌/2006年KRAS野生型结直肠癌/2009年
帕尼单抗(维克替比)Panitumumab(Vectibix)	EGFR(HER1/ERBB1)	KRAS野生型结直肠癌/2006年
Ipilimumab(Yervoy)	CTLA-4	黑色素瘤/2011年
Obinutuzumab(Gazyva)	CD20	慢性淋巴细胞白血病/2013年
Ado-trastuzumab emtansine(Kadcyla)/T-DM1	HER2(ERBB2/neu)	HER2阳性的晚期(转移性)乳腺癌/2013年
Ramucirumab(Cyramza)	VEGF	晚期胃癌或胃食管连接部腺癌

2. 粒径智能化调节的被动靶向策略　纳米系统的粒径对实体瘤的穿透能力和滞留能力存在显著影响。在一定范围内,纳米系统的粒径越小,对实体瘤的穿透(渗透)能力越强,如有研究比较12~125nm胶束或纳米粒对实体肿瘤的渗透性发现,小粒径纳米系统的渗透能力显著强于较大粒径的纳米系统。与此相反,纳米系统在肿瘤组织的滞留能力却与粒

径成正相关,即小粒径纳米系统在肿瘤部位的滞留能力显著逊于大粒径纳米系统。鉴于穿透能力和滞留能力对粒径的需求正好相反,研究者设计了一种粒径可智能化调节的纳米系统,以期同时具有良好的肿瘤滞留性和渗透性。主要思路有两种:①应用大粒径纳米系统,利用 EPR 效应和纳米系统较大的粒径,使其更易滞留于肿瘤部位,然后通过环境响应性使粒径降低,提高其在肿瘤内部的穿透性;②应用小粒径纳米系统,将穿透进入肿瘤组织的小粒径纳米递药系统在肿瘤内部聚集成大粒径,可以提高其在肿瘤部位的滞留性。由于该策略能够有效提高纳米系统在肿瘤部位的浓集和穿透,从而达到药物肿瘤靶向递送的效果。

表 7-3-2　FDA 批准的小分子靶向抗肿瘤药物

名称	靶点	获批适应证 / 获批时间
伊马替尼(格列卫) Imatinib(Gleevec)	KIT, PDGFR, ABL	多种恶性血液病 /2001 年 胃肠道间质肿瘤 /2002 年
吉非替尼(易瑞沙) Gefitinib(Iressa)	EGFR	非小细胞肺癌 /2003 年
厄洛替尼(特罗凯) Erlotinib(Tarceva)	EGFR (HER1/ ERBB1)	非小细胞肺癌 /2004 年 胰腺癌 /2005 年
克唑替尼(赛可瑞) Crizotinib(Xalkori)	ALK, MET	ALK 阳性的非小细胞肺癌 /2011 年
博舒替尼 Bosutinib(Bosulif)	ABL	慢性髓细胞白血病 /2012 年
卡博替尼 Cabozantinib(Cometriq)	FLT3, KIT, MET, RET, VEGFR2	甲状腺髓样癌 /2012 年
阿昔替尼 Axitinib(Inlyta)	KIT, PDG- FRβ, VEG- FR1/2/3	肾癌 /2012 年
达沙替尼(施达赛) Dasatinib(Sprycel)	ABL	慢性髓细胞性白血病 /2006 年 急性淋巴细胞白血病 /2006 年
索拉非尼(多吉美) Sorafenib(Nexavar)	VEGFR, PDGFR, KIT, RAF	肾癌 /2005 年 肝癌 /2007 年 甲状腺癌 /2013 年
舒尼替尼(索坦) Sunitinib(Sutent)	VEGFR, PDGFR, KIT, RET	胃肠道间质肿瘤 /2006 年 肾癌 /2006 年 胰腺神经内分泌肿瘤 /2011 年
拉帕替尼(泰立沙) Lapatinib(Tykerb)	HER2 (ERBB2/neu), EGFR (HER1/ ERBB1)	HER2 阳性乳腺癌 /2007 年

名称	靶点	获批适应证 / 获批时间
尼洛替尼(达希纳) Nilotinib(Tasigna)	ABL	慢性髓细胞性白血病 /2007 年
替西罗莫司 Temsirolimus (Torisel)	mTOR	肾癌 /2007 年
依维莫司(飞尼妥) Everolimus (Afinitor)	mTOR	肾癌 /2009 年 肾移植后预防器官排斥 /2010 年 室管膜下巨细胞星形细胞瘤与结节性硬化症 /2010 年 胰腺神经内分泌肿瘤 /2011 年 与依西美坦联用治疗乳腺癌 /2012 年 肝脏移植手术后预防器官排斥 /2013 年
帕唑帕尼 Pazopanib (Votrient)	VEGFR, PDGFR, KIT	肾癌 /2009 年
Ponatinib(Iclusig)	ABL, FGFR1-3, FLT3, VEGFR2	慢性髓细胞性白血病 /2012 年 急性淋巴细胞白血病 /2012 年
瑞戈非尼 Regorafenib (Stivarga)	KIT, PDG- FRβ, RAF, RET, VEG- FR1/2/3	结直肠癌 /2012 年 胃肠道间质瘤 /2013 年
Ruxolitinib(Jakafi)	JAK1/2	骨髓纤维化 /2011 年
托法替尼 Tofacitinib(Xeljanz)	JAK3	风湿性关节炎 /2012 年
凡德他尼 Vandetanib (Caprelsa)	EGFR (HER1/ ERBB1), RET, VEGFR2	甲状腺髓样癌 /2011 年
维罗非尼 Vemurafenib (Zelboraf)	BRAF	BRAF V600 突变的黑色素瘤 /2011 年
达拉非尼 Dabrafenib(Tafinlar)	BRAF	BRAF V600 突变的黑色素瘤 /2013 年
曲美替尼 Trametinib (Mekinist)	MEK1, MEK2	BRAF V600 突变的黑色素瘤 /2013 年
阿法替尼 Afatinib(Gilotrif)	EGFR, HER2	非小细胞肺癌 /2013 年
依鲁替尼 Ibrutinib(Imbruvica)	BTK	淋巴瘤 /2013 年 慢性淋巴细胞白血病 /2014 年

(1)粒径智能化降低策略:粒径智能化降低策略可以通过酶敏感、pH 敏感和热敏感等多种方式实现。酶敏感降解是利用肿瘤部位高表达多种酶,如基质金属蛋白酶 -2(matrix metalloproteinase-2, MMP-2)。而明胶是 MMP-2 的底物,能够被 MMP-2

降解为碎片。据此原理,有研究者设计了一种载四氧化三铁磁球的明胶纳米粒,首先将明胶纳米材料的粒径设计为 150nm 左右,赋予其在肿瘤部位良好的滞留能力;其中的明胶结构具有酶敏感性,在肿瘤高表达的 MMP-2 作用下,明胶降解而形成小粒径的四氧化三铁磁球(约 10nm),从而赋予其更好的肿瘤细胞渗透性。

对 pH 敏感的粒径降低主要是通过调节嵌段纳米材料的等电点,使纳米材料的部分片段在不同 pH 中具有不同的电荷,从而使其在中性 pH 中能够聚合或自组装成为一定粒径的纳米递药系统;当进入酸性环境时,由于电荷变化使得材料间相互排斥而解聚,从而降低其粒径。Yu 等采用两亲性的 pH 敏感材料甲氧基聚乙二醇 - 聚丙交酯 - 聚二氨基酯 (MPEG-PLAPAE) 共聚物成功制备了一种粒径 / 电荷可调节的胶束,该 MPEG-PLA-PAE 胶束在 pH7.4 环境中较为稳定,对化疗药物姜黄素具有较高的包封率。当环境 pH 下降到 5.5 时,该胶束的粒径从 171.0nm 降至 22.6nm,表面电荷由轻微正电荷 (4.0mV) 升至高正电荷 (18.3mV);较小的粒径将降低其扩散障碍,有利于纳米粒穿透肿瘤间质抵达肿瘤深部,而正电荷可以显著提高 MCF-7 细胞对其的摄取,从而增加化疗药物对肿瘤细胞的毒性作用,其肿瘤抑制率达到 65.6%,而粒径不可调节纳米粒组的肿瘤抑制率仅为 47.1%。

在纳米材料上修饰一些具有光敏感变构性质的基团,可以赋予纳米材料在光照前后不同的亲和性,从而改变其粒径。Tong 等利用疏水性螺吡喃 (spiropyran) 在紫外线照射下能够变构为亲水性部花青 (merocyanine) 的特点,将螺吡喃修饰上 9 个碳的烃链得到疏水性纳米材料,该材料在水相中可以乳化为纳米粒,粒径为 143.2nm,经紫外线照射后粒径降至 47.1nm。利用此原理使其肿瘤渗透性大为增加,且能将更多的阿霉素递送入肿瘤深部,有效延长荷 HT-1080 肿瘤小鼠的中位生存期。但由于该异构化是由紫外线触发,而紫外线的组织穿透能力很差,因此只能应用于体外或浅表肿瘤。

(2)粒径智能化聚集增大策略:纳米系统的聚集同样可以受 pH、酶、热等触发而实现。Nam 等在金纳米粒表面修饰甲基马来酰胺的类似物,所得粒径仅为 10nm,表面为负电荷。进入肿瘤后,在弱酸环境下甲基马来酰胺水解而暴露出氨基,进一步质子化而使金纳米粒表面带正电荷。水解的和未水解

的纳米粒由于电荷相吸而聚集,90min 后粒径已达 443nm,有效增强了滞留性。同时由于聚集,金纳米粒的吸收峰由 524nm 红移至 650nm,从而更加有利于肿瘤的光热治疗。

(二)主动靶向策略

主动靶向(active targeting)是指将药物与靶部位能够识别的分子(器官、组织、细胞膜上的特定受体、抗原、凝集素、叶酸、转运体等)连接进而使非特异性药物与靶部位主动识别并特异性结合,触发细胞内吞,使药物在疾病组织、细胞中选择性富集(图 7-3-2)。根据靶向细胞的不同,可将主动靶向策略分为以下几类。

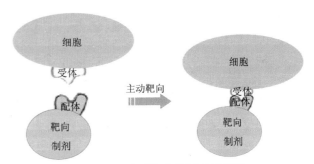

图 7-3-2　主动靶向的原理示意图

1. 靶向肿瘤细胞　肿瘤细胞是肿瘤的主要组成部分,选择性杀伤肿瘤细胞已成为肿瘤治疗的首要选择。肿瘤细胞由于生长迅速,其细胞表面的多种受体表达显著高于正常细胞,如转铁蛋白受体、叶酸受体、低密度脂蛋白受体和葡萄糖转运体等,因此相应的配体经常用作肿瘤细胞递药的靶向分子。

2. 靶向肿瘤干细胞　目前,越来越多的研究表明肿瘤细胞包含不同的分化阶段,其中某些未分化的肿瘤细胞具有很强的成瘤潜力,并具有很强的分化和增殖能力,这与其他器官组织中干细胞的作用类似,因此称为肿瘤干细胞 (cancer stem cells)。一般认为,肿瘤细胞内仅有 0.01%~1% 的肿瘤干细胞,但肿瘤干细胞对化疗、放疗等抗肿瘤治疗的耐受性更大,且抗肿瘤治疗反而导致肿瘤干细胞的富集,使其快速增殖或转移,从而使抗肿瘤治疗失败。因此,将抗肿瘤药物靶向递送至肿瘤干细胞将有助于提高抗肿瘤效果,改善预后效果,减少肿瘤复发和转移。相比普通肿瘤细胞,肿瘤干细胞存在多种高表达的标记物,如 CD44、CD133 和 EPCAM 等,以这些标记物为靶点,能够将纳米递药系统靶向输送至肿瘤

干细胞,提高对肿瘤干细胞的杀伤效果。

3. 靶向肿瘤新生血管 肿瘤组织含有大量新生血管,其是维系肿瘤生长的重要基础和特征。通过药物阻止新生血管的增生可有效阻断肿瘤的营养供应,从而达到"饿死"肿瘤的目的。与成熟的血管内皮细胞相比,肿瘤新生血管内皮细胞高表达多种蛋白,包括整合素、跨膜糖蛋白和氨肽酶 N 等,能够识别这些高表达蛋白的分子即可用于新生血管靶向药物递送。如 RGD 环肽能够选择性结合整合素 $\alpha_v\beta_3$,从而被广泛应用于靶向肿瘤新生血管。

4. 靶向肿瘤相关巨噬细胞 普通活化的巨噬细胞 (M1 型) 能够产生促凋亡因子,并有效清除外来的病原体和肿瘤细胞。与此不同的是,肿瘤相关巨噬细胞 (tumor associated macrophages, TAM) 更接近于 M2 型,对肿瘤细胞毒性低,具有抗炎症和组织修复功能,且会促进肿瘤的生长、血管新生乃至转移。因此靶向 TAM 并选择性杀伤 TAM 有助于提高抗肿瘤效果,其中多种靶向分子被证明具有靶向 TAM 的效果,如 CD163 抗体、Ly6C 抗体和甘露糖等。

5. 靶向其他基质细胞 肿瘤部位还存在肿瘤相关成纤维细胞、肿瘤相关周细胞、肿瘤相关细胞外基质和肿瘤相关淋巴细胞等,这些细胞或基质在维持肿瘤微环境、促进肿瘤生长和转移方面发挥着重要作用,因此针对这些基质细胞的靶向递药同样能够发挥抗肿瘤效果。

(三)智能化调节与控释的药物靶向策略

1. 智能化调节表面性质的靶向策略 纳米靶向给药系统的表面电荷与其长循环效果及细胞摄取具有一定的相关性。一般而言,正电荷吸附血浆蛋白能力更强,从而容易被单核巨噬系统清除。反之,荷负电的纳米递药系统吸附血浆蛋白能力较弱,血浆半衰期也更长。因此,大多数纳米递药系统均将表面修饰为负电荷。另外细胞膜通常呈负电荷,荷正电的纳米递药系统更容易被细胞摄取。基于上述原理,研究者设计了表面性质智能化调节的递药系统,利用 pH 或酶的触发,使得纳米系统表面的电荷、基团发生变化,从而既有良好的血浆半衰期,又较好的肿瘤细胞穿透性。Lee 等以脱氧胆酸和二甲基马来酸修饰的聚赖氨酸为材料制备纳米递药系统,亲水性的聚二甲基马来酰胺在中性 pH 中呈负电性,从而使纳米系统具有较长的血浆半衰期,进入肿瘤组织后因 pH 降低,其嵌段中的酰胺质子化而呈正电性,从而更容易被肿瘤细胞摄取。结果表明,pH6.8 时肿瘤细胞对纳米系统的摄取是 pH7.4 时的近 40 倍。

2. 药物智能控制释放策略 普通纳米递药系统虽然可以通过 EPR 效应被动靶向至肿瘤部位,但仍然有大量的纳米递药系统可能分布于肝、脾和肾等器官,抗肿瘤药物在这些部位的释放会导致严重的毒副作用。因此如何使药物能够特异性地在肿瘤内部释放,而尽可能减少在正常组织、器官的释放成为研究者关注的问题之一。药物特异性释放主要通过环境响应性,而非特定分子间相互作用,因此将其归为被动靶向策略。目前,研究者已设计了多种响应性释放策略,包括 pH 响应性、氧化还原响应性、酶响应性和紫外线响应性等。pH 响应性主要是将药物通过一些 pH 敏感化学键 (如腙键) 修饰于纳米递药系统内部或表面。到达肿瘤部位后,由于肿瘤微环境 pH(为 6.5~6.8) 较正常组织更低, pH 敏感化学键水解而释放药物。通过调节敏感键周围的基团,可以使其最佳响应 pH 位于不同的区间,从而调节药物释放在肿瘤间质 (pH 为 6.5~6.8) 或肿瘤细胞内部的溶酶体 (pH 为 5.0~5.5)。有课题组将阿霉素采用腙键修饰于金纳米粒表面,结果表明,阿霉素在 pH5.0 时 48h 累积释放率达到 88.3%,显著快于 pH7.4 时的 21.9%,从而使得该系统在具有良好抗肿瘤效果的同时具有较低的心脏毒性。

(四)定向干预靶向策略

被动靶向和主动靶向都是按照药物在体内的沉积来完成的,在靶向精确性、脱靶和药物浓度方面还存在很多不足,通过体外定向干预,实现对体内药物释放的定向干预方法可以一定程度上弥补这些缺陷。定向干预靶向策略,主要应用来自体外的温度、光照或磁场等将药物载体控制或释放到特定部位,是一种极具应用前景的方法,包括利用光敏剂激发释放给药、磁性肿瘤靶向递药和利用超声的肿瘤靶向递药。磁性药物靶向治疗是常用的物理化学靶向方法之一。该系统是将适合的药物载体与抗癌药物结合形成稳定的组合,然后通过外磁场控制定向移动,定点聚集,以定位释放药物的方法来取得治疗的效果。靶向给药系统的组成部分主要是抗肿瘤药物、磁性物质(磁性载体)、骨架材料(药物的载体)。将磁性物质与骨架材料用特定的方法组合就形成了磁性靶向的药物载体。然而需要注意的是,单纯使用身体外部磁场只能对于浅表部位病灶或对于外加磁场容易触及的部位具有一定的可行性。

三、非肿瘤靶向药物的递送策略

(一)心血管疾病的靶向策略

心血管疾病是全球死亡率最高的疾病,而动脉粥样硬化是心血管疾病主要诱因。常规的给药方式进入斑块的药物浓度很低,难以实现直接针对斑块的有效治疗。纳米药物递送系统在靶向斑块、斑块局部释放药物和提高斑块内药物有效浓度等方面具有显著优势,为动脉粥样硬化的诊断、治疗和疗效评估等提供了切实可行的方法和技术平台。

粥样硬化斑块破裂引起急性心肌梗死以及心源性猝死的发生。但这种高危斑块破裂前常不会出现明显的血管腔狭窄,目前存在的各种检查设备尚无法早期检测或预测病变的严重程度,而 MR 抗体靶向探针在粥样硬化斑块稳定性的评估及心血管疾病的预防方面具有重要的临床应用价值。用 MR 抗体靶向探针检测心肌细胞凋亡的研究在大鼠模型上取得了成功。这种纳米探针采用单晶氧化铁纳米颗粒 (monocrystalline iron oxide nanocompound,MION) 与抗肌球蛋白抗体偶联。若同时联合凋亡敏感探针和坏死检测探针,则可检测到细胞在心肌损伤、移植排斥、心肌炎中的变化过程。

在心肌细胞凋亡早期,所有凋亡的细胞膜外表面均会表达磷脂酰丝氨酸,后者可与膜联蛋白 V 结合。由膜联蛋白 V 联合交联氧化铁颗粒 (CLIO-Cy5.5) 的靶向探针,可检测急性再灌注损伤心肌小鼠模型的心肌细胞凋亡,表现为再灌注损伤区有 MR 信号丢失,而在未标记探针的模型上则未见明显的 MR 信号改变,体外荧光实验也证实了这一结论。因此,膜联蛋白 V 偶联纳米探针可以作为急性心肌梗死细胞凋亡的敏感靶向探针。

心肌梗死后,梗死部位产生纤维瘢痕,瘢痕的部位及大小严重影响病人的生存质量。Helm 等以 Gd 为 MR 对比剂,合成胶原蛋白特异性探针 EP-3533,在小鼠心肌梗死模型中,EP-3533 可明显提高心肌梗死区的 MR 信号强度,并呈现延迟强化的特点,组织病理学研究证实胶原蛋白与延迟强化区域密切相关。

急性心肌梗死、脑卒中和突发心源性死亡的主要原因是动脉粥样硬化斑块薄弱纤维帽的破裂。因此,早期发现高危斑块至关重要。近年来研究发现

低密度脂蛋白 (low density lipoprotein,LDL) 经氧化修饰后成为氧化低密度脂蛋白 (OX-LDL),是导致动脉粥样硬化斑块形成、发展及破溃的主要因素之一。针对 OX-LDL 特异性表达的 MR 抗体探针可检测斑块的易损性,成为检测心血管疾病临床风险的一个重要指标。Briley-Saebo 等证实了负载 Gd 和人 (IK17) 或鼠 (MDA2 和 E06) 独特型抗体探针 MR 靶向动脉粥样硬化斑块成像的可行性,该探针能够特异性识别 OX-LDL 在斑块中的表达。Lowell 等研究表明,由于自体的 LDL 能够得到分离、修饰以及转至病人自体内,因此 LDL 在动脉粥样硬化斑块成像方面有较大潜力。

近年来,有关血栓的 MR 抗体靶向探针成像有了新的进展。纤维蛋白大量存在于血栓中,可作为血栓的成像靶点,已在猪模型上成功应用。纤维蛋白靶向探针 EP-2104R 与 Gd 螯合形成的探针可产生足够强的 MRI 信号,能够显示心脏内外动静脉血栓中纤维蛋白的分布。

动脉中膜血管滋养管增生而形成的新生血管与动脉粥样硬化斑块的进展、斑块内出血及破裂有密切关系。新生血管的潜在标志物之一是 $\alpha_v\beta_3$ 整合素。整合素靶向的 Gd,在兔主动脉早期粥样硬化模型上显示 MR 信号增强。

(二)神经系统疾病的靶向递送

目前国内外关于纳米药物载体的研究虽然大都集中在对各系统恶性肿瘤的诊断和治疗方面,但是对神经系统损伤的再生修复方面的研究也引起人们的重视。长期以来,对于治疗中枢神经系统药物,如何通过血 - 脑屏障 (blood-brainbarrier,BBB) 一直是个棘手问题,BBB 阻碍了很多大分子药物和强极性药物有效作用于中枢神经病变部位。纳米药物载体为难于通过 BBB 的药物进入脑内提供了一个崭新的途径。目前为止,已有很多种药物借助纳米载体进入脑内,如六肽达拉根 (一种亮啡肽类似物)、筒箭毒、咯派丁胺等,并产生了相应的神经系统效应。聚山梨醇 -80 纳米颗粒搭载亲水性药物二乙酰胺三氮脒透过血 - 脑屏障,成为治疗非洲锥虫病二期的理想途径。另外的实验发现,聚乙二醇修饰的聚氰基丙烯酸烷基酯纳米载体在自发性脑脊髓炎的实验鼠 (多发性硬化的动物模型) 的脑内高浓度积聚。在对阿尔茨海默病和帕金森病药物治疗的研究中发现,多种纳米载药体,如聚合纳米粒、纳米胶束、纳米囊等运载药物、基因、细胞通过 BBB,可以阻止甚至

逆转神经病变,保护和支持神经再生修复。最近,Lewitt 等在对于帕金森病治疗的临床双盲研究中,以腺相关病毒作载体靶向输送表达谷氨酸脱羧酶的基因到丘脑底核,取得了明显的疗效。

(三)神经损伤后修复的靶向递送

在对神经损伤修复的研究中,自组装多肽纳米纤维支架 (self-assembling peptide nanofiber scaffold, SAPNS) 可以为神经再生提供三维立体支持,同时本身也具有生物活性。Behnke 等发现中脑损伤的大仓鼠,在用 SAPNS 溶液灌注损伤部位 3d 后有致密突起穿越损伤区域,而对照组无此反应。另一实验中,在上丘处横断仓鼠视束,90 天后仓鼠视力恢复 75%,可见 SAPNS 也可以提高视神经损伤的再生修复能力。Cho 等皮下注射载有聚乙二醇的硅胶粒治疗脊髓严重损伤的豚鼠,2 周后,实验组所有豚鼠恢复明显的体感触发电位,而对照组没有变化。稍早的研究中,Cho 等发现以聚乙二醇官能化的介孔硅纳米粒搭载联苯哒嗪可以靶向修复脊髓损伤。另外,壳聚糖纳米粒包裹联苯哒嗪可以有效地修复脊髓神经损伤,是很有潜力的纳米药物控释载体。

四、靶向递药系统的设计和构建

(一)被动靶向药物的设计和构建

被动靶向药物主要通过增强的渗透和滞留效应(EPR 效应)实现肿瘤组织的高浓度累积。常见的被动靶向药物包括脂质体、纳米粒(包括聚合物纳米粒或金属形成的纳米粒)、胶束、微乳、抗体、量子点、树枝状分子、富勒烯、铁蛋白以及病毒纳米载体等(图 7-3-3)。

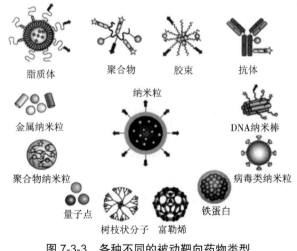

脂质体　聚合物　胶束　抗体

纳米粒

金属纳米粒　　　　　DNA纳米棒

聚合物纳米粒　　　病毒类纳米粒

量子点

树枝状分子　富勒烯　铁蛋白

图 7-3-3　各种不同的被动靶向药物类型

1. 脂质体载体　脂质体(liposome)载体是以磷脂分散在水中为骨架形成的类脂质双层的纳米泡囊型结构,除降低药物的不良反应以及增加药物在血液循环中的稳定性外,脂质体载药系统最具优势的特点在于其具备类似生物膜的脂双层结构,且磷脂的细胞亲和性和组织相容性均较好,因此脂质体具有良好的生物相容性。另一方面,由于脂质体具有严格分开的亲水性和疏水性区域,能够同时包载水溶性和脂溶性药物,水溶性药物包封于内部的水性腔内,脂溶性药物则负载于脂双层中;此外脂质体可通过加入阳离子脂质材料带正电荷,进而高效携带 DNA 或 RNA 等基因药物而不需要复杂的制备过程,并可以降低基因药物的免疫原性,因此脂质体一直被作为肿瘤靶向药物传递的优良载体而成为研究的热点。

脂质体包载抗肿瘤药物后经静脉注射给药可用于多种肿瘤的治疗,现已有多种脂质体载药系统(如 Doxil)被美国食品药品管理局(Food and Drug Administration,FDA)批准临床使用,其他药物如柔红霉素、紫杉醇、两性霉素、长春新碱、伊立替康、顺铂等多种抗肿瘤药物的脂质体载药系统已在国内外上市或正处于临床试验阶段。

2. 纳米颗粒　载药系统中,纳米粒子(nanoparticles)是由天然或合成的高分子聚合物材料为载体制得的胶体微粒载药系统,药物通过物理包载、吸附或化学共价结合的方式与载体材料相连。天然来源的高分子材料肝素、壳聚糖、明胶、白蛋白等,人工合成的聚合物材料 PEG、聚乳酸(PLA)、聚乳酸 - 羟基乙酸嵌段共聚物(PLGA)、聚己内酯(PCL)、聚乙烯醇(PVA)、聚丙烯酸酯、聚甲基丙烯酸酯等,都是美国 FDA 及其他国家药品管理部门批准可用作不同医疗目的的高分子聚合物材料。

除聚合物纳米颗粒外,以金属(金、银等)作为基本组成成分的纳米粒近年来也引起了广泛的关注。金纳米颗粒易于制备,在体内外试验中均体现出较为优异的生物相容性,作为一种软酸类纳米粒子,金纳米颗粒易与巯基或氨基等碱性基团结合从而实现表面修饰,可控的粒径也使得金纳米粒成为一种有潜力的肿瘤靶向纳米载药系统。

作为最常见的肿瘤靶向纳米载药系统之一,纳米颗粒同样易于进行各种表面修饰以实现被动或主动靶向的效果。与脂质体相比,纳米颗粒的优势在于其物理稳定性较好、载药量较高,但其生物相容性不如以磷脂为原料的脂质体,因此在纳米粒的制备中,对于材料的选择不仅需要考虑功能性质,还应着重考虑材料的生物学行为,优先选择可生物降解、生物相容性好的载体材料。

3. 胶束　胶束(micelle)是两亲性共聚物的球状分子集合。胶束的核心能包载疏水性药物。胶束具有是像冠冕一样的亲水性的外壳,这使得胶束为水溶性,因此胶束能递送水难溶性物质。喜树碱(camptothecin,CPT)是一种拓扑异构酶Ⅰ抑制剂,CPT对肿瘤有较好的疗效,但是CPT却因其水难溶性、不稳定性和毒性而在临床应用中受到限制。将生物相容性的、靶向的空间稳定胶束(space stabilized micelle,SSM)作为CPT的纳米载体(CPTSSM),SSM增溶CPT虽然很昂贵,但是可以重复利用,并且还能避免药物聚集体的形成。此外,由PEG衍生磷脂组成的SSM是CPT递送的绝佳载体,其粒径为14 nm,能穿过肿瘤和炎症组织中有漏隙的微脉管系统。这种被动靶向使得药物在肿瘤组织高浓度聚集,并且减少了药物对正常组织的毒性。

4. 树枝状分子　树枝状大分子(dendrimer)是一种球状大分子,分为核心、支链单元和表面基团三个部分。采用优选的合成方法,可以合成出用作治疗或诊断的新类别的树枝状分子。在早期的研究中,树枝状分子为基础的递药系统用于包载药物。然而,树枝状分子对药物释放的控制非常困难。近年来,聚合物和树枝状分子已逐渐孕育出一类名为树枝化(dendronized)聚合物的新分子,该聚合物是线性聚合物,它们在每个重复单元上都具有树突。它们的性能却不同于线性聚合物,它们具有药物递送优势,这是因为它们延长了循环时间。另外一个途径是将药物通过合成或共价结合连接至树枝状分子上,在其间掺入一个可降解键即可以控制药物的释放。如将阿霉素(doxorubicin,DOX)接合至一种生物可降解树枝状分子上,经过仔细设计其分子大小和分子结构后,它可以具有在血液中的最佳循环时间。DOX-树枝状分子通过多重连接位点控制药物包载,通过PEG取代控制其水溶性,通过pH敏感性树枝状分子连接键控制药物释放。通过静脉注射给药至肿瘤嫁接大鼠中,肿瘤组织对DOX-树枝状大分子的摄取量比对静脉注射游离DOX的摄取量高9倍,并且实验大鼠的肿瘤完全退化,大鼠在60 d内100%成活。

生物相容的胺型(polyamidoamine,PAMAM)树枝状分子具有良好的分子单分散性,并且有pH敏感性。最近,有研究表明一种包载显像剂(异硫氰酸荧光素,FITC)、肿瘤细胞靶向分子(叶酸)和治疗药物(紫杉醇)的多功能PAMAM树枝状分子具有令人惊讶的效果。

(二)主动靶向药物的设计和构建

主动靶向药物是借助药物载体,通过EPR效应在肿瘤组织的高浓度累积实现对肿瘤的主动靶向。这些药物载体可用靶细胞表面高表达的受体特异性结合的抗体、适体、肽或其他能识别肿瘤特异性或肿瘤连接抗原的小分子进一步修饰,然后在靶头的带领下主动识别靶细胞,介导纳米载体与特异性受体相结合。除靶向肿瘤细胞外,肿瘤内皮细胞也是癌症治疗中常用的主动靶向位点。常见的肿瘤及肿瘤内皮细胞表面高表达的特异性受体包括转铁蛋白受体、叶酸受体、整合素受体、凝集素受体、表皮生长因子受体等。

经各种不同的特异性配体或抗体修饰的主动靶向药物在体内外均能显示出较优的主动靶向递药能力。转铁蛋白修饰的脂质体载药系统能够显著延长荷脑肿瘤小鼠的生存期,提高治疗效果;将Cy5标记的树枝状分子经表皮生长因子修饰后,在4T1荷瘤小鼠肿瘤部位的蓄积明显强于未经配体修饰的对照组;特异性识别整合素 $\alpha_v\beta_3$ 受体的环状多肽c(RGDfK)修饰后的纳米粒显示出显著增强的U87异位瘤靶向及肿瘤球穿透能力;将叶酸修饰于双载顺铂和紫杉醇的PLGA纳米粒表面,药物在肿瘤部位的蓄积显著增强并表现出最优的抗肿瘤活性。然而值得注意的是,大多数主动靶向配体都只能介导纳米载体选择性地高效蓄积于肿瘤部位,却不能有效地将载体递送入胞,与受体结合的亲和力高但入胞能力低在一定程度上限制了主动靶向配体的应用。最近有研究在主动靶向多肽c(RGDfK)后端连接一条穿膜肽R8,构建了具串联形态的配体R8-RGD修饰的脂质体载药系统,用于脑肿瘤靶向递药。结果发现,该递药系统一方面能够主动识别肿瘤细胞表面高表达的整合素受体,另一方面也能在穿膜肽的作用下高效介导入胞,取得了较好的脑胶质瘤靶向效果。进一步的研究将后端的R8替换为具pH响应性的可激活型穿膜肽TH,构建的串联型TR肽修饰的脂质体载药系统不仅能主动靶向至肿瘤,还能在肿瘤组织微酸性环境下实现pH依赖的电荷翻转,激活配体的高效入胞能力。

(三)触发式释药型靶向药物

肿瘤靶向纳米载药系统不仅需要高效地将药物递送至肿瘤部位,还应当实现载药体系在血液循环中保持稳定不释放药物,传递至肿瘤部位后再触发式释药,如此才能既降低药物在循环系统中的毒性,又能够通过控制病灶局部高浓度的药物释放以提高疗效,并减少多药耐药性的发生。

触发式释药通常利用肿瘤组织特定的微环境设计 pH 响应型或酶响应型纳米载药系统。She 等将树枝状分子通过 pH 敏感的腙键连接抗肿瘤药物阿霉素制备 pH 响应释药的纳米粒,并在纳米粒外层包裹亲水性的肝素形成保护屏障,将此纳米载药系统用于 4T1 荷瘤小鼠的治疗。体外释药实验结果可见纳米粒在 pH7.4 条件下 60 h 内阿霉素释放仅20%,而在 pH5.0 的酸性环境下 12 h 即达到 80% 的药物释放量,体内治疗也表现出最优的效果。Cheng 等利用 pH 敏感性的硬脂酰磺胺甲氧嘧啶(stearyl sulfadiazine,SA-SD)、细胞穿膜肽 Tat 和 mPEG2000-DOPE 修饰的聚乙二醇化磷脂,制备得到包载 DOX 的聚合物胶束。由于硬脂酰磺胺甲氧嘧啶具有 pH 敏感性,在 pH7.4 条件下,带负电荷的 SA-SD 通过静电相互作用将 Tat 隐蔽在聚合物胶束内,使其穿膜活性受到抑制;当 pH<7.0 时,SA-SD 所带电荷由负转为正,静电相互作用被解除,使得 Tat 从胶束内核解离,暴露于胶束表面,介导载药胶束进入肿瘤细胞,从而选择性地杀伤肿瘤细胞(图 7-3-4)。与之类似的还有利用 MMP 敏感的触发式释药以及还原敏感性二硫键连接的载体材料的触发式释药。另一类触发式释药则是利用外源性的加热、超声或激光刺激等,如采用温敏性的脂质材料 DPPC 制备得到的温敏性脂质体,在受热刺激后即可触发式释放药物在肿瘤局部发挥治疗作用。

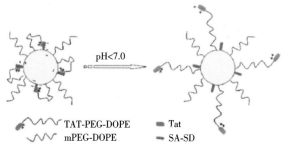

图 7-3-4 pH 敏感性聚合物胶束结构与作用示意图

(四)仿生类纳米载药系统

机体的免疫系统对纳米载药系统的体内清除一直是纳米载体应用中的一个不可忽视的问题,虽然亲水性材料如 PEG、肝素、透明质酸等的修饰可以形成一层保护性的屏障以延长纳米载药系统的体内循环时间,但机体的免疫系统仍然会在一定程度上对这些外源性物质进行识别和吞噬。近年来的研究发现,将人体自身的红细胞膜包覆于纳米粒的表面能够使纳米粒表面带有内源性细胞膜的相应蛋白,从而伪装成内源性的物质,有效延长血液循环时间,还可以像纳米海绵一样吸附清除体内的各种毒素。另一项最新的研究也证实,血小板膜包裹的 PLGA 纳米粒能够有效逃避免疫系统的清除,在体内实现长循环的基础上还能发挥血小板的自然属性治疗细菌感染以及修复受损血管。这种仿生类的手段也为肿瘤靶向纳米载药系统的构建与设计开辟了新的方向,采用类似的原理提取肿瘤细胞膜并包裹纳米粒可以制备高度特异性的肿瘤疫苗,这种纳米粒表面表达了全套肿瘤细胞膜的抗原,一方面能够激活机体的免疫系统杀死肿瘤细胞,另一方面也可以将药物靶向传递至与之具有同源性的肿瘤细胞以达到更好的治疗效果(图 7-3-5)。

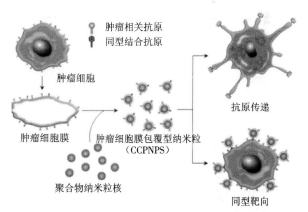

图 7-3-5 作为肿瘤疫苗的肿瘤细胞膜包裹型纳米粒结构与作用示意图

五、药物靶向递送在不同器官中的应用

(一)肝靶向药物

肝脏是参与人体进行消化、排泄、解毒和免疫等过程的重要器官,肝脏疾病是临床常见病和多发病,有些肝病如病毒性肝炎、肝硬化和肝癌症等,极大地危害人们的健康。其治疗手段主要是药物到达肝脏

病变部位,杀死肝病毒、修复受损的病变组织或消除疾病症状。

目前国内外肝靶向给药系统已成为研究的热点之一,主要通过以下几种机制实现肝靶向的药物运输:①载体传导途径如类脂乳、胆酸、脂质体微球等,尤其是内源性载体,利用其特异性、可溶性优势包裹或携带药物进入肝组织;②含糖基的大分子化合物通过肝实质细胞或非肝实质细胞受体的介导途径,如去唾液酸糖蛋白受体介导系统(肝实质细胞)、甘露糖受体介导系统(肝非实质细胞);③聚阳离子化合物在肝细胞膜上经独特的静电作用途径,如二乙胺葡萄糖与肝细胞膜表面产生静电作用,使肝的摄取量增加;④聚阴离子化合物通过肝非实质细胞(内皮细胞和 Kupfer 细胞)的清除介导途径,如丁二酯脂蛋白强阴离子化合物。

斑蝥素对原发性肝癌有较好疗效,但该药溶解性差,体内吸收后在肝区不易集中,较难达到有效血药浓度,且有较大的毒副作用。将其制成半乳糖衍生物修饰的靶向性制剂(斑蝥素脂质体),在一定程度上增强了肝靶向性,降低了毒副作用。阿柔比星 A 是第二代蒽环类抗癌药,为提高它的抗肝癌效果及药物稳定性,降低毒副作用,用 PLA 为载体材料制成了阿柔比星 A 聚乳酸纳米粒,经证实该纳米粒的感知靶向性显著提高。

(二)脑靶向药物

由于血-脑屏障的存在,98% 小分子化合物和几乎所有大分子不能进入脑病变部位,限制了对脑病的治疗。因此,脑靶向给药系统正引起越来越多的关注。

1. 脑部靶向性的嵌合肽技术　血-脑屏障(blood–brain barrier,BBB)上具有受体介导的转运系统,能够与特异的配体结合(如胰岛素、转铁蛋白等),实现内源性极性物质和大分子物质通过 BBB 的转运。通过筛选 BBB 上受体的模拟配体,得到既能够被转运又不影响内源性配体转运的多肽,以此作为药物载体,具有较好的脑部靶向性。目前已经制备了抗小鼠转铁蛋白受体(TFR)的单克隆抗体 8D3,并且成功地将 Abetal40 转运进入脑内。

2. PEG 偶联的免疫脂质体法　脂质体是球状的类脂双分子层,具有空腔,可以将药物分子装载于其中,运输到靶器官后,与脂膜融合,将药物释放进入细胞。如果在脂质体表面偶联上数以千计的 PEG2000 分子链,网状内皮系统对其的摄取就会大

降低,在血液中的驻留时间也会延长,但是偶联了 PEG 的脂质体不能够通过 BBB 和脑细胞膜。

3. 纳米粒子技术　纳米粒子是一类直径在 1~1 000 nm 之间的固态胶体颗粒,用于运载药物。研究表明,纳米载体能携带药物通过血脑屏障,产生中枢神经系统作用,特别是经表面修饰后,可显著提高脑内药物浓度,是目前药物传递系统基础研究与应用研究的重要领域。如 Tf 受体的单抗 OX26,结合于 Tf 受体细胞外的抗原决定簇,不受血液中 Tf 的干扰,在脑靶向给药系统的应用广泛。

(三)肺靶向药物

肺部存在丰富的毛细血管,其内皮直接紧贴于肺泡上皮,因此肺部对药物吸收的屏障极薄,且肺内吸收面积大,此外,肺部给药相对胃肠道给药来说,对药物的代谢作用极少,还可避免首过效应,从而提高药物生物利用度,是全身给药的良好途径。

肺靶向给药系统的设计可根据肺的生理结构及特点,主要通过以下几种机制:①控制粒子大小,通过控制药物粒子的大小,使药物在肺被截留。②酶-底物反应,由于肺内存在多种酶系,当药物用具有生物活性物质的载体包裹后,血液循环将其运输至肺,被肺截留,在肺部达到靶向治疗的作用。③巨噬细胞的吞噬作用,肺内有大量的巨噬细胞,当药物微粒随血液循环进入肺时,被巨噬细胞吞噬,使药物浓集于肺部。

(四)结肠靶向药物

根据结肠的生理结构及生理特点,下面把结肠靶向药物的研究分为以下 4 种类型:

1. pH 依赖型释药系统　人体胃肠道的 pH 逐渐升高,其中胃液 pH 为 1~3、小肠液 pH 为 6.5~7、结肠 pH 为 7~8,结肠 pH 相对较高,是 pH 依赖型结肠靶向药物研究的生理学基础。目前,pH 依赖结肠靶向药物主要通过 pH 敏感材料进行包衣的方法实现,理想的包衣材料必须在酸性胃液中不溶解,在回肠末端中性或弱碱性条件下溶解或溶蚀。pH 依赖型结肠靶向药物的靶向性受包衣材料溶解度、衣膜厚度及药物在胃肠各段停留时间的影响。pH 依赖型结肠靶向药物也存在其本身固有的缺点,即不同个体胃肠道 pH、药物在胃肠道内停留时间有差异,使得该药物具有较大的个体差异。

2. 时间依赖型释药系统　胃的排空有很大的个体差异,但小肠的转运时间相对恒定,一般为 3~4h,是时间依赖型结肠靶向药物研究的生理学基础。时间依赖型药物一般采用包衣的方法来延缓药物的释

放时间,使药物在回肠末端释药。

3. 微生物酶降解释药系统　结肠中存在大量的菌群,能产生各种酶,降解结肠中的食物或药物,目前,偶氮降解酶和多糖酶已广泛用于结肠靶向酶降解系统研究中。

用于结肠靶向给药的多糖有壳聚糖、果胶、葡聚糖、直链淀粉及硫酸软骨素等,这类多糖受结肠微生物酶降解,具有良好的结肠靶向性,但是这些多糖易被消化液溶解,必须与其他化合物交联,提高其疏水性,才能顺利到达结肠。Lorenzo Lamosa 等用壳聚糖制成微球后,用肠溶聚合物包衣制成结肠靶向药物,具有良好的结肠靶向性。

4. 压力依赖型释药系统　人体胃肠道蠕动产生压力,在胃和小肠中,因有大量的消化液存在,缓冲了药物所受的压力,而在结肠中,水分被大量吸收,肠道蠕动对药物产生直接压力,容易使药物破裂,这是开发压力依赖型结肠靶向药物的生理学基础。

(五)骨髓靶向药物

骨髓是人体最重要的免疫器官,也是最大的造血器官,因为存在骨髓 - 血屏障,药物很难达到骨髓,因此治疗骨髓疾病的药大多疗效难以保证,另一方面,目前大多抗肿瘤药、抗病毒药都具有严重的骨髓抑制不良反应,如何研制骨髓靶向给药及保护骨髓正常生理功能是医药工作者面临的问题。

根据骨髓 - 血屏障的生理结构、特点以及药物的转运方式,可以从控制粒径、筛选载体材料、胶体微粒表面修饰及介导主动靶向几个方面来克服骨髓 - 血屏障:①控制药物粒径,有研究报道粒径小于 100nm 的微粒可以进入骨髓,粒径越小越容易。②筛选载体材料,通过载体的筛选,制备粒径适宜的微球,有利于药物到达靶部位。③胶体微粒表面修饰,研究表明,骨髓可选择性捕获造血干细胞维持髓内高浓度,乳腺癌、前列腺癌、肾癌可选择性向骨髓转移,说明骨髓存在表面特异的识别因子,因此可以通过胶体微粒的表面修饰来提高微粒在骨髓的分布。④介导主动靶向,为提高骨髓主动靶向的特异性,可利用单克隆抗体、特定受体介导或选择特异性结合的配体、药物或微粒偶联,实现主动靶向给药。

(六)淋巴靶向药物

淋巴系统是许多疾病的发病部位,如癌症、艾滋病、转移性结核、丝虫病等,淋巴结是病菌和癌细胞入侵的关键之处,淋巴转移是恶性肿瘤最常见的转移途径,是引起术后复发和死亡的主要因素,全身化疗和放疗对恶性肿瘤淋巴转移灶的疗效差或无明显作用。由于淋巴细胞具有吞噬大分子物质和颗粒物质的特性,将抗癌药物与载体材料通过物理化学方法制成微粒或大分子物质,局部注射给药后,通过淋巴引流到淋巴结转移灶,达到对淋巴结转移灶靶向和缓释给药的目的。淋巴系统从组织间隙转移物质,物质穿过组织间隙达到毛细淋巴管,通过内皮细胞开放间隙进入淋巴,缓慢地穿过 1 个或多个淋巴结(部分物质被截留),汇入胸导管等中央区域,最后回到血液系统。组织间隙有着丰富的毛细血管及毛细淋巴管,血流速度为淋巴流速的 500 倍,因此小分子药物难以选择性地长时间浓集于淋巴系统,大分子物质及载药微粒静脉注射难以越过血管屏障进入淋巴系统,但局部注射可被毛细淋巴管选择性地吸收。因此应寻找合适载体及合适给药途径,实现毛细淋巴管选择性吸收,使药物浓集于淋巴结中缓慢释放。

药物向淋巴系统转运的途径根据给药途径不同而不同,有以下几种机制:①药物从血液向淋巴系统的转运,静脉注射时,药物由毛细血管进入淋巴管必须通过毛细血管壁和毛细淋巴管壁两个屏障,毛细血管壁孔径较小,是药物透过的主要限制因素,故淋巴液中的药物浓度不会高于血药浓度。②药物从组织间隙向淋巴系统转运,肌肉、皮下注射或器官内、肿瘤内组织间隙注射给药时,小分子物质,如葡萄糖、尿素、肌酸等可通过毛细血管和毛细淋巴管两种途径转运,由于血流量大大超过淋巴流量,药物几乎全部由血管转运。大分子物质,如蛋白、脂蛋白等难以进入血管,而经淋巴转运的趋向性随分子质量的增大而增强。③药物从消化道向淋巴系统的转运,口服或直肠给药时,药物通过黏膜上皮细胞等吸收屏障,经胃肠道吸收只有 2% 以下的药物有淋巴趋向性,进入淋巴系统。

由于淋巴靶向给药方式的限制,该系统所选用的药物及载体应具有以下特点:①药物被包裹或偶联后做成的药物,疗效不降低;②局部刺激性小;③良好的生物相容性,无抗原性,毒副作用低;④理化性质稳定;⑤具有亲淋巴性;⑥具有缓释作用,释放的药物能在靶区提供治疗所需浓度。

六、靶向递药系统的作用特点和优势

常规的药物递送途径和技术存在以下几个问

题：①大多数药物以常规的剂型给药后，通常被细胞、组织或器官摄取，自由地分布于体内，而不是定向分布于其药理学的受体。这主要是由于体内对药物存在巨大屏障。②口服给药受到两种效应的影响，即胃肠道上皮细胞中酶系的降解、代谢和肝中各酶系的生物代谢。许多药物很大一部分因首过效应而代谢失活，如多肽、蛋白类药物、β-受体阻滞剂等。为获得良好的治疗效果，通常不得不将口服给药改为注射等其他途径给药。③由于通过注射途径的非靶向药物可无特异性地分布在全身循环中，在到达靶部位之前，要经过同蛋白结合、排泄、代谢、分解等步骤。通常，只有少量药物才能达到靶组织、靶器官、靶细胞。④常规化疗药物通过对细胞的毒害发挥作用，由于不能准确识别肿瘤细胞，因此在杀灭肿瘤细胞的同时也会殃及正常细胞，而要提高靶区的药物浓度就必须提高全身循环系统的药物浓度，这就必须增加剂量但同时也产生较大的毒副作用。特别是对于抗癌药物，在杀灭癌细胞的同时也杀灭大量正常细胞，因此毒副作用大，病人的顺从性也差。

靶向药物是针对肿瘤基因开发的。它能将治疗药物最大限度地运送到靶区，使治疗药物在靶区浓度超出传统制剂的数倍乃至数百倍，治疗效果明显提高。同时，由于药物的正常组织分布量较传统制剂减少，所以药物的毒副作用和不良反应会明显减轻，达到高效低毒的治疗效果。在提高疗效及降低毒性的同时，靶向药物还可以解决常规药物存在的

稳定性低、溶解度小、生物吸收率低等问题。同时研制药物新剂型投资少、研制周期短、难度小，因此靶向药物有着更加广阔的发展前景。

总之，与常规药物相比，靶向药物显示出如下优点：①提高药物对靶组织的靶向性；②降低药物对于正常细胞的毒性；③减少剂量，增加药物的生物利用度；④避免肿瘤化疗时细胞的多重耐药；⑤提高生物大分子药物的生物稳定性；⑥改善药物的分散性；⑦提高药物在体内的作用时间，改善药物在体内半衰期短等缺陷。大多数肿瘤都具有与正常组织和器官显著不同的病理生理特征，构建合理的药物递送方法和途径即可有效利用这些肿瘤组织特有的微环境性质，将抗肿瘤药物高效地递送至肿瘤，不仅可以提高化疗效果，还能减少药物对正常组织的毒性，降低不良反应，改善患者顺应性。随着分子生物学的快速发展和医药制备技术的不断进步，生命科学和材料科学的发展以及人们对肿瘤疾病的认识越来越深入，肿瘤发生发展过程中特有的分子机制、信号通路等均可以作为肿瘤靶向纳米载药系统的靶点，针对肿瘤的治疗也将不仅仅局限于单纯地将药物传递至肿瘤部位，而是从细胞水平、亚细胞水平甚至分子水平阻断肿瘤生长和演进的过程。此外，靶向药物的载药量与包封率的提高、药动学性质评价、材料的生物相容性等临床前评估也还有很长的路要走。肿瘤靶向药物仍具有广阔的研究及应用前景，在多学科交叉的基础上对靶向药物进行进一步的构建与完善将成为接下来的研究热点。

第四节　基因治疗与分子成像

20世纪80年代初，Anderson等首先阐述了基因治疗（gene therapy）的概念，即通过一定方式将正常基因或有治疗作用的DNA序列导入靶细胞，而后通过基因扩增、抑制宿主细胞基因表达或替换缺失、缺损或无活性基因等方式来纠正基因的缺陷或发挥治疗作用，从而达到治疗疾病的目的。随着后基因组时代的到来和人们对疾病发生发展机制的深入了解，基因治疗技术已成为了当代医学和生物学的一个新的研究热点，并在肿瘤、心血管疾病、获得性及分子遗传性疾病的治疗中显示出良好的前景。其中，部分疾病的基因治疗已经进入了临床试验阶段。

基因治疗的成功实施与治疗基因在体内的递送与表达息息相关。如何客观地检测基因治疗的临床疗效判断终点，有效监测转基因在生物体内的传送，定量检测基因治疗的转基因表达，已经成为基因治疗应用的关键所在。以前的监测方法是导入携带治疗基因的载体后在不同时间点将实验动物处死或者进行活体组织穿刺取材，然后采用PCR、原位杂交、免疫组化等方法检测标本中载体上的基因片断、其转录出来的mRNA或表达的蛋白质，确立导入的基因是否表达。一方面，如此就要浪费大量的实验动物，也不能在同一个动物身上动态观察，因此实验的效率非常低。另一方面，虽然可以准确地反映靶部

位治疗基因的表达,但是由于需要用有创性的方法取材,限制了其在临床实践中的应用。因此寻求一种准确、无创及定量的监测手段成为一个亟待解决的问题,而分子影像学的出现为解决这一难题提供了有力工具。

作为一门新兴学科,分子影像学可利用影像学技术实时监测活体内细胞和分子水平的生物学过程,为疾病的早期诊断、治疗和疗效评价提供了新的思路和技术路径。随着非侵入性且敏感性更高的分子成像技术的发展,该方法在监测治疗基因的表达和评估基因治疗效果方面产生了巨大作用,极大地促进了基因治疗的临床转化。

目前,分子影像技术根据其显像设备不同分为核素分子影像、磁共振分子影像、超声分子影像以及光学分子影像等。这些成像技术均已被广泛应用于基因治疗研究中,并显示出了各自特点:①核医学成像,是基因治疗中使用最为广泛的分子成像技术,具有高度的敏感性、无限的穿透深度、有许多临床可应用的分子影像学对比剂等优点,但也存在辐射污染、分辨率较低等不足。核医学成像包括正电子发射体层成像(PET)和单光子发射体层成像(SPECT),与SPECT相比,PET可实现完全定量测量,具有更高的空间分辨力和灵敏度,然而PET需要回旋加速器产生影像学对比,价格较高。②MRI具有较高的空间分辨力、很好的组织穿透深度,而其不足主要为敏感性较低。目前,许多顺磁性和超顺磁性对比剂已被研发出来以提高MR成像的敏感性,从而使分子水平的MR成像成为可能。③光学成像,尤其是利用近红外线(NIR)及红外线区域的光子进行的近红外线荧光成像(NIRF)是新的分子影像学方法。尽管光子在组织内的穿透力有限,但在NIR区域,光子的衰减及自发荧光程度最小,使得组织穿透深度可高达10cm。荧光成像的优点包括:相对高的敏感性、高的分辨力(当利用内镜方式时可达亚毫米水平)及有多种影像学报告基因及扩增策略可供应用。此外,光学成像提供了一种方便的方法将表面的解剖信息与分子信息结合起来。光学成像的不足包括其表面成像的本质以及血液吸收及自发荧光效应。利用NIR区域成像以及荧光介导的体层成像可部分解决这一不足。

通过上述分子影像学技术,分子影像学能够进行基因表达的准确定位和定量分析,在整体水平上无创、实时、定量地检测转基因的时空表达,使其在疾病基因治疗研究中发挥重要作用。

(一)放射性核素成像

1.基因治疗载体的成像　放射性核素成像是通过观察核素标记载体的分布来评价基因传送的效能。脑肿瘤理想的基因治疗方案由肿瘤内注射及动脉内注射含有治疗基因的载体构成。以前的研究是将用亲脂性 ^{111}In 核素复合物标记后的单纯疱疹病毒(HSV)注入荷载有脑胶质瘤的大鼠中,颈动脉内注射核素标记的 HSV 1h 后显示,肿瘤内病毒吸收的效能低。当动物接受瘤内经立体定向注射病毒时,24h 发现其总剂量的(71.3 ± 35)% 在肿瘤内。研究显示核素能稳定地标记细胞,而不影响细胞的存活或感染率,这有利于成像病毒载体的分布及报告基因的表达。

放射性核素成像也用于显示非病毒载体到达感兴趣组织的能力,研究双股 DNA 的分布。探针一般由 3 种成分构成:①能与 ^{99m}Tc 结合的肽螯合剂;用于结合 DNA 磷酸二脂骨架的阳性电荷连接剂;嵌入的补骨脂素。通过 DNA 与补骨脂素的紫外线交联形成探针与 DNA 之间稳定的复合体。利用照相机在正常及载瘤动物中显示了质粒 DNA 及脂质体传送成像的可行性。初步研究证实,静脉输入 ^{111}In-DTPA 标记脂质体的 γ 成像显示头颈部癌症病人病变部位高水平聚集显像,因此支持脂质体可用作实体肿瘤治疗性基因的靶向载体。

2.细胞游走的成像　在很多免疫及肿瘤学研究中,细胞游走的活体成像用于示踪细胞的选择性吸附、判断到达及分离时间。放射性核素成像、MRI、荧光及生物发光成像均能示踪活体细胞的迁移。比如,表达 HSV1-tk 的基因修改的卵巢癌细胞(PA1-STK),用 ^{99m}Tc 标记后输入恶性胸膜间皮瘤病人的胸膜腔内进行自杀基因治疗。核素标记的 PA1-STK 细胞大量黏附于胸膜间皮瘤储积处,在胸腔内滞留至少 24h。大鼠胶质瘤细胞及淋巴细胞也利用 [^{64}Cu]PTSM 标记,并在活体裸鼠利用显微 PET 成像。显微 PET 成像显示尾静脉注射的 C6 胶质瘤细胞游走到肺及肝脏,淋巴细胞注射后 3.6h 在脾有一过性聚集。报告基因成像也用于示踪免疫 T 淋巴细胞在抗原阳性肿瘤及动物体内其他部位的特异定位及播散,可用于评价免疫调节剂的效果、研究其他细胞介导的免疫反应,包括自身免疫反应。

3.治疗性基因表达的成像　放射性核素成像技术,尤其是 PET 及 SPECT,在利用不同的报告基因及报告探针的基因表达成像中起重要作用。报告基因通过各种方法引入靶组织，包括病毒及非病毒传送载体。如果启动子导致报告基因转录，那么成像的报告基因 mRNA 的翻译产生蛋白产物，其可基于报告探针的胞内酶转换或受体与配体的相互作用而与成像的报告探针作用。胞内报告基因包括 HSV1-tk 及其突变基因 HSV1-sr39tk。HSV1-tk PET 报告探针的底物可分为两类：嘧啶核苷衍生物（如 FIAU）及无环鸟苷衍生物（如 FHBG）。细胞表面受体的报告基因包括多巴胺 2 型受体（D2R）、人类生长抑素 2 型受体（hSSTr2）及钠碘同向转运子（NIS）。这些报告基因中，HSV1-tk 基因通过 dNTP 池的改变可改变细胞行为至凋亡。受体可能导致第二信使的激活，比如触发了信号转导通路。突变的 D2R 基因不影响信号转导通路，但保留了受体与配体的亲和力。

报告基因本身可以是治疗性基因，也可与治疗性基因偶联。在前者，报告基因与治疗性基因为一体，比如，利用 HSV1-tk 及更昔洛韦的抗癌基因治疗可以与核素标记探针 ¹⁸F-FHBG 或 ¹²⁴/¹³³I-FIAU 聚集的成像联合应用。Jacobs 等初步研究结果显示，利用 ¹²⁴I-FIAU 进行的基因治疗成像是可行的，载体介导的基因表达可预测治疗反应。最近 NIS 也被用于核素基因治疗，NIS 有利于甲状腺滤泡细胞吸收碘。传统的放射性碘或 ⁹⁹ᵐTc 高锝酸钠闪烁成像已用于直接监控 NIS 表达。作为影像学报告基因 NIS 的优点包括：底物的广泛可利用性；代谢状况已被详细了解；底物在体内可被清除；不可能与潜在的细胞生物化学过程起作用。

（二）磁共振成像和磁共振波谱成像

MRI 有高的空间分辨力，但仅有毫摩尔的敏感度，因此必须有强有力的信号扩增策略。有大量的报道指出，探针必须聚集在细胞内以便产生的信号改变可以被 MR 检测出来。靶向 MR 对比剂与生化扩增策略的联合应用是主要的方法。研究集中于转铁蛋白受体作为对比剂聚集的潜在转运体，对比剂由人转铁蛋白（Transferrin，Tf）共价共扼到低分子量葡聚糖涂层的单晶氧化铁微粒（monocrystalline iron oxide nanoparticles，MION）或交联的氧化铁（crosslinked iron oxide，CLIO）上而构成。转铁蛋白可由受体识别，整个粒子被细胞内吞后携带着铁粒子，从而影响组织的 T_1 弛豫时间。已经证实在鼠胶质肉瘤细胞转铁蛋白受体（transferrin receptor，TfR）的过表达与 Tf-MION 结合成功地增加了细胞内铁

的含量，因此在种植肿瘤的活体鼠可取得可测量的 MR 对比。进一步的研究需要证实 TfR 是否能被加工和治疗性基因共表达，以及评价过表达的 TfR 及铁水平的增加对正常细胞功能的影响。

最近，一种在酶水解时其磁性特征可发生改变的对比剂已用于成像基因表达，被称之为"Egad-Me"对比剂。该对比剂属于钆对比剂，其外部用一个碳氢化合物帽封闭以阻止水分子进入钆，该帽经 β- 半乳糖苷酶劈裂性连接剂附加到对比剂上。当进入钆的水分子被阻止时，不产生影像对比。酶的劈裂使水分子进入钆离子，因此产生了对比。蟾蜍胚胎的实验显示，MRI 上的高信号区与表达 β- 半乳糖苷酶的区域有相关关系，并证实 MRI 可在活体动物检测基因表达。在这份报告中，对比剂经显微注射引入，操作复杂，因此需要进一步精简对比剂以便不需直接注射就可传送至细胞内。

磁共振波谱分析（magnetic resonance spectroscopy，MRS）能够区分来自化学特性明显的复合物的信号，也有潜力测量基因表达。MRS 可观察到有毒性的前体药物 5- 氟胞嘧啶（5-fluorocytosine，5-FC）经酵母胞嘧啶转氨酶转化为化疗剂 5- 氟尿嘧啶（5-fluoro-uracil，5-FU），并利用 ¹⁹F MRS 在活体直肠癌种植瘤中进行了量化研究。这一研究证实，利用 MRS 可以无创性监控肿瘤内治疗性转基因的表达。

（三）光学成像

很多不同的光学方法已用于成像活体基因表达。利用绿色荧光蛋白 GFP 作为报告基因可在裸鼠的主要器官，包括脑与肝脏中进行转基因表达的全身实时荧光光学成像。GFP 还被用于成像活体裸鼠非分裂肝细胞慢病毒的转导。生物发光成像利用特异波长发射的可见光子，这些光子的发生基于不同虫荧光素酶催化的能量依赖性反应。利用充电偶联设备和光子计数照相机可以检测及计数发射的光子。在注射载体后基因表达的动力学可通过注射编码虫荧光素酶的慢病毒载体证实。利用光学成像技术还可评价小动物模型中不同非病毒载体的表达，如阳离子脂质体（胆固醇 DNA 脂质体复合物、转铁蛋白靶向的 DNM 多氮杂环丙烷复合物等）。

基因治疗是目前医学研究中比较活跃、前沿的领域，然而一直缺乏治疗效果的客观评估手段。分子影像方法尤其是 PET 显像为反复地监测基因治疗的疗效提供了一种无创性的研究工具。近年来，

随着基因治疗研究的不断深入、分子探针的开发以及影像技术的发展,与基因治疗相关的分子影像研究也取得了显著的研究成果。尤其是在肿瘤、心血管疾病和神经系统疾病的基因治疗研究中,分子成像对检测活体内治疗基因的递送和表达情况提供了定位、定量信息,从而使基因治疗效果的早期、实时、非侵入性评价成为可能。但是,应当意识到,目前与基因治疗相关的分子影像学研究尚处于初步阶段,仍有一些问题尚待进一步解决。例如,基因治疗是否改变组织对报告探针(如 ^{18}F-FDG)的摄取;当报告基因和治疗基因不同时,如何考虑报告基因沉默及选择这类基因所导致的假阳性结果。随着生命科学的进一步发展和物理学、化学、药理学及分子生物学等领域的相互合作,相信分子影像能在人类肿瘤基因治疗中发挥更大的作用。

第五节　纳米诊疗一体化探针的概念与意义

在传统临床应用中,疾病的诊断和治疗是两个相对独立的过程,患者往往需要接受先诊断再治疗。通常情况下,这两个医疗过程之间往往存在较长的时间间隔,常常会贻误疾病治疗的最佳时期,而且在治疗过程中也无法进行治疗效果的同步、动态监测。另外,诊断用药和治疗用药也是两种独立的药物,这两种药物往往都对患者有一定的毒副作用,因此诊断和治疗分离给药不仅会增大患者不必要的痛苦,并且可能对患者造成较大的毒副作用以及体内清除障碍。因此,实现同时诊断与治疗是临床肿瘤医学的必然发展趋势。

诊断治疗学(theranostic)的概念是由 Funkhouser 等人于 2002 年首次提出,指的是将诊断和治疗两个独立过程整合为一体(图 7-5-1),实现即时诊断和跟踪治疗。诊断治疗学利用放射性核素成像、磁共振成像、光学成像、超声成像等医学影像技术对疾病进行精确诊断和定位,根据诊断结果选用放射治疗、化学治疗、基因治疗、光热治疗、光动力治疗等治疗手段对病灶进行医学影像精确引导下的治疗,并同步实现治疗效果的实时、动态跟踪。诊断治疗学概念的提出为人类疾病特别是癌症等重症的医疗提供了一种全新的思路和方法。

用于诊断治疗学的试剂被称为诊断治疗制剂(简称诊疗制剂,theranostic agent)。诊疗制剂能够将诊断制剂与治疗制剂有机地整合为一个体系,通过一次给药就可以实现对患者的即时诊断和同步跟踪治疗。诊断治疗制剂的使用可解决现阶段临床肿瘤诊断与治疗相对独立的现状所带来的不足,大大缩短了诊疗时间,提高了诊疗效率,并显著降低多次给予药物可能带来的毒副作用。

纳米科技的迅速发展为实现疾病诊疗一体化提供了新的平台。用于诊疗制剂研究中的纳米材料被称为纳米诊疗试剂(nano theranostic agent)或纳米诊疗一体化探针。由于其自身的结构特性,如小尺寸效应、渗透与滞留增强效应、靶向效应、比表面积大、易于修饰、双亲性质、光效应、磁效应、量子点效应等,纳米诊疗一体化探针在诊疗一体化研究中受到了研究者们的极大关注,取得了较好的效果。特别是整合药物靶向运输、活体示踪、药物治疗和预后监测等功能于一体的纳米诊疗一体化探针成为纳米医学研究的热点。

一般可通过以下三种方式制备纳米诊疗一体化探针:①将治疗剂(化疗药物、siRNA、光敏剂等)连接或装载在具有成像能力的纳米粒子,如氧化铁纳米粒子、金纳米粒子、量子点等;②将影像对比剂(如荧光染料、磁性纳米粒子、放射性核素等)连接到具有治疗功能的纳米粒子;③将影像对比剂和治疗剂同时包裹在生物相容性的纳米平台(如聚合物纳米粒子、介孔二氧化硅纳米粒子等)。

尽管诸多纳米诊疗一体化探针不断涌现,但它们一般是通过以下 4 个步骤发挥疾病诊治作用:首

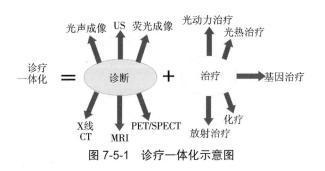

图 7-5-1　诊疗一体化示意图

先通过 EPR 效应或主动靶向作用将诊疗制剂靶向引导到病变部位，使其在靶组织内大量聚集；随后，其诊断成分发出一定形式的信号被医学成像设备检测并以图像的形式反映出来，以实现病变的定性、定位诊断；同时，其治疗成分可对病变组织或细胞进行杀伤，以达到病变准确治疗的目的；最后，其显像功能又可对其治疗效果进行同步可视化评估（图 7-5-2）。

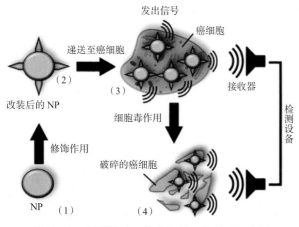

图 7-5-2　纳米诊疗一体化探针工作原理示意图

一、基于磁性纳米材料的诊疗一体化探针

磁性纳米颗粒（magnetic nanopanicles，MNPs）是一类以磁性纳米材料为内核的纳米颗粒。近年来，磁性纳米颗粒凭借其固有的多种属性吸引了越来越多的关注。其中，MNPs 所特有的超顺磁性得到人们的青睐。它能有效地缩短 T_2 弛豫时间，显著增强 MRI 的成像效果，且具有较高的生物安全性和组织特异识别性能，被视作目前最理想的 MRI 造影材料。在活体内肿瘤性病灶的诊断方面，MNPs 介导的 MR 成像显示出极高的探测敏感性，不仅可用于多种肿瘤原发灶的特异性靶向诊断，还可对肿瘤的局部进展和恶性淋巴结转移进行体内监测和精准诊断。目前，已有学者将 MNPs 应用于肿瘤患者，成功检测出注射超顺磁纳米颗粒的前列腺癌患者体内前哨淋巴结转移，从而将磁性纳米颗粒的研究推向临床转化阶段。

近年来，基于磁性纳米材料的多模态成像也日益成为研究的热点。磁性纳米材料的多模态成像是一种以 MRI 成像为基础，结合荧光、CT 等成像方式实现的多种模态成像效果，能够更加准确地诊断肿瘤。Hu 等人合成了一种超小粒径的金 - 钆磁性纳米簇，该纳米簇在活体内能够迅速富集到乳腺癌移植瘤部位，具有良好的生物安全性，是 MRI、CT 和近红外荧光三模态成像的理想材料。Xu 等人使用两亲性的嵌段共聚物聚苯乙烯 -block- 烯丙醇包裹上转换纳米颗粒和氧化铁纳米颗粒，再负载荧光染料 Squaraine，设计出多功能的纳米复合体系 UCIO@Polymer-SQ，该体系同时具有上转换发光、下转换荧光及 MRI 三模态成像能力，同时能够示踪 HeLa 人表皮癌细胞的移植瘤并为其治疗提供成像引导。

除显像能力外，MNPs 在肿瘤治疗中也具有较大的研究价值。MNPs 具有较大比表面积，易通过表面修饰而获得新的性能，如基因和化疗药物的递送能力、稳定性、主动靶向性等。磁性纳米材料具有良好的磁导向性，可在恒定磁场中在特定部位发生聚集，从而延长其携带的基因或药物在组织内的滞留时间。此外，MNPs 可以在交变磁场中高速振动产热，可用于肿瘤的热消融治疗中。基于这些特性，MNPs 能将肿瘤成像诊断和治疗有机结合而应用于肿瘤诊疗一体化研究。相对于其他诊疗一体化探针而言，MNPs 不仅粒径小（一般不超过 100nm），具有更强的组织穿透性，可实现更为快捷有效的药物递送，还显示出良好的生物相容性、药物缓释性及可定期排出体外等优点。上述优点使得磁性纳米颗粒成为一种非常具有应用前景的诊疗一体化纳米探针。

（一）磁性纳米颗粒与药物的靶向递送

靶向运输是磁性纳米颗粒的独特优势所在，这是因为除纳米材料本身所固有的被动靶向机制外，MNPs 还可通过其他两种主动靶向作用完成药物的定向运输。一方面，MNPs 可在人工外加磁场的影响下向病灶部位特异性聚集，从而提高靶组织内的血药浓度以发挥疗效。此类研究较早，目前技术已非常成熟。如 wu 等用聚多巴胺对超顺磁性氧化铁颗粒进行包裹，得到了平均粒径为 80nm 的磁性纳米颗粒，经与没有外加磁场相比较，外加磁场能够显著促进纳米颗粒中聚多巴胺对 HeLa 细胞的杀伤作用。另一方面，MNPs 又可根据其表面修饰的靶向基团将药物选择性地输送至靶向病变部位，以提高药物的生物利用度，从而在有效增强诊断治疗效率的同时显著降低药物对其他组织尤其是正常组织的毒副作用。例如，Patra 等利用两亲性分子将 SPIONs 和 Dox 连接，并在其表面用叶酸进行靶向修饰，制备了纳米诊疗一体化探针。实验发现，该磁性纳米载药体系对 SkBr3 人乳腺癌细胞和 HCT116 人结直肠癌细胞具有良好的靶向性和抗肿瘤活性。针对肿瘤细胞过度表达的表皮生长因子受体（epidermal growth factor receptor，EGFR），Tseng 等用其特异性的抑制剂西妥昔单抗靶向修饰 PEG 化右旋糖酐包裹的 SPIONs，结果显示该纳米颗粒对 A431 肿瘤细胞显示出较强的靶向性，可用于肿瘤细胞的靶向成像与治疗中，且与单纯的西妥昔单抗相比，其抑制细胞增长的能力更强，毒副反应更小。

通过表面化学修饰技术与药物结合后，磁性纳米颗粒可成为兼具医疗影像和药物靶向运输能力的多功能纳米颗粒，在 MRI 成像指导下进行药物可控传输，对肿瘤进行靶向诊断和治疗。Yang 等人利用氧化铁的成像性质，将抗肿瘤药物阿霉素与表面 PEG 化的氧化铁磁性纳米颗粒结合，然后在 PEG 末端连接肿瘤靶向配体 cRGD 和功能代谢显像（PET）^{64}Cu 的螯合剂，形成具有多模态、多功能靶向的磁性纳米颗粒，该颗粒对 U87MG 人胶质母细胞瘤细胞具有良好的靶向效果，同时能够靶向地对活体 U87MG 细胞移植瘤进行同位素和 PET-CT 成像。

此外，有研究者对 SPION 进行结构改造后在其内部装载抗癌药物。Iram 等和 Zhu 等成功合成了 SPION 纳米壳，中空的 SPION 具有较大的内部空间，能装载疏水性药物。将抗癌药物姜黄素和 DOX 装入中空的 SPION 中得 SPION-DOX，粒径为（191.9 ± 2.6）nm，提高了疏水性药物 DOX 的水溶性。U-87MG 细胞实验显示，与游离 DOX 相比，SPION-DOX 的抗癌效果高出 30 倍。同阿霉素类似，用磁性纳米颗粒递送紫杉醇也可显著增强紫杉醇的抗肿瘤活性，借助其 MR 成像功能，可通过 1.5T 的 MR 成像设备直接观察肿瘤组织对纳米药物的摄取，动态监控其对肿瘤的治疗效果。

为了提升药效，加强药物在肿瘤病灶处的特异性，研究者们针对肿瘤患处 pH 显著不同于正常组织的特点，开发出了基于 pH 的缓释技术。此技术可令装载有药物的磁性纳米颗粒在外加磁场的作用下聚集到固定位置，在特定的 pH 环境中逐渐释放药物，达到特异性杀灭肿瘤细胞的目的。Guo 等通过给磁螺菌属加入含纳米 Fe_3O_4 晶体、脑磷脂、磷脂酰甘油和丰富氨基酸的培养基培养方法制造出一种细菌性的磷脂膜包裹的磁性纳米颗粒，对这种颗粒进行阿霉素修饰和肝癌特异性识别的半乳糖苷脂后，这种纳米颗粒就会在 pH 较低的肝癌病灶处通过席夫碱取代的形式将阿霉素释放到肝癌组织处，最大限度地降低阿霉素对正常组织的毒副作用，提高给药效果。

（二）磁性纳米颗粒介导的磁热效应治疗

由于超顺磁性物质所特有的 Neel 磁滞效应，加上肿瘤组织内部缺乏血液供应以及与其他正常组织的物质与能量交换，在交变磁场作用下，磁性纳米材料可通过靶向作用聚集在肿瘤病灶部位并产生大量的热量，从而使肿瘤细胞内部的温度迅速升高。当肿瘤组织温度达到 43~47℃ 时，细胞的各种坏死机制就会启动，并最终导致癌细胞组织的全部死亡。利用磁性纳米颗粒这种交变磁场下振动发热的特性以及人体内部正常组织和肿瘤组织对温度的敏感性不同，人们研发了一种磁性纳米材料所特有的肿瘤治疗方式——磁热效应治疗。

随着磁性纳米颗粒的研发和改进，磁热效应治疗已成为了肿瘤治疗领域的一个研究热点，并已取得了一定的研究进展。Sadhukha 等将表皮生长因子 EGFR 抗体修饰的磁性纳米颗粒制成可吸入气溶胶，在交变磁场的作用下，可有效杀死非小细胞肺癌细胞。动物实验结果表明，经过修饰和磁热效应处理的小鼠，其肺的质量显著低于其他组的小鼠。Franchini 等制备了一种基于超顺磁性 $CoFe_2O_4$ 纳米粒子的多功能纳米诊疗制剂。在高频交变磁场的作用下，该磁性诊疗体系显示出很高的特征吸收率及磁热转化效能，可实现肿瘤的定点和局部热疗。同时，在体外和体内 T_2 加权磁共振成像中，该纳米粒子表现出很好的对比增强效果，这说明，单一组分的磁性纳米粒子也可同时实现诊断和治疗功能。

尽管磁性纳米颗粒的磁性热消融功能在多种肿瘤动物模型（如肺癌、乳腺癌、前列腺癌、结肠癌和脑瘤）的治疗中显示出良好的应用前景，但由于此方法的副作用较大，尤其是对于正常细胞也有较大的损伤效果,磁热效应方面的临床试验仍未开始大规模进行,因此如何严格有效控制温度升高以选择性杀伤癌细胞而尽可能减小对正常细胞的伤害是磁热效应治疗研究的重点方向。

二、基于纳米金/银的诊疗一体化探针

纳米金/银是以金、银的金属盐为原料合成的直径为1~100nm的金或银。近年来随着纳米科技的发展,纳米金/银的制作工艺越来越成熟,可通过不同的合成方法以及控制不同的实验条件合成具有不同尺寸、形状的纳米金/银,如球形、棒形、星形、线性等。这些纳米金/银具备独特的尺寸和形状依赖的理化特性,在生物医学领域中展现出良好的应用前景。

纳米金/银具备以下特性:①制备过程简单,单分散性好,可大规模生产。②可调控的介电、光电特性。③颗粒表面易与生物分子(如抗体、激素、蛋白等)有效结合。④良好的生物相容性和稳定性。⑤具有表面增强拉曼散射(surface enhanced Raman scattering, SERS)性质。⑥具有良好的光学性质和优异的X线衰减能力,可进行暗场成像、光学相干断层扫描、双光子成像、光声成像及CT成像。⑦具有显著的局部表面等离子体共振效应(localsurface-plasmaresonanceeffect):当一定功率的近红外光照射时,纳米金能将吸收的光能转化为热能或者产生单线态氧,是一种优良的光热/光动力试剂。纳米银可以结合自身的细胞毒性应用于抗肿瘤治疗。⑧可作为载体携带抗肿瘤药物。作为一个载体,纳米金/银能将上述多种诊疗功能集为一体,实现协同增效治疗和肿瘤诊疗的一体化,是纳米药物的一个研究热点。

Mukherjee等人报道了利用铁青树叶提取物和AgNO₃生物合成多功能的纳米胶体银,该纳米胶体银同时具备抑菌、载药、抗肿瘤及荧光成像能力。Fales等人使用二氧化硅纳米颗粒共同包裹金纳米星和亚甲基蓝(光动力试剂)设计出复合体系AuNS-DTTC@SiO₂-MB。该颗粒在近红外激光照射处理后,对BT549人乳腺管癌细胞有明显的杀伤效果,同时可通过SERS实现肿瘤的示踪(图7-5-3)。Xia研究组通过改变形貌、壳层厚度等参数设计出共振吸收峰位于近红外区的金纳米笼,金纳米笼自身可作为优良的光声成像造影剂;同时利用其中空结构包载光敏剂或其他抗肿瘤药物,如将相转变材料(如正十四醇)与上述药物共同填充至金纳米笼中,可以实现药物的人工控释。聂志宏和陈小元等利用亲水疏水嵌段高分子修饰的AuNPs可在不同条件下组装成囊泡结构的特性,开发了一种两亲性高分子修饰的纳米金粒子亲疏水自组装体系。这种方法大大增加自组装体系的体积,拉近AuNPs之间的距离,使得其光热疗效果大大提升;同时,采用了较小粒径的AuNPs,使得热疗介质更容易排出,安全性得到保证。

Huang等人利用Stöber法将金纳米棒表面的十六烷基三甲基溴化铵(CTAB)替换成硅壳层,颗粒表面修饰叶酸,合成了具有高效CT成像和光热治疗能力的多功能纳米金诊疗体系GNR-SiO₂-FA。同样以金纳米棒为基础,张春富等以自聚合的方法在其表面包覆一薄层多巴胺聚合物。该包覆层在完全抑制纳米材料表面模板剂生物毒性的基础上,实现了高剂量化疗药物顺铂的负载、放射性核素碘的标记、PEG分子的表面修饰及进一步的肿瘤新生血管生长因子整合素靶向的RGD小肽偶联,最终构建具有SPECT成像功能的肿瘤热-化疗诊治探针。体外研究表明,该探针能够特异靶向一种肿瘤新生血管生长因子整合素阳性细胞,且所负载的化疗药物顺铂具有pH响应的释药特性。成像研究表明该探针能够特异性富积于肿瘤,高分辨光声成像显示探针靶向于肿瘤新生血管。而血管新生是肿瘤发生、发展和转移的基础。肿瘤热-化疗联合治疗表明:该靶向肿瘤新生血管的探针能够实现实体瘤彻底消融,并有效抑制其复发,显示出良好的肿瘤协同治疗效果。

三、基于量子点的纳米诊疗一体化探针

以量子点(quantumdots, QDs)为基础的纳米诊疗一体化探针是一体化探针研究开展较早的领域,量子点是一类具有量子特性的无机半导体纳米材料,其直径一般为1~10nm。量子点由于具有发光波长范围窄、Stocks位移大、量子产率高、荧光寿命长、光化学稳定性好、体内循环时间长等优点,在光学分子成像中具有独特的优势。而标记抗体、核酸适配体、肽等靶向分子后,量子点可成为一种灵敏的纳米

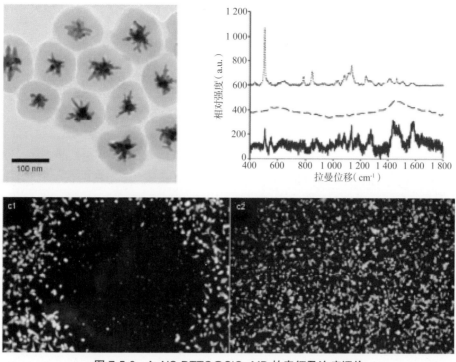

图 7-5-3　AuNS-DTTC@SiO₂-MB 的表征及治疗评价

探针,在活体内肿瘤的靶向成像和诊断应用中显示出巨大的应用价值。同时,以量子点作为载体,结合化疗药物(紫杉醇、阿霉素等)、功能蛋白(抗体等)、基因治疗药物(siRNA 等)等制备多功能纳米诊疗一体化探针成为纳米药物领域的研究热点,可在显示病变部位的同时进行实时监测与实现影像引导的治疗。

作为治疗探针的载药部分,阿霉素 Dox 是一种常用的探针装载药物,药理上 Dox 通过嵌入DNA 形成的双链 CG 序列阻止肿瘤细胞的 DNA无法复制,因其疗效较好且带有荧光便于追踪和监测, Dox 已被广泛地应用于诊疗一体化研究。Bagalkot 等将 QDs 与靶向前列腺特异膜蛋白抗原(prostate specific membrane antigen, PSMA)的A10RNA 适配体进行偶联,然后向偶联物中加入Dox,从而制备出了以 QDs 为基础的诊疗一体化纳米探针 QDs-Apt(Dox),并成功应用于体外前列腺癌细胞的影像、药物输送及治疗。研究表明 QDs-Apt(Dox)对于表达 PSMA 的 LNCaP 细胞具有高选择吸附性和杀伤性。用激光共聚焦扫描显微镜观察 QDs-Apt(Dox)与表达 PSMA 的 LNCaP 细胞系的荧光影像发现,在培养初期, QDs 和 Dox 的荧光均微弱,处于猝灭态; 1.5h 后,由于 LNCaP 细胞内各种酶对 PSMA 适配体的生物降解作用,偶

联体解离, Dox 得到释放,因此 QDs 和 Dox 均显示出较强的荧光。这种适配体 -QDs 药物释放体系在药物释放及细胞成像技术的研究上均具有重要实用价值。

基因治疗是量子点诊疗一体化探针的另一个广泛研究领域,量子点一般被同时用作示踪分子和基因载体,实现探针的诊疗一体化效果。RNA 干扰(RNA interference, RNAi)技术自发现以来就被认为是人类能够攻克重大疾病如癌症的重要技术。量子点可负载 siRNA 用于疾病的基因治疗。Li 等利用量子点与小分子干扰 RNA(siRNA)之间的静电吸附作用合成了量子点 -siRNA 复合体,该纳米复合体既可抑制人神经细胞中阿尔茨海默症相关基因BACE-1 的表达,也可用于细胞荧光成像,从而实现疾病诊断与治疗的结合。Nie 研究组利用"质子海绵"效应设计了一种可以实现溶酶体逃逸的多功能量子点,并利用这种量子点负载 siRNA,将传统siRNA 沉默效率提高了 10 倍以上,同时,利用量子点自身的荧光可实时监测与定位载体在细胞内的运输过程,为开发高效的基因治疗方法提供了一条新思路。

量子点诊疗一体化探针,同样已在临床新药的设计和研发上展现出重要的研究价值。2006 年,Manabe 等首次尝试利用 QDs 标记抗高血压药物卡

托普利（captopril，Cap）来分析其在小鼠体内的药物动力学和代谢过程。他们利用卡托普利分子中巯基和 QDs 强配位作用，将脂溶性 QDs 表面的三正辛基氧膦配体置换，形成 QDs-Cap 复合物。结果显示，在裸鼠尾静脉注射给药后 30min 内，复合物表现出与卡托普利类似的降压作用。他们通过活体成像显示复合物主要分布在小鼠的肝、肺、脾内。这一工作证明量子点可实时动态监测纳米药物在活体细胞或动物体内的行为，跟踪药物在生物体内的分布、转运及释放过程，为直观、快速、准确地评估药物在生物体内的作用机理及代谢路径提供了新型的技术手段。

肿瘤的光动力治疗是一种极具科研价值和应用前景的肿瘤治疗新方法，得到了人们的广泛关注。与手术、化疗、放疗等常规治疗手段相比，光动力学疗法具有低毒、副作用小、抗癌广谱、选择性高等优势。光动力治疗的关键在于光敏剂的研发。随着量子点制备技术和高性能量子点的出现，量子点不仅可作为能量转移的介质，以提高传统光敏剂的光动力疗效，还可以直接作为光敏剂，介导肿瘤光动力治疗。Qi 等报道了表面修饰卟啉环的亲水 Cd/Se 量子点可在双光子激光下产生单线态氧。Callan 等也证实了在 800nm 的激光激发下，碳量子点-原卟啉（Ⅳ）光敏剂的结合物可通过荧光共振能量转移实现双光子激发的 PDT。倪情雯等将整合素修饰的量子点作为光敏剂并探讨了其对活体内胰腺癌的治疗效果。实验结果表明，量子点探针不仅可对肿瘤细胞起到有效的靶向荧光标记作用，还可通过光动力学疗法显著抑制胰腺癌细胞的增殖。

四、基于碳纳米材料的诊疗一体化探针

碳是自然界中最广泛存在，与人类关系最为密切的元素之一。碳纳米材料即是以碳为主要元素合成的纳米级材料。由于其独特的结构和物理化学性质，如优异的电化学及表面化学特性、较高的灵敏度、更宽的温度适应范围及更短的响应时间等，碳纳米材料被广泛应用于生物医学领域，尤其是在药物传递、分子影像、基因治疗等方面展现出良好的应用前景。

近年来，碳纳米材料的研究相当活跃，多种结构不同、形态各异的碳纳米材料被研发出来，如碳纳米管、石墨烯、富勒烯、碳点等。其中，在肿瘤早期诊断和治疗研究中尤以碳纳米管和石墨烯最受关注。作为药物载体，碳纳米管的中空结构能用来包载药物，石墨烯的片层表面有很强的电荷亲和力，也可以负载多种药物。这些以碳纳米材料为基础的载药系统可以将诊断和治疗药物高效地输送到病灶，并且可以通过表面修饰增强体系的稳定性和生物安全性。同时，石墨烯和碳纳米管能高效吸收近红外光，将之转化为热能或传递给周围的 O_2 形成 ROS。因此，碳纳米管和石墨烯有望将成像和光热/光动力治疗结合而成为一种诊疗一体化体系。开发这些新型碳材料在肿瘤诊疗一体化方面的应用具有重要的科学研究意义和实际应用价值，已成为纳米科学的一个研究热点。

（一）碳纳米管

碳纳米管（carbon nano tubes，CNTs）是由一系列碳原子经 sp^2 杂化形成的六棱形结构经单层或多层同心卷曲成中空、无缝的圆柱体。自 1991 年被发现以来，碳纳米管以其独特的结构以及优异的物理学、化学和生物学特性能吸引了许多研究者的广泛兴趣，成为纳米医学领域的一个研究热点。

碳纳米管能在近红外光范围内产生较强烈的荧光，可用于近红外光成像，而且其荧光发射能力具有较高的抗猝灭以及抗光漂白性能。Choi 利用单壁碳纳米管和铁氧化合物构建了具有近红外荧光成像以及磁共振成像能力的双功能纳米复合物。经该复合物孵化的小鼠巨噬细胞不仅具有 MRI 信号，而且借助进入细胞内部的碳纳米管的近红外荧光能清楚观察到细胞的边界。标记细胞后，单壁碳纳米管不影响细胞的正常生长，而且其荧光标记功能可持续 3 个月之久。然而，用于近红外荧光成像的碳纳米管要求具有完整的空间结构和良好的单分散性，因此只能以非共价作用力修饰碳纳米管，这在一定程度上限制了其应用。在保证碳纳米管对近红外吸收的同时如何实现更有效修饰尚有待进一步研究。

碳纳米管由于具有典型的层状中空结构，其内部空间也可包埋造影剂、药物以及生物活性分子，因此碳纳米管已成为诊断和治疗药物递送的一种有效载体，在生物医药研发领域中发挥着重要作用。Ajima 等通过纳米沉淀技术将抗肿瘤药物顺铂填充到碳纳米管的内部，其抗癌效果比单纯的顺铂高

4~6 倍。Das 等人利用荧光和放射性标记的多壁碳纳米管表面包载抗肿瘤药物甲氨喋呤，再将其与叶酸连接使其对叶酸过表达的肿瘤细胞具备主动靶向功能，最终成功构建出多功能的诊疗一体化体系。该体系对 A549 人肺癌细胞的肿瘤模型和 MCF-7 人乳腺癌细胞的肿瘤模型显示出优良的抗肿瘤活性。

除了把药物包裹在碳纳米管的内部，还可通过表面共价修饰技术将靶向分子、抗癌/抑菌药物及基因药物等键合在碳纳米管的外表面。Bianco 等将荧光素和两性霉素键合在碳纳米管的表面，发现碳纳米管能将两性霉素有效地递送入细胞并使其保持高度的抗真菌活性。随后的研究工作以相似的方法将抗肿瘤药物甲氨蝶呤键合在碳纳米管上，导入肿瘤细胞后该纳米复合物对肿瘤细胞具有显著的抑制效果。Feazell 等利用碳纳米管合成了一种 pH 依赖性的抗肿瘤药物。他们在碳纳米管表面键合了四价铂的配合物，在细胞内的低 pH 环境下四价铂被还原并释放出具有毒性的抗癌药物顺铂。结果显示，碳纳米管对药物的递送效率是单独顺铂的 6~8 倍。

碳纳米管可通过疏水相互作用、叠加作用和静电相互作用吸附 RNA 或 DNA，且具有较强的跨细胞膜能力，因此它能将携带的核酸类药物高效快速地递送入细胞内。潘碧峰等利用碳纳米管 -PAMAM 树形分子递送 Survivin 反义寡核苷酸 ASONDs，发现该复合物是高效的基因载体，并能有效抑制癌细胞的增殖。Jia 等通过静电作用将量子点修饰的 ASODNs 与经 PEI 化的多壁碳纳米管结合，构成集治疗及跟踪标记双功能的复合物。实验结果显示，该复合物具有较高的细胞传送效率、细胞核定位能力及转染效率。

除此之外，碳纳米管对近红外光及射线具有较高的吸收特性，并将之转化成热量来破坏肿瘤细胞，使其在肿瘤热疗也有很大的应用潜力。例如，王蕾等用荷载阿霉素的单壁碳纳米管进行了抗肿瘤活性的研究。实验结果表明，经 808nm 激光照射后，碳纳米管显示出极强的热疗作用，并且当碳纳米管介导的热疗和阿霉素介导的化疗联合应用时，可更加有效地抑制体外和体内肿瘤的发生和发展。

（二）石墨烯

自 2004 年被发现以来，石墨烯（graphene，GO）已经迅速成为纳米医学领域中的一颗明星。它是由单层碳原子以 sp^2 杂化轨道组成的六角型、蜂巢状平面碳网络，是目前发现的最薄的二维材料。鉴于其独特的平面结构和光学性质，石墨烯及其衍生物在生物医学领域表现出了巨大的潜能。相对于其他纳米材料，GO 展现出以下独特的优势：①制备成本低，将廉价的碳原料通过简单的化学方法即可制得大量的 GO 材料，有利于 GO 在临床上的应用；② 2D 平面状的碳结构使得 GO 拥有巨大的比表面积，可以用于各种治疗药物的高通量运载；③ GO 具有很好的水溶性，源于其表面富含负电荷的含氧基团（环氧基、羟基和羧基）；④独特的 2D 结构同样适合于以 GO 为基础的纳米复合材料的构建；⑤虽然未经功能化的石墨烯具有毒性，但体内外实验显示石墨烯的衍生物如氧化石墨烯和还原石墨烯无明显的毒副作用，并且相对于其他应用于生物医学领域的纳米材料，如金纳米材料、碳纳米管和量子点等，功能化的 GO 展现出了更为良好的生物相容性。

目前，GO 及其衍生材料已经作为一种很有前景的纳米生物材料用于癌症研究中，包括肿瘤诊断、成像及治疗等。一方面，从肿瘤成像的应用角度，荧光染料分子和放射性核素标记的 GO 可用于光学成像和核素成像，GO 的固有光声特性还能实现光声成像。由此可见，GO 体系是合适的多模式显像的纳米载体，比如与无机纳米粒子杂合后的 GO 复合体系。由于核素成像的优势，值得进一步开展核素标记的 GO 体系及其在肿瘤 PET 和 SPECT 显像方面的研究。另一方面，从肿瘤治疗的应用角度，GO 本身既有光热效应，同时又能高效负载化疗药物和生物靶向分子，使其在肿瘤联合治疗方面的优势也很突出。更为重要的是，通过一定功能化修饰，包括引入显像信号和治疗药物，GO 体系既可以成像，又能治疗，将在显像指导的肿瘤治疗方面拥有很大的潜能。

Sheng 等人使用牛血清白蛋白（BSA）作为还原剂与纳米石墨烯结合制备出 Nanor-rGO 体系，该体系可实现对活体肿瘤组织的光声成像，并能够通过还原石墨烯的光热效果对 MCF-7 细胞的移植瘤造成组织损伤（图 7-5-4）。Akhanvan 等人对氧化石墨烯纳米片层结构进行光催化降解和还原，合成了还原氧化石墨烯纳米网（rGONM），然后在纳米网上接入功能化基团 Cy7（肿瘤靶向和荧光成像）、PEG（实现药物的体内长循环）和 RGD（增强肿瘤细胞对颗粒的摄取），制备出靶向多功能的 rGONMPEG-Cy7-RGD 药物，使用极低浓度的该药物（10g/mL）对荷 U87MG 人胶质母细胞瘤细胞移植瘤的小鼠进行治疗，再通过极低剂量近红外激光治疗（0.1W/cm²，照射 7min），48h 后肿瘤完全消除，使得石墨烯的诊疗效果和生物安全性得到进一

步提升。刘庄课题组利用水热合成方法将磁性纳米颗粒生长在纳米石墨烯片上，并对这一复合物进行修饰，将得到的磁性纳米石墨烯复合材料用于"荧光 - 磁共振 - 光声"三模态成像指导下的高效肿瘤光热治疗。随后的研究表明该复合物具有很好的磁性和良好的药物装载能力，实现了磁场靶向下的药物输送，并在细胞水平实现了对肿瘤细胞光热治疗和化疗的协同治疗。

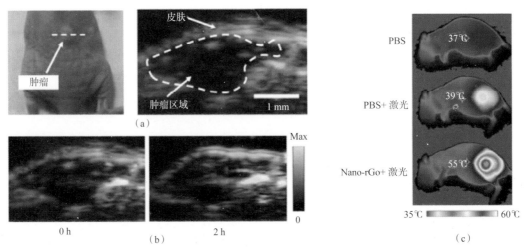

图 7-5-4　Sheng 等合成的 Nanor-rGO 体系的光声成像及热疗效果
（a）、（b）光声成像效果；（c）热疗效果

五、介孔纳米材料介导的诊疗一体化探针

介孔纳米材料（mesoporous nanomaterials，MSNs）是一类多孔中空的纳米颗粒，具有巨大的比表面积和三维孔道结构，孔径大小为 2~50nm，密度小且质量分散性良好。多孔中空结构使介孔纳米材料具有较强的物质连通性，各种原子、离子和分子不仅能够与材料表面发生接触，更能深入到材料内部。介孔纳米材料在粒径和孔径控制、生物相容性、材料功能化以及与材料相互作用等方面的技术不断完善，使其成为应用广泛的诊疗平台。

根据其化学组成，介孔材料可分为硅类和非硅类两类，其中介孔二氧化硅是目前研究最多的介孔纳米材料。由于存在大的表面积和孔道体积，MSNs 具有很高的药物装载量，物理吸附和化学吸附是 MSNs 实现药物装载的主要机制。MSNs 装载小分子药物通常依赖于物理吸附，位于二氧化硅表面的硅烷醇基是主要的吸附点，表面浓度至少 2~4 个 / nm。二氧化硅表面带负电荷，因而，MSNs 可通过静

电作用吸附带正电荷的药物。Meng 等报道了利用 PEG-PEI 包裹的 MSNs 装载 Dox 可显著提高 Dox 的治疗效果，与游离 Dox 比较，MSNs 装载的 Dox 明显降低了机体的毒性反应，包括肝、肾毒性。

作为诊疗药物的载体，MSNs 具有优良的生物相容性和可降解性，同时也易于同生物特异性分子、荧光染料、放射性核素和磁性对比剂复合，整合肿瘤靶向、药物控释、多药共载、多模成像、多模治疗等若干诊疗手段于一体，使其具备更加丰富的诊疗功能。Cheng 等人将近红外荧光造影剂 ATTO647N、光动力治疗药物钯卟啉和生物分子配体 cRGDyK 多肽整合到介孔二氧化硅纳米颗粒中，实现了对 U87MG 和乳腺癌细胞 MCF-7 的靶向光动力治疗和实时示踪。Zhang 等设计出共包载金纳米棒和阿霉素的介孔二氧化硅纳米颗粒，该颗粒可明显改善 A549 肺癌细胞对阿霉素的摄取量，同时近红外激光刺激可将阿霉素从纳米颗粒中快速释放，结合金纳米棒高效的光热效果，可明显杀伤肿瘤细胞，同时亦可对体系在细胞内的代谢和富集进行可视化成像。He 等人则采取自组装和煅烧法合成具有缺氧发光

（oxygen-deficient luminescent）性质的介孔二氧化硅纳米颗粒 SIC-600，载体自身可发冷光，具备成像示踪功能，同时包载阿霉素能促进 MCF-7 乳腺癌细胞对药物的摄取，从而得到更简单的诊疗一体化体系。

非硅类介孔纳米材料主要包括过渡金属及其氧化物、硫化物和磷酸盐材料等。部分非硅类材料除了可进行成像示踪功能，还具备良好的药物控释与治疗功能。Barth 等人制备了介孔钙磷硅酸盐纳米颗粒（calcium phosphate nanoparticles，CPSNPs）包载 ICG 作为白血病的 PDT 治疗体系，当结合特异靶向 CD117 的抗体后，能够进行靶向示踪。ICG-CPSNPs 的 PDT 实验显示小鼠白血病细胞系的治疗效果得到改善，活体的无病存活率提高到 29%。吴江等采用介孔二氧化钛（mesoporous titanium dioxide，mTiO$_2$）包裹四氧化三铁（Fe$_3$O$_4$），并进一步使用核黄素（flavin mononucleotide，FMN）和聚乙烯亚胺（polyetherimide，PEI）修饰，合成了新型介孔纳米复合物 Fe$_3$O$_4$@mTiO$_2$/FMN-PEI。由于具有 Fe$_3$O$_4$ 磁核、螯合在介孔表面的 FMN 荧光分子和 PEI 包裹层，因而该纳米复合物具有磁靶向性、siRNA 携带能力和 MRI、光学成像能力。使用这个新型介孔纳米复合物携带 siRNA，对乳腺癌 MCF-7 细胞有很高的转染效率，利用外加磁场可进一步提高转染效率。同时，MRI 和光学成像可显示 siRNA 递送事件。用此纳米复合物递送 survivin-siRNA 显著敲减了 Survivin 蛋白，诱发乳腺癌细胞凋亡，通过磁靶向可进一步增强敲减效果。体内实验表明，经 Fe$_3$O$_4$@mTiO$_2$/FMN-PEI 纳米复合物递送 survivin-siRNA，抑制了乳腺癌皮下肿瘤的生长，同时能进行 MRI 和光学成像。

六、基于脂质体 - 聚合物的纳米诊疗一体化探针

目前成功用于药物载体的功能化生物纳米材料主要为脂质体和聚合物两大类。

纳米脂质体是在脂质体的类脂质双分子层中加入适当表面活性剂形成的极具开发潜力的药物载体。纳米脂质体具有无毒副作用、生物相容性好、制备工艺简单等优点，被广泛应用于基因转染、药物呈递和活体成像等领域。Zheng 等人设计了叶酸靶向的包载吲哚菁绿（indocyanine green，ICG）的纳米脂质体，该体系利用 ICG 的近红外成像和光热性质实现了药物在活体内的成像示踪及对 MCF-7 乳腺癌

细胞移植瘤的靶向光热治疗。

对阳离子纳米脂质体和环境敏感类纳米脂质体等具有特殊性质的脂质体的研究同样备受关注。阳离子脂质体通常由阳离子脂质与辅助脂质在适当条件下组合而成，已广泛用于基因转染。阳离子纳米脂质体与带负电的基因通过静电作用形成纳米脂质体 - 基因复合物；此复合物因阳离子过剩而带正电，由于静电作用，被吸附于带负电的细胞表面，然后通过细胞融合或细胞的内吞作用进入靶细胞；阳离子纳米脂质体与基因在细胞内发生分离，基因被进一步转运至细胞核内用于基因转染等用途。Ren 等人使用阳离子脂质体包载肺癌抑制基因 FUS1 和人白细胞介素 IL-12 共表达的质粒，对小鼠肺癌疾病模型 HuPBL-NOD/SCID 小鼠进行治疗，显示出对肿瘤血管生成具有良好的抑制效果，能有效延长肺癌转移小鼠的生存率。而环境敏感类纳米脂质体一般由一种或多种对 pH、温度、光线等环境条件具有响应的脂质组成，具有智能的控释效果，包括温敏脂质体、pH 敏感电荷反转脂质体、光敏感脂质体等。Agarwal 等人通过优化二棕榈酰磷脂酰胆碱（DPPC）和 1，2- 二肉豆蔻酰 -sn- 甘油基 -3- 磷酸胆碱（DMPC）等磷脂材料的比例，设计出具备阿霉素高包载的温敏磷脂纳米颗粒，注射到裸鼠体内并在肿瘤部位富集后，再单独注射聚乙二醇化的金纳米棒，加以近红外光协同作用，能够远程触发阿霉素从纳米颗粒中快速释放，高效诱导肿瘤凋亡，该颗粒对 U87MG 细胞的移植瘤具有优良的抑制作用，实验鼠的寿命从 20d 延长至 60d。将阳离子和具有环境响应性质的分子整合到同一体系中则可得到环境响应的阳离子纳米脂质体。Dicheva 等人则使用二棕榈酰磷脂酰胆碱（DPPC）和 1，2- 二棕榈酰 -3- 三甲基铵丙烷（DOTAP）制备出温度敏感的阳离子温敏纳米脂质体，该体系能够被人脐静脉内皮细胞 HUVEC 和 BLM 快速摄取并通过温度控释快速释放，同时可控地对黑色素瘤细胞移植瘤 B16BL6 的血管内皮进行靶向示踪。聚合物纳米颗粒是一类以聚合物为基本骨架，包载小分子药物、多肽、蛋白、荧光标记物或核酸等物质的一类纳米颗粒。

相比于传统体系，聚合物类纳米颗粒具有良好的药物呈递效率、生物安全性、循环稳定性及 EPR 效应，同时易于进行表面修饰。在癌症诊断方面，Kim 等人设计了交联近红外染料 Cy5.5 的葡聚糖纳米颗粒（HGC-Cy5.5），HGC-Cy5.5 能够在体内实现

长循环,同时具有肿瘤特异靶向识别性能,已成功用于体内实体瘤或肿瘤新生血管的检测。Kim 等人使用生物相容性很好的聚醚酰亚胺 - 去氧皮质酮（PEI-DOCA）包裹 Cy5.5-DEVDC（天冬氨酸蛋白水解酶 3 裂解的近红外荧光染料底物）,设计了一种粒径在 80~100nm,特异性检测细胞凋亡的纳米颗粒,该颗粒对凋亡细胞具有灵敏的特异性识别能力。在癌症治疗方面,Ding 等人使用凝胶 - 聚丙烯酸体系包载顺铂和近红外染料 NIR-797,制备出诊疗一体化的纳米颗粒,该颗粒具有良好的被动靶向富集效果,能够抑制小鼠 H22 肝癌细胞移植瘤的细胞增殖并促进肿瘤细胞凋亡。

然而纳米脂质体对表面 PEG 修饰的过度依赖也使其无法将药物靶向、代谢稳定性等功能集于一体,从而无法实现脂质体体系的最优化设计;聚合物纳米颗粒的稳定性,对荧光分子的影响以及尺寸、形态和表面化学特性等因素限制了其在活细胞水平和活体水平的应用。而脂 - 聚合物纳米颗粒弥补了两者的不足,同时兼具两者优势,是一种应用前景广阔的复合型纳米体系。它提供了高效的药物呈递系统,增强了药物疗效,减少了药物副作用,同时明显提升了肿瘤的诊断精度。Zheng 等人使用叶酸靶向的磷脂 - 聚合物纳米颗粒包载近红外染料 ICG,避免了 ICG 在血液循环中易与血清蛋白结合代谢降解的过程,同时实现了 ICG 的靶向呈递和活体肿瘤组织成像。然而单一的治疗方案已经无法满足肿瘤个性化治疗的需求,诊疗一体化已成为纳米药物研究的趋势。Zheng 等人使用磷脂 - 聚合物纳米载体包载近红外染料 ICG 和化疗药物阿霉素构建了肿瘤成像和化疗 - 光热联合治疗颗粒。相对于单一纳米药物,该颗粒对 MCF-7 乳腺癌细胞及其耐药细胞 MCF-7/ADR 的治疗效果更加明显,且能够完全治愈裸鼠体内的 MCF-7 和 MCF-7/ADR 乳腺癌细胞移植瘤。Zhao 等人设计出具有不同粒径的包载 ICG 的磷脂 - 聚合物纳米颗粒 INPs,证明了粒径大小对 INPs 的细胞吞噬以及活体 BxPC-3 胰腺癌细胞移植瘤的被动靶向治疗具有重要的决定作用,为磷脂 - 聚合物体系的进一步肿瘤治疗奠定了重要的基础。

七、基于微泡的纳米诊疗一体化探针

纳米微泡系统是目前诊疗一体化研究较多,种类较为复杂的一类诊疗体系。它们的共同特点是载药纳米粒子附着在微泡表面、包于微泡内部或者本身构成了微泡壁。一方面,纳米微泡系统可通过化学修饰所获得生物特异性分子靶向到达特定的细胞或组织抗原,从而实现主动靶向给药和同步的增强超声造影。另一方面,纳米微泡系统还可通过超声靶向微泡破坏（Ultrasonic targeted microbubble destruction，UTMD）技术在病变局部产生空化效应以及声孔效应,使药物在病变局部大量释放,以实现超声介导的药物被动靶向递送。此外,利用微泡同时荷载多个诊断或诊疗成分可以实现多模态成像和多手段联合治疗。

Moon 等将白蛋白紫杉醇纳米粒子共价结合到磷脂和卟啉缀合物构成的微泡表面制备了诊疗一体化探针。该诊疗体系不仅可对活体内的肿瘤进行超声造影及光声成像,而且在 40MHz 超声探头辐照 10min 后可大量释放白蛋白紫杉醇,提高了局部肿瘤组织中的药物浓度,从而增强抗肿瘤效果。Wang 等使用 L- 多聚赖氨酸制成的纳米微泡包载雄激素受体 siRNA,实现联合超声进行靶向基因治疗。结果证实,该纳米微泡在低强度超声的定位引导下即可有效抑制前列腺癌的生长,且显示出比商用微泡声诺维更强的对比增强效果。作为药物的运送工具,Yoon 和 Cool 等制备脂质粒子磷脂微泡复合体,该脂质粒子可以包载各种化疗药特别是脂溶性化疗药,表面还可修饰识别癌细胞的靶标,主动识别靶细胞。UTMD 的应用使得磷脂微泡破坏,促进细胞载药脂质粒子的渗透和摄取,并实现微泡强化的超声引导下的联合治疗。同样利用脂质微泡,Chang 等向其内引入氧气,不仅有助于克服卵巢癌的缺氧性化疗耐受,而且可作为超声对比剂并辅助 UTMD,这为很多乏氧性肿瘤的治疗提供了新的思路。

除了白蛋白、磷脂微泡外,纳米粒子本身也可以作为微泡壁,如 Morch 等用 PEG 化的氰基丙烯酸烷酯聚合成纳米粒子,然后该纳米粒子通过震荡能够形成微泡,内部充填空气,纳米粒子本身则构成了微泡的外壳。Eggen 等向聚乙二醇 - 聚氰基丙烯酸正丁酯合成的微泡内加入胎牛血清白蛋白震荡,经纳米粒子自组装后合成了包载空气的微泡。该微泡不仅显示出良好的超声造影效果,还可增加声强、声压,增强 UTMD 效果,从而促进了本身作为微泡壁的纳米粒子渗透过毛细血管及细胞的摄取。此外,在氰基丙烯酸烷酯纳米粒子内部还可以包载脂溶性化疗药、荧光指示剂以及含铁氧化物，实现肿瘤化疗以及磁共振成像。这种通过一步乳化法合成微泡的方法操作简单且成本低，有望成为很有前景的可进行超声造影和磁共振引导下药物靶向递送的诊疗一体化载体。

前述系统合成结束即具有微泡结构，而 Gao、Rapoport 与 Ji 等进行了进一步的优化，将生物可降解的聚乙二醇 - 聚乳酸纳米胶束或聚乙二醇 - 聚己内酯纳米胶束内部包载气液转换剂全氟戊烷，并包载阿霉素，物理加温时，全氟戊烷气化形成纳米级囊泡，进一步聚集成微泡，继续实施 UTMD 促进药物靶向递送。同样，Lee 等以全氟戊烷产生微泡为基础，联合应用聚乙二醇 - 白蛋白聚合物，包载顺磁性氧化铁、紫杉醇以及液态全氟戊烷，不同的是，Lee 通过超声触发全氟戊烷的气化而非通过物理加温，该纳米微泡系统的另一特点是，活体应用时，可在体温状态下稳定存留 10 天之久。

八、基于蛋白的纳米诊疗一体化探针

近年来，随着美国 FDA 批准白蛋白结合紫杉醇纳米粒注射混悬液上市以来，蛋白作为药物分子的天然递送载体受到了越来越广泛的关注。蛋白纳米笼（protein nanocages）即是一种以蛋白作为载体，与诊断或治疗试剂一起制成的纳米载药体系。蛋白纳米笼具有其他载体系统（如脂质体）所无法比拟的优势，它不仅可赋予药物以蛋白本身所具有的可生物降解、无毒、无免疫原性、病人耐受和生物利用度高等特点，还可以较好地提高药物的溶解度、药物的疗效及延长药物的半衰期等。蛋白质的表面易于进行化学修饰，经修饰过后的蛋白纳米笼更是有利于提高诊疗药物的载药量、增强靶向性，从而更有效地检测、杀伤肿瘤细胞等。

E2 纳米笼是自然界中天然存在的一种具有球形空腔结构的纳米级蛋白，直径约为 24nm，可在嗜热脂肪芽孢杆菌的丙酮酸脱氢酶复合体核心中形成。在结构上，E2 蛋白是由 60 个单体自组装而成，具有晶格，可耐高温（85℃）。利用 E2- 蛋白的空间结构和自组装性质，可将诊断治疗药物装载到 E2 纳米笼的空隙内。

与 E2 蛋白类似，铁蛋白也可用作纳米笼。铁蛋白是在动植物、微生物体内普遍存在的一种贮存铁的可溶性蛋白，主要由蛋白壳和铁核两部分组成。

去除铁核后的蛋白壳也叫去铁蛋白。经过高分辨率 X 线衍射显示，去铁蛋白是由 24 个亚基高度有序自组装而形成的高度对称的中空球形结构，其外径约 12nm，内径为 6~8nm，厚度为 2.3nm，空腔内可容得下 4 500 个铁原子。去铁蛋白的解散与组装是可逆的，可通过适当改变溶液 pH 调控去铁蛋白的组装。由于去铁蛋白具有高度的均匀性、可控的组装性及易于修改和大量制备等优点，有研究将铁蛋白去除铁核后，将药物 Dox 包裹在中空笼状结构的去铁蛋白纳米笼（AFn）中，再通过化学修饰技术将磁性 Fe_3O_4 颗粒和碳点（Cdots）连接在去铁蛋白纳米笼的表面，制备了一种多功能的 Fe_3O_4-AFn/DOX-Cdots 纳米探针。实验发现，这种多功能纳米探针不仅具有磁靶向能力，可使更多的纳米探针在肿瘤组织内滞留，增加了肿瘤细胞对药物的摄取，还具有 T_2 增强能力及荧光特性，可用于肿瘤位置和形态动态变化的实时监测，实现肿瘤磁共振、荧光双模态成像诊断，同时其 AFn 笼状结构可在肿瘤酸性环境的影响下打开，并在局部释放出高浓度的药物，显示出 pH 敏感的药物可控释放能力和良好的肿瘤杀伤效果。该研究以蛋白纳米笼为诊疗药物的载体，同时实现药物的靶向转运、核磁成像、荧光成像和药物控释，集肿瘤的诊断和治疗为一体，为肿瘤诊疗一体化提供了新的方法和依据。此外，铁蛋白的重链与肿瘤细胞表面过表达的人转铁蛋白受体 -1 具有较高的亲和力，因此铁蛋白纳米笼介导的诊疗一体化探针可对肿瘤细胞进行靶向识别，从而提高了纳米探针对肿瘤细胞的诊疗效率且降低了其对正常组织的毒副作用。

除了蛋白纳米笼，还有一些其他的蛋白类材料也可用于疾病的诊疗一体化。例如，放射性标记和荧光标记的多肽纳米探针都是有效的诊疗试剂。还有学者利用蛋白的自组装特性，制备出基于脂蛋白及白蛋白的纳米复合体，用于肿瘤的诊疗一体化。其他的蛋白，如明胶、胶原、弹性蛋白、醇溶蛋白、豆球蛋白、玉米胶蛋白、乳清蛋白、牛奶和大豆蛋白也用作纳米载体体系。此外，最近有研究报道利用蛋白作为纳米反应器制备了半导体纳米晶体，有望为肿瘤的诊疗一体化提供一种新的纳米探针。

虽然诊断治疗一体化的概念在 21 世纪初才被提出，但随着人们对疾病特别是肿瘤性疾病的诊疗期望逐年升高，集诊断与治疗于一体的医疗模式已成了生物医学发展的主要趋势。尤其是近几年，诊疗一体化研究取得了显著的进展。许多研究表明，诊疗一体化不但可以大大缩短疾病诊治时间，提高疾病的诊治效率，同时也减少了患者的痛苦和医疗成本。因此将诊断和治疗有机地结合在一起的研究存在着巨大的应用潜力和市场价值，可以预见在不久的将来，对疾病尤其是癌症的医疗将会产生革命性的影响。

纳米技术的飞速发展为实现诊疗一体化提供了高效的载体。发展集药物靶向运输、活体示踪、药物治疗和预后监测等多种功能整合于一体的纳米体系吸引了研究者的广泛兴趣。目前，已有多种多样的纳米探针被设计和研发并用于诊疗一体化。它们既"聪明"又"能干"，不但可结合多种成像技术的优势对疾病进行早期特异性诊断，还能作为药物进行影像技术精准引导下的疾病治疗。同时，基于纳米诊疗一体化探针内的显像成分与治疗成分在体内具有一致的空间分布特点，可实现药物在生物体内分布、代谢及作用机制等方面的可视化研究。

尽管纳米诊疗一体化探针在生物医学领域发挥越来越重要的作用，但不可忽略的是，这些纳米体系还存在一些亟待解决的问题，使其难以安全、高效地应用于临床疾病诊断和治疗中。例如，量子点属于无机重金属材料，易于在生物活体中富集且难以降解；纳米金-银颗粒对正常细胞活动和体内代谢有很大影响，且颗粒尺寸与形貌受环境影响较大，大幅度降低了其在肿瘤诊疗领域中的应用；纳米碳材料在生物体内分布复杂且难以降解，存在潜在的生物毒性；磁性纳米颗粒如四氧化三铁等，其颗粒尺寸的可控性对于其在靶向性准确定位及与药物载体结合后的稳定性有很大影响；脂类-聚合物纳米颗粒的尺寸难以控制，在活体中易于代谢降解且肿瘤靶向效果较差；介孔纳米材料的代谢能力较差，且所负载的诊疗药物与介孔材料之间的相互作用机制难以分析，以及对诊疗过程的影响也尚未得到全面而深入的研究。纳米体系真正应用于临床的诊断和治疗，还需进一步探讨其与活体组织、细胞以及生物大分子间的相互作用与影响，深入研究细胞、组织、脏器层面的机理与机制，评估其与临床定量分析的相关性；应充分考虑纳米体系的生物相容性及其对人体免疫系统的影响；纳米药物的量化和标准化生产也是不容忽视的问题。上述技术瓶颈的解决需要分子生物学、临床医学、数学（建模与分析）、物理（成像原理）、化学（探针合成）、纳米技术、生物医学信号处理（检测、加工与处理）等多学科多专业交叉。相信随着近年来纳米技术的快速发展，具有诊断治疗一体化功能的分子影像纳米探针将会得到不断优化，从而带动医学影像指导下的可视化治疗技术的进一步完善，使其在不久的将来有机会应用于临床，为疾病的治疗提供更好的选择。

【参考文献】

[1] 张华，姚振威. 细胞示踪影像学技术的发展[J]. 国际放射医学核医学杂志, 2015, 39(2): 180-183.

[2] 毛怡，郜发宝. 光学活体示踪细胞的方法及应用[J]. 功能与分子医学影像学杂志（电子版）, 2012, 1(1): 61-64.

[3] 丁为民，田嘉禾. 核医学显像活体示踪干细胞[J]. 同位素, 2003, 16(3): 226-230.

[4] 侯军霞. MRI对比剂在细胞示踪中的研究进展[J]. 重庆医学, 2014(18): 2377-2379, 2380.

[5] DETANTE O, VALABLE S, DE FRAIPONT F, et al. Magnetic resonance imaging and fluorescence labeling of clinical-grade mesenchymal stem cells without impacting their phenotype: study in a rat model of stroke[J]. Stem Cells Transl Med, 2012, 1(4): 333-341.

[6] RAY P, DE A, MIN JJ, et al. Imaging tri-fusion multimodality reporter gene expression in living subjects[J]. Cancer Res, 2004, 64(4): 1323-1330.

[7] LEE H Y, LI Z, CHEN K, et al. PET/MRI dual-modality tumor imaging using arginine-glycine-aspartic (RGD)-conjugated radiolabeled iron oxide nanoparticles[J]. J Nucl Med, 2008, 49(8): 1371-1379.

[8] CHOI JS, PARK JC, NAH H, et al. A hybrid nanoparticle probe for dual-modality positron emission tomography and magnetic resonance imaging[J]. Angew Chem Int Ed Engl, 2008, 47(33): 6259-

6262.

[9] BENYETTOU F, LALATONNE Y, CHEBBI I, et al. A multimodal magnetic resonance imaging nanoplatform for cancer theranostics[J]. Phys Chem Chem Phys,2011,13(21):10020-10027.

[10] 丁晶,李济宇.移植后细胞示踪的研究进展[J].广东医学,2009,30(5):820-823.

[11] 张峰,张贵祥,杨晓明.干细胞分子影像标记示踪技术现状[J].中华放射学杂志,2010,44(5):545-547.

[12] 巩青松.SPIO 标记干细胞移植后 MR 活体示踪的研究进展[J].中国癌症防治杂志,2012,4(3):291-294.

[13] 王迪,徐旸,李宗金.分子影像在干细胞治疗中的应用[J].中国组织工程研究,2013(40):7150-7155.

[14] HOEHN M, KUSTERMANN E, BLUNK J, et al. Monitoring of implanted stem cell migration in vivo: a highly resolved in vivo magnetic resonance imaging investigation of experimental stroke in rat[J]. Proc Natl Acad Sci U S A,2002,99(25):16267-16272.

[15] 杨志军,徐如祥.神经干细胞标记及活体示踪的研究现状及前景[J].中华神经医学杂志,2005(02):109-114.

[16] NENRI M, MADERNA C, CAVAZZIN C, et al. Efficient in vitro labeling of human neural precursor cells with superparamagnetic iron oxide particles: relevance for in vivo cell tracking[J]. Stem Cells,2008,26(2):505-516.

[17] 汤海亮.神经干细胞脑内示踪研究[D].复旦大学,2011.

[18] 刘飒华.兔脾内肝细胞移植的磁共振活体示踪研究[D].南华大学,2011.

[19] FOWLER M, VIROSTKO J, CHEN Z, et al. Assessment of pancreatic islet mass after islet transplantation using in vivo bioluminescence imaging[J]. Transplantation,2005,79(7):768-776.

[20] MOORE A, BONNER-WEIR S, WEISSLEDER R. Noninvasive in vivo measurement of beta-cell mass in mouse model of diabetes[J]. Diabetes,2001,50(10):2231-2236.

[21] EVGENOV NV, MEDAROVA Z, DAI G, et al. In vivo imaging of islet transplantation[J]. Nat Med,2006,12(1):144-148.

[22] KRIA J, JIRAK D, GIRMAN P, et al. Magnetic resonance imaging of pancreatic islets in tolerance and rejection[J]. Transplantation,2005,80(11):1596-1603.

[23] 杨斌.功能化超小顺磁性纳米铁颗粒(USPIO)的合成及其在小鼠胰岛细胞移植活体示踪的应用[D].浙江大学,2014.

[24] STRIJKERS GJ, MULDER WJ, VAN TILBORG GA, et al. MRI contrast agents: current status and future perspectives[J]. Anticancer Agents Med Chem,2007,7(3):291-305.

[25] LI S D, HUANG L. Pharmacokinetics and biodistribution of nanoparticles[J]. Mol Pharm, 2008, 5(4): 496-504.

[26] MAEDA H, NAKAMURA H, FANG J. The EPR effect for macromolecular drug delivery to solid tumors: Improvement of tumor uptake, lowering of systemic toxicity, and distinct tumor imaging in vivo[J]. Adv Drug Deliv Rev, 2013, 65 (1): 71-79.

[27] 何勤,刘亚圆.肿瘤靶向纳米载药系统的设计与构建[J].药学进展,2016,40(04):261-269.

[28] LEVCHENKO TS, RAMMOHAN R, LUKYANOV AN, et al. Liposome clearance in mice: the effect of a separate and combined presence of surface charge and polymer coating[J]. Int J Pharm,2002,240(1-2):95-102.

[29] ZHANG JS, LIU F, HUANG L. Implications of pharmacokinetic behavior of lipoplex for its inflammatory toxicity[J]. Adv Drug Deliv Rev, 2005, 57 (5): 689-698.

[30] KUAI R, YUAN W, LI W, et al. Targeted delivery of cargoes into a murine solid tumor by a cell-penetrating peptide and cleavable poly (ethylene glycol) co-modified liposomal delivery system via systemic administration[J]. Mol Pharm, 2011, 8 (6): 2151-2161.

[31] KUAI R, YUAN W, QIN Y, et al. Efficient delivery of payload into tumor cells in a controlled manner by TAT and thiolytic cleavable PEG co-modified liposomes[J]. Mol Pharm, 2010, 7 (5): 1816-1826.

[32] 高会乐,蒋新国.肿瘤靶向递药新策略的

研究进展 [J]. 药学学报, 2016, 51(02): 272-280.

[33] WEISSIG V, PETTINGER TK, MUR-DOCK N. Nanopharmaceuticals (part 1): products on the market [J]. Int J Nanomedicine, 2014, 9: 4357-4373.

[34] FU Q, SUN J, ZHANG WP, et al. Nanoparticle albumin-bound (NAB) technology is a promising method for anti-cancer drug delivery [J]. Recent Pat Anticancer Drug Discov, 2009, 4: 262-272.

[35] JAIN RK. Delivery of molecular and cellular medicine to solid tumors [J]. Adv Drug Deliv Rev, 2001, 46: 149-168.

[36] FANG J, NAKAMURA H, Maeda H. The EPR effect: unique features of tumor blood vessels for drug delivery, factors involved, and limitations and augmentation of the effect [J]. Adv Drug Deliv Rev, 2011, 63: 136-151.

[37] GAO HL, CAO SJ, YANG Z, et al. Preparation, characterization and anti-glioma effects of docetaxel-incorporated albumin-lipid nanoparticles [J]. J Biomed Nanotechnol, 2015, 11: 2137-2147.

[38] GAO HL, CAO SL, CHEN C, et al. Incorporation of lapatinib into lipoprotein-like nanoparticles with enhanced water solubility and anti-tumor effect in breast cancer [J]. Nanomedicine, 2013, 8: 1429-1442.

[39] ZHOU J, ZHANG XM, LI M, et al. Novel lipid hybrid albumin nanoparticle greatly lowered toxicity of pirarubicin [J]. Mol Pharm, 2013, 10: 3832-3841.

[40] DESAI NP, TRIEU V, HWANG LY, et al. Improved effectiveness of nanoparticle albumin-bound (nab) paclitaxel versus polysorbate based docetaxel in multiple xenografts as a function of HER2 and SPARC status [J]. Anticancer Drugs, 2008, 19: 899-909.

[41] PÉREZ-HERRERO E, FERNÁNDEZ-MEDARDE A. Advanced targeted therapies in cancer: drug nanocarriers, the future of chemotherapy [J]. Eur J Pharm Biopharm, 2015, 93: 52-79.

[42] CABRAL H, MATSUMOTO Y, MIZUNO K, et al. Accumulation of sub-100 nm polymeric micelles in poorly permeable tumours depends on size [J]. Nat Nanotechnol, 2011, 6: 815-823.

[43] POPOVIĆ Z, LIU WH, CHAUHAN VP, et al. A nanoparticle size series for in vivo fluorescence imaging [J]. Angew Chem Int Ed Engl, 2010, 49: 8649-8652.

[44] WONG C, STYLIANOPOULOS T, CUI J, et al. Multistage nanoparticle delivery system for deep penetration into tumor tissue [J]. Proc Natl Acad Sci U S A, 2011, 108: 2426-2431.

[45] RUAN SB, CAO X, CUN XL, et al. Matrix metal loproteinase sensitive size-shrinkable nanoparticles for deep tumor penetra tion and pH triggered doxorubicin release [J]. Biomaterials, 2015, 60: 100-110.

[46] RUAN SB, HE Q, GAO HL. Matrix metalloproteinase triggered size-shrinkable gelatin-gold fabricated nanoparticles for tumor microenvironment sensitive penetration and diagnosis of glioma [J]. Nanoscale, 2015, 7: 9487-9496.

[47] YU Y, ZHANG XL, QIU LY. The anti-tumor efficacy of curcumin when delivered by size/charge-changing multistage polymeric micelles based on amphiphilic poly(β-amino ester) derivates [J]. Biomaterials, 2014, 35: 3467-3479.

[48] TONG R, HEMMATI HD, LANGER R, et al. Photoswitchable nanoparticles for triggered tissue penetration and drug delivery [J]. J Am Chem Soc, 2012, 134: 8848-8855.

[49] TONG R, CHIANG HH, KOHANE DS. Photoswitchable nanoparticles for in vivo cancer chemotherapy [J]. Proc Natl Acad Sci U S A, 2013, 110: 19048-19053.

[50] BLUM AP, KAMMEYER JK, RUSH AM, et al. Stimuli-responsive nanomaterials for biomedical applications [J]. J Am Chem Soc, 2015, 137: 2140-2154.

[51] NAM J, WON N, JIN H, et al. pH-Induced aggregation of gold nanoparticles for photothermal cancer therapy [J]. J Am Chem Soc, 2009, 131: 13639-13645.

[52] LEE DJ, OH YT, LEE ES. Surface charge switching nanoparticles for magnetic resonance imag-

ing [J]. Int J Pharm, 2014, 471: 127-134.

[53] HELDIN CH, RUBIN K, PIETRAS K, et al. High interstitial fluid pressure - an obstacle in cancer therapy [J]. Nat Rev Cancer, 2004, 4: 806-813.

[54] FAN YC, DU WW, HE B, et al. The reduction of tumor interstitial fluid pressure by liposomal imatinib and its effect on combination therapy with liposomal doxorubicin [J]. Biomaterials, 2013, 34: 2277-2288.

[55] ZHANG L, WANG Y, YANG YT, et al. High tumor penetration of paclitaxel loaded pH sensitive cleavable liposomes by depletion of tumor collagen I in breast cancer [J]. ACS Appl Mater Interfaces, 2015, 7: 9691-9701.

[56] KOHLI AG, KIVIMÄE S, TIFFANY MR, et al. Improving the distribution of Doxil in the tumor matrix by depletion of tumor hyaluronan [J]. J Control Release, 2014, 191: 105-114.

[57] CHAUHAN VP, STYLIANOPOULOS T, MARTIN JD, et al. Normalization of tumour blood vessels improves the delivery of nanomedicines in a size-dependent manner [J]. Nat Nanotechnol, 2012, 7: 383-388.

[58] MAES H, KUCHNIO A, PERIC A, et al. Tumor vessel normalization by chloroquine independent of autophagy [J]. Cancer Cell, 2014, 26: 190-206.

[59] RUAN SB, YUAN MQ, ZHANG L, et al. Tumor microenvironment sensitive doxorubicin delivery and release to glioma using angiopep-2 decorated gold nanoparticles [J]. Biomaterials, 2015, 37: 425-435.

[60] GUO Z, HE B, JIN H, et al. Targeting efficiency of RGD modified nanocarriers with different ligand intervals in response to integrin $\alpha_v\beta_3$ clustering [J]. Biomaterials, 2014, 35: 6106-6117

[61] MINTZ A, GIBO DM, SLAGLE-WEBB B, et al. IL-13Rα_2 is a glioma-restricted receptor for interleukin-13 [J]. Neoplasia, 2002, 4: 388-399.

[62] GAO HL, YANG Z, ZHANG S, et al. Glioma-homing peptide with a cell-penetrating effect for targeting delivery with enhanced glioma localization, penetration and suppression of glioma growth [J].

J Control Release, 2013, 172: 921-928.

[63] WEERAKKODY D, MOSHNIKOVA A, THAKUR MS, et al. Family of pH (low) insertion peptides for tumor targeting [J]. Proc Natl Acad Sci U S A, 2013, 110: 5834-5839.

[64] GUO JW, GAO XL, SU LN, et al. Aptamer-functionalized PEG-PLGA nanoparticles for enhanced anti-glioma drug delivery [J]. Biomaterials, 2011, 32: 8010-8020.

[65] LI JJ, GUO MM, HAN SP, et al. Preparation and in vitro evaluation of borneol and folic acid co-modified doxorubicin loaded PAMAM drug delivery system [J]. Acta Pharm Sin, 2015, 50: 899-905.

[66] KRISHNAMURTHY S, KE XY, Yang YY. Delivery of therapeutics using nanocarriers for targeting cancer cells and cancer stem cells [J]. Nanomedicine, 2015, 10: 143-160.

[67] QIAO MX, ZHANG XJ, SHUANG BA, et al. Progress in the study of targeted drug delivery systems for cancer stem cells [J]. Acta Pharm Sin, 2013, 48: 477-483.

[68] WANG CH, CHIOU SH, CHOU CP, et al. Photothermolysis of glioblastoma stem-like cells targeted by carbon nanotubes conjugated with CD133 monoclonal antibody [J]. Nanomedicine, 2011, 7: 69-79.

[69] YAO HJ, ZHANG YG, SUN L, et al. The effect of hyaluronic acid functionalized carbon nanotubes loaded with salinomycin on gastric cancer stem cells [J]. Biomaterials, 2014, 35: 9208-9223.

[70] SHEN HX, SHI SJ, ZHANG ZR, et al. Coating solid lipid nanoparticles with hyaluronic acid enhances antitumor activity against melanoma stem-like cells [J]. Theranostics, 2015, 5: 755-771.

[71] ZHAO G, RODRIGUEZ BL. Molecular targeting of liposomal nanoparticles to tumor microenvironment [J]. Int J Nanomedicine, 2013, 8: 61-71.

[72] ZHAO B, FAN YC, WANG XQ, et al. Cellular toxicity and anti-tumor efficacy of iRGD modified doxorubicin loaded steri cally stabilized liposomes [J]. Acta Pharm Sin, 2013, 48: 417-422.

[73] TU LX, XU YH, TANG CY, et al. In vivo imaging in tumorbearing animals and pharmaco-

kinetics of PEGylated liposomes modified with RGD cyclopeptide [J]. Acta Pharm Sin, 2012, 47: 646-651.

[74] Ruan SB, Qian JB, Shen S, et al. Non-invasive imaging of breast cancer using RGDyK functionalized fluorescent carbonaceous nanospheres [J]. RSC Adv, 2015, 5: 25428-25436.

[75] RAGGI C, MOUSA HS, CORRENTI M, et al. Cancer stem cells and tumor-associated macrophages: a roadmap for multitargeting strategies [J]. Oncogene, 2015. DOI: 10.1038/onc.2015.132.

[76] YOKOI K, GODIN B, OBORN CJ, et al. Porous silicon nanocarriers for dual targeting tumor associated endothelial cells and macrophages in stroma of orthotopic human pancreatic cancers [J]. Cancer Lett, 2013, 334: 319-327.

[77] ZHU SJ, NIU MM, O'MARY H, et al. Targeting of tumorassociated macrophages made possible by PEG-sheddable, mannose-modified nanoparticles [J]. Mol Pharm, 2013, 10: 3525-3530.

[78] BLAGOSKLONNY MV. Antiangiogenic therapy and tumor progression [J]. Cancer Cell, 2004, 5: 13-17.

[79] GAO HL, YANG Z, CAO SJ, et al. Tumor cells and neovasculature dual targeting delivery for glioblastoma treatment [J]. Biomaterials, 2014, 35: 2374-2382.

[80] GAO HL, HE Q. The interaction of nanoparticles with plasma proteins and the consequent influence on nanoparticles behavior [J]. Expert Opin Drug Deliv, 2014, 11: 409-420.

[81] CERQUEIRA BB, LASHAM A, SHELLING A N, et al. Nanoparticle therapeutics: Technologies and methods for overcoming cancer[J]. Eur J Pharm Biopharm, 2015, 97 (Pt A): 140-151.

[82] YING X, WEN H, LU WL, et al. Dual-targeting daunorubicin liposomes improve the therapeutic efficacy of brain glioma in animals[J]. J Controlled Release, 2010, 141 (2): 183-192.

[83] BACKER MV, GAYNUTDINOV T I, PATEL V, et al. Vascular endothelial growth factor selectively targets boronated dendrimers to tumor vasculature[J]. Mol Cancer Ther, 2005, 4 (9): 1423-1429.

[84] HE Z, HUANG J, XU Y, et al. Co-delivery of cisplatin and paclitaxel by folic acid conjugated amphiphilic PEG-PLGA copolymer nanoparticles for the treatment of non-small lung cancer[J]. Oncotarget, 2015, 6 (39): 42150-42168.

[85] SVENSEN N, WALTON J G, BRADLEY M. Peptides for cell-selective drug delivery[J]. Trends Pharmacol Sci, 2012, 33 (4): 186-192.

[86] LIU Y, RAN R, CHEN J, et al. Paclitaxel loaded liposomes decorated with a multifunctional tandem peptide for glioma targeting[J]. Biomaterials, 2014, 35 (17): 4835-4847.

[87] SHI K, LI J, CAO Z, et al. A pH-responsive cell-penetrating peptide modified liposomes with active recognizing of integrin $\alpha_v\beta_3$ for the treatment of melanoma[J]. J Controlled Release, 2015, 217: 138-150.

第八章　核素分子成像探针与临床应用

分子影像（molecular imaging）是分子生物学与现代影像技术结合产生的一门新的显像技术，是以体内特定靶分子作为目标的医学影像技术。与传统医学影像诊断主要显示生物组织病变的解剖变化相比，分子影像技术可在体外通过现代影像技术显示完整的人或动物活体内的分子功能、代谢和形态变化，通过图像直接显示细胞或分子水平的生理和病理过程。该影像技术的发展，使医学影像从传统的单纯反映病变异常形态，逐渐发展为不仅能反映生物活体分子表达、疾病的代谢、供血状态、供氧水平以及其他病理生理学等信息，还能显示生物组织的分子水平的生理和病理变化。更重要的是能在分子水平发现疾病，提高早期诊治疾病的水平，真正达到疾病的早诊断、早治疗，使疾病的诊断在患者没有症状前实现。现代分子影像技术的靶向分子主要有：启动疾病发生的分子，促进疾病发展、转归的分子，评估治疗效果的分子等。分子核医学的概念始于20世纪90年代初，得益于与核医学有关联的分子生物学的发展。1995年美国核医学杂志"分子核医学"增刊发表了相关研究报告，提出分子核医学的概念，逐步确立了分子核医学在医学发展进程中发挥的重要作用。

第一节　分子影像核医学的成像原理

一、概念

分子影像核医学（molecular imaging of nuclear medicine）是核医学示踪技术和分子生物学技术相互交融而形成的新的核医学分支学科，是以分子水平的靶向作用为基础，确定对疾病发生过程中"关键分子"为靶分子，通过用放射性核素标记能与靶分子有高度靶向性和特异结合的物质分子，利用放射性核素显像示踪技术，展现活体生物体内发生于细胞、亚细胞和分子水平的生化反应和变化过程。分子影像核医学不仅可在活体内直接观察到疾病起因、发生、发展等一系列的病理生理变化和特征，还能反映机体内基因表达、蛋白质相互作用、细胞分裂增殖及畸变过程。例如，通过对肿瘤发生过程中的关键分子进行放射性示踪与标记（marker）的分子影像诊断，可早期诊断肿瘤发生、发展、转移和复发，从而在疾病的发生、形成的阶段进行有效的干预，逆转、阻止或延缓其发生；在治疗上也可以根据治疗药物的作用靶点影像的变化，药物作用过程中一些关键的标记分子有没有改变，可在治疗过程中或治疗后早期评价治疗疗效。该技术的应用非常有助于探索和揭示生命的奥秘和疾病发生发展的机制，实现从分子水平上认识疾病，为临床诊疗和医学研究提供分子水平信息。

分子核医学的重要理论基础就是"分子识别"，例如，抗原与抗体的结合；受体与配体的结合；许多多肽类药物与相应靶细胞的结合；反义探针与癌基因的分子识别；酶与底物的识别等。因此其本质就是放射性显像示踪剂与靶器官或靶组织的特异性结合，用这些放射性药物进行显像，兼具解剖学影像和功能代谢影像的特点，成为分子影像核医学的独特优势，也是有别于其他影像诊断的关键所在。

二、内容

分子影像核医学的内容丰富，从生理、生化水平显像达到阐明病变组织生物过程变化、病变细胞基因表达、代谢活性高低、病变细胞是否存活以及细胞内生物活动的状态等目的，其中受体和基因研究是两个最重要的领域，这是因为两者的变化（或生化变化）是导致各种疾病的代谢、功能及解剖学结构异常的根本原因。

（1）受体显像是分子影像核医学的代表性工作，运用放射性配体可以比较准确地显示受体的分布、密度与功能，分子影像核医学可精确反映细胞间和细胞内的生物学过程，特别是观察执行基因编码指令的蛋白质生化过程。受体的研究也涉及细胞之间和细胞与其他分子之间的识别，信息跨膜转导（或传递）和细胞的生理病理反应等生命基本过程。而疾病的发生发展也往往体现在受体数目和亲和力的改变、信息转导功能的异常。这些改变均与受体基因缺陷和突变有关。分子影像核医学不仅可以通过体外受体放射分析测定生物样品中受体的容量、亚型及其活性，还可应用显像仪器在活体内直接探测到受体的密度、功能与分布，这是目前在活体内能安全、无创性获得受体功能与分布信息的非常主要的方法。

（2）个体的基因型可由生化过程来表达的。分子影像核医学利用放射性显像示踪技术，不仅可以观察到体内生化过程的变化信息，还可以将这种"生化过程异常变化为表型"的疾病与其相关的基因型联系起来，旨在提高对于疾病的认识以及诊疗的水平。

三、特点

分子影像核医学的核心理论基础是分子识别。技术的建立需要下列要素：首先必须选择合适的结合靶点；其次是设计与该靶点能特异性结合、高亲和力的标记探针或配体，且具备足够的放大信号便于实现高灵敏的探测；最后是需要灵敏度高、分辨率好的成像仪器。细胞内常见的靶点包括 DNA、mRNA 序列、受体蛋白质、酶以及抗原等；而相应的探针有反义寡核苷酸、受体配体、抗体、多肽类物质以及底物等。通常大多数标记探针（特别是分子影像核医学使用的探针）能够自由穿过细胞膜定位于细胞内或参与细胞代谢。

四、不同类型的基本显像原理

核医学代谢显像所用的放射性药物是一类采用单光子核素或正电子核素标记的显像剂。其中正电子核素 ^{11}C、^{13}N、^{15}O、^{18}F 等多为组成机体的基本元素的同位素，临床应用较为广泛，这些核素标记的某些代谢底物或药物不改变标记物本身的生物学性质，使其具有类似的生理与生化特性；同时采用符合探测方法测量湮没辐射产生的光子对，灵敏度高，空间分辨率好，不受组织厚度影响，可以定位、定量、准确测定局部放射性药物的浓度，揭示活体组织的代谢功能。一般正电子核素半衰期很短，在短时间内可重复检查，同时也给放射性药物的制备提出了更高的要求。

（一）代谢显像

代谢显像（metabolism imaging）是分子影像核医学显像的一项重要内容，可以说是目前最成熟的分子影像技术，并已广泛应用于临床诊断。最重要的代谢显像剂为 ^{18}F- 脱氧葡萄糖（^{18}F-FDG）。首先 ^{18}F-FDG 代谢显像在临床上主要用于：肿瘤的早期诊断与分期、转移与复发监测、疗效评价等；神经、精神疾病以及脑功能的研究。其次代谢显像不但能够较准确地显示常态和病态的神经细胞的功能代谢改变，而且可用于研究不同的生理因子刺激下或思维活动状态大脑皮质的功能代谢情况，是大脑行为学研究的重要方法；另外，还可用于心肌细胞活性测定，可以鉴别心肌的病变性质，是坏死？还是可逆性缺血（如冬眠心肌），为冠心病患者血运重建治疗方法的选择提供重要的依据，也被认为是判断心肌细胞活性的"金标准"。除了 ^{18}F-FDG 之外，还可进行蛋白质、脂肪酸、氨基酸及氧的代谢显像，也可用于了解正常或病变组织的不同功能代谢行为。

（二）受体显像

受体是指细胞膜或细胞内的一些能与生物活性物质（例如药物、神经递质、激素和抗体等）相互作用的生物大分子。而受体显像（receptor imaging）是利用放射性核素标记的某些配体（ligand）能与靶组织中某些高亲和力的受体产生特异性结合，通过显像仪器显示其功能与分布的技术。由于体内受体的含量极少，例如脑内的受体含量仅占全脑的百万分之一，因此，目前应用其他的显像技术无法显示出来。而分子影像核医学受体显像为在生理情况下，研究人体受体的分布（定位）、数量（密度）和功能（亲和力）提供了灵敏、无创性手段。特别是神经受体显像已经成为某些神经精神疾病（如 Parkinson disease，PD）诊断和研究的重要手段。

应用多肽类放射性药物进行受体显像也是核医学分子影像研究的重要课题。在生物进化过程中，氨基酸始终起着枢纽作用，它是包括分子信息、信息转导以及识别 / 转化单元等在内的一个巨大阵列的结构单元。小至一个氨基酸，大至一个多肽、蛋白质分子,在生物学信息网络中都起着重要的作用。各种配体都有相应的受体,在与受体结合后,通过信号转导系统与某些细胞的生化过程或生理过程相联系,配体与受体的相互作用则是一种重要的分子识别系统。肽类放射性药物的优点是:分子量小、在血中清除快、穿透能力强、与受体的亲和力较高,容易得到较清晰的显像;此外,肽比较容易合成(小的可用肽合成仪,大的可用基因重组技术),用于显像只需取大分子肽与结合有关的部分肽段,并可根据标记的需要将其与受体结合无关的羧基端延长,为放射性核素标记提供方便,在核医学显像与治疗中有重要的发展前景,将有可能成为 21 世纪放射性药物发展的支柱。

(三)基因显像

1. 反义基因显像　应用放射性核素标记人工合成的反义寡核苷酸,引入体内后,通过体内核酸分子杂交而与相应的靶基因结合,应用显像仪器便可观察其与病变组织中过度表达的目标 DNA 或 mRNA 发生特异性结合过程,显示特异性癌基因过度表达的癌组织或治疗后抑癌基因的表达水平,定位和定量特异的靶基因,从而达到在基因水平早期、定性诊断疾病或评价疗效的目的,这种以显示癌基因为基础的反义显像(antisense imaging),使肿瘤显像进入了基因水平,也有可能成为未来"分子影像学"的重要组成部分;而另一方面,利用聚集于靶基因局部的放射性核素发射的射线,破坏相应的致病基因,引起 DNA 链的断裂和损伤,以达到基因放射治疗目的。自从 DNA 的研究开始至今,分子生物学已经有了巨大的发展,近年的研究已基本阐明哪些分子进行哪些反应,人类基因库计划已描绘出人类基因的初步草图,可以提供人类基因学中 90% 的碱基配对序列。然而,人类仅拥有这份所有的碱基配对序列还远远不够,还需要知道这些基因到底控制了哪些蛋白质的制造? 而这些蛋白质又具备了哪些功能? 哪些基因的突变或缺失将会导致那种疾病? 通过由基因(或部分基因)的改变研究其机体所产生的生化反应或表现型基因,追踪表现型与基因间的关联,用于疾病的分子诊断和生物治疗计划的制订与监测。在这些研究领域中,分子影像核医学将会发挥越来越重要的作用。

2. 报告基因显像　基因治疗和干细胞移植治疗将是治疗某些疾病具有发展前景的方法,尤其是对缺血性疾病、神经系统的退行性疾病、造血功能障碍及血液系统肿瘤的治疗。基因重组技术将可以产生治疗疾病机制的特殊蛋白质制造基因联接在病毒的 DNA 上,利用携带治疗基因的病毒"感染"病人,从而将治疗基因带到病人细胞的染色体 DNA 上,并转录到 mRNA,进而制造此特殊蛋白质用以治疗疾病。如何监测携带治疗基因的病毒是否成功感染病人以及是否会成功转录到 mRNA,对基因治疗非常重要。核医学分子影像有可能解决上述基因治疗所面临的问题。人们可以在重组治疗基因的病毒 DNA 上同时插入一段报告基因(report gene),治疗基因与报告基因共表达,这样只要能在病人体内探测到报告基因的出现,就能间接反映治疗基因的成功植入与表达,能够在活体内无创伤性监测治疗基因的成功表达,以及表达的部位、持续时间、表达的量等。常用单纯疱疹胸腺激酶(HSV-TK)作为报告基因。

(四)放射免疫显像

放射免疫显像(radio immuno imaging, RII)是将放射性核素标记某些特定的单克隆抗体,注入体内后能够特异地与相应的靶抗原结合使其显影。利用基因工程重组技术合成双价的微型抗体,以及生物素 - 亲和素(biotin-avidin, BA)预定位技术的引入,有望克服放射免疫显像与治疗存在的某些不足。

(五)凋亡显像

程序性细胞死亡又称为细胞凋亡,是近些年人们关注的话题。凋亡显像对于肿瘤治疗疗效的监测和某些疾病的诊断有重要价值。凋亡细胞的死亡与细胞坏死不同,凋亡是一种可诱导的有机组织死亡的能量需求形式,其细胞的消失不伴有炎症反应出现,而坏死则是混乱无序的,没有能量需求,导致局部炎性改变,常常继发于突发的细胞内成分释放。凋亡可以由于细胞核受到严重损伤,如射线照射或线粒体内受到各种病毒侵袭等诱导产生,也可通过外部的信号诱导,如 fas 配体与 fas 受体之间的相互作用诱导。过去对细胞凋亡的监测主要是通过流式细胞仪对离体生物样品进行测定,而通过仪器对活体组织的凋亡细胞进行显像则是近年发展起来的新技术,对于某些疾病治疗药物的设计与研究、治疗效果的监测也非常有用。目前,凋亡显像(apoptosis imaging)主要用于肿瘤治疗效果监测、心脏移植排异反应监测、急性心肌梗死与心肌炎的评价等,尤其对肿瘤化疗疗效的监测具有重要的价值。

第二节　分子影像核医学成像的临床应用

一、肿瘤代谢显像

（一）显像机制

1930 年，Wargburg 在实验室里发现，肿瘤细胞即使在有氧情况下也仍然采取以无氧糖酵解为主的能量获取模式，并命名为"Wargburg 效应"。而随着近年来对"Wargburg 效应"分子机制的研究，目前认为"Wargburg 效应"也是肿瘤细胞的特征性标志物之一。这也是 ^{18}F-FDG PET（PET-CT）显像在肿瘤学中应用的理论基础。

1. 显像剂　^{18}F-2- 氟 -2- 脱氧 -D- 葡萄糖（2-Fluorine-18-Fluoro-2-deoxy-D-glucose，^{18}F-FDG）是一种与天然葡萄糖结构相类似的放射性核素标记化合物，也是可示踪葡萄糖摄取和磷酸化过程的显像剂。其中 ^{18}F 原子具有发射正电子的特性，放射性的 ^{18}F 原子取代天然葡萄糖结构中与 2 号碳原子相连的羟基后形成 ^{18}F-FDG。^{18}F-FDG 与天然葡萄糖一样，进入细胞外液后能够被细胞膜的葡萄糖转运蛋白（Glu）跨膜转运到细胞胞液内，被己糖激酶（hexokinase）磷酸化生成 ^{18}F-FDG-6-PO$_4$。与天然葡萄糖磷酸化生成 6- 磷酸葡萄糖相类似，磷酸化的 ^{18}F-FDG 获得极性后不能自由出入细胞膜；与 6- 磷酸葡萄糖不同的是，^{18}F-FDG-6-PO$_4$ 并不能被磷酸果糖激酶所识别进入糖酵解途径的下一个反应过程，而只能滞留在细胞内。通过 PET-CT 成像后，可反映机体器官、组织和细胞利用葡萄糖的分布和摄取水平。肿瘤组织摄取 ^{18}F-FDG 水平的高低与肿瘤细胞的存活数量密切相关。大部分肿瘤病理类型如非小细胞肺癌、结直肠癌、恶性淋巴瘤等在 ^{18}F-FDG PET-CT 影像中均显示为高摄取（阳性）占位灶。但部分低级别胶质瘤、黏液腺癌、支气管肺泡癌、原发性肝细胞癌、肾透明细胞癌及部分前列腺癌也可以表现为低摄取 ^{18}F-FDG 占位灶。其主要原因可能与葡萄糖转运蛋白表达水平较低、去磷酸化水平较高、肿瘤组织中肿瘤细胞数量较少等因素有关。

2. 适应证

（1）恶性肿瘤的临床分期与再分期。

（2）恶性肿瘤放化疗的疗效预测和评估。

（3）肿块良恶性的鉴别诊断，指导对可能产生诊断信息的肿块区域进行活检。

（4）肿瘤标志物水平连续动态增高时、发现不明原因转移灶时寻找原发灶。

（5）肿瘤放化疗后残余或复发病灶的鉴别。

（6）指导肿瘤放射治疗计划。

3. 图像分析

（1）定性分析：通过视觉对显示图像中 ^{18}F-FDG 的摄取程度进行分析的一种方法。可对采集图像的质量、异常 ^{18}F-FDG 摄取的位置、程度以及图像融合的精确性等进行初步判断。

（2）定量分析：半定量分析方法可以使用肿瘤/非肿瘤组织的 ^{18}F-FDG 摄取比值（T/NT）和标准化摄取值（standardized uptake value，SUV）两种方式。临床常规采取 SUV 估计 ^{18}F-FDG 的摄取程度。

（3）标准化摄取值：包括平均 SUV、最大 SUV。SUV 描述的是 ^{18}F-FDG 在肿瘤组织与正常组织中摄取的情况，SUV 越高，则恶性肿瘤的可能性越大。SUV 的计算公式如下：

$$SUV=\frac{局部感兴趣区平均放射性活度（MBq/mL）}{注入放射性活度（MBq）/ 体重（g）}$$

4. 图像判断

（1）正常图像：静脉注射显像剂 ^{18}F-FDG 后 1h 全身各脏器组织均可呈现一定的显像剂分布。约 70% 的 ^{18}F-FDG 分布于全身各脏器，其余被泌尿系统等排泄。

（2）异常图像：在排除正常生理性摄取外，出现局灶性的异常葡萄糖高代谢病灶均可以视其为异常病灶。大部分恶性肿瘤在图像中均可表现局灶性、较高的显像剂摄取分布。少部分恶性肿瘤由于葡萄糖转运蛋白表达水平较低、去磷酸化水平较高、肿瘤组织中肿瘤细胞数量较少等因素，在图像中均可表现较低甚至无显像剂摄取，如黏液腺癌、支气管肺泡癌、原发性高分化肝细胞癌、肾透明细胞癌及高级别前列腺癌等。

（二）临床应用

1. 肿瘤的定性　CT、MRI 和超声是临床常用的主要以解剖结构变化为依据的影像诊断方法，其定性能力有限。RII 借助抗原 - 抗体的特异性结合可与常规影像互补，其特异的靶向亲肿瘤阳性显像，诊断微小或弥散的肿瘤病灶的敏感性和特异性均较高，能发现一些潜在的亚临床病灶。

2.肿瘤的分期　常规影像检查一般是根据淋巴结的大小确定是否发生转移，但转移的淋巴结未必肿大，肿大的淋巴结也可能是因局部感染或炎症所致。所以仅根据淋巴结的大小确定是否转移缺乏特异性，可能导致无谓的淋巴结清扫或遗漏受累淋巴结，影响疗效和预后。RII是抗体与抗原特异结合形成的放射性核素浓聚，能显示存活的肿瘤细胞，所以，对受累淋巴结的诊断有更高的敏感性和特异性。此外，RII是全身显像，而CT、MRI和超声检查往往只对重点部位进行检查，易遗漏不常见的转移器官。

3.肿瘤的早期诊断　血清肿瘤标志物测定已广泛应用于肿瘤诊断，但普遍存在敏感性低和假阳性问题。RII可比血清标志物测定更早诊断肿瘤，如血清标志物已升高的患者，RII可对隐匿性病灶进行定位诊断和分期。

4.肿瘤的疗效评价　常规影像学方法难以区分肿块是残留、复发病灶、纤维组织增生或炎症反应，这对确定进一步的治疗方案和预后至关重要。RII能显示存活的肿瘤细胞，可准确评价疗效、避免不必要的治疗。

二、脑代谢显像

人脑代谢非常活跃，其功能活动极其复杂。脑代谢显像在研究中枢神经系统功能代谢活动的变化规律以及探讨脑部疾患的有效诊治方法等方面具有重要意义。

（一）显像机制

1.脑葡萄糖代谢显像　葡萄糖几乎是脑组织的唯一能源物质，脑内葡萄糖代谢率的变化能够反映脑功能活动情况。^{18}F-FDG为葡萄糖类似物，具有与葡萄糖相同的细胞转运及己糖激酶磷酸化过程，但转化为^{18}F-FDG-6-P后就不再参与葡萄糖的进一步代谢而滞留于脑细胞内。观察和测定^{18}F-FDG在脑内的分布情况，就可以了解脑局部葡萄糖代谢状态，影像经计算机重建获得^{18}F-FDG在脑内分布的横断面、冠状面、矢状断层面和三维立体影像。

2.脑蛋白质代谢显像　蛋白质在生命进程中起着重要作用，它是由多种氨基酸连接而成的肽链。蛋白质代谢中两个主要步骤是氨基酸摄取和蛋白质合成，细胞恶变后，氨基酸转运率的增加可能比蛋白质合成增加更多，因为不少过程是作用于氨基酸转

运而不是蛋白质合成过程，包括转氨基（利用谷酰胺作为能量或作为其他非蛋白物质的前体）和甲基化（蛋氨酸在蛋白质合成起始阶段的特殊作用）作用。主要显像剂有：^{11}C-MET（^{11}C-甲基-L-蛋氨酸）、^{18}F-FET（^{18}F-氟代乙基酪氨酸）和^{123}I-IMT（^{123}I-碘代甲基酪氨酸）等。其中^{11}C-MET较为常用，该显像剂易穿透血脑脊液屏障而进入脑组织。

3.^{11}C-甲基-L-蛋氨酸（^{11}C-MET）　进入体内后在体内转运，可参与体内蛋白质的合成，或转化为5-腺苷蛋氨酸作为甲基的供体。通过PET显像可获得显像剂在脑内分布的断层影像，利用生理数学模型得到脑内氨基酸摄取和蛋白质合成的功能及代谢参数。正常生理分布主要见于胰腺、唾液腺、肝脏和肾脏。^{11}C-MET的时间-放射性曲线表明，静脉注射后5min左右，正常脑组织和肿瘤组织就能迅速摄取MET，并且脑肿瘤组织标准化摄取值（SUV）明显高于正常组织，注射后10min，肿瘤SUV达到峰值，且稳定保持在高水平上。由于^{11}C-MET的摄取、达到平衡和清除较快，临床显像在静脉注射后1小时内完成效果较为理想。另外，其在正常脑组织中的摄取明显低于^{18}F-FDG，故可更好显示脑部肿瘤，主要用于脑肿瘤诊断和治疗计划制订。与^{18}F-FDG比较^{11}C-MET在正常脑组织中摄取低，特别是在鉴别脑肿瘤的良恶性、肿瘤复发、勾画肿瘤的浸润范围、早期评价治疗效果等有其特定的临床价值。在恶性程度高的脑肿瘤中，^{11}C-MET PET显像灵敏度为97%，低恶性肿瘤灵敏度为61%。临床上常用于脑瘤术后或放疗后复发、坏死的鉴别诊断。还可用于头颈部肿瘤、淋巴瘤和肺癌等肿瘤的诊断。

4.脑氧代谢显像　正常人脑的重量仅占体重的2%，但其耗氧量占全身耗氧量的20%，因此脑耗氧量是反映脑功能代谢的一个不可忽视的指标。^{15}O-H$_2$O被受检者吸入后，参与氧代谢全过程，用PET进行动态显像，可得到脑氧代谢率（cerebral metabolic rate of oxygen，CMRO$_2$）。结合CBF测定结果，还可计算出人脑的氧提取分数（oxygen extraction fraction，OEF），计算公式为OEF = CMRO$_2$/CBF。CMRO$_2$和OEF是反映氧代谢活动的较好指标。

（二）临床应用

1.癫痫灶的定位诊断　1982年Engel等发现，发作间期癫痫灶葡萄糖代谢表现为低代谢状态，而发作期则表现为高代谢状态，其变化与rCBF一致。

根据这一特点,可以用 ^{18}F-FDG 显像对癫痫灶进行诊断和定位。即若同一皮层区域在发作间期 ^{18}F-FDG 显像表现为放射性减低区,而发作期 ^{18}F-FDG 显像表现为放射性增高区,则此区域为癫痫致痫灶。其对发作期癫痫灶定位诊断的灵敏度达 90% 以上,发作间期诊断灵敏度为 70%~80%。而癫痫灶往往没有明显的形态结构变化,常规 CT 和 MRI 常不能检出,与 CT 和 MRI 相比,本法有着明显优势。脑葡萄糖代谢显像对癫痫灶的定位诊断与皮层脑电图的一致性约为 95%,与病理结果的符合率为 90%。由此可见脑葡萄糖代谢显像为癫痫灶手术或 γ 刀治疗提供了相当可靠的定位信息。脑葡萄糖代谢显像还可用于癫痫病灶切除后的疗效随访。目前临床多利用癫痫发作间期 ^{18}F-FDG 显像癫痫灶呈低代谢这一特点进行病灶的定位。病理学研究发现,癫痫病灶区常可见神经胶质细胞的增生和变性以及神经细胞发育不良,但范围多小于 ^{18}F-FDG 显像所见的异常代谢区域。

典型的发作期 ^{18}F-FDG 显像病灶呈高代谢表现。由于 ^{18}F-FDG 的摄取与代谢需要一定的时间,其从被摄取到达到平衡所需的时间为 30~40 分钟,因此代谢显像不像血流灌注显像那样能快速反映瞬时变化。而癫痫发作时间常较短,一般只有几十秒至数分钟,这段时间与 ^{18}F-FDG 达到代谢平衡所需的时间相比过短。即使是在 ^{18}F-FDG 摄取和代谢的过程中患者出现癫痫发作,显像结果也多反映的是发作间期 - 发作期 - 发作后期的综合代谢过程,并常为发作间期的低代谢表现,因此发作期 ^{18}F-FDG 的高代谢图像不易获得。需要指出的是,虽然发作期 ^{18}F-FDG 显像应用相对较少,但对于频繁发作的局灶性癫痫仍有一定的应用价值。局部脑血流灌注显像可反映局部脑血流的瞬时变化,临床上常用的脑血流灌注 SPECT 显像剂是 ^{99m}Tc-ECD 和 ^{99m}Tc-HMPAO,其在静脉注射后 2 min 内即可进入脑组织,并能较长时间滞留其中。由于在发作期癫痫灶的血流灌注增高,发作期脑血流灌注显像可见病灶处显像剂摄取增多呈明显浓聚。将发作期局部脑血流灌注显像与发作间期 ^{18}F-FDG 显像结果结合分析,可以进一步提高癫痫灶的定位准确率。

中央颞叶癫痫在局灶性癫痫中是最常见的一种类型,此型癫痫常伴有海马萎缩。^{18}F-FDG 显像对颞叶癫痫灶的低代谢表现灵敏度较高,一般通过左右对比的方法比较容易观察到颞叶皮质摄取 ^{18}F-FDG 的情况。颞叶癫痫除了在颞叶局部出现低代谢外,在其他脑区有时也可发现低代谢区。由于丘脑出现低代谢表现比较常见,由此推断丘脑在颞叶癫痫发作的启动和传播扩散中起着一定的作用。小脑低代谢区可以发生在病变同侧或对侧,也可以双侧同时发生,这可能是受抗癫痫药物的影响所致,其中小脑出现双侧低代谢表现比较常见。颞叶癫痫病灶若为单侧,行颞叶切除术效果好。并且病灶低代谢越明显,预后越好。若颞叶病灶为双侧,一般不宜行手术切除。

^{18}F-FDG 显像对于其他类型的局灶性癫痫(如额叶癫痫)也有较好的诊断价值。在额叶癫痫 ^{18}F-FDG 显像除额叶的低代谢区外,同侧颞叶也常出现低代谢表现。另外,局灶性癫痫致痫灶脑皮质的低代谢区在形态结构上也可出现异常,例如额叶癫痫在 ^{18}F-FDG 显像中的低代谢区,MRI 检查就多有形态结构的异常改变。因此,应将 ^{18}F-FDG 功能影像与形态学检查(如 MRI)的结果密切结合进行分析,这样可以提高对癫痫灶的定位诊断准确率。

2. 早老性痴呆(AD)诊断和病情估计　AD 的病变特点是以顶叶和后颞叶为主的双侧大脑皮质葡萄糖代谢减低,基底神经节受累不明显,脑葡萄糖代谢显像对本病的诊断灵敏度和特异性均明显高于脑血流灌注 rCBF 断层显像。AD 患者脑葡萄糖代谢的损害主要发生在皮质,但在躯体感觉和运动区皮质受累较轻,^{18}F-FDG 显像中出现低代谢的区域主要在顶叶、颞叶和额叶,多为双侧对称性分布。病理学研究显示这些区域均存在神经细胞的退行性变,很多研究也证实 AD 的低代谢伴随于突触的缺失或功能异常。颞顶叶低代谢是诊断 AD 的特征性影像,灵敏度可达 90% 以上。AD 患者颞顶叶代谢的减低比血流灌注减低要明显,因此 ^{18}F-FDG 显像比局部脑血流灌注显像的灵敏度要高。中央区颞叶的受累情况比较复杂,海马部位代谢减低的程度多比皮质区要轻。病情较轻或病程较早的患者,多表现为单侧、非对称性低代谢病变。双侧受累时,两侧受累的轻重程度与患者认知及行为异常的情况一致。在病变进展过程中,额叶低代谢表现明显。极少数 AD 患者表现为额叶低代谢为主,这类 AD 又称为额叶 AD。需要指出的是颞顶叶低代谢并非 AD 独有的影像表现,依据这种影像诊断 AD 的特异性约为 63%。与脑梗死等器质性病变比较,AD 是一种慢性进行性神经退变性疾病,颞顶叶低代谢部位行常规影像形态学影像检查往往仅有脑萎缩表现。故AD病人出现代谢减低主要与葡萄糖磷酸化、葡萄糖转运和氧利用均减少有关，而不是局部存在结构性损害病灶所致。早老性痴呆和老年性痴呆葡萄糖减低的情况有一定差异，早老性痴呆患者以顶叶和海马后部受损较重；老年性痴呆患者则以边缘系统和额叶中部受损较重，这些区域除代谢减低外，还伴有脑萎缩的表现。

大多数AD患者（主要指轻中度患者）的低代谢区在原始神经皮层结构（如感觉运动区、初级视皮质区、丘脑、基底神经节、脑干以及小脑）出现较少且较轻，故临床上常将这些区域作为半定量分析的参照区。需要注意的是，重度AD患者上述区域的葡萄糖代谢也出现明显降低，若仍以这些区域为参照进行半定量分析会使结果产生偏差。早期AD和晚期AD患者在^{18}F-FDG显像中有一定差异，以此有助于对病程的估测。早期患者葡萄糖代谢减低以顶叶和扣带回后部明显；晚期患者明显受损部位在颞叶和额叶中部。在疾病早期单侧病变多见，至晚期则多表现为双侧脑区对称性受累，病变常累及大脑各叶甚至小脑。另外，早期患者基底神经节区和丘脑极少受累；而晚期该区域葡萄糖代谢常有减低表现。

脑葡萄糖代谢显像还可用于痴呆严重程度的评价。随着病情发展，脑内低代谢区数目增加，范围扩大。利用^{18}F-FDG显像可以对AD痴呆程度进行评价，包括目测法和半定量分析。目测法通过肉眼观察^{18}F-FDG影像中代谢减低区的范围对病情进行估测，轻度痴呆有1~2个脑叶受累，中度痴呆有3~4个脑叶受累，重度痴呆受累的脑叶在5个以上。轻中度AD病变多为单侧或非对称性，颞叶和海马轻度萎缩或无明显萎缩。重度AD常表现双侧颞顶叶和额叶代谢减低，颞叶和海马明显萎缩，原始神经皮层结构也出现代谢减低。半定量分析采用比值法：①单侧病变采用病变区/对侧正常区比值：正常时比值 > 0.90，0.90~0.80为轻度痴呆，0.80~0.70为中度痴呆，比值 ≤ 0.70为重度痴呆。②双侧病变采用病变区/同侧小脑比值：正常时比值 > 1.20，1.10~0.96为轻度痴呆，0.95~0.80为中度痴呆，比值 ≤ 0.80为重度痴呆。

3. 锥体外系疾病的诊断　PD是中枢神经系统的变性疾病，主要病因是黑质-纹状体神经元变性脱失，导致纹状体的多巴胺含量减少。由于PD起病隐匿而缓慢，早期诊断比较困难。CT和MRI检查多无明显异常，脑葡萄糖代谢显像可发现纹状体葡萄糖代谢减低。单侧病变患者早期，患肢对侧豆状核氧代谢和葡萄糖代谢相对增加；双侧病变的患者全脑CMRGlu减低。若伴发痴呆，可见顶枕叶损害加重。此外，通过多巴胺神经递质、多巴胺受体及多巴胺转运蛋白显像，更有助于PD的早期诊断，并可与PD综合征鉴别。亨廷顿病（Huntington's disease，HD）是基底核和大脑皮层变性的一种遗传性疾病，其特征为慢性进行性舞蹈样动作和痉挛。HD患者的脑葡萄糖代谢显像可见双侧基底节和多处大脑皮质放射性减低区。

4. 脑肿瘤　^{18}F-FDG PET显像可用于脑肿瘤良恶性鉴别，分期和分级，疗效和预后判断以及复发或残存病灶的诊断。肿瘤的葡萄糖代谢活跃程度与肿瘤的恶性度有关，良性和低度恶性脑肿瘤的病变部位葡萄糖摄取或LCMRGlu与正常白质处相似，而大多数高度恶性的脑肿瘤葡萄糖摄取或LCMRGlu则明显增高。基于脑肿瘤恶性程度与局部^{18}F-FDG代谢活性和LCMRGlu关系密切，临床上^{18}F-FDG PET显像已用于胶质瘤恶性度评价。研究发现Ⅰ～Ⅱ级星形胶质瘤患者LCMRGlu为（3.8 ± 1.8）μmol/（100g·min）；Ⅲ级或间变性星形细胞瘤为（5.4 ± 2.7）μmol/（100g·min）；Ⅳ级或胶质母细胞瘤为（7.3 ± 3.6）μmol/（100g·min），表明脑瘤的恶性级别越高代谢活性亦越高。脑葡萄糖代谢显像对于各种抗肿瘤治疗后的疗效评价及预后判断也有较大的应用价值。脑瘤手术或放疗后坏死区呈放射性缺损，可与肿瘤复发部位呈异常葡萄糖浓聚灶相鉴别，在治疗后复发或残留病变与坏死灶的鉴别方面，脑葡萄糖代谢显像较CT和MRI更有优势。此外，^{18}F-FDG PET检查有助于术前活检穿刺部位的定位选择，避免造成组织学级别的低估。

5. 脑梗死、精神分裂症、抑郁症等　在脑代谢显像中的影像表现基本上与rCBF断层影像相类似。但PET的空间分辨率高，脑代谢显像的图像质量明显优于rCBF断层影像。

三、心肌代谢显像

心肌具有利用多种能量底物的能力，根据血浆各底物与激素水平以及局部血供状态等因素，可利用游离脂肪酸、葡萄糖、乳酸、丙酮酸、酮体、氨基酸等，其中葡萄糖和脂肪酸是心肌细胞代谢的重要能量底物。将放射性核素标记的代谢底物给病人静脉注射后,能够被心肌细胞迅速摄取,应用 SPECT 和 PET 即可行心肌代谢断层显像。目前用于心肌代谢显像最常用的放射性核素有两类,一是发射正电子的放射性核素,主要有 ^{18}F、^{11}C、^{15}O 和 ^{13}N 等,需使用 PET 或带符合线路的双探头 SPECT 进行显像;另一类为发射单光子的放射性核素,如 ^{123}I 等,可应用 SPECT 显像。在正常情况下,心脏的主要能量代谢底物为脂肪酸,但当各种原因引起血浆脂肪酸浓度降低时,葡萄糖的氧化利用则成为心脏的主要能量来源。

正常人禁食状态下,脂肪酸是心脏的主要能量来源,心肌摄取 ^{18}F-FDG 减少,显影不清,而脂肪酸代谢显像则清晰;在葡萄糖负荷下(进餐后),血浆葡萄糖和胰岛素水平上升,血浆脂肪酸水平降低,则心脏主要利用葡萄糖作为能源物质,因此,心肌葡萄糖代谢显像清晰。禁食和运动状态下,缺血心肌可摄取 ^{18}F-FDG,正常和坏死心肌则不摄取。而在葡萄糖负荷下,正常和缺血心肌都摄取 ^{18}F-FDG。因此,在不同条件下应用相应的标记药物进行代谢显像,即可了解心肌的代谢状态,从而用于心脏疾病的诊断和心肌细胞存活的判断。

(一)葡萄糖代谢显像

1. 基本原理　葡萄糖是心肌工作的重要能量来源,用 ^{18}F 标记的脱氧葡萄糖(^{18}F-deoxyglucose, ^{18}F-FDG)是当前最常用和最重要的葡萄糖代谢显像剂。心肌葡萄糖代谢显像(myocardial glucose metabolism imaging)的独特之处在于能定量代谢过程。 ^{18}F-FDG 的结构类似于葡萄糖,与葡萄糖不同的是,在己糖激酶作用下经磷酸化后,不再参与进一步的代谢过程,而滞留在心肌细胞内,因此可以应用 PET 或符合线路 SPECT 进行心肌代谢显像。

2. 结果判断　临床上, ^{18}F-FDG 心肌葡萄糖代谢一般与静息或负荷心肌灌注显像(应用常规 ^{99m}Tc-MIBI 显像或 $^{13}NH_3$、$H_2^{15}O$ 等 PET 显像)结合应用。禁食状态下,由于血浆葡萄糖水平下降,正常心肌能够减少利用甚至停用葡萄糖,转而增加利用游离脂肪酸进行氧化以维持能量的需要。而缺血心肌由于氧供随血流减少而减少,耗氧量较大的游离脂肪酸 β 氧化受到限制,需氧较低的葡萄糖氧化和甚至不需氧也能进行的糖原酵解仍可进行,葡萄糖几乎成为缺血心肌的唯一能量来源。禁食状态或葡萄糖负荷后梗死心肌均不摄取 ^{18}F-FDG。葡萄糖负

荷后,缺血但仍存活的心肌以及正常的心肌可摄取 ^{18}F-FDG。在心肌灌注减低节段,葡萄糖负荷后 ^{18}F-FDG PET 显像显示相应节段 ^{18}F-FDG 摄取正常或相对增加(灌注-代谢不匹配),提示心肌缺血但仍然存活,反之,相应节段 ^{18}F-FDG 摄取减低和血流灌注呈固定缺损(灌注-代谢匹配)提示心肌细胞没有活性。在缺血过程中,能量的产生由游离脂肪酸的氧化转变为葡萄糖,葡萄糖成为心脏能量的主要来源,故其葡萄糖利用率增加,缺血区 ^{18}F-FDG 摄取增高。而在不可逆性损伤的心肌节段,组织中葡萄糖的利用与血流量呈平行性降低,因而, ^{18}F-FDG 显像可有效地鉴别低血流灌注状态但仍存活的组织与不可逆性损害的心肌组织。

需要注意的是,在某些情况下, ^{18}F-FDG 显像不适合于鉴别坏死与存活心肌。如在糖尿病患者,即使在常规胰岛素或口服降糖药的情况下,在有或无葡萄糖负荷时存活心肌可能不摄取 FDG。此外,急性心肌梗死早期,坏死的心肌也可摄取 FDG。对心肌存活的判断最好结合病人心肌血流灌注显像(如 ^{99m}Tc-MIBI SPECT 或 $^{13}NH_3$ PET 等)综合分析。

(二)心肌脂肪酸代谢显像

心肌脂肪酸代谢显像(myocardial fatty acid metabolism imaging)常用的显像剂为 ^{11}C-棕榈酸(^{11}C-palmitate, ^{11}C-PA)、^{123}I 标记游离脂肪酸等。在生理状态下,棕榈酸占血液中循环脂肪酸的 25%~30%,是心肌能量代谢的主要底物,有 60%~80% 的 ATP 产生是通过脂肪酸的氧化作用而获得,其中约一半是来自棕榈酸的氧化。

1. 基本原理　正常心脏禁食状态下和运动时,乳酸水平上升,乳酸作为心肌的主要能量来源。此时将放射性核素标记游离脂肪酸静脉注射后,能迅速被心肌细胞所摄取,参与心肌的脂肪酸代谢过程,应用 PET 或 SPECT 可以描绘出心肌脂肪酸代谢活性的图像。目前常用的单光子显像药物为 ^{123}I 标记的游离脂肪酸(FFA)类似物,如直链 ω 位苯基十五烷酸(IPPA)和支链 β 位甲基 ω 苯基十五烷酸(dimethyl-pentadecanoic acid, BMIPP)。对位碘的 IPPA (p-IPPA)在进入心肌细胞后,短暂转化为甘油三酯和磷脂形式并迅速进入线粒体中进行 β 氧化代谢,代谢产物碘苯甲酸直接或在肝脏转化为马尿酸后迅速由肾脏清除。邻位碘的 IPPA (o-IPPA)和 BMIPP 由于受空间化学结构的影响,使其进入线粒体进一步 β 氧化受阻,而以甘油三酯和磷脂形式滞留于心

肌细胞,更有利于高质量的 SPECT 影像。正电子核素 ^{11}C 标记的棕榈酸作为 FFA 的示踪物,静脉注射后被心肌细胞吸收,很快经过 β 氧化,再被清除出去并随血液离开心肌,用 PET 进行心肌动态显像不仅可以显示 ^{11}C-PA 在心肌内的分布,而且可以获得心肌清除曲线(即洗脱曲线)。曲线分为早期快清除相和较晚慢清除相,早期快清除相的 $t_{1/2}$ 与心肌的耗氧量呈负相关,与 ^{11}C-PA 在心肌内氧化生成 ^{11}C-CO$_2$ 的速度呈正相关,故可作为心肌能量代谢的指标。

2. 结果判断　正常人 ^{11}C-PA 左心室心肌显影均匀;在心肌缺血情况下,脂肪酸代谢显像与葡萄糖代谢显像的影像特征有较大差异,缺血区脂肪酸代谢显像呈局灶性缺损,而 ^{18}F-FDG 显像同一部位则显像剂摄取增高,表明物质代谢已由脂肪酸转变为葡萄糖代谢。应用计算机软件可进行定量分析,按以下公式分别计算各节段的局部摄取指数(RRU)、3 小时洗脱率(WR)。RRU= 该节段总计数 / 最大节段总计数 ×100%。WR=(早期相总计数−延迟相总计数)/ 早期相总计数 ×100%。正常心肌各节段摄取 ^{123}I-BMIPP 均匀,各节段间 RRU 没有明显

差异。

(三)有氧代谢显像

^{11}C- 乙酸(^{11}C-acetate)已被用于心肌有氧代谢显像。在心肌中,乙酸首先通过合成酶被转化为乙酰辅酶 A ,然后在线粒体内经三羧酸循环氧化为 ^{11}C-CO$_2$,因此, ^{11}C-CO$_2$ 的清除反映了心肌的血流和代谢状态,可用于直接估计心肌有氧代谢。在静息状态下,静脉注射 ^{11}C- 乙酸后血液清除曲线呈双单指数型,清除曲线的初始部分其衰减常数与心肌耗氧量呈线性关系,通过对曲线进行动力学分析,能准确反映心肌耗氧量和人体线粒体氧化通量。给予多巴酚丁胺后,心肌对 ^{11}C- 乙酸的摄取均匀地增加。在心肌梗死患者,心脏对 ^{11}C- 乙酸的摄取和清除均减慢,表明局部心肌耗氧量减低。 ^{11}C- 乙酸心肌显像在心肌活性研究中的补充作用在于区别急性心肌梗死患者存活与非存活的心肌,对心肌顿抑的评估,其整个心肌的氧化代谢参数可能比 ^{18}F-FDG 更准确。此外,由于 ^{11}C- 乙酸不受底物活性的影响,故在伴有糖尿病的慢性冠状动脉疾病患者,可能比 ^{18}F-FDG 更有用,因为使用 ^{11}C- 乙酸显像不需要进行有关血清胰岛素和葡萄糖水平测量。

第三节　放射性核素正电子分子探针

分子成像是通过化学探针来示踪体内特殊分子的行径,特别是对某些决定疾病进程的关键靶位进行成像的新技术和新方法,分子探针是实现分子成像的关键,也是当前分子影像学研究中需重点攻克的关键问题。分子影像学是目前国内外医学研究的前沿和热点之一,也无疑将成为 21 世纪医学影像学发展的趋势和主导,将成为连接分子生物学等基础学科与临床医学的桥梁,对现代和未来医学模式也会产生重大的影响。1999 年, Weissleder 等提出分子影像学(molecular imaging)的概念,是指在活体状态的细胞和分子水平应用影像学方法,对生物过程进行定性和定量研究。中国的分子影像学家也提出通过现代影像技术在生物活体上,对致病分子、疾病特征化异常分子、疾病发生发展的分子机制以及在分子水平对疾病的转归、治疗和预后进行显示、检测和研究的分子影像技术,尤其是正电子分子探针技术。分子影像学往往显示疾病发生过程中的分子病理学变化。当然,分子影像学必须强调的是:活体

状态、成像的分子水平以及定量和定性,尤其后者是分子影像学持续发展的基本保证。近年来分子影像核医学影像技术得到了飞速的发展。利用放射性核素标记的正电子分子探针与靶分子的高特异性结合,通过 PET 设备探测体内放射性核素发射的 γ 光子,并通过计算机成像技术处理构成断层图像,从而反映人体结构和功能代谢的改变。该技术是发展最早、也是目前发展最成熟的分子影像方法,具有灵敏度高、可定量分析等优点。随着基因组学、化学和材料学等科学的不断进展,使得针对疾病特征性的生物化学分子合成靶向性探针的技术日益成熟。

分子生物学的探针是指用于检测互补的核酸序列所标记的 DNA 或 RNA 。分子探针能够与特殊的靶位特异性地结介,这是分子探针的特点。如目前临床使用的酶和受体显像就具有高度的特异性,分子探针具有生物学兼容性,能够在人体内参与正常的生理过程。而分子影像学中的探针是指能够与某一特定生物分子(如蛋白质、DNA、RNA)

或者细胞结构靶向特异性地结合,并可供体内或(和)体外影像学示踪些标记化合物分子,这些标记化合物分子能够在活体和(或)离体反映其靶生物分子的量和(或)功能。分子成像探针是一类特殊的药物制剂,是将医学影像学设备(如 CT、MRI、超声和核医学)与疾病特征性分子联系起来的一类分子。分子探针是与感兴趣细胞靶组织结构特异结合的化学物质(如配体或抗体等)、可发出可探测信号(如 γ 光子)的化学物质以及特定方式的连接部分构成的一种化合物。这些被标记的化合物分子能在体内和(或)离体反映靶生物分子量和(或)功能代谢状况。

分子影像核医学的核心是分子探针。应具备如下特征:①标记的分子探针与靶组织结构的结合应有高度特异性和灵敏度;②分子质量要小,容易穿过细胞膜到达靶细胞,并具有扩增能力;③在体外能够被影像学设备方便地检测到,在成像期间该化合物要保持稳定,能够在一定程度上将需要探测的信号进行放大,以便得到清晰的图像;④对比剂从血液或非特异性组织的清除要快;⑤对生物活体,安全无毒。由于分子影像技术只使用超微量分子探针,所以不会对人体造成任何伤害。

影像核医学的放射性核素分子成像探针是目前应用最多的一类探针标记物。放射性核素的灵敏度极高,可以检测到 $10^{-18} \sim 10^{-14}$ g 的物质,在最适条件下可以测出样品中少于 1 000 个分子的核酸含量。常用放射性核素探针主要包括:代谢成像探针、乏氧成像探针、细胞增殖成像探针、凋亡成像的分子成像探针、血管生成分子成像探针以及受体分子成像探针。

一、代谢类正电子分子探针

是目前在临床应用最为广泛、成熟的核医学技术之一,主要包括葡萄糖、氨基酸、核酸等生物大分子的代谢研究及应用。

(一)糖、乙酸代谢分子探针

1.^{18}F- 脱氧葡萄糖(^{18}F-FDG) 是最常见、最重要的代谢显像探针,已广泛应用于临床。不再赘述,详见前文相关内容。

2.^{11}C 标记的乙酸盐探针 其可进入肿瘤(肝癌、肾癌)组织的脂质池中进行低氧代谢以及脂质高合成,大多数分化较好的肝细胞肝癌及肾皮质肿瘤可摄取 ^{11}C- 乙酸盐,从而达到诊断的目的。

(二)氨基酸代谢分子探针

氨基酸参与蛋白质的合成、转运和调控,体内蛋白质合成的异常与多种肿瘤及神经精神疾病有关。恶性肿瘤细胞的氨基酸转运增强,这可能与细胞表面发生某种特殊变化有关。细胞恶变需要获得并且有效利用营养成分以维持其能量、蛋白质合成和细胞分裂,因此,氨基酸需求增加很可能是导致氨基酸转运增加的一个非特异性原因。蛋白质代谢中的两个主要步骤是氨基酸摄取和蛋白质合成。细胞恶变后,氨基酸转运率的增加可能比蛋白质合成增加更多,因为不少过程是作用于氨基酸转运而不是蛋白质合成,包括转氨基和甲基化作用。目前常用来研究脑胶质瘤、恶性淋巴瘤、脑转移瘤、肺癌和乳腺癌较常用的有 ^{11}C- 甲基 -L- 蛋氨酸(^{11}C-methyl-L-methionine, ^{11}C-MET),能够反映氨基酸转运和代谢状态,主要用于肿瘤细胞代谢和放疗疗效的监测,如脑肿瘤或放疗后复发、坏死的鉴别诊断。此外,L-1-^{11}C- 亮氨酸、L-^{11}C- 酪氨酸、L-^{11}C- 苯丙氨酸、L-1-^{11}C- 蛋氨酸、L-2-^{18}F- 酪氨酸、O-(2-^{18}F- 氟代乙基)-L- 酪氨酸(FET)、L-6-^{18}F- 氟代多巴(^{18}F-FDOPA)、L-4-^{18}F- 苯丙氨酸、^{11}C- 氨基异丙氨酸及 ^{13}N- 谷氨酸等也有应用。

1. ^{11}C- 蛋氨酸(^{11}C-MET)探针 是应用最广的 PET 氨基酸代谢探针。^{11}C-MET 进入体内后,可能通过内皮细胞膜上转运系统进行转运,参与蛋白质的合成,或转化为 S- 腺苷蛋氨酸而成为甲基供体。能在活体状态下反映氨基酸的转运、代谢和蛋白质的合成。肿瘤细胞合成蛋白质作用增强,所有转运和利用氨基酸的能量增强,肿瘤组织摄取 ^{11}C-MET 与恶性程度相关并明显高于正常组织,而且肿瘤细胞对蛋氨酸的摄取具有分子立体结构特异性,摄取 L- 蛋氨酸明显高于 D- 蛋氨酸。而某些肿瘤细胞转甲基通道(transmethylation pathways)活性也增强。^{11}C-MET 在胶质瘤中浓聚可能与肿瘤细胞蛋白合成增加、血脑屏障破坏及血管密度增加有关。^{18}F-FDG PET/CT 显像在对原发性脑胶质瘤的诊断方面主要用于分级,但由于 ^{18}F-FDG 在正常脑灰质组织中也表现为浓聚,给鉴别病灶的良恶性带来一定的困难。与 ^{18}F-FDG 相比,^{11}C-MET 探针具有两大优势:肿瘤的间变坏死区对 ^{11}C-MET 摄取较 ^{18}F-FDG 明显下降,^{11}C-MET 的脑本底低,与肿瘤对比明显。因此,^{11}C-MET 对胶质瘤的检出率高,定性好,在显示肿瘤范围方面也优于 ^{18}F-FDG 显像。

2. ^{18}F-氟代乙酸盐（^{18}F-FAC）探针　也可用于胶质瘤的探测和诊断。^{18}F-FAC 是一种具有潜在的应用价值的 PET 分子显像探针，特别在诊断前列腺癌和转移性前列腺癌中显示出很好的应用前景。近年有研究者利用 ^{18}F-FAC 监测肿瘤经过治疗后，不同的免疫激活通路，显示了独特的应用前景。

3. ^{18}F 标记的乙基酪氨酸（^{18}F-FET）探针　^{18}F-FET 是一种人工合成的酪氨酸类似物，通过细胞表面的转运系统，与其他氨基酸交换进入细胞，不会被进一步代谢和参与蛋白质的合成代谢，在细胞内保留时间较长。但恶性细胞中增加的氨基酸转运同样可以体现组织中增加的氨基酸需求，因此其可以进入代谢旺盛的肿瘤组织，作为有效的肿瘤显像剂，肿瘤组织/本底比值高。与 ^{18}F-FDG 相比较，^{18}F-FET 的优点是：脑肿瘤组织与周围正常组织的放射性比值高，肿瘤边界清楚，图像清晰，更易辨认；肿瘤组织与炎症部位或其他糖代谢旺盛的病灶更易鉴别。

（三）核酸代谢分子探针

1. ^{18}F 标记氟代脱氧胸苷（3'-deoxy-3'-F-fluoro-thymidine，^{18}F-FLT）　是一种胸腺嘧啶类似物，能够和胸腺嘧啶一样进入细胞内，并被细胞质内的人胸腺激酶-1（thymidine kinase-1，TK-1）磷酸化，但由于 3' 端氟原子的置换，其磷酸化后的代谢产物不能进一步参与 DNA 的合成，也不能通过细胞膜返回到组织液而滞留在细胞内。肿瘤细胞在增殖过程中 DNA 的合成需要 TK-1 上调，加快核苷类底物的合成利用，因而处于 S 期的细胞 TK-1 活性增强，^{18}F-FLT PET 通过反映 TK-1 的活性而间接反映肿瘤细胞的增殖状况。^{18}F-FLT 是一种反映肿瘤细胞增殖状态较为理想的核酸代谢探针，用于肿瘤核酸代谢显像，间接反映细胞 DNA 的合成。由于核酸的合成和代谢可以反映细胞分裂增殖的情况，恶性肿瘤的特征之一即是细胞大量增殖，因此放射性核素标记核酸显像用于检测体内肿瘤性病变，有助于对肿瘤进行良恶性鉴别、疗效评估和预后判断，在适形调强放射治疗中确定生物靶区具有重要的临床意义。但是 ^{18}F-FLT 肝脏摄取较高，可能限制了其在肝脏肿瘤中的应用。

2. Cu-ATSM 显像剂　具有代表性的为 ^{64}Cu-ATSM。尽管 Cu-ATSM（diacety-bis-N4-methylthios-enicarbazone）在细胞中潴留的机制不如 FMISO 清楚，但因其有较长的半衰期而应用于临床。因 Cu-ATSM 有着较高的膜通透性，故其摄取和洗脱较快，在注射后 20 分钟即可显像。动物肿瘤模型体内实验证实，Cu-ATSM 的摄取与氧分压成正相关，在放射性活度曲线中显示其在乏氧组织中的显像剂潴留时间明显高于正常氧合组织。Cu-ATSM 乏氧显像可提供关于肿瘤的氧合状况从而预估肿瘤的生物学行为，预测治疗效果及患者预后。

（四）脂代谢分子探针

反映细胞磷脂代谢的显像剂 ^{11}C-胆碱（^{11}C-choline，^{11}C-CH）、^{18}F-氟胆碱（^{18}F-choline，^{18}F-FCH）血液清除快，可在较短时间内得到清晰的肿瘤影像。主要经肝胆系统排泄，几乎不经泌尿系统排泄，是较好的泌尿系肿瘤的 PET 显像剂，并已应用于前列腺癌诊断。^{11}C 标记的胆碱（^{11}C-choline）探针主要用于肿瘤磷脂代谢探测与显像。细胞中普遍存在磷酸胆碱反应，血液中的胆碱被细胞摄取后可以有不同的代谢途径，如参与氧化反应、参与神经递质的合成、参与磷酸化反应等。其通过特异性转运载体进入细胞，在胆碱激酶的催化下，磷酸化并生成磷酸胆碱，从而进一步转化为胞嘧啶二磷酸胆碱，最后转化为磷脂酰胆碱整合到细胞膜上。在肿瘤细胞内胆碱参与磷脂代谢，由于肿瘤细胞具有短倍增时间、代谢旺盛的特点，因此肿瘤细胞膜的合成同样也是比正常细胞快。^{11}C-胆碱在肿瘤细胞内的代谢最终产物磷脂胆碱是细胞膜的重要组成成分，故肿瘤细胞摄取 ^{11}C-胆碱的速率可以直接反映肿瘤细胞膜的合成速率，成为评价肿瘤细胞增殖的指标。^{11}C-choline 影像清晰，靶/非靶比值（T/NT）高，肿瘤摄取较高，周围正常组织摄取胆碱较少、本底低，肿瘤界限清楚；它不经过泌尿系统排泄；因此弥补了 ^{18}F-FDG 在脑、肝肿瘤显像时的不足，亦在泌尿系肿瘤的诊断中具有良好应用前景。另外，注射 ^{11}C-胆碱后大部分脏器在 1~5 分钟时摄取率最高，然后开始逐渐降低，一般在注射后 10~15 分钟开始采集。^{11}C-胆碱显像在脑皮质、纵隔、心肌及盆腔内本底干扰很小，因此对于这些部位的肿瘤病灶显示要比 ^{18}F-FDG 具有很大的优越性。在对脑肿瘤和前列腺癌的诊断中具有很高的特异性，明显克服了 ^{18}F-FDG 的不足。

（五）乏氧代谢探针

肿瘤乏氧现象在实体瘤中普遍存在，被认为是肿瘤进展及对治疗不敏感的关键因素。乏氧可通过诱导肿瘤产生乏氧诱导因子激活肿瘤细胞一系列基因、蛋白的合成和表达，如红细胞生成素、血管内皮生长因子、糖酵解过程中的特异性酶如乳酸脱氢酶A、葡萄糖转运蛋白 -1、p53 以及编码诱导一氧化氮氧化合成酶和黄素氧化酶等，调控肿瘤细胞的生长、代谢、增殖、肿瘤血管生成、侵袭和转移，使肿瘤细胞在适应乏氧微环境的同时也具有独特的生物学行为。肿瘤的氧合状况是预测肿瘤疗效及评估肿瘤生物学行为的关键因子。常用的是硝基咪唑类探针 ^{18}F-fluoromisonidazole（^{18}F-FMISO），是硝基咪唑衍生的显像剂，在 PET 显像中研究最为广泛，也是最先用于人体肿瘤乏氧检测的显像剂。乏氧细胞还原能力强，当具有电子亲和力的硝基咪唑主动扩散透过细胞脂膜，在细胞内硝基还原酶作用下，硝基被还原，还原产物与大分子物质不可逆结合，从而滞留在组织内。在正常氧水平下，硝基咪唑还原后立即被氧化复原成初始状态。^{18}F-FMISO 具有较高的乏氧特异性，在乏氧细胞中的结合率为正常含氧细胞的 28 倍。^{18}F-FMISO 在动物体内的生物学分布，以小肠、肝脏、肾脏较高，而在血液、脾脏、心脏、肺、肌肉、骨和脑组织中较低。

二、受体分子探针

在 100 多年前，Langley 最先提出药物受体概念，之后此方面的研究日趋增多，并取得了很大进展。受体显像是利用放射性核素标记的某些配体（ligand）与靶组织中某些高亲和力的受体产生特异性结合，反映体内受体空间分布、密度和亲和力的一种无创性方法，具有配体 - 受体结合的高特异性以及放射性探测的高敏感性。目前，受体显像主要应用于肿瘤、心血管疾病和神经精神疾病。受体成像探针发展也促进了受体介导的放射配体治疗的研究。配体与相应的膜受体结合，除了能传递细胞信息、引起细胞发生生理、生化改变等生物效应外，还可通过内化（internization）过程与受体一起不断地进入细胞内。进入细胞浆的配体和受体在溶酶体酶的作用下被降解，而受体也可再循环返回至胞膜，成为影响和调节细胞膜受体浓度的重要环节。某些配体与受体之间的结合还可诱导细胞凋亡，若用合适的放射性核素标记能抵抗生物降解的特异性配体，则放射性配体通过与受体结合而聚集在细胞浆内，利用其放射性核素衰变时发射的射线，便可有效地杀伤细胞，达到治疗肿瘤的目的。

（一）肿瘤受体探针

是目前肿瘤诊断研究领域的热点之一。肿瘤细胞的变异分化过程中，细胞膜某些受体的表达可能异常增高。肿瘤核素受体显像是根据受体与配体特异性结合的原理，将放射性核素标记特异性配体，与肿瘤组织中过度表达的受体进行特异性结合，应用适当的核医学探测仪器即可发现病变部位呈异常放射性浓聚灶，从而对肿瘤进行早期诊断。利用受体显像显示的是肿瘤受体空间分布和受体表达密度及亲和力的高低，是一种分子水平的影像。肿瘤受体显像作为诊断性成像方法，具有无创、高特异性和灵敏性的特征，在恶性肿瘤的诊断、分期、治疗方案选择以及预后评价中具有良好的应用前景，受体显像也是进行受体介导靶向治疗的前提。

1. 生长抑素受体（somatostatin receptor, SSTR）探针　生长抑素（somatostatin, SST）受体最初是在测定大鼠下丘脑生长激素释放因子分布的过程中及在猪胰岛素提取物中发现。当时发现的 SST 为 14 肽（somatostatin 14），主要调节生长激素的分泌，抑制垂体生长激素、促甲状腺激素、促肾上腺皮质激素和催乳类的释放。除 SST14 外，还发现有 SST 28 和种属特异性的各种激素前体。SST 也广泛分布在与生长激素调节无关的细胞中，包括神经系统以外的肠、内分泌腺和外分泌腺等，对垂体、胰腺和胃肠道的各种分泌过程都有抑制作用。研究表明，许多肿瘤中富含 SST 并高表达 SSTR，如垂体肿瘤、脑膜瘤、乳腺癌、星形细胞瘤和少突神经胶质瘤、成神经细胞瘤、嗜铬细胞瘤、小细胞肺癌以及产生激素的胃肠道肿瘤，如胰岛瘤、胰高血糖素瘤、舒血管肠肽瘤、胃泌素瘤和类癌等，因此，以上肿瘤可应用生长抑素受体显像诊断。

1）原理：天然的 SST 在体内被酶迅速降解，不易用放射性核素标记，20 世纪 80 年代末，人工合成了一种 8 肽衍生物 octreotide（奥曲肽），与 SST 具有一致的生物学特性，生物半衰期延长至 50~100 分钟，^{123}I 标记后可以进行 SST 受体肿瘤显像。此外，^{111}In、^{99m}Tc、^{186}Re、^{18}F、^{11}C、^{64}Cu 和 ^{68}Ga 等正电子核素直接标记或通过螯合剂间接标记 octreotide 的衍生物进行的肿瘤生长抑素受体（somatostatin receptor, SSTR）显像与治疗，也同样具有受体介导结合特性，能被 SSTR 阳性的肿瘤所摄取。已应用于肺癌、类癌、甲状腺髓样癌、嗜铬细胞瘤和胃肠胰腺神经内分泌肿瘤等。SSTR 显像不仅应用于 SSTR 表达阳性肿瘤的定位诊断、分期及预后评价等，间接显示肿瘤细胞表面 SSTR 的表达程度，指导临床医生选择恰当的治疗方法,还可对是否选择 SSTR 介导的靶向治疗的评估以及治疗效果进行评价。此外,雌激素受体显像可对乳腺癌患者抗雌激素治疗进行监测与治疗评估。检测显像时,一般于静脉注射后 6 小时、24 小时显像,24 小时的本底低,腹部影像不受肝胆干扰。

2)临床应用:

(1)神经内分泌肿瘤的诊断:

(a)垂体肿瘤:所有产生 GH 的垂体肿瘤均含 SSTR,许多患者 ^{111}In-octreotide 显像呈阳性,甚至临床上无功能的垂体肿瘤、分泌 TSH 的垂体肿瘤、SSTR 阳性肿瘤的垂体转移瘤也可呈阳性。显像时的瘤体/本底比值与 GH 水平没有或有很小相关性。

(b)内分泌胰腺肿瘤:多数产生多肽类激素的内分泌肿瘤来自胰腺的胰岛细胞,但也可出现在胃、十二指肠或肠道,称为促胃泌素瘤、胰岛瘤和胰高血糖素瘤。这些肿瘤多选择手术治疗,常规临床显像技术方法在寻找原发肿瘤和转移灶的定位与定性诊断方面相当困难。而内分泌胰腺肿瘤 ^{111}In-octreotide 显像的阳性率较高,在诊断原发灶和转移灶上有重要的临床价值。

(c)神经母细胞瘤和嗜铬细胞瘤:90% 以上的神经母细胞瘤 ^{111}In-octreotide 显像为阳性,且受体阳性患者的生存期较长。85% 的嗜铬细胞瘤 ^{111}In-octreotide 显像为阳性,但由于该显像剂经肾清除,肾放射性高,影响肾上腺及附近区域肿瘤的诊断。

(d)甲状腺髓样癌:甲状腺髓样癌显像阳性率为 50% ~ 70%,肿瘤越大、肿瘤标志物越高,显像阳性率越高。

(e)类癌:86% 的类癌可由 [123]I 或 ^{111}In-octreotide 显像获得定位和定性诊断,且对肝外类癌的阳性率可达 100%,肝内转移性类癌阳性率仅 50%。对 SSTR 表达阳性的类癌患者,采用 octreotide 治疗具有较好的疗效,其有效率是显像阴性患者的 4 倍。

(2)脑肿瘤:尽管正常脑组织 SSTR 的浓度较高,但由于 octreotide 不能穿过血脑屏障,因而正常情况下脑组织不能显像。脑膜瘤是来自血脑屏障外的肿瘤且富含 SSTR,[111]In-octreotide 显像均为阳性。大多数高分化的星形细胞瘤(Ⅰ ~ Ⅱ级)为 SSTR 阳性肿瘤,故 ^{111}In-octreotide 显像在定位诊断高分化的星形细胞瘤上有一定的临床价值。

(3)肺癌:几乎所有的小细胞肺癌原发灶及转移灶 ^{111}In-octreotide 显像均为阳性,并可检测出小于 2 cm 的病灶,对赢得手术时机意义重大,且能早期发现脑或其他部位的转移,有助于肿瘤分期和治疗方案的制定。研究表明,某些非小细胞肺癌中也有 SSTR 亚型的表达,因此对于此类原发肿瘤原发灶诊断的灵敏度也较高,但对于转移灶的发现率较低。

(4)乳腺癌:[111]In-octreotide 显像在 Ⅰ、Ⅱ期乳腺癌原发灶的阳性率约 74%,并可发现部分(约 30%)未触及肿大的转移性淋巴结。由于正常妇女人群双侧乳腺有对称性弥漫摄取,15% 非乳腺癌患者中注射后 24 小时有轻度放射性摄取。[111]In-octreotide 显像的意义主要在于早期发现手术切除原发灶后有无复发。

(5)其他肿瘤:

(a)非霍奇金淋巴瘤:约占 87%,[111]In-octreotide 显像阳性,且分化程度愈高,阳性率愈高,故可作为定位诊断恶性淋巴瘤的有效方法。

(b)来源不明的腺癌转移瘤:约占 60%,[111]In-octreotide 显像阳性,而这些腺癌转移瘤可能来源于乳腺、肾和结肠的肿瘤。

(c)黑色素细胞瘤:多项研究表明 SSTR 显像的阳性率可以达到 80% 左右,对于黑色素细胞瘤的诊断、分期、治疗方案的选择具有很大意义。

2. 血管活性肠肽受体探针(VIPRS)　血管活性肠肽(VIP)是一种由 28 个氨基酸组成的肽,约于 25 年前从猪的肠道中被首次分离。VIP 受体有两个亚型。VIP Ⅰ 型受体(VPAC1)广泛见于各种组织,包括肝脏、乳腺、肾脏、前列腺、输尿管、膀胱、胰导管、胃肠黏膜、肺、甲状腺、脂肪和淋巴样组织。VIP Ⅱ 型受体(VPAC2)主要见于血管和平滑肌。VIP 受体表达于大多数常见的人类肿瘤,包括乳腺、前列腺、胰腺、肺、结肠、胃、肝和膀胱癌,也见于淋巴瘤和脑脊膜瘤,就像它们的起源组织一样,主要表达为 VPAC1 受体。虽然平滑肌瘤主要表达 VPAC2 受体,但神经胶质瘤、垂体腺瘤、神经母细胞瘤、副神经节瘤、嗜铬细胞瘤和子宫内膜癌却优先表达 PAC1 受体。VIP/PACAP 受体在正常人体的广泛分布揭示了这些肽在人体生理及病理生理学中重要的地位。临床上主要用于胃肠道的神经内分泌肿瘤的显像诊断。

3. 激素受体探针　乳腺癌、卵巢癌、前列腺癌则表现为某些雌激素或雄激素受体的增加。雌激素在乳腺癌的发生、发展中起重要作用,雌激素受体能够反映乳腺癌的预后并有助于诊治。^{18}F-fluoro-17β-estradiol(^{18}F-FES)能够与 ER 特异性结合,反映乳腺癌组织雌激素受体的表达状况,指导乳腺癌治疗方案的选择。雄激素受体能够与 ^{18}F-nor- 双氢睾酮(^{18}F-nor-DHT)或 ^{18}F-DHT 特异性结合,用于前列腺癌的诊断、分期及疗效评价。

4. 肿瘤新生血管生成受体探针 肿瘤血管生成是指新生血管在肿瘤现有血管基础上形成的过程,血管生成在肿瘤生长及转移中起着至关重要的作用。主要集中在 ^{18}F-RGD(受体为 CD13 分子)方面,RGD 的受体在肿瘤的新生血管中大量表达,在许多显像研究中已取得了一些成果。利用放射性核素 ^{18}Cu、^{64}Cu、^{111}In 和 ^{125}I 特异性标记"组织细胞整合素的 RGD 肽单体或多聚体",对包括前列腺癌、黑色素留、乳腺癌、肺癌、骨肉瘤、卵巢癌、神经胶质瘤及胰腺癌等进行显像。对肿瘤新生血管的生成过程成像,可为临床提供病变探测、药物应用筛选、治疗有效性评价和监测、疾病预后等多方面的重要信息。因此整合素受体显像是评价新生血管的有效方法。

5. 表皮生长因子受体(EGFR)探针 EGFR 受体的高表达与肿瘤新生血管的生成、肿瘤的侵袭、转移、预后密切相关,^{11}C-PD153035 可以与 EGFR-TK1 竞争性结合,所以可以检测 EGFR 受体的活性,因此可用于肿瘤的诊断和评价,目前已应用于肺癌、肝癌、乳腺癌等研究中。

(二)脑神经受体探针

分子影像核医学神经递质和受体显像是神经科学研究的前沿和热点。尤其是能够观察到 CT 和 MRI 等其他影像学方法无法发现的脑内微量受体的存在及其变化,因而具有独特优势。神经受体显像研究发展迅速,主要神经受体显像剂有各种放射性核素标记的靶向多巴胺受体、乙酰胆碱受体、5- 羟色胺受体、γ 氨基丁酸 - 苯二氮䓬受体、肾上腺素能受体和可卡因受体等。其中,多巴胺受体显像剂研究最活跃也较成熟,主要应用于各种运动性疾病、精神分裂症、认知功能研究和药物作用及其疗效评价等。

1. 基本原理

(1)神经受体显像:利用发射正电子或单光子的放射性核素标记特定的配体,基于受体与配体的特异性结合特性,利用 PET 或 SPECT 可以观察到活体人脑特定部位的受体结合位点,进行定位和受体功能评价。还能够借助生理数学模型,获得定量或半定量指标,如配体与受体特异性结合浓度、脑内受体密度(数目)和亲和力(功能)参数以及代谢参数等,从而对相关疾病做出诊断,并指导治疗、评价疗效和判断预后。神经递质和受体显像也为新的受体显像剂研发和神经生物学基础研究提供了一种新的手段。

(2)神经递质显像:利用放射性核素标记的合成神经递质的前体物质可观察特定中枢神经递质的合成与释放、与突触后膜受体结合以及再摄取等信息,称为神经递质显像。借助数学模型,可以获得中枢神经递质或受体的定量或半定量参数,从而对某些神经递质或受体相关性疾病做出诊断、治疗决策、疗效评价和预后判断。从活体分子水平上探测神经受体,为洞悉特异神经传导通路的生理活动提供了一种独特的方法,不仅可以阐明各种神经精神疾病的发病机制,还可以观察许多中枢神经系统药物在体内引起的生理、病理变化及其作用部位。

2. 临床研究与应用 目前研究和应用比较多的神经受体主要有多巴胺受体(dopamine receptor)、乙酰胆碱受体(acetylcholine receptor)、5- 羟色胺受体(5-serotonin receptor,5-HT receptor)、苯二氮䓬受体(benzodiazepine receptor,BZ receptor)和阿片受体(opioid receptor)等。

(1)多巴胺神经递质和受体探针:多巴胺受体系统是脑功能活动最重要的系统,还可能是运动性疾病治疗药物或精神神经中枢抑制药物的主要作用部位。基于多巴胺受体对腺苷酸环化酶活力的不同影响和受体识别特征,以及用放射性受体结合分析方法将不同的配体与多巴胺受体结合表现的不同作用特征,将其分为 D_1、D_2、D_3、D_4 和 D_5 等多种受体亚型。又因 D_1 与 D_5 受体亚型结构同源性,统称为 D_1 样受体,而 D_2、D_3、D_4 统称为 D_2 样受体。用放射性碘标记的 D_1 受体配基(^{123}I-IBZP,^{123}I-SCH23982,^{123}I-FISCH,^{123}I-TISCH)进行 SEPCT 受体显像均表现基底神经节有较高的放射性浓聚;^{11}C-SCH 23390 和 ^{11}C-SCH 39166 的 PET 多巴胺 D_1 受体显像临床应用也取得了一定的进展,但远不如多巴胺 D_2 受体研究应用广泛。

碳 [^{11}C] 标记的 N- 甲基螺旋哌啶酮(^{11}C-N-methyl spiperone,^{11}C-NMSP)进行多巴胺 D_2 受体显像,^{11}C-NMSP 是 spiperone 类似物,一种对多巴胺 D_2 受体有很高亲和力的苯基酮趋神经药物。^{11}C-NMSP 与多巴胺 D_2 受体和 5- 羟色胺受体均可结合,后者亲和力仅为前者的 1/5。PET 技术可以识别 D_2 受体和 5- 羟色胺受体位点，故在静脉注射 ^{11}C-NMSP 前给予一定剂量的阻断 D_2 受体但并不阻断 5- 羟色胺受体的氟哌啶醇，就可获得完全性的 5- 羟色胺受体特异性结合。苯哌唑酮对多巴胺 D_2 受体有亲和力，而氯丙嗪和氟哌啶醇并无亲和力，^{11}C-NMSP 在富含有多巴胺 D_2 受体的纹状体结合最多，在很少有多巴胺受体的小脑结合最少，因此常用小脑放射性作为非特异性结合对照区。正常人于注射 $740MBq^{11}C$-NMSP 后即刻可见示踪剂积聚于最大血流量的大脑灰质，并迅速穿越血脑屏障与特异性和非特异性受体位点结合。此后，随血放射性下降，示踪剂以最快速度离开小脑非特异性结合部位，以中等速度离开额、颞、顶和枕叶皮质的 5- 羟色胺受体结合部位，以低速率离开纹状体（包括尾状核和豆状核）的多巴胺 D_2 受体特异结合部位。静脉注射显像剂后 6 分钟，PET 多巴胺受体显像的图像与 rCBF 灌注影像相似，2 小时后纹状体与小脑放射性有明显的区别，即纹状体多巴胺 D_2 受体结合明显。静脉注射后连续 2 小时 PET 显像，借助尾状核和豆状核与小脑放射性比用注射显像剂后的时间函数表示的豆状核与小脑放射性比估算多巴胺 D_2 受体的结合量，利用投予多次不同或相同质量的示踪剂和测定血浆示踪剂浓度估算绝对受体密度和亲和力，发现某些脑疾患的特异脑受体数目和效力有明显的改变。多巴胺 D_2 受体在尾状核和豆状核的数量随年龄增长而显著下降，男性比女性略明显，而正常人的 CT 未显示尾状核和豆状核大小随年龄增长明显缩小。原因可能是随年龄增长，纹状体突触后神经元细胞、传入神经和受体合成减少所致，研究发现这些病人的 D_2 受体结合能力比 rCBF 减少更为突出。

^{11}C- 雷氯必利（^{11}C-raclopride）D_2 受体探针显示纹状体与大脑皮质（特异性/非特异性）摄取比值很高。正常人中该配体在基底神经节呈现特异的局部摄取，而脑皮质和小脑摄取较少，以静脉注射后 2~4 小时特异性最高，服用抗精神病药物者特异性结合较低。有人对 PD 病人药物治疗期间连续进行受体显像发现，症状改善患者的纹状体分布正常，即放射性分布均称。所以 PET 多巴胺 D_2 受体显像是一种有望作为诊断和鉴别诊断锥体外系疾病的方法，且可用于监测疗效和预测预后。

帕金森病（PD）是一种多巴胺受体性疾病，基本病因是黑质纹状体的变性脱落，同时纹状体的多巴胺受体发生变化，临床上用 L- 多巴治疗 PD 取得了比较满意效果。但部分临床症状不典型或无症状的 PD 病人（亚临床型）给诊断带来困难，CT 和 MRI 在早期发现 PD 病变有一定限制，而 PET 则可能在解剖结构发生改变之前从生理、生化、代谢及功能变化发现病变，从而达到早期诊断和及时治疗的目的。^{18}F-NMSP、^{11}C-NMSP、^{123}I-IBZM 等多巴胺 D_2 显像可见 PD 患者的黑质和纹状体（特别是豆状核）D_2 受体数目轻度甚至明显减少，效力明显减低。亨廷顿舞蹈症（HD）病人基底节（特别是尾状核）多巴胺 D_2 受体密度和活性明显减低，故利用此技术可早期诊断 PD（包括亚临床型），并可监测临床上用 L- 多巴治疗 PD 病人的疗效，同时对神经精神药物的药理学研究和指导用药及研究影响多巴胺受体的生理性因素都具有重要意义。D_2 受体显像能鉴别原发性 PD（纹状体浓聚 IBZM）和 PD 综合征（摄取减少），前者经多巴胺治疗效果明显，后者无效，这对 PD 和 PD 综合征诊断和鉴别诊断以及制订合理化个体治疗方案具有重要临床意义。

（2）乙酰胆碱受体探针：乙酰胆碱受体包括 M（毒蕈碱）和 N（烟碱）两种。^{123}I- 奎丁环基苯甲酸（^{123}I-QNB）、^{11}C- 奎丁环基苯甲酸（^{11}C-QNB）作为 M 受体显像剂，^{11}C- 尼古丁（^{11}C-N）作为 N 受体显像剂已用于人体 PET 和 SPECT 乙酰胆碱受体显像。阿尔茨海默病（AD）是一种慢性、渐进性、退化性中枢神经系统疾病，AD 所涉及的受体有 N 胆碱受体（nAChR）、M 胆碱受体、苯二氮䓬受体、$5-HT_2$ 受体、组胺 H_1 受体、多巴胺 D_1 和 D_2 受体，其主要病理改变为胆碱能神经元丧失或破坏导致乙酰胆碱合成障碍。本病的早期诊断有一定困难。但 ^{11}C-QNB 或 ^{123}I-QNB 显像可观察到 AD 患者的大脑皮质和海马 M 受体密度明显减低，纹状体乙酰胆碱与多巴胺神经功能相拮抗，脑皮质摄取 ^{11}C-N 亦显著降低，并得到尸解结果印证，乙酰胆碱受体 PET 显像主要应用于 AD 的早期诊断，评价脑功能损害程度，动态监测病情进展。乙酰胆碱受体研究在探讨 AD 的病因与病理，以及与其他类型痴呆的鉴别诊断中具有重要意义。

N 胆碱受体（nAChR）与认知和记忆功能有关，广泛分布于大脑皮层。AD 早期，颞叶皮质 nAChR 受体明显缺失，该种表现常早于临床症状出现，因而可作为 AD 早期诊断的依据。药物及各种干预治疗的作用机理与疗效评价是 PET 受体显像的另一主要应用领域,可直观评价胆碱能增强剂在脑内的分布、胆碱能细胞活力、M 胆碱受体和 N 胆碱受体变化与脑功能改善程度,并可客观评价早期干预措施的效果与作用机理,通过受体显像进行新药研发是很有前景的发展方向。

（3）苯二氮䓬受体探针:BZ 受体是脑内主要的抑制性受体。^{11}C-Ro-15-1788（苯氮䓬类药物中毒的解毒剂）和 ^{123}I-Ro-16-0154（Ro-15-1788 类似物）经大量实验证实为较理想的 BZ 受体显像剂,并已用于活体分子成像。目前研究结果表明,诸如 HD、AD、狂躁症和原发性 EP 等神经精神疾病均与它的活性减低有关。法国科学家 Comar 等在 1979 年用 ^{11}C 标记 flunitrapane 成功地进行了 PET 猴脑 BZ 受体显像,观察到放射性浓聚分布与 BZ 受体的脑内分布相一致。随后,^{11}C-Ro-15-1788 也成功用于活体的 PET 显像,许多碘标的苯二氮䓬类衍生物先后合成,并用于 SPECT BZ 受体显像,脑内摄取比较稳定,且特异性/非特异性比率较高,影像清晰。另外,临床上 BZ 受体研究对 EP 灶的定位和监测疗效有实用意义。癫痫发作间期 BZ 受体显像可见病灶部位受体密度减低,在显示病变上较脑血流断层显像为优,联合 MRI 等影像学检查可进一步提高病灶检出率。此外 ^{11}C-DPN（特培洛啡）PET 阿片受体显像示颞叶癫痫灶阿片受体密度增加,呈明显异常放射性浓聚灶。

（4）5-羟色胺受体探针:5-羟色胺受体分为 5-HT$_1$（又分为 A、B、C 三种亚型）、5-HT$_2$ 和 5-HT$_3$ 亚型,据认为 5-HT 受体与躁狂/抑郁型精神病有关,抑郁症患者 ^{123}I-2-ketanserin、^{123}I-b-CIT 的脑 5-羟色胺受体显像可观察到轻度抑郁症患者顶叶皮层放射性摄取增高,额叶下部右侧较左侧增高,而重度抑郁症或躁狂/抑郁型精神病患者脑 5-HT 受体密度和亲和力降低,同时还观察到 Citalopram 抗抑郁症治疗后脑内 5-HT 摄取增加。^{123}I-b-CIT 脑 SPECT 显像可同时观察到 DAT 和 5-HT 再摄取抑制剂类抗抑郁症 citalopram 对脑内 5-羟色胺再摄取部位的阻断作用。

（三）心脏受体探针

心脏神经受体显像（cardiac neuroreceptor imaging）能反映心脏神经功能的完整性、神经元的分泌功能及活性。心脏神经分布十分丰富,受交感神经和副交感神经的双重支配,两者均通过末梢释放神经递质作用于心肌细胞膜中的受体而发挥调节心肌功能的作用。交感神经末梢释放去甲肾上腺素（NE）和肾上腺素作用于心肌细胞中的 β$_1$-肾上腺素能受体（β$_1$-受体）;副交感神经末梢释放乙酰胆碱（Ach）作用于心肌中的毒蕈碱受体（M-受体）,起到调节心肌的作用,NE 和 Ach 均可为神经末梢所摄取。

心脏神经受体显像是利用 ^{123}I 或 ^{131}I 标记 NE 类物质 [如间位碘代苄胍（metaiodobenzylguanidine,MIBG）],通过与 NE 摄取相类似的途径——钠依赖性摄取进入交感神经末梢并储存于囊泡中;或应用拟交感神经药物羟基麻黄素（HED）、^{18}F 标记的氟间羟胺（FMR）和 ^{11}C 标记 M 受体的配基,静脉注射后与心肌细胞中 β$_1$ 或 M 受体结合,并可被神经末梢/突触前束重摄取,储存于囊泡中,从而可显示心肌中相应受体的分布、密度及亲和力,反映心肌神经功能的完整性及神经元的活性。应用 ^{123}I-PIN（心得静）可用于 β$_1$-受体显像。目前较常用的显像剂探针为 ^{123}I-MIBG 或 ^{131}I-MIBG,其中以前者较为理想。MIBG 以类似于去甲肾上腺素的机制去参与特异性摄取,并储存于突触前束。但是它不通过儿茶酚-0-甲基转换酶或单胺氧化酶途径进行代谢。MIBG 在心肌组织中的分布可以反映心脏交感神经分布的完整性。常规平面或断层显像结束后可以通过计算机对整个心肌或局部心肌进行定量分析。

三、反义基因探针

（一）原理

是利用核酸碱基互补原理,放射性核素标记人工合成的特定反义寡核苷酸,引入体内后,通过体内核酸分子杂交而与相应的靶基因结合,是与病变组织中过度表达的 DNA 或 mRNA 发生特异性结合的过程,能够显示特异性癌基因过度表达的癌组织或治疗后抑癌基因的表达水平,定位和定量特异的靶基因,从而达到在基因水平早期、定性诊断疾病或评价疗效的目的。该探针具有不引起免疫反应、探针分子小、易进入肿瘤组织等优点。选择合适的放射性核素及适宜的标记方法合成探针是反义显像的关键。其要求寡核苷酸探针易大量合成、体内稳定高、靶向性和特异性高等特点。因此,对反义寡核苷酸进行化学修饰是必不可少的,增强其细胞通透性和膜内稳定性,利用受体或脂质体介导使反义寡核苷酸定向导入靶细胞。

（二）应用

（1）耐药基因探针的应用，就是一个典型的示例，由于导致肿瘤化疗失败的原因之一是肿瘤对化疗药物的多药耐药。多药耐药（multidrug resistance，MDR），是指由一种药物诱发，对该药耐药的同时，对其结构和作用机制无关的化疗药物也产生交叉耐药。因此多数人类 MDR 肿瘤都有多药耐药基因（mdr1）的过度表达，其表达产物 P-糖蛋白在肿瘤的耐药机理中起重要作用。这种蛋白质存在于癌细胞的细胞膜，会将细胞内的抗癌药物排到细胞外，以致降低这些抗癌药物的疗效。

（2）肿瘤发生的早期可能只是基因突变，如病毒癌基因使正常细胞转化为癌细胞，正常基因突变成癌基因，最终才能形成恶性肿瘤。例如在乳腺癌高发家族中，存在着导致肿瘤发生、生长的基因或基因突变，监测这类基因对控制这类乳腺癌有很大影响力。因此及时明确癌基因的存在或早期突变对人体健康的监护有极大意义。

（3）利用聚集于靶基因局部的核素射线，损毁相应的致病基因，引起 DNA 链的断裂和损伤，也可以达到基因放射治疗目的。随着基因科学技术的不断发展，基因治疗可以修补那些缺失或变异的基因。其治疗成功的关键是能够有效地将基因转运到靶细胞并控制基因的有效表达，避免在非靶组织中表达。因此要对被转染基因的定位和表达进行定量检测，来达到较好的治疗效果，当然最理想的是对治疗基因进行直接显像。

四、放射免疫分子探针

在 20 世纪 50 年代，研究者在动物实验中发现 ^{131}I 标记的抗鼠骨肉瘤抗体能在骨肉瘤组织内浓聚，这一开创性的研究结果启动了肿瘤放射免疫显像（radioimmunoimaging，RII）和放射免疫治疗（radio-immunotherapy，RIT）的研究。后来在 1975 年伴随着单克隆抗体（monoclonnal antibody，McAb）制备技术的出现，使得这一领域的研究得到迅猛发展。

基本 RII 的原理是基于抗原-抗体的特异性结合反应。放射性核素标记的抗体进入体内后能与相应的肿瘤抗原特异性结合，其中，抗体起着靶向载体的作用，通过抗体-抗原的特异性结合，将放射性核素带至肿瘤局部，使其呈现放射性浓聚，采用显像仪器从体外探测显像剂的分布，实现肿瘤的定性、定位诊断，监测肿瘤复发与转移。

1.Affibody Affibody 的功能类似于抗体，其分子量较小，仅有 6.95ku 左右，但其结合位点与抗体相似，具有稳定性好、耐高温、易大量生产、价格低等特点。目前研究较多的有放射性核素 ^{18}F、^{99m}Tc 和 ^{111}In 标记针对抗人表皮生长因子受体 2（human epidermal growth factor receptor 2，HER2）的 affibody 分子影像探针，已被成功地用于 PET 显像和 SPECT 显像，应用于肿瘤 HER2 表达的分子显像。表皮生长因子受体靶向的基于 affibody 分子的探针也已开发。基于抗 EGFR affibody 的探针用于表皮生长因子受体阳性表达的肿瘤显像。^{111}In-BZ-DTPA-ZEGFR：1907 所表现的体内生物学活性与放射性标记的抗 HER2 affibody 分子探针很相似，例如快速的肿瘤靶向性和高肾脏摄取等，提示放射性核素标记的 affibody 分子是探测恶性肿瘤 EGFR 表达具有前景的分子探针。

2. 微型抗体 双链抗体-diabody 也是目前研究的热点之一。研究证明 ^{18}F 标记的抗 HER2 diabody（微型双功能抗体）能够与乳腺肿瘤细胞产生的 HER2 受体结合，用于肿瘤显像。^{18}F 标记的抗癌胚抗原（CEA）T84.66 微型双功能抗体用于肿瘤模型的显像。这种微型双功能抗体比天然抗体的分子量小，体内清除迅速。应用基因工程技术生产的抗体（片段）都可以称为基因工程抗体，目前的基因工程抗体都是在单链抗体的基础上改进的。单链抗体主要来源于抗体库筛选以及从杂交瘤细胞中克隆抗体轻重链进行组装获得。现在较多的都用人源抗体库，筛选人源单链抗体，而很少采用鼠源的抗体。由于微型双功能抗体对靶抗原亲和性高，因此还可应用放射性核素标记后用于恶性肿瘤的治疗。

3. 纳米抗体（nanobody） 也逐渐成为核医学分子影像的研究热点之一，一些纳米抗体已展示出良好的生物学特性。在不同的肿瘤均可见到内皮生长因子受体（epidermal growth factor receptor，EGFR）的高表达，而这种致癌受体的表达为免疫显像诊断和治疗开辟了新的途径。例如 ^{99m}Tc-8B6 nanobody SPECT 显像能够分辨出体内中、高度 EGFR 过度表达的肿瘤，其良好的生物分布特性适合于体内肿瘤的显像诊断。利用基因工程技术生产的微型抗体或纳米体必将取代传统的完整抗体和单抗，成为核医学分子影像探针研究的亮点之一。

五、凋亡分子探针

凋亡（程序性细胞死亡）是细胞死亡的一种特

殊形式,是一种由基因调控的细胞主动死亡过程,可诱导的有机组织死亡的能量需求形式,其细胞的消失不伴有炎症反应出现,而坏死也是混乱无序的,没有能量需求,导致局部炎性改变,常常继发于突发的细胞内成分释放。对促进机体发育、维持机体内细胞数的平衡具有重要作用。细胞凋亡异常可诱发多种疾病,如肿瘤与自身免疫性疾病等。细胞凋亡由细胞核受到严重损伤、射线照射或线粒体内受到各种病毒侵袭等诱导产生,也可通过外部的信号诱导,如 fas 配体与 fas 受体之间的相互作用诱导。随着对凋亡与肿瘤发生机制的深入研究发现凋亡逃逸是肿瘤的特性,也是肿瘤面对各种不利刺激因素而得以永生的根本机制。许多抗癌药物、免疫靶向药物等都是通过诱导肿瘤细胞凋亡而达到治疗目的。因此早期检测肿瘤治疗前后细胞凋亡的变化,对肿瘤治疗方案的确定、早期疗效观察及抗肿瘤药物的开发具有重要意义。

凋亡显像机制是,细胞膜上磷脂酰丝氨酸(phosphatidylserine,PS)的异常表达是用于凋亡监测目的的靶物质,而 34.72ku 的生理蛋白——磷脂蛋白(annexin V,又称膜联蛋白)对细胞膜上的磷脂酰丝氨酸微分子具有很高的亲和力,利用 annexin V 与 PS 的高度亲和作用可以早期检测细胞凋亡的发生,具有高度时效性。Annexin V 可以通过螯合剂 HYNIC(hydrazinonicatinamide)和 N2S2 与 ^{99m}Tc 直接耦合到巯基基团上进行放射性标记。通过 PET、SPECT 等核医学影像设备进行探测,可了解活体内肿瘤部位的放射性摄取、细胞的凋亡情况。目前,凋亡显像主要用于肿瘤治疗效果监测、心脏移植排异反应监测、急性心肌梗死与心肌炎的评价等,尤其对肿瘤化疗疗效的监测具有重要的价值。

第四节　分子影像核医学未来的临床应用价值

分子影像学核医学技术是分子影像学最有发展前途、最成熟的领域,核医学分子影像技术具有传统成像手段所不及的高灵敏度和精确性,它从分子水平进入亚分子水平,无创伤、实时、活体、特异、精细地实现将病变的发生与发展过程影像化,使许多亚临床状态的疾病和隐匿的遗传性疾病得以明确诊断,从而能早期准确地提供疾病诊断、治疗决策的科学依据;利用聚集于靶点局部的放射性核素发射的射线,还可以达到靶向放射治疗的目的。随着核医学与分子生物学等新兴学科的交融发展,核医学设备的不断推陈出新,核医学分子影像将不仅能够进一步从糖、脂肪、核酸、蛋白质等代谢方面,实现多角度和多环节对细胞的分裂、增殖及畸变过程的显像,还将进一步从细胞的信息传导、通路及其相互作用等生命的基本生物过程,来阐明生命的本质活动和机理。核医学分子影像将成为医学研究领域中不可或缺的重要组成部分,为人类医学的进步发挥至关重要的作用。

随着细胞分子生物学的发展,逐渐认识了调控肿瘤、心脏疾病、脑疾病的分子机制及关键调控分子,开发针对这些疾病发生、发展关键分子靶点的诊断、治疗成为新趋势。核医学在开发针对这些新靶点的特异配体,用放射性核素标记这些配体进行显像。还要解决这些放射性核素标记配体在体内的有效性,即能到达靶组织,穿过血 - 脏器屏障,透过细胞膜,到达靶组织前不被分解等。①利用染色体杂交技术通过对比病变细胞和正常细胞之间的染色组寻找缺失或者异位的染色体片段,然后通过分子生物学技术鉴别参与病变基因。②基因组族谱技术通过基因芯片分析千万基因的表达,比较病变细胞和正常细胞之间的差别。鉴别控制异常细胞生长的特殊途径。比如某个基因在病变时表达,在正常细胞中不表达,那么这个基因表达的蛋白就是一个很好的开发靶向诊断、靶向治疗的分子靶点。③蛋白质组学技术可比较病变组织和正常组织之间差异蛋白的表达,并可以通过分子生物学方法和生物信息学确定该差异表达蛋白的特性和种类,这种差异表达蛋白也可开发为靶向诊断、靶向治疗的分子靶点。蛋白磷酸化是蛋白激活需要的一个化学变化,现在蛋白质组学技术可以保持蛋白的磷酸化状态,使其反应取材时(比如活检标本)蛋白的激活状态。

总之,分子影像学核医学迅速在临床前和临床的诊断及治疗中占据了重要地位,新一代的 micro PET 是核分子影像技术研究和开发的重要平台,也是促使实验室技术向临床应用转移的重要途径,无创伤性的 PET 分子标志物诊断放射性药物作为分子影像学的领头军,其应用领域非常广泛,而且取得了很大的发展,如氨基酸摄取、蛋白质合成、DNA 合成、细胞增殖、三羧酸循环中其他底物的代谢改变、肿瘤乏氧性、免疫活性和受体的示踪剂等。优化检测方法和量化检测指标,是今后进一步努力的方向。随着核医学设备、核素标记技术及分子生物学与分子药理学的发展,正电子放射性药物研究开发的方向逐渐转向细胞代谢、细胞受体、细胞衰老与凋亡、核酸 - 基因等方面,研发一些高度特异性正电子药物并真正转化到临床,才能使 PET 真正发挥更大的作用,同时也是今后研究者所努力的目标。

【参考文献】

［1］ AMIN MB, EDGE SB, GREENE FL, et al. AJCC Cancer Staging Manual［M］. 8th edition. Chicago: Springer, 2017.

［2］ KOO PJ, CRAWFORD ED. ^{18}F-NaF PET-CT and ^{11}C-Choline PET-CT for the initial detection of metastatic disease in prostate cancer: Overview and potential utilization［J］. Oncology (Williston Park), 2014, 28: 1057.

［3］ MOGENSEN, MARIE BENZON, LOFT ANNIKA, et al. FLT-PET for early response evaluation of colorectal cancer patients with liver metastases: a prospective study［J］. EJNMMI research, 2017, 1 (7):56.

［4］ CHIN BENNETT B, MCDOUGALD DARRYL, WEITZEL DOUGLAS, et al. Synthesis and preliminary evaluation of 5-^{18}F fluoro leucine［J］. Current radiopharmaceuticals, 2017, 10(1):41-50.

［5］ TOUTOUZAS KONSTANTINOS, KOUTA-GIAR IOSIF, BENETOS GEORGIOS, et al. Inflamed human carotid plaques evaluated by PET-CT exhibit increased temperature: insights from an in vivo study ［J］. European heart journal cardiovascular Imaging, 2017, 18(11):41-50.

［6］ BOOM T K, TING KAY, CHEUK MT, et al. The pearl of FDG PET/CT in preoperative assessment of patients with potentially operable non-small-cell lung cancer and its clinical impact[J]. Jan-mar, 2017, 16(1):21-25.

［7］ FABI, ALESSANDRA, VIDIRI, et al. Defining the endpoints: how to measure the efficacy of drugs that are active against central nervous system metastases［J］. Antonello Translational lung cancer research, 2016, 6(5): 637-646.

［8］ WOLFGANG MOHNIKE, GUSTAV HOR, ANDREAS HERTEL, et al. PET-CT Atlas Interdisziplinare PET-CT and PET-MR Diagnostik and Therapie［M］. 3th edition. Chicago: Springer, 2016.

［9］ FOUNTAIN D M, SANTARIUS, THOMS. Book review: atlas of fanctional neuroanatomy, third edition. Neurosurgery, 2016, 6(8):886-887.

［10］ PIETSCH CARSTEN, DE GALIZA BARBOSA FELIPE, HULLNER MARTIN W, et al. Combined PET.CT perfusion in patients with head and neck cancers might predict failure after radio-chemotherapy: a proof of concept study［J］. BMC medical imaging, 2015, 15(29):25.

［11］ TOLMACHEV V, FRIEDMAN M, SANDSTRÖM M, et al. Affibody Molecules for Epidermal Growth Factor Receptor Targeting In Vivo: Aspects of Dimerization and Labeling Chemistry ［J］. Journal of Nuclear Medicine, 2009, 50(2): 274-283.

［12］ SHARMA R. Nitroimidazole radiopharmaceuticals in bioimaging: part I: synthesis and imaging applications［J］. Curr Radiopharm. 2011, 4(4): 361-378.

［13］ CHAO WANG, LIANG CHENG, ZHUANG LIU. Upconversion Nanoparticles for Photodynamic Therapy and Other Cancer Therapeutics ［J］. Theranostics, 2013, 3(5): 317-330.

［14］ LI C, YANG JM, CHEN R, et al. Urogenital photoacoustic endoscope［J］. Optics Letters. 2014, 39(6): 1473-1476.

［15］ MATTAY VS, GOLDBERG TE, SAMBATARO F, et al. Neurobiology of cognitive aging: insights from imaging genetics［J］. Biol Psychol. 2008, 79(1): 9-22.

第九章 医学分子成像的临床转化

第一节 医学分子成像应用现状

分子影像学目前已成为一门快速发展、充满活力及拥有广阔应用前景的学科。Weissleder 等人在 1999 年提出了分子影像学的概念，即活体状态下在细胞和分子水平对生物过程进行定性和定量研究，它是传统医学影像技术与分子生物学等学科相结合而诞生的新兴学科。分子影像学是在细胞、分子及基因水平观察、研究、探索生物体内生命活动或疾病演变的新工具、新方法。

随着影像技术与影像设备的不断更替与提高，一些传统影像医学成像技术已具备了显微分辨能力，但是传统影像诊断始终着眼于生物组织细胞病变的变化，显示一些分子改变的终效应，而分子水平的新陈代谢是生命的基本特征，这种动态过程可以通过各种不同的分子影像标记技术在整体水平加以显示，分子影像技术的优势，源于它是"连接分子生物学和临床医学的桥梁"。因此，分子影像学着眼于生物组织细胞或分子水平的病理变化。借助传统影像技术的支持，分子影像学已逐渐进入临床领域，使疾病发生发展过程中主要的相关分子水平异常得以图像化，不仅提高了临床诊治疾病的水平，更有望在分子细胞水平早期发现疾病，并使在体筛选活性药物并实时评价疗效成为可能。

大量临床前研究表明，分子和细胞生物学技术的不断进步，正为分子成像提供越来越多的分子靶点；化学与制药技术的发展，正为分子成像提供越来越多的分子靶向药物；成像设备与技术的发展，正为获取分子信息提供越来越好的条件；生物技术的开发使许多辅助基础研究工具成为常规，如分子克隆、微型组合、芯片阵列、机器人、快速光谱测定和复杂计算机分析等。但是，从分子水平基础学科的成果，到无创成像方法的临床前研究，再到临床应用，还存在着很多问题。医学分子影像学大部分还处在不断开发和测试新检测工具、药物试剂以及寻找体内成像特殊对比源分子靶的临床前研究阶段。

一、主要成像方法

医学分子影像学的成像技术主要包括光学分子成像、CT 分子成像、磁共振分子成像、超声分子成像及核医学分子成像几大部分，它将多种获取图像方法与生物化学信息综合在一起，借助化学和生物制剂的作用在分子水平进行成像，可为疾病早期发现、早期诊断，为治疗方案的制订和疗效评价提供依据。

（一）光学成像

光学成像是以荧光、吸收、反射或生物荧光为基础，可用于体内基因表达的成像。光学成像优势在于价格低廉，可允许具有不同光谱特征的探针同时成像。常用的光学成像方法有：荧光成像、弥散光学断层术、表面加权成像（反射弥散断层图像）、相控阵列探测、光学相干断层成像、共焦激光断层扫描、多光子成像或活体显微镜成像等。除了近红外线荧光成像和表面共焦及双光子成像外，这些技术近期只初步用于小动物的实验成像。相控阵和弥散光横断成像技术用近红外光的方法可使距体表数厘米的人类身体的一部分成像。近红外线荧光成像依赖自动熄灭近红外线荧光探针，可在被酶（例如蛋白激酶）激活后检测到。

（二）CT 成像

受 CT 技术所限，直接 CT 分子成像一直以来都受到很大程度的制约，但是，随着近年来用于 CT

成像的纳米级对比剂的出现和发展,使 CT 分子成像成为可能。目前 CT 分子成像研究热点主要集中在铋硫化物纳米粒、碘化合物纳米粒以及金纳米粒等对比剂的研发应用中,结合 CT 良好的空间和时间分辨率,CT 分子成像也将在各种疾病诊断及治疗中发挥重要作用。

(三)MR 成像

MR 成像有较高空间分辨率,以超顺磁性探针为基础,能观测多个成像参数,MR 对比剂与物理、化学和生物学放大技术等融合可提高图像的靶向性、敏感性。磁共振波谱 (MRS) 可用于无创性活体测定体内微小部位的微量代谢改变,检测组织细胞的成分和代谢活动磁共振功能成像,基于被检器官或组织的功能发生改变而获取信息,包括弥散加权成像(diffusion weighted imaging, DWI)、灌注成像(perfusion weighted imaging,PWI)及血氧水平依赖性成像(blood oxygen level dependent, BOLD) 等。磁共振场强和梯度性能越高,MRS 与 fMRI 的精确度越高。随着设备工艺和技术的进步,7T 以上磁共振临床实验研究的报道已成明显上升趋势。

MRI 分子成像也存在一定的弊端,表现在:①时间分辨率有限;②检测探针灵敏度较低。因此,在应用 MRI 进行分子成像时,常需采用放大技术以便于观察。随着 MRI 检查技术的飞速发展,fMRI 为分子成像提供了越来越多的量化指标,不仅可反映大脑解剖结构,还能反映其代谢活动。

(四)放射性核素成像

放射性核素成像(PET、SPECT) 以 ^{18}F-FDG 等作示踪剂,显示的高放射性物质的聚集情况,在病变定位、定性、鉴别及发现远处转移灶等方面,临床已有大量成熟的应用。该检查手段代表了当代无创伤性高品质影像诊断的新技术。

然而,放射性核素成像也有其不足之处:①检查价格昂贵;②同位素半衰期较短,无法同时检测多种探针。对于 SPECT 来说,最大的缺点就是只能进行半定量分析。

(五)超声成像

超声成像具有实时、方便等优点,超声微泡对比剂不仅应用于评价血流动力学及微血管改变,还使靶向诊断与治疗的活体示踪成为可能,同时,利用微超声可在胚胎发育早期或子宫内期进行转基因鼠和图像引导下转基因传递的评估。目前已报道的超声

靶向分子成像研究主要在炎症、血栓形成以及肿瘤血管生成等方面。随着超声微泡靶向性修饰技术的进步,靶向超声对比剂与传统超声成像系统以及腔内超声成像技术 (IVUS) 相结合,很有希望使超声分子成像进入临床。

二、在疾病诊疗中的应用

医学分子成像在多系统疾病的早期诊断、代谢成像、细胞示踪、基因分析及代谢成像等方面具有广阔的应用前景

(一)肿瘤成像

1. 肿瘤间质成像　随着人们对肿瘤间质与肿瘤细胞在肿瘤发生、发展过程中双向作用机制[①] 的深入理解,研究者不断发现许多新的肿瘤潜在的治疗靶点。

肿瘤间质的分子成像主要包括细胞外基质成像和淋巴管成像以及肿瘤血管成像。

1. 细胞外基质成像　利用用荧光蛋白标记,观察肿瘤模型中蛋白酶活性,以此确定肿瘤侵袭性高低,比如基质金属蛋白酶 2。

2. 淋巴管成像　将新生淋巴管特异性标志物作为靶点,明确是否存在转移灶,见表 9-1-1。

表 9-1-1　淋巴管系统主要标志物

标志物	病理表达
血管内皮细胞生长因子受体 3 (vascular endothelial growth factor receptor3、VEGFR-3)	淋巴管内皮细胞 新生血管
淋巴管内皮透明质酸受体 -1 (lymphatic vessel endothelial hyaluronic acid receptor-1, LYVE-l)	不同组织来源的类似淋巴管的内皮细胞质内,也表达于炎症组织中巨噬细胞的一个亚群内和肝脏、脾脏血管窦内皮细胞内
Prox-1	在多种内皮细胞上均有表达,但在内皮细胞中仅在正常或肿瘤组织的淋巴内皮细胞被检测到
D2-40	标记淋巴管的特异性最强,可预测肿瘤淋巴管微转移

3. 肿瘤血管生成成像　肿瘤新生血管是分子影像的重要靶点,针对肿瘤表面特异性标志物的成像也是研究热点,该类分子探针已成功应用于多种动物肿瘤模型并取得满意的成像效果,如通过肿瘤过表达的

---

① 双向作用机制:肿瘤细胞通过直接的物理接触或间接的生长因子作用于肿瘤间质,将间质由"静止"状态激活为"激活"状态,从而起到加速肿瘤迁移、侵袭、残存和增殖的作用。肿瘤细胞通过自分泌和旁分泌各种生长因子和蛋白酶与肿瘤细胞外间质相互作用,结果导致细胞外基质不断重塑。

叶酸受体成像。表 9-1-2 列出了常见的血管生成因子及其功能，表 9-1-3 列出了血管生成抑制因子。

表 9-1-2　常见的血管生成因子及其功能

激活因子	功能
VEGF 家族	刺激血管生成，增加血管通透性和白细胞黏附性
VEGFR，NRP-1	整合血管生成的信号
Angl 和 Tie2	稳定血管和抑制血管通透性
PDGF-BB 及受体	补充平滑肌细胞
TGF-p，endoglin，TGF-3 受体	刺激细胞外基质的产生
FGF，HGF，MCP-1	刺激血管和小动脉的生成
整合素家族	为基质大分子和蛋白酶的受体
ephrins	调节动脉 / 静脉特异化
纤溶酶原，MMPs	重塑基质，释放和激活生长因子
PAI-1	稳定发生中的血管
N0S，COX-2	刺激血管生成和血管扩张
AC 133	调节血管母细胞分化
趋化因子	血管生成中的多重作用
Idl/Icl3	确定内皮细胞的可塑性

表 9-1-3　血管生成抑制因子

抑制因子	功能
VEGFR-1，可溶性 VEGFR-1，可溶性 NRP-1	降低 VEGF，VEGF-B，PIGF 水平
Ang-2	Ang-1 的拮抗剂
TSP-1,2	抑制内皮迁移、生长、黏附和生存
angiostalin	抑制肿瘤血管生成
vasostalin，calrectrulin	抑制内皮生长
endostalin	抑制内皮生长和迁移
血小板因子 4	抑制 bFGF 和 VEGF 与其受体的结合
TIMPs，IVUIP 抑制物，PEX	抑制病理性血管生成
Melh-1，Meth-2	抑制 MMP、TSP 和 disintegrin
IFN 家族，IP-10，IL-4，IL-12，1L-18	抑制内皮迁移，下调 hFGF
凝血酶原，抗凝血酶片段	抑制内皮生长
泌乳素（16ku）	抑制 Bfgf/VEGF

（二）心脑血管成像

MR 分子成像在心血管领域有着极其广泛的应用。以动脉粥样硬化（atherosclerosis，AS）模型为例，注射 USPIO 颗粒可被斑块内的巨噬细胞吞噬，在斑块处产生显著的信号改变。一项临床研究偶然发现，AS 患者注射 USPIO 颗粒后出现颈动脉斑块 T_2 信号下降，这说明斑块的 MR 分子成像具有极大的临床转化前景。除了被动靶向以外，斑块内特异性表达的分子也有很多类，包括清道夫受体、细胞黏附分子、基质金属蛋白酶、炎症相关分子等，针对上述分子已研发出多种靶向探针。例如，有研究成功制备了髓过氧化物酶相关的可活化探针，其可在兔 AS 模型的斑块部位产生显著增强的信号。由于炎症反应相关酶是斑块的重要预后因子，该结果说明利用影像方法可以充分实现对心血管事件预后的评估。此外，在探索脑卒中、心肌梗死等疾病的病理生理机制中，MR 分子成像均扮演重要的角色。

（三）细胞示踪

MR 活体示踪干细胞研究是目前分子影像学的热点研究内容。在 MR 分子成像中，磁性纳米颗粒如 SPIO 用于细胞示踪已成为主流技术，因其具有改变 MR 弛豫率的特性，这一特性也被广泛用于细胞的标记。最近，一项临床实验对胰岛细胞进行了氧化铁颗粒标记并将其注射至 I 型糖尿病患者门静脉中，长达 24 周的追踪扫描后发现 MR 信号改变仍稳定维持。此项研究说明基于 MR 成像技术的细胞示踪可以用于长期疗效的观察。除了磁性纳米颗粒，其他颗粒物质也可以对细胞进行标记。例如，超氟碳（perfluorocarbons，PFCs）纳米颗粒也可用于细胞标记并进行 ^{19}F 成像，此种标记成像敏感性显著高于 SPIO 标记，但显像时间长限制了其在细胞示踪方面的应用。目前，细胞示踪技术已用于内皮祖细胞、间充质干细胞、内皮细胞、神经细胞及一些肿瘤细胞等，在细胞治疗的研究与应用中发挥越来越重要的作用。

（四）报告基因成像

报告基因显像技术在分子影像学中属于间接成像，报告基因的表达产物可与携带影像学标记物的分子探针特异性结合，从而根据探针分布情况间接了解各种基因的信息。目前报告基因主要有酪氨酸酶、β- 半乳糖苷酶、肌酸激酶、转铁蛋白受体及铁蛋白报告基因等。以酪氨酸酶为例，通过分子生物学方法将该基因导入细胞内，产生的酪氨酸激酶可催化合成黑色素，后者通过螯合大量金属离子引起 MR 信号改变，由此检测与该基因相连的目的基因的表达情况。近年来，铁蛋白报告基因越来越受到重视，铁蛋白主要储存机体中过剩的铁，构成了类似氧化铁颗粒的结构。将铁蛋白作为报告基因不依赖外源性的对比剂,因此拥有很大的优势和广阔的发展前景。目前,MR 报告基因已在多个领域广泛应用,包括基因疗效评价、细胞示踪、观察蛋白质相互作用、药物筛选及代谢活性评估等方面,是未来分子影像研究的热点方向。

(五)代谢成像

除了传统的 MRS 技术,近年来发展的超极化MR 技术进一步拓宽了代谢成像的应用范围。如前所述,超极化 MR 技术主要利用 ^{13}C 标记的丙酮酸盐进行成像,目前已用于多种类型的肿瘤模型显像中,包括 p22 肿瘤、前列腺癌及腺癌等。同时,多项超极化成像的临床实验正在进行,主要用于人肝癌、前列腺癌等的疗效评估,这预示着此项技术将具有广阔的临床应用前景。除 ^{13}C 之外还有很多其他类型的超极化探针,请参阅相关章节。

第二节　医学分子成像在转化医学中的前景

一、发展趋势

医学分子影像学被美国医学会评为未来最具有发展潜力的 10 个医学科学前沿领域之一,被誉为 21 世纪的医学影像学,该研究是与生命科学交叉的研究方法和手段的突破与创新。作为一门新兴前沿交叉学科,分子影像学在理论、技术和系统方面都存在着尚未解决的技术问题,随着人类基因组测序的完成和后基因组时代的到来,从核酸 - 蛋白质、蛋白质 - 蛋白质分子间的相互作用关系分析疾病的发病机制、疾病早期的生物学特征,为疾病发生的早期检测、预警、诊断和疗效评估提供新的方法与手段,已经成为健康监测和生命科学研究的当务之急,发展无创可视化的成像技术也越来越受到科学界的重视。多学科交叉、多种方法组合、从不同的角度针对同一生命过程进行多模式、多参数复合分子成像,将成为探索、解释生命过程奥秘的新方法。

抢占分子影像领域的科学制高点具有重要战略意义,对推动医学影像设备的国产化将起到积极的作用,是研究肿瘤和其他疾病的发病机制、临床诊断、病情监测和疗效评估的新手段;可以极大加快药物的研发速度和缩短预临床研究时间,也可应用于药物的毒副作用、疗效在体定量评估、给药途径、立体结构以及药物剂量学和动物种类对药物疗效影响的研究;可以促进基础生命科学的研究,开创在体动态连续研究基因功能、细胞动力学、生命发育全过程的新时代。该项目的研究成果将对我国在人口和健康领域国家目标的实现起到重要的推动作用。

分子影像技术代表了医学影像技术发展的方向,它对现代和未来医学模式可能产生革命性的影响。首先,分子影像可以提高临床诊治疾病的水平。一般认为,许多疾病始于基因表达异常,继而代谢失常、功能障碍,最后表现出组织形态变化和症状、体征。只有在分子水平发现疾病,才能真正达到早期诊断,克服"一症多病"和"一病多症"的临床难题,实现"预防为主、标本兼治"的目标。除了早期诊断,分子影像技术还可明确疾病的分期、分型,提示肿瘤的恶性程度和预后。

二、在转化医学中的应用展望

医学分子成像在重大疾病的早期诊断中已显示出独特的优势和广阔的应用前景。医学分子探针作为分子成像的基本元素之一,是识别微小病灶、区分疾病性质的重要工具。目前,分子成像探针的结构设计主要集中在如何提高探针的显影灵敏度,即如何提高探针的弛豫效能,探针类型包括顺磁性的小分子探针(如钆的配合物)和超顺磁性的纳米颗粒(如氧化铁纳米颗粒)。通常,这些磁性成分都要借助纳米材料作为载体,通过一定的组装方式来提高弛豫效能,常用的纳米载体包括聚合物胶束、脂质体、病毒壳体、蛋白质或其他纳米材料。在功能化方面,注重多功能化,即同一载体上除了携带显影探针以外,还携带靶向分子(如抗体、短肽等),以及同时传送药物,实现药物靶向传输过程的可视化。分子探针的设计也更加趋向于智能化,比如利用肿瘤部位独特的病理环境,包括低 pH、特异性酶的高度表达等来使得探针可以高效放大局部信号,从而便于观察早期的微小病变。为了弥补单一成像模式的不足,多模式探针充分发挥了各种模式的优点,取长补短,有助于更好地观察细胞和分子水平的病变,主要包括 MR- 光学、MR- 核医学双模式以及 MR- 光学 - 核医学多模式影像探针。

然而，MR 探针的前期研发与临床应用脱节，使得大部分研究成果不能有效转化为临床产品，这是该领域发展的一个瓶颈。

转化医学作为一门新兴学科，其研究重点在于如何把实验室成果向产业化推动。分子影像探针在转化医学中的作用主要体现在以下几个方面：①对细胞治疗（如干细胞回输治疗、T 淋巴细胞回输治疗）进行高效跟踪以及疗效评估；②开发出高效低毒的新型药物载体；③在临床零期观察新药的体内分布；④开发出高灵敏度的诊断试剂。

第三节 医学分子成像临床转化需要解决的问题

一、目标

随着生命科学和病理学的发展，如何从分子水平、细胞水平研究疾病发生发展机制并探讨诊断和治疗疾病的有效方法，已成为影像学、生物学和临床医学研究的热点。作为无创可视化成像技术新的方法和手段，分子影像在本质上反映了分子调控的改变所引发的生物体分子水平和整体机能的变化。因此，在分子水平上在体研究基因、生物大分子和细胞的生命活动是 21 世纪生命科学的重要研究目标。

通过分子探针可实现分子成像、载药、诊疗一体化、多模态成像、穿过各种生理屏障等多种功能；但是，要实现其各种功能，核心是对纳米颗粒的尺寸与表面修饰的精确调控，使其在靶部位高浓度富集。北京大学戴志飞教授在"分子探针在重大疾病诊疗中的应用、机遇与挑战"的主题报告中指出：随着集成像（诊断）与治疗于一体的分子探针逐步进入临床应用，许多疾病有望在分子水平得到治疗，做到真正的"有的放矢"。例如，分子探针技术是帮助临床早期发现肿瘤细胞、动脉粥样硬化易损斑块和老年痴呆（AD）的 β- 淀粉样蛋白斑块，实现早期预警和微创介入治疗的必备技术。

二、关键科学问题

随着分子生物学的进展，分子影像学研究也呈现出良好的开端，涌现了很多临床前研究，部分已进入临床试验阶段。尽管这个领域取得了许多进步，但活体分子成像和临床分子成像还有许多问题需要临床前研究解决，到目前为止，可用于临床的分子成像探针仅有少数几种。原因可归结成以下几点：①新探针的成功率较低，药代动力学不理想是失败的主要原因；②将分子成像技术由实验室应用转化成临床应用需规范化管理，FDA 最近已经发布关于此项技术用于新药研究的准则；③分子探针的临床开发成本昂贵而回报率通常低于治疗药物；④研制新探针需要多领域专家，包括基因组学、蛋白组学、化学生物学、工程学、影像计算和临床试验设计部门的合作。

1. 分子探针研发过程中的主要问题

（1）过于追求探针材料的新颖性，严重忽视了分子探针的医用性。

（2）广大分子探针研究人员应加强与临床专家合作，以临床需求为导向，设计与制备高特异性、高灵敏度的分子探针。

（3）难以在人体上开展分子探针的实验研究，限制了其临床转化。

2. 分子探针研发过程中的主要难点

（1）寻找、鉴定与制备重大疾病发生、发展过程中以及与治疗监测、预后评估相关的特异性分子标志物。

（2）可控的高灵敏度、高特异性、强穿透力的分子探针。

（3）完善靶向分子的偶联技术，提高分子探针体内的稳定性。

（4）深入研究分子探针转运机制和生物安全性。

（5）解决给药途径，减小给药量，降低毒性和制备成本。

3. 分子探针在诊疗过程中的关键问题

（1）筛选新靶点，研制新型特异性探针。

（2）改善探针体内循环动力学、减少非靶向摄取。

（3）加强多模态、多标志物成像探针研发。

（4）促进多角度光学成像发展。

（5）推进光学分子探针毒性研究，为临床应用铺平道路。

4.分子探针相关纳米材料的生物学效应及安全性问题　很多纳米材料都是金属的,金属在体内会发生降解成为金属离子,从金属离子的反应角度来说它不但和蛋白质反应,甚至可以直接和核酸作用,引起核酸的突变或变异,即影响蛋白的表达,从而引起一系列疾病的发生。因此,为了临床应用安全性还需要更深入地研究纳米材料对遗传的影响。早期对遗传方面的研究是纳米颗粒通过胎盘屏障从母体到胎儿的转运,但还不是很完善。生物是很广泛的领域,对于纳米材料与核酸的研究很大一部分是属于免疫学的,随着免疫专家的加入,纳米材料与基因相互作用的研究有望得到发展。

在临床前研究阶段,做好质量设计和试验过程中关键质量和性能属性的监控,有助于减少开发后期的风险和管理问题,对缩短临床前试验的时间、减少失误、降低成本及药物开发和临床应用有重要价值。

三、研究策略

在转化医学的研究中,我们仍然面临很多难题,包括①如何将前期所得到的高灵敏度探针进行放大制备,以满足临床前和临床试验的用量;②如何有效评价纳米探针的安全性,保证其能够安全应用于临床;③研究机构与企业如何形成有效的合作机制,对新产品的开发也将起到至关重要的作用。如何解决这些难题,关系到近期分子影像技术和探针的应用前景。

(1)在进行分子探针应用可行性研究的同时,必须对其药代动力学、毒理学给予足够的关注,确定生物体使用的最佳剂量和最高剂量。

(2)真实记录观察到的药物剂型、稳定性、理化性质、药理、毒理和药代动力学等数据,提供准确新药临床前研究所需要的资料,保证各项实验的科学性和实验结果的可靠性。

(3)分子探针的研发应该以需求为主,不仅要追求新颖性,更应重视医用性,针对不同的靶点进行研发,实现不同靶器官的特异性成像,最终满足医学需求。

(4)组建一批理工医结合、产学研一体化的分子探针研发团队,基于临床需求,提炼科学问题,通过多学科交叉,解决分子探针关键技术,最终回归临床。

目前医学分子成像探针国内外市场均为空白。我国与国外处于同一起跑线上,因此,医学分子成像探针具有广阔的市场开发前景,应大力推动医学分子成像探针临床转化研究。

第四节　医学分子成像探针审批程序

医学分子成像探针目前大多在动物或细胞实验阶段,要将分子探针进行临床应用还需要科研人员进行长时间的实验、探索、论证。从审批程序上说,大致需要三个步骤:申请、批准前准备、批准

大多数分子探针在申请之初尚处于研发阶段,需要注意的是,在向国家药物管理部门提出申请之前,需完成探针所有的临床前实验。

众所周之,临床试验分为三个阶段,临床试验 I 期、II 期和III期。

临床试验 I 期主要对分子探针安全性、毒性、药物动力学等方面进行研究、论证。临床试验 II 期主要对分子探针进行一些控制研究,以评价分子探针的效果。临床试验III期通常需要在诊所或医院中进行,医师通过对病患的检测以确定诊疗效果和不良反应。

如果新分子探针了通过三个阶段的临床试验,公司将分析所有的实验数据。如果数据能够成功证明分子探针的安全性和有效性,公司将向药管部门提出新分子探针临床广泛应用的申请。申请必须包括公司所掌握的一切相关科学信息。

批准前检查主要包括以下几个问题:①研究单位实施 CGMP 的水平;②分子探针工艺验证;③数据的准确性及完成性;④关键批次分子探针的检测;⑤检验方法的验证。

当通过上述步骤后,新分子探针获批,该新型探针就可以被医师用于处方。但研发单位必须继续向药管部门提交阶段性报告,包括所有的不良反应报告和一些质量控制记录。药管部门还可能对一些新分子探针要求做进一步的研究(IV期),以评价分子探针的长期效果。

【参考文献】

[1]　金征宇,薛华丹. 医学分子影像学的现状与展望 [J]. 中国医学科学院学报,2009,31(02): 121-123.

[2]　WEISSLEDER R. Molecular imaging: exploring the next frontier [J].Radiology, 1999, 212 (3): 609-614.

[3]　HERSCHMAN HR. Molecular imaging looking at problems, seeing solutions (Review) [J]. Science,2003,302(5645):605-608.

[4]　RUDIN M, WEISSLEDER R. Molecular imaging in drug discovery and development (Review) [J]. Nat Rev Drug Discov, 2003,2(2):123-131.

[5]　MASSOUD TF, GAMHHIR SS. Molecular imaging in living jests: seeing fundamental biological processes in a new light[J].Genes Dev, 2003, 17 (5): 545-580.

[6]　CHERRY SR. In vivo molecular and genomic imaging: new challenges for imaging physics[J].Phys Med Biol, 2004 ,49 (3):13-48.

[7]　DOUHROVIN M, SERGANOVA I, MAYER-KUCKUK P, et al. Multimodality in vivo molecular-genetic imaging [J]. Bioconjugate Chem, 2004, 15(6): 1376-1388.

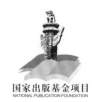

国家出版基金项目
NATIONAL PUBLICATION FOUNDATION

2017 年度国家出版基金资助项目

基因与纳米探针
——医学分子成像理论与实践

（中卷）

主编　金征宇　张雪宁　赵　阳　韩　纲
主审　张云亭　常　津　牛远杰

天津出版传媒集团

天津科学技术出版社

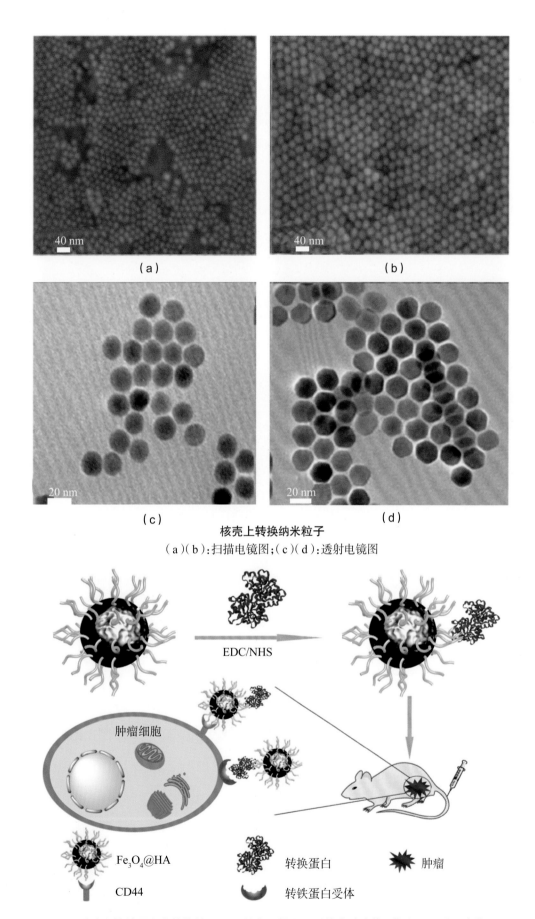

核壳上转换纳米粒子

（a）（b）:扫描电镜图;（c）（d）:透射电镜图

Fe$_3$O$_4$@HA 转换蛋白 肿瘤

CD44 转铁蛋白受体

透明质酸和转铁蛋白共修饰的 Fe$_3$O$_4$ 纳米颗粒用于活体内肿瘤的双靶向 MR 分子成像

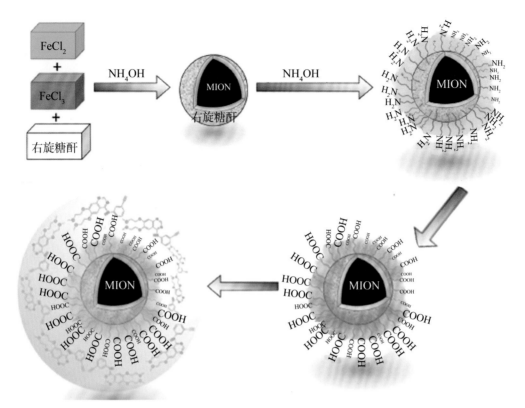

葡萄糖包裹的氧化铁纳米粒子

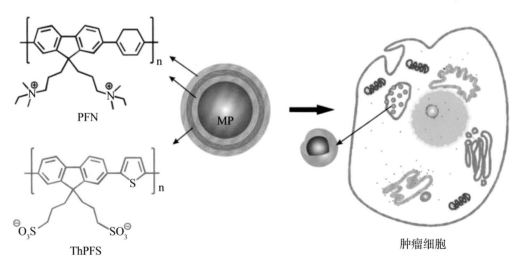

荧光共轭聚合物包裹的磁性纳米粒子的合成示意图

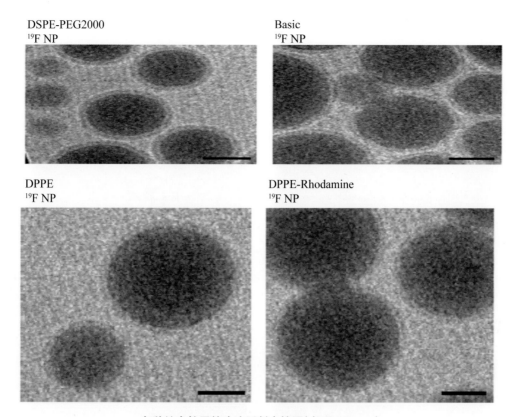

DSPE-PEG2000
^{19}F NP

Basic
^{19}F NP

DPPE
^{19}F NP

DPPE-Rhodamine
^{19}F NP

各种纳米粒子的冷冻透射电镜图（标尺：50 nm）

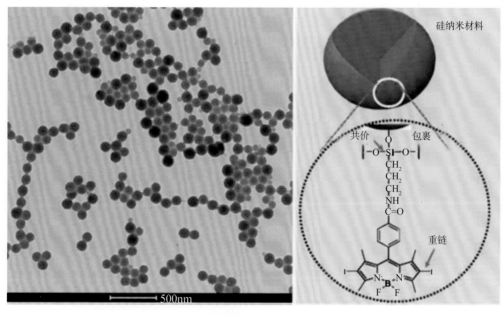

硅纳米材料

共价　　包裹

重链

染料掺杂硅纳米粒子透射电镜图　　　　　染料掺杂硅纳米粒子结构图

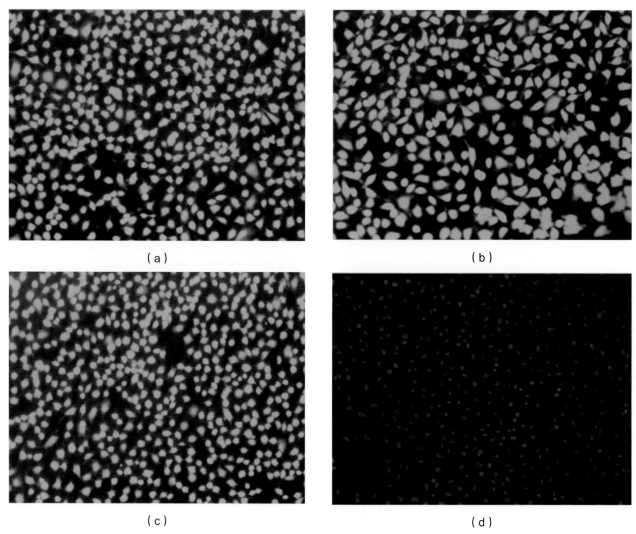

(a)

(b)

(c)

(d)

BSA-CuS 纳米颗粒对肿瘤细胞的杀伤效果
（a）空白对照；（b）BSA-CuS；（c）808nm 激光；（d）BSA-CuS+808nm 激光

| PP1 | QDs@BSA | QDs@BSA@PP1 |

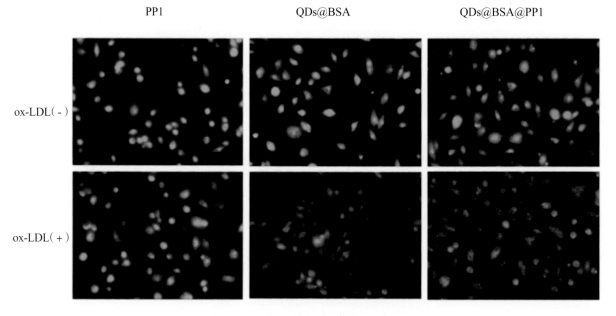

BSA-CuS 纳米颗粒对肿瘤细胞的杀伤效果

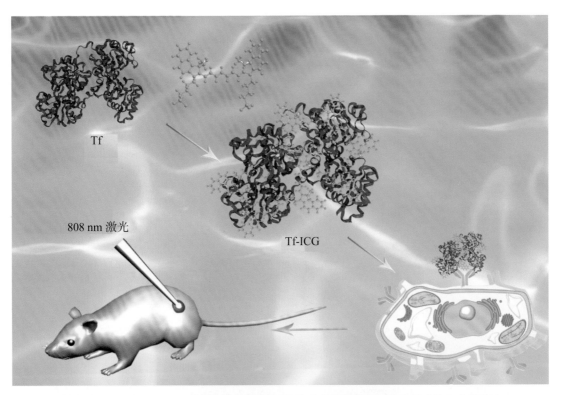

转铁蛋白（Tf）修饰的吲哚菁绿（ICG）用于活体内肿瘤的靶向近红外光学成像和光热治疗

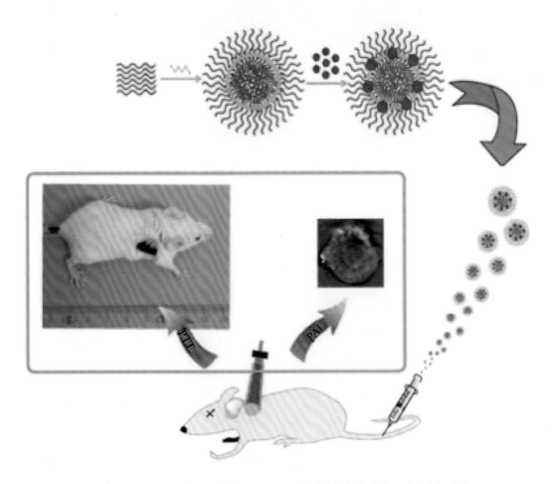

基于杂多蓝的聚合物纳米粒子用于活体内肿瘤的靶向光声成像和光热治疗

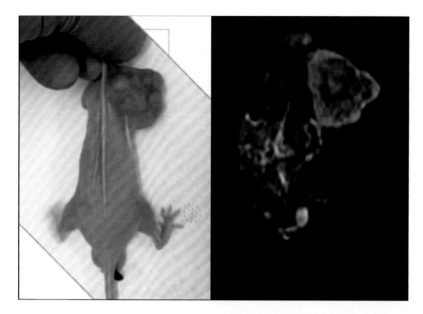

前列腺癌皮下种植瘤小鼠模型及其 T_2 加权 MR 成像

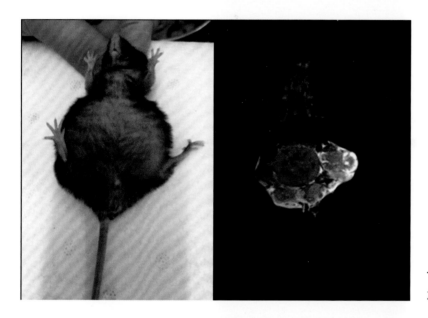

TRAMP 前列腺癌自发瘤小鼠模型及其 T_2 加权 MR 成像

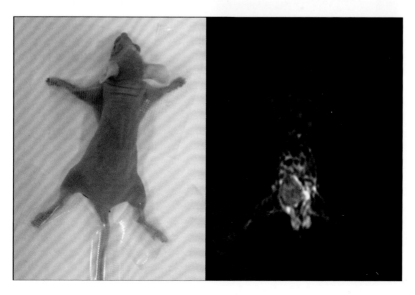

前列腺癌原位种植瘤小鼠模型及其 T_2 加权 MR 成像

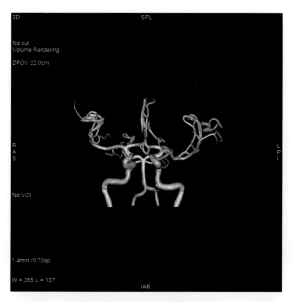

TOF 法 MRA 成像图（1）

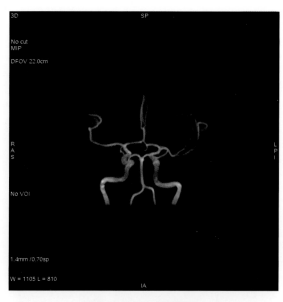

TOF 法 MRA 成像图（2）

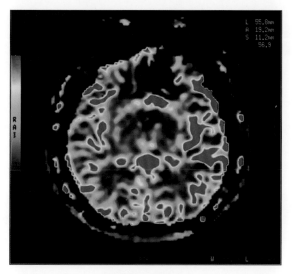

脑灌注 CBF 图

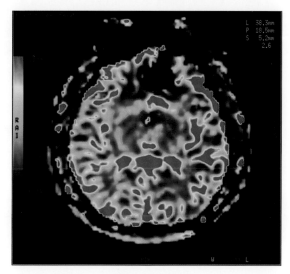

脑灌注 CBV 图

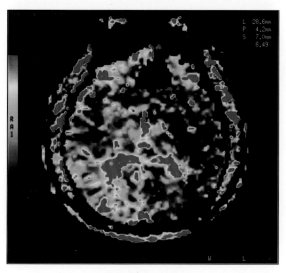

脑灌注 MTT 图

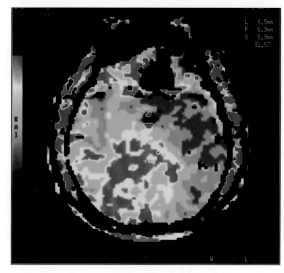

脑灌注 TTP 图

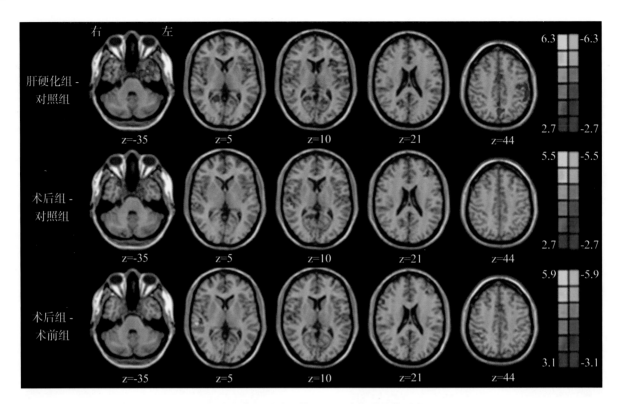

肝移植手术前后默认模式网络功能连接的差异

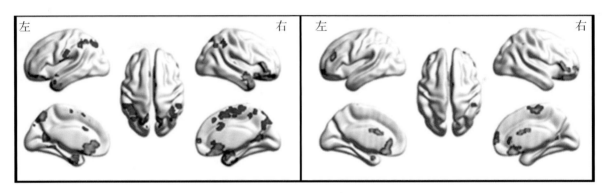

肝移植手术前后低频振幅(ALFF)的差异

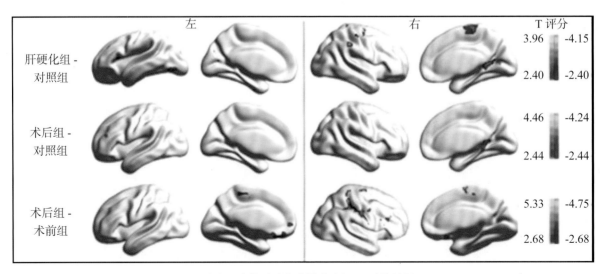

肝移植手术前后功能连接密度(FCD)的差异

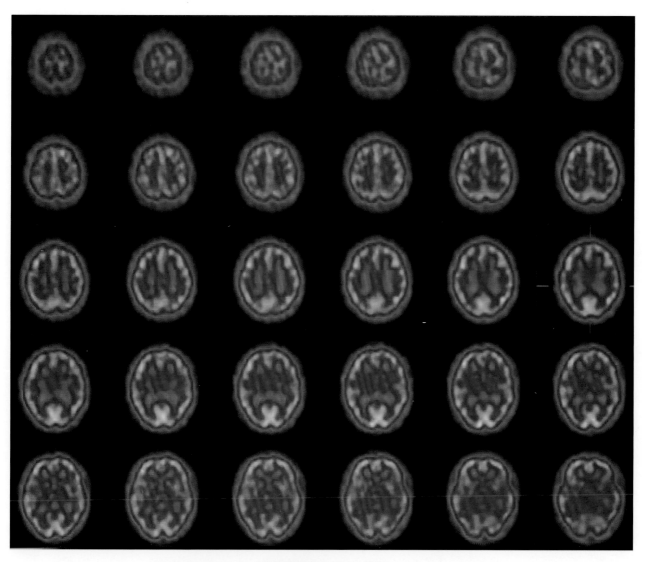

正常脑血流 SPECT 显像

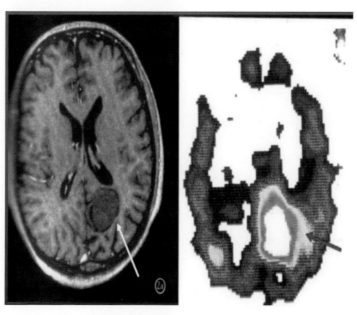

脑胶质瘤复发的 MR 和 PET 影像

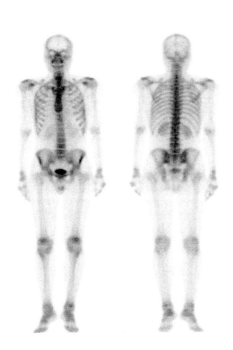

正常成人的全身骨静态显像

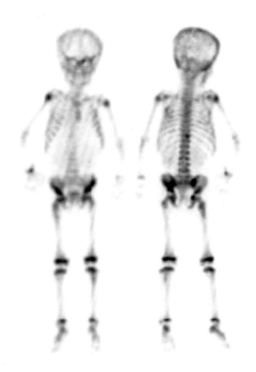

正常儿童的全身骨静态显像

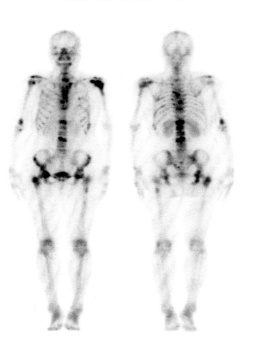

骨转移显像

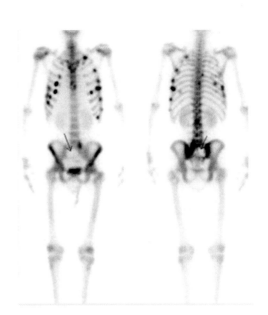

多发性骨髓瘤全身骨显像

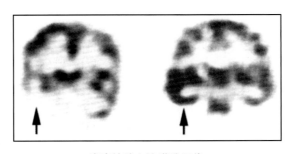

癫痫的脑血流灌注显像

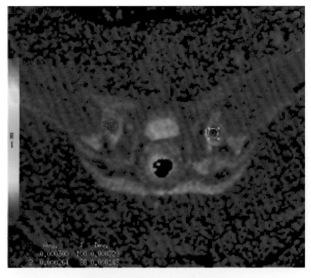

股骨头骨骺 IVIM ADC 低值

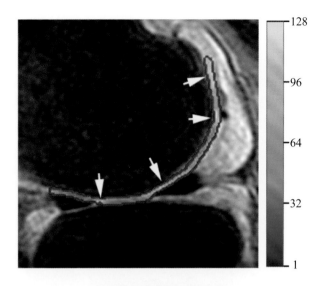

类风湿患者股骨内髁 T$_2$ 图

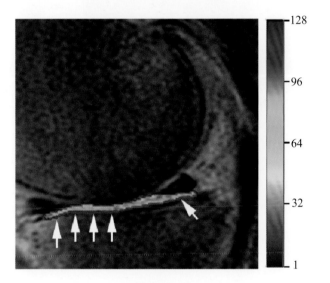

关节软骨 T$_1$rho

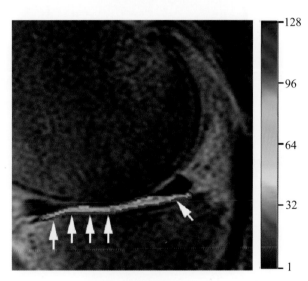

类风湿患者胫骨平台 T$_1$rho

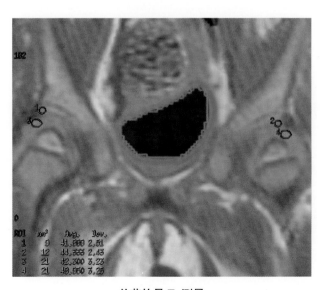

关节软骨 T$_2$ 测量

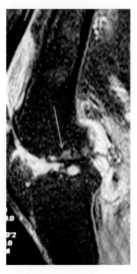

膝关节类风湿性关节炎磁共振 T$_2$ 成像

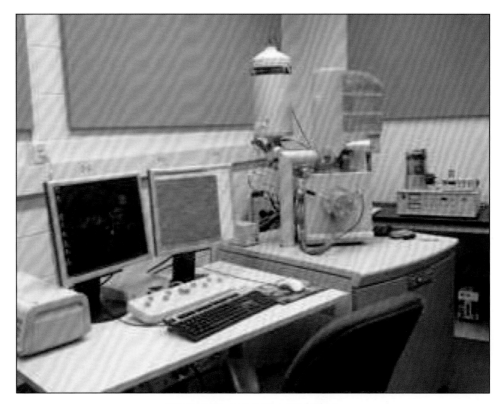

FEI Quanta 200 扫描电镜（SEM）

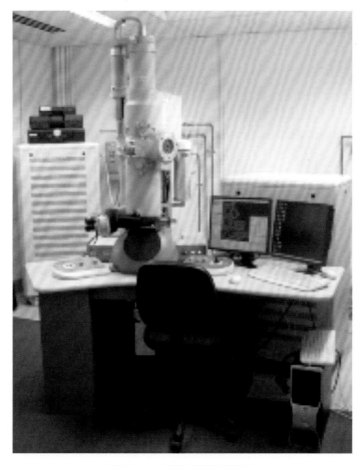

FEI Tecnai 投射电镜（TEM）

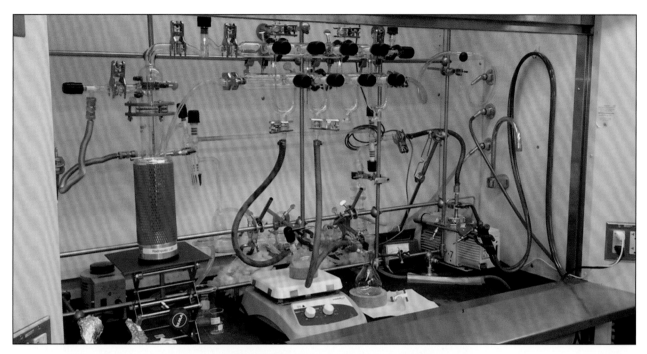

通风橱内的舒伦克线(Schlenk line)反应装置

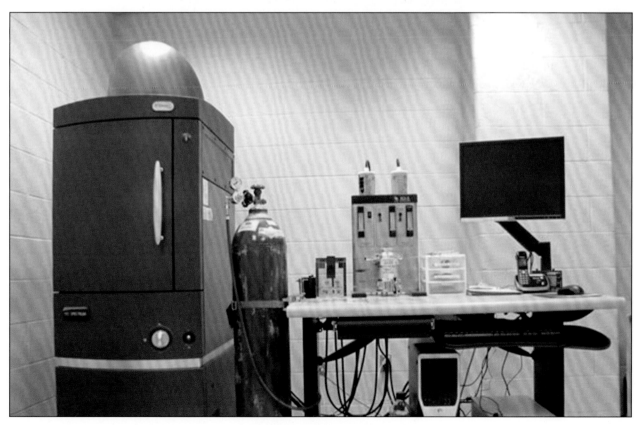

IVIS 光谱小动物活体成像系统

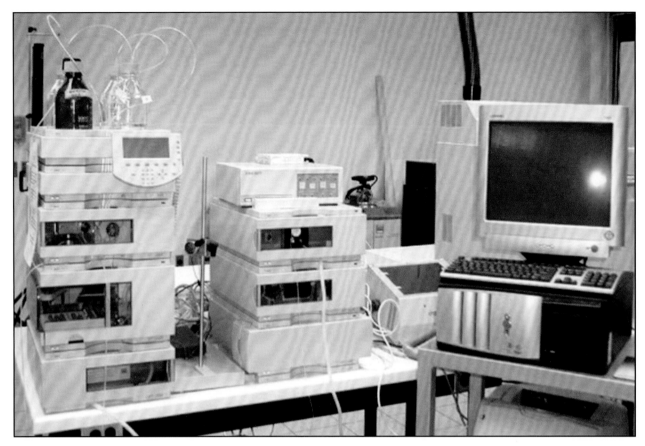

高效液相色谱仪

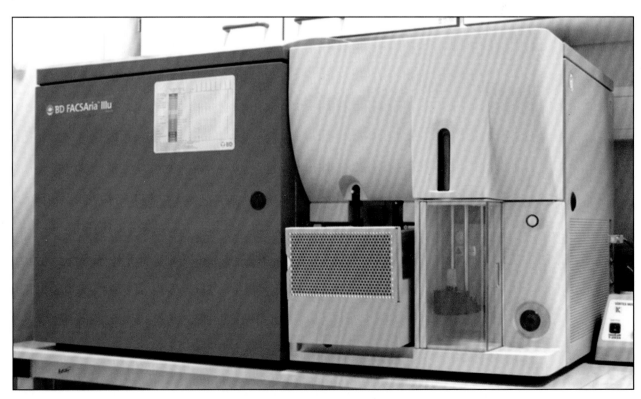

流式细胞分析、分选仪

编 者 名 单

主　编：金征宇　教授（北京大学协和医院）

　　　　张雪宁　教授（天津医科大学第二医院）

　　　　赵　阳　副主任医师（天津医科大学第二医院）

　　　　韩　纲　教授（美国麻省大学医学院）

主　审：张云亭　教授（天津医科大学总医院）

　　　　常　津　教授（天津大学生命科学学院）

　　　　牛远杰　教授（天津医科大学第二医院）

副主编：张雪君　教授（天津医科大学医学影像学院）

　　　　杨　红　教授（上海师范大学生命与环境科学学院）

　　　　李小东　教授（北京大学国际医院）

　　　　刘　健　主任医师（天津医科大学第二医院）

　　　　蒋　宁　副研究员（天津市泌尿外科研究所）

编　委：孙少凯　副教授（天津医科大学医学影像学院）

　　　　张原玮　副教授（美国新泽西理工学院）

　　　　李京津　主治医师（天津医科大学第二医院）

　　　　彭　景　讲师（天津医科大学第二医院）

　　　　黄　凯　助教（美国麻省大学医学院）

　　　　喻其林　副研究员（南开大学生命科学学院）

　　　　周治国　副教授（上海师范大学生命与环境科学学院）

　　　　郑绍宽　副教授（美国麻省大学医学院）

编　者（按姓氏笔画排序）：

于金鑫	王　红	王　君	王武萍	王　炜	王娇娇	王笑一	王笑冉	王凌玮
王浩宇	王　琳	王雅琼	王　静	王嘉慧	申天宇	田　娜	田　磊	付伟庆
付艳艳	朱　珊	刘宁宁	刘幸蕾	刘承斌	刘宝洲	刘莹莹	刘恩虎	刘辉佳
许鑫华	孙蜀卫	李　江	李彤巍	李　茂	李　亮	李桂来	李　雪	李景利
李　静	杨峰峰	杨　琪	杨谨伊	杨　静	励贺文	时　代	吴虹仪	吴梦琳
吴惠霞	吴　翔	余　诺	谷津津	邹　全	忻西子	宋桂红	张亚东	张亚楠
张　钖	张恩龙	张　悦	张　彩	张　骐	张　鹤	张燕燕	陈丽华	陈　莉
武明豪	尚芝群	国林沛	周　丽	屈　瑾	孟祥红	赵飞翔	赵　博	柳　玥
段　清	姜　霞	袁仪忠	夏庆来	钱　涛	徐国萍	徐　嚣	高宏伟	高　洁
郭　林	郭　琪	陶应伟	黄　灵	黄　妍	黄黎香	曹　琳	盛　刚	梁　硕
程　悦	富　彦	解　晖	蔡浩然	颜冬宝	潘金彬	潘海燕		

序 言

  分子影像学是医学影像技术和分子生物学、化学、物理学、放射医学、核医学以及计算机科学相交叉结合形成的一门新学科,在分子生物学与临床医学之间架起了相互连接的桥梁,被评为未来最具有发展潜力的十个医学科学前沿领域之一,是二十一世纪的医学影像学热点。与经典医学影像学不同的是,它主要以体内特定分子为成像对比度源,在特异性分子探针的帮助下,利用现有的医学影像技术对人体内部生理或病理过程在分子水平进行无损实时成像。分子影像偏重于疾病的基础变化、基因分子水平的异常,而不是基因分子改变的最终效应,以期在分子水平发现疾病,推动疾病的早期诊断和早期治疗。

  多学科合作是分子影像成功的前提,作为 2017 年度国家出版基金资助项目,《基因与纳米探针——医学分子成像理论与实践》就是顺应这种需求和新技术发展形势而编写的,金征宇教授、张雪宁教授等主编组织国内数十位临床影像、分子生物学、材料学、化学等领域知名专家共同执笔,全面系统地概括了分子影像学最新概念、理论、方法和应用成果以及相关学科内容,对国内外研究、实践的最新进展也做了详细阐述。全书共计 230 万字,百余幅插图,可读性强,有很好的参考价值。

  本书适用于不同专业背景、不同水平,有志于从事分子影像学研究的各类学者,它既可以作为医学影像学、临床各学科研究生、临床医师的教材,又可供分子生物学、材料化学等交叉学科学者开展分子影像学研究时参考。

  最后,祝贺《基因与纳米探针——医学分子成像理论与实践》顺利出版。相信它将对我国医学分子成像的发展,培养高水平综合素质的分子影像学人才起到积极的推动作用。

上海长征医院影像医学与核医学科主任
上海医学会放射学会主任委员
中华放射学会候任主任委员

2017 年 11 月

前　言

分子成像 (molecular imaging)，是指在活体状态下，应用各类影像学方法显示细胞、基因和分子水平的生命活动变化，从而实现对各类生物学行为定性与定量研究的前沿科学。分子成像以应用和检测各类基因或纳米探针为基础和特点，采用多种成像手段，实现对体内特定分子靶点的显像，是一门以医学影像与核医学、分子生物学、纳米材料学、化学等相关学科为基础新兴的、跨专业的前沿学科。

自美国 Weissleder 教授正式提出分子影像学学科概念以来，分子成像的发展即受到了生命科学界的极大关注，并已逐渐成为几乎每一医学相关研究领域不可或缺的手段。随着分子生物学和材料化学的快速发展，新型基因和纳米分子探针的研发和应用已成为当前国内外生命科学领域的研究热点，分子成像也正引领传统医学影像学从非特异性物理、生理性成像向个性化细胞、分子和基因水平成像转化，对于各类疾病的影像学评价指标也正在从传统的解剖定位、形态学研究和定性诊断逐步深入到酶、受体和基因等分子事件所产生的生物学变化上来，因此有望在不远的将来，真正实现对疾病更早期、更敏感的诊断和更精准、更有效的治疗。目前，大量具有不同知识背景的学者们（包括医学、分子生物学、化学、材料学等）纷纷加入到分子影像学研究队伍中，而如何在不同研究背景下全面学习、掌握和运用分子成像领域大量专业知识与实验技能，已成为业界亟待解决的重要问题。《基因与纳米探针——医学分子成像理论与实践》一书正是在这样的背景下应运而生，一经提出即得到了广大同道、专家们的大力支持与协助，特别荣幸的是本书特别邀请到我国著名医学影像学专家刘士远教授为本书作序，张云亭、常津和牛远杰三位分别来自医学影像学、纳米材料学和分子生物学的杰出专家担任主审。

本书结构上分为上、中、下三卷，分别对应分子成像研究中的"理论基础与应用""基因与纳米探针的介绍与合成""分子成像与医学影像在各类疾病中的各自优势与联系"三大主题，是对医学相关分子成像中最为经典和重要的成像理论、基础知识、实验设计、合成方法、操作技术、疾病的影像诊断和最新研究成果进行的精炼与总结。全书内容上以基因和纳米探针为切入点，由浅入深，层层深入，从基础理论、技术操作和临床应用等多个角度对分子成像的学习和应用进行了全面的解读，较为系统地概括了基因与纳米探针研究中的最新概念、理论和方法，并充分考虑到广大读者对分子成像学以致用的迫切心情，对分子影像学研究中所涉及的主要分子生物学实验、材料合成实验、各类化学实验以及细胞培养和动物实验等具体操作技术，进行了富有针对性和实用价值的归纳和总结。本书适用于来自医学、影像学、化学、分子生物学等不同专业背景、不同水平、有志于从事分子影像学研究的各类学者，尤其可作为医学影像学及临床各学科研究生、临床医师的教材使用，又特别适合于分子生物学、材料化学等交叉学科开展分子影像学研究时的参考。本书内容充实，涵盖领域广泛，包括大量涉及相关实验内容的图片和注释，书中对国内外研究、实践中的经典和最新成果进行了详尽的阐述与点评，为读者进一步学习和研究提供了良好的指引，相信能对每位医学相关分子成像的学习者和研究者提供全方位的指导与帮助。

在本书的筹备和编写过程中，获得了大量来自各领域学术专家的建议和指导，为本书提供了众多文字和图片上的支持，正是他们的无私帮助，保证了本书的顺利完成。同时，感谢各位副主编、编委和各级编写者们的辛勤工作！感谢天津科学技术出版社编辑老师在编写期间做出的不懈努力！你们严谨的学术态度，丰富的专业知识和不辞辛苦的工作作风，使我们看到了分子成像未来发展并走向辉煌的希望！衷心地感谢为本书出版付出辛勤努力的每一位参与者！

最后，由于本书准备时间有限，知识领域涉及广，专业性强，为本书的编写工作增加了难度。尽管编者始终谨慎落笔，仔细求证，但由于水平有限，书中仍难免存在疏漏和错误，望广大读者予以批评、斧正。

金征宇　张雪宁　赵阳

2017 年 冬

Preface

Molecular imaging has been an emerging field with a significant role in medical research, patient management, and drug development. This cross-discipline field encompasses concerted efforts in many fields, such as molecular biology, materials chemistry, genomics, proteomics. Fundamental advancements to this field have accelerated the process toward resolving a great number of major problems essential to medicine. It enables us to progress from the general morphology to visualizing micro-morphology, biological mechanisms, and genetic imaging. The introduction of molecular probes, in particular, has been a crucial component to the successful application of molecular imaging. Real-time noninvasive and dynamic in vivo imaging of physiological and pathological changes has been realized using various gene and nanotechnology methods.

Gene and Nano Probes: Basic Principles and Applications in Molecular Imaging uses gene and nanoscale probes which provides an in-depth, systematic summary on molecular probe design, from basic theory to technical operations, covering all aspects necessary for the successful construction and applications of these molecular probes. This series also presents a comprehensive overview of the latest concepts, theories, methods and applications of gene and nanoscale probes. Technical information about relevant fields such as molecular biology, materials science, chemistry, molecular pathology, cell culturing and animal testing is also included.

As a 2017 National Publication Foundation project (2017R-018), this series, from authors that are leading scientists in the field, features over two million words of wisdom and experience in molecular imaging, and over a hundred supporting figures with detailed annotations. This series's elaborate presentation on the most up to date (as of the end of 2017) achievements and progress in molecular imaging research and practice, both domestic and international, will provide the readers with a solid foundation for further study and research.

This series is most suitable for scholars from different professional backgrounds such as medical science, imaging science, chemistry, molecular biology and other fields relevant to molecular imaging. It will be not only a significant textbook resource for teaching in molecular imaging and all levels of clinical studies, but also a valuable research reference for molecular biology, materials chemistry and other relevant interdisciplinary fields for decades to come.

Finally, I would like to congratulate the publication of *Gene and Nano Probes:Basic Principles and Applications in Molecular Imaging*. I wish and believe that this series of books will encourage the development of molecular imaging in the country and also serve as a stepping stone for training more talented people who will become the future leaders in the field.

Gang Han

Worcester, Massachusetts
October 2017

目　　录

上　卷

下　卷

第十章　医学分子成像实验室常用设备与操作规程

医学分子影像是一门新兴的交叉科学,由于涉及学科众多,除传统医学成像场所(如 CT 室、MRI 室)外,分子成像研究主要涉及五个与基础研究相关的实验场所,即分子生物实验室、化学合成实验室、动物实验室、细胞实验室和免疫病理实验室,其中对分子成像研究和分子探针合成而言,应用最多,也是最为重要的研究场所是分子生物实验室和化学实验室。本章即是针对医学以及不同学术背景的分子影像研究者对其他领域实验室设备和操作不甚熟悉的现状,对分子生物和化学合成实验中涉及的主要实验设备和操作规程进行了简要的总结与归纳,以期对读者进一步了解并开展基因和纳米探针的合成实验,购买相关实验设备以及建立相关实验室提供一定帮助。

第一节　分子生物学实验设备简介

分子生物学实验应用范围广泛,如免疫、病理、药学、生理和临床等研究均涉及大量分子生物学实验,就分子影像而言,分子生物学实验更是基因探针合成,以及各类成像或治疗后细胞或活体各种生理、病理变化检测的主要技术手段,因此对分子影像研究者而言,分子生物学实验是必须掌握的基本实验技能。目前,随着医学分子成像研究的不断深入,其实验中涉及的分子生物学实验已越发高级和复杂,从而涉及大量分子生物实验的仪器和设备。因此充分掌握和了解分子生物实验室内种类繁多、功能各异的仪器和设备是安全、成功进行分子生物学实验的基础和重点。本部分即由浅入深,逐一列举分子生物实验室中的主要研究仪器和设备,希望能对不熟悉分子生物实验室的其他领域研究者有所启发和帮助。

一、纯水设备

"水"是实验室中使用最多的溶剂,但不同的实验对水的要求不同。一般说来,配制试剂不能用自来水,只能使用经过纯化的水。经过处理的水一般分为去离子水、蒸馏水和超纯水三级。多数实验室制备纯水的设备为阴阳离子交换柱和电热石英玻璃蒸馏器。近年来,纯水仪的出现为水的纯化提供了便利条件(图 10-1-1)。

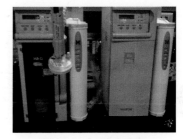

图 10-1-1　纯水设备

(一)去离子水

去离子水是由自来水通过聚苯乙烯磺酸型强酸性阳离子交换树脂和聚苯乙烯季铵型强碱性阴离子交换树脂填充的阳离子和阴离子交换柱,或是阴阳离子交换树脂的比例为 2∶1 的混合柱而得。去离子水的水质用电阻率表示,最高纯度是 $18M\Omega \cdot cm$(25℃)。虽然去离子水中阴阳离子的含量很低,但用离子交换法却不能去除水中的有机物杂质,离子交换树脂中的低分子有机化合物亦可能溶于水中,因此,由去离子水的电阻率不能看出水中有机物的污染程度。有机物的污染有可能干扰实验的正常反应,也会使水的紫外吸收增加,对于那些对紫外吸收要求十分严格的实验,应选用蒸馏水。注意,自来水的水质应达到饮用水的标准,以保证离子交换柱的使用寿命。

（二）蒸馏水

蒸馏水是由去离子水经电热石英玻璃蒸馏器蒸馏而成。可以单次至多次蒸馏。如欲除去有机物，可在蒸馏器中每升水加 1g 高锰酸钾和 1mL 85% 的磷酸，以便通过氧化除去有机物。蒸馏时，先在蒸馏器内加入一定量的去离子水，使之没过电热管，然后接通电源和冷却水，待出水口开始出水后，调节进水量与出水量平衡，以保证蒸馏器内的水位稳定。蒸馏完毕，先关闭电源和进水口，再关闭冷却水。

（三）超纯水

超纯水可以通过去离子和蒸馏两个过程交替进行多次制得，也可以将蒸馏水通过纯水仪纯化制得，其电阻率在 15~18 MΩ·cm 范围内。但应注意，将去离子水或自来水直接通过纯水仪所制得的纯化水，其纯度往往不高，达不到超纯水的标准。分子生物学实验对所用水的纯度要求比较高，通常要求使用超纯水，如用于细胞培养还需进行无菌、无热源处理。

在室温下，各种纯水均不宜长时间贮存，否则会被污染。塑料容器会产生具有紫外吸收功能的有机物；金属容器会产生金属离子造成污染；长时间放置更会使水长菌，使空气中的二氧化碳溶入水中。所以贮存超纯水一定要隔绝空气，密封盖严，必要时贮存在冰箱的冷藏室中。建议新制备的纯水最好在 1~2 周内用完。

二、灭菌器械

尽管许多分子生物学实验对无菌的要求不是十分严格，但实验中所使用的微量离心管和聚丙烯塑料吸头（Tip）等直接或间接与核酸或蛋白质接触的塑料和玻璃器皿必须经过灭菌处理，以消除非目的核酸和蛋白质的污染，消除核酸酶和蛋白酶的降解作用。在感受态细胞的制备、细菌和细胞的培养过程中使用的所有物品都必须严格无菌处理。因此，实验室必须配备各种无菌处理设备。

常用的灭菌器械有：蒸汽高压锅、干烤箱、过（超）滤器、紫外线灯、酒精灯等（图 10-1-2）。此外，消毒剂浸泡也是常用的消毒方法。

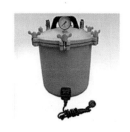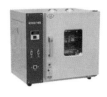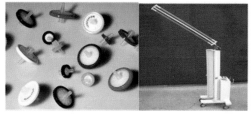

图 10-1-2　常用的灭菌器械

三、计量设备

常用的定量系统有：液体体积度量系统、称量系统、液体溶质定量系统等。由于绝大多数分子生物学实验都是在微量条件下进行的，这就要求各种试剂的配制和取用非常准确。所以，用于医学分子成像生物实验室的计量设备在精度上要高于普通生化实验所用的计量设备。

（一）液体体积度量系统

除各种量筒、移液管、容量瓶、微量进样器等液体容器外，各种型号的移液器是分子生物学实验中经常使用的液体量取器具（图 10-1-3）。

移液器主要用于多次重复的快速定量移液，可以一只手操作，十分方便。移液的准确度（即容量误差）为 ±（0.5%~1.5%），移液的精密度（即重复性误差）小于等于 0.5%。

移液器可分为两种：一种是固定容量的，常用的有 100μL、200μL 等多种规格；另一种是可调容量的，常用的有 2μL、20μL、100μL 和 1 000μL。每种移液器都有其专用的聚丙烯塑料吸头，吸头通常是一次性使用的，也可以超声清洗或 120℃高压灭菌后再使用。

可调移液器的操作方法：用拇指和食指旋转移液器上部的旋钮，使数字窗口出现所需容量体积的数字。在移液器下端插上一个塑料吸头，并旋紧以保证气密性。四指并拢握住移液器上部，用拇指按住柱塞杆顶端的按钮，向下按到第一停点，将移液器的吸头微微插入待取的溶液中，缓慢松开按钮，吸上液体。除极微量（5μL 以下）移液外，吸取液体时绝不能突然松开拇指，以防将溶液吸

入过快而冲入移液器内,腐蚀柱塞而造成漏气。排液时吸头接触倾斜的器壁,先将按钮按到第一

停点,再按压到第二停点,吹出吸头尖部的剩余溶液。最后去掉吸头。

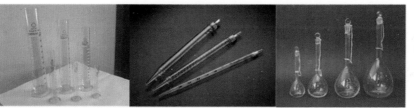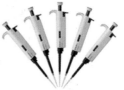

图 10-1-3　常用液体体积度量系统

(二)称量设备

各种不同感量的天平和电子天平是目前最常用的称量工具,它们分别用于各种缓冲液的配制和标准物质的称量。双托盘天平用于称量 0.1g 及以上的物质,而 0.1g 以下的物质则使用电子天平称量。各种分析天平目前已很少使用。

(三)液体溶质定量系统

此系统主要是根据液体溶质的某些理化特性而设计的。不同的物质在一定的条件下有特定的吸收光谱,其吸收值的大小与其在溶液中的浓度有一定的关系,可以通过测定某物质在溶液中的吸收光谱来计算出该物质的浓度,因此,分光光度计就是医学分子成像生物实验室必备的分析仪器。主要有可见分光光度计、紫外 / 可见分光光度计和高档的快速扫描紫外 / 可见分光光度计等(图 10-1-4)。

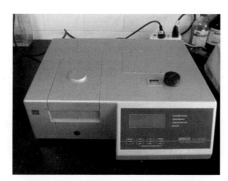

图 10-1-4　紫外 / 可见分光光度计

四、离心设备

离心机(图 10-1-5)是实验室极常见的分离工具,依其使用目的可分成低速离心机、高速冷冻离心机、超高速真空离心机等。低速离心机又分为细胞离心机、微量离心机等。

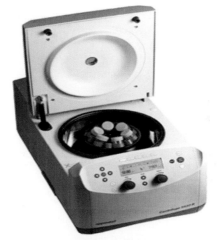

图 10-1-5　离心机

(一)离心机的原理及功能

离心机的原理为在离心力场的作用下,加快悬浮液中固体颗粒沉降(或漂浮)速度。主要用于分离微生物菌体、大分子蛋白质、酶反应液或各种提取液,常常是由固相(固形物)与液相组成的悬浮液。离心机的功能:分离,纯化。低速离心机每分钟几千转,用于分离细胞等大分子物质;高速离心机每分钟 10 000~30 000 转,用于分离 DNA 或蛋白质等;超速离心机每分钟 30 000 转以上,可分离病毒、蛋白质等。超速离心机根据用途又可分为分析超速离心机和制备超速离心机。

(二)操作方法

(1)接通离心机电源,打开机器开关,等待机器自检完毕。

(2)按"open"键(机器电子锁开),打开机器盖。

(3)根据使用需要选择合适的转子,将转子轻轻地套在旋转轴上,拧紧转子上的螺母,将转子固定。

(4)根据转子选择合适的离心管。将样品装入

一对离心管后,在托盘天平上调节使它们质量相等,然后将离心管对称地放入转子中,先将转子盖旋紧,然后盖上机器盖。

(5)根据需要依次设置离心所需要的温度、运行程序(可不选择)、转速、离心时间,设置结束后按"start/stop"键开始运行机器。

(6)离心结束后,转子会逐渐停下来,"open"键指示灯亮起,按此键打开离心室,旋开转子盖,取出样品。

(7)将离心管处理干净,倒置在小张滤纸上使其干燥,以便下次使用。旋上转子盖,关上机盖。若离心室内壁有冰霜待其干燥后,再旋上转子盖,关上机盖。

五、电泳装置

电泳是生化实验中最常用最重要的实验技术之一,在医学分子成像生物实验室中用途也很广泛,主要用于分析、鉴定等,也可用于少量制备。电泳装置由电泳仪和电泳槽两部分组成(图10-1-6)。

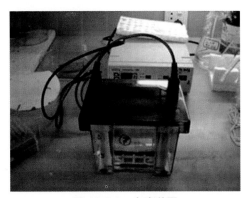

图 10-1-6　电泳装置

影响电泳的因素如下。

(1)电泳介质的 pH 值:对于蛋白质和氨基酸等两性分子,电泳介质的 pH 值决定了它们所带净电荷的性质和量。pH 值小于等电点,分子带正电荷,向负极泳动;pH 值大于等电点,分子带负电荷,向正极泳动。pH 值偏离等电点越远,分子所带净电荷越多,其泳动速度越快。当缓冲液 pH 值等于其等电点时,分子处于等电状态,不移动。由于血清蛋白质的等电点多在 pH 4~6 之间,因此,分离血清蛋白常用 pH 8.6 的巴比妥缓冲液或三羟甲基氨基甲烷(Tris)缓冲液。

(2)缓冲液的离子强度:溶液的离子强度是表示溶液中电荷数量的一种量度,通常是指溶液中各离子的摩尔浓度与离子价数平方的积的总和的一半。带电颗粒的迁移率与离子强度的平方根成反比,低离子强度时,迁移率快,但离子强度过低,缓冲液的缓冲容量小,不易维持 pH 值恒定;高离子强度时,迁移率慢,但电泳谱带要比低离子强度时细窄。通常溶液的离子强度在 0.02~0.2 之间。

(3)电渗:在电场中,液体对于一个固体的固定相相对移动称为电渗。在有载体的电泳中,影响电泳移动的一个重要因素是电渗,例如 γ 球蛋白由原点向负极移动,这就是电渗作用所引起的倒移现象。产生电渗现象的原因是载体中常含有可电离的基团,如滤纸中含有羟基而带负电荷,与滤纸相接触的水溶液带正电荷,水溶液便向负极移动。由于电渗现象往往与电泳同时存在,所以带电粒子的移动距离也受电渗的影响:如电泳方向与电渗方向相反,则实际电泳的距离等于电泳距离加上电渗距离。琼脂中含有琼脂果胶,其中含有较多的硫酸根,所以在琼脂电泳时电渗现象很明显,许多 γ 球蛋白均向负极移动。除去了琼脂果胶后的琼脂糖用作凝胶电泳时,电渗大为减弱。电渗所造成的移动距离可用不带电的有色染料或有色葡聚糖点在支持物的中心,以观察电渗的方向和距离。所以电泳时,颗粒泳动所表现的速度决定于颗粒本身的泳动速度和溶液的电渗作用。因此在选用支持物时,应尽量避免高电渗作用的物质。

(4)电场强度的影响:电场强度是指每厘米的电位降,电场强度与电泳速度成正比,电场强度越高,带电颗粒移动速度越快。

六、层析装置

层析又称为色谱,是分离各种生物大分子的主要手段之一,是近代生物化学实验中常用的分析方法之一。各种层析系统和核酸蛋白检测器是生化实验室最常用的仪器设备(图10-1-7)。

色谱法是在 1903 年由俄国植物学家 Michael Tswelt 首创的一种从叶片浸出液中分离不同色素成分的方法,百余年来不断发展,形式多种多样。层析技术是利用混合物中各组分的理化性质(如溶解度、吸附能力、分子形状和大小、分子亲和力、分配系数等)的不同,使各组分以不同程度分布在两相中,其中一个是固定于支持物上的固定相,另一个是流经固定相的流动相。当混合物通过多孔的支持物

时,各组分因移动速度不同,在支持物上集中分布于不同的区域,从而得以分离。

层析技术的种类很多,可按不同的方法分类。

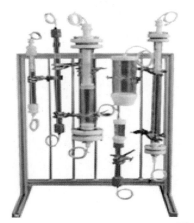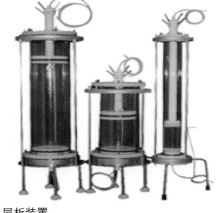

图 10-1-7　层析装置

(1)按流动相的状态分类:用液体作为流动相的称为液相层析;以气体作为流动相的称为气相层析。

(2)按固定相的使用形式分类:可分为柱层析(固定相填装在玻璃或不锈钢管中构成层析柱)、纸层析、薄层层析、薄膜层析等。

(3)按层析的机制分类:可分为吸附层析、分配层析、离子交换层析、分子排阻层析(凝胶过滤)、亲和层析等。

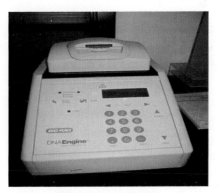

图 10-1-8　PCR 仪

七、PCR 仪

PCR 仪是体外大量扩增 DNA 片段的仪器,是医学分子成像生物实验室常用和必备的设备(图 10-1-8)。PCR 指利用 DNA 聚合酶对特定基因进行体外或试管内的大量合成,即利用 DNA 聚合酶进行专一性的连锁复制,是目前常用的技术,可以将一段基因复制为原来的一百亿至一千亿倍。PCR 仪利用升温使 DNA 变性,在聚合酶的作用下使单链复制成双链,进而达到基因复制的目的。根据 DNA 扩增的目的和检测的标准,可以将 PCR 仪分为普通 PCR 仪、梯度 PCR 仪、原位 PCR 仪、实时荧光定量 PCR 仪四类。

(一)PCR 反应的步骤

PCR 反应包括三个主要步骤:变性、退火、延伸。

(1)变性:将 DNA 双链加热至 90~95℃,氢键断裂,形成单链 DNA 以作为复制的模板。

(2)退火:温度冷却至 55~60℃,引物与 DNA 模板结合,形成局部双链。

(3)延伸:加热至 70~75℃,在 Taq 酶的作用下,以 dNTP 为原料,合成与模板互补的 DNA 链。

(二)PCR 仪的分类

(1)普通的 PCR 仪:一次 PCR 扩增只能运行一个特定退火温度的 PCR 仪,又名传统的 PCR 仪。如果要做不同的退火温度需要多次运行。该仪器主要应用于科研、教学、医学临床、检验检疫等机构做简单的、对目的基因退火温度的扩增。

(2)梯度 PCR 仪:PCR 扩增可以设置一系列不同的退火温度条件(温度梯度),通常有 12 种温度梯度。因为被扩增的不同 DNA 片段,其最适退火温度是不同的,通过设置一系列的梯度退火温度进行扩增,一次 PCR 扩增,就可以筛选出表达量高的最适退火温度,进行有效的扩增。主要用于研究未

知 DNA 退火温度的扩增,这样在节约成本的同时也节约了时间。梯度 PCR 仪,在不设置梯度的情况下也可以做普通 PCR 扩增。

八、生物培养设施

生物培养设备是生化实验必不可少的。生物材料的培养包括微生物培养、动物细胞培养及动物饲养等。不同的培养,其对设施的要求也有所不同。

微生物培养需要恒温恒湿培养箱、振荡培养器(即摇床,有空气和水浴式以及全温式摇床)、发酵罐、大型生物反应器等;动物细胞培养需要二氧化碳培养箱、电热恒温培养箱等;动物饲养根据实验要求不同,需要不同洁净度的动物房等(图 10-1-9)。

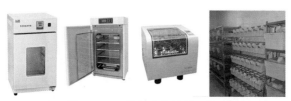

图 10-1-9　常用生物培养设备

为了对所培养的微生物和动物细胞进行破碎,提取所需的生物大分子,还必须有各种高效率的细胞破碎装置(图 10-1-10)。

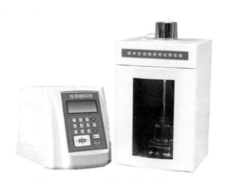

图 10-1-10　超声波细胞破碎仪

九、细胞培养设施

(一)CO$_2$ 培养箱

CO$_2$ 培养箱是细胞、组织、细菌培养的一种先进仪器,是开展免疫学、肿瘤学、遗传学及生物工程所必备的关键设备(图 10-1-11)。CO$_2$ 培养箱是在普通培养箱的基础上加以改进,主要是通过加入 CO$_2$,并应用人工的方法在培养箱内造成微生物和细胞、细菌、病毒生长繁殖的人工环境。培养箱要求稳定的温度(37°C)、稳定的 CO$_2$ 水平(5%)、恒定的酸碱度(pH 值:7.2~7.4)和较高的相对湿度(95%)。

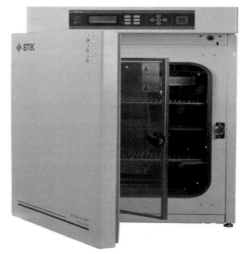

图 10-1-11　CO$_2$ 培养箱

(二)细胞培养皿

细胞培养皿是一种用于微生物或细胞培养的实验室器皿,由一个平面圆盘状的底和一个盖组成,一般用玻璃或塑料制成(图 10-1-12)。培养皿质地脆、易碎,故在清洗及拿放时应小心谨慎、轻拿轻放。使用完毕的培养皿应及时清洗干净,存放在安全、固定的位置,防止损坏。

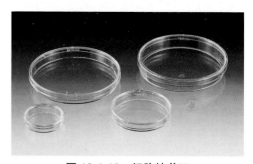

图 10-1-12　细胞培养皿

(三)细胞培养瓶

细胞培养瓶,顾名思义就是用来培养细胞的瓶状容器(图 10-1-13)。培养瓶的分类有很多,根据材质可以分为玻璃瓶和塑料瓶;根据底部形状不同可分为正方形、长方形、三角形等;根据瓶子容积不同有 5 mL 至 500mL 几种供选择。另外,表面经过特殊改性处理后,可以让细胞更好地进行贴壁培养,这样根据细胞贴壁面积又可以分为 25cm^2 至 175cm^2 多种。

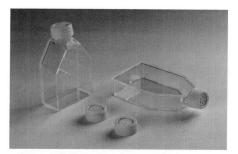

图 10-1-13　细胞培养瓶

（四）96 孔板

常见的 96 孔板,根据颜色可以分为无色、白色和黑色(图 10-1-14)。

（1）无色:主要适用于细胞培养与比色检测、普通光学检测。

（2）白色:主要适用于化学发光法检测和底物显色,如双荧光素酶报告基因分析。

（3）黑色:主要适用于荧光法检测和观察带荧光蛋白标签的细胞(如绿色荧光检测分析)。

使用 96 孔板时应注意细胞、培养基、用具无菌,尤其注意操作时气流方向,可能带菌的物品和手不要在上风处移动。

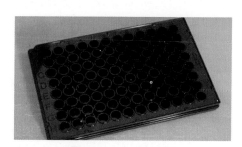

图 10-1-14　96 孔板

（五）生物安全柜

生物安全柜是为操作原代培养物、菌毒株以及诊断性标本等具有感染性的实验材料时,保护操作者本人、实验室环境以及实验材料,使其避免暴露于上述操作过程中可能产生的感染性气溶胶和溅出物而设计的。生物安全柜可以有效减少由于气溶胶暴露所造成的实验室感染及培养物交叉污染。生物安全柜同时也能保护工作环境。事实上,生物安全柜更侧重于保护操作人员和环境,防止操作的病原微生物扩散造成人员伤害和环境污染(图 10-1-15)。

（六）细胞计数板

在细胞培养工作中,常需要计数细胞的数量,这个时候就要用到细胞计数板(图 10-1-16)。

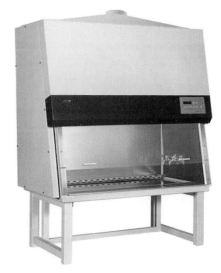

图 10-1-15　生物安全柜

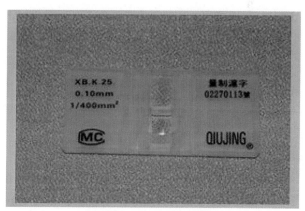

图 10-1-16　细胞计数板

计算方法:计算计数板的四角大方格(每个大方格又分 16 个小方格)内的细胞数。计数时,只计数完整的细胞,若聚成一团的细胞则按一个细胞进行计数。在一个大方格中,如果有细胞位于线上,一般计下线细胞不计上线细胞,计左线细胞不计右线细胞。二次重复计数误差不应超过 ±5%。

注意事项:向计数板中滴细胞悬液时要干净利落,加量要适当,过多易使盖片漂移,若淹过盖片则失败,需重做;过少易出现气泡。镜下计数时,若方格中细胞分布明显不均,说明细胞悬液混合不均匀,需重新将细胞悬液进行混合,再重新计数。

十、其他设备

除上述仪器设备外,医学分子成像生物实验室还必须具有其他一些仪器设备,不同的实验室可根据实验要求和实际需要进行购置。

医学分子成像生物实验室配备多种仪器设备，每一位使用者，特别是学生都必须非常重视这些仪器设备和设施的使用和维护，必须具有较强的实验动手能力。能否正确熟练地使用上述这些设备，在很大程度上将决定实验的成败。

（一）pH 计

pH 计又名酸度计，是实验室用来测量溶液 pH 值的常用仪器（图 10-1-17）。虽然型号较多、结构各异，但它们的原理相同。面板构造有刻度指针显示和数字显示两种。

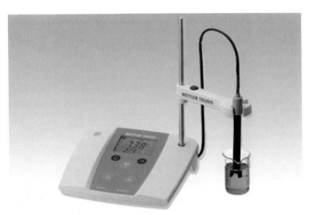

图 10-1-17　pH 计

酸度计测 pH 值的方法是电位测定法。它除测量溶液的酸度外，还可以测量电池电动势（mV）。酸度计主要由参比电极（甘汞电极）、指示电极（玻璃电极）和精密电流计三部分组成。该电流计能在电阻极大的电路中测量出微小的电位差。由于采用最新的纯极设计和固体电路技术，现在最好的 pH 计可分辨出 0.005 pH 单位。参比电极的基本功能是维持一个恒定的电位，作为测量各种偏离电位的对照。银│氯化银电极是目前酸度计最常用的参比电极。玻璃电极的功能是建立一个对所测量溶液的氢离子活度发生变化做出反应的电位差。把对 pH 敏感的电极和参比电极放在同一溶液中，就组成一个原电池，该电池的电位是玻璃电极和参比电极电位的代数和。$E_{电池} = E_{参比} + E_{玻璃}$，如果温度恒定，这个电池的电位随待测溶液的 pH 变化而变化，而测量酸度计中的电池产生的电位是困难的，因其电动势非常小，且电路的阻抗又非常大（1~100 Ω）；因此，必须把信号放大，使其足以推动毫伏表或毫安表。电流计的功能就是将原电池的电位放大若干倍，放大的信号通过电表显示出来，电表指针偏转的程度表示其推动的信号的强度，为了方便使用，pH 电流表的表盘刻有相应的 pH 数值；而数字式 pH 计则直接以数字显示 pH 值。

（二）冷冻干燥机

冷冻干燥机由制冷系统、真空系统、加热系统、电器仪表控制系统所组成。部件为干燥箱、凝结器、冷冻机组、真空泵加热和／或冷却装置等。

制品经完全冻结，并在一定的真空条件下使冰晶升华，此过程即称为冷冻干燥（freeze-drying），简称冻干，从而达到低温脱水的目的。冻干的固体物质由于微小的冰晶体的升华而呈现多孔结构，并保持原先冻结时的体积，加水后极易溶解而复原，制品在升华过程中温度保持在较低温度状态下（一般低于 -250℃），因而对于那些不耐热的物质，诸如酶、激素、核酸、血液和免疫制品等的干燥尤为适宜。干燥能排出 95%~99% 甚至更多的水分，有利于制品的长期保存。制品干燥过程是在真空条件下进行的，故不易氧化。针对部分生化药物的化学、物理、生物的不稳定性，冻干已被实践证明是一种非常有效的手段。随着生化药物与生物制剂的迅速发展，冻干技术将越来越显示其重要性与优越性。

医用冷冻干燥机由制冷系统、真空系统、加热系统、电器仪表控制系统所组成（图 10-1-18）。主要部件为干燥箱、凝结器、冷冻机组、真空泵加热和／或冷却装置等。制品的冻干在干燥箱中进行，干燥箱内搁板采用不锈钢板制成，内有媒体导管分布其中，可对制品进行冷却或加热。干燥箱的后面装有真空传感器，它将真空度转变成电信号，箱门四周镶嵌有密封橡胶圈，临用前可涂以真空硅脂保证箱体的密封。凝结器最好为缠绕柱面式，不锈钢柱面外绕有多组冷气盘管，其工作温度低于干燥箱内制品的温度，最低可达 -55℃，从制品中升华出来的水蒸气能充分地凝结在与冷盘管相接触的不锈钢柱面的内表面上，从而保证冻干过程的顺利进行。光滑的柱面式结构最大的优点是容易清洁，在冻干结束后，可用电热将霜层除去。旋片式真空泵用以对系统抽真空，在机械泵的进气口安装了一个带自动放气的电磁真空阀，它与旋片泵为同一电源控制，当停泵时，电磁阀门自动关闭，同时向真空泵内放气，既保护了真空系统，又防止了真空泵向系统反流。

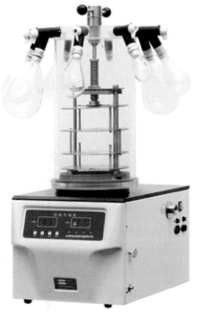

图 10-1-18　医用冷冻干燥机

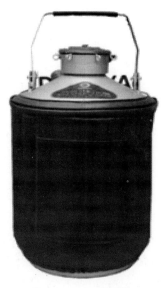

图 10-1-19　液氮罐

在制冷系统中,两台 2.2kW 的半封闭冷冻机并联使用,高压制冷剂液体,经过干燥过滤器及电磁阀到达毛细管,经节流后进入蒸发器,由于冷冻机的抽吸作用,使蒸发器内的压力下降,液体制冷剂吸收环境的热量而迅速沸腾蒸发。低压制冷剂气体被冷冻抽回,再经压缩成高压液体,完成一次制冷循环。加热和 / 或冷却装置中的冷排管与凝结器中的冷排管以及凝结器中的冷气盘管用于制冷系统的蒸发,它们是通过两个不同的电磁阀来供应制冷剂的。加热系统由电热管、媒体(硅油)、媒体泵、媒体相等组成一个循环管路。硅油经电热管加热后,由媒体泵输送至干燥箱搁板中的媒体导管,对制品进行加温,提供升华热,当冻结时,则由冷排管对硅油进行降温,由媒体泵输送至干燥箱搁板中心的媒体导管,对制品进行冷却及冻结。电器仪表控制系统为机电一体化设计,由一个专用工控电机控制,所有的搁板温度、媒体温度、制品温度均可集中在显示器上显示出来,具体的调节控制请参考系统说明书。

(三)液氮罐

液氮罐一般可分为液氮贮存罐、液氮运输罐两种。贮存罐主要用于室内液氮的静置贮存,不宜在工作状态下做远距离运输使用;液氮运输罐为了满足运输的条件,做了专门的防震设计,其除可静置贮存外,还可在充装液氮状态下运输使用,但也应避免剧烈的碰撞和震动(图 10-1-19)。使用方法如下。

(1)使用前的检查:液氮罐在充填液氮之前,首先要检查外壳有无凹陷,真空排气口是否完好。若被碰坏,真空度则会降低,严重时进气不能保温,这样罐上部会结霜,液氮损耗大,失去继续使用的价值。其次,检查罐的内部,若有异物,必须取出,以防内胆被腐蚀。

(2)液氮的充填:填充液氮时要小心谨慎。对于新罐或处于干燥状态的罐一定要缓慢填充并进行预冷,以防降温太快损坏内胆,减少使用年限。充填液氮时不要将液氮倒在真空排气口上,以免造成真空度下降。盖塞是用绝热材料制造的,既能防止液氮蒸发,也能起到固定提筒的作用,所以开关时要尽量减少磨损,以延长使用寿命。

(3)液氮罐中液氮的贮存:液氮罐贮存液体介质时,请务必关闭进/排液阀和增压阀,必须打开放空阀。

(4)液氮罐中液氮的运输:液氮罐运输液氮介质时,务必保证各阀门的开关状态应和贮存时的一样,并请将包装箱底座垫在容器座下,用绳索将液氮罐容器可靠地固定在汽车上,使液氮罐在运输的过程中不会摇动。

(5)液氮罐中液氮的输液:如果您想从液氮罐内输出液氮时,请按下列程序操作:关放空阀;开增压阀;观察压力表;当压力上升到 0.05MPa 时,打开排液阀,即可以连续输液。

(6)使用过程中的检查:使用过程中要经常检

查。可以用眼观测也可以用手触摸外壳,若发现外表挂霜,应停止使用;特别是颈管内壁附霜结冰时不宜用小刀去刮,以防颈管内壁受到破坏,造成真空不良,而是应将液氮取出,让其自然融化。

(7)液氮罐要存放在通风良好的阴凉处,不要在太阳光下直晒。由于其制造精密及其固有特性,无论在使用或存放时,液氮罐均不准倾斜、横放、倒置、堆压、相互撞击或与其他物件碰撞,要做到轻拿轻放并始终保持直立。

第二节　分子生物学实验的安全规范

医学分子成像生物实验室安全的主要内容包括人身安全、仪器设备和试剂的安全以及环境安全等。人身安全是第一位的,一切安全和防护救治措施的实施都应以人为本。但仪器设备、试剂的安全以及环境安全也决不可以忽视,而且人身安全常常与这两者联系在一起。操作者在使用仪器设备、试剂时,由于操作不当或错误,轻者可导致仪器设备的损毁、试剂的浪费以及环境的污染,重者可危及人身安全。

就人身安全而言,一般安全事故和生物伤害等是分子生物学实验室中易发生的危险性比较大的安全事故。下面分别进行简要介绍。

一、一般安全事故

这里所说的一般安全事故是指绝大多数实验室都有可能发生的安全事故,主要包括着火、爆炸、中毒、触电、外伤等。医学分子成像生物实验室内存在大量热源、电源、危险物品和药品,易发生着火、爆炸、中毒、触电、外伤等事故。应予以高度重视。

(一)火灾

在分子生物学实验工程中经常使用电炉、微波炉和干烤箱等火/热源,同时又经常大量使用有机溶剂,如甲醇、乙醇、乙醚、丙酮、氯仿等,因此极易着火,甚至引起爆炸。

操作过程中,除按要求使用上述火/热源仪器外,还应了解上述化学药品的特性,使用时远离火/热源。具体要求如下。

(1)严禁在开口容器和密闭体系中用明火或微波炉加热有机溶剂,只能使用加热套或水浴加热。

(2)废弃有机溶剂不得倒入废物桶,只能倒入回收瓶集中处理,量少时用水稀释后排入下水道(有条件的实验室应避免这样做)。

(3)不得在烘箱内存放、干燥、烘焙有机物。

(4)在有明火的实验台面上不允许放置开口的有机溶剂或倾倒有机溶剂。

实验室中一旦发生火灾切不可惊慌失措,应迅速根据着火原因和着火物品的特性等情况正确地进行灭火或立即报火警(火警电话为119)。正确的灭火方法在化学、物理等方面的书籍中均有详细介绍,这里不再赘述。

(二)爆炸

爆炸毁坏力大,是极危险的事故,常造成严重的后果。爆炸往往与火/热源有关,加热时会发生爆炸的混合物有:有机化合物-氧化铜、浓硫酸-高锰酸钾、三氯甲烷(氯仿)-丙酮等。常见的引起爆炸事故的原因有以下几种。

(1)随意混合化学药品,并使其受热、摩擦和撞击。

(2)在密闭的体系中进行蒸馏、回流等加热操作。

(3)在加压或减压实验中使用了不耐压的玻璃仪器,或反应过于激烈而失去控制。

(4)高压气瓶减压阀损坏或失灵。

(5)用微波炉加热金属物品。

(三)中毒

分子生物学实验中要用到大量有毒的化学药品。剧毒物有:甲醇、氯化氢、硝酸银、硝基化合物、苯酚、氰化物、砷化物、乙腈、汞及其化合物等。另外一些药品具有致癌性,例如:溴化乙锭(EB)、丙烯酰胺、芳香化合物、石棉、铬酸盐、砷化物等。中毒的原因主要是由于不慎吸入、误食或由皮肤渗入。因此,必要时应穿戴防护眼镜、橡皮手套及工作服等。严禁用嘴吸移液管,严禁在实验室内饮水、进食、吸烟,禁止赤膊和穿拖鞋。一旦发生中毒事故,除迅速脱离毒源外,应立即就医。

(四)触电

分子生物学实验室里的仪器设备绝大多数以电为动力源,因此,每位实验人员都必须了解安全用电常识,做到安全用电,避免发生用电事故。

（五）外伤

任何对人体外部的伤害均称为外伤。分子生物学实验室发生的外伤主要有物理、化学和机械的伤害。

1. 物理伤害　烫伤：使用火焰、蒸汽、红热的玻璃和金属时易发生烫伤，应立即用大量水冲洗和浸泡，若起水泡不可挑破，包上纱布后就医，轻度烫伤可涂抹鱼肝油和烫伤膏等。冻伤：在使用超低温冰箱或液态氮时应防止冻伤。

2. 化学伤害　一些腐蚀性很强的化学药品，如强酸（浓盐酸、硫酸和硝酸等）、强碱（氢氧化钠、氢氧化钾等）及有机溶剂（氯仿、苯酚、十二烷基硫酸钠等直接与皮肤接触，易引起灼伤。发生灼伤应立即擦干后用大量清水冲洗，再用弱（稀）碱水（如 $NaHCO_3$ 溶液）、稀氨水或弱（稀）酸水（如 1% 硼酸或 2% 醋酸）浸洗，最后再用水洗。若眼睛内进入任何化学药品，不可用稀酸或稀碱水冲洗，应立即用大量清水冲洗 15min 后立即就医。

3. 机械伤害　这也是分子生物学实验室中常见的伤害，要特别注意预防，尤其是在向橡皮塞中插入温度计、玻璃管时一定要用水或甘油润滑，用布包住玻璃管轻轻旋入，切不可用力过猛；在使用手术器械时更应注意正确的使用方法，特别是在人多时，要防止对他人的伤害。发生严重割伤时，要立即包扎止血并就医。

实验室应准备一个完备的小药箱，专供急救时使用。药箱内备有：医用酒精、碘伏、止血粉、创可贴、烫伤油膏（或万花油）、鱼肝油、1% 硼酸溶液或 2% 醋酸溶液、1% $NaHCO_3$ 溶液、医用镊子和剪刀、纱布、药棉、棉签、绷带等。

二、生物伤害

（一）动物伤害

许多分子生物学的上、下游实验需要使用动物组织或者直接使用动物。尽管这些实验材料一般为健康的动物及其组织、细胞，但在进行操作时，应注意以下几点。

（1）应穿工作服和戴手套进行操作，不得带伤操作，特别是手部有外伤时，以免引起意想不到的后果。

（2）在饲养或操作动物时，千万注意不要被动物抓伤或咬伤，造成不必要的伤害。

（二）微生物伤害

在进行分子生物学实验时，不管实验材料是动物组织或细胞，还是动物本身，抑或直接是病原微生物，都应注意避免微生物的伤害。实验室内常用的实验动物，如小鼠、大鼠、豚鼠、兔子、鸡、狗和猪等，可能携带有某些人兽共患病病原，一旦被它们抓伤或咬伤，易被感染而患病，轻者影响生活、工作和学习，重者危及生命。发生这种情况后应立即紧急就医，采取相应的措施进行处置和治疗。

三、仪器设备安全

正确使用各种仪器设备，特别是大型精密仪器设备，是保证仪器设备安全的根本。除仔细阅读所使用仪器的说明书外，最快捷的途径是向老师或熟悉该仪器使用方法的人员请教，必要时请他们演示操作过程。在使用过程中，不得长时间离开正在运转的机器。

四、环境安全

严禁将各类微生物带出实验室，避免对人和其他动物造成直接或潜在的危险。放射性、腐蚀性和剧毒性等化学试剂不得倒入下水道中，以避免对空气、水源和土壤等造成污染。

上述种种安全事故，稍有疏忽就可能发生，造成不必要的损失。因此，每一位从事分子生物学实验的人员都必须有高度的安全意识，杜绝任何可能发生的事故。

第三节　分子生物学实验室常用技术

当代医学影像在反映人体解剖结构方面已成为临床医师的"眼睛"，推动了整个医学事业的发展。然而，由于人体的疾病是从细胞、分子开始，待其发展到器官改变几乎已进入中晚期，这样不利于疾病的早期诊断和治疗。因此，医学影像必须从形态学诊断进入到分子及功能水平诊断，也只有这样才能保证医学的可持续发展。但是，分子生物学作为一门新兴学科，目前尚处于起步阶段，亟需多学科合作，尤其是跨学科间的交流与合作，才能促进医学分子成像研究的顺利开展，其中分子生物学起重要作用。

目前,分子生物实验技术指重组 DNA 技术,也称为基因工程技术、基因操作和遗传工程,是现代生物技术的核心,同时它还包括与之相关的生物化学、遗传学、细胞生物学、微生物学与免疫学等众多学科技术。化学、物理学以及计算机等学科技术的发展和在生命科学领域中的广泛应用,使它们也成为分子生物学技术体系的重要组成部分。分子生物学技术自 20 世纪 70 年代以来,随着分子生物学理论的快速发展而不断完善,反过来又极大地促进了分子生物学及其他生命科学的飞速发展。

本章所涉及的实验基本操作技术是指在分子生物学实验中使用范围最广、使用频率最高、几乎所有实验都要应用的技术。

分子生物学实验室需要使用大量消耗性物品,如玻璃器皿、金属器械、塑料、橡胶制品、布类、纸类等,虽然其中的大部分物品在国外采用的是一次性用品,但国内大部分实验室仍以可反复使用的物品为主。因此,掌握清洗、包装和消毒知识,学会清洗、包装和消毒方法是学习和从事细胞培养工作必须的。

清洗和消毒不但能除去器皿表面残留的微量有毒物质,而且能改变玻璃表面性质,有利于细胞的黏着和生长。Rappaport(1960 年)证明玻璃表面性质与细胞的黏附和生长能力有关。她将细胞悬浮在一已知成分的人工培养液内,培养于含有不同成分的玻璃表面上。她观察到细胞在玻璃表面上的黏附率不同,软质玻璃比 Pyrex 硬质玻璃更适于细胞黏附,特别是玻璃表面的总负电荷和钠离子的含量与细胞黏附密切相关。Rappaport 等将新的小瓶子浸在含有 0.1% NaOH 的 0.01mol/L 乙二胺四乙酸钠盐溶液(EDTA-Na)中,121℃蒸汽消毒处理 30min,倒掉溶液后用重蒸水洗涤,再用 0.005% 结晶紫溶液浸泡 1h,玻璃表面均匀染上紫色,表明小瓶的预处理恰当;然后再用含 0.2mol/L Na_2CO_3 的 0.2mmol/L EDTA-Na 溶液,121℃蒸汽处理 30min,缓慢降低气压,取出瓶子,用重蒸馏水洗涤。经过这样处理后,玻璃表面质量便有很大的改善,可使各种类型的哺乳动物类细胞在其表面上黏附和生长。

现在市场上已有由不同成分配制的、经特殊处理的一次性玻璃器皿,已经消毒,购来后可直接应用。还有各种无毒的塑料容器,也是购来即用,用后即弃,这样可以减少工作人员的工作量。

一、灭菌

(一)灭菌器材

尽管许多分子生物学实验对无菌的要求不是十分严格,但实验中所使用的微量离心管和聚丙烯塑料吸头(Tip)等直接或间接与核酸或蛋白质接触的塑料和玻璃器皿必须要经过灭菌处理,以消除非目的核酸和蛋白质的污染,消除核酸酶和蛋白酶的降解作用。在感受态细胞的制备、细菌或细胞的培养过程中使用的所有物品都必须严格无菌处理。因此,实验室必须配备各种无菌处理设备。

常用的灭菌器械有:蒸汽高压锅、干烤箱、过(超)滤器、紫外线灯、酒精灯等。此外,消毒剂浸泡也是常用的消毒方法。

(二)灭菌方法

实验室常用的除灭菌方法主要有物理方法及化学方法两种。物理方法包括用湿热(高压蒸汽)、干热、紫外线、过滤、离心沉淀等方法除去微生物;化学方法是使用化学消毒剂等杀灭或抑制微生物。此外,还可用抗生素灭菌。根据被灭菌物品的材料性质和实验要求,可采取不同的消毒灭菌方法。

1. 物理灭菌法

(1)火焰灼烧灭菌和热空气灭菌。火焰灼烧适用于金属用具,如接种环、接种针和手术器械等;玻璃器皿的口颈,如试管口和瓶口,玻璃棒等的灭菌处理。这种方法灭菌迅速彻底。

热空气灭菌一般在烤箱中进行,利用高温干燥空气(160~170℃)加热灭菌 1~2h,适用于各种玻璃器皿。干热消毒后的器皿干燥,易于保存,但干热传导慢,可能有冷空气存留于烤箱内,因此要求较高的温度和较长的时间才能达到消毒的目的。应当注意,干热灭菌完毕后不得马上将烤箱门打开,须等温度降至 70℃以下时再开箱门,以免冷空气突然进入,影响消毒效果,损坏玻璃器皿,或发生意外事故。在灭菌时,物品不能放得太挤。灭菌的玻璃器皿中不可有水,有水的玻璃器皿在干热灭菌时容易炸裂。培养基、橡胶制品、塑料制品不能用此方法消毒。

(2)湿热灭菌。在相同温度下,湿热的灭菌效力比干热灭菌好。原因是:①热蒸汽对细胞成分的破坏作用更强,水分子的存在有助于破坏维持蛋白质三维结构的氢键和其他相互作用的弱键,更易使蛋白质变性,加热使蛋白质变性,环境和细胞含水量越大,蛋白质凝固越快,蛋白质含水量与其凝固温度成反比;②热蒸汽比热空气穿透力强,能更有效地杀灭微生物;③蒸汽存在潜能,当气体转变成液体时可放出大量热能,故可更迅速地提高灭菌物体的温度。

湿热灭菌常用的方法有高压蒸汽灭菌、常压蒸汽灭菌和煮沸灭菌。其中高压蒸汽灭菌法最为常用,效果最好,其余两种方法使用较少。常压蒸汽灭菌法不能在短时间内杀死细菌芽孢,必须采取间歇灭菌或持续灭菌的方法,才能达到完全灭菌。而煮沸灭菌仅用于注射器及某些用具的灭菌,被灭菌物品的湿度太大。

高压蒸汽灭菌是将待灭菌的物体放置在盛有适量水的高压蒸汽灭菌锅内,将锅内的水加热煮沸,并把其中原有的冷空气彻底驱尽后将锅密闭,再继续加热,使锅内的蒸汽压逐渐上升,从而使温度也随之上升到100℃以上。灭菌时,根据不同的物品选择不同压力和时间,一般物品(如布类、金属器械、玻璃器皿等)消毒的要求是0.15MPa下15min;培养液和橡胶制品为0.1MPa下10min。

高压蒸汽灭菌操作注意事项:①灭菌前在锅内加适量的水,加水过少,易将灭菌锅烧干,引起炸裂事故,加水过多有可能引起灭菌物品浸水;②物品不能装得过满,以免影响消毒器内气体流通;③导气管要伸至罐底并防止堵塞;④在加热升压之前,先要打开排气阀门排放消毒器内的冷空气;⑤冷空气排出后,关闭排气阀门,同时检验安全阀是否活动自如;⑥开始升压,当达到所需压力时,开始计时,并控制压力恒定;⑦灭菌过程中,操作者不能离开工作岗位,要定时检查压力及安全,防止意外事件发生;⑧灭菌完毕后一定要先打开阀门放气,当灭菌锅内压力降到"0"时,再打开灭菌锅的盖,也可在灭菌完毕后,关闭电源总阀,让灭菌物品自然冷却,待灭菌锅压力表降至"0"时,再取出灭菌物品。

蒸汽压力与温度的关系见表10-3-1。

表10-3-1 蒸汽压力与温度的关系

表压(MPa)	0.00	0.025	0.050	0.075	0.100	0.150	0.200
温度(℃)	100	107.0	112.0	115.5	121.0	128.0	134.5

(3)紫外线杀菌。紫外线的波长范围是200~300nm,杀菌范围为240~280nm,其中波长在260nm左右的紫外线杀菌作用最强。紫外灯是人工制造的低压水银灯,能辐射出波长257.3nm的紫外线,杀菌能力强且较稳定。紫外线杀菌作用是因为它可以被蛋白质(波长为280nm)和核酸(波长为260nm)吸收,造成这些分子的变性失活。紫外线穿透能力很差,不能很好地穿透玻璃、衣物、纸张和大多数其他物体,但能穿透空气,主要用于实验室空气、操作台表面和不能使用其他方法进行灭菌的物品。紫外线直接照射方便、效果好,经一定时间的照射后,可以消灭空气中大部分细菌。培养室紫外线灯应距地面不超过2.5m,且消毒物品不宜相互遮挡,照射不到的地方起不到消毒作用。但是紫外线照射可产生臭氧,污染空气,对试剂及培养液都有不良影响,对人的皮肤也有伤害。

(4)过滤除菌。很多液体如血清、合成培养液、酶及含有生物活性蛋白的液体不能采用高压灭菌的方法进行灭菌处理,可采用过滤的方法除去细菌等微生物。滤器有抽吸(抽滤)式及加压式两种类型,按滤板或滤膜结构不同可分为石棉板、玻璃或微孔膜。常用的滤器有Zeiss滤器(蔡氏滤器)、玻璃滤器和微孔滤膜滤器,其中微孔滤膜滤器最为常用。

微孔滤膜滤器多为塑料结构,分为上下两部分,中间可放置纤维素滤膜。将待过滤液体吸入注射器内,慢慢注入滤器上部的孔中,通过中间的滤膜即可。可用于包括血清在内的各种培养液的过滤除菌,速度快,效果好。滤膜为一次性的特制混合纤维素滤膜,其孔径有0.6μm、0.45μm、0.22μm三种,用于过滤除菌时,最好选用0.22μm的滤膜(可以除去细菌和霉菌)。安装滤膜时要注意:①先将滤膜在蒸馏水中浸湿再安装;②滤膜薄且光滑,容易移动,千万不能装偏而使过滤失败,同时要注意滤膜的正反面,正面(光面)应朝上;③由于滤膜薄,承受压力有限,故过滤时压力不能过大、过猛,以免造成滤膜破裂;④每次过滤后应打开滤器,核实滤膜是否移动和破裂,以保证有效过滤除菌。

微孔滤膜滤器的清洗、消毒方法很简单,用完后去掉滤膜,用去离子水冲洗干净,再将新的滤膜正确放入其中,包裹后可高压灭菌处理,也可直接煮沸灭菌处理。现在也有一次性小过滤器。

2.化学灭菌法 应用化学制剂破坏细菌代谢机能。常用化学杀菌剂有:乙醇、醋酸、福尔马林、高锰酸钾、新洁尔灭(苯扎溴铵)等。最常见的是75%酒精及0.1%的新洁尔灭。前者主要用于操作者的皮肤、操作台表面及无菌室内的壁面处理。后者则主要用于器械的浸泡及皮肤和操作室壁面的擦拭消毒。化学灭菌法操作简单,方便有效。

将高锰酸钾粉末与适量体积的福尔马林混合,会产生大量的甲醛气体,常用于无菌室的熏蒸消毒。

3. 抗生素灭菌法　主要用于培养用液灭菌或预防培养物污染。要注意不能完全依赖抗生素来达到消毒灭菌的目的,还应严格无菌操作。常用的抗生素是青霉素和链霉素。

(三)无菌操作技术

无菌技术是指实验过程中,防止一切微生物侵入机体和保持无菌物品及无菌区域不被污染的操作技术和管理方法,是实验过程中预防和控制交叉污染的一项重要基本操作。在生化实验中经常涉及无菌操作技术,尤其是微生物的纯培养、细胞及胚胎的培养,更需要严格的无菌操作技术。在无菌操作过程中,任何一个环节都不得违反操作原则,否则就可能造成实验失败。因此,必须加强无菌观念,准确熟练地掌握无菌技术,严格遵守无菌操作规程。

无菌技术包括四部分内容:实验所用的玻璃、塑料制品及金属器械的处理;实验操作对象及试剂的无菌处理;工作环境及表面的处理;实验者的操作技术。这里主要介绍后两部分内容。

1. 周密的实验计划　在开始实验前要制订好实验计划、操作程序以及有关数据的计算。

2. 物品及器械的准备　根据实验要求,准备各种所需的器材和物品,并选择适宜的方法进行包装和除(灭)菌处理,清点无误后将其放置在操作场所(培养室、超净工作台)内。这样可以避免开始实验后因物品不全往返拿取而增加污染机会。

3. 严格操作　实验操作前,无菌室及超净工作台以紫外灯照射30~60min灭菌,以75%酒精擦拭无菌操作台面,并开启无菌操作台风机,运转10min后,再开始实验操作。实验操作应在超净工作台的中央无菌区域,不要在边缘的非无菌区域操作。

为拿取方便,工作台面上的用品要有合理的布局,原则上应是右手使用的东西放置在右侧,左手用品在左侧,酒精灯置于中央。

在利用超净台工作时,因整个前臂要伸入箱内,应着长袖的清洁工作服,带无菌橡胶手套,并于开始操作前用75%酒精擦手或用消毒液洗手。如果实验过程中手触及可能污染的物品和出入培养室都要重新用消毒液洗手。进入细胞培养室须彻底洗手,戴口罩,着消毒衣帽及鞋等。

在无菌环境进行培养或做其他无菌工作时,首先要点燃酒精灯或煤气灯,且一切操作如安装吸管帽、打开或封闭瓶口等,都须在靠近火焰处并经过烧灼后进行。但要注意:金属器械不能在火焰中烧得时间过长,以防退火,烧过的金属镊要待冷却后才能夹取组织,以免造成组织损伤。吸取过营养液后的吸管不能再用火焰烧灼,因残留在吸管头中营养液能烧焦形成炭膜,再用时会把有害物带入营养液中。开启、关闭长有细胞或微生物的培养瓶时,火焰灭菌时间要短,防止因温度过高烧死细胞或微生物。胶塞过火焰的时间不能太长,以免烧焦产生有毒气体,危害培养细胞。进行无菌操作时,动作要准确敏捷,但又不可太快,以防空气流动,增加污染机会。不能用手触及已消毒器皿,如已接触,要用火焰烧灼消毒或取备用品更换。

实验操作须按规定进行:组织或细胞在未做处理之前,勿过早暴露在空气中。培养用液及其他溶液在未用前,不要过早开瓶。打开瓶盖进行操作时,瓶口朝上与台面呈45°角,减少落菌机会,用过之后如不再重复使用,应立即封闭瓶口。吸取营养液、PBS缓冲液、细胞悬液及其他各种用液时,均应分别使用吸管,不能混用,以防影响试剂的效果,扩大污染或导致细胞交叉污染。工作中不能面向操作台讲话或咳嗽,以免飞沫把细菌或支原体带入工作台面发生污染。手或相对较脏的物品不能经过开放的瓶口上方。瓶口最易污染,加液时如吸管尖部碰到瓶口,则应更换干净吸管。对于微生物或细胞而言,每次操作只处理一种微生物或一个细胞株,即使培养基相同也不要共享培养基,以免微生物或细胞间互相污染。

4. 善始善终　实验完毕后,应及时将实验物品及废液带出工作台,以75%酒精擦拭无菌操作台面,关闭超净工作台的风机和照明灯,实验结束。尽管每次实验前都会进行工作台面的消毒处理,但建议实验结束后立即打开紫外灯进行消毒,特别是在夏季,以防细菌或霉菌滋生。

无菌操作工作区域应保持清洁及宽敞。必要物品,例如试管架、吸管吸取器或吸管盒等可以暂时放置,其他实验用品用完即取出,以利于空气流通。

二、计量

常用的定量系统有:液体体积度量系统、称量系统、pH测定系统、液体溶质定量系统等。由于绝大多数分子生物学实验都是在微量条件下进行的,这就要求各种试剂的配制和取用非常准确。所以,用于分子生物学实验的计量设备在精度上要高于普通生化实验所用的计量设备。

(一)微量操作技术

分子生物学实验中常会使用一些很小的计量单位,如纳克(ng)、皮克(pg)及纳升(nL)等。由以往相对宏观的操作突然转为微量操作,对初学者来讲需要有一个熟悉并熟练的过程,关键应当注意以下几个方面的问题。

(1)熟悉并掌握微量称量器具的正确使用方法:微量电子天平(最小感量 $10^{-4}g$)和微量移液器(最大 $2\mu L$)是两种最常使用的器具。准确量取是微量操作的第一步,也是最重要的一步。

(2)添加:将一种或几种液体物质分别准确量取后添加到同一个微量离心管中,必须保证看到每一种液体都加入其中,而且在取出移液器时,Tip 头的尖部不得带出任何可见的液珠。

(3)混匀并集中:全部液体加完后,总体积只有10 微升到几十微升,难以用常规混匀的方法将各种成分彻底混匀。微量混匀的方法有:旋涡振荡混匀和弹匀。将盛有液体的微量离心管盖紧,握紧并将其底部与旋涡振荡器接触,液体会在管内高速旋转而混匀;也可手持盖好的微量离心管上端(口部),另一只手反复弹动其底部,将其中的液体混匀。最后,用高速台式离心机将全部液体甩到微量离心管的底部。

(4)有时将极微量的物质如 DNA 片段或质粒 DNA 溶解在几微升液体中,尽管看不见待溶解物质,但将液体加入后,用上述同样的方法进行操作,也可很好地将其溶解并混匀。

(5)由于微量操作,实验结果很难用肉眼直接观察到。为了保证实验的顺利进行,在分子生物学实验过程中,每一步实验的结果都必须利用相关的检测、鉴定方法显示出来,判定正确后再进行下一步反应。这是所有科学实验的共同要求,但在分子生物学实验中更应当强调和加以注意。

(二)定量系统

1. **液体体积度量系统**　除各种量筒、移液管、容量瓶、微量进样器等液体容器外,各种型号的移液器也是分子生物学实验中经常使用的液体量取器具。

移液器主要用于多次重复的快速定量移液,可以一只手操作,十分方便。移液的准确度(即容量误差)为 ±(0.5%~1.5%),移液的精密度(即重复性误差)≤ 0.5%。每种移液器都有其专用的聚丙烯塑料吸头,吸头通常是一次性使用的,也可以超声清洗后或 120℃高压灭菌后再使用。

可调移液器的操作方法见本章第一节。

可调移液器操作注意事项:吸取液体时一定要缓慢平稳地松开拇指,绝不允许突然松开,以防溶液因吸入过快而冲入移液器内,腐蚀柱塞,造成漏气。为获得较高的精度,吸头需预先吸取 1 次样品溶液,然后再正式移液,因为如吸取血清蛋白质溶液或有机溶剂时,吸头内壁会残留一层"液膜",造成排液量偏小而产生误差。浓度和黏度大的液体,会产生误差,可由实验确定消除其误差的补偿量,补偿量可用调节按钮改变显示窗的读数来进行设定。可用分析天平称量所取纯水的重量并进行计算的方法来校正移液器,1mL 的蒸馏水 20℃时重 0.998 2g。使用时避免倒转移液器,避免液体进入枪体内。使用完毕,及时将吸头移除,将移液器挂在移液架上,切不可平放。不可使用对枪体有腐蚀性的液体(如氯仿、硫酸等)。

2. **称量设备**　电子天平应放置在牢固平稳的水泥台或木台上,室内要求清洁、干燥及有较恒定的温度,同时应避免光线直接照射到天平上。称量时应从侧门取放物质,读数时应关闭箱门,以免空气流动引起天平摆动。前门仅在检修或清除残留物质时使用。称量前对天平进行校准(调节天平的四个脚座,使天平球处于中心位置),并应注意其称量范围,切记不可超出,否则将造成不可修复的损坏。天平箱内应放置吸潮剂(如硅胶)。当吸潮剂吸水变色,应立即高温烘烤或更换,以确保吸湿性能。挥发性、腐蚀性、强酸强碱类物质应盛于带盖称量瓶内称量,防止腐蚀天平。

3. **酸碱度(pH)测量系统**　最常用的是 pH 试纸和 pH 计。在使用 pH 试纸时,应注意试纸的测试范围和精密度。pH 计的灵敏度和准确性因型号不同而存在一定的差异,笔式 pH 计的灵敏度和准确性较低,但使用方便,而台式 pH 计的灵敏度和准确性较高,但操作较复杂。

pH 计使用注意事项:防止仪器与潮湿气体接触。潮气的侵入会降低仪器的绝缘性,使其灵敏度、精确度、稳定性都降低。玻璃电极不要与强吸水溶剂接触太久。在强碱溶液中使用应尽快,用毕立即用水洗净。玻璃电极球泡很薄,容易破损,不能与硬物相碰。当玻璃膜沾上油污时,应先用四氯化碳或乙醚清洗,再用酒精浸泡,最后用蒸馏水洗净。测定含蛋白质的溶液的 pH 值时,电极表面被蛋白质污染,会导致读数不可靠、不稳定,出现误差,这时可将电极浸泡在 0.1mol/L 稀盐酸中 4~6min 来矫正。甘汞电极在使用时,注意电极内要充满氯化钾溶液,且无气泡,防止断路。应有少许氯化钾结晶存在,以使溶液保持饱和状态。电极清洗后只能用滤纸轻轻吸干,切勿用织物擦抹,这会使电极产生静电荷而导致读数错误。

4. 液体溶质定量系统　分光光度计使用注意事项:

(1)分光光度计可能由于长途运输或室内搬运造成光源位置偏移,导致亮电流漂移增大。此时应对光源位置进行调整,直至达到有关技术指标为止。

(2)放置时应避免阳光直射及强电场、腐蚀性气体等,固定在不受振动的仪器台上,不能随意搬动。

(3)仪器室应保持洁净干燥。

(4)仪器初次使用或使用较长时间(一般为 1年)后,需检查波长准确度,以确保检测结果的可靠性。

(5)开关样品室盖时,应小心操作,防止损坏光门开关。

(6)不测量时,应使样品室盖处于开启状态,否则会使光电管疲劳,数字显示不稳定。

(7)当光线波长调整幅度较大时,需稍等数分钟才能工作。

(8)光电管受光后,需有一段响应时间。

(9)仪器每次使用完毕,需盖好防尘罩,同时在测量室内放置数袋硅胶或其他干燥剂,且需定期更换,以免反射镜受潮霉变,影响仪器使用。

(10)若仪器长时间不用,应定时通电预热,每周 1 次,每次 30min,以保证仪器处于良好使用状态。

(11)比色皿分为玻璃和石英两种,价格比较昂贵,小心使用。因指纹不易清洗,不要用手触摸比色皿的光学表面。用完后立即用蒸馏水清洗干净,严禁用硬纸和布擦拭透光面,应使用干净柔软的纱布将水迹擦去,以防止表面光洁度被破坏而影响比色皿的透光率。严禁加热烘烤。急用时可用酒精荡洗后用冷风吹干,绝不可用超声波清洗器清洗。完全干燥后,放回盒中,以免因丢失而导致不能配套。从冰箱中取出的样品一定要恢复到室温后再进行检测,否则低温会使水蒸气在比色皿表面凝结,引起读数持续飘移上升。

三、离心

冷冻离心机使用注意事项:冷冻离心机的机体应始终处于水平位置,外接电源系统的电压要匹配,并要有良好的接地线。离心机移动后,最好 4h 后再使用。转子长期不使用,应取出,且应涂一层上光蜡保护。样品应预先平衡,若使用离心筒离心,则离心筒与样品应同时平衡。开机前应检查转头是否安装牢固、机腔内有无异物掉入等。绝对不要超过离心机的最高限转速,一定要在达到预设转速后才离开离心机。通过听声音和观察离心机的震动情况可得知离心状况是否正常,若有任何异状立即停机。挥发性或腐蚀性液体离心时,应使用带盖的离心管,并确保液体不外漏,以免腐蚀机腔或造成事故。转头在使用中应防止与其他物品碰撞,避免造成伤痕,如果发现有被腐蚀迹象,则不能再用。使用完毕,用洁净纱布擦干腔内水分,动作要轻,以免损坏机腔内温度感应器。

四、纯化水制备

水的质量会影响细胞生长,最终影响实验结果的准确性。所以高度净化水的制备是很重要的,而且是准备各种培养液或溶液时的先行工作。

配制溶液时应采用新的电阻为 1.5~2.0μΩ 的重蒸馏水。若蒸馏水贮放时间过长,电阻水平可下降至 0.6~1.0μΩ,甚至水中会含有从贮藏瓶壁上溶解下来的杂质,如来自塑料瓶的有机物质或来自玻璃的离子等。若因久存,大气中的 CO_2 溶解引起电阻变化是可以接受的,但如果带有离子或大分子类(微生物类的内毒素)物质就绝不能再用。

在准备室选择一处洁净、无尘、清静的地方安放制备纯化水的装置。所得的纯化水贮备在专用的干净玻璃瓶内,最好用硼砂硅玻璃瓶,标记上制备的日期。

水中含有溶解或不溶解的矿物盐、油脂、酸类,以及 O_2、CO_2、H_2S、Cl_2 等,这些物质通过离子交换树脂的处理可以除去。根据水中杂质的性质,可以采用阳离子树脂或阴离子树脂处理。常用的是将强酸性阳离子交换树脂和强碱性阴离子交换树脂混合装入离子交换柱内,水流通过离子交换柱即得纯净的去离子水。去离子水再经过双重蒸馏器蒸馏得纯化水,用于配制溶液。

五、去污剂的选择和使用

根据实验要求选择合适的去污剂。肥皂水有助于润湿器皿,对不可混合的液体能起乳化剂的作用,对固体物质能起离散作用,是比较常用的去污剂,但易与 Ca^{2+} 和 Mg^{2+} 以及硬水中的金属离子形成不易溶解的螯合物;碱性去污剂和含有重铬酸钾的硫酸也普遍被采用。将玻璃器皿先浸于肥皂水,冲掉肥皂水后,再浸于硫酸洗液中过夜,然后用自来水冲洗,去离子水冲洗,可获得比较理想的去污效果。

使用洗涤剂煮沸物品应注意:煮沸前的水面要高于器材 5cm,水沸后投入洗涤剂(直径 35cm 的铝锅,用洗衣粉 10g 左右),若洗涤剂和实验器材同时从冷水煮至沸腾或使用过量洗剂均易腐蚀玻璃表面,使玻璃碱化且 pH 值上升。

六、清洗

离体条件下,有害物质可直接与细胞接触,细胞对任何有害甚至有益的物质十分敏感,极少量残留物就会对细胞产生毒性作用。因此,新的或重新使用的器皿都必须认真清洗,使其达到不含任何残留物的要求。因不同培养器皿的材料、结构、使用方法不同,清洗的方法也有区别。

(一)玻璃器皿类的清洗

要达到最有效的洗涤,需注意以下几点:①用过的玻璃器皿,不要让它干掉,应立即浸泡在清水或消毒水中,以去除潜在的生物性危害;②挑选一种对本工作有效,又易于漂洗的去污剂,用流水冲洗干净,再用去离子水或重蒸馏水漂洗;③洗过的玻璃器皿倒立式放在干燥箱内烘干或自然晾干;④用牛皮纸或锡箔包装后,放置于干净无尘处。

待消毒玻璃器皿的清洗一般要经过浸泡、刷洗、浸酸和冲洗四个步骤。

(1)浸泡:新的或用过的玻璃器皿都需先用清水浸泡,以软化和溶解附着物。新的玻璃器皿使用前得先用自来水简单刷洗,然后用 5% 盐酸浸泡过夜;用过的玻璃器皿往往附有大量蛋白质和油脂,干涸后不易刷洗掉,故用后应立即浸入清水中,备刷洗。

(2)刷洗:将浸泡后的玻璃器皿放在洗涤剂(不能用含沙粒的洗衣粉)水中,用软毛刷反复刷洗。刷洗时,要不留死角,并防止破坏器皿表面的光洁

度。将刷洗干净的玻璃器皿晾干,备浸酸。

(3)浸酸:浸酸是将上述玻璃器皿浸泡到清洁液(又称酸液)中,通过清洁液的强氧化作用清除器皿表面可能残留的物质。根据清洁液含硫酸比例,将清洁液分为强酸、次强酸和弱酸三种。根据需要配制、选用不同的清洁液。清洁液对玻璃无腐蚀作用,去污效果很好,是保证器皿洁净的关键一环。一般来说,新的或用过的玻璃器皿都应浸酸,那些无法用毛刷刷洗的用品(如吸管、滴管等)更要靠浸酸去除污物。浸酸时,器皿应完全被清洁液充满和覆盖。浸酸时间不能少于 6h,一般要过夜或更长时间。将器皿放入清洁液时,应小心操作,防止伤及皮肤、眼睛或衣服。从清洁液中取出器皿时,应沥干清洁液,并将浸酸的器皿放入合适的容器,如塑料盆中运输。

配制清洁液时,操作者必须小心认真,戴耐酸手套和防护眼镜,并严格按下列方法进行:①选用耐酸塑料桶或不锈钢桶配制为宜;②按配方称量好重铬酸钾和蒸馏水,然后将重铬酸钾完全溶于蒸馏水中(用玻棒搅拌助溶,有时不能完全溶解);③缓缓加入浓硫酸,切忌过急,否则将产热而发生危险(绝不可将重铬酸钾液倒入浓硫酸中);④自然冷却,备用。

新配制的清洁液呈棕红色。当使用时间过久,清洁液的颜色变暗、发绿或混浊时,应弃去(深埋地下),配制新的。配制、盛装清洁液的容器应防酸、耐热、有较大的开口,一般用瓷缸、玻璃容器或耐酸塑料容器;目前细胞培养实验室都定做一种专用的耐酸塑料容器。

(4)冲洗:刷洗和浸酸后的器皿都必须用水充分冲洗,浸酸后器皿是否冲洗得干净,直接影响到细胞培养成败。冲洗可用洗涤装置,也可手工操作。手工洗涤浸酸后的器皿时,每件器皿都至少要重复"注满水—倒空"20 次以上或者每瓶灌 2/3 容积的自来水,振荡后倒掉,重复 20 次以上(尖滴管置量杯中冲洗)。最后用重蒸水浸洗 2~3 次,晾干或烘干后包装备用。对已用过的器皿,凡污染者必先经煮沸 30min 或放入 2%~5% 盐酸中浸泡过夜等理化方法灭菌,未污染者可不需灭菌处理,但仍要刷洗、清洁液浸酸过夜、冲洗等。

滴管类的清洗、消毒过程与吸管相同。滴管尖端易断碎,所以清洗包装时要小心。

(二)螺旋盖的清洗和包装

玻璃瓶盖有衬以合成的橡皮或硅垫的铝制盖和

聚丙烯盖。

（1）铝盖：将铝盖浸于去污剂 15min 后放入烧杯内通入自来水漂洗，每 15min，要搅动铝盖一次，再用去离子水冲洗，冲洗后取出铝盖放在不锈钢篮内烘干。注意：铝制品在碱性的去污剂中不能超过 30min，也不可用浸泡过铝制品的去污剂浸泡玻璃器皿。

（2）聚丙烯盖和硅塞子：均应按铝盖的方法浸洗。由于聚丙烯盖易漂浮在水面上，所以应加些重物使其沉没。

将清洗干净的盖子放在大培养皿内，盖子开口向下，用软纸包扎或用蒸汽可透入的尼龙膜（Portex）包装。

（三）橡皮帽和橡皮塞的清洗

新的橡皮帽和橡皮塞在 2% NaOH（约 0.5mol/L）溶液中浸泡过夜或煮沸处理 15min 后用自来水冲洗，再用 2%~5% HCl 浸泡 30min，再用自来水冲洗，最后用去离子水浸泡过夜再冲洗后烘干。用过的橡皮帽、橡皮塞则用沸水处理，清水漂洗，去离子水冲洗、烘干即可。

（四）胶皮管的清洗

新的胶皮管的清洗步骤同橡皮塞的清洗步骤。为保证橡胶皮管内清洗干净，可通过用注射器反复吸和放洗涤剂的方法进行冲洗，再接在热水管上，用热水冲洗去污剂，用去离子水冲洗后烘干。

用过的橡皮管则用热水冲洗，去离子水冲洗后烘干。

（五）塑料制品的清洗

塑料制品的特点是：质地软、易出现划痕、耐腐蚀能力强，但不耐热。其清洗程序为：使用器皿后立即用流水冲洗→浸于自来水中过夜→用纱布或棉签和 50℃洗涤液刷洗→流水冲洗→晾干→浸于清洁液中 15min→流水冲洗 20 遍→蒸馏水浸洗 3 次→双蒸水中泡 24h→晾干备用。

（六）不锈钢除菌滤器的清洗

用洗涤剂刷洗新的或使用后的滤器→流水冲洗15min→去离子水浸泡 24h→三蒸水浸泡 24h→干燥备用。

（七）金属器械的清洗

新购进的金属器械常涂有防锈油，先用沾有汽油的纱布擦去油脂，再用洗涤液洗净，最后用酒精棉球擦拭，晾干。用过的金属器械应先用酒精棉球擦拭干净，再煮沸或高压消毒以备下次使用。

（八）针头式塑料小滤器（注射式小滤器）的清洗

此装置由塑料制成，分下、下两部分，上部分接注射器，下部分接滤过无菌瓶。洗刷时先将上下两部分松开，注意垫圈和垫片摆放的位置。处理同塑料器皿，晾干后将纤维薄膜滤片夹在中间（光面向下），拧紧上下两部分，摆放于金属盒内或单独包装，高压灭菌后备用。

（九）玻璃漏斗式滤器的清洗

新的滤器清洗：将玻璃除菌滤器置于玻璃滤器洗液（配制方法：取 10g 硝酸钠溶于盛有 470mL 蒸馏水的玻璃缸内，加入 28.6mL 浓硫酸混匀备用）中浸泡 24h →流水缓慢冲洗至 pH 5.5 左右→用 4 倍体积的蒸馏水缓慢冲洗→再用重蒸水缓慢冲洗→烤干→包装、消毒，备用。

用过的滤器清洗：玻璃除菌滤器用过后，立即浸泡于水中（注意：千万不能使滤器干涸）过夜，流水缓慢冲洗 24h 或更长时间，至滤面基本疏通时，50℃烤干，滤器再置于清洁液中浸泡 24h，或装满清洁液自然过滤。流水冲洗及其后的处理同新的玻璃除菌滤器。

七、包装

包装的目的是防止消毒灭菌后物品再次遭受污染，所以经清洗烤干或晾干的器材，应严格包装后再行消毒灭菌处理。包装材料常用包装纸、牛皮纸、硫酸纸、棉布、铝饭盒、玻璃或金属制吸管筒、纸绳等。包装分为局部包装和全包装两类，前者用于较大瓶皿，一般用硫酸纸和牛皮纸将瓶口包扎好；后者适用于较小培养瓶皿、吸管、注射器、金属器械和胶塞等，以下为常用瓶皿、吸管、无菌衣帽等的包装方法，其他物品可参照处理。

（1）瓶类：硫酸纸罩以瓶口，外罩两层牛皮纸用绳扎紧。

（2）小瓶皿、胶塞、刀剪等器械可先单独用单层牛皮纸包装，再将同时使用的物品用双层牛皮纸包装到一起，用绳扎紧；也可将这些器械直接装入消毒盒内，消毒时打开排气孔，消毒后再关上备用。

（3）吸管、滴管口用脱脂棉塞上（不要太紧或太松），装入消毒筒内或单独包装，滤器、滤瓶、橡皮管等都要用牛皮纸包好口，外罩一层牛皮纸包好，再用包布包好。

（4）无菌衣、帽、口罩，均以牛皮纸或包布包好，用绳扎好。

第四节　化学实验室常用仪器和设备简介

一、化学合成实验常用的玻璃器皿

化学合成常用的仪器主要包括,能加热的仪器:试管、烧杯、烧瓶、锥形瓶、蒸发皿、坩埚;计量仪器:量筒、容量瓶、移液器、滴定管、托盘天平、温度计。实验玻璃仪器,根据口塞是否标准及磨口,分为标准磨口仪器及普通仪器两类。标准磨口仪器可以相互连接,使用既省时方便又严密安全(图10-4-1)。标准磨口玻璃仪器口径的大小,通常用数字编号来表示,该数字是指磨口最大端直径的毫米整数。常用的有10、14、19、24、29、34等。有时也用两个数字来表示,后一数字表示磨口的长度。例如14/30,表示此磨口直径最大处为14mm,磨口长度为30mm。相同编号的磨口、磨塞可以紧密连接。有时两个玻璃仪器,因磨口编号不同无法直接连接时,则可借助不同编号的磨口接头。

对于磨口玻璃仪器,安装标准磨口玻璃仪器装置时,应注意正确、整齐、稳妥,使磨口连接处不受歪斜的应力,否则易将仪器折断,特别在加热时,仪器受热,应力更大。磨口处应保持洁净,若粘有固体杂物,会使磨口对接不严密导致漏气甚至损坏磨口。一般实验时磨口无需涂润滑剂,以免污染反应物或产物。若反应中有强碱,则应涂润滑剂,以免磨口连接处因碱腐蚀粘牢而无法拆开。减压蒸馏或者无水无氧反应时,磨口应涂真空脂,以免漏气。

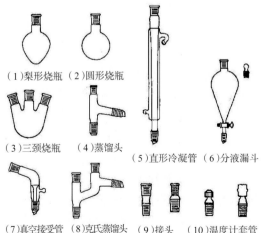

(1)梨形烧瓶　(2)圆形烧瓶　(3)三颈烧瓶　(4)蒸馏头　(5)直形冷凝管　(6)分液漏斗　(7)真空接受管　(8)克氏蒸馏头　(9)接头　(10)温度计套管

图 10-4-1　常用标准磨口玻璃仪器

二、化学合成实验常用的电器及配套设备

(一)电热套

电热套(heating mantle)是实验室通用加热仪器的一种,由无碱玻璃纤维和金属加热丝编制的半球形加热内套和控制电路组成,分为普通加热和加热磁力搅拌两种常见类型,多用于玻璃容器的精确控温加热。具有升温快、温度高、操作简便、经久耐用的特点,是做精确控温加热试验的最理想仪器(图10-4-2)。电热套的容积一般与烧瓶的容积相匹配,从50mL起,各种规格均有。电热套主要用作回流加热的热源。用它进行蒸馏或减压蒸馏时,随着蒸馏的进行,瓶内物质逐渐减少,这时使用电热套加热,就会使瓶壁过热,造成蒸馏物被烤焦的现象。若选用大一号的电热套,在蒸馏过程中,不断降低垫电热套的升降台的高度,就会避免烤焦现象。

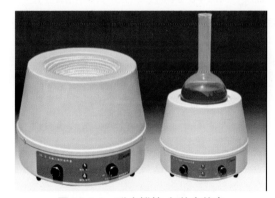

图 10-4-2　磁力搅拌、加热电热套

(二)机械搅拌器

实验室用机械搅拌器(mechanical agitator)采用结构紧凑的微型电机驱动,适用于实验室的低至中、高黏度液体的搅拌混合(图10-4-3)。结构上一般由驱动电机、摩擦变速机及调速控制器等组成。　机械搅拌器主要适用于油水等溶液或固-液反应中。若超负荷使用,很易发热而烧毁。使用时必须接上地线,平时应注意保持清洁干燥,防潮防腐蚀。轴承应经常上油保持润滑。

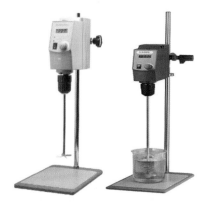

（a）数控机械搅拌器

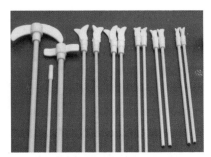

（b）常用各型聚四氟搅拌棒
图 10-4-3　机械搅拌器

（三）磁力搅拌器

磁力搅拌器（magnetic stirrer）是一种通过快速旋转的搅拌磁子来搅拌液体的实验室设备（图 10-4-4，图 10-4-5）。在面板下有旋转的磁铁来使搅拌磁子旋转,从而实现搅拌溶液。因为绝大部分化学反应可以发生在玻璃烧杯中,而玻璃等材料不会屏蔽磁场,所以搅拌子在玻璃烧杯中可以正常工作。同时,由于搅拌磁子大小的限制（搅拌子有多种型号与尺寸,图 10-4-6）,磁力搅拌器只能适用于相对比较小的实验,在应付大体积溶液、磁性和黏性液体方面,磁力搅拌器表现不佳,需要使用电动搅拌器。磁力搅拌器经常被用于化学和生物实验,使用频率超过传统的机械式搅拌器。因为磁力搅拌器更安静和高效,并且没有暴露在外界的传动部件,所以不易损坏。而且相对于其他搅拌设备,搅拌子也更容易清理与消毒灭菌。磁力搅拌器不需要润滑油,所以在搅拌过程中不会污染反应溶液,并且可以在完全密闭的容器中使用,而不需要为搅拌器转轴在容器上开口。

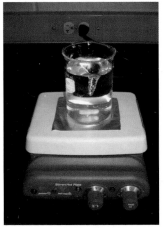

图 10-4-4　普通加热磁力搅拌器

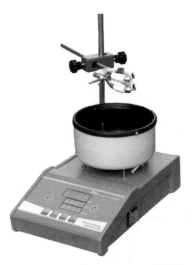

图 10-4-5　一体化磁力加热搅拌器

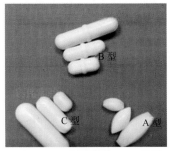

图 10-4-6　常用聚四氟磁力搅拌子
A 型:梭形;B 型:条状中间有棱;C 型:条状平滑型

（四）旋转蒸发仪

旋转蒸发仪是一种化学实验室常用的分离和纯化反应产物的实验仪器,由马达带动可旋转的蒸发器（圆底烧瓶）、冷凝器和接受器组成（图 10-4-7）,主要用于在减压条件下连续蒸馏大量易挥发性溶剂。因此,它是浓缩溶液、回收溶剂的理想装置。

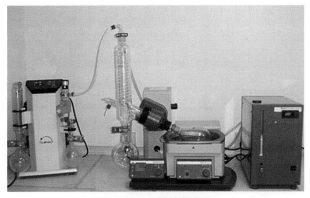

图 10-4-7　旋转蒸发仪

（五）烘干箱

实验室用烘干箱（drying oven）主要分为普通烘干箱和真空干燥箱两类（图 10-4-8），主要用以干燥玻璃仪器或烘干无腐蚀性、加热时不分解的物品及去除水分等。化学合成时，挥发性易燃物或刚用酒精、丙酮淋洗过的玻璃仪器切勿放入烘箱内，以免发生爆炸。各种烘箱的加热范围不一样，使用时根据实验需要，按照烘箱使用说明书使用。

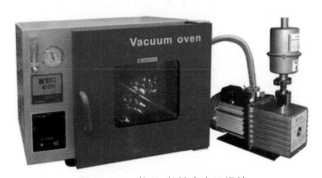

图 10-4-8　数显、数控真空干燥箱

（六）烧制用电加热炉

烧制用电加热炉种类很多，但大致可以从以下几个方面进行分类。

（1）从炉膛形状上可分为：箱式电阻炉和管式电阻炉。

（2）从操作程序上可分为：人工编程电阻炉和人工智能电阻炉。

（3）从实验所需气氛条件可分为：氧化气氛电阻炉和真空气氛电阻炉。

（4）从最高温度上可分为：低温电阻炉（600℃以下）、中温电阻炉（600~1 000℃）、高温电阻炉（1 000~1 700℃）、超高温电阻炉（1 800~2 600℃）。

（5）依据外观形状可分为箱式马弗炉、管式炉和坩埚炉。马弗炉（muffle furnace）是一种常用的箱式电炉，muffle 是包裹的意思，furnace 是炉子、熔炉的意思，一般用于空气气氛中的反应（图 10-4-9）。管式炉是一种放置加热管进行加热的特制电炉，加热温度较高，价格较马弗炉昂贵，结构如图（图 10-4-9）。一般而言，管式炉可以通入气体进行反应（如氢气、氩气、氮气等），而箱式马弗炉则只能在空气里烧，但一般箱式马弗炉的体积大，可以放很多样品或较大型样品，管式炉受限于管腔内径，一次性烧制样品量有限。

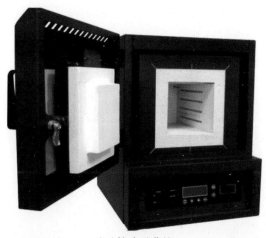

（a）箱式马弗炉

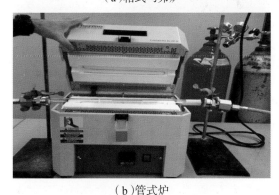

（b）管式炉

图 10-4-9　烧制用电加热炉

（七）无水无氧操作线（系统）

无水无氧操作线也称史兰克系统（Schlenk system）或双排管，是一套惰性气体的净化及操作系统（图 10-4-10）。通过这套系统，可以将无水无氧惰性气体导入反应系统，从而使反应在无水无氧气氛中顺利进行。无水无氧操作线主要由除氧柱、干燥柱、Na-K 合金管、截油管、双排管、真空计等部分组成。由于该系统是在惰性气体气氛下（将体系反复抽真空，充惰性气体），使用特殊的玻璃仪器进行操作,排除空气的效果比手套箱好,对真空度要求不太高,更安全,更有效。其操作量从几克到几百克,一般需要水氧敏感的化学反应(回流、搅拌、滴加液体及固体投料等)和分离纯化(蒸馏、过滤、重结晶、升华、提取等)以及样品的储藏、转移都可用此系统操作,因此已被广泛应用。由于无水无氧操作技术主要对象是对空气敏感的物质,操作技术是成败的关键,稍有疏忽,就会前功尽弃,因此对操作者要求特别严格。实验前必须进行周密计划。由于无氧操作比一般常规操作机动灵活性小,因此实验前对每一步实验的具体操作、所用的仪器、加料次序、后处理的方法等都必须考虑好。所用的仪器事先必须洗净、烘干。所需的试剂、溶剂需先经无水无氧处理。其次,在操作中必须严格认真,一丝不苟,动作迅速,操作正确。实验时要先动脑后动手。

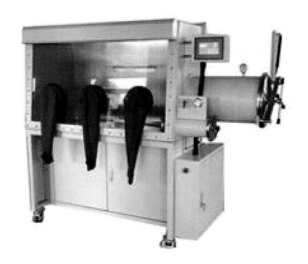

图 10-4-11　手套箱

三、化学合成实验常用的表征设备

(一)高效液相色谱仪

高效液相色谱仪(HPLC 系统)是通过高效液相色谱法(high performance liquid chromatography)分离、提纯和检测的主要设备。高效液相色谱是色谱法的一个重要分支,以液体为流动相,采用高压输液系统,将具有不同极性的单一溶剂或不同比例的混合溶剂、缓冲液等流动相泵入装有固定相的色谱柱,在柱内各成分被分离后,进入检测器进行检测,从而实现对试样的分析。HPLC 系统由储液器、泵、进样器、色谱柱、检测器、记录仪等几部分组成(图 10-4-

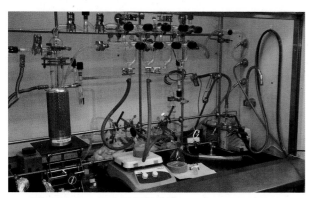

图 10-4-10　无水无氧操作线——Schlenk system

(八)手套箱

手套箱是实验室的一种较大型设备,是将高纯度惰性气体充入箱体内,并循环过滤掉其中的活性物质的实验室设备,也称真空手套箱、惰性气体保护箱等。此设备使实验者可以用手进行实验操作但没有直接接触。形状一般是完全封闭的箱状,前方或全体透明,有两个带臂的长手套,可供实验者把手伸进去,隔手套在箱内操作,见图 10-4-11。其主要功能在于对 O_2、H_2O、有机气体的清除;广泛应用于无水、无氧、无尘的超纯环境,如锂离子电池及材料、半导体、超级电容、特种灯、激光焊接、钎焊、材料合成、OLED、MOCVD 等;也包括生物方面应用,如厌氧菌培养、细胞低氧培养等。在手套箱中操作,可以更好地保护实验者免受有毒化学品的伤害,比通风柜隔绝彻底。

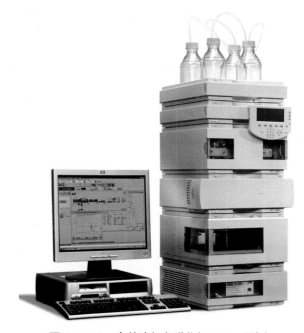

图 10-4-12　高效液相色谱仪(HPLC 系统)

12）。储液器中的流动相被高压泵打入系统,样品溶液经进样器进入流动相,被流动相载入色谱柱（固定相）内,由于样品溶液中的各组分在两相中具有不同的分配系数,在两相中做相对运动时,经过反复多次的吸附-解吸的分配过程,各组分在移动速度上产生较大的差别,被分离成单个组分依次从柱内流出,通过检测器时,样品浓度被转换成电信号传送到记录仪,数据以图谱形式打印出来,最终可达到分析和分离提纯各类小分子化合物、蛋白质等物质的目的。

（二）傅里叶变换红外光谱仪

傅里叶红外光谱仪（Fourier transform infrared spectrometer, FTIR Spectrometer）是利用物质对不同波长的红外辐射的吸收特性,进行分子结构和化学组成分析的仪器,在分子影像研究中常用于检测探针与靶向物间的偶联情况。红外光谱仪通常由光源、单色器、探测器和计算机处理信息系统组成（图10-4-13）。根据分光装置的不同,分为色散型和干涉型。对色散型双光路光学零位平衡红外分光光度计而言,当样品吸收了一定频率的红外辐射后,分子的振动能级发生跃迁,透过的光束中相应频率的光被减弱,造成参比光路与样品光路相应辐射的强度差,从而得到所测样品的红外光谱。红外光谱可以研究分子的结构和化学键,如力常数的测定和分子对称性等,利用红外光谱方法可测定分子的键长和键角,并由此推测分子的立体构型。根据所得的力常数可推知化学键的强弱,由简正频率计算热力学函数等。分子中的某些基团或化学键在不同化合物中所对应的谱带波数基本上是固定的或只在小波段范围内变化,因此许多有机官能团,例如甲基、亚甲基、羰基、氰基、羟基、胺等在红外光谱中都有特征吸收。通过红外光谱测定实验就可以判定未知样品中存在哪些有机官能团,从而最终确定未知物的化学结构。

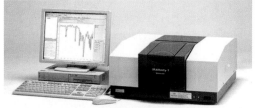

图 10-4-13　傅里叶变换红外光谱仪

（三）荧光光谱仪

荧光光谱仪（fluorescence spectrophotometer）又称荧光分光光度计,是一种定性、定量分析的仪器（图10-4-14）。通过荧光光谱仪的检测,可以获得物质的激发光谱、发射光谱、量子产率、荧光强度、荧光寿命、斯托克斯位移、荧光偏振与去偏振特性,以及荧光的淬灭方面的信息。荧光仪的结构由光源、激发光源、发射光源、试样池、检测器、显示装置等组成,主要可分为X射线荧光光谱仪和分子荧光光谱仪。

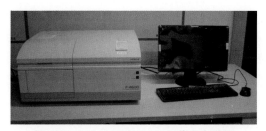

图 10-4-14　Hitachi F-4600 荧光光谱仪

（四）动态光散射仪

动态光散射（dynamic light scattering, DLS）,也称光子相关光谱（photon correlation spectroscopy, PCS）、准弹性光散射（quasi-elastic scattering）,是一种测量光强的波动随时间变化的方法。DLS技术测量的是粒子的水合粒径,具有准确、快速、可重复性好等优点,已经成为纳米科技中比较常规的一种表征方法。随着仪器的更新和数据处理技术的发展,现在的动态光散射仪器不仅具备测量粒径的功能,还具有测量Zeta电位、大分子的分子量等的功能（图10-4-15）。

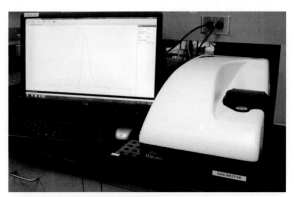

图 10-4-15　Malvern 动态光散射纳米粒度电位仪

第五节 化学实验的安全规范

化学实验室应有严格的规章制度,包括国家有关部门对危险化学物品的管理规定,实验室常用危险物品、化学试剂的性质、使用和处理方法手册及实验室废物处理条例等。实验室的显著位置应张贴火警和急救电话号码以及实验室管理人员和单位安全负责人的电话号码。对于实验室的废弃化学物品,要分类存放、明显标注、定期清理,要严格禁止将不同的废弃试剂混合,高危、剧毒药品要单独专人处理。另外,实验室还应设有专职人员,管理设备和负责实验室的日常安全工作。化学实验室的消防和应急器材应包括:①灭火器、灭火毯、灭火沙和消防龙头;②淋浴器、洗眼器;③医药箱。

在实验室工作的所有人员都必须坚持安全第一、预防为主的原则。应熟悉实验室相关安全规章制度,掌握消防安全知识、化学危险品安全知识和化学实验的安全操作规程。实验室安全负责人应定期进行安全教育和检查。实验室负责人、指导教师对实验室新进人员(含研究生、本科生、临时人员等)须进行实验室规章制度的宣传教育和安全培训,实验人员必须听从指导教师的指导与安排。虽然化学实验室存在一定的危险,但若能严格遵守实验室规章制度,正确操作,完全可以避免事故的发生。

一、化学实验室安全规定

1)进入实验室工作的人员,必须熟悉实验室及其周围的环境,如水阀、电闸、灭火器及实验室外消防水源等设施位置。各实验室应该备有沙箱、灭火器和石棉布,学生和教师必须知道何种情况用何种方法灭火,同时会熟练使用灭火器。各实验室应有割伤、烫伤及酸、碱、溴等腐蚀损伤常规药品,应该清楚如何进行急救。在实验室应戴防护眼镜、防护手套等。

一旦失火,首先采取措施防止火势蔓延,应立即熄灭附近所有火源(如煤气灯),切断电源,移开易燃易爆物品。并视火势大小,采取不同的扑灭方法。①对在容器中(如烧杯、烧瓶,热水漏斗等)发生的局部小火,可用石棉网、表面皿或木块等盖灭。②有机溶剂在桌面或地面上蔓延燃烧时,不得用水冲,可撒上细沙或用灭火毯扑灭。③对钠、钾等金属着火,通常用干燥的细沙覆盖。严禁用水和 CCl_4 灭火器,否则会导致猛烈的爆炸,也不能用 CO_2 灭火器。④若衣服着火,切勿慌张奔跑,以免风助火势。化纤织物最好立即脱除。一般小火可用湿抹布,灭火毯等包裹使火熄灭。若火势较大,可就近用水龙头浇灭。必要时可就地卧倒打滚,一方面防止火焰烧向头部,另外在地上压住着火处,使其熄火。⑤在反应过程中,若因冲料、渗漏、油浴着火等引起反应体系着火时,情况比较危险,处理不当会加重火势。扑救时必须谨防冷水溅在着火处的玻璃仪器上,必须谨防灭火器材击破玻璃仪器,造成严重的泄漏而扩大火势。有效的扑灭方法是用几层灭火毯包住着火部位,隔绝空气使其熄灭,必要时在灭火毯上撒些细沙。若仍不奏效,必须使用灭火器,由火场的周围逐渐向中心处扑灭。

一些紧急意外情况发生后,需要冷静处理,将伤害程度降到最低。

(1)眼睛灼伤或掉进异物:一旦眼内溅入任何化学药品,立即用大量水缓缓彻底冲洗。洗眼时要保持眼皮张开,可由他人帮助翻开眼睑,持续冲洗15min。忌用稀酸中和溅入眼内的碱性物质,反之亦然。对因溅入碱金属、溴、磷、浓酸、浓碱或其他刺激性物质的眼睛灼伤者,急救后必须迅速送往医院检查治疗。玻璃屑进入眼睛内是比较危险的。这时要尽量保持平静,绝不可用手揉擦,也不要试图让别人取出碎屑,尽量不要转动眼球,可任其流泪,有时碎屑会随泪水流出。用纱布,轻轻包住眼睛后,将伤者急送医院处理。

(2)皮肤灼伤:①酸灼伤,先用大量水冲洗,以免深度受伤,再用稀 $NaHCO_3$ 溶液或稀氨水浸洗,最后用水洗,氢氟酸能腐蚀指甲、骨头,滴在皮肤上,会形成痛苦的、难以治愈的烧伤,若被灼烧,应先用大量水冲洗20min以上,再用冰冷的饱和硫酸镁溶液或70%酒精浸洗30min以上,或用大量水冲洗后,用肥皂水或2%~5% $NaHCO_3$ 溶液冲洗,用5% $NaHCO_3$ 溶液湿敷,局部外用可的松软膏或紫草油软膏及硫酸镁糊剂;②碱灼伤,先用大量水冲洗,再用1%硼酸或2%HAc溶液浸洗,最后用水洗;③溴灼伤是很危险的,灼伤后的伤口一般不易愈合,必须严加防范,凡用溴时都必须预先配制好适量的 20% $Na_2S_2O_3$ 溶液备用,一旦有溴沾到皮肤上,立即用 $Na_2S_2O_3$ 溶液冲洗,再用大量水冲洗干净,包上消毒纱布后就医。在受上述灼伤后,若创面起水泡,均不宜把水泡挑破。

（3）中毒急救:实验中若感觉咽喉灼痛,嘴唇脱色或发绀,胃部痉挛或恶心呕吐,心悸头痛等时,则可能系中毒所致,视中毒原因施以下述急救后,立即送医院治疗,不得延误。

（a）固体或液体毒物中毒:有毒物质尚在嘴里的立即吐掉,用大量水漱口。误食碱者,先饮大量水再喝些牛奶。误食酸者,先喝水,再服 $Mg(OH)_2$ 乳剂,最后饮些牛奶,不要用催吐药,也不要服用碳酸盐或碳酸氢盐。重金属盐中毒者,喝一杯含有几克 $MgSO_4$ 的水溶液,立即就医,不要服催吐药,以免引起危险或使病情复杂化。砷和汞化物中毒者,必须紧急就医。

（b）吸入气体中毒:中毒者立即转移至室外,解开衣领纽扣,呼吸新鲜空气。对休克者应施以人工呼吸,但不要用口对口法。立即送医院急救。

（4）烫伤、割伤等外伤:在烧熔和加工玻璃物品时最容易被烫伤,在切割玻管或向木塞、橡皮塞中插入温度计、玻管等物品时最容易发生割伤。玻璃质脆易碎,对任何玻璃制品都不得用力挤压或造成张力。在将玻管、温度计插入塞中时,塞上的孔径与玻管的粗细要吻合。玻管的锋利切口必须在火中烧圆,管壁上用几滴水或甘油润湿后,用布包住用力部位轻轻旋入,切不可用猛力强行连接。

（a）割伤:先取出伤口处的玻璃碎屑等异物,用水洗净伤口,挤出一点儿血,涂上红汞后用消毒纱布包扎。也可在洗净的伤口上贴上"创可贴",可立即止血,且易愈合。若严重割伤大量出血时,应先止血,让伤者平卧,抬高出血部位,压住附近动脉,或用绷带盖住伤口直接施压,若绷带被血浸透,不要换掉,再盖上一块施压,即送医院治疗。

（b）烫伤:一旦被火焰、蒸汽、红热的玻璃、铁器等烫伤时,立即将伤处用大量水冲淋或浸泡,以迅速降温避免深度烧伤。若起水泡不宜挑破,应用纱布包扎后送医院治疗。对轻微烫伤,可在伤处涂些鱼肝油或烫伤油膏后包扎。

2）不提倡明火加热,尽量使用油浴或电热套等;温控仪要接变压器;各种线路的接头要严格检查,发现有被氧化或被烧焦的痕迹时,应更换新的接头。各类加热器都应该有控温系统,如通过继电器控温的,一定要保证继电器的质量和有效工作时间,容易被氧化的各个接触点要及时更新,加热器各种插头应该插到位并紧密接触。

3）实验室各种溶剂和药品不得敞口存放,所有挥发性和有气味物质应放在通风橱或橱下的柜中,并保证有孔洞与通风橱相通。实验用化学试剂不得入口,严禁在实验室内吸烟或饮食。易燃、易爆、剧毒化学试剂和高压气瓶要严格按有关规定领用、存放和保管。

实验之前,一定要了解实验药品的特性,不要随便混合化学药品。熟悉反应物特性和反应条件以及注意事项。例如氧化剂和还原剂的混合物在受热、摩擦或撞击时会发生爆炸。一些本身容易爆炸的化合物,如硝酸盐类、硝酸酯类、三碘化氮、芳香族多硝基化合物、乙炔及其重金属盐、重氮盐、叠氮化物、有机过氧化物(如过氧乙醚和过氧酸)等,受热或被敲击时会爆炸。强氧化剂与一些有机化合物接触,如乙醇和浓硝酸混合时会发生猛烈的爆炸反应。爆炸的毁坏力极大,必须严格加以防范。

4）回流和加热时,液体量不能超过瓶容量的 2/3,冷却装置要确保能达到被冷却物质的沸点以下;旋转蒸发时,不应超过瓶容积的 1/2。

5）所有通气实验(除高压反应釜)应接有出气口,需要隔绝空气的,可用惰性气体或油封来实现。实验操作时,保证各部分无泄漏(液、气、固),特别是在加热和搅拌时无泄漏。会正确操作气体钢瓶,并对各种钢瓶的颜色和各种气体的性质非常清楚。各种气体钢瓶、煤气用毕或临时中断,都应立即关闭阀门,若发现漏气或气阀失灵,应停止实验,立即检查并修复,待实验室通风一段时间后,再恢复实验。禁止实验室内存在火种。需要循环冷却水的实验,要随时监测实验进行过程,不能随便离开人,以免减压或停水发生爆炸和着火事故。

6）做实验时保持室内空气流通;加热易挥发有害液体,及进行易产生严重异味、易污染环境的实验时应在通风橱内。

7）实验所产生的化学废液应按有机、无机和剧毒等分类收集存放,严禁倒入下水道。

8）最后离开实验室人员都应检查水阀、电闸、煤气阀等,关闭门、窗、水、电、气后才能离开实验室。

二、化学实验室药品取用规则

1. 取用原则

（1）三不原则：①不能用手接触药品；②不要把鼻孔凑到容器口去闻药品的气味；③不得尝任何药品的味道。

（2）节约原则：注意节约药品。应该严格按照实验规定的用量取用药品。如果没有说明用量，一般应该按最少量（1~2mL）取用液体。固体只需盖满试管底部。

（3）处理原则："三不一要"，实验剩余的药品既不能放回原瓶，也不要随意丢弃，更不要拿出实验室，要放入指定的容器内。

2. 固体药品的取用　固体药品通常保存在广口瓶里。固体粉末一般用药匙或纸槽取用。操作时先使试管倾斜，把药匙小心地送至试管底部，然后使试管直立，即一倾，二送，三直立。块状药品一般用镊子夹取。操作时先横放容器，把药品或金属颗粒放入容器口以后，再把容器慢慢竖立起来，使药品或金属颗粒缓缓地滑到容器的底部，以免打破容器，即一横，二放，三慢竖。此外，用过的药匙或镊子要立刻用干净的纸擦拭干净。

3. 液体药品的取用

1）液体药品通常盛放在细口瓶中。广口瓶、细口瓶等都经过磨砂处理，目的是增大容器的气密性。

2）取用不定量（较多）液体——直接倾倒。使用时的注意事项（括号内为操作的目的）如下。

（1）细口瓶的瓶塞必须倒放在桌面上（防止药品腐蚀实验台或污染药品）。

（2）瓶口必须紧挨试管口，并且缓缓地倒（防止药液损失）。

（3）细口瓶贴标签的一面必须朝向手心处（防止药液洒出腐蚀标签）。

（4）倒完液体后，要立即盖紧瓶塞，并把瓶子放回原处，标签朝向外面（防止药品潮解、变质）。

3）取用不定量（较少）液体——使用胶头滴管。使用时的注意事项（括号内为操作的目的）如下。

（1）应在容器的正上方垂直滴入，胶头滴管不要接触容器壁（防止沾污试管或污染试剂）。

（2）取液后的滴管，应保持橡胶胶帽在上，不要平放或倒置（防止液体倒流，沾污试剂或腐蚀橡胶胶帽）。

（3）用过的试管要立即用清水冲洗干净，但滴瓶上的滴管不能用水冲洗，也不能交叉使用。

4）取用一定量的液体——使用量筒，使用时的注意事项：①当向量筒中倾倒液体接近所需刻度时，停止倾倒，余下部分用胶头滴管滴加药液至所需刻度线；②读数时量筒必须放平，视线要与量筒内液体的凹液面的最低处保持水平，再读出液体的体积（仰视读数偏小，俯视读数偏大）。

4. 物质的加热

1）使用酒精灯时的注意事项（括号内为操作的目的）如下。

（1）绝对禁止向燃着的酒精灯里添加酒精（防止失火）。

（2）绝对禁止用酒精灯引燃另一只酒精灯，应该用火柴点燃（防止失火）。

（3）用完酒精灯后，必须用灯帽盖灭，不可用嘴去吹（以免引起灯内酒精燃烧，发生危险）。

（4）如果洒出的酒精在桌上燃烧起来，应立刻用湿抹布扑盖。

（5）酒精灯内酒精含量不能少于酒精灯容量的1/4，也不能多于酒精灯容量的2/3。

2）用于加热的仪器。

加热液体：试管、蒸发皿、锥形瓶、烧杯、烧瓶（使用后三者加热时需要石棉网）。

加热固体：试管、蒸发皿、燃烧匙。

3）给试管加热的注意事项（括号内为操作的目的）。

（1）试管外壁不能有水（防止试管炸裂）。

（2）加热时要有试管夹。夹持试管时，应将试管夹从试管底部往上套，夹持部位在距试管口近1/3处，握住试管夹的长柄，不要把拇指按在短柄上。

（3）如果加热固体，试管口应略向下倾斜（防止冷凝水回流到热的试管底部使试管炸裂），如果加热液体，试管口要向上倾斜，与桌面成45°角。

（4）如果加热液体，液体体积不能超过试管容积的1/3（防止液体沸腾时溅出伤人）。

（5）加热时先预热，使试管在火焰上移动，待试管均匀受热后，再将火焰固定在盛放药品的部位加热（防止试管炸裂）。

（6）试管底部不能和酒精灯的灯芯接触（防止试管炸裂）。

（7）烧得很热的试管不能用冷水立即冲洗（防止试管炸裂）。

（8）加热时试管不要对着有人的方向（防止液

体沸腾时溅出伤人）。

（9）加热完毕时要将试管夹从试管口取出。

5. 洗涤仪器

1）洗涤方法：先将试管内的废液倒入废液缸中，再注入试管容积 1/2 的水，振荡后把水倒掉，这样连洗几次。如果内壁附有不易洗掉的物质，要用试管刷刷洗。

2）试管刷：刷洗时须转动或上下移动试管刷，但用力不能过猛，以防试管损坏。

3）仪器洗干净的标准：洗过的玻璃仪器内壁附着的水既不聚成水滴，也不成股流下时，表示仪器已洗干净。

4）仪器洗干净后，不能乱放，要倒插在试管架上晾干。

5）特殊情况：

（1）如果玻璃仪器中附有油脂，先用热的纯碱溶液或洗衣粉洗涤，再用水冲洗。

（2）如果玻璃仪器中附有难溶于水的碱、碱性氧化物、碳酸盐，先用稀盐酸溶解，再用水冲洗。

6. 闻气体的方法　用手在瓶口轻轻扇动，仅使极少量的气体进入鼻孔。

7. 托盘天平的使用

1）托盘天平的精确度是 0.1g，即用天平测量出的物体质量只能精确到小数点后一位。

2）托盘天平由托盘、指针、游码、标尺、分度盘和平衡螺母组成。

3）物理使用方法（给物体测质量）：

（1）将天平水平放置，游码放在标尺的零刻度处，调节平衡螺母，使天平平衡。

（2）将待测物放在左盘，砝码放在右盘，砝码必须用镊子夹取（防止砝码生锈造成称量的误差），先加质量大的砝码，后加质量小的砝码，最后移动游码，直到天平平衡为止。

（3）记录所加砝码和游码的质量。

（4）称量完毕后，应把砝码放回砝码盒中，把游码移回 0 处。

4）化学使用方法（给质量取物体）：

（1）将天平水平放置，游码放在标尺的零刻度处，调节平衡螺母，使天平平衡。

（2）如果药品是粉末，在天平左右盘各放一张大小、质量相同的纸。如果药品易潮解或具有腐蚀性，在天平上放玻璃器皿（可以先放后调平衡，这样就不用记录它们的质量）。

（3）用镊子夹取砝码并放在右盘，移动游码，使天平的读数等于要称量的药品的质量。

（4）在左盘上添加药品，使天平平衡，如果天平不平衡，只能在左盘添加或减少药品，不能动砝码或游码。

（5）称量完毕后，应把砝码放回砝码盒中，把游码移回 0 处。

5）"左物右码"：物质的质量＝砝码的质量＋游码的示数。

"左码右物"：物质的质量＝砝码的质量－游码的示数。

"左码右物"的做法虽然也能称出物质的质量，但是这种做法是错误的。

8. 仪器的连接

（1）把玻璃管插入带孔橡皮塞：先把要插入塞子的玻璃管一端用水润湿，然后稍稍用力转动，使它插入。

（2）连接玻璃管和胶皮管：先把玻璃管口用水润湿，然后稍稍用力即可把玻璃管插入胶皮管。

（3）在容器口塞橡皮塞：应把橡皮塞慢慢转动塞进容器口。切不可把容器放在桌上再使劲塞进塞子，以免压破容器。

（4）需要用力的事情都要由右手来做。

9. 几种特殊、危险药品的存放

（1）白磷放置于水中。

（2）浓硫酸、浓盐酸用磨口瓶盖严。浓硝酸用棕色磨口瓶盖严。浓硫酸具有吸水性，浓盐酸、浓硝酸具有挥发性，浓硝酸见光易分解。

（3）硝酸银溶液存放在棕色试剂瓶中（硝酸银溶液见光易分解）。

（4）固体氢氧化钠、氢氧化钾应密封于干燥容器中，并用橡胶塞密封，不能用玻璃塞。

固体氢氧化钠、氢氧化钾具有吸水性，容易潮解。碱能与玻璃反应，使带有玻璃塞的瓶子难以打开。

（5）金属钾、钠、钙存放在煤油中（金属钾、钠、钙非常活泼，能与空气中的氧气反应）。

10. 意外事故的处理

（1）如果不慎将浓硫酸沾到衣服或皮肤上，应立即用大量水冲洗，然后涂上 3%~5% 的碳酸氢钠溶液。

稀硫酸沾到衣服或皮肤上也要处理，否则稀硫酸的水分蒸发，会变成浓硫酸。

（2）如果不慎将碱液滴到皮肤上,要用较多的水冲洗,然后再涂上硼酸溶液。

（3）生石灰沾在皮肤上,要先用布擦去,再用大量水冲洗。

【参考文献】

[1]　LEHNINGER A L, NELSON D L, COX M M. Lehninger principles of biochemistry[M]. 6th ed. New York: W H Freeman, 2013.

[2]　BERG J M, TYMOCZKO J L, STRYER L. Biochemistry[M]. 7th ed. New York: W H Freeman, 2012.

[3]　王和才. 无机和分析化学实验 [M]. 北京: 化学工业出版社, 2009.

[4]　林日尧. 化学基础实验 [M]. 北京: 石油工业出版社, 2006.

[5]　赵亚华. 生物化学与分子生物学实验技术教程 [M]. 北京: 高等教育出版社, 2005.

[6]　KOOLMAN J, RÖHM K H. Color atlas of biochemistry[M]. 3rd ed. Stuttgart: Thieme, 2013.

[7]　GARRETT R, GRISHAM C M. Biochemistry[M]. 5th ed. Belmont: Brooks/Cole, Cengage Learning, 2013.

[8]　GARRETT R, GRISHAM C M. Principles of biochemistry: with a human focus[M]. Fort Worth: Harcourt College Publishers, 2002.

[9]　ULLMANN H. Color atlas of pharmacology[M]. 2nd ed. Stuttgart: Thieme, 2000.

[10]　MARTIN S, HEWETT P W. Angiogenesis protocols[M]. 3rd ed. New York: Humana Press, 2016.

[11]　李均敏. 分子生物学实验 [M]. 杭州: 浙江大学出版社, 2010.

[12]　李燕. 分子生物学实用实验技术 [M]. 西安: 第四军医大学出版社, 2011.

[13]　药立波, 韩晔, 焦炳华, 等. 医学分子生物学实验技术 [M]. 北京: 人民卫生出版社, 2014.

[14]　BUSZCZAK M. Germline stem cells[M]. 2nd ed. New York: Humana Press, 2017.

第十一章　分子影像学研究与分子生物学中的原理与技术

分子生物学(molecular biology)是建立在分子水平上研究生命现象的跨学科研究,其通过研究生物大分子(核酸、蛋白质)的结构、功能和生物合成等来阐明各种生命现象的本质,研究领域涵盖了生物学、遗传学、生物化学和生物物理学等学科。分子生物学主要致力于对细胞中不同系统之间相互作用的理解,包括 DNA、RNA 和蛋白质生物合成之间的关系以及了解它们之间的相互作用是如何被调控的。

分子生物学概念始于 1953 年沃森、克里克提出 DNA 分子的双螺旋结构模型,在之后的半个多世纪中,分子生物学逐渐成为生物学研究的前沿与热点,其研究领域主要涉及蛋白质体系、蛋白质 - 核酸体系和蛋白质 - 脂质体系。分子生物学的诞生与发展逐渐揭示了生命的本质,极大地拓展了人们对于疾病的认识,其出现对生命科学的发展产生了巨大的推动作用,尤其对医学领域的认识产生了深远的影响。当前,现代医学对疾病的研究已形成了从分子水平认识疾病并寻找对策的模式。分子生物学方法在医学研究中起到愈发重要作用的同时,大量经典的分子生物学方法和技术被应用于影像医学的基础和临床研究中,进而逐渐相互融合,协同发展,并最终形成了一门全新的交叉学科——分子影像学。目前,分子影像学已然成为医学影像学研究的前沿与热点。学习和利用分子生物学方法获取分子水平的影像学信息,已成为新时代影像医学的全新要求。开展分子影像学研究有助于我们了解影像医学的发展方向,提高科研能力和临床诊疗水平,对于广大分子影像研究者而言具有重要的意义。然而,广大非生物学背景的分子影像研究者,特别是影像科医师在实际工作中常常面临分子生物学知识和实验技能储备不足的问题,其分子生物学理论和技能在构建新型分子探针、验证实验结果、探索疾病的发病机制、实现疾病的早期诊断和疗效的评价等方面受到越来越多的制约。因此,进行分子成像的相关研究,必不可少地需要掌握较为完备的分子生物学理论与实验技能。有的分子影像学专家甚至提出,没有良好的分子生物学基础,就无法有效开展分子影像学研究。本章内容就是在这样的背景下,专门针对分子影像中主要涉及的分子生物学原理和实验技术,精选出关键的知识点,力争由浅入深,将复杂的分子生物学理论与实验,以最精练的、最直接的方式,呈献给广大读者,尤其适合非分子生物学研究背景的医学、化学研究者在科研和实验中解惑与速查,方便不同研究背景的科研人员迅速掌握与分子生物学相关的理论知识和技能,从而更为有效地开展分子影像学研究。

第一节　分子生物学与现代医学发展间的联系

分子生物学是研究和阐述生物大分子结构与功能的基础学科,是当代生物科学的重要分支。分子生物学的兴起是自然科学领域的飞跃,其出现使整个生命科学领域的研究上升到一个全新的层次。医学作为生命科学的重要组成部分,受分子生物学发展的影响尤为深远。正是分子生物学的出现和发展,使整个医学研究提高到了分子水平。经典的生物学研究是从生物表型的变化描述以及归纳生命活动的某些规律,然而分子生物学的研究使医学研究上升到基因水平、分子水平;同时,在实际应用中,分子生物学的延伸已实现了初步临床实践,如基因诊断、基因治疗等新型诊断治疗方法正在付诸实施,可以说分子生物学的出现开启了人类彻底战胜重大疾病的序幕。

首先,在对恶性肿瘤的研究上,癌基因的发现是分子生物学研究中的重大成果。通过分子生物学研究,起初为正常的基因成分之一的癌基因,由各种内外因素导致癌基因激活或异常表达,从而导致了肿瘤的发生与发展,而这一理论很可能揭示肿瘤发生的根本原因。目前,通过分子生物学方法,越来越多的关于癌基因的生理功能、调控机制、异常表达与激活的机制、癌基因产物和生长因子的关系以及是否存在着反癌基因和生长的负调节因子的前沿领域研究成果,正在取得日新月异的进展,有望取得实质性突破。

其次,针对各种严重的遗传疾病,分子生物学研究的深入使有关遗传病的概念已发生本质上的变化。首先,这类疾病不再像过去认为的那么罕见,结合到疾病易感性和基因变异的关系,遗传疾病的范围正在不断扩大,例如易患心脏病、肺气肿、高胆固醇血症、糖尿病、变态反应性疾病和胃溃疡等的基因正在得到分离,甚至恶性肿瘤,有的学者认为也可归属于遗传病的范畴,其根本原因在于DNA的损伤。其次,基因探针技术正在逐步扩大产前诊断和遗传病诊断的范围。显而易见的是,有效检出某病的易感基因对于个体化医疗是十分宝贵的信息,也是针对疾病危险因素采取预防措施的科学依据。在治疗上,过去针对遗传病的疗法都只能做到发病后的对症治疗,而分子生物学的出现,使先天基因筛选和后天基因治疗成为可能,进而有望最终实现遗传相关疾病的预防和彻底治疗。

另外,随着基因工程的蓬勃发展,最直接受益的医学相关领域就是新药物的研发。目前,越来越多的多肽和蛋白药物,如人工胰岛素、生长激素、干扰素等已能够通过产业化制备而大量生产。同时,疫苗的研制正在极大地促进预防医学的发展。例如,乙型肝炎疫苗、非甲非乙肝炎疫苗、轮状病毒疫苗、疟疾疫苗等,都已在相关领域从根本上改变了传统的医学治疗模式。通过蛋白质工程技术,采用定点突变的方法,还有望制造出更多新型的功能性蛋白质,如白细胞介素2和β干扰素是两种具有抗癌作用的蛋白质,在其多肽链中各有三个半胱氨酸残基,但只形成一对二硫键。由于分子中含有多余的一个半胱氨酸残基,从而使两个分子容易结合形成二聚体而失活。用定点突变法改变半胱氨酸的密码子为丝氨酸密码子,就可防止二聚体的形成,从而在不损害活性的情况下大大延长这两个蛋白质的半衰期,提高了疗效。

综上,在对新型医疗模式的变革上,源于分子生物学的兴起,已诞生了诸如分子影像学、分子微生物学、分子免疫学、分子生理学、分子病理学、分子药理学、分子心脏病学、分子神经病学、分子内分泌学等全新的领域。上述每一门学科的出现和发展都对现代医学诊疗模式产生了较为深远的影响。而其中的分子影像学更是集分子生物学、纳米医学、生物化学等前沿领域为一身,将分子水平的诊断、超早期治疗和诊疗一体化等先进概念带入了医学领域,进而已成为公认的医学影像学发展方向。

第二节　分子生物学的主要研究内容与基础理论介绍

一、分子生物学的主要研究内容

分子生物学研究作为完整的科学研究体系,其基本实验原理主要包括三方面:首先,构成生物体各类有机大分子的单体在不同生物中都是相同的;其次,不同生物大分子的构成规则相同;最后,某一特定生物体所拥有的核酸及蛋白质分子决定其具体属性。在上述原理的基础上,分子生物学主要对以下三方面内容进行研究。

(一)核酸

核酸内容包括脱氧核糖核酸(deoxyribonucleic acid, DNA)与核糖核酸(ribonucleic acid, RNA),分子生物学研究核酸的结构及其功能,由于核酸的主要作用是携带和传递遗传信息,因此分子遗传学(molecular genetics)是分子生物学的主要组成部分,研究内容上主要包括:核酸 / 基因组的结构,遗传信息的复制、转录与翻译,核酸存储信息的修复与突变,基因表达调控和基因工程技术的发展和应用等。由于20世纪50年代以来的迅速发展,该领域已形成了比较完整的理论体系和研究技术,是目前分子生物学内容最丰富的一个领域,遗传信息传递的中心法则(central dogma)是其理论体系的核心。

(二)蛋白

蛋白的分子生物学研究的主要对象是执行各生命功能的主要分子——蛋白质的结构与功能。虽然对于蛋白的研究较早,但由于蛋白间相互关系错综复杂,与核酸分子生物学相比发展较慢,近年来虽然在认识蛋白质的结构及其与功能关系方面取得了一些进展,但是对其基本规律的认识尚缺乏突破性的进展。

(三)细胞信号转导

细胞信号转导是分子生物学研究细胞内、细胞间信息传递的分子基础。简而言之,细胞信号转导是指在一些外源信号的刺激下,细胞可以将这些信号转变为一系列的生物化学变化,例如蛋白质构象的转变、磷酸化以及蛋白与蛋白相互作用的变化等,从而使其增殖、分化及分泌状态等发生改变以适应内外环境的需要。信号转导研究的目标是阐明这些变化的分子机制,明确每一种信号转导与传递的途径及参与该途径的所有分子的作用和调节方式以及认识各种途径间的网络控制系统。

二、分子生物学的基础理论简介

分子生物学是以分子作基础,研究生命本质为目的的一门新兴学科,它以核酸和蛋白质等生物大分子的结构及其在遗传信息和细胞信息传递中的作用为研究物件,是当前生命科学中发展最快并正在与其他学科广泛交叉与渗透的重要领域。分子生物学的发展为人类认识生命现象带来了前所未有的机会,也为人类利用和改造生物创造了极为广阔的前景。因此分子生物学理论构成了生命科学的研究基础,下述为目前分子生物学的主要理论。

1.DNA 双螺旋模板学说　1953 年美国科学家沃森和英国科学家克里克通过大量 X 线衍射材料的分析研究,提出了 DNA 的双螺旋结构模型,其研究成果在英国《发现》杂志正式发表,并由此建立了遗传密码和模板学说。之后,科学家们围绕 DNA 的结构和作用,继续开展研究,取得了一系列重大进展,并于 1961 年成功破译了遗传密码,以无可辩驳的科学依据证实了 DNA 双螺旋结构的正确性,该研究使沃森、克里克同威尔金斯一道于 1962 年获得诺贝尔生理学或医学奖。根据 DNA 双螺旋模板学说,科学家们继续发现核酸是由众多核苷酸组成的生物大分子,基因就是核酸分子(主要是 DNA)中含有特定信息的核苷酸片段。随着对生物遗传物质研究的深入和不断取得的进展,自然界中的大量生命现象在分子生物学研究中逐步被揭示。DNA 双螺旋模板学说的诞生,开启了全新的生物学研究时代,拉开了分子生物学研究的序幕。

2. 遗传中心法则　遗传中心法则(genetic central dogma)是指遗传信息从 DNA 传递给 RNA,再从 RNA 传递给蛋白质,即完成遗传信息的转录和翻译的过程(图 11-2-1)。也可以从 DNA 传递给 DNA,即完成 DNA 的复制过程。这是所有有细胞结构的生物所遵循的法则。在某些病毒中的 RNA 自我复制(如烟草花叶病毒等)和在某些病毒中能以 RNA 为模板逆转录成 DNA 的过程(某些致癌病毒)是对中心法则的补充。RNA 的自我复制和逆转录过程,在病毒单独存在时是不能进行的,只有寄生到寄主细胞中后才发生。逆转录酶在基因工程中是一种很重要的酶,它能以已知的 mRNA 为模板合成目的基因。在基因工程中是获得目的基因的重要手段。

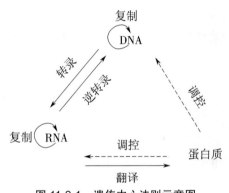

图 11-2-1　遗传中心法则示意图

3. 基因表达调控——操纵子学说　分子生物学研究中控制细胞基因表达的模型称为操纵子(operon)模型。此模型的提出使基因概念又向前迈出了一大步。操纵子模型的建立使人们认识到基因的功能并不是固定不变的,而是可以根据环境的变化进行调节。随着人们进一步研究,发现无论是真核还是原核生物,转录调节都涉及编码蛋白的基因和 DNA 上的元件,这一重大发现获得了 1965 年诺贝尔奖。操纵子学说的主要内容可概括为:①一个基因就是一段编码有功能产物的 DNA 序列;②基因的产物可以是蛋白质或是 RNA(如 tRNA 和 rRNA);③基因的重要特点是在有的情况下其产物能从合成位点散开去作用别的位点。

DNA 元件是 DNA 上一段序列,它不能转变成任何其他的形式,但它作为一种原位(in situ)序列具有特殊的功能。由于它只能作用于同一条 DNA,因此称顺式作用元件(cis-acting element)。基因可以根据它们的产物分成不同的类型。编码细胞必要的蛋白,如酶或结构蛋白的基因称为结构基因(structural genes),这类基因在细胞中占绝大部分。编码调节蛋白的基因称调节基因(regulator genes)。调节蛋白可调节其他基因的表达。由于调节基因的产物可以自由地结合到其相应的靶上,因此被称为反式作用因子(trans-acting factor)。调节的关键是调节基因编码调节蛋白,此蛋白通过和 DNA 上特殊位点的结合来控制转录。顺式作用元件被反式作用因子识别可以以"正"或"负"的形式调节靶基因,顺式作用位点通常总是在靶基因的上游。

4.基因学说　1926 年摩尔根对果蝇遗传的大量研究,建立了著名的基因学说。他通过绘制著名的果蝇基因位置图,首次完成了当时最新的基因概念的描述,即基因以直线形式排列,它决定着一个特定的性状,而且能发生突变并随着染色体同源节段的互换而交换,它不仅是决定性状的功能单位,而且是一个突变单位和交换单位。基因学说的主要内容包括:①种质(基因)是连续的遗传物质;②基因是染色体上的遗传单位,有很高稳定性,能自我复制和发生变异;③在个体发育中,基因在一定条件下,控制着一定的代谢过程,表现相应的遗传特性和特征;④基因及其突变等在生物进化中起主要作用。基因学说是对孟德尔遗传学说的重大发展,也是这一历史时期的巨大成就,因此 1933 年摩尔根获得诺贝尔生理学或医学奖。

5.基因突变理论　基因组 DNA 分子发生的突然的、可遗传的变异现象称为基因突变(gene mutation)。基因突变首先由 T. H. 摩尔根于 1910 年在果蝇中发现。H. J. 马勒于 1927 年,L. J. 斯塔德勒于 1928 年分别用 X 线等在果蝇、玉米中最先诱发了突变。其后 30 年基因突变研究不断深入,到 20 世纪 60 年代,分子遗传学的发展和 DNA 核苷酸顺序分析等技术的出现,已能确定基因突变所带来的 DNA 分子结构改变的类型,包括某些热点的分子结构,并已经能够进行定向诱变。

从分子水平上看,基因突变是指基因在结构上发生碱基对组成或排列顺序的改变。基因虽然十分稳定,能在细胞分裂时精确地复制自己,但这种稳定性是相对的。在一定的条件下基因也可以从原来的存在形式突然改变成另一种新的存在形式,就是在一个位点上,突然出现了一个新基因,代替了原有基因,这个基因叫作突变基因。于是后代的表现中也就突然地出现祖先从未有过的新性状。

单一基因内部发生的可遗传的结构改变,通常可引起一定的表型变化。广义的突变包括染色体畸变。狭义的突变专指点突变。实际上畸变和点突变的界限并不明确,特别是微细的畸变更是如此。野生型基因通过突变成为突变型基因。突变型一词既指突变基因,也指具有这一突变基因的个体。基因突变可以发生在发育的任何时期,通常发生在 DNA 复制时期,即细胞分裂间期,包括有丝分裂间期和减数分裂间期;同时基因突变和脱氧核糖核酸的复制、DNA 损伤修复、癌变和衰老都有关系,基因突变也是生物进化的重要因素之一,所以研究基因突变除了本身的理论意义以外还有广泛的生物学意义。基因突变为遗传学研究提供突变型,为育种工作提供素材,所以它还有科学研究和生产上的实际意义。

6.基因定位理论　基因定位(gene mapping)是遗传学研究中的重要环节,又译为基因作图,是遗传学研究中的一项重要技术。基因定位主要涉及两个内容:其一是确定被研究的目的基因与染色体之间的联系,也就是说将该目的基因定位在某条特定的染色体之上;其二是测定目的基因与所在染色体其他基因之间的遗传图距,以及它们之间的线性排列顺序,亦即确定目的基因在染色体上的相对位置。基因定位的基本原理:(遗传连锁图谱)位于同一条染色体上的基因是连锁的,而同源染色体上的基因之间会发生一定频率的交换,使子代中出现一定数量的重组型;重组型出现的多少反映出基因间发生交换的频率的高低;由于交换值具有相对的稳定性,所以通常以这个数值表示两个基因在同一染色体上的相对距离,叫遗传距离;一般 1% 的交换值称为 1 个遗传单位,即图距单位的 1 cM(centimorgan,厘摩);根据基因在染色体上直线排列的原理,基因交换频率的高低与基因间的距离有一定的对应关系;基因图距就是通过测定基因间交换值而得到的。

7.基因重组理论　基因重组指在生物体进行有性生殖的过程中,控制不同性状的基因重新组合。广义上,任何造成基因型变化的基因交流过程,都叫作基因重组;而狭义的基因重组仅指涉及 DNA 分子内断裂－复合的基因交流。根据重组的机制和对蛋白质因子的要求不同,可以将狭义的基因重组分为三种类型,即同源重组、位点特异性重组和异常重组。同源重组的发生依赖于大范围的 DNA 同源序列的联会,在重组过程中,两条染色体或 DNA 分子相互交换对等的部分。真核生物的非姊妹染色单体的交换、细菌以及某些低等真核生物的转化、细菌的转导接合、噬菌体的重组等都属于这种类型。大肠杆菌的同源重组需要 RecA 蛋白,类似的蛋白质也存在于其他细菌中。位点特异性重组发生在两个 DNA 分子的特异位点上。它的发生依赖于小范围的 DNA 同源序列的联会,重组也只限于这个小范围。两个 DNA 分子并不交换对等的部分,有时是一个 DNA 分子整合到另一个 DNA 分子中。这种重组不需要 RecA 蛋白的参与。异常重组发生在顺序不相同的 DNA 分子间,在形成重组分子时往往依赖于 DNA 的复制而完成重组过程。

在基因重组的基础上,现代分子生物学通过基因重组技术,已实现人为的设计实施基因重组,其产物被称为重组 DNA。重组 DNA 是将目的基因(外源 DNA 分子)用 DNA 连接酶在体外连接到适当的载体上,即 DNA 分子的体外重组,这种重新组合的 DNA 称为重组 DNA。构建重组 DNA 的目的,是将各种体细胞内的遗传基因转移到另一个不同性状的个体细胞内,使之发生遗传变异,进而实现人为的基因表达改变和控制。

8. 分子进化学说　分子进化(molecular evolution)是指生物进化过程中生物大分子的演变,包括前生命物质的演变、蛋白质分子和核酸分子的演变以及细胞器和遗传机构(例如遗传密码)的演变。分子进化的研究可以为生物进化过程提供佐证,为深入研究进化机制提供重要依据。广义的分子进化有两层含义:一是原始生命出现之前的进化,即生命起源的化学演化;二是原始生命产生之后生物在进化发展过程中,生物大分子结构和功能的变化以及这些变化与生物进化的关系,这就是通常所说的分子进化。发生分子进化的变化,主要是由于在漫长的进化过程中生物的 DNA 经历了各种各样的变化,其中主要包括基因突变、基因重组、染色体易位等。分子进化主要包括四个主要原则。

(1)三维结构原则:对于各种生物物种的每一个蛋白质,只要该分子的功能和三维结构保持不变,用每一个位点每年发生的氨基酸替换的次数为标准衡量分子进化的速率是大致恒定的。

(2)分子主次原则:功能上较次要的分子或分子的区域的进化速率(按每位点每年的突变替换数计算)要比功能重要的分子或分子的部分的进化速率快。

(3)破坏力原则:对现存分子的结构或功能破坏较小的那些突变替换(即保守性替换)要比破坏力较大的突变替换的进化来得频繁。

(4)基因更新原则:基因复制总是在获得一个新功能之前就已发生。

9. 细胞信号转导学说　高等生物所处的环境无时无刻不在变化,机体功能上的协调统一要求有一个完善的细胞间相互识别、相互反应和相互作用的机制,这一机制可以称作细胞通讯(cell communication)。细胞信号转导(signal transduction)是细胞通信的基本概念,指细胞通过胞膜或胞内受体感受信息分子的刺激,经细胞内信号转导系统转换,从而影响细胞生物学功能的过程。细胞信号转导强调的是信号的接收与接收后信号转换的方式(途径)和结果,包括配体与受体结合、第二信使的产生及其后的级联反应等,即信号的识别、转移与转换。水溶性信息分子及前列腺素类(脂溶性)必须首先与胞膜受体结合,启动细胞内信号转导的级联反应,将细胞外的信号跨膜转导至胞内;脂溶性信息分子可进入胞内,与细胞质或核内受体结合,通过改变靶基因的转录活性,诱发细胞特定的应答反应。在这一联系系统中,细胞或者识别与之相接触的细胞,或者识别周围环境中存在的各种信号(来自于周围或远距离的细胞),并将其转变为细胞内各种分子功能上的变化,从而改变细胞内的某些代谢过程,影响细胞的生长速度,甚至诱导细胞的死亡。研究表明,细胞内存在着多种信号转导方式和途径,各种方式和途径间又有多个层次的交叉调控,因此,细胞信号转导是一个十分复杂的网络系统。

10. 细胞周期调控理论　细胞的生命开始于产生它的母细胞的分裂,结束于它的子细胞的形成,或是细胞的自身死亡。通常将通过细胞分裂产生的新细胞的生长开始到下一次细胞分裂形成子细胞结束为止所经历的过程称为细胞周期。在这一过程中,细胞的遗传物质复制并均等地分配给两个子细胞。细胞周期(cell cycle)是指细胞从第一次分裂结束产生新细胞到第二次分裂结束所经历的全过程,分为间期与分裂期两个阶段。细胞是有机体的基本结构单位和功能单位,而细胞周期则是保证细胞进行生命活动的基本过程。细胞周期分为:合成 DNA 的时期,称为 DNA 合成期(S 期);进行 DNA 拷贝分配和细胞分裂的时期,称为有丝分裂期(M 期);

在 M 期结束后和 S 期开始前的 G_1 期；S 期结束后和 M 期开始前的 G_2 期。真核细胞内有一个调控机制，使细胞周期能有条不紊地依次进行。细胞周期的准确调控对生物的生存、繁殖、发育和遗传均是十分重要的，细胞周期各时相中有各自特异性的细胞周期蛋白控制细胞周期有序地进行。

11. 遗传密码 遗传密码又称密码子（codon）、遗传密码子、三联体密码。指信使 RNA（mRNA）分子上从 5′ 端到 3′ 端方向，由起始密码子 AUG 开始，每三个核苷酸组成的三联体。它决定肽链上每一个氨基酸和各氨基酸的合成顺序，以及蛋白质合成的起始、延伸和终止（表 11-2-1）。

遗传密码是一组规则，将 DNA 或 RNA 序列以三个核苷酸为一组的密码子转译为蛋白质的氨基酸序列，以用于蛋白质合成。几乎所有的生物都使用同样的遗传密码，称为标准遗传密码；即使是非细胞结构的病毒，它们也是使用标准遗传密码。但是也有少数生物使用一些略有不同的遗传密码。虽然遗传密码在不同生命之间有很强的一致性，但亦存在非标准的遗传密码。如线粒体中，便有多个和标准遗传密码相异的地方，甚至不同生物的线粒体有不同的遗传密码。

12. 生物信息学 生物信息学是一门利用计算机技术研究生物系统规律的学科，它把基因组 DNA 序列信息分析作为源头，在获得蛋白质编码区的信息后进行蛋白质空间结构模拟和预测，然后依据特定蛋白质的功能进行必要的药物设计。基因组信息学、蛋白质空间结构模拟以及药物设计构成了生物信息学的 3 个重要组成部分。从生物信息学研究的具体内容上看，生物信息学应包括这 3 个主要部分：①新算法和统计学方法研究；②各类数据的分析和解释；③研制有效利用和管理数据的新工具。生物信息学在短短十几年间，已经形成了多个研究方向，主要包括：序列对比、蛋白质对比、基因识别分析、分子进化、序列重叠群、遗传密码、药物设计、生物系统，而目前基因表达谱分析、代谢网络分析、基因芯片设计和蛋白质组学数据分析等研究，已逐渐成为生物信息学中新兴的重要研究领域。

13. RNA 世界假说 RNA 世界假说（RNA world hypothesis）是 20 世纪 80 年代诺贝尔化学奖获得者吉尔伯特依据多年的科学研究而提出的一条关于生命科学的理论，其出现对于探讨生命起源的研究具有极为重要的意义。其主要内容为：生命进化的早期，没有蛋白质（酶），某些 RNA 可以催化

表 11-2-1　标准遗传密码子表

第一个核苷酸（5′ 端）	第二个核苷酸				第三个核苷酸（3′ 端）
	U	C	A	G	
U	苯丙氨酸	丝氨酸	酪氨酸	半胱氨酸	U
	苯丙氨酸	丝氨酸	酪氨酸	半胱氨酸	C
	亮氨酸	丝氨酸	终止码	终止码	A
	亮氨酸	丝氨酸	终止码	色氨酸	G
C	亮氨酸	脯氨酸	组氨酸	精氨酸	U
	亮氨酸	脯氨酸	组氨酸	精氨酸	C
	亮氨酸	脯氨酸	谷氨酰胺	精氨酸	A
	亮氨酸	脯氨酸	谷氨酰胺	精氨酸	G
A	异亮氨酸	苏氨酸	天冬酰胺	丝氨酸	U
	异亮氨酸	苏氨酸	天冬酰胺	丝氨酸	C
	异亮氨酸	苏氨酸	赖氨酸	精氨酸	A
	蛋氨酸*	苏氨酸	赖氨酸	精氨酸	G
G	缬氨酸	丙氨酸	天冬氨酸	甘氨酸	U
	缬氨酸	丙氨酸	天冬氨酸	甘氨酸	C
	缬氨酸	丙氨酸	谷氨酸	甘氨酸	A
	缬氨酸	丙氨酸	谷氨酸	甘氨酸	G

*标准起始编码，同时为蛋（甲硫）氨酸编码。mRNA 中第一个 AUG 就是蛋白质翻译的起始部位。

RNA 的复制——也就是说 RNA 是唯一的遗传物质,是生命的源头。 RNA 世界假说认为,在生命起源的某个时期,生命体仅由一种高分子化合物 RNA 组成。遗传信息的传递基于 RNA 的复制,其复制机制与当今 DNA 复制机制相似。此时,作为生物催化剂的由基因编码的蛋白质还不存在。RNA 是唯一的既能携带遗传信息又可以是功能分子的生物高分子化合物。因此,生命发生之初,很可能是在原始海洋深处的火山口边,在高温、高压的条件下,在可作为催化剂的矿物质周边富集了可能是由雷电中合成的原始核苷酸,它们在亿万年的进化过程中,形成了具有自我复制能力的 RNA。在人工条件下,这种进化的某些过程,已被成功地模拟。原始的具有自我复制能力的 RNA,在以后的亿万年进化过程中,逐渐将其携带遗传信息的功能传给了 DNA,将其功能分子的功能,传给了蛋白质。随着核糖体、核酶以及重组体(recombinant)的发现,极大支持了 RNA 世界假说,越来越多的科学家开始认同这一观点,在生命的萌芽阶段,RNA 是决定生命的首个分子。

14. 基因组学　基因组学是研究生物基因组的组成,组内各基因的精确结构、相互关系及表达调控的科学,主要涉及基因作图、测序和整个基因组功能分析等领域。基因组研究应该包括两方面的内容:以全基因组测序为目标的结构基因组学(structural genomics)和以基因功能鉴定为目标的功能基因组学(functional genomics),后者又被称为后基因组(postgenome)。基因组 DNA 测序是认识的第一步。随着人类对自身基因组测序的完成,功能基因组学研究成为研究的主流,它从基因组信息与外界环境相互作用的高度,阐明基因组的功能。功能基因组学的研究内容,主要包括以下几个方面。

（1）基因组表达及调控的研究:在全细胞的水平,识别所有基因组表达产物 mRNA 和蛋白质,以及两者的相互作用,阐明基因组表达在发育过程和不同环境压力下的整体调控网络。

（2）人类基因信息的识别和鉴定:要提取基因组功能信息,识别和鉴定基因序列是必不可少的基础工作。基因识别需采用生物信息学、计算生物学技术和生物学实验手段,并将理论方法和实验结合起来。基于理论的方法主要从已经掌握的大量核酸序列数据入手,发展序列比较、基因组比较及基因预测理论方法。识别基因的生物学手段主要基于可表

达序列标签(EST)、对染色体特异性黏粒(cosmid)进行直接的 cDNA 选择、CpG 岛、差异显示及相关原理、外显子捕获及相关原理、基因芯片技术、基因组扫描、突变检测体系等原理和思路。

（3）基因功能信息的提取和鉴定:主要内容包括人类基因突变体的系统鉴定,基因表达谱的绘制,"基因改变 - 功能改变"的鉴定,蛋白质水平、修饰状态和相互作用的检测。

（4）测序和基因多样性分析:人类基因组计划得到的基因组序列虽然具有代表性,但是每个人的基因组并非完全一样,基因组序列存在着差异。基因组的差异反映在表型上就形成个体的差异,如黑人与白人的差异、高个与矮个的差异、健康人与遗传病人的差异等。

（5）比较基因组学:是在基因组图谱和测序基础上,对已知的基因和基因组结构进行比较,来了解基因的功能、表达机制和物种进化的学科。利用模式生物基因组与人类基因组之间编码顺序上和结构上的同源性,克隆人类疾病基因,揭示基因功能和疾病分子机制,阐明物种进化关系及基因组的内在结构。

15. 结构基因组学　结构基因组学(structural genomics)是继人类基因组学之后又一个国际性前沿研究热点,其主要通过实验(X 线晶体衍射、核磁共振质谱)或计算方式(同源建模)来研究生物体中所有的蛋白质结构。和传统结构生物学不同的是,利用结构基因组学方法测定蛋白质结构时通常已知该蛋白质的功用,在此基础上阐释各类生命活动的机制,这对研究疾病的发生机制和防治疾病具有重要意义。结构基因组学的主要目的是,试图在生物体的整体水平上(如全基因组、全细胞或完整的生物体)测定出(以实验为主,包括理论预测)全部蛋白质分子、蛋白质 - 蛋白质、蛋白质 - 核酸、蛋白质 - 多糖、蛋白质 - 蛋白质 - 核酸 - 多糖、蛋白质与其他生物分子复合体的精细三维结构,以获得一幅完整的、能够在细胞中定位以及在各种生物学代谢途径、生理途径、信号转导途径中全部蛋白质在原子水平的三维结构全息图。在此基础上,使人们有可能在基因组学、蛋白质组学、分子细胞生物学以致生物体整体水平上理解生命的原理。

16. 细胞衰老理论　细胞衰老(cellular aging)是细胞随生物体年龄增长而发生退行性变化的总和。生物个体及其细胞须经生长、发育、老化及死亡

等阶段，老化是生命发展的必然，任何细胞以及 APSC 多能细胞从诞生之时起，老化过程就开始了。老化的细胞结构蛋白、酶蛋白和受体蛋白合成减少，摄取营养和修复染色体损伤的能力均下降，表现为细胞和胞核变形、线粒体、高尔基体扭曲或呈囊泡状，胞质色素沉着，细胞体积缩小，由此导致器官重量减轻，间质增生硬化，功能代谢降低，储备功能不足。细胞衰老一般均具有以下四个主要特征：普遍性、不可逆性、内因性、有害性。

目前关于细胞衰老主要包括遗传程序学说和错误积累学说。遗传程序学说（genetic programmed theory）认为细胞的衰老是由遗传因素决定的，最终的老化死亡是遗传信息耗竭的结果。例如体外培养的人成纤维细胞经过 50 次分裂后便自行停止分裂；同卵双生子"同生共死"现象等，都支持此学说。现已了解，控制细胞分裂次数的机制与细胞内染色体末端的端粒结构有关。错误积累学说认为，细胞分裂时，由于自由基等有害物质的损害，可诱导脂质过氧化反应，使线粒体等细胞器膜流动性、通透性和完整性受损，DNA 断裂突变，其修复和复制过程因之发生错误。当 DNA 受到损伤并错误复制时，具有细胞周期 G_1 期检测纠错功能的 p53 基因被激活，其蛋白产物诱导周期蛋白依赖性激酶抑制因子（CDKI）p21 和 p16 等蛋白转录增强；p21 和 p16 等蛋白与相应的周期蛋白依赖性激酶（CDK）和细胞周期素（cyclin）复合物结合，抑制 CDK 的活性；p16 增多还使成视网膜细胞瘤基因（Rb 基因）去磷酸化而被激活，从多个环节进一步阻碍细胞进入分裂状态。同时，随着错误的积累，生成异常蛋白质，原有蛋白多肽和酶的功能丧失，最终导致细胞老化。目前，学术界已越来越倾向于，细胞衰老的机制既包括基因程序性因素的决定，也包括细胞内外环境中有害因素的影响。

17. 细胞凋亡机制　细胞凋亡（apoptosis），也被称为细胞程序性死亡，是生物体发育过程中普遍存在的，是一个由基因决定的细胞主动的有序的死亡方式。具体指细胞遇到内、外环境因子刺激时，受基因调控启动的自杀性保护措施，包括一些分子机制的诱导激活和基因编程，通过这种方式去除体内非必需细胞或即将发生特化的细胞。而细胞发生程序性死亡时，就像树叶或花的自然凋落一样，凋亡的细胞散在于正常组织细胞中，无炎症反应，不遗留瘢痕。死亡的细胞碎片很快被巨噬细胞或邻近细胞清

除，不影响其他细胞的正常功能。

凋亡作为细胞的一种基本生物学现象，在多细胞生物去除不需要的或异常的细胞中起着必要的作用。它在生物体的进化、内环境的稳定以及多个系统的发育中发挥重要的作用。这一过程调控异常与免疫性疾病和发育障碍、神经退行性病变和癌症等多种人类疾病密切相关。因而，程序性细胞死亡不仅是一种特殊的细胞死亡类型，而且具有重要的生物学意义及复杂的分子生物学机制。

18. 蛋白组学　蛋白质组（proteome）的概念最先由 Marc Wilkins 提出，蛋白质组一词源于蛋白质与基因组两个词的组合，意指"一种基因组所表达的全套蛋白质"，即包括一种细胞乃至一种生物所表达的全部蛋白质。蛋白质组学本质上指的是在大规模水平上研究蛋白质的特征，包括蛋白质的表达水平，翻译后的修饰，蛋白与蛋白相互作用等，由此获得蛋白质水平上的关于疾病发生、细胞代谢等过程的整体而全面的认识。

蛋白质组学的研究是生命科学进入后基因时代的特征，概念上蛋白质组与基因组的概念有许多差别，它随着组织、甚至环境状态的不同而改变。在转录时，一个基因可以多种 mRNA 形式剪接，并且同一蛋白可能以许多形式进行翻译后的修饰，故一个蛋白质组不是一个基因组的直接产物，蛋白质组中蛋白质的数目有时可以超过基因组的数目。蛋白质组学（proteomics）处于早期"发育"状态，这个领域的专家否认它是单纯的方法学，就像基因组学一样，不是一个封闭的、概念化的稳定的知识体系，而是一个领域。蛋白质组学集中于动态描述基因调节，对基因表达的蛋白质水平进行定量的测定，鉴定疾病、药物对生命过程的影响，以及解释基因表达调控的机制。

19. 代谢组学　代谢组学的概念来源于代谢组，代谢组是指某一生物或细胞在一特定生理时期内所有的低分子量代谢产物，代谢组学则是对某一生物或细胞在一特定生理时期内所有低分子量代谢产物同时进行定性和定量分析的一门新学科。代谢组学是以组群指标分析为基础，以高通量检测和数据处理为手段，以信息建模与系统整合为目标的系统生物学的一个分支。代谢组学主要研究的是作为各种代谢路径的底物和产物的小分子代谢物（M_w <1 000）。利用代谢组学工具发现动植物体内的相关生物标志物也是一个热点领域，其样品主要

是动植物的细胞和组织的提取液,主要通过 NMR、MS 质谱、色谱(HPLC、GC)及色谱质谱联用技术,检测一系列样品的各类谱系图,再结合模式识别方法,以判断出生物体的病理生理状态,并有可能找出与之相关的生物标志物,为疾病的诊断和治疗提供新的靶点。

随着分子生物研究的深入,上述理论仍在不断地更新与发展,以进一步解释生命活动中的每一个环节,进而从分子基础上揭开了生命的本质,对生命中的基本特征进行更深层次的阐释,为利用和改造生命活动过程奠定坚实的理论基础。这些理论中所阐述的分子机制,从简单的小分子核酸或氨基酸序列组合为基础,通过对核酸、多肽、蛋白等不同体量的分子间复杂的空间、结构和功能的精细研究,逐渐勾勒出构成生物多样化和生物个体精确的生长发育和代谢调节控制的整个生物体生命系统。目前分子影像学的发展,正逐渐摆脱单纯的成像学研究,而转向疾病的发现与机制共进的新的研究阶段。因此,学习分子影像有必要对上述理论进行了解,以期从理论上更为全面深入地掌握分子生物学中的经典理论与实验原理,进而设计、实践更具价值和意义的前沿分子成像研究。

第三节　分子影像学的研究方法与发展方向

随着分子生物学技术和现代医学的发展,分子影像学的概念被正式提出来,并开始以惊人的速度发展。早在 1977 年,核医学专家 Brasch 等就首次提出了分子影像(molecular imaging)这一概念;1999 年,美国麻省总医院的 Weissleder 教授等影像界学术权威,在美国密西西比州首府杰克逊召开了国际影像学术会议,与会专家达成共识,认为一门新的学科——分子影像学已经出现。此次会议标志着分子影像学这一以医学影像与分子生物学为基础的全新学科正式诞生。

分子影像学是指在活体状态下,运用影像学手段显示组织水平、细胞和亚细胞水平的特定分子,反映体内分子水平变化,对其生物学行为在影像方面进行定性和定量研究的科学。从定义上加以分析我们就不难看出,分子影像学的出现与发展,正是得益于医学影像学、分子生物学的快速发展。随着人类迈入 21 世纪,细胞生物学、分子生物学及蛋白质组学等生命科学技术突飞猛进的发展,人们对于生命活动的理解和认识已进入全新阶段,分子水平的新陈代谢、基因表达、遗传变化等生命的基本特征被不断揭示,从而在分子的相互联系中筛选出越来越多的用于疾病特异性诊断和靶向治疗的分子靶点,这些靶点的出现构成了特异性分子探针的基础;同时,随着医学研究的不断深入,新型分子级显微设备的不断发展,对疾病的研究已由宏观的大体形态学转向微观的生物代谢及基因表达等更具特异性的方向发展。在这样的趋势下,从分子水平对生物学的生理、病理改变进行活体条件下动态的精确描述成为

医学发展的共识。经过多年发展,当这种复杂的动态过程最终可借助各类分子探针被探测,通过各种不同的医学影像方法展现的研究方式,逐渐形成了当前的分子影像。

分子影像学是随着分子生物学的发展而出现并逐渐发展起来的医学影像学分支,它以应用分子探针为特点,采用多种核素、光学、磁共振等成像手段,对体内特定靶点进行成像。分子探针是指能与某一疾病特异性结合的靶向物质(如配体或抗体等)与能够产生影像学信号的物质(如同位素、荧光染料或顺磁性物质等)以物理或化学方法相结合而成的纳米或微米级分子,这些具有成像能力的分子探针可在体和(或)离体反映靶点功能。分子影像学方法在具体成像时,首先需要设计、制备生物兼容性强的功能性分子探针,再将制备好的分子探针引入活体组织细胞内,使标记的分子探针与靶分子相互作用,最后经先进的成像设备检测分子探针的影像学信息,经计算机处理后生成活体组织的分子图像、功能代谢图像或基因影像。借助影像学成像手段,可显示生命系统中的生理或者病理过程,如基因表达、蛋白质之间相互作用、信号转导、细胞代谢以及细胞示踪等均可变为直接的图像显示出来。

因此,分子影像学是将分子生物学等和现代医学影像学相结合而产生的交叉学科。传统的经典影像诊断仅能显示生物组织细胞病变的解剖变化,是体内生理或病理状态下分子改变的最终效应,具有解剖学改变的疾病,所获得的信息较为滞后,多数情况反映的是病理状态下疾病对人体产生的解剖学改

变;然而,分子影像学着眼于生物过程的变化,从生理、生化水平描述疾病,揭示病变细胞代谢的活性、基因表达和蛋白质合成的活跃程度,并且通过发展新的工具、试剂及采用多种成像手段,在尚无解剖改变前检测出疾病发生发展过程中细胞和分子水平的异常,这为疾病的早期诊断及药物疗效的评估提供基因、分子水平的信息,为活体监测疾病的发生、发展和转归,评价药物实时疗效及分子水平疾病的治疗等开启了一片全新的天地。

当前,分子影像研究已逐渐发展到探索机体的代谢、凋亡、血管发生、神经干细胞功能、肿瘤发生机制和干细胞遗传等前沿领域,其研究领域之广,交叉学科涉及之多,代表了最新的生命科学理念与全新的医学诊疗方法。尽管目前大多数研究还集中于动物实验,但分子影像学的发展已引起了整个医学界的高度重视。通过大力发展各类分子探针的临床转化,分子影像必将在不久的将来进入临床,普遍应用于各类疾病的诊疗之中,进而实现现代医学模式在疾病的早期诊断和鉴别诊断、新型药物开发以及治疗后疗效评估等方面的飞跃。

第四节　分子生物学技术在分子影像发展中的重要价值和意义

从生命科学发展的角度来看,分子影像学的出现得益于医学、影像学和其他相关生命科学的快速发展。一方面,20世纪末,细胞生物学、分子生物学及蛋白质组学等生命科学技术突飞猛进,对于生命的各个元件进行了深入完善的研究和分析,筛选出越来越多的用于疾病特异性诊断和靶向治疗的分子靶点。但是元件之和并不等于整体,生物分子的单线联系也不能代表活体的生命过程。分子水平的新陈代谢是生命的基本特征,这种动态过程可以通过各种不同的分子影像标记技术在整体水平加以显示。并且随着医学研究的深入,对疾病的研究由宏观的大体形态学向微观的生物代谢及基因表达等更具特异性的方向发展,这就需要从分子水平对生物学的病理生理改变进行精确的描述。另一方面,各种成像手段日益精进,成像技术分辨率不断提高,一些成像系统已具备显微分辨能力,使研究范围从宏观进入微观,分子影像学逐渐进入了临床领域,使成像基础深入到细胞、分子水平。通过医学影像学成像技术和设备对这些靶点的特异性分子探针进行可视化和量化研究,使各种传统诊断、治疗技术向分子水平迈进。因此,分子影像学的产生是生命科学发展的必然结果。

近20年来,分子生物学在理论和应用上都取得了重要进展,其理论与技术已影响到生命科学的诸多领域,而影像医学与其结合产生的新型学科——分子影像学更是走在影像医学发展的最前沿。分子影像学的出现和发展将从根本上改变未来的医学模式,引领整个医学影像学发展的方向。与传统的影像诊断学不同,分子影像学借助于分子探针应用医学影像成像设备非侵入性地对活体的生理病理过程进行观察,其优点是在器官或组织结构的形态变化之前,从分子水平进行定量或定性的可视化观察。例如通过标记肿瘤产生过程的关键分子然后进行影像学检查,既可以显示出肿瘤发生发展过程中的解剖改变,也可以追踪观察疾病发生、发展过程中的病理生理变化,有助于疾病的早期诊断和发生机制等方面的研究。在药物开发和作用机制研究中,通过标记药物本身或者其作用靶点可以直接显示药物在体内的变化或靶点的改变,从而为药物的筛选和作用机制的研究提供直观的实验依据。分子影像学的发展不仅为生命科学相关的基础研究提供了重要方法,而且也在临床研究和转化医学等领域中发挥着越发重要的作用。在未来的个体化医学模式中,分子成像技术在早期诊断疾病的同时进行治疗并跟踪其治疗后的变化,从而实现疾病诊疗的一体化。在医学基础研究方面,分子影像方法也必将成为检测疾病所致分子事件的变化、探索疾病发生机制的研究利器。

从具体医学影像学研究角度来看,分子影像学是分子生物学和医学影像技术结合的产物。成像方法上主要应用临床医学成像技术,如PET、SPECT、CT、磁共振和光学成像方法进行成像,再通过设计和应用特异性功能化的分子探针,实现对人体内部的生理或病理过程中在分子水平上发生的变化进行的成像。因其具有安全无创、在体成像等特点,可以预见分子成像在未来医学的发展中,在疾病的诊断、治疗以及疗效评价、发病机制等方面具有不可估量的潜力和作用。

分子影像学的发展使影像检查从原来单纯观察解剖结构的变化转向功能性、微观化分析，因此相关领域的研究者，势必要整合医学、分子生物学、细胞生物学或合成化学等多方面知识，在研发分子探针、筛选基因靶点等方向不断努力，借助先进的医学影像学成像手段，早期、直观地显示疾病的发生发展、治疗效果及转归等，实现分子影像学的长远发展。但分子影像学作为一门全新的交叉学科，不同学科背景的研究者，要掌握其实验研究原理与技能，除了首先要掌握医学影像与疾病的临床知识外，还要充分学习和掌握基因、蛋白及纳米技术为基础的分子探针的制备原理和技术、信号通道及相关机制、肿瘤靶点的筛选和定位等相关知识和技术，而其中大部分内容属于分子生物学的研究范畴。因此，学习并掌握分子生物学原理与实验技能，是分子影像学学习与研究中不可或缺的重点内容。

目前，随着精准医学的提出和发展，国内外分子影像学研究开始越发注重对疾病诊疗中个体化表型差异的分析，以期通过影像学分析的方式对疾病的分子分型、病理特点和生物学行为进行准确的在体检测与评价。未来，分子影像学将进一步推动个体化医疗的发展进程，通过 DNA 测序筛检各类疾病的基因变化，再利用分子生物学技术针对疾病关键分子筛选更多的诊断和治疗靶点，结合最新纳米技术开发更多相应的高特异性、功能化的分子探针，分子影像最终将可实现为各类患者提供精确的，甚至是疾病发生前的诊断，从而为个体化医疗和精准医学的实施，提供以影像学为基础的诊疗利器，为患者"量身定做"最佳治疗方案，在实现治疗可视化的同时，实现治疗后的效果评价，从而实现未来诊断治疗同步进行的全新一体化诊疗模式。总之，掌握分子生物学知识对提高分子影像研究者的整体科研水平具有决定性意义，是分子成像研究中不可或缺的研究工具。充分发挥分子生物学对研究疾病生物学行为的专长，结合各类先进的医学成像方式，实现利用影像学方法探索疾病的发病机制的目标，这种分子生物与影像医学科技的结合，必将对未来医学的发展产生重要的推动作用。

第五节　分子生物学主要实验技术与实验原理简介

分子生物学技术应用范围广泛，几乎已涉及生命科学研究的各个领域。分子影像学的出现与发展与分子生物学的进步息息相关，因此，分子生物实验在医学分子成像的研究中具有极为重要的意义和作用。分子生物学是在分子水平研究生命本质的学科，主要内容是通过研究遗传、生殖、生长和发育等生命基本特征的分子机制，从而为利用和改造生物奠定理论基础和提供新的手段。由于分子生物学研究的是分子水平生物体的变化，主要以承载遗传信息的核酸和在遗传信息传递及细胞内、细胞间通信过程中发挥着重要作用的蛋白质等生物大分子为单位，因此需要完善、高效的实验技术，以实现对这些复杂结构及功能间联系的有效研究。在长期的实践研究中，分子生物学逐渐形成了自己领域中相对特殊而独立的实验技术，这些技术主要可归纳为：

（1）超离技术；

（2）电泳技术；

（3）电镜技术；

（4）X 衍射与核磁共振；

（5）分子杂交技术；

（6）基因克隆、基因文库；

（7）PCR；

（8）DNA 测序；

（9）DNA 化学合成；

（10）载体构建；

（11）染色体步查；

（12）基因定点诱变；

（13）基因转移；

（14）流式细胞术；

（15）动物克隆；

（16）单克隆抗体；

（17）基因工程抗体；

（18）基因诊断；

（19）基因治疗；

（20）基因作图；

（21）差异显示；

（22）分子进化工程；

（23）分子辅助育种；

（24）生物芯片；

（25）DNA 指纹；

（26）酵母双杂交；

（27）基因捕获；

（28）基因打靶；

（29）RNAi；

（30）基因敲除；

（31）基因编辑（ZFN、Talen、Crispr/Cas）。

与分子影像相关的分子生物学常用实验技术，主要以基因、蛋白探针合成以及核酸和蛋白质定量和功能检测为主，其中既包括诸如经典的 DNA 聚合酶链式反应（PCR）技术，也包括最新的 Crispr/Cas9 第三代基因编辑技术，可以说每一项重要的分子生物学技术的诞生，都引领着相关领域生命科学认知的革命，技术上的创新不仅带来了实验方法上的改进，更已成为分子生物学研究中不可或缺的工具。因此，掌握分子生物学中最主要的实验原理与技术，对大量借鉴、应用分子生物学方法的分子影像学研究也是至关重要的，这里整理分子生物学中最为重要的，也是最基本的实验技术，简述如下。

1. 核酸分子杂交技术　由于核酸分子杂交的高度特异性及检测方法的灵敏性，它已成为分子生物学中最常用的基本技术，被广泛应用于基因克隆的筛选、酶切图谱的制作、基因序列的定量和定性分析及基因突变的检测等。其基本原理是具有一定同源性的原条核酸单链在一定的条件下（适宜的温湿度及离子强度等）可按碱基互补配对原则高度特异地形成双链。杂交的双方是待测核酸序列及探针，待测核酸序列可以是克隆的基因片段，也可以是未克隆化的基因组 DNA 和细胞总 RNA。核酸探针是指用放射性核素、生物素或其他活性物质标记的，能与特定的核酸序列发生特异性互补的已知 DNA 或 RNA 片段。根据其来源和性质可分为 cDNA 探针、基因组探针、寡核苷酸探针、RNA 探针等。

（1）印迹杂交（blotting hybridization）。

Southern 印迹杂交：凝胶电离经限制性内切酶消化的 DNA 片段，将凝胶上的 DNA 变性并在原位将单链 DNA 片段转移至硝基纤维素膜或其他固相支持物上，经干烤固定，再与相对应结构的已标记的探针进行杂交反应，用放射性自显影或酶反应显色，检测特定大小分子的含量，可进行克隆基因的酶切图谱分析、基因组基因的定性及定量分析、基因突变分析及限制性长度多态性分析（RELP）等。

Northern 印迹杂交：由 Southern 印迹杂交演变而来，其被测样品是 RNA。经甲醛或聚乙二醛变性及电泳分离后，转移到固相支持物上，进行杂交反应，以鉴定其中特定 mRNA 分子的含量与大小。该法是研究基因表达常用的方法，可推测出癌基因的表达程度。

（2）液相杂交（solution hybridization）：指使变性的待测核酸单链与放射性核素标记的已知的核酸单链（探针）在溶液中保温，使之形成杂交复合物。反应结束后，用羟磷灰石法或酶解法将未被杂交的单链和杂交双链分开，然后测定结束后在杂交分子中的探针量，就可推算出被测的核酸量。

（3）递减杂交（subtractive hybridization）：递减杂交是利用两种来源一致而功能不同的组织细胞提取 mRNA（或逆转录成的 cDNA），在一定的条件下以过量的驱动 mRNA 或 cDNA 与测试的单链 cDNA 或 mRNA 进行液相杂交，通过羟基磷灰石柱层析筛选除去两者间同源的杂交体。经多轮杂交筛选，除去两者之间相同的基因成分，保留特异表达的目的基因或基因片段。以后者筛选 cDNA 文库，可获得特异表达的目的基因 cDNA 全长序列。

（4）核酸原位杂交：核酸原位杂交用特定标记的已知顺序核酸作为探针与细胞级或组织切片中核酸进行复性杂交并对其实行检测的方法，称为核酸原位杂交（nucleic acid hybridization in situ）。它可用来检测 DNA 在细胞核或染色体上的分布，与细胞内 RNA 进行杂交以研究该组织细胞中特定基因表达水平；还用于细胞、组织中特异性菌、病毒检测的研究。该法的优点是特异性高，可精确定位；能在成分复杂的组织中进行单一细胞的研究而不受同一组织中其他成分的影响；不需要从组织中提取核酸，对于组织中含量极低的靶序列有极高的敏感性；并可完整地保持组织与细胞的形态。因此被广泛应用于医学分子生物学的研究，如基因定位、基因易位、特异基因整合等研究。近年来由定性发展到定量，方法更为完善。

2. 载体技术　载体是指携带靶 DNA 片段进入宿主细胞进行扩增和表达的工具，三种最常用的载体是细菌质粒、噬菌体和动植物病毒。

细菌质粒是一种细菌染色体外小型双链环状结构的 DNA，大小为 1~20 kb，对细菌的某些代谢活动和抗药性表型具有一定的作用。质粒能通过细菌间的接合由一个细菌向另一个细菌转移，可以独立复制，也可整合到细菌染色体 DNA 中，随着染色体 DNA 的复制而复制。

噬菌体载体是利用噬菌体作载体,主要是将外来目的 DNA 替代或插入中段序列,使其随左右臂一起包装成噬菌体,去感染大肠杆菌,并随噬菌体的溶菌繁殖而繁殖。

病毒载体:质粒和噬菌体载体只能在细菌中繁殖,不能满足真核 DNA 重组需要。感染动物的病毒可改造用作动物细胞的载体。由于动物细胞的培养和操作较复杂,花费也较多,因而病毒载体构建时一般都把细菌质粒复制起始序列放置其中,使载体及其携带的外来序列能方便地在细菌中繁殖和克隆,然后再引入真核细胞。

3. 噬菌体展示技术　噬菌体(phage)是感染细菌的病毒,按其生活周期分为溶菌型及溶原型两型。用野生型 λ 噬菌体改造和构建的噬菌体载体是线性双链 DNA,基因组约为 50 kb,最常用的噬菌体为 λDNA 及其衍生系列。

噬菌体展示技术(phage display technology)是将外源蛋白或多肽的 DNA 序列插入到噬菌体外壳蛋白结构基因的适当位置,使外源基因随外壳蛋白的表达而表达,同时,外源蛋白随噬菌体的重新组装而展示到噬菌体表面的生物技术。噬菌体展示技术是将多肽或蛋白质的编码基因或目的基因片段克隆入噬菌体外壳蛋白结构基因的适当位置,在阅读框正确且不影响其他外壳蛋白正常功能的情况下,使外源多肽或蛋白与外壳蛋白融合表达,融合蛋白随子代噬菌体的重新组装而展示在噬菌体表面。被展示的多肽或蛋白可以保持相对独立的空间结构和生物活性,以利于靶分子的识别和结合。肽库与固相上的靶蛋白分子经过一定时间孵育后,洗去未结合的游离噬菌体,然后以竞争受体或酸洗脱下与靶分子结合吸附的噬菌体,洗脱的噬菌体感染宿主细胞后经繁殖扩增,进行下一轮洗脱,经过 3~5 轮的吸附—洗脱—扩增后,与靶分子特异结合的噬菌体得到高度富集。所得的噬菌体制剂可用来作进一步富集有期望结合特性的目标噬菌体。

4. 基因克隆技术　基因克隆技术(gene clone),又称为 DNA 分子克隆技术,在体外将 DNA 分子片段与载体 DNA 片段连接,转入细胞获得大量拷贝的过程被称为 DNA 分子克隆或基因克隆。其基本步骤可概述为:制备目的基因→将目的基因与载体用限制性内切酶切割和连接,制成 DNA 重组→导入宿主细胞→筛选、鉴定→扩增和表达。载体在细胞内自我复制,并带动重组的分子片段共同增殖,从而产生大量的 DNA 分子片段。主要目的是获得某一基因或 DNA 片段的大量拷贝。有了这些与亲本分子完全相同的分子克隆,就可以深入分析基因的结构与功能。随着引入的 DNA 片段不同,可分为两种不同的 DNA 库,一种是基因组文库(genomic library),另一种是 cDNA 库。

5. 基因组文库的建立　含有某种生物体全部基因的随机片段的重组 DNA 克隆群体,其含有感兴趣的基因片段的重组子,可以通过标记探针与库中的重组子杂交等方法而筛选出来,所得到的克隆经过纯化和扩增,可用于进一步的研究。

6.cDNA 库　cDNA 库(cDNA library)包括某特定细胞的全部 cDNA 克隆,不含内含子。特异基因的筛选常用的方法有:①克隆筛选即探针筛选法;②抗体检测法,检测其分泌蛋白质来筛选目的基因;③放射免疫筛选法,查出分泌特异抗原的基因;④免疫沉淀法,进行特异基因的筛选。

7. 基因测序　　DNA 的碱基序列决定着基因的特性,DNA 序列分析(测序,sequencing)是分子生物学重要的基本技术。无论从基因库中筛选的癌基因或经 PCR 法扩增的基因,最终均需进行核酸序列分析,可借以了解基因的精细结构,获得其限制性内切酶图谱,分析基因的突变及对功能的影响,帮助人工合成基因、设计引物,以及研究肿瘤的分子发病机制等。测序是在高分辨率变性聚丙烯酰胺凝胶电泳技术的基础上建立起来的。目前最常用的方法有 Maxam-Gilbert 的化学降解法和 Sanger 的双脱氧法等,近年来已有 DNA 序列自动测定仪问世。化学降解法是在 DNA 的片段的 5′ 端标记核素,然后用专一性化学试剂将 DNA 特异性地降解,在电泳和自显影后,可得到从标记端延伸的片段供测读序列和进行比较。一般能读取 200~250 个核苷酸序列。双脱氧法是采用核苷酸链终止剂,如:2′,3′-双脱氧核苷三磷酸掺入到 DNA 链中以终止链的延长,与掺入 4 种正常的 dNTP 的混合物分成四组进行反应,这样可得到一组长度不一、不同专一性核苷酸链终止剂结尾的 DNA 片段,经凝胶电泳分离和放射自显影,可读出合成的 DNA 核苷酸序列,根据碱基互补原则,可推算出模板 DNA 分子的序列。

化学降解法只需一种化学试剂,重复性好,容易掌握;而双脱氧法需单链模板、特异的寡核苷酸引物及高质量的 DNA 聚合酶。但随着 M13 噬菌体载体的发明和运用,合成的引物容易获得,测序技术不断改进,故此法已被广泛应用。

8. 蛋白质印迹法(western blot) 蛋白质印迹法,也称免疫印迹法,它是分子生物学、生物化学和免疫遗传学中常用的一种实验方法。其基本原理是通过特异性抗体对凝胶电泳处理过的细胞或生物组织样品进行着色。通过分析着色的位置和着色深度获得特定蛋白质在所分析的细胞或组织中表达情况的信息。

虽与印迹杂交(southern blot)或诺瑟杂交(northern blot)杂交方法类似,但蛋白质印迹法采用的是聚丙烯酰胺凝胶电泳,被检测物由 DNA 转换为"蛋白质","探针"则是抗体,"显色"用标记的第二抗体。经过聚丙烯酰胺凝胶电泳(PAGE)分离的蛋白质样品,转移到固相载体(例如硝酸纤维素薄膜)上,固相载体以非共价键形式吸附蛋白质,且能保持电泳分离的多肽类型及其生物学活性不变。以固相载体上的蛋白质或多肽作为抗原,与对应的抗体起免疫反应,再与酶或同位素标记的第二抗体起反应,经过底物显色或放射自显影以检测电泳分离的特异性目的基因表达的蛋白成分。另外,该技术也广泛应用于检测蛋白水平的表达,但需要注意的是该技术属于半定量技术,在实验设计中应给予重视。

9. 细胞和组织生物学实验方法与技术

1)细胞培养常用方法。

(1)细胞原代培养(primary culture):又称初代培养,即直接从机体取下细胞、组织或器官,让他们在体外维持生长。原代细胞的特点是细胞或组织刚离开机体,他们的生物状态尚未发生很大的改变,一定程度上可反映他们在体内的状态,表现出来源组织或细胞的特性,因此用于药物实验,尤其是药物对细胞活动、结构、代谢有无毒性或杀伤作用等研究是极好的工具。常用的原代培养方法有组织块培养法及消化培养法。前者方法简单,细胞也较易生长,尤其是培养心肌有时能观察到心肌组织块的搏动。细胞从组织块外生长并铺满培养皿或培养瓶后即可进行传代。

(2)细胞的传代培养:当细胞生长至单层汇合时,便需要进行分离培养,否则会因无繁殖空间、营养耗竭而影响生长,甚至整片细胞脱离基质悬浮起来直至死亡。为此,当细胞达到一定密度时必须传代或再次培养,目的是借此繁殖更多的细胞,另一方面是防止细胞的退化死亡。

2)器官培养方法:器官培养(organ culture)是指用特殊的装置使器官、器官原基或它们的一部分在体外存活,并保持其原有的结构和功能。器官培养可模拟体内的三维结构,用于观察组织间的相互反应、组织与细胞的分化以及外界因子包括药物对组织细胞的作用。器官培养方法很多,最经典的方法即表玻璃皿器官培养法,其他常用的方法是不锈钢金属网格法、Wolff 培养法和扩散盒培养法,实验者可根据情况选择采用。

3)类器官培养:类器官(organoids)是指具有器官特异性细胞的集合,此类细胞由干细胞或器官祖细胞发育而来,并能以与体内相似的方式经细胞分序(cell sorting out)和空间限制性的系别分化而实现自我组建。类器官模型是一种三维细胞培养系统(通常为加入特殊细胞生长因子的基质胶),其与体内的来源组织或器官高度相似。这些三维系统可复制出已分化组织的复杂空间形态,并能够表现出细胞与细胞、细胞与基质之间的相互作用。理想状态下,类器官与体内分化的组织具有相似的生理反应。这不同于传统的二维细胞培养模型,后者在物理学和生理学特性上通常与来源组织的相似性很低。

10. 细胞、细胞器及细胞间质的分离技术

(1)细胞的分离:分离不同的细胞及亚细胞组分在现代生物学研究中起着重要的作用。如研究某种药物治疗白血病的机制,需要分离培养人或动物的骨髓细胞,观察药物的细胞作用;研究与细胞生长分化有关的生长因子的作用,需将与此类因子有关的细胞分离出来;分离细胞膜、线粒体等细胞的亚组分,对于研究信号传递和某些遗传疾病,也都是必不可少的手段。

(2)细胞膜的分离:细胞内的膜系统与细胞质膜统称为生物膜(biomembrane),他们都有共同的结构和特征。首先要分离出形状完整的、具有生物活性的、高纯度的细胞膜,用于研究细胞膜的结构和功能,以利于观察膜在细胞与环境进行能量交换及信息传递的过程。

(3)细胞核的分离:细胞核作为一个功能单位,完整地保存遗传物质,并指导 RNA 合成,后者为蛋白质及其他细胞组分合成所必需。因此细胞核分离是研究基因表达及细胞核形态结构的首要步骤。

(4)溶酶体的分离:溶酶体是处理细胞吞噬物的细胞器,含有高浓度的各种水解酶类,调控细胞内的消化过程。溶酶体的分离常用于研究因溶酶体功

能缺陷而引起的多种疾病。

（5）线粒体的分离:线粒体是细胞呼吸的主要场所,细胞活动所需要的能量,主要由在线粒体内进行氧化作用所产生。制备线粒体关键是保持其完整性及高纯度。

（6）细胞 DNA、RNA 的分离与纯化:核酸是遗传信息及基因表达的物质基础。核酸的提取与纯化关键是保持核酸的完整性,但较困难。一是因为细胞内有活性很高的核糖核酸酶;二是因为酸碱等化学因素;三是因为高温机械损伤等物理因素,故而其分离纯化需严格遵守操作规程。

11. 细胞凋亡研究方法　细胞凋亡(apoptosis)又称为程序性死亡(programmed cell death，PCD),指的是有核细胞在一定条件下,通过激活其自身内部机制,尤其是开启与关闭某些基因以及内源性 DNA 内切酶活化,导致细胞自然性死亡的过程。可以认为细胞凋亡这种方式是一种生理性的自发过程。为此,有人也称其为细胞自杀。目前认为程序性死亡几乎和细胞的增殖同样重要,如果没有细胞凋亡,个体不能形成与存活,或者发生疾病。只有通过细胞凋亡的发生,使特定细胞群体在特定的时间和特定的部位死亡,才能使机体在总体上保障其细胞数量,以及形态与功能的平衡。近年来,如何用药物诱导癌细胞死亡也成为细胞凋亡的研究热点之一。透射电镜观察是研究细胞凋亡的首选方法。

12. 流式细胞术　流式细胞术(flow cytometry，FCM)是一种在液流系统中,快速测定单个细胞或细胞器的生物学性质,并把特定的细胞或细胞器从群体中加以分类收集的技术。其特点是通过快速测定库尔特电阻、荧光、光散射和光吸收来定量测定细胞 DNA 含量、细胞体积、蛋白质含量、酶活性、细胞膜受体和表面抗原等许多重要参数。根据这些参数将不同性质的细胞分开,以获得供生物学和医学研究用的纯细胞群体。

流式细胞术工作原理是在细胞分子水平上通过标记荧光的单克隆抗体对单个细胞或其他生物粒子进行多参数、快速的定量分析。它可以高速分析上万个细胞,并能同时从一个细胞中测得多个参数,具有速度快、精度高、准确性好的优点,可用于细胞的定量与分选。光源、液流通路、信号检测传输和数据的分析系统是流式细胞仪的主要组成部分。目前临床中运用流式细胞仪进行外周血白细胞、骨髓细胞以及肿瘤细胞等的检测是临床检测的重要组成部分。

13. 单克隆抗体　单克隆抗体是 1975 年被描述的一种可产生无限量,并可预测其性质的抗体制备技术。该技术的关键步骤在于淋巴细胞之间的融合,所以称为“淋巴细胞杂交瘤技术”;由于杂交瘤经过筛选可产生针对单一抗原决定簇抗体的细胞克隆,故称为单克隆抗体技术。该技术的问世使得免疫学研究与实践发生了革命性的改变,同时还为生物学和医药学的许多领域提供了前所未有的研究工具。人们利用其可精确地识别出极为复杂的分子,测定出无法测定的物质,识别出新的细胞群体,揭示了以往未曾了解的细胞分化途径,为肿瘤、感染性疾病、自身免疫性疾病等的诊断和治疗创造出令人兴奋的前景。

14. 放射自显影术测定　放射自显影术(autoradiography)是利用放射性同位素电离辐射对核子乳胶的感光作用,显示标本或样品中放射物的分布、定量以及定位的方法。放射性同位素能在紧密接触的感光乳胶中记录下它存在的部位和强度,准确显示出形态与功能的定位关系。现已可将放射自显影术与电镜以及生物分子结合起来,不但可以研究放射性物质在组织和细胞内的分布代谢,而且可以揭示核酸合成及其损伤等改变,目前已在生命科学各领域被广泛应用。

15. 染色体分析技术　染色质是指当细胞处于合成期时遗传物质经碱性染料着色后,呈现出细丝状弥漫结构;当细胞进入分裂期时,染色质细丝高度螺旋化凝聚为形态有特征的染色体。特别是在分裂中期,复制后的染色体达到最高程度的凝聚,称为中期染色,是进行染色体形态观察分析的最佳时期。

16. 电子显微镜(electron microscope)　早在 1940 年,英国剑桥大学首先试制成功扫描电子显微镜,但因分辨率低无实用价值。1965 年英国剑桥科学仪器有限公司开始生产可实际应用的扫描电镜。原理上电子显微镜由镜筒、真空装置和电源柜三部分组成。镜筒主要有电子源、电子透镜、样品架、荧光屏和探测器等部件,这些部件通常是自上而下地装配成一个柱体。电子显微镜主要特点:①景深大,是光学显微镜的几百倍;②图像富有立体感,是一个具有真实感的三维结构立体图像;③图像放大范围大,光学显微镜有效放大倍数为 1 000 倍左右,透视电镜的放大倍数为几百倍至 100 万倍,扫描电镜可放大十几倍至几十万倍;④分辨率高,扫描电镜可达

3~6 nm;⑤样品可在三维空间平移和旋转,聚焦后可以任意放大倍数,而不需调整重新聚焦。电子显微镜按结构和用途可分为透射式电子显微镜、扫描式电子显微镜、反射式电子显微镜和发射式电子显微镜等。用途上,透射式电子显微镜常用于观察那些用普通显微镜所不能分辨的细微物质结构;扫描式电子显微镜主要用于观察固体表面的形貌,也能与X线衍射仪或电子能谱仪相结合,构成电子微探针,用于物质成分分析;发射式电子显微镜用于自发射电子表面的研究。

17. 基因编辑技术　对基因组进行精确而有效的编辑修饰是生物学领域的重要探索内容。近年来,新发展的基因编辑方法,如锌指核酸酶(zinc finger nuclease,ZFN)、转录激活子样效应因子核酸酶(transcription activator-like effector nuclease,TALEN)和成簇规律间隔的短回文重复序列(clustered regularly interspaced short palindromic repeats,CRISPR/Cas9)等通过特异性识别和切割基因组DNA序列,可以诱发同源重组或非同源末端链接,使基因编辑更灵活、高效,从而开启了生物学研究及人类疾病机制研究新的模式。

(1)ZFN:锌指核酸酶是由FokI限制性核酸内切酶当中的非特异性的DNA切割结构域和锌指蛋白(zinc finger protein)组合而成的。ZFN二聚体能够促使DNA断裂形成DSB,进而诱发DSB修复机制。锌指结构域的靶向功能使ZFN能够对基因组中的特定位点进行定向改造。

(2)TALEN:转录激活因子样效应因子核酸酶主要由FokI内切酶结构域和TALE蛋白的DNA结合结构域组合而成。TALE蛋白含有多个33~35个氨基酸组成的重复肽段,而每一个肽段都能够识别一个碱基。与ZFN一样,TALEN也能使DNA靶序列断裂,形成DSB,进而激活DNA损伤修复机制,对基因组进行定点改造。

(3)CRISPR/Cas系统(CRISPR相关系统):CRISPR(clustered regularly interspaced short palindromic repeats)即成簇的、规律间隔的短回文重复序列,是基因组中一个含有多个短重复序列的位点,这种位点在细菌和古细菌(archaea)胞内起到了一种获得性免疫(acquired immunity)的作用。CRISPR系统主要依赖crRNA和tracrRNA来对外源DNA进行序列特异性降解。目前已经发现了3种CRISPR/Cas系统,其中在2型系统中依赖的是Cas9蛋白。在RNA的介导下,Cas9蛋白能够对crRNA-tracrRNA识别的靶序列进行切割,可用于特定基因的敲除和敲入。

【参考文献】

[1] 张友尚.什么是"分子生物学"[J].生命的化学,1995, 15 (6):33.

[2] 于英君,孙力.分子生物学 [M].吉林:东北林业大学出版社,2003.

[3] 黄熙泰.生物化学≠分子生物学 [J].生命的化学,1993, 13 (3): 40-41.

[4] 崔一星.分子生物学的概念及其应用 [J].河南科技,2011, (2).

[5] 赵蕾,管宇,李坤林,等.伪狂犬病病毒分子生物学的研究进展 [J].生命科学研究,2011, 9 (4):23-26.

[6] 杨建雄.分子生物学 [M].北京:化学工业出版社,2009.

[7] 韩金祥,王鲁泉,王美岭.脑钠素的分子生物学 [J].生物化学与生物物理进展,1991,18(2):102-105.

[8] 韩玉现,申同健.冰蛙素的分子生物学研究 [J].生物化学与生物物理进展,1991, 18(2):88-90,117.

[9] 许霖水.载脂蛋白 B 的分子生物学基础 [J].生物化学与生物物理进展,1992,19(1):26-29.

[10] DAVID R, GÜNTHER R, LÜHMANN T,et al. Artificial chemokines-combining chemistry and molecular biology for the elucidation of interleukin-8 functionality[J]. J Am Chem Soc,2008, 130(46): 15311-15317.

[11] 马尧,孙占学.现代分子生物学研究方法综述 [J].生命科学研究,2005, 9(4):23-26.

[12] 司莉,陈欢欢.国内外知识地图研究进展[J].图书馆杂志,2008,27(8):13-18.

[13] 秦长江.基于科学计量学共现分析法的中国农史学科知识图谱构建研究 [D].南京:南京农

业大学,2009.

[14] WHITE H D, MCCAIN K W.Visualizing a discipline: an author co-citation analysis of information science,1972-1995[J].Journal of the American Society for Information Science,1998, (4):327-355.

[15] 董浩,李林,胡桂学.猪流感病毒的分子生物学研究进展 [J]. 黑龙江畜牧兽医,2011,(7):31-33.

[16] 岳鹏,陈庆富.植物种子蛋白的分子生物学研究进展 [J]. 种子,2011,30(1): 58-62.

[17] 佘茂云,雷昊,殷桂香,等.小麦 TaCAT 新基因克隆及分子生物学和生化特性分析 [J]. 科技导报,2011, 29 (12):23-31.

[18] 董浩,段小波.小反刍兽疫分子生物学研究进展 [J]. 中国畜牧兽医,2011,38(10):135-138.

[19] 李晓旭,张亮仁,张礼和,等.肽核酸的分子生物学效应及应用 [J]. 生物化学与生物物理进展,1998,25(1):21-26.

[20] 龚祖埙.病毒装配的分子生物学 [J]. 生物化学与生物物理学报,1998, 30 (5):415-418.

[21] 朱顺义,李文鑫.蝎毒素基因分子生物学研究进展 [J]. 生物化学与生物物理进展,1999,26(4):319-322.

[22] 黄峙,向军俭,郭宝江.硒蛋白的分子生物学研究进展 [J]. 生物化学与生物物理进展,2001,28(5):642-645.

[23] 祋香香,周晓东,刘红娜,等.木本植物种子休眠和萌发的分子生物学研究综述 [J]. 世界林业研究,2011,24(4):24-29.

[24] WALLER R F, JACKSON C J. Dinoflagellate mitochondrial genomes: Stretching the rules of molecular biology[J]. Genes and genomes,2009, 31(2):237-245.

[25] DOORN W G V, WOLTERING E J.Physiology and molecular biology of petal senescence[J].Journal of Experimental Botany,2008, 59(3): 453-480.

[26] 刘琼,姜亮,田静,等.硒蛋白的分子生物学及与疾病的关系 [J]. 化学进展,2009,21（5）:819-830.

[27] 王树磊,赵琦.水稻条纹病毒分子生物学及抗病基因的研究进展 [J]. 生物技术通报,2010(6):14-17.

[28] 冯亮,廖翔华.线虫发育模式的分子生物学研究概况 [J]. 生物化学与生物物理进展,2000,27(1):13-15,27.

[29] TOUHARA K. Molecular biology of peptide pheromone production and reception in mice[J]. Advances in Genetics, 2007 , 59 :147-171.

[30] HANNON J,HOYER D. Molecular biology of 5-HT receptors[J].Behavioural Brain Research,2008,195(1):198-213.

[31] FLIEGEL L. Molecular biology of the myocardial Na^+/H^+ exchanger [J]. Journal of Molecular and Cellular Cardiology,2008,44(2):228-237.

[32] LUTTREL L M. Reviews in molecular biology and biotechnology: transmembrane signaling by G protein-coupled receptors[J]. Mol Biotechno,2008, 39(3) :239-264.

[33] SZCZERBA M W, BRITTO D T, KRONZUCKER H J. K^+ transport in plants:Physiology and molecular biology[J].Journal of Plant Physiology,2009, 166(5);447-466.

[34] ZAVORAL M, MINARIKOVA P, ZAVADA F,et al. Molecular biology of pancreatic cancer[J]. World J Gastroenterol,2011, 17(24):2897-2908.

[35] 李英贤,李琦,王晓刚,等.微重力细胞分子生物学效应研究进展 [J]. 航天医学与医学工程,2011, 24(6):392-397.

[36] 叶旭红,林先贵,王一明.尖孢镰刀菌致病相关因子及其分子生物学研究进展 [J]. 应用与环境生物学报,2011,17(5):759-762.

[37] 马璐璐,刘薇,黄宇光.疼痛的分子生物学研究新进展 [J]. 基础医学与临床,2011, 31(2):222-224.

[38] 蒋中华,马立人,分子生物学的发展和相关科学仪器的进展 [J]. 现代科学仪器,2000:8-10.

[39] 王德韬,马中良.黏细菌的分子生物学 [J]. 生命的化学,2010, 30:779-782.

[40] 傅海霞,王志钢.输血传播病毒分子生物学研究进展 [J]. 生物技术通报,2011(8):68-70.

[41] 邓锡云.^{32}P: 一种新的分子生物学放射性示踪物 [J]. 生物化学与生物物理进展, 1993 (2):50.

[42] TAKUMI S, ZHOU G L, OOWATARI Y. Analysis of expressed sequence tags(ESTs) from Lentinula edodes[J]. Appl Microbiol Biotech-

nol,2008(79):461-470.

[43] 金宏伟, 黄回滨, 陈振胜. 蛋白质组学研究相关技术进展 [J]. 国外医学 (临床生物化学与检验学分册),2005, 26(12):909-912.

[44] 龙华. 分子生物学的发展 [J]. 生物学通报,2005,40:58-60.

[45] 李文凯, 李子博. 蛋白质组学——一门正在崛起的蛋白质分子生物学 [J]. 长沙医学院学报, 2007, 12:31-43.

[46] 王全楚, 段国荣, 周永兴. 生物芯片与分子生物学 [J]. 微生物学免疫学进展, 2000,28(4): 95-97.

[47] COCK P J, ANTAO T, CHANG J T,et al. Biopython: freely available Python tools for computational molecular biology and bioinformatics[J]. Bioinformatics,2009, 25(11):1422-1423.

[48] 唐顺学, 李义文, 梁辉, 等. 抗大麦黄矮病毒小麦 - 中间堰麦草二体异代换系的选育和细胞、生化、分子生物学鉴定 [J]. 植物,2000, 42：952-956.

[49] CHENG X, LÜ J, HUANG C,et al. Determination of phylogenetic position of Pipizini (Diptera:-Syrphidae): based on molecular biological and morphological data[J]. Science in China,2000, 43(2):146-156.

[50] DOU Q W,CHEN P D,XIE J F. Cytological and molecular identification of alien chromatin in giant spike wheat germplasm[J]. Acta Botanica Sinica,2003,45 (9): 1109-1115.

[51] LI B H,KEMAL T E,CHRISTOPH H.Molecular biological research on foraminifera[J]. Progress in Natural Science:Materials Internat,2005,15 (8): 673-677.

[52] DALZIEL A C, ROGERS S M, SCHULTE P M. Linking genotypes to phenotypes and fitness: how mechanistic biology can inform molecular ecology[J]. Molecular Ecology,2009, 18(24):4997-5017.

[53] ELDER J T, BRUCE A T,GUDJONSSON J,et al. Molecular dissection of psoriasis: integrating genetics and biology[J]. The Society for Investigative Dermatology,2010, 130(5):1213-1226.

[54] 刘誉, 韦建鸽, 吴彬彬, 等. 线粒体病的分子生物学机制 [J]. 暨南大学学报 (医学版),2011, 32(2):115-121.

[55] 栗英, 贺飞, 李桂玲, 等. 头孢西丁耐药的肺炎克雷伯菌分子生物学研究 [J]. 哈尔滨医科大学学报,2011,45(3):206-209.

[56] 曹宏, 周荣家. 鳃形目鱼类内分泌激素的分子生物学研究 [J]. 遗传,2011,33(7):707-712.

[57] 姚强, 刘岩, 宫志远, 等.香菇的分子生物学技术研究进展 [J]. 中国食用菌,2011,30(6):3-6.

第十二章　电泳及凝胶技术在分子生物与纳米粒子分离中的应用

在外加直流电源的作用下,胶体微粒在分散介质里向阴极或阳极做定向移动的现象称为电泳(electrophoresis, EP)。在确定的条件下,带电粒子在单位电场强度作用下,单位时间内移动的距离(即迁移率)为常数,是该带电粒子的物化特征性常数。不同带电粒子因所带电荷不同,或虽所带电荷相同但荷质比不同,在同一电场中电泳,经一定时间后,由于移动距离不同而相互分离。分开的距离与外加电场的电压与电泳时间成正比。目前,电泳已日益广泛地应用于分析化学、生物化学、临床化学、医学、药理学、免疫学、微生物学、食品化学等各个领域,并已在分子影像研究领域用于纳米材料的分离和分子级别变化的鉴定。

第一节　电泳的基本原理

19世纪50年代后期至20世纪60年代早期,分子生物学家们逐步掌握了标记、分离和处理细胞和有机组织中生物大分子(DNA、RNA、蛋白质)的技术。现代分子生物学技术在许多领域有着广泛的应用,如电泳技术。它不仅有助于人们对发病机制的理解,同时也有助于分子成像中可视化工具探针的发展。因此,了解这种方法对进行分子成像研究的发展是必要的。

电泳是指带电颗粒在电场的作用下向与其所带电荷极性相反的电极迁移的过程。许多重要的生物分子,如氨基酸、多肽、蛋白质、核苷酸、核酸等都具有可电离基团,它们在某些特定的pH值下可以带正电或负电,在电场的作用下,这些带电分子会向着与其所带电荷极性相反的方向移动。电泳技术就是利用在电场的作用下,由于待分离样品中各种分子带电性质以及分子本身大小、形状等性质的差异,使带电分子产生不同的迁移速度,从而对样品进行分离、鉴定或提纯的技术。

电泳过程必须在一定的支持介质中进行,最初的支持介质是滤纸和醋酸纤维素膜,在很长一段时间里,小分子物质如氨基酸、多肽、糖等通常用滤纸或纤维素、硅胶薄层平板为介质的电泳进行分离、分析,操作简单方便。目前,一般实验中使用最多的是聚丙烯酰胺凝胶(polyacrylamide gel)和琼脂糖凝胶(agarose gel)。凝胶作为支持介质的引入使得电泳技术获得了大大的发展,使电泳技术成为分析蛋白质、核酸等生物大分子的重要手段之一。

一、蛋白质电荷的来源

任何物质由于其本身的解离作用或表面上吸附其他带电质点,在电场中便会向一定的电极移动。作为带电颗粒可以是小的离子,也可是生物大分子,如蛋白质、核酸、病毒颗粒、细胞器等。因蛋白质分子是由氨基酸组成的,而氨基酸带有可解离的氨基($-NH_3^+$)和羧基($-COO^-$),是典型的两性电解质,在一定的pH条件下就会解离带电。带电的性质和多少取决于蛋白质分子的性质及溶液的pH和离子强度。在某一pH条件下,蛋白质分子所带的正电荷数恰好等于负电荷数,即净电荷等于零,此时蛋白质质点在电场中不移动,溶液的这一pH数值,称为该蛋白质的等电点(pI)。如果溶液的pH大于pI,则蛋白质分子会解离出H^+而带负电,此时蛋白质分子在电场中向正极移动。

二、迁移率

设一带电粒子在电场中所受的力为F, F的大小取决于粒子所带电荷Q和电场强度E,即$F=QE$,又按斯托克斯定律,一球形的粒子运动时所受到的

阻力 F'，与粒子运动的速度 v，粒子的半径 r，介质的黏度 η 的关系为 $F'=6\pi r\eta v$，当电泳达到平衡，带电粒子在电场做匀速运动时，则 $F=F'$，亦即 $QE=6\pi r\eta v$，移项得，v/E 表示单位电场强度时粒子运动的速度，称为迁移率（mobility），也称为泳动度，以 u 表示，$u=r/E=Q/6\pi r\eta$，由该式可见，粒子的迁移率在一定条件下取决于粒子本身的性质，即其所带电荷以及其大小和形状，亦即取决于粒子的电荷密度，两种不同的粒子（如两种蛋白质分子）一般有不同的迁移率。在具体实验中，移动速度 v 为单位时间 t（s）内移动的距离 d（cm），即 $v=d/t$，电场强度 E 为单位距离（cm）内的电势差（V）。在具体实验中，L 是支持物有效长度（cm），U 是支持物两端实际电压（V），即 $E=U/L$，以 $v=d/t$，代入即得 $u=dL/ut$，所以迁移率的单位为 $cm^2 \cdot s^{-1} \cdot V^{-1}$。设某物质（A）在电场中移动的距离为 $d_A=u_A Ut/L$，另一物质（B）的移动距离为 $d_B=u_B Ut/L$，则两物质移动距离之差为 $\Delta d=d_A-d_B=(u_A-u_B)Ut/L$。该式指出物质 A、B 能否分离取决于两者的迁移率。如两者的迁移率相同，则不能分离；如有差别则能分离。实验所选择的条件如电压和电泳时间与两物质的分离距离成正比，电场的距离（如醋纤膜长度）与分离距离成反比。

三、影响电泳速度的因素

电泳速度与迁移率是两个不同的概念，电泳速度是指单位时间内移动距离（cm/s），而迁移率是指单位电场强度下的电泳速度（$cm^2 \cdot s^{-1} \cdot V^{-1}$）。影响电泳速度的因素有以下几方面。

（一）电场强度

电场强度是每 1 cm 的电位降，亦即电势梯度。例如，支持介质为纸时，纸的两端分别浸入两个电极溶液中，电极缓冲液与纸的交界面间纸的长度为 20 cm，测得电位降为 200 V，则纸上电场强度为 10 V/cm。电场强度越高，带电质点移动速度也越快。

（二）样品

被分离物带电荷量多少和电泳速度成正比。带电荷量多电泳速度快；反之则慢。此外，被分离的物质若带电量相同，相对分子质量大的电泳速度慢，相对分子质量小的则电泳速度快，故分子大小与电泳速度成反比。球形的分子要比纤维状的快。

（三）支持介质

对支持介质的要求是惰性较大的材料，不与被分离的样品或缓冲液起化学反应。此外，还要求具有一定的坚韧度，不易断裂，容易保存。由于各种介质的精确结构对一种被分离物的移动速度有很大影响，所以对支持介质的选择应取决于被分离物质的类型。

吸附：支持介质的表面对被分离物质具有吸附作用，使分离物质滞留而降低电泳速度，会出现样品的拖尾，因而降低分离的分辨率。纸的吸附性最大，醋酸纤维薄膜的吸附作用很小。

电渗：在电场中，液体对固体的相对移动称为电渗，它是由缓冲液的水分子和支持介质的表面之间所产生的一种相关电荷所引起。水是极性分子，如滤纸中含有羟基使表面带负电荷，与表面接触的水溶液则带正电荷，溶液向负极移动。由于电渗现象与电泳同时存在，所以电泳时分离物质的电泳速度也受电渗的影响。如血清蛋白低压电泳，在巴比妥盐缓冲液 pH8.6，离子强度为 0.06 的条件下进行，蛋白质的移动方向与电渗现象的水溶液移动方向相反，蛋白质泳动的距离等于电泳泳动距离减去电渗的距离，使电泳速度减慢。如果两者移动方向相同，蛋白质泳动距离是两者之和，则电泳速度加快。用琼脂凝胶作为支持介质，因琼脂中含有较多的硫酸根，故其表面带较多负电荷，电渗现象明显。在 pH8.6 的条件下电泳，许多球蛋白均向负极移动，因电渗移动的距离大于电泳距离，这个原理是对流免疫电泳的理论基础。电渗现象可用不带电荷的有色颜料或用有色的葡聚糖设置在支持介质的两端中间，经电泳后可观察电渗对这些物质的移动方向和距离的作用。

（四）缓冲液

缓冲液能使电泳中的支持介质保持稳定的 pH 值，并通过它的组成成分浓度等因素影响着化合物的迁移率。

pH：溶液的 pH 决定物质带电质点的解离程度，即该物质带净电荷多少的决定因素。对蛋白质、氨基酸等两性电解质来说，缓冲液的 pH 距等电点（pI）越远，质点所带净电荷越多，电泳速度也越快；反之则越慢。因此，当分离蛋白质混合液时，应选择一个合适的 pH，使各种蛋白质所带净电荷的量差异增大，以利于分离。通常血清蛋白电泳时，采用 pH8.6 的缓冲液，其 pH 大于血清中各种蛋白质的等电点，所以蛋白质均带负电荷，故向正极移动。

成分：通常采用的是甲酸盐、乙酸盐、柠檬酸盐、磷酸盐、巴比妥盐和三羟甲基氨基甲烷 - 乙二胺四乙酸缓冲液等。要求缓冲液的物质性能稳定，不易电解。分离血清蛋白时最常用的是巴比妥－巴比妥钠缓冲液。

浓度：缓冲液的浓度可用摩尔浓度或离子强度表示。

离子强度公式为：

$$I = \frac{1}{2} \sum_{i=1}^{n} C_i Z_i^2$$

离子强度增加，缓冲液所载的分电流也随之增加，样品所载的电流则降低。因此，样品的电泳速度减慢。但要注意的是离子强度增加使电泳时的总电流产热也增加，对电泳是不利的。在低离子强度时缓冲液所载的电流下降，样品所载的电流增加，因此加快了样品的电泳速度，低离子强度的缓冲液降低了总电流，结果减少了热量的产生。但是带电物质在支持介质上的扩散较为严重，使分辨力明显降低。所以对缓冲液离子强度的选择，必须两者兼顾，一般是在 0.02~0.2 mol 之间。

（五）温度对电泳的影响

电泳时电流通过支持介质可以产生热量，根据焦耳定律，电流通过导体时的产热与电流强度的平方、导体的电阻和通电的时间成正比（$Q = I^2Rt$）。产热对电泳是不利的，因为产热可促使支持介质上溶剂的蒸发，而影响缓冲溶液的离子强度。若温度过高可导致分离样品变性而使电泳失败。此外，温度升高时，介质黏度下降，分子运动加剧，引起自由扩散变快，迁移增加。温度每升高 1 ℃，迁移率约增加 2.4%。为降低热效应对电泳的影响，可控制电压或电流，也可在电泳系统中安装冷却散热装置。对高压电泳增设冷却系统，以防样品在电泳时变性。

第二节　常用电泳技术

一、琼脂糖凝胶电泳技术

琼脂糖（agarose）是从琼脂中提纯出来的一种线性多糖，主要由 D- 半乳糖和 3，6- 脱水 -L- 半乳糖连接而成。琼脂糖（熔点为 90~95 ℃）经化学修饰后熔点降低（63~65 ℃），称为低熔点琼脂糖。低熔点琼脂糖凝胶的机械强度与标准琼脂糖凝胶相比没有明显下降，但由于其熔点低，在液体状态下对 DNA 的结构无破坏作用，故常用作 DNA 片段的回收。

经过加热煮沸，将琼脂糖溶解于电泳缓冲液中室温下冷却凝聚，即成为琼脂糖凝胶，此时琼脂糖分子之间以分子内和分子间氢键形成较为稳定的网状交联结构，这种交联结构使琼脂糖凝胶有较好的抗对流性质。

核酸是两性电解质，DNA 和 RNA 的等电点（pI）分别是 4.0~4.5 和 2.0~2.5。在 pH 值高于其等电点的电泳缓冲液中带负电荷，在电场中向正极移动。线性双链 DNA 分子在琼脂糖凝胶中的迁移速率（单位时间移动的距离）与其大小（kb）的常用对数成反比，即分子越大，迁移速率越慢，从而将不同大小的 DNA 分子由大到小（从阴极到阳极）分离开。但大于 20 kb 的 DNA 分子的迁移速率不遵循上述规律。

不同浓度的琼脂糖凝胶，其对线性双链 DNA 分子的有效分离范围不同。低浓度的琼脂糖形成较大的孔径，而高浓度的琼脂糖形成较小的孔径，即琼脂糖凝胶的浓度与其孔径大小成反比。凝胶孔径的大小与其有效分离范围成正相关。如果利用脉冲电泳，可分离高达 10^7 bp 的 DNA 片段。

因 DNA 的构型对其电泳迁移率影响较大，分子量相同的超螺旋环状（Ⅰ型）、带切口环状（Ⅱ型）和线状（Ⅲ型）DNA 在同一浓度的琼脂糖凝胶中的泳动速度为：Ⅰ型＞Ⅱ型＞Ⅲ型。

琼脂糖凝胶电泳的分辨率与凝胶浓度和电压有关。通常情况下，大约可区分相差 100 bp 的 DNA 片段。随着凝胶浓度的提高，分辨率会有所增加，如 2% 的琼脂糖凝胶可以将相差约 50 bp 的两个 DNA 片段明显分开；电泳时的电压对其分辨率也有重要影响，相对低电压时，线性双链 DNA 分子的迁移率与所加电压成正比，但随着电压的升高，较大的线性双链 DNA 分子的迁移率会有不同程度的增加，降低分辨效率。要使大于 2 kb DNA 片段的分辨率达到最大，在琼脂糖凝胶上的电压不应大于 5 V/cm。同时，高电压亦会降低琼脂糖凝胶的有效分离范围。

电泳时，用溴酚蓝或二甲苯青示踪 DNA 样品在凝胶中所处的位置,但每种DNA样品所处的准确位置需要用溴化乙锭(ethidium bromide,EB)对DNA分子进行染色才能确定。溴化乙锭可插入DNA双螺旋结构的两个碱基之间,与DNA分子形成一种荧光络合物,在紫外光的激发下发出橙黄色的荧光。溴化乙锭可加入凝胶中,也可在电泳后,将凝胶放在含EB的溶液中浸泡,但小分子DNA浸泡时间过长容易引起扩散,故可根据被分离DNA分子的大小选择不同的染色方法。溴化乙锭检验DNA的灵敏度很高,可检出10 ng甚至更少的DNA。

琼脂糖电泳具有以下优点:①琼脂糖含液体量大,可达98%~99%,近似自由电泳,但样品的扩散度比自由电泳要小,对蛋白质的吸附极微;②琼脂糖作为支持介质有重复性好、分辨率高等优点;③电泳速度快;④透明且不吸收紫外线,可以直接用紫外线检测仪做定量测定;⑤区带可染色,样品易回收,有利于制备。缺点是琼脂糖中有较多硫酸根,电渗作用大。

琼脂糖凝胶电泳常用于分离、标记核酸,如DNA鉴定、DNA限制性内切酶图谱制作等,为DNA分子及其片段相对分子质量测定和DNA分子构象的分析提供了重要手段。由于这种方法操作方便,设备简单,需样品少,分辨能力高,已成为基因工程研究中常用方法之一。琼脂糖凝胶电泳对核酸的分离作用主要依据它们的相对分子质量及分子结构,并且与凝胶的浓度也有密切关系。

二、聚丙烯酰胺凝胶电泳技术

聚丙烯酰胺凝胶电泳(polyacrylamide gel electrophoresis,PAGE)的支持物为聚丙烯酰胺凝胶。电泳的方式有垂直板电泳和柱状电泳(又称圆盘电泳),垂直板电泳主要用于核酸和蛋白质的检测、分析,其样品用量少,灵敏度较高,是目前常用的一种电泳技术。因各种蛋白质所带的净电荷、分子量大小和形状不同而有不同的迁移率。消除净电荷对迁移率的影响,可采用聚丙烯酰胺浓度梯度电泳,利用它所形成孔径不同引起的分子筛效应,可将蛋白质分开。也可在整个电泳体系加入十二烷基硫酸钠(sodium dodecyl sulfate,SDS),使电泳迁移率主要依赖于相对分子质量,而与所带的净电荷和形状无关,这种电泳方法称为SDS-聚丙烯酰胺凝胶电泳(SDS-PAGE)。

聚丙烯酰胺凝胶电泳根据其有无浓缩效应,分为连续系统和不连续系统两大类。连续系统电泳体系中缓冲液pH值及凝胶浓度相同,带电颗粒在电场作用下,主要靠电荷和分子筛效应。不连续系统中电泳凝胶分为两层:上层胶为低浓度的大孔胶,称为浓缩胶或积层胶;下层胶为高浓度的小孔胶,称为分离胶。不连续系统中由于缓冲液离子成分、pH、凝胶浓度及电位梯度的不连续性,带电颗粒在电场中泳动不仅有电荷效应和分子筛效应,还具有浓缩效应,因而其分离条带分辨率及清晰度均比前者好。

在不连续电泳中,当接通电源开始电泳时,系统中的甘氨酸、蛋白质、HCl中的氯离子和溴酚蓝等均解离为阴离子,形成离子流向阳极泳动。其迁移率取决于离子的分子量大小、电荷数及形状。与其他凝胶相比,聚丙烯酰胺凝胶有下列优点:①在一定浓度时,凝胶透明,有弹性,机械性能好;②化学性能稳定,与被分离物不起化学反应;③对于pH和温度变化较稳定;④几乎无电渗作用,只要操作条件一致,则样品分离重复性好;⑤样品不易扩散,且用量少,其灵敏度可达10^{-6} g;⑥凝胶孔径可调节,根据被分离物的相对分子质量选择合适的浓度,通过改变单体及交联剂的浓度调节凝胶的孔径;⑦分辨率高,尤其在不连续凝胶电泳中,集浓缩、分子筛和电荷效应为一体,因而有更高的分辨率。PAGE应用范围广,可用于蛋白质、酶、核酸等生物分子的分离、定量分析、定性分析及少量样品的制备,还可测定相对分子质量、等电点等。

第三节 电泳技术在分子生物领域的应用

(1)琼脂或琼脂糖凝胶免疫电泳的应用领域:检查蛋白质制剂的纯度;分析蛋白质混合物的组分;研究抗血清制剂中是否具有抗某种已知抗原的抗体;检验两种抗原是否相同。

(2)聚丙烯酰胺凝胶电泳的主要应用:可用做蛋白质纯度的鉴定。聚丙烯酰胺凝胶电泳同时具有电荷效应和分子筛效应,可以将分子大小相同而带不同数量电荷的物质分离开,并且还可以将带相同数量电荷而分子大小不同的物质分离开。其分辨率远远高于一般层析方法和电泳方法，可以检出 $10^{-12}\sim10^{-9}$ g 的样品，且重复性好，没有电渗作用。

（3）SDS 聚丙烯酰胺凝胶电泳可测定蛋白质分子量。其原理是带大量电荷的 SDS 结合到蛋白质分子上克服了蛋白质分子原有电荷的影响而得到恒定的荷质比。SDS 聚丙烯酰胺凝胶电泳测蛋白质分子量已经比较成功，此法测定时间短，分辨率高，所需样品量极少（1~100 μg），但只适用于球形或基本上呈球形的蛋白质。某些蛋白质，如木瓜蛋白酶、核糖核酸酶等不易与 SDS 结合，此时测定结果就不准确。

第四节　电泳技术在纳米探针合成中的应用

随着纳米技术的快速发展，种类繁多的纳米颗粒被不断开发、合成并广泛应用于材料、化工、制药等领域。纳米颗粒具有诸多独特的物理化学性质，如量子限域效应、等离子共振效应，以及生物学效应，如穿越体内屏障、炎症反应、免疫反应、器官毒性等，这些性质都与其尺度变化密切相关，这使得纳米颗粒的尺度分析在纳米科学研究中有着广泛而重要的应用，对纳米颗粒的分离、分析也越来越引起人们的关注。

在医学影像分子探针的构建中，常将纳米粒子与其他一些生物大分子，如蛋白质、核酸片段等结合，以协助这些生物大分子的分离，或将纳米颗粒作为高效柱填料应用于生物分子的毛细管电泳分离中。纳米颗粒本身在尺寸上与生物体中的蛋白复合物、细胞器和微生物等十分接近，带电纳米颗粒与生物分子在电场中的运动行为相似，因此运用电泳技术进行纳米颗粒的鉴定、分离和纯化是一种新的思路，目前已有许多应用电泳技术分离纳米颗粒的相关研究。

一、凝胶电泳分离纳米颗粒

在纳米颗粒的凝胶电泳分离中，琼脂糖凝胶得到了广泛应用，与孔径在几纳米间变化的聚丙烯酰胺凝胶相比，琼脂糖凝胶的孔径更大，可以在几十到几百纳米间变化，且孔径均一度更好，制备方便，可以被用于更大尺度范围纳米颗粒的分离。金属纳米颗粒的电学和光学性质与颗粒大小、形状相关，可以被用作纳米颗粒分离的判断依据。有研究者在孔径约为 100 nm 的琼脂糖凝胶电泳柱中，分离了 5 nm、15 nm、20 nm 尺度下，表面经 11- 巯基十一烷酸修饰的大小、形状和电荷有差异的金纳米材料。金纳米颗粒表面羧酸根的引入不仅使颗粒带负电荷在电场中向正极泳动，还增加了颗粒间的斥力，从而稳定了金纳米颗粒。应用上述研究提供的方法，通过电泳，金纳米球、金纳米片和金纳米棒可以得到有效的分离，这是常规的离心分离和体积排阻色谱技术很难做到的。

除了用于金属纳米颗粒的分离外，Vetcher 等人将单壁碳纳米管（SWNTs）与 RNA 或 DNA 复合后，对其进行 0.4% 的琼脂糖凝胶电泳，虽然与不同类型核酸结合的碳管的迁移过程有所差别，但是不同直径、弯曲度和长度的碳管都以较高分辨率条带的形式在胶中得到了分离。拉曼光谱结果显示光学性质不同的碳管在电泳时具有不同的迁移率，半导体性质的碳管 -DNA 复合物比金属性质的碳管 -DNA 复合物在电场中具有更大的电泳迁移率。Heller 等人用琼脂糖凝胶电泳分离了胆酸钠表面活性剂分散的 SWNTs，在分离碳管前，先对其进行超声处理，并发现超声会影响碳管长度和直径的分布，超声时间的增长会增加短碳管的比例，从而使得碳管在胶中迁移得更快。超声处理后，在短碳管中集聚着大直径的碳管，而在长碳管中集聚着小直径的碳管，凝胶的拉曼光谱和荧光光谱都显示短碳管倾向于与大直径碳管一起泳动，所以对不同直径碳管的分离是与不同长度碳管的分离相伴发生的。

此外，琼脂糖凝胶电泳和聚丙烯酰胺凝胶电泳也可用于判断纳米颗粒与其他受体的结合情况，如 CdSe/ZnS 量子点与牛血清白蛋白的共价结合，碲化镉量子点与 2，4- 二氯苯氧基乙酸碱性磷酸酶的结合，二氧化硅纳米颗粒与 DNA 的静电结合等。未结合受体的纳米颗粒与结合了受体的纳米颗粒呈现出不同的电泳行为和迁移率。凝胶电泳也可用于检测组装形成的复合分子的组装情况、稳定性和纯度等。Hartnagel 等人用聚丙烯酰胺凝胶电泳检测了一系列的聚阳离子树枝状富勒烯羧化物和阴离子卟啉通过静电作用组装形成的聚合物，不同比例富勒烯和卟啉形成的复合物在大小和总电荷上存在差异，电泳时具有不同的迁移速度，反映在电泳条带的差别上。凝胶电泳还可以被用于检测纳米颗粒表面功能化修饰是否成功，经过良好表面功能化修饰的纳米颗粒能迅速进入凝胶中并形成窄而清晰的条带。

二、毛细管电泳分离纳米颗粒

毛细管电泳是以弹性石英毛细管为分离通道，以高压直流电场为驱动力，依据样品中各组分在电场力作用下迁移速度和分配行为的差异而实现分离的液相分离技术。由于凝胶黏滞性对纳米颗粒在电场中的泳动会产生一定不利影响，所以限制了常规凝胶电泳的分辨率。在纳米颗粒的分离中，作为经典电泳技术和现代微柱分离技术相结合的产物——毛细管电泳的应用是一项突破性的进展。毛细管电泳可使用缓冲溶液或凝胶作为支持介质，并采用高分离电压，能产生比电泳速度大一个数量级的平面形状的高电渗流，正是电渗作用使得所有的粒子，无论带正电、负电或不带电，均可从毛细管一端流出，在毛细管电泳的一次操作中可以同时完成各种样品组分的分离测定，具有比常规凝胶电泳更高的分辨率和分离效率。

在纳米颗粒的制备过程中，电解质溶液中的带电离子会吸附到纳米颗粒的表面并形成一个双电荷层。在加有电压的毛细管柱中，不同大小的颗粒具有不同的荷质比，在电泳时具有不同的迁移率，从而得到分离。有学者探究了不同大小、形状银纳米颗粒的毛细管电泳分离条件。在缓冲体系中加入阳离子表面活性剂十二烷基磺酸钠（SDS）后能有效阻止柠檬酸盐体系下制备的银纳米颗粒的团聚现象，增强银颗粒间的静电排斥作用，提高毛细管电泳的分离效率。对于直径在 17.0~49.7 nm 范围的银颗粒，添加终浓度 20 mmol/L 的 SDS 时会得到最佳分离效果。不同形状的银纳米颗粒呈现出不同频率的表面等离子共振带，因此在不同分离时间会相应地从毛细管电泳系统中的二极管阵列检测器中读出不同的紫外 - 可见吸收变化。有研究者还在 20 kV 电压下，用 SDS 与 3-(环己胺)-1- 丙磺酸盐形成的 pH 9.7 的混合缓冲溶液体系，在毛细管中成功实现了对核壳结构铜 / 银纳米颗粒的有效分离，并发现尺度在 25~90 nm 之间的核壳结构铜 / 银纳米颗粒

的电泳迁移率与颗粒大小呈线性相关。纳米颗粒的表面等离子共振峰的红移程度与颗粒的银壳、金核比例变化直接相关，并反映在纳米颗粒的紫外 - 可见区吸收变化上。因此所使用的二极管阵列检测器在提供检测颗粒分离情况的同时还能够给出颗粒表面的化学特征信息。

三、其他电泳技术分离纳米颗粒

除了使用琼脂糖凝胶电泳、毛细管电泳进行纳米颗粒的分离，利用载体两性电解质在凝胶内制造的 pH 梯度或固相 pH 梯度分离等电点不同的蛋白质的等电聚焦电泳技术，现在也被用于纳米颗粒的分离。Arnaud 等人使用聚丙烯酰胺 pH 梯度凝胶分离了不同大小表面经巯基琥珀酸修饰的金纳米颗粒。金纳米颗粒越大，表面结合的巯基琥珀酸分子数目越多，并具有越多的负电荷和更高的等电点。比如，当金纳米颗粒的尺寸从 1.7 nm 变化到 4.9 nm 时，相应的等电点也从 4.5 变化到 5.5。等电点不同的金纳米颗粒在进行等电聚焦电泳时会迁移到凝胶中与其等电点相同的位置上，得到分离。

因为在水相中合成的纳米颗粒的粒径分布比在有机相中合成的纳米颗粒更宽，所以对水相中合成的纳米颗粒的分离更加困难。自由流电泳是一种在无支持介质的薄的矩形分离腔中，用缓冲液作为分离介质的较温和的高通量、高灵敏度的连续电泳分离过程，一般不使用有机溶剂。Ho 等人应用此技术在对水溶液中的 CdTe 纳米颗粒一步快速分离的同时，保持了其荧光强度。经过自由流电泳分离后的 CdTe 纳米颗粒的荧光峰的半峰宽减小了 51%，颗粒的单分散性增强。CdTe 纳米颗粒在电泳过程中不仅保持了原有的化学性质，还得到了纯化，去除了过量的稳定剂、未反应的前体物质和杂质（包括团聚物）等。

悬浮液中的中性颗粒在非均匀电场中受到极化效应产生的力作用后，做定向运动的现象被称为介电电泳。颗粒所受介电电泳力的大小和方向与颗粒的尺寸、形状、带电情况以及电场频率、分离介质的介电常数等相关，因此可以用特定频率的电场选择性地排列和操纵电场中的介电颗粒。介电电泳技术除了被广泛用于在电极间排列纳米材料之外，也可以作为纳米材料的分离、富集手段。

综上，电泳技术可以作为检测纳米颗粒溶液组成和均一性的手段，用于纳米颗粒的质量控制。利

用电泳技术的高分辨率可以将低速、高速离心不能有效分离的纳米颗粒分离开,而避免频繁使用超速离心机等大型设备。纳米探针的大小、形状和表面化学修饰等直接影响着其在生物体内的效应、清除速率等,利用电泳技术可以快捷地鉴别纳米颗粒的性质。因此,电泳技术有望成为纳米毒理学检测中的常规手段。虽然使用电泳技术对纳米颗粒进行分离已得到了较好的实验结果,有良好的应用前景,

但目前的电泳分离仍仅限于组成相对简单的样品,分离量较小,同时由于其分离效果不一,可重复性差,缺乏统一标准等,应用电泳技术分离纳米颗粒难以形成规模,但在可以预见的未来,基于电泳技术的便捷性和准确性,应用电泳技术进行纳米探针尺度分析将向着更为完善的标准化、定量化电泳体系的方向发展。

【参考文献】

[1] LIU K S, YAO X, JIANG L. Recent developments in bio-inspired special wettability[J]. Chemical Society Reviews, 2010, 39(8): 3240-3255.

[2] NISHIMOTO S, BHUSHAN B. Bioinspired self-cleaning surfaces with super hydrophobicity, superoleophobicity, and super hydrophilicity[J]. Rsc Advances, 2013, 3(3): 671-690.

[3] GUO Z G, LIU W M, SU B L. Super hydrophobic surfaces: From natural to biomimetic to functional[J]. Journal of Colloid and Interface Science, 2011, 353(2): 335-355.

[4] BARTHLOTT W, NEINHUIS C. Purity of the sacred lotus, or escape from contamination in biological surfaces[J]. Planta, 1997, 202(1): 1-8.

[5] XIA F, JIANG L. Bio-inspired, smart, multiscale interfacial materials[J]. Advanced Materials, 2008, 20(15): 2842-2858.

[6] GAO X F, JIANG L. Water-repellent legs of water striders[J]. Nature, 2004, 432(7013): 36-36.

[7] QUERE D. Wetting and roughness[J]. Annual Review of Materials Research, 2008: 71-99.

[8] SUN T L, FENG L, GAO X F, et al. Bioinspired surfaces with special wettability[J]. Accounts of Chemical Research, 2005, 38(8): 644-652.

[9] XUE C H, JI P T, ZHANG P, et al. Fabrication of super hydrophobic and superoleophilic textiles for oil-water separation[J]. Applied Surface Science, 2013 284:464-471.

[10] GUO J, SURFACE F C, GUO Z G. Fabrication of stable and durable super hydrophobic on copper substrates for oil-water separation and ice-over de-lay[J]. Journal of Colloid and Interface Science, 2016, 466: 36-43.

[11] KHALIL-ABAD M S, YAZDANSHENAS M E. Super hydrophobic antibacterial cotton textiles[J]. Journal of Colloid and Interface Science, 2010, 351(1): 293-298.

[12] LIMA A C, MANO J F. Micro/nano-structured super hydrophobic surfaces in the biomedical field: part II: applications overview [J]. Nano medicine, 2015, 10(2): 271-297.

[13] RADWAN A B, MOHAMED A M A, ABDULLAH A M, et al. Corrosion protection of electrospun PVDF-ZnO super hydrophobic coating[J]. Surface Coatings Technology, 2016, 289: 136 143.

[14] ZHANG F, CHEN S G, DONG L H, et al. Preparation of super hydrophobic films on titanium as effective corrosion barriers[J]. Applied Surface Science, 2011, 257(7): 2587-2591.

[15] FENG L B, ZHANG H X, WANG Z L, et al. Super hydrophobic aluminum alloy surface: Fabrication, structure, and corrosion resistance [J]. Colloids and Surfaces a-Physicochemical and Engineering Aspects, 2014, 441:319-325.

[16] MEHMOOD U, AL-SULAIMAN F A, YILBAS B S, et al. Super hydrophobic surfaces with antireflection properties for solar applications: A critical review[J]. Solar Energy Materials and Solar Cells, 2016, 157: 604-623.

[17] PARK H, SUN G Y, KIM C J. Super hydrophobic turbulent drag reduction as a function of surface grating parameters [J]. Journal of Fluid Mechan-

ics, 2014, 747: 722-734.

[18] HE M, ZHANG Q, ZENG X, et al. Hierachical porous surface for efficiently controlling microdroplets' self-removal[J]. Advanced Materials, 2013, 25(16): 2291-2295.

[19] JI H Y, CHEN G, HU J, et al. Biomimetic superhydrophobic surfaces [J]. Journal of Dispersion Science and Technology, 2013, 34(1): 1-21.

[20] JIN H, KETTUNEN M, LAIHO A, et al. Superhydrophobic and superoleophobic nanocellulose aerogel membranes as bioinspired cargo carriers on water and oil[J].Langmuir, 2011, 27(S): 1930-1934.

[21] CHU Z L, SEEGER S. Superamphiphobic surfaces[J]. Chemical Society Reviews, 2014, 43(8): 2784-2798.

[22] FENG L, LI S H, LI Y S, et al. Super-hydrophobic surfaces: From natural to artificial [J]. Advanced Materials, 2002, 14(24): 1857-1860.

[23] SU B, TIAN Y, JIANG L. Bioinspired interfaces with super wettability: From materials to chemistry [J]. Journal of the American Chemical Society, 2016, 138(6): 1727-1748.

[24] CELIA E, DORSMANIN T, DE GIVENCHY E T, et al. Recent advances in designing super hydrophobic surfaces[J]. Journal of Colloid and Interface Science, 2013, 402: 1-18.

[25] SHEEN Y C, HUANG Y C, LIAO C S, et al. New approach to fabricate an extremely super-amphiphobic surface based on fluorinated silica nanoparticles[J]. Journal of Polymer Science Part B-Polymer Physics, 2008, 46(18): 1984-1990.

[26] YANG J, ZHANG Z Z, XU X H, et al. Superoleophobic textured aluminum surfaces[J]. New Journal of Chemistry, 2011, 35(11): 2422-2426.

[27] HE Z K, MA M, XU X C, et al. Fabrication of super hydrophobic coating via a facile and versatile method based on nanoparticle aggregates[J]. Applied Surface Science, 2012, 258(7): 2544-2550.

[28] NETO C, JOSEPH K R, BRANT W R. On the super hydrophobic properties of nickel Nano carpets[J]. Physical Chemistry Chemical Physics, 2009, 11(41): 9537-9544.

[29] LIU K S, DU J X, WU J T,et al. Super hydrophobic gecko feet with high adhesive forces towards water and their bio-inspired materials[J]. Nanoscale, 2012, 4(3): 768-772.

[30] CHEN Z, HAO L M, CHEN A Q, et al. A rapid one-step process for fabrication of super hydrophobic surface by electrodeposition method [J]. Electrochemical Acta, 2012, 59: 168-171.

[31] OGGIARO H, KATAYAMA T, SAJI T. One-step electrophoretic deposition for the preparation of super hydrophobic silica particle/trimethylsiloxysilicate composite coatings[J]. Journal of Colloid and Interface Science, 2011, 362(2): 560-566.

[32] KIM H, NOH K, CHOI C, et al. Extreme superomniphobicity of multiwalled 8 nm TiO_2 nanotubes [J]. Langmuir, 2011, 27(16): 10191-10196.

[33] JIN M H, FENG X J, XI J M, et al. Super-hydrophobic PDMS surface with ultra-low adhesive force[J]. Macromolecular Rapid Communications, 2005, 26(22): 1805-1809.

[34] BARSHILIA H C, CHAUDHARY A, KUMAR P, et al. Wettability of Y_2O_3: A relative analysis of thermally oxidized, reactively sputtered and template assisted nanostructured coatings[J]. Nanomaterials, 2012, 2(1): 65-78.

[35] MENG Z, WANG Q, QU X, et al. Papillae mimetic hairy composite spheres towards lotus leaf effect coatings[J]. Polymer, 2011, 52(3): 597-601.

[36] LEE W, JIN M K, YOO W C, et al. Nanostructuring of a polymeric substrate with well-defined nanometer-scale topography and tailored surface wettability [J]. Langmuir, 2004, 20(18): 7665-7669.

[37] GU Z Z, UETSUKA H, TAKAHASHI K, et al. Structural color and the lotus effect[J]. Angewandte Chemie-International Edition, 2003, 42(8): 894-897.

[38] ZHAI L, CEBECI F C, COHERE R E, et al. Stable superhydrophobic coatings from polyelectrolyte multilayers [J]. Nano Letters, 2004, 4(7): 1349-1353.

[39] SHIU J Y, KUO C W, CHEN P L, et al. Fabrication of tunable superhydrophobic surfaces by nanosphere lithography[J]. Chemistry of Materials, 2004, 16(4): 561-564.

[40] LI Y, HUANG X J, HEO S H, et al. Super-hydrophobic bionic surfaces with hierarchical microsphere/SWCNT composite arrays[J]. Langmuir, 2007, 23(4): 2169-2174.

[41] JOSHI M, BHATTACHARYYA A, AGARWAL N, et al. Nanostructured coatings for super hydrophobic textiles [J]. Bulletin of Materials Science, 2012, 35(6): 933-938.

[42] KIM Y H, LEE Y M, LEE J Y, et al. Hierarchical nanoflake surface driven by spontaneous wrinkling of polyelectrolyte/metal complexed films [J]. Acs Nano, 2012, 6(2): 1082-1093.

[43] WANG T Y, ISIMJAN T T, CHEN J F, et al. Transparent nanostructured coatings with UV shielding and superhydrophobicity properties[J]. Nanotechnology, 2011, 22(26).

[44] GU C, TU J. One-step fabrication of nanostructured Ni film with lotus effect from deep eutectic solvent[J].Langmuir, 2011, 27(16): 10132-10140.

[45] TADANAGA K, KATATA N, MINAMI T. Formation process of super-water-repellent Al_2O_3 coating films with high transparency by the sol-gel method[J]. Journal of the American Ceramic Society, 1997, 80(12): 3213-3216.

[46] MAHADIK S A, KAVALE M S, MUKHERJEE S K, et al. Transparent super hydrophobic silica coatings on glass by sol-gel method[J]. Applied Surface Science, 2010, 257(2): 333-339.

[47] YAO W, WANG Z, WU X, et al. Preparation of coatings from a series of silicone/fluorine-functionalized polyacrylates via electrophoretic deposition[J]. Polymers for Advanced Technologies, 2015, 26(9): 1148-1154.

[48] OGIHARA H, OKAGAKI J, SAJI T. A facile fabrication of super hydrophobic films by electrophoretic deposition of hydrophobic particles[J]. Chemistry Letters, 2009, 38(2): 132-133.

[49] JOUNG Y S, BUIE C R. Electrophoretic deposition of unstable colloidal suspensions for super hydrophobic surfaces[J]. Langmuir, 2011, 27(7): 4156-4163.

[50] GRIGNARD B, VAILLANT A, CONINCK J D, et al. Electrospinning of a functional per fluorinated block copolymer as a powerful route for imparting super hydrophobicity and corrosion resistance to aluminum substrates [J]. Langmuir, 2011, 27(1): 335-342.

[51] YOHE S T, COLSON Y L, GRINSTAFF M W. Super hydrophobic materials for tunable drug release: Using displacement of air to control delivery rates[J]. Journal of the American Chemical Society, 2012, 134(4): 2016-2019.

第十三章 基因探针与核酸分子生物实验基础

1953年美国学者沃森和英国学者克里克共同发现了DNA分子的双螺旋结构,不仅正式开启了分子生物学大门,同时也奠定了基因研究与技术的基础。基因(遗传因子)作为遗传的物质基础,既是DNA或RNA分子上具有遗传信息的特定核苷酸序列,也是所有生命体赖以保存生物遗传信息,构建、维系并传递遗传性状的本质基础。基因技术是以人为干预的方式,在基因水平上对基因的核苷酸序列进行修饰、优化与合成的分子生物学技术,基因技术通过基因转染、基因重组和基因编辑等技术,实现目的基因在特定组织和特定环境下的表达与调控。20世纪50年代后,随着分子遗传学的发展,尤其是沃森和克里克提出双螺旋结构以后,人们才真正认识了基因的本质,即基因是具有遗传效应的DNA片段。研究结果还表明,每条染色体只含有1~2个DNA分子,每个DNA分子上有多个基因,每个基因含有成百上千个脱氧核苷酸。由于不同基因的脱氧核苷酸的排列顺序(碱基序列)不同,因此,不同的基因就含有不同的遗传信息。早在20世纪上半叶,遗传学家就提出了"基因"概念,即基因是决定生物性状的遗传物质基础。20世纪50年代,DNA双螺旋结构模型创立后,进一步从本质上证实基因是决定人类一切生命现象的物质基础。至20世纪70年代,DNA重组技术(也称基因工程或遗传工程技术)获得成功并付诸应用,从而使分离、克隆基因成为现实。不少遗传病的致病基因及其他一些疾病的相关基因和病毒致病基因陆续被确定。而由诺贝尔奖获得者杜伯克首先提出的"整体式"研究模式——基因组研究模式则在人类基因的测序和研发过程中引发了基因技术的重大改进和革命,自此基因技术正式登上历史的舞台。

分子影像学是近年来兴起的一门边缘交叉学科,其出现和发展源于分子生物学,但较分子生物学更偏重于临床研究。它主要通过无创性的影像学手段在细胞或分子水平检测活体内的分子事件,了解体内特异性基因或蛋白质在生理或病理状态下表达的部位、水平、分布及持续时间。因此,分子影像学是面向21世纪的全新医学影像学,是影像医学从大体形态学研究向微观形态学、生物代谢、基因变化发展的必然趋势,其分子生物相关的应用和研究主要集中于基因成像、细胞成像和功能成像等方面。分子影像学范畴的基因成像探针根据其来源可主要分为两种:一种是利用单链基因分子杂交原理的基因探针,称为反义基因探针;另一种是利用基因的表达产物作为直接或间接成像对象的基因探针,即报告基因探针。分子影像学范畴的基因成像原理与实践最初均源于分子生物学领域对基因表达的成像检测,二者最大的区别在于进行基因成像的目的和活体成像研究的内容和深度。分子生物研究中的基因成像主要作为检测基因变化和表达产物的实验辅助工具应用,而分子影像中基因成像的目的则是通过各种影像学方法,以体内特定核酸、蛋白、细胞因子为检测对象,在活体水平获取生物体细胞和分子水平发生的生物学过程和变化,从而实现疾病的早期诊断和疗效监测。

随着1995年Tuvaev等首次应用标记基因(marker gene)与目的基因结合在实验动物模型上的成像实验获得成功,基因成像正式进入了活体时代,自此人们应用基因技术在活体水平以影像学手段观察、监测基因变化和基因治疗效果成为现实。目前,在基因成像方式方面,用于分子影像基因活体研究的主要成像工具几乎囊括了整个医学成像领域的设备,包括PET、SPECT、CT、MRI和光学成像等,可适用于分子、基因、基因表达产物的显像和定位等各主要研究领域;但在基因探针的构建和基因变化检测领域,基因分子成像探针研究的主要技术手段仍为分子生物方法,以及在其基础上发展而来的相关靶向和成像技术手段,因此,掌握相关分子生物学实验方法,是研究、开展基因相关分子成像的必要学习内容。

第一节　基因技术与基因成像探针

自 1989 年世界首例体细胞基因治疗出现以来，构建一种无创、准确、可重复的体内基因表达检测方法就成了生物医学界追寻的重要目标。在体基因成像技术正是在此条件下应运而生的。在体基因成像或通过已标记的基因探针借助分子杂交与目的基因结合，或通过在目的组织、细胞内特异性表达报告基因产物，进而借助核素、MRI 和光学成像设备，从人体内浩瀚的基因组中把目的基因的位置和信息显示出来，从而对疾病进行诊断，对基因变化进行监测。基因成像自出现以来的近 20 年中，借助相关分子生物学与医学影像领域的飞速发展已迅速成为生命科学研究的前沿与热点，并在分子生物、分子诊断和分子影像中取得了一系列令人瞩目的研究成果。随着基因成像技术越来越广泛地应用于现代医学的临床和基础研究，基因探针的构建亦愈发成为研究的焦点。分子探针是基因成像的基础，基因成像探针借助特定核苷酸片段间可特异性结合原理以及特异性表达报告基因探针等方法，实现体外和体内的成像及治疗目的。 目前用于分子成像的基因探针主要包含两大类：一类是一段带有检测标记，且顺序已知的，与目的基因互补的核酸序列 (DNA 或 RNA)，即反义基因探针；另一类则是在分子影像研究中应用更为成熟的报告基因探针。

一、基因探针的分类

（一）反义基因探针

根据基因杂交原理，作为反义基因探针的核酸序列至少必须具备以下两个条件：①核酸样品需为单链，若为双链，则必须先行变性处理；②需要带有敏感且容易被检测的标记物，如放射性核素、顺磁性／超顺磁性纳米粒子、光学染料等。它可以包括整个基因，也可以仅仅是基因的一部分；可以是 DNA 本身，也可以是由之转录而来的 RNA。反义基因探针根据其来源主要可分为 3 种：一种来自基因组中有关的基因本身，称为基因组探针（genomic probe）；另一种是从相应的基因转录获得了 mRNA，再通过逆转录得到的探针，称为 cDNA 探针（cDNA probe），与基因组探针不同的是，cDNA 探针不含有内含子序列；此外，还可在体外人工合成碱基数不多

的与基因序列互补的 DNA 片段，称为寡核苷酸探针。

（二）报告基因探针

分子影像常用的报告基因（reporter gene）是一种可编码被检测蛋白质或酶的基因，即报告基因的表达产物可直接或间接被各类成像设备所探测并可形成对应的影像信号。报告基因通常的概念是，将特定的核苷酸序列导入生物系统，表达一种可测的表型（蛋白质），报告基因产物提供一种在真核细胞中没有的酶活性，并通过分析其基质测定其活性。报告基因探针可按检测形式分为直接报告基因探针和间接报告基因探针；按成像类型主要分为光学报告基因探针、磁共振报告基因探针和核素报告基因探针等。

二、基因探针的制备

基因探针在制备上，一般首先需要获取特殊基因或基因片段，通过扩增，即分子克隆（molecular cloning）获得大量探针拷贝。通过克隆获得的大量基因拷贝，或制备成利用分子杂交用于靶向目的基因的反义基因探针，或作为报告基因在各类调控机制的作用下表达于目的组织和细胞用于影像检测。

（一）反义基因探针的制备

从基因组制备某一特定基因的反义 DNA 探针时，一般首先应制备基因组文库，即把完整的基因组 DNA 打断，或用限制性酶作不完全水解，得到许多大小不等的随机片段，将这些片段体外重组到运载体（噬菌体、质粒等）中去，再将后者转染适当的宿主细胞，如大肠杆菌，这时在固体培养基上可以得到许多携带有不同 DNA 片段的克隆噬菌斑，通过原位杂交，从中可筛出含有目的基因片段的克隆，然后通过细胞扩增，制备出大量的探针。制备 cDNA 探针，首先需分离纯化相应 mRNA，这从含有大量 mRNA 的组织、细胞中比较容易做到，如从造血细胞中制备 α 或 β 珠蛋白 mRNA。有了 mRNA 作为模板后，在逆转录酶的作用下，就可以合成与之互补的 DNA（即 cDNA）。cDNA 与待测基因的编码区有完全相同的碱基顺序，但内含子已在加工过程中切除。寡核苷酸探针是人工合成的，与已知基因 DNA

互补,其长度可从十几到几十个核苷酸的片段。如仅知蛋白质的氨基酸排列顺序,也可以按氨基酸的密码推导出核苷酸序列,并用化学方法合成。

(二)报告基因的制备

报告基因显像技术在分子影像学中属于间接成像,其表达产物可与携带影像学标记物的分子探针特异性结合,从而根据探针所在部位和数量的多少,间接了解各种基因的信息。目前所使用的报告基因基本可分为4类:①以转运功能为主,持续转运放射性离子进入转导细胞;②选择性催化放射性或荧光底物发生反应的酶蛋白;③不添加额外底物而发出自然荧光的荧光蛋白;④能特异性捕获具有放射性、磁性或荧光标记的配体、抗原或半抗原的锚定在膜上的受体或抗体。直接报告基因探针一般通过基因工程的方法,将其编码序列和基因表达调节序列相融合形成嵌合基因,或与其他目的基因相融合,在靶向(调控)序列控制下进行表达,从而利用其表达产物来显示目的基因的表达、调控与变化。间接报告基因由于自身无法被成像设备所探测,需借助二次靶向探针获得荧光或磁共振信号,因此该类探针除了在应用直接报告基因的基础上,还需构建蛋白、反义基因等靶向物质的分子探针,该分子探针一般标记有光学染料、放射性核素或纳米粒子,可被各类成像设备检测。

三、基因探针与分子生物学技术

分子影像通过采用特异性分子探针,利用探针与体内特定的分子靶点相结合的原理,实现以影像学方式反映分子水平的生理和病理变化信息的研究目的。分子影像是在功能及蛋白质水平对疾病进行影像学的研究,因此分子影像的研究基础是将各种先进的影像学成像技术与相关生物化学、分子生物学等技术紧密结合,其中与分子生物学研究结合最直接、也最为关键的核心技术即是基因探针的制备和应用。在基因表达和基因治疗监测领域,分子影像技术是目前公认的最具前景的研究方法之一。目前,分子影像的基因成像研究已涉及正电子发射断层显像(position emission tomography,PET)、近红外荧光成像(near-infrared fluorescence imaging,NIR-FI)或者磁共振成像(magnetic resonance imaging,MRI)等多个成像技术领域,已成功实现对细胞和组织进行实时监测和定量分析。尽管基因表达和基因治疗目前仍处于临床前期研究阶段,但随着精准医学研究的兴起和逐渐深入,基因成像尤其是在体基因成像必将是未来个体化治疗研究中不可或缺的研究技术。目前基因成像已在疾病诊断、肿瘤分子病理分型,以及脑胶质瘤和心肌缺血的治疗中显示出其独特的优势。

分子影像研究中的基因探针最初源于分子生物学研究,在分子生物学实验中,基因探针被用于通过基因互补原理将探针与样品杂交,从而使探针和与其互补的DNA或RNA序列通过氢键紧密相连。当洗去未被杂交的多余探针后,根据探针的种类不同,与目的基因特异性结合的探针可通过放射自显影、荧光显微镜、酶联放大等方法来判断样品中是否含有或者在何位置含有被测序列(即与探针互补的序列)。分子影像研究中的基因探针虽然源于分子生物学,但其探针的构建目的与成像方式已与分子生物实验中应用的基因探针迥然不同。分子影像中的基因探针主要分为反义基因探针和报告基因探针两大类,并且在成像研究中,分子影像更加强调基因探针在活体中的应用价值,即在活体水平通过影像学方法,检测目的基因的存在或通过特定报告基因的表达产物实现特异性成像的目的。目前,随着影像学技术的飞速发展,基因成像研究和应用的深度与广度也在逐渐增加,同时分子影像学对基因探针的需求也在不断地提升。而在基因探针的构建和研究方法上,作为基因探针主要研究基础的分子生物学理论和方法仍是最为重要的技术来源与发展动力。因此分子影像研究者有必要从基础入手,认真学习并重视分子生物学相关的实验技能和检测手段,只有这样才能更好地利用基因探针这一强大的成像武器,从关键入手,加速我国分子影像研究的整体发展。

第二节　核酸提取技术

核酸是由大量核苷酸聚合成的生物大分子化合物,为生命的最基本物质之一。核酸广泛存在于所有动植物细胞和微生物体内,生物体内的核酸常与蛋白质结合形成核蛋白。不同的核酸,其化学组成、核苷酸排列顺序等不同。根据化学组成不同,核酸可分为核糖核酸(RNA)和脱氧核糖核酸(DNA)。DNA是储存、复制和传递遗传信息的主要物质基础,RNA在蛋白质合成过程中起着重要作用。

一方面,核酸是生物体的遗传物质,对于分子影像的研究至关重要。另一方面,核酸可用于合成多种分子探针而进行分子影像成像,对在体或离体靶生物分子定性或定量检测。例如核酸适配体(aptamer),是一种利用指数富集的配体系统进化(systematic evolution of ligands by exponential enrichment,SELEX)技术从体外人工合成的大容量单链随机寡核苷酸文库中,经过多轮筛选和富集获得的对相应靶分子具有高亲和力和高特异性的寡聚核苷酸。核酸适配体分子量小,安全性高,质量可控,稳定性好,与靶分子的亲和力和特异性等同于甚至优于运用抗体所合成分子探针,可弥补抗体探针的不足之处。此外,适配体可多样化修饰的特征有利于其与造影剂结合,从而拓展其应用范围。如末端氨基化的适配体利用酰胺反应与量子点结合,生物素化的适配体利用生物素-亲和素反应与超声造影剂结合。利用捕获DNA作为"架桥"来实现适配体与造影剂的结合也是一种快速稳定的连接方法。

核酸(包括DNA和RNA)在分子影像中至关重要,因此高效率、高纯度、高准确性地提取生物体、组织及细胞内的核酸,以及对所提取样本含量和纯度的检测是研究的第一步,必须掌握这些,才能为接下来的研究打好基础。在本节中我们将分别介绍染色体DNA和RNA的提取方法。

一、DNA 的提取技术

通过一定方法获得相当纯度和完整性的基因组DNA,是对细胞进行基因分析及基因诊断的前提,DNA质量的好坏将直接关系到实验的成败。较理想的DNA样品应达到以下3点要求:①不应存在对酶有抑制作用的有机溶剂和过高浓度的金属离子;②最大限度地降低蛋白质、多糖和脂类分子的污染;③排除RNA分子的污染与干扰。

不同生物(植物、动物、微生物)的基因组DNA、不同种类或同一种类的不同组织团的细胞结构及所含的成分不同,分离方法也有差异。在提取某种特殊组织的DNA时必须参照文献和经验建立相应的提取办法,以获得可用的DNA大分子。

DNA提取实验的原理是经过处理之后成为单个细胞的真核组织细胞,使用蛋白酶K、SDS、RNA酶处理,使细胞膜与核膜消化破裂,蛋白质变性并降解成小肽或氨基酸;使核蛋白中的DNA游离,与蛋白质分开;同时,RNA酶能够降解在细胞消化过程中污染的RNA。最后,利用饱和酚、氯仿抽提,使蛋白质与DNA脱离,并在高盐条件下,使用乙醇沉淀DNA,最后得到所需的DNA。DNA的含量及纯度可用紫外分光光度计测定。用琼脂糖凝胶电泳可检测其质量。

这里重点介绍不同物种、组织的DNA抽提方法。

(一)基因组 DNA 的提取

1. 实验器材　天平、组织构碎机、玻璃匀浆器、冷冻离心机、离心管、水浴锅、无菌牙签、琼脂糖凝胶电泳装置、电泳仪。

2. 实验试剂

(1)动物组织如肝脏或肌肉等、柠檬酸、柠檬酸钠、无水乙醇、75%乙醇、Tris碱、Tris-饱和酚(pH 8.0)、氯仿、异戊醇、EDTA、NH_4Ac、琼脂糖等。

(2)TBS缓冲液(pH 7.4):称取8g NaCl、0.2g KCl、3g Tris碱,溶入800 mL蒸馏水中,加入0.015g酞红,用HCl调节pH至7.4,最后定容至1 000mL。分装后高压灭菌,室温保存备用。

(3)抽提缓冲液:10mmol/L Tris-HCl(pH8.0),0.1mol/L EDTA (pH8.0),20μg/mL RNaseA,0.5% SDS。

(4)10% SDS(质量体积比):称取SDS 10g,用去离子水溶解后定容至100mL。

(5)蛋白酶K:用灭菌蒸馏水配成20mg/mL贮存液,-20℃保存备用。

(6)TE(pH8.0):10mmol/L Tris-HCl(pH8.0),1mmol/L EDTA(pH8.0)。高压灭菌后于4℃保存备用。

(7)10mol/L NH_4Ac:称取77 g NH_4Ac,溶于80mL蒸馏水中,溶解后定容至100mL。过滤除菌,室温保存。

(8)抗凝剂ACD:称取柠檬酸0.48g、柠檬酸钠1.32g、葡萄糖1.47g,用少量蒸馏水溶解后定容至100mL。使用时每1mL可抗凝6mL血液。

(9)实验室其他常用材料与试剂。

3. 实验步骤

(1)本实验以兔子肝脏为材料(其他动物肝脏也可),必须新鲜。实验前应将动物断食24h以上,以避免肝糖原的干扰。

(2)用烧杯(500mL)放入1/3体积的冰,加入少量水及约 20g NaCl,制成冰盐水。

（3）将经过饥饿的兔颈部放血致死,迅速开腹取出肝脏,称取 0.5~1g,浸入预先在冰盐水中冷却的 TB 缓冲液中,去除脂肪、血块等杂物,反复洗涤几次,直至无血为止。

（4）将洗净的组织剪成碎块（应在冰盐水浴中操作）,加入 10 倍体积的抽提缓冲液,再加入蛋白酶 K 至终浓度 200μg/mL,混匀,放入 30mL 离心管中,置 50℃水浴消化 3h 或过夜,其间不时轻轻摇动离心管。

（5）加入等体积的 Tris-饱和酚,缓慢地来回颠倒离心管或在摇床上室温低速转动 20~30min,使两相混匀至乳浊态。在室温以 6 000r/min 离心 15min。用大口径（Φ3mm）移液管将水相移至另一 30mL 离心管中。再依次用等体积酚－氯仿－异戊醇（25∶24∶1）、氯仿-异戊醇 (24∶1) 抽提两次。

（6）第二次抽提后,在水相中加入 0.2 倍体积的 10mo1/L NH₄Ac 和 2 倍体积的无水乙醇,轻轻颠倒离心管使两相充分混匀,DNA 立即形成絮状沉淀室温静置 30min。

（7）在室温以 10 000r/min 离心 10min,取沉淀。用 75%的乙醇洗涤沉淀 1~2 次,室温晾至无可见液体时,加入 1mL TE（pH 8.0）,4℃溶解过夜或更长时间。

（8）用紫外分光光度计测定 OD$_{260}$ 和 OD$_{280}$,计算含量,检测纯度。

（9）用 0.5% 的琼脂糖凝胶电泳检查所提取 DNA 的完整性。

4. 注意事项

（1）当细胞破碎时,细胞内的脱氧核糖核酸酶 (DNase) 立即开始降解 DNA。为此,在本实验中加入柠檬酸盐、EDTA 等螯合剂以除去 DNase 必需的 Mg^{2+},并要求整个分离制备过程均在 4℃以下进行,以减少 DNase 的降解作用,最后加入 SDS 使所有的蛋白质（包括 DNase）变性。

（2）DNA 分子双螺旋结构具有一定的刚性,即分子是僵直的 (stiff),不宜小角度地折叠。加之其很大、很长,在水中呈黏稠状,稍有不慎将使其断裂成碎片。为保证获得大分子 DNA,操作时应避免剧烈振荡或离心转速过大。可以用无菌牙签将 DNA 缠起来。转移吸取 DNA 时不可用过细的吸头,不可猛吸猛放,更不能用细的吸头反复吹吸。

（3）基因组 DNA 一般不宜干燥保存,因为干燥 DNA 很难溶解,而且易断裂。在水或 TE 缓冲液中 -20℃保存,要注意防止 DNase 污染。

（4）生物体内各部位的 DNA 是相同的,但取材时以细胞易分散破碎的部分为主,如动物的肝脏、肾、血液、精液等。所有材料必须新鲜或放入 -20℃冰箱或液氮中冷冻保存。

（二）细菌 DNA 的提取

生物的大部分或几乎全部 DNA 都集中在细胞核或核质体中。真核细胞的 DNA 主要存在于细胞核中,与蛋白质相结合构成大小不一的染色体。而原核生物的 DNA 不与任何蛋白质相结合。因此细菌 DNA 的提取与真核细胞相比略有差别。

1. 实验材料 *E. coli* 菌株、培养箱、灭菌锅、超净工作台、旋涡振荡器、低温高速离心机、微量移液器、真空干燥器、37℃和 65℃恒温水浴锅、真空泵、恒温摇床、冰箱、小试管、50 mL 离心管、20 mL 离心管、0.5 mL 离心管、EP 管吸头、玻璃珠、无菌牙签。

2. 实验试剂

（1）LB 液体培养基和 LB 固体培养基。

（2）TE 缓冲液、CTAB/NaCl、10mg/mL 蛋白酶 K、10% SDS、5mol/L NaCl、氯仿－异戊醇混合液、酚－氯仿－异戊醇 (PCI) 混合液、异丙醇、70%乙醇、80%甘油、4mol/L 乙酸铵、10mg/mL RNaseA 酶、TE 缓冲液、裂解缓冲液。

3. 实验步骤

1）细菌 (*E. coli*) 染色体 DNA 提取（微量法）。

（1）从平板培养基上挑选单菌落接种至 LB 液体培养基,37℃振荡培养过夜。

（2）取培养液 1.5~3mL 于 EP 管中（可收集菌体细胞两次）,12 000r/min 离心 2min,弃上清液。

（3）菌体沉淀中加入 TE 缓冲液 560μL,使其重新充分悬浮（注意不要残留细小菌块）。

（4）加入 10% SDS 30μL 和 10 mg/mL 的蛋白酶 K 6μL,混匀,于 37℃保温 1h。

（5）加入 5mol/L NaOH 100μL,充分混匀。再加 CTAB/NaCl 溶液 80 μL,混匀,在 65℃条件下保温 10min。

（6）加入等体积（约 750μL）氯仿－异戊醇,混匀, 12 000 r/min 离心 5min。将上溶液转至一个新的 EP 管中（如果难以移出上清液,先用牙签除去界面物质）。

（7）加入等体积的酚－氯仿－异戊醇,混匀,室温 12 000 r/min 离心 5min,将上清液转至另一个新的 EP 管中。

（8）加入 0.6 倍体积的异丙醇（约 450μL），轻轻混匀直至 DNA 沉淀下来（室温静置 10 min，此时可见 DNA 的白色丝状物），4℃ 8 000 r/min 离心 10 min，弃上清液。

（9）用预冷的 70% 乙醇 1mL 洗涤沉淀，4℃ 12 000 r/min 离心 5min，弃上清液。

（10）在室温条件下倒置干燥 10~15min（或真空干燥），用 TE 缓冲液 60μL 溶解 DNA。

（11）加 10mg/mL RNaseA 酶 2μL，37℃水浴 20min，除去 RNA。

（12）取样品 5μL 进行 DNA 的纯度与含量测定。

（13）样品贮存在 4℃冰箱中，-20℃冰箱中可长期保存。

2）细菌 (E. coli) 染色体 DNA 提取（大量法）。

（1）从 LB 固体培养基中取少量新鲜培养物，接种于含有 150mL LB 液体培养基中，37℃振荡培养过夜。

（2）将细菌培养液转入 50 mL 离心管中，7 000r/min 离心 8min；弃上清液。如此重复若干次收集菌体。

（3）加入 TE 缓冲液 5~10mL，10% SDS 10mL（0.2g SDS/g 菌体）；充分混匀，65℃水浴 5~10 min，使之变成黏稠清亮的裂解液。

（4）加入 10% SDS 溶液 10 mL，65℃水浴处理 10min。

（5）加入等体积的饱和酚－氯仿 (1∶1) 混合液，充分振荡混匀，10 000 r/min 离心 10min。

（6）将上清液转移至另一离心管，加等体积的氯仿，充分混匀，10 000r/min 离心 10min，根据残留蛋白的量，可重复抽提一次。

（7）将上清液转移至另一离心管中，加 RNaseA 至终浓度为 50~100μg/mL，37℃作用 1h。

（8）加入等体积的氯仿，充分混匀，10 000r/min 离心 10 min。

（9）取上清液于无菌烧杯中，沿烧杯壁缓慢加入两倍体积的冷无水乙醇，用无菌玻璃棒搅拌，绕出 DNA。

（10）用 75% 的乙醇润洗玻棒上的 DNA，晾干，然后溶于 2mL 的 pH 8.0 的 TE 缓冲液中。

（11）取 5μL 样品进行 DNA 的纯度与含量的测定。

（12）样品贮存在 4℃冰箱中，-20℃冰箱中可长期保存。

4.注意事项

（1）酚－氯仿－异戊醇 (PCI) 溶液最好现配现用。如果该溶液提前配制，要在配制好的溶液上面覆盖一层 TE 缓冲液，以隔绝空气，在使用时应注意取下面的有机层。如发现酚已氧化变成红色，应弃之不用。

（2）吸头、离心管等应采用一次性用品，避免核酸污染。

（3）DNA 制备时应避免重组噬菌体或质粒的污染，所有制备质粒或噬菌体的材料都必须与染色体 DNA 材料分开。

（4）各操作步骤要轻柔，尽量简化操作，缩短提取过程，以减少各种有害因素对 DNA 的破坏。

（5）用酚－氯仿抽提 DNA 后，不要吸取中间层。

（6）取上清液时，不应贪多，以防非核酸类成分干扰。

（7）异丙醇、乙醇等要预冷，以减少 DNA 的降解，促进 DNA 与蛋白分相及 DNA 沉淀。

（8）染色体 DNA 提取过程中，从细胞裂解后，溶液都不能在旋涡振荡器上振荡或剧烈混合，离心时需用低速离心机。

（9）相对分子质量 M_r 大的 DNA 不太容易溶解，应适当延长溶解时间。

（10）RNase A 是一种高度碱基专一性酶，M_r 为 137 000，最适 pH 7.0~8.0，最适温度为 65℃。市售的 RNase A 是从胰脏中提取的，其中混杂有少量的 DNase，使用前必须经过处理。由于 RNase A 很耐热，而 DNase 不耐热，可以通过加热处理使 DNase 失活，而 RNase A 的活力会在缓慢冷却过程中得到恢复。所以在处理 RNaseA 样品时，切不可急于将管子取出，要缓慢冷却，否则变性 RNaseA 就不能很好地复性而使酶活性降低。

（11）DNA 样品溶于 TE 缓冲液，4℃或 -20℃保存。TE 缓冲液中的 DNA 通过螯合金属二价离子而抑制 DNase 的活性；TE 缓冲液的 pH 为 8.0，是为了降低 DNA 的脱氨反应。若 DNA 样品置于 -70℃可保存 5 年以上。冷冻样品从冰箱中取出时，必须立即置于碎冰上，使其缓慢解冻，以防止 DNA 分解断裂。

（12）除使用 LB 培养基外，细菌也可以在营养肉汤培养基中培养。

（三）质粒 DNA 的提取

质粒 (plasmid) 是一种除染色体外、具有双链闭合环状结构的 DNA 分子,大小从 1~200kb 不等,主要发现于细菌、放线菌和真菌细胞中。质粒具有自主复制能力,能使子代细胞保持它们恒定的拷贝数,可表达它携带的遗传信息。质粒通常含有编码某些酶的基因,其表型包括对抗生素的抗性、产生某些抗生素、降解复杂有机物、产生大肠杆菌素和肠毒素及某些限制性内切酶与修饰酶等。目前,质粒已广泛地用作基因工程中目的基因的运载工具——载体(vector)。从大肠杆菌中提取质粒 DNA 是一种分子生物学最基本的方法。质粒 DNA 的提取是依据质粒 DNA 分子较染色体 DNA 小,且具有超螺旋共价闭合环状的特点,从而将质粒 DNA 与大肠杆菌染色体 DNA 分离。分离质粒 DNA 的方法一般包括三个基本步骤:培养细菌使质粒扩增;收集和裂解细菌;分离和纯化质粒 DNA。普遍采用的碱变性法具有操作简便、快速、得率高的优点,其主要原理是利用染色体 DNA 与质粒 DNA 的变性与复性的差异而达到分离目的。当用氢氧化钠和十二烷基硫酸钠(SDS)处理时,菌体裂解,线性染色体 DNA 变性,而质粒的共价闭合环状 DNA(colvalent closed circular DNA, cccDNA) 的两条链不会相互分开。当加入中和液使外界条件恢复正常时,线性染色体 DNA 片段得以复性,与变性的蛋白质和细胞碎片缠绕在一起而沉淀,而质粒 DNA 双链又恢复原状,重新形成天然的超螺旋分子,并以溶解状态存在于液相中。经过苯酚-氯仿抽提、RNA 酶消化和乙醇沉淀等简单步骤去除多余的蛋白质和 RNA,所得纯化质粒 DNA 可满足细菌转化、酶切等要求。这里介绍碱法提取少量质粒 DNA 的实验方法。

1. 实验材料 含有质粒 DNA(Ampr) 的 DH5α 菌株、标准的 DNA Marker, 1.5mL EP 管、微量移液器、培养皿、试管、恒温振荡培养箱、台式高速离心机、高压灭菌锅、超净工作台、电子天平、琼脂糖凝胶电泳系统。

2. 实验试剂 所有的试剂均需高压灭菌(有机溶剂除外)。

(1)溶液 I:50mmol/L 葡萄糖, 25mmol/L Tris-Cl(pH 8.0), 10mmol/L EDTA(pH 8.0)。

(2)溶液 II:0.2mol/L NaOH(临用前用 10mol/L 贮存液稀释), 1% SDS。

(3)溶液 III:5mmol/L 乙酸钾 60 mL,冰乙酸 11.5mL,去离子水 28.5mL,pH5.2。所配成的溶液中钾离子的浓度是 3mol/L,乙酸根的浓度是 5mol/L。

(4)RNaseA:将 RNase A 溶于 10mmol/L Tris-Cl(pH7.5)、15mmol/L NaCl 中,配成 10mg/mL 溶液,于 100℃加热 15min 使混有的 DNA 酶失活。冷却后分装成小份保存于 -20℃。

(5)TE 缓冲液:10mmol/L Tris-Cl, 0.1mmol/L EDTA(pH8.0)。

(6)Tris-CL(pH 8.0) 饱和酚。

(7)氯仿-异戊醇 =24:1。

(8)无水乙醇、70% 乙醇。

(9)3mol/L NaAc (pH 5.2):50mL 去离子水中溶解 40.81g NaAc·3H$_2$O,用冰醋酸调 pH 至 5.2,加水定容至 100 mL,高压灭菌,4℃保存。

(10)LB/Amp:蛋白胨 10g、酵母粉 5g、NaCl 10 g 溶于 950mL 去离子水,用 5mol/L NaOH(约 0.2mL)调节 pH 至 7.0,加蒸馏水至总体积为 1L,高压灭菌 20min,冷却至 60℃时加入氨苄青霉素,终浓度为 50μg/mL。

(11)含 Amp 的 LB 固体培养基:LB 液体培养基中每升加 12g 琼脂粉,高压灭菌后冷却至 60℃左右,加入 Amp 储存液,使终浓度为 100μg/mL,摇匀后铺板。

3. 实验步骤

1)受体菌培养。

(1)将含有质粒的 DH5α 菌种接种在 LB 固体培养基氨苄抗性平板上,37℃培养 12~24h。挑取单菌落接种到 5mL 氨苄抗性 LB 液体培养基中 37℃振荡培养 12h,至细菌对数生长后期。

(2)取 1.5mL 过夜培养菌液倒入 1.5mL 离心管中,12 000 r/min 离心 1min。

(3)弃上清液,菌体沉淀重悬于 150 μL 溶液 I(需剧烈振荡),室温放置 5~10min。

2)质粒的提取。

(1)加入新配制的 250μL 溶液 II,快速温和颠倒混匀后,置冰浴 5min。

(2)加入 200μL 冰预冷的溶液 III,轻翻数次混匀,冰浴 5~10min,4℃下 12 000r/min 离心 10min。

(3)取上清液至新管,加入等体积氯仿抽提液(酚:氯仿:异戊醇 = 25:24:1),振荡混匀,4℃下 12 000r/min 离心 5min。

(4)将上层水相转管,加入 2 倍体积的冷无水乙醇, 1/10 体积 3mol/L NaAc (pH 5.2),混匀后置于 -20℃冰箱中 30min 以沉淀 DNA,4℃下 12 000r/min 离心 10min。

（5）用 1mL 70% 乙醇洗涤沉淀 1 次，4℃下 12 000r/min 离心 5~10min，室温干燥 DNA。

（6）将沉淀溶于适当体积的 TE 溶液（若进行酶切则溶于双蒸水），加 RNaseA 至终浓度为 20μg/mL，37℃处理 30min，保存于 -20℃待用。

（7）经适当浓度琼脂糖凝胶电泳仪检测质粒 DNA 提取结果。

（四）真菌染色体的提取

1. 实验原理　丝状真菌的细胞壁含有复杂的多糖物质，菌丝通常产色素，因此常常导致制备的染色体 DNA 样品中带有一定数量的多糖、色素以及成分不明的细胞壁物质。这些物质的存在会影响染色体 DNA 样品的限制性酶切、DNA 连接以及 PCR 反应。这些物质量的多少随菌种、培养基、菌丝生长状态和提取 DNA 时所用方法而不同。目前存在和使用的丝状真菌染色体 DNA 提取方法步骤大体相似，差别主要在于采用什么方法破坏丝状真菌的细胞壁。常用的破壁方法有冷冻干燥菌丝研磨法、酶解形成原生质球法、玻璃珠机械破壁法以及氯化苄法等。破壁之后以含高浓度 EDTA 的 SDS 溶液裂解细胞膜，再以酚 - 氯仿 - 异戊醇或者氯仿 - 异戊醇抽提，乙醇沉淀。

本实验采用冷冻干燥菌丝研磨法，用 SDS 裂解菌丝体，经异丙醇沉淀后重溶，再用氯仿、异戊醇处理，进一步去除蛋白，得到质量良好的染色体 DNA。

2. 实验主要仪器和材料试剂

（1）仪器和材料：恒温培养箱、台式高速冷冻离心机、恒温水浴箱、真空抽滤机、制冰机、旋涡振荡器、研钵、瑞氏木霉潮霉素抗性转化因子。

（2）实验试制：葡萄糖、酵母粉、生理盐水、液氮、EDTA、乙酸铵、RNase A、氯仿 - 异戊醇混合液、异丙醇、无水乙醇、70% 乙醇、NaAc、Tris-HCL 缓冲液、抽提缓冲液。

3. 实验步骤

（1）接种适量丝状真菌孢子悬液于丝状真菌基本培养基（添加 0.5% 葡萄糖、0.5% 酵母粉，pH 5.5）中，28~30℃，150r/min 振荡培养 36~40 h。

（2）采用真空抽滤法将菌丝从培养基中分离出来。菌丝体收集后，依次用无菌生理盐水、20mmol/L EDTA、生理盐水各洗涤菌丝体一次。

（3）将菌丝体置于预冷的研钵中，放入液氯中冷冻，研磨至细小粉末状。将收集好的菌体置于 5mL 离心管中，按照约每克菌体 4mL 抽提缓冲液的

比例加入抽提缓冲液；少量菌体可采用 1.5mL 离心管，加适量抽提缓冲液，以能振荡开为宜。

（4）盖紧离心管盖，旋涡混匀，65℃温浴 10~20min，每 2min 用力上下晃动离心管 30 s，使内容物混合均匀。

（5）加入 7.5mL 乙酸铵溶液 600μL，冰浴 8min，12 000 r/min 离心 5min，转移上清液至另一无菌的 5mL 离心管中。

（6）加入 0.1 倍体积的 3mL 的 NaAc 及 0.6 倍体积的异丙醇，颠倒混匀，冰浴 8min 后，12 000 r/min 离心 10 min，收集沉淀，弃上清液，用 TE 缓冲液 200μL 溶解沉淀。

（7）加入适量 RNaseA（终浓度 0.1μg/μL），65℃ 温浴 10 min（此步也可省略）。

（8）加入氯仿 - 异戊醇 (24：1)200μL 抽提一次、12 000r/min 离心 10 min 后，将上清液转入另一无菌的 1.5mL 离心管中。

（9）加入 0.1 倍体积的 3mol/L NaAc 以及 2.5 倍体积的无水乙醇，静置数分钟，以最大转速离心 8min 收集染色体 DNA。

（10）用 70% 乙醇洗涤一次，12 000 r/min。离心 2min，弃上清液，待乙醇挥发完全，用适量 TE 缓冲液溶解沉淀，-20℃保存备用。

4. 注意事项

（1）延长培养时间有助于提高菌丝收率，但易产生色素，需结合实验选择适当培养时间。

（2）用 20mmol/L EDTA 洗涤菌丝。可以浸出菌丝中的色素。

（3）研磨好的菌丝粉末放入抽提液中，置于旋涡振荡器上充分混匀，是获得高 DNA 收率的关键步骤。

（4）采用 7.5mol/L 乙酸铵的高盐溶液可防止在 SDS 作用下解聚的核 DNA 和组蛋白发生重聚。

（5）如果在用异丙醇沉淀 DNA 后的玻璃棒挑取代替离心沉淀，还会获得大于 50kb 的 DNA 样品。

（五）基因组 DNA 的检测

上述方法得到的 DNA 一般可以用作 Southern、RFLP、PCR 等分析。由于所用材料的不同，因此得到的 DNA 产量及质量均不同，有时 DNA 中含有酚类和多糖类物质，会影响酶切和 PCR 的效果。所以获得基因组 DNA 后，均需检测 DNA 的产量和质量（在后面的介绍中会进一步描述其方法）。

（1）DNA 溶液稀释 20~30 倍后，测定 OD_{260} 与 OD_{280} 的比值，明确 DNA 的含量及其质量。

（2）取 2.0~5.0 μL 在 0.7% 琼脂糖凝胶上电泳，检测 DNA 的分子大小。

（3）取 2.0 μg DNA，用 10 单位 Hind Ⅲ 酶切过夜，0.7% 琼脂糖凝胶上电泳，检测能否完全酶解（做 RFLP，DNA 必须完全酶解）。

如果 DNA 中所含杂质多，不能完全酶切，或小分子 DNA 多，可以用下列方法处理。

（1）选用幼嫩植物组织，可减少淀粉类的含量。

（2）酚 - 氯仿抽提，去除蛋白质和多糖。

（3）Sepharose 柱过滤，去除酚类、多糖和小分子 DNA。

（4）CsCl 梯度离心，去除杂质，分离大片段 DNA（可用作文库构建）。

二、RNA 的提取技术

（一）RNA 提取技术概论

RNA 是重要的核酸物质，是连接 DNA 与蛋白质的桥梁，对 RNA 的分析是一种重要的分子生物学方法。一个典型的哺乳动物细胞约含 0.01 ng RNA，其中 75%~80% 为核糖体 RNA(rRNA)，10%~15% 为转运 RNA(tRNA) 及核内小 RNA，这些 RNA 分子具有确定的大小和核苷酸序列，可用电泳、密度梯度离心、阴离子交换或高效液相层析等方法对其进行分离纯化，尤其是 rRNA 电泳后所出现的 3 条特征性带 28s、18s 和 5s，是判断总 RNA 纯度、浓度和完整性的重要依据。信使 RNA(mRNA) 仅仅占总 RNA 的 5%~10%，大小和核苷酸序列各不相同，从数百至数千碱基对不等。大多数真核细胞 mRNA 的 3' 端均有一个 polyA 尾，其长度一般足以吸附纤维素，可通过亲和层析法分离。分离 RNA 的方法很多，具体操作中可根据标本来源和最终用途选择合适的制备方法。Trizol 试剂一步分离 RNA 是近几年来实验室应用较为广泛的方法，该方法分离 RNA 的产率高，纯度好，RNA 不易降解，方法简便快速，一次可同时提取大批量样品 RNA，适用于一般实验室进行基因表达检测。

要成功提取细胞的 RNA，即要得到一定数量和高质量的 RNA，关键在于尽可能完全抑制或去除 RNase 的活性。因为，核糖残基易于被污染的 RNase 切割。由于 RNase 从裂解的细胞中释放出来且存在于皮肤上，故要小心防止玻璃器皿、操作平台以及浮尘中 RNase 的污染。目前尚无使 RNase 失活的简易办法。由于本身存在链内二硫键，使许多

RNase 可以抵抗长时间煮沸和温和变性剂的变性作用。而且变性的 RNase 可迅速重新折叠。另外，和大多数 DNase 不同的是，RNase 不需要二价阳离子激活，因此，难以通过在缓冲溶液中添加 EDTA 或其他金属离子螯合剂使其失活。因而 RNA 制剂中只要存在少量的 RNase 就会引起 RNA 在制备与分析过程和的降解，而所制备的 RNA 的纯度和完整性又可直接影响 RNA 分析的结果，所以 RNA 的制备与分析操作难度极大。

从细胞中分离 RNA，最重要的是从第一步开始就严格控制外源性的 RNase 的污染，同时还要最大限度地抑制内源性的 RNase，以尽量减小 RNA 的降解，所有 RNA 的提取过程中都有五个关键点，即：①样品细胞或组织的有效破碎；②有效地使核蛋白复合体变性；③对内源性 RNase 的有效抑制；④有效地将 RNA 从 DNA 和蛋白混合物中分离出来；⑤对于多糖含量高的样品还涉及多糖杂质的有效去除。但其中最关键的还是抑制 RNase 活性。

（二）实验原理

Trizol 试剂是在 Chomezynski 和 Sacchi 一步分离 RNA 方法基础上进行改进的复合试剂，含有高浓度强变性剂异硫氰酸胍和酚等成分，可迅速破坏细胞结构，使存在于细胞质及核中的 RNA 释放出来，并使核糖体蛋白与 RNA 分子解离。同时，高浓度异硫氰酸胍和 β- 巯基乙醇还可使细胞内的各种 RNA 酶失活，保护释放出的 RNA 不被降解。细胞裂解后的裂解溶液内除 RNA 以外，还有核 DNA、蛋白质和细胞残片，通过氯仿等有机溶剂抽提、离心，可将 RNA 与其他细胞组分分离开来，得到纯化的总 RNA。该试剂适用于从多种组织和细胞中快速分离总 RNA。

（三）准备工作

RNA 酶是导致 RNA 降解最主要的物质，其生物活性非常稳定，并且分布广泛，除细胞内源性的 RNA 酶外，环境中灰尘、各种实验器皿和试剂、人体的汗液以及唾液中均存在 RNA 酶。因此，在提取 RNA 的过程中最关键的因素是尽量减少 RNA 酶的污染，控制 RNA 酶对 RNA 的降解作用，包括去除外源性 RNA 酶的污染和抑制内源性 RNA 酶的活性。

1. 去除外源性 RNA 的影响——创造一个无 RNA 酶的环境

（1）洁净的实验室环境：①实验操作环境应洁净，避免空气中飞尘携带的细菌、霉菌等微生物产生

的外源性 RNA 酶污染；②在实验操作过程中，操作人员不得直接触摸试验器材及试剂，必须戴一次性手套；接触可能污染了 RNA 酶的物品后，应更换手套；③ RNase 的又一污染源是取液器，可根据取液器制造商的要求对取液器进行处理。一般情况下采用用 DEPC 配制的 70% 乙醇擦洗取液器的内部和外部。

（2）塑料、玻璃和金属物品的处理：①尽可能使用无菌、一次性塑料制品，已标明 RNase-free 的塑料制品，如没有开封使用过，通常没有必要进行处理，处理方法为将待处理的塑料制品用 0.1% 焦碳酸二乙酯 (DEPC) 水溶液浸泡过夜，高压蒸汽灭菌至少 30min，用合适的温度 (80~90℃) 烘烤至干燥，置于干净处备用；②玻璃和金属物品 200℃烘烤 2h 以上。

（3）溶液配制：配制的各种溶液应加 0.1% DEPC，37℃ 处理 12~16h，然后高压去除残留的 DEPC。不能高压灭菌的溶液，用经 DEPC 处理过的无 RNA 酶的去离子水配制，然后用 0.22μm 滤膜过滤除菌。

2. 抑制内源性 RNA 酶活性　主要利用 Trizol 等变性剂中特有的异硫氰酸胍、十二烷基肌氨酸钠、β- 巯基乙醇等协同作用，有效地抑制 RNA 酶的活力。

3. 实验材料

1）仪器：低温高速离心机、紫外分光光度计、匀浆器、陶瓷研钵、移液器、振荡器、玻璃刻度吸管（1mL、5mL、10mL）、Tip 尖、1.5mL 和 0.5mL EP 管、平皿、试管架。

2）试剂。

（1）无水 RNA 酶的配制：去离子水中加入 0.1% DEPC，37℃ 放置 12~16h，再高压灭菌 30min，去除残留的 DEPC。

（2）Trizol 试剂：各生物公司均有相关试剂盒，其中包括：变性液 2mol/L NaAc(pH 4.0)，酚：氯仿：异戊醇 (25：24：1)，TE 缓冲液（10mmol/L Tris·HCl，pH8.0 的 1mmol/L EDTA）。

（3）其他试剂：DEPC、氯仿、异丙醇、75% 乙醇（用 DEPC 水配制）。

4. 实验方法

1）样品的准备。

（1）组织样品的匀浆、变性：新鲜组织 500mL，以液氮迅速冷冻后，用陶瓷研钵磨碎；或加入适量变性液，用剪刀剪碎。加 Trizol 变性液 5mL（每 100mL 组织加 1mL 变性液或 Trizol 混悬，放入匀浆器中，冰浴下缓慢匀浆 15~20 次。

（2）细胞样品的收集、变性：①对于贴壁生长的细胞，弃培养液后，用 PBS 洗细胞表面 3 次，吸净上清，加变性液至培养瓶中（每 10^6~10^7 个细胞加变性剂或 Trizol 1mL），轻轻摇动至细胞裂解、液体变黏；②对于悬浮生长的细胞，离心 (1 200g × 10min) 收集后，PBS 洗涤细胞 3 次，弃上清，加入变性液振荡至细胞裂解，液体变黏；③如果不能马上提取 RNA，也可将细胞按常规方法收集后冻存于液氮或 -80℃冰箱备用（尽量 1 周内使用），直接加 Trizol 变性液冰浴至细胞裂解。

2）Trizol 试剂提取 RNA。

（1）将细胞裂解液转移到无 RNase 的 EP 管中。

（2）加入 1/10 体积的 2mol/L NaAc (pH 4.0)，颠倒 EP 管 4~5 次混匀。

（3）加入等体积酚：氯仿：异戊醇 (25：24：1)，颠倒 3~5 次后剧烈振荡 10s 充分混匀，置冰上 15min。

（4）4℃ 条件下，10 000 r/min 离心 20min。

（5）将上清液小心转移到无 RNase 的 EP 管中，加入等体积的异丙醇，-20℃放置至少 5min 以沉淀 RNA。

注意：不要吸取任何中间层物质，否则会出现 DNA 污染；如果组织中 RNA 的表达丰度较低. 可延长沉淀时间至 30min，以富集尽可能多的 RNA。

（6）4℃ 条件下，10 000 r/min 离心 10min。

注意：如果提取的 RNA 样品用于 RT-PCR，直接进行步骤（8），若用于其他实验，接步骤（6）往下进行。

（7）用 5mL 变性液重悬 RNA 沉淀至完全溶解，必要的话可水浴加热至 65℃助溶，加热时间尽可能短。

（8）加入等体积的异丙醇沉淀 RNA，置于 -20℃ 5min，然后 4℃、10 000 r/min 离心 10min。

（9）小心移去上清液，防止沉淀丢失。

（10）用 70% 乙醇洗涤两次，每次至少 1mL，4℃、10 000 r/min 离心 10min。

（11）尽可能彻底地吸走上清，防止丢失 RNA 沉淀。

（12）真空离心干燥 3~5min，或室温下自然晾干。

注意：不能太干，否则 RNA 很难溶解。

（13）沉淀用 30~50μL DEPC-TE 溶液溶解。如

发现沉淀较难溶解,68℃处理 10min。

3)总 RNA 的鉴定。

(1)RNA 的浓度测定:取适量 RNA 溶液,用蒸馏水做 200~500 倍稀释,以蒸馏水作为空白对照,读取紫外分光光度计 260nm 处光密度值。按下面的公式计算总 RNA 的浓度。

$$RNA 浓度 (\mu g/mL) = A_{260} 光密度值 \times 40 \times 稀释倍数$$

(2)RNA 纯度测定:将 RNA 样品作 200~500 倍稀释,以去离子水作空白对照,获取紫外分光光度计 260、280 及 230nm 波长下的光密度,计算其 A_{260}/A_{280} 及 A_{260}/A_{230} 的比值。纯 RNA 样品的 A_{260}/A_{280} 比值应接近 2.0。如低于 1.7,表明存在蛋白质污染。通常可以通过酚 - 氯仿 - 异戊醇再次抽提,小心抽吸离心后的上层水相,避免将混有蛋白质和 DNA 的中间相带到上层水相。因为酚抽提过程中,要丢失一部分 RNA,所以至酚抽提时应将样品用 DEPC 处理过的蒸馏水加大体积。

(3)RNA 的完整性检查:经典方法是通过甲醛变性琼脂糖凝胶电泳实施,快速检测可利用 1% 普通琼脂糖凝胶电泳检测。应用变性琼脂糖电泳分离总 RNA 后真核细胞 rRNA 中的 28S、18S 及 5S RNA 条带浓度较高,通常以 28S 和 18S EB 的显色强度比为 2:1 为无 RNA 降解。如果该比值逆转,则表明有 RNA 降解,因为 28S rRNA 可特征性降解为类似 18S 的 rRNA。

4)总 RNA 制品的保存:制备的总 RNA 制品中常常污染微量的 RNA 酶,造成总 RNA 制品降解失活。因此制备的总 RNA 制品,可以采用下列方法保存。

(1)水溶液保存法:RNA 可以制成水溶液或 0.5% SDS 溶液,适量分装,于 -80℃冰箱或液氮中存放。

(2)悬液保存法:RNA 的水溶液加入 3 倍体积的无水乙醇,适量分装,于 -80℃冰箱中保存,临用前取出一管,加入 1/10 体积 3mol/L NaAc(pH 4.0),4℃离心 12 000g×15min,重新溶于无 RNA 酶的水中。

比较以上两种方法,水溶液法方便,但稳定性较差。如果短期 (2~3 天) 内使用,可放于 -80℃冰箱内保存;如果保存过程较长,最好保存于液氮罐。悬液法较为可靠,保存时间长,但操作烦琐,可能会丢失部分 RNA。

5. 注意事项

(1)避免制备 RNA 的降解:制备组织总 RNA 时,组织的匀浆一定要充分,且保持在冰浴状态下进行。电泳检查 RNA 的完整性时,28S 与 18S 之比逆转或出现模糊的条带,则显示有 RNA 降解,应追查原因,并避免下次污染。

(2)溶液配制:DEPC 可与胺类迅速发生化学反应,不能用来处理含有 Tris 一类的缓冲液。

(3)量少的样品中加入无 RNase 糖原或 tRNA 可提高 RNA 的产率。

第三节　cDNA 文库的建立

一、cDNA 文库的构建概述

cDNA,也称为互补脱氧核糖核酸,是指包含一种生物体所有基因编码的 cDNA 分子的克隆群。它是以信使 RNA(mRNA) 为模板,在逆转录酶的催化作用下,形成的互补 DNA(Complementary DNA, cDNA)。之后将其与适当的载体 (常用噬菌体或质粒载体) 连接后转化为受体菌,则每个细菌含有一段 cDNA,并能繁殖扩增,这样包含着细胞全部信使 RNA(mRNA) 信息的互补 DNA(cDNA) 克隆集合即称为该组织细胞的 cDNA 文库。

cDNA 库可以分表达型和非表达型两类。表达型 cDNA 文库采用表达型载体。插入的 cDNA 片段可表达产生融合蛋白,具有抗原性或生物活性。这类 cDNA 库适用于哪些蛋白质的氨基酸序列目前尚不完全清楚,不能采用核苷酸探针筛选的目的基因。可采用能与表达产物发生特异性结合的抗体或化合物进行标记筛选。这类 cDNA 文库中最常用的是 λgt11cDNA 文库。非表达型 cDNA 库适用于那些采用核苷酸探针进行杂交筛选的基因。核苷酸探针可以是从部分蛋白质序列中推知的人工合成的寡核苷酸序列,也可以是同种或同属的已知的同源序列。这类 cDNA 库中常用的是 λgt10cDNA 文库。

还可根据载体的不同,将 cDNA 库分为质粒 cDNA 库和噬菌体 cDNA 库。前者包含的 cDNA 克隆数目较少,适于较高丰度的 mRNA;后者包含的 cDNA 克隆数目非常多,适用于那些低丰度和极低丰度的 mRNA。

与基因库相比,cDNA 文库显然要小得多,能够比较容易地从中筛选克隆得到细胞特异表达的基因(图 13-3-1)。但对于真核细胞来说,从基因组 DNA 文库获得的基因与从 cDNA 文库获得的不同,因为基因组 DNA 文库所含的是同时带有内含子和外显子的基因组基因,而从 cDNA 文库中获得的是已经过剪接、去除了内含子以后的 cDNA。另一方面,在体外重组 DNA 时,所采用的供体并非源于生物体的基因组,而是由 mRNA 所提供。在逆转录酶的催化作用下,mRNA 可在体外被逆向转录合成 DNA 拷贝,其脱氧核糖核苷酸序列与模板 mRNA 完全互补,因此这种以 mRNA 为模板、在体外由逆转录酶催化促进合成的单链 DNA,称之为互补 DNA(cDNA)。若再以 cDNA 为模板,在大肠杆菌 DNA 聚合酶 I 的作用下,可合成与 cDNA 互补的第二链,得到双链 DNA。由于 mRNA 制剂中包含有细胞的各种 mRNA 分子,因而被合成的 cDNA 产物将是细胞内各种 mRNA 拷贝的群体,将其和载体 DNA 重组,并转化到宿主细菌里,或包装成噬菌体颗粒,得到一系列克隆群体。每一个克隆只含一种 mRNA 的信息,足够数目克隆的总和则包含了细胞内全部 mRNA 的信息,这样的克隆群体就叫 cDNA 文库。

cDNA 文库在研究具体某类特定细胞中基因组的表达状态及表达基因的功能鉴定方面,使用方便,具有其特殊的优势。因此 cDNA 文库在个体发育、细胞分化、细胞周期调控、细胞衰老和死亡调控等生命现象的研究中具有更为广泛的应用价值,是研究工作中最常使用到的基因文库。

对于分子影像而言,cDNA 文库可以方便研究者更为直接地筛选到组织细胞中特异性表达产物的基因,而不用对整段基因进行测序筛选,大大减少了研究工作中的工作量。同时,利用 cDNA 文库的构建可以特异性地检测某基因在特定细胞中是否表达,对分子探针的合成具有重要意义。

自 20 世纪 70 年代中叶首例 cDNA 克隆问世以来,已发展了许多种提高 cDNA 合成效率的方法,并极大地改进了载体系统,目前 cDNA 合成试剂已商品化。cDNA 文库的构建包括 5 个阶段,分别是:① mRNA 的分离和纯化;② cDNA 双链的合成;③ cDNA 的甲基化;④ cDNA 与载体连接;⑤噬菌体的包装、转染及质粒 DNA 的转化。简易流程如图 13-3-2 所示。

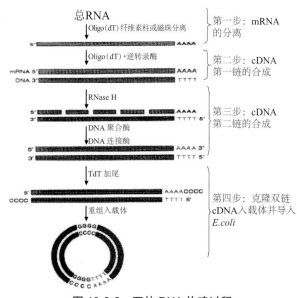

图 13-3-2　互补 DNA 构建过程

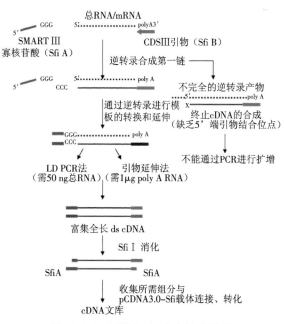

图 13-3-1　互补 DNA 文库构建原理

二、cDNA 的构建方法

(一)mRNA 的分离和纯化实验原理

真核生物 mRNA 的提取一般有两条途径:一条是先提取多聚核糖体,再将蛋白质与 mRNA 分开,即利用抗原抗体的反应,将含量极微的、特异的

mRNA 提取出来。因为,没有合成完的蛋白质还停留在多聚核糖体上,这些新生肽链能与完整蛋白质的抗体发生抗原抗体的反应。因此,可以选择性沉淀特异的 mRNA。另外一条是提取细胞总 RNA,然后利用寡聚脱氧胸腺嘧啶核苷酸纤维素柱层析或磁捕获杂交法把 mRNA 与其他的 RNA,如与转运RNA、核糖体 RNA 等分开。因为,几乎所有的mRNA 的 3'端都具有一串可长至 200 bp 的Poly(A) 序列,而 tRNA 和 rRNA 上都没有这样的结构,这就为 mRNA 的分离纯化提供了极为便利的条件。纤维素柱层析法是较早发展起来的方法,其程序为:将寡聚脱氧胸腺嘧啶共价交联在纤维素分子上,制成 oligo(dT) 型纤维素亲和层析柱,然后将细胞总 RNA 的制备物上柱分离,其中 mRNA 分子通过其 poly(A) 结构与 oligo(dT) 特异性碱基互补而挂在纤维素柱上,而其他的非 mRNA 分子 (如 tRNA、rRNA 和 snRNA) 则流出柱外。最终用含有高浓度盐的缓冲液打断 A-T 氢键将 mRNA 从柱子上洗脱下来,从而纯化得到在细胞总 RNA 中含量只有 1%~2% 的 mRNA。磁捕获杂交法分离 mRNA,是基于磁性分离的原理,利用生物素 (biotin) 与链霉抗生物素蛋白 (streptavidin) 的亲和性结合及磁性吸附分离两种技术发展起来的,已广泛应用于分离纯化真核生物的 mRNA。目前,一些相关分离试剂盒已经上市。例如,Promega 公司和 New England Biolabs 公司的产品。其原理是首先在细胞、组织裂解物或总RNA 溶液中直接加入连接着生物素的 oligo(dT) 探针。这些 oligo(dT) 既会特异地与大多数真核生物中成熟 mRNA 的 poly(A) 杂交。接着加入包裹着链霉抗生物素蛋白的顺磁颗粒 (sA-PMPs)。通过生物素与链霉抗生物素蛋白的亲和性结合,形成 RNA-oligo(dT)-SA-PMPs 复合体,复合体被顺磁颗粒捕获,结合在固定相上。然后,用一个磁性架吸附复合体,除去上清液后,清洗复合体,mRNA 最后用无核酸酶的洗液从固相洗脱下来。这种方法可从多种生物材料总 RNA 中提取 mRNA,产量较高,时间较短,完整 mRNA 回收率高,所得 mRNA 不含任何核酸杂质,但这只适合于含 poly(A+)mRNA 的富集。

原核生物的 mRNA 由于存在含量少、半衰期短及绝大多数细菌 3'端无 poly(A) 序列等特点,使得mRNA 在众多 tRNA 和 rRNA 存在的情况下难以分离。这给 mRNA 的纯化及单链 cDNA 分子的合成带来了极大的困难。对于原核生物的 mRNA,Am-bion 公司近年来应用夹心磁捕获杂交的原理,研制出了 MICROBE ExpressTM 试剂盒。该试剂盒具有广谱性,对一些革兰氏阳性和革兰氏阴性菌均适用,它能从总 RNA 中除去多于 95% 的 16S 和 23SrRNA,但不能除去小分子 RNA,如 tRNA 和 5SrRNA。

为了避免 RNase 的污染,在实验中所用的全部溶液、玻璃器皿、塑料制品等都需要特别处理。在所有 RNA 实验操作中,操作者必须戴塑料手套和口罩。另外,在研究基因的表达丰度时,为了尽可能地保持实验设计所需要的 mRNA 的表达模式,还可以在组织或细胞中加入 RNA 的固定剂和保护剂,在真核生物中,一般用 RNAlater(QIAGEN 公司,美国);而对于细菌来说,则选用 RNA protect bacteriareagent(QIAGEN 公司,美国)。

（二）mRNA 的分离和纯化方法

【方法 1】纤维素柱层析法

1. 试剂准备

（1）3mol/L 醋酸钠 (pH 5.2)。

（2）0.1mol/L NaOH。

（3）1× 上样缓冲液:20mmol/L Tris-HCl(pH 7.6)，0.5mol/L NaCl，1mol/L EDTA(pH 8.0)，0.1% SLS(十二烷基硫酸钠。配制时可先配制 Tris-HCl(pH 7.6)、NaCl、EDTA(pH 8.0) 的母液,经高压消毒后按各成分确切含量,经混合后再高压消毒,冷却至 65℃时,加入经 65℃温育 30min 的 10% SLS 至终浓度为 0.1%。

（4）洗脱缓冲液:10mmol/L Tris-HCl(pH 7.6)，1mmol/L EDTA(pH 8.0)，0.05% SDS。

（5）无水乙醇,70% 乙醇。

（6）DEPC (0.1 % 焦碳酸二乙酯)。

2. 操作步骤

（1）将 0.5~1.0g 寡聚纤维素悬浮于 0.1mol/L 的NaOH 溶液中。

（2）用 DEPC 处理的 1mL 注射器或适当的吸管,将寡聚 (dT)-纤维素装柱 0.5~1mL,用 3 倍柱床体积的 DEPC H_2O 洗柱。

（3）使用 1× 上样缓冲液洗柱,直至洗出液 pH值小于 8.0。

（4）将 RNA 溶解于 DEPC H_2O 中,在 65℃中温育 10min 左右,冷却至室温后加入等体积上样缓冲液,混匀后上柱,立即收集流出液。当 RNA 上样液全部进入柱床后,再用 1× 上样缓冲液洗柱,继续收集流出液。

（5）将所有流出液于65℃加热5min，冷却至室温后再次上柱，收集流出液。

（6）用5~10倍柱床体积的1×上样缓冲液洗柱，每管1mL分部收集，OD_{260}测定RNA含量。前部分收集管中流出液的OD_{260}值很高，其内含物为无Poly(A)尾的RNA。后部分收集管中流出液的OD_{260}值很低或无吸收。

（7）用2~3倍柱容积的洗脱缓冲液洗脱Poly(A+)RNA，分部收集，每部分为1/3至1/2柱体积。

（8）OD_{260}测定Poly(A+)RNA分布，合并含Poly(A+)RNA的收集管，加入1/10体积3mol/L NaAc(pH5.2)、2.5倍体积的预冷无水乙醇，混匀，-20℃放置30min。

（9）4℃离心，10 000r/min×15min，小心吸弃上清。用70%乙醇洗涤沉淀。4℃离心，10 000r/min×5min，弃上清，室温晾干。

（10）用适量的DEPC H_2O溶解RNA。

3. 注意事项

（1）整个实验过程必须防止RNase的污染。

（2）步骤（4）中将RNA溶液置65℃中温育然后冷却至室温再上样的目的有两个，一个是破坏RNA的二级结构，尤其是mRNA Poly(A+)尾处的二级结构，使Poly(A+)尾充分暴露，从而提高Poly(A+)RNA的回收率；另一个目的是能解离mRNA与rRNA的结合，否则会导致rRNA的污染。所以此步骤不能省略。

（3）十二烷基肌氨酸钠盐在18℃以下溶解度下降，会阻碍柱内液体流动，若室温低于18℃最好用LiCl替代NaCl。

（4）寡聚(dT)-纤维素柱可在4℃贮存，反复使用。每次使用前应该依次用NaOH、灭菌ddH_2O、上样缓冲液洗柱。

（5）一般而言，10^7哺乳动物培养细胞能提取1~5μg Poly(A+)RNA，约相当于上柱总RNA量的1%~2%。

【方法2】磁捕获杂交法

1. 仪器和材料　仪器：培养箱、离心机、水浴锅、磁分离架、离心管(无RNase)、微量移液器、Eppeendorf管(无RNase)、吸头(无RNase)、冰箱、冰盒、一次性手套。材料：分离好的RNA。

2. 实验试剂　DEPC处理水，5%乙醇，原生质体缓冲液，裂解缓冲液，RNA保护剂(RNA protect bacteria reagent，QIAGEN公司，美国)，75%无水乙醇，TE缓冲液，Biotin-oligo(dT)$_{18}$探针、链霉抗生物素蛋白磁珠(streptavidin paramagnetic particles，SA-PMPs)，结合/洗涤缓冲液，低盐缓冲液，洗脱缓冲液。

3. 实验步骤

（1）准备65℃水浴。

（2）将低盐缓冲液放在冰浴中。

（3）将biotin-(dT)$_{18}$溶解于结合/洗涤缓冲液500μL中，使其终浓度为8pmol/L。

（4）吸取链霉抗生物素蛋白磁珠125μL(500μg)到无RNase的洁净离心管中(用于100μg总RNA中mRNA的分离)，再加入洗涤缓冲液100μL并旋涡混匀使磁珠悬浮。将离心管放入磁分离架约30s使磁珠沉在离心管壁的一侧，弃去上清液。

（5）加biotin-(dT)$_{18}$溶液25μL到磁珠中并旋涡混匀使磁珠悬浮。室温孵育5min并不时用手摇动。接着加入磁场，并弃去上清液。

（6）加入洗涤缓冲液100μL清洗磁珠。旋涡混匀使磁珠悬浮。接着加入磁场，并弃去上清液。重复此步骤。

（7）将总RNA 100μg溶解在结合缓冲液50μL中，65℃水浴5min，接着冰浴3min。

（8）将总RNA样品加到在步骤（6）中准备好的磁珠中。旋涡混匀使磁珠悬浮，室温孵育10 min并不时用手摇动。

（9）加入磁场，并弃去上清液。加入洗涤缓冲液100μL，旋涡混匀使磁珠悬浮。加入磁场，并弃去上清液。用新鲜的洗涤缓冲液重复此步骤。

（10）加入预冷的低盐缓冲液100μL到磁珠中，旋涡混匀使磁珠悬浮。接着加入磁场，并弃去上清液。

（11）加入预热的洗脱缓冲液25μL，旋涡混匀使磁珠悬浮，接着在室温中预热2min。

（12）加入磁场，将上清液转移至另一洁净的无RNase的离心管冲。

（13）用新鲜的洗涤缓冲液35μL重新洗脱。加入磁场，并将此洗脱液与步骤（12）的mRNA洗脱液合并。

（14）将样品保存于-80℃冰箱中。

4. 注意事项

（1）外源性的RNase存在于操作人员的手、汗、唾液等中，也现存在于灰尘中。其他分子生物学实验中也可能使用 RNase。这些外源性的 RNase 可污染玻璃制品、塑料制品、电泳槽、研究人员的手及各种试剂。各种组织和细胞中则含有大量内源性的 RNase。mRNA 很容易被 RNase 降解。因此，在 mRNA 制备过程中要严格防止 RNase 的污染，并设法抑制其活性。

（2）焦碳酸二乙酯 (diethylpyrocarbonate, DEPC) 是一种强烈但不彻底的 RNase 抑制剂。它通过和 RNase 的活性基团组氨酸的咪唑环结合使蛋白质变性，从而抑制酶的活性，在分子生物学实验中广泛应用于去除 RNase 的污染。DEPC 有致癌嫌疑，因此，整个操作过程都必须戴手套小心操作。

（3）所有的玻璃器皿均应在使用前于 180℃ 的高温下干烤 6h 或更长时间。

（4）塑料器皿可用 0.1% DEPC 处理水浸泡或用氯仿冲洗。注意：因为有机玻璃器具可被氯仿腐蚀，故不能使用氯仿冲洗。

（5）有机玻璃的电泳槽等可先用去污剂洗涤，重蒸馏水冲洗，乙酸干燥。然后于室温浸泡在 3% H_2O_2 10 min，再用 0.1% DEPC 处理水冲洗，晾干。

（6）配制试剂时要用高温灭菌的水和 RNA 研究专用的化学试剂，用干烤过的药匙称取试剂，将溶液装入无 RNase 的玻璃器皿。若可能，溶液均应用 0.1% DEPC 于 37℃ 至少处理 12h 然后于 1.034×10^5Pa 的高压蒸汽灭菌 15min 以除去残留的 DEPC。不能高压灭菌的试剂，应当用 DEPC 处理过的无菌重蒸水配制，然后经 0.22μm 滤过膜过滤细菌，DEPC 处理水经高压灭菌后已不含 DEPC，使用时应避免 RNase 的污染。注：DEPC 可与胺类迅速发生化学反应，因此不能用于处理含有 Tris 的缓冲液。

（7）在准备分离和分析 RNA 的材料和溶液时，涉及 RNA 的一切操作过程都要求操作人员戴一次性口罩、帽子、手套，实验过程中手套要勒紧。在 RNA 提取过程中，尽量少交谈。

（8）工作区域应与进行普通微生物实验的区域，特别是与用于细菌接种、培养基和试剂配制的区域分离开，通常认为这些区域富含 RNase。

（9）如有可能，使用标有"无 RNase"的商品试管吸头、溶液和水。通常新的无菌处理过的塑料试管和吸头无 RNase。

（10）RNA 样品不要过于干燥，否则很难溶解。

（三）cDNA 双链的合成方法

1.cDNA 第一链的合成方法　cDNA 第一链的合成：在 cDNA 文库的构建中，常采用两种方法合成 cDNA 的第一条链。一种方法是 oligo(dT) 引导的 cDNA 合成法，该法同样也利用了 mRNA 特殊的末端结构——poly(A) 尾。以 oligo(dT) 为引物，在逆转录酶催化作用下合成与 mRNA 互补的 cDNA 第一链。有些大分子的 mRNA 分子过长，用 oligo(dT) 作引物的逆转录难以到达 mRNA 的 5' 端。这是该方法的一个不足之处。为了解决这一问题，发展出了另外一种合成 cDNA 第一条链的方法，即用随机引物引导的 cDNA 合成法，其原理是根据许多可能的序列，合成出 6~10 个核苷酸组成的寡核苷酸片段 (混合物)，作为第一链合成的引物。在这种情况下，cDNA 的合成可以从 mRNA 的许多位点同时开始。研究证实，用这种方法比较容易克隆得到长的 mRNA 分子。

2.cDNA 第二链的合成方法　cDNA 第二链的合成：在合成了 cDNA 的第一条链以后，有多种方法合成与其互补的 cDNA 的第二条链，下面将逐一介绍。

（1）自我引导的合成法：该法是在合成了 cDNA 第一链后，用碱处理 mRNA-cDNA 杂交分子，使 mRNA 水解，解离的第一链 cDNA 3' 端回折形成发夹环 (hair pin loop) 结构，并以此作为合成 cDNA 第二链的引物合成双链 cDNA，这样合成的双链 cDNA 带有发夹环结构，可用 S1 核酸酶切除，但这种切割作用会导致包括发夹环在内的部分 cDNA 序列信息的丢失，由于这个原因，现在已较少采用这种方法合成 cDNA 的第二条链。

（2）置换合成法：是在 mRNA-cDNA 杂交分子形成后，用大肠杆菌 RNase H 降解杂交分子中的 mRNA 链，将其水解为许多短片段。这些短片段依然结合在 cDNA 的第一条链上，正好作为引物在大肠杆菌聚合酶 I 的作用下合成 cDNA 的第二条链。这样合成的结果是杂交链上的 mRNA 链完全被 DNA 片段取代，剩下的 DNA 片段之间的缺口可由 DNA 连接酶连接，形成完整的 cDNA 第二链，仅在 5' 端留下一极小的空缺，如图 13-3-3 所示。使用 RNase H 合成 cDNA 第二链的方法，实际效果要比用 S1 核酸酶的方法强得多，因为它能够得到几乎完整的 mRNA 序列信息。

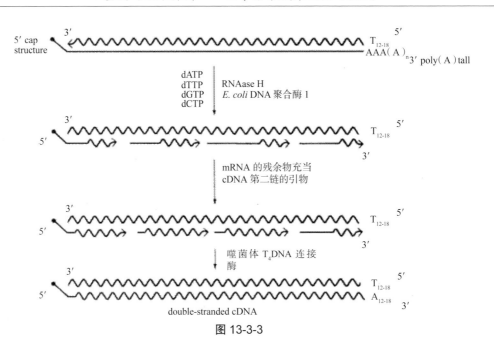

图 13-3-3

（3）同聚物加尾法：同聚物加尾法也用 oligo(dT) 作引物，在逆转录酶催化作用下合成 cDNA 的第一条链后，通过碱水解去掉 RNA 链，再经末端转移酶作用加上若干个单核苷酸，如 dG，随后使用一段合成的 oligo(dC) 作为引物在 DNA 聚合酶催化作用下合成 cDNA 的第二链，最后形成与 mRNA 相对应的完整的双链 DNA(cDNA)，其一端为 oligo(dC)-oligo(dG) 双链片段，另一端则为 oligo(dT)-oligo(dA) 双链片段。如图 13-3-4 所示。

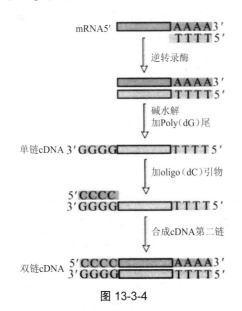

图 13-3-4

（四）cDNA 双链的合成步骤

1. 第一链的合成

1）试剂为 [α-^{32}P]dCTP(大于 400Ci/mmol)，ED-TA(50mmol/L 和 200mmol/L)，TE-饱 和 酚：氯 仿 (1∶1)，7.5mmol/L NH$_4$Ac，乙醇 (100% 和 70%)，TE 缓冲液。

2）操作步骤。

（1）取一灭菌的无 RNA 酶的 eppendorf 管，加入 RNA 模板和适当引物，每微克 RNA 使用 0.5μg 引物 (如使用 Not I 引物接头，使用 0.3μg)，用 H$_2$O 调整体积到达 15μL，70℃处理 5min，冷却至室温，离心使溶液集中在管底，再依次加入：① 5× 第一链缓冲液 5μL；② RNasin 25U；③ MLV 反转录酶 200μU；④ H$_2$O 调至总体积 25μL。

（2）用手指轻弹管壁，吸取 5.0μL 至另一个 eppendorf 管，加入 2.0~5.0μL[α-^{32}P]dCTP(大于 400 Ci/mmol)，进行放射性活性测定。

（3）37℃ (随机引物) 或 42℃ (其他引物) 温浴 1h。

（4）取出置于冰上。

（5）掺入测定的 eppendorf 管加入 95μL 50mmol/L EDTA 终止反应，并使总体积为 100μL。可取 90μL 进行电泳分析 (先用苯酚抽提)，另 10μL 进行同位素掺入放射性活性测定。

（6）第一链合 eppendorf 管可直接用于第二链合成。

3）注意事项：以上 25μL 反应总体积中所用 RNA 量为 1.0μg，如扩大反应体积，5μg RNA 使用 125μL 总体积进行合成。

2. 第二链的合成

（1）取第一链反应液 20μL，再依次加入：① 10× 第二链缓冲液 20μL；② DNA 聚合酶 I 23U；③ RNase H 0.8U；④ H_2O 加至终体积为 100μL。

（2）轻轻混匀，如需进行第二链同位素掺入放射性活性测定，可取出 10μL 至另一个 EP 管，加入 2.0~5.0 μCi[α-^{32}P] dCTP。

（3）14℃温浴 2h(如需合成长于 3kb 的 RNA，则需延长至 3~4h)。

（4）掺入测定 EP 管中加入 90μL 50mmol/L EDTA，取 10μL 进行同位素掺入放射性测定，余下的可进行电泳分析。

（5）cDNA 第二链合成离心管反应液 70℃处理 10min，低速离心后置冰上。

（6）加入 2.0U T4 DNA 聚合酶，37℃温浴 10min。

（7）加入 10μL 200 mmol/L EDTA 终止反应。

（8）用等体积酚－氯仿抽提 cDNA 反应液，离心 2min。

（9）水相移至另一 eppendorf 管，加入 0.5 倍体积的 7.5 mmol/L 醋酸铵 (或 0.1 倍体积的 1.5 mmol/L 醋酸钠，pH5.2)，混匀后再加入 2.5 倍体积的冰乙醇 (-20℃)，-20℃放置 30min 后离心 5min。

（10）小心丢去上清液，加入 0.5mL 冰冷的 70% 乙醇。

（11）小心移去上清液，干燥沉淀。

（12）沉淀溶于 10~20μL TE 缓冲液。

（五）cDNA 的甲基化步骤

（1）在 cDNA 样品中加入以下试剂：2 mol/L Tris-HCl (pH8.0) 5μL，5 mol/L NaCl 2μL，0.5 mol/L EDTA(pH8.0) 2μL，20 mmol/L S-腺苷甲硫氨酸 1μL，加 H_2O 至 96μL

（2）取出两小份样品 (各 2μL) 至 0.5mL 微量离心管中，分别编为 1 号和 2 号，置于冰上。

（3）在余下的反应混合液中加入 2μL EcoR I 甲基化酶 (80 000 U/mL)，保存在 0℃直至步骤 4 完成。

（4）再从大体积的反应液中吸出另外两小分样品 (各 2μL) 至 0.5mL 微量离心管中，分别编为 3 号和 4 号。

（5）在所有四小份样品中加入 100 ng 质粒 DNA 或 500 ng 的 λ 噬菌体 DNA。这些未甲基化的 DNA 在预实验中用作底物以测定甲基化效率。

（6）所有四份小样实验反应和大体积的反应均在 37℃温育 1h。

（7）于 68℃加热 15min，用酚－氯仿抽提大体积反应液一次，再用氯仿抽提一次。

（8）在大体积反应液中加入 0.1 倍体积的 3mol/L 乙酸钠 (pH5.2) 和 2 倍体积的乙醇，混匀后贮存于 -20℃直至获得小样反应结果。

（9）按下述方法分析 4 个小样对照反应：①在每一对照反应中分别加入 0.1mol/L $MgCl_2$ 2μL 和 10× EcoR I 缓冲液 2μL，加 H_2O 至 20μL；②在 2 号和 4 号反应管中分别加入 20U EcoR I；③四个对照样品于 37℃温育 1h，通过 1% 琼脂糖凝胶电泳进行分析。

（10）微量离心机以最大速度离心 15min(4℃) 以回收沉淀 cDNA。弃上清，加入 200μL 70% 乙醇洗涤沉淀，重复离心。

（11）用手提式微型探测器检查是否所有放射性物质均被沉淀。小心吸出乙醇，在空气中晾干沉淀，然后将 DNA 溶于 29μL TE(pH8.0)。

（12）尽可能快地进行 cDNA 合成的下一阶段。

（六）cDNA 与载体连接

1. 原理　构建 cDNA 文库最常用的载体是的 λgt10 和 λgt11 两种，其酶切图谱如图 13-3-5、图 13-3-6 所示。

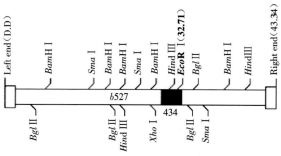

图 13-3-5　λgt10 载体酶切图谱

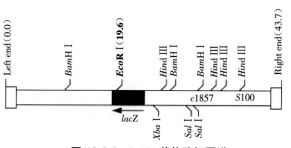

图 13-3-6　λgt11 载体酶切图谱

这两种载体都有供外源 cDNA 片段插入的 EcoR I 位点。上一步骤得到的双链 DNA 为平头末端要在其两边加上 EcoR I 连接子，然后经过 EcoR I 酶切消化，产生两个 EcoR I 黏性末端后与载体相连接。

在加上 EcoR I 连接子之前，cDNA 需要经过 EcoR I 甲基化酶甲基化，以免在酶切产生黏性末端时 cDNA 内部的 EcoR I 位点被切开。

如果构建表达型 cDNA 库，必须采用 3 种长度的连接子，每种长度相差两个核苷酸，以保证插入片段能有一种正常的阅读框架，表达出融合蛋白。

cDNA 片段与连接子连接后，经过凝胶电泳或柱层析分离，可将过量的未被连接的连接子及一些小的 cDNA 片段除去。

cDNA 片段末端经过处理后，可与载体进行连接。由于 cDNA 大小不均一，很难确定其克隆分子浓度，因此，在与载体连接时需要进行摸索试验，以确定 cDNA 与载体的最佳摩尔数比率。另外，为防止自身连接，使用脱磷酸的噬菌体左右臂效果更好。

　　2. 具体操作方法

　　1）cDNA 与连接子的连接：在 cDNA 与连接子进行连接之前，cDNA 需经过 T4 噬菌体 DNA 聚合酶补平末端。

（1）将 cDNA 溶液于 68℃ 加热 5min，以展开 DNA 末端单链结构，冷却至 37℃。

（2）加入 5×T4 噬菌体 DNA 聚合酶缓冲液 10μL：90mmol/L $(NH_4)_2SO_4$，0.33mol/L $MdCl_2$，50mmol/L β-巯基乙醇，4 种 dNTP 混合物（各为 5mmol/L）5μL。

（3）加水至 50μL，再加入 1~2U T4 噬菌体 DNA 聚合酶 (500U/mL)，37℃ 保温 15min。

（4）然后加入 1μL 0.05mmol/L EDTA(pH8.0)，以终止反应。

（5）用酚 - 氯仿抽提样品，用 Sephadex G-50 层析除去未掺入的 dNTP。

（6）乙醇沉淀，再将 cDNA 溶于 13μL 10mmol/L Tris-HCl(pH7.6) 缓冲液中。

（7）向其中加入：10× 连接缓冲液，磷酸化的 EcoR I 连接子 (800~1 000ng)，T4 噬菌体 DNA 连接酶 (10 000U/mL)，10mmol/L ATP。混匀后，16℃ 保温 8~12h。

（8）68℃ 加热 15min，以灭活连接酶，冰浴 2min。

（9）然后加入：10×EcoR I 酶缓冲液，H_2O，EcoR I 酶。混匀后 37℃ 保温 2h。

（10）用酚 - 氯仿抽提，乙醇沉淀，将 cDNA 溶于 20μL TE(pH7.6) 中，60℃ 加热 10min，终止反应。

　　2）cDNA 的分部分离：加上连接子之后，cDNA 需要经过 Sepharose CL-4B(27cm×0.3cm) 层析分离，以去除未连接的 EcoR I 连接子和 500bp 以下的 cDNA 片段。

（1）向反应液中加入 2μL 10× 上样缓冲液。

（2）用含 0.1mol/L NaCl 的 TE(pH7.6) 彻底洗涤 Sepharose CL-4B 柱层析。

（3）分部收集流出液，每管约 200μL，至收集液无放射性为止。

（4）从每管中取出 2μL 进行放射性测定，绘制洗脱液曲线。收集洗脱液峰值中间部分进行乙醇沉淀，再将样品溶于 20μL 10mmol/L Tris-HCl(pH8.0) 缓冲液中。测定 cpm 值可得出与载体连接的 cDNA 产量。

　　3）cDNA 与载体连接：在一个小管中加入：cDNA 100ng，λgt10 或 λgt11 1μg，10×T4 噬菌体 DNA 连接酶缓冲液 2μL。加水至 19μL 混匀，42℃ 保温 15min，使 λ 噬菌体 DNA 退火，然后冰浴 2min 加入 1μL 20 韦氏单位 T4 噬菌体 DNA 连接酶 (20 000U/mL)，于 14℃ 连接过夜。

（七）噬菌体的包装、转染及质粒 DNA 的转化

如果采用质粒 DNA 做载体，cDNA 与载体连接后可直接转染宿主细胞，建立 cDNA 库。若采用噬菌体为载体，必须经过体外包装，形成噬菌体颗粒，感染宿主菌。包装蛋白来自大肠杆菌 BHB2690 和 BHB2688 抽提液。对于 λgt10 选用置 E. coli BNN 102 宿主菌。没有外源基因插入的载体在此菌中不能生长。对于 λgt11 载体则选用 E. coli Y1090 为宿主菌，通过蓝白斑确定有无外源基因插入。

包装后必须测定噬菌体的效价，只有达到一定的效价，才能大规模地进行包装、转染，一旦 cDNA 文库建立，应进行效价测定并扩增。扩增后的 cDNA 文库可长期保存，并多次筛选。

包括以下三个步骤：

（1）体外包装：从 -70℃ 取出包装蛋白，放在冰浴中融化，待包装蛋白混合物完全融化后，立即加入 cDNA 进行包装。反应完成后加入 500μL SM 及 1 滴氯仿，轻轻混匀，冰浴保存。

（2）转染大肠杆菌：将上述包装好的噬菌体分别

稀释 100 倍和 1 000 倍,各取 1μL 转染预先以 SM 处理的宿主菌,测定效价,对于 λgt10 噬菌体,选用 E. coli BNN102 为宿主菌。对于 λgt11 噬菌体选用 E. coli Y1090 为宿主菌。

测定效价后,将剩余噬菌体全部转染宿主菌。由于包装噬菌体不稳定,所以最好第二天将剩余噬菌体涂板。

（3）cDNA 文库的扩增:对上述构建的 cDNA 文库,可直接进行筛选;但最好进行扩增,以便于进行多次筛选,并可进行长期保存。对于 λgt10 cDNA 库,用 E. coli BNN102 菌株进行扩增,对于 λgt11 cDNA 库,应在 E. coli Y1090 菌株中扩增。

操作过程:①取 10^5 个噬菌体转染宿主菌,铺板,保温后,加 15mL SM,室温振荡 2h;②回收 SM, 4℃ 7 000r/min 离心 30min 以除去细胞碎片。分装上清,每管 1mL,各加 20~30μL 氯仿,紧塞管塞于 4℃保存, cDNA 文库可在数月内保持稳定。如长期保存,应加入终浓度为 7%的二甲基亚砜,保存于 -70℃。

目前,cDNA 文库的应用比较广泛,特别是对于基因序列未知的组织特异性蛋白质的研究,cDNA 文库的构建和应用成为必要。现在,许多试剂公司已有 mRNA 提取试剂盒以及 cDNA 文库合成试剂盒出售。节省了准备实验试剂所需要的时间,给实验工作者带来方便。

（八）DNA 文库的筛选

1. 实验目的 通过本实验了解和掌握从 cDNA 文库筛选所需要的 DNA 克隆的方法和技术。

2. 实验原理 cDNA 文库包括能表达成蛋白质的 DNA 序列。可以使用质粒或 λ 噬菌体。在本实验中将集中讨论 λ 噬菌体 cDNA 文库的筛选。噬菌体文库相比质粒文库有一定的优点:噬菌体能够产生清晰的噬菌斑,这对筛选杂合子有所帮助,而质粒文库筛选结果却很混乱（当然噬菌体文库也有它的缺点,例如筛选之后,cDNA 插入片段需从原始载体上切下并且亚克隆至质粒上做进一步的分析）。噬菌体 cDNA 文库有两种亚型:表达文库,它能够产生蛋白;非表达文库,它不能够产生蛋白。对于前者而言,所要基因的确定可直接通过相应的抗体来实现;而对于后者,就需要标记了放射性同位素或酶如辣根过氧化物酶来筛选的 DNA 探针。

3. 实验仪器、材料与试剂

1）仪器:冷冻超速离心机、水浴锅、真空干燥箱、恒温温箱。

2）材料。

（1）顶层琼脂:0.65%琼脂糖溶于 NZCY 培养基中。

NZCYM 琼脂平板:950mL 水,10g 酪蛋白酶解产物, 5g NaCl, 5g 水溶性酵母粉, 1g 酪蛋白水解产物, 2g $MgSO_4 \cdot 7H_2O$,振荡使之溶解, 5mol/L NaOH 调节 pH 至 7.0,加入琼脂,高压灭菌。

NZCY 培养基:同 NZCYM 培养基（不含 $MgSO_4 \cdot 7H_2O$ 和琼脂）。

（2）Whatman 3MM 滤纸切成玻璃板大小;尼龙滤膜切成噬菌体平板大小。

（3）18 号注射针头,用于在滤膜和平板刺洞。

3）试剂。

（1）双蒸水配制的 10%SDS 溶液。

（2）变性液:0.5mol/L NaOH, 1.5mol/L NaCl。

（3）中和液:1mol/L Tris-HCl pH7.4, 1.5mol/L NaCl。

（4）2×SSC（无 SDS）。

（5）20×SSC 贮存液（每升）: 175.3g NaCl, 88.2g 柠檬酸钠溶于 800mL 10mol/L NaOH,调 pH 至 7.0,调节体积至 1L,高压灭菌。

（6）预洗液:5×SSC, 0.5% SDS, 1mmol/L EDTA(pH 8.0)。

（7）1mol/L $MgSO_4 \cdot 7H_2O$。

4. 实验步骤

1）用于筛选细菌菌落的标准杂交。

（1）初筛时,在 130mm 直径的平板生长有 $5 \times 10^4 \sim 1 \times 10^5$ 为宜。

（2）用尼龙滤膜复印菌落并轻轻掀起。

（3）把滤膜放在两层 Whatman 3MM 滤纸之间 3min,该滤纸事先用 10% SDS 浸润并饱和,确保滤膜和两层滤纸之间没有气泡 (Whatman 3MM 滤纸事先剪成比滤膜略大）。

（4）将滤膜移至另外两层 Whatman 滤纸之间并放置 5min,该滤纸事先用变性剂浸润并饱和。

（5）再将滤膜移至另两层 Whatman 滤纸之间并放置 5min,该滤纸事先用中和液浸润并饱和。

（6）将滤膜再移至两层 Whatman 滤纸之间并放置 5min,该滤纸事先用 2 倍 SSC 溶液浸润并饱和。

（7）将滤膜室温放置 30min 使之干燥,再放于 80℃真空干燥箱内干燥 2h。

（8）将干燥后的滤膜悬浮于 2 倍 SSC 溶液表

面,润湿后浸没于该溶液中 5min。

（9）将滤膜移至 200mL 预洗液中于 50℃ 保温 30min,用预洗液润湿的 Kimwipes 纸巾轻轻搓洗滤膜上残存的细菌菌落。这将减少杂交本底并不会影响杂交信号强度。

（10）常规予以杂交。

2）铺噬菌斑平板。

（1）提前 48h 制备 NZCYM 平板,室温下放置两天以减少表面水雾。

（2）使用前一天,于 NZCYM 平板上过夜培养噬菌体宿主细胞。

（3）第二天早晨,首先在冰上冷却宿主细胞,然后用 4℃,3 500r/min 离心 10min,浮于原体积 1/2 的 10mmol/L MgSO$_4$ 溶液中,冰浴待用。

（4）用微波炉熔解顶层琼脂糖,使用前放于 48℃ 水浴中 20min。将 NZCYM 琼脂平板置于 37℃ 温箱至少 15min 备用。

（5）制备重组噬菌体,用 SM 溶液稀释至合适浓度与 0.4mL 宿主细胞混合,置于室温下 15min,之后于 37℃ 水浴中 5min。

（6）往宿主 - 噬菌体混合物管中加入 6mL 48℃ 顶层琼脂糖,缓慢摇几秒钟,迅速倒入平板中,铺匀。注意:要想有好的结果,制备平板时应选用经水平仪检测过的光滑桌面。在铺板过程中顶层琼脂糖应始终保持在 48℃ 水浴中,要从 37℃ 温箱中一个个地往外拿平板。

（7）室温下放置 15min 使平板凝固,然后移至 37℃ 温箱中培养 7h,拿出平板于 4℃ 冰箱中过夜。此时噬菌斑已清晰可见,并可进行下步操作。

3）噬菌斑原位杂交。

（1）把三个干净的玻璃板放在台面上 (DNA 序列平板应是优质的),用一层 Whatman 3MM 滤纸覆盖玻璃板。在三块玻璃板上的 Whatman 滤纸顺序用变性液、中和液和 2 倍 SSC 溶液饱和。

（2）用软铅笔标记滤膜,标记或号码应与每一个含有噬菌体斑的平板相对应。

（3）将标记的尼龙滤膜平铺于相应的平板表面。标记面向下与噬菌斑接触。

（4）用 18 号注射针头沿滤膜周边三个不同部位刺三组孔并贯穿至琼脂底部。

（5）使滤膜和噬菌斑于 4℃ 接触 5min,便于噬菌体转移。

（6）轻轻拿起滤膜,将其放置于带有 Whatman 滤纸的三块玻璃板上放置 5min,在中和液板上放置 5min,最后在 2 倍 SSC 板上放置 1min。

（7）拿开滤膜,室温下干燥 30min。

（8）放置于 80℃ 真空干燥箱内烤 2h。

（9）常规预杂交、杂交。

第四节　DNA 扩增——聚合酶链式反应

聚合酶链式反应,即 PCR(polymerase chain reaction) 技术,又称 DNA 体外扩增技术,是 1985 年由美国 PE-Cetus 公司的人类遗传研究室 Kary Mullis 等人发明的一种具有划时代意义的分子生物学技术。此技术可在生物体外,几个小时内将极微量的目的基因成百万倍地扩增。由于该技术操作简单,容易掌握,结果也相对可靠,因此为基因的分析与研究提供了一种强有力的手段。它的出现使一度非常稀有的实验所需遗传物质变得丰富,遗传物质不但总量变多了,而且不再受限于活的生物体,因此极大地提高了基因操作的效率及基因操作的灵活性。PCR 技术是分子生物方法学上的一次真正意义上的革命,通过其良好的特异性、高效性和准确性,PCR 技术对生命科学研究领域产生了巨大的影响。就分子影像而言,正是由于 PCR 技术的出现,分子影像中实现了靶向基因序列的扩增,并实现了将特定荧光素酶、酪氨酸激酶等成像基因序列等引入特定的重组基因序列之中,最终使目标细胞和组织带有荧光或磁共振信号,实现分子成像。

一、实验原理

PCR 的原理类似于 DNA 的天然复制过程。待扩增的 DNA 片段两侧和与其两侧互补的两个寡核苷酸引物,经变性、退火和延伸若干个循环后,DNA 扩增 2^n 倍(图 13-4-1)。

（1）变性加热使模板 DNA 在高温下 (94~95℃) 变性,双链间的氢键断裂而形成两条单链,即变性阶段。

（2）退火使溶液温度降至 50~60℃,模板 DNA 与引物按碱基配对原则互补结合,即退火阶段。

（3）延伸溶液反应温度升至 72℃,耐热 DNA

聚合酶以单链 DNA 为模板,在引物的引导下,利用反应混合物中的 4 种脱氧核苷三磷酸 (dNTP),按 5'→3'方向复制出互补 DNA,即引物的延伸阶段。

上述 3 步为一个循环,即高温变性、低温退火、中温延伸 3 个阶段。从理论上讲,每经过一个循环,样本中的 DNA 量应该增加一倍,新形成的链又可成为新一轮循环的模板,经过 25~30 循环后 DNA 可扩增 10^6~10^9 倍。

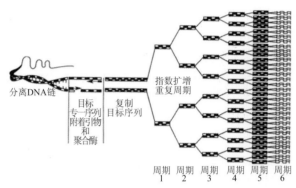

图 13-4-1　PCR 扩增原理示意图

典型的 PCR 反应体系由如下组分组成:DNA 模板、反应缓冲液、dNTP、$MgCl_2$、两个合成 DNA 引物、耐热 Tag 聚合酶。

产物类型:仔细分析 PCR 反应过程可以发现 PCR 反应产物并不完全一样,其中至少可以分为两类产物,即所谓"长片段产物"和"短片段产物"。它们是由引物所结合的模板不同造成的。长片段产物带有引物结合部位以外的序列,而短片段产物是严格限定在引物 5' 端之间的序列,如图 13-4-2 所示。以一个双链 DNA 分子的原始模板为例,其变性、退火后,引物可结合到模板中与引物互补的序列,经延伸反应后得到双链产物。由于延伸反应总是从 5'→3'端,因此,延伸反应的终止点取决于模板的长度。在第 1 至第 2 个 PCR 循环中均是长片段产物,然而从第 3 个循环开始,产物中出现了限定在 2 个引物之间的短片段模板。显然,短片段是指数倍数扩增,而长片段是以算术级数增加,几乎可以忽略不计。

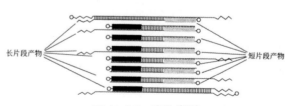

图 13-4-2　产物类型

二、平台效应

平台效应:PCR 扩增能力惊人,理论上 PCR 合成产物 (短产物片段) 的数量经过每轮循环将增加一倍,PCR 反应 30 轮循环后 PCR 扩增量应达到 2^{30} 个拷贝,约 10^9 个拷贝,但由于 DNA 聚合酶的质量、待扩增片段的序列及反应系统的条件等多种因素的影响,实际扩增效率比预期的要低,应按 $N_f = N_0(1+Y)^n$ 的指数方式递增 (其中 Y 代表扩增反应效率,最大值为 1)。一般可达 10^6~10^7 个拷贝。随着 PCR 循环次数的增加,合成产物达到 0.3~1pmol/L 水平,由于产物的堆积,dNTP、引物及 Taq DNA 聚合酶的消耗等原因,使产物原以指数增加的速率逐渐变成平坦曲线,即平台效应。这时扩增 DNA 片段的增加减少,但进入相对稳定状态,再增加 PCR 的循环次数也不能增加目的 DNA 片段。到达平台期所需 PCR 循环次数取决于样品中模板的拷贝数、PCR 扩增效率、Taq DNA 聚合酶的活性及非特异性产物的竞争等因素。欲在达到"平台期"以前增加目的 DNA 片段的积累,必须尽量避免或减少非特异产物的产生。

平台效应在 PCR 反应中是不可避免的,但一般在平台效应出现之前,合成的目的基因的数量已可满足实验的需要。例如,PCR 标准反应中加入 1μg 人类基因组 DNA 模板 (一般从 1mL 血样中可以获得 50μg DNA。它应含有各种单拷贝序列分子 3×10^5 个,相当于 0.1pg 的 300 个核苷酸长的靶 DNA 序列。经过 30 次循环扩增之后,便可产生出约 1μg 的 DNA 产物片段,足以满足任何常用的分子生物学研究,包括直接的 DNA 序列测定的需要。有报道,即便反应混合物中只含有一个拷贝的靶 DNA 分子,亦能被有效地扩增。正因为 PCR 技术具有如此高的扩增敏感性,所以任何 DNA 样品或实验试剂均应避免污染。同时,也意味着这一技术在痕量 DNA 的样品检测鉴定领域 (如法医学中鉴定一根头发、一丝血迹等样品) 具有重要的应用价值。

三、PCR 技术的特点

1. 特异性强　PCR 反应的特异性决定因素为:①引物与模板 DNA 特异正确的结合;②碱基配对原则;③ Taq DNA 聚合酶合成反应的忠实性;④靶基因的特异性与保守性。其中引物与模板的正确结合是关键,它取决于所设计引物的特异性及退火温度。在引物确定的条件下,PCR退火温度越高,扩增的特异性越好。TaqDNA聚合酶的耐高温性质使反应中引物能在较高的温度下与模板退火,从而大大增加PCR反应的特异性。

2. 灵敏度高　从PCR的原理可知,PCR产物的生成是以指数方式增加的,即使按75%的扩增效率计算,单拷贝基因经25次循环后,其基因拷贝数也在100万倍以上,即可将极微量(pg级)DNA,扩增到紫外光下可见的水平(μg级)。

3. 简便快速　现已有多种类型的PCR自动扩增仪,只需把反应体系按一定比例混合,置于仪器上,反应便会按所输入的程序进行,整个PCR反应在数小时内就可完成。扩增产物的检测也比较简单:可用电泳分析,不用同位素,无放射性污染,易推广。

4. 对标本的纯度要求低　不需要分离病毒或细菌及培养细胞,DNA粗制品及总RNA均可作为扩增模板。

四、PCR 影响因素

特异性、高效性和忠实性是检测PCR扩增效率的三个指标。高度特异的PCR反应只产生一个扩增产物;而扩增反应越有效,经过相对少的循环会产生更多的产物。为了得到理想的PCR扩增效果,必须注意以下几个方面。

(一)模板

PCR对模板的要求不高,单、双链DNA均可,也可以是RNA,后者的扩增需首先逆转录成cDNA后才能进行正常PCR循环。为保证结果的准确性和特异性,PCR反应中的模板加入量一般为$10^2 \sim 10^5$个拷贝靶序列,即一般宜用纳克级的克隆DNA、微克级的染色体DNA或10^4个拷贝的待扩增片段来做起始材料,人基因组DNA 1μg相当于3×10^5个单拷贝靶分子,大肠杆菌DNA 1ng相当于3×10^5个单拷贝靶分子。因此扩增不同拷贝数的靶序列时,加入的含靶序列的DNA量也不同。另有资料认为,用小分子量和线性模板DNA扩增效果较好。因此当使用极高分子量的DNA(如基因组DNA)时,可以使用低频率切点的限制酶(如 Not I 或 Sat I)先行消化,再作扩增效果好。闭合环状质粒作PCR模板时最好先线性化处理,以提高扩增效率。

作为PCR模板的核酸标本来源广泛,用于提取核酸的材料种类可能差异很大,如1 000多万年前的木兰科叶子化石、已灭绝动物皮中发现的肌肉、单根人类毛发和石蜡包埋的活组织标本等;也可以从培养的细胞和微生物中提取,从临床标本(血、尿、体腔积液等)及其他标本(血斑、毛发、精斑等)中直接提取。虽然大多数PCR对模板的要求都不高,纯度要求也不严,用量也低,待扩增核酸仍需要部分纯化以除去核酸标本中的蛋白酶、核酸酶、Taq DNA聚合酶抑制物以及能结合DNA的蛋白质。纯化核酸的目的主要在于:①除去杂质,特别是除去干扰Taq 酶活性的物质;②使待扩增的靶序列DNA暴露和浓缩,从而保证有足量的DNA模板启动PCR反应;③有利于评价扩增体系的灵敏度并根据产物对靶DNA进行定量分析。

提取DNA的基本过程是利用蛋白酶K及SDS,在EDTA存在的条件下,裂解细胞,消化蛋白质,使核蛋白解聚及胞内DNA酶失活;然后用酚、氯仿多次提取去除蛋白质。在DNA中若混有少量RNA,可用RNA酶去除。最后用乙醇沉淀得到纯DNA。在提取中应尽量保持DNA的完整性和纯度,防止DNA降解。被扩增的DNA特定序列需要事先从样品DNA中分离,因为PCR产物的序列,也即反应的特异性是由寡核苷酸引物所决定的。

单、双链DNA和RNA都可作为PCR的模板,如果起始模板为RNA,需先通过逆转录得到第一条cDNA链后才能进行PCR扩增。

(二)引物

引物是待扩增核酸片段两端的已知序列,它决定了PCR扩增产物的大小。引物的选择是整个PCR扩增反应成功的关键因素,引物的优劣直接关系到PCR的特异性及成功与否。理想的引物应该有效地与靶序列杂交,而与出现在模板中的其他相关序列的杂交是可以忽略的。

1. 引物合成的质量　PCR所用引物质量较高,且需纯化。合成的引物必须经聚丙烯酰胺凝胶电泳或反向高效液相层析(HPLC)纯化,以减少发生非特异扩增和信号强度的降低,冻干引物可以在常温下运输。冻干引物于 -20℃可以保存12~24个月,甚至更长时间,液体状态于 -20℃可以保存6个月或更长时间。

2. 引物设计的一般原则　引物设计的目的是要达到两个目标,即理想的扩增特异性和扩增效率。

正确的引物设计,可以遵循如下的一些主要原则。

(1)引物长度特异性一般通过引物长度和退火温度控制。寡核苷酸引物长度一般为15~30碱基。这些寡核苷酸引物适于不含序列变异的、靶位确定的标准PCR。引物长度增加,能提高特异性,但是在退火时被引发的模板会减少,而降低反应效率。

实际应用中最适延伸温度不要超过TaqDNA聚合面的最适温度(74℃),这样才能保证产物的特异性。

(2)引物的3'末端是PCR延伸的起始端,不能进行任何修饰,也不能有形成二级结构的可能,一般3'端也不能发生错配。引物5'端仅起限定PCR产物长度的作用,它对扩增特异性影响不大,可以被修饰而不影响扩增的特异性。

(3)一对引物的GC含量和T_m值应该协调,GC含量一般为40%~60%,如含有50%GC的20个碱基长度的寡核苷酸链的T_m值大概在55~62℃范围内,这样可为退火提供足够高的温度。根据公式$T_m = 4(G+C)+2(A+T)$,可估计引物T_m值。

(4)引物自身和引物之间均应避免互补序列或互补性,尤其应避免3'端的互补重叠。一般来讲,引物自身连续互补碱基不能超过3个,一对引物间也不宜多于4个连续碱基的互补。

(5)选择缺乏连续单一核苷酸的区域作为引物序列,这样可以减少引物-引物同源互补的机会。同时,也要注意引物对在长度和碱基组成上的平衡,使两个引物的T_m值相差在2~3℃范围内。

(6)避开产物的二级结构区采用计算机软件可以预测估计mRNA的稳定二级结构,有助于选择模板。

3. 使用引物设计软件　现在有商品化的或免费的计算机软件程序,可用来在确定的区域中选择引物序列。在对所研究基因组全部序列并不完全知道的情况下,这些程序既方便又实用,但是即使是最好的程序也并非完美无缺。

使用计算机软件时,选择参数设置越广泛,计算机需要考虑的情况越多,寻找引物所需的时间会越长。因此,在实验设计上用来寻找引物的参数应尽可能狭窄和独特,这样可以得到快速和高质量设计的引物。

4. 引物浓度　一般PCR反应体系中引物的终浓度为0.2~1μmol/L,在此范围内PCR产物量基本相同。引物浓度低于0.2μmol/L时,PCR产物量降低,引物浓度太高又会促进引物的错误引导,导致非特异扩增,还会增加引物二聚体的形成。非特异产物和引物二聚体又可作为PCR反应的底物,与靶序列竞争DNA聚合酶和dNTP底物,从而使靶序列的扩增量降低。可采用系列稀释法确定引物的最低工作浓度。经DNA合成仪合成的引物,一般须经PAGE电泳纯化,紫外分光光度计定量。根据定量结果计算配制50μmol/L引物贮存液的简便公式如下:

$$V = 50 \times M \times W$$

式中:V表示配制50μmol/L引物浓度时所加的体积(μL);W合成引物的实际质量(μg,按$OD_{260} \times 30$计算);M引物的分子量(按引物的碱基数$\times 320$计算)。

按该公式计算的体积溶解引物后,溶液中引物的浓度即为50μmol/L。使用时若反应体系中引物的浓度为1μmol/L时,则50μL总反应体系中只需加1μL贮存液即可。

(三)循环参数

1. 变性的时间和温度　变性步骤必须使靶基因模板完全变性,使DNA双螺旋的氢键断裂,双链解离,形成单链DNA,扩增才会成功。不同的DNA解链温度不同,这是由于DNA中GC与AT的比例不同引起的。GC之间有3个氢键连接,AT之间有2个氢键连接,所以GC比例大,则解链温度高。一般来说,GC含量每增加1%,解链温度增加0.4℃。哺乳动物基因组中DNA含40%GC时,$T_m \approx 87℃$,含60%GC时,$T_m \approx 95℃$。典型的变性条件是95℃ 30 s或97℃ 15s,更高的温度解链会更彻底,尤其是对富含GC的靶基因,但可能使Taq DNA聚合酶很快失去活性。如果变性温度低于90℃,则DNA变性不完全。变性温度在90~95℃时,既能保证使DNA双链模板变性,又能保持Taq DNA聚合酶活力。因此PCR变性温度在90~95℃之间选择,时间为30~60 s。

2. 退火的时间和温度　退火温度决定着PCR的特异性。引物复性所需的温度与时间取决于引物的碱基组成、长度。引物长度为15~25bp时,其退火温度一般应低于引物T_m值5℃左右。引物的T_m值可根据公式$T_m = 4(G+C)+2(A+T)$进行计算,退火温度的范围一般在25~65℃之间,增加退火温度可减少引物与模板之间的非特异性结合,提高PCR反应的特异性;降低退火温度则可增加PCR反应的敏感性。在典型的引物浓度（如 0.2μmol/L）时，退火时间一般为 40~90s，时间过短会导致引物与模板 DNA 互补配对失败。

3. 延伸的时间和温度　延伸时间的长短取决于待扩增的模板序列的长度和浓度是在 70~74℃下进行，在 72℃时合成核苷酸的速率为 35~100 个核苷酸/s，延伸时间根据扩增 DNA 的长度而确定，一般延伸 30~90s。

4. 循环次数的确定　以既达到扩增效果又尽量减少非特异性产物的扩增为原则，PCR 的循环次数一般在 25~35 次，循环次数过多将增加非特异产物、循环次数太少，则产率偏低。因此在得到足够产物的条件下应尽量减少循环次数。

（四）Taq DNA 聚合酶及其浓度

PCR 反应体系中 Taq DNA 聚合酶用量为 1~2.5U/100μL。然而，由于模板、引物以及其他条件的差别，聚合酶的使用量也有差异，可根据电泳的结果决定酶的最佳用量。若酶的浓度偏高，非特异性的产物将会增加；若酶的浓度偏低，则合成产物的量减少。

由于生产厂使用的配方、制造条件以及活性定义不同，不同厂商供应的 Taq 酶的性能有所不同。Taq 酶应具有较好的热稳定性，Cetus 公司分析结果为 92.5℃、95℃、97.5℃下 Taq 酶的半衰期分别为 130min、40 min 和 5~6 min。PCR 变性温度通常设为 94℃，而变性时间通常设为 30~60 s，30 个循环累计热变性时间为 15~30min，此时该酶仍可保持相当高的活性，完全可保证 PCR 反应的需要。

Taq DNA 聚合酶催化 DNA 合成的温度以 70~80℃为宜。在 75~80℃条件下，该酶的 K_{cat} 值约为 150 个核苷酸 /（秒·酶分子）；70℃时为 60 个核苷酸 /（秒·酶分子）；55℃为 24 个核苷酸 /（秒·酶分子）；而高于 90℃时，DNA 合成几乎不能进行。

需要特别注意的是 PCR 扩增过程中存在有 dNTP 错误掺入的可能性，Taq 酶错配的概率约为 2/10 000。而 Taq 酶没有 3'→5' 外切核酸酶活性，所以如果发生 dNTP 的错误掺入时，这种酶没有校正能力，任何错误都将保留在最后的结果中，这在利用 PCR 产物进行 DNA 序列分析时需要引起高度的注意。

（五）Mg²⁺ 浓度

Taq DNA 聚合酶是 Mg^{2+} 依赖性酶，对 Mg^{2+} 的浓度较为敏感，所以 Mg^{2+} 的浓度对 PCR 产物的特异性和产量影响明显。过量的 Mg^{2+} 会导致酶催化非特异产物的扩增，而 Mg^{2+} 浓度过低，又会使 Taq

酶的催化活性降低。一般 Mg^{2+} 浓度在 0.5~2.5mmol/L 之间。如果溶液中存在 EDTA，或在引物贮备液中有其他螯合物或者 DNA 模板，会干扰 Mg^{2+} 的浓度。这时就要适当提高 Mg^{2+} 的用量。

（六）dNTP 浓度

dNTP 的质量与浓度和 PCR 扩增效率有密切关系，dNTP 呈颗粒状，如保存不当易降解，失去生物学活性。dNTP 溶液呈酸性，使用时应配成高浓度贮存液，并以 1mol/L 的 NaOH 或 1mol/L 的 Tris-HCl 缓冲液将其 pH 调节到 7.0~7.5，最初的贮存液可稀释到 10mol/L，小量分装后于 -20℃冰冻保存。多次冻融会使 dNTP 降解。PCR 反应体系中每种 dNTP 的终浓度为 50~200μmol/L，在此范围内，扩增产物量、特异性与合成忠实性之间的平衡最佳。dNTP 浓度过高会促进错误掺入，过低又影响产量。50~200μmol/L 的 dNTP 前体足够合成 5μg DNA。4 种 dNTP 的终浓度应该相同，任何一种的浓度明显偏高或偏低时，就会导致链延伸时的错误掺入增加，过早终止合成反应。如在 100μL 的反应体系中，4 种 dNTP 的浓度为 20μmol/L，可基本满足合成 2.6μg DNA 或 10pmol/L 的 400bp 序列的需要。另外，dNTP 的类似物也可加入 PCR 反应体系中，如 5-溴化脱氧尿嘧啶、生物素化脱氧尿嘧啶核苷或地高辛化脱氧尿嘧啶核苷，与 dNTP 的比例以 1：3 加入，生成的 PCR 产物即为非放射性标记的核酸探针，用于核酸探针杂交实验。

（七）其他辅助试剂

PCR 反应中加入一定浓度的添加剂，如 DMSO（二甲基亚砜）、甘油或甲酰胺等，可提高 PCR 扩增效率及特异性。这些试剂对 PCR 的具体影响机制尚不清楚，推测可能是其消除了引物和模板的二级结构，降低 DNA 双链的解链温度，使 DNA 双链变性完全所致。同时，添加剂还可增进 DNA 复性时的特异配对，增加或改变 DNA 聚合酶的稳定性等，提高 PCR 扩增效率。另外，反应中加入牛血清白蛋白（100μg/mL）、明胶（0.01%）或 Tween 20(0.05%~0.1%）有助于酶的稳定，反应中加入 5mmol/L 的二硫苏糖醇（DTT）也有类似作用，这对扩增长片段（此时延伸时间长）的 PCR 反应尤其有利。

五、仪器、材料和试剂

（1）PCR 热循环仪。

（2）琼脂糖凝胶电泳系统。

（3）10×缓冲液：500mmol/L KCl，100mmol/L Tris-HCl(pH 8.3)，15mmol/L，MgCl₂，0.1%明胶。

（4）4×dNTP：2.5mmol/L dATP，2.5mmol/L dCTP，2.5mmol/L dGTP，2.5mmol/L dTTP。

（5）*Tag* 酶 1U/μL。

（6）DNA 模板 1ng/μL。

（7）引物溶液浓度 10pmol/μL。

（8）5×TBE Tris 54g，硼酸 27.5g，0.5mmol/L EDTA(pH 8.0)20mL，定容至 1 000 mL。

（9）6×凝胶加样缓冲液，0.25%溴酚蓝，40%蔗糖。

六、PCR 方法与步骤

1. 在 0.5mL Eppendorf 管内配制 25μL 反应体系　ddH₂O 11μL，10×PCR 缓冲液 2.5μL，2.5mmol/L dNTP 2.0μL，25 mmol/L MgCl₂ 1.5μL，引物 1 1.0μL，引物 2 1.0μL，模板 DNA 5μL，*Tag* 酶 1(U)，上述反应物混匀，加 25μL 液状石蜡。

2. 按下述程序进行扩增

（1）94℃预变性 5min。

（2）94℃变性 1min。

（3）55℃退火 1min。

（4）72℃延伸 1min。

（5）重复步骤 (2)~(4)30 次。

（6）72℃延伸 7min。

3. 琼脂糖凝胶电泳分析 PCR 结果

（1）将 1.5%琼脂糖凝胶置微波炉溶化，稍等冷却，倒入制胶槽中，充分凝固后拔出样品梳。

（2）将凝胶板放入电泳槽，加入 1×TAE 缓冲液，使液面略高于凝胶。

（3）从反应混合液中取出 DNA 扩增产物 5μL 并加 1μL 6×凝胶加样缓冲液，混匀后全部加入凝胶板的样品孔中进行电泳。

（4）在 100V 下电泳约 1h。

（5）在 500mL 水中加入溴化乙锭保存液 (EB 终浓度 0.5~1μg/mL)，混匀。

（6）电泳结束后，将凝胶轻轻滑入溴化乙锭染色液，染色 20~30 min。

（7）取出凝胶，用水稍漂洗。

（8）紫外灯下观察结果。

七、注意事项

1. 引物设计的优化　优化条件如表 13-4-1 所示。

表 13-4-1　优化条件

特性	优化设计
碱基组成	G+C 含量应在 40%~60% 之间，G+C 太少扩增效果不佳，G+C 过多易出现非特异条带。A、T、G 和 C 4 种碱基最好随机分布，避免 5 个以上的嘌呤或嘧啶核苷酸呈串排列
长度	18~25 个核苷酸长度为宜，常用为 20bp 左右，上下游引物长度差别不能大于 3bp
重复和自身互补序列	不能有大于 3bp 的反向重复序列或自身互补序列存在，这种序列可形成发卡结构
上下游引物的互补性	避免两条引物间互补，一个引物的 3' 末端序列不允许结合到另一个引物的任何位点上，以免引物间形成杂交，导致引物二聚体的形成和扩增。精心进行引物设计，应用热启动 PCR 或降落 PCR 特制的 DNA 聚合酶都可以避免引物二聚体的形成
解链温度	计算出来的两个引物 T_m 值相差不能大于 5℃。3' 末端的性质非常关键。如果可能的话，每个引物的 3' 末端碱基应为 G 或 C。但是不推荐使用 3' 末端有……NNCG 或……NNGC 序列的引物，因为末端 GC 碱基高自由能可以促进发夹结构的形成，还可能产生引物二聚体
向引物的 5' 末端添加限制性酶切位点	被扩增的靶序列最好有适宜的酶切位点，这对酶切分析或分子克隆很有好处。限制性酶切位点是一个特殊情况，因为位于 DNA 分子 5' 末端的限制性酶切位点的切割效率比较低，所以，引物应当超出限制性内切酶识别位点至少 3 个核苷酸
引物的特异性	引物应与核酸序列数据库的其他序列无明显同源性

2. 循环次数　PCR 的循环次数取决于模板 DNA 的浓度以及 *Taq* DNA 聚合酶能否保持原有活性和浓度。常规 PCR 一般为 25~35 个周期。随着循环周期次数增加，*Taq* DNA 聚合酶活性逐步降低而导致聚合时间延长；同时，由于反应体系中单核苷酸减少等原因共同作用，使得反应后期易发生错误掺入。因此，在满足产物量的前提下，应尽量减少周期数。

3. 对照设置　在 PCR 实验中应设有各组对照，它们对于判断 PCR 反应是否成功、产物条带位置及大小是否合乎要求具有重要的参考意义。通常设置有：①阳性对照；②阴性对照；③试剂对照。

4. PCR 的污染问题　由于 PCR 反应具极强

的扩增能力和检测的灵敏性，微量样品污染便有可能导致假阳性结果的出现。为此在实验操作中应谨防污染的发生，并设置严格的对照，以提高 PCR 结果的准确性。

第五节　核酸含量的测定和纯度鉴定

在实验中所提取到的 DNA 和 RNA，可以作进一步的酶切、连接转化或杂交等实验，所以需要测定所得到的核酸含量，同时对其纯度进行测定。测定核酸的含量常常采用两种方法，即紫外分光光度法和琼脂糖凝胶电泳法。

一、紫外分光光度法

（一）原理

紫外分光光度法是一种能够准确定量核酸的方法。其原理是基于 DNA 和 RNA 具有吸收紫外光的性质，这是由核酸含有的嘌呤环和嘧啶环的共轭双键系统的特性所决定，核酸的紫外吸收高峰在波长 260nm 处，且吸收强度与溶液中 DNA、RNA 的浓度成正比。遵照 Lambert-Beer 定律，可以从紫外光吸收值的变化来测定核酸物质的含量。

用紫外分光光度计测量核酸含量，要求核酸样品是纯净的（即无显著的蛋白质、酚、琼脂糖或其他核酸、核苷酸等污染物的制品）。其原理是使用紫外分光光度计测定 260 nm 和 280 nm 两个波长处的光吸收，然后，按 $1A_{260}$ 相当于 50μg/mL 双链 DNA，40μg/mL 单链 DNA 或 RNA 及 20 μg/mL 单链寡核苷酸，计算样品中 DNA 或 RNA 的含量。260 nm 和 280 nm 两处读数的比值（A_{260}/A_{280}），可反映核酸的纯度。DNA 和 RNA 纯品的 OD_{260}/OD_{280} 值分别为 1.8 和 2.0，如果样品中有蛋白质或酚的污染，则 OD_{260}/OD_{280} 将明显低于此值，此时就无法对样品中的核酸进行精确定量。可将样品纯化后再作定量测定。该方法的特点是准确、简便，但所需仪器较贵。

需要注意的是，在不同 pH 溶液中嘌呤、嘧啶碱基互变异构的情况不同，紫外吸收光也随之表现出明显的差异，它们的摩尔消光系数也随之不同。所以，在测定核酸物质时均应在固定的 pH 溶液中进行。

（二）实验材料

（1）DNA 或 RNA 样品。

（2）钼酸铵 - 过氯酸沉淀剂（0.25% 钼酸铵 -2.5% 过氯酸溶液）：将 3.6mL 70% 过氯酸和

0.25g 钼酸铵溶于 96.4mL 蒸馏水中。

（3）紫外分光光度计、容量瓶（50mL）、离心管、离心机。

（4）其他实验室常用材料与试剂。

（三）实验步骤

核酸测定方法中的库尔消光系数即以磷的原子摩尔消光系数 $\varepsilon(P)$ 来代替。$\varepsilon(P)$ 为每升溶液中含有 1mol 核酸磷原子的吸光度。这样，被测核酸样品的 $\varepsilon(P)$ 即可用定磷法测得磷的含量，并计算出原子磷的摩尔浓度。同时用紫外分光光度计测得该核酸样品的光密度值（OD_{260}）。核酸的浓度（C）可以按如下公式进行计算获得。式中，C 为核酸的浓度（mol/L）；L 为比色杯内径。

$$\varepsilon(P) = OD_{260}/(CL)$$

当已知 $\varepsilon(P)$ 时，只要将被测核酸溶液在紫外分光光度计 260nm 波长处，通过光径为 1cm 的比色杯，测得光密度值（OD_{260}），即可测得该核酸溶液的浓度。

已加 DNA（常用小牛胸腺钠盐为标准）的 $\varepsilon(P)260(pH7)$ 为 6 200~6 600，含磷量为 9.2%。所以每毫升含有 1μg 小牛胸腺 DNA 钠盐溶液的消光值为 0.020；酵母 RNA 的 $\varepsilon(P)260(Ph7)$ 为 7 000~7 800，含磷量为 9.5%，所以每毫升含有 1g RNA 溶液的消光值为 0.025。因此通过测定未知浓度的 DNA 或 RNA 溶液的 OD_{260}，即可计算出其中的核酸含量。

根据以上数据，测定任何未知含量核酸样品时，只要将核酸样品适当稀释，配制成 5~50μg /mL 的溶液，于紫外分光光度计测定其 260nm 处的光密度值（OD_{260}），按下列公式即可求出该样品的核酸含量：

RNA 的质量浓度（μg/mL）= $OD_{260}/0.024 \times$ 稀释倍数

DNA 的质量浓度（μg/mL）= $OD_{260}/0.020 \times$ 稀释倍数

由于核酸大分子易发生变性，此两值随着变性程度不同而具有差异，因此采用此两值计算得到的 RNA 和 DNA 量是一个近似值。

应当注意，如果待测的核酸样品中含有酸溶性核苷酸或可透析的低聚多核苷酸,则在测定时需加钼酸铵 - 过氯酸沉淀剂,沉淀除去大分子核酸,测定上清液在 260nm 处的吸光度作为对照。操作如下:

取两支小离心管,A 管加入 0.5mL 样品和0.5mL 蒸馏水,B 管加入 0.5mL 样品和 0.5mL 钼酸铵 - 过氯酸沉淀剂,混匀,在冰浴下放置 30min,3 000r/min 离心 10min,从 A、B 两管中分别吸取0.4mL 上清液到 2 个 50mL 容量瓶内。定容至刻度。在紫外分光光度计上测定 260nm 处的吸光度。

RNA（或 DNA）的 质 量 浓 度 （μg/mL）

$$= \frac{\Delta OD_{260}}{0.024(0.020)} \times 稀释倍数$$

式中 ΔOD_{260} 为 A 管稀释液与 B 管稀释液在260nm 波长处的吸光度之差。

$$核酸的质量分数 = \frac{待测液中测得的核酸质量}{待测液中的核酸总质量} \times 100\%$$

从生物材料中制备的核酸物质,总是含有一些蛋白质。蛋白质中的芳香族氨基酸具有共轭双键,因此也能吸收紫外光,最大吸收峰在 280nm 波长处,在 260nm 波长处也有吸收,但吸收值比较低（约为核酸吸收值的 1/10 或更低）。所以样品中蛋白质含量低时对核酸的含量测定干扰不大。实践中一般以样品的 OD_{260} 和 OD_{280} 两个光密度的比值(R) 来估计样品中核酸的纯度。

$$R=OD_{260}/OD_{280}$$

一般 RNA 的 R 值在 2.0 以上,DNA 的 R 值在1.8 左右。当样品中蛋白质含量较高时比值下降。DNA 样品有变性降解时,比值将高于 2.0。

二、琼脂糖凝胶电泳法

在中性或偏碱性 pH 值下,带负电荷的核酸向阳极移动。核酸电泳速率与电荷效应无关,即随着碱基数的增加,核酸分子量增加,电荷数也增加,这样荷质比基本维持一个常数。琼脂糖凝胶作为一种固体支持基质,主要利用核酸分子在电场中的泳动时的分子筛效应来达到分离混合物的目的。在恒电场的一定电场强度下,核酸分子的迁移速率取决于核酸分子的大小与构型。核酸分子迁移的速率与其相对分子量成反比。

对于很稀的核酸溶液,可以采用荧光光度法来测定核酸含量。DNA 和 RNA 本身并不产生荧光,但在荧光染料溴化乙锭（EB）嵌入碱基平面后,

DNA 样品在紫外线照射激发下,可以发出红色荧光,其荧光强度与核酸含量成正比。使用一系列已知的不同浓度 DNA 溶液作标准对照,即可估计出待测 DNA 样品的浓度。电泳后的琼脂糖凝胶直接在紫外灯下拍照,只需要 5~10ng 的 DNA,就可以从照片上比较鉴别。如肉眼观察,可检测到0.05~0.1μg 的 DNA。

在提取到的质粒 DNA 样品中,如含有染色体DNA 和 RNA,在琼脂糖凝胶电泳上也可以观察到电泳区带,跑在溴酚蓝前面的就是 RNA,由此也可以判断样品的纯度。

观察琼脂糖凝胶最常用的方法是利用荧光染料溴化乙锭进行染色。溴化乙锭是高度灵敏的荧光染色剂,含有 1 个可以嵌入双链 DNA 分子大沟之间的三环平面基团。它与 DNA 的结合几乎没有碱基序列特异性。在高离子强度的饱和溶液中大约每25 个碱基插入 1 个溴化乙锭分子。当溴化乙锭分子插入后,其平面基团与螺旋的轴线垂直,并通过范德瓦尔斯力与上下碱基相互作用形成溴化乙锭-DNA 复合物。DNA 吸收 254nm 处的紫外辐射并传递给溴化乙锭,而被结合的溴化乙锭本身吸收302nm 和 366nm 的光辐射。在这两种情况下,被吸收的能量在可见光谱红橙区的 590 nm 处重新发射出来,呈现橙红色荧光。由于溴化乙锭 -DNA 复合物的荧光产率比没有结合 DNA 的溴化乙锭的荧光产率高出 20~30 倍,所以当凝胶中含有游离的溴化乙锭 (0.5μg/mL) 时,可以检测到少至 10ng 的 DNA条带。

核酸分子中嵌入荧光染料（如 EB）后,在紫外灯下肉眼即可观察到,或用凝胶成像分析系统拍摄保存。

1. 实验材料　pUCl9 质粒载体,以及用 EcoR I酶切消化后的 pUCl9 质粒载体。

2. 实验试剂

（1）0.5×TBE 缓冲液或 1×TAE 缓冲液:用5×TBE 缓冲液稀释 10 倍,或用 50×TAE 缓冲液稀释 50 倍。

（2）6× 加样缓冲液: 0.25% 溴酚蓝,0.25% 二甲苯青 FF,30% 甘油,溶于去离子水 4℃贮存。

（3）10 mg/mL 溴化乙锭溶液:1g 溴化乙锭溶于100mL 去离子水中,分装至小管中,铝箔包裹或转移至棕色瓶中,室温下避光保存。

（4）琼脂糖（电泳级）,根据样品 DNA 片段大

小确定琼脂糖凝胶浓度,如表 13-5-1 所示。

表 13-5-1　琼脂糖浓度与 DNA 大小

琼脂糖浓度	最佳线性核酸分辨范围 (bp)
0.5%	1 000~30 000
0.7%	800~12 000
1.0%	500~10 000
1.2%	400~7 000
1.5%	200~3 000
2.0%	50~2 000

（5）DNA 分子大小标准参照物。

3. 实验仪器　电子天平、微波炉、电泳仪、水平电泳槽、凝胶成像分析系统、制胶板、移液器、20μL 无菌吸头、250mL 锥形瓶。

4. 实验步骤

（1）准备:称取适量的琼脂糖,置于合适的锥形瓶中,加入相应体积的电泳缓冲液（如制备 1% 琼脂糖胶液,就称取 1 g 琼脂糖溶于 100 mL 电泳缓冲液中）,可采用 0.5×TBE 缓冲液或 1×TAE 缓冲液。

（2）熔解:微波炉加热使琼脂糖充分熔解（一般为中火加热 2min,取出混匀,再加热 2min）。

（3）加入溴化乙锭:添加溴化乙锭溶液至终浓度为 0.5μg/mL 可在 100mL 中加入 5μL 10 mg/mL 溴化乙锭溶液,混匀,室温冷却至 50℃左右。

（4）灌胶:根据样品的多少,选择合适的制胶板。将洗净、干燥的制胶板模型架好,缓慢地将琼脂糖胶液注入 1 个带有"梳子"的胶床中（避免产生气泡）,至凝胶完全凝固,约需 20 min。

（5）放胶:待胶凝固之后,轻轻拨出梳子,将制胶板放在电泳槽内,加样孔一侧靠近阴极（黑色电极）,注入适量的电泳缓冲液。通常缓冲液高于胶面 0.5~1.0cm。注意:倒胶时的温度不可太低,否则凝固不均匀;速度也不可太快,否则容易出现气泡。

（6）点样:取适量 DNA 样品及 DNA 分子大小标准参照物（一般为 10μL）,加入 2μL 6× 加样缓冲液,反复吹吸,混匀,采用移液器进行点样;使吸管与加样孔垂直,吸管尖端刚好在加样孔开口之下,缓慢将 DNA 样品加入加样孔中。注意点样品要放阴极端,每加完一个样品要更换 tip 头,以防止互相污染,上样时要小心操作,避免损坏凝胶或将样品槽底部凝胶刺穿。

（7）电泳:加样完毕后,正确连接电泳槽和电源,设定好电压,最高电压不超过 5V/cm（按两极间距离计算出总电压）。打开开关。肉眼可见溴酚蓝泳至距制胶板前端约 2~3cm 处即可停止电泳（溴酚蓝在 1% 琼脂糖胶液中约与 300 bp 的双链 DNA 分子泳动的速度相当）。切断电源,取出凝胶。

（8）观察和拍照:在透射仪的样品台上铺一张保鲜膜,赶去气泡,然后将胶槽内的胶块小心滑出至样品台上面。在 300nm 波长紫外透射仪下观察电泳胶板。DNA 存在处显示出肉眼可辨的绿色条带。注意紫光灯下观察时应戴上防护眼镜或有机玻璃面罩,以免损伤眼睛。可拍照记录实验结果。

三、定磷法

核酸中含有磷酸,其比例相对较为恒定,一般 DNA 含磷量为 9.2%,RNA 含磷量约为 9.5%。因此可以根据样品中磷的含量计算核酸 (DNA 或 RNA) 的含量。测定时,样品用强酸 (5mol/L 硫酸或 60% 过氯酸) 消化,使核酸中含的磷转变为无机磷,后者在酸性条件下与铜酸铵反应生成磷钼酸。在还原剂的作用下,磷钼酸生成蓝色的化合物——钼蓝。

钼蓝的最大吸收峰在 650~660nm 波长处,可通过测定 650nm 处的吸光度值,确定磷的含量,进一步计算出核酸的含量。操作要点如下。

（1）样品的消化:取 1mL 1% 的核酸溶液,加入 2~3mL 5mol/L 硫酸于消化管中,调节温度在 140~160℃,消化 2~4h,待溶液呈黄色后取出,稍冷后加入 1~2 滴 30% 的过氧化氢,继续消化至溶液透明为止。取出冷却后加 1mL 蒸馏水,在沸水浴中加热 10min 以分解消化过程中出现的焦磷酸。然后移入 100mL 容量瓶中定容至刻度。

（2）磷的测定:取上述定容的样品液 1mL,加蒸馏水 2mL 和定磷试剂 (3mol/L 硫酸:水:2.5% 钼酸铵:10% 维生素 C=1:2:1:1,当天混合使用)3mL,混匀后放置 45℃水浴中反应 25min。冷却至室温后,于 650nm 波长处测定吸光度。减去空白值就可以从标准曲线中查出无机磷的含量。

标准曲线的制作:以不同含量的无机磷溶液代替样品液,按上述方法分别测定 650nm 处吸光度值,然后以标准磷含量（μg）为横坐标,吸光度为纵坐标,绘制标准曲线。

最后参考下列公式计算核酸量,计算公式为:

　　DNA 量＝（总磷量－无机磷量）×10.9

　　RNA 量＝（总磷量－无机磷量）×10.5

四、二苯胺显色法

1. 实验原理　DNA 在酸性条件下加热,其嘌呤碱与脱氧核糖间的糖苷键断裂,生成嘌呤碱、脱氧核糖和脱氧嘧啶核苷酸,而 2-脱氧核糖在酸性环境中加热脱水生成 ω-羟基-γ-酮基戊糖,与二苯胺试剂反应生成蓝色物质,在 595nm 波长处有最大吸收(图13-5-1)。DNA 在 40~400μg 范围内,光吸收与DNA 的浓度成正比。在反应液中加入少量乙醛,可以提高反应灵敏度。

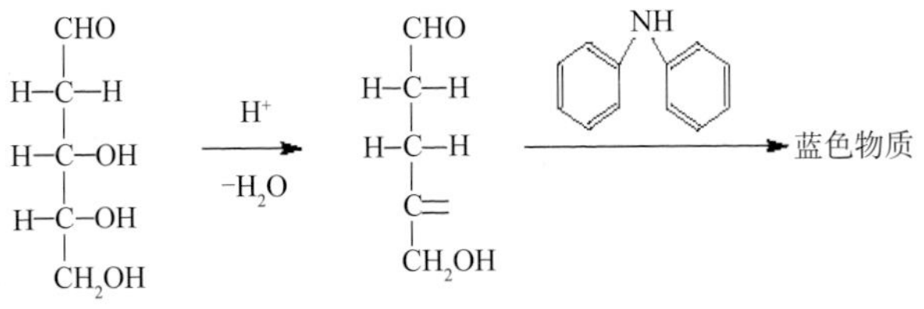

图 13-5-1　二苯胺显色原理

2. 实验内容

(1)DNA: 1mL SC 溶液溶解提取待测的 DNA或 RNA 样品,然后转移到 50mL 离心管中,用 9mL 0.01mol/L NaOH 溶液溶解。

(2)A_{260} 测定:以 H_2O 作为空白,取上清测 A_{260} 值后确定稀释倍数,使 A_{260} 值在 2.0 左右 (DNA 此时的浓度约为 100μg/mL)。由于二苯胺法的测定范围是 40~400μg/mL DNA,所以 DNA 浓度如果太小会影响测定结果。

核酸含量 (μg/mL)= 样品 A_{260}× 稀释倍数 /0.02 (0.022)

(3)A_{280} 测定: A_{260}/A_{280} 比值计算。纯的 DNA为 1.8,RNA 为 2.0。如果样品中混有 RNA,则比值大于 1.8;如果样品中混有蛋白质,则比值小于 1.8。

(4)DNA 标准曲线的制作和样品测定:按表13-5-2 加完各试剂后,充分混匀。于 60℃ 水浴中保温 1h,冷却后于 595nm 波长处以 0 管为空白调零,测定各管光密度。以 DNA 的含量为横坐标,光密度 (吸收值) 为纵坐标,绘制标准曲线。

表 13-5-2　试剂表

试剂	管号							
	0 对照	1	2	3	4	5	样品 1	样品 2
DNA 标准溶液(mL)	0.0	0.4	0.8	1.2	1.6	2.0	2.0	2.0
蒸馏水(mL)	2.0	1.6	1.2	0.8	0.4	0	0	0
二苯胺试剂(mL)	4.0	4.0	4.0	4.0	4.0	4.0	4.0	4.0
OD_{595}								

(5)DNA 含量的计算:根据标准曲线,以样品的光密度计算出相应 DNA 含量。

注意:待测溶液中的 DNA 含量应调整至标准曲线的可读范围内。样品 1 和样品 2 为不同稀释倍数 的 DNA 溶液。二苯胺法的测定范围是 40~400μg/mL DNA 或 RNA,因而如果待测液浓度过低会影响实验结果。二苯胺试剂具有腐蚀性,且二苯胺反应产生的蓝色不易褪色,操作中应防止洒出,比色时,比色杯外面一定要擦干净。

核酸 (DNA 和 RNA) 的提取以及所提取样本的含量及纯度的检测是我们利用核酸进行分子影像研究的第一步,只有高效、准确地提取生物体、器官或组织细胞当中的核酸分子 (DNA 和 RNA),才能为我们的后续研究提供良好的保证,否则核酸量过少,纯度过低或杂质过多等因素都会对我们的实验及研究造成巨大的影响。

第六节　差异基因的检测

基因的表达是按时间和空间顺序有序地进行的,在生理和病理状态下不同的细胞或同一细胞的不同分化阶段,以及同一细胞受到不同的外界刺激时,基因的表达有差异。基因的表达按特定的时间和空间顺序有序地进行着,这种表达的方式即为基因的差异表达,包括新出现的基因表达与表达量有差异的基因的表达。通过比较同一类细胞在不同生理条件下或在不同生长发育阶段的基因表达差异,可为分析生命活动过程提供重要信息。目前,差异基因表达(differential gene expression, DGE)的检测技术主要包括消减杂交(subtractive hybridization, SH)、mRNA 差异显示(differential display, DD)、 cDNA 的代表性差异分析（represential display analysis，RDA）、抑制消减杂交（suppression subtractive hybridization，SSH）、基因表达系列分析（serial analysis of gene expression，SAGE）和基因芯片技术（DNA chip technique）等。上述检测方法原理各异，且各有特点，各有利弊，因此在实际应用中可根据实验的具体需要选择适合的方法。随着精准医学和分子病理学对差异基因表达技术的广泛应用，通过分子成像的方式检测差异基因已成为未来分子影像学研究的重要发展方向，本节即对目前分子生物学中差异基因表达的检测进行概述，希望有助于读者从中获得对分子成像检测差异基因研究方法的灵感，并掌握方法目前检测差异基因检测较为公认的"金标准"方法从而应用于分子影像学研究。

一、消减杂交法

消减杂交的本质是除去那些普遍共同存在的或是非诱发产生的 cDNA 序列，使待分离的目的基因序列得到有效的富集，提高分离的敏感性。

经典的消减杂交法是将检测子（tester rRNA 与驱动子（driver cDNA 杂交，或将检测子 cDNA 与驱动子 mRNA 杂交，祛除杂交体和未杂交上的驱动子成分（cDNA 或 mRNA)，得到检测子独有的 mRNA 或 cDNA，这些基因即为差异表达基因。

应用消减杂交法曾分离、鉴定出一些重要基因，但这一方法对 mRNA 的质和量要求都很高，不能有效获得低丰度的差异基因，而且还需多步的杂交层析过程，限制了这一技术更广泛的使用。

二、mRNA 差异显示

mRNA 差异显示（DD）技术又称差异显示反转录 PCR (differential display reverse transcription polymerase chain reaction，DDRT-PCR) 技术，基本原理是 RNA- 反转录 -PCR。

首先，含 oligo(dT) 的寡聚核苷酸为 3' 锚定引物，与 mRNA 的 poly (A) 尾退火，将所有的 mRNA 反转录成 cDNA；并用该引物锚定 cDNA 第二链的 3' 端。

然后，用另一随机寡核苷酸引物 (5' 随机引物）与 cDNA 第一链互补，进行 PCR 扩增。由于寡核苷酸随机引物随机结合在 cDNA 的互补靶位点上，源于不同 mRNA 的扩增片段大小不同。

将所有产物电泳分离后比较，就可以找到差异

条带。回收不同组织所特有的差异条带 cDNA，进一步克隆、测序及用于制备杂交或文库筛选的探针，从而对差异条带鉴定分析，以便最终获得差异表达的目的基因。

mRNA 差异展示灵敏度高、所需 mRNA 量少、可鉴定低丰度的 mRNA；可以同时在多个材料之间或不同处理材料之间进行比较；可以同时显示多种生物性状的差异及可以同时获得高表达和低表达的基因。而且该技术原理简单、快速、易操作，一度以其不可替代的优势被广泛应用于生物医学领域，并在应用过程中不断得到改进，产生了许多衍生技术如随机引物 PCR 的指纹法（RAP-PCR）、GDD(genomic DD)、荧光标记差异显示技术（FDD）等，是所有目前在差异基因表达分析中应用的主要技术的"祖先"。

三、cDNA 代表性差异分析

cDNA 代表性差异分析（cDNA-RDA）是一种以 PCR 技术为基础的消减杂交技术。其原理是利用巧妙设计的接头和引物，祛除共有序列，驱动子(Driver) 中没有特异双链 cDNA，PCR 指数扩增仅在检测子 (Tester) 中存在，从而得到有效富集的差异片段。

首先，用同一种限制性内切酶切割检测子和驱动子的双链 cDNA；两端分别接上单链寡聚核苷酸接头，补平后，以接头为引物进行 PCR 扩增。

再用内切酶切除接头，并只在检测子两端接上新接头。随后将检测子与大大过量的驱动子混合杂交，形成三种杂交体：检测子自身杂交体 Tester/Tester，两端都带接头；Tester/Driver 杂交体只有一端带接头；Driver/ Driver 杂交体两端都没有接头。

然后，补平末端，并以新接头为引物进行 PCR 扩增。只有 Tester/Tester 杂交体的两端均能和引物配对，产物为双链 DNA，数量呈指数递增；Tester/Driver 杂交体只能是单引物扩增，产物为单链 DNA 分子，数量呈线性递增；Driver/ Driver 杂合体由于分子两端没有与新引物配对区而无法进行扩增。差异双链 cDNA 完成第一轮富集。

杂交产物再行第二轮酶切、加接头、杂交和 PCR 扩增，重复两次后，可确保从检测子中彻底祛除与驱动子共有的序列。只有差异双链差异 cDNA 经 PCR 几轮循环得以有效富集。

cDNA-RDA 所需 mRNA 量少,特异性高,主要用于比较具有相近遗传背景、表型不同的两组 cDNA 之间的差异,但如果两组 cDNA 之间存在较大差异,以及某些基因在 Tester 中存在上调表达时,很难达到预期的目的。

四、抑制性消减杂交

抑制性消减杂交(SSH)技术是依据抑制性 PCR 发展出来的又一种 cDNA 消减杂交技术,可以有效克服基因上调表达所造成的不利后果,适用于克隆分析造成某种特殊表型的目的基因及其功能。

首先,将检测子(Tester)和驱动子(Driver)的双链 cDNA 酶切,得到平末端 cDNA 片段。将检测子 rDNA 均分两份,分别接上接头 1 和接头 2。两接头分别具有一段反向末端重复序列。

然后,将检测子和驱动子进行两轮杂交。先用过量的驱动子分别与两份检测子样品进行杂交,使测试 rDNA 的单链丰度均等化,以及差异表达的单链分子得到富集。第一轮杂交后,两份杂交产物混合,再与驱动子进行第二轮杂交,进一步富集差异表达的 cDNA,并形成两端带有不同接头的双链分子。

最后,杂交产物补平后作为模板,加入根据接头长链序列设计的内、外侧引物,进行两次 PCR 反应。第一次 PCR 基于抑制效应,只有两端分别是接头 1 和接头 2 的差异表达的序列片段得以指数扩增;第二次 PCR 极大提高扩增的特异性,使得差异表达的目的基因片段得到大量富集,并可用于后续的筛选工作。

在分离、克隆差异表达的基因序列片段中,抑制性消减杂交技术具有独特的优点。

(1)在分离稀少基因方面具有优势:fDNA 消减杂交、代表性差异分析、mRNA 差异显示方法都不能分离到低丰度的差异表达基因,而抑制消减杂交技术显著增加了获得低丰度差异表达的 rDNA 的概率,对高、低丰度的差异表达基因都能有效分离。

(2)效率高:一次抑制性消减杂交反应可同时分离到几十到几百个差异表达的基因。

(3)简便易行:抑制性消减杂交技术所采用的方法简单、成熟、易掌握、易操作。

(4)假阳性率低:抑制性消减杂交技术采用两次消减杂交和两次 PCR,保证了较高特异性。

(5)筛选周期短:应用抑制性消减杂交技术一般 3~4d 即可获得差异表达因片段的 cDNA。

五、基因表达系列分析

基因表达系列分析技术(SAGE)以捕捉和序列分析靠近样品 rDNA 3'端的一段短区域 EST(express sequenced tags)为基础,可以快速和详细地分析成千上万个基因,寻找出表达丰富度不同的 SAGE 标签序列。

首先,将检测子(Tester)和驱动子(Driver)的双链 cDNA 酶切,得到平末端 cDNA 片段。将检测子 rDNA 均分两份,分别接上接头 1 和接头 2。两接头分别具有一段反向末端重复序列。而后,将检测子和驱动子进行两轮杂交。先用过量的驱动子分别与两份检测子样品进行杂交,使测试 rDNA 的单链丰度均等化,以及差异表达的单链分子得到富集。第一轮杂交后,两份杂交产物混合,再与驱动子进行第二轮杂交,进一步富集差异表达的 cDNA,并形成两端带有不同接头的双链分子。然后,用生物素标记的(oligoWT)为 3'锚定引物,将 mRNA 反转录成双链 cDNA,限制性内切酶切割,得到多个长 250 bp 左右的片段。最后用连有链亲和素的磁珠将带 polyA 尾的 cDNA 3'短片段分离出来,每个 3'片段代表一个 cDNA。把 cDNA 分成两份,分别连上包含标签内切酶位点的接头 A 和 B,再用标签酶消化,产生单侧平末端 cDNA,将两份 cDNA 混合连接,随机两种分子靠平末端连接,产生两端分别带 A 和 B 接头的 cDNA 连接体,即双标签。这些双标签再被标签酶酶切后,靠其平末端首尾连接串联起来。然后将多标签的串联体一同扩增连入载体,随后对连接物进行测序。

SAGE 大大简化和加快了 3'端表达序列标签的收集和测序,可以全面地提供生物体基因表达谱信息,还可用来定量比较不同状态下的组织或细胞的所有差异表达基因。但 SAGE 是一个依赖 DNA 测序的基因计量方法,覆盖率和灵敏度受限于已测序的大量克隆。同时也极大地依赖高质量的序列,即使单个碱基的序列发生错误或双标签间扩增效率发生微小的变化,都可能导致信息损失或结果失真。

六、基因芯片技术

基因芯片技术也叫 cDNA 微阵列杂交技术(cDNA microarray hybridization),是将大量探针分子以预先设计的排列方式。固定于支持物上后,与标记的样品 cDNA 杂交,杂交信号阳性的探针分子就是在组织或细胞中表达的分子片段。若同时将两组基因芯片由于同时将大量的探针固定于支持物上,因此可一次性对细胞内多种分子进行检测和分析,灵敏度高,重复性好,通过购买商品化的芯片和采用自动化分析技术,使寻找差异基因和功能基因的工作变得简便快速。

当前,差异基因表达分析涉及的技术有很多种,选择时应考虑每种技术所需材料的量、灵敏度、覆盖率和其他实验中用到的试剂、限制酶等。对每个技术平台来说,所要求的生物学材料是一个最基本的考虑因素。此外,要想成功分析基因表达技术的覆盖率——用一种技术估计所有可能 cDNAs 的比例,也是同等重要的。覆盖率决定了要进行几轮重复和几次转录反应。只有分析完整的差异表达基因图谱,才能满足全面地描述表达过程或产生特定药物响应图谱的需要。

【参考文献】

[1] MASSOUD T F, GAMBHIR S S. Molecular imaging in living subjects: seeing fundamental biological processes in a new light[J]. Genes Development, 2003, 17(5):545-580.

[2] BLASBERG R G, TJUVAJEV J G. Molecular genetic imaging: current and future perspective[J]. Journal of Clinical Investigation, 2003, 111(11): 1620-1629.

[3] DOUBROVIN M, PONOMATEV V, BLASBERG R G. PET based reporter gene imaging. Assessment of endogenous molecular genetic events[J]. IEEE Engineering in Medicine and Biology Magazine, 2004, 23(4):38-50.

[4] 马文娟,刘佩芳,胡从依,等. 肿瘤光学分子成像技术研究进展 [J]. 中国医学计算机成像杂志, 2015, (06):605-608.

[5] 蒋星军,任彩萍. 分子成像及其应用 [J]. 生命科学, 2005, (05):84-88.

[6] 孙夕林,韩兆国,吴泳仪,等. 分子成像与肿瘤靶向治疗 [J]. 中国肿瘤临床, 2016, 43(11): 475-479.

[7] KOCHER B, PIWNICA-WORMS D. Illuminating cancer systems with genetically engineered mouse models and coupled luciferase reporters in vivo[J]. Cancer Discov, 2013, 3(6):616-629.

[8] 徐茂军. 基因探针技术及其在食品卫生检测中的应用 [J]. 食品与发酵工业, 2001, (02):66-71.

[9] 穆传杰,周继文. 报告基因显像监测基因治疗研究进展 [J]. 国外医学 (放射医学核医学分册), 2003, (01):4-8.

[10] 杨宇,李江江,王顼,等. 报告基因及其应用研究进展 [J]. 生命科学研究, 2011, 15(03): 277-282.

[11] CHUANG K H, CHENG T L. Noninvasive imaging of reporter gene expression and distribution in vivo[J]. Fooyin Journal of Health Sciences, 2010, 2 (1):1-11.

[12] DUBEY P, SU H, ADONAI N, et al. Quantitative imaging of the T cell antitumor response by positron-emission tomography [J]. Proceedings of the National Academy of Sciences, 2003, 100(3): 1232-1237.

[13] MARUYAMA K, SUGANO S.Oligo-Capping: A simple method to replace the cap structure of eukaryotic mRNAs with oligoribonucleotides[J].Gene, 1994, 138(1-2):171-174.

[14] SUZUKI Y, YOSHITOMO-NAKAGAWA K, MARUYAMA K, et al. Construction and characterization of a full length-enriched and a5'-end-enriched cDNA library[J].Gene, 1997, 200 (1-2):149-156

[15] 祝骥,马闻丽,李凌,等. 一种限制性 cDNA 文库的构建 [J]. 遗传, 2002, 24(2):174.

[16] 萨姆布鲁克J,拉赛尔 D W. 分子克隆实验指南 [M]. 第 3 版. 北京:科学出版社, 2002.

[17] SAWYER S J, GERSTNER K A, CALLARD G.Real-time PCR analysis of cytochrome P450 aromatase expression in zebrafish: gene specific tissue distribution, sex differences, developmental programming, and estrogen regulation[J].General and comparative endocrinology, 2006, 147(2):108-117.

[18] MA X D, CHEN B L, XIN X Y, et al.Identification of differentially expressed genes involved in

diabetes-induced embryopathy by cDNA microarray[J].Med J Chin PLA, 2005, 30 (4):273.

[19] LIANG P , PARDEEE A B . Differential display of eukaryotic messenger RNA by means of the polymerase chain reaction[J]. Science, 1992, 257: 967-971.

[20] BAUER D, MULLER H, REICH J, et al. Identification of differentially expressed mRNA species by an improved display technique (DDRT-PCR) [J]. Nuclei c Acids Res, 1993, 21(18): 4272- 4280.

[21] ZIMMERMANN J W, SCHULTZ R M . Analysis of gene expression in the preimplantation mouse embryo: Use of mRNA differential display[J]. Proc Nat l Acad Sci , 1994,91: 5456-5460.

第十四章 分子克隆、基因重组在基因探针设计与构建中的应用

分子生物学技术对分子影像学的发展提供了大量理论支持和实验技术，其中基因成像是利用各类标记的基因或基因表达产物，在 DNA、mRNA 或蛋白质水平上显示基因的数量与功能的改变，进而实现临床诊断或疗效评价的成像方法。在成像过程中，为了获得反义基因成像和报告基因表达成像所需基因片段，基因重组与分子克隆技术往往是不可或缺的重要技术。本章将以介绍分子影像相关的最主要分子生物学理论和实验为基础，重点阐释了分子克隆、基因重组以及基因探针的设计和构建中的相关知识，力争使广大分子影像学习者，更为有效地掌握分子生物相关实验方法和原理。

第一节 分 子 克 隆

分子克隆(Molecular Cloning)是在体外对 DNA 分子按照既定的目的和方案进行人工重组，将重组分子导入到合适的受体细胞中，使其在细胞中扩增和繁殖，以获得 DNA 分子大量复制，并使受体细胞获得新的遗传特征的过程。克隆(clone)一词源于希腊文 Klon，原意为树木的枝条。在生物学中其名词含义系指一个细胞或个体以无性繁殖的方式产生一群细胞或一群个体，在不发生突变的情况下，具有完全相同的遗传性状，常称无性繁殖(细胞)系；其动词含义指在生物体外用重组技术将特定基因插入载体分子中，即分子克隆技术。研究基因的第一步是分离它并获得许多与它完全相同的拷贝，这称为"克隆"基因。

分子克隆是指分离一个已知 DNA 序列，并以活体内方式获得许多复制品的过程(图 14-1-1)。这一复制过程经常被用于增加并获取 DNA 片段中的基因，但也可用来增加某些任意的 DNA 序列，如启动子、非编码序列、化学合成的寡核苷酸或是随机的 DNA 片段。将 DNA 片段(或基因)与载体 DNA 分子共价连接，然后引入寄主细胞，再筛选获得重组的克隆，按克隆的目的可分为 DNA 和 cDNA 克隆两类。cDNA 克隆是以 mRNA 为原材料，经体外反转录合成互补的 DNA(cDNA)，再与载体 DNA 分子连接引入寄主细胞。每一 cDNA 反映一种

mRNA 的结构，cDNA 克隆的分布也反映了 mRNA 的分布。特点如下。

（1）有些生物，如 RNA 病毒没有 DNA，只能用 cDNA 克隆。

（2）cDNA 克隆易筛选，因为 cDNA 库中不包含非结构基因的克隆，而且每一 cDNA 克隆只含一个 mRNA 的信息。

（3）cDNA 能在细菌中表达，cDNA 仅代表某一发育阶段表达出来的遗传信息，只有基因文库才包含一个生物的完整遗传信息。

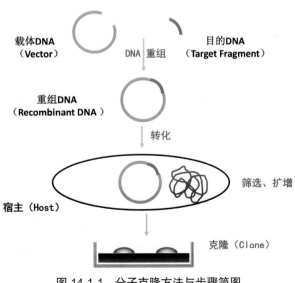

图 14-1-1 分子克隆方法与步骤简图

分子克隆的具体方法可简要分为五步。

1.DNA 片段的制备　常用以下方法获得 DNA 片段：①用限制性核酸内切酶将高分子量 DNA 切成一定大小的 DNA 片段；②用物理方法（如超声波）取得 DNA 随机片段；③在已知蛋白质的氨基酸顺序情况下，用人工方法合成对应的基因片段；④从 mRNA 反转录产生 cDNA。

2. 载体 DNA 的选择

（1）质粒：质粒是细菌染色体外遗传因子，DNA 呈环状，大小为 1~200kb。在细胞中以游离超螺旋状存在，很容易制备。质粒 DNA 可通过转化引入寄主菌。在细胞中有两种状态，一是"紧密型"；二是"松弛型"。此外还应具有分子量小，易转化，有一至多个选择标记的特点。质粒型载体一般只能携带 10kb 以下的 DNA 片段，适用于构建原核生物基因文库、cDNA 库和次级克隆。

（2）噬菌体 DNA：常用的 λ 噬菌体的 DNA 是双链，长约 49kb，约含 50 个基因，其中 50% 的基因对噬菌体的生长和裂解寄主菌是必需的，分布在噬菌体 DNA 两端。中间是非必需区，进行改造后组建一系列具有不同特点的载体分子。λ 载体系统最适用于构建真核生物基因文库和 cDNA 库。

M13 噬菌体是一种独特的载体系统，它只能侵袭具有 F 基因的大肠杆菌，但不裂解寄主菌。M13DNA(RF) 在寄主菌内是双链环状分子，像质粒一样自主复制，制备方法同质粒。寄主菌可分泌含单链 DNA 的 M13 噬菌体，又能方便地制备单链 DNA，用于 DNA 顺序分析、定点突变和核酸杂交。

（3）柯斯 (Cos) 质粒：是一类带有噬菌体 DNA 黏性末端顺序的质粒 DNA 分子。是噬菌体 - 质粒混合物。此类载体分子容量大，可携带 45kb 的外源 DNA 片段。也能像一般质粒一样携带小片段 DNA，直接转化寄主菌。这类载体常被用来构建高等生物基因文库。

3.DNA 片段与载体连接　DNA 分子与载体分子连接是克隆过程中的重要环节之一，有 4 种方法。

（1）黏性末端连接：DNA 片段两端的互补碱基顺序称之为黏性末端，用同一种限制性内切酶消化 DNA 可产生相同的黏性末端。在连接酶的作用下可恢复原样，有些限制性内切酶虽然识别不同顺序，却能产生相同末端。

（2）平头末端连接：用物理方法制备的 DNA 往往是平头末端，有些酶也可产生平头末端。平头 DNA 片段可在某些 DNA 连接酶作用下连接起来，但连接效率不如黏性末端高。

（3）同聚寡核苷酸末端连接。

（4）人工接头分子连接，在平头 DNA 片段末端加上一段人工合成的、具有某一限制性内切酶识别位点的寡核苷酸片段，经限制性内切酶作用后就会产生黏性末端。

连接反应需注意载体 DNA 与 DNA 片段的比率。以 λ 或 Cos 质粒为载体时，形成线性多连体 DNA 分子，载体与 DNA 片段的比率高些为佳。以质粒为载体时，形成环状分子，比率常为 1∶1。

4.引入寄主细胞　常用两种方法。

（1）转化或转染：方法是将重组质粒 DNA 或噬菌体 DNA(M13) 与氯化钙处理过的宿主细胞混合置于冰上，待 DNA 被吸收后铺在平板培养基上，再根据实验设计使用选择性培养基筛选重组子，通常重组分子的转化效率比非重组 DNA 低，原因是连接效率不高，有许多 DNA 分子无转化能力，而且重组后的 DNA 分子比原载体 DNA 分子大，转化困难。

（2）转导：病毒类侵染宿主菌的过程称为转导，一般转导的效率比转化高。

5. 克隆的选择

（1）直接筛选：有些载体带有可辨认的遗传标记，能有效地将重组分子与本底区分。例如：有些 λ 噬菌体携带外源基因后形成的噬菌斑就会从原来的混浊变为清亮；还有些载体分子携带外源基因后，形成的菌落或噬菌斑的颜色有明显变化，如蓝色变为无色；有些 λ 噬菌体能侵染甲菌而不能侵染乙菌，携带外源 DNA 片段后便能侵染乙菌，因此乙菌释放的噬菌体均为重组分子。

（2）间接筛选：有引起载体分子带有一个或多个抗药性标记基因，当外源 DNA 插入到抗药基因区后，基因失活，抗性消失。如一质粒有 A 和 B 两个抗药性基因，当外源基因插入到 B 基因区后，便只抗 A 药而不抗 B 药。因此能在 A 药培养基上正常生长而不能在 B 药培养上生长的便是重组分子。

（3）核酸杂交：广泛用于筛选含有特异 DNA 顺序的克隆。方法是将菌落或噬菌斑"印迹"到硝酸纤维膜等支持物上，变性后固定在原位，然后与标记的核酸探针进行杂交。阳性点的位置就是所需要的克隆。

（4）免疫学方法：如果重组克隆能在宿主菌中表达，就可以用特异的蛋白质抗体为探针，进行原位杂交，选择特异的克隆。

分子克隆技术是 20 世纪 70 年代才发展起来的，它的出现和应用开辟了分子遗传学研究的新领域，打开了人类了解、识别、分离和改造基因，创造新物种的大门。分子克隆在分子成像中应用也非常广泛，具体操作原理及方法见下文。

第二节　分子克隆实验的常用工具酶

在 DNA 分子克隆技术的发展过程中，有两种类型的酶的发现为其发展提供了重大机遇：一种是限制性内切酶，它可以把来自任何生物的 DNA 在含有几个特定碱基的位点切断，产生一组可再生的片段；另一种是连接酶的发现，该酶可以在限制酶切开的 DNA 片段插入到可复制的 DNA 分子中后，将二者连接产生重组的 DNA 分子。重组 DNA 分子可以被引入适宜的宿主细胞，通过宿主细胞无限量地复制。

DNA 重组技术中最常用的工具酶（表 14-2-1）。

表 14-2-1　常用工具酶和主要用途

名称	主要用途
限制性核酸内切酶	识别 DNA 特定序列，切断 DNA 双链
DNA 连接酶	连接两个 DNA 分子或片段
DNA 聚合酶 I	缺口平移制作标记 DNA 探针；②合成 cDNA 的第二链；③填补双链 DNA 3' 凹端；④DNA 序列分析
耐热 DNA 聚合酶（Taq 酶等）	聚合酶链式反应（PCR）
反转录酶	以 RNA 为模板合成 cDNA
多核苷酸激酶	以催化多核苷酸 5'—OH 末端磷酸化，制备末端标记探针
末端转移酶	在 3' 末端加入同质多聚物尾
S1 核酸酶，绿豆核酸酶	降解单链 DNA 或 RNA，使双链 DNA 突出端变为平端
DNA 酶 I（DNase I）	降解 DNA，在双链 DNA 上产生随机切口
RNA 酶 A（RNase A）	降解 RNA
碱性磷酸酶	切除核酸末端磷酸基
蛋白酶 K	水解蛋白质
溶菌酶	水解细菌细胞壁中肽聚糖

一、限制性核酸内切酶

该类酶是从原核生物中分离纯化出来，其作用是作为细菌防御体系中的一部分，将侵入细菌的外源 DNA 分子切割成不同大小片段的核苷酸系列。它是一种能够特异性识别双链 DNA 内部的特定序列并在特定部位将其切开的核酸酶（nuclase）。由于其切割位点都在 DNA 的内部，故称之为核酸内切酶（endonuclease）。又由于在细菌中这类酶只能切割外源性 DNA 双链，对细菌自身的 DNA 并不切割，所以又称为限制性核酸内切酶（restriction endonuclease）。该类酶的发现和应用，使 DNA 分子能很容易地在体外被切割和连接，被称为 DNA 重组技术中一把神奇的"分子刀"，为体外 DNA 重组技术的发展提供了良好的剪切工具。

根据限制性核酸内切酶的特性可将其分为 I、II、III 型：I 型限制性核酸内切酶由 3 种不同亚基构成，具有修饰酶活性和限制性核酸内切酶活性，可识别并结合于特定的 DNA 序列，随机切断识别位点以外的 DNA 序列；III 型限制性核酸内切酶具有核酸内切酶与修饰酶活性，在 DNA 链上有特异识别切割位点，切割位点在识别序列周围 25~30bp 范围内。I、III 限制性核酸内切酶均为多亚基蛋白，由于切割位点的不确定性，不利于体外 DNA 分子重组操作。体外分子操作过程中用到的限制性内切酶主要是 II 型限制性核酸内切酶。II 型限制性核酸内切酶为单亚基蛋白，作为细菌限制性核酸内切酶限制修饰系统（R-M 系统）重要的组成部分，可识别特异性切割位点并在识别位点特异性地切断 DNA，由于其核酸内切酶活性和甲基化作用活性是分开的，而且核酸内切作用又具有序列特异性，故在基因克隆中有广泛用途。其所识别的 DNA 序列主要为四核苷酸、六核苷酸和八核苷酸序列，识别的 DNA 序列一般具有回文结构特征。

酶识别和切割后主要产生三种 DNA 双链末端：3' 突出端、5' 突出端及平末端，在某些情况下，不同来源的限制性核酸内切酶识别不同的 DNA 序列，切割 DNA 后产生相同的黏性末端（sticky end），这类限制性内切酶称为同尾酶 (isocaudamer)。显而易见，由同尾酶产生的 DNA 片段是能够通过其黏性末端之间的互补作用而彼此连接起来的，因此在基因工程及分子成像的操作中很有用处。黏性末端是限制性核酸内切酶在识别序列对称轴左右的对称点上交错切割产生的末端，存在短的互补序列。根据黏性末端突出的单链部位不同，可分为 5'- 黏性末端和 3'- 黏性末端两种。有些来源不同的限制性核酸内切酶识别相同的核苷酸靶序列，这类酶称为同裂酶 (isoschizomer)。同裂酶是与同尾酶相对应的一类限制酶，同裂酶产生相同的切割，形成相同的末端。平末端是限制性核酸内切酶在识别序列的对称轴上切断所形成的。

限制性核酸内切酶的种类很多，至今已发现800 多种。其命名一般按照酶的来源，取细菌属名的第一个字母 (大写) 与种名的头两个字母 (小写) 组成的 3 个斜体字母作略语表示，如有株名，再加上一个字母 (小写)，其后再按发现的先后写上罗马数字。例如：从流感嗜血杆菌 d 株 (*Haemophilus influenza* d) 中先后分离到 3 种限制酶，则分别命名为 *Hind* Ⅰ、*Hind* Ⅱ和 *Hind* Ⅲ。若微生物有不同的变种和品系，则在其 3 个字母之后再加一个大写字母表示。

不同限制性核酸内切酶识别的 DNA 序列的长短可以不相同。如果 DNA 中的核苷酸序列是随机排列的，则一个识别 4 核苷酸序列的内切酶平均每隔 256bp 出现一次该酶的识别切割位点，同样的对识别 6 或 8 核苷酸序列的内切酶则大致上分别每隔4kb 或 65kb 出现一次识别切割位点。按此可大致估计一个未知的 DNA 分子限制性内切酶可能具有切点的频率，以便选用合适的内切酶。

限制性核酸内切酶活性的单位定义：在 50μL 终反应体系中，完全酶解 1μg 底物 DNA 所需要的酶量，为 1U。内切酶对 DNA 底物的酶解作用是否完全，直接关系到连接反应、重组体分子的筛选和鉴定等实验结果。限制性核酸内切酶活性的充分发挥受到以下几个因素的影响：酶切位点、DNA 样品的纯度、DNA 的甲基化程度、酶切消化反应的温度、DNA 的分子结构、限制性核酸内切酶的缓冲液种类。

限制作用实际就是维护宿主遗传稳定的保护机制。甲基化是常见的修饰作用，可使腺嘌呤 A 和胞嘧啶 C 甲基化而受到保护。能产生防御病毒侵染

的限制酶的细菌，其自身的基因组中可能有该酶识别的序列，但只是该识别序列或酶切位点被甲基化了，并不是说一旦甲基化了，所有限制酶都不能切割。大多数限制酶对 DNA 甲基化敏感，因此当限制酶目标序列与甲基化位点重叠时，对酶切的影响有 3 种可能，即不影响、部分影响、完全阻止。对甲基化 DNA 的切割能力是限制酶内在和不可预测的特性，因此，为有效的切割 DNA，必须同时考虑DNA 甲基化和限制酶对该类型甲基化的敏感性。另外，现在很多商业限制酶专门用于切割甲基化DNA。

限制性核酸内切酶是基因重组技术中常用的一种工具酶，尤其是 Ⅱ 型限制性核酸内切酶。在选用限制性核酸内切酶时，除了需要了解内切酶的识别位点序列外，还应清楚内切酶的切割位点以及切割后 DNA 的末端特征，以免造成切割错误或影响DNA 的连接。

二、DNA 连接酶

DNA 连接酶 (DNA Ligase) 是 1967 年在三个实验室同时被发现的，最初是在大肠杆菌细胞中被发现的。它是一种封闭 DNA 链上缺口的酶，借助ATP 或 NAD 水解提供的能量催化 DNA 链的 5'—PO_4 与另一 DNA 链的 3'—OH 生成磷酸二酯键。但这两条链必须是与同一条互补链配对结合的(T4DNA 连接酶除外)，而且必须是两条紧邻 DNA链才能被 DNA 连接酶催化成磷酸二酯键。

DNA 连接酶能在天然双链 DNA 中催化相邻的 5' 磷酸基和 3' 羟基间形成磷酸二酯键，即封闭双链 DNA 的某条单链上两个相邻核苷酸之间的磷酸二酯键断裂所形成的缺口，同时连接反应需要NAD^+ 或 ATP 提供能量。多数情况下，供体 DNA和载体 DNA 都用一种产生黏性末端的限制性核酸内切酶切割，然后将二者在试管中混合，在连接酶作用下使供体目的 DNA 和载体 DNA 黏性末端相互连接。目前使用的 DNA 连接酶有两种，一种是大肠杆菌 DNA 连接酶，另一种是 T4DNA 连接酶。前者以 NAD^+ 为辅助因子，能实现黏性末端连接，后者以 ATP 为辅助因子，既能实现黏性末端连接，又能实现平末端连接。

连接好的重组 DNA 通过转化进入细胞。进入宿主细胞后，质粒载体通常具有复制起点，能自主复制。进入细胞的每个重组质粒将以多拷贝形式存

在,随着细胞多代分裂,重组质粒也将进行多轮复制。因此,所产生的细菌克隆将含有数以亿计的单个外源 DNA 片段的拷贝。由单个供体 DNA 片段扩增得到拷贝就是 DNA 克隆。

DNA 连接酶最突出的特点是,它能够催化外源 DNA 和载体分子之间发生连接,形成重组 DNA 分子。应用 DNA 连接酶的这种特性,可在体外将 DNA 片段插入到适当的载体分子上,按照人们的意图构建出新的 DNA 杂种分子。其中,具黏性末端的 DNA 片段的连接比较容易,也较常用。

目前已知有三种方法可以用来在体外连接 DNA 片段:第一种方法,用 DNA 连接酶连接具有互补黏性末端的 DNA 片段;第二种方法,用 T4DNA 连接酶直接将平末端的 DNA 片段连接起来,或是用末端脱氧核苷酸转移酶给具平末端的 DNA 片段加上 poly(dA)-poly(dT) 尾巴之后,再用 DNA 连接酶将它们连接起来;第三种方法,先在 DNA 片段末端加上化学合成的衔接物或接头,使之形成黏性末端之后,再用 DNA 连接酶将它们连接起来。这三种方法虽然互有差异,但都利用了 DNA 连接酶所具有的连接和封闭单链 DNA 的功能。

1. 黏性末端 DNA 片段的连接　DNA 连接酶最突出的特点是,它能够催化外源 DNA 和载体分子之间发生连接作用,形成重组的 DNA 分子。

2. 平末端 DNA 片段的连接　常用的平末端 DNA 片段连接法,主要有同聚物加尾法、衔接物连接法及接头连接法。

(1)同聚物加尾法:这种方法的核心部分是,利用末端脱氧核苷酸转移酶转移核苷酸的特殊功能。末端脱氧核苷酸转移酶是从动物组织中分离出来的一种异常的 DNA 聚合酶,它能够将核苷酸(通过脱氧核苷三磷酸前体)加到 DNA 分子单链延伸末端的 3' 羟基上。由核酸外切酶处理过的 DNA,以及 dATP 和末端脱氧核苷酸转移酶组成的反应混合物中,DNA 分子的 3'—OH 末端将会出现单纯由腺嘌呤核苷酸组成的 DNA 单链延伸。这样的延伸片段,称之为 poly(dA) 尾巴。反过来,如果在反应混合物中加入的是 dTTP,那么 DNA 分子的 3'—OH 末端将会形成 poly(dT) 尾巴。因此,任何两条 DNA 分子,只要分别获得 poly(dA) 和 poly(dT) 尾巴,就会彼此连接起来。这种连接 DNA 分子的方法叫作同聚物尾巴连接法 (homopolymertail-joining),简称同聚物加尾法。

(3)衔接物连接法:所谓衔接物 (linker),是指用化学方法合成的一段由 10~12 个核苷酸组成,具有一个或数个限制酶识别位点的平末端的双链寡核苷酸短片段。衔接物的 5' 末端和待克隆的 DNA 片段的 5' 末端,用多核苷酸激酶处理使之磷酸化,然后再通过 T4DNA 连接酶的作用使两者连接起来。接着用适当的限制酶消化具衔接物的 DNA 分子和克隆载体分子,这样的结果使二者都产生出了彼此互补的黏性末端。于是我们便可以按照常规的黏性末端连接法,将待克隆的 DNA 片段同载体分子连接起来。

(3)DNA 接头连接法:DNA 接头是一类人工合成的,一头具某种限制酶黏性末端,另一头为平末端的特殊的双链寡核苷酸短片段。当它的平末端与平末端的外源 DNA 片段连接之后,便会使后者成为具黏性末端的新的 DNA 分子,而易于连接重组。实际使用时对 DNA 接头末端的化学结构进行必要的修饰与改造,可避免处在同一反应体系中的各个 DNA 接头分子的黏性末端之间发生彼此间的配对连接。

三、DNA 聚合酶 I

DNA 聚合酶,是以 DNA 为复制模板,将 DNA 由 5' 端开始复制到 3' 端的酶。DNA 聚合酶的主要活性是在具备模板、引物、dNTP 等的情况下催化 DNA 的合成。DNA 聚合酶 I（DNA-poly I），是原核生物的 DNA 聚合酶,由于发现最早被命名为 DNA 聚合酶 I,其他原核生物的 DNA 聚合酶,按发现的先后顺序分别被命名为 DNA 聚合酶 II 和 DNA 聚合酶 III。

大肠杆菌 DNA 聚合酶 I（共 928 个氨基酸）经枯草杆菌蛋白酶处理后形成大、小两个片段,大片段由羧基端 605 个氨基酸组成 (324—928),因为是 H. Klenow 等首先发现的,故又称为 Klenow 大片段或 Klenow 聚合酶。它具有 5'→3' 的 DNA 聚合酶活性和 3'→5' 的外切酶活性,即校对功能,有利于确保 DNA 复制的忠实性,但没有 5'→3' 的外切酶活性（氨基端小片段具有该活性,该活性有利于损伤的 DNA 修复并可去除 DNA 复制时 5' 端的 RNA 引物）。Klenow 酶的用途:①用同位素标记 DNA 片段的末端;②补平 5' 黏性末端;③合成 cDNA 的第二条链;④ Sanger 双脱氧法进行序列分析;⑤定位突变。

四、耐热 DNA 聚合酶 (Taq 酶等）

该酶是一种耐热的依赖于 DNA 的 DNA 聚合酶,具有 5'→3' 聚合酶活性及依赖于 5'→3' 聚合作用的外切酶活性,聚合酶的最适反应温度为75~80℃。常用于PCR扩增DNA片段。目前已发现多种耐热DNA聚合酶,如Taq、Pfu、Tfl等DNA聚合酶。其中Taq酶是由一种水生栖热菌yT1株分离提取的,是发现的耐热DNA聚合酶中活性最高的一种,达200 000 U/mg。具有5'→3'外切酶活性,但不具有3'→5'外切酶活性,因而在合成中对某些单核苷酸错配没有校正功能。

TaqDNA聚合酶还要具有非模板依赖性活性,可将PCR双链产物的每一条链3'加入单核苷酸尾,故可使PCR产物具有3'突出的单A核苷酸尾;另一方面,在仅有dTTP存在时,它可将平端的质粒的3'端加入单T核苷酸尾,产生3'端突出的单T核苷酸尾。应用这一特性,可实现PCR产物的T-A克隆法。

五、反转录酶(依赖于RNA的DNA聚合酶)

这是一种能够以RNA为模板反转录合成DNA的聚合酶,首先在反转录病毒中被发现。常用于DNA第一链的合成。实验室中常用的是禽成髓细胞瘤病毒反转录酶和moloney鼠白血病病毒反转录酶两种。反转录酶的主要作用是将mRNA反转录成cDNA。用反转录成的cDNA可进行序列分析,并推导出RNA序列。这个酶应用于cDNA的第一链合成和引物的延伸。这种酶需要镁离子或锰离子作为辅助因子,当以mRNA为模板时,先合成单链DNA(ssDNA),再在反转录酶和DNA聚合酶Ⅰ作用下,以单链DNA为模板合成"发夹"型的双链DNA(dsDNA),再由核酸酶S1切成二条单链的双链DNA。因此,反转录酶可用来把任何基因的mRNA反转录成cDNA拷贝,然后可大量扩增插入载体后的cDNA。也可用来标记cDNA作为放射性的分子探针。

反转录酶都具有多种酶活性,主要包括以下几种活性。

(1)DNA聚合酶活性:以RNA为模板,催化dNTP聚合成DNA的过程。此酶需要RNA为引物,多为色氨酸的tRNA,在引物tRNA 3'末端以5'→3'方向合成DNA。反转录酶中不具有3'→5'外切酶活性,因此没有校正功能,所以由反转录酶催化合成的DNA出错率比较高。

(2)RNase H活性:由反转录酶催化合成的cDNA与模板RNA形成的杂交分子,将由RNase H从RNA 5'端水解掉RNA分子。

(3)DNA指导的DNA聚合酶活性:以反转录合成的第一条DNA单链为模板,以dNTP为底物,再合成第二条DNA分子。

除此之外,有些反转录酶还有DNA内切酶活性,这可能与病毒基因整合到宿主细胞染色体DNA中有关。反转录酶的发现对于遗传工程技术起了很大的推动作用,目前它已成为一种重要的工具酶。用组织细胞提取mRNA并以它为模板,在反转录酶的作用下,合成出互补的DNA(cDNA),由此可构建出cDNA文库(cDNA library),从中筛选特异的目的基因,这是在基因工程技术中最常用的获得目的基因的方法。

由它催化转录合成的DNA称为互补DNA(cDNA)。通常情况下,细胞内的转录应由DNA到RNA,所得RNA为信使RNA(mRNA)供蛋白质合成作模板用。而在部分RNA病毒中,要实现自身扩增,必须具有DNA,因此先由RNA逆转录合成cDNA再由cDNA转录出RNA。逆转录酶可用RT-PCR,将RNA转变为DNA后扩增,以获得RNA的序列。1970年从致癌RNA病毒中发现了反转录酶,并认为此酶与病毒的致癌性质有关。反转录酶也分布于某些正常细胞和胚胎细胞。反转录酶的发现表明不能把生物的遗传信息由DNA→mRNA→蛋白质绝对化,遗传信息也可以从RNA传递到DNA。它促进了分子生物学、生物化学和病毒学的研究,已成为研究这些学科的有力工具。

六、碱性磷酸酶

碱性磷酸酶(alkaline phosphatase,AP)是非特异性磷酸单酯酶,可以催化几乎所有的磷酸单酯的水解反应,生成无机磷酸和相应的醇、酚、糖等,还可以催化磷酸基团的转移反应,且大肠杆菌AP还是一种依赖亚磷酸盐的氢化酶。在生物化学和分子生物学方面,用AP催化除去DNA分子的5'末端磷酸基团以防止载体自连是基因克隆中的常规手段之一。用AP脱去5'末端磷酸基团,再用(γ-32P)ATP标记5'末端,可用于化学测序、RNA测序和特异性DNA或RNA片段的图谱构建。应用AP代替同位素标记核苷酸探针可用于分子杂交。研究中最常用的AP有:①细菌碱性磷酸酶(BAP);②SAP(来源于一种北极虾);③小牛肠碱性磷酸酶(CIAP)。其中小牛肠碱性磷酸酶最为常用。它能催化DNA和RNA 5'磷酸基水解,产生5'—OH末端。在DNA重组中,碱性磷酸酶用于切除载体 5' 端的磷酸基,减少载体的自身环化,提高重组效率。

第三节　分子克隆实验的常用载体

载体 (vector) 是可将外源目的 DNA 片段导入宿主细胞,并进行复制和增殖的 DNA 分子。理想的基因工程载体应具有以下特点。

(1)具有自主复制的起点,不依赖于染色体而独立复制。

(2)容易进入宿主细胞,而且进入效率越高越好。

(3)易插入外来核酸片段,插入后不影响其进入宿主细胞和在细胞中的复制,这就要求载体 DNA 上要有合适的限制性核酸内切酶位点——多克隆位点,以供外源基因的插入。

(4)具有高的拷贝数,利于 DNA 的提取和操作。

(5)具有可供选择的遗传标志,当其进入宿主细胞或携带着外源核酸序列进入宿主细胞都能容易被辨认和分离出来,便于克隆操作。

载体根据用途可分为基因克隆载体和基因表达载体,基因克隆载体作用主要是扩增基因片段,具有较好的扩增效率及忠实性,为研究提供材料和建立基因库;基因表达载体除具有基因克隆载体的一般特性外,还具有一些特定的序列启动基因的表达,最终产生目的蛋白或 RNA 调控分子,从而研究其性质及功能。基因工程中常用的克隆载体主要有 3 种类型:①质粒载体;②噬菌体与病毒载体;③柯斯质粒。表达载体与克隆载体的主要区别为表达载体添加了部分表达调控序列,比如原核细胞表达载体添加了目的基因表达所需的启动子、终止子、SD 序列、衰减子等序列;真核表达载体除携带有在原核细胞中克隆与复制所需的元件外,还携带有在真核宿主表达所需的元件,如启动子、增强子、终止子、真核细胞筛选标记等。

载体按来源可分质粒、噬菌体、病毒和人工染色体等。病毒载体具有较强的潜在免疫原性,携带的外源片段不长,包装容量一般不超过其自身基因组的110%,但转染效率比较高;非病毒载体具有免疫原性较弱,且易于大规模生产等优点,广泛应用的有质粒、黏粒、λ 噬菌体、人工染色体,其中人工染色体有细菌人工染色体、酵母人工染色体、P1 人工染色体等。

一、质粒载体

质粒 (plasmid) 是细菌染色体外能自主复制的双链闭环 DNA 分子,大小为 1~200kb。基因工程中最常用的是 E. coli 的质粒。质粒不是细胞生长繁殖所必需的遗传结构,它可以从细胞中消除而不影响细胞的生长,但其存在往往能赋予宿主细胞一定的生理功能,如抗生素抗性,根据质粒赋予细菌的表型可以识别质粒的存在,这是筛选转化分子细菌的依据。质粒在细胞内以共价闭合环状 DNA 形式存在,呈超螺旋状态。在质粒的提取过程中,由于机械外力的作用,其天然超螺旋结构遭到破坏,如果一条链保持完整的环状结构,另一条链有一个或多个缺口时,称为开环 DNA;若双链 DNA 均发生断裂,则呈线状。不同构型的质粒 DNA,尽管相对分子质量相同,但电泳迁移率不同,因此可以通过琼脂糖凝胶电泳将其分开。一般质粒 DNA 复制后可随宿主细胞分裂而传给后代。由于携带大的插入片段的质粒容易自然丢失所插入的片段,因此质粒不适于用来克隆大于 20kb 的 DNA 片段。按质粒复制的调控及其拷贝数可分严紧型质粒和松弛型质粒。严紧型质粒的复制常与宿主的繁殖偶联,拷贝数较少,每个细胞中只有 1 个到 10 余个拷贝,而松弛型质粒的复制与宿主的繁殖不偶联,每个细胞可有几十到几百个拷贝。应当注意,两种不同的质粒不能稳定地共存于同一宿主细胞内。

质粒载体主要存在于细菌,但在酵母菌及古菌中也存在。细胞内自然存在的质粒通常不能作为基因工程操作的载体,需要对其进行改造,如根据载体必备的条件插入结构元件和删除质粒上非功能 DNA 片段。常用的质粒载体多来自于大肠杆菌并经过了人工改造,大小为 3~10kb,如 pBR322、pUC 系列、pSP 系列和 pGEM 系列等。这些质粒载体克隆外源 DNA 的片段较小,很方便体外操作。

质粒载体根据其功能可分为克隆载体、穿梭载体和表达载体。

(1)克隆载体:以繁殖外源 DNA 片段为目的的载体称为克隆载体,具有自我复制、克隆位点、筛选标记、分子量小、拷贝数多等特点。常见的有:pUC 系列。

(2)穿梭载体:含有不止一个 ori(DNA 序列复制开始的起点),能携带插入序列在不同种类宿主细胞中繁殖的载体称为穿梭载体,又称双宿主载体。

它可在两种不同的宿主细胞中被复制,多用于原核和真核细胞间遗传物质的转移。酵母质粒表达载体和动物表达载体多属于穿梭载体,由原核序列和真核序列两部分组成,原核序列便于在大肠杆菌中复制扩增,真核序列用于转染目的基因的真核细胞的筛选,并保证基因在真核细胞中表达。在无复制起点的情况下,供体 DNA 必须整合到真核染色体上才能够稳定。

（3）表达载体:是用来将克隆的外源基因在宿主细胞内进行表达的载体。这类载体除具有克隆载体必备的条件外,还具有以下特点:很强的启动子及两侧的调控序列;位于阅读框上游的 SD 序列和起始密码子;启动子与插入的外源 DNA 之间有正确的阅读框架;插入外源 DNA 基因下游有转录终止区。根据产生的蛋白质序列,又可分为融合表达载体和非融合表达载体。融合表达载体表达融合蛋白,融合蛋白包括一段大肠杆菌阅读框编码的短肽和外源基因编码的多肽。非融合表达载体表达非融合蛋白,依其宿主细胞可分为原核和真核基因表达载体,依其产生的蛋白是否具有分泌性可分为分泌型和非分泌型载体。分泌型表达载体具有 12~30 个氨基酸残基的信号肽基因序列,真核生物的分泌蛋白大多数可在原核中得到很好的分泌。

除常用的大肠杆菌质粒载体外,近年来发展了许多人工构建的其他能用于微生物、酵母、植物等的质粒载体。

二、噬菌体载体

细菌质粒为基因克隆中应用最为普遍的一类载体。但由于这类载体易受到自身条件的限制,常常只能携带 10kb 以下的外源基因。在基因工程中及分子成像过程中,由于不同的目的要求及实验操作,克隆目的基因片段常常超出这个限制,噬菌体(phage)载体就显得更为有用。噬菌体载体主要来自于 λ 噬菌体和 M13 噬菌体。λ 噬菌体为双链 DNA 分子,大小为 49kb,线状,在 DNA 分子两端有 12 个碱基的黏性末端(cos 位点),进入宿主细胞后,λ 噬菌体 DNA 两端的黏性末端环化,形成质粒结构,以 θ 方式或滚环方式复制。λ 噬菌体相关的载体感染效率比较高,有近 100% 的感染率。λ 噬菌体可分为烈性噬菌体和温和(溶原)噬菌体两种。烈性噬菌体感染细胞后,借助寄主细胞的遗传机制,合成 DNA 和结构蛋白,经过装配,成为成熟的噬菌体

颗粒,从细胞中释放出来,导致寄主细胞裂解死亡,在双层平板培养基上形成噬菌斑。温和噬菌体进入细胞后,噬菌体 DNA 通过特殊位点整合到宿主染色体上,可以长期随寄主染色体 DNA 的复制而传递。在一般情况下,不进行增殖,不引起寄主细胞的裂解死亡。

改造后的 λ 噬菌体载体分为插入型和替换型两种。

大肠杆菌丝状噬菌体包括 M13 噬菌体 f 噬菌体等,其基因组均是单链闭环 DNA 分子,其中 M13mp 系列克隆载体是对野生型 M13 加以改造,插入了多克隆位点和 LacZ 基因后的载体,所以也是可以利用 IPTG 和 X-gal 作蓝白筛选的, M13 感染大肠杆菌后,即在菌体内酶的作用下,以感染性单链 DNA(正链)为模板,转变为双链 DNA,称作复制型 DNA(RF DNA)。一般当每一个细胞内有 100~200 个 RF DNA 拷贝时,即停止复制,产生有感染性的完整的单链丝状噬菌体并分泌离开菌体。感染 M13 的大肠杆菌可继续生长,并不发生裂解,但生长速度则较正常菌慢,取感染 M13 的细菌培养液离心,即可从菌体中提取 RF DNA,供限制酶切割等分子克隆操作之用;从离心后的上清液中,可用聚乙二醇(PEG)沉出噬菌体颗粒,提取单链 DNA(ss DNA)供 DNA 序列分析、体外定位突变等使用。

噬粒(phagemid):在质粒 DNA 中插入一段单链噬菌体的复制起始点 DNA,即构成了噬粒,如 pGEM-3Zf(-)就是一种噬粒。噬粒可像一般质粒一样操作,但当需要制备单链 DNA 时,就需要在培养时加入辅助噬菌体,常用的辅助噬菌体有 M13KO7 和 R408。培养好的菌液在离心除去菌体后,上清中加入 PEG 即可沉出含有单链 DNA 的颗粒。噬粒也常用于 DNA 序列分析和体外定位突变。

黏粒为携带 λ 噬菌体 cos 位点的质粒,它既可以质粒的方式复制,又可像噬菌体那样被包裹,而且黏粒可携带的 DNA 插入片段长度约 3 倍于 λ 噬菌体载体所能携带的外源片段。

三、病毒载体

理论上,各种类型的病毒都能被改造成病毒载体。但是由于病毒的多样性及与机体复杂的依存关系,人们至今对许多病毒的生活周期、分子生物学、与疾病发生及发展的关系等的认识还很不全面,从而限制了许多病毒发展成为具有实用性的载体。近 20 年来,只有少数几种病毒如反转录病毒(包括

HIV 病毒)、腺病毒、腺病毒伴随病毒、疱疹病毒 (包括单纯疱疹病毒、痘苗病毒及 EB 病毒)、甲病毒等被成功地改造成为基因转移载体并开展了不同程度的应用。

(一)病毒载体产生的原理

首先要对病毒的基因组结构和功能有充分的了解,最好能获得病毒基因组全序列信息。病毒基因组可分为编码区和非编码区。编码区基因产生病毒的结构蛋白和非结构蛋白;根据其对病毒感染性复制的影响,又可分为必需基因和非必需基因。非编码区中含有病毒进行复制和包装等功能所必需的顺式作用元件。各种野生型病毒颗粒都具有一定的包装容量,即对所包装的病毒基因组的长度有一定的限制。一般来说,病毒包装容量不超过自身基因组大小的 105%~110%。基因重组技术的发展使病毒载体的产生成为可能。最简单的做法是将适当长度的外源 DNA 插入病毒基因组的非必需区,包装成重组病毒颗粒。然而,这样的重组病毒作为基因转移载体有许多缺点。首先,许多野生型病毒通过在细胞中产毒性复制而导致细胞裂解死亡;或带有病毒癌基因而使细胞发生转化。因此必须经过改造使其成为复制缺陷性病毒并且删除致癌基因后才能用于基因治疗。其次,插入外源 DNA 的长度受到很大限制,尤其对于基因组本身较小的病毒如腺病毒伴随病毒 (AAV,4.7kb)、反转录病毒 (8~10kb)、腺毒 (36kb),如果不去除病毒基因,可供外源 DNA 插入的容量就十分小。因此,必须删除更多的病毒基因以腾出位置插入较大的外源 DNA。为了增加病毒载体插入外源 DNA 的容量,除了可以删除病毒的非必需基因外,还可以进一步删去部分或全部必需基因,这些必需基因的功能由辅助病毒或包装细胞系反式提供。

病毒载体大体上可分为两种类型。

(1)重组型病毒载体:这类载体是以完整的病毒基因组为改造对象。一般的步骤是选择性地删除病毒的某些必需基因尤其是立早基因或早期基因,或控制其表达;缺失的必需基因的功能由互补细胞反式提供;用外源基因表达单位替代病毒非必需基因区;病毒复制和包装所需的顺式作用元件不变。这类载体一般通过同源重组方法将外源基因表达单位插入病毒基因组中。

(2)无病毒基因的病毒载体 (gutless vectors):这类载体在不同的病毒载体系统中的称谓不同。对于腺病毒,一般称为 mini-Ad;在 HSV 载体系统,一般称为扩增子 (amplicon) 载体或质粒型载体。重组 AAV 载体也属于无病毒基因的病毒载体。这类载体系统往往由载体质粒和辅助系统组成。重组载体质粒主要由外源基因表达盒、病毒复制和包装所必需的顺式作用元件及质粒骨架组成。辅助系统包括病毒复制和包装所必需的所有反式作用元件。在辅助系统的作用下,重组载体质粒 (包含或不包含质粒骨架) 以特定形式 (单链或双链,DNA 或 RNA) 被包装到病毒壳粒中,其中不含有任何病毒基因。这类病毒载体的优点在于载体病毒本身安全性好,容量大。缺点在于往往需要辅助病毒参与载体 DNA 的包装,而辅助病毒又难以同载体病毒分离开来,造成最终产品中辅助病毒污染,从而影响其应用。实际上,无病毒基因的病毒载体可以看作是重组病毒载体的一种极端减毒情况。

表 14-3-1 为几种常见的病毒载体的顺式作用元件和经典的包装方式。

表 14-3-1　载体的顺式作用元件和经典包装方式

载体	顺式作用元件	经典包装方式
逆转录病毒载体	1)两个长末端重复序列 (LTR):含有整合和调节转录的必需序列;含有转录增强子和启动子 2)tRNA 引物结合位点 p 3)包装信号序列 ψ	载体质粒转染整合了所有必需基因 (gag、pol、env) 的包装细胞系如 PA317,经选择培养获得产病毒细胞系 (VPC);细胞不裂解,病毒不断分泌至培养上清中
腺病毒载体	两个末端倒转重复序列 (ITR);包装信号序列	载体质粒与辅助质粒共转染 293 细胞获得重组腺病毒。重组腺病毒感染 293 细胞而扩增;细胞每次被感染后发生裂解
腺相关病毒载体	两个末端倒转重复序列 (ITR);其中包括了病毒复制起点、包装信号及整合和拯救所必需的顺式元件	AAV 载体质粒和辅助质粒共转染 293 细胞,并加辅助病毒 (腺病毒或单纯疱疹病毒) 感染
单纯疱疹病毒载体	HSV 病毒复制起点 ori;病毒包装信号 pac	PTCA 重组病毒在互补细胞上传代;扩增子病毒在辅助病毒存在下传代
慢病毒载体	慢病毒属于逆转录病毒科,但其基因组结构复杂,两端为长末端重复序列 (LTR),内含复制所需的顺式作用元件	第三代慢病毒载体包含四个质粒,1 个慢病毒表达载体(无 HIV 蛋白)和 3 个慢病毒包装载体 (仅表达 Gag、Pol、Rev),包装细胞为 293T 细胞

(二)病毒载体的包装系统

将外源基因包装到病毒壳粒中,是病毒载体生产的核心技术。一般地,病毒载体的制备包括以下要素。

1. 宿主细胞　虽然现在已有可能对有些病毒载体(如 AAV 载体)进行体外(无细胞)包装,但是这种包装系统仍然需要细胞提取物,并且包装效率相当低,远远达不到可生产水平。至今为止,病毒载体的包装主要是在对该病毒敏感的宿主细胞中进行的。宿主细胞不但提供了病毒复制和包装的环境条件,许多细胞成分还直接参与了病毒复制和包装的过程。

2. 病毒复制和包装所必需的顺式作用元件和外源基因的表达盒　一般地,病毒复制和包装所必需的顺式作用元件和外源基因的表达盒由细菌质粒携带,组成病毒载体质粒,是被包装的对象。由于病毒复制方式的不同,有些病毒载体如单纯疱疹病毒扩增子(HSV amplicon)载体在包装时,整个载体质粒都被包装进入病毒颗粒中;而有些病毒载体如反转录病毒、腺病毒伴随病毒载体的质粒骨架部分并不被包装到病毒颗粒中,只有病毒复制和包装所必需的顺式作用元件和外源基因表达盒被包装到病毒颗粒中。构建重组型病毒载体时,病毒复制和包装所需的顺式作用元件存在于病毒基因组中(病毒基因组可以由具有感染性的病毒颗粒提供,也可以质粒形式提供)。先将外源基因表达盒插入穿梭质粒携带的病毒同源序列中;将重组穿梭质粒转染至细胞中,再用辅助病毒超感染;或将重组穿梭质粒与病毒基因组质粒共转染细胞;重组质粒与病毒基因组在细胞中进行同源重组而产生表达外源基因的重组病毒。为了使病毒载体的生产更为方便,病毒复制和包装所必需的顺式作用元件和外源基因的表达盒除了可以用质粒携带以外,也可以用另一种病毒(往往是辅助病毒)或生产细胞来携带。

3. 辅助元件　包括病毒复制和包装所必需的所有反式作用元件。这些元件一般包括病毒基因转录调控基因、病毒 DNA 合成和包装所需的各种酶类的基因、病毒的外壳蛋白基因等。辅助元件的表现形式可以多种多样。常用形式如下。

(1)辅助质粒(helper plasmid),如用于产生重组腺病毒的质粒 JM17,用于重组 AAV 包装的辅助质粒 pAAV/Ad。

(2)辅助病毒(helper virus),如用于 HSV 扩增子载体包装的辅助病毒 HSV1tsK 株。

(3)包装细胞系,如用于反转录病毒载体包装的 PA317 细胞和用于慢病毒和腺病毒包装的 293T 细胞。

(三)病毒载体的包装策略

上述几种要素的不同组合,便产生了各种各样的病毒载体包装策略。根据病毒载体生产系统的组成因素的多少,可将其分成以下 3 种。

(1)单组成因素生产系统(one-component system):所有的组成成分都集中在生产细胞中。经典的反转录病毒生产系统就是由产病毒细胞(VPC)组成,重组反转录病毒由 VPC 细胞不断分泌至培养上清中。

(2)双组成因素生产系统(two-component system):这种生产系统一般由"一株病毒/一株细胞"组成。典型的例子是重组腺病毒生产系统。先用共转染的方法获得重组腺病毒毒种,再由该毒种和生产细胞(如 293 细胞)组成一个双组成因素的生产系统使病毒大量扩增。

(3)多组成因素生产系统(multi-component system):是由两种以上的组成因素组成的生产系统。传统的 AAV 载体生产系统就是由载体质粒、辅助质粒、辅助病毒和生产细胞 4 种因素组成。

一般来说,发展新的包装策略主要是为了以下几种目的:①减少生产系统中的组成因素,简化操作过程;②提高生产效率,降低生产成本;③避免或降低野生型病毒的产生;④避免使用难以与产品病毒分离的辅助病毒。

(四)常见病毒载体的生物学特点

见表 14-3-2。

表 14-3-2　常用病毒载体的生物学特点

病毒载体	生物学特性
反转录病毒载体 单链 RNA 病毒 8~10kb	可感染分裂细胞 整合到染色体中 表达时间较长 有致癌的危险
腺病毒载体 双链 DNA 病毒 36kb	可感染分裂和非分裂细胞 不整合到染色体中 外源基因表达水平高 表达时间较短 免疫原性强
AAV 病毒载体 单链 DNA 病毒 <5kb	可感染分裂和非分裂细胞 整合到染色体中 无致病性;免疫原性弱 可长期表达外源基因 在骨骼肌、心肌、肝脏、视网膜等组织中表达较高
HSV 病毒载体 双链 DNA 病毒 152kb	具有嗜神经性;可逆轴突传递 可潜伏感染 容量大 可感染分裂和非分裂细胞

第四节 核酸分子杂交与反义基因靶向

一、核酸分子杂交简介

杂交是指具有一定同源性的两条单链核酸在一定条件下（适宜温度和离子强度等）按碱基互补原则退火配对形成双链的过程，因此杂交是高度特异性的。核酸分子杂交（nucleic molecular hybridization）是核酸研究中的一种分析方法，具有灵敏度高、特异性强等优点，可用于检测混合样品中特定核酸分子是否存在，以及其相对含量大小。其基本原理是利用核酸分子的重要特性（变性和复性），使来源不同但具有一定同源性的两条核酸单链（DNA或RNA）在适宜的条件下按碱基互补配对的原则退火形成双链杂交分子（DNA/DNA、DNA/RNA或RNA/RNA），从而判断样品中是否有与探针同源的核酸分子，并推测其相对分子质量的大小。

核酸分子杂交最为重要和广泛的应用既是明确未知序列的待测核酸序列与标记的已知序列的核酸序列间的相互关系，其中带有特定标记的已知序列的核酸通常称为探针（probe），被检测的核酸为靶序列（target）。常用的标记物主要包括生物素、荧光物质、放射性核素（同位素）等。探针的制备和使用是与分子杂交相辅相成的技术手段，这些分子生物学领域中应用的核酸分子探针，从实际和内容上构成了分子影像学目前已广泛应用的基因探针的原型与基础，因此本部分将较为详细地介绍分子生物学研究中核酸分子杂交的原理、应用及其标记物，相信通过此部分的学习可以对非生物背景的分子影像学研究者未来更好地进行基因探针的设计和应用提供较有实际意义的帮助。

分子杂交适用范围广泛，既可以在细胞外进行，如将核酸从细胞中分离纯化出来后在体外与探针杂交，即滤膜杂交；也可以直接在细胞内进行，即原位杂交。依据被分析样品的性质不同，又可以分为液相杂交与固相杂交两种。液相杂交中参加反应的两条核酸单链都游离在液体中，常用的分析技术有核酸酶S1保护分析、RNA酶保护分析、引物延伸分析等方法。固相杂交是将参加反应的一条核酸单链先固定在固体支持物上，另一条互补核酸单链游离在溶液中，两者在一定条件下进行杂交反应。固体支持物有硝酸纤维素膜、尼龙膜、聚偏二氟乙烯（polyvinylidene difluoride，PVDF）、乳胶颗粒、磁珠和微孔板等。固相杂交常见的种类有细胞原位杂交和膜印迹杂交。细胞内核酸可以直接进行细胞原位杂交；亦可从细胞中分离纯化后转移至载体膜上与相应探针进行膜印记杂交，此类杂交包括Southern印迹杂交、Northern印迹杂交、斑点/狭缝印记杂交等。

随着分子生物学的发展，核酸分子杂交技术日益广泛地应用于医学分子成像试验中，如验证杂交后DNA是否符合实验设计，使用Western Blot和Northern blot技术对分别对DNA和RNA进行半定量分析以确保后续实验的顺利进行。除此之外，核酸分子杂交还可以用于医学研究和疾病诊断的许多方面，如遗传病的基因诊断，限制性片段长度多态性（RFLP）用于疾病基因的相关分析、基因连锁分析、法医学上的性别分析、亲子鉴定。

本节主要介绍核酸杂交的基本理论、核酸探针及其标记、分子杂交方法及其选择以及其他分子杂交的方法。

二、核酸杂交的基本理论

（一）DNA变性

DNA变性（DNA denaturation）是指在物理或化学因素的作用下，DNA分子互补碱基对之间的氢键断裂，使双链DNA分子变成两条单链DNA的过程。变性过程中，只是链间的氢键断裂，而核酸分子中的所有共价键（如磷酸二酯键、糖苷键等）则不受影响。

引起核酸变性的因素有很多，常见的有加热、酸、碱、乙醇、丙酮、尿素、甲酰胺、甲醛等。如加热变性是将温度升高到90℃以上，此时DNA氢键完全断裂成为单链；酸碱变性是将核酸溶液的pH调至3以下或10以上时，可使核酸的双链完全打开成为单链核酸分子；化学试剂变性是将一定浓度的化学试剂（如尿素、甲酰胺、甲醛等）加入到核酸溶液中，使两条链之间的氢键断裂形成单链的过程。加热变性是核酸分子杂交中最常用的一种方法。

变性DNA常发生一些理化及生物学性质的改变。

（1）溶液黏度降低。DNA 双螺旋是紧密的刚性结构，变性后代之以柔软而松散的无规则单股线性结构，DNA 黏度因此而明显下降。

（2）溶液旋光性发生改变。变性后整个 DNA 分子的对称性及分子局部的构型改变，使 DNA 溶液的旋光性发生变化。

（3）增色效应（hyperchromic effect）。指变性后 DNA 溶液的紫外吸收作用增强的效应。DNA 分子中碱基间电子的相互作用使 DNA 分子具有吸收 260nm 波长紫外光的特性。在 DNA 双螺旋结构中碱基藏入内侧，变性时 DNA 双螺旋解开，于是碱基外露，碱基中电子的相互作用更有利于紫外线吸收，故而产生增色效应。

双链 DNA 变性一半所需要的温度称为 DNA 的溶解温度（meling temperature，T_m），一种 DNA 分子的 T_m 值的大小与所含碱基中的 GC 比例有关。由于 GC 之间是三个氢键，AT 之间是两个氢键，所以当 DNA 中 GC 占比高时，T_m 值也就愈高。T_m 值还受溶液中离子强度的影响。离子强度低，T_m 值就低。如单价离子浓度增加 10 倍，则 T_m 值约增加 16.6℃，这是由于溶液中离子与 DNA 分子中磷酸基团形成了离子键；因此离子强度高，DNA 比较稳定，需要更多的能量才能使其变性。甲酰胺可使碱基对间的氢键不稳定，因此 DNA 在甲酰胺溶液中的 T_m 可随甲酰胺浓度增高而降低，这可避免 DNA 在高温变性时引起断裂，因而在分子生物学实验中常常被应用。

（二）DNA 复性

DNA 的变性是可逆的。当促使变性的因素解除后，两条 DNA 链又可通过碱基互补配对结合形成双联 DNA 分子，这一过程称为 DNA 复性（renaturation）。加热变性的 DNA 分子在温度缓慢降低时可恢复到原来正常 DNA 的结构，这一复性过程又称为"退火"（annealing）。如果将加热变性的 DNA 分子快速冷却至低温，则大部分 DNA 不能复性。

复性过程并不是两条单链重新缠绕的简单过程，而是从单链分子的无规则碰撞运动开始的，这种碰撞过程是随机的。首先，两条单链核酸随机碰撞形成局部的双链，所形成的局部双链是暂时的，如果此局部双链周围的碱基不能配对，则所形成的双链会重新解离，继续随机碰撞。当随机碰撞找到了正确的互补顺序，那么，形成的局部双链就成为中心顺序，其两侧的顺序会迅速互补配对，形成完整的双链分子。

如果促使 DNA 变性的因素过分强烈，例如加热到 100℃以上或 pH 低于 3.0，将导致 DNA 分子中共价键的断裂，DNA 分子难以复性。

（三）核酸分子杂交的概念

如图 14-4-1，将任何具有互补核苷酸顺序的两条单股核酸分子放入同一反应体系，两条互补链可通过复性重新缔合形成双链，这一过程称为

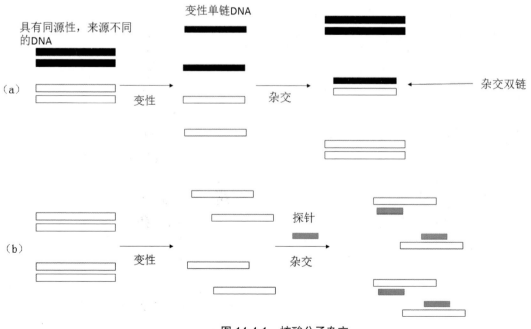

图 14-4-1　核酸分子杂交

（a）不同来源的 DNA 分子在变性退火过程中可以形成杂交双链；（b）经标记的核酸探针与变性后的单链 DNA 互补结合

核酸分子杂交 (hybridization)。核酸分子杂交可以发生在 DNA/DNA、DNA/RNA、RNA/RNA 或人工合成的寡核苷酸片段与 DNA、RNA 等片段之间。核酸分子杂交是分子生物学常用的重要技术之一。利用核酸分子杂交可以检出特定基因的顺序、基因组织的特点、基因的结构和定位、基因的表达等。

三、核酸探针及其标记

（一）探针的概念

探针（probe）广义上讲是指能与特定靶分子发生特异性相互作用，并能被特殊方法所检测的分子，例如抗原－抗体、生物素－亲和素、受体－配基等均可看成是探针与靶分子的相互作用。核酸探针是指带有标记物的、能与被检测的核酸片段互补，且互补后又能被特殊方法检测的一段已知核酸片段。理想的探针必须具备以下几点：①高度特异性，只能与靶核酸序列特异性杂交；②探针必须是一段已知的核苷酸序列，长度在十几个核苷酸到几千个核苷酸不等；③必须加以标记，便于杂交后的检测，进行双链杂交分子的鉴定；④作为探针的核苷酸序列常选取基因编码序列，避免用含内含子及其他非编码序列；⑤标记后的探针应具有高灵敏度、高稳定性，且标记方法简便、安全。探针可以是用基因克隆技术分离获得的特异 DNA 序列，或是特异 DNA 序列在体外转录出的 RNA 序列或 cDNA 序列，也可是人工合成的寡核苷酸片段。根据核酸探针的不同来源可将探针分为基因组 DNA 探针、cDNA 探针、RNA 探针和寡核苷酸探针。

1. **基因组 DNA 探针**　基因组探针又称 DNA 探针，是核酸分子杂交中最常用的探针，长度多在几百个碱基对以上。从基因组中获得的几乎所有的基因片段都可以被克隆到质粒或噬菌体载体中，通过大量扩增、纯化，酶切 DNA 片段，分离纯化，标记后即可作为探针使用。基因组 DNA 探针可以是基因组全序列（如较小的 DNA 病毒探针），可以是某一个特定的基因，也可以是基因上的一个片段。选择此类探针时，要特别注意真核生物基因组中存在的高度重复序列（如人类基因组中的 Alu 序列）；要尽可能选用基因的编码序列（外显子）作为探针，否则探针中可能因高度重复序列存在引起非特异性杂交而出现假阳性结果。

2. **cDNA 探针**　从人的相应组织中分离出特异mRNA，经反转录酶作用合成一条与它互补的 DNA 链即 cDNA，在 DNA 多聚酶作用下合成 cDNA 的另一条链，形成双链 cDNA，再将双链 cDNA 片段插入质粒 DNA，并转入细菌中。需要时，按制备基因组 DNA 探针同样程序制备 cDNA 探针。与基因组 DNA 探针相比较，cDNA 探针不存在内含子。利用 RNA 在体外反转录合成 cDNA，再经 PCR 扩增便可制备大量的 cDNA 探针。cDNA 中不存在内含子及高度重复序列，因此是一种较为理想的核酸探针。尤其适用于基因表达的研究。但 cDNA 探针的制备因受 RNase 的影响有一定的难度，曾经限制了其应用。随着反转录试剂盒的商品化，目前，cDNA 探针的制备已成为分子生物学实验中的常规实验。

3. **RNA 探针**　因为 RNA 分子大多以单链形式存在，杂交是不存在互补双链的竞争性结合，所以RNA 探针与靶序列的杂交效率较高，稳定性也高。另外，RNA 分子中不存在高度重复序列，因此非特异性杂交少，杂交后可用 RNase 将未杂交的探针分子水解去除，降低本底的干扰。但 RNA 探针也存在不易降解和标记方法复杂等缺点，限制了其广泛应用。

有些病毒的基因组是 RNA，分离后经适当标记可制成 RNA 探针，常用含 T7 或 sP6 启动子的表达载体克隆来制备高度敏感的 RNA 探针。将目的基因克隆到带有 sP6 或 T7 启动子的质粒中，插入到启动子下游，用适当的限制性内切酶在插入序列的下游切断质粒，使之线性化，加入 RNA 聚合酶、ATP、GTP、CTP 和 [α-^{32}P]-UTP，以目的基因的 DNA 为模板，转录合成出高放射活性的 RNA 探针。近年来发展了一系列在同一载体上含有 sP6/T7 两种启动子或 sP6/T3 及 T7/T3 等两种启动子的克隆载体，选择不同的 RNA 聚合酶即可得到从不同方向启动的RNA 单链（有义链或反义链）。RNA 作为核酸分子杂交的探针较为理想，但 RNA 极易被环境中大量存在的核酸酶所降解，较 DNA 难操作，故限制了其广泛应用。

4. **人工合成的寡核苷酸探针**　上述探针均为可利用克隆技术的核酸分子探针。另一类重要的探针是寡核苷酸探针，是人工合成的 DNA 分子。采用DNA 合成仪合成一定长度的已知寡核苷酸片段，纯化后标记，制成寡核苷酸探针。寡核苷酸探针序列可选择戴泽基因的有意义链序列，也可以选择反义链序列。

其优点是可根据需要随心所欲地合成相应的序列，避免了天然核酸探针中存在的高度重复序列所带来的不利影响。对于那些未知的核酸顺序，可根据蛋白质的氨基酸顺序推导出核酸顺序，合成相应的寡核苷酸片段作为探针进行探测。此种情况下需要考虑到密码子具有简并性；采用推导的序列制备探针，也存在其特异性可能不高等问题。寡核苷酸探针多用于克隆筛选和点突变分析。

合成的寡核苷酸应具备以下特点：①与等量靶位点完全杂交的时间比克隆探针短；②因为短探针中碱基错配能大幅度降低杂交体的 T_m 值，寡核苷酸探针可利用此识别靶序列内单个碱基的变化；③能够一次性大量合成寡核苷酸探针，留以备用。

对于合成的寡核苷酸探针有以下要求：①长度18~50nt，过长则杂交时间较长，合成量低，过短则特异性较差；②碱基成分 G+C 含量为 40%~60%，超出此范围则会增加非特异杂交；③探针分子内不应存在互补区，否则会出现抑制探针杂交的"发夹"状结构；④避免单一碱基的重复出现；⑤一旦选定某一序列符合上述标准，最好将该序列与核酸库的核酸序列比较，探针序列应与靶序列核酸杂交，而与非靶区域的同源性不应超过 70% 或有连续 8 个或更多碱基的同源。探针根据某一核酸片段序列，设计一个20~50 个核苷酸长度的寡核苷酸探针，在 DNA 合成仪上人工合成。随着序列分析和 PCR 技术的普及，此类探针的应用愈来愈广泛。

（二）探针的标记物及其选择

分子杂交的实质是核酸探针和待测靶核酸的相互作用。这就要求核酸探针先用某种可以检测的标记物进行标记，这样，形成杂交体之后才能得以检测。一种理想的探针标记，应具备以下特性：①高度灵敏性；②标记物与核酸探针分子的结合，绝对不能影响其碱基配对特异性；③不影响探针分子的主要理化特性，特别是杂交特异性和杂交稳定性、杂交体的解链温度（T_m）无较大的改变；④当用酶促方法进行标记时，对酶促活性（K_m 值）无较大影响，以保证标记反应的效率和标记产物的比活性；⑤检测方法具有高灵敏性和高度特异性，尽量降低假阳性率；⑥标记后稳定，保存时间较长，标记及检测方法简便，对环境无污染。

标记物可分为放射性核素及非放射性两大类。放射性核素是目前应用最多的一类核酸探针标记物，如 ^{32}P、^{35}S、^3H、^{131}I，其灵敏度和特异性极高，可检出样品中少于 1 000 个分子的核酸量；其缺点是半衰期短，稳定性差，污染环境，检测需时较长。非放射性标记探针的灵敏度都低于放射性核素标记的探针，但具有稳定、安全、经济及实验周期短等特点，近年来应用越来越广泛。

1. 放射性核素　示踪剂是指同位素或其他可检测的试剂标记的靶物质制成的探针，探查被检物在运动和变化的过程中，所出现的可检测物的差异。同位素可分为稳定性同位素和放射性同位素两种。放射性同位素可利用其衰变时发出的放射线进行测量。1923 年，Hevesy 第一次应用天然放射性 ^{212}Pb 研究铅盐在豆科植物内的分布和转移获得了成功，从而创立了同位素示踪法（isotopic tracer method）。将这一方法应用到核酸探针的标记上，就形成了放射性同位素标记探针。放射性同位素标记探针是最早使用的核酸标记探针。由于放射性核素与相应的元素的差别只在中子数上，因此不影响其化学性质、酶促反应过程，也不影响碱基配对的特异性、稳定性和杂交的效率等。

放射性同位素的原子核很不稳定，会不间断地、自发地发射出射线，直至变成另一种稳定性同位素，这个过程被称为核衰变。放射性同位素在进行核衰变时可放射出 α 射线、β 射线、γ 射线等，但并不是同时放射出这几种射线。核酸探针传统的标记物是用放射性同位素，多用 ^{32}P dNTP、^3H dNTP 和 ^{35}S dN 等。

（1）^{32}P 是最常用的核酸标记物，广泛用于各种滤膜杂交，特别适合于检测基因组中单拷贝基因。它的比放射活性高（3.4×10^{14}Bq/mmol），能释放高能量的 β 粒子，穿透力强，通过放射自显影检测，所需时间短，灵敏度高。可用 α 位或 γ 位标记的核苷三磷酸以酶促标记法标记核酸。^{32}P 半衰期短（14.3d）。高能量的 β 粒子会损伤探针结构，标记探针最好在 1 周内使用。^{32}P 射线散射严重，分辨力低，^{32}P 标记探针进行原位杂交很难获得良好的细胞定位。

（2）^{35}S 的比放射活性（5.5×10^{13}Bq/mmol）较 ^{32}P 稍低，β 射线能量较低（0.167MeV），射线散射作用弱，为放射自显影提供了较高分辨力，而特别适用于原位杂交。用常规的 ^{32}P 标记方法可进行 ^{35}S 标记的高比放射活性探针制备，其半衰期比 ^{32}P 长 6 倍，^{32}S 标记的探针能在 -20℃保存 6 周。

（3）^3H 比放射活性低，放射自显影时间较长。其释放 β 粒子能量极低，采用延长曝光时间的措施，可产生本底浅和分辨力高的结果。^3H 标记探针仅用于原位杂交。由于半衰期长，标记探针可存放较长时间。

（4）¹²⁵I 及 ¹³¹I 都能释放 β 粒子和 γ 射线，可用化学标记法标记核酸，由于放射性碘危害性大，现已极少用于标记核酸探针。

2. 非放射性标记物　放射性标记物存在放射线污染，且半衰期短，探针无法长期存放。多年来科学家们一直在寻找一种安全可靠、灵敏度高的标记物可以替代放射性核素用于核酸探针的标记。非放射性标记物的优点为：①安全、无污染、使用及后处理方便；②稳定性好，标记号的探针可保存一年甚至更久，批次检测之间重复性好；③利用几种不同探针标记方法，可同时对同一样品进行多探针杂交。目前常用的非放射性标记物主要有：生物素、地高辛、荧光素（异硫氰酸荧光素、罗丹明等）、酶（辣根过氧化物酶、碱性磷酸酶及半乳糖甘油等）及金属 Hg 等。部分非放射性标记物已在国内外广泛使用并取得了很好效果。

（1）生物素：是目前应用最广的非放射性标记物。它是一种小分子水溶性维生素，通过一条碳链交联臂，可与 UTP 或 dUTP 嘧啶环的 5 位碳相连，尿嘧啶的 5 位碳与生物素相连不会影响其通过氢键形成碱基配对的能力与特异性，而且仍然是许多 DNA 修饰酶的良好底物。生物素化的核苷酸通过随机引物法或缺口平移法掺入到探针 DNA 中，获得生物素化探针。溶液中生物素可以与抗生物素蛋白和链霉抗生物素蛋白（streptavidin）特异性结合，因此可以通过偶联有荧光素或特定的酶，如碱性磷酸酶（alkaline phosphatase，AP）或辣根过氧化物酶（horseradish peroxidase，HRP）的抗生物素蛋白来进行检测。杂交反应后链霉抗生物素蛋白与生物素偶联的杂交体即可被显示。除 dUTP 外，一系列生物素标记的 dATP 和 dCTP 也已被研制和应用。其碳链交联臂长度有不同，臂长者较臂短者的灵敏度高。但由于生物素是一种维生素分子，普遍存在于各种细胞中，因而在原位杂交时内源性背景较大。

（2）光敏生物素（photobiobin）：是一种光敏化合物。光敏生物素通过一个连接臂，一端连有生物素，另一端连有化学性质较活跃的光敏基团，例如芳基叠氮化合物。在强可见光下，芳基叠氮化合物可转变为活化的芳基硝基苯，而直接与核苷酸特定部位共价结合，从而合成光敏生物素标记探针。光敏生物素是化学标记法最常用的标记物，它只能标记大于 200bp 核苷酸的片段，可用于标记单链、双链 DNA 及 RNA 探针，标记方法简单，灵敏度高（pg 水平）。

（3）地高辛：是一种类固醇半抗原化合物，又称异羟基洋地黄毒苷配基。地高辛可通过一个 11 个碳原子链交联臂与尿嘧啶核苷酸嘧啶环上的 5 位碳相连，形成地高辛标记的尿嘧啶核苷酸，例如 Dig-UTP、Dig-dUTP、Dig-ddUTP，分别适用于 RNA、DNA 及寡核苷酸探针标记，它可作为底物，以随机引物延伸标记法掺入核酸探针分子中，从而合成 Dig 标记的探针。地高辛标记效率甚高，一般每 20~25 个核苷酸中带一个地高辛配基；杂交后又有灵敏的免疫酶学检测体系，检测灵敏度达 0.1pg DNA。与生物素标记物相比较，它避免了普遍存在于原、真核生物内源性生物素的干扰及链霉抗生物素蛋白非特异结合流动性基质（matrices）的趋势。近年来地高辛标记探针似乎有替代生物素标记探针的趋势，尤其在原位杂交中应用日趋广泛。

（4）荧光素：标记的核酸探针主要用于原位杂交。现已有多种荧光素核苷酸商品进入市场，例如异硫氰酸荧光素（FITC）、试卤灵（Resorfin）和羟基香豆素（Hydroxycoumarin）标记的 dUTP。这些荧光素核苷酸可通过酶促标记法制备荧光素标记核酸探针。原位杂交信号可直接用荧光显微镜观察分析。这种直接法原位杂交操作简便，但敏感性差。若先用 FITC 标记探针做原位杂交，然后将 FITC 作为一个半抗原，再用抗 FITC 特异性抗体经免疫组织化学法检测阳性杂交反应，这种间接法原位杂交的敏感性高。由于不同荧光素可在激发光照射下发出不同颜色的荧光，利用这一特性，使用不同颜色荧光素标记的探针，可在同一标本上检测两种或多种的靶核酸序列，即双重或多重原位杂交。荧光素标记探针多用于染色体、培养细胞或冰冻切片标本，而常规福尔马林固定石蜡切片标本自发荧光强，一般不适于荧光素标记原位杂交。

（5）酶：酶类标记物以增强化学荧光法（enhanced chemiluminescence，ECL）系统为代表。它是在戊二醛的作用下将 HRP 或 AP 与寡核苷酸探针片段直接共价相连。此法简化了检测步骤，减少了非特异污染的可能，且灵敏度高。但由于酶是具有生物活性的蛋白质分子，易变性，因而从标记到杂交及其后的洗脱过程均不能采用剧烈的条件（如温度不超过 42℃，不能用强酸、强碱及去垢剂，离子强度要适中等）。而以上条件正是除去非特异性杂交的有效手段，因而选择直接酶连法要注意其非特异性背景的问题。

非放射性标记物的发展方向为灵敏度高、稳定性好、实验周期短、检测方法简单安全。在这些系统中以新的荧光素类标记物最具潜力。

（三）探针的合成方法

核酸探针常常采用酶促合成的方法来形成，现阶段逐渐发展出来光促合成法和化学修饰合成法。用酶促合成的方法将带有放射性同位素、荧光染料及结合有生物素或结合有地高辛的核苷酸掺入到新合成的核酸链中，或将其转移到核酸链 5' 末端或 3' 末端，前者称为均匀标记，后者称为末端标记。很显然均匀标记的探针比末端标记的探针有更高的放射活性。均匀标记的探针常用于杂交分析，而末端标记的探针常用于 DNA 测序。酶促合成的方法主要有缺口平移法 (nick translation)、随机引物法 (random priming)、RNA 探针体外转录法 (riboprobes by run-off transcription)、末端标记法 (end-labeling) 和聚合酶链反应标记法 (polymerase chain reaction, PCR) 等。

1. 缺口平移法　缺口平移 (nick translation) 技术由 Kelly 等于 1970 年创立，该法快速、简便，成本相对较低，且产生高比活力均一标记的 DNA。因为标记探针完全代表目的序列，用这种探针进行杂交可产生较低的背景信号。在一定条件下（含 Mg^{2+}），微量的 DNase I 作用下，在模板双链 DNA 上随机形成一些单链缺口 (nick)，形成 1 个 5' 磷酸基团和 1 个 3' 羟基基团。再利用大肠杆菌 DNA 聚合酶 I 的 5'→3' 外切酶活性，将模板 DNA 从 5' 端依次切除缺口下游的核酸序列，同时将四种脱氧三磷酸核苷（其中至少一种带有放射性或非放射性标记）利用该酶 5'→3' 聚合活性补入该缺口，使缺口逐个平移并在平移过程中形成标记的新生核酸链，从而使新合成的核酸链与模板 DNA 单链互补，并具有标记特点。该法成败的关键是 DNase I 的用量。如果此酶活性太低则不能有效地打开缺口，使掺入不充分；而活性太高又会将 DNA 模板打碎，不能进行标记反应。一般掌握 DNase I 按 1：10 000 稀释，可以得到平均长度为 600bp 的 DNA 片段。

注意事项：①采用的标记物应该位于脱氧核苷三磷酸 α- 磷酸位上；② DNase I 的浓度一定要适当；③反应温度控制在 14~16℃之间。

2. 随机引物法　随机引物法 (random priming) 是使用寡核苷酸引物和大肠杆菌 DNA 聚合酶 I 的 Klenow 片段来标记 DNA 片段。原理是使长 6~8nt 的寡核苷酸片段与变性的 DNA 或 RNA 模板相结合，在 DNA 聚合酶 I 的 Klenow 片段或逆转录酶的作用下，以每一个退火到模板上的寡核苷酸片段为

引物合成 DNA 单链，在反应时将 [α-^{32}P]dNTP 或非放射性标记的 dNTP 掺入新合成的链，从而得到标记。变性处理后，新合成链（探针片段）与模板解离，即得到无数各种大小的 DNA 探针。因为所用寡核苷酸片段很短，在低温条件下可与模板 DNA 随机发生退火反应，因此被称为随机引物 (random primer)。加入随机引物的数量越多，合成起点就越多，探针也就越短。一般标记的探针长度是 100~500 个碱基。用随机引物法标记的 DNA 探针或 cDNA 探针比活性显著高于缺口平移法，且结果较为稳定。并且在一些方面是优于缺口平移法的，如：DNA 片段的大小不影响标记的结果，单链和双链 DNA 都可作为随机引物标记的模板，标记物均匀地掺入全长 DNA 等。随机引物法的主要缺点是产生的标记探针量比缺口平移要少，并且针对环状 DNA 不能有效地标记。

注意事项：①标记探针的长度同加入寡核苷酸引物的量呈反比，引物的量越大，合成起点也多，探针长度越短；标准的标记方法得到的长度为 200~400nt；②采用本方法标记探针除取决于标记核苷酸的比放射活性剂加入量外，还取决于合成 DNA 的拷贝数；③通过该方法获得的标记探针是新合成的 DNA 单链，以双链的形式存在。当采用单链 DNA 或 RNA 作为模板时，必须注意所得到的标记探针不是其本身，而是与其互补的单链 DNA 片段。在进行杂交反应前，应使标记反应后形成的 DNA 双链变性分开。

3. RNA 探针体外转录法　RNA 探针体外转录法 (riboprobes by run-off transcription) 的基本原理是将探针 DNA 片段克隆到质粒载体的 sP6、T7 或 T3 启动子下游的多克隆位点 (multiple cloning sites, MCS) 上，在体外转录前用适当的限制性内切酶在插入序列的下游切割，将质粒线性化，以提供体外转录的 DNA 模板。sP6、T7 或 T3 RNA 聚合酶对该载体启动子序列具有高度的亲和性，启动其下游序列的转录，在 4 种（至少 1 种已经被标记）NTP 存在的条件下，产生具有高放射活性的单链 RNA 探针，只有插入序列被转录，而载体不被转录。在合成 RNA 的反应中，加入 RNase 抑制剂 Rnasin 有利于保持 RNA 探针的完整性。因为 Rnasin 对 RNase 有很高的亲和性，在抑制 RNase 活性方面非常有效。反应完成后，用无 RNase 污染的 DNase I 消化去除 DNA 模板，标记的 RNA 探针能耐受 DNase 的处理，从而纯化 RNA 探针。可以通过限制性核酸内

切酶对线性模板进行作用来控制合成的 RNA 探针的大小。采用不同的转录启动子和 RNA 聚合酶，可有选择地转录有意义链或反义链。

此方法的优点是：①标记产物产量高，可以得到多拷贝数的 RNA 探针；②标记探针活性高；③与 DNA 探针相比，特异性高，RNA 探针形成的杂交份子稳定性更好，杂交反应和洗膜都可以在更为严格的条件下进行，增强了杂交反应的特异性；④探针的大小比较恒定，增加了杂交的敏感性及均一性，而且还能防止 DNA 中第二条链的竞争性杂交，杂交后用 RNA 酶消化单链未杂交的探针可以明显减低本底干扰；⑤由于克隆于载体中的 DNA 序列可以从不同的方向进行转录，合成的 RNA 探针可以是任一条链的互补链，从而可以控制杂交反应的特异性。

RNA 探针标记的注意事项：①在进行标记前，模板 DNA 必须采用单酶切线性化，否则会合成过长的 RNA 产物，降低探针标记的效率；② RNA 探针极易被降解，因此在操作过程中应注意防止 RNase 污染。

4. 末端标记法　末端标记 (end-labeling) 不是将 DNA 全长进行标记，而是将标记物加入线性 DNA 或 RNA 的 5' 端或 3' 端。由于携带的标记分子比较少，标记活性不高。DNA 末端标记法大多用于寡核苷酸探针的末端标记。常见的末端标记法是 T4 多核苷酸激酶标记法和 T4DNA 聚合酶标记法。

（2）T4 多核苷酸激酶 (T4PNK) 标记法是 5' 端标记法，常用的标记物是 [γ-^{32}P]ATP。首先用碱性磷酸酶对核酸样品进行脱磷酸化，使其形成 5'—OH，在 [γ-^{32}P]ATP 存在下，通过 T4 多核苷酸激酶的催化，特异性地将 γ 位上的 ^{32}P 转移到 DNA 或 RNA 的 5'—OH 末端。可以标记单链 DNA 或 RNA，也可以标记双链 DNA。

（2）T4DNA 聚合酶标记法包括 3' 末端填充标记法和替代合成标记法，但最终都形成的是 3' 末端标记的探针。3' 末端填充标记法是先用限制性核酸内切酶消化 DNA 后产生残缺的 3' 末端，在 T4DNA 聚合酶的 5'→3' DNA 聚合酶的作用下加入 4 种（其中至少 1 种是标记的 dUTP，补齐 DNA 片段。然后再在限制性核酸内切酶的作用下形成大小不一的 3' 末端已经标记的 DNA 探针。替代合成标记法是在缺乏 4 种 dNTP 的条件下，利用 T4DNA 聚合酶的 3'→5' 核酸外切酶的作用水解双链 DNA，产生 3' 凹端，然后加入 4 种（其中至少 1 种是标记的)dNTP，这时 T4DNA 聚合酶表现出

5'→3' DNA 聚合酶的活性，带有标记的 dNTP 可将 3' 末端填平，获得 3' 末端标记的 DNA 探针。

5. 聚合酶链反应标记法　聚合酶链反应 (polymerase chain reaction，PCR) 是于 1985 年由美国 Cetus 公司人类遗传学部的 Kery B. Mulllis 创立。它利用一对位于待扩增的 DNA 序列两端的取向相对的 DNA 引物，在 DNA 聚合酶的催化下，经过变性、退火和引物延伸三个步骤的重复性循环，使两个引物之间靶 DNA 序列得到千万倍以上的扩增。在进行聚合酶链反应标记时，加入 4 种（其中至少 1 种是标记的)dNTP，经 PCR 反应产生的靶 DNA 片段均掺入了标记物。用此法标记的探针标记率非常高，重复性好，简便、快速、特异，而且不要求模板 DNA 的纯度，可以大量制备，因此此法有普遍应用价值。该法的困难是要合成一对特异性 PCR 引物。

6. cDNA 标记　cDNA 探针的标记需要反转录酶。反转录酶将 mRNA 反转录成 cDNA，如果在反转录体系中加入标记的核苷酸，则可以掺入到反转录合成的 cDNA 分子中。实验室中较常用的反转录酶分别来源于鸟成髓细胞性白血病病毒 (avian myeloblastosis virus，AMV)、莫洛尼鼠白血病病毒 (Moloney murine leukemia virus，M-MLV)。采用此法进行探针标记时，可以选用特异的寡核苷酸引物，也可以选用随机六核苷酸引物；对于含 polyA 的 mRNA 还可以选用 Oligo(dT) 作为标记引物。cDNA 探针主要是用于分离或鉴定能在一种细胞中有效表达而在另外种细胞中表达水平较低的基因的相应 mRNA。应注意的是，RNA 分子极易被环境中污染的 RNase 降解，因此应注意防止 RNase 的污染。

7. 寡核苷酸探针的标记　由于寡核苷酸能够相当便宜地大量快速合成，所以作为常规使用的 DNA 探针十分方便。这种探针不仅稳定，不会自身退火，很少发生非特异性结合，而且还同时适合于放射性和非放射性标记物的标记。寡核苷酸探针可以用于基因文库的筛选和靶基因上单个核苷酸点突变的检测等。寡核苷酸探针的标记可以在 DNA 合成时加入特定标记的核苷酸来进行，还可以通过上文介绍的 DNA 探针的末端标记法对寡核苷酸的 5' 或 3' 端进行标记。DNA 聚合酶 I Klenow 大片段的填充反应可对带有黏性末端的双链寡核苷酸进行末端标记。而对于单链寡核苷酸，则可预先合成一小段（如 8nt) 与此探针互补的寡核苷酸作为引物，然后利用 DNA 聚合酶 I Klenow 大片段的链延伸反应获得标记的寡核苷酸

探针。此外,亦可利用末端脱氧核苷酰转移酶催化 dNTP 在单链 DNA 的 3′端多聚化。如果在 Co^{2+} 替代正常的辅助因子 Mg^{2+} 存在的情况下,双链 DNA 亦可作为末端脱氧核苷酰转移酶的底物被多聚化。

8. 光促合成法　光促合成法包括光促生物素标记法和光敏 2,4-二硝基苯(光敏 DNP)标记法等。目前应用的光敏生物素有光生物素(乙酸盐)和补骨脂素生物素,它们都是由三个部分组成:光敏基团、连接臂和生物素。光生物素(乙酸盐)在溴钨灯(12V,100W)和补骨脂素生物素在紫外灯(365nm)下照射,不需酶促合成反应,光敏生物素的光敏基团即可与核酸中的碱基相结合。光敏生物素的连接臂含 6~12 个碳原子,用以减少探针杂交时的空间位阻。光敏生物素标记核酸,方法简单,灵敏度也不低,可达到皮克水平,但标记效率不高,每 100~150 个碱基才能标记一个生物素,对于短的基因探针特别是寡核苷酸探针,因标记数过少而影响灵敏度,故而不宜使用。光敏生物素标记核酸,方法简单,可用于外源基因的检测。最近出现了一种新的光敏活性生物素试剂,即生物素-聚乙二醇-当归素(BPA)。BPA 的 DNA 结合部分是一个活性糖香豆素衍生物,在长波 UV 下它可与 DNA 碱基共价键结合。DNA 与 BPA 的结合比光敏生物素中的光敏基团更特异,BPA 只标记粗制细胞裂解物中的核酸,而不标记蛋白质、多糖和其他生物大分子。光敏 2,4-二硝基苯也是由三部分组成:芳基叠氮化合物、连接臂和 2,4-二硝基苯。在 275W 日光灯照射的条件下,光敏 2,4-二硝基苯同核酸中的碱基共价结合。此法简便,其灵敏度和光敏生物素标记探针相同,不仅适用于核酸标记,也适用于蛋白质标记。在用此方法标记后检测时需要用抗 DNP 抗体和免疫化学显色。

(四)标记探针的纯化

DNA 探针标记结束后,反应体系中依然存在未掺入到探针中去的 dNTP(标记的与为标记的)等小分子,有可能会干扰后续的杂交反应。通过凝胶过滤层析法或选择性沉淀法沉淀标记的 DNA 分子均可以很方便地取出这些小分子。当标记核苷酸的掺入效率超过 60% 时,探针在大多数情况下可以直接用于核酸杂交。只有当标记核苷酸的掺入效率很低时才需要做进一步的纯化。

凝胶过滤层析通过其分子筛作用,可以将大分子 DNA 和小分子 dNTP、磷酸根离子以及寡核苷酸有效地分离开来,大的标记探针将首先从凝胶层析柱中流出,而小分子则滞留在其中。常用的凝胶基质是 Sephadex G-50 和 Bio-Gel P-60,所获得探针的长度一般大于 100nt。

DNA 可被乙醇沉淀,而未掺入 DNA 的 dNTP 则保留于上清中,因此反复使用乙醇沉淀可以将两者分离。用 2mol/L 乙酸铵和乙醇沉淀效果较好,连续沉淀两次,可去除 99% 的 dNTP。蛋白质在此条件下多不会被沉淀。如果 DNA 浓度较低(<10μg/mL),可加入 10μg 酵母 tRNA 进行共沉淀以提高沉淀效率。

总体分析,随着探针的浓度增加,杂交率也会增加,而在较窄的范围内,其敏感性也会增加。但探针过高的覆盖率会造成相邻探针之间的信号干扰,反而使信号减弱。根据经验,在膜杂交中,放射性标记探针和非放射性标记探针的用量分别是 5~10ng/mL 和 25~1 000ng/mL,可以获得较满意的灵敏度。而在原位杂交中,无论使用上述哪种探针,用量都是 0.5~5μg/mL。

(五)分子杂交方法及其选择

分子杂交的实质是复性的过程,符合复性动力学。核酸分子杂交可按作用环境大致分为液相杂交和固相杂文两种类型。液相杂交指所参加反应的两条核酸链(即靶序列和探针)都游离在溶液中。液相杂交是一种研究最早且操作较复杂的杂交类型,在过去的几十年里不如固相杂交应用得普遍。其主要原因是待测的 DNA 分子自身复性的干扰,以及去除在溶液中杂交后过量的探针较为困难等。液相杂交的类型主要包括吸附杂交、发光液相杂交、液相夹心杂交和复性速率液相分子杂交等。

吸附杂交包括羟基磷灰石(HAP)吸附杂交、亲和吸附杂交和磁珠吸附杂交等。羟基磷灰石吸附杂交是液相杂交中最早使用的方法。在液相中靶序列和探针发生杂交后,杂交双链在低盐条件下可特异性地吸附到 HAP 上,而单链靶序列和过量的探针仍保留在溶液中,离心,使吸附有核酸双链的 HAP 沉淀,再用缓冲液漂洗 HAP 几次,然后将 HAP 置于计数器上进行放射性计数。亲和吸附杂交是将生物素标记的探针与溶液中过量的靶序列杂交,杂交双链吸附到酶联的亲和素包被的固相支持物(如小球)上,加入酶显色底物。这个系统可快速(2h)检测 RNA。磁珠吸附杂交:探针和靶序列杂交后,杂交双链可特异性地吸附在磁化的有孔小珠(阳离子磁化微球体)上,溶液中的磁性小珠可用磁铁吸出,经过简单的漂洗等步骤,吸附探针的小珠可用灵敏性很高的化学发光法测定。

发光液相杂交包括能量的传递法和吖啶鎓酯标记法。能量的传递法是 Heller 等发明的，Heller 等设计两个紧邻的探针，这两个探针不仅靠得很近，而且用不同的物质标记（光发射标记），即一个探针的一端用化学发光基团（供体）标记，另一个探针的一端用荧光物质（受体）标记。当探针与特异的靶序列杂交后，两种标记物靠得很近，一种标记物发射的光被另一种标记物吸收，并重新发出不同波长的光，调节检测器记录第二次发射光的波长，只有在两种探针分子靠得很近时，才能产生激发光，因此这种方法具有较好的特异性。吖啶鎓酯标记法是用吖啶鎓酯标记的探针与靶核酸杂交后，可以用专门的方法选择性去除过剩的标记探针分子的吖啶鎓酯，所以杂交探针的化学发光强度与靶核酸的量是成比例的。该法的缺点是灵敏度低，只能检测 1ng 以上的靶核酸，所以仅适用于检测扩增的靶序列，如 rRNA 或 PCR 扩增产物。

液相夹心杂交是指在靶核酸存在下，选择两个探针与靶杂交，形成夹心结构。杂交完成后，杂交物可移到新的管或凹孔中，在其中杂交三链中的吸附探针可结合到固相支持物上，而杂交三链中的检测探针可产生检测信号。

复性速率液相分子杂交的原理是，细菌等原核生物的基因组 DNA 通常包含重复序列较少，常常是单拷贝序列，这样的序列在液相中复性或杂交时，同源 DNA 比异源 DNA 的复性速率要快，同源性越高，复性速率和杂交率越快。利用这个特点，可以通过分光光度计直接测量在一定条件下的变性 DNA 的复性速率，用理论推导的数学公式来计算 DNA-DNA 之间的杂交（结合）度。

固相杂交是将参加反应的一条核酸链（靶序列）先固定在固体支持物（如硝酸纤维素滤膜、尼龙膜、乳胶颗粒、磁珠和微孔板等）上，另一条核酸链（探针）游离在溶液中。杂交后未杂交的游离片段可容易地漂洗去除，固定在固相支持物上的杂交复合物容易检测和防止靶 DNA 自我复性等优点，故该法现在应用得更普遍。近年来，随着杂交检测技术的不断改进和商品化探针的大量开发和实际应用，固相杂交和液相杂交技术都得到了迅速的发展。常见的固相杂交有：滤膜杂交和原位杂交。滤膜杂交包括印迹杂交和斑点及狭缝杂交。印迹杂交 (blotting) 通常是指首先用凝胶电泳分离生物大分子物质，通过吸附或电泳方法将其转移到固相载体上，再与特定的探针反应从而达到检测或鉴定这些大分子物质的过程。印迹杂交包括 Southern 印迹 (southern blotting)、Northern 印迹 (Northern blotting) 和 Western 印迹 (Western blotting)。原位杂交又包括菌落原位杂交 (colony in situ hybridization) 和组织原位杂交 (tissue in situ hybridization)，见图 14-4-2。

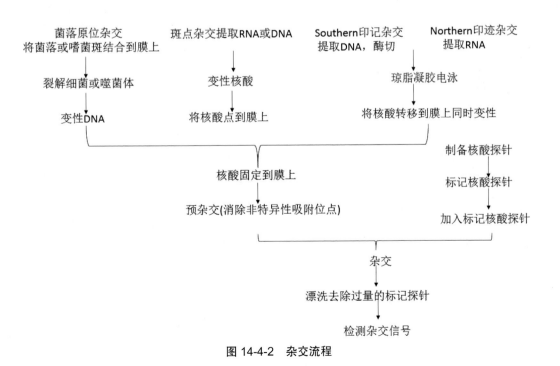

图 14-4-2　杂交流程

1. 杂交的严格性　杂交条件的严格性决定着影响杂交体稳定性的因素。一般认为,在低于杂交体 T_m 值25℃时杂交最佳,所以首先要根据公式计算杂交体 T_m 值:

$$T_m=81.5+16.6\lg M+0.41 \times (G+C\ 含量\ \%)-500/n-0.61 \times 甲酰胺含量(\%)$$

式中,n 表示杂交体中最短链的长度;M 表示阳离子浓度。

因此,对一个 G+C 含量为42%的500个碱基探针于 $5 \times SSC(0.75mol/l\ Na^+)$ 和50%甲酰胺杂交的 T_m 值为:

$$T_m=81.5-2.07+17.22-1-30.5 \approx 65℃$$

$$T_{杂交}=65-25=40℃$$

影响 T_m 值的其他因素:

(1)就克隆或合成探针而言,同源性每下降1%,T_m 值就降低1.5℃。

(2)RNA-DNA 杂交体的 T_m 值较同样的 DNA-DNA 杂交体的高10~15℃。

(3)RNA-RNA 杂交体的 T_m 值较同样的 DNA-DNA 杂交体的高20~25℃。

显然,当用 RNA 为靶序列时,要使用甲酰胺来降低 T_m 值,以保证合适的杂交温度。

下面一个经典的公式适用于14~20个碱基的寡核苷酸探针:

$$T_m=4 \times (G+C\ 含量\%)+2 \times (A+T\ 含量\%)$$

在实际应用中,寡核苷酸探针的最佳杂交温度必须精确确定。最方便的一种方法是制备一张含不同稀释度靶 DNA 和非特异靶 DNA(如鱼精或大肠杆菌 DNA)的膜。在不同温度下使膜与探针杂交,特异靶序列结合探针信号很强,而非特异靶序列与探针无任何反应的温度就是最适温度,在某些条件下,可用二甲基亚砜 (DMSO) 代替甲酰胺来降低 T_m 值。

用一个以上探针的杂交系统中,估计 T_m 值更加复杂。可用上述公式估计每一探针的 T_m 值,然后求其均值作为杂交温度。

2. 杂交的反应时间　杂交的反应时间对杂交的结果有非常显著的影响。时间过短,杂交反应不充分,检测获得的信号较弱。时间过长,会引起非特异性结合,一般杂交反应时间是20h左右。1966年 Britten 和 Kohne 等推荐用 c_0t 值来计算杂交反应时间。c_0t 值等于杂交液中单链起始浓度(c_0)和反应时间(t)的乘积。当 $c_0t=100$ 时,杂交反应基本完

成;当 $c_0t=0$ 时,基本上没有杂交。例如,在液相杂交中,待测 DNA 浓度为500μg/mL(按单链 DNA 紫外吸收值为 0.024/μg 计算),如果反应时间为20h,那么对于待测 DNA 来说,$c_0t=500 \times 0.024 \times 20=240>100$,理论上来讲杂交已经完成。对标记 DNA 探针 (浓度为 0.1μg/mL) 来说,$c_0t=0.1 \times 0.024 \times 20=0.048 \ll 100$,这就充分排除了标记 DNA 的自我复性。

3. 杂交率　传统杂交率分析主要用于 DNA 复性研究,此时探针和靶序列在溶液中的浓度相同。现代分子杂交实验无论液相杂交还是固相杂交均在探针过剩的条件下进行,而且固相杂交中靶序列不在液相,故其浓度不能精确计算,因此通常只讨论一级动力学公式。

在探针过量的条件下,杂交率主要依赖于探针长度 (复杂度) 和探针浓度。下式可用于估计半数探针与固定靶序列杂交所需的时间:

$$t_{1/2}= \frac{L_n 2}{kc}$$

式中,$t_{1/2}$ 表示半数探针与固定靶序列杂交所需的时间(s),k 表示形成杂交体的速率常数(mol/min);c 表示溶液中的探针浓度(mol/L)。

速率常数 k 决定于探针长度(L)、探针复杂度(N)、温度、粒子强度、黏度和 pH 等。k 与这些变量的关系为:

$$k=0.5 \times K_n \times \frac{L}{N}$$

式中,K_n 为缔结常数,$K_n=3.5 \times 10^5$。

四、其他核酸分子杂交

(一) 斑点杂交与狭缝印迹杂交

斑点杂交(bot blot)及狭缝杂交技术是美国哈佛大学的 Kafatos 等在1979年建立的,是分子杂交中最简单的一种,被认为是 Southern 印迹、Northern 印迹和 Western 印迹的简易方法。此种方法不需要将样品通过电泳的方法分开,而是直接将混合的 DNA、RNA 或蛋白质样品以斑点的形式固定在滤膜上,然后用合适的探针与已固定的样品杂交,并由此判断靶序列的性质和相对浓度。也可以通过样品点发射出的信号的强度,与已知浓度的标准品信号强度进行比较,来确定待测样品中和序列的量。斑点及狭缝杂交技术能够判断混合样品中是否含有目标分子和相对含量,而不能获知目标分子的大小。其

杂交的信号比菌落杂交和噬菌斑杂交受到蛋白质等细胞成分的干扰小,其结果的可靠性更强,一张膜可以同时检测多个样品。如进行基因组分析时,常将相关种属制备来的 DNA 做成斑点印迹,利用杂交探针寻找同源序列。

斑点及狭缝条文技术可以简化样品处理的过程,不用获得纯的样品。多年来,斑点杂交和狭缝杂交技术由于在同一张膜上同样的样品杂交有时信号不稳定,而受到许多研究者的冷落。但是,出于带正电荷的尼龙膜本身有所改进,使得这一技术得到极大的改进。对 DNA 来说,经过纯化制备或经碱裂解的样品、细胞和组织都可以被点到膜上。而 RNA 的斑点杂交分析比 DNA 的稍微困难,因为直接制备获得的 RNA 斑点杂交后得到的结果往往与 Northern 印迹结果不完全一致。基于此,现在的斑点杂交或狭缝杂交一般用纯化的 RNA 样品,并且在点膜前 RNA 要用乙二醛或甲醛使其变性,去除其二级结构。如果想通过斑点杂交对靶序列进行定量分析,实验的关键是 DNA 要完全发生变性,至少所有样品的变性程度要一致。变性作用如果不一致,在杂交后两个斑点显示的相对强度就不能代表它们各自所含的靶 DNA 的量。DNA 则需要通过两种变性步骤(即上膜以前的热变性和上膜以后的碱变性)来保证完全变性。

(二)原位杂交

在 1969 年,耶鲁大学的 Joseph G. Gall 等发现的原位杂交技术是一种能使研究人员进行染色体定位并确定出基因和特殊 DNA 序列的方法。这种方法的发明推动了分子生物学领域的巨大进步,并且目前还在全世界被广泛用于基因研究。原位杂交的英文名是 in situ hybridization,其中 in situ 为拉丁文,原义是 "in its natural position",按字面的意思理解就是说在其原来的天然的位置处杂交。原位杂交(in situ hybridization, ISH)是用已知碱基顺序并带有标记物的核酸探针与组织、细胞中待检测的核酸进行特异性结合而形成杂交体,然后再应用与标记物相应的检测系统,通过组织化学或免疫组织化学方法在被检测的核酸原位形成带颜色的杂交信号,在显微镜或电子显微镜下进行细胞内定位。待测核酸序列可以是基因组 DNA 和细胞总 RNA,也可以是克隆的基因片段。

同年,Amaldi John 及其同事也利用同位素标记核酸探针进行了细胞或组织的基因定位。出于同位素标记探针具有放射性污染,又对人体有害,且受半衰期限制使探针活性有效期有限,放射性向位累衰变所固有的色散情况也使分辨率受限等原因,因此研究用非放射性的标记物标记核酸探针进行原位杂交成为下一步研究的热点。在 1981 年 Bauman 等首先应用荧光素标记 cRNA 探针做原位杂交,然后用荧光显微镜观察获得成功。Shroyer 等于 1982 年报道用 2,4-二硝基苯甲醛(DNP)标记 DNA 探针,然后用兔抗 DNP 的酶标抗体来识别杂交后的探针,最后经过氧化物酶免疫组织化学的方法显示不杂交信号。接下来在 1983 年 Brigat 首先利用生物素标记的探针在组织切片上检出了病毒 DNA,生物素标记探针技术目前已被广泛应用。而德国的 Boeringer Mannhem Biochemisca 公司于 1987 年研发了用地高辛标记的探针用于原位杂交。地高辛较放射性标记系统安全、方便、省时间,同时在灵敏度和质量控制方面比生物素标记技术要优越。

核酸探针的种类和标记物的不同,在具体应用的技术方法上也各有差异,但其基本方法和应用原则大致相同。大致可分为:①杂交前准备,包括固定、取材、载片和组织的处理,如何增强核酸探针的穿透性、减低背景染色等;②杂交;③杂交后处理;④显示,包括放射性自显影和非放射性标记的显色。

1 组织与细胞的固定 原位杂交技术在固定剂的应用和选择上应兼顾三个方面:①保持细胞结构;②最大限度地保持细胞内 DNA 或 RNA 的水平;③使探针易于进入细胞或组织。DNA 是比较稳定的,RNA 却非常容易被降解。因此,就 DNA 的定位来说,固定剂的种类和浓度并不十分重要。相反,在 RNA 的定位上,如果要使 RNA 的降解减少到最低限度,那么不仅固定剂的种类、浓度和固定的时间十分重要,而且取材后应尽快予以冷冻或固定。在解释原位杂交结果时应考虑到取材至进入固定剂或冰冻这段时间对 RNA 保存所带来的影响,因为组织中 mRNA 的降解很快。常用的固定剂有 10% 甲醛、4% 的多聚甲醛、乙醇-冰醋酸(3:1,体积比)、戊二醛、Bouin 液、Carnoy 液等,其中最常用的是多聚甲醛,它不会与蛋白质产生广泛的交联,因而不会影响探针穿透入细胞或组织,这与戊二醛显著不同。乙醇-冰醋酸混合液和 Bouin 固定剂也能获得较满意的效果。对于 mRNA 的定位,常采用的方法是将组织固定于 4% 多聚甲醛磷酸缓冲液中 1~2h，在冷冻前浸入 15% 蔗糖溶液中，置 4℃ 冰箱过夜，次日切片或保存在液氮中。组织也可在取材后直接置入液氮冷冻，切片后才将其浸入 4% 多聚甲醛约 10min，空气干燥后保存在 -70℃。在 -70℃ 可保存数月之久不会影响杂交结果。病理学活检取材多用福尔马林固定和石蜡包埋，这种标本对检测 DNA 和 mRNA 有时也可获得杂交信号，但石蜡包埋切片由于与蛋白质交联的增加，影响核酸探针的穿透，因而杂交信号常低于冰陈切片。同时，在包埋的过程会减低 mRNA 的含量。应用多聚甲醛蒸汽固定干燥后的冷冻切片也可获得满意效果。各种固定剂均有各自优缺点，如沉淀性固定剂乙醇 - 冰醋酸混合液、Bouin 液、carnoy 液等能为增加核酸探针的穿透性提供最佳条件，但它们不能最大限度地保存 RNA，而且对组织结构有损伤。戊二醛能较好地保存 RNA 和组织形态结构，但由于和蛋白质产生广泛的交联，从而大大地影响了核酸探针的穿透性。至今，多聚甲醛仍被公认为是原位杂交中较为理想的固定剂。

2. 载片和组织切片的处理

（1）载片的处理：玻片包括盖片和载片，载片的清洗至关重要，不能有任何核酸酶的污染。应采用热肥皂水刷洗，自来水清洗干净后，置于清洁液中浸泡 24h，清水洗净烘干，95% 乙醇中浸泡 24h 后蒸馏水冲洗、烘干，烘箱温度最好在 160℃ 或以上，过夜烘干以去除任何 RNA 酶。盖玻片在有条件时最好用硅化处理，锡箔纸包裹无尘存放。

由于核酸原位杂交的实验周期长，实验程序繁杂，因此要应用黏附剂预先涂抹在玻片上，干燥后持切片时应用，以保证在整个实验过程中切片不致脱落。常用的黏附剂有铬矾 - 明胶液，其优点是价廉易得，但在长周期实验过程中，黏附效果不够理想。多聚赖氨酸液具有较好的黏附效果，但价格昂贵。近年 Vector Lab(U.S.A.) 推出一种新的黏附剂叫 vectorband Reagent，每一单位包装可制备 500~700 张载玻片，黏附效果极佳，价格比多聚赖氨酸便宜，制片后可长期保存应用。

（2）增强组织的通透性和核酸探针的穿透性：此步骤根据应用固定剂的种类、组织的种类、切片的厚度和核酸探针的长度而定。如用戊二醛固定的组织，由于戊二醛与蛋白质产生广泛的交联，因此需要应用较强的增强组织通透性的试剂或方法，如应用稀释的酸洗涤、去垢剂 Triton X-100、乙醇，或某些消化酶如胃蛋白酶、胰蛋白酶、胶原蛋白菌和淀粉酶等。这种广泛的去蛋白作用无疑可增强组织的通透性和核酸探针的穿透性，提高杂交信号，但同时也会减低 RNA 的保存期及影响组织结构的形态，因此在用量及孵育时间上应慎重掌握。

在核酸原位杂交中，蛋白酶 K(proteinase K) 是应用于蛋白消化的关键酶，其浓度及孵育时间视组织种类、应用固定剂种类、切片的厚薄而定。一般用量是 1μg/mL（于 0.1mol/L Tris-50mmol/L EDTA，pH8.0 缓冲液中），37℃ 孵育 15~20min，以达到充分的蛋白消化作用而不致影响组织的形态为目的。蛋白酶 K 还具有消化包围着靶 DNA 的蛋白质的作用，从而提高杂交信号。在蛋白酶 K 消化后，应用 0.1mol/L 甘氨酸溶液（在 PBS 中）清洗以终止蛋白酶 K 的消化作用，甘氨酸是蛋白酶 K 的抑制剂。为保持组织结构，通常用 4% 多聚甲醛再固定。Burns 等 (1987) 报道应用胃蛋白酶 (pepsin)20~100μg/mL（用 0.1mol/L HCl 配)37℃、30min 进行消化，所获实验结果优于蛋白酶 K。

不少实验工作者在多聚甲醛固定后，浸入乙酸酐 (acetic anhydride) 和三乙醇胺 (triethanolamine) 中以减低静电效应，减少探针对组织的非特异性背景染色。但 Heinz、Hofer 等一些著名学者却对此持有异议，根据他们的实验和经验，乙酸酐和三乙醇胺液的处理并不能起到减低背景的目的，不能改善核酸原位杂交的信噪比。

（3）减低背景：核酸原位杂交实验程序中，如何减低背景染色是一个重要的问题。核酸原位杂交中背景染色的形成是诸多因素构成的。杂交后 (post-hybridization) 的酶处理和杂交后的洗涤均有助于减低背景染色。

预杂交 (prehybridation) 是减低背景染色的一种有效手段。预杂交液和杂交液的区别在于前者不含探针和硫酸葡聚糖 (dextran sulphate)。将组织切片浸入预杂交液中可达到封闭非特异性杂交点的目的，从而减低背景染色。

有的实验室在杂交后洗涤中采用低浓度的 RNA 酶溶液 (20μg/mL) 洗涤 1 次，以减低残留的和内源性的 RNA 酶，减低背景染色。

（4）防止 RNA 酶的污染：由于在手指皮肤及实验用玻璃器皿上均可能含有 RNA 酶，为防止其污染影响实验结果，在整个杂交前处理过程都需戴消毒手套。所有实验用玻璃器皿及镊子都应于实验前一日置高温（240℃）烘烤以达到消除 RNA 酶的目的。要破坏 RNA 酶，其最低温度必须在 160℃左右。有条件的实验室在消毒的玻璃器皿外包以锡箔纸以利于标记和防止取出时空气污染。无高温消毒的烤箱时，也可用蒸汽消毒锅消毒。杂交前及杂交时所应用的溶液均需经高压消毒处理。

3. 杂交　核酸原位杂交的整个实验周期是比较长的，实验程序也比较繁杂，杂交前的一切准备工作（如增加组织通透性）都是为了在杂交这一步骤中核酸探针能进入细胞或组织，与其内的靶核苷酸相结合。因此，杂交是核酸原位杂交中关键的而且是最重要的一个环节。

杂交是将杂交液滴于切片组织上，加盖硅化的盖玻片（或采用无菌的蜡膜代替硅化的盖玻片）可获得满意的实验结果。加盖片的目的是防止孵育过程中的高温（50℃左右）导致杂交液的蒸发。因此，也有为稳妥起见，在盖玻片周围加液状石蜡封固的，但有研究者认为这并不十分必要，因封固的石蜡在高温下融解反易导致杂交液的污染，必要时可加橡皮泥封固盖片四周。硅化的盖玻片的优点是清洁，无杂质；光滑，不会产生气泡和影响组织切片与杂交液的接触；盖玻片自身有一定重量，能与有限的杂交液吸附，达到覆盖和防止蒸发的作用。在孵育时间较长时，为保证杂交所需的湿润环境，可将带有硅化盖玻片进行杂交的载玻片放在盛有少量 5×SSC 或 2×SSC 溶液的硬塑料盒（要能防止高温破坏）中进行孵育。杂交液的成分和预杂交液基本相同，所不同的是加入了标记的核酸探针和硫酸葡聚糖。

为了获得满意的实验结果，在杂交实验中还须注意以下的环节。

（1）探针的浓度：很难事先确定每一种实验探针的浓度，但要掌握一个原则，即探针浓度必须给予该实验最大的信噪比。背景染色的高低也与探针浓度有关。根据国内外实验工作者的经验，认为最佳原则应是应用最低探针浓度以达到与靶核酸的最大饱和结合度为目的。这与在免疫细胞化学实验中选择抗血清的最佳工作浓度的原则相同。

探针浓度依其种类和实验需要略有不同，在原位杂交细胞化学中，探针浓度为 0.5~5.0μg/mL（即 0.5~5.0ng/μL）。根据 Heinz、Hofelt 实验室经验，对放射性标记的 dsDNA 或 cRNA 探针，其浓度在 2~5ng/μL。Conlton 认为生物素标记的探针，其最佳浓度在 0.5~5.0ng/μL。

必须强调的是，国内外实验室都证明加杂交液的量要适当，以每张切片 10~20μL 为宜。杂交液过多不仅造成浪费，而且液量过多常易致盖玻片滑动脱落，影响杂交效果，过量的杂交液含核酸探针浓度过高，易导致高背景染色等不良后果。

（2）探针的长度：一般应用于核酸原位杂交探针的最佳长度应在 50~100 个碱基之间。探针短则易进入细胞，杂交率高，杂交时间短。据报道，长 500 个碱基的探针，其杂交时间约需 20h。200~500 个碱基的探针仍可应用，超过 500 个碱基的探针在杂交前最好用碱或水进行处理，使其变成短的片段，达到实验所要求的碱基数。

（3）杂交的温度和时间：杂交的温度也是杂交成功与否的一个重要环节。DNA 或 RNA 需变性解链后才能进行杂交。原位杂交中，多数 DNA 探针需要的 T_m 是 90℃，而 RNA 则需要 95℃。这种高温对保存组织形态完整和保持组织切片黏附在载玻片上是不可能的。因此，在杂交的程序中常规性的加入 30%~50% 甲酰胺（formamide）于杂交液中。McConaughy 报道，反应液中每增加 1% 的甲酰胺浓度，T_m 值可降低 0.72℃。因此，可用调节盐浓度的办法来调节 T_m。由于盐和甲酰胺浓度的调节等因素，实际采用的原位杂交的温度在 T_m-25℃左右，即比 T_m 减低 25℃，在 30~60℃之间。根据探针的种类不同，温度略有差异，RNA 和 cRNA 探针一般在 37~42℃，而 DNA 探针或细胞内靶核酸为 DNA 时，则必须在 80~95℃加热使其变性，时间 5~15min（有报道在 105℃微波炉加热使之变性），然后在冰上放置 1min，使之迅速冷却，以防复性，再置入盛有 2×SSC 的温盒内，在 37~42℃孵育杂交过夜。

杂交的时间过短会造成杂交不完全，而过长则会增加非特异性杂交。从理论上讲，核酸杂交的有效反应时间在 3h 左右。Barns 等（1987）报道用 DNA 探针杂交，其反应完成时间为 2~4h。但为稳妥起见，一般将杂交反应时间定为 16~20h，或为简便起见杂交孵育过夜。当然，杂交反应的时间与核酸探针长度和组织通透性有关，在确定杂交反应时间应予考虑,并经反复实验确定。

有作者主张杂交反应的孵育应在黑暗环境中进行,因为光线会促进甲酰胺的电离作用。

（4）杂交严谨度:杂交条件的严谨度(stringency)表示通过杂交及冲洗条件的选择对完全配对及不完全配对杂交体的鉴别程度。错配对(mismatch)杂交的稳定性较完全配对杂交体差,因此,通过控制杂交温度、盐浓度等,可减弱非特异性杂交体的形成,提高杂交的特异性。所以,杂交的条件愈高,特异性愈强,但敏感性降低,反应亦然。一般来说,低严谨度(low stringency)杂交及冲洗条件在 T_m-35℃至 T_m-40℃之间,高盐或低甲酰胺浓度。在这种条件下,大约有 70%~90% 的同源性核苷酸序列被结合,其结果是导致非特异性杂交信号的产生。中严格度的杂交温度为 T_m-20℃至 T_m-30℃的范围。高严谨度(high stringency)为 T_m-10℃至 T_m-15℃,低盐和高甲酰胺浓度。在这种条件下,只有具有高同源性的核苷酸序列才能形成稳定的结合。

由于原位杂交技术多数是在 T_m-25℃进行的,不属于高严谨范围,无疑会产生非特异性结合,导致信噪比降低。在这种情况下,可加强杂交后处理洗涤的严谨度,使非特异性的杂交体减少。由于 RNA 杂交的稳定性,应用 cDNA 探针进行细胞或组织的原位杂交时的杂交温度比其他核酸探针要高 10~15℃。实验证明,cRNA 产生的信号比双链 cDNA 要强。单链的 RNA 探针其杂交信号约为双链 cDNA 的 8 倍。

（5）硫酸葡聚糖和甲酰胺:在杂交液中,甲酰胺占 50% 左右,硫酸葡聚糖占 10% 左右。硫酸葡聚糖是核酸杂交液中仅次于甲酰胺的一种组成成分。它是一种大分子的多聚胺化合物,具有极强的水合(hydrate)作用,因而能大大增加杂交液的黏稠度。硫酸葡聚糖的主要作用是促进杂交率,特别是对双链核酸探针。

甲酰胺在调节杂交反应温度方面起了极为重要的作用,它有助于保持组织的形态结构。甲酰胺还可防止在低温时非同源性片段的结合,但甲酰胺可破坏氢键,从而具有一种不稳定的作用。

4. 杂交后处理　杂交后处理(post-hybridization treatment)包括一系列不同浓度、不同温度的盐溶液的漂洗。在原位杂交的实验程序中,这也是一个重要的环节。大多数的原位杂交实验是在低严谨度条件下进行的,非特异性的探针片段黏附在组织切片上,从而增强了背景染色。RNA 探针杂交时产生的背景染色特别高,但通过杂交后的洗涤可有效地减低背景染色,获得较好的反差效果。在杂交后漂洗中的 RNA 酶液洗涤能将组织切片中非碱基配对 RNA 除去。洗涤的条件,如盐溶液的浓度、温度、洗涤次数和时间因核酸探针的类型和标记的种类不同而略有差异,一般遵循的共同原则是:洗涤时,盐溶液浓度由高到低,而温度由低到高。必须注意,在漂洗的过程中,切勿使切片干燥。干燥的切片即使用大量的溶液漂洗也很难减少非特异性结合,从而增强了背景染色。放射性标记探针杂交后漂洗过程中可用底片曝光的方法检测背景（非特异性标记的多少）作为改善漂洗程序的指针。^{35}S 标记的核酸探针在漂洗液中须加入 14mmol/L 的 β- 巯基乙醇(β-mercasptoethanol)或硫代硫酸盐(thiosulphate),以防止 ^{35}S 标记的核酸探针被氧化。总之,如何控制漂洗的严谨度从而达到理想的信噪比无既定方案可循,必须从反复的实践中取得经验。

5. 显示　显示又称为检测系统(detection system)。根据核酸探针标记物的种类分别进行放射自显影或利用酶检测系统进行不同显色处理。

细胞或组织的原位杂交切片在显示后均可进行半定量的测定,如放射自显影可利用人工或计算机辅助的图像分析检测仪检测银粒的数量和分布的差异。非放射性核酸探针杂交的细胞或组织可利用酶检测系统显色,然后利用显微分光光度计或图像分析仪对不同类型和数量的核酸的显色强度进行检测。但利用核酸原位杂交进行半定量测定必须注意严格控制实验条件,如切片的厚度和核酸的保存量及取材固定的间隔时间等;如为放射自显影,核乳胶膜的厚度和漂洗液的稀释度等必须保持前后一致。

6. 对照实验和核酸原位杂交结果的判断　核酸原位杂交实验中,并非任何阳性信号都是特异性的,故必须同时有对照实验以证明其特异性。

阳性对照可选择:① Northern 或 Southern 印迹杂交;②核酸原位杂交与免疫细胞化学结合对照;③应用多种不同的核酸探针与同一靶核酸进行杂交对照。

阴性对照可选择:①将 cDNA 或 cRNA 探针进行预杂交（吸收试验）对照;②与非特异性（载

体）序列和不相关探针杂交（置换试验）对照；③将切片应用 RNA 酶或 DNA 酶进行预处理后杂交对照。此外，还有用同义 RNA 探针 (sense probe) 进行杂交的对照、不加核酸探针杂交液进行杂交（空白试验）对照、用已知确定为阳性或阴性组织进行核酸原位杂交对照、用未标记探针做核酸原位杂交对照等方法。

从理论上讲，对照试验设置愈多，特异性确定愈可靠，但实际对照是有限的。因此，应任选至少 3~4 种试验用以证实核酸原位杂交结果的可靠性。在上述实验中，Northern 和 Southern 印迹杂交法证明的方式和用 Western 印迹法检测抗体（蛋白质）的特异性一样，是比较可靠的。如果具备相当的免疫组化抗血清，可用结合的免疫组织化学和核酸原位杂交法从蛋白质（或多肽）水平和转录水平在相邻切片或同一切片中证明同一种多肽和相应 mRNA 共存于同一细胞中。预先将切片用 DNA 酶或 RNA 酶消化，然后用核酸原位杂交技术证明丢失的是 DNA 或 RNA。如同免疫组化的吸收实验一样，事先与特异性的 cRNA 或 cDNA 进行杂交，再进行核酸原位杂交，其结果应为阴性。由于同义 RNA 探针和组织内 mRNA 序列顺序是相同的，应用其进行核酸原位杂交，结果应为阴性。检测系统的对照如乳胶或酶显色系统也应在无标记探针的情况下进行。

核酸原位杂交的最大优点是它的高度特异性，它可测定组织培养的单个细胞或细胞提取物中的核酸含量。应用高敏感度的放射性标记 cRNA 探针在理想的核酸原位杂交的实验条件下检测mRNA，其敏感度可达到每个细胞 20 个 mRNA 拷贝。出于双链 DNA 的稳定性，在用核酸原位杂交定位 DNA 时很少发生丢失、降解。在靶核酸序列比较伸展的情况如染色体铺片，长于 2kb 的探针可以应用。因此，其敏感性高到能够出在染色体铺片甚至组织切片上检出单个基因拷贝。正因为如此，对核酸原位杂交结果的解释应持慎重态度，特别是前人未报道过的新发现。因为如前所述，影响核酸原位杂交实验结果的因素太多，比如在外科或实验取材后未及时固定或冷冻，可由于组织中 mRNA 的降解而导致假阴性结果。另外，各种类型核酸探针进入细胞、组织和各种器官的能力（又叫可接近性，accessibility）各异。这些因素都将影响核酸原位杂交的实验结果。

综上所述，核酸原位杂交中将组织或细胞固定在载片上，采用去垢剂和 / 或蛋白酶对组织细胞内的蛋白质进行部分性地消化，使探针在细胞基质中获得最大的穿透力，应用 DNA 探针、RNA 探针、寡核苷酸探针等，采用同位素标记或非同位素标记。若应用的是放射性核素标记探针，杂交后必须经过放射自显影，以对被检测的核酸进行定位与定量；若所用的是非放射性标记的探针，则根据标记体系对杂交结果进行检测，如生物素标记的探针主要用抗生物素抗体和亲和素 (avidin)/ 链霉抗生物素蛋白 (streptavidin) 检测。

原位杂交技术为核酸序列在细胞水平的定位与测定提供了直接的方法。它可查明染色体中特定基因的位置，为染色体疾病的诊断和研究提供了方法；也可通过 cDNA 探针检测 mRNA 是否存在，来反映细胞内特定基因的表达。原位杂交的结果可以显示有关核酸序列的空间位置状况及含该核酸序列的具体细胞，包括细胞的具体定位、数目及类型。

（三）液相分子杂交

标记的探针与待测样品存在于同一溶液体系中，即杂交反应在均匀的液相中进行，彼此间同源互补的碱基序列配对形成杂交分子。杂交反应完成后，以含变性剂（通常为尿素）的聚丙烯酰胺凝胶电泳 (polyacrylamide gel electrophoresis，PAGE) 分离并进行信号显示。

1. 核酸酶 S1 保护分析法　核酸酶 S1 保护分析法 (nuclease S1 protection assay) 是一种检测 RNA 的杂交技术，又称为 S1- 描图 (S1-mapping)。其灵敏度较之 Northern 杂交法更高，并可进行较为准确的定量。选择适当的探针还可进行基因转录起始位点分析及内含子剪切位点分析等。

核酸酶 S1 保护分析法的原理是利用 M13 噬菌体体系合成高比放射活性的单链 DNA 探针，探针与待测 RNA 样品在液相中进行杂交，形成 DNA/RNA 杂交双链。核酸酶 S1 能专一性降解没有形成杂交体的 DNA 和 RNA 单链，而 DNA/RNA 杂交双链则受到保护而不被降解。

2. RNA 酶保护分析法　RNA 酶保护分析法 (RNase protection assay，RPA) 的原理与核酸酶 S1 保护分析法基本相同，只是所采用的探针为单链 RNA 探针，杂交后形成 RNA/DNA 双链。

RNase A 和 RNase T1 专一性降解单链 RNA，而双链 RNA 则不被降解。此法的灵敏度较核酸酶 S1 保护分析法还要高出数倍，可用于 RNA 定量、RNA 末端定位及确定内含子在相应基因中的位置。

3. 引物延伸分析法　引物延伸分析法 (primer extension analysis) 可用于 RNA 5'端的定位和定量，并可检测 mRNA 的前提和剪接加工中间体。待检 RNA 与过量的 5'端标记的单链 DNA 引物（合成寡核苷酸或限制酶切片段）杂交，随后用反转录酶延伸此引物，合成与 RNA 模板互补的 cDNA。通过变性聚丙烯酰胺凝胶电泳测定 cDNA 的长度，即可反映引物末端的标记核苷酸与 RNA 5'端的距离。

采用引物延伸分析法时，单链 DNA 引物一般为 30~40nt 长度的合成寡核苷酸。这种引物有两个主要优点：①不能形成 DNA、DNA 杂交体；②其序列可以精心设计，以便与特定的 mRNA 序列杂交。采用这种方法可以避免 mRNA 二级结构所造成的麻烦，并能最大限度提高分离度，使 cDNA 产物在凝胶电泳上与引物分开。

（四）定位突变

以前，一般用化学方法来改变蛋白质中特定的氨基酸，以方便人们研究这些氨基酸改变所造成的蛋白质活性改变。但是化学方法并不精确，不能确定是仅一个氨基酸还是某一种氨基酸发生了改变。而基因克隆技术可以精确控制氨基酸的改变。通过改变基因中特定碱基，就可以改变蛋白产物中相应位置的氨基酸，这样就可以观察到这些变化对蛋白质功能造成的影响。定点突变 (site-directed gene mutagenesis) 是指通过聚合酶链式反应 (PCR) 等方法向目的 DNA 片段（可以是基因组，也可以是质粒）中引入所需变化（通常是表征有利方向的变化），包括碱基的添加、删除、点突变等。定点突变能迅速、高效地提高 DNA 所表达的目的蛋白的性状及表征，是基因研究工作中一种非常有用的手段。

定点突变第一步是加热使 DNA 变性；第二步就是让含突变碱基的引物与 DNA 退火杂交，例如一条 25bp 引物序列：3'—CGAGTCTGCCA<u>AAG</u>CATGTATAGTA—5'，这段序列与基因的非模板链的序列是一样的，除了中间一个三联密码子由 ATG 变成 AAG，下划线处为改变的碱基；第三步是用这

对引物进行少数几次 PCR 循环扩增目的 DNA，以获得改变后的 DNA 片段。采用少循环次数是为了最大限度地降低 PCR 过程中出现突变的概率，为了降低突变概率，在 PCR 时采用 Pfu 多聚酶。

（五）核酸杂交前沿技术

抑制消减杂交技术 (suppression subtractive hybridization) 是由 Diatchenko 等于 1996 年以 mRNA 差别显示技术为基础建立起来的，是用于筛选未知的差异表达基因的新技术。

cDNA 消减杂交技术是一类较早建立的技术，其原理是将基因表达差异的两方 cDNA 进行杂交，通过羟基磷灰石色谱、亲和素 - 生物素结合等分离法，从杂交混合物中分离、筛选出未杂交的部分。应用这种方法曾分离、鉴定出一些重要基因，但对低丰度的转录产物效果不理想。1992 年 Liang 等建立了 mRNA 差异显示法 (mRNA differential display)，或称差异显示逆转录 PCR(differential display reverse transcription PCR，DD-RT-PCR)，其特点是原理简单，灵敏度高，但是假阳性率高达 70%。1993 年 Lisitsyn 等进一步在 DD-RT-PCR 基础上发展了代表性差异分析法 (representational difference analysis，RDA)，该技术运用 PCR 以指数扩增双链模板，而以线性扩增单链模板的特性，通过消减和富集，使得目的基因片段得到特异性扩增，但仍需多次杂交和 PCR。1994 年 Hubank 等将 RNA 技术进行改良，设计了 cDNA-RDA 方法，该法用于比较具有相近遗传背景、表型不同的两组 cDNA 之间的差异，但如果两组 cDNA 之间差别较大，以及在检测子中某些基因存在上调表达时，很难达到预期的目的。1996 年 Diachenko 等在 RDA 的基础上发展了抑制性消减杂交技术，它克服了 DD-RT-PCR 法的假阳性率较高和 RDA 法消减杂交次数较多的缺点，适用于克隆分析造成某种特殊表型的目的基因及其功能。

五、反义基因靶向

随着基因工程技术的蓬勃发展和代谢调控研究的深入，反义技术应运而生。与基因敲除等功能缺失性研究方法相比，反义技术的调控作用温和，不阻断正常代谢通路，对细胞生长和代谢影响较小；还具有投入少、周期短、操作简单等优点。作为一种阻断或封闭特定基因表达的手段，反义技术已经被广泛地用于各类研究与应用，尤其在分子影像的研究中

反义基因的靶向是基因探针构建与应用中的重要内容。

反义技术的基础是利用 DNA 或 RNA 分子与特定靶序列互补结合，通过各种机制使靶序列降解或抑制其编码蛋白的翻译，从而抑制目的基因的表达。包括反义寡核苷酸（AS-ON）及核酶（ribozyme），可通过人工合成和生物合成获得。

1. 反义寡核苷酸　是指与目标靶 RNA 或 DNA 特异性互补结合，并阻止其转录和翻译的短链核苷酸片段，包括反义 RNA(asRNA) 和反义 DNA(asDNA)。反义寡核苷酸不仅可与单链 RNA 结合形成 DNA-RNA 杂合体，而且某些特殊序列还可与双链 DNA 结合形成三链核酸。前者称为反义（antisense），后者称为反因（antigene）。

1）反义抑制机制：目前普遍认为反义寡核苷酸可以在复制、转录、翻译三个水平上发挥作用。主要通过以下途径抑制靶基因的表达。

（1）与特异性的靶 mRNA 或靶 DNA 互补结合，改变其空间构象，使参与复制、转录与翻译的各种酶无法接近该序列并与之结合，抑制或封闭该基因转录和表达。

（2）与靶 mRNA 结合形成双链杂交体，诱导 RNase H 识别并水解 mRNA，使其丧失功能。

一种反义核酸究竟通过何种途径发挥抑制功能，取决于反义寡核苷酸的种类是 DNA 还是 RNA 以及是否经过修饰等具体情况。

2）反义核酸的导入及体内稳定性：如何将反义核酸导入体内是反义技术的重要环节。目前将反义寡核苷酸导入体内的方法主要有微粒轰击、脂质体包裹反义寡核苷酸、增加反义寡核苷酸中 G 含量、新戊酰羟甲基屏蔽负电荷和反转录病毒或腺病毒介导等方法。此外利用抗体、阳离子多肽、维生素等也可增加反义寡核苷酸到达靶细胞的能力。

反义寡核苷酸进入体内后易被降解，难以达到有效滴度。在实际应用中，反义核酸的稳定性成了反义技术的一个关键问题。目前主要通过碱基修饰、骨架修饰、糖环修饰等化学修饰途径，来增加反义核苷酸的稳定性。

2. 核酶　核酶又称基因剪刀，是 20 世纪 80 年代初期发现的具有催化活性的特殊的反义 RNA，它有高度专一内切核酸酶的活性，可与靶序列杂交并加以剪切，从而对基因表达进行调控。

迄今发现的核酶从结构上主要分为锤头状核酶和发夹状核酶两大类。两种核酶各有独持的结构，通过不同机制催化同一种反应。核酶可以化学合成输给细胞，也可随载体持久或瞬时转染后表达而成。

核酶的作用原理为核酶的特异性序列通过互补碱基对识别并结合特异性靶 RNA。核酶的基本组成有中间极为保守的核苷酸序列（活性中心）和两端的引导序列。当两端引导序列与靶 RNA 互补结合时，中间极端保守序列即在该位点切断，靶 RNA 一旦被切割就不能翻译，也就阻断特定蛋白质的合成。故可以人工设计针对某一靶 RNA 的核酶，对其进行破坏。

目前核酶在基因治疗领域中颇受瞩目，属研究热点。在核酶基础上，人们又提出了反义核酶的概念。即通过基因连接将反义 RNA 与核酶的基因连为一体，再转录得到具有双重功能的一类 RNA 分子，对靶基因既有封闭作用，又有切割作用。

第五节　常见报告基因的构建

报告基因（report gene）是指一组编码易被检测的蛋白质或酶的基因，将其与目的基因融合表达后，可通过报告基因产物的表达来"报告"目的基因的表达调控。这项技术灵敏度高、检测简便可靠、适于大规模生产，因而在分子影像学、基因工程和药物筛选等方面得到广泛应用。

利用上游启动子或增强子元件控制下的这些报告基因，共同特征是含有感兴趣报告转基因的 cDNA 表达盒，这些表达盒的设计和排列可以不同。比如，其可由所选择的任意启动子或增强子序列驱动。启动子可以是组成性的（导致连续转录），也可以是诱导性的（导致有控制的表达）；启动子也可具有细胞特异性，使转基因表达仅限于某些细胞或器官。报告基因就在这些特异启动子或增强子元件控制下启动转录，随后翻译成基因产物，其编码产物可以是酶、受体或转运子。报告基因显像的一个原则是如果报告基因在体内不转录，就不会导致报告探针的聚集；相反，如果启动子导致报告基因转录，报告基因 mRNA 的翻译将引起报告基因编码产物与报告探针发生作用从而产生可检测到的影像学信号。

理想的报告基因应符合以下条件。

（1）为预防免疫反应，报告基因在正常宿主细胞内不表达。

（2）特异的报告探针应仅在报告基因表达的部位聚集。

（3）在报告基因不表达时不应有报告探针聚集。

（4）报告基因的产物应无免疫反应。

（5）报告探针在体内稳定，在达到靶目标前不被代谢。

（6）报告探针应能迅速从血循环中清除，不干扰特殊信号的检出。

（7）报告探针或其代谢物无细胞毒性。

（8）除了转基因应用外，报告基因及其启动子应足够小以适合传送载体（质粒，病毒）。

（9）自然的生物学屏障不会阻止报告探针达到靶部位。

（10）影像信号应与体内报告基因 mRNA 和蛋白的水平有很好的相关性。

但目前还没有一个报告基因或报告探针完全符合上述这些标准。因此可基于不同的目的开发多系统的报告基因，利用不同的成像系统同时活体监控多种报告基因的表达。目前人们已经合成了数种融合报告基因用于多模式成像，这些报告基因的产物可同时利用两种或三种影像学技术显像，在临床应用中具有广阔前景（图 14-5-1）。

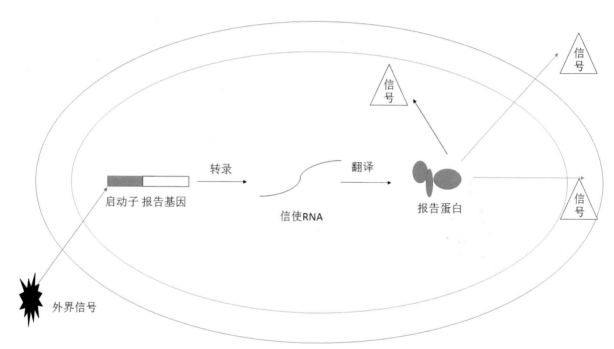

图 14-5-1　报告基因调控模型

根据报告基因的编码产物不同，可分为酶为基础的报告基因和受体或转运子为基础的报告基因。前者的优点是由于一个酶分子可代谢并捕获许多报告探针分子，因而具有信号放大作用；后者由于一种受体与一种或几种配体的固定作用，因而信号放大不如酶为基础的报告基因，但比前者更简单些。以酶为基础的报告基因包括胸苷激酶、胞嘧啶脱氨酶、酪氨酸酶、精氨酸激酶、肌酸酐激酶、β-半乳糖苷酶、绿荧光蛋白（green fluorescence protein，GFP）、

虫荧光素酶及各种蛋白酶；以受体或转运子为基础的报告基因包括胃泌素释放肽受体、生长抑素受体、多巴胺 2 型受体（dopamine 2 receptor，D2R）、融合蛋白、转铁蛋白受体及钠/碘同向转运体（sodium iodide symporter，NIS）。这些报告基因的编码产物可以酶促反应或受体配体结合的原理与分子探针相互作用，通过聚集与激活两种机制产生可识别的影像信号。

分子影像学通过无创性的手段在细胞或分子

水平检测活体分子内的主要事件,了解体内特异性基因或蛋白质在生理或病理状态下表达的部位、水平、分布及持续时间。报告基因显像技术在分子影像学中属于间接成像,其表达产物可与携带影像学标记物的分子探针特异性结合,从而根据探针所在部位和数量的多少,间接了解各种基因的信息,报告基因在细胞示踪、基因治疗、蛋白质间的相互作用、神经可塑性、胚胎发育等研究中起到了关键的作用。新近发展起来的应用报告基因结合正电子发射断层显像(position emission tomography,PET)、红外线荧光影像(near-infrared fluorescence imaging,NIR)或者磁共振成像(magnetic resonance imaging,MRI)等技术可以对细胞和组织进行实时监测和定量分析。目前研究最多的应用于PET的报告基因有单纯疱疹病毒 I 型胸腺嘧啶激酶(virus type1 thymidine kinase,HSV1-TK)、钠碘同向转运体(sodium iodide symporter,NIS)等。HSV1-TK 是目前应用最成熟的核医学报告基因,它能磷酸化放射性标记的 2'- 氟 2'- 脱氧 -1-β-D-阿拉伯呋喃糖 -5- 碘 - 尿嘧啶(2-fluoro-1-β-D-arabinofuranosyluracil,FIAU),磷酸化的 FIAU 不能穿过细胞膜而积聚在细胞内,从而可被检测到。往注入钠碘同向转运体(NIS)的癌细胞中再注入放射性锝(Tc)标记的 $Na^{99m}TcO_4$ 后检测,没有钠碘同向转运体的细胞无放射性信号,表明钠碘同向转运体可以指示癌症细胞,用于癌症的基因治疗。荧光影像的蛋白有绿色荧光蛋白(GFP)、红色荧光蛋白(RFP)等。Hiroyuki Kishimotoa 等采用绿色荧光蛋白标记的腺病毒追踪人的两种肿瘤细胞在老鼠模型中的表达,绿色荧光蛋白的信号清晰可见,证明了绿色荧光蛋白在肿瘤细胞标记的可行性。新发展的报告基因还有孕烷 X 受体(pregnane X receptor,PXR)以及各种报告基因组合而成的新报告基因等。孕烷 X 受体受一类结构相似的化学物质诱导,可调节不同结构的内源性和外源性物质的多种基因表达。Vladimir Ponomarev 等把钠碘同向转运体、绿色荧光蛋白和荧光素酶融合在一起,构建了一种可用多种检测方法检测的全身报告基因。医学领域研究的快速发展促进了新的报告基因产生和发展,不断涌现的报告基因也使疾病的检测和治疗更加方便快捷,为医学研究提供了一种良好的工具。

第六节 基因重组

基因重组,也称基因克隆或分子克隆,是指在体外,借助于能自我复制的载体分子,将不同来源的 DNA 片段剪接在一起,形成新的 DNA 分子,再将其导入细胞 / 细菌进行扩增,以获得大量单一的特定 DNA 片段,或以此为基础,利用细胞 / 细菌自身体系表达特定基因产物,以达到深入分析基因的结构与功能,人为改造细胞遗传及性状的目的。随着一些新技术及先进设备的不断涌现,基因重组技术目前已经有了很大发展,取得了巨大的成就,其基本实验步骤主要包括以下几方面。

(1)从生物体基因组中分离含有目的基因的特定 DNA 片段,即"插入 DNA"。

(2)选择具有自我复制功能并做好筛选标记的载体分子。

(3)将插入 DNA 与载体分子进行重组,构成重组 DNA 分子。

(4)将重组 DNA 分子转入合适宿主中,并随着宿主的繁殖而扩增。

一、插入 DNA 的获取

随着分子生物学和相关学科技术的发展,获取目的基因通常有以下几种方法:①化学合成法;② PCR 法;③从基因组文库中获取;④构建 cDNA 文库法;⑤直接分离法。

1. 化学合成法 是指通过化学的方法人工合成所需要研究的 DNA 序列的方法。目前,随着合成技术的发展,应用计算机控制的全自动核酸合成仪可以按设计好的序列一次合成 100~120bp 长的 DNA 片段。因此一定长度的基因片段是可以利用化学方法合成的,但前提条件是已知目的基因的核苷酸序列,或能根据基因产物的氨基酸顺序推导出编码基因的核苷酸序列。对于分子较大的基因,可以先分段合成 DNA 短片段,然后按一定顺序连接短片段,组装成一个完整的基因。目前常用的组装方法主要有短片段直接连接法及合成较长片段经部分重叠后连接法。

（1）短片段直接连接法:这种方法是先将化学合成的一条寡核苷酸片段激活,使其带上必要的 5'-磷酸基因,然后再与另一条部分互补的寡核苷酸片段退火,形成带有匙性末端的双链寡核苷酸片段。把这些双链寡核苷酸片段混合在一个试管中,加上 T4DNA 连接酶,使它们彼此连接,组装成一个完整的基因或基因的一个片段。

（2）合成较长片段经部分重叠后连接法:这种方法可以减少合成的寡核苷酸片段的数量,它通过合成两条具有互补 3' 末端的长的寡核苷酸片段,混合后退火,两片段 3' 端互补区配对重叠,加入 DNA 聚合酶后,在聚合酶作用下,迅速地合成出相应的互补链。理论上讲,应用这种方法能够合成出大分子量的基因,并可以任意制造、修饰基因。然而,实际应用上却存在困难,这是因为:①退火过程中难以消除那些不必要的杂交作用,从而产生非特异性产物;②大分子量的基因结构复杂,不可避免地存在二级结构,从而干扰聚合酶的作用;③突变频率相当高,平均每隔 500~800bp 就会出现一个突变。因此这种基因组装法还是有相当的局限性。

2.PCR 法　如果知道目的基因的全序列或其两侧序列,可以通过合成一对与模板 DNA 互补的引物,采用 PCR 方法即可有效地分离目的基因。与传统的 DNA 克隆方法相比,PCR 方法显得十分简捷。现代分子生物学发展到今天,人类基因组全序列已经测出,并且越来越多的模式生物的基因组全序列正在被测出,PCR 法已经成为分离目的基因的主要手段(图 14-6-1)。

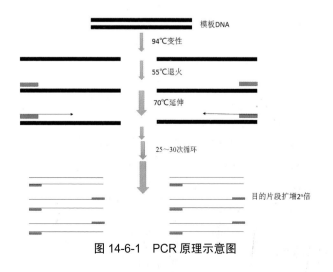

图 14-6-1　PCR 原理示意图

3.从基因组文库中获取　建立和使用基因组文库是分离基因,特别是分离高等真核生物基因的有效手段。如果一个哺乳动物的基因组长度是 3×10^9bp,直接从细胞中提取并分离出某一特定基因的 DNA 片段在技术上是很困难的。但是在基因组文库中,不同的 DNA 片段都分别在不同的克隆中扩增了,只要有该基因的探针,则从许多克隆中筛选一个所需的克隆是一项比较简单的工作。此外,基因组文库中被克隆的 DNA 都是基因组中各种随机的片段,某些 DNA 片段还包括基因外部的邻近的甚至互相重叠的序列,所以基因组文库特别有利于研究天然状态下基因的组织。图 14-6-2 显示了基因组文库的构建方法。

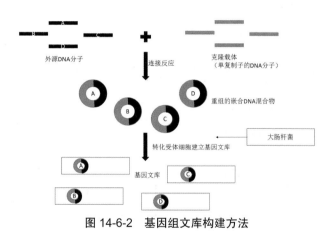

图 14-6-2　基因组文库构建方法

4.构建 cDNA 文库法　以 mRNA 为模板,在体外经反转录酶催化反转录合成 cDNA,与适当的载体连接后转化受体菌,则每个细菌含有一段 cDNA,并能复制扩增,这样包含着细胞全部 mRNA 信息的 DNA 克隆群称为该组织细胞的 cDNA 文库。基因组含有的基因在特定的组织细胞中只有一部分表达,而且处在不同环境条件、不同分化时期的细胞其基因表达的种类和强度也不尽相同,所以 cDNA 文库具有组织细胞特异性。DNA 文库显然比基因组 DNA 文库小得多,能够比较容易地从中筛选得到细胞特异表达基因的克隆。构建"cDNA"文库是克隆一个真核基因在原核中表达的最有效方法之一。

构建 cDNA 文库通常包括:mRNA 的提取及其完整性的确定、cDNA 的合成和克隆、目的 cDNA 的鉴定等步骤(图 14-6-3)。

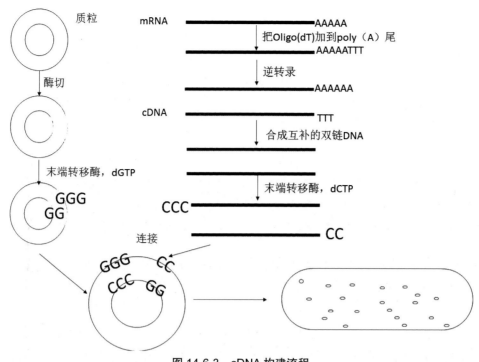

图 14-6-3　cDNA 构建流程

5. 直接分离法　直接分离基因最常用的方法是"鸟枪法"，又叫"散弹射击法"。鸟枪法的具体做法是：用限制性内切酶将供体细胞中的 DNA 切成许多片段，将这些片段分别连接到载体上，然后通过载体分别转入不同的受体细胞，让供体细胞所提供的 DNA(外源 DNA) 的所有片段分别在受体细胞中大量复制，从中找出具有目的基因的细胞，再用一定的方法把带有目的基因的 DNA 片段分离出来。如许多抗虫、抗病毒的基因都可以用上述方法获得。用"鸟枪法"获取目的基因的优点是操作简便，缺点是工作量大，具有一定的盲目性。

二、目的基因与载体的重组

目的基因与载体的体外重组是基因工程中的核心步骤。通常所说的体外重组是指 DNA 片段之间的体外连接，即由 DNA 连接酶催化两个双链 DNA 片段间的 5'端磷酸和 3'端羟基形成磷酸二酯键的过程。目前常用的 DNA 连接酶有两类，一种来源于大肠杆菌，一种来源于 T4 噬菌体。其中以 T4 连接酶最常用，它既可以催化带有互补黏性末端的 DNA 片段的连接，也可以用于平末端的 DNA 片段的连接。DNA 体外重组主要由这两种连接方式进行。

在基因重组之前，还要对载体进行适当的处理，比如载体的线性化等，主要步骤包括：质粒载体的线性化及线性化载体的纯化两部分。

质粒载体的线性化：实际上就是用适当的限制性内切酶切割载体，使其在某一个或多个位点断裂，从而形成线性 DNA 分子。质粒载体的线性化有单酶切和双酶切两种方式。

（1）单酶切：是用一种限制性内切酶切割质粒载体，使环状质粒变成线性。依所选择的内切酶种类不同，单酶切后线性化载体末端可以是黏性末端或是平头末端。无论是黏性末端或是平头末端，线性化载体都具有自我环化的能力，尤其是黏性末端易发生载体的自身环化。为此，单酶切末端一般需要用碱性磷酸酶将 5'端磷酸基团去掉，从而避免两个末端形成磷酸二酯键，降低线性载体自身环化的概率。此外，为了避免载体末端的互补配对，在加入目的 DNA 片段以前可将线性载体放在低温环境中，减少分子的运动速率，从而减少线性末端的碰撞机会。

（2）双酶切：用两种合适的限制性内切酶同时或分别切割质粒载体，在去掉载体上一段序列的同时使载体线性化。两种酶切后载体的两个末端一般不具有互补序列（除非是产生相同末端的同尾酶），不会发生自身环化，应尽量选用。

线性化载体的纯化：载体线性化后一般需要进行纯化，去除内切酶等可能对后续连续反应有影响的成分。最简单的纯化方法是用琼脂糖凝胶电泳分离 DNA,然后将线性载体 DNA 条带从凝胶上切割下来,再从凝胶中回收载体 DNA。其中,回收 DNA 的方法有两种:一种是用 DNA 回收试剂盒(图 14-6-4);另外一种是电泳分离 - 挤胶法,即用封口膜将凝胶条包好,-70℃短时间冷冻,取出溶化,用拇指及食指挤压凝胶条,收集挤压出来的液体即可。这两种方法同样适用于目的 DNA 片段的分离纯化。电泳分离 - 挤胶法最大的优点是方便快捷,不需要特殊试剂及设备,但操作时需要特别注意以下几点:①凝胶在紫外灯下的照射时间尽量缩短,以避免凝胶中的载体 DNA 断裂,或采用长波紫外灯以减少对 DNA 的损伤;②挤胶回收的液体可能含有一定量的琼脂糖,连接反应中的加入量应尽可能小。

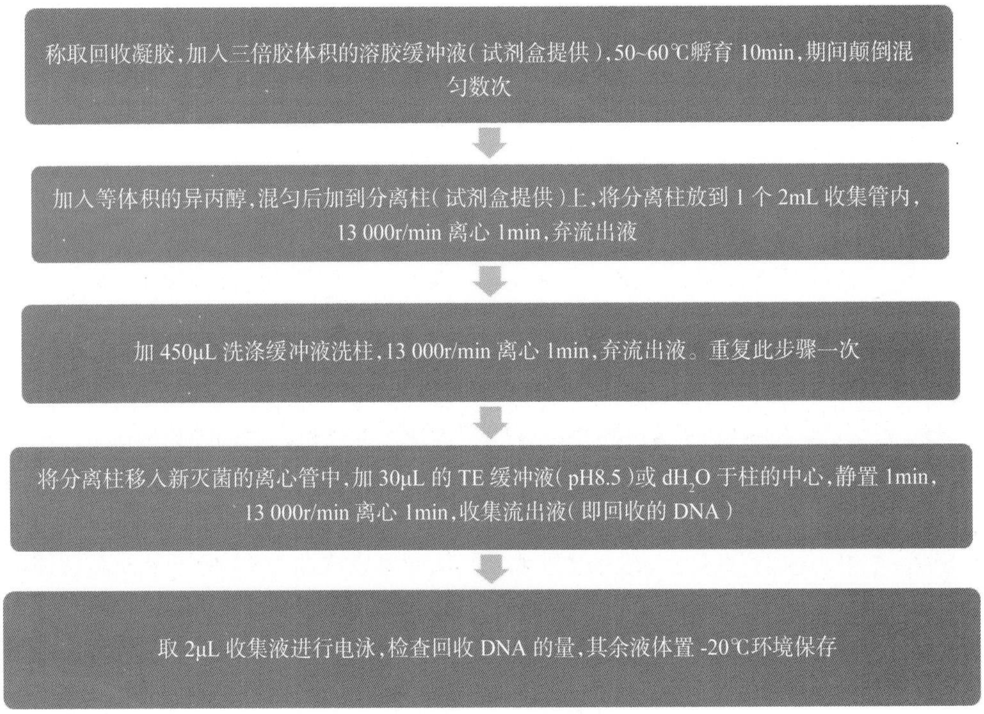

称取回收凝胶,加入三倍胶体积的溶胶缓冲液(试剂盒提供),50~60℃孵育 10min,期间颠倒混匀数次

加入等体积的异丙醇,混匀后加到分离柱(试剂盒提供)上,将分离柱放到 1 个 2mL 收集管内,13 000r/min 离心 1min,弃流出液

加 450μL 洗涤缓冲液洗柱,13 000r/min 离心 1min,弃流出液。重复此步骤一次

将分离柱移入新灭菌的离心管中,加 30μL 的 TE 缓冲液(pH8.5)或 dH₂O 于柱的中心,静置 1min,13 000r/min 离心 1min,收集流出液(即回收的 DNA)

取 2μL 收集液进行电泳,检查回收 DNA 的量,其余液体置 -20℃环境保存

图 14-6-4　试剂盒法回收 DNA 流程

无论采用哪种方法,应对回收的载体 DNA 含量进行确定,以便后续连接时确定与 DNA 片段的比例。可进行第二次电泳评估,也可以用紫外定量法。

DNA 体外重组的方法有很多,主要有黏端连接法、平端连接法。这些方法的采用主要依据外源 DNA 片段末端的性质、载体与外源 DNA 上限制酶切位点的性质来选择。

(1)黏性末端连接法:同源黏性末端包括同一种内切酶产生的黏性末端和同尾酶产生的黏性末端。在黏性末端连接时,除重组体外,还有一定数量的载体自身连接的分子,这可产生较高概率的假阳性克隆。针对这一问题,往往需要在连接前,用碱性磷酸酶去除载体的 5'—P 以抑制质粒 DNA 的自身环化。另外,如果用一种限制性内切酶切割载体和外源 DNA,连接时插入片段可以两个方向插入载体中。黏性末端连接时还有一个问题是片段的多拷贝插入。欲筛选出含有正确插入方向和单拷贝插入片段的重组体,需要将重组体进行酶切分析。插入片段与载体分子适当的比率能减少多拷贝插入片段的形成,一般插入片段摩尔数与载体摩尔数之比为 5:1 以上。

(2)同聚体加尾部连接法:同聚体加尾部连接法即当获得的目的基因或 DNA 片段与载体是平齐末端时,或二者不匹配时,可用末端转移酶使其中的一个 DNA 分子 3' 端接上多聚 A,另一个 DNA 片段 3' 端接上多聚 T。这样两个 DNA 分子的后部可按 A 与 T 配对原则相连,并由 DNA 聚合酶填补空隙,最后由 DNA 连接酶连接。

(3)人工合成接头连接法:人工合成接头连接法即目的基因两端接上能够被某一限制性内切酶识别的 DNA 序列(接头),再在该酶的酶解作用下,获得与载体相同的黏性末端并进行连接。

三、重组 DNA 转入宿主细胞

体外形成的重组子必须导入合适的宿主细胞中才能进行复制、扩增和表达。宿主细胞是以大肠杆菌为代表的原核细胞及酵母菌、昆虫、哺乳动物细胞为代表的真核细胞。DNA 的导入对不同的宿主细胞采取的方法不同，但都以获得尽可能多的转化宿主细菌或细胞为前提。

1. 重组 DNA 分子导入原核细胞 将重组的 DNA 分子引入细菌，使其在细菌体内扩增及表达的过程称为转化。最常用的细菌是大肠杆菌。细菌在生长过程中，只有某一阶段的细菌才能成为转化的接受体，这一生理状态称为感受态。

（1）化学（$CaCl_2$）法：当细菌处于 0℃、二价阳离子（如 Ca^{2+}、Mg^{2+} 等）低渗溶液中时，细菌细胞膨胀成球形，处于感受态；此时转化混合物中的 DNA 形成抗 DNA 酶的羟基-钙磷酸复合物黏附于细胞表面，重组 DNA 在 42℃短时间热冲击后吸附在细胞表面，在丰富培养基中生长数小时后，球状细胞恢复原状并繁殖，该方法的转化效率为每微克 DNA 可获得 $10^5 \sim 10^6$ 转化子。环状 DNA 比线状 DNA 分子转化效率高 1 000 倍左右。本法的关键是选用的细菌必须处于生长对数期，实验操作必须在低温下进行。

（2）电转法：也称电穿孔法。利用高压脉冲，在细胞表面形成暂时性的微孔，重组 DNA 从微孔中进入，脉冲过后，微孔复原，在丰富培养基中生长数小时后，细胞增殖，重组 DNA 得到大量复制。除需特殊仪器外，它比 $CaCl_2$ 法操作简单，无须制备感受态细胞，适用于任何菌株。其转化效率较高，每微克 DNA 可以得到 $10^9 \sim 10^{10}$ 转化子。

2. 重组 DNA 分子导入真核细胞 以噬菌体、病毒为载体的重组体导入真核细胞的过程称为转染。

（1）电转法：利用脉冲电场将 DNA 导入受体细胞，它的导入效率受到很多因素的影响，如外加电场的强度：对大多数的哺乳动物细胞来说，一般控制在 250~750V/cm 较适宜；工作温度对不同类型的细胞要求有所不同，可在 0~25℃的范围内选择。对于磷酸钙法不能导入的受体细胞，高压电穿孔法是一个可行的方法，但它需要专门的仪器设备，导入前还必须进行预实验，针对不同的对象，选择最佳条件。

（2）聚乙二醇介导转染法：此法一般用于转染酵母细胞以及其他真菌细胞。用消化细胞壁的酶处理获脱壁的原生质体，在适当浓度的聚乙二醇 6000 的介导下，将外源 DNA 导入受体细胞。这种细胞必须恢复形成细胞壁的能力，才能获得转化子。

（3）磷酸钙-DNA 共沉淀法：磷酸钙和 DNA 共沉淀的方法是将外源 DNA 和溶液中的磷酸钙微粒共沉淀后，附着在细胞表面，通过胞吞作用进入受体细胞，或使外源 DNA 整合到受体细胞的基因组中得以表达。本法适用于将任何外源 DNA 导入哺乳动物细胞进行瞬时表达或稳定表达的研究。

（4）二乙胺乙基-葡聚糖介导的转染：二乙胺乙基-葡聚糖介导的作用机制依然不甚清楚，可能是 DEAE-葡聚糖与 DNA 结合后抑制核酸酶的作用或与细胞结合后促进细胞对 DNA 的内吞作用。此方法比磷酸钙-DNA 共沉淀法重复性好，但只适合瞬时转染实验。所需 DNA 量比磷酸钙共沉淀少一些。

（5）脂质体法：脂质体是一种人造脂质膜泡，可形成包裹 DNA 的脂质颗粒，通过与细胞膜的融合将外源基因导入细胞。脂质体介导外源性 DNA 的转移，可提高转化效率。它是最简单的转化方法，并且脂质体对细胞生长的影响微乎其微。

（6）细胞核的显微注射法：将外源基因的重组体通过显微注射装置直接注入细胞核中并进行表达，但这种方法需要一定的仪器和操作技巧。

外源基因导入原核细胞和真核细胞的方法有很多，可根据具体情况进行选择。

四、重组 DNA 的筛选与鉴定

在重组 DNA 分子导入到宿主细胞的过程中，一般只有少数重组子能进入宿主细胞并且稳定遗传。以质粒转化大肠杆菌为例，转化效率在一般情况下只能达到 $10^{-6} \sim 10^{-5}$。这意味着如果有 10^7 个宿主受体细胞，只有 10~100 个细胞被转化，这些被转化的细胞（包括载体自连的或多拷贝连接的）与其他非转化细胞是混杂在一起的，因此，筛选与鉴定含有阳性重组子的细胞是基因工程中的一个重要环节。克隆载体不同、宿主细胞类型不同以及导入细胞的方法不同，其重组子的筛选与鉴定方法也不相同。下面简介几种主要的筛选和鉴定方法。

1. 根据重组载体的选择性标记进行筛选 目前

经常使用的载体都携带可供选择的遗传学标记,据此可对重组子或转化子进行初步的筛选。

（1）根据载体的抗药性标志筛选:这是一个主要的筛选方法。大多数的载体都带抗性基因,常见的有抗氨苄青霉素基因、抗四环素基因、抗卡那霉素基因等。凡转入载体的细胞都获得了抗药性,能在含有相应药物的琼脂平板上生长,而未被转化的细胞不能生长。但是,单凭在琼脂平板上生长不能确定真正的阳性克隆,需要进一步的鉴定。采用抗性筛选时,需要注意使用抗生素的浓度,一般应以能杀死非转化菌的最低浓度作为抗生素的筛选用量,只有当出现一定程度耐药性时才需要加大抗生素的用量。

（2）根据载体抗药性标志插入失活选样:一般情况下选用含有两个以上的抗药基因的载体,外源DNA片段插入其中一个基因,导致该基因失活,可用两个含不同药物的平板筛选出真正的阳性克隆。例如pBR322质粒含有抗氨苄青霉素基因和抗四环素基因,某一外源DNA片段插入在pBR322的 *Bam*H Ⅰ位点。从而导致抗四环素基因失活。由此可以判断:在含氨苄青霉素的培养基上能生长,而在含四环素的培养基上不能生长的细菌是真正的阳性克隆,在含氨苄青霉素和四环素的培养基上都能生长的细菌是空载体转化的菌落。因此,根据菌落的不同抗药性可以筛选出含有重组DNA的菌落(图14-6-5)。

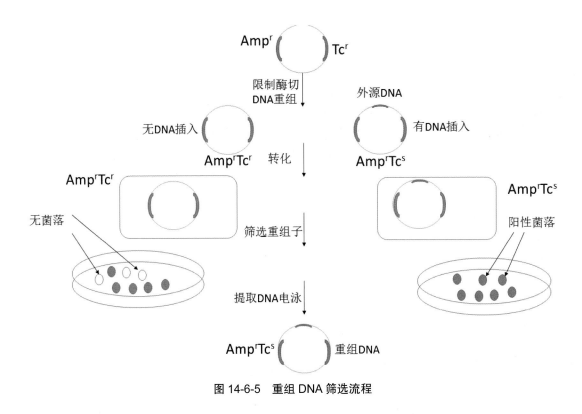

图 14-6-5　重组 DNA 筛选流程

2.α-互补显色筛选法　最常用的是乳糖操纵子。乳糖操纵子含有启动子、操纵区和三个结构基因:β-半乳糖苷酶基因 (lacZ)、透性地基因 (lacY) 和乙酰转移酶基因 (lacA),三个结构基因的表达受 lacI 基因产物的负控制,当培养基中含有诱导物 IPTG 和生色底物 X-gal 时,经诱导产生的 β-半乳糖苷酶可分解 X-gal 产生蓝色沉淀物而形成蓝色菌落或蓝色噬菌斑。根据这个原理,构建含有乳糖操纵子启动子、操纵区和 β-半乳糖苷酶基因 N 端 146 个氨基酸 (α-肽) 的编码序列的载体,并在此编码序列中插入多克隆位点,它不破坏操纵子的阅读框,在产生蛋白时只是在 β-半乳糖苷酶的氨基端增加几个氨基酸而不影响功能,宿主细胞的基因组中只保留了 β-半乳糖苷酶基因 C 端部分。这种载体转化的细胞在 IPTG 诱导下,产生的 β-半乳糖苷酶 N 端和 C 端可以 α-互补而形成有活性的酶,在 X-gal 存在的条件下可以形成蓝色菌落或者蓝色噬菌斑。但如果外源基因插入到质粒的多克隆位点,导致其 N 端失活,不能形成 α 互补,在含有 IPTL 和 X-gal 的平板上形成的是白色菌落或者无色噬菌斑。经目测即可对阳性重组子进行初步筛选 (图 14-6-6)。

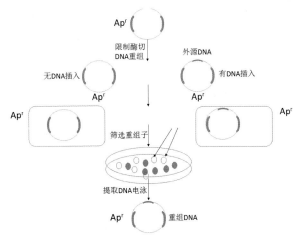

图 14-6-6　重组 DNA 筛选流程

3. 根据重组 DNA 的结构特征进行筛选

（1）重组 DNA 的快速提取、鉴定：该方法是直接从选择培养基平板上挑取菌落,加入 50μL 裂解液进行裂解, 37℃下保温 15min 后,以 12 000r/min 离心 (4℃),吸上清液,在 1% 琼脂糖凝胶中进行电泳分离, EB 染色,紫外灯下观察可初步判断是否有外源 DNA 插入。

（2）限制性内切酶图谱进行分析：将初筛阳性菌落进行小量培养。然后快速抽提得到重组 DNA,用限制性内切酶进行酶切,凝胶电泳分析是否有外源 DNA 的插入。

4. 核酸分子杂交方法进行鉴定　核酸分子杂交是核酸分析的重要方法。是鉴定重组 DNA 的最通用方法,如表 14-6-1 所示。

5.PCR 扩增方法进行鉴定　根据已知插入的外源性 DNA 片段的序列,设计出相应的引物,也可根据一些载体克隆位点两翼存在恒定的序列,如 pGEM 载体系列中双侧是 sP6 及 T7 启动子的序列,通过与 sP6、T7 启动子互补的通用引物,直接以上述重组 DNA 为模板进行 PCR 扩增,通过 PCR 产物的电泳分析可以确定是否有目的 DNA 的插入。

6.DNA 序列分析鉴定　对所克隆的片段进行核酸序列测定是鉴定阳性克隆最准确无误的方法。通常包括两种方法:一种是 DNA 序列分析,这是对重组质粒鉴定的"金标准",其中,测序用的引物通常是根据载体上的序列合成的通用引物,在将样品送给生物技术公司时需要提供载体的名称,以便公司决定用哪种引物进行测序。目前,核酸序列测定已是分子克隆中的一个常规鉴定步骤。另一种是酶切电泳法,就是用适当的内切酶切割重组质粒,然后通过电泳分离确定插入的 DNA 分子片段分子量是否正确。酶切鉴定时,可以采用 DNA 片段两端的酶切位点,但如果这种方法不成功的话,可以考虑以下因素:①酶切位点丢失;②酶切位点被甲基化修饰。解决办法是改用载体上的其他酶切位点,一旦证明目的 DNA 片段已经插入到载体中,进一步鉴定就可采用 DNA 测序。

表 14-6-1　核酸分子杂交方法和适用范围

杂交方法	适用范围
菌落印迹杂交	检测细菌体固定在膜上后,经裂解释放的 DNA
斑点杂交	检测末经凝胶电泳分离的,固定在膜上的 DNA 或 RNA
原位杂交	直接检测细胞或组织中的 DNA 或 RNA
Southern 印迹杂交	检测经酶切、凝胶电泳分离的,已转移到膜上的 DNA
Northern 印迹杂交	检测经凝胶电泳分离的,已转移到膜上的 RNA

【参考文献】

[1]　CAIRNS B J , TIMMS A R, JANSEN V A A , et al.Quantitative models of in vitro bacteri ophage-host dynamics and their application to phage therapy[J].Plos Pathog , 2009, 5(1):1-10.

[2]　SRIRANGARAJ S, VENKATESHA D.Circulating phage type of Vibrio cholerae in My sore[J].

Indian J Med Microbiol , 2009, 27(2):166-167.

[3]　萨姆布鲁克 J,拉赛尔 D W . 分子克隆实验指南 [M] . 第 3 版 . 北京:科学出版社,2002.

[4]　GOVERDHANA S, PUNTEL M, XIONG W , et al . Regulatable gene expression systems for gene therapy applications . Progress and futurechal-

lenges[J]. Mol Ther, 2005, 12(2): 189-211.

[5] ZHANG C, WANG K, QIANG H, et al. Angiopoiesis and bone regeneration via co-expression of the hVEGF and hBMP genes from an adeno-associated viral vector in vitro and in vivo[J]. Acta Pharm Sin, 2010, 31: 821-830.

[6] 刘嘉, 刘汉清. 非病毒基因载体聚合物的研究进展[J]. 中国生化药物杂志, 2011, 32(1): 81-83.

[7] TAMURA T, KANUMA T, NAKAZATO T, et al. A new system for regulated functional gene expression for gene therapy applications: Nuclear delivery of a p16INK4A-estrogen receptor carboxy terminal fusion protein only in the presence of estrogen[J]. Int J Oncol, 2010, 36(4): 905-912.

[8] 吴乃虎. 基因工程原理[M]. 北京: 北京科学出版社, 2001: 338-342.

[9] 王淑艳, 张愚. 慢病毒载体的设计及应用进展[J]. 中国生物工程杂志, 2006, 26(11): 70-75.

[10] FLOTTE T R. Gene therapy progress and prospects: recombinant adeno-associated virus(rAAV) vectors[J]. Gene Therapy, 2004, 11(10): 805-810.

[11] HARTLEY J L, TEMPLE G F, BRASCH M A. DNA cloning using in vitro site specific recombination[J]. Genome Res, 2000, 10(11): 1788-1795.

[12] SHINOZAKI K, SUOMINEN E, CARRICK F, et al. Efficient infection of tumor endothelial cells by a capsid-modified adenovirus[J]. Gene Ther, 2006, 13(1): 52-59.

[13] TSUKUDA K, WIEWRODT R, MOLNAR-KIMBER K, et al. An E2F-responsive replication-selective adenovirus targeted to the defective cell cycle in cancer cells: potent antitumoral eff icacy but no toxicity to normal cell[J]. Cancer Res. 2002, 62(12): 3438-3447.

[14] 孙小娟. 腺相关病毒载体应用的研究进展[J]. 国外医学生理病理科学与临床分册, 2003, 23(6): 588-590.

[15] SUMIMOTO H, KAWAKAMI Y. Lentiviral vector-mediated RNAi and its use for cancer research[J]. Future Oncol, 2007, 3(6): 655-664.

[16] D ENG J X, SHEN W. Progress about the generation of transgenic animals with lentiviral vector[J]. China Biotechnology, 2004, 24(9): 16-20.

[17] BERKOWITZ R D, ILVES H, PLAVEC I, et al. Gene transfer systems derived from Visna virus: analysis of virus production and infectivity[J]. Virology, 2001, 279(1): 116-129.

[18] COCKRELL A S, KAFRI T. Gene delivery by lentivirus vectors[J]. Mol Biotechnol, 2007, 36(3): 184-204.

[19] JANECKA J E, MILLER W, PRINGLE T H, et al. Molecular and genomic data identify the closest living relative of primates[J]. Science, 2007, 318(5851): 792-794.

[20] BERGELSON J M, CUNNINGHAM J A, DROGUETT G, et al. Isolation of a common receptor for Coxsackie B viruses and adenoviruses 2 and 5[J]. Science, 1997, 275(5304): 1320-1323.

[21] GANLY P S, RABBITTS P H. Polymerase chain reaction(PCR) for detection of MspI and DraI polymorphism at the THRB gene[J]. Nucleic Acids Res, 1991, 19(13): 3760.

[22] I WAHANA H, YOSHIMOTO K, ITAKARA M. Detection of point mutations by SSCP of PCR-amplified DNA after endonuclease digestion[J]. Biotechniques, 1992, 12(1): 64.

[23] SAMBROOK J, RUSSELL D W, SAMBROOK J. Molecular Cloning: A Laboratory Manual[M]. 3rd ed. New York: Cold Spring Harbor Laboratory Press, 2001.

[24] SCHARF S J, HORN G T, ERLICH H A. Direct cloning and sequence analysis of enzymatically amplified genomic sequences[J]. Science, 1986, 233: 1076–1078.

[25] SCHIESTL R H, PETES T D. Integration of DNA fragments by illegitimate recombination in Saccharomyces cerevisiae[J]. Proc Natl Acad Sci USA, 1991, 88(17): 7585-7589.

[26] NICHOLAS A G, DENIS A L. A user's guide to restriction enzyme-mediated integration in Dictyostelium[J]. Journal of Muscle Research and Cell Motility, 2002, 23(7-8): 597-604.

[27] RELLA R, RAIA C A, Pisani F M, et al. Purification and properties of a thermophilic and thermostable DNA polymerase from the archaebacteri-

um Sulfolobus solfactaricus[J].Ital J Biochem，1990，39：83-99.

[28] ITO J，BRAITHWAITE D K.Compilation and alignment of DNA polymerases sequences[J].Nucleic Acids Res,1991,19:4045-4057.

[29] DABROWSKI S ，KUR J.Recombinant His-tagged DNA polymerase Ⅱ Cloning and punfication of Thermus aquatictus recombinant DNA polymerases[J].Acta Biochim Pol ,1998,45(3):661.

[30] HOGREFE H H，HANSEN C J，SCOTT B R，et al.Archaeal dUTPase enhances PCR amplifications with archaeal DNA polymerases by preventing dUTP incorporation[J].Biochemistry ，2002，99(2)：596-601.

[31] TAKAGI M ，NISHIOKA M，KAKIHARA H，et al.Characterization of DNA Polymerase from Pyrococcus sp. Strain KOD1 and Its Application to PCR[J].Applied and environmental microbiology ，1997,63(11):4504-4510.

[32] HASHIMOTO H，NISHIOKA M，FUJIWAR S，et al.Crystal Structure of DNA Polymerase from Hyperthermophilic Archaeon Pyrococcus kodakaraensis KOD1[J].J Mol Biol,2001,306:469-477.

[33] ROBERT F W.Molecular Biology[M].2nd ed.Boston：McGraw-Hill Press,2002.

[34] JAWED A，COOK J L.Reporter genes：Application to the study of mammalian gene transcription[J]. Analytical Biochemistry,1990,188(2):245-254.

[35] BRONSTEIN I，CHRIS S M，MARTIN C S.Chemiluminescence：sensitive detection technology for reporter gene assays[J].Clinical Chemistry，1996，42(9):1542-1546.

[36] CHUANG K H，CHENG T L.Noninvasive imaging of reporter gene expression and distribution in vivo [J]. Fooyin Journal of Health Sciences，2010，2（1）：1-11.

[37] HASTINGS J W.Chemistries and colors of bioluminescent reactions：a review [J]. Gene，1996，173(1)：5-11.

[38] VOPALENSKY V，TOMAS M，MOKREJS M，et al.Firefly luciferase gene contains a cryptic promoter [J]. RNA,2008,14(9):1720-1729.

[39] SCOTT SWENSON E，JOANNA G P，BRAZELTON T，et al.Limitations of green fluorescent protein as a cell lineage marker [J]. Stem Cells，2007，25(10):2593-2600.

[40] TAVARE J M，FLATCHER L M，WELSH G I.Using green fluorescent protein to study intracellular signalling [J]. Journal of Endocrinology，2001，170（2）：297-306.

[41] MASSOUD T F，GAMBHIR S S.Molecular imaging in living subjects：seeing fundamental biological processes in a new light[J]. Genes Development,2003,17(5):545-580.

[42] BLASBERG R G，TJUVAJEV J G.Molecular genetic imaging：current and future perspective[J]. Journal of Clinical Investigation，2003，111（11）：1620-1629.

[43] DOUBROVIN M，PONOMATEV V，BLASBERG R G.PET based reporter gene imaging. Assessment of endogenous molecular genetic events [J].IEEE Engineering in Medicine and Biology Magazine,2004,23(4):38-50.

[44] 杨宇,李江江,王项,等.报告基因及其应用研究进展[J].生命科学研究，2011，15(03)：277-282.

第十五章　基因探针构建中的质粒和载体技术

医学分子成像是一门与分子生物学、化学、物理学、放射学以及计算机科学相结合的新兴交叉学科。在基础生物领域,医学分子成像已经被用于各种不同分子事件的研究,如基因表达、分子转运和定位以及分子间相互作用等领域;在转化医学研究中,分子影像已经被广泛用于疾病标志物鉴定、病变早期诊断、肿瘤分子分型、治疗监测、药物筛选等。基因分子成像是医学分子成像中极为重要的组成部分,基因探针在构建中大多需要涉及核酸分子的构建、修饰、改良及优化,因此表达质粒的构建、基因扩增、基因重组以及载体技术等在基因探针的构建中起到了非常重要的作用。质粒和载体技术作为基因重组和基因转染研究中的主要应用技术,目前已被广泛应用于基因分子探针的构建之中,从而实现了一系列体内及体外外源基因的转染、基因探针的靶向以及报告基因表达。本章将详细介绍分子影像中基因探针相关质粒和基因转染载体技术的主要应用与实验技术。

第一节　质粒的概念和特性

一、质粒的基本概念

质粒是一种共价连接的双链 DNA 分子,呈闭合环形,多存在于细菌或真菌中,具有稳定的独立自主复制和转录的能力,是分子克隆中使用最广泛的载体,我们既可以利用其自主复制的功能,可以将与其相连的外源 DNA 或目的基因进行大量扩增,也可以利用其构建成不同类型的表达载体,经扩增后导入合适的宿主细胞中进行表达,获得目的基因的表达产物,或进行基因治疗方面的研究等。但并非所有的质粒都适合作为载体,作为载体的质粒要具有多克隆位点及高拷贝等的特性,还需根据研究需要的不同而选用不同特性的质粒。

(1)自主复制性:质粒 DNA 携带有自己的复制起始区以及一些控制质粒拷贝数的基因,因此它能独立于宿主细胞的染色体 DNA 而自主复制。由于质粒上没有复制酶的基因,所以其复制需要利用宿主细胞的复制机制。针对不同的宿主细胞,需要有相应的复制起始区。有的质粒含有 2 种以上不同的复制起始位点,能在不同的宿主细胞中复制,这样的质粒称为穿梭质粒。不同的质粒在宿主细胞内的拷贝数也不同,少则几个,多则几百个,质粒的拷贝数取决于其复制子的类型。

(2)不相容性:利用同一复制系统的不同质粒如果被导入同一细胞中,它们在复制及随后分配到子细胞的过程中就会彼此竞争,在单细胞中的拷贝数也会有差异,拷贝数多的复制更快,结果是在细胞繁殖几代之后,细菌的子细胞中绝大多数都含有占优势的质粒,因而这几种质粒中只能有 1 种长期稳定地留在细胞中,这就是所谓的质粒不相容件。

(3)可转移性:天然的质粒很多都有通过接合作用从一个细胞转移到另一个细胞的能力,但人工合成的质粒缺乏转移所必需的基因,不能独立完成从一个细胞到另一个细胞的转移,因此我们要用人工的方法(物理方法或化学方法等)实现质粒的转移,转移性的质粒一般都比较小。

(4)质粒携带某种特殊的遗传标记:转化实验中我们把质粒转入细胞内,但不能做到每个细胞都成功转入质粒,我们把成功转入的细胞称为转化子,没成功转入的称为非转化子,我们需要从非转化子中把转化子挑选出来,就需要转化子有一些特性,也就是说我们转入的质粒需要有某种特性(如抗药性)且能稳定地遗传。

(5)有多克隆位点:多克隆位点是指有多个限

制性内切酶位点的一段核苷酸序列,实验用质粒的一大特性就是有这样的多克隆位点,能利用限制性内切酶把外源基因接入质粒。

载体质粒的选择也很重要,不同的实验所常用的载体质粒也不同。选择好载体质粒之后,质粒的提取非常重要,质粒 DNA 提取、纯化的效果将直接影响到分子克隆工作的成功与否,由此可见,质粒 DNA 的提取、纯化是贯穿分子克隆工作的基础技术之一。

二、常见质粒的分类

质粒存在于多种细菌中,是独立于染色体外的遗传因子。质粒根据它们所带有的基因以及宿主细胞的特点可以分为以下几种类型:

（1）抗性质粒:它们带有抗性基因,可使宿主菌对某些抗菌素产生抗性,如对氨苄青霉素、氯霉素等产生抗性。不同的细菌中也可含有相同的抗性质粒,如 RP4 质粒在假单胞菌属和其他细菌中都存在。R 质粒还可以通过感染的形式在不同种的细菌中传播。

（2）致育因子:可以通过接合在供体和受体间传递遗传物质。致育因子（F 因子）约有 1/3 的 DNA 构成一个转移 DNA 的操纵子,约 35 个基因,负责合成和装配性伞毛。这就是 DNA 转移区域,受 traJ 基因产物的正调节。它还具有重组区和复制区。重组区含有多个插入顺序,通过这些插入顺序进行同源重组。在复制区有两个复制起始点:一个是 OriV,供给 F 因子在宿主中自主复制时使用;另一个是 OriT,是接合时进行滚环复制的起始点。

（3）Col 质粒:带有编码大肠杆菌素的基因。大肠杆菌素可杀死其他细菌。

（4）降解质粒:这种质粒编码一种特殊蛋白,可使宿主菌代谢特殊的分子,如甲苯或水杨酸。

（5）侵入性质粒:这些质粒使宿主菌具有致病的能力。如 Ti 质粒是在根癌农杆菌中发现的,现经过加工用来作植物转基因的一种常用载体。

质粒的大小很不相同,最小的约长 1kb,而最大的可达 250kb。质粒在细胞中的拷贝数也不尽相同。质粒根据其拷贝数也可以分为严谨性质粒（stringent plasmid）及松弛型质粒（relaxed plasmid）。拷贝数很少,只有一两个拷贝的质粒,称为严谨型质粒。严谨型质粒在宿主细胞内的复制除了受本身的复制机制控制外,还受染色体的严谨控制,因此拷贝数较少。严谨型质粒多数是具有自我传递能力的。另一些具有较高的拷贝数,约有 10 个以上的质粒,称为松弛型质粒。松弛型质粒的复制只受本身遗传结构的控制,而不受染色体复制机制的制约,因而有较多的拷贝数,通常可达 10~15 个/每条染色体,并且可以在氯霉素作用下进行扩增,基因工程及分子成像中常用的就是松弛型质粒。

第二节 质粒的提取与纯化

一、质粒的提取

质粒提取的原理是要从细菌中分离质粒 DNA,采用溶菌酶破坏菌体的细胞壁,经十二烷基磺酸钠(SDS) 或 Triton X-100 处理后细菌染色体 DNA 会缠绕附着在细胞碎片上,同时由于细菌染色体比质粒大很多,易受机械力和核酸酶的破坏而被切割成不同大小的线性片段,当用加热或强酸碱处理时,细菌的线性染色体会变形,而质粒的两条闭合环状的 DNA 链不会分开,之后靶环境恢复正常,线性 DNA 片段难以复性而和细胞碎片一起沉淀,而质粒恢复原样,重新形成天然的超螺旋分子,并溶解在液相中。

质粒 DNA 的提取方法有很多种,根据不同的实际情况和实验目的会选择不同的提取方法,质粒的大量提取和小量提取的选用方法也略有不同,大量提取一般多使用碱裂解法,小量提取除了碱裂解法,还有煮沸裂解法、wizard 法和试剂盒法等,其中以碱裂解法最为经典和常用。

（一）碱裂解法提取质粒 DNA

1. 裂解法一般步骤 碱裂解法提取质粒 DNA 一般包括三个基本步骤:培养细菌细胞以扩增质粒;收集和裂解细胞;分离和纯化质粒 DNA。在细菌细胞中,染色体 DNA 以双螺旋结构存在,质粒 DNA 以共价闭合环状形式存在。细胞破碎后,染色体 DNA 和质粒 DNA 均被释放出来,但是两者变性与复性所依赖的溶液 pH 值不同。在 pH 值高达 12.0 的碱性溶液中,染色体 DNA 的氢键断裂,双螺旋结构解开而变性;共价闭合环状质粒 DNA 的大部分氢键断裂,但两条互补链不完全分离。当用 pH 值 4.6 的 KAc(或 NaAc)高盐溶液调节碱性溶液至中性时,变性的质粒 DNA 可恢复原来的共价闭合环状超螺旋结构而溶解于溶液中;但染色体 DNA 不能复性,而是与不稳定的大分子 RNA、蛋白质 -SDS 复合物等一起形成缠连的、可见的白色絮状沉淀。这种沉淀通过离心,与复性的溶于溶液的质粒 DNA 分离。溶于上清液的质粒 DNA,可用无水乙醇和盐溶液,使之凝聚而形成沉淀。由于 DNA 与 RNA 性质类似,乙醇沉淀 DNA 的同时,也伴随着 RNA 沉淀,可利用 RNase A 将 RNA 降解。质粒 DNA 溶液中的 RNase A 以及一些可溶性蛋白,可通过酚/氯仿抽提除去,最后获得纯度较高的质粒 DNA。

2. 碱裂解法小量提取质粒实验步骤　实验设备及材料:高速离心机、37℃恒温箱、漩涡干燥机、摇床、预冷过的 100% 和 70% 的乙醇、溶液 a(10mmol/L Tris·HCL+1mmol/L EDTA+50 mmol/L)葡萄糖、溶液 b(0.2mmol/L NaOH+1% SDS)、溶液 c[3 mmol/L KAc+1.8mmol/L HAc、苯酚 - 氯仿 - 异戊醇(25∶24∶1)]、3mmol/L NaAc、20% PEG、2.5mmol/L NaCl。

实验步骤如下。

(1)从铺有大肠杆菌的平板中挑选出一个菌落,然后接种到含有抗生素的液体培养基中,37℃,震荡过夜。

(2)将菌液转移至 Eppendorf 管中,4℃ 10 000r/min 离心 5min,弃上清。将沉淀溶于 0.15mL 的预冷溶液 a 中,混匀后置于冰上放置 15min。

(3)加入 0.25mL 溶液 b,晃动使其充分混匀后再放置于冰上 5min。

(4)加入 0.2mL 溶液 c,振荡摇匀后冰上放置 10min,4℃ 15 000r/min 离心 15min。

(5)将上清转移至新的 Eppendorf 管中,加入 0.6 倍体积的异丙醇,室温下放置 20min,进行异丙醇沉淀。

(6)室温下 15 000r/min 离心 15min,弃上清液。

(7)真空干燥。DNA 沉淀溶于 400μL 的 10ng/μL RNase A 的 TE 中,37℃温育 30min。

(8)苯酚 - 氯仿 - 异戊醇抽取两次,上清液加 1mL 预冷乙醇、40μL 的 3mol/L NaAc、-20℃静置 30min。

(9)15 000r/min 离心 15min,弃上清液,沉淀用 70% 乙醇漂洗、离心、干燥,并溶于 30~50μL TE 或双蒸水(若想取得高纯度的 DNA,加 0.2μL 双蒸水或 TE 溶解,再进行操作)。

(10)加 0.12 mL 20% PEG/2.5 mol/L NaCl,混匀,冰水中过夜静置。

(11)苯酚 - 氯仿 - 异戊醇抽取两次,乙醇沉淀后漂洗沉淀,干燥。

(12)30~50μL TE 或双蒸水溶解沉淀。

3. 碱裂解法大量提取质粒实验步骤　实验设备及材料:高速离心机、37℃恒温箱、旋涡干燥机、摇床、预冷过的 100% 和 70% 的乙醇、溶液 a(10mmol/L Tris·HCL + 1 mmol/L EDTA+50mmol/L 葡萄糖)、溶液 b(0.2 mmol/L NAOH+1% SDS)、溶液 c[3mmol/L KAc+1.8 mmol/L HAc、苯酚 - 氯仿 - 异戊醇 (25∶24∶1)]、3 mmol/L NaAc、20% PEG、2.5mmol/L NaCl。

实验步骤如下。

(1)挑取一单菌落接种于 10mL 含 Amp(50μg/mL,下同)的 LB 液体培养基中,37℃ 250r/min 振荡培养过夜。

(2)取上述培养物按 1% 的比例接种到 500mL 含 Amp 的 LB 液体培养基中,37℃ 250r/min 振荡培养过夜。

(3)将上述培养液分装于两个 250mL 离心管中,40℃ 5 000r/min 离心 10min,彻底弃上清液。

(4)对每管中的菌体沉淀进行如下操作:悬浮于 5mL 预冷的溶液 a 中,旋涡振荡混匀;加入 10mL 新配制的溶液 b,温和混匀,冰浴 5min;加入 7.5mL 预冷的溶液 c,倒转混匀,冰浴 10min。

(5)在 40℃下,8 000r/min 离心 15min,取上清液集中于另一个 250mL 离心管中,加入 0.6× 体积的异丙醇,混匀后室温放置至少 30min。注意:异丙醇沉淀 DNA 必须在室温下进行。

(6)室温 10 000r/min 离心 15min,去掉上清液,用 70% 乙醇洗涤沉淀,自然晾干,溶于 3mL TE(pH8.0) 中。此时即可利用凝胶层析法进行纯化,或继续以下步骤完成纯化。注意:在 40℃下离心,盐也会发生沉淀。

(7)加入等体积冰预冷的 5mol/L LiCl,混匀后室温静置 5min,40℃ 10 000r/min 离心 15min,取上清置于另一个 30mL 离心管中。

(8)加入等体积的异丙醇,混匀后室温放置至少 30min,室温,10 000r/min 离心 15min,去掉上清液,用70%乙醇洗涤沉淀,自然晾干,溶解沉淀于500μL TE(pH8.0)中。

（9）加入10mg/mL RNaseA至终浓度为10μg/mL,37℃消化1h。应注意RNaseA的活力,有时可提高其使用浓度或延长消化时间。

（10）依次用等体积的酚、酚-氯仿(1∶1)、氯仿各抽提一次,取上清液。

（11）加入1/10体积3.0mol/L的NaAc(pH5.2)和2×体积的无水乙醇,40℃放置至少30min。

（12）40℃ 12 000r/min离心15min,去掉上清液,用70%乙醇洗涤沉淀一次,自然晾干,将沉淀加入500μL TE(pH8.0)中。

（13）取13μL用1%琼脂糖凝胶电泳检测所提取质粒的质量和浓度。其余保存于20℃备用。

4. 碱裂解法缺点与优化　碱裂解法是质粒抽提最常用的方法,它具有得率高,适用面广,快速,纯度高等特点。当然,碱裂解法也有缺陷:容易导致不可逆的变性;不适合大质粒的抽提。碱裂解法是很剧烈的方法,质粒在碱性条件下会变性,时间一长,这种变性就成为不可逆的了(电泳时在超螺旋前面一点点,如果有一条带,就是此变性的质粒)。所以,要降低不可逆的变性,就要控制好碱裂解的时间。似乎可以做这么一个推理:在碱性条件下,质粒的两条链从一点或者几个点开始分开,随着时间的延长,直到完全分开。理论上讲,完全分开的两条链要很快地配对复性,成功率肯定不可能是100%的,而没有完全分开的两条链却完全可能100%配对复性。碱裂解法不适合大质粒的抽提,原因也是因为该方法太剧烈,使超螺旋比例较低。文献推荐的抽提大质粒的方法是温和得多的方法,缺点是得率要低一些。现在的问题是,大质粒的拷贝数本来就低,如果抽提方法得率再不高的话,抽提起来就很费力了。如果注意到在碱裂解法中,超螺旋比例随着碱裂解时间的延长而降低,随着黏稠度的增加而减低这个现象,是完全可以使用碱裂解法来抽提大质粒的,即增加试剂的使用量,使加入NaOH/SDS液后,溶液在1 min内就能变得很清澈;此时立即加入中和试剂。

下面介绍几种方法可使碱裂解法在提取过程中更有效快捷。

（1）降低RNA残留的方法:RNA的去除,首先是使用RNase消化。在溶液a中加入高浓度的RNase A(100μg/mL),或者用含25μg RNase A/mL

TE溶解抽提好的质粒,都可以降低RNA残留,但都不能彻底去除。幸运的是,RNA的残留并不影响酶切等最常用的用途。如果想彻底去除RNA残留,可以用试剂盒,或者使用对4个碱基都作用的RNase。

（2）降低变性超螺旋的方法:理论上,用碱裂解法抽提质粒,变性超螺旋的出现是不可避免的。之所以大家没有非常在意,一是因为它的存在似乎对酶反应没有任何影响,二是因为它的含量并不一定高到能被电泳观察到。抽提使用相对过剩的溶液,在加入溶液b后,体系能在1 min内变澄清,再快速加入溶液c,这样基本上能将变性超螺旋的出现控制在电泳看不见的水平。

（3）提高得率的方法:利用氯霉素抑制染色体的复制,而不抑制质粒的复制这一特点,在低拷贝质粒的培养过程中添加氯霉素可以大大提高得率。

5. 碱裂解法注意事项

（1）提取过程中应尽量保持低温。

（2）溶液b要用现配的,并且溶液b处理时间也就是变形时间不能过长,以免基因组DNA也断裂。

（3）沉淀DNA可以使用冰乙醇或异丙醇,不管用哪样,时间都不应太长,离心结束后,需用70%的乙醇洗涤,以除去多余的盐类或异丙醇。

（4）注意酚的使用安全。

（5）注意离心机的使用,离心管要配平,避免错误操作;离心结束后,离心管从离心机中取出应保持其倾斜状态,防止沉淀重新进入上清液。

（6）注意溴化乙锭的使用安全。

（二）煮沸裂解法原理及实验步骤

1. 实验原理　将细菌悬浮于含溶菌酶的缓冲液中,再用沸水浴裂解细胞,使宿主细胞的蛋白质与染色体DNA变性。质粒DNA因结构紧密不会被解链,当温度下降后,质粒DNA可重新恢复其超螺旋结构。通过离心去除变性的蛋白质和染色体DNA,然后回收上清液中的质粒DNA。

2. 实验设备及材料　高速离心机、37℃恒温箱、旋涡混合机、摇床、预冷过的100%和70%的乙醇、苯酚-氯仿-异戊醇(25∶24∶1)、7.5mol/L NH₄Ac、STETL缓冲液、异丙醇、10mg/L RNase A、5mg/L溶菌酶、TE、离心干燥机。

3. 实验步骤

（1）从铺有大肠杆菌的平板中挑选出一个单菌落,接种到含有合适抗生素的2mL液体培养基中,

37℃震荡过夜。

（2）将菌液转移至 Eppendorf 管中,4℃ 10 000r/min 离心 5min,弃上清液。加 300μL STETL 缓冲液溶解沉淀。

（3）在沸水中煮 45s。

（4）4℃ 15 000r/min 离心 10min,上清液转移至 Eppendorf 管中,加等量的异丙醇。

（5）4℃ 15 000r/min 离心 10min,加 200μL TE 溶解沉淀,苯酚 - 氯仿 - 异戊醇抽取。

（6）加等体积的 7.5mol/L NH_4Ac 和 2.5 倍体积的预冷过的 100% 的乙醇,立即进行乙醇沉淀。

（7）70% 乙醇漂洗沉淀。沉淀干燥后,溶于 20~50μL TE 中。

（三）试剂盒法实验步骤

1. 实验设备及材料　试剂盒、无水乙醇、离心机、无菌离心管和无菌去离子水。

2. 试剂盒的组成　溶液 Ⅰ（50 mmol/L 葡萄糖/25 mmol/L Tris-Cl/10 mmol/L EDTA,pH 8.0）,溶液 Ⅱ（0.2 mol/L NaOH/1% SDS）,溶液 Ⅲ（3 mol/L 醋酸钾/2 mol/L 醋酸/75% 酒精）,漂洗液,溶解液和吸附柱。

3. 溶液 Ⅰ 中各成分的作用　葡萄糖使悬浮后的大肠杆菌不会快速沉积到管子的底部,因此有些试剂厂商的溶液 Ⅰ 没有葡萄糖成分;EDTA 是 Ca^{2+} 和 Mg^{2+} 等二价金属离子的螯合剂,其主要目的是为了螯合二价金属离子从而达到抑制 DNase 的活性。

4. 溶液 Ⅱ 中各成分的作用　NaOH 主要是为了溶解细胞,释放 DNA,因为在强碱性的情况下,细胞膜发生了从双层膜（bilayer）结构向微囊 (micelle) 结构的变化;但 NaOH 易和空气中的 CO_2 发生反应,形成碳酸钠,降低了 NaOH 的碱性,所以必须用新鲜的 NaOH。SDS 与 NaOH 联用,其目的是为了增强 NaOH 的强碱性,同时 SDS 能很好地结合蛋白,产生沉淀。这一步要记住两点:①时间不能过长,因为在这样的碱性条件下基因组 DNA 片段会慢慢断裂;②必须温柔混合,不然基因组 DNA 会断裂。

5. 溶液 Ⅲ 中各成分的作用　溶液 Ⅲ 中的醋酸钾是为了使钾离子置换 SDS 中的钠离子而形成了 PDS,因为十二烷基硫酸钠 (sodium dodecyl sulfate) 遇到钾离子后变成了十二烷基硫酸钾 (potassium dodecyl sulfate,PDS),而 PDS 是不溶水的,同时一个 SDS 分子平均结合两个氨基酸,钾钠离子置换所产生的大量沉淀自然就将绝大部分蛋白质沉淀了。2 mol/L 的醋酸是为了中和 NaOH,因为长时间的碱性条件会打断 DNA,所以要中和。基因组 DNA 一旦发生断裂,只要是 50~100 kb 大小的片段,就没有办法再被 PDS 共沉淀了,所以碱处理的时间要短,而且不得激烈振荡,不然最后得到的质粒上总会有大量的基因组 DNA 混入,琼脂糖电泳可以观察到一条浓浓的总 DNA 条带。75% 酒精主要是为了清洗盐分和抑制 DNase;同时溶液 Ⅲ 的强酸性也是为了使 DNA 更好地结合在硅酸纤维膜上。

6. 实验步骤

（1）将带有目的质粒的大肠杆菌接种到 200~500mL LB(含氨苄青霉素 50μg/mL),1~4L 培养瓶中 37℃震荡培养过夜 (12~16h)。需特别指出的是:endA 阴性的 E.coli 菌株用于常规质粒提取,如 DH5α 和 JM109。

（2）取 500mL 菌液装入适当管子 (推荐用 250mL 离心瓶) 中,室温下 3 500~5 000 r/min 离心 10min。

（3）小心去上清液,用洁净纸巾吸干管壁残留液体。加 7.0mL 溶液 Ⅰ,吹打数次,用旋涡振荡仪充分悬浮沉淀。

（4）移入 50mL 至少可承受 12 000r/min 的离心管,加 7.0mL 溶液 Ⅱ,轻轻来回翻转混合 7~10 次,至澄清裂解液。注意:必须室温下孵育 5~10min,避免大力混合,以减少对染色体 DNA 的机械力切割,提高质粒纯度。

（5）加 10mL 溶液 Ⅲ,温和倒转数次,至有絮状沉淀形成,室温离心 10min 得到致密的基因组 DNA 和碎屑团块。

（6）特别小心地吸取上清液,加到装配好 50mL 离心管的大型吸收柱,上盖,装入吊桶式转头,室温 3 000~4 000r/min 离心 5min。注意:确保没有搅动沉淀以保证质粒回收率;有必要牺牲 2~4mL 溶菌产物;单次最多加 25mL 溶菌产物,如果较多,分 2 次加入。

（7）加 50mL HB 缓冲液到吸收柱,上盖,室温 3 000~4 000r/min 离心 5min,以确保除尽剩余蛋白,同时使后面的操作得到的是高纯度 DNA。

（8）加 10mL 用乙醇稀释的 DNA Wash Buffer,上盖,室温 3 000~4 000r/min 离心 5min,弃掉滤过液。注意:Wash Buffer 浓缩液用前必须用纯乙醇稀释;如果经过冷冻,用前必须恢复室温。

（9）加 10mL 纯乙醇，室温 3 000~4 000r/min 离心 5min，弃掉滤过液。

（10）将空管上盖 3000~4000r/min 离心 10min 甩干（用移液器去掉甩到离心管中的乙醇），注意：此步必做！残留的乙醇会影响接下来的步骤。

（11）洗脱 DNA 之前可用以下方法进行干燥，以得到更干燥的吸收柱（如果没有真空箱/室，可直接执行步骤 12）。

方法 A：取出吸收柱，将吸收柱放在真空箱/室中 15min，执行步骤 12。

方法 B：取出吸收柱，在 65℃真空干燥箱或恒温箱中干燥 10~15min，执行步骤 12。

（12）将吸收柱放入干净 50mL 离心管，在滤膜上加 1~2mL（取决于需要的终浓度）无菌去离子水或 TE 缓冲液，3 500r/min 离心 5min，一次可洗脱 70% 附着 DNA（可进行再洗脱，但会降低 DNA 浓度）。

建议：洗脱前，如果将吸收柱放入 70℃热水中浸泡 2min，会明显提高回收率同时得到高浓度 DNA。

注意：清除在吸收柱内部"O"形圈边缘的 DNA Wash Buffer 残留非常重要。如果在洗脱前没有真空干燥吸收柱，最后需对质粒 DNA 进行净化，方法如下：加氯化钠到洗脱液至终浓度 200mmol/L，再加 0.8 体积的异丙醇，旋涡振荡混合，10 000r/min 离心 10min，用 70% 乙醇清洗沉淀，10 000r/min 离心 10min，轻轻倒出上清，短暂风干，用 200~500μL 无菌去离子水或 TE 缓冲液再悬浮 DNA。

（13）检测。

方法 A：分别在 260nm 和 280nm 波长下测定 20~50 倍稀释液的吸光度

$$DNA 浓度 = 260nm 吸光度 \times 50 \times 稀释因子（μg/mL）$$

高质粒拷贝数能达到 500mL 培养液得到 1mg DNA，如果 260nm 吸光度 /280nm 吸光度大于 1.8，说明核酸大于 90%。

方法 B：和预知浓度 DNA 样品 (Marker) 一起做琼脂糖凝胶 / 溴化乙锭电泳，对比结果。

注意事项：得到的质粒样品一般用含 RNase(50 μg/mL) 的 TE 缓冲液进行溶解，不然大量未降解的 RNA 会干扰电泳结果。琼脂糖凝胶电泳鉴定质粒 DNA 时，多数情况下能看到三条带，但不能认为看到的是超螺旋、线性和开环这三条带。碱法抽提得

到质粒样品中不含线性 DNA，不然的话用 *Eco*RI 来线性化质粒后再进行琼脂糖凝胶电泳，就会看到线性质粒 DNA 的位置与这三条带的位置不一样。其实这三条带以电泳速度的快慢而排序，分别是超螺旋、开环和复制中间体（即没有复制完全的两个质粒连在了一起）。如果你不小心在溶液Ⅱ加入后过度振荡，会有第四条带，这条带泳动得较慢，远离这三条带，是 20~100 kb 的大肠杆菌基因组 DNA 的片段。

（四）常见的质粒提取问题及分析

质粒提取不到或取得率很低，原因可能有以下几个方面：①大肠杆菌老化，需涂布平板培养后，重新挑选新菌落进行液体培养；②质粒拷贝数低，由于使用低拷贝数载体引起的质粒 DNA 提取量低，可更换具有相同功能的高拷贝数载体；③碱裂解不充分，使用过多菌体培养液，会导致菌体裂解不充分，可减少菌体用量或增加溶液Ⅰ、Ⅱ的用量；④溶液使用不当，溶液在温度较低时可能出现浑浊，应置于 37℃保温片刻直至溶解为清亮的溶液，才能使用；⑤质粒未全部溶解（尤其质粒较大时），洗脱溶解质粒时，可适当加温或延长溶解时间；⑥洗脱液加入位置不正确，洗脱液应加在硅胶膜中心部位，以确保洗脱液会完全覆盖硅胶膜的表面达到最大洗脱效率。

二、质粒 DNA 的纯化

经过提取后取得了质粒 DNA，但刚刚提取的质粒 DNA 纯度并不高，里面还有很多的杂质，如多余的 DNA、RNA、细胞碎片及蛋白质等，这样不纯的质粒 DNA 是不能用作基因载体的，因此我们必须对其进行进一步的纯化。对于质粒 DNA 的纯化，方法有很多，原理也不同，下面就介绍两种较为常用的纯化方法。

（一）凝胶电泳技术纯化质粒 DNA

凝胶电泳技术操作简单而迅速，分辨率高，分辨范围极广。此外，凝胶中 DNA 的位置可以用低浓度荧光插入染料如溴化乙锭 (EB) 或 SYBR Gold 染色直接观察到，甚至含量少至 20 pg 的双链 DNA 在紫外线激发下也能直接检测到。需要的话，这些分离的 DNA 条带可以从凝胶中回收，用于各种各样目的的实验。分子生物学实验中，常用的两种凝胶为琼脂糖和聚丙烯酰胺凝胶。这两种凝胶能灌制成各种形状、大小和孔径，也能以许多不同的构型和方位进行电泳。琼脂糖凝胶电泳易

于操作,适用于核酸电泳、测定 DNA 的相对分子质量、分离经限制酶水解的 DNA 片段、进一步纯化 DNA 等。

实验步骤如下。

(1)两份完全一样的 500μL 粗提物,加入等体积酚 - 氯仿 - 异戊醇 (25∶24∶1)。

(2)12 000r/min 离心 5min,转上清至新管 (V_1)。加等体积 (V_1) 酚 - 氯仿 - 异戊醇 (25∶24∶1) 后,12 000r/min 离心 5min。转上清液至新管 (V_2),加等体积 (V_2) 酚 - 氯仿 - 异戊醇 (25∶24∶1)。2 000r/min 离心 5min,转上清液至新管 (V_3)。

(3)加 1/10(V_3)NaAc+2 体积冰乙醇,取沉淀。

(4)置于 -20℃ 30~60min 后,12 000r/min 离心 15min,弃上清液。

(5)加入 500μL 70% 乙醇,12 000r/min 离心 5min,弃上清液。

(6)加入 500μL 70% 乙醇,12 000r/min 离心 5min,吸净上清液。

(7)置于 37℃ 5~10min,再加两管 25μL TE 溶液,得纯化质粒 DNA。

注意:①操作时,注意无菌操作,物品应在酒精灯火焰上方无菌区域内;②加入溶液Ⅰ后,将离心管盖好后放于旋涡振荡器上振荡,无白色菌体块状物悬浮在液体中,即已振荡均匀;③加溶液Ⅱ时,要逐滴缓慢加入,边加边轻轻摇动离心管,此时,可观察到离心管中液体呈黏稠状;④溶液Ⅲ为高盐溶液,调节碱性溶液至中性,使变性的质粒 DNA 可恢复原来的共价闭合环状超螺旋结构而溶解于溶液中,但染色体 DNA 不能复性而与细胞的裂解成分一起沉淀,呈白色絮状;⑤将离心管置于冰上,使细胞破裂,细胞内的各种酶释放出来,冰浴的目的即为降低酶的活性,防止酶将质粒 DNA 降解;⑥无水乙醇和盐溶液可使溶于上清液中的质粒 DNA 凝聚而形成沉淀;⑦在质粒 DNA 沉淀的同时,由于 RNA 与 DNA 性质类似,RNA 会同时沉淀,混在质粒 DNA 中的 RNA 用 RNase 除去;⑧苯酚具有毒性,操作时注意安全;⑨由于 DNA 带负电荷,加入 NaAc 的作用就是中和 DNA 所带的负电荷,使 DNA 之间的排斥力减小,有助于 DNA 的沉淀。

(二)聚乙二醇沉淀法纯化质粒 DNA

1. 聚乙二醇沉淀法纯化质粒 DNA

(1)将核酸溶液转入 15mL Corex 管中,再加 3mL 用冰预冷的 5mol/L LiCl 溶液,充分混匀,用 Sorvall SS34 转头 (或与其相当的转头) 于 4 ℃下以 10 000r/min 离心 10min。LiCl 可沉淀高分子 RNA。

(2)将上清转移到另一 30mL Corex 管内,加等量的异丙醇,充分混匀,用 Sorvall SS34 转头于室温以 10 000r/min 离心 10min,回收沉淀的核酸。

(3)小心去掉上清液,敞开管口,将管倒置以使最后残留的液滴流尽。于室温用 70% 乙醇洗涤沉淀,管壁乙醇流尽,用与真空装置相连的巴其德吸管吸去附于管壁的所有液滴,敞开管口并将管倒置,在纸巾上放置几分钟,以使最后残余的痕量乙醇蒸发殆尽。

(4)用 500μL 含无 DNA 酶的胰 RNA 酶 (20μg/mL) 的 TE(pH8.0) 溶解沉淀,将溶液转到一微量离心管中,于室温放置 30min。

(5)加 500μL 含 13% 聚乙二醇 (PEG 8000) 的 1.6mol/L NaCl,充分混合,用微量离心机于 4 ℃以 12 000r/min 离心 5min,以回收质粒 DNA。

(6)吸出上清,用 400μL TE(pH8.0) 溶解质粒 DNA 沉淀。用酚、酚 - 氯仿、氯仿各抽 1 次。

(7)将水相转到另一微量离心管中,加 100μL 10mol/L 乙醇胺,充分混匀,加 2 倍体积 (约 1mL) 乙醇,于室温放置 10min,于 4 ℃以 12 000r/min 离心 5min,以回收沉淀的质粒 DNA。

(8)吸去上清液,加 200μL 于 4 ℃以 12 000r/min 离心 2min。

(9)吸去上清液,敞开管口,将管置于实验桌上,直到最后可见的痕量乙醇蒸发殆尽。

(10)用 500μL TE(pH8.0) 溶解沉淀,1∶100 稀释(用 pH8.0 TE)后测量 OD_{260},计算质粒 DNA 的浓度 (1OD_{260}=50μg 质粒 DNA/mL),然后将 DNA 贮于 -20℃。

2. 氯化铯 - 溴化乙锭梯度平衡离心法纯化闭环 DNA

1)连续梯度。

(1)测量 DNA 溶液的体积,按 1g/mL 的用量精确地加入固体 CsCl,将溶液加温至 30℃助溶。温和地混匀溶液直到盐溶解。

(2)每 10mL DNA 溶液加入 0.8mL 溴化乙锭溶液 (10mg/mL 溶于水);立即将溴化乙锭溶液 (漂浮在表层) 与 DNA- 氯化铯溶液混匀,溶液的终密度应为 1.55g/mL(溶液的折射率为 1.386),溴化乙锭浓度应为大约 740μg/mL。溴化乙锭贮存液应贮存于避光容器内（如用锡箔完全包裹的瓶子）。于室温保存。

（3）于室温用 Sorvall SS34 头（或与其相当的转头）以 8 000r/min 离心 5min，浮在溶液上面的水垢状浮渣是溴化乙锭和细菌蛋白所形成的复合物。

（4）用巴斯德吸管或带大号针头的一次性注射器将浮渣下的清亮红色溶液转移到适用于 Beckman Ti65 重直转头或 Ti50、Ti65 或 Ti70 角转头（或与它们相当的转头）的离心管（Beckman Quick-seal 或与之相当的离心管）中。用轻液状石蜡加满管的其余部分并封口。

（5）于 20℃对所得的密度梯度以 45 000r/min 离心 16h(VTi65 转头)、以 45 000r/min 离心 48h(Ti50 转头)、以 60 000r/min 离心 24h(Ti65 转头)或者以 60 000r/min 离心 24h(Ti70.1 转头)。在普通光照下，在梯中心可见两条 DNA 区带，上部区带材料通常较少，由线状的细菌（染色体）DNA 和带切口的环状质粒 DNA 组成，下部区带则由闭环质粒 DNA 组成。管底部深红色的沉淀是溴化乙锭 RNA 复合物，位于 CsCl 溶液和液状石蜡之间的是蛋白质。Beckman Quick-Seal 离心管中的 CsCl-溴化乙锭梯度可容纳 4mg 闭环质粒 DNA 而不至超负荷。如有更大量的质粒存在，将扩展为一条宽带，并与染色体 DNA 相重叠。这种问题只有在质粒复制达到极高水平时才会出现，只将该质粒提取物分为 2 个梯度即可解决。如出现负荷，可收集整个 DNA 区高水平时才会出现，只要将该质粒提取物分为 2 个梯度即可解决。如出现超负荷，可收集整个 DNA 区带，用 CsCl 溶液 (ρ=1.58g/mL) 将体积调到 15mL，在两个离心管中再度离心，使 DNA 达到平衡。

（6）收集 DNA 带。将 21 号皮下注射针头插入管的顶端以使空气进入，为尽量减少污染的机会，首先用 18 号皮下注射针头按下述方法收集上部的区带（杂色体 DNA）：用乙醇小心擦拭管外壁以除去任何油脂，然后用一块 Soctch 胶带贴于管外壁；穿过 Soctch 胶带将 18 号皮下注射头（其斜面向上）反插入管中，以便使针头的斜面开口恰好位于染色体 DNA 区带之下并与该区带相平行；用皮下注射针头的末端将黏稠状 DNA 收集到一次性使用的管内，并将第 2 根针头留于原处；穿过 Soctch 胶带插入第 3 根皮下注射针头（18 号），将

下部的质粒 DNA 区带收集到玻璃或塑料管中。

2）不连续梯度：该方法是将含不同浓度 CsCl 的溶液分层加到离心管中，这样可以加速 CsCl 梯度的形成，使离心时间减少到 6 h。

（1）将 125g CsCl 加到 167mL(pH8.0) 中，制成 CsCl 溶液 (ρ=1.47g/mL)。

（2）将 8mL 氯化铯溶液加到 Beckman Quick-Seal 离心管（或与其相当的管）中，搁置一旁待用。

（3）如有必要，可酌情用 TE(pH8.0) 将质粒 DNA 溶液的体积精确地调到 3mL。

（4）在质粒 DNA 溶液中加入 8.4g CsCl，将溶液加温至 30℃，小心地混匀溶液直至盐溶解。

（5）称量溶液重量并加入 TE(pH8.0) 直到溶液重量恰好达 13.2g，用天平称量时应注意去除管的重量。

（6）加入 0.8mL 溴化乙锭溶液 (10mg/mL 溶于水)，快速混匀溶液直至染料均匀地分散，此时溶液体积应大约为 7.5mL。溴化乙锭贮存液应于室温贮存在避光容器中。

（7）于室温用 Sorvall SS34 转头（或与之相当的转法）以 8 000r/min 离心 5min，浮在液面上的水垢状浮渣是溴化乙锭和细菌蛋白所形成的复合物。

（8）将一 22.86cm 的巴斯德吸管放入装有步骤（2）制备的 CsCl 的离心管中，吸头应接触管底。用吸管小心地将步骤（7）所制备的清亮红色溶液（来自浮渣之下）加入管内，使样本层位于 CsCl 溶液 (1.47g/mL) 之下。如有必要，可酌情用步骤（1）中制备的 CsCl 溶液 (ρ=1.47g/mL) 添满离心管，封口。

（9）将封口的管与相应的平衡管一起放入 Beckman Ti 70.1 或 Sorvall 65.13 转头（或与之相当的转头中），于 20℃以 60 000r/min 离心 6 h。

（10）回收闭环质粒 DNA 区带。

3. 从经过纯化的质粒 DNA 中去除溴化乙锭　用有机溶剂抽提的方法去除溴化乙锭。

（1）将 DNA 溶液放入玻璃或塑料管中，加等体积的水饱和 1-丁醇或异戊醇。

（2）振荡混合两相。

（3）用台式离心机于室温以 1 500r/min 离心 3min。

（4）用巴斯德吸管将下层水相移至一干净的玻璃或塑料管内。

（5）步骤（1）—（4）反复抽提 4~6 次直到粉红

色从水相和有机相中均消失。

（6）用以下任意一种方法从 DNA 溶液中除 CsCl：通过微量浓缩器 (Amicon) 进行旋转透析，对 TE(pH8.0) 透析 24~48h，并换液数次或者用 3 倍体积水进行稀释并于 4℃用 2 倍体积乙醇（即终体积相当于原未稀释体积的 6 倍）沉淀 15min，再于 4℃以 10 000r/min 离心 15 min，将沉淀的 DNA 溶于约 1mL TE(pH8.0) 中。如将 DNA 的乙醇溶液置于 -20℃，CsCl 会沉淀。

（7）测定 DNA 终溶液的 OD_{260} 值，计算 DNA 的浓度，将 DNA 分成小份贮存于 -20℃。如果终制备的 DNA 含有显著量的溴化乙锭（依颜色判断），可用酚、酚 - 氯仿各抽提 1 次，然后用乙醇沉淀 DNA。

4. 溴化乙锭溶液的净化处理　溴化乙锭是强诱变剂，并有中度毒性，取用含有这一染料的溶液时务必戴上手套，这些溶液经使用后应按下面介绍的方法进行净化处理。

（1）加入足量的水使溴化乙锭的浓度降低至 0.5mg/mL 以下。

（2）加入 0.2 体积新配制的 5% 次磷酸和 0.12 体积新配制的 0.5mol/L 亚硝酸钠，混匀。

切记：检测该溶液的 pH 值应小于 3.0。市售次磷酸一般为 50% 溶液，具有腐蚀性，应小心操作，必须现用现稀释。亚硝酸钠溶液 (0.5mol/L) 应用水溶解 34.5g 亚硝酸钠并定容至终体积 500mL，现用现配。

（3）于室温温育 24h 后，加入过量的 1mol/L 的碳酸氢钠。至此，该溶液可以丢弃。

用沙门氏菌 - 微粒体测定表明，本方法 (Lunn 和 Sanaone，1987) 可使溴化乙锭的诱变活性降低至原来的 1/200 左右。

5. 从质粒 DNA 制品中去除 RNA　有些时候必须获得无 RNA 污染的 DNA 制品。尽管在通过氯化铯 - 溴化乙锭梯度平衡离心所制备的质粒 DNA 中，这样的 RNA 污染物的重量微不足道，但其中的 RNA 分子数却可能相当可观，并可在限制酶消化反应的全部 5' 端中占据不容忽视的比例。通过下述方法，可以从质粒制品中去除 RNA。

（1）制备质粒 DNA。

（2）用等体积的经 TE(pH8.0) 平衡后的酚抽提 1 次。

（3）将至多 1mL 的水相铺在经 TE(pH8.0) 和 0.1% SDS 平衡的 Bio-Gel A-150m 或 Sepharase CL-4B 柱上。

（4）将 DNA 装入层析柱并在柱的上部连接上含 0.1% SDS TE(pH8.0) 的贮液瓶，立即开始以 0.5mL 流出液为 1 份进行收集。

（5）当收集到 15 份时，关闭柱底部，为明确质粒 DNA 的分布情况，可从每份收集物中取 10μg 样品，通过 0.7% 琼脂糖凝胶电泳或溴化乙锭荧光进行分析。

（6）将其中含质粒 DNA 的合并在一起，加 2 倍体积的乙醇于 4℃沉淀 10min，然后于 4℃以大于 10 000r/min 速度离心 15min，回收 DNA。

第三节　质粒的扩增

质粒扩增是大量获取质粒的一种化学生物学方法，通常包括将细菌质粒转化到大肠杆菌中，然后从大肠杆菌中收获大量质粒的过程。要使质粒 DNA 可以顺利在大肠杆菌中进行扩增，首先就要使外源的质粒能顺利进入大肠杆菌，为达到这个目的，一般来说要对大肠杆菌进行处理，使它能吸收、接受外源的 DNA，这样的大肠杆菌称为大肠杆菌感受态细胞。感受态细胞就是经特殊处理后的能吸收外源 DNA 的细胞，一般具有以下特点：①细胞表面暴露能接受外源 DNA 的位点；②细胞膜通透性增加而能使 DNA 顺利通过；③受体细胞的修

饰酶活性高而限制酶活性低，从而能使转入的 DNA 不被破坏。

一般而言，大肠杆菌在氨苄青霉素的环境下是不能生长的，我们通过转化实验让携有能抵抗氨苄青霉素基因的质粒进入大肠杆菌中，让此基因在大肠杆菌中复制表达，并实现遗传信息的转移，使大肠杆菌出现抗氨苄青霉素的遗传特性而能在有氨苄青霉素的培养基中生长。在自然条件下，很多质粒都是通过细菌接合作用转移到新的宿主内，但在人工构建的质粒载体中，一般缺乏此种转移所必需的基团，因此不能自行完成从一个细胞到另一个细胞的

接合转移。如需将质粒载体转移进受体细菌,则需诱导受体细菌产生一种短暂的感受态以摄取外源DNA。

转化是将外源DNA分子引入受体细胞,使之获得新的遗传性状的一种手段,它是微生物遗传、分子遗传、基因工程等研究领域的基本实验技术。转化过程所用的受体细胞一般是限制修饰系统缺陷的变异株,即不含限制性内切酶和甲基化酶的突变体(R⁻、M⁻),也可以容忍外源DNA分子进入体内并稳定地遗传给后代。受体细胞经过一些特殊方法,如电态法、CaCl₂ 和 RbCl(KCl) 等化学试剂法处理后,细胞膜的通透性发生了暂时性的改变,成为能允许外源DNA分子进入的感受态细胞。进入受体细胞的DNA分子通过复制、表达,实现遗传信息的转移,使受体细胞出现新的遗传性状。将经过转化后的细胞在筛选培养基中培养,即可筛选出转化子(即带有异源DNA分子的受体细胞)。

目前常用的感受态细胞制备方法有 CaCl₂ 法和 RbCl(KCl) 法。RbCl(KCl) 法制备的感受态细胞转化效率较高,但 CaCl₂ 法简便易行,其转化效率完全可以满足一般实验的要求,制备出的感受态细胞暂时不用时,可加入占总体积15%的无菌甘油于 -70℃保存(保存半年),因此 CaCl₂ 法使用更为广泛。

CaCl₂ 法制备感受态细胞方法如下。

1. 实验用器材及试剂　细菌——大肠杆菌;LB 固体和液体培养基(营养培养基)和含 Amp 的 LB 固体培养基(选择培养基);0.01mol/L CaCl₂ 溶液:称取 0.56g 无水 CaCl₂(分析纯),溶于 50mL 水中,定容至 100mL,高压灭菌后备用;保存液(含15% 甘油的 0.01mol/L CaCl₂ 溶液):称取 0.56g 无水 CaCl₂(分析纯),溶于 50mL 水中,加入 15mL 甘油,定容至 100mL,高压灭菌后备用;氨苄青霉素(Amp) 母液,配成 100mg/mL 水溶液,-20℃保存备用;超净工作台;恒温摇床;离心机;V-1100 分光光度计;水浴锅;微量移液器。

2. 操作步骤及注意事项

(1)细菌小量培养:从 LB 平板上挑取新活化的单菌落,接种于 3~5mL LB 液体培养基中,37℃ 180r/min 震荡培养过夜。

(2)扩大培养:取细菌悬液 1mL,以 1:100 的比例接种于 100mL LB 液体培养基中,37℃震荡培养 1~2h。

(3)收集菌体:将培养液转入离心管中,冰上放置 10min,然后 4℃ 5 000r/min 离心 10min,弃上清液。

(4)CaCl₂ 处理:菌体加入 1/10 体积(10mL)0~4℃预冷的无菌 CaCl₂(0.01mol/L) 溶液轻轻悬浮细胞,冰上放置 10min 后,4℃ 5 000r/min 离心 10min,弃上清液。

(5)感受态细胞的收集与分装:加入 2 000μL 预冷的无菌 CaCl₂ 溶液 (0.01mol/L) 重新悬浮细胞,分装成 100μL 备用。

(6)长期保存:加入 1 600μL 预冷的无菌 CaCl₂(0.01mol/L) 和 400μL 无菌的 70% 甘油轻轻悬浮细胞或直接加保存液 200mL,冰上放置几分钟后,分装成 100μL 小份,液氮速冻 10min 后,-70℃保存备用。

(7)冰浴:取 100μL 感受态细胞悬液,在冰浴中加入 10μL 连接产物或质粒 DNA(含量不超过 50mg,体积不超过 10μL),轻轻混匀,冰上静置 30min。

(8)热击:转化产物在 42℃水浴中热击 90s(勿摇动,勿超时),之后迅速置于冰上冷却 2min。

(9)复苏:向管中加入 1mL LB 液体培养基,37℃ 100~180r/min 震荡培养 45min 至菌液肉眼观察到轻微浑浊。

(10)涂板、培养:取上述菌液 100μL 涂板,正面向上放置 30min,待菌液完全被培养基吸收后,37℃倒置培养 12~16h。

另外,为确保实验制备出的稳定良好无污染的感受态细胞,一般在实验当中还会设置两个对照组,一个阴性对照组和一个阳性对照组。阴性对照组不加入质粒,热击后直接涂 Amp 板;阳性对照组也不加入质粒,热击后涂无抗板,待平板表面菌液被吸收后,倒置于 37℃下过夜培养。正常情况下,只有转入质粒和阳性对照组的会长菌,而阴性对照组不长菌;假如出现对照组不正常情况出现,如阴性对照组长菌,说明被污染,若阳性对照组不长菌,说明细胞已经死亡,都应弃掉整批感受态细胞。假如对照组正常,而转入质粒的平板不长菌,应在再做一次转化,重新设置对照组。

注意事项:①制作感受态细胞时使用的菌种,应使用 -70℃保存的菌种,在 LB/ 抗生素平板培养基上分级划线培养后,挑取单菌落,这样利于提高转化效率;②用于感受态细胞制备的菌体培养停止后要立即处理,不要将培养液过长时间室温放置,在冰中放置时间也不要过长;③实验前要把实验用的器皿一一清洗干净,但不能用洗涤剂,应用纯净水,因为洗涤剂可能含有活化因子而会影响转化效率。条件允许最好将器皿用去离子水浸泡一晚再洗涤后再使用。

质粒的提取、纯化和扩增是对质粒使用的基本实验技能,也是开展分子生物学实验的必备技能,是在医学分子成像研究中分子生物实验部分必不可少的基本知识。在质粒的提取、纯化和扩增的实验技术上,有各式各样的方法,实验目的不同,随之的实验原理和技术操作也各有不同,大家在实际实验中,根据不同的实验目的与实际的情况可选用不同的实验方法,但一定要严格按照实验原则,保证安全操作,这样才能取得良好的实验效果。

第四节 外源基因在细胞中的表达

对细胞而言,内源 DNA 是其基因组的序列(本身生物就有的 DNA),而外源基因是通过基因工程导入的其他物种或细胞的 DNA 片段,或是人工合成的一段 DNA。基因工程及分子成像的主要目的即是希望目的基因在细胞中得到高效表达,本节从外源基因分别在真核细胞及原核细胞中的表达两个方面介绍外源基因的表达。

一、外源基因在真核细胞的表达

原核表达系统由于产物不能正确折叠以及缺乏翻译后修饰(二硫键配对、信号肽切除、糖基化、磷酸化等)等原因,往往导致表达产物不表现其相应的生物学活性。因此,在进行真核基因(特别是人类基因)表达时,真核细胞表达系统(图 15-4-1)应该是首要的选择,尤其是对于功能性膜蛋白、需要翻译后修饰的蛋白质、分泌型蛋白质和蛋白质复合物中的亚基组分等,因为这些蛋白质往往只有在真核细胞表达系统中才能获得有完全生物学活性的表达产物。

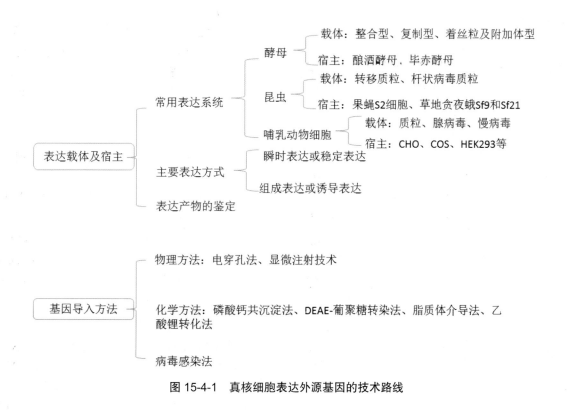

图 15-4-1 真核细胞表达外源基因的技术路线

（一）真核表达外源基因的系统和方式

用作真核细胞表达目的基因的载体和体系不同于原核细胞,需要根据研究目的精心选择。基因导入宿主细胞的方式、表达的形式以及表达产物的鉴定都是研究中需要考虑的。

1. 常用表达载体和宿主　目前常用的真核表达体系包括酵母、昆虫细胞和哺乳动物细胞表达系统,此外还有动物乳腺反应器和植物表达系统等。在医学研究中常用到的表达宿主有酵母、昆虫细胞和哺乳动物细胞(表15-4-1)。针对不同表达宿主的特点,可采用不同的载体携带外源基因,如质粒、病毒等。由于翻译后加工体系的不同,不同真核表达系统表达出来的蛋白质在结构、抗原性和生物活性上存在一定程度的差异。因此,可根据所要表达的蛋白质的种类和用途,选择最合适的宿主和载体。

表 15-4-1　常用表达宿主

宿主细胞	优缺点
酵母	优点:易培养;遗传操作简单;表达产物可进行一定的翻译后修饰与加工
	缺点:糖基化与哺乳动物细胞显著不同,含有过多的甘露糖或糖链过长
昆虫细胞	优点:表达产物可进行正确的折叠以及翻译后修饰与加工
	缺点:遗传操作相对复杂;难以大规模培养
哺乳动物细胞	优点:表达产物可进行正确的折叠以及翻译后修饰与加工
	缺点:遗传操作相对复杂;表达效率不高;大规模培养要求条件高

2. 外源基因在真核细胞中表达的主要方式　外源基因在真核细胞中的表达可依据表达方式分为分泌表达和非分泌表达、融合表达和非融合表达等。真核表达还可依据外源基因在细胞中表达时间的长短分为瞬时表达(transient expression)/ 瞬时转染(transient transfection)和稳定表达(stable expression)/ 稳定转染(stable transfection)两种类型。

（1）瞬时转染:外源 DNA 不与宿主染色体整合,不能随宿主基因组进行复制,只能在细胞内维持2~3d。瞬时转染方法耗时短,转染方法相对简单,适合于蛋白质表达产物功能的快速分析。一般应在转染后48~72h 内收获细胞进行表达产物的检测和细胞功能的分析。随着细胞的增殖,少数转染细胞很快被未转染细胞稀释。

（2）稳定转染:外源 DNA 整合入宿主细胞染色体,随宿主基因组一起进行复制并被稳定遗传。稳定转染的目的是为获得稳定表达外源目的基因的细胞单克隆,因此需要从转染的细胞中筛选出已转染了外源基因的细胞,通常使用药物(如抗生素 G418 等)筛选来达到目的。若筛选出高效表达外源基因的细胞单克隆,即获得了该种目的基因的稳定表达细胞株。稳定转染耗时长(一般需要 6~8 周以上),步骤烦琐,成功率低。

此外,为防止外源基因表达影响宿主细胞活力和功能,还可以用诱导性表达(inducible expression)的方式表达外源基因。用于诱导性表达的载体导入宿主细胞后并不表达外源基因,只有去除或给予某些药物,如四环素、他莫昔芬、蜕皮激素等后方可激活外源基因表达。

3. 外源基因在真核细胞中表达的鉴定　外源基因导入真核细胞后是否能够有效表达可以在mRNA 和蛋白质两个水平分别进行测定。mRNA 的表达水平可采用 RT-PCR、实时定量 PCR 或 RNA 印迹杂交等方法。蛋白质的表达情况可采用 SDS-PAGE 染色法、蛋白质免疫印迹法、ELISA、肽指纹图谱等方法检测和分析目的蛋白质的表达、性质及生物活性等。

（二）真核细胞基因导入方法

将外源基因导入真核细胞的方法主要有两类,一为质粒转染(transfection),即利用物理或化学的方法将外源基因导入真核细胞;二为病毒感染(viral infection),即利用病毒作为基因载体,感染真核细胞后将外源基因导入。

1. 物理方法

（1）电穿孔法:将外源 DNA 与宿主细胞混合于电穿孔杯中,在高频电流作用下,细胞膜出现许多小孔,外源基因得以进入细胞,这种细胞转染方法称为电穿孔法(electroporation)。

（2）显微注射技术:通过毛细玻璃管在显微镜下直接将外源基因注射到细胞核内,这种基因转染方法称为显微注射法(microinjection)。常用于制备转基因动物。

2. 化学方法

（1）磷酸钙共沉淀法:外源 DNA 溶解在 Na_2HPO_4 中,再逐渐加入 $CaCl_2$ 溶液,当 Na_2HPO_4 和 $CaCl_2$ 形成 $Ca_3(PO_4)_2$ 沉淀时, DNA 被包裹在沉淀中,形成 DNA-$Ca_3(PO_4)_2$ 微小颗粒。将其加入到宿主细胞

培养基中，颗粒沉积到细胞表面，部分宿主细胞可摄取这些颗粒将其中的 DNA 导入到细胞中。此种转染方法称为磷酸钙共沉淀法（calcium phophate co-precipitation）。

（2）DEAE-葡聚糖转染法：外源 DNA 与 DEAE-葡聚糖介质混合，DEAE-葡聚糖介质带有大量正电荷的化学基团，可与 DNA 中带负电荷的磷酸基团结合并黏附于细胞表面，借助细胞内吞过程促使外源 DNA 进入细胞。

（3）脂质体介导法：阳离子脂质体（liposome）与外源 DNA 混合后，形成稳定的脂质双层复合物，DNA 被包裹在脂质体内部。这种脂质体可直接添加到培养的细胞中，脂质体黏附到细胞表面并与细胞膜融合，DNA 释放到胞质中，达到外源基因导入的目的。可用于瞬时转染和稳定转染。

（4）乙酸锂转化法：在高浓度乙酸锂（LiAc，1.0mol/L）条件下，细胞膜通透性增加，使外源 DNA 得以进入，这一方法称为乙酸锂转化法（lithiumacetate transformation）常用于酵母中外源基因的导入。

3. 病毒感染法　首先构建携带外源基因的電组病毒载体，然后通过病毒对敏感细胞的感染达到基因转移的目的。

（三）外源基因在酵母细胞中的表达

酵母是理想的单细胞真核模式生物，具有完整的亚细胞结构和严密的基因表达调控机制。酿酒酵母（*Saccharomyces cerevisiae*）作为第一个真核生物已于 1996 年完成了全基因组测序，2009 年 5 月，巴斯德毕赤酵母（*Pichia pastoris*）GS115 株 1 至 4 号染色体的全序列测定工作也已完成。上述工作为酵母作为基因表达系统的广泛应用奠定了坚实的基础。

酵母生长迅速，易于进行遗传操作，可有效转化外源基因并且长期稳定表达，表达的蛋白质可有一定的翻译后修饰，具有生物学活性。其缺点之一是蛋白质糖基化与真核细胞显著不同，常常含有过多甘露糖的糖链；二是缺乏加工某些高等真核蛋白质的细胞成分。

1. 常用的酵母细胞表达载体　常用的酵母细胞表达载体多为穿梭质粒载体，它们可在大肠埃希菌中进行筛选和扩增，随后在酵母细胞中进行表达。应用最广泛的酵母细胞表达载体是由 pBR322 衍生而来的，它含有可保证其在大肠埃希菌中具有高拷贝数的复制起始位点（ori）及 ampr、tetr 等抗生素筛选标记。根据载体在酵母细胞中的复制形式、用途及表达外源基因的方式，酵母细胞表达载体可分为以下几类。

（1）整合型质粒（yeast integrating plasmids，Yip）：Yip 不含酵母的 DNA 复制起始区，因此不能在酵母细胞中自主复制，但可以通过同源重组整合到酵母基因组并随同酵母染色体一起复制。Yip 因其转化子的高度稳定性而被广泛应用。缺点是转化频率很低（<10^2 转化子/μg DNA），整合拷贝数少（1~2 个/细胞）。若在酵母基因发生重组的序列处（整合介导区）进行酶切，将质粒线性化，转化效率可提高 10~1 000 倍。

（2）复制型质粒（yeast replicating plasmids，YRp）：YRp 含有来自酵母的 DNA 复制起始区序列，因此可以在酵母染色体外自主复制。YRp 质粒具有很高的转化效率（103~104 个转化子 DNA），但该质粒在细胞分裂过程中很不稳定，极易发生丢失，只有约 5%~10% 的选择性生长细胞仍然保留有质粒。

（3）着丝粒质粒（yeast centromeric plasmids，YCp）：YCp 是将来自酵母着丝粒的 DNA 片段（cen）结合到 YRp 质粒构建而成的。酵母着丝粒的存在可以使这种载体在细胞分裂时能像染色体一样在母代细胞和子代细胞之间平均分配。这种质粒在细胞中的拷贝数尽管只有 1~2 个，但表现出高度的稳定性，每代丢失率仅约为 1%。YCp 质粒常用于基因文库的构建。

（4）附加体质粒（yeast episomal plasmids，YEp）：YEp 含有来自天然酵母质粒的与 DNA 复制有关的全部或部分序列。这些 2u 序列使质粒能独立复制并赋予其高转化率（每微克 DNA 10^4~10^5 个转化子）。这类质粒在酵母细胞中的拷贝数高（60~100 个/细胞），稳定性强，因而常用于高水平基因表达。

一些专业公司提供多种高效表达外源蛋白质的酵母表达系统和载体，使用者可以根据拟表达蛋白质的性质和表达系统的特点加以选用。

2. 酵母表达系统中的宿主　作为基因表达宿主，所用酵母必须具备下述条件：①安全无毒，不致病；②具有较清楚的遗传学背景，易进行基因操作；③容易导入外源 DNA；④培养条件简单，容易进行高密度发酵；⑤有较强的蛋白质分泌能力；⑥有类似高等真核生物的蛋白质翻译后修饰功能。目前常用的酵母宿主主要有酿酒酵母和巴斯德毕赤酵母。

（1）酿酒酵母安全、无毒，最早发展成为酵母基因表达系统的宿主。目前，常应用于亚单位疫苗（如 HBV 疫苗、口蹄疫疫苗等）的制备。酿酒酵母作为宿主的不足之处是难以高密度培养，分泌效率低，所表达的蛋白质过度甘露糖糖基化，产物的抗原性明显增强，而且蛋白质的 C 端往往被截短。

（2）毕赤酵母属甲醇营养的酵母，能在以甲醇为唯一能源和碳源的培养基上生长。毕赤酵母的发酵密度很高，外源基因表达产物的分泌能力强，糖基化修饰更接近高等真核生物。不足之处是发酵周期长，培养时要添加甲醇，用其生产药品或食品还未被广泛接受。

3. 酵母系统表达外源蛋白质的相关技术操作　先选择合适的酵母表达载体，通过常规基因操作插入外源 DNA 序列，验证插入序列的方向和序列的正确性（酶切、PCR 或测序），扩增并纯化质粒，将携带外源基因的质粒载体转染酵母宿主细胞，一般可用乙酸锂转化法（酿酒酵母）、电穿孔法（毕赤酵母）等。阳性重组子可采用抗性标记进行筛选。最后应用电泳染色或免疫印迹法检测外源蛋白质的表达情况，并应用不同的生物学方法分析蛋白质活性。

酵母细胞培养除了对培养基的要求和培养温度的要求不同外，酵母细胞的培养与人肠埃希菌的培养基本相同，操作十分简便。只需要 30℃ 培养箱、恒温摇床及 400 倍光学显微镜等常规实验设备，另外，还需要一台适于分割酵母四联体的显微镜，用于遗传分析及细胞株的建立。酵母培养常用的培养基有 YPD 培养基和 SD 培养基，配制见表 15-4-2。在酵母细胞株培养液中加入 15% 灭菌甘油，储存于 -70℃，可保持细胞存活 5 年以上。细胞也可用外加土豆淀粉的营养培养基斜面培养，保存于 4℃可存活 1~2 年。

表 15-4-2　酵母培养基的配制

YPD 培养基
10.0g 酵母提取物、20.0g 蛋白胨、20.0g 葡萄糖、1 000mL 蒸馏水、20.0g 琼脂（制备固体琼脂培养基时加入），121℃高压灭菌 15min（葡萄糖溶液在灭菌后加入）
SD 培养基
1.0g Difco 氮源、12.0g 葡萄糖、0.50g synthetic complete drop out mix、600mL 蒸馏水、10.0g 琼脂（Difco，制备固体琼脂培养基时加入），将各种试剂（琼脂除外）加入水中溶解，用 10mol/L NaOH 调 pH 至 5.6，121℃高压灭菌 15min（葡萄糖溶液在灭菌后加入）

培养基中酵母细胞密度的测定方法也与大肠埃希菌相同，即可通过测定其 600nm 波长处的光密度（OD）加以确定。欲得到可靠的结果，可将培养液稀释至 OD_{600} 小于 1。在此范围内，每单位的 OD_{600} 相当于每毫升 3×10^7 个细胞。一般来说，细胞密度小于 10^7/mL 时为早对数期，在 $1 \times 10^7 \sim 5 \times 10^7$/mL 之间为中对数期，而在 $5 \times 10^7 \sim 2 \times 10^8$/mL 之间为晚对数期。

酵母质粒提取的方法与大肠埃希菌类似，主要的差别是需要使用不同的裂解液。酵母裂解可用山梨醇缓冲液，内加可破坏酵母细胞壁的酵母裂解酶（zymolyase）。此外，还需使用 SDS，方可有效裂解细胞（表 15-4-3）。

表 15-4-3　酵母质料 DNA 的提取

A. 接种酵母到 10mL YPD 液体培养基中，30℃下摇床培养过夜
B. 取 5mL 培养物离心（2 000r/min，5min）收集细胞
C. 细胞以 0.5mL 山梨醇缓冲液（1mol/L）悬浮，悬浮液转入另一离心管
D. 加入 20μL 酵母裂解液（1mol/L 山梨醇缓冲液，含酵母裂解酶 0.2 ～ 2U/mL，37℃孵育 1h
E. 离心收集细胞（2 000r/min，1min），弃上清液
F. 细胞重悬于 0.5mL 山梨醇缓冲液中
G. 加入 10% SDS 5μL，盖紧离心管盖，迅速颠倒混匀；65℃孵育 30min
H. 加入 5mol/L 乙酸钾 0.2mL，冰浴 1h，高速离心 5min 去除细胞碎片
I. 室温将上清液转移至另一离心管中，加入等体积异丙醇（室温）沉淀核酸（此步骤不要超 5min）
J. 高速离心 10s 回收沉淀的核酸，弃上清液，沉淀物在空气中干燥 10min
K. 沉淀物重新溶解于 300μL TE（pH 8.0，含 20μg/mL RNA 酶）中，37℃孵育 30min
L. 加入 3mol/L 乙酸钠（pH 7.0）3μL，混匀；加入 0.2mL 异丙醇，混匀；高速离心 20s 获得 DNA
M. 弃上清，沉淀物在空气中干燥 10min。将 DNA 溶解于 150μL TE（pH 8.0）中备用

将外源基因导入酵母细胞最常用的方法为乙酸锂法（表 15-4-4），其次是 $CaCl_2$ 法。后者甚至可以得到更高的转化效率，但需要相对较长的时间。也可采用电穿孔方法。需要注意的是，实验过程中，所有与酵母细胞接触的溶液和玻璃器都必须进行灭菌处理。玻璃器皿必须彻底清洗干净，沾有任何痕量的去垢剂都会降低转化效率。用于配制溶液和洗涤器皿的水必须是高质量的，最好使用去离子的灭菌水。

表 15-4-4　酵母细胞外源 DNA 乙酸锂导入法

A. 接种酵母细胞于 2~5mL YPD 或 SD 液体培养基中，30℃摇床培养过夜
B. 接种于 50ml YPD 培养基，细胞密度为 5×10⁶/mL 于 30℃、200r/min 摇床中培养至细胞密度为 2×10⁷/mL，转入 50mL 灭菌离心管，3 000r/min 离心 5min
C. 弃上清液，用 25mL 灭菌水重悬细胞并再次离心，弃上清液。用 1mL 100mmol/L LiAc 重悬细胞并将悬浮液转入 1.5mL 微量离心管
D. 高速离心 15s 沉淀细胞，用移液枪吸去上清。加入适量 100mmol/L LiAc 重悬细胞，使其终体积为 500μL（细胞密度 2×10⁹/mL，一般加入约 400μL 100mmol/L LiAc）
E. 取待转化质粒溶液，煮沸 5min 后立即置于冰上
F. 取 50μL 细胞悬浮液至微量离心管，离心 15s，沉淀细胞并除去 LiAc
G. 按如下顺序加入试剂，制备转化混合物： 　PEG（50%w/v）　　　　　240μL 　1.0mol/L LiAc　　　　　36μL 　SS-DNA（2.0mg/mL）　　50μL 　质粒 DNA（0.1~10μg）　XμL 　灭菌水　　　　　　　　34~XμL
H. 剧烈旋涡混合约 1min 至沉淀细胞完全混合，30℃水浴 30min，42℃水浴热休克 30s
I. 6 000r/min 离心 15s，小心吸去上清液，用 1mL 灭菌水轻轻吹打以重悬细胞
J. 吸取 2~200μL 转化混合物铺于 SD 琼脂培养皿，30℃培养 2~4 天

（四）外源基因在哺乳动物细胞中的表达

哺乳动物细胞无疑是最理想的表达人类基因的系统。哺乳动物细胞表达系统的优势在于能够指导蛋白质的正确折叠，提供准确的糖基化等多种翻译后加工功能，因而表达产物在分子结构、理化性质和生物学活性方面最接近于天然的高等生物蛋白质分子。目前，哺乳动物细胞表达系统已成为研究人类基因功能和生产基因工程药物与疫苗的主流技术平台。

1. 常用的哺乳动物细胞表达载体　哺乳动物细胞表达载体主要有质粒载体和病毒载体两类。

1）质粒载体：用于哺乳动物细胞的质粒载体大多数是通过改造细菌质粒而获得的，主要是在原质粒的基础上，插入了一些病毒或其他物种如人的基因表达调控序列。典型的哺乳动物细胞表达载体必须含有 3 个基本的转录元件，即启动子和增强子、终止信号和 polyA 信号、剪接信号。此外，还需有允许载体在细菌内进行扩增的质粒序列（便于构建穿梭质粒）、能用于筛选已整合的外源基因的选择标记（如抗生素选择标记或报告基因），有时还带有选择性增加拷贝数的扩增系统。

poDNA3.1 是目前应用最多的真核细胞质粒表达载体之一。该质粒的主要结构包括：高效表达的 CMV 启动子、抗生素筛选标志 amp' 和 neo'、16 个酶切位点的多克隆位点（MCS）和多腺苷酸化信号。在此载体基础上，又衍生出多种适合各种不同要求的载体，如 pcDNA3.1/V5 系列、pcDNA3.1/TOPO 系列等。

在研究中常用的还有一种属于诱导表达的载体，如 pTRE 应答质粒与 pTet-off（或 pTet-on）调节质粒一起构成的四环素（Tet）或多西环素（Dox）诱导表达载体系统。Tet 系统的特点是基因的表达受环境中不同浓度的 Tet 或 Tet 衍生物 Dox 控制。

选用 pTet-off 系统进行基因表达时，需要建立含有表达调节蛋白的 pTet-off 及表达外源基因的 pTRE 的稳定转染细胞系。pTRE 所携带的外源基因的表达受其上游的四环素反应元件（TRE）的调控。pTet-off 编码的含部分四环素抑制蛋白（ThR）结构的 tTA 调节蛋白，具有反式激活因子作用，可与 TRE 结合并启动外源基因的表达。tTA 与 Tet 或 Dox 结合后则失去与 TRE 结合及启动基因表达的功能。通常，基因表达前要在细胞培养基中保持高浓度的 Tet 或 Dox 使外源基因的表达处于封闭状态，然后通过逐渐降低 Tet 或 Dox 浓度的方式调控和诱导基因表达的水平。pTet-on 与 pTet-off 的作用相反，所编码的 rtTA 调节蛋白（TetR 序列中 4 个氨基酸改变）不能与 TRE 结合，因此不表达外源基因。当加入 Dox 后，被 Dox 修饰的 rtTA 才能与 THE 结合，进而启动目的基因的表达。

其他常用的真核表达质粒载体还有 pSI、pCMV、pBudCE4.1 等。它们的不同之处在于转录元件、筛选标记、表位标签等不同。

2）病毒载体：目前，多种病毒已被广泛地用于外源基因在哺乳动物细胞中表达的载体，这类载体在基因治疗中亦具有非常重要的价值。病毒载体的种类中主要有反转录病毒（retrovirus）、腺病毒（adenovirus）、腺相关病毒（adeno-associated virus）、牛痘病毒（vaccinia virus）等。

（1）反转录病毒载体：反转录病毒属于 RNA 病毒，进入处于增殖状态的细胞后，在细胞分裂过程中反转录成 DNA 并整合入宿主基因组，整合的基因可以被传至子代细胞，并在细胞中表达目的蛋白。

早期的反转录病毒由于不具有感染不分裂细胞的能力，同时具有可能引起某些疾病的副作用，因此逐渐被淘汰。由 HIV 发展而来的慢病毒（lentivirus）弥补了这些不足，慢病毒可以感染分裂和不分裂细胞，且感染效率也有大幅的提升。

反转录病毒表达载体种类较多，包括 pLHCX、pLNCX2、pBABE、pMCs、pMXs、pMYs 等。pLHCX 包含有细菌质粒 PBR322 和 MMLV（莫罗尼小鼠内血病病毒）以及其他病毒的一些元件，这些元件包括：①来自于 pBK322 的复制起始位点和 amp'，使得载体可以在大肠埃希菌中复制和被筛选；② 5' 端和 3' 长末端重复序列（long terminal repeats，LTK），可以促进基因的整合；③ 5' 端 LTR 启动子及增强子序列，控制潮霉素 B（hygromyrin B）抗性基因的表达；④用于插入外源基因的多克隆位点；⑤人巨细胞病毒立早启动子。

（2）腺病毒载体：目前已发现了超过 40 种不同的腺病毒血清型，其中作为载体使用的有 2 型和 5 型（Ad2 和 Ad5）。pAdeno-X 为最常用的腺病毒表达载体，来源于 Ad5。pAdeno-X 保留了野生型腺病毒的大部分序列，但去除了复制相关的基因（E1/E3）。采用腺病毒载体进行表达时，需先将外源基因克隆到穿梭质粒中，在 DH5a 大肠埃希菌中扩增后，再经 Pl-Sce I/l-CeuI 双酶切将基因表达盒与相应酶切线性化的 pAdpnn-X 连接，构建重组腺病毒载体。

2. 常用哺乳动物细胞表达的宿主　根据基因表达的目的与要求，可选择合适的细胞株，构建哺乳动物细胞表达系统。

（1）常用于稳定表达的细胞：来源于小鼠的 L-细胞、Ltk- 细胞和 NIH3T3 细胞都是常用的研究基因功能的细胞系；小鼠骨髓瘤细胞株 Sp2/0 和 NS0 等来自于分泌型细胞，并且可以在无血清培养基中生长，因而适合用于高水平表达蛋白质。中国仓鼠卵巢（CH0）细胞已被广泛用于表达细胞因子、受体和单克隆抗体等多种不同类型的蛋白质。常用的人细胞株包括 HEK293、HeLa、HL-60 和 HT-I080 等。

（2）常用于瞬时表达的细胞：从理论上讲，只要选择正确的转换方法，绝大多数真核细胞，包括细胞株和原代培养细胞，都可被导入外源基因并进行瞬时表达。表达效率高并常用于快速制备少量蛋白质的细胞有 COS 细胞和 HEK293 细胞。COS 细胞源于非洲绿猴细胞株 CV-1。在这一细胞中，转染含

SV40 复制起始位点的质粒后，SV40 复制起始位点与 SV40 T- 抗原的结合可导致转染质粒在染色体外大量复制。HEK293 是一种来自于转化有人 Ad5 DNA 的人胚胎肾脏细胞的细胞株，含有腺病毒 E/A 基因，可激活带 CMV 启动子的质粒，促进目的基因的高水平的衣达。

3. 哺乳动物细胞表达外源蛋白质产物的主要操作　首先，选择合适的哺乳动物细胞表达载体，通过常规基因克隆操作插入外源 DNA 序列，验证插入序列的方向和准确性，扩增并纯化质粒；或将病毒载体转染入包装细胞株，获得有感染能力的病毒颗粒。然后，将携带外源基因的质粒载体转染宿主细胞，或以病毒载体感染宿主细胞。应用电泳染色或免疫印迹法检测外源蛋白质的表达情况；应用不同的生物学方法分析蛋白质活性。

（1）哺乳动物细胞外源 DNA 的导入对外源基因转染方法的要求包括：转移效率高，不影响细胞正常生理活动，低毒性，容易使用，重复性好，易获得稳定转化子。电穿孔和脂质体介导的转染技术是目前较常用的哺乳动物细胞基因转染方法。不论选择哪种方法，均应优化实验条件，最大限度地保护细胞存活力并提高转化效率。脂质体介导的转染中，重组 DNA 载体中若含 GFP 序列，还可通过荧光显微镜观察判断转染效率。另外，用 siRNA、shRNA 或 miRNA 代替重组 DNA 转染，也可用于下调基因表达的分析。

（2）转染细胞的筛选以 G418 抗性筛选为例。细菌新霉素抗性基因（neo'）是哺乳动物细胞表达载体最常用的选择性标记基因，编码氨基糖苷磷酸转移酶（APH），该酶可使氨基糖苷类抗生素 G-418（新霉素衍生物）失活。G-418 能阻断细胞内的蛋白质合成，对原核和真核细胞均有毒性。如果将带有 neo 的质粒导入细胞，并在含有 G-418 的培养基中培养，则未转染的细胞不能存活，从而可筛选出稳定转染有外源基因的细胞。

二、外源基因在原核细胞的表达

1973 年，美国科学家 Cohen S. 建立了体外 DNA 重组技术，并在细菌中成功表达了外源基因，从而开创了基因工程的新时代。

外源基因的表达是研究基因功能以及编码蛋白质的结构与功能的重要方法，也是制备和生产蛋白质药物与诊断试剂必不可少的手段。外源基因通过在宿主细胞中的表达可获得大量的产物（图 15-4-2）。

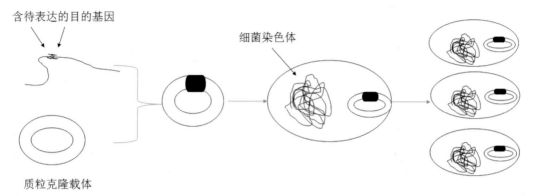

图 15-4-2　原核细胞表达外源基因的技术路线

表达系统(expression system)由表达载体(vector)和表达宿主(host)两部分组成。外源基因可以在不同的原核系统中表达,目前最常用的为大肠埃希菌表达系统,此外,还有枯草杆菌表达系统和链霉菌表达系统等(表 15-4-5)。对于不同的表达系统,需要构建不同的表达载体。外源基因在相同系统中表达成功的把握性以及表达产量的高低,取决于我们对这些系统中基因表达调控规律的认识程度。

表 15-4-5　外源基因常用的原核表达系统及其特点

宿主细胞	常用载体	特点
大肠埃希菌	质粒:pET 系列、pMAL系列、pTrx 系列等	优点:遗传操作简单,目的蛋白表达水平高,培养周期短;可进行融合表达 缺点:缺少蛋白质翻译后修饰和加工;表达产物多以不溶性的包含体形式存在;产物易受宿主细胞内毒素(热原)的污染
枯草杆菌	质粒:pIJ110、pC194、pE194 噬菌体:φ105、SP	优点:目的蛋白表达水平高、培养周期短;表达产物可外分泌;不含内毒素成分 缺点:转化频率较低,质粒不稳定;分泌大量蛋白酶,可使外源表达产物发生降解
链霉菌	质粒:pIJ101、pIJ702、pIJ922、pIJ940、pHJL197、pIH1351、pHJL210（SCP2*/pBR322、pHJL302（SCP2*/pUC19） 黏粒:cosmid 噬菌体:KC系列	优点:目的蛋白表达水平高、培养周期短;表达蛋白大量分泌;不含内毒素成分;自身分泌的蛋白酶低 缺点:遗传操作相对复杂,质粒不稳定

(一)常用表达系统及其选择

原核表达常用的有大肠埃希菌(*Escherichia coli*, *E coli*)表达系统、芽孢杆菌(*Bacillus*)表达系统和链霉菌(*Streptomyces*)表达系统等。其中大肠埃希菌表达系统是应用最广泛的原核表达系统。

1. 大肠埃希菌表达系统　大肠埃希菌表达系统是基因表达技术中发展最早、目前应用最为广泛的经典表达系统。与其他表达系统相比,这一表达系统具有遗传背景清楚、目的基因表达水平高、培养周期短等特点,因而在基因表达技术中占有重要地位,是生产基因工程药物和疫苗的重要工具。

1)大肠埃希菌表达载体的构成:大肠埃希菌在其染色体(拟核)以外还具有携带少数遗传学性状的核外基因结构,即质粒(plasmid)。大肠埃希菌质粒为 2~50kb,是双链、环状、闭合的 DNA 分子,具有自主复制能力,因此几乎所有的大肠埃希菌表达系统都选用质粒作为运载外源基因的载体。这些表达载体一般均是通过对天然质粒的改造而获得。构成表达载体的基本元件包括复制子、筛选标记、启动子、终止子和核糖体结合位点。

(1)复制子:是一段包含复制起始位点、反式因子作用区在内的 DNA 片段,其功能是通过复制使质粒能稳定存在于细胞内。常用的大肠埃希菌质粒载体根据其复制子类型的不同可分为 pMBI、pl5A、

Col E1 和 pSCl0l 等。

（2）筛选标记：大肠埃希菌经过转化后，仅有少数细菌能获得携带有外源基因的质粒并稳定地传代，因此质粒表达载体上必须含有表型选择标记。由于大肠埃希菌对大多数抗生素敏感，因此该表达系统大多采用抗生素抗性基因作为显性选择标记，常用的有氨苄西林（amp）、四环素（tet）、氯霉素（chl）、新霉素（neo）、卡那霉素（kan）抗性基因等，亦可同时引入 2 个抗性基因。

（3）启动子和终止子：启动子是指与 DNA 依赖的 RNA 聚合酶相结合的一段 DNA 序列（20~300bp），包括 RNA 聚合酶识别位点和 mRNA 转录起点。其功能是转录出目的基因的 mRNA。细菌基因的启动子由两段高度保守的核苷酸序列组成，一段位于 mRNA 转录起始位点上游 10bp 处，由 6~8 个 bp 组成，富含 A、T，称为 TATA 盒（box），又称为 pribnow 盒或 -10 区；另一段是位于转录起始位点上游 35bp 处的 -35 区，该区由 10 个 bp 组成。根据启动子起始 mRNA 合成效率的不同，可分为强、弱启动子。某些启动子的活性可以通过物理或化学方法诱导，在原核表达系统中通常采用可调控的强启动子。常见的原核启动子有：由温度诱导的启动子 PL 和 PR、由大肠埃希菌诱导的 lac 启动子，由 3- 吲哚乙酸（IAA）诱导的 trp 启动子等。噬菌体 T7 RNA 聚合酶启动子是一个很强的启动子，在原核表达中得到广泛应用。

原核表达系统的转录终止子可分成两类，一类为在 Rho 因子的作用下使 mRNA 的转录终止；另一类是 DNA 模板上靠近终止区的一段序列所转录出的一段 mRNA 可形成茎环（stem-loop）或发夹（hairpin）形式的二级结构，使新生的 mRNA 终止转录。来自于大肠埃希菌 rrnB rRNA 操纵子的 T1、T2 多联转录终止子已被广泛应用于质粒表达载体中。

（4）核糖体结合位点：原核基因核糖体结合位点是指紧靠启动子下游的、从转录起始位点开始延伸几十个碱基对的一段序列，翻译起始密码 ATG 通常位于它的中心位置，核糖体结合位点中与 rRNA 16S 亚基 3' 端互补的核心部分称为 SD 序列（Shine-Dalgamo sequence）。SD 序列在结构上表现为一个富嘌呤 PC，UAAGGAGG 和 AAGGA 是最常见的典型序列，它位于翻译起始密码的上游，距离一般为 5~13bP。SD 序列对于形成翻译起始复合物、有效地进行蛋白质翻译是必需的。

pET 系列是最常用的高效大肠埃希菌表达载体，该系列质粒的基本结构由 T7 启动子、核糖体结合位点、信号肽系列、多克隆位点、T7 转录终止信号、氨苄西林抗性标记（ampr）和质粒复制起始位点等组成。目的基因被克隆到 pET 质粒载体上，受噬菌体 T7 强转录及翻译信号控制，表达由宿主细胞提供的 T7 RNA 聚合酶诱导。该系列质粒有可以表达 N 端融合、C 端融合和非融合蛋白的不同质粒，亦可用于表达非分泌性蛋白。

此外，常用的表达载体还有 pUC、pSP 等质粒。pUC 系列质粒全长 2.6kb，由 pBR322 的 ampr、复制起始位点以及大肠埃希菌 lacZ 片段构成，在 lacZ 中加入了多克隆位点，供外源基因插入，可以进行颜色筛选。pSP 系列质粒含 SP6 启动子，或者 SP6 和 T7 两个启动子（pGEM），可用于外源基因表达。

2）大肠埃希菌载体的表达方式：大肠埃希菌表达载体可根据其表达方式的不同分为非融合表达载体、融合表达载体（包括带纯化标签表达载体）、分泌表达载体、带伴侣蛋白表达载体和表面展示表达载体等。

（1）非融合表达载体：应用此种载体表达的蛋白质与天然状态下存在的蛋白质在结构、功能和免疫原性等方面基本或完全一致。

（2）融合表达载体：分子量较小的蛋白质可采用这种载体进行表达。通过此种方法表达可增加其 mRNA 和表达产物的稳定性。某些蛋白质经过融合表达后，可应用针对融合蛋白中融合的非目的蛋白片段进行亲和层析，很容易将融合表达的蛋白质纯化出来。有些蛋白质通过融合表达还可产生可溶性蛋白质。融合表达不足的一点就是需对融合表达产物进行酶或化学方式的切割以得到目的蛋白质，因而增加了制备工艺的步骤和成本。

目前较为成熟的融合表达系统主要包括：β 半乳糖苷酶（β-galactosidase）系统、谷胱甘肽 -S- 转移酶（glutathione-S-transferase，GST）系统、麦芽糖结合蛋白（maltose-binding protein，MBP）系统、硫氧还蛋白（thioredoxin，Trx）系统和 6His 纯化标签融合表达系统等（表 15-4-6）。

表 15-4-6　融合表达载体系统

载体系统	融合伴侣	特点
pUC、pSK、GEM、pBluescript	β-半乳糖苷酶	表达受 lac 启动子-操纵子的调控
pGEX 系列	GST	IPTG 诱导型店动子;含凝血酶切割位点
pMAL 系列	MBP	IPTG 诱导型启动子;MBP 信号肽促进融合蛋白分泌到外周质
pTrx、pTrxFus	Trx	IPTG 诱导型启动子,含肠激酶切割位点
pET 系列	6His	T7 启动子(IPTG 诱导型),存在化学或酶切割位点

（3）分泌表达载体:某些外源蛋白质在大肠埃希菌中高表达后常常形成无活性的包含体,需经烦琐的复性条件才能恢复其活性和构象。为此,可构建分泌表达载体,使目的蛋白分泌到周质腔(位于外膜和细胞壁间)中。这需要在信号肽的帮助下完成。常用的信号肽有 OmpA、PelB、PhoA 和 Hly 等,此外,还可利用 ST、Kil、LamB、Col A 等达到分泌目的。

（4）带分子伴侣的表达载体:分子伴侣(chaperone)具有促进蛋白质正确折叠的能力,从而达到避免包含体形成的目的。分子伴侣主要为热激蛋白,大肠埃希菌的分子伴侣主要有 GroEL、GroES、Dnak 和 HtpG 四种。在此类载体的构建上,可将分子伴侣基因克隆入载体的特定部位,以达到与目的蛋白共表达的目的。

（5）表面展示表达载体:目前常用的有两种技术,一种为噬菌体表面展示技术,另一种为细菌表面表达技术。大肠埃希菌表面展示表达技术是将目的基因克隆入细菌表面蛋白(如外膜蛋白、鞭毛、纤毛)的结构基因中,从而表达到在细菌表面表达的目的。

2. 芽胞杆菌表达系统　芽胞杆菌除炭疽芽胞杆菌(*Bacillus anthracis*)和蜡样芽胞杆菌(*Bacillus cereus*)外,均为非致病性土壤微生物,对人畜无毒,革兰氏染色阳性。该类细菌细胞壁内不含内毒素,能分泌大量蛋白质到体外,目前已成为一些重要工业酶制剂的生产菌种。很多质粒和噬菌体适合于作其克隆载体。芽胞杆菌表达系统最常用的宿主菌为枯草杆菌,如美国芽胞杆菌遗传保藏中心的 168 菌株突变体和从我国江西土壤中分离到的 Ki-12 菌株。

1）芽胞杆菌表达载体主要有自主复制质粒、整合质粒和噬菌体 3 类。

（1）自主复制质粒:芽胞杆菌的自主复制质粒大多为无抗性标志的隐秘质粒。带有抗性标志的自主复制质粒主要来自其他革兰氏阳性菌,特别是金黄色葡萄球菌,其中使用广泛的有 pUB110、pC194、pE194 等。在这些质粒的基础上构建了双标记质粒、芽胞杆菌 / 大肠埃希菌穿梭质粒、表达质粒、整合质粒、探针质粒等。自主复制质粒不稳定,在复制过程中易发生丢失。

（2）整合质粒:为克服芽胞杆菌质粒的不稳定性,可采用整合质粒将外源基因整合到细菌染色体。整合质粒的基本结构是在大肠埃希菌质粒的基础上增加一个芽胞杆菌的抗性标志,以及待整合的目的基因,它在大肠埃希菌中进行基因克隆和亚克隆操作。整合质粒导入芽胞杆菌后,由于它没有芽胞杆菌质粒的复制起始位点而不能自主复制,只有插入到宿主染色体后,随细胞复制而复制。

（3）噬菌体:φ105、SPβ 及其他噬菌体均可作为芽胞杆菌的表达载体。其中 φ105 噬菌体应用较多,它是一种温和噬菌体,基因组约为 39.2kb。

2）芽胞杆菌表达系统存在两个方面的缺点:一是得有自分泌蛋白酶,可使外源基因产物发生降解,目前可采用基因失活突变的方法使染色体上相应蛋白酶基因失活;二是质粒不稳定性,可通过构造整合质粒部分解决这一问题。

3. 链霉菌表达系统　链霉菌是一类好氧、丝状的革兰阳性细菌,广泛存在于土壤中。链霉菌的基因组约为人肠埃希菌的 2 倍,约为 8Mb。与细菌不同,链霉菌的染色体呈线状结构,在中间含有复制起始位点和共价结合的末端蛋白。链霉菌中亦发现有线状质粒,其复制是从中间开始,向两端进行,3' 端回文结构中含 DNA 合成识别和内切酶加丁位点。链霉菌属基因的不稳定性归因于染色体末端的不稳定性,长达 2Mb 的不稳定序列经常有自发的缺失或扩增,有时这种自发缺失导致染色体的环化,但对其生长没有严重影响。

链霉菌能产生许多胞外酶,但链霉菌属中最常用的基因表达宿主——变铅青链霉菌(*Streptomyces lividans*)分泌蛋白酶的量较少,因此可用于外源蛋白的分泌表达。

1）链霉菌表达载体。

（1）高拷贝载体:一般采用的链霉菌高拷贝载体为 pIJl0l,在链霉菌中的拷贝数为 40~800。通常加入硫链丝霉素(tsr)、红霉素(ery)、紫霉素(vio)

和新霉素（neo）抗性基因作为选择性标记。pIJ702
是由 pIJ101 衍生的、使用最广泛的质粒载体，其拷
贝数达 40~300，具有两个选择性标记，分别为 mel
（酪氨酸酶）和 trs 基因。外源基因克隆在 mel 位点
可使其失活，不产生酪氨酸酶而导致不产生黑色素
的表型，以此作为插入失活的标记。

（2）低拷贝载体：由 SCP2* 衍生的质粒 pIJ922
和 pIJ940 等，能插入大小约 30kb 的片段，但其拷贝
数低（1~2 个）。

（3）穿梭载体：由于在链霉菌中提取质粒的操
作不像在大肠埃希菌中那么容易，构造同时能在大
肠埃希菌和链霉菌中复制的穿梭质粒是比较理想
的，这样可以在大肠埃希菌中完成重组质粒的构建，
构建完成后转入链霉菌中进行表达。这类质粒有
pHJL197、pHJI210（SCP2*/pBR322）、pHJL302
（SCP2*/pUC19）、pIH1351 等。但这类载体存在不
稳定性的问题。

（4）黏粒：黏粒（cosmid）又称柯斯质粒，是含有
λ 噬菌体 cos 位点的穿梭质粒载体，因其具有较大的
包含外源 DNA 的容量（40~50kb），故广泛地应用于
链霉菌基因文库的构建。

（5）噬菌体载体：大部分由 φC31 衍生，常用的有
KC304、505、515/516、518、684 等。这类载体能在大多
数链霉菌中通过溶源性转换而完成外源基因的重组。

（6）其他载体：有接合转移载体 pPM801，表达
载体 pIJ6021、pIJ4143、pH21271 和 pH21272，分泌载
体，大容量载体（100~300kb），整合型载体，高表达
载体（含激活调节基因）等。

链霉菌可通过在原生质体转化、接合转移、电脉
冲穿孔或通过噬菌体转染与转导将外源基因导入。

2）链霉素表达系统的缺点：由于链霉菌具有胞外
酶分泌系统，因此部分外源基因能借助此类分泌机制
得到分泌表达，便于表达产物的分离和纯化。近年来，
虽然链霉菌的克隆体系已较为完善，但链霉菌基因操
作的难度要比大肠埃希菌复杂得多，外源基因引入链
霉菌的转化频率往往较低。另外，链霉菌中对应用于
大肠埃希菌基因表达操作中的启动子和载体，特别是
诱导型超基因表达载体的发展与应用还十分有限。

（二）外源基因的表达和鉴定

利用原核细胞表达外源基因是基因工程最常用
的方法。要实现外源基因在原核细胞中的表达，一
般要经过外源基因的克隆、重组载体的线性化、外源
基因的插入、重组载体的筛选、重组载体的诱导表达

与表达产物的鉴定几个步骤（详见本章第一节）。

1. 蛋白质在原核细胞中的表达特点　原核细胞
的 RNA 聚合酶与真核细胞不同，其特点就是不能识别
真核基因的启动子序列。因此，在利用原核细胞表达
真核基因时，一般应使用原核启动子。如用能在原核
细胞表达真核细胞的 RNA 聚合酶，则可以在该细胞中
用真核启动子来表达真核基因。

原核表达载体的 mRNA 含有 SD 序列，该序列
位于 mRNA 的 5' 端起始密码子的上游，能够与 16S
核糖体 RNA 的 3' 端互补结合。SD 序列与 16S 核
糖体 RNA 结合后，与起始密码子 AUG 一起形成翻
译起始复合物，启动蛋白质合成。真核细胞则缺乏
SD 序列。

真核生物基因往往有内含子（intron），转录后
的 mRNA 前体经剪接后成为成熟的 mRNA。原核
细胞则缺乏 mRNA 转录后加工的能力。因此，真核
目的基因一般来源于 mRNA 反转录而成的 cDNA。

原核细胞缺乏真核细胞对蛋白质进行翻译后加
工的能力，因而往往不能进行正确的折叠，不能进行
糖基化等。如果表达产物的功能或蛋白质的糖基化
与高级结构有关，建议应用真核表达系统。

外源基因在原核细胞中高效表达时，表达产物
往往在胞质聚集而形成包含体（inclusion body），包
含体内的蛋白质不具有生物学活性，故在蛋内质纯
化后需进行复性处理。

2. 包含体的形成、变性与复性　目的蛋白在原
核系统中表达的形式有两种，一种是在细胞内表现为
不溶性的包含体形式，另一种表现为在细胞内可溶的
蛋白质形式。包含体表达有其有利的一面，如表达量
高，便于富集和分离纯化，可避免细胞内蛋白水解酶
的作用等；不利的一面是需用变性剂溶解并进行蛋白
质复性，增加了蛋白质制备成本。

（1）包含体的组成形成：包含体是无定型的蛋白
质聚合物，其中大部分（50% 以上）是外源基因的表达
产物，这些产物一级结构正确，但空间构象错误。包含
体的成分除了目的蛋白外，主要有宿主细胞蛋白质及
膜蛋白片段，此外还含有 DNA、RNA 和质粒编码蛋白
质以及脂多糖等。

包含体的形成与细胞内分子伴侣和折叠酶的功
能失衡有关。细胞内蛋白质聚集以致包含体的形成
起源于肽链折叠过程中部分折叠的中间态之间的特
异性的错误聚合，而不是形成于成熟的天然态或完
全解链的蛋白。包含体的形成与这些折叠中间态的

溶解性和稳定性有关。除了分子伴侣和折叠酶,影响包含体形成的因素还有蛋白质本身的性质(形成转角的残基数、平均带电性等)和生长条件(宿主、培养温度、培养基种类、pH等)。

(2)包含体的变性与复性:沉淀出的包含体可以用变性剂溶解。在变性剂溶液中,目的蛋白呈变性状态,但其一级结构不被破坏。因此,除去变性剂后,目的蛋白可以自动(或在一定的人工条件下)折叠成具有活性的天然构象,此为蛋白质的复性。

基于包含体的实质与性质,获得包含体以后的主要工作是用变性剂增溶使之成为可溶性的伸展的肽链,然后再在适当的条件下折叠成天然的、有活性的蛋白质分子

3.蛋白质在原核细胞表达的调控 原核细胞在基因转录、蛋白质合成方面对外源基因的表达进行调控。与表达外源基因有关的主要调控因子有启动子、SD序列等。

(1)启动子:涉及转录水平的调控主要为启动子。为了在原核细胞中获得高表达,近年来常采用一个强原核启动子,即噬菌体T7 RNA聚合酶启动子。T7 RNA聚合酶是来源于T7噬菌体的一种依赖DNA的RNA聚合酶,其合成RNA的效率比大肠埃希菌相应的酶要高得多,而且较少发生转录中止。该聚合酶特异性地启动T7启动子。应用该表达系统经数小时诱导后,表达的外源蛋白的量一般占总蛋白的25%~50%。正常大肠埃希菌并不表达T7 RNA聚合酶,为了能利用T7启动子表达外源基因,可将T7 RNA聚合酶基因置于lac UV5启动子的控制下,整合到大肠埃希菌染色体,构建成能诱导表达T7 RNA聚合酶的大肠埃希菌菌株。用T7启动子在原核细胞中表达外源基因时,将外源基因克隆到带有T7启动子的原核表达载体中,置于T7启动子的控制下,转化可以表达T7 RNA聚合酶的大肠埃希菌,在IPTG的诱导下,T7 RNA聚合酶得到表达,启动T7启动子控制的外源基因合成mRNA,表达外源蛋白。

(2)SD序列:原核细胞在翻译水平的调控中SD序列起了很大作用。SD序列与16S rRNA 3'端的互补程度、SD序列和目的基因间的距离在很大程度上影响蛋白质的合成量。

4.外源基因在原核细胞中表达的鉴定 外源基因在原核细胞表达的鉴定主要包括插入基因和表达产物的鉴定两方面。

1)目的基因的正确性:目的基因可由基因组DNA文库、cDNA文库、PCR扩增或人工化学合成获得。为了验证获得目的基因的正确性,一般先构建测序载体,通过DNA测序方法来验证目的基因的正确性。其他的粗筛选方法有:根据遗传表型筛选(抗生素平板筛选、β-半乳糖苷酶系统筛选)、快速裂解菌落鉴定分子大小、限制性酶切图谱鉴定、菌落或噬菌斑原位杂交、Southern印迹杂交等。

2)表达产物的鉴定。

(1)理化特性的鉴定:需要鉴定的理化性质包括:分子量、氨基酸组成与含量、等电点等。作为基因工程药物,还要求分析氨基端和羧基端的部分序列以及进行肽图谱分析,只有所有指标都正确,才能确认表达的目的蛋白的正确性。

(2)生物学功能的鉴定:根据目的蛋白特有的生物学功能,从分子、细胞或整体动物模型确证其功能。如抗肿瘤蛋白可采用体外瘤细胞杀伤或抑制试验、体内移植瘤抑制试验等模型;抗菌蛋白可采用体外抑菌试验、体内抗感染动物模型等。

(三)外源基因表达条件和优化

由于目的基因结构的多样性,尤其是真核基因在许多方面与大肠埃希菌基因有明显的差异,要使各种基因在大肠埃希菌表达系统获得高效表达并制备出相应的重组蛋白质,还需根据每一个目的基因的具体情况,结合所采用的表达系统类型加以分析研究,制订出适合的对策才能实现。

1.表达载体的优化设计与选择 在设计和选择表达载体时,为使重组载体有较高的拷贝数,并在菌体内稳定存在,应考虑如下几个方面的问题。

(1)选择适当的强启动子:常用的启动子有PL、PR、Ptrp、Plac、Ptac、Pφ10。一般选用的启动子多为可控表达型,即诱导前本底表达很低或无,仅在诱导(温度或化学诱导剂)后目的基因才能获得较高的表达效率。有时为提高启动子的强度,可构建融合启动子,如Ptac启动子由Ptrp的-35区域、Plac的-10区域及lac操纵基因组成,这样综合了Ptrp的高效率和Plac易调节的特点,从而提高了表达效率。利用强启动子表达外源基因时必须在其下游加入不依赖ρ因子的转录终止区,以防止转录过程的通读并提高质粒的稳定性。

(2)引入原核增强子样序列:在大肠埃希菌中存在能提高翻译效率的一段核苷酸序列,称为原核增强子序列或元件,它位于特定基因转录起始位点的远端,一般位于mRNA转录起始位点上游至少100bp

以上。增强子长度在 50~1 500bp 之间,常由一个或多个连续或不连续的 DNA 序列元件组成。增强子是一种顺式 DNA 元件,它起着增强基因转录的作用,其作用机制是通过加强 mRNA 与核糖体的相互作用来提高 mRNA 的翻译效率。因此,构建带有原核增强子的表达载体,有利于目的基因的高表达。

(3)设计合理的 SD 序列以改善核糖体结合位点的结构:构建表达质粒时首先要考虑使目的基因的翻译起始密码 ATG 与 SD 序列之间的距离和碱基组成处于一个适当的范围内。在各种表达载体中,启动子和 SD 序列的下游都设计了一段含有各种限制性酶切位点的序列,用于目的基因的插入。这一插入位点附近的序列将成为核糖体结合位点的一部分,它与核糖体的结合程度直接影响 mRNA 的翻译效率,因此在载体设计时应注意以下几点:① SD 序列 UAAGGAGG 的翻译效率要比 AAGGA 高 3~6 倍;②要使 mRNA 翻译能够进行,ATG 与 UAAGGAGG 至少相隔 3~4bp,与 AAGGA 至少相隔 5bP;③要获得较高的 mRNA 翻译效率,翻译起始密码 ATG 与 UAAGGAGG 的最适距离为 6~8bp,与 AAGGA 的最适距离为 5~7bp;④ ATG 与 SD 序列之间的碱基组成为 A、T 丰富时,mRNA 翻译效率较高。

(4)外源基因中稀有密码子的使用:原核基因与真核基因在同义密码子的使用上有所不同,这主要是因为同义密码子的使用频率与细胞内对应的 tRNA 丰度有正比关系。稀有密码子对应的 tRNA 丰度很低,有可能在翻译过程中发生中止或移码突变。故而一般来说,含有较高稀有密码子的外源基因在原核表达载体中的表达效率往往不高。

大肠埃希菌的稀有密码子有以下 8 种:编码 Arg 的 AGA/AGG/CGA/CGG;编码 Pro 的 CCC/CCU/CCA;编码 Cys 的 UGU/UGC;编码 Gly 的 GGA/GGG;编码 Leu 的 CUA/CUC;编码 Ile 的 AUG;编码 Ser 的 UCA/AUG/UCG/UCC 以及编码 Thr 的 ACG。

解决这一问题通常可采用两种方式:①将稀有密码子改成大肠埃希菌偏爱的密码子;②共表达稀有密码子的 tRNA 基因。

2. 增加 mRNA 的稳定性 大肠埃希菌中存在的核酸酶可以降解目的基因的 mRNA。目前大肠埃希菌已经发现的核酸酶有数种内切核酸酶和 3' 外切核酸酶。避免核酸酶的降解作用是延长 mRNA 半衰期、增加 mRNA 稳定性的关键。通过序列及结构改造,可达到稳定 mRNA 的目的。例如,ompA 基因 mRNA 5' 非翻译区末端的一段序列有一个"发夹"结构,把这段序列融合到目的 mRNA 的 5' 非翻译区能提高 mRNA 的稳定性。如果融合 mRNA 的 5' 端再设计加上一个"发夹"结构,目的 mRNA 的半衰期能进一步延长。另一个例子是,大肠埃希菌中有 500~1000 个拷贝的重复基因外回文顺序(repetitive extragenic palindromic, REP)存在于染色体上,当它在 mRNA 的 3' 端出现时,可避免 3'→5' 外切核酸酶的降解作用,从而增加 mRNA 的稳定性。将 REP 顺序克隆到氯霉素乙酰酶基因(cat)下游,可使该酶的表达率增加近 3 倍。

3. 提高外源蛋白的稳定性 由于宿主菌本身含有多种蛋白水解酶,故外源蛋白表达后易受到其酶解作用而发生降解。蛋白酶的作用与蛋白质本身的性质有关,例如蛋白质的 N 端如果是 Met、Ser、Ala、Thr、Val、Gly,其半衰期可达 20h 以上;而如果是 Phe、Leu、Asp、Lys、Arg,其半衰期仅在 3min 以下。

提高目的蛋白在大肠埃希菌表达系统中的稳定性可采取以下措施:①利用蛋白转运系统把目的蛋白最终积累在周质腔或分泌到胞外的培养基中;②选择蛋白水解酶基因的缺陷株作为宿主菌;③对分子量较小的目的蛋白进行融合表达或串联表达;④共表达能提高特定目的蛋白稳定性的辅助因子,如分子伴侣基因等;⑤对蛋白质序列中的蛋白水解酶敏感 K 域和识别位点进行改造。

4. 选择合适的宿主菌 某些特殊的启动子需要特殊的宿主菌,如 pET3a 载体是利用 φ10 启动子,需 T7 RNA 聚合酶特异地合成 mRNA,这就要应用带有溶源性转换的 T7 RNA 聚合酶基因的细菌,如 BL21(DE3)。

在发酵后期,宿主菌内蛋白水解酶的含量大为升高;另一方面,随着热休克蛋 A 数量的提高,进一步激发了蛋白水解酶的活性,两者的综合作用使得表达的目的蛋白大量降解。此时,可选择蛋白酶活力低的宿主菌。例如,利用缺失基因(编码一种丝氨酸蛋白酶)的菌株可使 PTH 在细胞内的表达量升高 3 倍;由 rpoH(对多种蛋白水解酶的活力有正调控作用)缺失突变株构建的工程化宿主菌在外源基因的表达方面亦有实际应用价值。

(四)外源基因原核表达的基本操作

外源基因在原核细胞中表达的基本操作一般包括以下几个步骤:获得目的基因、目的基因克隆入载体、表达载体转化细胞(细菌)、转化细胞(细菌)的培养或发酵、目标产物的分离与纯化、目标产物的鉴定。本实验以一种新型人肿瘤坏死因子 α(tumor necrosis factor alpha,TNFα)在大肠埃希菌中的表达为例予以说明。其实验流程如图 15-4-3 所示。

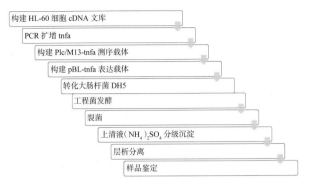

图 15-4-3　原核细胞表达 rhTNFα 的实验流程图

1. 获得目的基因并克隆入原核表达载体　目的基因采用 PCR 技术从人白血病细胞 HL-60 cDNA 文库中扩增获得。根据已报道的 hTNFα mRNA 序列,分别设计与 hTNFα 编码序列 5'端和 3'端序列相互补的引物。5'端引物包含 hTNFα 的起始密码子 ATC,并在 ATC 上游加入一个 EcoR Ⅰ 酶切位点;3'端引物中包含了一个终止密码子和一个 BamH Ⅰ 酶切位点。进行 PCR 反应(表 15-4-7)。

引物 A(5'端引物,30mer):

5'-AACGAATTCACAATGGTCAGAT-CATCTTCT

　　EcoH　起始密码子

引物 B(3'端引物,30mer):

5'-TTTGGATCCTTACAGGGCAATTGATC-CCAAA-3'

　　BamH Ⅰ　终止密码子

表 15-4-7　PCR 流程

DNA(100ng)	1μL
10×Taq 酶缓冲液	5μL
dNTP(2.5mol/L)	4μL
5'-上游引物 A(20μmol/L)	1μL
3'-下游引物 B(20μmol/L)	1μL
H₂O	37.5μL
重组 Taq 酶(12U/μL)	0.5μL
总体积	50μL
94℃ 5min	
94℃ 30s,60℃ 30s,72℃ 1.5min,30 个循环	
72℃ 10min,4℃保存	

PCR 结束后,取 20μL 反应物,进行 1% 琼脂糖凝胶电泳分析 PCR 扩增情况,并将含有 hTNFα 基因片段的凝胶条切割下来进行目的 DNA 片段的回收,将回收的 PCR 扩增产物克隆到 pUC18 载体的 EcoR Ⅰ 与 BamH Ⅰ 之间,以便对重组子进行基因测序。用菌落 PCR 方法鉴定重组子,对阳性克隆进行扩增、质粒提取和酶切鉴定,并对初选正确的克隆进行序列分析。

2. 工程菌的构建　从 pUC18-hTNFα 将经过序列分析证明准确的 hTNFα cDNA 用 EcoR Ⅰ 与 BamH Ⅰ 双酶切回收后,连接到表达载体 pBL 的 EcoR Ⅰ 与 BamH Ⅰ 之间(表 15-4-8),转化大肠埃希菌 JM109,经过质粒抽提和酶切鉴定,即可获得插入有 hTNFα cDNA 的表达载体 pBL-hTNFα。

表 15-4-8　hTNFα cDNA 片段与 pUC/M13 载体的连接

pUC/M13 载体 DNA(100ng)	5μL
hTNFα cDNA(50ng)	10μL
T4 DNA 连接酶缓冲液(10×buffer)	2μL
T4 DNA 连接酶(6U/μL)	0.25μL
H₂O	2.75μL
总体积	20μL
混匀后,于 16℃ 连接过夜	

将重组质粒 pBL-hTNFα 转化大肠埃希菌 DH5,获得表达重组入 TNFα(rhTNFα)的菌株。对该菌进行摇瓶培养分析,以 SDS 聚丙烯酰胺凝胶电泳分析其表达 rhTNFα 的条件与水平,最终获得较高水平表达的细菌,建立表达 rhTNFα 的工程菌。

3. 产物的表达与鉴定　基因工程药物的生产在获得了工程菌后,还有大量的中下游工作要做,这些工作包括:工程菌的传代与保存、工程菌的中试及生产规模(发酵工程)的培养工艺、蛋白质表达水平在规模化培养中的维持以及目的蛋白的大规模纯化工艺等。

4. 作为基因重组药物的样品测定　大肠埃希菌表达的 rhTNFα 需要达到多项要求,并经过 SFDA 的严格审批后才可作为临床试验药物。主要的测定指标标准如下。

(1)效价测定:以 L929 细胞杀伤试验测定其活性,用国家工作参考品校准为 IU(国际单位)。用对数生长期的 L929 细胞测定待测 rhTNFα 样品的细胞杀伤作用,选择细胞杀伤再分率在 10%~90% 范围内的数值作回归直线,求出 50% 杀伤时相应的 rhTNFα 浓度,由此可得 rhTNFα 生物效价的实验室单位(LU),再通过下述公式转化为国际单位(IU):

样品的 IU= 实验测得的样品 LU/ 实验测得的标准品 LU× 标准品所标示 IU

(2)蛋白质含量 Lowry 法测定。

(3)纯度测定:用非还原型 SDS-PAGE 技术,加样量不低于 5μg。电泳后做蛋白质转印,经扫描仪扫描,单体和聚合体纯度应在 95% 以上。RPLC 法的纯度应在 95% 以上。

(4)分子量测定:按 SDS-PAGE 方法,样品单体分子量应为 17 000ku ± 1 000ku。

(5)比活性测定:根据效价测定和蛋白质含量计算比活性。rhTNFα 的比活性应在 2×10^7/mg 以上。

(6)等电点:等电点范围为 6.27~7.10,脱氨组分低于 5%。

(7)肽图测定:以 HPLC 胰肽图法,应呈 rhTN-Fα 特征性肽指纹图谱,且批次之间同源性良好。

(8)残余外源性 DNA 含量测定:按固相斑点杂交法,以地高辛标记的核酸探针测定,其含量应低于每剂量 100pg。

(9)残余宿主蛋白(ECP)含量测定:以 ELISA 方法测定 ECP 含量应低于每剂量 100ng,或不得超过总蛋白的 0.02%。

(10)残余抗生素活性测定:不应有残余氨苄西林活性。

(11)热原含量:采用鲎试验法,每剂量应不超过 5EU。

(12)其他:包括无菌试验、小鼠急性毒性试验、家兔发热反应等,应符合相关规定。

第五节 载体技术及常用载体介绍

基因探针即核酸探针在前文已有详细介绍,简单地说,基因探针就是一段带有检测标记,且顺序已知的,与目的基因互补的核酸序列 (DNA 或 RNA)。基因探针通过分子杂交与目的基因结合,产生杂交信号,能从浩瀚的基因组中把目的基因显示出来。与之相对应,利用核苷酸碱基顺序互补的原理,用特异的基因探针即识别特异碱基序列的有标记的一段单链 DNA(或 RNA)分子,与被测定的靶序列互补,以检测被测靶序列的技术叫核酸探针技术。有的时候,为了使探针能够到达指定的细胞发挥靶向标记的功能,基因探针载体技术应运而生。

一、简介

载体即为携带外源 DNA 进入宿主细胞,并在宿主细胞中进行无性繁殖或表达的小分子 DNA,具有复制起始位点、供插入 DNA 片段的单一酶切位点及筛选标志三个基本原件。目前,基因工程中所应用的载体种类繁多,按其基本组成元件的来源不同,可以将载体分为质粒载体、噬菌体载体、噬粒载体、病毒载体和人工染色体载体等。各类载体在大小、结构、性能等方面的特性差别很大,但作为 DNA 载体它们都具备以下一些共同的基本特点:①具备自主复制能力,以保证重组 DNA 可以在宿主细胞内得到扩增;②具备较多的拷贝数,易与宿主细胞的染色体 DNA 分开,便于分离提纯;③具备较小的分子量,易于操作,并有足够的接纳目的基因的容量;④在非必需的 DNA 区段有较多的单一限制酶酶切位点,便于目的基因的克隆;⑤有一个或多个筛选标记(如对抗生素的抗性、营养缺陷型或显色表型反应等);⑥具有较高的遗传稳定性。这些特点构成了 DNA 载体所必须具备的基本条件。

二、质粒载体

质粒 (plasmid) 是细菌染色体外能自主复制的双链闭环 DNA 分子,大小为 1~200kb。基因工程中最常用的是 *E. coli* 的质粒。质粒不是细胞生长繁殖所必须的遗传结构,它可以从细胞中消除而不影响细胞的生长,但其存在往往能赋予宿主细胞一定的生理功能,如抗生素抗性,根据质粒赋予细菌的表型可以识别质粒的存在,这是筛选转化分子细菌的依据。质粒在细胞内以共价闭合环状 DNA 形式存在,呈超螺旋状态。在质粒的提取过程中,由于机械外力的作用,其天然超螺旋结构遭到破坏,如果一条链保持完整的环状结构,另一条链有一个或多个缺口时,称为开环 DNA;若双链 DNA 均发生断裂,则呈线状。不同构型的质粒 DNA,尽管相对分子质量相同,但电泳迁移率不同,因此可以通过琼脂糖凝胶电泳将其分开。一般质粒 DNA 复制后可随宿主细胞分裂而传给后代。由于携带大的插入片段的质粒容易自然丢失所插入的片段,因此质粒不适于用来克隆大于 20kb 的 DNA 片段。

质粒载体主要存在于细菌,但在酵母菌及古菌中也存在。细胞内自然存在的质粒通常不能作为基因工程操作的载体,需要对其进行改造,如根据载体必备的条件插入结构元件和删除质粒上非功能 DNA 片段。常用的质粒载体多来自于大肠杆菌并经过了人工改造,大小为 3~10kb,如 pBR322、pUC 系列、pSP 系列和 pGEM 系列等。这些质粒载体克隆外源 DNA 的片段较小,但很方便体外操作。

质粒载体根据其功能可分为克隆载体、穿梭载体和表达载体。

1. 克隆载体　以繁殖外源 DNA 片段为目的的载体称为克隆载体,具有自我复制、克隆位点、筛选标记、分子量小、拷贝数多等特点。常见的克隆质粒载体包括:pBR322 质粒、pUC 质粒、T 载体。

(1)pBR322 质粒:质粒载体 pBR322(图 15-5-1)是研究得最多,使用最早,且应用最广泛的大肠杆菌质粒载体之一。符号质粒载体 pBR322 中的"p"代表质粒,"BR"代表两位研究者 Bolivar 和 Rogigerus 姓氏的字首,"322"是实验编号。pBR322 是一个人工构建的重要质粒,有万能质粒之称,它是由 pSF2124、pMB8 及 pSC101 三个亲本质粒经复杂的重组过程构建而成的。因为 pBR322 的成功构建,才使基因克隆有了长足的进展。pBR322 的大小为 4361bp,相对分子质量较小,带有一个复制起始位点,保证了该质粒只在大肠杆菌的细胞中行使复制的功能。具有两种抗生素抗性基因——氨苄青霉素抗性基因和四环素抗性基因,可供转化子的选择标记。当把外来基因插在这两个抗药基因中的任何一个内,利用中断抗药基因的消失做筛选,再利用剩下的一个完整抗药基因做转化筛选。这样就非常容易获得所需要的重组子。质粒载体 pBR322 具有较高的拷贝数,经过氯霉素处理后,每个细胞中可累积 1 000~3 000 份拷贝,该特性为重组质粒的制备提供了极大的方便。pBR322 还常常用作构建新载体的基础,如 pBR324-329 等一系列的克隆载体都是从 pBR322 出发构建的。

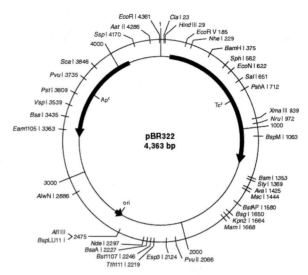

图 15-5-1　pBR322 质粒图谱

(2)pUC18/19 质粒是在 pBR332 基础上改建而成的(图 15-5-2)。它们保留了 pBR332 的一部分,组入了一个来自 M13 噬菌体在其 5'端带有一段多克隆位点的 LacZ'基因,而发展成为具有双重检测特征的新型质粒载体系列。pUC 系列大多数是成对的,如 pUC8/pUC9、pUC18/pUC19,即每对间含有大致相同的多克隆位点(个别切口又可不同),但整个多克隆位点反向倒装(故称其为一对)。不同对的 pUC 系列质粒载体的多克隆位点的数目和种类不同。

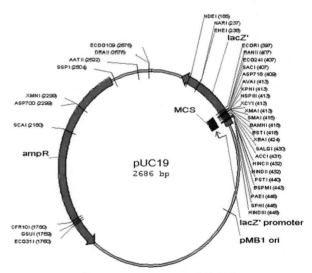

图 15-5-2　pUC18/19 质粒图谱

(3)T 载体(图 15-5-3)常用于 PCR 产物连接,它不能大量表达,T 载体自身为线性,在其 3'末端具有突出的 T 黏性末端。许多高温 DNA 聚合酶,如 Taq DNA 聚合酶等扩增的 PCR 产物在 3'末端后都带有一个突出的碱基 A,这样的 PCR 产物可以用 3'末端后带有一个突出碱基 T 的载体方便地进行克隆。pBLUE-T 载体来源于 pBlueScript Ⅱ SK(+) 质粒,在 EcoR Ⅰ 酶切位点处添加了适当序列,经 Xcm I 酶切后其 3'末端直接产生未配对的 T 碱基而成,因此有更高的重组效率。

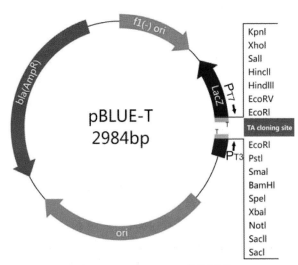

图 15-5-3　PBLUE-T 载体图谱

2. 穿梭载体　含有不止一个 ori (DNA 序列复制开始的起点)、能携带插入序列在不同种类宿主细胞中繁殖的载体称为穿梭载体,又称双宿主载体,可在两种不同的宿主细胞中被复制,多用于原核细胞和真核细胞间遗传物质的转移。酵母质粒表达载体和动物表达载体多属于穿梭载体,由原核序列和真核序列两部分组成,原核序列便于在大肠杆菌中复制扩增,真核序列用于转染目的基因的真核细胞的筛选,并保证基因在真核细胞中表达。在无复制起点的情况下,供体 DNA 必须整合到真核染色体上才能够稳定。

3. 表达载体　是用来将克隆的外源基因在宿主细胞内进行表达的载体。这类载体除具有克隆载体必备的条件外,还具有以下特点:很强的启动子及两侧的调控序列;位于阅读框上游的 SD 序列和起始密码子;启动子与插入的外源 DNA 之间有正确的阅读框架;插入外源 DNA 基因下游有转录终止区。根据产生的蛋白质序列,又可分为融合表达载体和非融合表达载体。融合表达载体表达融合蛋白,融合蛋白包括一段大肠杆菌阅读框编码的短肽和外源基因编码的多肽。非融合表达载体表达非融合蛋白,依其宿主细胞可分为原核和真核基因表达载体,依其产生的蛋白是否具有

分泌性可分为分泌型和非分泌型载体。分泌型表达载体具有 12~30 个氨基酸残基的信号肽基因序列,真核生物的分泌蛋白大多数可在原核中得到很好的分泌。

(1)原核表达质粒载体:原核表达质粒载体除具备一般克隆载体所具有的必要元件外,还需要在 MCS 的上下游分别提供启动子和终止子,从而使其与插入基因共同组成完整的转录单位,在 MCS 上下游除构建了启动子和终止子外,还将阻遏蛋白及核糖体结合位点放在了起始密码的上游,在阅读框中还加入了 6 个组氨酸标签的编码序列,从而为使用者提供了更灵活的操作和选择空间。

(2)真核表达质粒载体:真核表达质粒载体一般由两部分组成,一部分用于在原核细胞中复制及筛选,一部分用于真核细胞中复制、筛选及表达。pRc/CMV 是具有代表性的真核质粒表达载体,一部分来源于 pCU 质粒,一部分来源于病毒的必要元件,从而使 pRc/CMV 既能在大肠埃希菌中复制,又能在真核细胞中复制并表达插入的目的基因。

三、病毒载体

理论上,各种类型的病毒都能被改造成病毒载体。但是由于病毒的多样性及与机体复杂的依存关系,人们至今对许多病毒的生活周期、分子生物学、与疾病发生及发展的关系等的认识还很不全面,从而限制了许多病毒发展成为具有实用性的载体。近 20 年来,只有少数几种病毒如反转录病毒 (包括 HIV 病毒)、腺病毒、腺病毒伴随病毒、疱疹病毒 (包括单纯疱疹病毒、痘苗病毒及 EB 病毒)、甲病毒等被成功地改造成为基因转移载体并开展了不同程度的应用。

1. 病毒载体产生的原理　首先要对病毒的基因组结构和功能有充分的了解,最好能获得病毒基因组全序列信息。病毒基因组可分为编码区和非编码区。编码区基因产生病毒的结构蛋白和非结构蛋白,根据其对病毒感染性复制的影响,又可分为必需基因和非必需基因。非编码区中含有病毒进行复制和包装等功能所必需的顺式作用元件。各种野生型病毒颗粒都具有一定的包装容量,即对所包装的病毒基因组的长度有一定的限制。一般来说,病毒包装容量不超过自身基因组大小的 105%~110%。基因重组技术的发展使病毒载体的产生成为可能。最简单的做法是,将适当长度的外源 DNA 插入病毒

基因组的非必需区,包装成重组病毒颗粒。然而,这样的重组病毒作为基因转移载体有许多缺点。首先,许多野生型病毒通过在细胞中产毒性复制而导致细胞裂解死亡;或带有病毒癌基因而使细胞发生转化。因此必须经过改造使其成为复制缺陷性病毒并且删除致癌基因后才能用于基因治疗。其次,插入外源 DNA 的长度受到很大限制,尤其对于基因组本身较小的病毒如腺病毒伴随病毒 (AAV,4.7kb)、反转录病毒 (8~10kb)、腺病毒 (36kb),如果不去除病毒基因,可供外源 DNA 插入的容量就十分小。因此,必须删除更多的病毒基因以腾出位置插入较大的外源 DNA。为了增加病毒载体插入外源 DNA 的容量,除了可以删除病毒的非必需基因外,还可以进一步删去部分或全部必需基因,这些必需基因的功能由辅助病毒或包装细胞系反式提供。

病毒载体大体上可分为两种类型。

（1）重组型病毒载体:这类载体是以完整的病毒基因组为改造对象。一般的步骤是选择性地删除病毒的某些必需基因尤其是立早基因或早期基因,或控制其表达;缺失的必需基因的功能由互补细胞反式提供;用外源基因表达单位替代病毒非必需基因区;病毒复制和包装所需的顺式作用元件不变。这类载体一般通过同源重组方法将外源基因表达单位插入病毒基因组中。

（2）无病毒基因的病毒载体 (gutless vectors):这类载体在不同的病毒载体系统中的称谓不同。对于腺病毒,一般称为 mini-Ad;在 HSV 载体系统,一般称为扩增子 (amplicon) 载体或质粒型载体。重组 AAV 载体也属于无病毒基因的病毒载体。这类载体系统往往由载体质粒和辅助系统组成。重组载体质粒主要由外源基因表达盒、病毒复制和包装所必需的顺式作用元件及质粒骨架组成。辅助系统包括病毒复制和包装所必需的所有反式作用元件。在辅助系统的作用下,重组载体质粒 (包含或不包含质粒骨架) 以特定形式 (单链或双链,DNA 或 RNA) 被包装到病毒壳粒中,其中不含有任何病毒基因。这类病毒载体的优点在于载体病毒本身安全性好,容量大。缺点在于往往需要辅助病毒参与载体 DNA 的包装,而辅助病毒又难以同载体病毒分离开来,造成最终产品中辅助病毒污染,从而影响其应用。实际上,无病毒基因的病毒载体可以看作是重组病毒载体的一种极端减毒情况。

几种常见的病毒载体的顺式作用元件和经典的

包装方式见表 15-5-1。

表 15-5-1　常见病毒载体

载体	顺式作用元件	经典包装方式
逆转录病毒载体	1）两个长末端重复序列 (LTR):含有整合和调节转录的必需序列;含有转录增强子和启动子 2）tRNA 引物结合位点 p 3）包装信号序列 ψ	载体质粒转染整合了所有必需基因 (gag、pol、env) 的包装细胞系如 PA317,经选择培养获得产病毒细胞系 (VPC);细胞不裂解,病毒不断分泌至培养上清中
腺病毒载体	两个末端倒转重复序列 (ITR);包装信号序列	载体质粒与辅助质粒共转染 293 细胞获得重组腺病毒。重组腺病毒感染 293 细胞而扩增;细胞每次被感染后发生裂解
腺相关病毒载体	两个末端倒转重复序列 (ITR);其中包括了病毒复制起点、包装信号及整合和拯救所必需的顺式元件	AAV 载体质粒和辅助质粒共转染 293 细胞,并加辅助病毒 (腺病毒或单纯疱疹病毒) 感染
单纯疱疹病毒载体	HSV 病毒复制起点 ori;病毒包装信号 pac	PTCA 重组病毒在互补细胞上传代;扩增子病毒在辅助病毒存在下传代
慢病毒载体	慢病毒属于逆转录病毒科,但其基因组结构复杂,两端为长末端重复序列 (LTR),内含复制所需的顺式作用元件	第三代慢病毒载体包含四个质粒,1 个慢病毒表达载体 (无 HIV 蛋白) 和 3 个慢病毒包装载体 (仅表达 Gag、Pol、Rev),包装细胞为 293T 细胞

2.病毒载体的包装系统　将外源基因包装到病毒壳粒中,是病毒载体生产的核心技术。一般来说,病毒载体的制备包括以下要素。

1）宿主细胞:虽然现在已有可能对有些病毒载体 (如 AAV 载体) 进行体外 (无细胞) 包装,但是这种包装系统仍然需要细胞提取物,并且包装效率相当低,远远达不到可生产水平。至今为止,病毒载体的包装主要是在对该病毒敏感的宿主细胞中进行的。宿主细胞不但提供了病毒复制和包装的环境条件,许多细胞成分还直接参与了病毒复制和包装的过程。

2）病毒复制和包装所必需的顺式作用元件和外源基因的表达盒:一般来说,病毒复制和包装所必需的顺式作用元件和外源基因的表达盒由细菌质粒携带,组成病毒载体质粒,是被包装的对象。由于病毒复制方式的不同,有些病毒载体如单纯疱疹病毒扩增子 (HSV amplicon) 载体在包装时,整个载体质粒都被包装进入病毒颗粒中;而有些病毒载体如反转录病毒、腺病毒,伴随病毒载体的质粒骨架部分并不被包装到病毒颗粒中,只有病毒复制和包装所必需的顺式作用元件和外源基因表达盒被包装到病毒颗粒中。构建重组型病毒载体时,病毒复制和包装所需的顺式作用元件存在于病毒基因组中(病毒基因组可以由具有感染性的病毒颗粒提供,也可以质粒形式提供)。先将外源基因表达盒插入穿梭质粒携带的病毒同源序列中;将重组穿梭质粒转染至细胞中,再用辅助病毒超感染;或将重组穿梭质粒与病毒基因组质粒共转染细胞;重组质粒与病毒基因组在细胞中进行同源重组而产生表达外源基因的重组病毒。为了使病毒载体的生产更为方便,病毒复制和包装所必需的顺式作用元件和外源基因的表达盒除了可以用质粒携带以外,也可以用另一种病毒(往往是辅助病毒)或生产细胞来携带。

3)辅助元件:包括病毒复制和包装所必需的所有反式作用元件。这些元件一般包括病毒基因转录调控基因、病毒 DNA 合成和包装所需的各种酶类的基因、病毒的外壳蛋白基因等。辅助元件的表现形式可以多种多样。常用的形式包括以下几种。

(1)辅助质粒(helper plasmid),如用于产生重组腺病毒的质粒 JM17,用于重组 AAV 包装的辅助质粒 pAAV/Ad。

(2)辅助病毒(helper virus),如用于 HSV 扩增子载体包装的辅助病毒 HSV1 tsK 株。

(3)包装细胞系,如用于反转录病毒载体包装的 PA317 细胞和用于慢病毒和腺病毒包装的 293 T 细胞。

3. 病毒载体的包装策略　上述几种要素的不同组合,便产生了各种各样的病毒载体包装策略。根据病毒载体生产系统的组成因素的多少,可将其分成以下几种。

(1)单组成因素生产系统(one-component system):所有的组成成分都集中在生产细胞中。经典的反转录病毒生产系统就是由产病毒细胞(VPC)组成,重组反转录病毒由 VPC 细胞不断分泌至培养上清液中。

(2)双组成因素生产系统(two-component system):这种生产系统一般由“一株病毒/一株细胞”组成。典型的例子是重组腺病毒生产系统。先用共转染的方法获得重组腺病毒毒种,再由该毒种和生产细胞(如 293T 细胞)组成一个双组成因素的生产系统使病毒大量扩增。

(3)多组成因素生产系统(multi-component sys-

tem):是由两种以上的组成因素组成的生产系统。传统的 AAV 载体生产系统就是由载体质粒、辅助质粒、辅助病毒和生产细胞 4 种因素组成。

一般来说,发展新的包装策略主要是为了:①减少生产系统中的组成因素,简化操作过程;②提高生产效率,降低生产成本;③避免或降低野生型病毒的产生;④避免使用难以与产品病毒分离的辅助病毒。

4. 常见病毒载体的生物学特点　见表 15-5-2。

表 15-5-2　常用病毒载体的生物学特点

病毒载体	生物学特性
反转录病毒载体 单链 RNA 病毒 8~10kb	可感染分裂细胞 整合到染色体中 表达时间较长 有致癌的危险
腺病毒载体 双链 DNA 病毒 36kb	可感染分裂和非分裂细胞 不整合到染色体中 外源基因表达水平高 表达时间较短 免疫原性强
AAV 病毒载体 单链 DNA 病毒 <5kb	可感染分裂和非分裂细胞 整合到染色体中 无致病性;免疫原性弱 可长期表达外源基因 在骨骼肌、心肌、肝脏、视网膜等组织中表达较高
HSV 病毒载体 双链 DNA 病毒 152kb	具有嗜神经性,可逆轴突传递 可潜伏感染 容量大 可感染分裂和非分裂细胞

四、噬菌体载体

细菌质粒为基因克隆中应用最为普遍的一类载体。但由于这类载体易受到自身条件的限制,常常只能携带 10kb 以下的外源基因。在基因工程中及分子成像过程中,由于不同的目的要求及实验操作,克隆目的基因片段常常超出这个片段,噬菌体(phage)载体就显得更具实际意义。噬菌体特指感染细菌的病毒,由它构建的载体称为噬菌体载体。噬菌体的结构比质粒复杂许多,就两者的 DNA 本质比较而言,质粒仅仅是一种含有复制原点的裸露的 DNA 分子,而噬菌体 DNA 分子除了含有复制原点外,还含有编码外源蛋白质、与 DNA 整合和重组等有关的基因以及一些调节基因。从噬菌体出发构建的载体可以克隆的 DNA 片段比质粒载体的大得多,并且重组 DNA 被包装成噬菌体通过感染而导入细胞,其效率比质粒 DNA 转化效率要高得多。因此噬菌体载体特别适用于真核基因的研究(真核基因一般都比较大)。迄今为止,运用噬菌体载体实现了大量成功的基因克隆和表达,表明它们是一种良好的基因克隆载体。目前已有大量的噬菌体突变体供研究者使用,主要用于 cDNA 文库以及表达肽库(噬菌体表面展示)的构建。

噬菌体载体主要来自于 λ 噬菌体、M13 噬菌体(单链丝状噬菌体载体)和噬粒。

1. λ 噬菌体 λ 噬菌体为双链 DNA 分子,大小为 49kb,线状,在 DNA 分子两端有 12 个碱基的黏性末端 (cos 位点),进入宿主细胞后,λ 噬菌体DNA 两端的黏性末端环化,形成质粒结构,以 θ 方式或滚环方式复制。λ 噬菌体相关的载体感染效率比较高,有近 100% 的感染率。λ 噬菌体可分为烈性噬菌体和温和(或溶原)噬菌体。烈性噬菌体感染细胞后,借助寄主细胞的遗传机制,合成DNA 和结构蛋白,经过装配成为成熟的噬菌体颗粒,最终从细胞中释放出来,导致寄主细胞裂解死亡,在双层平板培养基上形成噬菌斑。温和噬菌体进入细胞后,噬菌体 DNA 通过特殊位点整合到宿主染色体上,可以长期随寄主染色体 DNA 的复制而传递。在一般情况下,不进行增殖,不引起寄主细胞的裂解死亡。

利用 λ 噬菌体作载体,主要是将外来目的 DNA替代或插入中段序列,使其随左右臂一起包装成噬菌体,感染大肠杆菌,并随噬菌体的溶菌繁殖而繁殖。现在广泛使用的 λ 噬菌体载体也是已做过许多人工改造的,主要的改造是:①设计去除 λDNA 上的一些限制性酶切点,这是因为 λDNA 较大,序列中的限制性酶切点过多,妨碍其应用;②在中段非必需区,替换插入某些标志基因如上述的可供蓝白筛选的 lacI-lacZ' 序列和多克隆位点等。由此可构建出两类 λ 噬菌体作载体;一类是插入型载体,可将外来序列插入中段,常用的 λgt 系列载体,一般容许插入 5~7kb 外来 DNA;另一类是替换型载体,即可用外来 DNA 替代中段,如 IMBL 系列载体。

2. 丝状噬菌体载体 大肠杆菌丝状噬菌体包括 M13 噬菌体 f 噬菌体等,其基因组均是单链闭环 DNA 分子,其中 M13mp 系列克隆载体是对野生型 M13 加以改造,插入了多克隆位点和 LacZ 基因后的载体,所以也是可以利用 IPTG 和 X-gal 作

蓝白筛选的, M13 感染大肠杆菌后,即在菌体内酶的作用下,以感染性单链 DNA(正链)为模板,转变为双链 DNA,称作复制型 DNA(RF DNA)。一般当每一个细胞内有 100~200 个 RF DNA 拷贝时,即停止复制,产生有感染性的完整的单链丝状噬菌体并分泌离开菌体。感染 M13 的大肠杆菌可继续生长,并不发生裂解,但生长速度则较正常菌慢,取感染 M13 的细菌培养液离心,即可从菌体中提取 RF DNA,供限制酶切割等分子克隆操作之用;从离心后的上清液中,可用聚乙二醇 (PEG) 沉出噬菌体颗粒,提取单链 DNA(ss DNA) 供 DNA序列分析,体外定位突变等使用。M13 噬菌体(单链丝状噬菌体载体):M13 噬菌体是基因组为6.4kb 的单链闭环 DNA 噬菌体,只感染雄性大肠杆菌,但 M13 噬菌体 DNA 可以通过转染进入雌性大肠杆菌。在感染早期,M13 噬菌体单链闭环DNA 先复制成双链环状 DNA,M13 子代噬菌体通过细胞壁挤出,并不杀死细菌,但细菌生长速度缓慢。该类噬菌体作为克隆载体,可以通过质粒提取方法提取 RF 型 DNA。M13 噬菌体主要用于克隆后测序。

3. 噬粒 噬粒 (phagemid 或 phasmid) 是由质粒载体和单链噬菌体载体构建成的,在质粒 DNA 中插入一段单链噬菌体的复制起始点 DNA,即构成了噬粒。噬粒既有质粒的复制起点,又有噬菌体的复制起点,因此在大肠杆菌细胞里,可以按正常的双链质粒分子进行复制,生成双链 DNA;当存在辅助噬菌体的条件时,在噬菌体基因 II 蛋白质的作用下,又可像单链噬菌体 M13 一样按滚环模型复制出单链DNA,并在包装成噬菌体颗粒后释放出宿主细胞。最为常用的噬粒载体有 pUC118 和 pUC119。两者除了多克隆位点的序列正好相反外,其余的序列都是相同的,它们可在宿主细菌内像质粒一样地复制。当宿主细胞受到辅助噬菌体感染后,噬菌体载体便按单链噬菌体的方式进行复制,然后由辅助噬菌体提供的外壳蛋白包装成噬菌体颗粒。

实验操作上,噬粒可像一般质粒一样进行克隆,但当需要制备单链 DNA 时,需在培养时加入辅助噬菌体,常用的辅助噬菌体有 M13KO7 和 R408。培养好的菌液在离心除去菌体后,上清中加入 PEG即可沉出含有单链 DNA 的颗粒。噬粒也常用于DNA 序列分析和体外定位突变。

第六节 基因转染技术及常用转染方法对比

基因转染（gene transfection）是采用生化或物理技术将外源的遗传信息如特定的 DNA、RNA 等核酸分子传递到真核细胞，并实现目的基因在细胞内表达的技术。转染技术是基因功能研究、基因治疗和基因免疫等研究领域的理论和技术基础，也是研究基因表达调控、突变分析等的常规工具。随着基因功能和基因表达研究的兴起，基因转染技术的应用已愈发广泛。

常规转染技术可分为两大类，一类是瞬时转染，一类是稳定转染（永久转染）。前者外源 DNA/RNA 不整合到宿主染色体中，因此一个宿主细胞中可存在多个拷贝数，产生高水平的表达，但通常只持续几天，多用于启动子和其他调控元件的分析。一般来说，超螺旋质粒 DNA 转染效率较高，在转染后 24~72h 内（依赖于各种不同的构建）分析结果，常常用到一些报告系统如荧光蛋白、β 半乳糖苷酶等来帮助检测。后者也称稳定转染，外源 DNA 既可以整合到宿主染色体中，也可能作为一种游离体 (episome) 存在。尽管线性 DNA 比超螺旋 DNA 转入量低但整合率高。外源 DNA 整合到染色体中概率很小，大约 $1/10^4$ 转染细胞能整合，通常需要通过一些选择性标记，如来氨丙基转移酶 (APH，新霉素抗性基因)、潮霉素 B 磷酸转移酶 (HPH)、胸苷激酶 (TK) 等反复筛选，得到稳定转染的同源细胞系。

将基因导入真核细胞的方法有许多种。这些技术可以归纳成三类：生化方法转染、物理方法转染以及病毒介导的转化。具体选择哪种转染方法要根据实验目的来决定（如用于筛选的检测方法，细胞系在转染压力下的生存能力，以及系统所需要的效率）。

1. 生化转染法 利用生化转染方法，包括磷酸钙介导的以及二乙氨乙基 (DEAE)- 葡聚糖介导的转染，将核酸导入培养细胞中已有近 30 年的历史。许多阳离子脂质体也已被成功地用于把基因导入更多种类的细胞中。在这三种化学方法中（磷酸钙、DEAE- 葡聚糖与阳离子脂质体），化学试剂与 DNA 形成复合体能够促进 DNA 进入细胞。近年来，国际上推出了一些阳离子聚合物基因转染技术，以其适用宿主范围广，操作简便，对细胞毒性小，转染效率高受到研究者们的青睐。其中树枝状聚合物 (dendrimers) 和聚乙烯亚胺 (polyethylenimine，PEI) 的转染性能最佳，但树枝状聚合物的结构不易于进一步改性，且其合成工艺复杂。聚乙烯亚胺是一种具有较高的阳离子电荷密度的有机大分子，每相隔二个碳原子，即每"第三个原子都是质子化的氨基氮原子，使得聚合物网络在任何 pH 下都能充当有效的"质子海绵" (proton sponge)。这种聚阳离子能将各种报告基因转入各种种属细胞，其效果好于脂质聚酰胺，经进一步的改性后，其转染性能好于树枝状聚合物，而且它的细胞毒性低。大量实验证明，PEI 是非常有希望的基因治疗载体。目前在设计更复杂的基因载体时，PEI 经常作为核心组成成分。线型 PEI(LPEI) 与其衍生物用作基因转染载体的研究比分枝状 PEI(BPEI) 要早一些，过去的研究认为如不考虑具体条件，LPEI/DNA 转染复合物的细胞毒性较低，有利于细胞定位，因此与 BPEI 相比应该转染效率高一些。但最近研究表明，BPEI 的分枝度高有利于形成小的转染复合物，从而提高转染效率，但同时细胞毒性也增大。超高分枝的、较柔性的 PEI 衍生物含有额外的仲胺基和叔胺基，在转染实验中发现这种 PEI 的毒性低，但转染效率却较高。

2. 物理转染法 常用的物理基因转染方法有三种：生物粒子轰击法、显微注射法和电穿孔法。

（1）微粒子轰击法：也称为基因枪法，即在真空状态下，利用粒子加速器将外面包裹了外源基因 DNA 的金颗粒或钨粉微颗粒进行加速，打入完整的细胞中，从而使外源基因 DNA 得以在靶细胞中稳定转化并有可能获得表达。实验结果表明，用这种方法靶基因可在皮肤、肌肉、肝、胰、胃和乳腺等细胞中表达。

（2）显微注射法：在显微镜下，将 DNA 经细胞玻璃针直接注入细胞，该法适合于各种培养生长的细胞，但需要一定的设备和操作技巧。

（3）电穿孔法：电穿孔通过将细胞暴露在短暂的高场强电脉冲中转导分子。即利用脉冲场将 DNA 导入培养细胞。电脉冲和场强的优化对于成功的转染很重要。

3.病毒转染法　病毒介导的转化指通过逆转录病毒、猿猴空泡病毒 40(sv40)、腺病毒、牛痘病毒感染的方式将外源基因导入动物细胞内，这是一种常用的转基因方法。根据动物受体细胞类型的不同，可选择使用具有不同宿主范围和不同感染途径的病毒基因组作为转化载体。逆转录病毒在受体细胞中能持久性地表达外源基因，而且通过改变病毒包膜蛋白结构可以感染几乎所有类型的哺乳动物细胞，是一种较为理想的转基因载体。病毒作为基因转染是基因递送良好的工具，其优势主要在于：①在转化的细胞中传播重组的 DNA 分子作为稳定的遗传成分；②可能将有缺陷的或突变的基因置于病毒调节信号的控制下以进行研究；③能将克隆的基因作为病毒微染色体的一部分，并能进行分离；④转移效率较高。其主要缺点是病毒载体对外源基因的最大容纳量只有 2 500bp。

转染技术的选择对转染结果影响也很大，许多转染方法需要优化 DNA 与转染试剂比例，细胞数量，培养及检测时间等。一些传统的转染技术，如 DEAE 右旋糖苷法、磷酸钙法、电穿孔法、脂质体法各有利弊，其主要原理及应用特点见表 15-6-1。

表 15-6-1　各种常见转染方法的比较

转染方法	原理	应用	特点
磷酸钙法	磷酸钙 DNA 复合物吸附细胞膜被细胞内吞	稳定转染 / 瞬时转染	不适用于原代细胞，操作简便但重复性差，有些细胞不适用
DEAE- 右旋糖苷法	带正电 DEAE- 右旋糖苷与核酸带负电的磷酸骨架相互作用形成的复合物被细胞内吞	瞬时转染	操作相对简便、结果可重复，但对细胞有一定的毒副作用，转染时需除血清
阳离子脂质体法	带正电的脂质体与核酸带负电的磷酸基团形成复合物被细胞内吞	稳定转染 / 瞬时转染所有细胞	适用性广，转染效率高，重复性好，但转染时需除血清。转染效果随细胞类型变化大
电穿孔法	高脉冲电电压破坏细胞膜电位，DNA 通过膜上形成的小孔导入	稳定转染 / 瞬时转染所有细胞	适用性广但细胞致死率高，DNA 和细胞用量大，需根据不同细胞类型优化电穿孔实验条件
显微注射法	用显微操作将 DNA 直接注入靶细胞核	稳定转染 / 瞬时转染	转染细胞数有限，多用于工程改造或转基因动物的胚胎细胞
病毒介导法	通过侵染宿主细胞将外源基因整合到染色体中	稳定转染	可用于难转染的细胞、原代细胞、体内细胞等
逆转录病毒法		转染特定宿主细胞	携带基因不能太大，细胞需处于分裂期，并需考虑安全因素
腺病毒法		瞬时转染特定宿主细胞	可用于难转染的细胞，需考虑安全因素

第七节　常用细胞转染实验方法与操作

细胞转染指真核细胞由于外源 DNA 或 RNA 掺入而获得新遗传标志的过程。它是分析细胞内基因、基因产物、蛋白表达功能的重要分析工具。为研究真核表达质粒在真核细胞中的生物学特性，人们一直在研究传送质粒 DNA 的有效途径，常根据不同的细胞类型及实验目的来选择细胞转染的方法。理想的细胞转染方法应该具有较高的转染效率，低细胞毒性，对细胞的正常生理特性影响较小，且便于实施及具有较好的可重复性。本节将介绍几种常用的细胞转染方法。

一、物理转染法

一般来说基因工程的载体分为两类：病毒载体和非病毒载体。常用的病毒载体包括逆转录病毒和腺病毒，它们转染效率高；但也有不利的一面，例如病毒毒性、宿主免疫排斥、制备困难等。相对而言，质粒是相对较为安全的载体，它不整合入基因组，免疫原性低，易于大量制备，但质粒在体内会很快被单核巨噬细胞吞噬和核酸酶降解，使其转染效率大大降低。因此，很多物理的方法被用来提高质粒的转染效率，包括显微注射、基因枪、电穿孔、超声穿孔、激光照射和磁转染等，这些技术各有自己的特点。下文详细介绍一下常用的电击穿孔转染法。

（一）实验原理

电穿孔（electroporation）是指在高压电脉冲的作用下使细胞膜上出现微小的孔洞，导致不同细胞之间的原生质膜发生融合作用的过程。后来发现，电穿孔也可以促使细胞吸收外界环境中的 DNA 分子。在微孔开启期间，细胞外界环境中的 DNA 分子便会穿孔进入，并最终进入细胞核内部。

（二）仪器、材料和试剂

以 CHO 正常仓鼠卵巢细胞为例。

（1）CHO 细胞。

（2）DMEM 培养基。

（3）胰酶。

（4）线性化的 pSVneo 载体。

（5）CO_2 培养箱。

（6）电击仪：转化实验需要高压的电击装置，例如 Bio-Rad(Richmond, CA) 公司的带有脉冲控制的基因脉冲仪，以及放置细胞悬液的小杯，杯中电极距离为 0.1cm 或 0.2cm。

（三）方法与步骤

1）CHO 细胞在 10% DMEM 培养基生长至 50% ~75% 满底。

2）胰酶消化收集细胞，用预冷的电穿孔缓冲液冲洗两次，然后将细胞重新悬浮在该缓冲液中，使细胞的终浓度为 $(0.5~1.0) \times 10^7$/mL。

有 2 种缓冲液供选用：① Dulbecco 磷酸缓冲盐溶液（不含 Ca^{2+} 或 Mg^{2+}）；②磷酸缓冲蔗糖溶液 (272mmol/L 蔗糖, 7mmol/L 磷酸钠 pH 7.4, 1mmol/L $MgCl_2$)。

3）取 0.8mL 细胞悬液放入 0.4cm 的电击杯中，取 2.5~40μg 线性化的 pSVneo 载体加入细胞悬液中，充分混合，冰浴中放置 10min。

4）将电击杯放在电脉冲仪的正负极之间，电击一次。电击条件如下。

（1）在 PBS 溶液中进行电击：

电容：25μF。

电压：100~l 600V(250~4 000 V/cm)。

（2）在磷酸缓冲蔗糖溶液中进行电击：

电容：25μF。

电压：100~l 000V(250~2 500 V/cm)。

（3）在 Hamm's F_{12} 溶液中进行电击：

电容：960μF。

电压：250~450V(625~l 125 V/cm)。

5）电击后将电击杯放入冰浴中 10min。

6）用适当的完全培养基稀释细胞，37℃，5% CO_2 培养箱中培养。

7）培养 24~60h，可进行瞬时表达的检测，或用适当的选择培养基进行稳定转化克隆的筛选。

8）瞬时表达：转化后 48~60h，提取细胞 RNA 或 DNA 进行杂交分析；要检测产生的蛋白质，可用放射免疫测定法、Western blotting、免疫沉淀法等进行分析。

稳定转化克隆的筛选：转化后非选择培养 18~24h。使转化的外源基因得以表达。胰酶消化，按 1：15~1：20 稀释传代，换用适当的选择培养基继续培养，以后每隔 2~4d 换一次培养基。10~14d 出现细胞克隆。

9）在显微镜下选出生长状态良好的细胞克隆。将旧培养基弃去，加胰酶消化液消化 5min，吸去消化液。用一玻璃吸管首先吸少许培养基，对准欲挑选的细胞克隆，轻轻吹吸 3~5 次，将其转入 24 孔板内，如此反复两到三次，尽量将细胞克隆的所有细胞都吸出。待孔底长满细胞后，转入较大的培养瓶内扩大培养。当细胞长至足够量 $(10^7~10^8)$ 时即可进行 DNA、RNA 的杂交分析和表达蛋白的检测。

（四）注意事项

（1）电击的最大电压和电击持续时间是影响转染效率的两个主要因素。电压太小和/或持续时间太短，则转染效率太低；如果电压太大和/或持续时间太长，则电击后细胞不能存活，所以一定要反复试验找出最佳电压及持续时间。

（2）细胞类型、生长速率及生长期均影响电转效率。生长快的细胞比生长慢的细胞转化效率高。细胞处于有丝分裂期时更易感受外源 DNA。

（3）缓冲液的电阻影响电击时间；渗透压影响细胞的脆性；缓冲液的成分，如二价阴离子，影响细胞膜的稳定性；缓冲液中的某些成分能进入可透性细胞，对细胞产生不良影响。

二、生化转染法

利用生化转染方法，包括磷酸钙介导的以及二乙氨乙基（DAGE）- 葡聚糖介导的转染，将核酸导入培养细胞中已有 30 年历史。Graham 和 Van Der

Eb(1973)在磷酸钙的存在下通过病毒 DNA 转化哺乳动物细胞的工作为通过克隆的 DNA 生化转化遗传标记的小鼠细胞,为将克隆基因在多种哺乳动物细胞中瞬时表达,以及为分离和鉴定细胞原癌基因、肿瘤抑制基因及单拷贝哺乳动物基因奠定了基础,近年来,阳离子脂质体已被成功地应用于转染中。这三种生化转染方法原理都是化学试剂与 DNA 形成复合体促进 DNA 进入细胞。

(一)阳离子脂质体介导的 DNA 转染

1. 实验原理 阳离子脂质体表面带正电荷,能与核酸的磷酸根通过静电作用,将 DNA 分子包裹入内,形成 DNA-脂复合体,也能被表面带负电荷的细胞膜吸附,再通过融合或细胞内吞作用,偶尔也通过渗透作用,将 DNA 传递进入细胞形成包涵体或进入溶酶体。内吞后的 DNA-脂复合体在细胞内形成的包涵体,在 DOPE 作用下,细胞膜上的阴离子脂质因膜的去稳定而失去原有的平衡扩散进入复合体,与阳离子脂质中的阳离子形成中性离子对,使原来与脂质体结合的 DNA 游离出来,进入细胞质,进而通过核孔进入细胞核,最终进行转录并表达。

2. 仪器、材料和试剂

(1)293T 细胞。

(2)DMEM 培养基、青霉素、FCS、PBS、EDTA、转染试剂、链霉素、胎牛血清。

(3)EGFP 表达质粒。

(4)CO_2 培养箱、微量移液器、Tip 头、振荡器、恒温水浴箱、台式离心机、培养皿、转染管、离心管、显微镜、荧光显微镜。

3. 方法与步骤

1)细胞传代。

(1)试验准备:200 μL 及 1mL Tip 头各一盒(以上物品均需高压灭菌),酒精棉球,废液缸,试管架,微量移液器,记号笔,培养皿,离心管。

(2)弃掉培养皿中的培养基,用 1mL 的 PBS 溶液洗涤两次。

(3)用 Tip 头加入 1mL Trypsin 液,消化 1min(37℃,5%CO_2)。用手轻拍培养瓶壁,观察到细胞完全从壁上脱落下来为止。

(4)加入 1mL 的含血清培养基终止反应。

(5)用 Tip 头多次吹吸,使细胞完全分散开。

(6)将培养液装入离心管中,1 000 r/min 离心 5 min。

(7)用培养液重悬细胞,细胞计数后选择 0.8×10^6 个细胞加入一个 35mm 培养皿。

(8)将合适体积完全培养液加入离心管中,混匀细胞后轻轻加入培养皿中,使其均匀分布。

(9)将培养皿转入 CO_2 培养箱中培养,第二天转染。

2)细胞转染。

(1)转染试剂的准备:①将 400 μL 去核酸酶水加入管中,震荡 10s,溶解脂状物;②震荡后将试剂放在 -20℃保存,使用前还需震荡。

(2)选择合适的混合比例(脂质体体积:DNA 质量为 1:1~1:2)来转染细胞。在一个转染管中加入合适体积的无血清培养基。加入合适质量的 EGFP 的 DNA,震荡后再加入合适体积的转染试剂,再次震荡。

(3)将混合液在室温放置 10~15min。

(4)吸去培养板中的培养基,用 PBS 或者无血清培养基清洗一次。

(5)加入混合液,将细胞放回培养箱中培养 1h。

(6)根据细胞种类决定是否移除混合液,之后加入完全培养基继续培养 24~48h。

3)第二次细胞传代。

(1)在转染后 24h,观察实验结果并记录绿色荧光蛋白表达情况。

(2)再次进行细胞传代,按照免疫染色合适的密度 $0.8 \times 10^5/35$ mm^2 培养皿将细胞重新入培养皿中。

(3)在正常条件下培养 24h 后按照染色要求条件固定。

(4)转染条件优化可以参考转染试剂使用说明书。

4. 注意事项 血清是影响阳离子脂质体转染效率的重要因素,以转染 DNA 为例,目前总结主要有下面几种对策。

(1)改进 DNA 和脂质体的比率,使两者形成的复合物网状表面布满正电荷,改变复合物的理化特性。

(2)改进阳离子脂质体的脂质成分,如 GS2888 阳离子脂质体,是由人工合成的离子脂质体 GS2888 与中性脂质体 DOPE(2:1 m/m)配伍而成的,能在 50% 血清浓度下保持较高的转染效率。

(3)Meyer 等应用聚乙二醇(PEC)包被脂质体表面,得到修饰型的脂质体,经证实这是一种长寿命的脂质体,在有血浆存在的情况下仍能有 50%

的转染效率。

（4）天然成分的阳离子脂质体，如 SA 脂质体等稳定性高，抗降解能力强，免疫原性弱，能转染多数的细胞株，有广泛的体内应用前景。此外，一些研究也提出了对转染的核酸物质进行修饰，也在一定程度上提高了转染效率。

（二）磷酸钙转染法

1. 实验原理　磷酸钙沉淀法是基于磷酸钙 - DNA 复合物的一种将 DNA 导入真核细胞的转染方法，磷酸钙被认为有利于促进外源 DNA 与靶细胞表面的结合。磷酸钙 -DNA 复合物黏附到细胞膜并通过胞饮作用进入靶细胞，被转染的 DNA 可以整合到靶细胞的染色体中从而产生有不同基因型和表型的稳定克隆。这种方法首先由 Graham 和 Van Der Ebb 使用，后由 Wigler 修改而成。可广泛用于转染许多不同类型的细胞，不但适用于短暂表达，也可生成稳定的转化产物。

2. 仪器、材料和试剂

（1）呈指数生长的真核细胞（如 HeLa、BALB/c 3T3、IH 3T3、CHO 或鼠胚胎成纤维细胞)。

（2）完全培养液（依所用的细胞系而定)。

（3）CsCl 纯化的质粒 DNA (10 ~ 50μg/ 次转染，二次纯化)。

（4）× HEPES 缓冲盐水 (HeBS, pH 6.95~7.05)：50.0mmol/L HePes，280mmol/L NaCl，10mmol/L KCl，1.5mmol/L 葡萄糖，用 0.5mmol/L NaOH 调 pH 至 6.95~7.05，过滤除菌后，-20℃保存备用。

（5）2.5mol/L $CaCl_2$ 过滤除菌，-20℃保存备用。

（6）磷酸缓冲盐水 (PBS)。

（7）37℃，5%CO_2 的加湿培养箱。

（8）100mm 组织培养平板。

（9）15mL 锥形管。

3. 方法与步骤

（1）传代细胞准备：细胞在转染前 24h 传代，待细胞密度达 50%~60% 满底时即可进行转染。加入沉淀前 3~4h，用 9mL 完全培养液培养细胞。

（2）DNA 沉淀液的准备：首先将质粒 DNA 用乙醇沉淀 (10~50μg/10cm²)，空气中晾干沉淀，将 DNA 沉淀重悬于 100μL 无菌水中，加 50μL 2.5mol/L $CaCl_2$。

（3）用巴斯德吸管在 500μL 2×HeBS 中逐滴加入 DNA-$CaCl_2$ 溶液，同时用另一吸管吹打溶液，直至 DNA-$CaCl_2$ 溶液滴完，整个过程需缓慢进行，至

少需持续 1~2min。

（4）室温静置 30min，出现细小颗粒沉淀。

（5）将沉淀逐滴均匀加入 10cm 平板中，轻轻晃动。

（6）在标准生长条件下培养细胞 4~16h。除去培养液，用 5mL 1×HeBS 洗细胞 2 次，加入 10mL 完全培养液培养细胞。

（7）收集细胞或分入培养皿中选择培养。

4. 注意事项

（1）在整个转染过程中都应无菌操作。

（2）为获得最佳实验结果，DNA 应不含蛋白质和酚。乙醇沉淀后的 DNA 应保持无菌，并在无菌水或 Tris EDTA 中溶解。

（3）沉淀物的大小和质量对于磷酸钙转染的成功至关重要。在磷酸盐溶液中加入 DNA-$CaCl_2$ 溶液时需用空气吹打，以确保形成尽可能细小的沉淀物，因为成团的 DNA 不能有效地黏附和进入细胞。

（4）在实验中使用的每种试剂都必须小心校准，保证质量，因为甚至偏离最优条件十分之一个 pH 都可能导致磷酸钙转染的失败。

（三）DEAE-Dextran 转染法

1. 实验原理　DEAE-Dextran(二乙氨乙基 - 葡聚糖) 是最早应用于哺乳动物细胞转染试剂之一，DEAE-Dextran 是阳离子多聚物，它与带负电的核酸结合后接近细胞膜而被摄取。而细胞捕获 DNA 的机制，可能是葡聚糖与 DNA 形成复合物抑制了核酸酶对 DNA 的作用，也可能是葡聚糖与细胞结合而引发了细胞的内吞作用。

DEAE-Dextran 转染法适用于瞬时转染培养细胞。下列实验步骤系根据 Hammarskjold 的方法稍加修改而来。它极为简单且比磷酸钙介导的转染更具可重复性. 对于一些细胞（如 COS、CV-1、BSC-1 等) 的瞬时表达效果甚佳，但不适用于细胞系的稳定转染。对 COS 贴壁细胞的转染率为 20%~40%。

2. 仪器、材料和试剂

（1）1mg/mL DEAE-Dextran 溶于 TBS，使用分子量为 $5×10^5$ 的 Dextran，新鲜配制，用 0.45μm 滤器过滤除菌。

（2）20% 甘油溶于 TBS(体积比)，0.45μm 滤器过滤除菌，存于室温。

（3）10mmol/L 磷酸氯喹溶液：将 52mg 磷酸氯喹溶于 10mL 超纯水中制成 10mmol/L 的贮备液。

用 0.45μm 滤器过滤除菌。分装每份 0.5mL,冻存于 -20℃,避光。实验时每 100mL 培养基加入 1mL 本溶液。

(4)Tris 缓冲盐溶液:将 5mL CaCl₂•MgCl₂ 溶液加于 1L TD 缓冲液,过滤除菌后存于 4℃。

(5)TD 缓冲液:将 8.0g NaCl、0.38g KCl 溶于 300mL 超纯水,另将 0.1g Na₂HPO₄ 和 3g Tris 碱溶于 250mL 超纯水,将两溶液混合并用 HCl 调节 pH 至 7.5。过滤除菌,存于室温。

(6)2% CaCl₂·MgCl₂ 溶液:将 3.76g MgCl₂·6H₂O 和 28g CaCl₂ 溶于 100mL 超纯水,过滤除菌,存于 4℃。

(7)生长培养基:DMEM-5% FBS。

(8)CO₂ 培养箱。

3.方法与步骤

(1)在转染前一天,将细胞以每培养皿 1×10⁴ 的细胞浓度接种于 60mm 培养皿。用 DMEM 培养基(内含 5% ~10% FBS)培养。在转染前细胞应布满 70% ~80% 培养皿并分布良好。

(2)室温下将 5~10μg 质粒 DNA 稀释于 450μL TBS 中,再加入等体积的 DEAE-Dextran 溶液(1mg/mL),混合均匀(所有试剂置于室温)。

(3)吸去生长培养基,以 10mL TBS 液小心漂洗细胞。

(4)吸去 TBS 液,将 DNA/DEAE-Dextran 混合物(0.9mL/ 培养皿)逐滴均匀加于细胞上。振摇数次。

(5)室温放置培养皿 15min。倾斜培养皿使转染混合液重新分布,然后于 37℃ CO₂ 培养箱中再培养 30~50min,其间适时倾斜之。

(6)培养后,吸去转染混合液,加入 2~3mL 20% 甘油,小心倾斜使甘油铺开(不要同时对 4~5 个平皿的细胞进行休克处理)。将细胞放置 1.5min,显微镜下观察细胞。

(7)吸去 20% 甘油,以 TBS 小心洗涤细胞两次并换以 10mL DMEM-10% FBS 液(含 100μmol /L 磷酸氯喹)。

(8)将培养皿置于 37℃ 5% CO₂ 培养箱培养 5~7h。

(9)吸去上步培养液,用 TBS 洗涤两次,再换以完全生长培养基。

(10)将转染细胞培养 1~3 天,此时细胞即可用于实验分析。培养时间取决于实验目的。一般转染

细胞转染 3 天后,表面蛋白的表达最佳。

4.注意事项

(1)对于某细胞类型而言,优化实验方案非常重要。DEAE-Dextran 的浓度及转染时间可以大大影响本方法的转染效率,在实验前必须精心设计。

(2)休克处理可以略过,但这将使转染率明显降低。

(3)转染级的质粒 DNA 可以通过常规大量制备质粒的方法来获得。用于转染的质粒应贮存于 4℃。

(4)建议将 DEAE-Dextran 贮备液贮存于 -20℃。用新鲜配制的 DEAE-Dextran 溶液进行转染比应用贮备液能获得更高的转染率。

三、病毒转染法

由于病毒载体的种类众多,每种病毒转染的方法虽略有不同,但从根本转染方法上而言操作基本相似,本部分以反转录病毒介导的基因转移为例,简介病毒转染的实验操作方法。

(一)实验原理

所有的反转录病毒都是通过与宿主细胞表面的特异受体相互作用而感染宿主细胞。之后进入宿主细胞的胞质中,用病毒颗粒自己的反转录酶反转录病毒基因组的 RNA。合成病毒基因组的线性双链 DNA 拷贝后,病毒 DNA 整合到宿主基因组中。整合是由病毒的 int 基因产物介导的(在 pol 区的 3' 端),并通常发生在病毒基因组的末端。在宿主基因组中,整合可以发生于染色体上的任意位置。一个感染性毒粒产生一个拷贝的整合病毒基因组。这种"前病毒"随后与宿主的 DNA 一同复制并传给所有子代细胞。整合之后,病毒基因组 5' 末端的 LTR 启动子通常具有活性,能指导病毒基因组拷贝全长的合成,在 3'-LTR 终止。

反转录病毒一般不是用来表达某一蛋白质,而是用来以稳定形式将一个基因导入一细胞系或动物体内的细胞中。这类载体因而可用来在一套系列细胞中表达某一基因产物,或表达一个标记基因,后者使我们能识别被感染的细胞及其子代细胞。反转录病毒载体是用以将非病毒基因在体内或体外导入有丝分裂细胞的一种感染性病毒。这些载体来源于从啮齿类或禽类分离得到的有复制活性的病毒,并进行了多方面的改造。转导过程使用一个单拷贝的病毒基因组稳定整合到宿主细胞染色体中。

反转录病毒载体对于将一个或数个基因稳定而有效地转导到不容易被转染的细胞，如原代细胞及体内细胞中是很有用的。然而，当用转染的细胞在体外进行短暂表达研究，或要转导的 DNA 片段较大（ > 8kb) 时，反转录病毒转导系统则不是首选方法。而且，它不能转导有丝分裂后期的细胞，因为细胞的 S 期对于整个反转录及病毒的整合是必需的。

与 DNA 介导的基因转移相比，重组反转录病毒介导的基因转移有两个主要优点。首先，在培养细胞中稳定导入的感染型病毒基因组能显示出位置效应。经感染导入的外源基因比其他转染部分更趋于在恒定高水平上进行表达。其次，可产生足够的高滴度感染性重组反转录病毒原液，使之能稳定地转化整个细胞群体。

（二）仪器、材料和试剂

（1）转染液：2.0mol/L CaCl$_2$·2H$_2$O，新鲜配制。

（2）Polybrene 贮备液 (100 倍)：在 PBS 中配制含 400μg/mL Polybrene 的贮备液，无菌过滤后贮存于 4℃。

（3）2×HBS 溶液：

0.5mol/L	HEPES	5.0mL
2.0mol/L	NaCl	6.25mL
0.5mol/L	Na$_2$HPO$_4$	0.5mL

加水至 45mL 用 1mol/L NaOH 调 pH 值至 7.5~7.0，定容至 50mL，无菌过滤。

（4）DNA 样品：无菌质粒 DNA 样品溶于水溶液，并使 NaCl 浓度最终至 0.1mol/L，再用 2 倍体积乙醇沉淀。DNA 沉淀再悬溶于无菌 TE(10mol/L Tris，1mol/L EDTA，pH7.5)，终浓度 500~1 000μg/mL。

（5）质粒和逆转录病毒载体。

（6）其他：①细胞株，细胞培养基及培养箱；②细胞计数仪；③低速离心机；④倒置生物显微镜。

（三）方法与步骤

1.制备高滴度无辅助病毒的重组反转录病毒原液　转染和感染是两个不同的方法，可用于产生病毒包装细胞系而稳定地生产出感染性重组反转录病毒。

用转染的方法，我们可将一种重组反转录病毒基因组转化入一种反转录病毒包装细胞系内。利用磷酸钙法、电穿孔法或脂质体法进行转染。转染后的细胞通过药物选择（ 如 G418,用于新霉素抗性基因) 的病毒分离过程，挑选出药物抗性克隆，进行扩增，再评估病毒滴度。

感染的过程涉及瞬时转移及继而重组反转录病毒基因组在专性或嗜双性反转录病毒包装细胞中的表达。

（1）在用磷酸钙转染后 24h，将培养液上清转入未经转染的专性或嗜双性反转录病毒包装细胞系。

（2）如果原先被转染的细胞系是专性的，则它能感染嗜双性包装细胞系，反之亦然。

（3）转染和感染的包装细胞能产生出的滴度可高达 1×10^7 集落形成单位 (pfu/mL)。含有病毒颗粒的细胞培养液可经收集后冻存于 -70℃。在这种状态下贮存的反转录病毒颗粒能在数年内保持其生物活性。

第一天：在 60mm 培养皿上铺种反转录病毒包装细胞 5×10^5。

第二天：将 4.0mL 新鲜培养基加入受体细胞中。用磷酸钙沉淀法转染细胞的步骤如下。

（1）于每个质粒 DNA 样品，需制备 DNA/CaCl$_2$ 溶液，方法为将 25μL 2.0mol/L 的 CaCL$_2$ 和 10μg 质粒 DNA 相混合，用蒸馏水定容至 200μL。

（2）对于每份样品，在无菌清洁塑料试管中加入 200μL 2 倍 HBS，逐滴将 200μL DNA/CaCl$_2$ 溶液加入 200μL 2 倍 HBS 中，加时不断摇动。

（3）在室温静置 30min，然后将 400μL 细匀的 DNA/ 钙沉淀物加于受体细胞之上。旋转培养皿使之混匀。

第三天：吸去含有 DNA 的培养液，加入新鲜培养基。以 5×10^5 细胞 /60mm 培养皿的密度铺种细胞，为第四天的感染做好准备。

第四天：从第三天起计算不超过 16h，以病毒感染细胞。

（1）从被转染的培养细胞上移出病毒上清（ 即含有病毒的培养液)，室温下 3 000r/min 离心 5min。

（2）在受体细胞中加入 4mL 新鲜的含有 Polybrene(终浓度为 4μg/mL) 的培养基。

（3）用含病毒的培养液（ 上清液) 感染受体细胞。可以用多个培养皿进行不同病毒量的感染（ 如 1μL、10μL、100μL)。加完病毒后，旋转培养皿，将含 Polybrene 的培养基与病毒混匀。

（4）将感染细胞 37℃培养过夜。

第五天：用胰酶处理感染细胞，以 1：20 比例用选择性培养基将细胞稀释。每隔 3~4 天更换一次新鲜选择培养基，直至形成细胞集落。

2. 重组反转录病毒原液的滴定与分析 通过转染和感染过程，一旦获得了产生反转录病毒的克隆后，则需对这些克隆进行病毒产物的滴度分析。

第一天：将病毒产生株细胞以 $2 \times 10^5/60mm^2$ 培养皿的密度铺种于培养皿。

第四天：换新鲜培养基。另以 $5 \times 10^5/60mm^2$ 培养皿的密度铺种受体细胞。

第五天：培养 16h 后，用病毒感染受体细胞。

（1）由病毒产生株收集病毒上清，以 5 000r/min 离心 5min。

（2）用含有终浓度为 4μg/mL 的 Polybrene 的 4mL 新鲜培养基培养受体细胞。

（3）滴定病毒母液（假设病毒滴度为 1×10^8 集落形成单位 /mL），需要制备一系列（从 10^{-1} 到 10^{-9}）稀释的病毒液，用 100μL 这些不同稀释的病毒进行细胞感染。

（4）将已被感染的细胞置于 37℃培养过夜。

第六天：

（1）用胰酶处理细胞后，以 1∶20 比例将细胞接种于适宜的选择性培养基中。

（2）每隔三天换一次选择性培养基。

（3）当出现细胞集落后，用 Giemsa 法或亚甲蓝法对细胞进行染色。

（4）病毒滴度为：20× 稀释倍数 × 细胞集落数。

（四）注意事项

（1）从一次转染或感染实验获得的克隆分离物中，病毒滴度会有很大变异。相差 3~5 个数量级亦属正常，可能是由于病毒介导的基因转移同样存在着染色体位置效应。这意味着在转染或感染后，实验者应分离出 10~20 个病毒产生株细胞克隆，这将有利于分离到 1~2 个能产生出恒定高病毒滴度的细胞克隆。

（2）滴定中最重要的问题是被感染的细胞应能快速生长。另一个关键是应将病毒产生细胞株始终置于选择性培养液中，这可保证转染和感染的重组反转录病毒基因组以及被感染的包装细胞基因组始终存在。在收集细胞前，可以在选择性培养液中将细胞传代三次。

细胞转染技术虽是一门较为成熟的分子细胞生物学技术，但是在分子影像中的应用仍较为少见，但是相信随着医学分子成像突破单纯的靶向靶点的传统方式，这类几乎能够追踪单细胞的技术将会得到更好的发展。

第八节 质粒和载体技术在基因分子成像中的应用和意义

分子成像是医学影像学从大体形态学向微观形态学、生物代谢、基因成像等方面发展的重要发展方向，其内容主要涉及基础和临床医学，包括分子生物学、化学、纳米医学、物理学等其他相关学科，是一门前沿的交叉学科。分子影像学的主旨在于通过特殊的成像方法和分子探针实现在活体水平、分子级别发生的生理与病理事件进行影像学研究，尤其是对疾病发生的基因水平事件，由于近年来分子病理和精准医学研究的深入，分子影像已成为最具发展前景的活体基因检查和研究方法。目前，可显示基因表达和基因靶向成像的各类新技术正日益为科学家重视，已实现的分子成像学研究中已被应用于特异基因的筛选、目的基因在特定细胞或组织表达、突变基因鉴定和肿瘤的分子病理分型等方面。

基因分子成像最重要的研究基础可归纳为两点，即特定基因的选择与基因探针的构建。基因的选择与构建决定了基因探针的功能和目的，而基因探针的递送和和转染，实际上更是决定了基因探针成像与否，检测目的是否成功的关键。

在分子生物学研究中质粒是指全部具有封闭的环状结构的超螺旋的 DNA，其构成了可用于转染 DNA 技术的基础；而载体从狭义上来说是空的质粒，即已整合基本的复制子和抗性基因等，但关键序列（例如某基因的 CDS）尚未克隆进入整体序列的质粒，从广义上讲，载体还包括一切可以把外源 DNA 序列带进目标细胞或生物的手段。例如逆转录病毒载体、腺病毒载体或植物的 Ti 载体等。目前，经过多年的发展，基因分子成像研究，已构建出多种超越传统分子生物学的各类不同的载体形式，其中主要包括用脂质、高分子聚合物、阳离子转染载体等，但在所有载体中，质粒载体和病毒载体一直是活体基因转染研究中的核心技术，特别是病毒性基因转染载体由于其高效的转染效率（其转染效率大于 90%），被公认为是当前最为有效的基因转染载体,因此在活体水平一般将转染载体分为病毒性基因载体与非病毒性基因载体。但在具体应用中,由于病毒载体来源的特殊性,安全性成为制约病毒载体在临床应用的主要因素,相对于病毒载体,非病毒性基因转染载体借助其更为良好的安全性和稳定性,以及其低合成成本及便捷性,使其在过去几年里备受关注,特别是随着有机和无机纳米技术的不断进步,越来越多的有机小分子材料被用于基因探针的载体,并已取得了极为良好的发展前景,并已展现出良好的生物兼容性、可代谢性和转染的高效性。相信未来随着载体技术的进一步发展,基因分子成像技术必将进一步成熟,必将对发展我国的精准医疗事业,以及进一步推动我国基因诊疗医疗事业和研究的整体发展,产生极为深远的影响。

【参考文献】

[1] SOLENSKY R. Hypersensitivity reactions to beta-lactam antibiotics[J].Clin Allergy Immunol, 2003, 24(4):221-228.

[2] PRAZERES D M, FERREIRA G. Design of flowsheets for the recovery and purification of plasmids for gene therapy and DNA vaccination[J].Chem Engineer, 2004, 43(2):615-630.

[3] SPROULE K, PEARSON J C, LOWE C R, et al.New strategy for the design of ligands for the purification of pharmaceutical proteins by affinity chromatography[J].J Chromatogr B, 2000, 704(1):17-33.

[4] NUC P, NUC K. Recombinant protein production in Escherichia coli[J].Postepy Biochem, 2006,52(4):448-456.

[5] JONASSON P, LILJEQVIST S, NYGREN P A, et al. Genetic design for facilitated production and recovery of recombinant proteins in Escherichia coli[J].Biotechnology and Applied Biochemistry, 2002,35(2):91-105.

[6] ZHANG Y, GUO Y J, SUN S H, et al. Non-fusion expression in Eschriebia coli, purification, and characterization of a novel Ca^{2+} and phospholipids-binding protein annexin B1[J]. Protein Expr Purif, 2004, 34(1): 68-74.

[7] ARNAU J, LAURITZEN C, PETERSEN G E, et al. Current strategies for the use of affinity tags and tag removal for the purification of recombinant proteins[J]. Protein Expr Purif, 2006, 48(1): 1-13.

[8] KUBA H, FURUKAWA A, OKAJIMA T, et al. Efficient bacterial production of functional antibody fragments using a phagemid vector[J]. Protein Expr Purif, 2008, 58(2): 292-300.

[9] AILOR E, BETENBAUGH M J. Modifying secretion and post-translation processing in insect cells[J]. Curr Opin Biotechnol, 1999,10(2):142-145.

[10] THOMAS A K, PATRIC C, DONALD L J. Baculovirus as versatile vectors for protein expression in insect and mammalian cells[J]. Nature Biotechnology,2005, 23(5):567-575.

[11] BREITHACH K, JARVIS D L. Improved glycosylation of foreign protein by Tn-5B1-4 cells engineered to express mammalian glycosyltransferases[J]. Biotechmol Bioeng, 2001,74:230-239.

[12] 彭伍平,仇华吉. 重组杆状病毒:一种新型哺乳动物细胞基因转移载体 [J]. 中国生物工程杂志, 2006, 27(1):126-130.

[13] HOUDEBINE L M. Transgenic animal bioreactors[J]. Transgenic Res, 2000, 9(4): 305–320.

[14] WILMUT I, SCHNIECKLE A E, MCWHIR J, et al. Viable offspring derived from fetal and adult mammalian cells[J]. Cloning and Stem Cells, 2007, 9(1): 3-7.

[15] HOUDEBINE L M. The methods to generate transgenic animals and to control transgene expression[J]. Biotechnology,2002,98(2–3): 145-160.

[16] ESZTERHAS S K, BOUHASSIRA E E, MARTIN D I K, et al.Transcriptional interference by independently regulated genes occurs in any relative arrange arrangement of the genes and is influenced by chromosomal integration position[J].Mol Cell Biol, 2002, 22(2): 469-479.

[17] HOUDEBINE L M. Transgenic animal bioreactors[J]. Transgenic Res, 2000, 9(4): 305-320.

[18] WHITELAW E, SUTHERLAND H, KE-ARNS M, et al. Epigenetic effects on transgene expression[J].Methods Mol Biol, 2001, 158: 351-368.

[19] O'KENNEDY R D , WARD J M , MOORE E K .Effects of fermentation strategy on the characteristics of plasmid DNA production[J] .Biotechnology and Applied Biochemistry, 2003, 37(Pt1): 83-90 .

[20] 奥斯伯.精编分子生物学实验指南 [M] . 颜子颖,王海林,译. 北京:科学出版社,1998:698.

[21] BRYERS J D , HUANG C T. Recombinant plasmid retention and expression in bacterial biofilm cultures[J].Water Sci Technol, 1995, 31(1): 105-115 .

[22] KOSTAL J, MULCHANDANI A, CHEN W. Affinity purification of plasmid DNA by temperature-triggered precipitation[J]. Biotechnol Bioeng, 2004, 85(3) : 293-297.

[23] 皮文辉, 孙从建, 宋志强, 等. 质粒 DNA 的阴离子交换色谱法纯化及内毒素去除 [J]. 色谱, 2007, 25(6) : 809-813.

[24] VARLEY D L, HITCHCOCK A G, WEISS A M E, et al. Production of plasmid DNA for human gene therapy using modified alkaline cell lysis and expanded bed anion exchange chromatography[J]. Bioseparation,1999, 8(1-5) : 209-217.

[25] SAMBROOK J , FRITSCH E F, MANIATIS T. 分子克隆实验指南 [M] . 第 2 版. 金冬雁, 黎孟枫,译. 北京:科学出版社,1992:16-34.

[26] ZORAQI G, SPADAFORA C. Integration of foreign DNA sequences into mouse sperm genome[J]. DNA Cell Biol, 1997, 16(3): 291–300.

[27] MCBURNEY M W, MAI T, YANG X, et al. Evidence for repeat-induced gene silencing in cultured Mammalian cells: inactivation of tandem repeats of transfected genes[J].Exp Cell Res, 2002, 274(1): 1–8.

[28] WILLIAMS A, HARKER N, KTISTAKI E, et al.Position effect variegation and imprinting of transgenes in lymphocytes[J]. Nucleic Acids Res, 2008, 36(7): 2320–2329.

[29] HAMADA T, SASAKI H, SEKI R, et al. Mechanism of chromosomal integration of transgenes in microinjected mouse eggs: sequence analysis of genome-transgene and transgene-transgene junctions at two loci[J]. Gene, 1993,128(2):197.

[30] CHANG D C, SAUNDERS J A, CHASSY B M, et al. Guide to Electroporation and Electrofusion[M]. San Diego:Academic Press Inc ,1992:9- 27.

[31] MIR L M, BUREAU M F, GEHL J, et al. High-efficiency gene transfer into skeletal muscle mediated by electric pulses[J]. Proc Natl Acad Sci USA, 1999,96(8):4262- 4267.

[32] LEFESVRE P, ATTEMA J, BEKKUM D V. A comparison of efficacy and toxicity between electroporation and adenoviral gene transfer[J]. BMC Mol Biol,2002,3(1):12- 24.

[33] COPELAND N G, JENKINS N A, COURT D L. Recombineering: a powerful new tool for mouse functional genomics[J] .Nat Rev Genet, 2001, 2 (10):769 -779.

[34] COURT D L , SAWITZKE J A , THOMASON L C. Genetic engineering using homologous recombination[J] .Annu Rev Genet, 2002, 36:361 -388.

[35] YU D , ELLIS H M, LEE E C, et al.An efficient recombination system for chromosome engineering in Escherichia coli[J].Proc Natl Acad Sci USA, 2000, 97(11):5978-5983.

[36] LEE E C , YU D, MARTINEZ D V J, et al.A highly efficient Escherichia coli-based chromosome engineering system adapted for recombinogenic targeting and subcloning of BAC DNA[J].Genomics, 2001, 73(1):56-65.

[37] LI S H, HONG X, YU M, et al.Development of a new recombineering system by gap-repair [J]. Acta Genetica Sinica,2005.

[38] AQ I U, CHAUDHRY W N, AKHTAR M N, et al . Bacteriophages and their Implications On Future Biotechnology: A Review[J]. Virol J, 2012, 9 (1) :9.

[39] ESPERS L S, MESSENS J H, DE KEYSER A, et al. Surface Expression and Ligand-Based Selection of cDNA Fused to Filamentous Phage Gene Ⅵ [J]. Biotechnology,1995,13(4): 378-382 .

[40] ARVIN D A, HALE R D, NAVE C, et al. Molecular Models and Structural Comparisons of Na-

tive and Mutant Class I Filamentous Bacteriophages Ff (Fd，Fl，M13)，Ifl and Ike[J]． J Mol Biol，1994，235(1)：260-286．

[41]　ARAT S，RZUCIDLO S J ，GIBBONS J ，et al．Production of transgenic bovine embryos by transfer of transfected granulosa cells into enucleated oocytes[J].Molecular Reproduction and Development，60(1)：20-26.

[42]　CAO F，XIE X Y，GOLLAN T，et al. Comparison of gene-transfer efficiency in human embryonic stem cells[J]. Molecular Imaging and Biology，2009，12(1)：15-24.

[43]　COLOSIMO A，GONCZ K K，HOLMES A R，et al.Transfer and expression of foreign genes in mammalian cells[J]. Biotechniques，2000，29(2)：314-331.

[44]　FORSBERG E J，STRELCHENKO N S，AUGENSTEIN M L，et al. Production of cloned cattle from in vitro systems[J]. Biology of Reproduction，2002，67(1)：327-333.

[45]　GRESCH O，ENGEL F B，NESIC D，et al. New non-viral method for gene transfer into primary cells[J].Methods，2004，33(2)：151-163.

[46]　HAMM A，KROTT N，BREIBACH I，et al. Efficient transfection method for primary cells[J]. Tissue Engineering，2002，8(2)：235-245.

[47]　JORDAN E T，COLLINS M，TEREFE J，et al. Optimizing electroporation conditions in primary and other difficult-to-transfect cells[J]. Journal of Biomolecular Techniques，2008，19(5)：328-334.

[48]　MAURISSE R，SEMIR D D，EMAMEK-HOO H，et al. Comparative transfection of DNA into primary and transformed mammalian cells from different lineages[J]. BMC Biotechnology，2010，10(1)：9.

[49]　HERSCHMAN H R. Molecular imaging：looking at problems，seeing solutions[J].Science，2003，302(5645)：605-608.

第十六章 其他基因技术在多功能基因探针中的应用

第一节 噬菌体展示技术

一、噬菌体展示技术简介

在反义基因成像中,不论是筛选用于靶向的特定的反义基因片段,或最终合成具有靶向的多功能成像探针,反义基因探针均需获得与靶点基因特异性结合的靶向基因序列作为探针的亲和组件,进而赋予探针良好的基因靶向特异性。而筛选具有分子靶向性的亲和组件是深入研究疾病、研发药物、开拓纳米技术的应用范围、研究系统生物学和设计分子成像探针的关键。表面展示技术(surface display techniques,SDT)是一种基因表达产物和亲和选择相结合的技术,用于筛选和改造功能性多肽,主要分为原核展示文库技术和真核展示文库技术,其中以噬菌体技术平台、酵母展示文库技术应用最为成熟、广泛。

噬菌体展示使用了某因改造的噬菌体种群,该噬菌体可显示各种外壳蛋白。噬菌体展示有许多优势,如快速且廉价的生物扩展(而非费时的化学再合成)、覆盖大面积多样性空间、快速筛选过程和可选择多种类噬菌体克隆以及如肽、基因和抗体库,通常会建立高达 10^{10} 种类的库,当然也可购买。事实上,应用噬菌体展示一周内可以完成十亿克隆的筛查。筛选过程的选择是高度灵活的,而唯一的限制就是研究者的想象力。噬菌体展示实验的启动成本相对较低,因为它不需要特殊的仪器,且库是可以自我复制的。另一个重要优势是,与高等生物不同,噬菌体每个基因都是单克隆,因此蛋白的表达不依赖于多个基因间的相互作用。每一个基因指导生成一种蛋白质且每种蛋白质对应一个基因,也就是说基因型等于表型。利用表型特征分离的克隆很容易通过对噬菌体基因组的适当部分测序进行识别。

因此利用基因型等于表型的现象,我们可以只针对其中之一进行筛选,从而减少了筛选所需的基本材料的使用量(蛋白质、细胞、组织等),同时也允许展示体彼此间的竞争。噬菌体展示技术已在免疫学、细胞生物学、药物研发和药理学产生重要影响,并且在分子成像中的重要性日益增加。它已被用于选择特异性抗体及促进常规小鼠抗体人类化和亲和力成熟,还可用于疾病特异性肽的识别。目前通过噬菌体展示技术,可获取特异性反义基因,尤其是某些基因突变的反义基因序列。本章主要从噬菌体库、噬菌体展示技术及其操作基本过程等方面进行简单介绍。

二、噬菌体展示技术的原理与应用

(一)噬菌体库

这一技术在 1985 年由乔治·史密斯首次提出,目前已被广泛应用于各类基因的筛选。丝状噬菌体 Ff(M13 是其中之一)是展示最常用的平台。丝状噬菌体呈直径约 6nm 的柔软棒状,其长度依插入 DNA 质粒的大小而变化(图 16-1-1),总体上,长度约为 1μm,最短的"微噬菌体"长度约 50nm。进入不必要的区域的克隆产生较长的亚型,然而,噬菌体的长度越长,它就越脆弱,更易破损。噬菌体颗粒由 5 个外壳蛋白组成,主要组成部分为 p Ⅷ(2 700 拷贝;50 个氨基酸),次要成分位于末端(图 16-1-1)。P Ⅶ和 p Ⅸ(3~5 拷贝,33 和 32 个氨基酸)17-1A MAB 位于锐端(电子显微镜下)。钝端由 p Ⅲ和 p Ⅵ(35 拷贝,406 和 112 个氨基酸)组成。所有 5 个外壳蛋白均已在噬菌体展示系统得到应用,其中 p Ⅲ和 p Ⅷ应用更广泛。

P Ⅷ是有约 2 700 拷贝数的衣壳蛋白。P Ⅲ和

pⅣ在噬菌体一端有4~5个拷贝,pⅦ和pⅤ存在于相反的一端。图16-1-1右侧是M13噬菌体的透射电镜影像。

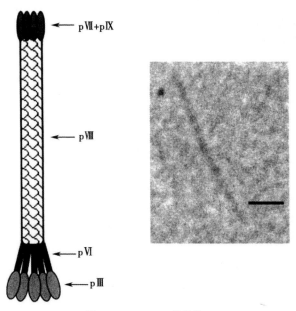

图16-1-1　M13噬菌体

最常用的库是随机肽序列,这是因为它丰富的多样性,包括线性、二硫键约束或肽链长度在7~15个氨基酸之间变化。在这些库中,DNA插入源于简并寡聚核苷酸,简并寡聚核苷酸是通过添加核苷酸混合物延长核苷酸链的方法合成的。在缺乏关于所需成像的靶蛋白的详细的具体结构信息的时候,很难预测哪个噬菌体展示库是最有用和最高产的。当筛选不能达到满意的结果时,使用多个噬菌体库是最容易且快速的筛选方法。随机的7个氨基酸的多肽库可包括10⁹种随机序列,合成的多肽序列容易合成且容易进行化学修饰使其变成成像的靶物质。与已经商业化的库联合是我们发展显像剂最佳的选择。然而,在完成选择过程之后,却没有合适的黏合剂,所以也需要用其他的库。加入二硫化物的多肽要比相同序列的线性多肽库黏合的更疏松,因为其增加了黏合的熵;然而,由于结构约束的加强,有时也有可能不需要找黏合剂。另外,结合化学基团如硫醇的应用,使二硫化物多肽应用难度增加,生产费用更昂贵。多肽库包括比7个氨基酸更大的多肽链,12~15mer也是很有用的,因为其允许结构改变以适应靶反应的需要。但是,由于多肽的长度和库合成的限制,较大的噬菌体展示库不如7mer序列库应用广泛,而且花费较为昂贵。当选择噬菌体展示库的时候,除了要考虑长度和一些限制条件,多肽的

氨基酸数量是一个重要的考虑因素,因为多肽结合pⅢ时是单价态,结合pⅢ或者pⅧ时是多价态,而使用单价还是多价噬菌体展示库取决于多肽链的末端。由于重力影响,多价态的噬菌体能产生较多的表面吸引物质,因此选择其作为成像试剂发展的主要研究对象。然而,是否单价多肽是终末端介质,还需要单价噬菌体库作出最佳结果。

不同形式的肽库都是市场上可以买到的、开箱即用的、高生产量筛选的(表16-1-1)。使用的第二步是设计合成的噬菌体用于显示患者血清抗体片段的噬菌体展示库的筛选。较少的但广泛的用途是用于展示完整蛋白的噬菌体,尤其是作为成像试剂的引导化合物,创建肽库是复杂的,而且除噬菌体之外的后续合成都是昂贵的、耗时的,并且作为成像试剂,通常来说那些蛋白质都经不起检验。

1.pⅧ　pⅢ蛋白质有50个氨基酸,是覆盖噬菌体的主要蛋白质。至多2 700个pⅧ蛋白质以20°角形成右手螺旋。展示序列整合到信号序列和成熟蛋白编码起始序列之间的氨基末端(图16-1-2)。因为大分子限制了噬菌体的特殊包装,只有6和8个氨基残基间的短肽序列才能在所有的2 700个pⅧ蛋白质上展示。因此,在pⅧ上展示的长肽链需要增补能产生嵌合型噬菌体的野生型pⅧ。此方法已经用来研究单价噬菌体展示,将在单价噬菌

表 16-1-1　常见的噬菌体展示载体和文库资源

制造商	产品名称	载体	试剂	网站
新英格兰生物实验室	PhDTM	M13KEp Ⅲ噬菌体载体	对照目标物和洗脱剂（抗生蛋白链菌素）的预制肽库；文库合成的 M13KE 噬菌体载体	www.neb.com
Novagen	T7 Select	T7 选择性载体，针对 cDNA 的噬菌体展示库	预制 cDNA 库，cDNA 库合成的成套装置	http://www.emdbiosciences.com
Spring Bioscience	噬菌体展 cDNA 筛选的成套装置	pHD9	预制 cDNA 库	www.springbio.com

体库部分讨论。

2. p Ⅲ　与 p Ⅷ相似，编码外源多肽的外源 DNA 必须整合到信号序列和成熟蛋白氨基末端之间（图 16-1-2）。然而，p Ⅲ只存在于 3~5 个噬菌体复制体的钝端，是大肠杆菌特有的感染因素，是依赖于性菌毛完成的。p Ⅲ是噬菌体展示试验中特别的蛋白质，因为它能调节大量的氨基酸嵌入，并且市场上可以买到的噬菌体展示库和载体能缩短噬菌体展示试验的启动时间。而且，p Ⅲ能像 p Ⅷ一样与单价噬菌体展示系统并存。虽然 p Ⅲ允许大量氨基酸嵌入（多达 15 个氨基酸），但这实际上降低了噬菌体的感染能力，所以在所有的 3~5 个噬菌体复制体上表达蛋白质是困难的。这种限制可以通过类似于

如 p Ⅷ所述的嵌合型噬菌体克服。

（1）单价噬菌体展示：用噬菌体做载体是因为它只有一个拼接插入的基因，这样所有噬菌体表面产生的蛋白质复制体都有外源肽段的展示，因此就可以生产因大小而受限的展示肽段。为了克服这种限制条件，已经生产了可以结合嵌合型噬菌体的载体。此外，这一系统已经被用于开发生产单价肽段展示系统，后者用于筛选对靶物质具高亲和力的肽段。在 88 型载体系统，噬菌体基因组有Ⅷ基因的两个复本，Ⅷ编码野生型蛋白和融合蛋白。这使该噬菌体有长期生存的可能性，因为它具有野生型和重组型 p Ⅷ外壳蛋白。33 型载体系统和 88 型载体系统一样，只是它是存在于两个复本的 p Ⅷ蛋白。史

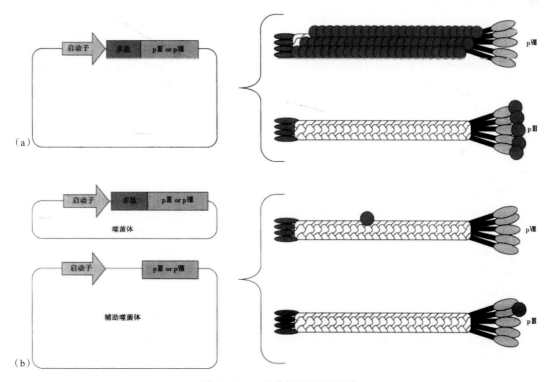

图 16-1-2　噬菌体展示的类型

（a）有 p Ⅲ或 p Ⅷ噬菌体外壳蛋白的多价噬菌体展示；（b）通过噬菌粒载体介导的单价噬菌体展示

密斯博士生产了 8+8 型载体及其文库,它的Ⅷ基因在两个单独的基因组。野生型载体在辅助噬菌体基因组中,在基因组缺乏具有抵抗力的起点,因此导致了病毒的无效包装(图 16-1-2)。Ⅷ的野生型载体是在弱促进剂作用下产生的噬菌粒的克隆,它是只包含质粒复制起始点的质粒,这种噬菌体复制起始点不仅允许单链载体的生产,而且当辅助噬菌体感染细菌时病毒能有效包装。带有质粒的大肠杆菌感染上辅助噬菌体后导致包含野生型 pⅧ 和重组型 pⅧ 噬菌体的产生及分泌。辅助噬菌体基因组未完全表达包装,因此几乎所有噬菌体都包含噬菌粒载体,这体现了基因型等价于表现型。此外,以同样方式创建了 3+3 型载体系统(图 16-1-2),与 8+8 型载体系统不同的是它在 pⅢ 而不是 pⅧ 上展示。在这些噬菌体展示系统中,并不是所有的噬菌体都有肽段展示。事实上,大多数将会是约 10% 为单价的完全野生型,并且少数会不止一个复本。

（2）其他噬菌体展示库:展示 cDNA 的 M13 文库用来识别受体、肽段或用于鉴别成像试剂的域是否为天然模式。尽管该文库以不同形式展示,但没有某个形式可以被普遍应用,可能是因为只有真核生物蛋白质的某些部分才能被大肠杆菌表达。大多数成型的表达 cDNA 的系统是不同病毒集合,比如 T7 病毒在其中,该系统文库和载体的可获得性使 T7 这种病毒成为研究员从事天然蛋白工程的首选。

由于对靶物质的高亲和力及特异性,以及一些抗体已经被临床批准治疗,抗体已作为深入研究对象。Fab 片段 [包含重链（H）和轻链（L）可变区和恒定区的片段] 和 Fv 片段 [包含重链（H）和轻链（L）可变区的片段] 可以克隆到噬菌体展示载体上,可在功能上表达,并且可以整合到大肠杆菌。这样,展示抗体片段的噬菌体展示库对于发现新药物就成为实用性工具。

与肽段筛选相比噬菌体抗体筛选更加困难,因为这些抗体库并不是市场上可以买到的,必须自己合成。大多数抗体库通过天然免疫建立,也可通过对已知动物抗原的免疫或使用患者血清获得。这样产生的抗体可以结合蛋白质、核酸、碳水化合物,在恶性肿瘤和自身免疫性疾病方面有重要作用。这种方法有它的局限性,就是必须在每种筛选试验之前建立一个新的抗体库。为了避免这种局限性,已经建立了多样化的、普遍的、公正的、用无免疫力动物生产的抗体库,这些抗体是对各种抗原具有高度特异性 IgM 型抗体。

（二）筛选

需要或创建噬菌体展示库的任务是筛选出对靶物质具有高亲和力的文库,然后克隆。对靶物质具有最高度亲和力的噬菌体展示克隆经过多轮选择后依然存在严格的洗涤条件。所有筛选步骤都相同:①选择或“筛选”;②洗涤和洗脱;③扩增。这些步骤构成一次选择,并且重复 3 次和 6 次(图 16-1-3)。

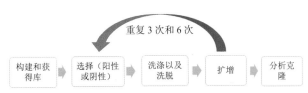

图 16-1-3　典型噬菌体展示试验流程图

（三）选择

野生型噬菌体没有已知的对哺乳动物细胞的趋向性,并且不能破坏细胞膜。因此,在活体成像试剂的筛选中细胞表面受体是主要靶物质。通常的体外传统筛选是使用固定在平板、圆柱或者熔珠的纯化靶向蛋白。靶向蛋白、碳水化合物或者无机分子可以被直接吸附(尤其是覆盖了免疫噬菌体和硝化纤维膜时),也可共价修饰载体。虽然这些过程大多数都是直接的,但细胞表面靶分子的定位是随机的,不是所有的分子都会以正确的方位与噬菌体结合。还有个选择是靶物质与载体间接黏附,这要通过生物素偶合,或者生产一种具有 FLAG、多聚组氨酸或者有 Fc 片段末端的重组型蛋白。任何一种示踪靶物质都可以载体上黏附共存模式获取,如链霉抗生素蛋白和生物素。然后培养携带获得靶物质的噬菌体或者培养带有靶物质的噬菌体,再进行改良后载体复杂的培养。

许多修饰后的噬菌体筛选相对于传统上的技术先进 10 多年。目的基因表达的筛选已经在活体内环境及细胞上进行,这需要改良筛选方法,这种方法确保选择性肽段序列在其他生物分子存在背景下能靶向结合,也确保难以表达、纯化的膜蛋白由其物理特性决定。另外,细胞水平的筛选允许肽段的选择,与细胞表面受体内在化相关,受体调节内在化已经成为增加信噪比的机制。共轭到成像试剂的部分内在序列都集中在内吞体,这种机制也增加了试剂的表面亲和力。

令人振奋的最新成果之一是已经生产出疾病-器官特异性的活体噬菌体展示克隆。例如,一些动脉粥样硬化靶向的噬菌体近期研制成功,还发现了鼠和人的特异性内皮床克隆。同样,肿瘤血管靶向的噬菌体展示已在活体上筛选出与肿瘤相关的内皮细胞的特异性肽段。除了血管靶向性研究,研究者还扩展到肿瘤上皮细胞的活体筛选技术,并且发现了一些癌症,如前列腺癌的特异性肽段。

在不考虑使用的选择方法的前提下,与生产黏附剂相对的严格性是重要的考虑因素。高亲和力筛选的严格性与黏附剂生产相对。为了获得所有感兴趣克隆,第一轮选择的生产尤其重要。在标准的噬菌体展示试验,使用的噬菌体展示库中每个克隆都有多达100个副本。如果产率低,感兴趣克隆就会在非特异性黏附的背景下丢失。

黏附和洗脱条件的选择控制极其严格。例如,黏附缓冲区的洗涤剂可以降低非特异性的相互作用,低洗涤剂浓度导致高的洗出液滴定度,但同时也可能造成更多的非特异性黏附,然而高洗涤剂浓度却产生很少的黏附。同样,温度的变化取决于是否有焓或熵的作用 ①。通过缩短黏附反应的时间可以提高其严格性。随后的几轮选择,降低靶物质浓度以选择高亲和力肽段,这种方法可以通过减少被标记细胞总数而纯化靶物质和某种特定水平的细胞。最后,选择的次数依据其组成可在3~6轮之间。每轮选择之后都进行扩增,这样噬菌体克隆富含结合到靶物质的肽段。增加选择次数时要注意避免过度选择的情况发生。在这种情况下,具有高亲和力和特异性的肽段将会在克隆的作用下丢失,因为可能有扩增偏差或者其他优先的展示性质。

另一种增加靶物质特异性和选择性的技术是使用抑制性扣除法或者负选择。这一过程中,无论是初始噬菌体展示库的克隆还是第一轮选择后的噬菌体克隆都携带与靶物质密切相关的部分。例如,如果需要癌细胞结合蛋白,噬菌体库会通过培养正常细胞或组织后扣除普遍存在的结合蛋白而获得。活体选择的优点之一是暴露于无数不同细胞型的噬菌体克隆的抑制性扣除在天然环境即可发生,此时多次抑制性扣除在个别区域发生也会影响靶物质,每

轮扣除后再培养携带良好靶物质的克隆。扩增不在多轮扣除之间完成,因为以 10^6~10^7 增加的噬菌体使扣除克隆变得困难。第1轮选择之前的扣除比较成功,然而不完全扣除的可能性很大,因为有数以亿计的噬菌体克隆要被筛选,由于空间位阻效应不可能全部都结合。另外,噬菌体克隆对靶物质的非特异性结合可能会以最佳特性移除克隆。由于在选择步骤中的无效结合和扣除步骤中的非特异性结合会导致最佳克隆的丢失,为了提高扣除的效率,将在第1轮选择后、扩增前进行扣除。在我们的试验中,3轮抑制性扣除以足够去除非特异性和非选样性克隆,再多的次数会因为噬菌体外壳蛋白的非特异性结合而增加丢失克隆的可能性。另外,我们没有在第1轮与第3轮选择间进行第二次扣除的原因之前叙述了,就是噬菌体克隆的扩增导致难以进行高效率扣除。

(四)洗涤和洗脱

和选择过程一样,生产高亲和力和特异性的噬菌体克隆的洗涤和洗脱步骤也有很多变化。洗涤的目的是去除非特异性噬菌体克隆,同时提高选择的严格性。克隆筛选的器皿都是用筛选过程中使用的缓冲剂外加低浓度的洗涤剂(0.1%的吐温-20)混合而成的。对于每轮噬菌体选择,第3步到第10步的速度取决于靶物质,可以快些(几秒)或者慢些(5~30min)。如果洗涤太严格,噬菌体克隆的数量就会降低,那么低特异性、高亲和力的克隆就处于优势地位;反之,如果洗涤不严格,除了有非特异性结合克隆外,还有多种具有特异性和亲和力的克隆,因此应该检验所有的克隆以找出适合的克隆。

洗脱是研究者有独创性的另一个步骤。洗脱条件的变化被用来研究 M13 相对于 pH 值、离子强度、变性剂乃至大多数蛋白酶的稳定性。非特异性洗脱条件用来弱化受体-肽段的相互作用,与特异性无关。常用的条件包括 pH 值、高浓度盐溶液、变性条件、蛋白酶和还原剂(硫化物修饰的)。选择洗脱条件时,记住 KD= Koff/Kon 很重要,还有延长洗脱时间可以选择出高亲和力克隆。抗体、纯化蛋白和无机物可以提高洗脱步骤的特异性,如 EGTA(乙二醇二乙醚二胺四乙酸)是钙特异性结合受体。然

---

① 焓是热力学中表示物质系统能量的一个状态函数,常用符号 H 表示。数值上等于系统的内能 U 加上压强 p 和体积 V 的乘积,即 $H=U+pV$。焓的变化是系统在等压可逆过程中所吸收的热量的度量。熵是物理名词,就是用温度除热量所得的商,标志热量转化为功的程度,通常用符号 S 表示,可用增量定义为 $dS=(dQ/T)_{可逆}$,式中 T 为物质的热力学温度;dQ 为熵增过程中加入物质的热量。下标"可逆"表示加热过程所引起的变化过程是可逆的。若过程是不可逆的,则 $dS>(dQ/T)_{不可逆}$。

而,高亲和力肽段的选择有困难,因为配体必须能够把噬菌体克隆从靶目标中洗脱出来,并且天然配体 - 受体的相互作用有低亲和力,把噬菌体从靶目标中洗脱并不总是必需的。大肠杆菌可以直接应用在蛋白质、细胞或者离体组织,恢复被捕的噬菌体和扩增。

(五)扩增

筛选过程的下个步骤是在下一轮选择之前扩增洗脱的噬菌体克隆,增加相同噬菌体克隆的数量。第 1 轮选择的起始物包括噬菌体展示库的全体克隆,每种克隆只代表一些粒子。如果只有 1%～10% 的已知克隆恢复,那么该克隆丢失的可能性就很大。为了避免这种情况发生,扩增第 1 轮的全部洗脱液,并且用它作为第 2 轮的起始物。扩增导致每种克隆都以数以万计的噬菌体代表,在随后的几轮中没有克隆丢失。扩增时要注意,一些肽段序列也被扩增,或者有展示偏差和未被充分代表。例如,精氨酸干扰 p Ⅲ 分泌。因此,含有精氨酸的肽段被选择保护。很少研究肽段的半胱氨酸,除了表达硫化物的,因为不适当的硫醚结合形式干扰适当的噬菌体展示。

使用未扩增的洗脱的噬菌体作为下一轮选择的起始物的方法可以减少背景问题,帮助降低非特异性噬菌体的数量,将选择过程进行到底。然而,即使是最高亲和力的结合克隆的全部产量也很少达到 100%,所以这种方法丢失有价值克隆的风险很大,但是在第 1 轮通过使用增加噬菌体起始物可以克服这一点。

(六)验证和靶目标鉴定

不考虑使用的方法,对已知的筛选物质生产数十到数百个噬菌体克隆是很容易的,随后需要进行分析和验证。最后一轮选择之后,克隆体具有高滴度率,是克隆选择的、扩增的,生产同质 DNA 序列,以单独噬菌体样本为特点的,随时可以进行分析。

(七)数据分析和展示

评估单个克隆亲和性和特异性的最容易最直接的方法是酶联免疫吸附试验(ELISA)。到目前为止,最常用的分析以及代表特异性和亲和力的数据通过 ELISA 获得,以条形图表示(图 16-1-4)。分析多达 30 个克隆时,形象化的条形图也足够用,然而,以视觉上直观地从大量的列表中选择最佳克隆的方法是热图(图 16-1-4),它在 cDNA 技术数据展示很普遍。它包含了统计学上严格的附加层次,是通过使用多维分析处理 ELISA 数据时得到的。在这种计算方法中,噬菌体克隆的亲和性和特异性在扣除背景后处理,每个试验平板采用虚拟 - 治疗器皿的中位值。通过多个试验平板积累虚拟 - 治疗的背景的扣除价值,得到两个虚拟 - 治疗反应试验数值的分布,一个与靶细胞相对应,另一个与扣除细胞对应。这些虚拟 - 治疗分布被用来做标准,单独地每个值都与噬菌体治疗试验相一致,获得每个包含靶细胞和扣除细胞试验的 Znom(Z 标准化)值。Znom 值是从单独的原始数值上减去总体平均值而得到的极小的量,然后用总体标准差鉴别其不同。分别从这些试验得到的 Znom 值为每个噬菌体克隆产生一个结果标记。这些数据的分级群聚证明了克隆的亲和性和特异性,并且通过热图形象化显示。

如果噬菌体展示库缩减到几个(5~10)感兴趣克隆株,通过标记噬菌体外壳蛋白可以对同种噬菌体克隆进一步地验证,标记是用一种荧光物质,如 FITC,然后用流式细胞仪和荧光显微镜检查。活体内用成像试剂直接检验噬菌体。通过共轭到噬菌体外壳蛋白的报道分子,噬菌体成为可以补充的、价格低廉的靶向成像剂,并且肽段(或者其他展示部分)都在要筛选的环境中。

携带有目的特性的克隆株被分离后,使用标准 FMOC 化学过程合成肽段。氨基末端是连接荧光物或其他成像部分的良好起始点,因为这种化学过程很简单并且价格上比较便宜。在噬菌体,肽段的氨基末端是游离的,并且是可以结合的;因此游离氨基的修饰应该小心完成并且控制亲和性和特异性。另一种修饰氨基末端的方法是连接一个甘氨酸 - 甘氨酸 - 丝氨酸短肽(Gly-Gly-Ser),它是肽段和噬菌体外壳蛋白间的常用连接序列。丝氨酸、半胱氨酸、赖氨酸或者任何氨基酸都能以共轭的方式连接到纳米粒子、生物素、荧光物质等,然后再进行亲和力和特异性的测定。

肽段合成后,可用表面等离子共振技术对其动力学测量。使用这种技术可以得到结合速率常数(kon)和解离速率常数(koff),亲和力的测定也可以用 Scatchard 分析完成。特异性的测定是通过携带有目的基因的肽段和阴性对照两组间的培养实验来进行,使用流式细胞仪微珠捕获细胞或靶物质分析、酶联免疫吸附测定和显微镜分析。活体内的特异性测定是在动物身上注射,然后进行组织学检查。

如果在分析检验完成后,并没有筛选出含有预期特性的克隆株,那么就更换另一个噬菌体展示库

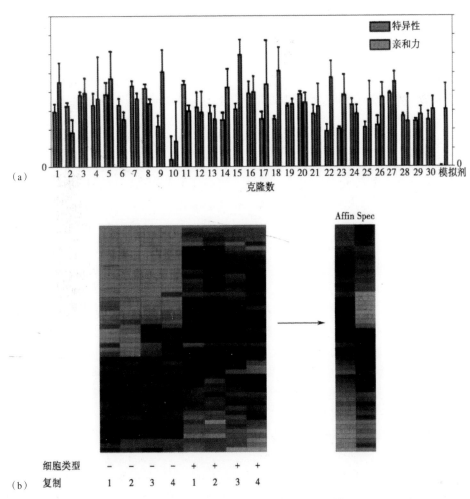

图 16-1-4　酶联免疫吸附试验(ELISA)描述

（a）典型的 ELISA 条形图；（b）多维分析产生的热图,水平的行代表单独的噬菌体克隆,有颜色的方块代表与平均值的距离,绿色表示在平均值之上,红色表示在平均值以下,箭头右侧是每个噬菌体克隆的亲和性和特异性的总分

进行选择,改变选择参数,或者创建一个新的噬菌体展示库,它与初始的噬菌体有恒定的共有序列,但改变氨基酸侧链。后者被认为是顺序最佳化和具有成熟亲和力的过程。亲和力成熟已经通过 ErbB-2 肽段成功应用到提高结合性。

（八）靶向识别

分离的噬菌体展示分子的靶向识别形成一种机制,它可以确定疾病新的、可能的生物标记物。有很多靶向识别的方法,比如探究肽段数据库的硅,生物化学的(亲和色谱法)以及基因学的 cDNA 克隆和杂交酵母菌。探究肽段特定数据库的硅可以指导研究者,提供 "hits" 和备选靶物质列表,然后进行分析验证。分析的算法相对快速而且价格便宜,但需要肽段序列数据库链接与算法,如序列相性比较工具(BLAST)和核酸或蛋白质的快速序列搜寻工具(Smith-Water-man)。肽段数据库组织良好,如受

体 - 配体(RELIC)和人工选择蛋白 / 肽段数据库(ASPD),分别有 1 717 和 3 632 个肽段序列。新建立的数据库 PepBanK (http：//pepbank.mgh.harvard.edu/)有网络用户界面、谷歌样的搜索功能、先进的文本搜索、序列相似性比较工具(BLAST)和核酸或蛋白质的快速序列搜寻工具(Smith-Waterman)以及容纳 21 126 个肽段的庞大的数据库。PepBanK 是有用的工具,它可以去除已知的不符合要求的特性,比如毒性和非特异性结合。

如果靶向识别的途径产生太多或太少的可能产物,试验方法应该使用亲和色谱法或基因学方法。亲和色谱法中,生物素肽段用来作为引导物,培养细胞或组织的阳性结合,或者固定在固相载体上,然后培养兴趣细胞或组织。第一种方法,培养含有表面覆盖抗生蛋白链菌素熔珠的肽段 - 靶物质混合物,然后洗涤,再用过量的生物素洗脱。第二种方法,洗

涤熔珠 - 溶解产物混合物,然后用游离缩氨酸或低 pH 值的缓冲剂洗脱。这样产生的洗脱液进行 SDS-聚丙烯酰胺凝胶电泳(SDS PAGE),并且胰蛋白酶在固定位点剪切,然后用质谱仪分析筛选出靶蛋白。这种方法的缺点是成熟成像剂的靶物质受细胞膜及相关蛋白的限制,因此很难从血浆中分离纯化。从细胞膜上分离出这些蛋白所需的条件通常不利于蛋白质 - 蛋白质复合体的稳定性,可逆性化学交联剂对避免这种局限性有利,因为它有阻止非特异性连接的断臂。这种方法的另一个缺点是必须产生大量的细胞和组织以便于质谱仪分析。

　　一些以基因为基础的方法也被用做靶向识别。杂合酵母菌的筛选成功地应用缩氨酸做引物。因为酵母菌产生蛋白,然而,如果缩氨酸 - 靶物质的相互作用依赖于翻译后的修饰,靶物质的识别不是不可能,但很难。最新的筛选方法是噬菌体反向选择,噬菌体反向选择在固定有缩氨酸的熔珠进行,然后用 cDNA 噬菌体库选择结合有缩氨酸的蛋白,这和杂合酵母菌的筛选一样,细菌蛋白的产生与依赖于真核生物翻译后修饰的相互作用相对。创建感兴趣细胞和组织的基因表达库,并在真核生物细胞上表达,有代表性的是 COS-7 和 293T,是将翻译后的修饰合并进蛋白质表达的可能性方式。这一系统中,cDNA 转染到高产量细胞,然后分析结合的缩氨酸。阳性结合肽段的 cDNA 库分成十多个库,反复进行这一流程直到可以通过 DNA 测序识别靶肽段。在其他基因学方法中,筛选和产生的 cDNA 库一样好。这种方法假定一种肽段结合一种蛋白,如果靶物质需要烯基间的协同结合,这种假设就不成立。

(九)噬菌体展示技术在分子成像靶点选择中的应用

　　噬菌体展示技术是一种有效的亲和组件的筛选工具,利用这种方法可以筛选与分子成像靶点特异性结合的多肽或抗体,作为探针亲和组件。

　　噬菌体展示技术是将人工合成的、含有短的序列的寡核苷酸片段克隆到噬菌体鞭毛蛋白基因中,使每个噬菌体的鞭毛能够根据它所携带的外源插入片段序列展示特异性多肽或一种蛋白质,并将这种多肽或蛋白质展示在噬菌体表面。由于在噬菌体表面的展示多肽或蛋白质与其内部携带的外源编码基因直接相关,因而在扩增和分离目的克隆后,很容易得到其编码 DNA 序列,从而合成相关的多肽或蛋白质。

　　(1)噬菌体随机多肽文库:肽库是感染性噬菌体的集合,其中每个病毒粒子的衣壳表面都含有以融合蛋白形式显露的唯一的核苷酸顺序编码寡肽,通过选择步骤可以富集与靶分子结合的噬菌体。构建随机多肽文库一般先体外合成编码短肽的随机 DNA 片段,经 PCR 扩增或杂交使其形成携带适当酶切位点的基因片段,或经 PCR 扩增某特定基因后再用 DNase I 酶解,使其形成长短不一的小基因片段。随机肽库的应用范围依采用的筛选分子而言,这些筛选分子包括抗体、小分子、细胞表面受体类、细胞分子类、完整细胞等,这些分子称为受体类。筛选出的结合该类受体的目的分子称为配体。用纯化的单克隆抗体作受体进行抗体的表位分析应用最广泛也最成熟,筛选出的配体通常表明了抗原抗体的结合部位。这些都为探针的合成提供了实验依据。

　　(2)噬菌体抗体库:噬菌体抗体库技术利用丝状噬菌体载体构建抗体文库,通过已知抗原筛选特异性高亲和性抗体的技术。完整的抗体可变区可表达于噬菌体的表面,通过亲和筛选获得了与已知抗原特异性结合的单链抗体片段。

　　每种抗体的可变区由超变区和骨架区(FR)组成,超变区又称互补决定区(CDR),决定抗原的结合位点,其氨基酸序列变异较大,而连接超变区的骨架区很保守。噬菌体抗体库运用了三项实验技术:①反转录聚合酶链反应(reverse transcription-polymerase chain reaction,RT-PCR)技术,用一种引物克隆出全套免疫球蛋白可变区基因;②采用大肠杆菌分泌表达具有生物活性的抗体功能片段;③噬菌体表面展示技术的建立,其主要技术流程是,从免疫或不经免疫的人和小鼠的脾淋巴细胞中提取 mRNA,反转录成 cDNA,使用与抗体可变区基因两侧保守区互补的引物,通过聚合酶链反应(PCR)分别扩增抗体可变区的重链(VH)和轻链(VL)基因,构建文库。插入噬菌体载体后有两种表达模式,即表达 scFv 单链抗体或 Fab 抗体,scFv 由 VH 和 VL 之间通过人工接头相连;而 Fab 片段的 VH+CH1 和 VL+CL 分别插入不同的噬菌体载体,两种重组噬菌体超感染同一宿主菌,VL+CL 就可与 VH+CH1 片段通过二硫键结合形成 Fab 片段。将噬菌体抗体文库通过特异性抗原的筛选,就可以得到含特异性抗体片段的噬菌体。

　　噬菌体抗体库技术可以将噬菌体表面的抗体在体外用固相化抗原进行筛选,同时由于噬菌体对大肠杆菌的感染性,噬菌体抗体库技术能够以淘筛的方式,为快速选择特异性抗体提供简便而高效的操作系统,具体的步骤:①噬菌体黏附靶抗原;②反复洗涤去除非特异性结合,洗脱并收集与抗原结合的噬菌体;③再次感染大肠杆菌,使特异的噬菌体抗体淘筛。除此之外,也有用固相淘筛、捕获淘选、完整细胞淘筛、组织淘筛及器官淘筛等方法获得结合抗体成功的报道,但各有侧重,为噬菌体抗体的淘筛增添新的途径。

(3)蛋白质的定向改造:蛋白质的定向改造指的是用盒式突变、错误倾向 PCK 等方法来突变蛋白质或结构域的某一特定编码序列,产生蛋白质或结构域的突变文库呈现在噬菌体表面,通过亲和筛选获得所需的已定向改变的噬菌体克隆,它们的一级结构可以从 DNA 的序列中推导出来。可用来筛选具有更强受体结合能力的细胞因子、新的酶抑制剂、转录因子的 DNA 结合新位点、新的细胞因子拮抗剂、新型酶和增强生物学活性的蛋白质等。

(4)cDNA 文库的表达筛选:cDNA 文库的表达筛选系统除利用 λ 噬菌体、酵母双杂交系统外,噬菌体表面展示技术也可达到同样的目的。cDNA 编码的所有蛋白质融合在 foS 结构域 C 末端,与 Jun-g Ⅲ 或 Jun-g Ⅷ 结构域相互作用;也可将 cDNA 直接融合在 p Ⅲ 的 C 末端;另外是直接利用蛋白质之间的相互作用来选择 cDNA,将目的蛋白和 cDNA 文库分别与 g Ⅲ 的 C 末端和 N 端融合,如果目的蛋白与某一个 cDNA 的蛋白相互作用,g Ⅲ 蛋白的两个功能域将彼此互补导致有感染性的病毒产生。噬菌体展示技术引出了分子文库的概念,根据文库呈现的部位不同,有噬菌体表面展示文库、细菌表面展示文库、质粒展示文库和核蛋白体文库,也可以是用化学方法合成的肽库或小分子化合物库。其中噬菌体表面展示技术比较成熟,根据文库内分子的性质可以分为 cDNA 文库、随机肽库、抗体文库、蛋白质文库等。目前已越来越广泛地用于抗原表位分析、蛋白质 - 蛋白质相互作用位点分析、酶作用底物的分析、寻找具有生物功能的蛋白的模拟肽、先导化合物的发现、分离与鉴定疾病特异性抗原模拟肽、筛选细胞和器官特异性结合肽、研究蛋白质与核酸结合特性、定位信号转导途径等。该技术迅速发展的原因是其有效地实现了基因型和表型的转换,在分子克隆的基础上,实现蛋白质构象的体外控制,从而可获得具有生物学活性的表达产物。若将蛋白质三维结构预测、分子模拟技术及噬菌体表面展示技术完美融合,对分子相互作用、分子识别、受体作用等与分子成像靶点筛选、分子探针合成相关研究进程将起到极大的推动作用。

第二节 融合基因技术

基因融合技术以其能快速、高效生产多功能蛋白的优点,近几年在生物学领域中应用广泛,本章简要介绍基因融合技术、影响基因融合的重要因素以及融合基因的主要应用范围。

一、技术原理及特性

所谓融合基因,是指将两个或多个基因的编码区首尾相连,置于同一套调控序列(包括启动子、增强子、核糖体结合序列、终止子等)控制之下,构成的嵌合基因。构建融合蛋白的基本原则是:把第一个蛋白质的终止密码子删除,与第二个蛋白质连上,同时第二个蛋白质带有终止密码子。融合蛋白除了具有双重的功能,它们的作用也会发生一些变化。

(1)一些融合蛋白的活性较低。例如野生型低 HBs Ag 和小鼠 IL-18 融合蛋白,融合表达质粒不能增强免疫应答,反而降低了机体的免疫能力。

(2)活性与野生型因子活性的相加作用一致。例如:Weich 等 (1993) 构建了 3 种 IL3 和促红细胞生成素不同组合方式的融合蛋白并在 CHO 细胞表达,受体结合实验及生物活性分析表明,IL3 和促红细胞生成素的融合蛋白的活性并不比两种因子联合使用的活性高。

(3)融合蛋白的活性高于衍生因子的相加活性。例如:Hazama 等用 IL-2 和单纯疱疹病毒胞膜糖蛋白 D 构建了重组质粒经研究发现,融合蛋白在体内具有增强与协同作用。

(4)人工构建的新蛋白可能会具有新的活性。E.coli 表达的 IL-6 和 IL-2 融合蛋白 CH925,不但可以提高红系祖细胞的增殖,还能提高 LAK 细胞的增殖。

二、影响基因融合的主要因素

1. 融合蛋白接头影响基因的融合　融合蛋白接头 (linker) 的设计和选择是将 2 个或多个不同的模块连接成为一个大分子,其中起连接作用的氨基酸链即为 linker,它具有一定柔性以允许两侧的分子各自完成独立的功能。

2. linker 的长度　linker 过短,两个蛋白相距太近,可能影响其正确的构象,从而影响其功能。linker 过长时,两个蛋白间距增大,对蛋白酶较为敏感,从而容易被降解。

3. linker 中常见的氨基酸　非极性的疏水氨基,结构简单,有利于运动,常出现在蛋白质中运动性大的区域,如铰链区。

4. linker 折叠方式　若 linker 序列有较多的 α 螺旋或 β 转角会减弱蛋白的伸缩性,从而影响融合蛋白的功能活性。

三、构建融合蛋白的常用技术

1. 重叠延伸基因融合技术　使用具有互补末端序列的 2,3 引物,PCR 重叠延伸将 2 个蛋白质中间的接头连起来,从而克隆出融合蛋白。此项技术有一定局限性,因为 PCR 过程中易产生错误序列。

2. 以酶切位点相连构建融合基因技术　在 linker 的前部设计一个酶切位点,目的蛋白的下游引物与另一目的蛋白的上游引物均起始于该点。然后通过 PCR、酶切和连接一系列分子克隆的方法,构建融合蛋白。

四、融合基因的主要应用

融合的应用主要集中在两个方面,一是利用其生物学功能,二是利用其与受体结合的特异性,制作靶向药物。融合蛋白中的辅助因子的介入对其表达和生物效应有些帮助,从而使人们比较随意地控制某些基因的表达。

1. 将一些示踪基因与目的基因融合　使用某些特定的示踪基因,例如 GFP、荧光素酶、GST,与需要研究的目的基因的启动子相融合,可以定量观察到目的基因的表达情况。

2. 多功能细胞因子融合基因　细胞因子在机体的调控中发挥着重要的作用,在免疫、抗击肿瘤和炎症的过程中处于中心的位置。细胞因子的作用特点具有网络性和相向性。不同的细胞因子具有协同作用,我们可以利用这一特点,利用基因融合技术制造出本来不存在的融合细胞因子。

3. 与抗原分子形成的融合基因　使用基因融合技术可以将细胞因子、抗原分子或者单克隆抗体等与细胞表面的受体相结合,此过程可以调节和增强免疫反应,在研究一些免疫疾病中发挥着重要的作用,同时为一些疾病提供了研究思路。

第三节　RNA 干扰与基因治疗

RNA 干扰 (RNAi) 是 20 世纪末才被人们认识和重视的一种通过双链 RNA 抵御病毒入侵或抑制转录子活动的生物防御机制。随着 RNA 干扰分子机制研究的深入及其应用研究的发展,人们发现 RNA 干扰技术在基因功能研究及人类疾病的基因治疗上具有广阔的应用前景。RNA 干扰 (RNA interference, RNAi) 是指双链 RNA(doublestrand RNA, dsRNA) 在细胞内特异性地诱导与之同源互补的 mRNA 降解,使相应基因的表达沉寂关闭,从而引发转录后基因沉默 (posttranscriptional genesilencing, PTGS) 的现象。RNAi 是一种进化上古老而又高度保守的抵御转座子或外来毒侵犯的生物防御机制,广泛存在于生物界。但是 RNAi 现象只是在 20 世纪 90 年代以来才被认识并逐渐引起人们的注意,随后得以迅速发展,是今后基因组学的一个热门研究领域。随着对 RNAi 分子机制研究的不断深入,人们发现 RNAi 不仅能抵抗病毒入侵、抑制转座子活动,而且对于生物体的生长发育和基因表达调控都有着重要作用,于是人们展开了利用人工方法诱导生物体产生 RNAi 效应的 RNAi 技术工程。RNAi 技术在植物的抗病毒和遗传工程研究中开展得较早,并且已得到了实际应用。近年来,科学家们又利用 RNAi 技术进行哺乳动物细胞基因功能和疾病基因治疗的研究,也取得了令人鼓舞的成果,从而为人类基因功能研究和人类疾病基因治疗开辟了一条新途径。

一、RNAi 的发现

RNAi 是在研究秀丽新小杆线虫(*C. elegans*)

反义 RNA(antisense RNA)的过程中发现的,由 dsRNA 介导的同源 RNA 降解过程。20 世纪 90 年代初,科学家们在进行生物遗传改良的研究中,发现靶生物体内产生了一种非期望的表型。最早是美国科学家 Jorgensen 等在 1990 年报道的,他们在增强矮牵牛花紫色的转基因研究中,得到的结果是转基因植株部分或完全开白花,表明色素合成途径被关闭而不是被加强。他们将这一现象称为共抑制(cosuppresion),后来的研究者称之为转录后基因沉默。此后不久,科学家们开展了真菌中的 RNAi 研究。1994 年,意大利的 Cogoni 在野生型粗糙链孢霉(Neurospora crassa)的转基因研究中,把抑制自身和相应内源基因表达的基因沉默现象称为消除作用(quelling)或基因压制。1995 年,Guo 等发现注射正义 RNA(sense RNA)和反义 RNA 均能有效并特异性地抑制秀丽新小杆线虫 par-1 基因的表达,该结果不能使用反义 RNA 技术的理论做出合理解释。直到 1998 年,Fire 等证实 Guo 等发现的正义 RNA 抑制同源基因表达的现象是由于体外转录制备的 RNA 中污染了微量 dsRNA 而引发,并将这一现象命名为 RNAi。

二、RNAi 的作用机制

虽然对 RNA 的准确的作用机制的研究并不非常明朗,但科学家们的研究都得到相似的结论:RNAi 主要通过 dsRNA 被 RNaseBI 家族的核酶复合体 Dicer 切割成干扰性小的小干扰 RNA (small interference RNA,siRNA),由 siRNA 介导识别并靶向切割同源性靶 mRNA 分子,从而引起基因沉默。

RNAi 过程包括以下 4 个步骤:① dsRNA 的形成是 RNAi 的第一步,dsRNA 的形成途径有多种,如基因组中反向重复 DNA 序列的转录,同时合成反义和正义 RNA;病毒 RNA 复制中间体和以单链 RNA 为模板由细菌和病毒的 RNA 依赖 RNA 聚合酶(RNA dependent RNA polymerase,RdRp)催化合成 dsRNA 等;② RNAi 的第二步是在 ATP 参与下,内源性的 Dicer 识别 dsRNA 的 3' 端并将其酶切为 21~23 nt 的 siRNA;③第三步是由 siRNA 中的反义链指导形成一种相对分子质量约为 500 000 的核蛋白体,该蛋白体称为 RNA 诱导的沉默复合体(RNA-induced silencing complex,RISC);④最后,在 ATP 作用下,以 siRNA 为指导,由 RISC 切割靶 mRNA 分子中与 siRNA 反义链互补的区域,形成

21~23 nt 的核苷酸片段,从而达到干扰基因表达的作用。

RNAi 具有如下重要特征:① RNAi 是通过转录后来调节表达;② RNAi 具有特异性,即 RNAi 能够非常特异地只降解与之序列相应的内源基因的 mRNA;③ RNAi 具有高效性,即 RNAi 对目的基因表达的抑制程度可以达到缺失突变体表型的程度,而且数量很少的双链 RNA 分子(数量远少于内源 mRNA 的数量)就能完全抑制相应基因的表达,这表明 RNAi 效应中存在信号分子的放大机制;④ RNAi 具有高穿透性,dsRNA 分子能够通过细胞膜、细胞间隙和细胞屏障而被转运进入细胞,甚至可通过生殖系统传递到后代中去。这说明 RNAi 机制中可能存在维持 mRNA 降解序列特异性的信号分子。

三、RNAi 在人类疾病基因治疗中的应用研究

自被发现至今仅仅十多年的时间,RNAi 技术得到了飞速发展。尤其是自 2000 年 Wiannyey 报道了 RNAi 现象同样存在于哺乳动物中以来,RNAi 技术迅速扩展到哺乳动物领域。作为关闭特定基因功能的新技术,RNAi 已经成为功能基因组学研究、基因治疗、药物开发以及生物体性状改良的一项有力工具。近年来,研究者们广泛开展了利用 RNAi 技术治疗病毒性感染疾病及肿瘤的研究。众多的研究结果显示,RNAi 用于人类疾病基因治疗成为可能。

1.RNAi 与肿瘤治疗　肿瘤的一个重要特征是细胞增殖与凋亡的异常。RNAi 体内外的研究已显示了 RNAi 在癌症治疗方面良好的应用前景,多种癌基因可以作为靶点设计相对应的 siRNA 引发 RNAi,使癌基因或突变基因沉寂关闭。2002 年,Wild 和 Jiang 等几乎同时报道了利用 RNAi 技术使肿瘤细胞凋亡的开创性实验。

利用 RNAi 技术提高肿瘤对放射线或药物的敏感性则是 RNAi 技术应用于肿瘤治疗的另一思路。2002 年,Wilda 经体外实验证实了 RNAi 可以使胰腺癌和胃癌 MDR1 的 mRNA 及蛋白表达减少 90% 以上,结果使这 2 种肿瘤对鞣红霉素的耐药性分别降低了 89% 及 58%。

可见,RNAi 技术对恶性肿瘤具有潜在的治疗价值,RNAi 用于因基因过度表达或基因突变引起的肿瘤治疗将成为可能。

2.RNAi 用于抗肝炎病毒治疗 乙型、丙型肝炎病毒 (HBV、HCV) 所导致的慢性肝炎是严重危害人类健康的疾病,至今尚无特效治疗方法。目前人们试图在 RNAi 研究领域探寻治疗病毒性慢性肝炎顽疾的新疗法,已取得了较大进展。Caffrey 等通过一系列实验证实 RNAi 技术在小鼠体内可抑制基因表达后,进一步探讨了 RNAi 对人类丙型肝炎病毒的抑制作用。他们将荧光素酶特异性 siRNA 融合到 HCV 的 NS5B(非结构型蛋白 5B,即病毒聚合酶编码区区域),然后将其共同转染入大鼠体内,监控 RNAi 作用。实验发现,以 NS5B 区域作为靶位点的 RNAi 使 HCV 蛋白荧光素酶融合区荧光素酶的表达平均减少了 75%,这一结果表明,抗 HCV siRNA 在成年小鼠体内是有效的。

Randall 等针对人肝癌细胞株能够提供有效的 HCV 复制系统的特点对其进行培养,并设计了针对 HCV 基因组的特异性 siRNA 进行 RNAi 实验,结果发现特异性的 siRNA 能够有效地沉默体外培养的人肝癌细胞中的 HCV 基因,清除人肝癌细胞中复制的 HCV-RNA。Wilson 研究小组和 Kapadia 研究小组也都在各自的实验中得到了类似的结果。

Hamasaki 等构建针对乙型肝炎病毒核心区或表面抗原编码区的 siRNA 表达载体 PSI-C 和 PSI-S,在体外 HBV 复制细胞模型中观察了对 HBV 复制和表达的影响。实验结果表明,PSI-C 及 PSI-S 能明显抑制细胞内 HBsAg 和 HBcAg 的合成。Shlomai 等利用 siRNA,在人肝癌细胞系中成功地抑制了 HBV 的复制。Caffrey 等利用来源于含人 U6 启动子的表达载体的 siRNA 进行小鼠体内外实验,结果表明,HBsAg 表达明显下降。

以上这些研究提示,针对肝炎病毒的 SiRNA 能有效抑制 HBV、HCV 的 RNA 分子转录和病毒复制,最终降低病毒抗原表达,为运用 RNAi 技术进行抗病毒性肝炎基因治疗提供了新的思路。

3.RNAi 用于抑制 HIV 感染的研究 在最近的一系列研究中,人们应用 siRNA 相继成功地在哺乳细胞内阻止了人类免疫缺陷病毒。来自 Massachusetts 医学院的 Jacque 等在实验中构建了针对 HIV 基因组不同区域的 siRNA,在 HeLa 细胞中明显地抑制了 HIV 的复制,使其仅为对照组的 1/50~1/30;Jacque 等还进一步证实,如果 siRNA 是从细胞内部表达,而不是简单地导入细胞周围,会大大增强细胞对 HIV-1 感染的免疫力。Novina 用 HIV 的 gap 蛋白的编码基因作为目标基因构建 siRNA,转染 HeLa 细胞,也得到 gap 蛋白表达明显降低的结论;Novina 还设计了针对 HIV 受体 CD4 分子 siRNA,导入 Magi-CCR5 细胞系,结果发现 CD4 受体降低了 75%。Coubum 利用 HIV 的调控蛋白基因作为 RNAi 的靶基因,同样观察到 HIV 复制受到明显抑制的现象。美国加州等的研究发现,将 HIV-1 协同受体 CCR5 特异性的 siRNA (CCR5-siRNA) 通过病毒载体导入人外周血 T 淋巴细胞,可以对这些细胞 CCR5 基因的表达产生高达 10 倍的抑制作用;他们还发现,CCR5-siRNA 不仅可以有效地保护淋巴细胞总体中被转染的细胞,而且还使这一淋巴细胞总体病毒感染水平降低。Lee 等将 siRNA 和能提供 DNA 的 HIV-1/PNL4-3 共转染人 HEK293T 细胞,结果表明 siRNA 能明显抑制 HIV-1 的复制,4 天后测定的 HIV 抗原水平仍很低,Northern 分析也显示 HIV-1 RNA 水平很低,而 siRNA 却有高表达。

四、RNAi 用于基因治疗研究所存在的问题及前景

尽管 RNAi 技术得到人们的高度重视,发展相当迅速,但毕竟由于相关研究时间很短,对 RNAi 的作用机制还不完全清晰,现有的实验资料大都来源于离体细胞实验,在体动物实验才刚刚开始,有很多问题如 siRNA 的导入及导入后的稳定性等都面临着技术上的困难。因此,RNAi 技术距离临床应用还很远,其安全性、可靠性也还是未知数。但是现有的实验结果充分展示了 RNAi 研究的新领域,表明 RNAi 在基因功能研究和疾病的基因治疗方面具有极大的潜力。就目前 RNAi 用于抗病毒及抗肿瘤研究的成果来看,我们可以预测,随着对 RNAi 机制研究的深入和上述问题的逐一解决,RNAi 技术将在基因功能研究和疾病基因治疗中发挥巨大作用。

第四节 基因编辑与基因治疗

随着分子生物学的发展,基因的神秘外纱被逐渐揭开,很多基因层面的疾病可以通过基因编辑来

实现治疗。然而,基因治疗领域的棘手问题是缺少理想的靶向基因修饰技术,而基于锌指核酸酶(zinc finger nucleases, ZFNs)、转录激活子样效应因子核酸酶(transcription activator like effector nucleases, TALENs)、规律性重复短回文序列簇(cluster redregularly interspaced short palindromic repeats, CRISPR)/Cas9 等基因编辑的技术可以对基因组进行高效的靶向修饰。因此,凭借这些技术基因编辑技术将成为基因治疗领域研究的有力工具。

一、基因编辑技术的结构和作用原理

ZFNs、TALENs 和 CRISPR/Cas9 系统都是在某一靶向序列处引入双链断裂的 (double strand break, DSB) 缺口,继而通过细胞内两种 DNA 修复机制完成修复：NHEJ(non-homologous end joining)途径会使基因组 DNA 缺口处的碱基插入或者缺失,造成移码突变,从而导致基因的敲除失效；HR 途径是在提供了外源 DNA 模板的情况下,基因组的 DNA 进行准确的修复或者插入其他基因。

1. 锌指核酸酶　又名锌指蛋白核酸酶,不是自然存在的,而是一种人工改造的核酸内切酶,由一个 DNA 识别域和一个非特异性核酸内切酶构成,其中 DNA 识别域赋予特异性,在 DNA 特定位点结合,而非特异性核酸内切酶负责剪切功能,两者结合就可在 DNA 特定位点进行定点断裂。ZFN 的特异性取决于锌指蛋白,获得高效、特异性的 ZFN 的前提便是筛选高质量的锌指蛋白。针对靶序列设计 8~10 个锌指结构域,将这些锌结构域连在 DNA 核酸酶上,便可实现靶序列的双链断裂 (double strand break, DSB)。人工合成的 ZFN 可以特异性地识别切割靶位点。ZFN 要切割靶位点必须以二聚体绑到靶位点上。因此两个 ZFN 分别用锌指结构识别 5' 到 3' 方向和 3' 到 5' 方向的 DNA 链,两个 *Fok* I 核酸酶的催化活性功能域可以切割靶位点。当两个 ZFN 分别结合到位于 DNA 的两条链上间隔 5~7 个碱基的靶序列后,可形成二聚体,进而激活 *Fok* I 核酸内切酶的剪切结构域,使 DNA 在特定位点产生双链断裂,再通过非同源末端连接或同源重组修复断裂。

2.TALENs　是基因组编辑核酸酶三大类之一。它是实现基因敲除、敲入或转录激活等靶向基因组编辑的里程碑。TALENs 是一种可靶向修饰特异

DNA 序列的酶,它借助于 TAL 效应子——一种由植物细菌分泌的天然蛋白来识别特异性 DNA 碱基对。TAL 效应子可被设计识别和结合所有的目的 DNA 序列。对 TAL 效应子附加一个核酸酶就生成了 TALENs。TAL 效应核酸酶可与 DNA 结合并在特异位点对 DNA 链进行切割,从而导入新的遗传物质。相比于传统的锌指核酸酶 (ZFNs) 技术,TALENs 具有独特的优势:设计更简单,特异性更高。缺点有:具有一定细胞毒性,模块组装过程烦琐,一般需要求助于外包公司。 但 TALEN 技术仍然是科研人员用于研究基因功能和潜在基因治疗应用的重要工具。

TALE 由 N 端转座结构域 (translocation domain)、与 DNA 结合相关的中央区域 (central region of tandem direct repeats) 以及 C 端转录激活结构域 (transcription activation domain) 组成。而中央 DNA 结合结构域包含 15.5~19.5 个单元模块,其中每个模块单元有 34 个氨基酸残基,除第 12 和 13 位氨基酸可变外,其他氨基酸都为保守的,因此,这两个氨基酸称作重复可变的双氨基酸残基 (repeat variable diresidues, RVDs) 位点。TALEN 特异识别 DNA 的原理在于 RVD 可以与 DNA 中的 4 种碱基之一进行结合。现在发现 RVD 与 DNA 有以下的对应关系:天冬酰胺 - 天冬酰胺识别碱基 G 或 A,即 NN(AsnAsn)-G 或 A;组氨酸 - 天冬氨酸特异识别碱基 C,即 HD(HisAsp)-C;天冬酰胺 - 异亮氨酸识别碱基 A,即 NI(AsnIle)-A;天冬酰胺 - 赖氨酸识别碱基 G,即 NK(AsnLys)-G;天冬酰胺 - 甘氨酸识别碱基 T,即 NG(AsnGly)-T;天冬酰胺 - 丝氨酸可以识别 A、T、G、C 中的任一种 NS(AsnSer)-A、T、C、G。

3.CRISPR/Cas9　是古细菌和细菌在长期进化过程中形成的一种适应性免疫防御,可用来对抗入侵的病毒及外源 DNA。CRISPR/Cas9 系统通过将入侵噬菌体和质粒 DNA 的片段整合到 CRISPR 中,并利用相应的 CRISPR RNAs(crRNAs)来指导同源序列的降解,从而提供免疫性。此系统的工作原理是 crRNA(CRISPR-derived RNA)通过碱基配对与 tracrRNA（ trans-activating RNA ）形成 tracrRNA/crRNA 复合物,此复合物来指导核酸酶 Cas9 蛋白在与 crRNA 配对的序列靶位点剪切双链 DNA。通过人工设计这两个 RNA,就可以改造形成具有引导作用的 sgRNA（ single guide RNA ）,从而引导 Cas9 对 DNA 实行定点切割。

作为一种 RNA 导向的 dsDNA 的结合蛋白，Cas9 是已知的第一个统一因子（unifying factor），能够共定位 DNA、RNA、和蛋白质，拥有巨大的改造潜能。将蛋白与无核酸酶的 Cas9（Cas9 nuclease-null）融合，并表达 sgRNA，可靶定任何 dsDNA 序列，而 sgRNA 的末端可连接目标 DNA，不影响 Cas9 的结合。因此，具有巨大的应用潜能。

二、基因编辑技术在基因治疗中的应用

基因治疗是在细胞的基因层面上进行的治疗。基因疾病分为单基因疾病和多基因疾病。单基因疾病是由单个碱基突变所导致的疾病，对所突变的碱基进行替换就可以达到治疗的目的。多基因疾病的发生比较复杂，具体的发病机制并不清楚，基因治疗多基因遗传病的效果还有待商榷。基因治疗带来的问题就是通过什么载体将基因导入到细胞的基因组中。最先开始使用的是逆转录病毒。之后，慢病毒（lentiviruses）、腺病毒（adenoviruses）、腺相关病毒（adeno-associated viruses，AAVs）等也在基因治疗中开始使用。虽然，病毒可以将正常的基因带入并稳定的插入基因组中，替换掉发病的基因。但是病毒插入基因组的过程是随机的，可能导致某些基因的突变，例如抑癌基因的突变可能导致癌症，所以目前使用的病毒的安全性受到质疑。目前，需要找到一种可以特异识别的高效的运载工具。

（一）遗传病

1. 杜氏肌营养不良（duchenne muscular dystrophy，DMD）　DMD 是一种移码突变导致的单基因遗传病，通过基因编辑纠正移码突变就可以达到治疗的目的。DMD 由于移码突变导致翻译出没有活性的抗肌萎缩蛋白（dystrophin）。针对此机制，Ousterout 等设计靶向抗肌萎缩蛋白基因 5 号外显子的 TALEN，通过该技术实现了基因的正确表达。实验证实，经 TALEN 纠正后的靶细胞（骨骼肌成肌细胞、皮肤成纤维细胞）可以表达有活性的 dystrophin。

2. 帕金森病（Parkinson's disease，PD）　α-突触核蛋白（α-synuclein）在 PD 中发挥着重要作用，此基因的点突变可以导致常染色体显性遗传 PD、早发性 PD。怀特海德生物医学研究所利用 ZFN 在不改变其他基因的情况下，通过插入或者删除单个碱基，实现了对 PD 疾病的基因治疗。

3. 大疱性表皮松解（epidermolysis bullosa，EB）　此疾病是皮肤和黏膜对机械损伤很敏感，以形成大疱为特征的一种遗传病。Wang 等用 ZFN 基因治疗技术将形成大疱的病变基因关闭并且验证了其有效性。

（二）癌症

癌症的发病机制在过去的几十年中得到了广泛的研究，其中癌基因和抑癌基因的突变发挥了重要作用。因此，针对癌基因和抑癌基因进行基因治疗成为癌症治疗的一个新的方向。

ZFN 成功对肿瘤的某些促生长因子进行了下调，对突变的 p53 基因进行了替换。但经 ZFN 技术在肿瘤细胞模型对突变的 p53 基因的纠正率大约为 0.1%，结果并不理想。但是对肿瘤的治疗提供了新的思路。为了实现更高的纠正效率，我们还需要继续寻找其他的高效的工具。在不久的将来，基因治疗可能成为癌症治疗史上的一个突破。

第五节　基因突变与分子病理

分子病理学通过化验器官、组织和血液中的分子，对疾病进行研究和诊断。分子病理学属于病理学的分支，是最近发展起来的一门学科。分子病理诊断，是指应用分子生物学技术，从基因水平上检测细胞和组织的分子遗传学变化，以协助病理诊断和分型、指导靶向治疗、预测治疗反应及判断预后的一种病理诊断技术，是分子生物学、分子遗传学和表观遗传学的理论在临床病理中的应用，属转化医学的范畴。

一、分子病理诊断发展概况

我国的分子诊断起源于 20 世纪 80 年代 DNA 原位杂交。王泊云等人用标记的 HBV 的 DNA 作为探针，在切片上进行杂交，通过碱基互补来检测肝炎和肝癌组织中 HBV 的感染。之后癌基因和抑癌基因相继被发现，针对这些基因的诊断技术相继面世，如 p53 基因突变检测、K-ras 基因突变检测等。进入 21 世纪，大批的肿瘤靶向药物面世，诊断这些

靶点的分子病理学诊断成为热点,如 FISH 检测乳腺癌 HER2 基因扩增、ARMS 法检测肺癌 EGFR 基因突变等。

为了促进我国分子病理诊断的发展,2011 年 11 月原卫生部病理质控评价中心成立了分子病理质控组,并于广州召开了第一次工作会议。该组由复旦大学肿瘤医院病理科的杜祥教授担任组长,主要是指导全国分子病理室的规范化建设,组织编写分子病理诊断质控指南。截止到目前,已召开 5 次会议,并起草了《分子病理诊断实验室准入基本要求(征求意见稿)》

二、我国已经开展的分子病理技术

目前,我国已经开展的分子病理技术主要有 PCR、RTPCR、显色原位杂交、荧光原位杂交、基因芯片和 DNA 测序等技术。

1. 聚合酶链反应 (PCR) PCR 是利用 DNA 在体外 95℃高温时变性会变成单链,低温(经常是 60℃左右)时引物与单链按碱基互补配对的原则结合,再调温度至 DNA 聚合酶最适反应温度(72℃左右),DNA 聚合酶沿着磷酸到五碳糖 (5'→3') 的方向合成互补链。聚合酶链式反应是一种用于放大扩增特定的 DNA 片段的分子生物学技术,它可看作是生物体外的特殊 DNA 复制,PCR 的最大特点,是能将微量的 DNA 大幅增加。因此,该技术可以检测到疾病组织、细胞中是否存在病毒的 DNA,同时 PCR 技术还是基因突变检测的基础技术。

2. 荧光定量 PCR 荧光定量 PCR(real time-PCR) 技术是基于 PCR 技术而来的一种新技术。它利用荧光信号来监测 PCR 产物,对 PCR 的产物进行标记跟踪,以实时检测整个 PCR 进行的过程。PCR 反应具有核酸扩增的高效性,可以检测到微小的突变。

3. 显色原位杂交 显色原位杂交 (chromogenic in situ hybridization, CISH) 技术是基于碱基互补配对而形成的新的检测手段。用地高辛或者生物素标记的外源核酸探针与待测样本的 DNA 或 RNA 配对,结合成双链的杂交分子,然后通过显色将待测的片段位置和数量显示出来。原位杂交技术具有操作简单,直接定位组织,价格低廉,信号稳定的优点。

4. 荧光原位杂交 荧光原位杂交 (fluorescence insitu hybridization, FISH) 技术的原理与 CISH 相同,只是这里使用了带有荧光标记的探针,使用荧光显微镜或者共聚焦显微镜来观察结果。FISH 的探针可以使用多种荧光染料来标记多种探针,同时在待测样本中显示出多个指标,即多彩色荧光原位杂交 (multicolor fluorescence in situ hybridization, mFISH)。FISH 具有安全、快速、特异性好、定位准确的优点。

5. 基因芯片 是在固体材料上(一般在硅片上)按照顺序排列上已知的 DNA 序列。将待测的 DNA 或者 RNA 通过一些技术进行反转录和扩增,使其参入一些荧光材料,然后与芯片进行孵育后通过特定的设备观察。若待测样品中含有芯片上的基因,则该点有荧光信号。通过基因芯片技术可以实现高通量的筛选,目前有专业的设备可以实现自动化的操作。

6. DNA 测序 应用于分子病理诊断的 DNA 测序技术有直接测序法和焦磷酸测序法。直接测序技术主要是 Sanger 等发明的双脱氧链末端终止法,就是利用一种 DNA 聚合酶来延伸结合在待定序列模板上的引物。直到掺入一种链终止核苷酸为止。每一次序列测定由一套四个单独的反应构成,每个反应含有所有四种脱氧核苷酸三磷酸 (dNTP),并混入限量的一种不同的双脱氧核苷三磷酸 (ddNTP)。由于 ddNTP 缺乏延伸所需要的 3'—OH 基团,使延长的寡聚核苷酸选择性地在 G、A、T 或 C 处终止。终止点由反应中相应的双脱氧而定。每一种 dNTPs 和 ddNTPs 的相对浓度可以调整,使反应得到一组长几百至几千碱基的链终止产物。它们具有共同的起始点,但终止在不同的核苷酸上,可通过高分辨率变性凝胶电泳分离大小不同的片段,凝胶处理后可用 X 光胶片放射自显影或非同位素标记进行检测。

焦磷酸测序技术是一种新型的酶联级联测序技术,用于对已知的短序列的测序分析,重复性和准确性可与 Sanger DNA 测序法相当,但速度快了很多。该法可对大量样品同时进行测序,具有高通量、低成本、适时、快速、直观的优点。

三、我国分子病理的临床应用领域

随着我国分子病理学的快速发展,分子病理诊断逐渐走出实验室,应用于临床。特别是在遗传性疾病、感染性疾病、肿瘤等方面分子病理诊断已取得了显著的成果。

1. 遗传病的诊断 应用分子病理学进行遗传病

的诊断相比使用传统的方法具有很多优势,通过对待测染色体、基因的检测从而进行遗传病筛查和诊断,并可以对遗传病的延续做出预判。目前,国内主要通过染色体核型分析、荧光原位杂交技术、荧光定量 PCR 技术等检测染色体畸形,进行产前诊断。

2. 感染性疾病病原体的检测　在感染性疾病的临床应用方面,利用 PCR、RTPCR 技术来检测人乳头状瘤病毒 (HPV) 的 DNA、各型肝炎病毒的 DNA 或 RNA、人类单纯疱疹病毒 (HSV) 的 DNA,这些检测已在感染性疾病的诊断及对疗效进行评价方面取得了很好的效果。

3. 肿瘤的病理诊断与临床应用　分子病理诊断目前在肿瘤的研究中应用最为广泛,已经运用到肿瘤易感基因检测与早期诊断、肿瘤辅助诊断、个体化

用药、肿瘤预后评估等多方面。肿瘤的发生主要由基因和环境共同作用导致。基因为内因,环境的诱导为外因。通过分子诊断可以检测到目标人群的肿瘤的易感基因,从而在之后的生活中改变生活方式,防护暴露。已知的肿瘤易感性基因有 Rbl、WTl、APC、BRCAl、hTERC 和 Ras 等,分别与视网膜母细胞瘤、Wilms 瘤、家族性腺瘤性息肉 (FAP)、乳腺癌、宫颈癌、消化道肿瘤、泌尿系肿瘤、血液肿瘤等相关。分子诊断在肿瘤的个体化用药方面也发挥着举足轻重的作用,通过分子诊断可以检测到肿瘤的突变基因和目前上市的靶向药物的靶点,从而使用靶向药物进行针对性的治疗。

同时可以根据分子诊断对癌症进行进一步的分类,对癌症患者实现相对精确的治疗。

【参考文献】

[1]　李家大,王克夷.从噬菌体多肽文库中筛选 α- 葡萄糖苷酶的抑制剂 [J].生物化学与生物物理学报,2001,33(5):513-518.

[2]　DELANO W L, ULTSCH M H, DEVOS A M, et al.Convergent solutions to binding at a protein-protein interface[J] .Science,2000, 287(10):1279-1283.

[3]　HAUBNER R, WESTER H J. Radio labeled tracers for imaging of tumor angiogenes is and evaluation of anti-angiogenic therapies [J]. Curr Pharm, 2004, 10 (13) : 1439-1455.

[4]　PENNAZIO S. The origin of phage virology [J]. Riv Biol, 2006, 99:103-129.

[5]　MATSUMOTO S E, YAMASHITA M, KATAKURA Y, et al. A rapid and efficient strategy to generate antigen specific human monoclonal antibody by in vitro immunization and the phage display method [J]. Journal of Immunological Methods, 2008, 332: 2-9.

[6]　刘岩,于涟.基因融合技术及其应用 [J].农业生物技术学报,2006,14(2): 273-278.

[7]　张鹏辉,涂植光,杨明清,等.RNA 干扰技术靶向 hTERT 基因治疗肝癌的实验研究 [J].癌症:英文版,2004,23(6): 619-625.

[8]　PAI S I, LIN Y Y, MACAES B, et al. Prospects of RNA interference therapy for cancer[J]. Gene therapy, 2006, 13(6): 464-477.

[9]　TABERNERO J, SHAPIRO G I, LORUSSO P M, et al. First-in-humans trial of an RNA interference therapeutic targeting VEGF and KSP in cancer patients with liver involvement[J]. Cancer discovery, 2013,3(4):406.

[10]　TAKESHITA F, OCHIYA T. Therapeutic potential of RNA interference against cancer[J]. Cancer science, 2006, 97(8): 689-696.

[11]　GORI J L, HSU P D, MAEDER M L, et al. Delivery and specificity of CRISPR/Cas9 genome editing technologies for human gene therapy[J]. Human gene therapy, 2015, 26(7): 443-451.

[12]　MAEDER M L, GERSBACH C A. Genome-editing technologies for gene and cell therapy[J]. Molecular Therapy, 2016.

[13]　MEISSNER T B, MANDAL P K, FERREIRA L M, et al. Genome editing for human gene therapy[J]. Methods Enzymol, 2014, 546: 273-295.

[14]　SAMUELSSON E, WADENSTEN H, HARTMANIS M, et al. Facilitated in vitro refolding of human recombinant insulin-like growth factor I using a solubilizing fusion partner [J]. Biotechnology, 1991, 9(4):363-366.

[15]　TANG L, LI J, KATZ D S , et al. Determining the DNA bending angle induced by non-specif-

ic high mobility group-1 (HMG-1) proteins: A novel method [J]. Biochemistry, 2000, 39(11):3052-3060.

[16] HELOGUERA G, MORRISON S L, PENICHET M L. Antibody-cytokine fusion proteins: Harnessing the combined power of cytokines and antibodies for cancer therapy [J]. Clinical Immunology, 2002,105(3):233-246.

[17] KANG B Y, LIM Y S, CHUNG S W, et al. Antigen-specific cytotoxicity and cell number of adoptively transferred T cells are efficiently maintained in vivo byre-stimulation with an antigen: Interleukin-2 fusion protein[J]. International Journal of Cancer, 1999, 82:569-573.

[18] Kim E J, Cho D, Hwang S Y, et al. Interleukin-2 fusion protein with anti-CD3 single-chain Fv (sFV) selectively protects T cells from dexamethasone-induced apoptosis [J]. Vaccine, 2002,20:608-615.

[19] 陈国梁, 张金文, 王蒂, 等. 重叠 PCR 一步法对三种淀粉合成酶融合基因的构建 [J]. 甘肃农大学报,2010, 45(3): 38-43.

[20] 徐芳, 姚泉洪, 熊爱生, 等. 重叠延伸 PCR 技术及其在基因工程上的应用 [J]. 分子植物育种, 2006, 4(5): 747-750.

[21] 陈波. 用重叠 PCR 合成植物甜蛋白 brazzein 基因 [J]. 生物技术, 2007, 17(4): 43-45.

[22] SHEVCHUK N A, BRYKSIN A V, NUSINOVICH Y A, et al. Construction of long DNA molecules using long PCR based fusion of several fragments simultaneously[J]. Nucleic Acids Research, 2004, 32(2):19.

[23] KUWAYAMA H, OBARA S, MORIO T, et al. PCR-mediated generation of a gene disruption construct without the use of DNA ligase and plasmid vector[J]. Nucleic Acid Res, 2002, 30(2): 2.

[24] CHARLIER N, MOLENKAMP R, LEYSSEN P, et al. A rapid and convenient variant of fusion-PCR to construct chimeric flaviviruses [J]. Virol Methods, 2003, 108(1): 67-74.

[25] DOU W F, LEI J Y, ZHANG L F, et al. Expression, purification, and characterization of recombinant human serum albumin fusion protein with two human glucagons-like peptide-1 mutants in Pichia pastoris[J]. Protein Expression and Purification, 2008,

61(1): 45-49.

[26] JORGENSEN R.Altered gene expression in plants due to trans interactions between homologous genes[J].Trends Biotechnol, 1990, 8:340-344.

[27] FIRE A, XU S, MONTGOMERY M K, et al.Potent and specific genetic interference by double-stranded RNA in Caenorhabditis elegans[J].Nature, 1998, 391:806-811.

[28] GUO S, KEMPHUES K J. Par-1, a gene required for establishing polarity in C elegans embryos, encodes a putative Ser/Thr kinase that is asymmetrically distributed [J].Cell, 1995,81:611-620.

[29] PADDISON P J, CAUDY A A, BERNSTEIN E, et al.Short hairpin RNAs (shRNAs)induce sequence-specific silencing in mammalian cells[J]. Genes Dev, 2002, 16:948-958.

[30] HAMMOND S M, BERNSTEIN E, BENCH D, et al.An RNA-directed nuclease mediates post-transcriptional gene silencing in Drosophila cells[J].Nature, 2000, 404:293-296.

[31] SORENSEN D R, LEIRDAL M, SIOUD M.Gene silencing by systemic delivery of synthetic siRNAs in adult mice[J].J Mol Biol, 2003, 327: 761-766.

[32] BRUMMELKAMP T R, BERNARDS R, AGAMI R.A system for stable expression of short interfering RNAs in mammalian cells[J].Science, 2002, 296:550-553.

[33] HASUWAA H, KASEDAB K, EINARSDOTTIRA T.Small interfering RNA and gene silencing in transgenic mice and rats[J].FEBS Lett, 2002, 532: 227- 230.

[34] YOSHINOUCHI M, YAMADA T, KIZAKI M, et al.In vitro and in vivo growth suppression of human papillomavirus 16-positive cervical cancer cells by E6 siRNA[J].Mol Ther, 2003,8:762-768.

[35] MILNER J, JIANG M .Selective silencing of viral gene expression in HPV positive human cervical carcinoma cells treated with siRNA, a primer of RNA interference[J].Oncogene, 2002, 21:6041-6048.

[36] SHEN C, BUCK A K, LIU X, et al.Gene silencing by adenovirus-delivered siRNA[J].FEBS Lett, 2003, 539:111-114.

[37] PENG Y, ZHANG Q, NAGASAWA H, et al.Silencing expression of the catalytic subunit of DNA-dependent protein kinase by small interfering RNA sensitizes human cells for radiation-induced chromosome damage, cell killing, and mutation[J]. Cancer Res, 2002, 62:6400-6404.

[38] NIU Q, PERRUZZI C, VOSKAS D, et al.Inhibition of Tie-2 signaling induces endothelial cell apoptosis, decreases Akt signaling, and induces endothelial cell expression of the endogenous anti-angiogenic molecule, thrombospondin-1[J].Cancer Biol Ther, 2004, 3:402-405.

[39] CRANS-VARGAS H N, LANDAW E M, BHATIA S, et al.Expression of cAMP response-element binding protein in acute leukemia[J].Blood, 2002, 99: 2617-2619.

[40] BERTRAND J R, POTTIER M, VEKRIS A, et al.Comparison of antisense oligonucleotides and siRNAs in cell culture and in vivo[J].Biochem Biophys Res Commun, 2002, 296:1000-1004.

[41] ZHANG L, YANG N, MOHAMED-HADLEY A, et al.Vector-based RNAi, a novel tool for isoform-specific knock-down of VEGF and anti-angiogenesis gene therapy of cancer[J].Biochem Biophys Res Commun, 2003, 303: 1169-1178.

[42] 吴元明,陈苏尼. RNA 干涉的最新研究进展 [J]. 中国生物化学与分子生物学报, 2003, 19(4):411-417.

[43] 张翊,裴德宁. RNA 干扰研究进展 [J]. 中国肿瘤生物治疗杂志,2003,10(1):68-70.

[44] MCINTYRE G J, FANNING G C. Design and cloning strategies for constructing shRNA expression vectors[J]. BMC Biotechnol 2006, 6: 1.

[45] HERNANDEZ-HOYOS G, ALBEROLA-ILA J. Analysis of T-cell development by using short interfering RNA to knock down protein expression[J]. Methods Enzymol, 2005, 392: 199–217.

[46] LI J, LI C, XIAO W, et al. Site-directed mutagenesis by combination of homologous recombination and DpnI digestion of the plasmid template in Escherichia coli[J]. Anal Biochem, 2008, 373: 389–391.

[47] Winston William M, Molodowitch C, Hunter C P. Systemic RNAi in C elegans Requires the Putative Transmembrane Protein SID-1[J]. Science, 2002, 295: 2456.

[48] IYER LM, ANANTHARAMAN V, ARAVIND L. Ancient conserved domains shared by animal soluble guanylyl cyclases and bacterial signaling proteins[J]. BMC Genomics,2003,4(1):5.

第十七章　常用医学分子成像纳米探针的制备

第一节　钆(Gd)配合物的制备

具有顺磁性的核磁共振成像(MRI)造影剂是目前临床医学中最频繁使用的造影剂之一。其中,Gd-DTPA(钆喷葡酸)及其衍生物是被研究的最多的一类物质之一。以下将介绍 Gd-DTPA 及其衍生物的主要制备方法。

一、Gd-DTPA 的合成与修饰

Gd-DTPA 用于 MRI 造影剂最早是由 Hanns-Joachim Weinmann 等人于 1984 年研究报道的。Gd-DTPA 螯合物是通过 Gd_2O_3 与配体直接螯合反应而制成的。具体方法是将 43.5 g Gd_2O_3 与 94.5 g DTPA 分散于 1.2 L 水中,搅拌此悬浊液并将其加热至 90~100 ℃,令其反应 48 h。将反应后的悬浊液过滤,除去未能溶解的固体颗粒,后将滤出液蒸发至干即可得到产物。由此制备出的水溶性 Gd-DTPA 产品中所含的游离态的钆离子的量低于 0.01%。

Hannu Paajan 等人成功地利用 BSA(牛血清白蛋白)为载体合成了负载了 Gd-DTPA 的 BSA 复合物。这种复合物的纵向弛豫率是纯 Gd-DTPA 的 1.4~2.0 倍(磁场强度 0.02~0.44 T)。其合成方法是,将 250~500 mg BSA 溶于 pH=8.0 的 Hepes 缓冲液(0.05 mmol/L),然后将 400 当量(相较于 BSA 的物质的量)的过量的 DTPA 酸酐分五次加入至溶液中,加入时用 3% 的 NaOH 调节溶液的 pH,使溶液的 pH 保持在 8.0。加入 DTPA 酸酐后,先将溶液在 22 ℃条件下搅拌 1 h,然后将 440 当量的 Gd(Cl)₃(0.5 mmol/L)与 880 当量的柠檬酸盐(0.2mmol/L,pH=5.4)混合液加入到 BSA-DTPA 混合液中。混合后,将反应液的 pH 调节至 7.0,并让其在 4 ℃下反应 16 h。在提纯 Gd-DTPA 蛋白质复合物之前,先向溶液中加入 PEG 6000(分子量为 6 000 的聚乙二醇),使其浓度为 70mg/mL。最后通过凝胶过滤法除去游离的 Gd-DTPA,洗脱剂选择 0.9% NaCl 溶液。

二、Gd-DTPA 衍生物的合成

具有功能化基团的 Gd-DTPA 衍生物的合成方法基本上是一致的。一般而言,先合成具有功能化的 DTPA 配体,然后再加入等摩尔水溶性的 Gd-Cl₃·6H₂O 反应即可得到产物。反应过程中需要加入一定量的 NaOH,使反应液的 pH 控制在 5.5 到 6.5 之间,有的反应后的溶液需要经过除盐处理。因为这一步反应是中心原子与配体结合的过程,反应较为完全,以下将不再着重介绍此步反应,而是重点介绍功能化 DTPA 配体的合成。

(一)双酰胺修饰的 Gd-DTPA

Gd-DTPA-Bis(amide)s(双酰胺功能化的 Gd-DTPA)因其易制备的特性而被广泛地研究。此配体的合成分为两个步骤,首先将 DTPA 与醋酸酐在吡啶中共热得到 DTPA 双酐,然后再使其与胺反应即可得到产物(图 17-1-1)。

(二)单酰胺修饰的 Gd-DTPA

目前,关于 Gd-DTPA-Monoamides(单酰胺修饰的 Gd-DTPA)合成的相关文献较少,是因为这样的化合物合成难度非常高。事实上,当 DTPA 双酐与等物质的量的胺反应时,其往往会生成大量的 DTPA 与双酰胺 DTPA,且目前难以有效地将单酰胺 DTPA 分离出来。Krejcarek 等人通过先使用氯甲酸异丁酯活化一个羧基,然后再使其与胺反应的方法成功制得了 DTPA-Monoamides(图 17-1-2)。

(三)四酰胺修饰的 Gd-DTPA

Gd-DTPA-Pentaamides(四酰胺修饰的 Gd-DTPA)

的合成步骤是通过 DMAP（二甲基氨基吡啶）、DCC（二环己基碳化二亚胺）、NHS（N-羟基丁二酰亚胺）

的作用下将 DTPA 双酐反应生成为四酯化 DTPA，再加入过量的胺即可反应得到产物（图 17-1-3）。

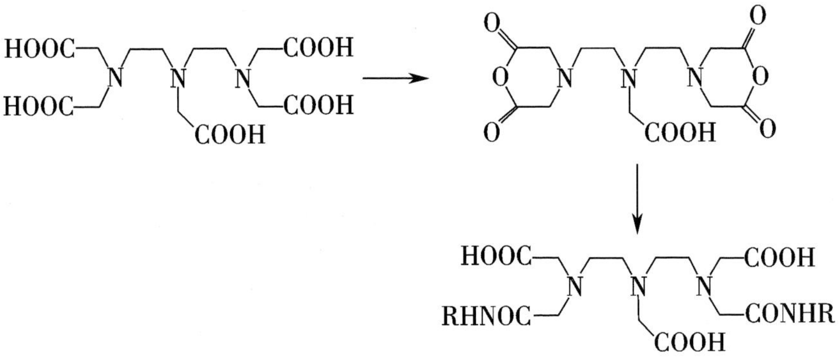

图 17-1-1　DTPA-Bis（amide）s 的合成

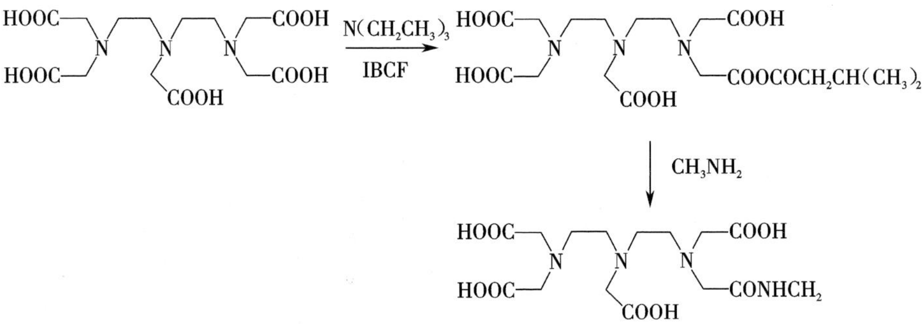

图 17-1-2　DTPA-Monoamides 的合成

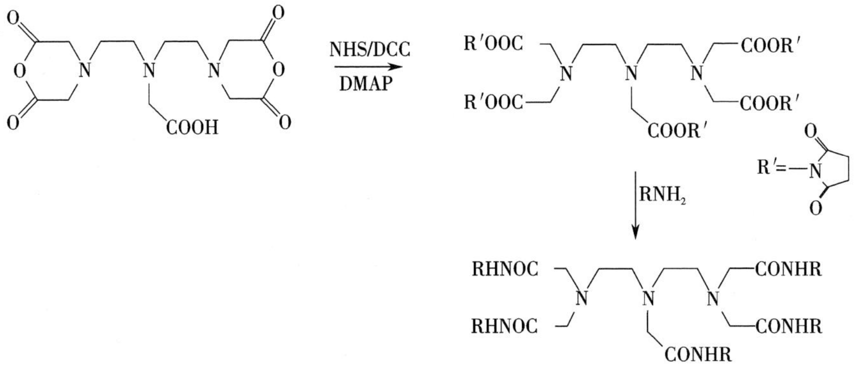

图 17-1-3　DTPA-Pentaamides 的合成

（四）羧基修饰的 Gd-DTPA

Amedio 等人报道了一种羧基修饰的 DTPA 的合成，这种名为 Gd-（S）-N_6-carboxy-DTPA 的合成需要经过多个步骤（图 17-1-4）。相较于 Gd-DTPA，Gd-（S）-N_6-carboxy-DTPA 具有更高的弛豫率，这表明额外的配位基团（羧酸盐官能团）的存在并不能阻止水分子进入中心 Gd 离子的内部。

（五）苄基修饰的 Gd-DTPA

David 等人报道了苄基修饰的 DTPA 配体的合成，这个配体称为（R，S）-C_2-Bz-DTPA，其合成步骤（图 17-1-5）主要分为 3 步，首先是将中心的胺选择性烷基化，然后在 NaBH$_3$CN 存在的条件下胺化还原，最后再在强碱的条件下将单取代产物用溴乙酸烷基化得到产物。漫长的反应过后，最终产物的产率只有 4% 左右。

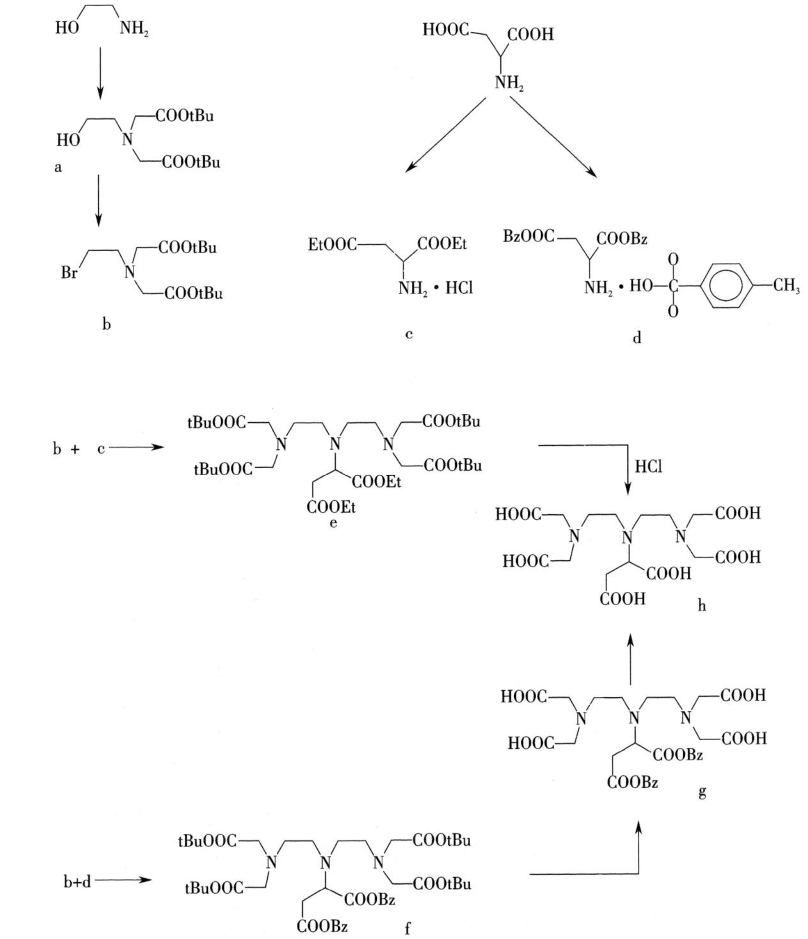

图 17-1-4　Gd-(S)-N$_6$-carboxy-DTPA 的合成步骤

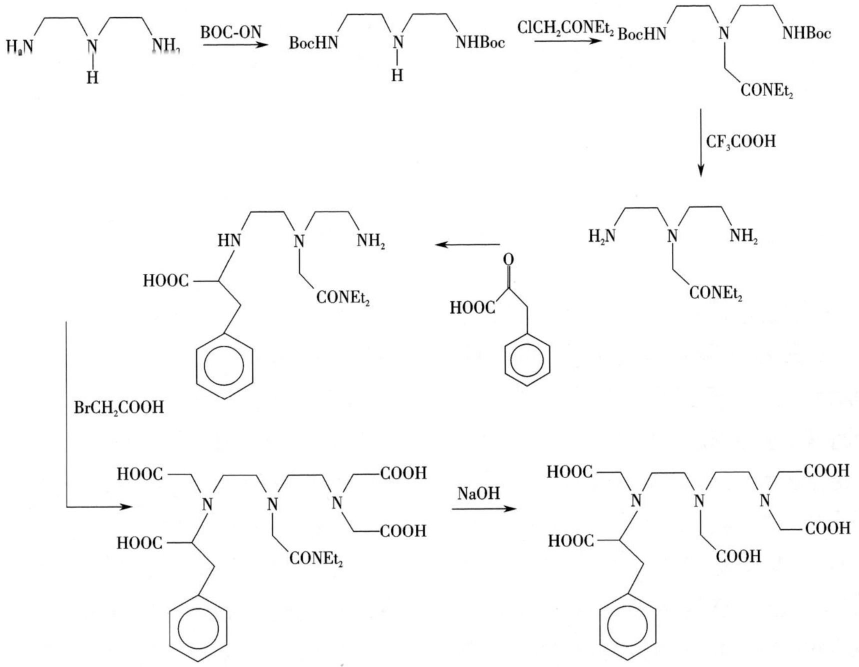

图 17-1-5　(R,S)-C$_2$-Bz-DTPA 的合成

第二节 聚乳酸羟基乙酸的制备

聚乳酸羟基乙酸(PLGA)是一种生物相容性好,性质稳定的生物降解材料,是已经获FDA批准并可直接应用于注射型药物控释制剂的最常用材料之一。其大小可控,稳定性好,制备方法简单,具有包裹药物和免疫抗原的能力,已广泛用作控释和缓释给药系统的载体材料。有文献报道,包载紫杉醇的PLGA可以用于腹腔内和胸腔内淋巴给药,为肿瘤淋巴结的治疗提供了依据;载药PLGA经小鼠足底注射后,可被淋巴道摄取,并存留于淋巴结内,为肿瘤淋巴结持续给药以防止其继续转移。另一方面,冉海涛等人,用PLGA作为超声微泡造影剂的外壳,能起到增强体内外超声显像的作用,同时克服了传统磷脂或白蛋白微泡很容易被超声能量破坏,不利于长时间超声观察的缺点。因此,PLGA无论是在淋巴结的超声成像方面还是在淋巴系统给药方面,都具备独特的优势。

杨芳等人研究发现将磁共振对比剂超顺磁性氧化铁(superparamagnetic iron oxides,SPIO)包裹在PLGA上后,不仅能增强PLGA本身的超声成像效果,而且能进行磁共振成像,达到双模态成像(即用一种造影剂,两种成像方式)的目的,从而提高诊断局部病灶的准确率。许多研究表明,能够包载各种小分子治疗药物,如紫杉醇、5-氟尿嘧啶、阿霉素、顺铂、地塞米松、曲谱瑞林等。Moreno等人制备的5 mg/kg顺铂/PLGA纳米微球,并采用腹腔注射治疗大鼠结肠癌,结果显示该纳米微球对于大鼠肿瘤体积的增长具有抑制作用,并且可以维持大鼠的体重。

Eric R Swy等人报道了一种用于计算机断层扫描和荧光成像的双重模态荧光聚合物包封的铋纳米颗粒构建体的设计、合成、表征和CT/荧光成像性质。通过水包油乳液方法合成了40 nm铋纳米晶体并将其封装在120 nm聚(DL-乳酸-共-乙醇酸)(PLGA)纳米颗粒内。共同包封香豆素-6以赋予荧光。实现了高达70%的铋含量的封装效率。通过在多个X射线管电压下进行μCT和临床CT成像,以测量浓度依赖性衰减率,并建立检测离体生物样品中纳米颗粒的能力。大鼠的体内毒性研究显示临床上没有明显的副作用,也没有显示出血清化学

和血液学参数的主要改变。研究结果表明,这些纳米颗粒可以作为灵敏和特异性靶向分子CT和荧光成像的平台。

PLGA微泡的合成方法主要有双乳化、喷雾干燥法、沉淀-溶剂扩散法、沉淀-溶剂扩散法、双乳化法和真空冷冻干燥技术、双乳化-溶剂挥发法等。其中喷雾干燥法主要有以下特点:操作简便,过程迅速,样品分散性和溶解性好,并且可以控制干燥颗粒的大小和干燥程度,在工业化学和食品工艺上应用非常广泛,它还有减轻重量、缩小体积等优点。

喷雾干燥法以其突出的优点渐渐成为众多微球制备方法中最具市场潜力和发展前景的一种方法喷雾干燥可以分为三个步骤,即:雾化、干燥、分离。将液体样品通过雾化器雾化成极小的液滴,通常雾化方式有以下几种:离心法、高压气体法、静电分离法、超声分散法等;然后将雾滴与干燥的介质充分接触;再将干燥产品与介质分离,分离方法主要包括:旋分分离器分离法、过滤分离法和静电分离法等。它们是通过不同的物理学原理来收集最终样品的。产品粒径的大小和雾化效果有着绝对的关系,目前应用比较广泛的高压气体法,就是通过使用高压气流冲击物料液滴,使其分散为细小的雾滴,可以说,气流的压力、进料的速度和喷嘴的构造都能影响粒径的分布,因为在液滴分散的过程中,溶液的表面积增大了,所以在单位时间内的干燥效率升高了。喷雾干燥中常用的溶剂,一般来说是水,由于水受到热空气就会蒸发吸热,使得喷雾干燥样品并不会承受太高的温度,样品在一个温和的条件下进行干燥,不会受到干燥温度过高等因素的影响。喷雾干燥法可以将料液在几秒钟之内变为干燥好的样品粉末。当雾滴与干燥介质接触后便迅速干燥,此过程可以影响产品的除湿率,除湿率主要是由入口温度、气流速度、干燥介质和干燥时间决定,这些参数综合影响着产品的干燥程度。在目前试验研究中,比较常用的分离装置是旋风分离装置和静电分离装置,旋风分离装置主要是通过旋风分离器所产生的离心力对样品进行筛选,只有重量尺寸合适的样品会被分离;而静电分离主要是通过对干燥样品施加静电斥力或引力来进行分离,这两者各有各的优势也存在不足。 然

而目前喷雾干燥的主要问题是其热转化效率较低，只有 40%~60%，因此，喷雾干燥还需要科研工作者们不断提高和完善。

第三节　碳材料的制备

一、碳点的制备

碳点也叫碳纳米点、碳量子点或者石墨烯量子点。碳点是除了富勒烯、碳纳米管、石墨烯等之外一类新型的碳基质纳米材料。基于以下几个理由，碳点被认为是前景光明的荧光标记物质：①与其他碳基质的荧光物质相同，碳点具有很好的光稳定性即抗光漂白能力；②相对于荧光波长可调节的半导体量子点，碳点不含有任何重金属元素以及磷、硫等元素，这一点可以打消人们对碳点在体内应用其毒性的疑虑。

Sarkar 报道了通过荧光碳点标记艾氏腹水癌细胞，并且通过收集紫外以及蓝光激发的荧光对标记的细胞进行了显微镜成像观察。他们发现了碳纳米点的荧光具有很强的激发波长依赖性，在紫外灯下被碳纳米点标记的细胞呈蓝绿色，而在蓝光激发下则为黄色。与此同时，通过在碳点上修饰叶酸实现对癌细胞上叶酸受体的靶向与分子成像，Ma 课题组在叶酸受体过表达的 HeLa 细胞中检测到了高强度的荧光而在阴性对照成纤维细胞中荧光信号很弱。

Sun 等在近期的实验中研究了碳点（5nm 左右）与荧光蛋白（4nm 左右）的尺寸相近性，称碳点是拥有极小印记的超小型荧光探针。Sun 等首先在活体内检测了光致发光的碳点材料的荧光效果。通过在小鼠背部注射碳点材料，注射区域在 470 nm 和 545 nm 激光激发分别可以观察到绿光（525 nm）和红光（620 nm）。通过追踪碳点的荧光可以观察到皮下注射的材料随时间逐渐迁移到了淋巴结。当静脉注射这些材料时，三小时后可以在膀胱以及尿液中观察到荧光，说明平均粒径 5 nm 的碳点材料通过肾清除路径排出体外。

孙亚平课题组通过不同的方法制备了一系列碳量子点并将其用于光学影像。通过修饰的碳量子点是很好的双光子探针，可用于双光子细胞成像。其制备得 ZnS 包壳的碳量子点荧光发光效率等荧光性能非常好，完全可以与 CdSe/ZnS 量子点相媲美。

小鼠淋巴结成像实验结果表明，经过 PEG 修饰的碳量子点探针具有特异的淋巴成像效果，可以在一定程度上取代有毒的量子点。

沈广霞课题组将光敏剂共轭到碳量子点上制备成同时具有荧光成像和光动力学治疗双重效果的纳米探针。小鼠实验结果表明这种探针具有很好的肿瘤靶向成像和光动力学治疗效果。张永久课题组通过混合酸处理碳纳米管和石墨烯等碳材料制备得到一系列碳量子点并将其用于荧光活体成像，结果发现碳量子点不但有很好的近红外成像效果且不会对动物造成明显毒性。

二、石墨烯的制备

氧化石墨烯本身具有特定的物理光学性质，而且易于负载荧光分子，使其在临床医学影像领域大放异彩。石墨烯基础材料的制备主要分为物理方法和化学方法。物理方法有超声剥离法、机械剥离法，通常以廉价的石墨或者是膨胀石墨为原料，操作较为简单，合成的石墨烯纯度较高、缺陷较少，但是往往费时、产率低，故物理方法不适用于大规模生产。化学方法包括 SiC 热解的外延生长法、化学气相沉积法（CVD）以及氧化还原法，其中氧化还原法是最广泛应用的合成方法。

Dai 课题组首次利用 NGO-PEG 的近红外发光性质用于细胞成像，并发现 NGO 与 NGO-PEG 都有一个从可见光到红外区域的广谱荧光范围。然后他们将一种 CD20 抗体与利妥昔单抗共价结合用于细胞成像，结果发现 B 细胞淋巴瘤具有强荧光，而 T 淋巴母细胞的荧光强度很弱。尽管 NGO-PEG 的量子产率极低，但是也能将其固有荧光用于细胞成像。

Qian 等通过氧化还原法制备的石墨烯聚乙二醇（GO-PEG）纳米粒子，在体外细胞成像时，通过双光子发光成像可以清楚地看到 GO-PEG 纳米粒子在细胞或亚细胞中的分布；在体内成像时，将 GO-PEG 纳米粒子静脉注射入小鼠体内，可以利用一种深穿透双光子成像系统观察到这些纳米粒子在血管中的流动、分布；将 GO-PEG 注射到小鼠脑组织中，同样也可以观察到其分布。

Sheng 等通过经典的 Hummers 法制得了纳米氧化石墨烯片，并利用油胺对其表面进行改性，又在其表面通过聚乙二醇包覆了锌掺杂的 AgInS₂ 纳米粒子，从而制备出一种发荧光的纳米复合材料 AIZS-GO，这种聚乙二醇化的 AIZS-GO 纳米粒子很容易被 NIH/3T3 细胞吸收，并且无明显的细胞毒性；在随后的体外细胞 NIH/3T3 成像实验中，他们证明 AIZS-GO-PEG 纳米复合材料是一种具有广阔应用前景的荧光探针，可用于生物医学靶向成像。徐等制备了一系列 GO-PEG，将接枝 PEG 的端羟基与荧光素（Flu）共价键合，所得 GO-PEG6000-Flu 荧光探针实现了对 HepG2 细胞的荧光成像。

有研究者以纯天然石墨粉为原料，采用改进后的 Hummers 法制备得到不同尺寸的氧化石墨烯（NGO 和 nGO），随后在其表面共价修饰聚乙二醇（PEG），利用 PEG 上的氨基进一步连接荧光分子 Cy5.5，通过体外细胞实验得到最优化的纳米氧化石墨烯。最后将纳米氧化石墨烯连接靶向分子叶酸（FA）形 nGO-PEG-Cy5.5-FA 体系，并将核素 125I 标记到 nGO-PEG-FA 上形成光学分子影像（nGO-PEG-Cy5.5-FA）及核医学分子影像探针（125I-nGO-PEG-FA）。人们通过活体肿瘤模型的光学和核素显像，研究探针对肿瘤的靶向性和体内生物学性质，并将其用于肿瘤靶向性核素及光学分子影像的研究。

第四节　超顺磁性氧化铁纳米探针的制备

一、水解合成路线

（一）共沉淀法

在水解合成路线中，共沉淀技术是最重要和最广泛使用的方法。几乎所有的已被批准用于临床应用的以氧化铁为基础的 MRI 造影剂都是用这种方法制造。事实上，Fe_3O_4 的水解合成路线可以在非常早期的文献中找到。1925 年，Welo 等人报道了一种在水溶液中通过共沉淀 Fe（Ⅱ）/Fe（Ⅲ）的方法来制备纳米粒子的方法。1956 年，David 等人进一步发展了共沉淀法，在 90 ℃ 时通过 KNO_3 在碱性条件下部分氧化 Fe（Ⅱ）的水溶液得到纳米粒子。磁性 Fe_2O_3 粒子的制备与 Fe_3O_4 的制备非常相似，除了需要有效抑制核的生长才能获得纳米尺寸的颗粒外。因此，不同类型的聚合物和小分子通常被用作沉淀剂，也被称为表面修饰剂或稳定剂。

（二）微乳法

由于共沉淀法得到的纳米颗粒的粒径分布不均匀，其他可以得到粒径均一纳米粒子的方法一直在探索中。微乳法就是一个很好的可以选择的纳米粒子大小的方法，它可以控制使化学反应只发生在有限的油相中的水微泡中，从而抑制颗粒粒径的分布。通过调节水微泡的参数可以控制纳米粒子的大小和形状。微乳法的缺点之一是相关的纯化程序十分复杂，主要是除去用于使不溶体系乳化的表面活性剂。此外，微泡的大小也限制了反应的空间，因此造成纳

米粒子的产量比共沉淀法低。

（三）水热法

水热合成是发生在高温高压下的基于水的反应，它已成为一种重要的合成磁性纳米材料的方法。Li 等人对水热法改进得到了单分散的无机纳米晶体。通过巧妙地利用相转移过程，在固／液界面和原位颗粒表面附近发生还原反应，他们通过这种方法获得了单分散的贵金属纳米粒子，并且进一步的成功提出了"液-固-溶液"机制来合成各种各样的纳米粒子包括磁性氧化铁颗粒。

二、非水解合成路线

（一）非极性溶剂中的热分解

Alivisatos 组首次通过热分解法，当 200~300 ℃ 时，在三正辛胺氛围中分解金属配合物得到单分散的 Fe（CO）₅、Mn_3O_4 和 Cu_2O 纳米晶体，辛胺作为表面活性剂，均一的 γ-Fe_2O_3 纳米晶体粒径为 6.7 ± 1.4 nm，粒径分布窄。这项开创性的工作是第一个通过非水解合成路线实现高品质的氧化铁纳米晶体的成功例子。

Hyeon 等人进一步对上述方法改进，利用 Fe（CO）₅ 代替金属配合物制得了单分散的 γ-Fe_2O_3 纳米晶体。随着 Fe（CO）₅ 的分解产生铁纳米粒子，氧化三甲胺再进一步将其氧化成 γ-Fe_2O_3 纳米晶体。这种方法的最大优点是所得到的纳米晶体的尺寸变化非常窄，只有 5% 左右，因此不需要尺寸选择

的过程。通过改变 $Fe(CO)_5$ 和稳定剂油酸的摩尔比，可以控制纳米粒子的粒径在 4~11 nm 之间。Woo 等人报道了一种合成 γ-Fe_2O_3 纳米晶体的方法，油酸与 $Fe(CO)_5$ 的比例大有利于形成较大的纳米颗粒，然而，当摩尔比达到 3：1 时，得到的是 19 nm 的 Fe_3O_4 纳米晶体而不是 γ-Fe_2O_3。Cheon 等人进一步的研究在有氧环境下，在含有 DDA（十二烷胺）的邻二氯苯溶剂中，热分解 $Fe(CO)_5$ 可以得到的不同形状的 12 nm γ-Fe_2O_3 纳米粒子，其中菱形约 40%，三角形约 30%，球形约 30%。在相同的反应条件下，当 DDA：$Fe(CO)_5$ 的比值由 1：1 增加到 10：1 时，纳米粒子的粒径由 10 nm 增加到 40 nm。

通过对金属脂肪酸盐的热解，Peng 等人发现了一种简单、重复性好的方法制备磁性氧化物纳米晶体。通过改变过量的脂肪酸量或改变前体盐的浓度，纳米粒径大小可控制在 6 nm 和 50 nm。进一步研究表明，较多的脂肪酸有利于较大的颗粒，相反，作为活化试剂的胺和醇的存在会导致小颗粒的形成。Hyeon 等人的研究进一步表明可以通过控制反应温度来制备不同粒径的纳米粒子，如反应温度为 274℃ 时，粒径为 5 nm，随温度不同可得 9 nm（287℃）、12 nm（317℃）、16 nm（330℃）、22 nm（365℃）。更进一步的，在 320℃ 时，可以通过油酸的浓度精细地在 11~14 nm 范围内调控纳米粒子的大小。

（二）强极性溶剂中的热分解

为了制备水分散的磁性纳米晶体，同时又具备热分解法的优点，高明远课题组用强极性的 2-吡咯烷酮取代非极性溶剂作为反应溶剂，直接热解乙酰丙酮铁，得到粒径为 5 ± 1.2 nm 的 Fe_3O_4 纳米粒子。通过种子介导生长，可以得到粒径为 11 ± 2.5 nm 的纳米粒子。这些纳米粒子可以分散在酸性和碱性溶剂中，这表明这些纳米粒子的表面带有电荷。XPS 显示 2-吡咯烷酮不仅只是提供乙酰丙酮铁热分解反应所需要的温度，同时也作为表面活性剂通过羰基与 Fe 的原子配位。进一步的研究表明 N-乙烯基吡咯烷酮可以替代 2-吡咯烷酮作为热分解的极性溶剂。200℃ 时，在 N-乙烯基吡咯烷酮中一步反应分解乙酰丙酮铁可以得到 PVP 包裹的 Fe_3O_4 纳米粒子，在这个体系中乙酰丙酮铁不仅仅是作为 Fe 的前驱体，同时也是作为 NVP 聚合的引发剂；而 NVP 则为乙酰丙酮铁的分解提供反应温度，除此之外作为协同剂原位聚合形成 PVP 壳层。上述合成过程完美的结合纳米粒子的化学合成和表面化学，可以通过一步反应得到水溶性好、生物相容性好的 Fe_3O_4 纳米粒子。

第五节　金纳米探针的制备

一、金簇（AUNCs）的制备

金簇是指含有几个到几百个 Au 原子的分子物质，其尺寸低于电子能量量化的临界尺寸。根据基于自由电子模型的分析，Au 的临界尺寸约为 2 nm。作为 Au 原子和纳米颗粒之间的桥梁，Au 簇已经受到越来越多的关注，因为 Marcus 和 Schwentner 报道了 1987 年首次观察到嵌入惰性气体基体中的 Au^{2+} 簇的光致发光。它们的簇是通过溅射 Au 靶而获得的 强光束的高能 Ar^+ 离子（通常为 10 mA 和 20 keV）。之后，Harbich 及其同事们使用类似的方法制备了 Au^{2+} 和 Au^{3+} 簇，并研究了它们的光致发光特性。他们的测量揭示了 Au 簇的光致发光的尺寸依赖性，尽管在发射之间没有建立定量关系波长和簇大小。由于惰性气体基质对 Au 簇的光致发光影响可以忽略不计，因此该系统特别适用于解密 Au 簇的光学性质和电子结构之间的相关性。 然而，使用这种方法来扩大 Au 簇的生产是难以进一步探索其应用的。结果，溶液相合成已经成为生成 Au 簇的流行途径。

与埋藏在惰性气体基质中的基本上裸露的簇相反，使用溶液相制备的 Au 簇被封端并被配体分子保护。虽然 Au 被广泛地称为惰性金属，但是它也具有一定范围的与各种元素形成共价键的能力。特别是 Au 与 P、N 或 S 元素的无机化合物如膦、胺或硫醇之间的共价键具有相对较强的结合性，并且可以用这些有机分子覆盖 Au 簇的表面。 因此，这些化合物已广泛用作 Au 簇的溶液 - 相合成中的封端配体。 在文献中已经报道了许多不同的方案，这些方案可以大致分为"自下而上"和"自上而下"的方法。

在"自下而上"的方法中，Au 簇由原子物种形成。包括 $Au_{11}(PR_3)_7Cl_3$、$Au_{101}(PPh_3)_{21}Cl_5$、$[Au_{13}(PR_3)_{10}Cl_2]^{3+}$、$[Au_{39}(PR_3)_{14}Cl_6]^{2+}$ 和 $Au_{55}(PR_3)_{12}Cl_6$，其中 PR_3 和 Ph 分别代表膦和苯基。金属簇如 $[Au_{13}Ag_{12}(PR_3)_{10}Br_8]^+$、$[Au_{18}Ag_{19}(PR_3)_{12}Br_{11}]^{2+}$ 和 $[Au_{18}Ag^{20}(PR_3)_{14}Cl_{12}]^{2+}$ 也通过稍微修改方案制备。与膦相比，硫醇中 Au 和 S 之间的相互作用要强得多，使得硫醇更好地覆盖了 Au 簇的合成配体。为此，开发用于合成 Au 簇的更新方案依赖于硫醇而不是膦。在这种情况下，硫醇还用作还原剂以将 Au 的氧化态从 3+ 降低至 1+。加入强酸催化剂如 $NaBH_4$ 后，Au（Ⅰ）进一步还原成 Au（0）原子。Murray 及其同事已经广泛探讨了使用 isnethiol 作为合成 Au 簇的封端配体。之后，Whetten 和他的同事通过切换到苯硫酚（SPh）制备了不同分子量的几个新的 Au 簇，作为封端配体。

涉及基于 ESI 或基质辅助激光解吸电离（MALDI）的样品制备的质谱法已被广泛用于确定 Au 簇的组成。然而，为了解决 Au 簇的结构，必须应用 X 射线晶体学。对于这种分析，样品必须以非常高的纯度制备，以便从簇生长单晶。结果，Au 簇的均匀性已经成为确定协议值的最严格的标准。金和同事在提高 Au 簇的均匀性方面取得了显著进展。通过降低反应温度，更容易控制 Au（Ⅰ）-SR 聚集体对 Au 簇发展至关重要的中间体的形成。产品纯度也大大提高，基于簇中的 Au 含量，转化率提高到 40%~50%。根据 ESI 和 MALDI-MS 数据，其大部分 Au 簇由 Au_{25} 核心组成。此外，为了纯化 Au 簇的样品，还研究了诸如 aspolyacrylamide 凝胶电泳（PAGE）的分离方法。当使用与 Jin 相似但使用不同溶剂的方案对得到的样品进行 PAGE 纯化时，Tsukuda 及其同事观察到 9 个簇，发现 $Au_{25}(SG)_{18}$（SG 代表硫代硫酸氢原子失去谷胱甘肽组）在簇之间特别丰富，表明了 Au_{25} 核心结构的可行性。这种尺寸与形成封闭壳结构所需的 Au 原子的"魔数"之一一致。他们还提出，几何而不是电子因素是 $Au_{25}(SG)_{18}$ 稳定的原因。

科恩伯格及其同事从 $Au_{102}(p\text{-}MBA)_{44}$ 簇（p-MBA 代表 SPHCOOH）获得单晶，尽管它们的样品不被认为是高纯度的。他们通过 X 射线晶体学获得了 Au 簇首次的晶体结构。$Au_{102}(p\text{-}MBA)_{44}$ 簇的特征在于核 - 壳结构。核心由包装在 Marks 十面

体（MD）中的 49 个 Au（0）原子组成。还有另外两个对称 - 等效的菱形十二面体碎片 Au_{15} 面对覆盖 Au_{49} MD 在 D_{5h} 对称，形成 Au_{79} 核。附上 Au_{79} 内核是 19 个 S-Au-S 单元和两个 S-Au-S-Au-S 单元，最后的簇以 C_2 对称为特征。在后续研究中，Murray 和 Grönbeck 组独立地求解了 $[Au_{25}(SCH_2CH_2Ph)_{18}]$ q 簇（q=-1，0）的结构。同时该簇还具有核 - 壳结构，核和壳分别含有 13 个和 12 个 Au 原子。

"自上而下"的方法也被探索为合成 Au 簇的有效途径。Au 簇的自顶向下方法通常涉及两个主要步骤，其中常规的硫醇或柠檬酸盐稳定的 Au 纳米颗粒用作起始材料。将 Au 纳米颗粒分散在含有硫醇或另一封端配体的溶液中，然后回流并分解进入群集。使用这种方法，金和他的同事展示了 Au_3 簇的合成。MALDIMS 结果证实了 $Au_3(SC_{12}H_{25})_3$ 的形成。陈和同事系统地研究了"自上而下"的做法，提出了一种机制：首先，Au 纳米颗粒表面上的柠檬酸盐被硫醇所取代，因为 Au 和 S 之间的结合强度最高，通过超声处理（或其他类型的搅拌，例如配体诱导的蚀刻）使纳米颗粒松动；然后，松开的 Au 原子重新排列成可以稳定和承受超声处理的簇；最后，Au 簇从纳米颗粒的表面释放到溶液中，在这些溶液中它们被硫醇进一步保护，随着反应的进行，Au 纳米颗粒逐渐消失，而 Au 簇形成。聂和他的同事还报道了一种用于制备高荧光，水溶性 Au 簇的配体诱导蚀刻工艺。将 Au 纳米颗粒分散在含有超支化聚乙烯亚胺（PEI）的水溶液中。蚀刻完成后，发现上清液含有在 UV 照射下表现出强绿色光致发光的 Au 簇。其 ESI-MS 数据 Au 簇主要由 Au_8 芯构成。

虽然已经开发了许多不同的方案用于在作为封端剂的链烷醇存在下 Au 簇的合成，但是这些反应的产物通常具有低水溶性和差的生物相容性，限制了它们在生物医学应用中的应用。为了解决这个问题，一些天然生物分子，如氨基酸、肽、蛋白质和 DNA 分子已被直接用作合成 Au 簇的保护配体。通常需要几个分离和纯化步骤，以获得簇作为纯样品。基于 ESI-MS 数据，Whetten 及其同事将 $Au_{28}(SG)_{16}$ 的配方分配给 Au 簇，这与其粉末样品的 X 射线衍射图一致。然而，Tsukuda 及其同事后来的一项研究表明，该集群的正确公式应为 $Au_{25}(SG)_{18}$。

作为最丰富的血浆蛋白之一，牛血清白蛋白（BSA）广泛应用于感应、自组装和成像等应用领域。Ying 和同事们证明使用 BSA 作为模板 A 簇的

合成类似于 Ag 簇的报道。当 pH 值增加到 12 时，BSA 的还原能力增强，并且捕获的离子将经历逐渐还原以产生 Au 簇。基于光致发光性能和球形胶体模型，提出了 BSA 稳定的 Au 簇，其包含 Au_{25} 核，其与 MALDI-MS 数据一致。由于生物相容性优异，BSA 的功能性丰富，这类 Au 群集对于生物医学中的各种应用仍然是非常有希望的。

二、金纳米粒子的制备

到目前为止，已经发展了许多制备金纳米粒子的方法，总体上可划分为物理法和化学法。物理法即将块体金用物理方法分散为纳米级小颗粒。机械研磨法、气相法、金属蒸汽溶剂化法、激光烧蚀块体材料法等都可归为物理分散法。化学法是以金的化合物为原料，利用还原反应生成金纳米微粒，在形成金纳米颗粒时控制粒子的生长，使其维持纳米尺度。化学法主要有气相沉积法、液相还原法、相转移法等。液相还原法是迄今为止最为经典的制备方法，主要采用还原剂还原 $HAuCl_4$ 溶液。还原剂多采用柠檬酸钠、柠檬酸钠－鞣酸、硼氢化钠（$NaBH_4$）、白磷等。在制备过程中，为了控制产物的尺寸，人们加入有机大分子化合物，利用环糊精、反相胶束等具有空腔的物质或体系作为微型反应器，得到尺寸很小的球形纳米颗粒，颗粒尺寸可以控制在 1~10 nm 范围内，为表面改性和解决尺寸过小引起的团聚问题，常用碳氢化合物、二氧化硅等疏水性物质修饰颗粒表面，并利用重力沉降、电沉积等方法将金纳米颗粒组装成纳米空心球、纳米线、超晶格。

（一）还原法

还原法制备金纳米粒子通常是在含有 Au^{3+} 的溶液中，加入不同种类的还原剂（如柠檬酸、抗坏血酸、鞣酸、硼氢化钠等），Au^{3+} 被还原剂还原而聚集成直径为纳米级的金纳米颗粒。常见的方法大致可分为白磷还原法、AA 还原法、柠檬酸钠还原法和鞣酸－柠檬酸钠还原法。还原剂的选择与所要制备的金纳米颗粒的粒径大小有关。一般来说若制备的金纳米颗粒的直径在 5~12 nm，则选用白磷还原 $HAuCl_4$ 溶液；若制备的金纳米颗粒的直径大于 12 nm，则选用柠檬酸钠还原 $HAuCl_4$ 溶液。另外，在选用同一种还原剂时，制备的金纳米颗粒的直径大小可通过对还原剂的用量来控制，还原剂用量的多少与金纳米颗粒的粒径大小成反比。

兰新哲等采用草酸还原较高浓度 $HAuCl_4$ 溶液，在 PVP 作保护剂的水溶液中，成功制备出了平均粒径分布在 20~30 nm 范围内，且高度分散的金溶胶。高丽珍等利用柠檬酸三钠还原 $HAuCl_4$ 溶液，制备出了金纳米颗粒。朱林佩等用柠檬酸三钠和谷光肽还原 $HAuCl_4$ 溶液，制备出纳米金粒子，并且通过调节谷光肽的加入量实现了对金纳米粒子粒径的控制。

（二）Brunt-Schiffrin 两相法

此法可以在温和的条件下合成金纳米粒子，制备出的金纳米粒子具有热稳定性，在空气中也可稳定存在。离析出来的金纳米粒子也可以再次溶解于有机溶剂中，而不会进一步聚集或分解。此法制备的离子有较强的分散性和可控的尺寸。尺寸分布为 1.5~5.2 nm，并可以通过调控金与硫醇的摩尔比、反应温度及还原剂加入的量来很好地调控金纳米粒子的尺寸。四辛基溴化铵作为相转移剂，把 $AuCl_4$ 萃取到甲苯中然后在十二烷基硫醇的存在下由 $NaBH_4$ 还原，而烷基硫醇配体可以使生成的金纳米粒子稳定存在于有机相中。

（三）晶体生长法

晶体生长法是以合成好的金纳米粒子为晶种，用还原剂还原带有晶种的 $HAuCl_4$ 溶液，使 $HAuCl_4$ 溶液中的 Au^{3+} 被还原生成 Au^0，继而在晶种表面继续生长，合成大的金纳米粒子的方法。可以通过调节晶种和 $HAuCl_4$ 溶液的比例来控制金纳米颗粒的粒径大小。该方法的优点是成本低、产量大、制备工艺简单等，缺点是设备能耗大、效率低、产品粒径不够细等。因此晶体生长法特别适用于对粒径要求不高的生产。付云芝在采用 CTAB 作为表面活性剂，利用种子生长法在种子的表面上用弱还原剂 AA 还原而成的方法合成了形状规则、尺寸单一的形状不同金纳米颗粒。其中立方体纳米颗粒的边长大约分布在 33~35 nm 范围内。

三、金纳米棒的制备

金纳米棒是一种胶囊状的金纳米颗粒，比球形金纳米粒子具有更为奇特的光电性质，金纳米棒具有一个横向等离子共振吸收峰，和一个纵向等离子共振吸收峰，分别对应其横轴和纵轴两个特征尺寸，纵轴长度和横轴直径之比为金纳米棒的长径比。改变实验条件可以制备长度、长径比可调的金纳米棒。通过改变金纳米棒的长径比，其 LSPR 可从可见光区向近红外光（NIR）区调控，而在近红外波长范围通过人体组织的光学透射是最理想的,金纳米棒为自由进入近红外光区提供了一条有效途径。同时,金纳米棒的LSPR对周围环境的介电常数十分敏感,金纳米棒应用于非标记传感器方面有很大的优势。其独特的可调的表面等离子共振特性以及合成方法简单、化学性质稳定、产率高等优点,使其在材科学、生物医学以及疾病诊断和治疗等方面的应用越来越广泛。

(一)模板法

模板法主要是以多孔氧化铝薄膜做模板,通过电化学沉积的方法将Al^{3+}离子在薄膜的孔道内还原,空间受限生长形成金纳米棒,然后在加入保护剂的情况下用NaOH溶液中溶解除去氧化铝模板,经过超声分散后即可获得单分散性的金纳米棒。最初,受限于模板孔径的尺寸,所制备的纳米棒的直径一般大于50 nm。Martin等改进了模板的制备方法,从而获得了直径为16 nm的金纳米棒。这种方法主要是通过电化学将金沉积到纳米级多孔渗水的聚碳酸酯或氧化铝膜上的小孔内,随后将模板溶解即可得到金纳米棒。Schnenberger课题组使用模板法获得了更细的棒,直径为11 nm,长径比可达17。金纳米棒的直径和长度分别由模板的孔径和膜孔中沉积的金的量进行控制。模板法的优点在于纳米棒的直径受模板孔径的限制,比较均匀,通过控制孔道的长度和直径,同时调节电化学沉积时间能有效控制金纳米棒的纵横比,缺点则是纳米棒的长度难以精确控制,但是该法操作繁杂,影响因素较多且产率往往较低。近几年,研究人员使用介孔二氧化硅或者修饰化的二氧化硅作为模板,制备的金纳米棒无论是在单分散性还是在产率上都有了较大提高。

(二)电化学法

金纳米棒电化学合成法是在电解池中以金片作阳极、铂片作阴极。将两电报浸入含有阳离子表面活性剂CTAB和助表面活性剂;四辛基溴化胺TCAB的电解质溶液中。在电解过程中,大量的金属阳极被消耗以形成$AuBr_4^-$,然后$AuBr_4^-$与阳离子表面活性剂复合,并迁移到阴极,发生还原。在电解过程中,需要超声处理去除金纳米棒,并使其远离阴极。此时金从阳极溶出并于阴极－电解质溶液界面

还原形成金纳米粒子。CTAB不仅起支撑电解质的作用,而且作为棒状胶束模板能防止金纳米粒子的聚集凝聚。TCAB则诱导金纳米棒的形成。二者的比例决定着纳米棒的纵横比。王等首先阐述了金纳米棒电化学合成路线,并制备高产率的金纳米棒。金纳米棒的纵横比通过将银板逐渐浸入平板阴极后面的位置来控制。已经发现金纳米棒的长宽比受到由阳极和银板产生的金离子之间的氧化还原反应产生的银离子的浓度和释放速率的影响。电化学合成法制备金纳米棒颗粒均匀,形貌可控,但是全部的机制和银离子的作用还没有完全清楚。

(三)晶种法

晶种法是使用最为广泛的在金纳米棒的合成方法。晶种可以是球型金纳米粒子,或者是短的金纳米棒。晶种法合成金纳米棒可以分为三个步骤:晶种的制备、生长液的配置、金纳米棒的生成。Murphy研究组提出的“三步”法制备过程为:首先,通过强还原剂$NaBH_4$制备直径约为3.5 nm的金种颗粒,然后配制3份相同的生长溶液A、B、C(生长液含有柠檬酸钠、抗坏血酸和CTAB)。金种经过由A到B再到C生长溶液的两步转移,制备五孪晶的金纳米棒,纵横比为6~20 nm。El-sayed等分别就短和长的金纳米棒合成做了相当详细的研究,首先在强搅拌的情况于一定量十六烷基溴化铵(CTAB)与氯金酸($HAuCl_4$)混合溶液中加入硼氢化钠($NaBH_4$)溶液。制得晶种,然后在已配置好的含有$HAuCl_4$、硝酸银($AgNO_3$),CTAB和抗坏血酸(AA)的混合溶液中加入一定量晶种子溶液,再控制条件让其生长成短的金纳米棒,在生长过程中纳米棒的纵横比可以通过改变晶种与金属盐的比例进行控制。在随后的研究中,通过调节溶液的pH也可改善纳米棒的合成。对于长的金纳米棒的制备则需使生长液中同时存在一定比例的CTAB与BDAC。另外通过控制CTAB浓度,也能进一步还原并获得高纵横比的金纳米棒。而Danielle K. Smith等报道应用不同厂家生产的CTAB会对金纳米棒的制备产生影响。一定范围内Ag的加入量能控制金纳米棒的纵横比,提高金纳米棒的产率。

第六节　稀土上转换材料的制备

上转换发光纳米材料是一种在近红外光激发下　　能发出可见光的发光材料,即可通过多光子机制把

长波辐射转换成短波辐射,所以称之为"上转换"。与有机染料和量子点相比,不但具有化学稳定、光稳定、带隙发射窄等优点,而且近红外激发具有较强的组织穿透能力、对生物组织无损伤、无背景荧光的干扰,因此在生物医学成像上有着广泛的应用前景。Lim 课题组于 2006 年首次将 50~150 nm 的 Y_2O_3:Yb/Er 上转换发光纳米材料用于线虫的培养,并对线虫的肠做了成像分析。用 980 nm 激光作为激发光源,可以清晰地看到上转换发光纳米材料在线虫体内的分布。2008 年,Prasad 课题组报道了注射 $NaYF_4$:Yb/Tm 上转换发光纳米材料的小鼠的活体成像,在 975 nm 激发下上转换发光纳米材料具有很强的荧光,材料从尾静脉注射后主要富集在肝脏等部位,没有背景荧光的干扰。Zhang 课题组合成了硅包裹的上转换发光纳米材料用于细胞成像的荧光标记物,并且作为细胞示踪成像试剂,将标记的上转换发光纳米材料通过尾静脉注射到小鼠体内,观察到在小鼠的耳血管中有上转换发光纳米材料的信号。Hilderbrand 课题组报道了表面 PEG 修饰的上转换发光纳米材料用于小鼠的血管成像。最近 Kobayash 课题组报道了 PEG 修饰的 $NaYF_4$:Yb/Er 和 $NaYF_4$:Yb/Tm 两种上转换发光纳米材料用于淋巴循环成像。由于材料的尺寸和表面修饰等原因,纳米材料在淋巴结部位富集量比较少。徐淑坤课题组将 CEA 抗体偶联到硅烷包裹的上转换发光纳米材料的表面用来特异性标记癌胚抗原表达的 Hela 细胞,并进行成像。

李富友课题组利用高温热分解等方法,通过改变稀土元素掺杂和掺杂含量合成不同尺寸和不同发射波长的上转换发光纳米材料,之后采取不同的表面修饰方法增加其水溶性和生物相容性制备了一系列上转换纳米探针。转换发光成像的一个难点是没有商业化的上转换发光成像仪器。为了解决这个问题,李富友课题组发展了上转换发光共聚焦显微镜(laser scanning up-conversion luminescence microscopy,LSUCLM)技术,有效地消除非焦面的上转换发光的干扰,同时避免了焦面内散射光的影响,从而提高了分辨率。由于共聚焦针孔技术具有"光学切片"能力,用 LSUCLM 可以对上转换发光图像进行三维重建,实现三维上转换发光成像。该课题组还自行搭建了上转换发光活体成像系统用于小动物活体成像。将对 $\alpha_v\beta_3$ 整合素受体高表达的 RGD 共价键偶联到上转换发光纳米材料的表面,在活体水平上实现了对 U87 肿瘤细胞的靶向。同时还制备了各种不同的上转换发光纳米探针用于裸鼠肿瘤成像、小鼠前哨淋巴结成像、植物等成像研究。

稀土上转换发光纳米材料成功合成的关键是产物母体的选择、溶剂的选择以及成核与生长之间的平衡问题。目前,UCNPs 的制备方法有很多,包括沉淀法、溶胶 - 凝胶法、金属有机化合物热分解法、水热 / 溶剂热法、微乳液法、燃烧法等。

一、稀土上转换发光纳米材料的制备

(一)沉淀法

沉淀法是基于沉淀反应,在含有欲制备材料组分阳离子的可溶性盐溶液中加入沉淀剂,或在一定温度下使盐溶液发生水解,使原料液中的离子形成各种形式的沉淀物从溶液中析出,所得沉淀再经过滤、洗涤、干燥、焙烧和热分解而得到所需产物的方法。沉淀法一般可以分为共沉淀法、均相沉淀法和金属醇盐水解法等。制备镧系掺杂发光纳米微粒所采用的沉淀法通常可以分成两类,一是先沉淀出中间产物,然后对其进行热处理(如干燥和煅烧等)得到最终产物,二是直接沉淀出目标产物。与其他方法相比而言,共沉淀法不需要复杂昂贵的设备,反应条件温和,省时,但是一般需要热处理才能得到晶化程度较高的晶态纳米粒子。目前只有少数报道合成 UCNPs 而不需要热处理,如 Hasse 课题组制备了 $NaYF_4$:Yb,Er(Tm)上转换纳米晶体,不过他们都经过热处理来提高上转换发光效率。通过有效和简单的方法可以合成具有均匀尺寸分布的 $NaYF_4$:Yb/Er 纳米晶体。在典型的方法中,将 0.8 mL 的 igepal CO-520、50 mL 的环己烷和溶于环己烷的 $NaYF_4$:Yb /Er 纳米晶体(50 mL,0.04 mol/L)加入到 250 mL 三颈圆底烧瓶中搅拌 30 min。然后把 28% 的 1.0 mL 氨水加入到先前的溶液中并进行 30 min 超声处理直到形成透明乳液。混合物溶液 200 μL 的 TEOS 和 80 μL 十八烷基三甲氧基硅烷(C_{18}TMS)加入到先前的溶液中。最后,溶液在环境温度 25 ℃下以 800 r/min 的速度搅拌 2 d。通过加入丙酮沉淀后离心收集二氧化硅包覆的 $NaYF_4$ 纳米颗粒,用乙醇洗涤三次,最后在 50 ℃下干燥 12 h。在加热速率为 1.0 ℃ /min,停留时间为 2.0 h 的条件下,将所制备的样品 500 ℃下在静态空气中煅烧。在环境温度 25° C 下,介孔二氧化硅包裹的 100 mg 的 $NaYF_4$:

Yb / Er 纳米颗粒在 VB_{12} 水溶液（10 mL，10 mg/ mL）中浸泡 24 h。然后纳米颗粒通过离心（5 000 r/min，5 min）收集并用 PBS 洗涤。

（二）金属有机化合物热分解法

金属有机化合物热分解法又称为金属有机法，该方法通常是在无水无氧的条件下，将金属有机化合物前驱体注射到高沸点的具有配位性质的有机溶剂中，利用高温使前驱体迅速分解并成核。北京大学严纯华教授课题以稀土三氟乙酸盐和三氟乙酸钠为前驱体，在有机相中高温分解合成以 $NaYF_4$ 为基质的上转换纳米颗粒。2006 年，加拿大 Capobianco 课题组以油酸作为稳定剂，将前驱体（CF_3COO）$_3$RE 和 CF_3COONa 在 1- 十八烯中于 300℃ 下热分解，合成出 α-$NaYF_4$: Yb，Er/Tm UCNPs。新加坡 Yi 课题组也利用这种方法制备了形貌可控的 UCNPs。采用金属有机化学法制备纳米粒子具有结晶性好、发光效率高、尺寸均一和粒度可调等优点，但也存在制备条件比较苛刻、反应步骤比较复杂、试剂成本高和毒性较大等缺点。

（三）水热 / 溶剂热法

水热 / 溶剂热法是指在特制的密闭反应容器（如高压釜）中，以水或有机溶剂为反应介质，在高温高压下进行化学反应的一种方法。水热 / 溶剂热法是目前制备镧系掺杂发光纳米微粒的主要方法。迄今为止，国际上的多个研究小组采用水热或溶剂热法制备了一系列镧系掺杂发光纳米微粒，如 Yang 等采用 RE（NO_3）$_3$、NH_4HF_2 和 NaF 为原料，以 EDTA 为稳定剂，利用水热法合成出粒径在 50 nm 左右的双发光中心 $NaYF_4$: Yb，Tm，Ho 纳米晶体。Li 等以 RE（NO_3）$_3$ 和 NaF 为原料，通过改变柠檬酸钠的用量调整纳米颗粒的形貌和粒径，利用水热法合成出高度均一、单分散的 β-$NaYF_4$: Yb，Er/Tm 上转换纳米颗粒。水热 / 溶剂法反应条件温和、反应活性高，合成的颗粒结晶度高、分散性好、掺杂均匀、易于控制晶体形貌，是一种高效率合成 UCNPs 的方法。

把 Yb_2O_3（85.1 mg，0.216 mmol）和 Er_2O_3（9.36 mg，0.024 mmol）溶于热的 10% HNO_3 中并蒸发至干燥。冷却后加入 EG（80 mL），随后再加入 Y（NO_3）$_3$·$6H_2O$（0.735 4 g，1.92 mmol）、PVP（2.2 g）和 $NaNO_3$（0.408 g，4.8 mmol）。将反应混合物加热至 80℃ 保持 10 min 并剧烈搅拌形成均匀溶液，然后滴加加入 NH_4F（0.71 g，19.2 mmol）的 EG

溶液 10 mL。80℃ 下老化 10 min 后，将反应混合物转移到 100 mL 的 Teflon-lined 衬里的不锈钢高压釜中，并在 180℃ 下水热处理 3 h。冷却至室温后，通过离心收集（10 000 r/min，10 min）产物，用蒸馏水和 95% 乙醇洗涤三次，并在真空干燥箱中 80℃ 过夜干燥。白色固体即为 UCNP-PVP。为了合成 PEI 包裹的 UNCPs，通过超声处理将溶液中含有 40 mg PEI 的 UCNP-PVP 分散在 20 mL DMF 中，反应混合物为在 80℃ 下搅拌 2 h。冷却后通过离心（14 000 r/min，20 min）分离产物，用蒸馏水和 95% 乙醇纯化洗涤三次，并在 80℃ 真空烘箱中干燥过夜。得到的浅绿色固体即为 UCNP-PEI。使用 80 mg 的 PAA（50% 的 H_2O）代替 PEI，使用 80 mg 的 PAA（50% 的 H_2O）代替 PEI，进行配体交换反应，利用与制备 UCNP-PEI 相同的方法制备 UCNP-PAA。

二、稀土上转换发光纳米材料的表面修饰

单纯的上转换发光纳米颗粒容易受到杂质和晶格缺陷的影响，荧光量子产率不高。从有机相中合成出的纳米颗粒大多数是不溶于水的，即使是从水相中合成纳米颗粒，其水溶性也不都好。而用于生物标记的 UCNPs 必须具有良好的水溶性和生物兼容性，所以在合成纳米颗粒时必须对其表面进行修饰以得到发光效率高且具有生物兼容性的 UCNPs。表面钝化和表面功能化是两种有效的对 UCNPs 进行表面修饰的方法。

（一）表面钝化

稀土掺杂的纳米颗粒表面掺杂离子的比例很高，而基质没有被保护，所以表面掺杂离子的发光很容易被表面杂质、配体以及溶剂引起的高能量震荡而猝灭，同时内部离子的激发能量也会通过临近掺杂离子转移到表面，并最终以非辐射的方式消散掉。另外，不完全协调的环境导致表面掺杂离子周围的晶体场强度降低进而使上转换发光效率很低。因此，一般上转换发光纳米颗粒比其相应的块体材料的发射效率低。在稀土纳米颗粒外部包覆同质稀土层、二氧化硅以及聚合物是有效提高上转换发光效率的方法。在稀土纳米颗粒外部包覆同质稀土层，在这种结构中，所有的掺杂离子都在纳米颗粒的内部，有效地抑制了能量转移到纳米颗粒的表面，从而提高了上转换发光效率。Yi 等人在掺杂 Yb^{3+}、Er^{3+} 的 $NaYF_4$ 纳米颗粒外包覆了未掺杂的 $NaYF_4$

和聚丙烯酸（PAA）后，荧光效率提高 7.4 倍；$NaYF_4$: Yb, Tm@$NaYF_4$@PAA 比单纯的 $NaYF_4$: Yb, Tm 纳米颗粒的荧光增强 29.6 倍。金纳米颗粒因具有良好的表面等离子体效应已被广泛应用于改善各种发光团的光学特性。最近 Duan 等人研究了在 $NaYF_4$:Yb, Tm 纳米颗粒表面覆盖一层金纳米颗粒，并研究了金纳米颗粒对上转换纳米颗粒发光强度的影响，研究表明金纳米颗粒的表面等离子体共振效应可使上转换发光强度增强 2.6 倍。

$NaYF_4$: Er/Yb 和 $NaYF_4$: Er/Yb @ $NaGdF_4$ 纳米晶体的合成。在经典合成方法中，在去离子水中单分散的 $NaYF_4$: Er/Yb（2/20 mol%），$YCl_3 \cdot 6H_2O$ 的（473.2mg, 1.56 mmol），$YbCl_3 \cdot 6H_2O$（154.99 mg, 0.4 mmol），$ErCl_3 \cdot 6H_2O$（15.27 mg, 0.04 mmol）和 $GdCl_3 \cdot 6H_2O$（79.08 mg, 0.3 mmol）溶液加入到含有 15 mL 油酸和 30 mL 1-十八碳烯的 100 mL 烧瓶中。溶液在室温下搅拌 1 h。然后将混合物在氩气气氛下缓慢加热至 120 ℃来除去水分，保持在 156 ℃约 1 h 直至得到均匀的透明黄色溶液。然后用氩气流将体系冷却至室温。然后加入 10 mL 的 NH_4F（296.3 mg, 8 mmol）和 NaOH（200 mg, 5 mmol）的甲醇溶液并将溶液在室温下搅拌 2 h。甲醇蒸发后，将溶液加热至 290 ℃并保持 1.5 h，然后冷却降至室温。通过加入 20 mL 乙醇第一次沉淀该混合物，并以 10 000 r/min 离心 10 min 收集。用 5mL 环己烷再分散产物，通过加入 15 mL 乙醇再沉淀，然后通过相同的离心方式收集产物。经过四次洗涤，最终产物再分散在 20 mL 环己烷中。

$NaYF_4$: Er/Yb @ $NaGdF_4$ 纳米晶体的合成。约 1.0 mmol 不含 Gd 核的 $NaYF_4$: Er/Yb，首先用类似上文提到的方法制备。然后把 80 mmol $GdCl_3 \cdot 6H_2O$ 的水溶液加入到含有 15 mL 油酸和 30 mL 1-十八碳烯的 100 mL 烧瓶中。之后除去水，加入 1.25 mL NH_4F 的甲醇溶液（105.3 mmol）和 NaOH（168.5mmol），将溶液在室温下搅拌 2 h。甲醇蒸发后，将溶液加热至 270~280 ℃并保持 1.5 h，然后冷却至室温。相同的洗涤步骤，然后将样品再分散在 20 mL 环己烷中。

合成无油酸 $NaYF_4$: Er/Yb @ $NaGdF_4$。通过加入 0.1mol/L 的 HCl 溶液将 pH 保持在 4 的条件下，油酸包裹的 UCNP 分散在环己烷中溶解并和 10 mL 水溶液混合，反应进行 2 h 的搅拌。在这个反应过程中将油酸配体的羧酸基团质子化（得到油酸）。反应完成后，分散在水中的 UCNP 用丙酮沉淀后离心回收。产物再分散在丙酮中，通过离心将颗粒回收。最后颗粒分散在水中。

PEG 包裹 NaF_4: Er/Yb @ $NaGdF_4$ 的合成。聚乙二醇化无油酸的 UCNP 以提高颗粒稳定性。简言之，将用 DI 水稀释的 1.0 mmol/L NH_2-PEG-SH 5000 溶液将加入到 UCNP 溶液中以使 NH_2–PEG-SH 5000 摩尔浓度达到 10^3 倍。UCNPs-PEG 溶液在室温下孵育过夜并通过离心（13 000 r/min, 20 min）除去过量的 PEG。纯化的 PEG-UCNP 分散在 PBS 中。

合成 TAT 共轭的 $NaYF_4$: Er/Yb @ $NaGdF_4$-PEG。使用交联剂 EDC 和 NHS 通过—COOH 基团把 TAT 肽共价结合到胺官能化的 UCNPs-PEG 上。与 UCNPs-PEG 相比，通过加入 10^3 和 10^4 倍过量摩尔量的肽来实现 UCNPs-PEG 与 TAT 肽的结合。使肽-颗粒溶液在室温下摇动过夜。用蒸馏水（13 000 r/min, 20 min）多次反复洗涤纳米颗粒去除过量的 EDC、NHS 和 TAT。经过离心的颗粒再分散在 PBS 中。

多柔比星负载聚乙二醇化 UCNPs。在磷酸盐缓冲溶液（PBS, 20 mmol/L）中通过混合 DOX（100 mmol/L）和 PEG 化的 UCNP（0.2 mg/mL）来将多柔比星负载到 PEG 化的 UCNP 上，通过在 13 000 r/min 离心 10 min 除去游离的 DOX。弃去上清液，用 PBS 离心洗涤 3 次沉淀物（DOX-UCNPs-PEG）。通过短暂的超声处理使形成的配合物重新悬浮形成均匀的澄清溶液并在 4 ℃储存。评估 DOX 负载率，收集上清液，通过使用 UV-vis 在 495 nm 处测定的 DOX 标准溶液的校准曲线测定残留的 DOX 含量。UCNPs-PEG 中 DOX 的负载率计算公式为：（初始的 DOX-剩余的 DOX/DOX 的初始量）×100%。通过相同的方案在 TAT 结合的 UCNPs-PEG 上负载 DOX 具有相似的药物负载效率。

（二）表面功能化

UCNPs 用于生物发光标记的前提是：①其尺寸较小（<30 nm），形貌可控；②在水溶液中具有较高的上转换发光效率；③表面有活性基团（如—COOH、—NH_2 或者—SH），并且水溶性、生物兼容性好。目前已经合成了多种形貌可控、尺寸可调、粒径均一的单分散稀土上转换发光纳米材料，但这些方法制备的稀土发光材料表面通常为疏水的有

机配体(如油酸、油胺等),这些表面的长烷基链不但使稀土发光材料不能溶于水,而且缺少可以用来偶联生物分子的活性基团。为了使稀土发光材料达到在生物上应用的目的,必须发展表面功能化的方法。

1. 表面配体交换法　Yi 等人利用热裂解法制备了油胺分子包裹的油溶性 $NaYF_4$: Yb, Er 纳米颗粒,然后利用双羧酸 PEG 与表面的油胺分子发生配体交换。亲水性的双羧酸 PEG 不仅可以将纳米颗粒转换为水溶性的,另一端的羧基还可以进一步与生物分子偶联,但这种方法只能用于强配体交换弱配体。

2. 表面配体氧化法　表面配体油酸分子上有一个双键,Huang 等利用烯键的反应活性,利用氧化和环氧化法把油酸分子包裹的 $NaYF_4$: Yb/Er 纳米颗粒转化为水溶性的。该方法中生成的羧基不仅可以将纳米颗粒转化为水溶性的,还可以进一步与生物分子偶联。但是这种方法只适用于表面配体含有不饱和碳碳双键的纳米颗粒的功能化。

3. 聚合物包裹法　以上两种方法都是基于表面配体的基础上进行修饰,对纳米粒子表面配体有一定的破坏作用。而聚合物包裹主要是利用带有官能团的两亲性聚合物的疏水链,与疏水的纳米粒子表面的长烷基链之间的范德瓦耳斯力作用,包覆在纳米粒子表面,将亲水性的带有官能团的基团裸露在外围。Chow 等利用聚丙烯酸(PAA)包覆在核壳结构的表面,PAA 含有 25% 的辛胺和 40% 的异丙胺,可将油溶性的纳米颗粒转移到水相,并可以进一步与生物分子偶联。

4. 层层自组装包覆法(LBL)　Li 等人利用带相反电荷(正电荷的聚丙烯胺酸盐 PAH 和负电荷的聚苯乙烯磺酸钠 PSS)的线性聚合物,采用静电作用,将聚合物层层组装在纳米颗粒表面,外围可以留出大量的氨基供进一步功能化。LBL 法可以在纳米粒子表面包覆多层聚合物,在解决水溶性和功能化的同时,提高了生物相容性,但是此法操作比较复杂,需要反复的洗涤,严格控制表面电荷,而且聚电解质比较昂贵,对于实际推广应用有一定困难。

5. 二氧化硅包覆法　二氧化硅包覆法则是利用硅烷前驱体的水解聚合,在纳米粒子表面靠共价键作用包覆一层厚度可控的二氧化硅层。Zhang 等在乙醇和水的混合溶液中在表面带有聚乙烯基吡咯烷酮(PVP)的 $NaYF_4$: Yb, Er 纳米颗粒表面包覆上二氧化硅壳,通过控制正硅酸乙酯的浓度,二氧化硅壳的厚度在 1~10 nm 精确可调。二氧化硅包覆法具有广泛的通用性,不仅可以包覆疏水的纳米粒子也可以包覆亲水的纳米粒子,包覆亲水的纳米粒子采用 Stöber 法,而疏水性纳米粒子则采用反向微乳液法。包覆后的纳米粒子具有较好的生物相容性和水溶性,在生物环境中具有较好的稳定性和单分散性,所以现在被广泛应用于各种纳米粒子的改性。

【参考文献】

[1] LAURENT S, HENOUMONT C, VANDER E L, et al. Synthesis and Physicochemical Characterisation of Gd-DTPA Derivatives as Contrast Agents for MRI[J]. Eur J Inorg Chem, 2012, 2012: 1889-1915.

[2] AMEDIO J C, VAN WAGENEN G, ZAVLIN G, et al. Preparation of N, N-Bis[2-[N', N'-Bis[(Tert-Butoxycarbonyl)Methyl]-Amino]Ethyl-L-Aspartic Acid: An Intermediate in the Synthesis of MRI Contrast Agents[J]. Synthetic Commun, 2000, 30, 3755-3763.

[3] LIU J, MEISNER D, KWONG E, et al. A novel trans-lymphatic drug delivery system: implantable gelatin sponge impregnated with PLGA-paclitaxel microspheres[J]. Biomaterials 2007, 28: 3236-3244.

[4] RAO D A, FORREST M L, ALANI A W, et al. Biodegradable PLGA based nanoparticles for sustained regional lymphatic drug delivery[J]. J Pharm Sci, 2010, 99: 2018-2031.

[5] 舟海涛,任红,王志刚,等.包裹阿霉素的高分子材料微泡声学造影剂制备及显影效果实验研究[J].临床超声医学杂志,2005,7:217-220.

[6] YANG F, LI L, LI Y, et al. Superparamagnetic nanoparticle-inclusion microbubbles for ultrasound contrast agents[J]. Phys Med Biol, 2008, 53: 6129-6141.

[7] YANG F, LI Y, CHEN Z, et al. Superparamagnetic iron oxide nanoparticle-embedded encapsulated microbubbles as dual contrast agents of magnetic resonance and ultrasound imaging[J]. Biomaterials, 2009, 30,3882-3890.

[8] MORENO D, ZALBA S, NAVARRO I, et al. Pharmacodynamics of cisplatin-loaded PLGA nanoparticles administered to tumor-bearing mice[J]. Eur J Pharm Biopharm, 2010, 74,265-274.

[9] SWY E R, SCHWARTZ-DUVAL A S, SHUBONI D D, et al. Dual-modality, fluorescent, PLGA encapsulated bismuth nanoparticles for molecular and cellular fluorescence imaging and computed tomography[J]. Nanoscale, 2014, 6, 13104-13112

[10] HUANG L, KUMAR K, MUJUMDAR A S. A parametric study of the gas flow patterns and drying performance of co-current spray dryer: Results of a computational fluid dynamics study[J]. Dry Technol. 2003, 21(6): 957-978.

[11] R AY S C, SAHA A, JANA N R, et al. Fluorescent Carbon Nanoparticles: Synthesis, Characterization, and Bioimaging Application[J]. Phys Chem C, 2009, 113: 18546-18551.

[12] SONG Y C, SHI W, CHEN W, et al. Fluorescent carbon nanodots conjugated with folic acid for distinguishing folatereceptor-positive cancer cells from normal cells[J]. Mater Chem, 2012, 22: 12568-12573.

[13] L ECROY G E, SONKAR S K, YANG F, et al. Toward Structurally Defined Carbon Dots as Ultracompact fluorescent probes[J]. ACS Nano, 2014, 8: 4522-4529.

[14] YANG S T, CAO L, LUO P G, et al. Carbon Dots for Optical Imaging in Vivo[J]. J Am Chem Soc, 2009, 131: 11308-11309.

[15] CAO L, YANG S T, WANG X, et al. Competitive performance of carbon "quantum" dots in optical bioimaging[J]. Theranostics, 2012, 2: 295-301.

[16] CAO L, WANG X, MEZIANI M J, et al. Carbon dots for multiphoton bioimaging[J]. J Am Chem Soc, 2007, 129: 11318-11389.

[17] HUANG P, LIN J, WANG X, et al. Light-triggered theranostics based on photosensitizer-conjugated carbon dots for simultaneous enhanced-fluorescence imaging and photodynamic therapy[J]. Adv Mater, 2012, 24: 5104-5110.

[18] SAHU S, BEHERA B, MAITI T K, et al. Simple one-step synthesis of highly luminescent carbon dots from orange juice: Application as excellent bio-imaging agents[J]. Chem Commun, 2012, 48: 8835-8837.

[19] Wa NG X, ZHUANG J, PENG Q, et al. A general strategy for nanocrystal synthesis[J]. Nature, 2005, 437:121-124.

[20] ROCKENBERGER J, SCHER E C, ALIVISATOS A P. A New Nonhydrolytic Single-Precursor Approach to Surfactant-Capped Nanocrystals of Transition Metal Oxides[J]. J Am Chem Soc, 1999, 121: 11595-11596.

[21] HYEON T, SU S L, PARK J. Synthesis of Highly Crystalline and Monodisperse Maghemite Nanocrystallites without a Size-Selection Process[J]. J Am Chem Soc, 2001, 123(51):12798-801.

[22] WOO K, HONG J, CHOI S, et al. Easy Synthesis and Magnetic Properties of Iron Oxide Nanoparticles[J]. Chem Mater, 2004, 16: 2814-2818.

[23] LI Z, CHEN H, BAO H, et al. One-Pot Reaction to Synthesize Water-Soluble Magnetite Nanocrystals[J]. Chem Mater, 2004, 16: 1391-1393.

[24] LU X, NIU M, QIAO R, et al. Superdispersible PVP-Coated Fe_3O_4 Nanocrystals Prepared by a "One-Pot" Reaction[J]. J Phys Chem B, 2008, 112: 14390-14394.

[25] YANG X, YANG M, PANG B, et al. Gold Nanomaterials at Work in Biomedicine[J]. Chem Rev, 2015, 115: 10410-10488.

[26] 兰新哲,金志浩,赵西成,等. PVP 保护还原法制备纳米金溶胶 [J]. 稀有金属材料与工程, 2003, 32: 50-53.

[27] 付云芝,杜玉扣,杨平,等. 单分散、小粒径金纳米颗粒的形貌控制增长 [J]. 中国科学(B 辑化学), 2006, 36: 379-385.

[28] FOSS C A, HORNYAK G L, STOCKERT J A, et al. Template-Synthesized Nanoscopic Gold Particles: Optical Spectra and the Effects of Particle

Size and Shape[J]. J Phys Chem, 1994, 98: 2963-2971.

[29] HORNYAK G L, PATRISSI C J, MARTIN C R. Fabrication, Characterization, and Optical Properties of Gold Nanoparticle/Porous Alumina Composites: The Nonscattering Maxwell Garnett Limit[J]. J Phys Chem B, 1997, 101: 1548-1555.

[30] LI Z, KÜBEL C, PARVULESCU V I, et al. Size tunable gold nanorods evenly distributed in the channels of mesoporous silica[J]. ACS Nano, 2008, 2: 1205-1212.

[31] GAO C B, ZHANG Q, LU Z D, et al. Templated synthesis of metal nanorods in silica nanotubes[J]. J Am Chem Soc, 2011, 133:19706–19709.

[32] CHANG S S, SHIH C W, CHEN C D, et al, The shape transition of gold nanorods[J]. Langmuir, 1999,15: 701–709.

[33] JANA N R, GEARHEART L, MURPHY C J. Wet Chemical Synthesis of High Aspect Ratio Cylindrical Gold Nanorods[J]. J Phys Chem B, 2001, 105: 4065-4067.

[34] SMITH D K, KORGEL B A. The Importance of the CTAB Surfactant on the Colloidal Seed-Mediated Synthesis of Gold Nanorods[J]. Langmuir, 2008, 24: 644-649.

[35] LIM S F, RIEHN R, RYU W S, et al. In vivo and scanning electron microscopy imaging of upconverting nanophosphors in Caenorhabditis elegans[J]. Nano Lett, 2006, 6: 169–174.

[36] NYK M, KUMAR R, OHULCHANSKYY T Y, et al. High contrast in vitro and in vivo photoluminescence bioimaging using near infrared to near infrared up-conversion in Tm^{3+} and Yb^{3+} doped fluoride nanophosphors[J]. Nano Lett, 2008, 8: 3834–3838.

[37] JALIL R A, ZHANG Y. Biocompatibility of silica coated $NaYF_4$ upconversion fluorescent nanocrystals[J]. Biomaterials, 2008, 29: 4122–4128.

[38] IDRIS N M, LI Z, YE L, et al. Tracking transplanted cells in live animal using upconversion fluorescent nanoparticles[J]. Biomaterials, 2009, 30: 5104–5113.

[39] HILDERBRAND S A, SHAO F, SALT-HOUSE C, et al. Upconverting luminescent nanomaterials: Application to in vivo bioimaging[J]. Chem Commun, 2009, 4188–4190.

[40] KOBAYASHI H, KOSAKA N, OGAWA M, et al. In vivo multiple color lymphatic imaging using upconverting nanocrystals[J]. J Mater Chem, 2009, 19: 6481–6484.

[41] WANG M, MI C C, WANG W X, et al. Immunolabeling and NIR-excited fluorescent imaging of hela cells by using $NaYF_4$: Yb, Er upconversion nanoparticles[J]. ACS Nano, 2009, 3: 1580–1586.

[42] WANG M, MI C, ZHANG Y, et al. NIR-responsive silica-coated $NaYbF_4$: Er/Tm/Ho Upconversion fluorescent nanoparticles with tunable emission colors and their applications in immunolabeling and fluorescent imaging of cancer cells[J]. J Phys Chem A, 2009, 113: 19021–19027.

[43] LIU Q, YANG T, FENG W, et al. Blue-emissive upconversion nanoparticles for low-power-excited bioimaging in vivo[J]. J Am Chem Soc, 2012, 134: 5390–5397.

[44] LIU Q, SUN Y, YANG T, et al. Sub-10 nm Hexagonal lanthanide-doped $NaLuF_4$ upconversion nanocrystals for sensitive bioimaging in vivo[J]. J Am Chem Soc, 2011, 133: 17122–17125.

[45] LIU J, LIU Y, LIU Q, et al. Iridium(III) complex-coated nanosystem for ratiometric upconversion luminescence bioimaging of cyanide anions[J]. J Am Chem Soc, 2011, 133: 15276–15279.

[46] LIU Q, PENG J, SUN L, et al. High-efficiency upconversion luminescent sensing and bioimaging of Hg(II) by chromophoric ruthenium complex-assembled nanophosphors[J]. ACS Nano, 2011, 5: 8040–8048.

[47] XIONG L, CHEN Z, TIAN Q, et al. High contrast upconversion luminescence targeted imaging in vivo using peptide-labeled nanophosphors [J]. Anal Chem, 2009, 81: 8687–8694.

[48] ZHAO Q, HUANG C, LI F. Phosphorescent heavy-metal complexes for bioimaging[J]. Chem Soc Rev, 2011, 40: 2508–2524.

[49] CAO T, YANG Y, GAO Y, et al. High-quality water-soluble and surface-functionalized

upconversion nanocrystals as luminescent probes for bioimaging[J]. Biomaterials, 2011, 32: 2959–2968.

[50] LI C, LIU Y, WU Y, et al. The cellular uptake and localization of non-emissive iridium(Ⅲ) complexes as cellular reaction-based luminescence probes[J]. Biomaterials, 2013, 34: 1223–1234.

[51] XIONG L, YANG T, YANG Y, et al. Long-term in vivo biodistribution imaging and toxicity of polyacrylic acid-coated upconversion nanophosphors[J]. Biomaterials, 2010, 31: 7078–7085.

[52] YANG T, SUN Y, LIU Q, et al. Cubic sub-20 nm NaLuF$_4$-based upconversion nanophosphors for high-contrast bioimaging in different animal species[J]. Biomaterials, 2012, 33: 3733–3742.

[53] ZHOU J, ZHU X, CHEN M, et al. Water-stable NaLuF$_4$-based upconversion nanophosphors with long-term validity for multimodal lymphatic imaging[J]. Biomaterials, 2012, 33: 6201–6210.

[54] PENG J, SUN Y, LIU Q, et al. Upconversion nanoparticles dramatically promote plant growth without toxicity[J]. Nano Res, 2012, 5: 770–782.

第十八章 分子成像研究中的蛋白质提取、修饰与分析技术

医学分子成像是在蛋白质和核酸水平,应用分子生物学和影像学技术研究疾病发生、发展过程的新兴学科。随着分子生物学和计算机应用技术的发展,医学分子成像技术已成为医学影像学及相关临床和基础研究的全新探索领域。可以预见,随着人类基因组测序的完成和后基因组时代的到来,应用影像学和分子生物学手段,从核酸 - 蛋白质、蛋白质 - 蛋白质分子间的相互作用关系分析疾病的发病机制、疾病早期的生物学特征,将成为疾病早期预警、诊断、分子分型、疗效评估的重要方法与手段。蛋白质的应用与研究技术是分子生物学实验中最为基础和重要的实验技术之一,分子影像学研究中经常应用该类技术原理获取、修饰和分析特殊蛋白的变化。

本章将就分子生物实验中经典的蛋白质研究相关技术展开论述,介绍蛋白质研究中的各种分子生物学提取、修饰与分析技术。

第一节 蛋白质的分离与提纯

一、蛋白质分离提纯技术简介

分离纯化蛋白质的目的之一是满足生命科学中基础研究的需求,就分子影像而言,大量蛋白已被用于分子探针的合成之中,蛋白质在分子影像探针制备研究中或作为靶向分子被连接于各类成像单元靶向特定组织,或作为改变分子探针水溶性的载体参与分子探针的修饰,或作为模板直接用于纳米探针的合成,由于具有天然的生物兼容性和安全性,以蛋白为基础的分子探针已经成为分子影像研究探针合成和应用的重要分支,引起了各领域学者的广泛重视。同时,生物体所表达的蛋白质的种类可以多达上百万种,在不同的病理生理条件下,一个生物体的蛋白质组会有不同的表达谱、分布特征、空间构象、修饰特点以及生物学功能。尽管这些差异非常微小,但是这些信息有助于人们了解疾病的发生发展过程和活动规律,分子影像就是未来有望用于探索此类变化和规律的候选方式。随着分子影像引领的在体分子病理研究逐渐进入实践阶段,应用分子影像技术检测生理和病理状态下的蛋白变化已逐渐成为可能,因此,了解和掌握蛋白质的分离和提纯是分子影像研究与实验设计的基础。但蛋白质在组织或细胞中一般都是以复杂的混合物形式存在,每种类型的细胞都含有成千种不同的蛋白质,它们在性质上的差异很大。蛋白质的分离和提纯工作是一项艰巨而繁重的任务,到目前为止,还没有一个单独的或一套现成的方法能把任何一种蛋白质从复杂的混合物中提取出来,但对任何一种蛋白质都有可能选择一套适当的分离提纯程序来获取高纯度的制品。

能从成千上万种蛋白质混合物中纯化出一种蛋白质的原因,是不同的蛋白质的物理、化学和生物学性质有着极大的不同,这些性质是由于蛋白质的氨基酸序列和数目不同造成的,连接在多肽主链上的氨基酸残基可是荷正电的或荷负电的、极性的或非极性的、亲水的或疏水的,此外多肽可折叠成非常确定的二级结构(α螺旋、β折叠及各种转角)、三级结构和四级结构,形成独特的大小、形状和残基在蛋白质表面的分布状况,利用待分离的蛋白质与其他蛋白质之间在性质上的差异,即能设计出一组合理的分级分离步骤。

蛋白质的制备一般分为以下四个阶段:选择材料和预处理,细胞的破碎及细胞器的分离,提取和纯化、浓缩、干燥和保存。

二、蛋白质的初级提取

(一)选择材料和预处理

微生物、植物和动物都可作为制备蛋白质的原

材料,所选用的材料主要依据实验目的来确定。对于微生物,应注意它的生长期,在微生物的对数生长期,酶和核酸的含量较高,可以获得高产量。以微生物为材料时有两种情况:①利用微生物菌体分泌到培养基中的代谢产物和胞外酶等;②利用菌体含有的生化物质,如蛋白质、核酸和胞内酶等。对动物组织,必须选择有效成分含量丰富的脏器组织为原材料,先进行绞碎、脱脂等处理。另外,对预处理好的材料,若不立即进行实验,应冷冻保存,对于易分解的生物大分子应选用新鲜材料制备。对于天然不易得到的蛋白质,可通过工程细菌或工程细胞表达而获得。

(二)细胞的破碎及细胞器的分离

1. 细胞的破碎　动物、植物组织一般采用匀浆、电动捣碎或超声破碎等法。如破碎大肠杆菌,可采用反复冻融、超声或溶菌酶法。

1)高速组织捣碎:该方法也称为匀浆(homogenization),是利用机械力将细胞破碎。常用的设备有高速组织捣碎机、匀浆器、研钵等。高速组织捣碎机具有高速转动的锋利刀片,多用于破碎组织块。

2)玻璃匀浆器匀浆:玻璃匀浆器是利用两个磨砂面相互摩擦将细胞磨碎,但仅适用于少量的实验材料。小量的样品可用研钵与适当的缓冲剂磨碎提取,可加入氧化铝、石英砂及玻璃粉一起研磨。应该根据不同组织的特性来选择不同的方法。例如动物胰、肝、脑组织一般较柔软,用普通匀浆器研磨即可,而骨骼肌及心肌组织较韧,需预先绞碎制成匀浆。

3)超声波处理法:超声(ultrasonication)破碎法是利用振荡频率为15~25 kHz的超声波在细胞液中产生的空化效应和机械效应将细胞膜破碎的方法,多用于细胞裂解。

超声前,先将菌液离心,再用PBS将菌沉淀洗2~3次,然后按原菌液体积的1/5至1/10加入裂解液重悬菌体。超声破碎中应注意:①为了避免在溶液中产生泡沫,要将超声探头完全置于液面以下,并在不碰触的前提下尽可能靠近容器底部;②应该使用塑料试管而避免使用玻璃试管;③超声剂量应由样品量和菌体来决定,功率可以在200~600W,过强的超声波可导致多聚物降解和蛋白质失活,如果超声时出现黑色沉淀,说明超声功率太强;④处理一些超声波敏感的蛋白质酶时应控制超声时间和超声能量,一般采用超声5~10s,停止5~10s,多次反复进行的方法;⑤将试管置于冰水中以避免蛋白质变性和失活。利用超声波破碎时,一般杆菌比球菌易破碎,

而酵母菌的效果较差。

评价超声破碎效果的几点经验是:①外观判断,超声前菌悬液或细胞悬液是浑浊的,超声后应是清澈透明的;②液体的黏滞性:超声后的菌液不应粘枪头;③高速离心(一般6 000 r/min,10min)后,沉淀是未破碎或破碎不完全的菌体;④破碎后的菌液涂片,革兰氏结晶紫溶液染色0.5min,镜检。另外,可以在超声后加入核酸酶消除核酸对蛋白质的污染。

4)反复冻融法:反复冻融法(freezing and thawing)是将细胞在-20℃以下或液氮条件下冰冻,室温融解,反复多次。该方法简单方便,成本低,可适用于大规模操作,但过程缓慢,并且不适宜对温度变化敏感的蛋白质。

5)化学处理法:有些动物细胞,例如肿瘤细胞可采用十二烷基硫酸钠(SDS)、去氧胆酸钠等去垢剂破坏细胞膜;细菌细胞壁较厚,采用溶菌酶处理效果更好。

(1)自溶法:利用细胞自身的蛋白酶将细胞破坏,使细胞内物质释放出来。该方法比较稳定,蛋白质不易被分解;但自溶过程较长,自溶过程中pH会有显著变化,所以制备活性蛋白质时较少使用。

(2)酶溶法:某些生物酶能够破坏细胞壁结构,使细胞内的成分溶解、混悬或胶溶于溶剂中。常用的生物酶有溶菌酶、脂酶、蛋白酶、糖苷酶、纤维素酶等。最佳的酶溶结果需要通过调节酶解时间、酶解温度、酶解酸碱度等条件来实现。但是生物酶的价格较高,不易于大规模应用。

(3)表面活性剂处理:常用的表面活性剂有阴离子型的SDS以及非离子型的TritonX-100、NP-40、Tween20等。它们对疏水性物质具有很强的亲和力,破坏细胞膜的磷脂双分子层,将胞内物质释放出来。常用的有机溶剂有丁酯、丁醇、丙酮、氯仿、氯化十二烷基吡啶以及去氧胆酸钠等。EDTA螯合剂也可以破坏细胞壁外层。G^+细菌的细胞壁外层结构通常靠Ca^{2+}或Mg^{2+}结合脂多糖和蛋白质来维持,一旦EDTA将Ca^{2+}或Mg^{2+}螯合,大量的脂多糖分子就会脱落,使细胞壁外层膜出现洞孔。

匀浆后的新鲜组织材料在0℃加入5~10倍量的丙酮,迅速搅拌均匀,可破碎细胞膜,破坏蛋白质与脂质的结合。为避免细胞内蛋白质或核酸水解酶释放到溶液中降解生物大分子,一般需加入化学试剂来避免生物大分子降解。加入二异丙基氟磷酸以抑制或减慢自溶作用,加入碘乙酸可以抑制那些活

性中心需要有疏水基的蛋白水解酶的活性,加入苯甲磺酰氟化物能够清除蛋白水解酶活力。

该方法的优点是处理过的细胞对释放的生物分子具有一定的选择性,可使一些分子量较小的多肽和蛋白酶释放出来,而分子量较大的核酸等物质仍会滞留在细胞内。细胞外形完整,碎片少,浆液黏度低,易于固液分离和进一步提取。但是,该方法通用性差,时间长,胞内物质释放率低(<50%)。

2.细胞器的分离　细胞内不同结构的密度不相同,在同一离心场内的沉降速度也不相同,根据这一原理,常用不同转速的离心法,将细胞内各种组分分级分离出来。

分离细胞器最常用的方法是将组织制成匀浆,在均匀的悬浮介质中用差速离心法进行分离,其过程包括组织细胞匀浆、分级分离和分析三步,这种方法已成为研究亚细胞成分的化学组成、理化特性及其功能的主要手段。

匀浆应在低温条件下,将组织放在匀浆器中,加入等渗匀浆介质(即 0.25mol/L 蔗糖和 0.03mol/L 氯化钙)进行破碎细胞使之成为各种细胞器及其包含物的匀浆。

分级分离是由低速到高速离心逐渐沉降。先用低速使较大的颗粒沉淀,再用较高的转速,将浮在上清液中的颗粒沉淀下来,从而使各种细胞结构,如细胞核、线粒体等得以分离。由于样品中各种大小和密度不同的颗粒在离心开始时均匀分布在整个离心管中,所以每级离心得到的第一次沉淀必然不是纯的最重的颗粒,须经反复悬浮和离心加以纯化。

分级分离得到的组分,可用细胞化学和生化方法进行形态和功能鉴定。

蛋白质的粗分离是弃除匀浆液中的杂质和细胞膜碎片,尽可能地提高蛋白质的含量,为后续的精细纯化提供较高质量的蛋白质初级提取物。

三、蛋白质的分离与纯化技术

(一)差速离心法

不同蛋白质的密度和形状各不相同,在离心力作用下,它们表现出不同的沉降系数(S)。高速离心的摩擦会产生大量的热,因此,高速离心全过程需要在 0~4℃条件下进行。为了分离某一特定细胞器中的蛋白质,破碎后的细胞匀浆液需要在适当介质中进行差速离心(differential centrifugation)。差速离心是在密度均一的介质中由低速到高速逐级离心,以分离出不同的细胞器。在每一级差速离心后,得到上清和含有细胞器的沉淀。逐级地重悬不同的细胞器沉淀,可以分别得到核蛋白、膜蛋白、胞质蛋白等。差速离心法常用的介质有蔗糖、甘露醇、枸橼酸、聚乙二醇等。但是该方法分辨率较低,仅适用于粗提或浓缩。如离心时间太长,所有的物质都会沉淀下来,故需选择最佳分离时间。

(二)透析与超滤法

透析(dialysis)是利用透析袋的半透膜性质,将蛋白质和小分子物质(无机盐、短肽或小蛋白质分子)分离开的方法。透析袋是具有微孔的膜,微孔的大小决定了只有分子量小于特定值的小分子物质才能够透出,而分子量较大的蛋白质则滞留在透析袋内。这个特定的分子量称为截留分子量(cut-off molecular weight)。透析过程是:将蛋白质溶液装在透析袋内,密封后将透析袋置于透析液中,小于截留分子量的小分子物质就会扩散出透析袋。大约 8h 后,透析袋内外的小分子浓度达到平衡。更换透析袋外的透析液后继续透析。反复几次,透析袋内小分子的浓度可以降低到最小的期望值。可根据分离蛋白质的大小,选择不同截留分子量的半透膜。

为了加速透析过程,利用压力或离心力迫使液体和小分子透过半透膜,而将特定的蛋白质截留在半透膜上,这称为超滤(ultrafiltration)。离心式超滤器或切线流动型超滤装置可以一次性地处理小到几毫升和大到几升的蛋白质溶液。半透膜的材料有纤维素膜(cellulose membrane)和聚醚砜(polyethersulfone, PES)膜,前者适用于纯化浓度小于 25 pg/mL 的蛋白质稀溶液,后者则适用于高度浓缩的蛋白质混合物。超滤具有成本低、操作方便、条件温和、能较好地保持蛋白质的活性、回收率高等优点。

将超滤膜制成中空的纤维管,再将很多根纤维管拢成一束,将纤维管浸入待透析的蛋白质溶液中。当缓冲液不断地在纤维管中流动时,小分子透过超滤膜被缓冲液带走,而大分子则不能。这就是中空纤维过滤透析法的基本原理。透析面积的增大可使透析时间大大缩短。

(三)沉淀法

1.盐析沉淀　许多蛋白质在纯水或低盐溶液中溶解度较低。随着盐浓度升高,蛋白质的溶解度增加,此过程称盐溶(salting in)。当盐浓度继续升高时,蛋白质的溶解度又会不同程度地下降并先后析出,这种现象称盐析(salt precipitation)。若溶液 pH

接近目的蛋白质的等电点,盐析效果会更好。由于各种蛋白质分子颗粒大小和亲水程度不同,故不同蛋白质盐析所需的盐浓度也不一样,调节蛋白质溶液中的盐浓度可使不同的蛋白质分步沉淀。盐析沉淀不会引起蛋白质的变性,除盐后,蛋白质即可溶解。

盐析沉淀最常用的盐是硫酸铵。它的优点是温度系数小而溶解度大(25℃时饱和溶液为 4.1mol/L,即 767g/L;0℃时饱和溶解度为 3.9 mol/L,即 676 g/L)。在这一溶解度范围内,许多蛋白质都可以盐析出来。另外,硫酸铵分步盐析效果也比其他盐好,不易引起蛋白质变性。硫酸铵溶液的 pH 常在 4.5~5.5 之间。

1)影响盐析沉淀的因素。

(1)蛋白质浓度:蛋白质浓度过高,盐析时会发生共沉淀效应。分步盐析时,选择稀一些的蛋白质溶液,多加一点儿盐,使共沉淀作用减至最低限度。2.5%~3.0% 的蛋白质浓度比较适中。

(2)离子强度和类型:在进行盐析分离时,应该从低离子强度到高离子强度顺次进行。当某一组分被盐析出来,经过滤或冷冻离心收集后,再继续提高溶液中的盐浓度,使另一种蛋白质组分盐析出来。离子种类对蛋白质溶解度也有一定影响,离子半径小而有很高电荷的离子在盐析方面影响较强,常用的几种盐的盐析能力排列次序是:磷酸钾 > 硫酸钠 > 磷酸铵 > 枸橼酸钠 > 硫酸镁。

(3)pH:在等电点时蛋白质溶解度最小。因此,为了提高盐析效率,需要将溶液的 pH 调到目的蛋白的等电点附近。但是,蛋白质在稀盐溶液中的等电点和在高盐浓度条件下是不同的,需根据实际情况调整溶液 pH,以达到最好的盐析效果。

(4)温度:在低离子强度或纯水中,蛋白质溶解度在一定范围内随温度上升而增加。但在高浓度下,蛋白质的溶解度随温度上升而下降。有些蛋白质(如血红蛋白、肌红蛋白、清蛋白)在较高的温度(25℃)比 0℃时溶解度低,更容易盐析。在一般情况下,盐析可在室温下进行,只有某些对温度比较敏感的酶需要在 0~4℃条件下进行盐析。

2)注意事项:硫酸铵容易吸潮,使用前应磨碎,60℃烘干后再称量,这样配制的浓度更准确。硫酸铵中常含有少量的重金属离子,对蛋白质巯基有敏感作用,使用前必须用 H_2S 处理。高浓度的硫酸铵溶液一般呈酸性(pH5.0 左右),使用前也需要用氨水或硫酸调节至所需 pH。

硫酸铵的加入有如下几种方法:①加入固体盐法——用于饱和度较高而不增大溶液体积的情况;②加入饱和溶液法——用于要求饱和度不高而原来溶液体积不大的情况;③透析平衡法——先将样品装于透析袋中,然后浸入饱和硫酸铵溶液中进行透析,透析袋内硫酸铵饱和度逐渐提高,达到设定浓度后,目的蛋白析出。

使用固体硫酸铵时需注意:①必须注意饱和度表中规定的温度,一般有 0℃或室温两种;②分步盐析中,应考虑每次盐析后蛋白质浓度的变化;一般来说,第一次盐析分离范围(饱和度范围)较宽,第二次分离范围较窄;③盐析后一般放置 0.5~1h,待沉淀完全后再过滤或离心,过滤多用于高浓度硫酸铵溶液,离心多用于低浓度硫酸铵溶液;④盐析后的蛋白质最好尽快脱盐处理,以免变性,一般用超滤或者 G-25、G-50 凝胶层析处理为好。

2. 低温有机溶剂沉淀法　在蛋白质溶液中加入有机溶剂可以降低水的介电常数,破坏生物大分子的表面水化膜。该方法的优点是:①分辨能力比盐析法高,即蛋白质可在一个比较窄的有机溶剂浓度下沉淀;②沉淀不用脱盐,过滤较为容易。其缺点是容易引起具有生物活性的蛋白质变性失活,需要在低温下进行。总体来说,有机溶剂沉淀法不如盐析沉淀法普遍。所选择的有机溶剂应该能和水混溶。使用较多的有机溶剂有乙醇、甲醇、丙酮、二甲基甲酰胺、二甲基亚砜、乙腈和 2- 甲基 -2,4 戊二醇等。

影响有机溶剂沉淀效果的因素有:①温度,低温可保持生物大分子活性,同时降低其溶解度,提高提取效率;②样品浓度和 pH,与盐析法中的作用基本相同;③金属离子,在一定 pH 条件下,一些多价阳离子如 Zn^{2+} 和 Ca^{2+} 能与呈阴离子状态的蛋白质形成复合物,这种复合物在水中或有机溶剂中的溶解度都大大下降,而且不影响蛋白质的生物活性;④离子强度,盐浓度太高或太低都对分离不利,对蛋白质而言,盐浓度不超过 5% 比较合适;⑤沉淀后的蛋白质应当立即在条件下分离,防止蛋白质变性。

3. 基因工程构建的纯化标记　通过改变 cDNA在被表达的蛋白质的氨基端或羧基端加入少许几个额外氨基酸,这个加入的标记可用来作为一个有效的纯化依据。

GST 融合载体使要表达的蛋白质和谷胱甘肽 S 转移酶一起表达,然后利用 Glutathione Sepharose 4B 作亲和纯化,再利用相应的蛋白水解酶切开。

蛋白 A 融合载体使要表达的蛋白质和蛋白 A 的

IgG 结合部位融合在一起表达，以 IgG Sepharose 纯化。

组氨酸标记融合载体（Histidine-tagged）是最常用的标记之一，是在蛋白质的氨基端加上 6~10 个组氨酸，在一般或变性条件（如 8mol/L 尿素）下借助 Chelating Sepharose 与 Ni^{2+} 螯合柱紧紧结合的能力，用咪唑洗脱，或将 pH 降至 5.9 使组氨酸充分质子化，不再与 Ni^{2+} 结合而得以纯化。

（四）亲和层析纯化法

亲和层析（affinity chromatography）是蛋白质分离纯化最有效的方法之一，在个别情况下，仅此一步纯化即可得到高纯度的目的蛋白。

1. 亲和层析纯化的基本原理　亲和层析基于生物分子与层析柱上的配体发生特异性可逆结合的原理，其最大特点是特异性强、简便和高效，对含量少又不稳定的活性生物分子更为有效。但是，亲和层析有一定的局限性，且成本较高。

2. 亲和层析介质　琼脂糖凝胶和交联琼脂糖凝胶是理想的亲和层析的固定相介质。它们的化学性质稳定，亲水性好，非特异性吸附低，凝胶孔径均一，化学功能基团多，易于配体的结合。

亲和配体与固定相树脂颗粒的共价偶联取决于配体的性质，建议选择具有高质量的商品化的配体。

3. 亲和层析纯化的基本操作

（1）亲和层析杆的制备：首先根据固定相配体的吸附能力和目的蛋白的含量计算装柱体积，一般用量应是计算用量的 2~3 倍。例如，用于谷胱甘肽巯基转移酶（GST）亲和层析纯化的还原型谷胱甘肽偶联的琼脂糖凝胶颗粒 1mL 可以结合 10mgGST 蛋白，若要纯化 5mg 目的蛋白，则用 1mL 还原型谷胱甘肽偶联的琼脂糖凝胶颗粒装柱。亲和层析柱的装柱方法与离子交换层析法基本相同。

（2）样品上样：样品一般是溶在含有 0.15mol/L NaCl 的磷酸缓冲液或 0.1~0.2mol/L Tris 缓冲液（样品缓冲液）中，以减少配体与蛋白质之间的非特异性结合。为了增加蛋白质与配体的结合，上样时应用低流速，也可以循环重复，还可将亲和层析凝胶颗粒与样品直接混合，在 4℃ 下搅拌过夜，然后再装柱。

（3）目的蛋白的洗脱和收集：洗脱之前，要用至少 10 倍柱床体积的样品缓冲液去除未结合的杂质，一般以流出液的 A_{280} 值达到基线为佳，流速为 1mL/min。目的蛋白的洗脱可以分为特异性洗脱和非特异性洗脱。前者是洗脱液中含有与目的蛋白竞争结合在树脂颗粒配体的底物，例如，结合于谷胱甘肽偶联的琼脂糖凝胶颗粒的 GST 蛋白可以用谷胱甘肽竞争使 GST 蛋白被洗脱。后者是通过改变盐浓度、pH、温度或使用非离子去垢剂等，使目的蛋白与配体的结合能力下降，洗脱出目的蛋白。这种洗脱方式的具体操作与离子交换层析法类似。在亲和层析中，尤其是利用抗原做配体时，往往需要利用酸性缓冲液（最常用的是 pH 2.5 的甘氨酸 - 盐酸缓冲液）洗脱目的抗体。在这种情况下，需要以最快的速度用碱性溶液（如 1.0mol/L 的 Tris）将洗脱液的 pH 值调回到中性，以防止目的蛋白变性失活。一般应该在实验前做好对洗脱液进行中和的预实验，明确在一定体积的洗脱液中加入多少体积的中和用溶液，以便在收集洗脱液后迅速加入。

4. 亲和层析柱的再生和保存　亲和层析树脂颗粒价格较昂贵，使用后应该仔细清洗、再生后按照说明保存。柱的清洗可以用高浓度的特异性洗脱液，也可以用高浓度的非特异性洗脱液，如 0.5~1.0mol/L NaCl。但是盐浓度不宜过高，否则会改变蛋白质的构象、破坏配体或改变它的活度及改变配体对样品的结合能力等。清洗过的亲和层析柱储存在 -80℃ 以下，应防止凝胶冻结。可加抑菌剂，如 0.5% 乙酸氯己定（乙酸洗必泰）或 0.05% 苯甲醇。

四、蛋白质的浓缩、干燥与贮存

（一）浓缩

生物大分子在制备过程中由于过柱纯化而使样品变得很稀，为了保存和鉴定的目的，往往需要进行浓缩。常用的浓缩方法有以下几种。

1. 减压加温蒸发浓缩法　通过降低液面压力使液体沸点降低，减压的真空度愈高，液体沸点降得愈低，蒸发愈快，此法适用于一些不耐热的生物大分子的浓缩。

2. 空气流动蒸发浓缩法　空气的流动可使液体加速蒸发，铺成薄层的溶液，表面不断通过空气流；或将生物大分子溶液装入透析袋内置于冷室，用电扇对准吹风，使透过膜外的溶剂不断蒸发，而达到浓缩目的，此法浓缩速度慢，不适于大量溶液的浓缩。

3. 冰冻浓缩法　冷冻法是将生物大分子在低温结成冰，盐类及生物大分子不进入冰内而留在液相中。操作时先将待浓缩的溶液冷却使之变成固体，然后缓慢地融解，利用溶剂与溶质熔点临界点的差别而达到除去大部分溶剂的目的。如蛋白质和酶的盐溶液用此法浓缩时,不含蛋白质和酶的纯冰结晶浮于液面,蛋白质和酶则集中于下层溶液中,移去上层冰块,可得蛋白质和酶的浓缩液。

4. 吸收浓缩法　吸收法是通过吸收剂直接吸收除去溶液中的溶液分子使之浓缩。所用的吸收剂必须与溶液不起化学反应,对生物大分子不吸附,易与溶液分开。常用的吸收剂有聚乙二醇、聚乙烯吡咯酮、蔗糖和凝胶等,使用聚乙二醇吸收剂时,先将生物大分子溶液装入半透膜的袋里,外加聚乙二醇覆盖置于4℃下,袋内溶剂渗出即被聚乙二醇迅速吸去,聚乙二醇被水饱和后要更换新的直至达到所需要的浓缩程度。

5. 超滤浓缩法　超滤法是使用一种特别的薄膜对溶液中各种溶质分子进行选择性过滤的方法,让液体在一定压力下(氮气压或真空泵压)通过膜时,溶剂和小分子透过,大分子受阻保留,这是近年来发展起来的新方法,最适于生物大分子尤其是蛋白质和酶的浓缩或脱盐,并具有成本低、操作方便、条件温和、能较好地保持生物大分子的活性、回收率高等优点。应用超滤法的关键在于膜的选择,不同类型和规格的膜、水的流速、分子量截止值(即大体上能被膜保留分子的最小分子量值)等参数均不同,必须根据实际需要来选用。另外,超滤装置形式、溶质成分及性质、溶液浓度等都对超滤的效果有一定影响。

用超滤膜制成空心的纤维管,将很多根这样的纤维管拢成一束,管的两端与低离子强度的缓冲液相连,使缓冲液不断地在管中流动。然后将这束纤维管浸入待透析的蛋白质溶液中,当缓冲液流过纤维管时,小分子很易透过膜而扩散,大分子则不能。这就是纤维过滤透析法,由于透析面积增大,因而使透析时间缩短了10倍。

(二)干燥

生物大分子制备得到的产品,为防止变质,易于保存,常需要干燥处理,最常用的方法是冷冻干燥和真空干燥。真空干燥适用于不耐高温或易于氧化的物质的干燥和保存。在相同压力下,水蒸气压力随温度下降而下降,故在低温低压下,冰很易升华为气体。操作时一般先将待干燥的液体冷冻到冰点以下使之变成固体,然后在低温低压下将溶剂变成气体而除去。此法干燥后的产品具有疏松、溶解度好、保持天然结构等优点,适用于各类生物大分子的干燥保存。

(三)贮存

生物大分子的稳定性与保存方法有很大的关系。干燥的制品一般比较稳定,在低温情况下其活性可在数日甚至数年无明显变化,贮藏要求简单,只要将干燥的样品置于干燥器内(内装有干燥剂)密封,保持0~4℃贮藏于冰箱即可。液态贮藏时应注意以下几点。

(1)样品不能太稀,必须浓缩到一定浓度才能封装贮藏,样品太稀易使生物大分子变性。

(2)一般需加入防腐剂和稳定剂,常用的防腐剂有甲苯、苯甲酸、氯仿、百里酚等。蛋白质和酶常用的稳定剂有硫酸铵糊、蔗糖、甘油等,如酶也可加入底物和辅酶以提高其稳定性。此外,钙、锌、硼酸等溶液对某些酶也有一定保护作用。

(3)核酸大分子一般保存在氯化钠或柠檬酸钠的标准缓冲液中。

(4)液态蛋白样品一般需要低温贮藏,大多数在0℃左右冰箱中保存,有的则要求更低,应视不同物质而定。

蛋白质是生物体内含量最高、功能最重要的生物大分子,是生命科学领域极为重要的研究对象。蛋白质的作用贯穿于整个细胞和生物体的生命活动中(包括催化代谢反应、物质转运、兴奋的传导、生长发育的控制等)起着重要的作用。蛋白质的分离纯化是蛋白质研究中较为基础和简单的环节,但前提是必须了解蛋白质的分子量、溶解性、等电点以及稳定性等基本性质,才能达到有效的分离,分子影像研究者应充分掌握以上常用的蛋白质分离与纯化技术,以便为医学分子成像中涉及的蛋白应用于分析研究奠定基础。

第二节　蛋白质的化学修饰

一、蛋白质化学修饰简介

研究医学分子成像时,主要需要借助各种特异性的分子探针,以实现各种目的的成像研究。因此在各类不同材料、不同分子基础的探针合成过程中,化学修饰起到了绝对重要的作用。实际上,分子影像学的探针技术正是借助于各种先进的无机纳米材料、有机分子合成以及配位、偶联等化学修饰和连接方法，才有了今天各种功能性、特异性分子探针的发展，才有了解决各种靶向、各类生物兼容性等分子探针发展过程中极具挑战性问题的手段。本部分所列举的蛋白质化学修饰内容，主要是涉及分子生物实验研究的化学修饰原理与方法，其他与纳米探针合成、连接相关的蛋白质修饰内容，请参阅本书的化学实验部分。

蛋白质是一类重要的生物大分子，存在于一切生物体内，是细胞的主要成分，是生命的基础物质。同时蛋白质也是一种特殊的两性表面活性剂，由于极性或非极性氨基酸在每一种蛋白质肽链中分布的不规则性或特异性，以及蛋白质空间结构和空间结构作用力如二硫键等的影响，使得绝大多数天然蛋白质因非极性基团被包裹在致密稳固的蛋白质分子内部而无法表现出其表面活性功能。鉴于蛋白质的这种特殊结构，可以对它的一些部位直接进行化学修饰，或者通过酸或碱水解，或蛋白酶酶解改变天然蛋白质或多肽的表面活性性能，使原来不具备表面活性的蛋白质变成具有表面活性的蛋白质基表面活性剂，或改善、提高蛋白质或多肽原有的表面活性性能。从广义上说，凡是通过化学基团的引入或除去而使蛋白质共价结构发生改变的都可称为蛋白质的化学修饰。有的情况下化学结构的改变并不影响蛋白质的生物学活性（称非必需部分的修饰）；但大多情况下将导致生物活性的改变（如下降以至完全丧失）。

蛋白质的化学修饰是通过化学修饰的方法，改变蛋白质的结构，使其表面活性性能充分表现出来。有的情况下化学结构改变并不影响蛋白质的生物学活性，这些修饰成为非必需部分的修饰。但是在大多数情况下，蛋白质化学结构的改变将导致生物活性（如下降以至完全丧失）的改变。化学修饰的实质是通过化学试剂和／或酶改变蛋白质的结构、相对分子质量、官能团等，最终改善或增加蛋白质功能。目前，化学改性主要在蛋白质分子的氨基、羧基、酰胺键、羟基和巯基等部位。影响蛋白质化学修饰反应进程的因素主要有：①蛋白质功能基的反应性；②修饰剂的反应性。蛋白质功能基反应性是通过其亲核性来测量的，而亲核性又常常与其酸碱性（即 pK 值）有关。

蛋白质的功能基所处的环境强烈地影响其理化性质，其分子的表面特征也影响化学试剂的接近。

（1）微区的极性：这是决定基团解离状态的关键因素之一。从整体来看，局部极性的改变对氨基酸反应性影响：Tyr、Cys、—COOH>—NH$_2$、His>Trp、Met 和胱氨酸。

（2）氢键效应：天然蛋白质或其离子通过氢键维持其稳定性，也是使 pK 值发生改变的一个因素；因此在蛋白质的酚基 - 羧基相互作用中，羧基的 pK 值应比正常值低，而酚基的 pK 值高于正常值。

（3）静电效应：由于带电基团相互影响，导致同种氨基酸残基在不同的蛋白质中 pK 值存在差异。

（4）空间障碍（位阻效应）：处于蛋白质表面的功能基，一般来说比较容易与修饰剂反应，但如果烷基在空间上靠近功能基团，会使修饰剂不能与功能基团接触，出现位阻效应。此外，其他因素也能改变蛋白质功能基反应性，如电荷转移、共价键形成、金属螯合、旋转自由度等。

蛋白质的某个侧链基团与个别试剂能发生非常迅速的反应，称为蛋白质功能基的超反应性。酶的催化活性基团通常对修饰剂是有反应的，但酶的超反应基团不一定是酶活性部位上的基团，可能与酶的功能或构象没有明显联系。蛋白质功能基的超反应性的影响因素有：①改变蛋白质功能基的 pKa 值；②蛋白质功能基具有较大的亲核性；③通过静电相互作用吸引试剂，并使其有适当的取向；④试剂与靠近修饰部位的蛋白质区域之间的立体化学适应性；⑤试剂的结合。

蛋白质修饰剂反应性的决定因素，主要有以下几个方面：①选择性吸附；②静电相互作用，带电的修饰剂能选择性地吸引到蛋白质表面带相反电荷的部位，此外，静电排斥力能抑制修饰作用；③位阻因素；④催化因素；⑤局部环境的极性，疏水环境能阻止产物中电荷分离的反应。

二、常用蛋白质化学修饰方法

蛋白质的化学修饰主要包括两个方面：一是蛋白质分子的侧链基团的改变；二是蛋白质肽链的交联；三是蛋白质的位点专一性修饰。

（一）蛋白质分子的侧链基团的改变

蛋白质侧链基团的化学修饰是一种广泛使用的研究手段，也是一种比较成熟的经典技术，在蛋白质特别是酶的结构与功能研究中，曾经起到过十分重要的作用。蛋白质侧链基团的修饰是通过选择性的试剂或亲和标记试剂与蛋白质分子侧链上特定的功能基团发生化学反应而实现的。其重要作用是用于探测活性部位的结构。理想情况下，修饰试剂只是选择性地与某一特定的残基反应，很少或几乎不引起蛋白质分子构象变化。在 20 种常见 AA 残基中，仅具极性的侧链基团才能够进行化学修饰，这些基团的反应性取决于其亲核性。

（1）酰基化及其相关反应：这类化学修饰试剂如乙酰咪唑、二异丙基磷酰氟（DFP）、酸酐磺酰氯、硫代三氟乙酸乙酯和 O- 甲基异脲等，在室温（20~25℃），pH 4.5~9.0 的条件下可与蛋白质某些侧链基团如—NH_2、—OH、—SH 及酚基等发生酰基化反应。

（2）烷基化反应：此类试剂（如 DNFB、碘代乙酸、碘代乙酰胺、苯甲酰卤代物、碘甲烷等）常带有活泼的卤素原子，因其电负性而使烷基带部分正电荷，易于导致蛋白质分子的亲核基团（如—NH_2、—SH、—COOH、—SCH_3 和咪唑基）发生烷基化。

（3）氧化和还原反应：H_2O_2、N- 溴代琥珀酰亚胺等具有很强氧化性，能将侧链基团（—SH、—SCH_3、吲哚基、咪唑基和酚基）氧化，往往易使肽链断裂（故要控制好氧化条件）；光敏剂存在下的光氧化是比较温和的氧化作用；2- 巯基乙醇、巯基乙酸和二硫苏糖醇（DTT）等主要用于—S—S—的还原剂；连四硫酸钠或四硫酸钾是一温和的氧化剂，常用于—SH 的可逆保护剂。

（4）芳香环取代反应：蛋白质 AA 残基的酚羟基在 3 和 5 位上易于发生亲电取代的碘化和硝化反应。这类修饰反应的典型例子为四硝基甲烷（TNM），可以作用于 Tyr 的酚羟基，形成 3- 硝基 Tyr 衍生物，这种产物有特殊光谱，可用于直接的定量测定。

（5）其他反应：还有一些蛋白质与化学试剂的重要反应，如溴化氰（CNBr）裂解，在自发和诱导重排的条件下主要导致 Met 残基的—COOH 侧链肽键的断裂。

1. 巯基修饰　由于巯基具有很强的亲核性，巯基基团一般是蛋白质分子中最容易反应的侧链基团。烷基化试剂和其他一些卤代酸和卤代酰胺是重要的巯基修饰试剂。这种修饰的优点是容易做到定量定位修饰，可使修饰蛋白的生物活性全部保留，是人们最先研究的特异性修饰。但随着定位诱变的迅速发展，半胱氨酸的侧链基团的化学修饰有被取代

的趋势。常用的修饰剂有如下几种。

（1）烷基化试剂：特别是碘乙酸和碘乙酰胺是很重要的—SH 修饰剂。修饰产物相当稳定，易于分析。此类试剂还能与 Met、Lys、His 反应。

（2）N- 乙基马来酰亚胺的修饰反应具较强的专一性，与—SH 形成对酸稳定的衍生物；并伴随光吸收的变化，易通过光吸收的变化确定反应的程度（ max=300nm）。

（3）有机汞试剂：是最早使用的—SH 修饰剂之一，其中最常用的是对氯汞苯甲酸，它与—SH 形成的衍生物在 250 nm 处有最大吸收，可容许低浓度蛋白质的光谱定量分析。其中 2- 氯汞 -4- 硝基苯酚（MNP）与蛋白质分子中侧链—SH 反应很快，并在 395 nm 处产生 1 个负差吸收峰。

（4）—SH 的氧化：也是一种专一性很高的化学修饰手段。H_2O_2 一般用于氧化—SH 形成—S—S—或在较大量时形成磺酸，也可以生成次磺酸。

（5）5，5′- 二硫 -2- 硝基苯甲酸（DTNB）：又称 Ellman 试剂，目前已成为最常用的巯基修饰剂。DTNB 可与—SH 形成—S—S—，使蛋白质分子标记一个 TNB，同时释放 1 个有很强颜色的 TNB2-，TNB2- 在 412 nm 具有很强的光吸收，通过光吸收的变化来监测反应的程度。Ellman 试剂常用于定量测定蛋白质分子—SH 数目、研究—SH 的改变程度和—SH 所处的环境；还用于探测蛋白质分子去折叠与再折叠的构象变化状态以及跟踪构象变化的过程。

2. 氨基修饰　非质子化的赖氨酸的 ε- 氨基是蛋白质分子中亲核反应活性很高的基团。氨基的烷基化、利用氰酸盐使氨基甲氨酰化是重要的赖氨酸修饰方法。氨基的化学修饰在蛋白质序列分析中占了极其重要的地位。

应用氨基修饰的一个热点是血红素蛋白质缩微模型的制备，期望弄清楚蛋白链是怎样调节血红素的性质而产生如此多的活性。有两种制备思路，一是将血红素与多肽配位结合以形成折叠的、非共价结合的自组装低聚物；二是将血红素与多肽共价相连以生成折叠的单体。它们都有一共同特点：C—对称的二聚体，倾向于形成准对称结构的金属蛋白。前一种思路设计出的是一种叫 DF1 的小四螺旋蛋白，在它内部有一氧合的铁。如 Sakamoto 等研究了许多四螺旋束蛋白质，它们在电解质溶液中自动折叠以形成血红素结合点，以容纳一个 His（组氨酸）

二配位的血红素。后一种思路设计出的是一种叫微色素（mimochrome）的夹心化合物，即共价的 α 螺旋 - 血红素 - 螺旋的三明治结构的化合物。Roberto 等通过用计算机制图、现代 NMR 技术和 X 光衍射进行了结构分析，表明血红素的两个丙酰基与两条 C 端和 N 端都被保护起来的多肽链上的赖氨酸的侧链成键（酰胺键），中心 His 与血红素中的铁配位，两个螺旋反向平行，并都和血红素平行。这些结构简单的模型比它们的天然对应体易于研究，对于搞清楚血红蛋白等的作用机制以及结构与功能之间的关系很有帮助。

常用的修饰方法包括：

（1）引入正电荷的修饰。Lys 修饰后侧链留下可电离的带正电的基团。还原烷基化：醛与 Lys 侧链反应形成希夫碱，再用 NaBH$_4$ 还原希夫碱，得到稳定衍生物。

（2）电荷消失的修饰。这类试剂可抑制 Lys-NH$_2$ 的质子化，使形成的衍生物不带电。乙酰化是指在微碱性环境下，氨基与乙酸酐反应生成乙酰化衍生物。芳香化是指 TNBS（三硝基苯磺酸）与氨基作用，生成的衍生物为黄色，可定量测定—NH$_2$（其他：DNFB\DNS）。

（3）引入负电荷的修饰包括乙酰化和烷基化，其中乙酰化反应类似于乙酸酐与氨基反应，但酸酐（如琥珀酸酐）所带负电荷全部引入到侧链上。

3. 羧基修饰　目前应用最普遍的标准方法是用水溶性的碳化二亚胺类特定修饰蛋白质分子的羧基基团，产物一般是酯类或酰胺类，它在比较温和的条件下就可以进行。用甲醇的盐酸溶液也可与羧基发生酯化反应。由于羧基在水溶液中的化学性质使得这类修饰方法很有限。

4. 二硫键修饰　利用还原剂可使蛋白质的—S—S—断裂，即二硫键与巯基相互转化。二硫键与巯基的相互转化主要是通过巯基 / 二硫键氧化还原酶的催化而实现的。天然二硫键的形成是许多蛋白正确折叠中的限速步骤，在稳定蛋白质构象和保持蛋白质活性方面起重要作用。还原剂主要是巯基乙醇、巯基乙酸，能拆开二硫键，生成相应巯基化合物。由于半胱氨酸中巯基很不稳定，极易氧化，因此利用还原剂拆开二硫键时，往往进一步用碘乙酰胺、氯化苄、N- 乙基丁烯二亚酰胺和对氯汞苯甲酸等试剂与巯基作用，将其保护起来，防止其重新氧化。主要用于研究细胞膜表面离子通道的构象和气

体信号分子作用机制方面的研究。对二硫键的修饰还有烷基化试剂使硫基转变为稳定的硫醚衍生物和氨乙基化等。同—SH 类似，—S—S—具有其特有的性质，可用来进行特异的修饰，通常是通过还原的方法。这些方法通常与某些—SH 修饰方法结合，以阻止再氧化成—S—S—或计算断裂开的—S—S—数目。常用的有：巯基乙醇（具高度选择性和长的半衰期，但要有变性剂，且使用大大过量的巯基乙醇）、Cleland 试剂包括二硫苏糖醇（DTT）及其差向异构体二硫赤藓糖醇（DTE）。—S—S—经还原成为—SH，一般情况下很容易自动氧化，故需经过羧甲基处理防止重新氧化。—S—S—因其在蛋白质序列分析中及在蛋白质折叠研究中的重要地位，故—S—S—的化学修饰、数目测定以及位置确定尤为重要。蛋白质分子有无—S—S—，以及是链内还是链间—S—S—，可通过非还原 / 还原（NR/R）双向 SDS 电泳确定。无—S—S—的蛋白质分子位于对角线上（两个方向电泳迁移率相等）；含链间—S—S—的，因—S—S—被还原断裂，第二向电泳时由于分子变小而处于对角线下方；含链内—S—S—的，因—S—S—被还原断裂，分子伸展而体积增大，故处于对角线上方。两份同一样品分别经还原和非还原处理后，在同一胶上电泳。迁移率：NR=R，则无—S—S—；NR>R，无链内—S—S—；NR<R，无链间—S—S—。

5. 咪唑基的化学修饰　His 残基的咪唑基可通过 N 原子的烷基化或 C 原子的亲核取代来进行修饰。

（1）光氧化：特异性低，除与 His 外，还与 Met、Trp 以及少量 Tyr、Ser 和 Thr 残基进行反应。常用试剂有：碱性亚甲蓝、玫瑰红。

（2）焦碳酸二乙酯（DPC）：是最常用的 His 残基的修饰试剂，在近中性时专一性较好，使 His 残基的咪唑基上 1 个 N 羧乙基化，并使得在 240 nm 处的光吸收增加。在碱性条件下该取代反应是可逆的。

6. 酚与脂肪族羟基的化学修饰（Tyr 残基酚羟基的修饰或芳香环上的取代修饰）

（1）酚羟基的修饰：一般是可逆的，一些甚至只能短暂的存在或在除去反应试剂后和纯化产品时可逆。简单的酯化反应是常用的方法，在弱碱性或羟胺溶液中就可重新生成酚羟基。

（2）芳香环取代：则可以生成比较稳定的产物，

较早使用的是碘化作用。在温和的条件下,碘会与His 和 Cys 残基发生反应;在剧烈条件下, Trp 和 Met 残基也会受到影响。

（3）四硝基甲烷（TNM）:因反应的高度专一性和反应条件比较温和,已成为 Tyr 残基最常用的修饰试剂,它与 Tyr 残基发生反应生成离子化的发色基团 3- 硝基 Tyr 衍生物。

（4）Ser 和 Thr 残基的专一性修饰:此方法研究得相对比较少,它们的羟基一般都可被修饰酚羟基的修饰试剂所修饰,只是反应条件更严格些,而一旦反应,生成的产物比与酚羟基生成的产物稳定。典型的例子是 Ser 蛋白酶活性部位的 Ser 残基对酰化剂如 DFP 具有较高的反应性。别构抑制剂 AMP 对酶活性有明显保护作用。

7. 胍基的化学修饰　Arg 残基含 1 个强碱性的胍基,在结合带有阴离子底物的酶的活性部位中起重要作用。因 Arg 残基的强碱性,因而与大多数试剂很难发生修饰反应,反应所需的高 pH 值也会导致蛋白质结构的破坏,而一些二羰基化合物则能在中性或弱碱性条件下与 Arg 反应。常用的修饰试剂有:丁二酮(需在黑暗中进行,因其可作为光敏剂破坏 Trp、His、Tyr 等残基)、1, 2- 环己二酮和苯乙二醛。

8. 吲哚基的化学修饰　Trp 吲哚基可以与一些试剂发生取代反应或被氧化裂解。因其反应性比一些亲核基团如—SH 和—NH$_2$ 差,且 Trp 一般位于蛋白质分子内部,故其不与通常使用的试剂反应。

（1）N- 溴代琥珀酰亚胺（NBS）是常用的修饰试剂,它可使吲哚基氧化成羟吲哚衍生物,反应可通过 280 nm 处光吸收减少而进行监测;但 Tyr 有干扰。

（2）Koshland 试剂即 2- 羟基 -5- 硝基苄溴（HNBB）可与 Trp 残基反应生成具有光吸收性的衍生物。它对微环境的变化很敏感,但它也易与 Cys-SH 作用。

（3）Na$_2$S$_4$O$_6$ 保护—SH,水溶性差,使修饰反应较难进行,410 nm 有光吸收,可测定修饰程度或 Trp 残基定量。

研究发现,在较高浓度 NBS 时,酶活性降低开始是因 Cys 的氧化,其后酶活性丧失与一个 Trp 残基氧化有关硫醚基的化学修饰:Met 残基的化学修饰主要是由于硫醚的 S 原子的亲核性所引起的,但其极性较弱。在温和的条件下,很难选择性地修饰

Met 残基,但几种氧化剂(如 H$_2$O$_2$、光敏剂、过甲酸等)能使 Met 成为 Met 亚砜,甚至氧化成砜。因在 AA 分析中,亚砜在酸水解过程中常会生成 Met,故很容易被忽略。Met 还可通过卤化烷基酰胺使 Met 烷基化。因 S 原子在一定强度的酸性溶液中(如 pH<2)处于非质子状态,故 Met 可在 pH<4 时被选择性烷基化。在中性和弱碱性条件下,N- 氯琥珀酰亚胺（NCS）和 N- 氯 -p- 甲苯磺酰胺（氯胺 -T）可使蛋白质或肽段中 Met 氧化成 Met 亚砜。氯胺 -T 比 NCS 选择性好,是因为 NCS 与 Trp 发生作用,但二者都与 Cys 反应。在 Ca^{2+} 存在时用 NCS 修饰 CaM,发现其序列上 71、72、76 和 109 位 Met 被氧化,同时失去与环核二苷酸磷酸二酯酶相互作用的能力,说明 Met 在二者相互作用中起着重要作用。

综上,这些修饰反应与大多数有机反应不同的一个重要的特征是反应条件要温和得多,这是防止蛋白质分子变性的一个必要条件。pH 值决定了具有潜在反应能力的基团所处的可反应和不可反应的离子状态,因此是影响化学修饰反应的最重要的条件。另外也要考虑温度、溶剂的影响。在 20 种构成蛋白质的常见氨基酸中,只有极性的氨基酸残基的侧链基团才能够进行化学修饰,并且反应试剂的专一性不够。为了克服这一缺陷,人们开始使用亲和性标记试剂,这些化合物是具有化学反应性的蛋白质分子的底物或配体的类似物。由于结构的相似性,它们对底物或配体的结合部位具有亲和性和饱和性,显示了高度的位点专一性。

（二）蛋白质肽链的交联

1. 双功能试剂　双功能试剂是指具有两个反应活性部位,可在相隔较近的两个氨基酸残基间搭桥、形成多肽链内链间或蛋白质分子间的交联,而不引起蛋白质构象的重大改变的试剂。双功能试剂还可将一蛋白质分子偶联到一个化学惰性的水不溶性的生物大分子上,形成固定化蛋白质。表征交联在一起的氨基酸残基或蛋白质,可提供许多关于蛋白质构象和蛋白质间相互作用的信息。

2. 设计或选择交联剂要考虑的因素

（1）反应的专一性:现有的大多数交联剂通常能与蛋白质的—NH$_2$ 或—SH 反应。提高交联反应专一性的方法很多,常要小心控制 pH。设计时要利用蛋白质上的活泼反应基。

（2）交联距离:随着交联剂两个功能基团之间距离跨度的增加,形成交联的可能性也随之增加。

一般交联距离为5~15nm交联形成的化学键在一条直线上,为一直链。链间交联时须使用最短的交联剂,否则看不出肽链间交联。交联后所观察到的任何反应,应只是由于交联作用本身引起的,而不是由化学修饰作用引起的。

（3）可裂解性:在这类交联剂的两功能基之间,含有交联后可在温和条件下被裂解的部分。利用这个特点,结合双向电泳,可很容易分离和表征交联的组分。此外还可用于证明,生物活性的改变是由交联作用引起的（交联剂可裂解部分发生裂解后,生物活性可恢复）,还是由单纯化学修饰引起的（活性不能再生）。

（4）反应活性部分:可通过交联剂反应活性部分的疏水性、亲水性或电荷来控制反应部位;也可将指向部位的不可逆抑制剂加入到异型双功能试剂的一端,使交联反应指向蛋白质上某一特殊结合部位。

3.交联剂的类型　根据功能基团是否相同分为三种。

（1）同型双功能试剂:交联剂两端具有相同的反应活性部分。如双亚氨酯,可与氨基反应。两端间的间隔基团是（CH_2）$_n$,$n=1$~6,跨度为0.5~1.1 nm。所有同型双功能试剂都对—NH_2有专一性,但戊二醛例外,它对—NH_2和—OH作用,反应机制不清。

（2）异型双功能试剂:一端与—NH_2作用,另一端通常与—SH侧链作用,但碳二亚胺的第二反应基团是—COOH。

（3）可被光活化试剂:当交联剂一端反应基团与蛋白质作用后,经光照,另一端则产生一个反应活性部分,这部分可是碳烯（来自重氮试剂）或氮烯（来自叠氮试剂）。二者为自由基,有高反应性,但没有专一性。此类试剂是异型双功能试剂的扩展,其一端一般含有能与—NH_2或—SH反应的基团,而另一端则含有对光敏感的基团。也可做成具有不同跨度或具有可裂解性的试剂,用途广泛。

根据交联剂可否被切断或裂解分为两种。

（1）可裂解交联剂:将两条多肽链交联后,可以再经还原剂（如DTT）等将交联的有关化学键切断。此类试剂有一个可切断的化学键如酰胺键、酯键或二硫键等。此类试剂可用于寡聚酶蛋白质分子中相邻亚基之间的空间排列和聚合状态,寻找和分离多肽激素的受体,以及膜蛋白的研究。

（2）不可裂解交联剂:其与蛋白质交联后,形成比较稳定的交联桥,可以增强酶蛋白与载体之间的稳定性,在一般情况下是不可切断的。典型的例子是戊二醛,它具有两个反应活泼的醛基,可与蛋白质分子中的Lys-NH_2发生作用,从而形成交联。常被用于酶和蛋白质固定化。

4.交联剂的应用

（1）研究蛋白质的折叠。当蛋白质浓度很大时,交联剂也能形成分子间的交联键,使蛋白质对变性趋于稳定。如Rajput等用戊二醛将胰蛋白酶和胰糜蛋白酶交联在一起。这种固定化的杂化酶的优点是显著地降低了杂化酶中胰蛋白酶的自溶作用,同时也使反应器的体积大大缩小。酶分子内的交联常可提高酶分子构象的稳定性,防止酶失活。因此,设法增加酶分子表面交联键的数目是酶固定化的方法之一。

（2）测定蛋白质亚基的量。如用辛二亚氨酸二甲酯作用于齐聚体蛋白质,使在同一亚基内和多亚基间的Lys残基之间形成交联,再进行SDS-PAGE,则可测定其分子量和亚基的数目,以阐明亚基的组合情况（如单体、二聚体还是三聚体等）。用交联剂还能测定蛋白质上残基间的距离。如用跨度为0.37~1.45 nm的一系列亚氨酯交联糖原磷酸化酶b,再结合SDS-PAGE系统测定出在有效交联形成的四聚体上的两Lys残基间距离约为0.8 nm。

（三）蛋白质的位点专一性修饰

1.蛋白质化学修饰试剂的专一性

（1）试剂对被修饰的基团的专一性:如DTNB只与蛋白质分子中的Cys-SH发生作用,而不与其他任何基团发生作用。

（2）试剂对蛋白质分子中被修饰部位的专一性:如修饰剂只作用于酶的活性部位,或酶蛋白上的激素结合部位（受体）等位点。

这类专一性化学修饰称为亲和标记或专一性的不可逆抑制作用。

2.亲和标记　亲和标记是一类位点专一性的化学修饰,试剂（抑制剂）可专一性地标记于酶的活性部位上,使酶不可逆地失活。

3.亲和标记分类

（1）Ks型不可逆抑制作用。这类抑制剂是根据底物的结构设计的,它具有和底物结构相似的结合基团,同时还有一个活泼的反应基团,能对活性部位侧链基团进行修饰反应,使酶不可逆地失活。其反应分两步:①抑制剂与活性部位特异结合并发生反应;②将标记基团共价连接于活性部位上。这种修饰的特点：底物、竞争性抑制剂或配体应对修饰有保护作用；修饰反应是定量定点的修饰。（如：利用高碘酸氧化核苷酸标记蛋白质分子中嘌呤核苷酸结合部位）

（2）Kcat 型不可逆抑制作用。这类抑制剂是根据酶的催化过程设计的，设计或应用此类抑制剂，要求对酶的作用机制有一定的了解。这类抑制剂具有和底物相似的被酶结合和被酶催化反应的性质，即它本身具有酶的底物性质。此外，它还具有一个潜伏的反应基团，在酶对它进行催化反应时，此反应基团被酶催化反应而活化，对酶的活性部位起不可逆抑制作用。这类抑制剂专一性很高，又称"自杀性底物"。

4. 光亲和标记　是亲和标记中极为重要的一种。光亲和标记试剂除有一般亲和试剂的特点外，还有一个光反应基团。

5. 光亲和标记的一般原理　①试剂先与蛋白质的活性部位在暗条件下发生特异性非共价结合，形成复合物；②在光照的情况下，试剂被激活后，产生一个高度活泼的功能基团，与活性部位的 AA 残基侧链基团发生反应，形成一个共价的标记物。

6. 光亲和标记试剂的特点

（1）在黑暗中应是化学惰性物质，标记反应中所有的实验条件都不能破坏光亲和修饰反应的前体。

（2）应易于合成，放射性标记的光亲和试剂的合成尤为重要。

（3）在反应后基本不引起或很少导致蛋白质构象变化。

（4）在某一光波下进行反应时，不应破坏其他生物分子体系如蛋白质、核酸。

（5）反应的中间产物应是高活性的，即其半衰期很短。

（6）高反应活性中间物能够和受体蛋白最终形成稳定的共价结合产物。

7. 光亲和标记的优越性

（1）光亲和标记试剂在暗条件下呈化学惰性物质。

（2）通过光照很容易控制其标记的程度、标记速度。

（3）光反应产生的中间产物具有高度活性，可以标记在一般情况下反应活性很低的疏水残基和亲核氨基酸残基，即蛋白质的所有氨基酸残基几乎都

可以被标记。

（4）光反应的高活性中间产物分为：①由共价单键均裂产生的自由基；②由双键均裂产生的卡宾（碳烯）和氮宾（氮烯）。

三、蛋白质化学修饰的主要应用

（一）用于分子探针构建中与成像元件的偶联

经化学修饰后的蛋白分子（主要是羧基基团与氨基基团）可通过酰胺键与各类无机与有机分子偶联，从而构建具有特殊功能的分子成像探针（详见化学实验部分）。

（二）用于改变分子探针的亲水性与生物相容性

大部分无机或有机分子，需要进行亲水性修饰，并增加分子探针的生物相容性，使其更具生物可用性，并增强实际应用效果，因此通过化学修饰后的蛋白与相关材料的连接，可有效改善部分分子探针的亲水性与生物相容性，以实现更好的成像或治疗目的（详见化学实验部分）。

（三）用于测定蛋白质分子中某种氨基酸的数量

（1）常用且灵敏度高的方法是对氯汞苯甲酸与—SH 作用；三硝基苯磺酸与—NH$_2$ 作用。用荧光法可测定微量蛋白质，灵敏度高，常用荧光胺。

（2）AA 分析法（在研究蛋白质性质时，常需测定其中含有某种 AA 的数量）。

（3）蛋白质定量化学修饰（当只需知道某一 AA 的数量，不需知道其他 AA 数量时，建立的仅对某一氨基酸的快速灵敏的分析方法）。

（四）在蛋白质序列分析中的应用

用于测定蛋白质及多肽化学结构的许多方法都是以蛋白质化学修饰为基础的。

（1）控制酶解程度。如常用胰蛋白酶专一水解碱性氨基酸（Arg 和 Lys）的—COOH 所形成的肽键。若要使胰蛋白酶只水解 Arg 所形成的肽键，可用三氟乙酰化法将 Lys-NH$_2$ 保护起来，使它转变为酶不能水解的产物。

（2）化学裂解。最理想且普遍采用的是 CNBr 专一性裂解 Met 的—COOH 所形成的肽键。

（五）在研究蛋白质高级结构中的应用

（1）用化学修饰法可区别某些基团在蛋白质分子中的存在状态。一般认为能与试剂作用的天然蛋白质基团都处于分子表面。

（2）化学修饰可用来测定蛋白质分子中特定基团之间的距离，这可通过双功能试剂来实现。

（3）用于研究蛋白质在溶液的构象（侧链与环境）。

（4）可用于制备含重原子的蛋白质衍生物，这对蛋白质晶体结构分析很有用。如测定 HB 晶体结构时，将对氯汞苯甲酸引到蛋白质—SH 上。

（六）确定蛋白质残基的功能

（1）化学修饰结合保护实验可研究底物或其他配位体对修饰速度和程度影响。如用磷酸吡哆醛修饰 Fru-6-P 激酶时，发现有两个 Lys 被修饰，酶活力丧失；而在 Fru-2、6-PP 存在时，则可减弱修饰作用，保护激酶活力。

（2）若修饰的可逆性与生物功能的改变有对应关系，也可为确定某一残基的可能功能提供有利证据。

（3）用于蛋白质变构部位上必需氨基酸残基的分析，以及协同作用所必需残基的表征。

（七）在蛋白质免疫化学研究中的应用

（1）灵敏度很高的放射性免疫技术已广泛应用于蛋白质、多肽的检测和定量。其基础即为将放射性同位素碘引入到抗原分子的 Tyr 侧链上，产物保持原有的抗原性。抗体的酶标记也是同样的道理。

（2）化学修饰还可消除医用酶的抗原性，提高其在体内的寿命。如 Asn 酶是治疗白血病的有效药物，但它的抗原性往往会在再度使用时引起免疫休克。用均三嗪活化的聚乙二醇修饰此酶，结果虽然酶活性丧失较多，但可完全消除抗原性。

（八）蛋白质化学修饰在生物工程中的应用

（1）提高酶的稳定性：酶的固定化技术。

（2）改变酶的专一性：黄素的溴酰衍生物可与木瓜蛋白酶的 -Cys 共价结合，结果将有水解活性的木瓜蛋白酶转变为具有氧化还原活性的黄素木瓜蛋白酶。

（3）创造新的酶活性：许多重要的生物活性肽含 D-AA，因肽酶只对 L-AA 有专一性，因此不可能在肽酶催化下合成含有 D-AA 的肽。

（4）生产实践上的应用：医药（甲醛使细菌毒素和病毒改性）、毛纺（羊毛染色）、食品（去除杂味、怪味）等。

第三节 蛋白质的空间结构分析

了解蛋白质结构是合理设计分子探针的基础，许多蛋白分子被修饰或链接后，其活性部位或结合部位有可能发生改变，这些部位具有特定的空间形状，决定着该蛋白与其特定的分子相结合的能力。随着，分子影像学研究的深入，了解蛋白被修饰后的结构变化，以及通过分子影像的方式检测活体状态下蛋白分子的空间变化正在逐渐成为此类研究的前沿领域。目前，分子生物学研究已建立起一整套基于 X 射线衍射分析和核磁共振波谱（NMR）分析的蛋白分子结构研究手段，掌握和了解该部分实验内容对了解分子探针中靶向作用蛋白质的分子结构和功能变化，针对病理状态下靶标蛋白的结构变化进一步设计相对应的分子探针，以及建立用于靶标的蛋白质结构检测的分子探针模型，具有重要参考价值和意义。

蛋白质作为一类重要的生物大分子，在物质代谢、个体生长发育、组织修复等方面发挥重要的作用。所有蛋白质都是由 20 种不同的 L 型 α 氨基酸以不向的比例和排列顺序组成的，组成蛋白质的这些氨基酸又被称为残基。多个氨基酸残基之间以肽键相连接就形成了多肽或肽。要发挥生物学功能，多肽链需要经过正确的折叠形成具有丰富的空间结构的蛋白质；为了从分子水平上了解蛋白质的作用机制，常常需要测定蛋白质的三维结构。由研究蛋白质结构而发展起来的结构生物学，采用了包括 X 射线和核磁共振等技术来解析蛋白质结构。

一、蛋白质的结构与特点

总体而言，蛋白质的分子结构可分为一级结构和三维空间结构，一级结构是氨基酸残基的排列顺序，空间结构是在一级结构基础上折叠和盘曲而成，又称构象。蛋白质的三维空间结构可分为下列层次：蛋白质的二级结构是指多肽链中，相邻近的氨基酸残基间形成的多肽链的局部空间结构，包括螺旋、P- 折叠、P- 转角和无规则卷曲等；三级结构是指在二级结构基础上，由多肽链上相距较远的氨基酸残基所形成的整个多肽链的空间结构；有的蛋白质具有四级结构，是指由两条或两条以上具有三级结构的多肽链相互聚合而成的蛋白质空间结构。蛋白质空间结构的稳定性主要由氢键、盐桥和疏水作用等非共价相互作用维系。

蛋白质的一级结构是空间结构和功能的基础。两个一级结构相似的蛋白质在折叠后的空间构象往往也会相近，一级结构差异大的蛋白质的构象则可能很不同。蛋白质中与结构堆积相关的一个或多个重要氨基酸残基的替换或缺失也可能会造成其三维空间结构大的变化。同样，如果蛋白质中行使功能的关键氨基酸残基发生替换或缺失，会明显改变其生物活性。蛋白质的空间结构直接决定其功能。蛋白质变性后，虽然一级结构不受影响，但三维空间结构被破坏，生物学活性也随之丧失。另外，蛋白质的变构作用是体内重要的调节方式之一，某些小分子物质与某些蛋白质的非催化位点特异地结合，引起该蛋白质的构象发生轻微变化，从而使其生物活性升高或降低。

蛋白质的分子结构可划分为四级，以描述其不同的方面：

一级结构：组成蛋白质多肽链的线性氨基酸序列。

二级结构：依靠不同氨基酸之间的 C=O 和 N—H 基团间的氢键形成的稳定结构，主要为 α 螺旋和 β 折叠。

三级结构：通过多个二级结构元素在三维空间的排列所形成的一个蛋白质分子的三维结构。

四级结构：用于描述由不同多肽链（亚基）间相互作用形成具有功能的蛋白质复合物分子。

除了这些结构层次，蛋白质可以在多个类似结构中转换，以行使其生物学功能。对于功能性的结构变化，这些三级或四级结构通常用化学构象进行描述，而相应的结构转换就被称为构象变化。

（一）一级结构

蛋白质的一级结构（primary structure）（也称化学结构），指的是蛋白质分子中氨基酸残基的排列序列，其测定包括蛋白质分子多肽链的数目和多肽链中的氨基酸的精确序列两方面。它是由基因上遗传密码的排列顺序所决定的。各种氨基酸按遗传密码的顺序，通过缩合反应结合在一起，并在两个氨基酸之间形成肽键，故肽键是蛋白质结构中的主键，不断地重复这一反应就可以形成一条很长的残基链（即多肽链）。蛋白质的氨基酸序列测定对了解其结构与功能以及生物进化、遗传变异的关系极有意义，对生命科学的发展更是起到了推进作用，而当今蛋白质组（proteome）的研究更需其支持。测定

蛋白质一级结构并做出肽谱的重要性在于：①可用于分子克隆中寡核苷酸探针的制备；②为 cDNA 推导的氨基酸序列提供证据；③为重组 DNA 产生的蛋白质作指纹分析；④蛋白质的完整结构鉴定；⑤确定翻译后修饰的位点；⑥决定簇的定位；⑦二硫键的确定。

肽键虽然是单键，但具有部分的双键性质（由 C=O 双键中的 π 电子云与 N 原子上的未共用电子对发生共振导致），因此 C—N 键（即肽键）不能旋转，从而连接在肽键两端的基团处于一个平面上，这一平面就被称为肽平面。而对应的肽二面角 φ（肽平面绕 N—Cα 键的旋转角）和 ψ（肽平面绕 Cα—C1 键的旋转角）有一定的取值范围；一旦所有残基的二面角确定下来，蛋白质的主链构象也就随之确定。根据每个残基的 φ 和 ψ 来做图，就可以得到拉氏图，由于形成同一类二级结构的残基的二面角的值都限定在一定范围内，因此在拉氏图上就可以大致分辨残基参与形成哪一类二级结构。

迄今已有约 1 000 种蛋白质的一级结构被研究确定，如胰岛素、胰核糖核酸酶、胰蛋白酶等。蛋白质的一级结构决定了蛋白质的二级、三级等高级结构，成百亿的天然蛋白质各有其特殊的生物学活性，决定每一种蛋白质的生物学活性的结构特点，首先在于其肽链的氨基酸序列，由于组成蛋白质的 20 种氨基酸各具特殊的侧链，侧链基团的理化性质和空间排布各不相同，当它们按照不同的序列关系组合时，就可形成多种多样的空间结构和不同生物学活性的蛋白质分子。

蛋白质分子的多肽链并非呈线形伸展，而是折叠和盘曲构成特有的比较稳定的空间结构。蛋白质的生物学活性和理化性质主要决定于空间结构的完整，因此仅仅测定蛋白质分子的氨基酸组成和它们的排列顺序并不能完全了解蛋白质分子的生物学活性和理化性质。例如球状蛋白质（多见于血浆中的白蛋白、球蛋白、血红蛋白和酶等）和纤维状蛋白质（角蛋白、胶原蛋白、肌凝蛋白、纤维蛋白等），前者溶于水，后者不溶于水，显而易见，此种性质不能仅用蛋白质的一级结构的氨基酸排列顺序来解释。蛋白质的空间结构就是指蛋白质的二级、三级和四级结构。

（二）二级结构

蛋白质二级结构（secondary structure of protein）

指它的多肽链中规则重复的构象,限于主链原子的局部空间排列,不包括与肽链其他区段的相互关系及侧链构象。二级结构主要有 α- 螺旋、β- 折叠、β- 转角。常见的二级结构有 α- 螺旋和 β- 折叠。二级结构是通过骨架上的羧基和酰胺基团之间形成的氢键维持的,氢键是稳定二级结构的主要作用力。

蛋白质在形成立体结构时,其多肽链部分首先折叠成 α- 型螺旋(α-helix)和 β- 型片层(β-sheet)结构,并由此进一步可折叠成球形。在蛋白质以外,例如在 tRNA 有三叶草叶型结构,也可称为二级结构。

1. 肽键平面　也称酰胺平面(amideplane)。Pauling 等人对一些简单的肽及氨基酸的酰胺等进行了 X 线衍射分析,从一个肽键的周围来看,得知:

(1)肽链中的 C—N 键长 0.132 nm,比相邻的 N—C 单键(0.147 nm)短,而较一般 C=N 双键(0.128 nm)长,可见,肽键中—C—N—键的性质介于单、双键之间,具有部分双键的性质,因而不能旋转,固定在一个平面之内。

(2)肽键的 C 及 N 周围三个键角之和均为 360°,说明都处于一个平面上,也就是说六个原子基本上同处于一个平面,这就是肽键平面。肽链中能够旋转的只有 α 碳原子所形成的单键,此单键的旋转决定两个肽键平面的位置关系,于是肽键平面成为肽链盘曲折叠的基本单位。

(3)肽键中的 C—N 既具有双键性质,就会有顺反不同的立体异构,已证实处于反位。

2. 蛋白质主链构象的结构单元

1)α-螺旋: Pauling 等人对 α- 角蛋白(α-keratin)进行了 X 线衍射分析,从衍射图中看到有 0.5~0.55 nm 的重复单位,故推测蛋白质分子中有重复性结构,并认为这种重复性结构为 α- 螺旋(α-helix), α- 螺旋是蛋白质中常见的一种二级结构,肽链主链绕假想的中心轴盘绕成螺旋状,一般都是右手螺旋结构,螺旋是靠链内氢键维持的。每个氨基酸残基(第 n 个)的羧基氧与多肽链 C 端方向的第 4 个残基(第 n+4 个)的酰胺氮形成氢键。在典型的右手 α- 螺旋结构中,螺距为 0.54 nm,每一圈含有 3.6 个氨基酸残基,每个残基沿着螺旋的长轴上升 0.15 nm。螺旋的半径为 0.23 nm。

α- 螺旋的结构特点如下。

(1)多个肽键平面通过 α- 碳原子旋转,相互之间紧密盘曲成稳固的右手螺旋。

(2)主链呈螺旋上升,每 3.6 个氨基酸残基上升

一圈,相当于 0.54 nm,这与 X 线衍射图符合。

(3)相邻两圈螺旋之间借肽键中 C=O 和 H 形成许多链内氢键,即每一个氨基酸残基中的 NH 和前面相隔三个残基的 C=O 之间形成氢键,这是稳定 α- 螺旋的主要键。

(4)肽链中氨基酸侧链 R,分布在螺旋外侧,其形状、大小及电荷影响 α- 螺旋的形成。酸性或碱性氨基酸集中的区域,由于同电荷相斥,不利于 α- 螺旋形成;较大的 R(如苯丙氨酸、色氨酸、异亮氨酸)集中的区域,也妨碍 α- 螺旋形成;脯氨酸因其 α- 碳原子位于五元环上,不易扭转,加之它是亚氨基酸,不易形成氢键,故不易形成上述 α- 螺旋;甘氨酸的 R 基为 H,空间占位很小,也会影响该处螺旋的稳定。

2)β-片层结构: Astbury 等人曾对 β- 角蛋白进行 X 线衍射分析,发现具有 0.7 nm 的重复单位。如将毛发 α- 角蛋白在湿热条件下拉伸,可拉长到原长 2 倍,这种 α-螺旋的 X 线衍射图可改变为与 β-角蛋白类似的衍射图。说明 β-角蛋白中的结构和 α-螺旋拉长伸展后结构相同。两段以上的这种折叠成锯齿状的肽链,通过氢键相连而平行成片层状的结构称为 β- 片层结构或称 β- 折叠。

β- 片层结构特点是:

(1)是肽链相当伸展的结构,肽链平面之间折叠成锯齿状,相邻肽键平面间呈 110° 角。氨基酸残基的 R 侧链伸出在锯齿的上方或下方。

(2)依靠两条肽链或一条肽链内的两段肽链间的 C=O 与 N—H 形成氢键,使构象稳定。

(3)两段肽链可以是平行的,也可以是反平行的。即前者两条链从“N 端”到“C 端”是同方向的,后者是反方向的。β-片层结构的形式十分多样,正、反平行能相互交替。

(4)平行的 β-片层结构中,两个残基的间距为 0.65 nm;反平行的 β-片层结构,则间距为 0.7 nm。

3)β- 转角:蛋白质分子中,肽链经常会出现 180° 的回折,在这种回折角处的构象就是 β-转角(β-turn 或 β-bend)。β- 转角中,第一个氨基酸残基的 C=O 与第四个残基的 N—H 之间形成氢键,从而使结构稳定。β- 转角是多肽链中常见的二级结构,连接蛋白质分子中的二级结构(α-螺旋和 β-折叠),使肽链走向改变的一种非重复多肽区,一般含有 2~16 个氨基酸残基。含有 5 个氨基酸残基以上的转角又常称之环(loops)。常见的转角含有 4 个氨

基酸残基,有两种类型。转角Ⅰ:第1个氨基酸残基羰基氧与第4个残基的酰胺氮之间形成氢键;转角Ⅱ:第3个残基往往是甘氨酸。这两种转角中的第2个残基大都是脯氨酸。

4)无规卷曲:没有确定规律性的部分肽链构象,其肽链中肽键平面不规则排列,属于松散的无规卷曲(random coil)。此种结构为多肽链中除以上几种比较规则的构象外,其余没有确定规律性的那部分肽链的二级结构构象。

3.超二级结构和结构域

(1)超二级结构(super secondary structure)是指在多肽链内顺序上相互邻近的二级结构常常在空间折叠中靠近,彼此相互作用,形成规则的二级结构聚集体。目前发现的超二级结构有三种基本形式:α螺旋组合(αα)、β折叠组合(βββ)和α螺旋β折叠组合(βαβ),其中以βαβ组合最为常见。它们可直接作为三级结构的"建筑块"或结构域的组成单位,是蛋白质构象中二级结构与三级结构之间的一个层次,故称超二级结构。

(2)结构域(domain)也是蛋白质构象中二级结构与三级结构之间的一个层次。在较大的蛋白质分子中,由于多肽链上相邻的超二级结构紧密联系,形成两个或多个在空间上可以明显区别它与蛋白质亚基结构的区别。一般每个结构域约由100~200个氨基酸残基组成,各有独特的空间构象,并承担不同的生物学功能。如免疫球蛋白(IgG)由12个结构域组成,其中两个轻链上各有2个,两个重链上各有4个;补体结合部位与抗原结合部位处于不同的结构域。一个蛋白质分子中的几个结构域有的相同,有的不同;而不同蛋白质分子之间肽链中的各结构域也可以相同。如乳酸脱氢酶、3-磷酸甘油醛脱氢酶、苹果酸脱氢酶等均属以NAD^+为辅酶的脱氢酶类,它们各自由2个不同的结构域组成,但它们与NAD^+结合的结构域构象则基本相同。

(三)三级结构

蛋白质的多肽链在各种二级结构的基础上再进一步盘曲或折叠形成具有一定规律的三维空间结构,称为蛋白质的三级结构(tertiary structure)。蛋白质三级结构的稳定主要靠次级键,包括氢键、疏水键、盐键以及范德瓦尔斯力等。这些次级键可存在于一级结构序号相隔很远的氨基酸残基的R基团之间,因此蛋白质的三级结构主要指氨基酸残基的侧链间的结合。次级键都是非共价键,易受环境中

pH、温度、离子强度等的影响,有变动的可能性。二硫键不属于次级键,但在某些肽链中能使远隔的二个肽段联系在一起,这对于蛋白质三级结构的稳定起着重要作用。

蛋白质的三级结构是指球状蛋白质的多肽链在二级结构的基础上相互配置而形成特定的构象。α螺旋、β折叠、β转角和无规则卷曲等二级结构通过侧链基团的相互作用进一步卷曲、折叠,借助次级键的维系形成三级结构,三级结构的形成使肽链中所有的原子都达到空间上的重新排布,它是建立在二级结构、超二级结构和结构域基础上的球状蛋白质的高级空间结构。球状蛋白质及其亚基根据他们的结构域类型可以分为4类:全α结构、αβ结构、全β结构和小的富含金属或二硫键结构。表现形式:结构域、分子伴侣。

现也有学者认为蛋白质的三级结构是指蛋白质分子主链折叠盘曲形成构象的基础上,分子中的各个侧链所形成一定的构象。对球状蛋白质来说,形成疏水区和亲水区。亲水区多在蛋白质分子表面,由很多亲水侧链组成。疏水区多在分子内部,由疏水侧链集中构成,疏水区常形成一些"洞穴"或"口袋",某些辅基就镶嵌其中,成为活性部位。具备三级结构的蛋白质从其外形上看,有的细长(长轴比短轴大10倍以上),属于纤维状蛋白质(fibrous protein),如丝心蛋白;有的长短轴相差不多基本上呈球形,属于球状蛋白质(globular protein),如血浆清蛋白、球蛋白、肌红蛋白,球状蛋白的疏水基多聚集在分子的内部,而亲水基则多分布在分子表面,因而球状蛋白质是亲水的,更重要的是,多肽链经过如此盘曲后,可形成某些发挥生物学功能的特定区域,例如酶的活性中心等。

三级结构有以下特点。

(1)含多种二级结构单元。

(2)有明显的折叠层次。

(3)为紧密的球状或椭球状实体。

(4)分子表面有一空穴(活性部位)。

(5)疏水侧链埋藏在分子内部,亲水侧链暴露在分子表面。

(四)四级结构

具有2条或2条以上独立三级结构的多肽链组成的蛋白质,其多肽链间通过次级键相互组合而形成的空间结构称为蛋白质的四级结构(quarternary structure)。其中,每个具有独立三级结构的多肽链

单位称为亚基(subunit)。四级结构实际上是指亚基的立体排布、相互作用及接触部位的布局。亚基之间不含共价键，亚基间次级键的结合比二、三级结构疏松，因此在一定的条件下，四级结构的蛋白质可分离为其组成的亚基，而亚基本身构象仍可不变。决定功能的蛋白质空间结构可包括四个连续不同的结构水平，每一级决定了其更高一级的结构特点。蛋白质的四级结构是指蛋白质的多条多肽链之间相互作用所形成的更为复杂聚合物的一种结构形式，主要描述蛋白质亚基空间排列以及亚基之间的连接和相互作用，不涉及亚基内部结构。

蛋白质亚基之间主要通过疏水作用、氢键、离子键等作用力形成四级结构，其中最主要的是疏水作用。

一种蛋白质中，亚基结构可以相同，也可不同。如烟草斑纹病毒的外壳蛋白是由 2 200 个相同的亚基形成的多聚体；正常人血红蛋白 A 是两个 α 亚基与两个 β 亚基形成的四聚体；天冬氨酸氨甲酰基转移酶由六个调节亚基与六个催化亚基组成。有人将具有全套不同亚基的最小单位称为原聚体(protomer)，如一个催化亚基与一个调节亚基结合成天冬氨酸氨甲酰基转移酶的原聚体。某些蛋白质分子可进一步聚合成聚合体(polymer)。聚合体中的重复单位称为单体(monomer)，聚合体可按其中所含单体的数量不同而分为二聚体、三聚体……寡聚体(oligomer)和多聚体(polymer)而存在，如胰岛素(insulin)在体内可形成二聚体及六聚体。

二、结构域、结构花样与折叠类型

结构域是生物大分子中具有特异结构和独立功能的区域，特别指蛋白质中这样的区域。在球形蛋白中，结构域具有自己特定的三级结构，其功能部依赖于蛋白质分子中的其余部分，但是同一种蛋白质中不同结构域间常可通过不具二级结构的短序列连接起来。蛋白质分子中不同的结构域常由基因的不同外显子所编码。

结构域是介于二级和三级结构之间的另一种结构层次。对于较小的蛋白质分子或亚基来说，结构域和它的三级结构往往是一个意思，也就是说这些蛋白质或亚基是单结构域。结构域自身是紧密装配的，但结构域与结构域之间关系松懈，常常有一段长短不等的肽链相连，形成所谓铰链区。不同蛋白质分子中结构域的数目不同，同一蛋白质分子中的几个结构域彼此相似或很不相同。常见结构域的氨基酸残基数在 100~400 个之间，最小的结构域只有 40~50 个氨基酸残基，大的结构域可超过 400 个氨基酸残基。

结构域一般可以自稳定，且常常独立进行折叠，而不需要蛋白质其他部分的参与；很多结构域都有自己独特的生物学功能。很多结构域并不是一个基因或基因家族对应蛋白质的独特结构单元，而往往是许多类蛋白质的共同结构单元。结构域常常是以其生物学功能来命名，如"钙离子结合结构域"；或以几类最初发现此结构域的蛋白名称衍生而来，如 PDZ 结构域(最初发现于 PSD95、DlgA 和 ZO-1 这三个蛋白质)。由于结构域自身可以稳定存在，因此可以将不同来源的结构域通过遗传工程人为地结合在一起，形成杂合蛋白质。

结构花样(structural motif)同样是一种结构组成单元，它是由几个二级结构的特定组合(如螺旋 - 转角 - 螺旋)所组成；这些组合又被称为超二级结构。结构花样往往还包含有长度不同的 loop 区。

折叠类型则指的是整体的结构排列类型，如螺旋束和 β 桶。

尽管真核生物体可以表达数万种不同的蛋白质，但对应的结构域、结构花样与折叠类型的数量却少得多。一种合理的解释是，这是进化的结果；因为基因或基因的一部分可以在基因组内被加倍或移动。也就是说，通过基因重组，一个结构域可以从相应蛋白质 A 移动到本不具有此结构域的蛋白质 B 上，而其发生的进化驱动力可能是由于该结构域对应的生物学功能趋向于被蛋白质 B 所利用。

三、蛋白质的结构测定

对于蛋白质功能的研究很大程度上都需要围绕着对蛋白质空间结构的理解展开。研究高分辨率蛋白质空间结构主要有 3 种方法，即 X 射线晶体学、核磁共振波谱学技术和低温电镜三维重构技术。

X 射线晶体学是最早和最主要的解析蛋白质空间结构的技术，目前蛋白质数据库(Protein Data Bank，PDB)中共收录 90 000 多个生物大分子的结构数据，其中 85% 以上是通过 X 射线晶体学的方法解析的。X 射线晶体学技术的瓶颈在于蛋白质结晶。在一定程度上，得到蛋白质分子高度有序排列的晶体是一门艺术。

核磁共振波谱学技术作为 X 射线晶体学的重

要补充,是唯一能够测定在溶液状态下具有原子分辨率的生物大分子空间结构的方法。同其他方法相比,核磁共振波谱学技术研究蛋白质及其复合物在溶液中的动态过程方面具有无可比拟的优势。核磁共振波谱学技术主要受到分子量的限制,因而常常应用于小分子量蛋白质(<30 ku)的结构研究。

低温电镜三维重构技术在最近 10 年才开始得以广泛运用,主要适用于测量分子量较大的蛋白质复合体,其缺点是很难得到高分辨率的结构。如果将分辨率较低的低温电镜三维重构结构与通过 X 射线晶体学或核磁共振波谱学技术得到的单个组分的高分辨率结构结合起来,可以得到高分辨率的复合体结构。

(一)经典的蛋白质氨基酸序列分析方法

经典的蛋白质的氨基酸序列分析设备有:①液相蛋白质序列仪;②固相和气相的蛋白质序列分析仪。

利用以上分析仪可分析一段 DNA 的核苷酸序列,从而转译出与之对应的氨基酸序列。此法现已成为研究蛋白质的主要方法。

通过串联质谱技术(MS/MS)和源后衰减基质辅助的激光解吸 / 离子化(PSD-MALDI-MS),人们可以从质谱分析中获得肽及蛋白质的结构信息。

(二)蛋白质三维结构的研究

1. X 射线单晶衍射分析 X 射线单晶衍射分析一直是蛋白质三维空间结构测定的主要方法,X 射线衍射法的分辨率可达单个原子的水平,使它可以测定亚基的空间结构、各亚基间的相对拓扑布局,还可清楚地描述配体存在与否对蛋白质的影响。

蛋白质晶体中的分子排列具有规则、对称性及周期性的特点。当 X 射线从特定方向进入晶体后,与晶体中原子的电子发生相互作用而产生散射。原子的电子越多,散射能力越强。晶体中各个原子的电子散射的电磁波在空间相干叠加,形成衍射光束。衍射线的方向,即衍射图上斑点的位置由晶体中最小的重复单元——晶胞的大小和形状决定;而晶胞内所有原子的电子对衍射斑点的强度都有贡献。因此,测定衍射线的方向可以确定晶胞参数,而测定衍射斑点的强度,通过傅里叶变换可计算出晶胞内的电子密度分布,再由此推测晶胞内分子的原子空间坐标。

2. 核磁共振技术(NMR)分析 多维核磁共振波谱技术已成为确定蛋白质和核酸等生物分子溶液三维空间结构的唯一有效手段,而且它能对在溶液中和非晶态的蛋白质进行测量。

核磁共振(nuclear magnetic resonance,NMR)是指自旋量子数不为零的原子核,在外磁场的作用下,核自旋能级发生塞曼分裂,共振吸收某一特定频率的射频辐射的物理过程。

自 1946 年斯坦福大学的 Bloch 小组和哈佛大学的 Purcell 小组先后独立发现凝聚态物质的核磁共振现象以来,核磁共振波谱学技术在物理、化学、生物等各学科的众多分支领域得到了广泛应用。从 20 世纪 80 年代初开始,Wüthrich 开始将二维核磁共振方法应用于蛋白质的结构研究,并且于 1985 年解出第一个球蛋白——牛精蛋白酶抑制剂的三维溶液结构。

截至 2013 年 9 月,有超过 8 500 个蛋白质结构通过核磁共振波谱学技术解析并被收录到蛋白质数据库中。与晶体学方法相比,核磁共振波谱学技术能够在更加接近生理环境(溶液状态、pH 值、盐浓度和温度等)的状态下对蛋白质空间结构进行研究,特别是对于研究部分折叠的、难以结晶的蛋白质具有优势。而且,核磁共振波谱学技术能够提供有关蛋白质折叠、动力学特征、多构象态以及与配基相互作用等方面的信息。

3. 蛋白质二维结晶及其电子晶体学的结构分析 蛋白质二维结晶及其电子晶体学的结构分析是目前结构生物学最活跃的领域之一。此法,既适用于水溶性蛋白质,也适用于脂溶性膜蛋白的研究。电子晶体学已发展为 X 射线晶体学所不能替代的生物大分子空间结构分析的有效手段。

(三)蛋白质溶液构象的光谱技术

1. 紫外 - 可见差光谱 蛋白质在紫外区的光吸收是由于芳香族氨基酸侧链吸收光引起的,而在可见区的研究则限于蛋白质 - 蛋白质、酶 - 辅酶、酶 - 底物的相互作用以及生色团等。差光谱的产生是基于生色团经受一定的环境变化时,吸收峰发生位移,吸光度和谱带半宽度也有改变。根据差光谱的光谱参数,可以推断这些生色团在大分子中是隐藏的、半暴露的还是完全暴露的。

2. 荧光光谱 荧光光谱法是研究蛋白质分子构象的一种有效方法,它能提供包括激发光谱、发射光谱、斯托克斯位移、荧光强度、总荧光量、量子产率、荧光偏振和荧光寿命等参数,这些参数从各个角度反映了分子的成键和结构情况。通过这些参数的测定,不但可以做一般的定量分析,而且还可以推断蛋白质分子在各种环境下的构象变化,从而阐明蛋白质分子在各种环境下的构象变化,进而阐明蛋白质结构与功能之间的关系。

3. 圆二色谱　圆二色性和旋光色散都可用于测定分子的立体结构。旋光色散利用不对称分子对左、右圆偏振光折射的不同进行结构分析,而圆二色性则利用不对称分子对左、右圆偏振光吸收的不同进行结构分析。通过圆二色性的测定和计算可以了解蛋白质分子在溶液状态下的二级结构。圆二色性对构象变化敏感,它可灵敏地检测一些反应引起的构象变化,特别是用于观测蛋白质的变性是非常方便的。

4. 激光拉曼光谱　拉曼光谱是研究分子振动和转动光谱的重要手段,它是没有任何遮蔽效应的不破坏样品的光谱技术之一,可提供的蛋白质结构信息很丰富,还可在生理环境或活体中做实验,能更真实地反映生命过程。其中紫外-共振拉曼光谱成功利用蛋白质在紫外区具有吸收性质,使紫外共振激发蛋白质分子成为可能,在很大程度上提高了拉曼散射截面,而且紫外激发消除了荧光干扰,提高了信噪比。

四、蛋白质空间结构预测

蛋白质空间结构测定的速度远远落后于其氨基酸序列测定的速度。从氨基酸序列到蛋白质空间结构的编码关系,被称为第二遗传密码。第二遗传密码的破译被列为 21 世纪生物学的重要任务之一。

蛋白质结构预测的目的在于揭示蛋白质氨基酸序列蛋白质空间结构之间的关系,进行蛋白质高级结构预测,为进一步的结构与功能研究及分子设计提供基础。蛋白质结构预测问题是分子生物学的中心法则中尚未解决的内容,被称之为第二代遗传密码问题。该问题的解决不仅具有理论意义,而且对于生物技术的发展具有重要的指导意义。

蛋白质空间结构预测分为两个部分:根据蛋白质的氨基酸序列预测其二级结构;然后,预测蛋白质的三级结构,并进一步预测不同亚基的组装。

(一)蛋白质结构预测研究现状

蛋白质的功能是由蛋白质的结构决定的,为了研究蛋白质分子结构的基本规律,人们用不同的方法,从不同的角度对已知蛋白进行分类。一方面是基于生物功能,另一方面是基于结构自身,其中也曾将二者结合在一起来进行分类。

蛋白质结构预测的方法如下。

第一类方法是假设蛋白质分子天然构象处于热力学最稳定,能量最低状态,考虑蛋白质分子中所有原子间的相互作用以及蛋白质分子之间的相互作用,采用分子力学的能量极小化方法,计算出蛋白质分子的自然空间结构。

第二类方法是找出数据库中已有的蛋白质的空间结构与其一级序列之间的联系,总结出一定的规律,逐级从一级序列预测二级结构,再建立可能的三维模型,根据总结出的空间结构与其一级序列之间的规律,排除不合理的模型,再根据能量最低原理得到修正的结构,这也就是所谓"基于知识的预测方法"。

(二)蛋白质结构预测的理论预测方法

三级结构预测是蛋白质结构预测的核心和目标。目前蛋白质空间结构预测的方法分为 3 类:同源建模法、折叠模式识别法和从头计算法。

同源建模法:两个进化相关蛋白质往往具有类似的空间结构,这是同源建模的基本出发点。对于待预测的未知结构蛋白质,如果能够在结构数据库中找到与其同源性较高的序列,那么我们可以认为该结构的未知蛋白质具有与其类似的结构。同源建模方法一般包括以下几个步骤:通过序列比对确定模板蛋白;识别和复制结构保守区结构;模建 Loop 区结构;侧链建模和对整个结构的精修。如果待预测蛋白质序列与模板序列匹配后的序列一致度在 30% 以上,同源建模的结果一般比较可靠。

目前,有较多的软件用于同源建模。SWISS-Model[①] 是应用最广泛的免费服务之一。通过 SWISS-Model 进行结构预测的过程包括:模板的选择、模板的比对、模型的建立和结果的评估。Modeller(http: //salilab.org/modeller/)是另一个常用的同源建模软件,它并不是直接拷贝模板的保守区结构片段,而是根据模板结构产生一些结构束。然后,在这些约束条件下进行优化得到最终结构。

---

① SWISS-MODEL 是一项预测蛋白质三级结构的服务,它是利用同源建模的方法实现对一段未知序列的三级结构的预测。该服务创建于 1993 年,开创了自动建模的先河,并且它是迄今为止应用最广泛的免费服务之一。

折叠模式识别:本方法与同源建模类似,同样基于已获得的结构模板。虽然蛋白质结构数据库中收录的结构数不断增多,但蛋白质的折叠种类是有限的。目前,已有多个关于蛋白质折叠类型的数据库,如 SCOP(structural classification of proteins)、CATH (class, architecture, topology, homologous super-family)等。折叠模式识别法的具体做法是将未知结构蛋白质的序列比对在折叠类型数据库的每个结构上,通过一定的打分函数判断待预测序列最可能采取的折叠结构,然后再进一步通过结构精修得到最终的构象。在找不到合适的蛋白质结构模板的情况下,根据序列信息从头计算蛋白质结构。从头计算是基于基本的物理化学原理,使用计算机模拟的方法寻找蛋白质自由能最低的构象。该方法主要包括 3 个方面:①建立蛋白质的几何表示方法;②通过构建势能函数及参数,计算蛋白质各种构象的能量;③优化构象空间搜索方法,对蛋白质构象空间快速搜索,找到某一全局最小能量对应的构象。常见的搜索算法大致可以分为 3 类:遗传算法、蒙特卡罗模拟和分子动力学方法。

目前来说,最好的从头预测方法是 ROSETTA (https://www.rosettacommons.org/)。ROSETTA 方法主要是基于片段组装的方法,先通过对已知的蛋白结构进行统计得到一个片段库。然后在此基础上搭建构象并进行筛选。

(三)蛋白质结构预测的阶段

蛋白质结构预测可以分为不同阶段,主要包括:根据蛋白质的氨基酸组成和顺序预测蛋白质的结构类型;根据一个多肽链的氨基酸顺序预测其二级结构;预测蛋白质特定的三级结构,进一步预测蛋白亚基组装成完整的具生物活性的蛋白分子,并评测其相关理化特性。

(四)蛋白质结构类型的预测

蛋白质结构类型的预测是指预测未知蛋白质的结构属于全 αβ 蛋白质、全 β 类蛋白质(主要由 β 折叠组成的蛋白质),还是 α/β 类,或 α+β 类。结构类型预测出可以让人们了解蛋白质结构折叠的大致情况外,对二级结构的预测也很有帮助。现在结构类型预测方法主要有根据光谱数据预测,神经网络预测和 Chou 与 Fasrnan 用氨基酸组成的 Mahalanohis 距离预测方法。神经网络预测方法在预测多个蛋白质组成的样本时有 0.75 的正确率。

1. 二级结构预测 尽管一条多肽链的能采取

的构象的数目是相当大的,但在蛋白质分子中,由二级结构组装而形成一定的空间结构的方式却是有限的,因此蛋白质的二级结构预测就成为解决蛋白质的一级序列预测其空间结构这一问题的最关键的步骤。二级结构预测成功率可以达到 0.8 的话,就可以基本准确地预测一个蛋白质分子的三维结构。

2. 蛋白质的三维结构预测 这是蛋白质结构预测的最终目标。蛋白质的三维结构预测可根据二级结构预测的结果以及蛋白质结构类型和折叠类型预测的结果,考虑结构间的立体化学性质、亲疏水性质、氢键以及静电相互作用,把可信度较高的二级结构进一步组装,搭建出最后的蛋白质空间结构。这种方法虽可构建出一些蛋白质结构,不过因为它依赖于前面的预测结果,所以受到的限制太多。另一个方向是不依赖二级结构预测的结果,直接预测三维结构。在这个方法中最原始的方法是借用成功的应用小分子构象研究的分子动力学和分子热力学方法,对蛋白质整个构象空间进行搜索,然后找出能量最低的构象作为最后的预测构象。

3. 蛋白质结构预测结果的评判 蛋白质结构预测是否正确,试验测定和结构解析得到的空间结构数据是否准确,都需要做出检验和判断。在正误构象的判断方面,主要是发展预测中所用的能量函数,这种能量函数共有分子力场、平均势函数和评估函数三类。

分子力场是结合一些光谱实验数据,发展出的一种适合计算蛋白质构象的参数和相应的势能函数形式。这类方法虽然研究时间长,但多年来在蛋白质从头预测研究方面的应用一直进展不大,而且很难应用到判断蛋白质整体结构的正误上。

平均势函数是一种对现有蛋白质的各种性质进行统计得出各种性质的分布,然后根据能量按 Boltzman 分布的原理,反推出一个所谓的能量函数,即平均势函数,然后再以这个函数算出能量作为正误判断的标准。现在在用平均势函数判断所测的晶体结构是否合理方面结果很好,它可以找出原来 PDB 库中结构数据测得不太准确的蛋白质,特别是加入和溶剂有关的能量项后,这种方法非常灵敏。

评估函数是根据蛋白质结构的特点总结出的评估函数,在判断结构好坏时只须计算这种函数值的高低。

第四节　蛋白质相互作用

蛋白质相互作用是指两个或两个以上蛋白质分子,通过非共价键形成蛋白质复合物的过程。蛋白质间相互作用存在于机体每个细胞的生命活动过程中,生物学中的许多现象如复制、转录、翻译、剪切、分泌、细胞周期调控、信号转导和物质代谢等均受蛋白质间相互作用的调控。理解蛋白质相互作用的方式、作用程度、作用结果,将有助于蛋白质功能分析、发育机制探索、疾病发生机制、药物研发等众多问题的解决。同时,蛋白质相互作用异常将会影响细胞活性和功能的发挥,从而引发许多疾病,如神经退行性疾病、癌症等。抑制这些异常的蛋白质相互作用对临床治疗具有重要意义。

细胞接受外源或内源信号,通过特有的信号途径,调节基因的表达,以保持其生物学特性。在这个过程中,大部分蛋白质和其相互作用伴侣共同作用,或者与其他蛋白质形成复合物来发挥作用。因此,在现代分子生物学中,蛋白质相互作用的研究占有非常重要的地位。

目前已有多种方法用于蛋白质相互作用研究,常用的有酵母双杂交、亲和层析、免疫共沉淀、细胞内共定位分析等。

一、蛋白质相互作用的结构基础及方式

(一)蛋白质相互作用的分子结构基础

蛋白质之间的相互作用与其所具有的特定结构域密不可分。典型蛋白质相互作用的结构域是一个具有结合专一性的独立折叠元件,可以插入新的蛋白质中并保留结合靶部位的能力。它们的相互作用,多是通过2个多肽表面几何构型和静电力而相互连接。

1. PDZ结构域　也叫作"盘状同源区域",是一种由80~100个氨基酸残基组成的保守序列,最初的名称是"突触前密度蛋白"PSD-95,或者DLG4,是"膜相关性鸟苷酸激酶"蛋白家族的一种。在真核生物,PDZ结构域通常表现为串联重复拷贝,包含两个α螺旋和六个β折叠。PDZ结构域生物作用主要是特异性地识别、结合配体蛋白C端的4个氨基酸残基,介导多种重要的生物学过程,如细胞信号转导、细胞分裂、蛋白质运输、蛋白质降解和基因表达等膜上的蛋白聚集。根据所识别的氨基酸残基的不同,典型的PDZ羧基序列分为3类。

2. LM结构域　富含半胱氨酸和组氨酸,进化上相对保守。由2个锌指利用疏水作用捆绑在一起组成,单个锌指是由2个反向平行的β层组成,片层中间夹着一个转角,多数LM结构域可以单独与其对应的配体结合。LM结构域结合蛋白(LM domain binding protein)可以通过其羧基端和含有LM结构域的蛋白质相互作用,形成复合体作为传递激活造血信号。

3. DD结构域　DD结构域(death domain,DD)是跨膜蛋白胞内区的一段与细胞凋亡信号转导有关的氨基酸序列。当死亡受体与相应的配体结合,其DD结构域就能与胞内同样含有死亡结构域的相应衔接子(adaptor)结合,启动凋亡信号。DD结构域位于肽链C端,其N端则含有死亡效应结构(death effector domain,DED),如Fas相关死亡结构域蛋白(Fas associated DD containing protein,FADD)正是通过一端的DD与死亡受体偶联,通过另一端的DED募集半胱-天冬氨酸蛋白酶-8(caspase-8)并激活后者而介导凋亡信号。

4. SH结构域　SH结构域(SH domain)是Src同源结构域(Src homology domain)的缩写。该结构域能够与受体酪氨酸激酶磷酸化残基紧紧结合形成多蛋白的复合物进行信号转导。SH2大约由100个氨基酸组成,能够识别磷酸化的酪氨酸,与生长因子受体如血小板衍生生长因子(platelet derived growth factor,PDGF)和表皮生长因子(epidermal growth factor,EGF)等自我磷酸化的位点结合。SH3结构域能够识别富含脯氨酸和疏水残基的特异序列,其主要识别配体PxxP核心序列,Ⅰ类配体含有(R/K)xxPxxxP保守模体、Ⅱ类配体含有PxxPxx(R/K)保守模体(x代表任意氨基酸)。

5. PH结构域　PH结构域(pleckstrin hamology domain)是一种存在于多种信号蛋白和细胞骨架相关蛋白中的大约由120个氨基酸组成的功能性区域,PH结构域基本上由2个反向平行的β片层结构和1个长的C末端α螺旋构成。PH结构域主要与

肌醇磷脂结合,少数与类脂质有较高的亲和性。在磷脂酶Cγ(phospholipase Cγ, PLCγ)、syntrophin支架蛋白、Rho相关卷曲螺旋形成蛋白激酶1[Rho(Ras hanologue)associated coiled-coil forming proteinkinase 1, ROCK1]家族的Ser/Thr激酶等中还存在一种分裂的PH结构域。不同PH结构域中β片层结构和α螺旋结构基本相同,β_1/β_2、β_3/β_4、β_6/β_7连接环只在长度上稍有差别。它们都位于分子的一个侧面,而分子的另一侧围绕着α螺旋,形成了一个在结构上相对保守的侧面。

6. EH结构域 EH结构域(Eps15 hamology domain)是一种进化保守的结构域,最初认为是Eps15和Eps15R蛋白质N端包含的大约100个氨基酸的串联重复序列。通常参与蛋白质转运、膜转运的调节。按与其结合序列所必需的三肽结构可分为3类,Ⅰ类:与NPF(Asn-Pro-Phe)序列结合;Ⅱ类:与WW、FW和SGW序列结合;Ⅲ类:与His-Ser/rhr-Phe序列结合。但是还未发现Ⅱ、Ⅲ类参与任何的生理过程。Ⅰ类EH结构域是由2个螺旋环螺旋序列通过一个短的反向平行的R片层连接而成的,由Leu、Leu和Trp组成的保守疏水口袋与NPF序列连接。

(二)通过非共价相互作用完成生物学功能

蛋白质发挥生物学功能时,几乎毫无例外地都要通过非共价相互作用高度特异地识别和结合其他分子。每一个细胞内所具有的蛋白质的种类很多,蛋白质总的浓度也很高,这样每一种蛋白在完成功能时必须与其配体高度特异性地结合。每一种蛋白质只能与恰当的配体发生特异相互作用,而不能与环境中存在的其他分子发生相互作用。这里的配体是指与某一种蛋白质分子作用的分子,可以是另外一种蛋白质,也可以是其他小分子或大分子。

蛋白质和配体之间相互作用需要空间上和物理上的互补性。从分子水平定义互补性就是相互接触的大量原子之间一一对应的同时形成很多非共价相互作用。这种互补规则可能与蛋白质分子折叠时,其内部原子之间的非共价相互作用类似或相同。比如:所有的原子都紧密地排列着;极性基团之间都通过形成氢键而配对;电荷一般都被相互中和掉等。

(三)蛋白质分子与配体结合的亲和力

蛋白质与配体结合的一个重要特征参数是它们之间的亲和力,这是二者结合后总自由能变化的反映。亲和力的大小反映结合是特异性的还是非特异的,是紧密结合还是松散结合,如果亲和力特别大,表明配体可能与蛋白质分子形成的是一个永久性的复合物。必须注意的是,在后一种情况下,在进行蛋白质纯化时,配体往往会被丢失。

蛋白质与配体的"亲和力"一般是通过结合常数(Ka)来反映。结合常数的倒数就是解离常数(Kd)。Ka通过测定反应达到平衡时形成的蛋白质-配体复合物浓度与游离的蛋白质和配体浓度的比值而获得。

(四)蛋白质与配体结合的可逆性

另外,一个蛋白质与配体结合的明显特征是这种结合经常是可逆的,尤其当配体结合的主要目的是调节蛋白质结构,引起蛋白质构象和活性发生改变的时候。蛋白质与配体进行非共价相互作用正好解决了它们之间既要能够特异有效地结合,又要能够在一定条件下失效的这对矛盾。如果蛋白质与配体进行共价结合的话,这种结合的可逆性就很难实现了。

二、蛋白质相互作用的主要研究方法

在现代分子生物学中蛋白质相互作用的研究占有非常重要的地位。研究蛋白质相互作用时要根据不同的实验目的及条件选择不同的实施策略。研究已知蛋白间的相互作用人们关注的是蛋白间能否发生结合,实验本身更趋向于验证性。因此,应选择操作性强、可信度高、接近生理条件的技术方法,尽量减少实验本身带来的假阴性或假阳性。蛋白质相互作用方面的研究方法主要有免疫共沉淀、Far Western blotting、生物信息学、酵母双杂交系统、噬菌体展示、表面等离子共振、荧光能量转移等几种。

(一)免疫共沉淀

免疫共沉淀(co-immunoprecipitation, co-IP)以抗体和抗原之间的特异性结合为基础,用于测定蛋白质相互作用,是确定两种蛋白质在完整细胞内生理性相互作用的有效方法。

免疫共沉淀的基本原理是,在保持蛋白质相互作用的条件下收获并裂解细胞,在细胞裂解液中加入针对一种已知蛋白质的特异性抗体,孵育后再加入可与抗体结合的蛋白A/G-琼脂糖珠沉淀收获抗原抗体复合物,若细胞中存在着与此已知蛋白质相结合的目标蛋白,就可以与上述抗原抗体复合物共同被沉淀下来,形成"目标蛋白-已知蛋白-抗已知蛋白抗体-蛋白A"复合物。经SDS-PAGE后,复合物可被分离,再经免疫印迹或质谱鉴定出目标蛋白。这种方法常用于测定两种蛋白质是否在体内结合,常使用针对这两种蛋白质的抗体分别进行 co-IP,以相互印证。与质谱技术结合,也可用于确定一种特定蛋白质的新的未知结合蛋白。免疫共沉淀技术的主要步骤与免疫沉淀基本相同。

免疫共沉淀技术的优点是:①得到的蛋白质相互作用是在细胞内天然形成的,反映的是细胞的生理状态;②可以分离得到天然状态的蛋白质复合物。其缺点是:①可能检测不到低亲和力和瞬时蛋白质 - 蛋白质相互作用;②不能证明两种蛋白质的直接结合,其他分子可能起到桥梁作用;③依赖于高质量的可用于免疫沉淀的特异性抗体。

(二)Far-Western blotting

Far-Western 印迹最初发明用于 ^{32}P 标记的谷胱甘肽 S- 转移酶(GST)- 融合蛋白表达文库的筛选,现在则用于检测蛋白质 - 蛋白质相互作用。最近几年, Far-Western 还用于检测受体 - 配体相互作用以及相互作用蛋白文库的筛选。借助这种分析方法,使许多研究变成可能,如翻译后修饰对蛋白质 - 蛋白质相互作用的影响,用合成的多肽作探针检测蛋白相互作用的序列,以及在无抗原特异性抗体的情况下识别蛋白质 - 蛋白质相互作用。

Far-Western 印迹技术与 Western 印迹十分相似。在 Western 印迹中,运用抗体检测转移膜上的相应抗原。在经典 Far-Western 印迹中,运用经标记的或可被抗体检测的"诱饵"蛋白检测转移膜上的"猎物"靶蛋白。用 SDS-PAGE(十二烷基磺酸钠 - 聚丙烯酰胺凝胶电泳)或非变性 PAGE 分离含有未知靶蛋白的样品,通常为细菌裂解液,然后转膜。靶蛋白附于转移膜表面时可以被检测到。转膜后封闭膜,用一已知诱饵蛋白,通常用纯品进行探测。诱饵蛋白与靶蛋白反应后,运用该诱饵蛋白的特异性检测系统即可检测出相应条带。

(三)生物信息学

预测蛋白质间相互作用的生物信息学方法主要包括以下九种方法:系统发育谱(phylogenetic profile)、基因邻接(gene neighborhood)、基因融合事件(gene fusion event)、镜像树(mirror tree)、突变关联(correlated mutation)、序列信号关联(correlated sequence-signatures)、保守的蛋白间相互作用(interologs)、同源结构复合体(homologous structural complexes)、进化速率关联(correlated evolutionary-rate)。

以上描述的预测蛋白质相互作用的生物信息学方法还不完善,但预期是非常有前途的。特别是随着原始蛋白质组数据的积累,生物信息学注释手段的运用会愈显重要,相信会有更多的生物信息学算法开发出来。对目前已有的多种生物信息学方法的比较和评估是另一项急待开展的工作,遗憾的是,这方面的文献不多,主要原因是缺乏作为评估标准的高质量实验数据。因此,开发高质量的蛋白质相互作用数据库 - 分析工具 - 信息抽提方法,以及建立数据库之间信息交换的标准尤显重要。

(四)酵母双杂交系统

20 世纪 80 年代中后期,真核转录因子得到大量深入的研究。这类研究最终促成了酵母双杂交系统的诞生。

酵母双杂交系统(yeast two-hybrid system)以酿酒酵母为实验宿主。酵母的遗传能力及易操作性使其可以低成本、高通量地评估大量的蛋白质相互作用。这一技术基于对真核生物调控转录起始过程的认识和报告基因技术的发展而建立,是目前蛋白质相互作用分析,尤其是筛选未知蛋白质相互作用的最有力的工具。

原理:转录激活因子一般由两个或两个以上独立的结构域构成,最基本的有 DNA 结合结构域(binding domain, BD)和转录激活结构域(activation domain, AD)。单独的 BD 虽然能和启动子结合,但是不能激活转录;单独的 AD 由于不能接近启动子,也不能激活转录。如果将 BD 和 AD 的编码 cDNA 分别与两种具有配对相互作用的蛋白质分子的 cDNA 进行基因融合而表达为融合蛋白,依赖两种蛋白质分子之间的相互作用,就可以使 BD 和 AD 重新在空间上接近,呈现完整的转录因子活性,恢复对下游基因的表达激活作用。

经典的酵母双杂交方法由 Fields 等人利用酵母转录因子 GAI4 分子的 BD 和 AD 而建立,并用此证明了两种蛋白质 Snfl 和 Snf2 之间的相互作用。他们将 Snfl 与 BD 融合,称为"诱饵"(bait);将 Snf2 与 AD 融合,称为"猎物"(prey)或靶蛋白(target protein)。如果在 Snfl 和 Snf2 之间存在相互作用,那么分别位于这两个融合蛋白上的 BD 和 AD 就能重新形成有活性的转录激活因子,从而激活相应基因的转录与表达。为显示转录因子的激活作用,采用编码 P- 半乳糖苷酶的 bcZ 作为报告基因,在其上游调控区引人 G/1 以调控序列。由于已经知道在 Snf1 和 Snf2 之间存在相互作用,结果发现只有同时转化了 Snf1 和 Snf2 融合表达载体的酵母细胞才有半乳糖苷酶活性,单独转化其中任何一个载体都不能检测出半乳糖苷酶活性,所以酶活性检测就可判别"诱饵"和"猎物"二者之间是否存在相互作用。

酵母双杂交技术在发展过程中对报告基因、"诱饵"载体以及"猎物"载体等做了许多改进。其中一个重要改进是引入了额外的报告基因。在带有报告基因的酵母细胞,只有当被启动表达后才能在缺乏组氨酸的选择性培养基上生长。WS3 报告基因的转录表达则是由"诱饵"和"猎物"的相互作用所启动。目前,大多数酵母双杂交系统往往同时使用 2 个甚至 3 个报告基因,但都含有最基本的 ZacZ 报告基因。通过这种双重或多重选择既提高了检测灵敏度又减少了假阳性现象。

酵母双杂交方法一方面可以用于确认两个已知蛋白质的相互作用,更重要的是可以从 cDNA 文库中寻找与已知蛋白质相互作用的未知分子。如果"诱饵"蛋白序列已知,希望找出与之相结合的"猎物"蛋白,可将一个 cDNA 文库中的每个 cDNA 与 AD 基因融合形成一个能表达众多融合蛋白的文库。将"诱饵"蛋白(与 BD 融合)与该文库同时在酵母中表达,通过筛选出报告基因被激活的单克隆并作序列分析,便可鉴别出与该已知蛋白质相互作用的"猎物"蛋白,这就是酵母双杂交的高通量文库筛选用途。

酵母双杂交方法的优点之一是具有很高的灵敏度,可以检测到生物化学方法检测不到的相对较弱以及瞬时的蛋白质相互作用;另一个优点是在酵母的体内环境之中进行分析,更接近天然状态。

酵母双杂交实验虽然对蛋白质相互作用研究具有重要的推动作用,但是具体实施时也存在许多问题,需要在实验设计和实施中予以注意。

1. 假阳性问题　酵母双杂交实验带来的最大困惑是假阳性,一般称为自激活。引起假阳性的主要原因是 BD 融合"诱饵"蛋白,甚至 AD 融合靶蛋白本身单独存在时即可激活报告基因的转录。

解决假阳性的干扰,一方面是在载体方面进行改进。现在实验室使用的均已是商品化的载体,各公司几经换代的各种酵母双杂交系统采用了多个报告基因,且每个报告基因的上游调控区又各不相同,这可减少大量的假阳性。另一个解决方案主要靠实

验者自己完成,在检测两种蛋白质相互作用时必须有严格的对照,排除自激活作用的干扰。自激活检测时,将"诱饵"蛋白表达载体单独转化入酵母细胞,若 8h 以内菌落没有产生半乳糖苷酶而变蓝色,即可认为自激活能力很弱,可以用来筛选文库。如果有较强的自激活现象,可以删除"诱饵"蛋白的一部分序列,使它失去自激活性,但是同时注意这样做可能会删掉"诱饵"蛋白相互作用的结构域。此外,进行重复验证,也可避免假阳性结果。

即使没有自激活作用,获得的阳性克隆也未必一定是真正的相互作用蛋白质。还需要考虑:①这种相互作用是否会在细胞内自然发生;②某些蛋白质如是依赖于蛋白质的蛋白酶解途径的成员,它们具有普遍的蛋白质间的相互作用能力;③一些实际上没有任何相互作用但有相同基序的蛋白质,如两个亲 α-螺旋的蛋白质间可以发生相互作用。

2. 转化效率问题　在双杂交鉴定过程中要经过两次转化,工作量相当大,特别是寻找新的作用蛋白质时尤其如此。而且,酵母细胞的转化效率比细菌要低约 4 个数量级。近来,Bendixen 等人通过酵母接合型的引用,避免了两次转化操作,同时又提高了双杂交的效率。因此,推荐使用预转文库进行筛选。

3. 假阴性问题　在酵母双杂交的应用中有时也会遇到假阴性现象,即两个蛋白质本应发生相互作用,但报告基因不表达或表达程度甚低以至于检测不出来。造成假阴性的原因主要有:①融合蛋白的表达对细胞有毒性,这时应该选择敏感性低的菌株或拷贝数低的载体;②蛋白质间的相互作用较弱,应选择高敏感的菌株及多拷贝载体;③ BD 或者 AD 的融合蛋白部分没有包括相互作用的位点,或者破坏了融合蛋白的正确折叠;④蛋白质在酵母中不能稳定表达,或者不能正确折叠,或者不能转入细胞核。

4. 其他需要注意的问题　酵母平板上的菌落在 30℃下培养 1 周左右要及时转接,4℃放置 1 个月左右也要及时转接,否则会失去活性。

(五)噬菌体展示技术

噬菌体展示技术是一种噬菌体表面表达筛选技术,也是一种用于筛选和改造功能性多肽的生物技术。在编码噬菌体的外壳蛋白基因上连上 1 个单克隆抗体的基因序列,当噬菌体生长时,表面就会表达出相应的单抗,将噬菌体过柱,由于柱上含有目的蛋

白,所以会特异性结合相应抗体。因此,噬菌体展示技术使得表达蛋白(表达型)和编码基因(基因型)之间完美的联系起来,而且,它也能很好地解决酵母双杂交系统中存在的问题。

噬菌体展示技术具有两点最显著的意义:一是它引申出了分子库(molecular repertoires)的概念,而另一点则是此项技术克服了研究蛋白质相互作用时需基于对其结构的详尽了解的限制,这也是使得该项技术得以愈来愈广泛运用的直接原因。目前,利用噬菌体展示技术构建随机肽库、蛋白质库和抗体库研究受体或抗体的结合位置,改造和提高蛋白质、酶和抗体的生物学和免疫学属性,研究用于检测治疗用途的新型多肽药物、疫苗和抗体等,都具有广阔的应用前景。

(六)表面等离子共振

目前,表面等离子体共振(surface plasmon resonance)技术已成为当今一种全新的研究蛋白质之间相互作用的手段。表面等离子体共振生物传感器是利用表面等离子体共振现象和SPR谱峰对金属表面上电介质变化敏感的特点,通过将受体蛋白固定在金属膜上,检测受体蛋白与液相中配体蛋白的特异性结合。SPR技术的特点是测定快速、安全、不需标记物或染料及灵敏度高。其除了应用于检测蛋白质-蛋白质相互作用外,还可检测蛋白质-核酸及其他生物大分子之间的相互作用,并且能对整个反应过程进行实时监测。因此,SPR技术在检测生物大分子特异性相互作用上比传统的方法更具优势,其对基础理论、医学诊断及治疗等都具有十分重要的意义。

(七)荧光共振能量转移

采用标签法检测和分离蛋白的方法虽然有效但也存在缺点,比如说分离蛋白标签可以改变蛋白的溶解性并且不能在活体细胞中进行等。荧光共振能量转移(fluorescence resonance energy transfer,FRET)是近年来迅速发展的一项新技术,其最大的特点就是可以在活体细胞生理条件下对蛋白质间的相互作用进行实时的动态研究,已成为现代蛋白质组学研究的有力工具。

第五节　小　　结

蛋白质在分子影像中的应用可追溯到分子影像出现早期,如较早的蛋白分子(如转铁蛋白等)被作为靶向元件应用到靶向分子成像的研究中。目前,随着分子影像与分子生物研究的发展,利用蛋白质功能检测疾病发生时蛋白间相互作用变化的机制研究已愈发成为医学分子成像中的热门研究领域,如利用蛋白类分子探针检测特定蛋白的结合位点,利用蛋白分子控制特异性底物和各种离子进出细胞的作用通道,以及活体条件下通过蛋白变化激活成像元件等等,因此掌握蛋白质获得方法,了解蛋白质结构和修饰方法,提前分析蛋白间相互作用的方式、作用程度和作用结果,将有助于各类蛋白为基础分子成像探针的设计与应用。在细胞成像研究方面,通过利用细胞表面膜蛋白的配体可以与不同的成像元件偶联,形成特异性探针靶向在细胞表面,从而实现对特异疾病在分子水平上显像的目的。在诊疗一体化探针研究方面,随着越来越多的蛋白为基础的分子药物已进入临床和临床前阶段,越来越多的一体化探针开始选择蛋白作为药物载体、靶向物,因此在探针合成后,利用相应蛋白分析手段检测蛋白原有功能和结构的变化,已逐渐成为诊疗一体化探针向临床转化的关键。在分子影像介导的药物筛选方面,通过用分子动态模拟技术模拟药物分子与蛋白分子空间结构以及其可能的结合分子键,推算分子结合键能量,预测探针与蛋白分子的相互作用,事先明确探针的治疗作用靶点,可更合理有效地设计分子探针。此外,分子动态模拟技术还有助于发现设计特异性分子探针用以检测由于基因突变等原因所引起的蛋白质空间与结构变化,以实现分子病理和疾病分子分型的检测等前沿领域的实验研究。

【参考文献】

[1]　吴少辉,刘光明.蛋白质分离纯化方法研究进展[J].中国药业,2012(1):1-3.

［2］ 王子佳,李红梅,弓爱君,等.蛋白质分离纯化方法研究进展［J］.化学与生物工程,2009(8):8-11.

［3］ GHOSH R. Protein separation using membrane chromatography: opportunities and challenges ［J］. Journal of Chromatography A, 2002, 952(1): 13-27.

［4］ GHOSH R. Protein separation using membrane chromatography: opportunities and challenges ［J］. Journal of Chromatography A, 2002, 952(1): 13-27.

［5］ MARTENS L, HERMJAKOB H, JONES P, et al. PRIDE: the proteomics identifications database［J］. Proteomics, 2005, 5(13): 3537-3545.

［6］ WILKINS M R, APPEL R D, VAN Eyk J E, et al. Guidelines for the next 10 years of proteomics ［J］. Proteomics, 2006, 6(1): 4-8.

第十九章　分子影像生物实验常用定性与定量实验

随着分子影像学越来越多地介入到诊疗一体化、分子病理及疾病发生的分子机制等研究领域,各类与基因和蛋白变化相关的鉴定与定量技术已越来越多地出现在分子影像学的研究之中。目前,各类研究中应用最为广泛的是通过印记杂交实验实现的基因与蛋白定量。印迹杂交技术指首先通过 DNA、RNA 或蛋白质等待检物质在薄膜滤器上经浸润、固定后,于薄膜滤器上进行杂交,生成杂种分子,再通过各类显影方式,呈现杂交结果的基因或蛋白鉴定和半定量的检测方式。印记杂交的种类很多,主要有以下几种方式,即 Southern blot、Northern blot、Western blot 和 Eastern blot,其中 DNA 印迹技术由 Southern 于 1975 年创建,称为 Southern 印迹技术,RNA 印迹技术正好与 DNA 相对应,故被称为 Northern 印迹杂交,与此原理相似的蛋白质印迹技术则被称为 Western blot 与 Eastern blot。

第一种 Southern 印迹杂交技术,是由凝胶电离经限制性内切酶消化的 DNA 片段。第二种 Northern 印迹杂交技术,是一种将 RNA 从琼脂糖凝胶中转印到硝酸纤维素膜上的方法。第三种 Western 印迹杂交技术,是将蛋白样本通过聚丙烯酰胺电泳按分子量大小分离,再转移到杂交膜(blot)上,然后通过一抗/二抗复合物对靶蛋白进行特异性检测的方法。第四种 Eastern 印迹杂交技术与 Western blot 技术原理相似,用于分析蛋白翻译后的修饰。在分子影像中同样有着十分广泛的应用。Northern 杂交用于分析 RNA;Southern 杂交用于分析 DNA;Western 杂交用于分析蛋白质;Eastern 杂交一般被视为 Western 杂交的扩展,用于检测碳水化合物的表位变化。

第一节　DNA 的定性与定量检测——Southern 印迹杂交

一、实验目的

掌握 Southern 印迹杂交技术的原理及方法;通过分子探针,可以检测探针与被检测样品的杂交信号,学习用杂交的方法确定目的 DNA 片段的大小。

二、实验原理

Southern 印迹杂交主要用于分析 DNA,包括正向杂交、反向杂交、斑点杂交。其中正向 Southern 杂交是将待测 DNA 固定在纤维膜上,用特异序列 DNA 探针与其杂交,再显影观察。而反向 Southern 杂交是将特异序列 DNA 固定在纤维膜上,用待测 DNA 做成探针与其杂交,再显影观察。Southern 印迹杂交是进行基因组 DNA 特定序列定位的通用方法。其基本原理是:具有一定同源性的两条核酸单链在一定的条件下,可按碱基互补的原则特异性地杂交形成双链。一般利用琼脂糖凝胶电泳分离经限制性内切酶消化的 DNA 片段,将胶上的 DNA 变性并在原位将单链 DNA 片段转移至尼龙膜或其他固相支持物上,经干烤或者紫外线照射固定,再与相对应结构的标记探针进行杂交,用放射自显影或酶反应显色,从而检测特定 DNA 分子的含量。由于核酸分子的高度特异性及检测方法的灵敏性,综合凝胶电泳和核酸内切限制酶分析的结果,便可绘制出 DNA 分子的限制图谱。但为了进一步构建出 DNA 分子的遗传图,或进行目的基因序列的测定以满足基因克隆的特殊要求,还必须掌握 DNA 分子中基因编码区的大小和位置。Southern 印迹杂交技术包括两个主要过程:一是将待测定核酸分子通过一定的方法转移并结合到一定的固相支持物(硝酸纤维素膜或尼龙膜)上,即印迹(blotting);二是固定于膜上的核酸与同位素标记的探针在一定的温度和离子强度下退火,即分子杂交过程。该技术是1975年由英国爱丁堡大学的E. M. Southern首创,Southern印迹杂交故因此而得名。

Southern杂交的最终实验结果受很多因素的影响,主要包括目的DNA在总DNA中所占的比例、探针的大小和比活性、转移到滤膜上的DNA量以及探针与目的DNA间的配对情况等。在理想条件下,Southern杂交经放射自显影能很灵敏地检测出目的基因标记的高比活性探针的互补DNA的电泳条带位置,从而确定与探针互补的DNA的存在并确定其大小。

三、实验方法

以哺乳动物DNA为例。

(一)待测核酸样品的制备

1. 制备待测DNA　基因组DNA是从动物组织或细胞制备。真核生物的一切有核细胞(包括培养细胞)都可以用来制备DNA。提取DNA的一般原理是将分散好的真核生物组织细胞在含SDS和蛋白酶K的溶液中消化分解蛋白质,再用酚、氯仿、异戊醇抽提的方法去除蛋白质,得到DNA溶液,并可将DNA溶液经乙醇沉淀或透析等方法进一步纯化。具体步骤如下:一是采用成品的试剂盒套装,按照厂家的说明书提取DNA;二是按照常规方法提取基因组DNA。大体步骤如下:①采用适当的化学试剂裂解细胞,或用组织匀浆器研磨和超声细胞破碎仪破碎组织中的细胞;②用蛋白酶和RNA酶消化大部分蛋白质和RNA;③用有机试剂(酚/氯仿)抽提方法去除蛋白质。

2. DNA限制酶消化　基因组DNA很长,不能直接用于杂交,需要用限制酶消化DNA将其切割成大小不同的片段之后才能用于杂交分析。一般选择一种限制酶来切割DNA分子,但有时为了某些特殊的目的,分别用不同的限制酶切割基因组DNA。切割DNA的条件可根据不同目的设定,有时可采用部分和充分消化相结合的方法获得一些具有交叉顺序的DNA片段。

消化DNA后,加入EDTA(乙二胺四乙酸),65℃加热灭活限制酶,样品即可直接进行电泳分离,根据实际情况必要时可进行乙醇沉淀以浓缩DNA样品,再进行电泳分离。

(二)琼脂糖凝胶电泳分离待测DNA样品

1. 基本原理　Southern印迹杂交是先将DNA样品(含不同大小的DNA片段)先按照分子量的大小即片段的长度以电泳方式进行分离,然后进行杂交,这样可确定杂交靶分子的大小。因此,制备DNA样品后需要进行电泳分离。

在恒定电压下,将DNA样品放在0.8%~1.0%(通常使用1%)琼脂糖凝胶中进行电泳,标准的琼脂糖凝胶电泳的分辨率为70~80 000 bp DNA片段,故可对DNA片段进行分离。需要根据不同的DNA片段来确定胶的浓度,原则是分离大片段的DNA使用低浓度的胶,分离小片段的DNA使用高浓度的胶。

琼脂糖凝胶是琼脂糖形成的网状物质,类似于分子筛。通上恒压的电场后,DNA片段在电场的作用下由负极向正极移动,分子量越大,移动速度越慢;反之,则移动动速度越快;而大小相同的分子则泳动速度相同。经过一段时间的电泳后,样品中的DNA片段按照不同的分子量形成多个条带。另外为了方便测量样品中的DNA分子量的大小,往往在电泳时加入DNA marker。

在制备凝胶和电泳过程中需要注意的几个问题是:第一,凝胶尽可能现用现配;第二,如果使用的胶比较薄,铺胶后1 h内使用,注意凝胶的保湿,防止凝胶脱水干燥;第三,胶中不要含有EB,否则会引起非特异性背景;第四,电泳结束后用1μg/mL的EB染色,然后用水脱色(如果胶里含的是RNA,则使用无RNA酶的水),以保证核酸的完整性。

2. 基本步骤

(1)制备琼脂糖凝胶,尽可能薄。一般而言,对地高辛杂交系统,所需DNA样品的浓度较低,每道加2.5~5μg人类基因组DNA;如果基因组比人类DNA更复杂(如植物DNA)则上样量可达10μg;每道上质粒DNA<1ng。

(2)分子质量标志物(DIG标记)上样。

(3)恒压电泳,分离DNA。待指示剂电泳至凝胶前沿时终止。

(4)评价靶DNA的质量。在电泳结束后,0.25~0.50μg/mL EB染色15~30min,紫外灯下观察凝胶。电泳结束后,将DNA分子量标准参照物泳道的凝胶切下,EB染色,观察电泳效果,并在凝胶旁放一标尺再照相,正常电泳图谱呈现一连续的涂抹带,照片摄入刻度尺是为了以后判断信号带的位置,以确定被杂交的DNA长度;切除无用的凝胶部分,并切去凝胶的一角,以便于定位。

(三)电泳凝胶预处理

1. 原理 DNA 样品在制备和电泳过程中始终保持双链结构。为了进行 DNA 分子的杂交必须对 DNA 分子进行处理使其变成单链分子。另外分子量越大移动速度越慢,转膜时间越长。分子量超过 10kb 的较大的 DNA 片段与较短的小分子量 DNA 相比,转膜所需时间就会产生明显差异。所以为了使 DNA 片段在合理的时间内从凝胶中移动出来,必须对较大分子量的 DNA 进行切割使其控制在大约 2 kb 以下。大片段的 DNA 必须被打成缺口以缩短其长度。将凝胶浸泡于适量的变性液中,置室温 1h,不间断地轻轻摇动。对于较大的 DNA 片段(如大于 15 kb),可在 DNA 变性前用稀盐酸(0.2mol/L HCl)对凝胶中的 DNA 进行脱嘌呤预处理 10min,然后再用强碱溶液处理,使之降解成较小的片段,从而可提高其转移效率。但应注意稀盐酸脱嘌呤的时间不能过长,否则导致 DNA 片段过小,影响与杂交膜的结合能力,而且小片段 DNA 易于在转移过程中扩散而使杂交带模糊。凝胶经碱变性处理后用去离子水漂洗一次,随后浸泡于适量的中和液内 30 min,不间断地轻轻摇动,换新鲜中和液,继续处理 15 min。

2. 基本步骤

1)如果靶序列 >5 kb,则需进行脱嘌呤处理。

(1)把凝胶浸在 0.25 mol/L HCl 中,室温下轻轻晃动,直到溴酚蓝从蓝变黄。

注意:人类基因组 DNA 的处理时间不大于 10 min;植物基因组 DNA 的处理时间不大于 20 min。

(2)把凝胶浸在灭菌双蒸水中。

2)如果靶序列 <5 kb,则直接进行下面的步骤。

(1)把凝胶浸在变性液(0.5 mol/L NaOH,1.5 mol/L NaCl)中,室温,2×15 min,轻轻晃动。

(2)把凝胶浸在灭菌双蒸水中。

(3)把凝胶浸在中和液中(0.5 mol/L Tris-HCl,pH=7.5,1.5 mol/L NaCl),室温,2×15 min。

(4)在 20×SSC 中平衡凝胶至少 10 min。

(四)转膜

即将凝胶中的单链 DNA 片段转移到固相支持物上。此过程最重要的是保持各 DNA 条带的相对位置不变。DNA 是沿凝胶平面垂直的方向转移到膜上,因此,虽然凝胶中的 DNA 片段在碱变性过程已经变性成单链并已断裂,但转移后各个 DNA 在膜上的相对位置不变,故名印迹(blotting)。

有多种物质可作为转膜的固相支持物,包括硝酸纤维素膜(NC 膜)、尼龙(Nylon)膜、化学活化膜和滤纸等,转膜时根据不同的实验要求和实际条件选择不同的膜。其中最常用的是 NC 膜和 Nylon 膜。

常用的 Southern 转膜方法有以下几种。

1. 毛细管洗脱法 此法是利用浓盐酸转移缓冲液的推动作用将凝胶中的 DNA 转移到固相支持物上。容器中的转移缓冲液含有高浓度的 NaCl 和柠檬酸钠,上层吸水纸的虹吸作用使缓冲液通过滤纸桥、滤纸、凝胶、硝酸纤维素膜或尼龙膜向上运动,同时带动凝胶中的 DNA 片段垂直向上运动而滞留在膜上。

步骤:

(1)20×SSC 浸湿一张 Whatman 3 MM 滤纸放在支撑平台上,此平台要比凝胶稍大,形成一个"桥"。

(2)凝胶反放在浸湿的 Whatman 3 MM 滤纸上注意两者之间不能有气泡。

(3)照凝胶的大小剪一张尼龙膜。

(4)膜放在凝胶上。

(5)尼龙膜上放一张 Whatman 3 MM 滤纸、一叠吸水纸、上置一玻璃板,其上放一重 0.2~0.5kg 的物品。

(6)20×SCC 的转移缓冲液中充分转移 18~24h 及时换掉浸湿的吸水纸。

(7)把 DNA 固定在膜上,步骤如下:将一塑料或玻璃平台放在盛有足量的 20×SSC 的托盘内,剪 2 张适当大小的 Whatman 3 MM 滤纸,在缓冲液中浸润后铺在平台上,滤纸的两端要完全浸没在溶液中,并注意排除滤纸与转移平台之间的气泡。然后将用 20×SSC 浸泡后的凝胶以加样孔面朝下平放在滤纸上,用封口膜将凝胶的四周围住,再将预先依次经去离子水、20×SSC 溶液浸湿(至少 5 min)的与凝胶大小一致的硝酸纤维素膜(或尼龙膜)平整地铺在凝胶上。取 2 张 Whatman 3 MM 滤纸(与杂交膜一样大小)在转移缓冲液中浸湿后,依次铺于杂交膜上,排除两者之间的气泡。再于滤纸上压足够量的与其大小相同的吸水纸,最后在上面放一个平板,上压约 500g 重物,室温转移 8~12 h 后,撤除转移装置,取出杂交膜(图 19-1-1)。

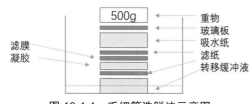

图 19-1-1　毛细管洗脱法示意图

2. 紫外交联（法）

（1）把膜（DNA 面朝上）放在用 2×SCC 浸湿的 Whatman 3 MM 滤纸上。

（2）把湿膜暴露在短波紫外光（254nm）下 1~3 min。

（3）在无菌双蒸水中浸润膜。

（4）空气中凉干膜。

3. 电转移法　此法是利用 DNA 在电场中定向移动的特点将其转移到固相支持物上。其方法是将滤膜与凝胶贴在一起，在其两边放置滤纸，将其固定于凝胶支持夹，将支持夹置于盛有转移电泳缓冲液的转移电泳槽中，并施加于凝胶方向垂直的电场，附有滤膜的一面朝向正极。在电场的作用下凝胶中的 DNA 做垂直方向上的移动，并从凝胶中移出，滞留在滤膜上形成印迹。该法具有简单、快速、高效的特点，尤其适用于用毛细管虹吸转移不理想的大片段 DNA。一般只需 2~3 h，最多 6~8 h 即可完成转移过程。但应用这种方法需注意：不能选用硝酸纤维素膜作为固相支持物；应用循环冷却水装置以保证转移缓冲液温度不会太高；转移缓冲液不能用高盐缓冲液，以免产生的强电流破坏 DNA。

具体步骤如下：

（1）将凝胶浸泡于 1×TBE 或 TAE 中。

（2）准备好电转移装置的凝胶支持夹裁剪 4 张与凝胶大小相同的 Whatman 3 MM 滤纸和一张尼龙膜浸泡于 1×TBE 或 TAE 中。

（3）依次将凝胶、尼龙膜、滤纸和海绵垫叠放在凝胶支持夹中，各层之间不能有气泡滞留。

（4）将凝胶支持夹安放在充满 1×TBE 或 TAE 的电转仪中。

（5）尼龙膜一侧置正极，凝胶一侧置负极，300~600mA 恒流，4~8h 循环水冷却或置于冷室中（可将转膜装置放在装满冰袋的水盆中，注意用电安全，防止短路和触电）。

（6）电转移完毕，尼龙膜用 1×TBE 或 TAE 漂洗，用干燥滤纸吸干，80℃真空烘烤 2 h 或短波紫外照射固定备用。

4. 真空转移法　此法原理与毛细管虹吸法相同，只是以滤膜在下，凝胶在上的方式将其放置在一个真空室上，利用真空作用将转膜缓冲液从上层容器中通过凝胶和滤膜抽到下层真空室中，同时带动核酸片段转移到置于凝胶下面的因相支持物上——尼龙膜或硝酸纤维素膜上（图 19-1-2）。

真空转移法的最大优点是迅速，可在转膜的同时进行 DNA 变性与中和整个过程约需 30~60 min。但在操作中应注意两个问题，一是真空压力不能太大，若压力过大，凝胶被压缩，转移效率会降低；二是真空转移液要密封严格，防止漏气影响压力的产生。

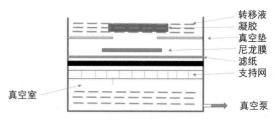

图 19-1-2　真空转移装置示意图

为了满足后续杂交实验的要求，必须将转移后的 DNA 固定到杂交膜上。将晾干的硝酸纤维素膜或尼龙膜放在两张 3 MM 滤纸中间，80℃干烤 2 h。对于尼龙膜，可以采用紫外交联仪（254 mn 波长的紫外线）照射尼龙膜上结合有核酸的一面，使尼龙膜与核酸分子之间形成共价结合。对于湿润的尼龙膜总照射剂量参考值为 1.5J/cm²，干燥的尼龙膜约为 0.15J/cm²，建议进行预实验以大致确定杂交信号最强时的照射剂量。

（五）探针标记

用于 Southern 印迹杂交的探针可以是纯化的 DNA 片段或寡核苷酸片段。探针可以用放射性物质标记或用地高辛标记，放射性标记灵敏度高，效果好；地高辛标记没有半衰期，安全性好。人工合成的短寡核苷酸可以用 T4 多聚核苷酸激酶进行末端标记。探针标记的方法有随机引物法、切口平移法和末端标记法，详细方法参见本书相关章节。

这里介绍放射标记。以下为 Promega 公司随机引物试剂盒提供的标记步骤：

（1）取 25~50mg 模板 DNA 于 0.5mL 离心管

中,100℃水浴5min,立即冰浴。

（2）在另一个 0.5mL 离心管中加入:① Labeling 5×Buffer（含随机引物）,10 μL;② dNTPmix（含 dCTP、dGTP、dTTP 各 0.5 mmol/L）,2μL;③ BSA（小牛血清蛋白）,2 μL;④标记的 ATP,3 μL;⑤ Klenow 酶,5 U。

（3）将变性模板 DNA 加入到上管中,加 ddH$_2$O 至 50 μL 混匀。室温或37℃1 h。

（4）加 50 μL 终止缓冲液终止反应。

标记后的探针可直接使用或过柱纯化后使用。由于 α-^{32}P 半衰期只有 14 天,所以标记好的探针应尽快使用。

（六）预杂交（ prehybridization ）

杂交前首先进行预杂交,目的是将杂交膜上的非特异性 DNA 结合位点封闭,减少与探针的非特异性吸附作用,降低杂交结果的本底。配制实验所需的适量预杂交液:6×SSC, 5×Denhardt 试剂, 0.5% SDS 及 100μg/mL 经变性的鲑精 DNA（salmon sperm DNA, ssDNA）;或者 6×SSPE, 5×Denhardt 试剂, 0.5% SDS, 100 μg/mL 经变性的鲑精 DNA 及 50% 甲酰胺。应用前者时预杂交温度为 65℃,应用后者时预杂交温度为 42℃。这两种预杂交液对杂交膜的封闭效果没有明显的差异,可以依实验条件的不同任选一种。预杂交液中的多种大分子物质如 ssDNA、牛血清白蛋白等与杂交膜表面及待测核酸分子中的非特异性大分子结合位点以疏水作用力或其他次级键的形式结合,从而封闭这些非特异性结合位点。将固定后的杂交膜在 2×SSC 中浸湿后,放入含适量预杂交液的杂交筒（或高质量的塑料袋）内,盖紧杂交筒盖后,置于杂交仪内滚动,选择合适的温度预杂交 1~2 h。

具体步骤如下:

（1）配制预杂交液:6×SSC;5×Denhardt's 试剂;0.5% SDS;50%（V/V）甲酰胺;ddH$_2$O;100 μg/mL 鲑鱼精 DNA 变性后加入。

注:①每平方硝酸纤维素膜需预杂交液 0.2 mL;②预杂交液制备时可用或不用 poly（A）RNA;③当使用 ^{32}P 标记的 CDNA 作探针时,可以在预杂交液或杂交液中加入 poly（A）RNA 以避免探针同真核生物 DNA 中普遍存在的富含胸腺嘧啶的序列结合;④按照探针、靶基因和杂交液的特性确定合适的杂交温度（T_{hyb}）。如果使用标准杂交液,靶序列 DNA GC 含量为 40%,则 T_{hyb} 为 42℃。

（2）把预杂交液放在灭菌的塑料瓶中,在水浴中预热至杂交温度。

（3）将表面带有目的 DNA 的硝酸纤维素滤膜放入一个稍宽于滤膜的塑料袋,用 5~10 mL 2×SSC 浸湿滤膜。

（4）将鲑鱼精 DNA 置沸水浴中 10 min,迅速置冰上冷却 1~2 min,使 DNA 变性。

（5）从塑料袋中除净 2×SSC,加入预杂交液,每平方滤膜加 0.2 mL。

加入变性的鲑鱼精 DNA 的终浓度 200 μg/mL。

（6）尽可能去除塑料袋中的空气,用热封口器封住袋口,上下颠倒数次以使其混匀,置于 42℃水浴中温育 4 h。

（七）Southern 杂交

1. 原理　转印后的滤膜在预杂交液中温育 4~6 h,即可加入标记的探针 DNA（探针 DNA 预先经加热变性成为单链 DAN 分子）,即可进行杂交反应。杂交是在相对高离子强度的缓冲盐溶液中进行。杂交过夜,然后在较高温度下用盐溶液洗膜。离子强度越低,温度越高,杂交的严格程度越高,也就是说,只有探针和待测顺序之间有非常高的同源性时,才能在低盐高温的杂交条件下结合。将杂交筒内的预杂交液弃去,再加入适量的杂交液（在预杂交液中加入适量的杂交探针）,再在同样的温度中进行杂交过夜（16 小时以上）。如果标记的探针为双链,则杂交探针在加入到杂交液之前,于 100℃加热 5 min 使其彻底变性,然后迅速置冰水浴中将探针骤冷。单链探针无须变性。

2. 步骤

（1）将标记的 DNA 探针置于沸水中 10min,拿出后迅速置冰上冷却 1~2min,使 DNA 变性。

（2）从水浴中取出含有滤膜和预杂交液的塑料袋,剪开一小孔,将杂交液加到预杂交液中。

（3）抽尽塑料袋中的空气,封住袋口。为避免同位素的污染,将封好的杂交袋再封入另一个未污染的塑料袋内。

（4）置 42℃水浴温育过夜（至少 18h）。

（八）洗膜

杂交完成后,必须通过洗膜过程将滤膜上未与 DNA 杂交的以及非特异性杂交的探针分子除去。由于非特异性杂交的杂交体稳定性较低,在一定温度和离子强度下,非特异性杂交体易发生解链而被洗掉,而特异性杂交体则保留在滤膜上。

取出 NC 膜,在 2×SSC 溶液中漂洗 5 min,然后按照下列条件洗膜。

　　2×SSC/0.1% SDS,42℃,10 min。
　　1×SCC/0.1% SDS,42℃,10 min。
　　0.5×SCC/0.1% SDS,42℃,10 min。
　　0.2×SSC/0.1% SDS,56℃,10 min。
　　0.1×SSC/0.1% SDS,56℃,10 min。

洗膜是不容忽视的一个环节,在洗膜过程中要不断震荡以去除放射性的物质。用放射性检测仪检测,当放射强度低于背景 1~2 倍时即达到标准,停止洗膜。洗完的膜浸入 2×SSC 中 2 min,取出膜,用滤纸吸干膜表面的水分,并用保鲜膜包裹。注意保鲜膜与 NC 膜之间不能有气泡。

(九)放射性自显影检测

(1)将滤膜正面向上,放入暗盒中(加双侧增感屏)。

(2)在暗室内,将 2 张 X 光底片放入曝光暗盒,并用透明胶带固定,合上暗盒。

(3)将暗盒置于 -70℃ 低温冰箱中使滤膜对 X 光底片曝光(根据信号强弱决定曝光时间,一般在 1~3 d)。

(4)从冰箱中取出暗盒,置室温 1~2 h,使其温度上升至室温,然后冲洗 X 光底片。洗片时先洗一张,若感光偏弱,则在多加两天曝光时间,再洗第二张片子。

膜经漂洗后,置于干净滤纸上,吸去膜上多余水分,用笔或针孔在滤膜的一定部位进行标记,以利于杂交结果的定位。将滤膜用保鲜膜包好,置暗盒中,将磷钨酸钙增感屏前屏置于滤膜下,光面向上。在暗室,将 1~2 张 X 线胶片压在杂交膜上,再压上增感屏后屏,光面向 X 线胶片。盖上暗盒,置 -70℃曝光适当时间。根据放射性的强度曝光一定的时间后,在暗室中取出 X 线胶片,显影、定影。如果曝光不足,可再压片重新曝光。

(5)按常规冲洗 X 线片:①显影 1~5min;②停显 1 min;③定影 5min;④流动水冲洗 10min,自然干燥。

在膜上阳性反应呈带状。实验中应注意以下问题:转膜必须充分,要保证 DNA 已转到膜上。杂交条件及漂洗是保证阳性结果和背景反差对比好的关键。洗膜不充分会导致背景太深,洗膜过度又可能导致假阴性。

若用到有毒物质,必须注意环保及安全。

四、Southern 印迹杂交的注意事项

(1)印迹所用的杂交膜必须用洁净的平头镊接触,切不可用手指接触,否则将影响杂交结果的背景;不要擦伤杂交膜的表面,否则可能引起较高的背景;搭建转移平台时,一旦膜与凝胶接触后,就不要轻易移动,以免凝胶中的 DNA 分子转移到膜上的不同部位。

(2)电泳结束后,应该确定酶切是否完全、电泳分离效果是否良好、DNA 样品有无降解、DNA 带型是否清晰、有无拖尾现象和边缘是否模糊等,以及是否有因电场强度不均匀导致的 DNA 样品间的泳动速度不一致,各泳道中的 DNA 样品量是否一致等。

(3)硝酸纤维素膜只能通过彻底干燥来进行固定。干燥后核酸与硝酸纤维素膜通过疏水作用力结合在一起,相互之间的结合力较弱。而对于尼龙膜,适度的紫外线照射可促进核酸分子中的部分碱基与尼龙膜表面带正电荷的胺形成共价结合,但过度照射会使过多的碱基同尼龙膜结合而导致杂交信号的减弱。经过固定后的杂交膜在室温下可以保存几个月之久,如果要保存更长的时间,则应置于 4℃或室温下的干燥器中。

(4)采用毛细管转移法进行核酸转移时,用石蜡封口膜覆盖凝胶周边无核酸样品的地方,以此作为屏障,阻止液体自液池直接流至凝胶上方的纸巾层中。未堆放整齐的纸巾,易于从凝胶的边缘垂下并与平台接触,这种液流的短路是导致凝胶中核酸转移效率下降的主要原因。

(5)常用的膜封闭物有两类:一类是变性的非特异性 DNA,如鲑精 DNA 或小牛胸腺 DNA;另一类是高分子化合物,它们可以封闭杂交膜上的非特异结合位点。较常用 Denhardt 溶液,也有人用脱脂奶粉代替,并取得了比较好的效果。

(6)杂交体系的体积越小,效果越好。因为当溶液体积较小时,核酸重结合的动力学较快,因而探针需用量亦可减少。此外,在杂交过程中,应保证杂交膜始终覆盖有一层杂交液,如果多张滤膜同时杂交,建议不断摇动以防止滤膜互相黏附。为尽可能减少背景造成的种种问题,最好用少量的 DNA 和尽可能短的时间进行杂交。

(7)硫酸葡聚糖(dextransulfate, M_w 500 000)能促进 DNA 链间的结合,其微粒的表面可吸附 DNA 探针分子,使 DNA 接触面积增大,有利于杂交反应

的进行。在 10% 硫酸葡聚糖存在时,杂交速度可提高 10~100 倍,但缺点是杂交背景加深,一般不主张使用。

（8）如果没有杂交信号或者信号很弱,可能由下述几种情况之一引起:探针标记效率低或者加入的探针浓度太低;电泳中加入的 DNA 量太低或者发生了降解;探针的检测系统出现问题。

（9）杂交膜上出现斑点可能是封闭液中封闭剂浓度过低或封闭缓冲液配制时间过长,不能封闭杂交膜上的非特异性位点。此外,使用非放射性标记的探针进行杂交时,有许多原因可引起斑点:检测抗体与杂交膜的非特异性结合、在胶片曝光时使用了不洁净托盘、外源性碱性磷酸酶或其他污染物引起底物 AMPPD 自动降解等。

（10）印迹的其余部分都相当清楚,只是泳道的背景较高,这种情况是由探针的非特异性所致,建议采用更为严格的洗膜条件。

（11）结合了核酸样品的杂交膜与一种探针杂交后,经碱或热变性方法洗去探针后,还可再与其他探针进行多次杂交。由于尼龙膜与核酸的结合比较牢固,而且膜的强度比较高,适合于多轮杂交;而硝酸纤维素滤膜与核酸的结合较弱,而且膜的强度也比较低,一般不反复使用。另外,如果滤膜在保存过程中干燥,则探针将与滤膜发生不可逆性结合,不能够洗脱下来,因此在洗膜、放射自显影以及保存过程中,均应保持膜湿润,并密封在塑料袋中。将结合有探针的杂交膜浸于大量的洗脱液。

五、补充内容

1. 杂交体系的选取

（1）杂交溶液和温度:目前选择的杂交反应体系为水溶液或含有 50% 甲酰胺的水溶液。在水溶液中,杂交温度为 65~68℃,而在 50% 甲酰胺水溶液中的杂交温度为 38~42℃。杂交温度一般比 DNA 的解链温度(T_m 值)低 0~20℃,使用甲酰胺可降低 T_m 值,甲酰胺浓度增加 1%, T_m 值下降 0.7℃。杂交温度降低,可避免长时间高温处理导致液体蒸发或其他一些不良影响,便于操作,在较低的温度下探针也更稳定。

（2）杂交液的体积和杂交的时间:杂交体系的体积小比大好,小体积有利于探针运动,增加与膜上核酸杂合的机会;但也不能太小,太小也会影响探针的分子运动,与杂交不利,通常使用体积应在 60~100 μL/cm² 膜。

对于杂交时间,从 4 小时至 3 天不等。对于常用的杂交方法,往往取决于所用探针的浓度和强度。所用探针的浓度越高,杂交需要的时间越短,但过高的探针浓度既浪费又会使本底增高。核素标记的探针含量通常控制在 1~2 ng/mL 杂交液。

（3）杂交液中硫酸葡聚糖作用:反应体系中加入惰性聚合物能促进杂交速度。如在杂交液中加入 10% 硫酸葡聚糖,可以使 DNA 结合速度增加 10 倍。硫酸葡聚糖可使核酸从多聚体所占用的溶液体积中被排除出去,从而提高了它们的有效浓度。然而,由于其有很高的黏度,常会导致本底增高。

（4）离子强度:在较低的离子强度下,核酸杂交非常缓慢,随着离子强度的增加,杂交速率增加,一般采用中强度浓度 5×SSC 或 6×SSC。

2. 杂交过程中应注意的问题

（1）烤膜固定:80℃真空干烤 2 h 可能更有助于核酸样品与膜的牢固结合,我们体会只用 80℃干烤 2 h,不使用真空,其结果未见明显影响。

（2）去除核酸酶:所有杂交用的器皿、工具及反应体系,尽量做到无菌化处理,以减少外源性核酸酶对目的基因及探针的不良影响。

（3）预杂交的作用:在杂交前进行预杂交,将滤膜上非特异性 DNA 结合位点封闭。常用的封闭物有两类:一类是变性的非特异性 DNA,大多采用鲑鱼精 DNA 或小牛胸腺 DNA;另一类为一些生物大分子化合物,一般多采用 Denhardt 液(含聚蔗糖400、聚乙烯吡咯烷酮和牛血清白蛋白)。

（4）杂交后样膜的漂洗:尽可能严格漂洗,将样膜上未与 DNA 杂交的及非特异性杂交的探针从样膜上洗脱。主要通过调整漂洗液的盐离子强度、漂洗的温度及时间来进行漂洗,非特异性杂交的杂合体稳定性较低,解链温度低,在一定温度下可将非特异性杂交的杂合体解链而被洗掉。根据目的基因的丰度、标记探针的要求来选择下列方法:①低严谨漂洗条件(高盐低温),目的基因含量较少,与探针杂交效率低时选用,可以提高敏感度,但相应会产生非特异和高本底;②高严谨漂洗条件(低盐高温),目的基因含量较丰富,与探针杂交效率高时选用。可最大限度地降低本底、提高特异性。

六、出现的问题及分析

（1）杂交信号比预期的低:可能产生的原因有:

①固相支持膜预处理是否妥当;②标记的双链探针没有变性或变性不完全;③杂交和/或漂洗条件太严格,以致杂合体根本没有形成或形成后被解离;④探针比活性太低;⑤杂交时间和/或自显影(或染色)时间太短;⑥探针被降解。

(2)滤膜放射性自显影结果到处是黑点:原因是:①在杂交和漂洗期间某些阶段滤膜变干;②探针太"脏",探针再分离纯化过程中可能被琼脂糖残迹污染;③杂交和/或漂洗温度太低。

(3)放射性自显影结果部分变黑色,原因是:①样膜在漂洗过程中部分变干;②用手直接触摸滤膜,由手转至膜上的油脂黏附了探针。

(4)放射性自显影结果在随机位置上出现空白点:主要由于 X 线片盒自 -80℃取出后回温时间不够,冷凝水未完全去除,而在显影过程中影响局部 X 线片的显影。

七、技术应用

Southern Blot 技术目前已被广泛应用于基因克隆的筛选、遗传病检测、酶切图谱制作、基因组中特定序列的定量和定性检测、基因突变分析及限制性片段长度多态性分析和 PCR 产物判断等研究中。主要用于分析 DNA,也包括正向杂交、反向杂交、斑点杂交。在分子影像中,Southern 印迹杂交同样起到越来越重要的作用。例如小鼠性腺特异表达基因(GSE)的克隆及初步研究一文中,采用随机引物法,用放射性同位素 ^{32}P 标记 GSE cDNA 作为 Southern 杂交探针。雄性小鼠基因组使用 EcoR I、BamH I、Hind III、Sac I、Xba I 5 种限制性内切酶消化。消化产物电泳凝胶经变性、中和、转移至尼龙膜上,紫外交联固定。使用标记后的探针杂交过夜,洗膜后曝光,常规方法显影、定影。

第二节　RNA 的定性与定量检测——Northern 印迹杂交

1979 年, J. C. Alwine 等提出:将电泳凝胶中的 RNA 转移到叠氮化的或其他化学修饰的活性滤纸上,通过共价交联作用使它们结合,因其方法同 Southern 杂交十分相似,故称之为 Northern 杂交。

一、实验原理

Northern 杂交是利用 DNA 可以与 RNA 进行分子杂交来检测特异性 RNA 的技术,首先将 RNA 混合物按它们的大小和分子量通过琼脂糖凝胶电泳进行分离,分离出来的 RNA 转至尼龙膜或硝酸纤维素膜上,再与放射性标记的探针杂交,通过杂交结果可以对表达量进行定性或定量。主要用于分析 RNA,包括正向杂交、反向杂交、斑点杂交。正向 Northern 杂交是将待测 RNA 固定在纤维膜上,用特异序列 DNA 探针与其杂交,再显影观察。反向 Northern 杂交是将特异序列 DNA 固定在纤维膜上,用待测 RNA 做成探针与其杂交,再显影观察。

二、实验材料

1. 材料　电泳仪,电泳槽,恒温水浴箱,核素探测仪,紫外照相装置,X 线胶片盒(带增感屏),紫外检测仪, 1.5 mL、0.5 mL Eppendorf 管 /Tip 尖,转移液,玻璃刻度吸管(1 mL、5 mL、10 mL)。

2. 试剂

(1)5×MOPS 缓冲液:将 20.9 g 3-(N- 玛琳代)丙磺酸(MOPS)溶于 500 mL 水中,加 0.5mol/L EDTA(pH 8.0)10 mL,混匀后加入 3mol/L 乙酸钠(pH 5.2)溶液 25 mL,定容至 1 L,高压灭菌,避光保存于 4℃,若溶液见光变为深黄色不能再用(注:上述溶液均用经 0.1% DEPC 处理的超纯水配置)。

(2)电泳缓冲液:5×MOPS 缓冲液 200mL,甲醛 100mL,超纯水 700 mL。

(3)加样缓冲液(每个样品):甲醛 1.5μL,甲酰胺 7.5μL, 10× 溴酚蓝溶液 1.5μL, 20×NB 溶液 0.5μL,EB 溶液 0.1μL。

(4)预杂交液(以 50mL 为例):20×SSC 10 mL,100×FBP 10% SDS 2.5 mL,10×T50E50 5.0 mL,超纯水 32.5 mL。

(5)杂交液(以 50mL 为例): 50% Dextron Sulfate 10mL, 20×SSC 10mL, 100×FBP 10% SDS 2.5 mL,1.0×T50E50 5.0 mL,超纯水 22.5 mL。

(6)5× 转膜液(5× 乙酸胺溶液):乙酸胺 192.7 g,超纯水 500 mL。

(7)洗膜液:20×SSC 200mL,10% SDS 50mL,超纯水 750 mL。

附:① 10× 溴酚蓝溶液(10mL):溴酚蓝 10 mg,

二甲基苯蓝 10mg，25 mmol/L EDTA 1 mL，甘油 9 mL。② 20×NB 溶液（5.0 mL）：1 mol/L 磷酸缓冲液（pH 7.0）1.0mL，50 mmol/L EDTA 0.2mL，10% SDS 2.0mL，超纯水 1.8mL。③ 100×FBP 10% SDS 溶液：Ficoll400 10g，聚乙烯吡咯烷 10g，BSA 10g，10% SDS 500 mL。④ 10×T50E50 溶液：1 mol/L Tris·HCL（pH 7.5）50mL，0.5mol/L EDTA（pH8.0）20 mL，超纯水 30ml。

三、实验方法

1. 甲醛变性电泳分离 RNA 样品

（1）在灭菌的微量离心管内，混匀下列液体：6 mol/L 乙二醛 5.4μL，DMSO 16.0 μL，0.1mol/L 磷酸（pH7.0）3.0μL，RNA5.4 μL。

市售乙二醛通常为 40% 溶液（6 mol/L）。由于接触空气的后乙二醛易于氧化，所以使用前需通过混合床树脂（Bio-Rad AG 501-X8）对乙二醛溶液进行去离子处理，直至溶液 pH 值大于 5.0 为止，然后可小份分装，用盖紧的小管贮存于 -20℃。每小份乙二醛溶液只用 1 次，剩余液体应予丢弃。

0.1mol/L 磷酸钠（pH7.0）的配法如下：将 3.9mL 1mol/L 磷酸二氢钠、6.1mL 1 mol/L 磷酸氢二钠和 90mL 水混合，用 DEPC 处理上述溶液后高压灭菌。每一泳道至多可分析 10μg RNA，通常用 10~20μg 细胞总 RNA 进行 Northern 杂交，可以检测高丰度 mRNA（占 mRNA 总量的 0.1% 以上），如待测 RNA 含量极微，每个泳道应加 0.5~3.0μg poly（A）+RNA。

（2）将微量离心管盖严，将 RNA 溶液置于 50℃温育 60min 后，用冰水浴冷却样品，离心 5s，使管内所有液体沉降至管底。

（3）于 50℃温育 RNA 溶液的同时，灌制琼脂糖水平凝胶，用 1.4% 琼脂糖分析 1 kb 以下的 RNA 样品，而用 1% 琼脂糖分析 1 kb 以上的 RNA 样品。加入 0.1mmol/L 磷酸钠（pH7.0）后，升温至 70℃，加入碘乙酸钠固体至终浓度为 10mmol/L（使 RNA 酶失活），再降温至 50℃，制胶，加入 RNA 样品前至少放置 30min 使其凝固。用于 RNA 电泳的电泳槽需用去污剂溶液洗净，用水冲洗，用乙醇干燥，然后灌满 3%H₂O₂，于室温放置 10min 后，用经 DEPC 处理的水彻底冲洗电泳槽。因乙二醛可与溴化乙锭发生化学反应，所以制胶和电泳过程中应避免溴化乙锭作用。

（4）将 RNA 样品冷却至 0℃，加入 4μL 灭菌的

并经用 DEPC 处理的戊二醛 -DMSO 凝胶中样缓冲液，随后立即将上述样品加至凝胶加样孔。用已知大小的乙醛酰 RNA 作为分子量标准参照物，如用 18S 和 28S rRNA 或 9S 兔—珠蛋白 mRNA，上述 RNA 长度分别为 6 322、2 366 和 710 个碱基。也可以从 BRL 购置已知大小的 RNA 混合物作为分子量标准照物。通常分子量标准参照物的泳道位于凝胶边缘，便于电泳后将其切去进行溴化乙锭染色，可能的话应在分子量标准参照物以及欲转移至硝酸纤维素滤膜或尼龙膜的样品之间留空一个泳道。

乙二醛 -DMSO 凝胶加样缓冲液：50% 甘油，10 mmol/L 磷酸钠（pH7.0），0.25% 溴酚蓝，0.25% 二甲苯青。

（5）将凝胶浸入 10 mmol/L 磷酸钠电泳液中，以 3~4V/cm 电压降进行电泳，同时对磷酸钠溶液时行持续再循环，使溶液 pH 值维持在可被接受的限度内（pH>8.0 时乙二醛将从 RNA 分子上解离）。另一方法为电泳时每 30 min 换一次磷酸钠缓冲液。

（6）电泳结束后（溴酚蓝迁移出区 8cm），切下分子量标准参照物的凝胶条，浸入溴化乙锭溶液（0.5μg/mL，用 0.1mol/L 乙酸铵配制）中染色 30~45 min。在凝胶放置一透明尺，在紫外灯下照片上每个 RNA 条带至加样孔的距离，以 RNA 片段大小的对数值对 RNA 条带的迁移距离作图，用所得曲线计算从凝胶移到固相支持体后通过杂交检出的 RNA 分子的大小。

（7）RNA 从凝胶转移全硝酸纤维素滤膜，将 RNA 转移至尼龙膜。

2. 变性 RNA 转移至尼龙膜　电泳完毕后，可立即将乙醛酰 RNA 自琼脂糖凝胶转移至硝酸纤维素滤膜，有以下几种转移方法：毛细管洗脱法、真空转移法和电印迹法。毛细管洗脱法如下所述，真空转移法和印迹法则按有关仪器生产厂家产品说明书进行。尽管有人认为在转移前对琼脂糖凝胶进行预处理实属不必（Thomas，1980），甚至有害（Thomas，1983）。但我们认为含甲醛的凝胶必须用经 DEPC 处理的水淋洗数次，除去甲醛。如果琼脂糖中浓度大于 1% 或凝胶厚度大于 0.5cm 或待分析的 RNA 大于 2.5 kb，需用 0.05mol/L 氢氧化钠浸泡凝胶 20 min。然后在凝胶上放置硝酸纤维素凝膜或尼龙膜，RNA 随向上迁移的缓冲液转移至固相支持体（硝酸纤维素滤膜或尼龙膜）上。

（1）将凝胶移至一个玻璃皿内，用锋利刀片修

凝胶的无用部分,在凝胶左上角(加样孔一端为上)切去一角,以作为下列操作过程中凝胶方位的标记。

(2)用长和宽均大于凝胶的一块 Plexiglas 有机玻璃或一叠玻璃板作为平台,将其放入大烤皿内,上面放一张 Whatman 3 MM 滤纸,倒入 20×SSC 使液面略低于平台表面,当平上方的 3 MM 滤纸湿透后,用玻棒赶出所有的气泡。

(3)用一把新的解剖刀或切纸刀裁一张硝酸纤维素滤膜(Schleicher & Schuell BA85 或与之相当的产品)。滤膜的长度和宽度应分别比凝胶大 1mm,接触滤膜时须戴手套或用平头镊子(例如 Millipore 镊子),用有油腻的手接触过的硝酸纤维素滤膜不易浸湿。

(4)将硝酸纤维素滤膜浮在去离子水表面,直至滤膜从下向上湿透为止,随后用 20×SSC 浸泡滤膜至少 5 min,用干净的解剖刀片切去滤膜一角,使其与凝胶的切角相对应。不同批号的硝酸纤维膜,其浸湿速率相差悬殊。如滤膜浮在水面上几分钟后仍未湿透,应另换一张新滤膜,因为未均匀浸湿的滤膜进行 RNA 转移是靠不住的。这种滤膜也不必丢弃,可将其夹在用 2×SSC 浸湿的 3 MM 滤纸中间,高压 5 min。通常上述处理足以使硝酸纤维素滤膜湿透。高压处理的滤膜应夹在经过高压处理并用 2×SSC 浸湿的 3 MM 滤纸中间,装入塑料袋,密封后于 4℃保存备用。

(5)将凝胶翻转后置于平台上温润的 3 MM 滤纸中央,3 MM 滤纸和凝胶之间不能滞留气泡。

(6)用 Saran 包装膜或 Parafilm 膜围绕凝胶周边,但不是覆盖凝胶,以此作为屏障,阻止液体自液池直接流至凝胶上方的纸巾层中。并非堆放得十分整齐的纸巾,易于从凝胶的边缘垂下并与平台接触,这种液流的短路是导致凝胶中的 RNA 的转移效率下降的主要原因。

(7)在凝胶上方放置温润的硝酸纤维素滤膜,并使两者的切角相重叠。滤膜的一条边缘应刚好超过凝胶上部加样孔一线的边缘。滤膜置于凝胶表面适当位置后,就不应轻易移动,滤膜与凝胶之间不应留有气泡。

(8)用 2×SSC 溶液浸湿两张与凝胶同样大小的 3 MM 滤纸,放置在湿润的硝酸纤维滤膜上方。用玻璃棒赶出其间滞留的气泡。

(9)切一叠(5~8 cm 高)略小于 3 MM 滤纸的纸巾,将其放置在 3 MM 滤纸的上方。并在纸巾上方放一块玻璃板,然后用 500 g 的重物压实。其目的是建立液体自液池经凝胶硝酸纤维素滤膜的上行流路,以洗脱凝胶中的 RNA 并使其聚集在硝酸纤维素滤膜上。

(10)使上述 RNA 转移持续进行 6~18 h,每当纸巾浸湿后,应换新的纸巾。

(11)转移结束后,揭去凝胶上方的纸巾和 3MM 滤纸,翻转凝胶和硝酸纤维素滤膜,以凝胶的一面在上,置于一张干的 3MM 滤纸上,用一支极软铅笔或圆珠笔,在滤膜上标记凝胶加样孔的位置。

(12)从硝酸纤维素滤膜上剥离凝胶弃之。以 6×SSC 溶液于室温浸泡滤膜 5 min,这一步可以除去粘在滤膜上的琼脂糖碎片。从 6×SSC 溶液中取出滤膜,将滤膜上的溶液滴尽后平放在一张纸巾上。于室温晾干 30 min 以上。为估计 RNA 的转移效率,可将胶置于溴化乙锭溶液(0.5μg/mL ,以 0.1mol/L 乙酸铵配制)中染色 45 min,于紫外灯下观察。

(13)将晾干的滤膜放在两张 3MM 滤纸中间,用真空炉于 80℃干烤 0.5~2 h。如干烤时间过长,滤膜极易脆裂并可能发黄。如果滤膜并不立即用于杂交实验,可用铝箔宽松地包裹起来,在真空下贮存于室温。

(14)仅适用于滤膜上含有乙醛酰 RNA 的情况:杂交前需用 20mmol/L Tris-HCl(pH8.0)于 65℃洗膜,除去 RNA 上的乙二醛分子。

3. 杂交和放射自显影　固定于滤膜上的 RNA 的预杂交、杂交及淋洗等条件,与 DNA 杂交的相应条件基本相同。

1)预杂交:用下列两种溶液之一进行预杂交,时间 1~2 h。若于 42℃进行,应采用:50% 甲酰胺,5×SSPE, 2×Denhardt 试剂, 0.1% SDS;若于 68℃进行,应采用:6×SSC, 2×Denhardt 试剂, 0.1% SDS。

将尼龙膜用超纯水浸润,转有 RNA 的一面朝外,贴于玻璃管管壁内侧,注意膜下不能留有气泡,如果同时杂交多张膜,膜间不能重叠,在操作过程中膜不能干燥。加入 10 mL 预杂交液在杂交管内,放入杂交炉中,65℃预杂交 1~13 h。

2)探针标记:采用随机引物标记法,本实验用 α-^{32}P 标记 β-actin 探针。

(1)探针标记:①在 1.5 mL 的 EP 管内加入无核酶水 28.5μL,加探针 1.5μL(共 30μL),沸水煮 10 min

使探针变性(注意盖好盖),立即放冰上 2min;②配制 dNTP 3μL(dNTP 由 dATP、dITP、dGTP 各 1μL 混合而成);③依次加入下面的液体:5×Labeling buffer 10μL, dNTP 2μL, BSA 2μL, [α-³²P]dCTP 5 μL (50μCi),酶 Klenow(5U),共计 20 μL;④37℃水浴 1h。

(2)纯化探针:①颠倒纯化柱,混匀基质;②折断并去除底部末端,接上 2mL 管子,再去除顶盖;③700r/min 离心 5min,去掉原管中的平衡液(用尾部能旋转起来的离心机,使纯化柱的平面水平);④底部接上一个新的 2mL 管子,将探针液(50 μL)加在纯化柱平面上;⑤700r/min 离心 5min,纯化的探针通过纯化柱进入底部的 2mL 管子中;⑥Monitor 检测 2mL 管中的放射性,确认探针已被离心下来;⑦管中加入鲑精 DNA 50μL,沸水煮 10min。

3)杂交:①纯化的探针管中加入 0.5mL 预热的杂交液;②从杂交炉中取出杂交管,倒掉预杂交液,加入杂交液 9.5mL 稍作转动;③小心加入标记好的探针溶液,放入杂交炉中,65℃杂交过夜。

4)洗膜:①配制 1 000 mL 洗膜液,分装在两个塑料盒中,置于 50℃水浴中 30min(预热);②从杂交炉中取出杂交管,将杂交液倒入废物缸中,取出尼龙膜放入洗膜盒中,轻轻晃动;③50℃洗膜 15min,用 monitor 检测洗膜情况,然后重洗一次(根据放射强度决定洗膜时间)。注意射线的防护和废物的处理。

5)放射自显影:膜经漂洗后,置于干净滤纸上,吸去膜上多余水分,外面裹一层保鲜膜。暗室安全灯下,在胶片盒中压上一张 X 线胶片于膜上,盖上胶片盒,-80℃放射自显影。时间视杂交强度而定,24 小时至 10 天不等。取出胶片盒,恢复至室温。按常规冲洗 X 线片。

四、结果分析

结果分析包括定性分析和半定量分析。

(1)定性分析:在光片中的相对位置上是否显示出条带,使用肉眼对阴性结果和阳性结果做出判读。

(2)半定量分析:将显影信号的强弱输入计算机,利用特定的软件对信号强弱进行分析,得出确定的数值,然后使用统计学工具做进一步的分析。

一种基因的转录本往往在多种组织中表达,因最终的结果往往受多种因素的影响,当比较多

种组织某种转录本的表达量的差异时,应进行的多次的曝光实验,不能仅凭一次结果做出判断。当曝光信号较弱时,可以延长曝光时间以获得较强的信号。

五、注意事项

保持 RNA 的稳定。由于 RNA 非常不稳定,极易降解,因此首先要创造一个无 RNA 酶的环境。在杂交过程中 RNA 接触到的所有容器、试剂均要进行处理,淬灭其中的 RNA 酶。整个操作过程应该与其他可能含 RNA 酶的操作分开,而且操作时最好戴上一次性手套和口罩,因为人体各种来源的污染物中含有丰富的 RNA 酶。

如果没有杂交信号或信号弱,则需要从 RNA 样品的制备及转移、探针片段的选择及标记、杂交及洗膜的条件选择、标记物的示踪反应等方面进行综合性分析。一些 Southern 印迹杂交过程中影响结果的因素同样是 Northern 印迹杂交过程中要考虑的因素。

除硝酸纤维素膜外,尼龙膜也基本适用于毛细管法的 RNA 转移。使用尼龙膜时,印迹前应用水将含甲醛凝胶中的甲醛冲洗掉。另外,尼龙膜可在碱性条件下与 RNA 结合,因此也可用 7.5mmol/L NaOH 作为转移液。碱性条件下 RNA 不可逆地与尼龙膜结合,因此,RNA 转移到尼龙膜后不需经烘烤或用紫外线照射固定。碱性转移后,尼龙膜只需用 2×SSC 及 0.1% SDS 漂洗,然后置室温干燥即可。

电转移法及真空转移法也同样适用于 RNA 的转移。

甲醛、甲酰胺易氧化,37% 甲醛的 pH 值要求在 pH 4.0 以上,低于此值应放弃,重新开一瓶;甲酰胺最好是用混合床树脂处理或新开瓶的甲酰胺小量分装后 -20℃保存备用。

电泳分离 RNA 时,一般 RNA 点样量为 10~30 μg,如果欲检测的 RNA 为低丰度时,加大至 1 倍点样量或追加 1~3μg Poly(A)RNA。

六、技术应用

Northern 杂交技术应用于特定性状基因在 mRNA 水平上的动态表达研究。如应用于定位克隆中寻找新基因,寻找染色体特定区域的表达序列是大多数人类遗传疾病连锁分析和定位克隆的主要

限速步骤,Northern 杂交作为寻找这些序列的有效方法,有助于这些疾病候选基因的筛选。Northern 印迹杂交可用来检测不同组织、器官;生物体不同发育阶段以及胁迫环境或病理条件下特定基因的表达样式。在分子影像中,此技术同样被广泛应用,Northern 印迹杂交可被用于检测癌细胞中原癌基因表达量的升高及抑癌基因表达量的下降,器官移植过程中由于免疫排斥反应造成某些基因表达量的上升,还可用来检测目的基因是否具有可变剪切产物

或者重复序列。Northern 杂交曾经是应用的最广泛的技术之一,尽管分辨率和操作简易型都不如 RT-PRC 等方法,但依然是检测、定量 mRNA 大小及在组织中表达水平的标准方法,是能够直接提供有关 RNA 完整性、不同剪接信息及 mRNA 大小等信息的唯一方法,也是在同一张膜上直接比较同一信息在不同样品中的表达丰度的首选方法,且具有高度特异性。

第三节　蛋白质的定性与定量检测——Western 印迹杂交

Western 印迹杂交和 Eastern 免疫印迹实验均是用于蛋白值的定性与半定量技术,由于二者实验步骤相似,本文以 Western Blot 技术为例介绍该技术的实验方法。Western Blot 技术是将蛋白质转移到膜上,然后利用抗体进行检测的方法。对已知表达蛋白,可用相应抗体作为一抗进行检测,对新基因的表达产物,可通过融合部分的抗体检测。与 Southern 或 Northern 杂交方法类似,但 Western Blot 采用的是聚丙烯酰胺凝胶电泳,被检测物是蛋白质,"探针"是抗体,"显色"用标记的二抗。经过 PAGE 分离的蛋白质样品,转移到固相载体(例如硝酸纤维素薄膜)上,固相载体以非共价键形式吸附蛋白质,且能保持电泳分离的多肽类型及其生物学活性不变。以固相载体上的蛋白质或多肽作为抗原,与对应的抗体起免疫反应,再与酶或同位素标记的第二抗体起反应,经过底物显色或放射自显影以检测电泳分离的特异性目的基因表达的蛋白成分。该技术也广泛应用于检测蛋白水平的表达。

一、蛋白样本提取制备

蛋白样品制备是 Western Blot 的第一步,更是决定 WB 成败的关键步骤。

(一)总体原则和注意事项

(1)尽可能提取完全或降低样本复杂度,只集中于提取目的蛋白(通过采用不同提取方法或选择不同的试剂盒产品)。

(2)保持蛋白处于溶解状态(通过裂解液的 pH、盐浓度、表面活性剂、还原剂等进行调节)。

(3)提取过程防止蛋白降解、聚集、沉淀、修饰等,(低温操作,加入合适的蛋白酶和磷酸酶抑

制剂)。

(4)尽量去除核酸、多糖、脂类等干扰分子(通过加入核酸酶或采取不同提取策略)。

(5)样品分装,长期于 -80℃中保存,避免反复冻融。

(二)细胞或组织裂解

1. 单层贴壁细胞总蛋白的提取

(1)倒掉培养液,并将瓶倒扣在吸水纸上使吸水纸吸干培养液(或将瓶直立放置一会儿使残余培养液流到瓶底然后再用移液器将其吸走)。

(2)每瓶细胞加 3mL 4℃预冷的 PBS(0.01mol/L pH 7.2~7.3)。平放轻轻摇动 1min 洗涤细胞,然后弃去洗液。重复以上操作两次,共洗细胞三次以洗去培养液。将 PBS 弃净后把培养瓶置于冰上。

(3)按 1mL 裂解液加 10μL PMSF(100mmol/L),摇匀置于冰上(PMSF 要摇匀至无结晶时才可与裂解液混合)。

(4)每瓶细胞加 400μL 含 PMSF 的裂解液,于冰上裂解 30min,为使细胞充分裂解培养瓶要经常来回摇动。

(5)裂解完后,用干净的刮棒将细胞刮于培养瓶的一侧(动作要快),然后用枪将细胞碎片和裂解液移至 1.5mL 离心管中(整个操作尽量在冰上进行)。

(6)于 4℃下 12 000r/min 离心 5min(提前开离心机预冷)。

(7)将离心后的上清分装转移到 0.5mL 的离心管中放于 -20℃保存。

2. 组织中总蛋白的提取

(1)将少量组织块置于 1~2mL 匀浆器中球状

部位,用干净的剪刀将组织块尽量剪碎。

（2）加 400μL 裂解液（含 PMSF）于匀浆器中,进行匀浆。然后置于冰上。

（3）几分钟后再碾一会儿再置于冰上,要重复碾几次使组织尽量碾碎。

（4）裂解 30min 后,即可用移液器将裂解液移至 1.5mL 离心管中,然后在 4℃下 12 000r/min 离心 5min,取上清分装于 0.5mL 离心管中并置于 -20℃ 保存。

3. 加药物处理的贴壁细胞总蛋白的提取　由于受药物的影响,一些细胞脱落下来,所以除按 1 操作外还应收集培养液中的细胞。

（1）将培养液倒至 15mL 离心管中,于 2 500 r/min 离心 5min。

（2）弃上清液,加入 4mL PBS 并用枪轻轻吹打洗涤,然后 2 500 r/min 离心 5min。弃上清后用 PBS 重复洗涤一次。

（3）用枪洗干上清后,加 100μL 裂解液（含 PMSF）冰上裂解 30 min,裂解过程中要经常弹一弹以使细胞充分裂解。

（4）将裂解液与培养瓶中裂解液混在一起 4℃、12 000r/min 离心 5min,取上清分装于 0.5mL 离心管中并置于 -20℃ 保存。

（三）蛋白酶和磷酸酶抑制剂

推荐购商品化蛋白酶和磷酸酶抑制剂复合试剂盒或 COOKTAIL。

（四）蛋白定量

Bradford 法、Lowry 法或 BCA 法 均有商品化试剂盒可选择,操作简单,需分光光度计或酶标仪,以小牛血清白蛋白（BSA）作为标准曲线。如果裂解液中有 NP40 或其他表面活性剂,则推荐使用 BCA 法。

1. 制作标准曲线

（1）从 -20℃取出 1mg/mL BSA,室温融化后,备用。

（2）取 18 个 1.5mL 离心管, 3 个一组,分别标记为 0mg、2.5mg、5.0mg、10.0mg、20.0mg、40.0mg。

（3）在各管中加入各种试剂。

（4）混匀后,室温放置 2 min。在生物分光光度计（Bio-Photometer、Eppendorf）上比色分析。

2. 检测样品蛋白含量

（1）取足量的 1.5mL 离心管,每管加入 4℃储存的考马斯亮蓝溶液 1mL。室温放置 30min 后即

可用于测蛋白。

（2）取一管考马斯亮蓝加 0.15mol/L NaCl 溶液 100mL,混匀放置 2min 可作为空白样品,将空白样品倒入比色杯中在做好标准曲线的程序下按 blank 测空白样品。

（3）弃空白样品,用无水乙醇清洗比色杯 2 次（每次 0.5mL）,再用无菌水洗一次。

（4）取一管考马斯亮蓝加 95mL 0.15mol/L NaCl 溶液和 5mL 待测蛋白样品,混匀后静置 2 min,倒入扣干的比色杯中按 sample 键测样品。

注意:每测一个样品都要将比色杯用无水乙醇洗 2 次,无菌水洗一次。可同时混合好多个样品再一起测,这样对测定大量的蛋白样品可节省很多时间。测得的结果是 5mL 样品含的蛋白量。

（五）电泳上样样品的准备

1. 变性、还原蛋白样本　一般的抗体只能识别抗原蛋白中的部分序列结构（表位）,因此,为使抗体能够结合该表位需要将蛋白样本进行变性,使之打开折叠的空间结构,蛋白变性一般使用含阳离子变性去污剂如 SDS 的上样缓冲液（loading buffer）,并于 95~100° C 煮沸 5min,对于多次跨膜蛋白,可以于 70° C 加热 5~10min,标准的上样缓冲液称为 2×Laemmli buffer,上样时与样本混合后变性上样即可。

2×Laemmli buffer

4% SDS

10% 2-mercaptoehtanol

20% glycerol

0.004% bromophenol blue

0.125 mol/L Tris HCl

使 pH 为 6.8

SDS 的阴离子环绕蛋白肽键使之带负电荷,蛋白分子量不同,结合的 SDS 数量不同,所带负电荷也不同,电泳迁移速度不同,因此 SDS-PAGE 电泳可将不同分子量的蛋白分离开。

2. 天然和非还原样本　某些抗体识别的表位是非连续氨基酸构成的蛋白三维结构,此种情况则需要进行非变性的 WB,抗体的说明书一般会标注,这种非变性电泳不加 SDS,样本也不需煮沸。

某些抗体仅识别蛋白的非还原态,如某些 cysteine 基的氧化态,因此 loading buffer 和电泳液中不加入 ß-mercaptoethanol 和 DTT。

二、电泳

(一)PAGE 胶的制备

聚丙酰胺凝胶 PAGE 电泳根据蛋白分子量进行分离蛋白，PAGE 胶是由两种化合物聚合而成的，即丙烯酰胺(acr)和 N，N- 甲叉双丙烯酰胺(Bis)，聚合需加入过硫酸铵及 DMAP 或 TEMED，凝胶为中性、水溶性、三维网状结构。凝胶的孔径取决于总丙烯酰胺的百分含量($T\%$)和交联度($C\%$)，$T\%=(a+b)/m×100\%$；$C\%=a/(a+b)×100\%$，其中：$a=$ 双体(bis)的质量；$b=$ 单体(arc)的质量；$m=$ 溶液的体积(mL)。丙烯酰胺总量增加，则孔径减小、5% 交联度时孔径最小，增加或降低，孔径都增加。

1. 配胶　注意所选用的玻璃厚度及所要配制的胶的浓度(表 19-3-1)。方法：组装好玻璃板，用去离子水确定无渗漏。每次 western-blot 检测完毕后，应该认真清洗玻璃板，避免留下胶粒影响下次应用。每次配胶之前，应该仔细检查玻璃板是否干净，有无遗留的小胶粒，测漏之前认真清洗玻璃板，以免影响配胶的质量。两块玻璃板在放置到胶垫上之前应先在平整的实验台面上码齐，夹上夹子后再放上胶垫，放在胶垫上以后不要再松开夹子，否则容易造成底部渗漏。去离子水测漏的水平是 5 min 左右水面无明显下降即可(下降小于 2 mm)。

确定无渗漏后用吸水纸吸出内部的水，不要再打开夹子或调整胶垫。先按表配制下层胶，混匀后将胶迅速加入玻璃板中，高度为距薄玻璃板上缘约 1.5cm，立即加入正丁醇或乙醇封胶。20~30min 后待下层胶凝固完毕，用滤纸吸净正丁醇(平时可以准备好大小合适的滤纸条用于吸取液体)，按表 19-3-1 配制上层胶，迅速加到玻璃板中，随即插入成孔器。20~30 min 后待上层胶凝固完毕，备用。如果配好的胶拟在第 2 天应用，可以用保鲜膜包好胶板，4℃保存，但是现用现配的效果最好。

2. 配制电泳缓冲液

表 19-3-1　配胶配方

	上胶						下胶	
成分	7.50%	8%	9%	10%	12&	15%	成分	6%
4×down	1 mL	1 mL	1 mL	1 mL	1 mL	1 mL	4×down	0.5 mL
去离子水	1.96 mL	1.9 mL	1.76 mL	1.62 mL	1.36 mL	0.96 mL	去离子水	1 mL
30%AB	1 mL	1.06 mL	1.2 mL	1.34 mL	1.6 mL	2 mL	30%AB	0.4 mL
10%SDS	40 μL	40 μL	40 μL	40 μL	40 μL	40 μL	10%SDS	20 μL
10%AP	40 μL	40 μL	40 μL	40 μL	40 μL	40 μL	10%AP	20 μL
TEMED	6 μL	6 μL	6 μL	6 μL	6 μL	6 μL	TEMED	3 μL

说明：上表中所列为配制一块 0.75 mm 厚凝胶所需的各组分的量。配制两块 0.75 mm 厚或一块 1.5 mm 厚的凝胶所加各个组分量要加倍。4×down 即为 4× 下层胶缓冲液，4×up 即为 4× 上层胶缓冲液

3. 组装电泳装置　取下配好胶的玻璃板，拔出成孔器，选择与玻璃板匹配的电泳装置进行组装。要想做好 Western-blot，一定要对所采用的系统熟悉。对电泳来讲，要对电泳装置熟悉，弄清楚各个卡槽怎样咬合卡严，保证内槽液不外漏。组装好后，先向内槽加入电泳缓冲液至液面与玻璃板平齐，确定无渗漏后，向外槽加入适量电泳缓冲液。如有渗漏，需重新组装。孔内少量的气泡一般当内槽液流入后即可冲出，无需用细针吸出，但是如果孔内残存小的胶粒则需要用 1 mL 注射器针头吸出，以免影响上样。电泳装置加入外槽液后要小心地清除槽底部的气泡，以免影响电泳质量。

4. 上样　电泳取制备好的蛋白样品，使用前沸水煮 5 min，12 000 r/min 离心 1 min。使用移液器和加样枪头向加样孔加入蛋白 Marker 及蛋白样品。连接导线，注意正负极不要接反，接通电源，电压为上层胶 120 V，下层胶 160 V，约 90 min 后可见蓝色线条移动至玻璃板底端，提示电泳结束，关闭电源。电泳过程中如果装置轻度渗漏，可以多准备一些电泳缓冲液，在电泳过程中可以暂停电泳(注意关闭电源，小心触电)，缓缓少量补充一些电泳缓冲液，再继续电泳。道理上讲，只要电流可以通过正极、内槽液、胶板、外槽液、负极的顺序稳定流过，就可以保证电泳，但是不断补充电泳缓冲液

肯定对电泳分离质量有所影响,所以除非样品很宝贵,一般不推荐,尽量应该保证装置不渗漏最好。各个孔由于上样的蛋白浓度不同,可能上样的体积不同,但是如果这种体积的差异过大,会导致最后得到的目的条带宽窄不一,十分难看;可以用 1× 的上样缓冲液补充较浓的已经加入 5× 上样缓冲液的样品,达到和较稀的蛋白样品有相等体积,这样条带宽度一致,得到的图像较美观。如果仅部分孔上样,邻近的孔内可以加入 1× 的上样缓冲液,一来可以作为空白对照,二来又可以防止临近的蛋白条带变宽,影响美观。

（二）蛋白分子量 Marker

预染或非预染各种分子量的蛋白,用于标示电泳中蛋白的大小和示踪。

（三）阳性对照

目的蛋白或明确表达目的蛋白的组织或细胞的蛋白提取物,用于检验整个实验体系和过程的正确性有效性/特别是一抗的质量和效率。建议使用该对照。可查阅文献或抗体说明书选择购买或自提该对照样本。

（四）内参对照

内参一般选择管家基因编码的、很多组织和细胞中都稳定表达的蛋白,用于检测整个 WB 实验过程及体系是否正常工作,并作为半定量检测目的蛋白表达量的标准对照。必须设立。

（五）上样与电泳

每孔上样量为 20~40 μg 蛋白(表 19-3-2),使用专用枪头或注射针头,勿溢出加样孔。

表 19-3-2　不同类型的胶与最大上样量

胶厚度	每孔最大上样体积
0.75 mm	25 μL
1.0 mm	33.3 μL
1.5 mm	50 μL

标准电泳缓冲液:

1× Tris-glycine

25 mmol/L Tris base

190 mmol/L glycine

0.1% SDS

调 pH 至 8.3

电泳时间按电流仪说明书推荐方法使用,1 h 或过夜,取决于电压大小。当染料到达胶的底部,关电源。

停止电泳,胶不能存放,应立刻进行下一步的转膜。

（六）结果分析

完美的电泳中,样品经过上层胶压缩后以一条平滑的蓝色线条或条带形式进入下层胶,并在下层胶中依然以直线形式泳动至电泳结束。

注意事项:

（1）配胶时要戴一次性塑料手套操作,因为 30% AB 和 TEMED 均有神经毒性,要避免直接接触。

（2）根据所要上样的最大体积确定所要使用的玻璃板类型。玻璃一定要洗净。

（3）一定要检测组装好的玻璃板有无渗漏,有渗漏时要重新组装,否则灌胶时将可能出现渗漏。

（4）配胶时应最后加入 TEMED,并立即吹打混匀,迅速加入玻璃板中。因为一旦加入 TEMED,凝胶会很快凝固。无正丁醇时也可用异丙醇、乙醇或去离子水代替。

（5）确定内外电泳槽之间无短路。拔出成孔器时应均匀用力,防止破坏上样孔,拔出后应用清水清洗上样孔,去除残留的凝胶。

（6）煮完的蛋白样品要离心,防止蛋白浓度改变。最好使用上样枪头上样,防止上样时蛋白样品外溢。

（7）可提前配制好 5× 电泳缓冲液,使用时取 50 mL 稀释 5 倍全 250 mL 即可满足使用。不推荐重复使用电泳缓冲液。

（8）组装玻璃板时要找到相匹配的成孔器,洗干净晾干,避免灌胶后手忙脚乱。要检查玻璃有无缺损,是否成套,不同型号的玻璃不能混用。

（9）灌入玻璃中的凝胶不凝固或需较长时间凝固:未加 TEMED;10% AP 使用时间过长;所配制的凝胶浓度过低。

（10）电泳时条带呈波浪形或斜形移动:凝胶不均匀凝固。加入 TEMED 之后要立即混匀凝胶,同时注意玻璃在用之前要洗干净。

（11）电泳条带压缩不佳:上层胶配制加入某组分时出现差错,导致上层胶浓度过大;蛋白上样体积过大。

（12）电泳速度过慢/过快:电泳缓冲液浓度过低/过高;电压过低/过高。

（13）电泳时电流应保持在 35~60 mA 之间,过高或过低均不利。

（14）推荐使用预染蛋白 Marker。

三、蛋白样品的转膜与显色

（一）胶中蛋白的检测

电泳后检测蛋白是否迁移正确与平均，可采用铜染或考马斯蓝染色检测，如果凝胶中的蛋白需要进行转膜则需可逆的铜染法，否则采用不可逆考马斯蓝法染色。

铜染法：电泳胶用蒸馏水洗数秒钟，加入 0.3 mol/L CuCl$_2$ 染色 5~10min，再用去离子水洗一次，在暗背景下观察在蓝色胶背景下蛋白出现透明条带，胶置于 0.1~0.25 mol/L Tris/0.25 mol/L EDTA pH 8.0 缓冲液中漂洗脱色两次，再置于电转缓冲液中开始转膜。

考马斯蓝法：用 40% 双蒸水、10% 醋酸、50% 甲醇的溶液固定胶中蛋白，考马斯蓝 R-250 染液（凯基产品）室温染色 4 h 至过夜，保持摇匀，转入 67.5% 双蒸水、7.5% 醋酸、25% 甲醇中摇匀至脱去多余的染料，蛋白被染成深蓝色。

（二）蛋白转膜

利用电场作用，将聚丙烯酰胺凝胶中的蛋白质分子转移到 NC 膜或 PVDF 膜上。

蛋白因结合 SDS 而带电荷，在电场下从胶中转至膜上，转膜操作根据电转仪制造商的说明书进行转膜方式分为半干和湿转两种，半干式转膜速度快，而湿式成功率高并特别适合用于分子量大于 100ku 的蛋白。

湿式转膜三明治排列为：海绵 / 纸 / 胶 / 膜 / 纸 / 海绵，全部紧密排列，特别是胶 / 膜之间不能留有气泡，三明治安放的方向确认正确负极方为带负电的胶里的蛋白，向正极方（膜）电迁移。

标准的电转缓冲液为 1× Tris-glycine buffer 不含 SDS，但加入 20% 甲醇，如果转膜的蛋白分子量大于 80 ku，则推荐加入 SDS 使之终浓度为 0.1%。

半干式转膜中，三明治的排列为：纸 / 胶 / 膜 / 纸，用电转缓冲液浸湿后，直接置于电转仪的正负极之间。胶置于负极而膜置于正极。半干式的电转缓冲液可不同于湿式的电转缓冲液，推荐为：48mmol/L Tris，39mmol/L glycine，0.04% SDS，20% 甲醇。两类膜可供选择，即硝酸纤维素膜和 PVDF 膜（正电荷尼龙膜）。PVDF 膜需要浸泡甲醇中 1~2min，再

孵育于冰冷的电转缓冲液中 5min，胶也需在冰冷的电转缓冲液中平衡 3~5min，否则转膜时会导致条带变形。

1. 湿转法

（1）配制转移缓冲液。

（2）组装转膜夹子：先将转膜夹子（一面为黑）、衬垫、剪好的 NC 膜（PVDF 膜用甲醇浸泡）及双层滤纸在转移缓冲液里浸泡 15 min。然后，组装转膜夹子，将夹子在转移液中展开，向夹子黑色面（阴极）依次放上衬垫、双层滤纸、电泳完毕的凝胶、NC 膜、双层滤纸、衬垫，小心合上夹子红色面（阳极）。组装好的转膜夹子如图（图 19-3-1）

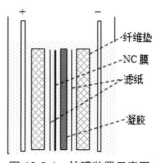

图 19-3-1　转膜装置示意图

组装转膜装置、转膜：将组装好的转膜夹子装入转移槽，夹子黑面在转移槽黑面一侧，白面在转移槽红面一侧（要参考具体的装置说明）。将转移槽倒满转移液，并放入一个冰袋，连接导线，注意正负极不要接反，将转移槽置于一加满冰块的泡沫盒中（注意直接将转移装置放在泡沫盒底上，再于周围加入碎冰，如果转移装置底部也放冰的话，转移过程中底部的冰融化后常常导致装置下坠，电极断开转膜失败），接通电源，100 V 转移 2 h 或更长时间（由所检测的蛋白质分子量大小决定）。转移结束后关闭电源。

2. 注意事项　大蛋白和小蛋白的转膜电转移缓冲液中 SDS 与甲醇的平衡、蛋白的大小、胶的浓度都会影响转膜效果，如下调整可以增加转膜效率。

1）大分子蛋白（大于 100 ku）。

（1）对于大分子蛋白而言，其在凝胶电泳分离迁移较慢，而从凝胶转出也非常慢，因此对于这种大分子量蛋白，应该用低浓度的凝胶（8% 或更低），但因低浓度的胶非常易碎，所以操作时需十分小心。

（2）大蛋白易在凝胶里形成聚集沉淀，因此，转膜时在电转移缓冲液加入终浓度为 0.1% 的 SDS，

以避免出现这种情况,甲醇易使 SDS 从蛋白上脱失,因此应降低电转移缓冲液中甲醇的浓度至 10% 或更低,以防止蛋白沉淀。

（3）降低电转移缓冲液中甲醇的比例以促进凝胶的膨胀,易于大蛋白的转出。

（4）如果使用硝酸纤维素膜,甲醇是必需的,但如果是 PVDF 膜,甲醇可以不必加入电转移缓冲液中,但转膜前 PVDF 需用甲醇活化。

（5）选择湿式、4℃转膜过夜,以取代半干式转膜。

2）小分子蛋白（小于 100 ku）。

（1）SDS 妨碍蛋白与膜的结合,特别是对小分子蛋白更是如此,因此,对于小分子的蛋白,电转移缓冲液中可以不加 SDS。

（2）保持 20% 的甲醇浓度。

3）其他转膜注意事项。

（1）避免用直接接触膜,应使用镊子,手指上的油脂与蛋白会封闭转膜效率并易产生背景污斑。

（2）排列三明治时,尽量用移液器或 15mL 试管赶除胶与膜之间的气泡,或将三明治放在装有的培养皿中以防止气泡产生,请戴手套。

（3）确认裁剪的膜和滤纸与凝胶尺寸相同,否则导致电流不能通过膜,从而转膜无效。

（4）来自鸡的抗体易于与 PVDF 膜和其他尼龙膜结合,导致高背景,请替换成硝酸纤维素膜以降低背景。

（三）膜上蛋白的检测

为检测转膜是否成功,可用丽春红染色,2% 的丽春红贮备液（20 mL）：2% 丽春红（0.4g）溶于 30% 三氯乙酸（6g）和 30% 磺基水杨酸（6g）丽春红染色工作液,2% 的丽春红贮备液 1∶10 稀释,即加 9 倍的 ddH$_2$O。

1. 染色方法　将膜放入 TBST 洗一次,再置于丽春红染色工作液中,在室温下摇动染色 5 min,大量的水洗膜直至水变清无色蛋白条带清晰,膜也可以用 TBST 或水重新洗后再进行染色。PVDF 膜需用甲醇再活化后用 TBST 洗后进行封闭。

2.10×TBS 的配制

（1）24.23 g Trizma HCl。

（2）80.06 g NaCl。

（3）加约 800 mL 超纯水。

（4）用纯 HCl 调 pH 至 7.6。

（5）定容至 1 L。

3.TBST 的配制　配制 1 L TBST：量取 100 mL 10×TBS+900mL 超纯水+1mL Tween20。Tween20 非常黏稠,用枪头不易吸取,请确定加入准确的量,最好用 Tris buffer 配成 10% 的 Tween20 母液后使用。

（四）膜的封闭

为防止一抗或/和二抗与膜的非特异性结合产生的高背景,因此需要进行膜的封闭,传统上有两种封闭液。脱脂奶粉或 BSA,脱脂奶粉成本低但不能用于磷酸化蛋白（因脱脂奶粉含有酪蛋白,该蛋白本身就是一种磷酸化蛋白）,使用脱脂奶粉会结合磷酸化抗体从而易产生高背景。某些抗体用 BSA 封闭时因不明原因可能会产生比脱脂奶粉更强的信号,请仔细阅读说明书注明的注意事项和膜的特殊的封闭方法。

配制 5% 脱脂奶粉或 BSA 溶液。每 100mL TBST 中加入 5 g 脱脂奶粉或 BSA,混匀后过滤,如不过滤会导致使膜污染上细微黑颗粒。封闭时,4℃摇动,封闭 1 h,再用 TBST 洗 5 s,进入下一步抗体的孵育。

（五）一抗的孵育

按抗体说明书建议的稀释倍数,用 TBST 稀释一抗,如果说明书没有建议的稀释倍数,则参照一般推荐的稀释倍数（1∶100~1∶3 000）,一抗浓度过高会导致产生非特异性条带。

某些实验室传统上在封闭液中孵育抗体,而有些实验室用不含封闭剂的 TBST 来孵育抗体,结果因抗体而异,有时两者结果相同,有时结果不同。

注：如果不存在高背景的问题,某些抗体用含低浓度（0.25%~0.5%）脱脂奶粉或 BSA 的封闭液来稀释,可产生相对更强的信号条带。

一抗的孵育时间可从几小时至过夜（一般不超过 18 h）不等,取决于抗体与蛋白的亲和性和蛋白的含量丰度,建议使用较高的抗体稀释倍数和较长的孵育时间来保证特异性结合。

尽可能低温孵育,如果在封闭液中孵育一抗过夜,应在 4℃ 进行否则会产生污染而破坏蛋白（降别是磷酸基团）。孵育一抗时需保持适当的摇动使之均匀覆没膜,防止结合不均匀。

（六）二抗的孵育

一抗孵育结束后,用 TBST 摇动洗膜数次,每次 5 min 或更长,去除残留的一抗。孵育 Buffer 和稀释倍数。用 TBST 按说明书推荐的倍数稀释二抗,如果说明书没有标出稀释倍数,则按常规的倍数稀释（1：1 000~1：20 000）预试，二抗的浓度过高也会导致非特异性条带。亦可以在封闭液中孵育二抗和一抗，但可能在降低背景的同时导致特异性条带的信号也减弱，可能是封闭剂阻碍了抗体与靶蛋白的结合。

二抗连接物推荐使用二抗连接 HRP，不建议连接 AP 碱性磷酸酶，因其不够灵敏。

（七）显色

显色分为酶促底物发光法、化学发光法或荧光法。

酶促底物发光法代表为 DAB 显色法。

注意事项：

（1）配制 TBST 缓冲液时，要认真调节 pH 值，缓冲液 pH 值范围为 7.4~7.6。

（2）注意标记膜上的 Marker 条带及膜的上下角，记清每一个标记所代表的蛋白分子量大小，分清膜的前后面及上下左右。标有 Marker 一面为正面。

（3）封闭缓冲液也可使用牛血清白蛋白配制，除非牛血清白蛋白中含有目的蛋白。

（4）刚在脱脂奶粉中封闭完的膜先在 TBST 缓冲液中泡一下再封闭一抗。

（5）一定确定封有膜的塑料袋没有渗漏，否则极可能最后没有结果。

（6）确保膜在封闭抗体时保持平整，避免外界因素造成蛋白结合抗体不均匀。

使用荧光二抗时一定要避光操作，并注意荧光二抗的保存期限，一般 4℃可保存 2 周。

可预先配制 10×TBS，使用时稀释至 1×TBS，并加入相应量的 Tween 20。

（7）丽春红染色后，膜上没有着色或着色很淡：检查 1% 丽春红是否使用过久，可重新配制 1% 丽春红再染色；转膜失败，转膜时某一步电极接反；转膜失败，转移缓冲液成分有问题，如甘氨酸质量过低。

（8）丽春红染色后，膜上可见圆圈状白斑：组装转膜夹子时气泡没有赶出。若圆圈位于目的蛋白所在，则转膜失败。

（9）丽春红染色后发现蛋白条带之间距离过近：电泳时蛋白没有充分分离，可能为下层胶浓度过低或配制下层胶的 Tris - HCl 没有按规定调节 pH 值。

（10）脱脂牛奶封闭时，一定注意所用奶粉充分溶解成乳浊液。过期奶粉在溶液中呈颗粒状，不能用于封闭。

（11）抗体可以回收使用，加入叠氮钠后保存时间可延长，推荐重复使用次数不超过 3 次，效果特别好的内参照蛋白抗体例外。

第四节　实时定量 PCR——基因绝对定量检测方法

一、实时定量 PCR 技术的原理

免疫印迹实验是一种较为简便的半定量技术，常用的绝对定量检测方法一般采用实时定量聚合酶链反应（quantitative polymerase chain reaction，qPCR）。传统 PCR 方法可对特定 DNA 片段进行指数级的扩增，并可以通过凝胶电泳的方法对扩增产物进行定性分析，也可以通过放射性核素掺入标记后的光密度扫描来进行定量分析。无论定性还是定量分析，都属于对 PCR 反应终产物的检测。但很多情况下研究中实际更需要确定的是未经 PCR 信号放大之前的起始模板量。在这种需求下，实时定量技术于 1996 年由美国 Applied Biosystems 公司首先推出。由于该技术不仅实现了 PCR 从定性到定量的飞跃，而且与常规 PCR 相比，它具有特异性更强、结果准确可靠、自动化程度高等特点。

实时定量 PCR 依靠荧光标记物和自动化仪器，每次循环都可读出荧光强度，实时监测了反应进程中的 PCR 产物，从而更精确地实现了对模板样品的定量及定性的分析。实时定量 PCR 的基础在于反应起始的模板 DNA 量与循环过程的指数期的扩增产物量之间存在着定量关系，利用荧光信号的实时监测和计算，可以反映出这种定量关系。在 PCR 反应早期，产生荧光的水平不能与背景明显地区别，而后荧光的产生进入指数期、线性期和最终的平台期。因此，可以在 PCR 反应处于指数期的某一点上来检测 PCR 产物的量，并且由此来推断模板的初始含量。

（一）实时定量 PCR 的定量原理

荧光定量 PCR 技术中，最重要的概念是 Ct 值。

C 代表反应循环数(cycle), t 代表阈值(threshold)。如果检测到荧光信号超过阈值被认为是真正的信号,它可用于定义样品的阈值循环数(Ct)。Ct 值的含义是每个反应管内的荧光信号到达设定的阈值时所经历的循环数。

根据 Ct 值结合标准曲线计算样品的起始拷贝数随着 PCR 反应的进行,监测到的荧光信号的变化可以绘制成一条曲线。在 PCR 反应早期,产生荧光的水平不能与背景明显地区别。为了便于对所检测样品进行比较,在反应的指数期,首先需设定一定荧光信号的阈值,一般这个阈值是以 PCR 反应的前 15 个循环的荧光信号作为荧光本底信号。荧光阈值的设置是 3~15 个循环的荧光信号的标准偏差的 10 倍。在反应起始时模板数越高,达到荧光信号阈值需要的循环数越少,阈值代表的荧光信号显著大于背景信号,此时需要的循环数即是 Ct,它总是出现在扩增指数期的某一点上。

研究表明,每个模板的 Ct 值与该模板的起始拷贝数的对数存在线性关系,起始拷贝数越多,Ct 值越小。利用已知起始拷贝数的标准品可绘出标准曲线,其中横坐标代表起始拷贝数的对数,纵坐标代表 Ct 值。因此,只要获得未知样品的 Ct 值,即可从标准曲线上计算出该样品的起始拷贝数。

(二)实时定量 PCR 仪

实时定量 PCR 需要依赖实时定量 PCR 仪,仪器由自动热循环系统、荧光检测系统及实时分析软件构成。荧光检测系统用来监测循环过程的荧光,通过与实时设备相连的计算机收集荧光数据,数据以图表的形式显示。荧光定量检测系统由实时荧光定量 PCR 仪、实时荧光定量试剂、通用电脑自动分析软件等构成。原始数据被绘制成荧光强度相对于循环数的图表。原始数据收集后可以开始分析。实时设备的软件能使收集到的数据进行正常化处理来弥补背景荧光的差异。正常化后可以设定阈值水平,这就是分析荧光数据的水平。阈值应设定在使指数期的扩增效率为最大,这样可以获得最准确、可重复性的数据。如果同时扩增的还有标有相应浓度的标准品,线性回归分析将产生一条标准曲线,可以用来计算未知样品的浓度。

二、应用于实时定量 PCR 中的荧光探针与荧光染料

荧光标记是实现 PCR 反应实时定量的化学基础。实时荧光定量 PCR 的化学原理包括探针类和非探针类两种。非探针类是利用非特异性的插入双链 DNA 的荧光结合染料或者特殊设计的引物来指示扩增的增加。探针类则是利用与靶序列特异杂交的探针来指示扩增产物的增加。前者简便易行,而后者由于增加了探针的互补识别步骤,特异性更高。

(一)实时定量 PCR 荧光探针

1.TaqMan　TaqMan 是一类寡核苷酸探针,依据目标 DNA 序列的上游引物和下游引物之间的序列配对来设计。探针的 5' 端用报告荧光染料(reporter fluorescence dye, R)标记,通常为 6- 碳氧荧光素(6-FAM)、5- 碳氧荧光素(5-FAM)、FITC 等;探针的 3' 端则标记淬灭染料(quencher dye, Q),如 6- 羧基 - 四甲基 - 罗丹明(TAMRA)等。当完整的探针与目标序列配对时, 5' 端报告荧光基团发射的荧光因与 3' 端的淬灭剂接近而被淬灭。但随着 PCR 延伸, DNA 聚合酶的 5' 端外切酶活性将探针切开,使得荧光基团与淬灭剂分离,报告基团的荧光得以释放而被检测(图 19-4-1)。随着扩增循环数的增加,释放出来的荧光基团不断积累,因此荧光强度与扩增产物的数量呈正比关系。

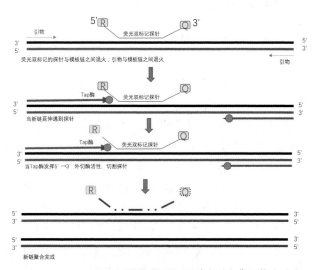

图 19-4-1　TaqMan 探针定量原理示意(引自《医学分子生物学实验技》,药立波)

2. 分子信标　分子信标(molecular beacon)是

一种茎环结构的双标记寡核苷酸探针。在此结构中,位于分子一端的荧光基团与分子另一端的淬灭基团靠近。不存在模板时,探针呈茎环结构;存在模板时,茎环结构打开与模板配对,构象改变,使得荧光基团与淬灭基团分开,释放荧光。分子信标的茎环结构中,环一般为15~30个核苷酸长,并与目标序列互补;茎一般5~7个核苷酸长,相互配对形成茎的结构。荧光基团连接在茎臂的一端,而淬灭基团则连接于另一端。分子信标必须非常仔细地设计,确保在退火温度下保持茎环结构。分子信标也有缺点,即探针匹配的是基因内部序列,不一定在每个基因上都能找到长短适中且带有末端回文结构的序列,所以分子信标的探针设计要求较高。

(二)实时定量PCR荧光染料

1. 荧光染料SYBR　Green SYBR Green I能结合到DNA双螺旋的小沟。处于未结合状态的染料显示较低的荧光强度,一旦结合到双链DNA之后荧光信号增强。在加入了过量的SYBR荧光染料的PCR反应体系中,SYBR荧光染料特异性地掺入到产物的DNA双链,发射荧光信号,而未掺入DNA链中的染料分子不会发射任何荧光信号,从而保证荧光信号的增加与PCR产物的增加完全同步。SYBR Green I在核酸的实时检测方面有很多优点,由于它与所有的双链DNA相结合,不必因为模板不同而特别定制,因此设计的程序通用性好,且价格相对较低。但是,内嵌染料没有序列特异性,可以结合到包括非特异产物、引物二聚体、单链二级结构以及错误的扩增产物上,造成假阳性而影响定量的精确性,所以此法的特异性不如TaqMan探针。

2. 荧光引物LUX　LUX（light upon extension）是在荧光探针的基础上发展而来的一项新技术,其基本原理就是借助荧光直接标记引物来监测扩增产物的生成,达到无须另外设计探针、节约成本的目的。通过在引物上标记一个荧光发色基团和一个能量受体,利用与分子信标相同的原理获得与扩增产物量的增加成比例的荧光信号。操作时将定量PCR的一对引物中任意一条设计为带有末端回文结构,并在3'端标记荧光素。这样,这条引物在游离状态下就可形成茎环结构,而这种DNA构象本身具有淬灭荧光基团的特性,所以不需要在另一端标记淬灭基团。LUX正是巧妙利用了发夹结构的DNA单链内在特性而节约了一个标记基团。当引物和模板配对的时候,这个茎环结构就打开,释放荧光,导致荧光信号显著增加。虽然荧光引物法和SYBR Green样仅靠引物专一性来保证产物的专一性,不过由于荧光标记在引物上而不会受到引物二聚体的干扰,因而专一性自然优于荧光染料法。

这种设计和分子信标很相似,而其优点在于:①用引物代替探针,无须设计和合成探针。这个发夹引物设计也比分子信标探针更为简单,在引物5'端额外添加几个和3'端配对的碱基并不困难,因此从理论上来说引物设计就相对容易;②只需要标记一个荧光基团,更为节约,而且从实验结果的角度上来看灵敏度较高,可以检测低至10个拷贝的基因,和TaqMan探针法相当。与TaqMan探针和分子信标相比,LUX引物通过二级结构实现淬灭,不需要荧光淬灭基团,也不需要设计特异的探针序列。

三、实时定量PCR的实验流程

(一)引物和探针的设计

检查比对序列,先选择好探针的位置,然后设计引物使其尽可能地靠近探针。探针的设计原则是:①尽可能短,不要超过30 bP;②T_m值应在68~70 ℃之间;③避免5'端是鸟苷酸（G）,以免发生淬灭作用;④选择胞苷酸（C）多于鸟苷酸（G）的链作探针,G的含量多于C会降低反应效率。

(二)PCR反应及数据记录

PCR反应需要在实时定量PCR仪专用反应板或管中进行,加入所有反应试剂后,将反应板置入仪器内,按照仪器操作说明完成反应和数据记录。

(三)数据分析

一般而言,荧光扩增曲线可以分成3个阶段:荧光背景信号阶段、荧光信号指数扩增阶段和平台期,其形状是一条平滑的"S"形曲线。

(1)标准曲线法的绝对定量:用一系列已知浓度的标准品制作标准曲线。标准品可以是纯化的质粒DNA、体外转录的RNA,或者是体外合成的单链DNA。

(2)标准曲线法的相对定量:属于自身相对标准曲线。所用的标准品只要知道其相对稀释度即可。在整个实验中样品靶序列的量来自于自身标准曲线,最终必须除以参照物的量。

四、实时定量 PCR 常见问题及优化方案

实时定量 PCR 与传统 PCR 相比具有特异性强、重复性好、灵敏度高的特点。但实时定量 PCR 较传统 PCR 反应体系更复杂，影响因素较多，如果设计或操作不当常出现一些问题。

（一）影响特异性的因素

（1）由于引物或探针降解、引物或探针设计不合理而造成的 Ct 值出现过晚或无 Ct 信号出现。优化方案是设计更好的引物或探针；优化引物浓度和退火温度。避免引物或探针降解可在进行实时定量 PCR 实验前通过电泳检测其完整性。

（2）模板有基因组的污染而出现非特异扩增。优化方案是在 RNA 提取过程中避免 DNA 的污染，或通过引物设计避免非特异扩增。

（二）影响重复性的因素

目的基因的初始拷贝数较低，造成结果的重复性较差。应使用初始浓度较高的样品或减少样品的稀释倍数。如果待测样品中目的基因的量处于反应体系的检出限附近，那么最好使用复孔以保证结果的可靠性。如果研究者是进行首次实验，那么应选择一系列稀释浓度的模板来进行实验，以选择出最为合适的模板浓度，一般而言，使 Ct 位于 15~30 个循环比较合适。

（三）标准曲线的线性关系不佳

原因可能是：①加样不准，使得标准品不呈梯度；②标准品出现降解；③模板浓度过高。理想的标准品应与样品具有高度同源性，虽然标准品和样品之间的差异始终存在，在制作标准曲线时，应至少选择 5 个稀释度的标准品，涵盖待测样品中目的基因量可能出现的全部浓度范围。

（四）影响敏感度高低的因素

实时定量 PCR 由于使用了荧光物质作为定量工具，敏感度通常能达到 10^2 拷贝 /mL，对数期分析线性范围很宽，为 $0~10^{11}$ 拷贝 /mL。影响实时定量 PCR 敏感性的因素众多，除了对一般 PCR 反应均存在的影响因素如反应体系、Tag 酶的活性之外，还需注意如下因素。

（1）特异性产物与引物二聚体竞争荧光染料 SYBR Green，从而降低了实时 PCR 的敏感性。可用 TaqMan 探针代替 SYBR Green。

（2）使用热启动方法加强特异性。在反应体系达到引物退火温度时才加入某一反应成分，因为引物二聚体是在各种试剂一经混合便开始形成的，所以用这种方法能有效地减少引物二聚体的形成。

（3）要尽可能地优化引物设计。使两条引物的 GC 含量大致一致，使用纯化的引物进行实验，这些手段都有助于防止引物二聚体形成。

（4）Mg^{2+} 是影响 Tap 酶活性的关键因素。Mg^{2+} 浓度过低无法使 Tap 酶发挥最佳活性，浓度过高又会增加引物二聚体形成。一般来说，对以 DNA 或 cDNA 为模板的 PCR 反应，应选择 2~5 mmol/L 浓度的 $MgCl_2$；对以 mRNA 为模板的 RT-PCR 而言，则应选择 4~8 mmol/L 浓度的 $MgCl_2$。

五、实时荧光定量 PCR 的国际化标准

实时荧光定量 PCR（qPCR）在近十余年来已得到广泛应用，但在许多发表的文章中缺乏足够的实验细节描述，如关于样品采集和处理的信息，特别是缺乏对 RNA 质量和完整性的评估标准；PCR 反应的效率和分析参数等常常被省略，特别是样品相对一个参照基因的归一化也在无任何理由的情况下被忽略，妨碍了读者和评审去精密地评价实验结果的可靠性和重现性。用一个统一的标准来规范实时荧光定量 PCR 成为当务之急。定量 PCR 实验数据发表所必需的实验信息的最低限度标准（minimum information for publication of quantitative Real-Time PCR experiments，MIQE）已于 2009 年发布。

作为荧光实时定量 PCR 的国际标准，MIQE 涉及的内容非常详细，对 qPCR 的术语、概念、研究与临床应用、样本的采集、处理和制备、核酸的质量控制、反转录、qPCR 过程、数据分析等方面的操作标准和规范都做了详尽的阐述。按照这个准则来规范 qPCR 实验操作，方可保证实验结果的准确性和可信度。

MIQE 规定在发表 qPCR 论文时必须提供以下信息：①每个目的基因和对照基因的 database 检索编号；②每个引物和探针的外显子位置、寡核苷酸序列和浓度，包括染料或被修饰的碱基的性质、位置和连接；③聚合酶的浓度和性质，以及模板 DNA 或 cDNA 的量；④ Mg^{2+} 浓度、缓冲液的化学成分、反应体积；⑤ qPCR 仪和循环条件也必须注明。

MIQE 指南对于临床医学诊断的设计和操作尤为重要。MIQE 指南在中国 qPCR 应用领域的认知尚属起步阶段，下面以反转录荧光实时定量 PCR

（RT-qPCR）为例对 MIQE 各项要求加以说明。

（一）RT-qPCR 实验设计的必要性

定量 PCR 是对精确性要求很高的实验，要求在实验前有比较完整的实验设计方案，包括设立严谨的实验组和各种对照组，选择处理样品，提取模板的方法，设计 PCR 引物，选择荧光标记方法及靶基因和内参基因选择，生物学和技术重复次数等都要进行严格的考虑，从而可以减少实验结果的可变性，保证其顺利进行。

（二）确保 RNA 的纯度和质量的必要性

做好 RT-qPCR 实验取决于很多因素，其中 RNA 模板的质量是关键。RNA 样品的量及完整性、有无基因组 DNA 的污染及 PCR 抑制剂等因素是最初的潜在实验偏差的来源。

要根据样品的不同来选择不同的样品抽提方法、保存方法、解冻和均质化过程。如果样品在采集后无法立即处理，应先将材料在液氮中速冻后保存于 -80℃冰箱或直接保存在液氮中。

RNA 提取组织总 RNA 提取的实质就是将细胞裂解，释放出 RNA，并通过 RNA 的纯化去除蛋白质、DNA 等杂质，最终获得高纯度 RNA 的过程。用 DNA 酶处理 RNA 样品，去除了基因组 DNA 对检测结果的影响。

RNA 纯度的检测采用分光光度法，A_{260}/A_{280} 比值成为判断核酸纯度的常用标准。高纯度的 DNA 一般在 1.8~2.0 之间；RNA 的 A_{260}/A_{280} 比值低于 1.7 时表明有蛋白质或酚污染，高于 2.0 时表明可能有异硫氰酸残存。

总 RNA 在普通琼脂糖凝胶电泳上出现的条带与变性凝胶上一致，如果观察到 28S 和 18S 核糖体 RNA 的条带亮而浓，前者条带的密度大约是后者条带密度的 2 倍，则提示 RNA 完整。RNA 制备过程中如果出现 DNA 污染，将会在 28S 核糖体 RNA 带的上方出现；RNA 的降解表现为核糖体 RNA 带的弥散。对 RNA 完整性要求较高的后续实验，如 RNA 印迹和 cDNA 文库的构建，则需要通过微流体电泳系统、毛细管电泳、RNA 结合荧光染料法对 RNA 的完整性做出进一步准确的检测。综上所述，RNA 质量的好坏直接关系到后续实验的成败。通过确保 RNA 的纯度和质量的一致性可以降低生物学重复的差异。

（三）引物和探针设计

依照 MIQE 指南，荧光定量 PCR 的引物必须是以两个外显子设计，避免基因组 DNA 的扩增，且在发表 qPCR 文章时必须提供每个引物和探针的外显子位置、寡核苷酸序列和浓度。另外，设计好的引物还要通过 NCBI 中的 "Primer-Blast" 应用程序进行比对，以确保目的基因的特异性。MFOLD 程序则可用来分析扩增子是否存在阻碍有效扩增的二级结构。在使用杂交探针进行实验时，必须注意防止探针-引物二聚体的形成和其本身在反应过程中的延伸。引物-探针二聚体的形成主要是因为探针可与引物的 3' 端杂交，为了防止发生这种现象，通常是将探针的 3' 端完全磷酸化，使之不能延伸，若此磷酸化不完全或是没有磷酸化，就会产生目的基因的副产品，从而干扰实验结果。鉴于以上这两点，应对探针精心设计，并将其末端完全磷酸化。

（四）反转录

由于 RNase 在环境中广泛存在，反转录也是容易引入误差的步骤之一。在质量控制检测后应立即将总 RNA 样品反转录为 cDNA，以避免样品反复冻融而导致 RNA 降解。高保真反转录酶的应用也可最大限度地减少误差的导入。引物可选择随机引物、Oligo（dT）及基因特异性引物。MIQE 中对反转录过程要求设置无转录（NRT）对照、无模板对照（NTC）。无模板对照可用于检测是否存在 PCR 污染和引物二聚体。此外，对每一块反应板和每一组不同反应条件的定量校准也是必不可少的。

（五）qPCR 扩增

RT-qPCR 扩增流程中，PCR 的效率、线性动态范围、退火温度、熔解曲线、扩增子的凝胶电泳分析以及染料法所需的试剂等，都要经过测定和校准。引物的优化、引物浓度、退火温度都会影响到 PCR 的效率，进而影响实验的质量。两个引物应具有近似的 T_m 值。对于定量标准的稀释，MIQE 也做了详细的阐述。另外，为了控制由 RNA 抽提效率、反转录率和扩增效率产生的差异，对样品和参照 RNA 基因不同浓度进行归一化处理。MIQE 规定，在所提交的数据中，不仅要有标准曲线，还要注明斜率值。

（六）数据分析

MIQE 还规范了 QPCR 技术的专业用语，如建议用 Cq（quantification cycle）代替目前常被使用的 Ct。MIQE 对内参基因的选择和数据分析方法也有所规范。

（1）内参基因的选择数据分析方法因所选定量方法的差异而有所差异。绝对定量是通过样品的 Cq 值与标准曲线进行比较得到的；相对定量是一定量的实验组和对照组中目的基因的相对比率。无论是绝对定量还是相对定量，实验数据的校准是必不可少的；绝对定量中每次的实验标准样品必须与待测样品同时平行扩增；而相对定量在比较多个样品时，选择一个样品作为对照样品，其他所有样品目标基因的表达都以对照样品上调或下调，一般以基准或未处理样品作为对照。

在 qPCR 实验中，内参基因被用来作为数据标准化的对照，以校正作为模板的 cDNA 所存在的数量差异。内参基因通常是各种管家基因，如 GAPDH 基因、肌动蛋白基因、rRNA，但实际上理想的内参基因很少或者说不存在，因为所有基因在不同组织或不同处理方法条件下的表达都不尽相同。盲目地使用一种管家基因作为内参，可能使基因表达的微小差异不易被发现，更严重的是可能导致得出错误或相反结论。J. Vandesompele 等建议在实验中同时检测至少 3 个或 4 个位于不同代谢通路中的特定内参基因。他们用 BLAST 序列比对或用 cDNA 克隆数据库芯片鉴定了 qPCR 常用的 9 个管家基因，分别是 B- 肌动蛋白（ACTB）、p2- 微球蛋白（P2M）、3- 磷酸甘油醛脱氢酶（GAPDH）、羟甲基胆素合成酶（HMBS）、次黄嘌呤鸟嘌呤磷酸核糖转移酶 1（HPRT1）、核糖体蛋白 L13a（RPL13a）、琥珀酸脱氢酶（亚基 A，SDHA）、TATA 盒结合蛋白 1（TBP1）和酪氨酸单氧化酶 / 色氨酸单氧化酶激活肽（YWHAZ）基因。做荧光定量 PCR，先以 Ct 值最小的那条基因作为内参，其他几条内参基因与其相比，求出表达差异最小的几个基因相对表达的几何平均值，用作均一化标准。

（2）实验重复性与重现性：重复原则是科学实验设计的重要原则，为排除研究对象的个体差异和系统误差，在实验中须分别设立生物学重复和技术重复。MIQE 指南指出，进行 qPCR 实验前须充分分析并保证足够的样本数，对于比较对照组和处理组的基因表达水平的情况，设置的 3 个生物学重复样品应该来源于独立实验中分别进行处理的样品。进行 qPCR 实验时一般最少设立 3 个生物学重复，并且每个生物学重复设立 2 个或 3 个技术重复方案，以确保最大限度地消除个体差异并增加统计学显著性。

六、实时定量 PCR 技术在医学上的应用

目前实时定量 PCR 技术已经被广泛应用于基础科学研究、临床诊断、疾病研究及药物研发等领域。实时定量 PCR 技术具有定量、特异、灵敏和快速等特点，是目前检测目的核酸拷贝数的可靠方法，是 DNA 定量技术的一次飞跃。这将改变以往对疾病的表型认识和表型诊断，从本质上认识疾病和诊断疾病。

（一）实时定量 PCR 技术在肿瘤诊断和研究方面的应用

尽管肿瘤发病的机制尚未完全清楚，但相关基因发生突变是致癌性转变的主要原因已被广泛接受。实时定量 PCR 技术在肿瘤病毒基因、肿瘤相关基因、肿瘤相关抑癌基因等研究方面已取得显著成果。实时定量 PCR 不但能有效地检测基因的突变、重排、易位等，而且能准确检测癌基因表达量，可与肿瘤早期诊断、鉴别、分型、分期、治疗及预后评估等相联系。

（二）实时定量 PCR 技术在基因突变及其多态性方面的应用

在突变检测上，常规 PCR 多用限制性片段长度多态性分析（PCR-RFLP）、单链构象多态性分析（PCR-SSCP）等方法，操作费时费力，相比之下，实时荧光定量 PCR 运用特异性荧光探针来检测基因突变则非常便捷。可设计跨越疑似突变位点的荧光探针，进行基因扩增，然后对扩增产物进行缓慢加热获得熔解曲线，根据熔解曲线的特征判断有无突变。也可使用双标记探针进行突变检测，为了检测突变体，要设计两种不同颜色的探针，一个探针检测野生型，可以标记 FAM，同时设计另一个标记的探针来检测突变体。

此外，实时定量 PCR 技术在单核苷酸多态性分析方面有很好的应用前景。例如应用实时定量 PCR 进行致病基因的多态性研究，发现即使同一疾病不同个体，其体内生物活性物质的功能及效应出现差异，导致治疗反应性上的悬殊。按照基因多态性的特点用药，将会使临床治疗符合个体化的要求。

（三）实时定量 PCR 技术在病原体检测方面的应用

实时定量 PCR 技术可用于多种细菌、病毒、支原体、衣原体的检测，如 HBV 的检测。以往对乙肝

病毒的检测主要依靠乙肝表面抗原（HBsAg）这种间接指标。但在临床实际运用中，仅仅根据 HBsAg 阳性或阴性很难判断该患者体内病毒是否处于复制期，病毒复制的量又如何，以及患者是否具有传染性。实时定量 PCR 的出现，可及时、准确地检测出标本中 HBV 的拷贝数。HBVDNA 定量检测可及时、灵敏地监测患者药物治疗的效果。实时定量 PCR 不仅能对病毒定性，而且由于其实验的批间和批内差异小、重复性好，因此能方便、快速、灵敏、准确地定量病毒 DNA 或 RNA 的序列，更重要的是从中可以动态地研究在整个病程中潜在病毒的复活或持续，从而使临床医生和病毒学家能检测临床的变化。

【参考文献】

［1］　陈尚武，单拓生. Southern Blot, Northern Blot, Western Blot, Eastern Blot［J］. 生命的化学（中国生物化学会通讯），1992，3：026.

［2］　CHEN S, BESMAN M J, SPARKES R S, et al. Human aromatase: cDNA cloning, Southern blot analysis, and assignment of the gene to chromosome 15［J］. Dna, 1988, 7(1): 27-38.

［3］　JANEWAY C A, TRAVERS P, WALPORT M, et al. Immunobiology: the immune system in health and disease［M］. Singapore: Current Biology, 1997.

［4］　朱华晨，许新萍，李宝健. 一种简捷的 Southern 印迹杂交方法［J］. 中山大学学报：自然科学版，2004，43（4）：128-130.

［5］　李建平，张燕红，王冬梅，等. 一种改良的 Southern 印迹杂交方法［J］. 新疆农业科学，2007，44（B11）：116-118.

［6］　胡盛平，陈强锋，罗金成. Northern 印迹方法的改良及其应用［J］. 汕头大学医学院学报，2004，17（4）：212-215.

［7］　JOSEFSEN K, NIELSEN H. Northern blotting analysis［J］. RNA: Methods and Protocols, 2011: 87-105.

［8］　KRUMLAUF R. Northern blot analysis［J］. Basic DNA and RNA Protocols, 1996: 113-128.

［9］　BRUNNER G. Western Blot Analysis［M］//VOHR H W. Encyclopedic Reference of Immunotoxicology. Berlin: Springer, 2005: 699-702.

［10］　PERKINS N D. Integrating cell signaling pathways with NF-kappa B and IKK function［J］. Nat Rev Mol Cell Biol, 2007, 8(1): 49-62.

［11］　BYUNG M C, MANJARI D, MANJU G, et al. The role of cooperativity with Src in oncogenic transformation mediated by on small cell lung cancer associated EGF receptor mutants［J］. Oncogene, 2009, 28(16): 1821-1832.

［12］　SCHULZE L J, GHOSH S. Antigen receptor signaling to nuclear factor kappa B［J］. Immunity, 2006, 25(5): 701-715.

［13］　MYERS M L, PANIEKER G, BEJ A K. PCR detection of a newly emerged pandemic Vibrio parahaemolyticus 03: 06 pathogen in pure cultures and seeded waters from the gulf of mexico［J］. Appl Environ Mierobiol, 2003, 69(4): 2194-2200.

［14］　KIM Y B, OKUDA J, MATSUMOTO C, et al. Identification of Vibrio parahaemolyticus strains at the species level by PCR targeted to the toxR gene［J］. Journal of Clinical Microbiology, 1999, 37: 1173-1177.

［15］　HONDA T, NI Y, MIWATANI T. Purification and characterization of a hemolysin produced by a clinical isolate of kanagawa phenomenonnegative Vibrio parahaemolyticus and related to the thermostable direct hemolysin［J］. Infection and Immunity, 1988, 56(4): 961-965.

［16］　胡秀华，何苗，刘丽，等. 水中轮状病毒实时定量 PCR 外标准品的构建［J］. 环境科学，2008，29（2）：380-385.

［17］　LIU Y, WANG C, TYRRELL G, et al. Production of Shiga-like toxins in viable but nonculturable Escherichia coli O157: H7［J］. Water Research, 2010, 44(3): 711-718.

［18］　仝铁铮，吴舒旭，李丹，等. 基于 PMA-定量 PCR 选择性检测技术的病原菌消毒特性研究［J］. 环境科学，2011，32（4）：1120-1126.

［19］　SMITH B, OLIVE J D. In situ and in vitro gene expression by Vibrio vulnificus during entry into, persistence within, and resuscitation from the viable but nonculturable state [J]. Applied and Environmental Microbiology, 2006, 72(2): 1445-1451.

[20] BERRY D, XI C, RASKIN L. Effect of growth conditions on inactivation of Escherichia coli with monochloramine [J]. Environmental Science and Technology, 2009, 43(3): 884- 889.

[21] COTRUVO J A, DUFOUR A, REES G, et al. Waterborne zoonoses: identification, causes and control[M]. London: World Health Organization, 2004.

[22] FEY A, EICHLER S, FLAVIER S, et al. Establishment of a real-time PCR-based approach for accurate quantification of bacterial RNA targets in water, using Salmonella as a model organism[J]. Applied and Environmental Microbiology, 2004, 70(6): 3618-3623.

[23] MILLER N D, DRAUGHON F A, D'SOUZA D H. Real-time reversetranscriptase polymerase chain reaction for Salmonella enterica detection from jalapeno and serrano peppers[J]. Foodborne Pathogens and Disease, 2010, 7(4): 367-373.

[24] MCCABE E M, BURGESS C M, WALSH D, et al. Development and evaluation of DNA and RNA real-time assays for food analysis using the hilA gene of Salmonella enterica subspecies enterica[J]. Food Microbiology, 2011, 28(3): 447-456.

[25] LUNA G M, DELL'ANNO A, PIETRANGELI B, et al. A new molecular approach based on qPCR for the quantification of fecal bacteria in contaminated marine sediments[J]. Journal of Biotechnology, 2012, 157(4): 446-453.

[26] HAUGLAND R A, SIEFRING S C, WYMER L J, et al. Comparison of Enterococcus measurements in freshwater at two recreational beaches by quantitative polymerase chain reaction and membrane filter culture analysis[J]. Water Research, 2005, 39(4): 559- 568.

[27] BJERGBAEK L A, ROSLEY P. Formation of non-culturable Escherichia coli in drinking water [J]. Journal of Applied Microbiology, 2005, 99(5): 1090-1098.

[28] SAUX M F, HERVIO-HEATH D, LOAEC S, et al. Detection of cytotoxin hemolysin mRNA in nonculturable populations of environmental and clinical Vibrio vulnificus strains in artificial seawater[J]. Applied and Environmental Microbiology, 2002, 68(11): 5641-5646.

[29] JJEMBA P K, WEINRICH L A, CHENG W, et al. Regrowth of potential opportunistic pathogens and algae in reclaimed-water distribution systems [J]. Applied and Environmental Microbiology, 2010, 76(13): 4169-4178.

[30] MALORNY B, HOORFAR J, BUNGE C, et al. Multicenter validation of the analytical accuracy of Salmonella PCR: towards an international standard [J]. Applied and Environmental Microbiology, 2003, 69(1): 290-296.

[31] RODRÍGUEZ-LÁZARO D, HERNÁNDEZ M, D'AGOSTINO M, et al. Application of nucleic acid sequence-based amplification (NASBA) for the detection of viable foodborne pathogens: progress and challenges[J]. Journal of Rapid Methods and Automation in Microbiology, 2006, 14(3): 218-236.

第二十章　医学分子成像相关生物实验补充

分子影像的每一次进步都源于相关学科大量科学实验的总结和升华,因此分子影像所运用的生物实验技术,除我们已经介绍过的电泳、核酸、蛋白质、病毒等技术,还有一些近年来不断发展,并已在包括分子影像的大量前沿医学基础研究领域应用日趋广泛的技术。本章充分结合分子影像学研究特点,重点介绍了其中与分子影像较为相关的酶联免疫吸附测定技术、免疫共沉淀技术、染色质免疫沉淀技术以及流式细胞仪的原理和应用。这些技术在分子影像研究中或用于定量测定特异性抗原或抗体(ELI-SA),或用于研究两种蛋白质在完整细胞内生理性相互作用(CHIP)。此类生物学技术的运用,使医学分子成像得以从单纯针对疾病特异性分子事件的成像和追踪研究,深入到同时对疾病发生、发展和变化的分子机制研究水平,因此掌握本章所涉及的分子影像生物实验技术,可进一步提升分子影像的实验设计、结论分析以及研究水平,从而在运用影像学手段显示组织水平、细胞和亚细胞水平的特定分子的同时,揭示生物学行为活体分子水平变化的本质。

第一节　酶联免疫吸附测定

一、基本原理与应用

1971 年 Engvall 和 Perlmann 发表了酶联免疫吸附测定(enzyme-linked immunosorbent assay,ELISA)用于 IgG 定量测定的文章,使得 1966 年开始用于抗原定位的酶标抗体技术发展成液体标本中微量物质的测定方法。

这一方法的基本原理是:①使抗原或抗体结合到某种固相载体表面,并保持其免疫活性;②使抗原或抗体与某种酶连接成酶标抗原或抗体,这种酶标抗原或抗体既保留其免疫活性,又保留酶的活性。在测定时,把受检标本(测定其中的抗体或抗原)和酶标抗原或抗体按不同的步骤与固相载体表面的抗原或抗体起反应。用洗涤的方法使固相载体上形成的抗原抗体复合物与其他物质分开,最后结合在固相载体上的酶量与标本中受检物质的量成一定的比例。加入酶反应的底物后,底物被酶催化变为有色产物,产物的量与标本中受检物质的量直接相关,故可根据颜色反应的深浅进行定性或定量分析。由于酶的催化频率很高,故可极大地放大反应效果,从而使测定方法达到很高的敏感度。

二、技术特点

ELISA 技术一方面是建立在抗原与抗体免疫学反应的基础上,因而具有特异性。而另一方面由于酶标记抗原或抗体是酶分子与抗原或抗体分子的结合物,它可以催化底物分子发生反应,产生放大作用,ELISA 技术将抗原、抗体免疫反应的特异性和酶的高效催化作用原理有机地结合起来是一种既敏感又特异的方法。

ELISA 具有高度敏感性和特异性、操作简便以及试剂稳定、对环境没有污染等特点,迅速地应用于各种生物活性物质及标志物的临床检测,并逐步取代放射免疫分析技术。

酶联免疫吸附剂测定的技术要点包括三个方面:试剂的制备、反应条件的选择和操作的标准化。

(一)固相载体

酶联免疫吸附测定中可作载体的物质很多,最常用的是聚苯乙烯。聚苯乙烯具有较强的吸附蛋白质的性能,抗体或蛋白质抗原吸附其上后保留原来的免疫活性。聚苯乙烯为塑料,可制成各种形式。在酶联免疫吸附剂测定过程中,它作为载体和容器,不参与化学反应。加之它的价格低廉,所以被普遍采用。

酶联免疫吸附剂测定载体的形状主要有三种:小试管、小珠和微量反应板。小试管的特点是还能兼作反应的容器,最后放入分光光度计中比色。小珠一般为直径0.6 cm的圆球,表面经磨砂处理后吸附面积大大增加。如用特殊的洗涤器,在洗涤过程中使圆珠滚动淋洗,效果更好。最常用的载体为微量反应板,专用于酶联免疫吸附剂测定的产品也称为酶联免疫吸附剂测定板,国际通用的标准板形是8×12的96孔式。为便于作少量标本的检测,有制成8联或12联孔条的,放入座架后,大小与标准酶联免疫吸附剂测定板相同。酶联免疫吸附剂测定板的特点是可以同时进行大量标本的检测,并可在特定的比色计上迅速读出结果。现在已有多种自动化仪器用于微量反应板型的酶联免疫吸附剂测定检测,包括加样、洗涤、保温、比色等步骤,对操作的标准化极为有利。

良好的酶联免疫吸附剂测定板应该是吸附性能好,空白值低,孔底透明度高,各板之间和同一板各孔之间性能相近。聚苯乙烯酶联免疫吸附剂测定板由于配料的不同和制作工艺的差别,各种产品的质量差异很大。因此每一批号的聚苯乙烯制品在使用前需检查其性能。常用的检查方法为:以一定浓度的人IgG(一般为10 ng/mL)包被酶联免疫吸附剂测定板各孔后,每孔内加入适当稀释的酶标抗人IgG抗体,保温后洗涤,加底物显色,终止酶反应后分别测每孔溶液的吸光度。控制反应条件,使各读数在0.8左右。计算所有读数的平均值。所有单个读数与平均读数之差应小于10%。

与聚苯乙烯类似的塑料为聚氯乙烯。作为酶联免疫吸附剂测定固相载体,聚氯乙烯板的特点为质软板薄,可切割,价廉,但光洁度不如聚苯乙烯板。聚氯乙烯对蛋白质的吸附性能比聚苯乙烯高,但空白值有时也略高。

为比较不同固相在某一酶联免疫吸附剂测定测定中的优劣,可用以下方法加以检验:用其他免疫学测定方法选出一个典型的阳性标本和一个典型的阴性标本。将它们分别进行一系列稀释后,在不同的固相载体上按预定的酶联免疫吸附剂测定操作步骤进行测定,然后比较测定结果。在哪一种载体上阳性结果与阴性结果判别最大,这种载体就是这一酶联免疫吸附测定最合适的固相载体。

除塑料制品外,固相酶免疫测定的载体还有两种材料:一是微孔滤膜,如硝酸纤维素膜、尼龙膜等,这类测定形式将在本章第五节"膜载体的酶免疫测定"中介绍。另一种载体是以含铁的磁性微粒制作的,反应时固相微粒悬浮在溶液中,具有液相反应的速率,反应结束后用磁铁吸引作为分离的手段,洗涤也十分方便,但需配备特殊的仪器。

(二)抗原和抗体

在酶联免疫吸附剂测定实施过程中,抗原和抗体的质量是实验是否成功的关键因素。本法要求所用抗原纯度高,抗体效价高、亲和力强。

酶联免疫吸附剂测定所用抗原有三个来源:天然抗原、重组抗原和合成多肽抗原。天然抗原取材于动物组织或体液、微生物培养物等,一般含有多种抗原成分,需经纯化,提取出特定的抗原成分后才可应用,因此也称提纯抗原(purified antigen)。重组抗原和多肽抗原(peptide antigen)均为人工合成品,使用安全,而且纯度高,干扰物质少。因此虽然制备合成抗原有较高的技术难度且要求较为昂贵的仪器设备和试剂,其应用仍十分普遍,特别是对那些天然抗原不易得到的试验,更显出其独到之处。

用于酶联免疫吸附剂测定的抗体有多克隆的和单克隆的。抗血清成分复杂,应从中提取IgG才可用于包被固相或酶标记。含单克隆抗体的小鼠腹水中的特异性抗体含量较高,有时可适当稀释后直接进行包被。制备酶结合物用的抗体的质量往往要求有较高的纯度。经硫酸铵盐析纯化的IgG可进一步用各种分子筛层析提纯。也可用亲和层析法提纯特异性IgG,如用酶消化IgG后提取的Fab片段,效果更好。

(三)免疫吸附剂

固相的抗原或抗体称为免疫吸附剂。将抗原或抗体固相化的过程称为包被(coating)。由于载体的不同,包被的方法也不同。如以聚苯乙烯酶联免疫吸附剂测定板为载体,通常将抗原或抗体溶于缓冲液(最常用的为pH9.6的碳酸缓冲液)中,加于酶联免疫吸附剂测定板孔中在4℃过夜,经清洗后即可应用。如果包被液中的蛋白质浓度过低,固相载体表面有能被此蛋白质完全覆盖,其后加入的血清标本和酶结合物中的蛋白质也会部分地吸附于固相载体表面,最后产生非特异性显色而导致本底偏高。在这种情况下,如在包被后再用1%~5%牛血清白蛋白包被一次,可以消除这种干扰。这一过程称为封闭（blocking）。包被好的酶联免疫吸附剂测定板在低温可放置一段时间而不失去其免疫活性。

（四）酶和底物

酶联免疫吸附剂测定中所用的酶要求纯度高、催化反应的转化率高、专一性强、性质稳定、来源丰富、价格不贵、制备成的酶标抗体或抗原性质稳定，继续保留着它的活性部分和催化能力。最好在受检标本中不存在与标记酶相同的酶。另外它的相应底物应易于制备和保存，价格低廉，有色产物易于测定，光吸收高。酶联免疫吸附剂测定中最常用的酶为辣根过氧化酶（HRP）和从牛肠黏膜或大肠杆菌提取的碱性磷酸酶（AP）。

HRP 在蔬菜作物辣根中含量很高，纯化方法也不复杂。它是一种糖蛋白，含糖量约 18%；分子量为 44 ku；是一种复合酶，由主酶（酶蛋白）和辅基（亚铁血红素）结合而成的一种卟啉蛋白质。主酶为无色糖蛋白，在 275 nm 波长处有最高吸收峰；辅基是深棕色的含铁卟啉环，在 403 nm 波长处有最高吸收峰。

DH_2 为供氢体，H_2O_2 为受氢体。HRP 对受氢体的专一性很高，除 H_2O_2 外，仅作用于小分子醇的过氧化物和尿素的过氧化物。后者为固体，作为试剂较 H_2O_2 方便。许多化合物可作为 HRP 的供氢体，在酶联免疫吸附剂测定中常用的供氢体底物为邻苯二胺（orthopenylenediamine，OPD）、四甲基联苯胺（3，3'，5，5'-tetramethylbenzidine，TMB）和 ABTS[2，2'-azino-bis（3-ethyl-benzthiazolinesulfon-ate-6）]。

OPD 为在酶联免疫吸附剂测定中应用最多的底物，灵敏度高，比色方便。其缺点是配成应用液后稳定性差，而且具有致变异性。TMB 无此缺点。TMB 经酶作用后由无色变蓝色，目测对比鲜明；加酸停止酶反应后变黄色，可在比色计中定量；因此应用日见增多。ABTS，虽然灵敏度不如 OPD 和 TMB，但空白值很低。

HRP 的纯度用 RZ（Reinheit Zahl，意为纯度数）表示，是 403 nm 的吸光度与 280 nm 的吸光度之比，高纯度的 HRP 的 RZ ≥ 3.0。应注意的是酶变性后，RZ 可不变而活力降低，故重用酶制剂时更重要的指标为活力。酶活力以单位表示：1 min 将 1 μmol 的底物转化为产物的酶量为 1 个单位。

在酶联免疫吸附剂测定中另一常用的酶为碱性磷酸酶。从大肠杆菌提取的 AP 分子量为 80 ku，酶作用的最适 pH 为 8.0；用小牛肠黏膜提取的 AP 分子量为 100 ku，最适 pH 为 9.6。一般采用对硝基苯磷酸酯（p-nitrophenylphosphate，p-NPP）作为底物。它可制成片状试剂，使用方便。产物为黄色的对硝基酚，在 405 nm 有吸收峰。用 NaOH 终止酶反应后，黄色可稳定一段时间。

在酶联免疫吸附剂测定中应用 AP 系统，其敏感性一般高于应用 HRP 系统，空白值也较低。但由于 AP 较难得到高纯度制剂，稳定性较 HRP 低，价格较 HRP 高，制备酶结合物时得率较 HRP 低等原因，国内在酶联免疫吸附剂测定中一般均采用 HRP。

除 HRP 和 AP 以外，在商品酶联免疫吸附剂测定试剂中应用的酶尚有葡萄糖氧化酶、β-半乳糖苷酶和脲酶等。β-半乳糖苷酸的底物常用 4-甲基伞基-β-D 半乳糖苷（4-mehtyumbelliferyl-β-D-galacto-side），经酶水解后产生荧光物质 4-甲基伞酮（4-me-htylumbelliferone），可用荧光计检测。荧光的放大作用大大提高了方法的敏感度。AP 也可应用可产生荧光的伞基磷酸酯作底物。其缺点是需要荧光计测定，而且如用固相载体直接作为测定容器，此载体不可发出荧光。脲酶的特点是酶作用后反应液发生 pH 改变，可使指示剂变色；另外，在人体内没有内源酶。

（五）结合物

酶标记的抗原或抗体称为结合物（conjugate）。抗原由于化学结构不同，可用不同的方法与酶结合。如为蛋白质抗原，基本上可参考抗体酶标记的方法。制备抗体酶结合物的方法通常有以下几种。

1. 戊二醛交联法　戊二醛是一种双功能团试剂，可以使酶与蛋白质或其他抗原的氨基通过它而偶联。戊二醛交联可用一步法（如连接 AP），也可用二步法（如连接 HRP）。举例如下：

2~5mg 纯抗体与 5mg AP 混合于 0.1mol/L pH6.8 的磷酸缓冲液 1ml 中，4℃下对缓冲液透析平衡。磁力搅拌下，缓慢加入 1% 戊二醛 0.05 mL，在室温下放置 2h。在 4℃下对 0.05mol/L pH8.0 Tris 缓冲液透析平衡，即得酶标抗体。

辣根过氧化物酶可溶解于 50% 饱和度硫酸铵中。用上法交联后可用 50% 饱和度硫酸铵沉淀酶标抗体，弃去上清中游离酶。

戊二醛一步法操作简便、有效，而且重复性好。缺点是交联时分子间的比例不严格，大小也不一，影响效果。

制备 HRP 抗体结合物也可用二步法,即先将 HRP 与戊二醛作用,透析除去戊二醛,在 pH9.5 缓冲液中再与抗体作用而形成酶标抗体。此法的效率比一步法高 10 倍左右。

2.过碘酸盐氧化法　本法只用于 HRP 的交联。该酶含 18% 碳水化合物,过碘酸盐将其分子表面的多糖氧化为醛基。用硼氢化钠(NaBH$_4$)中和多余的过碘酸。酶上的醛根很活泼,可与蛋白质结合,形成按摩尔比例结合的酶标结合物。有人认为此法为辣根过氧化物酶交联最有效的方法。但也有人认为由于所用试剂较为剧烈,各批实验结果不易重复。

按以上方法制备的结合物一般混有未结合的酶和抗体。理论上结合物中混有游离酶不影响酶联免疫吸附剂测定中最后的酶活性测定,因经过洗涤,非特异性吸附于固相上的游离酶已被洗去。但游离的抗体则会与酶标抗体竞争相应的固相抗原,因而减低结合到固相上的酶标抗体量。因此制备的结合物应予以纯化。纯化的方法较多,分离大分子混合物的方法均可应用。硫酸铵盐析法操作简便,但效果不如用 SephadexG-200 凝胶过滤的好。

三、反应类型

(一)测定抗原的四种方法

1.竞争法　竞争法可用于测定抗原,也可用于测定抗体。以测定抗原为例,受检抗原和酶标抗原竞争与固相抗体结合,因此结合于固相的酶标抗原量与受检抗原的量呈反比。操作步骤如下:

(1)将特异抗体与固相载体连接,形成固相抗体,洗涤。

(2)待测管中加受检标本和一定量酶标抗原的混合溶液,使之与固相抗体反应。如受检标本中无抗原,则酶标抗原能顺利地与固相抗体结合。如受检标本中含有抗原,则与酶标抗原以同样的机会与固相抗体结合,竞争性地占去了酶标抗原与固相载体结合的机会,使酶标抗原与固相载体的结合量减少。参考管中只加酶标抗原,保温后,酶标抗原与固相抗体的结合可达最充分的量。

(3)加底物显色:参考管中由于结合的酶标抗原最多,故颜色最深。参考管颜色深度与待测管颜色深度之差,代表受检标本抗原的量。待测管颜色越淡,表示标本中抗原含量越多。

2.双抗体夹心法　双抗体夹心法是检测抗原最常用的方法,操作步骤如下。

(1)将特异性抗体与固相载体连接,形成固相抗体,洗涤除去未结合的抗体及杂质。

(2)加受检标本:使之与固相抗体接触反应一段时间,让标本中的抗原与固相载体上的抗体结合,形成固相抗原复合物。洗涤除去其他未结合的物质。

(3)加酶标抗体:使固相免疫复合物上的抗原与酶标抗体结合。彻底洗涤未结合的酶标抗体。此时固相载体上带有的酶量与标本中受检物质的量正相关。

(4)加底物:夹心式复合物中的酶催化底物成为有色产物。根据颜色反应的程度进行该抗原的定性或定量。

根据同样原理,将大分子抗原分别制备固相抗原和酶标抗原结合物,即可用双抗原夹心法测定标本中的抗体。

3.双位点一步法　在双抗体夹心法测定抗原时,如应用针对抗原分子上两个不同抗原决定簇的单克隆抗体分别作为固相抗体和酶标抗体,则在测定时可使标本的加入和酶标抗体的加入两步并作一步(图 20-1-1)。这种双位点一步不但简化了操作,缩短了反应时间,如应用高亲和力的单克隆抗体,测定的敏感性和特异性也显著提高。单克隆抗体的应用使测定抗原的酶联免疫吸附剂测定提高到新水平。

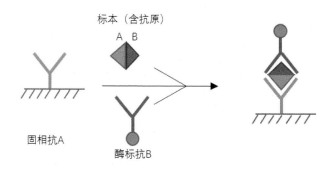

图 20-1-1　双位点一步法示意图

在一步法测定中,应注意钩状效应(hook effect),类同于沉淀反应中抗原过剩的后带现象。当标本中待测抗原浓度相当高时,过量抗原分别和固相抗体及酶标抗体结合,而不再形成夹心复合物,所得结果将低于实际含量。钩状效应严重时甚至可出现假阴性结果。

4.抑制性测定法 用于测定抗原的尚有另一种抑制性测定法,它是先用抗原包被固相载体,然后分为二组,一组加入用参考抗体和被检标本混合孵育后的混合溶液,假如标本中不含抗原,则参考抗体未被结合。因此它可以和包被于固相载体上的抗原结合。如标本中含有抗原,则抗原先与参考抗体结合,故参考抗体不再与包被于固相载体上的抗原结合。对加入酶结合物(抗球蛋白)和底物仅显示剩余结合的抗体量。再与另一组不加待检标本的参考系统比较,被检标本对底物显色的抑制程度与标本中所含抗原量成比例,二者之差,即为待测抗原的量。

(二)注意事项

(1)操作前应对实验的物理参数有充分的了解,如环境温度(保持在 18~25℃)、反应孵育温度和孵育时间、洗涤的次数等,要先查看水浴箱温度是否符合要求。

(2)正确使用加样器,加样器应垂直加入标本或试剂,避免刮擦包被板底部。加样时应将所加物加在 ELISA 板孔的底部,避免加在孔壁上部,并注意不可溅出。加样器吸头要清洗干净,避免污染,加

样次序要与说明书一致,否则可导致结果错误,实验重复性差。

(3)手工洗板加洗液时冲击力不要太大,洗涤次数不要超过说明书推荐的洗涤次数,洗液在反应孔内滞留的时间不宜太长。不要使洗液在孔间窜流,造成孔间污染,导致假阴性或假阳性。

(4)要保证加液量一致。我们在使用时感觉滴瓶加液不如加样器好,滴瓶不易控制,加液量不准,造成显色不统一,判断错误。

(5)加样的工作环境不能处于阳光直射的环境下,加显色系统后要避光反应,显色液量不能过多,以免显色过强。

(6)试剂应妥善保存于 4℃冰箱内,在使用时先平衡至室温,不同批号的试剂组分不宜交叉使用。试剂开启后要在一周内用完,剩余的试剂下次用时应先检查是否变质,显色剂如被污染变色将造成全部显色,导致错误结果。过期的试剂不宜再用,若别无选择,应做好双份质控品的监测,确保结果的可靠性。

第二节 免疫共沉淀

免疫共沉淀(co-immunoprecipitation,co-IP)以抗体和抗原之间的特异性结合为基础,用于测定蛋白质相互作用,是确定两种蛋白质在完整细胞内生理性相互作用的有效方法。

一、免疫共沉淀原理

蛋白质间相互作用存在于机体每个细胞的生命活动过程中,生物学中的许多现象如复制、转录、翻译、剪切、分泌、细胞周期调控、信号转导和中间代谢等均受蛋白质间相互作用的调控,有些蛋白质由多个亚单位组成,它们之间的相互作用就显得更为普遍。有些蛋白质结合紧密,而有些蛋白质只有短暂的相互作用。然而不论哪种情况,它们均控制着大量的细胞活动事件,如细胞的增殖、分化和死亡。通过蛋白质间相互作用,可改变细胞内蛋白质的动力学特征,如底物结合特性、催化活性;也可产生新的结合位点,改变蛋白质对底物的特异性;还可失活其他蛋白质,调控其他基因表达。因此,只有使蛋白质间相互作用顺利进行,细胞的正常生命活动过程才

有保障。由于蛋白质间相互作用具有如此重大的意义,因此其检测方法的研究也备受重视,由生化方法,如蛋白质亲和层析(protein affinity chromatography),发展到当今的分子生物学方法,如以基因文库为基础的蛋白探测(protein probing)、噬菌体显示(phage display)及双杂交系统(two-hybrid system)等。另外,还发展了可定性和定量检测蛋白质间相互作用的简便又快捷的方法,如表面胞质团共振(surface plasmon resonance)等。通过这些方法的联合使用,实验得出的蛋白质间的相互作用的结论显得更为可靠。

免疫共沉淀的基本原理是,在保持蛋白质相互作用的条件下收获并裂解细胞,在细胞裂解液中加入针对一种已知蛋白质的特异性抗体,孵育后再加入可与抗体结合的蛋白 A/G- 琼脂糖珠沉淀收获抗原抗体复合物,若细胞中存在着与此已知蛋白质相结合的目标蛋白,就可以与上述抗原抗体复合物共同被沉淀下来,形成"目标蛋白 - 已知蛋白 - 抗已知蛋白抗体 - 蛋白 A"复合物。经 SDS-PAGE 后,复

合物可被分离,再经免疫印迹或质谱鉴定出目标蛋白。这种方法常用于测定两种蛋白质是否在体内结合,常使用针对这两种蛋白质的抗体分别进行 co-IP,以相互印证。与质谱技术结合,也可用于确定一种特定蛋白质的新的未知结合蛋白。还可以对该蛋白质进行 N 端氨基酸序列分析,推断出相应的核苷酸序列。将包含活性物质的组织或细胞构建成 cDNA 文库,以上述核苷酸序列为探针从 cDNA 文库中分离出 cDNA 克隆。

随着分子生物学技术的发展,对于肿瘤异质性的研究方法已从形态学深入到细胞生物学、分子遗传学、分子病理学等方面,但其分子水平的研究多处于基因水平,而对蛋白质方面的研究其少。由于蛋白质是生命活动的执行者和体现者,细胞各种重要的生理过程都是以蛋白质间相互作用来实现的,因此通过研究蛋白质的相互作用来探讨肿瘤异质性,将更直接、全面揭示异质性的发生机制及调控过程。借助于医学分子成像结合免疫共沉淀法来研究肿瘤异质性的分子机制无疑是一条很好的途径,随着这一研究方法的完善,它将在细胞异质性的研究中发挥重要作用。

CD81 全基因序列编码蛋白可与 HBeAg 在酵母细胞中相互作用。采用体外免疫共沉淀试验测了 HBeAg 与 CD81 的相互作用,对深入了解 CD81 分子的功能及其在 HBeAg 所致肝细胞损伤的作用奠定了基础。

Wnt 信号传导的经典通路,即 Wnt 配体与细胞表面的复合体 LRP6/Frizzled 相互作用后,激活 Di-shevel2ed 蛋白进而使细胞质中 β- 连环蛋白向细胞核聚集,从而激活下游基因的表达。正常的 Wnt 信号传导通路在胚胎发育过程中极其重要,而 Wnt 信号传导通路的异常活化则往往导致肿瘤的发生。通过免疫共沉淀证实了黑色素瘤相关抗原 MAAT1P15 与 LRP6 之间的相互作用,LRP6 为 Wnt 受体的胞内区,MAAT1P15 对 Wnt 信号通路传导有协同激活作用,提示 MAAT1p15 可能参与了 Wnt 信号通路对黑色素瘤的发生和转移过程的促进性调节。

二、免疫共沉淀优缺点与关键

在体内蛋白质间相互作用的过程中,免疫沉淀现象是在不添加任何成分的细胞裂解物中发生的。免疫共沉淀技术的主要步骤与免疫沉淀基本相同。

免疫共沉淀技术的优点是:①得到的蛋白质相互作用是在细胞内天然形成的,反映的是细胞的生理状态;②可以分离得到天然状态的蛋白质复合物。

其缺点是:①可能检测不到低亲和力和瞬时蛋白质 - 蛋白质相互作用;②不能证明两种蛋白质的直接结合,其他分子可能起到桥梁作用;③依赖于高质量的可用于免疫沉淀的特异性抗体。

三、实验过程以及注意事项

(一)实验过程

(1)细胞转染实验(略)。

(2)转染后 24~48 h 可收获细胞,加入适量细胞裂解缓冲液(含蛋白酶抑制剂),冰上裂解 30 min,细胞裂解液于 4℃,最大转速离心 30 min 后取上清。

(3)取少量裂解液以备 Western blot 分析,剩余裂解液加 1 μg 相应的抗体,4℃缓慢摇晃孵育过夜。

(4)取 10μL protein A 琼脂糖珠,用适量裂解缓冲液洗 3 次,每次 3 000 r/min 离心 3 min。

(5)将预处理过的 10μL protein A 琼脂糖珠加入到和抗体孵育过夜的细胞裂解液中 4℃缓慢摇晃孵育 2~4 h,使抗体与 protein A 琼脂糖珠偶联。

(6)免疫沉淀反应后,在 4℃ 以 3 000 r/min 速度离心 3 min,将琼脂糖珠离心至管底;将上清小心吸去,琼脂糖珠用 1 mL 裂解缓冲液洗 3~4 次;最后加入 15 μL 的 2×SDS 上样缓冲液,沸水煮 5min。

(7)SDS-PAGE,Western blotting 或质谱仪分析。

(二)注意事项

(1)细胞裂解采用温和的裂解条件,不能破坏细胞内存在的所有蛋白质 - 蛋白质相互作用,多采用非离子变性剂(NP40 或 Triton X-100)。每种细胞的裂解条件是不一样的,通过经验确定。不能用高浓度的变性剂(0.2%SDS),细胞裂解液中要加各种酶抑制剂,如商品化的 cocktailer。

(2)使用明确的抗体,可以将几种抗体共同使用。

(3)使用对照抗体。
单克隆抗体:正常小鼠的 IgG 或另一类单抗。
兔多克隆抗体:正常兔 IgG。

(4)确保共沉淀的蛋白是由所加入的抗体沉淀得到的,而并非外源非特异蛋白,单克隆抗体的使用有助于避免污染的发生。

(5)要确保抗体的特异性,即在不表达抗原的细胞溶解物中添加抗体后不会引起共沉淀。

（6）确定蛋白间的相互作用是发生在细胞中，而不是由于细胞的溶解才发生的，这需要进行蛋白质的定位来确定。

四、免疫共沉淀的常见问题及解决办法

1. 细胞裂解液的选择　不同的细胞裂解缓冲液可能会有不同的免疫沉淀效果。RIPA 裂解液的背景信号低，但是会使某些激酶变性，同时也会破坏某些蛋白质之间的相互作用。NP-40 裂解液不会使蛋白质变性，也不会抑制激酶活性或破坏蛋白质复合物，但是背景高。磷酸盐缓冲液 RIPA 通常是最好的选择。磷酸盐在 pH 7.2 缓冲能力强，同时也是磷酸酶抑制剂。而 Tris 在 pH 7.2 不是一个很好的缓冲液，也不是磷酸酶抑制剂，不过在加入钙或锰（蛋白质结合或激酶活性维持所需）时需使用 Tris 缓冲液，否则还是首选磷酸盐。蛋白激酶 Syk 和 Src 等的酶活性不稳定，大部分会在 RIPA 中丢失，应该用 NP-40 裂解液，包含 EDTA 和磷酸酶抑制剂，且在裂解细胞、沉淀及洗涤全程使用。一般需要进行预实验来确定裂解条件，主要是盐浓度和去垢剂的浓度。此外，全程低温操作也有助于稳定蛋白质间的相互作用及蛋白质活性。

2. 抑制剂的选择　裂解细胞的同时要注意蛋白质降解和化学修饰基团的丢失。所有的免疫沉淀实验都应在裂解细胞时使用蛋白酶抑制剂。对于磷酸化蛋白质，需要使用磷酸酶抑制剂。另外，EDTA 用于抑制裂解液中的磷酸化反应，通常使用浓度为 2mmol/L。钒酸钠抑制所有的酪氨酸蛋白磷酸酶活性，最高使用浓度可至 200mmol/L，使用前现配。氟化钠是丝氨酸、苏氨酸蛋白磷酸酶抑制剂，通常使用浓度为 50mmol/L。DTT 可以阻止新暴露的半胱氨酸形成二硫键，从而阻止蛋白质聚集，在整个免疫沉淀过程中使用，必须现用现配。此外，还可以使用蛋白酶抑制剂，如 MG132 等。

3. 细胞裂解操　作为减少蛋白质降解和变性，裂解细胞必须在冷室或冰上进行，所有液体和用具都需要预冷。细胞裂解时间一般 20min 即可，每个 35mm 培养皿的细胞用 0.25~0.30 mL 裂解液，这个比例可保证背景较低。裂解后的离心应使用自动低温离心机。

4. 抗体的选择和使用　并非所有的抗体都可以用于免疫沉淀，需要在实验中尝试。购买商品化抗体应询问其是否适用于免疫沉淀。为了获得最强的信号，最好加入过量的抗体，如果裂解液过多，抗体不能完全结合，将会导致背景增强。

5. 不理想结果及解决方法　由于蛋白质间相互作用属于弱结合，且可能只有少部分是处于结合状态，所以检测的敏感度和特异性都不十分理想。免疫共沉淀实验需要耐心和技巧，往往需要多次摸索才能找到获得理想信号的条件。

第三节　染色质免疫共沉淀

真核生物的基因组 DNA 以染色质的形式存在是基因表达调控的结构基础。染色质免疫沉淀技术（chromatin immunoprecipitation，ChIP）是研究体内蛋白质与 DNA 相互作用的另一种常用技术。与前述的 EMSA 不同，ChIP 技术可以真实地反映蛋白质分子在体内与基因组 DNA 结合的状况。近年来该技术不断发展和完善，其应用范围已经从研究目的蛋白与已知 DNA 靶序列间的相互作用，发展到研究目的蛋白与整个基因组未知序列的相互作用；从研究一个目的蛋白与 DNA 的相互作用，发展到研究结合在 DNA 序列上的蛋白质复合物。该技术还可以鉴定启动子区域位点特异性的组蛋白的化学修饰。随着对基因功能研究的不断深入，这项技术正越来越多地被应用于科研的各个领域。

一、染色质免疫共沉淀原理

染色质免疫沉淀技术的原理是利用特异性抗体沉淀拟研究的目标蛋白，富集在细胞内与此蛋白相结合的 DNA 片段并分析该片段序列。为保持蛋白质 -DNA 复合物的稳定，在裂解细胞前，需要先用化学交联试剂将细胞内原有的蛋白质 -DNA 复合物固定。细胞裂解后，将高分子染色质随机切断为一定长度范围内的小片段，然后通过免疫学方法沉淀这些蛋白质 -DNA 复合体，再利用 PCR 技术特异性地富集目的蛋白所结合的 DNA 片段，从而获得蛋白质与 DNA 相互作用的信息。通过鉴定所获得的

DNA 片段,可确定该种蛋白在细胞内所结合的 DNA 序列;同时还可以对复合物中蛋白质分子的结构及化学修饰进行鉴定。

二、一般流程和实验步骤

染色质免疫共沉淀的一般实验流程是固定、沉淀和检测。第 1 步为固定,即在体内用甲醛固定 DNA 和蛋白质复合物,然后用化学(微球菌酶)或者机械(超声波)的手段将其随机切成一定长度的染色质小片段。第 2 步为免疫沉淀,即利用目的蛋白质或者目的蛋白质上标签的特异性抗体,通过抗原和抗体反应形成 DNA- 蛋白质 - 抗体复合体,然后沉淀此复合体,特异性地富集目的蛋白结合的 DNA 片段。第 3 步为目的片段的纯化与检测,即经过热处理解交联,释放共沉淀的 DNA;再将 DNA 片段纯化后,对沉淀的 DNA 样品进行检测。目前检测方法主要有 3 种:第 1 种是比较沉淀的模板与阴性和阳性对照 PCR 信号强度的普通 PCR 实验,或者相对精确的定量 PCR 方法。第 2 种是将沉淀的 DNA 与 DNA 微阵列芯片杂交(ChIP-on-chip),以检测多基因轨迹全部的相互作用。第 3 种是高通量 DNA 测序分析。

(一)细胞的甲醛交联与超声破碎(第一天)

(1)室温下用 PBS 离心漂洗培养细胞 2 次,并重悬浮至约 5×10^5 cells/mL(细胞总数约 2×10^7),加入甲醛,至终浓度为 1%(每 4mL 培养液中加入 37% 甲醛 67.5μL),室温 10min。

(2)加入终浓度 0.125 mol/L 的甘氨酸以终止交联反应。

(3)离心沉淀细胞,用冰 PBS 漂洗 1 次。

(4)用 6 mL 细胞裂解液重悬细胞。

(5)离心 2 000 r/min, 5 min 后收集核粗提取物沉淀。

(6)用 PBS 再次漂洗沉淀,沉淀可用于下一步操作或 -20℃冷冻储存。

(7)用 1.9mL 高盐裂解液重悬浮沉淀,然后移入 2mL 的微量离心管以备超声。采用预先选择的最佳条件超声处理。超声处理过程中,样品需要始终保持在冰浴中。实验前,应试用不同超声时间和强度,确定将 DNA 切割至大小 200~500bp 的最优条件。

(二)除杂及抗体哺育(第一天)

(1)超声破碎结束后, 10 000 r/min 4℃离心 10 min。去除不溶物质。

(2)留取 300 μL 供实验,其余保存于 -80℃。

(3)300 μL 中, 100 μL 加抗体作为实验组; 100μL 不加抗体作为对照组; 100 μL 加入 4 μL 5 mol/L NaCl(NaCl 终浓度为 0.2 mol/L), 65℃处理 3 h 解交联,电泳,检测超声破碎的效果。

(4)在 100 μL 的超声破碎产物中,加入 900 μL ChIP Dilution Buffer 和 20 μL 的 50 × PIC。

再各加入 60 μL ProteinA Agarose/Salmon Sperm DNA。4℃颠转混匀 1 h。

(5)1 h 后,在 4℃静置 10 min 沉淀, 700 r/min 离心 1 min。

(6)取上清。各留取 20 μL 作为 input。一管中加入 1 μL 抗体,另一管中则不加抗体。4℃颠转过夜。

(三)检验超声破碎的效果(第一天)

(1)取 100 μL 超声破碎后产物,加入 4 μL 5 mol/L NaCl, 65℃处理 2 h 解交联。

(2)分出一半用酚 / 氯仿抽提。电泳检测超声效果。

(四)免疫复合物的沉淀及清洗(第二天)

(1)孵育过夜后,每管中加入 60 μL ProteinA Agarose/Salmon Sperm DNA。4℃颠转 2 h。

(2)4℃静置 10 min 后, 700 r/min 离心 1 min。除去上清。

(3)依次用下列溶液清洗沉淀复合物。清洗的步骤为:加入溶液,在 4℃颠转 10 min, 4℃静置 10 min 沉淀, 700 r/min 离心 1 min,除去上清。

(4)清洗完毕后,开始洗脱。

洗脱液的配方:100 μL 10%SDS, 100 μL 1mol/L NaHCO$_3$, 800 μL ddH$_2$O,共 1 mL。

每管加入 250 μL 洗脱液,室温下颠转 15 min,静置离心后,收集上清。重复洗涤一次。最终的洗脱液为每管 500 μL。

(5)解交联:每管中加入 20 μL 5 mol/L NaCl (NaCl 终浓度为 0.2 mol/L)。

(6)混匀,65℃解交联过夜。

(五)DNA 样品的回收(第三天)

(1)解交联结束后,每管加入 1 μL RNaseA (MBI),37℃孵育 1 h。

(2)每管加入 10 μL 0.5 mol/L EDTA, 20 μL 1 mol/L Tris·HCl(pH6.5), 2 μL 10 mg/mL 蛋白酶 K。45℃处理 2 h。

（3）DNA 片段的回收——omega 胶回收试剂盒。最终的样品溶于 100 μL ddH$_2$O。

（六）目的片段的纯化与检测（第三天）

详见下述。

三、目的片段的纯化与检测

在 PCR 分析这一块，比较传统的做法是半定量 PCR。但是现在随着荧光定量 PCR 的普及，大家也越来越倾向于 Q-PCR 了。用比较精确的实时定量 PCR 方法检测沉淀的 DNA 样品，称为实时定量染色质免疫共沉淀技术（qChIP）。这是一种在体内确定 DNA 和蛋白质相互作用的灵敏、精确的方法。与 ChIP-on-Chip 方法相比，成本较低。目前已有将 qChIP 应用于分析减数分裂时期蛋白质和 DNA 相互作用的研究。此外还有一些由 ChIP 衍生出来的方法。

为了在基因组范围内重新发现转录因子的结合位点，需进一步确定染色质免疫共沉淀实验得到的 DNA 样品的序列。其序列可以通过直接测序确定，这种方法称为 ChIP-SEQ。

ChIP-SEQ 为巨大的 DNA 并行序列应用快速进化平台，以高分辨率确定样品中富集的基因组区域。目前，Illumina Genome Analyzer（GA）技术频繁用于 ChIP-SEQ 应用的平台。其他针对高通量测序的平台是 Helicon HeliScope 和 ABI SOL-iD。

染色体免疫共沉淀和芯片结合的技术（ChIP-on-chip，也称 ChIP-chip），其中前一个 ChIP 表示染色质免疫沉淀技术，后一个 chip 表示基因芯片技术。一方面这项技术的出现超越了以往传统的芯片分析方法。传统的芯片检测方法只能对基因调控进行管中窥豹式的研究，然而事实上转录是一个非常复杂的过程，它涉及多种形式的相互作用以及大量组分间的精妙的互相结合。ChIP-on-chip 技术能为一些重要机制的研究提供线索，包括 DNA 复制、修饰、修复，更重要的还有甲基化以及组蛋白修饰等等；还能帮助我们更好地理解一些疾病的发生机制，比如糖尿病、白血病、乳腺癌等。除此之外，ChIP-on-chip 技术也已在一些至关重要的生命过程中为我们提供了重要的线索，包括细胞增殖、细胞分化、癌症发生、细胞周期、细胞凋亡以及神经生成等过程。另一方面，染色体免疫共沉淀和芯片结合的技术与普通的染色质免疫沉淀技术的最大区别在于，染色质免疫沉淀技术主要用于蛋白质和 DNA 两者

都已经明确的情况下，研究蛋白质 A 和目标基因 B 之间的结合关系；而 ChIP-on-chip 则用于只给定蛋白质 A 寻找它可能结合的靶基因，可以得到与蛋白质 A 结合的 DNA 片段集合，一般用于筛选一个蛋白的下游靶基因。

该技术对于大规模挖掘顺式调控信息成绩卓著，同时它可以用于胚胎干细胞和一些疾病如癌症、心血管疾病和中央神经紊乱的发生机制研究。研究人员还可以利用这项技术开发一些治疗方法。目前该技术研究主要集中于两个领域：转录因子的结合和条件特异性；组蛋白的修饰，组蛋白修饰蛋白和染色体重建。ChIP-on-chip 在描述转录结合因子动力学中的研究、染色体结构组分的分布、在组蛋白的修饰、组蛋白修饰蛋白和染色体重建中的应用也十分广泛。此技术的优点是：可以在体内进行反应；在给定的检验细胞环境的模式下得到 DNA 相互关系的简单影像；使用特异性修正抗体鉴定与包含有一个特异性后转录修正的蛋白质的相关位点；直接或者间接（通过蛋白质与蛋白质的相互作用）地鉴别基因组与蛋白质的相关位点。但它也有一定的局限性，其缺点包括：需要一个特异性蛋白质抗体，有时难以获得；为了获得高丰度的结合片段，必须实验演示胞内条件下靶标蛋白质的表达情况；调控蛋白质的基因的获取可能需要限制在组织来源中。总之，ChIP-on-chip 技术的发展为分析活细胞或组织中 DNA 与蛋白质的相互关系提供了一个极为有力的工具。在未来的研究中，将对芯片的构建进行改进，提高其实用性，使用易于获得的抗体，增加这种方法的可用性。

四、注意事项

（1）注意抗体的性质。抗体不同和抗原的结合能力也不同，免染能结合未必能用在 IP 反应。建议仔细检查抗体的说明书。特别是多抗的特异性更是问题。

（2）注意溶解抗原的缓冲液的性质。多数的抗原是细胞构成的蛋白，特别是骨架蛋白，缓冲液必须要使其溶解。为此，必须使用含有强界面活性剂的缓冲液，尽管它有可能影响一部分抗原抗体的结合。另一方面，如用弱界面活性剂溶解细胞，就不能充分溶解细胞蛋白。即便溶解也产生与其他的蛋白结合的结果，抗原决定簇被封闭，影响与抗体的结合，即使 IP 成功，也是很多蛋白与抗体共沉的悲惨结果。

（3）为防止蛋白的分解、修饰，溶解抗原的缓冲液必须加蛋白酶抑制剂，低温下进行实验。每次实验之前，首先考虑抗体/缓冲液的比例。抗体过少就不能检出抗原，过多则就不能沉降在 beads 上，残存在上清。缓冲剂太少则不能溶解抗原，过多则抗原被稀释。

五、染色质免疫共沉淀应用

细胞内有许多生命活动都涉及基因组 DNA 和基因组 DNA 上一系列结合蛋白之间的瞬时而又精确的相互作用。不同生理条件下特异性的基因转录调控常常依赖于不同的反式作用因子与顺式作用元件的特异性结合。染色质免疫沉淀技术可以通过选择合适的抗体，特异性地富集目的蛋白及与之结合

的基因组 DNA 序列，捕捉到在染色质上基因表达调控的瞬时事件，从而找出在生理条件下目的蛋白 DNA 靶序列的结合位点，反映体内基因表达调控的真实情况。近年来，染色质免疫沉淀技术在鉴定 DNA 与蛋白质的相互作用方面已经成为必不可少的研究手段。例如应用荧光素酶报告系统将染色质免疫沉淀筛选出的目的蛋白潜在的 DNA 靶序列以正反两个方向克隆进荧光素酶报告质粒，转染细胞，同时转染此目的蛋白的表达质粒，检测荧光素酶的活性。如果潜在的启动子的正相序列比反相序列驱动的报告质粒所表达的荧光素酶活性高得多，则证明靶序列确实含有某个基因的启动子。染色质免疫共沉淀技术的发展也为医学分子成像提供了更广阔的研究空间。

第四节　免疫组化原理与步骤

一、基本原理及实验目的

免疫组织化学利用抗原与抗体特异性结合的原理，通过化学反应使标记抗体的显色剂（荧光素、酶、金属离子、同位素）显色来确定组织细胞内的抗原（多肽和蛋白质），对其进行定位、定性及定量的研究。该实验技术具有高度的特异性、灵敏性和精确性等特点，并且能将形态研究与功能、代谢研究有机地结合在一起。如果将这种方法用于细胞学研究则称为免疫细胞化学。目前认为，免疫组织化学与细胞化学技术没有严格界限，二者可按标记物质的种类，如荧光染料、放射性同位素、酶（主要有辣根过氧化物酶和碱性磷酸酶）、铁蛋白、胶体金等，可分为免疫荧光法、放射免疫法、酶标法和免疫金银法等。按染色步骤可分为直接法（又称一步法）和间接法（二步、三步或多步法）。按结合方式可分为抗原-抗体结合 [如过氧化物酶-抗过氧化物酶（PAP）法] 和亲和连接 [如卵白素-生物素-过氧化物酶复合物（ABC）法、链霉菌抗生物素蛋白-过氧化物酶连接（SP）法等，其中 SP 法是最常使用的方法]。

二、主要仪器及试剂

枸橼酸缓冲液：21.01g 枸橼酸（$C_6H_8O_7 \cdot H_2O$）中加入蒸馏水 1 000mL，配制成 0.1mol/L 枸橼酸。

29.41g 枸橼酸钠加入蒸馏水 1 000mL，配制成 0.1 mol/L 枸橼酸钠。使用时取 0.1mol/L 枸橼酸 9mL 和 0.1mol/L 枸橼酸钠 41mL，再加入蒸馏水 450mL，即配成 0.01mol/L 的枸橼酸缓冲液（pH6.0±0.1），用于微波修复抗原。

DAB 显色液：DAB（3-3-二氨基联苯胺四盐酸盐）50 mg。

PBS 溶液 100mL。

30% H_2O_2 30~40μL。

先以少量 PBS 溶液溶解 DAB，充分溶解后加入剩余的 PBS，摇匀后（避光）过滤，显色前加入 30% H_2O_2。

切片机、冰箱、孵育盒、定时器、玻片、玻璃缸、水浴锅、显微镜等。

三、操作步骤

1. 免疫组织化学——SP 法

（1）4% 多聚甲醛灌注固定，取材并置 20% 蔗糖溶液 4℃中过夜。蜡块制作，切片，贴片。

（2）切片室温静置 1h。

（3）切片常规二甲苯脱蜡，梯度酒精脱水：二甲苯Ⅰ 5min，二甲苯Ⅱ 5min，100% 酒精Ⅰ 5min，100% 酒精Ⅱ 5 min，95% 酒精Ⅰ 5min，95% 酒精Ⅱ 5min，1×PBS 洗 5min×3 次。

（4）灭活内源性过氧化物酶：将切片放入用甲

醇新鲜配制的 0.3% 双氧水中,室温 15 min,1×PBS 洗 5 min×3 次。

（5）抗原修复:切片置 0.01mol/L 枸橼酸缓冲液（pH6.0）中煮沸（95℃, 15~20 min）,自然冷却 20 min 以上,再用冷水冲洗缸子,加快冷却至室温,1×PBS 洗 5 min×3 次。

（6）10% 正常山羊血清封闭液 37℃ 温育 30 min,倾去,勿洗。

（7）滴加稀释后一抗,过夜,1×PBS 洗 5 min×3 次。

（8）滴加生物素标记二抗,37℃温育 30 min,1×PBS 洗 5 min×3 次。

（9）滴加链霉菌抗生物素 - 过氧化物酶复合物工作液, 37℃ 温育切片 30 min 后, 1×PBS 洗 5 min×3 次。

（10）加入新鲜配制的 DAB 显色液,避光显色,显微镜下控制显色程度。

（11）1×PBS 或自来水冲洗 10 min 终止显色,苏木素衬染胞核,乙醇梯度脱水,二甲苯透明,中性树胶封片,37℃干燥 48 h,显微镜观察并照相。

设立阴性对照以正常未免疫与一抗同一种属来源动物血清或 1×PBS 代替一抗染片,步骤同上;阳性对照以已知的高表达组织切片,步骤同上。

2. 间接免疫荧光

（1）4% 多聚甲醛灌注固定,取材并置 20% 蔗糖溶液 4℃中过夜。蜡块制作,切片,贴片。

（2）切片室温静置 1h。

（3）切片常规二甲苯脱蜡,梯度酒精脱水:二甲苯 Ⅰ 5min, 二甲苯 Ⅱ 5min, 100% 酒精 Ⅰ 5min, 100% 酒精 Ⅱ 5min, 95% 酒精 Ⅰ 5min, 95% 酒精 Ⅱ 5min,1×PBS 洗 5min×3 次。

（4）灭活内源性过氧化物酶:将切片放入用甲醇新鲜配制的 0.3% 双氧水中,室温 15 min,1×PBS 洗 5 min×3 次。

（5）抗原修复:切片置 0.01 mol/L 枸橼酸缓冲液（pH6.0）中煮沸（95℃, 15~20 min）,自然冷却 20 min 以上,再用冷水冲洗缸子,加快冷却至室温,1×PBS 洗 5 min×3 次。

（6）1%BSA 封闭液 37℃ 温育 30 min, 倾去,勿洗。

（7）滴加稀释后一抗, 4℃ 过夜, 1×PBS 洗 5 min×3 次。

（8）滴加荧光素（FITC、Cy3 或 TRITC 等）标记二抗, 37℃温育 30 min,1×PBS 洗 5 min×3 次。

（9）缓冲甘油封片,荧光显微镜观察并照相。

四、结果判读

对免疫组织化学染色结果的判断应持科学慎重态度。要准确判断阳性和阴性,排除假阳性和假阴性结果,必须严格对照实验,对新发现的阳性结果,除有对照实验结果之外,应进行多次重复实验,最好用几种其他方法进行验证,如用 SP 法阳性,可再用 ABC 法、间接免疫荧光等方法验证。

特异性染色与非特异性染色的鉴别点主要在于特异性反应产物常分布于特定的部位,如细胞质或者细胞核,即具有结构性。特异性染色表现为在同一切片上呈现不同程度的阳性染色结果;非特异性染色表现为无一定的分布规律,常为某一部位成片的均匀着色,细胞和周围的结缔组织均无区别地着色,或结缔组织呈现很强的染色。非特异性染色常出现在干燥切片的边缘,有刀痕或组织折叠的部位。在过大的组织块,中心固定不良也会导致非特异性染色,有时可见非特异性染色和特异性染色同时存在。过强的非特异性染色背景将影响对特异性染色结果的观察和记录。

五、注意事项

（1）组织切片容易脱片,可以考虑用多聚赖氨酸处理过的防脱载玻片。

（2）DAB 的孵育时间和配制方式不同可以产生某些背景颜色,使用浓缩型 DAB 试剂盒时,请严格按照说明书标明的滴加顺序操作,注意校正蒸馏水的 pH 值,以确保实验结果的正确性;粉剂 DAB 溶解时,常有一些不溶性颗粒,这些颗粒须经过滤除去,否则可能沉积于切片组织上,产生斑点状着色。另外, DAB 保存不妥产生氧化物亦可沉积于切片上,因此须将 DAB 保存于避光干燥处,现用现配。DAB 显色时,在显微镜下控制显色程度,出现明显棕褐色阳性反应物时,终止显色。

（3）必须设置阳性对照和阴性对照,排除假阳性和假阴性。

（4）实验中多聚甲醛二甲苯、DAB 均为有毒试剂,操作时注意防护,避免直接与皮肤接触。用后的器皿应充分冲洗,用后的液体不应冲入下水道,应集中深埋或清洁液处理后弃之。

（5）初始使用一种抗体时,须进行预实验分析抗体合适的稀释度。一般而言,间接免疫荧光一抗稀释度较低,而免疫组织化学一抗稀释度较高,约为同一种抗体进行间接免疫荧光实验的 2 倍左右。SP 法和 ABC 法都比较成熟,很多商品化试剂盒使用效果都比较满意,譬如晶美免疫组织化学试剂盒(SP 法)。如果使用间接免疫荧光进行观察,甘油封片后 -20℃冷冻保存。建议 2 周内成像,荧光保存时间不宜过长。

第五节　Transwell 实验

一、基本原理及实验目的

肿瘤细胞通过膜表面特定受体与基质或基底膜粘连,而后可以释放蛋白水解酶或激活基质中已存在的酶原,降解基质,最后细胞运动而充填到被水解的基质空隙处。这个过程不断重复,肿瘤细胞则不断地向深层侵袭。本实验主要是检测肿瘤细胞体外的侵袭能力。

二、主要试剂及仪器

(1)0.25% 胰酶、含 10% 胎牛血清的培养基、无血清培养基。

(2)Matrigel(BD,USA)、牛血清白蛋白(BSA)、结晶紫或台盼蓝染色液。

三、操作步骤

(1)实验前的准备:为了方便运输和保存,Matrigel 一般是在 -20℃呈固体状态。使用前要将 Matrigel 提前放入 4℃冰箱过夜,Matrigel 即融化为液体状态备用。

(2)包被基底膜:用 50 mg/L Matrigel 1∶8 稀释液包被 Transwell 小室底部膜的上室面,室温风干。

(3)水化基底膜:吸出培养板中残余液体,每孔加入 50 μL 含 10 g/L BSA 的无血清培养液,37℃,30 min。

(4)制备细胞悬液前可先让细胞撤血清饥饿12~24 h,进一步去除血清的影响。

(5)常规消化细胞,终止消化后离心收集细胞沉淀,PBS 洗 1~2 遍,用含 10g/L BSA 的无血清培养基重悬。调整细胞密度至 1×10^5 个 /mL。

(6)取细胞悬液 100~200 μL 加入 Transwell 小室。不同公司、不同大小的 Transwell 小室对细胞悬液量有不同要求。

(7)24 孔板下室一般加入 50 μL 含胎牛血清或趋化因子的培养基,不同的培养板加的量有不同要求,具体请参考说明书。这里要特别注意的是,下层培养液和小室间常会有气泡产生。一旦产生气泡,下层培养液的趋化作用就减弱甚至消失了。在种板的时候要特别留心,一旦出现气泡,要将小室提起,去除气泡,再将小室放进培养板。

(8)培养细胞:常规培养 12~48 h(主要依据肿瘤细胞侵袭能力而定)。

(9)取出小室,PBS 淋洗,用棉签小心擦去微孔膜内层的细胞,95% 酒精固定 5min,4g/L 的结晶紫溶液染色。

(10)计数:倒置显微镜下计数移至微孔膜下层的细胞,每个样本随机计数 10 个视野,取平均值。

(11)统计学分析:可采用 Students 检验,分析各组之间的差异。

四、注意事项

(1)无菌操作。本实验操作过程比较复杂,在实验的过程中尤其要注意无菌操作。

(2)包被基底膜的操作要在冰上进行,否则Matrigel 在室温中还没有包被完成就已经凝固了。

(3)在加样的过程中以及在取放培养板的过程中都要小心,动作轻柔,防止下层培养液和小室之间产生气泡。一旦产生气泡,下层培养液的趋化作用就减弱甚至消失了。

(4)接种细胞后的培养时间一般为 12~48 h,但是这还要根据细胞恶性程度以及侵袭能力的大小而定,最好在正式实验前做好预实验。

(5)个人认为,对照组和处理组尽量不要分开计数。因为细胞数目的差异会严重影响实验结果。如果需要对细胞预处理而不得不分开计数,那么计数一定要多重复几次,力求准确,尽量保证对照组和处理组细胞密度一致。

时间点的选择除了要考虑到细胞侵袭力外,处理因素对细胞数目的影响也不可忽视。例如某些药物不仅会抑制肿瘤细胞侵袭力,还对细胞增殖有明显抑制。若选择的药物浓度是用 MTT 筛选出的，而且用这个浓度处理细胞时，24h 内对细胞增殖并无明显抑制，但 24h 后，抑制作用就开始出现了。所以，用这个浓度来做 Transwell，处理时间也必须限定在 24h 内，否则一旦药物抑制了细胞增殖或者诱导出凋亡，使处理组细胞数目少于对照组，那么就难以肯定穿过膜的细胞比对照组少，究竟是由于侵袭被抑制引起，还是处理后细胞数目本身就比对照组少而引起的了。时间过长不可以，同样，过短也不行。因为细胞内会有一定量的 MMPs（基质金属蛋白酶）储存，短时间内可能侵袭能力不会有太大改变。同时，从药物被吸收进去进而发挥作用影响

MMPS 表达到最后释放到培养基中，还需要一个过程。时间点的选择可尽量长点，也可选择多个时间点研究时间依赖效应。但前提是这个时间范围内细胞数目不能有明显变化。另外，细胞在小室内的形态不是正常培养贴壁的形态，而是圆形的，仍是悬浮时的形态，不过会聚集成团，所以看到细胞不正常贴壁也不要紧张，是正常现象。在培养过程中，膜下会逐渐有少量小气泡产生，这是正常现象，可不处理，但若培养一段时间后，膜下出现了大气泡，后果将非常严重。因此，最好在接种细胞后 1~2h 把培养板从培养箱里拿出来看看，确信没有大气泡产生。

第六节　流式细胞仪原理、结构及应用

一、流式细胞仪的基本概念

　　流式细胞仪（flow cytometer）又称荧光激活细胞分选器、荧光活化细胞分类计（fluorescence activated cell sorter，FACS）。流式细胞仪和显微镜比较像，但能够对大量的单个细胞利用一组参数进行高通量的自动量化。固体组织需要在检测前制备成单细胞的悬浮液。是对高速直线流动的细胞或生物微粒进行快速定量测定和分析的仪器，主要包括样品的液流技术、细胞的计数和分选技术，计算机对数据的采集和分析技术等。流式细胞仪以流式细胞术为理论基础，是流体力学、激光技术、电子工程学、分子免疫学、细胞荧光化学和计算机等学科知识综合运用的结晶。流式细胞术是一种自动分析和分选细胞或亚细胞的技术。其特点是：测量速度快、被测群体大、可进行多参数测量，即对同一个细胞作有关物理、生物化学特性的多参数测量，且在统计学上有效。流式细胞仪已也应用到了医学分子成像学研究领域，例如我们要做研究肿瘤干细胞的分子影像实验时，需要从培养的细胞里面用流式细胞仪分选出来。还可以抗体标记各种肿瘤标志物，用流式细胞仪分选出特定亚群细胞，通过医学分子成像对各种相应肿瘤作分子水平检测。随着流式细胞技术水平的不断提高，其在医学分子成像的应用范围也日益广泛。

二、流式细胞仪的工作原理

　　除电源外，流式细胞仪主要由四部分组成：流动室和液流系统；激光源和光学系统；光电管和检测系统；计算机和分析系统。其中流动室是仪器的核心部件。这四大部件共同完成了信号的产生、转换和传输的任务。

　　流式细胞仪可同时进行多参数测量，信息主要来自特异性荧光信号及非荧光散射信号。测量是在测量区进行的，所谓测量区就是照射激光束和喷出喷孔的液流束垂直相交点。液流中央的单个细胞通过测量区时，受到激光照射会向立体角为 2π 的整个空间散射光线，散射光的波长和入射光的波长相同。散射光的强度及其空间分布与细胞的大小、形态、质膜和细胞内部结构密切相关，因为这些生物学参数又和细胞对光线的反射、折射等光学特性有关。未遭受任何损坏的细胞对光线都具有特征性的散射，因此可利用不同的散射光信号对不经染色活细胞进行分析和分选。经过固定的和染色处理的细胞由于光学性质的改变，其散射光信号当然不同于活细胞。散射光不仅与作为散射中心的细胞的参数相关，还跟散射角及收集散射光线的立体角等非生物因素有关。

　　在流式细胞术测量中，常用的是两种散射方向的散射光测量：①前向角（即 0° 角）散射（FSC）；②侧向散射（SSC），又称 90° 角散射。这时所说的角度指的是激光束照射方向与收集散射光信号的光电倍增管轴向方向之间大致所成的角度。一般说来，前向角散射光的强度与细胞的大小有关，对同种细胞群体随着细胞截面积的增大而增大；对球形活细

胞经实验表明在小立体角范围内基本上和截面积大小呈线性关系；对于形状复杂具有取向性的细胞则可能差异很大，尤其需要注意。侧向散射光的测量主要用来获取有关细胞内部精细结构的颗粒性质的有关信息。侧向散射光虽然也与细胞的形状和大小有关，但它对细胞膜、胞质、核膜的折射率更为敏感，也能对细胞质内较大颗粒给出灵敏反映。

在实际使用中，仪器首先要对光散射信号进行测量。当光散射分析与荧光探针联合使用时，可鉴别出样品中被染色和未被染色细胞。光散射测量最有效的用途是从非均一的群体中鉴别出某些亚群。

荧光信号主要包括两部分：①自发荧光，即不经荧光染色，细胞内部的荧光分子经光照射后所发出的荧光；②特征荧光，即由细胞经染色结合上的荧光染料受光照而发出的荧光，其荧光强度较弱，波长也与照射激光不同。自发荧光信号为噪声信号，在多数情况下会干扰对特异荧光信号的分辨和测量。在免疫细胞化学等测量中，对于结合水平不高的荧光抗体来说，如何提高信噪比是个关键。一般说来，细胞成分中能够产生的自发荧光的分子（如核黄素、细胞色素等）的含量越高，自发荧光越强；培养细胞中死细胞/活细胞比例越高，自发荧光越强；细胞样品中所含亮细胞的比例越高，自发荧光越强。

减少自发荧光干扰、提高信噪比的主要措施是：①尽量选用较亮的荧光染料；②选用适宜的激光和滤片光学系统；③采用电子补偿电路，对自发荧光的本底贡献予以补偿。

（一）信号的产生、转换和传输

在压力作用下，鞘液管中的鞘液被持续不断地压入流动室，形成一股稳定地连续的液流，保证了样本液稳定地处于鞘液液流的轴线上，并以单个细胞形式直线通过激光照射区。激光照射区又称测量区，是指液流与激光束垂直相交的点。当细胞携带荧光素标记物通过激光照射区时，产生代表细胞内部不同物质、不同波长的荧光信号，这些信号以细胞为中心，向空间360°立体角发射，产生散射光和荧光信号。散射光不依赖任何细胞样品的制备技术，因此被称为细胞的物理参数或固有参数。散射光又包括前向角散射和侧向角散射。前向角散射与被测细胞直径的平方密切相关，侧向角散射光对细胞膜、胞质、核膜的折射率更敏感，可提供有关细胞内精细结构和颗粒性质的信息。荧光信号也有两种：一种是细胞自身在激光照射下发出的微弱荧光信号，另

一种是经过特异荧光素标记后的细胞受激发照射后得到的荧光信号。在免疫分析中常要同时探测两种以上波长的荧光信号，就采用二向色性反射镜，或二向色性分光器，来有效地将各种荧光分开。

经荧光染色的细胞受到适合的光激发后产生的荧光是通过光电转换器转变成电信号而进行测量的。最常用的光电转换器是光电倍增管（PMT）。从PMT输出的电信号需要经过放大后才能输入分析仪器。流式细胞仪中一般备有两类放大器。一类是线性放大器，其输出信号与输入信号呈线性关系。线性放大器适用于在较小范围内变化的信号以及代表生物学线性过程的信号，如DNA测量等。另一类是对数放大器，其输出信号和输入信号之间成常用对数关系。在免疫学测量中常使用对数放大器。

放大后的电信号被传送到计算机，再经模-数转换器传输到微机处理器形成数据文件，保存在计算机上。保存在计算机上的数据可在脱机后再进行数据处理和分析。

（二）流式细胞仪分选原理

并不是所有的流式细胞仪都具有分选功能。流式细胞仪的分选功能是由细胞分选器来完成的。总的过程是：由喷嘴射出的液柱被分割成一连串的小水滴，根据选定的某个参数由逻辑电路判明是否将被分选，而后由充电电路对选定细胞液滴充电，带电液滴携带细胞通过静电场而发生偏转，落入收集器中；其他液体被当作废液抽吸掉，某些类型的仪器也有采用捕获管来进行分选的。

稳定的小液滴是由流动室上的压电晶体在几十千赫的电信号作用下发生振动而迫使液流均匀断裂而形成的。一般液滴间距数百微米。经验公式 $f=v/4.5d$ 给出形成稳定水滴的振荡信号频率。其中 v 是液流速度，d 为喷孔直径。由此可知使用不同孔径的喷孔及改变液流速度，可能会改变分选效果。使分选的含细胞液滴在静电场中的偏转是由充电电路和偏转板共同完成的。充电电压一般选 +150 V，或 -150 V；偏转板间的电位差为数千伏。充电电路中的充电脉冲发生器是由逻辑电路控制的，因此从参数测定经逻辑选择再到脉冲充电需要一段延迟时间，一般为数十毫秒。精确测定延迟时间是决定分选质量的关键，仪器多采用移位寄存器数字电路来产生延迟。可根据具体要求予以适当调整。

（三）数据的显示和分析

数据处理主要包括数据的显示和分析。单参数

直方图是使用最多的图形显示形式,既可用于定性分析,又可用于定量分析。单参数直方图是由 X、Y 二方向组成的二维平面图。横坐标 X 是所测的荧光或散射光的强度,用"道数"(Channel No.)来表示。选择的放大器类型不同,标度不同。纵坐标 Y 通常表示被测细胞的绝对数目。正常情况下,数据分析得到的图形为具有一个或若干个峰的曲线图。对曲线图的解释应该具体问题具体分析。除直方图外,数据显示方式还包括二维点图、二维等高图、假三维图和列表模式等。二维点图也是比较常用的数据显示类型。它显示两个独立参数与细胞相对数之间的关系,也是二维平面图,横纵坐标可以根据自己选定的被测参数自行决定,点的位置表明了细胞和颗粒具有的二个被测参数的数值。二维点图所提供的信息量要大于单参数直方图。数据分析的方法大体可分为参数法和非参数法两大类。当被检测的生物学系统能够用某种数学模型时则多使用参数方法。非参数分析法不用对显示的图像做任何假设,也不采用数学模型,分析程序可以很简单,也可能很复杂。临床医学较常使用非参数分析法。

三、主要技术指标

1. 荧光分辨率 强度一定的荧光在测量时是在一定道址上的一个正态分布的峰,荧光分辨率是指两相邻的峰可分辨的最小间隔。通常用变异系数(C.V 值)来表示。C.V 的定义式为:

$$C.V=\sigma/\mu$$

式中,σ 为标准偏差,μ 是平均值。

在实际应用中,我们使用关系式 $\sigma=0.423$ FWHM;其中 FWHM 为峰在峰高一半处的峰宽值。现在市场上仪器的荧光分辨率均优于 2.0%。

2. 荧光灵敏度 反映仪器所能探测的最小荧光光强的大小。一般用荧光微球上所标可测出的 FITC(fluorescein isothiocyanate 异硫氰基荧光素)的最少分子数来表示。现在市场使用仪器均可达到 1 000 左右。

3. 分析速度/分选速度 即仪器每秒可分析/分选的数目。一般分析速度为 5 000~10 000;分选速度掌握在 1 000 以下。

4. 样品浓度 主要给出仪器工作时样品浓度的适用范围。

5. 前向角散射(FSC)光检测灵敏度 前向角散射(FSC)反映被测细胞的大小,一般流式细胞仪能够测量到 0.2~0.5μm。

其他技术参数尚多,不再一一介绍。

四、流式细胞仪的应用

流式细胞仪的应用非常多,而且在不断地扩展,许多应用与分子影像生物学实验相关,本章将主要介绍其在细胞凋亡和细胞分选方面的应用。

(一)细胞凋亡研究

细胞凋亡是细胞在基因控制下的有序死亡,在疾病发生、发展中有重要作用,因而研究细胞凋亡有重要意义。细胞凋亡检测方法很多,应用流式细胞仪技术可根据细胞在凋亡过程中发生一系列形态、生化变化从多个角度对细胞凋亡进行定性和定量的测定。

1. 细胞形态变化 通过流式细胞仪测定细胞光散射的变化来观察细胞凋亡。在细胞凋亡早期,细胞前向角光散射的能力显著降低,90° 角光散射的能力增加;在细胞凋亡晚期,前向角和90° 角光散射的信号均降低。此方法特异性不强,目前使用较少。

2. 细胞膜功能改变

(1)磷脂酰丝氨酸(phosphatidylserine PS)异位:正常情况下,PS 位于细胞膜内层,细胞发生凋亡时 PS 从细胞膜内翻转并暴露在细胞膜外层,是细胞发生凋亡的早期事件。PS 与 Annexin V(一种具有强力抗凝作用的血管蛋白)具有高度亲和力。应用流式细胞仪采用 FITC-Annexin V/PI 双染法进行细胞凋亡检测,可同时描述三群不同状态细胞:FITC-Annexin V -/PI- 细胞,即正常活力细胞;FITC-Annexin V +/PI- 细胞,即凋亡细胞;FITC-Annexin V +/PI+ 细胞,即已死亡细胞。此种方法操作过程简单,指标敏感,应用者越来越多。

(2)PI/Hoechst33342 双染法:Hoechst33342(HO)是一种 DNA 的特异性荧光染料,可通过完整细胞膜。应用 PI/Hoechst33342 可将细胞分为三群:正常活细胞(HO 强 /PI-),凋亡细胞(HO 弱 /PI-,由于凋亡细胞发生 DNA 降解和丢失,导致 HO 荧光减弱),死亡细胞(HO 弱 /PI+)。此种方法再结合凋亡细胞前向角光散射能力降低的特点,能更好地鉴定凋亡细胞,但 HO 需紫外光激发,由于很多流式细胞仪不配有紫外激光,故此法应用受限。

(3)吖啶橙(AO)/溴化乙啶(EB)双染法:AO 是一种异染性荧光染料,可通过完整的质膜,它与核酸的结合主要是嵌入 DNA 双链的碱基之间,其发射峰为 530 nm,呈绿色荧光。EB 的理化特性与 PI 相似,不能通过完整质膜。应用 AO/EB 双染法也可以将细胞分成三群:正常活细胞(AO 强 / EB-),凋亡细胞(AO 弱 /EB-),死亡细胞(AO 弱 /EB+)。原理与 PI/Hoechst33342 双染法相似,不同的是 AO/EB 双染法所用的激发光是被广泛使用的氩激光(488 nm),而不须紫外光,其缺点是染色过程较复杂,且 AO 易污染设备管道,因此使用此法者较少。

（4）放线菌素 D(7-AAD)染色法:7-AAD 是一种核酸染料,它不能通过正常质膜。随着细胞凋亡、细胞死亡过程,质膜对 7-AAD 的通透性逐渐增加,结合细胞凋亡中 DNA 的有控降解,最后通过 7-AAD 标记 DNA 的强弱,将细胞分为三群:7-AAD 强为死亡细胞,7-AAD 弱是凋亡细胞,7-AAD(-)为正常活力细胞。此法具有染色快速、简便、价格便宜等优点。另外,由于此法不破坏细胞膜,故还可联合使用 FITC、PE 标记的膜蛋白,对特殊细胞群及亚群进行多色荧光分析(虽然 AO/EB 双染法也不破坏被检细胞膜,但由于 AO 及 EB 的发射光波谱分别与 FITC 和 PE 的发射光波谱相似,故 AO/EB 法不能与 FITC 和或 PE 联合使用)。此法是应用核酸染料测定细胞凋亡的流式细胞仪法中十分实用的方法。

3. 细胞器改变　早期凋亡细胞的线粒体膜出现 APO2.7 蛋白表达,利用荧光标记的单克隆抗体,运用流式细胞术可以检测早期凋亡细胞。

4. DNA 含量变化　主要是 PI 染色法,由于凋亡细胞 DNA 发生有序降解,被降解的低分子量 DNA 片段从变性细胞膜(经乙醇及透膜剂处理)漏出细胞外,使得凋亡细胞内的 DNA 含量减低,在流式细胞仪测定细胞 DNA 含量直方图中 G1 峰前可出现亚二倍体峰,即所谓凋亡峰。通过测定凋亡峰百分含量,便可知凋亡细胞比例。此法简便、快速,是目前常用的、经典的测量凋亡细胞的方法。此法存在的问题:少量正常的低 DNA 含量细胞、由于机械损伤产生 DNA 含量减低的坏死细胞、染色体丢失的分裂相细胞以及细胞碎片和微核等都可能出现在亚二倍体峰内。因此,此法的特异性较低。

5. DNA 断裂点标记　细胞凋亡时发生 DNA 断裂,利用末端转移酶(TdT)可以将 dUTP 标记到断裂点上,称作原位缺口末端标记(TUNEL)技术。此法有直接标记和间接标记两种,前者的标记物是 FITC-dUTP,后者的标记物是生物素(biotin)标记的 dUTP,需要再用 FITC 标记的亲和素(avidin)与生物素标记的 dUTP 结合,使标记反应倍增,故间接标记法灵敏度高,但操作较复杂。TUNEL 还可以配合其他单抗同时进行细胞表型分析,或与 DNA 含量同时分析。TUNEL 法因其灵敏度高而被广泛采用。

6. 细胞凋亡相关基因产物检测　细胞凋亡是一个多种基因参与的复杂过程,目前已知与 bcl-2 基因、c-myc 基因、P53 基因等有关,这些基因都有相关产物,目前针对这些相关产物已有单克隆抗体生产,应用这些单抗,通过流式细胞仪可检测造血细胞凋亡相关基因蛋白表达水平和相互关系。

流式细胞仪测定细胞凋亡的方法、层次众多,且具有快速、准确的特点,应用十分广泛。在实际应用中应注意采用多种方法结合使用,使结果更加可靠准确。

（二）细胞分选

流式细胞仪能够分选某一亚群细胞,分选纯度 > 95%。目前细胞分选主要用于研究,临床应用较少。血液学应用最多的是造血干细胞的研究,最近随着造血理论的深入研究,关于造血干细胞究竟是否都是 CD34+ 细胞出现一些争论,实验研究证明,CD34- 造血干细胞较 CD34+ 造血干细胞更具造血潜能,这些实验研究所用的 CD34- 和 CD34+ 细胞就是通过细胞分选获得的。小鼠造血干细胞分选一般按 lin-c-Kit+CD34+/lin-c-Kit+CD34- 分选,人造血干细胞分选一般按 lin-CD34+/lin-CD34- 分选。为避免某些遗传性血液病如海洋性贫血、异常血红蛋白病的纯合子出生,产前诊断非常重要,这些疾病的主要靶细胞是红细胞,而孕妇血循环中存在着胎儿有核红细胞,只是数量非常少,利用流式细胞仪可从孕妇血液中分选出胎儿有核红细胞(分选条件 CD45-GPA+)进行基因分析,做出产前诊断。

流式细胞仪发明的初期,主要应用在对细胞的分选上,随着计算机技术、免疫学的发展以及单克隆抗体技术的发明,随后才在生物学和医学、药学等领域的应用越来越广泛。总之,流式细胞仪能够分选出你想得到的任何一亚群细胞,只要你想得到的某一亚群细胞有合适的单克隆,流式细胞仪的分选功能将得到越来越多的科学研究和临床应用。流式细胞仪也可检测细胞因子,细胞内细胞因子如白介素系列(IL-1 至 IL-14),肿瘤坏死因子(TNF),干扰素(IFN)等,只要用适当的打孔剂即可用抗上述细胞因子单克隆抗体标记后用流式细胞仪测定。

自从 16 世纪后期第一架显微镜诞生至今，形态学的观察一直推动着生物学发展的进程，分子生物学是在分子水平研究基因结构和功能的科学，是生命发展过程中诞生的一门新兴学科，特别是随着生物技术发展的日新月异，它极大地促进了其他交叉学科的发展，而医学分子成像的迅速崛起使形态学的观察有了更深的内涵和意义。随着生物技术的不断更新，医学分子成像的发展空间也日益增大，随着科技的进步和生物理论的迅速发展和不断完善，越来越多的新兴生物实验技术也将不断涌现，我们需要不断地补充和学习新的生物实验技术，带动医学影像学向微观如生物代谢及基因表达等更具特异性的方向发展，开创活体生物研究的新领域。

【参考文献】

［1］ 吕伟.ELISA 的应用现状［J］.硅谷，2011（3）：20-20.

［2］ JARK U，RINGENA I，FRANZ B，et al. Development of an ELISA technique for serodiagnosis of bovine paratuberculosis［J］. Veterinary microbiology，1997，57（2-3）：189-198.

［3］ JAGELSKÁ E，BRÁZDA V，POSPISILOVÁ S，et al. New ELISA technique for analysis of p53 protein/DNA binding properties［J］. Journal of immunological methods，2002，267（2）：227-235.

［4］ 李昊，李义，高建梅. 免疫共沉淀技术的研究进展［J］.内蒙古医学杂志，2008，4：72-74.

［5］ 郭纯. 免疫共沉淀技术［J］.中医药导报，2007，13（12）.

［6］ MASTERS S C. Co-immunoprecipitation from transfected cells［J］. Protein-Protein Interactions: Methods and Applications，2004：337-348.

［7］ GEVA G，SHARAN R. Identification of protein complexes from co-immunoprecipitation data［J］. Bioinformatics，2011，27（1）：111-117.

［8］ NELSON J D，DENISENKO O，BOMSZTYK K. Protocol for the fast chromatin immunoprecipitation（ChIP）method［J］. Nature Protocols，2006，1（1）：179.

［9］ BUCK M J，LIEB J D. ChIP-chip: considerations for the design，analysis，and application of genome-wide chromatin immunoprecipitation experiments［J］. Genomics，2004，83（3）：349-360.

［10］ LEE T I，JOHNSTONE S E，YOUNG R A. Chromatin immunoprecipitation and microarray-based analysis of protein location［J］. Nature protocols，2006，1（2）：729-748.

［11］ 高伟，陈强，牛海涛，等.前列腺癌细胞 Transwell 小室体外侵袭模型的建立及应用价值研究［J］.现代生物医学进展，2012，8：017.

［12］ PRIMICERI E，CHIRIACÒ M S，DIOGUARDI F，et al. Automatic transwell assay by an EIS cell chip to monitor cell migration［J］. Lab on a Chip，2011，11（23）：4081-4086.

［13］ 王晓艳，伊瑶，陈斯勇，等.丙型肝炎病毒的病毒学检测方法［J］.中华实验和临床病毒学杂志，2011，25（2）：158-161.

［14］ 康炜，辛娜，尤涛，等.ROC 曲线对 ELISA 法检测 HBsAg 阳性判断值的确定及应用评价［J］.现代检验医学杂志，2010，25（6）：49-50.

［15］ WANG T Y，KUO H T，CHEN L C，et al. Use of polymerase chain reaction for early detection and management of hepatitis C virus infection after needlestick injury［J］. Ann Clin Lab Sci，2002，32（2）：137-141.

［16］ 谢立，黄德庄，时洪波，等.用酶联免疫夹心法测定肝炎患者血清丙型肝炎抗原［J］.中华检验医学杂志，2005，28（11）：1159-1162.

［17］ 于莉娜，钟雪云，陈运贤，等.免疫共沉淀法用于肿瘤异质性研究的可行性分析［J］.免疫学杂志，2004，20（1）：58-64.

［18］ 胡巍，肖志强，陈主初，等.鼻咽癌细胞中 p53 相互作用蛋白质的分离和鉴定［J］.生物化学与生物物理进展，2004，31（7）：628-633.

［19］ 张艳玲，张宏，侯平，等.新基因 AngReml04 与糖皮质激素受体特异延伸因子的相互作用［J］.中华肾脏病杂志，2004，20（4）：246-249.

［20］ 崔崇伟，杨守京，刘雁平，等.人肝癌组织中 p53 与 HSP70 相互作用的初步研究［J］.细胞

与分子免疫学杂志, 2003, 19(2): 195 -199.

[21] 吴小成, 何水珍, 郑子峥, 等.HepG2 细胞中与戊型肝炎病毒衣壳蛋白相互作用蛋白的初步研究[J].病毒学报, 2006(22): 329-333.

[22] 韩亮, 张新军, 黄世思, 等.黑色素瘤相关抗原 MAAT1p15 与 LRP6 的相互作用及其对 Wnt 信号通路的调控[J].中国生物化学与分子生物学报, 2004, 20(6):827-832.

[23] 程小星, 邓少丽, 寒锐, 等.B 淋巴细胞信号转导相关接头蛋白 Bam32 与 Hic25 的相互作用[J].中国生物化学与分子生物学报, 2005, 21(6): 796 -800.

[24] WU X, REN J, LI J. Fibrin glue as the cell-delivery vehicle for mesenchymal stromal cells in regenerative medicine[J]. Cytotherapy, 2012, 14(5): 555-562.

[25] WEN Y, JIANG B, CUI J, et al. Superior osteogenic capacity of different mesenchymal stem cells for bone tissue engineering. Oral Surg Oral Med Oral Pathol Oral Radiol[J]. 2013, 116(5): e324-332.

[26] TSUJI W, RUBIN J P, MARRA K G. Adipose-derived stem cells: Implications in tissue regeneration[J]. World J Stem Cells, 2014, 6(3): 312-321.

[27] GLUECK M, GARDNER O, CZEKANSKA E, et al. Induction of Osteogenic Differentiation in Human Mesenchymal Stem Cells by Crosstalk with Osteoblasts[J]. Biores Open Access, 2015, 4(1): 121-130.

[28] FUJITA K, XING Q, KHOSLA S, et al. Mutual enhancement of differentiation of osteoblasts and osteocytes occurs through direct cell-cell contact[J]. J Cell Biochem. 2014, 115(11): 2039-2044.

[29] RINKER T E, HAMMOUDI T M, KEMP M L, et al. Interactions between mesenchymal stem cells, adipocytes, and osteoblasts in a 3D tri-culture model of hyperglycemic conditions in the bone marrow microenvironment[J]. Integr Biol(Camb), 2014, 6(3): 324-337.

[30] BOGDANOVA A, BERZINS U, NIKULSHIN S, et al. Characterization of human adipose-derived stem cells cultured in autologous serum after subsequent passaging and long term cryopreservation[J]. J Stem Cells, 2014, 9(3): 135-148.

[31] RATISOONTORN C, SETO M L, BROUGHTON K M, et al. In vitro differentiation profile of osteoblasts derived from patients with Saethre-Chotzen syndrome[J]. Bone, 2005, 36(4): 627-634.

[32] CHEN J, SINGH K, MUKHERJEE B B, et al. Developmental expression of osteopontin(OPN) mRNA in rat tissues: evidence for a role for OPN in bone formation and resorption[J]. Matrix(Stuttgart, Germany), 1993, 13(2): 113-123.

[33] ULRICH C, ROLAUFFS B, ABELE H, et al. Low osteogenic differentiation potential of placenta-derived mesenchymal stromal cells correlates with low expression of the transcription factors Runx2 and Twist2[J]. Stem Cells dev, 2013; 22(21): 2859-2872.

[34] WANG K X, XU L L, RUI Y F, et al. The effects of secretion factors from umbilical cord derived mesenchymal stem cells on osteogenic differentiation of mesenchymal stem cells[J]. PLoS One, 2015, 10(3):e0120593- e0120609.

[35] OSATHANON T, NOWWAROTE N, MANOKAWINCHOKE J, et al. bFGF and JAGGED1 regulate alkaline phosphatase expression and mineralization in dental tissue-derived mesenchymal stem cells[J]. J Cell Biochem, 2013, 114(11): 2551-2561.

[36] ARDESHIRYLAJIMI A, SOLEIMANI M, HOSSEINKHANI S, et al. A comparative study of osteogenic differentiation human induced pluripotent stem cells and adipose tissue derived mesenchymal stem cells[J]. Cell J, 2014, 16(3): 235-244.

[37] 李华, 常莹.流式细胞仪工作原理与临床应用[J].中国医疗器械信息, 2011, 17(5): 37-45.

[38] 王书奎, 周振英.实用流式细胞术彩色图谱[M].上海: 第二军医大学出版社, 2004: 1-56.

[39] 谢小军, 王冲, 何亮, 等.流式细胞术计数细菌的研究[J].中国微生物学杂志, 2009, 21(6): 509-511.

[40] 刘道亮, 赵占民, 胡连霞, 等.应用流式细胞技术快速检测液态商品中的细菌总数[J].食品科学, 2011, 32(2): 157-163.

［41］ BRYAN P T, STEFAN M G, ELEFT-HERIOS T P. Development and application of flow-cytometric techniques for analyzing and sorting endo-spore-forming Clostridia［J］. Applied and Environmental Microbiology, 2008, 74（24）: 7497-7506.

［42］ AKSHAYA S, CHRISTOPHER D S.

Miniaturized on-sensor fluorescence flow cytometer ［J］. Sensors IEEE, 2012: 1-4.

［43］ FAN Y J, SHEEN H J, CHIOU P Y. High throughput and parallel flow cytometer with solid immersion microball lens array［J］. IEEE 25th International Conference on Micro Electro Mechanical Systems（MEMS）, 2012: 1041-1044.

第二十一章　医学分子成像材料制备——金纳米材料

第一节　总　　述

金,元素符号为 Au,是最早被人类发现的贵金属元素之一。在元素周期表中,金元素位于第六周期第 1 副族,具有较大的第一电离势(895 kJ/mol)、电子亲和势(222.73 kJ/mol)以及电负性(2.54)。这些性质决定了金元素既不易失去电子,也不易获得电子。再者,金的单晶表面对氧气或其他气体的化学吸附能力很弱。因此,金一直被认为是化学惰性很高的金属,且远不及铂族金属活泼。随着对金的大量研究以及不断的发展,金已经被成功应用到科研以及生物医药领域。金的一种特殊应用被称为纳米金,金纳米粒子是指由金原子构成的纳米粒子,是一种尺寸为亚微米级的粒子金,通常分散在水溶液中,与大块的或者分子级别的金不同,纳米尺寸的金可呈现丰富的颜色,引起了众多化学家、物理学家以及近来生物医学家的广泛兴趣。在纳米尺度下(1~100nm 之间)的金颗粒出现了特有的小尺寸效应、表面效应、量子尺寸效应、宏观量子隧道效应等,其光学、热学、电学、磁学等性质发生了巨大的变化,这些性质为金纳米颗粒在光学、电学、磁学、生物医学、催化等领域的应用提供了可能。值得一提的是,纳米颗粒的性质具有较强的尺寸和形貌依赖性,不同尺寸和形貌的金纳米颗粒的性质及其应用的领域也存在一定的差异。

金纳米粒子对特定波长可见光的选择吸收而呈现出丰富多彩的颜色,这个特性在 17 世纪时就被广泛用来制作教堂的彩色玻璃。法拉第(Faraday)最早认识到,玻璃的红宝石颜色可能源自于镶嵌其中的金溶胶粒子的特殊光学性质。对此现象最早的理论认识则应归功于 Mie,他在 1908 年通过求解麦克斯韦方程组而给出了各向同性球形粒子对光的吸收和散射的严格数学解析解。Mie 理论自创立以来一直受到极大的重视,时至今日依然是研究金属纳米粒子线性光学性质的最基本工具之一。Mie 理论的地位在于它是唯一能对麦克斯韦方程组用严格的数学方法进行解析求解的方法,因而是检验其他各类新发展的数值处理方法是否合理的重要标准。原则上, Mie 理论在解决球形粒子与光相互作用问题时,只需要知道目标粒子的尺寸、介电常数以及周围介质的介电系数,其消光系数就可以非常直观、简便的计算。然而,粒子的形状显然不会仅限于球形,理论上需要发展各种形状粒子光学性质的研究方法。1912 年, Gans 将 Mie 理论加以拓展,进一步解决了椭球状粒子对光的吸收、散射及消光问题。

Mie 理论与 Gans 理论的主要不足是其粒子模型仅限于球形及椭球形。近十年来,为了得到各种有特异性能的功能材料。人们已不再仅仅满足于易于生长的球状或近球状粒子的合成及性能研究。通过物理或化学的方法,人们在合成尺寸及形状可控的纳米粒子方面不断取得突破,相继制备了立方体、三角状、棱柱状、棒(线)状、核壳结构等各种形状和结构的金属纳米粒子。同时,随着透射电子显微镜(TEM)、紫外可见吸收光谱(UV-VIS)、表面增强拉曼光谱(SERS)等技术的发展,金属纳米粒子的光学性质与其材料、尺寸、形状、介电环境等相关因素的关系得以进一步明确。为了从理论上更深入地理解金属纳米粒子的光学性质以加速具有特定性质的纳米粒子的合成及实际应用,各种求解光与粒子相互作用的数值解法相继被提出并在近年来获得了越来越广泛的应用。计算机技术的发展、数值处理方法的进步、实验数据的大量积累,这些都从客观上为系统研究粒子的特殊形状、尺寸与其光学性质的普遍联系打下了坚实的基础。

正是基于纳米金颗粒具有形态及尺寸可控、温和的表面化学性质以及良好的生物相容性等特点，加上其独特的等离子表面吸收和光散射等物理特性，使其在影像学方面引起广泛关注。本章将介绍金属纳米粒子的性质、制备、表征、表面修饰及其作为探针在影像学领域中的应用。

第二节　金纳米材料概述

一、金纳米材料的分类

纳米尺度的金属所表现出来的独特的光学特性正引起越来越多的关注。与块状金属表面的传导型等离子体共振不同，纳米粒子等离子体共振将电子振荡局限在纳米尺寸范围，叫作局域表面等离子体共振（LSPR）。在各种纳米材料中，金纳米结构由于其良好的化学稳定性、生物相容性、等离子共振峰可调性，以及便于进行表面功能化修饰等特性，已广泛应用于生物医药、医学诊断、治疗等领域。目前研究较多的金纳米结构多为一些零维（如纳米球、纳米正方体）、一维（如纳米棒）以及二维（如纳米片）等结构。对于这些结构已经研究出成熟的合成方法。最近，复杂的三维金纳米结构（通常称为树突状、分枝状、星状或花状结构），由于其独特的形貌所产生的光学特性，引起了学界极大的兴趣和关注。已经证明，尖锐边缘和枝角的存在使纳米粒子对局域电介质环境的改变更加敏感，还会极大地增强周围电场强度，因此枝角状纳米结构可以更好地应用于超灵敏传感（如 LSPR 传感）、表面增强拉曼光谱（SERS）等。

球形是金纳米颗粒最常见的，最容易制备得到，并且应用最为广泛的形貌之一。球形金纳米颗粒（简称为金纳米球）具有较大的比表面积、量子尺寸效应和化学反应活性，可与生物体或催化载体之间形成特殊的相互作用，在生物医学和催化领域具有广泛的应用。它的尺度大于原子簇（cluster），小于通常的微粒。纳米粒子一般在 1~100nm 之间，是肉眼和一般显微镜看不见的微小微粒。自 1963 年日本上田良二教授首创气体冷凝法制备金属纳米粒子以来，世界上对金属纳米粒子的研究蓬勃开展，并取得了很大的进展，现作为生物医学材料、催化剂、电磁功能材料、吸波材料、传感器件材料及纳米复合材料等已在生物医学、现代工业、国防和高科技发展中充当着越来越重要的角色。金属纳米粒子的制备方法大致有物理法、化学法和生物学法，表征手段主要有 X 射线衍射技术、电子显微镜技术、光谱技术等，用于分析其形貌、大小、结构、化学组成和光谱等性质。金属纳米粒子比表面积大、活性高、易氧化、易团聚，人们往往在制备的过程中或完成后引入不同的表面修饰剂来达到纳米粒子形貌控制、稳定、分散或表面改性的目的，以满足生命科学、材料学等更多领域应用的要求。有研究设计出包含生物相容性配基的单分子层来提高水溶性，使之能够应用于生物体内。金属纳米粒子易于与生物分子结合，表现出良好的生物相容性，其可以和特异性生物探针（如肽类和核酸等）耦合，通过被动和 / 或主动与肿瘤细胞靶向结合，这种特性常被用于分子影像研究。

棒状的金纳米颗粒表现出强烈依赖于长径比的 SPR 性质，通过改变长径比可简易有效地将 SPR 吸收峰从可见区调至近红外区。目前，在众多的贵金属纳米颗粒中，研究最为广泛、最具应用潜力的就是金纳米棒。金纳米棒（gold nanorods，AuNRs）是一种棒状纳米材料，一般指其长径比介于 2~25 的类一维纳米颗粒。近年来，金纳米棒因其独特的依赖于形貌的各向异性的光学性质，已成为广泛研究的热点纳米材料之一。外来电磁辐射和金纳米棒的相互作用在金纳米棒表面产生的局域电磁场增强现象使其表现出格外引人注目的特性，如表面等离激元共振吸收、表面增强拉曼散射、表面增强荧光、光热转换以及发光特性等。这些优势迅速使金纳米棒在光学传感、生物成像、生物检测、疾病诊断以及癌症治疗等领域成为炙手可热的材料。自 1997 年金纳米棒受到关注之后，为了更好地研究其性质，人们在制备方法上做了很多探索，使金纳米棒的合成方法日臻成熟，从而更高效、更廉价地合成出金纳米棒。

在合成出材料的基础上，王中林等对金纳米棒的晶体结构进行了详细的表征。对于常用的短长径比单晶体金纳米棒，确定了金纳米棒为侧面由四个较大（110）和四个较小（100）面相间而成的八面体，顶端则有四个（110）和四个（111）面交替组成，两端为（100）面，这样一个类平头八面体状的单晶纳米结构。这样的结构造就了金纳米棒优异的光学、热学、声学等方面的性质。在光学性质中,最主要的是长径比依赖的表面等离激元共振吸收和散射、类等离激元荧光辐射、分子荧光增强和 SERS、非线性光学、双/多光子荧光等方面的性质,使其具有广阔的应用前景;同时在理论方面,金纳米棒简单的各向异性结构为开展理论研究提供了最佳的素材。除此之外,金纳米棒还易于修饰,容易与其他金属结合,形成多种结构,使其具备了更多的物理、化学以及生物学性质。金纳米棒独特的性质,如表面等离激元共振、荧光增强、散射等使其具备了在生物医学领域、光学等方面的应用基础,特别是在表面增强拉曼散射成像、双光子成像等方面具有广阔的应用前景。此外,金纳米棒还在信息存储、节能材料、激光器、催化等方面具有应用前景。

金纳米簇(Gold nano-clusters, AuNCs)是由几个到十几个金原子所组成的全新荧光纳米材料。结构上,金纳米簇由内部的金核和外部的保护基团构成。保护基团多由生物分子或聚合物等有机分子构成,表面可进行不同功能基团的修饰。而不同的表面修饰通过与生物系统间的作用,决定了金纳米簇的生物特性,如荧光特性、生物相容性、稳定性等。金纳米簇的半径尺寸通常在 2nm 左右,介于原子和纳米颗粒之间,因而又具有与普通纳米粒子完全不同的"类分子样"。AuNCs 的保护基团主要是一些表面活性剂、树状大分子、硫醇类化合物、核酸、胺类及蛋白质等。这些分子为 AuNCs 提供了良好的生物相容性界面,使 AuNCs 几乎无毒。AuNCs 能够很好的用于生物探针、细胞标记和活体成像。近几年,贵金属纳米簇,特别是金纳米簇,由于荧光稳定,安全性高,生物相容性好,水溶性佳等特点,日渐成为在体成像和探针研发中的新热点,需要特别指出的是,贵金属纳米簇合成常使用具有生物功能的大分子(如蛋白、短肽、酶等)作为模版,因而在生物体内可表现出优良的胶体稳定性、高溶解性、低非特异性摄取等特点。同时生物大分子众多的生物活性基团(—NH$_2$、—COOH 等)为表面功能修饰提供了大量的位点。以上优点使贵金属纳米簇有望成为新一代自发荧光成像的能量受体。

Kawasaki 等通过胃蛋白酶在不同 pH 条件下还原氯金酸得到蓝色、绿色以及红色荧光的金纳米簇(图 21-2-1)。这是由于在不同的 pH 条件下,胃蛋白酶具有不同的空间二级结构,在碱性条件下,空间

结构松散,形成较大尺寸的红色 Au$_{25}$ 纳米簇,而在 pH 为 1 的酸性条件下,胃蛋白酶的空间结构紧密,得到较小尺寸发绿色荧光的 Au$_{13}$ 纳米簇。通过刻蚀 Au$_{13}$ 金纳米簇得到 Au$_5$ 和 Au$_8$ 纳米簇的混合物。Chen 等利用盐酸盐溶菌酶在酸性条件下合成出高量子产率的荧光纳米簇,并应用于血液中谷胱甘肽的检测。

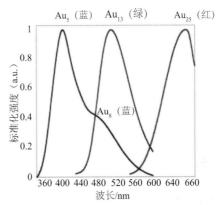

图 21-2-1 不同颜色荧光金纳米簇的荧光光谱图

金属纳米粒子尺度的测量包括粒径、形貌、微观结构及分散状况等信息,适于其表征的主要技术有:透射电子显微镜(TEM)、扫描电子显微镜(SEM)和 X 射线衍射技术(XRD)等。TEM 为观察测定形貌和尺寸大小等提供了一种很好的方法和手段,具有可靠性和直观性。TEM 足以在胶体尺度范围内提供晶体的结构对称性、缺陷及样品的结晶状态等信息,可用于研究金属纳米颗粒及其壳层的结晶情况,观察颗粒的形貌、分散情况及测量和评估金属纳米颗粒的粒径(包括纳米壳层的厚度)。用高分辨透射电镜可以得到其原子级的形貌图形,还可结合能谱分析合金纳米颗粒及其纳米壳层的组分及其相对含量。SEM 是材料显微形貌观察方面最主要、使用最广泛的分析仪器,也是纳米材料研究中的重要表征工具,可以用来观察金属纳米粒子的粒径和立体形貌。表征依据是电子与物质的相互作用,可从样品中激发出各种有用的信息,包括二次电子、透射电子、俄歇电子和 X 射线等,反映出样品本身不同的物理和化学性质,具有视野宽、景深长、仪器操作方便和试样制备简单的特点。XRD 是通过对 X 射线衍射分布和强度的解析,获得有关晶体的物质组成、结构(原子的三维立体坐标、化学键、分子立体构型和构象、价电子云密度等)及分子间相互作用的信息。它不仅可以确定试样物相及其相含量,还

可判断颗粒尺寸大小。X射线衍射是研究金属纳米粒子的常用测量手段,主要用于表征金属纳米颗粒的结构和粒径、合金或核壳纳米粒子的组分等。

二、不同金纳米材料物理特性

当金属纳米材料粒径小于100nm时,它的表面原子与总原子数之比随着粒径的减小而急剧增大,显示出强烈的物理特性,表现在其体积效应、表面效应和宏观量子隧道效应。体积效应是由物质的体积取特定的数值而引起的。量子尺寸效应和小尺寸效应是体积效应的两种具体表现。当粒子尺寸(体积)达到纳米量级时,金属费米能级附近的电子能级由准连续变为离散能级的现象称为量子尺寸效应。能带理论表明:金属纳米粒子所包含的原子数有限,能级间距发生分裂。当此能级间距大于热能、磁能、静电能、静磁能、光子能量或超导态的凝聚能时,纳米粒子的磁、光、声、热、电及超导电性与宏观物体有显著的不同。例如,纳米粒子所含电子数的奇偶不同,表现出低温下的比热容、磁化率有极大差别,以及光谱线频移和催化性质不同;金属纳米粒子与体相金属相比其光生电子具有更负的电位,表现出更强的还原性。当金属纳米粒子的尺寸与光波波长、德布罗意波长、超导态的相干K度等物理特征量相当或更小时,周期性的边界条件将被破坏,物质的声、光、电、磁、热等性质均会产生新的特征,这种性质的变化称为小尺寸效应。例如,金属纳米粒子的小尺寸效应使其对太阳光谱具有几乎全部吸收的性质,可得到"太阳黑体"物质;由于粒子尺寸限制了电子平均自由程和晶格振动,金属材料介电性能发生变化,超导温度得到提高;磁有序态向磁无序态转变,超导相向正常相转变;声子谱发生改变;强磁性纳米粒子(Fe-Co合金和氧化铁等)当尺寸为单磁畴临界尺寸时具有很高的矫顽力;纳米粒子的熔点远远低于体相金属;等离子体共振频率随颗粒尺寸改变等。

金属纳米粒子表面的原子数目与总原子数目之比随着粒径的减小而急剧增大。粒子直径减小到纳米级,不仅引起表面原子数的迅速增加,而且纳米粒子的表面积、表面能都会迅速增加。这主要是因为处于表面的原子数较多,表面原子的晶场环境和结合能与内部原子不同所引起的。表面原子周围缺少相邻的原子,有许多悬空键,具有不饱和性质,易与其他原子相结合而稳定下来,故具有很大的化学活

性。这种表面原子的活性不但引起纳米粒子表面原子输运和构型发生变化,同时也引起表面电子自旋构象和电子能谱的变化。这种性质上的改变所产生的表面效应,导致纳米粒子的磁性、热力学性质和超导性发生变化,且出现各向异性,也引起催化性能的提高。例如,一些金属纳米粒子在空气中会燃烧;化学惰性的Pt制成Pt纳米粒子后成为活性极好的催化剂。纳米材料的许多物理性质主要是由表(界)面决定的。例如,纳米材料具有非常高的扩散系数。纳米固体Cu的自扩散系数比晶格扩散系数高14~20个数量级,也比传统的双晶晶界的扩散系数高2~4个数量级。这样高的扩散系数主要应归因于纳米材料中存在的大量界面。从结构上来说,纳米晶界的原子密度很低,大量的界面为原子的高密度短程快速扩散创造了条件。普通陶瓷只有在1 000 ℃以上应变速率小于10^{-4}/s时才能表现出塑性,而许多纳米陶瓷在室温下就可以发生塑性变形。

导电的金属在达到纳米尺寸时可以变成绝缘体,磁矩的大小与颗粒中电子是奇数还是偶数有关,比热容也会反常变化,光谱线会向波长短的方向移动,这就是量子尺寸效应的宏观表现。因此,在低温条件下对纳米粒子必须考虑量子效应,通常的宏观规律已不再适用。电子具有粒子性又具有波动性,因此存在隧道效应。所谓隧道效应就是当微观粒子的总能量小于势垒高度时,该粒子仍能穿越这一势垒的能力。近年来,人们发现一些宏观物理量,如微粒的磁化强度、量子相干器件中的磁通量等也显示出隧道效应,称之为宏观的量子隧道效应。量子尺寸效应、宏观量子隧道效应将是未来微电子、光电子器件的基础,据此确立现存微电子器件进一步微型化的极限。例如,在制造半导体集成电路时,当电路的尺寸接近电子波长时,电子就通过隧道效应而溢出器件,使器件无法正常工作,经典电路的极限尺寸大概在0.25μm。目前研制的量子共振隧穿晶体管就是利用量子效应制成的新一代器件。

正是由于金属纳米颗粒存在上述基本效应,所以它能表现出不同于体相金属的多种奇特的物理性质。由于纳米材料晶界上原子体积分数增大,纳米材料的电阻高于同类粗晶材料,甚至发生尺寸诱导现象,金属向绝缘体转变,材料电阻在磁场中的减小非常明显。电学性能发生的奇异变化,是由于电子在纳米材料中的传输受到空间维度的约束而呈现出量子限域效应。在纳米颗粒内,或者在一根非常细

的短金属线内,由于颗粒内的电子运动受到限制,电子动能或能量被量子化了。结果是当金属颗粒的两端加上电压后,如果电压合适,则金属颗粒导电;而电压不合适时,金属颗粒不导电。这样一来,原本在宏观世界内奉为经典的欧姆定律在纳米世界就不再适用了,出现一系列奇特的现象,如金属 Ag 会失去典型的金属特征;纳米二氧化硅比典型的粗晶二氧化硅的电阻下降了几个数量级;常态下电阻较小的金属到了纳米级电阻会增大。电阻温度系数下降甚至出现负数;原来绝缘的氧化物到了纳米量级,电阻却下降,变成了半导体或导体。纳米材料的电学性能取决于其结构,如随着纳米碳管结构参数的不同,纳米碳管可以是金属性的,也可以是半导体性的。同样,纳米尺寸的金粒子也呈现出不同于块状材料的电学性质。

金属纳米粒子的光学性质与其尺寸、组成、形状及周围的介电常数有关。由于纳米粒子的粒径小于光波的波长,所以将与入射光产生复杂的交互作用。相对于体相金属具有各自的特征颜色来说,所有金属纳米粒子都呈黑色,且粒径越小,颜色越深,即纳米粒子的吸光能力越强。纳米粒子的吸光过程还受其能级分离的量子尺寸效应和晶粒及其表面上电荷分布的影响。金属氧化物纳米粒子对光线的遮蔽能力在其粒径为光波波长的 1/2 时最大。例如,ZnO纳米粒子吸收紫外线的能力强,对长波紫外线(UVA,波长范围为 320~400nm)和中波紫外线(UVB,波长范围为 280~320nm)均有屏蔽作用,因此可用于防晒化妆品、抗紫外纤维和玻璃等。以目前研究较多的金属 – 介电核壳复合粒子为例,可通过改变复合粒子的核 – 壳之间的相对尺寸来实现光学性质的人工控制,体现在以下 3 个方面。

(1)表面等离子共振效应:将一束平面单色偏振光在一定的角度范围内照射到金属 Ag 或 Au 的薄膜表面上,当入射光的波向量与金属膜内表面电子(称为等离子体)的振荡频率相匹配时,光线即被耦合进金属膜,使电子发生共振,即表面等离子体共振。当金属纳米粒子和生物分子作用时,会将吸收的能量传给生物分子。此外,金属壳层中电子的自由程度受壳层厚度的限制,从而使其光学性质随着壳层厚度的不同而变化。在对 SiO$_2$-Au 复合粒子光学性质的研究中发现,保持核的粒径不变,改变壳层的厚度,等离子体共振吸收峰可在很大范围内移动,发现壳层越薄红移越明显。而如果以 SiO$_2$ 颗粒作

为壳,改变 Au 颗粒的尺寸,共振吸收峰最大移动量不超过 20 nm。一般情况下,相较于水中制得的纯金属纳米粒子,金属核壳复合粒子的等离子共振吸收峰发生红移。这是由于表面等离子体共振对金属表面电介质的折射率非常敏感,不同电介质的表面等离子体其振角不同。同种电介质,吸附在金属表面的量不同,其表面等离子体共振的响应强度也不同。一般认为,等离子体共振吸收带的红移是由于电子从金属粒子转移到表面吸附的离子上,导致金属粒子表面电子密度下降引起的。此外,尺寸效应也是影响金属粒子等离子体共振吸收的一个重要因素,等离子体共振吸收峰的位置一般随着金属颗粒尺寸的增大逐渐红移。

(2)表面增强拉曼散射:表面增强拉曼散射是当分子吸附在某些金属的粗糙表面或者这些金属的胶体粒子上时,拉曼散射光增强的过程。同普通拉曼散射相比,其增强倍数最大可达 6 个数量级。在电介质或半导体颗粒表面沉积金属小颗粒形成的核壳复合粒子,由于金属小颗粒自身具有较大的比表面积使得复合颗粒的比表面积每毫升增大数百平方厘米,而吸附分子的某一振动模式的强度是随金属表面有效面积的增加而增加的。例如,Ag 纳米粒子增敏和 Au 纳米粒子标记的方法联用检测 DNA 序列,比荧光团标记表现出更高的选择性和灵敏度。

(3)三阶非线性效应:金属纳米粒子掺杂在绝缘介质、半导体中的三阶非线性是目前人们感兴趣的课题之一。将 Au 溶胶、Ag 溶胶及 Au、Ag 纳米粒子掺杂在玻璃中的皮秒光学非线性即是一例。目前,为解释纳米金属颗粒的三阶非线性,人们提出了几种模型,如局域场增强、量子尺寸效应,即认为与尺寸相关的金属纳米颗粒的较大三阶非线性是由于金属粒子表面极大的局域场增强所致。关于三阶非线性,目前人们关心的是如何提高金属粒子(Ag、Au和 Cu)的掺杂浓度,从而获得较大的三阶非线性极化率。纳米壳(nanoshell)是所有等离子体光学纳米粒子家族中功能最多的一员,纳米粒子自组装方法可以用来制造复杂的二维和三维结构。据美国物理学家组织网 2010 年 5 月 28 日报道,美国科学家找到了一种方法,使 7 个纳米壳自组装成一个具有独特光学性能的"七聚物"。就像儿童使用积木搭建出复杂的建筑物或者车辆一样,这种自组装纳米粒子的方法可以用来制造捕捉、存储和弯曲光线的复杂物体,如化学传感器、纳米激光器等。

金属纳米粒子对许多生物大分子都有很强的吸附作用,而且吸附后不会使生物分子变性。当其与抗体结合后,便可以用来检测抗原。在1971年,W. P. Faulk等首次将这种免疫纳米金用于沙门菌表面抗原的检测。如今实验室广泛使用的胶体金免疫渗滤实验和胶体金免疫层析试纸条都是以免疫胶体金为检测基础的。此外,DNA经硫醇化后,可以固定于纳米金上,一个颗粒最多可结合几百个DNA分子,将其浸入溶液中,便能捕获待测液中的靶DNA。Minkin等将5'端带有荧光素的寡核苷酸通过3'端的巯基与纳米金相连。远端的荧光素能够可逆地吸附在同一个纳米金颗粒表面,形成弓形结构(限制性结构),导致三种结果:①光完全淬灭,能量转移至金颗粒;②暴露出来的寡核苷酸;③杂交特异性可能高于线性探针。与靶分子结合后,由于形成双链结构,刚性增强,限制性结构被破坏,荧光素从颗粒表面脱离下来,再次获取能量发射荧光,荧光强度与结合的靶分子数成正比。这种纳米颗粒探针具有高度的特异性,加入非互补核酸序列,荧光强度不受影响;如有一个碱基错配,荧光强度降低55%。在这里,金颗粒既是纳米"脚手架"(将寡核苷酸固定为弓形结构),又是纳米"淬灭剂"(使荧光淬灭)。

三、不同金纳米材料化学特性

金属纳米颗粒的化学特性与其组成、结构、尺寸具有密不可分的关系。纳米材料具有巨大的晶界面,因而导致大量的界面原子。这些界面原子所处位置的不均衡性,使得纳米材料中有大量的悬键和不饱和键存在。正是这些悬键和不饱和键使得纳米材料的化学活性大大增加,化学反应更易进行。催化特性是金属纳米粒子化学特性中被研究得最多的,有着巨大的应用前景。金属纳米粒子的表面效应和体积效应决定其具有优异的催化活性和选择性。人们很早就已经发现,催化反应往往不能在体相金属表面发生,而催化问题也不是一个单分子或单原子的问题。现在人们已清楚地认识到,与体相金属相比,催化中的纳米粒子除了有较大的暴露表面和不同的原子结构组合外,在电子和分子轨道性质上还应该存在着由粒子直径降低而产生的量子效应。其中一个典型代表是Au纳米粒子。Au纳米粒子的催化活性主要受3个因素的影响:①Au纳米粒子的大小及形态;②载体的种类;③Au纳米粒子和载体间的接触情况及其相互作用。小尺寸的

Au纳米粒子可提高量子尺寸效应、金晶面阶梯密度和金-载体界面处的应变效应,均利于提高催化活性。活性载体自身可加速传统的CO、NO等催化氧化反应,而惰性载体表面的催化活性主要依赖于Au纳米粒子的粒径及形态。对载体与Au纳米粒子的研究表明,其相互作用利于Au纳米粒子中d电子向载体和自身6 s轨道转移,未充满的d轨道使Au具有了和Pt类似的电子结构。载体的优化是制备高活性催化剂的必然选择,目前有效载体主要是3 d过渡金属氧化物,其表面羟基有利于催化剂表面亲水,是化学催化向电化学催化拓展的关键。目前Au纳米催化剂研究主要集中于CO氯化、精细化学等化学催化领域以及燃料电池、生化分析等电化学催化领域。厦门大学的孙世刚教授工作组基于长期研究金属单晶模型催化剂获取的基本规律,创建了可控制金属纳米晶体表面结构的电化学生长方法,突破了金属晶体生长趋于最低表面能规则的限制,首次成功制备出二十四面体铂纳米晶催化剂。高分辨电镜表征其表面等高指数晶面,具有高密度的催化活性中心。二十四面体铂纳米晶催化剂不仅具有很高的电催化活性(对甲酸、乙醇氧化的电流密度为商业碳载铂催化剂的2~4倍),同时还表现出很高的化学和热稳定性。该研究不仅开辟了一条通过控制纳米粒子表面原子的排列结构提高催化剂性能的崭新途径,也是将模型催化剂的基础研究推进到实际催化剂设计和研制过程中的一个重大进展。随后他们在高表面能、开放表面结构金属纳米晶催化剂合成中取得了突破性进展,形成了独具特色的研究新方向,也引发了学术界的研究热潮。

近年来,对酶与无机/金属纳米粒子组装而成的复合催化剂的研究也受到国内外学者越来越多的关注。天然酶改造而成的纳米粒子-酶生物复合体不仅对pH和温度的稳定性显著提高,而且其催化活性有时甚至超过了游离酶。这充分说明某些特殊纳米粒子和具有天然纳米结构的酶相结合后将大大改善和提高酶的催化性能。金属纳米粒子-酶复合催化剂不是仅仅将酶简单地固定在纳米颗粒上,以增加酶的回收及重复使用率,更重要的是要通过分子水平上的设计与组装,有效发挥无机/金属材料与生物材料在纳米尺度下的诸多特异光、电、磁、化学的协同作用,从整体上提高酶的催化效率,进而拓展酶在生产应用中的潜力和范围。例如,Au纳米粒子与氨基和巯基有很强的相互作用,因此,带有游

离氨基或硫醇基的氨基酸以及蛋白质或酶等生物分子能够直接组装到 Au 纳米粒子的表面。Zhao 等研究了山葵过氧化物酶、黄嘌呤氧化酶、葡萄糖氧化酶、碳脱水酶与金纳米颗粒的组装以及合成的复合催化剂的活性。他们证明酶分子和 Au 纳米粒子能够紧密结合,并且保持相当高的生物活性。Gole 等

合成了胃蛋白酶、真菌蛋白酶和内切葡聚糖酶与 Au 纳米粒子的生物复合体,他们报道 Au 纳米颗粒 - 酶复合催化剂的活性甚至超过溶液中游离酶的活性,同时这种复合体还显示了很强的 pH 和温度稳定性。

第三节 金纳米材料的制备

纳米粒子的制备技术是纳米材料研究、开发和应用的关键,其主要要求是:粒子表面清洁;粒子形状、粒径以及粒度分布可以控制,粒子团聚倾向小;容易收集,有较好的热稳定性,易保存;生产效率高,产率、产量大等。纳米粒子制备的关键是如何控制颗粒的大小并获得较窄的粒度分布。对金属纳米粒子制备方法的研究侧重于颗粒度及结构的控制,如果有相变发生则还需要控制晶核产生与晶粒生长的最佳温度。许多科研工作者致力于研究金纳米颗粒的合成,并侧重于控制金纳米颗粒的平均粒径、形状,特别是使其粒径分布均一。

目前已有大量制备金属纳米材料的方法。从合成技术路线来说,可以分为硬化学合成与软化学合成、直接合成与模板合成,以及固相法合成、液相法合成和气相法合成等。按制备过程中涉及的反应机制分为化学法、物理法和生物法。利用物理方法制备的纳米材料纯度高、活性高,但是产物粒度分布比较宽,容易发生团聚。利用化学方法制备的纳米材料具有较好的分散性,粒径分布窄,形貌比较均匀,但是材料的表面往往有杂质。物理制备方法往往需要较大设备,成本较高。化学制备方法,如液相沉淀法,虽然操作简单,成本低,但易引进杂质,难以获得粒径小的纳米粉体;水热/溶剂热法大多需要在特殊反应器(高压釜)内,在高压环境下进行。生物学方法制备纳米材料往往具有条件温和、对环境无污染和成本低廉等优点,但是大多存在纳米粒子形状、粒径以及粒度分布难以控制等缺点。每种方法都有各自的优缺点,需根据实验条件、实验目的来选择合适的制备方法。下面从物理法、化学法和生物学法3 个方面对金属纳米粒子的制备技术进行介绍。

一、物理法

1. 真空沉积法 真空沉积法是一种常见的制备

方法,是指用于在基材的表面部分上沉积至少一层薄膜的材料制备方法,这是一种常见的制备方法,在真空中高温加热或等离子体等将金原子蒸发,金原子在冷的固体基底(如石英)上冷凝,便可得到纳米尺寸的金粒子。这种方法适于对金粒子的粒径和形状要求不高的制备。侯世敏等将大气中新解离的高定向裂解石墨(HOPG)基底装入沉积室中,本底真空度 1.5×10^{-8} Pa,工作真空度 1×10^{-7} Pa,用德国 Omicron 公司的 EFM3 型超高真空电子束轰击加热蒸发枪,在 HOPG 基底上沉积 Au 纳米粒子,通过集成流量控制器精确控制样品的蒸发速率,达到亚原子层沉积。该法特点是产品纯度高、结晶组织好和粒度可控,但对技术设备要求高。

2. 软着陆法 软着陆法的基本原理与沉积法相同。这种方法的基本原理还是蒸镀法。不同点在于本法是在氩气流中产生金纳米粒子,金原子沉积在表面有一层氩气的冷的基底上。这样获得的金纳米粒子在外形上更趋于球形,一致性更好。20 世纪 80 年代初,Geiter 提出将该方法制备的纳米微粒在超真空条件下紧压致密可以得到多晶体,从而进一步完善了该方法。

3. 激光消融法 Mafune 等将置于十二烷基磺酸钠水溶液中的金盘用激光烧蚀获得 Au 纳米粒子,采用十二烷基磺酸钠阻止 Au 纳米粒子的聚集。实验表明,表面活性剂的浓度增加时,Au 纳米粒子的直径变小;当其浓度大于 10^{-2} mol/m^3 时能形成稳定的 Au 纳米粒子;直径大于 5 nm 的 Au 纳米粒子可用 532 nm 的激光粉碎成粒径为 1 ~ 5 nm 的 Au 纳米粒子。

4. 超临界流体干燥法 金属氧化物核壳纳米粒子多采用超临界流体干燥法制备,其主要步骤为:①将醇盐溶解在醇或苯中制成溶液,然后水解得到溶胶或凝胶,再把要作为壳的物质加入到溶胶或凝

胶中进行沉淀；②把制好的胶移入高压釜中升温达到临界条件，释放出溶剂，抽提出水；③用惰性气体吹净表面残留的溶剂即得到产物。这一方法把溶剂在其超临界温度以上除去，在临界温度以上液体不存在气液界面，所以在溶剂的去除过程中表面张力或毛细管作用力也被消除，此法可制得多孔、高比表面积的金属氧化物与混合金属氧化物。

5. 机械合金化法　机械合金化法是近年来发展起来的制备纳米材料的一种新方法，又称高能机械球磨法，是利用球磨机的转动或振动使硬球对原料进行强烈的撞击、研磨和搅拌，把金属或合金粉末粉碎成纳米微粒的方法。它还可以通过颗粒间湿相反应直接合成金属间化合物、金属碳化物和金属硫化物。该法具有产量高，操作简单，可制备用常规方法难以制备的高熔点的合金纳米材料等优点，但产品纯度低，粒度分布不均匀。

6. 磁控溅射法　于含有适量氩气的真空中，在磁控溅射电极之间施加一定的电压，即会产生辉光放电等离子体，氩气被电离，产生的气体离子高速撞击金属，使金属表面原子脱离而飞溅出来，沉积在单晶盐片衬底上形成金属纳米粒子。

二、化学法

1. 化学还原　化学还原法主要是用不同的还原剂（如柠檬酸钠、硼氢化钠、鞣酸、草酸、抗坏血酸等）还原金属阳离子来制备金属纳米粒子。最经典的是产生于 1973 年的 Frens 法。此法以柠檬酸钠为还原剂，还原氯金酸制得球形 Au 纳米粒子，柠檬酸钠兼起保护剂的作用，但是所得 Au 纳米粒子的稳定性不好，易随着放置时间的延长而团聚和形成沉淀。为了提高 Au 纳米粒子的稳定性，常用硫醇类物质作稳定剂，用 $NaBH_4$ 还原氯金酸盐制备各种粒径的硫醇修饰的 Au 纳米粒子。此外，高分子聚合物也常作为稳定剂，如在聚乙烯吡咯烷酮（PVP）等存在下，用不同还原剂还原氯金酸盐制备形貌单一和性质稳定的 Au、Ag 纳米粒子。Dykman 等报道了用聚环乙亚胺、聚乙二醇及聚乙烯吡咯烷酮（PVP）等还原 $HAuCl_4$ 制备 Au 纳米粒子。吴青松等报道了一种新的合成三角形 Ag 纳米片的方法，该方法在黑暗条件下，硝酸银被还原，首先形成球形 Ag 纳米粒子，在聚氧乙烯十二烷基醚 BRU35 的作用下，通过改变不同反应条件制备出了各种尺寸的三角形纳米银片，并探讨了无光条件下三角形纳米

银片形成的机制。总体来说，在大分子物质存在下还原所得的金属纳米粒子具有颗粒均匀、形貌单一和性质稳定等优点，而且根据所用大分子物质的极性、结构和官能团等特点，可将所获得的纳米粒子应用在电子、光学和生物分析等不同领域中。

2. 电化学法　电化学法是一种能有效控制粒子形状的制备纳米粒子的方法。Wang 等提出了一种基于棒状胶束和阳极电解的制备方法，以获得长径比可控的棒状 Au 纳米粒子溶胶。Qi 等利用自行设计的电解装置，参照 Wang 等的方法制备出了棒状 Au 纳米粒子溶胶，报道了合成的初步结果及相关的影响因素。Zhang 等在 8~14 层硬脂酸膜内，用电化学法制备了超微 Ag 纳米粒子，检测到球形纳米 Ag 粒子直径为 2~3 nm。Liao 等以 N- 羟乙基乙二胺 -N，N，N- 三乙酸为配体，用电化学方法制备出树枝状 Ag 纳米粒子，发现配体对纳米粒子的形状起着关键的作用。

3. 微乳液法　近年来，微乳液法受到人们的极大重视，已用该法制出了 Fe、Co、Au 和 Ag 等金属纳米粒子。例如，Chiang 在异辛烷表面活性剂气溶胶和非离子表面活性剂 Au 山梨（糖）醇－油酸酯形成的微乳液中用肼还原氯金酸形成稳定的、各向异性的 Au 纳米粒子。Mori 等在 W/O 型微乳状溶液中以聚氧乙烯、十二烷基醚或双十二碳烯基二甲基溴化物乳剂为表面活性剂，还原 $HAuCl_4$ 制得 Au 纳米粒子。所用的微乳液通常是由表面活性剂、助表面活性剂（醇类）、油（碳氢化合物）和水（电解质水溶液）等组成的热力学稳定体系。当表面活性剂溶解在有机溶剂中，其浓度超过临界胶束浓度时，形成亲水基朝内、疏水基朝外的结构，水相作为纳米液滴的形式分散在由单层表面活性剂和助表面活性剂组成的界面内，形成彼此独立的球形微乳颗粒。这种颗粒大小在几至几十纳米之间，其颗粒直径小于 10 nm 时称为反胶团，颗粒直径为 10~100 nm 时称为 W/O 型微乳。当反应物 A、B 的两个反胶团或微乳混合后，由于胶团颗粒的碰撞，发生反胶团或微乳颗粒间物质的相互交换，化学反应在胶团或微乳的水核内进行（成核和生长），水核的大小决定了纳米颗粒的最终粒径。适当调整反胶团或微乳的组成和反应物的浓度，可以控制粒子的大小。在一定条件下，这种颗粒具有保持特定稳定小尺寸的特性，即使破裂了也能重新组合，类似于生物细胞的自组织和自复制功能，因此微乳液给人们提供了制备均匀小

尺寸颗粒的理想微环境。尽管该法具有产物粒度分布窄、条件易于控制等优点，但是存在纳米粒子一旦脱离胶体状态，其分散性就大大降低的问题。使用该法制备金属纳米粒子必须严格控制从溶胶到凝胶以及粉末干燥过程中的团聚。硫醇包覆的金纳米簇在纳米技术的许多领域都被广泛研究，是因为含有硫醇基团的分子能够与 Au 形成稳定的 Au—S 共价键，在各种硫醇配基（例如谷胱甘肽、硫普罗宁等）的存在下，在紫外可见区域有发射的金纳米簇可以通过硼氢化钠还原金前驱体得到，但是这些硫醇基团保护的金纳米簇的量子产率较低，一般小于 1%。

4. 晶种诱导法　该方法通过调节先前合成的纳米粒子种和金属盐离子的比例或添加表面活性剂来控制产物的粒径和形状。Natan 课题组以 12 nm 的胶体金为晶种，加入适量的氯金酸及羟胺，利用 Au 纳米粒子表面的自催化反应使晶种逐渐长大，控制条件可制得粒径为 30~100 nm 的 Au 纳米粒子。后来，人们通过改变溶液中晶种的量、表面活性剂的种类、反应物的浓度和溶液 pH 等条件，成功制备出长径比在 2.5~350 范围内的 Au 或 Ag 纳米棒。晶种诱导法操作简便，无需特殊设备，已成为目前常用的一种制备金属纳米粒子的方法。

5. 光辅助还原法　一般认为，光辅助还原法的机制是在光照条件下金属阳离子被有机物产生的自由基还原。Mallick 等以事先制得的小粒径纳米 Au 为晶种，用紫外光照射该晶种制备出粒径较大的 Au 纳米粒子。Sau 等先通过紫外光照射，改变稳定剂与还原剂、金离子和 TX-100 的浓度比例，制得直径为 5~20 nm 的球状 Au 纳米粒子，再以其为晶种，以抗坏血酸为还原剂，利用前述光学技术，把新制备的金离子溶液还原到晶种的表面，得到直径为 20~110 nm 的 Au 纳米粒子。Pal 用光照射含有十二烷基磺酸钠（SDS）、多巴胺盐酸和氯金酸的混合溶液，通过改变多巴胺盐酸化合物的浓度可以制得不同粒径的 Au 纳米粒子。姚素薇等通过光还原方法，利用高分子聚合物壳聚糖制备 Ag 纳米粒子，发现随着光照时间的延长，银离子不断地被还原成新的银原子或纳米银粒子。

6. 相转移法　相转移法通常是把制得的无机胶体用表面活性剂处理后，用有机溶剂抽提，制得有机溶胶，通过脱水、脱有机溶剂，便可制得粒径均匀、分散性好的纳米微粒。成胶的 pH、表面活性剂的类型与浓度、有机溶剂的类型与配比、金属盐的类型等对

合成都有影响。Esumi 等报道了将水相中的 HAuCl$_4$ 转移到含有疏水的聚酰胺 - 胺树状物的甲苯或氯仿中，然后用二甲氨基硼烷还原 Au^{3+}。这样，在甲苯或氯仿中便生成了直径为 2~4 nm 的 Au 纳米粒子。Lsutsui 等报道，在水溶液中制得胶体金后，把溶剂转换为有机溶剂，可制得粒径分布较窄的有机胶体 Au 纳米粒子。相转移法具有颗粒均匀、分散性好和原料回收率高等优点，但是存在工艺复杂，有机溶剂消耗较多，需要注意回收，易对环境造成污染等缺陷。

三、生物学法

生物体的出现和发展过程就是一部利用周围环境条件自组装的演化史，其结构就是由一个一个纳米结构组装而成的，如蛋白质、核酸和各种细胞器等。生物体作为模板能在温和的条件下对原材料、能量及空间加以利用，通过对反应实行高度精密的控制，自组装形成性能独特的材料，如骨骼和牙齿等。尽管自然界早已形成了这种结构高度有序的无机/有机复合纳米材料，但是直到 20 世纪中期人们才注意到生物矿化物质的特殊性能并利用生物矿化的原理来指导各种新型材料的合成。于是各种具有特殊性能的新型无机材料应运而生，化学合成材料由此进入了一个崭新的时代。生物矿化的重要特征之一是细胞分泌的有机基质调制无机矿物的成核生长，以特殊的组装方式形成多级结构的生物矿化材料。仿生合成就是将生物矿化的机制引入无机材料的合成中，以有机物的组装体为模板控制无机物的形成，制备具有独特显微结构的无机材料，使材料具有优异的物理和化学性能。金属纳米粒子的合成是其中一个重要组成部分，如利用蛋白质和核酸等生物大分子和利用微生物、植物和动物等活体细胞作为合成模板，在自然温和的条件下仿生矿化合成金属纳米粒子。

1. 生物大分子模板合成法　生物大分子如蛋白质和核酸等能作为模板通过分子自组装在其表面化学沉积金属，自发组织形成稳定、可控的金属纳米结构。这种分子自组装主要利用不同分子之间的非共价键作用（如氢键、范德瓦耳斯力），由下而上地制备新型金属纳米材料。

（1）蛋白质模板：蛋白质是具有纳米尺度的生物大分子之一，具有四级自组装结构。许多蛋白质自组装结构可作为良好的生物分子模板制备新型金

属纳米材料（图 21-3-1）。所用蛋白质以球形蛋白和丝状蛋白为主，分别可得到纳米粒子和纳米线，这对于纳米器件来说是重要的构筑单元和组件。利用蛋白质模板合成纳米材料具有廉价、易于获得、反应条件温和、节能和几乎无设备要求等优点。Patolsky 等利用肌动蛋白丝产生可导电和带图案的 Au 纳米线。Mayes 等利用蜘蛛丝形成具有磁性、半导体和导电的良好机械性能纤维材料。陈文兴等用丝素蛋白原位还原贵金属前驱体制备了纳米级贵金属胶体，即用蚕丝蛋白质溶液，在室温下不加任何还原剂，形成具有新颖核壳结构的丝素蛋白 -Au 或丝素蛋白 -Ag 纳米粒子。多肽以氨基酸为组成单位，因而与蛋白质之间没有严格的区别。通常认为相对分子质量在 10 000 以下、能透过半透膜以及不被三氯乙酸或硫酸所沉淀的过多肽。一些多肽，如具有双头基两亲分子的多肽，其一端有亲水性，另一端有疏水性，能够灵活地自组装成不同形态的超分子结构，如球形、纤维状、直管和弯曲等，其形态取决于它们的黏性末端残基，因而可以通过工程化氨基酸和其序列来设计预期的多肽，用于合成形式多样的纳米材料。众所周知，含组氨酸的多肽与金属离子具有高的亲和力，因而含组氨酸的特定序列可用来矿化合成特异的金属或半导体纳米晶体。例如，Banerjee 等利用富含组氨酸的多肽链 HG12 构造出 Cu 纳米管。通过控制 pH 和离子浓度等环境条件来调节纳米 Au 和 Pt 的生长，纳米 Ag 的形状及纳米 Ni 和 Co 的尺寸（调节 Ni 和 Co 的磁性）。目前利用多肽构造纳米材料的研究报道很多，这里不再赘述。

（2）核酸模板：核酸是由核苷酸单体组成，再通过磷酸二酯键连接而成的生命遗传物质。从材料学角度来看，核酸也可看成是由不同类型和性质的核苷酸构成的自组装结构，其长度和大小不一，但是一般在纳米范围内。它分为脱氧核糖核酸（DNA）和

核糖核酸（RNA）。近年来，用核酸和核苷酸作为生物矿化的模板来合成多种纳米材料引起学者们的广泛兴趣。源自核酸的生物矿化过程之所以吸引人，主要来自于以下几个理想的功能：①核酸能与金属离子通过多种已建立的结合模式发生相互作用；②溶液中的核酸具有精细的三维构象，它强烈地依赖于核苷酸序列，能提供矿化合成所必需的微环境，同时矿化过程又受其限制和控制；③与依赖人工合成、酶和体外进化技术的多肽序列库相比，数以百万计不同序列组成的核酸库能更有效地合成，而且成本更低；④通过化学法或酶法可以为合成的核苷酸修饰上不同的官能团，因而由此 DNA 核酸所具有的识别功能和化学活性能够很容易地被扩展开来。

DNA 遵循碱基配对原则，是由含 A、T、C、G 四种碱基的核苷酸自组装而成的生物大分子，主要以双螺旋结构存在，长度约为几微米，直径为 2 nm，其结构与生物体的遗传和变异密切相关。DNA 结构能够在短时间内通过聚合酶链式反应（PCR）以指数级扩增而得到，其碱基对之间的特异性结合使其能用来获得更复杂的纳米结构。因此，DNA 分子自组装结构是极富吸引力的生物模板系统。目前人们以 DNA 分子模板表面化学沉积制备了银、钯、金、铂、铜纳米粒子和纳米线，也制备了一维平行的纳米线或二维交叉的纳米线阵列。Richter 等在 DNA 分子模板表面化学沉积纳米金属钯，形成单分散规则取向的钯团簇，直径为 1~5 nm，有可能用于在室温下研究纳米材料的单电子隧道效应和库仑阻塞效应。当反应时间延长或镀液的还原剂浓度提高时，钯颗粒变大（20 nm）进而相互接触，可形成连续钯纳米线，可用做分子导线。同时，DNA 分子模板的一个优势是可用于构建小尺寸的网状结构，如纳米大小的 Aharonov-Bohm 环，这些环具有电子波函数的干涉效应，因而有利于开展微型电路所需的电接

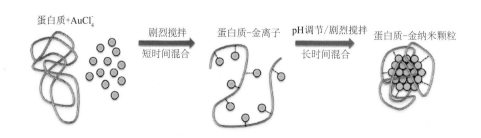

图 21-3-1　蛋白质与氯金酸的相互作用机制

触线的研究。

RNA 也是生命遗传物质，包括 mRNA、tRNA 和 rRNA，负责传递 DNA 上的遗传信息，将氨基酸运送到核糖体上，帮助编码多肽链。它与 DNA 的唯一区别在于它以含羟基的五碳糖环形式存在。它有稳定而精细的结构，是优良的生物模板。2004年，Eaton 等开创性地利用体外进化技术来选择 RNA 序列，形成了稳定的六方纳米钯，表明单链 RNA 能催化钯纳米粒子的形成，序列与纳米粒子形成率和形状有直接关系。此后，Kumar 等用酵母 RNA 合成了 PbS 纳米粒子，实验表明其光学特性取决于所用的实验条件。有趣的是，以 DNA 为模板合成的 PbS 纳米粒子的最大发射波长在 1 100 nm 的红外光区处，而以 RNA 为模板合成的却在约 675 nm 的可见光区。RNA 是人工合成的一类聚合物，其核苷酸中的磷酸二酯键已由肽键或酰胺键取代。虽然核苷酸的自我识别功能和序列决定形状的特点被保留下来，但是这些合成分子具有高的抗酶性以及骨架上缺乏静电荷。Wang 等报道，在 PNA 模板上键合 Pt 前驱体，通过化学还原法合成了 Pt 纳米粒子链，表明 Pt 纳米粒子尺寸受还原时间调控。目前关于这方面的研究还不多。总体来说，生物大分子的自组装结构可为纳米材料研究提供更多的模板材料。生物分子易于进行修饰，能在温和条件下组装成形式多样的模板来构造出形状大小各异，功能多样的纳米材料，将在传感器、开关和作为电磁装置的纳米组件等方面有着广泛应用，尤其是它易于偶合上不同生物分子来提高金属纳米材料的生物相容性，因而在生物探针等领域有着巨大优势。

2. 微生物模板合成法　微生物个体微小、种类众多，存在于地球上所有生物圈内，具有极强的环境适应性。微生物一般需要显微镜才能观察到，包括细菌、真菌、古细菌和原生生物。它的环境适应性来自于其多种生存策略，包括生物矿化，以此来避免遭受环境毒性物质伤害，摄取营养物质，提供或消耗能量等，由此也产生了多种纳米级矿物质，包括金属、硫化物和氧化物。这些矿物质可存在于微生物周质、内部或胞外部分，这主要取决于微生物的矿化机制以及有机／无机界面之间的相互作用。正因为如此，利用微生物能够在自然温和的条件下制备出纳米材料，具有环境友好型的特点。细菌是单细胞生物，其大小一般在微米级范围内。它的矿化过程与其代谢活动及响应环境刺激有关，通过矿化代谢过程能够改变毒性金属离子的价态和可溶性，达到降低毒性和自我保护的目的。Beveridge 等首先发现枯草芽孢杆菌 168（Bacillus subtilis 168）能在温和条件下将 Au^{3+} 在细胞壁内还原成 5~20 nm Au 纳米粒子。Ahmad 等用放线菌在胞外合成了单分散的 8 nm Au 纳米粒子。此外，利用细菌模板还可获得合金纳米粒子，如 Nair 等用乳杆菌（Lactobacillus）菌株在细胞内合成了 Au、Ag 及 Au-Ag 合金纳米粒子。利用这一功能，还能期望合成其他合金纳米粒子，如磁性 CoPt 和 FePt 等。

真菌同样具有类似细菌的矿化功能来合成纳米材料。Shankar 等用炭疽菌属（Colletotrichum sp.）合成了形貌多样的 Au 纳米粒子，如棒状、平板状和三角形 Au 纳米粒子。最近，Das 等利用米根霉（Rhizopus oryzae）的菌丝体原位还原氯金酸，在其表面产生 10 nm 的 Au 纳米粒子，并将其用于水卫生管理中，表明该坐物结合的 Au 纳米粒子能对不同有机磷农药有很强的吸收能力，对多种革兰氏阳性菌、革兰氏阴性菌和酵母菌有高的杀菌活性。总体上说，微生物具有多种多样的几何形状，如球状、杆状、片状、丝状和螺旋状等，这些极小的三维标准形状为纳米材料的合成提供了丰富的模板。利用微生物模板合成金属纳米粒子这一技术路线，具有成本低廉、简单易行、能耗低及可在常温常压下操作的特点，能应用在处理污染的水体和土壤中的有毒金属离子等领域中。不过，利用微生物模板并不能获得所有金属的纳米粒子，其单分散性也有待提高，而且金属离子能够抑制微生物的生长，不能持续地获得纳米粒子。近来基因工程技术的引入为微生物矿化合成金属纳米粒子注入了强大的活力，可以通过人为控制获得大量模板制备出不同形状、不同性质、具有不同功能的纳米材料，使工程化制备和应用研究成为可能，有望用于药物筛选和输送及生物探针制备等领域中。

3. 植物材料模板合成法　植物在地球上广泛分布，形式多样丰富，包括藻类、蕨类、苔藓、灌木、藤等。它们的微观结构和形态已被用做模板来矿化合成不同形状、结构和功能的金属纳米材料，如植物纤维、木材组织、叶、茎和生物膜等。一些植物的提取液也常被用来合成金属纳米粒子。Gardea-Torresdey 等用紫花苜蓿提取液还原氯金酸形成了 Au 纳米粒子。Ahmad 等用印度楝树叶子汁液简单快速地合成了 Au、Ag 及其核壳纳米粒子，其后他们还用柠檬草提取液合成了三角形 Au 纳米粒子。Chandran 等用芦荟提取液合成了三角形 Au 和 Ag 纳米粒子。Ankamwar 等用余甘巴戟果汁提取液合成了 Au 和 Ag 纳米粒子。Narayanan 等用香菜叶提取物作为还原剂将金离子还原合成了 Au 纳米粒子。Sharma 等将田菁幼苗生长在氯金酸溶液中,观察到在植物组织中有稳定的 Au 纳米粒子形成,可能是由于细胞中次级代谢产物还原金离子产生的。该富含 Au 纳米粒子的生物质具有还原 4- 硝基苯酚的生物催化功能,可直接减少有毒污染物 4- 硝基苯酚。此外,Singaravelu 等用海藻(Sargassum wightii Greville)在胞外合成了单分散性的 Au 纳米粒子。

4. 动物材料模板合成法 以动物材料为模板进行矿化合成纳米材料对于我们并不陌生。例如,人与动物的骨骼、牙齿及贝类的壳等都是动物在细胞控制下矿化合成的优质的纳米材料,是由定向排列的纳米晶粒、晶柱或晶层所构成的。正是因为动物细胞具有如此多样的矿化能力,吸引越来越多的材料科学家借鉴并利用仿生矿化思路来合成金属纳米材料。Anshup 等在人胚胎肾细胞 HEK-293、人宫颈癌细胞 HeLa、人神经母细胞瘤细胞 SKNSH 中都合成出 20~100 nm 的 Au 纳米粒子,并观察到癌细胞与非癌细胞对金离子生物还原过程存在明显差异,这可能由细胞代谢的差异产生的。Wang 等用蛋壳薄膜作为生物活性载体,利用蛋膜上特定周期性分布的大分子与无机前驱体离子之间的螯合作用和电荷作用来控制硒化铅微晶的形成、聚集和分布,成功制备了具有规则形状的硒化铅纳米团簇。综上所述,随着生物矿化研究的不断深入,用做模板的材料不断扩大,模板的概念也被应用于更多的领域。应运而生的仿生合成技术使纳米材料的合成朝着分子设计和化学"裁剪"的方向发展,必将在合成新型金属材料途径方面发挥重要的作用。其温和绿色的制备路径,使所得金属纳米材料在生物活性陶瓷、功能生物材料、生物探针、药物载体和释放等领域有着广阔的应用前景。

第四节　金纳米颗粒表面修饰

金属纳米粒子属亚稳态材料,对周围环境(温度、振动、光照、磁场和气氛等)特别敏感,有可能在常温下自行长大,极易自发团聚,使其固有特性受到限制而不能得到充分或完全发挥,因而在应用金属纳米粒子之前,一般都需对其进行表面修饰处理。表面修饰,又称表面改性,是 20 世纪 90 年代中期发展起来的一门新技术,是指通过物理或化学方法改变物质表面的结构和状态,赋予其新的功能,实现对物质表面的控制。表面修饰的方法主要分为物理修饰法和化学修饰法,常用的修饰剂有硫醇、胺类、膦、各种聚合物、表面活性剂和天然大分子(如糖类、核酸、蛋白质等),以及无机类聚合物(如由硅酸酯或钛酸酯的醇解和缩聚产生的 SiO_2 或 TiO_2)等。对金属纳米粒子而言,表面修饰主要是为了减小合成中粒子的长大及团聚,改善其分散性、稳定性和生物相容性,提高其表面活性,并赋予纳米粒子新的功能。

表面物理修饰法主要是通过吸附、涂敷和包覆等物理手段对纳米粒子表面进行改性,包括表面吸附和表面沉积。表面吸附是通过范德瓦耳斯力将异质材料(以表面活性剂为主)吸附到纳米粒子表面进而包覆改性。表面活性剂的作用是能在粒子表面形成一层分子膜,避免粒子之间的相互接触,阻止架桥羟基和真正化学键的形成。例如,十二烷基磺酸钠、油酸和柠檬酸等表面活性剂对一些磁性金属纳米粒子的表面吸附作用,可达到稳定分散的目的。表面沉积是在纳米粒子表面沉积一层与表面无化学结合的异质包覆层。

一、无机壳层修饰

最近几十年来,二氧化硅包覆金属纳米粒子($M@SiO_2$)的核壳纳米粒子在生物、催化和拉曼光谱等诸多方面的应用越来越受到重视,这主要是由于二氧化硅 - 金属复合粒子相比于纯的金属纳米粒子具有更优秀的相关性质。有许多研究是围绕着如何在金属粒子表面形成致密的二氧化硅壳层展开的,这样的粒子的光学性质、光子学自组装、表面功能化能够用于表面增强拉曼散射、光线疗法、色差检测等。Nie 小组和 Natan 小组提出包硅的方法,即将拉曼标记分子在对金银纳米粒子进行二氧化硅包覆过程中包覆到硅的壳层中。为了提高金属粒子在醇相条件下的胶体稳定性,通常需要先对金属粒子表面进行表面修饰,然后再进行二氧化硅包覆。Liz 和 Marzan 等用氨丙基三甲氧基硅烷做偶联剂在柠檬酸根稳定的金纳米颗粒表面包覆了不同壳层厚度的二氧化硅。这种核壳纳米粒子的光学性质实验值与 Mie 氏理论值可以很好地相匹配。Xia 小组通过改变溶胶－凝胶前驱物浓度的方法制备了不同壳层厚度的无定形硅包覆金纳米颗粒的核壳结构纳米粒子。这些核壳纳米粒子被大面积组装成光子晶体而表现出良好的纳米尺度集成光路性质。W. David Wei 小组利用硅烷偶联剂在单一生长液中在 CTAB 稳定的金纳米颗粒表面包覆了不同壳层厚度的二氧化硅,不过要严格控制金颗粒表面 CTAB 的量以防生成无核二氧化硅颗粒。Stanislav Emelianov 小组制备了二氧化硅包覆金纳米棒核壳纳米粒子用于光声纳米放大器,可用于光声成像和光声影像导航治疗。

SERS 技术用于定量分析中存在重新性不理想、基底循环使用较困难等一些难题,因此制备可重复使用的、具有稳定 SERS 活性的基底是一种迫切需求。姚等人通过改变反应时间或 TEOS 的量调变二氧化硅层的厚度,证明标记分子物理吸附在二氧化硅表面,可以通过清洗使该 SERS 基底重复使用。刘等人以具有核壳结构的 Au@SiO$_2$ 纳米颗粒为基底,建立了一种 SERS 原位、快速检测食品中非法添加剂酸性橙 Ⅱ 的新方法。将合成的 Au@SiO$_2$ 滴加到瓜子表面后,可以实现对瓜子表面酸性橙 Ⅱ 浓度为 0.01 mg/g 的 SERS 检测,满足了食品中酸性橙 Ⅱ 的测定要求,有望用于瓜子及其他可能被非法添加该物质的食品的现场、快速检测。Tian 课题组制备了薄 SiO$_2$ 层包 Au 纳米粒子,建立了一种壳层隔离纳米粒子增强的拉曼光谱技术(shell-isolated nanoparticle-enhanced Raman spectroscopy, SHIN-ERS)。以金纳米粒子作为增强的内核,其上包裹非常薄的 SiO$_2$ 层。由于 Au 核增强的电磁场可以作用到 SiO$_2$ 层之外的待测分子,类似于 TERS,调控 SiO$_2$ 层的厚度即可调控待测分子上感受到的增强电磁场。由于超薄层惰性 SiO$_2$ 的存在,可以有效避免基底上待测物种直接吸附在 Au 上的干扰。此技术对研究对象没有特殊的要求,可以用于各种不同类型样品的分析和检测,极大地拓宽了 SERS 的研究领域。

二、有机配体修饰

小分子修饰剂包括含巯基有机物、油酸、油胺、硅烷偶联剂、2, 3-二巯基丁二酸、α-溴异丁酸和多巴胺等,可以通过与金属粒子表面的化学键结合,达到粒子表面修饰改性的目的。例如,Li 等以含有巯基的羧酸为稳定剂在水溶液中制备了尺寸分布窄的直径为 17 nm 的球形 Ag 纳米粒子。Dela Presa 等在苯乙醚中还原 Au^{3+} 合成了具有铁磁性的油酸或油胺包覆的 Au 纳米粒子,指出铁磁性是由 Au 原子与有机分子之间的共价键诱导产生的。Mott 等在油胺和油酸存在的情况下制备了尺寸和形貌都可控的 Cu 纳米粒子。Xu 等利用多巴胺与氨基三乙酸(NTA)结合,对磁性纳米粒子进行表面改性。改性后的磁性纳米粒子在细胞裂解液中对六聚组氨酸标记的蛋白进行分离,每毫克磁性纳米粒子能够分离的最大蛋白载荷为 2~3 mg,是商品化微米级粒子的 200 余倍,其最小分离浓度达到 3.3×10^{-10} mol/L,充分体现了磁性纳米粒子在生物分离领域的巨大优势。

大分子修饰剂主要包括聚合物分子和生物大分子。常用的聚合物分子有聚乙烯吡咯烷酮(PVP)、聚乙二醇(PEG)、聚乳酸(PLA)、聚苯胺(PANI)和聚酰胺－胺(PAMAM)等,可通过化学转移、包埋、分散聚合、乳液聚合和活性聚合等方式对金纳米粒子进行修饰和稳定,具有灵活好用的特点。

PVP 属于非离子型聚合物,在使用中常与乙二醇(EG)搭配,用于合成不同形貌的金属纳米粒子,其中 EG 在反应过程中承担着还原金属盐制备金属纳米粒子的作用,PVP 用于控制粒子在不同晶面上的生长速率,形成各向异性的金属纳米粒子。Sun 等以 PVP 为稳定剂,以乙二醇为还原剂,通过改变 PVP 浓度和相对分子质量等条件来调控 Ag 纳米粒子的形貌,从而制备了线状、三角片状和立方体等不同形貌的 Ag 纳米粒子。通常认为 PVP 上羰基中的氧原子与 Ag 粒子表面原子发生了配位作用,进而钝化和稳定了 Ag 纳米粒子。PANI 和聚甲氧基苯胺(POMA)等类聚合物都属于导电聚合物,具有特殊光电子特性。将它们用于金属纳米粒子的表面修饰,能改变金属纳米粒子的光电性能,使其在光学和微电子器件、化学传感、催化、药物的靶向传输和能量存储等方面有着广阔的应用前景。Dawn 等在硝酸银水溶液中加入 POMA 的氯仿溶液,避光反应即可得到单分散的 Ag 纳米粒子。Sarma 等在水溶液中用双氧水还原氯金酸,同时诱导苯胺聚合制备了 PANI 稳定的 Au 纳米粒子,PANI 与 Au 纳米粒子形成的配合物的电导率显著提高。

PAMAM 类聚合物属于树枝状聚合物，是目前研究最广泛和最深入的树状大分子之一，含有大量含 N 官能团（伯胺、叔胺和酰胺），具有良好的生物相容性，低的熔体黏度和溶液黏度，独特的流体力学性能和易修饰性。它们可通过氨基吸附金属离子到聚合物分子内部并将其还原形成分子内配合物，也可以通过官能团与颗粒表面的金属原子形成分子间配合物来稳定金属纳米颗粒，所得金属纳米粒子在化学传感、膜化学、选择性电化学反应和催化等领域有着广阔的应用前景。Esumi 等以 $NaBH_4$ 为还原剂，PAMAM 为稳定剂，合成了形貌和尺寸可控的 Au、Ag 和 Pd 纳米粒子。

三、生物大分子修饰

生物大分子修饰剂包括糖类、核酸和蛋白质等，来源广泛，具有很好的降解性和生物相容性，通过吸附到金属纳米粒子表面上的生物大分子携带的特殊官能团，能改善金属纳米粒子的稳定性、水溶性、毒性和生物相容性，并赋予其特殊的生物活性，可应用在生物探针和生物医药等领域。目前常用的生物大分子修饰剂有多糖类聚合物和氨基酸类聚合物。

多糖类聚合物常用的有淀粉、葡聚糖、壳聚糖和藻酸盐等，它们修饰的金属纳米粒子具有良好的水溶性、生物相容性和可降解性。以淀粉为例，淀粉是以葡萄糖为单元聚合而成的多糖，是最常见的一种天然生物大分子，具有价廉、无毒和可降解等优点。Sarma 等在淀粉水溶液中用双氧水超声还原氯金酸得到了尺寸和形貌可调控的 Au 纳米粒子，当氯金酸浓度较低时得到 15~20 nm 的球形颗粒；氯金酸浓度增大则得到主要为 90~110 nm 的三角形纳米片；氯金酸浓度继续增大则得到 120 nm 的六边形纳米片。

常用的氨基酸类聚合物如白明胶、酶和蛋白质等，具有优异的生物活性，能够与许多活性物质如 DNA、抗体和药物等发生偶联，将其用于金属纳米粒子的表面修饰，可使所得的复合金属纳米粒子应用在生物探针以及药物输送和释放等领域。Liu 等用白明胶化学修饰 Fe_3O_4，制备了白明胶 -Fe_3O_4 复合磁性纳米粒子，有望用于药物输送和释放。So-enena 等在磁性纳米粒子表面修饰上牛血清白蛋白和卵黄高磷蛋白，制备了水溶性和稳定性良好的蛋白质－磁流体复合物，有望用于药物载体或生物传感器中。

多功能化的金纳米粒子能够被动或主动靶向肿瘤细胞。被靶向是利用肿瘤独特的微环境实现靶向的一种方法，主要利用了肿瘤的以下特性：①肿瘤血管的池漏性，这使得大分子更容易以渗透的方式进入肿瘤组织；②紊乱的淋巴引流系统，这增加了大分子在肿瘤组织内的保留时间。这些作用产生了实体瘤高通透性和滞留效应（EPR 效应），这种效应使得金纳米粒子能够通过这些缺口溢出血管，并在肿瘤组织中聚集。被动靶向最大局限性是不能在瘤组织中获得足够高浓度的纳米粒子，进而导致较差的成像效果与治疗效果，以及系统性的副作用。同时，在实体瘤高通透性和滞留效应（EPR 效应）中，尽管淋巴引流不畅有助于溢出的粒子在肿瘤间隙富集，但是间隙内升高的渗透压，也可以致使纳米粒子从肿瘤组织外流，最终导致纳米粒子在部分肿瘤组织中的重新分配。为了弥补这些缺陷，另一种策略是对纳米粒子进行化学修饰，即将具有靶向功能的分子连接于纳米粒子的表面，从而获得具有主动靶向功能的纳米粒子。有研究人员建立了一个靶向性的分子影像平台，他们利用细胞培养方法，研究了修饰特定肿瘤靶向分子（A9 抗体，可与头颈癌细胞特异性过表达的 A9 抗原特异性结合）的金纳米棒的 CT 成像效果。他们将修饰了 A9 抗体的金纳米棒以及修饰了非特异性抗体 KHRI-3 的金纳米棒分别与肿瘤细胞（过表达 A9 抗原的口腔癌 UM-SCC-1 和喉癌 UM-SCC-5；非过表达 A9 抗原的黑素瘤细胞）和正常细胞（纤维原细胞）共孵育，并研究了这几种细胞悬浮液的 X 射线吸收情况。他们指出，与修饰了 A9 抗体的金棒共孵育的过表达 A9 抗原的肿瘤细胞的悬浮液的 HU 值比其他的细胞悬浮液大得多。因为肿瘤靶向分子的作用，修饰了靶向分子的金纳米颗粒更多地聚集在了特定的肿瘤细胞上，因此，特定肿瘤细胞的悬浮液有着更大的 HU 值。

近年来，金属纳米粒子的表面修饰技术发展迅猛，修饰剂种类越来越多，合成修饰剂的手段日益成熟，相关报道大量涌现。以上仅简单介绍了表面修饰技术在金属纳米粒子中的应用，从中能了解到表面修饰技术极大地改善了金属纳米粒子表面的物理、化学和生物学性能，使其在更多领域中得到广泛应用，尤其在生物探针、生物医学、药物输送和释放等生命科学领域有着不可比拟的优越性。尽管如此，开发新型表面修饰剂，以制备更多性能优越的复合金属纳米粒子,拓宽复合金属纳米粒子的应用领域仍是今后研究的重点。

第五节　金纳米材料在分子影像学中的应用

一、金属纳米材料在影像学中的应用概况

现有影像学诊断技术主要是基于疾病形态学改变,通过对比病灶与正常组织间在解剖位置、结构、质地等属性的差异来诊断疾病的。目前形态学诊断方法,肿瘤大小需要至少在厘米级甚至更大才可能被发现。而在此阶段,肿瘤团块已至少含有 1×10^9 个细胞,因而大多数肿瘤在发现时都已进入晚期。我们知道,早期诊断对肿瘤病人的治疗和预后意义重大。通常 I 期的肿瘤五年生存率大于 90%,如果能在此阶段探测到肿瘤,甚至在更早的癌前病变阶段能够早期干预,肿瘤往往就可以治愈甚至预防。与前者不同的是,分子影像技术使用的是可与疾病特异性靶点相结合的分子探针作为成像的示踪剂。成像诊断策略上彻底的变革,使分子成像具备对疾病早期"分子事件"探测的能力,从而使肿瘤的早期诊断成为可能。比如,在肺癌动物模型上,分子影像通过对癌基金 Kras 状态的检测,成功实现对仅 1 mm 大小肿瘤的探测。在前列腺癌患者上,通过靶向淋巴结中巨噬细胞的磁性纳米材料,MRI 可定位以往很难发现的毫米级转移淋巴结。其次,分子成像借助于特殊靶向成像探针,可早期判定和实时监测肿瘤治疗的反应,并在此基础上评价治疗策略的有效性,为制订和调整"精准化治疗"方案提供依据。精准医学(precision medicine,PM)是 2015 年刚刚提出的新概念,是指医疗的整个过程,即诊断、治疗决策均依据病人个体化的疾病的生物学、病理及基因特点。2015 年,美国总统奥巴马签署一项高达 2.15 亿美元的预算专门用于精准医学的研究,可以说,精准医学代表着未来医学的发展方向。分子影像通过特异性探针可精准观察肿瘤在治疗中的分子变化,协助医师对治疗效果进行早期判断及预测,及时调整和优化治疗策略和用药,最大限度地扩大治疗效果,从而达到"精准治疗"的目的。比如,作为临床使用最广泛的分子影像探针氟 18 去氧葡萄糖(^{18}F-FDG),可对肿瘤葡萄糖代谢水平进行分析,被广泛用于乳腺癌、结肠癌、食管癌、头颈部肿瘤、肺癌

等多种肿瘤的分级分期及评价肿瘤治疗效果的手段。最近的研究和统计结果表明在进展期卵巢癌患者中,[18]F-FDG 在化疗药物疗效评价上甚至比血清学标志物 CA125 还要准确。再次,分子成像技术可大幅简化和缩短抗肿瘤药物的研究时间,大幅减少经费投入。一个药物从研发到最终成功上市,其过程往往耗资超过百亿美元,研究周期长达 10~20 年。在此过程中,多数药物在研发过程中会被逐渐淘汰。分子影像通过对药物作用靶点或其下游分子的活体成像,可在活体水平直接证实药物的靶向性及作用机制,从而简化药物研发过程中大量的结构比对、生物信息学靶点分析,以及大量烦琐的动物学、药代动力学、药效学实验,明显加快药物研发的进程。例如,绿色荧光蛋白(green fluorescent protein,GFP)及荧光素酶(luciferase)标记的各种生物分子被广泛用于抗肿瘤前体药物的筛选。通过 GFP 的荧光成像和荧光素酶的生物发光成像,人们能更直观地观察药物的作用方式及作用靶点。将候选药物直接进行放射性标记后,利用分子成像技术(主要是放射性成像技术)可以很容易地在活体状态下对候选药物的药代动力学特征进行评价,如循环时间、清除率、半衰期、器官生物分布等。在疗效动态监测上,分子影像同样比传统方式更加客观、直接。分子影像可在同一个体或动物体上进行长时间的动态观察跟踪,而不必进行侵入性的检查或处死实验动物,因此大大减少动物实验用量,简化实验步骤,使对照更加客观。此外,在对疾病发生的认识上,分子影像有别于目前"盲人摸象,只见树木不见森林"式的观察方法,强调以活生物体作为整体进行观察,这使人们对于疾病的理解更加宏观和系统,更注重诊断和治疗的全局观念。

金属纳米材料在影像学中主要应用到神经系统、心血管系统以及肿瘤方面。其中肿瘤方面主要用于:①良恶性肿瘤的鉴别诊断;②恶性病变的病程分析、分期、分级;③已明确诊断原发灶者,寻找全身转移灶或发现转移灶者寻找原发灶;④全身术后残留灶的寻找;⑤复发与瘢痕或坏死组织的鉴别诊断;⑥判断疗效、制订放疗计划等。FDG PET 成像对肺

部肿瘤的良恶性鉴别诊断、淋巴结转移的诊断、肺癌分期、肿瘤复发的诊断、预后评估及疗效监测等方面均有重要意义；对乳腺肿瘤可以进行早期诊断、良恶性鉴别、疗效评估、监测复发，还可为乳腺癌治疗方法的选择提供依据；对结直肠癌的肝转移及肝外转移方面有很高的价值，尤其是在 CEA 升高，但缺乏可靠复发病灶的诊断或常规影像学发现可疑病灶，但难以确定性质或根治性复发病灶切除术前的分期，FDG PET 成像具有不可替代的作用。另外对于淋巴瘤、头颈部肿瘤的早期诊断、准确分期很重要。

二、光学造影剂

细胞是生命体结构与生命活动的基本单位，没有细胞就没有完整的生命。一切生命的关键问题都要到细胞中去寻找答案。目前，细胞研究已经从单细胞整体提高到分子水平，把细胞看作物质、能量和信息诸过程的结合，并在分子水平上深入探索细胞的生命活动规律。纳米 Au 由于具有良好的稳定性、细胞穿透性及易与生物大分子偶联等优点，特别适合于目前单细胞研究发展的需要。纳米 Au 作为免疫标记物在电镜检测中应用十分广泛，用高电子密度的纳米 Au 标记抗体能增强显色效果，在电子显微镜下能准确定位抗原在细胞内外的分布位置。纳米 Au 作为标记物还用于原位细胞杂交实验来检测细胞中的基因或 DNA 序列，这对于基础研究及病理学研究都是非常重要的。例如，人乳头瘤病毒 HPV-16 与宫颈癌是密切相关的，HER/2-new 的基因增殖对于乳腺癌诊断与治疗是至关重要的，尽管荧光和比色原位杂交测试已被广泛使用，相对于其他细胞着色方法而言，纳米 Au 检测为光镜观察提供了一种优良的黑色着色方法。与荧光法相比，纳米 Au 检测不需要昂贵的荧光仪器，也不会随着观察时间的延长而漂白或脱色。整合素是一类细胞粘连的受体，具有增加细胞与有益基质的粘连从而促进细胞存活的能力。Hussain 等将纳米 Au 标记的缩氨酸配体与细胞一起孵育，使其进入细胞内，用原子力显微镜观察细胞内配体与血小板整合素受体在细胞内的键合作用，这种方法为未来研究正常病理过程中蛋白质－受体的相互作用打下了基础。Wang 课题组提出一种新的方法合成金纳米颗粒。此方法用叶酸还原氯金酸，一步法合成了金纳米颗粒，金纳米颗粒能靶向识别 HeLa 细胞，从而进行细胞成像。此方法操作简单，合成的颗粒尺寸均一，粒子大小可

调控，并且细胞毒性小，在靶向治疗中可以得到很好的应用。

大多数癌细胞的表面都覆盖着一种特殊蛋白质，这种蛋白质被称为表皮生长因子受体（epidermal growth factor receptor，EGFR），其表达比正常细胞多很多。EGFR 为癌症的治疗提供了新靶点，而健康细胞则不会明显地显示出这种蛋白质，如何探测这种蛋白质就成了判断体内是否带有癌细胞的关键。El-Sayed 课题组研究发现，金纳米颗粒与癌细胞的结合能力是其与正常细胞结合能力的 600 倍。将金纳米颗粒与 EGFR 的抗体结合，就会使金纳米颗粒附着在癌细胞上。在显微镜下，金纳米颗粒的超强吸光能力，使得癌细胞"原形毕露"。金纳米颗粒对可见光的强吸收特性可以使光能转换为热能。因此，可以在局部范围进行激光选择性加热，非常适合于分子或细胞的靶向。采用这种金纳米颗粒辅助激光热作用方法，可以对癌细胞进行选择性破坏，和正常细胞相比，杀死癌细胞只需一半的激光能量，而且不损害正常细胞。Zhang 用一步法合成了能主动识别肝癌细胞的半乳糖保护的金纳米颗粒探针，其原理是哺乳动物的肝实质细胞上存在一类受体，能专一识别半乳糖。肝癌细胞是发生病变的肝实质细胞，所以它的细胞膜上也具有这种半乳糖受体。这样就可以利用我们制备的金纳米颗粒探针靶向识别肝癌细胞来进行细胞成像，从而诊断肝癌。

三、拉曼探针造影剂

此外，纳米 Au 还被用于单细胞的超灵敏拉曼光谱测定。拉曼光谱（Raman spectrum），是一种散射光谱。光照射到物质上发生弹性散射和非弹性散射。弹性散射的散射光是与激发光波长相同的成分，非弹性散射的散射光有比激发光波长更长的和短的成分，统称为拉曼效应。由于拉曼光谱是一种基于物质内部拉曼散射信号而建立的分析方法，由于其可提供丰富的分子结构信息和表面信息，已经成为探测纳米粒子表面及界面的有力工具。拉曼光谱成像技术是拉曼光谱分析技术的新发展，借助于现代共焦显微拉曼光谱仪器以及新型信号探测装置，它把简单的单点分析方式拓展到对一定范围内样品进行综合分析，用图像的方式显示样品的化学成分空间分布、表面物理化学性质等更多信息。Chui 等合成了一种新的可被拉曼成像设备检测的炭纳米管，并用 PEG 包裹，改善其生物相容性和血

流动力学特征。随后,用该纳米管联合 MCu 标记了 RGD 合成了 PET 和拉曼双模式成像探针 MCu-DOTA-PEG-SWNT-RGD,并对探针的有效性和生物学分布特征进行了鉴定,初获成功。结合在细胞中的纳米 Au 作为表面增强拉曼散射激活剂会使细胞中相应化学组分的拉曼信号显著增强,这些增强的拉曼信号使得单细胞的拉曼检测于 $400\sim1\,800\,cm^{-1}$ 范围内在比较短的收集时间里具有 $1\,\mu m$ 的横向分辨率。收集到的拉曼信号可以反映细胞的不同化学组成,因此活细胞中基于纳米 Au 的拉曼光谱提供了一种灵敏的、有选择地检测细胞中化学成分的工具。正是基于这一原理,Kneipp 等将修饰有靛青绿的纳米 Au 光学探针(ICG-gold)与小鼠的前列腺癌活细胞一起孵育,使探针进入细胞内部,通过孵育前后 ICG-gold 的 SERS 信号的变化,得到细胞内部的成分组成以及宿主细胞在生物环境中的结构信息。

四、X 射线造影剂

目前临床上常用的 CT 造影剂包括离子型和非离子型两类,主要是基于碘的小分子化合物(如碘海醇 Omnipaque、泛影酸 Diatrizoicacid 等),这是因为碘具有较高的原子序数,可以对 X 射线产生较强的吸收。但是这些传统的小分子碘造影剂存在许多缺点,如体内半衰期短,肾毒性以及血管渗透等,对其临床应用有一定的限制。基于新型纳米材料的造影剂有望改善上述缺点,并且通过功能化修饰,具有靶向性,提高诊断准确率。

决定物质衰减程度的因素有四个:一是 X 射线本身的性质,另外三个属于吸收物质的性质,即物质的密度、原子序数和每千克物质含有的电子数。不同的组织提供了不同程度的 X 射线衰减,其中衰减系数由原子序数和组织的电子密度来确定;高原子序数和电子密度的物质有着更高的衰减系数。根据金元素理化特性可知,金元素对射线有更高的衰减特性。临床上部分病人对碘过敏,对于肥胖病人显影效果也较差,更重要的是碘缺乏肿瘤特异性。金(Au)的原子序数较碘高(Au: 79, I: 53),X 线吸收系数也比碘高(100 keV 时 Au 为 $5.16\,cm^2/g$, I 为 $1.94\,cm^2/g$,软组织为 $0.169\,cm^2/g$),每质量单位的金的造影效果约为碘的 2.7 倍,纳米金对低能 X 线有更高的吸收性,CT 显像时受骨和软组织干扰小,呈现出更好的对比度。因此,近年来金纳米颗粒被作为造影剂应用于 CT 显像的研究上。美国的康涅狄

格大学和 Nanoprobes 公司合作,第一个将金纳米颗粒用作 CT 造影剂,他们将 1.9 nm 的金纳米颗粒注射到移植有皮下乳腺瘤的小鼠体内进行 X 射线成像(图 21-5-1)。结果表明,与碘造影剂造影相比,肿瘤部位可更清晰地被分辨出来,甚至可以看到直径仅为 $100\,\mu m$ 的血管。而且肿瘤造影时间非常长。Jackson 等人提出了金纳米颗粒具有增强显像功能的理论依据和实验支持。Guo 等利用树状大分子包裹的金纳米颗粒(AuDENPs)用于生物体的 CT 成像研究,相关实验表明在 AuDENPs 中 Au 和碘海醇(Omnipaque)中的碘在相同浓度时,前者具有更高的 X 射线衰减系数、更好的血池造影效果和更长的血池造影时间。Kim 等研究小组和 Cai 等研究小组利用通过 PEG 修饰的金纳米颗粒作为探针进行小鼠 CT 成像,结果可以得到清晰的三维重建图像。与碘造影剂的最佳成像时间(注射后 30~70 s)相比,这些金纳米探针在注射 4 h 后 CT 值还维持在较高水平。而且他们还发现,相同的造影效果所需要的金纳米颗粒的量远远小于碘造影剂的量。而且体外细胞毒性实验表明,探针没有明显的细胞毒性。

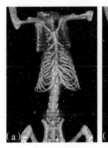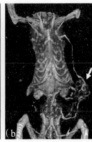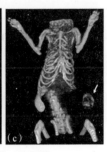

图 21-5-1 老鼠左侧乳腺癌 CT 图像

(a)为静脉注射造影剂之前,(b)为注射 5 分钟后,(c)为注射三天后

Xu 等报道纳米金微粒经 CT 扫描后与同等浓度的碘剂比较,可得到相似的 CT 值。纳米金微粒能够有效地延长在血液循环中的停留时间,不但延长了显像时间,也降低了对肾脏的毒性,Hainfeld 成功地将纳米金作为血池造影剂应用于肿瘤的诊断。Guo 等研究组用第 5 代聚酰胺(PAMAM)树状大分子制备的纳米金颗粒乙酰化后,经小鼠尾静脉注射后可实现动物活体 CT 成像。与碘对比剂相比,在相同的摩尔比(金:碘)时,无论纳米金颗粒或乙酰化的纳米金颗粒均具有较高的 X 线吸收系数。静脉注射乙酰化纳米金颗粒后经 micro CT 扫描后,下

腔静脉及肺静脉可以清楚显示。运用钆的螯合物包被的纳米金颗粒,可以实现 CT 和 MRI 的双模态成像。Kim 等将针对前列腺特异性膜抗原(prostate-specific membrane antigen,PSMA)的 RNA Aptamer,将其与纳米金颗粒链接形成功能化的分子探针,成功实现了前列腺癌的靶向 CT 成像。Eghtedari 等运用激光光声成像系统(laser optoacoustic imaging system),可活体检测低浓度的金纳米棒带来的良好的光声对比,从而提高光声学成像的诊断效果。Li 等采用脱氧葡萄糖包被的纳米金,不仅实现了对肿瘤的靶向成像,而且纳米金在局部的存留还可增加局部放疗剂量,提高肿瘤治疗效果。Shi 等将荧光素染料和靶向试剂叶酸(folic acid)分子修饰在包裹了纳米金颗粒的端基为氨基的 G5-PAMAM(dendrimer-entrapped Au nanoparticles,Au DENPs)上,随后将 G5-PAMAM 上多余的氨基乙酰化使整个纳米粒子呈电中性,由此形成的 Au DENPs 为显影载体可以成功地作为纳米平台实施了对表面表达较高叶酸受体的癌细胞的靶向和成像。Wang 等采用乙酰化的纳米金颗粒成功地实现了对肺癌细胞的 CT 靶向成像。

Hainfeld 等将直径 1.9 nm 的纳米金给荷瘤小鼠静脉注射后,使用乳腺 X 光机进行成像。结果显示,这种纳米金造影剂可以分辨出直径 100 μm 的微血管,荷瘤小鼠的肿瘤也能清晰显示,优于碘造影剂。纳米金还显示出良好的安全性,以 10 mg/mL 剂量注射,30 d 内小鼠的血常规和血生化均未显示异常,24 种重要组织的组织学检查也未表现出毒性。血液中的纳米金通过肾很快就被清除,注射 24 h 后,肌肉和血液中的金纳米粒子几乎都已清除,但肿瘤中仍存留有最高值的 64%。纳米金可以连接功能基团,使纳米金在体内具有生物相容性和更好的组织器官靶向性。纳米金对肿瘤细胞的靶向性包括被动靶向和主动靶向。被动靶向只利用渗透张力效应(permeability and tension effect,EPR),使其汇聚于肿瘤组织,对肿瘤进行增强扫描。主动靶向是将其与肿瘤特异性靶向物质相偶联,如单克隆抗体 EGFR 和整合素 $\alpha_V\beta_3$ 等,进而实现 GNP 对肿瘤细胞的主动靶向。为提高纳米金的生物相容性和稳定性,减少体内蛋白对其非特异性吸附及肝脏的摄取并延长其在血液中的滞留时间,聚乙二醇(polyethylene glycol,PEG)常被用于对纳米金进行修饰。Cai 等在肿瘤血管成像研究中发现:PEG 修饰的粒径为 38 nm 的纳米金具有良好的生物相容性,并在

注射后的 24 h 内,可作为血池成像造影剂用于 CT 增强扫描(图 21-5-2)。Kim 等在 AuNPs 表面修饰了聚乙二醇,通过测定和比较 HU 值,发现 33 mg/mL 的 PEG-AuNPs 的 X 线吸收剂量等同于 407.6 mg/mL 的优维显,在同等浓度下,前者的衰减系数是后者的 5.7 倍,表明纳米金颗粒的增强效果优于碘造影剂,这样达到同样效果所需的 X 线剂量会减少,从而减少射线带来的副作用。以 280 mg/kg 的量给小鼠静脉注射该纳米金后行 CT 扫描,心脏和大血管显示出良好的对比。通过定量测定 CT 值后发现注射后至少 4 h,造影效果都未显著减小,而优维显的半衰期只有 10 分钟,PEG 明显延长了纳米金颗粒的血液循环时间。注入纳米金 24 h 后血管系统仍显示出明显的增强效果,而肝脏在 72 h 后都有显著增强。与裸纳米金很快从肾清除不同,PEG 包裹的金纳米颗粒的直径较大,所以在肾脏的清除率减少,而主要聚集于肝脾的巨噬细胞。为此 Kim 等制作了肝癌的动物模型,在注射 PEG 修饰的纳米金 5 min 后,肝癌区的对比增强效应是正常肝组织的 2 倍,而这种增强效应可以持续 24 h。

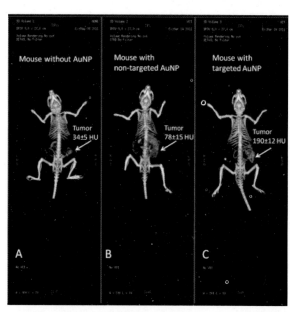

图 21-5-2　用 30nm 的 EGFR-AuNPs 作为 CT 造影剂扫描鼠肿瘤的 CT 图像

Li 等采用 2- 脱氧 -D- 葡萄糖(2-deoxy-D- glucose,2-DG)标记 GNP(AuNP-2-DG)作为功能靶向 CT 增强剂。体外实验显示与单独 AuNP 相比,AuNP-2-DG 的 CT 值显著提高,仅使用 CT 扫描即可获得高分辨率的肿瘤代谢和解剖信息。Sun 等合成了肝素 -

多巴 - 纳米金复合物（HEPA-AuNPs）。肝素具有生物相容性以及肝脏特异的靶向性，易于在肝脏库普弗细胞聚集。实验结果显示，HEPA-AuNPs 的肝脏显影功能明显优于碘造影剂 eXIA 160。与包裹 PEG、葡萄糖的纳米金相比，HEPA-AuNPs 也具有更好的肝靶向性。Kim 等将前列腺特异膜抗原特异结合的 RNA 适体（aptamer）接合到纳米金颗粒上，该适体还能同时结合阿霉素，这样就合成了具有造影剂和药物载体双重功能的纳米金。这种纳米金 CT 扫描后，靶细胞的 HU 值是非靶细胞的 4 倍。作为功能化的分子探针，成功实现了前列腺癌的靶向 CT 成像和抗肿瘤药物治疗。Wang 等采用乙酰化的纳米金颗粒成功地实现了对肺癌细胞的 CT 靶向成像。Shi 等将荧光素染料和靶向试剂叶酸（FA）分子修饰在末端为氨基的 G5-PAMAM 包裹的纳米金颗粒（dendrimer-entrapped Au nanoparticles，Au DENPs）上，随后将 G5-PAMAM 上多余的氨基乙酰化使整个纳米粒子呈电中性，由此形成的 Au DENPs 为显影载体可以成功地作为纳米平台实施对表面表达较高叶酸受体的肿瘤细胞的成像。

五、其他应用

事实上，早在二十世纪八九十年代，人们已经意识到，可通过整合多个成像技术的途径实现在单次成像条件下获取多个互补的成像信息。美国加州大学的研究者们在 1992 年最先报道了早期的 SPECT/CT 原型系统。这项研究开辟了多模态成像方法的研究的先河，为如今在临床上广泛应用的 PET-CT，SPECT-CT 成像技术奠定了理论基础。然而在当时，由于人们对分子成像都还比较陌生，因而并没有将这种特殊的成像方式单独给出一个定义。随着分子影像的发展，多模态分子成像（multimodality molecular imaging）的概念应时代孕育而生。多模态分子成像将两种或多种分子成像技术相整合，通过整合各模态的成像信息，为疾病诊断提供更为全面互补成像信息。多模态分子成像一方面在整合各成像模态优势的同时，回避了它们各自成像上的不足，可使最终成像达到"扬长避短，相得益彰"的成像效果；另一方面，由于成像对象在多个成像模态上得到重复验证，多模态成像的结果更为确证和可靠。此外，从临床实用性上看，多模态分子成像也具有非常切实的临床需要和潜在价值。这是因为多模态成像，可实现在同一探针、一次成像扫描下，同时得到

以往需多次不同成像模态分次采集才能获得的成像信息。因而从临床应用实际出发，多模态分子成像将可大大节省扫描时间，节约医疗成本，减少病人多次检查的不便。多模态分子成像的发展，已经成为当代成像技术未来发展的必然方向。常见的多模态分子成像组合有核素光学、核素核磁 /CT、光学MRI 等。

纳米金除了用于上述 CT 成像外，还能作为多功能纳米粒子用于多模式成像。Park 等将钆（Gd）和纳米金颗粒结合在一起，合成了 MRI/CT 双功能造影剂。以 1.75 mmol [Au]/kg 的剂量从尾静脉对小鼠给药，360 min 后行 CT 检查，各个器官都有明显增强，肝脏增强最为明显，持续 6 h 基本不变，同时行 MRI 检查，发现 T_1 弛豫率是常用的钆造影剂 Omniscan 的近 6 倍。Van 等报道了一种具有 CT、MRI 和荧光显像（FI）的三重功能纳米金颗粒。将作为 CT 造影剂的金核，作为 MRI 造影剂的顺磁性脂质分子层和荧光染料结合到一个纳米粒子之上。CT 对于高密度组织（如骨组织）的三维成像效果较好，MRI 对于软组织（如心血管）的三维成像效果好，而荧光技术有很高的敏感性，三种手段互为补充，可以提高成像的分辨率和对比度。将该种纳米金用于动物实验，结果显示，在低至 0.15 mmol/kg 的剂量下，MRI 的信号增强了 24%，CT 值提高了50%。《自然》杂志介绍了一种新型多功能氧化铁 - 纳米金颗粒，首先合成表面带有十八烯酸的磁性氧化铁纳米粒子，然后在其表面结合一层磷脂 - 聚乙二醇 - 羧酸（PL-PEG-COOH）使之具有水溶性，接着使表面带负电的羧酸和带正电的左旋组氨酸（PLH）结合，PLH 的咪唑基团可以使 Au^{3+} 以很高的密度聚集在纳米粒子表面，而且粒子直径只增加了几个纳米。通过上述一系列的步骤便合成了以氧化铁为核心，金为外壳的纳米颗粒。和一般在磁性纳米粒子表面直接覆盖金原子的多功能纳米金的不同之处在于，该方法在二者间间隔了一层 PL-PEG-COOH，而且金壳厚度也只有几纳米。这就使得这种纳米粒子具有近红外吸收和 SPR 效应，以及良好的组织渗透性，同时具有金纳米颗粒和磁性纳米粒子的特性。因此可以作为多功能造影剂应用于电子显微镜、光学显像、磁共振、光声成像以及最新的光声磁成像。

金纳米技术在医药领域也发挥着重要的角色。例如，快速检测食物中含有的病原体在当今全球的

农业市场上有着迫切的需要,而利用金纳米粒子横向流检测病原体等有毒物质是一个迅速增长的市场。肠出血大肠杆菌(EHEC),是普通大肠杆菌的一个罕见的变种,在 2011 年造成了 17 人死亡,1 500 例确认或者怀疑的患者。EHEC 产生的细胞毒素能够造成肾功能衰竭、溶血性贫血、血小板数量下降。虽然 EHEC 通常是由一种耗时的培养方法或者是 PCR 的方法检测,Merck KGaA 推出了一种概念上与验孕试纸差不多的横向流检测方法。采用这种方法,可以在 20 min 内实现对大肠杆菌的检测,检测的灵敏度和准确率与 ELISA、细胞培养以及 PCR 的方法相一致。金纳米粒子可以有效地将光转化为热量,为高效专一地热切除病变或者感染的组织提供了可靠途径。其能够吸收大量的 X 射线这一特性被用于提高癌症化疗的效果,或者在 CT 扫描的过程中增加造影的效果。利用金的多价这一特性,金纳米粒子可以保护不稳定的药物或者难溶的影像对比剂,促进它们有效的运输。由于它们的尺寸和蛋白质差不多,金纳米粒子可以通过小分子所不能的方式改变细胞运作的方式。最重要的是,上述所有提及的金纳米技术的好处可以结合在一起,为患者量身定制疾病的治疗方法。

金纳米粒子聚集后粒子间距减小,将导致表面等离子体传播(surface plasmon polariton, SPP)模式和传播特性的改变及局域化表面等离子体(localized surface plasmon, LSP)模式和 SPP 模式的相互作用。这种相互作用同时也受到外界环境介电特性的影响,以致出现吸收光谱发生蓝移等现象。Mirkin 等根据这种特性采用直接的颜色检测法来分析寡聚核苷酸的杂交特性,他们通过改变温度,造成生物分子变性,观察到原先聚集的纳米粒子的重新分散,证明纳米金-生物分子聚集过程的可逆性。Cai 等将 HCG 抗体吸附在纳米金表面,以纳米金为示踪标记物,制备出 HCG 快速定量生物传感器试条,根据检出金颗粒富集程度不同,使用配套的光学定量检测系统,检测其特征波长反射率,以获得 HCG 浓度。该传感器试条可实现系统集成小型化,在临床急诊和社区农村卫生等领域有很好的应用潜力。Wang 等建立了一种应用金标链霉亲和素探针的目视化高灵敏度检测单纯疱疹病毒 2 型(HSV-2)的基因芯片,该芯片以 HSV-2 DNA 聚合酶高保守区为靶序列,设计 HSV-2 特异性引物和探针,通过 PCR 反应使扩增产物标记上生物素,氨基修饰的探针固定在活化的玻片上,与生物素标记扩增产物杂交,由于生物素与链霉亲和素之间的高亲和力特性,加入纳米金标记的链霉亲和素后形成生物素-链霉亲和素-纳米金生物反应放大系统,银染反应后达到目视化检测 HSV-2 的效果,该 HSV-2 检测基因芯片能目视化检测出 100 fmol/L HSV-2 扩增产物。而从经典的 SPR 检测的角度考虑,由于纳米金属颗粒可以结合更多的生物大分子,单位面积质量变化增大,导致折射率变化增大,所以 Lyon 等采用纳米金或纳米金标记的生物大分子来修饰金膜,构造 SPR 检测系统的敏感薄膜,从而检测到具有较大偏移的反射波谷,达到对 SPR 信号的放大作用。由于纳米金属颗粒造成光散射,这种等离子体的散射特性又是和外周紧邻介质的介电常数相关的,所以其散射谱也可以用来描述表面局部的介电常数变化。日本的 Himmelhaus 等采用漫反射结构的检测系统所得到的研究结果进一步表明,金属粒子所产生的等离子体可以增强其表面周围环境的电场。这种增强的电场和周围的环境发生相互作用,可以明显地改变共振粒子和周围环境的散射谱特性。例如,表面增强拉曼光谱就是利用局域化的等离子体共振来增强其散射特性的。胶体金对 SPR 的增强作用在一个三明治夹心结构中得到应用,右旋糖酐经 NHS 活化后,一端与金相连,另一端与氨化的 DNA 相连,形成靶分子,与被寡核苷酸修饰的金纳米粒子杂交,增强了 SPR 的信号,达到提高 DNA 检出限的目的。

纳米金作为光学标记在免疫检测领域已经获得了广泛的应用。最近的研究发现,纳米金不仅是非常好的光学标记物,也许更能成为免疫检测中很好的电化学标记物。金是非常好的导电材料,而在纳米金免疫检测过程中出现的纳米金的大量聚集,必定会使体系的电导增强,从而使通过电导检测免疫反应成为可能。最近科学家开始注意纳米金介电特性的应用,如 Park 等研究表明,结合了纳米金的寡聚核苷酸,在发生特异性结合反应后,薄膜的导电性发生很大变化,对这样的体系同样还可以采用 $AgNO_3$ 增强,检测下限可达 5×10^{-13} mol/L。类似地,Kim 等通过交流电导法检测了在交叉电极上的纳米金标记的免疫凝聚物,从而实现了对经典纳米金免疫层析法的电化学检测,并通过在纳米金上包被导电聚合物聚苯胺,提高交流电导法测定金标免疫反应的灵敏度。研究表明,电导的大小与纳米金标记抗体的浓度在一定范围内有很好的线性关系。

Syvanen 等认为,这种纳米金电化学检测的思路无疑是一种简便有效的解决方案,但还存在一定的问题,如检测下限还有待降低、检测电路设计有待进一步优化等。

【参考文献】

[1] DYKMAN L,KHLEBTSOV N.Gold nanoparticles in biomedical applications:recent advances and perspectives[J].Chem Soc Rev, 2012, 41(6):2256-2282.

[2] DANIEL M C,ASTRUC D.Gold nanoparticles:assembly,supramolecular chemistry,quantum-size-related properties,and applications toward biology,catalysis,and nanotechnology[J].Chem Rev,2004,104(1):293-346.

[3] SUN Y,XIA Y.Shape-controlled synthesis of gold and silver nanoparticles[J].Science, 2002, 298 (5601):2176-2179.

[4] XIE J,LEE J Y,WANG D I,et al.Identification of active biomolecules in the high-yield synthesis of single-crystalline gold nanoplates in algal solutions[J].Small,2007,3(4):672-682.

[5] KALL M.Plasmonic nanosensors:Inverse sensitivity[J].Nature Materials,2012,11(7):570-571.

[6] SAHOO G P,BAR H,BHUI D K,et al. Synthesis and photo physical properties of star shaped gold nanoparticles[J].Colloids and Surfaces A:Physicochemical and Engineering Aspects,2011,375(1):30-34.

[7] TKACHENKO A G,XIE H,COLEMAN D,et al.Multifunctional gold nanoparticle-peptide complexes for nuclear targeting[J].J Am Chem Soc, 2003, 125(16):4700-4701.

[8] CAO Y W C,JIN R C,MIRKIN C A.Nanoparticles with Raman spectroscopic fingerprints for DNA and RNA detection[J].Science, 2002, 297 (5586):1536-1540.

[9] LIM D K,JEON K S,HWANG J H,et al. Highly uniform and reproducible surface-enhanced Raman scattering from DNA-tailorable nanoparticles with 1nm interior gap[J].Nature Nanotechnology, 2011, 6(7):452-460.

[10] ZHENG J,NICOVICH P R,DICKSON R M.Highly fluorescent noble-metal quantum dots[J]. Annu Rev Phys Chem,2007,58:409-431.

[11] XIE J,ZHENG Y,YING J Y.Protein-directed synthesis of highly fluorescent gold nanoclusters[J]. Journal of the American Chemical Society, 2009, 131(3):888-889.

[12] LI M,YANG D P,WANG X,et al.Mixed protein-templated luminescent metal clusters(Au and Pt) for H_2O_2 sensing[J].Nanoscale Res Lett, 2013, 8(1):182-187.

[13] LUO Z,ZHENG K,XIE J.Engineering ultrasmall water-soluble gold and silver nanoclusters for biomedical applications[J].Chem Commun, 2014, 50 (40):5143-5155.

[14] ZHANG X D,CHEN J,LUO Z,et al.Enhanced tumor accumulation of sub-2nm gold nanoclusters for cancer radiation therapy[J].Adv Healthy Mater,2014,3(1):133-141.

[15] HUANG P,LIN J,WANG S,et al.Photosensitizer-conjugated silica-coated gold nanoclusters for fluorescence imaging-guided photodynamic therapy[J]. Biomaterials,2013,34(19):4643-4654.

[16] ZHANG C,ZHOU Z,QIAN Q,et al.Glutathione-capped fluorescent gold nanoclusters for dual-modal fluorescence/X-ray computed tomography imaging[J].J Mater Chem B,2013,1(38):5045-5053.

[17] RETNAKUMARI A,SETUA S,MENON D,et al. Molecular-receptor-specific,non-toxic,near-infrared-emitting Au cluster-protein nanoconjugates for targeted cancer imaging[J].Nanotechnology, 2010, 21(5):5103-5115.

[18] WANG Y L,CHEN J J,IRUDAYARAJ J.Nuclear targeting dynamics of gold nanoclusters for enhanced therapy of HER2(+) breast cancer[J].ACS Nano,2011,5(12):9718-9725.

[19] SHIANG Y C,HUANG C C,CHEN W Y,et al.Fluorescent gold and silver nanoclusters for the analysis of biopolymers and cell imaging[J].J Mater Chem,2012,22(26):12972-12982.

[20] LI N,ZHAO P X,ASTRUC D.Anisotropic

gold nanoparticles:synthesis,properties,applications, and toxicity[J].Angewandte Chemie International Edition, 2014,53(7):1756-1789.

[21] LIU H,WU X,ZHANG X,et al.Gold nanoclusters as signal amplification labels for optical immunosensors[J].J Phys Chem C,2012,116(3):2548-2554.

[22] YU S B,WATSON A D.Metal-based X-ray contrast media[J].Chem Rev,1999,99(9):2353-2377.

[23] LEE N,CHOI S H,HYEON T.Nano-sized CT contrast agents[J].Adv Mater, 2013,25(19):2641-2660.

[24] XIAO M,NYAGILO J,ARORA V,et al. Gold nanotags for combined multicolored Raman spectroscopy and x-ray computed tomography[J].Nanotechnology,2010,21(3):1-8.

[25] NARAYANAN R,EL-SAYED M A.Catalysis with transition metal nanoparticles in colloidal solution:Nanoparticle shape dependence and stability[J].J Phys Chem B,2005,109(26):12663-12676.

[26] CHITHRANI B D,GHAZANI A A,CHAN W C W.Determining the size and shape dependence of gold nanoparticle uptake into mammalian cells[J].Nano Letters,2006,6(4):662-668.

[27] BASTUS N G,COMENGE J,PUNTES V.Kinetically controlled seeded growth synthesis of citrate-stabilized gold nanoparticles of up to 200nm:size focusing versus ostwald ripening[J].Langmuir, 2011, 27(17):11098-11105.

[28] NIU J L,ZHU T,LIU Z F.One-step seed-mediated growth of 30~150nm quasispherical gold nanoparticles with 2-mercaptosuccinic acid as a new reducing agent[J].Nanotechnology, 2007, 18(32): 1-7.

[29] BAKSHI M S.A simple method of superlattice formation:Step-by-step evaluation of crystal growth of gold nanoparticles through seed-growth method[J].Langmuir,2009,25(21):12697-12705.

[30] HOSTETLER M J,WINGATE J E,ZHONG C J,et al.Alkanethiolate gold cluster molecules with core diameters from 1.5 to 5.2 nm:core and monolayer properties as a function of core size[J].Langmuir, 1998, 14(1): 17-30.

[31] 徐抒平.胶体金光谱性质研究及其在免疫检测方面的应用 [M]. 吉林:吉林大学出版社,2006.

[32] BIGALL N C,HARTLING T,KLOSE M,et al.Monodisperse platinum nanospheres with adjustable diameters from 10 to 100 nm:synthesis and distinct optical properties[J].Nano Letters,2008,8(12):4588-4592.

[33] 姚素薇, 邹毅, 张卫国. 金纳米粒子的特性、制备及应用研究进展 [J]. 化工进展,2007,26(3):310-315.

[34] JI X H,SONG X N,LI J,et al.Size control of gold nanocrystals in citrate reduction:The third role of citrate[J].J Am Chem Soc,2007,129(45):13939-13948.

[35] 倪星元, 姚兰芳, 沈军, 等. 纳米材料制备技术 [M]. 北京: 化学工业出版社,2008:8-10.

[36] 孙玉绣, 张大伟, 金政伟. 纳米材料的制备方法及其应用 [M]. 北京: 中国纺织出版社,2010:23-28.

[37] HAISS W,THANH N T K,AVEYARD J,et al.Determination of size and concentration of gold nanoparticles from UV-Vis spectra. Analytical Chemistry,2007,79(11):4215-4221.

[38] TOKAREVA I,MINKO S,FENDLER J H,et al.Nanosensors based on responsive polymer brushes and gold nanoparticle enhanced transmission surface plasmon resonance spectroscopy[J].J Am Chem Soc,2004,126(49):15950-15951.

[39] LI J F,HUANG Y F,DING Y,et al.Shell-isolated nanoparticle-enhanced Ramanspectroscopy[J].Nature,2010,464(7287):392-395.

[40] LU Y,YIN Y D,LI Z Y,et al.Synthesis and self-assembly of Au@SiO2 core-shell colloids[J].Nano Letters,2002,2(7):785-788.

[41] CHEN Y S,FREY W,KIM S,et al.Silica-Coated gold nanorods as photoacoustic signal nano-amplifiers[J].Nano Letters,2011,11(2):348-354.

[42] 范晓敏, 邹文君, 顾仁敖, 等. Au@SiO$_2$ 核壳纳米粒子的制备及其表面增强拉曼光谱 [J]. 高等学校化学学报,2008(01):130-134.

[43] KAWASAKI H,HAMAGUCHI K,OSAKA I,et al.pH-Dependent synthesis of pepsin-mediated gold nanoclusters with blue green and red fluorescent emission[J].Adv Funct Materials, 2011,21(18):3508-3515.

[44] CHEN T H,TSENG W L.(Lysozyme Type

VI)-stabilized Au_8 clusters:synthesis mechanism and application for sensing of glutathione in a single drop of blood[J].Small,2012,8(12):1912-1919.

[45] Gies A P,Hercules D M,Gerdon A E,et al. Electrospray mass spectrometry study of tiopronin monolayer-protected gold nanoclusters[J].J Am Chem Soc,2007,129(5):1095-1104.

[46] CHEN C T,CHEN W J,LIU C Z,et al.Glutathione-bound gold nanoclusters for selective-binding and detection of glutathione S-transferase-fusion proteins from cell lysates[J].Chem Commun, 2009, (48): 7515-7517.

[47] LI Y,WANG X,ZHUANG J,et al.A general strategy for nanocrystal synthesis[J].Nature, 2005, 437(1):121-124.

[48] SHEN M,DU Y,RONG H,et al.Preparation of hydrophobic gold nanoparticles with safe organic solvents by microwave irradiation method[J].Colloids and Surfaces A:Physicochemical and Engineering Aspects,2005,257-258:439-443.

[49] SAU T K,MURPHY C J.Self-Assembly patterns formed upon solvent evaporation of aqueous cetyltrimethylammonium bromide-coated gold nanoparticles of various shapes[J].Langmuir, 2005, 21(7):2923-2929.

[50] THANH N T K,ROSENZWEIG Z.Development of an aggregation-based immunoassay for anti-protein a using gold nanoparticles[J].Anal Chem, 2002,74(7):1624-1628.

[51] ETZIONI R,URBAN N,RAMSEY S,et al.The case for early detection[J].Nature reviews Cancer,2003,3(4):243-252.

[52] MULLARD A.$215 million precision-medicine initiative takes shape[J].Nat Rev Drug Discov, 2015,14(3):155.

[53] COLLINS F S,VARMUS H.A new initiative on precision medicine[J].The New England journal of medicine,2015,372(9):793-795.

[54] PROPPER D J,BONO J D,SALEEM A,et al.Use of positron emission tomography in pharmacokinetic studies to investigate therapeutic advantage in a phase I study of 120-hour intravenous infusion XR5000[J].J Clin Oncol,2003,21(2):203-210.

[55] YANG Y,QIAN J,XUAN L,et al.Preparation and pervaporation of a palygorskite/polyacrylamide inorganic-organichybrid membrane for separating m-/p-xylene isomers[J].Desalination, 2006,193(1-3):193-201.

[56] VOGEL W,KAGEYAMA H,HARUTA M,et al.The relationship between the structure and activity of nanometer size gold when supported on $Mg(OH)_2$.J Catal,1998,177(1):1-10.

[57] LUO J,MAYE M M,LOU Y,et al.Catalytic activation of core-shell assembled gold nanoparticles as catalyst for methanol Electrooxidation[J].Catalysis Today,2002,77(1-2):127-138.

[58] 甘玉琴,邹翠娥,杨平,等.Au 纳米粒子大小对 Au/TiO_2 薄膜光催化活性的影响.石油化工,2005,34(6):578-581.

[59] PARK J H,LIM Y T,PARK O O,et al.Enhancement of photostability in blue-light-emitting polymers doped with gold nanoparticles[J].Macromol Rapid Commu,2003,24(4):331-334.

[60] BURDA C,CHEN X,NARAYANAN R,et al.Chemistry and properties of nanocrystals of different shapes[J].Chem Rev,2005,105(4):1025-1102.

[61] HONG R,FISCHER N O,VERMA A,et al. Control of protein structure and function through surface recognition by tailored nanoparticle scaffolds[J].J Am Chem Soc,2004,126(3):739-743.

[62] HUTTER E,MAYSINGER D.Gold nanoparticles and quantum dots for bioimaging[J].Microsc Res Tech,2010,74(7):592-560.

[63] HUANG X,PENG X,WANG Y.A reexamination of active and passive tumor targeting by using rod-shaped gold nanocrystals and covalently conjugated peptide ligands[J].ACS Nano,2010,4(10):5887-5896.

[64] HAINFELD J F,SLATKIN D N,FOCELLA T M,et al.Gold nanoparticles:a new X-ray contrast agent[J].Br J Radiol,2006,79(939):248-253.

[65] MELANCON M P,LU W,YANG Z,et al.In vitro and in vivo targeting of hollow gold nanoshells directed at epidermal growth factor receptors for photothermal ablation therapy. Mol Cancer Ther, 2008, 7(6):1730-1739.

[66] LI Z M,HUANG P,ZHANG X J,et al. RGD-conjugated dendrimer-modified gold nanorods for in vivo tumor targeting and photothermal therapy[J].Mol Pharm,2009,7(1):94-104.

[67] CAI Q Y,KIM S H,CHOI K S,et al.Colloidal gold nanoparticles as a blood-pool contrast agent for X-ray computed tomography in mice[J].Invest Radiol,2007,42(12):797-806.

[68] KIM D,PARK S,LEE J H,et al.Antibiofouling polymer-coated gold nanoparticles as a contrast agent for in vivo X-ray computed tomography imaging[J].J Am Chem Soc,2007,129(24):7661-7665.

[69] KIM D,JEONG Y Y,JON S. A drug loaded aptamer-gold nanoparticle bioconjugate for combined CT imaging and therapy of prostate cancer[J].ACS Nano,2010,4(7):3689-3696.

[70] WANG H,ZHENG L,PENG C,et al.Computed tomography imaging of cancer cells using acetylated dendrimer-entrapped gold nanoparticles[J].Biomaterials,2011,32(11):2979-2988.

[71] JIN Y,JIA C,HUANG S W,et al.Multifunctional nanoparticles as coupled contrast agents[J].Nat Commun,2010,1(4):1-8.

[72] ZHANG X,XING J Z,CHEN J,et al. Enhanced radiation sensitivity inprostate cancer by gold-nanoparticles[J].Clin Invest Med, 2008, 31(3): E160-E167.

[73] ROA W,ZHANG X,GUO L,et al.Gold nanoparticle sensitize radiotherapy of prostate cancer cells by regulation of the cell cycle[J].Nanotechnology,2009,20(37):375101-110.

[74] KONG T,ZENG J,WANG X,et al.Enhancement of radiation cytotoxicity in breast-cancer cells by localized attachment of gold nanoparticles[J].Small,2008,4(9):1537-1543.

第二十二章 医学分子成像材料制备——量子点

第一节 总 述

量子点是由有限数目的原子组成,三个维度尺寸均在纳米数量级,一般为球形或类球形,是由半导体材料(通常由ⅡB~ⅥA或ⅢA~ⅤA元素组成)制成的、稳定直径在2~20 nm的纳米粒子。

量子点是把导带电子、价带空穴及激子在三个空间方向上束缚住的半导体纳米结构。其电子运动在三维空间都受到了限制,因此有时也被称为"人造原子""超晶格""超原子"或"量子点原子",是20世纪90年代提出来的一个新概念。由于电子和空穴被量子限域,连续的能带结构变成具有分子特性的分立能级结构,受激后可以发射荧光。基于量子效应,量子点在太阳能电池,发光器件,光学生物标记等领域具有广泛的应用前景。科学家已经发明许多不同的方法来制造量子点,并预期这种纳米材料在21世纪的纳米电子学上有极大的应用潜力。

第二节 半导体量子点概述

一、量子点的化学性质

电子和空穴的相互作用使半导体纳米晶(量子点)具有特殊的发光机制,其独特的荧光性质引起了研究者们广泛地关注。量子点发光原理为:当光束照射在半导体纳米晶上时,价带上的电子在光的激发下吸收能量向导带跃迁,跃迁到导带上的电子可以回到价带并发射光子,也可以被表面缺陷捕获。跃迁时被表面缺陷捕获的电子,绝大多数以一种非辐射的形式淬灭了。跃迁回到价带的电子发射光子产生荧光。光学性质具体表现为以下几方面。

(1)光颜色可调。传统的有机荧光试剂发射的荧光颜色单一,即只有一种特征颜色,而量子点由于量子尺寸效应,可以通过改变量子点颗粒的大小或化学结构组成获得覆盖整个可见光区甚至发射波长在近红外光区的量子点。

(2)激发光谱范围宽和荧光发射峰窄且对称。有机荧光染料只能被特定的波长激发且荧光发射峰宽又不对称,相比之下,量子点激发光谱宽且连续,可以实现多种颜色的量子点被单一的波长激发。另外量子点的荧光发射峰窄且对称,可以使不同颜色的量子点被区分开,从而可用于标记生物荧光探针分子。

(3)量子点的斯托克斯位移大。它能够提高荧光光谱信号检测的灵敏度,原因是它避免了量子点的激发波长与荧光发射波长之间的重叠。

(4)光学稳定性好。作为一种理想的荧光探针分子,量子点的光学稳定性好,在光反复激发后,其荧光强度仍然维持较高水平。相比于有机荧光染料,量子点的光稳定性是一个重要的特性,如量子点的荧光强度是常见的有机染料罗丹明6G的20倍,而稳定性是它的100倍,因此可用于长期的标记和检测。

(5)荧光寿命长,生物相容性好。量子点的荧光寿命可以持续20~50 ns,比传统的有机荧光染料长,因此用时间分辨技术来检测信号时可降低背景荧光的干扰,从而提高检测中的信噪比。水相中合成的量子点或有机相中的量子点经过修饰后具有很好的生物相容性,在生物体内,稳定性好,对生物体的毒性较低,比有机荧光染料更适合于生物的标记。

二、量子点的物理性质

(一)量子点的尺寸效应

当量子点的粒径在某一范围内,而这一范围又大于分子半径小于激子玻尔半径,那么量子点将会开始进行分裂,连续能级将被逐渐分开,在费米能级周围的电子也会由连续的状态被打乱呈分散状。纳米粒子的尺寸越小,能级越大,能隙也越大,导致光谱吸收的最大值和荧光发射波长会移向短波的方向,这种现象为量子尺寸效应,而发射光随着粒子尺寸变化从红色逐渐呈现绿色,最终变为蓝色的现象称之为"蓝移"。1963年,量子点的尺寸效应被日本科学家久保所定义,随着粒子尺寸的不断减小,当达到最小值时,金属费米能级周围的电子渐渐被分散,状态不再呈现连续性。量子点越小,载流子的运动空间越小,量子点的能级会发生改变,继而被量子化。如果热能和电场能也随之减少,当它们低于能级的平均间距时,此时一系列反常的现象就会出现,这些现象不同于宏观物体该有的性质,这就造成了纳米材料自身特性的改变;当量子点的尺寸和形状发生改变时,可以通过调节能级的能隙宽度或激子能量来控制体系中电子状态。综上所述,当量子点尺寸减小时,量子点的荧光波长就会向波长较短的方向运动;反之当量子点的粒径尺寸增大时,荧光发射波长会向较长的方向运动,为"红移"现象。

(二)量子点的表面效应

量子点具有表面大、尺寸小的特点,即随着纳米粒子粒径的减小,裸露在量子点表面的面积增大,促使大量原子附着于量子点表面。原子数量越多,不饱和键越多,悬键也越多,导致量子点表面原子进行配位的概率减小。而未配位的这些具有较高活跃性的原子附着在量子点表面,极易和体系中其他游离的原子结合,降低量子点的荧光性能。量子点的表面效应可以适当增加纳米粒子活跃度,然而,这种作用也存在着缺陷,就是在提高原子活性的同时也会导致大量电子和空穴的出现,降低了纳米粒子的荧光性能,并出现非线性光学效应以及其他电子效应等。随着表面作用的增大,原子数量的增加,纳米粒子存在大量的表面缺陷,提高了表面原子的活性,这引起了量子点表面的诸多变化,例如:表面原子的运输、构型、电子自旋和电子能级等。除此之外,量子

点的表面张力和微粒尺寸不再呈正比关系,而是随着微粒尺寸的不断减小出现增强的趋势。这一现象证明了纳米晶体内部的基本构造发生了改变,特别是其表面的层晶格。由于层晶格常数的减小,将会呈现出显著地收缩现象。

(三)量子点的介电限域效应

一般情况下,介质的介电常数相对较高,但由于半导体量子点分布在特定的介质中,因此半导体的介电常数要高于介质的介电常数。当外界光场存在并用特定波长的发射光激发时,由于不同物质对应光的折射率也不同,因此造成半导体和介质之间的差异,具体表现在纳米粒子表面内外光场强度及入射光强度的变化,这就是量子点的介电效应。而量子的限域效应则体现在:介于量子点和电子德布罗意波长的影响,比较波长和激子玻尔半径,当电子的活动空间非常的有限,且不能自由输出时,这使得电子的自由程度受到了限制,同时也造成局域性和相干性的增强。当量子点所处的空间属于零维的特殊空间时,处在基质中的量子点就具有一种新的效应,且载流子的运动将受到垂直表面的作用,我们将这种效应称之为三维量子限域效应。

(四)量子点的隧道效应

隧道效应指的是当纳米粒子的能量很小时,当粒子的总能量达到临界值低于势垒高度时,该粒子不会被势垒阻隔,仍能将它穿过,我们把粒子的这种能力称为隧道效应。最近,一些研究者发现,隧道效应不仅在微观纳米粒子中存在,在宏观现象中也存在,他们称这种现象为宏观量子隧道效应。

过去已研究过的传统型功能材料,主要是用于描述宏观事物,一般它的电子自由运动范围相对较小,而实际尺寸却很大,研究者通常观察的对象为群电子,单个电子的运动情况很少被研究,因此得出的结论通常为群电子的平均值。量子点的隧道效应是改造微电子器件时必须要考虑的一个重要方面。据估计,将来微电子学和光电子器件制造的理论将会以宏观量子隧道效应为主要基础。在过去制造的集成电路中,最小尺寸大约在微米阶段,当电路尺寸无限接近波长时,那么就会有部分电子溢出,此时的器件就无法正常工作,造成该现象的原因是电子在以纳米为尺度的空间中运动,会出现很大的波动。

(五)库仑阻塞效应

由于电子(或空穴)被束缚在一个相对小的区域内,使电子(或空穴)之间的库仑作用极其显著,

填充一个电子(或空穴)就要克服量子点中已有电子(或空穴)的排斥作用,因而库仑电荷效应是其另一个基本物理性质。如果一个电子进入量子点,引起整个系统增加的静电能远大于电子热运动能量,则这个静电能阻止随后的第二个电子进入同一个量子点,这种现象叫作库仑阻塞效应。

三、量子点的分类和发展

(一)量子点的分类

量子点是一种亚微观结构,根据其几何结构分成箱形、球形、四面体形、柱形和外场电场和磁场诱导量子点;根据其电子与空穴的量子封闭作用分成Ⅰ型和Ⅱ型;按材料分为元素半导体量子点、化合物半导体量子点、异质结量子点。另外,原子团簇、超微粒子和多孔硅等也属于量子点范畴。半导体量子点是基于二维电子气结构基础,采用分裂栅和刻蚀技术两种方法制造的量子点,分为横向量子点和竖直量子点。

(二)研究历史

现代量子点技术要追溯到20世纪70年代中期,它是为了解决全球能源危机而发展起来的。通过光电化学研究,开发出半导体与液体之间的结合面,以利用纳米晶体颗粒优良的体表面积比来产生能量。初期研究始于20世纪80年代早期贝尔实验室的Louis Brus博士和苏联Yoffe研究所的Alexander Efros和Victor I. Klimov博士。Brus博士与同事发现不同大小的硫化镉颗粒可产生不同的颜色,这个现象对了解量子限域效应很有帮助,该效应解释了量子点大小和颜色之间的相互关系,也同时也为量子点的应用铺平了道路。

1997年以来,随着量子点制备技术的不断提高,量子点已越来越可能应用于生物学研究。1998年,Alivisatos和Nie两个研究小组分别在 *Science* 上发表有关量子点作为生物探针的论文,首次将量子点作为生物荧光标记,并且应用于活细胞体系,他们解决了如何将量子点溶于水溶液,以及量子点如何通过表面的活性基团与生物大分子偶联的问题,由此掀起了量子点的研究热潮。

第三节　量子点的制备

一、有机金属法

有机金属法是指采用有机试剂作为溶剂和配位体,再向主配体有机溶液中加入前驱体,在高温(200~400 ℃)条件下使前驱体成核得到粒径均匀,稳定性好,荧光产率高的量子点。金属有机相合成法对于Ⅱ～Ⅵ族量子点的制备十分重要。通常我们会把烷基金属与烷基非金属相互反应所形成的化合物作为前驱体,主配体一般包括:吡啶、呋喃、三辛基氧化膦(TOPO)和十二胺(DDA),三辛基膦(TOP)既可用于溶剂,又可用于次配体。1993年,C. B. Murray等人首次证明了金属有机相合成法的重大优势,由于金属有机物在300~350 ℃的高温作用下会受热分解成核,然后迅速降温到室温,制备出来的半导体纳米晶体在稳定剂的保护下经过高温成核、低温生长的过程,获得高性能、高产率的纳米粒子。

1990年,Murray成功的合成了CdSe量子点。它采用Se的前驱体是$Cd(CH_3)_2$和TOP,其方法是将$Cd(CH_3)_2$和TOP的混合物一同注入TOPO溶液中,TOPO溶液一般需要保持在360 ℃左右,然后进行快速搅拌,用此种方法合成的微粒半径一般保持在2.3~2.9 nm之间,该量子点的量子产率为12%。随后Peng等人根据CdO既不易爆炸也不自燃的特点展开了研究,对传统的金属有机相合成法做了改进,在高纯度的TOPO溶液和无氧无水的条件下,成功研制出一种绿色环保的制备方法,而且合成的量子点是具有高品质高效能的CdSe、CdTe量子点。随后的一年,Borchen也用此方法成功地制备出了CdTe量子点。当然,由于反应温度不同,制备出的量子点的尺寸也存在明显的差异。研究结果表明,量子点的生长速度与反应温度成正比,且随着温度的上升,量子点的荧光产率和荧光寿命也随之增加。

随着纳米材料量子点合成技术的不断完善,人们也在追寻一种绿色环保、价格低廉的制备途径,因为制备材料的限制,金属有机相合成法发展极为缓慢。在21世纪初期,Yu等制备出了CdS和ZnSe

量子点。他们应用的溶剂主要是作为配体的油酸和作为非配体的 ODE，他们的研究成果使我们向"绿色化学"迈进了一大步。

二、水相法

量子点的水相合成法是指采用巯基小分子等配位剂作为稳定剂，基于共沉淀反应在水溶液中直接合成量子点的方法。配位剂一般采用双功能的巯基化合物，巯基与量子点表面的金属 Cd 等配位结合，另一端的—NH_2、—COOH、—OH 等可以作为功能修饰化基团，并且保证量子点的水溶性。水相量子点的成核一般基于高饱和状态下难溶化合物的生成，然后经过 Ostwald 生长熟化。水相合成法主要用于离子性较强的 Ⅱ ~ Ⅵ族量子点。1996 年，Rogach 最早采用水相法合成了巯基乙醇和 1- 巯基甘油包覆的 CdTe 量子点。2002 年，Rogach 在 Cd（ClO_4）_2·6H_2O 溶液中分别加入不同的巯基试剂作稳定剂，采用通气法制备了单分散性较好，荧光量子产率较高的各种巯基化的 CdTe 量子点，巯基化量子点逐渐成为人们研究的热点。2010 年，Li 采用水相法成功准备了谷胱甘肽修饰的 Zn_xCd_{1-x}Te 合金量子点，荧光量子产率高达 75%，并成功应用于 Hg^{2+} 和 Pb^{2+} 离子的检测。至今，采用该方法已经成功制备了 MX（M = Cd、Hg，X=S、Se、Te）量子点以及 CdSe/ZnS 等核壳型量子点，覆盖几乎整个可见光区以及红外光区范围。

另外，钱逸泰成功发展了量子点的水热合成法。水热合成法是指采用水或者其他溶剂作为反应体系，在特制的密闭反应器中（如高压釜）加热至或接近于临界温度，在反应体系中产生高压高温而进行材料制备的一种有效方法。但是水热法制备量子点的单分散性相对较差。

水相合成法操作简便、重复性高、成本低、表面电荷和表面性质可控，很容易引入各种官能团分子，便于大规模制备；水相合成法的不足在于量子点的结晶性和发光效率较低，单分散性和荧光量子产率不如有机相合成的材料。

三、溶胶 - 凝胶法

溶胶 - 凝胶法是早期一种制备玻璃、陶瓷等无机材料的新工艺，近年来许多人用此法来制备纳米颗粒。其基本原理是：将金属醇盐或者无机盐经水解形成溶胶，然后使溶质聚集凝胶化，经加热或真空干燥得到纳米微粒，即在高纯、常压、缓和和可控速的反应条件下，通过金属醇盐、无机盐或配合物等溶液的水解、聚合、缩合、胶溶、胶凝、干燥、热解等步骤，再加上不同的工艺手段就可以制备出各种形态和各种功能材料和器件以及结构材料和相应物件。根据原材料的种类可以分为有机途径和无机途径两种方法。在有机途径中，通常是以金属醇盐为原料，通过水解与缩聚反应得到溶胶，溶胶进一步缩聚而得到凝胶，经加热除去有机溶剂得到金属氧化物纳米微粒。在无机途径中，原料一般为无机盐，根据原料的不同，制备方法不同，没有统一的工艺。

目前，溶胶 - 凝胶法在量子点的制备中有较广泛的应用。例如，Meulenkamp 用此法合成了六方纤锌矿晶体结构的 ZnO 量子点，粒径为 2~7 nm。也可以用此法制备出聚乙烯吡咯烷酮（PVP）包覆的 ZnO 量子点（与不包覆的 ZnO 量子点相比，保存时间更长），透射电镜观察表明，ZnO 量子点呈近似球形，单分散性好，粒径约为 8.7 nm，此外，还用此法成功合成出了具有良好室温铁磁性的 Co 掺杂 ZnO 量子点。

溶胶 - 凝胶法较其他方法具有可在较低温度下制备纯度高、化学均匀性好、粒径分布窄和颗粒细的单组分或多组分混合物，以及制备其他方法不能或者难以制备产物等优点。该法存在某些问题：通常整个溶胶 - 凝胶过程所需时间较长，常需要几天甚至几周；而且凝胶中存在大量的微孔，在干燥过程中又将会逸出许多气体及有机物，并产生收缩，此外，得到的产物容易发生团聚的问题有待进一步解决。

四、微乳液法

微乳液通常是由表面活性剂、助表面活性剂、油（通常为碳氢化合物）和水（或者是电解质水溶液）组成的透明、各相异性的热力学稳定体系。表面活性剂的两亲性使得其可以和烷烃或水相混合，与极性共表面活性剂通过离子 - 偶极相互作用而使极性（离子）端头朝向中心形成球形微乳颗粒，其大小可控制在几纳米到几十纳米之间。当加入适量的水时，极性端头构成的球心能够容纳一定量的水而形成小"水池"，作为一种微型的反应环境，也称作反相胶束法。微乳颗粒在不停地作布朗运动，相互碰撞，组成界面的表面活性剂和助表面活性剂的碳氢链可以互相渗透，同时微乳颗粒"水池"中的物质可以相互交换。纳米微粒的微乳液法正是利用这种物质在"水池"间的相互交换作用,把两种反应物分别溶解于组成完全相同的两份微乳液中,然后在一定条件下混合,两种反应物通过物质交换彼此接触,发生反应生成纳米微粒。在微乳颗粒界面强度较大时,反应产物被限制在微乳颗粒的"水池"中,并可以稳定存在。通过超速离心或者将水和丙酮的混合物加入反应完成后的微乳液中等办法,使得纳米微粒与微乳液分离,再用有机溶剂清洗去除油和表面活性剂,最后在一定温度下干燥处理,即可以得到纳米微粉。

1988 年,Petit 等以 AOT(2- 乙基己基琥珀酸酯磺酸钠)为表面活性剂在微乳液中合成了 CdS 量子点,制得的量子点粒径较小,分布较为均一。1990 年,Kortan 等采用 AOT 为表面活性剂,在微乳液体系中合成了 CdSe/ZnS 量子点,并对反应中成核的机理进行了探讨。2000 年,Curd 等改用 CTAB(十六烷基三甲基溴化铵)为表面活性剂,在正戊醇 / 正己烷 / 水微乳液体系中制备出粒径仅为 3.0 nm 的 CdS 量子点。2005 年,Santra 等以 AOT 为表面活性剂,在正庚烷 / 水微乳液体系中制备了 CdS:Mn/ZnS 量子点,产物具有超顺磁性,且发光性能良好。

五、仿生法

仿生法是指利用生物大分子或者微生物活体自身的分子识别和自组装能力来制备纳米材料的一种新型方法,不但方法简单,成本低,环境友好,而且合成的量子点性质稳定,毒性小,这种绿色合成工艺成为最近研究的一个热点。微生物如细菌和真菌等可以去除环境中有毒金属,被认为是可能的环境友好型"纳米工厂"。水溶液中,微生物细胞中的生物分子能够引导无机物质成核及控制晶体的结构与尺寸,是构造和组织纳米结构的理想模版。到目前为止,已经有多种微生物被用来合成量子点,包括粟酒裂殖酵母、光滑假丝酵母以及大肠杆菌等。

Huang 等以酿酒酵母为载体,通过酿酒酵母与 Cd^{2+} 的共同孵育,室温仿生合成了 CdS 量子点。并通过荧光发射光谱、紫外吸收光谱、荧光显微镜以及 TEM 等表征方法对合成的 CdS 量子点进行了验证。该方法合成的 CdS 量子点的荧光发射峰位置在 443 nm,在紫外灯下能发蓝绿色荧光。透射电子显微镜(TEM)表征结果表明,该仿生法合成的 CdS 量子点为六方纤锌矿结构。以荧光发射和紫外吸收光谱为性能指标,考察了酿酒酵母生长时期、Cd^{2+} 的反应浓度以及反应时间等条件对合成 CdS 量子点的影响。当酿酒酵母处于生长稳定期初期时,与浓度为 0.5 mmol/L 的 Cd^{2+} 共培养 24 h 后所合成的 CdS 量子点荧光最强。实验中观察到,换液培养可有效提高酿酒酵母合成 CdS 量子点的产量。用该仿生法制备 CdS 量子点具有实验操作简单、原材料价格低廉、绿色环保无污染等优点。

六、其他方法

除了上述几种方法,还有其他一些方法已被用于制备量子点。如:微波辅助法、电化学合成法及辐射化学法等。

(1)微波反应是一种独特的反应方法,它通过几百兆甚至上千兆的交变电磁场,使具有偶极矩的分子剧烈振荡,从而将电磁能量迅速转换为分子的热能。与普通对流加热法相比,微波加热更加均匀,对物质进行选择性加热,无滞后效应,能量利用效率高。基于上述优点,近年来微波加热被广泛地应用于无机纳米材料的合成。目前,微波辅助水热快速合成量子点的方法已被人们广泛接受,成为水相合成高质量量子点的有效手段。He 等提出了程序升温微波辐射水相合成量子点的概念。他们通过程序升温微波辐射的方法在水相中合成了 3- 巯基丙酸稳定的 CdTe 量子点,与直接微波辐射合成的 CdTe 量子点相比,量子产率提高了 25% 以上(可达 68.5%),半峰宽减小 2~3 nm。徐昕等以巯基乙酸为稳定剂,用微波辅助法快速合成了水溶性 CdTe/CdSe 核壳量子点。

(2)电化学合成法原理是电离辐射使水发生电离和激发,生成还原性粒子,如 H 自由基和水合电子,以及氧化性粒子,如 OH 自由基等。水合电子的标准氧化还原电位是 -2.77 V,具有很强的还原能力,理论上可以还原除碱金属和碱土金属以外的所有金属离子。因此,当加入甲醇、异丙醇等自由基清除剂清除氧化性自由基 OH 后,这些还原性离子可以逐步把金属离子还原为原子。新生成的金属原子聚集成核,最终长成纳米颗粒。辐射化学法是利用 γ 射线、X 射线或高能电子束辐照在溶液中引发化学反应而合成量子点的方法,其中以 γ 射线的应用最为广泛。

纳米颗粒的制备已经是一个较为成熟的领域,人们已经能够根据不同的要求,制备出具有不同表面特性和不同物理化学性质的各种材料的纳米颗粒。目前,随着人们对材料性能与结构关系的深入研究,人们开始意识到通过各种途径可以对纳米颗粒进行"修饰",以达到对性能进行"剪裁"的目的,因此纳米颗粒的制备仍然是材料科学领域的研究热点和前沿,制备方法还在不断地改进和发展。

第四节　量子点的表面修饰

研究表明,采用多种有机、无机或生物材料,通过一系列物理加工或化学反应将其连接到量子点的表面(又称表面修饰),可以降低甚至消除量子点的表面缺陷,增强量子点光敏性、水溶性和生物相容性。Trung 等认为,发光效率主要依赖于半导体表面或粒子内部陷阱的数量,当陷阱较多时,绝大多数电子以非辐射的形式去活化,发光效率明显降低。因此,如何对量子点表面合理化修饰,提高量子点的荧光稳定性和溶液分散性以及生物相容性一直以来都是研究的热点。

一、无机壳层修饰

量子点粒径尺寸较小,通常在 10 nm 以下,容易发生光化学降解和团聚,同时由于量子点表面原子数量比例较大,易产生表面缺陷,严重影响量子产率及荧光效率。量子点荧光的产生是由于受到光激发后电子跃迁到导带又从导带跃迁回价带产生,导致量子产率降低的原因很大程度是电子由导带向价带跃迁时被表面缺陷吸收。鉴于缺陷位于表面,就存在通过改善表面性能的方法来提高量子产率及荧光稳定性。科学家们在此理论认知上创立了纳米晶能带隙工程学,创建了核 - 壳样本,通过在量子点表面包覆高能带隙物质,提高荧光量子产率,改善量子点分散性能及荧光稳定性。

硅烷化修饰是一种常见的量子点功能化修饰方法。硅烷化通常首先在半导体量子点表面包覆无机 SiO_2 壳层改善亲水性,然后在 SiO_2 表面连接具有特殊官能团的硅烷偶联剂,以实现量子点在离子检测及生物标记等方面的应用。量子点表面包覆的二氧化硅壳层不仅具有改善亲水性的作用,还能改善量子点的 pH 耐受性,荧光稳定性等,而且由于二氧化硅光学透明,不会改变荧光发射峰的性质。现有的硅烷偶联剂种类众多,可以选择不同的硅烷试剂来实现不同的应用目的。

Schroedter 等介绍了水溶性 CdTe 量子点的表面硅烷化,修饰后的量子点粒径约为 40 nm,且表面修饰有氨基,性质也很稳定,在 pH 7~11 的水溶液中能保存 1 个月,表面硅烷化后的量子点可与 DNA 或纳米 Au 共轭。Selvan 等介绍了几种 SiO_2 修饰量子点的方法,修饰后的量子点可抗光降解,并增强其水溶性,通过 Stöber 法用 SiO_2 包覆的量子点的粒径在 40~80 nm 之间,Igepal 微乳法修饰的量子点粒径为 40 nm 左右。Gerion 等也描述了一种用 SiO_2 包覆 CdSe /ZnS 量子点的方法:取 5 nm 左右的量子点,合成出来的颗粒粒径为 8~15 nm,表面有轧特酸葡胺(Gd-DOTA)附着,该方法合成的粒子性质很稳定,有顺磁性,量子点上的 SiO_2 层很薄,对于粒子的形状改变不大,Gd-DOTA 上有胺类,很方便与其他生物分子共轭。Darbandi 等用一种简便的方法将 CdSe/ZnS 包覆在 SiO_2 球体内,将制备好的 CdSe/ZnS 量子点加入氯仿和四乙氧基硅烷(TEOS)中,微乳液反应可得到 $CdSe/ZnS/SiO_2$ 颗粒,粒径约为 5.8 nm,采用这种方法合成的颗粒粒径可调,更重要的是粒径控制非常精确。此外,Yang 等用溶胶 - 凝胶方法使 SiO_2 微球包覆亲水性 CdTe 和疏水性 CdSe/ZnS QDs,并系统地介绍了通过不同的包覆方法得到粒径不同与光致发光效率不同的粒子。

二、有机配体修饰

(一)多基配体表面修饰技术

配位体又称配体,是指配置在中心离子周围的各种配合物。配体中直接与中心离子键合的原子称配位原子,每个配体同时以两个或两个以上的配位原子与一个中心离子配合的配体称多基配体(multi-dentate ligand)。多基配体修饰量子点的原理为配位络合,其机制是利用多基配体上的氨基或羧基与量子点的中心离子形成配合物,从而实现表面修饰。

葫芦脲是最常见的多基配体之一,其修饰的量子点可以分析双吡啶盐的浓度。原理是葫芦脲能与量子点同时竞争双吡啶盐的结合位点。当量子点与双吡啶盐结合时,量子点不发光,说明双吡啶盐有荧光淬灭作用,当加入葫芦脲后,双吡啶盐就结合到葫芦脲的腔隙中,从量子点上解离下来,量子点发出荧光。

多基配体修饰量子点的优点是:多基配体具有大量结合位点,当其对量子点进行修饰时,可显著改善量子点在复杂环境中的稳定性。同时,多基配体包裹修饰技术还可提高量子点的合成率。常规量子点合成率约为30%,经多基配体修饰的量子点在水相中的合成率极大提高,例如葡聚糖修饰的CdSe/CdS在水相中量子产率能达到46%;柠檬酸盐和聚半胱氨酸修饰的量子点的量子产率达到52%;硬脂胺(ODA)聚合物或水溶树脂石修饰后的CdSe/CdS在水相中量子产率能达到56%。聚合物修饰还适用于高质量合金量子点的制备。然而,其缺点也比较明显。多基配体修饰后的量子点表面被大量多基配体包裹,从而导致量子点的发光强度降低。同时,由于多基配体化学反应的活化能较低,且反应时容易受到外界环境的影响(浓度、温度以及pH等),所以控制反应条件是决定量子点合成产率的关键因素。

(二)巯基偶联表面修饰技术

巯基又称氢硫基,是由一个硫原子和一个氢原子相连组成的一价原子团。同时,巯基也是硫醇(R-SH)、硫酚(Ph-SH)、巯基羧酸分子中的官能团。巯基偶联量子点的原理是利用量子点表面金属离子,如Zn、Cd等与巯基之间较强的作用力,使巯基羧酸偶联在量子点外壳上,改善量子点的亲水性。同时,量子点表面的羧基官能团还可进一步与带有氨基的生物分子(蛋白、多肽等)进行偶联,使量子点的应用范围更广。其优势在于方法操作简便、快速、重现性好,但是所得产物稳定性欠佳。为了解决稳定性差的问题,人们尝试采用含多个巯基的分子对量子点表面进行修饰,使得巯基与量子点表面的偶联作用更强,最后制得的量子点稳定性确实得到了提高,但量子点的荧光效率减弱,证明巯基与量子点进行偶联时存在一个微妙的动态平衡,同时其反应比例也非常重要。

实际工作中,最常见的偶联剂是脂肪族有机酸,比如巯基乙酸、巯基丙酸或巯基烷酸。其中巯基丙酸修饰的量子点可以通过与特异性染料结合,以荧光的变化分析体系的pH变化。通常,当去质子化的pH敏感调节染料与巯基丙酸修饰的量子点分别独立存在于一个体系中时,溶液呈碱性(染料呈碱性),体系发光以量子点发射荧光为主。通过一系

列物理化学反应可使染料结合到量子点的巯基丙酸上,此时电子通过荧光共振能量转移(FRET)从量子点转移到染料上,溶液即呈酸性,体系发光以染料发射荧光为主,量子点荧光发生淬灭。通过以上原理,人们可以通过体系中荧光的变化判断量子点与染料的结合情况,进一步定性分析pH变化。但是,这种分析方法也存在两点不足:当量子点的荧光淬灭不完全时,其残留的微弱荧光会与染料发出的荧光混在一起,从而导致检测结果出现假阳性;其次,染料的浓度也是影响检测结果准确性的因素之一,若染料的量超过量子点淬灭能力,其过量的染料也会受到激发光的激发而发光,从而干扰检测的准确性。所以,人们在使用此方法时,尤其要注意量子点与染料的浓度比例问题。

(三)双亲性分子表面修饰技术

双亲性分子是一类同时具有亲水性及亲脂性的化合物。其亲水头部一般由胆碱、胺盐等极性基团构成,而疏水尾部一般由长的脂肪链构成。油相体系中合成的量子点表面附有一层由氧化三正辛基膦(TOPO)组成的疏水性分子层。采用超声乳化法可直接将双亲性分子的疏水端与TOPO相连,避免了分子层置换所需的复杂制作工艺,简化了制作方法。同时,亲水端可结合水分子,使得量子点的水溶性得以改善,提高了量子点在水相中的合成效率。包裹的双亲性分子在量子点表面形成一层帽子层结构,帽子层会对量子点进行钝化,改善量子点发光的不稳定性。常用的双亲性分子有聚丙烯酸-1,2-二硬脂酰-sn-丙三醇-3-磷脂酰乙醇胺(PAA-DSPE)和聚乙二醇(PEG)。虽然双亲性分子改性疏水量子点的方法是完全在有机溶剂(通常选用氯仿)中通过旋转蒸发得到的,但这种方法很难获得能够直接用于生物检测的高纯度产品,并且有机溶剂的大量使用会对研究人员和环境造成危害。虽然采用植物来源的烃类溶剂(松节油、柠檬油)替代氯仿,可降低了生物危害,但是合成产物的纯度仍无法达到实际工业生产的标准,目前双亲性分子表面修饰技术仍处于实验室研究或小规模生产状态。

(四)树枝状分子表面修饰技术

树枝状分子是指具有枝状结构的一类高度有序的新型合成高分子。树枝状分子常为球状结构,直径小于100nm,有高度的几何对称性、精确的分子结构及分子链增长具有可控性等特点。树枝状分子表面修饰技术的原理是:树枝状分子作为纳米反应

器,首先螯合 Cd^{2+}、Pb^{2+} 等离子,然后利用这些粒子与 S^{2-} 反应形成 CdS 或 PbS,即合成了 CdS 或 PbS 量子点。同时,树枝状分子末端基团通过合理修饰后,还可使合成的量子点具有多功能化。聚酰胺 - 胺(PAMAM)是常用的一类树枝状分子。PAMAM 修饰后的量子点具有良好的生物相容性、低的熔体黏度和溶液黏度、独特的流体力学性能和易修饰性等优点。同时,将 PAMAM 的末端基团进行适当修饰后,可合成分散性好、尺寸分布窄、发紫光的 CdS 或 PbS 量子点,还可使量子点易于与生物分子相结合,作为荧光探针以标记蛋白质、DNA 或病毒。此外,树枝状分子修饰的量子点可消除量子点存在的表面缺陷,使量子点钝化,提高发光效率,从而增强荧光特性。其不足之处在于:树枝状分子修饰的量子点由于分子间存在很多树枝状结构,导致量子点很容易形成大量紧密牢固的团聚结构且不容易分开,给实际应用带来不便;其次,体系中金属离子会对树枝状分子修饰的量子点的量子产率产生影响,不同的离子会增大或减小量子点的发光效率。所以,当用 PAMAM/ CdS 量子点组成的纳米复合材料作为荧光探针时,应当充分考虑到体系中各种离子对量子点发光效率的影响。

三、生物大分子修饰

多数情况下,为了实现在医学分子影像学中的应用,量子点通常需要与一些生物大分子(如肽、蛋白质、多糖、核酸等)相连接,使其具有生物活性,这个过程即生物功能化。其途径主要有被动吸收、多价螯合或共价键结合等。量子点与生物分子的主要连接方式有:①共价结合,利用量子点表面的氨基与生物分子上的羧基反应进行结合,例如,量子点表面的氨基和生物分子的羧基在交联剂 EDTA 催化下缩合,利用量子点表面修饰的酰肼基团和生物分子上的醛基反应进行结合;②利用接头蛋白连接,例如,在量子点的表面修饰亲和素分子,能够与带有生物素的生物分子特异性结合,从而将生物分子与量子点连接起来;③静电结合,将量子点表面及生物分子表面带上不同的电荷,生物分子则能够以静电吸附的方式连接到量子点上。

第五节 量子点在医学分子影像学中的应用

一、量子点在影像学中的应用概况

光学成像与其他单一成像方式相比,具有高敏感性、分辨率高、无辐射等优点,成为近年分子影像学的研究热点。光学成像的发展除了需要先进的成像设备,还离不开新型高效的成像探针。量子点凭借自身一些独特的发光特性成为研究的热点。从 1981 年量子点发现至今,量子点从制备到应用取得了迅速发展。

传统的有机荧光染料存在一些缺陷:①需要特定的方法才能将生物分子与对应的有机荧光染料相互连接;②激发光谱窄,对不同的有机荧光染料不能使用同一波长的激发光;③发射光谱宽而且拖尾较长,对同一实验样本同时使用不同的有机荧光染料时,容易形成重叠的谱峰,影响实验结果的准确性;④有机荧光染料容易光漂白和光解,从而产生对生物分子有杀伤性的产物。量子点却能克服或者避免这些缺陷,成为有机荧光染料的良好替代物。

与传统的有机荧光染料相比,量子点有诸多优势:①量子点的发射光谱峰窄,且呈对称分布、无拖尾,斯托克斯位移大,不会造成重叠,使标记生物分子的荧光光谱的区分、识别会变得更加容易;②量子点的激发光谱宽且呈连续分布,小于其发射波峰 10 nm 的任意波长激发光均可将其激发,这便能用同一波长的光激发不同的量子点以得到不同波长的发射光;③改变量子点的尺寸和成分可以调节其发射波长;④量子点的光漂白作用小,发射光强度高,能达到有机荧光染料的 10~20 倍,荧光稳定性好,不容易发生荧光淬灭,可以反复多次激发,从而记录标本在一段时间内的变化;④相对于有机荧光染料,量子点与生物分子的连接方法简单易行,使用高灵敏度的荧光显微成像系统(荧光共聚焦显微镜、多光子显微镜等)和连接有靶向分子的量子点可以对生物活体进行标记和检测,实现量子点在生物医学领域的应用;⑤部分量子点具备近红外光谱发射能力,因为近红外光谱的组织穿透能力最强,在这一波长范围内的荧光可有效避开水和血液的吸收峰,使深部组织内的量子点荧光探针所发荧光可在体外被检测到,因此,利用近红外荧光成像,量子点能实现活体成像。

作为一种新型荧光探针,量子点在分子、细胞、活体荧光成像,肿瘤标志物检测,生物传感等生物医学研究领域具有极其广阔的应用前景。

二、生物大分子标记与成像

对生物体内及生命过程中蛋白质、核酸、多肽等重要生物分子的高灵敏分析检测,是生命科学研究领域的重要难题。探索和发展高灵敏分析检测方法也一直是这一领域研究者努力的方向。由于量子点在合成和性质改造上所取得的显著成果,使其在众多的学科中特别是生命科学中产生了很大的影响。作为一种新型的无机荧光纳米材料,因其独特的荧光性质、优良的光谱特性和光化学稳定性,而被广泛地应用于生命科学的许多领域。

基于量子点所制备的具有优异性能的荧光探针在生物大分子,如蛋白质和 DNA 的标记方面取得了很大的进步。Mitchell 等利用量子点表面的原子 Zn 与巯基的较强的络合配位作用,将巯基丙酸连接于量子点表面进行修饰。随后,用连接有巯基的 DNA 大分子对量子点表面的巯基丙酸进行置换,使 DNA 连接到量子点表面。他们将连接有 DNA 分子的量子点作为荧光探针,与寡聚核苷酸进行特异性结合,从而实现了对 DNA 分子的检测。Dubertret 等将具有特定序列的 DNA 片段与 PEG-PE 修饰的量子点进行相互连接,将生物素化的随机序列的 DNA 片段固定于链酶上,而特定 DNA 序列的互补序列则固定在生物素化的琼脂糖微球上,随后将琼脂糖微球与量子点混合,在室温条件下培育 10min,用磷酸盐缓冲溶液冲洗,置于荧光显微镜下观察。观察结果显示在随机 DNA 序列微球上没有发现荧光,而在互补序列的微球上发现了很强的荧光。

利用量子点的荧光特性来发展蛋白质的高灵敏检测方法也是重要的研究内容之一。近来,核酸适配体是用富集式配基系统进化方法选出的一段 RNA 或 DNA 的单链寡聚核苷酸。作为一种新型的识别元件,具有较好的稳定性、易合成且对目标蛋白质具有较高的亲和力等多种优异性能。所以,基于核酸适配体对蛋白质分子的识别检测逐渐得到人们的关注。Willner 等在这方面做了大量的研究工作,他们基于适配体技术设计了新的 ATP 检测方法。将淬灭基团标记于 ATP 适配体序列的分子信标的末端,而将荧光基团标记在另一端。当有 ATP 存在时,分子信标结构产生了变化,可以形成限制性内切酶的识别位点,进而可以将带有淬灭基团一端的五个碱基切除掉,使得适配体功能消失,释放 ATP 并与其他分子信标结合,形成循环荧光信号放大模式。

量子点的光谱性质使得它在荧光共振能量转移的应用中具有很多优势,其宽的吸收光谱使得供体量子点的激发波长的选择有很大灵活性;量子点的发光峰范围狭窄、在红外光谱区没有拖尾的发射光谱可以大大减少它与受体发射光谱的重叠;可以选择受体发射光谱相对于供体激发光谱有很大红移的供体–受体对等,在研究生物大分子的相互作用中尤具优势。

Mattoussi 等利用麦芽糖结合蛋白修饰的量子点作为能量供体,研究了量子点和 QSY-9 受体间的一级荧光共振能量转移以及量子点、Cy3 受体和 Cy3.5 受体间的二级荧光共振能量转移,并且用麦芽糖作为竞争结合配体考察了不同能量受体与 MBP 蛋白的结合作用。Willner 等通过荧光共振能量转移研究了在量子点表面进行调节聚合反应以及 DNA 复制的动力学过程。Willard 等将 biotin-BSA 与量子点结合,然后将它与四甲基罗丹明(TMR)标记的链霉抗生物素蛋白作用,观察到了量子点与 TMR 之间的 FRET。Mirkin 等用巯基丙酸修饰 CdSe/ZnS 量子点,然后分别将 3- 或 5- 巯基衍生了的两段不互补 DNA 固定到量子点上,制得两种 DNA 功能化的量子点,再将它们和与这两段 DNA 互补的 DNA 片段混合,即可进行杂交组装。用于目标 DNA 序列的检测。Wang 等将不同的 DNA 序列固定到不同组成的量子点表面,再用 Sanwich 杂交的方法,将三种不同的量子点 /DNA 探针与同一个磁珠上的 DNA 杂交,最后通过磁分离用溶出伏安法检测不同量子点中的阳离子信号间接检测 DNA。

三、细胞和组织标记与成像

1998 年 Alivisatos 和 Nie 同时在 *Science* 上首次报道了量子点应用于生物标记和细胞成像领域的开创性的研究成果,初步解决了量子点作为生物探针的靶向性和生物相容性问题,促使量子点真正进入生物荧光标记领域。而量子点拥有的传统荧光染料无法比拟的独特的荧光性质,使其在生物医学分析领域展示出极大的应用前景。同时,也引起了大批化学及生物医学工作者对此研究的关注。量子点应用于细胞成像方面的工作可以分为几大类。

（一）分子及亚细胞结构标记

量子点 - 生物偶联物能够特异性地标记肿瘤细胞表面的肿瘤标志物分子以及细胞内的亚细胞结构，成像清晰，荧光稳定，而且两种以上的量子点标记能够用一种激发光源激发，同时进行荧光检测。Wu 等把量子点连接到抗体和链霉抗生物素蛋白上，特异性标记了固定细胞表面的乳腺癌标志物分子、活细胞的细胞质中肌动蛋白和微管纤维、细胞核内的核抗原。量子点标记的荧光都比较亮，而且光稳定性远强于有机染料。在共聚焦显微镜下可看到细胞骨架的细微结构被量子点清晰标记。

（二）细胞受体分子成像与示踪

量子点可以对细胞表面的受体分子成像和示踪，研究细胞表面受体内吞。Dahan 等用量子点示踪神经细胞表面甘氨酸受体（GlyRs），分析它们从几毫秒到几分钟内的侧向运动。揭示了突触内、突触旁和突触外位点相关的多重扩散域。观察到 GlyRs 扩散方式进入突触，并用电子显微镜对其进一步证实。

量子点 - 生物偶联物荧光探针，可以对活细胞进行高灵敏度的检测，研究活体细胞中受体 - 配体之间的作用。Chan 等将量子点 - 转铁蛋白偶联物与 HeLa 细胞一起孵育，结果发现量子点 - 转铁蛋白偶联物经转铁蛋白受体介导的胞吞进入细胞，同时也表明与量子点偶联的转铁蛋白具有正常的生物活性，能够被细胞表面的转铁蛋白受体识别。

（三）活细胞长期稳定标记

量子点 - 生物偶联物能够对活细胞进行长期稳定标记。Jaiswai 等用二氢硫辛酸（DHLA）包被的 CdSe/ZnS 量子点与 P 糖蛋白抗体（anti-Pgp）结合，对培养中的 HeLa 和 D. discoideum 活细胞进行长期多光谱成像。进入细胞的量子点不影响细胞的正常生长和功能，而且标记后量子点荧光信号稳定，持续 12d 仍能看到量子点的荧光。

（四）癌细胞标记与诊断

用具有特异结合性的肿瘤标志物抗体与量子点结合，可以用于癌细胞的标记与成像，对癌症诊断和监测具有重要意义。Cetuximab 是首个靶向表皮生长因子受体（EGFR）的单克隆抗体药，由于表皮生长因子受体在许多癌细胞表面高表达，因此 Cetuximab 具有肿瘤细胞靶向作用。Lee 等人用量子点与

Cetuximab 连接，成功地对 A549 癌细胞特异性地标记和成像，清晰展示了活细胞对 Cetuximab- 量子点偶联体的胞吞途径。

（五）对胚胎细胞的标记

经过表面修饰包被的量子点，生物兼容性和稳定性得到相应提高，不仅可以用于体外细胞标记，而且能够用于小动物胚胎细胞标记。Dubertret 等把嵌段偶联物胶束包裹的 CdSe/ZnS 量子点注入非洲爪蟾（*Xenopus*）的胚胎中，研究量子点颗粒在细胞内的分布情况，结果量子点胶束稳定、无毒地在细胞内长期分布，伴随着胚胎发育到蝌蚪阶段。在处于八个细胞阶段的胚胎，将量子点注入到其中一个细胞内，使胚胎中单个细胞被标记，注射后 1 h，该细胞的子细胞被标记，下阶段，量子点标记神经轴胚，随着时间的推移，量子点逐渐向其他部位扩散，标记神经轴索、体节、囊胚的核、神经系统的冠状细胞及内脏。这一结果使量子点荧光探针用于胚胎发育系的追踪研究成为可能。

四、动物活体标记与成像

（一）脉管成像

聚乙二醇（PEG）包被的量子点能够在小动物血液循环系统进行非伤害性的活体荧光成像。Ballou 等将四种不同包被的量子点注入到小鼠血液中，研究量子点表面包被对其在血液循环中的半衰期的影响。通过活体动物的荧光成像检测、解剖、冰冻组织切片光学显微镜观察、电子显微镜观察，对量子点的分布成功进行了检测。两性分子（丙烯酸类）、短链甲氧基 -PEG（750 u）或长链（3 400 u）羧基 -PEG 包被的量子点半衰期小于 12min，而长链（5 000 u）甲氧基 -PEG 包被的量子点半衰期可达到 70min。表面材料性质也可以决定量子点在体内的分布。此外，这些量子点在体内 4 个月后，仍然能够发出荧光。PEG 修饰后的量子点既可以降低网状内皮组织的吸收，又可以避免肾脏的过滤，这就为量子点在活体中的应用提供了必要条件。

Larson 等以 CdSe/ZnS 量子点为荧光探针，使用双光子激发，对活体动物的小血管进行成像，通过皮肤可以清晰观察到几百微米深的含有量子点的毛细血管，他们发现双光子吸收截面高达 47 000 Goeppert-Mayer 单位，是传统有机荧光染料的 2~3 倍。这一结果表明，量子点在双光子活体成像中具有独特的优势。

(二)淋巴结成像

前哨淋巴结是接受原发肿瘤淋巴迁移的第一站,前哨淋巴结成像能够为临床病理诊断、治疗提供重要参考。Kim 等制备了近红外 CdTe/CdSe II 型核壳量子点,用于小鼠和猪前哨淋巴结成像。仅注射 400 pmol 近红外量子点,使用积分通量率仅有 5 mW/cm² 的激发光,轻易地对深度 1 cm 的前哨淋巴结高质量地成像。表明近红外量子点的荧光在生物组织中具有很大的穿透深度,在生物活体成像应用中具有很大潜力。

Kobayashi 等使用 5 种大小相近但发射光谱不同的量子点,实现了同时对 5 处不同部位的引流淋巴结活体成像,这对预测癌症向淋巴结转移途径有重要意义。

(三)活体肿瘤靶向成像

癌症的诊断迄今所依赖的主要是一些离体检测方法和超声、X 射线成像、CT 成像、MR 成像和 PET 等影像学技术,这往往是一个复杂的和损伤性的过程,而且不适合癌症的早期诊断。光学成像方法,特别是荧光成像方法具有对人体无害、非损伤、高灵敏和可进行活体多目标成像的优点,随着新的荧光造影剂的不断发现和检测方法的不断创新,有望在分子和细胞水平上实现癌症的早期诊断。量子点具有优良的光学特性,作为活体荧光成像的探针,在肿瘤检测与活体成像领域具有很大的应用潜力。量子点与肿瘤标志物抗体等特异性识别分子连接,则可以进行肿瘤标志物的检测,及肿瘤靶向荧光成像。肿瘤标志物(tumor marker, TM)是反映肿瘤存在的化学类物质,它们由肿瘤组织产生或者是由机体对肿瘤细胞反应而产生,在肿瘤组织的含量超过在正常组织里的含量,或在血液、尿液、组织中的含量超过正常值,或者不存在于正常成人组织而仅见于胚胎组织和肿瘤组织。肿瘤标志物的存在或量变可以提示肿瘤的性质,借以了解肿瘤的组织发生、分化、转移,以帮助肿瘤的诊断、分类、预后判断以及治疗指导。

量子点与肽或抗体的偶联物是一类重要的肿瘤靶向成像探针。Akerman 等报道了几种靶向肽包被的 CdSe/ZnS 量子点,在活体内能够特异性靶向肺血管、肿瘤组织及淋巴管,还证明了 PEG 能够阻止量子点与网状内皮组织的非选择性结合。他们先用巯基乙酸修饰 CdSe/ZnS 量子点,使其溶于水,再分别包被上三种肽:CGFECVRQCPERC 肽(GFE)靶向肺血管内皮细胞膜上二肽酶,KDEPQRRSARL-SAKPAPPKPEPKPKKAPAKK 肽(F3)倾向结合肿瘤血管及肿瘤细胞,CGNKRTRGC(LyP-1)识别特定的淋巴管和肿瘤细胞,此外量子点上还用 PEG 加以修饰。尾静脉注射后,经过组织学观察,证明了 GFE-QDs 肺血管的结合以及 F3-QDs、LyP-1-QDs 与乳腺癌 MDA-MB-435 移植瘤组织的结合是特异性的。这一研究结果对设计活体靶向性纳米探针具有重要意义。

量子点作为活体荧光成像探针会受到体内生理环境的影响,例如,生理环境会损害量子点的光学特性,网状内皮系统对量子点的吞噬清除作用等。PEG 修饰及嵌段共聚物包被能够有效保护量子点不受生物体内生理环境条件的影响,从而保持其光学特性。Gao 等报道了一种含有嵌段共聚物包被的多功能量子点探针,兼有肿瘤靶向功能和活体成像功能。量子点探针结构设计包括:用三嵌段共聚物包被荧光量子点,在这偶联物层上连接肿瘤靶向配体和药物输送功能基团。对生长在裸鼠身体的人类前列腺癌移植瘤活体靶向成像,量子点探针在肿瘤积聚。他们利用这种多功能量子点探针,在活体条件下获得了肿瘤高灵敏度的荧光图像。他们的研究还表明量子点积聚有两种方式:肿瘤血管通透性增强及肿瘤部位潴留;抗体与肿瘤细胞表面标志物特异性结合。

五、基因序列编码

随着基因组学和蛋白质组学的来临,产生了越来越多的生物排序数据,研究人员们急需新技术来筛选大量的蛋白质结构数据。现有的识别 DNA 编码序列的方法是将能够识别基因片段的蛋白质酶结合在聚合物小球的表面,小球内包含着能发光的染料分子。当蛋白质酶和特定的基因片段结合后,这些小球在光的作用下会发出特性颜色的荧光,从而达到识别基因片段的目的。但是,由于染料分子的吸收和荧光光谱较宽,因而无法使用不同的染料分子以及不同的发光强度来对不同的蛋白质酶进行编码。量子点是纳米范围内的小颗粒,物质的尺寸减少到这一范围后其性质会发生质变,比如在纳米尺度范围内,量子点会发光,而且随着体积大小的变化其发出的颜色也会改变。因此,十多年前研究人员们发现了量子点之后,就希望利用量子点的这一特性开发出识别 DNA 序列或抗体的特别编码方式。

由聂书明领导的研究小组解决了这一技术的主要问题。他们在实验中利用这些小球在混合的 DNA 试样中进行检测，并且指出这一技术可制作 10 000~40 000 个可识别的编码。聂书明和他的同事们用特别的方法制作了一个直径为 1.2μm、内部镂空的高分子小球，球内放入了大小不同的量子点，这种量子点是用硒化镉包上硫化锌制成的。较大的量子点可吸收并释放较长波段的光，同时，小球内的量子点的数目决定了小球在每个波段上的发射强度。比如，包含有 1 个可吸收红光的量子点的小球所发出的光的强度就会比包含有 10 个同样量子点的小球低。通过改变小球内不同尺寸量子点的比例，就可设计出相当大数目的独特颜色和光强的编码。研究人员说，根据理论计算，使用 10 种不同发光强度和 6 种颜色的量子点就可对 100 万个不同的 DNA 或蛋白质进行编码。然而，他们估计，实际应用中只需要 5~6 种颜色和 6 种发光强度的量子点就可给出 10 000~40 000 个可识别的编码。根据前不久完成的人类基因组测序草图，人类具有的基因不超过 40 000 个。该技术可对所有这些基因进行编码，这正是这种新技术的意义所在。

六、药物开发和疗效评估

研究表明，量子点作为光敏剂在紫外光的辐照下可以将活体内的癌细胞杀死。量子点被功能分子包裹后，还可发展成为一种新颖、高效的"智能药物"，甚至可以用于药物传输和筛选。

（一）药物传递

量子点与蛋白质或多肽药物相连后它们在单个活细胞里的运动可以被实时检测。研究表明，表皮生长因子（EGF）与量子点相连形成 EGF-QD 复合体，能与受体 erbBl 结合，表现出更高的特异性和有效性，它们很快就被细胞胞饮进入核内层，揭示了表皮生长因子（EGF）传输和激活受体的机制。同样，当药物分子连接在量子点表面后，它们在体内的活动可以长时间被实时记录和追踪，有助于研究药物扩散、吸收和细胞胞饮的机制。不同药物分子被不同颜色的量子点标记后，其传输情况和药物间的协同作用就可以被同时研究。另外，药物分子、量子点和靶向分子（如抗体或多肽）可以组成靶向治疗癌症的精巧药物传递系统。它能在靶分子的引导下进入癌细胞，通过紫外光照射，其中的量子点被激发出荧光，触发药物分子脱离药物传递系统而被释放出来以杀死癌细胞。另外在紫外光辐照下，量子点具有光催化作用，其表面将发生光化学反应而产生具有细胞毒性的活性氧类，使癌细胞膜被氧化降解。此外量子点还可以激活连接在表面的光敏剂（如酞菁染料）达到同样的目的，并且具有不受有机染料光敏剂特定激发波长限制的特点。如果靶向分子采用核定位信号（NLS）肽，QD-NLS 的复合可以到达细胞核或线粒体，这样就可以直接损伤细胞核内的 DNA 和线粒体，从而可以杀死癌细胞，甚至导致癌细胞凋亡。

（二）药物筛选

在高通量筛选中应用广泛的荧光检测技术主要用于基于配体 - 受体结合检测的药物筛选。量子点具有优于有机染料的光学性质，它完全有可能作为有机染料的替代物成为筛选药物的新型荧光探针。

一个有效的药物为达到所需的药效往往要和数个不同的靶分子结合，同时要避开其他的一些靶点以避免副作用。将不同颜色的量子点与药效相关的不同靶分子结合，就可以一次检测出药物所作用的靶分子。假如一种药物上只显示蓝色、浅绿色、绿色等药效所需作用的靶分子，同时不显示出橙色、黄色、红色代表副作用的靶分子，则说明已成功找到了一种有效的药物。Mattheakis 等描述了一种可用于药物筛选和检测多种混合细胞的复合量子点体系，它由编码、成像和解码部分组成，将不同颜色量子点标记的不同类型的细胞混合起来，即编码读出所有的荧光信息；然后再解码成单个细胞所表达的荧光信息。这样一次检测就可以完成多种用途的筛选。

一般的高通量筛选只针对单个靶点进行筛选，而用复合量子点荧光体系可以同时针对多个靶点进行筛选，即多靶点高通量筛选。更重要的是，采用复合量子点荧光体系进行多靶点高通量筛选，在一次筛选中可以获得具有不同药效的单个先导化合物或多个先导化合物，或者具有相同药效的多个先导化合物，这对获得治疗与多靶点相关的复杂疾病（如肿瘤）的有效药物具有重要意义。这种方法还可以大大提高药物筛选的通量以满足对化合物数量的要求。

（三）药靶确证

人类基因组序列研究显示大约有 24 000 个蛋白质编码基因，其中 10% 有可能成为药靶。迄今为止，药物发现面临的主要挑战之一就是药靶确证。建立潜在药靶与疾病之间的因果关系是一个充满复杂性的艰难过程,比如单核苷酸多态性(SNP)的存在就会影响受体、转运蛋白和药物代谢酶的表达和功能。同样的药物在不同人体内产生的药效有可能存在差异,所以在 SNP 和疾病相关基因表型之间建立联系是一种挑战。这在多因素疾病(如糖尿病和肿瘤)研究中尤为突出。因此 SNP 的检测对研究和确证与疾病相关的药靶是非常关键的。Xu 等建立了基于量子点高通量检测多元 SNP 基因型的方法,即将不同数量、具有不同荧光特征的量子点组合进内部镂空的高分子微球中,从而形成具有不同光谱和亮度的微球,将它标记到 DNA 上就可以进行复杂的基因分析。理论上讲用 N 种发光强度和 m 种颜色的量子点进行组合而得到的量子点微球可形成 N^m-1 个可识别的编码。但如果达到精确检测而避免光谱交叠和满足低信噪比的要求,实际所产生的编码量子点微球的数量要少得多。不过用 5~6 种颜色和 6 种发光强度的量子点进行组合可实际得到 10 000~40 000 个可识别的编码,完全能满足复杂的 SNP 基因分析。这种技术对提高 SNP 检测的效率,加速药物靶点的确证具有潜在的应用价值。

尽管量子点在新药开发中得到极大的关注,也有一些成功的例子,然而量子点要应用到新药开发中,仍然存在一些局限。如:生物相容性、生物偶联、生物毒性、尺寸大小。

七、生物传感

量子点作为新型的纳米荧光团,已广泛用于生物/化学传感、生物医学成像等领域。这里将从量子点的荧光性质入手,探讨量子点表面化学,以及量子点荧光传感机制,主要包括:荧光共振能量转移、电荷转移、直接荧光传感、生物发光共振能量转移、化学发光共振能量转移以及电化学发光等,利用这些原理设计出不同的荧光传感器,并应用于不同分子或离子(如离子、核酸、酶、蛋白质和肿瘤标志物等)的可视化检测。

基于量子点的发光原理,显然可以将其用于量子点荧光传感和可视化检测量子点的直接荧光传感。根据量子点荧光"开-关"方式不同,则可将其分为两类,一类是量子点荧光从"开"到"关"的方式进行传感检测,当特异的配体与量子点表面结合时,量子点的荧光不会改变(荧光"开"),当加入待测物后,量子点荧光随之被淬灭(荧光"关"),此时量子点荧光变化可用于荧光传感。第二类是量子点荧光从"关"到"开"的方式进行传感检测,当特异配体与量子点结合时,量子点荧光被淬灭,当待测物存在时,与配体特异性结合,量子点荧光增强,以量子点荧光"开"方式用于荧光传感。目前,一般通过量子点荧光"关-开"方式,用于传感检测,更具优越性,可减小阳性误差。根据量子点与配体传感机制不同,可设计出不同的量子点荧光传感器,如:荧光共振能量转移、电荷转移、直接荧光传感、生物发光共振能量转移、化学发光共振能量转移以及电化学发光等。

(一)量子点与荧光共振能量转移

荧光共振能量转移(fluorescence resonance energy transfer, FRET)是一种能量供体和受体之间非辐射的能量转移,是光谱手段追踪能量供体和受体之间的相互作用,因此可以用来监控量子点与待测物之间的传感作用。一般来说,荧光共振能量转移的效率主要由以下三个因素决定:第一是供体-受体对之间偶极的相对取向;第二是能量供体和受体之间的有效距离,能量供体和受体之间有效共振距离一般为 2~8 nm,当能量供体与受体距离越大,荧光共振能量转移效率越低,反之效率越高;第三是供体发射光谱和受体吸收光谱之间重叠程度,两者光谱重叠程度越高,荧光共振能量转移效率越高,反之效率越低。基于量子点荧光共振能量转移效率的不同,通常控制供体和受体之间的有效距离和光谱重叠程度,即可以设计出不同的荧光传感器。

量子点作为荧光共振能量转移体系中的能量供体,具有独特的优势。第一,量子点具有较窄并且对称的发射光谱,降低了量子点和受体发射光谱之间的干扰,容易分辨量子点和受体的发射光谱,更宜用其做多组分检测。第二,量子点具有较宽的激发光谱,不同尺寸量子点的荧光可被同一波长的激发光所激发,并且发射出不同波长的荧光,而选择不同的激发光则可以避免受体被直接激发。第三,量子点具有较好的光稳定性和较高的荧光量子产率,能够提高荧光共振能量转移效率。基于量子点荧光共振能量转移机制以及以上独特优势,量子点作为能量供体广泛用于不同靶标分子的荧光传感,如核酸分析、蛋白质及酶活性检测、小分子化合物分析以及离子检测等。

1. 核酸传感 基于量子点的荧光共振能量转移机制做核酸分子传感,荧光报告基团为荧光染料 Cy5,其连接一段 DNA。捕获探针 DNA,一端连接生物素,当有靶标 DNA 存在时,捕获 DNA 和报告基团 DNA 同时与靶标 DNA 杂交,形成双链,生物素与量子点表面修饰的链霉抗生物素蛋白偶联,量子点与荧光染料 Cy5 靠近。当量子点受激发时,量子点与 Cy5 之间将发生荧光共振能量转移,Cy5 荧光被激发,荧光增强,而基于 DNA 杂交,对靶标 DNA 检测。同时利用荧光显微技术,对靶标 DNA 进行显微成像。

另外,也可以利用荧光共振能量转移原理,通过核酸外切酶的信号放大技术,痕量检测靶标 DNA。CdSe /ZnS 量子点修饰有一段捕获 DNA,其另一端 3' 端修饰有机荧光染料 Cy5 或淬灭剂 BHQ2,此结构中,量子点向有机荧光染料 Cy5 或淬灭剂 BHQ2 发生荧光共振能量转移,量子点荧光被淬灭。当存在待测 DNA 时,它将与修饰在量子点表面的捕获 DNA 互补杂交,形成双链,核酸外切酶 Ⅲ 特异剪切双链中捕获 DNA 3' 端,导致荧光染料 Cy5 或 BHQ2 分离,量子点荧光增强,靶标 DNA 游离,进一步与捕获 DNA 杂交、酶切,量子点荧光进一步增强,从而实现对靶标 DNA 的检测。

基于量子点与氧化石墨烯(graphene oxide, GO)荧光共振能量转移机制,近年来引起了科学研究的浓厚兴趣。单链 DNA 与氧化石墨烯通过"π-π"堆积作用相互结合,而双链 DNA 与氧化石墨烯无"π-π"堆积作用,能够从氧化石墨烯表面脱附,进而设计出 DNA 传感策略。将两种发射波长为红色、绿色的 CdSe /ZnS 量子点表面分别标记不同的单链 DNA,分别构建了 QDs-525 探针和 QDs-605 探针。当加入 GO 时,量子点探针与 GO 相互吸附,通过 F R ET 方式,同时淬灭红、绿两种颜色量子点荧光,当在此体系中加入 iap 和 hlyA 基因时,iap 和 hlyA 基因分别与红、绿 CdSe /ZnS 量子点表面的单链 DNA 发生杂交,红、绿两种颜色量子点分别从氧化石墨烯表面脱附,FRET 过程被打断,红、绿量子点荧光同时恢复,从而同时检测两种不同的基因。

2. 酶活性及蛋白质检测 蛋白质和酶对机体生命活动以及疾病诊疗至关重要,如凝血酶素参与到凝血过程、蛋白水解酶(胰蛋白酶、半胱天冬酶、HIV 蛋白酶)能够分解蛋白质水解成多肽等。基于量子点的荧光共振能量转移机制对这些蛋白质分子以及酶活性进行传感近年来也受到重视。量子点作为荧光供体,其表面连接有一段多肽,多肽末端连接有淬灭基团或者有机荧光染料作为荧光受体,且多

肽链上含有特异的酶切位点。量子点和淬灭基团或者有机荧光染料相互连接靠近时,两者之间发生荧光共振能量转移,量子点的荧光减弱。当有酶(半胱天冬酶 -1、凝血酶、胶原酶、胰凝乳蛋白酶)存在时,将特异酶切多肽上相应位点,量子点随即与淬灭基团或有机荧光染料分开,打断两者之间荧光共振能量转移过程,量子点荧光增强,从而实现酶活性检测。另外利用量子点 - 适配体技术,通过荧光共振能量转移机制也能够对蛋白和酶进行检测。在量子点表面修饰单链适配体序列,与之互补的 DNA 一端修饰有淬灭基团,当互补的 DNA 与适配体杂交时,淬灭基团通过荧光共振能量转移机制,使量子点荧光被淬灭。当有适配体靶标分子(如凝血酶素)存在时,适配体与靶标分子特异结合,形成稳定的复合物,而与互补 DNA 分离,此时淬灭基团与量子点分离,荧光共振能量转移过程被打断,量子点荧光恢复,从而可检测靶标分子(如凝血酶素)。此外,也可通过双链特异插入剂 BOBO-3,作为荧光共振能量转移受体,以量子点作为供体,检测凝血酶素。发射波长 565 nm 的量子点修饰有一段特异与凝血酶素结合的发卡结构 DNA,此发卡结构 DNA 包含了一段与凝血酶素结合的适配体序列,而颈部双链区域插入 BOBO-3 分子。当无待测物凝血酶素存在时,量子点与 BOBO-3 发生荧光共振能量转移,量子点荧光被淬灭,而 BOBO-3 也产生荧光。当有凝血酶素存在时,凝血酶素与适配体特异结合,构象即发生改变,发卡结构和颈部双链结构同时打开,导致 BOBO-3 解离,荧光共振能量转移过程被打断,量子点荧光恢复,故可进而检测凝血酶素。

基于量子点的荧光共振能量转移也可以实现蛋白质的检测。Tyrakowski 等构建了 CdSe /ZnS 量子点 - 罗丹明 B- 生物素纳米复合物,用比率荧光法检测链霉抗生物素蛋白。在此复合物中,量子点向罗丹明 B 发生荧光共振能量转移,量子点荧光减弱,罗丹明 B 荧光增强。当有链霉抗生物素蛋白存在时,则可特异地与生物素结合,拉大了量子点与罗丹明 B 的空间距离,量子点荧光增强,而罗丹明 B 荧光减弱,即可利用比率荧光探针检测链霉抗生物素蛋白。高桂园等利用相似的原理,以非共价方式构建了 CdTe 量子点 - 罗丹明 B 体系,检测溶菌酶。另外利用量子点 - 适配体技术也可以实现黏液素蛋白(MUC1)的检测,将 CdSe/ZnS 量子点连接一段捕获 DNA(QD11F),适配体区域可自身折叠,阻碍

了与捕获 DNA 杂交。当有 MUC1 存在时,则将与适配体区域结合,随之自身折叠打开,并且与捕获 DNA 杂交,此时量子点与淬灭剂 IB 靠近,量子点荧光被淬灭,从而可实现 MUC1 的检测。

3. 小分子化合物检测 基于量子点荧光共振能量转移机制的小分子化合物检测,包括生物小分子、有机小分子等,Medintz 等 2003 年利用量子点荧光共振能量转移结合免疫分析法,实现了生物小分子麦芽糖的检测。量子点连接麦芽糖结合蛋白(MBP),β- 环糊精 -QSY9 淬灭剂连接到 MBP 糖结合位点上,量子点荧光被淬灭。当有麦芽糖存在时,麦芽糖竞争性与 MBP 的糖位点结合,取代了 β- 环糊精 -QSY9,使其与量子点分离,量子点荧光恢复,从而可检测麦芽糖。Shi 等用碳量子点和纳米金共组装,实现了对生物活性分子谷胱甘肽的检测,碳量子点与金纳米颗粒组装时,发生荧光共振能量转移,碳量子点荧光被淬灭;当有谷胱甘肽存在时,谷胱甘肽与金纳米颗粒结合,拉大了碳量子点与金纳米颗粒的距离,碳量子点荧光恢复,从而可用来检测谷胱甘肽。此外,利用量子点的荧光共振能量转移,还实现了其他多种生物分子的检测,如葡萄糖、胰岛素、氨基酸、钴胺素和 ATP 等。另外,量子点的荧光共振能量转移用于有机小分子传感也受到越来越多的重视,2011 年,Xia 等构建了量子点 - 纳米金体系,实现了有机小分子三硝基甲苯(trinitrotoluene,TNT)的传感,量子点表面包覆有巯基丙酸,金纳米棒外修饰有半胱胺,当量子点和金纳米棒组装成纳米复合体系时,量子点将向金纳米棒发生荧光共振能量转移,当有 TNT 存在时,TNT 将取代量子点,使量子点与金纳米棒距离拉大,量子点荧光增强,从而可用以检测 TNT。基于量子点荧光共振能量转移机制,还可以用于环境和食品中的有机物检测的应用,如硫代有机磷酸酯类、草甘膦和八氯苯乙烯等。

4. 离子检测 环境中重金属离子(如汞、铅和镉等)以及生物体内的金属离子(如锌、铜和锰等)的含量高低关系到环境污染和生物体健康,也是当今社会关注的焦点之一,基于荧光共振能量转移机制,量子点作为新型的荧光团目前已逐渐被应用于金属离子的检测研究中,特别是在细胞内的离子传感更具有优势。利用量子点荧光共振能量转移机制已开发了多种汞离子传感器,Hu 等用 N- 乙酰 -L-半胱氨酸修饰的量子点作为供体,罗丹明 -6G 衍生

物 - 汞复合物作为荧光共振能量转移受体,制备了比率荧光传感器,用于汞离子检测,并且进一步用于细胞内成像。Wu 等分别在包硅的绿色量子点和红色量子点表面通过静电作用组装上卟啉分子(TSPP),量子点向 TSPP 发生荧光共振能量转移导致量子点荧光被淬灭,而 TSPP 络合 Zn^{2+} 后,其吸收光谱的特性变化改变了不同量子点与 TSPP 能量转移效率,绿色量子点荧光恢复,黄色量子点荧光则被进一步淬灭。通过测定两种量子点荧光强度的比率变化实现了对 Zn^{2+} 的比率荧光检测,并且可用于活细胞内锌离子成像。利用金属离子依赖的脱氧核酶,基于量子点荧光共振能量转移,选择性检测了金属离子 Cu^{2+} 和 Pb^{2+}。两种 CdSe /ZnS 量子点发射波长分别为 625 nm 和 530 nm,其表面分别包裹有 SiO_2 壳层,其 SiO_2 表面分别修饰上不同核酸序列。625 nm 量子点修饰有 Cu^{2+} 依赖脱氧核酶酶切位点 DNA 序列,而 530 nm 量子点则修饰有 Pb^{2+} 依赖脱氧核酶酶切位点 DNA 序列。Cu^{2+} 依赖脱氧核酶特异序列和 Pb^{2+} 依赖脱氧核酶特异序列分别修饰有淬灭基团,通过荧光共振能量转移方式分别淬灭625 nm 量子点和 530 nm 量子点荧光。当有 Cu^{2+} 或 Pb^{2+} 存在时,DNA 核酶分别特异切断各自 DNA 序列,淬灭基团与量子点距离拉大,分别导致 625 nm 量子点和 530 nm 量子点荧光恢复,从而可对 Cu^{2+} 和 Pb^{2+} 实现同时检测。

(二)量子点与电荷转移

量子点电荷转移(charge transfer,CT)是另一种非常有用的光物理机制,可用于电子供体 - 受体位点之间相互作用研究。光激发量子点通常可通过以下两种途径参与电子转移过程。量子点既可以作为电子供体,也可以作为电子受体。一种途径是当量子点作为电子供体时,导带能级必须高于受体(A)的 LUMO 能级。而另外一种途径是量子点作为电子受体时,其价带能级又必须低于受体(B)的 HOMO 能级。量子点受到光激发后,其导带和价带分别能产生电子 - 空穴对。如果导带电子以辐射跃迁的方式回到价带时,与价带上的空穴复合发射出荧光,这两种电子转移途径皆可以消耗导带上的电子或者是价带上的空穴,电子供体(A)或受体(B)竞争性地打断电子从导带到价带复合,量子点就会发生电子转移,导致量子点荧光被淬灭。相反,如果量子点的导带能级低于受体(A)LUMO 能级,或者其价带能级高于受体(B)的 HOMO 能级,此时量

子点在激发之后，也不会发生电子的转移。量子点与供体（或受体）的电子转移效率主要由以下两种因素决定：一是电子转移能级匹配；二是量子点与电子供体或受体之间的距离，距离越大电子转移效率越小。因此基于量子点的电子转移机制的荧光传感中，当结合待测物后，既可以改变电子受体（或供体）与量子点的能级匹配关系，也可以拉大电子受体（或供体）与量子点的距离，从而改变或打断量子点与电子受体（或供体）的电子转移过程，量子点荧光发生改变，进而可以设计出基于电荷转移机制的荧光传感器。

利用量子点与电子受体（或供体）的距离改变，进行可视化荧光传感已被广泛应用，Hu 等利用 CdTe 量子点，菲啰啉既作为镉离子的受体又作为量子点的配体，菲啰啉通过金属亲和力作用与量子点结合，量子点与菲啰啉之间发生电子转移，使量子点荧光被淬灭。当有 Cd^{2+} 存在时，菲啰啉络合镉离子，使菲啰啉配体从量子点表面脱离，打断了电子转移过程，使量子点荧光恢复，从而定量检测镉离子。Liu 等利用绿色包硅量子点和红色 CdSe/CdS/ZnS 量子点组装成纳米复合体系，以联吡啶吩嗪（DPPZ）为配体，定向组装在红色 CdSe/CdS/ZnS 量子点表面，配体与量子点之间产生电子转移，CdSe/CdS/ZnS 量子点荧光淬灭。当体系中存在有双链 DNA 分子时，DPPZ 分子将插入到 DNA 分子中，从 CdSe/CdS/ZnS 量子点表面脱附，电子转移过程被打断，CdSe/CdS/ZnS 量子点荧光恢复，故可通过比率荧光法检测双链 DNA，并且成功用于单核苷酸多态性检测。Zhu 等利用带负电的 CdTe 量子点和带正电的卟啉（TMPyP），二者通过静电组装成纳米荧光探针，量子点与 TMPyP 之间发生电子转移，量子点荧光被淬灭，当有双链 DNA 存在时，TMPyP 插入到双链 DNA 中，打断了电子转移过程，量子点荧光即可得到恢复。带负电的 CdTe 量子点也可与 Co^{2+} 结合，构建成荧光探针，用于检测诺氟沙星。Co^{2+} 与 CdTe 量子点之间发生电子转移，CdTe 量子点的荧光被淬灭，当有诺氟沙星存在时，Co^{2+} 可与诺氟沙星形成配合物，从而将 Co^{2+} 从量子点表面竞争下来，打断了电子转移过程，CdTe 量子点荧光得以恢复，从而定量检测诺氟沙星。

通过量子点与电子受体（或供体）的能级改变，也可以用于传感分析。如 Jessica 等，利用 CdTe 量子点与 4，7- 二（1- 氮杂 18 冠醚 6）1，10- 菲啰啉（Phen-18-C-6）相互作用，由于 Phen-18-C-6 的 HOMO 能级高于量子点的 VB 能级，当激发量子点时，量子点向 Phen-18-C-6 产生空穴转移，量子点荧光被淬灭。当加入钡离子时，Phen-18-C-6 特异捕获钡离子，其 HOMO 能级下降，低于量子点的 VB 能级，空穴转移被抑制，从而使量子点的荧光恢复，实现了对钡离子荧光传感。同理，Ruedas-Rama 等利用氮杂大环修饰的 CdSe/ZnS 量子点，量子点与氮杂大环配体之间发生电子空穴转移，量子点荧光被淬灭，当大环化合物捕获锌离子后，氮原子上的孤对电子参与到配位作用，氮杂大环的能级就不能产生空穴转移，量子点荧光恢复，实现了对锌离子的荧光传感。

（三）量子点的直接荧光传感

量子点发光原理依赖于其本身材料特性。而荧光量子产率与量子点的电子 - 空穴的复合以及表面缺陷密切相关。因此，量子点荧光强弱对量子点所处溶液的环境以及量子点表面态都非常敏感。任何对量子点表面环境的改变（如化学或物理作用），都可直接导致量子点荧光发生变化。特别是待测物与量子点表面的相互作用，将导致量子点荧光增强或被淬灭，这种荧光的改变显然就可用于传感分析，此种量子点的直接荧光传感可分为以下三种情况：一是电子捕获，二是表面缺陷，三是表面钝化。

1. 电子捕获　待测物与量子点的表面或者修饰剂结合，待测物的电子进入到量子点的空穴，从而使得量子点的电子不能回到空穴，电子落入陷阱中，荧光被淬灭，从而实现荧光传感。Jin 等在 CdSe 量子点溶液中加入待测物 CN^-，发生淬灭，氰根离子捕获量子点空穴而阻止其电子复合，CdSe 量子点荧光被淬灭，从而实现对氰根离子检测。如 Liu 等用罗丹明 B 硅球，其表面组装上碳点，Cu^{2+} 可从碳点表面捕获电子，淬灭碳点的荧光，而内部罗丹明 B 的荧光不受其影响，建立比率荧光传感器，实现对 Cu^{2+} 传感。又如高楼军采用巯基乙酸修饰的 CdTe/CdS 量子点，Cu^{2+} 能与量子点表面的巯基乙酸中的氧原子发生配位作用，将其结合到量子点表面，直接从光激发的量子点的导带捕获电子，从而导致量子点荧光被淬灭，进而实现对 Cu^{2+} 检测。同理，申晨凡等在 CdSe/ZnS 量子点溶液中，当待测物多巴胺加入溶液中，多巴胺被氧化为多巴醌，多巴醌与 CdSe/ZnS 量子点表面修饰的羧基发生氢键作用后作为电子受体使 CdSe/ZnS 量子点的荧光被淬灭，进而检测多巴胺。

2. 表面缺陷　待测物与量子点的表面或者与修饰剂结合，使量子点表面产生缺陷态，导致非辐射增加，量子点荧光被淬灭，从而实现荧光传感。如 Liang 等在柠檬酸缓冲液中，银粒子能淬灭 CdSe 量子点的荧光，另外产生新的宽带发光谱。银粒子具有更强的亲和力，部分取代 CdSe 量子点表面的镉离子，在量子点表面形成小的 Ag_2Se 纳米颗粒，引起 CdSe 量子点表面状态产生缺陷，非辐射特性加强，CdSe 量子点荧光被淬灭。从而检测 Ag^+。甘婷婷等在巯基乙胺稳定的 CdTe 量子点溶液中，加入 Cu^{2+}，量子点与 Cu^{2+} 之间有较强的亲和力，Cu^{2+} 吸附于量子点表面，量子点与 Cu^{2+} 之间发生电子转移及氧化还原反应，使得 Cu^{2+} 被还原为 Cu^+，并且导带中的激态电子与价带中的空穴发生非辐射重组，从而使量子点的荧光发生淬灭，进而定量检测 Cu^{2+}。

3. 表面钝化　由于纳米粒子具有较多的表面缺陷，如在其外表面包覆带隙比其本身带隙大的材料，将能有效地消除表面缺陷使荧光增强，反之则使荧光被淬灭，从而可用于荧光传感。如 Zhang 等，利用油溶性的 InP 量子点，当有 Cd^{2+} 加入时，它将被吸附在 InP 量子点表面，使量子点表面缺陷减少，量子点荧光增强，故可被用来检测 Cd^{2+}。汪乐余等也报道在 CdS 量子点溶液中，加入 Cd^{2+} 可在 CdS 量子点表面形成一层钝化层 $Cd(OH)_2$，因 $Cd(OH)_2$ 的带隙比 CdS 大，将使其荧光增强，因而可借以检测 Cd^{2+}；而加 Cu^{2+} 时，则会在 CdS 量子点表面形成一层 $Cu(OH)_2$，因 $Cu(OH)_2$ 的带隙比 CdS 小，量子点荧光将被淬灭，故也可用以实现痕量 Cu^{2+} 的检测。

（四）量子点与生物发光共振能量转移

与荧光共振能量转移类似，生物发光共振能量转移（bioluminescence resonance energy transfer，BRET）也是能量从供体到受体之间的转移，但不需要外源光照来激发供体，而是以生化反应而发光的生物发光蛋白作为供体。在基于量子点的生物发光共振能量转移中，量子点通常作为能量受体，一旦通过生化反应产生激发态供体，有效的能量转移就会按照传统的荧光共振能量转移方式进行。生物发光共振能量转移由于没有强的激发光源，可以避免样品的自发荧光产生以及对受体的直接激发而产生假阳性，因此背景噪音较低。由于量子点具有很强且很宽的吸收光谱，与供体发射光谱会有很好的光谱重叠而

被激发，量子点能产生优良的荧光发射光谱，因此量子点是一种理想的能量受体。其中通过量子点-酶偶联技术，固定在量子点表面的生物发光反应体系中，可以构建生物发光蛋白供体与量子点受体之间的共振能量转移有效距离，应用于荧光传感分析。目前，海肾萤光素酶（renilla luciferase，Rluc）是生物发光体系中最常用的供体之一，海肾萤光素酶催化氧化其底物腔肠荧光素，并产生发射波长约为 480 nm 的荧光，催化类似的腔肠荧光素底物能发出不同波长的荧光，如腔肠荧光素 400a，能产生发射波长约为 395 nm 的荧光。量子点作为受体，其吸收波长与海肾萤光素酶所发射波长重叠，故可用于生物发光共振能量转移传感分析。如 Kumer 等利用量子点生物发光共振能量转移机制，实现了对核酸分子的超灵敏、高选择性的快速检测。两段捕获 DNA 序列，其两端分别标记有 Rluc 和量子点。当靶标序列 DNA 存在时，与捕获 DNA 和靶标 DNA 同时杂交，导致 Rluc 和量子点靠近，当加入底物腔肠荧光素时，Rluc 发射出的荧光光谱和量子点的吸收光谱重叠，高效生物发光共振能量转移过程随即发生，激发量子点发出荧光。故可定量测定靶标 DNA。Rao 等成功实现了基于量子点生物发光共振能量转移机制的活体成像，引起了研究者们的广泛关注，该体系发荧光进行荧光活体成像。此外，该研究组还利用量子点-生物连接 Rluc，以生物发光共振能量转移方式，用于酶活性检测。实现了对基质金属蛋白酶（matrix metalloproteinases，MMP）活性检测。用 MMP 催化底物多肽两端分别连接生物发光蛋白、Luc8 和量子点，量子点和 Luc8 之间能够产生 BRET，激发量子点，产生荧光，当有 MMP 存在时，特异酶切多肽，供体 Luc8 和受体量子点分开，距离拉大，打断 BRET 过程，不能激发量子点而产生荧光淬灭，从而可实现对 MMP 的催化活性测定。

（五）量子点与化学发光共振能量转移

与生物发光共振能量转移相似，化学发光共振能量转移（chemiluminescence resonance energy transfer，CRET）发生在化学反应过程中荧光物质的氧化而产生荧光，进而有效地激发量子点产生荧光，量子点作为受体，在此过程中并没有外源光源激发。基于量子点-化学发光共振能量转移的荧光传感，具有高信噪比、快速以及高灵敏度等特点，已被广泛地应用于医学、化学分析、环境科学和生命科学等诸多领域。Huang 等利用 3-氨基苯二甲酰肼（luminol）为

能量供体,量子点为能量受体,量子点连接辣根过氧化物酶(horseradish peroxidase,HRP)、量子点和3-氨基苯二甲酰肼之间发生高效的化学发光共振能量转移。HRP 作为催化剂连接到量子点表面,当 HRP 催化 luminol-H_2O_2 水解,产生荧光,进而激发量子点,产生荧光,并成功用于荧光传感。Willner 等利用化学发光共振能量转移机制,以 luminol 作为供体和 CdSe 量子点作为受体,用于 ATP 或 DNA 传感,ATP 适配体修饰在量子点表面,ATP 能够诱导适配体构象改变,拉近了量子点与 luminol 有效距离,luminol 产生荧光,激发量子点产生荧光,从而检测 ATP;另外,量子点表面连接有发卡结构的核酸,作为化学发光共振能量转移受体,靶标 DNA 能诱导 hemin G- 四链体形成,并且催化 luminol 氧化,产生荧光,进而激发量子点,产生荧光,实现靶标 DNA 检测。

作为生物医学研究的有力工具和生物技术的基础,生物化学传感器受到广泛的关注。随着量子点应用研究的不断深入,量子点作为一种新型荧光纳米传感器以其优越的荧光特性在生物学中必将发挥越来越重要的作用。有望在不久的将来用于实时监测生物体内生物分子、离子以及细胞间的相互作用,为人类各种疾病的诊断、治疗和实时监控提供崭新的手段,进而解释各种生命的奥秘,推动生命科学、分析化学与医学的发展。

另外,量子点也可用于生物芯片研究。在生物芯片中,研究多个蛋白质就只能多次重复相同操作标记,非常不方便。而量子点的发光波长可以通过尺寸的改变来实现,这样我们就可用一系列不同大小、不同材料、光谱特性各自不同的量子点或量子点微粒标记各种蛋白质,更重要的是可以用同一波长的光激发,从而可以同时检测所有标记的蛋白质与芯片上的蛋白质之间的相互作用。

【参考文献】

[1] 王占国, 陈涌海, 叶小玲, 等. 纳米半导体技术 [M]. 北京: 化学工业出版社, 2006.

[2] JEON H, DING J, XIE W, et al. Blue-green injection laser diodes In(Zn Cd)/ZnSe quantum wells[J]. Appl Phys Lett, 1991, 59: 3619-3621.

[3] BRUCHEZ M, MORONNE M, GIN P, et al. Semiconductor Nanocrystals as Fluorescent Biological Labels[J]. Science, 1998, 281: 2013-2016.

[4] MICHALET X, PINAUD F F, BENTOLILA L A, et al. Quantum Dots for Live Cells in Vivo Imaging and Diagnostics[J]. Science, 2005, 307: 538-544.

[5] HAN M, GAO X, SU J Z, et al. Quantum-dot-tagged microbeads for multiplexed optical coding of biomolecules[J]. Nature biotechnology, 2001, 19: 631-635.

[6] BALL P, GARWIN L. Science at the atomic scale[J]. Nature, 1992, 355: 761-766.

[7] TAKAGAHARA T, TAKEDA K. Theory of the quantum confinement effect on excitons in quantum dots of indirect-gap materials[J]. Physical Review B, 1992, 46(23): 15578.

[8] GEERLIGS L, AVERIN D, MOOIJ J. Observation of macroscopic quantum tunneling through the Coulomb energy barrier[J]. Physical Review Letters, 1990, 65(24): 3037-3040.

[9] WEMSDORFER W, ALIAGA-ALCALDE N, HENDRICKSON D N, et al. Exchange-biased quantum tunnelling in a supramolecular dimer of single-molecule magnets[J]. Nature, 2002, 416(6879): 406-409.

[10] RASTELLI A, KUMMER M, VON K H. Reversible shape evolution of Ge islands on Si(001)[J]. Appl Phys Lett, 2001, 87: 256101-256106.

[11] CHAN W C W, NIE S. Quantum dot bioconjugates for ultrasensitive nonisotopic detection[J]. Science, 1998, 281: 2016-2018.

[12] XIA Y S, ZHU C. Aqueous synthesis of type-II core/shell CdTe/CdSe quantum dots for near infrared fluorescent sensing of copper(II)[J]. The Royal Society of Chemistry, 2008, 133(7): 928-932.

[13] MURRAY C B, KAGAN C R, BAWENDI M G. Synthesis and characterization of monodisperse nanocrystals and close-packed nanocrystal assemblies[J]. Annu Rev Mater Sci, 2000, 30: 545-610.

[14] PENG X G, MANNA L, ALIVISATOS A P, et al. Shape control of CdSe nanocrystals. Nature,

2000,404:59-61.

[15] YU W W,PENG X.Formation of High-Quality CdS and Other II-VI Semiconductor Nanocrystals in Noncoordinating Solvents: Tunable Reactivity of Monomers [J]. Angewandte Chemie International Edition, 2002, 41(13): 2368-2371.

[16] BREUS V V,HEYES C D,NIENHAUS G U.Quenching of CdSe-ZnS core-shell quantum dot luminescence by water-Soluble thiolated ligands[J].Journal of Physical Chemistry C,2007,111(50):18589-18594.

[17] ROGACH A L,KATSIKAS L,KORNOWSKI A,et al.Synthesis and characterization of thiol-stabilized CdTe nanocrystals[J].Berichte Der Bunsen-Gesells chaft Physical Chemistry, 1996, 100(11): 1772-1778.

[18] GAPONIK N L,TALAPIN D V,WELLER H,et al.Thiol-capping of CdTe nanocrystals:an alternative to organometallie synthetic routes[J].Journal of Physical Chemistry B,2002,106(29):7177-7185.

[19] LI W,LIU J,SUN K,et al.Highly fluorescent water soluble CdxZn1-xTe alloyed quantum dots prepared in aqueous solution:one-step synthesis and the alloy effect of Zn[J].Journal of Materials Chemistry,2010,17(20):2133-2138.

[20] LI Y D,LIAO H W,DING Y.Solvothermal elemental direct reaction to CdE(E=S,Se，Te) semiconductor nanorod[J].Inorganic Chemistry, 1999, 38(7): 1382-1387.

[21] Kortan A R,Hull R,Opila R L,et al.Nucleation and growth of cadmium selendie on zinc sulfide quantum crystallite seeds,and vice versa,in inverse micelle media[J].Journal of The American Chemical Society,1990,112(4):1327-1332.

[22] CURD M L,AGOSTIANO A,MANNA L,et al.Synthesis and characterization of CdS nanoclusters in a quaternary microemulsion:the role of the cosurfactant[J].The Journal of Physical Chemistry B,2000,104(35):8391-8397.

[23] SANTRA S,YANG H,STANLEY J T,et al.Rapid and effective labeling of brain tissue using TAT-conjugated CdS:Mn/ZnS quantum dots[J].Chemical Communications,2005,(25):3144-3146.

[24] SANTRA S,YANG H,HOLLOWAY P H,et al.Synthesis of water-dispersible fluorescent,radio-opaque,and paramagnetic CdS:Mn/ZnS quantum dots:a multifunctional probe for bioimaging[J].Journal of The American Chemical Society, 2005, 127(6): 1656-1657.

[25] 淮青, 何明欣, 王文星, 等 [J]. 光谱学与光谱分析,2012,32(4):1090-1093.

[26] HE Y,SAI L M,LU H T,et al.Microwave-assisted synthesis of water-dispersed CdTe nanocrystals with high luminescent efficiency and narrow size distribution[J].Chem Mater,2007,19:359-363.

[27] 徐昕, 贺蓉, 崔大祥, 等. 微波辅助快速合成水溶性 CdTe/CdSe 核壳量子点 [J]. 功能材料,2011,42(4):659.

[28] XING Y,CHAUDRY Q,SHEN C,et al.Bioconjugated quantum dots for multiplexed and quantitative immunohistoehemistry[J]. Nature Protocols, 2007, 2(5):1152-1165.

[29] LIU X Q,FREEMAN R, WILLNER I.Amplified fluorescence aptamer-based sensors using exonuclease III for the regeneration for the analyte[J]. Chem Eur J,2012,18:2207-2211.

[30] WU X,LIU H,LIU J,et al.Immunofluorescent labeling of cancer marker Her2 and other cellular targets with semiconductor quantum dots[J].Nature Biotechnology,2003,21:41-46.

[31] DAHAN M,LEVI S,LUCCARDINI C,et al.Diffusion Dynamics of Glycine Receptors Revealed by Single-Quantum Dot Tracking[J].Science, 2003, 302: 442-445.

[32] JAISWAL J K,MATTOUSSI H,MAURO J M,et al.Long-term multiple color imaging of live cells using quantum dot bioconjugates[J].Nature Biotechnology, 2003, 21: 47-51.

[33] LEE J,CHOI Y,KIM K,et al.Characterization and Cancer Cell Specific Binding Properties of Anti-EGFR Antibody Conjugated Quantum Dots[J]. Bioconjugate Chemistry,2010,21:940-946.

[34] DUBERTRET B,SKOURIDES P,NORRIS D J,et al.In Vivo Imaging of Quantum Dots Encapsulated in Phospholipid Micelles[J].Science, 2002, 298: 1759-1762.

[35] ALLOU B,LAGERHOLM B C,ERNST L

A,et al.Noninvasive Imaging of Quantum Dots in Mice[J].Bioconjugate Chemistry,2004,l5:79-86.

[36] LARSON D R,ZIPFEL W R,WILLIAMS R M,et al.Water-Soluble Quantum Dots for Multiphoton Fluorescence Imaging in Vivo[J].Science, 2003, 300: 1434-1436.

[37] KIM S,LIM Y T,SOLTESZ E G,et al. Near-infrared fluorescent type II quantum dots for sentinel lymph node mapping[J].Nature Biotechnology, 2004, 22:93-97.

[38] KOBAYASHI H,HAMA Y,KOYAMA Y,et al.Simultaneous Multicolor Imaging of Five Different Lymphatic Basins Using Quantum Dots[J].Nano Letters, 2007, 7: 1711-1716.

[39] AKERMAN M E,CHAN W C W,LAAKKONEN P,et al.Nanocrystal targeting in vivo[J].Proceedings of the National Academy of Sciences, 2002, 99: 12617-12621.

[40] GAO X,CUI Y,LEVENSON R M,et al.In vivo cancer targeting and imaging with semiconductor quantum dots[J].Nature Biotechnology, 2004, 22: 969-976.

第二十三章 医学分子成像材料制备——稀土上转换发光纳米材料

第一节 引　言

稀土上转换发光纳米材料（UCNPs）是一类具有吸收长波长、低能量光子，发射短波长、高能量光子的特殊发光性能的新型荧光纳米材料。它通过双光子或多光子过程将低频率的激发光转换成高频率的发射光，这个过程就叫作上转换。稀土上转换发光纳米材料具有许多独特的优点，如优异的光学稳定性、良好的化学稳定性、较低的生物毒性；另外，与传统的荧光标记物相比，上转换材料所使用的近红外激发光具有组织穿透能力强、对生物组织无损伤、不会诱发背景荧光干扰等诸多优点，因而在生物医学中具有广泛的应用前景。由于稀土上转换发光纳米材料在生物医学领域有其独特的优点，其表面修饰、生物安全性以及在生物医学中的应用如多色成像、多模态成像和新型成像模式下的癌症治疗等诸多方面是目前研究的热点。

第二节 稀土上转换发光纳米材料概述

一、稀土上转换发光机制

发光是指物体将其吸收的能量转化为辐射能的过程。具体来说，当物质受到光照、外加电场或电子束轰击等形式的激发时，其内部的原子或离子吸收外界的能量而处于激发状态，在其激发态原子跃迁回基态的过程中，吸收的能量会以光或热的形式释放出来。如果这部分能量是以光的电磁波形式辐射出来，即为发光。大部分发光都遵循斯托克斯规则，即发射光的波长大于其所吸收光的波长，而这两者之间波长差称为斯托克斯位移。遵循斯托克斯规则的发光被称为斯托克斯发光。由于其发射光的光子能量低于激发光的光子能量因而也被称为下转换（downconversion）发光。然而，还存在一种特殊的发光现象，即发射光的波长小于激发光的波长，该现象并不遵循斯托克斯规则，被称为反斯托克斯发光。由于其发射光的光子能量高于激发光的光子能量因而也被称为上转换（upconversion）发光。

上转换现象的研究最早报道于1959年，Bloem-bergen 在红外量子探测器的研究中首次提出了激发态吸收的机制。同年，Halsted 等报道了 CdS 的上转换发光现象：在 50 K 低温下，CdS 受到波长大于 709 nm 的激发光激发，可以得到波长为 517 nm 的绿色发射光。1962 年，硒化物也被发现具有类似的性质。但是当时获得上转换发光需要苛刻的激发条件，并且上转换发光效率不高。1966 年，Auzel 在 $NaYb(WO_4)_2$ 玻璃体系中发现，通过在基质材料中掺入 Yb^{3+} 的手段，可以将 Er^{3+}、Tm^{3+} 和 Ho^{3+} 在红外光的激发下可见光的发射强度提高几乎两个数量级。1973 年，Auzel 对上转换发光现象进行了大量的研究后，系统地归纳了上转换发光的原理。

上转换发光是通过双光子或多光子过程将长波长激发光转换成短波长发射光的过程。具体说来，发光中心的分子或离子相继吸收两个或多个低能量光子，经过无辐射跃迁达到激发态能级，由激发态能级返回到基态时释放出一个高能量光子。为了实现有效的双光子或多光子过程，发光中心的分子或离子需要有较长的能级寿命的激发态。而稀土离子

4f 轨道能级之间的跃迁属于禁阻的 f-f 跃迁,具有较长的能级寿命,因此稀土离子的能级跃迁是目前上转换发光机制研究的主要对象。上转换发光的机制随着新材料的出现而不断发展,材料的种类不同,其上转换发光的机制也不断发展。目前,上转换发光的机制一般可以归纳为激发态吸收上转换、能量转移上转换等类型。

(一)激发态吸收上转换

激发态吸收(excited state absorption)上转换机制是由 Bloembergen 在 1959 年提出的,其原理是离子吸收一个光子从基态能级到达激发态能级后,处于激发态的离子再吸收一个光子到达更高激发态能级的过程,这是上转换发光的最基本过程。发光中心的离子在激发光的作用下首先发生基态吸收(ground state absorption)过程,即发光中心处于基态能级上的离子吸收一个能量为 Φ1 的光子跃迁至中间亚稳态能级上。如果更高能级与亚稳态能级之间的能量间距与激发光子的能量匹配,处于中间亚稳态能级上的激发态离子可以再吸收一个能量为 Φ2 的光子而跃迁到更高激发态能级上,从而实现激发态吸收。当离子从更高激发态返回基态时,释放出一个光子,其能量大于吸收过程中单个光子的能量,因而产生发射光波长小于激发光波长的上转换发光。在满足能量匹配的前提下,处于亚稳态能级上的激发态离子可以吸收多个光子进一步向更高激发态能级跃迁,从而形成三光子、四光子过程。这里,在基质材料中作为发光中心而掺入的离子,如 Er³⁺、Tm³⁺ 和 Ho³⁺ 等,称为激活剂(activator)。激发态吸收用于描述单个离子吸收能量的过程,因此该过程理论上与激活剂在基质中的掺杂浓度无关。但是,为了避免由于距离较近的处于激发态的激活剂离子之间的交叉弛豫所造成的能量损失,较低的激活剂掺杂浓度有利于提高激发态吸收上转换的效率。为了同时激发离子的基态吸收和激发态吸收,实现双光子过程,对于大多数稀土掺杂的晶体材料,需采用双波长的激发方式,使其分别与基态吸收和激发态吸收对应的能量所匹配。由于非晶体材料中离子能级跃迁存在的非均匀加宽现象,可通过吸收或发射声子的方式使能量失配得以补偿,因此可以采用单波长的激发方式。

(二)能量转移上转换

能量转移上转换(energy transfer upconversion)是指通过能量转移的方式间接将激活剂激发至较高发光能级而引起上转换发光的过程。其原理是处于激发态的一种离子(施主离子)与另一种离子(受主离子)满足能量匹配的要求而发生的相互作用,处于激发态的多个施主离子将能量转移给受主离子,使受主离子跃迁至更高能级,当受主离子从激发态跃迁回基态时,发射一个光子,其能量大于施主离子所吸收的单个光子的能量。而施主离子本身则通过无辐射跃迁的方式返回基态能级。这里,受主离子就是前面所提到的激活剂(activator),而这种在基质材料中掺入的能够有效吸收外界能量并将能量转移给激活剂的离子称为敏化剂(sensitizer)。

在 20 世纪 60 年代中期以前,人们一直认为能量转移过程只发生在激发态施主离子与基态受主离子之间。该能量转移机制被用于解释敏化荧光和浓度淬灭现象。1966 年,Auzel 通过对 Yb³⁺、Er³⁺、Tm³⁺ 离子共掺材料的研究,提出能量转移过程可以发生在两个激发态稀土离子之间。

按照能量转移方式的不同,能量转移上转换的机制可归纳为以下几种:连续能量传递上转换、交叉弛豫(cross relaxation)上转换、光子雪崩(photon avalanche)。

1. 连续能量传递上转换　连续能量传递上转换的机制如图 23-2-1(a)所示,被激发的敏化剂离子将其所吸收的能量转移给处于基态能级激活剂离子,使激活剂离子跃迁至激发态能级,而敏化剂离子本身则通过无辐射跃迁的方式返回基态能级。处于激发态能级的激活剂离子还可能第二次接受激发态敏化剂离子的能量而跃迁至更高的激发态能级,这个过程称为连续能量传递上转换。当激活剂离子从激发态跃迁回基态时,发射一个光子,其能量大于敏化剂离子所吸收的单个光子的能量。

2. 交叉弛豫上转换　交叉弛豫通常是指发生在同种离子之间所有形式的能量传递现象。如图 23-2-1(b)所示,两个相同的离子同时吸收能量,从基态能级跃迁到激发态能级,其中一个离子将基态吸收能量转移给另外一个离子,使后者跃迁至更高的能级,而前者本身则以无辐射跃迁的方式返回较低的能级,这个过程称为交叉弛豫上转换。当后一个离子从更高激发态跃迁回基态时,发射一个光子,其能量大于每个离子所吸收的单个光子的能量。交叉弛豫上转换过程中也会发生类似于能量转移上转换中的能量转移过程,此过程中的敏化剂离子和激活剂离子是同一种离子。以上 2 种机制均涉及由敏化剂离子向激活剂离子的能量传递过程,最终导致高能级上激活剂离子数目的增多。

3. 光子雪崩 光子雪崩(photon avalanche)可以看作是激发态吸收和交叉弛豫的协同作用。如图23-2-1(c)所示,处于中间亚稳态能级上的离子由于激发态吸收跃迁到较高激发态能级上,此后,该离子与另一个处于基态能级的离子发生交叉弛豫作用,使后者跃迁至中间亚稳态能级,该离子本身也以无辐射跃迁的方式返回至中间亚稳态能级。这个过程导致的结果是两个离子都处于中间亚稳态能级上。然后,这两个离子再次重复上述激发态吸收-交叉弛豫过程,使得四个离子都处于中间亚稳态能级上。依此类推,反复进行激发态吸收-交叉弛豫过程,使得处于中间亚稳态能级上的离子数目像雪崩一样急剧增加,而处于基态能级上的离子数目迅速减少,这个过程称为光子雪崩。光子雪崩机制是Chivian等在1979年研究Pr^{3+}在LaCl$_3$晶体中的上转换发光时首次提出的。

光子雪崩的产生取决于中间亚稳态能级上积累的离子数,因而强烈依赖于掺杂离子的浓度。只有当掺杂离子的浓度足够高时,才会发生明显的光子雪崩过程。光子雪崩过程对激发功率也有明显的依赖性,当激发功率低于激发所需最小功率时,只存在很弱的上转换发光;而当激发功率高于激发所需最小功率时,上转换发光强度会急剧增加。由于雪崩效应是由激发态吸收-交叉弛豫协同引起的,光子雪崩过程可以采用单波长的激发方式实现。

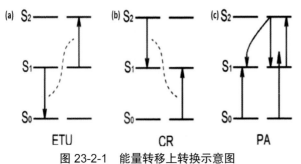

图23-2-1 能量转移上转换示意图
(a)连续能量传递,(b)交叉弛豫,(c)光子雪崩

二、稀土上转换发光纳米材料的组成

稀土上转换发光纳米材料是指掺杂了稀土离子,能将光子能量较低的长波长激发光转换成光子能量较高的短波长发射光的纳米材料。由于上转换

发光的特殊机制,较长的激发态能级寿命是实现有效的上转换发光过程的前提条件。相比于一般离子(激发态寿命在10^{-10}~10^{-8} s),稀土离子激发态的平均寿命较长,可达10^{-6}~10^{-2} s。这是由于稀土离子的激发和发射对应于内层4f-4f电子能级之间的跃迁,这种自发跃迁是禁阻跃迁,跃迁概率很小,所以其激发态的寿命很长。因此,稀土掺杂上转换发光材料是目前最主要的一类无机上转换发光材料。

目前,高效的上转换发光材料主要是掺杂稀土元素的晶体,分为双掺杂型和单掺杂型两种。其中,双掺杂型上转换材料通常由基质材料、敏化剂离子和激活剂离子组成,一般表示为"H:S,A",其中H代表基质材料,S代表敏化剂离子,A代表激活剂离子。敏化剂离子和激活剂离子共掺在基质材料晶格当中。而单掺杂型上转换材料通常只由基质材料和激活剂离子组成,一般表示为"H:A"形式。激活剂离子单掺在基质材料晶格中。基质材料是上转换发光材料的骨架结构,一般不构成发光能级,但能为发光中心离子提供适宜的晶体场,使其产生特定的发射。在+3价稀土离子中,Y^{3+}和La^{3+}无4f电子,Lu^{3+}的4f亚层为全充满的,都具有密闭的壳层,因此它们是光学惰性的,适合做基质材料。Gd^{3+}由于具有半充满的4f轨道,其能级结构在可见光区是空的,因而也被广泛用做基质材料。优良的上转换发光材料基质还应具有较小的声子能量。声子是指晶体中晶格振动的能量量子,它是一种准粒子,能够与其他声子及光子相互作用。当基质材料的声子能量同激发光子或发射光子能量相近时,其晶格振动会吸收激发光或发射光能量导致发光效率降低。因此,为了获得较高上转换发光效率,基质材料必须有较低的声子能量。同时,基质材料作为纳米晶体的骨架结构还应具有较强的机械强度和化学稳定性。

一般来说,基质材料是光学惰性的,而上转换发光材料中光学活性物质是掺杂在基质材料中的敏化剂离子和激活剂离子。敏化剂离子是指在基质材料中掺入的能够有效吸收外界能量并传递给激活剂的离子。稀土掺杂上转换材料中最常见的激活剂离子是Yb^{3+}。Yb^{3+}的价电子构型为4f^{13},能级结构简单,仅由2F$_{7/2}$基态能级和2F$_{5/2}$激发态能级组成。由于Yb^{3+}只有一个激发态,不会发生因浓度淬灭、能量转移等因素而降低材料发光性能的现象,所以对红外光的吸收效率很高,这是其他三价稀土离子(Ce^{3+}~Tm^{3+})不同所不具有的特点。另外,Yb^{3+}能将吸收的红外光子能量有效地传递给作为激活剂其他稀土离子，提高离子之间的交叉弛豫效率，从而显著提高上转换发光效率。一般来说，由 Yb^{3+}-Er^{3+}、Yb^{3+}-Tm^{3+}、Yb^{3+}-Ho^{3+} 离子对组成的双掺杂上转换发光材料具有很高的上转换发光效率，也是目前研究的热点。由于 Yb^{3+} 的吸收在 980 nm 左右，与水在此处的吸收峰高度重叠。为了避免水吸收对上转换纳米粒子在生物应用中的影响，近年来研究人员提出了用 Nd^{3+} 作为敏化剂离子的新型上转换纳米颗粒。Nd^{3+} 的吸收峰在 800 nm 左右，有效地避免了水吸收对上转换纳米颗粒在生物环境中的效率的影响。Nd^{3+} 作为敏化剂吸收激发光能量后，将能量转移给 Yb^{3+}，Yb^{3+} 作为桥梁离子进一步将能量转移给激活剂离子，从而实现上转换发光。

激活剂离子是指在基质中掺入的作为发光中心的稀土离子。稀土离子 Pr^{3+}、Nd^{3+}、Sm^{3+}、Tb^{3+}、Ho^{3+}、Er^{3+} 和 Tm^{3+} 等具有丰富的能级，由于稀土离子的 f-f 跃迁是禁阻跃迁，因而它们的能级寿命较长，是目前常用的上转换材料的激活剂。由于 f-f 禁阻跃迁的影响，这些稀土离子对激发光的吸收较弱，因而单掺上转换材料上转换效率一般较弱。而如果单纯通过加大掺杂离子浓度来增强吸收，又容易引发激活剂离子之间的交叉弛豫，从而引起发光的浓度淬灭现象。所以为了提高上转换材料的红外吸收能力，通常采用双掺稀土离子的办法，即在较低的激活剂离子掺杂浓度下，共掺较高浓度的敏化剂离子。

三、稀土上转换发光纳米材料的种类

（一）上转换发光纳米材料分类

上转换发光纳米材料的基质材料主要是稀土离子的化合物，如氧化物、硫化物、卤化物、硫氧化物和卤氧化物等。近来，人们对新型的基质材料（如氟化钙、钒酸盐、磷酸盐和钼酸盐等）也进行了研究，并取得了一些进展。

氧化物上转换发光材料制备工艺简单，热稳定性和化学稳定性好，机械强度高，但是由于其声子能量较高，因而上转换效率较低。硫化物基质材料的声子能量较氧化物低，但是制备时需要无水无氧的密闭环境，这限制了硫化物上转换发光材料的应用，特别是在生物医药领域的应用。卤化物基质材料普遍具有较低的声子能量，但是由于大部分氯化物和溴化物具有强烈的吸湿特性，因而在制备和应用方面受到了很大的限制。以氟化物基质材料是最常用

的高效率的上转换发光材料，氟化物基质材料上转换发光材料具有很多优点。首先，稀土离子与氟离子之间的化学键具有很强的离子键性质，不同稀土离子能够很容易地掺杂到氟化物基质中；其次，氟化物的声子能量很低，稀土离子在氟化物中具有较高的上转换发光效率；最后，稀土离子的能级在氟化物中具有较长的寿命，通常形成更多的亚稳态能级，有丰富的能级跃迁。因此，以稀土氟化物作为基质材料的上转换发光材料具有很好的研究和应用前景。

在稀土氟化物基质材料中，$NaYF_4$ 是目前最为理想的上转换发光基质材料，也是被公认为迄今为止能够产生最强发光的上转换基质材料。目前，纳米尺度的 $NaYF_4$: Yb,Er 和 $NaYF_4$: Yb,Tm 从合成、性质调控到生物应用已经有了大量的研究报道。本章也将重点介绍稀土掺杂 $NaYF_4$ 上转换发光纳米材料的合成与应用。

与其他发光材料不同，稀土掺杂 $NaYF_4$ 上转换发光材料的晶体结构对其发光性能有很大的影响。在常压下，$NaYF_4$ 存在两种晶体结构：一种是立方 $NaYF_4$ 晶型，即 α-$NaYF_4$ 晶型（萤石型）；另一种是六方 $NaYF_4$ 晶型，即 β-$NaYF_4$ 晶型（$Na_{1.5}Y_{1.5}F_6$ 型）。在 α-$NaYF_4$ 中，Na^+ 和 Y^{3+} 随机占据阳离子点阵位置，是高温亚稳态晶型；而 β-$NaYF_4$ 的晶格中有 3 种阳离子晶格点，1a 位置单独由 Y^{3+} 占据，1f 位置由 Na^+ 和 Y^{3+} 随机占据，剩下的 2 h 位置单独由 Na^+ 占据，它是热力学稳定状态。尽管 β-$NaYF_4$ 是热力学稳定的晶型，但是合成中常常得到的是 α-$NaYF_4$。这是由于 $NaYF_4$ 结晶形成 β 晶型的活化能高于形成 α 晶型的活化能，如果 $NaYF_4$ 在结晶时反应体系没有提供足够的能量去克服形成 β 晶型的势垒，$NaYF_4$ 就很容易结晶形成热力学不稳定的 α 晶型，在一定的条件下，两种晶型的 $NaYF_4$ 可以相互转变。$NaYF_4$ 由 α 晶型向 β 晶型的转变通常要经过比较剧烈的环境才能发生，如较高温度或者长时间的加热反应。

（二）上转换发光纳米材料的应用前景

由于上转换发光的独特发光机理，对上转换发光材料的研究不仅具有深刻的理论意义，而且具有广阔的应用前景。上转换发光材料在红外防伪技术、反 Stokes 荧光制冷、上转换激光器、上转换三维立体显示、电子捕获材料等方面的应用正在积极开发中。

近年来，上转换发光纳米材料在生物分子标记

方面的应用取得了许多进展。传统的荧光标记物都需要在紫外光的激发下发射荧光，而紫外光的能量较高，会引发生物体自身也产生荧光，即生物体的自体荧光。自体荧光的存在会提高检测背景噪声，使检测信号很难从背景信号中被区分出来，从而降低检测的灵敏度和信噪比。与传统的生物标记物不同，上转换发光材料采用红外光作为激发光源，可以有效避免生物体自体荧光的干扰，可以提高检测的灵敏度和信噪比。同时红外光还对生物组织具有良好的穿透能力，并且对生物组织光伤害较小。另外，上转换发光材料本身还具有稳定性好、毒性低的优点，这也是传统荧光标记物所不具有的特点。综上所述，上转换发光纳米颗粒在生物标记及检测方面都有明显的优势。

由于生物医学材料本身的基本特点，为了满足在生物医学领域中的应用要求，上转换发光纳米材料需要具有以下三个基本性质：首先，上转换发光纳米材料需要有较小的尺寸和良好的分散性，这样才能均一有效地与生物组织的微观结构、细胞甚至生物分子进行作用；其次，上转换发光纳米材料需要有较强的发光强度，这样才能保证其在生物标记及检测以及生物成像中的信号强度；最后，上转换发光纳米材料需要有亲水的、生物相容的、生物功能化的表面结构，这样才能保证其在生物环境中稳定分散且具有与生物分子进行作用的性质。前两条主要针对纳米材料的合成。合成出粒径较小且分散性好、发光强度高的上转换发光纳米材料，是开展其生物应用的材料基础。第三条主要针对纳米材料的表面修饰。提高纳米材料表面的亲水性及生物相容性，是上转换发光纳米材料在生物医学应用方面的前提条件。

稀土掺杂氟化物上转换纳米材料一直是上转换发光材料研究的主要对象，而以 $NaYF_4$ 为基质材料的稀土掺杂上转换纳米材料是公认的迄今为止效率最高的上转换发光材料。因此，本章接下来将介绍稀土掺杂氟化物上转换发光纳米材料，以稀土掺杂 $NaYF_4$ 为重点，并将沿着上转换发光纳米颗粒的合成—修饰—应用这条思路展开叙述。

第三节 稀土上转换发光纳米材料制备

目前，合成高质量稀土掺杂氟化物上转换发光纳米颗粒的主要方法有：沉淀法、热分解法、水热和溶剂热法等。

通常情况下，合成上转换发光纳米颗粒的原料分为两类：前驱体和稳定剂。前驱体包含生成纳米颗粒的各种元素，而稳定剂（又称为配体）则用于防止纳米颗粒的聚集，调整纳米颗粒的尺寸，能够保护纳米粒子表面，控制其生长速度。

一、沉淀法

沉淀法是在包含一种或几种离子的可溶性盐溶液中加入沉淀剂进行反应，生成的难溶性产物从溶液中析出，将析出的难溶性产物离心分离、洗去多余离子后，经过加热干燥或煅烧，得到所需要的纳米颗粒。如果在上述溶液中加入沉淀剂后，所有的离子完全生成沉淀的方法称为共沉淀法。

Martin 等首次采用共沉淀法在 80 ℃的低温下两步合成出了 $NaYF_4$：Yb，Er 上转换材料。他们首先在按照化学计量配备的稀土氧化物混合物中加入盐酸，加热使其生成浆状的稀土氯化物。向上述浆液中加入氟化钠溶液后，生成沉淀。用水将沉淀洗涤数次。第二步，将生成物置于 80 ℃的沙浴中处理 24 h，可得到立方晶型的材料；在同样的条件下处理 240 h，材料可由立方晶型（α 晶型）完全转变成六方晶型（β 晶型）。他们还观察到，在室温条件下材料也可以由 α 晶型完全转变成 β 晶型，但是需要的时间更长，为 360 h。上述方法的优点是反应温度较低，只有 80 ℃，避免了以往固相法合成中需要较高温度的苛刻条件。但是，该合成方法耗时较长，所得颗粒的粒径较大且分布不均匀，不能满足作为生物医学材料的要求。事实证明，采用共沉淀法合成得到的纳米颗粒的粒径都比较大，通常为微米级。此后，许多研究小组在共沉淀法合成的基础上进行了改进，采用络合共沉淀法合成上转换纳米颗粒，能够有效减小所得纳米颗粒的尺寸，获得形貌较为均一的上转换纳米颗粒。

在共沉淀反应过程中，由于沉淀剂加入时其在反应溶液中局部瞬时浓度过高的原因，会造成沉淀生成不均匀，因而导致沉淀颗粒的粒径分布不均匀且颗粒粒径较大。为了解决沉淀剂局部瞬时浓度高的问题,可以先让被沉淀组分与络合剂形成络合物,再将该络合物与沉淀剂发生沉淀反应,溶液中的沉淀反应就会处于一种动态平衡状态,这样就可以有效地避免生成沉淀的不均匀性。络合共沉淀法就是通过络合反应控制被沉淀组分在溶液中缓慢、均匀地释放并与沉淀剂发生沉淀反应,从而有效地提高了溶液中生成沉淀粒径的均匀性。

乙二胺四乙酸(EDTA)是常用的络合剂。EDTA 对稀土离子具有很强的络合能力,它与 Y^{3+}、Yb^{3+}、Er^{3+} 和 Tm^{3+} 络合的稳定常数 lg K(25 ℃)分别为18.09、19.51、18.85 和 19.32,因而可以有效控制稀土离子向溶液中的释放。另外,EDTA 还可以结合到纳米颗粒的表面,通过空间位阻效应有效地阻止纳米颗粒的长大,起到配体的作用。因此 EDTA 被广泛地作为络合剂来控制上转换纳米颗粒的生长。Yi 等首先报道了借助乙二胺四乙酸(EDTA)合成 $NaYF_4$:Yb, Er 上转换纳米颗粒的共沉淀法。在该合成中,他们首先将稀土氯化物溶液与 EDTA 溶液混合以形成稀土离子的络合物 RE-EDTA。然后在快速搅拌的条件下迅速将 RE-EDTA 络合物注入到 NaF 溶液中。由于 RE-EDTA 络合物缓慢均匀地释放稀土离子,因而成核过程均匀可控,形成 α-$NaYF_4$:Yb, Er 上转换纳米颗粒。通过改变 EDTA 与稀土离子总量的摩尔比,可以将所得上转换纳米颗粒的大小控制在 37~166nm。由于所得 α-$NaYF_4$:Yb, Er 上转换纳米颗粒的上转换荧光强度太弱,不能直接用于生物标记。他们采用退火处理来提高上转换纳米颗粒的荧光强度。在退火过程中,他们把纳米颗粒置于还原性气氛(体积比 H_2 : N_2=95 : 5)中煅烧 5 h,上转换纳米颗粒从立方相转变到六方相,从而将上转换纳米颗粒的荧光强度增加高达 40 倍。他们还研究了退火温度对纳米颗粒晶型及发光强度的影响。当退火温度在 400 ~ 600 ℃范围内变化时,随着温度的提高,纳米颗粒发生了由 α 晶型向 β 晶型的转变,其发光强度也有了明显增强,但得不到纯 β 晶型的纳米颗粒;而当煅烧温度提高到 700 ℃时,纳米颗粒反而转变成了纯 α 晶型,其发光强度有了明显降低。此外,他们还发现结合到纳米颗粒表面的 EDTA 能够在一定程度阻碍纳米颗粒由 α 晶型向 β 晶型的转变,进而影响了纳米颗粒的发光强度。但是值得注意的是,在较高温度(高于 400 ℃)退火处理之后,上转换纳米颗粒倾向于聚集成更大的尺寸颗粒集

合,这限制了它们的潜在应用。而后,杨奉真等改变掺杂离子种类,采用类似的方法合成出了粒径在 41 ~ 148 nm 范围内可调的 α-$NaYF4$:Yb, Ho 上转换纳米颗粒,经 400 ℃退火 5 h 后,纳米颗粒的发光强度有了明显提高。后来,Wei 等采用类似方法在 EDTA 存在下合成出粒径在 20 ~ 155 nm 范围内可调的 α-$NaYF_4$:Yb, Tm 上转换纳米颗粒。他们的研究表明,pH 的变化极大地影响了所得纳米颗粒的粒径和形貌。例如,当 pH 从 6.8 提高到 10.0 时,纳米颗粒的粒径由 28 nm 减小到 20 nm,并且纳米颗粒倾向于聚集,而当 pH 增加至 12.0 时,纳米颗粒开始形成纤维样结构。他们也发现,经高温退火处理后,纳米颗粒发生了由 α 晶型向 β 晶型的转变,其发光强度也有了明显增强,但始终得不到纯 β 晶型的纳米颗粒。X 射线衍射与差示扫描量热(DSC)实验分析表明,即使退火在 600 ℃下 5h,封闭在 NP 表面的 EDTA 分子会抑制立方相到六方相的转变,禁止从纳米颗粒的从 α 相完全转变成 β 相。

络合共沉淀法具有操作简单、成本低廉、安全可靠及合成的颗粒致密等优点。但是,与其他合成方法相比,由该方法合成纳米颗粒的尺寸分布还是较宽。并且,通过共沉淀法合成的稀土离子掺杂的上转换纳米颗粒,通常需要后热处理(退火)完成从 α 相到 β 相的转变,以提高其上转换荧光强度。而这又会是上转换纳米颗粒发生团聚现象。此外,退火后纳米颗粒的表面基团,例如 EDTA,可能被碳化,这降低了纳米颗粒的亲水性,因而往往需要进一步的表面改性,如表面二氧化硅涂层,以改善纳米颗粒的亲水性,从而进一步增加纳米颗粒的尺寸。因此,这些都使得通过共沉淀法合成的稀土掺杂的上转换纳米颗粒在生物医学领域的应用受到限制。

二、热分解法

热分解法是指在无水无氧的条件下,将稀土离子的有机化合物前驱体加入到高沸点的有机溶剂中,利用高温使前驱体迅速分解并成核、生长的方法。热分解法中使用的高沸点反应溶剂通常是由非配位性溶剂和配位性溶剂组成的混合溶剂。非配位性溶剂为反应提供高温环境,有利于纳米颗粒的快速成核,也可为纳米颗粒晶体类型的转变提供足够的能量。而配位性溶剂能够吸附在纳米颗粒的表面,防止颗粒的进一步长大与团聚,也可以控制纳米颗粒的形貌。稀土离子的三氟乙酸盐是常用于热分

解合成上转换纳米颗粒的前驱体化合物。自发现以来,该方法已成为合成高品质稀土离子掺杂上转换纳米颗粒的常用途径。

Zhang 等首先通过三氟乙酸镧 [La(CF$_3$COO)$_3$] 的热分解报道了单晶和单分散 LaF$_3$ 三角形纳米片的新型合成方法。他们首先把 La(CF$_3$COO)$_3$ 前驱体溶解在油酸 - 十八烯混合溶剂中,并将混合物加热至 100 ℃,抽真空,同时剧烈搅拌除去氧气和水分,然后将混合物迅速加热至 280 ℃,在 Ar 气氛中反应 1 h。所得产物冷却后经反复洗涤、离心,干燥后即得到 LaF$_3$ 纳米颗粒。在这一研究成果的启示下,不同研究小组相继以稀土三氟乙酸盐 RE(CF$_3$COO)$_3$ 和 CF$_3$COONa 为前驱体,在高温的有机体系中合成以 NaYF$_4$ 为基质的上转换纳米颗粒。Boyer 等将 RE(CF$_3$COO)$_3$ 和 CF$_3$COONa 前驱体溶解在 OA-ODE 混合溶剂中,除去氧气和水分后,将体系置于惰性气体环境中,加热至 300 ℃促使前驱体发生热分解,最终合成出粒径分布在 10 ~ 50 nm 范围的 α-NaYF$_4$: Yb, Er/Tm 上转换纳米颗粒。这里,油酸起到了配体的作用。结合到纳米颗粒表面的油酸能够使纳米颗粒稳定地分散在非极性溶剂中。但是,由于得到的纳米颗粒粒径分布范围较宽,不符合生物医学应用中对材料均一性的要求。后来,Boyer 等在原有合成方法的基础上进行了改进,将前驱体的十八烯溶液加热至 125 ℃,并缓慢加入 310 ℃的油酸 - 十八烯混合溶剂中,得到的 α-NaYF$_4$: Yb, Er/Tm 上转换纳米颗粒的粒径分布范围更窄(22 ~ 32 nm)。将前驱体缓慢加入到反应溶剂中可以有效控制前驱体的分解速率和纳米颗粒的生长速率,从而将晶核的形成过程与生长过程分开,提高所得纳米颗粒的均匀性。但是,在上述两例合成中得到的都是 α 晶型上转换纳米颗粒,其发光强度很弱,无法满足生物标记的要求。

Mai 等报道了使用 Na(CF$_3$COO)和 RE(CF$_3$COO)$_3$ 作为前体普遍适用于合成高质量(单分散、单晶、良好形状和相纯)NaREF$_4$(RE = Pr—Lu, Y)纳米颗粒的方法。他们所使用的反应混合溶剂也由配位溶剂和非配位溶剂组成,包括高沸点(315 ℃)的 1- 十八碳烯(ODE)作为非配位溶剂,以提供高温环境;具有良好的配位能力的油酸(OA)和油胺(OM)作为配位溶剂,用于盖住纳米颗粒表面以防止团聚。一系列实验证实,在高 Na / RE 比,高温和较长的反应时间的条件下,该 OA-ODE 体系可用于制备纯的 β-NaYF$_4$。而纯 α-NaYF$_4$ 可以在相对温和的条件下(低 Na / RE 比,较低的反应温度和较短的反应时间)从 OA-OM-ODE 体系中获取。这些方法可以合成不同稀土离子掺杂的高品质的 α 和 β 相 NaYF$_4$: Yb, Er / Tm 上转换纳米颗粒。而后, Mai 等对上述合成体系进行了进一步的研究,他们提出 NaYF$_4$: Yb, Er 纳米颗粒的形成经过了一个独特的延迟成核过程。他们通过发光光谱、透射电子显微电镜及 X 射线衍射等表征手段,推断了两种晶型的 NaYF$_4$: Yb, Er 纳米颗粒的形成机制,及其由 α 晶型向 β 晶型转变的过程。研究中发现,NaYF$_4$: Yb, Er 纳米颗粒的生长过程对其发光性能影响很大。具体来说,纳米颗粒的发光强度对其成核过程以及晶型转变过程非常敏感,而且纳米颗粒绿色发光峰和红色发光峰的强度比值对其晶粒的大小以及晶体类型也非常敏感,这样就可以通过纳米颗粒的发光光谱来探测其生长过程以及晶型转变过程。另外,通过控制合成的反应时间,就可以合成出颗粒粒径在 5 ~ 14 nm 范围内可调的 α-NaYF$_4$: Yb, Er 上转换纳米颗粒。以 α-NaYF$_4$: Yb, Er 为前驱体,通过加强或限制晶体生长过程中的 Oswald 熟化过程,能够合成出范围内可调的 β-NaYF$_4$: Yb, Er 上转换纳米管。以上两例通过调整反应条件成功制备了 β 晶型的上转换纳米颗粒,但是纳米颗粒的粒径通常较大,甚至有些发生了取向生长,最终得到的是纳米盘或者纳米管。

Yi 等采用油胺代替以往常用的混合溶剂,将 RE(CF$_3$COO)$_3$ 和 CF$_3$COONa 前驱体在 330 ℃的油胺体系中进行热分解反应,合成出了粒径很小(约为 11.1 nm)的 β-NaYF$_4$: Yb, Er/Tm 上转换纳米颗粒。在该反应体系中,油胺同时起到了配位溶剂和非配位溶剂的双重作用。他们的研究结果证明了油胺的存在能够促进纳米颗粒发生由 α 晶型向 β 晶型的转变,油酸的存在反而能够抑制纳米颗粒的晶型转变过程。与前述热分解法合成相比,该合成方法的优势在于,得到的较纯 β 晶型上转换纳米颗粒的粒径较小,可以满足生物标记的基本要求。但是,该方法的反应温度较高(330 ℃),接近了油胺的沸点(340 ℃),因此反应条件比较苛刻。而且,即使在接近溶剂沸点的温度下合成,纳米颗粒晶型的转变也不十分彻底,其中仍混有一小部分的 α 晶型纳米颗粒,对所得纳米颗粒的发光性能有一定的影响。

Ehlert 等通过典型的热分解方法开发了一系列稀土离子掺杂的以 NaYbF$_4$ 为基质材料上转换纳米

颗粒。更有趣的是，Er^{3+}、Tm^{3+} 和 Ho^{3+} 离子掺杂的 $NaYbF_4$ 上转换纳米颗粒在 980 nm 辐射下分别产生红色、蓝色和绿色发光。这一系列纳米颗粒在多色标记和多元分析中都有着广阔的应用前景。Shan 等报道了使用单一溶剂三辛基氧化膦（triocty-lphosphine oxide，TOPO）合成单分散 β-$NaYF_4$：Yb，Er / Tm / Ho 上转换纳米颗粒的新的热分解方法。他们将 TOPO 用作沸腾溶剂和封端剂控制上转换纳米颗粒生长，并提供了一个合成 β-$NaYF_4$：Yb，Er / Tm / Ho 上转换纳米颗粒的较宽的温度区间。他们用这个方法合成出了粒径小（约 10 nm），粒径均匀且效率高的上转换纳米颗粒。他们的实验表明，使用 TOPO 可以使立方体到六方晶相转变过程的能量屏障显著降低，从而更有效地形成 β 相上转换纳米颗粒。后来他们报道了使用 ODE、OA 和三辛基膦（TOP）的组合封端试剂的 β-$NaYF_4$：Yb，Er 上转换纳米颗粒的类似的合成方法，并详细讨论了颗粒相变和生长的动力学机制。从一系列实验结果可以看出，β 相上转换纳米颗粒的形成可以分为两个阶段：第一个阶段是形成 α 相的上转换纳米颗粒，这个阶段是动力学控制的；第二阶段则是由 α 相转化成 β 相的上转换纳米颗粒，这个阶段是扩散控制的生长过程。他们还研究发现上转换荧光强度与 β 相上转换纳米颗粒的尺寸大小成比例。Chen 等报道了一种新型热分解方法，用于合成 α 和 β 相 $NaYF_4$：Yb，Er 上转换纳米颗粒。在该方法中，他们使用稀土离子的油酸盐络合物作为前驱体，十八烯作为反应溶剂进行热分解反应，通过调节反应温度可以控制所得纳米颗粒的晶相。在 210 ℃下反应 6h 可得 α 相 $NaYF_4$：Yb，Er 上转换纳米颗粒；在 260 ℃下反应 6h 可得 β 相 $NaYF_4$：Yb，Er 上转换纳米颗粒，这比上文提到的其他热分解方法相对温和。

不同的研究小组还利用热分解法合成出了其他类型的上转换发光纳米颗粒。Du 等以 $NaMF_3$（其中 M 代表 Mn、Co、Ni 和 Mg 中的任一种）及 $LiMAlF_6$（其中 M 代表 Ca 和 Sr 中的任一种）纳米晶为合成对象，从大量实验结果中归纳在此类反应体系中合成出高质量（单分散、单晶、形貌好、纯相）纳米颗粒的 3 个重要因素，分别是溶剂组成、反应温度和反应时间。他们认为，混合溶剂（油酸 - 十八烯或者油酸 - 油胺 - 十八烯）的使用是制备出纯相纳米晶的必要条件，而配体油酸在混合溶剂中是必不可少的。在选择合适混合溶剂的基础上，反应时间和反应温

度共同决定着纳米晶的粒径分布。他们发现，合成出高质量 $NaMF_3$ 及 $LiMAlF_6$ 纳米晶的条件是：适当的混合溶剂、较高的反应温度、较短的反应时间及相对高的碱金属前驱体浓度。此外，他们还通过红外光谱、气相色谱质谱联用等表征手段对反应物进行了检测，并推断了反应的机制，第一阶段：当反应温度在 100 ~ 120 ℃时，溶剂中的配体（油酸和油胺）与前驱体中的一部分三氟乙酸配体发生交换作用。第二阶段：当反应温度升高到 250 ~ 330 ℃时，三氟乙酸配体中的 C—F 键断裂并产生 F^-，然后通过 F^- 对前驱体中 M—O 键的氟化作用迅速生成晶核。随着晶核的不断聚集长大，便形成了纳米晶。他们认为，油胺在混合溶剂中起到了双重作用：一方面，油胺可以加快 F^- 与前驱体之间的氟化作用，从而加速纳米颗粒的生成；另一方面，游离的油胺分子与 F^- 之间的强亲和力也可以阻碍 F^- 的活性，进而抑制纳米颗粒的生成。

利用稀土离子的三氟乙酸盐热分解制备稀土掺杂上转换纳米颗粒的方法已成为一种比较通用的手段，并已经成功用于其他类型上转换纳米颗粒的合成中。采用热分解法合成出的纳米颗粒具有结晶性好、尺寸均一、粒度可调及形貌可控等优点。尽管热分解方法已被证明是制造单分散、单晶、结晶良好且相纯的上转换纳米颗粒的有效方法，但仍然存在一些缺点，如要求严格（无水和无氧）和苛刻（反应时间长和高反应温度）的合成条件。此外，热分解法合成的纳米颗粒在反应过程中有可能发生取向生长，最终得到纳米盘、纳米线和纳米管等结构。同时，稀土离子三氟乙酸盐的热分解会产生有毒的氟化物和含氟碳物质。更重要的是，封端配体如油酸、油胺和 TOPO 通过向外的疏水性烷基链结合纳米颗粒的表面，使纳米颗粒表面疏水。这限制了这些上转换纳米颗粒在生物应用中的使用，因此进一步的表面修饰也是非常必要的。

三、水热法

水热法是指在特制的密闭反应容器（如高压釜）中，采用水溶液作为反应体系，通过加热使反应体系产生一定的温度和压力，促使物质在水溶液中进行化学反应，从而合成纳米颗粒的方法。在水热反应过程中，水既是传递温度与压力的媒介，同时又起到溶剂的作用。在高温高压条件下，多数物质都可以溶于水中，从而可以促进反应的进行，得到单分

散的纳米颗粒。在上转换纳米颗粒的水热法合成中，EDTA 经常被用做粒度控制剂。Sun 等报道了使用稀土离子的 EDTA 络合物或稀土离子的柠檬酸盐络合物作为前体制备 α 和 β 相 NaYF$_4$: Yb，Er 上转换纳米颗粒的水热合成方法。EDTA 和柠檬酸盐用作封端配体以控制 NP 的尺寸和形态。他们发现粒径取决于成核速率，这可以通过反应物的浓度，RE 的摩尔比，封端配体与 NaF 的摩尔比和封端配体的选择来控制。他们首先在搅拌条件下将 RE(NO$_3$)$_3$ 和 EDTA 溶液混合，然后向其中加入 NaF 溶液，在室温下搅拌 1 h 后，转移至密闭的反应釜中进行水热反应，反应结束后将反应釜取出冷却至室温，所得产物经反复离心、洗涤，即得 NaYF$_4$: Yb，Er 纳米颗粒。EDTA 和柠檬酸盐用作封端配体以控制纳米颗粒的尺寸和形态。他们发现纳米颗粒粒径的大小取决于成核速率，并可以通过反应物的浓度，稀土离子的摩尔比，封端配体与 NaF 的摩尔比以及封端配体的选择来控制。他们提出纳米颗粒的形成分为 3 个步骤，即成核、生长和熟化过程。而纳米颗粒的粒径受成核过程的影响最大，粒径随着成核速率增高而减小。当反应前驱体浓度增加时，纳米颗粒成核数目增多，成核速率增大，因此粒径减小。他们通过调节反应物的浓度，合成出粒径分布范围在 50～400 nm 的纳米颗粒。由于反应过程中稀土离子首先与 EDTA 混合，生成稀土离子的 EDTA 络合物，F$^-$ 必须与其竞争以形成 NaREF$_4$。纳米颗粒，因此，稀土离子与 EDTA 的物质的量比对成核速率的影响也较为明显。对该条件的研究结果显示当 EDTA 与稀土离子的物质的量比大于化学计量比时，纳米颗粒的粒径没有明显变化。在研究过程中他们还发现反应时间和反应物浓度对纳米颗粒由 α 晶型向 β 晶型的转变也有影响。Wang 等用同样的方法合成出 NaYF$_4$: Yb，Er 纳米材料。通过调节稀土离子与氟离子的物质的量比，得到了具有不同形状的纳米材料，如稀土离子与氟离子的物质的量比为化学计量比时，所得纳米材料为立方晶型的纳米球，而当氟离子过量时，所得为微米级的六棱柱。

在此基础上，Zhuang 等改变了氟源，以 NaF、NH$_4$F 为共同氟源，采用水热法合成出 NaREF$_4$（RE 代表 Y、La、Pr、Nd、Sm—Yb 中的任一种元素）纳米微管。他们首先分别制备了 NaF 与 NH$_4$F 的混合澄清溶液 A 和稀土离子硝酸盐与 EDTA 的混合溶液 B，然后在搅拌下将混合溶液 A 加至混合溶液 B 中，最后转移至密闭反应釜中进行反应。反应后产物经离心、水洗数次，烘干所得粉末即为产品。他们对所合成的 NaREF$_4$ 纳米材料进行了扫描电子显微镜、X 射线衍射及发光光谱等表征。通过对不同稀土离子所合成 NaREF$_4$ 进行电镜表征得知，所合成微管的直径大小与稀土离子的半径有关，并随稀土离子半径的减小而增大。同时还发现 EDTA 虽然可以较好地控制纳米颗粒的粒径，但对颗粒的发光强度有一定的淬灭作用。其他课题组也采用相似的方法合成出不同稀土离子掺杂的 NaYF$_4$ 纳米颗粒。

在水热法合成中，柠檬酸也经常作为配体，用来控制纳米颗粒的粒径和形貌。与 EDTA 类似，柠檬酸与稀土离子之间同样存在配位作用，可以降低纳米颗粒的成核速率，从而减小其粒径。同时，柠檬酸还可以调节纳米颗粒在不同方向的生长速率，进而达到控制其形貌的目的。Li 等以 RECl$_3$、NaF 和柠檬酸钠为反应原料，采用水热法合成出发光性能优异的 β-NaYF$_4$: Yb，Er/Tm 上转换纳米颗粒。他们首先将稀土氧化物粉末加热溶于盐酸，制备 RECl$_3$ 储备液。然后将柠檬酸钠与 RECl$_3$ 搅拌络合。搅拌 30 min 后，向体系中加入 NaF 溶液，最后将混合物转移至反应釜中，在 180 ℃反应温度下密闭反应 24 h 后冷却至室温后。将沉淀离心、洗涤、烘干，即得 β-NaYF$_4$: Yb，Er/Tm 上转换纳米颗粒。之后他们又采用同样的方法合成出了稀土掺杂 NaYbF$_4$ 和 YbF$_3$ 纳米颗粒，并结合扫描电子显微镜、透射电子显微镜及高分辨透射电子显微镜等表征手段，详细探讨了纳米颗粒形成过程中，其粒径及形貌受氟源、配体（柠檬酸钠）、体系 pH 以及部分简单离子（如 Na$^+$、NH$_4^+$、BF$_4^-$ 和 BO^{3-}）的影响。

类似的，Zhao 等以 RE(NO$_3$)$_3$ 代替 RECl$_3$，采用水热法合成红色发光的 NaYF$_4$: Yb，Er 上转换纳米颗粒。他们发现 NaF 和柠檬酸钠用量、反应温度和反应时间不仅对纳米颗粒的形貌有影响，同时还对其晶型有影响。其中，在较高的反应温度、较长的反应时间和 NaF 过量的条件下有利于 β 晶型 NaYF$_4$ 纳米颗粒的形成，而配体柠檬酸钠可以降低纳米颗粒的生长速度，对 NaYF$_4$ 由 α 晶型向 β 晶型的转变也产生了一定的阻碍作用。

水热法反应条件温和、实验装置简单、操作容易、能耗低、实用性广、环境污染少，在无机材料合成中有重要的地位，但其不足之处在于对反应条件缺乏精准的控制。水热法合成的纳米材料形貌通常均一性不好,而且多为微米级别,不利于其在生物医学领域的应用。另外水热法的局限性还在于它通常只能用于对水不敏感的化合物的制备。

四、溶剂热法

溶剂热法与水热法类似,以有机溶剂代替水进行合成。溶剂热法是水热法的一种重大改进,可适用于一些非水反应体系的合成,弥补了水热法合成的一些不足,具有更广泛的应用范围。

Liang 等报道了在甲醇 - 水体系中,以十六烷基三甲基溴铵(CTAB)为配体,合成支状 $NaYF_4$: Yb,Er 上转换纳米颗粒的溶剂热合成方法。他们将 CTAB 用作调节剂以促进纳米颗粒的分支生长。由于其独特的结构,这些支状的 $NaYF_4$: Yb,Er 上转换纳米颗粒可以埋入聚苯乙烯中,形成一种新的多功能聚合物,并能在 980 nm 红外光的激发下产生绿色发光。Zeng 等报道了以 EDTA 为配体、CTAB 为形貌控制剂,采用乙醇 - 水、乙酸 - 水作为反应溶剂合成 β-$NaYF_4$: Yb,Er 上转换纳米颗粒。在他们的研究中,纳米颗粒的大小和形态分别通过 EDTA 和 CTAB 进行控制。EDTA 具有优异的螯合能力,可以降低粒径,CTAB 作为表面活性剂,用于调节纳米晶体从纳米晶体到纳米棒的形态。他们首先将稀土氧化物粉末溶解于硝酸中,蒸干后得到 $RE(NO_3)_3$ 粉末。其次,以水、乙酸和乙醇钠的混合溶液为溶剂,以 NaF 和 CH_3COONa 为钠源,NH_4F 为氟源,EDTA 和 CTAB 为纳米颗粒的粒度与形貌控制剂,将所有反应物混合后,转移至反应釜中,密闭进行反应。EDTA 在合成中能有效控制纳米颗粒的生长速度,而 CTAB 能促使纳米颗粒生长成纳米线。随后,他们又将这种利用 EDTA 和 CTAB 联合控制纳米颗粒生长的方法扩展到其他稀土氟化物纳米颗粒的制备,如 $NaYF_4$: Yb,Er / Tm、$NaGdF_4$: Eu 和 $NaCeF_4$ 等。

Wang 等报道了通过溶剂热法一步合成具有生物相容性的上转换纳米颗粒。在合成过程中,他们使用了水溶性的高分子聚合物聚乙烯亚胺(PEI,一种有机聚合物表面活性剂)作为反应配体,来控制颗粒尺寸并防止颗粒聚集。更重要的是,通过此方法合成的上转换纳米颗粒表面上的游离氨基可与生物分子(如抗体)结合,为其在生物医学领域的应用提供了条件。他们还验证了 PEI 包被的上转换纳米颗粒与哺乳动物细胞是生物相容的。后来,他们还

开发了三种稀土离子(Yb、Er、Tm)共掺的 $NaYF_4$ 上转换纳米颗粒。在通过调整稀土离子的掺杂量,可以调节这些上转换纳米颗粒的发光颜色,开发出可以发射从蓝色到白色等多种颜色的上转换纳米颗粒,可用于对生物医学分子的多重标记。Li 等对方法进行了改进,以聚乙烯吡咯烷酮(PVP)为配体,采用溶剂热法合成出 $NaYF_4$ 纳米颗粒。他们首先将制备的 $RE(NO_3)_3$ 溶于乙二醇中,然后依次向其中加入 PVP 与 NaCl 粉末,并将溶液升温至 80 ℃。待溶液混匀后滴加至 NH_4F 的乙二醇溶液中,最后将反应液在 80 ℃下搅拌 10 min 后,转移至反应釜中,密闭 160 ℃反应 2 h。反应结束后,产品经离心、洗涤即得到 $NaYF_4$ 纳米颗粒。PVP 为两性表面活性剂,既可溶于水中,同时也能溶于各种有机溶剂中。由于 PVP 可与 RE^{3+} 配位形成螯合物,在合成过程中 PVP 可直接包覆在纳米颗粒表面形成包覆层。PVP 的存在使得所合成 $NaYF_4$ 纳米颗粒可分散于多种溶剂,如氯仿、2- 丙醇、乙醇、甲醇、N,N- 二甲基甲酰胺、二甲基亚砜及水中。另外,表面 PVP 的存在有利于纳米颗粒的进一步修饰,从而为其进一步应用奠定了良好的基础。

Wang 等利用金属离子与表面活性剂分子之间普遍存在的离子交换与相转移原理,开发了一种基于"液体 - 固体 - 溶液"(liquid-solid-solution,LSS)相转移与相分离机制的合成方法,通过对不同界面处化学反应的控制,建立了一种溶剂热合成单分散纳米颗粒的通用方法。以溶剂热反应合成 Ag 纳米颗粒的体系为一部分乙醇与硝酸银的水溶液形成溶液相,另一部分乙醇与亚油酸形成液相,亚油酸钠为固相。首先,溶液中的 Ag^+ 与固相中的亚油酸钠发生离子交换,生成了亚油酸银,并转化为固相。然后,亚油酸银被乙醇在液体 - 固体及固体 - 溶液的微界面上还原为 Ag 纳米颗粒。固相中的亚油酸覆盖在纳米颗粒的表面,从而限制了纳米颗粒的进一步生长。以上过程为"液体—固体—溶液"的相转移机制。由于生成纳米颗粒的密度较大,逐渐沉降到整个体系的底部,这就是"液体—固体—溶液"的相分离机制。

基于上述 LSS 相转移与相分离机制,Liang 等在水与油酸体系中合成出了尺寸、形状及晶型均可以调整的 $NaYF_4$ 纳米颗粒。以 α-$NaYF_4$ 纳米颗粒的合成过程为例,先将 NaF、NaOH、去离子水及正丁醇在室温下混匀,然后再向其中加入稀土离子的

硝酸盐与 NaF 溶液，形成微乳液。室温下搅拌 20 min 后，将微乳液转移至反应釜中，200 ℃密闭条件下反应 3 h。反应结束后，利用环己胺收集沉积在容器底部的产物，用乙醇沉淀、洗涤数次，烘干所得粉末即为产品。他们提出，纳米颗粒晶型显著受到 NaF/Y 和温度的影响，而纳米颗粒的形状则取决于 NaF/Y 的物质的量比。由于以上溶剂热是在反应釜的高压条件下进行的，反应条件不易操控。为了更有效地控制合成条件，Li 等报道了一种用于合成高品质 β-NaYF$_4$：Yb，Er / Tm UCNPs 的常压溶剂热方法。该方法以稀土离子氯化物和 NaOH、NH$_4$F 作为反应物，避免使用金属三氟乙酸盐作为反应物热分解时产生的有毒气体的危害。该合成方法主要包括两个阶段：①低温（160 ℃）下的成核过程；②高温（300 ℃）时的晶体生长。与前述热分解方法类似，该方法使用 OA 和 ODE 分别作为配体溶剂和非配体溶剂作为反应体系。同时，该高沸点反应体系可以为纳米颗粒从立方体到六方晶相的转变提供能量。另外，通过改变反应体系中 OA 和 ODE 的量可以调节上转换纳米颗粒的形貌。当油酸用量为 3 mL 时，纳米颗粒为六棱柱状；当油酸用量为 6 mL 时，纳米颗粒为球状；当油酸用量进一步增加到 10 mL 时，纳米颗粒为椭球状。溶剂热法的反应条件温和，反应温度一般不超过 200 ℃，反应活性高，合成的纳米颗粒结晶性好、纯度高、分散性好、掺杂均匀、形貌易于控制，是一种合成上转换纳米颗粒的理想方法。

五、其他方法

早期合成的上转换纳米颗粒的粒径较大，无法达到生物应用的要求，因此合成出粒径较小且能分散于溶液中的纳米颗粒是一项艰巨的任务。2004 年，Heer 等首次合成出粒径为 15 nm 的 α-NaYF$_4$：Yb，Er/Tm 球形上转换纳米颗粒，该纳米颗粒能够很好地分散在二甲基亚砜中，形成透明的胶状溶液。他们首先将稀土氯化物和 NaCl 溶于甲醇的 N-（2-羟乙基）乙二胺溶液中，旋转蒸发除去甲醇后，在 N$_2$ 气氛中 200 ℃下加热 1 h，再向其中加入溶有 NH$_4$F 的 N-（2-羟乙基）乙二胺溶液，体系在 200 ℃下继续恒温反应 2 h，便得到了 α-NaYF$_4$：Yb，Er/Tm 上转换纳米颗粒。与以往合成的 YbPO$_4$：Er 和 LuPO$_4$：Yb，Tm 上转换纳米颗粒相比，这样合成的 α-NaYF$_4$：Yb，Er/Tm 具有较强的发射，但是水溶性差，无法将其进一步应用。而后，Schafer 等将用上述方法合成纳米颗粒进行了表面修饰，修饰后的纳米颗粒因表面包覆有羟基亚乙基二膦酸（HEDP），水溶性增强，为生物应用奠定了良好的基础（此部分内容将在纳米颗粒的表面修饰中做详细介绍）。

多元醇具有较强的极性和较高的沸点，对金属无机盐普遍具有良好的溶解性。以多元醇体系作为反应溶剂可以用来制备性能良好的上转换纳米颗粒。Wei 等利用一系列多元醇体系作为反应溶剂，制备出了 NaYF$_4$：Yb，Er / Tm 上转换纳米颗粒。在纳米颗粒合成过程中，乙二醇、二甘醇和甘油等三种多元醇不仅作为溶剂，而且还起到封端配体的作用，用于稳定纳米颗粒，防止颗粒的聚集，并限制其过度生长。由于多元醇是水溶性的，所制备的 UCNP 可以很好地分散在水中。还使用多元醇介导的方法，合成其他种类的氟化物，如 NH$_4$Y$_3$F$_{10}$ 和 YF$_3$，他们首先将沉淀剂（NH$_4$F-NaCl 或者 NaF）溶解在多元醇（乙二醇、一缩二乙二醇或者丙三醇）中，加热体系至 160 ~ 260 ℃，再向其中注入溶解有稀土氯化物的多元醇溶液，恒温搅拌 2 ~ 6 h，掺杂 Yb，Er/Tm 上转换纳米颗粒。为了提高纳米颗粒的上转换发光性能，他们将得到的纳米颗粒进行溶剂热处理，获得了 β-NaYF$_4$：Yb，Er/Tm 上转换纳米颗粒。Qin 等也采用类似的方法，在一缩二乙二醇体系中合成出 NaYF$_4$：Yb，Er 上转换纳米颗粒，然后，他们采用退火处理来提高纳米颗粒的发光强度。

合成方法小结：前文介绍了上转换发光纳米颗粒合成常用的沉淀法、热分解法、水 / 溶剂热法等几种方法。这些合成方法都存在着各自的优势和局限性，所得纳米颗粒的性能也有所差异。为了满足生物医学应用的基本要求，合成的纳米颗粒，至少应具有粒径分布较窄、粒径较小、发光强度较强等特点。通过比较各种方法的特点，可以根据应用的需要，挑选合适的合成方法。

采用沉淀法合成，通常要经过煅烧步骤以提高颗粒的发光强度，而煅烧过程会导致颗粒的粒径变大，并伴随团聚现象，因而就纳米颗粒的粒径和形貌而言，通过沉淀法所得上转换纳米颗粒不是十分符合生物标记的要求。采用热分解法合成，通常可通过优化和调整合成条件而使颗粒的粒径变得较小，且形貌比较均一，基本符合生物标记的要求。采用溶剂热法合成，得到纳米颗粒的粒径也比较小，且单分散性较好，符合生物标记的要求。

而就纳米颗粒的发光强度而言，采用沉淀法合成的纳米颗粒晶体类型一般为 α 晶型与 β 晶型的混合，有时即使是在较高的温度（如 400 ℃）下都不能保证纳米颗粒的晶体类型为纯的 β 晶型，因而纳米颗粒的发光强度不是很强。采用热分解法和溶剂热法合成，都可以通过调整合成条件使纳米颗粒的晶体类型为纯的 β 晶型，具有较高的发光强度，尤其是采用水／溶剂热法得到的纳米颗粒，更符合生物标记物的要求。

从几种合成方法的操作过程来看，共沉淀法合成的装置简单，操作简便，原料廉价，对反应条件的要求不是很高，只是共沉淀反应有时需要调节 pH、煅烧时需要惰性气氛等。采用热分解法合成比较省时，但是该合成的装置比较复杂（如加热装置、反应容器等），操作比较烦琐（如反应前需要反复抽真空、通惰性气体等），反应条件比较苛刻（需要无水无氧的条件），原料比较昂贵，并且使用的前驱体及溶剂具有毒性。水／溶剂热法的实验操作比较简单，原料廉价，反应需要特定的水热合成装置，其反应条件较温和，反应温度一般不会高于 200 ℃，比前两种方法中的热处理温度都要低。综合考虑以上因素，热分解法和水／溶剂热法在合成生物医学应用的上转换纳米颗粒方面更加具有优势。

第四节　稀土上转换发光纳米材料表面修饰

使用上述合成方法可以制备的出粒径较小、形貌均匀、发光较强的上转换纳米颗粒。同时，为了保证上述上转换纳米颗粒能有效地与生物分子相互作用，还需要对其进行必要的表面修饰，使上转换纳米颗粒具有亲水性、生物相容性和生物功能性。从有机溶剂中合成出的纳米颗粒表面通常包覆有疏水性的配体分子（如油酸和油胺等），导致纳米颗粒的亲水性很差。即使是从水溶液中合成出的纳米颗粒，其亲水性也不都很好。另外，纳米颗粒表面通常不具备能够与生物分子相偶联的活性基团。要想实现上转换纳米颗粒与生物分子之间的相互作用乃至结合，必须保证纳米颗粒表面是亲水的，并且存在与生物分子相偶联的活性基团（如羧基、氨基和醛基等）。为提高纳米颗粒的亲水性与生物兼容性，使之能够作为分析及生物分析中的探针，对纳米颗粒表面进行功能化修饰是十分必要的。上转换纳米颗粒的表面修饰方法按照修饰物种类的不同主要分为无机壳层修饰法、有机配体修饰法和生物大分子修饰。

一、无机壳层修饰

二氧化硅具有良好的生物相容性，同时，硅层表面能够进一步修饰能与生物分子相连的羧基、氨基等官能团，因而被广泛地用于对无机纳米材料的表面修饰。上转换纳米颗粒的表面硅烷化修饰，根据纳米颗粒表面原来的亲水性或疏水性，通常分别采用 Stober 方法或者反相微乳液法。Stober 方法通常用于在亲水的纳米颗粒表面包覆二氧化硅壳层。这种方法利用正硅酸乙酯（tetraethyl orthosilicate，TEOS）在碱性条件下的水解及缩合反应使纳米颗粒表面包覆上一层 SiO_2，从而有效改善纳米颗粒的亲水性。在此基础上，再利用氨基硅氧烷的水解及缩合反应在 SiO_2 表面进一步修饰上能与生物分子相偶联的氨基基团，使纳米颗粒具有良好的生物兼容性。反相微乳液法通常由于在疏水的纳米颗粒表面包覆二氧化硅壳层。反相微乳液是一个由水、油和表面活性剂构成的油包水体系，该体系是一种具有各向同性的热力学稳定体系。微乳液中的微小水滴起到了反应介质的作用，正硅酸乙酯及氨基硅氧烷的水解及缩合反应就是在微小的水滴中进行的。

Li 等利用 Stober 方法将聚乙烯吡咯烷酮（PVP）修饰的 $NaYF_4$：Yb，Er／Tm 上转换纳米颗粒表面包覆了一层二氧化硅壳层。他们以聚乙烯吡咯烷酮为配体，采用溶剂热法合成出能在水及多种有机溶剂中稳定分散的 $NaYF_4$：Yb，Er@ PVP 纳米颗粒。由于纳米颗粒表面结合了 PVP 分子，因而可以在不借助任何表面修饰的情况下直接进行二氧化硅包覆。他们首先将纳米颗粒分散到乙醇、水和氨水组成的溶液中，然后向其中缓慢滴加 TEOS 的乙醇溶液，反应结束后将混合物离心、洗涤，即得到二氧化硅包覆的上转换纳米颗粒。修饰后的纳米颗粒具有良好的单分散性，包覆层厚度约为 10 nm，并且可以通过改变 TEOS 的用量调节二氧化硅壳层的厚度。用二氧化硅涂覆后，上转换纳米颗粒在水中相当稳定,并且仍然发出强烈的上转换荧光。使用 Stober 方法包覆二氧化硅的方法不仅适用于通过水热/溶剂热法合成的上转换纳米颗粒,而且也适用于通过热分解法制备的上转换纳米颗粒。

采用热分解法得到纳米颗粒的通常是疏水性的,通常采用反相微乳液法进行二氧化硅包覆。Shan 等将油酸和三辛基膦包覆的油溶性 β-NaYF$_4$:Yb,Er/Tm 纳米颗粒在反向微乳体系中直接进行表面二氧化硅包覆。他们发现,表面二氧化硅壳层的厚度直接影响上转换纳米颗粒的荧光强度,当纳米颗粒表面包覆层的厚度与纳米颗粒本身的尺度相当时,包覆层会导致纳米颗粒的发光强度明显降低,而当纳米颗粒表面的包覆层较薄时,纳米颗粒的发光强度基本不变。

Li 等利用反相微乳液法将异硫氰酸荧光素(FITC)、异硫氰酸四甲基罗丹明(TRITC)、量子点(QDs 605)包覆到上转换纳米颗粒表面的二氧化硅壳层当中。通过上转换纳米颗粒与上述荧光团之间的荧光共振能量转移(FRET),获得了不同颜色发光的纳米颗粒,从而丰富了上转换纳米颗粒的发光性能。他们首先将过量的 FITC、TRITC、QDs 605 分别与 3-氨基丙基三乙氧基硅烷(APS)混合,形成了 FITC-APS、TRITC-APS 和 QDs 605-APS 偶联物。再分别将偶联物与 TEOS 先后注入含有 β-NaYF$_4$:Yb,Er/Tm 上转换纳米颗粒的微乳液中,巧妙地将有机染料或量子点与上转换纳米颗粒共同包覆到二氧化硅壳层中。制得的复合纳米颗粒可以将 β-NaYF$_4$:Yb,Er/Tm 上转换纳米颗粒发射出的绿光或蓝光通过发光共振能量转移的方式传递给有机染料或量子点,使该复合纳米颗粒能发出多种颜色的光。这类多色发光的复合型纳米颗粒在生物分子的多重检测方面具有很好的应用前景。虽然包覆二氧化硅壳层有助于提高纳米颗粒的水溶性和生物相容性,但是二氧化硅壳层本身不能提供用于生物偶联的官能团,比如羧基、氨基等。为了解决这个问题,通常在二氧化硅包覆的基础上水解氨基硅氧烷如 3-氨基丙基三乙氧基硅烷(APS)以在二氧化硅壳层的表面上引入氨基官能团。

Lu 等报道了具有磁性和荧光复合的多功能 NaYF$_4$:Yb,Er 核壳上转换纳米颗粒的合成。他们在氧化铁纳米颗粒表面通过共沉淀法合成 NaYF$_4$:Yb,Er 壳层。对纳米颗粒退火处理后,纳米颗粒的上转换荧光强度大大提高。然后在所得纳米颗粒表面,通过 TEOS 和 APS 的水解进行氨基官能团修饰,使纳米颗粒具有水溶性和生物相容性。类似的,Lu 等在反向微乳液体系中通过 TEOS 和 APS 的水解将 NaYF$_4$:Yb,Er 上转换纳米颗粒与 Fe$_3$O$_4$ 超顺磁性纳米颗粒包封在二氧化硅球中,获得了同时具有上转换和磁性的纳米颗粒。这些生物相容的纳米颗粒在多功能生物成像,药物靶向和生物分离等领域有潜在的应用。

同样,Mi 等报道了 Fe$_3$O$_4$/NaYF$_4$:Yb,Er 磁性/发光纳米复合材料在表面硅烷化并修饰了官能团后可以成功地与抗体结合并识别哺乳动物细胞。在他们最近的报告中,Mi 等人已经成功地将转铁蛋白结合到发光纳米复合材料上,并能够特异性识别在 HeLa 细胞上过表达的转铁蛋白受体。

二、有机配体修饰

在上转换纳米颗粒的合成中,配体的存在可以防止纳米颗粒的聚集,调整纳米颗粒的粒径。在合成过程中,有些配体可以直接修饰到纳米颗粒,使之具有良好的水溶性和生物兼容性。例如,Wang 等利用一步法合成的 PEI 修饰的 NaYF$_4$:Yb,Er/Tm 上转换纳米颗粒具有良好的生物相容性,实验表明上述纳米颗粒对人结肠癌细胞 HT29 没有明显的毒性。但是,在合成高品质上转换纳米颗粒的过程中中常用到油酸和油胺等油溶性配体,这导致合成纳米颗粒的水溶性不好,因为需要对纳米颗粒表面的配体进一步修饰,以达到生物标记的要求。利用有机配体对合成后的纳米颗粒进行进一步修饰时通常采用以下几种方法(图 23-4-1):配体交换法(ligand exchange)、配体吸附法(ligand attraction)、配体氧化法(ligand oxidation)和配体组装法(ligand assembly)。

(一)配体交换法

具有双官能团的有机配体可以取代纳米颗粒表面的原有配体,其中双官能团中的一端与纳米颗粒表面结合,另一端则起到了对表面的修饰作用,这样的方法称为配体交换法。Schafer 等在具有配位作用的有机溶剂 N-(氨基乙基)乙醇胺(HEEDA)体系中制备油溶性的 NaYF$_4$:Yb,Er 纳米颗粒,并用羟基亚乙基二膦酸(HEDP)与颗粒表面的 HEEDA 配体进行交换,使纳米颗粒具有亲水性。他们发现通过进一步纯化,除去纳米颗粒表面 HEEDA,有利于提高纳米颗粒的上转换发光效率。然而,该制备方法需要高温（180 ℃或 320 ℃）和真空（$p < 10$ Pa）的苛刻条件。

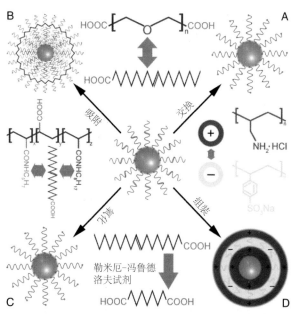

图 23-4-1　上转换纳米颗粒的有机配体修饰（Xu 课题组）

Yi 等采用热分解法在油胺体系中合成了 β-NaYF$_4$：Yb，Er 上转换纳米颗粒。油胺分子一端的氨基与纳米颗粒表面结合，长链烃基覆盖在纳米颗粒表面向外延伸，因而颗粒是油溶性的，不能分散在水中。他们将双亲性的表面活性剂 PEG600 二酸与纳米颗粒共同加入正己烷 - 乙醇混合体系中并搅拌 48 h，使纳米颗粒表面的油胺与 PEG600 二酸发生配体交换作用，以获得 PEG600 二酸修饰的纳米。在他们的实验中，PEG600 二酸一端的羧基取代了纳米颗粒表面原有的氨基，另一端的羧基则增强了纳米颗粒的亲水性和生物兼容性。经此方法修饰后的纳米颗粒溶胶可以稳定保持数周，并且发光强度没有明显变化。该方法的操作步骤比较简单，但是表面修饰的过程费时较长。Zhang 等也利用配体交换的原理将油胺包覆的 β-NaYF$_4$：Yb，Er/Tm/Ho 上转换纳米颗粒与己二酸（HDA）进行交换，实现了纳米颗粒的羧基化修饰。他们首先将 HDA 溶解在一缩二乙二醇（DEG）中，将反应体系加热至 110 ℃，在氮气保护下剧烈搅拌，然后将油胺包覆的纳米颗粒的氯仿溶液迅速注入上述体系中。此后，将混合体系升温至 240 ℃并保温 1.5 h，产物经离心、洗涤，便得到 HDA 修饰的纳米颗粒。该修饰在较高的温度下进行，有利于加快配体交换的反应速率，但是反应

条件较为苛刻。上述三例都成功地利用具有双官能团或多官能团分子与纳米颗粒表面的油溶性配体进行交换，实现了纳米颗粒表面的羧基化，从而使纳米颗粒与生物分子的进一步连接成为可能。

（二）配体吸附法

将同时具备亲水和亲油官能团的两亲性物质与纳米颗粒表面作用，该物质中的亲油官能团与纳米颗粒表面原有配体通过疏水作用相吸附，而亲水官能团则起到了对表面的修饰作用，这样的方法称为配体吸附法。Yi 等报道了通过配体吸附对油胺包覆的 β-NaYF$_4$：Yb，Er / Tm@ NaYF$_4$ 上转换纳米颗粒进行表面改性的方法。他们以嵌有辛胺和异丙胺的聚丙烯酸作为修饰剂，利用聚合物分子中疏水的辛基和异丙基与纳米颗粒表面疏水的烃链间的疏水作用，使聚合物包覆在纳米颗粒表面，聚合物分子中的羧基基团使疏水的上转换纳米颗粒具有亲水性，实现了对纳米颗粒表面的羧基化修饰。该修饰方法的操作比较简单，将纳米颗粒分散在氯仿中，并与聚合物的氯仿溶液混合，真空下蒸干氯仿即得到聚合物修饰的纳米颗粒。经聚合物修饰后，纳米颗粒的发光强度有所降低，他们推测该现象的产生是由于覆盖在纳米颗粒表面的配体分子具有较高的振动能，对发光有一定的吸收作用，从而导致发光的淬灭。

（三）配体氧化法

用强氧化剂将纳米颗粒表面油溶性配体分子中的不饱和键氧化，并生成活性官能团，这种方法称为配体氧化法。Chen 等首先采用溶剂热法合成出表面油酸修饰的 NaYF$_4$：Yb，Er 上转换纳米颗粒，然后借助 Lemieux-von Rudloff 试剂（KMnO$_4$ 和 NaIO$_4$ 的混合水溶液）在 40 ℃的较温和条件下将颗粒表面油酸分子中的碳 - 碳双键氧化成两个羧基，从而得到表面壬二酸修饰的 NaYF$_4$：Yb，Er 上转换纳米颗粒。他们的实验表面，配体氧化不会影响上转换纳米颗粒的形貌、晶相和上转换荧光。这些配体氧化的上转换纳米颗粒可以很容易地分散在水中，其氧化产生的游离羧基可与生物分子，如链霉抗生物素蛋白，相结合。该修饰方法的反应条件比较温和，但反应时间较长，需要 48 h 的持续搅拌，并且产率相对较低。之后，Hu 等对该方法进行了改进，将油酸修饰的纳米颗粒分散在环己烷 - 氯仿混合溶液中，并向其中加入 3- 氯过氧苯甲酸，体系回流 3 h。在过氧化物的作用下，油酸分子中的碳 - 碳双键被

氧化,生成了环氧化物。然后向其中加入聚乙二醇 - 甲醚(mPEG-OH),并室温下搅拌 8 h。此时,环氧化物中的碳 - 氧键断裂并与 mPEG-OH 反应,使聚合物链接到油酸分子上,最终形成了 PEG 修饰的上转换纳米颗粒。PEG 具有良好的生物兼容性,且毒性低,因此, PEG 修饰的上转换纳米颗粒在生物标记方面有着良好的应用潜力。上述两例只适用于纳米颗粒表面配体中含有不饱和碳 - 碳键的情况,而大多数上转换纳米颗粒的表面都是有油酸或者油胺包覆的,所以该方法对于大多数上转换纳米颗粒的表面修饰还是比较适用的。

(四)配体组装法

Wang 等利用逐层组装(layer-by-layer assembly)的方法将油溶性上转换纳米颗粒转化为水溶性上转换纳米颗粒。通过调整纳米颗粒胶体溶液的 pH 并测定其 Zeta 电位(ε 电位)得出 NaYF$_4$: Yb, Er 纳米颗粒在弱碱性条件下表面带负电荷,修饰上带正电荷的聚丙烯胺盐酸盐(PAH)后,颗粒表面带正电荷;接着修饰上带负电荷的聚苯乙烯磺酸钠(PSS)后,颗粒表面带负电荷;最后再次修饰上 PAH 后,颗粒表面又带正电荷。经上述表面修饰后,富含氨基的 PAH 被引入到纳米颗粒表面,并使其具有良好的水溶性。上述氨基修饰的上转换纳米颗粒可以很方便地与生物素等生物分子相连。逐层组装方法的优点是它可以制备具有不同形状和尺寸的修饰涂层,并能精确控制聚合物的厚度层。配体逐层组装法要求纳米颗粒在水中要有比较好的分散性,不太适用于热分解法制得的纳米颗粒。

三、生物大分子修饰

使用生物大分子修饰对上转换纳米颗粒进行表面修饰可以提高上转换纳米颗粒的生物相容性,并使其具有生物功能性。常见的用于对上转换纳米颗粒纳米颗粒进行表面修饰的生物大分子包括各种抗体、蛋白质、DNA 等。对上转换纳米颗粒表面进行生物大分子修饰通常有间接修饰和直接修饰两种途径。使用生物大分子间接修饰上转换纳米颗粒通常是在无机或有机物修饰上转换纳米颗粒的基础上,利用共价键将生物大分子通过化学反应与上转换纳米颗粒表面的氨基、羧基等官能团连接。这类方法是广泛采用的对各类纳米材料进行生物功能化的方法,具有较高的可靠性,修饰后材料的稳定性也很好。但是由于前期需要利用无机或有机修饰,在纳米颗粒表面引入官能团,因而操作过程较为烦琐费时。近年来,科研人员发展了一些利用生物大分子直接对纳米颗粒进行修饰的方法,这些方法也被应用到了对上转换纳米颗粒的表面修饰和功能化上。DNA 是常用的能够直接修饰无机纳米颗粒的生物大分子。利用 DNA 的带负电荷的磷酸盐与上转换纳米颗粒表面的镧系元素离子之间的相互作用,Lu 等将 DNA 分子水溶液与油酸包裹的油溶性上转换纳米颗粒溶液混合,通过配体交换作用, DNA 寡核苷酸被成功地修饰到了上转换纳米颗粒表面。此方法简单快速,所得 DNA 修饰的上转换纳米颗粒具有良好的水溶性和稳定性。在此基础上,他们使用预先连上 Aptamer 的 DNA 寡核苷酸与上转换纳米颗粒进行反应,使其具有靶向性,能直接用于生物成像和 DNA 输运。类似的,Jin 等使用预先连上蛋白质的 DNA 与上转换纳米颗粒表面进行配体交换,利用一步法获得了蛋白质修饰的上转换纳米颗粒。 Yu 等使用 DNA 修饰上转换纳米颗粒,并将其用于对环境污染中汞离子的高灵敏检测。

第五节　稀土上转换发光纳米材料在分子影像学中的应用

近年来,上转换纳米颗粒作为一种新型生物标记材料在生物大分子检测及生物标记等方面的应用逐渐受到重视。与传统荧光标记物相比,上转换纳米颗粒本身具有毒性低、化学稳定性好、发光强度高而稳定和 Stokes 位移大等优点。另外,上转换纳米颗粒的激发光为红外光,在此激发条件下可以避免生物样品自体荧光的干扰,从而降低检测背景,提高信噪比。因此,上转换纳米颗粒作为生物标记物在生物学、医学和生命科学等领域都有着非常好的应用前景。当然,作为一种新兴的标记材料,上转换纳米颗粒的应用还不是很广泛。目前,稀土掺杂 NaYF$_4$ 上转换纳米颗粒在生物中的应用主要集中在 3 个方面:①细胞成像;②组织及活体成像;③多色成像方面的应用。

一、上转换纳米粒子在影像学中的应用概况

（一）上转换纳米粒子的靶向策略

成功的靶向设计要求分子探针具有足够的稳定性，避免正常组织的捕获以及微环境的分解；同时，分子探针应该具有足够的非免疫特性，避免分子探针与血清蛋白或免疫系统的相互作用而导致分子探针被过早代谢出体外。目前，上转换纳米颗粒一般通过偶联靶向分子来获得靶向功能，根据靶向分子的不同，上转换纳米颗粒的主动靶向功能化策略可大致分为基于小分子、糖类、多肽和蛋白质、抗体、Aptamers 的主动靶向策略。基于小分子的主动靶向策略通常具有性质稳定、易于修饰、价格经济等优势。

在众多生物活性小分子中，维生素如叶酸（维生素 B_9）和生物素（维生素 B_7）被广泛用于肿瘤的靶向功能化。叶酸与还原型叶酸载体之间的结合能力较弱，但与叶酸受体之间的结合度高。叶酸受体在正常组织及细胞中表达量较少，但在的肿瘤细胞如卵巢癌、乳腺癌、脑瘤和肺癌等表面普遍过度表达，有研究显示肿瘤细胞上叶酸受体的表达水平是正常细胞的 100~300 倍。Li 课题组首次将叶酸功能化的上转换纳米颗粒（FA-UCNPs）用于小鼠肿瘤模型的靶向成像。研究结果表明，将叶酸功能化的上转换纳米颗粒通过静脉注射注入肿瘤小鼠体内，24 小时后，肿瘤部位有显著的上转换荧光信号（600~700 nm）。对照组采用氨基功能化的上转换纳米颗粒进行肿瘤小鼠活体成像，经过相同时间的代谢，肿瘤位置没有上转换荧光信号检出。利用过量叶酸对肿瘤部位进行受体封闭后，叶酸功能化的上转换纳米颗粒的靶向功能受到明显抑制。生物素是一种细胞生长促进因子。肿瘤细胞由于快速增殖，需要从外界摄取大量的生物素，致使肿瘤细胞表面生物素受体的过量表达。利用生物素与亲和素之间的高度亲和作用，能够设计与构建靶向肿瘤细胞的诊断或治疗体系，用于对上转换纳米颗粒的表面功能化。虽然小分子作为靶向分子的策略是设计靶向体系的常规途径，但是非选择性相互作用降低了小分子的靶向效率。例如，食物中的维生素导致叶酸在体液中也有较高的水平，因此，游离的叶酸与靶向上转换纳米颗粒会发生竞争作用，降低纳米颗粒的靶向效果。

糖类也是一种稳定存在，易于修饰的靶向分子，基于糖类的主动靶向策略与小分子类似，利用其与目标组织上过度表达的受体蛋白相结合，来达到主动靶向的作用。很多的糖类分子都用于靶向策略的设计，如半乳糖、乳糖以及甘露糖等，与肝脏细胞表面过表达的脱唾液酸糖蛋白受体具有高度亲和作用。从这个角度讲，糖类是靶向肝癌和宫颈癌有效的靶向分子。甘露糖和甘露聚糖用于靶向甘露糖受体，可以提高其他靶向分子的特异性响应。透明质酸与肿瘤细胞表面过表达的 CD44 受体具有高度亲和作用，被广泛用于肿瘤成像以及靶向治疗。带正电的三甲基化壳聚糖（trimethylated chitosan, TMC）能够穿过血脑屏障，结合到唾液酸残基实现脑部靶向给药。糖类化合物除了能够作为靶向分子实现靶向成像与治疗，还能够发挥非免疫钝化的作用，避免上转换纳米颗粒被免疫系统识别并作为异物快速清除。

多肽由于成本低、活性高、稳定性好，便于长期储存和功能化被广泛用于上转换纳米颗粒的靶向功能化。多肽不会改变上转换纳米颗粒的物理化学性质，并且能够降低上转换纳米颗粒被免疫系统识别清除的风险。此外，通过变更多肽序列能够优化其生物活性或引入功能化基团。奥曲肽是一种生长激素抑制素类似物，可用于靶向在肿瘤组织中过表达的生长激素抑制素受体。谷胱甘肽（glutathione, GSH）是由谷氨酸、半胱氨酸和甘氨酸组成的一种三肽，能够促进纳米粒子的细胞黏附，增强细胞穿透能力。

不同类型的多肽和蛋白质被用于肿瘤或炎症的靶向成像与治疗。其中，RGD 多肽及其衍生物作为肿瘤新生血管的靶向分子得到了广泛的应用。RGD 多肽能够特异性结合恶性肿瘤细胞表面或肿瘤新生血管表面高度表达的 $\alpha_V\beta_3$ 整合素受体，并且两者间的特异性结合活性是同种线性多肽的 170 余倍。Li 课题组在 PEG-NaYF$_4$: Yb, Er/Tm 纳米材料上修饰了一种五环肽 c（RGDfK），成功实现了活体 U87MG 肿瘤的上转换荧光活体成像。将 RGD 功能化的上转换纳米颗粒通过静脉注射进小鼠体内后，4 小时后在肿瘤处检出强烈的上转换荧光信号，信噪比（上转换荧光信号与小鼠空白背景信号比，SNR）高达 24，相比于传统生物成像具有巨大优势。此外，有研究表明甘氨酸 - 精氨酸 - 天冬氨酸序列

（GRD）以及线形六肽 GRDSPK 在 $\alpha_V\beta_3$ 整合素分子上具有与环形多肽 RGD 相同的结合位点。转铁蛋白受体在固体瘤以及血脑屏障的上皮细胞中均有过度表达，利用转铁蛋白作为靶向分子可用于靶向肿瘤细胞或穿透血脑屏障。类似的，利用乳铁蛋白受体与乳铁蛋白的亲和作用同样能够实现特异性靶向的目的。细胞穿膜肽代表着一类不能识别特定受体但具有细胞膜转位功能的活性基团。因此，细胞穿膜肽通常与其他靶向分子相结合实现靶向成像或靶向释药。Zhang 等将负载光敏剂酞菁锌的 OQP-GA-PEG/RGD/TAT 脂质体包覆在上转换纳米颗粒的表面，用于 B16F1 黑色素瘤细胞的靶向成像与光动力治疗。

基于抗体的主动靶向策略抗体通常是具有 Y 型结构的蛋白质，一般含有两条重链以及两条轻链。虽然抗体具有较大的分子量以及尺寸，但是由于抗原 - 抗体之间的高度亲和性与特异性，抗体仍被公认为是目前最有效的靶向分子。抗体的一般结构都非常相似，但是蛋白质顶端极小区域千差万别，能够衍生出成百上千具有不同结构的抗体。抗体修饰的上转换纳米颗粒被广泛应用于生物检测、肿瘤诊断与治疗领域。Gao 等将 anti-EGFR 抗体修饰在 PEG 包覆的 NaGdF$_4$：Yb，Er 表面，用于腹膜肿瘤与皮下肿瘤的靶向上转换荧光 / 磁共振双模态成像，能够检测直径低至 2 mm 的肿瘤。

Aptamers 是一种能够靶向肿瘤标记物的短链单链 DNA 或 RNA 寡核苷酸，一般通过筛选随机序列库（B1014-1015）挑选出响应特定靶点的序列。Aptamers 能够识别蛋白质、糖类化合物以及小分子等一系列肿瘤标记物。已有多个课题组将 Aptamers 表面修饰的上转换纳米颗粒用于生物检测和指纹识别。Yuan 等将连接溶解酵素的 Aptamers 在上转换纳米颗粒的表面功能化，用于识别指纹中的溶解酵素，开辟了上转换纳米颗粒应用的新领域。Aptamers 具有高度的靶向特异性以及非免疫响应性，但是 Aptamers 筛选程序复杂，血液中 DNA 或 RNA 消解酶的存在可能会局限 Aptamers 在活体靶向中的应用。

（二）上转换纳米粒子作为光学造影剂的优势

荧光显微成像技术将荧光标记与生物成像技术结合，利用光学显微镜直接获得细胞或组织的结构图像，以进一步分析细胞或组织的生理过程，对揭示生命遗传的奥秘、病理的研究和临床医学的诊断与治疗都起着至关重要的作用。同时，荧光显微成像技术不仅使检测结果更加直观，而且可以进行实时监测与连续成像，因而在生物与医药领域中的应用越来越受到重视。稀土离子掺杂的上转换纳米颗粒采用近红外光为激发光源，在细胞和组织成像中具有很大的优势。由于红外光能量较低，细胞等其他生物组织在红外光激发下不会产生明显的自体荧光，因而在检测过程中大大降低了背景的干扰，灵敏度较高。同时，与紫外和可见光激发光相比，红外光还具有更强组织穿透能力，因此上转换纳米颗粒与其他荧光标记物相比在组织成像和光动力治疗方面，特别是对深组织的成像和光动力治疗，更具有优势。其次，红外激发光对细胞和组织的光损伤小。因此，稀土离子掺杂的上转换发光纳米材料作为新型的荧光成像标记材料，受到了研究人员的广泛关注。

二、细胞成像

Zhang 等利用叶酸与癌细胞表面叶酸受体之间的特异性结合，首次将 NaYF$_4$：Yb，Er 上转换纳米颗粒用于细胞成像。他们首先将 PEI 表面修饰的 NaYF$_4$：Yb，Er 上转换纳米颗粒与叶酸进行共价偶联，再分别与人 HT29 腺癌细胞和人 OVCAR$_3$ 卵巢癌细胞在生理条件下培养 24h。由于叶酸受体在上述两类细胞表面的表达水平异常高，叶酸修饰的上转换纳米颗粒能够特异性地靶向上述细胞。待细胞附着后，上转换纳米颗粒可以在 980 nm 激光的激发下发出绿色上转换荧光并用激光共焦显微镜对细胞成像。他们的对照实验表明叶酸修饰的上转换纳米颗粒与细胞表面表达的叶酸受体之间的结合是靶向特异性的。虽然上转换纳米标记物在生物成像方面的应用对生理过程等的进一步研究很有帮助，但其潜在的细胞毒性也很受关注。因此该小组还对 NaYF$_4$：Yb，Er 上转换纳米颗粒的毒性进行了考察。从鼠体内提取出骨髓干细胞，用不同的浓度的 NaYF$_4$：Yb，Er 纳米颗粒与之培养 24～48 h，检测骨髓干细胞的存活率。实验结果表明，将骨髓干细胞与浓度为 1 μg/mL 的纳米颗粒共同培养 48 h 后，细胞存活率基本可以达到 100%；而当增加纳米颗粒的浓度至 25 μg/mL 时，细胞存活率也仍在 90% 以上。继续培养 120 h 后，将细胞在红外光激发下进行荧光显微成像，没有发现明显的细胞凋亡现象。上述实验表明，上转换纳米颗粒在一定时间和浓度范围内对细胞没有明显的毒性。他们还研究了二氧化硅包覆的 $NaYF_4$：Yb，Er 上转换纳米颗粒的体外细胞毒性。他们的研究中所使用的细胞包括大鼠骨骼肌成肌细胞和骨髓来源的干细胞（bone marrow derived stem cells，BMSCs）两种细胞。他们将二氧化硅包覆的未进行表面生物功能化的 $NaYF_4$：Yb，Er 上转换纳米颗粒与上述两类细胞在生理条件下孵育 24h。在 980 nm 红外光激发下使用共焦显微镜观察，二氧化硅包覆的上转换纳米颗粒发出绿色荧光主要位于细胞质和核周区域中。他们还发现，即使在较高浓度的上转换纳米颗粒（该研究中为 100 μg/mL）时，大鼠骨骼肌成肌细胞和骨髓基质干细胞仍能保持很好的活性，这表明二氧化硅包覆的 $NaYF_4$：Yb，Er 上转换纳米颗粒具有良好的细胞相容性，适用于体外生物成像。

Li 等将表面修饰后的 $NaYF_4$：Yb，Er 上转换纳米颗粒应用于乳腺癌细胞标记。他们将纳米颗粒与癌细胞共同孵育 24 h 后，冲洗除掉未结合的纳米颗粒，然后在 980 nm 红外光下激发，利用共聚焦显微镜进行荧光成像。他们观察到细胞内发出明显的绿色上转换荧光，而作为空白对照的单独的癌细胞在红外光激发下没有产生自体荧光。同时，在成像过程中，他们发现随着激光器功率的增大，纳米颗粒的荧光强度逐渐增强，但背景干扰并没有增强。他们的实验证明上转换纳米颗粒在生物成像中具有较高的信噪比。Nyk 等使用 $NaYF_4$：Yb，Tm 上转换纳米颗粒对人胰腺癌细胞（Panc 1）进行高信噪比成像。他们首先用 3-巯基丙酸（MPA）对油酸包覆的 $NaYF_4$：Yb，Tm 上转换纳米颗粒进行表面修饰，使其具有水溶性。然后，他们将修饰后的上转换纳米颗粒与 Panc 1 细胞在 37 ℃下孵育 2 h。在 980 nm 红外光激发下，使用红外相机可以观察到细胞表面的纳米颗粒可以发射 800 nm 的红外上转换荧光，并且无自体荧光噪声干扰。此外，他们也对与上转换纳米颗粒共同培养的细胞活性进行了监测，没有发现上转换纳米颗粒具有明显细胞毒性。以上几例虽然都成功地实现了上转换纳米颗粒对癌细胞的生物标记，但是纳米颗粒与癌细胞之间的结合不是免疫性结合。

Wang 等报道了一种通过抗原-抗体的免疫性结合将上转换纳米颗粒应用于宫颈癌细胞（HeLa 细胞）的生物标记与荧光成像方法。他们将二氧化硅壳层包覆在的 $NaYF_4$：Yb，Er 和 $NaYbF_4$：Er/Tm/Ho 上转换纳米颗粒表面，并在其表面修饰氨基，以提高粒子的水溶性与生物相容性。然后在活化剂 NHS 和 EDC 的作用下，利用氨基与羧基之间的共价偶联将氨基修饰的 $NaYF_4$：Yb，Er 纳米颗粒与兔抗人 CEA8 抗体进行连接。最后将与抗体连接的 $NaYF_4$：Yb，Er 纳米颗粒与 HeLa 细胞共同孵育，在孵育过程中纳米颗粒表面的 CEA8 抗体与 HeLa 细胞表面的癌胚抗原发生免疫反应，使纳米颗粒标记在细胞表面，并在 980 nm 红外光激发下发射出绿色光，从而实现了对 HeLa 细胞的特异性免疫标记与荧光成像。他们同时研究了不同激发光功率与孵育时间长短对标记效果的影响，得到了与前述实验类似的结果。作为标记物的上转换纳米颗粒不仅在标记过程中对细胞的毒性作用小，而且在成像过程中的背景干扰很小。具有橙色、蓝色与绿色上转换发光性能的 $NaYbF_4$：Er/Tm/Ho 纳米颗粒在多色细胞成像方面具有重要用途，可利用不同发光颜色的纳米颗粒对不同细胞器进行特异性标记与荧光显微成像。细胞毒性测试可用作有效和敏感的方法来评估 UCNP 中含有的有害成分。UCNPs 对细胞的细胞毒性通常通过 MTT 或 MTS 显色法测定，MTT 为 3-（4，5-二甲基噻唑-2）-2，5-二苯基四唑溴盐，MTS 为 3-（4，5-二甲基噻唑-2）-5-（3-羧甲酯基）-2-（4-磺苯基）-2H-四唑。通常，将不同浓度的 UCNP 与细胞一起孵育一段时间，然后在对照和暴露条件下评估细胞活力以表征细胞毒性作用。近年来，对上转换纳米颗粒细胞毒性的考察也引起了研究者的关注。细胞毒性检测是一种灵敏、迅速和低廉的标准检测方法，该方法通过评估细胞的形态及线粒体功能（MTT 及 MTS 试验）来检测纳米颗粒是否含有毒性物质。通常将不同浓度的上转换纳米颗粒与细胞一起孵育一段时间，然后通过比较暴露在检测条件与空白对照的细胞活性来评估纳米颗粒的细胞毒性。结合文献可以看出，稀土掺杂的上转换纳米颗粒对很大一部分细胞系表现出很低的细胞毒性。

作为一种新型的标记物，稀土掺杂上转换发光纳米颗粒为细胞成像技术注入了新的活力，推动了生物学、医学等相关领域的发展。上转换纳米颗粒具有性质稳定、毒性小、激发能量低及对生物体损害小等优点，其生物应用必将成为新的研究热点。

三、组织及活体成像

细胞成像仅仅是上转换纳米颗粒生物应用的开

始,要使其真正应用于临床医学领域,必须首先考察上转换纳米颗粒对生物组织的负面影响,如毒性和生物相容性等。同时,上转换纳米颗粒的发射光在深处组织的穿透能力也需要考虑。在细胞成像方面,已有部分研究对上转换纳米颗粒的毒性和生物相容性进行了考察,证明了其毒性小的特点。Jalil等通过 MTS 细胞生长检测和 LDH 释放法进行了更为全面的考察。其中 MTS 检测主要用于通过对溶液中细胞的增殖程度的分析来判断线粒体功能; LDH 检测则用于检验细胞膜的完整性,即通过从受损细胞的细胞膜释散出的乳酸脱氢酶的荧光强度来定量检测细胞膜的完整程度。他们将表面 SiO_2 包覆的 $NaYF_4$: Yb, Er 上转换纳米颗粒分别与骨骼肌成肌细胞和骨髓间质干细胞(bone marrow mesenchym stem cell, BMSCs)孵育 24 h,并进行 MTS 和 LDH 检验。MTS 检验表明,在 1 ~ 100 mg/mL 浓度范围内,尽管随着 $NaYF_4$: Yb, Er 上转换纳米颗粒浓度的增加,两种细胞的存活率均出现细微的下降,但 BMSCs 细胞的存活率仍达 80% 以上;骨骼肌成肌细胞的存活率更高,为 87% 以上。LDH 检测结果显示,上转换纳米颗粒的浓度为 100 μg/mL 时,共同孵育 24 h 后, BMSCs 细胞的死亡率为 7.95%~24%,骨骼肌成肌细胞的死亡率为 (3.4 ± 0.15)%。上述数据都证明了 $NaYF_4$: Yb, Er 纳米颗粒毒性低和生物兼容性好的特点。

为了考察红外光的穿透能力,Lim 等首先利用线虫进行了初步研究。他们将合成的 Y_2O_3: Yb, Er 纳米颗粒与线虫共同孵育一段时间后,在 980 nm 激光器下进行荧光显微成像(图 23-5-1)。在孵育过程中,线虫会慢慢吞掉周围的 Y_2O_3: Yb, Er 纳米颗粒,因而在红外光激发下体内呈现出明亮绿色的发光,这也表明红外光的穿透性较好。结合对线虫的扫描电镜表征,他们又进一步验证了在线虫内部存在纳米颗粒。

鉴于在临床医学中常采用小白鼠进行实验,Chatterjee 等利用小白鼠完成了活体成像研究。他们将小白鼠麻醉后,分别在小鼠的腹部、背部和大腿区域注入 100 μL 浓度为 4.4 mg/mL 的 $NaYF_4$: Yb, Er 纳米颗粒,然后在黑暗的房间内用 980 nm 激光器照射,实验同时利用量子点进行对照试验。成像结果表明,用量子点为标记物时,在小鼠的背部与腹部皮肤较厚处注入量子点后,紫外光激发下都没有荧光,只有小鼠足部皮肤较薄处注入量子点后,在紫

外光激发下有微弱荧光。而当以 $NaYF_4$: Yb, Er 上转换发光纳米颗粒为标记物时,在小鼠的腹部、背部深处组织注入纳米颗粒后,红外光激发下几处组织都有明亮的发光,表明红外光的穿透能力较强,在活体标记应用方面很有潜力。Nyk 等将 $NaYF_4$: Yb, Tm 纳米颗粒注入小鼠的体内,成功地对小鼠进行了活体成像。实验结果显示,采用红外光激发使活体成像具有很高的信噪比,并且在注射上转换纳米颗粒 48 h 后并没有发现对小鼠的明显毒性。

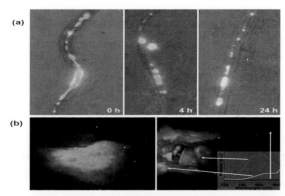

图 23-5-1　上转换发光纳米颗粒对线虫的成像(Lim 课题组)

Zhang 等合成了硅包裹的上转换发光纳米材料用于细胞成像的荧光标记物,并且作为细胞示踪成像试剂,将标记的上转换发光纳米材料通过尾静脉注射到小鼠体内,观察到在小鼠的耳血管中发现有上转换发光纳米材料的信号。Hilderbrand 等报道了表面 PEG 修饰的上转换发光纳米材料用于小鼠的血管成像。最近 Kobayashi 等报道了 PEG 修饰的 $NaYF_4$: Yb, Er 和 $NaYF_4$: Yb, Tm 两种上转换发光纳米材料用于淋巴循环成像。由于材料的尺寸和表面修饰等原因,纳米材料在淋巴结部位富集量比较少。Xu 等将 CEA8 抗体偶联到硅烷包裹的上转换发光纳米材料的表面用来特异性标记癌胚抗原表达的 Hela 细胞,并进行成像。

四、多色成像方面的应用

因为每个镧系元素离子都有自己的一组能级结构,不同的镧系元素离子能产生不同的发射峰,因此镧系掺杂的上转换纳米颗粒发射峰涵盖广泛,覆盖近红外到紫外范围。所以我们可以通过选择掺杂不同的镧系元素来产生不同的发射峰,从而实现多色成像。上转换纳米颗粒的活化剂通常限于 Er^{3+}、Tm^{3+} 和 Ho^{3+} 离子。敏化剂 Yb^{3+} 离子可以将其吸收

的能量有效转移到 Er^{3+}、Tm^{3+} 和 Ho^{3+} 离子,从而在单个激发光下实现多个发射峰。Haase 第一个报道了通过不同元素掺杂实现多色成像。他们利用 Yb^{3+}/Er^{3+} 和 Yb^{3+}/Tm^{3+} 掺杂 $NaYF_4$ 纳米粒子,产生强烈的橙色和蓝色的发射峰。Wang 等人报道了一个通用的方法来调整发射峰的颜色:选择 Er^{3+} 或 Tm^{3+} 作为活化剂,Yb^{3+} 作为敏化剂,通过镧系元素掺质浓度的变化可以精细地调节发射峰。

荧光共振能量转移(forster resonance energy transfer)是另一种调节 UCL 发射光谱用于多色成像的方法。Zhang 课题组通过将 QD 或者有机染料封装于包覆在上转换纳米颗粒表面的硅层中实现了红外光激发的多色成像。此后,他们基于调整上转换纳米颗粒本身的壳层结构,合成出了三明治结构的多色上转换纳米颗粒,并用于对细胞的多色上转换荧光成像(图 23-5-2)。

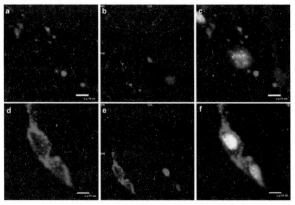

图 23-5-2　上转换纳米颗粒的多色荧光成像(Zhang 课题组)

五、其他应用

除了生物成像,纳米材料由于其比表面积高,可以用于装载众多的药物、基因或光敏分子,进行成像指导下的药物和基因运输以及光动力治疗。

(一)药物和基因运输

上转换材料经过表面修饰可以用于多种药物分子的装载运输。Lin 课题组设计了基于上转换纳米颗粒的药物控释系统,改变 pH 或者温度都可以使药物加速释放。上转换纳米材料也被报道用于基因的运输,例如 DNA 和干扰小 RNA(siRNA)。Zhang 课题组将干扰小 RNA 装载到上转换纳米颗粒上,同时连接上 anti-HER2 抗体,siRNA 的释放也可以通过能量共振转移的信号实时监控。

(二)光动力治疗

光动力治疗(photodynamic therapy, PDT)是近几年来迅速发展起来的选择性治疗新技术,光动力治疗需要三元素:光敏剂、特定波长的光与细胞中的氧分子。当使用光线照射时,光敏剂会吸收特定波长的光能,启动光化学反应产生自由基及单价氧,氧化损伤周围的癌细胞。相比于传统的癌症治疗方法,光动力治疗有非常好的选择性,不伤害周围的正常组织;可与其他疗法并用;无药物累积的毒性,可反复治疗。然而传统的光动力治疗所用激发光源多是可见光甚至是紫外光,这样就限制了激发光的穿透深度,无法治疗太大的肿瘤或者深层次的肿瘤。为了进行更深层次的光动力治疗,人们使用上转换纳米颗粒进行能量转换从而提供激发光源。由于是近红外光激发,使得基于上转换纳米颗粒的光动力治疗有更高的穿透深度。光敏分子一般通过三种方法装载到上转换纳米颗粒上,包括硅封装、非共价的吸附和共价的偶联。通过硅层修饰上转换纳米颗粒,在多孔硅中可以包封上光敏分子。Zhang 课题组在上转换纳米颗粒外围包裹上一层多孔硅,而光敏分子 ZnPc 通过疏水作用吸附到多孔硅的里面,从而实现了近红外光诱导下的光动力治疗。非共价吸附的方法是一种非常简单的光敏分子装载方法。首先使用两亲性高分子修饰上转换纳米颗粒,由于内部一层疏水层的存在,疏水性光敏分子很容易通过吸附的方法装载到上转换纳米颗粒的表面,从而在不需要任何表面化学反应的条件下,将光敏分子紧密吸附到上转换纳米颗粒上,实现了高效的能量转移。共价连接的方法是通过化学键的作用将光敏分子连接到上转换纳米颗粒上。Zhang 等利用上转换纳米颗粒表面的氨基与光敏分子 rose bengal 表面的羧基进行酰胺反应。这种方法能够使上转换纳米颗粒与光敏分子的复合物保持稳定,防止光敏分子泄漏出来。

小结:稀土上转换发光纳米材料作为新一代的生物发光探针,被广泛应用于荧光成像中。稀土上转换发光材料拥有许多优点,例如低毒性、高化学稳定性、优异的光稳定性、窄带发射、发光寿命长。另外,近红外激光作为其激发光源带来了许多优势,例如较深的光穿透深度、对生物组织几乎无损伤、生物组织不会发光(无背景荧光)等,这些特征使它们有望成为新一代生物发光标记。上转换纳米颗粒应用于生物成像的难点在于如何获得水溶性且表面功能化的上转换纳米颗粒。另一方面,相比于传统医学影像技术而言,光学成像存在光穿透深度不够的缺点,需要构建新型多功能上转换纳米颗粒,使其结合其他成像模式的优点,实现从细胞到小动物层次的多层尺度生物成像。

【参考文献】

[1] LIU J N,BU W B,SHI J L.Silica coated upconversion nanoparticles:a versatile platform for the development of efficient theranostics[J].Acc Chem Res, 2015, 48 (7):1797-1805.

[2] SUN L D,WANG Y F,YAN C H.Paradigms and challenges for bioapplication of rare Earth upconversion luminescent nanoparticles:small size and tunable emission/excitation spectra[J].Acc Chem Res, 2014, 47(4):1001-1009.

[3] CHEN G,QIU H,PRASAD P N,et al.Upconversion Nanoparticles:Design Nanochemistry,and Applications in Theranostics[J].Chem Rev,2014.

[4] CHEN X,PENG D,JU Q,et al.Photon upconversion in core-shell nanoparticles[J].Chem Soc Rev, 2015,44(6):1318-1330.

[5] DONG H,SUN L D,YAN C H.Energy transfer in lanthanide upconversion studies for extended optical applications[J].Chem Soc Rev,2015，44: 1608-1634.

[6] IDRIS N M,JAYAKUMAR M K,BANSAL A,et al.Upconversion nanoparticles as versatile light nanotransducers for photoactivation applications[J]. Chem Soc Rev,2015,44(6):1449-1478.

[7] LI X,ZHANG F,ZHAO D.Lab on upconversion nanoparticles:optical properties and applications engineering via designed nanostructure[J].Chem Soc Rev,2015,44(6):1346.

[8] LIU G.Advances in the theoretical understanding of photon upconversion in rare-earth activated nanophosphors[J].Chem Soc Rev,2015，44(6): 1635-1652.

[9] SUN Y,FENG W,YANG P,et al.The biosafety of lanthanide upconversion nanomaterials[J].Chem Soc Rev,2015,44(6):1509-1525.

[10] WANG F,LIU X.Recent advances in the chemistry of lanthanide-doped upconversion nanocrystals[J].Chem Soc Rev,2009,38(4):976-989.

[11] ZHENG W,HUANG P,TU D,et al.Lanthanide-doped upconversion nano-bioprobes:electronic structures,optical properties,and biodetection[J].Chem Soc Rev,2015,44(6):1379.

[12] PARK W,LU D,AHN S.Plasmon enhancement of luminescence upconversion[J].Chem Soc Rev, 2015,44(10):2940-2962.

[13] HAO S.Sensing Using Rare-Earth-Doped Upconversion Nanoparticles[J].Theranostics, 2013, 3 (5):331-345.

[14] AUZEL F.Upconversion and Anti-Stokes Processes with f and d Ions in Solids[J].Chem Rev, 2004,104(1):139-174.

[15] ANG L Y,LIM M E,ONG L C,et al.Applications of upconversion nanoparticles in imaging,detection and therapy[J].Nanomedicine, 2011,6(7):1273-1288.

[16] JING S,FENG S,HAO T,et al.Phonon-assisted mechanisms and concentration dependence of Tm3+ blue upconversion luminescence in codoped NaY(WO4)2 crystals[J].Journal of Physics D:Applied Physics,2006,39(10):2094.

[17] JOUBERT M F.Photon avalanche upconversion in rare earth laser materials[J].Optical Materials,1999,11(2):181-203.

[18] MAI H X,ZHANG Y W,SUN L D,et al. Size-and Phase-Controlled Synthesis of Monodisperse NaYF4:Yb,Er Nanocrystals from a Unique Delayed Nucleation Pathway Monitored with Upconversion Spectroscopy[J].The Journal of Physical Chemistry C,2007,111(37):13730-13739.

[19] WANG F,BANERJEE D,LIU Y,et al.Upconversion nanoparticles in biological labeling,imaging,and therapy[J].Analyst, 2010,135(8):1839-1854.

[20] CHEN C,LI C,SHI Z.Current Advances in Lanthanide-Doped Upconversion Nanostructures for Detection and Bioapplication[J].Advanced Science, 2016,3(10):1600029.

[21] ZHOU J,LIU Q,FENG W,et al.Upconversion Luminescent Materials:Advances and Applications[J].Chem Rev,2015,115(1):395-465.

[22] HUANG K,IDRIS N M,ZHANG Y.Engineering of Lanthanide-Doped Upconversion Nanoparticles for Optical Encoding[J].Small, 2016,12(7):836-852.

[23] MARTIN N,BOUTINAUD P,MAHIOU R,et al.Preparation of fluorides at 80 ℃ in the NaF-(Y,Yb Pr)F_3 system[J].Journal of Materials Chemistry,1999,9(1):125-128.

[24] ZENG J H,SU J,LI Z H,et al.Synthesis and Upconversion Luminescence of Hexagonal-Phase NaYF$_4$:Yb,Er^{3+} Phosphors of Controlled Size and Morphology[J].Advanced Materials, 2005, 17(17): 2119-2123.

[25] YI G,LU H,ZHAO S,et al.Synthesis Characterization,and Biological Application of Size-Controlled Nanocrystalline NaYF$_4$:Yb,Er Infrared-to-Visible Up-Conversion Phosphors[J].Nano Letters, 2004,4(11):2191-2196.

[26] 杨奉真,衣光舜,陈德朴,等.纳米NaYF$_4$:Yb,Ho 上转换荧光粉的合成及其性质研究[J].高等学校化学学报,2004,25(9):1589-1592.

[27] WEI Y,LU F,ZHANG X,et al.Synthesis and characterization of efficient near-infrared upconversion Yb and Tm codoped NaYF$_4$ nanocrystal reporter[J].Journal of Alloys and Compounds, 2007,427(1):333-340.

[28] ZHANG Y W,SUN X,SI R,et al.Single-Crystalline and Monodisperse LaF$_3$ Triangular Nanoplates from a Single-Source Precursor[J].Journal of the American Chemical Society, 2005,127(10):3260-3261.

[29] BOYER J C,VETRONE F,CUCCIA L A,et al.Synthesis of colloidal upconverting NaYF$_4$ nanocrystals doped with Er^{3+},Yb^{3+}and Tm^{3+},Yb^{3+}via thermal decomposition of lanthanide trifluoroacetate precursors[J].J Am Chem Soc,2006,128(23):7444-7445.

[30] BOYER J C,CUCCIA L A,CAPOBIANCO J A.Synthesis of colloidal upconverting NaYF$_4$:Er^{3+}/ Yb^{3+} and Tm^{3+}/Yb^{3+} monodisperse nanocrystals[J].Nano Lett,2007,7(3):847-852.

[31] MAI H X,ZHANG Y W,SI R,et al.High-quality sodium rare-earth fluoride nanocrystals:controlled synthesis and optical properties[J].J Am Chem Soc,2006,128(19):6426-6436.

[32] YI G S,CHOW G M.Water-Soluble NaYF$_4$:Yb,Er(Tm)/NaYF$_4$/Polymer Core/Shell/Shell Nanoparticles with Significant Enhancement of Upconversion Fluorescence[J]. Chemistry of Materials,2007,19(3):341-343.

[33] EHLERT O,THOMANN R,DARBANDI M,et al.A four-color colloidal multiplexing nanoparticle system[J].ACS Nano,2008,2(1):120-124.

[34] JINGNING S,XIAO Q,NAN Y,et al.Synthesis of monodisperse hexagonal NaYF$_4$:Yb,Ln(Ln=Er,Ho and Tm)upconversion nanocrystals in TOPO[J]. Nanotechnology,2007,18(44):445607.

[35] LI L L,WU P,HWANG K,et al.An Exceptionally Simple Strategy for DNA-Functionalized Up-Conversion Nanoparticles as Biocompatible Agents for Nanoassembly DNA Delivery,and Imaging[J].Journal of the American Chemical Society, 2013, 135(7):2411-2414.

[36] LU J,CHEN Y,LIU D,et al.One-Step Protein Conjugation to Upconversion Nanoparticles[J].Analytical Chemistry,2015,87(20):10406-10413.

[37] HUANG L J,YU R Q,CHU X.DNA-functionalized upconversion nanoparticles as biosensors for rapid,sensitive,and selective detection of Hg^{2+} in complex matrices [J]. Analyst,2015,140(15):4987-4990.

[38] CHEN F,BU W,CAI W,et al.Functionalized Upconversion Nanoparticles:Versatile Nanoplatforms for Translational Research[J].Current molecular medicine,2013,13(10):1613-1632.

[39] WANG Z,TAO F,YAO L,et al.Selected synthesis of cubic and hexagonal NaYF$_4$ crystals via a complex-assisted hydrothermal route[J].Journal of Crystal Growth,2006,290(1):296-300.

[40] ZHUANG J,LIANG L,SUNG H H Y,et al. Controlled Hydrothermal Growth and Up-Conversion Emission of NaLnF$_4$(Ln=Y,Dy-Yb)[J].Inorganic Chemistry, 2007,46(13):5404-5410.

[41]　LI C,QUAN Z,YANG J,et al.Highly Uniform and Monodisperse β-NaYF$_4$:Ln^{3+}(Ln=Eu,Tb,Yb/Er,and Yb/Tm)Hexagonal Microprism Crystals:Hydrothermal Synthesis and Luminescent Properties[J].Inorganic Chemistry,2007,46(16):6329-6337.

[42]　LI C,QUAN Z,YANG P,et al.Shape controllable synthesis and upconversion properties of NaYbF$_4$/NaYbF$_4$:Er^{3+} and YbF$_3$/YbF$_3$:Er^{3+} microstructures [J]. Journal of Materials Chemistry, 2008, 18(12):1353-1361.

[43]　LI C,YANG J,QUAN Z,et al.Different Microstructures of β-NaYF$_4$ Fabricated by Hydrothermal Process:Effects of pH Values and Fluoride Sources [J]. Chemistry of Materials, 2007, 19(20): 4933-4942.

[44]　ZHAO J,SUN Y,KONG X,et al.Controlled Synthesis Formation Mechanism,and Great Enhancement of Red Upconversion Luminescence of NaYF$_4$:Yb^{3+},Er^{3+} Nanocrystals/Submicroplates at Low Doping Level [J]. The Journal of Physical Chemistry B, 2008, 112(49): 15666-15672.

[45]　WANG H J,SHRESTHA R,ZHANG Y.Encapsulation of Photosensitizers and Upconversion Nanocrystals in Lipid Micelles for Photodynamic Therapy[J].Particle & Particle Systems Characterization, 2014, 31(2): 228-235.

[46]　ZENG J H,LI Z H,SU J,et al.Synthesis of complex rare earth fluoride nanocrystal phosphors[J].Nanotechnology,2006,17(14):3549-3555.

[47]　HUANG K,JAYAKUMAR M K G,ZHANG Y.Lutetium doping for making big core and core-shell upconversion nanoparticles[J].J Mater Chem C, 2015, 3(39):10267-10272.

[48]　SHAH S,LIU J J,PASQUALE N,et al.Hybrid upconversion nanomaterials for optogenetic neuronal control[J].Nanoscale, 2015,7(40):16571-16577.

[49]　LI Z,ZHANG Y.Monodisperse silica-coated polyvinylpyrrolidone/NaYF$_4$ nanocrystals with multicolor upconversion fluorescence emission [J]. Angewandte Chemie, 2006, 45(46): 7732-7735.

[50]　WANG X,ZHUANG J,PENG Q,et al.A general strategy for nanocrystal synthesis [J]. Nature,2005,437(7055):121-124.

[51]　LIANG X,WANG X,ZHUANG J,et al. Synthesis of NaYF$_4$ Nanocrystals with Predictable Phase and Shape [J]. Advanced Functional Materials,2007,17(15):2757-2765.

[52]　LIU C,GAO Z,ZENG J,et al.Magnetic/Upconversion Fluorescent NaGdF$_4$:Yb,Er Nanoparticle-Based Dual-Modal Molecular Probes for Imaging Tiny Tumors in Vivo [J]. ACS Nano,2013,7(8):7227-7240.

[53]　LI Z,ZHANG Y.An efficient and user-friendly method for the synthesis of hexagonal-phase NaYF$_4$:Yb,Er/Tm nanocrystals with controllable shape and upconversion fluorescence [J]. Nanotechnology, 2008, 19(34): 345606-345610.

[54]　HEER S,KÖMPE K,GÜDEL H U,et al. Highly Efficient Multicolour Upconversion Emission in Transparent Colloids of Lanthanide-Doped NaYF$_4$ Nanocrystals[J].Advanced Materials, 2004,16(23-24):2102-2105.

[55]　SCHÄFER H,PTACEK P,KÖMPE K,et al.Lanthanide-Doped NaYF$_4$ Nanocrystals in Aqueous Solution Displaying Strong Up-Conversion Emission [J]. Chemistry of Materials,2007,19(6):1396-1400.

[56]　WEI Y,LU F,ZHANG X,et al.Polyol-mediated synthesis and luminescence of lanthanide-doped NaYF$_4$ nanocrystal upconversion phosphors [J]. Journal of Alloys and Compounds,2008,455(1):376-384.

[57]　QIN R,SONG H,PAN G,et al.Polyol-mediated syntheses and characterizations of NaYF$_4$,NH$_4$Y$_3$F$_{10}$ and YF$_3$ nanocrystals/sub-microcrystals [J]. Materials Research Bulletin,2008,43(8): 2130-2136.

[58]　MASSE S,LAURENT G,CHUBURU F,et al.Modification of the Stöber Process by a Polyazamacrocycle Leading to Unusual Core-Shell Silica Nanoparticles [J]. Langmuir,2008,24(8):4026-4031.

[59]　WANG C,YE M,CHENG L,et al.Simultaneous isolation and detection of circulating tumor cells with a microfluidic silicon-nanowire-array integrated with magnetic upconversion nanoprobes[J].Biomaterials,2015,54:55-62.

[60]　HAN Y, JIANG J, LEE S S, et al. Reverse Microemulsion-Mediated Synthesis of Silica-Coated Gold and Silver Nanoparticles[J].Langmuir, 2008, 24(11):5842-5848.

[61]　LUCKY S S, IDRIS N M, LI Z, et al. Titania Coated Upconversion Nanoparticles for Near-Infrared Light Triggered Photodynamic Therapy[J].ACS Nano,2015,9(1):191-205.

[62]　LI Z,ZHANG Y,JIANG S.Multicolor Core/Shell-Structured Upconversion Fluorescent Nanoparticles[J].Advanced Materials,2008,20(24):4765-4769.

[63]　ZHONG Y,TIAN G,GU Z,et al.Elimination of photon quenching by a transition layer to fabricate a quenching-shield sandwich structure for 800nm excited upconversion luminescence of Nd^{3+}-sensitized nanoparticles[J].Advanced materials, 2014, 26(18): 2831-2837.

[64]　LIU Y,KOBAYASHI T,IIZUKA M,et al. Sugar-attached upconversion lanthanide nanoparticles:a novel tool for high-throughput lectin assay[J]. Bioorg Med Chem,2013,21(11):2832-2842.

[65]　YI G S,CHOW G M.Synthesis of Hexagonal-Phase $NaYF_4$:Yb,Er and $NaYF_4$:Yb,Tm Nanocrystals with Efficient Up-Conversion Fluorescence[J].Advanced Functional Materials,2006,16(18):2324-2329.

[66]　ZHANG Q,SONG K,ZHAO J,et al.Hexanedioic acid mediated surface-ligand-exchange process for transferring $NaYF_4$:Yb/Er(or Yb/Tm)up-converting nanoparticles from hydrophobic to hydrophilic [J]. J Colloid Interface Sci,2009,336(1):171-175.

[67]　CHEN　G,DAMASCO　J,QIU　H,et al.Energy-Cascaded Upconversion in an Organic Dye-Sensitized Core/Shell Fluoride Nanocrystal [J]. Nano Letters, 2015, 15(11): 7400-7407.

[68]　DENG R R,QIN F,CHEN R F,et al.Temporal full-colour tuning through non-steady-state upconversion [J]. Nat Nanotechnol, 2015, 10(3):237-242.

第二十四章 医学分子成像材料制备——磁性纳米材料

第一节 引 言

磁共振成像（MRI）是一种多参数成像技术，常用的有质子密度像，T_1加权像和T_2加权像等，通过MRI设备不仅可以获得横轴位、冠状位和矢状方位的图像，还可根据检查的需要获得任意其他方位的图像。MRI成像无电离辐射，无放射性标记，可以实现任意方位成像。MRI信号主要来源于质子，体内质子的分布极广，其中水质子是MRI信号的主要来源，而且水质子与脂肪、蛋白质等中的质子的信号强度存在差异，因此MRI图像的对比度非常好，特别是在软组织成像中相比于其他医学成像技术，分辨率是最高的。MRI可敏感地发现组织的生化改变，进行早期病变检查，而且磁共振波谱（MRS）还可对人体的组织代谢、生化环境和化合物进行定量分析，提供细胞活动的信息。但是，和其他核医学成像手段例如止电子发射断层显像（PET）、单光子发射计算机断层显像（SPECT）相比，MRI成像的灵敏度相对较低。人体不同器官的正常组织与病理组织的T_1是相对固定的，而且它们之间有一定的差别，T_2也是如此。这种组织间弛豫时间上的差别，是MRI成像的基础。然而，在大多数情况下，正常组织与病理组织信号强度的差别并不大，不足以提供明显的对比以提供清晰的诊断。因此，需要磁共振造影剂来提高正常组织与病理组织的成像对比，以提高诊断的灵敏度和特异性。在MRI成像中，造影剂已经成为其很重要的一个组成部分，造影剂的作用是通过提高机体组织中水氢质子的弛豫速率，有效地改变不同组织器官、正常组织与病变组织的信号差异，并在一定程度上反映出组织器官的功能或血液流动情况，从而得到更多的病变组织信息。

在磁共振成像中，质子密度、弛豫时间和磁易感性是影响图像质量的主要因素。因为组织中水的含量是无法改变的，所以，提高造影剂的磁性成了主要的发展目标。MRI造影剂本身在图像上是"不显影"的，它是通过改变组织中氢核的局部磁环境，对其弛豫特性施加影响间接改变正常组织和病变组织的图像对比度，从而显示体内器官的功能状态，其造影效果受到许多内在因素和外在因素的影响，如质子密度以及MRI脉冲序列等。

MRI的原理是基于磁场中发生的磁共振和质子弛豫。当质子处于一个强磁场中，他们的自旋方向会转成与磁场方向平行或反平行。此时单个自旋核在磁场中的运动除了不断绕自身轴做转动之外，还以磁场为轴作进动。进动的快慢（即拉莫尔频率，ω_0）遵循拉莫尔公式（1）：

$$\omega_0 = \gamma B_0$$

其中γ为磁旋比，B_0为磁场强度。由此公式得知：不同自旋核的进动频率与核的种类有关，即在相同的磁场下，不同的核进动频率不同，而决定此特性的物理参数是磁旋比γ。另外，同种核的进动频率与所处的磁场强度成正比。当在垂直于外磁场的方向施加频率与质子拉莫尔频率相等的射频电磁波时，发生共振，质子将吸收能量并被激发到反平衡态，即磁共振现象。射频消失后，处于激发态的质子群系统需要恢复到原始平衡状态，质子从激发状态恢复到原始低能量状态的过程就叫作弛豫过程。弛豫过程包含纵向磁化矢量（m_z）的恢复和横向磁化矢量（m_{xy}）的恢复两个分过程，分别称为T_1弛豫（自旋-晶格弛豫，即自旋原子核把从射频脉冲吸收的能量通过与周围晶格的作用传递给周围物质，实现自身能量释放）和T_2弛豫（自旋-自旋弛豫，即自旋核与另一个自旋核交换能量的过程）。纵向磁化矢量从零恢复至最大值的67%时所需的时间定义为T_1时间;横向磁化矢量从最大值减少至最大值的 37% 处所需的时间定义为 T_2 时间。T_1 和 T_2 的弛豫曲线均遵循指数规律。而弛豫速率则是 T_1 或者 T_2 的倒数,单位为 s^{-1}。

MRI 造影剂主要通过缩短组织中氢核的弛豫时间来使局部磁共振信号与其他部位的磁共振信号相比有可观测的变化,以实现造影成像。造影剂对氢核的 T_1 和 T_2 都有影响,但影响程度不一样,根据造影剂对 T_1 和 T_2 的影响,MRI 造影剂被分成两类:阳性造影剂(T_1 造影剂)和阴性造影剂(T_2 造影剂)。外加磁场(B_0)的作用会引起超顺磁性纳米颗粒的偶极矩(μ)的形成,当水分子进入偶极矩的影响范围时,水分子的弛豫会受到扰动,自旋 - 自旋弛豫时间(T_2)变短,这样的变化会引起 T_2 加权的 MRI 成像在该区域变暗。尽管 T_2 造影剂都有很强的造影能力,但是它们的临床应用受到一些内在的缺点的制约。首先,T_2 造影剂是阴性造影剂,使信号降低,局部图像变暗,这时常会与出血、金属沉积、组织钙化等情况混淆,影响诊断的准确性;此外,该造影剂具有很高的磁化率,会扭曲周围正常组织处的磁场,使造影区域图像模糊,这称为磁敏感性伪影或放大效应(blooming effect)。T_1 造影剂,通常是包含顺磁性金属离子的配位化合物或无机纳米颗粒,它们与水分子的紧密接触会提高 T_1 弛豫时间,引起造影区域图像信号增强。

磁性纳米粒子在生物分离、药物输送和细胞标记等生物分析化学和医学领域的应用已经相当广泛并且已日益受到研究者的关注。在分子影像学研究领域,磁性纳米粒子当前已经广泛应用于磁共振成像。磁性纳米材料由于制备方法简单、原料价格低廉及具有独特的超顺磁性成为研究与应用的热点和重点。本章主要介绍铁氧体磁性纳米材料的合成与金属的复合及在生物医学中的应用。

第二节　磁共振造影剂的分类

磁性是物质的一种基本属性。物质按照内部结构及其在外磁场中的性状,可分为顺磁性、抗磁性、铁磁性、亚铁磁性和反磁性物质。铁磁性和亚铁磁性物质为强磁性物质,抗磁性和顺磁性物质为弱磁性物质。反映磁性材料基本磁性能的表征手段或物理量有磁化曲线、磁滞回线和矫顽力等。纳米磁性材料的物理长度恰好处于纳米量级,表现出不同于常规材料的特性,如矫顽力的变化、超顺磁性和居里温度下降等。由于这些奇特的物理性质,磁性纳米颗粒作为纳米材料的重要组成部分,已成为化学、材料、生物及临床医学等领域的一个新的研究热点,并在机械、电子、光学、磁学、化学和生物学领域有着广泛的应用前景。众所周知,纳米科学技术的诞生将对人类社会产生深远的影响,并有可能从根本上解决人类面临的许多问题,特别是人类健康和环境保护等重大问题。其中,磁性纳米材料将成为纳米材料科学领域一个大放异彩的明星,在新材料、能源、信息和生物医学等各个领域发挥举足轻重的作用。在以磁性纳米材料为基础的 MRI 造影剂中,根据对弛豫时间的改变作用不同可以分为 T_1 造影剂和 T_2 造影剂。

一、T_1 造影剂

传统的 T_1 造影剂一般是由顺磁性金属离子和配体组成的金属有机配合物。顺磁性金属离子主要为原子外层具有未成对电子的过渡金属或镧系金属离子,它们可与水质子配位结合并进行化学交换作用(chemical exchange),因此可显著缩短水质子的 T_1。用于磁共振成像的顺磁性造影剂主要是过渡金属离子(如 Mn^{2+} 和 Fe^{3+})和镧系金属离子(如 Gd^{3+})的螯合物,这些离子拥有大量的未成对电子,具有较大的磁矩、磁化率和较长的电子自旋弛豫时间,可大幅提高组织中氢核的弛豫效率,改变氢核的 T_1。组织中质子的 T_1 和 T_2 是在没有顺磁性物质的情况下,由质子间的偶极 - 偶极作用形成的局部磁场波动引起,由于电子的磁化率远高于质子,在顺磁性物质存在下通过形成质子 - 电子之间的偶极作用,质子弛豫大大增强。例如 Gd^{3+} 具有 7 个未成对电子,电子自旋磁矩大,易与水配位,且配位水分子可达 8 个,是 T_1 造影剂的理想选择。但是游离的 Gd^{3+} 具有肝肾毒性,因此人们选择不同的配体与其进行螯合以获得在生物体内相对稳定的螯合物。Gd^{3+} 的螯合物也是目前最常见的 T_1 造影剂。近年来,随着纳米技术的发展,含有这些顺磁性金属离子的无机纳米颗粒也相继被开发用作为 T_1 造影剂。例如含 Gd 的各种无机纳米颗粒如 Gd_2O_3、$Gd_2O(CO_3)_2 \cdot H_2O$,GdF_3、$GdPO_4$、$NaYF_4$、$NaGdF_4$ 和 $KGdF_4$ 等 T_1 造影剂已被广泛应用。由于 Mn^{2+} 具有 5 个未成对电子,因此含 Mn^{2+} 的锰氧化物纳米颗粒,如 MnO 和 Mn_3O_4 等也被广泛用作 T_1 造影剂。

由于安全的需要,临床应用的磁共振造影剂都具有很好的稳定性。1988 年,DTPA-Gd 成为第一个被美国食品与药品监督局(FDA)批准进入临床应用的磁共振造影剂,商品名为马根维显(Magnevist)。最初马根维显仅用于通过检测血脑屏障的缺陷,来发现脑部肿瘤,后来逐渐用于血管、肿瘤和体内各个器官的造影。现在,DTPA-Gd 和 DOTA-Gd 以及它们的各种衍生物已大量地用与临床检测中,它们具有相似的弛豫率,能够在血浆和组织中快速分散,并且易于从体内排出(半衰期 1~2 h,24 h 体内残余量不足 5%)。新一代小分子造影剂 Multihance(Gd-BOPTA)、Eovist [Gd(EOB-DTPA)] 和 Ablacar(MS-325)等能够非特异性地嵌入血液白蛋白中,大幅增加其弛豫率。以 MS-325 为例,其血液弛豫率可以高达 28 $mmol^{-1} \cdot L \cdot s^{-1}$,并可用于测定小鼠肿瘤血管的通透性。

小分子造影剂具有安全、简单的优势,但同样也具有弛豫率低且无选择性的缺陷。它们只能够随着血管分布在血液丰富的部位,不能特异性地显示某些我们需要突出的目标。影响弛豫效率的最关键因素是旋转相关时间,即 τ_R。在溶剂中相对分子质量较大的物质的 τ_R 较长,而小分子 Gd(III)螯合物的 τ_R 在 100 ps 左右,要远远低于理想值。长的血液循环时间能为 MRI 提供更长的时间窗口,同时能够提高成像质量。长的血液循环时间对于血池造影和肿瘤造影尤为重要。DTPA-Gd^{3+} 和其他临床应用的小分子钆造影剂由于其易被肾脏和肝脏快速清除,血液半衰期很短。以 DTPA-Gd^{3+} 为例,注射药物 10 min 后,血浆内药物浓度仅为原来的 20%,绝大部分从肾小球排出。因此,临床上需要很大的药物剂量才能达到较好的造影效果,这极大地限制了小分子造影剂的广泛使用。相反,当 Gd^{3+} 配体连接到高分子上时,它们在血液中循环滞留的时间将大幅度提高,增加幅度与高分子的分子量成正比。小分子造影剂首次通过毛细血管床后约 50% 已弥散到细胞外间隙,5 min 左右血液中浓度下降约 70%。

分子量大于 2 000 的高分子造影剂,能够较长时间(50 min)地滞留在血管内,即血浆内造影剂的浓度可在 60 min,甚至更长时间内保持相对稳定,这主要是由于这些高分子造影剂在体内很难被清除出去。当高分子的分子量超过 40 ku 时,肾小球的滤过作用就会降低,高分子将在体内长时间滞留。因此,现在的研究热点就是如何增大造影剂的相对分子质量。为了解决以上问题,发展大分子造影剂成了一直以来研究者们努力发展的方向。这些纳米尺寸的造影剂不仅具有长循环和靶向的功能,同时能够改善整个配体的磁学性质,减缓分子的旋转运动,提高旋转相关时间(τ_R)值,进而大幅提高分子的弛豫率。大分子造影剂与小分子造影剂相比还具有高弛豫、血液半衰期长和组织靶向等优点。

在溶液中,以弛豫速率为纵坐标对造影剂浓度作图,其斜率即为造影剂的弛豫效率,观察到的弛豫效率与顺磁性物质的浓度成正比,弛豫效率是评价造影剂性能的主要参数之一。磁共振造影剂的弛豫效率(r_1)取决于许多参数,包括旋转相关时间、结合水的数量、水交换速率。当高分子与钆离子络合后的造影剂由于具有较长的旋转相关时间,比小分子钆离子造影剂具有更高的 r_1 值。线性分子作为一类最为常见的聚合物分子,被众多的研究者们尝试应用于大分子造影剂的制备。聚乙二醇、聚赖氨酸、壳聚糖、聚甲基丙烯酸等各种聚合物均被应用于合成造影剂。并且除了将 Gd 的螯合物连接在聚合物的侧链上的方法,由于螯合剂二乙三胺五乙酸拥有 5 个羧基,其本身也能够作为单体合成线性聚合物,在主链上螯合 Gd 离子达到造影的效果。Giampieri、Rocklage 等人将 DTPA-Gd 与 DOTA-Gd 连接在线性大分子聚赖氨酸的侧链上 [PLL-(Gd-DTPA), PLL-(Gd-DOTA)],使其成为最早的线性大分子造影剂。这种造影剂的弛豫率是小分子造影剂的 3 倍,且具有良好的生物相容性。PLL-(Gd-DTPA)的血液循环时间随分子量的增加而迅速增加,当其分子量从 36 ku 增加到 480 ku 时,其大鼠的血液循环时间从 65 min 延长到了 429 min。血液中的造影剂主要经肾脏排出体外,造影剂的代谢速率较慢,因而在体内的积累量较高,注射 7 天后体内 Gd 在主要器官的残留量大于 7%。Lu 等人利用带有二硫键二胺的单体与二乙三胺五乙酸二酐合成了一系列生物可降解的大分子。其弛豫率与小分子造影剂相比没有显著的提高,但是可以有效延长其在血液中的循环时间。更重要的是,分子中含有的二硫键可以被体内的半胱氨酸和谷胱甘肽打断,降解后经肾脏迅速排出。其注射 10 天后体内 Gd 残留量与小分子造影剂 Gd-DTPA-BMA 相当。

树枝状大分子是一种分子量精确可控的高度支化结构的大分子,通常由一个或少数几个单体逐步重复反应,通过发散法或收敛法连接在内核上,并在大分子最外层表面修饰功能化基团。树枝状大分子与传统的链状大分子相比有以下几个显著特点:首先,树枝状大分子有精确的分子结构,高度的几何对称性,确定的分子量及分子尺寸,因此在体内具有较为均一的药代动力学特性。其次,低代数的树枝状大分子结构较为松散,但随着代数的增加,其分支呈指数增加,分子表面变得致密。这一特性使得其内部具有很大的空腔,可以用于包裹药物、荧光染料等功能性分子,且分子表面也可以共价连接高密度的官能团。最后,树枝状大分子具有很高的分子刚性,连接 Gd 螯合物后较其他线性高分子具有更低的 τ_R,也拥有更高的弛豫效率。

PAMAM 作为一种典型的树枝状大分子,具有分子量可控的显著优势。早在 20 世纪 90 年代,Wiener 等人对 PAMAM 树状大分子 Gd 螯合物造影剂进行了大量细致的研究工作,合成出 2~10 代以乙二胺或氨为核的 PAMAM 树状大分子 Gd 螯合物,并且考察了这些大分子螯合物的代数与其弛豫率、药代动力学变化的对应关系。随着代数的提升,分子刚性增加,其弛豫率也随之增大。

纳米胶束是一类由两亲性共聚物自组装形成的胶束体系。在选择性的溶剂中,两嵌段共聚物中的一段在此溶剂中溶解性很好,而另一段在此溶剂中溶解性很差,胶束的形成是两嵌段共聚物在此溶剂中自我聚集而形成的。在水溶液中,两亲性嵌段共聚物大多能形成核-壳结构的球形胶束。由于传统基于金属离子的造影剂存在一定的局限性,小分子造影剂弛豫率低、体内滞留时间短等,而高分子造影剂往往不像期望中的那样可以大大提高弛豫率,因此,近年来,纳米胶束磁共振造影剂得到了越来越多的关注。这种 PEG 包裹疏水内核的自组装体系能够躲避网状内皮系统对颗粒的清除,富集在肿瘤部位。利用相似的思路,将 Gd 螯合物配体共价连接在胶束的表面或包裹在脂质体中间,能够改善造影剂的药代动力学,同时实现肿瘤的靶向造影。Accardo 等人将一个 8 氨基酸残基的多肽与 C18 链

相连得到一个表面活性剂,并以同样的方法将 DTPA-Gd 和 C18 相连得到另一种两亲性化合物。以此两种物质构建的纳米胶束可以在表面多肽的引导下与肿瘤细胞过表达的胆囊收缩素受体特异性结合从而靶向肿瘤。同时由于 DTPA 和胶束分子相连,增加了其分子刚性,弛豫率也提高至 18.7 mmol^{-1}·L·s^{-1}。

Li 等报道了基于可生物降解的聚(L-谷氨酸)。聚乳酸嵌段共聚物制备的 PG(DTPA-Gd)-b-PLA 纳米胶束造影剂。MRI 探针 DTPA-Gd^{3+} 连接到纳米胶束的亲水性外壳,在 pH7.4 的水溶液中形成平均粒径为 230 nm 的球形纳米胶束。当 DTPA-Gd^{3+} 连接到两亲性共聚物纳米胶束上后,其 r_1 值较小分子造影剂(DTPA-Gd^{3+})有了显著的提高。同时,由于可生物降解的 PG-b-PLA-DTPA-Gd^{3+} 纳米胶束造影剂的外壳和疏水核心拥有多个羧酸官能团,可用于药物的连接,从而实现药物输送的 MRI 可视化。

高分子可以有选择性地靶向肿瘤组织。靶向输送利用病变组织和细胞独特的病理特征,将药物或造影剂集聚在病变部位。靶向造影剂能够选择性地到达肿瘤部位,改善 MRI 检测的特异性,并能减少造影剂的使用剂量,减轻毒副作用和降低费用。肿瘤组织靶向分为被动靶向和主动靶向。正常组织中的微血管内皮间隙致密、结构完整,高分子和脂质颗粒不易透过血管壁,而实体瘤组织具有独特的病理生理学特性,如血管丰富、血管壁间隙较宽、血管结构缺陷,淋巴回流缺失,造成高分子类物质和脂质颗粒具有高通透性和滞留性,这种现象被称作实体瘤组织的高通透性和滞留效应,简称 EPR 效应(enhanced permeability and retention effect)。高分子和脂质颗粒的 EPR 效应已在多种实体肿瘤中被广泛观察到,高分子的 EPR 效应使其在肿瘤部位聚集,从而达到被动靶向肿瘤的目的。除了基于 EPR 效应的肿瘤被动靶向外,肿瘤主动靶向配体也可以引入高分子造影剂中,实现高分子造影剂的主动肿瘤靶向。随着在分子水平上对肿瘤研究的深入,发现在肿瘤细胞表面或肿瘤相关血管表面存在许多受体与肿瘤增殖和生长密切相关,并在肿瘤组织中高度表达。受体与其配体的结合具有特异性、选择性、亲和力强等特点,因此,将配体引入高分子造影剂中,通过配体的介导,可增加肿瘤部位的造影剂浓度,减少注射剂量,降低毒副作用,从而达到肿瘤主动靶向

的目的。例如,常用的受体 - 配体体系:叶酸受体 - 叶酸体系。叶酸受体(folate receptor, FR)是一类包括 α、ß 和 γ 3 种亚基的糖蛋白,其中 α 和 β 亚基(FRα、FRβ)通过聚糖磷脂酰肌醇锚着在细胞膜上,是机体主动摄取叶酸的高亲和力载体蛋白。FR 在肿瘤上皮细胞中高水平表达,如卵巢癌、乳腺癌、结肠癌、肺癌、肾癌等,使得 FR 成为热点关注的肿瘤治疗靶点之一。叶酸分子与造影剂相连后,通过叶酸与叶酸受体的特异性结合,使得高表达 FR 的肿瘤细胞主动摄取叶酸修饰的造影剂,即可通过 MRI 检测手段实现肿瘤的主动靶向诊断。Wang 等制备了叶酸 - 钆造影剂和叶酸 - 超顺磁性氧化铁(SPIO)作为 MRI 造影剂,与表达 FR 的卵巢癌细胞共培养后测定细胞内钆和氧化铁的含量,发现卵巢癌细胞可摄取叶酸靶向造影剂,摄取量与培养环境中游离叶酸量负相关。对患卵巢癌的大鼠注射叶酸 - 钆造影剂和叶酸 -SPIO 后进行 MRI 实验,以未连接叶酸的钆造影剂和 SPIO 作对照,测定 MRI 纵向和横向弛豫率的变化,结果显示,与未连接叶酸的造影剂相比,连接叶酸的钆造影剂和 SPIO 均可产生更好的成像对比效果。

二、T_2 造影剂

T_2 造影剂通常为具有磁性的纳米颗粒,当这些磁性粒子的粒径小于某一临界尺寸(如 Fe_3O_4<30 nm)后,在外磁场的作用下可产生非均匀性的局部磁场,当水分子扩散穿过此不均匀局部磁场时,激发后的质子的横向磁矩的相位会发生改变,从而加速失相位(dephasing)过程,缩短了水质子的 T_2 弛豫时间,而对 T_1 的影响很小。基于超顺磁性无机纳米颗粒(MNP)的 T_2 型造影剂由于具有相当高的弛豫度,被认为拥有分子水平的成像潜力,近年来受到广泛的关注。人们通过开发新的合成方法,得到具备更高弛豫度和更窄尺寸分布的超顺磁性纳米颗粒,并进一步通过与靶向性生物分子连接采取特殊的反应,如免疫识别,核酸配对及基因表达,识别特定的目标,实现靶向造影的目的。T_2 造影剂的中心核一般为氧化铁。包覆材料大多为含有带有官能团(如—OH、—COOH、—NH_2 等)的长链状物质,如葡聚糖、葡聚糖衍生物、白蛋白等。超顺磁性氧化铁对比剂对网状内皮系统有很强的选择性,可广泛用于富含网状内皮细胞的组织和器官,如肝、脾、淋巴结、骨髓等部位。根据造影剂包衣后尺寸的大小,可将其分为超顺磁性氧化铁(superparamagnetic Iron oxide,SPIO)(粒径 >50 nm)和超小型超顺磁性氧化铁(ultrasmall superparamagnetic iron oxide,USPIO)(粒径 <50 nm)。SPIO 能被巨噬细胞吞噬并富积到肝脏和脾脏,用作肝脏和脾脏造影剂。如已进入临床应用的 AMI-25(ferumoxide)及 SHU-555A(ferucarbotran),对肝脏和脾脏部位的成像特别敏感。目前临床上应用 USPIO NPs 造影剂有 AMI-227(ferumoxtran-10)、NC100150(feruglose)以及 AMI-121(ferumoxil)等(表 24-2-1)。AMI-227 为一种淋巴结造影剂;NC100150 在血管中的滞留时间很

表 24-2-1　常用的磁共振纳米粒子的名称和参数

分类	制剂	通用名称	商品名称	表面包覆材料	应用领域	水合半径(/nm)
Oral SPIO	AMI-121	Ferumoxsil	Lumirem	氧化硅	口腔肠胃造影剂	300
	OMP	Ferristene	Abdoscan	—	胃肠道造影剂	—
SSPIO	AMI-25	Ferumoxide	Endorem Feridex Ⅳ	葡萄糖	肝脏成像	120~180
	SHU-555A	Ferucarbotran 或 Fenixan	Resovist Cliavist	羧基葡萄糖	肝脏成像	60
USPIO	VSOP-C184	—	—	枸橼酸	—	7
	NC100150	Feruglose	Clan scan	聚乙二醇淀粉	—	20
	SHU-555C	—	Supravist	羧基葡聚糖	血泡早经济,细胞标记	21
	Code 7228	Ferumoxytol	—	羧甲基葡聚糖	巨噬细胞成像,血泡早经济,细胞标记	30
	AMI-227	Ferumoxtran-10	Sinerem Combidex	葡聚糖	淋巴结成像,巨噬细胞成像,血泡早经济,细胞标记	15~30
	MION	—	—	葡聚糖	—	30~50
	CLIO	—	—	交联葡聚糖	—	30~50

长,并且能到达血管内皮细胞及肿瘤细胞,可用于血管造影。AMI-121 通过口服到达肠胃,是良好的胃肠道对比剂。

MNP 的尺寸是影响其 MR 造影效果的其中一个重要参数,在理想的情况下,在磁性材料中的小磁体自旋平行于外磁场,然而在纳米尺度下表面的小磁体倾向于混乱排列并形成一个磁矩不一致的表层这样的表面自旋混乱效应对 MNP 的整体磁矩以及 MR 造影效果有明显的影响,且影响程度与纳米颗粒的尺寸相关。通常高质量、尺寸分布狭窄的磁性纳米粒子是在高温疏水性有机溶剂中,在表面活性剂的存在下热分解金属离子复合物前驱体而得到。前驱体的热分解首先得到单晶,单晶的进一步团聚会引起晶粒的形成及紧接着的纳米颗粒的生长。这过程中,通过调节晶体生长参数,例如单晶密度、晶核晶相、溶剂及表面活性剂的选择、晶体生长温度和时间等,可以控制颗粒的尺寸、组成和磁核晶相。已有文献报道了从五羰基合铁、二茂铁化合物、油酸铁复合物等前驱体在含有油酸和氨基表面活性剂的热溶剂中分解得到四氧化三铁纳米颗粒。纳米颗粒的尺寸可以调控在 4~50 nm,粒径分布狭窄,约 1~3 nm。例如对于 Fe_3O_4 的情况,当颗粒尺寸为 4 nm、6 nm、9 nm 和 12 nm 时,得到最大的磁化强度分别为 25、43、80 和 101 emu/g Fe。当颗粒尺寸下降时,表面效应变得尤其明显,并反映在净磁矩的进一步下降上,这样的尺寸相关磁性变化会直接影响 MR 造影效果,对于上述 4 nm、6 nm、9 nm 和 12 nm 颗粒,它们的弛豫度 r_2 分别为约 76 mmol⁻¹·L·s⁻¹、106 mmol⁻¹·L·s⁻¹、130 mmol⁻¹·L·s⁻¹ 和 218 mmol⁻¹·L·s⁻¹。从成像效果上说,则图像亮度逐渐变暗。

此外,研究显示,掺杂其他的过渡元素可明显地影响纳米颗粒的磁性,掺杂后颗粒可以表示为 MFe_2O_4,M=Mn、Ni、Co。铁磁性 Fe_3O_4 在晶格结构上有反自旋结构,由面心立方堆积的氧原子和处在四面体(Td)位置的 Fe^{3+} 和八面体(Oh)位置的 Fe^{3+} 和 Fe^{2+} 所构成,在外磁场作用下,Oh 位置的原子自旋平行于外磁场,但 Td 位置的离子则反向自旋。由于在高场下 Fe^{3+} 有 d^5 电子构型,Fe^{2+} 为 d^6 电子构型,所以每单元 $(Fe^{3+})_{Td}(Fe^{2+}Fe^{3+})OhO_4$ 的总体磁矩为 $4\mu_B$。而根据掺杂元素的电子自旋构型特点可以估算 $MnFe_2O_4$、$CoFe_2O_4$ 和 $NiFe_2O_4$ 分别 $5\mu_B$、$3\mu_B$ 和 $2\mu_B$。实际测量的磁化强度分别为 $MnFe_2O_4$(110 emu/g, Mn, Fe)、$FeFe_2O_4$(101 emu/g Fe)、$CoFe_2O_4$(99 emu/g Co, Fe)以及 $NiFe_2O_4$(85 emu/g Ni, Fe)。掺杂后的纳米颗粒能引起明显的造影效果增强。在 T_2 权重的 MRI 图像中,$MnFe_2O_4$ 有最强的造影能力,r_2 达到 358 mmol⁻¹·L·s⁻¹,是传统 SPIO 的两倍以上。$FeFe_2O_4$、$CoFe_2O_4$ 以及 $NiFe_2O_4$ 的 r_2 分别为 218、172 和 152 mmol⁻¹·L·s⁻¹。

合金型磁性纳米粒子,如 FeCo 和 FePt 是另一种研究热门的 T_2 造影剂,在这些磁性纳米粒子中,所有的电子自旋平行于外磁场,因此它们比铁磁性纳米颗粒有更高的磁矩。此外,由零价铁组成的纳米颗粒同样具有优越的磁性和弛豫度,但由于 Fe 容易被氧化,此类纳米颗粒往往需要包裹,如通过氧化表面的 Fe 元素或包裹非磁性材料的方法,形成核-壳结构。Seo 等成功制备了石墨包覆的 FeCo 合金纳米颗粒,其尺度为 7 nm 左右,饱和磁化强度约为 200 emu/g,r_2 值达到 644 mmol⁻¹·L·s⁻¹,可用于基于磁共振成像的细胞标记。Yang 等制备了粒径为 4 nm 的 FePt 纳米颗粒,并用四甘醇修饰。它可以被 HeLa 细胞吞噬,并导致细胞的 T_2 磁共振信号明显降低。

第三节　磁性纳米粒子的合成

磁性纳米颗粒已经被证明在疾病的诊断和治疗方面具有很大的应用潜力。当直径小于 20 nm 时,这些磁性纳米颗粒通常在室温下是超顺磁性的,也就是说,它们的磁化在外加磁场下可以达到饱和,但是在没有外加磁场的条件下,它们的净磁矩由于热运动而整体表现为零。由于它们独特的磁性质,并且因为它们与生物上重要的化学物质的尺寸一致,使得它们在生物医学应用领域很有用处。它们对外磁场的响应可以使它们能够标定和检测磁性生物大分子,为生物分离、生物检测以及靶向药物输运等领域提供了令人兴奋的新方法。另外,这些磁性纳米颗粒还可以对交变磁场共振响应,并将磁能转化为热能,从而提供了一条很有前景的磁流体热疗治疗方法。为此,近年来一系列磁性纳米材料的制备技术得到了充分研究,使磁性纳米材料得到了空前的发展。

在溶剂相中合成单分散纳米颗粒(NPs)的普遍方法是将纳米晶体的成核和生长过程分开进行。根据 La Mer 理论,当单体浓度迅速增大至临界过饱和浓度并且没有后续的成核现象发生时,则称为迅速发生的成核作用。生成的晶核随后以相同的速度生长,并得到单分散小颗粒。合成粒径均匀、尺寸可控的磁性纳米颗粒在科学研究和技术应用上都具极其重要的意义,所以关于磁性纳米粒子的制备方法也成为近年研究的热点。目前,已经报道了很多关于四氧化三铁磁性纳米粒子的化学制备方法,如高温分解法、共沉淀法、微乳液法、水热法、球磨法、溶胶–凝胶法等。

一、高温分解法

高温分解法制备磁性纳米粒子是近些年来发展起来的一种方法,它是以高沸点的有机试剂为溶剂,加热分解铁的前驱体,即有机金属化合物来制备磁性纳米粒子的方法。这种方法制得的纳米粒子粒度分布窄,结晶度高,尺寸和形貌可以控制,而且反应步骤比较简单,便于操作。

该合成方法合成的纳米材料一般结晶性好,单分散性好。它是利用金属有机配合物亚稳定的特性,在高沸点溶剂中,在表面活性剂的作用下,作为前驱体分解而成。其中,常用的有机溶剂有酮类、苯类、烃类、脂肪酸类等,常用的铁的前驱体包括金属铜铁试剂、脂肪酸铁盐、金属乙酰丙酮化合物、金属的羰基化合物等。

这种合成方法应用最为广泛的是制备磁性氧化物纳米颗粒,例如 Fe_3O_4 纳米颗粒。Alivisations 等用快速注入 $FeCuP_3$ 到三辛胺中的方法制备了 $\gamma-Fe_2O_3$,但是这种方法合成的纳米颗粒粒径分布较广。Sun 等人以 Fe(acac)$_3$ 为前驱体,以乙醇、油胺和油酸为稳定剂,氮气保护且磁力搅拌下在二苯醚体系中制得单分散的磁性纳米粒子。

有机金属配合物、表面活性剂和溶剂的起始比例对磁性纳米颗粒的尺寸和形貌有很大影响,若要制得粒径均一的磁性纳米粒子,其反应试剂的选择、反应前处理、反应温度、反应时间等相当重要。通过对这些参数的调节,可以精确调控 Fe_3O_4 的形貌和尺寸。Hou 等以油酸铁为前驱体,在油胺、二十四烷作为混合溶剂的条件下,380℃氮气气氛中制备了单

分散的 Fe_3O_4 八面体。Hyeon 等以乙酰丙酮铁为前驱体,油酸为表面活性剂,二苄醚为溶剂,制备了边长为 79 nm 的 Fe_3O_4 纳米立方,延长保温时间可将边长延长至 150 nm,调节油胺的使用量,并将溶剂改变为联苯甲酸,可将边长缩短至 22 nm。同样,Park 等以油酸铁为前驱体,通过调节溶剂(将反应直接升至溶剂的沸点)来调节反应温度,得到了粒径分别为 5、9、12、16 和 22 nm 的 Fe_3O_4 纳米颗粒。此外,Hou 等在油酸、油胺环境中高温分解 Fe(acac)$_3$,通过调节油酸和油胺的比例,可控获得了不同尺寸、形貌的氧化亚铁(FeO)纳米颗粒。

具有类似晶体结构的铁氧体,如 $CoFe_2O_4$、$MnFe_2O_4$ 等,也可由高温分解法制备。Sun 等以 Fe(acac)$_3$、Mn(acac)$_2$ 为前驱体,十六烷基二醇、油胺、油酸为还原剂和表面活性剂,二苄醚为溶剂,得到粒径为 14 nm 的 $MnFe_2O_4$。将前驱体变为 Fe(acac)$_3$、Co(acac)$_2$,在相同的反应条件下,可以制备粒径为 10 nm 的 $CoFe_2O_4$。最近,他们在此基础上改进,仅在油酸、油胺的稳定下,高温分解 Fe(acac)$_3$、Co(acac)$_2$,制备了单分散的 $CoFe_2O_4$ 纳米颗粒,并系统考察了前驱体比例、反应温度、反应时间及表面活性剂的用量对控制产物成分、尺寸及形貌,乃至磁学性质的影响。利用类似的方法高温分解铁与锌的前驱体可得到成分、尺寸和形貌可控的铁酸锌纳米颗粒。

如果前驱体为零价的金属有机物配合物,高温液相法还可用来制备金属单质。Chaudret 等以 $Fe[N(SiMe_3)_2]_2$ 为前驱体,在十六胺和油酸的保护下,150 ℃氢气气氛中制备了铁纳米立方。这些纳米立方可沿晶轴组装成周期间隔为 1.6~2 nm 的超晶格结构。通过调节胺和酸配体的比例,还可实现纳米立方尺寸的调控。用类似的方法,还可实现钴纳米颗粒、钴纳米棒、镍纳米棒的可控合成。

此外,一些合金纳米材料,如 FePt、FePd 等,也能用高温液相法制备。在油酸、油胺的稳定下热分解 Fe(CO)$_5$,并还原 Pt(acac)$_2$,Sun 等合成了单分散的 FePt 纳米颗粒,将其作为晶种进一步生长,可获得不同尺寸 FePt 纳米颗粒。Kyoungja 等用 Fe(CO)$_5$ 作前驱体,油酸作稳定剂,在辛醚的体系中,热反应得到纳米级的 Fe 粒子。另外,用羰基化合物作前驱体来制备金属 Ni、Co 等也有报道。金属碳化物,如碳化铁等,由于其独特的磁性、催化性能。近年来,对其可控合成的研究日益增多。Mefre 等通过将预先制备的单质铁纳米颗粒放入三甲

基苯的体系中,利用五羰基铁分解产生的 CO 作为碳源,在高压氢气气氛下对单质铁碳化,获得了单分散的碳化铁纳米颗粒。用氩气代替氢气,可控制铁晶种碳化的程度,还能获得具有铁–碳化铁核壳结构的纳米材料。Hou 等研究发现,以十八胺作为溶剂,在卤素作用下,羰基铁在较低温度下能率先分解产生结晶性好的单质铁纳米颗粒。进一步升高温度,单质铁可以催化溶剂分子的分解而产生碳源,对单质铁进行碳化,从而能一步法制备 Fe_5C_2 纳米颗粒。

尽管高温液相法能合成高质量的磁性纳米材料,但到目前为止,该合成方法的成本仍相对较高,不适合大规模生产,也一定程度上限制了其进一步应用。

二、共沉淀法

共沉淀法是最早采用也是应用最广的利用液相化学反应来合成高纯度金属氧化物纳米颗粒的方法。它的基本原理是:在含有两种或以上阳离子的多溶性盐溶液里加入沉淀剂或者在特定的温度下使溶液水解,形成不溶性的氢氧化物、水合氧化物或者盐类,然后再将溶剂和原溶液中离子洗去,经热分解或者干燥即可得所需要的氧化物。利用此方法来制备四氧化三铁磁性纳米粒子一般用到的原料包括 Fe^{2+}、Fe^{3+} 以及 OH^-。其反应原理为:

$$Fe^{2+}+Fe^{3+}+8OH^- \rightarrow Fe_3O_4+4H_2O \qquad (1)$$

根据反应热力学分析,在无氧条件下,当体系的 pH 在 8~14 之间,Fe^{3+}/Fe^{2+} 的摩尔比为 2 : 1 时,最有利于 Fe_3O_4 纳米粒子的生成。然而,磁铁矿(Fe_3O_4)是非常不稳定的,对氧气的存在极敏感,容易被氧化为赤铁矿($\gamma\text{-}Fe_2O_3$)。

$$Fe_3O_4+2H^+ \rightarrow \gamma\text{-}Fe_2O_3+Fe^{2+}+H_2O \qquad (2)$$

使磁铁矿(Fe_3O_4)转化为赤铁矿($\gamma\text{-}Fe_2O_3$)并不是只有空气中的氧化一个途径。体系 pH 的变化使得电子或粒子发生转移,根据方程(2)可以看出,在酸性和厌氧条件下,Fe^{2+} 就会存在于溶液中,而在碱性条件下,二价铁和三价铁发生氧化还原反应生成磁铁矿。亚铁离子的氧化与其自身的晶体结构有关,在溶液中为了维持电荷的平衡,使阳离子发生转移。所以化学共沉淀法合成磁性纳米粒子可以分为两个阶段:一是在粒子的成核阶段控制反应液的浓度使溶质缓慢增长到原子核上;二是调节体系的 pH 控制纳米颗粒的尺寸和形貌(如氢氧化钠、氨水、高

氯酸盐、氯化物、硫酸盐和硝酸盐等)。此外,近年来,采用共沉淀法合成均一、单分散的磁性纳米粒子方面取得了重大进展,向混合溶液中加入表面活性剂和稳定剂,提高了纳米粒子的均匀性、分散性,众所周知纳米粒子的团聚问题一直是无法解决的,因为当粒子处于纳米级时,团聚是避免不了的,只能通过加入表面活性剂和稳定剂来抑制其团聚。

Kuo 等以 Fe^{2+}、Fe^{3+} 为原料,加入氢氧化钠沉淀得到 5~25 nm 的四氧化三铁磁性纳米粒子。在此反应中,先将金属氢氧化物沉淀出来,然后在 70 ℃条件下将制得的氢氧化物再转化为热稳定产物四氧化三铁。Lee 等以 Fe^{2+}、Fe^{3+} 为原料合成了磁赤铁矿纳米颗粒。这种方法比传统方法复杂,但可以精确控制粒子形貌,并且纳米粒子分布均匀。

粒子的尺寸和形貌主要由体系的 pH、溶剂的强度、三价铁与二价铁的摩尔比、体系的温度以及搅拌的速率密切相关,当体系的 pH < 7 成酸性时,三价铁就会被氧化为二价铁,根据化学方程式(1),控制反应物的用量也至关重要,因为二价铁在空气中特别容易氧化,这在取样的过程中是避免不了的,所以二价铁的用量要稍微加大一些。体系的温度和搅拌的速度决定颗粒粒径和形貌,搅拌速度越大粒径越小,磁性相对较弱,反之则粒径较大。

化学共沉淀法具有实验条件温和、设备要求简单、副产物低的优点,实验具有可重复性。该方法制得的 Fe_3O_4 纳米粒子表面含有有大量的羧基和羟基,可进行进一步的修饰。但是,用此法制得的磁性纳米粒子粒径分布范围较宽,体系 pH 的控制较难,合成的纳米颗粒需要多步纯化,不能很好地控制磁性纳米粒子的形貌和尺寸分布。

三、微乳液法

微乳液是指两种或两种以上互相不溶的液体在表面活性剂的作用下形成的透明或者半透明、热力学稳定、粒径为 1~100 nm 的分散体系。其中,分散相为油相,分散介质为水的体系称为 O/W 型微乳状液;分散相为水,分散介质为油的体系称为 W/O 型微乳状液。制备纳米纳米粒子一般选用 W/O 型微乳液体系,该体系一般包含有机相、水相、表面活性剂、助表面活性剂四个部分。

表面活性剂是由性质截然不同的疏水和亲水部分构成的两亲性分子。表面活性剂通过亲/疏水作用可自组装形成不同的聚集体。在油、水、表面活性

剂和助表面活性剂体系中，当表面活性剂浓度较低时，形成的是乳状液，当浓度超过临界胶束浓度时，表面活性剂分子聚集成胶束。当浓度进一步增大时，即可形成微乳液，当分散相浓度达到 40%~50% 时，则由微乳液的球形胶束转变为棒状或圆柱状胶束进而形成层状或六方等液晶相。

微乳液是热力学稳定的，透明的水滴在油中（W/O）或油滴在水中（O/W）形成的单分散体系（分散质点直径为 5~100 nm）。表面活性剂分子在油水界面形成有序的组合体。在非极性溶剂中形成的聚集体以亲水基相互靠拢，而亲油基朝向溶剂，构型与水相中的胶束正好相反，所以称作反胶束。其结构特点是它们的质点大小或聚集分子层的厚度均接近纳米量级，从而为纳米材料的制备提供了有效的模板或作为制备纳米材料的微反应器。微乳液反应的优点是：不需要极端的温度和压力；通过调变乳液的组成可以控制颗粒的大小。1982 年，Boutonmt 首先采用微乳液制备了纳米颗粒，采用水／甲苯／AOT 反相微乳液法制备 Fe_3O_4 磁性纳米粒子，制备之后，又按照特定比例加入 MAA（单体甲基丙烯酸）、EMA（羟甲基丙烯酸酯）、引发剂以及交联剂进行聚合，从而制备 Fe_3O_4 聚合物复合粒子。该方法所制得的 Fe_3O_4 磁性纳米粒子的平均粒径为 713 nm，制得的复合粒子具有均匀的粒径分布，并且具有超顺磁性。

利用微乳液技术制备纳米材料，首先要选定一个适当的体系，即体系对有关试剂有尽可能高的增溶能力，而且该体系与反应物不发生反应。在选定体系后，就要研究影响生成超细颗粒的因素，包括水和表面活性剂的浓度、相对量、试剂的浓度以及微乳液中水核的界面膜的性质，其中水和表面活性剂的相对比例是一个重要的因素，它决定了水核的半径，而水核的半径直接决定了纳米粒子的尺寸。

总之，在微乳液体系中，表面活性剂由于能够自发形成尺寸均一的自组装结构，因此利用微乳液法制备出的磁性纳米粒子具有良好的尺寸分布和形貌，但是所制得的纳米粒子在结晶度及磁响应性等方面还有待进一步提高。此外，如何除掉反应体系中多余的表面活性剂，同时能够保持纳米粒子的稳定性也是微乳液法所面临的难题之一。

四、水热法

水热法是在高温高压下，以水溶液或者水蒸气为反应介质进行的有关化学反应的总称。通常情况下，是在特定的反应器（如高压釜）里，产生一个高温高压的环境，溶解一些难溶甚至不溶的物质，使其反应并结晶，最终得到理想产物。水热法制备磁性纳米粒子具有两个优点：一是反应时产生的相对高压（0.3~4 MPa）可以避免组分的挥发；二是反应时产生的相对高温（130~250 ℃）有利于提高粒子的磁性能。

Li 等报道了一种被称为"液－固－溶液界面转移法"的通用水热法，用以制备各种纳米材料。这种合成体系由金属亚油酸盐（固相）、乙醇－亚油酸混合相（液相）和水 - 乙醇混合溶液（溶液相）组成。简单的无机盐（如铁和钴的硝酸盐）被溶解在溶液相中，加入液相和固相后充分搅拌，使分散体系内部形成无数微小的"溶液相 - 固相""液相 - 固相""溶液相 - 液相"界面。在水热条件下，铁和钴离子与油酸钠中的钠离子发生离子交换形成油酸铁和油酸钴，并受热分解，形成纳米颗粒。由于反应被限制在相界面发生，颗粒的形貌、尺寸可以得到控制。同时，由于纳米颗粒表面被疏水性的油酸包覆，生成的纳米颗粒能从体系中分离而沉积在底部。这种制备方法所需的原料廉价，反应简单，并且能用于制备各种疏水金属氧化物、硫化物，具有一定的普适性。在此基础上，他们还研究出了一种在水热还原条件下合成单分散、水溶性单晶铁氧体的方法，进一步提高了这种方法的适用性。

用有机溶剂取代水，通过相似条件下反应制备材料的方法称为溶剂热法。常用作反应的有机溶剂一般具有较低的沸点，如甲苯、乙醇、正己烷等。Hou 等用 Fe(acac)$_3$ 作为前驱体，油胺作为表面活性剂，在甲苯体系中用溶剂热法制备了 Fe_3O_4 纳米片。由于油胺在氧化铁各晶面的结合能力不同，在其作用下，各晶面的生长速度不同，使产物最终形成片状结构。此外，油酸、油胺及乙酰丙酮铁对 Fe_3O_4 的晶体结构和形貌具有重要的影响。如果在体系中加入乙酰丙酮铁和油酸，则可获得 γ-Fe_2O_3 斜角纳米立方及切角纳米立方。在此基础上，他们还用溶剂热法合成了一系列空心的纳米颗粒。空心纳米颗粒由于具有更高的比表面积，更具应用价值。他们以有机金属配合物如 Mn(acac)$_2$ 和磷酸三乙酯为反应物和离子来源，油胺、油酸为表面活性剂，甲苯为溶剂，利用前驱体释放离子速度不同，通过调节表面活性剂的比例，实现了离子跨过不同固体 - 液体界面的定向转移，最终合成不同尺寸的空心／多孔纳米颗粒。

五、球磨法

球磨法,属于物理制备方法,利用此方法已经制备了金属陶瓷、纳米晶型和无定形的合金材料以及高温相态的碳化物、氮化物和硅化物等。球磨法是美国 NCO 公司在 20 世纪 60 年代末发展起来的一项技术。Goya 等利用此方法制备出了平均粒径为 7~10 nm 的 Fe_3O_4 磁性纳米粒子。他是将磁粉混合物(Fe_3O_4, 0.5 μmol/L)和甲醇(20~40 mL)混合至钢瓶中,密封在氩气环境下进行研磨,充分研磨后取出并分析其粒径。

球磨法具有操作简单、重现性好等优点,但是,此方法成本高,生产周期较长,粒子粒径有时难达到要求,所以,此法利用也有局限性。

六、溶胶 - 凝胶法

溶胶 - 凝胶法(Sol-Gel)是 20 世纪 90 年代发展起来的一类重要的制备纳米复合材料的方法。整个过程基于高浓度的分子前体溶液,使得纳米粒子的“溶胶”羟基化或凝结,进一步溶解再结晶,生成单分散的三维金属氧化物凝胶。其基本原理是:以金属醇盐作为原料,通过水解和聚合反应来制备出金属氢氧化物或者金属氧化物超微粒子。溶胶 - 凝胶反应过程步骤较多,反应条件需要控制良好,主要参数有溶液的浓度和 pH 以及反应的时间和温度等。通过对反应条件的控制,可以制备出粒径分布均匀、纯度较高的超微粒子。传统溶胶 - 凝胶法是以有机金属醇盐为原料,经过水解聚合等,最后再适当热处理就可得到所需的纳米材料。

例如,已经报道的粒径在 6~15 nm 的 Fe_2O_3 纳米粒子在凝胶温度为 400 ℃制得。Gunko 等设计了新型的前驱体,反应中可以调控 Sol-Gel 过程中水解 / 聚合的速度,然后超声条件下形成沉淀,再进行 300 ℃下干燥,最后得到了约 15 nm 的 Fe_3O_4 磁性纳米粒子。该方法有以下几个优点:①通过设定不同的实验条件获得不同结构的纳米粒子;②能获得纯非晶相、单分散性好、可调控的纳米颗粒;③可调控晶体的微观结构和反应产物的同质化;④可在保持溶胶 - 凝胶基质稳定和性能的前体下嵌入分子。基于溶胶 - 凝胶法可在 γ- Fe_2O_3 纳米粒子中嵌入一种惰性的、无机的、透明、耐高温的硅胶基质。Solinas 等通过溶胶 - 凝胶法合成了一种 Fe/Si 的摩尔比为

0.25 和 0.57 的 Fe_2O_3-SiO_2 纳米复合材料,并对影响溶胶 - 凝胶化的两种因素——溶胶的表面蒸发 / 体积(S/V)的比率和温度进行了研究:研究表明在凝胶化过程中纳米粒子的尺寸和相态是在二氧化硅基质中形成的,首先,在凝胶化过程中采用较高的 S/V 比时,生成了尺寸较小的氧化铁纳米粒子,与此相反,在溶胶 - 凝胶化工程中具有较低的 S/V 比时生成的纳米粒子的粒径较大;其次,凝胶化过程中低 S/V 值和较高的温度生成 γ-Fe_2O_3,相反,高 S/V 值和低温情况下形成 α-Fe_2O_3。

多元醇法也可理解为一种溶胶 - 凝胶法,是一种通过化学方法来合成尺寸、形貌可控的纳米和微米级的粒子。多元醇(例如聚乙二醇)作为溶剂展现了特别的性质:由于其高介电常量,使它可以作为溶解无机化合物的溶剂,并且由于其相当高的沸点,对无机物的准备提供了广泛的温度范围(从 25 ℃到沸点)。在磁性纳米颗粒的形成和生长过程中,多元醇可以作为稳定剂和表面活性剂抑制纳米粒子的团聚。在反应中,前驱体化合物悬浮在多元醇中,混合溶液搅拌并加热到特定的温度,可以达到多元醇的沸点。在反应中,金属前驱体溶解在醇中,形成中间产物,然后形成金属核,非核的物质负载到核上成为金属颗粒。亚微米级的颗粒可以通过提高反应温度和添加外核或诱导形成异相成核,此外异相成核能够在一定程度上控制颗粒的尺寸在亚微米的范围内。

最近,Cai 等通过改性多元醇法开发了一种简单、便捷直接生成非聚集磁性纳米粒子的方法。四种类型的多元醇,包括乙二醇(EG)、二甘醇(DEG)、三甘醇(TREG)和四甘醇(TEG),和乙酰丙酮铁在高温下反应。仅与 TREG 可得到具有均匀形状和较窄粒度分布的非聚集磁性纳米粒子,该结果和多元醇配位基团的数目、溶剂分子和合适的反应温度相关联,磁性纳米粒子表面多元醇可以通过 TGA 和 FTIR 来分析。

采用溶胶 - 凝胶法制备出的纳米粒子化学均匀性好、纯度高、颗粒小。但是,反应过程中凝胶化过程慢,进而导致合成的周期较长。另外,对于一些不易水解聚合的金属就很难结合到凝胶的网络中,因而,该方法的使用也有一定的局限性。

以上对常用的用于磁性纳米粒子制备的方法进行了介绍,其实实际中应用的方法还有更多,例如磁性纳米晶体还可以采用化学气相沉积法、超声波法、

生物辅助法、微波辐射法等来进行制备。各种制备方法各有利弊,应该根据实际需要选择制备方法。其中,共沉淀法是较为经典的方法,该法是在水相体系中制备磁性纳米晶体,反应条件温和,在制备过程中铁离子经历了复杂的水解反应,所以形成的四氧化三铁表面与水和离子络合,在表面形成化学键。

所以用这种方法制备的磁性纳米粒子可以很好地被表面修饰,进而有更广泛的用途。利用高温分解法制备出的磁性纳米粒子,表面光滑,结晶度高,尺寸均匀。因此,在制备小粒径、尺寸均匀的磁性纳米粒子时,此方法较优。

第四节 磁性纳米粒子的表面修饰

磁性纳米粒子的优势已被认同,并应用于生物分离、临床诊断和靶向治疗等领域。生物或医学分析方面的应用要求纳米粒子具有粒径小、形状规则和生物相容性好等特点,而磁性纳米粒子由于比表面积很大,表面活性极高,易于发生团聚沉降和氧化,这大大降低了磁性纳米粒子的应用。况且,用共沉淀法和水解法等多种方法合成的 Fe_3O_4 纳米晶表面一般只带有羟基,无法与生物或药物等分子进行连接,所以在科学研究和实际应用中通常都要先对其表面进行包覆修饰,改变其表面性质以适应生物分析等需要。

人和脊椎动物体内的免疫系统在防御异种抗原的入侵方面起着重要的作用。作为异物的纳米粒子载体进入体内后,也将受到免疫系统的调节,这主要是单核巨噬细胞系统(mononuclear phagocyte system, MPS)和网状内皮系统(reticuloendothelial system, RES)对它的吞噬作用。RES 对外来异物的识别能力很强,研究发现,静脉注射后纳米粒子主要集中在 MPS 丰富的器官,尤其是肝、脾和骨髓中。当然,对于需要靶向到这些器官的药物载体而言,是人们所希望的,但当这些器官不是靶向部位时,纳米粒子药物载体就难以集中到达所希望的靶向部位,药物在血液循环中的时间很短,达不到所需的疗效。纳米粒子进入体内后,免疫系统的调节大致分 3 步:①白细胞的增殖;②血浆蛋白的合成;③调理素作用。通常认为,纳米粒子被 MPS 的快速摄取与血浆中调理蛋白对其吸附有关。巨噬细胞消除外来粒子的一个主要机制是,通过识别结合于微粒上的 IgG 的 Fc 段和补体抗体结合的微粒。一般而言,纳米粒子表面的亲脂性越大,则对调理蛋白的结合力越强,吞噬细胞对其吞噬作用也就越强。带有负电荷纳米粒子表面往往比带有正电荷或中性的粒子表面在体内更易被清除,而中性表面最适合延长纳米粒子的

体内循环。粒径大小的影响是:粒径大于 7 μm 的粒子通常被肺部毛细血管床截留,大于 100 nm 的粒子易被肝脏和脾脏的窦状小管捕获,小于 100 nm 的粒子被骨髓细胞吞噬。此外,纳米粒子表面一般不应有羟基和氨基,因为前者易被免疫系统的补体 C3 选择性识别,而后者则易被免疫系统的补体 C4 选择性识别。因此,通过纳米粒子表面的修饰作用可以减少血浆蛋白的吸附,从而抑制 MPS 对纳米粒子的摄取。综上可知,使用较小的磁性纳米粒子,选用非离子表面活性剂,增加表面的亲水性有利于得到生物相容性较好的磁性纳米粒子载体。

单分散的磁性纳米粒子能够提供几乎相同的物理、化学和生物性质,这为药物等在生物体内分布的统计学和动力学研究提供了有力的支持。在靶向物载体到达病变组织与细胞前的传输过程中,保持一定的稳定性是非常必要的,从而可以减少药物剂量、降低毒副作用、提高疗效并增加生物制剂的有效利用率。磁性纳米粒子的单分散性和稳定性可主要通过粒子间的静电排斥和表面修饰剂的空间位阻加以控制。例如,Euliss 等用氢氧化四甲基铵取代磁性纳米粒子表面的疏水性分子后,形成了一个静电双电层结构而变成亲水性,并且仍保持其单分散性和超顺磁性。而通过金属有机前驱体热分解法得到的磁性纳米粒子表面覆盖有空间位阻作用的表面活性剂(如油酸、油胺等)使之稳定和分散。

磁性纳米粒子表面修饰材料主要包括带有羧基(—COOH)、氨基(—NH$_2$)、巯基(—SH)或羟基(—OH)等特定官能团的有机小分子(如环糊精、柠檬酸、油酸、油胺等)、有机高分子(如葡聚糖、淀粉、多肽、蛋白质、聚乙二醇、聚乙烯醇、聚乳酸等)和无机材料(如 SiO_2 等)。利用物理吸附和化学结合的修饰方法将它们固定在磁性纳米粒子表面,其表面上的有机官能团再结合靶向剂(如生物抗体、特异

性配体等）、治疗药物以及各种生物标记分子（如荧光分子、DNA、蛋白质、酶等）。通过对纳米颗粒表面的修饰，可以达到以下四个方面的目的：①增加磁性纳米颗粒的表面活性，更加有利于其他组分在其表面的负载；②提高磁性纳米颗粒的分散性，减少粒子间的团聚，使粒径更加均匀；③使磁性纳米颗粒表面具有其他物理、化学、机械等多方面性能；④改善磁性纳米颗粒与其他物质之间的相容性，这在医药领域尤为重要。经过修饰后形成的磁性复合粒子既具有磁性，又具有表面活性基团，能进一步与药物、抗体、蛋白质、酶、细胞及 DNA 等多种分子偶联，并可望用于各种器官、组织或肿瘤等的靶向。

一、无机材料修饰

用无机材料对 Fe_3O_4 磁性纳米粒子进行修饰后的结构是以 Fe_3O_4 磁性纳米粒子作为内核，无机材料为外壳。其中，SiO_2、金、银等因具有良好的性能，成为目前应用最广的修饰材料。修饰后的磁性纳米粒子不仅保留原有的特殊磁性，还增加了生物相容性和稳定性等。

SiO_2 是目前应用最广的无机修饰材料，主要是因为其具有下列优点：①具有优良的生物相容性，具有生物惰性，修饰后的磁性纳米粒子在生物体中非常稳定；②易功能化，因其表面存在丰富的羟基，所以很容易进一步与其他生物分结合；③ SiO_2 的制备方法已经比较成熟，这就为磁性纳米粒子的表面修饰提供了重要的保障。已被广泛采用的制备磁性二氧化硅纳米球的方法有三种：第一种是著名 Stober 法，以正硅酸乙酯（TEOS）为前体通过溶胶－凝胶的方法包覆二氧化硅，研究表明包覆二氧化硅壳层的厚度取决于铁的氧化物的浓度和溶剂的类型，铁的浓度较低时包覆的二氧化硅层较厚；第二种方法是从硅酸溶液沉积二氧化硅到纳米粒子的表面，多种研究证明，这种沉积的方法覆盖在磁性纳米粒子表面的比例更高，相对比 TEOS 方法，该方法对于粒径的控制较容易，可控制在几十到几百纳米，原理是通过调控 SiO_2 与 Fe_3O_4 的比例控制沉积的厚度；第三种方法是乳液聚合，溶液中的微胶粒和胶束被用于限制和控制二氧化硅的包覆，这种方法可能需要比较大的作用力将核－壳型的纳米粒子与乳液中的表面活性剂分离开来。

Xu 等采用表面硅烷化法在 Fe_3O_4 纳米粒子表面包覆一层 SiO_2 后，利用 L- 丙氨酸进行修饰，然后

进行了纳米粒子载药能力的考察。他们首先采用热溶剂法，将由 $FeCl_3$、乙二醇、乙酸钠和 PEG 800 组成的反应体系置于密闭反应容器中，200 ℃反应 5 h，用乙醇洗涤数次后经磁分离得到黑色 Fe_3O_4 纳米粒子。然后将纳米粒子分散于水和乙醇的混合溶液中，加入正硅酸四乙酯（TEQS），在氨水的催化下，TEOS 发生水解并包覆在 Fe_3O_4 纳米粒子表面。包覆后，Fe_3O_4 纳米粒子的透射电镜照片出现明显的核壳结构，其中黑色内层为 Fe_3O_4 纳米粒子，透明外壳为 SiO_2 层。同时，红外光谱中 1 086 cm^{-1} 处出现了属于 Si—O 键的特征吸收峰。利用 L- 丙氨酸修饰后，纳米粒子表现出很好的载药能力，并可实现对药物的可控释放。

除 SiO_2 用于修饰磁性纳米材料外，还可用其他无机材料如金、银等来修饰，从而制备出有核壳结构的复合粒子，而这种复合纳米结构的形成可以赋予磁性纳米粒子更多优良的性质。Sung Jin 等用 Au 修饰磁性粒子表面，从而得到了具有良好稳定性和生物相容性的 Au/Fe_3O_4 复合微球。

二、有机小分子修饰

有机小分子修饰一般是指带有亲水性或疏水性官能团的小分子化合物通过物理吸附直接吸附在 Fe_3O_4 纳米颗粒的表面，或者通过偶联剂引入一些活泼的基团，进一步发生化学反应引入功能性的基团。根据磁性纳米粒子的表面特性，用于修饰磁性纳米粒子的表面活性剂一般分为三类：水溶性、油溶性、两亲性。目前，最常用到的表面活性剂包括油酸（OA）、柠檬酸、月桂酸、十二烷基磺酸钠（SDS）等。表面活性剂含有长链基团，可以形成空间位阻，从而起到稳定磁性纳米粒子的作用。用表面活性剂修饰磁性纳米粒子，一般是为了达到两个目的：控制粒子的形貌和尺寸；改善粒子的表面性能。Zheng 等在表面活性剂 ATO 存在下，制备了尺寸约为 27 nm 的 Fe_3O_4 磁性纳米粒子，加入 ATO 可减缓粒子的成核速度，从而控制粒子尺寸。

三、高分子聚合物修饰

聚合物通常在纳米颗粒的合成过程中或合成之后被加入反应体系，对纳米颗粒进行表面修饰以避免颗粒的团聚。一般而言，纳米颗粒通常凭借静电排斥力或空间位阻来保持其胶体稳定性。聚合物通过化学锚定或物理吸附作用在纳米颗粒表面形成一

个单层或双层的修饰层,从而产生排斥力(主要是空间位阻)来平衡作用在颗粒表面的磁性和范德瓦耳斯,使磁性纳米颗粒可以保持稳定的胶体状态。聚合物包含了某些功能基团,如羧酸盐、磷酸盐和硫酸盐等,可以连接到磁性颗粒表面。其主要分为天然生物大分子和合成高分子两大类。有机高分子用于修饰磁性纳米粒子的研究主要合成尺寸均一的磁性微球和制备具有核壳结构的聚合物复合纳米粒子两个方面。

(一)天然生物大分子修饰

目前用于修饰磁性纳米粒子的天然生物大分子主要有多糖类以及氨基酸类聚合物,因为其成本低,来源广,最重要的是具有很好的生物相容性以及降解性。利用天然生物分子进行表面修饰,可以大大改善磁性纳米粒子的生物相容性,还可以赋予复合材料以新的活性。

目前,应用最多的多糖类包括壳聚糖、葡萄糖等,因为其在自然界中蕴藏较多,广泛存在,且生物相容性较好。壳聚糖又称脱乙酰甲壳素,一种广泛存在于一些真菌如毛霉菌目细胞壁中的生物高分子,其具有良好的生物相容性、血液相容性、抗菌性、微生物可降解性,并与许多生物大分子具有高亲和性,分子链上丰富的羟基和氨基使其易于进行化学修饰而得到广泛应用。Doan Thi Kim Dung 等首先利用化学共沉淀法制备 Fe_3O_4 磁性纳米粒子,然后利用悬浮交联法,以戊二醛为交联剂,制备得到壳聚糖修饰的 Fe_3O_4 磁性纳米粒子。天然纤维素是自然界中分布最广、含量最多的多糖。Neda 等首先在纤维素上连接上氨基,然后利用一定摩尔比的 $FeCl_2$ 和 $FeCl_3$ 溶液在碱性条件下水解制得 Fe_3O_4 磁性纳米粒子,然后利用提拉镀膜法将一定浓度的连接有氨基的纤维素溶液加入到 Fe_3O_4 磁性纳米粒子水溶液中,85 ℃加热反应 2 h,分离,去离子水洗涤制得磁性纳米复合物。该复合物可以作为不同的功能化生物材料应用在药物传递、肿瘤治疗和酶工程等。

应用最广的氨基酸类包括蛋白质、明胶、酶等,他们不仅具有良好的生物相容性,还能够进一步与DNA、蛋白质、抗体等作用,使合成的复合物具有广泛的用途。白蛋白又称清蛋白,是血浆中含量最多的蛋白质,在自然界中分布最广。白蛋白具有化学性质稳定、无毒、无抗原性等特点,在组织中易于分布并可富集于肿瘤部位,是一种理想的药物载体材料。Yuichi Iwaki 等首先采用共沉淀法制备 Fe_3O_4 磁性纳米粒子,通过 3- 氨丙基三甲氧基硅烷(APTM)在 Fe_3O_4 磁性纳米粒子表面修饰上氨基,然后通过共价结合作用将人类血清蛋白(HAS)修饰到 Fe_3O_4 磁性纳米粒子表面,得到 Fe_3O_4@HSA 磁性纳米粒子。Fe_3O_4@HSA 磁性纳米粒子通过人类血清蛋白和药物之间的特异性结合作用从人类尿液和血清中高效捕获小的药物,吸附在人类血清蛋白上面的药物可通过直接将 Fe_3O_4@HSA 磁性纳米粒子进行 SALDI-MS 分析得到确定。Soenena 等在粒子表面吸附卵黄高磷蛋白和牛血清蛋白来制备固定蛋白质的磁流体,复合微球在水溶液中具有良好的稳定性和分散性,可以用来作为生物传感器或者药物载体。

(二)合成天然高分子修饰

目前用于修饰磁性纳米粒子的合成高分子主要有聚乙二醇、聚苯乙烯、聚丙烯酰胺等,其最大的优势在于,可以利用化学方法根据不同的需要来合成所需修饰物。例如 Kumagai 等报道了一种利用聚乙二醇来修饰磁性纳米粒子的方法,他先用 $FeCl_3$ 水解合成纳米氧化铁,以聚乙二醇和聚天冬氨酸反应来合成聚乙二醇 - 聚天冬氨酸共聚物,然后再用共聚物去修饰纳米粒子可得到所需产物,该产物在水中以及生理盐水中都表现出了较好的稳定性和溶解性。

天然生物分子和合成生物分子各有优势,通过天然生物分子和合成高分子来共同修饰磁性纳米粒子,可以将两者的优势进行有机结合。Zhang 等用葡聚糖、异丙基烯酰胺和二甲基丙烯酰胺来包裹 Fe_3O_4 磁性纳米粒子,制备出的胶囊可用于药物靶向载体,该胶囊代谢时间长、副作用小、药物释放速度可控。

第五节　磁性纳米粒子的应用

磁性纳米粒子具有独特的物理和化学性质,已被广泛应用于生活中的各个方面。经过修饰的磁性纳米粒子还具备生物相容性好和毒副作用小的特点,因此在生物应用领域有很大优势。磁共振分子成像主要应用在：基因分析与基因治疗成像；分子水平定量评价肿瘤的血管生成；疾病的早期诊断、疾病治疗效果监测、活体细胞及分子水平的显微成像等方面。

一、基因分析及基因治疗

基因疗法是一种有望用于癌症治疗的新技术，其通过载体将外源性遗传物质导入癌细胞并使某些特异性蛋白的表达升高或降低，从而杀伤癌细胞。此外，基因治疗对许多遗传病和其他一些不治之症也具有潜在的治疗价值。基因递送是实现基因治疗的关键步骤之一，而基因的成功递送有赖于发展有效的、安全的递送载体。目前，基因递送载体分为病毒载体和非病毒载体。病毒载体是最为常用的基因递送工具，基于病毒载体的基因传递，可以实现更高的转导效率和长期基因表达，但同时又可能伴有一些缺点，如致癌性、免疫原性、缺乏细胞靶向性、不能传送大尺寸基因和成本高等。而非病毒载体具有相对安全、毒性小、无免疫原性和致癌性、易于制备、能递送大尺寸基因等优势，更具有应用前景。传统的非病毒载体多为阳离子多聚物和脂质体衍生物，其最大的缺陷是基因递送效率低，尤其在体内，容易被细胞内水解酶消化，且缺少组织特异性，并具有一定的细胞毒性。理想的基因递送载体应具备递送效率高、细胞毒性低、对正常细胞生理影响小以及易于使用和重复性好等特性。纳米材料由于具有独特的理化性质，在药物和基因递送领域具有广泛的应用潜力。为此，许多基因载体和技术在过去一些年中得以快速发展。作为一种新型基因递送载体，纳米材料具有许多优势，如通过吸附核酸形成纳米材料与核酸复合物，从而保护 DNA 分子免受核酸酶的降解，还可以偶合特定靶分子实现靶向递送，达到靶向控制释放，并可以延长作用时间。磁性纳米颗粒兼具纳米效应和超顺磁性。作为基因递送载体，其优势主要包括以下几个方面：①作为非病毒载体，无免疫原性；②铁元素在人体内广泛分布，磁性纳米颗粒也具有较好的生物相容性；③比表面积大，有助于提高与遗传物质的结合，且使其能够装载大尺寸 DNA；④在磁场作用下能运送基因到特定组织、器官或细胞，即能够进行磁性靶向；⑤可以与磁性纳米颗粒的 MRI 和热疗作用相结合，实现诊疗的双重作用；⑥外加磁场可以诱导其携带的 DNA 移动、富集到靶组织和细胞，从而显著提高基因递送效率。

肿瘤基因治疗的方法始终引起人们的强烈兴趣。正因为如此，转运载体和转运后基因表达显像备受关注。基因报告系统能够提供在评价基因转运、初次转导和后续的基因治疗载体的表达中一些有价值的信息。目前一些报告基因系统已用于核医学成像、光学显像和 MRI。应用磁共振报告基因成像可将目的基因和报告基因拼接起来，可以通过监测报告基因来判断目的基因的存在情况。磁共振分子成像在基因水平上，因其空间分辨率高于 PET 等成像技术，且能同时获得生理与解剖信息，因而多应用于基因传递、基因表达、基因治疗效果的监测。具体地说，应用磁共振报告基因成像能够示踪载体（包括载体干细胞），显示载体的分布情况；监测转染的目的基因是否在靶器官成功表达、判断其表达的水平及其分布情况，观察表达的持续时间及追踪能否遗传等。另外，它的应用将增加对基因转染过程的了解，这种了解对基因治疗的发展和完善极为重要。磁共振基因成像是继放射性核素基因成像之后出现的新的无创性技术，其突出的特点是具有更高的空间分辨率（spatial resolution），可以进行反复的动态观察。其潜在应用包括：明确基因转运是否成功；定位靶组织内的基因分布是否合适；评估靶细胞的基因表达水平。在以 MRI 为成像方法的报告基因技术中，第 1 类标记基因编码产物为酶类，包括有：酪氨酸酶、3- 半乳糖苷酶、胞嘧啶脱氨酶、精氨酸激酶、肌酸酐激酶。这种方法开发了特定酶修改成像药物前体的能力，即将探针（含酶底物）修饰成药物前体，经特定的酶催化，将药物释放出来，通过药物在组织中的积聚反映出目的基因的表达。第 2 类标记基因编码产物为受体，主要为转铁蛋白受体，通过转铁蛋白受体探针进行探测。

磁转染已成为一种广泛使用的研究工具，几乎适用于任何类型的核酸和任何种类的非病毒或病毒载体，且可以提高在许多应用中的基因传递效率。磁转染有助于建立模型、识别病毒病原体感染机制，也可以将质粒 DNA 或外源性 SiRNA 有效地递送到原代细胞和细胞系，成为生化机制和信号通路研究的一个重要工具，尤其对很多难以转染细胞的生物机制研究具有重要意义。磁转染已成为近年来神经科学研究中的一个重要工具。众所周知，神经元非常难以进行转染且对毒性非常敏感。对于这些细胞，转染效率和毒副作用之间的平衡是其生物学和电生理学研究的一个难题。磁性纳米颗粒已被证明可以成功转染各种各样的神经元,且转染效率高、负作用小。尽管大量的体外研究表明磁性纳米颗粒是一种非常有临床应用前景的基因递送载体,然而要达到最终的临床应用,还有待于进一步深入研究。磁场有助于提高磁性纳米颗粒的基因递送效率,但是体内的磁性靶向作用并不明显。因此,有必要对携带基因的磁性纳米颗粒再连接特异性的抗体或配体,从而实现双重或多重靶向作用。此外,为了达到有效的靶向作用,还必须延长磁性纳米颗粒载体的血液循环时间,如通过粒径的控制、表面的修饰等。机体内的生物屏障系统(如血脑屏障、血睾屏障等)限制了治疗基因递送到相应靶位。设计合适的载体使其透过生物屏障系统是某些疾病得以有效进行基因治疗的前提。基因进入细胞核是发挥有效治疗作用的关键,而目前的研究主要集中在磁性纳米颗粒载体如何携带基因进入细胞,对基因在细胞内的过程及其进入细胞核的机制报道较少。磁性纳米颗粒本身具有较好的生物相容性。然而为了提高其基因递送效率,常使用一些具有毒副作用的聚合物进行修饰。因此,寻找生物相容性好、转染率高的包覆材料也是亟待解决的问题,也是某些疾病得以有效进行基因治疗的前提。

二、肿瘤的早期诊断

磁共振成像能够对生物内脏器官进行快速无损检测,是目前肿瘤早期诊断最有效的方法之一。磁共振成像是一种利用人体组织中某种原子核的磁共振现象,将所得射频信号经过电子计算机处理,重建出人体某一层面的图像诊断技术。磁共振成像的临床应用是医学影像学中的一场革命,是继 CT、B 超等影像检查手段后又一新的断层成像方法。与 CT 相比,MRI 具有组织分辨力高、空间分辨力高和无硬性伪迹、无放射损伤等优点,因而广泛应用于临床中。

磁性氧化铁纳米颗粒应用于肿瘤诊断应具备以下条件:首先,磁性纳米颗粒在 MRI 造影及 MRI 分子影像中的应用要求其在生理环境中表现出良好的分散溶解能力,并形成稳定的胶体溶液,从而保障纳米材料在血液及淋巴系统循环过程中不会造成栓塞。纳米颗粒在溶液中分散并形成稳定的胶体溶液需要纳米颗粒间有足够强的相互排斥作用,而这种作用强烈地依赖于纳米颗粒的表面修饰。带电颗粒间静电排斥力可以帮助纳米颗粒形成稳定的胶体溶液,然而依靠静电斥力形成的胶体溶液在其他电解质存在的情况下容易发生聚沉。因此,针对生物体内应用,磁性氧化铁纳米颗粒通常采用聚合物来修饰,利用聚合物的空间位阻作用获得在生理环境中能够稳定分散的磁性纳米颗粒。需要指出的是,表面为正电性或负电性的纳米颗粒与生理条件下呈电中性的磁性纳米颗粒相比,通常其血液循环时间均较短,这主要是因为纳米颗粒与血浆中的调理素蛋白的静电相互作用使其更容易被免疫系统清除所致。其次,良好的生物相容性,包括较低的毒性及清晰的代谢途径是纳米颗粒体内应用的必备条件。所谓材料的生物相容性是指该材料在发挥特定作用的同时不会给患者带来局部或全身的副反应。传统上,生物相容性是研发长期发挥作用的植入型器件(implantable devices)所关心的问题。而磁性氧化铁纳米颗粒作为造影剂,由于在发挥造影作用后会被排出体外,因此其生物相容性修饰更多需要考虑的是修饰材料是否会带来毒性、引起局部及全身反应,及对纳米颗粒循环行为及代谢途径的影响等。目前的研究结果表明,具有适当分子量的 Dextran 和 PEG 是修饰磁性纳米颗粒使其获得生物相容性的最佳候选材料。再次,与依赖于 Kupffer 细胞对纳米材料吞噬的肝部肿瘤或结节造影不同的是,肿瘤诊断还可以通过多种不同机制实现造影剂在肿瘤部位的有效富集,但这需要磁性纳米颗粒具备足够长的血液循环时间,可以说长血液循环时间是磁性纳米颗粒在肿瘤 MRI 成像及 MRI 分子影像中应用的重要前提。文献结果表明,经 Dextran 或 PEG 修饰的磁性纳米晶体,在合适尺寸的条件下,可以表现出长达 10 h 或更长的血液半衰期。众所周知,在肿瘤发生发展过程中形成的肿瘤新生血管结构及功能异常,与正常组织血管相比,肿瘤组织血管丰富且血管壁间隙较宽,结构完整性差,淋巴回流缺失,使得肿瘤组织表现出特殊的高通透效应和高滞留效应(enhanced permeability and retention effect,EPR)。因此,具有长血液循环时间的 Fe_3O_4 纳米颗粒在通过血液循环到达肿瘤部位后,可渗入肿瘤组织,从而能够在肿瘤部位富集而实现 T_2 造影增强效果。

具有超顺磁性的纳米粒子可增强病变组织与正常组织图像之间的对比度,从而提高 MRI 的灵敏度和选择性。顺磁性的 Fe_3O_4 还具有特异性高和毒副作用小等特点,利用磁性纳米粒子进行磁共振成像具有多方面的优势。

Han 等利用羧甲基葡聚糖修饰的磁性 Fe_3O_4 纳米粒子(CMD-MNPs)与奥曲肽(OC)结合后,作为一种 T_2 磁共振成像造影剂,应用于胰腺癌细胞 Bx-PC3 和结肠癌细胞 HCT-116 的磁共振成像,并研究了奥曲肽对这两种肿瘤细胞的作用。垂体腺瘤和神经内分泌肿瘤(如胰腺癌和肺癌)细胞可表达出大量的生长激素抑制因子受体。奥曲肽是一种人工合成类似生长激素抑制素的药物,它可与生长激素抑制因子受体发生特异性的结合,从而抑制生长激素抑制素的过多分泌,达到控制神经内分泌疾病的目的。临床研究表明,与生长激素抑制素相比,奥曲肽半衰期更长,可用于肠胃失调及内分泌肿瘤疾病的诊断与治疗。他们将表面结合有奥曲肽的纳米粒子(CMD-MNPs-OC)分别与 Bx-PC3 和 HCT-116 细胞共同孵育 24 h,并对孵育后的细胞进行 TEM 表征。结果显示,Bx-PC3 细胞在细胞质内有纳米粒子分布,并且粒子之间没有出现团聚现象;而 HCT-116 细胞内则没有纳米粒子,表明细胞对 CMD-MNPs-OC 的内吞作用是由细胞表面存在的生长激素抑制素与 OC 之间的结合引起的。之后他们又对与 CMD-MNPs-OC 孵育后的 Bx-PC3 和 HCT-116 细胞进行了磁共振成像,并进行了空白对照试验。成像结果中,只有与 CNID-MNPs-OC 孵育过的 Bx-PC3 细胞 MRI 信号最弱,这表明大量纳米粒子由于内吞作用进入了细胞内部,体现出该方法具有良好的选择性。Song 等采用水热法合成出 Fe_3O_4 纳米粒子,利用壳聚糖对纳米粒子进行修饰,并进行了磁共振成像实验,磁性 Fe_3O_4 纳米粒子明显增强了成像对比度,因此可作为磁共振图像增强剂而应用于相关领域中。

三、新生血管生成的监测

血管生成包括血管网的生长及重塑,与肿瘤的发生关系密切。研究发现血管生成的抑制与充进与多种疾病密切相关,如某些癌症、免疫性疾病和糖尿病等。MRI 分子成像有许多监测血管生成的办法。目前,监测肿瘤血管生成最引人注目的方法是以与肿瘤血管生成密切相关的新生血管内皮细胞的表达物为靶目标进行成像。常用的有以整合素为成像靶点的 MRI 分子成像。将对比剂与 $\alpha_v\beta_3$ 整合素的抗体连接后,可与 odYp 整合素结合,并可将新生血管与原有宿主血管分开,定量分析新生血管的结构和功能情况,还可确定血管生成抑制因子及刺激因子

在时间及空间上的分布,并对其进行长期无创伤的监测,而且这种特异性对比剂经过修饰后可转变成具有治疗性的物质,这样就使治疗和诊断合二为一。

与此同时,在肿瘤血管生成方面也可进行外源性基因的表达成像,由于肿瘤血管生成过程中新生血管的某些特征性标记物(如多聚赖氨酸受体)水平上调,将对比剂与一些配体(如多聚赖氨酸)连接后即可与这些标记物特异性结合。Kayyem 等合成了一种偶联多聚赖氨酸的特殊配体分子,它两端分别连接治疗基因和 MRI 对比剂,可与细胞表面受体或抗原特异性结合,把所连接的治疗基因、MRI 对比剂同时导入到特定细胞内,通过 MRI 的强化程度即可直接判断目的基因的转染情况,不需要另外再连接报告基因,这样既可将新生血管与原有宿主血管分开,定量分析新生血管的结构和功能情况,还可以确定、监测血管生成抑制因子及刺激因子在时间及空间上的分布。经过修饰后的特异性对比剂还可转变成具有治疗作用的物质,使治疗和诊断合二为一。目前,上述特异性对比剂如钆离子标记的多聚脂质体已经接近临床应用。

四、监测细胞凋亡

细胞死亡包括凋亡、坏死和自噬等连续的过程。凋亡是在正常或病变组织中构成细胞死亡的主要机制。坏死是一种偶然的不受调节的细胞死亡,是一系列物理化学改变的结果。后者作为一种细胞死亡的方式之一常发生于细胞营养丧失的情况下。处于正在死亡的细胞有着广泛的特征,一些主要表现为坏死而另一些主要表现为凋亡的特征,一般不能很好地区分开来,从临床的角度来看,探测所有的细胞死亡形式都是重要的。临床研究显示凋亡的探测或是大体上的细胞死亡,可能是能早期提示治疗有效的标志,能够提供预后信息和指导后续治疗。在临床上,使用分子影像学技术,特异和敏感地探测凋亡,对监测肿瘤早期治疗反应有重要意义。活体内探测凋亡的影像学技术包括 MRI、核素成像和光学成像等。在磁共振领域,早期探测凋亡主要集中在用波谱分析技术探测凋亡过程中的代谢标志物。用 31-P-MRS 探测培育的不同细胞系的代谢标志物,这些标志物包括胞苷二磷酸胆碱(CDP-choline)和 FBF(fructose 1, 6-biphos-phate)。然而,这些 MRS 的测量在活体内探测凋亡受到波谱分辨率的限制,同时也缺乏灵敏度,使空间分辨率低和采集时间长。

质子 MRS 也用于凋亡的检测，是通过监测细胞质中的脂质小滴的累积、在 ¹H-MRS 上产生相应信号而间接反映细胞的凋亡。但是使用这种方法探测凋亡可能会受到邻近沉积的脂肪和原先已经存在于肿瘤细胞中的脂质信号的干扰。

另一种方法是 MRI 扩散加权成像（DW-MRI）。DW-MRI 对水分子的水表观弥散系数（ADC）非常敏感，在诱导细胞死亡后 ADC 值显著上升，可能是组织密度改变的结果。该技术已经在临床上广泛使用，虽然水分子的 ADC 变化对细胞的凋亡不是特异性的，测量 ADC 在临床评价治疗诱导的细胞死亡中很有意义。

凋亡细胞表面有特征性高表达的磷脂酰丝氨酸，膜黏连蛋白 V 可以与磷脂酰丝氨酸特异性识别并结合。应用交联氧化铁（CLIO）纳米粒子标记膜黏连蛋白 V 可合成分子探针，研究表明，通过二硫化物，每一个 CLIO 纳米粒子平均可连接 2~7 个膜黏连蛋白 V 蛋白质分子。科研人员通过实验发现，膜黏连蛋白 V-CUO 即使在磁性底物的最低浓度时也可通过 MRI 来有效地辨认含有凋亡细胞的细胞悬浮液。所以此探针通过 MRI 可探测细胞凋亡的情况。Ming Zhao 等利用突触结合蛋白 1 型的 C2 区域可以结合在凋亡细胞的细胞膜表面。通过将这种蛋白修饰在磁性氧化铁纳米粒子的表面可以用于检测凋亡细胞。Hossein Nejadnik 等开发了一种新型的用于检测干细胞凋亡的造影剂，该造影剂是基于对胱天蛋白酶 3 敏感的钆配合物的纳米聚合物。胱天蛋白酶 3 作为一种细胞凋亡因子，可以切断造影剂的部分化学键，导致其疏水性质发生变化，从而引起自组装形成钆的纳米粒子。这改变了弛豫效率，使得 H 质子的信号放大了 90%，并且延长了在体内的存在时间，从而在凋亡的细胞位置产生的明显的信号对比。

五、肿瘤治疗疗效评估

目前，癌症治疗效果的评估主要是通过对比治疗先后解剖组织的组织切片或结构图像。初步治疗和治疗评估之间的时间可能长达数周或几个月，治疗评估的滞后性大大降低了寻找有效治疗方法的机会，比如调整用药的剂量。利用 MRI 分子成像可在肿瘤治疗的极早期就可对其疗效进行评价，而不是在多个疗程后复查肿瘤的大小以及评估治疗效果。

大多数肿瘤有高的有氧（糖）酵解，这一内在特

性已被广泛运用在以 PET 为基础的检测肿瘤和评价肿瘤疗效的成像中。而磁共振波谱（magnetic resonance spectroscopy，MRS）技术开创了活体内研究肿瘤细胞代谢变化的全新方法，是目前唯一的无创性研究活体组织生化改变的方法。在增殖的肿瘤细胞中，磷脂酰胆碱（PC）和磷脂酰乙醇胺（PE）通常都是升高的，而在对治疗有反应的肿瘤细胞中这些物质的浓度会下降。Leach 等研究发现，磷酸单酯（PME，主要是由 PC 和 PE 构成的复合峰）峰值的下降与疾病治疗有效相关，而 PME 升高与疾病进展亦相关。用 ¹H-MRS 研究乳腺肿瘤的代谢特征时发现，恶性肿瘤中可检测到含胆碱的代谢产物，然而在良性病变中检测不到胆碱信号。在前列腺癌，治疗前后的研究显示磁共振波谱能评价前列腺癌治疗后反应、测量反应的时间过程及关于治疗反应的机制信息等。用 MRS 检测肿瘤细胞代谢变化，特别是 ³¹P-MRS，存在的主要问题是检测敏感性低，数据采集时间长而波谱分辨较低。这个问题可能在未来通过利用动态核超极化技术（DNP）而得以改善，DNP可以将敏感性提高 10 000 倍，然而这种技术自身也有一些问题，如超极化后半衰期短（数十秒），需要快速的标记细胞内的分子并且使用快速的成像方法等。虽然这些问题限制了运用，但是一些初步研究显示出该方法的应用潜力。

对于肿瘤而言，只要直径超过 2 mm 就需要长出新的血管来提供维持肿瘤生长的养分。在非生理情况下，显著的血管生成一般只在肿瘤组织中出现。血管生成同时也是肿瘤浸润和转移的重要机制，明显的血管生成通常和疾病的不良反应相关。研发能够减少或者抑制肿瘤血管生成和破坏新生血管的药物已经引起人们相当的关注。这种药物与传统化疗药物相比，具有潜在的减少获得性耐药易感性的优势。动态增强 MRI（dynamic contrast agent enhanced MRI，DCE-MRI）技术检测血管通透性可以反映肿瘤的血管生成。在用 DCE-MRI 技术测量肿瘤灌注评价对增殖的血管内皮细胞具有毒性的考布他汀（CA4P）的抗血管生成治疗效果的动物肿瘤模型研究中，用其最大中毒剂量的 10% 即显示治疗有效。进一步的研究还发现，CA4P 药物对移植瘤的疗效和 DCE-MRI 测量的肿瘤血管通透性相关。DCE-MRI 在评价 CA4P 治疗进展期恶性肿瘤临床 I 期试验中，10 例患者经过 5 d 的疗程后，8 例患者的肿瘤灌注值下降，研究还发现灌注值的改变和药代动

力学亦有相关性。另一种方法是磁共振分子成像。如在肿瘤组织增殖的内皮细胞表面整合素 V$_3$ 的表达是上调的,通过设计一种靶向整合素 V$_3$ 的靶向显像探针,进行靶向成像也是一种检测抗肿瘤血管生成药物疗效的有效方法。对于这类 MRI 探针,可以包括使用钆标记的识别整合素的抗体、用含精氨酸 - 甘氨酸 - 天冬氨酸(RGD)小分子多肽标记的顺磁性纳米颗粒的整合素结合多肽 MRI 探针等。

这在癌症的预后动力学和治疗效果研究中是非常有用的工具。Louci 等研究一种 Gd^{3+} 螯合物作为 MRI 探针,在这种螯合物中,顺磁性的 Gd^{3+} 离子通过半乳糖残基与水分子隔离,通过经常使用的报告基因 β- 半乳糖苷酶从螯合物中裂解半乳糖残基,使得水中的质子和探针中的顺磁性金属中心(Gd^{3+} 离子)相互作用而使弛豫增加在 T$_1$ MR 图像上表现为高信号。Weissleder 等使用转铁蛋白受体作为报告子,与转铁蛋白分子和顺磁性纳米粒子连接,转铁蛋白受体的表达导致对顺磁性的转铁蛋白摄取量增加,使 T$_2$ MR 图像中的信号降低。

一些新兴的细胞治疗,如干细胞移植,在临床上已应用在自身免疫性疾病和退行性疾病的治疗。这也包括肿瘤的免疫治疗,如采用 T 细胞治疗是将大量的激活的肿瘤特异性的 T 细胞输入患者体内。到目前为止,这种潜在的有效的肿瘤治疗方法在早期的临床试验中报道的有效率为 10%~25%。影像学可以对移植的干细胞或免疫细胞进行标记示踪,监测移植效果。通过对细胞进行多种不同试剂标记,如放射性同位素标记探针进行 PET、SPECT 显像或生物发光探针进行光学成像。以 MRI 为基础的氧化铁纳米粒子标记也是一种非常有效的活体细胞示踪方法。超小磁性氧化铁纳米粒子被用来标记小鼠树突状细胞,以检测他们在体内的移动。对肿瘤患者施加树突状细胞后,可以刺激效应 T 细胞,从而提高抗肿瘤的免疫响应。通过提供可视的位置观察,超小磁性氧化铁纳米粒子标记树突状细胞可以用来评估树突状细胞的癌症治疗,同时还可以得到不同剂量的治疗效果。通过监测超小磁性氧化铁纳米粒子复合物的 T$_1$ 和 T$_2$ 信号值得变化,可以用来评估和控制药物释放。紫杉醇、阿霉素等抗癌药物装载到磁性氧化铁纳米粒子的表面,并用 pH 敏感的聚合物进行包覆。装载上药物之后,T$_1$ 和 T$_2$ 的信号值提高。当处在酸性环境的条件下,药物释放,相应的 T$_1$ 和 T$_2$ 值降低。

许多肿瘤细胞表面都表达一些肿瘤特异性受体,这些受体多参与调节肿瘤细胞分化、增殖和死亡的信号通路。如生长激素抑制素和叶酸受体。靶向肿瘤细胞表面表达的肿瘤特异性受体已受到广泛的关注。研发新型、低毒药物,能够高亲和力、特异性阻滞这些受体是肿瘤药物研发的主要研究领域之一。分子影像学(MI)可作为一种非侵入性评价患者肿瘤细胞受体表达的方式,同时也提供了研究肿瘤受体介导通路的方法。在 PET/SPECT、光学成像和 MRI 领域已经研制了一些受体特异性的探针,部分也已经用于临床。Artemov 等在 Her2/Neu 受体阳性的乳腺癌动物模型的显像中使用两步法,在注射 Gd^{3+} 标记的亲和素后,再注射生物素化的 Her2/Neu 的抗体。这一技术提供了对乳腺癌患者在体评价该受体表达水平的方法,使选择 Her2/Neu 受体阳性的患者亚群接受抗体治疗成为可能。然而,由于 MRI 成像相对低灵敏度,可能使受体表达相当低水平的患者在评价时受到限制。

磁共振分子和功能成像预测和评价肿瘤疗效是敏感和可行的,但是,仍然需要研究新型的方法和高敏感的探针用于肿瘤诊断、疗效评价、指导制订个性化治疗方案和监测肿瘤的复发、转移等。

六、血栓靶向性成像

血栓性疾病是一种严重危害人类生命和健康的血液回流障碍性疾病,包括动脉血栓与静脉血栓性疾病,涉及临床各科。常见的有心脑血管血栓性栓塞、深静脉血栓形成、肺栓塞的并发症以及外周动脉闭塞性疾病,且发病率、死亡率与致残率均高。目前临床上对于血栓性疾病的影像诊断主要依赖于血管造影、多普勒超声、放射性核素血管造影等技术。但是上述技术存在需注入造影剂、放射性核素或者假阳性率高等缺点,且当血栓得到确诊时患者一般均已出现临床症状,或者发生不可逆的器质性改变。目前,国外已经成功合成血栓靶向 MR 分子成像探针 Ep-2 104R,它是由脂质包裹的氟碳乳液颗粒构成,表面结合 Gd 和与纤维蛋白特异性结合的肽段。可通过与血栓中纤维蛋白结合,实现对血栓的直接成像。

磁性微纳米球栓塞技术是采用微纳米磁性颗粒作栓塞剂,在磁场的引导下有利于靶向进入病灶部位并滞留于末梢血管床而不再通过其他通路进入静脉循环引起栓塞失败或异位栓塞。磁性微纳米球栓塞还可结合化疗、热疗、放疗等方法一起施行,提高其治疗效果。目前 Liu 等采用有机硅管模拟血管,探讨了体外肿瘤栓塞治疗中的磁流体浓度、流速、磁场参数等。结果显示当磁流体流速小于 0.12 mL/min 时可阻塞小动脉血管。Moroz 把栓塞和热疗结合起来,在荷瘤家兔的肝动脉灌注氧化铁碘化油混悬液,在磁场下阻塞血管,并交变电流,测定瘤组织的温度变化和组织内的铁含量。发现升温速率为 0.5 ~ 1.0 ℃/min,升温速率与铁含量成正相关。顾亚律等探讨四氧化三铁微粒与碘化油混悬液对兔肾动脉的栓塞作用和导向作用机制,发现四氧化三铁微粒与碘化油混悬液对兔肾动脉栓塞效果好,无明显毒副反应;栓塞过程中 Fe_3O_4 微粒与碘化油具有同步、同向性,是其发挥导向性栓塞的基础。陈刘生通过 DSA 图像定量分析,探讨 Fe_3O_4 微粒栓塞肿瘤临床作用与疗效,结果显示 Fe_3O_4 微粒具有缓慢性栓塞,可避免和减少栓塞后对正常组织的损伤,能降低栓塞后并发症。通过栓后外科手术切除病理证实:未见肿瘤侧支形成,肿瘤坏死彻底。

七、细胞示踪

细胞治疗是近年来医学研究的热点,并展现了极好的前景,广泛应用于心血管疾病、神经系统疾病、糖尿病、肝病、肿瘤等领域。移植细胞在体内的迁移、分布、增殖及分化等因素直接关系到治疗能否成功,因此,非侵入性的细胞示踪技术成为焦点。目前常用的体内细胞示踪技术包括核素成像、光学成像和磁共振成像技术。核素成像技术通过核素(如 [18]F、[99m]Tc、[111]In 等)标记细胞,用 PET/SPECT 方法可以进行动态监测,敏感度及特异度高,但具有空间分辨率低、标记物存在辐射、半衰期短等缺点。光学成像技术则是通过生物发光剂和内源性荧光报告基因或是外源性探针来检测分子和生化进程的无创技术,具有高敏感性、无电离辐射、可量化及费用相对较低等优点,但是空间分辨率低、光源在生物体内易发生散射、有背景光干扰。磁共振成像技术由于空间分辨率高、敏感度强、无电离辐射、广泛应用于临床等特点,受到众多研究者的青睐。

迄今为止,超顺磁氧化铁纳米颗粒(SPIO)是唯一被批准用于临床的对比剂。因其可被肝、脾、骨髓、淋巴结中的巨噬细胞吞噬而显影,早在 1996 年美国 FDA 就批准其用于临床作为特异性的肝脏对比剂使用。SPIO 具有生物降解性,被细胞代谢后可进入正常血浆铁池与血红蛋白结合或参与其他代谢过程。通常用于 MRI 细胞示踪的 SPIO 量约为 10 pg/细胞,有研究表明,该剂量对细胞没有表现出明显的不良反应,并且细胞内铁的代谢较慢,但较高浓度的(>20 pg/细胞)对细胞具有毒性作用,因为游离铁离子在细胞内产生羟自由基可致细胞 DNA 变性。临床试验表明,SPIO 用于临床是安全的,但是,SPIO 作为 MRI 细胞示踪剂仍有一些局限性:①敏感度相对较低;②随着移植细胞迅速分裂,SPIO 浓度会被稀释;③标记细胞死亡后被吞噬细胞或其他细胞吞噬,出现假阳性;④由于出血灶内含有含铁血红素,与标记细胞不易区分。

目前钆对比剂主要包括 GD-DPTA、GD-DOPA 等,其中 GD-DPTA 商品名为马根维显,是临床最常用的对比剂,主要用于增强全身血供丰富的组织和病变,其临床不良反应主要与过敏有关,进入体内的 GD-DPTA 99% 可经肾脏迅速清除和排泄,因此临床上是安全的。但是,GD-DPTA 用于细胞标记体内示踪却受到限制:①敏感度低,且成像效果不如 SPIO;②在细胞的溶酶体内钆螯合物可能会迅速崩解,而钆(Gd^{3+})可以导致肾脏纤维化已经得到证实,因此不适用于体内细胞示踪的研究。为了减少钆对细胞的毒性影响及增强阳性对比效应,出现了许多新型的对比剂如:钆己二酮纳米颗粒、Gd_2O_3@$mSiO_2$、超小顺磁 Gd_2O_3 纳米颗粒等。

[19]F MRI 成像原理不同于 SPIO,与氢核质子无关,主要依赖于 [19]F 的自旋密度加权。因体内背景信号低,尽管 [19]F 的影像信噪比明显低于普通 ^{1}H MRI,但检测到的 [19]F 信号均来自标记细胞,而且获得信号强度与 [19]F 的量成正比,因此,可以量化标记细胞。[19]F MRI 检测敏感度高,在高磁场的 MRI 系统中可以检测到每毫升 1 000 个标记细胞,Boehm Sturm 等用 [19]F 标记人的神经干细胞,体内外未见对细胞增殖和分化有影响,标记后的神经干细胞注射到小鼠的纹状体,可用 ^{19}F MRI 检测到标记细胞,且获得影像学图像与组织学检查一致。由于 ^{19}F MRI 需要特殊设备,且对细胞毒性的影响不明,还需进一步研究。但 [19]F 有望成为新的细胞示踪方法来了解细胞行为。

报告基因技术是将目的基因导入靶细胞使某种物质过表达,从而被报告探针所检测的方法。常用的 MRI 报告基因有:铁蛋白、转铁蛋白和转铁蛋白受体,这些蛋白可使铁在体内蓄积,通过改变 T_2 弛豫时间报告蛋白的活性。Iordanova 等将铁蛋白基因导入小鼠脑室下的神经祖细胞内，并将转染后细胞注射到小鼠纹状体，用 MRI 检测到了内源性神经祖细胞迁移到嗅神经球；研究发现，随着细胞铁蛋白表达增加，细胞膜转运蛋白也有所增加，从而将铁贮存在细胞内成像。报告基因的优势在于：①只有活细胞才能表达报告基因；②报告基因会随细胞分裂传给子细胞，不会导致标记稀释；③将报告基因整合与特定细胞产物的启动子相连，报告基因可反应干细胞的分化类型。使用金属蛋白酶报告基因为基础的 MRI 示踪技术也不是没有局限性，需要考虑到时间问题；在细胞内的铁能够被检测到均需要时间的积累，因此很难解释所检测到的信号是否与细胞活力有直接关系。

壳聚糖／藻酸盐微胶囊是一种新型的生物材料，生物相容性好，扩散性强，允许小分子营养物质自由出入细胞，如葡萄糖、氧气、胰岛素等，但限制免疫球蛋白或抗原提呈细胞等进入。因此，可以使移植的异体细胞免受免疫排斥，也可避免免疫抑制药物的不良反应。将对比剂标记在胶囊里制备成磁胶囊，可以通过 MRI 技术对移植细胞进行非侵入性检查。因为对比剂并非直接标记细胞，所以可增加对比剂的量而提高敏感度，且不增加细胞毒性。对于干细胞治疗，细胞旁分泌机制的作用远大于直接分化为目的细胞，用微胶囊可提高细胞在宿主体内的生存率，减少治疗所需细胞数量。将含有脂肪间充质干细胞的磁性微胶囊移植治疗急性心肌梗死猪模型，在移植后 30 d 仍可用 MRI 观察到标记细胞，而单纯用 SPIO 标记的细胞则出现信号的缺失，表明磁性微胶囊可使细胞更好地停留在缺血心肌中，但在改善心肌梗死面积及心功能方面，两组间无明显差异。磁性微胶囊不影响细胞活性及功能，且有利于体内细胞示踪，具有广泛的应用前景。

【参考文献】

[1] JUN Y W, LEE J H, CHEON J. Chemical Design of Nanoparticle Probes for High-Performance Magnetic Resonance Imaging[J]. Angewandte Chemie International Edition, 2008, 47(28): 5122-5135.

[2] YOUSAF M Z, YU J, HOU Y L, et al. Magnetic nanoparticle-based cancer nanodiagnostics[J]. Chinese Physics B, 2013, 22(5): 058702.

[3] SCHUHMANN-GIAMPIERI G, SCHMITT-WILLICH H, FRENZEL T, et al. In Vivo and In Vitro Evaluation of Gd-DTPA-Polylysine as a Macromolecular Contrast Agent for Magnetic Resonance Imaging[J]. Investigative Radiology, 1991, 26(11): 969-974.

[4] VEXLER V S, CLÉMENT O, SCHMITT-WILLICH H, et al. Effect of varying the molecular weight of the MR contrast agent Gd-DTPA-polylysine on blood pharmacokinetics and enhancement patterns[J]. Journal of Magnetic Resonance Imaging, 1994, 4(3): 381-388.

[5] ZONG Y, GUO J, KE T, et al. Effect of size and charge on pharmacokinetics and in vivo MRI contrast enhancement of biodegradable polydisulfide Gd(III) complexes[J]. Journal of Controlled Release, 2006, 12(3): 350-356.

[6] LANGEREIS S, DIRKSEN A, HACKENG T M, et al. Dendrimers and magnetic resonance imaging[J]. New Journal of Chemistry, 2007, 31(7): 1152-1160.

[7] MENJOGE A R, KANNAN R M, TOMALIA D A. Dendrimer-based drug and imaging conjugates: design considerations for nanomedical applications[J]. Drug Discovery Today, 2010, 15(5–6): 171-185.

[8] GERALDES C F G C, LAURENT S. Classification and basic properties of contrast agents for magnetic resonance imaging[J]. Contrast Media & Molecular Imaging, 2009, 4(1): 1-23.

[9] DUNCAN R. The dawning era of polymer therapeutics[J]. Nat Rev Drug Discov, 2003, 2(5): 347-360.

[10] SABHARANJAK S, MAYOR S. Folate receptor endocytosis and trafficking[J]. Advanced Drug Delivery Reviews, 2004, 56(8): 1099-1109.

[11] KONDA S D, AREF M, WANG S, et al. Specific targeting of folate–dendrimer MRI contrast

agents to the high affinity folate receptor expressed in ovarian tumor xenografts[J]. Magnetic Resonance Materials in Physics, Biology and Medicine. 2001, 12 (2):104-113.

[12] WANG Z J, BODDINGTON S, WENDLAND M, et al. MR imaging of ovarian tumors using folate-receptor-targeted contrast agents[J]. Pediatric Radiology,2008,38(5):529-537.

[13] ACCARDO A,TESAURO D,ROSCIGNO P, et al. Physicochemical Properties of Mixed Micellar Aggregates Containing CCK Peptides and Gd Complexes Designed as Tumor Specific Contrast Agents in MRI [J]. Journal of the American Chemical Society, 2004,126(10):3097-3107.

[14] ZHANG G, ZHANG R, WEN X, et al. Micelles Based on Biodegradable Poly(l-glutamic acid)-b-Polylactide with Paramagnetic Gd Ions Chelated to the Shell Layer as a Potential Nanoscale MRI-Visible Delivery System[J]. Biomacromolecules, 2008,9(1):36-42.

[15] ROCKENBERGER J, SCHER E C, ALIVISATOS A P. A New Nonhydrolytic Single-Precursor Approach to Surfactant-Capped Nanocrystals of Transition Metal Oxides[J]. Journal of the American Chemical Society,1999,121(49):11595-11596.

[16] FREY N A, PENG S, CHENG K, et al. Magnetic nanoparticles: synthesis, functionalization, and applications in bioimaging and magnetic energy storage [J]. Chemical Society Reviews, 2009, 38(9): 2532-2542.

[17] ZHANG L, WU J, LIAO H, et al. Octahedral Fe_3O_4 nanoparticles and their assembled structures [J]. Chemical Communications, 2009,(29): 4378-4380.

[18] KIM D, LEE N, PARK M, et al. Synthesis of Uniform Ferrimagnetic Magnetite Nanocubes [J]. Journal of the American Chemical Society, 2009, 131 (2):454-455.

[19] PARK J, AN K, HWANG Y, et al. Ultralarge-scale syntheses of monodisperse nanocrystals[J]. Nat Mater,2004,3(12):891-895.

[20] HOU Y, XU Z, SUN S. Controlled Synthesis and Chemical Conversions of FeO Nanoparticles[J].

Angewandte Chemie International Edition, 2007, 46 (33):6329-6332.

[21] SUN S, ZENG H, ROBINSON D B, et al. Monodisperse MFe_2O_4 (M = Fe, Co, Mn) Nanoparticles [J]. Journal of the American Chemical Society, 2004,126(1):273-279.

[22] YU Y, MENDOZA-GARCIA A, NING B, et al. Cobalt-Substituted Magnetite Nanoparticles and Their Assembly into Ferrimagnetic Nanoparticle Arrays [J]. Advanced Materials, 2013, 25(22): 3090-3094.

[23] YANG Y, LIU X, YANG Y, et al. Synthesis of nonstoichiometric zinc ferrite nanoparticles with extraordinary room temperature magnetism and their diverse applications [J]. Journal of Materials Chemistry C,2013,1(16):2875-2885.

[24] DUMESTRE F, CHAUDRET B, AMIENS C, et al. Superlattices of Iron Nanocubes Synthesized from $Fe[N(SiMe_3)_2]_2$ [J]. Science, 2004, 303(5659): 821-823.

[25] HATZOR A, WEISS P S. Molecular Rulers for Scaling Down Nanostructures[J]. Science, 2001, 291(5506):1019-1020.

[26] DUMESTRE F, CHAUDRET B, AMIENS C, et al. Shape Control of Thermodynamically Stable Cobalt Nanorods through Organometallic Chemistry [J]. Angewandte Chemie International Edition, 2002, 41(22):4286-4289.

[27] CORDENTE N, RESPAUD M, SENOCQ F, et al. Synthesis and Magnetic Properties of Nickel Nanorods[J]. Nano Letters,2001,1(10):565-568.

[28] SUN S, MURRAY C B, WELLER D, et al. Monodisperse FePt Nanoparticles and Ferromagnetic FePt Nanocrystal Superlattices [J]. Science, 2000, 287 (5460):1989-1992.

[29] VIJAYAKUMAR R, KOLTYPIN Y, FELNER I, et al. Sonochemical synthesis and characterization of pure nanometer-sized Fe_3O_4 particles[J]. Materials Science and Engineering: A,2000,286(1): 101-105.

[30] MEFFRE A,MEHDAOUI B,KELSEN V, et al. A Simple Chemical Route toward Monodisperse Iron Carbide Nanoparticles Displaying Tunable Mag-

netic and Unprecedented Hyperthermia Properties [J]. Nano Letters, 2012, 12(9): 4722-4728.

[31] YANG C, ZHAO H, HOU Y, et al. Fe_5C_2 Nanoparticles: A Facile Bromide-Induced Synthesis and as an Active Phase for Fischer-Tropsch Synthesis[J]. Journal of the American Chemical Society, 2012, 134(38): 15814-15821.

[32] FARRELL D, CHENG Y, MCCALLUM R W, et al. Magnetic Interactions of Iron Nanoparticles in Arrays and Dilute Dispersions[J]. The Journal of Physical Chemistry B, 2005, 109(28): 13409-13419.

[33] LEE S J, JEONG J R, SHIN S C, et al. Synthesis and characterization of superparamagnetic maghemite nanoparticles prepared by coprecipitation technique[J]. Journal of Magnetism and Magnetic Materials, 2004, 282: 147-150.

[34] RIVAS J, LOPEZ-QUINTELA M A, LOPEZ-PEREZ J A, et al. In First Steps Towards Tailoring Fine And Ultrafine Iron Particles Using Microemulsions[C] // IEEE Service Center. Digests of International Magnetics Conference, April 13-16, 1993. Stockholm: IEEE, 1993, 29(6): FR-FR.

[35] PILLAI V, KUMAR P, SHAH D O. Magnetic properties of barium ferrite synthesized using a microemulsion mediated process[J]. Journal of Magnetism and Magnetic Materials, 1992, 116(3): L299-L304.

[36] WANG X, ZHUANG J, PENG Q, et al. A general strategy for nanocrystal synthesis[J]. Nature, 2005, 437(7055): 121-124.

[37] DENG H, LI X, PENG Q, et al. Monodisperse Magnetic Single-Crystal Ferrite Microspheres [J]. Angewandte Chemie International Edition, 2005, 44(18): 2782-2785.

[38] ZENG Y, HAO R, XING B, et al. One-pot synthesis of Fe_3O_4 nanoprisms with controlled electrochemical properties[J]. Chemical Communications, 2010, 46(22): 3920-3922.

[39] WU W, HAO R, LIU F, et al. Single-crystalline $\alpha-Fe_2O_3$ nanostructures: controlled synthesis and high-index plane-enhanced photodegradation by visible light [J]. Journal of Materials Chemistry A, 2013, 1(23): 6888-6894.

[40] HAO R, YU J, HOU Y, et al. One-pot synthesis of hollow/porous Mn-based nanoparticlesvia a controlled ion transfer process [J]. Chemical Communications, 2011, 47(32): 9095-9097.

[41] GOYA G F. Handling the particle size and distribution of Fe_3O_4 nanoparticles through ball milling [J]. Solid State Communications, 2004, 130(12): 783-787.

[42] GUN'KO Y K, PILLAI S C, MCINERNEY D. Magnetic nanoparticles and nanoparticle assemblies from metallorganic precursors [J]. Journal of Materials Science: Materials in Electronics, 2001, 12(4): 299-302.

[43] MORENO E M, ZAYAT M, MORALES M P, et al. Preparation of Narrow Size Distribution Superparamagnetic $\gamma-Fe_2O_3$ Nanoparticles in a Sol-Gel Transparent SiO_2 Matrix [J]. Langmuir, 2002, 18 (12): 4972-4978.

[44] PREDOI D, CRISAN O, JITIANU A, et al. Iron oxide in a silica matrix prepared by the sol-gel method [J]. Thin Solid Films, 2007, 515(16): 6319-6323.

[45] SRA A K, EWERS T D, SCHAAK R E. Direct Solution Synthesis of Intermetallic AuCu and $AuCu_3$ Nanocrystals and Nanowire Networks [J]. Chemistry of Materials, 2005, 17(4): 758-766.

[46] XU Z, FENG Y, LIU X, et al. Synthesis and characterization of $Fe_3O_4@SiO_2@poly-l-alanine$, peptide brush-magnetic microspheres through NCA chemistry for drug delivery and enrichment of BSA [J]. Colloids and Surfaces B: Biointerfaces, 2010, 81(2): 503-507.

[47] SUNG-JIN C, BENJAMIN R J, ANGELIQUE Y L, et al. Gold-coated iron nanoparticles: a novel magnetic resonance agent for T_1 and T_2 weighted imaging [J]. Nanotechnology, 2006, 17(3): 640.

[48] ZHENG Y H, CHENG Y, BAO F, et al. Synthesis and magnetic properties of Fe_3O_4 nanoparticles [J]. Materials Research Bulletin, 2006, 41(3): 525-529.

[49] SOENEN S J H, HODENIUS M, SCHMITZ-RODE T, et al. Protein-stabilized magnetic fluids [J]. Journal of Magnetism and Magnetic Materials, 2008, 320(5): 634-641.

[50]　KUMAGAI M, IMAI Y, NAKAMURA T, et al. Iron hydroxide nanoparticles coated with poly (ethylene glycol)-poly(aspartic acid) block copolymer as novel magnetic resonance contrast agents for in vivo cancer imaging [J]. Colloids and Surfaces B：Biointerfaces, 2007, 56(1-2)：174-181.

[51]　ZHANG J, MISRA R D K. Magnetic drug-targeting carrier encapsulated with thermosensitive smart polymer：Core-shell nanoparticle carrier and drug release response [J]. Acta Biomaterialia, 2007, 3 (6)：838-850.

[52]　SUN C, LEE J S H, ZHANG M. Magnetic nanoparticles in MR imaging and drug delivery [J]. Advanced Drug Delivery Reviews, 2008, 60(11)：1252-1265.

[53]　HAN G C, OUYANG Y, LONG X Y, et al. (Carboxymethyl–Dextran)-Modified Magnetic Nanoparticles Conjugated to Octreotide for MRI Applications [J]. European Journal of Inorganic Chemistry, 2010, 34：5455-5461.

[54]　SONG X, LUO X, ZHANG Q, et al. Preparation and characterization of biofunctionalized chitosan/Fe_3O_4 magnetic nanoparticles for application in liver magnetic resonance imaging [J].Journal of Magnetism and Magnetic Materials, 2015, 388：116-122.

[55]　KAYYEM J F, KUMAR R M, FRASER S E, et al. Receptor-targeted co-transport of DNA and magnetic resonance contrast agents [J]. Chemistry & Biology, 1995, 2(9)：615-620.

[56]　ZHAO M, BEAUREGARD D A, LOIZOU L, et al. Non-invasive detection of apoptosis using magnetic resonance imaging and a targeted contrast agent [J]. Nat Med, 2001, 7(11)：1241-1244.

[57]　NEJADNIK H, YE D, LENKOV O D, et al. Magnetic Resonance Imaging of Stem Cell Apoptosis in Arthritic Joints with a Caspase Activatable Contrast Agent [J]. ACS Nano, 2015, 9(2)：1150-1160.

[58]　LEACH M O, VERRILL M, GLAHOLM J, et al. Measurements of human breast cancer using magnetic resonance spectroscopy：a review of clinical measurements and a report of localized ^{31}P measurements of response to treatment [J]. NMR in Biomedicine, 1998, 11(7)：314-340.

[59]　LOUIE A Y, HUBER M M, AHRENS E T, et al. In vivo visualization of gene expression using magnetic resonance imaging [J]. Nat Biotech, 2000, 18 (3)：321-325.

[60]　WEISSLEDER R, MOORE A, MAHMOOD U, et al. In vivo magnetic resonance imaging of transgene expression[J]. Nat Med, 2000, 6(3)：351-354.

[61]　ARTEMOV D, MORI N, RAVI R, et al. Magnetic Resonance Molecular Imaging of the HER-2/neu Receptor [J]. Cancer Research, 2003, 63(11)：2723-2727.

[62]　BOEHMSTURM P, MENGLER L, WECKER S, et al. In Vivo Tracking of Human Neural Stem Cells with ^{19}F Magnetic Resonance Imaging [J]. PLOS ONE, 2011, 6(12)：e29040.

第二十五章　碳材料的制备及其在医学分子影像学中的应用

第一节　引　言

纳米技术与生物医药的融合,大大促进了新材料的开发及其在疾病的诊断和治疗方面的应用。碳是组成有机物质的主要元素之一,更是构成人体的主要元素,很早以前人们就发现碳与人体的生物相容性十分优异。自从 1963 年 Gott 在研究人工血管过程中发现碳具有极好的抗血栓性以来,碳材料已在人工心脏瓣膜、人工血管、人工关节等诸多方面获得应用。作为一类新型的纳米材料,纳米碳材料尤其是碳纳米管(CNTs)、石墨烯、纳米金刚石等因具有独特的结构和良好的力学、电学、光学、热学等性能而备受人们关注,并迅速成为物理、化学、材料、生物、医药、环境等领域的研究热点。

第二节　碳材料概述

碳的最外层有四个价电子,能够形成三种杂化方式,即 sp^3、sp^2 和 sp 杂化,其不同的杂化方式可以形成不同的碳材料。其中,sp^3 杂化的碳原子可以形成金刚石,金刚石结构中的每个原子与相邻的 4 个原子通过较强的键形成止四面体;导电石墨是由 sp^2 杂化的碳原子形成的,而石墨烯也是由碳原子以 sp^2 杂化方式形成的蜂窝状平面二维材料;石墨炔是一种新的全碳纳米结构,其平面二维结构中含有 sp 杂化的碳原子。碳纳米材料主要包括 CNTs、石墨烯、纳米钻石、石墨炔及其衍生物等,因其本身独特的结构和优越的性能,在化学、物理学及材料学领域具有广阔的应用前景,已成为各领域关注的焦点。

碳纳米材料是纳米材料领域重要的组成部分,CNTs、石墨烯、纳米钻石及其衍生物等由于一系列独特的性质而在生物医学领域受到青睐。现有的研究结果表明,这些碳纳米材料在生物成像、药物/基因载体、肿瘤治疗、组织工程、生物传感等方面具有潜在的应用前景。本章中,主要介绍 CNTs、石墨烯和纳米金刚石的制备、修饰以及它们在医学分子影像学方面的应用。

第三节　碳材料分类

在过去十余年中,人们已经对 CNTs 在生物医学领域的应用进行了大量研究,并取得了骄人的研究成果。研究表明,有效利用共价键或非共价键方式对 CNTs 的表面进行改性修饰,能够提高这类材料的水溶性和生物相容性,使其更好地应用于生物医学领域。CNTs 的表面功能化修饰,还能实现材料对生物分子的特殊识别功能和选择性响应,并使其穿透细胞的能力得到增强。因此,功能化修饰 CNTs 在生物医学领域的诸多方面具有很好的应用前景。已有的研究包括生物成像、药物和基因递送、生物传感器和组织工程应用等。

为了更广泛地将 CNTs 应用于生物医学领域,这类材料的生物学性质、行为和性能,需要被彻底地了解。此外,随着在各领域的广泛应用,CNTs 和人体的接触也越来越多,其生物安全性逐渐成为人们关注的焦点。CNT 与生物环境之间的相互作用非常复杂,有时是不可预测的。研究人员发现,CNTs 可以显示出不同程度的毒性,这与其制备方法、形状、长径比、比表面积、氧化程度、官能团、组成、浓度和使用剂量密切相关。合适的制备、纯化和功能化,可以在最大限度发挥 CNTs 的功能基础上,有效地减少其副作用。

石墨烯是由单层 sp² 杂化碳原子紧密堆积成具有二维蜂窝状晶格结构的一种碳质新材料。石墨烯是最理想的二维纳米材料之一,是构建其他维数碳质材料如富勒烯、CNTs 和碳纳米角等的基本单元。自 2004 年从石墨中剥离以来,由于其独特的结构和优异的性能,石墨烯及其衍生物在物理、化学、材料和生物医学领域备受关注。之后,石墨烯家族的新成员,如氧化石墨烯(GO)、还原型氧化石墨烯(rGO)、石墨烯量子点(GQDs)以及它们的衍生物不断被制备和应用于生物医学领域的各个方面。

石墨烯及其衍生物的独特结构决定了它们具有很高的比表面积,可以有效地负载生物活性分子,因此已被广泛研究应用于药物和基因递送的纳米载体、新型生物传感器的构建。石墨烯及其衍生物还在多模式成像、肿瘤光学治疗、成像引导的肿瘤治疗方面表现出很好的应用前景。石墨烯及其衍生物独特的 2D 结构适合于以其为基础的纳米复合材料的构建。可以在纳米石墨烯的表面生长各种无机纳米粒子和修饰聚合物,获得功能性石墨烯基纳米复合材料。这类复合材料具有独特的光学和磁学性能,可用于多模式成像和成像引导的恶性肿瘤治疗,从而提高肿瘤的诊疗效果。此外,石墨烯相关材料在组织工程和抗菌材料方面也有着潜在的应用。

纳米金刚石是指粒径小于 100 nm 的金刚石颗粒,也称为超分散金刚石。高纯度纳米金刚石颗粒有着近乎完整的晶体结构以及可忽略不计的非金刚石碳。透射电子显微镜(TEM)显示,纳米金刚石颗粒是一个多面体,由 sp³ 碳构成其内部金刚石核,外部是石墨壳或者带有悬键(终端为官能团)的无定形碳。纳米金刚石有独特的物理和化学性质,因此一直是研究的热点。

纳米金刚石是一种纳米惰性材料,它具有优良的导热性、化学稳定性及无毒、环境友好等优点,所以在复合材料、润滑油添加剂、抗磨损表面涂层以及医学领域有广阔的应用前景。由于具有高生物相容性、低毒性、荧光效应等特点,近年来,纳米金刚石在药物载体、生物成像、荧光探针等生物医学领域发挥着越来越重要的作用。利用表面修饰的金刚石纳米颗粒作为生物抗原载体,可以增强体内抗原的活动性和有效性,从而引发强烈的免疫反应。此外,纳米金刚石还可用于生产组织工程支架,制备可生物降解的骨手术设备等。

第四节　碳材料制备

一、CNTs 制备

CNTs 的制备是 CNTs 研究中一个关键的环节,高纯度 CNTs 的大量制备是其应用研究的前提和基础。目前 CNTs 通常由电弧法、激光烧蚀法及化学气相沉积法(CVD)来制备。

(一)电弧放电法

电弧放电法是最早的 CNTs 制备方法。电弧放电的设备主要包括电源、石墨电极、真空设备和冷却系统。其原理为,在真空反应器中充以一定压力的惰性气体或氢气,以石墨为电极,石墨阳极在电弧产生的高温下蒸发,碳原子在阴极沉积生成 CNTs。一般采用含金属催化剂的石墨棒作为阳极,通过电弧放电在阴极上形成烟状沉积物。1991 年,Iijima 首次通过电弧放电法制得多壁 CNTs(MWCNTs)。1993 年,Iijima 和同事对电弧法进行了改进,在阳极放置了催化剂铁或钴,成功发现了单壁 CNTs(SWCNTs)。直流电弧法制备 CNTs 的影响因素主要有惰性气体的压力、电流、电压、氧气和水蒸气的存在等,这些因素会影响 CNTs 的管径、管长、黏附颗粒的多少、生成速率、产率、缺陷多少。

电弧放电法制备 CNTs 具有简单快速、原料易得、成本低的优势,而且制备的 CNTs 管直,结晶度高,因此一直受到关注。但是该法操作条件不易控制,产物中 CNTs 的含量取决于炉中的位置,不同位置的含量差别较大,且合成的 CNTs 纯度不高,含有较多的无定形碳和金属颗粒,易缠结。后来Bethune、Lin、Takahashi 和 Tohji 等人引入催化剂采用电弧法制备 CNTs,以及 Ebbesn 等采用电弧法在氮气气氛下制得克级 CNTs。Smalley 等把常规的阴极改为可以冷却的铜电极,再在上面接石墨电极,避免了产物沉积时由于温度太高造成的 CNTs 的烧结,从而减少了 CNTs 的缺陷及非晶石墨在其上的黏附。Wang 用 H_2 代替惰性气体,合成了更加纯净的 CNTs,同时发现生长 CNTs 所需的最低氢气分压低于氢气的分压。通过改进后的电弧法仍然是一种制备 CNTs 的很好的方法。

(二)激光烧蚀法

激光烧蚀法又称激光蒸发法,其原理是利用激光束照射含有金属 Fe、Ni、Co 或其合金的石墨靶,将过渡金属与石墨复合材料蒸发,而后在基底和反应腔壁上沉积生成 CNTs。具体过程如下。将一根金属催化剂/石墨混合的石墨棒放置于一长形石英管中间,该管则置于一加热炉内。当炉温升至适合温度时,将惰性气体充入管内,并将一束激光聚焦于石墨靶上。石墨靶在激光的照射下将生成气态碳,这些气态碳和催化剂粒子被气流从高温区带向低温区,在催化剂的作用下生长为 CNTs。

Thess A 等在 1 200 ℃下采用 50 ns 的双脉冲激光照射含有 Ni/Co 催化剂颗粒的石墨靶,获得了高质量的 SWCNTs 管束,该法首次得到相对较大质量的 SWCNTs。Smalley 等在电炉中用激光蒸发过渡金属与石墨复合材料棒获得了较大质量的 SWCNTs 和 MWCNTs。在 1 200 ℃的电阻炉中,由激光束蒸发石墨靶,流动的氩气使产物沉积到水冷铜收集器上。他们提出了相应的生长模型和机制。Dillon 等通过改变激光脉冲强度,控制 SWCNTs 的直径。激光蒸发法虽然可以得到较大产率的 SWCNTs,但由于需要昂贵的激光器,其成本太高,产量低,并且产物杂质多,分离提纯难发展潜力不大,这是近来文献对该法研究报道较少的主要原因。

(三)化学气相沉积法

化学气相沉积法简称 CVD 法,其原理是在 600 ～ 1 300 ℃的温度下,通过过渡金属催化剂催化含碳化合物分解,得到的碳原子在催化剂的作用下形成 CNTs。与电弧放电法和激光烧蚀法相比,CVD 法具有设备简单、条件易控、产量高、成本低等优点,并且最有希望大规模生产,因而倍受科学工作者的青睐。CVD 法是合成 CNTs 的主要方法,催化剂的种类、催化剂的粒径、碳源气体的种类和反应的温度等条件是影响 CNTs 产量和性能的主要因素,寻找合适种类和粒径的催化剂,合适的碳源气体以及合适的反应温度是大量制备优质 CNTs 的前提。

常用的催化剂金属元素有 Fe、Cu、Co、Ni、Cr、V、Mo、La、Pt、Y、Mg 以及它们的合金等。研究发现,CNTs 的直径很大程度上依赖于催化剂颗粒的大小,因此通过催化剂种类与粒度的选择及工艺条件的控制,可获得纯度较高、尺寸分布较均匀的 CNTs。从碳源的选择来说,一般选择乙炔,近来也采用很多别的碳源气体,如甲烷、乙烯、丙烯、丁烯、CO、苯及正丁烷等。在合成 CNTs 时,不同的碳源气体活性差别很大,而且所得 CNTs 的性能和结构也不同。Hernadi 等系统地研究了饱和烃、不饱和烃、芳香烃及含氧有机物作为碳源生产 CNTs 的活性。发现碳源的催化活化顺序为:乙炔 > 丙酮 > 乙烯 > 正茂烷 > 丙烯 ≥ 甲醇 = 甲苯 ≥ 甲烷。从中可以发现,在催化合成 CNTs 时,不饱和烃比饱和烃具有更大的活性。

用 CVD 法制备 CNTs 的过程中,工艺参数对 CNTs 的制备有很大的影响,而裂解温度是影响 CNTs 的形貌和产量的最重要工艺参数。中科院李颖等以纳米级复合物为催化剂以甲烷为碳源,采用化学气相沉积法制备 CNTs。研究表明,适合 CNTs 生长的温度范围是 620~720 ℃,得到稳定产率的温度范围是 660~680 ℃,在 640~680 ℃之间可得到高纯度的产物。Ren 等在 666 ℃条件下,通过等频磁控管喷镀法在玻璃上镀上厚度为 40 nm 的金属镍,以乙炔作为碳源,NH_3 作为催化剂,采用等离子体热流体化学蒸气分解沉积法,得到了排列整齐的阵列式 CNTs 管束。

(四)聚合物热解法

该方法通过热解某种聚合物(如聚乙烯)或有机金属化合物(如二茂铁)来制备 CNTs。Cho 等通过柠檬酸和乙二醇之间的聚酯化作用得到聚合物,将该聚合物在 400 ℃空气气氛中热处理 8 h,然后冷却到室温,制得了 CNTs。CNTs 的直径为 5~20 nm,而长度小于 1 μm。他们认为热处理温度是形成 CNTs 的重要因素,聚合物的热分解可能产生碳悬键并导致碳的重组从而形成 CNTs。Kukovitskii 等用金属 Ni 作为催化剂,在 420~450 ℃的 H_2 气氛下,热解粒状的聚乙烯,合成了直径为 10~40 nm 的 CNTs。这种方法的生产量为 200~300 mg/h。Sen 等在 900 ℃的 Ar 和 H_2 气氛下,热解二茂铁、二茂镍、二茂钴,能得到了 CNTs。这些金属化合物热解后不仅提供了碳源,而且同时也提供了催化剂颗粒,CNTs的生长机制跟催化裂解法相似。在茂金属存在下苯的热解能产生高产率的纳米管,纳米管的壁厚取决于茂金属含量。在没有任何金属的情况下,苯的热解得到单分散的碳纳米球而不是纳米管。

二、石墨烯制备

石墨烯应用的前提在于首先合成出石墨烯,石墨烯这种二维碳结构可以通过多种方法制备。下面着重介绍石墨烯制备的机械剥离法、外延生长法、氧化还原法、CNTs切割法。

(一)机械剥离法

机械剥离法可将石墨一层一层剥离开来而得到单层石墨烯。这种方法最早是由Novoselovl等人在2004年通过胶带剥离高定向热解石墨得到石墨烯。所得到的石墨烯结构不会受到破坏,使得石墨烯的优异性能得以继续保持,但胶带剥离的方法费时费力,产量不高。另外一种常用的机械剥离方法就是超声剥离。液相超声剥离法为从石墨得到石墨烯提供了新的制备途径。2008年,Coleman等人将石墨分散在有机溶剂里,然后对其进行超声剥离和离心。在N-甲基吡咯烷酮里得到的高质量单层石墨烯的产量甚至可达1%,溶液在很长一段时间内能稳定而未发生团聚。这种超声剥离的方法还可以用来合成石墨烯复合物和薄膜,也可以用来剥离类石墨烯二维层状材料。由于水的表面能明显高于石墨烯的表面能,在纯水体系中是很难剥离石墨得到石墨烯的,必须在表面活性剂(如十二烷基苯磺酸钠)的辅助下才能实现剥离。因此,一种新型的方法即表面活性剂辅助的石墨烯剥离法已经得到应用。

除了上述的胶带撕拉剥离和液相超声剥离,其他的机械剥离方式还有超临界CO_2剥离、电化学剥离等。Ger等人曾报道过利用超临界CO_2的处理技术来插层剥离层状石墨,得到接近单层的单分散石墨烯。这种超临界技术避免了化学氧化还原法中的预氧化以及后还原的繁杂步骤。Su等采用电化学剥离法从石墨中剥离出高透射率的双层石墨烯,其横向尺寸达到30 μm。虽然采用机械剥离法制备的石墨烯具有很多优点,如得到的石墨烯结构完整且缺陷较少,使得石墨烯良好的热力学、电化学及力学性能得以保持。但是这类制备石墨烯的方法工作量比较大,而且难以控制石墨烯的尺寸,产量相对较

少,因此无法满足工业化生产要求。

(二)外延生长法

外延生长法是在基底的表面外延生长一层石墨烯,再通过化学刻蚀法等除去基底而得到石墨烯。外延生长法主要包括化学气相沉积法(CVD)和SiC高温退火法。

CVD法可获得大面积厚度可控的高质量石墨烯,是目前大规模制备石墨烯的一种重要方法。CVD的基本原理是在催化剂作用下通过含碳物质的热分解以提供碳源,然后重新排列形成sp^2碳物种。常用的含碳物质一般为甲烷、乙烯、乙炔、乙醇等其中一种或者几种的组合;常见的催化剂一般是Ni、Cu、Zn、Fe、Co、Au等金属单质或者金属氧化物,迄今为止最成功的催化剂是金属镍和铜。早期使用的催化剂都是各种贵金属(如铱和钌),直到金属镍被用于生长石墨烯,才使得石墨烯的制备获得重大进展,获得大面积生长并且可以从金属基体上分离出的石墨烯。Karu课题组最早使用CVD法合成石墨烯。他们以甲烷作为碳源,金属镍箔作为催化剂,在加热到900 ℃的时候金属镍催化甲烷分解脱去H原子,剩下的C原子在金属镍箔表面上沉积得到了几十纳米厚的石墨烯。2009年,Reina等人用CVD法通过控制碳的种类利用多晶镍沉积了一层或者两层的石墨烯,生长出的石墨烯可以达到0.09 m^2。Ruoff等人在2009年首次报道以甲烷气体为碳源,在铜箔表面上生长石墨烯,其单层石墨烯的覆盖率高达95%。通过在铜薄膜上沉积得到的石墨烯可以自限制生长为单层石墨烯,这样就可以生长得到大尺寸的石墨烯层。

通过在碳化硅单晶上生长氧化石墨烯这一技术可以得到高质量的石墨烯材料,石墨烯薄膜甚至在边缘也是平整的。通过这种方法得到的晶体大小主要取决于碳化硅单晶的表面平整度。2004年,Heer等首次提出了利用SiC单晶热裂解法制备外延石墨烯。其基本原理为:以SiC单晶为衬底,先对衬底的表面进行平整化处理,接着在超高真空下将单晶SiC加热到1 250~1 450 ℃,使SiC表面的Si—C键发生断裂,Si原子先于C原子升华从表面脱附,留下的C原子重新排列形成具有六方蜂窝状结构的石墨烯薄膜。SiC外延法制备的石墨烯具有较好的电化学性质,但是该方法也具有一定的局限性,如需要在超高真空下达到高温,对设备的要求较高,而且SiC单晶的价格昂贵。另外,制造的石墨烯不易从

衬底上分离出来,难以大量制造石墨烯。

(三)氧化还原法

氧化还原法是以石墨为原料,用强氧化剂使石墨变成氧化石墨,然后再将氧化石墨还原而获得石墨烯的方法。和石墨相比,氧化石墨由于大量的含氧基团的插入而使层间距变得更大,减弱了石墨层间的作用力而易于剥离。将氧化石墨上的含氧基团通过高温脱氧还原或还原剂还原去除即可得到石墨烯,也可以使用电化学还原得到石墨烯。

根据所使用氧化剂的不同,以石墨为原料制备氧化石墨的方法可分为 Staudenmaier 法、Brodie 法和 Hummers 法。其中,Staudenmaier 法和 Brodie 法所用的氧化剂是氯酸钾和硝酸,Hummers 法则用高锰酸钾和浓硫酸作为氧化剂。Hummers 氧化法是最常用的方法,是由 Hummers 于 1958 年发现的,使用硝酸钠、浓硫酸和高锰酸钾等强氧化剂对石墨进行氧化得到氧化石墨。该方法用高锰酸钾代替有危险性的高氯酸钾,其优点是反应条件温和,所需氧化时间短,产物氧化程度高,易于剥离得到单层氧化石墨烯。但该方法也有一定的不足,在反应过程中会产生有毒性的污染环境的氮氧化物。所以,后来发展了改进的 Hummers 法,不需要加入硝酸钠,避免了氮氧化物的产生。

氧化石墨烯经过还原处理能够制得石墨烯,常用的还原有水合肼、硼氢化钠、抗坏血酸、对苯二酚等。Kaner 等人曾在水和 N-甲基吡咯烷酮的混合溶液中超声剥离氧化石墨烯,剥离得到的氧化石墨烯经除去多余的氧气和水后,在氩气保护在 N-甲基吡咯烷酮中回流 24h,溶剂热导致脱氧和还原,得到稳定的石墨烯胶体分散体。Wang 等人通过使氧化石墨烯纳米片与聚(4-苯乙烯磺酸钠)反应,并同时在水热条件下用肼水合物还原,快速合成亲水性石墨烯纳米片。他们还将氧化石墨烯纳米片与十八胺反应并通过回流方法用氢醌还原来制备亲油的石墨烯纳米片。Chung 等人报道了通过氧化石墨烯悬浮在 N-甲基吡咯烷酮中的溶剂热还原将氧化石墨烯转化为功能化石墨烯的有效方法。通过操纵还原时间容易控制官能化度。高官能化的溶剂热还原石墨烯在各种有机溶剂中表现出优异的分散性,而轻度官能化的石墨烯则显示出优异的导电性。戴宏杰等人也曾报道过一种溶剂热还原方法,比低温还原方法能更有效地还原化学衍生的石墨烯片和氧化石墨。该溶剂热还原法从石墨烯片中有效除去含氧基团和缺

陷,增加了 sp^2 结构域的大小,并产生与原始石墨烯导电性能相媲美的石墨烯纳米片。

对石墨粉进行化学氧化之后制备单层或薄层石墨烯是目前效率最高的方法。石墨粉价格低廉,所有参与反应的化学试剂也都廉价易得。因此,氧化还原法制备石墨烯方法简便,成本较低,易于控制,能够大批量制备氧化石墨烯及石墨烯。但是,氧化还原法制备的石墨烯也存在一定缺陷。经过强氧化剂氧化过的石墨不一定能够完全被还原,导致其一些物理、化学性能发生损失,特别是导电性。另外,由于石墨烯的片层之间存在着范德瓦耳斯力,石墨烯剥离不够均匀,其在溶液中也很容易重新发生堆叠,这些问题也会影响制得的石墨烯的性能。

(四)CNTs 切割法

在结构上,CNTs 可看成是由石墨烯纳米带组卷曲而形成的一维结构,因此通过切割 CNTs 可以得到石墨烯。纵向切割 CNTs 是一种制备石墨烯纳米带的新方法,切割后得到的石墨烯从结构上看更像是一维材料。

切割的一种方法是通过高锰酸钾氧化法来切割 MWCNTs 获得石墨烯纳米带。Tour 等人报道了一种简单的基于溶液的氧化方法,用于纵向切割 MWCNTs 获得宽度在 100~500 nm 的石墨烯纳米带,其产率接近 100%。他们是在室温下用高锰酸钾处理悬浮于浓硫酸中的 MWCNTs 1h,接着在 55~70 ℃加热 1h。制得的石墨烯纳米带可以高度溶解在水、乙醇以及其他极性溶剂。随后的化学还原能使纳米带的导电性恢复。后来该课题组又报道了一种从 MWCNTs 制备低缺陷的氧化石墨烯纳米带的改进方法。该方法改变了酸的含量、反应时间以及反应温度,通过在系统中引入第二个较弱酸,通过原位保护在石墨烯基底平面上形成的邻二醇,提高了在氧化过程中的选择性纵向切割,从而防止其过氧化和随后的孔生成。

切割 CNTs 获得石墨烯纳米带的另一种方法是等离子体刻蚀一部分嵌入聚合物的纳米管。通常来说是把 CNTs 镶嵌在硅衬底上,以丙烯酸甲酯为刻蚀掩膜,这种方法可以通过控制刻蚀时间以及 CNTs 用量来实现对石墨烯层数的控制。在 2009 年,戴宏杰等人曾报道了利用氩等离子体刻蚀嵌入聚甲基丙烯酸甲酯的 CNTs 的方法。该方法切割得到的石墨烯纳米带具有光滑的边缘,其宽度只有 10~20 nm,同时具有导电性能,在电子工业将具有良

好的用途。

三、纳米金刚石制备

金刚石人工合成是在一定条件下利用各种碳源转化并生长成金刚石的制备方法。纳米金刚石的制备方法主要有石墨高压相变法、爆炸合成法、化学气相沉积法、激光蒸发法等。

（一）石墨高压相变法

1955年，通用电气公司首次使用高压合成法制备了小颗粒的金刚石晶体。研究人员在加热的反应室中合成金刚石，该反应室的压力由含钴的碳化钨压砧提供。反应室外壁是叶腊石或者 $NaCl/ZrO_2$ 材料，作用是隔离并且缓冲反应室与压砧之间的压力以及温度。将锰、铁、钴、镍等金属或合金与石墨粉配制成混合粉末，置于反应室中作为触媒溶剂。在温度为1 500 ℃和压强为6 GPa的条件下，金刚石相处于碳的热力学稳定态，而石墨相则处于亚稳定态。石墨在触媒溶剂中溶解度比金刚石大，这种溶解度的差异促使石墨转变为金刚石晶体。最终，金刚石在混合粉末中成核、生长，得到小颗粒的金刚石晶体。

1970年，Wantorf 改进了高压合成法，用温度梯度法制备出了金刚石晶体。以金属浴作为触媒溶剂，将石墨碳源置于金属浴的一端，金刚石籽晶则放在温度相对较低的另一端，这样，在金属浴中就产生了温度梯度。由于石墨在高温溶剂中的溶解度比低温时的溶解度大，所以产生了碳浓度梯度。熔融态石墨稳定地向另一端扩散，并以金刚石形态在籽晶上析出生长。但是，该方法的实验过程难以控制。

（二）爆炸合成法

纳米金刚石的爆炸法合成是近十余年发展起来的新技术。负氧平衡条件下，炸药在充有惰性介质的密闭容器中爆炸，产生瞬时超高温高压，导致释放的自由碳原子重新排列、聚集、晶化后形成了纳米金刚石。生成的产物中包括不同的碳结构形态，如金刚石、石墨和无定形碳，经酸性氧化液处理或者利用气相氧化法除去石墨和无定形碳等杂质后，即可得到纯度较高的纳米金刚石粉体。粉体颗粒一般呈核壳结构，颗粒内核是直径为4~5 nm的立方晶系金刚石，外壳是厚度为0.4~1.0 nm的无定形碳和石墨结构，此外还含有少量金属或金属氧化物杂质。爆炸法合成的金刚石颗粒的晶粒大小一般为2~6 nm。

爆炸法由于用水或冰作冷却介质，故在所制得的金刚石的表面含有许多含氧基团。

爆炸合成法以负氧平衡炸药（如TNT）为碳源，由于炸药分子和爆炸罐中的氧含量比较低，不能够将全部碳氧化成 CO 或 CO_2，在高温高压的作用下，游离碳原子团簇就会结合转变为金刚石。由于爆炸产生的压力大，碳原子的扩散受到了限制，导致金刚石晶核生长比较困难；此外，由于高压持续时间短，金刚石晶核来不及生长成较大的晶粒，只能生成尺寸很小的球状纳米金刚石颗粒；而爆炸过程中没有转化成金刚石的结构则形成非晶态碳小球。为了使金刚石收率增大，爆炸合成法常采用混合炸药来增大压力。

（三）化学气相沉积法

在气相沉积条件下，可以在常压下合成金刚石，得到金刚石纳米颗粒。利用脉冲激光直接溅射烧蚀液相中的石墨靶或者含碳沉积物，能够生成纳米金刚石颗粒。若在制备过程中通入了大量氢气，所制得的金刚石表面会覆盖有较多的氢原子。Frenklach 等以二氯甲烷、三氯乙烯和氧气混合物为反应原料，使用低压微波等离子体气相沉积方法制备纳米金刚石。在制备过程中，可同时引入异质原子如乙硼烷（B_2H_6）来改善金刚石的成核，最后在反应腔冷却端收集沉积的金刚石粉体，可以得到纯度较高的纳米金刚石颗粒。Terranova 等采用热丝 CVD 法，以平均粒径为40 nm的碳颗粒作为碳源，在分散有铁纳米颗粒的硅基底上制备了呈金字塔形，直径介于20~100 nm之间的纳米金刚石。

（四）激光蒸发法

激光蒸发法合成纳米金刚石是利用激光的瞬间能量冲击空气或液体中的碳，使其转变成金刚石。这种激光蒸发法制备的纳米金刚石的平均粒径为5~10 nm。激光作用后的产物为纳米金刚石和剩余的石墨粉末，除去石墨粉末后就能得到纳米金刚石。菱方相石墨比六方相石墨更易于转变成金刚石。脉冲激光轰击 ABC 型结构的菱方石墨粉制备纳米金刚石是一个快速、极端非平衡的动态转变过程。轰击过程中产生的碳等离子体具有高活性和高动能特点，其作用包括能量传输和质量传输两个过程，在金刚石晶核的形成和晶粒长大过程中发挥着重要的作用。得到的球形或椭球形金刚石纳米颗粒常具有多重孪晶结构，颗粒内部有较大的残余内应力和晶体缺陷。

第五节　碳材料表面功能化

一、CNTs 表面功能化

由于 CNTs 具有独特的稳定结构,表面缺陷少、缺乏活性基团,几乎不溶于包括水和普通有机溶剂在内的任何溶剂。因此,未经功能化的 CNTs 具有毒性,生物相容性较差,严重影响了其在生物、医药等多个领域的应用。为了应用于生物医学领域,需要着重探究提高 CNTs 的水溶性和生物相容性。研究表明,利用非共价或共价键方式对 CNTs 表面进行有效的功能化修饰,能够提高 CNTs 的分散性和在生理溶液中的稳定性,降低其在生物体系中的毒副作用。

CNTs 的改性及功能化修饰的方法主要包括非共价修饰和共价修饰方法两大类。第一类是利用 π—π 相互作用、疏水相互作用等非共价作用结合表面活性剂、聚合物或生物大分子,阻止 CNTs 的团聚,使其稳定分散于溶剂中;第二类主要是用浓酸处理 CNTs,引入含氧官能团,再利过其他化学反应在 CNTs 表面或顶端连接所需基团,通过侧链分子间的相互排斥作用使其分散。

(一)非共价修饰方法

CNTs 侧壁主要由 sp² 碳原子构成,具有高度离域的共轭 π 电子云,这些 π 电子可以通过 π—π 键作用与含有 π 电子的其他化合物结合得到非共价键改性的功能化 CNTs。除了 π—π 键作用,还可以利用氢键、静电引力、范德瓦耳斯力等作用力使表面活性剂、聚合物、生物大分子(如核酸、多肽、蛋白质)、多核芳香化合物和其他生物活性分子等吸附或缠绕在 CNTs 表面上而实现修饰作用,从而增强其溶解性。非共价键改性方法的优势是不破坏 CNTs 结构,最大程度保留了纳米管芳香表面电子结构,这对于 CNTs 在生物传感器领域的应用具有重要意义。此外,非共价功能化修饰方法简便快速,易于操作。然而,通过非共价作用形成的功能化 CNTs 比较不稳定,这是由于在 CNTs 表面的包覆层与 CNTs 之间的相互作用比较弱,容易从 CNTs 上脱落。

1. 表面活性剂修饰　在早期 CNTs 的应用研究中,常常使用表面活性剂分散和剥离 CNTs。采用的表面活性剂包括阳离子型、阴离子型以及非离子型,并已取得了很好的分散效果。CNTs 与表面活性剂之间相互作用的确切机制仍然未明。有人提出,可能是范德瓦耳斯力,π—π 堆叠和疏水相互作用。目前已被用于分散 CNTs 的表面活性剂有十二烷基硫酸钠、衣康酸十二烷基酯、脱氧胆酸钠、Triton X-405、Brij S-100、Pluronic F-127 等。但是,由于有些表面活性剂自身能够透过细胞膜,对生物活性细胞有一定毒性,大大限制了表面活性剂稳定的 CNTs 复合物在生物学系统中的应用。

2. 高分子聚合物非共价修饰　一些高分子聚合物如聚乙烯吡咯烷酮、聚苯乙烯磺酸(PSS)和聚乳酸等,已被用于 CNTs 的有效分散。这些聚合物能够通过 π—π 相互作用或疏水作用缠绕和包覆在 CNTs 表面上,削弱 CNTs 分子之间较强的范德瓦耳斯力,使 CNTs 很好地分散在溶剂中。表面包裹生物相容性聚合物的 CNTs 在水溶液中表现出增强的胶体稳定性。另外,一些天然聚合物,如纤维素、木质素、阿拉伯树胶、吉兰糖胶等,也可用于增强 CNT 的分散性。

3. 芳环化合物非共价键修饰　一些多环芳香族化合物具有的环状离域 π 键体系能够与 CNTs 侧壁 π 体系发生较强的吸附作用。Chen 等利用双功能化分子 1- 芘丁酸琥珀酰亚胺酯中稠环芳烃芘的芳香结构与 SWCNTs 形成 π—π 堆积,来实现不可逆的吸附作用。而该双功能化分子的琥珀酰亚胺酯中的 N-羟基琥珀酰亚胺基团可以被亲核试剂所取代,从而实现铁蛋白、抗生蛋白链菌素等生物分子的固定。Petrov 等合成了含有悬垂芘基团的高聚物,然后通过 CNTs 侧壁与芘的吸附作用将其修饰于 CNTs 侧壁上。

4. 生物活性分子非共价修饰　近期研究结果表明,CNTs 可以通过非共价的方式吸附多肽、蛋白质、DNA 等生物活性分子,并将它们载入细胞内部。CNTs 对生物分子的吸附作用,主要是通过弱的相互作用力,包括范德瓦耳斯力、静电相互作用、π—π 堆积作用、疏水作用力等来驱动的。通过利用蛋白质、核苷酸和肽类等生物大分子与 CNTs 表面的相互作用,可以很好地非共价修饰 CNTs,增溶效果近似或优于表面活性剂和聚合物。更重要的是,引入生物大分子对 CNTs 表面改性能明显改善 CNTs 的生物相容性,有利于 CNTs 在生物医学领域的应用。

(二)共价修饰的方法

通过共价键作用对 CNTs 进行修饰以增加其分散性,其键合方式多样且键合牢固,有利于调控 CNTs 的性能,提高其可控性,极大地扩展了 CNTs 的应用范围。迄今,已经开发了各种化学方法在 CNTs 末端或侧壁上形成化学键。化学反应可涉及氧化、卤化、酰胺化、硫醇化、加氢、自由基加成、卡宾加成、氮烯加成等。CNTs 的共价官能化除了能提高其溶解性,还能为进一步偶联其他基团或生物活性分子提供方便。

1. 利用 CNTs 表面缺陷位点的功能化　强酸氧化改性 CNTs 是较为成熟的一种功能化方法。CNTs 经氧化性酸处理后,其表面带有羧基和羟基等含氧官能团,然后再利用这些官能团通过化学反应连接其他所需基团,以改善 CNTs 的溶解性和增加其功能。Smalley 等用体积比为 3∶1 的浓硫酸和浓硝酸与 SWCNTs 混合,然后进行超声处理,使 CNTs 的长度由微米级变成了 100～300 nm。接着再用体积比为 4∶1 的浓硫酸和 30% 的过氧化氢氧化,得到羧基化的 SWCNTs。经强氧化性酸处理后的 CNTs 外壁与端口的表面缺陷位点引入的羧酸、羟基等基团可用于进一步功能化,连接水溶性的基团、聚合物及天然生物分子等。比如,将 CNTs 氧化处理后,再对其表面引入的羧基进行酰氯化,可以进一步引入生物活性分子:可先进行酰氯反应,然后通过聚乙二醇(PEG)的端氨基使 PEG 键合在 CNTs 表面;也可使用碳二亚胺类催化剂,使 PEG 在催化剂作用下直接与 CNTs 管壁上的羧基反应,这一方法反应条件较温和,适合用于生物功能分子的修饰。氨基是生物化学中一种很重要的修饰基团,通过酰胺键可以将许多化学药物、聚合物和生物分子连接到相应的载体上。CNTs 表面氨基化可用于构建各种具有生物医学应用价值的多功能载体材料。可以利用强酸处理后的 CNTs 表面上羧基的进一步反应引入氨基官能团,如乙二胺或己二胺、枝化聚乙烯亚胺、端基为氨基的 PAMAM、端基为氨基的链状或多臂 PEG 等都可以在碳二亚胺类催化剂的催化下通过形成酰胺键修饰在 CNTs 上,剩余的氨基末端可以与多种聚合物或生物活性物质通过共价键相连接,因而在生物医学领域具有巨大的潜在应用价值。

2. CNTs 表面的直接加成反应　上述利用 CNTs 表面缺陷位点进行功能化,需要对 CNTs 进行预先的化学处理,而 CNTs 表面的直接加成反应则不需要预先的化学处理。这类方法直接在 CNTs 表面的碳六元环上利用形成共价键连接活性基团或分子等。CNTs 表面具有类似石墨的六边形网格结构,其外壁的芳环可以俘获各种各样的自由基。利用自由基加成、等离子体活化和脉冲电子流放电等方式可实现在 CNTs 表面的直接加成。自由基加成反应常用于在 CNTs 表面上接枝聚合物。例如,在偶氮二异丁腈(AIBN)的引发下,丙烯酸单体发生聚合形成聚丙烯酸(PAA),能在 SWCNTs 表面通过 PAA 的链自由基加成反应,制备出具有很好分散性的 PAA-CNTs 复合物;在 SWCNTs 存在下,引发剂 $K_2S_2O_4$ 能原位引发乙烯基对苯磺酸钠的聚合形成聚苯乙烯硫酸盐(PSS),该聚合物的链自由基可接枝 SWCNTs 生成具有良好水溶性的 PSS–CNTs。等离子体活化法是利用气体等离子体轰击 CNTs 表面,使其表面化学结构发生变化,从而对 CNTs 实现功能化改性。Chen 等采用微波激发表面波等离子体法,使 NH_3/Ar 混合气体中 NH_3 分子的化学键被破坏,用所产生的氨基等离子体轰击多臂 CNTs 表面,使 CNTs 氨基化;Valentini 等先用 CF_4 等离子体处理 SWCNTs,形成具有反应活性的氟化 SWCNTs,再将其分散于氨基丁烷中进行反应,从而将氨基引入到 CNTs 表面。

二、石墨烯表面功能化

由于缺乏含氧亲水基团,石墨烯和 rGO 在水中的分散性非常差。虽然 GO 含有大量的含氧官能团,可溶于水,但由于电荷屏蔽效应,它倾向于在生理缓冲液中形成聚集体。一些研究表明,石墨烯和 GO 可能在生物系统中引起毒性反应,这主要取决于它们的表面化学性质。因此,石墨烯及其衍生物的表面官能化对于它们的进一步生物医学应用至关重要。石墨烯类材料的表面修饰主要包括共价和非共价方法。根据不同的应用目的,可以设计不同的表面修饰方式,制备具有优良水溶性、生物相容性和选择性的功能化石墨烯材料,以用于生物医学领域。除了有机分子、聚合物和生物分子可用于石墨烯材料的功能化修饰,许多其他无机纳米结构可以生长或附着在石墨烯表面上,以获得多功能石墨烯基纳米复合材料。

（一）共价键功能化

利用石墨烯或 GO 表面的活性双键或其他含氧基团与引入的基团之间发生化学反应生成共价键可实现材料的共价键功能化改性。虽然石墨烯的多环芳烃碳骨架结构很稳定，但其边缘或缺陷部位却具有较高的反应活性。GO 在其边缘有羧基和羰基等化学活性的含氧基团，而片层基面上随机分布有羟基和环氧基。这些活性基团可以通过常见的化学反应，如环加成反应、环氧基开环反应、羧基酰化反应、重氮化反应等对石墨烯及其衍生物进行改性。

作为一种亲水性生物相容性聚合物，聚乙二醇（PEG）被广泛应用于各种纳米材料的功能化修饰，以提高材料的生物相容性，改善其体内药代动力学以获得更好的肿瘤靶向。2008 年，Liu 等首次使用氨基封端的多臂 PEG，通过将 PEG 上的氨基与 GO 上的羧基形成酰胺键来对 GO 进行共价修饰，得到在各种生理溶液中表现出优异稳定性的超小尺寸 PEG 功能化纳米 GO。Yuan 等则通过 Diels-Aider[4+2] 反应一步将环戊基聚乙二醇甲醚接枝到 GO 上，制备了分散性较好的石墨烯功能化复合物。

葡聚糖、壳聚糖、聚丙烯酸等其他生物相容性良好的亲水性大分子也可用于 GO 的共价官能化。Liu 等通过 GO 与胺改性的葡聚糖（DEX）共价偶联，提高了 GO 的生物相容性以及在生理溶液中的稳定性。Bao 等通过酰胺键在 GO 上共价修饰壳聚糖，所制备壳聚糖接枝 GO 表现出良好的水溶性和生物相容性，可用于药物和基因递送。Gollavelli 等使用聚丙烯酸改性石墨烯制备纳米复合材料，以提高石墨烯的生物相容性和方便进一步功能化。Wu 等在 GO 纳米片上先通过形成酰胺键修饰己二胺，然后利用己二胺另一端的氨基共价偶联透明质酸，制备了对 CD44 高表达肿瘤细胞具有良好靶向性的透明质酸功能化 GO。氨基封端的树枝状化合物（如 PAMAM）和聚乙烯亚胺（PEI）也可通过形成酰胺键实现 GO 的共价修饰，所得 GO 复合物可用于进一步功能化或者用于基因传输。除了利用 GO 上的羧基进行共价修饰外，GO 的环氧基也可以用于共价偶联聚合物。例如，Shan 等就是通过在碱性溶液中将聚 L- 赖氨酸中的氨基与 GO 纳米片上的环氧基结合形成共价键而制备了聚 L- 赖氨酸官能化的 GO 纳米片。聚 L-赖氨酸的修饰提供了用于进一步官能化（如附着生物活性分子）的非常生物相容性的环境。

除了亲水性聚合物共价修饰外，一些小分子也可以通过特定反应修饰在 GO 上。Quintana 等利用多聚甲醛和改性的 α-氨基酸的缩合反应生成的亚甲胺叶立德与 GO 中的碳碳双键发生 1，3- 偶极环加成反应，得到相应的取代吡咯烷基碳基材料。可以选择带有不同基团的氨基酸或取代醛的修饰来满足不同的功能化需求。Zhang 等将磺酸基团共价结合到 GO 的表面，以改善 GO 在生理溶液中的稳定性，然后在 GO 上共价结合叶酸（FA），以使其特异性靶向具有 FA 受体的癌细胞。除了可以用两端都含有氨基的有机物通过酰胺键将 GO 中的羧基转化成氨基外，还可以通过 GO 与 $SOCl_2$ 反应形成 GO-COCl，然后相继用叠氮化钠和浓盐酸处理制得氨基功能化GO。

（二）非共价键功能化

通常情况下，共价功能化有可能损害石墨烯 sp^2 的结构，而非共价功能化在石墨烯表面上引入新的化学基团的同时，能较好地保留石墨烯自身的结构和电子性质，可以通过静电相互作用、非共价 π—π 堆积和疏水相互作用等方式改进石墨烯类材料在水溶液中的溶解性和生物相容性。但是，这类方法也有其缺点，由于非共价键之间的作用力比较弱，导致有些修饰过的石墨烯类材料不够稳定。

石墨烯的二维平面上具有离域的 π 电子体系，这使得石墨烯类材料能与带有芳香结构的分子强烈相互作用。这种 π—π 堆积可以用于石墨烯类材料的表面改性。Su 等利用带有磺酸基的芘和萘酰亚胺衍生物与石墨烯纳米片之间的强烈 π—π 相互作用来修饰 rGO，磺酸基引起的复合纳米结构之间的排斥力使 rGO 能在水中高度分散。Geng 等发现，带负电荷的卟啉衍生物 5，10，15，20- 四苯基 -21H，23H- 卟吩 -P，P′，P″，P‴ -四磺酸基四钠盐水合物（$TPP-SO_3Na$）相比较带正电的卟啉衍生物 5，10，15，20- 四（4- 三甲氨基）苯基卟啉四甲苯磺酸盐（TPP-ammonium）能更好地使石墨烯分散在溶液中。这是由于 $TPP-SO_3Na$ 非共价功能化石墨烯后，其负电荷之间产生了相互静电排斥力。这种 π—π 堆积作用可用于在 GO 表面上修饰 DNA。利用单链 DNA（ssDNA）的碱基和石墨烯平面之间的 π—π 结合，Liu 等在 GO 化学还原过程中引入 DNA，获得了具有优异水溶性的 DNA 包裹的 rGO。基于互补 DNA 链之间发生的强相互作用，这种石墨烯或 GO 与 ssDNA 复合物已被用来制作生物传感器，用于与某些疾病和遗传病症相关的 DNA 序列的检测。

可以用疏水相互作用方式在石墨烯和 GO 表面上修饰表面活性剂或两亲性聚合物，以提高材料在水溶液中的稳定性。在生物医学方面，比较常用的是生物相容性聚合物。Hu 等使用 Pluronic F127（PF127）对石墨烯进行功能化，获得石墨烯/PF127 复合材料，其中 PF127 的疏水链段通过疏水结合锚定在石墨烯表面，而亲水链则延伸至水溶液，使石墨烯复合材料有良好的水溶性。Robinson 等开发了超小 rGO，其通过共价偶联 PEG 和非共价包覆聚 PEG 化磷脂进行功能化。PEG 接枝的马来酸酐/1- 十八碳烯交替共聚物（C_{18}PMH-PEG）也可用来对 rGO 功能化修饰，获得具有优异生理稳定性和超长血液循环半衰期的 rGO-PEG。生物分子也能通过疏水相互作用用于 GO 的功能化。通过 GO 在胎牛血清溶液中超声波处理，可以得到一种 GO 蛋白复合物。血清蛋白内部非极性氨基酸能通过疏水相互作用固定在石墨烯的表面上。与未涂覆的 GO 相比，这种复合物显示出明显减小的细胞毒性。Liu 等通过类似的方法用明胶对 GO 进行功能化。

由于 GO 带有大量负电荷，可以通过静电相互作用修饰带正电的聚电解质。PEI 是一种广泛用于基因转染的带正电荷的聚合物，可与 GO 发生静电相互作用，以非共价的方式涂覆 GO。这种复合材料的生理稳定性优于未修饰的 GO，与裸 PEI 相比毒性降低，基因转染效率高。Dong 等利用这种修饰方法将石墨烯纳米带（GNR）功能化，将获得的 PEI 修饰的 GNR 用于 miRNA 的体外转染和原位检测。最近，Zhang 等开发了一种基于 GO-壳聚糖（GO-CS）纳米复合材料的新型 CpG 寡脱氧核苷酸（ODN）递送系统。GO-CS 纳米复合材料通过 GO 与 CS 之间静电相互作用自组装制备。与 GO 相比，GO-CS 纳米复合材料具有更小的尺寸、正表面电荷和更低的细胞毒性。最后，CpG ODNs 通过静电相互作用装载到 GO-CS 纳米复合材料上。GO-CS 纳米复合材料大大提高了 CpG ODNs 的负载能力和细胞摄取量。

（三）纳米颗粒的修饰

石墨烯独特的结构和优良的力学性质使其能够与功能无机纳米粒子结合，获得多功能的复合材料。可以通过直接在石墨烯表面上生长纳米粒子或通过石墨烯和预制的纳米粒子之间共价或非共价结合来制备这类复合材料。为了确保纳米粒子能与石墨烯牢固结合，石墨烯通常被预功能化或掺杂杂原子，为纳米粒子的生长提供必要的锚定位点。石墨烯/无机纳米粒子复合材料常通过纳米粒子直接在石墨烯上沉积制得，采用的制备方法有水热法、溶剂热法、高温热解法、微波辅助法、电沉积法等。有时，为了控制石墨烯/纳米粒子复合材料中纳米粒子的尺寸和形状的均匀性，可先制备单分散纳米粒子，然后将它们组装到石墨烯上。迄今，已有各种无机纳米粒子，包括金属、金属氧化物、金属硫化物、稀土金属氟化物等，和石墨烯及其衍生物结合，用于各种不同的应用。

GO-氧化铁纳米粒子（GO-IONP）复合材料在生物医学领域引起了关注，因这类复合物具有有趣的磁学和光学特性。Yang 等通过简单有效的化学沉淀法制备超顺磁性 GO-Fe_3O_4 纳米复合材料，将其作为药物载体用于药物的控制递送和释放。Chen 等将表面包裹了葡聚糖的 Fe_3O_4 纳米粒子与 GO 通过共价键连接，所制备的 GO-IONP 复合材料可用于细胞标记和 MRI 造影剂。Liu 等用两亲性 C_{18}PMH-PEG 对水热法制备的 GO-IONP 复合材料进行非共价修饰，将该材料用于体内多模态成像引导的光热疗法。

GO 与其他具有成像和治疗功能的无机纳米颗粒结合的复合材料在生物医学中也表现出很好的应用前景。例如，金纳米簇-rGO 纳米复合材料被制备并用于癌细胞的药物递送和成像。量子点（QD）-rGO 纳米复合材料被开发用于细胞荧光成像和光热治疗。通过精细调整 QD 与 RGO 之间的距离，可以最大限度地减少 rGO 对 QD 的荧光淬灭。通过使用 Ti（OC_4H_9）$_4$ 和 GO 作为反应物能制得 GO/TiO_2 杂化材料（GOT）。这种 TiO_2 改性的 GO 细胞毒性很小，具有优异的光动力抗癌活性。Wu 等采用溶剂热法在 GO 上原位沉积 $BaGdF_4$ 纳米粒子，一步制得亲水性 GO/$BaGdF_4$ 纳米复合材料，将其用于肿瘤 MRI/CT 双模式成像和光热治疗。采用溶剂热法在 GO 上还可修饰硒化铋纳米粒子，所制备纳米复合材料可用于肿瘤 CT/光声双模式成像和光热治疗。

三、纳米金刚石表面功能化

由于纳米金刚石粒径很小，尺寸在 100 nm 以下，具有超高的比表面能，粒子容易以团聚体的形式存在。纳米金刚石的团聚会使其丧失作为纳米颗粒的一些优良特性,仅仅使用通常的物理分散法(如超声法、球磨法)分散效果不好,这严重限制了其在许多重要领域的应用。因此,必须进行表面化学改性,以改善纳米金刚石分散性并使其表面功能化,有利于其在各领域的应用。

已有研究表明,纳米金刚石的表面形貌对其稳定性起着十分重要的作用,因为这影响着表面重构和 sp^2 碳的形成。对于不同形状的纳米金刚石团簇,其表面碳杂化态存在差异,表面结构从 sp^3 碳过渡到 sp^2 碳。纳米金刚石表面碳的石墨化,即在金刚石结构表面有一个薄的石墨壳,有助于提升纳米颗粒的稳定性。除了纳米颗粒的大小和形貌,纳米金刚石的稳定性还和其表面的终端基团有关。因此,纳米金刚石表面的功能化修饰对于纳米金刚石的稳定及其应用具有重要的意义。

纳米金刚石的表面修饰主要包括表面共价键接官能团和吸附大分子两个方面,通过表面修饰,能显著提高纳米金刚石在介质中的分散性,而且可以进一步与生物相容性活性分子偶联,从而提高其生物相容性,增强这类材料在生物成像、药物运载等生物医学领域应用的可能性。

(一)纳米金刚石表面的初级修饰

为了提高纳米金刚石表面功能基团的接枝率、生物分子或聚合物的吸附率,对纳米金刚石的表面进行初级修饰是必不可少的。常见的初级修饰有羧基化、羟基化、氨基化、卤化、氢化等,下面仅介绍与生物医学应用密切相关的羧基化、羟基化和氨基化。

1. 纳米金刚石的羧基化　纳米金刚石表面含有部分羧基,若对其进一步氧化,可以提高其表面的羧基覆盖率,且在氧化过程还能去除一部分杂质。经过氧化的纳米金刚石都表现出良好的亲水特性。但反应结束后,会出现金刚石的尺寸减小和质量损失等现象。制备羧基化纳米金刚石的常用方法之一是利用氧化性酸及无机酸混合液来氧化纳米金刚石。另一种在纳米金刚石表面引入羧基的常用方法是空气氧化法。当金刚石经 $400\sim450$ ℃的高温处理,其表面的 sp^2 结构碳被氧化,使 sp^3 结构碳的金刚石相纯度提高。当在更高的温度下对金刚石表面进行处理时,不仅能彻底清除 sp^2 结构碳,而且能使 sp^3 结构碳也被氧化。纳米金刚石经空气氧化后,其表面除生成大量羧基外,还会有酮基、醛基、醚键和羟基等产生。这种氧化方法的优点在于在纳米金刚石表面形成羧基的同时,也能去除 sp^2 碳杂质,提高纳米

金刚石的相纯度。

2. 纳米金刚石的羟基化　纳米金刚石表面的羟基化处理也是常见的初级修饰方法之一。经羟基化处理后,可进一步共价连接或非共价吸附功能基团和大分子。因此,纳米金刚石表面的羟基化处理受到人们的重视,有许多研究工作就是在制备羟基均匀覆盖的纳米金刚石基础上进行的。

芬顿试剂是由过氧化氢、硫酸亚铁和强酸混合组成的一种强氧化剂。采用芬顿试剂处理纳米金刚石,能够在其表面直接引入羟基。Martin 等利用芬顿试剂对纳米金刚石进行了氧化处理,芬顿试剂中羟基自由基直接与纳米金刚石表面的碳原子作用,增加纳米金刚石表面羟基的含量,并增加材料的水溶性。在用芬顿试剂处理的同时也伴随有对 sp^2 结构碳的氧化移除,使产物纯度提高。

2006 年,Krueger 等探究了纳米金刚石的表面羟基化。他们采用硼烷作为还原剂处理纳米金刚石,将其表面的羧基、酮羰基等还原为羟基,羟基覆盖率可达到 0.5 mmol/g。这种羟基化纳米金刚石还可以进一步用于接枝硅烷或氨基酸。硼烷的还原作用还能够促进金刚石表面 sp^2 结构碳转化为 sp^3 结构碳,在无氢气条件下增加金刚石表面的碳氢键数目。但是,金刚石表面的酯基难以被硼烷还原,所以硼烷不是还原金刚石上羰基的最佳试剂。和硼烷相比,氢化物还原剂能更彻底地将金刚石上的羰基还原。例如,氢化铝锂几乎能够将金刚石上的所有羰基还原为醇羟基。

机械研磨法也可用于金刚石表面羟基化修饰。将纳米金刚石分散在水中,在物理超声结合研磨机或玻璃滚珠协助研磨法对纳米粒子进行研磨。这种机械研磨法能够在金刚石粒子表面引入较多的羟基,改善粒子的亲水性能,但不能去除表面的含羰基基团。另外,Girard 等研究了对氢化纳米金刚石的光催化羟基化反应。将氢化的纳米金刚石置于充有饱和水蒸气的石英管中,在 254 nm 紫外光作用下产生的羟基自由基与纳米金刚石表面发生作用,从而得到具有良好亲水性的羟基化纳米金刚石。

3. 纳米金刚石的氨基化　纳米金刚石表面的氨基化也引起人们的高度兴趣,因为它能够通过酰胺键的形成、还原胺化、亲核取代或直接缩合反应结合大量各种各样的功能分子,例如生物活性化合物或聚合物结构单元。纳米金刚石表面氨基化过程具有一定难度,有几种方法可以用于纳米金刚石的氨基

化修饰。例如,可利用纳米金刚石表面的羟基与氨丙基硅烷缩合,引入氨基,进一步用于接枝氨基酸和小肽。可以将羧基功能化纳米金刚石表面的羧基先转变成酰氯,再与乙二胺通过酰胺键共价连接来制备具有氨基修饰的纳米金刚石。这种氨基化的金刚石能与环氧树脂反应制备复合材料。除了复合材料,这类氨基化的金刚石还可用于生物医学中的药物、蛋白质和基因递送的平台,用作在色谱和分离中的固定相,以及用于固态多肽的合成。Hens 等通过氰化物亲核取代甲苯磺酰化的 OH 基团,然后用 LiAlH$_4$ 还原形成氨甲基。该氨基功能化产物能够进一步与羧基四甲基罗丹明琥珀酰亚胺酯和生物素的 N-羟基琥珀酰亚胺衍生物结合。另外,气态氨与表面酰氯化的金刚石颗粒在高温条件下反应,也可以实现对亚微米级金刚石的氨基化。利用光化学法或氨等离子法也能对金刚石薄膜表面进行氨基化修饰。

(二)修饰生物大分子

为了促进纳米金刚石在生物医学领域中的实际应用,特别是在细胞标记和靶向生物成像方面已经开展了大量研究工作来开发新的表面官能化方法,以提高纳米金刚石与生物分子的缀合能力。有几项研究可用于具有荧光的纳米金刚石对细胞的特异性标记。细胞特异性标记中的障碍之一是纳米金刚石在生理介质中的聚集,比如在 PBS 溶液中,这会导致非特异性标记。已有研究证实,用牛血清白蛋白包裹的金刚石纳米颗粒可以抵抗在 PBS 中的絮凝超过一周。

通常,蛋白质可以非共价或共价方式连接到发光纳米金刚石上,用于对哺乳动物细胞基于配体的靶向和基于抗体的标记。特别是发光纳米金刚石与生物活性配体适当偶联或通过生物素-抗生物素蛋白相互作用与高特异性抗体连接,可用于体外和体内的靶向细胞标记和长期细胞成像和跟踪。硅烷官能化的纳米金刚石可通过硅烷上的氨基的偶联作用共价固定生物素。这种表面固定生物素的纳米金刚石已被证明仍然具有与链霉抗生物素结合的活性。

Chang 等在高荧光纳米金刚石上修饰蛋白质,制备了可生物应用的功能化纳米材料。他们采用了两种修饰方法。在第一种方法中,经酸处理的荧光纳米金刚石表面被非共价包覆了糖蛋白或拟糖蛋白(即用多个糖残基化学修饰的蛋白),用于通过糖受体靶向肝细胞。在第二种方法中,发光纳米金刚石首先被聚乙二醇化,然后与链霉抗生物素蛋白共价偶联,制备的产物能与生物素标记的抗体特异性连接。用人肝癌细胞株 HepG2 和乳腺癌细胞系 ASB145-1R、MCF-7 和 MDA-MB-231 细胞证实了这种生物分子偶联的发光纳米金刚石对癌细胞的高靶向特异性。基于发光纳米金刚石的优异光稳定性,可通过共聚焦荧光成像长时间跟踪单个细胞对纳米颗粒胞吞前后的情况。这些方法可广泛适用于各种情况的细胞特异性靶向和标记。

第六节　碳材料在影像学中的应用

一、CNTs 在影像学中的应用

(一)近红外成像

由于在近红外光区,组织的吸收、散射和自发荧光背景低,近红外光源在生物组织内可达到最大穿透深度,能用于较深层组织无损成像,并逐渐用于肿瘤诊断、治疗和预后观察。SWCNTs 能在近红外光区产生较为强烈的荧光,而生物体的背景荧光干扰小,因此 CNTs 能作为近红外荧光成像试剂用于复杂的生物体环境。SWCNTs 的近红外荧光来源于碳管本身的结构,不需要对其修饰其他荧光基团,而且具有较高的抗淬灭和抗光漂白性能。Cherukuri 等利用 SWCNTs 自身的近红外荧光研究了碳管被细胞摄取的情况,发现 SWCNTs 进入细胞以后仍然能够观察到其近红外荧光信号。Heller 等发现 SWCNTs 在进入活细胞 3 个月后还能观察到其近红外荧光,并且不妨碍细胞活力。Duque 等提出了一种简单的方法,得到在 pH 1~11 范围内均能稳定且发光效率高的单分散 SWCNT 溶液,并且通过在人胚胎肾脏细胞(HEK 细胞)表面的荧光成像证实了这些高度稳定的悬浮液的有效性。Welsher 等在 PEG 包裹的生物惰性 SWCNTs 表面分别修饰了美罗华(Rituxan)和赫塞汀(Herceptin)两种抗体,特异性地对表面具有相应受体的细胞分别进行近红外成像,受体低表达的细胞显示的荧光很弱。

除了活细胞,CNTs 的近红外荧光还可应用于活体成像。Cherukuri 等利用单分散的 SWCNTs 的近红外荧光特性，研究碳管在注射入小动物以后的药代动力学行为，测定了其在家兔血液中的半衰期为 1 h。Leeuw 等也利用 SWCNTs 所发射的近红外荧光，对果蝇幼虫体内分布的 SWCNTs 进行非破坏性成像。实验结果证明，果蝇所摄入的 SWCNTs 对其没有产生不良生理影响。

（二）磁共振成像（MRI）

MRI 技术由于可以用来对生物体内脏器官和软组织进行无损的快速检测，已成为诊断软组织病变尤其是检测肿瘤最为有效的临床诊断方法之一。在 CNTs 上标记 MRI 造影剂，可以方便地利用 MRI 技术无损伤地研究 CNTs 在活体内的行为。MRI 造影剂按照其磁性的差异可分为顺磁性、超顺磁性和铁磁性三大类物质，而基于碳纳米材料的 MRI 造影剂研究主要集中在前两类。

顺磁性造影剂以钆的螯合物为主，由于 Gd^{3+} 具有 7 个未成对电子使其具有强顺磁性，能有效缩短周围水中质子的纵向弛豫时间。目前临床上常用的 T_1 造影剂主要有 Gd-DTPA 和 Gd-DOTA，但是它们在体内循环时间短且分布没有特异性。近几年的研究发现，将 Gd^{3+} 与纳米材料结合，可制备成各种纳米结构 T_1 造影剂，它们有良好的稳定性和生物相容性以及较长的体内循环时间。Hashimoto 等利用碳纳米角（一种特殊的 SWCNTs）圆锥形帽状末端以及管壁存在的缺陷，通过氧化作用使碳纳米角生成空洞从而使 Gd^{3+} 以氧化物形式选择性地聚集在碳纳米角的中央。Sitharaman 等开展了类似的研究，在超短 SWCNTs 内部沉积纳米尺寸的含水 Gd^{3+} 离子簇，其弛豫率为临床上使用的 Gd 基造影剂的 40~90 倍。作者推测其成像性能的极大提高可能是由于碳管对管内金属离子簇合物的限制作用造成的。他们进一步发现，这种复合物的弛豫率对酸碱度极其敏感，有望用作超敏感的 pH 响应探针应用于肿瘤的早期诊断，因为癌组织 pH 值低于正常组织。Richard 等用硬脂酸合成两亲性钆螯合物，将其吸附在 MWCNTs 上。该功能化纳米管不仅具有 T_1 造影剂的对比性能，将其悬浮液注入小鼠腿部的肌肉后，还可以很好地观察到阴性对比度。

超顺磁性铁氧化物纳米粒子因具有较高的磁化率和良好生物相容性同样受到广泛关注。Miyawaki 等用高温热解法在碳纳米角表面上沉积了 Fe_3O_4 纳米粒子形成超顺磁性的碳纳米角，发现该复合材料在实验鼠的肾脏和脾脏中的成像效果明显。Faraj 等利用没有经过预处理的 CNTs 中含有的磁性金属纳米粒子的 T_2 成像在实验鼠体内检测 CNTs 的分布情况。然而，经过预处理的 CNTs 则检测不到 T_2 成像效果，说明 CNTs 中的磁性纳米粒子在 T_2 成像上起了重要的作用。Wu 等用溶剂热法在 MWCNTs 上原位沉积了 Fe_3O_4 纳米粒子，用 MRI 和 ICP 等手段研究了所得杂化材料在昆明鼠体内的分布和代谢行为。

（三）正电子发射断层扫描（PET）

PET 是一种能够反映组织代谢功能的影像技术，已被广泛用于多种疾病的诊断、病情判断、疗效评价等方面，特别是在肿瘤、冠心病和脑部疾病这三大类疾病的诊疗中显示出重要的价值。通过修饰的方法使 CNT 表面标记了正电子发射的放射性核素，将具有较强进入细胞能力的 CNTs 与 PET 显示功能结合，有望应用于疾病的早期发现和诊断。2004 年，有课题组用放射性 ^{125}I 原子标记水溶性羟基化 SWCNTs，然后用示踪剂研究羟基化 SWCNTs 在小鼠组织中的分布。水溶性 SWCNTs 也可以用 DTPA 官能化，并用 ^{111}In 标记用于研究 CNTs 在组织中的分布和血液清除率。这两项工作证明 PET 可用于跟踪 CNTs 在活体中的分布。Liu 等以带 RGD 肽段的含有 PEG 磷脂通过非共价作用力修饰 SWCNTs 并以放射性核 ^{64}Cu 标记。用 PET 成像跟踪该功能化 SWCNTs 在荷瘤动物体内的生物分布，发现该功能化 SWCNTs 能靶向癌细胞，并特异性地累积在肿瘤部位。SWCNTs 的拉曼特征信号也被用于直接探测小鼠组织中纳米管的存在，并证实了 PET 的示踪结果。McDevitt 等在 SWCNTs 共价修饰了螯合剂 DOTA，然后用正电子发射金属离子 ^{86}Y 标记，研究了以 ^{86}Y 标记的 SWCNTs 在小鼠模型中的分布行为和药代动力学。他们还通过共价键合肿瘤特异性识别的单克隆抗体、荧光探针以及放射性金属螯合物，构建侧壁官能化的水溶性 CNT 平台，从而实现对肿瘤细胞的选择性多功能标记。

（四）拉曼成像

大部分的碳基质材料比如 CNTs、碳点、石墨烯及其衍生物在拉曼散射中都能检测出石墨带（graphitic band，G-band），这是石墨碳材料的共有特征。其中 SWCNTs 由于其天然的一维结构以及范霍夫奇异点之间大量电子转移而展现出了优异的共振拉曼成像能力。Strano 等率先开展了 SWCNTs 的拉曼成像在细胞层次上的研究。他们通过在培养 3T3 细胞以及成肌细胞的过程中加入 DNA 修饰的 SWCNTs 材料,孵育 8 天后检测到了明显的拉曼信号,并通过拉曼振动模式频带(拉曼径向呼吸模式,RBM 带)定位了材料的细胞内化情况及其分布情况。

SWCNTs 通过与金纳米粒子组成的拉曼增强薄膜结合,获得的具有高灵敏度与低检出限的复合材料经常被用于多种检测物的检测。Liu 等通过液相合成法在包覆了 DNA 的 SWCNTs 材料上修饰了金和银纳米粒子,成功验证了材料在细胞水平上的拉曼成像效果。与此同时,各个研究小组也在独立进行 CNTs 活体拉曼成像的研究。Gambhir 等通过 SWCNTs 共价偶联靶向多肽 RGD,在 $\alpha_v\beta_3$ 整合素阳性 U87 肿瘤鼠模型中研究了活体拉曼成像。相比于只注射 SWCNTs 材料,在注射了 RGD 修饰的 SWCNTs 材料的 U87 肿瘤模型鼠体内,在 72 小时内显示了逐级增强的拉曼信号。

(五)光声成像

物质的光电子被吸收并转化成热,生物组织在受热膨胀的过程中产生声波信号,这一现象被称为光声效应。光声信号通过高频聚焦超声转换器捕捉并形成图像,光声成像就是利用物质这一效应的一种混合式成像模式。在整个可见至近红外窗口拥有良好吸收,并且荧光量子产率相对较低的石墨碳基质纳米材料,如石墨烯和 CNTs,展现出了优异的光声成像性能。SWCNTs 是被广泛研究的光声成像材料之一。SWCNTs 在 690 nm 处良好的吸收,使其用 690 nm 激光激发时产生了较强的光声信号,该信号强度随 SWCNTs 浓度增大而增大。PEG 修饰的 SWCNTs 偶联靶向多肽 RGD 的纳米材料能用于 $\alpha_v\beta_3$ 阳性 U87 细胞肿瘤模型鼠的活体成像研究。在 SWCNTs 表面包覆了金外壳,能使材料相比于 SWCNTs 在近红外区域处吸收增强接近 100 倍,光声信号通过这种金纳米管材料增强已经可以用于靶向淋巴血管成像。通过 π—π 相互作用在 SWNTs 骨架上连接 780 nm 处有强吸收的吲哚菁绿分子(ICG)可以显著增强光声信号强度。相对于早期单一的 SWCNTs 光声成像剂,SWCNT-ICG 复合材料对癌细胞的检出限低至 1.4×10^5 个,降低了 20 倍之多。

二、石墨烯在影像学中的应用

(一)光学成像

纳米石墨烯及其衍生物本身具有特定的光致发光性能经由荧光染料分子标记后,可用于体外细胞及活体光学成像。Dai 课题组首次将 NGO-PEG 近红外发光性质应用于细胞成像,并发现 NGO 与 NGO-PEG 都有从可见光至红外区域的荧光发射。他们制备了 B 细胞特异性抗体 Rituxan(抗 CD20)偶联的聚乙二醇(PEG)修饰的 GO,即 nGO-PEG-Rituxan,在 658 nm 激光激发下用于 Raji B 细胞的靶向荧光成像。然而,nGO-PEG 的荧光量子产率很低,这限制了其进一步的动物体内成像。因此,一些课题组利用有机荧光染料将 GO 或 rGO 功能化用于体外和体内荧光成像。Liu 课题组利用近红外染料 Cy7 标记 NGO-PEG,将 nGO-PEG-Cy7 注射到移植了肿瘤模型的小鼠体内进行荧光成像。实验结果表明,nGO-PEG-Cy7 能通过 EPR 效应在肿瘤组织内显示很强的荧光信号。Chen 课题组研制了一种血管内皮生长因子(VEGF)负载的 IRDye800 偶联 GO(GO-IRDye800-VEGF)多功能材料,用于鼠后肢缺血模型中缺血性肌肉组织的荧光成像。在静脉给药后的所有测试时间点,缺血肢体的荧光强度比非缺血性肢体的荧光强度强,表明 GO-IRDye800-VEGF 能够主动靶向缺血性肌肉,这可能是由于缺氧组织中血管通透性增加。

石墨烯量子点(GQDs)具有稳定光致发光、良好溶解性和生物相容性等特性,已被探索应用于生物成像探针。GQDs 的发光机制可能源自量子尺寸效应、电子空穴复合、锯齿状位点和缺陷效应(能量陷阱)。Nahain 等开发了平均尺寸为 20 nm 的透明质酸官能化 GQDs(GQD-HA),发现 GQD-HA 能有效地靶向 CD44 高表达肿瘤模型,从肿瘤组织中显示出明亮的荧光。2014 年,Ge 等成功制备了几种具有宽泛吸收的 GQDs,其吸收跨越 UV 区域和整个可见光区域,并在 680 nm 处具有强烈的深红色发射峰。体外和体内研究发现,GQDs 显示出优异的光稳定性和 pH 稳定性,可作为荧光成像造影剂用于活体内荧光成像。当然,为了进一步生物成像应用,GQDs 的量子产率仍需要改进。同时,还需要进一步的表面改性以增强 GQDs 的光学性能,并且提高其在肿瘤的积聚率,减少 RES 截留。

（二）磁共振成像

MRI 成像技术通过采集机体不同组织器官的氢核产生的磁共振信号来进行不同部位的对比成像。MRI 造影剂拥有较短的 T_1 或 T_2 弛豫时间，使组织周围的成像更明亮或者更灰暗，以此得到更高的成像分辨率。石墨烯基碳纳米材料在负载 MRI 造影剂的过程中不仅能使造影剂密度高成像效果更好，还可以通过化学修饰碳材料以改善纳米粒子的生物相容性减少造影剂团聚。Cong 等报道了在还原氧化石墨烯 rGO 纳米片表面修饰 Fe_3O_4 纳米粒子使其具有 MRI 成像功能的研究。复合材料通过在乙酰丙酮铁 $[Fe(acac)_3]$ 反应中加入 rGO 及原位生长法制备而成，通过 TEM 可以看出纳米粒子均匀生长在 rGO 表面，没有出现团聚或者脱附。Chen 等运用原位生长法将 β-FeOOH 纳米棒生长在包覆了 PEG 的 GO 上，得到的复合材料拥有良好的 T_2 成像效果，其横向弛豫率（r_2）值达到 303.81 mmol^{-1}·L·s^{-1}，比单独的 β-FeOOH 纳米材料高出了将近 60 倍。

Dai 等率先报道了通过气相沉积法制备得到水溶性的单层石墨烯壳包裹 FeCo 的纳米晶体，外围单层的氧化石墨烯再通过非共价连接磷脂 PEG 以改善生物相容性。复合纳米晶体展现出了优异的 T_1 和 T_2 MRI 成像效果。在动物体内试验中，复合纳米晶体水溶液通过尾静脉注入家兔体内，诸如主动脉、肾髓质等血管聚集的组织器官在 MRI 成像中都清晰可见。Liu 等通过调整比例得到氧化铁纳米粒子修饰的还原氧化石墨烯纳米材料，通过 T_2 加权 MRI 成像在小鼠体内追踪了 4T1 肿瘤的生长以及光热治疗过程中肿瘤的消融情况。

（三）核素成像

放射性标记灵敏度很高，能以定量的方式精确跟踪体内标记物质。Liu 课题组利用核素 ^{64}Cu 标记 nGO-PEG，并将 nGO-PEG 与抗体 TRC105 偶联，实现了良好的肿瘤靶向 PET 成像。这是首次将纳米石墨烯材料应用于肿瘤靶向的核素成像。几乎同时，Hong 等使用 ^{66}Ga 标记了 nGO-PEG，并进行 4T1 肿瘤靶向 PET 成像。

2011 年，Liu 课题组开发了一种通过将碘原子锚定在 GO 的缺陷和边缘上，以 ^{125}I 标记 nGO-PEG 的方法。这种方法已经在许多后续研究中被采用。2012 年，Cornelissen 等报道了基于 NGO 的放射免疫复合材料在移植了 HER2 阳性肿瘤模型的裸鼠体内肿瘤靶向与 SPECT 成像。他们在抗体 Tz（Tras-tuzumab，曲妥珠单抗）修饰的 NGO 上标记了 ^{111}In，并用于肿瘤模型鼠的 SPECT 成像。研究表明，^{111}In-NGO-Tz 在肿瘤组织高度富集，可以用 SPECT 图像清晰观察肿瘤部位，比非 HER2 受体特异性的 ^{111}In-NGO-IgG 和 Tz 抗体本身 ^{111}In-Tz 具有更好的肿瘤成像效果。

（四）光声成像

光声成像是近年来发展起来的一种非入侵式和非电离式的新型生物医学成像模式。光声成像由于结合了纯光学组织成像的高选择特性和纯超声组织成像的深穿透特性，可得到高分辨率和高对比度的组织图像，实现活体内 50 mm 的深层组织成像。石墨烯纳米材料在光声成像方面也表现出一定的应用潜力，特别是在 NIR 有很强吸收的 rGO。

2013 年，Patel 等制备了含氧基团较少的小尺寸（约 10 nm）GO 纳米片，该材料容易分散在水中，具有较高 NIR 吸收，可用于光声成像。为了进一步增强 GO 的吸收截面，可将在 NIR 区域具有强吸收的吲哚菁绿（ICG）通过 π-π 堆积相互作用负载到 GO 上。ICG-GO 复合材料在 NIR 区域强度吸收大，有望成为超高灵敏的光声成像造影剂。

此外，通过一步还原方法可以用 BSA 还原和稳定 GO，获得具有高稳定性和低细胞毒性的纳米尺寸 rGO。BSA 修饰的纳米 rGO 具有良好的单分散性，其光声成像信号和浓度呈线性相关。该材料具有高效的肿瘤被动靶向能力，并能够长时间停留在肿瘤组织中，静脉注射后在很短时间内就能明显增强肿瘤区域的光声信号，是一种性能良好的 PA 造影剂。

（五）生物医学成像引导治疗

石墨烯材料由于易于多功能化修饰，可用于构建集诊疗一体化的多功能纳米平台，实现在生物成像引导下的肿瘤有效治疗，在肿瘤的诊疗方面具有很好的应用前景。2011 年，Wang 等将具有近红外光致发光的金纳米团簇锚定在 rGO 上，用于细胞成像和药物递送。紧接着，Hu 等将具有强荧光的半导体量子点标记在水溶性多肽功能化 rGO 上，获得 QD-rGO 纳米复合材料。由于量子点和 rGO 被适当隔开，量子点的荧光强度没有明显下降，QD-rGO 在肿瘤细胞中仍有强荧光；通过吸收入射在 rGO 上的 NIR 辐射并将其转化为热，QD-rGO 能引起癌细胞死亡，同时材料自身的荧光也会减弱。这种现象可用于监控加热剂量和治疗进展，并且可能用于成像引导的光热治疗。

有多个研究小组探究了 GO 与磁性纳米粒子的复合材料在肿瘤诊疗中的应用。通过简单的共沉淀法在 GO 表面直接生长氧化铁纳米粒子可制得超顺磁性 GO-IONP 纳米复合材料，这类材料可以用作磁靶向抗癌药物载体和 MRI 造影剂。Liu 课题组设计了一种基于 RGO-IONP 纳米复合材料的新型多功能纳米探针，复合材料通过疏水相互作用修饰了两亲性 C_{18}PMH-PEG 聚合物。由于复合材料具有高 NIR 吸收、强磁性和荧光标记，RGO-IONP-PEG 可用于光声、磁共振和荧光三模态活体内肿瘤成像。RGO-IONP-PEG 因为其在 NIR 区有高的吸收，还可以用作体内肿瘤 PTT 的光热剂。RGO-IONP-PEG 静脉注射后，在肿瘤部位用较低功率密度（0.5 W/cm²）的 808 nm 激光照射 5 min，就能将小鼠 4T1 肿瘤完全消融。他们还通过磁共振成像对肿瘤的光热治疗反应进行实时监测。因此，基于石墨烯的纳米复合材料可以作为多功能纳米试剂多模式成像引导癌症治疗。

除了结合 IONP 用于 T_2 加权磁共振成像外，在石墨烯上还可以修饰 T_1 加权磁共振造影剂。Wu 等将氨基封端的树枝状化合物接枝在 GO 上，通过控制氨基密度相继偶联 Gd-DTPA 和 PSCA 抗体，得到多功能材料 GO-DEN（Gd-DTPA）-mAb；使用该材料实现了对裸鼠 PC-3 肿瘤模型的靶向磁共振成像和抗癌药物递送。GO-DEN（Gd-DTPA）-mAb 能将抗癌药物 DOX 有效地递送至恶性前列腺肿瘤，并抑制肿瘤的生长。

在 GO 上沉积其他功能性纳米粒子，还可以用于肿瘤多模式成像和治疗。Wu 等使用溶剂热法，让 BaGdF₅ 纳米粒子原位生长在 GO 纳米片表面上，形成 GO-BaGdF₅-PEG 纳米复合材料。该纳米复合材料具有低的细胞毒性、良好的 T_1 磁共振对比效果和 X 射线衰减特性，并在裸鼠移植肿瘤模型上实现了有效的双模态 MR 和 CT 成像效果。由于增强的近红外吸收、良好的光热稳定性和有效的肿瘤被动靶向，GO-BaGdF₅-PEG 经静脉注射后在肿瘤部位用 808 nm 激光照射（0.5 W/cm²）能导致肿瘤的高效光热消融。组织学和生化分析数据显示，GO-BaGdF₅-PEG 用于光热治疗对小鼠没有产生明显的毒副作用。Wu 等还制备了 GO-Bi₂Se₃-PVP 纳米复合材料，研究了所得材料在裸鼠肿瘤模型中的 CT/光声双模式成像效果，并将该材料用于光热消融移植的 HeLa 肿瘤，也取得了良好治疗效果。

三、纳米金刚石在影像学中的应用

（一）NV 色心的荧光检测

NV 色心（nitrogen-vacancy center）是金刚石中的一种发光点缺陷。一个氮原子取代金刚石中的碳原子，并且在临近位有一个空穴，这样的点缺陷被称为 NV 色心。由于 NV 的荧光非常稳定，是一种良好的单光子源，被用于量子密钥分配、生物荧光标记等。

Tang 等人利用纳米金刚石中原有的替位氮与空穴结合形成 NV 色心，从本质上提高色心的数量，使荧光强度得到提高。在真空的条件下，进行 800 ℃退火，使得空穴移动与替位氮结合形成 NV 色心，这一方法使得荧光强度增强了 27.59 倍。另一方面，通过结合表面荧光增强效应，以此增强金刚石纳米颗粒中 NV 色心的荧光强度。将纳米金刚石分别与 Au、Ag 纳米颗粒结合，利用金属纳米颗粒表面的强等离子体共振作用，使 NV 色心的荧光增强 3.78 倍。还利用不同的介质对纳米金刚石中的 NV 色心的荧光强度进行增强，相比于 Si 介质，SiO₂ 介质和金属 Au 薄膜介质上的荧光强度分别提高了 2.366 倍和 10.162 倍，等离子体增强纳米金刚石中光子的辐射跃迁速率，量子辐射速率越大，荧光强度也越强。

Schirhagl 等利用荧光纳米金刚石探针（FND）与细胞培养基的相互作用，第一次深入分析了用于生物系统的 FND 聚集体和蛋白质冠的组成。他们通过实验提出了一种简单的方法来改进聚集。在添加到富含盐的溶液之前，用胎牛血清中的蛋白质涂覆金刚石能防止不同蛋白质 - 金刚石聚集体之间的相互作用，使聚集体尺寸缩小。他们通过 LC-MS/MS 数据发现，不同的蛋白质黏附到金刚石表面，从而参与聚集体形成。而且，在富含蛋白质的环境中，与没有盐的环境相比盐的存在会导致形成更大的聚集体。

Mkandawire 等人将抗体与绿色荧光纳米金刚石结合，通过转染试剂进入活细胞，作为细胞内生物标志物。实验证明，纳米金刚石在与一定的抗体结合后能选择性地靶向到细胞内部。由于纳米金刚石的荧光与细胞的荧光有所不同，所以可以通过其自身的荧光来进行细胞标记。这也就使得纳米金刚石成为测定细胞内活细胞的潜力工具。除了用于细胞内的荧光标记,还有报道证实荧光纳米金刚石可以应用于活体当中。Mohan 组以胶体 FND 溶液喂食或将 FND 悬浮液显微注射入蠕虫的性腺中而将 FND 引入野生型线虫中。借助于该纳米材料的高亮度,优异的光稳定性和无毒性来进行连续成像和发育过程的跟踪。不但成功使得 FND 这种纳米材料在活体体内长期成像,而且还探讨了这种新型纳米材料与模型生物之间的纳米生物相互作用。

(二)MRI 成像

磁共振成像(MRI)是一种非侵入性的技术,用于在三维空间中对活体生物进行成像,具有较高时空分辨率。造影剂通常用于提高检测灵敏度和诊断准确性。在纵向(T_1)和横向(T_2)弛豫的两种模型的基础上,人们开发了两种不同类型的造影剂。阳性造影剂又称为 T_1 造影剂,能缩短纵向弛豫时间,导致更明亮变白的影像;阴性造影剂又称为 T_2 造影剂,能引起横向弛豫时间降低,使影像比正常状态更为暗。纳米金刚石(NDs)特别适合用于改善 MRI 造影剂,因为它们的面特异性静电特性能使水分子在 ND 的特定面上配位。

Chow 等人利用锰离子与纳米金刚石的结合,改善了纵向和横向弛豫效率。静脉给药后,纳米金刚石锰复合物在原位肝癌小鼠模型中的表现优于现有的临床 MRI 造影剂,同时也降低了 Mn^{2+} 的血清浓度。T_1 和 T_2 测量表明,在 0.14 mmol/L Mn^{2+} 浓度下,Mn-DOTA 整合物修饰的纳米金刚石(NDNH$_2$-DOTA⋯Mn)将环境水质子的纵向弛豫时间从 2 965 ms 降低到 613 ms,横向弛豫时间从 139.1 ms 降至 26.9 ms,与纯 $MnCl_2$ 相比,观察到 Mn-DOTA 整合物修饰的纳米金刚石(NDNH$_2$-DOTA⋯Mn)的 T_1 加权图像有较亮信号,T_2 加权图

像有较暗信号。

Nakamura 等人开发了一种简单而有用的制备 Gd^{3+} 整合物修饰的纳米金刚石颗粒的方法,并研究了所制备材料在 MRI 方面的应用。使用 4~5 nm 的纳米金刚石颗粒与 DTPA 缩合并随后与 Gd^{3+} 络合,这种纳米金刚石的化学改性制得了 Gd^{3+}-DTPA 官能化的纳米金刚石(Gd^{3+}-DTPA-ND)。实验结果表明,与原始纳米金刚石颗粒的低信号强度相比,Gd^{3+}-DTPA-ND 颗粒显示了高信号强度的 T_1 加权图像。修饰后的纳米金刚石显示出足够的对比能力,是一种很有前景的新型造影剂。Rammohan 等人也对碳基纳米金刚石 - 钆$^{3+}$ 聚集体(NDG)在 MRI 的应用上做了研究。其在体内证实了显著的细胞跟踪性质并且发现了 NDG 具有独立于场强的高弛豫度,这是钆$^{3+}$ - 纳米粒子共轭物的前所未有的发现。在不牺牲生物相容性的前提下,NDG 显示出 Gd^{3+} 的细胞递送比临床 Gd^{3+} 螯合物增加了 300 倍。

纳米金刚石作为靶向药物递送的无毒底物和用于细胞追踪的高度生物稳定的荧光标记是有意义的。然而,除了光学技术之外,纳米金刚石在体内进行非侵入性成像的功能受到严重限制。Waddington 等人证明了 Overhauser 效应,即一种质子 - 电子极化转移技术,可以在室温和超低磁场的水中实现纳米金刚石的高对比度磁共振成像。该技术将自旋极化从纳米金刚石表面的顺磁性杂质转移到周围水溶液中的 ^1H 自旋体,从而按需产生 MRI 对比度。他们还探究了最大增强所需的条件以及该技术的最终灵敏度。这种经由 Overhauser 机制进行连续原位超极化的能力,结合纳米金刚石优异的体内稳定性,提高了长时间进行纳米金刚石的非侵入性体内追踪的可能性。

【参考文献】

[1] KUMAR S,RANI R,DILBAGHI N,et al. Carbon nanotubes:a novel material for multifaceted applications in human healthcare [J]. Chem Soc Rev, 2017, 46(1):158-196.

[2] SAITO N,HANIU H,USUI Y,et al.Safe clinical use of carbon nanotubes as innovative biomaterials [J]. Chem Rev,2014,114(11):6040-6079.

[3] YANG K,FENG L Z,SHI X Z,et al.Nano-graphene in biomedicine:theranostic applications [J]. Chem Soc Rev,2013,42(2):530-547.

[4] WU S X,HE Q Y,TAN C L,et al.Graphene-based electrochemical sensors [J]. Small, 2013, 9(8): 1160-1172.

[5] SHIN S R,LI Y C,JANG H L,et al. Graphene-based materials for tissue engineering [J]. Adv Drug Deliver Rev,2016,105(Part B):255-274.

[6] MOCHALIN V N,SHENDEROVA O,HO D,et al.The properties and applications of nanodiamonds [J]. Nat Nanotech,2012,7(1):11-23.

[7] IIJIMA S.Helical microtubules of graphitic carbon [J]. Nature,1991,354(6348):56-58.

[8] IIJIMA S,ICHIHASHI T.Single-shell carbon nanotubes of 1-nm diameter [J]. Nature, 1993, 363 (6430):603-605.

[9] DILON A C,PARILLA P A,ALLEMAN J D,et al.Controlling single-wall nanotube diameters with variation in laser pulse power[J].Chem Phys Lett, 2000, 316(1):13-18.

[10] HAFNER J,BIONIKOWSKI M,SMALLEY R.Catalytic growth of single-wall carbon nanotubes from metal particles[J].Chem Phys Lett, 1998, 296(1-2):195-202.

[11] KUKOVITSKII E F,CHERNOZATONSKII L A,LVOV S G,et al.Carbon nanotubes of polyethylene [J]. Chem Phys Lett,1997,266(3-4):323-328.

[12] JIAO L Y,ZHANG L,WANG X R,et al.Narrow graphene nanoribbons from carbon nanotubes [J]. Nature, 2009, 458(7240):877-880.

[13] LOTYA M,HERNANDEZ Y,KING P J,et al.Liquid phase production of graphene by exfoliation of graphite in surfactant/water solutions [J]. J Am Chem Soc, 2009, 131(10):3611-3620.

[14] LOTYAM,KING P J,KHAN U,et al. High-concentration,surfactant stabilized graphene dispersions [J]. ACS Nano,2010,4(6):3155-3162.

[15] PU N W,WANG C A,SUNG Y,et al.Production of few-layer graphene by supercritical CO_2 exfoliation of graphite [J]. Mater Lett, 2009, 63 (23):1987-1989.

[16] SU C Y,LU A Y,XU Y P,et al.High-quality thin graphene films from fast electrochemical exfoliation [J]. ACS Nano,2011,5(3):2332-2339.

[17] DUBIN S,GILJE S,WANG K,et al.A one-step solvothermal reduction method for producing reduced graphene oxide dispersions in organic solvents [J]. ACS Nano,2010,4(7):3845-3852.

[18] KOSYNKIN D V,HIGGINBOTHAM A L,SINITSKII A,et al.Longitudinal unzipping of carbon nanotubes to form graphene nanoribbons[J].Nature,2009,458(7240):872-876.

[19] JIANG T,XU K.FTIR study of ultradispersed diamond powder synthesized by explosive detonation[J].Carbon,1995,33(33):1663-1671.

[20] FRENKLACH M,HOWARD W,HUANG D,et al.Induced nucleation of diamond powder[J].Appl Phys Lett,1991,59(5):546-548.

[21] VARDHARAJULA S,ALI S Z,TIWARI P M,et al.Functionalized carbon nanotubes:biomedical applications[J].Int J Nanomed,2012,7(3):5361-5374.

[22] LIU Z,SUN X M,NAKAYAMA-RATCHFORD N,et al.Supramolecular chemistry on water-soluble carbon nanotubes for drug loading and delivery[J]. ACS Nano,2007,1(1):50-56.

[23] HADIDI N,KOBARFARD F,NAFISSI-VARCHEH N,et al.Optimization of single-walled carbon nanotube solubility by noncovalent PEGylation using experimental design methods[J].Int J Nanomed, 2011, 6(6): 737-746 .

[24] CHEN J,LIU H,WEIMER W A,et al. Noncovalent engineering of carbon nanotube surfaces by rigid,functional conjugated polymers [J]. J Am Chem Soc, 2002, 124(31): 9034-9035.

[25] LU L H,CHEN W.Large-scale aligned carbon nanotubes from their purified,highly concentrated suspension [J]. ACS Nano,2010, 4(2): 1042-1048.

[26] CHEN R J,ZHANG Y,WANG D,et al. Noncovalent sidewall functionalization of single-walled carbon nanotubes for protein immobilization [J]. J Am Chem Soc,2001,123(16):3838-3839.

[27] BALAVOINE F,SCHULTZ P,RICHARD C,et al.Helical crystallization of proteins on carbon nanotubes:a first step towards the development of new biosensors [J]. Angew Chem Int Ed,1999, 38(13-14): 1912-1915.

[28] ZHANG Y,BAI Y H,YAN B.Functionalized carbon nanotubes for potential medicinal applications [J]. Drug Discov Today, 2010, 15(11-12): 428-435.

[29] QIN S H,QIN D Q,FORD W T,et al.Solubilization and purification of single-wall carbon nanotubes in water by in situ radical polymerization of sodium 4-styrenesulfonate [J]. Macromolecules, 2004, 37(11): 3965-3967.

[30] NGUYEN K T,ZHAO Y L.Integrated graphene/nanoparticle hybrids for biological and electronic applications [J]. Nanoscale, 2014, 6(12): 6245-6266.

[31] SHEN J H,ZHU Y H,YANG X L, et al. Graphene quantum dots:emergent nanolights for bioimaging,sensors,catalysis and photovoltaic devices [J]. Chem Commun,2012, 48(31): 3686-3699.

[32] ZHU S J,ZHANG J H,QIAO C Y, et al. Strongly green-photoluminescent graphene quantum dots for bioimaging applications [J]. Chem Commun, 2011, 47(24): 6858-6860.

[33]YANG K, GONG H, SHI X Z, et al. In vivo biodistribution and toxicology of functionalized nano-graphene oxide in mice after oral and intraperitoneal administration [J]. Biomaterials, 2013, 34(11): 2787-2795.

[34] YANG K,WAN J,ZHANG S, et al. In vivo pharmacokinetics,long-term biodistribution,and toxicology of PEGylated graphene in mice [J]. ACS Nano, 2011, 5(1): 516-522.

[35] CHUA C K,PUMERA M.Covalent chemistry on graphene [J]. Chem Soc Rev, 2013, 42(8): 3222-3233.

[36] YUAN J C, CHEN G H, WENG W G, et al. One-step functionalization of graphene with cyclopentadienyl-capped macromolecules via Diels-Alder "click" chemistry [J]. J Mater Chem, 2012, 22(16): 7929-7936.

[37] BAO H Q, PAN Y Z, PING Y, et al. Chitosan-functionalized graphene oxide as a nanocarrier for drug and gene delivery [J]. Small, 2011, 7(11): 1569-1578.

[38] WU H X, SHI H L, WANG Y P, et al. Hyaluronic acid conjugated graphene oxide for targeted drug delivery [J]. Carbon, 2014, 69: 379-389.

[39] GUO L L, SHI H L, WU H X, et al. Prostate cancer targeted multifunctionalized graphene oxide for magnetic resonance imaging and drug delivery [J]. Carbon, 2016, 107: 87-99.

[40] QUINTANA M,SPYROU K, GRZELCZAK M, et al. Functionalization of graphene via1, 3-dipolar cycloaddition [J]. ACS Nano, 2010,

4(6): 3527-3533.

[41] LIU Y X, DONG X C, CHEN P. Biological and chemical sensors based on graphene materials [J]. Chem Soc Rev, 2012, 41(6): 2283-2307.

[42] YANG K, WAN J M, ZHANG S, et al. The influence of surface chemistry and size of nanoscalegraphene oxide on photothermal therapy of cancer using ultra-low laser power [J]. Biomaterials, 2012, 33(7): 2206-2214.

[43] DONG H F, DING L, YAN F, et al. The use of polyethylenimine-grafted grapheme nanoribbon for cellular delivery of locked nucleic acid modified molecular beacon for recognition of microRNA [J]. Biomaterials, 2011, 32(15): 3875-3882.

[44] LI Q, MAHMOOD N, ZHU J H, et al. Graphene and its composites with nanoparticles for electrochemical energy applications [J]. Nano Today, 2014, 9(5): 668-683.

[45] YANG K, HU L, MA X, et al. Multimodal imaging guided photothermal therapy using functionalized graphene nanosheets anchored with magnetic nanoparticles [J]. Adv Mater, 2012, 24(14): 1868-1872.

[46] WANG C S, LI J Y, AMATORE C, et al. Gold nanoclusters and graphene nanocomposites for drug delivery and imaging of cancer cells [J]. Angew Chem Int Ed, 2011, 50(49): 11644-11648.

[47] ZHANG H, WU H X, WANG J, et al. Graphene oxide-BaGdF$_5$ nanocomposites for multi-modal imaging and photothermal therapy [J]. Biomaterials, 2015, 42: 66-77.

[48] BARNARD A S, STERNBERG M. Crystallinity and surface electrostatics of diamond nanocrystals [J]. J Mater Chem, 2007, 17(45): 4811-4819.

[49] ARNAULT J C, PETIT T, GIRARD H, et al. Surface chemical modifications and surface reactivity of nanodiamonds hydrogenated by CVD plasma [J]. Phys Chem Chem Phys, 2011, 13(24): 11481-11487.

[50] MARTIN R, ALVARO M, HERANCE J R, et al. Fenton-treated functionalized diamond nanoparticles as gene delivery system [J]. ACS Nano, 2010, 4(1): 65-74.

[51] GIRARD H A, PETIT T, PERRUCHAS S, et al. Surface properties of hydrogenated nanodiamonds: a chemical investigation [J]. Phys Chem Chem

Phys, 2011, 13(24): 11517-11523.

[52] OZAWA M, INAKUMA M, TAKAHASHI M, et al. Preparation and behavior of brownish, clear nanodiamond colloids [J]. Adv Mater, 2007, 19(9): 1201-1206.

[53] KOCH H, KULISCH W, POPOV C, et al. Plasma amination of ultrananocrystalline diamond/ amorphous carbon composite films for the attachment of biomolecules [J]. Diamond Relat Mater, 2011, 20(2): 254-258.

[54] LIU Y, GU Z, MARGRAVE J L, et al. Functionalization of nanoscale diamond powder: fluoro-, alkyl-, amino-, and amino acid-nanodiamond derivatives [J]. Chem Mater, 2004, 16(20): 3924-3930.

[55] MARTIN R, HEYDORN P C, ALVARO M, et al. General strategy for high-density covalent functionalization of diamond nanoparticles using Fenton chemistry [J]. Chem Mater, 2009, 21(19): 4505-4514.

[56] VAIJAYANTHIMALA V, LEE D K, KIM S V, et al. Nanodiamond-mediated drug delivery and imaging: challenges and opportunities [J]. Expert Opin Drug Delivery, 2015, 12(5): 1-15.

[57] TZENG Y K, FAKLARIS O, CHANG B M, et al. Superresolution imaging of albumin-conjugated fluorescent nanodiamonds in cells by stimulated emission depletion [J]. Angew Chem Int Ed, 2011, 50(10): 2262-2265.

[58] KRUEGER A, LANG D. Functionality is Key: Recent progress in the surface modification of nanodiamond [J]. Adv Funct Mater, 2012, 22(5): 890-906.

[59] MCDEVITT M R, CHATTOPADHYAY D, KAPPEL B J, et al. Tumor targeting with antibody-functionalized,radiolabeled carbon nanotubes [J]. J Nucl Med, 2007, 48(7): 1180-1189.

[60] WELSHER K, LIU Z, DARANCIANG D, et al. Selective probing and imaging of cells with single walled carbon nanotubes as near-infrared fluorescent molecules [J]. Nano Lett, 2008, 8(2): 586-590.

[61] HASHIMOTO A, YORIMITSU H, AJIMA K, et al. Selective deposition of a gadolinium(III) cluster in a hole opening of single-wall carbon nanohorn

[J]. Proc Natl Acad Sci USA, 2004, 101(23): 8527-8530.

[62] HARTMAN K B, LAUS S, BOLSKAR R D, et al. Gadonanotubes as ultrasensitive pH-smart probes for magnetic resonance imaging [J]. Nano Lett, 2008, 8(2): 415-419.

[63] AL FARAJ A, CIESLAR K, LACROIX G, et al. In vivo imaging of carbon nanotube biodistribution using magnetic resonance imaging [J]. Nano Lett, 2009, 9(3): 1023-1027.

[64] WU H X, LIU G, ZHUANG Y M, et al. The behavior after intravenous injection in mice of multiwalled carbon nanotube/Fe_3O_4 hybrid MRI contrast agents [J]. Biomaterials, 2011, 32(21): 4867-4876.

[65] LIU Z, CAI W, HE L, et al. In vivo biodistribution and highly efficient tumour targeting of carbon nanotubes in mice [J]. Nat Nanotechnol, 2007, 2(1): 47-52.

[66] MCDEVITT M R, CHATTOPADHYAY D, JAGGI J S, et al. PET imaging of soluble Yttrium-86-labeled carbon nanotubes in mice [J]. Plos One, 2007, 2(9): e907.

[67] WANG X, WANG C, CHENG L, et al. Noble metal coated single-walled carbon nanotubes for applications in surface enhanced Raman scattering imaging and photothermal therapy [J]. J Am Chem Soc, 2012, 134(17): 7414-7422.

[68] KEREN S, ZAVALETA C, CHENG Z, et al. Noninvasive molecular imaging of small living subjects using Raman spectroscopy [J]. Proc Natl Acad Sci USA, 2008, 105(15): 5844-5849.

[69] ZERDA A D L, ZAVALETA C, KEREN S, et al. Carbon nanotubes as photoacoustic molecular imaging agents in living mice [J]. Nat Nanotechnol, 2008, 3(9): 557-562.

[70] KIM J W, GALANZHA E I, SHASHKOV E V, et al. Golden carbon nanotubes as multimodal photoacoustic and photothermal high-contrast molecular agents [J]. Nat Nanotechnol, 2009, 4(10): 688-694.

[71] ZERDA A D L, LIU Z, BODAPATI S, et al. Ultra-high sensitivity carbon nanotube agents for photoacoustic molecular imaging in living mice [J]. Nano Lett, 2010, 10(6): 2168-2172.

[72] SUN X M, LIU Z, WELSHER K, et al. Nano-graphene oxide for cellular imaging and drug delivery [J]. Nano Res, 2008, 1(3): 203-212.

[73] YANG K, ZHANG S A, ZHANG G X, et al. Graphene in mice: Ultrahigh in vivo tumor uptake and efficient photothermal therapy [J]. Nano Lett, 2010, 10(9): 3318-3323.

[74] SUN Z C, HUANG P, TONG G, et al. VEGF-loaded graphene oxide as theranostics for multi-modality imaging-monitored targeting therapeutic angiogenesis of ischemic muscle [J]. Nanoscale, 2013, 5(15): 6857-6866.

[75] LI L, WU G, YANG G, et al. Focusing on luminescent graphene quantum dots: current status and future perspectives [J]. Nanoscale, 2013, 5(10): 4015-4039.

[76] GE J, LAN M H, ZHOU B J, et al. A graphene quantum dot photodynamic therapy agent with high singlet oxygen generation [J]. Nat Commun, 2014, 5: 4596.

[77] CONG H P, HE J J, LU Y, et al. Water-soluble magnetic-functionalized reduced graphene oxide sheets: in situ synthesis and magnetic resonance imaging applications [J]. Small, 2010, 6(2): 169-73.

[78] HONG H, YANG K, ZHANG Y, et al. In vivo targeting and imaging of tumor vasculature with radiolabeled, antibody-conjugated nanographene [J]. ACS Nano, 2012, 6(3): 2361-2370.

[79] HONG H,ZHANG Y,ENGLE J W,et al.In vivo targeting and positron emission tomography imaging of tumor vasculature with [66]Ga-labeled nano-graphene[J].Biomaterials,2012,33(16):4147-4156.

[80] CORNELISSEN B, ABLE S, KERSEMANS V, et al. Nanographene oxide-based radioimmunoconstructs for in vivo targeting and SPECT imaging of HER2-positive tumors [J]. Biomaterials, 2012, 34(4): 1146-1154.

[81] PATEL M A, YANG H, CHIU P L, et al. Direct production of graphene nanosheets for near infrared photoacoustic imaging [J]. ACS Nano, 2013, 7(9): 8147-8157.

[82] WANG Y W, FU Y Y, PENG Q L, et al. Dye-enhanced graphene oxide for photothermal therapy and photoacoustic imaging [J]. J Mater Chem B, 2013, 1(42): 5762-5767.

[83] SHENG Z H, SONG L, ZHENG J X, et al. Protein-assisted fabrication of nano-reduced graphene oxide for combined in vivo photoacoustic imaging and photothermal therapy [J]. Biomaterials, 2013, 34(21): 5236-5243.

[84] HEMELAAR S R, NAGL A, BIGOT F, et al. The interaction of fluorescent nanodiamond probes with cellular media [J]. Microchim Acta, 2017, 184(4): 1001-1009.

[85] MOHAN N, CHEN C S, HSIEH H H, et al. In vivo imaging and toxicity assessments of fluorescent nanodiamonds in Caenorhabditis elegans [J]. Nano Lett, 2010, 10(9): 3692-3699.

[86] RAMMOHAN N, MACRENARIS K W, MOORE L K, et al. Nanodiamond-gadolinium(III) aggregates for tracking cancer growth in vivo at high field [J]. Nano Lett, 2016, 16(12): 7551-7564.

[87] HEGYI A, YABLONOVITCH E. Molecular imaging by optically detected electron spin resonance of nitrogen-vacancies in nanodiamonds [J]. Nano Lett, 2013, 13(3): 1173-1178.

[88] HOU W X, TOH T B, ABDULLAH L N, et al. Nanodiamond-manganese dual mode MRI contrast agents for enhanced liver tumor detection [J]. Nanomed-Nanotechnol, 2017, 13(3): 783-793.

[89] NAKAMURA T, OHANA T, YABUNO H, et al. Simple fabrication of Gd(III)-DTPA-nanodiamond particles by chemical modification for use as magnetic resonance imaging(MRI)contrast agent [J]. Appl Phys Express, 2013, 6(1): 015001.

[90] DAVID E J, SARRACANIE M, ZHANG H L, et al. Nanodiamond-enhanced MRI via in situ hyperpolarization [J]. Nat Commun, 2017, 8: 15118-15125.

第二十六章　医学分子成像材料制备——超声微泡

第一节　超声成像概述

超声医学（ultrasonic medicine）是声学、医学和电子工程技术相结合的一门学科，是研究超声对人体的作用和反作用规律并加以利用，以达到诊断、保健和治疗等目的的学科。研究和应用超声的物理特性，对人体进行扫描，诊断疾病的科学称为超声诊断学（ultrasound diagnostics），其具体的载体就是超声仪器。超声仪器通过其配套的探头对人体的不同部位（如甲状腺、乳腺、肝脏、肾脏、心脏、子宫等）进行扫描成像，获得临床诊断需要的信息，协助医生了解病情、拟订正确的治疗方案。

医学超声成像技术和计算机 X 线断层扫描（X-CT）、磁共振成像（MRI）及核医学成像（PET、SPECT）一起被公认为现代四大医学成像技术，成为现代医学影像技术中不可替代的支柱。其中医学超声成像技术具有实时性好、无损伤、无痛苦、无电离辐射以及低成本等独特的优点。

超声成像是 20 世纪 50 年代后期发展起来的一种新型非创伤性诊断的临床医学新技术。早在1942 年奥地利 K.T Dussik 使用 A 型超声装置来穿透性探测颅脑，并于 1949 年成功获得了头部（包括脑室）的超声图像，1951 年 Wild 和 Reid 首先应用A 型超声对人体检测并报道了乳腺癌的回声图像。1954 年 Donald 应用超声波做妇产科检查，随后开始用于腹部器官的超声检查。1965 年 Lallagen 首先应用 Doppler 法检测胎心及某些血管疾病。1973年荷兰 Bon 首先报道实时超声显像仪，它是最早真正用于诊断心脏病的切面实时超声显像仪。20 世纪 70 年代脉冲多普勒与二维超声结合成双功能超声显像，能选择性获得取样部位的血流频谱。快速傅立叶变换技术的应用，使得超声成像可以取得某些以前只有用侵入性方法才能获得的血流动力学数据。

一、超声的成像原理

超声波在生物组织内传播，组织对超声波产生的反射、散射、衍射等波动效应获得组织的声速、声衰减、背向散射系数、多普勒频移、非线性参量 B/A 等声学信息，从而识别、判断人体组织的生理和病理信息，进而诊断许多器质性和功能性疾病，是超声成像的核心物理原理。

超声波是一种频率超过人类听觉上限的振动波。一般指频率在 20kHz 以上的声波。超声波在人体组织中传播时，会遇到人体脏器或组织对它的阻力，即声阻抗。当超声波传经两种声阻抗不同的相邻介质的界面时，若其声阻抗差大于 0.1%，它们的接触面即可构成声学界面，产生反射和折射等物理现象，反射波可以被超声诊断仪检测出来，所以超声对软组织有很高的分辨力。由于人体脏器或组织的构成成分不同、密度不等、排列各异，所以它们的声阻抗也不尽相同。当超声波在人体内传播时，若遇到声阻抗相同或者差异小于 0.1% 的介质时则不产生反射、折射等物理现象，但是若遇到不同脏器或组织，则会在它们的交界面产生反射、折射、透射、散射、衍射等现象，当两种介质的声阻抗差异很大时，声波几乎全部反射，没有透射。这种情况常发生在气体与软组织，或软组织和骨骼、结石所组成的交界面。

在不同脏器或组织的分界面处，入射波的能量一部分产生反射，另一部分能量通过界面继续传播，这就是透射。透射后声束的波速与波长可能发生变化，但声束的频率是不变的。

当超声的入射方向不垂直于两种介质的界面时，它通过界面进入另一种介质后改变传播方向的过程就是折射。当超声波垂直分界面入射时,可得到最佳的反射效果,而不产生折射。当超声波传播中遇到直径大于超声波波长的人体脏器或组织时,将产生反射、透射、折射现象;当超声波传播中遇到直径约等于超声波波长的人体脏器或组织时,将产生衍射现象;当超声波传播中遇到小于超声波波长的人体脏器或组织时将产生散射现象。

二、超声成像优点

(1)超声波为非电离辐射,在诊断所用功率范围内对人体是无损伤的。

(2)超声波对软组织鉴别力较高。超声波在生物组织中的穿透力有限,衰减严重,所以超声波成像多为反射式的,即通过接收超声波的反射回波来判定组织特征。当声波遇到组织界面时,将产生回波,回波中蕴含了组织界面的信息,可用来对软组织界面成像。

(3)超声波成像仪器使用方便、价格便宜:超声波成像仪器体积小,探头由技术人员持于手中对人体进行检测,因此,适用于身体某一部位的扫描成像。目前,临床上也常用便携式超声诊断设备,为行动不便病患的超声检查带来了极大的方便。

(4)可进行实时成像:超声诊断设备能够实现高速实时成像,可以观察到组织器官的实时状态,并能够节省检查时间。

三、不同组织回声声学类型

根据各种组织回声特征,可以把人体组织、器官概括为四种声学类型。

(1)无反射型:血液、腹水、羊水、尿液等液体物质,结构均匀,其内部没有明显阻抗差异,反射系数近似为零,无反射回波,即使提高超声的增益也不能探查到反射回波。这种液体声像图的特点是无回声暗区或称之为液性暗区。由于无反射、吸收少,声能透射好,所以后壁回声增强。

(2)少反射型:实质均匀的软组织,声阻抗差异

较小,反射系数小,回声幅度低,检查用低增益时,相应区域表现为暗区;提高增益时,呈密集反射光点,即低回声区。

(3)多反射型:结构复杂的实质组织,声阻抗差异较大,反射较多且强,探查用低增益时,即可呈现多个反射光电,提高增益时,回声光电更为密集明亮,为高回声区。

(4)全反射型:软组织与含气组织的交界处,反射系数为99.9%,接近全反射,并在此界面与探头表面之间形成多次反射和杂乱的强反射,又称强回声,界面后的组织无法显示。

四、超声造影成像技术

超声造影(Contrast-enhanced Ultrasound,CEUS)又称声学造影,经静脉注入造影剂,通过血液循环到达靶器官,利用含气体的微泡改变声衰减、声速和增强背向散射等,来改变声波与组织间的基本作用(吸收、反射和折射),形成造影剂灌注部位与周围组织声阻抗差对比,提高图像的对比分辨率,使结合微泡的受检靶器官区域回声信号增强。它可增强二维超声影像和彩色多普勒信号,反映和观察正常组织和病变组织的血流灌注情况,是继二维超声、多普勒和彩色血流成像之后超声发展史上的第三次革命。利用超声造影技术使超声的无创性观察活体组织器官的微循环灌注成为可能,将超声从形态学成像过渡到功能性成像的发展阶段。

超声造影自应用于临床以来,用于肝脏检查最早、最多、也最成熟。近年来关于肝脏以外器官的研究报道逐渐增多,如甲状腺、胰腺、膀胱、前列腺及体腔内造影等。

受医学超声成像原理的制约,具有显著超声成像增强效果的超声造影剂一般为包载空气的微泡,大小为微米量级,且直径不能超过 $7\ \mu m$,在超声实时监测下,在特定组织内可被一定强度的超声波击破,其可称为理想的药物递送释放载体。在疾病诊断和治疗领域具有广阔的应用前景。

第二节　超声微泡概述

一、超声微泡的发展史

超声微泡的发现始于 20 世纪 60 年代,Charles

Joiner 在多次诊断中发现,当注射了吲哚菁绿(indo-cyanine green)后,心脏的超声信号都会有一个短暂的增强。Gramiak 和 Shah 在 1968 年研究表明,回

声信号增强是由于导管尖部产生的小气泡造成的，他们还发现生理盐水对心脏也有着增强显影的效果。1972 年 Ziskin 等发现回声信号增强主要是由于注射液体中的气泡。于是科学家们开始寻找各种液体来为气泡包膜，他们用到了生理盐水、过氧化氢、山梨醇、泛影葡胺、甘露醇等，这些成膜材料包裹的全是空气，且稳定性很差，很难随血液到达左心室，而且需要进行心脏注射，对人体创伤较大，不适合做更深一步的研究。另外，气泡阻塞肺循环产生明显的不良反应，如剧烈头痛、头昏、咳嗽等，使这一领域发展较为缓慢。直到 20 世纪 80 年代，声振技术开始应用于微泡的制备，这一领域才重新活跃起来。发明了用超声振荡人血白蛋白，将其制成含空气的白蛋白微泡，制得了粒径稳定均一，并能通过肺循环使左心显影的微泡。制备工艺的这一突破，为造影剂的开发带来了新的曙光，并相继出现了第一代和第二代造影剂用于临床。

（一）第一代超声造影剂

主要是包裹空气的微泡造影剂，即空气泡周围包裹白蛋白、脂类或多糖等膜稳定剂。代表产品有 Albunex、Echovist 和 Levovist。优点是微泡体积小、粒径均匀，经静脉注射后可顺利通过肺循环，进入全身各组织微循环发挥超声造影功能。Albunex（S-132）是由美国 Molecular Biosystems 公司生产的，1993 年 11 月由盐野义公司首先在日本上市，1994 年获得 FDA 批准在美国上市，成为世界上第一个能够通过肺显影的超声造影剂。Albunex 微泡外面包裹的是白蛋白，它的平均直径为（3.8 ± 2.5）μm，1 mL 中含有 4×10^8 个空气小球，这些小球在 2~8℃ 温度下，能够稳定一年。解决了在做超声心动图检查时图像不清晰和得不到血流的问题。将本品静脉输注，能成功通过肺循环并可连续看到心脏内部血液循环的全貌，并能提高对心房、心室中隔缺损等短路疾病和三尖瓣、二尖瓣等瓣反流性疾病的诊断，还可清晰地看到心脏内部的情况，提高评价各种心脏活动的精确度，对心功能和病态诊断有质的提高。另外，冠状动脉内注射可了解心肌的血流灌注情况，且毒副反应极少，用药安全。Echovist（SHU-454）是在 1991 年德国研制并被批准应用于临床的，它是一种半乳糖空气气乳剂，微气泡平均直径 3 μm，用于右心及子宫输卵管声学造影。Levovist（SHU-508）是一种由半乳糖和棕榈酸为膜结构，里面包裹空气，1996 年分别获得了欧洲和日本的批准，当它浸入液

体时有较好的稳定性，微泡的平均直径为 2~8 μm，被外周静脉注射后可通过左心和肺毛细血管床，使左心显影，较大剂量使大动脉显影增强。它是第一个全身超声诊断信号增强剂。成品为混悬剂，静脉注射安全，副作用为注射部位偶尔有一过性疼痛和冷热感。当用于血管多普勒超声时，用量为 10~16 mL，质量浓度为 200 mg/mL，可根据信号强弱调整用量。用于左右心腔的多普勒超声心动造影时，成人用量 10~16 mL，质量浓度为 200 mg/mL。这一代超声造影剂是以白蛋白、脂类等物质作为膜材料包覆空气制备的，外壳具有一定的强度，提高了微泡的稳定性，使其可以在体内的时间延长，同时增强了血液的多普勒信号，从而进入了一个新的发展阶段。但由于空气分子量较小，微泡内空气在血液中很容易扩散出来，使得微泡变形，粒径变小，其对于超声的反射能力大幅度减弱，时间一长会严重影响显影效果，而且包裹空气的微泡外壳较厚，谐振能力及稳定性差，虽能达到左心室显像，但不能获得满意的心肌显影，这些不足明显限制了其在临床上的使用。

（二）第二代造影剂

由脂质或乳剂作为成膜材料并包裹惰性气体（如六氟化硫、全氟丙烷）的微泡造影剂。由于所包裹的气体是惰性气体，分子量远大于空气且比较稳定，直径一般在 2~5 μm，因此在血液内弥散度和溶解度都较低，使得微泡不易扩散，微泡在体内停留时间足以满足诊断所使用的最长时间，是一种较好的造影剂。包膜的材料变成了脂质体，因为脂质可以分散在微泡的表面，形成一层致密的外壳，能够有效阻止微泡内部气体逸出，同时它具有乳化剂的特点，能够依附在微泡表面形成界面膜，降低其表面张力。由于组成膜的脂质分子结构含有两亲基团，其他组分，如表面活性剂可以连接或聚合到成膜的脂类中。甚至在一定条件下，这种交联或聚合膜即使仅占有包覆物质很小的部分，也能保持微泡的稳定性。其优点是微泡稳定时间长，振动及回波特性好，不容易在血液中弥散，从而保证了微泡在人体中的稳定性，使造影剂在体内的作用时间更久，此类造影剂是目前临床中使用最为广泛，效果较为良好的一种超声造影剂。其中包括 Optison、SonoVue 等。

Optison 是美国 Molecular Biosystems 研发的产品，于 1998 年首先在美国上市，之后在英国、德国等国家上市。是将 5% 人血白蛋白溶液超声处理，超

声过程中通全氟丙烷(C_3F_8)气体,得到直径 2~4 μm 的微泡,浓度为($5~8$)×10^8 个 /mL 的微球悬浊液。C_3F_8 气体的分子量较大,因此在血液中不易扩散,再加上其本身的生物惰性决定了 Optison 可以用作血细胞示踪剂,随着血液流遍全身,白蛋白包覆在微泡表面阻止了微泡的融合。仅静脉注射微量微球混悬液即可高效显影,且对血流动力学无明显影响。经临床试验研究表明,与其他造影剂相比,本品对左心室有更强的造影效果,尤其是能提高边界轮廓至89%~96%。而且,病人对本品的耐受性好,用药安全,副作用小,一般为一过性口苦、头疼和温热感。

SonoVue 是 Bracco 公司研制的,其膜是由磷脂和聚乙二醇组成的,内部填充的是六氟化硫(SF_6)气体。制得的微泡悬浮液能够稳定较长时间,微泡直径约为 2.5 μm,浓度为($1~5$)×10^8/mL,其中 90% 以上的微泡直径小于 8 μm。SonoVue 对声压的抵抗能力较强,能产生强烈地背向反射且能够坚持很长时间,具有很大的临床应用价值。它的通用名为注射用六氟化硫微泡,它是一种白色粉末状物质,临床应用时,用 5mL 生理盐水溶解,震荡,成为乳白色液体,静脉注射。SF_6 是一种惰性无毒的气体,在水溶液中溶解度极低,且稳定性高,在低机械指数的超声作用下,不易被破坏。临床剂量中 SF_6 的含量非常小,SF_6 气体溶解在人体的血液中可稀释 300 倍,注射 15min 后几乎所有的 SF_6 气体都已随呼吸呼出。SonoVue 是我国目前唯一能在临床使用的超声造影剂,在许多疾病的诊断及鉴别诊断中广泛应用。

1.SonoVue 在肝脏疾病中诊断中的作用　许多临床研究表明,在肝脏局灶性损伤的超声检测中,SonoVue 的肝脏增强是安全和可靠的,证实了它的耐受性好,并且在肝脏肿瘤的检测和定性方面与增强 CT、增强 MRI 检查有相似的效果。由于肝组织的肝动脉（25%~30%）和门静脉（70%~75%）的双重供血,在注射 SonoVue 后肝脏的几个血管相,可用超声造影增强扫描来获得。周围静脉注射后的10~20s,肝动脉供血的组织开始显像并持续 20~25 s,但是门静脉供血引起的组织增强从注射后的 45 s 才开始,即为门脉相（注射后的 15~90 s）。延迟相为注射后的 4~6min,一直持续到超声造影剂完全从肝组织进入肝静脉。不同形式的血管相增强,可以鉴别诊断肝病灶的恶性或良性,也能进一步准确判定病灶类型。 动脉相在高灌注的局灶性肝脏损害诊断中具有重大价值（例如局灶性结节增生、肝细胞腺瘤、肝癌和转移癌）。

与常规超声检查相比,超声造影在肝脏局灶性占位病变的诊断与鉴别诊断中显示出巨大的优势及潜力。利用 SonoVue 进行的超声造影能发现肝脏组织的微循环灌注及不同病变的微循环情况,因此能提供更多信息,使超声对肝脏局灶性病变的诊断准确性明显提高。刘光清等对 83 例肝局灶性病变患者共 98 个结节行常规超声和超声对比剂检查,结果显示,常规超声明确诊断 53 例,共 60 个结节,与病理诊断符合率为 61.2%(60/98);超声造影明确诊断 98 例,共 89 个结节,诊断符合率为 90.8%,二者比较差异有统计学意义 ($P<0.001$)。表明超声造影能明显提高肝局灶性病变诊断符合率,具有较高临床应用价值。

2.SonoVue 在肾脏疾病诊断中的应用　目前,常规超声与 CT 是筛查肾肿瘤的首选方法,然而在位置较深、体积小、位于肾内、边界不清、血流稀少、回声接近等原因造成显示困难的肾脏肿瘤中,常规超声与 CT 的检出率仍不能令人满意。相比常规超声和 CT,利用 SonoVue 进行的超声造影检查能更清楚地显示肾脏病变,其在肾脏疾病的诊断与鉴别诊断中具有较大应用价值。顾继英等对 35 例肾脏肿瘤患者术前常规二维及彩色多普勒超声检查后,即行超声造影检查,观察造影剂开始显影、达峰及消退的全过程,利用 ACQ 软件得到时间 - 强度曲线数值。细胞癌 27 例、肾血管平滑肌脂肪瘤 8 例,彩色多普勒超声诊断准确率是 88.6% (31 /35),使用 SonoVue 超声造影后准确率提高到 97.1% (34 /35),敏感性为 100%,特异性 87.5%。得出结论:超声造影对肾脏肿瘤的诊断提供了更多的信息,提高了诊断的准确性,对良恶性的鉴别有重要价值。蒋珺等通过回顾性分析 26 例肾脏囊性病灶的能量多普勒超声、超声造影及增强 CT 表现。病理及随访结果显示, 26 例病灶中,囊性肾癌 15 例,肾囊肿 11 例。能量多普勒超声、增强 CT、超声造影对肾脏囊性病灶的血供显示率为 46.2%、55.6%、73.1%,其中超声造影对病灶血流的显示最为敏感。能量多普勒超声对囊性肾癌诊断的敏感度、特异度和准确率分别为 46.7%(7/15)、54.5%(6/11) 和 50%(13/26);增强 CT 分别为 66.7%(8/12)、66.7%(4/6) 和 66.7%(12/18);超声造影检查为 100%(15/15)、63.6%(7/11) 和 84.6%(22/26)。得出结论:超声造影能敏感有效地反映肾脏囊性病灶的血供情况,已经成为诊断囊性肾癌的一种重要方法。

3.SonoVue 在甲状腺结节诊断中的作用　甲状腺结节是临床中常见的甲状腺疾病,成人发病率>50%,其中 7% 是恶性。虽然应用灰阶和彩色多普勒超声特征来评价甲状腺结节,其准确率为74%~82%,但仍有部分甲状腺结节超声表现复杂多样,一般甲状腺结节的恶性征象包括边界模糊或伴浸润、内部低回声、周边不规则低回声晕、纵横比 >1、微钙化及结节内部血流分布,术前常规超声诊断甲状腺结节的准确率并不高。Bartolotta 等报道,甲状腺癌不具有特异性的常规和超声造影征象,彩色多普勒超声检查中发现结节血流不丰富则超声造影上也常常表现为无灌注或低灌注。分析原因可能与肿瘤新生血管的低功效性有关,并不是所有的肿瘤血管都处于有功能和开放状态。但国内学者杨锦茹等探讨了应用 SonoVue 超声造影在甲状腺实质性结节良恶性的鉴别诊断中的应用价值。他们通过对65 例甲状腺结节患者进行超声造影检查,观察结节的增强特点,与常规超声诊断良恶性甲状腺实质性结节相比较。二者对该疾病诊断的敏感性和特异性分别为 89.19%、89.29% 和 70.27%、64.28%,有统计学意义,得出结论:良恶性甲状腺结节的超声造影特征存在差异,不均匀低增强对甲状腺恶性结节有较高的诊断价值。

4.SonoVue 在胰腺癌诊断中的作用　胰腺局灶性病变起病隐匿,症状和体征不明显,加之胰腺位置深、周围器官复杂, 2 cm 以下肿瘤影像检查不易显现,因此,早期诊断相当困难,且胰腺癌发病隐匿,进展迅速,预后极差, 5 年生存率不足 5%。因此,提高该病的诊断率,早发现,早治疗,是确保胰腺癌治疗效果的关键。胰腺的血液供应丰富,其内各动脉间有众多微血管网,彩色多普勒超声并不能显示其血流灌注,而应用 SonoVue 进行超声造影检查,可以实时显示胰腺以及病变内的微血管灌注。通过造影可以发现胰腺癌组织内微血管少于正常胰腺组织,因此,其增强晚于正常胰腺实质,呈低增强。肿瘤组织内的血管紊乱,易形成动静脉短路,可能是造影剂早廓清的原因。胰腺癌的增强特征与其生物学行为相关,其滋养血管常环绕周围,超声造影检查呈周边高增强,而病灶内部可能因组织坏死、出血及囊性变呈低增强或无增强。郝冬兰等通过肘静脉团注SonoVue 对 56 例胰腺局灶性病变行常规超声检查和超声造影检查,分析造影剂灌注特征,与病理结果

进行比对分析,结果为超声造影在对胰腺癌诊断的灵敏度、特异度、准确度阳性预测值及阴性预测值(86.8%、88.9% 、87.5%、91.7% 、88.9%)优于常规超声检查(60.5%、50% 、55.4%、82.1% 、60%),得出利用 SonoVue 作为一种便捷、安全无创、对胰腺局灶性病变的诊断及鉴别诊断能够提供一定的临床应用价值。

此外, SonoVue 还应用在乳腺疾病、心脏疾病的诊断等,它使用安全,极少情况下可出现头痛、恶心、注射部位疼痛、灼热和感觉异样等副作用。

第二代超声造影剂由于引入了惰性气体,利用其低溶解度、低弥散度和高分子量,能够成功地延长微泡在人体内的稳定时间,产生更好更长时间的显影效果。但由于膜材料自身性质的限制,无法通过调节制备过程的参数来控制微泡的声学特性。另外,这一代造影剂粒度分布比较宽,成像时衰减现象比较严重且难以控制,限制了造影剂的进一步应用,催生新一代造影剂。

(三)第三代超声造影剂

即靶向超声造影剂,又称超声分子成像探针。该类造影剂是使用生物可降解高分子聚合物作为外膜的一类造影剂。现已应用开发的高分子载体材料主要包括乳酸羟基乙酸共聚物、聚乙烯乙二醇、多聚糖、聚氨基酸、聚乳酸、聚酯等。由于高分子聚合物较白蛋白、脂质造影剂结构稳定而受到越来越多人的喜爱。采用高分子聚合物作为微泡的外壳,能够通过控制制备过程中的参数来改变微泡本身性质,从而使得微泡的声学特性可控。更易得到粒径分布集中的微泡,降低后方声衰减程度,并能增加在人体内的稳定时间,可以得到不同生理、病理条件下的清晰影像。另外,可以针对不同的成像条件来制备不同的微泡造影剂。由于高分子聚合物的特点,还可以根据需要,利用微泡进一步载药,得到具有诊断和治疗一体化的多功能造影剂,因此,是目前最有潜力的超声造影剂。

20 世纪 70 年代末, Tickner 等人使用明胶为膜材料包覆氮气制备的微泡来测量动物肺动脉压力,开创了采用高分子材料充当微泡膜材料的先河。Carroll 等在 1980 年将这种微泡作为超声造影剂用于肝脏肿瘤显影,并得到清晰的影像。1990 年又尝试用海藻酸钠作微泡的外壳,虽然能够产生较强的反射,但是微泡粒径偏大,不能应用于静脉注射。近年来,高分子化学快速发展,学者们尝试了许多种生

物可降解的高分子聚合物作为微泡造影剂的外壳，如聚糖、聚氨基酸、聚酯、聚交酯、聚乳酸等。这些材料中的氨基、酯基在体内酶的作用下易水解。与蛋白质、表面活性剂制备的微泡相比较，可生物降解的高分子聚合物为壳制备的超声造影剂稳定性好、尺寸可控且可以生物降解。其中，聚乳酸羟基乙酸(PLGA)是获得 FDA 批准并应用于临床的生物医用材料，且已作为多种药物载体、生物组织工程及骨修复材料而得到广泛的安全认证。该聚合物材料组织相容性好，可以在体内完全降解和代谢消失，无免疫原性，无潜在的交叉感染危险，并能提供吸附携带药物、基因的良好界面。近年来国内外学者开始探索应用 PLGA 作为新型的微泡包膜材料，并逐步进行 PLGA 微泡在药物载体、靶向造影方面的实验研究。李奇林通过超声乳化法成功制备出 PLGA 微泡，经检测，PLGA 微泡大小均一，绝大部分分布在 1~2 μm，再分散性良好，无明显粘连，体内外散射特性好，并用于大白兔的显影，显影效果明显。在体外的稳定好，在 4℃及常温干燥储存条件下 PLGA 微泡具有很好的稳定性，再分散后理化性质无明显变化，仍可很好地满足造影需求。随着技术的发展，高分子多聚体微泡外壳的设计将越来越趋于个性化，可以为某种病理状态所需的成像条件量身定做适合的造影剂。如在观察病变组织的血流灌注时可以使用较软材料的造影剂，如德国 Schering 公司研制的 SHU563A 是另一种特殊材料的多聚体声学造影剂，外壳厚度仅 100 nm，在声场中具备较强的回波特性，是理想的灌注示踪剂；而在进一步携带配体或药物后可以进行靶向显影或治疗；壁薄的小微泡还特别适用于肝脾等网状内皮系统及心肌造影。Point Biomedical 公司制备了一种双层外壳的超声造影剂，名为 BP-127，内层是可降解的高分子聚合物，外层是白蛋白，里面包覆着氮气，经动物试验证明这种造影剂具有较好的回声特性而且衰减较弱，是一种很好的超声造影剂。

高分子聚合物超声造影剂具有较好的生物相容性，可生物降解且无毒性作用，由于外壳比白蛋白、脂质体硬，因此拥有较强的抗压性，能够持续显影很长时间，但也存在一定的局限性，如需要比较高的声强才能引起微泡非线性振动或是微泡破裂。当在较强的声强下，微泡破裂容易产生如细胞溶解、毛细血管破裂等生物学效应，造成黏膜淤血或局部出血。

因缺乏对病变组织的特殊亲和力，不能有效驻留靶组织，只能在短暂的动脉相中使靶器官显影，故对疾病诊断的特异性欠佳，为解决这一问题，人们开始着眼于研究靶向微泡超声造影剂。随着超声分子影像技术和生物纳米技术的快速发展，微泡造影剂从微米级已发展到了纳米级。由于新生血管内皮间隙较正常扩大，允许直径在纳米级的颗粒穿过。纳米级脂质微泡造影剂粒径小，能够穿透肿瘤的新生血管内皮间隙，从而超越了常规超声微泡造影剂仅能发生血池内显像的局限性，达到血管外超声靶向显像和治疗的目的。靶向超声微泡是利用微泡表面固有的生物学特性或通过对微泡表面进行特殊处理构建而成。它是依据靶组织或靶器官中高表达的受体，将其对应配体与微泡相连，制备成具有靶向效果的造影剂，在体内通过受体－配体反应，使带有相应配体的造影剂特异性地聚集于靶组织或靶器官，并通过超声造影技术显示靶器官或组织分子水平的病理变化，产生特异性超声靶向分子显影。经静脉注入后能靶向性聚集，并较长时间滞留于靶组织或靶器官中。特异性靶向超声微泡表面携带有对靶分子具有特异识别能力的分子探针(单克隆抗体或其他配体)，能与组织器官上的靶分子特异结合。

以可诊疗的超声靶向纳米探针为例，Zhang J 等人采用 Span60 和 PEG1500 作为膜材料，通过声孔成功制备了一种新的靶向和药物加载多功能超声造影剂微泡包封的 FA-CNTs-PTX 复合物。以乳腺癌细胞株 MCF7 为研究对象，采用 CCK-8 和 AO / EB 双染法研究了 FA-CNTs-PTX 微泡对 MCF7 细胞增殖和毒性的影响。使用倒置荧光显微镜检测微泡与 FA-CNTs-PTX 对 MCF7 细胞的细胞形态和凋亡期的影响。用流式细胞术、膜联蛋白和 PI 双染色荧光定量分析研究了 FA-CNTs-PTX 微泡诱导的 MCF7 细胞凋亡。结果表明，超声造影剂微泡可以与 FA-CNTs-PTX 显著抑制 MCF7 细胞增殖，抑制效果主要受药物负载率和微泡纳米尺度的控制。此外，FA-CNTs-PTX 微泡的增殖抑制率与 MCF7 细胞的细胞凋亡期有关。其对 MCF7 细胞增殖的抑制程度高于其对肝癌 HepG2 细胞的抑制程度。用 FA-CNTs-PTX 微泡诱导的 MCF7 细胞凋亡率高于正常人脐静脉内皮细胞(HUVECs)，FA-CNTs-PTX 微泡靶向 MCF7 细胞。

以前列腺特异性膜抗原(PSMA)为例进行说明。前列腺特异性膜抗原(PSMA)是位于前列腺细胞膜上的一种糖蛋白，具有很高的组织特异性，是一种较传统的前列腺特异抗原 (prostate-specific antigen, PSA) 更加敏感、特异的前列腺癌肿瘤标记物，已成为目前前列腺癌研究中的热点之一。PSMA 作为一种新的前列腺癌组织标记物，因其良好的器官特异性、细胞膜外段表位以及在雄激素非依赖性前列腺癌细胞中的高表达，被认为是用于特异性免疫定位显像诊断和免疫导向治疗最有意义的靶蛋白。李浪等利用生物素亲和素侨联方法成功制备了携载 PSMA 单克隆抗体靶向人前列腺癌的纳米级脂质微泡，且体外寻靶实验结果显示，该靶向微泡具有较强的体外寻靶能力，能特异性地与前列腺癌细胞 LNCaP 和 C4-2 结合。为前列腺癌的早期诊断和靶向治疗奠定了基础。

制备方法如下：称取一定比例的二棕榈酰磷脂酰胆碱 (DPPC)、生物素化二硬脂酰磷脂酰乙醇胺 (Bio-DSPE)、二苯基磷酰基叠氮化物 (DPPA) 混合后经一定工艺制成冻干粉末，置于 2mL 的西林瓶中，然后缓慢注入全氟丙烷 (C_3F_8) 气体以置换西林瓶头部的空气。装有冻干粉末的西林瓶可长期冻存于 -20℃冰箱中，制备时加入 450μL 的 PBS 和 50μL 的甘油混合液，用微型旋涡混合器使冻干粉溶解均匀。最后采用胶囊式银贡调和器水平往复式机械振荡。振动频率≥ 4 500 次 / 分，振动幅度 (15±1) mm，振荡 60 s。得到的原始微泡放置在 4℃冰箱中静置分层后，用移液器小心吸去上层较大粒径微泡，将下层乳白色混悬液于 EP 管中并用去离子水稀释 10 倍后，加入过量的亲和素混匀，4℃冰箱反应 60 min，静置分层后取上层混悬液漂洗 3 次，去除多余的亲和素，再加入过量的生物素化抗人前列腺癌单克隆抗体 PSMA 混合，4℃冰箱反应 60 min，分层后取上层混悬液漂洗 3 次，即制得 PSMA 抗体靶向纳米微泡。

这类微泡的靶向机制分为被动靶向和主动靶向。被动靶向是指被动靶向制剂进入体内即被巨噬细胞作为外界异物吞噬的自然倾向而产生的体内分布特征，其特异性和靶向性差。主动靶向是对普通造影剂进行特殊处理，在其表面装配具有靶向性的配体 (如单克隆抗体)来实现的，可以直接与病变部位或器官的血管内皮结合，因此，具有高度靶向性和特异性。

靶向超声微泡造影剂有如下特点：①微泡在流经靶向部位时，能特异性地与其结合并聚集于该部位；②有足够稳定的时间使微泡在靶向部位循环和

积累；③在超声检查过程中结合到靶向部位的微泡需具有足够的稳定性；④微泡与靶向部位的结合应牢固，流动血液不能使两者分开；⑤靶向部位显像的造影剂用量应少，最好是毫克级或更少；⑥应迅速达到较高的靶向显影对比率；⑦在检查或治疗过程结束后，微泡由机体逐步处理、清除，对人体无毒副作用。

微泡靶向性的实现途径主要有三个。首先，利用微泡壳膜表面本身的化学和电荷特性滞留于靶组织。其次，通过超声波定向投射载药微泡造影剂到达靶组织。最后，在微泡表面偶联特异抗体或配体，使其与靶细胞表面特异抗原或受体结合，其中微泡表面偶联的特异性分子与靶细胞表面标记性分子的结合效率是微泡靶向性的决定因素。

提高微泡靶向性的方法有：改变配体构型可以提高靶向微泡的靶向吸附能力，如聚合型靶向配体可促进持续的吸附；含有丰富脂质的微泡壳膜可产生脂质皱襞使壳膜表面凹凸不平，改善微泡的吸附逗留能力；用蛋白质掩饰的配体，到达靶目标后再释放掩藏的配体结构，可以减少非特定的黏合和免疫反应。

（四）其他类型超声造影剂

1.SiO_2 空心微球 包裹气体的微泡可以改变或者增强超声回波信号以及提供更好的表面或者组织信息，这种微泡可以在短时间内增强血池内的超声信号，但是由于拉普拉斯压力、血压、新陈代谢以及超声波的作用，这些气体微泡在注入血液中数秒钟之后就被溶解，发生破裂。有人制备和研究了 SiO_2 空心微球作为超声造影剂。这种微球有较大的空腔，在造影模式下可以产生回波信号。SiO_2 由于具有很好的生物相容性和机械稳定性，且其表面可以很容易地修饰上氨基、疏基和羧基等官能团，便于进一步与其他的生物活性分子相连接，这一性质满足制药学和生物化学的要求，中空 SiO_2 微球由于其具有潜在的应用于催化、生物成像、药物 / 基因储存以及控制释放等而受到广泛关注。目前报道的制备 SiO_2 空心微球的方法主要包括模板法、乳液法、喷雾干燥法等。

精确控制微泡尺寸对于医学超声成像至关重要，如果微泡过大，则可能导致肺微血管栓塞。近期的研究报道了一种简便的方法来制造具有窄粒径分布层压的超声造影剂。首先，制备单分散二氧化硅粒子 (直径为 1.0 μm)作为核心模板。然后通过胺 - 酐改性将两亲化合物壳涂覆在 SiO_2 颗粒表面上。在通过 HF 蚀刻 SiO_2 芯之后，形成的中空结构化颗

粒进一步被游离的羧酸酯残基聚乙二醇化。在透析和冷冻干燥后,所制备的微泡粒径分布窄(直径=1.1μm,*PDI*=0.36)。微泡可以显示优异的稳定性,可以进行至少 20 min 的超声造影成像,这是通过电子显微镜观察到的固体脱壳而产生的。因微泡的层压壳体具有由多个脂肪族复合材料组成,其平均厚度为 100 nm,故可以有效减少惰性气体的泄漏。此外,当与 BNL CL2 细胞体外共培养时,这些微泡也显示出良好的生物相容性。基于上述证据,用于制造均匀超声造影剂的改进方法可以进一步转化为许多生物医学应用。

Hall 等以 PS 球为模板,用聚烯丙基酸盐酸盐(PAH)改变表面电荷制备了粒径为 2.8 μm 的空心微球,壳层厚度小于 30 nm,并研究了其在不同机械指数(MI)条件下的超声成像效果,B 超结果显示,这种中空 SiO_2 小球在水环境下具有很强的超声信号。但 Hall 的方法仍具有一定的局限,如中空 SiO_2 小球的尺寸太大难以用于活体成像,且未进行官能团修饰难以进一步连接。Che 等制备了一种内部为多面体结构的新型介孔 SiO_2 微球。这类多面体空心微球的超声散射实验表明,相对于入射信号,微球的背向散射明显增强。介孔孔道载药后具有用做医学超声造影剂的潜能。

但在合成空心硅球过程中面临很多问题,如控制壳层厚度、表面电荷、孔径、机械强度、稳定性以及实现生物可降解,另外,由于其壳层不稳定性和表面的正电荷,材料在到达靶向细胞之前易被降解或被巨噬细胞吞噬,体内应用效率低,这些都限制了其药物负载、超声成像及其他临床方面的应用。

2. 多模态造影剂　多模态造影剂是将超声成像与其他成像模式相互融合,联合使用以实现取长补短、优势互补,为临床诊断提供更快捷、更精确和更清晰的图像,为疾病的诊治提供更多的解剖学、分子学及功能学信息。目前研究中的有 US-MRI 双模态造影剂、超声与荧光双模态造影剂、超声与光声成像双模态造影剂、超声与 PET-CT 双模态造影剂、US- 荧光 -MRI 三模态造影剂及 US-CT-MRI 三模态造影剂等。

王志刚课题组进行了 US-CT-MRI 三模态造影剂的研发,采用薄膜 - 超声法将超顺磁性氧化铁(superparamagnetic iron oxides,SPIO) Fe_3O_4 纳米颗粒装载到全氟溴辛烷 (PFOB) 纳米乳的壳膜中,制备多功能超声造影剂 Fe_3O_4-PFOB 纳米乳。分别在光学显微镜、原子力显微镜及透射电子显微镜下观察造影剂的形态与结构;采用原子吸收分光光度计检测造影剂的铁含量;用激光测径仪检测造影剂粒径与分布;用振动样品磁强计及磁共振仪检测造影剂的磁学性质;体外超声、磁共振及 CT 显像评价造影剂的显像效果。体内成像还发现,在 Fe_3O_4-PFOB 增强 US、MRI、CT 的成像过程中,三种成像模式的达峰时间不同,该课题组认为可能与各种成像模式之下 Fe_3O_4-PFOB 增强显像的原理不同有关。

钆喷酸葡甲胺盐(Gd-DTPA)是一种顺磁性物质,是目前临床应用最广泛的对比剂,主要通过缩短弛豫时间获得信号增强。Ao 等用聚乳酸 - 羟基乙酸共聚物(PLGA)为载体,采用双乳化法和冷冻干燥法制备包裹 Gd-DTPA 和全氟丙烷气体的超声 -MRI 双模态造影剂,其理化性质稳定,大小均一,而且 Gd-DTPA 包封率高,通过静脉团注后,采用超声和 MRI 对兔肝脏显像,发现肝血管及肝实质得到明显增强,且作用时间较长(约 30 min)。超顺磁性氧化铁(SPIO)是一种超顺磁性磁共振对比剂,在 MRI 检查中能够明显缩短横向弛豫时间,降低 T_2 信号,产生负性增强显影效果。Zhou 等将 SPIO 包裹于高分子聚合物 PLGA 微球内,通过 SPIO 纳米粒子提高与周围组织的声阻抗差异,促进超声的背向散射和反射回声,从而提高超声成像效果。Huang 等将 SPIO 纳米粒子包裹于超声微泡内,通过体内外实验证实不仅可以明显增强超声回声信号,还能增强 MRI T_2 加权成像。

多功能超声造影剂改进了传统超声造影剂单一增强超声成像模式,综合了多种成像技术优势,在细胞或分子水平直观反映体内生理和病理变化过程。多功能超声造影剂的研制和开发,为疾病的靶向诊断与治疗开辟了新的思路,具有广阔的应用前景。

二、超声微泡的物理特性

1. 背向散射强度　背向散射强度是微泡造影剂最重要的,也是最基础的声学特性。它是判断造影剂好坏的重要标准。超声造影剂的背向散射面积是其本身几何面积的 3 倍以上,可以有效放大增强超声信号,从而增强了超声图像的清晰度。当声波经过散射的微粒团时,每个微粒都能产生散射。背向散射强度可由以下公式估计:

$$\frac{Is}{I} = \frac{1}{9}NV\sum S$$

Is 为背向散射强度 (W/m^2)，I 为入射波强度 (W/m^2)，N 为散射粒子数目，V 为微粒的容积，$\sum S$ 为单个散射粒子的有效散射面积。由此公式可以看出，增加微泡浓度可以增加微泡的背向散射强度。但背向散射与衰减相互关联，随着浓度的加大，衰减会增加，在高浓度时，主要以衰减为主，所以不同微泡背向散射及衰减与浓度的关系是不一样的，脂质微泡的浓度与背向散射的关系仍有待探索。

$\sum S$（单个散射粒子的有效散射面积）是判断不同类型造影剂的一项重要指标。它决定于散射体及周围介质的物理性质。可由以下公式估算：

$$\sum S = \frac{4\pi}{9} K^4 R^6 \left\{ \left(\frac{k_s - k}{k} \right)^2 + \frac{1}{3} \left(\frac{3(\rho_s - \rho)}{2\rho_s + \rho} \right)^2 \right\}$$

K 为入射波的数目，R 为散射体的半径，k_s 和 k 分别是散射体及介质的可压缩性，ρ_s 和 ρ 分别为其密度。从上式可看出，背向散射强度与微粒半径的 6 次方成正比。可见，从理论上讲，微泡半径大，显影效果会更好，但半径过大又影响通过微动脉。因此对于分子成像及靶向治疗来说，最适宜的微泡大小仍是值得研究的。

2.声学速度 声学速度指的是，声波在不同介质条件下的速度是不同的，在声波频率低于振动频率时，超声声速和微泡造影剂的浓度关系较大；而在高频率时，声速和微泡造影剂浓度的关系微乎其微。利用这个特性，为人们提供了获取人体生理信息的新方法。它不仅可以测量人体内超声造影剂微泡的浓度值，也可以用来测量心脏腔室及血管内的压力值大小，实现了测量的无创性。

3.衰减 衰减与微泡造影剂的浓度有关系，简而言之，当造影剂浓度比较低时，背向散射与浓度呈线性增长的关系；而当造影剂浓度较高时，衰减则起主要作用。可以以此特点来判断超声造影剂的用量多少。另外，如果超声造影剂的粒径分布较窄，则可以有效减少声衰减。

4.谐波散射 造影剂能够对周围的声信号产生反应，不但与入射声波频率相关，还与声波的幅度相关，比如，人体注射超声造影剂后，射入谐波频率声信号，能发现造影剂信号远远大于人自身的背向散射信号，可以以此来在声学检查中区分人体组织器官与造影剂。

5.共振频率 当入射声频率与造影剂微泡的固有频率相等时，由于微泡的韧性和惰性，在声波的作用下微泡能表现出共振行为。这种振动能使谐波信号增强，可以提高人体中血液和组织间的信噪比，增强成像信号。韧性是指微泡偏离其半径时，表现出弹簧样的特性。惰性的产生则主要是由于微泡液体周围的阻尼效应。这种共振很重要，因为它使共振微泡的有效散射面积增加数倍，远大于其实际散射面积。共振频率有下式估算：

$$f_r \approx \frac{1}{2\pi R} \sqrt{\frac{3\gamma}{\rho} \left(P + \frac{\pi Se}{3\gamma R} \right)}$$

f_r 为共振频率，R 为微泡半径，P 为周围介质压，γ 为热效比，ρ 为周围介质密度。从上面的公式可以看出，共振频率与微泡的半径成反比，即微泡半径越大，共振频率越低。Se 为微泡弹性参数，微泡弹性越好，共振效应越好。

6.瞬时能量散射 在通常的情况下，散射体的散射特性与入射波的声强没有关系。然而，在瞬时能量散射发生时，超声微泡的有效散射面积会随着声场的强度而增加。在声场强度较低时，微泡散射体呈线性散射；而在高声强时，具有弹性外壳的微泡可能发生爆裂，产生一种瞬间的非线性反应。我们对这一现象的解释主要是因为尽管微泡的弹性外壳增加了微泡的稳定性，但其散射性能及非线性反应较自由气体微泡却有明显的下降。因此，微泡的弹性外壳在高声压下爆裂后，可以释放出存在其内部的自由气体，这些气体能充分发挥其散射特性，使散射信号强度及有效散射面积均大幅增加。

超声微泡的散射特性与声强的关系，有三种形式：正常线性散射、非线性（二次谐波）散射和瞬时能量散射。目前，应用的超声微泡均具有线性散射特性，而非线性散射的强度则视造影剂的性质而定，有些造影剂不能显示可测量的二次谐波，所有的微泡造影剂均具有瞬时能量散射特性。

第三节 超声微泡制备及检测

超声微泡造影剂的制备根据造影剂不一样，制备方法也不一样。通常为了制备微气泡，通常需要将气体分散到某种特定的液体中,该液体含有能形成微泡包膜的物质。当气体弥散到液体中,成膜物质转移到新的气/液界面并得以凝聚,形成微泡包膜。

一、不同成膜材料的微泡制备方法

(一)白蛋白成膜材料微泡

此类微泡超声造影剂的包膜由蛋白质构成,主要是牛血清蛋白、人血清蛋白和溶酵素酶等,于20世纪80年代由Feinstein等采用超声声振的方法制得。其中人血白蛋白在超声造影剂的研究和应用中最为常见。蛋白类物质在超声作用下,可以形成具有一定机械强度的薄膜。这是由于蛋白质分子中的羧基与氨基之间形成了氢键,增强了分子间的相互作用力,因此由蛋白质形成的气泡包膜强度较高,并且通常在白蛋白微泡造影剂制备过程中添加蔗糖以提高其稳定性。侯连兵等为进一步了解声振制备白蛋白微泡的化学原理,通过用化学发光技术监测声振过程中产生的氧自由基,并用基质辅助激光解析飞行时间质谱仪测定声振前后白蛋白分子量的变化。结果表明,声振白蛋白溶液所产生大量氧自由基使白蛋白分子的空间结构发生可逆性的变化。该项研究对完善白蛋白造影剂的制备工艺及成膜原理具有一定的指导意义。杜永峰等在蛋白质内加入不同浓度的蔗糖,采用超声空化方法制备白蛋白超声造影剂,研究表明,在一定范围内蔗糖浓度的增加会提高微泡的稳定性和耐热性,并且不影响微泡的粒径分布。季军等通过声振法制备了氧-氟丙烷蔗糖白蛋白超声微泡。方法为无菌制备含10%蔗糖的5%(g/mL)牛血清白蛋白液体10 mL;并置于有盖50 mL塑料离心管中,依次用氧气和氟碳气体饱和液体,流量:(6 mL/min),约10 min,超声波发生器处理1 min(条件:180 W,固定频率20 kHz)。制备出的微泡用于超声下基因转染的研究。

白蛋白微气泡造影剂代表有Albunex和Optison。其中Albunex是世界上第一个能通过肺使左心显影的超声微泡;而Option采用分子量较大的全氟丙烷为内包裹气体,其在微泡中的不扩散性及生物惰性决定了它可以作为血细胞示踪剂随血流分布到全身致使超声显影,静脉注射微量该产品即可高效显影,且对血流动力学无明显干扰。国内的制备研究基本以声空化人血白蛋白为主。以它作为微泡包膜材料具有无毒、易制备等优点,但这类超声微泡

产量不高,特别是稳定性较低,容易发生热变形,并且有可能引发免疫反应,因此在临床应用受到很大限制。

(二)非离子表面活性剂成膜材料微泡

非离子表面活性剂,由于表面活性剂类物质能降低溶液的表面张力,容易起泡,能降低造影剂的制备难度,广泛应用于微泡的制备研究中。典型的能够形成微泡液膜的物质是表面活性剂或表面活性剂与辅助表面活性剂形成的发泡剂。表面活性剂只要满足对人体无毒副作用,在体内容易降解清除,对血流动力学不产生影响,制备出来的微泡膜具有均一性、稳定性,可以用来制备微泡造影剂。微泡造影剂中包覆的气体选择很重要,一般选择具有低血溶性的大分子量气体,这类气体能够增强微泡的稳定性。气泡形成过程中,表面活性剂的疏水端朝向气体,亲水端朝向液体。另外,表面活性剂的膜层一般还具有受破坏后自我修复的能力。目前,用于超声造影剂成膜材料的表面活性剂主要是非离子表面活性剂,常用的有Tween和Span系列,能够明显增强微球表面的活性作用,降低微泡表面张力,它们以一定比例搭配后可以得到粒径、稳定性和造影效果都很好的微泡造影剂。

国内外学者在这方面都已有研究,Basude等采用Span60和Tween80研制的新型造影剂具有显著的多普勒增强效果。国内罗渝昆等人将Tween和Span80溶于右旋糖酐葡萄糖溶液中后,进行声振处理,在振荡的同时注入全氟丙烷气体,所产生的微气泡粒径小于4.5 μm的能够达到90%,浓度超过1×10^9/mL,注射此超声微泡后,检测大白兔肾脏彩色多普勒信号,发现多普勒信号明显增多、增强约2 min。杜永峰等以Span60、Tween80和蔗糖酯为膜材料、六氟化硫为气体材料,采用超声空化法制备的超声微泡,测得的微泡平均粒径为3.95 μm,浓度为3.6×10^9/mL,同时稳定性也有所提高,其动物实验显示对实验犬左右心室、肝脏和肾脏的造影灌注效果显著。

(三)脂质类化合物成膜材料微泡

大分子脂质是常用的包覆材料,因为脂质可以分散在微泡的表面,形成一层致密的外壳,能够有效阻止微泡内部气体逸出,同时它具有乳化剂的特点,能够依附在微泡表面形成界面膜,降低其表面张力。采用脂质体制备的包膜造影剂有两种形式:一种是脂质分子形成的单分子包膜气泡;另一种是具有两

亲性的脂质体形成的双分子层结构包膜气泡。脂类包膜造影剂与表面活性剂类和蛋白质类相比，具有稳定性好、安全性高、显影效果好等优点。目前常用的脂质类造影剂主要材料有二硬脂酰基磷脂酰乙醇胺（DSPE）、二棕榈酰磷脂酰胆碱（DPPC）、二棕榈酰基磷脂酰乙醇胺（DPPE）等，这类磷脂饱和度高，内部烷基排列紧密，脂肪链足够长，能够有效提高微泡的稳定性。粒径在几微米到数十微米之间。这种微泡超声造影剂具有主动靶向特性，可以聚集在特定部位，实现靶向超声诊断。

由于成膜类脂类分子结构中两亲基团的存在，使得将其他组分，如表面活性剂或辅助表面活性剂加到稳定交联的或聚合的成膜的类脂物质中成为可能。甚至在某种程度下，这种交联的或聚合的成膜类脂即使仅占包封用物质的很小部分，也能保持足够的产物稳定性。基于此理论，有研究者对脂质体造影剂进行改进，改进后的脂质体造影剂中的成膜材料包括脂质体、起泡剂、聚合物成分、高渗糖类或醇类，并且采用冷冻干燥与声振处理相结合的新型制备工艺。该方法所制备出的微泡浓度和粒径都很理想，并且有效增强显影时间，实现了提高微气泡产率、延长有效增强显影时间和降低产品成本的目的。其代表有 Sonovue 等。SonoVue 即是将聚乙二醇2000（PEG 2000）和磷脂溶解在叔丁醇中，在 20Pa 下冷冻干燥，再将生成的粉末用 SF_6 气体饱和，使用时加入生理盐水轻微振摇，就可以用于超声造影检查。

（四）可生物降解高分子材料成膜材料

高分子聚合物类的超声造影剂具有可调声学性能，是新型超声造影剂，一般使用的是生物可降解的高分子聚合物。可以通过调整聚合物材料来改变微泡的声学性能，使其在超声作用下维持时间延长。这类造影剂粒径分布集中、生物可降解、散射强度高等特点，在人体内酶的作用下分解为水和二氧化碳，稳定性和耐热性好，对人体没有不良反应。目前还存在一些暂时解决不了的问题，比如壳层较硬，需要较高强度的超声才可以引起微泡的非线性共振，使微泡破裂，产生空化效应；另外，高分子聚合物在人体内降解速度较慢，会一定程度影响身体的新陈代谢。随着高分子化学的快速发展，以高分子聚合物为包覆材料的超声造影剂受到广泛研究。所选用的高分子材料均能在体内降解，并且无毒副作用。现在可作为包覆材料的聚合物主要有乳酸羟基乙酸共聚物（PLGA）、多聚糖、聚乙二醇（PEG）、海藻酸盐等，应用最广的 PLGA 已经获得食品药品监督管理局（FDA）批准的药物控制试剂，它本身安全无毒，具有较高的生物相容性，但由于缺少亲水官能团，其降解速度较慢，会影响正常的新陈代谢。有学者研究发现，用 PEG 来修饰可以增强其亲水能力，加速在人体内的降解。Danhier 等研究发现，PLGA-PEG-COOH 为包覆材料的超声造影剂显影效果强于 PLGA-COOH，因为PEG 能够增强微泡的亲水性，降低血浆对微泡的破坏能力，减少微泡被巨噬细胞吞噬的概率，有效延长了微泡在人体内的停留时间。李奇林等制备PLGA 微泡时加入 Span80 和 Tween80，得到的微泡表面特别光滑，质地紧密，成功改善了微泡的外观，并且提高了 PLGA 的药物包覆率。

这类造影剂粒径分布集中、生物可降解、散射强度高等特点，在人体内酶的作用下分解为水和二氧化碳，稳定性和耐热性好，对人体没有不良反应，体外储存时间较长。外壳较白蛋白、表面活性剂和脂类硬，因此，它的抗压性和体内稳定性有显著提高。需要较高强度的超声才可以引起微泡的非线性共振，使微泡破裂，产生空化效应；另外，高分子聚合物在人体内降解速度较慢，会一定程度影响身体的新陈代谢。其代表产品有 BP127 和 AI-700。

二、不同制备工艺的微泡制备方法

（一）声振空化法

也称超声空化法，是个比较复杂的物理过程，一般是将壳材料溶解在溶剂里，然后在通气的条件下，对溶液进行超声处理。当超声强度超过空化阈值强度时，在液体中会出现无数的负压核，壳材料会在负压核表面凝聚，从而形成微气泡；然后在超声作用下，已经形成的微泡会不断破裂、重组，利用超声空化作用产生的高温高压，对微泡表面进行化学修饰，从而形成粒径更小更稳定的微泡。以表面活性剂为成膜材料的微泡超声造影剂 ST68 即通过此方法制备而成。

Basude 等用声振空化法制备以表面活性剂为成膜材料的微泡超声造影剂 ST68。方法如下：1.48 g 司盘 60（Span60）与 1.5 g NaCl 在乳钵中混合，加入 10 mL 磷酸盐缓冲液 (pH=7.4) 研匀。另将 1 mL 吐温 80（Tween80）与 10 mL 磷酸盐缓冲液混匀，与上液混合，再加入 30 mL 磷酸盐缓冲液混匀。将所得溶液 120℃灭菌 15min，在恒定搅拌下冷却至室温。以 20kHz，110W 条件下超声处理 3min。转置于分液漏斗中，溶液分成三层，分出中间微泡层，间隔 35min，清洗 3 遍，得到微泡溶液，储存备用。

（二）冷冻干燥法

冷冻干燥法是通过升华的方式从冷冻的物质中去除水分和溶剂的过程，常用此法制备以磷脂类化合物为成膜材料的微泡超声造影剂。研究结果表明，冷冻干燥时表面活性剂更易吸附于气/液界面，形成的微泡结构更加稳定。

李云燕等通过冷冻干燥法自制纳米脂质微泡用于实验研究，方法为：按一定比例将蛋黄卵磷脂（EPC）、二硬脂酰磷脂酰胆碱（DSPC）、胆固醇（CH）放入 50 mL 试管中混合，加入 15 mL 氯仿，震荡 1 min 后，完全溶解，将混合液放入 -80℃冰箱冷冻 36 h，将冷冻成固体的脂质体混合物放入冻干机中真空干燥处理 6 h，去除三氯甲烷，成均匀稳定的脂质膜。在存有脂质膜的试管中加入一定量的去离子水 (10mL/mg)，然后将其放入温育箱中温育 30 min（调节温度）使脂质膜充分溶解于去离子水中，用超声波破碎仪对此混悬液进行超声处理。等体积甘露醇混入脂质体混悬液中，用 -196℃液氮将其速冻成固体，然后放入冻干机中冻干 24 h 形成脂质微粒冻干粉备用。高速剪切法也是一种常见的制备微泡超声造影剂的方法，在以脂质为壳的超声造影剂制备中应用的比较多。高速剪切法利用的是剪切力的机械能，剪切气液混合物，产生流体力学的空化作用，使得悬浮液中的脂质自发在气液分界面形成有序排列的外膜，从而包裹住气体形成微气泡。高速剪切法最显著的特点就是条件要求较低，可以考虑用来放大生产规模。高速剪切法还有一个优点是在制备的过程中产生的热量少，特别适合那些相变点较低的材料，脂质和表面活性剂，其制备过程始终低于相变温度。

侯连兵团队用高速剪切法制备全氟丙烷脂质微泡，成功制得了高浓度的粒径均匀的脂质微泡混悬液制剂，微泡制剂初步的理化性质和显影效果评价显示出优良的特性，具有进一步研究开发的价值。制备方法：按摩尔比称取一定量的 DPPC、DPPE-PEG5000 和 DPPA 分别置于三颈瓶中，加入丙二醇使溶解，再加入一定量的甘油和 NaCl 水溶液，于 70℃水浴搅拌 20 min，放冷至室温。溶解过程中通

入氮气以防止磷脂氧化。将制好的脂质混悬液加入 50 mL 聚丙烯管内，将剪切刀头插至液面下，通入全氟丙烷饱和溶液 2min，继续通气一段时间，以一定的剪切速度剪切一定时间，制得包裹全氟丙烷气体的脂质微泡，分装于 5mL 西林瓶中充入全氟丙烷气体密闭保存备用。

（三）双乳剂挥发法

双乳剂挥发法主要应用在高分子聚合物为壳的微泡超声造影剂的制备，包覆的气体主要是液态的含氟气体，如全氟戊烷等。具体过程是将高分子材料和液态含氟气体一起溶解在有机溶剂中，超声乳化得到初乳（W/O），再将得到的初乳滴加到外水相，乳化机处理后得到复乳（W/O/W），机械搅拌至有机溶剂完全挥发从而得到高分子聚合物微球分散体系。这种方法操作比较简单，所得到的微泡粒径分布范围较小，而且平均粒径也比较低。但其本身也存在问题，主要是溶解高分子材料的有机溶剂很难全部挥发，制备出的超声造影剂是要注射进入人体的，而大部分有机溶剂都有一定的毒性，所以在溶剂剩余量控制方面还需要深入研究。

Sun Y. 等人用双乳剂挥发法制备磁粉加载多肽 -PLGA 多功能微泡造影剂，用于双模 US-MR 成像，将 EDC（10mg）和 NHS（10mg）加入到 10 mL DMSO 中的 PLGA（100mg）溶液中。将溶液在室温下搅拌 20 min，然后向溶液中加入 2 mg 多肽。将该混合物在室温下搅拌 4 h。然后将多肽 - PLGA 用透析袋（M_w=3 500u）在去离子水中透析 1 天，以除去 EDC、NHS 和任何残留的非交联多肽。然后通过冷冻干燥除去样品中的水，并保持在 -4℃条件下进一步使用。接下来，将 0.6 mL Fe_3O_4 纳米颗粒（10 mg/mL）和 0.2 mL 4% NH_4HCO_3 加入到多肽 -PLGA 聚合物有机溶液中（50 mg 多肽 -PLGA，2 mL 二氯甲烷），并将混合物通过超声处理 60 s。使用磁分离方法除去制剂中游离的 Fe_3O_4 纳米颗粒。随后，向该初始乳液中加入 5 mL 冷 PVA 溶液（5%，w/v），将混合物均化 5min。将所得双重乳液稀释在 10 mL 二甲基甲醇水溶液（2%，w/v）中，在室温下机械搅拌过夜，以蒸发有机溶剂。离心后，弃去上清液，用去离子水洗涤沉淀物。以上离心和洗涤过程重复三次。洗涤后，将微球冷冻干燥 48 h，干燥样品用碳氟化合物气体（0.2 MPa，5 min）填充，并储于 4℃的冷冻箱中供

进一步使用。

朱梅等用双乳剂挥发法制备 VEGF-PLGA 微泡,用于心肌梗死兔的血管新生的研究。方法为:将50mg 乳酸/羟基乙酸共聚物(PLGA)溶于 2mL 二氯甲烷,并于 4℃下充分溶解,形成油相。35 µg 人重组血管内皮生长因子(rhVEGF),5 mg 人血清白蛋白(HSA)和 10 mL 聚乙二醇 400(PEG400)溶于一定量双蒸水中,形成内水相。将所得油相和内水相充分混合,声振 30 s 形成 W/O 乳化剂。将初乳液吸出匀速滴入 30 mL 0.5% 的聚乙烯醇(PVA)溶液中,18 000 r/min 均质 5 min 形成 W/O/W 复乳。缓慢加入适量 2% 异丙醇,并用磁力搅拌器在室温下搅拌 2~5 h,使微球表面固化。将所得液体 3 000 r/min离心 5 min,弃去上清液。重新加入适量双蒸水,用涡旋振荡器充分混匀,洗涤,再离心,弃上清液,如此反复操作 4 遍,清除多余的聚乙烯醇(PVA)。将样品置于 -80℃冰箱过夜,真空冷冻干燥后,停止抽气,将全氟丙烷气体缓慢充入干燥室内至大气压,关闭冷冻干燥机气阀并保持 8 h,收集微球冻干粉末,4℃冰箱储存备用。

(四)薄膜水化法

薄膜水化法是将材料溶解在适合的易挥发有机溶剂中,混合均匀后,将有机溶剂蒸发,里面的膜材料会析出形成一层薄膜,再将膜取出利用干燥装置进行干燥,将残留的有机溶剂除净。将得到的薄膜在缓冲溶液中水化,再经过超声处理,就可以得到微泡造影剂,这种方法主要适用于制备脂质类微泡超声造影剂。这种方法操作简单快捷,且对于产生微泡的粒径有较高的可控性,能够更好地应用于临床诊断,但是这种方法制备出的微泡特性很大程度上取决于膜本身的特性,如膜的孔径、膜的硬度及表面张力等,因此限制性较大,使用不够广泛。

Zhu X 等人利用薄膜水化法及机械振动法制备负载紫杉醇的微泡来抑制血管重建。将卵磷脂、胆固醇和 PTX 全部加入乙醚(重量比 3∶1∶0.3)中,然后将其加入反应瓶中。将上述混合物通过旋转蒸发器保持在 55℃的水浴中,直到乙醚完全蒸发。然后加入给定量的 PBS、PEG 4000,葡聚糖40 000 和 Span 80 并混合。之后,用氮气置换空气。振动并以 300r/min 离心 3 min 后,向所得的PLM 中加入 125µL 的 3% 人血白蛋白。制成超声微泡。

Haski 等利用类似脂质体的薄膜法制备脂质包裹的微泡。泡壁成分含粉状脂质、PGE 和硬脂酸盐(摩尔比为 10∶1)。所有成膜材料混合,逐滴加入氯仿直至完全溶解。通风干燥成白色薄膜,残余氯仿在干燥器中干燥。薄膜在磷酸盐缓冲液中水化,在 47℃孵育 2~4 h,超声样品变成牛奶状含空气的微泡混悬液。样品瓶室温冷却3 min 使材料从液态膜转成固体膜微粒,制成超声微泡造影剂。

(五)微流体法

微泡还可以利用独特的微流体装置来制备,并且制备出的微泡更加容易控制其粒度分布。这种方法是在可控的压力和流速下,通过微流体装置进行操控,来实现制备不同粒径的微泡。这种方法一开始应用在单分散液滴的制备上,近些年也渐渐应用在微泡造影剂的制备上。目前用于制备微泡造影剂的主要有以下两种类型的装置:用微软影技术得到的重点流动单位和在聚合物模块中封装的毛细管机械装配组件。这两种装置的共同特点就是有一个可以让气体对流体撞击的孔口,从而气体产生喷射效果,然后在距离孔口一定距离的地方进行气液接触,而由于气液接触的不稳定,可以形成直径不同的微泡,直径的大小可以由孔口的直径来控制。

(六)喷墨印迹法

喷墨印迹法是一种可以方便改进微泡均匀性的方法,气体通过一个直径为 20~50 µm 的喷嘴形成气泡,流体是由一个嵌有压电晶片的腔体来提供流体,通过可以改变的电压来改变流体中的脉冲,每产生一个脉冲就可以形成一个微小的液滴,液体会被挤压出来,随后有更多的液体进入腔体。小液滴收集可以直接在空气中进行,也可以将喷嘴直接设置在装有液体的容器中。和微流体法与薄膜水化法相比,此法的优点是微泡粒径可以通过压力脉冲来改变,而不用像微流体法那样去改变孔径大小,用时也不需要利用高压来让气体流动。微泡的成型率也远高于以上两种方法。但此法只能用于材料包裹可挥发溶剂,然后通过挥发来得到微气泡,材料限制很大,因此应用也不多。

此外,还有中和法、吸附法、手振法、机械混匀法、声振空化法、高压均质法、高剪切乳化法、喷射雾化法、喷雾干燥法、冷冻干燥法、薄膜-水化法等。

第四节　超声微泡在影像学中的应用

一、超声造影在炎性疾病中的显影作用

在临床上,对炎症的诊断及其程度的判断主要依据典型的局部表现(红、肿、热、痛和功能障碍)及全身反应(发热、厌食、肌肉与蛋白降解加速、补体和凝血因子合成增多及末梢血白细胞数目的改变)。没有典型表现时,对组织或器官局部炎症的定位诊断及炎症程度的判断较为困难,虽然局部组织的病理检查可提供炎症的证据,但操作复杂、对组织有损伤,不易常规或反复进行。无创性的影像技术如 CT、MRI 和超声等都曾用于检查炎症病变形态学方面的改变,但由于炎症组织缺乏特异性而无法准确将其与慢性病变区别。放射性同位素也曾用于评价组织炎症,用 ^{111}In 或 ^{99m}Tc 标记积聚在炎症组织的白细胞和利用镓 67 的枸橼酸盐外渗并潴留在毛细管渗透性增加的部位。但由于这些技术操作复杂,耗时、费用高,有放射性损害,而且在不同的器官系统没有特异性的示踪物,因而不能广泛应用于临床。超声造影提供了一种简便、价廉、能常规及反复地评估炎症的影像技术,结合定量分析,在临床中具有重要价值。

炎症反应时,会激发一系列分子信号传导产生白细胞趋化并聚集在炎性部位。当炎症反应发生时,血管内皮细胞产生的整合素和白细胞会在炎症部位高表达,可以将微泡造影剂制备成专门靶向这些炎性分子的靶向造影剂,从而探测炎症过程。利用微泡固有的生物学表面特性或特殊的制备流程,可以将特异性配体连接到微泡表面,构建靶向微泡造影剂。靶向微泡可以通过静脉注射进入体内,紧接着,微泡长时间聚集并停留在靶向组织或器官,在超声造影模式下形成分子水平的成像。研究已证实,靶向超声分子成像能无创、量化地估测靶组织或靶器官的炎症反应。近几年在这一领域的研究已有几项重要突破。

Lindner JR 等采用静脉注入 Optison 造影剂后观察炎症组织内的潴留微泡获得成功。他们发现脂质微泡由于补体的介导附着于黏附在微静脉内壁的活性中性粒细胞上而潴留于炎症或损伤组织。虽然大部分微泡被活性中性粒细胞吞噬,但依然保持其声学活性,所以当血液循环中的微泡被清除后,炎症组织内被中性粒细胞吞噬的微泡发出的超声信号仍能被检测到。Lindner 等体外和体内实验研究发现,微泡与激活的中性粒细胞和单核细胞黏附后,被吞噬入细胞内,且保持其声学特性不变。因此,当血液循环中的自由微泡被清除后,细胞内的微泡同样可被超声探及,可以用来发现炎症发生的部位。此后,他们又将磷脂酰丝氨酸结合于脂质微泡壳上,发现可以增强补体的活化,提高了微泡与激活的白细胞的结合程度。Steinl 等利用自制的靶向 CD4 淋巴细胞微泡(MBCD4),通过对 28 只用 α- 肌球蛋白肽免疫诱导自身免疫性心肌炎的小鼠研究,得出结论,超声造影成像可以检测心肌炎中的内皮炎症和白细胞浸润,尤其是对 CD4+T 细胞的成像,有助于心肌炎的诊断。

微泡造影剂在炎症组织与活性中性粒细胞的靶向结合无疑极大地拓展了超声造影剂的应用领域,并可建立一种安全、有效、无创的超声介导靶向传输系统,将超声造影剂作为一种载体,实现所携带药物、基因等靶向组织的转移释放,可使药物、基因在局部达到高浓度,既能有效达到显影、治疗的目的,又不会使正常组织细胞受损。

二、超声微泡在肿瘤显影中的作用

肿瘤是血管生成依赖性疾病,肿瘤新生血管情况是评价肿瘤生长、转移、良恶性及恶性程度的重要指标,认为肿瘤血管生成对肿瘤的生长、分级、转移、预后等有着非常重要的影响。不同性质或分化程度不同的恶性肿瘤,其血流动力学改变也不相同。肿瘤恶性程度越高,肿瘤内新生血管越多,且肿瘤血管内皮细胞越不完整,肿瘤细胞越容易进出血管造成远处转移。直径 1~2 mm 的肿瘤(血管前期),氧和能量的供应主要靠扩散完成。肿瘤继续生长,需要形成新的血管。转基因小鼠实验表明,细胞增生向恶性肿瘤细胞转换是和血管生成平行的。但这类由肿瘤诱导的血管管径较小,只有 10~50 μm,普通二维超声难以显示这类血管,而超声造影剂微泡直径与红细胞大小相近,因此,造影剂可以通过血液循环

进入这类血管,可以使肿瘤内微小血管显影,并显示病灶内及周边组织的血流分布。为了探测肿瘤新生血管,构建的超声微泡造影剂主要针对血管内皮细胞的某些特异性表达分子及组织因子,比如:VEGFR-2、$\alpha_v\beta_3$ 等。将 VEGFR-2、$\alpha_v\beta_3$ 等的配体或单克隆抗体连接到微泡表面,从而制备出针对新生血管内皮细胞的靶向微泡超声造影剂。这样就能够获得针对新生血管的超声靶向分子成像。这就为肿瘤从超声诊断提供了新的、更精准的方法。

超声造影可增加瘤体组织与出血坏死灶之间的对比,使范围非常小且在常规超声中无法显示的无回声区能清晰显示。肿瘤在生长过程中,随着肿瘤体积的持续增大,由于生长速度加快而发生瘤体内局部区域继发性的血供减少,肿瘤中经常可以观察到坏死区域,而生长相对较慢的肿瘤,坏死灶多不明显。"快进快出"及高强化是恶性肿瘤最常见的造影模式,是由于肿瘤分化程度较低,内部血管成分含量多,间质成分少,动静脉瘘等因素存在使得病灶内造影剂灌注和消退时间加快;而组织间质成分多,血管成分少的低度恶性肿瘤则可表现为"慢进慢出"及低强化。而早期肿瘤血管成分较多,血管及血管弹力层纤维丰富,分化程度较低,生长较快,肿瘤实质内的血管生长很难满足肿瘤快速生长发育的需要而逐渐形成液化坏死区域,使造影剂不均匀充盈。

Min HS 等人通过设计生成碳酸酯共聚物纳米颗粒(Gas-NPs)的化学气体(CO_2)来克服超声造影剂(UCAs)的高质量回波特性和尺寸带来的损害,这与传统的气体封装的微型 UCA 明显不同。Gas-NPs 可以设计简便,以加强具有更高肿瘤靶向能力的纳米尺寸药物载体的物理、化学性质以及用于肿瘤靶向的超声成像的高质量回波特性。在肿瘤小鼠中,抗癌药物的载体——NPs 显示了即使在静脉内注射,也能达到超声微泡递送药物所需的理想功能。在这方面,他们的技术可以建立一个有效的平台,这个平台在肿瘤靶向超声成像和超声药物递送方面具有极高的复杂性和治疗适用性。

Wei SP 等对 118 例肾肿物(小于 4cm)患者均进行超声造影及强化 CT 检查,所有病变均经过手术切除并被组织病理学证实,提示两种方法的诊断性能指标差异无统计学意义($P>0.05$)。然而,CEUS 对小乳头状肾细胞癌(RCC)的定性诊断明显优于 CECT($P<0.05$)。Zhao YX 等对 143 例乳腺癌患者和 161 例健康人行超声造影检查,分析超声造影图像,得到时间 - 强度曲线(TIC),并对病理标本进行免疫组织化学染色。行 Logistic 分析,得出超声造影对乳腺癌早期诊断和预后能起到一定的作用。Lindner 等研究发现,靶向超声微泡造影剂能够用于对肿瘤新生血管的评估。他们通过静脉注入表面偶联单克隆抗体或 echistatin 分子(一种可与表达在新生血管内皮细胞特定分子结合的解离素)的脂质体超声微泡,然后通过活体显微镜发现,echistatin 和单抗包被的脂质体微泡紧密黏附在微血管内皮上。在此基础上,他们通过给大鼠皮下注射由肿瘤分泌的胶状物质(implanting matrige),10 天后,注入靶向超声微泡造影剂,发现微泡量与新生血管数密切相关。认为靶向超声微泡造影剂可用于肿瘤血管和组织的显影。Ling W 等报道了一例 72 岁女性原发性肝血管肉瘤的患者,这种肿瘤的成像特征的信息由于其罕见而受到限制,通过声诺维进行超声造影检查,能够为疾病提供有用的信息。

三、超声微泡在血栓显像中的应用

血栓是流动的血液在动脉血管或静脉腔内或心腔内发生凝固,形成血凝块,堵塞血管腔,引起血管内血流明显减少,甚至完全中断的一组疾病,它是引起动静脉栓塞以及相应脏器梗死的重要危险因素,因而临床上早期准确地检出并治疗血栓对于降低死亡率及并发症发生率非常重要。超声是一种被广泛应用于临床的影像检测手段,对血栓性疾病的早期诊断与随访观察具有重要的意义。但由于新鲜血栓的回声与血液回声基本相似,超声对新鲜血栓的检出率受到限制。

Nakatsuka 等人在超声微泡上连接凝血酶,以适配子 DNA 交联,用来构建"智能微泡",当血栓形成时,血液中凝血酶升高,此时微泡被激活,产生一定的谐波信号,然后被超声探头所探测而显影。研究显示,该微泡对凝血酶相当敏感,只要血栓形成、血液中凝血酶释放 3 min 左右,这种微泡就能探测到。

Smith A 等对 12 名超声检查阴性的具有高风险的深静脉血栓形成患者,通过造影增强的方法,能够显示出常规超声显示不出的深静脉血栓,证实了 CEUS 是增加深静脉血栓显影的可行和临床安全的方法。Unger 等报道 MRX 408 脂质微泡可结合特异性寡肽,与活化血小板的 GP II b/ III a 受体具有强的亲和力。显微镜下观察发现,实验微泡可特异性结合到血凝块上,并且这些微泡不仅被血栓周边或表面摄取，而且吸收到血栓块的深部。该研究者认为，相对于陈旧性血栓，新鲜血栓有更多的表达GP Ⅱ b/ Ⅲ a 受体的血小板，可黏附更多的微泡，因此，MRX 408 可有助于新鲜与陈旧性血栓的鉴别。MRX-408 在动静脉瘘中表现出更好的血栓显像。

大量研究证实，超声空化效应有助于血栓的溶解，而微泡的介入可以增强超声空化效应，降低超声空化阈值，在超声溶解血栓方面发挥作用。微泡通过增强超声的空化效应进而有可能增强超声对血栓的助溶作用。目前研究认为，微泡的介入可能从以下方面推动超声助溶技术的发展：①增加空化核的数目，使空化效应的强度明显提高；②降低超声的空化阈值，有研究显示，微泡的存在可减少产生空化所需的总能量，并降低引起空化效应的能量阈值；③超声声孔效应 (sonoporation) 在血栓局部产生强大微

射流，使血栓表面被"超声打孔"而呈多孔状，更有利于微泡或 / 和溶栓药进入血栓内部并发挥助溶作用。超声联合微泡对血栓的助溶作用具体表现为微泡在超声作用下发生周期性膨胀和萎陷，在膨胀达到极限时崩溃，产生强大的剪切应力和由微泡碎片及液体组成的射流，二者共同破坏血栓表面，使表面发生空泡及撕裂样改变，这既能暴露更多的溶栓药结合位点，又可使更多微泡进入血栓内部，在超声作用下进一步发生"内爆破"，从而发挥更大的助溶作用。研究认为，超声联合微泡溶栓机制以空化效应为主，但也有机械效应的参与。超声波的机械振动可使血栓内部纤维蛋白结构疏松化，机械效应在血栓周围产生的声流及剪切力破坏血栓表面，这都有助于暴露更多的溶栓药结合位点，加速和增强血栓的溶解。

第五节　超声微泡在疾病治疗中的应用

随着临床疾病治疗的多样化，超声微泡造影剂不仅仅作为一种临床诊断的辅助品，而且它逐渐和临床治疗相结合。其中，发展最迅速、前景最广阔的为微泡对基因转染和治疗药物的递送。

靶向微泡作为载体不但可以在体循环中减少药物的副作用，还可以保护基因片段不被核酸酶降解和网状内皮系统的清除，而且其靶向作用很好地提高了药物利用率和基因的转染率。

一、原理

超声微泡在细胞转染中的作用是通过联合超声辐照实现的。主要是应用了超声的空化效应（cavitation）和机械效应（mechanical effect）。

（1）超声空化：是指在超声波作用下，液态媒质中微小气泡（空化核）震荡、膨胀、收缩和崩溃等一系列动力学过程。可瞬间（约 1 ns）产生数千度的高温和几百个大气压的高压，同时出现发光、冲击波和高速射流等现象，使空化核周围的组织细胞壁、细胞膜被击穿，产生可逆或非可逆的孔洞，对应产生可修复性或致死性的声孔效应。超声空化分为稳态空化和瞬态空化。稳态空化指微泡在超声波作用下沿着平衡半径反复多次振荡，在每一个微泡周围的环状区域内产生稳定、均匀且直径较小的血流束即微流，在此过程中无微泡破裂。瞬态空化是指在稳态

空化的基础上，随着声强的不断增大，空化核将随着超声周期发生膨胀、收缩及内爆，最后在微泡爆裂的瞬间释放出巨大的能量，同时伴随产生强大的冲击波、高速微射流和自由基等一些极端物理现象。影响空化效应的因素，除了与微泡本身有关外，还与超声的频率和功率有关。一般认为在超声频率较高的场合，空化效应较难产生，即在高频率超声作用下空化微泡一般不会发生破裂。高频率情况下，经过几个周期本来应该爆破的气泡却不能爆破，这是因为气泡破裂过程也是需要时间的，主要是抑制了超空化效应崩裂所产生的那一部分，这个可以通过提高声压来解决，一般可以认为在高频率声波下增加声压幅值即可同时增加空化效应，从而也可增加气泡产量。超声功率影响声场幅值大小，声场幅值大小制约着声在介质中的声压大小，影响着声波的传播。声波在任何介质都要发生衰减，当超声功率过低，在溶液中产生的声强也低，这时声波开始在介质中传播就衰减了，所以此时并不能在介质中形成稀疏相和压缩相，没有稀疏相和压缩相的交替存在，自然就没法形成让微泡破裂的空化效应。

（2）超声波的机械效应：包括其本身与传播媒介相互作用产生的声流，辐射力等机械性作用；还包括发生空化效应后产生的机械性作用，包括微射流、微声流以及冲击波等。当超声空化效应发生的时

候,超声产生的机械效应尤为明显。超声会在其传播媒介中制造一个快速的压力改变,因此可以在传播媒介中产生剪切压力以及其他机械效应。超声波的机械作用是一种原发作用,能够使介质中相邻的质点在交变作用力下产生剧烈摩擦,对于组织细胞,机械作用可以引起细胞质运动,起到细胞"按摩"的效果。

超声微泡的作用也不仅仅是降低超声辐照的能量强度阈值,它同时作为治疗基因或者药物的运输载体而起重要作用。有研究发现,超声辐照微泡释放技术可以使得质粒的转染效率提高 300 倍,而另外有研究提示,基因转染效率在超声微泡辐照作用下可以从 3.90% 提高到 24.07%。超声辐照的能量使微泡定位"爆破",从而释放所携带的目的基因。同时微泡破裂产生的震荡和空化效应能够增高局部细胞的通透性,产生可逆声孔,促进目的基因进入细胞核,进而增加基因的转染及提高表达效率;此外,微泡具有保护作用,可以使所携带的基因或药物避免被血液中核酸内切酶和其他酶的降解,使其稳定通过血液循环系统并最终到达靶组织或靶器官;超声微泡的这种靶向作用很大程度上降低了对全身的不良反应。

二、影响因素

超声辐照对于基因转染效率的影响主要取决于辐照的强度及持续的时间;采用适当强度的超声波进行辐照可以使得细胞膜产生可逆性的孔隙,增强细胞膜的磁导率,并进一步提高基因转染及药物输送的效率和靶向性。单纯增加超声波的辐照强度可以增加基因转染的效率,但是过度地增加强度则可能导致越来越多的细胞坏死。强度太高或者太低,持续时间太长或者太短都会造成转染效率的下降。尽管超声辐照可能会对细胞造成损伤,但是这种损伤可以通过适当的辐照时间间隔得到一定程度的恢复。研究证实,超声波作用期间,细胞膜的流动性明显下降;随着时间的延长,这种下降的趋势越发明显,而超声辐照时间间隔长度不够的情况下细胞膜的流动性并不能得到充分恢复。同时超声辐照介导基因转染的效率与超声辐照的方式(如持续辐照,脉冲式辐照,辐照强度与时间等)、微泡的作用、与组织特性相关,其具体的参数设置还需要根据具体情况而定。此外,基因的转染效率与微泡的浓度、基因或药物与微泡的连接方式(基因是连接到微泡表面还是被包裹于微泡内部)都有关系。

三、超声微泡造影剂与药物或基因结合的方法

目前常用的方法有两种:一是将微泡与裸基因或基因载体直接混合;另一种是将基因包裹在微泡的内部,或使其与微气泡外壳相结合。将微泡制备成为基因载体后,既可经外周血管注入体内,又可在超声引导下将基因与微泡载体直接注入病变区,待其到达靶组织后,用超声照射靶区破坏微泡,使其内部及表面结合的基因物质在局部释放出来。

四、目前常用的并可与超声微泡联合的肿瘤基因治疗方法

1. 自杀基因疗法 又称为基因介导的酶前药物治疗 (gene-directed enzyme pro-drug thearpy, GD-EPT),即向肿瘤细胞内导入某些细菌、病毒和真菌的基因,可使低毒或无毒的药物前体转变为细胞毒性药物,从而选择性地杀伤肿瘤。Aoi 等的研究表明,超声定位辐照下的单纯疱疹病毒胸苷激酶 (HSV-TK) 自杀基因微泡对小鼠皮下肿瘤的抑瘤效果较好。朱元方等报道,载自杀基因 Fcy: Fur 的微泡在超声辐照下对卵巢癌皮下移植瘤有较好的抑瘤效果,提示以超声辐照下的微泡作为自杀基因载体在肿瘤治疗中有一定的应用前景。

2. 抗肿瘤新生血管形成疗法 新生血管形成在肿瘤的生成与转移中发挥重要的作用,该疗法通过抑制促进肿瘤血管生成的因子 (如 VEGF) 达到抗肿瘤的目的。Kou 等给予针对 VEGF 受体的小分子干扰 RNA(siRNA) 后发现,VEGF 受体表达减少,肿瘤血管生成减慢。可以运用超声联合微泡造影剂靶向到血管内皮因子受体,抑制肿瘤血管生长,从而达到抑制肿瘤生长的目的。

3. 基因替代疗法 利用载体将缺失的抑癌基因转染肿瘤细胞,达到杀伤肿瘤细胞的目的。唐艳等报道,超声联合微泡造影剂携 p53 基因转染宫颈癌 HeLa 细胞不仅产生 G1 期阻滞、抑制宫颈癌细胞生长,还可增强基因转染效率,表明微泡造影剂作为新载体可用于基因替代疗法,并有一定效果。

4. 反义基因疗法 根据碱基互补的原则,用人工合成或生物体表达的特定 DNA 或 RNA 片段 (反义核酸) 来抑制或封闭特定靶基因的技术。Tong 等选择合适的 Survivin 反义位点,并转染入胃

癌细胞株 MNK-45,结果显示,实验组 SurvivinRNA 和蛋白水平均明显下降,部分肿瘤细胞出现凋亡的特征性改变。Cao 等用超声微泡造影剂增强反义 mRNA 在神经胶质瘤细胞的转染,使表达蛋白水平显著降低,表明此法可在一定程度上抑制肿瘤细胞的生长。超声诱导下的微泡造影剂可穿过细胞膜屏障,提高基因的转染效率,在一定程度上为临床肿瘤基因治疗奠定了基础;但相对于目前运用较多的基因载体(腺病毒和脂质体),其转染效率仍较低。微泡造影剂的重要优势在于在超声辐照的区域进行基因转染,在靶区编码的蛋白有可能达到生物学效应,起到治疗作用。

五、超声微泡在递送药物中的作用

在靶向超声造影技术发展中,越来越多的学者致力于超声微泡对肿瘤的靶向治疗,开发新的治疗靶点及药物等方面的研究。通常微泡携带药物的方式有以下几种。①将药物以非共价键形式直接连接到壳膜的表面;②将药物以共价键的形式间接连接在壳膜外偶联的特异性配体或修饰性多肽上;③先将药物包封于二级载体内,如脂质体后,再将二级载体与微泡进一步偶联;④将药物镶嵌在微泡壳膜分子层中间;⑤将药物直接包裹在微泡壳膜内部;⑥疏水性药物可溶于油脂,包裹在微泡壳膜内层。Rapoport 等制备的 PLLA-PEG 为膜包裹紫杉醇的微泡,与吉西他滨联合用药,作用于接种过人胰腺癌 MiaPaCa-2 细胞(癌细胞经红色荧光蛋白标记)的小鼠,在 1 MHz 超声辐射下,其对胰腺癌治疗效果明显。

作为新型超声造影剂(UCAs)的纳米微泡(NBs)已经在肿瘤分子超声成像领域引起越来越多的关注。然而,统一尺寸 NBs 的制备被认为是有争议的,并且

已经报道了体内成像中的部分肿瘤选择性差。在 Yang HL 的一项研究中,使用薄膜水化方法通过控制磷脂的厚度制造均匀的纳米微泡(478.2nm ± 29.7nm,多分散指数为 0.164nm ± 0.044mm, $n=3$)的薄膜,然后他们将纳米微泡与 Affibody 分子缀合以产生称为 NBe-Affibody 的纳米尺寸 UCAs,其具有对人表皮生长因子受体 2 型(HER2)肿瘤的特异性亲和力。NBe-Affibody 表现出良好的超声增强效应,在超声造影扫描下显示出(104.5 ± 2.1)dB 的峰值强度。体外实验进一步证实, NBeAffibody 轭合物能够以高亲和力在体内靶向 HER2 表达的肿瘤细胞。观察到新制备的纳米尺寸的 NBeAffibody 轭合物是新型靶向 UCA,用于有效和安全的特异性分子成像,并且可能在未来早期癌症定量诊断和靶向治疗中应用。

Niu 等在抗肿瘤药物研究中,以 PLGA 微泡包封氧化铁纳米颗粒和化疗药物(阿霉素)制得多功能聚合物微泡,并将接种过 VX2 肿瘤的家兔随机分为生理盐水对照组、空白微泡组、单独阿霉素组、空白微泡联合超声组、阿霉素联合超声组和多功能聚合物微泡联合超声组,通过组织学和免疫组化检查对其抗肿瘤作用进行评估发现,多功能聚合物微泡联合超声组中增殖指数、微血管密度和微淋巴管密度计数均较其他组显著降低,凋亡指数较其他组显著增高,表明超声微泡在介导化疗药物抗肿瘤治疗方面具有积极有效的作用。Sorace 等利用微泡携带紫杉醇注射于患乳腺癌的小鼠体内,超声辐射瘤体,发现化疗药物联合超声微泡抑制肿瘤生长并提高癌细胞死亡率。靶向超声微泡的治疗能够通过增加局部药物的吸收,提高患者对化疗的耐受性,从而降低化疗药物的剂量和全身毒性。

第六节　小　　结

超声医学的快速发展,为临床疾病的诊断带来革命性变革。超声的无创、便捷、无辐射、检查费用低廉使得它在临床应用上有巨大的空间。超声造影技术的出现,大大提高了超声在疾病诊治中的地位。作为造影剂的超声微泡是一种较小的(通常不大于 7 μm)含气体的微球,外壳可由不同的材料组成,在超声成像中可增强超声图像对比度,更清晰地显示病变组织或器官。靶向超声微泡可以连接特异性配体,

到达感兴趣的组织或器官中,选择性地与相应受体结合,特异性增强靶区超声信号,实现靶组织或器官的特异性显像,提高疾病诊断的精确度。超声微泡除了在超声显像中的应用,联合超声辐照还可应用在疾病的治疗中。通过对超声微泡进行化学修饰,使其不仅带有特异性配体,实现靶向微泡,还可以使微泡携带有治疗性的药物或基因片段,到达靶区域后,通过超声击破微泡,使微泡内的药物或基因片段释放到靶区

域,达到精准治疗的目的。目前,已经开展超声联合微泡在缺血性心肌病及心肌梗死后血管再生的治疗研究、血栓性疾病、肿瘤的基因治疗、肾纤维化以及在糖尿病及其并发症等各个方面的研究。随着分子细胞生物学和医学超声的发展,相信超声微泡在重大疾病的治疗方面将会有美好的应用前景。

【参考文献】

[1] GOLDBERG B B. Ultrasound contrast agents[M]. London: Martin Dunitz Ltd, 1997:1-7.

[2] BLOMLEY M J, COOKE J C, UNGER E C, et al. Microbubble contrast agents: a new era in ultrasound[J]. BMJ, 2001, 322(7296): 1222-1225.

[3] UNGER E C, MATSUNAGA T O, MC CREERY T, et al. Therapeutic applications of microbubbles[J]. Eur J Radiol, 2002, 42(2): 160-168.

[4] DIJKMANS P A, JUFFERMANS L J M, MUSTERS R J P, et al. Microbubbles and ultrasound: from diagnosis to therapy[J]. Eur J Echocardiography, 2004, 5: 245-256.

[5] 敖梦,王志刚,冉海涛.高分子材料超声造影剂的研究进展 [J].中国介入影像与治疗学,2009, 6(3):293-295.

[6] 杜永峰,万明习,赵文明.含蔗糖白蛋白包膜微泡超声造影剂制备研究 [J].药学学报,2001, 36(11):859-862.

[7] 张雪娇,包膜微泡超声造影剂的制备研究 [D].西安:西北工业大学,2005.

[8] BASUDE R, DUCKWORTH J W, WHEATLEY M A. Influence of Environmental Conditions on a New Surfactant-based Contrast Agent: ST68[J]. Ultrasound in Medicine and Biology, 2000, 26(4): 621-628.

[9] 赵金花,惠春,陈亚珠,等.超声微泡造影剂的发展及其最新临床应用研究 [J].中国医学物理学杂志,2010, 27(2):1802-1805.

[10] BAUER A, SOLBIATI L, WEISSMAN N. Ultrasound imaging with SonoVue: low mechanical index real-time imaging[J]. Acad Radiol, 2002: 9(2): 282-284.

[11] 阮晓博.微纳气泡制备及其应用与医学超声影像增强与药物载运的发展 [J].东南大学学报,2010: 208-214.

[12] JONG N D, HOFF L, SKOTLAND T, et al. Absorption and scatter of encapsulated gas filled microspheres: theoretical considerations and some measurements[J]. Ultrasonics, 1992, 30(2): 95-103.

[13] PORTER T R, XIE F. Transient myocardial contrast after initial exposure to diagnostic ultrasound pressures with minute doses of intravenously injected microbubbles. Demonstration and potential mechanisms[J]. Circulation, 1995, 92(9): 2391-5.

[14] LIU Y, MIYOSHI H, NAKAMURA M. Encapsulated ultrasound microbubbles: therapeutic application in drug/gene delivery[J]. J Control Release, 2006, 114(1): 89-99.

[15] 张阳,米成嵘,王文.靶向微泡超声造影剂的研究进展 [J].宁夏医科大学学报,2016, (04): 475-479.

[16] WEN Q, WAN S, LIU Z, et al. Ultrasound contrast agents and ultrasound molecular imaging[J] J Nanosci Nanotechnol, 2014, 14(1): 190-209.

[17] LIU H, WU Y, WANG F, et al. Molecular imaging of integrin αvβ6 expression in living subjects[J]. Am J Nucl Med Mol Imaging, 2014, 4(4): 333-345.

[18] LOHELA M, BRY M, TAMMELA T, et al. VEGFs and receptors involved in angiogenesis versus lymphangiogenesis[J]. Curr Opin Cell Biol, 2009, 21(2): 154-165.

[19] SIVARAMAN B, LATOUR R A. Delineating the roles of the GPIIb/IIIa and GP-Ib-IX-V platelet receptors in mediating platelet adhesion to adsorbed fibrinogen and albumin[J]. Biomaterials, 2011, 32(23): 5365-5370.

[20] GARANGER E, BOTURYN D, DUMY P. Tumor targeting with RGD peptide ligands-design of new molecular conjugates for imaging and therapy of cancers[J]. Anticancer Agents Med Chem, 2007, 7(5): 552-558.

[21] CHEN S, DING J H, BEKEREDJIAN R,

et al. Efficient gene delivery to pancreatic islets with ultrasonic microbubble destruction technology[J]. Proc Natl Acad Sci USA, 2006, 103(22): 8469-8474.

[22]　FERIL L B, KONDO T. Biological effects of low intensity ultrasound: the mechanism involved, and its implications on therapy and on biosafety of ultrasound[J]. J Radiat Res, 2004, 45(4): 479-489.

[23]　VANCRAEYNEST D, HAVAUX X, PASQUET A, et al. Myocardial injury induced by ultrasound-targeted microbubble destruction: evidence for the contribution of myocardial ischemia[J]. Ultrasound Med Biol, 2009, 35(4): 672-679.

[24]　HOWARD C M, FORSBERG F, MINIMO C, et al. Ultrasound guided site specific gene delivery system using adenoviral vectors and commercial ultrasound contrast agents[J]. J Cell Physiol, 2006, 209(2): 413-421.

[25]　TAYLOR S L, RAHIM A A, BUSH N L, et al. Targeted retroviral gene delivery using ultrasound[J]. J Gene Med, 2007, 9(2): 77-87.

[26]　UN K, KAWAKAMI S, YOSHIDA M, et al. The elucidation of gene transferring mechanism by ultrasound-responsive unmodified and mannose-modified lipoplexes[J]. Biomaterials, 2011, 32(20): 4659-4669.

[27]　LINDNER J R, DAYTON P A, COGGINS M P, et al. Noninvasive imaging of inflammation by ultrasound detection of phagocytosed microbubbles[J]. Circulation, 2000, 102(5): 531-538.

[28]　LINDNER J R, COGGINS M P, KAUL S, et al. Microbubble persistence in the microcirculation during ischemia/reperfusion and inflammation is caused by integrin- and complement-mediated adherence to activated leukocytes[J]. Circulation, 2000, 101(6): 668-675.

[29]　LINDNER J R. Molecular imaging with contrast ultrasound and targeted microbubbles[J]. J Nucl Cardiol, 2004, 11(2): 215-221.

[30]　赵应征, 张彦. 微泡超声造影剂的研究进展 [J], 国外医学药学分册, 2003, 30(5): 298-302.

[31]　STEINL D C, XU L, KHANICHEH E, et al. Noninvasive Contrast-Enhanced Ultrasound Molecular Imaging Detects Myocardial Inflammatory Response in Autoimmune Myocarditis[J]. Circ Cardiovasc Imaging, 2016, 9(8).

[32]　MANNELL H, PIRCHER J, RÄTHEL T, et al. Targeted endothelial gene delivery by ultrasonic destruction of magnetic microbubbles carrying lentiviral vectors[J]. Pharm Res, 2012, 29(5): 1282-1294.

[33]　ZHENG X Z, WU Y, LI H L, et al. Comparative analysis of the effects of ultrasound-targeted microbubble destruction on recombinant adeno-associated virus- and plasmid-mediated transgene expression in human retinal pigment epithelium cells[J]. Mol Med Rep, 2009, 2(6): 937-942.

[34]　WEI S P, XU C L, ZHANG Q, et al. Contrast-enhanced ultrasound for differentiating benign from malignant solid small renal masses: comparison with contrast-enhanced CT[J]. Abdom Radiol, 2017.

[35]　ZHAO Y X, LIU S, HU Y B, et al. Diagnostic and prognostic values of contrast-enhanced ultrasound in breast cancer: a retrospective study[J]. Onco Targets Ther, 2017, 10: 1123-1129.

[36]　LING W, QIU T, MA L, et al. Contrast-enhanced ultrasound in diagnosis of primary hepatic angiosarcoma[J]. J Med Ultrason, 2016.

[37]　朱元方, 张丽平, 汤雄文, 等. 超声辐照载 Fcy: Fur 自杀基因微泡治疗卵巢癌移植瘤的实验研究 [J]. 激光杂志, 2009, 30(03): 79-80.

[38]　唐艳, 熊正爱, 李攀, 等. 超声联合微泡造影剂携 p53 基因转染宫颈癌 HeLa 细胞的实验研究 [J]. 第三军医大学学报, 2009, 31(23): 2323-2326.

[39]　TONG Q S, ZHENG L D, CHEN F M, et al. Selection of optimal antisense accessible sites of survivin and its application in treatment of gastric cancer[J]. World J Gastroenterol, 2005, 11(5): 634-640.

[40]　LEONG-POI H, KULISZEWSKI M A, LEKAS M, et al. Therapeutic arteriogenesis by ultrasound-mediated VEGF165 plasmid gene delivery to chronically ischemic skeletal muscle[J]. Circ Res, 2007, 101(3): 295-303.

[41]　BLEBEA J, STROTHMAN G, FOWL R. Bilateral lower-extremity US for deep venous thrombosis[J]. Radiology, 1995, 197(1): 315-316.

[42] SMITH A, PARKER P, BYASS O, et al. Contrast sonovenography - Is this the answer to complex deep vein thrombosis imaging[J]. Ultrasound, 2016, 24(1): 17-22.

[43] UNGER E, METZGER P, KRUPINSKI E, et al. The use of a thrombus-specific ultrasound contrast agent to detect thrombus in arteriovenous fistulae[J]. Invest Radiol, 2000, 35(1): 86-89.

[44] UNGER E C, MCCREERY T P, SWEITZER R H, et al. In vitro studies of a new thrombus-specific ultrasound contrast agent[J]. Am J Cardiol, 1998, 81(12A): 58G-61G.

[45] AOI A, WATANABE Y, MORI S, et al. Herpes simplex virus thymidine kinase-mediated suicide gene therapy using nano/microbubbles and ultrasound[J].Ultrasound Med Biol,2008,34(3):425-434.

[46] KOU R, SENBANERJEE S, JAIN M K, et al.Differential regulationof vascular endothelial growth factor receptors(VEGFR) revealed by RNA interference: interactions of VEGFR-1 and VEGFR-2 in endothelial cell signaling[J].Biochemistry, 2005, 44(45): 15064-15073.

[47] STRAUB J A, CHICKERING D E, CHURCH C C, et al. Porous PLGA microparticles: AI-700, an intravenously administered ultrasound contrast agent for use in echocardiography[J]. Control Release,2005,108(1):21-32.

[48] 万鲲, 高申, 费翔, 等.高分子聚合物 PLGA 超声微泡的制备与体外显影研究 [J]. 中国药物应用与监测,2010,12,7(6):335-368.

[49] 刘学兵. 载药脂质超声微泡造影剂的制备及应用研究 [J]. 中国介入影像与治疗学, 2008, 5(2):156-159.

[50] HASIK M J, KIM D H, HOWLE L E, et al. Evaluation of synthetic phospholipid ultrasound contrast agents[J]. Ultrasonics, 2002,40(9):973-982.

[51] STRATMEYER M E, GREENLEAF J F, DALECKI D, et al.Fetal ultrasound: mechanical effects[J].J Ultrasound Med,2008,27(4):597-605.

[52] MILLER D L.Overview of experimental studies of biological effects of medical ultrasound caused by gas body activation and inertial cavitation[J]. Prog Biophys Mol Biol,2006,93(1/3):314-330.

[53] COSGROVE D. Ultrasound Contrast Agents: An over view[J]. Eur J Radiol, 2006, 60(3): 324-330.

[54] BLOMLEY M, COOKE J, UNGER E, et al. Science, Medicine, and the Future Microbubble Contrast Agents: A New Era in Ultrasound[J]. Brit Med J, 2001, 322(7296): 1222-1225.

[55] CALLIADA F, CAMPANI R, BOTTINELLI O, et al. Ultrasound Contrast Agents- Basic Principles[J]. Eur J Radiol, 1998, 27: 157-160.

[56] SINGHAL S, MOSER C, WHEATLEY M. Surfactant-Stabilized Microbubbles as Ultrasound Contrast Agents-Stability Study of Span-60 and Tween-80 Mixtures Using a Langmuir Trough[J]. Langmuir, 1993, 9(9): 2426-2429.

[57] WHEATLEY M, SINGHAL S. Structural Studies on Stabilized Microbubbles - Development of a Novel Contrast Agent for Diagnostic Ultrasound[J]. Reactive Polymers, 1995, 25(2-3): 157-166.

[58] WANG Y, LI X, ZHOU Y, et al. Preparation of Nanobubbles For Ultrasound Imaging and Intracelluar Drug Delivery[J]. Int J Pharmaceut, 2010, 384(1-2): 148-153.

[59] HUGHES M, CARUTHERS S, TRAN T, et al. Perfluorocarbon Nanoparticles for Molecular Imaging and Targeted Therapeutics[J]. P IEEE, 2008, 96(3): 397-415.

[60] 余进洪,王志刚,李奥. 肝靶向性聚集超声分子显像的实验研究 [J].中华超声影像学杂志, 2011,20(4):96-97.

[61] RUIJSSEVELT L V, SMIRNOV P, YUDINA A, et al. Observations on the viability of C6-glioma cells after sonoporation with low-intensity ultrasound and microbubbles [J]. IEEE Trans Ultrason Ferroelectr Freq Control, 2013, 60: 34-45.

[62] DELALANDE A, POSTEMA M, MIGNET N, et al. Ultrasound and microbubble-assisted gene delivery: recent advances and ongoing challenges [J]. Ther Deliv, 2012, 3: 1199-1215.

[63] LONGMIRE M, CHOYKE P L, KOBAYASHI H. Dendrimer based contrast agents for molecular imaging[J]. Curr Top Med Chem, 2008, 8(14): 1180-1186.

[64] OEFFINGER B E, WHEATLEY M A. Development and characterization of a nano-scale contrast agent[J]. Ultrasonics, 2004, 42(1-9): 343-347.

[65] MOGHIMI S M, HUNTER A C, MURRAY J C. Long-circulating and target-specific nanoparticles: theory to practice[J]. Pharmacol Rev, 2001, 53(2): 283-318.

[66] PRABHA S, ZHOU W Z, PANYAM J, et al. Size-dependency of nanoparticle-mediated gene transfection: studies with fractionated nanoparticles[J]. Int J Pharm, 2002, 244(1-2): 105-115.

[67] WANG D, YANG K, GAO Y H, et al. Preparation and characterization of a nanoscale ultrasound contrast agent[J]. Clin Imaging, 2010, 34(4): 288-292.

[68] RAPOPORT N, KENNEDY A M, SHEA J E, et al. Ultrasonic nanotherapy of pancreatic cancer: lessons from ultrasound imaging[J]. Mol Pharm, 2010, (7): 22-31.

[69] NIU C, WANG Z, LU G, et al. Doxorubicin loaded superparamagnetic PLAG-iron oxide multifunctional microbubbles for dual-mode US/MR imaging and therapy of metastasis in lymph nodes[J]. Biomaterials, 2013, 34(9): 2307-2317.

[70] SORACE A G, WARRAM J M, UMPHREY H, et al. Microbubble-mediated ultrasonic techniques for improved chemotherapeutic delivery in cancer[J]. J Drug Target, 2012, 20(1): 43-54.

[71] LI Y H, SHI Q S, DU J, et al. Targeted delivery of biodegradable nanoparticles with ultrasound-targeted microbubble destruction-meidated hVEGF-siRNA transfection in human PC-3 cells in vitro[J]. Int J Mol Med, 2013, 31(1): 163-171.

[72] 侯连兵, 陈树元, 金伟军, 等. 心脏靶向超声造影剂空气白蛋白微球的研究 (2) 制备化学原理研究 [J]. 中国生化药物杂志, 1999, (02): 65-67.

[73] 罗渝昆, 唐杰, 张彦, 等. 表面活性剂类造影剂制备的实验研究 [J]. 中国医学影像学杂志, 2002, (05): 380-382.

[74] 季军, 姬尚义, 何霞, 等. 白蛋白纳米 - 超声微泡载组织型纤溶酶原激活物基因预防心脏瓣膜置换术血栓形成的实验研究 [J]. 中国现代医学杂志, 2011, (26): 3213-3218, 3223.

[75] WILSON S R, BUMS P N. Mierobubble-enhanced US in body imaging: what role[J]. Radiology, 2010, 257(1): 24-39.

[76] BARTOLOTTA T V, TAIBBI A, MATRANGA D, et al. Hepatic focal nodular hyperplasia: contrast-enhanced ultrasound findings with emphasis on lesion size, depth and liver echogenicity[J]. Eur Radiol, 2010, 20(9), 2248-2256.

[77] CABASSA P, BIPAT S, LONGARETTI L, et al. Liver metastases: Sulphur hexafluoride-enhanced ultrasonography for lesion detection: a systematic review[J]. Ultrasound Med Biol, 2010, 36(10): 1561-1567.

[78] 刘光清, 张建辉, 关莹, 等. 超声造影对肝局灶性病变的诊断价值 [J]. 海南医学, 2012, 23(10): 87-90.

[79] HIDEYUKI T, YOSHIE T, MASAAHI O, et al. Contrast-enhanced ultrasonography in the diagnosis of solid renal tumors[J]. J Ultrasound Med, 2005, 24(12): 1635-1640.

[80] BYUNG K, SEUNG H, HYUCK J. Characterization of renal cell carcinoma using agent detection imaging: comparison with gray-scale US[J]. Korean J Radiol, 2005, 6(3): 173.

[81] 顾继英, 杜联芳, 李凡, 等. 超声造影对肾脏良恶性肿瘤的鉴别诊断价值 [J]. 中国超声医学杂志, 2008, (11): 1017-1020.

[82] 蒋珺, 陈亚青, 周永昌. 囊性肾癌的超声造影与增强 CT 对照研究 [J]. 中国医学影像技术, 2008, (10): 1628-1631.

[83] 杨锦茹, 薛姗姗, 张华, 等. 超声造影鉴别良恶性甲状腺实质性结节的应用研究 [J]. 中国现代医学杂志, 2016, 26(17): 59-62.

[84] BARTOLOTTA T V, MIDIRI M, GALIA M, et al. Qualitative and quantitative evaluation of solitary thyroid nodules with contrast-enhanced ultrasound: initial results[J]. Eur Radiol, 2006, 16(10): 2234-41.

[85] 郝冬兰, 门永忠, 刘伟, 等. 实时超声造影技术诊断胰腺局灶性病变的临床价值 [J]. 中国超声医学杂志, 2014, 30(09): 811-813.

[86] FAN Z, LI Y, YAN K, et al. Application of contrast-enhanced ultrasound in the diagnosis of sol-

id pancreatic lesions-a comparison of conventional ultrasound and contrast-enhanced CT [J]. Eur J Radiol, 2013, 82(9): 1385-90.

[87] DIETRICH C F, CUI X W, BARREIROS A P, et al. EFSUMB guidelines 2011: comment on emergent indications and visions [J]. Ultraschall Med, 2012, 33 Suppl 1 (S 01): S39-47.

[88] 严昆, 戴莹, 王艳滨, 等. 超声造影对胰腺占位病变的诊断应用价值 [J]. 中华超声影像学杂志, 2006, (05): 361-364.

[89] SCHENDERLEIN S, LUCK M, MULLER B W. Partial solubility parameters of poly(D, L-lactide-co-glycolide)[J]. Int J Pharm, 2004, 286(1-2): 19-26.

[90] JIANG W, GUPTA R K, DESHPANDE M C, et al. Biodegradable poly(lactic-co-glycolic acid) microparticles for injectable delivery of vaccine antigens[J]. Adv Drug Deliv Rev, 2005, 57(3): 391-410.

[91] KRATZ F, BEYER U, SCHUTTE M T. Drug-polymer conjugates containing acid-cleavable bonds[J]. Crit Rev Ther Drug Carrier Syst, 1999, 16(3): 245-288.

[92] JAIN R A. The manufacturing techniques of various drug loaded biodegradable poly(lactide-co-glycolide) (PLGA) devices[J]. Biomaterials, 2000, 21(23): 2475-2490.

[93] ROSA G D, QUAGLIA F, ROTONDA M L, et al. Biodegradable microparticles for the controlled delivery of oligonucleotides[J]. Int J Pharm, 2002, 242(1-2): 225-228.

[94] UBRICH N, BOUILLOT P, PELLERIN C, et al. Preparation and characterization of propranolol hydrochloride nanoparticles: a comparative study[J]. J Control Release, 2004, 97(2): 291-300.

[95] 李浪. PSMA 抗体靶向的纳米微泡的制备及其特异性诊断前列腺癌的实验研究 [D]. 重庆: 第三军医大学, 2013.

[96] TEUPE C, YAO J, TAKEUCHI M, et al. Myocardial contrast echocardiography with harmonic power Doppler and lung traversing SHU 563A ultrasound contrast medium for imaging myocardial perfusion disorders[J]. Z Kardiol, 2000, 89(10): 914-920.

[97] PULS R, HOSTEN N, LEMKE M, et al. Perfusion abnormalities of kidney parenchyma: microvascular imaging with contrast-enhanced color and power Doppler ultrasonography--preliminary results[J]. J Ultrasound Med, 2000, 19(12): 817-821.

[98] TEUPE C, TAKEUCHI M, YAO J, et al. Assessment of myocardial perfusion by myocardial contrast echocardiography using harmonic power and the transvenous contrast agent SHU 563A in acute coronary occlusion and after reperfusion[J]. Int J Cardiol, 2001, 77(2-3): 231-237.

[99] WANG L, LI L, GUO Y, et al. Construction and in vitro/in vivo targeting of PSMA-targeted nanoscale microbubbles in prostate cancer [J]. Prostate, 2013, 73(11): 1147-1158.

[100] ZHANG J, ZHANG Y, LIU J, et al. Targeting property and toxicity of a novel ultrasound contrast agent microbubble carrying the targeting and drug-loaded complex FA-CNTs-PTX on MCF7 cells[J]. Colloids Surf B Biointerfaces, 2017, 158: 16-24.

[101] HUANG H, LIN C, CHANG W H, et al. Template based Formation of Microbubble Contrast Agents[J]. Rsc Advances, 2016, 6(73): 69185-69190.

[102] 李奥. 多功能超声造影剂的制备及显像实验研究 [D]. 重庆: 重庆医科大学, 2012.

[103] SUN Y, ZHU Y, HUANG C, et al. Magnetite loaded Polypeptide-PLGA multifunctional microbubbles for dual-mode US/MR imaging[J]. Contrast Media & Molecular Imaging, 2016, 11(2): 146-153.

[104] ZHU X, GUO J, HE C, et al. Ultrasound triggered image-guided drug delivery to inhibit vascular reconstruction via paclitaxel-loaded microbubbles[J]. Scientific Reports, 2016, 6, 21683.

[105] MIN H, SON S, YOU D G, et al. Chemical gas-generating nanoparticles for tumor-targeted ultrasound imaging and ultrasound-triggered drug delivery[J]. Biomaterials, 2016, 108: 57-70.

[106] YANG H, CAI W, XU L, et al. Nanobubble-Affibody: Novel ultrasound contrast agents for targeted molecular ultrasound imaging of tumor[J]. Biomaterials, 2015, 37: 279-288.

[107] 王志刚, 冉海涛, 郑元义, 等. 超声分子影像学 [M]. 北京: 微学出版社, 2016.

第二十七章　有机光学分子探针的制备及其在分子影像中的应用

目前,有机小分子荧光团广泛应用在生物分子标记、酶分析、环境分析、细胞染色和临床检验诊断等方面,是化学、生物学、物理学、环境科学和医学研究中不可缺少的工具。因此,开发具有实用价值的各种功能性荧光染料分子已成为当前备受关注的研究课题。其中,以有机荧光团为基础的分子荧光探针具有灵敏度高、操作简便、重现性好、膜透性好、原位检测等众多优点,此外,与荧光成像技术相结合,分子荧光探针能方便用于生物体系中目标分子的原位适时无损伤检测,并可用于监控活细胞与活体中生物分子及其生物过程。特别是近红外光在体内穿透深、散射少以及背景荧光干扰小等特点,以及成像过程中的长时间、高强度的激发对染料稳定性的要求,使用具有近红外荧光并且光稳定性良好的荧光团对荧光成像尤为重要。因此,分子荧光探针日益成为现代生命科学及疾病诊断等领域不可缺少的研究手段,分子荧光探针的设计、合成及其生物成像应用已经成为当前跨学科的前沿交叉研究领域。

第一节　有机荧光分子探针的发展简史

第一个有机小分子荧光团是天然产物奎宁(图27-1-1a),一个在医药和有机化学史上都非常重要的化合物。1845 年, Herschel 首次报道了奎宁溶液发射出可见光,随后的 1852 年, Stokes 详细考察了奎宁的发光现象,认为这种现象是由于奎宁吸收光能后重新发射不同波长的光,并把这种现象定义为"荧光"。由于奎宁是一种非常重要的抗疟药,1856年, Perkin 以苯胺衍生物为原料,尝试合成抗疟疾药物奎宁,但没有成功,却意外得到了第一个人工合成的纺织染料苯胺紫(图 27-1-1b)。苯胺紫和其他"苯胺"类染料的成功商业化被认为是现代化学工业的开端。同一年, Williams 将不纯的喹啉衍生物在碱性条件下处理得到第一个菁染料(亦称花菁)。

苯胺紫和菁染料成功合成后,各种更有实用价值的荧光染料包括荧光素、氟硼吡咯和罗丹明等随后也被成功的合成。近 30 年来,荧光染料不仅在传统的印染领域得到飞速发展,而且广泛地应用在有机光电子学、临床诊断、感光剂和光催化等高科技领域。

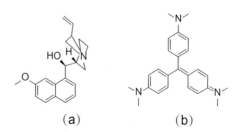

图 27-1-1　荧光探针的分子结构
(a)奎宁;(b)苯胺紫的分子结构

第二节　有机物荧光产生的基本原理

荧光是自然界常见的一种光致发光现象。处于基态(S_0)的荧光分子吸收具有合适能量的光子后,电子从基态跃迁到激发态,高能量的激发态分子很快以振动弛豫(VT)和内转化(IC)的方式释放出小部分能量达到单重激发态的最低能级(S_1),然后通过辐射衰变释放出光子又回复到基态(S_0),这时发射的光子称为荧光。而如果受激发分子的电子在激发态时经系间窜越（ISC）形成三重激发态（T₁），再经过振动弛豫（VT）达到三重激发态的最低能级（T₁），然后以辐射形式发射光子跃迁到基态，这时发射的光子称为磷光。此外，激发态的分子能通过键的旋转或者振动，分子碰撞，质子转移（ESIPT）、共振能量转移（EET）、光诱导电子转移（PET）、激基复合物与激基缔合物的形成以及化学反应等多种非辐射衰变（NR）导致激发态荧光团的荧光淬灭。

第三节　荧光产生与有机化合物结构间的关系

有机化合物的结构与其发光行为有着密切的关系，但目前还没有完善的理论完全解释有机化合物结构与发光性能的关系，只是从大量的实验结果中总结出了一些普遍的规律：一般说来，刚性平面的共轭有机分子有利于荧光的产生，并且在化合物的适当位置引入给电子基团和吸电子基团将导致染料的荧光增强／或者波长红移，而在化合物上引入重原子取代基，往往会导致荧光的淬灭和磷光的增强。

（1）刚性平面的共轭有机分子有利于荧光的产生。有机荧光染料一般都有较大的共轭体系，这是因为大共轭体系的有机分子的离域π电子更容易受光激发跃迁到激发态而产生荧光。刚性的平面分子抑制了激发态分子内旋转导致的非辐射跃迁，从而使荧光增强。

（2）推-拉电子结构的引入有利于荧光的产生。在荧光团的适当位置引入推电子基团（EDG）和拉电子基团（EWG）将形成具有"推-拉"结构的分子内电荷转移化合物，这类化合物的π电子具有较好的离域性，在基态下就可形成具有一定极性的偶极分子，而在光激发下这种极性增强，一般导致荧光分子的吸收与发射波长红移并伴随荧光强度增强，而且这类染料一般也有比较大的双光子吸收截面，但如果电荷转移能力太强反而会导致荧光淬灭。

（3）重原子取代基一般导致发射团的荧光淬灭和磷光增强。这是由于重原子会加强发射团中的自旋-轨道偶合作用，导致分子内的单重激发态和三重激发态的能隙差减小，从而可以显著增加 S_1-T_1 系间跨越的概率，进一步导致荧光量子效率下降。这种因为重原子的引入而出现的荧光减弱现象称作为的"重原子效应"。

第四节　有机荧光分子探针的设计方法

有机小分子荧光探针是一类利用探针与目标物作用后通过荧光光谱（包括荧光强度、荧光激发与发射波长、荧光寿命和荧光偏振／各向异性等）改变来实现对目标物进行探测的有机荧光功能染料。有机小分子荧光探针一般由两部分组成：荧光团以及与受体专一性和高亲和力结合的配体或者反应位点。与其他检测方法相比，有机小分子荧光探针具有高的灵敏度、较好的选择性、操作方便、设备依赖小以及检测方法多样等优点，而且与荧光显微成像技术相结合，能方便地用于目标分子的原位适时无损伤检测。目前，文献中报道了多种分子荧光探针设计的方法。

（1）利用探针分子与目标分子选择性的弱相互作用（静电引力、范德华力、配位键、氢键、偶极-偶极相互作用力等）引起探针分子荧光性能（波长、强度和荧光寿命等）的改变是构建分子荧光探针最早使用的方法，也是最常用的方法（图27-4-1）。这类探针的显著特点是探针分子与目标分析物之间的相互作用是可逆的，能用于监测细胞或活体中分析物的动态变化。但是这类探针存在灵敏度不高、专一性不强等缺点，尤其是在水溶液中，强的溶剂化作用使主-客体之间的相互作用（如配位键、氢键等）变弱，导致检测灵敏度显著降低。这些问题的存在极大地限制了此类探针的应用。

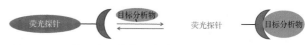

图27-4-1　基于主-客体化学发展的可逆结合型荧光探针示意图

（2）利用分析物参与的温和化学反应导致探针的光物理性质发生改变也是目前设计专一性荧光探针常用的方法。反应型荧光探针是指利用特定的化学反应对客体分子进行识别，即形成或破坏主客体分子之间强的相互作用而改变探针分子取代基的供给电子能力或者共轭程度等，使探针体系的荧光性能（如波长、荧光强度等）发生改变从而达到对客体分子检测的目的。这类探针现在成为国际上研究的一个热点，尤其是可切断活性键与光物理过程扰动原理联用已成为人们发展各种新型分子荧光探针的一条有效途径（图27-4-2），目前国内外等一些优秀的综述做了比较详细的论述。这类探针的特点是探针与目标物发生不可逆的化学反应，因而能测量累积荧光强度，灵敏度大大提高。但是这类探针的缺点是不能用于监控细胞或活体中相关分析物的动态变化。

（3）置换法也是目前设计分子荧光探针的一种常用方法，其基本原理是利用识别基团与荧光团和分析物之间不同的弱相互作用（配位键、氢键等）而发展的一类荧光检测方法（图27-4-3）。这类探针要求特异性的识别基团与荧光团和分析物之间有合适的结合能力，但识别基团与分析物之间的结合能力要比识别基团与荧光团之间的结合能力强，这样分析物才能将荧光团置换出来。因此，合适的荧光团和识别基团是设计这类荧光探针成败的关键。

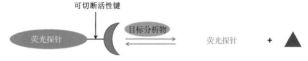

图 27-4-2　基于可切断活性键的反应型荧光探针示意图

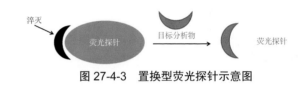

图 27-4-3　置换型荧光探针示意图

第五节　有机荧光探针的分子间信号传导机制

荧光探针中涉及的信号传递机制包括光诱导电子转移（PET）、分子内电荷转移（ICT）、激发单体-激基缔合物（Monomer-Excimer）机制、激发态分子内质子转移（ESIPT）、荧光共振能量转移（FRET）、键能量传递（TBET）、聚集诱导发光（AIE）等。

（1）光诱导电子转移：PET是指当电子给体（或电子受体）引入具有荧光发射能力的电子受体（或电子给体）后，光激发导致电子从激发态的电子给体转移到电子受体，在这个过程中发生荧光淬灭。早在20世纪70年代初，德国科学家Weller在大量实验的基础上，提出了PET发生的经验公式，即Weller方程：

$$\varepsilon = E(D/D^+)_{ox} - E(A/A+)_{red} - \Delta E_{0.0} - e_0^2/\alpha\varepsilon$$

式中 $E(D/D^+)_{ox}$ 和 $E(A/A^+)_{red}$ 分别表示电子给体和电子受体的氧化和还原电位，$\Delta E_{0.0}$ 表示受激发化合物的跃迁能量，$e_0^2/\alpha\varepsilon$ 表示溶液（ε 介电常数）中的离子对被驱引至相距为 α 时所需要的能量，其数值一般为 10^{-2} eV。

（2）分子内电荷转移：ICT是另一种在荧光探针开发中广泛应用的传感机理，也是目前荧光探针设计比率中最常用的方法。ICT是指具有推拉电子结构的分子在激发态时发生分子内电子转移，造成分子内正负电荷分离的过程。一般来说，ICT类探针分子通常由给电子基团（羟基、氨基等）和拉电子基团（醛基、硝基等）通过共轭π键相连，形成具有"推-拉"作用的大共轭体系（图27-5-1）。ICT类探针与前面介绍的PET类探针在结构上有显著的差别，即PET类探针的识别基团与荧光团通过非共轭的连接基团相连，而ICT类探针的识别基团直接与荧光团相连。ICT类探针的识别基团与客体络合或者与客体发生化学反应后，会对荧光团电子的推-拉作用产生影响。当探针分子中供电子部分（或拉电子部分）的供（或拉）电子能力增强时，探针分子的HOMO/LUMO能级差变小，进而导致探针的吸收光谱发生红移，而荧光发射光谱随染料和分析物的不同，荧光强度可能增强、减弱或者荧光波长红移。反之，荧光团的推-拉作用被抑制，HOMO/LUMO能级差变大，其吸收波长将发生蓝移，而荧光发射光谱随染料和分析物的不同，荧光强度可能增强、减弱或者荧光波长蓝移。

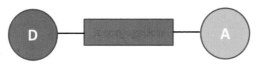

图 27-5-1　具有 ICT 效应的分子结构设计

（3）荧光共振能量转移：FRET 也是荧光探针设计中最常用的方法之一。FRET 是指能量供体激发态的能量通过长距离的偶极 - 偶极相互作用传递给基态的能量受体的非辐射过程。FRET 一般要求能量供体分子的发射光谱与能量受体的吸收光谱必须有一定的重叠。根据 Förster 理论，FRET 转移效率可以用下式表示：

$$E = R_0^{\,6}/(\,R_0^{\,6} + R^6\,)$$

式中 R_0 表示 Förster 半径，即能量传递效率 $E = 50\%$

时能量供体与受体之间的距离；R 代表能量传递供体与受体之间的距离。Förster 半径能通过简化的下式计算：

$$R_0 = 0.211(\,k^2 n^{-4} \Phi_{\mathrm{D}} J_{\mathrm{DA}}\,)^{1/6}$$

式中 n 表示溶剂的折射率；Φ_{D} 表示能量供体的荧光量子效率；k^2 表示偶极取向，一般对有机小分子荧光团，$k^2 = 2/3$；J_{DA} 表示能量供体分子的发射光谱与能量受体的吸收光谱之间的重叠程度，能通过下式计算：

$$J = \int_0^{\infty} I_{\mathrm{D}}(\lambda)\varepsilon_{\mathrm{A}}(\lambda)\lambda^4 \mathrm{d}\lambda$$

式中 $I_{\mathrm{D}}(\lambda)$ 表示供体归一化的荧光发射光谱；$\varepsilon_{\mathrm{A}}(\lambda)$ 表示受体的摩尔吸光系数；λ 表示波长。

第六节　荧光成像技术对荧光团的要求

对高质量的荧光成像而言，毫无疑问其清晰度和准确度是最为重要的指标，因此其必然对荧光成像中所用的成像剂（荧光团）有一定的要求。这些要求包括以下几个方面：首先是波长，选择具有合适的荧光波长的荧光团对降低干扰、提高荧光成像的分辨率有极大的好处；其次是发光亮度也就是荧光量子效率，使用具有更高荧光量子效率的荧光团能够有效增加光在组织内的穿透深度，并降低激发的强度，减少对生物体的潜在伤害；再次是荧光团的稳定性也就是抗光漂白的能力，光稳定性差的荧光团在体内停留时间太短，不利于在体内的长时间成像；最后则是荧光团的生物相容性，荧光团具有低的生物组织毒性。

在对荧光成像所使用的荧光团的长期研究中，开发出了种类繁多的荧光团，它们具有各自不同的荧光波长，而对荧光波长（包括激发波长）的选择成为荧光团选择的第一标准。众所周知，波长在 400 nm 以下的紫外光对人体组织伤害大并且有致癌的作用，因此对荧光成像极为不利。而当使用波长在 400 nm 以上的可见光或近红外 / 红外光进行荧光成像时，则必须考虑体内的组织器官等对这一波段的光的吸收及其自体荧光的干扰问题。一旦光子被组织或器官中的物质所吸收，便有可能激发出荧光，从而造成背景荧光的干扰。当选用不同的激发、发射波段时小鼠体内的荧光情况。另一方面，光在活体

组织内的穿透深度对荧光成像也十分重要，而这一指标则主要取决于体内物质对光的吸光度。在体内，氧合血红蛋白、脱氧血红蛋白在可见光区有极高的摩尔消光系数，在近红外区也有一定的吸收。而水这一在人体内含量最高的物质则对红外光有很强的吸收能力。而二者在近红外区的吸光度均很弱，因此可以想象近红外光对组织的穿透能力在整个波段内而言都是最强的。这说明，虽然近红外光会在一定程度上导致组织发热，但是使用位于近红外区域的荧光进行成像时，能将背景荧光的干扰减少到最低，并最大限度地保证组织的穿透深度，是进行体内荧光成像最为理想的波长。除了荧光波长以外，激发波长相比于激发波长的红移现象，也就是斯托克斯位移（Stokes shift）也是必须加以考虑的因素。因为即使荧光团的荧光波长位于近红外区域，若其所用的激发波长位于可见光区，仍然会受到可见光区域的光对组织穿透深度浅的不利影响。而若斯托克斯位移过小，则激发光中可能带有的极少量低能量（长波长）光子也会被接收器所接收，同样会造成背景荧光的干扰。因此，激发、发射波长的选择需要在保证长波长和大若斯托克斯位移之间寻求平衡。

在荧光成像尤其是应用于生物体中的成像中，荧光团的稳定性是选择荧光团的另一项必须加以考虑的重要因素。因为往往在成像的过程中，长时间或高强度的激发往往会使得有机荧光团发生非常快

速的光漂白,这也非常不利于高质量的荧光成像。在生物体内成像时,类似的光漂白发生后,则必须再次向生物体中注射含有荧光团的溶液以保证成像的可持续性。关于染料光漂白的机制主要有两种:

(1)能量转移过程:在能量转移过程机制中,当染料分子被光子激发为激发单重态分子后,其通过系间窜越(intersystem crossing, ISC)自发地转换为激发三重态。随后,该三重态分子与溶剂中的氧分子发生能量交换,生成基态的染料分子和单线态氧。而单线态氧正是一种对有机染料具备极大的破坏能力的物质。

(2)电子转移过程:电子转移过程则是激发态的染料分子与氧分子之间发生电子转移,生成超氧根负离子。当然两种机理的最终结果是相同的,即染料分子被具有反应活性的氧(单线态氧或超氧根负离子)迅速地分解,造成光漂白。

第七节　用于有机分子成像探针构建的荧光团选择

有机小分子荧光团在荧光成像中的应用已经有了很长的一段历史。科学家们仍然开发了种类繁多的荧光团如荧光素罗丹明、香豆素、氟硼二吡咯(BODIPY)以及菁染料等来适应不同情况下荧光成像的需要。美国的 Molecular Probes 公司在香豆素、氧杂蒽以及菁染料等染料的基础上加以修饰,合成出了一系列(AlexaFluro 系列染料)激发光和发射光光谱覆盖了绝大部分可见光和近红外光区的荧光成像剂。但是,具有近红外荧光的荧光团仍然是最受偏爱的,菁染料便是其中的典型。早在 1958 年,吲哚菁绿(indocyanine green)就得到了美国食品和药物管理局(FDA)的可用于人体实验的认可。其极低的毒性和位于近红外区的激发和发射波长使其至今仍是荧光成像领域研究的重点之一。对其结构的不断改进如在分子中加入带有功能性或能与目标分子结合的基团使其能够进行特异性的成像进一步拓展了它在荧光成像中的应用。

虽然已有大量的荧光团得到了成功的应用并且商业化,但是比较差的光稳定性对有机小分子荧光团而言仍是一个不可回避的严重的问题。大部分的有机小分子荧光成像剂甚至包括仅有的两个已被 FDA 认可用于人体实验的荧光团即荧光素和吲哚菁绿(ICG)都深深地被其稳定性问题所困扰。稳定性较二者为好的荧光团罗丹明 B 虽然在 1966 年得到了同样的使用许可,但是因其后的研究中发现其具有潜在的致癌风险因此于 1987 年被禁止使用。因此,仍有源源不断的新的高稳定性荧光团被开发出来。它们在经过精心设计之后,能够拥有合适的荧光发射波长以及与之前的荧光团相比更好的稳定性。但是,事实上更多的研究工作仍然集中于对已有的传统的荧光团本身进行修饰或保护从而提高其稳定性。有目的性地改变荧光团的分子结构来阻碍其具有反应活性的位点与溶剂中的溶解氧的接触从而抑制随之而来的电子转移或能量转移过程,减少单线态氧或超氧根负离子的生成从而达到提高荧光团稳定性的目的。在这一方面,例如,利用超分子自组装的方法来提高染料的光稳定性,环糊精是一种便宜而且广泛应用的大环类化合物,将环糊精和染料之间进行超分子组装,从而形成的复合体相对染料本身而言稳定性得到了很大的提升。与环糊精具有类似的环状结构的葫芦脲也同样被证实能够大幅提升氧杂蒽(罗丹明)类染料的稳定性,说明了这一类方法对有机染料的普遍适用性。除此以外,对荧光团本身的结构进行修饰,有时一些微小的结构改变就能极大地改变荧光团的稳定性。例如,将分子中的部分芳香氧原子用氟原子取代同样能够对荧光团的稳定性起到非常大的提升作用。例如,取代的荧光素与没有取代的荧光素相比,光稳定性有所提升。

近年来,将染料通过无机材料掺杂或包裹的方式形成纳米颗粒,从而得到稳定性以及光学性能均好于原染料的荧光纳米材料,成为一种新型的制备高稳定性荧光成像剂的方法。通过 Stober 法制备的硅纳米颗粒就是一种非常适合制备此类染料掺杂荧光纳米颗粒的材料。通过在制备纳米颗粒的过程中加入染料,可以制备出直径范围几十至数百纳米的包裹了多个染料分子的纳米颗粒,纳米颗粒因其阻隔了包裹在其中的染料分子与外界的溶剂分子以及氧分子的接触途径,能够极大地提高染料的稳定性和光学性能。硅纳米颗粒的硅氧结构高度的生物相容性以及其表面的可修饰性等特点使之非常适用于活细胞和体内成像。除此以外,近几年又发展出了导电高分子通过组装的方式,形成染料纳米颗粒,这种新型的染料纳米颗粒有非常好的光稳定性,波长可调,高荧光量子效率等特点。最近的研究表明,这类纳米颗粒还可以通过肾脏代谢,因此在分子影像方面受到了极大的关注。

染料分子在水溶液中容易发生聚集导致的荧光淬灭,最近几年一种聚集诱导的荧光增强型的纳米颗粒受到了关注。其中最为典型的就是以四苯乙烯为母体的分子结构,这类化合物在水溶液中发生聚集以后,荧光明显增强,从而提高了荧光成像中的信噪比。

第八节　常用有机光学分子探针荧光团简介

一、香豆素类荧光染料简介

香豆素的母体结构是苯并吡喃酮(图27-8-1a),最早由Vogel于1820年从黄香草木樨中提取得到,但直到1868年,由Perkin首次人工合成了香豆素衍生物。由于香豆素类化合物有较高的荧光量子效率,较大的斯托克斯位移和光学性能容易调控等优点,香豆素类衍生物被广泛地用作激光染料、荧光增白剂等,也是分子荧光探针设计中最常用的荧光团之一。但是,没有取代基的香豆素母体本身没有荧光,在香豆素的7位引入强的供电子基团或者在香豆素的3位或4位引入吸电子基团或者加大其共轭结构,香豆素发射出强的荧光。例如,7-羟基-4-甲基香豆素(图27-8-1b)在碱性条件下形成酚盐(pKa=7.8),在360 nm激发时,荧光最大发射波长在450 nm,荧光量子效率高达0.63,而在酸性条件下荧光则显著下降。7-氨基-4-甲基香豆素(图27-8-1c)在pH > 5时有类似的荧光性质。香豆素荧光团一般有比较大的斯托克斯位移,这是由于香豆素荧光团受光激发前后的偶极矩显著变化,而随后的溶剂重排损失部分能量。

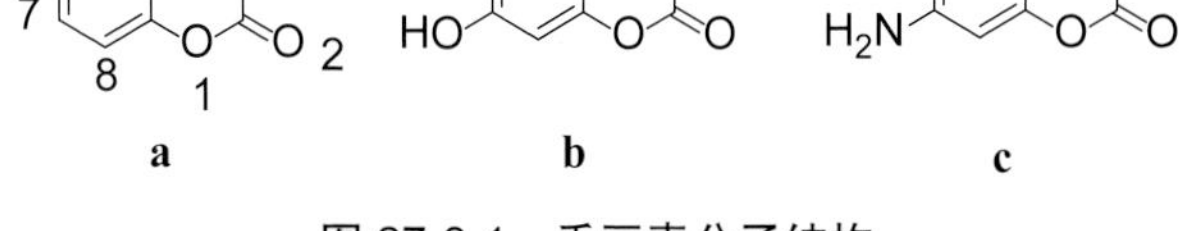

图27-8-1　香豆素分子结构

二、萘酰亚胺类荧光染料

1,8-萘酸亚胺化合物是目前广泛应用的荧光染料之一,其结构如图27-8-2所示。1,8-萘酰亚胺化合物具有良好的光稳定性、热稳定性以及化学稳定性,不论是在工业应用领域还是在学术研究领域,都引起了人们的广泛关注。1,8-萘酰亚胺化合物合成简单且具有良好的结构修饰多样性,具有大π共轭体系的化学结构特征,是新型功能染料的中间体,特征颜色为黄绿色。最初这一类化合物是作为染料应用在工业领域,早在20世纪30年代,人们就已经开始了对1,8-萘酰亚胺化合物的研究。由于具备良好的吸收和荧光性质,萘酰亚胺化合物广泛地应用于染料、荧光增白剂、荧光涂料等方面。由于具备特殊的理化性质及光学性质,萘酰亚胺化合物还在有机发光二极管(OLED)、分子器件、太阳能电池、光收集体等领域中发挥着重要作用。另外,由于较强的结合DNA的能力,辐射下可诱导DNA发生损伤,以及良好的生物适应性好、可以在生物体内成像等特点,具有良好抗炎、麻醉等药用价值的萘酰亚胺化合物在癌症诊疗领域中呈现出了广阔的应用前景。目前,部分具有抗肿瘤和杀死癌细胞能力的萘酰亚胺衍生物已经进入临床试验。在超分子领域中,作为重要的构筑模块,萘酰亚胺化合物也起到了重要作用。除此以外,萘酰亚胺类荧光染料的Stocks位移大,吸收和荧光峰型较宽,结构调整相对简单,具有良好的光稳定性、热稳定性、刚性结构等优点。萘酰亚胺类荧光染料结构简单,在4位及酰亚胺上的衍生方法灵活,因此有利于合成具有功能化的萘酰亚胺分子。但是萘酰亚胺类染料时典型的推拉电子结构,在极性大的溶剂中,荧光量子效率明显下降,吸收波长会有一定的红移。除此以外萘酰亚胺类染料的发射波长主要集中在蓝区和绿区,具有近红外发射特点的萘酰亚胺类染料还有待进一步开发。

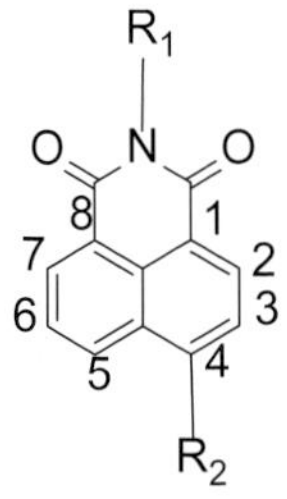

图 27-8-2 萘酰亚胺分子结构

三、苝酰亚胺类染料

苝系衍生物具有优异的化学、光、热稳定性,高的荧光量子效率,较强的荧光发射,荧光发射峰波长范围(500~650 nm 或者 565~700 nm)能够与细胞背景荧光(395~479 nm)分开,并且很容易对其进行修饰改性,这些独特的性质为设计合成生物荧光探针奠定了基础。但是苝系衍生物的水溶性差,以及苝酰亚胺在水溶液容易聚集而导致其荧光减弱或淬灭,限制了其在生物领域的应用。为了克服这些障碍,很多课题组已经尝试对苝酰亚胺进行修饰,从而来改善其水溶性。

早在 1990 年,通过在苝酰亚胺位引入水溶性阴离子羧基得到了离子型的苝酰亚胺衍生物(P-1),该化合物在水溶液中能够发射出较强的红色荧光。2010 年,合成了四种精胺功能化的苝酰亚胺衍生物,用三氟乙酸进行质子酸化处理后,得到带有六个铵盐阳离子的高水溶性苝酰亚胺衍生物。其中,P-2 在水溶液中的荧光量子效率高达 0.9。2004 年,通过在苝酰亚胺湾位引入离子基团,得到 P-7,由于海岛位取代基位阻增大,母体苝的平面结构出现扭曲,在显著提高苝酰亚胺的水溶性的同时,减小了它们在水溶液中的聚集趋势。同时,它们的最大吸收峰与修饰前相较产生了较大的红移,可以有效地避开细胞背景。为了进一步减少其在水溶液中的聚集,引入树枝状外壳来与母体苝核分离,得到水溶性较好的以苝酰亚胺为核的聚苯为骨架阳离子荧光树枝状大分子 P-8(图 27-8-3)。

2010 年,报道了一系列中性的、高水溶性的聚甘油苝酰亚胺树枝状化合物,这种水溶性化合物通过以氨基为核的聚甘油树枝状和苝酐反应得到,随着聚甘油树枝状分子代数的增大,羟基基团个数增多,苝酰亚胺核在水中的聚集程度逐渐减弱,且在水溶液中荧光量子效率增大,其中第四代的聚甘油-苝酰亚胺枝状大分子 P-9 和 P-10,这两个树枝状化

合物具有很好的水溶性和接近 1 的荧光量子效率,这些优异的特性使它们具有潜在的生物应用价值。

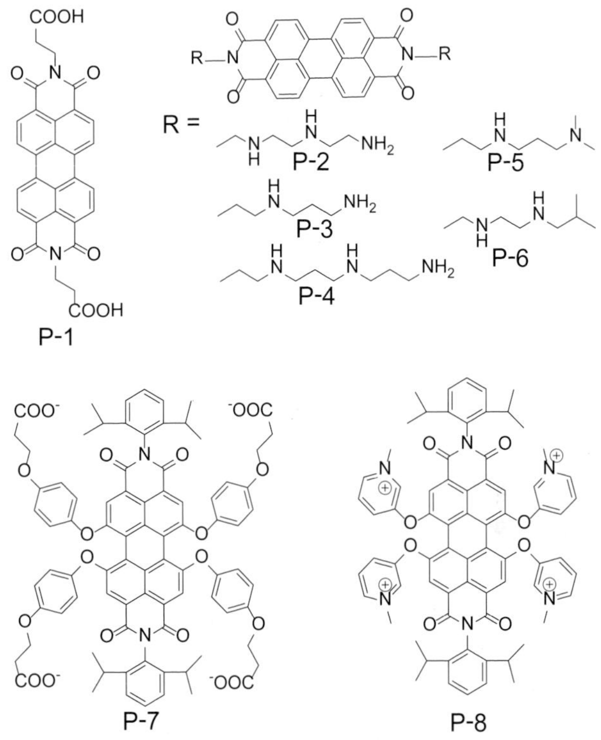

图 27-8-3 水溶性苝酰亚胺分子结构 P-1 到 P-8

水溶性修饰改性的苝酰亚胺衍生物具有优异的化学、光、热稳定性,高的荧光量子效率,窄的荧光发射峰,能够与细胞背景荧光(395~479 nm)分开,在蛋白质、核酸、细胞检测等生物领域具有广阔的应用前景。例如,水溶性的苝酰亚胺衍生物能够通过 π-π 堆积与 G- 四联体末端发生相互作用,此外,配体的带电侧链与 DNA 沟槽之间的静电相互作用对 G- 四联体的形成起主要作用,并且这些化合物抑制端粒酶活性的能力各不相同:配体的带电侧链过短或侧链胺的弱碱性都会弱化抑制活性,这可能是由于这些药物和 G- 四联体 DNA 复合物之间的热力学稳定性不同引起的。依据这一原理,报道了一种水溶性苝酰亚胺衍生物可以通过端 DNA 诱导 G- 四联体的形成,然后,这种苝酰亚胺衍生物又可以通过诱导 G- 四联体的形成而减弱端粒酶活性。这些研究对设计合成新的端粒酶抑制剂奠定了基础。除此以外,苝酰亚胺类染料在荧光标记,成像方面也有重要的应用。利用水溶性苝酰亚胺树枝状大分子 P-11 与 HeLa 细胞培养,能够在 HeLa 细胞细胞质中可以观察到较强的红色荧光,表明 P-11 能有效地内化进

入 HeLa 细胞中,并在细胞质中累积(图 27-8-4)。

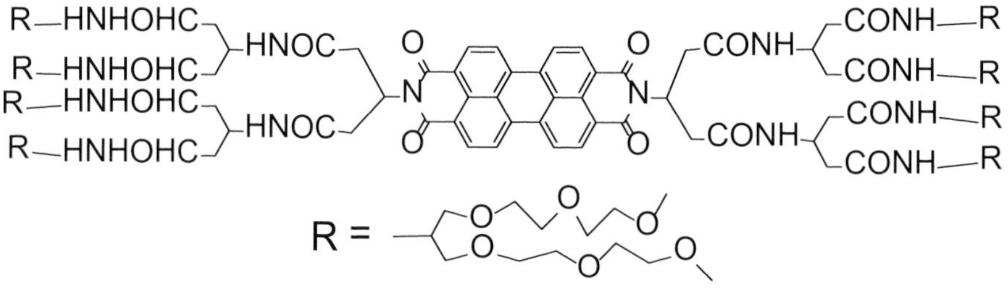

P-11

图 27-8-4　水溶性苝酰亚胺分子结构 P-11

四、BODIPY 类荧光染料

BODIPY 染料非常有特点, BODIPY 最基本的结构为图 27-8-5 所示。BODIPY 分子是一类新兴的荧光染料,因其具有优异的光物理和光化学性能而得到广泛的研究,已成为一个新兴的研究热点。

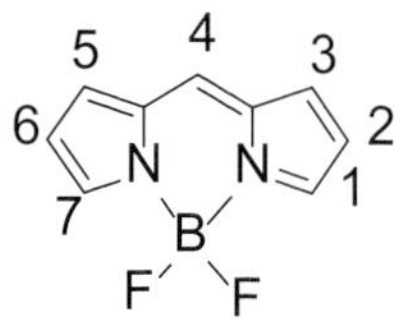

图 27-8-5　BODIPY 母核结构

在发现 BODIPY 染料的随后十年中,因为对该染料结构式引入活性基团或进行修饰有一定的难度,所以 BODIPY 染料并没有引起研究者的注意,也没有相关的文献报道。到 1988 年报道了 50 余种新型的 BODIPY 染料,其中两种发射波长大于 600 nm, 1995 年发现发射波长大于 700 nm 的 BODIPY 染料。

目前报道的 BODIPY 染料荧光分子探针的优点可以归纳如下:① BODIPY 染料有高的摩尔消光系数,能容易的用官能团修饰;②通过简单的修饰,吸收峰能移到可见与近红外的更长的波长,保持强的吸收有效截面;③ BODIPY 染料在电荷的重新分配上有一个内部的不对称现象,在激发下产生跃迁,增加了在 meso-C 的电荷密度,其他位置相应的电荷密度降低,电荷密度能精确地定位在 meso-C 上,作为电荷注入的最理想的位置;④通过对激发态的定向观察,能够更准确的设计拉电子基团和推电子基团的取代位置;⑤ BODIPY 核有相对温和的氧化还原电势,这是设计建立在电子转移过程上的荧光

开关的必要条件;⑥对光热稳定,环境和溶液 pH 等因素影响小。

由于具有上述优点, BODIPY 染料衍生物作为荧光探针的研究近年来有了很大进展。在最近的几年里,文献报道了大量 BODIPY 类衍生物的化学传感器,研究人员将 BODIPY 染料和不同识别基团组合,设计及合成了各种荧光分子探针。BODIPY 类衍生物作为一种重要的分析工具逐渐进入环境、生命科学等领域。但是,研究发现基于 BODIPY 染料的荧光探针还有一些关键问题需要去解决:一是要能适用于近似生物环境的水溶液体系,并且有高选择性和高荧光量子产率;二是荧光波长近红外,因为在分子影像领域应用中,对生物体进行实时、原位测试时,近红外波长能减少对细胞的损伤,同时能减少背景荧光的干扰。

BODIPY 类荧光分子探针水溶性的研究。目前一直在寻找水溶性的荧光探针染料, BODIPY 类衍生物中的 -EWG 基团特别适合用于生物聚合处理系统和含水溶性基团系统的合成,这个衍生物的单、双取代产物通过 Heck 偶联反应得到,在 525~570 nm 之间有强烈的荧光。除此以外,磺酸盐和季铵盐修饰的 BODIPY 也能够有效地溶解在水中,但是这两类 BODIPY 衍生物不适合在生物成像中应用。因为阴离子磺酸钠衍生物,很难被细胞摄入。阳离子修饰的 BODIPY 虽然具有很容易被细胞吞噬,但是这类 BODIPY 衍生物具有很高的细胞毒性,也不适合在生物成像中应用。

溶剂的极性对 BODIPY 的光物理性质影响。例如化合物 2 在所有溶剂中的吸收和荧光峰的位置很少受溶剂的介电常数影响,而荧光量子产率在每个溶剂中都有变化,当使用介电常数高的 DMF 时, 2 的荧光量子产率是非常低的($\Phi_f = 0.06$),而在相

对低的介电常数氯仿和苯中,表现出了高的荧光量子产率(分别是 0.73 和 0.78),这是因为在极性大的溶剂 DMF 中,从 N,N- 二甲基氨基苯基到 BODIPY 核的 ICT 过程更容易发生,所以可能是 ICT 机理导致了荧光淬灭。另外,分子中电子转移的可行性研究表明,从电子给体二甲基氨基苯基到电子受体(BODIPY 核)可通 Rehn-Weller 公式进行评价(图 27-8-6)。

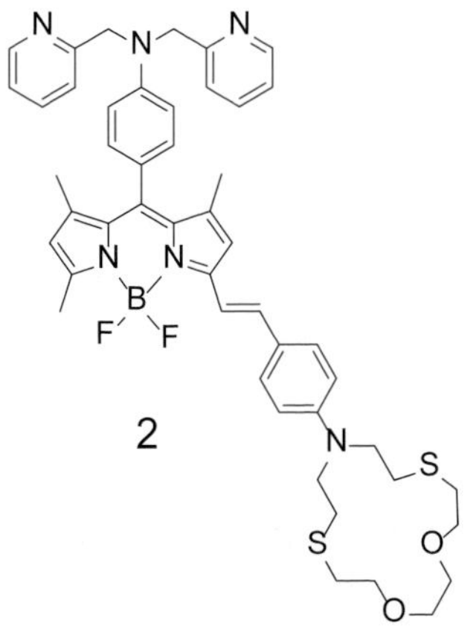

图 27-8-6　具有 ICT 效应特点的苯乙烯缩合的 BODIPY 荧光团

在活体的生物成像中,近红外光具有深的组织穿透能力,较低的光毒性。由于 BODIPY 染料具有诸多的优点,通过分子结构修饰,可以有效地将 BODIPY 吸收和发射波长延长到近红外区。常见的 BODIPY 延长吸收,发射波长的方法有以下几种:① β 位芳环共轭;②在 3、5 位引入双键等结构使母核共轭延长;③ 2、3 位及 5、6 位芳环共轭;④ 1、7、8 位芳环共轭;⑤ 2、6 位炔基共轭;⑥ meso 位 N 原子取代 C 原子。

(1)BODIPY 中心 β 位芳环共轭近红外荧光染料。增大 BODIPY 类染料发射波长的有效方法之一,在其 β 位引入共轭的芳环结构,增大 π 键共轭体系。吡咯 β 位芳环共轭不仅增强刚性,而且还能保持 BODIPY 核心平面性。依据这一设计思想,3 被合成出来,它们的最大吸收波长分别在 630 nm,最大发射波长在 648 nm(图 27-8-7)。

(2)BODIPY 中心 3、5 位苯乙烯基共轭的近红外荧光染料。BODIPY 中心 3、5 位二甲基具有一定活性,在催化剂的作用下可与芳醛发生 Knoevenagel 缩合反应生成苯乙烯基,这样可形成较大 BODIPY 染料共轭分子体系,从而使荧光染料分子的吸收和

发射波长发生显著红移。通常 2 个苯乙烯基能导致约 150 nm 红移,而 2 个 4-N,N- 二甲氨基苯乙烯基能导致 200 nm 红移(图 27-8-8)。

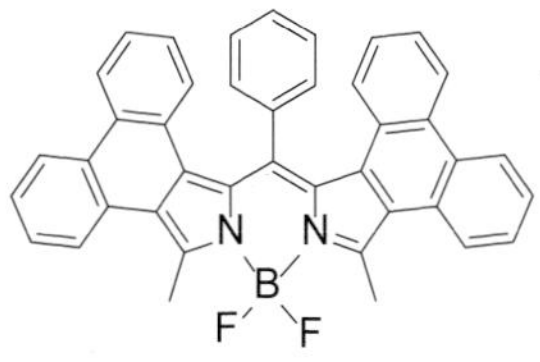

图 27-8-7　稠环的 BODIPY 荧光团

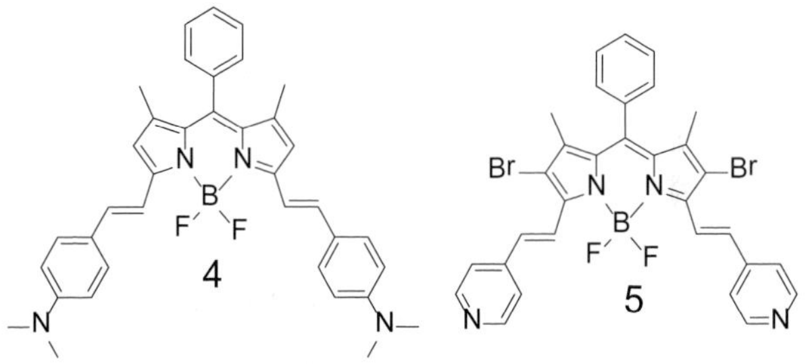

图 27-8-8　苯乙烯取代的 BODIPY 荧光团

为了进一步延长 BODIPY 染料的吸收波长和发射波长,可以采用具有更大共轭体系的芳香醛作为原料。例如:化合物 6 的电子吸收和发射波长分别在 631 nm 和 645 nm,荧光量子产率为 0.75;化合物 7 的最大吸收和发射波长分别在 632 nm 和 714 nm,其荧光量子产率仅为 0.038;即随着芳基共轭度的增大,BODIPY 染料分子的吸收光谱和发射光谱发生红移,直到发射光谱进入近红外区(图 27-8-9)。

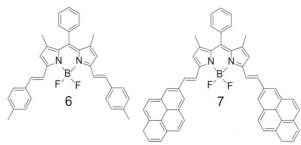

图 27-8-9　4- 甲基苯乙烯取代的 BODIPY(6)和 2- 芘乙烯取代的 BODIPY(7)

(3)BODIPY 中心 2,6 位炔基共轭的近红外荧光染料。BODIPY 中心 2,6 位上有取代基时对

BODIPY 化合物的光谱影响较大。在这两个位置上的炔基取代会明显增大染料的最大吸收和发射波长，近年来 BODIPY 中心 2，6 位功能化修饰也引起了极大的关注。例如通过 Sonogashira 偶联反应设计合成了 BODIPY 中心 2，6 位炔基共轭染料分子 8 和 9。在二氯甲烷溶剂中，化合物 8 的最大电子吸收光谱和荧光发射光谱分别在 561 和 594 nm，化合物 9 的最大电子吸收光谱和荧光发射光谱分别在 575 nm 和 610 nm，荧光量子产率分别为 0.82 和 0.79。化合物 10 和 11 比大多数 BODIPY 化合物具有较大的斯托克斯位移，分别为 33 nm 和 35 nm。有趣的是，与之前报道的 BODIPY 化合物不同，化合物 11 能发射固态荧光，这是由于更大体积取代基三苯基甲基增加了空间位阻，抑制了 π-π 相互作用，增加了非平面性及斯托克斯位移，因此导致了激发态构型的变化，有效地抑制了固态激发态的自淬灭（图 27-8-10）。

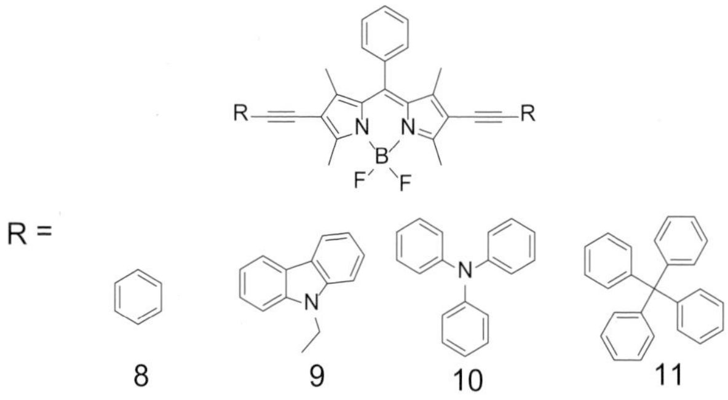

图 27-8-10　不同苯乙炔基取代的 BODIPY 荧光团

（4）BODIPY 中心 2，3 位及 5，6 位芳环共轭近红外荧光染料。在 BODIPY 的吡咯环融合共轭的芳环基团，不仅可以保持 BODIPY 刚性，还可以扩展 π 共轭体系及增加分子的平面性，与 BODIPY 中心 β 位芳环共轭类似，在 BODIPY 中心 2，3 位及 5，6 位稠合芳环，同样也可以导致吸收光谱和发射光谱移向更长波长。例如，在 BODIPY 的 2，3 和 5，6 位引入共轭的呋喃环合成了化合物 12，此类化合物减小了分子的扭转程度，从而使其最大吸收波长和发射波长红移。12 的吸收波长和发射波长分别在 723 nm 和 738 nm 的近红外荧光染料分子。当在稠环的共轭体系中存在硫元素时如 13，可以有效地诱导 BODIPY 染料的系间窜越能力，产生三重态，用于敏化单线态氧，从而实现光动力治疗（图 27-8-11）。

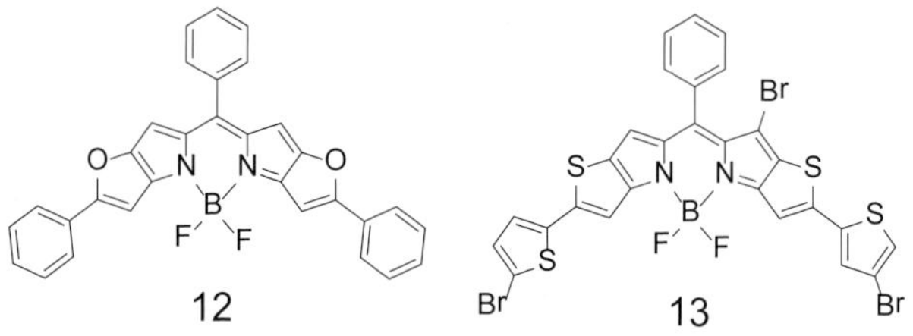

图 27-8-11　BODIPY 12-13 的分子结构

（5）氮杂 BODIPY 类染料。氮杂 BODIPY 染料与普通的 BODIPY 染料相比，共轭体系没有明显的增加，但是吸收波长和发射波长都有明显的红移，这主要是由于氮杂 BODIPY 的 8 位被氮取代，从而降低了 HOMO 和 LUMO 的能极差，从而使得吸收波长红移到近红外区（14）。氮杂 BODIPY 光物理性质与同样红光吸收特点的 BODIPY 相比，荧光量子效率有所降低。氮杂 BODIPY 的合成与 BODIPY 相比，较为简单。首先利用芳香醛和芳香苯乙酮在碱性条件下缩合，得到查尔酮结构，然后在碱性条件下查尔酮和硝基甲烷在碱性条件下，进行迈克尔加成反应，所得产物与醋酸铵，在丁醇中回流过夜，得到氮杂 BODIPY 的母体结构，最终和三氟化硼乙醚进行配位，得到氮杂 BODIPY 结构。修饰氮杂 BODIPY 结构的方法主要有以下几种：①通过控制原料的种类，取代基种类，得到具有不同取代基的氮杂 BODIPY。当 N，N- 二甲胺或 N，N- 二乙胺取代时，氮杂 BODIPY 的吸收波长可以延长到 860 nm。②除此以外氮杂 BODIPY 的 2，6 吡咯环上还具有一定的活性，可以和碘化试剂或者溴化试剂进行反应。碘化或者溴化以后的氮杂 BODIPY 染料可以通过钯催化的交叉偶联反应，进一步扩大共轭体系，从而进一步延长吸收波长（图 27-8-12）。

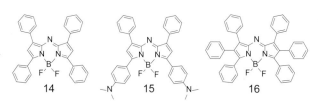

图 27-8-12　Azo-BODIPY 14-16 的分子结构

随着 BODIPY 染料在近几年的快速发展，基于 BODIPY 作为单体的 BODIPY 聚合物也备受关注。BODIPY 聚合物与 BODIPY 染料小分子相比，具有很多优势。例如可以延长 BODIPY 的吸收波长和发射波长，提高 BODIPY 染料的光稳定性，更加容易将 BODIPY 染料加工成器件,用于光电转化。除此以外,聚 BODIPY 染料在生物医学上也备受关注,由于 BODIPY 染料具有窄的发射波长,可以有效地避免在生物影像过程中,对其他检测波长的影响,从而提高信噪比。BODIPY 聚合物还可以通过超分子自组装的方式,得到粒径较小,稳定的纳米颗粒。该纳米颗粒在近红外区具有强的吸收,引体可以高效地将光能量转化为热能,从而用于光热治疗。

基于共轭 BODIPY 染料的诸多优点,一系列合成共轭 BODIPY 染料的方法也相继建立。①金属催化交叉偶联反应钯催化的交叉偶联反应如 Stille、Suzuki、Sonogashira 等反应可用于 BODIPY 共轭聚合物的制备,并可合成出聚合度最高约为 40 的聚合物。②氧化偶联方法,在此方法中,BODIPY 在氧化剂作用下偶合脱去两个氢原子形成二聚物,二聚物再次发生偶合使链增长,最终得到长链的 BODIPY 共轭聚合物。例如采用 FeCl$_3$ 作为氧化剂,使 BODIPY 单体在 2,6 位发生偶联反应,制备了二聚体、三聚体和聚合物。此类聚合反应亦可通过电化学聚合实现,但化学氧化法对装置要求简单、操作简便,而且可通过加入表面活性剂的方法来控制其生长形态;较电化学聚合,脱离了电极单向生长的限制,可获得不同的聚合物形貌。③电化学聚合,该聚合法是以电极电位作为聚合反应的驱动力,在电极表面直接沉积 BODIPY 聚合物,一般用于 BODIPY 分子的自聚,是制备 BODIPY 共轭聚合物采用较多的方法。电化学法一般可分为循环伏安法与固定电位法。循环伏安法是不断改变电位,让电位从零到最大值反复变化,同时记录电流的变化。在刚开始实验的时候,为了确定反应电位应使用循环伏安法来扫描以得到不同电位下的反应情况。固定电位法是将电位固定后,让反应在最适合的电位下进行,往往固定的反应电位略高于刚开始进行聚合的电位,能够让反应在理想电位下进行,可以得到较多的产物。例如使用循环伏安法对有 3 个活性位点的 BODIPY 单体进行电聚合,得到网状聚合物。采用铂电极为工作电极、对电极,Ag/AgCl 电极为参比电极,电解质为四丁基六氟磷酸铵的二氯甲烷溶液(0.1mol/L),扫速 100mV/s。三种共轭聚合物的合成方法可相互补充,采用何种方法主要取决于单体的结构以及实验目的。例如将 BODIPY 与 EDOT 的锡试剂通过 Stille 反应合成出相应单体,再用电化学聚合法制备出共聚物。

五、氧杂蒽环类染料

典型的氧杂蒽类荧光染料有荧光素(fluoresee-in)和罗丹明(rhedamine)两种,见图 27-8-13,它们都是应用很广泛的荧光染料。由于具有很好的刚性平面和较大的共轭结构,氧杂蒽类荧光染料具有摩尔消光系数大,荧光量子产率高,激发和发射波长在可见光区等特点。因此被广泛应用于研究蛋白质结构特性及抗体的标记中。在荧光团母体上引入不同的取代基如烷基、芳基、卤素、磺酸基等反应性基团,不仅可以调节这类化合物的最大吸收、发射波长,也能直接影响它们的性能与应用。

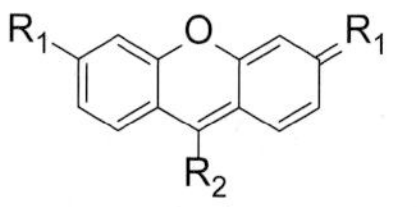

图 27-8-13　氧杂蒽环的分子结构

罗丹明的合成一般是在强酸的条件下,邻苯二甲酸酐和 3-N,N- 二乙基苯酚作为原料,在高温条件下进行缩合得到罗丹明染料。反应结束以后,通过洗涤,重结晶进一步提纯。对于合成有取代基的罗丹明染料,一般利用带有取代基的邻苯二甲酸酐作为原料,在高温下缩合得到,但是这种方法得到的罗丹明染料具有异构体。如果需要纯的罗丹明染料,可以利用 HPLC 进行进一步分离。一般情况下,异构体的罗丹明衍生物不会影响罗丹明的光物理性质。

荧光素是另一类应用非常广泛的氧杂蒽类荧光染料之,1871 年,荧光素在氯化锌催化下,间苯二酚和邻苯二甲酸酐缩合而成。荧光素有大的消光系数,高的荧光量子产率($\Phi_f=0.95$)。由于荧光素易于合成和纯化,生物与环境毒性低的优点,因此,许多荧光素被合成出来,被广泛用作荧光检测试剂,如 5(6)-2- 羧基荧光素、荧光素异硫氰酸酯。荧光素自身也有缺点,例如:①荧光强度受 pH 值影响较大,荧光素类化合物的荧光光在酸性和中性环境下较弱,对 pH 值敏感的特点在很大程度上限制了它们在生物体内的生理环境下的应用;② Stokes 位移小,测试样品的散射光敏感,不能去除背景光的干扰;③脂溶性差,不能穿透细胞膜,用于生物细胞的研究效果差;④选择特异性差。因此,设计荧光强度受 pH 值影响小,大的 Stokes 位移和特异性好的荧光素类衍生试剂,是合成高灵敏度检测的荧光探针的必然要求（图 27-8-14）。

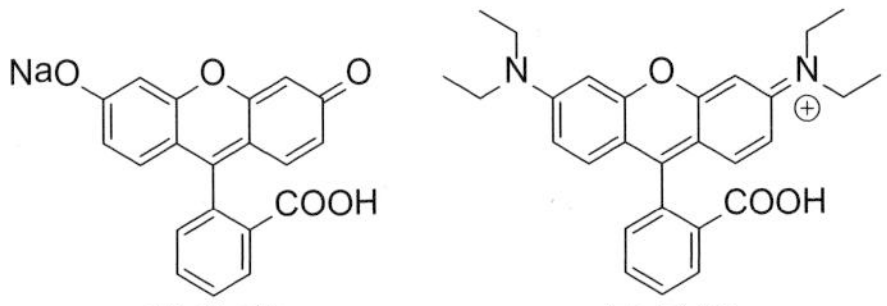

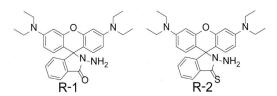

图 27-8-14　荧光素和罗丹明的分子结构

由于罗丹明和荧光素具有诸多的优点，这两类荧光染料在分子荧光探针方面得到了充分的应用。罗丹明的肼腙化合物在中性缓冲溶液中对 Cu^{2+} 有特异性的识别，随着 Cu^{2+} 的加入，化合物 R-1 的内酰胺螺环被打开，形成 1∶1 的金属离子 - 配体复合物，吸收和荧光发射在 500 nm 以上均有增强，利用吸收光谱法对 Cu^{2+} 的检测限达到 25 nmol/L。除此以外，罗丹明 B 酰胺衍生物上引入 EDTA 的一半结构作为识别基团，当不存在被分析物时，仅仅在 575 nm 处有极其微弱的荧光。而加入足量的 Cu^{2+} 之后，荧光有了显著的增强（49 倍）。相比于一般罗丹明 B 在 575 nm 左右的红色荧光，该探针和 Cu^{2+} 的配合物发射峰有 45 nm 的蓝移，蓝移至 530 nm 的绿色荧光。

罗丹明的衍生物不仅可以用于 Cu^{2+} 的检测，也可以用于汞离子的检测。汞离子是一种及其威胁人类健康的重金属，汞离子可以在体内聚集，进而威胁人的神经系统和主要器官的功能，因此开发简单的检测汞离子的方法是非常重要的。依据罗丹明染料的特点，人们设计合成出了化合物 R-2。将罗丹明酰肼上酰胺基团的 O 原子替换为 S 原子，成功实现了只改变一个原子而完全改变其识别性能，由原来的 Cu^{2+} 化学计量变成特异性识别 Hg^{2+} 的化学传感器 R-2。该探针能够在 Hg^{2+} 的存在下发射荧光增强且颜色变红（图 27-8-15）。

图 27-8-15　R-1 和 R-2 的分子结构

为了增强汞离子检测的灵敏度，利用 FRET 的原理，设计出了能够比例性测定汞离子的荧光探针。在分子中，引入氟硼荧和荧光素作为能量给体，发展

了基于 FRET 的 Hg^{2+} 探针 R-3 和 R-4。当不存在 Hg^{2+} 的时候，能量给体能够自由的发出自身的荧光；Hg^{2+} 催化环化反应将罗丹明内酰胺螺环打开触发能量转移，能量给体的荧光减弱，取而代之的是罗丹明的荧光增强。这种双荧光发射峰的对应增减实现了对 Hg^{2+} 的比例型检测（图 27-8-16）。

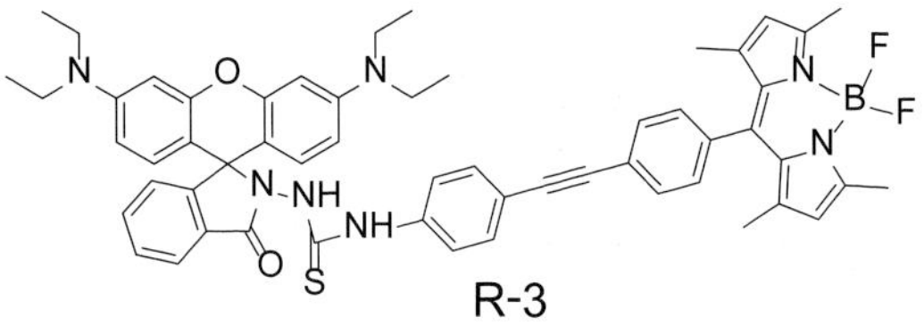

R-3

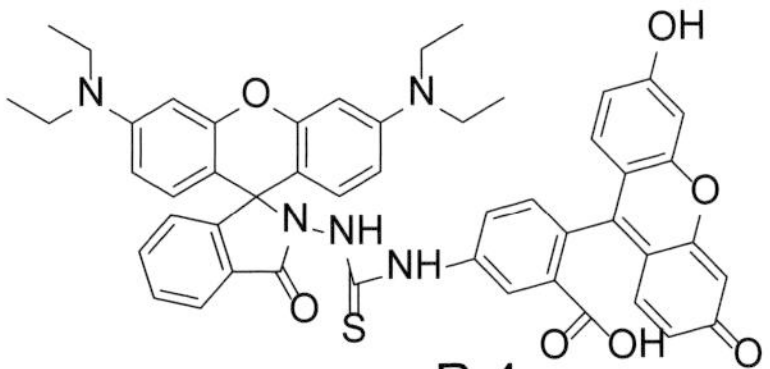

R-4

图 27-8-16　比率性罗丹明荧光探针 R-3 和 R-4

基于罗丹明染料的特点，不仅可以设计出检测有害汞离子的荧光探针，还可以设计出检测人体必要金属元素的分子荧光探针。例如锌离子荧光探针，锌离子是人体必需的一种微量元素，参与人体各种金属酶的合成，影响着细胞的多个信号通路。因此适时的检测细胞内的锌离子的浓度就显得格外重要。Lippard 等人设计一个与 R-5 差别不大的探针。R-5 用于检测 Zn^{2+}，该探针对 Zn^{2+} 表现出比色和荧光增强响应，其他常见金属离子几乎没有任何干扰，并成功地应用于细胞内 Zn^{2+} 的荧光成像（图 27-8-17）。

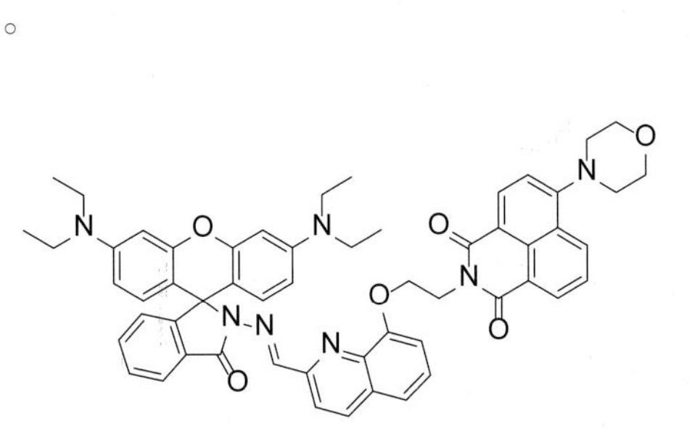

R-5

图 27-8-17　Zn^{2+} 罗丹明荧光探针 R-5

基于罗丹明染料设计出来的分子荧光探针，不仅可以有效地检测阳离子，对于阴离子和小分子也有很好的灵敏度。Nagano 及其合作者发展了一种四甲基罗丹明螺环衍生物 R-6 用于高选择性检测

OCl⁻ 离子。OCl⁻ 离子能够将探针中的硫醚键进行氧化形成相应的磺酸，并使得罗丹明螺环打开并发出荧光。相比于一般的内酰胺螺环罗丹明衍生物的不稳定性，探针 R-6 有着更高的抗氧化能力和稳定性。该探针对需氧细胞代谢过程中产生的一系列活性氧（ H_2O_2、—OH、O^{2-}、$^1O_2$ 等）都表现出极好的惰性，被成功地应用于细胞内 OCl⁻ 离子的实时追踪观测。Tae 小组合成了一种罗丹明 - 异羟肟酸的螺环衍生物 R-7，OCl⁻ 离子氧化异羟肟酸并随之水解为羧酸促使探针的螺环打开，发出荧光。该探针对 OCl⁻ 离子表现出很高的选择性和灵敏度，检测范围为 0~0.3 μm，检测限为 25 nm，并被成功地用于细胞内 OCl⁻ 离子的浓度梯度成像观测（图 27-8-18）。

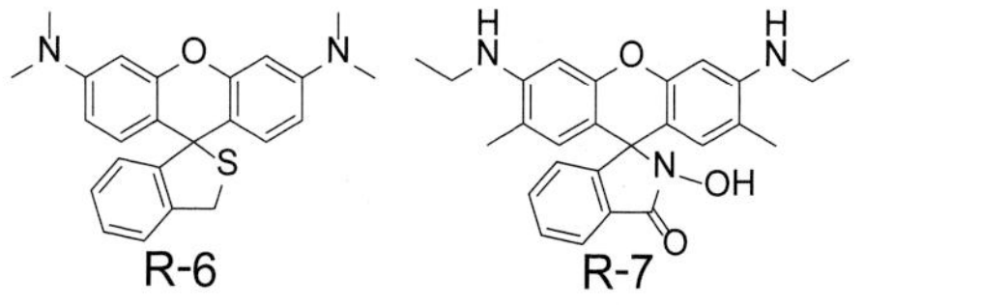

图 27-8-18　次氯酸罗丹明荧光探针 R-6 和 R-7

除此以外，罗丹明内酰胺螺环探针 R-8 用于检测 NO。该探针由罗丹明作为荧光基团，邻苯二胺作为 NO 的反应位点。在氧气存在的条件下，NO 能迅速地和邻苯二胺发生重氮化反应生成中间产物罗丹明苯酰苯并三唑，并发出强烈的荧光，随后中间产物水解生成罗丹明自身和苯并三唑（图 27-8-19）。

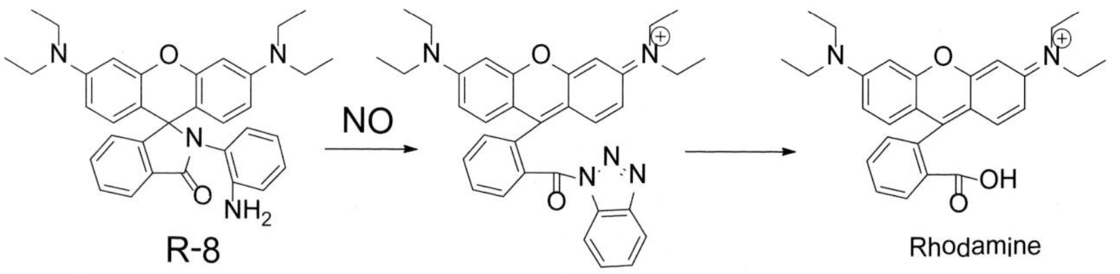

图 27-8-19　NO 罗丹明荧光探针 R-8

由于分子中含有较为一致的活性基团，半胱氨酸 Cys，高半胱氨酸 Hcy 和谷胱甘肽 GSH 的检测一般较难区分。R-9 用于检测水溶液和细胞中的 Cys，并很好地区分了 Hcy 和 GSH。在缓冲溶液中探针 R-9 的荧光非常弱，当 200 μmol/L 的 Cys 加入后，荧光增强 20 倍，检测下限达到 73.5 nmol/L（图 27-8-20）。

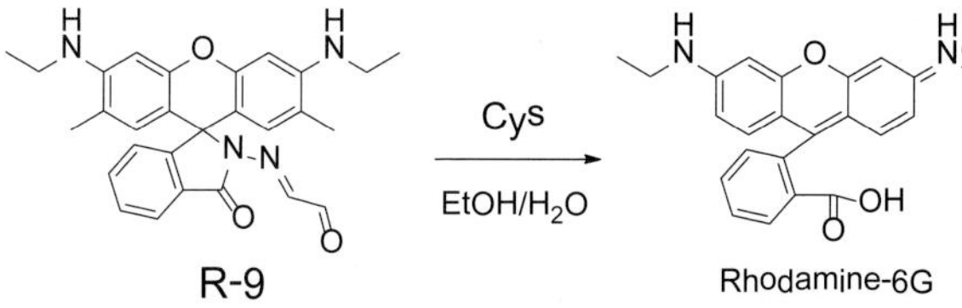

图 27-8-20　硫醇罗丹明荧光探针 R-9

基于荧光素染料的优点，许多分子荧光探针也被相继的设计合成出来。当荧光素的羟基被衍生化后会引起氧杂蒽部分的电子更加富裕，这样通过光诱导电子转移（PET）的作用机理使得荧光素的荧光被淬灭掉。羟基的保护与去保护策略是设计荧光素探针最常用的方法，两个羟基都保护的荧光素形成共轭结构被破坏的无色无荧光的闭环内酯化合物，而单羟基保护的荧光素的荧光也会显著下降，当分

析物促进羟基去保护后，重新释放出有强荧光的荧光素。例如 Maeda 组设计了一类基于非氧化机理的荧光探针四氟苯磺酸酯基荧光素 R-10，单边被取代的荧光素的荧光大部分被淬灭，在 pH=7.4 的 HEPES 溶液中，该类探针能对 H_2O_2 进行检测，与其他活性物种如：HO·、t-BuOOH、ONOO⁻、$^1O_2$ 相比，该类探针对 H_2O_2 具有很好的选择性，这类新的荧光探针能被应用到细胞内过氧化氢的检测以及应用于研究细胞内氧化应激的动力学特性（图 27-8-21）。

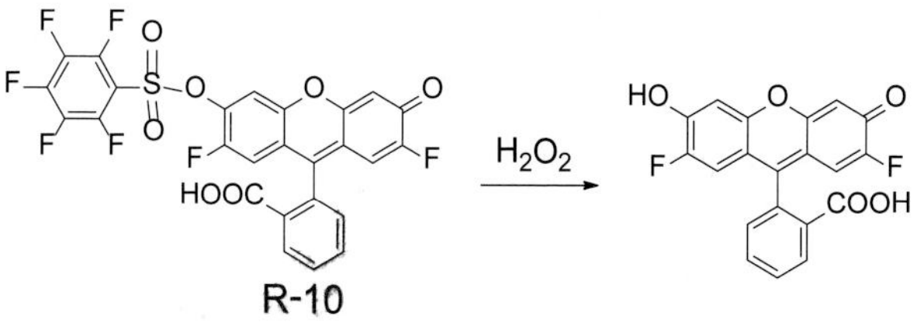

图 27-8-21　过氧化氢的荧光素荧光探针 R-10

在荧光素氧杂蒽部分的 4 或 5 位进行衍生化也是常用的手段，当 4 或 5 位被引入富电子的配位基团后会引起氧杂蒽部分的电子更加富裕，同样通过光诱导电子转移（PET）的作用机制使得荧光素的荧光被淬灭掉，当金属离子或者其他被测物和配

位基团络合后抑制了 PET 作用,从而释放出荧光素母体的荧光,显著的增强荧光。例如荧光素在 4 或 5 位也设计合成了 Zn^{2+} 选择性的探针 R-11 和 R-12(图 27-8-22),他们都是在荧光素氧杂蒽的部位引入一个或者两个 8-氨基喹啉,在 pH = 7.0(50 mmol/L PIPES,100 mmol/L KCl)的缓冲溶液中,探针与 Zn^{2+} 的解离常数能达到微摩尔级别,因此,在生物相关离子如:Na^+、K^+、Mg^{2+} 和 Ca^{2+} 存在下,探针都能够用于检测 Zn^{2+},而且在加入 Zn^{2+} 之后,R-11 和 R-12 的荧光增强倍数分别达到 42 倍和 150 倍。

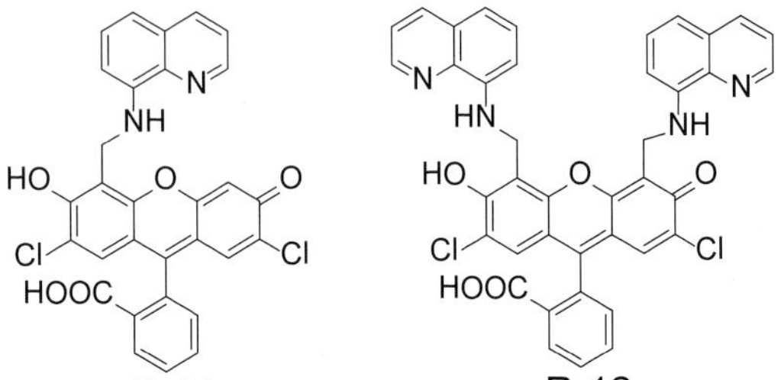

图 27-8-22　Zn^{2+} 的荧光素荧光探针 R-11 和 R-12

但是目前经典的荧光素和罗丹明分子荧光探针的吸收和发射波长主要集中在可见区,为了进一步的延长此类荧光染料的吸收和发射波长,一种常用的方法就是元素替换的办法。将罗丹明的氧元素替换成其他的元素,例如硅元素,这不仅可以有效地将罗丹明的吸收波长延长到红区,而且还可以保留罗丹明的优异的光物理性质,例如高的摩尔消光系数,高的荧光量子效率等(图 27-8-23)。

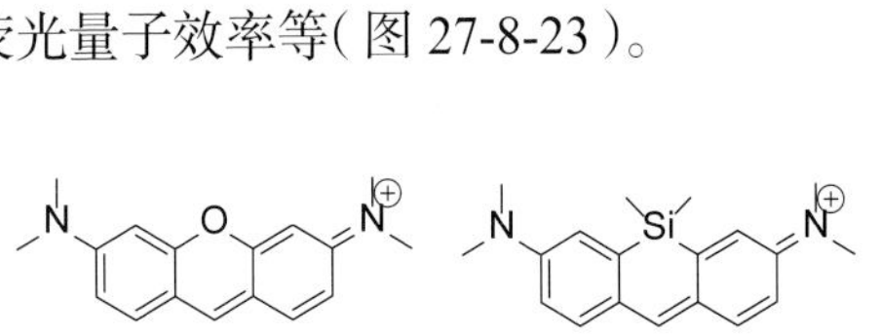

图 27-8-23　氧取代和硅取代的罗丹明荧光团

对于荧光素染料,扩大共轭体系也可以有效地延长吸收波长和发射波长,如图 27-8-24 所示,将 2,6-二甲基 4-吡喃亚基丙二腈与荧光素连接在一起,可以有效地将荧光素的共轭体系扩大,这样荧光素的发射波长延长到了 650 nm,更加重要的是,这不仅延长了荧光素 R-15 的发射波长,而且还能够促使化合物实现从 S_1 态到 T_1 态的布局,在分子内由于 S_1 到 T_1 态的能级差较小,化合物具有存在长寿命的

延迟荧光,与其具有长寿命的化合物相比,例如 Ru(Ⅱ)配合物等,该化合物在进行细胞成像时,可以有效地避免荧光团产生的单线态氧,从而减少对细胞的杀伤效果。由于该化合物具有长寿命的延迟荧光,因此可以用于时间分辨的细胞成像,从而提高细胞成像的分辨率。

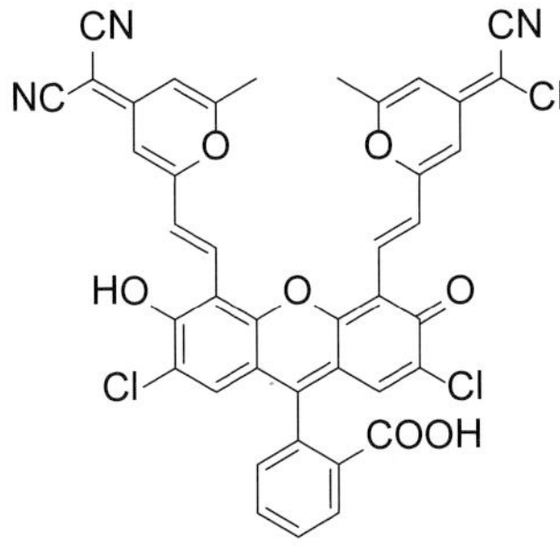

图 27-8-24　R-15 的分子结构

六、菁染料荧光团

菁染料是一类非常重要的有机功能染料,具有摩尔吸收系数高,光谱范围广,荧光量子产率高,水溶性优异等优点。菁染料是多甲川菁染料的结构是一个通过共轭的甲川链连接的体系。甲川链上的碳原子上的氢原子可以被其他基团取代;甲川链也可以是碳环的一部分或者是一个杂环体系。甲川链的一端是供电基团,另一端是吸电基团,这种结构特征被认为是一种推拉电子体系,并且是菁染料成为发色团的结构基础。根据甲川链上电荷存在形式的不同,菁染料可分为以下几种类型:①阳离子多甲川类—菁和半菁染料;②两性离子型方酸菁染料(图 27-8-25)。

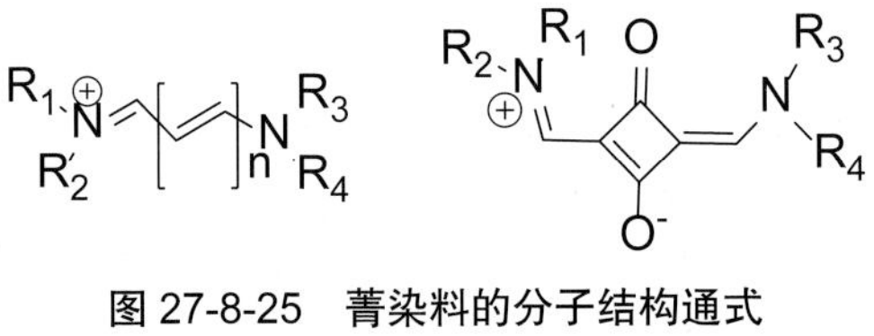

图 27-8-25　菁染料的分子结构通式

其中阳离子多甲川菁染料是菁染料中最大的一族,它们的结构中供电和吸电部分都含有氮原子,吸电部分的 N 原子为阳离子形式,两个氮原子间的共轭链一般含有奇数个碳原子。根据甲川链上碳原子个数的不同,阳离子菁染料分为一甲川、三甲川、五

甲川等;根据氮原子是否在环上,阳离子菁染料又可分为菁染料、半菁染料和链菁染料。

(一)菁染料光谱和结构的关系

单甲川菁染料的主要吸收在可见光区,甲川链每增加一个共轭的碳－碳双键,染料的吸收光谱大约红移 100 nm。染料分子上的取代基也能引起波长的移动。甲川链上有强的供、吸电基团时,可引起明显的光谱移动。阳离子菁染料在质子性溶剂中可显示溶剂效应,但是染料最大吸收移动较小。与对应的对称染料最大吸收的平均值相比,两端不对称的菁染料的吸收一般会蓝移。染料两端杂环上的杂原子对光谱也有影响,增大杂环的共轭也会使染料的波长发生很大的红移。如叫菁类 cy3 染料吸收波长在 550 nm 左右,而苯并吲哚 cy3 染料的最大吸收波长可达 760 nm。由于构象的变化,一般来说多甲川菁染料的荧光都比较弱,有些近红外菁染料与生物分子作用后,形成的结合体可以使染料被"固定",因而可以提高菁染料的荧光量子产率。这一特点也使菁染料作为各种生物荧光探针应用于生物领域。

(二)菁染料的光稳定性

菁染料的杂环母核结构、氧气及氧浓度的大小对其光稳定性均有很大的影响。不同母核染料的光稳定性顺序为:吲哚 > 喹啉 > 噻唑 > 噁唑。在吲哚菁染料中,分子的共轭甲川链越长,染料的光稳定性越差。

菁染料的光氧化反应有如下特征:①在溶液中的光氧化反应符合一级反应动力学过程;②当杂环母核结构相同时,甲川链越长,光稳定性越差;③光敏氧化原初过程中,既存在单线态氧过程,又存在超氧负离子过程,单线态氧起主要作用;④光氧化反应主要发生在与杂环母核相连的次甲基碳链上,氧化产物为醛、酮和少量的羧酸等。能量转移过程是染料自身光敏化产生的单线态氧破坏了染料,而电子转移过程是染料自身光敏化产生的超氧负离子破坏了染料。

(三)菁染料的生物应用

蛋白和核酸是两类重要的生物分子,也是研究者们研究的焦点。碳菁染料能与蛋白发生很强的作用,是一类常见的、用于检测蛋白的染料。而且碳菁染料容易合成,与蛋白等生物分子结合后,光谱发生明显的变化。

蛋白的检测方法可以分为定性和定量分析。定量分析常用的分析技术有质谱、核磁、X 射线晶体衍射,虽然这些技术比较准确,但经常需要复杂的技术、昂贵的设备和费力的样品制备。在定量蛋白研究中,灵敏度是一个常见的问题,特别是在检测蛋白的初级结构时;而上述这些检测方法经常利用蛋白自身的性质,如色氨酸的荧光,同时,样品的大小也是一个制约因素。因此需要寻找一种简单、有效的办法去识别和量化蛋白。蛋白标记在这方面展现了很好的优越性,可用于蛋白标记技术的大量染料也相继出现。标记或探针技术需要把发色团连接到生物分子上。因为外加的发色团比蛋白本身的发色团具有更高的摩尔消光系数,使蛋白标记有更高的灵敏度和更好的检测限。共价标记是菁染料(探针)与蛋白上的活性位点(伯胺或侧链的官能团)通过共价结合的标记方式。蛋白上的活性基团主要包括氨基、巯基、苯酚和羧酸基团;染料上的活性基团主要是硫氰酸酯(SCN)、N-羟基琥珀亚胺(NHs)、醛基、磺酰氯等。

金属离子检测:Ca^{2+} 是组成骨髓中羟基磷灰石的主要成分,参与血液凝固、肌肉收缩、神经递质的合成与释放。2000 年 Ozmen 和 Akkaya 报道了一种可以用于检测体内 Ca^{2+} 的近红外荧光探针 1(图 27-8-26),它最大吸收和发射波长分别为 766 nm 和 782 nm。当探针 1 与游离的螯合剂结合时,荧光量子产率仅为 0.05,但与含 Ca^{2+} 化合物结合时,量子产率达到 0.12,且离解常数为 240 nmol/L,接近细胞内游离的 Ca^{2+} 浓度。

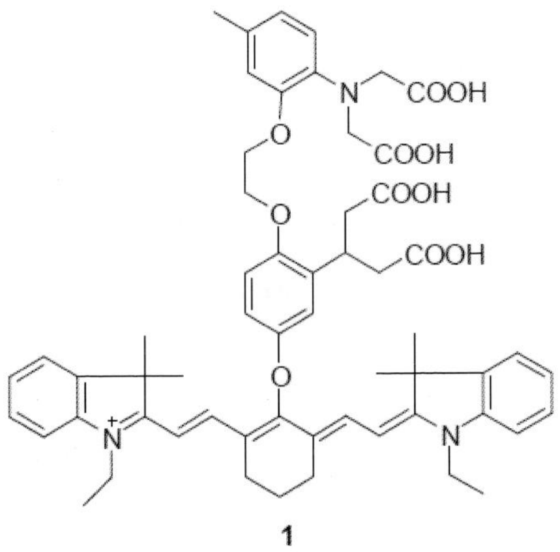

图 27-8-26　Ca^{2+} 的菁染料荧光探针

2008 年 Kiyose 首次设计合成了用于检测 Zn^{2+} 的近红外探针荧光 2(图 27-8-27)。探针 2 的最大摩尔消光系数是 7.0×10^4 $M^{-1}cm^{-1}$,有很大的斯托克斯位移。他们发现若探针结构中氨基的电子密度越低,则探针最大吸收波长就越长。当探针 2 中二吡啶甲基胺与锌离子结合时,二吡啶甲基乙二胺电子密度降低,从而降低荧光团中胺的供电子能力,进而改变探针的最大吸收波长。实验证实当 Zn^{2+} 浓度较高时,探针最大吸收波长红移 44 nm。探针对 Zn^{2+} 具有很高的选择性,除了 Co^{2+} 和 Cu^{2+} 以外的其他离子,对 Zn^{2+} 引起的最大吸收波长红移几乎都没有影响。2011 年 Li 等报道了用于检测 Cu^{2+} 的荧光探针 3(图 27-8-27),其具有很好的光稳定性,不易发生光漂白,最大吸收和激发波长分别位于 750 nm 和 800 nm。当探针 3 与 Cu^{2+} 结合后,最大激发波长蓝移 30 nm。探针的荧光强度与 Cu^{2+} 的浓度有关;当 Cu^{2+} 浓度为 5.0 mol/L 时,探针的荧光密度(与未结合 Cu^{2+} 时探针 3 的荧光强度相比)增强十倍,已结合 Cu^{2+} 的探针其量子产率(0.11)要比未结合的(0.016)高 6 倍。探针 3 对 Cu^{2+} 具有高选择性,高亲和力,其余阳离子与探针 3 结合时,探针荧光增强作用很微弱,共存离子的影响也可忽略。且探针 3 选择性的结合 Cu^{2+} 的反应可逆。

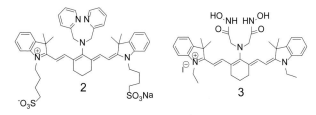

图 27-8-27　Zn^{2+} 的菁染料荧光探针(2);Cu^{2+} 的菁染料荧光探针(3)

pH 敏感型荧光探针:细胞 pH 在细胞活动中起着重要的作用,受体介导的信号传输,酶活性,细胞生长和死亡离子运输进而内稳态,钙调节,内吞作用,趋药性和细胞黏附等都与细胞 pH 有关。正常生理条件下,细胞外 H^+ 浓度保持在很窄的范围内,正常值是 40 nmol/L(pH 7.40),约有 5 nmol/L 的变化(pH 7.35~7.45)。若有 0.10~0.20 pH 单位的误差,就能引起心肺和神经系统的疾病(如老年痴呆症,更大的 pH 变化将是致命的。因此 H^+ 变化是生物体内最主要研究的目标之一。Tang 等设计合成了 pH 敏感型探针 4(图 27-8-28),它以三碳菁作为荧光团,4'-(氨甲基苯基)-2,2',6',2''-三联吡啶作为受体,最大激发和发射波长分别是 648 nm 和

750 nm。pH 滴定法显示探针 4 能检测接近生理 pH 值附近 pH 微小的波动。

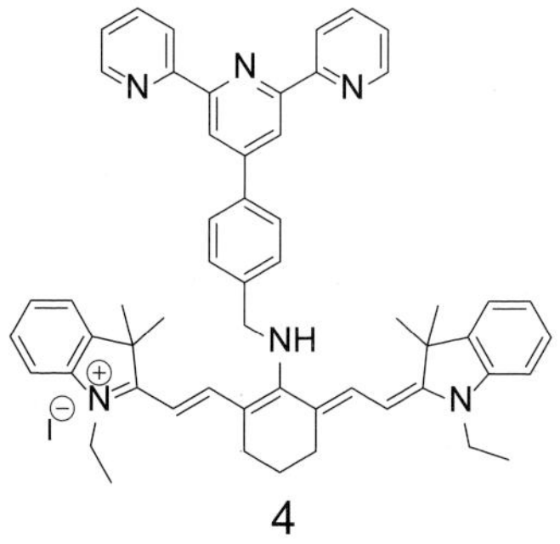

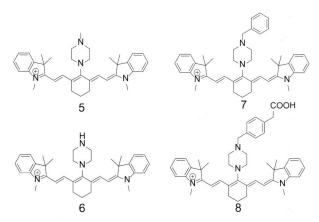

图 27-8-28　pH 敏感的菁染料荧光探针

研究表明,探针 4 溶液对光和空气是稳定的,对 H^+ 有高度选择性,能够有效地避免生物自身产生的荧光干扰,可用于监测细胞内 pH 微小的变化。Myochin 等在含有二胺基团的氨基菁染料的基础上,设计合成了新型的具有不同 pKa 的近红外荧光 pH 探针 5 至 8(图 27-8-29)。在酸性条件下这些 pH 探针的最大吸收波长红移 46~83 nm,且反应可逆。探针的 pKa 可以通过计算二胺基团的 pKa 来预测。

图 27-8-29　不同胺基修饰的 pH 菁染料探针

小分子敏感型荧光探针:人体的 NO 是通过 L-精氨酸向 L-瓜氨酸转化生成的,是生物体内很重要的信号传导分子,许多疾病与 NO 信号的减损有关。Sasaki 等在有氧条件下,通过 NO 把二胺转化成三唑,使 O-邻苯二胺体系供电子能力产生变化,设计合成了检测 NO 的近红外荧光探针 9(图 27-8-30),三唑化合物的荧光量子产率比二唑化合物高出 14 倍。

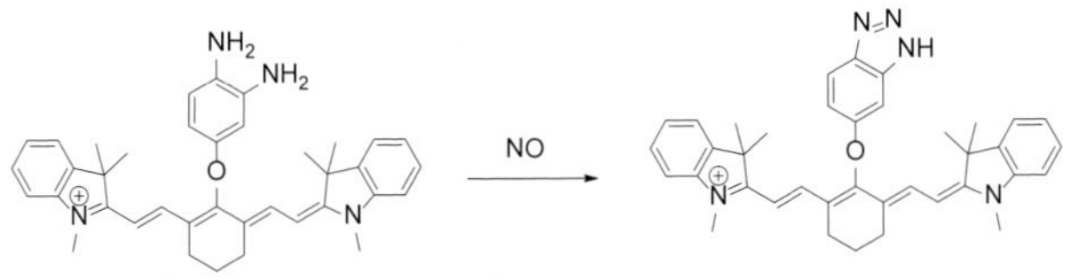

图 27-8-30　NO 敏感的菁染料荧光探针

小鼠体内实验证明探针 9 与 NO 的反应迅速，且体内成像效果受生物基质的影响小，NO- 荧光探针可用于细胞内与生物体内成像。细胞内的单线态氧（$^1O_2$），是一种生物体内氧化剂，能氧化不同种类的生物分子，如蛋白质、DNA、脂肪等，导致退化性疾病或破坏癌症治疗中的恶性细胞，而且单线态氧还与细胞信号传导及诱导基因表达有关。Johnson 等报道称具有穿透性阳离子的荧光探针能选择性地在活体细胞线粒体中累积。Xu 等合成的探针 10 是针对线粒体中单线态氧的，因为线粒体是活性氧的主要来源。探针 10（图 27-8-31）与 $^1O_2$ 的作用具有迅速，高灵敏，选择性特点。巨噬细胞中的实验证明探针 10 能有效地阻止生物系统本身的荧光干扰，能可视化细胞内单线态氧，拥有低毒和优越的光稳定性。这种探针可以广泛地应用于活体细胞及组织中的 $^1O_2$ 的检测、成像。

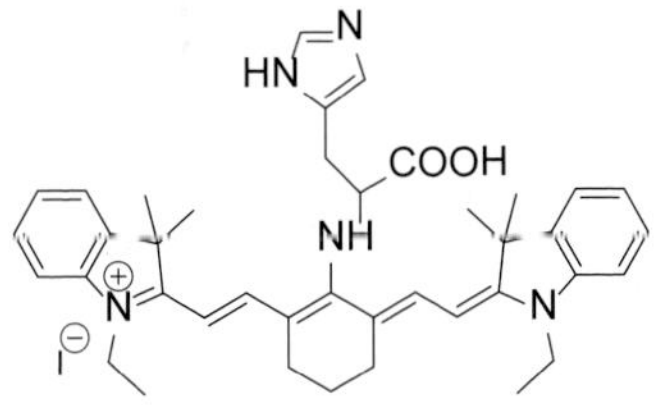

图 27-8-31　单线态氧敏感的菁染料荧光探针

活性氧（ROS）是重要的信号分子，能调节众多生理功能，但是过量的 ROS 可以导致氧化性应激，诱导疾病，如心血管疾病，神经系统疾病等。因此对体内 ROS 的成像，对研究疾病的病理有着十分重要的作用。Oushiki 等发现菁染料与 ROS 的反应与它们的氧化电势相关，可以通过修饰它们的化学结构来控制氧化电势，并以此为基础设计了近红外荧光探针 11（图 27-8-32），探针 11 由两种菁染料相连接组成，这两种染料与 ROS 反应活性不同。探针 11 能检测生理学上范围较广的 ROS，可以在腹膜炎的小鼠内对氧化应激成像。

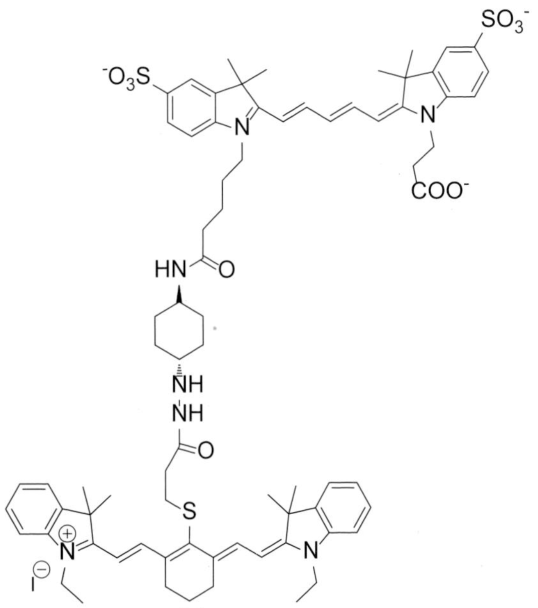

图 27-8-32　活性氧菁染料荧光探针

众所周知，H_2O_2 和 H_2S 是生物体内小分子信号传输者，在生理和病理过程中起着至关重要的作用。2013 年 5 月，Zhu 等报道了一类可通过荧光比率变化进行检测小分子的三碳菁荧光探针 12 及 13（图 27-8-33），其可以用于检测体内 H_2O_2 和 H_2S 分子。探针 12 在 H_2O-DMSO（9∶1，V∶V，10 mmol/L HEPES，100 mmol NaCl，pH 7.4）中最大吸收和激发波长分别是 785 808 nm；探针 13 在 H_2O-CH_3CN（8∶2，V∶V，40 mmol/L HEPES，pH 7.4）中的最大吸收和激发波长与 13 相近。

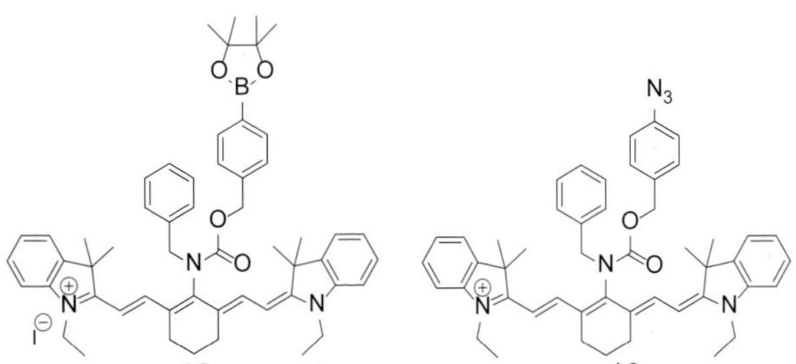

图 27-8-33　H_2O_2 敏感的菁染料荧光探针（12），H_2S 敏感的菁染料荧光探针（13）

当探针 12 结合 H_2O_2（300 mol/L）时，其最大吸收波长蓝移 140 nm，光谱范围蓝移 61 nm，荧光强度从 0.15 变为 3.4；当 H_2O_2 的浓度较低时（30 mol/L），探针 12 也会显示出明显的荧光比率的变化，且探针 12 对 H_2O_2 有高度的选择性。当溶液中有其他 ROS

（活性氧）及 RNS（活性 N）时均不会产生明显的荧光比率变化. 当探针 13 与 H_2S（4 mmol/L）结合时, 荧光范围的变化情况与 12 相似, 荧光强度从 0.16 变化至 2.9; 当探针 13 与低浓度的 H_2S（0.4 mmol/L）结合时, 也可观察到明显的荧光比率的变化; 当溶液中有其他负离子、ROS、RNS、RSS（活性硫化物）等时, 探针 13 对 H_2S 仍具有高度选择性. 且两种荧光探针对生理范围内的 pH 下都是稳定的. 分别把两种探针应用于成纤维细胞 NIH 3T3 中检测 H_2O_2 和 H_2S, 实验结果表明, 两种探针都能很好地用于生物体内检测 H_2O_2 和 H_2S 分子. 内源性过氧亚硝基（$ONOO^-$）是生物体内的强氧化剂, 是多种疾病的生物学致病因素, 如心血管疾病, 神经退行性疾病和炎症等. 细胞内源性 GSH（谷胱甘肽）是 GSH 是最丰富的内源性硫醇, 主要以还原剂的状态存在于 GSH/GSSG 摩尔比为 100∶1（GSH 的二硫化物）的氧化还原平衡中. 而 $ONOO^-$ 可明显干扰 GSH/GSSG 的比值, 产生不可逆转的伤害. 因此有必要对体内 $ONOO^-$ 和 GSH 之间的氧化还原状态进行实时的检测. Yu 等报道了可用于实时检测体内 $ONOO^-$/GSH 平衡的菁染料 14（图 27-8-34）. 其在模拟生理条件下（50 mmol/L PBS, pH 7.4, 10 μmol/L）下的最大吸收和激发波长分别是 793 nm 和 820 nm.

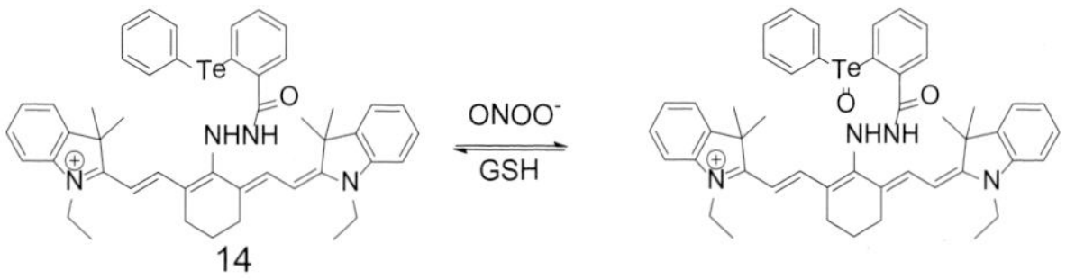

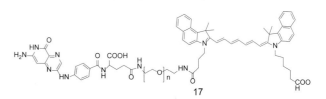

图 27-8-34　可逆的 $ONOO^-$ 和 GSH 敏感的菁染料荧光探针

当探针与 $ONOO^-$（10 mol/L）结合时, 荧光信号增强, 10 min 内荧光信号变化就会达到饱和状态; 探针对 $ONOO^-$ 有高度选择性, 在生理条件下由其他可被 GSH 还原的离子所产生的荧光信号的变化与 $ONOO^-$ 产生的变化都比较弱, 且这种变化可逆. 接着利用小鼠巨噬细胞株 RAW264.7 来测试探针在细胞中与 $ONOO^-$ 的作用. 结果显示探针 14 可用于细胞中 $ONOO^-$ 的检测. 且细胞毒性实验显示探针 14 具有低细胞毒性. 以上结果表明, 荧光探针 14 可用于检测细胞和生物体中 $ONOO^-$ 浓度的变化.

标记肿瘤细胞型探针. 恶性肿瘤严重威胁着人类的生命和健康, 全世界每年死于恶性肿瘤的患者达数百万之多, 约占总死亡人数的 1/4. 恶性肿瘤一直以来都是生物医学领域研究的主要课题之一. 恶性肿瘤细胞与正常细胞相比糖酵解率增高, 这是因为肿瘤细胞中葡萄糖载体（GLUTs）过量表达. 利用这些生理代谢方面的差异进行成像, 可鉴别癌症细胞及肿瘤细胞. Vendrell 等以此为基础合成的新型 NIR 荧光葡萄糖衍生物 15, 在癌症细胞株的吸收率比在初级纤维细胞的要高, 与已上市的 16（应用于癌症细胞近红外区域成像）相比, 荧光探针 15 对癌症细胞的标记能力更强（图 27-8-35）.

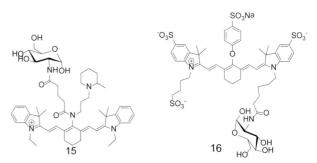

图 27-8-35　肿瘤标记的菁染料荧光试剂

叶酸受体（folate receptor, FR）在许多癌细胞都有过量表达, 如卵巢癌、子宫癌、肾癌、结肠癌、肺癌及其他一些癌症. 叶酸作为叶酸受体的高亲和配体, 成为肿瘤成像和治疗的理想靶点. Liu 等用聚二乙醇（PEG）将叶酸和有机染料 ICG-Der-01 连接合成荧光探针 17, 如图 27-8-36 所示. 研究测定其细胞毒性和对肿瘤细胞的亲和力及在不同肿瘤模型裸鼠中的肿瘤靶向能力. 结果显示此探针与 FR 有高亲和力, 且无明显细胞毒性, 在体内由肾排泄, 对肿瘤有高灵敏度, 在 FR 阳性肿瘤的诊断尤其是早期诊断有巨大的潜力.

图 27-8-36　叶酸靶向的菁染料荧光探针

本章介绍了主要的有机染料, 香豆素, 萘酰亚胺, 苝酰亚胺, BODIPY, 罗丹明, 荧光素, 菁染料. 这一章介绍了这些染料的合成, 基本性质, 已经在荧光探针方面的应用. 利用荧光探针的方法大大地简化了细胞内金属离子, 例如锌离子, 钙离子和对生物体有害的汞离子的检测. 除此以外荧光探针, 也可以用于生物小分子的检测,例如谷胱甘肽,一氧化氮,过氧化亚硝酰,过氧化氢的检测。具有长波长,高荧光量子效率的染料,例如 BODIPY 衍生物,菁染料不仅可以用于细胞层面的应用,在活体荧光成像方面也有重要的应用,与具有肿瘤靶向性的蛋白,多肽连接以后,可以进行肿瘤靶向性的荧光成像。

【参考文献】

［1］ BEREZIN M Y, ACHILEFU S. Fluorescence lifetime measurements and biological imaging ［J］. Chem Rev, 2010, 110(5):2641-84.

［2］ BORISOV S M, WOLFBEIS O S. Optical biosensors［J］. Chem Rev, 2008, 108(2):423-461.

［3］ HONG G, DIAO S, ANTARIS A L, et al. Carbon Nanomaterials for Biological Imaging and Nanomedicinal Therapy［J］. Chem Rev, 2015, 115(19):10816-10906.

［4］ DSOUZA R N, PISCHEL U, NAU W M. Fluorescent dyes and their supramolecular host/guest complexes with macrocycles in aqueous solution［J］. Chem Rev, 2011, 111(12):7941-7980.

［5］ DUONG T Q, KIM J S. Fluoro- and chromogenic chemodosimeters for heavy metal ion detection in solution and biospecimens［J］. Chem Rev, 2010, 110(10):6280-6301.

［6］ BARYSHNIKOV G, MINAEV B, AGREN H. Theory and Calculation of the Phosphorescence Phenomenon［J］. Chem Rev, 2017, 117(9):6500-6537.

［7］ CHEN X, PRADHAN T, WANG F, et al. Fluorescent chemosensors based on spiroring-opening of xanthenes and related derivatives［J］. Chem Rev, 2012, 112(3):1910-1956.

［8］ CARTER K P, YOUNG A M, PALMER A E. Fluorescent sensors for measuring metal ions in living systems［J］. Chem Rev, 2014, 114(8): 4564-4601.

［9］ SUN X, JAMES T D. Glucose Sensing in Supramolecular Chemistry［J］. Chem Rev, 2015, 115(15):8001-8037.

［10］ SHEN J, LI Y, GU H, et al. Recent development of sandwich assay based on the nanobiotechnologies for proteins, nucleic acids, small molecules, and ions［J］. Chem Rev, 2014, 114(15):7631-7677.

［11］ KIM H N, REN W X, KIM J S, et al. Fluorescent and colorimetric sensors for detection of lead, cadmium, and mercury ions［J］. Chem Soc Rev, 2012, 41(8):3210-3244.

［12］ ZHANG J F, ZHOU Y, YOON J, et al. Recent progress in fluorescent and colorimetric chemosensors for detection of precious metal ions (silver, gold and platinum ions)［J］. Chem Soc Rev, 2011, (7):3416-3429.

［13］ GERMAIN M E, KNAPP M J. Optical explosives detection: from color changes to fluorescence turn-on ［J］. Chem Soc Rev, 2009, 38(9): 2543-2555.

［14］ WANG F, WANG L, CHEN X, et al. Recent progress in the development of fluorometric and colorimetric chemosensors for detection of cyanide ions［J］. Chem Soc Rev, 2014, 43(13):4312-4324.

［15］ LIM M H, WONG B A, PITCOCK W H, et al. Direct nitric oxide detection in aqueous solution by copper(II) fluorescein complexes ［J］. J Am Chem Soc, 2006, 128(44):14364-14373.

［16］ JUNG H S, CHEN X, KIM J S, et al. Recent progress in luminescent and colorimetric chemosensors for detection of thiols［J］. Chem Soc Rev, 2013, 42(14):6019-6031.

［17］ PENG X, DU J, FAN J, et al. A selective fluorescent sensor for imaging Cd^{2+} in living cells［J］. J Am Chem Soc, 2007, 129(6):1500-1501.

［18］ HE L, DONG B, LIU Y, et al. Fluorescent chemosensors manipulated by dual/triple interplaying sensing mechanisms ［J］. Chem Soc Rev, 2016, 45(23):6449-6461.

［19］ SUN W, GUO S, HU C, et al. Recent Development of Chemosensors Based on Cyanine Platforms ［J］. Chem Rev, 2016, 116(14): 7768-7817.

［20］ KOBAYASHI H, OGAWA M, ALFORD R, et al. New strategies for fluorescent probe design in medical diagnostic imaging［J］. Chem Rev, 2010, 110(5):2620-2640.

［21］ YUAN L, LIN W, ZHENG K, et al. Far-red to near infrared analyte-responsive fluorescent probes based on organic fluorophore platforms for fluorescence imaging［J］. Chem Soc Rev, 2013, 42(2):622-661.

［22］ JIAO C, HUANG K W, WU J. Perylene-fused BODIPY dye with near-IR absorption/emission and high photostability［J］. Org Lett, 2011, 13(4):632-635.

［23］ RENIKUNTLA B R, ROSE H C, ELDO J, et al. Improved photostability and fluorescence properties through polyfluorination of a cyanine dye［J］. Org Lett, 2004, 6(6):909-912.

［24］ ZHENG Q, JUETTE M F, JOCKUSCH S, et al. Ultra-stable organic fluorophores for single-molecule research［J］. Chem Soc Rev, 2014, 43(4):1044-1056.

［25］ SANTOS-FIGUEROA L E, MORAGUES M E, CLIMENT E, et al. Chromogenic and fluorogenic chemosensors and reagents for anions. A comprehensive review of the years 2010-2011［J］. Chem Soc Rev, 2013, 42(8):3489-3613.

［26］ ZHU X, SU Q, FENG W, et al. Anti-Stokes shift luminescent materials for bio-applications［J］. Chem Soc Rev, 2017, 46(4):1025-1039.

［27］ PENG X, SONG F, LU E, et al. Heptamethine cyanine dyes with a large stokes shift and strong fluorescence: a paradigm for excited-state intramolecular charge transfer［J］. J Am Chem Soc, 2005, 127(12):4170-4171.

［28］ MULA S, RAY A K, BANERJEE M, et al. Design and development of a new pyrromethene dye with improved photostability and lasing efficiency: theoretical rationalization of photophysical and photochemical properties［J］. J Org Chem, 2008 , 73(6):2146-2154.

［29］ PARK J S, WILSON J N, HARDCASTLE K I, et al. Reduced fluorescence quenching of cyclodextrin-acetylene dye rotaxanes［J］. J Am Chem Soc,

2006, 128(24):7714-7715.

［30］ MATSUBARA Y, KIMURA A, YAMAGUCHI Y, et al. Meso-disubstituted anthracenes with fluorine-containing groups: synthesis, light-emitting characteristics, and photostability［J］. Org Lett, 2008,10(24):5541-5544.

［31］ WANG H, SCHAEFER K, PICH A, et al. Synthesis of Silica Encapsulated Perylenetetracarboxylic Diimide Core–Shell Nanoellipsoids［J］. Chem Mater, 2011, 23(21): 4748–4755.

［32］ LI S, CHANG K, SUN K, et al. Amplified Singlet Oxygen Generation in Semiconductor Polymer Dots for Photodynamic Cancer Therapy［J］. ACS Appl Mater Interfaces, 2016, 8(6):3624-3634.

［33］ MEI J, LEUNG N L, KWOK R T, et al. Aggregation-Induced Emission: Together We Shine, United We Soar［J］. Chem Rev, 2015, 115(21): 11718-11940.

［34］ KLÁN P, ŠOLOMEK T, BOCHET C G, et al. Photoremovable protecting groups in chemistry and biology: reaction mechanisms and efficacy［J］. Chem Rev, 2013, 113(1):119-191.

［35］ VENDRELL M, ZHAI D, ER J C, et al. Combinatorial strategies in fluorescent probe development［J］. Chem Rev, 2012,112(8):4391-4420.

［36］ Duke R M, Veale E B, Pfeffer F M, et al. Colorimetric and fluorescent anion sensors: an overview of recent developments in the use of 1, 8-naphthalimide-based chemosensors［J］. Chem Soc Rev, 2010, 39(10):3936-3953.

［37］ BANERJEE S, VEALE E B, PHELAN C M, et al. Recent advances in the development of 1, 8-naphthalimide based DNA targeting binders, anticancer and fluorescent cellular imaging agents［J］. Chem Soc Rev, 2013, 42(4):1601-1618.

［38］ LIU T, XU Z, SPRING D R, et al. A lysosome-targetable fluorescent probe for imaging hydrogen sulfide in living cells［J］. Org Lett, 2013, 15(9):2310-2313.

［39］ SUN Z, WU J. 7, 14-Diaryl-substituted zethrene diimides as stable far-red dyes with tunable photophysical properties［J］. J Org Chem, 2013, 78(18):9032-9040.

［40］ WAGNER R, WAN W, BIYIKAL M, et al. Synthesis, spectroscopic, and analyte-responsive behavior of a polymerizable naphthalimide-based carboxylate probe and molecularly imprinted polymers prepared thereof［J］. J Org Chem, 2013, 78(4): 1377-1389.

［41］ GUO X, QIAN X, JIA L. A highly selective and sensitive fluorescent chemosensor for Hg2+ in neutral buffer aqueous solution［J］. J Am Chem Soc, 2004, 126(8):2272-2273.

［42］ INARI T, YAMANO M, HIRANO A, et al. Photophysical and electrochemical properties of thienylnaphthalimide dyes with excellent photostability［J］. J Phys Chem A, 2014, 118(28):5178-5188.

［43］ JESUS TRINDADE F J, TRIBONI E R, CASTANHEIRA B, et al. Color-Tunable Fluorescence and White Light Emission from Mesoporous Organosilicas Based on Energy Transfer from 1, 8-Naphthalimide Hosts to Perylenediimide Guests［J］. J Phys Chem C, 2015, 119:(48), 26989-26998.

［44］ KOBAISI M A, BHOSALE S V, LATHAM K, et al. Functional Naphthalene Diimides: Synthesis, Properties, and Applications［J］. Chem Rev, 2016, 116(19):11685-11796.

［45］ CHEN S, SLATTUM P, WANG C, et al. Self-Assembly of Perylene Imide Molecules into 1D Nanostructures: Methods, Morphologies, and Applications［J］. Chem Rev, 2015, 115(21): 11967-11998.

［46］ WÜRTHNER F, SAHA-MÖLLER C R, FIMMEL B1, et al. Perylene Bisimide Dye Assemblies as Archetype Functional Supramolecular Materials［J］. Chem Rev, 2016, 116(3):962-1052.

［47］ SUN M, MÜLLEN K, YIN M. Water-soluble perylenediimides: design concepts and biological applications［J］. Chem Soc Rev, 2016, 45(6):1513-1528.

［48］ Rehm S, STEPANENKO V, ZHANG X, et al. Spermine-functionalized perylene bisimide dyes-highly fluorescent bola-amphiphiles in water［J］. Chem Eur J, 2010, 16(11): 3372-3382.

［49］ KOHL C, WEIL T, QU J, et al. Towards Highly Fluorescent and Water-Soluble Perylene Dyes［J］. Chem Eur J, 2004, 10(21): 5297-5310.

［50］ YIN M, SHEN J, PFLUGFELDER G O, et al. A Fluorescent core-shell dendritic macromolecule specifically stains the extracellular matrix［J］. J Am Chem Soc, 2008, 130(25): 7806-7807.

［51］ HEEK T, FASTING C, REST C, et al. Highly fluorescent water-soluble polyglycerol-dendronized perylene bisimide dyes［J］. Chem Commun, 2010, 46(11): 1884-1886.

［52］ GAO B, LI H, LIU H, et al. Water-soluble and fluorescent dendritic perylene bisimides for live-cell imaging［J］. Chem Commun, 2011, 47(13): 3894-3896.

［53］ ROSSETTI L, FRANCESCHIN M, BIANCO A, et al. Perylene diimides with different side chains are selective in inducing different G-quadruplex DNA structures and in inhibiting telomerase［J］. Bioorg Med Chem Lett, 2002, 12(18): 2527-2533.

［54］ GAO B, LI H, LIU H, et al. Water-soluble and fluorescent dendritic perylene bisimides for live-cell imaging［J］. Chem Commun, 2011, 47(13): 3894-3896.

［55］ LOUDET A, BURGESS K. BODIPY dyes and their derivatives: syntheses and spectroscopic properties［J］. Chem Rev, 2007, 107(11): 4891-932.

［56］ BOENS N, LEEN V, DEHAEN W. Fluorescent indicators based on BODIPY［J］. Chem Soc Rev, 2012, 41(3):1130-72.

［57］ LU H, MACK J, YANG Y, et al. Structural modification strategies for the rational design of red/NIR region BODIPYs［J］. Chem Soc Rev, 2014, 43(13):4778-823.

［58］ KOWADA T, MAEDA H, KIKUCHI K. BODIPY-based probes for the fluorescence imaging of biomolecules in living cells［J］. Chem Soc Rev, 2015, 44(14):4953-4972.

［59］ KAMKAEW A, LIM S H, LEE H B, et al. BODIPY dyes in photodynamic therapy［J］. Chem Soc Rev, 2013, 42(1):77-88.

［60］ ULRICH G, ZIESSEL R, HARRIMAN A. The chemistry of fluorescent bodipy dyes: versatility unsurpassed［J］. Angew Chem Int Ed Engl, 2008,

47(7):1184-1201.

［61］ SUI B, TANG S, LIU T, et al. Novel BODIPY-based fluorescence turn-on sensor for Fe^{3+} and its bioimaging application in living cells［J］. ACS Appl Mater Interfaces, 2014, 6(21):18408-18412.

［62］ NIU L Y, GUAN Y S, CHEN Y Z, et al. BODIPY-based ratiometric fluorescent sensor for highly selective detection of glutathione over cysteine and homocysteine［J］. J Am Chem Soc, 2012, 134(46): 18928-18931.

［63］ NIU SL, ULRICH G, ZIESSEL R, et al. Water-soluble BODIPY derivatives ［J］. Org Lett, 2009, 11(10):2049-2052.

［64］ ZHU S, ZHANG J, VEGESNA G, et al. Highly water-soluble neutral BODIPY dyes with controllable fluorescence quantum yields［J］. Org Lett, 2011, 13(3):438-441.

［65］ THIVIERGE C, BANDICHHOR R, BURGESS K. Spectral dispersion and water solubilization of BODIPY dyes via palladium-catalyzed C-H functionalization［J］. Org Lett, 2007, 9(11):2135-2138.

［66］ NIU SL, MASSIF C, ULRICH G, et al. Water-soluble red-emitting distyryl-borondipyrromethene(BODIPY)dyes for biolabeling［J］. Chem Eur J, 2012, 18(23):7229-7242.

［67］ NIU SL, MASSIF C, ULRICH G, et al. Water-solubilisation and bio-conjugation of a red-emitting BODIPY marker［J］. Org Biomol Chem, 2011, 9(1):66-69.

［68］ BOZDEMIR O A, GULIYEV R, BUYUKCAKIR O, et al. Selective manipulation of ICT and PET Processes in styryl-Bodipy derivatives: applications in molecular logic and fluorescence sensing of metal ions［J］. J Am Chem Soc, 2010 , 132 (23):8029-8036.

［69］ ZIESSEL R, ALLEN B D, REWINSKA D B, et al. Selective triplet-state formation during charge recombination in a fullerene/Bodipy molecular dyad (Bodipy=borondipyrromethene)［J］. Chem Eur J, 2009, 15(30):7382-7393.

［70］ DESCALZO A B, XU H J, XUE Z L, et al. Phenanthrene-fused boron-dipyrromethenes as bright long-wavelength fluorophores［J］. Org Lett, 2008, 10(8):1581-1584.

［71］ DENIZ E, ISBASAR G C, BOZDEMIR O A, et al. Bidirectional switching of near IR emitting boradiazaindacene fluorophores［J］. Org Lett, 2008, 10(16):3401-3403.

［72］ ZieSSEL R, RIHN S, HARRIMAN A. Quasi-One-Dimensional Electronic Systems Formed from BoronDipyrromethene (BODIPY) Dyes ［J］. Chem Eur J, 2010, 16(39):11942-11953.

［73］ ZHANG D, WANG Y, XIAO Y, et al. Long-wavelength boradiazaindacene derivatives with two-photon absorption activity and strong emission: versatile candidates for biological imaging applications ［J］. Tetrahedron, 2009, 65:(39), 8099-8103.

［74］ ZHANG D, WEN Y, XIAO Y, et al. Bulky 4-tritylphenylethynyl substituted boradiazaindacene: pure red emission, relatively large Stokes shift and inhibition of self-quenching［J］. Chem Commun, 2008, (39):4777-4779.

［75］ MATSUI A, UMEZAWA K, SHINDO Y, et al. A near-infrared fluorescent calcium probe: a new tool for intracellular multicolour Ca^{2+} imaging ［J］. Chem Commun (Camb), 2011, 47(37): 10407-10409.

［76］ YANG Y, GUO Q, CHEN H, et al. Thienopyrrole-expanded BODIPY as a potential NIR photosensitizer for photodynamic therapy［J］. Chem Commun, 2013, 49(38):3940-3942.

［77］ MIN J, AMERI T, GRESSER R, et al. Two similar near-infrared(IR)absorbing benzannulated aza-BODIPY dyes as near-IR sensitizers for ternary solar cells［J］. ACS Appl Mater Interfaces, 2013, 5 (12):5609-5616.

［78］ LI H, ZHANG P, SMAGA L P, et al. Photoacoustic Probes for Ratiometric Imaging of Copper(II)［J］. J Am Chem Soc, 2015, 137(50): 15628-15631.

第二十八章 多模态成像探针及其在生物成像中的应用

第一节 目前的成像技术和特点

在过去的几十年里,传统的医学成像技术飞速发展,至今已建立了规范的使用方法,并在临床上应用广泛。随医学成像技术的发展,影像医学逐渐形成了3个主要的阵营:①经典医学影像学:以计算机断层扫面成像(computed tomography, CT)、核磁共振成像(magnetic resonance imaging, MRI)、超声成像(ultrasound imaging, US)为主,可显示人体解剖结构和生理功能;②以介入放射学为主体的治疗学阵营;③分子影像学:以放射性核素成像(positron emission tomography/ single-photon emission computed tomography, PET/SPECT)、光学成像(optical imaging)及小动物成像设备为主,可用于分子水平成像。这些成像设备在小动物成像、临床试验以及人类疾病的诊断与治疗等方面发挥着巨大的作用。

众所周知,疾病的早期诊断和治疗是提高患者预后的关键,如肿瘤的早期与精确诊断对提高患者治愈率及改善患者生存质量至关重要,因此发展高、精、尖的诊疗技术是现代医学的主要目标。医学影像技术的发展大概经历了三个阶段:结构成像、功能成像和分子成像,近年来,分子影像学的飞速发展在疾病的早期诊断、活性药物筛选、甚至实时评价治疗效果等方面发挥着越来越重要的作用。

分子影像学是一门在活体内、在细胞、分子水平对生物过程进行描述与测量的新兴交叉学科。分子影像技术把分子探针技术与现代分析影像仪器相结合,融合了生物学、化学、光学、数据处理、纳米技术、图像处理等学科和技术,对体内与生理病理活动密切相关的分子,特别是对一些疾病的产生、发展有重要作用的基因、分子及其传导途径进行实时和非侵入式的成像,旨在疾病表现出临床症状之前就通过影像手段在细胞或分子水平观察体内的生理和病理变化过程,以便从分子水平对疾病进行早期诊断并进行个体化分子治疗。

传统成像技术主要显示的是一些分子改变的终效应,即器官发生了器质性变化之后才能进行观察,仅能用于具有解剖学改变的疾病检测。分子影像技术有三个关键因素:①高特异性分子探针;②合适的信号放大技术;③能灵敏地获得高分辨率图像的探测系统。与经典的医学影像技术不同,具有"看得早"的特点。分子影像学在分子生物学与临床医学之间架起了相互连接的桥梁,用影像技术在活体内进行细胞和分子水平的生物过程的描述和测量,将基因表达、生物信号传递等复杂的过程变成直观的图像,使人们能够更好地在分子细胞水平上了解疾病的发生机制与特征,发现疾病早期的分子细胞变异及病理改变过程,并可在活体上连续观察药物或基因治疗的机理和效果。目前最常用的分子影像学技术有核医学成像技术,尤以PET的分子现象研究最具有活力。另外,MRI成像及MRI波谱成像(MRS)、光学成像以及红外线光学体层亦颇多使用。分子影像技术作为分子医学的重要组成部分在现代诊断学中发挥着越来越重要的作用,被美国医学会评为未来最具有发展潜力的十个医学科学前沿领域之一,是21世纪的医学影像学。

影像诊断的主要依据和信息来源是图像,不同成像技术的成像原理、灵敏度、分辨率和组织穿透能力等方面并不相同,其图像上的灰度所反映的组织结构或表示的意义亦不相同。以下我们分别介绍不同成像模式的特点,包括光学成像,计算机断层扫描成像,核磁共振成像技术,放射性核素成像,超声成像。

一、光学成像

生物光学成像（optical imaging）是指利用光学的探测手段结合光学探测分子对细胞或者组织甚至生物体进行成像，来获得其中的生物学信息的方法。如果把生物光学成像限定在可见光和近红外光范围，依据探测方式的不同生物光学成像可分为荧光成像、生物发光成像、光声成像、光学断层层析成像等。光学成像的基础是光子穿透组织并与组织成分相互作用，其所用的激发光源易于制备，是一种价格低廉、非侵入式和应用极其广泛的成像模式。光学分子成像技术可直接检测活体内代谢动态过程、探测蛋白质及蛋白酶的活动、基因行为等，在活体肿瘤的发生发展、转移及特定分子与基因表达的检测中具有重要价值。

荧光成像（fluorescence imaging）包括多种荧光蛋白基因（如 GFP、RFP、YFP 等）、有机荧光染料、荧光上转换纳米粒子、量子点等。荧光蛋白（绿色荧光蛋白/GFP 和红色荧光蛋白/RFP）和有机/无机荧光材料是光学成像主要的造影剂。荧光蛋白标记活细胞具有如下独特的优点：①只标记活细胞，若标记的细胞死亡后，细胞内的荧光蛋白很快扩散并降解，因此在标记细胞时不会产生假阳性；②对细胞不产生毒性，不影响细胞的生物学特性；③敏感性高，在活体内能够稳定持续表达，适合用来实施非侵袭性成像；④荧光成像时不用底物，可直接在荧光显微镜下检测到。荧光不仅促进了复杂的微观和宏观成像系统的发展，也促进了光纤方法、影像探针和基因报告系统的微型化。近年来，发展迅速的光学纳米探针有三类：有机纳米荧光探针、无机纳米探针和有机-无机复合纳米荧光探针。主要包括基于金、银等纳米颗粒的贵金属纳米材料、硒化镉量子点等半导体纳米材料以及碳点、石墨烯量子点等无机非金属纳米材料。

生物发光成像（bioluminescence imaging）利用生物体内的荧光素酶基因标记细胞或 DNA，其表达产物与萤火虫素类底物反应产生荧光，有很高的敏感度。由于采用活体体内光学成像，该技术具有以下优点：①无创性；②可以连续重复检测；③快速实时扫描成像；④敏感度高；⑤不良反应小。常用的萤光素酶有两类，一类来自甲虫类动物，如萤火虫萤光素酶，其底物是萤光素，激活后发出红光，波长在 550~610 nm，更容易透过组织；另一类来自海底发光动物，如海肾萤光素酶或高细亚萤光素酶，其底物是腔肠，激活后发出蓝光，波长在 480 nm 左右，在体内的代谢较快。由于腔肠素会引起非特异性发光，所以常使用萤火虫萤光素酶。

光声成像（photoacoustic imaging）主要利用了组织光学吸收的差异和光声的能量转化，是近年来发展起来的一种无损医学成像方法，它结合了纯光学成像的高对比度特性和由光能转化成的超声的高穿透深度特性，可以提供高分辨率和高对比度的组织成像。基于光声效应的时域光声谱技术将光学和声学有机地结合起来，部分地克服了光在组织中传输时组织强散射效应的影响，因此光声技术具有比近红外技术更好的生物组织穿透性，同时还具有分辨率高、无副作用等特点，并正逐步成为生物组织无损检测技术领域的另一研究热点。它主要的应用方向是人体组织成分检测和组织层析成像光声成像，能够有效地进行生物组织结构和功能成像，为研究生物组织的形态结构，生理特征，病理特征，代谢功能等提供了重要的手段。

光学层析成像（optical coherence tomography，OCT）由于在 600~1 300 nm 之间的近红外"光学窗"范围内，生物组织的透光性能好，对光的吸收小，且近红外技术能够实现真正意义上的无损检测，所以，近红外技术成为目前生物无损检测技术的研究重点。光学相干层析成像技术是一种利用光的穿透性、非侵入、非接触微米级分辨率的成像技术，利用光学相干门来获得组织内部的层析结构。又可分为多普勒 OCT，偏振 OCT 和光谱 OCT 等成像技术，在成像速度、信噪比和灵敏度等方面具有明显优势，在眼科成像、功能成像等领域发挥了重要作用。

光学分子成像具有高度灵敏、实时直观、成像快速、操作简便、成本低、无放射性危害，且可同时观测多分子事件等优势。光学分子影像与核素（CT、PET、SPECT）、MRI 成像等技术相比，具有无辐射、无创、高灵敏、高分辨等优点，是一种研究肿瘤细胞分子水平变化规律和活体动物成像的理想方法。但荧光分子的不稳定性及潜在的毒性、光在体内散射及探测深度表浅，使其很难获得深层组织的成像信息致其空间分辨率低等因素限制了光学成像在体内的应用。近红外荧光成像和生物发光成像是两种最主要的活体光学成像方式。近红外荧光成像采用近红外荧光报告基团（近红外染料、近红外量子点、上转换纳米材料等）作为成像探针。由于位于生物组织透明窗口区（650~900 nm）的近红外荧光具有高的组织穿透深度，并且近红外荧光探针上可以标记抗体、多肽等功能物质，使近红外荧光成像不但有利于实现活体靶向成像，而且还具有人体及临床应用的潜力。活体生物发光成像通常是将稳定表达荧光素酶的细胞接种到活体，依靠荧光素、荧光素酶、氧及其共同作用而发光来进行光学成像。生物发光成像的优点是高灵敏度、高检测深度、无须激发光。不足之处在于它很难用于人体。近年来，多功能光学分子探针、近红外光学成像（NIRF）、各种 3D 光学断层成像技术包括荧光分子断层成像（FMT）、生物自发光断层成像（BLT）、切伦科夫荧光断层成像（CLT）等新技术的发展，进一步提高了光学成像的灵敏性和特异性及其探测深度、范围和空间分辨率，使光学分子成像技术在肿瘤研究中具有诱人的应用前景。

目前，活体生物成像系统还存在一些缺陷。许多在体生物光学成像还仅仅停留在仿体和小动物实验阶段，尚未进入临床应用，在许多方面仍需进一步改进和完善。寻找新的高量子效率荧光团，改进重建算法、拓展新型光学成像技术、提高图像分辨率是未来的重要任务。然而，当前活体生物光学成像技术已经实现了将分子及细胞生物学技术从体外研究发展到生物体内的跨越，为研究人员提供了广阔的应用空间。该技术已成为细胞核小动物模型研究中不可缺少的工具，从独特的角度研究疾病病理过程、药物开发以及药物疗效。事实上，生物光学成像技术已经对基础及应用医学研究产生了重大影响。

二、计算机断层扫描成像

CT 成像是依据组织密度差异引起的射线透过率的差别而实现成像，因而，它对具有密度差异的组织有很好的分辨能力。利用 X 射线对人体进行断层扫描后，由探测器收得的模拟信号再变成数字信号，经电子计算机计算出每一个像素的衰减系数，再通过重建图像，而能显示出人体各部位的断层结构。CT 图像的基本单位是像素，虽然像素越小，数目越多，构成的图像越细致，空间分辨力（spatial resolution）越高。但总体而言，CT 图像的空间分辨力不及 X 线图像。尽管存在这一不足，但 CT 图像高的密度分辨力所产生的诊断价值要远远超过这一不利因素带来的负面影响。CT 图像是数字化图像，是重建图像，是由一定数目从黑到白不同灰度的像素按

固有矩阵排列而成，这些像素的灰度反映的是相应体素的 X 线吸收系数，即 CT 图像不但能以不同的灰度来显示组织器官和病变的密度高低，而且还可应用 X 线吸收系数表明密度的高低程度，具有量化概念。CT 能清楚显示由软组织构成的器官，如脑、脊髓、纵隔、肝、胰、脾、肾及盆腔器官，并可在良好图像背景上确切显示出病变影像，这种病灶的检出能力是常规 X 线图像难以比拟的。在实际工作中，CT 密度的量化标准不用 X 线吸收系数，而是用 CT 值，CT 值即代表 CT 图像像素内组织结构线性衰减系数相对值的数值，单位为 HU（Hunsfield Unit）。CT 值 $=\mu_{物}-\mu_{人}/\mu_{水}\times k$，$k$ 是分度系数，一般取为 1 000。人体组织的 CT 值划分为 2 000 个单位，水的 CT 值为 0，空气和密质骨的 CT 值分别为 -1 000 和 +1 000。其中，密质骨的 CT 值为上限，空气的 CT 值为下限。组织密度越大，CT 值越高；组织密度越小，CT 值越低。人体组织 CT 值的范围 -1 000 至 1 000，CT 图像上则以 2 000 个灰阶表示这 2 000 个 CT 值分度，但人眼只能分辨 16 个灰阶。2 000/16=125 HU，即两种组织 CT 值差别在 125 HU 以内是不能分辨的。

在荧光屏上，为了使 CT 图像上欲观察的组织结构和病变达到最佳显示，需使用窗技术，其包括窗位和窗宽。窗位是指观察某一组织结构细节时，以该组织 CT 值为中心观察；窗宽是指荧屏图像上包括 16 个灰阶的 CT 值范围。CT 检查由于其没有组织穿透深度的限制，具有很高的密度分辨力，易于检出病灶，特别是能够较早地发现小病灶，因而广泛用于临床。但 CT 对密度相近的软组织却无能为力，成像的灵敏度尚不足以达到分子水平，新的造影剂和小型仪器的开发将推动该技术达到分子水平。近年来，螺旋 CT 和多层 CT 的应用，以及多种后处理软件的开发，使得 CT 的应用领域在不断地扩大。目前，CT 检查的应用范围几乎涵概了全身各个系统，特别是对于中枢神经系统、头颈部、呼吸系统、消化系统（消化管除外）、泌尿系统和内分泌系统病变的检出和诊断都具有突出的优越性。但 CT 检查使用 X 线，具有辐射性损伤，这就限制了 CT 在妇产科领域中的应用。

CT 检查主要分为 CT 平扫、CT 增强扫描以及 CT 血管造影（CTA）等。CT 增强扫描以 CT 平扫为基础，经静脉注入有机碘造影剂后再扫描，此时血管及血管丰富的病变组织或器官由于碘含量的增加导

致密度增高,而血管少的组织密度相对低,两者之间有一定的密度差,使病变部位显示更加清楚。目前,CT 增强扫描主要应用含碘造影剂扫描,最常用的如碘海醇。使用碘造影剂进行 CT 增强扫描,能清晰显示病变的性质及范围,同时还可观察到病变血供情况,有利于病灶的发现,对病变的诊断具有重要价值。虽然含碘的有机物具有较高的 X 射线吸收系数,但由于含碘物质会迅速被肾脏清除造成造影时间短,并且对肾有毒性,且含碘物质经 X 射线照射,诱导电离出碘离子,会产生更强的毒性,从而影响全身各个系统,出现程度不同的各类症状。造影剂不良反应的发生率各家报告不一,但非离子型造影剂的不良反应显著低于离子型者这一点已达成共识。与碘相比,金的原子序数以及 X 射线吸收系数更高,因而随着生物技术和纳米材料的发展,基于金纳米粒子的 CT 探针发展迅速。造影增强效果上,单位质量的金是碘的 2.7 倍左右,同时金纳米粒子的生物相容性好,表面性质上佳,制备路线成熟。例如,结合头颈癌肿瘤靶向抗体的金纳米棒的开发奠定了肿瘤靶向功能化纳米金造影剂的基础。

三、核磁共振成像

核磁共振成像是 1973 年 Lauterbur 发表的新技术,是利用人体中的氢原子核在磁场中受到射频脉冲激励而发生核磁共振现象,产生磁共振信号,经过信号采集和计算机处理获得图像的成像技术。是以组织的物理和生理特性改变作为成像对比的指标来实现疾病诊断,能够非侵袭性提供体内多种信息,包括解剖、生理甚至分子信息。它的优点是空间分辨率高,没有组织穿透深度的限制,对软组织也有很好的分辨率,无放射性污染,能够实现多序列、多参数成像。但成像时间较长,成本高,灵敏度相对较低。如同 CT 图像一样,MRI 图像也是数字化图像,是重建的灰阶图像,因此亦具有窗技术显示和能够进行各种图像后处理的特点。与 CT 检查的单一密度参数成像不同,MRI 检查有多个成像参数的特点,即有反映 T_1 弛豫时间的 T_1 值、反映 T_2 弛豫时间的 T_2 值和反映质子密度的弛豫时间值。T_1 加权像(T_1WI),短 TR、短 TE,组织的 T_1 越短,信号就越强(越白);组织的 T_1 越长,信号就越弱(越黑)。T_2 加权像(T_2WI),长 TR、长 TE,组织的 T_2 越长,信号就越强(越白);组织的 T_2 越短,信号就越弱(越黑)。质子密度加权像(PdWI),长 TR、短 TE,组织的质子密度越大,信号就越强(越白);质子密度越小,信号就越弱(越黑)。在 T_1WI、T_2WI 和 PdWI 像上产生不同的信号强度,具体表现为不同的灰度。MRI 检查就是根据这些灰度变化进行疾病诊断的。因此,组织间以及组织与病变间弛豫时间的差别,是磁共振成像诊断的基础。MRI 图像另一个特点是能多种序列成像。最常应用的是经典的自旋回波(SE)序列和快速自旋回波(TSE; FSE)序列,梯度回波(gradient echo,GRE)序列、反转恢复(inversion recovery,IR)序列和平面回波成像(echo planar imaging,EPI)等亦经常应用。和常规 CT 通常获取的轴位断层图像以及通过后处理得到的重组图像不同,MRI 检查可以直接获得轴位、冠状位和矢状位以及任何方位的倾斜断层图像。MRI 基于成像原理和多参数、多序列成像的特点,而具有高的组织分辨力。除常规序列外,一些特定的成像序列和成像方法更有利于正常或病变组织特征的显示。FLAIR 序列(水抑制序列)可以使液体信号(自由水)被抑制,从而突出其他组织。STIR 或 FS 序列(脂肪抑制序列)可以对脂肪进行抑制。MRI 检查以其多参数、多序列、多方位成像和软组织分辨力高等特点以及能够行 MRI 水成像、MRI 血管造影、MRI 功能成像和 MR 波谱成像等独特的优势,目前已广泛用于人体各个系统检查和疾病诊断。总体而言,与其他成像技术比较,MRI 检查具有能够早期发现病变、确切显示病变大小和范围、定性诊断准确率高等优点,可用于各个部位先天性发育异常、炎性疾病、血管性疾病、良恶性肿瘤、外伤以及退行性和变性性疾病等的发现和诊断。磁共振信号的强弱取决于组织内水的含量和水分子中质子的弛豫时间,参数包括 1H 浓度、弛豫时间,而扩散过程控制着它们的强度,因此应用造影剂来调制这些参数就可以使对比效果增强。对水质子的纵向弛豫率($R_1 = 1/T_1$)提高明显强于横向弛豫率($R_2 = 1/T_2$),在 T_1 加权成像中产生亮点的称为阳性或 T_1 造影剂。而阴性或 T_2 造影剂对水质子的横向弛豫率提高明显强于纵向弛豫率,并在 T_2 加权成像中产生暗点。可有效检测组织坏死、局部缺血和各种恶性病变(如肿瘤),并能进行早期诊断,还能对器官移植等进行监测。

现在临床广泛应用的磁共振成像造影剂,可以得到更清晰准确的图像。最常用的核磁造影剂包括顺磁配合物(Gd^{3+} 或 Mn^{2+} 配合物),顺磁纳米粒子(Gd_2O_3、MnO)和超顺磁性纳米粒子(Fe_3O_4、FeCO

和 $MnFe_2O_4$)。核磁共振成像最大的优势是高空间分辨率（25~100 μm 水平）和极强的组织穿透能力，既可以做形态学成像也可以做功能成像。缺点是足够量的造影剂以及扫描时间较长。但因为在体内代谢太快、无靶向、分布无特异性、难修饰，所以在磁共振分子成像中的应用有限。基于顺磁性氧化铁纳米颗粒（SPIONs）和含钆的纳米材料是 MR 分子影像领域的热点。

近年来，纳米分子探针在 MRI 成像中的应用极大地增强了其对活体内组织、细胞及分子水平生理生化变化过程（细胞增殖、生物合成、代谢、凋亡、信号通路改变、代谢物在体内分布等）的鉴别能力，使 MRI 分子影像在肿瘤诊断、分期、个性化治疗、疗效监测等各方面的应用发挥重要作用。

四、放射性核素成像

放射性核素成像是将放射活性化学物质注射到人体内，利用人体的某些器官或组织具有选择性吸收或浓聚放射性化合物的功能，以形成体内待研究部位中按某种规律分布的放射源，然后使用探测器对其放出的射线进行跟踪探测，通过闪烁照相或断层扫描等，即可获得反映放射性核素在脏器和组织中的浓度分布及随时间变化的图像。主要的放射性核素显像检查包括：肾图、肾显像、肾上腺皮质髓质核素显像、骨显像及阴囊显像等。骨显像是骨代谢活跃的区域吸收放射性物质，从而得到显像，往往提示肿瘤或骨转移肿瘤。它定量探测正电子核素 ^{11}C、^{15}O、^{13}N、^{18}F 等（这些超短半衰期同位素是组成人体的主要元素）的空间分布和实时变化。通过 PET 技术人们不仅可以无创伤地探讨大脑奥秘，而且由于其高分辨率的优点在肿瘤和心、肺疾病等的临床诊断中，获得了广泛的应用。正电子发射计算机断层扫描成像（PET）和单光子发射计算机断层扫描成像（SPECT）是两种主要的放射性核素成像模式。PET 成像具有高敏感度，速度快，无组织穿透深度限制，可定量，并能进行整体成像，真实反映人体生理、病理和功能方面的改变，但成本高且放射性具有不安全因素。分子成像技术是当前核医学最高水平的标志，但是该技术仍有不足之处，如空间分辨率低，假阳性率高等。SPECT 成像具有很高的灵敏度，无组织穿透深度限制，但空间分辨率低，难以获得深层组织的定量信息，存在放射性带来的风险。

各种核素包括 ^{18}F、^{64}Cu、^{68}Ga（PET）、^{125}I、^{111}In 和 ^{99m}Tc，用于核素标记作为造影剂。放射性核素成像的缺点是空间分辨率较差（1~2 mm）。它的最大优点是灵敏度高，造影剂用量少，没有组织穿透能力的限制，这使得其在疾病的潜伏期和平稳期进行非侵入诊断成为可能，同时它也可以用于新药代谢动力学的评价。例如，2-[^{18}F]fluoro-2-deoxy-D-glucose（[^{18}F]FDG）是一种广泛用于癌症诊断和放射治疗评价的功能性造影剂。但较低的空间分辨率是这一成像技术的主要缺陷。^{18}F- 氟代脱氧葡萄糖（FDG）是目前临床常用的 PET 造影剂，但它实质上并不是对肿瘤具有特异性的对比剂。而通过修饰生物配体、PEG 或同位素的纳米探针能够使影像更清晰，从而提高诊断精确度。例如，Muzykantov 课题组制备的 PET 纳米探针修饰了单克隆抗体并用同位素 ^{124}I 标记，因而对内皮细胞有特异性，可以用来研究纳米载体在体内组织的分布等。

近年来，随着分子生物学、放射化学的发展，出现了许多具有高度特异性和亲和力的示踪剂。通过连接这些示踪剂的特异性分子探针，对肿瘤组织、细胞内代谢变化可先于其形态学改变进行检测。尽管大量的临床和临床前研究证实了使用放射性核素分子成像在探测肿瘤、预测治疗反应等的可行性，但较低的空间分辨率，缺乏解剖结构信息使其需要结合 CT、MRI 等其他成像手段以在临床应用中发挥更大的作用。放射安全性和需要产生放射性核素的加速器也限制了放射性核素成像使用。

五、超声成像

超声医学是声学、医学、光学及电子学相结合的学科。凡研究高于可听声频率的声学技术在医学领域中的应用即超声医学。包括超声诊断学、超声治疗学和生物医学超声工程，所以超声医学具有医、理、工三结合的特点，涉及的内容广泛，在预防、诊断、治疗疾病中有很高的价值。超声成像是向活体内发射超声波，接收并处理活体器官组织反射的回波信号，获得反映活体器官组织性质和结构的图像信息，以实现疾病诊断。具有实时、价廉、无放射性污染的优点，具有广泛临床应用，但是其分辨率低，具有操作经验的依赖性。超声分子成像利用具有靶向识别功能的微气泡超声造影剂介导观察靶组织在组织、细胞及亚细胞水平的变化，从而更早、更准确地对病变区组织某一特定分子标志物在分子或细胞水平进行监测。超声成像在临床上应用极其广泛。

常用的超声仪器有多种：A 型（幅度调制型）是以波幅的高低表示反射信号的强弱，显示的是一种"回声图"。M 型（光点扫描型）是以垂直方向代表从浅至深的空间位置，水平方向代表时间，显示为光点在不同时间的运动曲线图。以上两型均为一维显示，应用范围有限。B 型（辉度调制型）即超声切面成像仪，简称"B 超"。是以亮度不同的光点表示接收信号的强弱，在探头沿水平位置移动时，显示屏上的光点也沿水平方向同步移动，将光点轨迹连成超声束所扫描的切面图，为二维成像。至于 D 型是根据超声多普勒原理制成。C 型则用近似电视的扫描方式，显示出垂直于声束的横切面声像图。近年来，超声成像技术不断发展，如灰阶显示和彩色显示、实时成像、超声全息摄影、穿透式超声成像、超声计并机断层摄影、三维成像、体腔内超声成像等。超声成像最大的优点是成本低，安全性良好，操作方便。常用来判断脏器的位置、大小、形态，确定病灶的范围和物理性质，提供一些腺体组织的解剖图，鉴别胎儿的正常与异常，在眼科、妇产科及心血管系统、消化系统、泌尿系统的应用十分广泛。在实验性超声成像中，充有气体的微泡，全氟化碳乳胶液和胶体悬浮液是最常用的造影剂，可用于血池成像、器官损伤和灌注成像。这些造影剂在超声波激发下会产生共振，经过壳层共振放大达到超声增强造影成像的效果。大多数造影剂是由生物相容性良好和可降解的材料制备的，具有较长的血液循环时间，已经在活体中得到安全使用的证明。

在所有的成像模式中，没有一种模式是可以满足所有临床需求的。因此，目前多模态成像的研究是分子影像发展的大趋势，也是分子影像学发展的重点和难点。

第二节　多模态活体成像探针的类型及研究进展

近年来分子影像学在临床和基础研究方面都得到了很好的应用，不仅推动了疾病的早期诊断和治疗，也为临床诊断引入了全新的概念。分子影像学的核心是快速、高灵敏、高分辨的成像设备与高特异性、高亲和力的影像探针（probe）的完美融合。影像探针是指能与靶标特异性结合且能产生影像学信号（如光、磁、电信号）的复合物。理想的分子影像探针应满足以下几个条件：①对靶标具有高度的特异性结合力和亲和力；②具有良好的通透性，能迅速穿过生物屏障，如血管及细胞膜等；③不会引起机体明显的免疫反应，即在活体内保持相对稳定，在血液循环中有适当的清除期，既能与靶生物分子充分结合又不会有明显副作用；④能与影像信号分子偶联，在一定程度上将需要探测的信号进行放大便于成像并产生有效的检测信息。目前常用的分子影像探针有各类常规的非特异性造影剂、带有特异分子配体的分子探针以及近年来随着纳米技术而发展起来的纳米探针。相对于传统的分子型探针，纳米探针具有影像信号强度大、靶向效果好、代谢动力学可控等显著的优点。

多模态成像技术是选择临床成像技术中互补性强并有利于疾病诊断的技术加以融合，进而在同一仪器上实现多种成像方式的检查，它的应用前景已为广大科研和临床工作者所认同。PET/CT 和 SPECT/CT 多模态成像系统已经在临床应用中表现出良好的成效。多模态成像系统的开发对成像探针的性能提出了新的要求，开发与多模态成像系统相匹配的多模态活体成像探针成为医学影像技术发展的前沿与热点。PET/ 光学双模态分子影像探针中基于 ^{64}Cu 量子点的纳米探针具有表面积大、易于进行功能化修饰、稳定性好以及靶向性强的优点。此分子成像探针在荧光杂交、细胞标记、近红外成像、核酸检测等研究中都有所应用。正电子 ^{64}Cu、^{68}Ga 和 ^{124}I 等具有优良的螯合特性和较长的半衰期，常用来设计分子探针。近红外染料 Cy5.5 与核素 ^{111}In 结合的赖氨酸衍生物双模态分子探针能够与肿瘤特异性单抗相作用，实现特异性肿瘤光学 /PET 成像。将 ^{124}I、^{99m}Tc 等 PET 信号分子与 Gd^{3+}、氧化铁纳米粒子等 MRI 响应中心结合起来的纳米粒子可以实现 PET/MRI 双模成像。李富有课题组制备了 ^{18}F 标记稀土纳米粒子的荧光 /PET 双模成像探针、水溶性 $NaGdF_4$ 的上转换荧光 /MRI 双模成像探针 ^{18}F 取代 $NaGdF_4$ 的上转换荧光 /MRI/ 放射性标记三模态成像探针、$NaLuF_4$ 偶联 Gd^{3+} 螯合物或包覆 Fe_3O_4 的上转换荧光 /MRI/CT 三模态成像探针。

值得注意的是，将造影功能以外的功能，如药物输送、疾病治疗等功能集成到生物探针中可以形成多功能成像探针。多模态活体成像探针按其主体物理化学结构可分为：小分子；无机纳米粒子，如氧化铁纳米粒子、半导体量子点、硅纳米粒子、金纳米粒子、稀土上转换纳米粒子等；有机纳米粒子，如蛋白质、树枝状聚合物、聚合物胶束、脂质体等。

一、小分子

小分子多模态成像探针通常利用化学键以及配位共价键作用来构建，其结构设计简单，适合于将核磁、荧光、SPECT 和 PET 造影剂融合以构建多模态成像探针。小分子络合物 Gd-DTPA 是临床应用最为广泛的造影剂之一。小分子成像探针通常经肾脏代谢，尺寸稍大（> 5 nm）的小分子成像探针经肝脏代谢。与纳米粒子成像探针相比，小分子成像探针在肝脏驻留时间短，可以避免纳米粒子长时间在肝脏驻留带来的毒性风险，但是如果小分子成像探针在体内循环时间过短，不利于稳定可靠成像效果的获得。

虽然纳米粒子是目前多模态成像探针研究最多的领域，但是小分子成像探针仍是多模态成像探针研究的重要基石，它被广泛地用做构建无机及有机纳米粒子多模态成像探针的模块，如：在氧化铁纳米粒子表面修饰荧光染料实现光学探针功能；在有机纳米粒子表面修饰荧光染料实现探针功能；在硅纳米粒子中引入荧光染料实现光学探针功能等。

二、纳米材料

随着纳米科技的发展，纳米技术在医学检验诊断、药物递送、基因治疗以及生物修复等生物医药领域显示出广阔的应用前景。全球纳米技术的迅猛发展给疾病治疗带来一场全新的变革。基于纳米材料的新型药物及技术为重大疾病的预防、诊断与治疗提供了新的思路。自 1960 年首次报道脂质体作为蛋白和药物载体以来，控释聚合物（1976 年）、聚乙二醇化的脂质体（1990 年）、聚合物胶束（1999 年）以及树枝状聚合物（2010 年）等众多的纳米材料或纳米器件被用来提高疾病诊断和治疗的效率。纳米载药系统结合自身长循环、靶向、缓控释、透黏膜、透皮、物理响应等优势，可以克服现有药物制剂生物利用率低、稳定性差、药理作用时间短、不良反应严重等缺陷。纳米技术是一个化学、物理、材料、生命科学和医学多学科交叉的研究领域。目前纳米技术在生命科学领域的科学研究，尤其是生物成像方面取得了令人瞩目的成就，纳米材料在生物医学成像应用中表现出许多优良的物理特性。在纳米成像领域，生物分子包被的小型超顺磁性氧化铁纳米颗粒已被广泛用作磁共振成像（magnetic resonance imaging, MRI）造影剂，并进行癌症成像检测，有助于提供解剖学细节以及实现对治疗的实时监控。与传统的诊断方法相比，可以提前（数个月至数年）发现一些癌症细胞，纳米成像技术也可用于化疗后对残余或转移的癌细胞检测。

目前用于生物成像的功能性纳米材料包括：①量子点、包裹染料的 SiO_2 纳米材料、碳纳米管、上转换纳米材料；②磁性纳米材料：Fe_3O_4、MnO、Gd_2O_3、$MnFe_2O_4$、$NaGdF_4$、Gd 掺杂的稀土纳米材料；③ CT 成像类纳米材料：含有 I、Au、Ba、Bi、Ta 和 Yb 等元素的纳米材料；④放射性核素成像纳米材料：^{16}F、^{64}Cu、^{68}Ga（PET）以及 ^{125}I、^{111}In、^{99m}Tc（SPECT）核素掺杂或标记的纳米材料。

纳米材料的独特优点包括：①与小分子造影剂或药物不同，纳米材料可以将多种成像模式或治疗药物集于一体，为多模态成像技术的发展以及成像治疗一体化的实现提供了有效而广阔的平台；②具有较大的比表面积，可以将大量其他造影剂或治疗药物通过简单装载或者化学键合引入到纳米材料中；③能够进行多种配体功能化，提高对受体的靶向识别能力，实现靶向多功能成像和靶向药物输送；④尺寸可调以及表面性质丰富，可以利用肿瘤组织的高通透性和滞留效应（EPR 效应）被动靶向肿瘤，提高影像探针的利用率。可以根据实际需要使其具有较长的血液循环时间或提高网状内皮组织对其摄取效率等。这些优点使得纳米材料成为多模态成像探针的"明星材料"。

许多纳米生物材料尽管拥有优良的性能，但由于在设计之初对生物安全性缺乏认识，也未充分考虑到后期可能出现的毒性问题，使得大量研究只停留在实验阶段。随着纳米技术在生物医药领域的应用，有关纳米材料潜在的安全性问题受到人们关注。大量研究证明，纳米颗粒会与生物大分子和细胞发生作用，引起严重的毒性反应。除了毒性的争议，工艺流程也存在诸多瓶颈，其中工艺控制难、重现性差、放大效应强等问题同样也限制和阻碍了纳米技术的发展。

（一）无机纳米粒子

无机纳米粒子是目前构建多模态成像探针最主要的结构形式之一，主要包括氧化铁纳米粒子、半导体量子点（QDs）、金纳米粒子、硅纳米粒子和上转换纳米粒子等。下面分别介绍这几种无机纳米粒子的构成及其研究与应用。

1. 氧化铁纳米粒子　磁性纳米颗粒是具有磁趋向性的纳米颗粒，它以磁性纳米材料为内核，通过表面分子修饰获得良好的稳定性，具有良好的磁导向性、生物相容性、药物缓释性及可定期排出体外等优点。磁性纳米颗粒主要分为 3 种类型：金属、双金属和超顺磁性氧化铁纳米颗粒（SPIONs），其中 SPIONs 无毒副作用，表面易修饰磷脂、蛋白、聚乙二醇、多糖等多种物质，并且易于偶联抗体、受体等配体和药物。因此，SPIONs 具有非常独特的优势，多种相关药物已获准进入临床使用。

目前临床中用来增强核磁共振成像（magnetic resonance imaging，MRI）的常规造影剂存在着对比度低、安全性能差、靶向性能弱等缺陷。而 SPIONs 能显著改善 MRI 的对比度，并且具有较高的生物安全性能和组织特异识别性能，被视作目前最理想的 MRI 造影材料。Hu 等人和 Frullano 等人已证明钆（Gd）的磁性纳米颗粒能在不影响横向弛豫（T_2）的条件下降低纵向弛豫（T_1）时间，SPIONs 则能够有效地缩短 T_2，从而优化 MRI 的成像效果。Guimaraes 等人使用商品化的单晶线性氧化铁磁性纳米颗粒（ferumoxtran-10）作为 MRI 造影剂，通过临床试验证明其能够更加准确和清晰地对肾癌患者的恶性淋巴结进行成像。Farrell 等人选取了 20 例中枢神经系统病变的患者进行 MRI 研究，18 例接受钆造影剂（GBCA）和其中 1/2 接受纳米氧化铁造影剂，结果显示与钆造影剂增强 MRI 相比，纳米氧化铁增强 MRI 显示相同数量中 1/2 的患者提高脑部病变成像，这项研究表明，USPIO 增强脑部 MRI 可以用于中枢神经系统炎症性疾病的诊断。

以氧化铁纳米粒子构建多模态成像探针主要包括复合物、核壳结构和均匀掺杂结构三种形式。

（1）复合物结构是基于氧化铁纳米粒子作为多模态成像探针的主要结构形式，在氧化铁纳米粒子表面连接近红外荧光染料；放射性核素，如 ⁶⁴Cu、¹²⁴I，量子点等成像试剂来构建多模态成像探针。有研究者制备了超顺磁性氧化铁（SPIONs）和近红外染料 IR-780 的磁共振（MRI）/ 近红外荧光成像

（NIRF）双模态分子探针，结果显示了出色的成像效果。用其标记、示踪干细胞也表现出了很好的生物相容性和更好的成像效果。Rosales 等人利用商品化的超顺磁性氧化铁纳米磁共振造影剂 Endorem 和 ⁶⁴Cu 合成了 PET/MRI 双模态淋巴结显像探针。该方法具有操作简便的优点，并且在 PET/CT 和 MRI 模式下均能清晰地观察到淋巴结的摄取。通过将 PET 显像的组分与 MRI 显像的组分简单混合最终制备 PET/MRI 双模态分子影像探针的方法为其他双模态分子影像探针的制备提供了新的思路。近期，Fe_3O_4- 金属质结纳米粒子被用于 CT/MRI 双模态活体成像。Cole 等人使用氨基化的淀粉和氨基硅烷交联到 Fe_3O_4 磁性纳米颗粒表面并通过羟基琥珀酰亚胺连接 PEG，设计出了循环时间长、磁靶向效果好和 MRI 成像清晰的 PEG-MNPs。

（2）将氧化铁纳米粒子作为核，利用核壳结构构建多模态成像探针也是具有潜力的发展方向。磁性 - 非磁性复合材料一般为核 - 壳微球结构，其中磁性材料为核，非磁性材料为壳。例如，磁性壳聚糖微球是近二十年来发展起来的一种新型高分子材料，是用壳聚糖包裹磁性粒子形成的具有球状结构的粒子，壳聚糖为壳，磁性粒子为核。磁性壳聚糖微球表面的氨基可以与蛋白质分子发生羧基反应，从而将蛋白质分子吸附在其表面。由此可见，磁性壳聚糖微球可以用做酶的固定化载体，从而使酶容易回收并能够重复利用。磁性壳聚糖微球表面的氨基还可以与金属离子发生螯合作用，达到净化废水的目的。有研究者将磁性壳聚糖微球作为抗癌药 5- 氟尿嘧啶的载体，并对细胞毒性进行了研究。他们合成的载有 5- 氟尿嘧啶的磁性壳聚糖微球的平均粒径为 100 nm ± 20 nm，具有低聚合性和优秀的磁响应性，药物容量和包封的比例分别为 16%~23% 和 60%~92%，结果显示载有 5- 氟尿嘧啶的磁性壳聚糖微球在细胞内保留了很好的抗癌抗菌活性。

在氧化铁纳米粒子表面生长 LaF_3: Yb^{3+}/Er^{3+} 上转换发光壳层，可以获得上转换发光 /MRI 双模态成像探针；生长氧化钽功能壳层，所制备的探针具有 MRI/CT 多模态成像效果；生长 $NaLuF_4$: Yb^{3+}，Er^{3+}/Tm^{3+} 上转换壳层，利用稀土元素的 X 射线吸收性质和 $NaLuF_4$: Yb^{3+}，Er^{3+}/Tm^{3+} 的上转换发光性质，所制备的探针具有上转换发光 /MRI/CT 多模态活体成像效果。

以氧化铁纳米粒子作为磁共振造影壳层，同样

可以利用核壳结构制备多模态成像探针。核壳结构氧化铁多模态成像探针的不足之处在于其弛豫率低于单独的氧化铁纳米粒子。Yang 等人利用氧化铁的成像性质，将抗肿瘤药物阿霉素与表面 PEG 化的氧化铁磁性纳米颗粒相结合，然后在 PEG 末端连接肿瘤靶向配体 cRGD 和核医学功能代谢显像（PET）Cu 的螯合剂，形成具有多模态、多功能靶向的磁性纳米颗粒。该颗粒对 U87MG 人胶质母细胞瘤细胞具有良好的靶向效果，同时能够靶向地对活体 U87MG 细胞移植瘤进行同位素和 PET/CT 成像。Xu 等人使用双亲性的嵌段共聚物聚苯乙烯-block-烯丙醇包裹上转换纳米颗粒和氧化铁纳米颗粒，再负载荧光染料 Squaraine，设计出多功能的纳米复合体系 UCIO@Polymer-SQ。该体系同时具有上转换发光、下转换荧光及 MRI 三模态成像功能，能够同时示踪 HeLa 人增值表皮癌细胞的移植瘤并为其磁靶向治疗提供成像引导，在磁性纳米颗粒多模态成像的同时实现了对肿瘤的靶向治疗。

（3）均匀掺杂结构，掺杂型的双模造影剂可理解为均匀掺杂 T_1 组分的双模造影纳米颗粒。高锦豪教授课题组报道了粒径为 14 mn 的 GD_2O_3 嵌入型氧化铁纳米颗粒（GdIO）的合成以及其在肿瘤方面的应用。最近，Gd 掺杂的氧化铁纳米球（GdON））被报道作为 T_1-T_2 双模造影剂。它是以乙酰丙酮铁和乙酰丙酮钆作为前体物、PEI 作为表面活性剂，采用水热法合成得到。与 GdIO 不同的是，Gd 是以占据铁原子的位置掺杂其中，而不是以 GD_2O_3 的形式包被其中。不同的 Gd 含量产生的 GdON 具有不同的 r_1 和 r_2。通过 pH 敏感的腙键装载抗癌药物紫杉醇（taxol）和通过酰胺键连接叶酸形成了多功能药物传递系统。该系统不仅可以通过双模造影剂实现靶向肿瘤成像，同时可将药物输运到肿瘤部位，并借助肿瘤酸性环境实现药物的可控释放，这种诊疗一体化的系统在人宫颈癌小鼠肿瘤模型中得到验证。

2. 半导体量子点　量子点（quantum dot）是一种重要的低维半导体材料，其三个维度上的尺寸都不大于其对应的半导体材料的激子玻尔半径的两倍。量子点一般为球形或类球形，其直径常在 2~20nm 之间。常见的量子点由 Ⅳ、Ⅱ-Ⅵ、Ⅳ-Ⅵ 或 Ⅲ-Ⅴ 元素组成。量子点能够接受激光而激发荧光，其具有纳米颗粒典型的量子效应和独特的光学特性。与传统的有机染料和荧光蛋白相比，量子点的发射光谱可随尺寸的大小而调节，具有很强的信号亮度，可抵抗光漂白效应，并且可以同时激发多种颜色的荧光。当与靶向配体，如抗体，多肽或小分子偶联时，量子点可被用于靶向肿瘤标志物和肿瘤血管系统，具有很高的亲和力和特异性。量子点具有依赖于尺寸、组成、结构的独特的光学和电子特性，可以通过其尺寸，化学组成和晶格结构的改变，在可见光和红外区的大范围波段进行调制。量子点被广泛应用于生物医学成像，并且被广泛应用于癌症成像和早期诊断。近来，量子点介导化疗药物，如紫杉醇、阿霉素等；功能蛋白，如抗体等；基因治疗药物，如 siRNA 等可以传输到肿瘤部位以实现肿瘤的成像和治疗，近年来成为纳米药物领域的研究热点。采用量子点作为药物载体，可以实时跟踪药物在生物体内代谢过程及代谢的具体路径，在研究药物的作用机理以及药物的靶点确定中起到了关键作用。另外，量子点还可以与药物共定位，在药物起作用的位点通过活体成像的方式显示病变部位，方便实时监测与实现影像引导的治疗。

为了避免自发荧光干扰和组织穿透深度的要求，发射波长位于近红外光区的量子点更适合于活体成像的应用。研究者们以量子点荧光性质调控为目的，在近红外量子点制备上取得了很多成果。近红外生物组织透明窗口分为第一窗口区（650~900 nm）和第二窗口区（1 000~1 350 nm）。第二窗口活体成像探针虽然同样具有广阔的前景，但是目前由于受仪器条件的限制，研究报道较第一窗口活体成像探针少。将量子点的激发光波长调控到接近或者位于近红外光区对活体成像更为有利，这类量子点包括 CdTe 量子点、CdTe/CdSe 量子点、CdSe/CdS/ZnS 量子点、InAs/ZnCdS 量子点、含重金属 Pb 和 Hg 的量子点等。其中含重金属 Pb 和 Hg 的量子点由于其潜在生物毒性，在活体成像中应用较少。以量子点构建多模态成像探针的主要结构形式是纳米复合物，如将量子点与磁共振造影剂、放射性核素通过连接或者包覆形成复合物。

2007 年，Schipper 等人用 ^{64}Cu 分别标记 800 nm 和 625 nm 波长的氨基-PEG 商业化的量子点，量化地研究了量子点在小鼠体内的全身性的分布，实现了 PET 和荧光的双模态成像。2008 年，Duconge 等人将 ^{18}F 标记在磷脂胶束的量子点表面，实现小鼠全身的双模态成像。也有研究者将 InP/ZnS 量子点作为核，外围连接 MRI 分子探针 Gd，做成 MRI/荧光量子点双模态探针,细胞穿透肽的连接则促进了纳米颗粒进入细胞进行双模态成像。Farokhzad 等人报道了将量子、核酸适体和小分子抗癌药物阿霉素(DOX)结合的三元体系,实现了在体外的靶向成像、治疗和传感药物的释放,从而使量子点可以作为成像治疗一体化的探针。Dennis 等人交联商业化羧基化量子点 ITK 和对 pH 敏感的绿色荧光蛋白 GP,形成双荧光共振转移体系 Bi-FRET。该体系在 pH 6~8 之间即可产生超过 12 倍的荧光变化,可用于检测内含体酸化的过程,具有极高的 pH 灵敏度和较高的荧光稳定性。Li 等人将表面氨基聚乙二醇化的 CdSe/ZnS 量子点静电吸附小分子干扰 RNA(siRNA),该量子点既可抑制 SK-N-SH 人神经细胞中阿尔茨海默症相关基因 BACE-1 的表达,也可用于细胞荧光成像,将诊断与治疗相结合。Nie 研究组利用"质子海绵"效应设计了一种可以实现溶酶体逃逸的多功能量子点,并利用这种量子点负载 siRNA,将传统 siRNA 沉默效率提高了 10 倍以上。同时,利用量子点自身的荧光可实时监测与定位载体在细胞内的运输过程,为开发高效的基因治疗方法提供了一条新思路。量子点也可以作为光敏剂,介导肿瘤光动力治疗(photodynamic therapy,PDT)。光动力治疗肿瘤是世界范围广泛关注的重要课题,与手术、化疗、放疗等常规治疗手段相比,光动力学疗法具有毒性低、副作用小、抗癌广谱、选择性高等优势。光、氧气和光敏剂是 PDT 的三要素。PDT 治疗肿瘤的原理是光敏剂聚集到肿瘤组织后,在特定波长的光照下,利用局部产生的活性氧(ROS),引起蛋白、DNA、酶等生物大分子失活或肿瘤毛细血管内皮破坏,导致肿瘤细胞坏死或组织损伤。随着量子点制备技术和高性能量子点的出现,量子点作为光敏剂或用于能量转移提高传统光敏剂的光动力疗效已初见成效。Qi 等人证实表面修饰卟啉环的亲水 Cd/Se 量子点在双光子激光下可产生单线态氧,可用于光动力治疗。Callan 研究组开发出碳量子点 - 原卟啉(Ⅳ)光敏剂的结合物,采用 800 nm 的激光激发,通过荧光共振能量转移,用于双光子激发的 PDT。

3.硅纳米粒子　硅纳米粒子具有良好的机械性能和生物相容性,易于通过化学及物理方法修饰,因而在纳米诊疗医学领域具有广泛的应用。作为诊疗药物的载体,二氧化硅纳米粒子(silica nanoparticles,SNs)是一种生物相容性好、易官能化、无毒、尺寸在数十纳米到微米级可控、并且结构稳定的纳米材料。随着研究的不断成熟,二氧化硅纳米粒子的结构和性能朝着多样化和功能化发展,按照其结构主要分为无定型二氧化硅纳米粒子(nonporous silica nanoparticles,NSNs)、介孔二氧化硅纳米粒子(mesoporous silica nanoparticles,MSNs)和空心介孔二氧化硅纳米粒子(hollow mesoporous silica nanoparticles,HMSNs)。MSNs 和 HMSNs 均具有优良的生物相容性和可降解性,同时也易于同其他功能材料复合,整合肿瘤靶向、药物控释、多药共载、多模成像、多模治疗等若干诊疗手段于一体,使其具备更加丰富的诊疗功能。硅纳米粒子广泛应用于生物医药、检测分析和催化等领域。在多模态成像研究领域,硅纳米粒子充当造影剂载体的角色,通过包覆或者连接的方式集成不同功能的造影剂,如荧光染料、^{124}I、Gd^{3+}、^{64}Cu 等,以构建多模态成像探针。

二氧化硅纳米粒子本身作为一种惰性材料,能够对已有的荧光纳米粒子起到保护的作用。将二氧化硅作为荧光纳米粒子的保护壳层具有如下优势:①氧化硅是一种生物相容性好并且无毒的材料;②氧化硅壳层可以非常方便地被修饰而官能化,从而可以修饰多肽、蛋白质、抗体等;③氧化硅网格是光透明的,因此使激发光和发射光更容易透过;④氧化硅纳米粒子的形貌尺寸容易调控。

选择光学性能相匹配的多种荧光团,同时将其富集在一个二氧化硅纳米粒子的内部,就可以使该复合粒子具备特定的荧光性能。通过调节各种荧光素的投料比,则可以赋予纳米粒子以荧光编码的能力。由于有机荧光素的激发光谱一般很窄,故多种荧光素很难被同时激发。在这种情况下,荧光能量共振转移(FRET)现象成为一种重要的手段。FRET 现象即距离很近的两个荧光分子间产生的一种能量转移现象。当供体荧光分子的发射光谱与受体荧光分子的吸收光谱重叠,并且两个分子的距离在 10 nm 范围以内时,就会发生一种非放射性的能量转移,使得供体的荧光强度比它单独存在时要低得多(荧光淬灭),而受体发射的荧光却大大增强(敏化荧光)。例如三种荧光素 FITC、RBITC 和 R101-SE,前一种荧光素的发射谱正好和后面一种荧光素的激发谱重叠,所以只需要用 488 nm 的激发光激发 FITC,则 RBITC 和 R101.SE 就可以通过 FRET 被激发而同时发光。因为 FRET 的效率跟能量供体和受体之间的距离的六次方成反比,所以要想获得比较好的激发效果,三种荧光素之间必须靠得足够近。把三种荧光素按照一定的比例包覆在二氧化硅纳米粒子内部是提高 FRET 效率的有效方法,从而使粒子被 488 nm 的激发光激发时具有不同特征的发射光谱以实现荧光编码。另外,也可以通过选取合适的参比 / 敏感的荧光素使其能够发生 FRET 而构建荧光比率计探针。

同样,量子点嵌入介孔材料具有提供多色信号的潜力。在这种情况下,硅框架使量子点空间分离,从而防止由于能量转移机制造成的强度损失。与有机荧光素不同,QDs 的激发光谱很宽,因而一系列不同尺寸的 QDs 可以被同时激发。将不同波长的 QDs 在二氧化硅粒子中通过层层组装,也可以实现荧光编码。引入磁性纳米粒子,例如 Fe_3O_4 作为 MSNs 的核心或者在表面结 Fe_3O_4 纳米粒子,可以实现 T_2 加权 MRI。陈等人报道了通过氧化还原反应将氧化锰结合到介孔硅中来进行功能化。

Cheng 等人将近红外荧光造影剂 ATTO647N、光动力治疗药物钯卟啉和生物分子配体 cRGDyK 多肽整合到介孔二氧化硅纳米颗粒中,实现了对 U87MG 和乳腺癌细胞 MCF-7 的靶向光动力治疗和实时示踪。Zhang 等人设计出共包载金纳米棒和阿霉素的介孔二氧化硅纳米颗粒,该颗粒可明显改善 A549 肺癌细胞对阿霉素的摄取量,同时近红外激光刺激可将阿霉素从纳米颗粒中快速释放,结合金纳米棒高效的光热效果,可明显杀伤肿瘤细胞,同时亦可对体系在细胞内的代谢和富集进行示踪。He 等人则采取自组装和煅烧法合成具有缺氧发光(oxygen-deficient luminescent)性质的介孔二氧化硅纳米颗粒 SIC-600,载体自身可发冷光,具备成像示踪功能,同时包载阿霉素能促进 MCF-7 乳腺癌细胞对药物的摄取,从而得到更简单的诊疗一体化体系。

4. 金纳米粒子　金纳米粒子(尺寸在 l~100 nm)是研究最早的贵金属纳米粒子之一。金纳米粒子是以金的金属盐为原料,通过控制实验条件合成的具有不同性质的纳米尺度的金,其性质稳定,且制备简单、粒径均匀、生物相容性好、易于生物分子固定修饰,故其广泛应用于纳米生物传感器、生物成像和光热治疗领域中。基于形状的不同及物理性质的差异,金纳米粒子可被分为几种不同的亚型:金纳米球、金纳米棒以及金纳米笼。最早被研究的是金纳米球,随后是金纳米棒和金纳米笼。金纳米粒子具备如下优点:①制备过程简单,单分散性好;②具有

可调控的介电、光电特性;③颗粒表面与生物分子(如抗体、激素、蛋白等)能有效结合;④良好的生物相容性和稳定性;⑤具有表面增强拉曼散射(SERS)性质;⑥纳米金能很好地吸收近红外光,并将之转化为热能或者产生单线态氧,是一种优良的光热 / 光动力试剂;⑦可作为抗肿瘤药物的载体。粒径在数十纳米的金纳米粒子在活体成像领域主要用作 CT 成像造影剂,而小粒径的金纳米粒子(2~3 nm)具有较强的近红外荧光发射,可被用做荧光成像探针以及光热治疗。

多功能金纳米粒子由金纳米粒子、靶向分子、治疗试剂及亲水性聚合物构成。亲水性聚合物主要包括聚乙二醇(PEG)、多聚糖、泊洛沙胺以及泊洛沙姆等。由于这些平台与 X 射线兼容,因此它们主要被用作放射治疗的增敏剂与 CT 成像的对比试剂。多功能金纳米粒子能够被动或主动的靶向肿瘤细胞与组织。被动靶向的基本原理是利用肿瘤独特的微环境:①肿瘤血管的渗漏性,这使得大分子更容易以渗透的方式进入肿瘤组织;②紊乱的淋巴引流系统,这增加了大分子在肿瘤内的保留时间。这些作用产生了实体瘤高通透性和滞留效应(EPR 效应),这种效应使得金纳米粒子能够通过这缺口溢出血管,并相肿瘤组织内聚集。被动靶向原理的最大局限性是不能在肿瘤部位获得足够高浓度的纳米粒子,进而导致较差的成像效果以及系统性的副作用。在 EPR 效应中,尽管淋巴引流不通畅有助于溢出的粒子在肿瘤间隙富集,但是间隙内升高的渗透压也有助于使纳米粒子从肿瘤部位向外流,最终导致纳米粒子在肿瘤部位的重新分配。为了弥补这一缺陷,另一种策略是进行靶向化学修饰,将具有靶向功能的化学分子连接到纳米探针表面,从而获得具有主动靶向功能的纳米粒子。

在肿瘤的诊断中,CT 成像仍然是目前医院中最有效的诊断工具之一,对比试剂主要为碘类化合物。然而,碘类化合物存在明显的不足,如具有肾脏毒性、血管渗透作用以及较快的肾脏清除作用(较短的成像时间)等特性。X 射线放射治疗与 CT 成像技术都是基于 X 射线而提出的手段,其机制为:当 X 射线撞击到物体时,散射光子(X 射线)、光电子、康普顿电子、俄歇电子及荧光光子等会随之出现,这样就导致了放射化学(自由基化与离子化)损伤。金元素能够很好地吸收 X 射线,在相同摩尔浓度的条件下,其 X 射线衰减程度远远高于基于碘化合物

的刘比试剂。因此，在无论在体内还是在体外，金纳米粒子已经被广泛地用作放射治疗的增强试剂以及 CT 成像的对比试剂。

光声成像(photoacoustic imaging，PAI)是近年来发展起来的一种非入侵式和非电离式的新型生物医学成像方法。当脉冲激光照射到(热声成像则特指用无线电频率的脉冲激光进行照射)生物组织中时，组织的光吸收域将产生超声信号，我们称这种由光激发产生的超声信号为光声信号。生物组织产生的光声信号携带了组织的光吸收特征信息，通过探测光声信号能重建出组织中的光吸收分布图像。光声成像结合了纯光学组织成像中高选择特性和纯超声组织成像中深穿透特性的优点，可得到高分辨率和高对比度的组织图像，从原理上避开了光散射的影响，突破了高分辨率光学成像深度"软极限"(~1 mm)，可实现 50 mm 的深层活体内组织成像。由于具有独特的光学吸收性质，许多金纳米粒子(主要为金纳米棒与金纳米笼)已经被开发为光声成像的对比试剂。

在金纳米粒子表面连接荧光染料所构建光学 / CT 双模态探针具有较好的成像效果。由于金纳米粒子在活体成像中稳定性较差，并且以金纳米粒子构建多模态成像探针的灵活性不足，目前以金纳米粒子构建多模态成像探针的研究尚少。无机纳米粒子种类丰富多样，Gd_2O_3、WS_2、Bi_2S_3 等无机纳米粒子均成功被用于多模态成像探针的构建和活体成像应用。

Fales 等人使用二氧化硅纳米颗粒共同包裹金纳米星和亚甲基蓝(光动力试剂)设计出复合体系 $AuNSDTTC@SiO_2$-MB，该颗粒在近红外激光照射处理后，对 BT549 人乳腺管癌细胞有明显的杀伤效果，同时可用于 SERS，实现肿瘤的示踪。Huang 等人利用 Stöber 法将金纳米棒表面的十六烷基三甲基溴化铵(CTAB)替换成硅壳层，颗粒表面修饰叶酸，合成了具有高效 CT 成像和光热治疗能力的多功能纳米金诊疗体系($GNRSiO_2$-FA)。Xia 研究组通过改变形貌、壳层厚度等参数设计出共振吸收峰位于近红外区的金纳米笼，金纳米笼自身可作为优良的光声成像造影剂。同时利用其中空结构包载光敏剂或其他抗肿瘤药物，如将相转变材料(如正十四醇)与上述药物共同填充至金纳米笼中，可以实现药物的人工控释。

多功能金纳米粒子可以作为药物的载运平台，同时，金纳米粒子可以增强高热诱导及射线诱导的细胞毒性。因而，多功能金纳米粒子在药物载运、肿瘤的热治疗与放射治疗中，具有广阔的应用前景。

5. 稀土上转换纳米粒子　稀土发光材料不仅展现出优异的下转换发光性能，并且还具有上转换发光(upconversion lumine-scence，UCL)的巨大潜力。上转换发光(UCL)指的是连续吸收两个或两个以上低能光子进而辐射出一个高能光子的非线性发光现象。因为绝大多数的发光过程都遵循斯托克斯(Stokes)定律，即所发射光的波长比激发光长，能量比激发光小。而上转换发光恰好违背了 Stokes 定律，因此人们便将上转换发光称为反 Stokes 发光，并将具有上转换发光性质的材料统称为上转换发光材料。在上转换发光过程中，材料捕获多个低能光子的能量而辐射出一个高能光子，表现出长波吸收短波发射的反斯托克斯位移现象。在室温下，大部分无机材料没有上转换发光特性，并且通常的上转换发光需要双光子的同时吸收过程才能实现，发光效率很低。因此，对于上转换发光材料研究主要是通过在一定的晶体基质中掺入其中的少量稀土离子，而稀土上转换纳米材料的发光源自于顺序的多光子吸收或者能量传递过程，使荧光发射效率更高。

稀土上转换发光材料一般由 3 部分组成，即敏化剂、激活剂和基质。在敏化发光时，一个掺杂离子从另一个掺杂离子获得非辐射迁移的能量激发到更高能态。虽然大部分稀土元素掺杂的晶体材料都具有上转换功能，但只有少数掺杂离子与基质组合能产生较高的上转换转换率。因为 Yb^{3+} 在 980 nm 附近的吸收截面面积大，而 Er^{3+}、HO^{3+} 和 Tm^{3+} 具有丰富的阶梯状能级结构，激发中间亚稳态的寿命较长(通常为微秒或毫秒级)，而且从 Yb^{3+} 到 Er^{3+}、HO^{3+}、Tm^{3+} 之间能进行有效的能量传递，所以通常选择 Er^{3+}、HO^{3+}、Tm^{3+} 作为激活离子，Yb^{3+} 离子作为这些离子的敏化剂，这样可以有效地提高激活剂离子的发光效率。

上转换基质材料的选择主要考虑其热稳定性与声子能量。基质材料主要有氧化物材料体系，氟化物材料体系，氟氧化物材料体系和含硫化合物体系。相比而言，稀土氟化物不但具有较好的物理化学稳定性，而且声子能低，有利于增大辐射跃迁的概率从而获得较高的上转换发光效率。基质材料的晶格结构对纳米材料的光学性能有显著影响，例如:六方相 $NaYF_4$: Yb/Er 材料比同等的立方相上转换效率显著提高。此外,基质阳离子尺寸(或单位晶格体积)的减小会增强掺杂离子周围的晶体场强和上转换效率。例如: $NaYF_4$: Yb/Er 的上转换效率是 $NaLaF_4$: Yb/Er 的三倍。

稀土上转换发光材料的激发光源一般在红外区域,有效地避免了长时间照射紫外激发光源对细胞或组织造成伤害的问题,使其在细胞与活体标记方面的应用逐渐引起人们的关注。Zijlmans 等采用有机染料和亚微米量级上转换荧光颗粒,对前列腺组织切片进行了标记,并对比了染色后的图像。对比实验结果表明,上转换荧光颗粒标记前列腺组织的图像没有生物组织的背景荧光干扰,很容易辨别组织的分布及形状,而有机染料标记的组织有很强的自体荧光。Wang 等将溶剂热法合成的 $NaYF_4$: Yb^{3+}/Er^{3+} 纳米粒子经表面修饰后应用于 HeLa 细胞的免疫标记与成像。

Chatterjee 等人首次将上转换纳米粒子(UCNPs)应用于动物深处组织的荧光成像。该研究组利用聚乙烯亚胺(polyethyleneimine, PEI)在 $NaYF_4$: Yb^{3+}/Er^{3+} 纳米粒子表面修饰上氨基。修饰后的纳米粒子首先利用 HT29 人类结肠癌细胞和 OVCAR3 卵巢癌细胞进行细胞存活率试验并进行标记。在证明该纳米粒子具有化学稳定性好、生物毒性低等优点后,将其注入小鼠体内成像。结果表明,上转换纳米材料的荧光强度与穿透力都优于量子点。高明远课题组研究了稀土氟化物上转换纳米粒子在生物体内的稳定性,他们将粒径为的纳米粒子通过静脉注射给小鼠,并收集第 3 天和第 14 天小鼠粪便代谢物中的上转换纳米粒子,发现它们的粒径无明显变化,表明其在生物体内具有很好的物理稳定性。

随着成像技术的发展,多模态成像引起了广泛的关注。多模态成像技术是指集多种成像技术如光学成像、磁共振成像(MRI)、计算机断层扫描(CT)成像、正电子发射断层扫描(PET)成像等为一体,用于生物成像与诊断的技术。相比单模态成像,多模态成像技术可实现不同成像技术之间的优缺点互补。此外,大部分生物分子对红外光几乎没有吸收,因而利用其光稳定性好、发射峰窄、荧光背景低等优势可以实现深层生物组织的无背景高灵敏度探测,使稀土上转换多模态成像探针在活体光学成像中具备高组织穿透能力。在稀土离子中,钆离子通过诱导晶相转变来提高发射效率。掺杂在 UCNPs 中的钆离子,可以作为磁共振成像系统中 T_1 相的对比增

强元素。其中钆的配合物 Gd-DTPA(二乙烯三胺五乙酸钆)是典型的血管磁振成像对比剂。所以,以钆元素为基础的纳米材料也可以作为磁共振 T_1 相的对比剂。因此,掺杂入钆离子的 UCNPs 可以同时实现转换荧光成像,磁共振成像及计算机断层扫描成像。

获得较强的上转换荧光发射,是上转换纳米材料能否成功应用在生物医学领域的重要前提。在上转换发光纳米粒子中,一部分稀土离子掺杂于纳米晶体的内部,但是还有一部分被掺杂稀土离子位于纳米晶体的外表面上。一方面,这部分裸露在粒子表面的稀土离子与掺杂于内部的稀土离子相比,它们所处的晶体场具有更大的不对称性;另一方面,这部分位于粒子表面的稀土离子因为裸露在外,会与周围的溶剂分子直接接触。上述表面缺陷将直接导致上转换发光过程中发生非辐射跃迁的概率增加,并且纳米粒子周围溶剂和配体的高频振动也会淬灭上转换的荧光发射。

近几年来,人们开发了多种增强上转换荧光发射强度的方法,这其中较为常用的方法,就是通过在核 UCNPs 表面进行外延生长,构建核壳 UCNPs 纳米结构,这种结构大大提高了上转换的发光强度。2010 年新加坡国立大学的刘晓刚教授课题组小组利用他们所设计的 $NaGdF_4$: Yb, Tm@$NaGdF_4$ 核壳结构,证明了上转换发光纳米粒子的表面淬灭现象与颗粒的尺寸密切相关。他们引入惰性的 $NaGdF_4$ 薄壳层不仅维持了该纳米粒子的上转换光谱完整性,还大大减少了因表面淬灭效应所导致的荧光发射损失。由于在核 UCNPs 颗粒(以 $NaReF_4$ 为基质)表面通过外延生长,包裹上基质材料和内核的基质材料相同结构的均质壳层,是相对容易实现的。

在构建多模态成像探针的结构形式上,与其他无机纳米粒子相似,稀土上转换纳米粒子也可以利用复合物结构将磁共振造影剂、放射性核素等连接到表面以构建多模态成像探针。最先报道的 UCL/T_1-MRI 双模式成像探针是基于稀土掺杂的 Gd_2O_3 上转换发光纳米材料,但是以氧化物为基质的 UCNPs 的发光效率低于氟化物基质。于是 Prasad 等进一步发展了这种方法,他们在上转换纳米粒子的合成过程中将 Gd 掺杂到 $NaYF_4$ 基质中,制备了兼具 MRI 和 UCL 功能的 UCNPs($NaYF_4$: Gd, Yb, Er)。2013 年,复旦大学的李富友教授课题组又以 $NaLuF_4$ 和 $NaGdF_4$ 作基质材料,通过在基质中掺

杂放射性稀土元素 $^{153}Sm^{3+}$，设计合成了 $NaLuF_4$：YIcl，$Tm@NaGdF_4$（^{153}Sm）多功能上转换复合纳米粒子，并在成功在小鼠体内实现了 UCL/MRFCT/SPECT 多模式成像。

李富友课题组合成了壬二酸（AA）修饰的 $Tm^{3+}/Er^{3+}/Yb^{3+}$ 共掺杂的 NaGdp4 纳米颗粒，他们在活体水平上实现了 UCL/MRI 双模态成像，并研究了 AA-UCNPs 在活体组织内的分布情况，发现该成像模式具有很高的成像灵敏度，且对活体生物没有明显的毒化。随后他们又合成了多功能型 UCNPs 用于 UCL/PET/MRI 三模态成像。首先合成油酸包裹的 $NaYF_4$：Yb^{3+}，Er^{3+}，通过阳离子交换法用 Gd^{3+} 交换 Y^{3+} 用于 MRI 成像，基质材料中采用放射活性的 ^{18}F 用于 PET 成像。该工作和其他掺杂 Gd^{3+} 不同的是在纳米晶体表面修饰 Gd^{3+}，更有利于 MRI 的 T_1 增强效应。

稀土上转换纳米粒子除了具有以上光学和生物学性质上的优势，通过连接或包覆形成复合物结构多模态成像探针的能力之外，它还具有以下两方面的独特优势：①通过掺杂可以将多种造影剂以固体形式完全集于上转换纳米粒子。这源于稀土元素种类多样，包括钪（Sc^{3+}）、钇（Y^{3+}）、元素周期表中镧（La^{3+}）到镥（Lu^{3+}）等共 17 种元素，它们虽然具有相似的物理化学反应性质，但是却能表现出丰富的生物成像功能。将临床应用的放射性元素钐 153（^{153}Sm）和磁共振造影元素钆（Gd^{3+}）引入上转换纳米粒子均可用来构建多模态成像探针；利用原子序数高的稀土元素（Yb^{3+}、Lu^{3+}）对 X 射线具有强吸收的性质，可以将稀土上转换纳米粒子作为造影剂。由于稀土氟化物稳定性好，与复合物结构多模态成像探针相比，这种以固体形式集成的稀土上转换多模态成像探针在稳定性方面更具优势。通过将顺磁性 Gd^{3+} 掺杂到 $NaYbF_4$：Yb/Er（Tm）上转换纳米粒子中，可以制备出具有上转换发光/CT/MR 造影效果的多模态成像探针；②各种组成的稀土上转换纳米结构之间，稀土上转换纳米结构与其他无机纳米结构（如氧化铁）之间具有良好的核壳结构制备兼容性，这种兼容性可以使多模态成像探针的设计更加灵活多样。

稀土下转换纳米粒子在生物成像中的应用领域也非常广阔，目前已被用于肿瘤靶向成像、甲基汞成像、血池成像等领域。此外，以 Nd^{3+} 为发光中心的稀土氟化物下转换纳米材料，能够吸收近红外光，发射出第一及第二生物组织透明窗口区的近红外光，随着成像仪器技术的发展，该领域的研究价值将逐步体现。

（二）有机纳米粒子

有机纳米粒子多模态活体成像探针是将放射性核素、近红外荧光染料、磁共振造影元素（Gd^{3+}）、各种无机纳米粒子、微气泡（全氟化碳等）等装载到作为造影剂载体的蛋白质、树枝状聚合物、聚合物胶束或脂质体中来构建的。与传统给药系统载体相比，它们具有较高的载药能力、较长的药物体循环时间、全身毒性低及抗肿瘤疗效较好等潜在优势。

1. 以蛋白质为载体　蛋白质是生物有机大分子，具有良好的生物相容性。以蛋白质为造影剂载体构建多模态成像探针是一种新颖的策略，常见的有血清白蛋白、转铁蛋白（Tf）。使用血清蛋白制备纳米粒具有生物降解、制备容易且可重复性好等特点。目前常用的血清白蛋白有人血清白蛋白（HSA）、牛血清白蛋白（BSA）和基因重组人血清白蛋白。其中 BSA 与 HAS 具有相似的结构及理化性质，常作为 HAS 的替代品应用于药物载体领域。由于与药物有很高的结合性，血清白蛋白纳米粒可以高效率的负载药物。利用血清白蛋白纳米粒表面的功能基团如氨基和羧基可以用来偶联药物和靶向配体。以牛血清白蛋白为模板，同时引入 Gd^{3+} 和 $AuCl_4^-$ 和可以在蛋白质空腔内合成和近红外发光的小粒径金纳米颗粒，获得具备 MRI 和近红外荧光造影效果的双模态活体成像探针。有研究者用具有靶向性的半乳糖基白蛋白包被小粒径超顺磁性氧化铁（SPION）制备 Gal-BSA-SPION，靶向正常肝细胞膜 AsG 受体，提高了肝脏肿瘤对造影剂的摄取，从而增强对比度，提高了检出率。转铁蛋白内部空腔数量十分可观，适于合成多种纳米探针。将 RGD 肽、Cy5.5 和 ^{64}Cu 装载到铁蛋白载体上，能够实现活体肿瘤靶向双模态 PET/荧光成像。但以蛋白质为载体所构建的多模态成像探针具有很好的生物相容性和生物可降解性，但是制备操作比较烦琐，进一步功能化修饰也较困难。

2. 以树枝状聚合物为载体　树枝状聚合物是 20 世纪 80 年代中期出现的一类结构独特的合成高分子，是一类具有高度支化结构的类似树枝状的大分子，主要由多臂引发核、多个重复单元组成的支架和表面的大量官能团构成。树状大分子这种独特的结构，决定了其内部具有空腔结构，使其可以包裹、稳定无机纳米颗粒,同时其表面的大量官能团可以在其表面修饰不同功能的分子,使其具有多功能化,能与药物以共价键连接,且具有较好的稳定性,通过化学降解与酶解实现药物控释。由于这些独特的性质,大分子可以用于药物输送载体、基因转染和纳米颗粒的稳定剂等。

以树枝状聚合物构建多模态成像探针的代表研究工作是在第五代树枝状聚合物纳米粒子表面修饰上可被肿瘤组织中蛋白酶切断的多肽,并且标记上 Gd^{3+} 和 Cy5,多肽被肿瘤组织中的酶切断后,树枝状聚合物纳米粒子表面暴露出聚阳离子进而被细胞内吞,肿瘤组织出现增强的荧光信号。Shi 等人开发出了一种基于树状大分子包裹的金纳米颗粒纳米平台用于癌症的靶向 CT 成像;Sena 等人将螯合有钆离子的螯合剂 1B4M-NHS 连接在第六代树状大分子上,作为动物的淋巴管造影剂;Luo 等人合成了一种新型的基于 Gd 的多功能树状大分子,用于肝脏的 MRI 造影,他们通过将螯合有钆离子的螯合剂连接在树状大分子上,降低了体外细胞毒性,提高了细胞对该造影剂的吞噬,使造影剂的弛豫度提高 3 倍。

树枝状聚合物纳米粒子的尺寸和化学组成可控,亲水性好,具有很高的药物装载能力,但是较难合成。

3. 以脂类为载体　脂类具有良好生物相容性,它是最早被用来构建多模态成像探针的造影剂载体之一。由于脂类既具有亲水表面和内核,又具有疏水区域,这种两相特性使它不但能充当亲水性造影剂的载体,也能当疏水性造影剂的载体。

脂质体是一种经典的脂类纳米载体,是利用磷脂双分子层膜所形成的囊泡包裹药物而形成的制剂。脂质体可分为小单室脂质体、大单室脂质体和多室脂质体,每层类脂双分子膜间为油相,层间和脂质体内核为水相,因而脂质体可分别或同时包裹亲水性与疏水性药物。近年来,使用双亲性高分子替代小分子磷脂,制备高分子类脂质体结构,称为高分子脂质体或高分子脂质囊泡,其物理化学稳定性较传统脂质体有所提高,另外可通过对高分子的化学修饰赋予高分子脂质体更多的功能。

在脂质体中可以装载和或连接 CT、MRI、光学、SPECT、超声及光声造影剂,构建多模态成像探针。例如将高分子脂质体和纳米金相结合,可实现对纳米金的局部浓缩,提高纳米金的单位体积成像效果,可增强 CT 对比效果;有研究以高分子脂质体包裹

的 13 nm 的纳米金颗粒为基础,以临床成像剂碘海醇作为对照,研究颗粒在细胞水平和动物水平的 CT 增强成像能力。体内外实验结果表明,LADL@AuNPs 颗粒较碘海醇可有效提高 CT 成像效果,并有效延长体内循环时间,且对各器官均有明显随时间的富集和显著的显影增强作用。

高分子脂质体还可同时负载化疗药物,对药物释放行为进行控制,提高药物的特异性,使其能靶向肿瘤细胞发挥作用,降低对正常细胞的毒性作用。Lovell 等采用酰化反应将磷脂与卟啉连接,通过自组装形成的纳米粒子具有近红外光区强吸收和荧光自淬灭性质,在激光辐照下,具有光热治疗作用,同时可以采集到光声成像及荧光成像信息。高分子脂质体还可通过纳米金属偶联多种特异性配体或受体等,赋予整个体系长循环、靶向等不同的性质实现特异性靶向作用。另外,通过脂质体技术也可将纳米金或基团、治疗用药物及成像等功能性颗粒等结合到一起,形成一个有机整体,一方面可实现对肿瘤的诊断,另一方面也可直观观察药物投递情况,实现治疗过程的可视化。

4. 以聚合物胶束为载体　常见的聚合物胶束是两亲性嵌段共聚物溶于水后在疏水、氢键、静电等分子间作用力的推动下自发形成的具有疏水性内核与亲水性外壳的一种自组装结构,粒径为 10~100 nm。单体结构之间由非共价键这种弱分子间相互作用而组装形成的分子聚集体称为超分子聚合物,亦可称为超分子聚合物胶束(supramolecular polymeric micelles)。非共价键作为超分子相互作用的主要结合力,虽强度远不如共价键,但对温度、溶剂等外部条件的变化具有高度的响应性能,使材料具有可逆性能,在分子器件(molecular device)、传感器、药物缓释、细胞识别及膜传递等方面有着重要作用,为聚合物胶束的多功能性提供了可能。

聚合物胶束作为纳米级药物载体,在肿瘤治疗与医学成像等方面具有突出优势,如生物相容性好、载药能力强、粒径小、体内外稳定性高、循环时间长,以及具有主动和被动靶向性等特点。与树枝状聚合物相似,聚合物胶束中可以通过装载近红外荧光染料、放射性核素构建多模态成像探针。

一般,在聚合物的疏水段连接高亲和力的螯合基团,如氨基、羧基、醛基和巯基等,可增强胶束携带金属离子的能力。放射性元素等造影剂可通过螯合基团连接到聚合物上,在胶束制备过程中放射性原

子就被包裹在胶束内部。Torchilin 等制得含碘的聚 -L- 赖氨酸 - 聚乙二醇（PLL-PEG）胶束作为 CT 用造影剂，表明该胶束的粒径约 80 nm，含碘量约 45%，家兔后足皮下注射 2h 后可高浓度富集于淋巴结。和小分子不同，大分子物质在体循环过程中首先进入淋巴循环。聚合物胶束因其特殊的核 - 壳结构和粒径大小，可由注射位点开始随着淋巴液缓缓流动。而其他的淋巴造影技术往往需要淋巴结区巨噬细胞的不断主动吞饮才能达到最低检测浓度，这一过程往往需要比较长的时间，而用胶束作为造影剂载体明显缩短了这一诊断时间。

Gros 等首次将聚合物胶束应用于肿瘤治疗中；Maeda 等研制得到的净司他丁（zinostatin），一种苯乙烯马来酸聚合物（SMA）与蛋白抗肿瘤药新制癌菌素（NCS）组成的高分子抗肿瘤药，可用于治疗肝癌。

聚合物胶束与上述的几种给药载体在药物传递中各有优缺点，采用何种载体应根据实际情况而定。与其他给药载体相比，聚合物胶束中的疏水性内核为难溶性药物提供了一个天然载药环境。胶束制备过程中，部分抗肿瘤药，如 DOX 能以共价键（多为酯键或酰胺键）的形式与聚合物结合，这类胶束解离时能释出游离药物，不影响药物活性，而对于不具备特定反应基团的药物也能较好包裹。因此胶束的载药范围更广泛。此外，通过改变疏水段材料能控制聚合物胶束粒径为 10~100 nm，避免肾小球滤过作用，增加对肿瘤组织的渗透。

第三节　多模态活体成像探针的构建策略及应用

一、背景

与传统分子探针相比，纳米分子探针将具有不同成像功能的探针集成在一个纳米载体上，即多模态成像探针，具有信号强度大、靶向效果好、代谢动力学可控等显著优点。多模态成像探针的制备主要通过四种策略来实现。①将两个独立的单模态成像单元通过共价结合在一起，例如金纳米颗粒与四氧化三铁纳米颗粒复合后，可以用作 CT/MRI 双模态造影剂。Choi 等人将 ^{124}I 和 SPIO 相结合，制备的 PET-MRI 双模态成像探针，能够显著提高体内淋巴结检测，可望提高手术切除准确性，减少由非必要切除所造成的危害；也有研究采用量子点作为荧光成像功能单元，Gd^{3+} 为 MRI 功能单元，RGD 多肽为靶向功能单元，充分利用纳米颗粒的表面效应，将 Gd^{3+} 和 RGD 多肽通过高分子为桥梁共同修饰在量子点纳米颗粒表面，构建了具有靶向性的荧光 -MRI 双模态纳米探针。②将两个独立的单模态成像单元通过 SiO_2、聚合物或脂质体包覆在一起。有研究利用两亲性聚合物 mPEG-PLA 将热分解法制备的憎水 Au 纳米颗粒与 Fe_3O_4 纳米颗粒通过组装的方法复合成纳米团簇。该制备方法简便，将热分解法制备的小粒径憎水纳米颗粒转化成亲水纳米团簇，并通过调节 Au 和 Fe_3O_4 的比例，调节纳米团簇 MRI 磁共振和 CT 的相对灵敏度。Wen 等用第 5 代的树枝状聚合物 PAMAM 螯合 Gd 和聚乙二醇单甲醚作为模板合成金纳米颗粒（Au nanoparticles，AuNPs），剩余的末端氨基分别螯合 Gd（Ⅲ）和乙酰基团，形成多功能的 Gd-Au-DENPs。实验结果表明，Gd-Au-DENPs 具有胶体稳定性，由于 AuNPs 和 Gd（Ⅲ）的存在，Gd-Au-DENPs 显示出了作为 MRI 方式的弛豫效能和作为 CT 成像方式的 X 射线衰减特性，实现 CT/MRI 双模态成像。③核壳型纳米材料，核与壳分别显现不同的成像模式。核壳结构的纳米造影剂在生物医学应用领域受到了广泛关注，尤其是将 Au 和铁氧体核壳结构纳米颗粒作为 CT/MRI 双模态成像方向的研究。金和铁氧体纳米颗粒具有较好的生物相容性，并且分别可以用 CT 成像和 MRI 成像。而且金 / 铁氧体核壳结构在生物体中具有较好的稳定性，并且可以通过 Au-S 键等在 Au 表面进一步功能化其他分子。通过金 / 铁氧体核壳结构纳米颗粒表面包覆两亲性聚合物，可以提高纳米颗粒在生物体环境的分散性。Chen Chiang 等利用高温有机热分解法将金纳米颗粒壳层包覆在铁氧化物的核外，形成核壳结构，并通过调控金 / 铁氧化物质量比调控壳层厚度，制备出核壳结构的金 / 四氧化三铁复合纳米颗粒。④多种元素掺杂性的纳米材料。不同的元素表现不同的成像模式，例如结合核磁共振成像（MRI）和荧光成像技术，以钆离子、近红外低毒量子点、二氧化硅和聚丙烯酸（PAA）等为原料，采用一系列纳米载体自组装技术,构建出 MRI 弛豫率高、荧光效率高和生物相容性好的 Gd/ 量子点多模态纳米探针。

二、多模态成像的构建及应用

(一)PET/SPECT-CT

1. 背景　核医学分子影像技术是迄今唯一被广泛用于临床的分子影像技术,由于其独特的技术也将在个性化医疗的研究中发挥重要的作用。PET 通过与 CT 设备的有机结合,逐渐取代了单一的 PET 显像,PET/CT 已经被誉为目前人类最先进的医学影像设备之一,是进行新药研发和活体疾病诊断的理想工具。但是 PET/CT 昂贵的设备与药物成本,使之不能大范围推广和使用,而传统的核医学显像设备 SPECT 并未被淘汰,如果对其进一步改进和完善,是否可以充分发挥其潜在的应用价值。近年来,科学研究成果表明,继 PET/CT 的巨大成功后,美国通用电气公司于 1999 年首次推出 SPECT 配带一个 2.5 mA 的 X 射线球管成像系统,可用于图像的衰减校正和病变定位,为疾病的诊断和推进 SPECT/CT 技术临床应用发展发挥了重要作用;2004 年德国西门子公司推出了具有独立诊断功能的 Symbia SPECT/CT,使得临床疾病的诊断能力大大提高;2010 年飞利浦公司推出的 SPECT/CT 整合了 Brightview SPECT 与 Brightview X-CT。CT 技术采用的是平板 CT 技术,可以保证在低剂量 X 射线的情况下提供诊断级别的 CT 图像,可以较大程度降低患者所受到的辐射剂量。依据美国核医学会指南的定义,SPECT/CT 是指高端 SPECT 和多排螺旋 CT 结合成一体化的设备,即单光子发射计算机断层/X 射线计算机断层扫描仪,不仅提供 SPECT 功能信息,而且提供诊断 CT 的解剖信息。诊断级 CT 带来了丰富的解剖形态学的信息,大幅度地提高了 SPECT 显像诊断的灵敏度和特异度,SPECT 和 CT 杂合在一起,精确的配准和同机融合进一步增强了疾病诊断的准确度,改变了核医学 "Unclear imaging" 的历史,成为真正的 "Clear imaging"。

PET /SPECT 主要是基于脏器代谢、生化等功能改变进行成像,检测灵敏度高,可以在肿瘤发生形态学改变之前先于传统的解剖结构成像设备(如 MRI、CT)发现其异常改变。PET/SPECT 空间分辨率差、难以实现对发现的信号改变进行准确的解剖定位。PET-CT 是多模态成像一个成功的范例,PET

和 CT 图像同机同时采集后的融合图像将精细的解剖结构信息和功能信息结合在一起,克服了单一应用两种影像技术的局限性,不仅解决了 PET 成像分辨率低、缺乏解剖信息的问题,而且通过同机 CT 的衰减校正,有效提高了 PET 图像质量,缩短了图像采集时间,提高了诊断效率。PET /SPECT 对多种分子信息进行显像依赖于放射性示踪剂(如 ^{18}F-FLT、^{18}F-Choline、^{18}F-FMISO、^{68}Ga、^{11}C、^{64}Cu 等)标记的 PET 示踪剂。^{18}F-FDG 是目前应用最多的 PET 示踪剂,通过对体内葡萄糖代谢的定量半定量示踪分析可以提示肿瘤及正常组织代谢活性的变化;^{99}Tc、^{131}I 和 ^{111}In 是常用 SPECT 的示踪剂。随着大量新型示踪剂尤其是肿瘤靶向性和特异性分子探针的发展,以及 micro-PET/SPECT-CT 等小动物成像设备的开发,PET/SPECT-CT 在肿瘤早期发现、复发监测、浸润转移、疗效监测、个性化诊断与治疗以及对肿瘤特殊分子示踪、信号通路改变、增殖、凋亡、乏氧等临床及基础研究中被广泛应用。Demetri 等发现,对伊马替尼耐药的胃间质肿瘤重新使用舒尼替尼治疗后 FDG 活性下降,而舒尼替尼治疗暂停 3 周后 FDG 活性会反弹,提示 FDG-PET 能有效地监测肿瘤对药物治疗的早期反应;Wardak 等采用 ^{18}F-FLT 对复发脑胶质瘤治疗后进行动态监测,证实了 ^{18}F-FLT PET-CT 在肿瘤疗效监测、预后判断方面的作用。大量针对肿瘤特异性抗原或受体的 PET/SPECT-CT 显像研究显示了其在肿瘤个性化诊断和治疗中的潜力。SPECT/CT 的诊断效能远远大于单独的 SPECT 或单独的 CT,也大于单独 SPECT 与单独 CT 联合诊断的效能,越来越受到临床和影像学科的重视,SPECT/CT 已经广泛应用于骨骼、心脏和肿瘤等多种临床疾病,本文就其在临床中的应用进行论述。

2. 临床应用

(1)SPECT/CT 骨显像:常规 ^{99m}Tc- 亚甲基二膦酸盐(^{99m}Tc-methylene diphosphonate, ^{99m}Tc-MDP)全身骨显像在诊断恶性肿瘤早期骨转移和骨骼疾病的临床价值已获肯定。国外有学者报道,SPECT 骨显像和 SPECT 加其他放射检查的正确诊断率分别为 36% 和 74%,而 SPECT/CT 将正确诊断率提高到了 85%。另外, SPECT 骨显像诊断不明确者 81% 经 CT 检查准确诊断。结果表明,SPECT/CT 可明显改变多种肿瘤患者分期和治疗方案的选择。SPECT/CT 同机融合骨显像能同时获得骨功能影像和解剖图像,提高了诊断特异性,降低了骨显像假阳性和假阴性,提高了恶性病变的检出率及鉴别诊断能力。若 SPECT 显示为放射性浓聚改变,而 CT 显示骨折破坏,则肿瘤骨转移的可能性相对较大。肿瘤骨转移有特定的好发部位,SPECT/CT 检查若发现放射性浓聚出现于椎体的后半部或中央、椎弓根时则恶性可能相对较大,而脊椎小关节、椎间盘、椎终板、椎体外、棘突的后部等部位良性的可能性相对较大。肿瘤肋骨转移较为多见,但骨扫描对肋骨部位的放射性浓聚较难诊断,因为很多早期骨转移并没有 CT 能发现的明显结构改变,而仅有轻度增殖改变的病灶又与损伤引起的增殖难以鉴别。SPECT/CT 中的 CT 可实现肋骨解剖结构的观察,CT 可显示肋骨骨折线和骨质破坏等结构,也可以显示骨皮质不连续、成角和软组织肿块等,借此可提高肋骨转移疾病的诊断能力。骨盆部位结构较为复杂,前列腺癌等肿瘤疾病常常发生肿瘤骨盆转移,但是对于常规平面显像来说,很难分辨出骶髂关节部位的放射性浓聚是因为髂骨的骨质破坏还是骶椎的退行性变,髋关节部位放射性浓聚也无法明确是髋臼窝还是股骨头的异常病变,另外虽然患者在做骨扫描前会被要求提前排尿,但是膀胱还是会有放射性浓聚影响对耻骨与骶椎病变的判断。SPECT/CT 的出现则能解决上述问题,特别是同机配置了诊断级多排螺旋 CT(multiple slice computed tomography,MSCT),诊断级 MSCT 拥有较高的空间分辨率和密度分辨率,能清楚显示出浓聚病灶的解剖结构,并且能清晰显示出病变部位骨密度改变性质、骨小梁分布、骨皮质有无破坏或中断、病灶周围有无异常软组织、骨骼形态是否改变以及病灶内 CT 值,可使骨盆病灶的性质和定位更加明确。Helyar 等回顾性分析 40 例前列腺癌骨显像结果,共发现 50 个病灶,应用平面和 SPECT 显像时,61% 的病灶难以明确,而应用 SPECT/CT 显像时,仅有 8% 的病灶性质待定,平面、SPECT、SPECT/CT 诊断符合率分别为 43%、56% 和 87%。Ndlovu 等也认为 SPECT/CT 比单纯 SPECT 显像鉴别诊断骨病灶更具价值。

(2)分化型甲状腺癌术后随访:^{131}I- 全身显像(^{131}I whole body scans,^{131}IWBS)经过多年的临床实践,已经成为分化型甲状腺癌(differentiated thyroid carcinoma,DTC)术后残留甲状腺组织、复发或转移灶的常规诊断方法,大部分分化型甲状腺癌术后残留、复发和转移灶在 ^{131}I- 全身显像图像上可表现为数目、大小、部位及浓聚程度不一的放射性浓聚灶,

根据病灶摄取 ^{131}I 的差别可确定进一步治疗的方案,并及时调整 ^{131}I 治疗剂量,避免患者接受不必要的辐射。但 ^{131}I- 全身扫描显像为平面显像,容易受正常器官的生理性摄取、残余甲状腺摄碘伪影及组织重叠等因素的影响,产生假阳性和假阴性显像,从而影响治疗方案的确定及患者的治疗效果和预后。^{131}I-SPECT/CT 因具有功能影像和解剖图像的融合技术,较平面显像定位更精确,可排除唾液腺、食管、胃黏膜生理性摄碘及残余甲状腺摄碘,也可排除由于器官重叠产生的假阴性显像,另外对污染造成的假阳性显像亦有较强的鉴别能力,从而提高对分化型甲状腺癌的准确诊断,精确临床分期,优化治疗方案,提高治疗效果。刘晓强等报道,单纯 ^{131}I 全身显像的灵敏度、特异性和准确度分别是 83.6%、91.7% 和 86.5%,而断层融合显像的灵敏度、特异性和准确度分别是 96.8%、99.1% 和 97.5%。

(3)肺癌:^{99m}Tc 标记的甲氧基异丁基异腈(^{99m}Tc-sestamibi,^{99m}Tc-MIBI)是核医学常用显像剂,常用于心肌血流灌注显像和亲肿瘤显像,在头颈部、乳腺及肺部肿瘤的诊断和治疗中发挥重要作用。吴波等报道 ^{99m}Tc-MIBI SPECT/CT 肿瘤显像诊断肺部肿瘤的灵敏度和特异度分别为 86.7% 和 85%,可准确显示肺部原发病灶。由此表明,若将 SPECT 功能影像和 CT 结构影像进行诊断互补,在放疗靶向定位方面,必将优于单独应用 CT 的解剖结构定位,可实现更精确的生物适形放疗。

(4)乳腺癌:^{18}F-FDG PET 显像诊断恶性肿瘤及其转移灶是利用恶性肿瘤细胞糖酵解增强的原理,国内外学者对 ^{18}F-FDG PET/CT 应用于肿瘤包括乳腺癌的临床使用价值已肯定。近年来,国外学者使用 ^{18}F-FDGP-ET/CT 对乳腺癌术前分期进行研究,PET/CT 可提供包括乳腺病变、局部淋巴结转移及全身状况的"一站式"诊断服务,认为其优于传统的超声、CT、MR 等检查手段,对乳腺癌术前分期诊断及治疗监测有很高应用价值。但由于 PET/CT 检查费用高,不属于医保范畴,临床普及应用受到一定限制;而 ^{18}F-FDG 双探头符合线路 SPECT/CT,因其价格相对低廉而得到广泛运用,其检查费用在医保范畴内。目前国内不少医疗机构开展 ^{18}F-FDG 双探头符合线路 SPECT/CT 肿瘤代谢显像,为乳腺癌患者诊断、分期、疗效评估和预后判断发挥了一定作用。

(5)其他:SPECT/CT 应用于临床时间尚短,但对内分泌肿瘤的诊断颇具潜力,具有显像药物多样

性、操作简便易得和技术相对成熟等优点,新型放射性药物的研发将进一步拓展 SPECT/CT 在内分泌肿瘤的应用。近年来,心肌显像 SPECT/CT 倍受业界关注,若充分发挥 SPECT 功能影像与 CT 解剖显像的优点,SPECT/CT 心肌显像将具有很好的应用前景。

3. 总结　SPECT/CT 不只是 2 个仪器的简单叠加,它能有效地结合两者功能影像和解剖显像的优势,更好的帮助疾病诊断和病理生理的理解,为促进 SPECT/CT 的临床应用、加速新型放射药物的开发和临床应用注入了新鲜活力。随着技术的不断进步,低辐射剂量和诊断型多排螺旋诊断级 CT 的出现将进一步推动 SPECT/CT 的广泛应用。因此,SPECT/CT 在疾病诊断、治疗及预后评价等方面将发挥重要作用。

(二)PET/SPECT-MRI

1. 背景　随着 PET-MRI 双模态成像设备的广泛应用,PET-MRI 双模态成像造影剂在临床前研究中蓬勃发展。其中,将两种造影剂结合在一起使用最为常见,多用于分子及细胞水平的成像。通常利用大分子以及细胞与配体选择性结合,在配体上连接可被检测到的 MRI 或 PET 探针,为功能性成像以及分子影像的发展奠定了基础。本文综述了当前 PET-MRI 双模态成像探针的研究进展,并讨论其临床应用可行性及发展前景。

由于 MRI 优秀的软组织分辨能力,PET-MRI 在前列腺、肝脏、头颈部肿瘤等部位显示出较 PET-CT 更好的成像效果。研究表明,PET-MRI 能很好地跟踪肿瘤转移、监测治疗反应等。PET/SPECT-MRI 的进步有赖于多模态多功能探针的发展和优化。尤其是肿瘤特异靶向性探针可以提供肿瘤更加准确、精细的信息,推动 PET /SPECT-MRI 在肿瘤精准医疗中的应用。Lee 等合成了一种基于铁纳米粒子的 ^{64}Cu-DOTA-IO-c(RGDyK)PET-MRI 探针,所连接的 RGD 多肽能够特异性识别肿瘤细胞膜上高表达的 $\alpha_v\beta_3$ 受体;研究结果表明其比未连接 RGD 多肽的 PET-MRI 探针具有更好的对肿瘤成像能力。Hajdu 等设计了一种叶酸靶向的 PET-MRI 双模态自组装纳米探针,对肿瘤具有较好的定位诊断效果;Misri 等发展了一种针对 ^{111}In 标记的抗间皮素抗体连接 SPION 的间皮瘤特异性 SPECT-MRI 双模态分子探针,显示了良好的间皮素阳性肿瘤的成像能力。应用 ^{68}Ga 标记的 PSMA 前列腺癌特异性 PET-MRI 分子显像显示了较好的成像效果,对于血清中前列腺特异抗原(prostate specific antigen, PSA)水平增加较低的前列腺癌患者,这是一种较为理想的成像手段。Hartenbach 等研究表明,^{18}F-Choline 联合高分辨的 T_2W-MR 影像显著提高了前列腺癌成像的特异性。^{18}F-Choline 和前列腺癌特异性示踪剂(如 ^{68}Ga 标记的 PSMA 双示踪剂)联合应用多参数 MR 影像,能显示非常精确的前列腺癌特征。

PET-MRI 双模态成像探针不但可以减少对多种化学试剂的混合使用,还可以同时获得反映同一生物过程的 PET-MRI 两种影像。由于产生该两种影像的造影剂定位完全一致,两种影像可以叠加为单张影像图片,反映同一生理过程。因此,这种联合成像可以更加准确的定量信号强度、弛豫率以及药物浓度。PET-MRI 双模态成像同时也简化了图像处理过程。如果图像数据是在单独的 PET、MRI 两台仪器上获得,那么图像叠加时就必须进行回顾性图像配准,从而遇到一些困难:比如腹部成像在两次扫描间隔内存在呼吸的改变和其他的生理变化;治疗成像要求时间间隔较短,如果在两台独立的仪器进行,两次单独给药时则难以实现;另外,多模态造影剂与单独的造影剂相比有同样的药代动力学特性,但可以减少药物注射次数以及病人的扫描时间,进而减少花费,提高病人生活质量。虽然 PET 和 MRI 造影剂可以同时注射,但鉴于两种造影剂不同的药代动力学特性,单纯的混用可能存在着有效性的问题。PET 成像造影剂通常用量很少,大约在皮摩尔数量级,而 MRI 成像造影剂用量则较大,需要毫摩尔数量级。鉴于此,PET-MRI 双模态造影剂可以通过在 MRI 造影剂上链接 PET 探针的方法进行合成。

2. 临床应用

(1)"智能"探针监测理化特性:PET-MRI"智能"多模态成像探针通常由病变微环境或酶激活。在特定条件下,例如酶存在、特定的 pH、铁浓度、氧分压、温度等,"智能"成像探针的磁共振弛豫率会发生改变,进而能够检测体内理化特性改变,发现酶含量降低及功能紊乱。当前,体内 MRI 分子成像探针浓度定量较为困难,由于 PET 成像中探针定量简单可靠,若与 PET 成像联合,定量体内 MRI 探针浓度则容易实现。细胞外液 pH 降低与肿瘤及其他缺血性疾病(如中风,缺血性心肌病,肾病等)的发生密切相关,因而,通过 PET-MRI 双模态成像探针监测体内 pH 变化可以揭示重要临床诊断及治疗资料。已有报道显示双模态探针 Gd-DOTA-4AMP-F 能够安全、定量评价体内 pH 水平。PET 信号强度与放射性核素的浓度呈线性关系，而 MRIT$_1$ 信号强度与弛豫率及 pH 水平相关，该无创实时成像结果与有损性 pH 测量方法所测得的结果有良好的一致性。

（2）血管及动脉粥样硬化成像：目前，血管成像一般需要注射含碘造影剂或者钆螯合物，这些药物主要通过肾脏代谢，可能会导致肾病，尤其是肾功能不全的病人，而需要进行血管造影的人群多是心血管病以及肾功能不全的高风险人群，因此发展新型血管成像造影剂极为紧迫。Tartis 等人利用 ^{18}F 标记的微泡评估其生物分布及药代学特性，结果显示血管成像效果良好；Willmann 等人也同样应用 ^{18}F 标记的微泡，并同时在微泡上修饰了血管受体 VEGFR$_2$ 作为靶标，在微泡中装载特定的 MRI 造影剂，例如极化气体（^{3}He 或 ^{129}Xe），以增强 MRI 信噪比。该类微泡能够有效地进行血管成像，同时具有较高 MRI 信噪比，并且没有副作用，可望作为碘剂及钆剂的替代成像探针。动脉粥样硬化是心血管病的主要原因，通过无损的影像学方法在症状出现前早期诊断，有助于预防动脉粥样硬化相关疾病。报道显示一种结合了 SPIO 和 ^{64}Cu 的新型 PET-MRI 双模态成像探针能够靶向循环血中的巨噬细胞，进而检测炎症斑块。虽然该探针合成过程复杂，但从长期的角度看来，这种造影剂可能用于筛查高心血管病风险人群，特别是糖尿病患者。由于该探针可以检测高风险斑块，其在监测患者预后及治疗后反应中也可能发挥重要作用。

（3）肿瘤学成像：恶性肿瘤淋巴结转移的早期检测通常通过 FDG-PET 和 MRI 来完成，同时结合使用前哨淋巴结成像技术，利用多模态影像探针提高前哨淋巴结精准成像技术已成为当今研究热点。Choi 等人将 ^{124}I 和 SPIO 相结合，制备的 PET-MRI 双模态成像探针，能够显著提高体内淋巴结检测，可望提高手术切除准确性，减少由非必要切除所造成的危害。

肿瘤的扩散与肿瘤新血管生成密不可分。肿瘤新生血管内皮细胞过表达特异性的标志物，例如能够特异性识别含 RGD 序列多肽的 α$_v$β$_3$ 整合素。Ha-Young Lee 将 ^{64}Cu 和 SPIO 结合，进而修饰靶向 RGD 肽，开发了一种新的肿瘤靶向 PET-MRI 双模

态成像探针。不仅能够高灵敏度，高特异性的检测肿瘤，同时获得准确的组织学及功能性信息，在肿瘤诊断及治疗监测的临床转化前景广阔。

临床上通常用全身成像进行癌症成像及分期。利用 PET-MRI 成像进行全身癌症分期成像比 PETCT 成像更为有效。与 PET-CT 成像不同，PET-MRI 成像有更多的成像探针及成像参数。磁共振扩散加权成像（DWI）对恶性肿瘤的病变检测更为敏感，大量研究已将 DWI 作为 PET-MRI 成像的一部分进行病变检测。虽然部分研究人员认为将 DWI 纳入全身性 [^{18}F]FDG PET-MRI 检测对病变检测并无益处，但研究显示 DWI 能在全身成像中提供更多有用信息。

3. 挑战与展望　多模态成像探针已经从实验室研究转向了前临床、临床应用，多模态成像探针已成为一研究热点，他们与多模态成像系统的发展互相补充，前景广阔。结合成像与治疗的"诊疗一体化"影像探针是未来成像剂的发展方向。通过定量 PET 核素探针浓度实现定量 MRI 造影剂是动态增强磁共振成像及动态磁敏感对比磁共振成像所面临的一个重要挑战。PET-MRI 多模态成像探针的设计需要多学科背景的机械工程师、生物学家、化学家以及临床医生的共同努力，协同创新。

基于纳米颗粒的 PET-MRI 多模态影像探针是当前研究热点，并已在多模态成像、治疗中得到广泛应用。但纳米探针容易受到网状内皮系统、脾、肾、肝脏等器官的非特异性识别、捕获及清除。可通过优化纳米颗粒的理化特性，例如粒径、表面电荷、水溶分散性等，使纳米颗粒成像探针具有良好的血液循环半衰期，提高其生物利用度。

PET-MRI 双模态成像探针现阶段主要集中在肿瘤以及心血管成像方面。如肿瘤无创低氧成像可以用于筛选对抗肿瘤新生血管生成药物治疗敏感的患者，并预估其治疗效果。多功能化 PET-MRI 双模态成像探针也可以同时用于诊断和治疗。如化疗药物顺铂很容易直接装载在微泡或 SPIO 载药系统中，通过耦合特定肿瘤抗原抗体靶向肿瘤既可以获得诊断资料，又可以获得预后资料，是分子影像中极有前景的研究方向。恶性胶质瘤患者注射特异性抗原靶向修饰的 PET-MRI 成像探针，能够对肿瘤进行术前病变评估，术中手术指导，术后疗效监测。该类探针不仅可以早期检测肿瘤复发，还可以对肿瘤进行靶向治疗。

总之，PET-MRI 双模态成像探针可望从根本上改变我们现有的疾病诊断、治疗方法，获得精确的形态学以及功能学信息，进而推进疾病诊疗一体化发展。

（三）光学成像和其他模式融合成像

1. 背景　近年来，由于大量联合光学成像的多模态分子探针被开发出来，光学和其他影像学技术融合的双模态及多模态的成像方式得到了迅速发展。目前已经成功开发了多种基于 FI 或 BLI 与 CT、MRI、PET 等传统影像融合的多模态成像系统。临床前研究证明，FI 与 PET 或 CT 融合的多模态成像系统对肿瘤定位和量化研究具有重要的价值。随着材料化学尤其是纳米技术的发展，出现了大量新型光学多模态分子探针，推动了其在肿瘤领域中的应用研究，并向肿瘤特异分子靶向性、多功能化以及多参数成像方向发展。Chen 等研究表明，连接有天冬酰胺内肽酶（asparaginyl endopep-tidase，AEP）特异性多肽底物的 NIRF 和 MRI 双探针对 AEP 表达阳性肿瘤的双模态成像效果远高于连接非 AEP 特异性多肽底物的 NIRF 和 MRI 探针。来自同一个研究组的 Wu 等设计了一种 EGFR 特异靶向性 MRI- 光学双模态探针纳米探针 MnMEIO-si-lane-NH2-（Erb）-mPEG NPs 对 EGFR 阳性肿瘤有特异性成像能力。Scott 等利用 MRI-FI 系统对 EGFR 表达阳性的脑胶质瘤进行了 EGFR 密度定量分析。Hu 等利用金、钆复合纳米粒子发展了一种 NIRF-CT-MRI 三模态显像探针并应用于乳腺肿瘤的多模态成像。Lee 等采用 ^{124}I 标记的荧光上转换磁性纳米粒子连接 RGD 多肽实现了对 U87MG 肿瘤模型特异靶向性的 PET-MRI- 光学三模态成像。

2. 光学成像和其他模式融合成像构建及应用

1）光学分子影像与 CT 融合成像系统：2006 年，G. Wang 等构建了分离式的 BLT/CT 双模成像系统，该系统在成像过程中先采集小鼠的 BLT 数据，然后将小鼠冷冻保持体位和姿态，再采集 CT 数据，最后将 CT 获得的解剖结构信息融入到 BLT 的重建中，提高 BLT 的成像精度。具体方法是先利用 CT 影像分割出不同的生物组织，再根据生物组织的性质设定光学特性参数，进而约束影像的重建，以提高光源重建精确度，这是光学分子影像中非匀质成像模型的雏形。中科院自动化研究所在非匀质融合成像方面开展了系列的研究，构建了基于非匀质融合成像模型的 BLT 和 CT 双模融合成像系统，该系

统的 BLT 采集方向和 CT 采集方向互相垂直，可以同机采集 CT 和 BLT 数据，无需移动小鼠，提高了影像配准和融合成像的精度。2010 年，西安电子科技大学也构建了 BLT 和 CT 同时采集数据的双模系统，实现不同成像模式数据采集的同步性，并将系统用于肿瘤早期检测的研究。2009 年，D. Hyde 等最早使用 FMT/CT 双模态分子影像实现阿兹海默症小鼠模型大脑内病灶区域分布的在体观测。该工作中两个模态的数据采集是分步的，即先完成 FMT 的数据采集再将小鼠放入 CT 的成像仓内保持原先的姿态进行 CT 数据采集，这种分布式的双模式成像很难保证小鼠在两个模态成像过程中不发生运动。因此 2010 年，R.B.Schulz 等又进一步将分立的 FMT 和 CT 融合成一体的 FMT/CT 双模分子影像系统。然而该系统仅仅在空间上将 FMT 和 CT 融合在一起，数据采集并非同时完成。X.L.Guo 等提出的 FMT/CT 双模态分子影像系统解决了时间不同步问题，实现了 FMT 和 CT 数据的同时采集。中科院自动化研究所也开展了 FMT/CT 双模系统的研究，并将稀疏成像理论应用于 FMT 的重建过程中，提高了重建的速度和精度。2012 年，激发荧光断层成像的最早提出者慕尼黑工业大学 V. Ntziaeh-ristos 教授通过实验也说明光学分子影像与 CT 融合能有效降低光学分子影像重建的病态性，使图像重建的准确性有很大程度的提高，同时也解决了光学分子影像分辨率低的问题。A. Angelique 等应用 FMT/CT 双模系统对小鼠颈部肿瘤和肺部肿瘤进行了在体观测。通过和冷冻切片的荧光图进行对比发现，结合 CT 解剖信息，FMT 可准确定位肿瘤区域。D.Hyde 等使用恶嗪类荧光染料标记阿兹海默症小鼠大脑皮层的乙型淀粉样斑块，然后分别用 FMT 和 CT 对小鼠进行成像。结合 CT 解剖结构信息的 FMT 重建结果的定位和定量能力都有所提升，这为动态观测阿兹海默症的发展过程提供了有力的工具。该研究同时也验证了 FMT/CT 双模分子影像可应用于神经性疾病的研究。B. Zhang 等利用 FMT/PET 双模系统分析小鼠肿瘤的病理变化。其中 PET 主要对 ^{18}F-FDG 成像，揭示肿瘤细胞的代谢活性，FMT 则对组织蛋白酶激活的荧光探针成像，揭示肿瘤细胞的酶活性。两者同时成像，可以更加丰富地揭示肿瘤细胞的生理状况。M. Nahrendoff 等应用 FMT/PET/CT 三模系统对小鼠肿瘤进行了在体观测。小鼠被放置在具有多模匹配基准的动物

仓内,依次使用 PET/CT 和 FMT 进行在体成像,最后将三种模态的重建结果进行配准可获得三模态影像,研究结果表明 FMT 与 PET 对肿瘤的定位和定量化研究具有很高的价值。除了小鼠实验外,多模融合在乳腺癌的应用研究也得到了推广。乳腺癌具有新生血管生成时间远远早于临床症状的特点,这为肿瘤的早期检测提供了有利条件。数字光学乳腺癌影像系统(digital optical breast imaging,DOBI)通过检测乳腺肿瘤新生血管的血容量和代谢率的异常信号预测,能够将乳腺癌诊断时间提前 5~8 年,可以对 2mm 以上的乳腺癌做出诊断。B. J. Tromberg 等应用弥散光谱联合乳腺 X 线和 MRI 同时监测化疗反应、乳腺癌筛选和辅助诊断。

2)光学分子影像与 MRI 融合成像系统:与 CT 类似,通过 MRI 提供的生物组织解剖信息可实现与光学分子影像的融合。如 A. Klose 和 M. Allard 等尝试应用 MRI 提供的软组织信息对小鼠器官进行分割,然后为不同器官设置较为准确的光学参数,最终提高了 BLT 重建质量。S. Davis 等则将一个自制的频域 FMT 放置在 MRI 成像仓内构成了一个 FMT/MRI 双模系统。为了避免 MRI 强磁场对 CCD 相机的影响,FMT 的激发光和荧光都是通过直接接触小鼠体表的光纤导入导出的。该系统可以同时获取小鼠的 FMT 和 MRI 数据,MRI 结果又可以给 FMT 重建提供解剖信息以提高 FMT 的重建质量。2011 年,加州大学欧文分校的 G. Gulsen 等人也研制了一种专门用于小动物成像的 FMT/MRI 融合成像系统,系统基于 MRI 设备,采用光纤和光电倍增管探测光学信号,实验验证了采用 MRI 提供的结构先验信息可提高 FMT 重建精度。由于基于光纤的 FMT 系统受到空间限制,用于导出荧光的光纤数目较少,所以获取的荧光数据量有限,这很大程度上影响了 FMT 的成像质量。为了克服该问题,F.Stuker 等将 FMT 系统常用的 CCD 相机替换为耐强磁场的单光子雪崩二极管(SPAD)阵列,并将其直接放入 MRI 成像仓内捕捉荧光信号。系统避免了接触式光纤的使用,增大了荧光数据量和数据采集灵活性。

光学成像造影剂主要分为以下几种。

(1)MRI 荧光双模态分子影像探针:荧光染料泛指吸收某一特定波长的光源后能发射出更长波长的一类有机染料分子,大多是含有苯环或杂环并含有共轭双键的化合物。早期的荧光分子探针主要是对这类化合物进行结构修饰而来,如检测金属离子铜的螺吡喃类荧光探针,检测生物体内蛋白结合位点极性的喹喔啉类荧光探针,以及检测细胞凋亡的丹磺酰类荧光探针等。其中,发射波长在 700~1 200 nm 范围的近红外荧光染料具有很强的组织穿透能力。在此波长范围内,生物组织自身荧光较弱,从而避免了背景干扰,最终获得较高的分析灵敏度。因此可与 MRI 成像进行优势互补,是目前 MRI- 荧光染料探针中应用的主要染料。该类分子探针的设计主要基于两种模式。第一种是荧光染料分子直接或间接螯合核磁信号元素构成。如 Hueber 等在 1998 年报道的第一个 MRI- 光学成像双模态分子探针就是将 Gd(Ⅲ)的螯合剂直接与异硫氰酸四甲基罗丹明偶联所得,并应用于非洲爪蟾胚胎细胞谱系的研究。Zuzana 等则通过在一分子环糊精上键合两分子异硫氰酸荧光素(FITC)和五分子的 DOTA 衍生物(DO3APNCS)制得双模态探针。此探针由于采用环糊精为骨架结构,具有体内无毒、稳定和良好的水溶性等特点。体外实验表明该探针能标记胰岛细胞以及大鼠间质干细胞。Achilefu 等巧妙地利用聚甲炔近红外染料(LS479)自身骨架结构与血清白蛋白的相适性,将 LS479 与二亚乙基三胺五乙酸(DTPA)的钆螯合物共价相连。该探针由于近红外结构部分在体内能很好地与血清白蛋白结合,结合后形成的复合物由于减弱螯合部分的自由旋转,大幅度地提高了 MRI 部分显像的灵敏度和安全性。进一步的实验表明该探针在动物体内具有良好的 T1WI 和荧光显像效果。Duan 等利用钆上具有孤对电子与荧光素衍生物 9-(羧基苯基)-2,7- 二氯 -4-1,5- 双 [双(2- 吡啶基甲基)氨基甲基]-6- 羟基 -3- 呫吨烯酮(Zpy)直接进行配位得到一种 Gd-Zpy 的复合物,实验结果显示这个复合物能有效地识别细胞内的锌离子,荧光强度增加 130%,T_1 弛豫时间增加 115%。Talanov 等利用双功能螯合试剂 1-(4- 异硫氰基苄基)-4- 甲基二乙三胺五乙酸(1B4M-DT-PA)将钆与荧光染料 Cy5.5 进行连接,制得双模态探针 G_6-(Cy5.5)1.25(1B4M-Gd)145,此探针能很好地对老鼠体内的哨兵淋巴结进行 MRI 和荧光双功能显像。第二种方法是利用纳米技术构建功能化的纳米双模态体系,是在纳米材料上修饰荧光染料或磁性颗粒构成。如 Xian 等先对 Fe_3O_4 纳米颗粒和罗丹明 B 进行修饰,分别裸露炔基和叠氮基,然后再经过 "Click" 反应将两者进行共价连接,得到

RhB-Fe_3O_4@SiO_2纳米复合物。结果表明其具有优秀的荧光信号和磁共振信号，并且毒性小。Kang等基于荧光染料被刚性二氧化硅包裹时能抑制非辐射跃迁，促进辐射跃迁使荧光强度和量子产率增加，直接将荧光染料 NIR797 掺杂在二氧化硅包裹的以 $CoFe_2O_4$ 为核的纳米颗粒中，制得双功能探针 MNP-SiO_2（NIR797）。将该探针注射到老鼠前哨淋巴结 SLN，发现荧光强度相比单独的荧光染料以及将 NIR797 修饰在纳米颗粒外周的探针 MNP-SiO_2coated NIR797 都有所增强，同时还保持着良好的核磁信号。在此探针外周连上放射性 ^{68}Ga 可制得探针 ^{68}Ga-{MNP-SiO（NIR797）}，并实现了对大鼠 SLN 的三模态显像。除了用于检测显像外，这类探针还能作为药物的载体对疾病进行治疗，如 Motte 等在 γ-Fe_2O_3 纳米粒上修饰上具有肿瘤治疗作用的药物分子阿伦膦酸盐（adlendronate），然后再连接上荧光染料罗丹明构成一个兼具检测和治疗功能于一体的多功能纳米体系，利用荧光显像镜证实 γ-Fe_2O_3@alendronate 体系对肿瘤细胞具有高亲和力，MRI 研究结果表明该类探针能选择性地靶向胸腺肿瘤细胞并抑制肿瘤细胞的生长。MRI 荧光双模态影像探针的研究还处于起步阶段，许多困难还有待解决，如水溶性、细胞毒性、稳定性、功能化修饰方法及药物与探针的分离等还有待深入研究。

（2）MRI 量子点双模态分子影像探针：量子点（quantum dots，QDs）是一类主要由 II ~ VI 族（CdS、CdSe、CdTe、ZnS、ZnSe、HgSe）或 III ~ V 族（InP、InAs）元素组成的纳米颗粒。自 1998 年被 Alivisatos 和 Nie 两个课题组应用于荧光标记领域后，量子点在生物学上的应用呈突发式增长。与传统的荧光染料相比，量子点荧光强度大、抗光漂白能力强、发射光谱窄，而且不同尺寸的量子点在同一波段光激发下可发射不同颜色的光，可发展为双和 / 或多模态分子影像探针研究中的荧光部分以及双模态探针中的功能化结构平台。利用量子点的高灵敏度、高光学稳定性和 MRI 的高空间分辨率进行结合形成的 MRI- 量子点双模态分子影像探针目前已成功应用于蛋白与 DNA 分离纯化、生物医学显像与诊断和药物转运与治疗等多个领域中，是当前 MRI- 荧光双模态探针中的重要研究方向。基于磁性材料与量子点"一体化"化的双模态探针的制备方法主要有三种，即共价连接方法、无机合成法及胶囊化法。共价连接法通常是先制备具有可修饰基团的磁性纳米颗粒，然后与量子点进行共价连接。如 Rosenzweig 等通过巯基与金属形成配位键将 Fe_2O_3 纳米粒与量子点进行共价连接，制得双模态探针 γ-Fe_2O_3@DM SA SHCd/ZnS，连接抗细胞周期蛋白 E（anticycline E）抗体，便成功应用于人乳腺肿瘤细胞与血浆的分离。Lenneke 等通过用链酶抗生物素蛋白（streptavidin）和膜联蛋白 A5 修饰量子点，进一步与 DTPA 偶联的楔状聚赖氨酸（lysine-wedge）进行共价连接制备得到 AnxA5-QD-Gd-wedge 纳米颗粒，该分子探针可应用于对血管结构的双模态显像。共价法制备的双模态探针的粒径通常较小，但是合成产率低。无机合成法是利用无机合成法将量子点直接包裹在磁性颗粒外周，形成复合物。Kwon 和 Shim 最先利用无机合成法通过在高温条件下加入硫和金属化合物制得 ZnS、CdS、HgS 等量子点，再与 γ-Fe_2O_3 高温反应制得 γ-Fe_2O_3-ZnS/CdS/HgS。Xu 等用"一锅法"将 CdS 量子点直接覆盖在 FePt 纳米晶体表面，形成具有荧光和核磁性质的异质二聚体结构（heterodimer）。该方法同样可得粒径较小的复合物，但是由于量子点直接与磁性材料连接，荧光量子产率一般较低，并且容易降解。胶囊化法是指通过用聚合物（壳聚糖、硅胶、聚乙二醇等）包裹或者承载两种或者多种功能性纳米颗粒，形成一种多功能的混合纳米颗粒。如 Willem 等用 PEG 包裹量子点后再连上磁性颗粒并进一步偶联环状 RGD，体外实验显示该探针能特异性地识别人的内皮细胞，成功实现了肿瘤的双模态显像。Zhou 等先利用肼修饰过的苯乙烯与丙烯酰胺聚合物反应形成一种具有空腔的聚合物，然后将预先制备好的磁性纳米粒和量子点加入其中，使其透过空腔进入聚合物内部形成双功能的复合纳米粒结构。该探针不仅表现出很好的荧光和核磁特性，而且还能特异性的对肿瘤细胞进行识别分离。除了量子点或者磁性纳米粒外，其他材料如碳纳米管 CNT 也可以作为功能化修饰平台，如 Wu 等使用层层自组装方法将 CdTe 量子点和 Fe_2O_3 颗粒依次包裹在碳纳米管外侧，形成 CNT-SPIO-CdTe 纳米复合物。细胞实验表明该探针不仅能检测到强的近红外荧光信号，而且磁信号相比单独的 Fe_2O_3 颗粒也有所增强。

（3）MRI- 稀土元素双模态分子影像探针：稀土元素是 15 种镧系元素和与镧系元素密切相关的 2 个元素 - 钪（Sc）和钇（Y）的总称，它们具有相似的原子结构和离子半径。其中，钆由于具有很好的顺磁性,广泛地用于临床 MRI 显像中。传统荧光染料由于在激发光的作用下容易发生光漂白现象而导致探针曝光时间减少,影响实验的重复性,因而具有优良光学特性的稀土类探针也逐渐受到人们关注。这类基于上转换原理(upconversion luminescence)或者自旋禁阻跃迁产生荧光的稀土探针具备许多优点,如不易发生光漂白,荧光寿命长,组织穿透能力强,生物发光干扰小、发射窄,易与背景荧光信号区分等。虽然镧系元素具有自身的磁性使这类化合物本身就具有 MRI- 荧光双模态显像的潜力,但是研究表明产生核磁信号的镧系元素配合的水分子能对镧系元素的荧光产生很强的淬灭作用,而且两种显像模态对显像剂的浓度要求也不一样,因此单一稀土元素作为双模态探针的研究鲜有报道。Laurent 等在研究镧系配合水对镧系元素荧光的淬灭问题时,设计合成了一种能同时满足 MRI 和荧光显像要求的单配体探针。该探针由一个以哌啶为母核的多功能骨架与一个镧系三价离子螯合而成,在与 Gd(III)配合时具有高磁共振信号,与 Nd(III)配合的时候能够有效地敏化镧系金属离子使荧光信号增强。通过考察探针分别在 H_2O 和 D_2O 中的荧光寿命,发现荧光量子产率与处于完全保护状态的 Nd(III)系统(Nd-T_2soxMe)相近。该结果首次发现了镧系金属离子近红外信号的非辐射失活可以通过提高稀土元素配体能量转移的效率来克服,为此类分子探针的发展提供了一种新思路。此后,研究发现羟基喹啉及其衍生物类在与 Ln(III)形成稳定配合物的同时能够敏化稀土金属的荧光发射,而且镧系三价离子的羟基喹啉类配合物作为一种优良探针具有毒性低、量子产率高和激发波长长等优点。第一个报道的羟基喹啉钆螯合物类双模态探针的探针是由三分子功能化喹啉分别通过亚甲基键合在一个中心氮原子上而成,与金属离子结合后能够形成七齿结构。Faulkner 等通过巧妙地设计,在同一个分子中的两个不同螯合部位分别螯合 Gd^{3+} 和 Re 形成 [Gd-Re-(Bpy)(CO)$_3$]+ 分子探针,实验结果显示该探针荧光寿命长,而且核磁信号良好。为了阻断镧系元素之间的光漂白作用,Chen 等采用层层自组装方法在多壁碳纳米管(MWNTs)外周用掺杂有 Eu、Gd 和 LaF_3 的纳米晶体进行包裹制得 MWNT/SiO_2/LaF_3:Eu:Gd 复合纳米晶,实验结果显示该纳米晶体能很好地进入细胞进行荧光和 MRI 双模态分子显像。

（4）MRI- 纳米金双模态分子影像探针:金纳米颗粒(Au nanoparticles, AuNPs)直径一般在 1~100 nm,具有高电子密度、介电特性和催化作用,能与多种生物大分子结合且不影响其生物活性。氯金酸还原法可方便制备不同粒径的纳米金,颜色根据直径大小可呈红色至紫色。与当前量子点纳米分子探针(血液循环时间短、易降解、毒性高等)相比,Fe_3O_4@Au 纳米复合物具有更高的稳定性和生物相容性。此外,球形纳米金颗粒对蛋白具有良好的吸附性,能提高造影效果。李亚栋等发展了 Fe_3O_4@Au 制备方法,构建不同结构、形貌的 Au-Fe_3O_4 纳米材料。Wu 等采用化学沉淀法制备 Fe_3O_4 纳米晶,用巯基聚乙二醇包裹,通过偶联剂羧基 - 聚乙二醇 - 巯基与纳米金进行偶联制得 Fe_3O_4@Au 纳米颗粒,实验结果表明该材料具有良好的荧光和核磁信号,而且通过修饰偶联具有特异性的整联蛋白 $\alpha_v\beta_3$ 抗体,形成的复合物可实现对肿瘤细胞的特异性显像。

3)光学分子影像与 PET 融合成像系统:早在 2004 年,加州大学洛杉矶分校的分子影像小组就开始研究 BLT 和 PET 的双模态分子影像系统 OPET。OPET 的探测器是由六个探测模块环状均匀分布构成,可以探测来自成像仓中小鼠体内发出的自发荧光(2~3 eV)与伽马光子(511 keV),实现小动物 BLT 与 PET 双模式成像。初步的系统测试结果表明了该系统的可行性,但是由于其探测器对自发荧光探测时没有镜头辅助,导致成像小鼠必须紧贴探测器,从而增加了操作难度限制其应用。2007 年,J. Peter 等在 CMOS 传感器前面放置一块微镜头阵列构成了独立的光学探测模块,并将其放入商业环形 PET 探测器的探测区域内构成了光学 /PET 双模态分子影像系统。该系统初步使用两个光学探测模块接收小动物体内的自发荧光信号。开发者认为可以在该系统基础上增多光学探测器模块并构成环状分步结构,同时在 PET 探测器间隙设置激发光源以实现激发荧光信号的探测获得 FMT 影像。2010 年,分子影像概念最早提出者,哈佛大学的 R. Weissleder 教授论证了光学分子影像与 PET 融合是提高分子影像重建精确度的有效途径。为了进一步提升 FMT 系统的性能,2011 年,清华大学医学院分子影像实验室开发了基于平板 PET 和自由空间可旋转式 FMT 的双模态系统。该系统中 PET 采用开放的平板式结构为 FMT 提供了足够的空间,FMT 采取自由空间可旋转式工作从而提供较好的

FMT 成像效果。

3. 总结　光学分子影像结合其他影像模式的多模态影像提供了丰富的信息,可以从多个角度更为全面地观测生理病理过程。其融合过程不仅仅是各自模态影像的简单叠加,更重要的是充分利用彼此的信息提高成像性能,以发挥各自模态影像的优势,互相促进,互相补充,为具体应用提供更为强大和丰富的影像信息。分析国内外的研究现状,可以看出多模态光学分子影像仍处在发展初期,虽然结合成熟影像 CT、MRI 和 PET 等的多模态光学分子影像原型系统已经多有报道,然而大多数原型系统只是尝试性的将不同模态的系统融合在一起并探索其可行性。相关技术和设备的产业化还需要进一步改善来提高成像系统的性能和实际应用中的可靠性、稳定性以及易操作性。随着多模态影像信息的获得,如何更为有效地利用这些信息将是多模分子影像技术亟须深入研究的工作。

(四)其他多模态成像的应用

在临床诊疗中多模态分子影像已经有效用于心血管疾病、神经精神疾病等多种临床疾病,并能显著增强肿瘤边界的定位、有效指导肿瘤切除的手术导航。易损斑块是心血管疾病的重要原因,近年来对易损斑块开展了多种分子影像的研究,并通过制备和应用超顺磁性氧化铁颗粒获得了良好的结果,实现易损斑块的巨噬细胞成像。利用斑块中微钙化形成的羟基磷灰石,Irkle 等选用 ^{18}F-NaF 作为显像剂,利用其可被斑块选择性吸附并沉积在钙化部位的原理,成功对病损斑块新型显像,并实现了无创性确诊高风险新生钙化灶的新方法。Bruckman 等以烟草花叶病毒为载体,包裹荧光染料 Cy5 和 Gd 的络合物,可靶向血管细胞黏附因子(VCAM-1)的多肽修饰的蛋白。结果显示与 VCAM-1 单抗相比,VCAM-1 多肽对动脉粥样硬化斑块的靶向效果更好,结果表明新型分子探针使斑块的荧光和 MRI 的成像效果显著提高。Van Dam 等将叶酸与荧光染料FITC 偶联用于靶向叶酸受体,同时术中用多谱段荧光显像系统进行显像,首次对卵巢癌患者施行分子影像导航的手术切除。由于卵巢癌组织大量表达叶酸受体,因此术前医生对该患者注射荧光染料标记的叶酸进入体内后定向聚集在卵巢癌部位。手术中利用光学相机清晰地显示卵巢肿瘤,通过荧光显像将带有荧光信号的肿瘤组织全部切除,达到肿瘤的精确切除。Kircher 等进一步合成多模态分子探针,

同时进行 MRI/ 光声 /Raman 三模态成像,术前利用 MRI 进行初步定位,术中利用光声检测深层肿瘤组织,并利用 Raman 显像检测肿瘤边缘,开展肿瘤的精确切除。此外,在神经系统疾病的研究中分子影像也发挥着极为重要的作用,已经开发出了多种用于阿尔茨海默病等的分子影像探针,成功用于疾病的诊断、预后判断及疗效监测等。由于超声成像具有良好的实用性,一些联合超声的多模态肿瘤成像研究也得到了一定的关注。John 等报道了一种连接 RGD 多肽的多功能蛋白微球,实现了肿瘤 US-MRI- 光学三模态成像,该微球还具有携带治疗性药物的能力。其他一些近期出现的影像技术,如光声、热声、磁声、拉曼成像等,以及其在肿瘤多模态成像中的应用研究尚处在初级阶段,相信随着相应技术的不断进步和普及,将为肿瘤多模式成像增加更多新的方法。总之,多模态分子影像技术由于结合了几种不同方式的显像技术,通过优势互补提供更全面、准确的信息,成为分子影像发展的新方向。多模态分子探针是实现多模态显像的前提,近年来多模态分子探针的开发发展迅速,形成了针对不同靶点的形式多样的多模态分子探针,极大地促进了多模态显像的发展,并使多模态显像正逐渐从动物显像研究发展至临床诊疗实践。相信随着多模态分子探针安全性等的不断提高,多模态显像的临床应用会有更广阔的前景。

近年来,肿瘤多模态成像不仅局限于单纯的影像学观察,多种诊疗一体化多模态、多功能影像手段得到了发展。特别是一些跟肿瘤诊治相关的干细胞、淋巴细胞、树突状(Dendriticcell, DC)细胞等的跟踪研究逐渐成为多模态影像技术的研究方向之一。Lee 等使用 hNIS 和增强型 Fluc 双基因标记DC 细胞,并利用 PET-CT 和 BLI 多模态成像技术成功跟踪了 DC 细胞在小鼠淋巴组织中的迁移。这些研究证实了多模态成像在肿瘤细胞治疗、免疫治疗中应用的可行性。除此之外,基于报告基因的肿瘤多模态成像也得到广泛应用。报告基因表达成像又称转基因表达成像,是一种间接成像模式。由于稳定转染的报告基因可以随细胞分裂进入子细胞,更适合长期、稳定的跟踪成像,在细胞治疗、基因治疗、长期的疗效监测等方面具有优势。目前应用于肿瘤研究的报告基因种类已较为丰富,常用的包括光学报告基因(如 FLUC、RLUC、GLUC 等)、MRI 报告基因(如 Ferritin、TFR、Mag A、β-gal、CK、Tyr、LRP

等）和放射线核素显像报告基因（如 HSV1-tk、NIS、D2R 受体报告基因等）。由于基因构建的灵活性，能方便地利用报告基因构建多种形式的多模态成像方式，合理设计的多基因多模态基因报告系统已经被广泛应用到肿瘤成像研究。由于蛋白功能的多样性，一系列研究表明利用单基因实现多模态成像同样具有良好的可行性。Qin 等利用一种 [18]F 标记的黑色素靶向性放射性探针，实现了基于 Tyrosinase 单一报告基因的 PET-PAI-MRI 三模态成像。Patrick 等发现了一种新的金属转运蛋白报告基因 Oatplal。该基因可以有效地实现基于 Gd^{3+} 的 MR 阳性增强影像，同时可以实现基于 [111]In 转运的 SPECT 成像。另外，多项研究表明多模态报告基因成像联合肿瘤治疗基因能够实现治疗和监测一体化。Sekar 等设计了一种慢病毒载体介导的双自杀基因 HSV1-sr39TK-NTR 以及 EGFP-FLuc 融合基因系统，并成功转染三阴性乳腺癌细胞 MDA-MB-231，使用 FI-PET-CT 进行双模态成像观察治疗效果，证实了诊疗一体化多模态影像基因报告系统的可行性。

（五）展望

理论上，任何可行的两种或两种以上的成像方式均可组合成多模态成像系统，所以多模态成像的实现方式具有多样化的特性。多模态成像由于其相较于单一显像模式具有明显的优势及诱人的应用前景，近年发展迅猛，并应用于肿瘤早期诊断、疾病鉴别、个性化诊疗、疗效监测、预后判断，以及肿瘤发生发展、浸润转移、血管生成、分子生化改变等肿瘤相关事件等临床和临床前研究。但多模态成像技术还存在很多问题，如所使用的造影剂（分子探针）的安全性、从实验室研究到临床转化的可行性、检测成本导致医疗费用增加等。随着医学影像学及各交叉学科的不断发展，尤其是新的同机融合影像设备的进步，以及更先进、更优化、更安全可靠的分子探针特别是多功能分子纳米探针的开发，多模态分子成像技术将为肿瘤影像技术带来一场重大变革，为肿瘤形成相关生化事件研究／发现提供新技术，并成为肿瘤诊治的利器。

【参考文献】

[1] CAI W, CHEN X. Nanoplatforms for targeted molecular imaging in living subjects[J]. Small, 2007,3(11):1840-1854.

[2] KIM J, PIAO Y, Hyeon T. Multifunctional nanostructured materials for multimodal imaging, and simultaneous imaging and therapy[J]. Chem Soc Rev, 2009,38(2):372-390.

[3] LOUIE A. Multimodality imaging probes: design and challenges[J]. Chem Rev, 2010, 110(5): 3146-3195.

[4] MARTI-BONMATI L, SOPENA R, BARTUMEUS P, et al. Multimodality imaging techniques[J]. Contrast Media Mol Imaging, 2010, 5(4): 180-189.

[5] HAHN M A, SINGH A K, SHARMA P, et al. Nanoparticles as contrast agents for in-vivo bioimaging: current status and future perspectives[J]. Anal Bioanal Chem, 2011, 399(1):3-27.

[6] HUANG H C, BARUA S, SHARMA G, et al. Inorganic nanoparticles for cancer imaging and therapy[J]. J Control Release, 2011, 155(3):344-357.

[7] LIU Y, YU G, TIAN M, et al. Optical probes and the applications in multimodality imaging[J]. Contrast Media Mol Imaging, 2011, 6(4):169-177.

[8] SWIERCZEWSKA M, LEE S, CHEN X. Inorganic nanoparticles for multimodal molecular imaging[J]. Mol Imaging, 2011, 10(1):3-16.

[9] KIRCHER M F, WILLMANN J K. Molecular body imaging: MR imaging, CT, and US. part I. principles[J]. Radiology, 2012, 263(3):633-643.

[10] KIRCHER M F, WILLMANN J K. Molecular body imaging: MR imaging, CT, and US Part II Applications[J]. Radiology, 2012, 264(2):349-368.

[11] LING D, HYEON T. Chemical design of biocompatible iron oxide nanoparticles for medical applications[J]. Small, 2013, 9(9-10):1450-1466.

[12] LEE S Y, JEON S I, JUNG S, et al. Targeted multimodal imaging modalities[J]. Adv Drug Deliv Rev, 2014, 76:60-78.

[13] LIAO J, QI T, CHU B, et al. Multifunc-

tional nanostructured materials for multimodal cancer imaging and therapy[J]. J Nanosci Nanotechnol, 2014,14(1):175-189.

［14］ KUNJACHAN S, EHLING J, STORM G, et al. Noninvasive Imaging of Nanomedicines and Nanoth-eranostics：Principles, Progress, and Prospects[J]. Chem Rev,2015,115(19):10907-10937.

［15］ LIM E K, KIM T, PAIK S, et al. Nanomaterials for theranostics：recent advances and future challenges[J]. Chem Rev,2015,115(1):327-394.

［16］ CHEN G, ROY I, YANG C, et al. Nanochemistry and Nanomedicine for Nanoparticle-based Diagnostics and Therapy[J]. Chem Rev, 2016, 116 (5):2826-2885.

［17］ SMITH B R, GAMBHIR S S. Nanomaterials for In Vivo Imaging[J]. Chem Rev, 2017, 117 (3):901-986.

［18］ YANG S, YE F, XING D. Intracellular label-free gold nanorods imaging with photoacoustic microscopy[J]. Opt Express,2012,20(9):10370-10375.

［19］ WEI Y, CHEN Q, WU B, et al. High-sensitivity in vivo imaging for tumors using a spectral up-conversion nanoparticle NaYF$_4$：Yb^{3+}, Er^{3+} in cooperation with a microtubulin inhibitor[J]. Nanoscale, 2012,4(13):3901-3909.

［20］ ZHOU F, XING D, WU S, et al. Intravital imaging of tumor apoptosis with FRET probes during tumor therapy[J]. Mol Imaging Biol, 2010, 12 (1):63-70.

［21］ CONTAG P R, OLOMU I N, Stevenson D K, et al. Bioluminescent indicators in living mammals[J]. Nat Med,1998,4(2):245-247.

［22］ CONTAG C H, JENKINS D, CONTAG P R, et al. Use of reporter genes for optical measurements of neoplastic disease in vivo[J]. Neoplasia, 2000, 2(1-2):41-52.

［23］ NTZIACHRISTOS V, BREMER C, GRAVES E, et al. In vivo tomographic imaging of near-infrared fluorescent probes[J]. Mol Imaging, 2002, 1 (2):82-88.

［24］ 雍亚兰,李雪梅,谭兰英. CT 增强扫描造影剂渗漏的预防及护理 [J]. 内蒙古中医药, 2012 (15):177-178.

［25］ 张宏佳. CT 增强扫描中不良反应的预防及护理体会 [J]. 中国保健营养, 2012(14): 2959-2960.

［26］ 曹翠香. 64 排螺旋 CT 增强扫描中的不良反应的预防及护理 [J]. 医学信息(中旬刊), 2010 (03):730-731.

［27］ 申宝忠. 分子影像学原理与实践 [J]. 中国医刊,2014(10):112.

［28］ WEISSLEDER R, MAHMOOD U. Molecular imaging[J]. Radiology, 2001, 219(2): 316-333.

［29］ LEE D E, KOO H, SUN I C, et al. Multi-functional nanoparticles for multimodal imaging and theragnosis[J]. Chem Soc Rev, 2012, 41(7): 2656-2672.

［30］ SHI J, VOTRUBA A R, FAROKHZAD O C, et al. Nanotechnology in drug delivery and tissue engineering：from discovery to applications[J]. Nano Lett, 2010,10(9):3223-3230.

［31］ 龚萍,杨月婷,石碧华,等. 纳米探针在分子影像领域的研究进展 [J]. 科学通报, 2013 (09):762-776.

［32］ CHO E C, GLAUS C, CHEN J, et al. Inorganic nanoparticle-based contrast agents for molecular imaging[J]. Trends Mol Med,2010,16(12):561-573.

［33］ GUPTA A K, GUPTA M. Synthesis and surface engineering of iron oxide nanoparticles for biomedical applications[J].Biomaterials, 2005, 26(18): 3995-4021.

［34］ VEISEH O, GUNN J W, ZHANG M. Design and fabrication of magnetic nanoparticles for targeted drug delivery and imaging[J]. Adv Drug Deliv Rev, 2010,62(3):284-304.

［35］ KUMAR A, JENA P K, BEHERA S, et al. Multifunctional magnetic nanoparticles for targeted delivery[J]. Nanomedicine,2010,6(1):64-69.

［36］ YANG J, LEE C H, KO H J, et al. Multi-functional magneto-polymeric nanohybrids for targeted detection and synergistic therapeutic effects on breast cancer[J]. Angew Chem Int Ed Engl, 2007, 46: 8836-8839.

［37］ KIEVIT F M, ZHANG M. Surface engineering of iron oxide nanoparticles for targeted cancer therapy[J]. Acc Chem Res,2011,44(10):853-862.

［38］ KUCHERYAVY P, HE J, JOHN V T, et al. Superparamagnetic iron oxide nanoparticles with variable size and an iron oxidation state as prospective imaging agents[J]. Langmuir,2013,29(2):710-716.

［39］ LEE N, HYEON T. Designed synthesis of uniformly sized iron oxide nanoparticles for efficient magnetic resonance imaging contrast agents[J]. Chem Soc Rev,2012,41(7):2575-2589.

［40］ DALDRUP-LINK H E, GOLOVKO D, RUFFELL B, et al. MRI of tumor-associated macrophages with clinically applicable iron oxide nanoparticles[J]. Clin Cancer Res,2011,17(17):5695-5704.

［41］ HU F, JIA Q, LI Y, et al. Facile synthesis of ultrasmall PEGylated iron oxide nanoparticles for dual-contrast T_1-and T_2-weighted magnetic resonance imaging[J]. Nanotechnology,2011,22(24):245604.

［42］ FRULLANO L, MEADE T J. Multimodal MRI contrast agents[J]. J Biol Inorg Chem, 2007, 12(7):939-949.

［43］ GUIMARAES A R, TABATABEI S, DAHL D, et al. Pilot study evaluating use of lymphotrophic nanoparticle-enhanced magnetic resonance imaging for assessing lymph nodes in renal cell cancer[J]. Urology, 2008,71(4):708-712.

［44］ COLE A J, DAVID A E, WANG J, et al. Polyethylene glycol modified, cross-linked starch-coated iron oxide nanoparticles for enhanced magnetic tumor targeting[J]. Biomaterials,2011,32(8):2183-2193.

［45］ YANG X, HONG H, GRAILER J J, et al. cRGD-functionalized, DOX-conjugated, and ^{64}Cu-labeled superparamagnetic iron oxide nanoparticles for targeted anticancer drug delivery and PET/MR imaging[J]. Biomaterials,2011,32(17):4151-4160.

［46］ XU H, CHENG L, WANG C, et al. Polymer encapsulated upconversion nanoparticle/iron oxide nanocomposites for multimodal imaging and magnetic targeted drug delivery[J]. Biomaterials, 2011,32(35):9364-9373.

［47］ CHOI H S, LIU W, LIU F, et al. Design considerations for tumour-targeted nanoparticles[J]. Nat Nanotechnol,2010,5(1):42-47.

［48］ HO Y P, LEONG K W. Quantum dot-based theranostics[J]. Nanoscale,2010,2(1):60-68.

［49］ DENNIS A M, RHEE W J, SOTTO D, et al. Quantum dot-fluorescent protein FRET probes for sensing intracellular pH[J]. ACS Nano, 2012, 6(4):2917-2924.

［50］ LI S, LIU Z, JI F, et al. Delivery of Quantum Dot-siRNA Nanoplexes in SK-N-SH Cells for BACE1 Gene Silencing and Intracellular Imaging[J]. Mol Ther Nucleic Acids,2012,1:e20.

［51］ YEZHELYEV M V, QI L, O'REGAN R M, et al. Proton-sponge coated quantum dots for siR-NA delivery and intracellular imaging[J]. J Am Chem Soc,2008,130(28):9006-9012.

［52］ BAKALOVA R, OHBA H, ZHELEV Z, et al. Quantum dots as photosensitizers [J]. Nat Biotechnol,2004,22(11):1360-1361.

［53］ FOWLEY C, NOMIKOU N, MCHALE A P, et al. Extending the tissue penetration capability of conventional photosensitisers: a carbon quantum dot-protoporphyrin IX conjugate for use in two-photon excited photodynamic therapy[J]. Chem Commun(Camb),2013,49(79):8934-8936.

［54］ MAI W X, MENG H. Mesoporous silica nanoparticles: A multifunctional nano therapeutic system[J]. Integr Biol(Camb),2013,5(1):19-28.

［55］ ZHANG Z, WANG L, WANG J, et al. Mesoporous silica-coated gold nanorods as a light-mediated multi-functional theranostic platform for cancer treatment[J]. Adv Mater,2012,24(11):1418-1423.

［56］ HE Q, SHI J, CUI X, et al. Synthesis of oxygen-deficient luminescent mesoporous silica nano-particles for synchronous drug delivery and imaging[J]. Chem Commun(Camb),2011,47(28): 7947-7949.

［57］ HUANG H C, BARUA S, SHARMA G, et al. Inorganic nanoparticles for cancer imaging and therapy[J]. J Control Release,2011,155(3):344-357.

［58］ LIU D, WANG Z, JIANG X. Gold nanoparticles for the colorimetric and fluorescent detection of ions and small organic molecules[J]. Nanoscale, 2011,3(4):1421-1433.

［59］ MUKHERJEE S, CHOWDHURY D, KOTCHERLAKOTA R, et al. Potential theranostics application of bio-synthesized silver nanoparticles (4-in-1 system)[J]. Theranostics, 2014, 4(3):316-335.

［60］ KENNEDY L C, BICKFORD L R, LEWINSKI N A, et al. A new era for cancer treatment: gold-nanoparticle-mediated thermal therapies[J]. Small, 2011, 7(2):169-183.

［61］ FALES A M, YUAN H, VO-DINH T. Silica-coated gold nanostars for combined surface-enhanced Raman scattering (SERS) detection and singlet-oxygen generation: a potential nanoplatform for theranostics[J]. Langmuir, 2011, 27(19): 12186-12190.

［62］ HUANG P, BAO L, ZHANG C, et al. Folic acid-conjugated silica-modified gold nanorods for X-ray/CT imaging-guided dual-mode radiation and photo-thermal therapy[J]. Biomaterials, 2011, 32(36): 9796-9809.

［63］ MOON G D, CHOI S W, CAI X, et al. A new theranostic system based on gold nanocages and phase-change materials with unique features for photoacoustic imaging and controlled release[J]. J Am Chem Soc, 2011, 133(13):4762-4765.

［64］ FARRELL B T, HAMILTON B E, Dosa E, et al. Using iron oxide nanoparticles to diagnose CNS inflammatory diseases and PCNSL[J]. Neurology, 2013, 81(3):256-263.

［65］ ZHOU Z, HUANG D, BAO J, et al. A synergistically enhanced $T(1)$-$T(2)$ dual-modal contrast agent[J]. Adv Mater, 2012, 24(46):6223-6228.

［66］ SIVAKUMAR S, VAN VEGGEL F C, RAUDSEPP M. Bright white light through up-conversion of a single NIR source from sol-gel-derived thin film made with Ln^{3+}-doped LaF_3 nanoparticles[J]. J Am Chem Soc, 2005, 127(36):12464-12465.

［67］ ZIJLMANS H J, BONNET J, BURTON J, et al. Detection of cell and tissue surface antigens using up-converting phosphors: a new reporter technology[J]. Anal Biochem, 1999, 267(1):30-36.

［68］ WANG M, MI C C, WANG W X, et al. Immunolabeling and NIR-excited fluorescent imaging of HeLa cells by using $NaYF_4$: Yb, Er upconversion nanoparticles[J]. ACS Nano, 2009, 3(6):1580-1586.

［69］ CHATTERJEE D K, RUFAIHAH A J, ZHANG Y. Upconversion fluorescence imaging of cells and small animals using lanthanide doped nanocrystals[J]. Biomaterials, 2008, 29(7):937-943.

［70］ SIVAKUMAR S, DIAMENTE P R, VAN VEGGEL F C. Silica-coated Ln^{3+}-Doped LaF_3 nanoparticles as robust down-and upconverting biolabels[J]. Chemistry, 2006, 12(22):5878-5884.

［71］ ZHOU J, SUN Y, DU X, et al. Dual-modality in vivo imaging using rare-earth nanocrystals with near-infrared to near-infrared (NIR-to-NIR) upconversion luminescence and magnetic resonance properties[J]. Biomaterials, 2010, 31(12):3287-3295.

［72］ LIU Q, SUN Y, LI C, et al. 18F-Labeled magnetic-upconversion nanophosphors via rare-Earth cation-assisted ligand assembly[J]. ACS Nano, 2011, 5(4):3146-3157.

［73］ BLANCO V M, CHU Z, LASANCE K, et al. Optical and nuclear imaging of glioblastoma with phosphatidylserine-targeted nanovesicles[J]. Oncotarget, 2016, 7(22):32866-32875.

［74］ HOCKE L M, CAYETANO K, TONG Y, et al. Optimized multimodal functional magnetic resonance imaging/near-infrared spectroscopy probe for ultrahigh-resolution mapping[J]. Neurophotonics, 2015, 2(4):45004.

［75］ XUE S, ZHANG C, YANG Y, et al. ^{99m}Tc-Labeled Iron Oxide Nanoparticles for Dual-Contrast (T_1/T_2) Magnetic Resonance and Dual-Modality Imaging of Tumor Angiogenesis[J]. J Biomed Nanotechnol, 2015, 11(6):1027-1037.

［76］ KLOSE A D, BEATTIE B J, DEHGHANI H, et al. In vivo bioluminescence tomography with a blocking-off finite-difference SP3 method and MRI/CT coregi-stration[J]. Med Phys, 2010, 37(1): 329-338.

［77］ ALLARD M, COTE D, DAVIDSON L, et al. Combined magnetic resonance and bioluminescence imaging of live mice[J]. J Biomed Opt, 2007, 12(3):34018.

［78］ DAVIS S C, POGUE B W, SPRINGETT R, et al. Magnetic resonance-coupled fluorescence tomography scanner for molecular imaging of tissue[J]. Rev Sci Instrum, 2008, 79(6):64302.

［79］ LIN Y, GHIJSEN M T, GAO H, et al. A photo-multiplier tube-based hybrid MRI and frequency domain fluorescence tomography system for small animal imaging[J]. Phys Med Biol, 2011, 56(15): 4731-4747.

［80］ PAN D, WILLIAMS T A, SENPAN A, et al. Detecting vascular biosignatures with a colloidal, radio-opaque polymeric nanoparticle[J]. J Am Chem Soc, 2009, 131(42): 15522-15527.

［81］ KHLEBTSOV N, BOGATYREV V, DYKMAN L, et al. Analytical and theranostic applications of gold nano-particles and multifunctional nanocomposites[J]. Theran-ostics, 2013, 3(3): 167-180.

［82］ GORE J C, MANNING H C, QUARLES C C, et al. Magnetic resonance in the era of molecular imaging of cancer[J]. Magn Reson Imaging, 2011, 29(5): 587-600.

第二十九章 分子影像学相关细胞培养与细胞实验技术

第一节 动物细胞培养

一、动物细胞培养的基本概念

细胞培养是现代生物科学中发展十分迅速的一种实验技术,它为细胞学、遗传学、病毒学、免疫学的研究和应用做出了重要贡献。细胞培养是在严格的无菌操作条件下,从机体组织分离出细胞,在体外用无菌的培养液及培养箱模拟机体的生理条件,进行细胞离体培养,使之存活与繁殖。本节将对细胞培养的基本概念进行介绍。

(1)体外培养(in vitro culture):就是将活体的结构成分或活的个体从体内或其寄生体内取出,放在类似于体内生存环境的体外环境中,让其生长和发育的方法。

(2)动物细胞培养(animal cell culture):是从动物机体中取出相关的组织或器官,并将其分散成单个细胞,在体外模拟动物体内的生理条件使动物细胞生长和增殖。动物细胞进行体外的培养实验时需要无菌操作环境、支持细胞生长增殖的营养物质,并控制 pH、温度、O_2 张力、CO_2 张力等。

(3)原代培养(primary culture):也称初代培养,是指将细胞从机体组织分离后立即在体外进行首次培养使其在合适的条件下增殖到第一次传代阶段(达到汇合状态)的培养阶段。

(4)原代细胞(primary cell):是指从机体组织分离后立即培养的细胞。原代细胞与机体原组织在形态结构和功能活动上相似性较大,细胞移动活跃,可见细胞分裂,但不旺盛。原代细胞应用于生物医药产业如药物筛选、药物代谢和毒理研究、癌症药物的研究等,还可应用于分子、细胞生物学和生物医学基础研究。

(5)传代培养(subculture):是指当培养容器内培养的体外动物细胞增殖达到一定密度后,因为生存空间和营养是有限的,需要分离出一部分细胞并更换营养液,使细胞的继续生存。每次传代以后,细胞的生长和增殖过程都会受到一定的影响。

(6)传代细胞(subcultured cell):是指在体外培养条件下持续传代培养的细胞。

(7)细胞系(cell line):是指原代细胞经首次传代培养后的培养物即被称为细胞系或者亚克隆。

(8)细胞株(cell strain):是指通过用单细胞分离培养或选择法从原代培养物或细胞系中获得具有特殊性质或标志物的培养物。细胞株的特殊性质或标志必须在整个培养期间始终存在。

(9)有限细胞系(finite cell line):是指原代培养的细胞系只能分裂有限的次数,随后就会丧失增殖的能力,这种细胞系被称为有限细胞系。

(11)无限细胞系(infinite cell line):是指一些有限细胞系通过转化后获得无限分裂能力变为永生性细胞系,这一过程可自然发生,也可经化学或病毒诱导发生。无限细胞系大多已发生异倍化,具有异倍体核型,可能成为恶性细胞,因此本质上已是发生转化的细胞系。无限细胞系有永生性(不死性),但仍保留接触抑制和无异体接种致死的特性;有的有永生性,异体接种有致瘤性,说明已恶性化。在医学分子成像研究中常用的细胞系有:海拉细胞系、4T1 小鼠乳腺癌细胞系、人乳腺癌细胞系(MDA-MB-231)、DC 细胞等。

二、细胞培养实验室的设计

体外培养的细胞缺乏抗感染的能力,动物细胞培养实验室的主要要求是使细胞培养工作环境处于严格的无菌状态,防止微生物及其他有害因素污染细胞。动物细胞培养室的设计原则一般是要求工作环境整洁,空气清洁,干燥无尘,具有抽风过滤系统。细胞培养实验室常规工作包括:无菌操作、孵育、试剂制备、清洗、无菌处理、储存。实验室应设置多个储存区,分别存放液体、试剂、耗材等。培养基、试剂等应按照说明存放,对光线敏感的试剂应用锡箔包裹存放在暗处。

无菌操作室最好设置为独立的实验室,或者在较大的实验室内划出较少走动的独立区域用于无菌操作。无菌操作室常规是由更衣区、缓冲区和操作区三部分组成。更衣区位于最外部,缓冲区位于更衣区与操作区之间,目的是为了保证操作区的无菌环境,可以放置冰箱、液氮罐等。操作区放在内间,是细胞培养及其他无菌操作的区域,可以放置超净工作台、培养箱、倒置显微镜、离心机等,是细胞培养技术的关键,应单独设置为密闭式空间。无菌操作区顶部不宜过高,以保证紫外线消毒灯的灭菌效果;墙壁光滑无死角,以便清洗和消毒;安装空气过滤装置。进入实验室前要打开紫外灯至少照射 1 h,实验室应定期打扫卫生,采用药物灭菌法或紫外线灭菌法处理工作环境,常易潜藏细菌的地方喷洒 75% 酒精。

研究人员使用无菌室时应更换衣服、鞋子并穿戴无菌衣帽和口罩,关闭紫外灯,手部喷洒喷洒 75% 酒精后再进行操作,完成实验后擦净实验台,退出后打开紫外灯。进行细胞培养工作必须树立无菌观念,坚持无菌操作,进行无菌处理,注意防止无菌室的污染。

除了应注意大多数日常工作场所共有的一些安全风险例如电击和火灾之外,细胞培养实验室由于要操作和处理人或动物细胞和组织以及一些有毒、有腐蚀性或者有致突变性的溶剂和试剂,因而还具有一些特殊的危险。动物细胞培养实验室应严格遵守《微生物和生物医学实验室生物安全通用准则》。任何生物安全程序的基本目的都是为了减少或避免实验室工作人员和外部环境与潜在危害性生物物质的接触。工作还应注意一些有毒、有腐蚀性或者有致突变性的试剂,注射器针头或者其他污染锐器刺伤、液体泼溅到皮肤和黏膜上、经口吞入毒物以及吸入感染性气体挥发。

三、动物细胞培养用液

(一)培养液 / 培养基

培养液是维护组织细胞生存、生长及进行细胞培养各项操作过程中所需的基本溶液,其应包括水、氨基酸、维生素、碳水化合物、无机离子等。

培养基是维持体外培养的动物细胞生长增殖的基础物质和生存环境,供给细胞生长所必需的营养素、生长因子和激素,并能调节培养体系的 pH 值和渗透压。按物理性状分为液体培养基和固体培养基,按其来源分为天然培养基和合成培养基两大类。

1. 细胞培养基的基本要求　体外培养的细胞直接生活在培养基中,因此培养基应能满足细胞对营养成分、促生长因子、激素、渗透压、pH 等诸多方面的要求。维持细胞生长的营养条件一般包括 5 个方面。

1)营养成分。

(1)氨基酸:是细胞蛋白质合成的原料。所有细胞都需要 12 种必需氨基酸:缬氨酸、亮氨酸、异亮氨酸、苏氨酸、赖氨酸、色氨酸、苯丙氨酸、蛋氨酸、组氨酸、酪氨酸、精氨酸、胱氨酸。此外还需要谷氨酰胺。

(2)单糖:培养中的细胞可以进行有氧与无氧酵解,六碳糖是主要能源。此外六碳糖也是合成某些氨基酸、脂肪、核酸的原料。细胞对葡萄糖的吸收能力最高,半乳糖最低。葡萄糖是动物细胞体外培养的培养基或培养液中必含的能源物质。

(3)维生素:生物素、叶酸、烟酰胺、泛酸、吡哆醇、核黄素、硫胺素、维生素 B_{12} 都是培养基常有的成分。

(4)无机离子与微量元素:细胞生长除需要钠、钾、钙、镁、氮和磷等基本元素,还需要微量元素,如铁、锌、硒、铜、锰、钼、钒等。

2)促生长因子及激素。各种激素及生长因子对于维持细胞的功能、保持细胞的状态(分化或未分化)具有十分重要的作用。有些激素对细胞有促生长作用,如胰岛素。有些激素对某一类细胞有明显促进作用,如氢化可的松、泌乳素等。

3)渗透压。细胞必须生活在等渗环境中,大多数培养细胞对渗透压有一定耐受性。人血浆渗透压 290mOsm/kg,可视为培养人体细胞的理想渗透压。鼠细胞渗透压约为 320mOsm/kg。大多数哺乳动物细胞的渗透压在 260~320mOsm/kg 的范围。

4）pH、气体。气体包括氧和二氧化碳,氧参与动物细胞的三羧酸循环,接收呼吸链传递的电子,并最终产生水,同时偶联氧化磷酸化产生 ATP,最终提供能量,大多数细胞缺氧不能生存;二氧化碳既是细胞代谢产物,也是细胞所需成分,它主要与维持培养基的 pH 有关。动物细胞体外培养时一般置于 95% 空气、5% CO_2 的混合气体环境中。动物细胞适宜的 pH 值为 7.2~7.4。培养液含有 pH 缓冲系统并通常添加酚红作为 pH 的指示剂,随着细胞的生长代谢,二氧化碳不断被释放,培养液变酸,颜色变黄,需及时更换。

5）无污染。体外培养的动物细胞对微生物及一些有害有毒物质没有抵抗能力,培养基必须达到无化学物质污染、无微生物污染（如细菌、真菌、支原体、病毒等）、无其他对细胞产生损伤作用的生物活性物质污染（如抗体、补体）。对于天然培养基,污染主要来源于取材过程及生物材料本身,应当严格选材,严格操作。对于合成培养基,污染主要来源于配制过程,配制所用的水、器皿应十分洁净,配制后应严格过滤除菌。

2. 天然培养基 天然培养基主要是从组织提取物和体液中分离提取的,包括血清、血浆和组织提取液（如鸡胚和牛胚浸液）。

天然培养基营养成分丰富,培养效果良好,其中最为重要和组织培养中最常使用是血清。虽然血清中的复杂成分尚未完全清楚,但其支持细胞生长的生物学效应已得到证明。血清含有蛋白质、细胞生长因子、激素、脂质和矿物质等多种活性物质,可调节细胞膜通透性,并可作为向细胞内运送营养物质的载体。优质的血清外观应透明、无溶血、淡黄色、无沉淀物,灭活后颜色略深。无论是外购还是自行制备的血清,均应进行严格检测,必须保证无细菌、支原体及病毒等污染。血清总蛋白应为（3.5~4.5）× 10^{-2} g/mL,球蛋白不应不高于 2×10^{-2} g/mL,因为球蛋白在补体或其他物质作用下,可产生细胞毒,血清中球蛋白含量越低,血清质量越好。为了保证血清的质量还使用细胞集落形成率和连续传代培养、生长曲线等方法进行检测。血清是常用的天然培养基,对绝大多数细胞的生长有利,但其成分复杂,有些尚未明确,其中某些成分可能对有些细胞有害。

常用血清有胎牛血清、新生牛血清、小牛血清、兔血清、马血清等,其中小牛血清和胎牛血清使用最为普遍,以胎牛血清质量最好。血清中含有众多不稳定成分,现在牛血清已商品化,质量比较稳定。血清质量好坏是实验成败的关键,使用的血清应确保其质量、安全性、一致性和法规依从性。对于大多数细胞,一般含 5% 小牛血清的培养基可以维持细胞生存,但不能促细胞增殖生长,含 10% ~20% 小牛血清的培养基可以维持细胞增殖生长。

3. 合成培养基 合成培养基有固定的组成成分,配方相对固定,利于控制体外细胞培养条件,标准化培养环境。

合成培养基是在体外人工条件下的模拟细胞体内生存环境中所需成分配制而成的,包括氨基酸、碳水化合物、无机盐、维生素及其他辅助物质。

（1）氨基酸:是合成培养基的主要内容,合成培养基中以必需氨基酸为主。不同种类的细胞对氨基酸的需要略有不同。细胞对谷氨酰胺需求较高,缺少谷氨酰胺时细胞生长不良,而谷氨酰胺在溶液中很不稳定,配制好的培养液在 4℃冰箱内放置两周后谷氨酰胺大部分已破坏,因而配制好的存放超过两周的培养基都需重新补加与原来含量相同的谷氨酰胺。

（2）维生素:细胞生长代谢中大多数的酶、辅酶是依靠维生素来形成的。维生素分为两大类,一种为水溶性,另一种为脂溶性,配制时应注意。

（3）糖类:培养基中的碳水化合物包括葡萄糖、核糖、脱氧核糖等,主要提供细胞生长的能量,也参与合成蛋白质和核酸。

（4）无机离子:培养基含有平衡盐液中的钾、钠等无机盐,有些培养基含有微量元素,如 Fe^{2+}、Zn^{2+}、Ca^{2+} 等。

（5）其他成分:有时可在少数合成培养基中加入一些代谢的中间产物、氧化还原剂、三磷酸腺苷、辅酶 A 等。

合成培养基的应用极大地方便了细胞培养工作,目前动物细胞培养室普遍已采用标准化生产后组分都相对固定的,成本较低各种合成培养基。合成培养基成分明确,配方相对固定,可简化纯化和下游操作过程,精确评价细胞功能。每种合成培养基最初都是为了培养某种细胞而设计的,但应用后发现其他细胞也可以生长或经改良也适合其他细胞的生长。199 培养液、Eagle 培养液、RPMI1640 培养液及 Ham 培养是四种最为常用的培养基。目前 RPMI1640 是应用最为广泛的培养基之一。

合成培养基的成分趋于简单化，以能维持细胞生长的最低需求为目的去除了不必要的成分，同时为适应某些特殊培养的需要可补加一些新的成分，如：培养杂交瘤细胞时使用 DMEM 培养基并添加丙酮酸钠和 2-巯基乙醇；为增加细胞转化和 DNA 合成，培养基可添加植物血凝素（PHA）等。

实验者可参考有关文献或根据实验需要在定型的合成培养基基础上进行增减和选择，也可以通过培养自己所用的细胞进行选择实验的方法。一般可用多孔培养板（96 孔）做一组克隆形成率和细胞生长曲线两项指标的筛选实验即可。

液体合成培养基应置于 4℃ 冰箱避光保存，实验前放入水浴锅 37℃ 预热后可直接使用。未加血清的液体培养基有效期为 12 个月。液体培养基中的谷氨酰胺会随着储存时间的延长而慢慢分解。如果细胞生长不良，可以再添加适量谷氨酰胺。

（二）水

水是细胞培养所必需的，细胞所需的化学成分、生存环境、营养物质都必须用水溶解后才能被细胞吸收；其代谢产物也必须溶解于水，才能被排泄。同时这种水配制的溶液对维持细胞形态、调节渗透压及平衡 pH 值均有一定的作用。

体外培养的细胞对培养用水的水质特别敏感，对水的纯度要求较高。配制培养用液应使用三蒸水或超纯水。最好用龙头瓶贮存，存放时间最好不要超过 2 周。

（三）平衡盐溶液

平衡盐溶液（balanced salt solution，BSS）又称生理盐水和盐溶液。本身具有维持渗透压，调控酸碱平衡的作用，也可用作洗涤组织、细胞以及配制各种培养用液的基础溶液。平衡盐溶液主要是由无机盐、葡萄糖组成。各种平衡盐溶液的主要区别在于氯化钠的浓度、离子的浓度及缓冲系统不同，可根据需要选用适当的平衡盐溶液。平衡盐溶液中一般加有少量的酚红作为溶液酸碱度的指示剂，以便于观察培养液 pH 的变化。溶液中性时为桃红色，偏酸时呈黄色，偏碱性时则为紫红色。

BSS 主要包括 Ringer、PBS、Earle、Hanks 及 D-Hanks 等。其配方有所不同，现各种 BSS 均有成品商品销售，使用方便。不同细胞类型培养时所用的平衡盐溶液不同，配制溶液应使用双蒸水或去离子水。如果配方中含有 Ca^{2+}、Mg^{2+}，应当首先溶解这些成分，避免形成钙盐、镁盐及磷酸盐的沉淀，配好

的平衡盐溶液可以过滤除菌或高温灭菌。

（四）其他常用液体

在组织细胞的体外培养和原代细胞培养中的组织细胞分散（将组织块制备成单个细胞悬液）及在传代细胞培养中的贴壁生长细胞的消化分散均要使用消化液。动物细胞培养中常用的消化液为胰蛋白酶、二乙烯四乙酸二钠（EDTA）及胶原酶溶液，使用时可以分别使用也可按一定比例混合使用。

1. 胰蛋白酶溶液　胰蛋白酶是从动物胰脏分离的一种水解酶，其可使细胞间的蛋白质水解，使细胞相互离散。常用的胰蛋白酶分为 1∶125 和 1∶250 两种浓度，即 1 份胰蛋白酶可以分别水解 125 份或 250 份酪蛋白。胰蛋白酶分离细胞的能力与细胞种类及细胞的特性有关，不同种类的细胞以及不同数量的细胞采用胰蛋白酶消化的时间也不同。浓度大、温度高、新配制的胰蛋白酶可使细胞分离速度增快。胰蛋白酶溶液在 pH8.0，温度为 37℃ 时，作用能力最强。配制胰蛋白酶消化液时应采用不含 Ca^{2+}、Mg^{2+} 的溶液配制。消化细胞时，加入一些血清或含血清的培养液，或胰蛋白酶抑制剂能终止胰蛋白酶对细胞的继续作用。

2. EDTA 溶液　EDTA 是一种化学螯合剂，其溶液又称 Versen 液，主要作用为能螯合 Ca^{2+}、Mg^{2+}，对细胞有一定的离解作用使细胞分离，并且毒性小、价格低廉，使用方便。使用浓度一般为 0.02%，配制时通常采用无平衡盐液溶解，高压灭菌后即可使用，也分装成小瓶，室温或 4℃ 冰箱保存。胰蛋白酶和 EDTA 联合使用可提高消化效率，但需注意 EDTA 不能被血清中和，消化后要彻底清洗，否则细胞易脱壁。

现在商业化的胰蛋白酶-EDTA 消化液（Trypsin-EDTA Solution）含 0.25% 胰酶和 0.02%EDTA，溶于无钙镁的平衡盐溶液中，有些含有酚红，有些不含。溶液经过滤除菌，可以直接用于培养细胞和组织的消化。胰蛋白酶-EDTA 消化液具有方便快速、稳定安全、细胞状态好等特点。通常室温消化 1~2 min 就可以消化下大多数贴壁细胞。贴壁细胞的消化操作方法如下。

（1）吸去培养液，用无菌的 PBS、Hanks 液或无血清培养液洗涤细胞一次，以去除残余的血清。

（2）加入少量胰蛋白酶-EDTA 消化液，盖过细胞即可，室温放置 1~2 min。不同的细胞消化时间有所不同，对于贴壁牢固的细胞可适当延长消化

时间。

（3）显微镜下观察，细胞明显收缩，并且肉眼观察培养器皿底部发现细胞的形态发生明显的变化；或者吹打细胞发现细胞刚好可以被吹打下来。此时吸去消化液。加入含血清的细胞培养液，吹打下细胞，即可直接用于后续实验。如果发现消化不足，可加入胰蛋白酶-EDTA消化液重新消化。

（4）如果发现细胞消化时间过长，未及吹打细胞，细胞已经有部分直接从培养器皿底部脱落，直接用胰酶细胞培养液把细胞全部吹打下来。1 000~2 000 r/min离心1min，沉淀细胞，尽量去除胰酶细胞消化液后，加入含血清的完全培养液重新悬浮细胞，即可用于后续实验。

实验中应注意：由于组织或细胞性质不同，最佳消化时间也不同；消化细胞时间不宜过长，否则会影响细胞贴壁和生长状况；在使用过程中要特别注意无菌操作，避免消化液被微生物污染；不宜4℃长期保存，切忌反复冻融，小量使用时建议分装冻存。

四、体外培养细胞的特性

（一）体内外培养细胞的差异

当前人工模拟体内环境的技术已经很高，但人工模拟的条件与体内实际情况仍不完全相同，体外培养的动物细胞，一旦失去神经体液的调节和细胞相互间的影响，生存在缺乏动态平衡的环境中，必然是会发生变化的。细胞增殖和分化是细胞生命进化中所获得的基本属性。当细胞被离体培养后，特定基因分化表达减弱或停止。培养细胞最多见的表现是：失去原有组织结构和细胞形态、分化减弱或不显、出现类似"反祖"（atavism）现象，表现为细胞趋单一化，或获得不死性，或变成具有恶性性状的细胞群。

动物细胞分化机制是极其复杂的，是在细胞与细胞、细胞与体液和细胞与细胞外基质相互作用下，由众多基因参与、经过多阶段和多环节完成的动态演变过程。动物细胞离体培养因环境的改变，失掉上述在体内时的关系，细胞的分化可能发生如下的变化。

（1）不适应（deadaption）：细胞在体内时所拥有的分化特性减弱或不显，如肝细胞产生酪氨酸转移酶特性的丧失。培养细胞分化的改变主要因环境改变所致。细胞在体外培养时间越长，分化改变越大；细胞刚离体培养时，先出现的现象可能属不适应，即

由于环境的改变而出现的变化。

（2）脱分化或去分化（dedifferentiation）：即细胞失掉发生分化的能力。脱分化也并不意味着细胞分化能力完全丧失。体外培养细胞不仅有分化潜能，实际上随细胞来源种属和遗传性状的不同，很多细胞也仍然呈现着一定程度的分化表达现象。如毛细血管内皮细胞的体外培养时，可形成类似血管样结构，但仅限于原代培养和接种在类似基膜物质底物上生长时才可发生。与体内条件越近似时，细胞愈易发生分化。细胞离体培养时间越长，分化能力越差；培养细胞在体外生存时间与其分化能力呈反向关系。

（二）培养细胞的生长方式及类型

体外培养的动物细胞，按其生长方式分，主要有两种基本的细胞培养体系，即贴壁生长型（细胞在人工基质上单层生长）和悬浮型（细胞在培养基中自由漂浮生长）两大类。除造血细胞系和其他一些细胞外，大多数脊椎动物细胞均具有贴壁依赖性，必须在合适的基质上培养，且该基质必须经过特殊处理，以便细胞黏附和伸展（即：组织培养处理）。但是，许多细胞系也可采用悬浮培养。

1. 贴壁培养　大多数动物细胞类型须黏附于底物才能生长，表现出黏附依赖性。贴壁培养适合于大多数动物细胞类型，包括正常细胞和肿瘤细胞，易于通过倒置显微镜观察细胞生长状况，可连续收获产物，用于细胞学研究等多种研究领域。但是需通过酶或机械方法解离细胞，定期传代。大多数细胞类型在活体体内各自具有其特殊的形态，但是在体外贴壁培养时各类型细胞在形态上表现得较为单一化，不同于其在体内原有形态特征，而多反映出其胚层起源的情况。体外贴壁培养的细胞按其形态特性可分为成纤维型、上皮型、游走型和多形型四类。

（1）成纤维型细胞：本型细胞的形态似在体内生长的成纤维细胞，细胞多呈梭形、不规则三角形，具有长短不等的数个细胞突起，核为卵圆形，位于胞质中央附近。细胞生长排列为放射状、旋涡状或火焰状。起源于中胚层间充质起源的组织的细胞，如纤维结缔组织、心肌、血管内皮、成骨细胞的培养细胞的形态常成此类形态。

（2）上皮型细胞：本型细胞的形态类似上皮细胞，细胞多呈扁平的多角形，核为圆形位于胞质中央附近。细胞生长排列紧密、互相连接成片。起源于外胚层及内胚层的细胞，如皮肤表皮及其衍生物和乳腺、肝、消化道上皮等组织的细胞及上皮性肿瘤的

培养细胞,其形态皆呈上皮样。

（3）游走型细胞:本型细胞在支持物上散在生长,不连接成片,胞质伸出伪足或突起呈活跃的游走或变形运动,速度快而不规则。

（4）多形型细胞:某些组织和细胞,如神经组织的细胞等,难以确定它们规律的形态,可归为多形型细胞。

上述成纤维型细胞及上皮型细胞,是因为体外培养细胞的形态与体内的上皮细胞或成纤维细胞类似,而并非说明体外培养细胞的起源。此外,体外培养细胞的形态并不完全是恒定不变的,可因温度、pH、污染及细胞密度等各种因素的变化发生变化。

2. 悬浮培养　少数动物细胞类型属于悬浮生长型,在体外培养时不需黏附于底物而呈悬浮状态生长,包括一些取自血、脾或骨髓的培养细胞。悬浮培养的细胞无须通过消化处理,较易培养和传代,易于批量收获产物,是大规模培养动物细胞的理想模式,可用于蛋白质的大量生产及细胞代谢等多种研究领域。但是需要每天监测生长模式,进行细胞计数和存活率测定。

悬浮培养的动物细胞形态为圆形,可以是单个细胞或为微小的细胞团。并非所有的细胞都能悬浮生长,若培养的细胞本身呈悬浮生长型,则无须做任何处理,传代时先做离心处理去除旧培养液,添加新培养液即可。若使贴壁依赖性细胞呈悬浮状态培养,必须进行干扰使细胞不能黏附,才能使细胞悬浮生长。常用干扰细胞贴壁的方法有两种,一种是采用大培养瓶并在瓶中加含有铁芯的无毒的聚苯乙烯棒,在培养中进行磁力搅拌,使细胞不能贴壁,因此使用的培养箱必须可以容纳电磁搅拌器。另一种是用试管培养细胞,试管置入带有悬转鼓的特制温箱中进行培养,悬转鼓不停徐缓转动,干扰细胞贴壁。

此外,某些细胞在培养中呈现双重性,既可以黏附生长,也可以悬浮生长,如中国地鼠卵巢细胞。

五、动物细胞培养的基本技术

随着现代科学的发展,组织细胞培养技术已被广泛地应用于很多领域,其本身的新技术和方法亦在不断出现。分析各种培养方法,其基本的技术是相似的。这些基本技术是从事细胞培养工作的基础,熟悉和掌握了基本技术才有可能并易于学习和掌握其他方法。本章重点叙述常用的一些基本技术。

（一）原代细胞培养

原代细胞培养程序包括:取材、漂洗、剪切、消化、过滤、清洗、计数、接种。

1. 培养细胞的取材　人和动物体内绝大部分组织都可以在体外培养,但其难易程度与组织类型、分化程度、供体的年龄、原代培养方法等有直接关系。原代取材是进行组织细胞培养的第一步。

取材的基本要求如下:

（1）取材的组织最好尽快培养,若不能及时培养,可将组织浸泡于培养液内放置于冰浴或 4℃冰箱。若组织块很大,应先将其切成 1 cm³ 以下的小块再低温保存,但时间不能超过 24 h。

（2）取材时严格无菌操作。用已消毒好的器皿和带有少量培养液的培养瓶进行取材。

（3）对于带有血液、脂肪、神经组织、结缔组织及坏死组织的组织样本,取材时要细心除去。在修剪和切碎过程中,为避免组织干燥,可将其浸泡于少量培养液中。

（4）取材时用锋利的器械如手术刀切碎组织,尽可能减少对细胞的机械损伤。

（5）原代培养,特别是正常细胞的培养,应采用营养丰富的培养液,最好添加胎牛血清。含量以 10%~20% 为宜。

（6）一般来说,胚胎组织较成熟个体的组织容易培养,分化低的较分化高的组织容易生长。肿瘤组织较正常组织容易培养。如无特殊要求,可采用易培养的组织进行培养,成功率较高。

（7）为了便于以后鉴别原代组织的来源和观察细胞体外培养后与原组织的差异性,原代取材时要同时留好组织学标本和电镜标本。对组织的来源、部位、包括供体的一般情况要做详细的记录,以备以后查询。

从动物体内取出的各种组织均由结合相当紧密的多种细胞和纤维成分组成,在培养液中 1 mm³ 的组织块,仅有少量处于周边的细胞可能生存和生长。若要获得大量生长良好的细胞,须将组织分散开,使细胞解离出来。要提取组织中的某种细胞,也需首先将组织解离分散,然后才能分离出细胞。目前分散组织的方法有机械和化学两种。纤维成分很少的组织可以直接用机械方法进行分散。如脑组织、部分胚胎组织以及一些肿瘤组织等。可采用:剪刀剪切后用吸管反复吹打分散组织细胞;或将组织放在注射器内通过针头压出,但这一方法对组织

损伤较大。较常用的是用注射器针芯挤压通过不锈钢筛网的方法,操作方法如下:

（1）将组织用 Hanks 液或无血清培养液漂洗,然后将其剪成 5~10 mm³ 的小块,置入 50 目孔径的不锈钢筛中。

（2）把筛网放在培养皿中,用注射器针芯轻轻压挤组织,使之穿过筛网。

（3）用吸管从培养皿中吸出组织悬液,置入 200 目筛中用上述方法同样处理。

（4）镜检计数被滤过的细胞悬液,然后接种培养。

2. 消化、接种培养　消化法是结合生化和化学手段把已剪切成较小体积的组织进一步分散的方法。以此法获得的细胞制成悬液可直接进行培养。消化作用可使组织松散、细胞分开。细胞容易生长,成活率高。目前较为常用的是胰蛋白酶消化法,操作方法如下:

（1）将组织剪成 1~2 mm³ 的小块。

（2）置入已事先放置有磁性搅棒的三角烧瓶内,再注入 30~50 倍组织量并预温到 37℃的胰蛋白酶溶液。

（3）放在磁力搅拌器上进行搅拌,速度要慢一些。一般消化 20~60 min。也可以放入水浴或温箱中,但需每隔 5~10 min 摇动 1 次。如需长时间消化,可每隔 20~30 min 取出 2/3 上清液移入另一离心管冰浴,或离心后去除胰蛋白酶,收集细胞并加入含血清培养液。然后再给原三角烧瓶添加新的胰蛋白酶继续消化组织块。

（4）消化完毕后将消化液和分次收集的细胞悬液通过 200 目孔径不锈钢网过滤,以除掉未充分消化的组织块。离心去除胰蛋白酶,用 Hanks 液或培养液漂洗 1~2 次,每次离心 800~1 000r/min, 3~5 min。最后,细胞计数后,一般按（5~10）× 10⁵ 个 /mL 细胞密度接种培养瓶。如 4℃条件下的冷消化,时间可以长达 12~24 h。

（二）培养细胞的观察

1. 培养细胞生长状况的观察　细胞经原代培养及传代换液后均需进行连续的、动态性观察。一般应每日或隔日观察 1 次,对细胞生长过程出现的变化,包括活细胞形态、数量改变、细胞移动情况等要及时记录、照相和采取相应措施进行处理。这样可以较为全面、细致的了解细胞生长变化概况。

（1）培养液:培养液的肉眼观察是常规检查的重要内容,重点观察培养液的颜色和透明度的变化。一般培养液中均含有酚红作为指示成分,以此来显示培养液的 pH 值。正常新鲜的培养液为桃红色,这种颜色代表培养液的 pH 值为 7.2~7.4。加入细胞进行培养后由于细胞代谢产生酸性产物,使培养液 pH 值下降引起颜色变浅变黄。一旦发现培养液变黄,说明培养液中代谢产物已堆积到一定量,需换液或传代处理。一般正常情况生长稳定的细胞需 2~3 天换液 1 次,生长慢的细胞需 3~4 天换液 1 次。目前细胞培养多采用 CO₂ 温箱,这样使 pH 值相对稳定,利于细胞生长。传代和换液后,如果发现培养液很快变黄,要注意以下几点:一是是否有细菌污染发生;二是可能培养器皿没有洗干净,有残留物;三是有时细胞生长或接种数量较大时培养液也会很快变色。培养液正常为清亮透明,出现混浊多为污染（悬浮细胞培养除外）。

（2）细胞生长概况:常规检查应特别注意细胞的生长增殖变化。原代培养和传代培养后,绝大多数细胞都会经历一段适应或潜伏期。细胞系细胞一般时间很短,多为 24 h 以内;原代培养潜伏期较长,从几天到数周不等;一般胚胎组织细胞生长的潜伏期较短。

细胞传代后,经过悬浮、贴壁伸展进入潜伏期,然后开始生长进入对数生长期,细胞开始大量繁殖,逐渐相连成片而长满瓶底。贴壁生长的细胞在长满瓶底 80% 应及时传代,否则细胞可由于营养物质缺乏和代谢产物的堆积,进入平台期并衰退。悬浮生长的细胞当增长显著、培养液开始变黄时也应及时传代。

（3）细胞形态变化:经传代或换液后生长状况良好的细胞在显微镜下观察时透明度大、折光性强、轮廓不清;用相差显微镜观察能看清部分细胞细微结构,细胞处于对数生长期时可以见到很多分裂期细胞。细胞生长状态不良时,细胞折光性变弱,轮廓增强,胞质中常出现空泡、脂滴、颗粒样物质,细胞之间空隙加大,细胞变得不规则,失去原有特点,上皮样细胞可能变成纤维样细胞的形状,有时细胞表面和周围出现丝絮状物,如果情况进一步恶化,可以出现部分细胞死亡、崩解、漂浮。

传代后细胞生长缓慢可能为生长培养基使用不当,传代次数过多,生长超过汇合状态,及支原体污染。建议使用前预热培养基,使用传代次数较少的健康细胞,传代应在细胞处于对数期、未达到汇合状态时进行。

2.活细胞的观察　在细胞培养工作中,无论从形态上或从功能上对细胞进行研究,对活细胞的观察都是最基本内容。相差显微镜(即倒置显微镜)是观察培养中的活细胞的必需工具。

3.培养细胞的动态观察　培养细胞的附着、伸展、移动、有丝分裂等活动是连续动态的,是培养细胞观察中最为生动的部分。要做到细胞动态观察一般不仅需有较好的相差倒置显微镜,最好还有显微镜恒温装置和连续、定格缩时拍摄或录像装置。

4.细胞计数　细胞计数法是细胞培养研究中的一项基本技术,它是了解培养细胞生长状态、测定培养基、血清、药物等物质生物学作用的重要手段。常用的细胞计数有血细胞计数板计数法和电子细胞计数仪计数法。

血细胞计数板计数的操作方法如下:

(1)准备计数板:用无水乙醇或95%乙醇清洁计数板及专用盖玻片,然后用绸布轻轻拭干。

(2)制备细胞悬液:用消化液分散单层培养细胞或直接收集悬浮培养细胞,制成单细胞悬液。本法要求细胞密度不低于10^4个/mL,若细胞数很少,应将悬液离心(1 000 r/min,5 min),重悬浮于少量培养液中。

(3)加样:用吸管轻轻吹打细胞悬液,取少许细胞悬液,在计数板上盖玻片的一侧加微量细胞悬液,加样时不要溢出盖玻片也不能溢入两侧的玻璃槽内,如果产生上述情况需对计数板冲洗和拭干后重新加样,加样量也不要过少或带气泡。

(4)计数:在显微镜下,用10×物镜观察计数板四角大方格中的细胞数。细胞压中线时,只计左侧和上方者,不计右侧和下方者。

(5)计算:将计算结果代入下式,得出细胞密度。

细胞数/毫升原液 =4个大方格的细胞总数/4×10^4

实验中应注意:要求为单细胞悬液。取样计数前,应充分混匀细胞悬液。镜下计数时,遇见2个以上细胞组成的细胞团,应按单个细胞计算。如细胞团占10%以上,说明消化不充分;或细胞数少于2/mm^{2}或多于50/mm^{2}时,需重制备细胞悬液、计数。

另外随着电子计数仪的出现,使大规模细胞计数工作自动化成为现实。目前,已有多种型号的自动计数仪,不同型号的计数仪其操作程序不尽相同,使用时应详细参照仪器说明书进行。

(三)细胞冻存与复苏

1.细胞的冻存　随着传代次数的增加,连续培养的细胞系可能发生遗传不稳定;因此,必须准备工作细胞储备并将其存放于低温状态下。连续培养的细胞系容易发生遗传漂变,有限细胞系最终会发生衰老,所有培养的细胞都易受到微生物污染,即使运转情况最好的实验室也会遇到设备故障的问题。由于已建立的细胞系是一种宝贵资源,更换细胞系成本高昂,而且耗费时间,因此,必须将其冷冻起来,长期保存。

传代时如有少量富余细胞,应立即作为种细胞储备冻存,加以保管,不得用作常规实验之用。利用冻存的种细胞储备可制备和补充工作细胞储备。如果种细胞储备用尽,可利用冻存的工作细胞储备制备新的种细胞储备,这样与最初冻存时相比,细胞代数增加较少。

对培养的细胞进行冻存的最佳方法是将细胞置于含有二甲基亚砜(DMSO)等冷冻保护剂的完全培养基中于液氮中储存。冷冻保护剂可降低培养基的冰点,并可减缓冷却速度,大大降低冰晶形成的危险。操作方法如下。

(1)从增殖期到形成致密的单层细胞以前的培养细胞都可以用于冻存,但最好选择对数生长期细胞,细胞浓度控制在:$1 \times 10^7 \sim 5 \times 10^7$/mL。

(2)用胰蛋白酶把单层生长的细胞消化下来,悬浮生长的细胞则不需处理。依据传代方法把消化好的细胞收集于离心管并计数,离心1 000 r/min,5 min。

(3)去除胰蛋白酶及旧的培养液,加入配制好的冻存培养液(含10% DMSO或甘油),冻存液中细胞的最终密度为$(5 \sim 10) \times 10^6$/mL。用吸管轻轻吹打使细胞均匀,然后分装入无菌冻存管或安瓿中,每只安瓿或冻存管加液1~1.5 mL。

(4)冻存管必须旋紧确保密封。冻存管上应写明细胞的名称、冻存时间等信息。装入支架同时做好记录。

(5)封好的冻存管即可直接冻存,冷冻过程要缓慢。标准的冻存程序为降温速率-1~-2℃/min,在开始时温度下降速度不能超过10℃/min,一般掌握为4℃ $\xrightarrow{30\sim60min}$ -20℃ $\xrightarrow{30min}$ -80℃ $\xrightarrow{16\sim18h(过夜)}$ 液氮长期保存。目前还有一种简易的细胞冻存盒(美国 Nalgene™ 公司出品),内部充满异丙醇,将冻存管放置其中。把冻存盒直接放入-70℃冰箱中,可以实现1℃/min的降温速率冻存细胞。

冻存细胞系应严格遵守所用细胞系附带的操作说明。在高细胞浓度情况下进行培养细胞的冻存,并且细胞传代次数尽可能少。确保冻存前活细胞百分比至少为90%。请注意最佳冻存条件取决于所用细胞系。

细胞应缓慢冷冻,可使用可控制降温速度的低温冰箱或者低温冷冻容器。将冷冻的细胞于-70℃以下温度储存;温度高于-50℃时,冷冻的细胞将开始变质。必须使用无菌冻存管储存冷冻的细胞。如果使用液氮进行储存,必须注意玻璃和塑料冻存管有发生爆炸的危险,应佩戴面罩或护目镜。溶液和设备均应为无菌状态。必须采用正确的无菌技术,并且在层流通风橱内进行。

2. 细胞的复苏 复苏细胞与冻存的要求相反,应采用快速融化的手段。这样可以保证细胞外结晶在很短的时间内融化。避免由于缓慢融化使水分渗入细胞内形成胞内再结晶对细胞造成损害。操作方法如下。

(1)从保存冻存管或安瓿的小袋内或支架上取出的冻存管或安瓿直接投入37℃温水中,并轻轻摇动令其内容尽快融化。如果冻存管或安瓿封闭不严,在保存过程中液氮进入其中,从液氮罐中取出时由于温度升高导致液氮急速气化而爆炸,冻存管或安瓿爆裂的碎片可对人员造成伤害。因此,存取冻存管或安瓿时都要佩戴防护眼镜和手套,冻存管或安瓿投入存放温水的器皿中后应立即把盖子扣上,以防发生意外。

(2)从37℃水浴中取出冻存管,用乙醇消毒后开启,用吸管吸出细胞悬液,注入离心管并滴加10倍以上培养液,混合后低速离心,除去上清液,再重复用培养液洗1次。

(3)用培养液适当稀释后,接种培养瓶,放入CO_2培养箱静置培养,次日更换1次培养液,继续培养。如果复苏时细胞密度较高要及时传代。细胞复苏时细胞数可以做10~20倍稀释,接种细胞密度以$5 \times 10^5/mL$为宜。

冻存和复苏过程对大多数细胞都会造成不利影响,处理细胞时要动作轻柔。

第二节 肿瘤细胞培养

恶性肿瘤是影响人类健康的重要原因之一。由世界卫生组织发布的2014年全球疾病负担研究显示,自1990年至2013年,癌症导致的死亡率已经从12%升至15%,并呈逐年上升趋势,目前中国新增癌症病例已居全球之首。早期诊断和精准治疗是提高其治愈率、改善患者生存质量的关键。影像学的飞速发展在恶性肿瘤的诊治方面起到了关键作用。使用现代影像学设备可以对肿瘤进行分级和分期,指导恶性肿瘤的治疗以及判断预后,但这些诊断方法一般是对已存在疾病的形态学改变进行描述,无法观察疾病早期时细胞、亚细胞乃至分子水平的变化,所得信息较为局限,无法制订个体化治疗方案。1999年,在美国密西西比州首府召开的国际影像学会议上,哈佛大学医学院的Weissleder教授提出了分子影像学的概念,即:处于活体状态时,在细胞和分子水平上,应用影像学方法对生物过程进行定性和定量研究的学科。他同时提出"分子成像四要素":①高度特异性和亲和力的分子探针;②探针必须能克服生物传递屏障有效地进入靶器官和细胞内;③适度的化学或生物的扩增的方法;④敏感、快速、高清晰度的成像技术。分子影像学可以将复杂的生物学过程变成直观的图像,使研究者更准确地理解生理、病理机制及其特征,并对其分子水平上的进程进行评估,在发现疾病早期的分子变异和病理变化的基础上做出相应措施,使连续地观察药物治疗及基因治疗成为可能。因此,我们可以通过分子成像手段,捕捉"疾病前状态",及时进行早期干预,争取达到改善预后的目的。现在分子影像研究的热点即是对肿瘤进行相关成像,力求能够更早、更特异地实现肿瘤的探测。肿瘤细胞的培养技术不仅在细胞培养中占有核心的位置,也是实现分子影像学相关肿瘤细胞实验的关键环节,当前建立的细胞系中肿瘤细胞系是最多的。肿瘤细胞培养是研究癌变机理、抗癌药检测、癌分子生物学极其重要的手段。肿瘤细胞培养可免受机体内部环境的影响,简便探索某种因素对肿瘤细胞某种生命活动的影响,且研究周期短,实验成本比较低。

一、肿瘤细胞的取材及培养

恶性肿瘤细胞培养建立细胞系,包括癌细胞系和转化细胞系。

转化细胞系可以是恶性转化细胞和一般转化细胞两种。肿瘤细胞的培养方法很多,成功关键在于取材、选用适宜的培养液及培养底物、成纤维细胞的排除等几个方面。

(一)取材

人肿瘤细胞来自外科手术或活检瘤组织。取材部位非常重要,体积较大的肿瘤组织中有退变或坏死区,取材时尽量避免用退变组织,要挑选活力较好的部位。癌性转移淋巴结或胸腹水是好的培养材料。取材后宜尽快进行培养,如因故不能立即培养,可贮存于4℃中,但不宜超过24 h。

肿瘤与正常组织在体外培养方面并无原则差别,原代培养应用最常用的方法是组织块培养法和酶消化法。

组织块培养法是一种简便易行且成功率较高的常用原代培养方法。即将组织剪切成小块后,接种于培养瓶。

消化培养法是使用消化酶将妨碍细胞生长的细胞间质包括基质、纤维等去除,使细胞分散,形成悬液,易于从外界吸收养分和排出代谢产物,细胞可在短时间内生长成片,适合于培养大量组织。

(二)传代培养

1. 细胞传代方法 培养细胞传代应根据不同细胞采取不同的方法。贴壁生长的细胞用消化法传代;部分贴壁生长但黏附不牢固的细胞也可用直接吹打法传代;悬浮生长的细胞可以直接吹打或离心沉淀后再分离传代,或直接用自然沉降法吸去上清后,再吹打传代。

1)消化。

(1)吸去培养皿(瓶)内的旧培养液。

(2)向器皿内加入适量胰蛋白酶消化液轻轻摇动培养器皿,使消化液流遍所有细胞表面,然后吸去消化液,同时加入含血清培养液终止消化。

(3)消化2~5 min后把培养器皿放置于显微镜下进行观察,发现胞质回缩、细胞变圆、细胞间隙增大后,应立即终止消化。

如用EDTA消化,需加Hanks液几毫升,轻轻转动培养瓶把残留EDTA消化液冲掉,然后再加培养液,如果细胞已经脱壁则消化液不能倒掉,以免细胞丢失。要加入Hanks液或培养液终止消化,吹打收集细胞悬液,离心漂洗去除EDTA。

(4)用弯头吸管吸取瓶内培养液,反复吹打瓶壁细胞,吹打过程要顺序进行,从培养瓶底部一边开始到另一边结束,以确保所有底部都被吹到。吹打时动作要轻柔不要用力过猛,同时尽可能不要出现泡沫,这些都对细胞有损伤。细胞脱离瓶壁后形成细胞悬液。

2)离心计数后接种到新的培养瓶内。

因悬浮生长细胞不贴壁,故传代时不必采用酶消化方法,而可直接传代或离心收集细胞后传代。悬浮细胞的传代可直接让悬浮细胞慢慢沉淀在瓶底后,将上清吸掉1/2~2/3,然后用吸管吹打形成细胞悬液后,再传代。

悬浮细胞多采用离心方法传代,即将细胞连同培养液一并转移到离心管内,800~1 000r/min离心5min,然后去除上清,加新的培养液到离心管内,用吸管吹打使之形成细胞悬液,然后传代接种。

部分贴壁生长细胞,不经消化处理直接吹打也可使细胞从壁上脱落下来而进行传代。但这种方法仅限于部分贴壁不牢的细胞,如Hela细胞等。直接吹打对细胞损伤较大,会导致较大数量的细胞丢失,绝大部分贴壁生长的细胞均需消化分散后才能传代。

2. 培养基 肿瘤细胞对培养基的要求不如正常细胞严格,一般常用的RPMI1640、DMEM、McCoy5A等培养基等皆可用于肿瘤细胞培养。肿瘤细胞对血清的需求比正常细胞低,正常细胞培养不加血清不能生长,肿瘤细胞在低血清培养基中也能生长。肿瘤细胞对培养环境适应性较大,是因肿瘤细胞有自泌性产生促生长物质之故。但这并不说明肿瘤细胞完全不需要这些成分。不同细胞需要不同的生长因子,肿瘤细胞与正常细胞之间、肿瘤细胞与肿瘤细胞之间对生长因子的需求都存在着差异。但大多数肿瘤细胞培养中仍需要生长因子。有的还需特异性生长因子(如乳腺癌细胞等)。总之,培养肿瘤细胞添加血清和相关生长因子,培养更易成功。

3. 成纤维细胞的排除法 成纤维细胞常与肿瘤细胞同时混杂生长,则难以纯化肿瘤细胞。且成纤维细胞常比肿瘤细胞生长得快,最终能压制肿瘤细胞的生长。因此排除成纤维细胞成为肿瘤细胞培养中的关键。排除成纤维细胞有多种方法。

(1)标记:镜下观察,用不脱色笔在培养瓶皿的背面圈下生长肿瘤细胞的部位。

(2)刮除:弃掉培养液,把无菌胶刮伸入瓶皿中,肉眼或显微镜窥视下,刮除无标记空间。

（3）用 Hanks 液冲洗一两次,洗除被刮掉的细胞。

（4）注入培养液继续培养,如发现仍有成纤维细胞残留,可重复刮除至完全除掉为止。

二、组织培养肿瘤细胞生物学特性

生长在体内的肿瘤细胞和在体外培养的肿瘤细胞,其差异较小,但也并非完全相同。

1. 形态和性状　培养中癌细胞无光学显微镜下特异形态,大多数肿瘤细胞镜下观察比二倍体细胞清晰,核膜、核仁轮廓明显,核糖体颗粒丰富。电镜观察癌细胞表面的微绒毛多而细密,微丝走行不如正常细胞规则,可能与肿瘤细胞具有不定向运动和锚着不依赖性有关。

2. 生长增殖　肿瘤细胞在体内具有不受控增殖性,在体外培养中仍如此。正常二倍体细胞在体外培养中不加血清不能增殖,是因血清中含有很多细胞增殖生长的因子,而癌细胞在低血清环境中（2%~5%）仍能生长。已证明肿瘤细胞有自泌或内泌性产生促增殖因子能力。正常细胞发生转化后,出现能在低血清培养基中生长的现象,已成为检测细胞恶变的一个指标。癌细胞增殖数量增多扩展时,接触抑制消除,细胞能相互重叠,形成堆积物。

3. 永生性　永生性也称不死性。在体外培养中表现为细胞可无限传代而不凋亡。体外培养中的肿瘤细胞系或细胞株都表现有这种性状,体内肿瘤细胞是否如此尚无直接证明。

4. 浸润性　浸润性是肿瘤细胞扩张性增殖行为,培养癌细胞仍持有这种性状。在与正常组织混合培养时,能浸润其他组织细胞中,并有穿透人工隔膜生长的能力。

5. 异质性　所有肿瘤都是由有增殖能力、遗传性、起源、周期状态等性状不同的细胞组成。异质性构成同一肿瘤内细胞活力有差别的瘤组织;处于瘤体周边区的细胞获得血液供应多,增殖旺盛,中心区有的细胞衰老退化,有的处于周期阻滞状态。

6. 细胞遗传　大多数肿瘤细胞有遗传学改变,如失去二倍体核型,呈异倍体或多倍体等。肿瘤细胞群常由多个细胞群组成,有干细胞系和数个亚系,并不断进行着适应性演变。

三、肿瘤细胞的成像

以分子探针的 PC3 细胞 CT 成像为例,具体步骤如下。

（1）PC3 细胞的复苏、培养和传代。

（2）将 PC3 细胞进行扩增传代,取 4 盘在显微镜下观察生长密度都达到 90% 左右的细胞,吸去上清,加入无血清 1640 培养液,置入培养箱中培养 30min 后,前两组培养皿内分别加入浓度为 10mg/mL、5mg/mL、2.5mg/mL 和 1mg/mL 的 AuNPs,将所有培养皿继续放入细胞培养箱中培养 6 h。

（3）6 h 后取出所有培养皿,使用 PBS 清洗三遍,尽量确保无原有培养液残留,每个培养皿中加入 2mL 左右 0.25% 含 EDTA 的胰蛋白酶,将每个样本中大约含有 2.5×10^6 个细胞悬浮在 100μL PBS 中,准备进行 CT 成像扫描。

（4）使用 GE 64 排 Light Speed VCT 进行 CT 扫描。设置参数为:层厚 0.625mm,螺距 0.984∶1,电压 80 kV,管电流 500mA,视野 512×512,扫描机架旋转时间 0.4s,进床速度 40mm/转。将 4 支离心管放于试管架置于扫描床上,进行 CT 成像（图 29-2-1）。

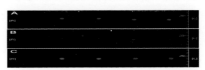

图 29-2-1　不同浓度 AuNPs 与 PC3 细胞共培养后的 CT 成像

以 USPION@Bn 的 PC3 细胞成像为例,具体步骤如下。

（1）PC3 细胞的复苏、培养和传代。

（2）PC3 细胞 96 孔板的铺设:将生长状态良好的细胞经含 0.25%EDTA 胰酶消化制成细胞悬液后,首先进行细胞计数:依据离心后细胞数量的多少,加入细胞培养液对细胞悬液进行适当倍数的稀释。取一块洁净的 16 格×25 格细胞计数板,用滴管吸取少许稀释后的细胞悬液滴加 1 滴在计数区上,然后盖上一块盖玻片,注意不要产生气泡。静置片刻后将细胞计数板置于倒置显微镜下,对计数区四角和中央的大格（目标大格）进行细胞计数。位于边缘线上的细胞,只计数相邻两条边上的细胞,以减少误差。计算公式为:

细胞数/mL=5 个目标大格的细胞个数之和 ×5×10 000× 稀释倍数

计数重复 3 次取平均值作为最后结果。计算出上述细胞悬液的细胞密度后,进一步用含 10% 胎牛血清的培养液调整细胞密度,并以每孔 1×10³ 个的密度,接种到每孔中有 100μL 含有 10% FBS 的 1640 培养液的 96 孔板,置入培养箱培养 24 h 备用。

(3)用 PBS 分别配制浓度为 0.2mg/mL 的 US-PION,经 0.22μm 的细菌筛过滤后置于 1.5mL 无菌离心管中备用。

(4)从培养箱中取出上述培养 24 h 后的 96 孔板。吸出 96 孔板的原有培养液,加入 100μL 新的含有 10% FBS 的 1640 培养液,滴加 0.2mg/mL 的 USPION100 μL,并继续培养 12h。

(5)PBS 缓冲液清洗后,0.25% 胰酶消化收集细胞,分别取 6×10⁶ 个两组细胞,用 RPMI-1640 培养基定容至 100 μL。应用 3.0T MR,获取 T2/TSE 序列,采用扫描技术参数:FOV=200mm×200mm,TR/TE=7 500ms/80ms,层厚 =3.0mm。使用 MRI 配备的图像计量工具测量各组中心 3mm² 的类圆形区域作为 ROI,获得 T_2WI SI 值,比较 SI 变化(图 29-2-2)。

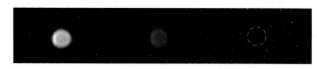

PC3　　　PC3+USPION　　　PC3+USPION@Bn

图 29-2-2　PC3 细胞与 USPION 共培养后 T_2WI

第三节　细胞活力的检测方法

分子影像所使用的探针的安全性的检测是实验中非常重要的一步。各种探针都需要验证安全性,只有生物安全性高、对人体无毒的探针才有进入临床应用的可能。探针安全性检测中一大步即是进行细胞安全性的检测,即细胞活力检测。

一、染料排除法

细胞损伤或死亡时,某些染料可穿透变性的细胞膜,与解体的 DNA 结合,使其着色。而活细胞能阻止这类染料进入细胞内。借此可以鉴别死细胞与活细胞。常用的染料有台盼蓝、伊红 Y 和苯胺黑等。

(一)台盼蓝排斥试验

台盼蓝排斥试验方法简单,是最常用的细胞活力检测方法。细胞存活率的计算方法是用血细胞计数器网格内的活细胞数除以总细胞数。如果台盼蓝进入细胞,则认为该细胞为死细胞。镜下观察,死细胞被染成淡蓝色,而活细胞拒染。

可按以下流程测定细胞存活率:

(1)制备单个细胞悬液,并适当稀释(10⁶/mL)。

(2)染色:向 1mL 细胞中加入 0.1mL 台盼蓝储存溶液,混匀。

(3)计数:在 3min 内,用血细胞计数板分别计数活细胞和死细胞。对于健康的对数期细胞而言,细胞存活率至少应达到 95%。

根据下式求活细胞率

$$活细胞率(\%) = \frac{活细胞总数}{活细胞总数 + 死细胞总数} \times 100\%$$

每毫升培养物中活细胞的数量,则应使用以下公式。切记要用稀释因子进行校正。

每毫升培养物中的细胞数 = 活细胞数 ×10⁴×1.1

(二)伊红 Y 排斥试验

本法与台盼蓝排斥试验类似,但用伊红 Y 染色后,活细胞与死细胞的对比度不如台盼蓝排斥试验明显。

此法中于镜下观察到染为红色者为死细胞。按前述公式计算活细胞率。

二、克隆(集落)形成实验

克隆形成试验是测定单个细胞增殖能力的有效方法之一,其基本原理是单个细胞在体外持续分裂增殖 6 次以上,其后代所组成的细胞群体,称为克隆或集落。一般情况下,每个克隆可含有 50 个以上的细胞,大小在 0.3~1.0mm³ 之间。通过计数克隆形成率,可对单个细胞的增殖潜力做定量分析。这种方法常用于抗癌药物敏感性试验,肿瘤放射生物学实验等,也可以用于分子影像的细胞实验前对细胞的活性进行测定,保证结果的准确性。常见的方法有平板克隆形成实验和软琼脂克隆形成实验。

（一）平板克隆形成实验

本法适合于贴壁生长的细胞，包括培养的肿瘤细胞和正常细胞。平板克隆形成实验方法简单，不需制备琼脂培养基，细胞可在培养皿底壁形成克隆。

实验操作步骤如下。

（1）制备细胞悬液。

（2）接种细胞：以适当的细胞密度接种于培养皿中。一般可按每皿含 50、100、200 个细胞的梯度密度，分别接种于含 10 mL 预温 37℃ 培养液的培养皿中，然后轻轻晃动培养皿，使细胞分散均匀。

（3）培养：将平皿移入 CO_2 培养箱，在 37℃ 5% CO_2 及饱和湿度环境下，静止培养 2~3 周。

（4）染色：经常观察，当培养皿中出现肉眼可见的克隆时，终止培养。弃去培养液，PBS 浸洗 2 次。加纯甲醇 5mL，固定 15min。弃去固定液，加适量姬姆萨染色液染色 10~30 min，然后缓慢洗去染色液，空气干燥。

（5）计数：将平皿倒置并叠加一张带网格的透明胶片，用肉眼直接计数克隆数，或在显微镜下计数大于 50 个细胞的克隆数。有条件的实验室，最好用克隆计数仪自动计数。然后按下式计算克隆形成率：

$$克隆形成率（\%）=\frac{克隆数}{接种细胞数}\times100\%$$

（二）软琼脂克隆形成实验

本法常用于非锚着依赖性生长的细胞如肿瘤细胞系和转化细胞系等。而有些正常细胞如成纤维细胞在悬浮状态下不能增殖，因此不适合于软琼脂克隆形成试验。

实验操作步骤如下。

（1）制备细胞悬液。

（2）制备底层琼脂：取 5% 琼脂置沸水浴中使琼脂完全溶化，取出 1 份 5% 琼脂，移入小烧杯中，待冷至 50℃，迅速加入 9 份预温 37℃ 的新鲜培养液，混合均匀，立即浇入 24 孔培养板中，每孔含 0.5% 琼脂培养基 1mL，置于室温使琼脂凝固备用。

（3）制备上层琼脂：取 37℃ 保温的不同密度的细胞悬液 9.4mL 移入小烧杯中，加入 50℃ 的 5% 琼脂 0.6 mL，迅速混匀，即配成 0.3% 琼脂培养基，立即浇入铺有底层琼脂的 24 孔培养板中，每孔加 1mL，置于室温使琼脂凝固。每孔细胞数量可根据细胞生长速度和实验目的来确定。一般情况下，可调整每孔含 25、50 和 100 个细胞的梯度密度。

（4）培养：将培养板移入 CO_2 培养箱，在 37℃、5% CO_2 及饱和湿度环境下培养 2~3 周。

（5）计数：将培养板放置在倒置显微镜上，镜下计数直径大于 75μm 或含 50 个细胞以上的克隆，并计算克隆形成率。

三、MTT 比色实验

生物材料能否进入临床研究的关键环节是要通过生物相容性评价。根据国际标准化组织（International Standards Organization，ISO）会议的解释，生物相容性是指生命体组织对非活性材料产生反应的一种性能，一般是指材料与宿主之间的相容性。生物相容性是生物材料研究中始终贯穿的主题。生物材料相对于宿主而言为异物，在宿主体内会出现排异反应或引起某种应答，若要使生物材料得到应用，则需要使出现的反应容易被接受，至少不产生有害作用，因此要对应用于体内的生物材料进行生物学评价。

体外细胞毒性实验已经成为评价生物材料生物相容性不可缺少的一部分，其优点主要是：简便易行、重复性好、可定量分析等。四唑盐比色试验是一种检测细胞存活和生长的方法。试验所用的显色剂四唑盐，化学名为 3-（4，5- 二甲基噻唑 -2）-2，5- 二苯基四氮唑溴盐，商品名是噻唑蓝，简称为 MTT。MTT 法最早是由 Mosmann 于 1983 年提出的，也是既往相关文献中使用最多的生物材料细胞毒性评估方法，常常用于定量评价生物材料对细胞的增殖和生存能力的影响。其原理是：MTT 可在活细胞的线粒体琥珀酸脱氢酶的催化作用下形成紫色结晶物甲䐶，其形成的数量正相关于活细胞的数目和功能状态，将其溶解于 DMSO 中，通过与对照组的吸光度进行对比分析，即可得细胞存活率。

实验操作步骤如下。

（1）接种细胞：用 0.25% 胰蛋白酶消化单层培养细胞，用含 10% 胎牛血清的 RPMI 1640 培养液配成单个细胞悬液，以每孔 10^3~10^4 个细胞接种于 96 孔培养板中，每孔体积 200μL。

（2）培养细胞：将培养板放入 CO_2 培养箱，在 37℃、5% CO_2 及饱和湿度条件下，培养 3~5 天（培养时间取决于实验目的和要求）。

（3）呈色：培养 3~5 天后，每孔加入 MTT 溶液（5 mg/mL）20μL，37℃ 继续孵育 4~6h，终止培养，小心吸弃孔内培养上清液。对于悬浮生长的细胞，需离心（1 000 r/min，5 min），然后弃去孔内培养液，每孔加入 150μL DMSO，振荡 10 min，使甲䐡充分溶解。注意设置空白对照孔。

（4）比色：选择 490nm 波长，在酶联免疫检测仪上测定各孔光吸收值，记录结果。以时间为横轴，光吸收值（A）为纵轴绘制细胞生长曲线。

四、XTT 比色实验

Scudiero 等首次采用可产生水溶性甲䐡产物的化合物 XTT 进行细胞活性检测，取得良好的效果。XTT 是一种类似于 MTT 的四唑氮衍生物，作为线粒体脱氧酶的作用底物，被活细胞还原成水溶性的橙黄色甲䐡产物。当 XTT 与电子耦合剂（例如硫酸酚嗪甲酯，phenazine methosulfate，PMS）联合应用时，其所产生的水溶性甲䐡产物的吸光度与活细胞的数量呈正相关。XTT 水溶液不稳定，需要低温保存或现用现配。目前，XTT 比色法广泛用于测定不同的生长因子、细胞因子、营养成分等物质促进细胞增殖的作用，同样也适合于测定抗癌药物或其他生长抑制剂的细胞毒性。

实验操作步骤如下。

（1）取对数生长期的培养细胞制备细胞悬液。将 100μL 细胞悬液接种到 96 孔培养板中，在 37℃、5% CO_2 和饱和湿度条件下培养。多数用于测定增殖的细胞需培养 24~96 h。

（2）XTT 和 PMS 需预热至 37℃，配制 XTT/PMS 应用液后立即应用。1 块 96 孔培养板需要 5 mL XTT 溶液。

（3）每孔加 50μL XTT 溶液，避光培养 2~5h。孵育 4 h 时 XTT 检测优化条件为每孔含 50μg XTT 和 0.15~0.4μg PMS。

（4）轻轻振摇培养板，使染料均匀分布。

（5）比色。

【参考文献】

[1] 弗雷谢尼 R I. 动物细胞培养：基本技术指南 [M]. 章静波，徐存拴，译. 北京：科学出版社，2008:746.

[2] 王捷. 动物细胞培养技术与应用 [M]. 北京：化学工业出版社，2004:715.

[3] OZTURK S S, PALSSON B O. Growth, metabolic, and antibody production kinetics of hybridoma cell culture: 1. Analysis of data from controlled batch reactors[J]. Biotechnology Progress,1991,7(6):471.

[4] HASSELL T, GLEAVE S, BUTLER M. Growth inhibition in animal cell culture[J]. Applied Biochemistry & Biotechnology,1991,30(1):29.

[5] 程宝鸾. 动物细胞培养技术 [M]. 广州：中山大学出版社,2006.

[6] 周珍辉. 动物细胞培养技术 [M]. 北京：中国环境科学出版社,2006:5-9.

[7] CROUGHAN M S, SAYRE E S, WANG D I. Viscous reduction of turbulent damage in animal cell culture[J]. Biotechnology & Bioengineering, 2010, 33(7):862-872.

[8] MARKS D M. Equipment design considerations for large scale cell culture[J]. Cytotechnology,2003,42(1):21-33.

[9] 张骐. 靶向纳米金探针在肿瘤成像和放疗的初步研究 [D]. 天津：天津医科大学,2016.

[10] 张恩龙. 多功能诊疗一体化纳米探针 USPION@Bn 在前列腺癌中的应用 [D]. 天津：天津医科大学,2016.

第三十章　分子影像学研究中的动物实验技术

第一节　总　　述

动物实验技术（animal laboratory technology）是以实验动物为对象的各种实验手段、研究方法、技术和标准化操作程序等，是用以支持实验获取科学的、完整的、先进的实验结果的一门重要技术。它是探讨人类起源、生命奥秘、疾病机制及治疗等的重要技术手段之一，它包括的内容也极其丰富，在生物学、医学、药学、兽医学、机械工程学、环境卫生学、建筑学、农业科学、物理学、航天医学等都发挥了重要的作用。加强对实验动物的科学研究，掌握动物实验技术，对促进多种科学研究发展有巨大的科学意义。

动物的特性是在长期进化过程中适应生活环境而表现出来的。不同种（系）实验动物和人类在解剖、生理等方面存在很大差异，实验动物的选择直接影响实验结果及推论，选择适宜的实验动物来进行实验，是科学研究成功的关键。实验动物的选择应首先明确使用实验动物的理由和目的，了解实验动物和人类的特性，选择与实验目的相适应的实验动物（遗传特性明确、微生物携带明确），其次明确实验所使用动物的规格（数量、年龄、性别、体重等），尽量选择容易获取、经济、有足够数量来源的动物品种。

（一）选择与人体疾病相似的动物

利用实验动物某些与人类相近似的特性，通过动物实验对人类的疾病发生和发展的规律进行推断和探索。例如，在结构与功能方面，哺乳动物之间存在许多相似点，从解剖学上看，除在体型的大小比例存在差异外，身体各系统的构成基本相似，生命活动中基本功能过程也是相似的。从进化的角度看，猩猩和猴与人类最接近。在解剖学、组织器官功能、白细胞抗原及染色体分型等方面与人相似，用这些动物实验的结果来说明人很有说服力。

以高胆固醇膳食饲喂兔、鼠、猪、狗、猴等动物时，均可诱发动物的高脂血症或动脉粥样硬化。猴和猪除有动脉粥样硬化外，其心脏冠状动脉前降支形成斑块、大片心肌梗死情况与人更为相似。

一些带有自发性疾病的动物，可以局部或全部地反映人类相似疾病的进展过程，经过遗传育种等方法，可将这种动物培育成疾病动物模型以供研究。如遗传性高血压大鼠、糖尿病小鼠等。

如在外科手术操作性实验中，选择猪或犬等大动物比用大鼠、小鼠在操作上更接近于人类。

狗是红绿色盲，不能以红绿为刺激条件进行条件反射实验；其汗腺不发达，不宜选做发汗实验；胰腺小，适宜做胰腺摘除术；胃小，宜做胃导管，便于进行胃肠道生理实验的研究。

大鼠无胆囊，不会呕吐，不能做胆功能观察或催吐实验。狗、猫、猴等动物呕吐反应敏感，则宜选择。

家兔对体温变化十分敏感，宜选做发热、解热和检查致热原的实验研究，大鼠、小鼠体温调节不稳定，不宜选择。

一般动物可自身合成维生素 C，豚鼠不能合成，因而可用来做维生素 C 缺乏实验。

（二）选择结构简单又能反映研究指标的动物

进化程度高或结构功能复杂的动物可能使实验条件的控制和实验结果的获得变得更加困难。在能反映实验指标的情况下，尽量选择结构功能简单的动物。

（三）选择适龄的实验动物

慢性实验或观察动物的生长发育，应选择幼龄动物。在老年医学研究中，常选择老龄动物，因其机体的代谢和各种功能反应已接近老年。一般实验中应选择成年的动物。

（四）选择易获得、经济、易饲养管理的动物

在不影响实验结果正确可靠的前提下，尽量选择容易繁殖，比较经济的实验动物。3R 是指 Reduction（减少）、Replacement（替代）和 Refinement（优化），意思是尽量减少动物实验的次数和使用动物数量，尽可能使用替代物和善待动物，使实验设计尽善尽美。当前 "3R" 原则已经在国际上被接受和推广，所以能用小动物的不用大动物，能用低等动物的不用高等动物。

（五）实验动物选择时应注意的问题

1. 年龄、体重　不同品种和品系的实验动物其寿命各不相同。相同的时间不同的种系生物的发育过程是不同的，即使同一动物，不同的年龄阶段所得的实验数据也不尽相同。所以选择实验动物时，应注意到实验动物之间、实验动物与人之间的年龄对应，以便进行分析和比较。

动物的体重与年龄有一定的关系，也可按体重推算年龄，例如昆明小鼠 6 周龄时雄性约 32g，雌性约 28g；Wistar 大鼠 6 周龄时雄性约 180g，雌性约 160g；豚鼠 2 月龄体重约 400g，日本大耳白兔 8 月龄时体重约 4 500g。动物体重除与年龄密切相关外，与动物品种、品系、营养状态、饲养管理等因素有关，特殊情况特殊对待。

在同一实验中，动物体重尽可能一致，若相差悬殊，则易增加动物反应的个体差异，影响实验结果的正确性。

2. 性别　性别不同对实验的敏感程度可能不同。例如大鼠皮下注射 0.1~0.2mL 的 30% 乙醇溶液，雄性动物 84% 死亡，而雌性动物 30% 死亡。有时雌性动物的敏感性较雄性高，如用戊巴比妥钠麻醉大鼠，雌性动物的敏感性是雄性动物的 2.5~3.8 倍。建立乳腺癌移植瘤裸鼠模型应选择雌性裸鼠，前列腺癌移植瘤裸鼠模型则选择雄性裸鼠。一般来说，实验若对动物性别无特殊要求，则宜选择雌雄各半。

3. 生理状况　动物如果怀孕、哺乳等对实验结果影响很大，因此实验不宜采用处于特殊生理状态下的动物进行。如在实验过程中发现动物怀孕，则体重及某些生理生化指标均可受到严重影响，有时应将怀孕动物剔除。动物换毛季节，例如鸡换羽、兔换毛时期，动物的免疫功能低下。

4. 健康状况　动物的健康状况对实验结果的正确与否有直接的影响。健康动物体型丰满，发育正常，被毛浓密有光泽、紧贴身体，眼睛明亮活泼，行动迅速，反应灵敏，食欲良好。微生物检测符合等级要求。

5. 微生物等级　微生物等级表示实验动物微生物控制的标准化条件。按微生物学控制分类，国外将实验动物分成四级，即普通动物、无特定病原体动物、悉生动物及无菌动物。我国将实验动物划分为以下四个等级。

（1）普通动物（conventional animal）：不携带主要人畜共患病原和烈性传染病的病原。

（2）清洁动物（clean animal）：除普通动物应排除的病原外，不携带对动物危害大和对研究干扰大的病原

（3）无特定病原体动物（specific pathogen free animal，SPF）：除无以上两类病原，不携带主要潜在感染或条件致病和对科学实验干扰大的病原。SPF 动物来源于无菌动物，必须饲养在屏障系统中，实行严格的微生物学控制，SPF 动物用于多数科学研究。

（4）无菌动物（germ free animal，GF）：无可检出的一切生命体包括悉生动物（gnotobiotic animal，GN）。

不同等级的动物实验，需要不同环境条件的动物观察室。使用过程中要求保证周围环境和实验人员的安全。根据实验内容不同，限制时间有差异，但要求尽量缩短限制时间。有些动物，如狗和灵长类动物可以通过简单的训练达到目的。

根据各级实验动物特点，其在实验中的优缺点总结见表 30-1-1。

表 30-1-1　普通动物、SPF 动物与无菌动物特点比较

实验项目动物种类	传染病及寄生虫	自然死亡率	应用动物数	统计价值	长期实验	实验的准确设计	实验结果讨论价值
普通动物	有或有可能	高	多	不准确	困难	不可能	低
SPF 动物	无	低	少	可能好	可能好	可能	高
无菌动物	无	很低	少	好	可能好	可能	很高

6. 遗传背景　尽可能选择遗传背景明确的品系动物,不选择随意交配繁殖的杂种动物。采用遗传学控制方法培育出来的近交系动物、突变系动物、杂交系动物存在遗传均质性,反应一致性好,因而实验结果精确可靠,广泛用于各科研领域。封闭群体动物在遗传控制方面虽比未经封闭饲养的一般动物严格,具有群体的遗传特征,但是动物之间存在个体差异,其反应的一致性不如近交系动物。

各种近交系动物均具有独特的性质,要根据不同的需要进行选择。并非随意选择一个近交系就比非近交系动物好。近交系动物即使是同种的动物,在某些特性上也可能存在很大差异。从某种意义上讲,如果选择不当,可能不能得到正确的实验结论。不同品系的小鼠对同一刺激的反应差异很大,在选择时应充分注意。如 C57BL 小鼠对肾上腺皮质激素的敏感性比 DBA 及 BALB/c 小鼠高 12 倍;DBA 小鼠闻电铃声音刺激后可出现明显的癫痫症状,甚至死亡,而 C57BL 小鼠不会出现此反应;DBA/2 及 C3H 小鼠对同一种病毒的反应和 DBA/1 小鼠完全不同,前者引起肺炎而后者引起脑炎;A、TA2、C3H 小鼠易致癌,C57、C58、TA1 等品系不易致癌;AKR、DBA/2、L615 等品系易致白血病,C3H 雌鼠乳腺癌自发率达 90% 等。

第二节　常用实验动物的生物学特征

动物的特性是长期进化过程中为了适应生活环境而进化出来的。不同种 / 系的实验动物和人类在解剖、生理等方面特性存在很大的差异。所以动物实验前应充分了解实验动物和人类的特性与差异,如骨髓的解剖和构造、脏器形态大小、血清的生化性状以及临床观察指标等的异同点。本节作为分子影像学动物实验部分,主要介绍常用常用实验动物的生物学特征,对动物实验的操作夯实基础。

一、近交系动物

所谓近交系动物是指:采用兄妹或亲子交配,连续繁殖 20 代以上而培育出的新品种。

重组近交系是指两个近交品系之间(互不相关)交配,产生第二代后再进行兄妹或亲子交配,连续繁殖 20 代以上所育成的近交系列动物,既继承了双亲品系的特征,又有品系内动物的固有特征。

近交同类系是指将一个品系动物的基因导入到另一个近交品系中,经过多次反复回交而培育出的品系。异单基因近交系是指某一近交品系动物内,由于发生了单个基因突变进而培育的近交品系。

近交系动物一般有如下特征:①同基因型;②遗传稳定;③个体代表性;④基因高度纯合;⑤种类多;⑥遗传背景明确;⑦动物间相互分辨性强。

近交系动物虽然能给科技工作者提供良好的实验材料,并可获得准确、可靠、有规律性和重复性好的实验,但由于所用动物是近交,故有其缺点,即常出现近交衰退现象(指近交系动物常会出现生长、生育、繁殖、存活、抗病力、适应环境性等能力下降的现象)。再者,在繁育过程中有害基因(隐性基因)的暴露、多基因平衡的破坏均是近交衰退的结果。因此,在实验过程中饲养近交动物时应特别注意有无上述现象的出现。

二、突变系动物

突变系动物是指动物的某一基因发生了突变,由此发生特定病理表现并遗传下去形成的动物品系。突变可分为自发突变和诱发突变两种。基因突变(变异)使动物丧失了某些原有的功能,产生了某些疾病,这又给我们提供了大量实验研究所用的疾病病理模型。常用突变系动物见表 30-2-1 所示。

表 30-2-1　常用突变系动物

疾病模型	特点
糖尿病鼠	当鼠 3~4 周龄时,血糖最高可升至 6.8mg/mL,雌性无生殖力,存活不超过 32 周
肥胖鼠	小鼠体重可达 60g 以上,无生育力,肾小球呈脂肪玻璃样病变
肌萎缩小鼠	出生 2 周即出现进行性肌无力和广泛肌萎缩
侏儒症小鼠	缺生长素和促甲状腺激素,无生育力
白内障鼠	10~14 日龄出现眼晶状体混浊
无脾鼠	无脾

续表

疾病模型	特点
视网膜退化鼠	与人类色素性视网膜炎相似,呈现进行性视网膜硬化,有色素沉着及视网膜血管闭锁萎缩
高血压大鼠	生育力强,成年鼠血压可达到26.7kPa(200mmHg)
少趾鼠	雄鼠精子缺乏
针尾鼠	椎间盘发生快速退化
裸鼠	无T淋巴细胞,无胸腺,无毛,繁殖力低下

三、封闭群和杂交群动物

封闭群动物是指5年内不引进外部新品种,在固定场所的一定群体中繁殖的种群。该动物繁殖力强,抗病力强,基因杂,避免了诸多的近交衰退现象,如昆明种小鼠、ddH小鼠、LACA小鼠、Wistar大鼠、青紫兰兔、新西兰白兔、日本大耳白兔、豚鼠等。

杂交群动物是指:两个近交品系之间有计划地交配所获得的子一代动物,简称F1动物。其特点是:①生命力强、抗病力强;②继承双亲的特点;③实验重复性好;④遗传均质性;⑤种类多。该类动物可被广泛地应用于单克隆抗体、细胞动力学、移植免疫及干细胞等实验研究。

四、转基因动物

转基因动物是指:由实验的方法稳定地整合所导入外源基因或特定DNA片段的动物。导入外源基因简称转基因。

第三节　实验动物的分组、麻醉、给药及手术常用方法

一、实验动物分组方法

(一)实验动物编号方法

1. 染色法　这种方法实验中最常用,也较方便。使用的染料为3%~5%苦味酸溶液(黄色),2%硝酸银溶液(咖啡色)和1%的中性品红溶液(红色)等,还可以用黑墨汁、蓝钢笔水等。

2. 烙印法　此法是在动物耳上刺上号码,然后在刺号上涂色,类同于染色法,此法适用于兔以上大动物标记。

3. 耳缘剪孔法　耳缘打孔或剪去缺口,适用于大批量动物实验。该法没有一个非常固定的模式,具体实验方法实验者自行确定。

4. 挂牌法　此法适用于少量大动物实验,即在颈部挂牌,标写清楚或在尾、四肢套固定环并标号。

(二)实验动物分组方法

1. 随意分组法　随意分组是指实验人员将动物按人为意愿将雌雄动物分开,任意选拿分组进行实验。此分组方法虽不太正规,但在大动物(兔以上)较常见,在实验的结果上也收到了比较满意的答案。应该注意的是小动物(大、小鼠以下)大样本及多组实验观察应尽量避免人为的随意分组。

2. 随机分组法　实验时,为了避免人为随意分组对实验结果的影响,此时常采用随机数字表进行随机化的分组。假如有10只小鼠,按实验要求需分成两组(均雄或雌),小鼠依次编号为1~10号,此时我们在随机数字表上的某一行某一数字开始抄录10个数,这10个数中奇数为A,偶数为B,即分为AB两组动物。有时A组和B组动物数量相同,有时不同,不同时在已抄写的10个随机数字后面再抄一个随机数字,除以A或B中较大数字的数,得余数,此余数对应的A或B即为这时划入组A或组B的动物序号。

3. 随机随意分组　此法是将动物依次编号,然后将编好相应号码的小球(或其他)成分相混,随意抽拿小球,对号入座,编为一组,余球为另一组。

二、实验动物的麻醉、给药方法和途径

(一)麻醉方法

1. 全身吸入麻醉　一般采用乙醚吸入麻醉,适用于小动物,如大、小鼠及蛙类,其优点是:①麻醉快;②易苏醒;③对机体代谢影响小;④操作方便、简单;⑤麻醉深度易掌握。

缺点是:①麻醉深度不太稳定,须随时吸入补麻;②刺激呼吸道黏膜分泌黏液,对呼吸有一定的影响。但乙醚吸入麻醉配合全身麻醉的补麻,效果就比较理想,常被采用。

2. 全身给药麻醉　一般采用(静脉或腹腔给药)戊巴比妥钠、硫喷妥钠、氯醛糖和乌拉坦,适应

用于各型动物,其优点是:①麻醉平衡;②易操作。

缺点是:①苏醒较慢;②对机体代谢有一定的影响;③麻醉深度有时不好掌握;④麻醉较慢,一般3~5min。

3.麻醉的注意事项

(1)静脉注射要缓慢,同时密切观察动物的肌肉紧张状态及角膜反射和皮肤刺痛反射,如果不能准确确定麻醉深度,这时的观察就是决定是否继续给药的前提。

(2)麻醉药物浓度要合适,要适于不同种类的动物所能承受的常用浓度,避免麻醉过急。

(3)麻醉后护理。麻醉后动物体温降低,要注意保温,并常测其体温。常用几种实验动物的肛温为:大鼠(39.3±0.5)℃,兔(38.4±1.0)℃,猫(38.6±1.0)℃。

(4)冬季给药要将药液加热至接近动物体温之温度;注意动物对麻醉的反应,做好麻醉意外的应对准备;应考虑动物的年龄及体质因素。

(二)动物麻醉给药量及计算方法

实验动物给药量在实验开始前就应确定好。给药量太大,可引起动物中毒死亡;给药量过小,作用不明显,同时还要考虑不同的给药途径。可参考不同种类动物剂量换算的常用数据以及体表面积折算、体重折算得出剂量,幼年和老年动物应考虑减量。

(三)局部麻醉给药方法

局部麻醉一般应用0.5%~1.0%的盐酸普鲁卡因,黏膜表面麻醉应用2%的盐酸可卡因(如眼球手术)。局麻下实验动物的手术应用较少,因为要保证动物使其安静不动很难,一般都采取不完全麻醉加局麻操作。

(四)给药途径

1.皮下注射给药　将针头斜刺穿过表皮和真皮至真皮下的皮下组织即可。一般猫、犬、猪等多在大腿外侧;豚鼠在后大腿内侧或小腹部;大、小鼠可在侧下腹部;兔在耳部或耳根部;马、牛、羊多在颈部外侧;青蛙在背部淋巴腔注射。

2.皮内注射给药　注射时用右手拇指和食指按住皮肤并使之绷紧,右手持针将针头(针头大小以实际动物大小选定)紧贴皮肤表层近平行刺入皮内,然后再挑起并稍向前刺即可注射,此时可见注射部前方有一白色皮丘。

3.肌内注射给药　肌内注射选肌肉发达、无大血管通过的部位,一般选臀部。将针垂直迅速刺入肌肉,回抽如无回血,即可进行注射。

4.腹腔注射给药　用大、小鼠做实验时,以左手抓住动物使腹部向上,右手将注射针头于左/右下腹部外生殖器前1cm处刺入皮下,使针头向前推0.5~1.0cm,再以45°穿过腹肌,固定针头,缓缓注入药液,为避免伤及内脏,可使动物处于头低位,使内脏移向上腹,进针部位为下腹部距腹白线1cm处为妥。

5.静脉注射给药

(1)小鼠和大鼠:一般采用尾静脉注射。操作时从尾下约距尾尖2~3cm处进针,如无阻力,表示针头已进入静脉。

(2)兔:常用耳外缘静脉注射。先使静脉充盈,然后尽量从静脉的远端将药液注入。

(3)犬:多选前肢内侧皮下静脉或后肢小隐静脉。

(4)青蛙或蟾蜍:是将其脑脊髓破坏后,仰卧固定于蛙板上,沿腹中线稍左剪开腹肌,沿腹静脉平行方向刺入即可。

6.经口给药　实验动物口服灌胃给药时须固定。沿着右口角进针,再顺着食管方向插入胃内,决不可进针不顺便向里插入,可能会注入肺内,造成死亡。

7.其他重要途径给药方法

(1)脊髓腔内给药:用于椎管麻醉或抽取脑脊液用。

(2)小脑延髓池给药:此种给药是在动物麻醉情况下进行的。常适用于大动物,如犬,小动物很少采用。

(3)脑内给药:此法常用于微生物学动物实验。

(4)关节腔内给药:此种方法常用于关节炎的动物模型复制。

三、常用动物的手术方法

(一)术前准备

手术器械是外科手术操作的必备品。正确并熟练掌握各种手术器械的结构和性能是施行外科手术的基本要求和保证。常用的手术器械包括:手术剪、止血钳、手术镊、手术刀、持针器、缝合针、缝合线和牵开器等。器械使用前必须灭菌与消毒。

器械灭菌法常用的有高压蒸汽灭菌、煮沸灭菌法、火烧法、干烤法。高压蒸气灭菌法应用最普遍,效果可靠。

器械消毒法包括药液浸泡消毒法、甲醛蒸汽熏蒸法、紫外线消毒法。

（二）手术方法

1. 麻醉　为使手术顺利进行,减少疼痛,须将动物麻醉。麻醉方法可分为局部麻醉和全身麻醉两种。

2. 手术部位的去毛与消毒　动物去毛是动物手术中皮肤准备之一,去毛范围应大于手术野。

去掉手术部位的被毛后用 3%~5% 碘酒棉球涂抹皮肤,待干后,再用 75% 乙醇涂抹,消毒顺序是先中心后外周。若消毒感染伤口,则应从外周开始,最后擦伤口,已被污染的棉球不能再擦清洁部位。

3. 组织的切开、止血、分离、缝合与拆线

1) 切开:根据实验要求确定手术切口的部位及大小。一般要求按解剖层次逐层切开,注意止血,避免损伤深层的重要组织器官。

2) 止血:止血是手术操作中的重要环节。常用的止血方法有:

（1）预防性止血:术前 1~2 h 内使用一些能提高血液凝固性的药物,以减少术中出血。

（2）术中止血:①压迫止血;②钳夹止血;③结扎止血;④烧烙止血;⑤药物止血。

3) 组织分离法:组织分离方法有锐性、钝性两种。锐性分离法是使用刀、剪等锐性器械作直接切割的方法,该法用于皮肤、黏膜、各种组织的精细解剖和紧密粘连的分离。钝性分离法是使用刀柄、止血钳、剥离器或手指等分离肌肉、筋膜间隙的疏松结缔组织的方法。

4) 缝合法:缝合方法很多,但归纳起来主要有间断缝合、连续缝合和毯边缝合,还有减张缝合、褥式缝合、荷包缝合和"8"字形缝合。间断缝合是最常用的缝合方法,一般组织均可采用。

第四节　人类疾病动物模型

分子影像学是指在细胞或动物水平对分子进程进行观察和测量。任何改变生理过程的事物也可以改变分子的物理动力学和效应动力学,因此,了解、控制或者消除这些因素也是十分必要的。即使有各种体外实验和细胞实验,但分子靶点在不同状态时所处的环境和暴露成像探针时的不同条件,都对实验结果有影响。然而,仅依靠体外实验和细胞实验所得到的结果说服力有限,需要有与人体生理状态相近的实验环境模拟分子探针及靶点的各种变化。因此,实验动物这一环节必不可少。实验动物通常经由人工饲养,具有明确的遗传背景及来源,并严格控制其携带的微生物,使用一定的方法对人类疾病模型进行复制,来进行各种实验。人类疾病动物模型自 20 世纪 60 年代提出以来,经过 50 多年的探索研究,积累了 2 200 多个动物模型,已成为现代生物医学研究中极其重要的实验方法和手段,因此它在医学发展上占有极其重要的地位,已受到了各国科学研究者的重视。

一、动物模型的分类

分子影像学现处于发展阶段,20 世纪初时在分子水平上进行的研究大多为体外实验及细胞实验,

经过数十年研究人员不断的探索,待结果趋于稳定后进行进一步深入的动物试验。进行动物实验首先要建立起相对成熟的动物模型,在同一组内及同一疾病不同组间具有可比性、可操作性及可重复性。多年来,动物模型的建立已经十分成熟,分子影像学实验中使用到的动物模型多为成熟的动物模型,且由于分子影像中前期使用到的成像设备多为光学成像,光学成像具有敏感性高、穿透力低的特点,因此分子影像学实验使用的多为体积较小的动物,如小白鼠、裸鼠等。除此之外,实验应选择简单易制备、可重复性高的动物模型,可以提高实验效率,降低实验成本。

为了更好地应用和研究动物模型,人们将其进行分类,现就人类疾病的动物模型分述如下。

（一）按产生原因分类

1. 自发性动物模型　是指实验动物未经任何有意识的人工培育,在自然情况下所发生的疾病,或者由于基因突变的异常表现通过遗传育种保留下来的动物疾病模型。其中主要包括突变系的遗传疾病和近交系的肿瘤疾病模型。突变系的遗传疾病很多,可分为代谢性疾病、分子性疾病和特种蛋白质合成异常性疾病,如无胸腺裸鼠、肌肉萎缩症小鼠、肥胖

症小鼠、癫痫大鼠、高血压大鼠、无脾小鼠和青光眼兔等。

利用这类动物疾病模型来研究人类疾病的最大优点，在于疾病的发生、发展与人类相应的疾病很相似，其中小鼠和大鼠的自发性疾病模型开发和应用得最多，在遗传病、代谢病、免疫缺陷病、内分泌疾病和肿瘤等方面的应用日益增多。

2. 诱发性或实验性动物模型　是研究者使用物理、化学或生物等的致病因素作用于动物，对动物组织、器官或全身造成一定的损害，出现某些类似人类疾病发病时的功能、代谢或形态结构方面的病变，即人为地诱发动物产生类似人类疾病的模型。其优点在于制作方法简便，实验条件比较简单，其他因素容易控制，在短时间内可以复制大量的动物模型。但诱发的动物模型与自然产生的疾病模型在某些方面有所不同，如诱发性肿瘤与自发性肿瘤对药物敏感性有差异。

（二）按系统范围分类

1. 生物医学动物模型

（1）生物医学动物模型：指利用健康动物的生物学特征提供与人类疾病相似表现的疾病模型。

（2）抗疾病型动物模型：是指特定的疾病不会在某种动物身上发生。

2. 疾病的基本病理过程动物模型　是指致病因素在一定条件下作用于动物后，所出现的共同性的功能、代谢和形态结构改变的动物模型。这种变化不是某种疾病所特有的，而是各种疾病都可能共同发生的。这类动物模型是研究疾病机制和药物筛选的理想工具。

3. 各系统疾病动物模型　是指与人类各系统疾病相应的人类疾病动物模型。如神经、心血管、呼吸、消化、内分泌、泌尿、骨骼等系统疾病相应的动物模型，还包括按科分类，如：传染病、妇科病、儿科病、皮肤科病、五官科病、物理损伤疾病和职业病等动物模型。

（三）按模型种类分类

疾病模型的种类包括整体动物、离体器官和组织、细胞株及数学模型。整体动物模型是常用的疾病模型，也是研究人类疾病常用的手段。

二、肿瘤疾病的动物模型

肿瘤是危害人类生命健康最严重的疾病之一。在肿瘤防治研究中，动物模型是主要的研究对象和实验材料，通过复制各种肿瘤动物模型，可为研究人类肿瘤的病因学、实验治疗和抗癌新药的发现提供重要的条件。

（一）自发性肿瘤动物模型

是指实验动物未经任何有意识的人工处置，在自然情况下发生肿瘤所形成的模型。自发性肿瘤动物模型多来自近交系动物，其中小鼠的各种自发性肿瘤在肿瘤实验研究中应用较多，对肿瘤的发生、发展的研究具有重要意义。

（二）诱发性肿瘤动物模型

是用致癌因素在实验条件下诱发动物发生肿瘤的动物模型，它是进行实验肿瘤学研究的常用方法。这种模型在一定程度上代表了某些人类肿瘤的发生。可以诱发肿瘤的因素很多，如放射线局部照射、各种化学致癌物、生物因素等，均可引起动物实验性模型肿瘤。

诱发性动物肿瘤的诱发方式分为原位诱发和异位诱发。原位诱发是指将致癌物直接与动物靶组织或靶器官接触而诱发该组织或器官发生肿瘤，通过涂抹灌注、喂养或埋置等接触方法产生肿瘤；异位诱发是将致癌物接触后的动物组织或器官埋置于该动物或另一正常动物皮下而产生的该组织或器官的肿瘤。

（三）移植性肿瘤动物模型

是指将动物或人体肿瘤移植同种或异种动物连续传代而培养出的模型。实验中常用腹水瘤和实体瘤两种方式进行移植。

1. 实体瘤的移植　选择皮下接种后 7~10d，肿瘤生长旺盛且无破溃，而动物健康状况较好的荷瘤动物，颈椎脱臼处死后，肿瘤部位消毒，切开皮肤，选择生长良好且无坏死或液化的瘤组织，剪成 2~3mm³ 的小块，放在无菌平皿内，平皿内放少许消毒生理盐水或其他营养液，并将平皿放置在冰块上。用无菌套管针抽吸或向套管针内塞进一小瘤块，接种于同种受体动物右前肢腋窝皮下或实验需要的部位（接种部位皮肤预先消毒）。如果接种的动物数量较多，可制备细胞悬液接种。具体方法为在无菌条件下取瘤块，除去坏死组织，将生长良好的瘤块混合，剪成小块，用玻璃组织匀浆器研磨，磨匀后放入无菌容器内，加生理盐水适量稀释成 1：3~1：4 的瘤细胞悬液。容器置冰块上，用空针抽吸，每次抽吸前应将细胞混匀。每个受体动物接种 0.2mL。接种操作时间尽可能缩短，从瘤体取材至接种时间应在

30min 内完成。

2、腹水瘤移植　选择接种后 7~10d,健康状况较好的动物,颈椎脱臼处死,腹部皮肤消毒后,用空针抽取腹水,将腹水以无菌含葡萄糖的平衡盐水稀释至适当浓度,作腹腔注射(接种成腹水瘤)或皮下注射(接种成实体瘤)。一般瘤细胞浓度保持在 $(2.5\sim3.0)\times10^7/mL$,每只鼠接种 0.2mL。

【参考文献】

[1]　何诚. 实验动物学 [M]. 第 2 版. 北京: 中国农业大学出版社,2013.

[2]　JACOBY R O. Laboratory animal health technology[J]. Comparative Medicine, 2002,52(2):94.

[3]　张恩龙. 多功能诊疗一体化纳米探针 USPION@Bn 在前列腺癌中的应用 [D]. 天津: 天津医科大学, 2016.

[4]　孙以方. 医学实验动物学 [J]. 中国实验动物学报, 2009(4):156.

[5]　TURNER P V, PEKOW C, CLARK J M, et al. Roles of the International Council for Laboratory Animal Science(ICLAS)and International Association of Colleges of Laboratory Animal Medicine(IACLAM)in the Global Organization and Support of 3Rs Advances in Laboratory Animal Science[J]. Journal of the American Association for Laboratory Animal Science Jaalas, 2015,54(2):174.

[6]　IAS O, NEVISON C M, PATTERSON-KANE E G, et al. Understanding behaviour: the relevance of ethological approaches in laboratory animal science[J]. Applied Animal Behaviour Science, 2003,81(3):245-264.

[7]　DORN P L, DAIGLE M, COMBE C, et al. Journal of the American Association for Laboratory Animal Science[J]. Journal of the American Association for Laboratory Animal Science Jaalas, 2012,51(4):443-447.

[8]　HAU J, SCHAPIRO S J. Handbook of Laboratory Animal Science[M]. Boca Raton: CRC Press, 2011.

国家出版基金项目
NATIONAL PUBLICATION FOUNDATION

2017 年度国家出版基金资助项目

基因与纳米探针
——医学分子成像理论与实践

（下卷）

主编 金征宇 张雪宁 赵 阳 韩 纲
主审 张云亭 常 津 牛远杰

天津出版传媒集团

天津科学技术出版社

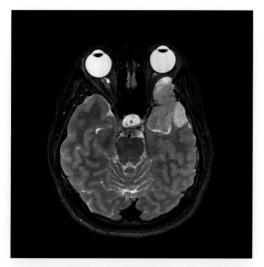

左眶颅沟通肿瘤(混合型脑膜瘤,T$_2$WI 脂肪抑制序列)

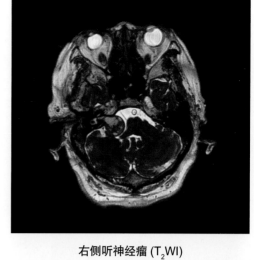

右侧听神经瘤 (T$_2$WI)

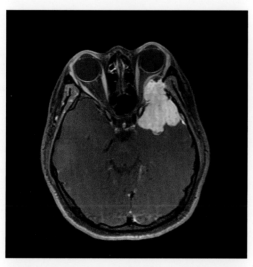

左眶颅沟通肿瘤(混合型脑膜瘤,增强扫描横断位图像)

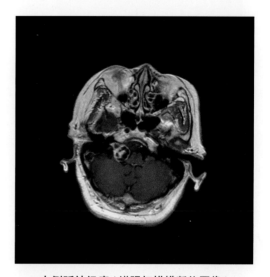

右侧听神经瘤 (增强扫描横断位图像)

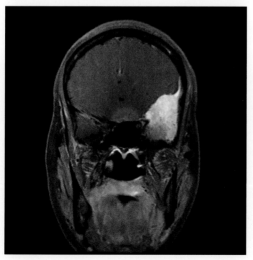

左眶颅沟通肿瘤(混合型脑膜瘤,增强扫描冠状位图像,可见脑膜伪征)

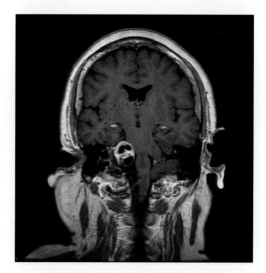

右侧听神经瘤 (增强扫描冠状位图像)

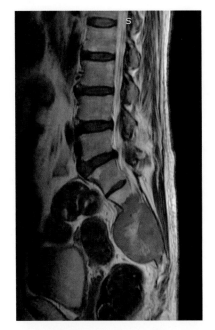

肺癌骨转移 T$_2$WI 矢状位

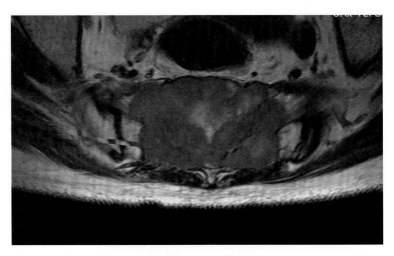

肺癌骨转移 T$_2$WI 横断位

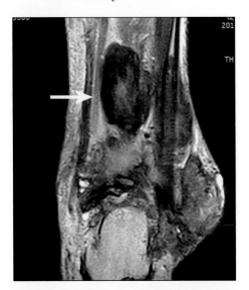

踝关节色素沉着绒毛结节性滑膜炎

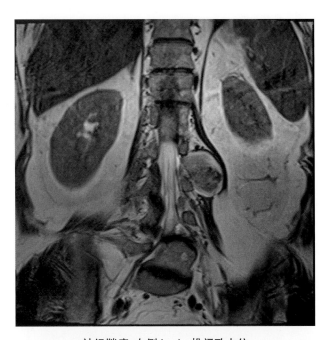

神经鞘瘤，左侧 L$_2$~L$_3$ 椎间孔占位

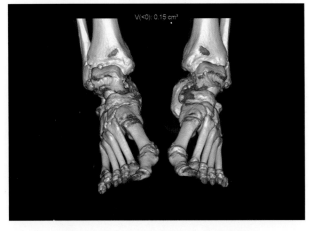

双源 CT 伪彩图示踝关节绿色伪彩痛风石

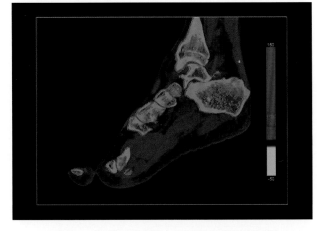

双源 CT 伪彩图示跟腱走行区绿色伪彩痛风石

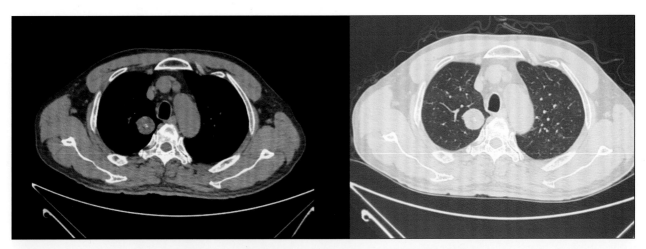

右肺上叶错构瘤（病灶边缘光滑，其内可见钙化及脂肪成分）

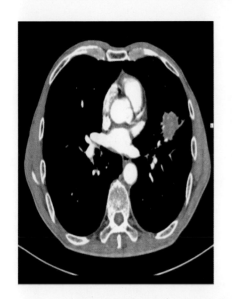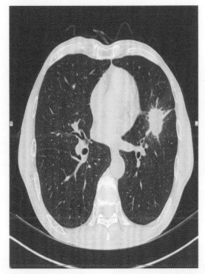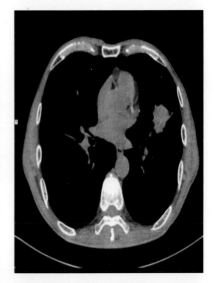

左肺上叶周围型肺癌（病灶周围可见毛刺，其内可见点状钙化密度影，增强检查可见病灶轻度不均匀强化）

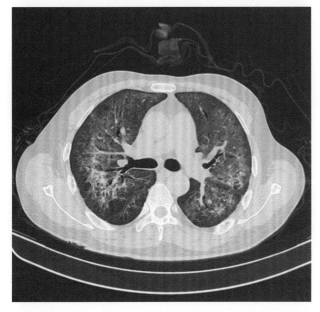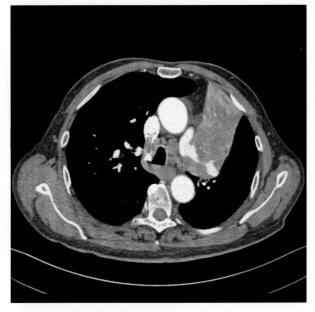

卡氏肺囊虫肺炎（患者 HIV 阳性，双侧肺门旁可见蝶翼状斑片影）

左肺中央型肺癌（CT 增强扫描显示左肺门软组织肿块影不均匀强化，左侧肺动脉干受侵）

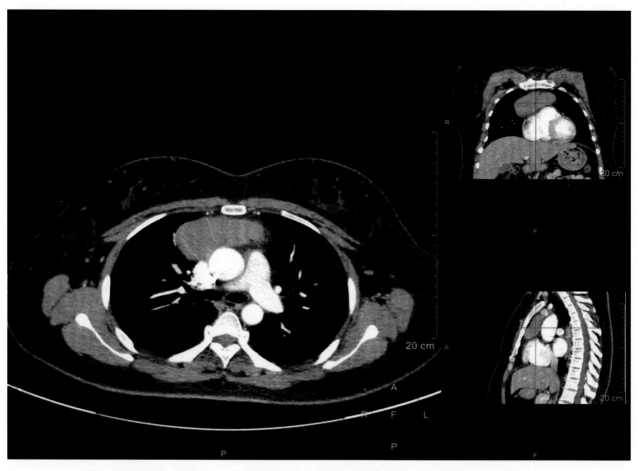

前上纵隔胸腺瘤（利用 CT 三维重建技术可以清楚显示肿瘤位置以及与周围组织结构的关系）

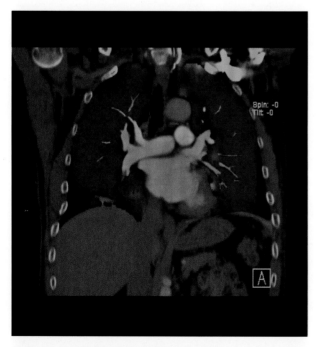

双源 CT 的双能量肺灌注扫描（细小肺动脉分支栓塞，冠状位）

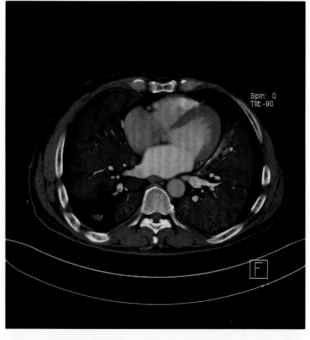

双源 CT 的双能量肺灌注扫描（细小肺动脉分支栓塞，横断位）

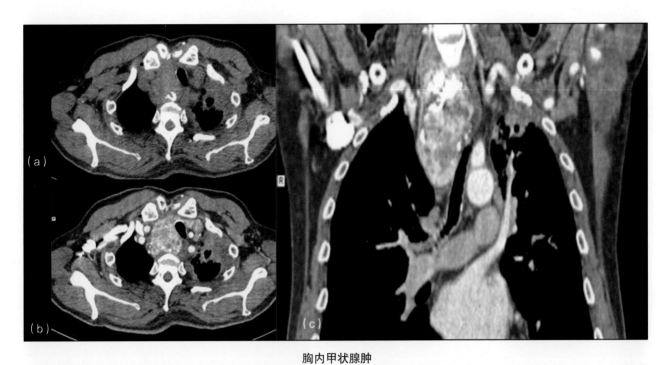

胸内甲状腺肿

（a）上纵隔胸廓入口处可见混杂密度肿块影；（b）增强检查可见病灶明显强化,其内可见囊变及钙化密度影；（c）CT 冠状位重建可见病灶与甲状腺相连

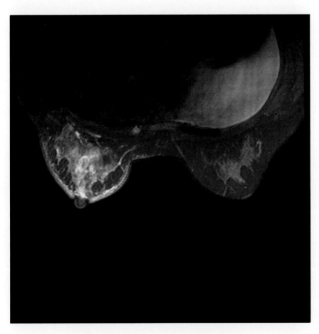

右乳腺占位 T_2WI 脂肪抑制序列

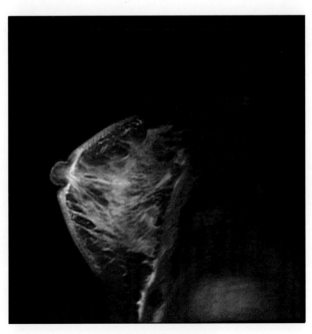

右乳腺占位矢状位图像

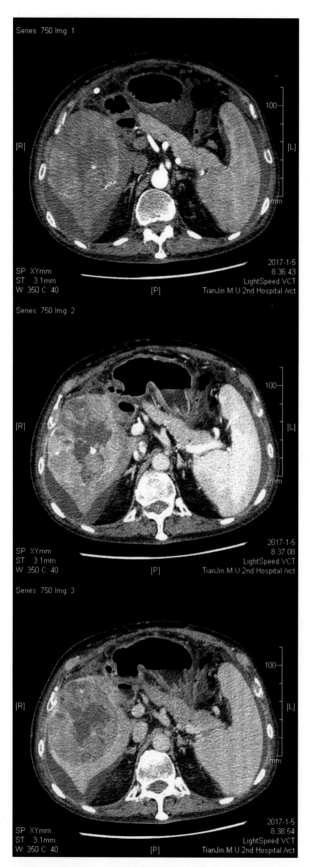

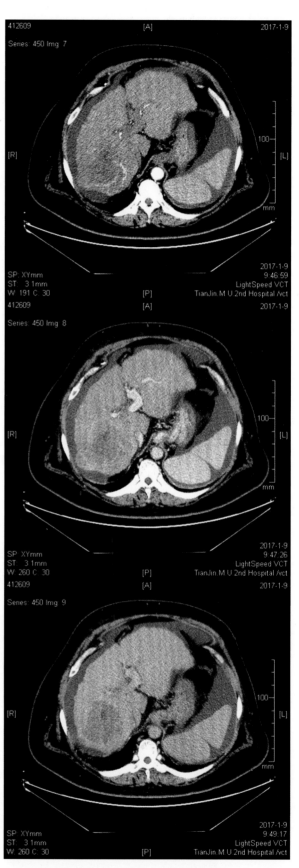

肝癌（巨块型），CT 增强图像，肝右叶可见直径约为 10.2cm 团块状占位性病变，呈不均匀强化，内可见不规则低密度无强化区

肝癌（结节型），肝右叶团块影，增强扫描病变不均匀强化，内可见不规则低密度区，本例同时合并肝硬化

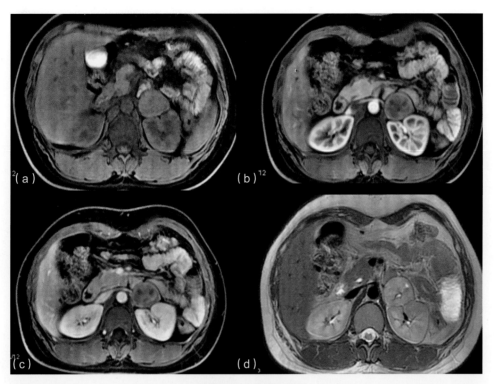

左肾上腺嗜铬细胞瘤
（a）平扫;（b）皮质期;（c）髓质期;（d）排泄期

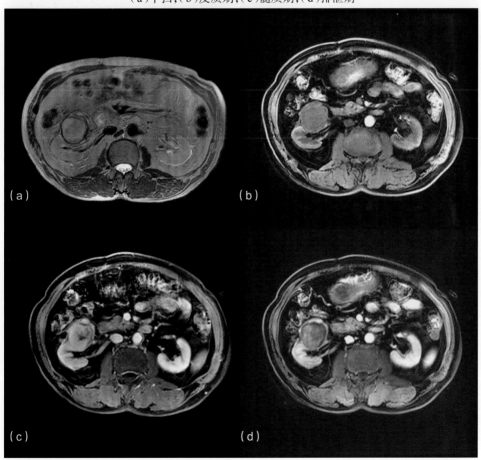

右肾脂肪肉瘤
（a）平扫;（b）皮质期;（c）髓质期;（d）排泄期

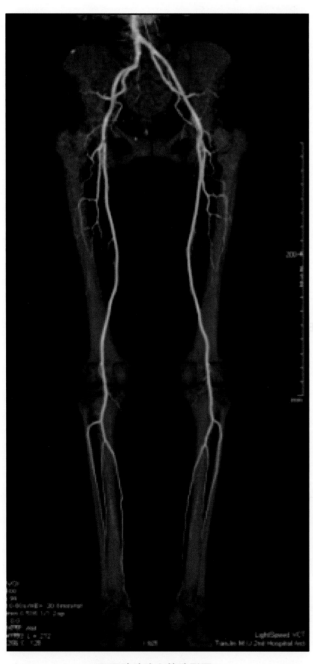

双下肢动脉血管造影图

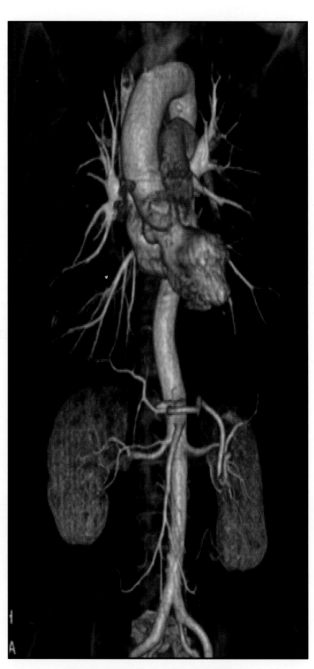

胸主动脉及腹主动脉容积再现重建图

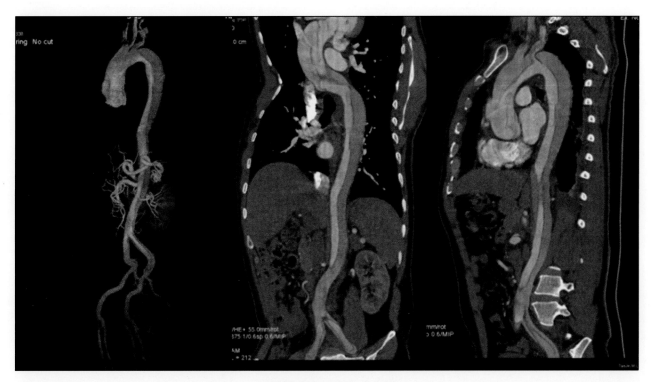

主动脉夹层 DeBakey Ⅰ型

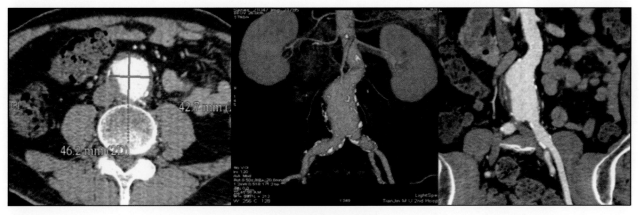

腹主动脉真性动脉瘤

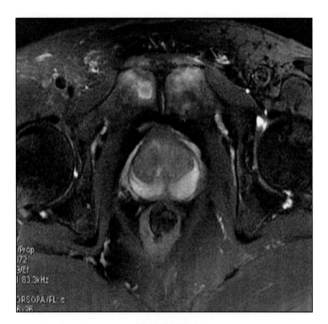

前列腺增生

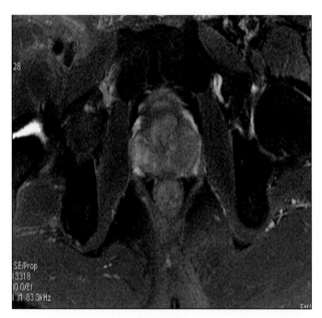

前列腺癌

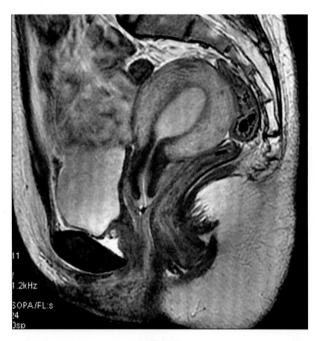

正常子宫

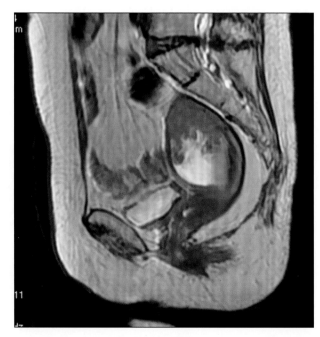

子宫内膜癌

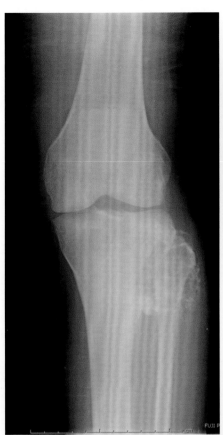

(a)

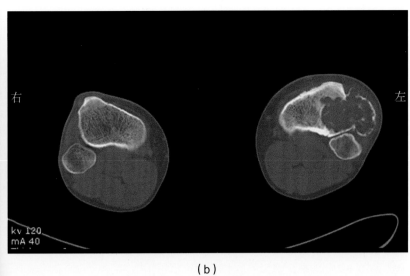

（b）

黏液样软骨肉瘤 X 线

（a）X 线；（b）CT；（c）MR

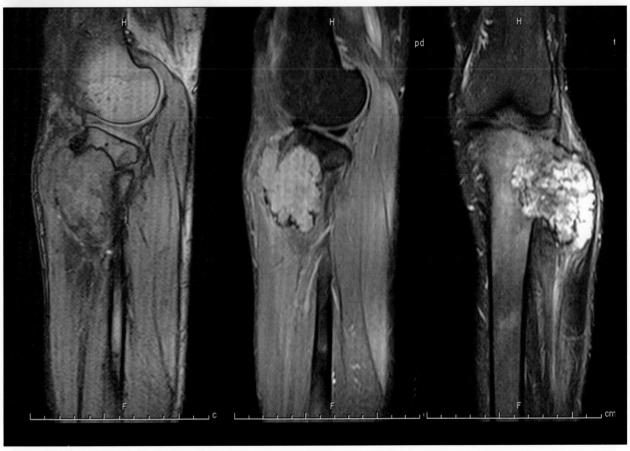

（c）

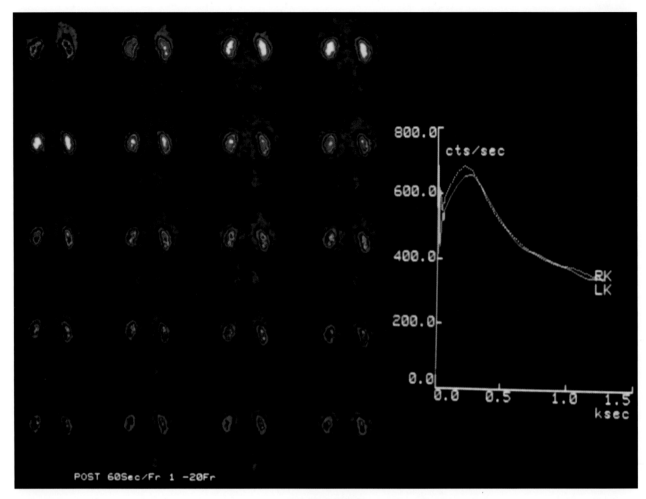

正常肾动态显像

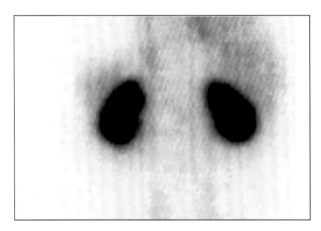

正常肾静态显像

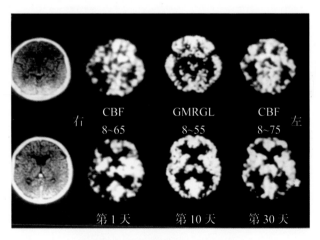

暂时性脑缺血患者的 ECT 和 CT

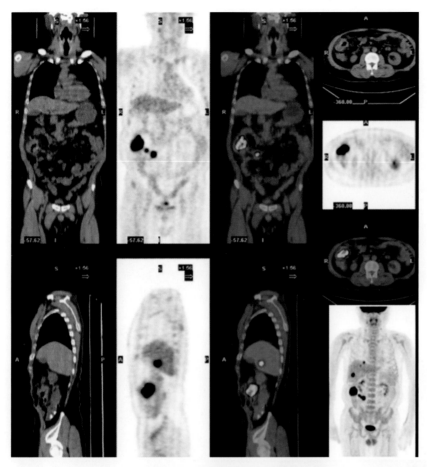

结肠癌伴肝转移的 PET-CT 显像

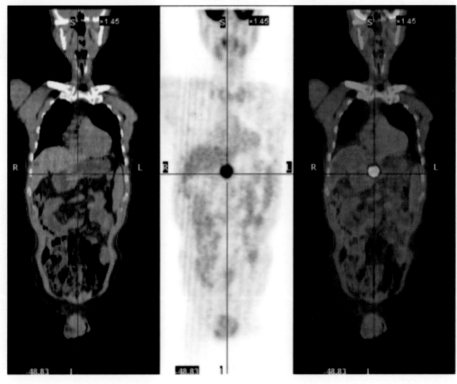

胃癌 PET-CT 显像

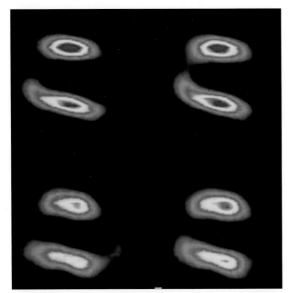

血流灌注与心肌代谢影像匹配图,垂直长轴,下壁心肌梗死

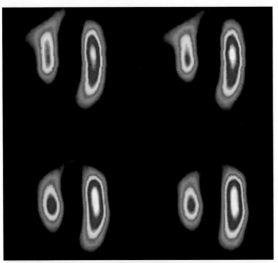

血流灌注与心肌代谢影像匹配图,水平长轴,下壁心肌梗死

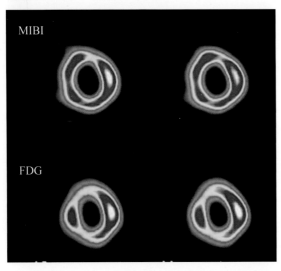

血流灌注与心肌代谢影像匹配图,下壁心肌梗死

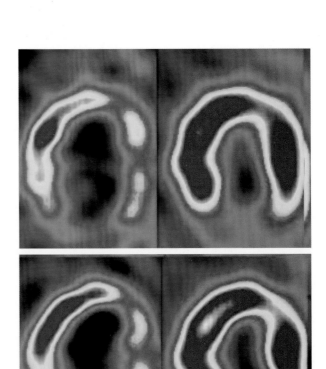

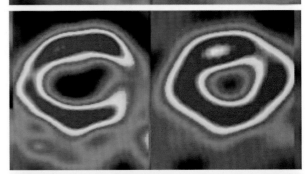

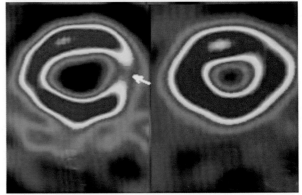

血流灌注与心肌代谢影像不匹配

编 者 名 单

主　编：金征宇　教授（北京大学协和医院）

　　　　张雪宁　教授（天津医科大学第二医院）

　　　　赵　阳　副主任医师（天津医科大学第二医院）

　　　　韩　纲　教授（美国麻省大学医学院）

主　审：张云亭　教授（天津医科大学总医院）

　　　　常　津　教授（天津大学生命科学学院）

　　　　牛远杰　教授（天津医科大学第二医院）

副主编：张雪君　教授（天津医科大学医学影像学院）

　　　　杨　红　教授（上海师范大学生命与环境科学学院）

　　　　李小东　教授（北京大学国际医院）

　　　　刘　健　主任医师（天津医科大学第二医院）

　　　　蒋　宁　副研究员（天津市泌尿外科研究所）

编　委：孙少凯　副教授（天津医科大学医学影像学院）

　　　　张原玮　副教授（美国新泽西理工学院）

　　　　李京津　主治医师（天津医科大学第二医院）

　　　　彭　景　讲师（天津医科大学第二医院）

　　　　黄　凯　助教（美国麻省大学医学院）

　　　　喻其林　副研究员（南开大学生命科学学院）

　　　　周治国　副教授（上海师范大学生命与环境科学学院）

　　　　郑绍宽　副教授（美国麻省大学医学院）

编　者（按姓氏笔画排序）：

于金鑫　王　红　王　君　王武萍　王　炜　王娇娇　王笑一　王笑冉　王凌玮

王浩宇　王　琳　王雅琼　王　静　王嘉慧　申天宇　田　娜　田　磊　付伟庆

付艳艳　朱　珊　刘宁宁　刘幸蕾　刘承斌　刘宝洲　刘莹莹　刘恩虎　刘辉佳

许鑫华　孙蜀卫　李　江　李彤巍　李　茂　李　亮　李桂来　李　雪　李景利

李　静　杨峰峰　杨　琪　杨谨伊　杨　静　励贺文　时　代　吴虹仪　吴梦琳

吴惠霞　吴　翔　余　诺　谷津津　邹　全　忻西子　宋桂红　张亚东　张亚楠

张　钖　张恩龙　张　悦　张　彩　张　骐　张　鹤　张燕燕　陈丽华　陈　莉

武明豪　尚芝群　国林沛　周　丽　屈　瑾　孟祥红　赵飞翔　赵　博　柳　玥

段　清　姜　霞　袁仪忠　夏庆来　钱　涛　徐国萍　徐　嚣　高宏伟　高　洁

郭　林　郭　琪　陶应伟　黄　灵　黄　妍　黄黎香　曹　琳　盛　刚　梁　硕

程　悦　富　彦　解　晖　蔡浩然　颜冬宝　潘金彬　潘海燕

序　言

　　分子影像学是医学影像技术和分子生物学、化学、物理学、放射医学、核医学以及计算机科学相交叉结合形成的一门新学科，在分子生物学与临床医学之间架起了相互连接的桥梁，被评为未来最具有发展潜力的十个医学科学前沿领域之一，是二十一世纪的医学影像学热点。与经典医学影像学不同的是，它主要以体内特定分子为成像对比度源，在特异性分子探针的帮助下，利用现有的医学影像技术对人体内部生理或病理过程在分子水平进行无损实时成像。分子影像偏重于疾病的基础变化、基因分子水平的异常，而不是基因分子改变的最终效应，以期在分子水平发现疾病，推动疾病的早期诊断和早期治疗。

　　多学科合作是分子影像成功的前提，作为 2017 年度国家出版基金资助项目，《基因与纳米探针——医学分子成像理论与实践》就是顺应这种需求和新技术发展形势而编写的，金征宇教授、张雪宁教授等主编组织国内数十位临床影像、分子生物学、材料学、化学等领域知名专家共同执笔，全面系统地概括了分子影像学最新概念、理论、方法和应用成果以及相关学科内容，对国内外研究、实践的最新进展也做了详细阐述。全书共计 230 万字，百余幅插图，可读性强，有很好的参考价值。

　　本书适用于不同专业背景、不同水平，有志于从事分子影像学研究的各类学者，它既可以作为医学影像学、临床各学科研究生、临床医师的教材，又可供分子生物学、材料化学等交叉学科学者开展分子影像学研究时参考。

　　最后，祝贺《基因与纳米探针——医学分子成像理论与实践》顺利出版。相信它将对我国医学分子成像的发展，培养高水平综合素质的分子影像学人才起到积极的推动作用。

上海长征医院影像医学与核医学科主任
上海医学会放射学会主任委员
中华放射学会候任主任委员

2017 年 11 月

前　言

　　分子成像 (molecular imaging)，是指在活体状态下，应用各类影像学方法显示细胞、基因和分子水平的生命活动变化，从而实现对各类生物学行为定性与定量研究的前沿科学。分子成像以应用和检测各类基因或纳米探针为基础和特点，采用多种成像手段，实现对体内特定分子靶点的显像，是一门以医学影像与核医学、分子生物学、纳米材料学、化学等相关学科为基础新兴的、跨专业的前沿学科。

　　自美国 Weissleder 教授正式提出分子影像学学科概念以来，分子成像的发展即受到了生命科学界的极大关注，并已逐渐成为几乎每一医学相关研究领域不可或缺的手段。随着分子生物学和材料化学的快速发展，新型基因和纳米分子探针的研发和应用已成为当前国内外生命科学领域的研究热点，分子成像也正引领传统医学影像学从非特异性物理、生理性成像向个性化细胞、分子和基因水平成像转化，对于各类疾病的影像学评价指标也正在从传统的解剖定位、形态学研究和定性诊断逐步深入到酶、受体和基因等分子事件所产生的生物学变化上来，因此有望在不远的将来，真正实现对疾病更早期、更敏感的诊断和更精准、更有效的治疗。目前，大量具有不同知识背景的学者们（包括医学、分子生物学、化学、材料学等）纷纷加入到分子影像学研究队伍中，而如何在不同研究背景下全面学习、掌握和运用分子成像领域大量专业知识与实验技能，已成为业界亟待解决的重要问题。《基因与纳米探针——医学分子成像理论与实践》一书正是在这样的背景下应运而生，一经提出即得到了广大同道、专家们的大力支持与协助，特别荣幸的是本书特别邀请到我国著名医学影像学专家刘士远教授为本书作序，张云亭、常津和牛远杰三位分别来自医学影像学、纳米材料学和分子生物学的杰出专家担任土审。

　　本书结构上分为上、中、下三卷，分别对应分子成像研究中的"理论基础与应用""基因与纳米探针的介绍与合成""分子成像与医学影像在各类疾病中的各自优势与联系"三大主题，是对医学相关分子成像中最为经典和重要的成像理论、基础知识、实验设计、合成方法、操作技术、疾病的影像诊断和最新研究成果进行的精炼与总结。全书内容上以基因和纳米探针为切入点，由浅入深，层层深入，从基础理论、技术操作和临床应用等多个角度对分子成像的学习和应用进行了全面的解读，较为系统地概括了基因与纳米探针研究中的最新概念、理论和方法，并充分考虑到广大读者对分子成像学以致用的迫切心情，对分子影像学研究中所涉及的主要分子生物学实验、材料合成实验、各类化学实验以及细胞培养和动物实验等具体操作技术，进行了富有针对性和实用价值的归纳和总结。本书适用于来自医学、影像学、化学、分子生物学等不同专业背景、不同水平，有志于从事分子影像学研究的各类学者，尤其可作为医学影像学及临床各学科研究生、临床医师的教材使用，又特别适合于分子生物学、材料化学等交叉学科开展分子影像学研究时的参考。本书内容充实，涵盖领域广泛，包括大量涉及相关实验内容的图片和注释，书中对国内外研究、实践中的经典和最新成果进行了详尽的阐述与点评，为读者进一步学习和研究提供了良好的指引，相信能对每位医学相关分子成像的学习者和研究者提供全方位的指导与帮助。

在本书的筹备和编写过程中，获得了大量来自各领域学术专家的建议和指导，为本书提供了众多文字和图片上的支持，正是他们的无私帮助，保证了本书的顺利完成。同时，感谢各位副主编、编委和各级编写者们的辛勤工作！感谢天津科学技术出版社编辑老师在编写期间做出的不懈努力！你们严谨的学术态度，丰富的专业知识和不辞辛苦的工作作风，使我们看到了分子成像未来发展并走向辉煌的希望！衷心地感谢为本书出版付出辛勤努力的每一位参与者！

最后，由于本书准备时间有限，知识领域涉及广，专业性强，为本书的编写工作增加了难度。尽管编者始终谨慎落笔，仔细求证，但由于水平有限，书中仍难免存在疏漏和错误，望广大读者予以批评、斧正。

金征宇　张雪宁　赵阳
2017 年 冬

Preface

Molecular imaging has been an emerging field with a significant role in medical research, patient management, and drug development. This cross-discipline field encompasses concerted efforts in many fields, such as molecular biology, materials chemistry, genomics, proteomics. Fundamental advancements to this field have accelerated the process toward resolving a great number of major problems essential to medicine. It enables us to progress from the general morphology to visualizing micro-morphology, biological mechanisms, and genetic imaging. The introduction of molecular probes, in particular, has been a crucial component to the successful application of molecular imaging. Real-time noninvasive and dynamic in vivo imaging of physiological and pathological changes has been realized using various gene and nanotechnology methods.

Gene and Nano Probes: Basic Principles and Applications in Molecular Imaging uses gene and nanoscale probes which provides an in-depth, systematic summary on molecular probe design, from basic theory to technical operations, covering all aspects necessary for the successful construction and applications of these molecular probes. This series also presents a comprehensive overview of the latest concepts, theories, methods and applications of gene and nanoscale probes. Technical information about relevant fields such as molecular biology, materials science, chemistry, molecular pathology, cell culturing and animal testing is also included.

As a 2017 National Publication Foundation project (2017R-018), this series, from authors that are leading scientists in the field, features over two million words of wisdom and experience in molecular imaging, and over a hundred supporting figures with detailed annotations. This series's elaborate presentation on the most up to date (as of the end of 2017) achievements and progress in molecular imaging research and practice, both domestic and international, will provide the readers with a solid foundation for further study and research.

This series is most suitable for scholars from different professional backgrounds such as medical science, imaging science, chemistry, molecular biology and other fields relevant to molecular imaging. It will be not only a significant textbook resource for teaching in molecular imaging and all levels of clinical studies, but also a valuable research reference for molecular biology, materials chemistry and other relevant interdisciplinary fields for decades to come.

Finally, I would like to congratulate the publication of *Gene and Nano Probes:Basic Principles and Applications in Molecular Imaging*. I wish and believe that this series of books will encourage the development of molecular imaging in the country and also serve as a stepping stone for training more talented people who will become the future leaders in the field.

Gang Han

Worcester, Massachusetts
October 2017

目 录

上 卷

下　卷

第三十一章 分子影像在未来医学影像中的作用与意义

分子影像学概念最早由美国哈佛大学的Weissleder教授于1999年提出,分子影像的定义被概括为:应用影像学方法对活体状态下的生物过程进行细胞和分子水平的定性和定量研究,自此分子影像正式成为医学影像学中的一门全新子学科,并进入了高速发展的时期。从基础研究角度,分子影像学利用分子探针,对分子生物学和生物化学层面的信息进行在体成像和综合分析。从临床角度来看,分子影像学借助现代医学影像学技术,从分子水平研究、观察疾病的发生、发展,进而了解病理、生理变化和代谢功能的改变。分子影像的出现,弥补了诸多传统影像中无法解决的技术与诊断瓶颈,使传统的医学诊断方式发生革命性变化。目前,分子影像已逐渐成为超早期诊断疾病、诊疗一体化、治疗后检测等领域最具有发展和应用前景的医疗技术与手段。本章从分子影像在未来医学影像中的作用与价值入手,结合当前传统医学影像学的发展现状,逐层分析,深入探讨当前医学影像学中的优势与局限,并对分子影像未来在临床和基础研究中的具体应用进行初步分析与探讨。

第一节 分子影像——21世纪的"医学影像+"模式

随着分子生物学技术的不断发展,医学影像正逐步从传统影像进入到分子影像时代。分子影像是将先进的影像学技术与分子生物学技术、纳米医学技术等互相融合,在分子水平进行成像的一门前沿学科。分子影像诊断疾病具有高度的灵敏度和特异性,对于个体化临床治疗具有重要的指导价值。分子影像代表着医学影像未来发展的方向,是面向21世纪的影像医学,因此,分子影像最为重要的价值和意义在于既立足于临床,弥补传统影像学成像的局限,实现技术互补,又进一步提高传统医学影像学的诊断能力,共同面对新世纪影像诊断所面临的挑战。

分子影像的基础是特异性的分子探针,但临床实践中却往往因为成像设备有限的分辨率,极大地限制了分子影像的发展,其主要原因是由于分子成像中所使用的分子探针在靶向位置浓度过低造成的(浓度为pmol级)。一定程度上,正是由于分子影像的成像原理与技术限制,阻碍了分子影像的分辨率,因此要达到满意的临床诊断目的,当前较为有效的方案只能采取提高分子探针的靶向递送效率、增加探针注射量或通过进一步提高设备的自身分辨率来实现。

分子影像源于核素成像,代谢、受体成像等在核医学成像领域均已实现了临床应用,这主要是因为在同样进行分子级别的成像时,采用放射性核素技术进行的成像较其他传统影像技术有着本质的优势——核素成像以探测放射性核素的分布和强度为目的,而不是探测放射性核素的分辨率,探测到的放射性核素分布和强度代表着特异性标志物的分布。但由于放射性核素自身的放射性物质限制,以传统影像手段为基础的分子影像研究,由于广泛应用的成像设备优势、更为快速便捷的成像过程以及各影像学方法独有的成像优势,一经提出便激发了医学界广泛的响应与研究热情,从而极大地促进了分子影像的快速发展。就分子影像的发展而言,进入临床、进行特异性和个性化诊断是医学影像发展的必然方向,因此,在进行分子影像诊断研究、选择分子影像成像设备时就需要改变传统的影像学观点,而用全新的观点和理念去评价,即充分借助、发挥现有医学影像设备优势,通过更先进、更高效的分子探针,取长补短,尽可能地以分子影像方法弥补各种传统影像与分子影像的不足,最终实现共同发展,从而实现对各类疾病的有效诊断。概括起来分子影像在未来医学影像领域的意义和价值主要包括以下几方面内容。

（1）分子影像，通过分子探针的应用，具备与靶部位的特异性结合能力，从而显著提高传统医学影像对疾病的探测能力，实现包括超早期诊断、分子级别的治疗后疗效监测等内容，使传统医学影像的疾病诊断能力进一步提高。

（2）由于分子影像所使用的探针浓度是微量的和特异性的，因此，成像设备系统的灵敏度就成了分子影像成像的关键因素，扬长避短、最大限度地发挥成像设备与分子探针的结合优势，是未来分子影像学发展的方向。

（3）分子影像的基础是采用特异性的探针探测病变所导致的分子级别的变化，而不是解剖结构、组织脏器血流灌注及参数显像，空间分辨率是影响影像质量的主要因素。

（4）随着多模态分子探针技术的日益完善，PET-CT、PET-MRI 图像融合技术已逐步成为影像设备、医学影像诊断进一步发展的重点。

（5）分子影像的介入，使诊疗一体化成为可能，从而极大地拓展了医学影像学的应用范围，有望进一步拓展医学影像在治疗领域的应用。

总之，随着医学影像进入分子影像时代，越来越多的前沿的分子影像技术正逐步进入临床实践阶段，我们应该以一种全新的理念去面对分子影像，更好地理解分子影像的特点，真正体现分子影像强大的诊疗能力。分子影像学时代是充满机遇与挑战的时代，一系列严峻的机遇与挑战已摆在影像工作者面前，因此，期待更多的临床医生以及各相关领域的学者，积极地加入到分子影像探针、成像设备和疾病诊断的研究之中，早日实现更多分子影像研究的临床转化，从而实现医学影像领域的整体发展。

第二节　不同成像方式在当前医学影像应用中的优势与局限

一、光学成像

光学成像技术通过分析光子在组织内部的传播规律进行成像。光学成像应用在光学分子成像和临床医学成像两个方面。

（一）临床光学成像

用于人体成像的近红外光源主要依据这些光在人体组织中的吸收和散射进行成像。近红外光在人体组织内的吸收和散射的峰值大约在 500 nm 和 600 nm 处。根据生物学的特征，主要分析这些光谱的光在不同生物学组织上的吸收系数（μa）和散射系数（μs）形成的对比度，即可实现对人体组织的成像。

与可见光相比，人体内某些组织对近红外光的吸收率很低，因此其灵敏度较高，可应用于 7~14 cm 的浅表组织。目前近红外光学成像已经被用于探测浅表组织，有如下应用领域：①鉴别肿瘤组织的良恶性；②对开放脑部区域进行功能性活动的探测；③通过内窥镜揭示胃肠疾病的功能性活动；④皮肤癌的探测，主要依据是光在正常组织和癌灶上的吸收系数（μa）和散射系数（μs）值的差别；⑤用于乳腺组织的成像。

近红外光作为成像的光源，用于成像的是透过人体组织时的漫散射光，漫散射造成的问题有两个：

图像的对比度差、穿透力差。因此，近红外光仅能用于探测浅表组织，很难大范围应用于临床。

（二）光学分子成像

光学分子影像主要包括荧光成像、切连科夫成像等。光学成像设备对光学分子探针发出的光信号进行分析处理，得到光学分子探针的位置与浓度信息，从而实现对光学分子探针相关的生理过程成像。

1. 光学荧光成像　荧光分子成像利用荧光探针对体内标定的蛋白进行成像，基于发光方式可分为自发荧光成像和激发荧光成像。主要应用包括监测肿瘤的发展与转移、基因在细胞中的表达、标记蛋白的表达与作用过程。荧光成像技术具有灵敏度较高、成本低、无电离辐射、能进行长期定量监测等诸多优点，但由于成像深度受限，荧光蛋白等光学分子探针的毒性尚不清楚，目前在临床的应用并不广泛，主要用于动物模型研究。

2. 切连科夫光学分子成像　切连科夫光是高速带电粒子在非真空的透明介质中穿行，当粒子速度大于光在这种介质中的速度时产生切连科夫辐射，从而发出的一种以蓝紫光为主的可见光。

切连科夫光学分子成像（Cerenkov luminescence imaging，CLI）是新兴的分子影像学方法，能以光学成像设备定量显像临床核素探针发出的光学信号,与原有荧光分子成像技术相比,解决了探针毒性这一光学分子成像临床转化应用的关键问题。切连科夫荧光断层成像(Cerenkov luminescence tomogra-phy, CLT)是基于切连科夫效应的分子影像技术,具有成像系统灵敏度高、低成本、信号定位精确和信号重建速度快等优势,有很大的临床应用价值,目前在高速研究发展中(图 31-2-1)。

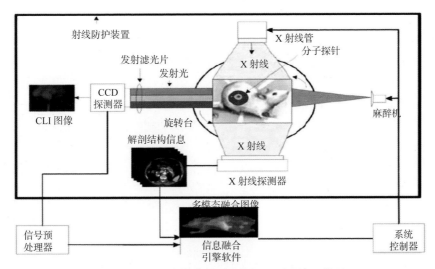

图 31-2-1　切连科夫断层成像(CLT)系统示意图

二、X 线

X 线检查技术可分为普通 X 线检查、数字 X 线检查和造影检查三个方面。

(一)普通 X 线检查

普通 X 线检查主要包括透视和普通 X 线摄影,其中透视可分为荧光屏透视及影像增强透视。荧光屏透视是直接观察 X 线穿过人体之后在荧光屏上形成的影像。荧光屏透视由于影像空间分辨率较差,图像欠清晰,难以观察细小结构和厚度或密度较大的部位,如腹部、头颅、盆腔等;由于是在暗室内操作,故不利于进行复杂的操作,如造影检查、介入治疗、外科固定及异物摘除等。此种透视目前已多被影像增强透视所取代。影像增强透视的空间分辨率较荧光屏透视影像有很大的提高,图像可以在电视荧光屏上观察,可以观察结构细小和厚度或密度较大的部位;该检查是在光线明亮的室内进行,可以进行程序复杂的操作,有利于造影检查、介入治疗等的开展;所用的管电压较高,管电流量减少,有利于病人和医务人员的 X 线防护,是目前最常用的透视方法。

透视具有经济、省时、动态观察等优点,是其他 X 线检查技术所不能取代的,但也具有某些不可避免的缺陷:①影像空间分辨率差(暗室);②影像细节显示不够清晰,不利于防护和不能留下永久记录。

普通 X 线摄影(plain film radiography)是将人体放在 X 线管和屏 - 片组合(screen-film combination)之间,X 线穿过人体之后在胶片上形成潜影,胶片再经冲洗得到照片影像。这种检查是最常用的 X 线检查方法。

(1)主要优势:①照片影像空间分辨率较高,图像清晰;②对于厚度较大的部位以及厚度和密度差异较小的部位病变容易显示;③照片作为永久记录,可长期保存,有利于复查的对比观察和会诊;④病人接受的 X 线剂量较透视小,有利于 X 线防护。

(2)缺点:照片是一个二维图像,在前后方向上组织结构互相重叠,为立体观察病灶,一般需要做互相垂直的两个方位摄影或加斜位摄影;照片仅是瞬间影像,不能实时、动态观察器官的功能情况。

透视和普通 X 线摄影的优缺点具有互补性,可根据具体情况选用其一种或配合使用,如透视发现病灶时加摄平片,平片影像有疑问时再做透视。

(二)数字 X 线摄影

数字 X 线摄影技术包括:计算机 X 线摄影(computed radiography, CR)、数字 X 线摄影(direct radiography, DR)和数字减影血管造影(digital subtraction angiography, DSA)。

CR 是数字 X 线检查技术中比较成熟的一种。

CR 系统使常规 X 线摄影的模拟信息直接转换为数字信息；CR 系统能提高图像的分辨、显示功能，突破常规 X 线摄影技术的固有局限性；CR 系统采用计算机技术，实施各种图像后处理（post-processing），增加显示信息的层次；CR 系统能降低 X 线摄影的辐射剂量，减少辐射损伤；CR 系统获得的数字化信息可传输给图像存档与传输系统（picture archiving and communication system，PACS）实施远程医学。但是 CR 也存在着不可避免的缺陷：时间分辨率差、空间分辨率差，且不能满足动态器官和结构的显示。

DR 图像具有较高的图像分辨率；图像锐利度好，细节显示清楚；DR 系统量子检出效率（detective quantum efficiency，DQE）可达 60% 以上；DR 的 X 线剂量低，曝光宽容度大；可根据临床需要进行图像后处理；实现放射科无胶片化，科室之间、医院之间网络化，便于教学与会诊。但是空间分辨率不如屏 - 片组合。

（三）造影检查

造影检查（contrast examination）是指人工地将对比剂引入人体内，摄片或透视以显示组织器官的形态及功能的检查技术。造影后人体内缺乏自然对比的组织器官可以和邻近结构产生对比，从而形成具有对比度的影像，扩大 X 线诊断范围，提供平片所不能提供的信息，是常用的 X 线检查方法之一。

DSA 是影像增强技术、电视技术和计算机技术与常规的 X 线血管造影相结合的一种新的医学检查方法。图像消除了骨骼和软组织结构，可实时将透视像放大 1~4 倍，能谱 CT 主要应用于：可重现同一部位的减影或不减影影像；采集快速，可存盘（save）或通过同步录像、多幅照相机、刻录机将影像永久保留，也可根据诊断需要将存盘影像重新调出；能动态观察血管在造影各期的表现；应用数字减影技术，可将造影剂稀释减量。但是碘过敏者禁止此项检查；肢体活动、肠道蠕动、心脏搏动、肌肉收缩等均影响图像效果；空间分辨率不如传统 X 线技术高。

三、CT 检查技术

计算机断层成像技术（computed tomography，CT）依赖于不同组织器官对 X 线的衰减系数不同而成像。CT 自 20 世纪 70 年代初开始应用于临床以来，经过多次升级换代，其结构和性能不断完善和提高，由最初的普通头颅 CT 发展到先进的多层螺旋 CT（multislice CT，MSCT）和双源 CT（dual source CT，DSCT），无论扫描速度还是空间分辨率都得到很大的提高。现代 CT 正向着高速、多层、小体积、多功能方向急速发展。

（一）基本原理

CT 是利用人体各种组织对 X 线的吸收能力不等的特性，用 X 线束对人体某部位按一定厚度的层面扫描，由探测器（detector）接受透过该层面的 X 线，并把它转换成电流，再经模 / 数转换器（A/D convertor）转变为数字信号，输入计算机处理。图像的形成如同对选定层面分成若干个体积相同的小方体（即体素）进行扫描，其所得信息经计算机处理而获得每个体素的 X 线衰减系数或吸收系数，而后进行处理，再排成矩阵，即数字矩阵（digital matrix），经数 / 模转换器（D/A convertor）把数字矩阵中每个数字转换成由黑到白不等灰度的小方块，即像素（pixel），并按矩阵排列，然后显示在监视器上，构成 CT 图像。

（二）优势

CT 成像的突出优点是分辨率高、成像速度快、断面解剖关系清楚，病变细节显示良好，在人体成像与小动物成像中均得到了广泛应用。CT 能分辨 3 Hu 的密度差，通过窗宽、窗位的调节，微小的 CT 值差别便可用明显的灰度差别予以显示，尤其是普通 X 线成像显示不了的组织，如脑实质、纵隔、肝脏、脾脏、肾脏、胰脏等腹内实质性脏器以及椎间盘、前列腺、子宫等，CT 均能很好地显示其内部结构。对于微小的病灶，窗宽、窗位的随意调节能最大限度地减少对无关组织结构的显示，使病灶获得最佳显示。另外，CT 检查方法相对简便、无痛苦、无创伤，适合作为首选检查；检查速度快捷，尤其适合急诊患者的检查，如外伤、脑血管意外等；CT 检查可获得不同组织感光区的 CT 值，便于定量分析；增强扫描有助于更好地显示病变及定性诊断；CT 能提供没有组织重叠的横断面图像，并可进行冠状面和矢状面图像的重建等。CT 成像技术在放射领域得到了迅速发展，应用面也越来越广。

（三）缺陷

CT 成像过程中的高辐射剂量是限制它在临床中应用的一个主要因素，例如不适合孕妇、青少年生殖器部位的检查。CT 是形态学的诊断而不是病理诊断，容易受"同病异影""异病同影""功能性病变"的影响，使诊断面临重大困难。CT 检查曝光时间长,受呼吸运动影响等,易使图像产生运动性伪影;图像空间分辨率较差,有部分容积效应;此外,有些部位骨骼伪影较多,影响其周围软组织结构的显示,例如对于脑血管畸形的诊断,CT 的诊断价值不如 DSA 高;对于颅底、后颅窝及脊髓病变的诊断,CT 的敏感性低于 MRI。而且 CT 增强检查需要借助碘造影剂,对肾脏功能有一定的毒性作用,不能适用于所有患者。

四、MRI 检查技术

(一)基本原理

磁共振成像(magnetic resonance imaging,MRI)是一种生物磁自旋成像技术,这是利用原子核自旋运动的特点,通过对静磁场中的人体施加某种特定频率的射频(radio frequency,RF)脉冲,使人体组织中的氢质子受到激励而发生磁共振现象,当终止 RF 脉冲后,氢质子在弛豫过程中发射出射频信号(MR 信号)而成像。

(二)临床应用

1. 磁共振血管成像　磁共振血管成像(magnetic resonance angiography,MRA)是一种无创性血管成像技术。MRA 技术主要有时间飞跃法(time off light,TOF)、相位对比法(phase contrast,PC)和对比增强 MRA(CE-MRA)。TOF 是临床上应用最广泛的 MRA 方法,多用于颈部动脉、下肢血管及脑部动脉的检查。PC 磁共振血管成像在临床中应用相对较少,主要用于静脉性病变的检查和心脏及大血管的血流分析。CE-MRA 对于血管腔的显示比其他 MRA 技术更可靠,出现血管狭窄的假象明显减少,血管狭窄程度的反映比较真实,一次注射对比剂即可完成动脉和静脉的显示。

2. 磁共振灌注成像　灌注成像(perfusion imaging,PI)通常用来评价血流的微循环,即毛细血管床内血流的分布特征,已成为脑血管疾病和肿瘤等的重要诊断方法。尤其是在脑梗死早期,对于区分可恢复的和不可逆梗死的脑组织有重要价值。

3. 扩散加权成像及扩散张量成像　扩散加权成像(diffusion weighted imaging,DWI)主要用于缺血性脑梗死的早期诊断,鉴别急性和亚急性脑梗死并评价脑梗死的发展进程。DWI 在中枢神经系统也可用于感染、脑肿瘤、脱髓鞘病变的诊断,还可以应用于肝脏占位性病变的诊断和鉴别诊断。

扩散张量成像(diffusion tensor imaging,DTI)是一种用于描述水分子扩散方向特征的 MRI 成像技术。DTI 主要用于动态显示并检测脑白质的生理演变过程及脑缺血性病变、外伤、颅内肿瘤、癫痫等疾病发生发展过程中脑白质神经纤维束的变化,三维显示大脑半球白质纤维束的走行和分布。

4. 脑功能成像　脑功能成像一般指基于血氧合水平依赖(blood oxygenation level dependent,BOLD)效应的脑功能磁共振成像(functional MRI,fMRI)技术。临床上用于脑肿瘤、癫痫、脑血管畸形等手术前脑功能定位,也用于神经精神病学的研究。

5. 磁共振波谱　磁共振波谱(magnetic resonance spectroscopy,MRS)是目前唯一能活体观察组织代谢及生化变化的成像技术,利用不同化学环境下的原子核共振频率的微小差异来区分不同的化学位移,从而鉴别不同的化学物质及其含量。

(三)优势

与其他成像技术相比,MRI 具有以下显著的优势:①以射频脉冲作为成像的能量源,不产生电离辐射,对人体相对安全、无创伤;②对疾病的早期诊断敏感,当病变早期出现生物化学变化时可以显示异常,早于同位素检查;③无骨骼伪影干扰,图像对脑组织和其他软组织分辨力极佳,能清楚地显示其解剖结构和病变形态;④多方位成像,在不搬动病人的情况下,能对被检查部位进行轴状位、矢状位、冠状位以及其他任何斜方位的成像,便于再现体内解剖结构和病变的位置及毗邻关系;⑤多参数成像,通过选择射频脉冲的重复时间(repetition time,TR)和回波时间(echo time,TE),获得 T_1 加权像(T_1 weighted image,T_1WI)、T_2 加权像(T_2 weighted image,T_2WI)、质子密度加权像(proton density weighted image,PDWI),在影像上获得组织之间、组织与病变之间在 T_1、T_2 和 PD 上的信号对比,对于显示解剖结构和病变更加敏感;⑥ MRI 的流空现象使得大血管和血流较快的血管不需要造影剂即能显像,即 MRI 血管造影技术;⑦还能进行器官功能、组织化学和生物化学方面的研究。由于磁共振成像技术具备其他成像技术所不具备的特点,因此,在临床应用方面显示出强大的优势,并得到广泛应用,是目前发展最为迅速的医学影像技术之一。

脑功能磁共振成像(fMRI),不仅可以测量正常人的脑功能,还可以测量病人的脑功能以及可以用这些技术诊断脑功能性疾病,并对治疗过程进行检测,搞清楚这类病的发病机制,这是其他成像技术无法比拟的。

(四)缺陷

随着 MRI 设备的不断完善,通过采用新的扫描序列、增加磁体的静磁场强度、提高计算机的运算速度、使用开放式磁体等措施,已经克服了初期发展时存在的部分不足,如扫描速度过慢、少数病人产生幽闭感等。但仍然存在一定的局限性,主要表现在:①价格昂贵、成像复杂,大多数情况下不是首选的成像方式;②因为心电监护等急救设备不能进入磁共振检查室,不适合急诊患者或危重症患者;③有部分心脏起搏器或体内带有其他铁磁性物质的患者不能进行检查;④对钙化的显示远不如 CT,难以对以病理性钙化为特征的病变做诊断;⑤常规扫描信号采集时间较长,使胸腹检查受到限制;⑥对质子密度低的结构,如肺、皮质骨显示不佳;⑦对胃肠道的病变不如内窥镜检查。另外,和 CT 一样,MRI 也是解剖性影像诊断,很多病变单凭磁共振检查仍难以确诊,不像内窥镜可同时获得影像和病理两方面的诊断。

MRI 系统可能对人体造成伤害的因素主要包括以下方面:①强静磁场,在有强静磁场存在的情况下,不论是埋植在患者体内的还是存在于磁场范围内的铁磁性物质,都可能是危险因素;②噪声,MRI 运行过程中产生的各种噪声,可能使某些患者的听力受到一定损伤;③射频场的致热效应,在 MRI 聚焦或测量过程中所用到的大角度射频场发射,其电磁能量在患者组织内可转化成热能,使组织温度升高;④随时间变化的梯度场,可在受试者体内诱导产生电场而兴奋神经或肌肉,在足够的场强强度下,可以产生外周神经兴奋(如叩击感或刺痛),甚至引起心脏兴奋或心室震颤。

五、核医学成像技术

核医学成像技术主要包括正电子发射计算机断层成像技术(positron emission computed tomography, PET)、单光子发射计算机断层成像术(single-photon emission computed tomography, SPECT)以及根据不同用途实现与其他模态的成像或者治疗装置的整合,形成各种复合型诊断和治疗装置,例如 PET-CT。核医学成像技术可以实现全身三维成像,观测分子水平的生理代谢变化。

(一)PET

1. 基本原理　PET 是将正电子放射性核素标记的示踪剂注入体内或器官,利用核素发生衰变和湮灭,对符合事件进行记录,从而进行代谢成像。凡代谢率高的组织或病变,在 PET 上呈明确的高代谢亮信号,凡代谢率低的组织或病变,在 PET 上呈低代谢暗信号。

2. 优势　① PET 主要根据示踪剂来选择性地反映组织器官的代谢情况,从分子水平上反映人体组织的生理、病理、生化及代谢等改变,尤其适合人体生理功能方面的研究;②近年来,由于时间飞跃法(time off fight, TOF)的成功应用,PET 系统可以提供更多的准确信息,减少了重建图像噪声;③核素定位精确性高,电子学技术的精进,能够获取多晶体探测器中深度作用信息(DOI);④ PET 通过响应线(LOR)进行电子准直,具有较高的空间分辨率;⑤射线的衰减补偿容易,不受深度影响;⑥ PET 所用的发射正电子的核素其半衰期都非常短,可以给予较大的剂量,而人体接受的辐射剂量却较小。

3. 缺陷　① PET 的图像解剖结构不清楚;②安全性问题,PET 扫描必须使用微量的放射性同位素,造成体内会有少许的辐射剂量累积;③设备昂贵,运行成本高;④放射性排泄物的处理困难。

(二)SPECT

1. 基本原理　利用 ^{99m}Tc、^{123}I 等放射性同位素作为示踪剂,由体外绕人体旋转的探测器记录脏器组织中放射性同位素的分布,并对其进行平面成像、断层成像或全身成像。

2. 优势　①在临床诊断中,SPECT 因其价格低廉、设备结构相对简单、特异性高,且适用于多种核素标记探针,在全身骨扫描、脑灌注成像和心肌灌注成像等检查中得到广泛应用;②在单针孔准直器的基础上,Ochoa、Meikle 等人设计了多针孔方案和针孔编码算法,使 SPECT 的分辨率和灵敏度都得到了提升。

3. 缺陷　与 PET 相比,SPECT 的不足主要表现在以下几个方面:①在显像剂方面,PET 所用显像剂较 SPECT 更具"生理性";②在扫描仪器方面,PET 采用电子准直、多环探测器、BGO 小晶体模块,而 SPECT 采用机械准直、平面单探头或多探头、碘化钠晶体,故 SPECT 的探测灵敏度和分辨率明显低于 PET;③在图像质量方面,SPECT 低于 PET,凡代谢率高的组织或病变,在 PET 上呈明确的高代谢亮信号,凡代谢率低的组织或病变,在 PET 上呈低代谢暗信号;④ SPECT 在衰减校正及定量准确方面均不如 PET。

（三）PET-CT

1. 基本原理　正电子发射断层显像/X线计算机体层成像仪（positron emission tomography/computed tomography，PET-CT），是一种将PET（功能代谢显像）和CT（解剖结构显像）两种先进的影像技术有机地结合在一起的新型影像设备。它是将微量的正电子核素示踪剂注射到人体内，然后采用特殊的体外探测仪（PET）探测这些正电子核素在人体各脏器的分布情况，通过计算机断层显像的方法显示人体主要器官的生理代谢功能，同时应用CT技术为这些核素分布情况进行精确定位，使这台机器同时具有PET和CT的优点，发挥出各自的最大优势。

2. 优势　传统的PET检查，虽然能在"代谢异常"阶段就发现病灶，但是由于缺乏周围正常组织的对照而使病灶定位模糊。CT可以采用X线对PET图像进行衰减校正，大大缩短了数据采集时间，提高了图像分辨率。PET-CT利用CT图像对PET图像病变部位进行解剖定位和鉴别诊断，从根本上解决了核医学图像解剖结构不清楚的缺陷，同时又采用CT图像对核医学图像进行全能量衰减校正，使核医学图像真正达到定量的目的并且提高诊断的准确性，实现了功能图像和解剖图像信息的互补。PET-CT通过一次检查就可以获得全身的三维显像，这样就可以对全身各个器官、脏器进行肿瘤原发灶及转移情况的分析，从而对肿瘤的临床分期进行判断。PET-CT全面实现了医学影像学的"四定"目标：定位，发现病变和明确病变部位；定性，明确显示形态和功能变化的病理和病理生理性质；定量，量化疾病或病变在形态学上及功能上的改变；定期，确定疾病的发展阶段。

3. 缺陷　①呼吸动度对融合图像的影响，目前仍是PET-CT图像没有解决的重要问题，在何种呼吸状态下CT和PET图像能最佳吻合还需进一步研究；②PET-CT不太适合检测脑内肿瘤的转移，因为正常脑组织葡萄糖呈高代谢，PET检测脑内转移的灵敏度较低。

六、超声检查技术

超声检查（ultrasonography，USG）技术是利用超声波在人体内各种组织中传播并反射的回声（echo）不同而形成声像图的一种检查方法。超声检查是根据声像图特征对疾病做出诊断的，与其他影像学的成像原理不尽相同，但均系使人体组织结构和器官成像，达到了解人体解剖结构、生理功能以及病理变化的目的，是医学影像学的一个重要分支。

（一）基本原理

超声成像设备发射高频声波，超声波呈直线传播，有反射、散射、衰减以及多普勒效应（Doppler effect）等物理特征，通过各种超声诊断仪的探头将超声波发射到人体内，在人体内传播的超声波遇到不同组织器官的分界面时，将发生反射和散射形成回声，这些携带信息的回声信号经过接收、放大和计算机处理，以不同的形式将图像显示于监视器上，这些图像统称为声像图。通过观察声像图并结合临床表现可对疾病做出诊断。

（二）临床应用

超声技术既可以作为诊断设备用于成像，也可以用作治疗工具，是现代医学影像检查不可缺少的检查手段，其应用主要有以下四个方面。

1. 超声解剖学和病变的形态学研究　超声检查可以得到各脏器的断面图像，声像图的基础为解剖、生理学和病理学的形态组织学改变，这种改变与声像图之间有着密切的联系，可做出病变定位、定量、定性诊断。

2. 功能性检查　通过检测某些脏器、组织的生理功能的声像图变化或超声多普勒图上的变化做出功能性诊断，如用超声心动图和多普勒超声检测心脏的收缩及舒张功能，用实时超声观察胆囊的收缩和胃的排空功能；多普勒超声技术的发展使超声从形态学检查上升至"形态-血流动力学"联合检查，使检查水平进一步提高。

3. 器官声学造影的研究　声学造影，即将某种物质引入"靶"器官或病灶内，以提高图像信息量的方法。在心脏疾病的诊断方面已取得良好效果，目前这一技术已推广至腹部及小器官的检查。

4. 介入性超声（interventional ultrasound）的应用　介入性超声包括内镜超声、术中超声和超声引导下穿刺诊断和治疗。介入性超声的发展促进了超声检查与临床及病理组织细胞学的密切结合，进一步提高了超声检查水平并扩大了应用范围。

（三）优势

超声检查具备的优点有：①价廉、简便、无创、无辐射损伤；②可连续动态及多次重复观察；③因其成像速度快，可实时成像，非常适合心脏、大血管及胆囊的显示和测量；④信息量丰富，其断面图像层次清楚,某些软组织的图像接近真实解剖结构;⑤对小病灶有良好的显示能力,能清晰显示实质性脏器内2~3 mm的囊性或实质性病灶;⑥能取得各种方位的断面图像,并能对病灶精确定位和测量大小;⑦因无辐射性,更适合孕妇的追踪和复查。

(四)缺陷

超声检查的临床应用局限性有:①图像的对比度较低,并受到超声散斑的影响;②超声易受骨骼和气体的阻碍,不适合骨骼及含气脏器,如肺、消化道的检查;③声像图所表现的是器官和组织声阻抗改变,缺少特异性,因此,对病灶性质的判断,需综合分析并与其他影像表现和临床资料相结合才可靠;④声像图是人体组织结构的某局部断面图像,对脏器和病灶整体的空间位置和构型很难在一幅图上清晰显示;⑤病灶过小或声阻抗差别不大,不引起反射,在声像图上难以显示;⑥脉冲多普勒超声的最大显示频率受到脉冲重复频率的限制,在检测高速血流时容易出现混淆重叠,连续多普勒超声缺乏距离分辨力;⑦超声诊断的准确性受设备的性能、状态及检查人员的技术和经验影响;⑧超声检查需要改变体位、屏气等,对于骨折和不能配合的病人不适用。

七、光声成像

在生物医学领域中,成像技术对疾病的诊断、监控和研究具有十分重要的意义。在成像技术中,近年来异军突起的光声成像(photoacoustic/optoacoustic imaging)技术被认为是一种有发展前景的成像模式。光声成像是21世纪发展起来的新兴的生物医学成像技术,因为它整合了光学成像和声学成像,同时具有二者的优点,成为当前研究的一个热点。该技术以光声信号为信息载体,以调制激光信号作为激励源,将采集到的超声信号进行图像重建而得到组织内部特征信息,有机地结合了光学成像和声学成像的优点,可以提供深层组织的高分辨率和高对比度的组织图像,具有高光学对比度和大超声成像深度等优点,可实现跨分子、细胞、组织和器官多个尺度的成像,且能够获得相应的分辨率,在医学成像领域中具有广阔的应用前景。

(一)基本原理

光声成像技术是近年出现的一种基于光声效应的无损医学检测成像技术。如图31-2-2所示,其工作原理为,脉冲激光器发出的光调制信号照射到生物组织时,位于组织体内的吸收体吸收脉冲光能量,

瞬时升温并膨胀,产生超声波。在激发光参数一定的条件下,光声信号的强度、频谱与生物组织的光吸收特性紧密相关。这时位于组织表面的超声探测器可以接收到这些外传的超声波,并根据探测到的光声信号来重建组织内光能量吸收分布的图像。

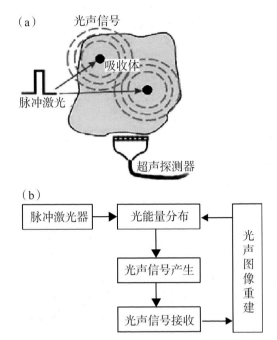

图31-2-2　光声信号激发与探测(a)和光声成像实现过程示意图(b)

(二)优势

光声成像将光学成像和超声成像的优点结合起来,一方面,在光声成像中用来重建图像的信号是超声信号,生理组织对超声信号的散射要比对光信号的散射低2~3个数量级,因此可提供较深的成像深度和较高的空间分辨率;另一方面,相比纯超声成像,光声图像中不同组织间的光学对比度较高。另外,光声技术还有以下优点。

(1)光声成像能够实现高特异性光谱组织的选择激发,不仅可以反映组织结构特征,更能够实现功能成像,开创一种有别于传统医学影像技术的新成像方法与技术手段。

(2)光声成像结合了光学成像和声学成像的优点,可突破激光共聚焦显微成像、双光子激发显微成像、光学弱相干层析成像等高分辨率光学成像深度"软"极限(约1 mm);另一方面,拥有更高的分辨率,其图像分辨率可达到亚微米、微米量级,可实现高分辨率的分子成像。而且成像深度和成像分辨率可根据实际医学应用的需要进行调整。

（3）产生的光声信号和组织的生理状态的关系较容易界定。

（4）该技术采用非电离波段，而且成像过程中不改变生物组织的属性，故是无创的检测手段。

因此，无损光声成像作为一种新兴的医学影像技术，在一定深度下获得足够高的分辨率和图像对比度，图像传递的信息量大，可以提供形态及功能信息，将在生物医学领域具有广阔的应用前景。

（三）缺陷

光声成像技术的发展虽然已日趋完善，但依然面临大量的难题。如在光声成像系统方面仍存在一些不足，一般的光源采用脉冲激光器，体积比较庞大，设备昂贵，另外，图像效果还达不到其他成像技术的水平，尤其是深层组织的成像受组织的吸收影响比较严重。在光声显微成像方面，如何提高光声显微成像的成像速度，使其更加适应临床诊断及检测，发展非接触式光声显微成像技术使其更加方便实际应用；在光声弹性成像方面，如何提高弹性成像的检测灵敏度及准确度，开发内窥式弹性成像技术，提供心血管疾病检测的新方法；在内窥镜成像方面，如何解决血管内血液对光声成像的影响问题及脉冲激光能量的控制与斑块破裂风险评估等问题需要进一步解决。但是随着技术的不断发展及研究的不断深入，这些问题都将有所突破与改善。

第三节　功能成像

一、CT、MR、PET 灌注成像

（一）基本原理

1.CT 灌注成像　CT 灌注成像（CT perfusion imaging）是指在静脉注射对比剂时，对选定的层面进行连续不断的扫描，以获得该层面内每一像素的密度随强化时间而演变的曲线，称为时间-密度曲线（time-density curve，TDC），横坐标为时间，纵坐标为注药后增加的 CT 值，所反映的是对比剂在该器官中浓度的变化，进而间接反映组织器官内灌注量的变化。根据此曲线，通过不同的数学模型，计算出血流量（BF）、血容量（BV）、平均通过时间（MTT）和对比剂达到峰值的时间（time to peak，TTP）等参数；对获得的参数进行图像重组和伪彩染色处理，又能得到血流灌注图、血流容积图、对比剂平均通过时间图和对比剂峰值时间图等，以此来全面评价组织器官的灌注状态。

CT 灌注成像具有扫描时间短、时间和空间分辨力高、技术简单易行的优点。

2.MR 灌注成像　MR 灌注成像（perfusion weighted imaging，PWI）是指用来反映组织的微血管灌注分布及血流灌注情况的磁共振检查技术，具有时间分辨率和空间分辨率高、操作简单、无放射性等特点。包括动态磁敏感对比灌注加权成像（dynamic susceptibility contrast perfusion weighted imaging，DSC-PWI）、动态增强磁共振成像（dynamic contrast-enhanced MRI，DCE-MRI）和动脉自旋标记技术（arterial spin labeling，ASL）三类。

DSC-PWI 是团注非扩散顺磁性对比剂的首选成像方法。其原理是通过静脉团注对比剂钆剂后，快速扫描成像，获得对比剂首次通过感兴趣区的一系列动态影像。

DCE-MRI 是通过静脉注射对比剂无创地评价组织和肿瘤血管特性的一种功能性成像方法。DCE 与肿瘤血管生成有明显相关性，它利用容积转运常数（Ktrans）、回流速率常数（Kep）、血管外细胞外容积比（Ve）和血浆容积（Vp）检测脑部血流动力学变化，获得微血管通透性改变的信息。可以在活体反映其微血管灌注及血管生成程度、分级和恶性程度，评估肿瘤的治疗效果和预后。

ASL 是一种非侵入性的磁共振灌注技术，利用射频脉冲标记动脉血中的水分子作为内源性示踪剂获得灌注图像，并用其与非标记图像进行剪影计算脑血流量。

3.PET 灌注成像　PET 灌注成像（PET perfusion imaging）主要集中应用于脑血容量和脑血流灌注，它反映脑血流和血脑屏障的破损情况和主要检测脑血流的通透性，是反映脑功能的重要指标。主要测量的指标是局部脑血容量（CBV）、局部脑血流量（rCBF）和脑血流灌注储量（PR）。

（二）临床应用

1.CT 灌注成像的临床应用

（1）评价脑组织缺血状况：CT 灌注成像可以早期显示脑缺血的病灶，区分失活脑组织和缺血半暗带(半暗带组织若能及时恢复血供,则能完全治愈),CT 灌注成像对脑卒中时脑组织缺血程度的评价和脑组织存活性的判断以及是否开展溶栓治疗有重要临床意义。

(2)评价肿瘤性病变:常规影像学检查能反映出实体肿瘤的大体形态学特点,并由此做出可能的定性诊断。研究发现:肿瘤血管生成(angiogenesis)是肿瘤生长、发展的关键环节,对肿瘤的生长、转移和预后起重要作用。血管生成可引起 BF、BV 和毛细血管通透性增加,而灌注 CT 能反映上述改变,更进一步地了解肿瘤的血供情况、血管分布和血管通透性情况,从而有助于对肿瘤的诊断及鉴别诊断、恶性肿瘤的分期以及对肿瘤治疗疗效的评价等。肝脏恶性肿瘤灌注表现为高灌注,血流量及血容量增加。而胰腺腺癌多为少血管性肿瘤,表现为低灌注。

(3)其他:有学者对肺孤立性结节(solitary pulmonary nodules,SPN)进行 CT 灌注成像研究发现,恶性孤立性结节和活动性炎症肺结节呈高灌注,高于良性孤立性结节。CT 灌注还可用于评价心肌缺血以及其他实质性脏器(如肝脏、胰腺、肾脏等)的灌注情况。

2.MR 灌注成像的临床应用 MR 灌注成像通过相关参数可半定量、定量地反映组织血流动力学信息,具有高空间分辨率和时间分辨率,无放射性且操作相对简单,因此,广泛应用于中枢神经系统、体部及骨骼肌肉系统疾病的基础及临床研究,表现出很高的临床应用价值。ASL 和 DSC-PWI 主要应用于脑部灌注研究,而体部器官灌注成像则以 DCE-MRI 和 ASL 为主。

(1)脑部的应用:DSC-PWI 技术在脑卒中缺血半暗带的评估、短暂性脑缺血及脑肿瘤的鉴别诊断及预后评估中得到广泛应用。该技术目前已被广泛运用在脑肿瘤及前列腺癌的诊断及鉴别诊断中。研究表明,脑血容量(rCBV)与肿瘤的分级具有显著的相关性,高级别胶质瘤瘤体部分的 rCBV 明显高于低级别胶质瘤。此外,rCBV 能准确区分复发肿瘤(高灌注)与坏死组织(低灌注)。DSC-PWI 也可应用于多发性硬化的研究诊断。

ASL 在脑肿瘤中(包括肿瘤血供、胶质瘤的术前分级及肿瘤放化疗后的疗效评估等)应用广泛。低级别胶质瘤表现为低灌注,高级别胶质瘤表现为高灌注,肿瘤血流量在高、低级别胶质瘤之间有显著性差异。ASL 在脑肿瘤放化疗后肿瘤坏死或复发

的鉴别诊断方面也有很大的优势。放疗后坏死可表现为环状强化的肿块,伴周围脑白质水肿及占位效应,常与肿瘤复发不易鉴别。利用 ASL 监测治疗前后脑血流量(rCBF)的变化,可以区分坏死或复发,间接反映肿瘤的预后情况。另外,ASL 在阿尔茨海默病、前列腺癌以及新生儿缺血缺氧性脑病等疾病的研究中也获得了广泛关注与应用。

ASL 作为一种非侵袭性脑功能研究技术,可以通过神经血管连接来评价脑组织功能活动。有研究者更将 ASL 应用于抑郁症、癫痫、偏头痛等神经系统疾病并取得了很好的效果。

(2)体部的应用:DCE-MRI 定量分析对乳腺病变的术前诊断、预测非常有帮助,其敏感度与特异度分别达到 90% 和 75%。

女性盆腔的磁共振灌注研究集中于子宫肌层和内膜,是评估子宫内膜癌术前肌层浸润程度的有效途径。男性盆腔的磁共振灌注研究则以前列腺疾病为主。有学者应用 ASL 对前列腺进行灌注研究,结果显示,前列腺外围叶、中央带与相应位置肿瘤的平均灌注值分别存在显著性差异。

MR 心肌灌注成像对存活心肌的评估也已应用于临床。对骨骼肌肉系统,某些肿瘤的强化曲线有一定特点,可辅助诊断。ASL 在骨骼肌肉系统肿瘤评价中的应用报道不多。总之,磁共振灌注成像在骨骼肌肉系统的研究尚处于起步阶段,有待于进一步的开发。

3.PET 灌注成像的临床应用 PET 脑血流灌注显像主要应用于脑血管疾病(CVD),常用的脑血流灌注显像剂主要是 ^{15}O 标记的水,并常结合乙酰唑胺作为负荷药物,进一步提高对 CVD 检出的敏感性。PET 显像结果为,在 CVD 早期表现为病灶区低灌注,然后是脑血管扩张,CBV 增加,这在短暂性脑缺血发作(TIA)和半暗区组织表现非常明显,脑缺血进一步发展,CBF 会降低,病人出现症状,梗死和出血的患者所有指标均异常,图像表现为放射性缺损。由于 PET 检查空间分辨率低、检查时间长、需放射性药物的支持、费用高等缺陷,目前还不适合进行常规检查。PET 脑灌注成像很少应用于对脑肿瘤的研究。

二、MR 弥散成像

磁共振(MR)弥散成像技术包括扩散加权成像(diffusion weighted imaging,DWI)以及扩散张量成

像（diffusion tensor imaging，DTI）。

（一）基本原理

1. 扩散加权成像　扩散加权成像（DWI）是目前在活体上进行水分子扩散测量与成像的唯一方法，它主要依赖于水分子的弥散运动成像。DWI提供的图像对比所表达的为机体各种组织内水分子的弥散相对速度。弥散快的组织表现为低信号，弥散慢的组织呈高信号；水分子运动的强度是通过表观扩散系数（apparent diffusion coffieient，ADC）来表达的，扩散快的组织信号衰减大，ADC值高，扩散慢的组织信号衰减小，ADC值低。目前的研究表明，ADC值的大小取决于成像物质及其内部分子的空间分布，当组织结构及功能发生改变时，组织的扩散特性也随之发生相应的改变，从而反映出分子水平的病理生理过程。

2. 扩散张量成像　通过多次DWI对三维各向异性扩散进行测量，所得结果再进行多参数线性回归分析，得到所有方向上的平均ADC，一次重建产生各个方向的ADC图，第二次重建即得到扩散张量成像图。扩散张量成像（DTI）是依据水分子的移动方向进行的制图。DTI是在MR-DWI基础上发展起来的新的磁共振功能成像技术，是一种以活体组织中水分子扩散各向异性为基础的磁共振成像方法，可以定量分析组织内水分子在不同方向上扩散的各向异性，从而观察组织的细微结构。

（二）临床应用

1. 中枢神经系统　扩散加权成像（DWI）在中枢神经系统中，主要用于缺血性脑梗死的早期诊断，尤其在超急性期脑缺血定性、定位诊断中的价值已被公认。DWI对出血的显示也很敏感，可用于鉴别急性出血性和非出血性脑梗死。二者均示ADC值减低，但非出血性脑梗死在DWI上呈等信号或高信号，而出血性脑梗死，由于去氧血红蛋白去相位导致信号大量丢失，所以呈低信号和高混杂信号。DWI对鉴别脑脓肿与肿瘤坏死非常有价值。脑肿瘤囊变或坏死部分与正常脑实质相比ADC值增高，在DWI上呈低信号，而脑脓肿ADC值减低，呈明显高信号。DWI在中枢神经系统也可用于感染、脑肿瘤、脱髓鞘病变的诊断。

扩散张量成像（DTI）主要用于动态显示并检测脑白质的生理演变过程及脑缺血性病变、外伤、颅内肿瘤、癫痫等脑白质神经纤维束的变化，三维显示大脑半球白质纤维束的走行和分布。

2. 骨骼肌肉系统　骨骼肌肉系统中各种正常组织具有不同的扩散系数。DWI也可用于毛细血管异常所致的肌肉病变，如动脉硬化性跛行患者骨骼肌ADC值明显降低。由于人体内坏死性肿瘤与活性肿瘤扩散系数的差别，DWI可用于区分活性和坏死性肿瘤组织。DWI可作为一种无创方法监测临床治疗后肿瘤的坏死程度。DWI还可应用于良、恶性椎体压缩性骨折的鉴别诊断。急性良性椎体压缩性骨折的ADC值增高，在DWI上呈低信号；恶性椎体压缩性骨折由于肿瘤组织密集填塞，导致细胞外间隙相对减少，水分子运动相对减弱，因此，其ADC值低于急性良性椎体压缩性骨折，在DWI上呈高信号。

3. 其他　DWI在腹部的应用主要集中在肝脏，用于肝脏占位性病变的诊断和鉴别诊断、肝纤维化和肝硬化的评价等。在其他部位，如肾脏、乳腺及卵巢等的临床应用也正在开展。

利用周围神经的扩散特性进行成像的扩散张量神经成像已开始用于研究周围神经功能和追踪神经恢复的情况。扩散张量神经成像可以显示周围神经内神经纤维束的变化并进行定量分析，可更准确地反映有关病变或相关结构的变化。

三、MR 波谱成像

（一）基本原理

磁共振波谱（magnetic resonance spectroscopy，MRS）是利用原子核与不同的化学键结合构成的不同分子在磁场中有不同的自转频率，用化学位移成像方法把不同频率的化合物在频率轴上区别开来，并对这些特定的化合物做系列分析。波谱的水平轴代表共振频率，用每百万单位表示，波峰高度或峰下面积与受检原子核数量呈正比。磁共振波谱学涉及三个不同场强，即稳定磁场 B_0、定位应用梯度磁场和激发电磁信号场，现常用激励回波探测法（stimulated-echo acquisition mode，STEAM）、点分辨波谱法（point resolved spectroscopy，PRESS）。目前多采用 ^{1}HMRS，测量 N-乙酰天门冬氨酸（NAA）、乳酸（Lac）、肌酸与磷酸肌酸（Cr/PCr）、胆碱化合物（Cho）、Myo-肌醇、谷氨酰胺（Gln）和谷氨酸（Glu）等脑内化合物。

磁共振波谱成像（magnetic resonance spectroscopy imaging，MRSI）将磁共振成像和磁共振波谱技术相结合，通过射频脉冲激励受检物质的原子核，测量原子核弛豫过程中释放出来的衰减信号,经傅里叶转换,在化合物固有的化学位移上显示其波峰,并以波谱的形式表现出来,利用磁共振现象及化学位移现象来检测物质分子组成的一种检测方法。

(二)临床应用

在临床上,MRS 已成功应用于脑血管疾病,如脑出血、脑梗死及短暂性脑缺血发作的诊断、鉴别诊断及预后的评价。MRS 可无创地检测细胞的生物化学代谢状态,可研究脑梗死各期的病理生理变化。另外,MRS 对中枢神经变性疾病,如多发性硬化(multiple sclerosis,MS)、阿尔茨海默病(Alzheimer's disease,AD)和帕金森病(Parkinson's disease,PD)等的诊断有重要意义。

MRS 分析在前列腺增生及癌变的诊断中具有较高的敏感性和特异性,对前列腺癌术前分期的准确性非常高,目前已大量应用于临床诊断工作中。前列腺癌具有特征性的谱线:枸橼酸浓度(Cit 峰)下降,Cho 浓度明显增加,(Cho+Cr)/Cit 值升高,而BPH 病灶各代谢物波峰变化不明显,两者之间(Cho+Cr)/Cit 值有显著差异。MRS 能够无创伤地反映活体代谢变化,能大幅度提高肿瘤诊断和定位的特异性。

四、功能磁共振成像

广义的功能磁共振成像(functional MRI,fMRI)技术包括灌注加权成像(PWI)、磁共振波谱(MRS)、扩散加权成像(DWI)、扩散张量成像(DTI)、扩散峰度成像(DKI)和血氧水平依赖功能磁共振成像(BOLD-fMRI)等,而通常所说的则是狭义上的功能磁共振成像,即指基于血氧合水平依赖(blood oxygenation level dependent,BOLD)效应的BOLD-fMRI 技术。

1990 年,Ogawa 等首先利用血氧水平依赖技术进行脑功能磁共振成像。此后 BOLD-fMRI 技术迅猛发展,已广泛用于神经科学的各个领域。

(一)基本原理

BOLD-fMRI 以血流动力学反应与脑神经活动间存在着密切联系为基础,利用脑激活区的氧合血红蛋白与脱氧血红蛋白的浓度及磁敏感差异实现功能成像。BOLD-fMRI 分为任务态脑功能(ts-fMRI)和静息态脑功能(rs-fMRI)。rs-fMRI 是指受试者静止不动、闭眼但无睡眠,并避免任何有结构的思维活动状态,能反映大脑处于静息状态下的神经活动。静息状态下,局部脑葡萄糖利用(LCGU)与局部脑血流(rCBF)和氧摄取(OEF)相匹配,此时基本是有氧代谢;生理刺激下脑区激活,rCBF 明显增加,LCGU 与其仍相匹配,但 OEF 只有轻微的增加。PET 研究表明,视觉刺激时,rCBF 和 LCGU 增加30%~50%,而 OEF 只增加 5%。由于 OEF 与 rCBF 间的不匹配以及脑血流的快速冲击作用,血管内的氧合血红蛋白量增加,而脱氧血红蛋白(DHb)量相对减少。后者产生局部梯度磁场,使 T_2 延长,在T_2WI 上脑激活区信号相对升高。fMRI 信号为激活条件的信号减去控制条件的信号,该信号十分微弱,其相对升高强度一般为 2%~5%。将 fMRI 信号以不同颜色叠加于 T_1WI 解剖图上,即可获得相应脑区的功能图像。这种成像方法取决于局部血管的氧含量,故称为血氧水平依赖对比脑功能成像(BOLD-fMRI)。

(二)临床应用

BOLD-fMRI 是在磁共振原理的基础上,根据人脑功能区被信号激活时血红蛋白和脱氧血红蛋白两者之间比例发生改变,随之产生局部磁共振信号的改变而进行工作的。凭借其具有无创伤性、无放射性、较高的空间和时间分辨率及可多次重复操作等优点,已广泛应用于脑肿瘤、癫痫、脑血管畸形等手术前脑功能定位,也用于神经精神病学的研究。

1. 神经外科学和神经肿瘤学　研究证明,rs-fMRI 能稳定地提取肿瘤患者的多个脑功能网络,为神经外科制订术前计划提供功能信息,适用于有认知障碍及不能配合执行任务的患者。

由于 BOLD-fMRI 重点观察的是脑皮层的功能变化,此时行 BOLD-fMRI 检查可准确定位皮质功能区,显示病灶与邻近功能区关系及功能区的变化情况,有助于制订手术计划,减少术后并发症。目前BOLD-fMRI 在脑肿瘤诊治中的应用主要体现在三个方面。①肿瘤切除术前脑功能区定位:目前,能够进行术前 BOLD-fMRI 定位的皮层功能区主要包括运动区、语言区;此外,记忆区及视觉区等的研究也取得了一定进展。②术中与神经导航结合指导切除脑肿瘤:术中 MRI 能将 BOLD-fMRI 数据无创性传入神经导航系统并生成高分辨率的 3D 解剖图像来显示脑功能区,以指导手术切除肿瘤。③术后疗效评价及预后监测:肿瘤切除后行常规磁共振检查只能得到脑部结构的变化信息,并且由于组织出血、水肿等原因,判定肿瘤残留或复发情况较困难,术后行

BOLD-fMRI 检查则可弥补这一缺陷,它不仅可以明确同侧功能区变化及对侧功能区代偿情况,还可为以后功能区恢复情况提供客观评价,监测肿瘤复发对功能区的再影响。Ravn 等对患者进行术后随访证实,当肿瘤外缘与激活的皮层功能区距离大于等于 18 mm 时,完全切除肿瘤后患者均无功能丧失。BOLD-fMRI 可与 DTI 联合应用,对神经功能和结构成像具有一定的意义。

2.精神病学和神经病学　对于神经疾病和没有明确解剖学改变的精神病的诊断、脑功能的观察、病理生理改变的了解和治疗方案的选择,MRI 显示出重要的应用价值。

例如在癫痫病人致痫性放电时,fMRI 发现了异常活动区,fMRI 对多灶性癫痫病灶的发现极具价值,有助于理解癫痫的病理生理改变和认识脑电图异常波形的意义。

AD 的早期诊断,对其预防和治疗极其重要。高危者进行字母流利阅读时,fMRI 检查发现双侧颞下回中、后部活动区减少,提示该区或该区的传入神经在 AD 发病前已有病理改变,这使得 AD 的早期诊断成为可能。

另外,fMRI 对精神分裂症、抑郁症等的诊断和治疗也有重要价值。

3.神经生理学和神经心理学　fMRI 最初主要用于视觉和运动等功能皮层的研究,随着刺激方案的精确、技术的进步,已逐渐应用于听觉、记忆及心理活动等多方面的研究。

（三）优势与不足

功能磁共振技术的两大优势是:可以先于结构改变而反映疾病亚临床阶段的功能改变。因此,该技术有望用于早期筛选脑功能疾病患者,从而及时采取干预措施;实时活体显示脑功能区域,对于临床内外科个体化脑功能定位具有很高的价值。BOLD-fMRI 为临床提供了一种安全、无创且相对廉价的方法。然而,我们也应认识到 BOLD-fMRI 的不足之处。首先,功能磁共振技术并非直接测量脑功能而是以 BOLD 信号等指标反映脑功能水平。理想的情况是 BOLD 信号能准确反映神经元活动发生的位置、时间以及数量。但 BOLD 信号除了受到神经元激活的影响外,还受到血流动力学响应和体素体积等的影响。其次,功能磁共振的研究结果可能受到很多干扰因素的影响,例如微小头动、物理及生理噪声等因素会对功能网络研究产生负面影响。另外,功能磁共振结构对研究机器有着较为严格的要求,高场强的扫描仪会提高 BOLD 信号以及信噪比,可以实现更高的空间及时间分辨率,因此,在不同的扫描仪中难以获得重复性高的结果,除此之外,即使是相同的扫描仪,扫描参数微小的差别或是数据分析方法的不同也可能带来结果的差异。

这提示了在实际应用当中,联合应用多种磁共振功能成像技术(如 DTI、PWI、MRS 等),同时综合临床诊断才能使结论更加可靠。

五、SPECT 代谢成像

（一）基本原理

单光子发射计算机断层成像技术(SPECT)是由伽马相机发展而来的,一种通过探测器探测从活体内发出的单光子信号,并经计算机图像处理,从而获得放射性示踪剂在体内组织分布的闪烁断层成像技术。SPECT 有两个主要特征。

(1)要采用放射性核素作为示踪剂。示踪剂在人体内发射出单光子(γ 射线),并且由于特定种类的示踪剂与人体被研究的组织具有相同(或不相同)的化学性质而有选择性地聚集(或不聚集)在被研究的组织内。

(2)要采用探测单光子射线并进行射线信号分析、数据处理和重建图像的装置,即单光子发射计算机断层成像技术。SPECT 在体外探测被研究部位放射性核素发射的射线能量并转化成电脉冲信号记录为射线计数,经过计算机和显示系统的处理,将射线计数的不同转化为平面投影像上的黑白灰度(或彩色)的差异。射线能量强的部位呈现的图像较亮,称之为"热点";射线能量弱的部位呈现的图像较暗,称之为"冷点"。SPECT 还能围绕人体做 360° 或 180° 旋转,从多角度、多方位采集一系列平面投影像。医生正是根据平面投影像和断层影像上的"热点""冷点"成像来分析人体组织分子变异形成的组织、形态、大小变化,从而诊断疾病。

（二）临床应用

在临床诊断中,SPECT 因其价格低廉、设备结构相对简单、特异性高,且适用于多种核素标记探针,在全身骨扫描、脑灌注成像和心肌灌注成像等检查中得到广泛应用。

1.脑　脑的 SPECT 显像分为脑普通断层显像及脑功能断层显像两种。

(1)脑普通断层显像:对于脑恶性肿瘤的检测,

无论是原发性或继发性,SPECT 均能清晰显示病变,并能准确定位其深度。颅骨的转移病灶易与脑部病变和原发肿瘤相鉴别,其侵犯的程度和周围组织的关系易被清晰观察到。脑基底部、垂体和后颅窝的病变,用 SPECT 亦能较好地显示。

（2）脑功能断层显像:脑功能显像使用能够通过血脑屏障的放射性药物,^{99m}Tc 由于其物理特性佳,物理半衰期为 6 h,适合 SPECT 使用。中风时,显像图上可见相应部位的局部血流量减低区,较 MRI 及 CT 发现得早。暂时性脑缺血时,SPECT 能在较早期观察到局部缺血的部位、范围和大小,而血管造影、CT 和 MRI 检查均为阴性。脑转移性癌时,由于癌肿病灶较小,脑普通断层显像多为阴性,但 ^{99m}Tc-HM-PAO 断层显像能显示出血流减低的部位。转移病灶较大时,两者皆能显示出病变所在。SPECT 脑局部血流灌注显像的临床应用价值已得到肯定。

2. 骨扫描　骨显像检查技术常常用来对肿瘤骨转移进行筛查,骨显像诊断灵敏度高,但特异性稍差。

3. 心肌灌注成像　心肌灌注显像可以提供与局部心肌灌注、心肌细胞活力有关的解剖形态资料。应用对比运动试验或药物负荷时的显像与 2~4 h 后延迟再分布的显像,可以评价可逆性灌注减低区,以诊断心肌一过性缺血。SPECT 定量测定局部心肌灌注情况可以提供更多的心肌灌注异常的资料。SPECT 可以从心脏的各个角度获得多帧图像,然后通过计算机处理重建影像。

（三）SPECT 在分子影像中的应用

在分子影像学发展的过程中,核医学分子成像扮演着至关重要的角色。大型仪器,如 PET、SPECT 的广泛应用为核医学的兴盛带来了新的契机,并以新的成像概念进入到了可实时动态观察在体生物学行为的时代。依据不同成像模态的优势,核医学将 CT 作为补充,使 PET-CT、SPECT-CT 应运而生。SPECT-CT 融合了 SPECT 的功能显像和 CT 的解剖显像,为多种临床疾病的诊断和治疗提供了综合、全面的影像依据。作为疾病研究和药物研发的一个重要分子显像工具,小动物 SPECT-CT 系统在基础研究中又拓展了新的研究方向。新的放射性标记的药物、细胞的出现,为长期以来疾病的研究打开了新的切入点。

1. 神经系统　干细胞再生潜能的研究是目前脑缺血模型实验中的一个研究热点。其中至关重要的步骤是确定将已获得的细胞移植到受损伤的部位。Lappalainen 等成功采用小动物 SPECT-CT 进行评价 ^{111}In- 羟基喹啉标记人类胚胎干细胞来源的神经前体细胞以及大鼠脑海马前体神经细胞来研究其神经干细胞在生物体内的分布情况。

2. 肿瘤　以 SPECT-CT 联合多模态生物发光（bioluminescence,BLI）可用于监视临床前期的肿瘤动物模型。

3. 心肌　^{99m}Tc 标记的赖诺普利（^{99m}Tc-lis）已被证明可以特异性定位在表达血管紧张素转换酶（angiotensin converting enzyme，ACE）的肺组织中。心肌组织也可表达 ACE-1,小动物 SPECT-CT 检测结果证明,^{99m}Tc-lis 可以特异性结合 ACE,并可在过度表达人 ACE-1 的转基因大鼠心脏中特异性定位,研究结果同时提示了进行药物干预的最优条件。在临床工作中具有一定的指导意义。

4. 骨显像　在动物试验中,Aberg 等以小动物 SPECT-CT 监测骨再生过程中的成骨细胞的活性,并以此证实加入 0~40% 氧化钴的放射性不透光的磷酸钙水泥允许平行的松质骨的愈合以及骨对水泥的吸收。

第四节　不同成像方式设备与分子成像

分子影像学是现代医学技术飞速发展的产物,是医学影像学从大体形态向微观形态、生物代谢、基因成像等方面发展迈出的重要一步。分子影像学的概念最早由美国哈佛大学 Ralph Weissleder 教授提出,定义为应用影像学的方法对活体状态下的生物过程进行细胞和分子水平的定性和定量研究。这种新兴的交叉学科实现了对生理、病理变化的实时、无创、动态在体（in vivo）成像,突破了传统影像技术仅能显示解剖结构的局限性,在细胞、分子层面更加深入地进行疾病诊断和疗效评价,为分子生物学与临床医学架起了桥梁。分子影像常用的成像设备包括核素成像（PET/SPECT）、磁共振成像（magnetic resonance imaging，MRI）、光学成像（optical imaging）及超声成像（ultrasound imaging）等。

一、光学成像设备

（一）基本概念

光学分子成像是光学成像设备对光学分子探针发出的光信号进行分析处理，得到光学分子探针的位置与浓度信息，从而实现对光学分子探针相关的生理过程成像。根据成像的机制不同，光学成像可分为：扩散光学断层成像（DOT）、光学投影断层成像（optical projection tomography，OPT）、光学相干成像（optical coherence tomography，OCT）、光声断层成像（PAT）等。

（二）基本设备

1. 激发荧光成像设备　激发荧光成像是采用外部光源照射预先植入生物体内的荧光团，荧光团内部电子吸收了入射光能量发生能级之间的跃迁，在跃迁过程中释放出荧光，部分光子穿透生物组织表面被 CCD 相机接收，所以激发荧光成像系统主要由外光源、CCD 相机、机械结构和计算机控制系统组成。

常用的 CCD 相机有很多种，目前用于活体成像的 CCD 相机有三种类型：电子倍增 EMCCD（electron-multiplying CCD）相机，背部薄化、背照射式制冷 CCD（back-thinned，back-illuminated，cooled CCD）相机和强化 ICCD（intensified CCD）相机。

决定 CCD 相机性能的因素很多，要综合考虑相机的感光面积、量子转换效率、暗电流、读出噪声、动态范围等因素，实物图见图 31-4-1。当激发荧光光子穿透生物组织表面时，CCD 相机需要镜头将光子汇聚到 CCD 芯片上，所以必须选取合适的镜头。

外光源种类较多，例如 LED、激光等。某些实验需要激光作为外光源。激光器的种类有很多种，按照工作物质不同可以分为五大类：固定激光器、气体激光器、液体激光器、半导体激光器、自由电子激光器（图 31-4-2）。

选取合适的 CCD 相机、光学镜头和激光器之后，通过机械装置将它们固定在光学平台上，完成激发荧光成像系统的设计。将系统和计算机相连接，计算机软件通过向控制箱发送控制命令来实现平移台移动和旋转台旋转，并且 CCD 相机将采集到的荧光图像传输到计算机上，进行相关图像后处理。

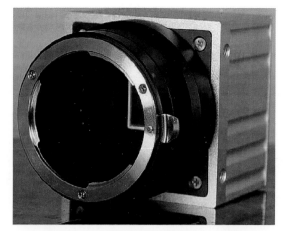

图 31-4-1　IPX-11M5-L 面阵 CCD 相机

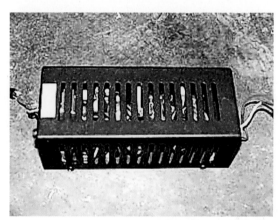

图 31-4-2　激光器电源

2. 自发荧光成像设备　自发荧光成像系统则相对简单，因为其不需要外光源激发，所以整个系统由 CCD 相机、机械控制部分、控制箱、控制驱动电路和其他辅助设备组成。

（三）光学成像在分子影像学中的应用

光学分子影像学是一种快速发展的生物医学影像技术，它可以利用生物自发光、荧光蛋白或荧光染料在分子和细胞层面上对在体的特定生物过程进行定性和定量研究。

光学分子成像技术将光学过程与一定的分子性质相结合，用于组织病理变化的早期研究。光学分子成像技术的物理基础是光在生物体内的迁徙规律。对于荧光成像，主要包括光吸收、光散射和荧光发射 3 个过程。不同的光学成像技术，在光源、分子探测、成像对象方面各有特点，它们在生物医学中的应用也不相同。

1. 扩散光学成像（diffuse optical tomography，DOT）　是一种对生物组织光学系数（吸收系数和散射系数）进行成像的近红外光学散射断层成像技术。目前 DOT 已经应用于脑功能成像和乳腺肿瘤检测。

2. 生物荧光成像（bioluminescence tomography，BLT）　是一种对生物自发光进行成像的分子影像技术。主要优点是不需要外部光源的激发，没有内在自发荧光和入射光，背景噪声小。BLT 可以应用在动物模型、制药及疗效评估等方面。

3. 荧光分子断层成像（fluorescence molecular tomography，FMT）　首先将特定荧光染料标记的探针注入生物体内，然后用特定波长的波激发荧光染料，发出波长大于入射光的红外荧光。FMT 可对生物体内的分子过程进行成像，得到组织吸收和散射系数的分布，还可以得到荧光产量和荧光寿命等信息，在医学上有广泛的应用。

4. 切连科夫光学成像（Cerenkov luminescence imaging）　"切连科夫效应"是指在放射性核素衰变时，如果其释放出的高能带电粒子在介质中的速度高于光在该介质中的速度，则会在原有放射性信号的基础上额外产生光学信号的一种现象。基于该效应，临床上广泛使用的核素标记探针（如 ^{18}F-FDG、^{131}I-MIBI 等）不仅可以进行常规的核素显像，也能够同时进行光学显像，是实现核素 - 光学多模态融合显像的一条捷径。与传统方法相比，核素 - 切连科夫双模态显像避免了对核素标记探针再次标记光学显像元件的烦琐程序和毒性隐患，极具发展潜力与临床应用价值。

光学分子影像的具体应用包括：揭示在体蛋白质的活动；标记细胞，用于癌症和药物的研究；标记病毒、DNA、RNA，用于病毒学、转基因动物模型、基因治疗。

二、X 线成像设备

X 线成像主要包括 CR 系统、DR 系统、DDR 系统及 DSA。

（一）计算机 X 线摄影

计算机 X 线摄影（computed radiography，CR）系统一般由 X 线机、影像板、影像阅读处理器、监视器以及存储装置组成。应用原理为利用 IP 作为 X 线检测器，收集转换核心层光激励发光物质所发出来的光信号，经过整合之后即可得到数字影像资料。CR 系统实现了传统 X 线摄影的数字化，提高了图像的密度分辨率和显示能力，具

有图像后处理功能，降低了 X 线曝光量，可把信息传输给 PACS。

（二）数字 X 线摄影

数字 X 线摄影（digital radiography，DR）系统由成像链和数字链两部分组成。成像链包括 X 线源、X 线检测器。数字链包括 APD 转换器、DPA 转换器、数字存储器、计算机处理单元、显示器终端以及其他一些外部设备。DR 系统的曝光条件宽容度大，可实时采集和显示图像信息并且可透视成像定位，具有强大的图像后处理功能。目前，在有的单位已完全代替传统的屏 - 胶片系统。

（三）直接数字 X 线摄影

直接数字 X 线摄影（direct digital radiography，DDR）是指在专用计算机控制下，直接读取感应介质记录到的计算机信息，经计算机图像处理并以数字化存储图像和显示。DDR 系统的核心部分是平板探测器，它是一种采用半导体技术，将 X 线能量信息转换为电信号，产生 X 线图像的检测器。平板探测器的类型大致可分为 CCD 和非晶硅两类。DDR 与 CR、DR 相比，不仅成像时间短、空间及密度分辨率高，而且信噪比更高，因此，图像质量大幅提高。

（四）数字减影血管造影

数字减影血管造影（digital subtraction angiography，DSA）是常规血管造影术和电子计算机图像处理技术相结合的产物，图像采集和处理功能大大提高。DSA 只需少量的造影剂就可以立即获得图像，并且可对分支血管进行造影，图像清晰明了。另外，DSA 具有痛苦小、时间短和安全等优点。

（五）图像存储和传输系统

图像存储和传输系统（picture archiving and communicating system，PACS）不属于 X 线成像设备，但作为数字图像传输和存储的纽带，仍需一提。PACS 是近年来随着数字成像技术、计算机技术和网络技术的进步而迅速发展起来的，旨在全面解决医学图像的获取、显示、存储、传送和管理的综合系统，PACS 的结构多采用功能模块法，即将一个完整的 PACS 系统分为医学图像获取、大容量数据存储、图像显示和处理、数据库管理、与外部信息系统的接口、胶片打印、用于传输数据的高速局域网络和支持远程数据传送的广域网络。由于 PACS 采用计算机技术存储和管理数字化医学影像资料，可做到图像的高速存取，存储可靠性高，节省资金，有可能实现医院的无胶片化存档和管理。利用网络

技术,极易实现影像资料的共享,可提高医学图像的复用价值,从而充分利用有限的图像资源。在国际信息联网或多种通信技术充分发展的前提下,容易达到远程医疗的目标。多种图像处理手段的应用也将大大丰富医生的诊断信息。数字成像是一种新兴的成像技术,也是今后成像技术发展的方向。数字图像标准格式协议 DICOM310 的制订,使得数字图像信息采集、存储、显示的软硬件模块或系统的开发与研制有了统一的接口标准,现已被广泛接受,更是加速了数字影像的发展。以上介绍的各种数字成像设备各有优势和不足,在实际应用中应权衡利弊,综合考虑。

三、MRI

(一)磁共振分子影像成像技术及原理

磁共振分子成像是利用磁共振成像技术对体内特定生物分子进行成像,以达到对病变早期、特异性诊断与疗效监测等目的。根据不同 MRI 对比剂的类型,常采用相应的成像序列,如 T_1WI、T_2WI 及 T_2^*WI 来获取组织图像。除了上述传统的结构成像以外,广义的 MR 分子成像还包含磁共振波谱成像(magnetic resonance spectroscopy, MRS)和某些功能磁共振成像(functional MRI)技术,后者主要为弥散加权成像(diffusion weighted imaging, DWI)及血氧水平依赖的磁共振成像(blood oxygen level-dependent MR, BOLD-MR)等。MRS 技术可测量组织内多种代谢产物的水平;DWI 可以反映组织内水分子的弥散程度;BOLD 则用以检测组织内去氧血红蛋白的含量。这些磁共振功能成像技术丰富了分子影像的概念,拓展了其应用范围。

(二)用于 MR 分子成像的特殊成像线圈

MRI 系统中,射频(RF)线圈起到一个非常重要的作用,其作用主要用于发射 RF 脉冲,接受自由感应信号(FID)。磁共振现有的人体线圈可用于较大动物的成像,但对较小的动物模型,进行磁共振分子影像研究时,如果仍使用人用各种信号线圈进行成像,即便提高激励次数和像素矩阵,也无法得到很清晰的图像。这主要是由于磁共振成像自身局限性——敏感性偏低所造成的,为提高分子影像的图像信噪比和敏感度,一般给较小的动物配备了磁共振小鼠和大鼠专用线圈(图31-4-3)。

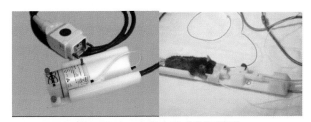

图 31-4-3　小鼠专用磁共振线圈

磁共振成像小动物射频线圈装置主要包括:外壳、外壳内固装线圈骨架、线圈骨架上设置鞍形沟道、鞍形沟道内固装线圈(如配备可调节电容线圈的可调电容和射频接口设置在线圈骨架上的长方形沟中)。

一般采用的扫描序列为 FRFSE-XL/90,TR=3 000 ms;TE=85 ms,FOV=9×5.4 cm;厚度2 mm;间隔 0.5 mm;Time=36 s;矩阵 =320/224;NEX=2~3;重量 =2 000 g。扫描时,将小鼠模型放于小动物射频线圈中进行扫描,模型放入线圈的中心,将得出的图像进行分析。取中心点、四周的四点及边缘点,应用感兴趣区技术(region of interest, ROI)进行扫描。一般小动物线圈的信噪比(SNR)可比头部线圈的SNR 高出 5 倍以上,比 8 通道腹部相控阵线圈(TORSOPA)体部线圈的 SNR 高出 14 倍以上。

(三)MR 分子成像的应用

目前, MR 分子成像已应用于基础及临床医学研究领域并取得突破性进展,在多系统疾病的早期诊断、代谢成像、细胞示踪、基因分析及代谢成像等方面具有广阔的应用前景。

1.肿瘤成像　肿瘤新生血管是分子影像的重要靶点。由于在内皮细胞表面表达丰富,整合素 $\alpha_v\beta_3$ 在众多新生血管相关靶点中最为人们关注。目前已有多种 $\alpha_v\beta_3$ 相关探针,例如 Kayyem 等合成了一种靶向新生血管表面多聚赖氨酸的配体分子,在其两端分别连接治疗基因和 MRI 对比剂,这样即可同时实现对肿瘤新生血管特异性成像和基因治疗。这种新型的 MRI 分子探针为分子影像在临床的应用拓宽了思路。针对肿瘤表面特异性标志物的成像也是领域内热点。

2.心脑血管成像　MR 分子成像在心血管领域有着极其广泛的应用。以动脉粥样硬化(atherosclerosis, AS)模型为例,注射超顺磁性氧化铁(ultrasmall superparamagnetic iron oxide, USPIO)颗粒可被斑块内的巨噬细胞吞噬,在斑块处产生显著的信号改变。一项临床研究偶然发现,AS 患者注射 USPIO 颗粒后出现颈动脉斑块 T_2 信号下降,这说明斑块的 MR 分子成像具有极大的临床转化前景。此外,在探索脑卒中、心肌梗死等疾病的病理生理机制中,MR 分子成像均扮演着重要的角色。

3. 细胞示踪　MR 活体示踪干细胞研究已成为热潮,磁性纳米颗粒,如 SPIO 等因能改变 MRI 弛豫率而被广泛用于细胞的标记,成为细胞示踪的主流技术。最近,一项临床实验对胰岛细胞进行了氧化铁颗粒标记并将其注射至 1 型糖尿病患者门静脉中,长达 24 周的追踪扫描发现,MRI 信号改变仍稳定维持。此项研究说明基于 MR 成像技术的细胞示踪可以用于长期疗效的观察。目前,细胞示踪技术已用于内皮祖细胞、间充质干细胞、内皮细胞、神经细胞及一些肿瘤细胞等,在细胞治疗的研究与应用中发挥越来越重要的作用。

4. 报告基因成像　报告基因显像技术在分子影像学中属于间接成像,报告基因的表达产物可与携带影像学标记物的分子探针特异性结合,从而根据探针分布情况间接了解各种基因的信息。目前 MRI 相关的报告基因主要有酪氨酸酶、β- 半乳糖苷酶、肌酸激酶、转铁蛋白受体及铁蛋白报告基因等。以酪氨酸酶为例,通过分子生物学方法将该基因导入细胞内,产生的酪氨酸激酶可催化合成黑色素,后者通过螯合大量金属离子引起 MRI 信号改变,由此检测与该基因相连的目的基因的表达情况。目前,MRI 报告基因已在多个领域广泛应用,包括基因疗效评价、细胞示踪、观察蛋白质相互作用、药物筛选及代谢活性评估等方面,是未来分子影像研究的热点方向。

5. 代谢成像　除了传统的 MRS 技术,近年来发展的超极化 MRI 技术进一步拓宽了代谢成像的应用范围。超极化 MRI 技术主要利用 ^{13}C 标记的丙酮酸盐进行成像,目前已用于多种类型的肿瘤模型显像中,包括 P22 肿瘤、前列腺癌等。同时,多项超极化成像的临床实验正在进行,主要用于人肝癌、前列腺癌等的疗效评估,这预示着此项技术将具有广阔的临床应用前景。

四、PET-CT、PET-MRI

医学影像设备有多种分类方式。按照在疾病的诊断和治疗过程中发挥的作用可分为医学影像诊断及治疗设备;按照成像内容的不同,医学影像设备又可分为结构成像设备和功能成像设备。

结构成像反映受检体的解剖结构,通常可得到高分辨率影像,如 X 线、CT(电子计算机断层扫描)、MRI(磁共振成像)、超声(US)和光学成像设备(如医用内镜)等。功能成像则反映患者体内的功能代谢等信息,如 SPECT(单光子发射计算机断层成像术)、PET(正电子发射计算机断层成像术)、功能性磁共振成像、热成像设备、光学分子影像等。

(一)多模态显微医学影像设备

多模态显微医学影像设备包括:PET-CT(正电子发射型电子计算机断层显像 -X 线计算机断层成像)、SPECT-CT(单光子发射成像 -X 线计算机断层成像)、PET-MRI(正电子发射型电子计算机断层显像 - 磁共振成像)一体机。

1.PET-CT　SPECT 和 PET 在功能成像、代谢成像及受体分布成像等方面具有明显的优势,但由于二者的图像分辨率较低,图像模糊,很难实现病变的精确定位,CT 成像只能提供组织结构上的病变信息,而很多疾病发病初期,在组织结构上并没有改变,CT 在疾病的早期诊断和预防等方面不具有优势。PET 等功能性成像手段,能通过代谢等组织器官功能信息的变化进行判断,因此,可对疾病进行早期诊断。将 CT 和 PET 图像融合可优势互补,由 PET 提供病变的代谢和功能等信息,CT 提供精确的解剖结构定位,这种融合后产生的图像则具备准确、特异、灵敏和定位精确等特点。

PET-CT 一体机,作为功能影像与解剖影像相结合的代表,在多模态显微医学影像领域的应用日趋广泛。在临床领域,PET-CT 一体机主要用于神经系统、脑血管疾病、肿瘤等疾病的诊断及辅助治疗,也用于疾病的早期诊断和预防。一次扫描即可了解全身各方位状况,达到早发现、早诊断的目的,将二者有机结合,明显提高了诊断的准确性。

2. PET-MRI　1997 年,Marsden 等人将闪烁晶体置于 0.2T 开放式 MRI 系统中,通过 3 m 长的光纤将其与 MRI 磁场外的光电倍增管(PMT)连接,进行模型的 PET-MR 成像研究。从那时开始,人们设计了多种多样的 PET-MRI 扫描仪,进行小动物及人体成像研究。这些扫描仪采用了不同的方法来测量在 MRI 扫描仪的强磁场中 PET 示踪剂的放射活性。基于 MR 成像的硬件和组织衰减校正技术以及基于 MR 成像的 PET 图像运动校正技术,是热门的研究领域之一。集成技术的发展、抗磁干扰器件的研发以及 PET-MRI 数据采集同时性研究都会促进产品的进步,也将会成为研发的重点。MRI-PET 联合技术必将向多机一体化、扫描快速、高度同步、高分辨力和高度融合的方向发展。

(二)PET-CT 在分子影像上的应用

1. 肿瘤疾病　PET-CT 能够早期诊断及鉴别诊断恶性肿瘤或病变,进行精确的肿瘤分型、定性和预后评估,帮助制订临床治疗方案。

2. 心血管　PET-CT 配准融合图像在心血管疾病筛查方面的应用也较为广泛。多模态配准融合图像可对细胞内机制进行测量,在动脉硬化模型、冠心病模型的评估方面都有很重要的作用。可用于估测溶栓治疗、经皮冠状动脉成形术和支架植入及其他冠脉血流重建术的治疗效果。跟踪观察有高危险因素人群(遗传病史、高血压、不良生活习惯等)冠心病的进展或转归,制订相应的防治措施。进行心肌梗死后及其他坏死性心肌病治疗前存活心肌活力的判断。

3. 神经退行性疾病　PET-CT 配准技术在神经系统领域也有广泛应用。配准技术在癫痫、精神分裂症及心理障碍疾病等方面的评估起到很重要的作用。PET-CT 可实现多种正电子同位素成像,能为患者提供脑血流、脑代谢、脑神经受体分布等多个方面的信息,为癫痫的定位和手术后复发预测提供了宝贵的资料。

4. 运动系统及骨显像　PET-CT 配准技术在运动系统的应用也取得了一些进展。骨骼的解剖成像非常清晰,可以用于诊断骨折及判断骨折愈合效果,但是单纯的解剖显像对于骨折愈合的早期诊断帮助不多。使用配准技术,将功能性成像与解剖结构成像相结合,可对骨再生过程中成骨细胞的活性进行早期判断。

5. 内分泌系统疾病　配准技术在内分泌系统的应用也逐步展开。针对糖尿病模型大鼠,用配准技术进行新药疗效的评估也取得了新的进展。

(三)PET-MRI 在分子影像上的应用

1. 神经系统疾病　由于 PET-MRI 具备 MRI 出色的软组织分辨率和高诊断效能,同时具备 PET 评价生理和代谢状态的高敏感性。将促进对一些神经系统疾病,如阿尔茨海默病、帕金森病、癫痫、抑郁症和精神分裂症的发生和发展机制的理解。另外,将 PET-MRI 和新兴的神经生物标记物结合,在提高神经退行性疾病的诊断效能和评价价值方面有着巨大的潜能。将为神经系统疾病、某类肿瘤、中风和新兴的干细胞治疗提供很好的研究手段。

2. 肿瘤　Schellenberger 等研究表明,正电子标记 Annexin V 除了可进行 PET 显像外,也可被 MRI 利用磁性纳米颗粒加以显像。为 MRI 和 PET 的融合诊断肿瘤提供理论依据。现在,肿瘤的早期诊断、良恶性的鉴别和全身转移灶的探查,包括肺癌、淋巴瘤、头颈部肿瘤、消化道肿瘤、胰腺、转移性肝癌、乳腺癌、卵巢癌、黑色素瘤、肾上腺肿瘤和转移性甲状腺癌等都成为 PET-MRI 的诊疗项目。

Chandra 等把 ^{18}F-FDG 作为示踪剂,利用 PET-MRI 对癫痫病灶进行定位,验证 PET-MRI 优于其他成像技术。集成 PET-MRI 设备的混合成像技术的发展开辟了神经肿瘤成像的新领域。

3. 心血管系统疾病　在心脏领域,MRI 获得的心脏功能可以与心脏 PET 结合以更准确地估计心肌的代谢活性、灌注和功能损伤。负荷状态下 PET-MRI 联合成像检查缺血性心脏病具有重要意义。PET-MRI 能鉴别心肌是否存活,为是否需要手术提供客观依据。

4. 科学研究　PET-MRI 可实现 MR 功能成像和 PET 功能成像的强强联合和交叉验证。例如:在脑血流研究中,用 ^{15}O 标记的水作为示踪剂检测脑血流的 PET 方法与 MRI 的动脉自旋标记法(arterial spin labeling)进行对比和联合。在代谢研究中,采用 PET 测量正常人脑在静息状态下的氧摄取指数(oxygen extraction fraction,OEF)的 OEF-PET 与功能 MRI 的血氧水平依赖(blood oxygenation level department,BOLD)脑功能成像方法进行对比和联合。在肿瘤治疗中,用于检测肿瘤治疗效果。在 MR 波谱研究与 PET 技术的基础上,可实现新陈代谢测量技术的联合。在神经衰变紊乱研究中,可以实现 CMRGlc ^{18}F-FDG PET 和 NAA ^{1}H-MRS(N-乙酰门冬氨酸,NAA 峰值波谱分析)的联合。

五、超声

(一)超声诊断仪的组成

超声诊断设备类型较多,但其基本的组成类似,主要由以下几部分组成:控制电路、换能器、发射/接收电路、信号处理电路、图像处理、图像输出(显示、存储、打印、记录及图文传输)和电源。控制电路部分产生各电路的时序信号,协调各电路有序工作,同时对系统进行监测;换能器也即探头,是用来进行电/声之间的转换,当受电脉冲驱动时,产生声波,向诊断部位发射,由人体各器官反射的回波又推动换能器,将声波转换成电信号;发射/接收电路用来控制换能器的工作方式,动态聚集等各种技术的完成都由它来控制;信号处理电路用来完成对发射和接受电信号的处理,产生有序发射信号,对接收信号进行放大、降噪等处理;图像处理部分利用回波数据,根据成像算法构建人体图像;图像输出部分作为最后的输出部件,显示、存储、打印、记录及图文传输诊断图像。电源为整机提供所需的各种电源。

(二)超声成像设备

超声诊断仪主要通过发射/接受声波信号,并把它们按一定的方式显示来实现对人体的成像。成像设备经历了从A超、M超、B超到彩超的发展过程。下面仅介绍几种主要的临床应用类型。

1.A型超声波诊断仪　A超是超声技术应用于医学诊断中最早、最基本的方式。这类仪器荧光屏的水平方向代表探查深度(距离),铅垂方向代表回波幅度。A型超声波诊断仪在占位性病变的探查和指导穿刺方面具有优越的性能。由于B型超声波诊断仪的出现,A型超声波诊断仪已经处于被淘汰的边缘,现主要应用于脑部。

2.B型超声波诊断仪　包括机械(或电子)扇形扫描、多晶体扫描等。B型超声波诊断仪图像直观形象,与实际解剖相一致,空间毗邻性好,用途广泛。声像图内亮暗不等、疏密不等、排列多样的光点直观构成组织器官的形态结构剖面图,主要应用于腹部。

3.M型超声波心动图仪　M型超声波心动图仪(简称心动仪)荧光屏的水平方向表示时间,铅垂方向表示探查深度。心动仪在探查心脏的动态(运动、迅速、幅度等)方面独具优点,它可与心电图、心音图、心尖冲动、颈动脉搏动信号同步显示。以便于分析它们的时相关系。它可显示心脏各层组织的运动波形,主要用于心血管疾病的诊断。

4.超声多普勒仪　超声多普勒仪种类繁多(图31-4-4),根据显示方式的不同,可把它大致分为两类:频谱多普勒仪和超声多普勒显像仪。频谱多普勒仪根据产生信号的方式不同,又分为连续性频谱多普勒和脉冲型多普勒。超声多普勒显像仪包括超声多普勒血管显像仪和彩色多普勒血流显像仪。它在医学临床诊断学中用于心脏、血管、血流和胎儿心率等方面的诊断。

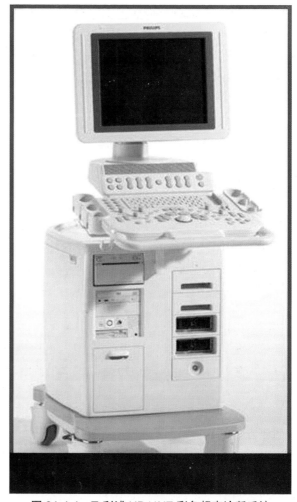

图31-4-4　飞利浦HD11XE彩色超声诊断系统

彩色多普勒血流显像仪是一种能同时显示B型图像和利用多普勒技术得出的血流方向、流速及流速分散数据的超声扫描系统。在实现上述血流参数的测量中,经历了从连续多普勒血流测量到脉冲多普勒血流测量,再到彩色多普勒血流图的过程。

(三)超声成像技术

1.谐波成像技术(非线性声学成像)　传统的超声影像设备是接收和发射频率相同的回波信号成像。实际上回波信号受到人体组织的非线性调制后产生基波的二次、三次等高次谐波,二次谐波幅值最强。利用回声(反射或散射)中的二次谐波所携带的人体信息形成的声像图称为超声谐波成像(harmonic imaging)。在谐波成像技术中又因是否使用超声造影剂UCA而分为两种不同的成像类型。不使用UCA的谐波成像称为组织谐波成像(THI)或自然谐波成像(NHI);而使用UCA的则称为造影剂谐波成像(AHI)或对比谐波成像(CHI)。

2.多普勒频移成像技术　根据多普勒原理,当声波遇到运动物体后,回波频率产生频移,运动速度不同,频移不同,依此可以用频移量成像来诊断人体内运动血流和组织的运动生理特征,从而发展出了彩色多普勒血流成像(color doppler flow imaging, CDFI)、彩色多普勒组织成像(color doppler tissue imaging, CDTI)、多普勒能量图等。CDFI 及其发展是利用回波信号的频移而获取血流的运动信息,使超声诊断水平得以大幅提高,被认为是超声诊断技术的最大突破。

3. 三维超声成像技术　利用常规探头用自由臂扫查方式或采用容积探头的方式扫查或用电子式的二维面阵探头来扫查,采集感兴趣区的数据,进而进行图像重建,产生矢状面、冠状面和横断面图像,在所获得的超声信号容量范围内调整这些平面,便可看到连续的三维图像,这就是三维超声成像技术。目前三维超声成像有表面成像、透明成像及多平面成像(或称断面成像)三种成像模式。

(四)超声成像在分子影像中的应用

1. 炎症的诊断　炎症的病理生理过程为炎症反应启动后产生一连串分子信号,导致白细胞向炎症灶趋化、聚集。针对血管内皮细胞在炎症发生时高表达的整合素类分子或者白细胞表达的分子,可以制备靶向这些分子的超声微泡(球)造影剂,用以评估炎症过程。

动物实验发现,在缺血 - 再灌注或 TNF2α 处理后,有大量白细胞黏附在小静脉壁上,此时经静脉注射荧光标记的微泡造影剂,可见微泡结合到黏附在血管壁上的白细胞表面。微泡在受损组织内停留的数量与炎症的严重程度成正相关,与感染区内白细胞的数量相关。可见,微泡和激活的白细胞间的相互作用使通过增强超声显示炎症成为可能。

在炎症反应和缺血再灌注过程中,在小血管内皮上存在内皮细胞黏附因子,如 P- 选择素等。如果将内皮黏附因子的配体与微气泡外衣相结合,那么经外周静脉注入结合此配体的微气泡后,就会使炎症区或缺血再灌注区内微气泡的含量明显增多,从而提供了一种较直接判定和评估早期炎症反应的无创性技术,此外,这种方法也有利于对特殊黏附因子的定量表达分析。

2. 高危斑块的诊断　粥样硬化性高危斑块的诊断对于病人的治疗和愈后非常关键。超声微气泡造影剂的应用可以提高超声图像的分辨率和特异性。结合单克隆抗体的微气泡可靶向黏附到病变区内皮细胞上或白细胞上,或者与斑块表面的内皮细胞分子相结合。此种技术可用来反映斑块的成分构成,并有利于对高危斑块的分析和诊断。

3. 血栓的诊断　原位血栓和血栓栓塞是许多心脑血管疾病的原因,血栓靶向性微泡的研究应用,明显提高了超声诊断血栓的准确性。含有 RGD 序列的六氨基多肽可以作为微泡结合血栓的靶向配体。急性血栓血小板上含有大量 GPIIb/IIIa 受体,该受体可选择性地与肽或含有 RGD 序列的仿肽类物质结合,为靶向超声造影剂在靶标吸附、聚集,增强其显像提供了客观条件。有学者建立犬双侧股静脉急性血栓模型,注射靶向微泡后,血栓回声明显增强,与管腔无回声背景分界清晰,图像质量明显改善。在溶栓方面,通过血栓靶向微泡的应用证实其不仅能溶栓,亦能用于评价溶栓治疗的效果。

4. 肿瘤的诊断　自 1986 年, Matsuda 等利用超声微泡诊断肝脏肿瘤开始,造影剂的种类不断发展,尤其是近年来纳米级的靶向超声微泡造影剂的出现,使肿瘤疾病的超声诊断也达到了分子水平。现阶段临床广泛应用的微米级超声造影剂,可以区别正常组织和病变组织的血流灌注。

小脂质体(直径 30~120 nm)等肿瘤靶向性超声造影剂,可在多种不同的肿瘤内聚集。免疫脂质体含有的单克隆抗体可与凸出于肿瘤细胞表面的肿瘤相关抗原相结合。类似的肿瘤抗原靶向性微泡使得可用超声对肿瘤新生物做出诊断、检测转移灶、划分肿瘤表型,这些可以为判断肿瘤的预后和选择合适的治疗方案提供重要的信息。

另一种有发展前景的方法是标记新生血管。肿瘤通过新生血管来增加血液供应,以满足肿瘤迅速生长的需要。新生血管内皮表达大量的生长因子受体,如 VEGF、$\alpha_v\beta_3$ 等。Willmann 等报道,其制备的靶向肿瘤血管超声造影剂在体外可与高表达 VEGFR2 的小鼠血管肉瘤细胞 SVR 特异性结合,在体内能特异性地增强小鼠移植瘤组织。

5. 肿瘤的治疗　靶向超声微泡(球)造影剂还可载药物或基因用于治疗。有学者通过超声靶向破坏微泡介导骨骼肌血管新生的研究,证实超声靶向破坏微泡技术为基因治疗提供了一种新的有效的无创技术。

超声微泡造影剂可作为药物或基因的载体,且载药量可控。超声造影剂靶向技术的出现有可能提高肿瘤治疗的疗效,现多以被动靶向为主,即在特定的部位施加超声辐照携带药物或基因的微泡,使其定位释放,可减少用药量及其不良反应,提高药物在靶组织中的浓度。其基本原理:将治疗性基因或药物携带在超声微泡上,用超声监测并用一定能量的超声波在特定的时间、空间击碎靶组织内的微泡,产生的超声空化效应可使靶区微血管通透性增加,声孔效应可导致细胞膜上出现可逆性小孔,从而使微泡携带的基因或药物容易穿透内皮屏障,进入肿瘤组织和细胞内。有学者研制了新的载药脂质体,一种去唾液酸糖蛋白受体(asialoglycoprotein receptor, ASGPR),为恶性肿瘤患者的载药体,并作用于体外肝癌细胞分析其毒性作用。经研究证实,ASGPR 的载药脂质体对肝癌细胞的毒性杀伤作用明显高于其他非靶向治疗组。

单纯微泡在超声诱导下爆破可产生强大的生物学效应,也达到抑制肿瘤生长的目的。其机制可能为微泡破坏所产生的能量降低了肿瘤 VEGF 的合成与分泌,破坏和减少肿瘤血管再生,杀灭肿瘤细胞,诱导肿瘤细胞的凋亡。翟光林等用超声辐照微泡对小鼠皮下的肝癌移植瘤进行治疗,用免疫组织化学 SP 法检测血管内皮生长因子(vascular endothelial growth factor, VEGF)蛋白表达,发现与单纯使用超声治疗组相比,瘤体积缩小,VEGF 蛋白表达减低。

基因治疗和局部化疗是治疗肿瘤的重要手段,目前尚缺乏一种安全、有效的基因或药物传递系统。超声微泡以及超声微泡介导技术可为肿瘤的基因和药物治疗提供一种理想而高效的载体与传递途径。随着纳米技术与分子生物学的发展,纳米级靶向超声造影剂正日渐崛起,其分子小、穿透力强的突出特性,将有力地推动超声分子成像与靶向治疗向血管外领域拓展。

六、Micro CT、Micro MRI

(一)Micro CT、Micro MRI 系统的组成

Micro CT、Micro MRI 系统的硬件结构主要由 X 线源、X 线探测器、机械扫描结构和控制处理单元等四部分组成(图 31-4-5)。

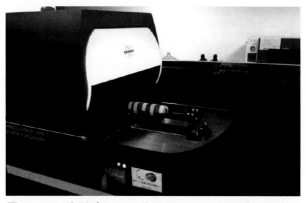

图 31-4-5　比利时 Bruker 公司 SkyScan1176 型 Micro CT

(二)Micro CT 的原理

Micro CT 系统与医用 CT 在成像原理上是一致的,即 X 线源发射 X 线束,穿透样本,最终在 X 线探测器上成像。但小动物成像通常需要更高的空间分辨率和时间分辨率,需要将 CT 的时间分辨率和空间分辨率分别提高 10 倍和 3 000 倍。现有的临床 CT 设备最高可达亚毫米的空间分辨率,而 Micro CT 的分辨率一般会高出 1~2 个数量级,即几十微米到几微米。与临床医用 CT 普遍采用的扇形 X 线束不同,Micro CT 通常采用锥形 X 线束,不仅能够获得真正各向同性的容积图像,提高空间分辨率,提高射线利用率,而且在采集相同 3D 图像时速度远远快于扇形束(图 31-4-6)。

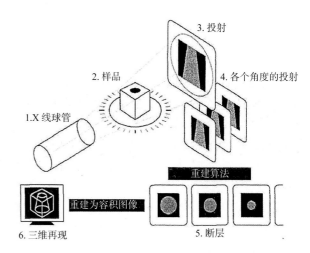

图 31-4-6　Micro CT 成像原理

(三)分子影像成像中的应用

随着分子影像技术的不断发展,人们能够对生物体生理、病理变化进行实时、无创、动态、在体的细胞分子水平特异性成像,这一技术对基因治疗、肿瘤研究、药物研发等领域都具有重要意义。成像方法与成像系统的研究是分子影像研究的一个重要组成部分,而多模态成像技术则已成为影像技术发展的一个潮流。

1.Micro CT　Micro CT 作为一种最新的 CT 成像技术,具有微米量级的空间分辨率、无创性、可重复性强和操作简便等特点,越来越多地应用在体外成像研究中。Micro CT 体外成像的主要对象之一就是骨骼,特别是骨质疏松症所致的骨松质改变、骨的力学特性及力学负荷研究。Micro CT 能够通过完整无损的方法获得复杂结构内部的三维信息,评价骨密度及骨结构,从而反映骨的病理状态。其主

要优势是通过三维模式及形态测定反映骨微结构的改变,较准确地进行骨密度参数分析和骨小梁参数分析。除了最先应用在骨骼方面的研究中,近年来,Micro CT 越来越多地用于其他领域的研究,如牙齿建模方面,Micro CT 作为一种能精确观察牙齿形态学特征而不破坏牙齿结构的非侵入性技术,提供三维重现数据,通过比较根管预备前后的这些数据,使得定性、定量研究根管预备成为可能。其他方面的应用包括原发性肿瘤及转移灶的评估、脉管系统成像、呼吸系统成像等。

Micro CT 已广泛用来研究微血管结构及肿瘤血管生成,应用于肾脏、肝脏、肺、心脏等。其优势在于不仅显示微血管结构,并能得到定量资料;在呼吸系统成像方面,Micro CT 适用于人类疾病模型鼠的肺成像。离体 Micro CT 对固定的或新鲜摘取的大鼠肺标本进行成像来评估急性肺损伤,可显示肺部微小结构(如细支气管、肺泡管),评估肺泡结构,并能与病理金标准——组织形态学检测相对照。

2.Micro MRI　Micro MRI 具有超高强磁场和梯度变换场,最高空间分辨率可达 10 μm。其拥有强大的软件处理系统,能够完成各种磁共振成像序列实验,如自旋回波、梯度回波和平面回波等实验。主要应用于细胞和分子水平的各种活体成像,包括基因表达传递成像、细胞示踪、肿瘤分子影像学、生物医药材料研究以及新药开发与研究方面。

七、光声成像设备

根据应用领域和可实现的空间分辨率,光声成像系统可分为光声计算层析成像(photo acoustic computed tomography, PACT)、光声显微成像(photo acoustic microscopy, PAM)和光声内窥镜成像(photo acoustic endoscopy, PAE),其中,光声显微成像技术和光声内窥镜成像技术的主要目标是在毫米级的成像深度上实现微米级的分辨率。而光声计算层析成像技术的探测深度和分辨率可在较大范围内变化,既可实现显微成像,也可实现大深度成像。

(一)光声计算层折成像

光声计算层折成像出现较早,具有声学探测和光学探测两种方式。其中,声学探测方式是在超声换能器检测的基础上,配合以机械旋转扫描的方式获取信号。近年来以探测单元为分类标准发展出了多种不同的探测方式,主要是单探头超声探测和多探头阵列探测两种模式。与单探头探测相比,多元探头阵列探测两种模式。与单探头探测相比,多元

阵列探测模式具有探测范围大、成像速度快、便于实时成像的优点,尽管在探测过程中各个探头之间存在相互影响的问题,但其是光声成像技术的发展趋势之一。

(二)光声显微成像

光声显微成像技术是光声成像技术的重要组成部分,其原理图如图 31-4-7 所示。光声显微成像结合了纯光学成像高对比度特性和纯超声成像高穿透深度特性的优点,从原理上避开了光散射的影响,可以提供高分辨率和高对比度的组织成像。光声显微镜可直接成像黑色素、血红蛋白等人体内源性分子,无须引进外源性染料分子或者其他造影剂。

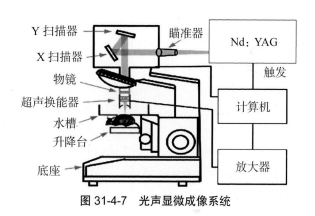

图 31-4-7　光声显微成像系统

(三)光声内窥镜成像

光声内窥镜成像技术将会成为光声成像技术的主要发展方向,将主要用于心脑血管疾病中易损斑块的早期检测与诊断以及胃肠癌诊断方面,血管内光声成像系统结构见图 31-4-8。大量研究证明,易损斑块破裂是急性心脑血管事件的主要发病机制,约 70% 的致命性急性心肌梗死和冠心病猝死都由其引起。因此,在易损斑块发展早期对其进行识别是心脑血管界面临的核心挑战。现有的易损斑块影像识别手段,如 CT、MRI 及 IVUS 等虽然具备各自的优势,但依然无法满足对易损斑块研究的需要,光声血管内窥镜成像针对现有斑块组分成像方法与技术存在的缺点和不足,可有效显示斑块微细结构,定量分析胶原、脂质和纤维的相对与绝对含量,为斑块组织成分的精确识别和易损性的早期判断提供新的高特异性、敏感性和高分辨率的在体检测方法。

(四)光声的分子成像

光声分子成像是近期发展起来的新型无创在体影像技术。光声分子成像有望在活体层面实现分子水平的病理成像,可使疾病的诊断水平提前至分子

异常阶段,可在体内直接观察疾病的起因、发生、发展等一系列过程,并观察疾病的基因、分子水平异常变化和特征,是一种非侵入性诊断疾病的方法。该

技术结合了光声层析成像和分子影像的特点,具有成像深度深、分辨率高和特异性强等优点,拥有广阔的应用前景。

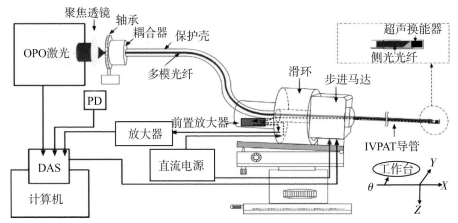

图 31-4-8　血管内光声成像系统示意图

国内某课题组设计并制备了具有高稳定性和低毒性的纳米还原氧化石墨烯颗粒 (nano-rGO)。利用自主研制的光声-超声波双模态成像和光热治疗的平台,研究该颗粒光声成像和光热治疗性质,证明了该纳米颗粒可有效提高光声信号强度,能很好地结合肿瘤成像和治疗,是非常有前景的光声成像和光

热治疗对比剂。

由于采用了光学对比、超声探测的技术,光声分子影像技术可以在保持高空间分辨率的同时对深层的活体组织进行成像,可以对分子影像对比剂在各脏器的动力学代谢和三维分布等进行分析。这对于纯光学手段来说是不可比拟的优势。

【参考文献】

[1]　THOMPSON ME. Ultrasound-guided cannulation of the brachiocephalic vein in infants and children is useful and stable[J].Turk J Anaesthesiol Reanim,2017,45(3):153-157.

[2]　VIGNAUX OLIVIER. Cardiac magnetic resonance imaging (MRI)[J].La Presse Medicale,2004,13:891-895.

[3]　SAADET ATAY-ROSENTHAL, RICHARD L WAHL, ELLIOT K FISHMAN.PET/CT findings in gastric cancer: potential advantages and current limitations[J].Imaging Med, 2012, 4(2):241-250.

[4]　PETER LIND, ISABEL IGERCL, THOMAS BEYER.Advantages and limitations of FDG PET in the follow-up of breast cancer[J].European Journal of Nuclear Medicine and Molecular Imaging, 2004, 31:125-134.

[5]　李素莹,孟祥溪,周坤,等.分子医学影像

研究进展(上)[J].中国医疗设备,2015,30 (2):1-5.

[6]　曾礼漳,杨思华,邢达.光声成像技术及其医学应用进展 [J].华南师范大学学报 (自然科学版),2016,48(1):9-15.

[7]　YOON T J, CHO Y S. Recent advances in photoacoustic endoscopy[J]. World Journal of Gastrointestinal Endoscopy, 2013, 5(11):534-539.

[8]　刘帅君,孙微,马晶,等.组织芯片技术及磁共振波谱、弥散成像在前列腺癌分子影像诊断中的进展研究.中国实验诊断学,2013,17(1):1179-1182.

[9]　GROOTENDORST M, R, CARIATI M, KOTHARI A, et al. Cerenkov luminescence imaging (CLI) for image-guided cancer surgery[J].Clinical and Translational Imaging,2016,4 (5):353-366.

[10]　滕皋军,崔莹.磁共振分子影像学研究进展 [J].磁共振成像,2014,5(S1):31-36.

[11]　林修煅. Micro-CT 成像系统及其应用研究 [D]. 西安电子科技大学研究生毕业论文.

[12]　李辉,陈自谦,倪萍. PET-MRI 的现状、挑战和前景 [J]. 中国医疗设备, 2013,28(01):9-13.

[13]　程起元,李广义. PET-MRI 联合成像的发展及临床应用 [J]. 中国医疗器械信息,2014,6-11.

[14]　王善诚,李澄,瞿航. 磁共振灌注加权成像在糖尿病脑损害中的应用进展 [J]. 磁共振成像, 2017,8(2):155-159.

[15]　周丽,李晨曦,解燕昭,等. 磁共振波谱成像技术在中枢神经系统疾病中的临床应用. 现代电生理学杂志,2012,19 (4):231-233.

第三十二章 医学影像学造影剂及造影增强

第一节 临床常用对比剂

一、X线及CT对比剂

(一)分类

对比剂根据吸收X线性能不同,可分为阴性(X线可透性)和阳性(X线不透性)两大类。

1. 阴性对比剂 阴性对比剂(negative contrast media)是一种密度低、X线吸收少、原子序数较低、比重小的物质。X线片上显示为密度低或黑色的影像。一般都为气体,常用的有空气、氧气和二氧化碳。此类对比剂常被用于直接注入体腔,如膀胱以及胃肠道等。阴性对比剂之间的差别主要在于溶解度不同。

(1)空气在组织或器官内溶解度小,不易弥散,停留时间较长,不良反应持续时间较长,进入血液循环有产生气栓的危险,但采集方便。

(2)二氧化碳溶解度大,易于弥散,停留在组织和器官内的时间短,不良反应小,即使进入血液循环也不至于发生气栓。由于吸收快,检查必须迅速完成。

(3)氧气的溶解度介于空气和二氧化碳之间,停留在组织与器官内的时间较二氧化碳长,产生气栓的机会较空气小。

2. 阳性对比剂 阳性对比剂(positive contrast media)是一类密度高、吸收X线较多、衰减系数较大、原子序数高、比重较大的物质。X线片上显示为密度高或白色的影像。阳性对比剂通常可分成难溶性固体对比剂和含碘化合物两大类,其中,含碘化合物的显影效果与碘含量成正比,主要包括三类:主要经肾脏排泄的对比剂、排泄性胆管对比剂和油脂类对比剂。

1)难溶性固体对比剂:目前应用最多的是医用硫酸钡(barium sulfate),它是良好的胃肠道对比剂,若同时与气体对比剂合用就称为双重造影(double contrast),能显示胃肠道内表面的细致结构。

医用硫酸钡为白色粉末,无味,性质稳定,耐热,不怕光,久贮不变质,难溶于水、有机溶剂及酸碱性溶液。医用硫酸钡在胃肠道内不被机体吸收,以原形从粪便中排出。

2)含碘化合物:碘与不同物质化合形成不同的含碘化合物,主要分为无机碘化物、有机碘化物及碘化油三类,用于不同的器官检查。由于无机碘化物含碘量高、刺激性大、不良反应多,现临床较少应用。含碘对比剂同样不被机体吸收,以原形经肾脏或肝脏排泄,少量经粪便排出。

(1)主要经肾脏排泄的水溶性有机碘化物:此类对比剂大多数为三碘苯环的衍生物,它们在水中溶解度大,黏稠度低,能制成高浓度溶液。注入血管后迅速经肾脏排泄,少量经肝、胆排泄。

经血管注入的水溶性有机碘化物包括离子型对比剂(ionic contrast media)和非离子型对比剂(non-ionic contrast media)。血管注射后,药物几乎都游离于血浆中,仅有很少部分吸附在血浆蛋白和红细胞上,很快与细胞外液达到平衡,但由于血脑屏障作用,脑、脊髓和脑脊液中几乎不含对比剂。此类对比剂主要经肾脏排泄,由肾小球滤过排出,肾小管也可少量分泌。大部分对比剂在注射后24 h内排出体外,72 h内基本排完。

离子型对比剂都是三碘苯甲酸的盐,主要是钠和葡甲胺盐,在水溶液中都可离解成带有电荷的正离子和负离子,并分别以原形排出体外,如泛影葡胺(diatrizoate meglumine)。离子型对比剂的渗透压可以高达1 400~2 000 mmol/L,比血液渗透压(300 mmol/L)

高数倍,故又称为高渗对比剂(high osmolar contrast media,HOCM)。

非离子型对比剂多为单体或二聚体三碘苯环碘对比剂,这类对比剂不是盐类,在水溶液中保持稳定,不产生带电荷的离子,一个分子对比剂在溶液中只有一个粒子,故称为非离子型对比剂。

单体对比剂有碘普胺(iopromide)、碘海醇(iohexolum)、碘帕醇(iopamidol)等,其渗透压在634~800 mmol/L 范围内。双聚体对比剂以碘曲仑、碘克沙醇(iodixanol)为代表,其渗透压几乎等于血液渗透压(300 mmol/L),由于它们的渗透压相对较低,故又统称为低渗对比剂(low osmolar contrast media,LOCM)。虽然被命名为低渗对比剂,但实际上,渗透压并没有达到实际意义上的低于人体的渗透压,只是相对于高渗对比剂而言。与人体渗透压相比还要高很多。随着浓度的增加,渗透压也增高。

(2)主要经肝脏排泄的有机碘化物:此类对比剂系排泄性胆管对比剂,可使胆管呈高密度影,多用于胆系方面的检查,分为口服和静脉注射两类。目前几乎不用。

(3)油脂类对比剂:常用的有碘化油(iodinated oil),含碘浓度为 40%,黏稠度较高,不溶于水,可溶于乙醚,主要用于支气管造影、子宫输卵管造影和瘘管造影等。碘化油几乎不被人体吸收,绝大部分由注入部位直接排出体外。如不能及时排出,少量碘化油残留可长达数月至数年之久,形成肉芽肿。目前改用超液化碘油做上述部位的造影及肝脏肿瘤栓塞。超液化碘油能显示病灶的部位,因此在介入治疗肝癌中,不仅可以作为经动脉碘油栓塞术的栓塞材料,而且可以作为肝癌介入性化疗中化疗药物的载体。

(二)增强机制

对比剂能吸收 X 线,通过改变病灶和正常组织与器官的对比,增大与周围组织结构密度对比,以显示其形态和功能。使用对比剂的检查称为造影检查。

二、MRI 对比剂

(一)分类

根据 MRI 对比剂在体内的分布、磁敏感性、对组织的特异性等可将其分为细胞内和细胞外对比剂、磁敏感性对比剂和组织特异性对比剂三大类。

还可根据化学结构来分类。

1. 细胞内和细胞外对比剂

(1)细胞外对比剂:对比剂在体内非特异性分布,可在血管内与细胞外间隙自由通过。因此需掌握好时机,方可获得良好的组织强化对比。目前临床广泛应用的钆制剂属此类。

(2)细胞内对比剂:以体内某一组织或器官的一些细胞作为靶标来分布,如网织内皮系统对比剂和肝细胞对比剂。此类对比剂注入静脉后,立即从血液中廓清并与相关组织结合。细胞内对比剂的优点是可以使摄取对比剂的组织与不摄取的组织之间产生对比。

2. 磁敏感性对比剂　按照磁化强度,MRI 对比剂分为顺磁性、超顺磁性和铁磁性三类。

(1)顺磁性对比剂:由顺磁性金属元素组成,如钆(Gd)、锰(Mn)。对比剂浓度低时,主要使 T_1 缩短并使信号增强;浓度高时,则组织 T_2 缩短超过 T_1 效应,使 MRI 信号降低。常用其 T_1 效应作为 T_1 加权像中的阳性对比剂。临床上使用的对比剂多数为顺磁性物质。

(2)超顺磁性对比剂:是指由磁化强度介于顺磁性和铁磁性之间的各种磁性微粒或晶体组成的对比剂。由于这种微粒或晶体的磁矩比电子磁矩高出上千倍,故其磁化的速度快于顺磁性物质,如超顺磁性氧化铁(super paramagnetic iron oxide,SPIO)。

(3)铁磁性对比剂:由紧密排列的一组原子晶体组成,其磁矩存在于磁畴中,磁化后即使没有外加磁场的作用仍带有一定磁性。

3. 组织特异性对比剂

(1)非选择特异性对比剂:该类对比剂对增强的器官或组织没有选择性。

(2)选择特异性对比剂:这类对比剂可以被体内的某种组织吸收并在某种结构中停留较长时间,称为对这种组织或结构的特异性。特异性对比剂对增强的器官或组织有选择性,具有器官特异性或组织特异性。例如,SPIO 特异性地与网状内皮系统组织(包括肝、脾、骨髓以及淋巴结)结合并运送;锰螯合剂 Mn-DPDP 主要与肝实质细胞、胰腺及脾细胞结合,并由胆管系统排泄;钆剂 Gd-EOB-DTPA 被肝细胞摄取,可作为肝对比剂;Albumin-(GdDTPA)30 可以作为血池对比剂;Gd-D03A 可作为肾上腺特异性对比剂。

根据对比剂的化学结构,以 Gd^{3+} 作为中心离子的 MRI 对比剂,可分为离子型(Gd-DTPA)和非离子型(CD-DTPA、BMA)对比剂两种。

(二)MRI 对比剂的增强机制

MRI 的组织信号强度主要取决于该组织的质子密度和弛豫时间(T_1 或 T_2),MRI 对比剂是通过影响质子的弛豫时间 T_1 或 T_2 来达到增强或降低其信号强度的目的。

1. 顺磁性对比剂的增强机制　某些金属离子,如 Gd^{3+}、Mn^{2+} 等具有顺磁性,其原子具有几个不成对的电子,未成对电子产生较大的磁矩,改变了局部磁场。当顺磁性物质存在时,可以产生局部巨大的磁场波动,这时电子的进动频率接近 Larmor 频率,有利于质子之间或由质子向周围环境传递能量,使邻近水分子质子弛豫时间缩短,临床主要利用其 T_1 效应。由于游离的钆离子对肝脏、脾脏和骨髓有毒性作用,必须在形成螯合物后才能使用,临床多用其与 DTPA 的螯合物。

顺磁性对比剂缩短 T_1 或 T_2 弛豫时间与下列三种因素有关。

（ 1 ）顺磁性物质的浓度:在一定范围内,浓度越高,顺磁性越强,对 T_1 或 T_2 弛豫时间的影响就越明显。

（ 2)顺磁性物质的磁矩:顺磁性物质的磁矩受不成对电子数的影响,不成对电子数越多,磁矩就越大,顺磁作用就越强,对弛豫时间缩短的影响就越明显。

（ 3)顺磁性物质结合水的分子数:顺磁性物质结合水的分子数越多,顺磁作用就越强。另外,磁场强度、环境温度等也对弛豫时间有影响。

2. 超顺磁性对比剂和铁磁性对比剂的增强机制　这两类微粒类对比剂的磁矩和磁化率比人体组织和顺磁性对比剂大得多。此类对比剂会造成磁场的不均匀性,而质子通过这种不均匀磁场时,改变了横向磁化相位,加速失相位过程,缩短 T_2 或 T_2^* 时间,形成 T_2 或 T_2^* 的弛豫增强,增强信号呈黑色低信号。这类对比剂对 T_1 效应较弱。

第二节　对比剂的安全问题

一、一般不良反应及处理措施

1. 非离子型对比剂的特点　①非离子型对比剂在溶液中不解离出离子,以分子的形式存在于血液中,溶液的渗透压较低,其与血浆的渗透压基本相同;②由于没有离子解离出来,因此,非离子型对比剂没有阳离子的生物学作用;③由于非离子型对比剂是不含钙的螯合物,因此它不影响血液中钙离子的浓度。由于非离子型对比剂所具有的这些特点,在使用此种对比剂以后,不良反应的发生率已大为下降,死亡的发生率几乎为零。

在各种造影用对比剂中,钡剂较为安全。用气体对比剂造影时应防止气体栓塞的发生。静脉内气栓发生后应立即将患者置于左侧卧位,以免气体进入肺动脉。碘对比剂发生不良反应的机会较多,应注意重点预防和处理碘对比剂的不良反应。对比剂常见的不良反应包括:恶心、呕吐、热感、皮肤潮红、喷嚏、荨麻疹、支气管痉挛、喉头水肿、低血压、心跳异常、肝肾功能障碍等。

2. 对比剂不良反应的对策　①在注射对比剂前,应先经静脉注射 1 mL 对比剂,注射后没有不良反应,才能注射大剂量对比剂;②在进行 DSA 检查之前,应详细了解病人有无药物过敏史,例如有无对碘、麻醉剂、抗生素过敏,有无哮喘、荨麻疹、狼疮等变态反应性疾病,如有以上情况的病人,应引起高度重视,可在注射对比剂前,给病人肌内注射 2~5 mL 的地塞米松,或将 2~5 mL 的地塞米松与对比剂混合使用;③当病人出现荨麻疹时,应给病人口服 25~50 mg 去氯羟嗪;④出现严重的不良反应,如呼吸困难、心脏停搏等,应立即停止注射对比剂,采取给病人吸氧、立即注射去甲肾上腺素、心脏按压等措施;⑤ DSA 室应准备一套急救药品,以备抢救时用;⑥为了减少过敏的发生率,应严格掌握禁忌证,对碘过敏、甲状腺功能亢进、心和肾功能较差者应禁止进行造影检查;⑦手术前应检查心、肝、肾功能,还应检查出凝血时间及血小板计数,这些项目异常的病人禁止进行造影检查。

3. 心血管造影常见并发症及其处理

1)暂时性血管痉挛:暂时性血管痉挛是由于反复插管刺激引起的,解决办法为注射利多卡因、普鲁卡因或交感神经阻滞药等。

2)穿刺部位局部血肿:穿刺部位局部血肿多由

于穿刺器具过粗和手术后压迫时间太短造成的,一般情况下不需要做任何处理;较严重时,可进行热敷或行手术切除。

3)假性动脉瘤:假性动脉瘤多由于穿刺时,操作者的动作过于粗糙所造成的,可手术治疗。

4)动静脉瘘:动静脉瘘是由于穿刺时将静脉穿透所造成的,可进行手术治疗。

5)插管器械断裂与脱落:多是因为插管器械质量较差、反复使用次数较多所造成的,需进行手术取出。

6)斑块脱落:动脉内的动脉粥样硬化斑块脱落,主要由于导管和导丝直接冲击硬化斑块,或对比剂直接冲击硬化斑块后使其脱落,并形成栓子。

7)血管破裂:引起血管破裂的原因有以下两种。①导管和导丝直接穿破血管;②注射对比剂时对比剂流速过大。

8)血栓:血栓是由于导管和导丝在穿刺时损伤了动脉血管内膜,导致血小板沉积而形成血栓;或血小板直接沉积在导管上形成血栓。

9)气栓:气栓是由于高压注射器针筒内气体未排干净所造成的,所以在注射对比剂前,应将高压注射器针筒内气体排净,以预防气栓形成。

10)脊髓损伤:

(1)脊髓损伤的常见原因:①在进行脊髓动脉插管时,动作粗暴;②注射了大量的对比剂;③注射了大量的化疗药物;④注射了大量的栓塞剂。

(2)处理方法:①在进行脊髓动脉插管时,动作正规、轻柔;②禁止注射大量的对比剂、化疗药物和栓塞剂;③手术后密切观察病人,如发现其有脊髓损伤的症状后,应立即注射血管扩张剂,用以改善脊髓血液循环,同时还应注射地塞米松或甘露醇脱水减轻脊髓水肿。

11)心律失常:心律失常是由于在做冠状动脉造影时导管的刺激和对比剂的毒性作用所致。处理方法:①严格掌握冠状动脉造影的适应证;②需行连续的心电监护,以便发现问题及时处理;③注射对比剂采集数据后,立即请病人用力咳嗽,使对比剂能较快地从冠状动脉内排出;④对症处理,即心动过缓者注射阿托品、频发室性期前收缩者注射利多卡因、室颤者应立即进行电除颤。

12)心绞痛:

(1)引起心绞痛的原因有:①病人的情绪紧张;②病人的疼痛感;③冠状动脉痉挛;④导管将冠状动脉堵塞。

(2)处理方法:立即停止手术,给病人舌下含服硝酸甘油。

13)急性心肌梗死:急性心肌梗死是由于导管将冠状动脉堵塞所致。如出现此种症状,应立即停止造影抢救病人。

14)脑栓塞:脑栓塞是由于导管和导丝在穿刺时损伤了动脉血管内膜,导致血小板沉积而形成血栓;或血小板直接沉积在导管导丝上,其可脱离形成血栓;或插管时使动脉粥样斑块脱落并将脑血管堵塞等形成。如果病人先出现短暂意识模糊,然后出现神经定位症状时,即可诊断为脑栓塞。处理方法:低分子右旋糖酐静脉滴注,或采用抗凝治疗。

4.碘对比剂不良反应的预防 为预防对比剂的不良反应,在造影过程中要根据具体情况选择和使用以下措施。

(1)过敏试验:造影前做好碘对比剂过敏试验。

(2)高危人群慎用对比剂。

(3)预防性应用肾上腺皮质激素:①口服法,可在造影前2 h给泼尼松30 mg以及相应地给予安慰剂的方法,对于高危人群,前3天每日一次,每次30 mg泼尼松;②静脉法,可在注射造影前静脉注射地塞米松5~20 mg,目前大多采用此法,因为其不受时间限制。

(4)注射前应用抗组胺药:作为皮质激素的辅助药物,用于对比剂不良反应的预防。一般用H_1受体阻断剂,如曲吡那敏;H_2受体阻断剂,如苯海拉明等;也可两者同时使用。使用方法:曲吡那敏8 mg口服、苯海拉明20 mg口服或肌内注射,造影前0.5 h使用。

(5)对比剂加温:静脉应用离子型对比剂,如泛影葡胺等,可将对比剂加温至35~37℃。注射对比剂宜先慢后快,用高压注射器注射可设定两个时段,前一时段注射慢一些,后一时段可加速。这样不良反应发生率可明显降低。对比剂经过加温后减轻了对静脉的直接刺激,而且降低了黏稠度,使其更容易推注,不易引起血管栓塞。适当控制注射速度,可有效缓冲对比剂的短时高渗效应,给机体一定的适应时间,减轻渗透毒性。

(6)尽量减少对比剂用量:研究表明,对比剂的用量与发生对比剂不良反应的概率及严重程度呈正相关。因此对心、脑血管疾病患者应注意减少对比剂用量,只要能达到诊断目的即可。

（7）保留静脉通道：用静脉针注射完对比剂后，将静脉针保留一段时间，以备急救用药方便，观察20 min后，如无不良反应，可拔去静脉针。危险性大的造影，则需常规建立静脉通道，由护士为患者静脉滴注生理盐水，以备抢救用药。要备齐急救药品及器械，以便出现反应时采取紧急抢救措施。

此外，还应做好患者的心理护理，加以安慰关心，避免过度紧张而诱发不良反应。嘱咐患者术后多饮水，加速药物的排泄。

5. 对比剂对人体的损害及选用原则

1）对比剂对人体的损害机制：对比剂对人体的损害主要包括两个方面。

（1）特异性反应：主要是过敏及免疫反应，其产生与下列4项因素有关：①细胞释放介质，如组胺、血清素等；②抗原－抗体反应；③急性激活系统，如补体、凝集素、激肽、纤溶素等；④精神因素。以上四方面可单独或综合起作用，其中最主要的是组胺的释放。

（2）物理－化学反应：此种反应与造影剂的渗透压、水溶性、电荷、黏稠度以及化学毒性密切相关，反应的发生率和严重程度随碘的剂量增加而加重，呈明显的剂量相关性。

在注射对比剂之前，不能预知会发生哪一种或哪几种不良反应以及给患者带来的危险程度。研究证明对比剂可能通过以下多种途径对机体造成反应：①血管扩张效应，可能出现动脉血压降低，继发脑、肾、心脏损害；②红细胞膜僵硬，并可能出现肺动脉压降低或肺心病；③血管效应引起肺水肿；④肾小球膜效应致蛋白尿；⑤肾血管或肾小管效应可致无尿；⑥血脑屏障损害致抽搐或对脑的边缘系统直接损害；⑦损害血管内皮细胞致血栓形成，继而产生脱落的栓子，栓塞重要血管，或血管内皮细胞释放某种物质引起过敏样反应；⑧心脏反应，心肌收缩力减弱、心律失常、心室纤颤；⑨各种酶之间的相互作用；⑩ 直接细胞作用，释放组胺、5- 羟色胺或其他物质，引起过敏样反应；⑪ 激活补体系统引起过敏样反应，而抗原－抗体反应即真正的过敏反应可能极为罕见。

上述多种可能出现的损害，临床上受以下因素影响：①被检者的个人体质；②对比剂的种类；③对比剂的使用途径；④对比剂的用药量和注射速度；⑤是否与其他药物同用；⑥被检者的精神状态等。

2）对比剂的选用原则：根据以上介绍的对比剂相关知识，临床选用对比剂时一般应遵循以下原则。

（1）安全第一的原则，非血管内使用的离子型对比剂较血管内使用的安全，血管内使用的非离子型对比剂可明显减少毒副反应。

（2）非离子型对比剂的价格较高，要结合经济状况，求得较高的价格 / 效益比。

（3）高危险因素的患者，尽可能使用非离子型对比剂。

所谓高危险因素是指：①年龄因素，大于60岁或婴儿；②体质因素，任何年龄的体弱者；③严重的心血管病患者；④既往有对比剂反应史者；⑤有变态反应和哮喘史者；⑥严重的肝、肾功能障碍者；⑦其他特殊情况，如嗜铬细胞瘤、多发骨髓瘤、糖尿病、烦躁和精神不安等。

3）造影前准备与注意事项：各种造影检查都有相应的检查前准备和注意事项。造影前必须严格执行，认真准备，以保证检查效果和患者的安全；应备好抢救药品和器械，以备急需。造影前准备与注意事项具体如下。

（1）严格掌握造影适应证，凡通过一般平片检查或其他检查能达到诊断目的者，不做碘对比剂造影。

（2）了解患者有无造影禁忌证，严格控制禁忌证，对碘过敏、心功能不全失代偿期、肝功能严重受损、肾功能严重受损、严重甲状腺功能亢进者，均忌用碘对比剂造影。

（3）医生要准备有关器械，接触体腔的器械要严格消毒。

（4）检查造影用的 X 线机，保证其用于造影的功能完好。

（5）向患者家属讲解造影的目的、方法、必要性、可能出现的危险，争取患者配合，高风险造影需医患双方签手术协议书。

（6）患者做好以下准备：包括饮食、饮水、肠道清洁、停服某些影响造影检查的药物。

（7）术前做好碘过敏试验。

（8）对特别紧张的患者术前可以适当应用镇静剂。

（9）操作复杂的造影检查应有临床医师在场配合。

4）过敏试验的方法及意义：造影的不良反应中，以碘对比剂过敏较常见且严重。为预防严重过敏反应的发生，在用碘对患者造影前，应做好碘过敏试验。

过敏试验的方法有以下几种：①静脉注射试验；②口服试验；③眼结膜试验；④舌下试验；⑤皮内注射试验。其中以静脉注射试验较为可靠和常用，眼结膜试验较简单方便。静脉注射试验，一般用 30% 的对比剂 1 mL 静脉注射，观察 15 min，如出现周身灼热感、胸闷、咳嗽、气促、恶心、呕吐和荨麻疹等各种不适，则为阳性，不宜进行造影检查。过敏试验可能出现心血管、中枢神经系统及呼吸功能严重障碍，如休克、惊厥、喉头水肿及呼吸循环衰竭等严重反应，但较少见。

二、MRI 对比剂的不良反应

1. 一般不良反应及处理措施　MRI 对比剂的不良反应与其他对比剂一样，理想的 MRI 对比剂应具有造影效果好、对人体无害、使用方便等特点，但实际应用中，MRI 对比剂也有其不良反应。

（1）MRI 对比剂的毒理学作用：当前，临床最常用的是钆类对比剂，正常人体内钆离子含量极微，少量自由钆离子进入人体便可产生毒性不良反应。钆离子进入血液后，与血清蛋白结合形成胶体，这些胶体被网状内皮系统吞噬后分布于肝、脾、骨髓等器官，引起这些器官的中毒反应。钆中毒严重时表现为共济失调，神经、心血管及呼吸抑制等。

自由钆离子与螯合态钆有明显不同。化学毒性强的自由钆离子与 DTPA 结合形成螯合物后，其毒性大大降低。钆的螯合物聚集会引起一定程度的神经细胞代谢改变。肾功能不全的患者慎用，因为它会使肾小球过滤功能下降，增加肾纤维化的概率。

（2）MRI 对比剂的不良反应：自由钆离子与 DTPA 结合形成螯合物 Gd-DTPA 后，不但毒性大为降低，而且很少与血浆蛋白结合，不经过肝脏代谢，很快以原状态由肾脏排出。Gd-DTPA 的静脉半数致死量为 6~10 mmol/kg。试验结果证明，这是一种安全的对比剂。有文献报道，外周静脉给药的不良反应发生率约为 2.4%，血管内离子型 MRI 对比剂不良反应的发生率约为 1.31%，非离子型对比剂约为 0.80%，口服的对比剂约为 0.75%。总之，Gd-DTPA 的不良反应发生率明显低于非离子型碘对比剂，且一般反应较轻，呈一过性。

此外，Gd-DTPA 发生严重不良反应的概率很低，为 1/350 000~1/450 000；发生严重不良反应的患者常有呼吸道病史、哮喘及过敏史，一般表现为呼吸急促、支气管痉挛、喉水肿、肺水肿、血压降低等。对于癫痫患者，可能引起癫痫发作；孕妇不宜使用；哺乳期妇女在用药后 24 h 内禁哺乳。

2. 特殊不良反应及处理措施　肾源性系统性纤维化（nephrogenic systemic fibrosis，NSF）是近年来才发现的一种仅发生于肾病患者的全身性疾病，在肾功能障碍患者中的发生率为 3%~5%，男女发病比例相当，发病年龄为 8~87 岁（平均 46 岁），各种族人群均可发病。该病病因未明。Sadowski 等研究认为，多种因素（包括肾功能异常、炎症以及使用钆对比剂）可能在 NSF 的发生中起一定作用。

（1）临床症状和体征：目前 NSF 均发生于肾病患者，这些患者大多在发生 NSF 前接受过透析治疗。NSF 的发作分为急性、亚急性或慢性病程，典型临床表现为皮肤增厚、硬结和变硬，髋骨和肋骨有深部骨痛。一些患者可能出现心脏、肺、骨骼和膈肌等全身多器官或组织受累。

（2）病理特点及形成机制：病理学上，在大的乳头状裂口与深部真皮之间可见真皮明显增厚并伴有增厚扭曲的胶原束聚集，厚纤维组织束可跨过脂肪组织延伸进入明显增厚的筋膜层。研究报告显示，NSF 中导致纤维化的细胞是循环纤维细胞（circulating fibrocyte，CF），CF 离开血液循环后在真皮内分化为功能和组织学类似正常皮肤成纤维细胞的细胞。导致 CF 分化为最终的成纤维细胞样细胞的原因目前未明。因为多数 NSF 病例与手术和血栓关系密切，血栓和 / 或内皮损害可能部分导致一系列事件的启动从而聚集形成 NSF，外周堆积的钆对比剂也可能是 CF 的靶分子。

（3）诊断、治疗与预后：诊断 NSF 的金标准是皮肤活组织病理学检查。目前对 NSF 尚无有效治疗措施，改善肾功能可延缓或治愈 NSF。其他疗法，如口服类固醇（泼尼松）、体外光分离置换法、血浆置换、物理治疗、高剂量静脉注射免疫球蛋白治疗及肾移植在一些患者中显示有一定疗效。NSF 的自然病程未明。但从本质上讲，NSF 不是患者病死的直接原因，病死的原因可能是有效通气或关节的活动受到限制引起的坠落、骨折和血栓等并发症。

（4）钆对比剂与 NSF 的关系：钆对比剂与 NSF 有关的证据包括以下几方面。① NSF 被医师认识的时间与使用高剂量钆对比剂迅速增加的时间吻合；②钆对比剂的使用与 NSF 的发生存在时间上的联系；③利用扫描电子显微镜和能量分散 X 线光谱仪在 NSF 患者受累皮肤的活检标本中检测到了钆的存在。但钆对比剂可能不是 NSF 发生的唯一条件。

Marckmann 等推测 NSF 源于在组织中沉积的游离钆离子。还有学者推测 NSF 是由钆螯合剂的不稳定以及活体状态下的去螯合而引起的。钆对比剂引起 NSF 的可能机制为:肾功能衰竭患者钆清除的时间延长,可引起钆与配体复合物解离,内源性的金属(如锌、铜、铁及钙)和内源性酸加速了该解离过程,使得出现更多的游离钆离子,游离的钆离子有高度毒性,可溶性差,可与阴离子(如磷酸盐、碳酸盐和羟基)结合形成沉淀,堆积于肌肉、骨骼、肝脏、皮肤及其他器官,并可能引起转换生长因子 B 表达的炎性细胞浸润,从而导致纤维化。

(5)钆对比剂使用的推荐意见:①中、重度肾病患者接受钆制剂的磁共振增强检查和磁共振血管成像检查可能会出现致残或致死的 NSF,发现疑诊为 NSF 的患者应与医师取得联系;②NSF 患者可能出现皮肤变紧和僵硬以及器官瘢痕形成,其他症状和体征包括灼热感、瘙痒、肿胀、皮肤暗红色斑片、巩膜黄点、关节僵直致运动困难、胳膊和手伸直困难、腿和足伸直困难、髋骨和肋骨深部疼痛和肌肉无力;③NSF 患者需要进行影像学检查时,应尽可能选择非钆增强的 MRI 或磁共振血管成像技术;如果患者接受了钆对比剂,应考虑立即进行透析治疗;④对于需要进行透析治疗的慢性肾病患者以及肾小球滤过率小于 30 mL/min 的患者,原则上不使用钆对比剂。如必须使用,应告知患者目前关于 NSF 的相关信息,请患者签署使用钆对比剂的同意书,检查中尽可能使用最少剂量的对比剂。增强检查前的平扫序列如能获得足够的诊断信息,则不用进行钆增强磁共振检查。患者应尽可能在使用钆对比剂后的最初 3 h 内进行血液透析,在 24 h 内进行第 2 次血液透析。患者应至少在应用钆对比剂后 48 h 内进行腹膜透析确保无干腹阶段。对于非透析的肾功能障碍患者应慎重选择透析治疗。

第三节　新型对比剂

一、X 线及 CT 新型对比剂

计算机断层扫描(CT)是应用最为广泛的分子影像技术之一,传统的临床用 CT 造影剂为含碘的小分子(例如碘海醇),但是含碘小分子存在一些应用缺陷和限制,例如在体内会被肾脏快速清除,这一方面使得可供利用的造影窗口时间极短,另一方面还会产生不可忽视的肾毒性。

随着科学技术尤其是纳米科学和纳米技术的发展,各种各样的纳米粒子被开发用于 CT 造影剂,它们具备良好的 X 线衰减系数、生物相容性、低毒性,有些更具备靶向性能。近年来,开发纳米尺寸的造影剂能有效增加循环时间,降低造影剂副作用。与碘类非金属元素相比,金属元素拥有更高的原子序数和 X 线吸收系数;除了含碘纳米粒子,重金属纳米粒子如金、钽、镧系、铋等,均可作为高效的 CT 造影剂。这类新型纳米 CT 造影剂具有更好的生物相容性和更长的循环时间,在血管和肿瘤的可视化成像中有十分明显的优势。

而在金属中,除去稀有金属和有毒金属汞,金元素的原子序数最大,同等质量下金元素的 X 线显影效果要比碘分子造影剂高约 2.7 倍。此外,金纳米颗粒在体内的良好生物相容性也已经得到广泛证实。因此,金纳米颗粒以其特殊的光学特性和表面化学亲和力被认为是构建新一代 CT 显影剂的理想材料。

纳米材料在生物医学应用领域具有独特的优势,例如可控合成、易于表面功能化修饰、具有较长的体内循环时间、可以负载多功能物质于一身。

1. 纳米金粒子　纳米金粒子(gold nanoparticles,GNPs)作为一种新兴的电子计算机 X 线断层扫描(CT)造影剂具有易化学修饰、组织兼容性好和独特的表面等离子共振等特点。同目前主流的碘造影剂相比,经生物分子修饰的 GNPs 具有良好的水分散性和稳定性,而且在 CT 造影使用浓度范围内无明显生物毒性。由于实体瘤组织中血管丰富、血管壁间隙较宽、结构完整性差、淋巴回流缺失,造成大分子类物质和脂质颗粒具有选择性高通透性和滞留性,这种现象被称作实体瘤组织的高通透性和滞留效应,简称 EPR 效应。该效应促进大分子类物质在肿瘤组织的选择性分布,可以增加药效并减少系统副作用,因为具有纳米粒子的尺寸效应、表面效应等,可通过肿瘤部位的 EPR 效应实现被动靶向的性能。因为 GNPs 有高的 X 线吸收系数（为常用碘类 CT 造影剂的 2.5 倍）和被动肿瘤靶向性能,可望用作新型的 CT 造影剂。另外,由于 GNPs 表面较强的可修饰性,可将生物分子稳定剂、靶向分子、荧光分子以及其他功能分子同时修饰到 GNPs 表面,填补了 CT 显影剂在分子影像学上空白的同时,有望获得一类能对肿瘤进行多模态诊断和治疗的平台。

有研究用聚酰胺 - 胺树状大分子作为载体包裹金纳米颗粒。首先将聚酰胺 - 胺树状大分子大量的表面官能团进行功能化修饰 [聚乙二醇（polyethylene glycol, PEG）、靶向分子或者药物],而后控制该功能化载体与金的比例,制备树状大分子包裹或树状大分子稳定的金纳米颗粒 CT 造影剂,获得更长的造影时间、更好的造影效果和肿瘤靶向造影能力,甚至实现诊疗一体化。PEG 的修饰可大大提高对金的包裹量,携带靶向分子例如叶酸（FA）、NGR 等实现对肿瘤特异性 CT 造影。CT 扫描的结果表明,该材料可对体外环境的肿瘤细胞进行特异性结合;裸鼠模型的 CT 扫描结果显示肿瘤部位出现显著的 CT 增强效果。

2. 单独的金纳米棒　单独的金纳米棒（gold nanorod, GNR）由于在近红外 (NIR) 区域的强烈吸收,具有较强的红外光转化能力,使其在治疗方面具有独特的功能。此外,金纳米棒与球形纳米颗粒相比,能够更好地避开吞噬细胞,从而延长了循环时间。大量研究均基于小金纳米颗粒（直径 1.5 nm）的种子介导生长而来,在十六烷基三甲基溴化铵 (CTAB) 和 $AgNO_3$ 的存在下还原氯金酸。随后,CTAB 被替换为具有生物相容性的配体,如硫醇 PEG 等。利用种子生长法制备出金纳米棒,合成条件简单,通过改变不同的参数可以制备出不同长径比的金纳米棒,且金纳米棒的均一性较好,紫外吸收光谱显示较大长径比的金纳米棒在近红外区有较强的光吸收。有研究通过 CT 扫描成像,数据分析表明不同浓度的金纳米棒其 CT 值有差别,随着金纳米棒浓度的增加,其 CT 值也在增大。金纳米棒被注入体内,到达肿瘤部位,并可进行 CT 成像,且在红外线照射下转化为热能,达到光热治疗的效果,实现成像诊断与指导治疗一体的纳米探针。

3. 金纳米团簇　金纳米团簇 (AuNCs) 由几个到几十个金纳米原子组成,这种独特的结构使得金纳米团簇与金纳米棒和纳米颗粒有着截然不同的理化性质。已有研究表明,当金颗粒尺寸逐渐减小到与费米波长相当时（通常小于 1.5 nm）,因量子尺寸效应,会呈现出和半导体类似的理化特征,产生分立的能级,并会受激发射出荧光,具备荧光成像的特点。金纳米团簇相较于含有重金属成分的量子点而言,具有毒性更低、生物相容性好的特点。因此,金纳米团簇所具有的良好理化特性和生物相容性使得它在生物标记领域得到广泛应用,为生物分析及生物医学诊断领域的研究提供了新的技术手段和方法。有研究小组通过二氧化硅包覆金纳米团簇制备的具有强荧光效应的壳核型荧光纳米颗粒开展了一系列癌细胞与活体动物靶向 CT 成像和荧光成像。结果显示,采用 CT 成像系统在裸鼠移植瘤模型中,肿瘤部位注射 $AuNC@SiO_2$ 后 CT 信号明显增强,成像效果良好。

此外,金属铋 (Bi) 具有更高的原子序数和 X 线衰减系数、原料低廉、毒性较低等优点,是一种潜在的 CT 造影剂。

二、MRI 新型对比剂

目前临床上 MRI 造影剂可分为顺磁性物质（paramagnetic contrastagent）、超顺磁性物质（super-paramagnetic contrastagent）和铁磁性物质（ferromagnetic contrastagent）三大类。

目前研究较多的是水溶性顺磁性造影剂和水溶性超顺磁性造影剂。

1. 水溶性顺磁性造影剂　一般为金属钆、锰等的螯合物,配体主要为多氨多羧化合物,如二乙三胺五乙酸（DTPA）、四乙酸（DOTA）和乙二胺四乙酸（EDTA）以及它们的衍生物。其多个未成对电子自旋产生的局部磁场能缩短邻近水分子中氢质子的弛豫时间,主要表现为缩短 T_1,产生 T_1 阳性信号对比,增强造影剂邻近区域的信号,提高影像的对比度,已经广泛应用于临床。但由于钆剂具有潜在的肾毒性,故近年来对于新型的钆类对比剂的修饰改进研究较多,以下是近几年研究热点。

（1）脂质体:脂质体作为钆类造影剂的载体一直是钆类造影剂纳米化的研究热点。无论是将钆喷替酸葡甲胺（Gd-DTPA）、钆双胺（Gd-DTPA-BMA）、钆特酸葡甲胺（Gd-DOTA）等钆螯合物包裹于脂质体水性内核作为磁共振造影剂以检测原发性及转移性瘤,还是将钆造影剂包裹于脂质体的脂质双分子层中,以增加钆造影剂与水的相互作用,这些方法都取得了很好的效果。

有研究将二乙三胺五乙酸钆双葡甲胺(Gd-DTPA)被脂质体包裹后进行磁共振信号测量。结果显示脂质体载Gd-DTPA磁共振示踪成像是可行的。

（2）聚合物纳米粒子：聚合物纳米粒子是由蛋白质-肽、聚乳酸-羟基乙酸共聚物（PLA/PLGA）、壳聚糖及聚苯乙烯等聚合物组成，用于成像诊断以及治疗的药物可以与之结合，或者是包裹在其内核中。然而，将钆造影剂包裹在纳米粒中不利于钆造影剂与水之间的相互作用，同时造影剂的脉冲重复间隔时间（TR）不能延长，从而无法增强R1/Gd（平均每个Gd的R1）。目前的研究主要集中在将钆造影剂结合在纳米粒子的表面，以达到利于钆造影剂与水的相互作用且延长TR的目的。

有研究采用双亲性大分子十八烷基季铵盐接枝赖氨酸壳聚糖（OQLCS）衍生物与胆固醇复合，制备得到用于MRI阳性造影剂的多功能化高分子脂质体，并在人宫颈癌HeLa细胞的MRI造影进行研究。结果表明：制备顺磁性高分子脂质体造影剂具有较低的细胞毒性并且弛豫率较高，对细胞具有明显的成像功能。

（3）树形分子：树形分子即具有树枝状结构的有机分子。其粒径均一，表面有很多官能团，可以连接上大量的钆造影剂，这种载体既不影响钆造影剂与水的相互作用，又能延长钆造影剂的脉冲重复间隔时间（TR），适用于制备钆造影剂纳米制剂。

有研究在树形大分子基础上合成了一种新型的靶向性大分子造影剂FA-PEG-PAMAM-Gds。其中，树形大分子(PAMAM)为载体主体，聚乙二醇(PEG)调控分子粒径，叶酸组织靶向型，水溶性顺磁性钆螯合物为磁共振造影剂。该复合物的MRI实验均在西门子3.0T磁共振成像仪上进行。对弛豫率、体内最佳成像时间的确定、代谢规律和肿瘤处靶向富集成像等均进行了研究，显示出很好的体内成像效果。

（4）胶束：胶束是两亲性共聚物在临界胶束浓度（CMC）以上时，在选择性溶剂中通过自组装过程，自发形成的一种核壳结构。胶束的形态有很多种，最简单和常见的就是球形胶束。其优点有很多，如能够形成大小均一的结构，粒径较小（小于100 nm），制备方法简单，可以增大疏水性分子的溶解度，且在单一的结构下可具备多种功能。钆造影剂胶束可以分为两类，一类是将钆造影剂装载在胶束的亲水性外层，这样既不影响钆造影剂与水的相互作用，又能延长钆造影剂的TR；另一类钆造影剂胶束则是将钆造影剂包裹在胶束的内核中。

（5）碳纳米管：碳纳米管是一种具有特殊结构的一维量子材料（径向尺寸为纳米量级，轴向尺寸为微米量级，管子两端基本上都封口），具有独特的大小与结构、特殊的光学性质、大的比表面积和跨膜能力等许多力学、电学和化学性能。有报道称，Gd^{3+}和碳纳米管的复合物促进了T_1场高弛豫效能MRI造影剂的发展。且碳纳米管也能够携带药物分子进入细胞，甚至进入深层组织，因此有可能成为抗肿瘤药物的理想药物载体，并通过靶向分子的引导降低药物对正常组织的不良反应。同时，碳纳米管难以被肿瘤细胞大量排出，因此降低了在肿瘤细胞中的抗药性，有望成为一种新型的肿瘤治疗材料。

有研究表明，将透明质酸（HA）修饰碳纳米管提高其生物相容性和生物降解性，作为靶头与肿瘤细胞表面HA特异性受体（CD44）相结合介导细胞内吞作用，在此基础上，进行体内靶向磁共振成像及指导下的靶向治疗，取得良好的效果。

（6）二氧化硅：二氧化硅纳米粒子是一种无毒的和光学透明的材料，具有较大的比表面积和孔体积。它们可存储并逐渐在目标区域释放出治疗药物和诊断造影剂，是在诊断及治疗方法中较为有效的纳米颗粒。其表面可较容易地以不同的生物分子修饰，如蛋白质、抗体和肽等。

有报道称其研制的一种新型的具有分子靶向显像潜能的高掺钆量的介孔二氧化硅纳米粒子用于磁共振成像，MRI显示Gd-MSNs能显著缩短T_1和T_2的弛豫时间，表现为短T_1、短T_2的信号特点。有望成为一种新型的多功能靶向MRI纳米对比剂且高载药量的新型掺钆纳米材料。

2. 超顺磁性造影剂　超顺磁性氧化铁纳米粒子是一种新型的磁共振对比剂，这是一种具有独特晶体结构的特殊铁磁性物质，能产生强烈的T_2阴性信号对比，包括超小型超顺磁性氧化铁、脂质体包裹的超顺磁性氧化铁和白蛋白、葡聚糖、单克隆抗体等包裹的超小型超顺磁性氧化铁等。

超氧超顺磁性氧化铁（ultrasmall superparamagnetic iron oxide，USPIO）是一种超小超顺磁性氧化铁颗粒，它的有效成分为纳米级的Fe_3O_4或Fe_2O_3晶体核心，由直径为4.6 nm的氧化铁核心外包被低分子的葡聚糖构成，水合后分子直径大小为

18.30 nm。能被网状内皮系统巨噬细胞识别、摄取。其超顺磁效应可引起组织中局部磁场不均匀,使水分子弥散穿过不均匀磁场时,加速质子的失相位,同时使组织的横向弛豫时间(T_2)及纵向弛豫时间(T_1)缩短,因而可在 MRA 图像上观察到相应的 T_1、T_2 信号改变,得以提高正常组织和病灶组织的成像信号对比度,对肝、脾、淋巴结病变的成像效果好,安全性高,能够显著提高小病灶的检出,从而达到早期发现、早期诊断疾病的目的。

有研究用两亲性聚合物——羧基化的聚氧乙烯月桂醚(OE-PEG-COOH)对油性环境下合成的铁核心进行包被,制备了具有良好水溶性的 USPIO 纳米颗粒。这种新型纳米材料能够有效地对体内细胞进行标记示踪,并在临床 3.0T MRI 场强下清晰显影。

磁性纳米粒子的纳米尺寸相当于一个磁畴的大小,这就导致了磁性纳米粒子在磁性上有两个重要的分类,即单畴磁性纳米粒子和超顺磁性纳米粒子。像许多铁磁性一样,一系列的单畴磁性纳米粒子在外磁场存在的条件下表现出剩磁现象。但是当磁性纳米粒子的粒径小于某临界尺寸(如 $Fe_3O_4 < 30$ nm)而达到单个磁畴尺寸时,纳米粒子就可以在较弱的外加磁场存在时,表现出较强的磁性,而当较弱的外磁场撤销时,无剩磁,不再表现出磁性,这种磁学特性就称之为超顺磁性。

但这些低分子量造影剂的一个主要缺点是它们能快速扩散到细胞外基质,因此在血液循环中停留的时间很短,这就要求相对高的注射频率和注射剂量。磁性纳米粒子,特别是超顺磁性纳米粒子(SPM)作为磁性探针在生物成像和治疗方面具有广泛的应用。当超顺磁性纳米粒子的核半径小于 20 nm 且其水合动力学半径小于 50 nm 时,与细胞核膜孔的半径(50 nm)相似,并且远远小于细胞的半径(10~100 μm)。因而这些超顺磁性纳米粒子一旦与靶向试剂结合,就能够作为纳米载体,特别是能通过有效地生物作用与生物分子反应,为对生物实体进行磁标记提供可控手段。正常情况下,放进成像仪中的超顺磁性纳米粒子能够达到磁饱和,因而在磁共振成像的过程中缩短了质子的横向弛豫时间,相对于生物背景来说,有超顺磁性纳米粒子积累的区域的图像变黑。

例如钆塞酸二钠(Gd-EOB-DTPA)是一种新型肝细胞特异性钆对比剂,能够与肝细胞特异性结合。静脉注射 Gd-EOB-DTPA 后,其快速分布于细胞外间隙,具有类似钆喷酸葡胺的特点,可用作非特异性细胞外间隙(ESC)对比剂,获得病变的血流动力学信息。Gd-EOB-DTPA 中 EOB 基团具有很好的亲脂性,能与血红蛋白结合,约 50% 的 Gd-EOB-DTPA 由正常功能的肝细胞通过细胞膜上表达的有机阴离子转运多肽摄取,获得肝胆特异性期(以下简称肝胆期),肝胆期在静脉注射对比剂后 1.5 min 开始,持续 2 h,肝实质信号强度的最高峰在注射对比剂后 20 min 获得。肝实质摄取后产生缩短 T_1 弛豫的效应,在 T_1WI 上呈明显高信号。肝细胞摄取 Gd-EOB-DTPA 后,以非代谢形式经胆管和肾脏排泄,排泄的比值大致相等,分别为 43.1%~53.2% 和 41.6%~51.2%。其经胆管途径的排泄主要依赖细胞膜上的另一种转运分子,称为多药耐药蛋白 2(multidrug resistance protein 2, MRP2)。因 Gd-EOB-DTPA 经胆管与肾脏两种途径代谢,任何一种途径受损,都可以通过另一种途径代偿,所以具有很好的安全性,可用于肾脏或肝脏损害的病人。

三、超声微泡

1. 基本概念　超声微泡造影剂在疾病诊断与治疗中的作用日渐明显,超声微泡造影剂可用于对心脏、肝脏、肿瘤等的声学造影诊断。具有靶向性的超声微泡造影剂对组织、血栓及肿瘤的靶向显影应用前景广阔。目前的研究表明,超声微泡造影剂在治疗中也显示出巨大潜力,可作为一种有效的基因或药物运载工具。而低功率超声辐射微泡治疗肿瘤的研究亦有望取得突破性进展,随着超声影像新技术的不断发展和超声造影剂制备技术的不断改进,超声造影剂在疾病诊断和治疗中的作用日趋重要。

2. 超声微泡造影剂的研究进展　近几年,超声造影剂的研制取得很大进展。主要表现在超声微泡造影剂的直径减小,使其能经外周静脉注射后通过肺循环最终到达靶器官或靶组织,组织回声增强超声微泡造影剂的稳定性不断提高,可观察到造影剂在感兴趣区组织中的显影情况,各种类型的超声微泡造影剂相继出现,如白蛋白、脂质、表面活性剂及高分子材料类造影剂。新近又研究出靶向液态氟碳造影剂,此造影剂不同于具有先天性反射和背向散射特征的超声微泡造影剂,只有聚集在组织细胞表面时才具有较强的反射和背向散射性能,可明显增强其对比信号,此微泡直径可小于 8 nm,可以穿过血管内皮细胞间隙,在体内的循环半衰期长,其聚集时半衰期可延长至数天,可用作超声 PED 造影剂,连接放射性物质还可作为核医学造影剂。超声微泡造影剂已广泛用于心肌声学造影,急性局灶性炎症、血栓、肿瘤的诊断及部分良、恶性肿瘤的鉴别诊断。

随着超声微泡造影剂在临床上的广泛应用,必将大大提高各种疾病诊断的准确性,特别是有利于对直径小于 1 cm 肿瘤的诊断。但是随之而来的关于微泡造影剂生物学效应的问题也逐渐引起人们的重视。有研究发现,超声微泡造影剂不仅有利于超声对肝肿瘤的诊断,而且能在常规剂量下破坏肿瘤新生血管,这将有利于促进超声微泡造影剂在临床肝脏肿瘤的诊断与治疗上的应用,同时也应引起我们对微泡造影剂副作用的重视。

靶向超声微泡造影剂近来发展迅速,将特异性配体连接到微泡造影剂表面,通过血液循环使之到达感兴趣的组织或器官,选择性地与相应受体结合,从而达到特异性增强靶区超声信号的目的。目前对靶向超声造影剂的显像研究主要集中于炎症显像:体外和体内实验研究发现,微泡与激活的中性粒细胞和单核细胞黏附后,被吞噬入细胞内,且保持其声学特性不变,因此,当血液循环中的自由微泡被清除后,细胞内的微泡同样可被超声探及,可以用来发现炎症发生的部位,此外,用磷脂酰丝氨酸对脂质微泡进行修饰可以增强补体活化效果并提高微泡与激活的白细胞的结合程度。

3. 超声微泡造影剂在疾病治疗中的研究

(1)携带基因治疗:随着人类基因组计划的完成,研究者发现许多疾病都与基因异常有关,许多难治性疾病也期望通过基因治疗而得到根本解决。但目前基因治疗还存在一些问题,如缺乏安全、有效、有组织特异性和靶向性的基因转载系统,缺乏稳定的表达和转录后的宿主反应等。目前基因导入的方式多为将目的基因直接注射于靶组织,在某些疾病,如心血管疾病多采用心肌内直接注射或心导管注入质粒或腺病毒载体,但其有创性和转染效率低等限制了其临床应用。

新近研究发现,超声微泡造影剂为基因治疗提供了一种安全、高效的新型载体,其基本原理为声场内的超声波破坏微泡造影剂后,其产生的空化和机械效应可使细胞膜通透性增加,致微血管破裂,内皮细胞间隙增宽。靶基因可通过破裂的微血管和内皮细胞间隙到达组织细胞内。同时,利用超声波在特定时间和空间内击碎靶组织内微泡,可提高治疗的

靶向性。国外的研究表明,超声波破坏微泡可使基因的转染率和表达明显提高。目前,超声微泡介导的基因转染涉及心脏、血管、肝脏、肾脏、神经系统等众多领域,特别是在心血管系统疾病的基因治疗中。针对基因治疗中常用心肌直接注射法的有创性和现有载体的局限性,采用超声破坏微泡方法介导基因转染心肌组织,实现了心肌中血管生长因子基因的高效表达,促进了缺血心肌血管的新生,用此基因转移技术同样实现了在体外对肿瘤细胞的基因转染,可为肿瘤的基因治疗提供一种新方法。同样,采用超声破坏微泡的方法也实现了质粒载体和腺病毒载体在肝脏的高效表达。影响超声微泡造影剂介导基因转染率的因素较多,除不同组织和基因种类的影响外,超声能量、辐照时间、基因与微泡比例等众多因素均对转染效率产生影响,其中,超声能量是较重要的因素。研究发现,在体外采用一定能量的超声破坏微泡后,对微泡所携带的质粒结构无明显损伤,而当改变超声强度后,对局部组织的作用随强度增加而逐渐明显。强度过大,对组织可产生损伤,且研究发现,基因转染效率与超声波的频率大小成反比。频率越低,转染效率越高。因此有必要对基因转染的超声辐照条件进行优化。携带药物治疗研究显示,超声破坏微泡可实现蛋白在心脏的定向转移监控。

(2)抗肿瘤治疗:近来研究表明,超声微泡造影剂作为一种新型的药物载体,结合低功率超声定位辐照技术,使肿瘤药物治疗具有更高的靶向性,且可降低化疗药物对全身的副反应,具有广阔的临床应用前景。

冯若等发现,经低频超声辐照后的微泡造影剂能够引起肿瘤血管栓塞,具有潜在的抗肿瘤作用。目前已有厂家成功研制出低频多功能超声加微泡造影剂的手术装置用于肿瘤的治疗。

也有研究用脂质微泡为载体,将紫杉醇包裹入微泡,制作成载紫杉醇超声微泡造影剂,以人肝癌 HepG2 细胞株为材料,研究载紫杉醇超声微泡造影剂在诱导人肝癌 HepG2 细胞周期阻滞中的作用及其形态学变化,实验收到了良好的效果,可显示微泡的成像及载药治疗效果。

(3)评估缺血性心脏病:超声微泡造影剂直径较小(小于 8 μm),经外周静脉注射后,能通过肺循环到达靶器官或靶组织,实现感兴趣区组织回声增强。超声微泡造影剂的稳定性不断提高,可观察到

感兴趣区显影情况。目前,各种超声微泡造影剂相继出现,如白蛋白、脂质、表面活性剂类及具有广阔前景的高分子材料类造影剂羟基乙酸(PLGA)超声微泡造影剂。

在超声微泡造影剂内充入氟碳气体,使用生物素-亲和素桥接方法,将其分别与P-选择素单抗(MBp)、ICAM-1单抗(MBi)以及两种抗体(MBd)连接,分别制成靶向微泡。在小鼠心肌缺血再灌注模型评估其在超声心肌对比造影中的有效性。结果显示利用双靶向超声微泡造影剂是探测及评估急性心肌缺血再灌注损伤的可行方法,在筛检相对较短时间内发生的急性胸痛中的高危病例方面具有一定的价值。

(4)诊断动脉粥样硬化:超声微泡携带单抗,靶向微泡血管内皮特异性结合,有利于靶向微泡超声造影显像,提高对粥样硬化动脉内膜及斑块超声诊断的敏感性。

有文章探讨携带P-选择素单抗的超声造影剂在动脉粥样硬化中的诊断价值。结果表明,携带P-选择素单抗靶向微泡在体内、体外均能与血管内皮特异性结合,显示了很好的造影效果,提高了检出率,增强了敏感性。

超声作为一种无创检诊技术,可用于各种疾病的诊断。而微泡造影剂则可提高超声对疾病的诊断率,提高了医学超声图像的对比度,可检测常规超声不能检测到的病灶,能够显著提高肝癌诊断的符合率。声像图可以引导监控微泡到达靶器官,用一定能量超声波击碎微泡后可在靶组织进行基因转染或药物释放。目前临床常规使用的超声造影剂是微米级造影剂,其粒径一般在2~4 μm,能够通过肺循环,但不能透过血管壁,只能进行血池内成像。相关研究表明,肿瘤组织的血管内皮间隙会增大,能够允许粒径小于700 nm的颗粒通过,因此符合该粒径要求的纳米级超声造影剂就能突破传统微泡造影剂只能进行血池内成像的局限性,透过血管壁对肝组织进行造影成像,实现超声分子成像,提高诊断的敏感性和特异性以及对早期肝癌诊断的准确性。但目前纳米级超声造影剂的性质还处于研究阶段,尚有很多问题需要解决。

4.目前存在的问题 利用超声破坏微泡实现基因和药物的定向转移这一技术同样也会对机体产生有害的生物学效应。超声破坏微泡有引起组织出血,血管内溶血,体外培养细胞和含气组织及器官,如肺和肠损伤的报道。亦有资料证实可引起心室收缩功能可逆、短暂性的降低及冠状动脉灌注压的增高和心肌组织内乳酸盐的过量沉积。此外,光学显微镜检测显示,靶组织内毛细血管的破裂、红细胞的外渗和内皮细胞的破坏这一系列的副作用可能直接归因于超声破坏微泡所引起的机械作用。虽然高能量超声辐照可增加内皮细胞间隙和细胞膜的通透性,但同时也可能引起一定的组织损伤。因此,有必要对超声破坏微泡各种相关的超声参数进行更深入的优化,改进超声微泡的制作工艺及微泡与基因或药物结合的方式。

超声微泡造影剂具有广阔的发展前景,随着分子生物学、物理、化学及材料学(包括纳米技术)等与超声相结合的超声分子影像学的诞生和不断发展,超声造影剂将在疾病的诊断和治疗中发挥更大的作用。

【参考文献】

[1] THOMSEN HS. Contrast media safety: an update[J].Eur J Radiol, 2011,80(1):77-82.

[2] ANDREUCCI M, SOLOMON R, TASANARONG A. Side effects of radiographic contrast media: pathogenesis, risk factors, and prevention[J]. Biomed Res Int ,2014,74:10-18.

[3] MCDONALD JS, MCDONALD RJ, CARTER RE, et al. Risk of intravenous contrast material-mediated acute kidney injury: a propensity score-matched study stratified by baseline-estimated glomerular filtration rate[J]. Radiology, 2014, 271:65-73.

[4] DAVENPORT MS, KHALATBARI S, COHAN RH, et al. Contrast material-induced nephrotoxicity and intravenous low-osmolality iodinated contrast material: risk stratification by using estimated glomerular filtration rate[J]. Radiology, 2013, 268:719-728.

[5] KAYIBANDA JF, HIREMATH S, KNOLL GA, et al. Does intravenous contrast-enhanced computed tomography cause acute kidney injury? Protocol of a systematic review of the evidence[J]. Syst Rev, 2014,3:94.

[6] THOMSEN HS, MORCOS SK, ALMÉN T, et al. Nephrogenic systemic fibrosis and gadolinium-based contrast media: updated ESUR Contrast Medium Safety Committee guidelines[J]. Eur Radiol, 2013,23(2): 307-318.

[7] WANG PI, CHONG ST, KIELAR AZ, et al. Imaging of pregnant and lactating patients. Part 2, evidence-based review and recommendations[J]. AJR Am J Roentgenol, 2012,198(4):778-784.

[8] BERNSTEIN EJ, SCHMIDT-LAUBER C, KAY J. Nephrogenic systemic fibrosis: a systemic fibrosing disease resulting from gadolinium exposure[J]. Best Pract Res Clin Rheumatol,2012,26(4):489-503.

[9] DAFTARI BESHELI L, ARAN S, SHAQDAN K, et al. Current status of nephrogenic systemic fibrosis[J]. Clin Radiol,2014,69(7):661-668.

[10] BENNETT CL, QURESHI ZP, SARTOR AO, et al. Gadolinium-induced nephrogenic systemic fibrosis: the rise and fall of an iatrogenic disease[J]. Clinical Kidney Journal ,2012,5: 82-88.

[11] WITTRAM CL, YOOAJ.Transient interruption of contrast on CT pulmonary angiography: proof of mechanism[J]. J Thorac Imaging, 2007, 22(2):125-9.

[12] MILES KA , MCPHERSON SJ , HAYBALL MP. Transient splenic inhomogeneity with contrast-enhanced CT: mechanism and effect of liver disease[J].Radiology , 1995, 194(1):91-95.

[13] NOHYUNLEE, SEUNG HONG CHOI, TAEGHWAN HYEON.Nano-Sized CT Contrast Agents[J].Adv. Mater., 2013, 25, 2641–2660.

[14] SINGH J, AFTARY AD.Iodinated contrast media and their adverse reactions[J].J Nucl Med Technol,2008 , 36 (2) :69-74.

[15] RANDALLB.LAUFFER, THOMAJS. BRADY, TRODNEYD. BROWN, et al. l/Tl NMRD profiles of solutions of Mn^{2+} and Gd^{3+} protein-chelate conjugates[J].Magnetic Resonance in Medicine,

1986, 3:541–548.

[16] CHENG W, PING Y , ZHANG Y , et al. Magnetic resonance imaging (MRI) contrast agents for tumor diagnosis [J].Journal of Healthcare Engineering, 2013,4(1):23-45.

[17] HYON BIN NA, IN CHAN SONG, TAEGHWAN HYEON.Inorganic nanoparticles for MRI contrast agents[J].Adv. Mater., 2009, 21: 2133–2148.

[18] NOHYUNLEE, SEUNG HONG CHOI, TAEGHWAN HYEON.Nano-sized CT contrast agents [J].Adv Mater, 2013, 25, 2641-2660.

[19] VA DE, CUSTERS E, LUB J, et al. Block-copolymer-stabilized iodinated emulsions for use as CT contrast agents[J].Biomaterials, 2010 , 31 (25) :6537-6544.

[20] KS OH, LEE S, JH NA, et al. Blood-pool multifunctional nanoparticles formed by temperature-induced phase transition for cancer-targeting therapy and molecular imaging[J].Int J Pharm, 2012, 437 (1-2) :192-202.

[21] JAMES NR, PHILIP J, JAYAKRISHNAN A, et al. Polyurethanes with radiopaque properties[J].Biomaterials,2006 , 27 (2) :160-166.

[22] RAATSCHEN HJ, FU Y, BRASCH RC, et al. In vivo monitoring of angiogenesis inhibitory treatment effects by dynamic contrast-enhanced computed tomography in a xenograft tumor model[J]. Investigative Radiology,2009,44 (5) :265-270.

[23] BURKE SJ, ANNAPRAGADA A, HOFFMAN EA, et al.Imaging of pulmonary embolism and t-PA therapy effects using MDCT and liposomal iohexol blood pool agent: preliminary results in a rabbit model[J]. Academic Radiology,2007,14 (3) :355-362.

[24] BADEA CT, ATHREYA KK, ESPINOSA G, et al.Computed tomography imaging of primary lung cancer in mice using a liposomal-iodinated contrast agent [J].Plos One,2012,7 (4) :e34496.

[25] JACKSONA PA, WONG CJ, CKERLY TA, et al. Potential dependent superiority of gold nanoparticles in comparison to iodinated contrast agents[J]. European Journal of Radiology, 2010, 75 (1).104-109.

[26] HUANG P, BAO L, ZHANG C L. et al.

Folic acid-conjugated silica-modified gold nanorods for X-ray/CT imaging-guided dual-mode radiation and photo-thermal therapy[J]. Biomaterials , 2011, 32: 9796-9809.

[27] CHOU SW, SHAU YH, WU PC, et al. In vitro and in vivo studies of FePt nanoparticles for dual modal CT/MRI molecular imaging[J]. J Am Chem Soc, 2010, 132 (38): 13270-13278.

[28] NARAYANAN S, SATHYBN, MONY U, et al. Biocompatible magnetite/gold nanohybrid contrast agents via green chemistry for MRI and CT bioimaging[J]. ACS Appl Mater Interfaces , 2011, 4: 251-260.

[29] WIKSTROM M G., MOSELEY M E., WHITE D L, et al.Contrast-enhanced MRI of tumors. Comparison of Gd-DTPA and a macromolecular agent[J].Invest. Radiol. , 1989, 24(8):609-615.

[30] WIENER E C., BRECHBIEL M W., BROTHERS H, et al. Dendrimer-basedmetal chelates: a new class of magnetic resonance imaging contrast agents[J].Magn Reson Med., 1994, 31: 1-8.

[31] KOBAYASHI H, BRECHBIEL M W. Gadolinium-based macromolecular MRI contrast agents[J], Mol. Imaging , 2003, 2: 1-10.

[32] JUN YW, HUH YM, CHOI JS, et al. Nanoscale size effect of magnetic nanocrystals and their utilization for cancer diagnosis via magnetic resonance imaging[J]. Journal of the American Chemical Society, 2005, 127 (16) :5732-5733.

[33] KLOSTRANEC J M, CHAN WCW.

Quantum dots in biological and biomedical research: recent progress and present challenges[J]. Advanced Materials, 2010, 18 (15) :1953-1964.

[34] JUN YW, HUH YM, CHOI JS, et al. Nanoscale size effect of magnetic nanocrystals and their utilization for cancer diagnosis via magnetic resonance imaging[J]. Journal of the American Chemical Society, 2005, 127 (16) :5732-3.

[35] XIE J, XU C, KOHLER N. Controlled PEGylation of monodisperse Fe_3O_4 nanoparticles for reduced ron - specific uptake by macrophage cells[J]. Advanced Materials, 2010, 19 (20) :3163-3166.

[36] LACONTE LEW, NITIN N, ZURKIYA O, et al.Coating thickness of magnetic iron oxide nanoparticles affects R2 relaxivity[J]. Journal of Magnetic Resonance Imaging Jmri, 2010, 26 (6) : 1634-1641.

[37] SUN C, VEISEH O, GUNN J, et. al. In Vivo MRI detection of gliomas by chlorotoxin-conjugated superparamagnetic nanoprobes[J]. Small, 2008, 4 (3) : 372.

[38] XU C, XIE J, HO D, et al. Au-Fe_3O_4 dumbbell nanoparticles as dual-functional probes[J]. Angewandte Chemie, 2010, 120 (1) :179-182.

[39] BRIDOT JL, FAURE AC, LAURENT S, et al. Hybrid gadolinium oxide nanoparticles: multimodal contrast agents for in vivo imaging[J]. Journal of the American Chemi cal Society, 2007, 129 (16) : 5076-5084.

第三十三章　医学分子成像的主要研究方向

医学分子成像是通过影像学方法对活体细胞和分子水平的生物学过程进行成像、定性和定量研究的一门学科。和传统影像学致力于病理变化的最终结果相比，医学分子成像技术主要着眼于生物体内生物过程的基础变化。因此，通过分子成像，我们可成功捕捉"疾病前状态"，并早期进行干预，达到改善预后的目的。近年来，纳米生物技术、微流体技术等其他相关学科快速发展，分子成像发展十分迅速。

利用纳米材料独特新颖的光学和电学等特性，结合现代医学影像技术，如磁共振成像（magnetic resonance imaging，MRI）、核医学成像（nuclear imaging）、光学成像（optical imaging）等，有可能在疾病发生初期进行特异性检测，使影像医学深入到分子水平，探索疾病的分子水平变化，在疾病早期做出更准确的诊断。

第一节　细胞的影像学标记、示踪与应用

人们对细胞治疗认识的不断加深极大地拓展了医学研究领域的广度，细胞治疗已成为现代医学治疗的一类重要方法，并越来越受到重视。自从Weissleder 于 1999 年首先提出分子影像学的概念后，移植细胞的监测进入了崭新的阶段，人类开始在细胞水平评价活体组织细胞的生物学过程。活体细胞示踪能够观察细胞治疗的生物进程，其目的是在器官、组织、细胞和分子水平描述细胞的功能、迁移、归巢和移植物的植入。分子影像学通过不同的成像方式和成像对比剂扩展了这种可能性。目前细胞示踪主要采用的分子影像学方法有磁共振成像、核医学成像、光学成像。利用这些不同的影像学方法，配合相应的标记物，可以在活体实现无创显示移植细胞的迁移、分布、定位及其时间动力学过程。

一、细胞标记技术与原理

（一）内源性标记

将蛋白编码基因转导到其他基因的启动子区域，从而成为基因表达的报告子并进行细胞示踪。在体外通过使用编码特定报告基因的载体（如反转录病毒、疱疹病毒和腺病毒）实现特定的基因标记。目前有学者认为引用外源基因对细胞内基因性状进行干扰或修改具有潜在的危险性。

（二）外源性标记

将非靶向和靶向探针经过与染料的简单孵育就可以整合到细胞内。非靶向探针的摄取机制通常是利用亲脂性的花青染料在双层磷脂细胞膜的黏附和弥散来实现的。其他摄取方式是通过转运体、胞吞作用和吞噬作用完成的。这些细胞和染料在无血清培养基孵育的标记效率通常高于在有血清的培养基中孵育的标记效率。

二、磁性标记与示踪

MRI 为高分辨率、多序列、多角度成像，同时可获得包括软组织在内的三维解剖结构及生理信息的优势。细胞水平的 MR 成像建立在传统的非特异性成像技术基础上，以特殊的细胞作为成像对象。已经开发的 MRI 对比剂主要分两大类：一类是主要产生 T_1 正性对比效应，以 Gd^{3+} 的大分子螯合物（二乙三胺五醋酸钆，Gd-DTPA）为代表的阳性对比剂，其成像原理是钆原子的外层轨道上有不成对的电子，通过质子偶极子 - 电子偶极子的相互作用，可使局部磁场增强，使质子弛豫增强，结果造成组织的弛豫时间缩短。另一类是以纳米尺度的氧化铁为基础的阴性对比剂，主要产生较强的 T_2 负性对比，穿透性强且弛豫率为同等条件下 Gd^{3+} 的 7~10 倍，在很低

浓度条件下即可形成强烈对比材料。常用的氧化铁纳米材料是超顺磁性氧化铁材料（superparamagnetic iron oxide，SPIO）或超小顺磁性氧化铁材料（ultrasmall superparamagnetic iron oxide，USPIO）。有研究者将修饰后的氧化铁纳米材料在体外标记巨噬细胞，并进行 MR 成像，成功进行了细胞标记、血流动力学分析、细胞之间免疫排斥反应、细胞表型分析、病理等多个方面研究，均表明 MR 分子成像可行。除此以外，还有研究者将超顺磁性氧化铁纳米颗粒与氧化铁进行偶联，探讨了增强后肝脏 R_2^* 值的变化和纤维化炎症活动之间的相关性。

随着纳米材料在生物领域越来越广泛的应用，对其生物安全性的研究势在必行。纳米材料可能通过简单扩散或渗透形式经过肺血屏障和皮肤进入体内，具有很强的吸附能力和很高的化学活性，可能透过生物膜上的孔隙进入细胞及细胞器内，与细胞内生物大分子发生结合，使生物大分子和生物膜的正常空间结构改变，导致体内一些激素和重要酶系活性丧失，甚至遗传物质突变，导致肿瘤发病率升高或促进老化。因此，自 20 世纪 80 年代后期以来，国内外对超顺磁性氧化铁进行了广泛的动物实验及 Ⅰ～Ⅲ 期临床试验。由 Advanced Magnetics 公司生产的 SPIOs 造影剂 AMI-25（Ferumoxides，商品名 Feridex），在美国、欧洲及日本均已完成Ⅲ期临床试验，并有商品出售，平均直径为 80 nm，核心氧化铁晶体的直径为 20 nm。另一种常见的制剂是 SHU555A（Resovist），已进入Ⅲ期临床试验阶段，平均直径为 60 nm。由此可见，随着纳米材料产业化的发展，新型的纳米造影剂也将不断地投入到临床应用中来。

三、光学标记与示踪

光学分子成像（optical molecular imaging，OMI）是一种新兴的成像工具，具有非离子低能量辐射、高敏感性、可连续进行、实时监测、价格相对较低、染料激发和信号探测模式灵活等优点。OMI 是目前公认的开展活体分子事件研究的主流手段之一，在生命科学研究中具有广阔的应用前景。但以光学成像为基础的细胞示踪技术存在穿透深度不足、空间分辨率较差、难以定量等限制。

理想的光学细胞示踪成像探针应该具有较好的生物相容性、较小的生物毒性、良好的光化学稳定性、明显的信噪比、不随细胞分裂而导致信号削弱、循环半衰期长等特点。目前用于光学细胞示踪成像的方法主要包括生物发光成像和荧光成像。生物发光成像是一种广泛应用于小动物全身成像的光学成像技术，与荧光成像技术相比，其优点是无自发荧光，所得图像的信噪比高，因此，检测的敏感性与特异性均较高。细胞示踪荧光成像主要包括内源性标记的荧光蛋白成像和外源性标记的荧光染料和量子点荧光成像以及多模态分子成像。光学成像为非侵袭性示踪细胞提供了一种新型的有效方法，通过光学成像产生的表面图谱，可深入了解细胞向靶点迁移的程度、空间 - 时间的实时相互作用，并评价病理生理过程中贡献的变化量，同时，可以在不同程度上阐释被标记细胞的生存、繁殖和迁移。目前，研究人员用光学成像示踪了神经干细胞、胚胎干细胞、骨髓间质细胞在神经系统疾病模型中的迁移，获得的结果证实干细胞有望实现神经组织的再生。胶质母细胞瘤因为发病率高、预后差等原因，也成为研究的重点，迫切需要新的治疗方法。用荧光和生物发光转基因标记神经祖细胞（NPC）形成肿瘤坏死因子相关凋亡诱导配体（s-TRAIL），光学成像证明，经颅内注射后，s-TRAIL 迁移到肿瘤，同时发挥抗肿瘤效应。神经祖细胞已被证明在中枢神经系统中会发生适当的迁移和整合，因此，进一步揭示其对中枢神经系统肿瘤、帕金森病和血管意外的潜在治疗作用。

绿色荧光蛋白是应用最为广泛的一类荧光蛋白标记物，但所发荧光需要外来光源的激发，因此对成像位置的深度有一定要求，即随着成像靶组织位置加深，检测的敏感性降低。这是因为组织的自发荧光增加了背景噪声，使得影像的信噪比降低；另外，光在生物组织中穿透深度有限，因此也存在着衰减情况。针对上述情况，新发展起来的近红外成像系统则可以弥补以上缺陷。因为近红外光（780~1 100 nm）在生物组织中的高穿透深度和高成像信噪比特点，光子在机体组织内的吸收和散射很少，能够使深达 10 cm 的机体组织显影，而可见光范围的荧光成像仅能穿透 1~2 mm 的深度；在 NIR 波长区域，血红蛋白、水及脂质对光子的吸收率最低，加之组织的自发荧光在这一波长范围内最小，组织背景荧光信号很弱，因此信噪比最高。现阶段有大量的研究小组在寻找和开发各种特异性的近红外荧光探针，并以近红外荧光探针为基础，利用探针的靶向能力携带抗肿瘤药物到肿瘤部位，使得肿瘤的诊断和治疗可以同时实现。新兴的纳米科技极大地促进了肿瘤诊断和治疗的发展,利用纳米技术构建的兼具诊断和治疗作用的新型多功能合成物不仅可以监测药物的代谢分布,还可以通过近红外光操纵合成物的转换开关来控制药物在体内的释放,从而实现个体化用药的监测和调节。

在纳米尺度中,一种新型的量子点(quantum dots,QDs,也称半导体纳米晶)荧光纳米材料受到了广泛关注。量子点具有荧光发射尺寸依赖性、发射峰狭窄对称、激发波长范围广、量子效率高、光稳定性好等特点。作为荧光标记物在生物医学领域(如细胞标记、分子示踪、体内成像等)有着巨大的应用前景。此外,量子点可以减少光漂白性和光闪烁性,性质稳定,从而使量子点在活体组织内保持数个月的荧光。目前,已经有多种近红外QDs被成功制备。早期传统近红外QDs的组成中多数含Cd、Pb等有毒元素,如CdTe、PbSe、PbS等,极大限制了这类近红外QDs在生物医学领域的应用。因此,一些新型低毒近红外QDs被成功制备,例如Ⅰ~Ⅵ族CuInSe、CuInS$_2$及Ⅰ~Ⅵ族的Ag$_2$S、Ag$_2$Se等近红外QDs。有研究者利用量子点标记材料,在活细胞内对生命活动过程进行高灵敏度、高分辨率、原位、实时、动态研究,在活细胞内直接可视化研究病毒-宿主相互作用的动态过程,实时获取病毒侵染过程中重要或关键分子时间,如入胞、胞内运动行为及轨迹等生命过程信息,揭示了病毒侵染宿主细胞的部分重要机制。

除上述成像体系以外,一种新型的"智慧型"探针近年来受到了越来越多的关注。"智慧型"探针在自然状态下没有荧光产生,一旦在作用位点被一些特异性的刺激效应(包括温度、微环境的pH等)所激活即可产生强烈的荧光效果。这种可激活的"智慧型"探针已用于成像组织蛋白酶B、K、D,半胱氨酸天冬氨酸蛋白酶1(Caspase 1)和半胱氨酸天冬氨酸蛋白酶13(Caspase 13),基质金属蛋白酶-2(MMP-2)、基质金属蛋白酶-9(MMP-9)和基质金属蛋白酶-13(MMP-13),尿激酶及其他蛋白酶。除此以外,利用荧光染料融合放射性示踪剂,结合光学成像和放射性核素成像(如PET或SPECT成像),虽然成像受放射性示踪剂半衰期的限制,但这类探针优势依然很明显,例如,能够增进探测深度、提高三维分辨率和进行定量化成像。

第二节 新型高性能造影剂的研发

纳米材料是指其基本材料为1~100 nm的材料。按照近代固体物理学观点,纳米材料依据三维空间中未被纳米尺度约束的自由度计,大致可分为三类:①零维纳米材料,是指三个维度均在纳米尺度的纳米材料,如纳米微粒、纳米团簇等;②一维纳米材料,是指在空间三维中有二维处于纳米尺度的纳米材料,如纳米线、纳米棒、纳米管等;③二维纳米材料,是指在空间三维中只有一维在纳米尺度的纳米材料,如多层膜、超薄膜、超晶格等。广义的纳米材料是指三维空间中至少有一维处于纳米尺度范围或由它们作为基本单元所构成的材料。

随着纳米生物技术的不断发展,许多纳米生物材料在自身理化性能、生物安全性、可靠性等方面有了明显改善,并逐渐应用到生物医学领域,在疾病检测、诊断、确定个性化治疗方案和疾病管理等方面具有巨大潜力。进入20世纪80年代以后,伴随着新的科技革命,纳米科学和技术逐步进入了飞速发展的时期,经过多年的发展,目前纳米科学和技术已经发展成为一门融合物理、化学、生物、电子、力学、材料等多门学科理论与技术,能对医疗健康、能源化工、航空航天等涉及国家战略发展的多个方面产生深刻影响的新技术。

一、纳米造影材料研究对象

纳米材料由有限数量的原子或分子组成,当尺度减小到纳米级别时,材料的电子态密度逐渐由连续分布过渡到类似于原子能级的分立分布,此种变化反馈到物质结构和性能上,就会显示出一系列奇特的效应,如小尺寸效应、表面效应、量子尺寸效应、量子限域效应、宏观量子隧道效应以及熔点降低等。正是由于这些特性,纳米材料表现出许多块状材料没有的物理、化学特殊性质,如光学、力学、电学、磁学、热学和催化等,从而使纳米材料具有更为广阔的应用前景。

(一)纳米材料的特性

材料进入纳米尺度将引发一系列的宏观物理性

质,包括小尺寸效应、表面效应、宏观量子隧道效应。

1. 小尺寸效应　纳米材料尺寸变小的同时其表面积急剧增大,导致一系列新奇的光、热、磁、电、声等物理、化学性质的变化。量子尺寸效应是指材料的尺寸达到纳米量级时,费米能级附近的电子能级由准连续变为离散能级或者能隙变宽的现象。当能级间距大于热能、磁能、静电能、静磁能、光子能或超导态的凝聚能时,会出现纳米材料的量子效应,从而使其磁、光、声、热、电、超导电性能变化。

2. 表面效应　球形材料的表面积与直径的平方成正比,其体积与直径的立方成正比,故其比表面积(表面积/体积)与直径成反比。随着材料直径的变小,比表面积将会显著增加,材料表面原子数相对增多,从而使这些表面原子具有很高的活性且极不稳定,致使材料表现出不一样的特性,这就是表面效应。随着纳米材料粒径的减小,表面原子数迅速增加。

3. 宏观量子隧道效应　宏观量子隧道效应是基本的量子现象之一,即当微观材料的总能量小于势垒高度时,该材料仍能穿越这一势垒。近年来,人们发现一些宏观量,例如微材料的磁化强度、量子相干器件中的磁通量等亦有隧道效应,称为宏观的量子隧道效应。

(二)无机纳米材料

1. 金属氧化物纳米材料　金属氧化物纳米材料是近年来备受关注的新型半导体材料。由于粒径的纳米级别化,比表面积急剧增加,表面原子排布、电子结构和晶体结构都发生显著变化,具有宏观氧化锌所不具有的表面效应、体积效应、量子尺寸效应和宏观隧道效应以及高透明度、高分散性等特点。除了前面提到的氧化铁(Fe_3O_4)磁性纳米材料主要用于磁分离和 MR 成像,纳米氧化锌(ZnO)也是一种被广泛关注的成像材料。与块状 ZnO 相比,纳米 ZnO 具有较高的可见光透光率和较强的紫外线吸收性,且具有较宽的紫外线吸收区域,对长波和中波紫外线均有屏蔽作用;此外,它是在低压电子射线下唯一能发光的物质,具有荧光效应,光色为蓝色和红色。因此,氧化锌量子点作为一种低毒、价廉的发光材料,成为时下的研究热点。有学者成功制备了二氧化硅保护的荧光发射可调的氧化锌纳米粒子,并用于细胞标记,除此以外,还有研究人员制备了磷脂修饰的 MnO 纳米粒子,具有低毒性和良好的 T_1 造影增强效果,且其 T_1 造影增强效果随粒径减小而呈增大趋势。

2. 金属纳米材料　这一类材料主要包括金(Au)、银(Ag)、铂(Pt)等纳米材料。金属纳米材料因其良好的生物相容性和化学稳定性,是生物医学领域近年来的一个热门研究体系,这主要由于材料尺寸和形状调控的局域表面等离激元共振效应(surface plasmon resonance, SPR)能够带来一系列具有优良应用前景的性质,例如表面增强拉曼散射(surface-enhanced Raman scattering)、多光子发光(multi-photon luminescence)、散射及光致发热效应等。到目前为止,已有大量文献报道了金纳米簇在成像方面的应用。如某课题组制备了发射红色荧光且生物相容性好的金纳米簇,应用于生物体外荧光成像。并且通过于人骨髓间充质干细胞中培养,证明该纳米簇毒性很低。除了金纳米簇之外,银纳米簇也表现出广阔的应用前景。有学者尝试用生物分子,如功能性的多肽、适配体分子来制备生物相容性好的银纳米簇,巧妙合成了短的多肽序列功能化银纳米簇,并成功用于细胞染色中。

3. 无机半导体纳米材料　无机半导体纳米材料主要指直径为 1~10 nm 的球形半导体纳米晶体,即量子点,主要由 Ⅱ~Ⅵ 族或 Ⅲ~Ⅴ 族化合物或 Ⅳ 族的单质组成,通过调节其尺寸和构成,可以有效调控其导带电子、价带空穴以及激子,从而有效调控其光电性质。量子点与有机荧光团相比有两个突出的光学特点:①窄的发射光谱能减少光谱重叠,从而能同时区别多个荧光团;②宽的激发光谱能在单一波长下激发多种颜色的光谱。这些独特的光学性质使量子点能在体内跟踪多种细胞,而且由于量子点的可调谐发光波长,使量子点能促进组织深层的细胞成像。除此以外,量子点光学性能非常稳定,不易受环境 pH、温度等影响,荧光不易淬灭,可被多次激发,因而被认为可作为新一代高效荧光成像试剂。

(三)有机纳米材料

有机物同样也是纳米研究中常用于构建纳米结构的物质,例如仿生纳米材料和树枝状化合物(dendrimer)是常见的有机纳米体系。

1. 仿生纳米材料　仿生纳米材料是一类涉及生物物质捕获、载入或吸附于表面的材料。它们是各种生物组装单元,如脂质、多肽和多糖,经人工构筑形成的组装体,用作药物、受体、核酸和成像剂的载体。其中,以蛋白和多肽来合成纳米造影剂是一种主要方式,即通过调控生物分子的结构和组成来合成无机纳米材料。在此过程中,可以通过控制纳米前体的浓度、反应的 pH 、蛋白的结构或多肽的序列组成、适当改变反应环境等得到尺寸、荧光性质以及表面化学性质均不同的纳米材料。例如已有报道以牛血清白蛋白 (BSA) 为模板可以合成出 CdSe 量子点用于细菌标记,基于 Gd 的混杂纳米粒子用于MR 血池造影,Ag_2S 近红外量子点偶联血管内皮生长因子抗体用于体内肿瘤靶向成像,波长可调节的HgS 近红外量子点用于金属离子的传感等。

2. 树枝状化合物　树枝状化合物具有精致对称的结构,是一类可以从分子水平控制并设计合成的新型化合物。树枝状化合物独特的结构伴随着独特的性能,这些独特的性能使得它在实际生产的各个领域有广泛的用途。树枝状化合物发展至今其合成方法不断进步与完善,不断朝多样化、功能化的方向发展。树枝状化合物近年来通常作为模板合成金属纳米材料、双金属纳米材料、半导体纳米材料等。

二、纳米靶向探针

从化学和生物学的意义上理解,探针(probe)是一种已知的特异性分子,它带有合适的标记物供反应后检测。探针和靶的相互反应,如抗原 - 抗体、血凝素 -碳水化合物、亲和素 - 生物素、受体和配体以及核酸与其互补核酸间的杂交等反应均属此类。分子探针主要分为两类,即核酸探针和蛋白质探针,其中蛋白质探针(标记)主要由公司制备,核酸探针主要是实验室自己制备。核酸探针制备技术包括目的基因的制备、标记及标记核酸的纯化、鉴定等。纳米靶向探针即通过表面功能化的纳米材料与蛋白质、小肽段以及核酸等生物分子耦合从而达到特异性识别目标细胞甚至进入细胞,从而达到提高成像特异性的目的。

三、纳米靶向探针的构建方法和特点

纳米靶向探针的构建需要三个必要因素:①具有针对疾病靶点的特定分子;②具有可明显增强图像的纳米材料;③分子探针与纳米材料的可靠结合,包括稳定且运用某种成像技术可被正确检测和分析。通过在纳米材料基础上构建各种靶向造影剂的分子影像技术有可能检测到机体在出现疾病解剖结构变化前的分子改变,如癌细胞早期转移、心血管初步纤维化的形成等疾病早期生物特性变异等,可成

为早期诊断恶性肿瘤、冠心病和脑部重大疾病的有效手段。

纳米探针的构建方法主要是在各种纳米材料表面连接大量特异性物质,包括细菌、蛋白、核酸等,使其具有特异性的靶向作用。纳米材料与生物分子的连接主要有以下两种方法。

(1)静电吸附法:在合适的 pH 条件下,利用纳米材料表面所带的静电荷与生物分子所带的相异电荷,利用静电力相连,是一种非共价吸附机制。

(2)偶联剂法:是指通过特定偶联剂活化纳米材料表面活性基团,使生物分子所带活性官能团可以更有效率地与纳米材料连接,此种机制为共价连接。生物分子通过偶联剂法与纳米材料连接后较为稳定,但也可能对生物分子活性有影响。常用的偶联剂有 1- 乙基 -3-(3- 二甲基氨基丙基) 碳化二亚胺盐酸化物(EDC)和 3-(2- 吡啶二巯基)丙酸轻基琥珀酰亚胺酯(SPDP),各种不同偶联剂法对生物分子活性影响各不相同,为了达到特定的成像效果,应根据具体情况进行选择,从而在保证成像效果有效性的基础上保持表面生物分子的活性。

总体来说,纳米材料或纳米材料构建的纳米探针需要满足以下几点:①在体内循环的半衰期长;②能够克服各种生理屏障,包括血管壁、细胞间隙、细胞膜、血脑屏障等;③毒副作用小;④易于生产,具有临床转化潜能。

四、新型纳米材料的主要类型及其研究进展

除了发展先进的成像设备外,发展新型而高效的成像探针也尤为关键。目前常规的造影剂和分子探针因为信噪比较低、不具备靶向性等缺点而无法满足成像要求。随着生命科学的不断发展和深入,人们认为生物世界是由纳米级单元构成的。例如,血液中红细胞的大小为 6 000~9 000 nm,普通细菌的长度为 2 000~3 000 nm,病毒尺寸一般为几十纳米,蛋白质的尺寸为 1~20 nm,生物体内的 RNA 蛋白质复合体的线度为 15~20 nm, DNA 链的直径约为 1 nm 等。纳米材料的尺寸为 1~100 nm,与常见生物分子(如蛋白质、核酸等)的尺寸相当,这为生物学提供了一个新的研究方向,即把纳米材料作为标记物使之进入生物组织内部以探测生物分子的生理功能,进而在分子水平上揭示生命过程。因此,各种纳米材料基础上发展起来的纳米影像探针显示出

较好的显像效果。目前,应用于生物标记的无机纳米材料主要有金纳米材料、金纳米棒、半导体量子点、上转换荧光纳米材料以及碳点等。

(一)金纳米材料

金纳米材料又称胶体金,其尺寸为 1~100 nm,是研究较早的一种纳米材料。当金纳米材料的粒径逐渐增大时,其表观颜色依次呈现出橙黄色、葡萄酒红色、深红色和蓝紫色的变化。1951 年,Turkevitch 等首次引入柠檬酸盐还原氯金酸制备出了粒径约为 20 nm 的金纳米材料。目前,将金纳米材料作为标记物用于生物标记的研究主要集中在免疫细胞染色、核酸检测等方面。金纳米材料表面带有较多的电荷,能够对蛋白质等大分子进行吸附结合而不影响蛋白质的生物活性。利用这种表面吸附作用可以将蛋白质吸附在金纳米材料表面,即得到金纳米材料标记的蛋白质。抗原和抗体等免疫球蛋白也可以通过这种吸附作用与金纳米材料相结合,除球状的金纳米材料之外,金纳米棒因其独特的各向异性的光学性质,已成为广泛研究的热点纳米材料之一。外来电磁辐射和金纳米棒的相互作用在金纳米棒表面产生的局域电磁场增强现象使其表现出格外引人注目的特性,如表面等离激元共振吸收、表面增强拉曼散射、表面增强荧光、光热转换以及发光特性等。这些优势迅速使金纳米棒在生物成像、疾病诊断以及癌症治疗等领域成为炙手可热的材料。

(二)量子点纳米晶体

量子点(quantum dots,QDs)是纳米尺度原子和分子的集合体,其粒径范围一般为 2~20 nm。ⅡB~ⅥA 族半导体(如 CdSe、CdS 和 ZnS 等)和ⅢA~ⅤA 族半导体(如 InP 和 InAs 等)的纳米晶都是常见的荧光量子点。量子点的粒径较小,其电子和空穴被量子限域,因而表现出许多独特的物理性质,其中以其优异的光学性质最为突出。1998年,有作者发表了相应的研究成果,他们的工作充分表明,荧光量子点作为一种新型的生物标记材料,完全可以取代传统的有机染料,其优异的荧光性能将为生物标记技术带来新的突破,并由此拉开了荧光量子点在生物标记中应用的序幕。与有机染料相比,量子点具有激发光谱宽而连续、发射光谱窄而对称、化学稳定性好、发光强度高等一系列优点。此外,量子点发射荧光的颜色可以通过调节尺寸来改变,在生物标记尤其是多色标记中具有极

大的优势。

(三)磁性纳米材料

磁性纳米材料主要是指由过渡元素铁、钴、镍等及其合金组成的能够直接或间接产生磁性的物质。根据组成材质和材料结构,可将磁性材料分为金属及合金磁性材料和铁氧体磁性材料两大类,其中铁氧体磁性纳米材料由于制备方法简单、原料价格低廉、具有独特的超顺磁性而成为研究与应用的热点和重点。磁性纳米材料由于具备特殊的磁性和低毒性特点,已日益受到研究者的关注,并逐渐应用于磁共振成像、生物分离、药物输送和细胞标记等领域。

目前制备磁性纳米材料的化学方法主要有沉淀法、溶胶 - 凝胶法、水 - 溶剂热法等。生物应用要求纳米材料具有粒径小、形状规则、生物相容性好等特点,而磁性纳米材料由于比表面积很大,表面活性极高,易于发生团聚沉降和氧化,在一定程度上影响其应用效果,且共沉淀、水解法等多种方法合成出的 Fe_3O_4 纳米晶表面一般只带有羟基,无法与生物分子或药物等进行偶联,所以在实际应用中磁性纳米材料通常也要先对其表面进行包覆修饰,改变其表面性质以适应生物分析等需要。磁性纳米材料的表面改性主要有两种途径:一种是依靠化学键合作用,利用有机小分子化合物进行修饰;另一种是用有机或无机材料直接包裹磁性纳米材料。经过处理后形成的磁性复合材料既具有磁性,又具有表面活性基团,能进一步与药物、抗体、蛋白质、酶、细胞及 DNA 等多种分子偶联,并可用于外部器官、组织或肿瘤等的靶向。经过修饰的磁性纳米材料还具备生物相容性好、毒副作用小的特点,因此,在生物应用领域有很大优势。目前磁性纳米材料在生物医学领域的应用主要有磁共振成像、药物输送、生物分离和靶向热疗等。

(四)上转换无机纳米材料

上转换无机纳米材料通常由无机基质及镶嵌在其中的稀土掺杂离子组成。通常是指基质的材料尺寸为 1~100 nm 的稀土掺杂发光材料。受纳米尺寸效应的影响,稀土纳米发光材料也呈现出很多不同于体相材料的光谱特性,如电荷迁移态的红移、发射峰谱线的宽化、淬灭浓度的升高、荧光寿命和量子效率的改变等。发光是稀土化合物光、电和磁这三大功能中最突出的功能,稀土离子丰富的能级和电子的跃迁特性,使稀土成为巨大的发光宝库。最近,稀土纳米发光材料在生物标记、医学成像等方面得到

了广泛关注。稀土离子独特的光谱学特征,使得它们在生命科学研究中起着重要作用。目前研究和应用较多的稀土离子荧光探针有镧系离子螯合试剂及其核壳纳米材料和稀土无机纳米发光材料探针。有研究者用水热合成法合成了氢氧化铽纳米棒,利用邻苯甲酰甲酯与氨丙基三乙氧基硅烷的反应,采用溶胶-凝胶法在纳米棒的表面包覆了含有邻苯氧基甲酰发色团的有机硅层。这些包覆了发色团的氢氧化铽纳米棒能用来对肺癌细胞的细胞质进行染色。量子点和稀土掺杂的下转换荧光标记物都存在生物背景荧光的干扰这一个共同缺陷。生物体的自体荧光,是生物背景荧光干扰的根本来源,会使目标信号与背景信号混在一起难以区分,从而降低检测的灵敏度和信噪比。为了达到降低生物背景荧光信号这个目的,近年来稀土掺杂的上转换发光纳米材料作为一种新型荧光标记物在生物检测中的应用也日益受到研究者的关注,并且得到快速的发展。上转换发光纳米材料能够通过多光子机制将低频率激发转换成高频率发射光。上转换发光纳米材料具有毒性低、化学稳定性好、发光强度高、Stokes 位移大等优点。更重要的是,上转换发光纳米材料的激发光为红外光,在此激发条件下可以避免生物样品自体荧光的干扰和散射光现象,从而降低检测背景,提高信噪比。因此,上转换材料作为荧光标记物在生物检测和医学诊断领域有非常好的应用前景。

(五)碳纳米管探针材料

碳纳米管是石墨烯薄片卷成的完美的圆柱形,具有空前优良的物理、机械及化学性质,是由日本科学家在高分辨率透射电镜下观察电弧蒸发石墨时发现的,其径向纳米量级,轴向微米量级,属于一维纳米材料,是除石墨、金刚石和富勒烯之外碳的第四种同素异形体。由于碳纳米管具有独特的力学和电学性能,在它被发现后的 20 多年里一直是科学家们研究和关注的焦点。碳纳米管在纳米电子学、场发射器、复合材料、生物化学传感器、肿瘤靶向诊断与治疗、组织工程等生物医学领域都有广阔的应用前景。尤其碳纳米管的复合膜材料在表面修饰以提高界面性能方面的应用受到越来越多

的关注,例如生物传感器的电极、组织工程的支架、植入体内的器械等。

根据组成单根纳米管的石墨烯的层数,碳纳米管可分为单壁碳纳米管(SWNTs)及多壁碳纳米管(MWNTs)两种。得益于碳纳米管独特的一维结构及物理化学性质,在过去的二十多年里,碳纳米管被广泛应用于生物医学领域的诸多方面,如药物输送、癌症治疗、生物探测器、生物成像及组织工程等。碳纳米管具有独特的光学及电学性质,使其成为探测众多生物分子的有效对比剂。同时,单壁碳纳米管表现出较强的光吸收、近红外区的荧光和强的共振拉曼散射等性质,都可以用于不同模态的生物成像。碳纳米管是绝佳的光声成像对比剂。实验发现,将对比剂经由静脉注射至罹癌的小鼠,环肽碳纳米管产生的声光信号是对照组的 8 倍。

(六)纳米级超声造影剂探针材料

纳米级超声造影剂主要由两部分组成:内核成分和成膜材料,因制作成分的不同而具有不同的分类和特性。①纳米级氟烷乳剂造影剂的内核成分为氟烷液体,因此具有表面张力小,穿透性及稳定性强的特点,有望成为一种功能多样化的造影剂;②纳米级氟烷类造影剂的核心成分氟烷在常温状态下为气态,因此与氟烷乳剂造影剂相比,其背向散射回声相对较强,但提高了增强效果;③纳米级脂质体造影剂用脂类物质,如磷脂酰胆碱(PC)、磷脂酰乙醇胺(PE)、磷脂酰甘油(PG)及胆固醇等,按不同比例处理后,有较好的散射特性及稳定性。

纳米级微泡不仅具有微米级微泡的特点,同时还具有更多独特的优势:①粒径小,可自由通过血管内皮间隙,在一定程度上能逃逸内皮系统(RES)的识别,同时稳定性强,可在血液循环中存留更长的时间,有利于实验和治疗的有效进行;②具有极强的穿透力,可以在某些器官血管区外渗,通透性的增加和滞留效应(EPR)使得其在该区域被动积聚,呈现器官累积现象;③研究表明,疾病(肿瘤)状态下,血管内皮间隙可允许直径小于 700 nm 的材料通过,这为纳米级造影剂应用于血管外靶组织成像、实现病变组织的特异性成像提供了理论依据。

第三节 疾病的靶向成像

分子影像学虽然是一个相对较新的概念,但它   在疾病诊断与治疗中的作用已经突显。能够有如此

成绩,应归功于两个领域的发展。其一是分子生物学,包括基因组学、蛋白质组学和转基因动物模型的应用。其二是高敏感的成像设备,包括能够活体捕捉肿瘤等非正常细胞和分子现象的分子探针。本章内容包括目前主要疾病分子成像的进展、成像原则和具体应用。详细介绍了分子成像近期在疾病诊断与治疗中的应用成果、相关分子生物学基本知识和各种成像方法在分子成像中的应用。

一、肿瘤的靶向成像

分子靶向在肿瘤诊断中的作用主要包括肿瘤受体成像、乏氧成像、间质成像、血管成像等。

(一)肿瘤受体成像

肿瘤受体成像就是以肿瘤细胞表面特异性或过度表达的受体为靶点,以受体对应的配体或配体结合物为载体,利用受体和配体的特异性反应,将对比剂递送至受体表达阳性肿瘤细胞的一种成像方法。肿瘤受体是位于细胞表面的跨膜蛋白,其生化和生理性质因细胞环境而异。在肿瘤细胞或恶性分化细胞的表面,受体常常过度表达或出现分化,这种特殊受体可以成为肿瘤成像的靶点,因此受体介导的分子成像尤其适用于肿瘤成像的研究。除此以外,受体和配体的结合具有特异性好、亲和力强和生物效应明显等优点,利用受体介导成像可以明显提高成像的效果,降低对比剂的用量,同时特异性地将对比剂递送至肿瘤细胞,减少对正常细胞的损伤,降低毒副作用。

(二)肿瘤的乏氧成像

临床上,肿瘤乏氧是导致肿瘤耐受放疗和化疗一个非常重要的因素,同时有促进原发肿瘤远处转移的潜力;血管新生是肿瘤生长的前提条件,乏氧是导致血管新生的重要因素。大量文献报道,较大原发肿瘤中存在不同程度的乏氧。研究表明,90%的肿瘤细胞处于乏氧、低分裂状态,这些微小转移癌缺乏血管支持,在相对较大的转移癌(直径1~4 mm)中,很少或没有乏氧的细胞被检测到,这些肿瘤有着丰富的血管分布。因此,乏氧的微小转移癌很可能对放化疗不敏感,而且在将来的某一时刻发展为大的转移癌而危及生命。这一发现可以解释为什么外科手术及系统化疗若干年后,发现远处转移肿瘤乏氧是导致肿瘤耐受多种治疗的主要原因。因此,只有通过对肿瘤乏氧成像,才能设计有效的治疗方案,而且肿瘤乏氧成像可用来预测放化疗的治疗效果及

肿瘤患者的预后。

相对于正常组织,人类实体肿瘤通常存在低氧分压区域,这就是通常所说的肿瘤乏氧。追溯到20世纪50年代,Thomlinson和Gray研究肿瘤内坏死区域的分布以及其与血管分布的关系时,他们观察毛细血管血液中氧分子弥散到其支持的肿瘤细胞,被其摄取利用,距离毛细血管一定区域内氧分子的浓度降到或接近0,导致肿瘤坏死。坏死周围存活着乏氧的肿瘤细胞,这很可能是第一次提出肿瘤乏氧的概念。现代医学研究已经证实乏氧在各种实体肿瘤中的广泛存在。由于氧分压降低是一个渐进的过程,没有一个明显的阈值来划分乏氧与非乏氧。通常情况下认为低于1.33 kPa(10 mmHg)为乏氧。

(三)肿瘤间质的分子成像

肿瘤间质的分子成像主要包括细胞外基质成像、淋巴管成像以及肿瘤血管成像,细胞外基质分子成像主要包括肿瘤细胞-细胞外基质相互作用成像、蛋白酶活性成像和细胞外基质结构的成像。肿瘤由实质和间质两部分组成。肿瘤实质是肿瘤细胞的总称,是肿瘤的主要成分。肿瘤间质由间充质细胞、细胞外基质、炎症细胞及由血管、淋巴管和神经等组成的网状结构组成。近年来的最新研究结果表明,肿瘤间质结构在肿瘤的发生发展过程中起着非常重要的作用,认为肿瘤细胞可以通过直接的物理接触或间接的生长因子作用于肿瘤间质,将间质由"静止"状态激活为"激活"状态,从而起到加速肿瘤生长、迁移、侵袭的作用。肿瘤细胞通过自分泌和旁分泌各种生长因子和蛋白酶与肿瘤细胞外间质相互作用,结果导致细胞外基质不断重塑。基于对这一双向作用机制的深入理解,发现了许多新的肿瘤潜在的治疗靶点,当前迫切需要能够活体、直观、无创地检测肿瘤实质和间质相互作用的方法。

(四)血管生成分子成像

新生肿瘤血管与正常血管相比有独特的特点。新生肿瘤血管结构排列紊乱、扭曲并且扩张,它们在其内膜的表面表达特异性标记物,可以利用其表面的特异性标记物选择性靶向肿瘤血管。靶向支持肿瘤生长的血管而不是肿瘤细胞本身是由于血管内皮细胞遗传上相对稳定,很少发生突变。靶向血管发生过程中过表达的受体显示出其可行性,这种分子成像技术的优点是可将新生血管与原有宿主血管分开,定量分析新生血管的结构和功能情况,还可以确

定血管生成抑制因子及刺激因子在时间及空间上的分布,并对其进行长期、无创的监测,从而为病变早期检测、治疗药物的筛选、治疗方案的规划、疗效评估、疾病预后等提供大量的重要信息。

定量分析肿瘤血管生成的"金标准"——肿瘤微血管密度计数因其有创性、对准确取材的依赖性且无法对肿瘤血管生成活性进行功能评价等缺点,并不是一种理想的检查手段。传统的评价肿瘤血管的影像学检查方法包括增强 CT、增强 MRI、超声以及血管造影等技术,它们可以不同程度地间接反映肿瘤血管的功能及特点。因此,寻找一种无创、快捷、在活体上可重复实施、能显示肿瘤全貌的检查方法,用于评价肿瘤血管生成、抗血管生成疗效和预测预后,具有临床实际意义。在血管生成阶段,新生血管依赖以前存在的血管扩展而形成,内皮细胞必须通过细胞-细胞外基质的黏附作用侵入血管周围间质,又通过细胞-细胞的黏附作用促进新生微血管的形成。整合素是介导细胞与 ECM、细胞间黏附作用的主要因子,在肿瘤新生血管形成过程中起着不可缺少的作用,其中以 $\alpha_v\beta_3$ 整合素与肿瘤血管生成的关系最为密切,它和血管内皮生长因子受体一样被认为是肿瘤新生血管的一种特异性标记,在肿瘤血管生成研究中具有重要价值。鉴于肿瘤血管生成过程中这些特征性物质水平的上调,如果这些特异性表达的标志物与对比剂进行偶联之后,将有望实现对肿瘤血管生成的靶向成像。这种成像技术的优点是可将新生血管与原有宿主血管分开,定量分析新生血管的结构和功能,还可以确定血管生成抑制因子及刺激因子在时间及空间上的分布,并对其进行长期、无创的监测。此外,这种特异性影像对比剂经过修饰后还可转变成具有治疗性的物质,这样就使治疗和诊断合二为一。

二、心脑血管疾病的靶向成像

(一)心脏受体成像

急性心肌梗死最常见的病因是冠状动脉急性闭塞,血流中断所引起的局部心肌的缺血性坏死,但患者很少死于心脏破裂,却大部分死于继发的心脏神经病变,包括致死性心律失常、心力衰竭、猝死等。因此心脏受体成像对于诊断急性心肌梗死具有重要意义。心脏的生理、病理活动主要受两大系统支配:血液供应系统(冠状动脉)和神经支配(自主神经)系统。对于心脏疾病的发生、发展乃至预后,心脏的

神经支配异常与心脏的血液供应异常一样起着重要的作用。心脏神经病变是指心脏的神经及其中枢的结构和/或功能的异常,是威胁人类生命的重大疾病,主要分两类:一些心脏神经病变不伴有心脏结构的异常,称为原发性心脏神经病变,它往往是全身性自主神经疾病的心脏表现,某些病毒、遗传紊乱或先天异常、基因突变可能为其主要的原因;继发性心脏神经病变是指伴有明显心脏代谢或结构病变,几乎见于所有影响心脏的疾病,而心肌梗死是重要的继发性心脏神经病变的原因之一。心肌细胞膜上主要有两种主要受体,即 β 肾上腺素能受体(β 受体)和胆碱能受体(M 型受体)。心脏神经信号网络主要通过其终端 β 受体与 M 受体相互制约平衡,实现对心率和心脏收缩力的调节,因此受体的密度、分布以及与递质的结合力对心脏的心率、心肌的传导收缩有很大影响,对心脏疾病的发生、发展乃至预后起着至关重要的作用,是药物筛选的靶标。但以往研究多集中于 β 受体,随着对心脏迷走神经 M 型乙酰胆碱受体的研究越来越深入,M 受体在心肌的作用越来越受到重视,目前已经成为研究热点。

(二)动脉粥样硬化成像

动脉粥样硬化是引发心脑血管疾病的主要原因,每年数以百万的患者死于心脑血管疾病。尽管近年来对粥样硬化的病理发生机制的研究越来越深入,但粥样硬化性疾病及其血栓形成等并发症的发病率和死亡率仍旧居高不下,并且发病率也逐年提高。因此对高危斑块的早发现、早诊断、早治疗异常关键。在动脉粥样硬化的形成与演变过程中,有许多特异性表达的分子时间,因此可利用不同的影像学技术针对这些分子事件进行分子成像,以达到早期检测粥样硬化病变、判断高危斑块的目的。

炎性病变是动脉粥样硬化的血管管壁最初改变的表现,是由单核细胞驱使的巨噬细胞和 T 淋巴细胞的定向运动。单核细胞侵袭动脉硬化的局部(斑块形成),这些淋巴细胞和其他细胞在动脉粥样硬化形成过程的不同阶段分泌蛋白酶。特别是对纤维帽的吸收作用将导致斑块不稳定,最后斑块在蛋白酶的作用下破裂。斑块的破裂将引发一系列的变化,包括血栓形成、发生动脉栓塞、迅速闭塞管腔、诱发心肌梗死或急性心肌缺血。现已对诱发动脉斑块破裂和继发血栓形成的原因做了大量研究,许多诱发动脉斑块破裂的危险因素已经确定。针对粥样硬化不同的斑块成分,如炎性细胞、增殖的平滑肌细胞、纤维蛋白、

纤维蛋白原及胞外基质等,可设计合成不同的分子成像探针,对高危斑块进行分析和诊断。

(三)缺血性心脏病

经皮冠脉球囊成形术和冠脉搭桥手术等作为临床最常使用的治疗冠心病的方法已被证实在血运重建方面效果明显,疗效确实。然而也有很大一部分患者无法接受上述治疗方法,如弥漫性血管病变、冠脉远端小分支狭窄等。新兴的分子成像技术能弥补这些技术的不足。

三、神经系统疾病的靶向成像

中枢神经系统基因治疗的目的在于阻止脑缺血和神经退行性改变所致的脑细胞死亡以及恢复病变神经的功能、选择性杀灭神经胶质瘤和其他肿瘤细胞等。在脑内靶部位成功基因转导必须考虑以下几个因素。

(1)选择合适的载体是基因治疗成功的关键因素之一,载体应用不仅要考虑较高浓度的产物持续稳定表达,而且要考虑转入病毒载体及插入基因的潜在毒性;临床应用必须尽可能减少病毒载体免疫源性、炎症反应、毒性,提高靶细胞特异性、安全性、基因表达的稳定性。神经疾病基因治疗常用的是病毒载体,如腺病毒、腺相关病毒(adeno associated virus, AAV)、lentiviral 病毒等。

(2)载体导入路径。血 - 脑脊液屏障由脑毛细血管内皮细胞、基膜和神经胶质膜构成。脑的毛细血管属连续型,毛细血管内皮细胞之间以紧密连接封闭,内皮外有基板、周细胞及星形胶质细胞突起的脚板围绕。内皮细胞是构成血脑屏障的主要结构,它可阻止多种物质进入脑,但营养物质和代谢产物可顺利通过,以维持神经系统内环境的相对稳定。基因是带电水溶性大分子,不能穿过细胞膜和血脑屏障的紧密连接。而不同的病毒对多种脑细胞具有不同的亲和性和不同的脑靶向性,静脉应用很少能通过血脑屏障,病毒载体只能脑内注射。局部注射病毒载体只能弥散很短的距离,转染的细胞仅仅局限在注射处周围几毫米的范围内,多点注射可以增加病毒载体在脑组织内转染范围。

(3)启动子的选择。应用脑选择性启动子,如髓磷脂碱基蛋白、神经元特异性醇化酶、血小板源性生长因子、神经质原纤维酸性蛋白等可以增强治疗基因脑组织选择性。实验性基因治疗取得成功与临床治疗效果有限之间存在很大的差异,这就突出建立活体评价系统的重要性和必要性,目前针对神经系统基因治疗的定性分析主要是组织活检,尚缺乏活体状态准确评价基因转导和表达质量的方法和技术。因此,研究和发展神经分子影像学技术,活体无创性观察靶组织基因治疗效果具有重要意义。神经影像学已进入神经解剖功能成像的时代——对健康和疾病状态的中枢神经系统的结构、功能、代谢和分子过程进行成像。联合应用新型增强对比剂和放射性对比剂,PET、MRI 和光学成像能对基因转移和基因治疗进行无创评价,包括对基因表达、蛋白质功能、信号转导通路进行定位和定量分析、活体状态对疾病分子水平的病理生理改变有更深入的认识。

四、帕金森病的靶向成像

帕金森病是第二大常见的神经退行性疾病,其发病率为 0.1%~0.5%, 50 岁以上人群年发病率为 110/100 000~330/100 000, 5%~10% 的患者在 50 岁以前出现症状, 65 岁以上帕金森病罹患率为 1.8%, 80 岁以上年发病率上升到 400/100 000~500/100 000, 男性发病是女性的 2 倍。首发症状的平均年龄为 60 岁。罹患帕金森病的患者期望寿命少有降低,很多患者至少需要治疗 20 年以上。帕金森病的病理特征包括以黑质、脑干神经核团多巴胺能神经元退变和进行性缺失为特征,胞内包涵体形成是帕金森病较特征的神经病理改变,免疫组织化学研究表明,包涵体包含基因产物 α 突触蛋白,星形细胞和少突胶质细胞也受突触蛋白病理影响。基底节末梢区域多巴胺含量减少,纹状体多巴胺的不足是最显著的神经化学改变。疾病后期,其他一些神经递质系统,包括中缝核血清素能细胞、蓝斑核去甲肾上腺素能细胞、Memert 基底核胆碱能细胞受累并进入退变过程。豆状核壳较尾状核较早而且较大程度发生多巴胺的减少。基于上述特异性的分子表达,帕金森病极有可能通过靶向成像实现早期诊断及治疗监测。

第四节　多模态成像技术

不同的成像模式在灵敏度、分辨率和组织穿透能力方面具有不同的优缺点。如光学成像是一种成本低廉、非侵入式和应用极其广泛的成像模式，其所用激发源——光源是最容易制备得到的。荧光成像和生物发光成像是光学成像领域应用最广泛的两种方式。荧光蛋白（绿色荧光蛋白/GFP 和红色荧光蛋白/RFP）和有机/无机荧光材料是光学成像主要的造影剂。计算机断层扫描成像是根据人体不同组织对 X 线吸收与透过率的不同进行成像，利用 X 线对人体进行断层扫描后，由探测器收得的模拟信号再变成数字信号，经电子计算机计算出每一个像素的衰减系数，再重建图像，因而能显示出人体各部位的断层结构。磁共振成像技术是一种非侵入式的医学诊断手段。磁共振信号的强弱取决于组织内水的含量和水分子中质子的弛豫时间，可有效检测组织坏死、局部缺血和各种恶性病变（如肿瘤），并能进行早期诊断，还能对器官移植等进行监测。磁共振造影剂的应用可以得到更清晰准确的图像。最常用的磁共振造影剂包括顺磁配合物（Gd^{3+} 或 Mn^{2+} 配合物）、顺磁纳米材料（Gd_2O_3、MnO）和超顺磁性纳米材料（Fe_3O_4、$FeCO$ 和 $MnFe_2O_4$）。磁共振成像最大的优势是高空间分辨率（25~100 nm 水平）和极强的组织穿透能力，既可以做形态学成像，也可以做功能成像。缺点是足够量的造影剂以及扫描时间较长。超声成像是临床上应用广泛的成像方法，它最大的优点是成本低，安全性好，操作方便。在实验性超声成像中，充有气体的微泡、全氟化碳乳胶液和胶体悬浮液是最常用的造影剂，可用于血池成像、器官损伤和灌注成像。这些造影剂在超声波激发下会产生共振，经过壳层共振放大达到超声增强造影成像的效果。大多数造影剂是由生物相容性良好和可降解的材料制备的，具有较长的血液循环时间，在活体使用中的安全性已得到证明。放射性核素成像是基于检测放射性核素来进行成像的一种方法。正电子发射计算机断层扫描成像（PET）和单光子发射计算机断层扫描成像（SPECT）是两种主要的放射性核素成像模式。各种核素包括 ^{12}C 核素和 ^{68}Ga。放射性核素成像的缺点是空间分辨率较差（1~2 nm）。它的最大优点是灵敏度高，造影剂用量少，没有组织穿透能力的限制，这使得其在疾病的潜伏期和平稳期进行非侵入诊断成为可能，同时它也可以用于新药代谢动力学的评价。例如，2-(^{18}F)fluoro-2-deoxy-D-glucose 是一种广泛用于癌症诊断和放射治疗评价的功能性造影剂。在所有的成像模式中，没有一种模式是可以满足所有临床需求的。因此，目前多模态成像的研究是分子影像发展的大趋势，也是分子影像学发展的重点和难点。小分子造影剂或药物不同，纳米材料可以将多种成像模式或治疗药物集于一体，为多模态成像技术的发展以及成像治疗一体化的实现提供了有效而广阔的平台：①具有大的比表面积，可以将大量其他造影剂或治疗药物通过简单装载或者化学键合引入到纳米材料中；②可进行多种配体功能化，可以在其表面进行多种配体分子功能化，提高对受体的靶向识别能力，实现靶向多功能成像和靶向药物输送；③尺寸可调，表面性质丰富。可以根据实际需要使其具有较长的血液循环时间或提高网状内皮组织对其摄取效率等。

多模态成像探针的制备主要通过四种策略来实现：①将两个独立的单模态成像单元通过共价结合在一起；②将两个独立的单模态成像单元通过 SiO_2、聚合物或脂质体包覆在一起；③核壳型的纳米材料，核与壳分别显现不同的成像模式；④多种元素掺杂性的纳米材料，不同的元素表现不同的成像模式。

第五节 医学分子成像诊疗一体化

全球纳米技术的迅猛发展给癌症治疗带来一场全新的变革。基于纳米材料的新型药物及技术为重大疾病的预防、诊断与治疗提供了新的思路。自1960 年首次报道脂质体作为蛋白和药物载体以来，控释聚合物（1976 年）、聚乙二醇化的脂质体（1990 年）、聚合物胶束（1999 年）、树枝状聚合物（2010 年）等众多的纳米材料或纳米器件被用来提高疾病诊断和治疗的效率。纳米载药系统结合自身长循环、靶向、缓控释、透黏膜、透皮、物理响应等优势，可以克服现有药物制剂生物利用率低、稳定性差、药理作用时间短、不良反应严重等缺陷。据欧洲科技瞭望（*European Science and Technology Observatory*）统计，到 2006 年已经有 24 种基于脂质体、聚合物、白蛋白和纳米晶体 4 大类材料开发的纳米制剂被批准并应用于临床，销售总额超过 54 亿美元。如美国先灵葆雅公司生产的 Doxil/Caelyx 可用于治疗卵巢癌和卡博西肉瘤；美国阿斯利康公司制造的 Abraxane 成功用于治疗晚期乳腺癌。但是单一的治疗受两方面的限制,一是前期对疾病的检测或者诊断,只有精确检测到病灶的存在才能提高治疗的效果;二是治疗后对病灶部位治疗效果的监测,这是评价治疗手段有效性的重要依据。要达到这些目的,必然的趋势就是将诊断和治疗合为一体。结合化学、生物、药学、纳米技术、医学和成像等领域的优势,纳米诊疗学应运而生。纳米诊疗学通过将药物和成像试剂集成于纳米材料中,有针对性地递送到病变组织,提高治疗效果和减少对正常组织的毒副作用。用于癌症诊断和治疗的纳米试剂种类很多,如量子点、纳米金/银、碳纳米管/石墨烯、磁性纳米材料、脂类/聚合物类纳米材料及介孔纳米材料。纳米技术能够实现癌症诊疗一体化,并具有针对性强、治疗效率高和安全无毒等显著优势,为癌症的诊疗一体化带来了新的机遇。

量子点是具有量子特性的无机半导体纳米晶体,其直径为 1~10 nm。量子点具有独特的优势:发光波长范围窄、Stocks 位移大、量子产率高、荧光寿命长、光化学稳定性好、体内循环时间长,对肿瘤具有很好的被动靶向效果。标记抗体、核酸适配体、肽等靶向分子后将形成更灵敏和特异性的靶向成像和诊断应用。近来,量子点介导化疗药物(紫杉醇、阿霉素等)、功能蛋白(抗体等)、基因治疗药物等传输到肿瘤部位以实现肿瘤的成像和治疗,成为纳米药物领域的研究热点。采用量子点作为药物载体,可以实时跟踪药物在生物体内的代谢过程及代谢的具体路径,在研究药物的作用机制以及药物的靶点确定中起关键作用。另外,量子点还可以与药物共定位,在药物起作用的位点通过活体成像的方式显示病变部位,方便实时监测与实现影像引导的治疗,同时,利用量子点自身的荧光可实时监测与定位载体在细胞内的运输过程,为开发高效的基因治疗方法提供了一条新思路。

纳米金/银是以金、银的金属盐为原料,通过控制实验条件合成的具有不同性质的纳米尺度的金或银。目前可以通过不同的合成方法,合成球形、棒形、星形等形态,从而使得纳米金/银具备不同的理化特性,其尺寸大小一般为 1~100 nm。它们具备如下优点:①制备过程简单,单分散性好;②可调控的光电特性;③材料表面与生物分子(如抗体、激素、蛋白等)能有效结合;④良好的生物相容性和稳定性;⑤具有表面增强拉曼散射(SERS)性质;⑥纳米金能很好地吸收近红外光,并将其转化为热能或者产生单线态氧,是一种优良的光热/光动力试剂,纳米银可以结合自身的细胞毒性应用于抗肿瘤治疗;⑦可作为抗肿瘤药物的载体。

磁性纳米材料是具有磁趋向性的纳米材料,它以磁性纳米材料为内核,通过表面分子修饰获得良好的稳定性,具有良好的磁导向性、生物相容性、药物缓释性及可定期排出体外等优点。磁性纳米材料主要分为金属、双金属和超顺磁性氧化铁纳米材料(SPIONs)3 种类型,其中 SPIONs 无毒副作用,且表面易修饰磷脂、蛋白、聚乙二醇、多糖等物质,易于偶联抗体、受体等配体和药物,因此具有非常独特的优势,多种相关药物已获准进入临床使用。目前临床中用来增强 MRI 的常规造影剂存在对比度差、安全性有待改善、靶向性能弱等缺陷,而 SPIONs 能显著改善 MRI 对比度,且具有较高的生物安全性和组织特异识别性能,被视作目前最理想的 MRI 造影材料。

第六节　疾病的治疗效果与风险评估

(一)肿瘤血管生成的评估

肿瘤是严重威胁人类健康的疾病。其发生机制尚不明确。传统的治疗方法都有一定的局限性。临床及基础研究工作者一直试图探索新的方法,以便早期发现亚临床病灶及早期转移灶。尽管肿瘤细胞是分化不良的细胞,肿瘤组织也没有有序的结构,但从血管生成的观点来说,进展期的肿瘤可以被看作一个发育中的器官。血管生成在肿瘤生长过程中的作用和在器官生长中的作用同样重要。如果没有充足的血供来提供生长所需的氧和其他营养成分,肿瘤很难超过 2~3 mm 的范围。肿瘤的侵犯和转移都依赖其血管形成,已有研究证明,EPC 参与肿瘤的血管生成,其在活体内参与肿瘤血管生成也可以被 MRI 捕获。2005 年 Anderson 等最早在活体内用 MRI 证实 EPC 存在于肿瘤的新生血管系统,对种植了人神经胶质瘤的重度联合免疫缺陷病(SCID)的小鼠静脉注射铁 -PLL 标记的 Scal+ 细胞。肿瘤植入第 2 天注射标记细胞,动态观察。第 9 天发现瘤组织功能减退区周边形成一个连续的暗环。组织学证实信号减低区域恰好是铁标记细胞分布的地方,并且观察到标记细胞已经分化成内皮样细胞，与未标记组相比，标记后更容易观察肿瘤。随后，Arbab等在神经胶质瘤小鼠模型上进一步证实了 MRI 示踪 EPC 参与肿瘤血管形成的可能性。静脉注射铁 -PLL 标记的 EPC 后，于不同时间点利用 MRI 观察。植入瘤后第 3 天可见肿瘤周边出现 T2WI 低信号区域；在注射 EPC 后第 12~14 天，肿瘤增至 1 cm，肿瘤内可见低信号改变，提示细胞进入新生血管系统，免疫组化证实 EPC 可以诱导分化成 EC。

（二）缺血性疾病

缺血性疾病是严重影响人类生活质量的一类疾病，如心肌缺血导致心衰乃至死亡；下肢闭塞性脉管炎导致肢体远端缺血坏死甚至截肢；股骨头缺血性坏死严重降低生活质量。组织缺血所诱发的血管生成本质上是机体的一种自然性防御反应，研究表明，急性缺血性脑卒中后循环中的 EPC 数量与预后明显相关。但是在某些情况下，如老龄化、糖尿病、高胆固醇血症等，机体的血管发育能力障碍，内源性血管生成因子合成减少，而且血管内皮细胞功能异常，对细胞因子的反应能力也下降。EPC 参与血管生成为治疗组织缺血性疾病提供了一个新的思路。利用药物或生长因子促进 EPC 从骨髓向外周血动员，提高循环血液中 EPC 的数量。可以达到促进新生血管形成的目的。将 EPC 接种于组织工程化的微血管可以改善其生物学特性，使其更接近于生理状态，减少凝血和栓塞的发生率。总之，EPC 的发现和研究的深入为缺血性疾病的治疗带来了新的希望。有关 USPIO 标记 EPC 的 MRI 示踪对缺血性疾病监测的报道很少。

（三）放射性核素细胞示踪成像的临床应用

闪烁成像是一种标准的放射性核素成像方法，在临床上已经证实可以特异性成像甲状腺病变、检测骨转移和评估肾脏功能。此外，白细胞放射性标记的闪烁成像是第一个用于无创性细胞示踪成像的方法，也是第一个进入临床评价细胞示踪方法。1984 年 McAfee 等人和 2003 年 Hughes 等人分别报道了用白细胞闪烁成像技术直接观察放射性标记的白细胞聚集，从而定位患者的隐匿性炎症病灶。这里，白细胞是从患者外周血中采集的，在体外用放射性示踪剂进行标记，随后通过静脉注射回输到患者体内。之后，采用 γ 相机或 SPECT 进行平板成像来监测放射性标记的白细胞的分布以及它们在炎症病灶中的积累情况。放射性示踪剂铟 111- 羟基喹啉（^{111}In-oxine）和铟 111- 托酚酸盐（^{111}In-tropolonate）已经得到广泛使用。铟 111 发射 173 keV 和 247 keV 两种能量的 γ 射线，半衰期约 67 h。这为无创性成像提供了一个合适的时间窗。通过标记，铟 111 通过细胞膜向细胞内扩散，然后脱离疏水复合体，同细胞质和细胞核结构发生不可逆结合。^{99m}Tc- 六甲基丙胺 - 羟基喹啉（^{99m}Tc-Hexamethylpropyl-enamine-oxine，^{99m}Tc-HMPAO）也可用于标记细胞和临床白细胞闪烁成像。在 6 h，^{99m}Tc 的半衰期较 ^{111}In 短。用 ^{99m}Tc-HMPA 进行细胞标记时能发出 140keV 的更低能量的 γ 射线，且细胞毒性最小。^{99m}Tc-HMPAO 也可以向细胞胞质内扩散，从而失去其疏水特性。因此，大部分 ^{99m}Tc-HMPAO 被摄取到细胞内。然而，由于复合物生物稳定性较差，有相当数量的 ^{99m}Tc 慢慢漏出细胞外。此外，可以用标记的胶体来标记细胞，这是通过细胞的胞吞作用进入到细胞内。这些都是偶尔用于白细胞闪烁成像和实验性的细胞标记方法。对细胞迁移基础研究，放射性标记的细胞通常是单独成像或与其他无创性成像方法联合应用，如 MRI 和光学成像方法，可以提供一个定量的参照方法和"金标准"。然而在这些方法中，用 γ 计数器定量探测放射性标记的细胞在小动物器官和肿瘤内的聚集要比活体探测到的细胞重要得多。除了 γ 计数外，可以用显微放射摄影对组织切片进行成像，来探测放射性标记细胞的分布。

特别是当研究的祖细胞迁移时，了解细胞在整个动物体内是如何分布的是非常重要的，从而可以了解不同细胞的分化路径。在这方面，研究结果表明，在心肌梗死小鼠模型中，祖细胞在梗死的心肌内数量大幅上升，但祖细胞在动物其他脏器内的分布数量几乎没有影响。这主要是由于静脉注射后，大部分移植的干细胞分布于肝、脾、肾和骨髓，只有一小部分细胞能够进入健康或梗死心肌内。

【参考文献】

[1] MORSE DL，GILLIES RJ. Molecular imaging and targeted therapies[J]. Biochem Pharmacol,

2010,80(5):731-738.

[2] KIMEE. Molecular imaging: principles and practice[J].Journal of Nuclear Medicine,2010,52(6): 1003.

[3] LIANG HD, BLOMLEY MJ.The role of ultrasound in molecular imaging[J].Br J Radiol, 2003, 76(2): 140-150.

[4] SHARPLESS NE, DEPINHO RA. The mighty mouse: genetically engineered mouse models in cancer drug development[J]. Nature Rev. Drug Discov,2006,5:741-754.

[5] 王进华,龚洪翰.肿瘤相关巨噬细胞 MR 成像可行性的实验研究[J].中华放射学杂志, 2010, 44(7),753-759.

[6] 吴勘华. SPIO 标记的 3.0T-MR 巨噬细胞成像评价大鼠肝纤维化炎症程度的实验研究[D].复旦大学, 2009.

[7] GANG CHEN, JUN-YI ZHU, ZHI-LING ZHANG, et al. Transformation of cell-derived microparticles into quantum-dot-labeled nanovectors for antitumor siRNA delivery[J]. Angewandte Chemie International Edition, 2015, 54:1036-1040.

[8] YI-PING GU, RAN CUI, ZHI-LING ZHANG, et al. Ultrasmall near-infrared Ag_2Se quantum dots with tunable fluorescence for in vivo imaging[J]. Journal of the American Chemical Society, 2012, 134: 79-82.

[9] WEISSLEDER R,TUNG CH, ER, RENGINE. In vivo imaging of tumors with protease-activated near-infrared fluorescent probes[J]. Nature Biotechnology,1999,17:375-378.

[10] LU Z R, FURONG Y, ANAGHA V. Polymer platforms for drug delivery and biomedical imaging[J]. Journal of Controlled Release, 2007, 122, 269-277.

[11] ZHANG G D, ZHANG R, WEN X X, et al. Micelles based on biodegradable poly(L-glutamicacid)-b-polylactide with paramagnetic Gd ions chelated to the shell layer as a potential nanoscale MRI-Visible Delivery System[J]. Biomacromolecules, 2008, 9, 36-42.

[12] XIAOSHENG TANG, EUGENE SHI GUANG CHOO, LING LI, et al. Synthesis of Znon Nanoparticles with tunable emission colors and their cell labeling applications[J]. Chem. Mater, 2010, 22(11):3383-3388.

[13] NA H B, LEE J H, AN K, et al. Development of a T-1 contrast agent for magnetic resonance imaging using MnO nanoparticles[J]. Angewandte Chemie—International Edition, 2007; 46(28): 5397-5401.

[14] LIU C L, HO M L, CHEN Y C, et al. Thiol- functionalized gold nanodots: two-photon absorption property and imaging in vitro[J].The Journal of Physical Chemistry C, 2009, 113(50): 21082-21089.

[15] YU J, PATEL S A, Dickson R M. In vitro and intracellular production ofpeptide-encapsulated fluorescent silver nanoclusters[J]. Angewandte Chemie, 2007, 119(12): 2074-2076.

[16] CHEN JW, QUEROL SANS M, BOGDANOV A JR, et al. Imaging of myeloperoxidase in mice by using novel amplifiable paramagnetic substrates[J]. Radiology, 2006,240:473-481.

[17] CHEN JW, PHAM W, WEISSLEDER R, et al. Human myeloperoxidase: a potential target for molecular MR imaging in atherosclerosis[J]. Magn Reson Med, 2004,52:1021-1028.

[18] SKAAT H, MARGEL S. Synthesis of fluorescent-maghemite nanoparticles as multimodal imaging agents for amyloid-beta fibrils detection and removal by a magnetic field[J]. Biochemical and Biophysical Research Communications, 2009, 386(4), 645-649.

[19] HYON BIN NA, IN CHAN SONG, TAEGHWANHYEON. Inorganic nanoparticles for MRI contrast agents[J]. Adv. Mater, 2009, 21, 2133-2148.

[20] DABBOUSI, B. (CdSe) ZnS core-shell quantum dots: synthesis and characterization of a size series of highly luminescent nanocrystallites[J]. The Journal of Physical Chemistry B, 1997. 101(46): 9463-9475.

[21] TALAPIN, D V. Highly luminescent monodisperse CdSe and CdSe/ZnS nanocrystals synthesized in a hexadecylamine-trioctylphosphine oxide-trioctylphospine mixture[J]. Nano letters, 2001,

1(4): 207-211.

[22] CHEN Y. "Giant" multishell CdSe nanocrystal quantum dots with suppressed blinking[J]. Journal of the American Chemical Society, 2008, 130(15): 5026-5027.

[23] WEI S H, ZUNGER A. Calculated natural band offsets of all II ~ VI and III ~ V semiconductors: chemical trends and the role of cation d orbitals[J]. Applied Physics Letters, 1998, 72(16): 2011-2013.

[24] CHOI H S. Renal clearance of quantum dots[J]. Nature biotechnology, 2007, 25(10): 1165-1170.

[25] LAW W C. Aqueous-phase synthesis of highly luminescent CdTe/ZnTe core/shell quantum dots optimized for targeted bioimaging[J]. Small, 2009. 5(11): 1302-1310.

[26] ALAGAR W R, KRULL U J. Luminescence and stability of aqueous thioalkyl acid capped CdSe/ZnS quantum dots correlated to ligand ionization[J]. ChemPhysChem, 2007. 8(4): 561-568.

[27] OSTENDORP M , DOUMA K, WAGENAAR A, et al. Molecular magnetic resonance imaging of myocardial angiogenesis after acute myocardial infarction[J]. Circulation, 2010, 121 : 775-783.

[28] VOLKER MAIL NDER, KATHARINA LANDFESTER. Interaction of nanoparticles with cells [J]. Biomacromolecules, 2009, 10, 2379-2400.

[29] YOUNG-WOOK JUN, JAE-HYUN LEE, JINWOOCHEON. Chemical design of nanoparticle probes for high-performance magnetic resonance imaging [J]. Angew. Chem. Int. Ed, 2008, 47, 5122-5135.

[30] HONG YANG, YEMING ZHUANG, HE HU, et al. Silica-coated manganese oxide nanoparticles as a platform for targeted magnetic resonance and fluorescence imaging of cancer cells [J]. Adv. Funct. Mater, 2010, 20: 1733-1741.

[31] WANG C, CHENG L, LIN Z. Upconversion nanoparticles for photodynamic therapy and other cancer therapeutics[J]. Theranostics, 2013, 3, 317-330.

[32] IDRIS N M, GNANASAMMANDHAN M K, ZHANG J, et al. In vivo photodynamic therapy using upconversion nanoparticles as remote-controlled nanotransducers[J]. Nat. Med, 2012, 18, 1580-1589.

[33] CHALLENOR M, GONG P, LORENSER D. Iron oxide-induced thermal effects on solid-state upconversion emissions in $NaYF_4$: Yb, Er nanocrystals. ACS Appl[J]. Mater. Interfaces, 2013, 5: 7875-7880.

[34] CHATTERJEE D K, GNANASAMMANDHAN M K, ZHANG Y. Small upconverting fluorescent nanoparticles for biomedical applications[J]. Small, 2010, 6: 2781.

[35] ANG L Y, LIM M E, ONG L C, et al. Applications of upconversion nanoparticles in imaging, detection and therapy[J]. Nanomedicine, 2011, 6: 1273-1288.

[36] LIN M, ZHAO Y, WANG S, et al. Recent advances in synthesis and surface modification of lanthanide-doped upconversion nanoparticles for biomedical applications[J]. Biotechnol. Adv, 2012, 30: 1551-1561.

[37] CHENG L, WANG C, LIU Z. Upconversion nanoparticles and their composite nanostructures for biomedical imaging and cancer therapy[J]. Nanoscale, 2013, 5: 23-37.

[38] SHEN J, ZHAO L, HAN G. Lanthanide-doped upconverting luminescent nanoparticle platforms for optical imaging-guided drug delivery and therapy[J]. Adv. Drug Delivery Rev, 2013, 65(5): 744-745.

[39] LIQINXIONG, ZHIGANG CHEN, QIWEI TIAN, et al. High contrast upconversion luminescence targeted imaging in vivo using peptide-labeled nanophosphors [J]. Biomaterials, 2007, 28: 5426-5436.

[40] KEVIN WELSHER, ZHUANG LIU, SARAH P SHERLOCK, et al. A route to brightly fluorescent carbon nanotubes for near-infrared imaging in mice [J]. Nat. Nanotechnology, 2009, 4: 773-780.

[41] FORMAN H P, LEONIDAS J C, BERDON W E, et al. Congenital neuroblastoma: evaluation with multimodality imaging[J]. Radiology, 1990, 175(2): 365.

[42] HAMMON M, GROSSMANN S, LINZ P, et al. 3 tesla 23 Na magnetic resonance imaging during aerobic and anaerobic exercise[J]. Academic

Radiology, 2015, 22(9):1181-1190.

[43] LOPES-BASTOS, B M, JINAG W G, et al. Tumour-endothelial cell communications: important and indispensable mediators of tumour angiogenesis[J]. Anticancer Res, 2016, 36(3):1119-1126.

[44] HIDA K. Tumor angiogenesis-characteristics of tumor endothelial cells[J]. Int J Clin Oncology, 2016, 21(2):206-212.

[45] TU D G. Salmonella inhibits tumor angiogenesis by downregulation of vascular endothelial growth factor[J]. Journal of the American Medical Association, 2016, 144(3):281.

[46] RONOT M. Cone-beam CT angiography for determination of tumor-feeding vessels during chemoembolization of liver tumors: comparison of conventional and dedicated-software analysis[J]. J Vasc Interv Radiol, 2016, 27(1):32-38.

[47] BLOCKMANS D. Use of FDG-PET scan for the assessment of large vessel vasculitis[J]. Current Treatment Options in Rheumatology, 2016,2(2):153-60.

[48] HE X. Lectin-conjugated Fe_2O_3@Au core@Shell nanoparticles as dual mode contrast agents for in vivo detection of tumor[J]. Mol Pharm, 2014, 11(3):738-745.

[49] TAGHIPOUR M. Value of fourth and subsequent post-therapy follow-up ^{18}F-FDG PET/CT scans in patients with breast cancer[J]. Nucl Med Commun, 2016, 37(6):602-608.

[50] KARAKATSANIS A. The nordic sentimag trial: a comparison of super paramagnetic iron oxide (SPIO) nanoparticles versus Tc(99) and patent blue in the detection of sentinel node (SN) in patients with breast cancer and a meta-analysis of earlier studies[J]. Breast Cancer Res Treat, 2016, 157(2):281-294.

[51] ZHOU F. Cisplatin prodrug-conjugated gold nanocluster for fluorescence imaging and targeted therapy of the breast cancer[J]. Theranostics, 2016, 6(5):679-687.

[52] ONISIM A. Current insights into the association of Nestin with tumor angiogenesis[J]. J BUON, 2015, 20(3):699-706.

[53] CHEN S. pH-triggered Au-fluorescent mesoporous silica nanoparticles for ^{19}F MR/fluorescent multimodal cancer cellular imaging[J]. Chem Commun (Camb), 2014, 50(3):283-285.

[54] DENG X L. Pharmacokinetics and MR imaging of SPIO-shRNA dual functional molecular probe in vivo[J]. Yao Xue Xue Bao, 2015, 50(10):1285-1289.

[55] CRAWFORD S E. Ligand-mediated "turn on" high quantum yield near-infrared emission in small gold nanoparticles[J]. J Am Chem Soc, 2015, 137(45):14423-14429.

[56] DONDOSSOLA E. CD13-positive bone marrow-derived myeloid cells promote angiogenesis, tumor growth, and metastasis[J]. Proc Natl Acad Sci USA, 2013, 110(51):20717-20722.

[57] GRAZIADIO, A.. NGR tumor-homing peptides: structural requirements for effective APN (CD13) targeting[J]. Bioconjug Chem, 2016, 27(5):1332-1340.

[58] DARIUSH M, BENJAMIN EJ, GO AS, et al. Heart disease and stroke statistics-2011 update: a report from the American Heart Association[J]. Circulation 2011, 123: e18-e209.

[59] FORD ES, AJANI UA, CROFT JB, et al. Explaining the decrease in U.S. deaths from coronary disease, 1980-2000[J]. New England Journal of Medicine, 2007, 356: 2388-2398.

[60] JENG-JIANN C, SHU C. Effects of disturbed flow on vascular endothelium: pathophysiological basis and clinical perspectives[J]. Physiological Reviews, 2011, 91: 327-387.

[61] MORTEZA N, PETER L, ERLING F, et al. From vulnerable plaque to vulnerable patient-A call for new definitions and risk assessment strategies: Part I[J]. Circulation, 2003, 108: 1664-1672.

[62] TJUN T, HOWARTH SPS, MILLER SR, et al. Assessment of inflammatory burden contralateral to the symptomatic carotid stenosis using high-resolution ultrasmall, superparamagnetic iron oxide-enhanced MRI[J]. Stroke, 2006, 37: 2266-2270.

[63] DAUER W, PRZEDBORSKI S. Parkinson's disease: mechanisms and models[J]. Neuron, 2003, 39(6):889.

[64] SAVITT J M, DAWSON V L, Dawson T M. Diagnosis and treatment of Parkinson disease:

molecules to medicine[J]. Journal of Clinical Investigation, 2006, 116(7):1744.

[65] LIN J, WANG M, HU H, et al. Multimodal-imaging guided cancer phototherapy by versatile biomimetic theranostics with UV and γ-irradiation protection[J]. Adv. Mater, 2016, 28:3273- 3279.

[66] GUO W, SUN X, JACOBSON O, et al. Intrinsically radioactive [⁶⁴Cu] CuInS/ZnS quantum dots for PET and optical imaging: improved radiochemical stability and controllable cerenkov luminescence[J]. ACS Nano, 2015, 9:488-495.

[67] CHEN Y, DING ZL, HUANG ZW, et al. Preparation and in vivo evaluation of ^{99m}Tc DTPA Gd for possible multimodal imaging use[J]. Eur J NudMol Imaging, 2009, 36(12): 242.

[68] CHEN Y, DING ZL, HUANG ZW, et al. Preparation and biodistribution of a novel ^{99m}Tc DTPA Gd as a potential agent for multimodality imaging[J]. Eur J Nucl Med Mol Imaging, 2009, 36(12): 376.

[69] QU-LI FAN, KOON-GEE NEOH, EN-TANG KANG, et al. Solvent-free atom transfer radical polymerization for the preparation of poly[poly(ethyleneglycol)-monomethacrylate]-grafted Fe_3O_4 nanoparticles: synthesis, characterization and cellular uptake [J]. Anal. Chem, 2009, 81: 8687-8694.

[70] QUEROL M, CHEN JW, BOGDANOV AA JR. A paramagnetic contrast agent with myeloperoxidase-sensing properties[J]. Org Biomol Chem, 2006,4: 1887-1895.

[71] NAHRENDORF M, SOSNOVIK D, CHEN JW, et al. An activatable MR imaging agent follows myeloperoxidase activity in healing infarcts and detects atorvastatin-mediated attenuation of ischemia reperfusion injury non-invasively[J]. Circulation, 2008, 117(9):1153-1160.

[72] CULVER J, AKERS W, ACHILEFU S. Multimodality molecular imaging with combined optical and SPECT/PET modalities[J]. J Nucl Med, 2008, 49(2): 169-172.

[73] HUANG P, RONG P, JIN A, et al. Dye-loaded ferritin nanocages for multimodal imaging and photothermal therapy[J]. Adv. Mater, 2014, 26, 6401-6408.

[74] KUMAR A, KUMAR S, Rhim W -K, et al. Oxidative nanopeeling chemistry-based synthesis and photodynamic and photothermal therapeutic applications of plasmonic core-petal nanostructures[J]. J. Am. Chem. Soc. 2014, 136: 16317-16325.

[75] HUANG P, GAO Y, LIN J, et al. Tumor-specific formation of enzyme-instructed supramolecular self-a-ssemblies as cancer theranostics[J]. ACS Nano, 2015, 9, 9517-9527.

[76] LIU Y, LIU Y, BU W, et al. Hypoxia induced by upconversion based photodynamic therapy: towards highly effective synergistic bioreductive therapy in tumors[J]. Angew. Chem, 2015, 127: 8223- 8227.

[77] LIN J, WANG M, HU H, et al. Multimodal-imaging-guided cancer phototherapy by versatile biomimetic theranostics with UV and γ-irradiation protection[J]. Adv. Mater, 2016, 28:3273-3279.

[78] ZHAO P, ZHENG M, LUO Z, et al. NIR-Driven smart theranostic nanomedicine for on-demand drug release and synergistic antitumour therapy [J]. Sci. Rep, 2015, 5: 14258-14271.

第三十四章 中枢系统疾病的传统医学影像学与分子成像

第一节 中枢神经系统疾病的CT、MR医学影像学表现

一、常见良性肿瘤

中枢神经系统常见良性肿瘤有脑膜瘤(meningioma)、垂体瘤、听神经鞘瘤、颅咽管瘤。

(一)脑膜瘤

1.疾病概述 发病年龄为40~60岁,儿童罕见,女性多见;可发生于颅内任何部位,大多数附着于硬脑膜,少数附着于软脑膜,也可发生于脑室内贴附于侧脑室的脉络丛。

2.病理表现 脑膜瘤发生于硬脑膜,由肿瘤性的蛛网膜粒细胞构成。大部分为良性,相当于WHO 1级,有些亚型预后不好,相当于WHO 2级和3级。大体上肿瘤质韧或硬,边界清,有时有分叶,与硬膜广泛附着,常压迫附近脑组织,侵及硬脑膜和硬膜窦,偶可侵及颅骨。镜下组织病理学的改变多种多样,亚型较多。WHO将其分为典型的良性脑膜瘤、不典型脑膜瘤、间变型(恶性)脑膜瘤。

3.影像学表现 CT表现为靠近硬脑膜的边界清楚的圆形或光滑分叶状的肿块,75%表现为高密度,25%与脑实质呈等密度,25%有钙化,可以是弥漫的或局限的,邻近骨质可以受侵蚀或反应性增生。

MRI典型表现与灰质信号相仿,可以有坏死、出血、囊变,增强扫描呈明显强化;肿瘤周围有脑脊液和血管包绕,60%可见硬膜尾征。

4.诊断与鉴别诊断 CT和MRI扫描是术前发现和诊断脑膜瘤的最佳手段。CT扫描大部分为高密度,由于脑膜瘤血供丰富,加之无血脑屏障作用,因此增强扫描明显均匀强化。由于肿瘤以宽基底贴近颅骨,故常引起颅骨反应性增厚、压迫性变薄或侵蚀性破坏,CT扫描能明确显示颅骨的改变。MRI T$_1$WI脑膜瘤多数呈等信号,少数呈低信号,T$_2$WI肿瘤表现为高信号、等信号或低信号(图34-1-1)。其内信号变化情况与钙化、囊变、出血等因素有关。MRI因其多方位、多平面成像的优点,能弥补CT对后颅凹及颅顶部等部位显示欠佳的不足,不至遗漏该部位较小的病灶。非典型脑膜瘤的影像表现由于缺乏特征性,常易误诊。有的全瘤以囊性表现为主,或瘤内低密度不均匀,有的呈环行强化,其内有壁结节,有的肿瘤完全钙化或骨化,甚至部位酷似脑内肿瘤,这给诊断带来一定的困难。因此,脑膜瘤需与下列疾病鉴别。

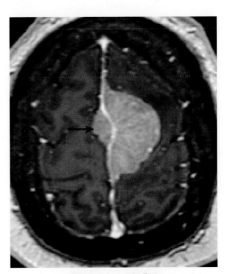

图34-1-1 脑膜瘤

(1)淋巴瘤:好发于第三脑室及侧脑室周围的脑实质内,为单发或多发的肿块,平扫可呈稍高密度,但无钙化、坏死,瘤周有中度水肿,肿瘤可跨中线生长,常在胼胝体附近向两侧延伸。

(2)少枝胶质细胞瘤:贴近脑表面的少枝胶质细胞瘤呈有钙化的高密度肿块,但其钙化影多为条

簇状,且附近颅板少有增厚、侵蚀改变,级别较低的少枝胶质细胞瘤亦不跨大脑镰生长。

（3）转移瘤:常为多发肿块或结节,钙化罕见,瘤周水肿显著,发病年龄偏大,中老人多见,常有原发肿瘤史;有学者认为,多发脑膜瘤发病机制可能为多中心起源或经脑脊液播散。病变多较表浅,结节病灶边缘常规则、光滑,瘤周水肿明显,增强扫描呈结节状或环状强化。环状强化内壁不光整,并可见细线状向中心延伸。

（4）胶质母细胞瘤:为脑实质内的混杂密度肿块,可见高密度出血区及低密度囊变坏死区,增强后肿瘤明显强化,呈不规则环状或花环状。

（5）血管网状细胞瘤:几乎均位于小脑,幕上罕见。大囊小结节,囊与壁大小悬殊,瘤周可有水肿,钙化罕见,好发于20~40岁,结节强化明显。

（6）垂体瘤:鞍结节及鞍上脑膜瘤易误诊为垂体瘤。垂体瘤常位于鞍内向后下生长,增强扫描强化程度不及脑膜瘤,且蝶鞍有改变,脑膜瘤虽可造成蝶鞍骨质改变,但多不造成蝶鞍明显增大,冠状位及矢状位可清楚显示肿瘤与周围正常结构的关系。

（7）颅咽管瘤:实性颅咽管瘤常位于鞍区向前上生长,很少伴有鞍底骨质的改变,常有块状钙化,易囊变,多种密度,增强扫描中度强化。脑膜瘤灌注峰值较高,灌注曲线呈速升 - 缓降型。

（二）垂体瘤

1. 疾病概述　　垂体瘤(hypophysoma)分为垂体微腺瘤以及垂体大腺瘤。垂体微腺瘤直径小于 10 mm,绝大多数为功能性,以泌乳素腺瘤和生长激素瘤常见,垂体微腺瘤囊变、出血均少见。垂体大腺瘤直径大于 10 mm,根据肿瘤是否分泌激素分为功能腺瘤和无功能腺瘤,除垂体瘤本身所致的临床症状外,还引起一系列的临床表现,如双颞侧偏盲、视力障碍、头痛、海绵窦压迫症状等;垂体瘤属良性肿瘤,有完整的包膜。

2. 病理表现

（1）肉眼观:垂体瘤生长缓慢,大小不一,直径可由数毫米至 10 cm,直径小于 1 cm 者为小腺瘤,大于 1 cm 者为大腺瘤;功能性腺瘤一般较小,无功能性的一般较大;肿瘤一般境界清楚,约30% 的腺瘤无包膜(当肿瘤侵入周围脑组织时称之为侵袭性垂体腺瘤),肿瘤质软,为灰白色、粉红色或黄褐色;可有灶性出血、坏死、囊性变、纤维化和钙化。

（2）光镜下:肿瘤失去了正常组织结构特点,瘤细胞似正常的垂体前叶细胞,核圆形或卵圆形,有小的核仁,多数腺瘤由单一细胞构成,少数可由几种瘤细胞构成,瘤细胞排列成片块、条索状、巢状、腺样或乳头状,有的瘤细胞可有异型性或核分裂,瘤细胞巢之间为血管丰富的纤微间质。

3. 影像学表现

1) 蝶鞍平片:早期的小腺瘤难以发现,大腺瘤时则可见蝶鞍扩大、变形,鞍底骨质受压变薄、破坏,出现双鞍底征,鞍背骨质吸收、倾斜后移,弯曲伸长,前后床突骨质侵蚀等征象。

2) CT 表现:

（1）垂体微腺瘤:垂体腺稍有增大,强化扫描早期见腺体内呈局限性低密度区,延迟扫描瘤体呈等密度或略高密度。

（2）垂体大腺瘤:多数肿瘤呈等密度或略高密度,囊变者则呈低密度,部分肿瘤的边缘可出现钙化,极少数可完全钙化。鞍内生长的肿瘤压迫周围骨质,致蝶鞍扩大,鞍背变薄,骨窗较易发现。穿过鞍隔向上生长者鞍上池内可见类圆形肿块影,边界清楚,鞍上池填塞、变形。向上突入三脑室前部者可见梗阻性脑积水。向鞍旁生长时,有时可见瘤体包绕颈内动脉并向外移位。鞍底骨质破坏突入蝶窦者,可于蝶窦内见软组织影。明显均一强化或环状强化,与海绵窦密度相等或稍低于海绵窦,强化后边界更加清晰、锐利。

3) MRI:主要影像学检查方法为 MRI,可清楚显示病变的信号特征、侵犯范围,与邻近组织的关系,是首选的检查方法,增强扫描是必要的检查手段。

垂体微腺瘤:T_1WI 上多数垂体微腺瘤为低信号区,少数为等信号或高信号。泌乳素瘤边界多较清楚,生长激素瘤和促肾上腺皮质激素瘤边界不清较多,形态为圆形或椭圆形,也可呈不规则形。当肿瘤小于 2 mm 时间接征象则成为诊断的主要依据,即鞍隔高度超过正常(婴幼儿 6 mm、男性和生育期妇女 8 mm、哺乳期妇女 10 mm、妊娠晚期和产后妇女 12 mm)或局灶性不对称上凸,垂体柄移位(垂体柄前移多可排除垂体瘤),鞍底下陷,颈内动脉移位。但是当瘤体太小,肿瘤扁平,对称分布,或位于中线、鞍底之上,则会出现假阴性。T_2WI 上多为高信号或等信号,少数为低信号。出血时则 T_1、T_2 均为高信号。强化扫描正常垂体强化早于肿瘤,故早期肿瘤呈相对低信号,后期因为肿瘤强化时间长,故呈相对高信号。

垂体大腺瘤:瘤的大小与发生囊变、坏死、出血的机会成正比。正常垂体常受到不同程度的破坏,肿瘤由鞍内向鞍上、鞍旁生长侵犯,MRI 在显示垂体瘤及其侵袭性方面拥有优越性,能辨明瘤体与视神经、视交叉及视束的解剖关系,矢状位可以显示大脑前动脉、视交叉的受压移位及垂体瘤是否向后方生长。冠状位可显示视交叉上移及肿瘤侵袭侧方海绵窦使之变形的征象。如果 T_1WI 上能显示颈内动脉内侧或下内侧的静脉间隙,则基本可以排除海绵窦受侵,但该间隙消失并不能肯定海绵窦受侵的诊断,海绵窦受侵的表现为海绵窦内颈内动脉移位、受压或包绕,静脉间隙消失,Meckel 腔消失,海绵窦向外侧膨出,外壁与颈内动脉之间有异常信号。如果垂体瘤向侧方侵及颈内动脉海绵窦段并使之闭塞,则提示垂体瘤恶变。实性肿瘤在 T_1WI 多显示低信号或等信号,T_2WI 多呈等信号或较高信号。肿瘤强化明显,边界非常清楚,多数强化不均匀。肿瘤呈圆形、椭圆形或不规则形,边缘光滑或呈分叶状。向鞍上生长者常在鞍隔平面形成向内的切迹而呈“葫芦形”,也可无此切迹,其鞍上部分填塞鞍上池,压迫视交叉使视交叉抬高、倾斜;向鞍旁生长,可推移颈内动脉海绵窦段,甚至包裹颈内动脉,填塞海绵窦。其内可见流空的颈内动脉,T_1WI、T_2WI 均呈低信号。

4.诊断与鉴别诊断

1)垂体瘤的诊断:详细询问病史、体格检查是诊断垂体瘤的重要线索。影像学检查,如 CT、MRI 在诊断垂体瘤中起关键作用,尤其是 MRI,不仅可发现直径 3 mm 的微腺瘤,而且可显示下丘脑结构。各种垂体激素的测定以及功能试验对诊断和鉴别诊断具有重要价值。最终的确诊取决于病理检查。

2)鉴别诊断:

(1)垂体微腺瘤:需与垂体囊肿、转移瘤、垂体脓肿、垂体梗死等鉴别。MRI 动态增强扫描诊断垂体微腺瘤敏感性高、准确率高,影像表现有特征性,图像直观,直接显示病灶大小、形态及垂体柄有否偏移,是一种较好的影像学诊断方式,当患者泌乳素高,垂体平扫无明显异常时,应建议其进行 MRI 动态增强扫描,以便更好地发现病灶,为临床提供诊断依据。

(2)垂体大腺瘤:最常见,应与脑膜瘤、颅咽管瘤、脊索瘤等鉴别。其中能否见到垂体显示是鉴别

的一个要点。鞍区脑膜瘤因信号强度及增强特点与垂体瘤相似,应注意观察蝶鞍及垂体腺,脑膜瘤蝶鞍不扩大,如果垂体大小正常,鞍隔平直完整是诊断的有力佐证。

(三)听神经瘤

1.疾病概述　听神经瘤(acoustic schwannoma)为脑桥小脑角区最常见肿瘤(图 31-1-2)。内听道为多发部位(尤其是前庭神经节周围),少数可原发于脑桥、脑角区。肿瘤生长缓慢,从出现首发症状到被确诊平均为 4 年。临床症状主要有听力下降、耳鸣、眩晕及平衡失调等,首发症状常为听力下降,听力下降多为渐进性,肿瘤内出血时可表现为突聋。

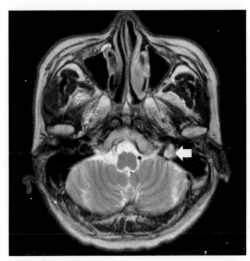

图 34-1-2　左侧听神经瘤

2.病理表现　听神经瘤是发生于 Schwann 细胞的良性肿瘤,多起源于前庭上神经,少数起自蜗神经。听神经瘤有完整包膜,表面大多光滑,有时可略呈结节状,其形状和大小根据肿瘤的生长情况而定。肿瘤的实质部分色泽灰黄至灰红色,质硬而脆,病理组织学上有 Antoni A 型(细胞排列紧密,间质较少)及 Antoni B 型(细胞分布松散,间质占优势)两种类型。

3.影像学表现

(1)X 线:早期内听道内小听神经瘤在普通内听道 X 线片上没有阳性表现,X 线片头颅额枕位(汤氏位)主要观察内听道口有无扩大,断层片可提高阳性诊断率。

(2)CT:骨窗可显示内听道扩大,软组织窗肿瘤多为等密度或略低密度,瘤内可见更低密度,增强后瘤体实性部分明显强化,囊变区不强化。

（3）MRI：检查使得听神经瘤的早期发现率明显提高。MRI 检查肿瘤呈圆形或类圆形，长 T_1、长 T_2 信号，囊变为更长 T_1、更长 T_2 信号；增强后瘤体实性部分明显强化，囊变区不强化；同侧听神经增粗且强化；肿瘤较大时可致第四脑室受压，引起梗阻性脑积水。

4. 诊断与鉴别诊断

1）诊断：听神经瘤 CT 平扫表现为脑桥小脑角区肿块，与脑组织呈等密度或稍低密度，部分病例密度不均匀，钙化少见。位于内听道的小肿瘤多难以显示。增强扫描肿瘤明显强化，囊性部分无强化，由于听神经瘤多呈等密度，增强扫描是必不可少的检查技术。脑桥小脑角区的听神经瘤 T_1 信号与脑灰质等信号或较脑灰质略低，T_2 信号较脑灰质略高，质子密度加权像通常表现为高信号。较大的肿瘤可以表现为典型的"冰激凌蛋卷"征。MRI 还可以显示肿瘤一些其他征象，如坏死、出血、脑膜反应等。

2）鉴别诊断。

（1）胆脂瘤或脑膜瘤：胆脂瘤和脑膜瘤位于桥脑小脑角区，多不累及内耳道，偶尔可部分进入内耳道内，但 CT 上内耳道多无扩大；MRI 上胆脂瘤呈长 T_1、长 T_2 信号，增强后扫描无明显强化，而脑膜瘤多呈半球形等 T_1 等 T_2 信号肿块，增强后扫描明显均匀强化，并伴有脑膜"尾征"，与听神经瘤不难鉴别。

（2）面神经瘤：面神经瘤位于内耳道的前上象限，内耳道前上壁骨质可见破坏，形成沟通内耳道-面神经管迷路段的肿块；薄层 MRI 或 MR 水成像有助于显示肿瘤在内耳道内的起源神经。而听神经瘤多向内耳道口生长，较大时延伸至脑桥小脑角区形成内耳道-脑桥小脑角区肿块，但不累及面神经管迷路段。两者在 MRI 上的信号强度及强化方式无明显差别。

（四）颅咽管瘤

1. 疾病概述　成釉质细胞型颅咽管瘤多见于儿童，好发年龄为 8~12 岁；乳头型颅咽管瘤多见于成年人，好发年龄为 40~60 岁，占原发颅内肿瘤的 30%~60%，男女发病无显著倾向。发病年龄自新生儿至 60 多岁均可见，尤以 5~10 岁最多，也有人认为 60 岁左右是颅咽管瘤的第二个小高峰发病阶段。

2. 病理表现　颅咽管瘤 (craniopharyngioma) 是上皮衍化性肿瘤，起源于残存的上皮细胞，好发于鞍上池、鞍区和第三脑室。成釉质细胞型颅咽管瘤好发于儿童，肿瘤起源于颅咽管的胚胎残余，故肿瘤常位于鞍上，并可见鞍内受累，囊变多见，镜下可见液态胆固醇或角蛋白，囊壁薄而光整，无囊内节结。钙化常见，占 70%~80%。乳头型颅咽管瘤起源于腺垂体结节部垂体细胞化生的鳞状上皮细胞，绝大部分发生于成人，肿瘤易压迫视神经或视交叉而致视力下降，压迫垂体而引起内分泌紊乱。

3. 影像学表现

（1）CT：成釉质细胞型颅咽管瘤多为囊性或囊实混合性，囊性部分囊内无结节；乳头型颅咽管瘤多为实性，或以实性为主合并小囊变。CT 平扫表现为鞍上池内肿块，卵圆形或分叶状，边界清楚，无灶周水肿。其密度有多种表现，囊性肿瘤多呈低密度，CT 值高于脑脊液，低于脑组织；部分呈等密度，与胆固醇结晶较多有关。实性肿瘤多呈等密度，少数颅咽管瘤呈高密度是含角蛋白或钙质较多之故；CT 增强后大部分肿瘤的囊性部分不强化，但囊壁可强化，呈环状、多房状，有时呈蜂窝状。实性部分多表现为均匀强化或不均匀强化，也可显示两种强化同时混合出现。

（2）MRI：颅咽管瘤的 MRI 表现具有不同的特点，T_1WI 上因囊内容物不同而信号各异，主要取决于囊液蛋白含量，如蛋白含量少则呈低信号，强度略高于脑脊液，蛋白含量多则呈高信号，多数资料表明，低信号较高信号多见。T_2WI 上的囊性病变表现为高信号，少数囊性病变含钙质、角蛋白或散在骨组织，在 T_1WI 及 T_2WI 均呈低信号灶，然而在 MRI 图像上可显示不清晰。实体部分在 T_1WI 为等信号，T_2WI 为高信号。混合性病变的信号亦混杂多样。

4. 诊断与鉴别诊断　颅咽管瘤的影像学鉴别诊断不难，主要应同垂体瘤、Rathke 囊肿和鞍隔脑膜瘤鉴别。垂体瘤极少发生钙化及囊变，除非在出血或感染以后。蛛网膜囊肿在冠状位增强 CT 或 MRI 信号均匀，与脑脊液相同，增强后不强化，且常与外侧裂蛛网膜囊肿相连。实性颅咽管瘤和鞍隔脑膜瘤难以区别，两者发生的部位、影像学征象及钙化的发生均极相似，只是脑膜瘤强化的程度比颅咽管瘤更强，这点可能有助于鉴别诊断。

二、常见恶性肿瘤

中枢神经系统常见恶性肿瘤有高级别星形细胞瘤、多形性胶质母细胞瘤、髓母细胞瘤、淋巴瘤、转移瘤、生殖细胞瘤。

（一）星形细胞瘤

1. 疾病概述　原发性脑肿瘤中，胶质瘤占50%，75%的胶质瘤为星形细胞瘤，所以说星形细胞瘤是最常见的原发性脑肿瘤。星形细胞瘤男性患者多于女性，男：女约为 2:1。星形细胞瘤可发生在任何年龄，而发病高峰在 31~40 岁，故多见于青壮年。星形细胞瘤可发生在中枢神经系统的任何部位，一般成人多见于大脑，儿童多见于幕下。星形细胞瘤的临床常见表现有癫痫、颅内压增高、局限性神经学症状和体征等。

2. 病理表现　肿瘤位于白质内，呈浸润性生长，实性者无明显的边界。多数不限于一个脑叶，向外生长可侵及皮层，向内可破坏深部结构，亦可经胼胝体超过中线侵犯对侧大脑半球。肉眼观察质地灰白色或灰红色。质地多较硬。约半数肿瘤呈部分囊性变，囊液淡黄透明。蛋白含量较高，静置易自凝，称为 Froin 征阳性。囊性变的肿瘤称为"囊在瘤内"。而位于小脑的星形细胞瘤常为一个大的囊，囊壁上有肿瘤结节，囊壁为纤维结缔组织及神经胶质纤维构成，因此，只切除肿瘤结节即可达到根治肿瘤的目的，我们称为"瘤在囊内"。

根据病理形态，星形细胞瘤分为 3 种类型，即原浆型、纤维型和肥胖细胞型。①原浆型星形细胞瘤：是最少见的一种类型，主要见于大脑，多位于颞叶，质软，显微镜下肿瘤细胞体积较大，胞质饱满，核呈圆形，大小一致，核分裂少见。细胞的形态和分布都很均匀，填充于嗜酸性间质中，无胶质纤维。肿瘤常有变性，形成囊肿。②纤维型星形细胞瘤：最常见，在儿童多见于小脑、脑干，在成人多见于大脑。由纤维性星形细胞构成，分化好，生长慢。肿瘤质地坚韧，有时状如橡皮。③肥胖细胞型星形细胞瘤：这类肿瘤生长较快，比较少见，大多位于大脑半球。肿瘤呈灰红色、质软，呈浸润性生长。

按组织学分型及细胞分化程度星形细胞瘤分为四个级别。Ⅰ、Ⅱ级肿瘤恶性度较低，边缘较清楚，多表现为瘤内囊腔或囊腔内瘤结节，肿瘤细胞分布稀疏，可发生点状钙化，肿瘤血管较成熟，毛细血管内皮细胞结合较为紧密。Ⅲ、Ⅳ级肿瘤呈弥漫浸润性生长，轮廓不规则，与正常脑实质分界不清，易发生坏死、出血和囊变，肿瘤血管丰富且分化不良，毛细血管内皮细胞结合稀疏。

3. 影像学表现

（1）CT：星形细胞瘤在 CT 上表现为低密度影，均质或不均质，灶周可见水肿带，增强扫描，病变可见强化轻微或不均匀强化。

（2）MRI：星形细胞瘤在 MRI 上 T_1WI 呈低信号，T_2WI 呈高信号。MRI 可清楚显示肿瘤浸润脑组织的程度。增强后星形细胞瘤一般不强化，少数肿瘤有周边斑点状轻度强化影。良性星形细胞瘤由于肿瘤的生长，使肿瘤内外水分增多，造成 T_1 和 T_2 延长，表现为 T_1WI 呈低信号，T_2WI 呈高信号，信号强度均匀，瘤周水肿轻微，注射 Gd-DTPA 增强不明显。随着肿瘤的生长，瘤内发生囊变，使得信号不均匀，瘤体和周围水肿在 T_1WI 上不如 T_2WI 上容易区分，肿瘤可有轻度的增强，恶性星形细胞瘤在 T_1WI 上呈混杂信号，以低信号为主，间以更低信号或高信号，体现了肿瘤内坏死或出血。间变性星形细胞瘤在 MRI 上，T_1WI 为低信号，T_2WI 为高信号，较多形性胶母细胞瘤影像稍均匀，无坏死或出血灶。增强后，80%~90% 肿瘤有强化。肿瘤强化表现不一，可为环形结节形、不规则形等，另有部分肿瘤强化均匀一致。

4. 诊断与鉴别诊断　星形细胞瘤的诊断主要依据临床表现及影像学表现。

本病主要与以下疾病鉴别。

（1）少枝胶质细胞瘤：多位于白质内，呈浸润性生长，生长较为缓慢，常见瘤内有钙化。无钙化者发生囊性变，不易与星形细胞瘤相鉴别。

（2）血管网织细胞瘤：多位于幕下小脑半球，可有囊性变，增强后瘤体极度均匀增强。

（3）胶质母细胞瘤：多发生在大脑半球白质内，浸润性生长，生长快，颅内压增高症状出现早、明显，瘤体常侵及多个脑叶。

（4）转移瘤：有原发灶，常见肺癌、胃肠道癌、乳腺癌。影像学特点：瘤体小，周围水肿明显。

（二）多形性胶质母细胞瘤

1. 疾病概述　多形性胶质母细胞瘤（glioblastoma multiforme）是最常见的脑内原发肿瘤，发病年龄较大，一般发生在 45~70 岁。胶质母细胞瘤可原发于脑实质内，亦可呈继发性。继发性胶质母细胞瘤多数由间变性星形细胞瘤进一步恶变而来，少部分可由混合性胶质瘤、少枝胶质细胞瘤或室管膜瘤演变而成。有研究发现，原发性胶质母细胞瘤与继发性胶质母细胞瘤的分子发生机制不同。原发性胶质母细胞瘤的分子改变以 EGFR 的扩增与过量表达为主,而继发性胶质母细胞瘤则以 p53 的突变为主要表现。临床上除了常有的颅内压增高的一般症状外,还有因部位不同而产生的差异。位于人脑半球的患者可有癫痫发作、精神发生改变,对侧肢体偏瘫和同向偏盲等。位于小脑的患者出现步态不稳、眼球震颤。5 年存活率为 0。

2.病理表现　多形性胶质母细胞瘤属于弥漫性星形细胞瘤,属 WHO 4 级。本病可以发现时即为多形性胶质母细胞瘤,也可从低级别胶质瘤发展而来。肉眼可见病变不规则,质地硬,血供丰富,多无包膜,与邻近组织分界不清。多数呈多叶侵犯,可通过胼胝体侵犯对侧半球。瘤体内几乎都有坏死,出血灶多见,钙化少见。镜下可见多形异形核细胞,细胞分化差。

3.影像学表现　MRI 是首选影像学检查方法,增强扫描是必要的。多位于大脑半球白质内,可单发,也可多灶,常通过胼胝体生长到对侧大脑半球,可出现室管膜下播散;边界不清,有显著的瘤周水肿和占位效应;信号不均,呈不均匀的长 T_1、长 T_2 信号,多伴有出血、坏死;血供丰富,增强扫描呈显著不规则环形强化(图 34-1-3)。

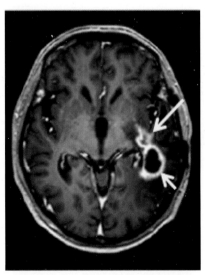

图 34-1-3　多形性胶质母细胞瘤

(1)CT:肿瘤呈边界不清的混杂密度病灶,其中多有瘤内出血所致高密度表现,但钙化者较少,瘤内坏死及囊性变呈低密度影,而使其形态呈多形性,病灶周围多数脑水肿较重,肿瘤与脑组织无明显边界。脑室常被压迫变小、变形或封闭,中线结构常向对侧移位。增强后 95% 的肿瘤呈不均匀强化,常表现为中央低密度的坏死或囊变区,周边增生血管区不规则的环形、岛形或螺旋形强化影。坏死区常位于肿瘤实质内,呈边界不整齐的低密度区。

(2)MRI:肿瘤在 T_1WI 上呈低信号,在 T_2WI 呈混杂信号,以高信号为主,散在性分布低信号与等信号,DWI 上肿瘤实性部分呈高信号,中央坏死区呈低信号,病变边界不清,与邻近脑组织不容易区分,占位效应十分明显。肿瘤内若有较大的坏死区则呈更低信号,若有出血呈高信号。胼胝体常受累,中线结构,如纵裂池可变形、变窄或移位。注射 Gd-DTPA 增强扫描肿瘤有显著的对比增强,使得肿瘤与邻近结构有明确的分界,且好发在脑深部,是较为特征性的表现。

4.诊断与鉴别诊断　胶质母细胞瘤主要影像学检查方法为 MRI,可清楚显示病变的信号特征、侵犯范围、与邻近组织的关系,增强扫描是必要的检查手段。

鉴别诊断主要包括转移瘤、淋巴瘤、脑脓肿。胶质母细胞瘤多位于大脑半球白质内,可单发,也可多灶,常通过胼胝体生长到对侧大脑半球,可出现室管膜下播散;边界不清,显著的瘤周水肿和占位效应;信号不均,呈不均匀的长 T_1、长 T_2 信号,多伴有出血、坏死;血供丰富,增强扫描呈显著不规则环形强化。

(1)转移瘤:转移瘤内常发生坏死,增强扫描呈环形强化,发病年龄与胶质母细胞瘤类似。转移瘤常为多发病灶,而后者多为单发。转移瘤环形强化的环较规则,环壁外缘较光滑,而后者环常不规则,外缘不光滑。转移瘤周围水肿常很显著。

(2)淋巴瘤:淋巴瘤常位于脑室周围,常可通过胼胝体累及双侧大脑半球,淋巴瘤在 T_2WI 上常呈等信号或稍低信号,与胶质母细胞瘤在 T_2WI 上高信号不同。

(3)脑脓肿:脑脓肿也可呈环形强化,但其强化环薄而均匀,内壁光滑,张力高。DWI 上脑脓肿常呈高信号,而胶质母细胞瘤的坏死部分呈低信号。

(三)髓母细胞瘤

1.疾病概述　髓母细胞瘤是小儿后颅窝最常见肿瘤之一。恶性程度高,发病高峰在 5~10 岁之间,成人少见。成人髓母细胞瘤占全部髓母细胞瘤的14%~30%。成人髓母细胞以男性较为常见。占儿童原发脑肿瘤的15%~25%,发病年龄通常小于15岁;75%发生在小脑蚓部,25%发生在小脑半球(发生于年龄较大的青少年至成人)。

2.病理表现 本病为恶性肿瘤,病理特点为肿瘤细胞致密(小圆细胞),肿瘤通常是实性的,肿瘤内可囊变、出血。肿瘤易沿脑脊液播散,随访时要注意椎管内及全身骨质有无转移。

3.影像学表现

(1)CT:平扫呈后颅凹中线区等密度或略高密度占位性病变,钙化、囊变少见,四脑室常受压变形移位,伴梗阻性脑积水。增强扫描多呈均一强化。室管膜下种植转移时脑室壁出现略高密度带影或结节影,可有增强。

(2)MRI:T_1WI上呈略低信号,T_2WI上信号不定,可呈稍低信号至高信号,常有较明显的强化。MRI显示肿瘤形态、延伸方向、脑脊液循环通路梗阻的位置和程度以及室管膜下和蛛网膜下隙种植性转移均较CT清楚。

4.诊断与鉴别诊断 成人中线部位(第四脑室和小脑蚓部)髓母细胞瘤的CT及MRI的影像表现与儿童髓母细胞瘤相似,多为圆形实性肿块,边缘清楚。肿瘤内小囊变、坏死区较常见。成人四脑室室管膜瘤少见,其影像学表现与髓母细胞瘤相似,鉴别诊断较困难。脑膜瘤是颅内常见肿瘤之一,好发于中年女性。由于脑膜瘤是脑外肿瘤,故肿瘤边缘一般较清楚。髓母细胞瘤是脑内肿瘤,尽管肿瘤靠近小脑表面,但仔细观察MRI的影像表现,肿瘤边缘无"假包膜"存在,脑膜瘤的增强幅度一般较明显,而小脑半球髓母细胞瘤多表现为中度或轻度增强。小脑半球单发转移瘤以皮层下多见,瘤旁水肿明显,静脉注入对比剂后增强较明显。

(四)淋巴瘤

1.疾病概述 原发性中枢神经系统淋巴瘤(图34-1-4)是中枢神经系统内的非霍奇金淋巴瘤(NHL),是较为罕见的原发性脑肿瘤,近年来,该病发病率呈持续上升趋势,涉及各个年龄段及性别。根据患者免疫功能状态可分为免疫功能正常型和免疫功能低下型,前者好发于中老年人,男性略多见,以单发病灶为主,但近年多发病灶有增多趋势,后者主要与HIV病毒感染、器官移植及免疫抑制剂的应用有关,发病年龄较低,好发于30~40岁,以多发病灶为主。发病机制尚不清楚。

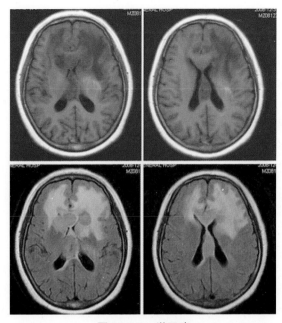

图34-1-4 淋巴瘤

2.病理表现 病理分型多属B细胞型,占90%以上,仅有不足10%为T细胞型。淋巴瘤是一种乏血管肿瘤,血供少,其生长较其他恶性肿瘤缓慢,故不会因为生长速度过快而出现中心坏死;与淋巴肿瘤细胞围绕血管呈袖套状生长亦有关。

3.影像学表现

(1)CT:CT上肿瘤呈等密度或高密度块影,有肿瘤周围水肿和占位效应。多有明显均匀强化,使肿瘤与周围分界清楚。好发生在基底节、丘脑与胼胝体。出血与钙化少见。囊性者中心为低密度,界限清楚,囊壁有明显强化。表现不具特征。

(2)MRI:淋巴瘤MRI平扫,多数病灶T_1呈低信号或等信号影,T_2呈高信号、稍高信号及等信号影,与灰质皮层信号相接近或稍低。DWI呈高信号影,病理基础为淋巴瘤细胞密度高、细胞核/细胞质比值很大,水分子弥散运动能力减低。病灶内囊变、坏死的发生较其他颅脑肿瘤少见。同胶质瘤和转移瘤相比,原发性中枢神经系统淋巴瘤病灶周围水肿较轻、占位效应较小、占位程度与肿瘤的大小不成比例,即可总结为大瘤体、小水肿、轻占位。多为均匀的中等度强化、边缘较清晰,淋巴瘤以血管周围间隙为中心向外浸润生长,侵入临近脑实质及血管壁,进入血管腔内,从而破坏了血脑屏障致对比剂外漏。

强化图像上出现"缺口征""尖突征"的概率较低,但对诊断有特征性意义,在其他脑肿瘤中很少见。"缺口征"表现为在团块状、圆形或类圆形强化病灶的边缘有 1~2 个脐样、勒痕状或啃噬状缺损。"尖突征"表现为强化的不规则形病灶向某一方向呈尖角状突出。此外,部分血管内生长的淋巴瘤可以没有强化,考虑与局部血管阻塞有关。目前,常规对比增强 MRI 可以反映血脑屏障的破坏程度,不能反映肿瘤血管生成的程度。而 PWI 的应用恰恰可以弥补这一不足,可以准确反映肿瘤血管生成的程度。

4. 诊断与鉴别诊断　淋巴瘤 T_1WI 呈低信号,T_2WI 呈高信号,有明显强化,信号多变。鉴别诊断主要与高级别星形细胞瘤、胶质母细胞瘤、转移瘤及脑膜瘤鉴别。

（1）高级别星形细胞瘤:血供较丰富,强化明显而不均匀,多呈环状或花边样强化,囊变、坏死多见,周围水肿区较大,占位效应明显。对于累及胼胝体而侵犯对侧半球的原发性淋巴瘤,需要与胶质母细胞瘤相鉴别。

（2）胶质母细胞瘤:虽常跨叶生长,但其 MRI 信号不均;淋巴瘤常呈均质显著强化,而胶质母细胞瘤通常呈不均质、不规则环形强化。

（3）转移瘤:转移瘤的瘤周水肿通常比较显著,占位效应明显,而淋巴瘤水肿和占位效应较轻;脑转移瘤多呈环形强化,而淋巴瘤通常呈均质强化;转移瘤好发于大脑中动脉供血范围的皮质、髓质交界区,而淋巴瘤好发于近中线脑室周围或靠近脑表面。转移瘤 MRI 表现多为长 T_1、长 T_2 信号,而淋巴瘤多为长或等 T_1、等 T_2 信号。增强扫描转移瘤病灶呈结节状或环形明显强化,病灶较大者往往中心有坏死,而淋巴瘤多较均匀强化。转移瘤周围水肿明显,往往表现出小结节、大水肿。淋巴瘤往往水肿不十分明显。在 DWI 上,转移瘤以低信号为主,而淋巴瘤则以高信号为主。

（4）脑膜瘤:位于大脑凸面靠近大脑表面的淋巴瘤增强后多呈均质显著强化,需要与脑膜瘤相鉴别。脑膜瘤与脑膜呈广基底相连,肿瘤周围皮质受压、变形、移位及相邻脑白质扭曲变形;脑膜瘤内可有钙化,而淋巴瘤一般不伴有钙化;在肿瘤的形态方面,脑膜瘤常呈较规则的圆形或类圆形,而淋巴瘤则呈相对不规则形改变。

（五）脑转移瘤

1. 疾病概述　发病年龄较大,有原发恶性肿瘤病史。颅脑是恶性肿瘤极为常见的转移部位,脑转移瘤占脑肿瘤的 20% 左右,在所有脑转移瘤中,肺癌脑转移最为常见。

2. 病理表现　脑内转移先是孤立的边界锐利的结节状病灶,随着病灶的生长,可发生坏死、出血、囊变,但脑转移瘤极少发生钙化。病灶常位于皮质表面或灰、白质交界处,通常为血行转移。脑膜转移值得注意。

3. 影像学表现

（1）CT:CT 上表现为低密度、等密度或高密度圆形肿块影,边界清楚,周围有广泛水肿,多位于皮质下区。多发有助于诊断。单发大的转移瘤常有坏死及囊变。小的结节多为明显均匀强化。有坏死的转移瘤常呈厚的环状强化,内壁不规整。

（2）MRI:为首选影像学检查方法,平扫在脑转移瘤的诊断上仍受到限制,MRI 增强扫描能够充分显示脑转移的病灶及其强化特点,同时极大提高了脑膜转移的检出率。因此怀疑脑转移瘤时颅脑 MRI 增强扫描是必不可少的。脑灰、白质交界区多发类圆形病灶,周围伴有明显水肿,呈现"小结节,大水肿"征象;T_1WI 呈低信号,T_2WI 多呈高信号,伴有出血时信号混杂;增强扫描多呈厚薄不均的环形强化或不规则结节状强化。

4. 诊断与鉴别诊断　颅内转移瘤的形态描述实为病变的增强表现,其形态多与转移部位及瘤体大小有关。脑实质内转移瘤多呈小结节状、环形、花环状及不规则环状强化,而脑膜转移则多呈线性脑回状、条弧状或结节状。脑内病灶呈环状强化是脑转移的特征表现之一。若病灶为多发和 / 或伴有瘤灶周围明显水肿,即使原发灶不明的病例,也应首先考虑转移瘤的诊断。所以,广泛性瘤周水肿伴小的表面强化的瘤结节也是脑转移瘤的特征表现之一。单发脑转移瘤诊断相对比较困难,尤其是对以脑转移瘤为首发症状的患者来说以下几点有助于诊断。诊断要点:①中老年患者,尤其是男性,肿瘤位于大脑半球皮髓质交界区;②增强检查肿瘤呈结节状、环状或花环状增强;③瘤周伴明显水肿及占位表现,瘤体大小与水肿不成比例;④既往有肿瘤病史;⑤脑脊液中找到瘤细胞;⑥对肿瘤进行试验性放射治疗较敏感。

脑转移瘤在原发癌出现症状,或被发现之前出现症状,或被发现之前先有颅内转移的症状,早期诊断有一定困难,但表现为单个肿块时,主要应与胶质瘤鉴别。胶质瘤一般瘤体较大,常表现为"大病灶,大水肿"。起病急时还应与脑脓肿鉴别,通常脑脓肿患者多有明显的感染病史。如原发肿瘤病史不明确,脑内病灶又不十分典型,表现为多发病灶时需与多发性脑脓肿、多发性胶质母细胞瘤、多发性脑梗死、多发性脑白质病鉴别。多发性脑脓肿的脓肿壁多呈环状较均匀的薄壁强化,常有感染病史。通过治疗随访,可见病灶好转或消失。多发性胶质母细胞瘤病灶多较大,边界不清,坏死多见。多发性脑梗死根据其无或仅有轻微占位征象,强化不明显以及随访可资鉴别。多发性脑白质病好发于脑室周围,两侧对称,病灶可在几周内自行消失,但常出现复发,对激素治疗效果较好,侵犯胼胝体时颇有特征。

（六）生殖细胞瘤

1. 疾病概述　颅内生殖细胞瘤(germinoma)占颅内肿瘤的5%~20%,占生殖细胞肿瘤的65%。男性好发,大多数患者在10~30岁发病。根据肿瘤部位不同,患者可以出现梗阻性脑积水、中枢性尿崩症及偏瘫等临床表现。生殖细胞瘤属于恶性肿瘤,可以沿室管膜和脑脊液播散。生殖细胞瘤对放射治疗高度敏感,存活期较长,早期治疗可能治愈,5年存活率超过70%。

2. 病理表现　颅内生殖细胞瘤主要见于松果体至下丘脑的中线结构上,约50%位于松果体,20%~30%位于鞍区,5%~10%位于基底节区和丘脑,松果体区和鞍区可以同时受累。组织病理学改变类似起源于性腺和其他性腺外的生殖细胞肿瘤。常为实性包块,可以有小的囊性变,肿瘤质软且脆,棕白色。常没有明显的坏死和出血。镜下瘤细胞大小一致,间质常有多少不等的小淋巴细胞浸润。

3. 影像学表现　影像学表现是颅内生殖细胞瘤重要的辅助诊断方法,颅内生殖细胞瘤的影像学特点与肿瘤部位密切相关。

（1）松果体区型:该部位的生殖细胞瘤大多为圆形或类圆形,边界较清楚,肿瘤较大时可呈分叶状,也可边界不清。MRI上T_1WI多为等信号或稍低信号,T_2WI为等信号或稍高信号,无或轻度瘤周水肿及占位效应,但常伴有不同程度的侧脑室和第三脑室扩张、积水;增强扫描多呈明显强化。CT上呈等密度或稍高密度,松果体钙化增大且被包埋于肿块中是此部位生殖细胞瘤的特征性表现,出血、坏死、囊变较为少见,注射对比剂后呈均匀显著强化。

（2）鞍区型:肿瘤多位于鞍上,侵占整个鞍上池或其前方大部分结构。MRI表现与松果体区型类似,但病变内囊变较松果体区型多见,肿瘤一般无钙化,常沿脑脊液通路播散。如果患者同时出现鞍上及松果体区肿块,应首先考虑生殖细胞瘤的可能。鞍区肿瘤常累及垂体柄,主要以垂体柄明显增粗、神经垂体短T_1信号消失为特征性影像学表现。鞍区生殖细胞瘤在T_1WI上表现为等信号或略低信号,T_2WI上表现为等信号或高信号;较大的肿瘤由于血供不均匀、有囊性变和坏死,其信号表现不均匀,增强呈不均匀明显强化。CT表现为稍高密度且无明显钙化。

（3）基底节区型:肿瘤多发生于一侧,常可累及丘脑,肿瘤一般呈圆形或类圆形,亦可形状不规则,边缘一般清晰或较清晰,常有囊变及坏死。肿瘤体积常相对较大,但占位效应一般不明显,少数病例可有不同程度的瘤周水肿。

4. 诊断与鉴别诊断　不同部位的生殖细胞瘤应和该部位其他肿瘤鉴别。

（1）松果体区生殖细胞瘤:需与畸胎瘤鉴别。良性畸胎瘤含脂肪成分,恶性畸胎瘤脂肪成分很少或没有,生殖细胞瘤则无脂肪成分。出现脂肪信号时,二者不难鉴别;若无脂肪信号存在,二者有时鉴别较困难,但畸胎瘤囊变、钙化较常见,而生殖细胞瘤本身多无钙化,松果体区型虽可见钙化,但多为松果体钙化被肿瘤包埋或包绕,对二者的鉴别有一定意义。

（2）基底节和丘脑区生殖细胞瘤:此型需和胶质瘤,尤其是发生于年轻患者的毛细胞型星形细胞瘤及脑内淋巴瘤鉴别。胶质瘤信号为T_1WI低信号,T_2WI高信号,囊实性肿块为其特点,实性部分可以被强化,囊变明显,瘤周有水肿,该特点有助于与生殖细胞瘤鉴别。脑内淋巴瘤位置较深,T_1WI和T_2WI均表现为等信号,增强扫描呈均匀一致的明显强化,瘤周水肿不明显。

（3）鞍区生殖细胞瘤:此型应与鞍上颅咽管瘤鉴别。颅咽管瘤有8~12岁和40~60岁两个发病高峰,常表现为囊实性肿块,呈混杂信号,囊壁蛋壳样钙化为其特征,由此可以鉴别。

三、脑血管病的医学影像学表现

（一）颅内出血

1. 疾病概述　脑血管病所致颅内出血(intracranial hemorrhage)主要包括高血压性脑出血、动脉瘤破裂出血、脑血管畸形出血和脑梗死或脑栓塞后再灌注所致的出血性脑梗死等。依不同的疾病，出血可发生于脑实质内、脑室内和蛛网膜下隙，也可同时累及上述部位。年龄较大的儿童和青壮年以脑血管畸形出血多见，中年以上动脉瘤破裂出血多见，而老年人则以高血压性脑出血最常见。颅内出血多起病急、病情重，仅根据临床表现常难与缺血性脑血管病相鉴别。腰穿脑脊液检查虽能证实蛛网膜下隙出血，但对脑实质、脑室内出血的定位、定量诊断无实际帮助，且有诱发脑疝的危险，因而诊断主要依靠影像学检查。CT、MRI可直接显示血肿的位置和大小，是最主要的影像学检查方法。脑血管造影不能直接显示血肿，但对确定出血原因有帮助。头颅平片、气脑与脑室造影均无诊断价值。

2.病理表现　脑内血肿演变过程复杂。在超急性期（出血后4~6h内），血凝块是由不均匀的纤维基质、激活的血小板及陷落的红细胞、白细胞及血清组成的。红细胞由双凹的圆盘形变成球形。急性期（48 h内），红细胞由球形变为不规则形，血红蛋白由氧合血红蛋白变成去氧血红蛋白，血肿周围水肿明显。亚急性期血肿早期（48小时至1周），去氧血红蛋白逐渐变成正铁血红蛋白，这种变化首先发生在血肿周围，逐渐向中心进展。亚急性血肿晚期（1~4周），萎缩的红细胞逐渐崩解，释放出的正铁血红蛋白进入细胞外间隙，此时水肿逐渐消退，占位效应逐渐减轻，血凝块周围逐渐出现新生血管增殖伴反应性的炎性改变。慢性早期（数月），血肿逐渐缩小，围绕在血凝块周围的炎症反应逐渐消退。慢性晚期（数月至数年），血肿主要由裂隙状的纤维瘢痕组成，伴含铁血黄素沉积。

3.影像学表现　脑内血肿主要检查方法是CT和MRI，CT对于急性期血肿显示清晰，MRI对于血肿的演变，尤其是亚急性期、慢性期的血肿显示清晰。

（1）超急性期：由于氧合血红蛋白中铁是二价的，是抗磁性的，对T_1和T_2弛豫时间无明显影响，又由于血肿区富含水分。因此T_1WI表现为等信号或稍低信号，T_2WI表现为高信号。

（2）急性期：典型的CT表现为高密度的肿块，MRI上由于氧合血红蛋白变成去氧血红蛋白，它是顺磁性物质，在T_1WI表现为等信号，T_2WI表现为低信号。

（3）亚急性期：CT上血肿逐渐与脑实质呈等密度，MRI上由于去氧血红蛋白逐渐变成正铁血红蛋白，T_1WI呈高信号，由周边开始，逐渐向中心发展，当红细胞崩解后，正铁血红蛋白到达细胞外，T_2WI表现为高信号。

（4）慢性期：T_2WI高信号的血肿周围被低信号的含铁血黄素环包绕。

（二）脑梗死

1.疾病概述　脑梗死（cerebral infarction）是急性脑血管闭塞引起的脑组织缺血性坏死，故又称缺血性脑梗死。主要病因是脑的大或中等管径的动脉粥样硬化，继发血栓形成，导致管腔狭窄、闭塞。以大脑中动脉闭塞最多见，其次为大脑后动脉、大脑前动脉以及小脑的主要动脉闭塞，引起病变血管供应区脑组织坏死。脑的深穿支小动脉硬化、闭塞可引起腔隙性梗死（lacunar infarct）。栓子栓塞或脑血管畸形引起的血栓形成、感染或非感染性动脉炎、脑血管痉挛以及低血压或凝血状态等，也可引起缺血性脑梗死。脑梗死多见于50岁以上患有动脉硬化、糖尿病、高指血症者。常于休息或睡眠时起病，临床表现依梗死区部位不同而异。常见临床症状和体征包括偏瘫和偏身感觉障碍、偏盲、失语等，小脑或脑干梗死时常有共济失调、吞咽困难、呛咳等症状。脑梗死急性期脑脊液检查可正常。

2.病理表现　脑梗死分为超急性期、急性期、亚急性期和慢性期。发病后6 h内的脑梗死属于超急性期脑梗死，此期仅存在细胞毒性水肿，大体病理改变常不明显。发病后6~72 h为急性期脑梗死，大体标本上可见梗死区脑组织肿胀变软，脑回扁平，脑沟变浅，有局限性水肿形成，此期由最初的细胞毒性水肿发展到血管源性水肿。亚急性脑梗死为发病后72小时至10天，发病后3~5 d，组织坏死和水肿逐步达到高峰，并于7~10 d水肿逐步消退，伴随水肿的消退，出现蛋白质和红细胞的外渗、新生毛细血管和肉芽组织的形成。慢性期主要表现为坏死组织逐步液化和被清除，形成含液囊腔，周边可见胶质瘢痕形成，邻近脑实质萎缩。

3.影像学表现

1）CT平扫：

（1）急性期：50%~60%的病例可无阳性发现。部分病例（25%~50%）可出现提示脑梗死早期改变的CT征象：①大脑中动脉或其他主要动脉密度增高，即致密动脉征（dense artery sign），系闭塞的动脉内有新鲜血栓所致；②豆状核密度减低、边缘模糊；③脑岛、最外囊和屏状核附近皮质、髓质界面消失，即岛带征(insular ribbon sign)；④凸面脑叶的皮质、髓质界面消失。

（2）亚急性期：绝大数病例表现为脑实质内出现与闭塞血管分布区相一致的密度减低区，呈楔形或扇形，边界不清，同时累及皮质、髓质，并因脑水肿而有轻至中度占位表现。1周左右，梗死区边界变清，密度更低。第2~3周梗死区密度可升高，甚至呈等密度，称"模糊效应(fogging effect)"，系脑水肿减轻、消失和吞噬细胞浸润所致。

（3）慢性期：梗死区密度再度下降，边界更清楚，脑水肿消失而无占位表现，最终形成脑脊液密度囊变区，即软化灶。与此同时，病灶附近脑沟、脑池增宽，脑室扩大，出现萎缩性改变。较大的梗死从发病至形成软化灶一般需8~10周。以后囊腔可进一步缩小，少数病例可出现钙化。

（4）增强检查：梗死后3~4天血脑屏障被破坏，可出现强化。第2~4周强化出现率最高，可达90%以上，呈脑回状，与皮质分布一致，具有特征性。第8周以后形成软化灶，不再出现强化。

2）MRI：MRI发现梗死的敏感性比CT高，分期与CT一致。

（1）MRI平扫：①超急性期，是指发病后6h内的脑梗死，此期常规CT及MRI扫描均为阴性，DWI表现为明显高信号；②急性期，常见病变血管内无流空效应，提示血管闭塞；DWI呈较明显的高信号，T_1WI像对早期梗死较敏感，表现为局部皮质信号减低，皮质、髓质界面消失，脑沟变浅、消失，系皮质水肿所致，为梗死早期征象，继而T_2WI像上出现浅淡的长T_2信号；③亚急性期，梗死区呈典型的长T_1、长T_2信号，形态、占位表现与CT类似，第2~3周，T_2WI像上梗死区信号可减低，为"模糊效应"；④慢性期，梗死区再次呈长T_1、长T_2信号，最终形成与脑脊液信号一致的软化灶。沿皮质脊髓束走行区有时可出现局灶性长T_1、长T_2信号灶和同侧脑干萎缩，为华勒变性。

2）增强检查：急性期梗死区内可出现血管强化，系梗死区内有些血管内仍有缓慢血流所致，梗死后1~3d还可出现脑膜强化。亚急性期出现典型脑回状强化。第8~10周以后不再出现强化。

4.诊断与鉴别诊断　脑实质内出现在CT上呈低密度、在MRI上呈长T_1、长T_2信号病变区，与某一血管供应区相一致，呈楔形或扇形，同时累及皮质、髓质，增强扫描呈脑回状强化，为缺血性脑梗死的典型表现。急性期CT征象可不典型或阴性，应注意结合临床并于近期内复查。梗死后第2~3周可因"模糊效应"使CT平扫无异常发现，应行增强检查，此时大多数病例可呈脑回状强化而明确诊断。MRI发现脑梗死比CT更敏感，对显示脑干、小脑的梗死更优于CT。CT则因亨氏暗区伪影的影响而对诊断小脑、脑干梗死比较困难。

在CT或MRI上脑梗死表现不典型时应注意与胶质瘤、转移瘤、脑脓肿及脑脱髓鞘病等相鉴别。脑肿瘤占位表现常较脑梗死更显著，胶质瘤多呈不规则强化，转移瘤常呈均匀或环形强化，均不同于脑梗死，个别鉴别困难的病例应结合临床或做动态观察。脑脓肿常呈规则的环形强化，可以鉴别。脑脱髓鞘病的病灶形态常更不规则，多位于侧脑室周围，呈不规则形斑片状强化或无强化，结合临床常能鉴别。

四、脊髓肿瘤性疾病的影像学诊断

（一）脊髓星形细胞瘤

1.疾病概述　星形细胞瘤(astrocytoma)是脊髓内常见肿瘤，在成人占髓内肿瘤的30%，其发生率仅次于室管膜瘤，居第二位，是儿童髓内最常见的肿瘤。男女之间发病率无差异。平均发病年龄为21岁。脊髓星形细胞瘤最多见于胸段脊髓，其次为颈髓、腰骶段脊髓。

2.病理表现　脊髓星形细胞瘤(图34-1-5)起源于脊髓星形细胞，呈浸润性生长，与周围组织界限不清。多数为低级别肿瘤，间变性星形细胞瘤仅占15%~25%。多形性胶质母细胞瘤更少见。大体标本上可见：脊髓弥漫性增粗；肿瘤内囊变常见，囊变较小，形态不规则且为偏心性。镜下，多数为低级别原纤维型星形细胞瘤。

3.影像学表现

（1）CT表现：CT为低密度或等密度，对比增强后强化不明显且不均一，囊变常见。

（2）MRI表现：星形细胞瘤使脊髓呈梭形肿胀，累及范围通常为2~3节脊椎，可更广泛。在矢状面T_1WI像上可见肿胀的脊髓与正常脊髓相比呈等信号或低信号，由于肿瘤周围水肿，难以确定肿瘤大小。在T_2WI像上肿瘤呈高信号，周围有广泛水肿也呈高信号，可使肿瘤界限不清。肿瘤信号的均匀度取决于肿瘤的大小,大的肿瘤因出血和囊变,信号不均匀。对比增强检查,增强效果不及室管膜瘤显著,但可将肿瘤与水肿区分。在横断面像上肿瘤通常累及脊髓横断面的全部,且信号均匀。

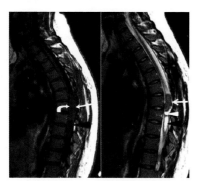

图 32-1-5　脊髓星形细胞瘤

4. 诊断与鉴别诊断　肿瘤在 T_1WI 上多表现为等信号或低信号,在 T_2WI 上多表现为高信号,瘤内因有出血、坏死、囊变等导致肿瘤信号多不均匀。增强扫描可以提高 MRI 的软组织分辨率,可更好地显示病变的位置和形态。有利于区分肿瘤内囊变与肿瘤两端脊髓继发囊腔。一般认为,与髓内星形细胞瘤相关的囊腔有两种:瘤内囊和继发于肿瘤两端的脊髓囊腔,后者包括中央管扩张和肿瘤头端或尾端的囊变。瘤内囊与肿瘤本身坏死有关,其囊壁由肿瘤细胞组成,囊内容物由肿瘤血管漏出液、肿瘤细胞降解产物以及陈旧性出血等组成,蛋白含量较高,在 T_1WI 上信号强度可高于脑脊液信号,增强扫描一般可见囊壁强化。肿瘤两端脊髓囊腔一般为髓内肿瘤的继发改变,而非肿瘤的组成部分,其囊壁由胶质细胞组成,囊内蛋白质含量亦高于脑脊液,增强扫描后囊壁一般不强化。

脊髓星形细胞瘤主要与脊髓室管膜瘤和脊髓成血管细胞瘤相鉴别。脊髓室管膜瘤多呈中心性生长,增强扫描可见肿瘤多呈结节状或团块状,边界清楚。而星形细胞瘤多为偏心性生长,肿瘤常呈散在斑片状强化,边界多不清楚。单发的脊髓成血管细胞瘤需与星形细胞瘤鉴别,前者分为大囊小结节型和实质性肿块型,增强扫描后壁结节及实质性肿块均呈非常明显的强化,在肿瘤背侧多可见迂曲的血管流空影。脊髓星形细胞瘤还需与其他一些髓内肿瘤(如转移瘤)及非肿瘤性病变(如多发性硬化、横贯性脊髓炎或脊髓梗死等)鉴别。结合病史、脑脊液检查、脑诱发电位以及随访观察病情变化等对鉴别诊断有帮助。

(二)脊髓室管膜瘤

1. 疾病概述　脊髓内室管膜瘤 (ependymoma) 起源于脊髓中央管表面或终丝的室管膜细胞,是成年人最常见的髓内肿瘤,约占髓内肿瘤的 60%,儿童少见,发病高峰为 40~50 岁,平均年龄约 43.6 岁。脊髓内室管膜瘤可发生于任何脊髓节段(图 34-1-6)。

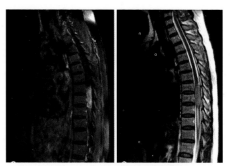

图 32-1-6　脊髓内室管膜瘤

2. 病理表现　2016 年 WHO 室管膜肿瘤分类包括:室管膜下瘤、黏液乳头状室管膜瘤、室管膜瘤、室管膜瘤, RELA 融合 - 阳性及间变性室管膜瘤。病理上室管膜瘤又分为乳头型室管膜瘤、透明细胞型室管膜瘤、脑室膜细胞(伸长细胞)型室管膜瘤。脊髓内室管膜瘤的发病部位与病理类型有关。室管膜瘤最常见的发病部位为脊髓圆锥和马尾区,即黏液乳头状室管膜瘤。大体上表现为肉质、腊肠状、中等血供的肿块;出血和囊变常见。显微镜下,典型黏液乳头状室管膜瘤可见到聚集呈玫瑰结或假玫瑰结状的细胞区域,与含有血管核和胞液基质的乳头区域混合。室管膜瘤是成人最常见的脊髓内肿瘤,其发病率占脊髓胶质肿瘤的 60%,圆锥和马尾肿瘤的 90% 左右。黏液乳头状室管膜瘤发病年龄平均为 28 岁,男性较多。大多数黏液乳头状室管膜瘤生长缓慢,极少部分呈侵袭性生长,并可转移至淋巴结、肺及骨骼系统。

3. 影像学表现

(1)CT 图像上病变多为低密度,对比增强后可有中央管周围的轻度强化,这是室管膜瘤的特征改变。

(2)MRI 平扫,脊髓室管膜瘤在 T_1WI 上与脊髓灰质相比呈低信号或等信号,在 T_2WI 上呈等信号或高信号,其信号特点与其他髓内肿瘤相比无明显特异性,少数肿瘤内出血在 T_1WI 上可呈高信号,在 T_2WI 上,肿瘤内新鲜出血呈高信号,陈旧性出血表现为肿瘤两端的低信号带(“帽征”),以颈髓最为多见,可能是由于肿瘤上下两端的牵张力较大,颈部脊髓运动多,肿瘤与正常脊髓之间相互牵拉滑动,导致肿瘤供血动脉和表面静脉少量多次出血所造成;虽然此征亦可出现于脊髓其他血液供应丰富的肿瘤,然而一旦出现,首先还是应考虑脊髓室管膜瘤的诊断。脊髓室管膜瘤另一常见征象是肿瘤头端或尾端脊髓反应性囊变,为周围脊髓组织对肿瘤的反应性改变,其囊壁衬有正常的胶质细胞,增强后扫描无强化;而肿瘤内囊变较少见,其囊壁由肿瘤细胞构成,增强后扫描囊壁强化,鉴别两者囊变的不同对手术范围的选择非常重要,因为前者不含肿瘤成分,手术时不需切除,而且术后脊髓反应性囊变可消失。在 MRI 信号特点上,要鉴别肿瘤头端和尾端囊变与反应性中央管扩张是比较困难的。

　　增强检查,脊髓室管膜瘤为血供丰富的肿瘤,约84% 的脊髓室管膜瘤增强后扫描有不同程度的强化,约89% 的肿瘤增强后,较平扫更能清楚地显示肿瘤边界,因此可有助于术前手术范围的确定。黏液乳头型室管膜瘤作为脊髓室管膜瘤的一种特殊类型,病理组织学上肿瘤细胞呈乳头状排列,围绕乳头状结构的结缔组织常有黏液样变,而且常可见自发性出血,因此,在 T_1 肿瘤可呈高信号,肿瘤富含血管,增强扫描后肿瘤通常明显强化。另外,黏液乳头型室管膜瘤另一重要特征是肿瘤可沿终丝进入神经孔向髓外和硬膜外生长,常导致椎间孔扩大。

　　4. 诊断与鉴别诊断　影像学诊断要点:①圆锥及终丝肿块;②病变信号混杂,有囊变、坏死或出血时内部信号不均匀;③ T_2 上呈现低信号时,提示有陈旧性出血,倾向于诊断室管膜瘤;④增强扫描可见明显强化。

　　脊髓室管膜瘤需与以下肿瘤鉴别。①星形细胞瘤:脊髓星形细胞瘤一般呈浸润性生长,与正常脊髓分界不清,手术切除困难,患者预后较差,因此,术前室管膜瘤与星形细胞瘤的鉴别对评估预后和选择治疗方法非常重要。星形细胞瘤一般多发生于儿童患者,肿瘤一般呈偏心性生长,边界不清,增强后扫描一般呈斑片状不均匀性轻中度强化,而室管膜瘤多发生于年轻成人,肿瘤呈中心性生长,增强后明显强化,边界清楚。②血管网状细胞瘤:发生于脊髓的血管网状细胞瘤较少见,肿瘤大部分位于髓内,少数也可累及髓外甚至硬膜外,位于髓内的血管网状细胞瘤也可表现为脊髓的弥漫性增粗、囊变出血或"帽征"(为血供丰富的肿瘤),但肿瘤在 T_1WI 上表现为等信号或高信号,在 T_2WI 上为高信号,特别是肿瘤内可见流空的血管信号,为其重要特征;另外,一些

脊髓血管网状细胞瘤也可表现为颅内典型血管网状细胞瘤囊壁结节强化的特点,也有助于与脊髓室管膜瘤的鉴别。③其他少见肿瘤,如神经节神经胶质瘤、转移瘤等。神经节神经胶质瘤非常少见。髓内转移瘤也表现为均匀强化,但脊髓增粗较室管膜瘤轻微,脊髓囊变也较少见,而且多有原发瘤病史。

(三)脊膜瘤

　　1. 疾病概述　脊膜瘤 (spinal meningioma) 发病率仅次于神经鞘瘤,临床上脊膜瘤居椎管内肿瘤的第二位,占脊髓肿瘤的 25% 左右。好发年龄为13~82 岁,平均年龄 56 岁,高峰年龄 50~60 岁,女性多见占 80%。脊膜瘤最常见的发病部位为胸髓(80%),其次为颈髓(15%),多发脊膜瘤很少见。

　　2. 病理表现　多数脊膜瘤为良性、单发,位于脊髓一侧的髓外硬膜下。然而,还有 5% 左右的脊膜瘤呈"哑铃"状或位于硬膜外。椎管内脊膜瘤起源于蛛网膜内皮细胞或硬脊膜的纤维细胞,在病理上大多数椎管内脊膜瘤为良性,具有恶性行为的脊膜瘤十分少见。大多数呈圆形或卵圆形,大小可有很大不同,一般为 2.0~3.5cm,以单发为多见,呈实质性,质地较硬,包膜上覆盖有较丰富的小血管网。少数脊膜瘤可恶变为不典型或恶性脊膜瘤。组织学上,同脑膜瘤一样可分为多种类型:以上皮型最多,成纤维细胞型和沙粒型次之,其他类型较少见。切片中大部分肿瘤组织中可见钙化。

　　3. 影像学表现

　　(1)CT 平扫软组织窗观察肿块为高密度,可见其中的钙化;对比增强检查,肿块明显均一强化;电子计算机断层扫描加脊髓造影(CTM)可显示肿块造成的脊髓受压、移位和变形以及肿瘤上下方蛛网膜下隙的增宽。用骨窗观察可见相邻椎管骨增生改变。

　　(2)MRI 检查中,脊膜瘤 T_1WI 表现为低信号、等信号或低等混杂信号,以等信号多见,肿瘤 T_1WI信号改变与其病理改变的相关性较低,T_2WI 信号强度主要与组织内的含水量有关。轻度或明显均匀强化,其肿瘤脊髓面均见重度强化带,肿瘤脊膜面见"硬脊膜尾"。

　　影像学诊断要点:①肿瘤位于髓外硬膜下,与周围结构分界清楚;② T_1 及 T_1 上均呈等信号;③静脉注射对比剂后,病变呈中等强化,较均匀性强化;④多数脊膜瘤以宽基底与脊膜相连,有些病例还可见到"硬膜尾征";⑤偶可见明显钙化的脊膜瘤呈显

著低信号,且在静脉注射对比剂后仅出现轻度强化。

4.诊断与鉴别诊断

(1)髓外硬膜内的脊膜瘤表现:①肿瘤呈扁丘状或椭圆形,纵径大于横径,其脊膜面平直;②肿瘤脊髓分界带清晰;③病灶邻近上下蛛网膜下隙增宽而对侧变窄;④脊髓呈半月形或弧形向对侧移位。

(2)髓外硬膜外者表现为:①肿瘤呈"哑铃"状,位于脊髓侧方,伸入椎管外,致椎间孔扩大;②病灶同侧蛛网膜下隙变窄;③瘤髓分界清楚;④脊髓呈弧形向对侧移位。脊膜瘤的定性诊断:"硬脊膜尾"征及肿瘤脊髓面重度强化带是诊断脊膜瘤的可靠依据。静脉注射 Gd-DTPA 后,于矢状位和 / 或冠状位可见肿瘤邻近硬脊膜边缘线样强化呈鼠尾状,类似于脑膜瘤的"脑膜尾征",为脊膜反应性增生或瘤体直接浸润造成的,肿瘤脊髓面重度强化带即肿瘤近脊髓面部分出现弧形的比肿瘤强化更显著的强化带,宽约2mm;肿瘤的发病部位及形态对诊断有帮助。

脊膜瘤和神经源性肿瘤均为常见的髓外硬膜内肿瘤,其共同的 MRI 表现为椭圆形或圆形病灶,脊髓受压变形移位呈半月形或条形,可见"硬膜下"征,即患侧蛛网膜下隙在肿瘤水平上下部均有增宽而对侧变窄。神经源性肿瘤好发于 20~50 岁成年人,可发生于椎管内任何部位,但多位于脊髓侧方,呈圆形或椭圆形,其硬脊膜面圆钝且与硬脊膜夹角多为锐角,肿瘤易发生囊变,呈长 T_1、T_2 信号,瘤体的纵径和横径可无明显差别,增强后可见均匀、不均匀或环行强化,但不见"硬脊膜尾"征及肿瘤脊髓面重度强化带;当脊膜瘤位于硬膜外间隙时,其平扫 MRI 征象与神经源性肿瘤相似,仅根据增强后有无"硬脊膜尾"征及肿瘤脊髓面重度强化带加以鉴别。硬膜外另一常见肿瘤为转移瘤,因其有原发病灶,常合并有椎体附件骨质破坏、椎体轮廓不清而椎间盘不受累等 MRI 征象,二者不难加以鉴别。

(四)神经鞘瘤

1.疾病概述 脊髓神经鞘瘤 (nerve sheath tumor) 是椎管内肿瘤最常见的一种良性肿瘤,好发于髓外硬膜下,多发生在脊神经根及脊膜,多见于40~50 岁成年人。肿瘤生长缓慢,病程一般较长,如肿瘤囊性变,病情可突然加重。肿瘤多发生于脊髓神经后根,肿瘤直接刺激和牵拉感觉神经,首发症状为肿瘤所在相应部位根性疼痛。肿瘤多位于脊髓旁侧,肿瘤长大部分脊髓受压,临床上出现脊髓半切综合征。脊髓横贯性损伤及自主神经功能障碍,大多晚期出现,且多不严重。

2.病理表现 神经鞘瘤大体表现为有完整包膜的、浅黄色圆形或卵圆形肿块,可以有囊变、出血,坏死少见。镜下可见包膜分三层:纤维层、神经组织和移行组织。可见 Schwannoma 细胞及成纤维细胞,Schwannoma 分两种类型:致密细胞型和疏松型。Antoni A 和 Antoni B 两种类型组织,可以 Antoni A 型为主,或以 Antoni B 型为主,也可 2 型共有。Antoni A 型细胞密集,细胞间隙为原纤维细胞和基质;Antoni B 型细胞稀少,细胞间隙更大。神经鞘瘤容易囊变、坏死、液化,最终成为弥漫或局限囊性肿瘤,不伴有囊变、坏死、液化的肿瘤成实体性。

3.影像学表现

(1)CT 平扫肿块呈等密度或稍高密度,有时可见其中的低密度囊变与坏死区和高密度钙化。对比增强肿块有中等均一强化,使肿块显示更为清楚。CTM 可显示肿块造成的充盈缺损区,脊髓受压,向对侧移位和变形,肿瘤上、下方蛛网膜下隙扩大,肿瘤区变窄或消失。可见向椎间孔和椎管外延伸的双极哑铃状软组织块。用骨窗观察有时可见椎管扩大,一侧或两侧椎间孔扩大和相邻椎体骨破坏。

(2)MRI 表现为:①境界清楚的脊神经根处肿块,70%~75% 为髓外硬膜内,15% 为硬膜外,15%为跨硬膜内外,肿瘤从椎管内穿过椎间孔向椎管外生长,此时可呈现特征性的"哑铃状";②肿瘤在T1WI 多数呈低信号,少数呈高信号,在 T2WI 多数呈高信号,常可见中心囊变,偶尔可见出血信号,中心囊变时可呈"靶征",即周围高信号环围绕中心的低信号囊变区;③对比增强后肿瘤明显强化,可出现不均匀强化。

4.诊断与鉴别诊断 MRI 平扫及增强信号改变可客观反映肿瘤的病理改变,但仅根据 MRI 影像特征无法判定肿瘤以哪一型细胞为主。T2WI 有明显高信号或高低混合信号,因神经鞘瘤 Antoni A 型和 B 型区均有较大的细胞外间隙,血管内血液流动缓慢,含水量相对增多;肿瘤血管常显示局限性窦状、海绵状或毛细血管样扩张及血管壁的玻璃样增厚,易自发形成血栓而致出血、坏死和囊变,使肿瘤含水量进一步增加,使 T_2WI 呈高信号。脊椎椎管内神经鞘瘤易囊变,MRI 表现为 T_1WI 呈低信号或低等混合信号,T_2WI 呈高信号或高低混合信号,增强后多伴或不伴有瘤内分隔的周围性强化。大多数椎管内肿瘤增强后延迟扫描,肿瘤强化明显,一些最初显示周围性强化的病灶,随时间延迟而强化明显。了解脊椎椎管内神经鞘瘤 MRI 特征与病理关系,有助于椎管内肿瘤的鉴别诊断。

第二节　中枢神经系统核医学显像的临床应用

一、脑血管疾病

(一)脑梗死

脑梗死是脑血管阻塞引起的脑组织局部缺血性坏死或软化。脑血流灌注显像可用于脑梗死的早期诊断、治疗方案的选择、预后评估和疗效监测。影像表现为梗死部位放射性分布稀疏、缺损,该放射性减低区包括周围的水肿和缺血区(图 34-2-1)。rCBF 显像还有助于诊断脑梗死后交叉性小脑失联络征象,表现为病变对侧小脑放射性分布减低。rCBF 显像在脑梗死的早期即呈现异常,而 CT、MRI 在发病最初,由于解剖结构尚未发生变化,可以表现正常,因此,rCBF 显像常能较 CT、MRI 更早地发现病灶。

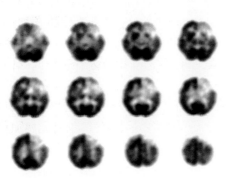

图 34-2-1　左侧大脑皮质额叶、顶叶及左侧尾状核头呈放射性分布减低缺损区

(二)短暂性脑缺血发作

短暂性脑缺血(TIA)是脑动脉一过性或短暂性供血障碍,导致相应供血区局灶性神经功能缺损或视网膜功能障碍。症状持续数分钟到数小时,24 小时内完全恢复,可反复发作。由于 TIA 发作时间短暂,脑组织结构未发生变化,一般临床神经系统物理学检查多为阴性,头颅 CT 和 MRI 检查大多正常,MR 弥散加权成像(DWI)和灌注加权成像(PWI)可显示脑局部缺血性改变。脑血流灌注 SPECT 或 PET 显像可以发现病变受累部位脑血流灌注减低,呈放射性分布减低区(图 34-2-2)。通过 rCBF 显

像,有助于确定病变部位,评估可疑的缺血以及发生脑卒中的风险。

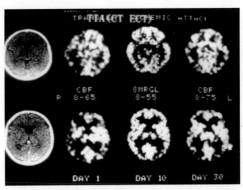

图 34-2-2　暂时性脑缺血患者的 SPECT 和 CT

二、癫痫

癫痫的脑血流灌注显像影像表现为:病灶在发作期血流灌注增加(图 34-2-3),而发作间期血流灌注减低。其优点在于:SPECT 显像费用低,简便易行,易普及,尤其在发作期对病灶诊断的灵敏度和特异性很高。

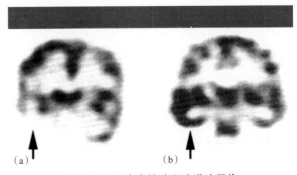

图 34-2-3　癫痫的脑血流灌注显像
(a)发作间期;(b)发作期

PET 脑代谢显像在癫痫的诊断和病灶定位中具有重要的意义。在发作期和发作后的短时间内由于局部脑代谢增加,病灶摄取 18F-FDG 增加;发作间期则因病灶残留的神经元数量较正常组织少,能量代谢低,摄取 18F-FDG 减少。受 18F-FDG 制备和半衰期的

限制,而且静脉注射后,需要 40 分钟才能达到摄取平衡,因此进行发作期的显像较为困难,多为发作间期的显像。大多数病灶为单发,以颞叶和海马体最为多见,在发作间期表现为扩展性低代谢区;当有多个放射性减低区存在时,一般以放射性减低最明显或减低区最大者为主灶。PET 图像分辨率较 SPECT 高,所以 18F-FDG 脑代谢显像对于术前致痫灶的定位有着很高的临床应用价值,尤以颞叶病灶诊断的灵敏度为高。但需密切结合临床其他检查结果综合诊断。

三、阿尔茨海默病

阿尔茨海默病(AD)是一种以痴呆为主要临床表现的进行性脑神经变性疾病,主要发生于老年及老年前期,是痴呆最常见的病因。临床起病较隐匿,表现为进行性智能衰退,多伴有人格改变。其原因尚不明确,特征性病理改变是老年斑 (senile plaques) 或淀粉样斑块、神经元纤维缠结 (neurofibrillary tangles) 和神经元较少。脑血流灌注显像有助于 AD 的早期诊断,典型表现为双侧颞顶叶灌注减低,以后可累及额叶,而基底节、丘脑和小脑通常不受累。

四、帕金森病

帕金森病 (PD) 是一种老年人常见的运动障碍性疾病,主要病理基础是黑质多巴胺能神经元和黑质 - 纹状体通路的变性,临床表现为静止性震颤、运动迟缓、肌强直和姿势步态异常等,有 20%~30% 的患者会导致痴呆。很多疾病或因素可以产生类似 PD 的临床症状和病理改变,称为帕金森综合征。CT、MRI 对 PD 的诊断价值不大,也无法鉴别 PD 和 AD,主要用于排除其他颅内疾病。而神经核医学不仅可以了解 PD 患者脑血流、代谢的改变,还可以通过受体显像研究 DA 神经递质系统,这对于 PD 的诊断以及探测疾病的病理生理过程都非常有意义。

脑血流灌注显像可见 PD 患者基底节和皮层摄取减低。许多 18F-FDG 脑代谢显像研究结果显示,PD 患者基底节和丘脑呈局限性代谢增高,额叶、顶叶等相关大脑皮质代谢减低,原因是黑质纹状体多巴胺功能异常,投射抑制减少而导致壳核功能过度以及中部苍白球抑制性投射到丘脑增加的结果。18F-FDG 脑代谢显像有助于 PD 和帕金森综合征的鉴别诊断。

五、脑肿瘤

CT、MRI 是脑肿瘤诊断的主要方法,中枢系统核医学在脑肿瘤方面的应用主要在于:肿瘤的良恶性判断与分级、鉴别术后疤痕、坏死组织与残留病灶或复发、疗效评价和预后判断等。

脑肿瘤葡萄糖代谢的活跃程度与肿瘤的恶性度相关,良性和低度恶性肿瘤对葡萄糖的摄取较低,而恶性度高的肿瘤则大多葡萄糖代谢活跃,依此可以对肿瘤进行分级,并且有助于活检部位的确定。葡萄糖代谢显像还能够鉴别术后或放疗后的疤痕、坏死组织与残留或复发病灶(图 34-2-4):疤痕或坏死组织葡萄糖代谢不增高,或在放疗后肿瘤的周围呈环形轻度或中度增高;而残留或复发病灶则表现为异常放射性浓聚。

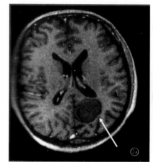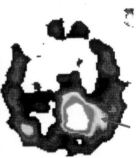

图 34-2-4 脑胶质瘤复发的 MR 和 PET 影像

由于 18F-FDG 对肿瘤的显像缺乏特异性,而且正常脑组织也摄取葡萄糖,临床诊断有时较困难。近年来,越来越多的 11C 标记放射性药物被应用于临床,如 11C- 蛋氨酸 (11C-methionin, 11C-MET)、11C- 胆碱 (11C-choline) 和 11C- 胸腺嘧啶等,对于肿瘤的分级、疗效评价和预后评估等更优于 18F-FDG。

第三节 传统医学影像在中枢神经系统疾病中的局限性

CT、MRI 作为目前中枢神经系统疾病最主要的影像检查方法,常规检查技术包括平扫和注射对比剂后的增强扫描,该类检查手段主要反映病变及其大脑结构的解剖学异常,属于解剖影像学范畴。当病变发生于常见部位并具备典型影像学表现时,多可做出准确定性诊断。但是,解剖影像在疾病诊断过程中也存在一定的局限性。

(1)对于脑肿瘤边界的确定,尤其是无包膜的肿瘤,常与正常组织分界不清,但是对于肿瘤的边界识别是术前准备不容忽视的重要参考因素。

(2)鉴别诊断困难,如颅内脑外肿瘤与表浅部位脑内肿瘤的鉴别、单发转移瘤或原发脑实质肿瘤的鉴别、肿瘤性病变与脑肿瘤或炎性假瘤的鉴别。不同疾病往往需要不同的治疗方案,甚至为相反的治疗原则,不能对疾病做出正确诊断,可能会极大程度地影响治疗效果及预后。

(3)血脑屏障已成为脑肿瘤诊治过程中不容忽视的一个棘手问题。目前的小分子造影剂很难通过血脑屏障,但是能穿过被破坏的血脑屏障达到病变部分,具有非特异性增强的效果。但是该造影剂半衰期短,少量注射不能达到肿瘤成像的目的,某些病变部分血脑屏障破坏程度有限,而造影剂缺乏足够的靶向性,造成肿瘤的定性、定位诊断及边界识别难以满足临床要求,甚至出现假阳性信号改变。因此,传统解剖影像得到的图像并不能完全代表肿瘤的增殖活性,同时,也不能完全准确评价脑肿瘤的疗效。

(4)中枢神经系统退行性疾病(主要包括阿尔茨海默病、帕金森病、Huntington病和路易体痴呆等)大多呈进行性发展,其病因及发病机制尚不明确,目前传统影像大多从形态学角度描述疾病特点,但该类疾病主要病例特点为具有特定功能的神经核团发生萎缩和神经元丢失,疾病早期在传统影像学图像上很难找到特征性阳性表现,因此,临床对这类疾病很难做出准确的早期诊断,从而延误治疗,不能有效控制病程进展,使患者最终失去生活能力。

值得欣慰的是,近年来出现的分子影像学则把宏观的影像和微观的分子联系起来,从分子水平揭示了疾病的发生发展过程,借助分子影像技术,将解剖影像与功能影像相结合,提供了更丰富更全面的信息,提高了影像诊断的敏感性、特异性以及鉴别诊断的准确性,为中枢系统疾病的诊治提供了更广阔的发展前景。

第四节 分子影像在中枢神经系统疾病中的应用

一、如何突破血脑屏障

近年来,中枢神经系统疾病(包括脑肿瘤、阿尔茨海默病、帕金森病、中风等)已经越来越常见并成为威胁人类生命健康的第二大类疾病。但是,能够有效诊断和治疗中枢神经系统疾病的药物极其有限。其中最重要的限制因素就是诊断探针或治疗药物很难通过血脑屏障(blood brain barrier,BBB)。因此,如何高效、安全地突破血脑屏障,对于中枢神经系统疾病的诊断与治疗具有十分重要的意义。

(一)血脑屏障

血脑屏障是血液和脑组织之间的一种天然生理性屏障结构,能够有效地限制分子、离子等物质进入脑部,从而维持中枢神经系统内环境的相对稳定,保证神经信号的有序传导。血脑屏障主要是由脑部的毛细血管内皮细胞、内皮细胞间的紧密连接、完整的基膜、周细胞以及星形胶质细胞脚板构成(图34-4-1)。

首先,紧密连接能够对血管内皮细胞之间的孔

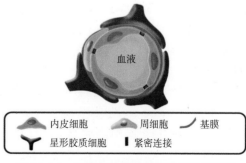

图34-4-1 正常血脑屏障的组成结构示意图
图片来自参考文献 Small, 2014, 10(3):426-440

隙进行有效密封,使血脑屏障对血液中的各种分子物质的渗透率极大程度地减低。同时,紧密连接还

能产生一种极高的电阻抗（1 000~2 000 Ω），远高于周围毛细血管的电阻抗（2~20 Ω），从而有效限制了进入脑组织的极性分子和离子物质。其次，血脑屏障中的内皮细胞缺少开孔结构以及胞饮囊泡，但是高表达外排转运体，比如 P 糖蛋白、有机阴离子转运多肽等，从而抑制了物质的跨细胞转运。数据显示，在 7 000 多种药物中，只有不到 1% 的药物具有血脑屏障渗透效果，并能在中枢神经系统疾病的诊断与治疗中发挥作用。

（二）突破血脑屏障的策略

在过去的十几年里，人们基于血脑屏障和纳米探针的特点，开发了诸多通过血脑屏障的策略和技术，并通过一系列动物模型或临床研究证实了这些策略的可行性。

1. 绕开血脑屏障的鼻内给药　鼻内给药是一种吸收快、起效快、无损伤、非侵入性且易于操作的给药方式。药物可以经嗅黏膜沿着嗅神经束或嗅神经元轴突周围的结缔组织进入脑脊液或脑组织，从而绕开血脑屏障进入中枢神经系统。但是由于人类嗅黏膜的表面积只占嗅区的 5%，因此单纯的鼻内给药很难在人类大脑内达到治疗水平的药物浓度。为了增加递送效率，人们尝试对药物进行一些化学修饰，例如 Zhang Y.H. 等人将与嗅黏膜具有高亲和力的麦胚凝集素和药物结合可以明显提高经鼻给药的脑部富集药物浓度。

2. 穿透血脑屏障的侵入性方法　破坏血脑屏障是一种可以直接促进外周循环中的药物进入脑实质的有效方法。破坏的方法主要包括渗透破坏、超声破坏以及磁性破坏。甘露醇可以使血脑屏障的血管内皮细胞脱水、皱缩并破坏紧密连接，从而可以用于暂时性地打开血脑屏障，但是打开的效率受许多因素影响，比如甘露醇的浓度、给药速度、时间以及注射后的体内滞留时间等。其他一些分子，例如果胶糖、尿素、果糖、甘油等也可以形成高渗透压并破坏血脑屏障。对流增强递送是一种通过长达几小时甚至几天的连续正压输液来维持恒压梯度并促进间隙内液体的对流而穿过血脑屏障的方法，可以作为渗透效应的一种补充手段。它能有效增强小分子、大分子蛋白及其他药物向脑内的扩散。

最近人们发现，超声技术可以无损、可逆地打开血脑屏障。Alkins R.D. 等人利用可注射超声微泡（microbubble，MB）配合聚焦超声（focused ultrasound，FUS）（频率 558 kHz），在神经胶质肉瘤小鼠

模型上成功实现了血脑屏障的可逆性打开，从而能让更多治疗药物进入脑实质并在肿瘤部位发挥抗癌作用。另外，Aryal M. 等人发现，聚焦超声也能明显提高脂质体阿霉素进入中枢神经系统的效率。

磁性纳米粒子配合外加磁场也能用来提高药物穿透血脑屏障的效率。一方面，以 Fe_3O_4 为代表的磁性纳米粒子在外加磁场的磁性吸引作用下能更多地跨越血脑屏障；另一方面，磁性纳米粒子在交变磁场中由于磁滞损耗会产生热量，也能促进血脑屏障的无创可逆性打开。Lammers T. 等人通过化学手段将超小顺磁性氧化铁纳米粒子（ultrasmall superparamagnetic iron oxide，USPIO）和聚氰基丙烯酸正丁酯超声微泡连接时辅助外磁场和聚焦超声可以达到联合突破血脑屏障的效果，很大程度地提高了进入中枢神经系统的诊疗药物浓度。

3. 被动靶向通过血脑屏障　在一些中枢神经系统疾病的发展过程中，正常的血脑屏障结构会受到不同程度的破坏。以脑部恶性肿瘤性病变为例，肿瘤部位的血管内皮细胞连续性被破坏，紧密连接松弛，基膜不再完整，血管内皮和星形胶质细胞之间的相互作用减弱，使得脑肿瘤部位可以产生增强渗透与滞留（enhanced permeability and retention，EPR）效应。因此，具有较长循环时间且粒径在 10~100 nm 范围内的纳米探针能够相对容易地在脑肿瘤部位聚集。但是，与具有多孔血管的外周肿瘤相比，脑肿瘤局部依然保留了部分血脑屏障的特点，物质渗透率相对较低，所以单纯通过被动靶向穿透血脑屏障的效率也有所限制。

4. 受体介导胞吞通过血脑屏障　受体介导胞吞（receptor-mediated transcytosis，RMT）是内源性大分子（如胰岛素、转铁蛋白等）通过血脑屏障的一种重要途径。在血脑屏障血管内皮细胞表面会高表达一些受体分子，当特异性配体与受体分子结合之后，能诱导胞膜内吞，从而可以将大分子物质转运进入细胞内。将纳米探针修饰靶向配体分子或受体分子特异性抗体，能够明显增加探针穿过血脑屏障的效率。常用的配体 - 受体主要有：转铁蛋白 - 转铁蛋白受体、胰岛素 - 胰岛素受体、载脂蛋白 E（ApoE）- 低密度脂蛋白受体、乳铁蛋白 - 乳铁蛋白受体、白蛋白 - 白蛋白结合蛋白等。此外，还有一类特殊的配体——细胞穿膜多肽（cell penetrating peptides，CPPs）也被经常用来辅助药物分子穿越血脑屏障。CPPs 是由基本氨基酸（一般不超过 30 个）构成的

具有细胞穿透潜能的短肽,不仅可以将小分子物质运输到细胞内,还能递送大分子(如蛋白、质粒、小干扰 RNA、纳米粒子、核酸、脂质体等)进入细胞。CPPs 的工作机制并不十分清楚,目前认为这些多肽的穿膜效应主要是由膜蛋白介导的细胞内吞或大胞饮形成的。在这些 CPPs 中,Angiopep(ANG)多肽由于可以同时靶向结合血脑屏障内皮细胞和神经胶质瘤细胞表面的低密度脂蛋白受体相关蛋白(low density lipoprotein receptor-related protein,LRP),经常被用来构建血脑屏障 - 胶质瘤双靶向的高效诊疗纳米探针。Ni D. 等人采用聚乙二醇(polyethylene glycol,PEG)和 ANG 多肽共同修饰掺 Gd 的上转换纳米粒子(upconversion nanoparticles,UCNPs),使得该纳米探针不仅具有较长的体内循环时间,而且在 ANG 多肽的介导下能高效通过血脑屏障并靶向恶性胶质瘤细胞,可以实现恶性胶质瘤的 MRI- 荧光双模态成像诊断。

5. 吸附介导胞吞通过血脑屏障　吸附介导胞吞(adsorptive-mediated transcytosis,AMT)主要是指带正电荷的分子或纳米探针与细胞膜表面的负电荷区域(如糖蛋白)可以形成静电吸附,并诱导胞膜内吞转运。相比于受体介导胞吞,吸附介导胞吞具有更高的物质转运能力,因此,可以通过在纳米探针表面修饰正电荷物质(如部分蛋白)来增加探针进入脑实质的效率。但是吸附介导胞吞缺乏组织特异性,所以在成像诊断应用中常常具有较高的背景噪声以及非靶组织富集产生的潜在系统性毒性。

6. 其他通过血脑屏障的方法　亲脂性小分子(分子量小于 500 u)可以直接扩散通过血脑屏障。吐温 80(一种表面活性剂)可以增强血脑屏障血管内皮细胞膜脂类的流动性,导致细胞膜液化。因此,采用吐温 80 运载药物可以增加药物的血脑屏障渗透性。血脑屏障内皮细胞表面的转运载体(如氨基酸转运体、葡萄糖转运体)也可以协助纳米探针进入中枢神经系统。某些病毒(如狂犬病毒)具有天然的神经系统靶向结合特性,因此可以构建模拟病毒的纳米粒子用于穿透血脑屏障的中枢神经系统疾病的诊疗。腺苷受体激动剂可以刺激血脑屏障内皮细胞表面的腺苷受体从而松弛内皮细胞之间的紧密连接,实现血脑屏障的可逆性打开。此外,内源性的单核细胞、巨噬细胞具有天然的跨越血脑屏障的能力,可以将此类细胞作为载体,用于携带诊断或治疗分子进入中枢神经系统。

二、肿瘤性病变

(一)脑肿瘤

中枢神经系统的肿瘤性病变(即脑肿瘤)是指发生于颅腔内的神经系统肿瘤,包括起源于神经上皮、外周神经、脑膜和生殖细胞的肿瘤、淋巴和造血组织肿瘤、蝶鞍区的颅咽管瘤与颗粒细胞瘤以及转移性肿瘤,因为生存率较低而严重威胁着人类的生命健康。每年大概会有 24 000 例原发恶性脑肿瘤病例。其中,胶质起源的恶性胶质瘤占了 70%。以胶质瘤为代表的脑肿瘤多呈浸润性生长,无包膜,与正常脑组织分界不清,因此,脑肿瘤的早期诊断以及边界识别对于改善患者预后以及辅助手术等治疗具有非常重要的意义。

(二)分子影像在脑肿瘤中的应用

1. 脑肿瘤的核医学成像　虽然脑肿瘤的发生机制各不相同,但是恶性肿瘤细胞均有一些基本的特征,包括:生长因子的自我供应和抗生长因子的缄默、凋亡逃逸、无限的复制潜能、持续的血管生成能力以及侵袭和转移能力等。以 PET/SPECT 为代表的核医学显像就是通过示踪技术以恶性肿瘤的特征性表象为靶点进行无创性诊断的一种显像方法,具有探测灵敏度高、无创伤、反应机体生理或病理功能等特点。放射性示踪剂的发展对于脑肿瘤成像的灵敏度和特异性具有十分重要的意义。尽管目前最常用的 PET 代谢显像放射性示踪剂依然是 ^{18}F-FDG,但是 ^{18}F-FDG PET 显像在进行脑肿瘤良、恶性鉴别诊断时价值有限,只有在肿瘤级别较高时(Ⅲ级或Ⅲ级以上)才表现为高摄取。由于大脑灰质本底较高,病灶往往难以和正常脑组织区分。另外,由于颅内 ^{18}F-FDG 高摄取灶也可以出现在肉芽肿、脑脓肿、近期梗死灶以及良性肿瘤等病变,容易导致假阳性诊断。因此,越来越多的其他放射性药剂被逐渐开发出来,尤其是氨基酸类示踪剂,很好地弥补了 ^{18}F-FDG 的不足。氨基酸参与蛋白质的合成、转运和调控,体内蛋白质合成的异常与多种肿瘤及神经精神疾病有关。一方面,由于正常脑组织对氨基酸的摄入相对较少,因此氨基酸类示踪剂引导下的脑肿瘤 PET 成像具有较高的信噪比,肿瘤边界清楚,图像清晰,易于辨认;另一方面,炎症部位对氨基酸的摄取很低,甚至不摄取,所以也能很好鉴别肿瘤性病变和炎性病变。

第一个用作脑胶质瘤 PET 成像的氨基酸示踪剂是 [11]C- 蛋氨酸（[11]C-MET）。但是由于 [11]C 的半衰期较短，需要回旋加速器设备支持，从而促进了具有更长半衰期的 [18]F 标记的氨基酸类示踪剂的发展，包括目前临床常用的 [18]F-3，4- 苯丙氨酸（[18]F-DO-PA）和 O-(2-[18]F- 氟代乙基)-l- 酪氨酸（[18]F-FET）。由于此类示踪剂的摄取不依赖血脑屏障，因此，氨基酸 PET 能更加准确地记录肿瘤的侵袭范围。研究表明，在氨基酸 PET 上示踪剂摄取增加的区域往往要比 MRI 上病理性对比增强的区域范围更大。因此，氨基酸 PET 可以用作治疗规划，而且基于氨基酸摄取增加的肿瘤范围实施的放疗能更好地改善脑肿瘤患者的预后。氨基酸 PET 不仅能灵敏地诊断脑肿瘤，还能很好地辅助治疗监测，评估患者预后以及检测肿瘤复发。尤其是当患者经历联合放化疗或立体定向放疗之后，MRI 增强检查往往会出现非特异性对比增强，易误诊为肿瘤进一步侵袭。

核苷示踪剂 [18]F- 氟脱氧胸苷（fluorothymidine，FLT）是最广泛使用的用来观测脱氧核糖核酸合成的 PET 探针。[18]F-FLT 可以用来测量细胞内胸苷激酶活性，间接反映了肿瘤细胞的增殖活性。该探针不仅能用作脑肿瘤的特异性检测，还能用于肿瘤治疗反应的监测，而且在高级别胶质瘤的 PET 诊断中，效果优于 FDG 和 MET。但是该探针的灵敏度稍低于 FDG 和 FET，而且对肿瘤轮廓的显示能力较弱。

胆碱是细胞膜磷脂的重要组成部分，细胞代谢的增加会促进胆碱的摄取。由于肿瘤组织较高的代谢率，肿瘤细胞对胆碱的摄取也明显高于正常细胞。因此 [18]F- 胆碱（choline，CHO）可以用于脑肿瘤的 PET 成像，尤其是胶质瘤特异性诊断。[18]F-CHO 不仅可以有效评估少突神经胶质瘤的恶性程度，反应肿瘤的侵袭性、耐药性，而且可以监测肿瘤的抗血管生成治疗疗效。

脑肿瘤部位血管内皮生长因子（vascular endothelial growth factor，VEGF）与 VEGF 受体（VEGFR）的相互作用在肿瘤血管生成过程中扮演着重要角色。因此，肿瘤细胞 VEGF 的高表达以及 VEGFR 的表达上调是靶向脑肿瘤分子影像的一个重要靶标。最近 ^{64}Cu-DOTA-VEGF、[64]Cu-DOTA-VEGF（DEE）、[89]Zr- 兰尼单抗及 [11]C- 易瑞沙都分别被用于脑肿瘤的血管生成 PET 成像。

肿瘤乏氧现象在实体瘤中普遍存在，也包括脑肿瘤，该现象被认为是肿瘤恶化及对治疗不敏感的

关键因素之一。因此，肿瘤的氧合状况是预测肿瘤治疗的疗效及评估肿瘤生物学行为的关键因子。以 [18]F- 氟米索硝唑（fluoromisonidazole，F-MISO）为代表的硝基咪唑类显像剂可以很好地用来检测脑肿瘤的乏氧状态，并已经广泛用于临床。

除了上述脑肿瘤 PET 成像示踪剂，针对脑肿瘤其他特点的放射性示踪剂也不断被人开发出来，比如氧化代谢示踪剂（[11]C- 醋酸盐、[11]C- 苯乙酸）、神经受体示踪剂（[11]C- 雷氯必利）等。

此外，还有一些 SPECT 示踪剂被用于脑肿瘤的分子成像诊断，如 [201]Tl 具有天然的亲肿瘤性，能在脑肿瘤部位浓集。[201]Tl 被肿瘤细胞摄取的机制还不是十分明确，其生物学特性与 K 元素类似，目前认为其在肿瘤细胞膜上可能通过 Na^+-K^+-ATP 酶的主动转运进入细胞。[201]Tl 不仅能识别脑肿瘤及乏氧状态，还能反应血脑屏障的破坏程度。[99m]Tc- 甲氧基异丁基异腈（MIBI）也是脑肿瘤 SPCET 成像诊断的常用探针。一般认为，MIBI 主要依靠存在于膜两侧的跨膜电位差进入细胞及线粒体。恶性肿瘤细胞代谢旺盛，细胞膜和线粒体膜的电位差较高，MIBI 易进入肿瘤细胞。

2. 脑肿瘤的 MR 成像 MRI 是临床用来诊断脑肿瘤的一种非常重要的成像检查手段，具有较高的空间分辨率，且费用较低。钆（Gd）螯合物（如 Gd-DT-PA）是目前临床辅助诊断脑肿瘤的重要 MRI 造影剂。此类小分子造影剂在正常情况下很难穿过血脑屏障，但是能穿过被脑肿瘤破坏的血脑屏障并达到肿瘤部位非特异性增强的效果。它们的生物半衰期极短，因此，需要反复高剂量注射才能实现肿瘤的成像诊断。即便如此，由于肿瘤部位血脑屏障受破坏程度有限，而且小分子造影剂缺乏足够的靶向性，所以目前脑肿瘤的定性、定位诊断以及肿瘤边界显示效果均难以满足临床需求，甚至会出现一些假阳性信号改变。

针对目前临床 MRI 小分子造影剂诊断脑肿瘤的诸多不足，人们开发出了丰富多彩的纳米探针用于脑肿瘤的高效、靶向 MR 成像诊断。超顺磁性氧化铁（superparamagnetic iron oxide，SPIO）纳米粒子是一种广泛研究的脑肿瘤 T_2/T_2^* 加权 MR 成像造影剂。Ferumoxytol（一种聚葡萄糖山梨醇羧甲基醚包裹的超小 SPIO）已经被当作一种 MRI 造影剂用于高级别胶质瘤化疗复发的患者。而且，对氧化铁纳米粒子进一步修饰靶向多肽，能明显提高肿瘤部

位的造影剂富集,增加肿瘤对比效果。Sun C. 等人设计了一种 PEG 化的 SPIO 纳米粒子,并在其表面连接了与胶质瘤细胞膜表面高表达的基质金属蛋白酶 2 具有特异性高亲和力的靶向多肽氯毒素(chlorotoxin,CTX)。相比于没有修饰 CTX 的 SPIO,CTX 修饰后的 SPIO 在活体胶质瘤模型上展现了显著增强的 MRI 负性对比效果。包括 CTX 在内,转铁蛋白、乳铁蛋白、ANG 多肽等肿瘤靶向配体也被分别用来修饰不同的 SPIO,并用于脑肿瘤的靶向 T_2/T_2^* 加权 MR 成像诊断。

虽然基于 SPIO 的阴性 MRI 造影剂对脑肿瘤具有很好的成像效果,但是此类造影剂的明显不足就是其产生的明显低信号区域很难和脑内残存铁信号、钙化信号以及流空血管低信号区别。而且 T_2/T_2^* 加权成像的分辨率也低于大部分 T_1 加权成像。因此,使用具有阳性增强(信号增高)效果的 T_1 加权 MRI 造影剂能带来更多的益处。Gd 类纳米粒子因为能够加速水质子的纵向弛豫并延长肿瘤部位滞留时间,所以可以用于脑肿瘤的 T_1 加权成像。Faucher L. 等人设计了一种超小顺磁性氧化钆纳米粒子用于脑肿瘤的 T_1 加权 MR 成像诊断,其纵向弛豫率可以达到 9.9 s^{-1} mM^{-1},显著高于临床常用的 Gd-DTPA(4.1 s^{-1} mM^{-1})。该纳米粒子不仅能明显提高脑肿瘤的对比增强效果,而且能持续 2 h 以上。与 Gd 类纳米粒子类似,锰(Mn)类纳米材料也可以用作脑肿瘤 T_1 增强 MR 成像造影剂。Na H.B. 等人设计了一种包覆在 PEG- 磷脂壳内的氧化锰(manganese oxide,MnO)纳米粒子,并在其表面修饰了靶向脑肿瘤表皮生长因子受体的抗体。该纳米粒子不仅能实现特异性的脑肿瘤 T_1 增强 MR 成像,而且能维持肿瘤部位的成像效果长达 24 h,提供了充足的成像扫描及观察时间窗。

最近,基于 ^{19}F 的 MR 成像技术引起了人们极大的关注。相比于传统的 ^1H MR 成像,由于生物体内缺少内源性的 F 元素,所以 ^{19}F MR 成像的信号完全来于外源性的含 ^{19}F 探针,几乎没有背景信号的干扰,成像灵敏度显著增加。Giraudeau Ce'line 等人设计了一种 ^{19}F 标记的液态氟碳纳米粒子,并修饰 RGD 多肽,用于靶向 U87 胶质母细胞瘤新生血管的 ^{19}F MR 成像(图 34-4-2)。但是由于 ^{19}F 成像设备的特殊性以及成像磁场高场强的限制,此类探针的开发依然处于起步阶段,具有很大的发展潜力。

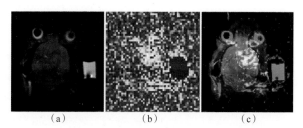

(a)　　　　　　(b)　　　　　　(c)

图 34-4-2　U87 胶质母细胞瘤的 ^{19}F MR 成像

(a)为 U87 胶质母细胞瘤模型 ^1H MR 成像解剖结构;(b)为注射含 ^{19}F 纳米粒子之后 90 min 内获得的 ^{19}F 图像;(c)为将解剖结构图和 ^{19}F 图像重叠之后得到的图像,能够显示肿瘤内部以及双眼后方的新生血管 ^{19}F 信号 [图片来自参考文献 Angiogenesis, 2013, 16(1):171-179]

3. 脑肿瘤的光学成像　基于纳米技术的光学成像凭借极高的灵敏度,在脑肿瘤的术中导航和早期成像诊断中具有很高的应用价值。影响恶性胶质瘤患者手术预后的一项重要因素就是手术过程中恶性组织切除的干净程度。基于光学纳米探针的成像导航能在脑肿瘤切除术中为术者清晰地显示残存肿瘤组织。量子点(quantum dots,QDs)因为具有稳定、可控的荧光性能而被人们广泛用于肿瘤的靶向成像。Cai W. 等人发展了一种 RGD 多肽标记的量子点(QD705-RGD),可以用于靶向荧光显示 $\alpha_V\beta_3$ 整合素阳性的肿瘤血管。在注射后 6h,该量子点在 U87MG 模型肿瘤部位聚集,具有明显的荧光对比增强效果。但是注射未标记 RGD 的量子点后,肿瘤部位未见明显荧光信号。Nie G. 等人报道了一种考马斯蓝、PEG 和 F3 多肽共表面修饰的肿瘤靶向深蓝色聚丙烯酰胺(polyacrylamide,PAM)纳米粒子。它能有效靶向肿瘤组织并将其染色,因此,这一方法能实现实时染色引导下的肿瘤切除,而且不需要额外设备或特殊的光学条件。此外,Li S. 等人采用脂质体和磷脂胶束负载近红外染料 IR780,在小鼠模型上成功实现了胶质瘤的近红外荧光成像。在光学成像中,还有一类新兴的特殊成像技术叫作光声成像(photoacoustic imaging,PAI)。PAI 是指特定物质吸收光能后,在热弹性扩张效应下产生超声信号的过程。该成像方式相比于普通的光学成像具有更高的空间分辨率和更显著的组织穿透深度。一些外源性造影剂,如在近红外区域内具有表面等离子共振的金纳米粒子,可以很好地用作光声成像,能够更加清晰地显示不同组织。Lu W. 等人设计了一种 40 nm 大小的中空金纳米球,用于脑肿瘤边缘微血管的光声成像。随后,他们还在金纳米粒子表面修饰了 RGD 多肽，用于颅内 U87 胶质瘤的靶向光声成像诊断。

4. 脑肿瘤的多模态成像　每种成像方式都有自身的优势与不足，例如：荧光成像灵敏度高，但是空间分辨率不足，组织穿透深度有限；CT 成像空间分辨率高但是具有电离辐射；MRI 空间分辨率高、无组织深度限制并且没有电离辐射，但是成像灵敏度较低且扫描时间较长；PET-CT 虽然灵敏度很高，但是由于较强的辐射以及高昂的费用，也很少作为疾病的首选检查手段。于是人们设计了一些具有多种成像模态的纳米探针，以达到协同互补的目的，有利于实现脑肿瘤的早期灵敏诊断和治疗疗效监测。Veiseh O. 等人报道了一种 MRI- 荧光双模态成像的纳米探针用于穿过血脑屏障并诊断胶质瘤。该纳米探针是由氧化铁纳米粒子包覆 PEG 修饰的壳聚糖构成，并在表面进一步修饰 CTX 和 Cy5.5 荧光染料。经静脉注射该纳米探针后，其可以在髓母细胞瘤模型活体的肿瘤部位特异性聚集，而在正常组织未见聚集。肿瘤部位的信号增强甚至可以长达 120 h，但是经静脉注射未修饰靶向配体分子 CTX 的纳米探针后，肿瘤部位未见明显信号增强。Lee H.Y. 等人设计了一种 RGD 多肽连接的 ^{64}Cu 标记的氧化铁纳米粒子用于脑肿瘤的 PET-MRI 双模态成像，既有良好的肿瘤靶向性，又有较高的信噪比。此外，具有三种或更多模态成像能力的探针也逐渐被人们开发出来用于更加准确、灵敏地诊断侵袭性脑肿瘤。Kircher M.F. 等人提出了一种基于金纳米粒子并同时具有 MRI、光声和拉曼三种成像能力的胶质瘤诊疗平台。其中，拉曼成像是一种新型的成像方式，其主要是通过部分材料的表面增强拉曼散射效应（surface-enhanced Raman scattering, SERS）来实现光学成像。由于 SERS 光谱信号的特殊性，拉曼成像的特异性及灵敏度极高。该纳米探针是以具有光声成像能力的金纳米粒子为核心，在表面逐步修饰了 1，2- 二（4- 吡啶基）乙烯（拉曼分子标记层）和二氧化硅保护层，最后共价连接了 Gd-DOTA。所得探针的成像灵敏度至少在皮摩尔（pM）水平，并能在 U87MG 小鼠模型上实现 MRI、光声、拉曼三种成像模态下的肿瘤共定位。而且，静脉注射该纳米材料 24 h 后，可以在光声成像和拉曼成像引导下实现精准肿瘤切除。这种纳米探针不仅具有灵敏的术前定位功能，还

能实现术中精准导航，对于改善患者预后具有很好地促进作用。多种成像模态组合式探针虽然能从不同维度反应疾病的特点，但是此类探针构建的步骤相对复杂，烦琐的合成修饰过程以及有毒试剂引入带来的潜在生物毒性均极大地阻碍了此类探针的临床转化。于是，Ni D. 等人在 NaYbF4 上转换纳米粒子中掺入了 Ho^{3+}，借助 Ho^{3+} 和 Yb^{3+} 的顺磁性、重金属元素的 X 线吸收效应以及上转换纳米粒子的发光效果，在一种纳米粒子上同时实现了荧光 -MRI-CT 三种模态的脑肿瘤特异性成像诊断。相比于其他组合式合成的多模态成像探针，该探针的合成步骤更为精简、高效，具有更好的临床转化前景。

5. 脑肿瘤的治疗　纳米探针不仅能实现脑肿瘤的特异性、高灵敏成像诊断，还能用于脑肿瘤的有效治疗。一系列纳米载体被不断开发出来用于抗脑肿瘤药物的靶向递送治疗，如脂质体、纳米乳、树枝状大分子以及纳米胶束等。许多治疗脑肿瘤的化疗药是疏水试剂，难以穿过血脑屏障。当治疗药物被封装进入纳米载体之后，纳米材料丰富的表面修饰不仅能增加药物分子通过血脑屏障的效率，同时可以增加药物分子在脑肿瘤部位的靶向聚集。Guo J. 等人设计了一种适配体修饰的聚乙二醇 - 聚乳酸 - 羟基乙酸共聚物（PEG-PLGA）用于抗胶质瘤药物紫杉醇的递送。适配体是一小段经体外筛选得到的寡核苷酸序列或者短的多肽，能与相应的配体进行高亲和力和强特异性的结合。他们将肿瘤细胞膜和新生肿瘤血管内皮细胞膜均高表达的核仁蛋白的 DNA 适配体修饰到 PEG-PLGA 的表面。适配体和核仁蛋白之间的特异性相互作用能显著提高胶质瘤细胞对纳米粒子的摄取，从而使负载的紫杉醇能更有效地杀伤胶质瘤细胞。此外，PEG-PLGA 能明显延长材料的循环时间，有助于增加肿瘤部位的材料富集，比单独的紫杉醇和没有适配体修饰的纳米递送系统具有更好的活体胶质瘤化疗效果。除了递送抗肿瘤药物的纳米载体，纳米材料本身的一些特有的理化特性也有助于脑肿瘤的治疗。具有磁性的纳米材料在外在高频率交变磁场的作用下会产生热量，可以用作脑肿瘤的非侵入式热疗。Silva A.C. 等人的研究显示，基于 SPIO 纳米粒子的磁性热疗可以有效促进胶质瘤细胞的死亡并延长肿瘤小鼠的生存期。最近，一些具有光敏特性的纳米材料（如 TiO$_2$ 和量子点等）被逐渐

用于胶质瘤的光介导治疗。在特定波长激光照射下，一些纳米材料能吸收光能，并将其周围的 O_2 分子转化为具有细胞毒性的活性氧分子（reactive oxygen species，ROS）。这些 ROS 能损伤肿瘤细胞内的 DNA 和蛋白分子，从而杀伤肿瘤细胞，该治疗过程即光动力治疗（photodynamic therapy，PDT）。Rozhkova E.A. 等人报道了一种 5 nm 大小的二羟基苯乙酸修饰的 TiO_2 纳米粒子用于脑肿瘤的光动力治疗。采用烯醇类供电子配体修饰的 TiO_2 纳米粒子在可见光下即能产生丰富的超氧化物，从而高效杀伤脑肿瘤。另一种脑肿瘤的光介导疗法叫作光热治疗（photothermal therapy，PTT），即在特定波长的激光照射下，纳米材料将吸收的光能转化为热能，从而热消融肿瘤组织。Day E.S. 等人报道了一种二氧化硅 - 金核壳纳米结构，在 120 nm 大小的二氧化硅球上包覆了厚度为 10~20 nm 的金壳。金纳米壳具有显著的光热转化效率，可以在近红外激光照射下高效杀伤脑胶质瘤。但是，由于颅骨的存在，无论是光动力治疗还是光热治疗，在实际临床中都很难实现非侵入性的脑肿瘤光介导治疗，此类脑肿瘤治疗策略的发展也受到了一定程度地限制。因此，如何解决颅骨的限制以及穿透深度不足等问题，成为人们研究脑肿瘤光学诊疗所关注的重点之一。

6. 脑肿瘤的诊疗一体化　将成像诊断与治疗两种功能结合在一起的诊疗一体化纳米探针，不仅能早期特异性诊断脑肿瘤，还可以有效杀伤肿瘤细胞并对脑肿瘤的治疗过程和探针的体内分布实现实时成像示踪，可以有效提高治疗的效率，从而有利于指导治疗方案的调整。Liu H. 等人提出了一种将四氧化三铁纳米粒子和表柔比星（一种抗癌药）结合的诊疗体系，并用于胶质瘤细胞小鼠模型 MR 成像引导下的治疗。在治疗过程中，他们采用聚焦超声辅助临时打开血脑屏障，同时采用外加磁场的靶向吸引，以增加该磁性诊疗探针在脑肿瘤部位富集的效率，最终实现了 MRI 引导下的脑肿瘤化疗。Reddy G.R. 等人报道了一种含有光卟啉和四氧化三铁的纳米聚合物用于 MRI 引导下的神经胶质瘤光动力治疗。光卟啉是一种商品化的光敏剂，可以在特定波长激光照射下产生 ROS，对肿瘤细胞具有很好的杀伤作用，因此可以用于肿瘤的有效治疗。结果表明，该探针能明显延长脑胶质瘤动物模型的生存期，且该治疗过程可以很好地在 MRI 监测下进行。贵金属金纳米粒子不仅具有良好的稳定性和生物相容

性，同时其较高的原子序数产生的明显 X 线吸收效果使得金纳米粒子具有优越的 CT 成像及放疗增敏潜能。Hainfeld J.F. 等人合成了一种超小粒径（约 11 nm）的金纳米粒子用于脑胶质瘤的 CT 成像以及放疗。由于尺寸微小，该金纳米粒子能相对容易地通过被胶质瘤破坏的血脑屏障，但是无法通过正常完整的血脑屏障，因此该探针在胶质瘤部位具有良好的特异性富集，并能在 CT 扫描中被明显检测到。当给予一定量的 X 线照射以后，胶质瘤小鼠的生存期延长了 50%（＞1 年），展现了出色的放疗增敏效果。目前，绝大部分针对脑肿瘤的一体化纳米诊疗体系仍处于临床前研究阶段，更加可靠的效果与安全性依然是人们研究的目标。

三、脑灌注成像

（一）脑灌注

灌注（perfusion）是指血流通过毛细血管网，将携带的氧和营养物质输送给组织细胞的过程，在一定程度上能反映器官和组织的血流动力学状态及其功能情况。由于组织器官的生理性和病理性改变都与其血流灌注变化密切相关，故监测组织器官的血流灌注变化，就能揭示组织器官的病理过程，从而尽早对疾病进行诊断或对其功能状态进行判断。最早研究灌注采用的是核医学方法，后来发展到 CT 和磁共振。目前，许多成像技术已经被开发和应用以评估脑血流动力学，其中包括：正电子发射断层扫描（PET）、单光子发射计算机断层扫描（SPECT）、氙增强 CT（XeCT）、动态灌注 CT（PCT）、磁共振成像的动态磁敏感对比（DSC）、动脉自旋标记（ASL）和超声多普勒。这些技术提供了与脑血流动力学参数有关的信息，如脑血流量、脑血容量来描述脑功能状态。对于临床医生，目前可用的脑灌注成像技术有不同的优点和缺点，针对不同的临床病例，应当选择适当的方法来进行检查和诊断。

（二）PET 脑血流灌注成像

正电子发射断层扫描（PET）是一种非侵入性的诊断工具，提供了断层图像及各方面的定量参数用以描述脑血流动力学，包括局部脑血流（rCBF）、局部脑血容量（rCBV）、局部氧摄取分数（rOEF），而且能显示出增殖或代谢活跃的组织、局部脑氧代谢率（$rCMRO_2$）或局部脑葡萄糖代谢率（rCMRGL）以及神经传递的过程，不同放射性同位素物质（PET 放射性药物）的使用可以产生不同的成像效果以及

不同参数的表达。

1. 脑血流灌注成像 经静脉注射的分子量小、不带电荷且脂溶性高的造影剂能通过正常血脑屏障进入脑细胞,随后在水解酶作用下转变为水溶性物质或经还原型谷胱甘肽作用分解成带电荷的次级产物,从而滞留在脑组织内。造影剂进入脑细胞的量与局部脑血流(rCBF)量呈正相关。由于 rCBF 一般与局部脑功能代谢平行,故本检查在一定程度上亦能反映局部脑功能状态。

用于测量 CBF 的 PET 示踪剂有:$^{15}O_2$、$C^{15}O_2$、$H_2^{15}O$,通过静脉注射,1~2 min 后扫描,对其结果进行计算以定量脑血流图;连续吸入 $C^{15}O_2$ 8~10 min,达到稳定状态后扫描一次,以上所述方法用于定量计算 CBF。连续吸入 $^{15}O_2$、$C^{15}O_2$、$C^{15}O$ 超过 60 min,测量的 rCBV、rCMRO$_2$ 以及局部氧摄取分数为传递到脑的氧摄取分数(约 40% 是由脑组织摄取和代谢)。

^{18}F-FDG PET 可以测量生物组织区域的葡萄糖消耗,现在 FDG PET 全身扫描广泛用于评价肿瘤。此外,它还是检测大脑区域代谢不足的一个可靠方法。

PET 放射性药物通常有一个很短的半衰期(^{18}F:1.7 h,^{15}O:2 min,^{13}N:10 min,^{11}C:20 min)。全身照射的 PET 检查通常需要 0.5~2.0 mSv 的扫描。不同 PET 机器的辐射剂量可能会有所不同。数据采集的持续时间取决于所选择的方法和示踪剂。常规的临床研究时间范围通常在 5~9 min。

2. 应用 ^{15}O 标记化合物最小时间间隔大约 10 min。因受时间影响较大,PET 主要用于慢性临床疾病,如慢性脑血管病。

CBF 和局部氧摄取分数测量最常应用于慢性颈内动脉闭塞,局部氧摄取分数现在被视为预测未来即将发生的梗死以及指导手术的一个重要指标。PET 还可用于研究目的,以验证其他脑灌注方法。

(三)SPECT 脑灌注成像

SPECT 研究的主要适应证是急性和慢性脑血管疾病以及癫痫病灶的术前定位。SPECT 脑灌注成像对急性中风并发症能提供有价值的信息,可以指导选择治疗策略。在慢性脑血管疾病中,功能储备的 SPECT 评估可能对血管手术有指导作用。癫痫发作期 SPECT 检查可以在手术前对癫痫病灶进行定位。SPECT 也被报道可以显示头部外伤患者的异常和多种精神疾病(如抑郁症、创伤后应激障碍和精神分裂症)以及鉴别诊断痴呆。SPECT 灌注成像可以为病毒性脑炎提供有用的信息(如单纯疱疹脑炎、血管炎和 HIV)。SPECT 脑灌注评估可以精准地确认脑死亡。

(四)氙增强 CT(XeCT)成像

氙 133(^{133}Xe)是测量脑血流动力学最重要的方法之一。^{133}Xe 为脂溶性惰性气体,进入血液循环后能自由通过正常血脑屏障,通过弥散方式被脑细胞摄取,继而迅速从脑组织清除,其在脑组织的清除率与 rCBF 呈正相关,测定各区域脑组织 ^{133}Xe 的清除率,可以计算 rCBF 和 CBF。

^{133}Xe CT 的主要临床应用是脑血管疾病,在皮层以及大脑深部进行脑缺血阈值的近似测量。^{133}Xe CT 已被证明有助于理解闭合性颅脑损伤后血流改变的异质性。

由于 ^{133}Xe 的半衰期短,因此 ^{133}Xe CT 特别适用于需要多次重复的脑血管生理学研究。通过检查闭塞性血管疾病患者的脑血流量可以评估脑血管储备(CVR),为确定高风险患者提供了一种有效手段。

(五)PCT 脑灌注成像

PCT 可以快速检测在急性脑卒中患者中低灌注区域的大小。PCT 可能有助于观察蛛网膜下隙出血后局灶性血管痉挛的影响。PCT 也可用于观测头部外伤患者的预后因素以及指导管理这些患者的颅内压。在急救部门,CT 扫描仪有着广泛的可用性,PCT 检查时间短,使 PCT 成为急诊患者检查的理想技术,包括中风病人和头部外伤病人。

(六)动态敏感性对比成像

动态敏感性对比成像(DSC)依赖于测量外源性血管内示踪剂第一次通过毛细血管床期间 T_2 或 T_2^* 的减少。该技术需要超快成像,如平面回波成像(EPI)或螺旋成像。梯度回波(GRE)或自旋回波(SE)序列也可以使用。

DSC 的主要临床应用是急性脑卒中、慢性脑血管病和肿瘤。MRI 可以对急性卒中进行成像。DSC 与弥散加权成像(DWI)和磁共振血管成像(MRA)相结合用于评价早期卒中患者。延长的峰值时间和平均通过时间是检测血流动力学紊乱最敏感的指标。CBV 和 CBF 的图像是较好地反映脑灌注最直观的解释(特别是白质)。阈值可以应用到 DSC 图像,以确定该区域的梗死风险和预测结果,但没有一个确定的具体阈值来区分可逆和不可逆的缺血。存在不匹配(DSC 异常大于扩散异常),MRA 上显示血管闭塞以及没有出血的情况下,应立即溶栓治疗。DSC 已成功地用于评估脑血管储备和血管痉挛。

（七）动脉自旋标记脑灌注成像

动脉自旋标记（ASL）依赖于磁标记水的检测。一旦上游流入水的磁化强度被修改，会导致下游一个小的 MR 信号改变。同时，灌注示踪剂的磁化（即标记的水）正在迅速恢复，最佳情况下纵向磁化返回平衡值需要几秒钟的时间（时间常数 T_1）。

现有的自旋标记技术可以分为两类：脉冲技术和连续技术，这取决于如何进行自旋标记。在这两种情况下，一定量的血液在灌注进入感兴趣区组织之前被磁化标记。采用"脉冲标记"技术，标志物使用短（几毫秒）射频脉冲通过感兴趣区周围组织血液中的水磁化而获得图像。"连续标记"技术，通过用相同的线圈或单独的射频线圈，一个平面内的标志物在几秒钟内通过血液流动进行连续扫描（对于大脑而言，此平面位于颈动脉水平）。最近的方法已经提出根据血液流速，血液的磁化被选择性地反转。这种新的脉冲技术不同于传统的脉冲反转，打开一个新的技术范围。

由于在磁共振设备中进行成像，ASL 被放置在磁场中，因此，患者受到 MRI 禁忌证的限制。由于 ASL 是一种减法技术，它对运动非常敏感。最近，背景抑制技术的应用使其中的静态组织信号尽可能减少。在这些方法中，该技术的运动灵敏度大大降低。

虽然 ASL 技术还没有进入广泛的临床使用，其效用已被证明可以用于各种急性和慢性脑血管疾病。在急性中风患者和其他急诊患者状态稳定的情况下，可以对其进行 ASL 检查。对缺血性脑血管病（中风和短暂性脑缺血发作 TIA）的初步研究表明，使用 ASL 在急性和慢性脑血管病中获得 CBF 图像是可行的。连续 ASL 测量在脑半球的血流量减少与脑卒中评分中有很高的相关性。ASL 也被用来研究颞叶癫痫和脑肿瘤灌注，对恶性胶质瘤的研究表明，ASL 灌注成像和 DSC 能同样有效确定肿瘤的分级。

（八）角度非依赖性双声束血流测定技术

角度非依赖性双声束血流测定技术（Angle-independent dual-beam flow，ADBF）是通过数字超声多普勒和双束流的组合来实现测量精度的提升，这种技术可以克服多普勒技术的缺陷，如角度依赖性以及随时间变化的速度分布和血管直径对成像的影响。利用 ADBF 测量颈内动脉（ICA）血流量是对大脑半球和全脑 CBF 进行床旁评估的一种方便手段。这种技术的灵活性高，允许操作者在 ICU 或急诊室繁忙的环境中操作不被干扰，并获得不稳定患者脑血流动力学的实时数据。影响脑血流量的药物如麻醉剂、甘露醇和抗高血压药物或任何治疗措施都可对临床决策起着至关重要的作用，这意味着需要在短时间内重复测量 CBF，而通过 ADBF 进行颈动脉血流量测量，可以满足这些要求。

四、脑受体成像

（一）脑受体

受体是位于细胞膜或细胞内并主要由蛋白质和多糖构成的具有特定结构的分子，可识别某一特定的化学物质，如递质（在突触部位参与化学信息传递的物质）、激素、药物等（称之为配体），并与之结合形成特定的化学物质 - 受体复合物。复合物与 G 蛋白耦联，通过第一信使 cAMP 腺苷环化酶系统的激活或抑制系列酶促反应启动生物学效应。长期以来，人们尝试了多种方法对受体进行研究，经典的体外药理分析、生物化学提纯与分离、放射受体分析（radioactive receptor assay，RRA）及"ex vivo"放射自显影（radioautography，RA）等技术在受体研究进展中起到了重要作用，但各有局限性。近年来，发射型计算机断层成像（emission computed tomography，ECT）对活体特定解剖部位受体结合位点进行精确定位和获取受体功能代谢影像极其受人关注，其中发射正电子放射性核素标记的放射性配体用于受体成像的研究及应用十分活跃。PET 成像使用的放射性核素是人体生命组成元素，诸如碳（^{11}C）、氧（^{15}O）、氮（^{13}N）、氟（^{18}F），它们标记的生物活性物质符合人体生理条件，PET 成像不仅能发现 CT、MR 解剖结构成像方法难以显示的病变，而且能从分子水平上揭示人体的生理、生化及代谢变化。在提供动物和灵长类活体受体与配体特异结合的位点图像的同时，能定量受体与配体特异性结合浓度及其有关功能参数，实现了在分子水平上对人体内部生理或病理过程进行无创、实时的功能成像。

受体与配体结合的本质是分子识别，是分子生物学与核医学示踪技术相结合产生的分子核医学重要的基础理论。因此，在分子识别基础上研发各种与特定分子部位结合的分子探针或造影剂，如放射性核素标记的多肽类药物、受体探针及基因表达报告探针等是分子影像学亟待解决的新课题，对于指导疾病的诊疗具有十分重要的意义。

在分子水平上探讨受体功能及其生物学作用，并用于诊断、治疗受体相关性疾病，是目前国际医学领域研究的前沿。受体的研究涉及细胞之间以及细胞与分子之间的识别,信息跨膜传递和细胞的生理、病理反应过程等生命基本现象。疾病往往反映为受体密度(数目)、亲和力(功能)的改变以及信息传递功能的异常,而这些异常均与受体的基因缺陷或突变有关。受体成像是利用放射性核素标记的配体与高亲和力特异受体靶组织相结合的原理,揭示体内受体空间分布、密度和亲和力的一种方法,是集配体-受体结合的高特异性和放射性探测的高敏感性于一体的成像技术,是分子核医学开拓的又一精巧诊断领域,是分子影像学的一个重要组成部分,具有广阔的应用前景。

脑受体成像就是利用发射正电子或单光子的放射性核素标记特定的配体,鉴于受体-配体特异结合性能,通过 PET 或 SPECT 探测仪器进行活体断层成像,对人脑特定解剖部位受体结合位点进行精确定位,获取受体功能影像。借助生理数学模型,可以定量或半定量获得脑内受体与配体特异性结合的浓度及其有关功能参数,获得人脑受体的分布、数目(密度)和功能(亲和力),从而对一些与受体有关的疾病做出诊断,并用于指导、观察精神和神经性疾病合理用药以及疗效评价和预后判断;同时为神经生物学研究提供一种新方法,具有重要的理论和实用价值。目前受体成像主要包括多巴胺受体及其多巴胺转运蛋白、乙酰胆碱受体、苯二氮䓬受体、5-羟色氨受体和阿片受体(表 34-4-1)。

表 34-4-1 脑部不同受体及应用

受体	受体亚型	应用
多巴胺	D_1、D_2	PD,HD(亨廷顿病)
	DAT(多巴胺转运蛋白)	PD,成瘾
乙酰胆碱	M(毒蕈碱)	早老性痴呆
	N(烟碱)	PD,酗酒
苯二氮䓬	GABA	EP(癫痫)胶质瘤
	PBZ	EP
	NMDA	
5-羟色胺	5-HT1A、B、C	焦虑、狂躁/抑郁精神病
	5-HT2,3	PD
	5-HTT(5-羟色胺转运蛋白)	
阿片	μ、K、δ	EP,精神病
		抗痛作用
		药物成瘾性和依赖研究以及解毒作用

(二)多巴胺能神经递质和受体成像

神经递质和受体成像中,多巴胺 D_2 受体成像是应用最广泛的诊断帕金森病(Parkinson's disease,PD)、PD 综合征和亨廷顿病(Huntington's disease,HD)的方法。PD 是一种多巴胺受体类疾病,基本病因是黑质神经元变性脱失,纹状体的多巴胺含量明显减少,导致多巴胺与乙酰胆碱抗衡失调,从而表现出以震颤、少动和肌强直为典型表现的一系列临床症状,且用多巴胺类药物治疗有效,目前对本病的早期诊断存在一定困难。即使有些 PD 患者临床症状明显,但 CT 和 MRI 检查无特异性改变,而脑受体成像就具有独特优势。用中枢多巴胺能神经递质功能成像、多巴胺受体成像和多巴胺转运蛋白成像等就可显示病变部位异常。

静脉注射 ^{18}F-DOPA 90~120 min 后进行 PET 成像,观察到正常对照纹状体放射性浓聚,影像结构清晰,而 PD、HD 患者早期纹状体无明显特征性变化,随着患者年龄增大或患病时间变长,可见纹状体呈不同程度的放射性减低甚至缺损,经积极治疗至临床症状改善或明显好转者,再次成像示纹状体放射性呈不同程度增高或分布正常。^{18}F-DOPA PET 多巴胺能神经递质功能成像反映了突触前多巴胺能系统功能,其与显像剂在外周血代谢状况、进入血液-脑脊液屏障的代谢速率和其在脑内代谢途径的各种酶(如多巴胺脱羧酶)活力有关。

(三)乙酰胆碱受体成像

乙酰胆碱受体成像对探讨大脑局部缺血与炎症的病因与病理有重要的意义。用 ^{11}C 标记二苯乙醇酸奎宁环酯(QNB)脑受体成像观察到纹状体乙酰胆碱与多巴胺神经功能相拮抗,有助于阐明 PD 发病机制。研究表明,胆碱能神经传递的干扰可以减少焦虑,导致提高胆碱能神经功能的人有更多的对焦虑和/或伤害的回避行为。伤害回避与脑烟碱型乙酰胆碱受体有正相关关系。Storage.S. 等人使用放射性示踪剂 2 [^{18}F] fluoro-3-(2-(S)azetidinylme-thoxy 吡啶(简称 2-FA)对成年人持续输注进行正电子发射断层扫描(PET)。研究表明,伤害回避行为和平均总胆碱受体有效性之间有着密切的联系。

(四)苯二氮䓬受体成像

苯二氮䓬受体是脑内最主要的抑制性神经递质受体,目前研究结果表明,诸如 HD、AD、躁狂症和原发性 EP 等神经精神疾病均与它的活性减低有关。γ-氨基丁酸(gamma-amino-butyric-acid,GABA)是人脑中主要的抑制性神经递质。自闭症谱系障碍（ASD）的症状是缺乏 GABA 能神经传递的结果，其中可能包括 GABAA 受体表达减少。Mendez M.A. 等人用正电子发射断层扫描（PET）与苯二氮䓬受体 PET 配体 [11C] Ro15-4513 测量 α_1 和 α_5 型 GABAA 受体水平。经过三名患有 ASD 的成年男性与三名健康对照者相比，[11C] Ro15-4513 结合在 ASD 患者的大脑（P < 0.000 1）较少，GABAA 受体水平显著降低。

（五）阿片受体成像

脑内阿片受体在痛与镇痛中的作用机制一直是神经科学领域研究热点之一。PET 是目前在体定量检测脑内相关分子参与神经信号传导的唯一途径。PET 示踪剂的激动或拮抗特性决定了其分辨阿片受体 G 蛋白不同耦联状态的能力。卒中后遗症造成的中枢神经源性疼痛患者受体可用度降低区主要集中于内侧痛觉系统（扣带回、岛叶和丘脑），这种降低可能是由于患者感觉系统神经元阿片受体结合容量下降引起，而非脑组织受损或内源性阿片释放占据受体，故此类患者需要更多的阿片类药物才能获得满意的镇痛效果。外周神经源性痛表现为双侧对称性的大脑半球阿片受体结合能力下降；而中枢神经源性痛则多数表现为对侧大脑半球阿片受体结合能力下降，受体可用度主要在丘脑、躯体感觉皮层、扣带回和岛叶降低。原发性不宁腿综合征患者内侧痛觉系统分布容积（VD 值）与症状负相关。丛集性头痛患者松果体 11C-DNP 信号下降，同侧卜丘脑和双侧扣带回阿片受体结合与疾病持续时间呈负相关。推测丛集性头痛的发病可能与生物钟产生部位的阿片系统功能失调有关。纤维肌痛患者的多个痛觉调制脑区（包括伏核、杏仁核和背侧扣带回）μ 受体结合能力降低，其中伏核的受体结合能力与情感性痛评分负相关，扣带回和纹状体的受体结合能力和部分情感性痛觉评分负相关。提示纤维肌痛患者的内源性阿片镇痛系统发生了改变，这可能是外源性阿片对此类患者疗效降低的原因。对接受热痛刺激和未接受热痛刺激的志愿者进行对比发现，接受热痛刺激组的 18F-DPN VD 值在同侧伏核、杏仁核、双内侧额回、岛叶前部、丘脑和前扣带回膝部降低。

（六）前景及展望

综上所述，神经递质受体成像是一种无创的，能在活体内从受体分子水平进行研究神经生物学的新方法，并对与脑功能活动有关的疾患的病因学探讨、早期诊断和指导治疗具有重要的临床价值。然而，脑受体成像是一个复杂的过程，涉及多学科知识，有待于解决一系列问题，例如，如何研制合成理想的放射性配体到真正能为临床诊疗解决问题等，因此，还要做相当大量的工作。

放射性配体或分子成像探针脑内受体含量仅 10~12 mol/g 即皮摩尔（pmol）水平。因此，脑受体成像首要解决的问题是得到具有高亲和力、高比活度的放射性配体。理想的放射性配体必须符合以下几个要求：选用半衰期适中，并能保证供货的发射正电子或单光子放射性核素，放射性活度大于 3.7 TBq/mmol；易穿透血脑屏障，其在外周血中代谢和在活体脑内的作用机制清楚，特异性强、亲和力好、选择性高，仍有合成前体的完整生物学性能和药理活性。动态成像时，借助生理数学模型可行受体密度的模拟定量测定。

五、脑代谢成像

（一）脑代谢成像的分类

1. 脑葡萄糖代谢成像　葡萄糖的摄取率及其转化的代谢产物是评价细胞功能的重要生物标志物。同位素标记的 2- 脱氧 -D- 葡萄糖（2DG）已成为测量葡萄糖代谢的一种方法。在哺乳动物的大脑中，葡萄糖 -6- 磷酸酶催化水解 2DG-6- 磷酸盐（2DG6P）形成 2DG 的效率低，而且 2DG6P 具有较低的膜透性。通过量化 2DG6P 量，根据房室模型可以估计葡萄糖代谢率。

18F 标记的氟脱氧葡萄糖体外成像（FDG）已被广泛用于评估细胞功能和代谢活动，特别是与癌症和神经退行性病变的诊断评价，比如 AD。磁共振也被用来检测葡萄糖和其他糖类，如 2DG6P。早期的研究表明，高剂量（0.5 g/kg）2DG 的动物耐受性良好。2DG 的磷酸化使 31P NMR 可被检测，从而间接评估糖代谢。然而，即使这样高剂量的葡萄糖在体内 NMR 的灵敏度还不足以完全反映糖代谢过程。

化学交换饱和转移（CEST）在磁共振波谱可以检测到低浓度的代谢产物。糖原代谢的研究表明，在糖原葡萄糖和葡萄糖残基上的羟基可以被 CEST 检测；淀粉的葡萄糖体外释放同样可以测量。

2. 脑氧代谢成像　15O2 被受检者吸入后，参与氧代谢全过程，用 PET 进行动态成像可得到脑氧代谢率（CMRO2）。结合 CBF 测定结果，还可计算出人脑的氧摄取分数（OEF），计算公式为 OEF = CMRO2/CBF。

3. 脑氨基酸代谢成像　利用 ^{11}C-甲基-L-蛋氨酸(^{11}C-MET)、^{11}C-酪氨酸(^{11}C-TYR)、^{18}F-氟代乙基酪氨酸(^{18}F-FET)和 ^{131}I-碘代甲基酪氨酸(^{131}I-IMT)等做造影剂可获得反映脑内氨基酸摄取和蛋白质合成功能的影像,是评价脑肿瘤的有效的 PET 检查途径。

(二)脑代谢成像的临床应用

1. 恶性肿瘤　^{18}F-FDG PET 成像能准确了解脑肿瘤的代谢功能,对恶性肿瘤的鉴别诊断、肿瘤恶性程度的分级、转移性肿瘤的探测、临床治疗方案的确定、疗效监测、鉴别瘢痕或复发等均有重要应用价值。恶性肿瘤组织代谢常明显高于正常组织,在代谢成像时表现为放射性摄取增高,增高的程度可用标准化摄取值、肿瘤/正常组织摄取比值(T/N)等指标进行定量分析。代谢成像对肿瘤手术或放疗等治疗后的复发与坏死组织瘢痕的鉴别也有重要意义,复发肿瘤组织代谢增高,而坏死或瘢痕组织代谢明显降低或无代谢。

2. 脑血管病　脑血管疾病对葡萄糖代谢和脑血流灌注有明显的影响。如脑梗死急性期,可见 LCMRGlu 增高而 rCBF 却降低,呈明显的不匹配现象。这可能是由于局部短暂性无氧酵解增强的缘故。在发病后 1~3 周可见梗死灶周围脑血流呈过度灌注,而葡萄糖代谢却明显减低。这是因为调节机制受损,受损伤的脑组织血管扩张,造成非营养性血流灌注增高的结果。病情进入稳定期后,葡萄糖代谢和脑血流灌注恢复匹配,梗死灶内局部葡萄糖利用达最低程度。

3. 癫痫　PET 对癫痫灶定位有很高的价值。癫痫发作期脑葡萄糖代谢成像可见病灶部位呈异常放射性浓聚,80% 的部分性癫痫患者发作期脑内可见一处或多处代谢减低区,LCMRGlu 降低幅度为 14%~58%;而发作期增加幅度可达 82%~130%,为癫痫的外科治疗提供了可靠的定位依据。大部分复杂型癫痫发作患者的病灶位于颞叶,CT 及 MRI 对癫痫病灶定位的灵敏性差,均小于 30%。在部分复杂型癫痫发作期,颞叶病灶部位呈高灌注高代谢,发作间期呈持续低灌注低代谢。发作后期 PET FDG 成像和 SPECT 灌注成像探测癫痫病灶的灵敏性均为 70%。发作期 rCBF 成像灵敏性可达 80%~90%,FDG PET 可达 90% 以上。发作间期 SPECT 定位癫痫病灶,其灵敏性仅为 40%~50%。预后方面,脑电图显示局部异常,而 SPECT 成像正常的患者,外科手术效果差。

4. 阿尔茨海默病　随着人口不断老龄化,阿尔茨海默病(AD)的早期诊断和预防策略的发展有很大的需要。神经病理学的 MRI 研究指出,内侧颞叶(MTL)是 AD 中最早受累的脑区。MRI 提供了强有力的证据表明,在轻度认知障碍(MCI),AD 相关的体积减小可以在海马和内嗅皮层被检测到;外侧颞叶的变化对预测向痴呆转变越来越有用。FDG PET 成像显示在颞顶叶葡萄糖代谢降低,皮质代谢变化的模式已被用于预测未来的变化以及区分 AD 与其他神经退行性疾病。但 FDG PET 在鉴别 AD 与其他痴呆症方面特异性较低。此外,最近的研究表明,MRI 引导的 FDG-PET MTL 代谢减退是识 MCI 的可靠措施。AD 是大脑皮质的一种变性疾病,轻度至中度病期时顶叶下部皮质的 LCMRGlu 明显低于正常对照组,平均下降 47%,基底节和丘脑下降 12%。晚期患者左半球皮质及外侧裂周围 LCMRGlu 明显降低,周围白质和脑室明显扩大。多发性脑梗死性痴呆则表现为多发性局灶性代谢减低区,所以,两者可用 PET 来鉴别。AD 对注射毒扁豆碱敏感,主要表现为双顶叶和颞叶皮质 LCMRGlu 增高,故毒扁豆碱的药物介入 PET 成像也有助于 AD 的诊断。AD 患者典型的表现为双侧额叶、顶叶代谢(代谢成像)降低和血流灌注(脑灌注成像)减少,而原始感觉运动、视觉皮质正常。约 65% 的 AD 患者可见颞、顶区放射性稀疏缺损,这种表现对 AD 具有诊断价值(尤其双侧对称出现时),诊断准确性约 80%。多发性梗死性痴呆(MID)临床上以多发性脑梗死为特点。灌注成像显示多发性、双侧、随机分布、与梗塞动脉供血区域相关的血流灌注缺损灶,基底节也可受累。

六、神经退行性病变的分子影像学研究

(一)神经退行性病变

中枢神经系统退行性疾病大多呈进行性发展,是一类病因学和发病机制尚不清楚的疾病,主要包括阿尔茨海默病、帕金森病、Huntington 病和路易体痴呆等。该类疾病的主要病理特点为具有特定功能的神经核团发生萎缩和神经元丢失。这种神经元的丢失通常伴有星形胶质细胞的增生、神经元胶质增多症及特定的神经病理标记。临床上对这类疾病若不能做出早期诊断,以后的治疗效果将不佳,不能有效控制病程的进展,患者将最终丧失生活能力,甚至死亡。目前,随着社会科技的进步,老年人口的数量和比例不断上升。此类疾病已经成为影响人类健康

水平和生活质量的重大社会问题。因此，对于此类疾病的早期诊断显得尤为迫切，而分子影像技术的进步，尤其是基于纳米技术的分子探针的迅猛发展，不仅能为此类疾病的早期诊断提供重要的信息，同时对疾病的治疗也有重要的价值。

（二）分子影像在阿尔茨海默病中的应用

1. 阿尔茨海默病 阿尔茨海默病（Alzheimer's disease，AD）是一种以临床痴呆和病理老年斑及神经纤维缠结为特征的退行性神经病，为老年性痴呆中最常见的病因。每9个65岁以上老年人中，就会有一个人患有AD。AD是一种进展性的神经元功能减低、失活的过程，临床治疗效果十分有限，因此AD的早发现、早治疗对于改善患者预后具有十分重要的价值。AD的发病机制并不是十分清楚，与其相关的假说有很多种，包括淀粉样蛋白级联假说、胆碱能受损假说、Tau蛋白假说以及兴奋性氨基酸毒性假说等。目前主要认为AD具有两个特征性的病理改变，即由β-淀粉样蛋白（β-amyloid，Aβ）构成的细胞外淀粉样蛋白沉积（senile plaques，SPs，俗称老年斑）和过度磷酸化Tau蛋白形成的神经纤维缠结（neurofibrillary tangles，NFTs）。其中Aβ的沉积对于AD的发生发展具有重要作用。Aβ是来源于营养不良神经元中退化线粒体内的淀粉样前体蛋白（amyloid precursor protein，APP）的裂解产物，具有很强的神经毒性。正常脑组织中也会释放Aβ，但是其形成和清除处于一种平衡状态，当淀粉样前体蛋白基因发生突变或表达增加，会导致Aβ的形成增多和异常沉积，从而出现一系列AD症状。

2. AD的PET成像 在过去的十几年中，针对SPs和NFTS的AD诊断技术不断发展，但是依然缺乏简单、高效的方法。虽然脑脊液检查是一种可以早期诊断AD的手段，但是这是一种侵入性的检查方法，而且脑脊液检查的准确性以及对病变程度的鉴别价值有限。而针对AD病理学特征的脑成像是一种很有前途的非侵入性诊断AD的替代诊断方法。^{18}F-FDG PET不仅是一种诊断肿瘤的有效成像技术，也是一种诊断AD的可靠神经成像手段。它反映了脑静息状态下的葡萄糖代谢率，这也是神经元活性的重要指标。研究表明，脑部糖代谢减低在AD发病过程中会先于AD的临床症状出现。而且脑部葡萄糖代谢的不同模式也能帮助鉴别AD和其他类的神经退行性病变。除了葡萄糖代谢成像，针对Aβ斑块的PET成像探针也已经被广泛用于AD的特异性诊断。

^{11}C-匹兹堡复合物B（Pittsburgh compound B，PiB）是第一个用于人类的淀粉样蛋白PET成像试剂。^{11}C-PiB是淀粉样蛋白荧光染料硫黄素T的衍生物，与纤维状的Aβ具有较高的亲和力。研究发现，AD患者脑部具有更高的^{11}C-PiB滞留。但是由于PiB是^{11}C标记的，仅有约20 min的半衰期，因此，在临床应用中具有较大的限制。为了解决这一不足，人们开发了具有较长半衰期的^{18}F标记的Aβ示踪剂，诊断结果与^{11}C-PiB一致。随后^{18}F-florbetapir、^{18}F-flutemetamol（^{11}C-PiB的衍生物）和^{18}F-florbetaben也相继通过FDA批准并用于AD淀粉样斑块的PET成像诊断，具有较高的灵敏度和特异性。^{11}C-PiB以及PiB的衍生物，主要都是和Aβ的不溶性纤维结合，但是不溶性Aβ纤维与AD进程的相关性并不高。相反，可溶性Aβ聚合物（如寡聚物和原纤维）与AD发展进程具有很好的相关性，因此可以作为一种更好的AD生物标记物。常规的小分子PET示踪剂特异性结合能力较弱，区分蛋白不同形式的能力较低，特异性诊断AD的能力不足。为了进一步提高PET示踪剂和可溶性Aβ聚合物的特异性结合能力以及穿透血脑屏障的效率，Sehlin D.等人尝试将可溶性Aβ聚合物的单克隆抗体和转铁蛋白受体抗体与^{124}I PET示踪剂联结。血脑屏障内皮细胞表面高表达转铁蛋白受体，该受体的激活可以引导细胞内吞从而协助示踪剂穿越血脑屏障；单克隆抗体和可溶性Aβ聚合物具有很高的特异性亲和力，因此该探针可以用于高效穿透血脑屏障并靶向AD脑区可溶性Aβ聚合物的PET成像诊断，而且能很好地显示Aβ纤维沉积随年龄增长的变化情况（图34-4-3）。

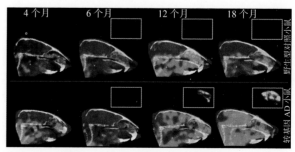

图34-4-3 联接Aβ抗体和转铁蛋白受体抗体的^{124}I标记的示踪剂用于年龄相关AD的PET成像诊断

随着转基因AD小鼠的年龄增加，小鼠脑部示踪剂增多，而正常小鼠未见明显示踪剂富集。白色框线内为对应离体脑组织的放射性自显影图像（图片来自Nat Commun，2016，7：10759）

3. AD 的 MR 成像　虽然 $A\beta$ 放射性示踪剂可以实现 AD 的早期 PET 诊断，但是 PET 检查高昂的费用、较低的空间分辨率以及辐射损伤等特点限制了其推广使用，尤其是用于 AD 的早期筛查。而磁共振成像（MRI）检查是一种相对廉价、空间分辨率较高并且没有电离辐射的成像诊断手段，因此，开发高灵敏、特异的 MRI 探针用于 AD 的早期诊断具有更高的临床使用价值。早期，人们利用 AD 患者脑部 $A\beta$ 沉积的病理特点，将 $A\beta$ 和超小超顺磁性氧化铁（USPIO）结合用于 $A\beta$ 斑块的 MRI 检测。但是这些 $A\beta$ 本身就具有神经毒性并可能进一步促进 $A\beta$ 的沉积。而且这些探针并不具备穿越血脑屏障的能力，需要同时注射甘露醇以临时打开血脑屏障。于是，Cheng K.K. 等人将吸附姜黄素的 USPIO 进一步包覆聚乙二醇 - 聚乳酸（PEG-PLA）共聚物和聚乙烯吡咯烷酮（PVP）。其中，姜黄素与 $A\beta$ 斑块和铁都有很高的亲和力，因此姜黄素既能很好地通过氢键与 USPIO 自动吸附，又能靶向 $A\beta$ 斑块。而共聚物的修饰能明显延长 USPIO 的循环时间以及增加通过血脑屏障的效率，从而可以在转基因 AD 小鼠模型上成功实现 $A\beta$ 斑块的 MR 成像检测。此外，研究表明，可溶性 $A\beta$ 低聚物引起的突触功能障碍是 AD 患者记忆丢失的重要原因之一，而且在 AD 的早期即可出现，所以可溶性 $A\beta$ 低聚物可以作为 AD 早期诊断的一种特异性生物标记。Viola K.L. 等人通过将油相四氧化三铁磁球表面修饰多巴胺 - 羧基聚乙二醇，极大改善了磁球的水溶性和生物相容性，并通过进一步联结可溶性 $A\beta$ 低聚物靶向抗体，使得该探针能实现 $A\beta$ 低聚物特异性的非侵入式 MR 成像检测，从而早期灵敏地诊断 AD。

4. AD 的荧光成像　荧光成像凭借较高的灵敏度成为 AD 早期诊断的重要方法之一。硫黄素 T（thioflavin T，ThT）是一种淀粉样蛋白结合染料，能有效识别 $A\beta$ 聚合物并发射荧光，是早期荧光成像诊断 AD 的主要试剂。研究表明，当 $A\beta$ 与一些金属离子（比如 Zn^{2+}、Cu^{2+}、Fe^{3+}、Al^{3+} 等）结合之后，会不断聚集、沉积。而且 AD 病灶区丰富的 H_2O_2 会和 Fe^{2+} 发生"芬顿反应"并产生具有细胞毒性的 OH^-，损伤神经元细胞。于是，Lai L. 等人基于 AD 病灶区不同于正常脑组织的氧化还原环境提出了一种靶向 AD 病灶的活体荧光成像诊断策略。他们分别采用 $HAuCl_4$ 和葡萄糖酸锌在 AD 病灶区经一系列反应分别快速原位合成了荧光金纳米簇和荧光氧化锌

纳米簇，从而实现 AD 病灶快速、灵敏的荧光成像诊断。而且相比于其他纳米尺寸的成像试剂或药物，$HAuCl_4$ 和葡萄糖酸锌这种小分子能更容易通过血脑屏障。

5. AD 的治疗　借助纳米技术，不仅能对 AD 进行早期成像诊断，还能对 AD 进行早期干预治疗。由于 $A\beta$ 沉积对神经元细胞具有较强的毒性作用，因此，抑制 $A\beta$ 聚集是一种可靠的保护神经元细胞以及延缓 AD 进程的方法。Yin T. 等人发现，拥有强烈近红外吸收性能的金纳米粒子本身即具有抑制 $A\beta$ 聚集的功能。而且在较低功率的近红外激光照射下，金纳米粒子的光热升温能进一步促进 $A\beta$ 的解离，从而实现 AD 的光热治疗。线粒体功能障碍在 AD 的发展进程中具有重要作用。因此，能提高线粒体功能的姜黄素被认为可以有效延缓 AD 的进程。此外，姜黄素即使在一个很低的浓度也能结合 $A\beta$ 并阻止其进一步聚集。但是姜黄素的生物利用度很低，所以人们尝试了很多种生物材料用于提高姜黄素的生物利用度，比如环糊精、磷脂、凝胶、多糖以及蛋白等。纳米材料的包覆能显著增加姜黄素的水溶性并延长体内循环时间以及脑部的靶向释放。AD 病灶区由于具有较多的 H_2O_2、OH^- 等活性氧分子（reactive oxygen species，ROS），对神经元细胞会造成持续的损伤。为了降低 AD 病灶区的氧化负荷，Kwon H.J. 等人利用二氧化铈（ceric oxide，CeO_2）的强抗氧化能力，将超小粒径的 CeO_2 纳米粒子用于 AD 的抗氧化治疗，并取得了出色的效果。人们尝试使用金属离子螯合物（如姜黄素、硫辛酸、奎宁酸等）来降低 AD 病灶区的金属离子浓度以抑制 $A\beta$ 的聚集并延缓 AD 病程的进展。除了上述单一治疗方案，许多协同治疗纳米体系也被人们开发出来用于 AD 的高效治疗。Qu X.G. 课题组提出了一种 $CeO_2@MnMoS_4$ 纳米核壳结构，其中 CeO_2 纳米核具有很好的抗氧化作用，而 MoS_4^{2-} 与 Cu^{2+} 具有很高的亲和力。因此，当该纳米粒子进入 AD 病灶区之后，不仅能降低局部的氧化负荷，减少神经元损伤，同时病灶区的 Cu^{2+} 能迅速与 MoS_4^{2-} 结合并释放出 Mn^{2+}。一方面，病灶区 Cu^{2+} 的减少能有效抑制 $A\beta$ 的聚集、沉积，另一方面，Mn^{2+} 能促进神经元细胞的分化，有利于受损神经元细胞的修复。此外，还有许多纳米载体被用于 AD 靶向药物递送治疗，包括脂质体、树枝状大分子、高分子聚合物、类脂纳米粒子及纳米胶束等，也取得了不同程度的进展。这

些纳米载体不仅能增加抗 AD 药物通过血脑屏障的效率，而且还可以显著减少单独使用抗 AD 药物带来的一系列副作用。

6. AD 的诊疗一体化　利用纳米技术将 AD 早期诊断和早期治疗功能相结合有助于更高效地改善 AD 患者预后。用于 AD 的诊疗一体化系统需要满足以下两个基本条件：①具有淀粉样斑块的早期活体成像诊断的功能；②诊疗体系能够高效靶向递送并可控释放治疗药物。而之前的研究主要单独关注 AD 的早期成像诊断或药物递送治疗。于是 Hu B. 等人报道了一种基于超小超顺磁性氧化铁（ultrasmall superparamagnetic iron oxide，USPIO）纳米粒子的 AD 成像治疗一体化的纳米平台。将油酸包覆的 USPIO 表面修饰上 DSPE-PEG- 刚果红和 DSPE-PEG- 苯硼酸，随后利用酯化反应将含有邻二醇结构的芦丁与 DSPE-PEG- 苯硼酸相连接，二者之间可以形成芳基硼酸酯键。首先，USPIO 纳米粒子具有良好的 MRI T_2 加权成像增强对比的效果。其次，由于 AD 病灶区多伴有神经炎性反应，所以局部血脑屏障完整性欠缺，有利于 USPIO 顺利穿越血脑屏障。其中，刚果红能特异性靶向淀粉样斑块，芦丁是一种可以有效阻止 Aβ 聚集、减少老年斑的抗氧化剂。此外，芳基硼酸酯具有很好的氧化还原敏感性，在 AD 病灶区丰富的 H_2O_2 刺激下会发生断裂，从而释放芦丁用于 AD 的治疗。因此，利用上述 AD 局部微环境的特点以及不同试剂分子的特性，可以构建 MR 成像引导下的 Aβ 特异性靶向 H_2O_2 响应型药物释放纳米体系用于 AD 的早期诊断和可控药物治疗的诊疗一体化。

（三）分子影像在帕金森病中的应用

1. 帕金森病　帕金森病（Parkinson's disease，PD）是一种常见的神经系统变性疾病，老年人多见，平均发病年龄为 60 岁左右。PD 最主要的病理改变是中脑黑质多巴胺（dopamine，DA）能神经元的变性死亡，由此引起纹状体 DA 含量显著减少而致病。导致这一病理改变的确切病因目前仍不清楚，遗传因素、环境因素、年龄老化、氧化应激等均可能参与 PD 多巴胺能神经元的变性死亡过程。

2. PD 的核医学成像　脑内许多疾病的发生、发展均与转运体和受体的变化有关，根据 PD 的特征性病理变化，应用特异性放射性分子探针，在分子水平上检测黑质纹状体通路的 DA 能神经元系统的功能及其生物学作用，有助于 PD 的早期诊断和鉴别

诊断，也是目前研究的热点之一。PD 相关的转运体及受体显像主要包括 DA 能神经元末梢突触前膜 DA 转运体（dopamine transporter，DAT）显像、微囊泡转运蛋白（vesicle monoamine transporter 2，VMAT2）显像、DA 显像以及突触后膜部位的 DA 受体即 D_1 和 D_2 受体显像。PD 常引起 DAT 及 D_1、D_2 受体的密度、数量、亲和力的改变，功能紊乱及信号转导功能失调，在影像上呈现出相应的变化。DAT 是 DA 能神经末梢突触前膜的单胺类特异性转运蛋白。研究表明，黑质纹状体 DA 能神经元的变性和缺失累及 DAT 密度的变化要比突触后膜 DA 受体的变化更为早期、敏感和直接。VMAT2 主要位于中枢神经系统内的 DA 能、去甲肾上腺能和 5- 羟色胺能神经元内，其活动与突触间递质传递有关。突触间隙的 DA 经 DAT 摄取至突触前末梢内，再由 VMAT2 介导转运至囊泡内，VMAT2 在 DA 重新摄入中发挥着关键作用，可准确反映 DA 能神经元的密度变化。多巴是合成 DA 的前体物质，用 ^{18}F 标记多巴（^{18}F-Dopa）后，也可评价 DA 的合成、存储和释放状况，进而评估黑质纹状体通路 DA 能神经元的数量和功能。

^{99m}Tc-TRODAT-1 是目前临床应用较为广泛的 DAT 显像剂。PD 患者双侧纹状体摄取 ^{99m}Tc-TRODAT-1 较健康志愿者明显减低，体积变小，形态异常，分布、结合位点、密度和活性减少，以临床表现较重一侧肢体的对侧纹状体为著。研究发现，枕叶、额叶及小脑一般不含 DA 能神经元，通过"纹状体／枕叶"或"纹状体／小脑"特异性摄取比值的半定量分析发现，纹状体 ^{99m}Tc-TRODAT-1 结合减低的程度与 PD 临床表现的严重程度相关，Hoehn-Yahr 分级 I 级的 PD 患者仅出现患肢对侧壳核放射性分布减低，而 II 级和 III 级则可累及尾状核甚至整个纹状体，放射性分布减低更为明显。DA 能神经元丧失较 PD 临床症状出现早 4~6 年，^{99m}Tc-TRODAT-1 SPECT-CT 显像能够显示 DAT 的变化和减少，反映早期 PD 患者尾状核和前、后壳核 DA 能神经元丧失的程度，进而早期诊断 PD，灵敏度为 79%，特异性为 92%，还可有效鉴别早期 PD 和特发性震颤（essential tremor，ET）。ET 患者双侧纹状体浓集 ^{99m}Tc-TRODAT-1 良好，形态大致正常，PD 则明显减少。此外 ^{123}I-β-CIT、^{123}I-FP-CIT、^{123}I-IPT 也可用于 PD 患者纹状体 DAT 的 SPECT 显像。

DAT 的 PET-CT 显像主要使用 ^{11}C-CFT、^{18}F-FP-

CIT 等分子探针，静脉注射这些探针后，超过 95% 的探针与纹状体 DAT 结合。^{11}C-CFT 主要浓集在健康志愿者双侧尾状核和壳核，而各叶皮层、小脑、丘脑很少。PD 患者主要表现为两侧尾状核及壳核 ^{11}C-CFT 浓集明显减少，以壳核中后部为著，患肢对侧尾状核及壳核区降低更明显。DAT PET-CT 显像与 DAT SPECT-CT 显像的结果是一致的，壳核功能减低较尾状核和整个纹状体功能减低更早发生。^{18}F-FP-CIT PET-CT 显像能够早期发现壳核后部 DAT 的密度减低，可能更早诊断 PD，显示 PD 严重程度并且可监测疾病进展。

^{11}C- 二氢丁苯那嗪（dihydrotetrabenazine, DTBZ）是目前报道的唯一能够对 VMAT2 进行显像的分子探针，能更准确地反映 PD 患者纹状体 DA 能神经末梢的密度，有利于早期发现 PD 并及时干预。早期 PD 患者的尾状核、壳核摄取 ^{11}C-DTBZ 即明显减低。Hoehn-Yahr 分级 I 级的 PD 患者无症状肢体对侧壳核摄取 ^{11}C-DTBZ 亦减低，可提示黑质纹状体通路的亚临床病理过程。此外，研究发现，黑质 DA 能神经元变性缺失 50%，PET-CT 即能探测到 ^{18}F-Dopa 的摄取量减少。早期 PD 患者纹状体 ^{18}F-Dopa 摄取减低，以患肢对侧壳核减低为著。

DA 受体属于 G 蛋白偶联受体，在 PD 的发病演进过程中，D_1 受体和 / 或 D_2 受体的密度和功能也随之上下调节。^{11}C-SCH23390 是临床常用的与 D_1 受体特异性结合的分子探针，但是目前对 PD 患者 D_1 受体变化的研究尚不成熟。部分 ^{11}C-SCH23390 PET-CT 早期研究发现，PD 患者尾状核及壳核部位的放射性分布无明显变化。D_2 受体显像的分子探针主要包括 ^{123}I- 碘代苯甲酰胺（IBZM）和 ^{11}C- 雷氯必利等。临床期 PD 动物模型 ^{11}C- 雷氯必利 PET-CT 显像发现双侧纹状体 D_2 受体放射性分布不对称，受损侧功能出现代偿性上调，而亚临床期 D_2 受体的功能无明显变化。未经治疗的早期 PD 患者 D_2 受体摄取 ^{123}I-IBZM 明显增加，活性增强，即 D_2 受体功能上调，以患肢对侧纹状体为著。经左旋多巴（levodopa, L-dopa）等拟 DA 类药物长期治疗后，纹状体壳核摄取 ^{123}I-IBZM 逐渐减低，D_2 受体功能逐渐恢复正常，这是由于 L-dopa 的替代治疗反馈地引起 D_2 受体下调。D_2 受体的 PET-CT 显像更适于监测 L-dopa 的治疗疗效并评估 PD 临床表现的严重程度。

PD 患者的脑血流灌注及葡萄糖代谢也会出现异常。典型 PD 患者 ^{99m}Tc- 双半胱乙酯（^{99m}Tc-ECD）SPECT 显像特征为双侧大脑血流灌注明显减低，即两侧基底节区、丘脑、额叶前部、额叶外侧及顶枕叶的血流灌注均较健康志愿者低下，并且临床表现越重、患病时间越长，后联合皮层血流灌注减低越明显。而多系统萎缩（multiple system atrophy, MSA）患者仅显示壳核和丘脑对称性的血流灌注减低。^{18}F-FDG PET-CT 显像显示，PD 患者脑代谢下降，双侧纹状体代谢不对称，早期 PD 患者可出现豆状核、丘脑和脑干代谢水平增高。豆状核的代谢状态与运动迟缓症状密切相关，代谢水平越高，运动迟缓症状越严重。中晚期 PD 患者尾状核代谢水平下降，低代谢皮质区范围更为广泛，背外侧前额部皮质及后部皮质代谢减低可能与 PD 患者伴发认知障碍有关。

3. PD 的 MR 成像　功能 MRI（functional MRI, fMRI）可无创性地对人体大脑进行功能分析，同时获得解剖与功能影像。血氧水平依赖 fMRI 可以用于研究 PD 患者发生震颤、运动迟缓及伴神经系统其他障碍时的功能变化。PD 患者尾状核、辅助运动区功能减低，而双侧小脑半球和对侧运动皮层功能增强，同侧小脑半球功能增强可能是纹状体功能损害的代偿机制。发生单手震颤时，辅助运动区兴奋性减低，fMRI 信号明显减少，且与 Hoehn-Yahr 分级相关。PD 患者运动迟缓则与基底节向辅助运动区、额叶相关皮质及前额叶背外侧神经投射 fMRI 信号的选择性减低有关。此外，额叶等皮质的低活化可能与 PD 伴发痴呆密切相关，PD 伴痴呆者 fMRI 额顶叶皮质表现为明显的低信号。

灌注加权成像（perfusion weighted imaging, PWI）能够显示 PD 早期阶段嗅觉系统的异常，嗅觉受损可能是 PD 运动变化前的一个标志物，可成为早期筛查 PD 的工具。PD 患者壳核、脑桥和额叶白质区的表观扩散系数（apparent diffusion coefficient, ADC）与健康对照组无明显差异，而 MSA 患者壳核和脑桥的 ADC 值明显增高，可有效鉴别二者。

弥散 MRI（diffusion MRI, DMR）是测量 PD 患者水分子弥散运动与成像的唯一方法，主要包括弥散加权成像（diffusion weighted imaging, DWI）和弥散张量成像（diffusion tensor imaging, DTI），主要用于 PD 的鉴别诊断，但对原发性 PD 诊断的帮助不大。DWI 通过测定壳核后部 ADC 值，可鉴别 PD 和 MSA 患者。DTI 感兴趣区的部分各向异性分数与 MRI 其他序列联合应用时,发现小脑中脚萎缩可作为 PD 区别于 MSA 的重要指标。MRI 波谱成像(MRI spectroscopy, MRS)可提供 PD 患者脑部物质代谢的信息。用于 PD 研究的 MRS 分析方法主要有 ^1H-MRS 和 ^{31}P–MRS。^1H-MRS 可测定脑内代谢物的浓度,如 N- 乙酰天门冬氨酸(N-acetyl-asparticacid,NAA)、肌酸(creatine, Cr)、胆碱(choline, Cho)等。新发 PD 患者运动皮层的 NAA/Cr 减低,可作为新发 PD 的一个辅助诊断指标。PD 伴认知障碍者颞顶叶皮质的 NAA/Cr 比值下降,表明神经线粒体功能受损。丘脑底核脑深部刺激后皮层 NAA/Cr、NAA/Cho 比值明显增高,提示治疗有效。^{31}P-MRS 可定量测定无机磷与三磷腺苷(Pi/β-ATP)的比值,反映细胞氧化磷酸化的状态。PD 患者 ^{31}P-MRS 双侧颞顶叶皮质(Pi/β-ATP)比值升高,而苍白球、黑质、中脑 β-ATP 含量降低,颞顶叶皮质 Pi/β-ATP 比值减低可能与 PD 患者认知功能下降有关。

4. PD 的治疗　根据 PD 的病理改变,DA 和多巴胺能治疗是 PD 最常用的疗法。然而,DA 固有的亲水性及其高氢键结合能限制了其穿越血脑屏障的能力。此外,DA 引起的恶心、低血压、运动障碍等全身副作用也限制了其临床应用。因此,为了克服上述不足,Trapani A. 等人开发了一种负载 DA 的壳聚糖纳米粒子。所得纳米粒子毒性较低,并能有效穿过血脑屏障。体内生物分布结果显示腹腔给药的负载 DA 的壳聚糖纳米粒子能明显增加纹状体中有效神经递质的数目,且该数目会随着给药浓度的增加而增加。此外,López T. 等人在半侧帕金森大鼠上评估了纳米二氧化硅 DA 储存体系用于扭转阿扑吗啡引起的异常旋转的效果,其中实验组动物并未出现明显的运动障碍。越来越多的研究表明,黑质部位异常的铁聚集是 PD 的一个重要病理特点。异常的铁聚集会引发芬顿反应,从而产生过多的 ROS,并对多巴胺能神经元造成损伤。因此,可以有效减少局部铁聚集的铁螯合治疗是改善 PD 症状的一种有效手段。去铁胺(DFO)、氯碘羟喹(CQ)等都是常用的铁螯合剂,它们不仅具有显著的铁螯合能力,还具有抗氧化、保护神经元的功能。但是,由于这些铁螯合剂在体内的循环时间较短,而且很多螯合剂在达到病变部位之前已经被血液中的游离铁离子饱和,所以铁螯合治疗的疗效有待进一步提高。于是 Wang N. 等人构建了一种聚甲基丙烯磷酰胆碱

(PMPC)保护的铁螯合剂,能延缓铁螯合剂在外周循环中的饱和,并进一步修饰 HIV-1 反式激活转录因子(TAT)用于高效穿透血脑屏障。结果表明,该纳米粒子能很好地扭转帕金森小鼠的功能障碍。基因治疗也是一种可以实现特异性靶向并能在中枢神经系统内持续产生 DA 的 PD 治疗策略。Jarraya B.B. 等人报道了一种慢病毒载体,可以用于编码 DA 合成的关键基因,从而明显增加纹状体内细胞外的 DA 浓度并恢复运动障碍,而且在实验动物猕猴身上未见异常副作用。此外,人们还开发了许多种纳米载体(包括聚合物、脂质体、固体脂质纳米粒子等)用于左旋多巴、多巴胺能激动剂等治疗小分子的靶向递送。

5. PD 的诊疗一体化　采用纳米技术将 PD 的成像诊断和治疗有效结合能实现 PD 疗效的实时监测,显著提高 PD 的治疗效率。最近研究表明,通过 MRI 测得的部分各向异性(factional anisotropy, FA)可以及时反映黑质的微结构改变。通过对 PD 患者的 MRI 图像进行感兴趣区(region of interest, ROI)分析可以发现,PD 患者局部 FA 减低。因此,基于 MRI ROI 分析的 FA 值能够作为 PD 早期诊断以及治疗效果评估的有效方法。于是 Ji B. 等人设计了一种负载 Fe_3O_4 和尼莫地平(PD 治疗药物)的脂质体用于 PD 的 MR 成像引导下治疗。在外加磁场的吸引下,脂质体能有效穿过血脑屏障,既能实现病灶的靶向 MR 成像,也能显著提高脑部尼莫地平的药物浓度,从而高效地治疗 PD。而且通过 ROI 的 FA 值测量,能够对治疗疗效进行相对准确的评估。

(四)分子影像在路易体痴呆中的应用

1. 路易体痴呆　路易体痴呆(dementia with Lewy bodies, DLB)是一种以波动性认知功能障碍、帕金森综合征和幻视为典型特征的神经变性疾病,是仅次于阿尔茨海默病(AD)的第 2 位痴呆,约占痴呆总病例数的 4.2%,占每年新发痴呆病例数的 3.8%。路易体痴呆临床表现多样,与阿尔茨海默病和帕金森病痴呆具有相似的临床和病理学表现,诊断与鉴别诊断困难。

2. DLB 的分子影像　随着核医学显像设备和技术的迅速发展,多种造影剂应用于中枢神经系统变性病的诊断,能够更好地反映脑组织分子水平病变,在路易体痴呆的影像学诊断中发挥重要作用。高中保等人对临床诊断为可能的路易体痴呆患者进行 ^{11}C-β-CFT、^{11}C-PIB 和 ^{18}F-FDG PET 显像,由于存

在黑质纹状体多巴胺能神经元变性缺失，^{11}C-β-CFT PET 显示双侧壳核和尾状核多巴胺转运体摄取明显降低，而阿尔茨海默病和正常对照者壳核和尾状核摄取正常。研究显示，^{11}C-β-CFT PET 显像鉴别路易体痴呆与阿尔茨海默病的灵敏度为 78%，特异度达 90% 以上；进一步尸检结果显示，该分子影像学技术的灵敏度达 88%，特异度高达 100%。因此，^{11}C-β-CFT PET 显像呈阴性基本可以排除路易体痴呆的诊断，提示该分子影像学技术可以作为影像学的重要提示特征而引入路易体痴呆的诊断标准。路易体痴呆和帕金森病痴呆均表现为黑质纹状体多巴胺能神经元变性、缺失导致的运动障碍，二者 ^{11}C-β-CFT PET 显示双侧壳核多巴胺转运体摄取降低，其中帕金森病痴呆多呈双侧不对称性降低，但不足以鉴别诊断。Gomperts S.N. 等人采用 ^{11}C-PiB PET 显像观察路易体痴呆和帕金森病痴呆患者脑组织 β- 淀粉样蛋白（Aβ）的沉积，结果显示，前者较后者存在更严重的 Aβ 沉积。因此，目前认为，大多数路易体痴呆患者淀粉样蛋白摄取明显升高，而帕金森病痴呆患者无明显变化，提示路易体痴呆患者脑组织 Aβ 沉积较帕金森病痴呆患者严重。路易体痴呆和帕金森病痴呆患者 ^{18}F-FDG PET 显像均表现为双侧额叶内侧葡萄糖代谢降低而顶叶代谢升高，尽管二者均可见壳核和尾状核头部代谢降低，但帕金森病患者双侧纹状体代谢降低不对称，尤以首发症状的对侧壳核显著，而路易体痴呆患者双侧纹状体代谢降低基本对称。路易体痴呆患者存在广泛性大脑皮质葡萄糖代谢降低，其中主要累及枕叶皮质和视觉联合皮质，而扣带回后部未见明显降低，甚至高于周围脑组织，影像学称为"扣带回岛征"，是路易体痴呆特征性改变。此外，Sakamoto F. 等人研究发现，综合 ^{123}I- 安非他明（^{123}I-IMP）脑灌注 SPECT、^{123}I- 间碘苯甲胍（^{123}I-MIBG）心肌灌注显像和患者年龄是一种简单却可靠的早期特异性诊断路易体痴呆的方法。综上所述，多模态分子影像学技术可以显著提高路易体痴呆临床诊断的特异性，能够较好地鉴别路易体痴呆与阿尔茨海默病和帕金森病痴呆。

（五）分子影像在亨廷顿病中的应用

1. 亨廷顿病　亨廷顿病（Huntington disease, HD）又称亨廷顿舞蹈病或慢性进行性舞蹈病，是一种罕见的显性遗传性神经系统变性疾病。以不自主运动、精神异常和进行性痴呆为主要临床特点。病变主要侵犯基底节和大脑皮质，以尾状核、壳核萎缩

最明显，出现神经细胞脱失及胶质细胞增生。大脑皮质（特别是额叶）萎缩，特别是 Ⅲ、Ⅴ 和 Ⅵ 层的锥体神经细胞和小神经元脱失，无胶质细胞增生。神经细胞脱失亦可累及丘脑腹外侧核、下丘脑、黑质网状结构、橄榄体、薄束核和楔束核、白质和间脑核等部位。

2. HD 的分子影像　HD 患者进行性神经退行性改变的机制并不是很清楚，目前也缺乏一个成熟的生物标志物使我们能够监测疾病的进展并评估新型疾病改善药物的疗效。这种生物标志物缺乏可能与 HD 早期仅发生轻微的脑部改变有关。分子影像技术能够识别微妙的纳米级别的改变，能为我们呈现在 HD 患者脑部活动中最先开始发生的微小变化。研究表明，患者的纹状体和脑皮质葡萄糖代谢减低。其中纹状体的代谢减低主要和运动功能障碍有关，而脑皮质代谢减低主要和认知功能障碍有关。纹状体和额、顶、颞部皮质的 ^{18}F-FDG 摄取减低提示了细胞内代谢过程的受损，比如钙离子调控、转运调节以及线粒体能量代谢等。但是丘脑、枕叶和小脑皮质的 ^{18}F-FDG 摄取增加可能提示由线粒体功能障碍或由丘脑皮质系统基底节受损导致的抑制活性不足引起的糖酵解反应增强。

除了葡萄糖代谢改变，还有其他一些生理或生化层面的变化可以用来靶向诊断 HD。突触后膜多巴胺能功能障碍是 HD 的一个重要特点。^{11}C-SCH22390 和 ^{11}C- 雷氯必利被分别用作测量突触后膜 D_1 受体和 D_2 受体密度的 PET 探针。^{123}I-IBZM 可以用于 HD 患者 D_2 受体的 SPECT 成像检测。结果表明，HD 患者纹状体区域 D_1 和 D_2 受体的密度都出现了不同程度地减低。磷酸二酯酶（phosphodiesterase, PDE）是一个水解环状核苷酸的细胞内酶家族。最近，磷酸二酯酶 10A（PDE10A）受到人们越来越多的关注，因为有研究表明，它在 HD 患者体内表达减少。^{18}F-JNJ42259152、^{18}F-MNI659 和 ^{11}C-IMA107 探针都被用来定量检测 HD 患者体内 PDE10A 的表达情况。此外，人们还发现 1 型大麻素（type 1 cannabinoid, CB1）受体在 HD 患者体内也存在表达减低（图 34-4-4），并且有望成为一种新型 HD 靶向的成像受体，相应的 ^{18}F-MK-9470 探针也已经被用作 HD 患者 CB1 受体的 PET 显像研究中。

3. HD 的治疗　亨廷顿病是一种罕见的显性遗传性神经系统变性疾病。亨廷顿基因的变异导致有

毒性的亨廷顿蛋白的表达显著增多,从而引起纹状体神经元功能的受损,并逐渐向皮质累及,从而产生一系列临床症状。采用RNA干扰来抑制亨廷顿基因的表达是治疗亨廷顿病的一种有效手段。RNA干扰是指在进化过程中由双链RNA诱发的同源mRNA高效特异性降解现象。这些双链RNA的细胞穿透能力较差,因此需要良好的递送系统帮助其顺利进入细胞内并发挥基因沉默功能。Godinho B.M.D.C.等人报道了一种自组装β-环糊精纳米粒子用于递送小干扰RNA(siRNA)进入大脑并抑制亨廷顿基因的表达。他们首先对β-环糊精进行表面正电荷改性,然后加入具有丰富负电荷的siRNA,两者通过静电吸附作用自组装形成复合纳米粒子。对HD模型小鼠反复颅内注射该纳米复合物,可以选择性地改善HD小鼠的运动功能障碍。

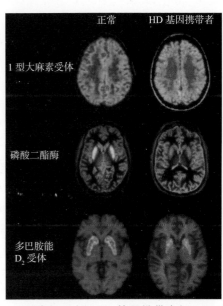

图 34-4-4　正常(HC)和HD基因携带者(preHD)不同受体探针的PET成像结果

HD患者1型大麻素受体(CB1R)、磷酸二酯酶10A(PDE10A)及多巴胺能 D_2 受体表达均减低[图片来自 Eur J Nucl Med Mol Imaging, 2016, 43(6):1171-1182]

七、炎症成像

(一)分子影像在炎症成像中应用的理论基础

1. 炎症　炎症作为机体对病原体或者其他刺激的防御机制,在组织的修复和消除有害病原体中发挥着重要的作用。炎症可以由细菌或病毒感染引起,也可以由无菌性刺激(如烧伤、创伤以及死细胞)引起。然而无论是哪种炎症,它们都会引起中性粒细胞和巨噬细胞的募集并产生相关细胞因子以及趋化因子。同时越来越多的证据表明,很多疾病,包括阿尔茨海默病、动脉粥样硬化以及自身免疫性疾病等都会引起炎症反应,并且这些疾病的发生与转归也与炎症密切相关。

2. 分子影像与炎症成像　分子影像是运用影像学的手段显示组织水平、细胞和亚细胞水平的特定分子,反映活体状态下分子水平变化,对其生物学行为在影像方面进行定性和定量研究的科学。临床上,PET是分子影像中最常用的成像技术之一。由于传统示踪剂 ^{18}F-FDG在炎性病灶中有较高的摄取率,因此可以应用于炎症成像。但是在肿瘤处以及心、脑等葡萄糖代谢旺盛器官处也有较高的摄取。这就意味着在炎症成像中, ^{18}F-FDG很容易出现假阳性。因此要想更精确地进行炎症成像以及评估治疗就需要新的成像示踪剂和靶标。

3. 分子影像在炎症成像上的理论基础　在炎症反应中,炎性细胞和内皮细胞会释放出大量的炎症介质。随后血管通透性会增高,同时伴随着中性粒细胞和巨噬细胞的浸润。最后,促分泌介质释放引起炎性细胞的凋亡,导致炎症的终止。所有这些关键的炎性介质以及炎性细胞都可以成为炎症成像中潜在的靶标。

(二)炎症成像中的标记方法

1. 代谢标记　炎性细胞是炎性病灶的核心参与者,其摄取葡萄糖的水平明显高于周围的非炎性组织,因此炎性细胞的这个特点可以作为炎症成像中的重要靶标。

细胞膜中具有丰富的卵磷脂和鞘磷脂,而胆碱是卵磷脂和鞘磷脂的重要前体。因此,在肿瘤和一些炎症性疾病中多核细胞(主要是增殖细胞)的磷脂酰胆碱代谢可以作为一个成像靶标。例如放射性标记的胆碱分子可以通过磷脂酰胆碱代谢靶向巨噬细胞和单核细胞,能实现对动脉粥样硬化的成像以及脑肿瘤放射治疗后的疗效评估。Matter C.M.等人通过体外显微放射自显影技术发现,在动脉粥样硬化检测中, [18]F-胆碱比 ^{18}F-FDG有着更高的敏感性(84% 比 64%)。同时由于心肌细胞不摄取 [18]F-胆碱,所以在检测冠状动脉粥样硬化中, [18]F-胆碱成像具有明显优势。

2. 炎性细胞标记　TSPO又称为外周苯二氮䓬受体(PBR),存在于线粒体外膜并且能与胆固醇以及各种药物配体结合。科学研究发现,它大量表达于巨噬细胞、中性粒细胞、淋巴细胞以及激活的小胶质细胞和星形胶质细胞。在许多中枢神经系统疾病中(如中风、多发性硬化、阿尔茨海默病、癫痫等),小胶质细胞会促进炎症反应。因此,TPSO 在小胶质细胞中的大量表达这一现象可作为神经炎症成像的新靶标。例如最常见的 PET 示踪剂是 ^{11}C 或 ^{18}F 标记的异喹啉酰胺 PK11195,其可以选择性地与 TSPO 结合从而聚集在炎症灶中实现炎症成像。

(1)生长抑素受体(SSTR):生长抑素受体可以作为神经内分泌肿瘤分子成像的靶标。利用 SPECT 检测 SSTR 的表达这一技术已经很好地应用于神经内分泌肿瘤的病变和治疗效果的检测。

(2)II 型大麻素受体:在内源性大麻素系统中至少存在两种大麻素受体(CBR)。其中 I 型大麻受体(CB1R)参与免疫系统并且主要表达于中枢神经系统(CNS)。II 型大麻受体(CR2B)在正常脑组织中的表达要比 I 型大麻受体低很多。但是在病理情况下,特别是免疫介导的病理情况下,CNS 中活化的小胶质细胞以及固有免疫细胞中的 CB2R 会升高。因此通过放射性标记 CB2R 的配体可以用于 PET 的炎症成像,例如吡唑衍生物,吲哚衍生物和喹啉衍生物。

(3)甲酰肽受体(FPR):是一种被表达于中性粒细胞的 G 蛋白偶联受体,在炎症反应中对白细胞的迁移起调节作用。因此,各种成像技术可以利用 FPR 特异性配体 cFLFLFK 实现炎症成像。例如 PET 成像技术利用 cFLFLFK-PEG-^{64}Cu 靶向 FPR,可实现对由肺炎克雷伯菌引发的肺部炎性病灶进行成像。

(4)胱氨酸谷氨酸转运蛋白:是一种由 4F2hc 和 xCT 组成的异质二聚体,能介导胱氨酸导入细胞,而胱氨酸是细胞内合成谷胱甘肽(GSH)所必不可少的,对维持细胞内谷胱甘肽水平起着重要的作用。GSH 是细胞内重要的抗氧化剂,在维持细胞内氧化还原平衡中起重要作用。中枢神经系统内外多种细胞表达胱氨酸谷氨酸转运蛋白,包括未成熟皮质神经元、星形胶质细胞和小胶质细胞。其中小胶质细胞参与各种各样的脑部炎症疾病,它的活化以及向受损脑部区域的迁移可以起到神经保护和营养的作用,但过度释放谷氨酸也会产生毒性作用。因此胱氨酸谷氨酸转运蛋白作为靶标的炎症成像或许可以准确地反映一些受体在基础脑炎症相关疾病中的作用。例如 ^{18}F 标记谷氨酸衍生物(^{18}F-FSPG),

因为这种衍生物和天然的谷氨酸不会被胱氨酸谷氨酸转运蛋白区分所以会被其摄取,从而实现在病灶中的聚集,进而实现炎症成像。在中枢神经系统方面,^{18}F-FSPG 也被用于探索早期急性脑缺血以及多发性硬化后的胱氨酸谷氨酸转运蛋白的活性。Martin A. 等人通过小鼠实验证明,在自身免疫性脑脊髓炎中,严重感染区域的小胶质细胞会过度表达胱氨酸谷氨酸转运蛋白。这就说明 ^{18}F-FSPG 这个放射性配体具有炎症成像潜能。

3. 炎性细胞因子标记　环氧合酶(COX)又称为前列腺素 H,是一种能将花生四烯酸转化为前列腺素的酶。它有 2 种异构体,分别为 COX-1 和 COX-2。其中,COX-2 在肿瘤、脑缺血、老年痴呆症、帕金森病和炎症刺激的反应中,特别是神经炎症中有着举足轻重的作用。COX-2 抑制剂常被用来治疗炎症疾病,通过 ^{18}F 和 ^{11}C 标记 COX-2 抑制剂同样可被应用于炎症成像。报道的 PET 示踪剂有 ^{18}F-desbromo-Dup-697、^{18}F-SC58125、^{11}C-celecoxib 以及 ^{11}C-rofecoxib。它们被用于神经炎症、肿瘤或者是实验性皮肤的炎症成像。然而这种示踪剂不足的地方在于配体不具有特异性,并且对炎症病灶的敏感度低。Uddin M.J. 等人利用 ^{18}F 标记的 celecoxib 衍生物用于大鼠皮肤炎症模型。这个衍生物的特征在于更高的 COX-2 抑制作用以及更低的脱氟率。通过微型 PET-CT 成像,他们发现此示踪剂在炎症处有很好的聚集,同时也具有不错的特异性。

间质金属蛋白酶(matrix metalloproteinases,MMPs)是锌和钙依赖性蛋白酶,可以降解细胞外基质的蛋白质组分。因此 MMPs 和它的抑制剂(MMPIs)控制着细胞间质降解的平衡,同时,MMPs 活性增强被认为是在许多病理过程的关键所在,包括癌症、动脉粥样硬化和其他一些炎症情况。通过各种成像探针可实现对 MMPs 活化的可视化。例如一些 MMPIs 被放射性标记,作为成像示踪剂,已经被成功地用于乳腺癌的检测,^{99m}Tc 和 ^{123}I 偶联标记的 SPECT 示踪剂靶向 MMPs 被用于血管炎症成像。在 PET 对血管炎症研究方面,Hartung D. 等人将 ^{124}I-HO-MIP 应用于高胆固醇饮食后进行颈动脉结扎术的 ApoE-/- 小鼠,通过微型 PET 成像发现颈动脉病变处对示踪剂有高的摄取,表明局部 MMPs 活性增高,同时通过免疫组化结果也证实了 MMPs 的表达增加。

白细胞介素 2 是由 133 个氨基酸组成的单链糖蛋白，由激活的 T 淋巴细胞合成和分泌，特别是 CD4+ 和 CD8+ Th1 淋巴细胞。而 T 淋巴细胞活化见于多种炎症性疾病，如炎性退行性疾病、移植物排斥、肿瘤炎症、器官特异性自身免疫性疾病、脂肪炎症性胰岛素抵抗等。同时 IL-2 与细胞膜 IL-2 受体（主要表达在激活的 T 细胞）具有高度亲和性，所以可以通过放射性标记 IL-2 靶向激活的 T 淋巴细胞可以实现炎性成像。例如 123I 和 99mTc 标记 IL-2 被用于许多慢性炎症性疾病，如自身免疫性疾病、腹部疾病以及易损斑块的 SPECT 成像等。然而，因为其标记程序复杂，加上 SPECT 的空间分辨率不够高，所以这种技术的应用是有限的。

肿瘤坏死因子 -α（TNF-α）是一种细胞因子，可以引起细胞凋亡和器官功能障碍。在炎症的早期，TNF-α 促进炎症部位白细胞的转运，在炎症的晚期，TNF-α 水平降低，可引起炎性细胞凋亡，从而终止炎症反应。许多研究表明，TNF-α 在急性感染、损伤、自身免疫和慢性炎症性疾病，如类风湿性关节炎的免疫应答中发挥着重要作用。例如 Cao Q. 等人用 PET 示踪剂 64Cu-DOTA-etanercept 对急性炎症进行成像。微型 PET 显示炎症灶仅仅在急性炎症期才对 64Cu-DOTA-etanercept 有高的摄取，而慢性炎症期则没有，表明 TNF-α 有助于急性炎症的发生，同时作者也通过酶联免疫吸附试验（ELISA）证实了这一点。因此 TNF-α 可以作为炎症成像的靶标。

4. 炎性相关血管靶点

（1）整合素受体：整合素 $\alpha_V\beta_3$ 是一种细胞黏附因子，被大量表达于各种肿瘤细胞、新生血管内皮细胞以及一些炎性细胞，如巨噬细胞。含有三个氨基酸序列的精氨酸 - 甘氨酸 - 天冬氨酸的 RGD 肽是 $\alpha_V\beta_3$ 特异性配体，放射性标记 RGD 肽被成功应用于临床。近年来，一些伴随着炎症性血管生成的慢性炎症性疾病，如炎症性肠道疾病和类风湿性关节炎都有 $\alpha_V\beta_3$ 的参与。因此，整合素 $\alpha_V\beta_3$ 可以被用于炎症治疗以及分子成像的靶标。Pichler B.J. 等人以及 Cao Q. 等人通过研究表明，放射性标记的 RGD 多肽可以反应慢性炎症过程中的血管生成过程。除了成像炎症中血管生成以外，RGD 肽在动脉粥样硬化成像中也取得了不错的成果，Laitinen I. 等人使用小型动物进行 PET-CT 成像发现 18F-Galacto-RGD 在小鼠主动脉粥样硬化处有聚集，而且通过组织学检查发现示踪剂的高摄取与巨噬细胞密度相关。

（2）血管黏附蛋白（vascular adhesion protein VAP-1）：是储存在内皮细胞颗粒中的内皮黏附蛋白。而在正常组织的内皮细胞表面 VAP-1 的表达是相当低的。在受到刺激后，VAP-1 易位到炎症部位内皮细胞的管腔面，引起白细胞，尤其是 CD8+T 淋巴细胞从血液迁移到非淋巴炎性病灶。因此 VAP-1 可以作为抗感染治疗和炎症分子成像的靶标。大量的研究也使用放射性标记的合成肽针对 VAP-1 的表达进行成像。

（3）血管细胞黏附分子（vascular cell adhesion molecule VCAM-1）：是一种内皮黏附分子。它在动脉粥样硬化斑块形成的各个阶段起着重要的作用。VCAM-1 表达于活化的内皮细胞，在早期斑块形成阶段诱导巨噬细胞黏附。一种线性肽亲和配体（VHPKQHR）可以作为 VCAM-1 的配体。基于这个序列肽的 PET 显像剂（18F-4V）被应用于评估 VCAM-1 的表达。

（4）血管通透性：血管完整性在维持内环境的稳态方面非常重要。在急性炎症过程中，由于炎性细胞和内皮细胞受刺激后会释放许多细胞因子，导致局部血管通透性显著增加。通过这种形式让免疫细胞，如中性粒细胞和巨噬细胞渗透到炎症灶从而起到防御作用。因此，无论是在无菌性炎症还是感染性炎症，血管通透性增加可作为炎症成像的"靶标"。镓离子可以用于炎症的 γ 相机成像。其在炎症部位聚集可以被解释为 67Ga 通过和转铁蛋白结合然后经通透性增高的血管扩散到炎症部位。然而由于 67Ga 价格高、半衰期长以及较差的成像质量限制了它的大范围应用，而 68Ga 有着相同的化学特性，但是便于生产，半衰期短，有着正电子发射特性，因此它能更好地替代 67Ga。目前 68Ga 被应用于探究感染性骨炎以及非感染性骨缺损愈合过程。68Ga 也被用于动脉粥样硬化动物模型的炎症成像。

（三）分子影像在炎症疾病上的应用

1. 神经性炎症　近年来，越来越多的证据表明，许多慢性神经炎性疾病是由活化的小胶质细胞引起的。小胶质细胞作为中枢神经系统中的免疫细胞，在急性神经炎症期被激活，迁移、增殖以及产生神经毒性因子去保护脑组织，防止脑组织进一步损伤。然而在慢性炎症期，小胶质细胞活化诱导的自身免疫反应会导致长期脑损伤。在各种中枢神经系统疾病，如脑卒中、多发性硬化、阿尔茨海默病 (AD) 和帕金森病 (PD) 中都存在小胶质细胞的活化。几个已知的神经炎症成像靶标包括 TSPO、CB2R 和 COX-2，其中 TSPO 是使用最多的靶标，并且已经进入临床应用，而 CB2R 和 COX-2 仍然在应用的初级阶段。TSPO 作为靶标在临床应用方面虽然存在一些局限性，但在神经炎性成像以及临床诊断和预后方面上也提供了一些有用的信息。例如 AD 患者，TSPO 作为靶标的 PET 成像发现在疾病过程中 Aβ 聚集与小胶质细胞聚集之间的联系。并且在 AD 进程中以及正常人脑中存在与年龄相关的小胶质细胞活性增加。小胶质细胞活化是帕金森病与痴呆发展的潜在驱动力，因此，PD 病人的早期相也能被 TPSO 作为靶标的 PET 成像所检测。脑卒中，TSPO 为靶标的 PET 成像能够发现小胶质细胞活化随时间的动态过程，而小胶质细胞活化过程与疾病的预后密切相关。然而目前不同的研究存在一定的差异性，这可能跟缺乏对成像结果规范分析以及 PET 炎性成像的放射性示踪剂的统一性有关。

2. 肿瘤炎症　炎症不仅有助于肿瘤的免疫逃逸，还给肿瘤的发生和持续生长创造一个合适的环境。炎症细胞和炎症介质几乎存在于所有肿瘤中。因此肿瘤相关巨噬细胞（tumor-associated macrophages TAMs）和肿瘤浸润巨噬细胞（Tumor infiltrating macrophages TIMs）作为成像和治疗的靶标被深入研究。TAMs 可以通过分泌趋化因子和化学因子加强肿瘤细胞的迁移和侵袭能力。在某些肿瘤模型中消耗 TAMs 可以提高化疗效果。并且 TAMs 作为靶标的成像技术在癌症患者分级以及个性化治疗方面有着重要意义。目前各种分子成像技术已经被应用到 TAMs 研究中，包括 MRI、光学成像、PET、SPECT 以及多模态成像。例如 Zheng J. 等人用一种放射性标记的 TSPO 特异性示踪剂，证明在乳腺癌细胞和巨噬细胞均存在 TSPO 阳性。而 Locke L.W. 等人用 ^{64}Cu 脂质体包裹甘露糖靶向 TAMs 进行 PET 成像。发现在小鼠肺腺癌模型中显像剂可积聚在肺腺癌灶的 TAMs 中。在临床上 ^{18}F-FDG 常用于肿瘤的核素成像，但由于 FDG 可以积聚在肿瘤实质内部的非肿瘤细胞中，所以目前还不清楚肿瘤部位 FDG 的聚集有多少是由肺瘤周围以及内部的炎症引起的，而且有效的治疗也可以导致炎症造成该区域 FDG 的高摄取，因此在临床上的共识是 FDG 的 PET 成像在对癌症治疗评估时应谨慎进行。为此许多研究集中在发展更多的肿瘤细胞特异性 PET 示踪剂。一些肿瘤细胞的增殖相关标记物，如

脂质体、氨基酸、核苷以及相关受体的配体被尝试去作为靶向识别分子。例如 ^{11}C-胆碱被用于评估细胞内胆碱激酶活性，^{11}C-蛋氨酸可用作氨基酸转运蛋白成像，^{18}F-氟胸苷（FLT）可用于测定胸苷激酶 1 活性等。在基础研究中，Lee T.S. 等人用 ^{18}F-FET 和 ^{18}F-FLT 以及 ^{18}F-FDG 去区分肿瘤和炎症。他们发现 ^{18}F-FET 和 ^{18}F-FLT 选择性地聚集在肿瘤组织中而不会聚集在炎症部位。同时临床研究也表明，在肿瘤增殖方面，^{18}F-FLT 比 ^{18}F-FDG 更有特异性。还有几种炎症生物标志物，如 VAP-1 和整合素也有望区分肿瘤和炎症。当然，由于炎症是肿瘤微环境固有组成部位，因此发展一个成像探针去区分肿瘤和炎症是非常有挑战性的。

3. 癫痫方面的应用　癫痫是最常见的慢性神经系统疾病之一。然而在过去 40 年中，在预防新发癫痫以及减少逐年增加的老年人癫痫发病案例上并没有什么进展。药物治疗纯粹是对症治疗，而且在认知和行为方面具有副作用，导致患者的生活质量降低。所以癫痫的预测和预防是重要的公共卫生问题，需要被高度重视。因此，人类迫切需要开发能够反映癫痫病理过程的生物标志物以帮助我们对癫痫进行早期诊断与治疗。

越来越多的证据表明，大量的巨噬细胞和小神经胶质细胞在癫痫患者的皮质和海马区有明显的聚集，因此炎症也被认为是癫痫发病的重要因素，为发展抗癫痫治疗以及早期诊断提供新的思路。例如靶向 TSPO 的放射性示踪剂可以用于炎症和激活的小神经胶质细胞的显像。最近有研究表明，脑部炎症的 PET 成像可以被用于研究慢性癫痫的耐药性。因为癫痫患者有高的 TSPO 表达，所以 TSPO 可以作为一个有效的癫痫标志物。其中第二代靶向 TSPO 的示踪剂（如 ^{18}F-PBR111，^{18}F-DPA-714）不仅增强了药理学以及药物代谢动力学的特性，还提供一个合适的途径用于癫痫病灶的 PET 成像。Amhaoul H. 等人发现在癫痫小鼠的颞叶和海马区对 TSPO 的配体 ^{18}F-PBR111 有高的吸收。在 2013 年 Harhausen D. 等人也证实在持续性癫痫以及中风模型中 TSPO 配体 ^{18}F-DPA-714 在相应位置也有高的吸收。之后 Amhaoul H. 等人证明慢性癫痫以及自发性癫痫发作与 TSPO 表达有一定关联性。Setiawan 在 2015 年发现重度抑郁的患者也有高的 TSPO 的表达。总之，在癫痫和癫痫发作及其伴随疾病的发展与 TSPO 之间存在着联系。

除此之外,磁性纳米粒子(MNPs)也能用于脑部疾病(如 MS,中风)的 MR 成像。通过全身给药,MNPs 能被单核细胞摄取以及转运到发生炎症的脑组织,也可以通过破损的血脑屏障,聚集在血栓闭塞性血管内。因此可以通过 MRI 对不同脑部疾病进行成像。例如 Emma P. 等人在慢性颞叶性癫痫的大鼠模型中对磁铁矿和硼 - 二吡咯亚甲基(BODIPY)双重标记的 MNPs 的细胞摄取度进行评估。最后通过 MRI 和共聚焦显微镜证实通过全身给药,双标记的非功能化的磁性纳米粒子优先抵达慢性癫痫大鼠病灶区,并且在体外实验中也证实 MNPs 可以被巨噬细胞和小神经胶质细胞摄取并且对它们没有造成明显损伤或者说改变它们的分泌特性。

八、脊髓损伤干细胞修复示踪

(一)脊髓损伤以及干细胞修复示踪

脊髓损伤(SCI)可以由外伤或者脊髓退行性疾病引起,会对人体造成严重的感觉和功能缺失,不仅对个人会造成身体和精神负担,还会对社会造成严重的经济负担。SCI 分为原发性损伤和继发性损伤,原发性损伤包括上下运动感觉神经元的损伤以及感觉、运动、自主功能的破坏。继发性损伤的过程包括缺血、炎症、离子通道中断、液体和电解质紊乱、自由基的产生、坏死、细胞凋亡等。继发性损伤的过程本意主要是为了控制和缩小原发性损伤,但是这种过激的反应反而会加剧原发性损伤并产生抑制性微环境,这就阻碍了髓鞘的再生和修复。所以反而会扩大初级损伤程度。因此针对继发性损伤是 SCI 治疗的关键。而研究表明,干细胞移植能够改善 SCI 的继发性损伤,并促进损伤组织修复。因此,探索干细胞治疗的详细机制以及监控这些细胞的走向,包括存活、迁移、分布、排斥、整合、分化就变得越来越重要。分子影像示踪技术对于这种研究给予了有效的途径。

(二)常见的标记方法

细胞标记的目的是要能揭示细胞和分子的行为过程,其次是探针应该对细胞的功能和分布有高度敏感性,并且不会显著改变被标记的细胞本身的生物反应过程。

目前有两种标记方法,第一种是物理标记,包括对干细胞进行超顺磁性氧化铁修饰从而达到 MR 成像、用放射性核素标记干细胞进行 SPECT 和 PET 成像以及用具有荧光效应的纳米探针标记干细胞进行荧光成像。第二种标记方法是通过报告基因成像。通过病毒或非病毒载体将编码可以被检测蛋白的基因导入靶细胞或者组织内,之后报告基因整合到宿主细胞的染色体上,进行稳定的转染和转导后,报告基因可以由靶细胞的后代表达,因此可以作为细胞增殖和细胞死亡的标志。

(三)常见的干细胞示踪手段

1. PET 成像技术在干细胞示踪方面的应用　在神经系统性疾病方面,通过 PET 评估干细胞疗法对其基础研究和临床研究有着推动作用。为了探索体内 PET 成像在追踪脊髓损伤干细胞移植中的效果,Bai J.Z 等人通过移植人体神经祖细胞(NPC)入兔子损伤的脊髓,然后在家兔静脉内注射 ^{11}C-雷氯必利(^{11}C-raclopride)后对活的兔子进行 PET 成像,结果表明,在人体神经祖细胞注射的部位有放射性积累,这是由于植入的人体神经祖细胞对 ^{11}C-雷氯必利有高的摄取,因此,在 PET 上人体神经祖细胞会显影。

2. BLI 成像技术在干细胞示踪方面的应用　生物发光成像(BLI)利用的是荧光素酶基因转染移植细胞,由于此基因在活体细胞内才能够得到表达并且被检测,这表示只有当细胞是活的时候才能被检测到。这种荧光素酶基因大多数来自于北美萤火虫。由于哺乳动物体内缺少内源性光,因此在活的哺乳动物细胞和组织内荧光素酶的光学特性有显著优势。在氧和 ATP 参与卜,注射的荧光素底物可以和荧光素酶作用发出荧光,并且这种荧光可以被感光元件探测,通过这种方法就可以检测稳定表达荧光素酶的活细胞。因此对于荧光素底物的要求之一就是在外源性注射后能在动物组织体内很好地分布。研究表明,虫荧光素能够在整个生物体内分布并且不受血脑屏障和胎盘屏障的影响。最近无创的生物发光成像技术被成功地用于研究小鼠体内移植的神经干细胞 / 祖细胞的存活,并且发现病灶内注射、鞘内注射、静脉注射这三种方式是神经干细胞迁移到 SCI 部位最有效的途径。

3. MRI 成像技术在干细胞示踪方面的应用　为了监测细胞移植,归巢和定位,移植的细胞可以被标记上超顺磁性氧化铁纳米粒子(SPIO)进行 MR 成像。SPIO 的优势在于能提供大的信号对比度,特别是在 T_2 和 T_2^* 加权图像上,并且也可降解。

在实际应用中，SPIO 的表面修饰可以增加其可溶性以及稳定性，还可以通过化学键的形成进行基团和配体的配位，同时也很容易被光学和电子显微镜探测。

SPIO 造影剂第一次应用于干细胞示踪是在 1992 年，Norman A.B. 等人用其标记干细胞移植入小鼠脑内，然后进行 MR 成像。之后不断有研究团队通过不同的手段去研究 SPIO 在干细胞示踪方面的应用，例如用 SPIO 标记间充质干细胞、胚胎干细胞等。之后发现用右旋糖酐包裹 SPIO 的纳米粒子细胞标记效率最大值只有 70%，于是 Horak 试着用聚阳粒子结合 SPIO 形成一种新的纳米粒子，并且通过和普通的右旋糖酐包裹 SPIO 纳米粒子进行比较发现其标记效率更高，而且有着更好的核磁敏感性。细胞内标记的缺点在于会影响细胞正常代谢以及随后细胞的生存能力，并且这些标记也不存在特异性，事实上它们可以被介质中的任何细胞负载而没有选择性，这样往往对临床造成很多不便，因此，开发具有高度特异选择性的标记探针成为目前的研究难点。近几年研究表明，被 SPIO 标记的细胞可以在磁场中被操控，这种可调节几何参数的磁性系统可以提供附加控制维度，以提高脊髓损伤的干细胞递送效率。

第五节　中枢神经系统的未来医学影像学展望

分子影像学应用于中枢神经系统有一个相当长的历史。医学影像学中的大多数重要的进步（如 CT、MRI 和 PET）都起始于在神经系统疾病中的应用。后来这些技术和成像方式才被发现在其他器官或系统的疾病诊断中大有益处。中枢神经系统的分子影像学能够帮助科学家和研究人员更好地理解大脑的生理功能以及各种疾病是如何影响大脑的结构与功能。不同于其他器官，大脑是不易到达的，因为大脑具有一层高选择性的内皮细胞——血脑屏障。而且大脑是目前已知的最复杂的细胞网络。相邻神经元之间通过多种机制建立联系，通过各种神经递质以兴奋或抑制的方式发挥作用。各种神经元系统和无数的神经递质系统在各种疾病中发生了改变。一些破坏性疾病（如阿尔茨海默病、帕金森病、脑肿瘤、精神病和各种神经退行性疾病）不仅破坏了大脑结构，也严重影响大脑的功能。神经分子影像学在进一步理解和治疗这些疾病中发挥着重要的作用。

无论在成像诊断还是治疗方面，血脑屏障依然是分子探针及治疗药物进入中枢神经系统的最主要障碍。在过去的几十年里，人们提出的通过血脑屏障的方法越来越高效，但是实现更加安全、精确、可控的可逆性血脑屏障开关策略依然是未来一段时间内人们努力的目标。此外，不同的疾病导致的血脑屏障破坏特点也不尽相同。在实际应用中，应当从不同中枢神经系统疾病的本身特点出发，选择合适的穿越血脑屏障的方法，同时可以采取不同手段联合的策略构建更加高效、安全的跨血脑屏障纳米诊疗探针。

大脑是人体最重要的器官，因此用于疾病诊疗的分子探针的生物安全性显得尤为重要。人们在追求显著的疾病诊疗效果的同时，必须将分子探针的毒性降到最低程度，这也是此类分子探针向临床转化的基本保障。一方面，在分子探针的设计及化学合成上应尽量减少或避免有毒试剂的引入；另一方面，在对分子探针的生物毒性评估上应该具有更加严格、完善的要求。

相比于其他外周系统的病变，中枢神经系统疾病的诊断与治疗需要考虑更多特殊限制因素，如血脑屏障对绝大部分诊断或治疗分子的阻挡以及颅骨对光学成像诊断或治疗的干扰，这也使得针对中枢神经系统疾病的诊疗探针的设计更具挑战性。以肿瘤性病变为例，由于脑肿瘤固有的侵袭浸润性生长的特点，对恶性肿瘤组织的边界进行更加精准、清晰地显示对于辅助外科手术治疗以及改善患者预后具有极其重要的价值，因此发展多种成像模态优势互补型探针是进一步解决该问题的有效途径。此外，基于纳米技术的成像引导下的化疗、放疗、光学治疗等多种维度的联合治疗策略也是延长脑肿瘤患者生存期、改善预后的重要手段。但是在设计纳米探针的过程中，一方面要保证可靠的诊疗效果，另一方面也需要重视探针的生物相容性。因此设计更加安全、高效的脑肿瘤诊疗探针依然极具挑战性。

在今后的几年里，我们将会看到越来越多、越来越智能的纳米探针用于中枢神经系统疾病的成像诊断与治疗手段。人们将会深入研究可以进一步扩增的可激活和靶向性的多模态、多维度诊疗一体化探针。这类探针正在小动物模型上进行应用，随着分子成像技术以及探针生物安全性的不断进展，正在逐步在临床实践中成为现实。

【参考文献】

[1] NAGAR VA, YE JR, NG WH, et al. Diffusion-weighted MRI：diagnosing atypical or malignant meningiomas and detecting tumor dedifferentiation[J]. AJNR Am J Neuroradiol, 2008, 29(6)：1147-1152.

[2] HAKYEMEZ B, YILDIRIM N, GOKALP G, et al. The contribution of diffusion-weighted MRI to distinguishing typical from atypical meningiomas[J]. Neuroradiology, 2006, 48(8)：513-520.

[3] SANTELLI L, RAMONDO G, DELLA PUPPA A, et al. Diffusion-weighted imaging does not predict histological grading in meningiomas[J]. Acta Neurochir (Wien), 2010, 152(8)：1315-1319.

[4] ZHANG H, RODIGER L, SHEN T. Perfusion MRI for differentiation of benign, malignant meningiomas[J]. Neuroradiology, 2008, 50(6)：525-530.

[5] CARLI DF, SLUZEWSKI M, BEUTE GN, et al. Complications of particle embolization of meningiomas：frequency, Risk Factors, and Outcome[J]. AJNR Am J Neuroradiol, 2010, 31：152-154.

[6] MENON G, KRISHNAKUMAR K, NAI S. Adult medulloblastoma：clinical profile and treatment results of 18 patients[J]. J Clin Neurosci, 2008, 15(2)：122-126.

[7] LAI R. Survival of patients with adult medulloblastoma：a population-based study[J]. Cancer, 2008, 112(7)：1568-1574.

[8] HUSSAIN T, NGUYEN QT. Molecular imaging for cancer diagnosis and surgery[J]. Adv Drug Deliv Rev, 2013, 158(7)：158-167.

[9] PIERCE TT, Provenzale JM. Evaluation of Apparent diffusion coefficient thresholds for diagnosis of meduloblastoma using diffusion-weighted imaging[J]. Neuroradiol J, 2014, 27(1)：63-74.

[10] BRANDSMA D, STALPERS L, TAAL W, et al. Clinical features, mechanisms, and management of pseudoprogression in malignant gliomas[J]. Lancet Oncol, 2008；9：453-461.

[11] CATALAA I, HENRY R, DILLON WP, et al. Perfusion, diffusion and spectroscopy values in newly diagnosed cerebral gliomas[J]. NMR Biomed, 2006, 19：463-475.

[12] CHA S. Perfusion MR imaging of brain tumors[J]. Top Magn Reson Imag, 2004, 15：279-289.

[13] CHANG SM, NELSON S, Vandenberg S, et al. Integration of preoperative anatomic and metabolic physiologic imaging of newly diagnosed glioma[J]. J Neuro-Oncol, 2009, 92：401-415.

[14] COVARRUBIAS DJ, ROSEN BR, LEV MH. Dynamic magnetic resonance perfusion imaging of brain tumors[J]. Oncologist, 2004, 9：528-537.

[15] FIELD AS, ALEXANDER AL. Diffusion tensor imaging in cerebral tumor diagnosis and therapy. Top Magn Reson Imag, 2004, 15：315-324.

[16] GONG QY, ELDRIDGE PR, BRODBELT AR, et al. Quantification of tumor response to radiotherapy. British J Radiol, 2004, 77：405-413.

[17] HOBBS SK, SHI G, HOMER R, et al. Magnetic resonance imaging-guided proteomics of human glioblastoma multiforme[J]. J Magn Reson Imag, 2003, 18：530-536.

[18] HOWE FA, BARTON SJ, CUDLIP SA, et al. Metabolic profiles of human brain tumors using quantitative in vivo ^{1}H magnetic resonance spectroscopy[J]. Magn Reson Med, 2003, 49：223-232.

[19] JONES CK, SCHLOSSER MJ, VAN ZIJL PC, et al. Amide proton transfer imaging of human brain tumors at 3T[J]. Magn Reson Med, 2006, 56：585-592.

[20] LAW M, YANG S, WANG H, et al. Glioma grading：sensitivity, specificity, and predictive values of perfusion MR imaging and proton MR spectroscopic imaging compared with conventional MR

imaging[J]. AJNR Am J Neuroradiol, 2003, 24: 1989-1998.

[21] LU S, AHN D, JOHNSON G, et al. Diffusion-tensor MR imaging of intracranial neoplasia and associated peritumoral edema: Introduction of the tumor infiltration index[J]. Radiology, 2004, 232: 221-228.

[22] MOUGIN OE, COXON RC, PITIOT A, et al. Magnetization transfer phenomenon in the human brain at 7T[J]. NeuroImage, 2010, 49: 272-281.38.

[23] MULLINS ME, BAREST GD, SCHAEFER PW, et al. Radiation necrosis versus glioma recurrence: conventional MR imaging clues to diagnosis[J]. AJNR Am J Neuroradiol, 2005, 26: 1967-1972.

[24] OH J, CHA SM, AIKEN AH, et al. Quantitative apparent diffusion coefficients and T_2 relaxation times in characterizing contrast enhancing brain tumors and regions of peritumoral edema[J]. J Magn Reson Imag, 2005, 21: 701-708.

[25] VERMA R, ZACHARAKI EI, OU Y, et al. Multiparametric tissue characterization of brain neoplasms and their recurrence using pattern classification of MR images[J]. Acad Radiol, 2008, 15: 966-977.

[26] ZHOU J, VAN ZIJL PC. Chemical exchange saturation transfer imaging and spectroscopy[J]. Progr NMR Spectr, 2006, 48: 109-136.

[27] BREM SS, BIERMAN PJ, BREM H, et al. Central nervous system cancers[J]. J Natl Compr Cancer Netw, 2011, 9: 352-400.

[28] MOSER E, STAHLBERG F, LADD ME, et al. 7-T MR-from research to clinical applications[J]. NMR Biomed, 2012, 25: 695-716.

[29] KRAUTMACHER C, WILLINEK WA, TSCHAMPA HJ, et al. Brain tumors: full- and half-dose contrastenhanced MR imaging at 3.0T compared with 1.5T - initial experience[J]. Radiology, 2005, 237: 1014-1019.

[30] NOBAUER-HUHMANN IM, BASSALAMAH A, Mlynarik V, et al. Magnetic resonance imaging contrast enhancement of brain tumors at 3 tesla versus 1.5 tesla[J]. Investig Radiol, 2002, 37: 114-119.

[31] GRISWOLD MA, JAKOB PM, Heidemann RM, et al. Generalized autocalibrating partially parallel acquisitions (GRAPPA)[J]. Magn Reson Med, 2002, 47: 1202-1210.

[32] RUNGE VM, BISWAS J, WINTERSPERGER BJ, et al. The efficacy of gadobenate dimeglumine (Gd-BOPTA) at 3 tesla in brain magnetic resonance imaging - comparison to 1.5 tesla and a standard gadolinium chelate using a rat brain tumor model[J]. Investig Radiol, 2006, 41: 244-248.

[33] NEUWELT EA, HAMILTON BE, Varallyay CG, et al. Ultrasmall superpara magnetic iron oxides (USPIOs): a future alternative magnetic resonance (MR) contrast agent for patients at risk for nephrogenic systemic fibrosis (NSF)[J]. Kidney Int, 2009, 75(5): 465-474.

[34] VARALLYAY CG, MULDOON LL, GAHRAMANOV S, et al. Dynamic MRI using iron oxide nanoparticles to assess early vascular effects of antiangiogenic versus corticosteroid treatment in a glioma model[J]. J Cereb Blood Flow Metab, 2009, 29(4): 853-860.

[35] Yang S, Law M, Zagzag D, et al. Dynamic contrast-enhanced perfusion MR imaging measurements of endothelial permeability: differentiation between atypical and typical meningiomas[J]. AJNR Am J Neuroradiol, 2003, 24: 1554-9.

[36] CHA S, KNOPP EA, Johnson G, et al. Intracranial mass lesions: dynamic contrast-enhanced susceptibil-ity-weighted echo-planar perfusion MR imaging[J]. Radiology, 2002, 223: 11-29.

[37] CALLI C, KITIS O, YUNTEN N, et al. Perfusion and diffusion MR imaging in enhancing malignant cerebral tumors. Eur J Radiol, 2006, 58: 394-403.

[38] WEBER MA, ZOUBAA S, SCHLIETER M, et al. Diagnostic performance of spectroscopic and perfusion MRI for distinction of brain tumors[J]. Neurology, 2006, 66: 1899-906.

[39] ROLLIN N, GUYOTZT J, STREICHENBERGER N, et al. Clinical relevance of diffusion and perfusionmagnetic resonance imaging in assessing intra-axial brain tumors[J]. Neuroradiology, 2006, 48:

150-9.

[40] CHIANG IC, KUO YT, LU CY, et al. Distinction between high-grade gliomas and solitary metastases using peritumoral 3-T magnetic resonance spectroscopy, diffusion, and perfusion imagings[J]. Neuroradiology,2004, 46: 619-627.

[41] DI COSTANZO A, SCARABINO T, TROJSI F, et al. Multiparametric 3T MR approach to the assessment of cerebral gliomas: tumor extent and malignancy[J]. Neuroradiology, 2006, 48: 622-31.

[42] LAW M, YANG S, BABB JS, et al. Comparison of cerebral blood volume and vascular permeability from dynamic susceptibility contrast-enhanced perfusion MR imaging with glioma grade[J]. AJNR Am J Neuroradiol, 2004, 25: 746-55.

[43] BROWN GG, CLARK C, Liu TT. Measurement of cerebral perfusion with arterial spin labeling: Part 2. Applications[J]. J Int Neuropsychol Soc, 2007, 13: 526-1538.

[44] KIMURA H, TAKEUCHI H, KOSHIMOTO Y, et al. Perfusion imaging of meningioma by using continuous arterial spin-labeling: compare son with dynamic susceptibility-weighted contrast-enhanced MR images and histopathologic features[J]. AJNR Am J Neuroradiol, 2006, 27: 85-93.

[45] SADEGHI N, SALMON I, Tang BN, et al. Correlation between dynamic susceptibility contrast perfusion MRI and methionine metabolism in brain gliomas: preliminary results[J]. J Magn Reson Imaging, 2006, 24: 989-994.

[46] GROSU AL, WEBER WA, Franz M, et al. Reirradiation of recurrent high-grade gliomas using amino acid PET (SPECT)/CT/MRI image fusion to determine gross tumor volume for stereotactic fractionated radiotherapy[J]. Int J Radiat Oncol Biol Phys, 2005, 63: 511-519.

[47] LAM WW, CHAN KW, WONG WL, et al. Pre-operative grading of intracranial glioma[J]. Acta Radiol, 2001, 42: 548-554.

[48] LEV MH, OZSUNAR Y, HENSON JW, et al. Glial tumor grading and outcome prediction using dynamic spin-echo MR susceptibility mapping compared with conventional contrast-enhanced MR: con-founding effect of elevated rCBV of oligodendrogliomas[J]. AJNR Am J Neuroradiol, 2004, 25: 214-21.

[49] LAW M, OH S, BABB JS, et al. Low-grade gliomas: dynamic susceptibility-weighted contrast-enhanced perfusion MR imaging prediction of patient clinical response[J]. Radiology, 2006, 238: 658-667.

[50] CHASKIS C, STADNIK T, MICHOTTE A, et al. Prognostic value of perfusion-weighted imaging in brain glioma: a prospective study[J]. Acta Neurochir (Wien), 2006, 148: 277-885; discussion 285.

[51] CAO Y, TSIEN CI, NAGESH V, et al. Survival prediction in high grade gliomas by MRI perfusion before and during early stage of RT[J]. Int J Radiat Oncol Biol Phys, 2006, 64: 876-885.

[52] MILLS SJ, PATANKAR TA, Haroon HA, et al. Do cerebral blood volume and contrast transfer coefficient predict prognosis in human glioma[J]. AJNR Am J Neuroradiol, 2006, 27: 853-858.

[53] XU M, SEE SJ, NG WH, et al. Comparison of magnetic resonance spectroscopy and perfusion-weighted imaging in presurgical grading of oligodendroglial tumors[J]. Neurosurgery, 2005, 56: 919-26.

[54] WHITE ML, ZHANG Y, KIRBY P, et al. Can tumor contrast enhancement be used as a criterion for differentiating tumor grades of oligodendrogliomas[J]. AJNR Am J Neuroradiol, 2005, 26: 784-790.

[55] JENKINSON MD, SMITH TS, JOYCE KA, et al. Cerebral blood volume, genotype and chemosensitivity in oligodendroglial tumours[J]. Neuroradiology, 2006, 48: 703-13.

[56] Law M, Brodsky JE, Babb J, et al. High cerebral blood volume in human gliomas predicts deletion of chromosome 1p: preliminary results of molecular studies in gliomas with elevated perfusion[J]. J Magn Reson Imaging, 2007, 25: 1113-9.

[57] LAPERRIERE N, ZURAW L, CAIRNCROSS G. Radiotherapy for newly diagnosed malignant glioma in adults: a systematic review[J]. Radiother Oncol, 2002, 64: 259-73.

[58] LEIMGRUBER A, OSTERMANN S, Yeon EJ, et al. Perfusion and diffusion MRI of glio-

blastoma progression in a four-year prospective temozolomide clinical trial[J]. Int J Radiat Oncol Biol Phys, 2006, 64: 869-75.

[59] GALLDIKS N, KRACHT LW, BURGHAUS L, et al. Use of 11 C-methionine PET to monitor the effects of temozolomide chemotherapy i malignant gliomas. Eur J Nucl Med Mol Imaging, 2006, 33: 516-24.

[60] JACKSON A, O'CONNOR JPB, PARKER GJM, et al. Imaging tumor vascular heterogeneity and angiogenesis using dynamic contrast-enhanced magnetic resonance imaging[J]. Clin Cancer Res, 2007, 13: 3449-59.

[61] RIJKEMA M, SCHUURING J, BERNSEN PL, et al. BOLD MRI response to hypercapnic hyperoxia in patients with meningiomas: correlation with gadolinium-DTPA uptake rate[J]. Magn Reson Imaging, 2004, 22: 761-7.

[62] RAUSCHER A, SEDLACIK J, FITZEK C, et al. High resolution susceptibility weighted MR-imaging of brain tumors during the application of a gaseous agent[J]. Rofo, 2005, 177: 1065-9.

[63] SALEEM S, BELAL AI, EL-GHANDOUR NM. Spinal cord schistoso MR imaging appearance with surgical and pathologic miasis[J], AJNR Am J Neuroradiol, 2005, 26(7): 1646-54.

[64] KHAYAT H, AL-KHAYAT H, AL-BAKER O, et al. Cervical radiculopathy secondary to Hodgkin's lymphoma[J]. SurgNeural, 2007, 67: 540-3.

[65] SAMADIAN M, VAHIDI S, KHORMAEE F, Isolated, primary spinal epidural Hodgkin's disease in a child[J]. Pediutr Neurol, 2009, 40: 480-2.

[66] KALAYCI M, TEKIN IO, NUMANO, et al. Primary spinal extranodal Hodgkin's disease at twolevels[J]. Clin Neurol Neuro, 2006, 108: 168-73.

[67] ENGERT A, SCHILLER P, JOSTING A, et al. Involved-field radiotheraphy is equally effective and less toxic compared with extended-field radiotheraphy after four cycles of chemotheraphy in patients with early stage unfavourable Hodgkin's lymphoma: results of the HD8 trial of the German Hodgkin's Lymphoma Study Group[J]. J Clin Oncol, 2003, 21: 3601-8.

[68] AGHAKHANI N, DAVID P, PARKER F, et al. Intramedullary spinal ependymomas: Analysis of a consecutive series of 82 adult cases with particular attention to patients with no preoperative neurological deficit[J]. Neurosurgery 62: 1279-1285.

[69] BLOOMERCW, ACKERMAN A, BHATIA RG. Imaging for spinetumor and new application[J]. Top Magn Reson Imaging, 2006, 17: 69-87.

[70] PEKER S, OZGEN S, OZEK MM, et al. Surgical treatment of intramedullary spinal cord ependymomas: Can outcome be predicted by tumor parameters[J]. J Spinal Disord Tech, 2004, 17: 516-521.

[71] RACO A, ESPOSITO V, LENZI J, et al. Long-term follow-up of intramedullary spinal cord tumors: A series of 202 cases[J]. Neurosurgery, 2005, 56: 972-981.

[72] SARIKAYA S, ACIKGOZ B, TEKKOK IH, et al. Conusependymoma with holocord syringohydromyelia and syringobulbia[J]. J Clin Neurosci, 2007, 14: 901-904.

[73] SCHITTENHELM J, EBNER FH, TATAGIBA M, et al. Holocord pilocytic astrocytoma. Case report and review of the literature. Clin Neurol Neurosurg, 2009, 111: 203-207.

[74] TOBIAS ME, MCGIRL MJ, CHAICHANA KL, et al. Surgical management of long intramedullary spinal cord tumors[J]. Child New Syst, 2008, 24: 219-223.

[75] GARCÉS-AMBROSSI GL, MCGIRT MJ, MEHTA VA, et al. Factors associated with progression-free survival and long-term neurological outcome after resection of intramedullary spinal cord tumors: Analysis of 101 consecutive cases[J]. J Neurosurg Spine, 2009, 11: 591–599.

[76] SUGRANYES G, KYRIAKOPOULOS M, CORRIGALL R, et al. Autism spectrum disorders and schizophrenia: meta-analysis of the neural correlates of social cognition[J]. PloS one, 2011, 6 (10): e25322.

[77] SCHLOSSER R, GESIERICH T, KAUFMANN B, et al. Altered effective connectivity during working memory performance in schizophre-

nia: a study with fMRI and structural equation modeling[J]. Neuroimage, 2003, 19 (3): 751-763.

[78] ZHOU Y, SHU N, LIU Y, et al. Altered resting-state functional connectivity and anatomical connectivity of hippocampus in schizophrenia[J]. Schizophr Res, 2008, 100 (1-3): 120-132.

[79] Bluhm RL, Miller J, Lanius RA, et al. Spontaneous lowfrequency fluctuations in the BOLD signal in schizophrenic patients: anomalies in the default network[J]. Schizophr Bull, 2007, 33 (4): 1004-1012.

[80] LUI S, LI T, DENG W, et al. Short-term Effects of Antipsychotic Treatment on Cerebral Function in Drug-Naive First-Episode Schizophrenia Revealed by "Resting State" Functional Magnetic Resonance Imaging[J].Arch Gen Psychiatry, 2010, 67(8): 783-792.

[81] ANAND A, LI Y, WANG Y, et al. Activity and connectivity of brain mood regulating circuit in depression: a functional magnetic resonance study[J]. Biol Psychiatry, 2005, 57(10):1079-1088.

[82] TAO H, GUO S, GE T, et al. Depression uncouples brain hate circuit[J].Molecular Psychiatry, 2013,18:101-111.

[83] LUI S, WU Q, QIU L, et al. Resting-state functional connectivity in treatment-resistant depression [J]. Am J Psychiatry, 2011,168:642-648.

[84] GAO X, LI C. Nanoprobes Visualizing Gliomas by Crossing the Blood Brain Tumor Barrier[J]. Small, 2014, 10(3):426-440.

[85] ZHANG T-T, LI W, MENG G, et al. Strategies for transporting nanoparticles across the blood-brain barrier[J]. Biomater Sci, 2016, 4(2): 219-229.

[86] NI D, ZHANG J, BU W, et al. Dual-Targeting Upconversion Nanoprobes across the Blood-Brain Barrier for Magnetic Resonance/Fluorescence Imaging of Intracranial Glioblastoma[J]. ACS Nano, 2014, 8(2):1231-1242.

[87] ALI IU, CHEN X. Penetrating the Blood-Brain Barrier: Promise of Novel Nanoplatforms and Delivery Vehicles[J]. ACS Nano, 2015, 9(10): 9470-9474.

[88] GAO X, QIAN J, ZHENG S, et al. Overcoming the blood-brain barrier for delivering drugs into the brain by using adenosine receptor nanoagonist[J]. ACS nano, 2014, 8(4):3678-3689.

[89] CHENG Y, MORSHED RA, AUFFINGER B, et al. Multifunctional nanoparticles for brain tumor imaging and therapy[J]. Adv Drug Deliver Rev, 2014, 66:42-57.

[90] SUCHORSKA B, TONN JC, JANSEN NL. PET imaging for brain tumor diagnostics[J]. Curr Opin Neurol, 2014, 27(6):683-688.

[91] HORKY LL, TREVES ST. PET and SPECT in Brain Tumors and Epilepsy[J]. Neurosurg Clin N Am, 2011, 22(2):169-184.

[92] FINK JR, MUZI M, PECK M, et al. Multimodality Brain Tumor Imaging: MR Imaging, PET, and PET/MR Imaging[J]. J Nucl Med, 2015, 56(10): 1554-1561.

[93] GULYAS B, HALLDIN C. New PET radiopharmaceuticals beyond FDG for brain tumor imaging[J]. Q J Nucl Med Mol Imaging, 2012, 56(2): 173-190.

[94] GIRAUDEAU C, GEFFROY F, MERIAUX S, et al. ^{19}F molecular MR imaging for detection of brain tumor angiogenesis: in vivo validation using targeted PFOB nanoparticles[J]. Angiogenesis, 2013, 16(1):171-179.

[95] LI S, JOHNSON J, PECK A, et al. Near infrared fluorescent imaging of brain tumor with IR780 dye incorporated phospholipid nanoparticles[J]. J Transl Med, 2017, 15(1):18.

[96] VEISEH O, SUN C, FANG C, et al. Specific Targeting of Brain Tumors with an Optical/Magnetic Resonance Imaging Nanoprobe across the Blood-Brain Barrier[J]. Cancer Res, 2009, 69(15): 6200-6207.

[97] KIRCHER MF, DE LA ZERDA A, JOKERST JV, Et al. A brain tumor molecular imaging strategy using a new triple-modality MRI-photoacoustic-Raman nanoparticle[J]. Nat Med, 2012, 18(5): 829-834.

[98] NI D, BU W, ZHANG S, et al. Single Ho3+-Doped Upconversion Nanoparticles for High-Per-

formance T-2-Weighted Brain Tumor Diagnosis and MR/UCL/CT Multimodal Imaging[J]. Adv Funct Mater, 2014, 24(42):6613-6620.

[99] HAINFELD JF, SMILOWITZ HM, O'CONNOR MJ, et al. Gold nanoparticle imaging and radiotherapy of brain tumors in mice[J]. Nanomedicine, 2013, 8(10):1601-1609.

[100] WINTERMARK M, SESAY M, BARBIER E, et al. Comparative overview of brain perfusion imaging techniques[J]. J Neuroradiol, 2005, 32(5):294-314.

[101] HSIAO IT, HUANG CC, HSIEH CJ, et al. Perfusion-like template and standardized normalization-based brain image analysis using 18F-florbetapir (AV-45/Amyvid) PET[J]. Eur J Nucl Med Mol Imaging, 2013, 40(6):908-920.

[102] MATSUMOTO Y, OGASAWARA K, SAITO H, et al. Detection of misery perfusion in the cerebral hemisphere with chronic unilateral major cerebral artery steno-occlusive disease using crossed cerebellar hypoperfusion: comparison of brain SPECT and PET imaging[J]. Eur J Nucl Med Mol Imaging, 2013, 40(10):1573-1581.

[103] WANG J, ZHANG H, NI D, et al. High-Performance Upconversion Nanoprobes for Multimodal MR Imaging of Acute Ischemic Stroke[J]. Small, 2016, 12(26):3591-3600.

[104] MARTIN A, SZCZUPAK B, GOMEZ-VALLEJO V, et al. In Vivo PET Imaging of the alpha 4 beta 2 Nicotinic Acetylcholine Receptor As a Marker for Brain Inflammation after Cerebral Ischemia[J]. J Neurosci, 2015, 35(15):5998-6009.

[105] STORAGE S, MANDELKERN MA, PHUONG J, et al. A positive relationship between harm avoidance and brain nicotinic acetylcholine receptor availability[J]. Psychiatry Res, 2013, 214(3):415-421.

[106] BRIARD E, ZOGHBI SS, SIMEON FG, et al. Single-step high-yield radiosynthesis and evaluation of a sensitive ^{18}F-labeled ligand for imaging brain peripheral benzodiazepine receptors with PET[J]. J Med Chem, 2009, 52(3):688-699.

[107] MOSCONI L. Brain glucose metabolism in the early and specific diagnosis of Alzheimer's disease. FDG-PET studies in MCI and AD[J]. Eur J Nucl Med Mol Imaging, 2005, 32(4):486-510.

[108] TAKAHASHI M, SOMA T, MUKASA A, et al. An automated voxel-based method for calculating the reference value for a brain tumour metabolic index using ^{18}F-FDG-PET and ^{11}C-methionine PET[J]. Ann Nucl Med, 2017, 31(3):250-259.

[109] LIN AP, LIAO HJ, MERUGUMALA SK, et al. Metabolic imaging of mild traumatic brain injury[J]. Brain Imaging Behav, 2012, 6(2):208-223.

[110] NASRALLAH FA, PAGES G, KUCHEL PW, et al. Imaging brain deoxyglucose uptake and metabolism by glucoCEST MRI[J]. J Cereb Blood Flow Metab, 2013, 33(8):1270-1278.

[111] MAHER EA, MARIN-VALENCIA I, BACHOO RM, et al. Metabolism of [U-^{13}C]glucose in human brain tumors in vivo[J]. Nmr Biomed, 2012, 25(11):1234-1244.

[112] HERNANDO S, GARTZIANDIA O, HERRAN E, et al. Advances in nanomedicine for the treatment of Alzheimer's and Parkinson's diseases[J]. Nanomedicine, 2016, 11(10):1267-1285.

[113] PEHLIVAN SB. Nanotechnology-Based Drug Delivery Systems for Targeting, Imaging and Diagnosis of Neurodegenerative Diseases[J]. Pharmaceut Res, 2013, 30(10):2499-2511.

[114] SARIKAYA I. PET imaging in neurology: Alzheimer's and Parkinson's diseases[J]. Nucl Med Commun, 2015, 36(8):775-781.

[115] CHENG KK, CHAN PS, FAN S, et al. Curcumin-conjugated magnetic nanoparticles for detecting amyloid plaques in Alzheimer's disease mice using magnetic resonance imaging (MRI)[J]. Biomaterials, 2015, 44:155-172.

[116] HU B, DAI F, FAN Z, et al. Nanotheranostics: Congo Red/Rutin-MNPs with Enhanced Magnetic Resonance Imaging and H2O2-Responsive Therapy of Alzheimer's Disease in APPswe/PS1dE9 Transgenic Mice[J]. Adv Mater, 2015, 27(37):5499-5505.

[117] LAI LM, ZHAO CQ, LI XQ, et al. Fluorescent gold nanoclusters for in vivo target imaging of

Alzheimer's disease[J]. RSC Adv, 2016, 6(36): 30081-30088.

[118] LAI L, ZHAO C, SU M, et al. In vivo target bio-imaging of Alzheimer's disease by fluorescent zinc oxide nanoclusters[J]. Biomater Sci, 2016, 4(7):1085-1091.

[119] MARCUS C, MENA E, Subramaniam RM. Brain PET in the Diagnosis of Alzheimer's Disease[J]. Clin Nucl Med, 2014, 39(10):E413-E426.

[120] PANAHI Y, MOHAMMADHOSSEINI M, ABADI AJ, et al. An Update on Biomedical Application of Nanotechnology for Alzheimer's Disease Diagnosis and Therapy[J]. Drug Res (Stuttg), 2016, 66(11):580-586.

[121] SEHLIN D, FANG XT, CATO L, et al. Antibody-based PET imaging of amyloid beta in mouse models of Alzheimer's disease[J]. Nat Commun, 2016, 7:10759.

[122] VIOLA KL, SBARBORO J, SUREKA R, et al. Towards non-invasive diagnostic imaging of early-stage Alzheimer's disease[J]. Nat Nanotechnol, 2015, 10(1):91-98.

[123] YIN T, XIE W, SUN J, et al. Penetratin Peptide-Functionalized Gold Nanostars: Enhanced BBB Permeability and NIR Photothermal Treatment of Alzheimer's Disease Using Ultralow Irradiance[J]. ACS Appl Mater Interfaces, 2016, 8(30): 19291-19302.

[124] 樊蓉, 孙涛涛, 贾少微, 等. 帕金森病分子影像学研究进展 [J]. 中国老年学杂志, 2010, (13):1908-1911.

[125] BRODERICK PA, WENNING L, LI YS. Neuromolecular imaging, a nanobiotechnology for Parkinson's disease: advancing pharmacotherapy for personalized medicine[J]. J Neural Transm, 2017, 124(1):57-78.

[126] JI B, WANG M, GAO D, et al. Combining nanoscale magnetic nimodipine liposomes with magnetic resonance image for Parkinson's disease targeting therapy[J]. Nanomedicine (Lond), 2017, 12(3):237-253.

[127] SIOKA C, FOTOPOULOS A, KYRITSIS AP. Recent advances in PET imaging for evaluation of Parkinson's disease[J]. Eur J Nucl Med Mol Imaging, 2010, 37(8):1594-1603.

[128] WANG L, ZHANG Q, LI H, et al. SPECT molecular imaging in Parkinson's disease[J]. J Biomed Biotechnol, 2012, 2012:412486.

[129] WANG N, JIN X, GUO D, et al. Iron Chelation Nanoparticles with Delayed Saturation as an Effective Therapy for Parkinson Disease[J]. Biomacromolecules, 2017, 18(2):461-474.

[130] SAKAMOTO F, SHIRAISHI S, YOSHIDA M, et al. Diagnosis of dementia with Lewy bodies: diagnostic performance of combined I-123-IMP brain perfusion SPECT and I-123-MIBG myocardial scintigraphy[J]. Ann Nucl Med, 2014, 28(3):203-211.

[131] 高中宝, 王炜, 陈彤, 等. 多模态分子影像学在路易体痴呆诊断中的应用 [J]. 中国现代神经疾病杂志, 2017, (01):46-52.

[132] ANDRE EM, PASSIRANI C, SEIJO B, et al. Nano and microcarriers to improve stem cell behaviour for neuroregenerative medicine strategies: Application to Huntington's disease[J]. Biomaterials, 2016, 83:347-362.

[133] BHATT R, SINGH D, PRAKASH A, et al. Development, characterization and nasal delivery of rosmarinic acid-loaded solid lipid nanoparticles for the effective management of Huntington's disease[J]. Drug Deliv, 2015, 22(7):931-939.

[134] GODINHO BMDC, OGIER JR, DARCY R, et al. Self-assembling Modified beta-Cyclodextrin Nanoparticles as Neuronal siRNA Delivery Vectors: Focus on Huntington's Disease[J]. Molecular Pharmaceutics, 2013, 10(2):640-649.

[135] HWANG WJ, YAO WJ. SPECT Study of the Nigrostriatal Dopaminergic System in Huntington's Disease[J]. J Neuroimaging, 2013, 23(2): 192-196.

[136] PAGANO G, NICCOLINI F, POLITIS M. Current status of PET imaging in Huntington's disease[J]. Eur J Nucl Med Mol Imaging, 2016, 43(6):1171-1182.

[137] WU C, LI F, NIU G, et al. PET Imaging of Inflammation Biomarkers[J]. Theranostics, 2013, 3(7):448-466.

[138] DOMERCQ M, SZCZUPAK B, GEJO J, et al. PET Imaging with F-18 FSPG Evidences the Role of System xc(-) on Brain Inflammation Following Cerebral Ischemia in Rats[J]. Theranostics, 2016, 6(11):1753-1767.

[139] BERTOGLIO D, VERHAEGHE J, SANTERMANS E, et al. Non-invasive PET imaging of brain inflammation at disease onset predicts spontaneous recurrent seizures and reflects comorbidities[J]. Brain Behav Immun, 2017, 61:69-79.

[140] PORTNOY E, POLYAK B, INBAR D, et al. Tracking inflammation in the epileptic rat brain by bi-functional fluorescent and magnetic nanoparticles[J]. Nanomedicine, 2016, 12(5):1335-1345.

[141] SONG F, TIAN M, ZHANG H. Molecular imaging in stem cell therapy for spinal cord injury[J]. Biomed Res Int, 2014, 2014:759514.

[142] SYKOVA E, JENDELOVA P. In vivo tracking of stem cells in brains and spinal cord injury[J]. J Neurotraum, 2006, 23(5):784-785.

[143] PROVENZALE JM, SILVA GA. Uses of Nanoparticles for Central Nervous System Imaging and Therapy[J]. Am J Neuroradiol, 2009, 30(7):1293-1301.

[144] NUNES A, AL-JAMAL KT, KOSTARELOS K. Therapeutics, imaging and toxicity of nanomaterials in the central nervous system[J]. J Control Release, 2012, 161(2):290-306.

[145] AJETUNMOBI A, PRINA-MELLO A, VOLKOV Y, et al. Nanotechnologies for the study of the central nervous system[J]. Prog Neurobiol, 2014, 123:18-36.

第三十五章　胸部疾病的传统医学影像学与分子成像

第一节　肺部病变的医学影像学表现

一、肺癌

（一）疾病概述

肺癌（lung cancer）为原发于支气管、肺的恶性肿瘤。起源于各级支气管黏膜上皮，而起源于支气管腺体或肺泡上皮细胞较少，因而肺癌多为支气管源性癌。吸烟是肺癌的一个主要危险因素，约87%的肺癌患者（男性90%，女性79%）与吸烟有关。但肺癌的病因还与职业和环境因素有关。肺癌的患者预后较差，其5年生存率仅有15%。

绝大部分肺癌患者（超过90%）都有临床症状，症状的发生与原发肿瘤引起的中心性支气管阻塞、临近肺外结构受累、远处转移或副肿瘤综合征有关。约6%的患者无症状。支气管阻塞的症状和体征包括咳嗽、呼吸困难和咯血等。对胸膜、胸壁和纵隔的局部侵犯，可以表现为胸膜炎性胸痛、肺上沟肿瘤综合征、上腔静脉阻塞综合征和喉返神经、膈神经、交感神经链受累所致的神经功能障碍。症状也可能与胸外转移有关，如淋巴结、肾上腺、中枢神经系统、肝脏、骨骼转移。副肿瘤综合征是与恶性肿瘤相关的全身性异常，但与肿瘤本身或其转移并无直接相关，见于近10%的肺癌患者。副肿瘤综合征包括高钙血症、抗利尿激素分泌不当综合征、Cushing综合征、杵状指和骨关节病等。

（二）病理表现

根据2009年世界卫生组织（WHO）分类，肺癌的病理类型主要有腺癌（图35-1-1）、鳞状细胞癌、小细胞癌和大细胞癌4个主要的细胞类型。肺癌根据差异最大成分分类，而按照其差异最小成分分级。但是，已知肺癌组织学的异质性很大，有近50%的肺癌具有超过1种细胞类型。一些原发于肺的恶性

肿瘤依据其光镜下类器官巢状、栅栏状、玫瑰花结状和小梁状形态而被认为是神经内分泌肿瘤。这些肿瘤包括小细胞癌、类癌和大细胞神经内分泌癌。目前已知，不典型腺瘤样增生（atypical adenomatous hyperplasia，AAH）为肺癌的前期病变，可演变为侵袭性肺恶性肿瘤。细支气管肺泡癌被认为是腺癌的一种亚型。

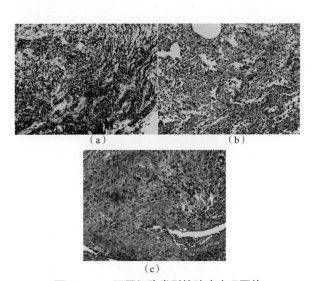

图 35-1-1　不同细胞类型的肺癌病理图片
（a）腺癌；（b）鳞状上皮癌；（c）小细胞癌，HE 染色 100×100

根据肺癌发生的部位，分为中央型、周围型和弥漫型。中央型肺癌是指发生于肺段或肺段以上支气管的肺癌，病理类型主要为鳞状上皮癌、小细胞癌、大细胞癌及类癌，少数为腺癌。其生长方式有管内型、管壁型、管外型，这些生长方式可以单独或同时存在。周围型肺癌是指发生于肺段以下支气管的肺癌，可见于各种病理类型，主要是细支气管肺泡癌和腺癌，也见于鳞状上皮癌、小细胞

癌、大细胞癌及类癌。基本大体病理形态为肺内结节或肿块。肿瘤内可以形成纤维瘢痕或坏死，坏死物经支气管排除后可形成空洞，为空洞型肺癌。弥漫型肺癌是指肿瘤在肺内弥漫分布，一般为细支气管肺泡癌。肺上沟癌是指发生在肺尖部的周围型肺癌。

（三）影像学表现

1. 中央型肺癌

（1）CT：直接征象显示病灶较小时，局限在支气管内壁，高分辨 CT 平扫可表现为支气管内结节影，支气管壁可表现为不规则增厚，管壁僵硬。病灶较大时，受累的支气管截断，呈杯口状、鼠尾状或可见管腔内肿物，表现为肺门肿块（图 35-1-2），常规 CT 平扫即可发现，增强检查一般病灶呈轻度不均匀强化，肿块较大伴有坏死灶，则病灶内不强化，一般病灶于动脉期轻度强化，静脉期持续强化。支气管仿真内镜可显示支气管内病变的表面。

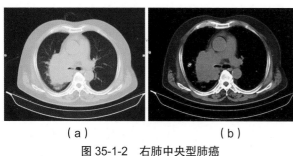

（a）　　　　　　　　（b）

图 35-1-2　右肺中央型肺癌

（a）（b）CT 平扫显示右肺门软组织肿块影，肿块边缘毛糙，右肺主支气管阻塞，右肺阻塞性肺炎

（2）间接征象：主要为肿块阻塞支气管而造成的气道阻塞性病变。阻塞性肺气肿表现为局部肺透光度增加，肺叶范围的密度减低区。阻塞性肺炎表现为与受累支气管分布一致的肺叶或肺段的斑片影、结节样影，常伴有肺实变、肺容积减小，实变的肺组织在 CT 增强扫描中呈明显均一强化。阻塞性肺不张可见肺门部有肿块影突出于肺不张的边缘。增强检查可见肺不张内的肿瘤轮廓，一般肿瘤强化程度较实变不张的肺组织轻。增强检查可显示肺不张内有条状或结节样低密度影，为支气管内黏液嵌塞，无明显强化。

（3）转移征象：肿瘤组织穿透支气管壁侵犯血管、支气管及邻近淋巴结，以气管隆嵴下、主动脉弓旁、上腔静脉旁、主肺动脉窗、气管旁及双侧肺门旁

淋巴结多见，增强 CT 检查肺门肿块、肺门及纵隔增大淋巴结可与血管断面鉴别，并可以显示肿瘤对邻近组织结构的侵犯，显示血管内瘤栓等（图 35-1-3）。

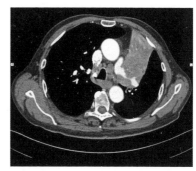

图 35-1-3　左肺中央型肺癌

CT 增强扫描显示左肺门软组织肿块影不均匀强化，左侧肺动脉干受侵

（4）MRI：中央型肺癌的病灶达到一定程度，MRI 平扫即可显示。MRI 不仅可以显示肿瘤形态、大小及信号，显示支气管狭窄等征象，还可以显示肿块对邻近支气管、血管的侵犯及纵隔淋巴结转移等征象，有助于临床上肺癌分期。肺门肿块 T_1WI 呈等信号或等低信号，T_2WI 呈稍高信号或高信号。肿块与纵隔大血管接触面大于 1/2，期间的高信号脂肪层消失一般可认为血管受侵。增强 MRI 肿块可轻中度强化，其强化程度一般较阻塞性肺炎及肺不张低。

2. 周围型肺癌

（1）CT：周围型肺癌多表现为孤立性结节或肿块，3cm 以下为结节，3cm 以上为肿块（图 35-1-4）。肿瘤密度可分为实性、磨玻璃密度或亚实性（磨玻璃密度与实性密度混合）。亚实性密度病灶早期以磨玻璃密度为主，实性密度较少，后期实性密度比例增加，呈软组织密度表现。病灶内可有黏液或坏死造成的低密度区，坏死物经支气管排除后，可形成内壁不规则的偏心性空洞。周围型肺癌增强检查病灶一般为均匀或不均强化，肿瘤伴有坏死时往往为不均匀强化，CT 值较平扫时增加 15~80Hu，动态增强的时间 - 密度曲线呈逐渐上升的趋势。肿瘤形态可为圆形、椭圆形、分叶状或不规则形，仅叶间胸膜处的肿瘤可呈扁平状，多数肿瘤边缘毛糙、可有分叶征。胸膜凹陷征或称脐凹征为重要征象，是肿瘤与胸膜之间线样或三角形影，期内多为脂肪密度，在胸膜陷入的部位可形成明显

的凹陷。肿瘤邻近支气管截断或其内含支气管,为肿瘤内扩张的支气管,称支气管充气征。增强检查可见肿瘤的供血血管或血管切迹,肿瘤周围可见支气管血管束聚拢。肿瘤侵犯及转移可有多种表现。肿瘤侵犯邻近骨质结构(常见的为肋骨、胸椎),可表现为骨质破坏,伴或不伴有软组织影形成;侵犯邻近胸膜,可表现为胸膜弥漫或不规则结节样增厚,胸腔积液;肿瘤侵犯邻近血管结构,增强检查可见血管受肿块包绕,管腔狭窄,充盈不良。肿瘤淋巴结转移可表现为纵隔、肺门淋巴结增大,并有融合趋势,增强检查可鉴别增大淋巴结与血管断面。肿瘤侵犯淋巴管可表现为肺叶或肺段的小叶间隔增厚,称为癌性淋巴管炎。

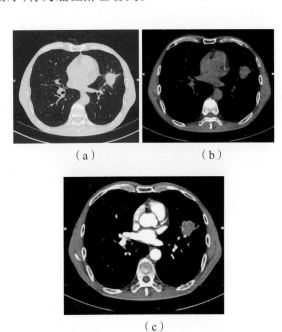

（a）　　　　　　（b）

（c）

图 35-1-4　左肺上叶周围型肺癌

病灶周围可见毛刺,其内可见点状钙化密度影,增强检查可见病灶轻度不均匀强化

（2）MRI:肺上沟癌是指发生在肺尖部的周围型肺癌,常伴有邻近肋骨、椎体、脊髓和神经的侵犯,MRI 的冠状位和矢状位成像可用于臂丛神经受侵的检查,横断位可用于检查脊柱受侵及肿瘤向椎间孔延伸的形态。MRI 有助于判断肺门及纵隔淋巴结转移情况和邻近血管受侵情况。

3.弥漫型肺癌　CT 表现为肺叶或肺段的多发斑片影、实变影或多发粟粒样结节,实变的肺组织内可见空气支气管征,由于肿瘤的侵犯及肺间质异常,含气的支气管不规则狭窄、扭曲、管壁僵硬,细小分支远端闭塞。CT 增强检查时可在肺叶或肺段实变

中出现血管强化影。

4.肺转移瘤　CT 表现为多发大小不等结节,单发少见,以中下肺及双肺边缘部常见,结节边缘锐利,往往为血运转移(图 35-1-5)。表现为单发结节时,病灶往往体积较大,在 5cm 以上,边缘光整或不规则,可有分叶,密度均匀,以中下肺及双肺边缘部常见。肺炎型转移少见,多表现为肺叶或肺段的单发斑片浸润影。淋巴转移表现为沿淋巴管分布的结节、小叶间隔呈串珠样改变或不规则增厚,小叶中心有结节灶,并伴有胸膜下结节。

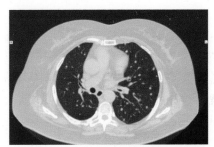

图 35-1-5　双肺多发肺内转移瘤

双肺多发大小不等结节影,结节边缘锐利

（四）诊断与鉴别诊断

1.中央型肺癌　中央型肺癌的诊断依据为支气管壁不规则增厚,支气管腔内可见结节影,较大者可形成肿块并阻塞支气管,阻塞远端形成阻塞性肺炎、肺不张。支气管内结节较小时需要与支气管内膜结核鉴别,支气管内膜结核结节增强检查一般无明显强化。阻塞性肺炎需要与一般肺炎鉴别,一般肺炎不伴有支气管阻塞情况,支气管表现为弥漫增厚,经抗感染治疗后有效。阻塞性肺不张需要与炎性肺不张、结核性肺不张鉴别,可行纤维支气管镜检查鉴别。

2.周围型肺癌　周围型肺癌一般为孤立性结节或肿块,病灶边缘不规则,可见毛刺、分叶、胸膜凹陷、支气管充气、周围血管聚拢等表现,需要与结核瘤、炎性假瘤、机化性局灶性肺炎、霉菌感染、肺动静脉畸形、肺隔离症等鉴别,可以行增强 CT 检查以帮助鉴别。

3.弥漫型肺癌　弥漫型肺癌表现为双肺多发斑片、实变影时,与肺炎性病变鉴别困难,可行增强 CT 检查或治疗后复查以帮助鉴别。

二、肺结核

（一）疾病概述

肺结核(pulmonary tuberculosis)是由结核杆

菌引起的肺部感染性疾病,是一种慢性传染病。临床症状主要为低热、盗汗、乏力等全身症状;咳嗽、咯血、胸痛等呼吸系统症状。全身中毒症状表现为高热、寒战、咳嗽、神志不清等,见于急性血型播散型肺结核。实验室检查结核菌素试验、痰检结核菌阳性。结核病分类(2001年中华人民共和国卫生行业标准):①原发型肺结核(Ⅰ型)(primary pulmonary tuberculosis),包括原发综合征及胸内淋巴结结核;②血行播散型肺结核(Ⅱ型)(hemo-disseminated pulmonary tuberculosis),包括急性血行播散型肺结核(急性粟粒型肺结核)及亚急性、慢性血行播散型肺结核;③继发型肺结核(Ⅲ型)(post-primary pulmonary tuberculosis),包括浸润性、纤维空洞及干酪性肺炎等,可以出现增殖、浸润、干酪样病变或坏死、空洞等多种病理改变;④结核性胸膜炎(Ⅳ型)(tuberculous pleuritis),临床上已排除其他原因引起的胸膜炎;⑤其他肺外结核(Ⅴ型),按部位及脏器命名。

(二)病理表现

肺内病变的性质可以分为以下几种。

1.渗出性病变　表现为充血、水肿与白细胞浸润。早期渗出性病变中有嗜中性粒细胞,以后逐渐被巨噬细胞和淋巴细胞所代替。在巨噬细胞内可见到被吞噬的结核菌。渗出性病变通常出现在结核炎症的早期或病灶恶化时,亦可见于浆膜结核。当病情好转时,渗出性病变可完全消散吸收。

2.增殖性病变　当巨噬细胞吞噬并消化了结核菌后,菌的磷脂成分使巨噬细胞形态变大而扁平,类似上皮细胞,称"类上皮细胞"。类上皮细胞具有吞噬作用,胞浆内含有多量酯酶,能溶解和消化结核菌。类上皮细胞是增殖性改变的主要成分,在结核病诊断上具有一定的特异性。类上皮细胞聚集成团,中央可出现朗汉斯巨细胞。类上皮细胞、朗汉斯巨细胞和淋巴细胞浸润,形成了典型的类上皮样肉芽肿结节,为结核病较具特征性的病变(图35-1-6)。

3.干酪样坏死　常发生在渗出或增生性病变的基础上。若机体抵抗力降低、菌量过多、变态反应强烈,渗出性病变中结核菌战胜巨噬细胞后不断繁殖,使细胞混浊肿胀后,发生脂肪变性,溶解碎裂,直至细胞坏死。炎症细胞死后释放蛋白溶解

酶,使组织溶解坏死,形成凝固性坏死。因含多量脂质使病灶在肉眼观察下呈黄灰色,质松而脆,状似干酪,故名干酪样坏死。镜检可见一片凝固的、染成伊红色的、无结构的坏死组织。在质硬无液化的干酪样坏死物中,结核菌由于缺氧和菌体崩解后释放出脂酸,抑制结核菌的生长,故很难找到。干酪液化后,坏死物质就沿支气管排出或播散到其他肺叶,造成支气管播散。原干酪灶则演变成空洞,并有大量结核菌生长繁殖,成为结核病的传染源。上述三种病变可同时存在于一个肺部病灶中,但通常以其中一种为主。例如在渗出性及增殖性病变的中央,可出现少量干酪样坏死,而变质为主的病变,常同时伴有程度不同的渗出与类上皮样肉芽肿结节的形成。

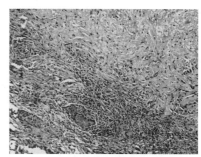

图 35-1-6　增殖性干酪性结核(HE 染色,100×100)

(三)影像学表现

1.原发型肺结核

(1)原发综合征:典型的CT表现为多位于中上肺野的斑片状或大片实变,邻近胸膜,常呈云絮状,边缘模糊,为原发灶。肺门、纵隔淋巴结增大,为结核性淋巴结炎。斑片状实变影与肺门之间的不规则索条影,为结核性淋巴管炎,临床上较难见到。

(2)胸内淋巴结结核:指当原发灶很小或病灶吸收后,仅表现为纵隔和肺门增大的淋巴结。MRI可显示纵隔和肺门增大的淋巴结,呈中等信号表现,边缘清晰。

2.血行播散型肺结核

(1)急性血行播散型肺结核,又称急性粟粒型肺结核(acute miliary tuberculosis)。CT表现为双肺弥漫粟粒样结节影,大小为1~3mm,呈三均匀的分布特点,即结节的分布均匀、大小均匀、密度均匀(图35-1-7)。

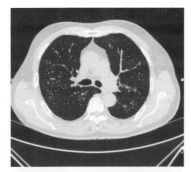

图 35-1-7　急性粟粒型肺结核

双肺可见弥漫分布粟粒样结节影,呈"三均匀"分布

（2）亚急性、慢性血行播散型肺结核:CT 表现常为分布不均匀、大小不等、密度不均的双肺多发结节,以上中肺野为主,结节可呈软组织密度或钙化密度,MRI 显示双上肺多发结节的信号有差异,以中等信号为主。

3. 继发型肺结核

（1）浸润性肺结核(infiltrative pulmonary tuberculosis):渗出浸润为主的肺结核 CT 表现为病灶呈结节状或不规则斑片状阴影,密度不均匀,病灶内可见小空洞,常伴有支气管充气征。常为多发,多呈散在分布,病灶边缘模糊。增殖性病灶密度较高,边缘清楚,病灶内或周围可见不规则钙化。邻近肺野肺纹理增粗紊乱,常伴有间质性改变、肺不张和支气管扩张。干酪样坏死为主的常表现为结核球,CT 表现为圆形或类圆形病灶,病灶中心可见小空洞影。多发病灶密度不均匀,周围或中央可见钙化密度影。病灶边缘清楚,部分边缘可见浅分叶,毛刺和胸膜凹陷征少见。病灶周围常见卫星病灶。CT 增强检查病灶一般无明显强化。表现为干酪样肺炎时 CT 可显示大片肺叶实变影,期内可见多发小空洞影,病灶以远常可见沿支气管走行分布的卫星病灶,并有逐渐变大的趋势,病灶往往按肺叶段分布。MRI 表现:渗出及干酪样病变一般呈高信号,增殖病灶可呈中等信号,纤维灶呈低信号,钙化呈更低信号。结核球在 T_1WI 及 T_2WI 多为中等信号,如中心出现空洞,则中心为低信号。

（2）慢性纤维空洞型肺结核(chronic fibrous cavitary tuberculosis):CT 表现为肺叶或肺段高密度影,其内可见一个或多个空洞,内无液平面。病变同侧或对侧肺野可见多发结节样支气管播散灶,常见钙化,肺纹理增粗紊乱,邻近支气管牵拉扩张。病灶多位于上叶,分布较广泛,纤维组织收缩使同侧肺门结构上提,纵隔向患侧移位,常伴有明显的胸膜增厚

和胸廓塌陷(图 35-1-8)。MRI 表现:空洞为主时肺组织大量纤维化,T_1WI 及 T_2WI 上均呈较低信号和低信号,空洞内气体呈极低信号。

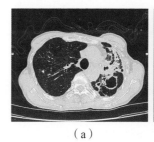 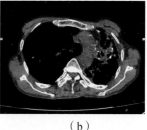

　　（a）　　　　　　　　（b）

图 35-1-8　慢性纤维空洞型肺结核

左肺上叶可见实变影内多发钙化灶及空洞,邻近支气管牵拉扩张,左侧胸膜增厚,胸廓塌陷

4. 结核性胸膜炎

（1）CT 表现:游离性胸腔积液为沿后胸壁的弧形或新月形低密度影(图 35-1-9),积液量较大时可呈半月形,邻近肺组织因被压迫而膨胀不全,游离性胸腔积液可随体位变化移位。叶间积液 CT 表现为沿叶间裂走形的梭型致密影。包裹性积液 CT 表现为形态均一的扁状或半圆形致密影。对于粘连性局限性肺底积液,下肺压缩成新月形或线形实变影。CT 增强检查可鉴别受压实变的肺组织与胸腔积液,实变肺组织呈明显均一强化,胸腔积液一般无明显强化。

（2）MRI 表现:积液 T_1WI 呈低信号、中等信号或高信号,这与积液内蛋白含量或有无出血有关。蛋白含量越高,T_1WI 上信号就越高。血性胸腔积液由于亚急性期大量游离稀释的正铁血红蛋白,T_1WI 上也呈明显高信号。各种性质积液在 T_2WI 上呈高信号改变。

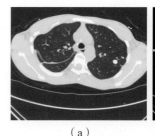 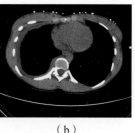

　　（a）　　　　　　　　（b）

图 35-1-9　结核性胸膜炎

左肺上叶尖后段可见钙化灶,右侧夜间胸膜增厚,右侧胸腔内可见弧形水样密度影

（四）诊断与鉴别诊断

继发型肺结核好发于双肺上叶及下叶背段,表现为球形病灶时需要与周围型肺癌和肺炎性假瘤鉴别,CT 增强结核球一般无明显强化。表现为肺段肺

叶病变时,需要与中心型肺癌和机化性肺炎鉴别。肺结核病理演变复杂,临床症状不一,影像学表现多样,与多种疾病表现相似,特别是和肺癌、肺炎相似,需要仔细鉴别,痰检查结核菌、纤维支气管镜、随访动态观察有助于鉴别诊断。

三、肺栓塞

(一)疾病概述

肺栓塞(pulmonary embolism,PE),是由于内源性或外源性的栓子堵塞肺动脉主干或分支,引起肺循环障碍的临床和病理生理综合征。肺栓塞好发年龄在 50~65 岁,在女性 20~39 岁者其深静脉血栓的发生率较同龄男性高 10 倍,故肺栓塞的发生率相对增高。危险因素包括因下肢骨折、瘫痪、重症心肺疾病、手术等原因长期不适当地卧床,静脉曲张和血栓性静脉炎,持续心房颤动伴心衰,胫骨、骨盆、脊柱骨折等。临床症状为突然出现呼吸困难,剧烈胸痛,咯血,甚至晕厥等症状。实验室检查白细胞升高,血沉加快,血浆 D- 二聚体(plasm d-dimer)含量升高,血清乳酸脱氢酶升高,动脉血氧饱和度下降。

(二)病理表现

肺动脉栓塞的栓子主要来源于深部静脉血栓,可以来自下肢及盆腔深静脉的血栓以及肾静脉、腔静脉、头臂静脉、锁骨下静脉或上肢静脉的血栓。其中下肢和盆腔深静脉血栓最为常见。其他栓子还包括右心附壁血栓、骨折后的脂肪栓子和恶性肿瘤的瘤栓以及空气、羊水、异物等,比较少见。

(三)影像学表现

CT 肺动脉血管成像(computer tomography pulmonary angiography,CTPA)目前已基本取代肺动脉造影检查,成为诊断肺动脉栓塞的首选检查。CTPA 检查需要在静脉注射对比剂后在肺动脉期采集图像,控制对比剂的用量和注射速率,图像质量要求双肺段水平肺动脉分支显影,尽量减少其他血管的伪影影像。

CT 平扫可以显示肺栓塞的间接征象,包括以胸膜为底的高密度区、条带状的高密度区或盘状肺不张、中心或远端肺动脉扩张及面积大小不等的肺浸润。CTPA 可以直接显示急性肺栓塞的栓子,一般双侧多于单侧,右肺多于左肺,下肺多于上肺,栓塞部位多位于段及段以上肺动脉。肺动脉分支内出现中心性或偏心性对比剂充盈缺损为特征性表现(图 35-1-10),血管狭窄或闭塞,肺动脉的充盈和排空延迟。慢性肺栓塞的 CTPA 表现为肺动脉内偏心分布

的充盈缺损,可呈结节样并伴有钙化(图 35-1-11),管壁不规则增厚,可伴有右心增大,肺动脉高压征象,支气管动脉代偿增粗等继发改变。

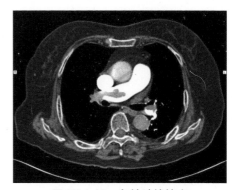

图 35-1-10　急性肺检栓塞
右侧肺动脉干内可见中心性对比剂充盈缺损,为急性肺栓塞

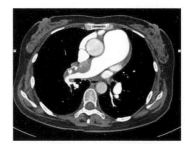

图 35-1-11　脉动脉高压
右侧肺动脉干内可见偏心性对比剂充盈缺损,呈附壁样,可见钙化密度影,主肺动脉增宽,为肺动脉高压表现

位于细小动脉的栓塞,常规 CTPA 往往由于对比剂充盈欠佳、部分容积效应等原因不易显示,双源CT 的双能量肺灌注扫描可以对比剂的能量敏感性和伪彩编码对肺血管进行可视化显示,能够显示出细小肺动脉分支的栓塞,提高肺栓塞诊断的准确率(图 35-1-12)。

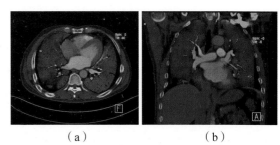

　　　　(a)　　　　　　　　　　(b)

图 35-1-12　双源 CT 的双能量肺灌注扫描显示的细小肺动脉分支的栓塞

(四)诊断与鉴别诊断

CTPA 能够无创性直接显示肺栓塞的栓子,在

图像质量满足诊断要求的前提下,结合相应的临床症状和实验室检查一般可以做出诊断,需要与肺血管的瘤栓浸润、先天性肺血管畸形等鉴别。

四、纵隔肿瘤

纵隔肿瘤(mediastinal tumor)指原发于纵隔的肿瘤,除血管瘤、纤维瘤、淋巴瘤、黄色瘤和迷走组织在纵隔内形成的肿瘤可发生于纵隔的任何部位外,其他肿瘤的好发部位有一定的规律性。按照纵隔的四分法,好发于上纵隔的肿瘤有:胸腺瘤、淋巴瘤、胸内甲状腺肿、甲状旁腺瘤。好发于前纵隔的肿瘤有:胸腺瘤、畸胎瘤、淋巴源性肿瘤、脂肪瘤、血管瘤。好发于中纵隔的肿瘤有:心包囊肿、支气管囊肿、淋巴瘤。好发于后纵隔的肿瘤有:神经源性肿瘤、肠源性囊肿。一般而言,纵隔肿瘤阳性体征不多,其症状与肿瘤大小、部位、生长方式、质地、性质等有关,良性肿瘤生长缓慢,可生长到相当大尚无症状或很轻微,相反,恶性肿瘤侵犯程度高,进展迅速,可在较小时已出现症状,常见症状有胸痛、胸闷、咳嗽、头面部水肿、一侧面部无汗、吞咽困难等,此外,还可出现一些与肿瘤性质相关的特异性症状:如随吞咽上下运动为胸骨后甲状腺肿,咳出头发样细毛或豆腐渣样皮脂为破入肺内的畸胎瘤,伴重症肌无力者为胸腺瘤等。

(一)胸内甲状腺肿

1. 疾病概述　胸内甲状腺肿(intrathoracic goiter)包括先天性迷走甲状腺和后天性胸骨后甲状腺。前者少见,为胚胎期残留在纵隔内的甲状腺组织,发育成甲状腺瘤,完全位于胸内。后者为颈部甲状腺沿胸骨后伸入前上纵隔,多数位于气管旁前方,少数在气管后方,胸骨甲状腺肿大多为良性,个别病例可为腺癌,也可伴有甲状腺功能亢进。临床症状主要是由于肿块压迫周围器官引起,如压迫气管引起呼吸困难、喘鸣;压迫上腔静脉引起上胸部及颈部表浅静脉怒张、上肢水肿等上腔静脉综合征;压迫食管引起吞咽困难,但因食管较气管柔软,即使食管受压或移位,仍可容易地躲避肿瘤的压力,故以上症状往往很少出现。Horner 综合征为肿瘤下降至后纵隔压迫交感神经所引起的,但不多见。至于伴有心慌、气急、盗汗、高血压等,则提示有甲状腺功能亢进的存在。

2. 病理表现　病理上,结节性甲状腺肿是多个独立结节的集合,可为胶样或真性腺瘤。结节部分有包膜,数量多,大小差异很大,而以其中一个结节为主。囊肿内被覆矮的柱状上皮,大小不等的滤泡内含丰富的胶质。甲状腺肿内常可见出血、纤维化和钙化。胸内甲状腺肿多为良性的多结节性胶样甲状腺肿或腺瘤,很少为癌。

3. 影像学表现　CT 平扫显示肿瘤大多位于上纵隔气管前间隙,邻近结构受压,多平面重建可以显示肿瘤与甲状腺直接或间接相连,肿瘤密度一般较高,可见囊变、坏死、出血、钙化等。CT 增强检查肿瘤呈持续性明显强化(图 35-1-13)。

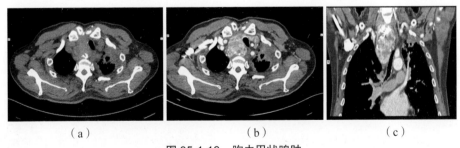

(a)　　　　　　(b)　　　　　　(c)

图 35-1-13　胸内甲状腺肿

上纵隔胸廓入口处可见混杂密度肿块影,增强检查可见病灶明显强化,其内可见囊变及钙化密度影,CT 冠状位重建可见显示病灶与甲状腺相连

MRI 平扫肿瘤 T_1WI 呈稍低信号,T_2WI 呈高信号,若肿瘤内蛋白成分较多,T_1WI 信号增高,若伴有囊变、坏死、出血,信号可不均匀。囊变区 T_1WI 低信号,T_2WI 高信号,亚急性出血 T_1WI 信号增高,钙化呈低信号。MRI 增强检查肿瘤明显强化,囊变、坏死、出血、钙化无明显强化。

4. 诊断与鉴别诊断　胸内甲状腺肿通常位于气管的前方或侧方,多平面重建可以显示与甲状腺相连,CT 和 MRI 增强检查肿瘤实质部分明显强化,一般诊断不难。需要和其他肿瘤向胸内生长或胸内肿瘤向颈部生长侵犯甲状腺鉴别,包膜的不完整、周围脂肪或结构受侵犯、周围淋巴结增大等可有助于诊断。

（二）胸腺瘤

1. 疾病概述　胸腺瘤（thymoma）被认为是起源于未退化的胸腺组织，是前纵隔最常见的肿瘤，多数为成年人。虽然各年龄段均可发生胸腺瘤，但绝大多数是在50~60岁，儿童胸腺瘤非常少见。胸腺瘤的发生率男女之间的差别不明显。大约50%胸腺瘤病人无明显临床症状，多是在胸部X线体检时被查出肿瘤。随着肿瘤增大或肿瘤的外侵，患者表现为局部压迫症状、全身反应及伴发疾病症状。胸壁受累病人可陆续出现程度不等的胸背钝痛、肩胛间区或胸骨后疼痛；气管受压出现咳嗽、气促、胸闷、心悸等呼吸困难症状；喉返神经受侵可出现声音嘶哑，膈神经受压可出现膈肌麻痹；上腔静脉梗阻表现为面部青紫、颈静脉怒张。如出现乏力、盗汗、低热、消瘦、贫血、严重的胸痛以及心包积液、胸腔积液等体征常提示为恶性病变或伴有局部转移。

2. 病理表现　胸腺瘤的特点是肿瘤上皮与成熟淋巴细胞混杂。大部分胸腺瘤是密度均匀的，小部分有坏死、出血、囊变。大部分胸腺瘤有包膜，小部分可见不同程度的包膜、周围脂肪、胸膜、心包和血管结构受侵。胸腺瘤病理分类异质性较大，按照细胞类型可分为上皮细胞型、淋巴细胞型及混合型，按照包膜有无侵犯可分为侵袭性和非侵袭性，世界卫生组织（WHO）在2004年修订了胸腺瘤的WHO分型，该方案将胸腺瘤分为两种主要类型，即A型和B型（依淋巴细胞含量又分为B_1、B_2、B_3型），同时存在上述两种成分则为AB型，C型胸腺瘤即胸腺癌，现被单列（图35-1-14）。

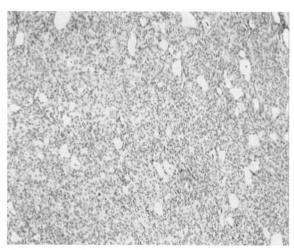

图35-1-14　胸腺瘤C型大细胞（HE染色，100×100）

3. 影像学表现　CT对于胸腺瘤的检出率较高，

多位于前纵隔血管前间隙内，可沿主动脉弓水平向两侧分布，也可单侧分布或位于血管前间隙内正中位置。肿块大小不等，多为5~10 cm，呈圆形、椭圆形、不规则或分叶状，界限清楚，边缘光滑锐利，肿块密度均匀，CT值为40~50Hu，体积较大者亦可见坏死囊变，密度不均匀，小部分可见钙化密度影（图35-1-15）。CT增强检查肿瘤较明显强化，坏死囊变区无明显强化。侵袭性胸腺瘤肿块往往体积较大，向中线两侧生长，密度不均匀，有囊变低密度影，边缘不光整，有明显的分叶征，肿块侵犯并推移邻近纵隔结构，正常脂肪间隙消失，周围纵隔血管受肿块包绕侵犯，远处可见心包、胸膜种植转移（图35-1-16）。CT三维重建技术可以显示胸腺瘤与周围组织结构的关系（图35-1-17）。

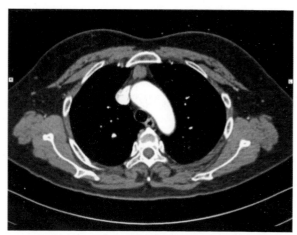

图35-1-15　前上纵隔血管前间隙内良性胸腺瘤

肿瘤边缘清晰，增强检查可见强化，病灶与周围组织结构分界清晰

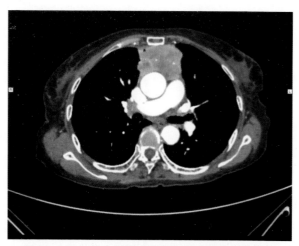

图35-1-16　前上纵隔血管前间隙内侵袭性胸腺瘤

增强检查不均匀强化，其内可见囊变坏死区，邻近血管结构受侵犯

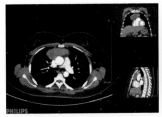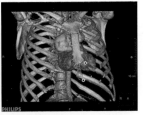

图 35-1-17　前上纵隔胸腺瘤

CT 三维重建技术可以清楚显示肿瘤位置以及与周围组织结构的关系

MRI 平扫胸腺瘤一般呈 T_1WI 低信号，T_2WI 高信号改变，肿瘤较大并伴有囊变坏死时信号不均匀，MRI 增强检查肿瘤实性成分明显强化，囊变坏死区无明显强化。

4. 诊断与鉴别诊断　胸腺瘤需要与胸腺增厚和前上纵隔其他肿瘤鉴别。胸腺增生呈双侧弥漫性增大，密度均匀，并维持正常形态，与纵隔轮廓保持一致，激素治疗有效。

（三）畸胎瘤

1. 疾病概述　畸胎瘤（teratoma）属于生殖细胞肿瘤（germ cell tumor，GCT），是最常见的纵隔生殖细胞肿瘤，仅次于神经源性肿瘤和胸腺瘤，好发于前纵隔，接近心底部的心脏大血管前方。好发年龄为 20~40 岁，一般为先天性病变，成年后检出。较小的畸胎瘤一般没有症状，较大肿瘤可以引起胸闷、胸痛、咳嗽、发热等，侵犯心包可引起心包积液、心包炎，侵犯气管、支气管可咳出皮脂、毛发等，侵犯纵隔胸膜则可产生胸腔积液或胸膜炎。

2. 病理表现　畸胎瘤病理上分两种类型：一是囊性畸胎瘤（图 35-1-18），即皮样囊肿，含外胚层与中胚层组织，多呈单房囊状，壁的外层为纤维组织，内层为复层鳞状上皮及脂肪、汗腺、毛发、毛囊肌肉

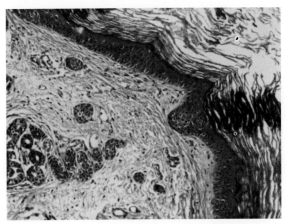

图 35-1-18　囊性畸胎瘤（HE 染色，100×100）

组织，亦可有钙化、牙齿及骨骼。另一类为实性畸胎瘤，组织学上含 3 个胚层，结构复杂，可存在人体各部的组织结构。

3. 影像学表现

（1）CT 表现：囊性畸胎瘤多位于前纵隔中部心脏基底与大血管交界处前方，圆形、椭圆形或形态不规则，多房囊肿可呈分叶状或波浪状，密度均匀，呈低密度，含有脂肪成分为特异性表现（图 35-1-19），如囊内出血则可呈稍高密度表现，部分可见液-液平面，当皮脂物漂浮于上层时，则形成脂肪和水的液平面，具有特异性，CT 增强检查可见囊壁均匀强化，其内容物不强化。实性畸胎瘤可有良恶性，良性畸胎瘤边缘多清晰光滑，恶性畸胎瘤边缘模糊，形态不规则或明显分叶状，与周围组织分界不清或明显浸润。实性畸胎瘤多呈混杂密度，可含有软组织密度、脂肪密度、水样密度及钙化和骨化密度，几种密度可同时存在，骨骼影和牙齿影具有特征性。CT 增强扫描肿瘤不均匀强化。

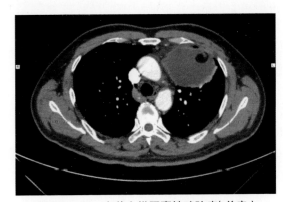

图 35-1-19　左前上纵隔囊性畸胎瘤（单房）

增强检查可见囊壁强化，其内可见脂肪密度影，为特征性表现

（2）MRI 表现：囊性畸胎瘤通常是单房，也可为双房或多房，内含皮脂样液体影，在 T_1WI 和 T_2WI 上均呈高信号表现，囊壁和房间隔为纤维组织，T_1WI 和 T_2WI 呈等信号表现。实性畸胎瘤由于三个胚层成分比例差异大，因而 MRI 表现复杂。T_1WI 上信号不均匀，其中脂肪成分呈高信号，软组织成分呈中等信号，水样密度呈低信号，T_2WI 上肿瘤呈不均匀高信号。骨骼、钙化成分呈低信号。

4. 诊断与鉴别诊断　畸胎瘤多见于前、中纵隔，密度不均匀，瘤灶内常伴有钙化、骨骼或牙齿及脂肪等多种成分，影像学表现典型，一般可明确诊断。主要和纵隔内含脂肪或易包绕脂肪的肿瘤相鉴别，如胸腺脂肪瘤等。

第二节　肺部病变的核医学影像学表现

一、胸部正常核医学影像学表现

（一）肺灌注通气

1. 平面影像

（1）前位：可见双肺轮廓完整，双肺内放射性分布，除肺尖、周边和肋膈角处略显稀疏，其余部分放射分布均匀。

（2）后位：双肺轮廓完整清晰，左肺下内方近脊柱旁可见一心脏压迹。双肺放射性分布均匀，肺周边略稀疏。

（3）侧位：双肺影呈蛤蚌形，前缘较直，略呈弧形，左肺与右侧位显示右肺影形态相似但方向相反，左肺前下缘受心脏影响略向内凹陷。由于常规取仰卧位静脉注射，受重力影响，双肺后部放射性分布较浓，中部由于受肺门的影响，放射性略显稀疏。

2. 断层影像　肺灌注断层图像分为水平断层、冠状断层和矢状断层三个断面。

（1）水平断层图像：自两肺尖沿纵隔、脊柱下行，在肺尖显影后肺影逐渐清楚显影的同时，肺门、心影空白区相继出现，在肺门以下心影增大，到基底部由于受横膈膜的影响，肺底只显露其外缘轮廓。

（2）冠状断层图像：脊柱前区由两肺、纵隔、心影及肺门等各层次组成，肺影近似于前位平面像，先是肺影由窄变宽，而心影则由大变小，直到脊柱影出现。

（3）矢状断层图像：首先肺右下角开始显影，肺影逐渐增大至与右侧位像相近似，继之肺门、纵隔、心影依次出现，使肺影中心出现空白区，且逐渐扩大，使肺影只能见到淡薄的完整周边轮廓，其后肺影增大，心影明确，且由大变小，随之肺影增大至与左侧位影像相似，其后肺影再次逐渐变小至左肺下叶外侧段消失。

（二）肺通气显像

平面及断层像基本上与肺灌注像相似，不同的是因吸入放射性气体颗粒不够均匀及气溶胶受气道内气流影响较大，大气道内混积较多，使喉头、大气道显影。由于放射性气溶胶经反复吸入沉积于有通气功能的气道和肺泡内，清除较慢。如采用锝气体显像，则不会出现喉头和大气道等显影，且图像质量要好于气溶胶显像。正常肺通气影像和肺灌注影像所见基本一致，无不匹配显像征。

二、肺血栓栓塞症

1. 平面显像诊断标准　根据肺通气及下肢深静脉核素显像，肺血栓栓塞症诊断标准如下。

（1）高度可能性：①大于或等于2个肺段的灌注稀疏、缺损区，同一部位的肺通气显像与X线胸片均未见异常；或灌注缺损区大于异常的肺通气或X线胸片；②一个较大的和2个以上中等的肺灌注稀疏、缺损区，同一部位的肺通气显像与X线胸片检查正常；③4个以上中等灌注稀疏、缺损区，同一部位的肺通气显像和X线胸片检查正常。

（2）中度可能性：①1个中等的、2个以下较大的肺灌注稀疏、缺损区，同一部位的肺通气显像和X线胸片检查正常；②出现在肺下野的灌注、通气显像均为放射性分布减低、缺损区，与同一部位X线胸片病变范围相等；③一个中等大小的灌注、通气缺损区，同一部位的X线胸片检查正常；④灌注、通气显像均为放射性分布减低、缺损区，伴少量胸水。

（3）低度可能性：①多发的"匹配性"稀疏、缺损区，相同部位X线胸片检查正常；②出现在肺上、中野的灌注、通气缺损区，相同部位X线胸片检查正常；③灌注、通气显像均为放射性分布减低、缺损，伴大量胸水；④面积小于X线胸片阴影的灌注稀疏、缺损，通气显像正常或异常；⑤条索状灌注稀疏、缺损，通气显像正常或异常；⑥4个以上较小的灌注稀疏、缺损，通气显像正常或异常，相同部位X线胸片检查正常；⑦非节段性缺损。

（4）更低可能性：3个以下较小的灌注稀疏、缺损，通气显像正常或异常，相同部位X线胸片检查正常。

（5）正常：肺形态与X线胸片检查一致，无灌注稀疏、缺损。

2. 断层显像诊断标准　参照2009年欧洲核医学会的肺栓塞诊断指南中的诊断标准。

（1）排除肺栓塞有以下几种情况：①灌注显

像正常；②通气 / 灌注匹配或反向不匹配；③通气 / 灌注不匹配，但不呈肺叶、肺段或亚肺段分布。

（2）确定肺栓塞：通气 / 灌注不匹配，其范围不少于一个肺段或两个亚肺段。

（3）不确定诊断：多发性通气 / 灌注异常而非特定疾病的典型表现。

三、慢性阻塞性肺疾病

慢性阻塞性肺疾病（COPD）肺灌注显像的典型表现是弥漫性散在的与通气显像基本匹配的放射性减低区或缺损区，与血流分布无一定关系。病情严重的 COPD 患者可形成肺大泡，其影像学表现为肺通气及灌注显像表现为匹配的呈肺叶状分布的放射性缺损区，可对肺减容手术前患者肺功能的判断及手术预后的估测提供可靠的依据。

第三节　传统影像学方式在胸部疾病影像诊断中的局限性

（1）常规 X 线检查作为肺癌的筛查手段，简单廉价，目前仍应用较多，但是胸部组织器官多，包括肋骨、胸骨、肌肉软组织、肺实质、肺血管等，胸部 X 线成像显示的重叠影像，对于较大的肿瘤可以显示，对于较小的肿瘤或位于隐蔽部位的肿瘤不能明确显示。包括良性肿瘤、恶性肿瘤在内的肺部肿瘤的病理类型繁多，这些病变在传统影像检查方法下往往很难鉴别，很多疾病存在异病同影、同影异病的现象，传统影像检查诸如高分辨 CT、增强 CT 等，对于典型的良恶性肺部肿瘤的鉴别有一定的意义，尽管借助计算机辅助系统，对于肺癌的诊断有一定的价值，但是如果病变表现不典型，没有特异性，诊断就存在较大困难。肺良性肿瘤的发病率较恶性肿瘤低，典型的影像学表现鉴别不难，但是某些不典型病变或微小病变的肺良性肿瘤与恶性肿瘤的鉴别存在一定困难。良恶性肿瘤在病理生理发展过程中是不一样的，这在传统影像检查方法中很难检查到，近年来，包括动态 CT 增强扫描、CT 灌注、PET-CT 在内的功能成像发展迅速，有助于精确鉴别肺良恶性肿瘤。

（2）传统影像诊断方法对于肺炎性病变的诊断具有很高的价值，尤其是胸部 X 线检查仍是肺炎性病变的首选检查手段。但是近年来，随着抗生素的滥用、新型病毒的爆发及变异等多种因素造成很多难治性肺炎，包括非典型肺炎、曲霉菌肺炎、卡氏肺囊虫肺炎等。某些肺炎性病变的传统影像学表现不具有特异性，甚至与肺肿瘤病变的表现很相似，为诊断带来了较大的困难。

（3）肺结核的发病率近年来逐年增加，病变的表现也多种多样，与经典的肺结核分型往往不能一一对应，具有典型表现的肺结核诊断难度不大，但是很多不典型肺结核于传统影像检查手段来说诊断就存在较大困难。结核是一种炎性增殖性病变，病理基础决定了影像表现，因此，不典型肺结核、早期肺结核对于传统影像检查方法提出了挑战。

（4）急性肺栓塞发病急、死亡率高，因此早期诊断非常重要。目前，传统影像诊断肺栓塞最常用的无创性检查方法就是 CTPA，可以清楚地显示肺血管内栓子。但是 CTPA 检查也具有一定的局限性，对于肺动脉分支小栓子的显示欠佳，另外，CTPA 检查的扫描方案容易受病人心功能、对比剂用量、扫描触发时间等因素影响，会有一定的失败率。

（5）纵隔肿瘤的类型与其发生的部位有很高的相关性，传统 X 线检查受投照部位重叠的影响，对于肿瘤的定位、定性有很大的局限性。CT、MRI 对于纵隔肿瘤的诊断价值相对 X 线诊断效能大大提高，但是对于特殊类型纵隔肿瘤、微小肿瘤的诊断仍有局限性，比如微小胸腺瘤与纵隔淋巴结的鉴别、胸腺增生与侵袭性胸腺瘤的鉴别、纵隔型肺癌的鉴别等。传统影像检查方法对于纵隔肿瘤的良恶性鉴别有较高的诊断价值，但是对于某些诸如淋巴瘤等全身性系统性疾病累及纵隔的，往往不能做出准确诊断，需要 PET-CT 等功能性全身成像技术等诊断手段来补充。

（6）肺部的核素显像常常出现假阳性，且检查过程中需要患者配合，也易受体位的影响，因此常需要结合其他影像检查综合分析。

第四节　分子影像技术在胸部疾病中的应用

一、分子影像技术在肺癌诊断和治疗中的应用

肺癌占癌症死亡的 23%，超过乳腺癌、结肠癌和前列腺癌的总和。肺癌大致分为两大类，肺癌可以组织病理学分类为小细胞肺癌（SCLC；15%）和非小细胞肺癌（NSCLC；84%），后者进一步分为大细胞癌（LCC）腺癌和鳞状细胞癌（SCC）。腺癌通常具有腺体组织，通过鳞状分化区别于 SCC。不表达腺癌或 SCC 生物标志物的癌症被归类为 LCC。SCLC 起源于神经内分泌肿瘤，因此有神经分泌囊泡和神经丝，约占肺癌的 20%，恶性程度高，倍增时间短，早期广泛转移。目前对于小细胞肺癌常用的治疗方法，如化疗和放射治疗，对于 SCLC 治疗的初始阶段有明显的疗效，但是患者极易产生继发性耐药，且治疗后肿瘤复发率高。NSCLC 对于放化疗并不敏感，常使用手术治疗或基因治疗等方法。原发性或转移性肺癌的早期检测和诊断可以显著改善患者的预后。虽然临床上已经使用胸部 X 线和低剂量螺旋计算机断层扫描（CT）来检测 1~2 mm 的肺结节，但反复扫描会使患者接受过量的辐射，有较严重的健康风险。另外，通过胸部 X 光检测到的超过 90% 的肺结节（直径 < 2 cm）是非癌性的，可能由感染、钙化、炎症、纤维化、正常血管系统阴影、自身免疫性疾病、良性肿瘤或由其他原因引起。因此，确定结节的良恶性必须通过活组织检查或正电子发射断层扫描（PET）进一步检查。然而，PET 的空间分辨率较低（> 5 mm）和使用放射性标记的葡萄糖限制了其应用。开发可以在分子水平和细胞水平上检测的成像探针对肺癌的分子诊断和靶向治疗至关重要。

（一）肺癌的纳米成像

1. 光学成像

（1）荧光成像：Zhang J. 等合成了荧光金属纳米壳显像剂来检测肺癌细胞中的 miRNA 分子。荧光信号源 $Ru(bpy)_3^{2+}$ 络合物包裹于二氧化硅（SiO_2）中形成纳米核，其外包覆银纳米壳，将可与细胞中的靶 miRNA-486 分子杂交的单链寡核苷酸共价结合在金属纳米壳上。通过统计细胞荧光图像上金属纳米壳的荧光信号强度，可评估细胞系中 miR NA-486 的表达水平，为肺癌早期诊断提供了新的思路。

（2）近红外荧光成像：近红外光为波长在 700~1000 nm 的光。活体组织中的一些光子吸收剂，如血红蛋白和水对于近红外光只有很低的吸收，使得 NIR 光可以穿透深层组织。目前常用的近红外荧光剂为花菁类染料，如吲哚菁绿（ICG）。Khullar 等利用人血清白蛋白 HSA：ICG 复合物用于肺癌前哨淋巴结（SLN）成像。SLN 成像的理想造影剂是带负电荷的，尺寸在 10~50 nm 之间，以便于造影剂被快速吸收并保留在淋巴管中。ICG 尺寸约为 1.2 nm，表现为相对疏水性，会被快速从 SLN 中清除。HSA：ICG 复合物形成了直径约为 7.3 nm 的纳米探针，可以提高其在肺癌前哨淋巴结中的成像效果。

（3）上转换荧光成像：上转换发光又称反斯托克斯发光，是指在低能量的近红外或红外光激发下，产生高能量的紫外线或可见光。上转换材料无光漂白，可极大地避免细胞或组织自发荧光，穿透能力强，对组织光损伤小。有学者基于上转换发光剂 $NaYF_4$：Yb / Er 纳米晶体进行功能化修饰叶酸（FA）- 壳聚糖聚合物，用于 980 nm 激光激发下的肺癌细胞的特异性靶向荧光成像。

2. CT 成像

临床上 CT 成像对于筛查早期肺癌有很大帮助，可疑的肺结节通常需要多次随访 CT 扫描来评估结节的大小和生长速度变化。基于结节灌注和肿瘤血管通透性的动态 CT 增强扫描已经广泛用于良恶性肿瘤的区别。但由于常规造影剂会快速进入血管周围组织中，使其在定量灌注分析中存在一定的缺陷。此外，单纯碘化造影剂对微小血管的形态变化不敏感。新型的纳米成像剂可用于精确的结节灌注和血管通透性的测量。Cristian T. 等利用脂质体包裹碘化造影剂用于肺癌的早期检测和诊断，结果显示，脂质体碘化造影剂能在成像早期观察到结节血供情况，延迟成像可基于信号强弱来表示慢生长和快速生长的结节。

3. MR 成像

超顺磁性纳米粒子（SPFO）有着优异的磁共振成像效果，其表面可修饰与多种特异

性识别肿瘤标志物结合,如转铁蛋白、叶酸和 Her-2/neu 蛋白等。Huang G. 等利用可靶向肺癌多肽与 SPIO 结合形成靶向纳米探针,其可与高表达整联蛋白 $\alpha_v\beta_6$ 的肺癌细胞特异性结合。有学者将抗 CD44v6 单克隆抗体与 SPIO 结合,实现了体外的肺癌细胞靶向磁共振成像。

4.PET 成像 PET 显像采用放射性示踪剂标记的特异性的分子探针成像,是分子影像学中最重要的手段。过去几年里,PET 分子成像在肺部良恶性疾病的鉴别、恶性肿瘤的分期、治疗效果的评估及随访过程中发挥着越来越重要的作用。

(1)代谢成像:^{18}F-FDG 是最常用的 PET 示踪剂,应用于大多数临床 PET 成像中。FDG 是一种葡萄糖类似物,通过主动或被动转运进入细胞,然后由己糖激酶磷酸化成为 6- 磷酸 FDG,后者不能进一步进入代谢途径。恶性肿瘤细胞对糖酵解有依赖性,同时伴有葡萄糖转运的上调。葡萄糖转运体 1(Glut-1) 已经被证实在肺癌中是上调的。此外,己糖激酶的活性在恶性肿瘤中也表现出上调。

非小细胞肺癌的分期:PET 和 CT 的融合成像提高了纵隔淋巴结转移诊断的敏感性和特异性。2007 年的一项 Meta 分析显示,PET 诊断纵隔恶性淋巴结转移的敏感性和特异性分别为 74% 和 85%,该项分析来自 2 865 例患者的数据。即便如此,PET 在检测纵隔淋巴结转移方面假阳性率仍然较高,因此大多数的指南都推荐对准备施行手术的患者术前进行纵隔镜淋巴结活检。但是 PET 较高的敏感性意味着纵隔镜不需要在 PET 阴性的患者中施行。此外,PET 成像是一种全身成像,可以检测到之前没有发现的转移灶。文献报道,接近 13% 的非小细胞肺癌患者,PET 检查可以检测到之前未发现的远处转移灶。而远处转移灶的发现将精确非小细胞肺癌的临床分期。不过由于大脑的基础 FDG 活性较高,掩盖了转移灶的活性,因此,PET 在检测脑部转移方面敏感性较低。

(2)增殖显像:FDG 是一种相对非选择性的肿瘤显像剂,它也能够被炎性病变所摄取,因而可能导致假阳性。于是人们采用标记的脱氧胸腺嘧啶作为一种更加特异的肿瘤显像剂。氟脱氧胸腺嘧啶 (FLT) 是一种 ^{18}F 标记的胸腺嘧啶类似物,进入细胞后,被细胞内的胸腺嘧啶激酶磷酸化,但是不能被胸腺嘧啶磷酸酶代谢,不能合成 DNA,因此将滞留在细胞质内。研究证明,FLT 能够反应 A549 肺癌细胞中胸苷激酶 TK1 的活性。TK1 是 DNA 补救合成途径的主要酶,其在 DNA 合成过程中活性上调,反映了肿瘤细胞的增殖活性。

多项研究证实,肺部肿瘤 FLT 摄取增加和肿瘤样本中的 Ki67 活性高度相关,后者反映了肿瘤的增生活性。与 FDG 比较,在诊断恶性病变方面,FLT 特异性较高,但是敏感性相对较低。FLT 的活性和肿瘤的组织学分型有关,鳞癌的 FLT 活性要高于腺癌。文献报道,FLT PET 在原发肺肿瘤分期方面的敏感性为 67%~90%,而 FDG PET 为 84%~94%,但是特异性达到 98%(FDG 为 84%)。

(3)乏氧显像:非小细胞肺癌乏氧状态可以使用极谱针状电极直接检测,亦可用组织和胞质中的乏氧标记物间接评估。肿瘤组织乏氧标记物表达增加和患者预后负相关。乏氧状态导致肿瘤转移率及抗药性增加。肿瘤内部呈乏氧状态部位的检出有助于制订新的治疗方案,从而改善疾病预后。^{18}F- 氟咪索硝唑 (F-18-labelled fluoromisonidazole, FMISO) PET 成像是一种非侵入性的乏氧显像方法。FMISO 是被广泛使用的硝基咪唑的衍生物,它通过被动弥散的方式进入细胞内,再由硝基还原酶降解,其产物可以滞留在氧分压降低的组织细胞内。在富氧的组织细胞内,该产物会很快被再次氧化而代谢掉,不会在细胞内贮积。在乏氧的组织细胞内,低氧分压将阻止 FMISO 代谢物的再次氧化,因此导致放射标记物的贮积。重要的是,FMISO 只能在具有硝基还原酶活性的乏氧细胞内存在,而不能在坏死的细胞内贮积,因此,^{18}F 标记的 FMISO 能够用于肿瘤的乏氧显像。

(4)凋亡显像:细胞凋亡是肺癌化疗过程中的一种重要的细胞死亡机制。如果能够探测治疗前肿瘤细胞凋亡的水平以及实施化疗后肿瘤细胞的凋亡水平,临床医师就能够更好地掌握化疗的效果。^{99m}Tc 标记的膜联蛋白 V (^{99m}Tc-Annex-in V) 是少数用于临床 II 期研究的放射示踪剂之一。膜联蛋白 V 分子量 36 ku,能够特异性结合于磷脂酰丝氨酸上,后者是一种磷脂。标记的膜联蛋白 V 能够特异性结合于暴露到细胞表面的磷脂酰丝氨酸上,从而可以早期识别凋亡的细胞。研究确认,非小细胞肺癌化疗开始后 24~72 h 内 ^{99m}Tc-Annexin V 的活性与患者的治疗反应相关。Kartachova 等比较了采用 ^{99m}Tc-Hynic Annexin V 作为凋亡显像剂,单纯人眼评估和定量评估肿瘤摄取的结果,发现单纯人眼评估能够更可靠地检测化疗诱导的肿瘤细胞凋亡以及预测治疗结果。

（5）肺癌研究中的其他分子显像方法。①氨基酸显像：^{11}C 标记的蛋氨酸（^{11}C-MET）是一种氨基酸示踪剂,能够反应氨基酸转运和合成的速率,后者与正常组织相比,在大多数恶性肿瘤中是增加的。2008 年,Hsieh 等发现 ^{11}C-MET 在区别肺部良恶性病变方面,比 FDG 的特异性和敏感性都高。其他的氨基酸显像剂还有 O-(2-^{18}F-fluo-roethyl)-L-tyrosine, ^{18}F-amethyltyrosine（FMT）。②胆碱显像：胆碱是磷脂酰胆碱合成的前体,是细胞膜磷脂的基本物质之一。由于恶性肿瘤的高增生率,肿瘤细胞膜合成增加,因而胆碱摄取增加。有研究比较了 ^{11}C 标记的胆碱（^{11}C-CH）和 FDG 检测原发性肺癌的能力,发现 ^{11}C-CH 与 FDG 具有同等的检测能力。研究还显示,^{11}C-CH 检测肺癌脑部转移的能力显著高于 FDG,因为前者背景摄取很低可忽略。③生长抑素受体显像：^{68}Ga 标记的奥曲肽是一种生长抑素受体显像剂,用于神经内分泌肿瘤的成像。^{68}Ga 奥曲肽 PET 比传统影像检查方法能更特异地显示肺部神经内分泌肿瘤,能够提供更多肿瘤分期的信息。④免疫显像：采用长半衰期正电子放射性元素标记单克隆抗体（mAb）, 如 Zirconium-89（^{89}Zr, $t_{1/2}$ 78 h）、Copper-64,（$t_{1/2}$ 12.7 h）或者 Iodine-124（$t_{1/2}$ 4.2 d）,并用 PET 成像,称为 Immuno-PET。免疫显像能够帮助了解 mAb 在体内的生物学行为。⑤ CCK-2 是一种在小细胞肺癌中高度表达的受体,一种促胃液素（PP-F11）可以与 CCK-2 受体靶向结合,因此 S. Roosenburg 等人将 PP-F11 多肽结合到环状螯合剂 DOTA/NOTA/NODAGA 中,随后将 ^{68}Ga、^{64}Cu 或 ^{111}In 放射性元素与环状有机物进行螯合,在 CCK-2 阳性的 A431 肿瘤模型进行 PET-CT 成像,结果表明,所有放射性标记的探针可以很好地对肿瘤进行 PET 成像,其中 ^{68}Ga 和 ^{111}In 标记的多肽比 ^{64}Cu 显示出更强的信噪比,该放射性探针有望应用于 CCK-2 高度表达的 SCLC 的 PET/CT 成像。

5. 多模态成像　近红外荧光（NIRF）成像具有高灵敏度,但它的空间分辨率较差。CT 成像是一种省时、成本较低的成像技术,具有优异的密度分辨率和空间分辨率,但由于其灵敏度不足,在软组织成像中的应用受到限制。MR 成像是一种非侵入性的技术,具有高灵敏度、良好的组织穿透深度和软组织对比度,但无法检测骨结构病变。由于单一的成像技术存在一些缺点,导致一部分成像信息的损失。因此需要双模态或多模态来实现疾病全面和准确的诊断。①荧光-CT 多模态成像：Priya Patel 等人将 ICG（荧光信号源）及碘海醇（CT 信号源）共同负载于 PEG 化的纳米脂质体中,用于荧光及 CT 成像引导下的术中小鼠肺癌成像定位。②荧光-MR 双模态成像：MRI 为疾病诊断提供了高分辨率的图像并且无电离辐射,因此已广泛用于非侵入性体内成像。然而,MRI 不如 PET 或荧光成像敏感。为了弥补 MRI 模态的局限性,具有高灵敏度的光学成像技术常被用于多模态成像系统中,而且荧光成像成本较低,不使用非放射性物质。有学者将 Gd-DTPA（MR 对比剂）和 Cy5.5（近红外荧光剂）连接到转铁蛋白表面,实现了对于 H1299 细胞（人非小细胞肺癌）的体外及异位肿瘤模型的荧光磁共振双模态成像。Park KE 等人合成了含有二氢卟酚 e6（Ce6）的 PLGA 纳米探针,Ce6 作为光动力治疗（PDT）的有效光敏剂,其能被能够穿透深层组织的 NIR 波长激活。PLGA 纳米颗粒的表面用 HA 修饰,可以靶向过表达 CD44 配体的癌细胞,并螯合 Gd^{3+} 用于 T_1 加权成像。形成的 HA-Gd-Ce6-PLGA NPs 以 HA 有效地靶向 CD44 过表达的 A549 肺癌细胞,在 A549 肿瘤小鼠中可以实现 NIR 荧光成像和 MR 成像,并且在照射 NIR 光后也观察到肿瘤生长受到抑制。③光学-MR-CT 三模态成像：有学者利用树突状分子将 Cy5.5（光学成像剂）、Gd^{3+}（磁共振对比剂）及 Au 纳米棒（CT 对比剂）结合在一起形成 Cy5.5-Gd-Au DENPs,其与叶酸（FA）作为靶向分子,可以靶向结合 NSCLC 细胞上的叶酸受体（FRs）。将这些 Cy5.5-Gd-Au DENPs-FA 颗粒用作体外和体内 NSCLC 细胞靶向 CT-MR-光学三模态成像的纳米探针,得到了良好的效果。

金纳米簇（GNCs）有着近红外荧光、很强的双光子激发和优异的 X 线衰减能力,可以用于多模态肿瘤的诊断中。此外,GNCs 可以通过选择性诱导二价阳离子和负电荷 GNC 之间的电子相互作用,组装行成均匀的单分散纳米粒子。有学者等人在温和条件下,利用水溶液中 GNCs 上带负电荷的羧基和 Gd^+ 之间的静电作用,得到单分散稳定的球形纳米粒子 GNCN。形成的 GNCNs 具有很强的荧光性质，较高的 X 线衰减和一定的 T_1 弛豫率，在活体小鼠肺癌异位瘤模型中，实现了肿瘤的 NIRF-CT-MR 多模态成像。

（二）肺癌纳米药物的应用

铂类和依托泊苷双重化疗是治疗肺癌最基本的方案，小细胞肺癌对于化疗和放疗有着很高的敏感性，但是肿瘤复发率高，SCLC 患者的预后仍然很差，5 年生存率 <10%。此外，由于 SCLC 趋向于早期转移到中枢神经系统，预防性的脑照射成为患者的标准治疗之一。SCLC 治疗中患者会对一些化疗药物如紫杉醇产生耐药性。传统化疗药物已经在临床治疗中体现出明显的治疗效果，但是其仍无法实现患者的长期生存目标。近年来，纳米技术为克服传统药物的缺点带来了一些新型靶向治疗方法和新的联合治疗已被用于最常见的非小细胞肺癌（NSCLC）的临床治疗中。

1. 临床中纳米药物的应用　采用靶向纳米药物治疗肺癌的重要目的是改善常规药物治疗的功效并减少副作用的发生。第一种用于治疗肺癌的纳米药物是由美国 FDA 于 2012 年批准的白蛋白结合紫杉醇（Abraxane），用于晚期或转移性的非小细胞肺癌（NSCLC）患者的联合治疗。事实上，第一种临床转化的纳米药物是聚乙二醇化的脂质体负载多柔比星（Doxil），其用于治疗多种恶性肿瘤。在一期到三期的临床试验中，对于非小细胞肺癌、小细胞肺癌或间皮瘤患者，应用 Doxil 较应用单纯的化疗药物或放化疗联合治疗有着更好的治疗效果。随后开发出了顺铂脂质体制剂（Lipoplatin），在 NSCLC 和间皮瘤的治疗中对比单纯顺铂至少可以得到相同的治疗效果，但是对人体的毒性作用显著降低。表 35-4-1 总结了应用于 NSCLC 或 SCLC 临床试验的纳米制剂。在韩国，一种胶束化紫杉醇（Genexol-PM）已经应用到临床肺癌的治疗，在其临床 II 期实验中，Genexol-PM 与顺铂的联合治疗应用于晚期 NSCLC 患者表现出显著的抗肿瘤活性，但是它也有一些明显的副作用。总之，现阶段纳米医药临床应用仅体现在几种简单脂质体或聚合物制剂，一些临床前研究中的高度复杂的纳米药物并没有转化为临床应用。

表 35-4-1　临床应用的肺癌纳米制剂

药品名称	成分	公司	适用	临床阶段
Abraxane	白蛋白结合型紫杉醇	Celgene Co.	非小细胞肺癌	美国 FDA 批准
Genexol-PM	紫杉醇胶束	Samyang Co.	非小细胞肺癌	批准
Paclitaxel poliglumex	聚谷氨酸紫杉醇	CTI BioPharma	非小细胞肺癌	III 期
MPDL3280A	抗 PD-L1 抗体	Genentech	非小细胞肺癌	III 期
Tecemotide	脂质体疫苗	Oncothyreon	非小细胞肺癌	III 期
Doxil	多柔比星脂质体	Johnson & Johnson	小细胞肺癌	II 期
BIND-014	靶向多西他赛	Bind Therapeutics	非小细胞肺癌	II 期
CRLX101	聚环糊精喜树碱	Cerulean Pharma	小细胞肺癌	II 期
NKTR 102	PEG- 伊立替康	Nektar Therapeutics	肺转移瘤	II 期
Kadcyla	曲妥珠单抗 -DM1 耦联药物	Genentech	非小细胞肺癌	II 期
IMMU-132	抗体 - 化疗剂耦联药物（Ab-SN-38）	Immunomedics Inc.	非小细胞肺癌	I/II 期
IMGN901	单克隆抗体偶联药物 Ab-mertansine	ImmunoGen	小细胞肺癌	I/II 期
NC-6004	顺铂胶束	Nano Carrier Co.	非小细胞肺癌	I/II 期
MM-398	伊立替康脂质体	Merrimack Pharmaceuticals	非小细胞肺癌	I 期
DNIB0600A	抗体 -MMAE 耦联药物	Genentech	非小细胞肺癌	I 期
AuroShell	金纳米壳层粒子	Nanospectra-bioscie nces	肺癌	I 期

2. 临床前纳米药物的研究　多种药物联合治疗是临床癌症治疗中非常有效的策略，如经典的铂类和依托泊苷双重化疗。但是这种单纯的药物组合往往会对人体造成严重的毒副作用，成为临床癌症治疗中急需解决的问题。Lv S.X. 等设计出一种两亲三嵌段共聚物，如甲氧基聚乙二醇 -b- 聚谷氨酸 -b- 聚赖氨酸修饰脱氧胆酸（mPEG-b-PLG-b-PLL / DOCA）作为共递送 DOX 和 PTX 的载体（图 35-4-1），该结构包含

PEG 外层、PLG 中间层和疏水 PLL / DOCA 内核。PEG 外层通过减少与血液成分的非特异性相互作用来延长血液循环时间;中间层为可生物降解和亲水的 PLG 壳体,通过静电相互作用负载 DOX;疏水改性的 PLL 用来储存亲脂性药物。该纳米聚合物通过被动靶向(EPR 效应)富集于肿瘤处,在人肺癌细胞 A549 异位小鼠瘤模型显示出更高的抗肿瘤效果,并在治疗期间未观察到明显的副作用。

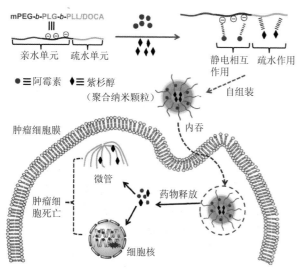

图 35-4-1 mPEG-*b*-PLG-*b*-PLL / DOCA 共递送 DOX 和 PTX 用于肺癌治疗

被动靶向主要是基于肿瘤环境的 EPR 效应,粒径在 1~100 nm 的纳米材料不能直接穿过正常的血管,但是它们能从肿瘤中新生的毛细血管渗透并积累。人们已经开发出具有不同功能的肺癌纳米药物制剂用于临床前的动物模型中,根据纳米药物粒子类型、负载量、给药途径、动物模型和靶向方式总结于表 35-4-2 中。此外,通过使用靶向肿瘤相关抗原或受体的单克隆抗体或特异性配体可以实现纳米药物的主动靶向。因此,新型的纳米药物通常会连接特异性配体来实现肺癌主动靶向。理想的主动靶向材料可以特异性检测或杀死原发性肿瘤细胞,并可以作用于转移扩散至循环系统中的癌细胞。在一些研究中,肿瘤特异性分子,如高表达的肿瘤相关酶可用于激活纳米复合物用于纳米成像或局部药物的释放。Crisp 等合成了由肺癌周围高浓度 MMP2 激活 /$\alpha_v\beta_3$ 靶向纳米探针,实现肺转移癌的荧光成像及治疗。最近的临床前研究中,靶向纳米药物主要通过静脉注射应用,几乎没有通过滴注或吸入途径来实现局部肺癌的靶向递送。

虽然在动物模型中靶向纳米药物得到了很好的效果,但是通常使用的动物模型与人肺癌临床病理特征有很大的差别。特别是将人肺癌细胞注射到免疫缺陷小鼠的皮下建立的动物模型,并不能反映肺癌患者的真实肺癌特征,它既不代表肿瘤生长部位,也不能反映肿瘤、基质和免疫细胞相互的复杂性。此外,静脉注射肿瘤细胞来建立肺转移癌模型过于简单,并不能体现出真实的肺肿瘤细胞转移扩散的过程,因此,相关的纳米药物研究几乎没有临床转换的意义。理想的肺肿瘤模型应可以反映非免疫受损动物的分子和病理生长特征,如小鼠的一些遗传或化学诱导的肺肿瘤模型。只有极少的靶向纳米药物可以通过临床转换,具有代表性的为 Hrkach 等设计出的靶向分子 PSMA 结合的 PLA/PLGA-PEG 纳米复合物,用于靶向递送紫杉醇到小鼠、大鼠和猴子肺癌模型中,目前该纳米药物(BIND-014)正在进行治疗 NSCLC 的 II 期临床试验。总之,我们不缺乏有针对性的纳米药物平台,但是缺少将这些新型纳米药物转化到临床肺癌治疗的能力。

3. 肺癌治疗的潜在纳米药物 用于肺癌治疗的纳米药物需要具备以下几点:①具有多功能及高负载不同化疗药物的潜能,能增加药物的稳定性及细胞渗透性;②能够实现表面功能化,从而靶向递送药物至肿瘤细胞,减少全身毒性;③能够在适当的时间或部位控制纳米药物的释放。新型纳米医药载体也可包含以下几个方面。

(1)吸入性纳米药物用于肺癌的基因治疗:气溶胶疗法可以有效和安全地用于多种疾病的局部药物递送和治疗。基因治疗是癌症治疗的一种新策略。基因疗法已经应用在一些肺部疾病,如哮喘、囊性纤维化和慢性阻塞性肺病中。在体外模型、动物模型和最近在人类临床试验中显示出许多基因具有抗肿瘤作用。

由于肺部与外部环境持续接触,因此具备出天然防御机制,防止不必要的颗粒侵入气道。有效地吸入溶液需要具备以下性质:黏度、离子强度、用于肺泡沉积的颗粒大小(1~3 μm)、适宜的呼吸机参数(呼吸频率和潮气量)、局部停留时间、气道沉积部位、渗透压、形状(轴长 > 20 μm 可防止巨噬细胞吞噬)、颗粒电荷、pH(<3.5 的环境会对上皮造成一定

表 35-4-2　临床前研究的主动靶向肺癌纳米制剂

靶向分子	响应	给药途径	模型	种类
表皮生长因子受体（EGFR）	-	iv.	sc. 人肺癌细胞	结合物
				脂质体
				介孔硅类
			iv. 人肺癌细胞	聚合物
	磁场	itr.,inh.	iv. 人肺癌细胞	超顺磁性纳米粒子
$\alpha_v\beta_3$	基质金属蛋白酶 MMP2	iv.	iv. 鼠乳肿瘤细胞	肽类
	-	iv.	iv. 鼠黑色素瘤细胞	脂质体
			sc. 人肺癌细胞	肽类
		itr.	itr. 鼠肺癌细胞	金纳米粒子
Sigma 受体	pH	iv.	sc. 人肺癌细胞	磷脂 / 钙 / 磷酸盐
			iv. 鼠黑色素瘤细胞	磷脂 / 钙 / 磷酸盐
			sc.,sur. 人肺癌细胞	磷脂 / 钙 / 磷酸盐
CD44	-	N/A	sc. 人肺癌细胞	结合物
			sc. 人肺癌细胞	结合物
			iv. 鼠黑色素瘤细胞	
DR 4/5	-	iv.	sc. 人肺癌细胞	结合物
		inh.	iv. 人肺癌细胞	聚合物
				蛋白类
促性腺激素释放激素受体（LHRHR）	-	iv., inh.	itr. 人肺癌细胞	磷酯类 介孔硅类
		itu.	sc. 人肺癌细胞	超顺磁性纳米粒子 / 树突状分子
$\alpha_v\beta_6$	-	iv.	sc. 人肺癌细胞	脂质体
$\alpha_v\beta_3$, 神经纤毛蛋白 -1	-	iv.	sc. 人肺癌细胞	肽类
DR 4/5, ES 配体	-	ro.	iv. 人结肠癌细胞	脂质体
转铁蛋白受体	-	iv.	sc. 人肺癌细胞	磷酯类
EphA2	-	iv.	iv.,sur. 人肺癌细胞	磷酯类
低密度脂蛋白受体 LDLR	辐射	iv.	iv. 鼠乳腺癌细胞, 转基因 (EML3-ALK)	硼 / 钆类
叶酸受体	-	iv.	sc. 人肺癌细胞	脂质体
层粘连蛋白受体	-	iv.	sr. 鼠黑色素瘤细胞	聚合物
磷脂酰丝氨酸	pH	iv.	sc. 人肺癌细胞, iv. 鼠肺癌细胞	蛋白 / 磷酯类
前列腺特异性膜抗原	-	iv.	sc. 人肺癌细胞	聚合物
HER2	辐射	itu.	sc. 人肺癌细胞	金 / 银纳米粒
IGF-1R	磁场	iv.	sc. 人肺癌细胞	磁性脂质体
GC4	-	iv.	iv. 鼠黑色素瘤细胞	脂质体 / 蛋白类
CD47	-	iv.	iv. 鼠黑色素瘤细胞	脂质体 / 蛋白类
非小细胞肺癌	-	Iv.	sc. 人肺癌细胞	肽类 / 树突状分子
凝结血浆蛋白	-	iv.	iv.,sur. 人肺癌细胞	磷酯类
赘生物	辐射	iv.	iv. 鼠结肠癌细胞	蛋白类

备注：inh.:吸入给药；itu.:瘤内给药；itr.:气管内给药；iv.:经静脉给药；ro.:逆行性给药；sc.:皮下给药；sr.:视网膜下给药；sur.:手术给药；N/A:不可用 / 不适用

的损害。非正常值范围内的渗透压（过高或低）会引起支气管收缩并增加肺黏膜，使吸收药物的效果较差。

　　理想的吸入性基因治疗制剂最主要作用是能够保护易碎的 DNA 分子。非病毒载体在许多方面与病毒载体相比有着很大的优越性。病毒载体可能引起机体的免疫应答和流感样症状，并且难以大规模生产。非病毒载体具有易于操作、免疫原性较低和经济性好的优点，然而，也存在一些未知的毒性，如高分子量制剂会诱发多种呼吸道不良反应。目前已经研究出几种基因治疗载体，例如阳离子脂质体和阳离子聚合物，以用于保护并递送 DNA 分子至肿瘤部位（表 35-4-3）。

表 35-4-3　吸入性纳米复合物

- Cationic lipids 阳离子脂质
- Cationic polymers 阳离子聚合物
- Mucoadhesive polymer 黏性聚合物
- Protamine sulfate and AND 硫酸鱼精蛋白及其与 L- 聚赖氨酸结合物
- Recombinant plasmid PACCMVmGM-CSF 重组质粒 PACCMVmGM-CSF
- Nonionic tetrafunctional amphiphilic block synthetic copolymers 704 非离子两亲性嵌段共聚物 704
- Crosslinked small PEIs (2 ku) 交联小分子聚乙烯亚胺（2000）
- PEIs with PEG shielding 聚乙二醇修饰的聚乙烯亚胺
- Solvoplex
- APTES 3- 氨丙基三乙氧基硅烷
- PLGA delivery system for immunotherapy 用于免疫治疗的 PLGA 递送系统
- Gene and chemotherapy (all in one mPEG–PCL–g–PEI) 基因和化疗
- Carbonate apatite nanocarriers 碳酸盐磷灰石纳米载体
- F–AL–Ad5 叶酸 - 阳离子脂质体 - 腺病毒载体 -5
- Amino acids to enhance the aerosol deposition 氨基酸增强气溶胶沉积
- Gold nanoparticles 金纳米粒子
- pH-sensitive releasing system pH 敏感的释药系统

　　（2）纳米药物用于肺癌的光热治疗：光热治疗 PTT 是一种通过激光与光热剂相互作用产生热量，通过控制局部热量来消融病变组织。PTT 的治疗效果主要依赖于光热剂的选择，近年来已经设计出多种可吸收近红外（NIR）光的纳米光热剂，例如金纳米棒（Au NR）、金纳米笼、金纳米壳、氧化石墨烯、碳纳米管、复合金属纳米粒子（NPs）等。金纳米棒具有一个横向和一个纵向表面等离子体共振带（SPR），由于其具有合成简便、易于生物偶联、良好的胶体稳定性等性质，特别是在 NIR 区域具有可调

节的吸收范围和可观的吸光系数，Au NRs 已被广泛应用于肿瘤的光热治疗中。Ye X.S. 等人设计出新型 Au@Ag/Au 纳米球用于小鼠肺癌的光热治疗。他们首先在 Au 纳米棒表面包覆 Ag 纳米层，Ag 纳米层厚度决定了纳米棒的形状及尺寸，这种 Ag/Au 纳米壳的形成有效提高了其近红外光处的吸光度。随后 Ag/Au 继续与 HAuCl4 反应得到 Au@Ag/Au 纳米颗粒，其在 400~1 100 nm 处有着很强的吸收，很低的细胞毒性，在 980 nm 的激光照射下能有效杀死 A549 肺癌细胞，在小鼠异位肺癌模型中也表现出良好的光热治疗效果。

　　虽然金纳米棒有着优异的光热效率和光稳定性，但是其在体内无法生物降解，有潜在长期毒性。另一种光热剂卟啉具有与金相当的光热特性，且该卟啉体几乎没有毒性（小鼠无毒性可达 1 000 mg/kg），并可被生物降解。郑岗等合成了改性的卟啉脂质体用于肿瘤光热治疗，其可超高负载卟啉，并且对金属离子有着很强的螯合力，通过螯合 Mn3+ 或 ^{64}Cu 可实现 MRI 或 PET 成像，提供了一个诊疗一体化探针平台。随后他们又将这种卟啉脂质体应用到小鼠及兔的早期周围型肺癌的支气管镜实时荧光成像和光热治疗中，取得了良好的治疗效果。

　　（3）磁共振引导聚焦超声手术（MRgFUS）：MRgFUS 是一种很有潜力的非侵入性超声波治疗软组织病变的方法，临床上已被用于治疗前列腺癌、肾癌或肝癌。其具有精确的波束方向控制和持续的反馈能力，能够详细显示处理过程中组织和周围温度的变化。磁共振成像（MRI）是临床上常用的疾病诊断和肿瘤检测技术，可以在 MRgFUS 中进行梯度回波成像及温度敏感的质子共振频率进行实时温度监测。常规的 MRgFUS 设备需要采用较高功率的超声提高深部组织的治疗效果，但容易引起较大的副作用。Wang Z.L. 等设计出一种表皮生长因子（EGFR）单克隆抗体结合的 SPIO 纳米颗粒（抗 -EGRF-PEG-SPIO，图 35-4-2），作为靶向肺癌的 MR 成像造影剂和 MRgFUS 消融协同剂。该纳米颗粒能增强较低能量水平的 MRgFUS 治疗效率，能够减少治疗对周围正常组织产生的副作用。在肿瘤消融前后，治疗效果可以实时通过 MRI 进行非侵入性监测。

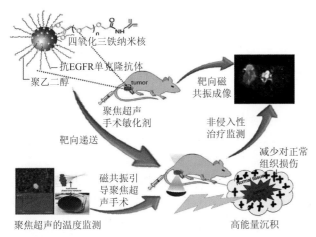

图 35-4-2　SPIO 纳米颗粒用于肺癌磁共振引导聚焦超声的诊断和治疗

（图中标注：四氧化三铁纳米核、抗EGFR单克隆抗体、聚乙二醇、靶向磁共振成像、聚焦超声手术敏化剂、非侵入性治疗监测、靶向递送、减少对正常组织损伤、磁共振引导聚焦超声手术、高能量沉积、聚焦超声的温度监测）

二、分子影像技术在肺结核诊断和治疗中的应用

结核病是由结核分枝杆菌 MTB 感染引起的传染病，截至 2014 年，全球约有 17 亿人口为潜伏性结核菌感染者，占全球总人口的 23.0%。尽管实行大规模卡介苗接种，但是结核病防治仍然是全球面临的重要公共卫生问题。

在传统的抗结核治疗过程中，由于抗结核药物的水溶性和稳定性较差，生物利用度低，副作用大以及较长的抗结核治疗疗程，导致患者的依从性低，治疗效果不佳，尤其近些年耐药结核病患者的增加，使耐药治疗成为抗结核治疗的新难点。

纳米技术是一个相对新的技术，纳米粒子作为药物载体具有重要优势，包括稳定性高、运载能力好、可缓释给药等，可以提高药物的生物利用度和减少用药频率。传统的结核病的诊断手段有限，使患者不能得到及时确诊，通过纳米技术有可能解决这些问题。目前纳米技术在结核病的实验室诊断和治疗新技术方面已有一些研究报道，以下将着重这几个方面展开讨论。

（一）纳米技术在结核病诊断中的应用

目前广泛应用于临床的结核病诊断技术包括痰涂片镜检法、痰结核菌常规培养法、结核菌素试验等，存在着敏感性低、特异性差和耗时久等缺点，对结核病患者的早期诊断和治疗极为不利，加剧了结核病在人群中的传播。因此，世界各国均在结核病实验室的诊断技术方面给予极大关注。

应用纳米技术检测 MTB（结核分枝杆菌）是目前结核病诊断的主要研究方向。其关键思路是将 MTB 的核酸或抗体偶联到纳米材料表面，形成纳米尺度的靶向探针，通过探针与 MTB 互补序列或抗原的特异性作用来实现探针对 MTB 的识别，然后利用纳米粒子的光、电、磁等特性进行高效检测。

目前已经开发了许多用于快速检测病原菌的纳米技术，包括生物发光、荧光标记结合流式细胞术、电化学生物传感器、磁共振生物传感器等。

1.基于荧光纳米探针的免疫荧光分析法用于结核分枝杆菌的检测　近来，各种发光纳米粒子，其中包括量子点、荧光胶乳粒子和掺杂染料的二氧化硅纳米粒子，已被成功应用于生物标记和检测病原菌，其中，二氧化硅荧光纳米粒子优势出众，具有更高的灵敏度。在每个二氧化硅纳米粒子中封装数以万计的荧光染料分子并附着到生物分子上，可以提供高度扩增和重复性信号，从而具有比单用荧光标记的检测更高的灵敏度。

有学者将高发光的钌联吡啶（RuBpy）掺杂于二氧化硅纳米粒子中，通过表面修饰 MTB 特异性抗体，形成结核分枝杆菌特异性荧光标记纳米粒子。通过结合流式细胞术检测荧光信号，实现检测缓冲液体系、混合细菌样品和掺杂痰液样品中的 MTB，该方法简单、快速、特异性强，全部检测包括样品预处理可在 4h 内完成。

2.DNA 电化学生物传感器用于结核分枝杆菌的检测　有研究者应用 DNA 电化学生物传感器检测临床标本中 MTB 基因组 DNA，该方法利用双标记的金纳米颗粒作为检测信号，形成三明治状复合物进行检测。例如，Chang Liu 等使用还原型的氧化石墨烯金纳米粒子（rGO-AuNPs）作为感测平台和金 - 聚苯胺纳米粒子（Au-PANI）作为扩增的示踪剂标记，对结核分枝杆菌的特异性 DNA 插入序列 IS6110 进行高度灵敏的检测。在该 DNA 生物传感器中，首先在玻璃电极上组装氧化石墨烯和金纳米粒子复合物作为基质，以提供大表面积和促进电子转移以放大检测响应。金 - 聚苯胺纳米复合物为直接电子介体。利用三明治夹心反应，将其标记 DNA 的探针捕获在 rGO-AuNPS 电极上。DNA 生物传感器用于检测临床标本具有较高的敏感度和特异度，且与 PCR 分析结果相一致，为临床结核分枝杆菌诊断提供了新的策略，且与 PCR 分析结果相一致，可作为 MTB 临床诊断的常规检测方法。

3.基于磁性纳米探针的磁共振生物传感器用于

结核分枝杆菌的检测 2008 年，Lee 等建立了一种基于自我扩增和磁性纳米颗粒的磁共振生物传感器，用于快速、定量检测生物靶分子（细菌、癌症标识物和 MTB 等）。在 MTB 检测中，磁性纳米颗粒与生物靶分子结合，作为近距离的传感器，然后利用纳米粒子的聚集来改变磁共振的检测信号。但该方法用于检测临床样本前，需要确立检测标准，其操作过程烦琐，因此仅限于实验室等科研单位使用，较难用于临床。

（二）纳米技术在结核病治疗中的应用

传统的抗结核治疗使用鸡尾酒疗法，即联合 4 种一线抗癌药——异烟肼、利福平、吡嗪酰胺和乙胺丁醇综合治疗。但是，由于结核分枝杆菌不断进化使其能够在巨噬细胞中存活和生长，其增强的耐药性使得传统的鸡尾酒治疗方法不再适用，目前报道已有多耐药结核杆菌对利福平和异烟肼耐药。而且，常规疗法疗程长达 6 个月以上，患者很难坚持长期服药而致疗效较差。因此，将游离药物包裹到可生物降解的纳米材料载体中，作为新的药物在较长时间内缓慢释放以减少服药频率和药物用量，提高治疗效果，成为目前最有前途的研究方向，目前已在疾病治疗领域中开展研究和应用，一系列纳米粒子已用于不同的药物载体中。

纳米粒子作为药物载体具有高稳定性、高承载能力、缓释给药和多种给药途径，包括口服和吸入等。靶向给药系统通过增加病变组织的药物浓度使抗结核药物的治疗指数增加，而且纳米粒子在巨噬细胞丰富的器官，如肺、肝、脾等部位更易积累。因此，纳米粒子负载抗结核药物可减少所需的药物剂量，从而减少剂量依赖性副作用。

1. 天然聚合物药物递送系统

（1）明胶纳米粒子为载体包封利福平：明胶纳米颗粒（GP）具有良好的生物相容性、生物降解性、低抗原性、低成本、多种可用于附着靶向分子的活性基团。Saraogi.G.K. 等以明胶纳米粒子为载体包封利福平。使用丙酮和戊二醛作为交联剂的两步去溶剂化方法制备装载利福平的明胶纳米颗粒。获得的利福平明胶纳米颗粒呈球形，大小为（264±11.2）nm。与游离药物相比，利福平明胶纳米颗粒不仅能维持血浆水平，还改善了药物的药代动力学，使药物的吸收程度和平均停留时间（MRT）均提高，药物释放显示受控药物释放至 72 h，证明制剂持续释放的优势。该纳米颗粒还使感染结核的小鼠肺和脾的细菌计数显著

减少，因而有望提高药物靶向性，同时降低给药频率，减小副作用，感染结核分枝杆菌的小鼠，经过 4 周的治疗，与普通利福平相比，利福平明胶纳米粒子在巨噬细胞丰富的器官内（肺、肝和脾）缓释、蓄积，致药物浓度较高，肺和脾内的结核分枝杆菌显著减少。

（2）海藻酸钠为载体全封异烟肼、吡嗪酰胺、利福平、乙胺丁醇：Ahmad.Z. 等用海藻酸钠为载体，制备纳米颗粒封装异烟肼、吡嗪酰胺、利福平、乙胺丁醇。藻酸盐纳米颗粒通过阳离子诱导的控制性凝胶化藻酸盐进行微调制备。海藻酸钠纳米粒子平均大小粒径为 235.5 nm，药物包封率利福平是 80%~90%，乙胺丁醇为 88%~95%，异烟肼和吡嗪酰胺为 70%~90%。口服纳米粒子药物，监测感染结核分枝杆菌小鼠的血药浓度时间，乙胺丁醇、利福平、异烟肼和吡嗪酰胺纳米药物在血浆中的清除时间分别为 7 d、9 d、11 d 和 13 d，在组织中（如肝、脾、肺）停留的时间为 15 d，与此相反，普通乙胺丁醇、利福平、异烟肼和吡嗪酰胺从血液中清除时间为 12~24 h，在组织（如肝、脾、肺）中的药物停留时间只有 1 d。乙胺丁醇、利福平、异烟肼和吡嗪酰胺海藻酸钠纳米粒子与普通乙胺丁醇、利福平、异烟肼和吡嗪酰胺相比，纳米粒子可持续释放药物，延长血浆半衰期，在组织中长达 15 d，提高其生物利用度，从而保持了组织中足够的药物浓度，减少药物剂量和用药频率。

（3）聚氰基丙烯酸正丁酯为载体包封莫西沙星：Kisich.K.O. 等人用丁基氰基丙烯酸酯为载体包封莫西沙星，增强对细胞内结核杆菌的疗效。在药物存在下通过阴离子聚合基二氰基丙烯酸正丁酯获得负载莫西沙星的聚氰基丙烯酸正丁酯纳米粒子（MX-NP）。莫西沙星药物包封率为 41.0%~47.6%，药物平均粒径为 418 nm。莫西沙星在聚氰基丙烯酸正丁酯纳米粒子中的包封增强了巨噬细胞摄取和保留，使药物对巨噬细胞中的结核分枝杆菌的疗效增加。纳米莫纳米莫西沙星释放非常缓慢，48 h 后，释放率 65%。细胞毒性研究表明：纳米莫西沙星与普通莫西沙星相比，在巨噬细胞内有更强的细胞毒性作用，在巨噬细胞内的药物浓度是后者的大约 3 倍，在同一细胞外的浓度前者为后者的 6 倍多。抑制细胞内结核分枝杆菌的生长，纳米莫西沙星所需浓度为 0.1 g/mL，而普通莫西沙星所需的浓度为 1 g/mL。通过对感染结核分枝杆菌的小鼠体内的抗结核病活性的评价，纳米莫西沙星在细胞内的药物

浓度显著增加,能更有效杀死小鼠细胞内的结核杆菌,使小鼠肺部的结核杆菌明显减少。由于大多数结核病主要感染呼吸系统,若使药物通过吸入到达肺部,可减少全身的不良影响。

2.人工合成聚合物药物递送系统

(1)凝集素功能化聚乙酸酯(PLG)纳米粒子为载体包封抗结核药物:Ahmad.Z.等用凝集素功能化聚乙酸酯纳米粒子(PLG-NPs)为载体包封异烟肼、利福平、吡嗪酰胺,通过多重乳液和溶剂蒸发技术制备药物负载的PLG纳米颗粒,经雾化吸入途径治疗结核病,以减少抗结核药物的使用剂量和频率,从而提高结核病化疗病人的依从性。PLG-NPs药物包封率在54%~66%,对感染结核分枝杆菌的豚鼠通过口服或吸入气溶胶纳米药物,经过检测,利福平在血浆中的清除时间为6~7 d,异烟肼和吡嗪酰胺为13~14 d,三种药物在组织中(肺、肝、脾)停留时间为15 d;而普通的异烟肼、利福平、吡嗪酰胺,在血浆中停留的时间为:利福平4~6 d,异烟肼和吡嗪酰胺为9 d,因此与普通的异烟肼、利福平、吡嗪酰胺相比,PLG纳米粒子包封的异烟肼、利福平、吡嗪酰胺生物利用度增加。通过研究发现,口服剂量的PLG纳米粒子包封的异烟肼、利福平、吡嗪酰胺与口服剂量的普通异烟肼、利福平、吡嗪酰胺具有相同的抗结核分枝杆菌的效果,因而可减少抗结核药物的给药频率,提高结核病治疗病人的依从性。

(2)固体脂质纳米粒子包封利福平、异烟肼、吡嗪酰胺:Pandey.R.等用固体脂质纳米粒子包封利福平、异烟肼、吡嗪酰胺,包封率分别为51%、45%和41%,对感染结核分枝杆菌的小鼠单一剂量口服给药,固体脂质纳米粒子利福平、异烟肼、吡嗪酰胺的血药浓度在血浆中持续约8 d,而普通的异烟肼、利福平、吡嗪酰胺在血浆中清除时间为12 h。固体脂质纳米粒子包封的利福平、异烟肼、吡嗪酰胺在器官(肺、肝、脾)中的药物治疗浓度维持10 d,而普通的异烟肼、利福平、吡嗪酰胺在这些器官中24~48 h后被清除。因此用固体脂质纳米粒子包封抗结核药物,可以减少结核病患者的用药次数和改善病人的依从性,从而更好地管理结核病。

3.纳米链霉素用于结核病治疗　陆宇等通过纳米链霉素在小鼠结核病模型中治疗作用的研究表明:纳米链霉素在给药剂量和给药频率与普通链霉素注射液相同时,其抗菌活性比普通链霉素注射液好,且在给药剂量与给药频率降低时,其抗菌活性仍

与普通链霉素注射液相当或稍好。纳米链霉素减少了药物的不良反应,提高了患者的依从性。

(三)纳米技术在结核病预防中的应用

疫苗接种是一个重要的公共卫生策略,世界卫生组织认为,易感人群的疫苗接种是减少传染病发生和死亡最有效的方法。目前临床上唯一可用的预防性疫苗,是基于减毒牛结核分枝杆菌制成的活疫苗——卡介苗。但是,由于卡介苗是一种活性疫苗,一般在出生3个月内接种,对5岁以下儿童有效,对于免疫力较强的成人肺结核是无效的。然而,目前肺结核感染最主要的群体还是成人,因此,发展新一代的结核疫苗是目前国际研究迫切需要解决的问题。可降解的纳米材料技术除了用于抗结核药物的递送,也为疫苗的研究提供了潜在的发展平台。

Garcia.C.L等设计了一种结核疫苗——喷雾卡介苗纳米气溶胶,这种卡介苗气溶胶是一种新的干粉状吸入性结核(TB)疫苗,在喷雾干燥的过程中,喷射出的液体通过加热的氮气时形成疫苗粉末。该纳米级微粒气溶胶BCG疫苗成本低廉、技术简单并具有高效率的递送和靶向作用于外周肺部组织的能力。用卡介苗喷雾干燥纳米微粒的气溶胶免疫接种正常豚鼠,6个星期后暴露于毒力强的结核分枝杆菌,与未经处理的动物和传统疫苗注射相同剂量的动物相比,前者肺、脾组织结核分枝杆菌数小于1%,后者肺组织的结核分枝杆菌数为5%、脾组织结核分枝杆菌数为10%。因此,使用纳米技术为结核病免疫提供了一个潜在的新平台。

三、纳米技术在肺部感染诊断和治疗中的应用

严重的肺部感染越来越难治疗,甚至威胁患者生命。尽管在过去的几十年里,已经探索出一些关于肺部感染诊断和治疗的方案,但是由于传统抗菌药溶解性差、药代动力学欠佳、缺乏渗透到病变组织中的选择性、耐药菌的出现以及药物到达肺部过程复杂,促使我们去研究更有效的药物递送方法。纳米技术的出现,为克服上述困难提供了一条新的途径,从而更好地控制肺部感染性疾病。为了满足多功能纳米药物的需求,人们已经开发了聚合物纳米材料用于递送治疗肺部感染的各种治疗剂和/或诊断物的有效载体,克服耐药性和改善所给药物的药代动力学和生物分布,从而最大限度提高药物在感染部位的直接传递和保留,同时最大限度地减少全

身暴露；功能化的纳米材料能够选择性地在特定微环境、疾病部位或身体其他目标部位可控释放，成为有应用前景的纳米药物平台。

1. 银基抗菌载体系统　Cannon 和 Youngs 等报道了可溶性 L- 酪氨酸多磷酸盐（LTP）封装 N- 卡宾银络合物（SCC10）用于治疗铜绿假单胞菌造成的肺感染。银对于革兰氏阳性和革兰氏阴性细菌具有高度杀伤性，包括金黄色葡萄球菌、铜绿假单胞菌和大肠杆菌。负载 SCC10 的 LTP 粒子其直约为1 200 nm，在实验中显示出有效的体内抗菌功效，仅在 72 h 内两次给药，就能在几天内使铜绿假单胞菌的生存率降低 75%。

Fréchet 和 Cannon 等随后又设计出较小的直径约为 100 nm，包封疏水性 SCC10 的可雾化缩醛右旋纳米颗粒（Ac-DEX NPs），可雾化缩醛右旋纳米颗粒的银负载能力随着银投料的增加而增大，从而使封装效率高达约 65%，并表现出体外对铜绿假单胞菌、金黄色葡萄球菌、大肠杆菌（包括耐大肠杆菌J53 / pMG101）活性的抑制。

Cannon 等设计了可负载银离子和 / 或 SCC10的聚丙烯酸 -b- 聚苯乙烯（PAA-b-PS）的可雾化多功能 SCK 纳米粒子（壳负载银阳离子，核心负载SCC10 或两种均负载），其抗菌效力在感染铜绿假单胞菌的小鼠肺炎模型中进行评估，由于 SCC10 的稳定性好，使得封装的 SCC 允许持续递送，所以与单纯 SCC 纳米粒子相比，负载 SCC 核心的 SCK 纳米粒子显示出优异的抗菌活性和功效。

2. 脂质聚合物混合纳米粒子系统　脂质聚合物纳米粒子利用脂质体的良好生物相容性，可将抗结核药物负载到脂质体核心中实现生物体内运输。为了提高聚合物纳米粒子的生物相容性和细胞亲和力，通常将聚乳酸 - 羟基乙酸共聚物（PLGA）并入脂质壳中。Chono 等人研究了脂质体粒径对肺泡巨噬细胞的影响。他们观察到含 PLGA 脂质体的抗生素递送效率随着粒径的增加而增加。Hadinoto 等用 PLGA 纳米材料包封喹诺酮类抗生素左氧氟沙星对铜绿假单胞菌的作用。脂质涂层的存在有助于高度水溶性左氧氟沙星在 24h 内逐渐释放。聚合物脂族混合纳米粒子对假单胞菌生物膜亲和力达其非脂质壳层药物 50 倍。

3. 智能聚合物纳米粒子系统　除了纳米制剂本身的优点外，聚合物纳米粒子还具有纳入多功能"智能"成分的能力，例如对刺激物的反应性，在特定部位或在应用条件下控制药物释放。包括内部刺激（如肿瘤微环境）或外部刺激（如温度、超声、磁场或光）。

（1）pH 响应聚合物纳米粒子：Farokhzad 等开发了包封万古霉素的 pH 响应和表面电荷转换纳米粒子（PLGA-b-PLH-b PEG）。在酸性 pH 下，PLH嵌段上咪唑基团质子化时，纳米粒子表面上的总电荷提高，从而通过静电吸附来提高与细胞的结合能力和药物递送效率。相比之下，在 pH 为 7.4 时，细胞结合亲和力和药物递送效率部分受限，然而在 pH为 6.0 时，纳米粒子与金黄色葡萄球菌结合能力增加约 3.5 倍，和大肠杆菌结合的能力增加约为 5.8倍。而且，在 pH 为 6.0 时，与游离万古霉素相比，PLGA-b-PLH-b-PEG 纳米粒子中的抗微生物效力的损失最小。

（2）酶响应聚合物纳米粒子：脂肪酶作为重要的致病因子广泛存在于各种细菌种。有学者设计了脂肪响应的聚合物三层纳米凝胶（TLN）作为纳米载体，由三层结构组成：交联的聚磷酸脂核心、可被细菌脂肪酶降解的聚己内酯（PCL）中间层和 PEG外壳。在水溶液中，PCL 为致密疏水层以防止在到达细菌感染部位之前过早地泄漏或非特异性药物释放，当与微生物菌群中丰富的细菌脂肪酶接触时，PCL 中间层降解引起包封的抗生素释放。在存在分泌脂肪酶的金黄色葡萄球菌的情况下，封闭的万古霉素在 24 h 内几乎完全从 TLN 中释放，从而实现了金黄色葡萄球菌生长的靶向抑制。这种方法可以应用于治疗分泌脂肪酶细菌引起的各种感染。

4. 血红细胞作为肺靶向纳米粒子载体　作为循环系统中的递送载体，红细胞（RBC）具有合成载体不可比拟的生物相容性及长循环寿命，使 RBC 具有很高的利用价值。Mitragotri 等人将聚合物纳米粒子负载到红细胞上以避免被吞噬系统清除，从而改善纳米粒子在肺中的积累。每个红细胞上负载 24 个直径大约为 200 nm 的颗粒，在静脉给药时，红细胞穿过组织微血管系统过程中直接与内皮细胞接触，使得纳米粒子快速分解吸收，30 min 后，只有大约 6% 的纳米粒子在循环中潴留在红细胞表面。其中，影响纳米粒子脱离率的重要因素是脉管系统的大小和几何形状以及纳米粒子附着于红细胞的位置，通过改变纳米粒子表面特征或对红细胞结合特异性的纳米粒子，可以进一步控制负载纳米粒子的红细胞介导的循环时间。

5. 超顺磁性氧化铁作为肺靶向纳米粒子载

体 Rudolph 等证实,超顺磁性氧化铁纳米粒子(SPION)能够结合靶向磁梯度场,将气溶胶靶向运送到气道或肺外周边的特定区域。当在施加磁场条件下,通过气管插管,将液体纳米溶液汽化并输送入小鼠肺内。当磁铁的方向直接对准右肺叶上方时,能够观察到右肺叶中超顺磁性氧化铁纳米粒子沉积的量约为左肺叶的 8 倍。随后,将纳米磁性溶胶结合质粒 DNA(pDNA),右肺存在磁场的条件下,pDNA-SPIONs 对小鼠右肺的沉积量是无磁场存在的左肺的 2 倍。因此,将纳米磁性溶胶应用于聚合物纳米粒子可以用于通过适当定位的磁场在体内靶向递送到目标肺部区域。

四、分子影像技术在肺栓塞诊断和治疗中的应用

深静脉血栓形成(deep vein thrombosis,DVT)严重影响人类健康,全球发病情况为每年 10 万人中存在 70~113 例。DVT 的死亡原因通常是继发肺栓塞(PE)。因此,精确的诊断和治疗对于 DVT 而言至关重要。以往 DVT 通过全面的身体检查以及依靠过往病史进行统计诊断,然后进行病理实验诊断和临床测试。临床病理实验和诊断检查的选择取决于临床预测试。可用的临床诊断技术主要有肺动脉栓塞测试、超声、静脉造影和磁共振成像。后两种诊断工具需要高剂量的造影剂,那么应用具有放射性或有毒的物质(造影剂)是必不可少的。可用的治疗选择包括机械性经皮血栓清除术、抗凝治疗、下腔静脉滤器和溶栓/血栓切除术等等。所有这些医疗设备植入和手术治疗都具有严重的副作用,包括不正确的血块清除术操作导致大量出血风险。因此,该领域的研究最近集中在非侵入性和准确定位的诊断技术,如超声增强技术和利用分子成像方法来评估血栓位置及其治疗过程。如利用超声增强技术和分子成像方法来评估血栓位置,同时进行靶向血栓治疗等。

(一)分子成像对于肺栓塞诊断的意义

近年来,随着科学技术与相关研究的发展,并且有针对性的展开对肺部相关疾病的探索,分子成像成为一种新兴起的肺部疾病的诊断手段,根据不同分子在肺部成像的意义不同,不同的分子成像技术应用于不同的疾病,这种成像技术又被叫作功能成像技术,它能够有针对性地对病人进行检查成像并且克服了传统靶向显像剂一对一检测目标分子的化

学元素的限制,大大提高了信噪比,这样的检测在临床上是十分重要的,尤其是对于那些临床需分级的疾病。在研究领域内,目前被认可的技术包括蛋白水解活性的功能成像法、利用血小板模型成像、深动脉数字减影血管造影术、内皮细胞表面标记示踪法、超极化惰性气体磁共振成像法以及放射性元素成像法等。

由于肺栓塞是内源性或外源性的栓子堵塞肺动脉主干或分支,引起肺循环障碍的临床和病理性综合征,因此,在此基础上,血管内分子成像对于肺栓塞疾病诊断的意义是十分重要的。肺栓塞发病率很高,以美国为例,根据统计,美国每年肺栓塞发病人群约为 60 万,其中每年平均有二十万人因此失去生命,占美国致死原因的第三位,近年来也有相关研究表明,随着成人对抗凝治疗的认可度增加,使肺栓塞的发病率呈减少趋势,目前我国尚无确切的流行病学资料,但在阜外医院报告的 900 余例心肺血管疾病尸检资料中,肺段以上大血管堵塞者达 100 例(11%),占风心病尸检的 29%,心肌病的 26%,肺心病的 19%,说明心肺血管疾病也常并发肺栓塞,导致严重的健康问题。

引入分子成像的概念对于肺栓塞的意义在于确定栓塞位点,提高诊断辨识度,并且在此基础上做出治疗计划和预判治疗效果,因此,分子成像在肺栓塞成像中的角色是无可替代的。

(二)诊断方法

1. 蛋白水解活性的功能成像法　多种色彩荧光蛋白的开发和应用实现了对各种蛋白和细胞的区分性标记,使在同一时间示踪多个不同的生物学过程成为可能。并且功能成像逐渐成为一种用于探查体内生物过程越来越普遍的方法,并有改善病人的诊断和临床结果的潜力。

利用蛋白质的水解活性可以在分子水平上对疾病和治疗效果量化,同时,作为一种功能成像方法,我们可以利用机体内部存在的一些酶活性反应相关蛋白与标记探针结合成为一种肽链依赖型成像探针用于机体成像。这种成像方法可以用于非侵入性的检测蛋白酶活性以及体外跟踪被探针标记的组织。

下面以蛋白酶激活肽与近红外荧光探针结合为例具体介绍。

依赖肽链成像的探针技术:利用酶的活性将近红外探针或放射性荧光同位素标记的探针标记在与

疾病有关的细胞膜蛋白质水解酶上,这种探针可以做到非侵入性的检测体内蛋白酶活性并且在体外检测引入体内的探针。例如当利用上述探针检测肺栓塞组织中凝血酶的活动情况时,其实就是引入了一种新型的成像方式——凝血酶活动成像,这种成像方式主要利用细胞亲和部分和凝血酶底物构成的肽链荧光成像探针,在凝血酶存在的情况下,底物部分被水解,亲和部分嵌入细胞膜(图35-4-3)。

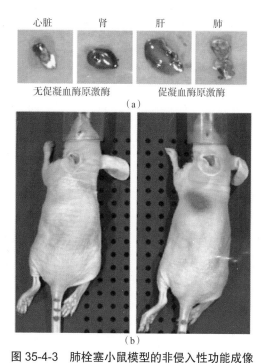

图35-4-3　肺栓塞小鼠模型的非侵入性功能成像

(a)探针荧光信号在肺部组织聚集;(b)注射带有凝血激酶的Fcγ-PAR1-RIP(500 pmol)至鼠(每治疗组为 n=3)产生肺栓塞,其可以在注射后 15 min 内通过近红外荧光非侵入性检测

2.放射性元素成像法　在 1964 年,瓦格纳等人提出了肺灌注成像(利用碘 131、伽马相机显像)后,研究人员不断探测新型材料与元素用于肺部的成像,如果部分肺栓子阻塞,微粒不能到达毛细血管远端,从而使栓塞部分没有放射性出现而出现灌注缺陷的现象。而机体本身肺部血管可能被注射的放射造影剂栓塞阻塞,会使灌注成像有一些缺陷,从而给诊断带来了一些风险与问题,1968 年瓦格纳再次提出了含标记元素的 ^{81m}Kr 气体灌注成像,从而使整个肺的成像质量大大提升,之后被用于帮助区分灌注缺陷的肺栓塞,从灌注缺陷诊断继发性肺实质疾病。从此大大提高了诊断的准确性。

^{81m}Kr 被分散在水雾中,以一种较小粒径分散其中

从而达到气体灌注的应用。

如今放射性核素锝标记的白蛋白聚集体(^{99m}Tc-mAA)已经取代了碘灌注示踪剂,减少了之前由于颗粒不均匀而堵塞血管的问题,并且与静脉血均匀混合,随后可以跟随肺循环循环至肺部血管。^{99m}Tc-mAA 是将 ^{99m}Tc 修饰于聚合白蛋白(mAA)上,利用 mAA 对肺的亲合作用实现肺组织成像。

通常情况下,在病人仰卧位(为减少动力因素对肺动脉血流的影响)将 200 000~500 000 个微粒从静脉注入,使颗粒与血液混匀后进入肺循环,毛细血管的口径通常小于 15μm,而 ^{99m}Tc-mAA 粒子半径在 10~90μm 之间,大约有 0.1% 的粒子使毛细血管床短暂堵塞,并且锝粒子的生物半衰期通常是 3~4h,在此时间之前会被酶水解并且会被细胞吞噬。

3.凝血因子结合荧光团标记法　血栓形成会造成许多危及生命的心血管疾病,如心脏病发作、缺血性中风、肺栓塞和深静脉血栓形成。这些情况影响到全世界数以百万计的人的生命,并导致重大的发病率和死亡率。因此,开发新的方法以增强这些疾病的检测和治疗是至关重要的。

血栓溶解或血块溶解取决于溶解纤维蛋白的外源纤溶酶原激活物(plasminogen activator,PA)。然而,使用目前的 PA 有几个缺点,包括失控性出血的风险和较为一般的功效和药代动力学。通过改变 PA 的药代动力学和生物分布,纳米材料能够很好地解决溶栓中的这些明显问题。另外,由于纳米颗粒的多功能性质,这些溶栓剂可能被靶向到闭塞部位,有效地将药物浓缩在最需要的地方。在这里,重点描述一种与新型血栓靶向纤维蛋白溶解纳米剂的合成相关的方法。在合成的每个步骤中,分析纳米材料,包括其物理性质及其与靶向血栓形成靶标结合的能力是必要的。此外,还需要讨论组织 PA 与纳米颗粒表面的结合对纳米颗粒的酰胺分解和纤维蛋白溶解活性的影响。最后,考查了目标溶栓剂与血管内血栓的体内结合。止血效应分子负责防止血管损伤引起的失血。凝血形成(血栓形成)及其溶解(溶栓或纤维蛋白溶解)之间是一种微妙的平衡。在某些情况下,这种生理过程可能会失去平衡,促进病理性血栓的形成,并导致血管闭塞。根据其位置和大小,这种血栓引起血管缺血,可能导致死亡或显著的组织损伤,可能引起许多慢性病。血栓最初由血小板黏附到损伤的内皮上形成,这是内皮下蛋白

暴露于血液的结果。这种初始止血栓通过纤维蛋白沉积及其交联而得到加强，这是由凝血级联介导的一系列相互关联的凝血因子。临床上，当怀疑血栓形成时，患者应接受多项检查，包括常规血管成像模式、超声、X线计算机断层扫描、超声心动图和磁共振（MR）成像，敏感性和特异性达到85%以上。虽然这些测试的结果可用于确定血栓的位置及其严重程度，但它们只提供了关于凝块的很少生物学信息，包括其结构和形成时间、确定最佳治疗策略中重要的因素。现在研究体内血栓形成已经发展了几个分子成像策略。血小板使用放射性核素标记或荧光团和注入动物体内诱导血栓形成，而抗体和多肽亲和配体被用来定位显像剂纤维蛋白。在这里可以使用一个凝血的因素，比如组织转谷氨酰胺酶活化因子十三（FX III a），有效定位血栓的纳米颗粒，肽靶向结合是基于 a_2 抗纤维蛋白溶酶的氨基酸，特别是交叉链接到血栓的 FX III a 谷氨酰胺之间通过共价键1-4糖苷键和赖氨酸驻留在纤维蛋白的氨基。而在临床医学中，上述分子显像剂可能不会最终成为诊断制剂，但未来会进一步改善能够临床应用的溶栓方法。目前，病理性血栓形成应用的是联合抗血小板抗凝、溶栓治疗，后者是纤溶酶原激活物如组织型 PA(t PA) 或链激酶（SK），酶催化酶原的激活纤溶酶原活性血纤维蛋白溶酶物，反过来作为裂解纤维蛋白和溶解血栓的物质。虽然这种方法听起来相对简单，但实际疗效不佳，包括溶解血栓不完全，血管容量下降以及血管再闭塞等，结果导致患者只能停止治疗。

而交联葡聚糖包覆铁氧化物纳米颗粒（图35-4-4）具有较上述材料更好的相容性，在生物系统内较复杂的条件下也可以提供极好的稳定性以及优良的性能，并且大小不改变，血液半衰期稳定，不会损失右旋糖酐的外壳。

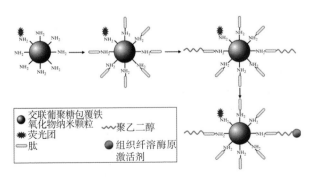

图35-4-4　交联葡聚糖包覆铁氧化物纳米颗粒的合成图示

（三）纳米药物对于深静脉血栓的诊断及治疗

血栓是一种病理性止血状态，现如今已经成为一个心血管疾病引发死亡的主要原因，不必要的血管内血栓可引起血管闭塞、器官损伤和严重的心血管疾病，包括心肌梗死。作为第一道防线，抗凝药物可以防止和血流阻塞延迟。肝素（Heparin，HP）是一种常见的抗凝剂，通常用于中和凝血激活过程，给药方案包括每天静脉给药并且维持数月。但不幸的是，系统性（静脉注射）或局部（导管）注射抗凝血剂仍然难以精确地进行抗凝调节。低于或超过剂量可能导致由于快速清除使身体产生出血并发症，甚至可能会导致自发性出血的危险。此外，药物及时输送对于心血管疾病的病人而言是至关重要的，这就使得从发病机制上进行持续保护变成了一件十分重要的事情，因此，控制和按需给药系统，同时最大限度地减少副作用和时间以提高治疗效果，是血栓性疾病治疗的迫切需要。

目前临床应用的检测和治疗手段包括 D-二聚体试验、超声、静脉造影和磁共振成像。后两个诊断工具需要高剂量的造影剂，包括放射性或有毒物质。

可用的治疗选择包括，医师指导日常应用药物治疗、机械性经皮血栓清除术、抗凝治疗、下腔静脉滤器、溶栓、取栓术。所有这些治疗方法都有严重的副作用，包括不适当地血块清除和出血发生的风险增加。因此，在这一领域的研究最近集中在发展的非侵入性和准确的诊断，如超声增强技术和分子成像方法、评估血栓的位置和治疗过程。纳米医学前沿在高效靶向药物治疗DVT方面也显示出广阔的应用前景。

深静脉血栓形成（DVT）定义为深静脉系统血栓形成。深静脉血栓的大多数是在大腿和小腿静脉主要包括髂静脉、股深静脉、腘静脉和小腿静脉形成的血栓。

血栓或血块由凝血因子、纤维蛋白和血小板组成。通常，血栓是由于血管壁损伤或病变引起的凝血因子的激活，导致血小板和纤维蛋白的积累。

深静脉血栓形成是一个渐进的条件，可能导致血栓后综合征和复发性静脉血栓栓塞，最终可能引起肺栓塞、中风、心梗等。这些疾病都是十分严重甚至致命的，因此，了解深静脉血栓形成的生理学原因，特别是在分子水平上，是有效设计治疗策略的要点。血管壁的损伤、静脉淤滞、凝血酶凝聚效果的提升是参与静脉血栓形成及发展的三大原因。下肢静脉流动受阻造成的长时间血流运动困难、血黏度高和血管中的障碍物增加,这反过来又增大了清除和稀释激活凝血因子的难度。最后,凝血酶凝聚力超过正常水平值以及年龄导致的身体机能退化引起恶性肿瘤、心肌梗死等的发生。

而本节针对目前一些诊断和治疗技术,包括侵入性和非侵入性的方法,已开发和使用多年的深静脉血栓形成的治疗体系,讨论正在使用的以及目前正在研究的诊断和治疗方法。DVT 的血栓的检测和评估是确定适当的治疗方案的关键步骤。

血清学和影像学检查可用于 DVT 的诊断。

目前,血清学标志物在预测 DVT 中发挥了有限的作用,然而,发现敏感和特异的血清学标志物将对于 DVT 的筛查和诊断是十分关键的。血浆生物标志物的分子包括 D- 二聚体、P- 选择素、VIII 因子、凝血酶生成,炎性细胞因子,白细胞计数法等。一项研究表明,使用相结合的 D- 二聚体及静脉超声诊断效率更高,D- 二聚体试验,对急性血栓中交联纤维蛋白降解产物的静脉血栓分析形成具有较高水平,D- 二聚体分析是一种敏感但非特异的 DVT 标志物。反 -D- 二聚体检测是等效的负结果,和超声结合后有助于排除 DVT 存在的诊断。除了超声,其他一些成像策略已经发展到可视化血栓形成。

1. 静脉造影 静脉造影涉及使用一个 4.5 MHz 的换能器在怀疑的血栓部位注射造影剂。血块的检测是基于静脉内预防性血流量的观察。这种技术已经使用了一段时间,也与其他诊断技术相结合。下肢近侧造影剂稀释,与肥胖、严重水肿或蜂窝织炎有关的静脉通路困难是静脉造影的障碍。虽然静脉造影提供了一个明确的诊断,它是不常用的,有几个缺点,如其侵入性、高技术要求、成本高和临床风险,如过敏反应、肾毒性等。

2. 阻抗容积描记术 阻抗容积描记术测量电阻抗、静脉血流量阻塞引起的变化。血液量的变化是由血压计袖带周围的充气和放气引起的。这些变化反过来产生电阻的偏差,也被称为阻抗。然而,阻抗容积描记术测量的是不具体的血栓性阻塞静脉流量,并往往显示一种假阳性结果。如果病人栓子定位不准确,静脉被肿瘤样肿块压迫,或由于中心静脉压升高,则可产生假阳性结果。

3. 磁共振成像(MRI) MRI 提供了高空间分辨率和清晰的结构边界,有助于有效的成像。MRI 增强造影剂进一步提高成像效果。此外,MRI 可区分旧的血块和新的血块,然而这项技术在低浓度的情况下分子标记的敏感性低,只有亚急性血栓形成的显示。可通过使用特异性探针放大信号。MRI 是最昂贵的技术,可能无法在急诊室设置。磁共振肺血管造影和磁共振静脉造影也改变了血栓诊断的成像模式。

4. 静脉显像 一般使用放射性造影剂,如应用标记肽,目标血栓肽的分子生物学,如苹果酸 / P280,必须结合糖蛋白 IIb / IIIa。这都是是血栓高度表达的特性。在临床研究中,在标记的肽的存在下,对急性 DVT 的诊断是有效的并且具有较高的灵敏度,该技术提高了诊断复发性静脉血栓形成与改善可视化并减少假阳性结果的发生。然而,使用放射性物质对人体有害,并可能导致严重的遗传性疾病,特别是长期和反复接触。另一种使用放射性物质的技术是无线标记的纤维蛋白原扫描。碘 125 标记的纤维蛋白原扫描大约需要 72 h。碘 131 标记的纤维蛋白原也被用于下肢深静脉血栓成像,该技术诊断股近端静脉和髂静脉血栓显示低灵敏度。此外,该技术尽量不用于术后患者 DVT 的诊断,因为可能会导致标记纤维蛋白原渗漏到手术部位的结果。

5. 对深静脉血栓形成的分子治疗方法 有效治疗对深静脉血栓形成患者至关重要,其重点主要是在于加强血液循环,防止进一步的恶化。研究表明,未经处理或清除血栓不当导致恶化和复发性深静脉血栓形成等病理表现包括慢性疼痛、肿胀、牵涉性痛等。目前已经开发了几种治疗方法来减少静脉血栓形成,包括抗凝治疗与治疗药物,如低分子量肝素(LMWH)和维生素 K 拮抗剂(华法林)。血栓治疗可以三种方式体现,包括在整个血液系统消除栓子、血栓处清除栓子、导管引流栓子。抗凝治疗和溶栓药物的应用关键在于防止治疗的同时自身深静脉血栓形成。这些低敏性药物和更大蛋白特异性的纤维通常被称为血液稀释剂。然而,他们往往又导致迟发性血栓或静脉炎综合征,导致患者的健康状况下降。除此外,低分子量肝素使用只能持续 3 个月,其后剂量取决于血栓形成的程度。而抗凝治疗,虽然它能减少血栓形成,但比起高昂的成本与凝块间隙不当和发生颅内出血的风险增加来说,其实是不值得的。抗凝治疗常与关键的禁忌证相关,如严重出血的低血小板计数、脑转移、严重高血压等。抗凝治疗绝对禁忌证为出血性中风、颅内出血、胃肠道出血,而相对禁忌证包括治疗期内的大手术或创伤以及不受控制的高血压、肾脏或肝脏疾病。此外,在某些情况下,癌症诱发因素也一直被视为治疗禁忌。在绝对禁忌证或抗凝治疗失败的患者中,使用下腔静脉(IVC)过滤器来预防 PE 等生命危险事件。下腔静脉过滤器虽然能有效降低 DVT 并发症,但复发率也有 3%~5%。为了提高治疗效果,人们发展了单种或组合治疗剂的局部递送,用于有效的溶栓。为了解决传统口服药物治疗的局限性,能将血栓溶解药直接输送到血栓中的血栓导管术已被成功应用。这些技术的主要优点是剂量最小化,从而减少由药物引起的副作用。不同的导管和基于超声治疗的技术将在以下部分讨论。

（1）导管内溶栓(catheter thrombolysis, CDIT)：在 CDIT 中,纤维蛋白溶解药物通过使用成像指导的多侧孔导管直接注入静脉血栓。以这种方式提供药物可能会使 DVT 患者长期改善,一项临床研究使用尿激酶作为治疗性药物,在非股动脉静脉输送至血栓,通过 CDIT 有效递送尿激酶显示明显的血栓消除,血栓裂解率为 72%。另一项临床试验使用 CDIT 与 5-F 直导管与十个侧孔,该探针通过对侧股静脉引导,并在腔静脉分支上引入。尖端最终位于血栓处,并且输注泵输注阿替普酶。然而,独立的 CDIT 不是完全安全无伤的治疗方法,它被认为具有安全限制,排除了其作为一线 DVT 治疗的可能。

（2）经皮机械性血栓切除术(PMT)：在 PMT 中使用经皮导管基装置,通过细小的血栓破碎、浸渍、抽吸或这些方法的组合来促进血栓去除。与 CDIT 相比,使用 PMT 的溶栓具有治疗持续时间短、出血风险最小的优点。然而,目前可用的 PMT 装置不能安全地去除足够的血栓。

（3）药物机械导管溶栓(PCDT)：在 PCDT 中,血栓通过组合使用 CDIT 和 PMT 溶解。通过 CDIT 给药的纤维蛋白溶解药物使血栓更易于机械性破碎和去除,从而溶解可能栓塞到肺部的凝块碎片。然而,这种技术涉及如前所述的 CDIT 和 PMT 技术的限制,例如中风、胃肠道出血、原发性或转移性中枢神经系统恶性肿瘤和凝血。

（4）超声导管溶栓：超声的技术已被用于基于导管装置的凝血消除。在药物输注期间发射低功率超声能量的导管,松化纤维蛋白链,从而增强纤维蛋白溶解药物分散体,已显示有加速血栓溶解的可能,同时静脉内产生最小的机械损伤。然而,该技术还需基于溶栓技术的导管。基于对当前诊断和治疗系统的优点和缺点的概述,能够提供更具体和准确的诊断和局部治疗而没有全身副作用的治疗方式是至关重要的。具体来说,纳米微系统近年来已被开发和应用。这些系统不仅在细胞水平上显示出精确的靶向性,而且还克服了常规使用方式的局限性,减少副作用。

（四）用于 DVT 的纳米颗粒和微泡系统

DVT 现有的检测和处理方法由于其独立系统的无效性而具有不同的结果。为了克服常规方式的局限性,相关人员已经研究了纳米和微粒系统,并为 DVT 检测和治疗提供了一些希望。在细胞活化或细胞凋亡期间释放的称为"细胞粉尘"的天然微粒子不应与人造微粒混淆。微纳米技术领域已经取得了巨大的进展,特别是与心脑血管病的诊断和治疗相关。纳米颗粒系统具有以下优点：①纳米颗粒具有诊断和治疗血栓的能力;②由于小尺寸范围为 50~500 nm,颗粒能够穿过位于小腿部的小直径血管以及绕过不必要的障碍物,从而达到目标血栓位置;③纳米诊断系统可以通过使用传统的超声波进行局部放大,从而使可视化更大的区域与局部化的重点不同;④可以合成具有靶特异性配体的官能化颗粒,其提供比血管中靶向凝块形成更强的特异性;⑤可以改变纳米颗粒涂层的性质以达到期望的药物释放曲线,以有效和及时地溶解凝块;⑥多功能颗粒系统可以设计用于多种任务,包括目标、可视化/成像、溶解血栓以及检测血栓分离导致的血管炎症和损伤。

纳米颗粒也被用于治疗血管内皮功能障碍;然而,它们在 DVT 治疗中的应用很少。在研究中,合成聚乙二醇化的聚酰胺树枝状纳米载体用于具有增加低分子肝素半衰期的 DVT 治疗。增加的半衰期进一步提高了肝素的肺吸收。树枝状聚合物通过静电相互作用、疏水相互作用和氢键等来负载药物。此外,治疗剂增加的生物利用度对于有效清除血栓而言是必需的。少数研究使用多聚纳米粒子来增强系统内肝素的生物利用度。对于低分子量肝素的口服药物递送,通过双重乳化技术制备了 Tinzaparin 包封的聚酯/聚阳离子聚甲基丙烯酸酯纳米颗粒。对这些纳米颗粒的释放和药代动力学研究显示出增强治疗剂可用性的潜力。此外,这些颗粒的口服递送有助于克服药物-药物相互作用。经合成的聚乳酸-乙醇酸(PLGA)纳米粒子,旨在增加促使血栓减少的作用。简而言之,通过标准的双重乳液技术合成生物相容的可生物降解的 PLGA 纳米颗粒(这些纳米颗粒直径为 150~200 nm,多分散指数为0.054)。然后将纳米颗粒作为血栓溶解药物模型装载胶原酶,负载效率约为 63%。从药物释放研究中,观察到胶原酶突然释放,然后持续释放,从而达到计算目的。此外,通过定量体外血栓减少程度研究胶原蛋白的生物利用度。初步研究结果表明,这些纳米颗粒在 DVT 治疗中具有潜在的作用。

肺栓塞(PE)以及与深静脉血栓形成密切相关的疾病每年影响到美国 60 万患者。未经治疗,患有肺栓塞的病人的死亡率为 30%。许多患者会出现各种轻度或非特异性的症状,因此影像学研究对于 PE 的确定性诊断是必要的。大多数患者推荐使用碘化 CT 肺血管造影(CTPA),而并不是基于药物的通气/灌注(V/Q)扫描,通气/灌注(V/Q)扫描的主要受众是禁止使用碘的患者。此外,磁性粒子成像(MPI)是一种新兴的示踪剂成像模式,具有高图像对比度(无组织背景信号)和对超顺磁性氧化铁(SPIO)示踪剂的敏感性。重要的是,与 CT 或核医学不同,MPI 无电离辐射。MPI不是来源于磁共振成像(MRI);MPI 通过其强电子磁化直接成像 SPIO 示踪剂,使肺内的解剖结构能够深入成像。

肺栓塞(PE)是北美心血管死亡的第三大原因,每年每 10 万人中有 21~69 人患病。未经治疗通常致命,死亡率为 30%,及时治疗可降低至 8%。在发达国家,肺栓塞是孕产妇死亡的主要原因。因为患者可能会出现各种非特异性症状,如胸痛或气短,临床医生对 PE 的确定性诊断十分困难。最初怀疑患有 PE 的患者中有多达 35% 被排除,相反,许多 PE的病例只能在尸体检验中诊断。因此,成像研究对于临床医生进行 PE 的鉴别诊断是必要的。

(五)CT 肺动脉造影(CTPA)和通气/灌注(V/Q)扫描

CT 肺动脉造影(CTPA)和通气/灌注(V/Q)扫描是最常用于临床 PE 诊断的两种诊断成像方法。当与其他标准结合使用时,两种方法都具有良好的灵敏度和特异性。尽管辐射剂量较高(V/Q 比例高达十倍),但因为其优异的空间分辨率,CTPA的使用仍然在不断增加,当患处如果没有明显血块时可以建议其作为替代诊断的依据。此外,与许多其他核医学扫描一样,V/Q 扫描通常仅在白天进

行,工作日的时间内即可用于临床,与广泛的全日制CT 可以并驾齐驱。

V/Q 由两个单独的扫描组成,用于在吸入和呼气阶段调查通气期间的肺功能(V)以及将血液灌注(Q)于肺毛细血管。在通气扫描中,患者吸入放射性核素气体(氙)^{133}Xenon,然后使用 γ 照相机对肺进行成像,以显示肺部有气流阻塞的区域。这种通气扫描同时还提供了解剖参考,以补充从灌注中获得的闪烁照相图像。在灌注扫描中,静脉内注射(锝)^{99m}Tc-MAA,使用 γ 照相机显示毛细血管和任何灌注缺陷的填充。^{99m}Tc-MAA 是与放射性核素示踪剂 ^{99m}Tc 螯合的聚集白蛋白(MAA)。MAA 主要针对肺亲和应用,因为在 10~90 μm 的尺寸范围内,它被捕获在 I 静脉注射后达到的第一毛细管床,即平均管腔直径 6 μm。在两次扫描中,灌注与 PE 诊断息息相关,因为它简单地显示出任何血管阻塞。

为了提高分辨率和诊断准确性,V/Q 可以结合单光子发射计算机断层扫描(SPECT)成像,以产生更加准确和一致地突出灌注缺陷的 3D 图像。当注射碘成为一种安全性问题时,如慢性肾脏疾病(CKD)患者或对比过敏患者,V/Q 扫描则是首选。由于存在电离辐射问题,V/Q 也是优选的,因为它更有可能作为一种安全诊断方式被使用。超声和MRI 等其他主要医学成像方式在诊断肺部疾病时作用较差,因此很少临床使用。由于第一空气-组织界面处的近似全反射,超声波发射波不会穿透肺。在 MRI 中,肺组织的 T_2 信号由于空气填充的肺泡外的 $\pm 5 \times 10^{-6}$ 的磁场干扰而非常短暂;幸运的是,采用超短脉冲序列和对比的新方法大大缓解了这一问题的存在。然而,使用钆对于 CKD 患者是禁忌的,新研究表明,健康患者脑组织中钆的积累存在着极大地危害,令人堪忧。因此,肺 MRI 在临床环境中依然不常见。

(六)磁性粒子成像用于肺栓塞成像

磁性粒子成像(MPI)是一种新兴的示踪剂成像模式,具有高灵敏度和理想的图像对比度,使用低频磁场对超顺磁性氧化铁(SPIO)示踪剂的空间分布进行成像。有十分理想的图像对比度,这是因为背景组织(骨骼、肌肉、血液、脂肪)不产生 MPI 信号。此外,组织中低频磁场的深度衰减为零,可以被用于定量成像。灵敏度在梯度确定的体素中具有大约80 ng Fe。然而,MPI 敏感度从微克到纳克量,因为除了受到具体的几何扫描仪和参数扫描影响之外,

它还取决于示踪剂。可以通过权衡分辨率和扫描时间增加灵敏度。人体 MPI 扫描仪可以在 1 s 扫描中具有皮克敏感度。目前 MPI 实验中使用的一些 SPIO 已被临床批准为 MRI 造影剂。这些示踪剂通过肝脏和脾脏清除,并在这些器官中退化;铁被铁储存蛋白,如铁蛋白和血红蛋白摄取。然而,具有改进的 MPI 分辨率和 SNR 的 MPI 优化的示踪剂与 MRI 优化的示踪剂不同,需要进行更多的表征以完全评估这些新的示踪物的药代动力学和清除率。

MPI 在肺成像中具有多方面的优势,因为没有空气组织界面假影和电离辐射。虽然 MRI 需要百万分之一等级的磁场均匀性,但 MPI 对于驱动场只需要百分之几的磁场均匀性。因此,肺毛细血管中的 MPI 信号完全不受附近空气填充的肺泡产生的 $\pm 5 \times 10^{-6}$ 的磁场干扰的影响,但存在的这种情况可能在常规 MRI 中引起严重的伪影。MPI 还具有强于 CT 和 V/Q 的 PE 诊断的安全优势,因为肺特别容易受到辐射剂量的伤害。使用 ^{99m}Tc-MAA 的灌注扫描会引起 100~250MBq 的典型辐射剂量超标。由于 MPI 示踪剂和扫描过程产生用电离辐射,因此它是迄今为止最安全的示踪剂成像模式之一,具有临床诊断的潜力。

随着研究人员对于分子技术的不断探究,未来的诊断和治疗中,利用分子级别的诊断手段以及治疗方法一定会起到十分重要的作用。

第五节　分子影像在胸部疾病中的应用展望

尽管已经开发了出不同的肺癌治疗和肺部药物递送策略,但肺癌仍然是导致癌症相关死亡的主要原因。目前肺癌治疗的主要问题是缺乏早期诊断和药物靶向和递送的工具。纳米材料在肺癌诊断、治疗系统方面具有大的优势。寻求这种纳米级的肺癌诊断治疗系统,诸如聚合物、金属复合材料和其他生物纳米方法的材料受到广泛的关注。聚合物由于其多功能的、修饰和优良的药物负载能力在肺部药物递送中主要用于药物载体分子。金属纳米粒子在 SCLC 的治疗中具有广泛的应用,它们能够同时作为体内成像对比剂和载体分子;但是这些纳米颗粒的潜在毒性是关键的问题。近年来,人们开发出一些新型的基因治疗策略,在动物实验中已经证明了其可以特异性诱导 NSCLC 细胞凋亡。这种以基因治疗为主的方法还可以导致肺癌干细胞(耐受化疗和放疗的癌干细胞)的凋亡,从而避免治疗后肿瘤复发。在目前的情况下,缺乏了解肺癌潜在刺激和预后,研究成果很难在临床上取得成效。

在结核病的应用方面,如何得到更有效的药物治疗、更准确及时的诊断、更有效的疫苗等一系列问题仍待进一步解决。目前纳米技术在结核病诊断、治疗和预防方面的研究还很少,相信随着纳米科学技术的发展,纳米技术有可能成为解决未来结核病问题的一个实用临床技术。

在肺部感染的应用方面,聚合物纳米粒子作为递送各种治疗及诊断的有效载体,它们能够克服耐药性和改善所施用药物的药代动力学和生物分布特征,从而最大化直接递送和保留在感染部位,减少全身暴露。功能化的纳米例子能够选择性地在特定微环境、疾病部位或身体其他目标部位释放负载的药物。然而,用于治疗肺部感染的临床纳米医学的发展仍然存在若干挑战,虽然纳米粒子已经在治疗肺部感染性疾病方面表现出巨大的潜力,但我们目前对纳米治疗剂与人体复杂相互作用的了解仍然不完整。

综上所述,分子影像技术给肺部疾病的诊断和治疗带来了机遇,但同时也带来了新的挑战。

【参考文献】

[1]　史东立,李莉,宋文艳,等.艾滋病相关肿瘤的影像诊断 [J].放射学实践,2015,(9):896-900.

[2]　吴宁,赵世俊.积极规范地开展低剂量螺旋 CT 肺癌筛查 [J].中华放射学杂志,2015,(5):321-322.

[3]　夏平,陈刚,郝敬明,等.能谱 CT 扫描技术

在肺良恶性病变鉴别诊断中的初步研究 [J]. 实用放射学杂志,2015,(3):473-476.

[4] 唐威,王建卫,吴宁,等.计算机辅助检测系统在低剂量肺癌筛查结节检出中的应用价值 [J].中华放射学杂志,2012,46(7):619-623.

[5] 王建卫,吴宁,唐威,等.低剂量CT肺癌筛查检出肺癌的影像特征 [J].中华放射学杂志,2015,(5):336-339.

[6] ADLER S, SEIDEL J, CHOYKE P, et al. Minimum lesion detectability as a measure of PET system performance[J]. EJNMMI Phys, 2017, Dec; 4(1): 13.

[7] KIRIENKO M, GALLIVANONE F, SOLLINI M, et al. FDG PET-CT as theranostic imaging in diagnosis of non-small cell lung cancer[J]. Front Biosci (Landmark Ed), 2017, Jun 1; 22: 1713-1723.

[8] LI CR, LI YZ, LI YM, et al. Dynamic and contrast enhanced CT imaging of lung carcinoma, pulmonary tuberculoma, and inflammatory pseudotumor[J]. Eur Rev Med Pharmacol Sci, 2017 Apr, 21(7): 1588-1592.

[9] BASU S, UTPAT K, JOSHI J. ^{18}F-FDG PET-CT Imaging Features of IgG4-Related Pulmonary Inflammatory Pseudotumor at Initial Diagnosis and During Early Treatment Monitoring[J]. J Nucl Med Technol, 2016 Sep, 44(3): 207-209.

[10] SAITO Y, IMAI K, ISHIYAMA K, et al. New PET-CT criterion for nodal staging in non-small cell lung cancer: measurement of the ratio of section area of standard uptake values ≥ 2.5/lymph node section area[J]. Gen Thorac Cardiovasc Surg, 2017 Jun, 65(6): 350-357.

[11] DESSEROIT MC, TIXIER F, WEBER WA, et al. Reliability of PET-CT Shape and Heterogeneity Features in Functional and Morphologic Components of Non-Small Cell Lung Cancer Tumors: A Repeatability Analysis in a Prospective Multicenter Cohort[J]. J Nucl Med, 2017 Mar, 58(3): 406-411.

[12] 朱强,陈良安,杨震,等.空洞型肺癌误诊为肺曲霉菌病的原因分析 [J].中国真菌学杂志,2016,11(4):235-239.

[13] 孙筱倩,吴重重.误诊为肺癌的肺隐球菌病CT影像分析 [J].临床误诊误治,2014,27(1):100-

101.

[14] 张国滨,唐娟,朱珠华,等.肺内单发结节性硬化性血管瘤:CT特征与病理相关性分析 [J].实用放射学杂志,2013,29(1):32-35

[15] 贺太平,于勇,贾永军,等.能谱CT虚拟平扫在肺部占位性病变中的应用 [J].实用放射学杂志,2015,(7):1100-1103.

[16] LI CR, LI YZ, LI YM, et al. Dynamic and contrast enhanced CT imaging of lung carcinoma, pulmonary tuberculoma, and inflammatory pseudotumor[J]. Eur Rev Med Pharmacol Sci, 2017 Apr, 21(7): 1588-1592.

[17] HOU WS, WU HW, YIN Y, et al. Differentiation of lung cancers from inflammatory masses with dual-energy spectral CT imaging[J]. Acad Radiol, 2015 Mar; 22(3): 337-344.

[18] TOGE M, SEGAWA M, KUSAJIMA Y, et al. Immunoglobulin G4-related inflammatory pseudotumor of the lung[J]. Kyobu Geka, 2012 Jul, 65(7): 542-545.

[19] MATSUOKA T, FUKAMITSU G, ONODA M, et al. Inflammatory myofibroblastic tumor suspected of lung cancer; report of a case[J]. Kyobu Geka, 2010 Jun, 63(6): 500-503.

[20] HUNG JH, HSUEH C, LIAO CY, et al. Pulmonary Hilar Tumor: An Unusual Presentation of Sclerosing Hemangioma[J]. Case Rep Med, 2016, 2016: 8919012.

[21] LIU W, TIAN XY, LI Y, et al. Coexistence of pulmonary sclerosing hemangioma and primary adenocarcinoma in the same nodule of lung[J]. Diagn Pathol, 2011 May, 20; 6: 41.

[22] 曹玉书,张志良,王施,等.成人重症腺病毒肺炎胸部CT动态变化 [J].实用放射学杂志,2015,(9):1447-1449.

[23] 聂晓,李海军,聂思,等.局灶性机化性肺炎CT表现 [J].实用放射学杂志,2015,(10):1620-1623.

[24] 杨创勃,贺太平,聂永康,等.变态反应性支气管肺曲霉菌病的CT表现 [J].实用放射学杂志,2015,(3):402-404.

[25] 温延斌,钟万,黄贤平,等.艾滋病合并肺孢子菌肺炎的MSCT诊断 [J].医学影像学杂志,

2013,23(9):1406-1408.

[26] LYNCH JP 3RD, HUYNH RH, FISHBE-IN MC, et al. Idiopathic Pulmonary Fibrosis: Epidemiology, Clinical Features, Prognosis, and Management[J]. Semin Respir Crit Care Med, 2016 Jun, 37(3):331-357.

[27] GONG L, ZHANG CL, ZHEN Q. Analysis of clinical value of CT in the diagnosis of pediatric pneumonia and mycoplasma pneumonia[J]. Exp Ther Med, 2016 Apr,11(4):1271-1274.

[28] DJURIĆ M, POVAŽAN D, DJURIĆ D, et al. Diagnostic approach to localised organising pneumonia--A case report[J]. Vojnosanit Pregl, 2015 Aug, 72(8):750-754.

[29] ZHANG Y, LI B, SHI H, et al. Sarcomatoid carcinoma of the lung mimics aspergilloma on ^{18}F-FDG PET/CT[J]. Hell J Nucl Med, 2015 Sep-Dec, 18(3):268-270.

[30] KARUPPUSAMY KK, ANTONY J, RADHAKRISHNAN ER, et al. Image findings of a false positive radioactive iodine-131 uptake mimicking metastasis in pulmonary aspergillosis identified on single photon emission computed tomography-computed tomography[J]. J Cancer Res Ther, 2015 Jul-Sep, 11(3):656.

[31] SPYCHER F, KOCHER GJ, GUGGER M, et al. Pulmonary aspergilloma: A rare differential diagnosis to lung cancer after positive FDG PET scan[J]. Respir Med Case Rep, 2014 Feb, 28;12:1-3.

[32] KURODA T, TAKEUCHI H, NOZAWA Y, et al. Acute exacerbation of interstitial pneumonia associated with rheumatoid arthritis during the course of treatment for Pneumocystis jirovecii pneumonia: a case report[J]. BMC Res Notes, 2016 Apr, 26;9:240.

[33] DIEDERICH S. Chest CT for suspected pulmonary complications of oncologic therapies: how I review and report[J]. Cancer Imaging, 2016 Apr, 11; 16:7.

[34] PATEL KB, GLEASON JB, DIACOVO MJ, et al. Pneumocystis Pneumonia Presenting as an Enlarging Solitary Pulmonary Nodule[J]. Case Rep Infect Dis, 2016,2016:1873237.

[35] CHOU CW, CHAO HS, LIN FC, et al. Clinical Usefulness of HRCT in Assessing the Severity of Pneumocystis jirovecii Pneumonia: A Cross-sectional Study[J]. Medicine (Baltimore), 2015 Apr, 94(16):e768.

[36] 吕岩,李成海,谢汝明,等.初治活动性继发性肺结核的 HRCT 影像研究 [J]. 中华实验和临床感染病杂志(电子版),2015,9(5):643-648.

[37] 杨艺,黄兴涛,柳彬,等.肺部误诊为肺结核病例的 CT 分析 [J]. 临床放射学杂志, 2016, 35(12):1822-1826.

[38] 望云,范丽,李清楚,等.薄壁囊腔型肺癌与薄壁空洞性肺结核的 MDCT 表现鉴别诊断研究 [J].临床放射学杂志,2017,36(1):44-49.

[39] GAMBHIR S, RAVINA M, RANGAN K, et al. International Atomic Energy Agency Extra-pulmonary TB Consortium. Imaging in extrapulmonary tuberculosis[J]. Int J Infect Dis, 2017 Mar, 56: 237-247.

[40] ZHAO W, TIAN Y, PENG F, et al. Differential diagnosis of acute miliary pulmonary tuberculosis from widespread-metastatic cancer for postoperative lung cancer patients: two cases[J]. J Thorac Dis, 2017 Feb,9(2):E115-E120.

[41] WANG SY, GAO JB, ZHANG R, et al. Value of gemstone spectral CT imaging in diagnosis of solitary pulmonary nodule[J]. Zhonghua Yi Xue Za Zhi, 2016 Apr 5,96(13):1040-1043.

[42] SONG Q, ZHANG G, JIANG H, et al. Imaging Features of Pulmonary CT in Type 2 Diabetic Patients with Multidrug-Resistant Tuberculosis[J]. PLoS One, 2016 Mar 29,11(3):e0152507.

[43] 胡学梅,马丽娅,张进华,等.低剂量、等渗低浓度对比剂 CT 肺动脉血管成像技术在诊断肺动脉栓塞中的应用研究 [J]. 中华放射学杂志, 2014, 48(10):811-815,

[44] 黄芸,费广鹤.CT 肺动脉造影对肺栓塞诊断和严重程度的评估价值及其与动脉血气的相关性 [J]. 中华结核和呼吸杂志,2012,35(10):770-774.

[45] 马连菊,唐光健,付佳臻,等.肺动脉 CT 成像增强技术的优化研究 [J]. 中华放射学杂志, 2012,46(5):416-419.

[46] 沈起钧,彭志毅,单嫣娜,等.双源 CT 双能量肺动脉成像结合灌注血池容积技术评价急性肺

栓塞的初步研究 [J]. 临床放射学杂志, 2014, 33(1): 34-38.

[47] 蒲艳军, 何芬, 李文玲, 等. 双能量 CT 灌注缺损评分与右心室功能及动脉血气参数的相关性研究 [J]. 临床放射学杂志, 2015, 34(10): 1573-1577.

[48] CHEN EL, ROSS JA, GRANT C, et al. Improved Image Quality of Low-Dose CT Pulmonary Angiograms[J]. J Am Coll Radiol, 2017 May, 14(5): 648-653.

[49] BENSON DG, SCHIEBLER ML, REPPLINGER MD. Contrast-enhanced pulmonary MRA for the primary diagnosis of pulmonary embolism: current state of the art and future directions[J]. Br J Radiol, 2017 Apr, 12: 20160901.

[50] MIURA S, OHNO Y, KIMURA H, et al. Quantitative lung perfused blood volume imaging on dual-energy CT: capability for quantitative assessment of disease severity in patients with acute pulmonary thromboembolism[J]. Acta Radiol, 2015 Mar, 56(3): 284-93.

[51] 李永强. 纵隔型肺癌临床及 CT 表现 [J]. 实用放射学杂志, 2014, (7): 1118-1120.

[52] 曹守强, 辛衍忠, 赵桂彬, 等. 纵隔微小海绵状血管瘤 1 例 [J]. 中华胸心血管外科杂志, 2012, 28(12): 760.

[53] 韩引萍, 张玉婷, 王丹, 等. 能谱 CT 成像对侵袭性胸腺瘤与纵隔淋巴瘤的鉴别诊断价值 [J]. 中国医学影像学杂志, 2016, 24(6): 464-467.

[54] 陆杨, 赵亚娥, 杨春燕, 等. MSCT 对低危型、高危型胸腺瘤及胸腺癌的鉴别诊断价值 [J]. 放射学实践, 2017, 32(2): 149-152.

[55] 杨志惠. 胸腺瘤 CT 影像学特点与病理的关系分析 [J]. 中国 CT 和 MRI 杂志, 2016, 14(9): 59-61.

[56] 李多, 曹宝霞, 吕平欣, 等. 18F-FDG 符合线路 SPECT/CT 显像对前纵隔肿瘤良恶性的诊断价值 [J]. 医学影像学杂志, 2015, 25(1): 73-77.

[57] VENTURA L, GNETTI L, SILINI EM, et al. Primary atypical carcinoid tumor of the mediastinum: a very rare finding[J]. J Thorac Dis, 2017 Apr, 9(4): E367-E372.

[58] KITAMI A, SANO F, OHASHI S, et al. The Usefulness of Positron-Emission Tomography Findings in the Management of Anterior Mediastinal Tumors[J]. Ann Thorac Cardiovasc Surg, 2017 Feb 20, 23(1): 26-30.

[59] SHIMAMOTO A, ASHIZAWA K, KIDO Y, et al. CT and MRI findings of thymic carcinoid[J]. Br J Radiol, 2017 Mar, 90(1071): 20150341.

[60] OZAWA Y, HARA M, SHIMOHIRA M, et al. Associations between computed tomography features of thymomas and their pathological classification[J]. Acta Radiol, 2016 Nov, 57(11): 1318-1325.

[61] ZHAO Y, CHEN H, SHI J, et al. The correlation of morphological features of chest computed tomographic scans with clinical characteristics of thymoma[J]. Eur J ardiothorac Surg, 2015 Nov, 48(5): 698-704.

[62] 周前. 中华影像医学——影像核医学卷 [M]. 北京: 人民卫生出版社, 2002.

[63] BAJC M, OLSSON B, PALMER J, et al. Ventilation /perfusion SPECT for diagnostics of pulmonary embolism in clinical practice[J], J Intern Med, 2008, 264(4): 379-87.

[64] 宋丽萍, 刘秀杰, 史蓉芳, 等. 肺灌注 / 通气显像与肺动脉造影诊断肺栓塞的对比分析 [J]. 中华核医学杂志, 2002, (05): 39-41.

[65] 左书耀, 黄钢. 影像核医学典型病例精选图谱 [M]. 北京: 人民卫生出版社, 2011.

[66] 李蓓蕾, 陈绍亮. 核素肺通气 / 灌注显像在肺动脉血栓栓塞症中的应用 [J]. 中华核医学杂志, 2006, (06): 339-342.

[67] BOELUEKBAS DA, MEINERS S. Lung cancer nanomedicine: potentials and pitfalls[J]. Nanomedicine, 2015, 10(21): 3203-3212.

[68] ZHANG J, FU Y, MEI Y, et al. Fluorescent Metal Nanoshell Probe to Detect Single miRNA in Lung Cancer Cell[J]. Analytical Chemistry, 2010, 82(11): 4464-4471.

[69] KHULLAR O, FRANGIONI JV, GRINSTAFF M, et al. Image-guided sentinel lymph node mapping and nanotechnology-based nodal treatment in lung cancer using invisible near-infrared fluorescent light[J]. Seminars in thoracic and cardiovascular surgery, 2009, 21(4): 309-315.

[70] CHEN Q, WANG X, CHEN F, et al.

Functionalization of upconverted luminescent NaYF4: Yb/Er nanocrystals by folic acid-chitosan conjugates for targeted lung cancer cell imaging[J]. Journal of Materials Chemistry, 2011, 21(21):7661-7667.

[71] BADEA CT, ATHREYA KK, ESPINOSA G, et al. Computed Tomography Imaging of Primary Lung Cancer in Mice Using a Liposomal-Iodinated Contrast Agent[J]. Plos One, 2012, 7(4).

[72] WANG H, ZHENG L, PENG C, et al. Folic acid-modified dendrimer-entrapped gold nanoparticles as nanoprobes for targeted CT imaging of human lung adencarcinoma[J]. Biomaterials, 2013, 34(2):470-480.

[73] HUANG G, ZHANG C, LI S, et al. A novel strategy for surface modification of superparamagnetic iron oxide nanoparticles for lung cancer imaging[J]. Journal of Materials Chemistry, 2009, 19(35):6367-6372.

[74] WAN X, SONG Y, SONG N, et al. The preliminary study of immune superparamagnetic iron oxide nanoparticles for the detection of lung cancer in magnetic resonance imaging[J]. Carbohydrate Research, 2016, 419:33-40.

[75] 白爱国, 何薇, 滑炎卿. 肺癌分子影像学成像进展 [J]. 中华临床医师杂志 (电子版), 2012, (21):6851-6853.

[76] ROOSENBURG S, LAVERMAN P, JOOSTEN L, et al. PET and SPECT imaging of a radiolabeled minigastrin analogue conjugated with DOTA, NOTA, and NODAGA and labeled with (64) Cu, (68)Ga, and (111)In[J]. Mol Pharm, 2014, 11(11):3930-3937.

[77] PATEL P, KATO T, UJIIE H, et al. Multi-Modal Imaging in a Mouse Model of Orthotopic Lung Cancer[J]. Plos One, 2016, 11(9).

[78] PARK KE, NOH YW, KIM A, et al. Hyaluronic acid-coated nanoparticles for targeted photodynamic therapy of cancer guided by near-infrared and MR imaging[J]. Carbohydr Polym, 2017, 157:476-483.

[79] CHEN J, SUN Y, CHEN Q, et al. Multifunctional gold nanocomposites designed for targeted CT/MR/optical trimodal imaging of human non-small cell lung cancer cells[J]. Nanoscale, 2016, 8(28):13568-13573.

[80] HOU W, XIA F, ALFRANCA G, et al. Nanoparticles for multi-modality cancer diagnosis: Simple protocol for self-assembly of gold nanoclusters mediated by gadolinium ions[J]. Biomaterials, 2017, 120:103-114.

[81] BOELUEKBAS DA, MEINERS S. Lung cancer nanomedicine: potentials and pitfalls[J]. Nanomedicine, 2015, 10(21):3203-3212.

[82] BARENHOLZ Y. Doxil(R)--the first FDA-approved nano-drug: lessons learned[J]. Journal of controlled release : official journal of the Controlled Release Society, 2012, 160(2):117-134.

[83] LV S, TANG Z, LI M, et al. Co-delivery of doxorubicin and paclitaxel by PEG-polypeptide nanovehicle for the treatment of non-small cell lung cancer[J]. Biomaterials, 2014, 35(23):6118-6129.

[84] CRISP JL, SAVARIAR EN, GLASGOW HL, et al. Dual targeting of integrin $\alpha_v\beta_3$ and matrix metalloproteinase-2 for optical imaging of tumors and chemotherapeutic delivery[J]. Mol. Cancer Ther. 2014, 13(6):1514–1525.

[85] ZAROGOULIDIS P, DARWICHE K, HOHENFORST-SCHMIDT W, et al. Inhaled gene therapy in lung cancer: proof-of-concept for nano-oncology and nanobiotechnology in the management of lung cancer[J]. Future Oncology, 2013, 9(8): 1171-1194.

[86] YE X, SHI H, HE X, et al. Gold nanorod-seeded synthesis of Au@Ag/Au nanospheres with broad and intense near-infrared absorption for photothermal cancer therapy[J]. Journal of Materials Chemistry B, 2014, 2(23):3667.

[87] MACDONALD TD, LIU TW, ZHENG G. An MRI-Sensitive, Non-Photobleachable Porphysome Photothermal Agent[J]. Angewandte Chemie International Edition, 2014, 53(27):6956-6959.

[88] JIN CS, WADA H, ANAYAMA T, et al. An Integrated Nanotechnology-Enabled Transbronchial Image-Guided Intervention Strategy for Peripheral Lung Cancer[J]. Cancer Res, 2016, 76(19): 5870-5880.

[89] WANG Z, QIAO R, TANG N, et al. Active targeting theranostic iron oxide nanoparticles for MRI and magnetic resonance-guided focused ultrasound ablation of lung cancer[J]. Biomaterials, 2017, 127:25-35.

[90] QIN D, HE X, WANG K, et al. Using fluorescent nanoparticles and SYBR Green I based two-color flow cytometry to determine Mycobacterium tuberculosis avoiding false positives[J]. Biosens Bioelectron, 2008, 24(4):626-63.

[91] LIU C, JIANG D, XIANG G, et al. An electrochemical DNA biosensor for the detection of Mycobacterium tuberculosis, based on signal amplification of graphene and a gold nanoparticle-polyaniline nanocomposite[J]. Analyst, 2014, 139(21):5460-5465.

[92] SARAOGI GK, SHARMA B, JOSHI B, et al. Mannosylated gelatin nanoparticles bearing isoniazid for effective management of tuberculosis[J]. J Drug Target, 2011, 19(3):219-227.

[93] AHMAD Z, SHARMA S, KHULLER GK. Chemotherapeutic evaluation of alginate nanoparticle-encapsulated azole antifungal and antitubercular drugs against murine tuberculosis[J]. Nanomedicine, 2007, 3(3):239-243.

[94] KISICH KO, GELPERINA S, HIGGINS MP, et al. Encapsulation of moxifloxacin within poly(butyl cyanoacrylate) nanoparticles enhances efficacy against intracellular Mycobacterium tuberculosis[J]. Int J Pharm, 2007, 345(1-2):154-162.

[95] AHMAD Z, PANDEY R, SHARMA S, et al. Novel chemotherapy for tuberculosis: chemotherapeutic potential of econazole- and moxifloxacin-loaded PLG nanoparticles[J]. International journal of antimicrobial agents, 2008, 31(2):142-146.

[96] PANDEY R, SHARMA S, KHULLER GK. Oral solid lipid nanoparticle-based antitubercular chemotherapy[J]. Tuberculosis (Edinb), 2005, 85(5-6):415-420.

[97] GARCIA-CONTRERAS L, WONG YL, MUTTIL P, et al. Immunization by a bacterial aerosol[J]. Proceedings of the National Academy of Sciences of the United States of America, 2008, 105(12): 4656-4660.

[98] HINDI KM, DITTO AJ, PANZNER MJ, et al. The antimicrobial efficacy of sustained release silver-carbene complex-loaded L-tyrosine polyphosphate nanoparticles: characterization, in vitro and in vivo studies[J]. Biomaterials, 2009, 30(22):3771-3779.

[99] ORNELAS-MEGIATTO C, SHAH PN, WICH PR, et al. Aerosolized antimicrobial agents based on degradable dextran nanoparticles loaded with silver carbene complexes[J]. Mol Pharm, 2012, 9(11):3012-3022.

[100] SHAH PN, LIN LY, SMOLEN JA, et al. Synthesis, Characterization, and In Vivo Efficacy of Shell Cross-Linked Nanoparticle Formulations Carrying Silver Antimicrobials as Aerosolized Therapeutics[J]. Acs Nano, 2013, 7(6):4977-4987.

[101] CHONO S, TANINO T, SEKI T, et al. Influence of particle size on drug delivery to rat alveolar macrophages following pulmonary administration of ciprofloxacin incorporated into liposomes[J]. Journal of Drug Targeting, 2006, 14(8):557-566.

[102] CHEOW WS, CHANG MW, HADINOTO K. The roles of lipid in anti-biofilm efficacy of lipid-polymer hybrid nanoparticles encapsulating antibiotics[J]. Colloids and Surfaces a-Physicochemical and Engineering Aspects, 2011, 389(1-3):158-165.

[103] RADOVIC-MORENO AF, LU TK, PUSCASU VA, et al. Surface Charge-Switching Polymeric Nanoparticles for Bacterial Cell Wall-Targeted Delivery of Antibiotics[J]. Acs Nano, 2012, 6(5): 4279-4287.

[104] WANAKULE P, LIU GW, FLEURY AT, et al. Nano-inside-micro: Disease-responsive microgels with encapsulated nanoparticles for intracellular drug delivery to the deep lung[J]. Journal of Controlled Release, 2012, 162(2):429-437.

[105] ANSELMO AC, GUPTA V, ZERN BJ, et al. Delivering Nanoparticles to Lungs while Avoiding Liver and Spleen through Adsorption on Red Blood Cells[J]. Acs Nano, 2013, 7(12):11129-11137.

[106] DAMES P, GLEICH B, FLEMMER A, et al. Targeted delivery of magnetic aerosol droplets to

the lung[J]. Nature Nanotechnology, 2007, 2(8): 495-499.

[107] ZHANG YQ, YU JC, WANG JQ, et al. Thrombin-Responsive Transcutaneous Patch for Auto-Anticoagulant Regulation[J]. Advanced Materials, 2017, 29(4).

[108] WADAJKAR AS, SANTIMANO S, RAHIMI M, et al. Deep vein thrombosis: Current status and nanotechnology advances[J]. Biotechnology Advances, 2013, 31(5):504-513.

[109] PAGE MJ, LOURENCO AL, DAVID T, et al. Non-invasive imaging and cellular tracking of pulmonary emboli by near-infrared fluorescence and positron-emission tomography[J]. Nature Communications, 2015, 6.

[110] HESS S, MADSEN PH. Radionuclide Diagnosis of Pulmonary Embolism[J]. Adv Exp Med Biol, 2017, 906:49-65.

[111] WADAJKAR AS, SANTIMANO S, RAHIMI M, et al. Deep vein thrombosis: Current status and nanotechnology advances[J]. Biotechnology Advances, 2013, 31(5):504-513.

[112] KORIN N, KANAPATHIPILLAI M, INGBER DE. Shear-Responsive Platelet Mimetics for Targeted Drug Delivery[J]. Israel Journal Of Chemistry, 2013, 53(9-10):610-615.

[113] WADAJKAR AS, SANTIMANO S, RAHIMI M, et al. Deep vein thrombosis: Current status and nanotechnology advances[J]. Biotechnology Advances, 2013, 31(5):504-513.

[114] HEIDT T, EHRISMANN S, HOVENER JB, et al. Molecular Imaging of Activated Platelets Allows the Detection of Pulmonary Embolism with Magnetic Resonance Imaging[J]. Scientific Reports, 2016, 6.

[115] MALLELA J, RAVI S, LOUIS FJ, et al. Natriuretic Peptide Receptor A Signaling Regulates Stem Cell Recruitment and Angiogenesis: A Model to Study Linkage Between Inflammation and Tumorigenesis[J]. Stem Cells, 2013, 31(7):1321-1329.

[116] PULA B, WITKIEWICZ W, DZIEGIEL P, et al. Significance of podoplanin expression in cancer-associated fibroblasts: A comprehensive review[J]. International Journal Of Oncology, 2013, 42(6): 1849-1857.

[117] SUTENDRA G, DROMPARIS P, KINNAIRD A, et al. Mitochondrial activation by inhibition of PDKII suppresses HIF1 alpha signaling and angiogenesis in cancer[J]. Oncogene, 2013, 32(13): 1638-1650.

[118] MA Q, CHEN W, CHEN W. Anti-tumor angiogenesis effect of a new compound: B-9-3 through interference with VEGFR2 signaling[J]. Tumor Biology, 2016, 37(5):6107-6116.

[119] MEHRAN R, NILSSON M, KHAJAVI M, et al. Tumor Endothelial Markers Define Novel Subsets of Cancer-Specific Circulating Endothelial Cells Associated with Antitumor Efficacy[J]. Cancer Res., 2014, 74(10):2731-2741.

第三十六章　心血管疾病的传统医学影像学与分子成像

近 30 年来,心血管影像学发展迅速。20 世纪 70 年代以来,随着核素、超声技术、CT 及 MRI 的兴起,心血管影像学领域不断拓展,诊断越来越精细、准确,手段越来越趋于无创或少创,对心血管临床发展起到举足轻重的作用。随着螺旋 CT 扫描技术的不断进步,已实现亚秒级心电门控触发扫描,为心血管疾病的螺旋 CT 诊断奠定了基础,其在冠状动脉钙化的检测、冠状动脉搭桥血管术后的随访方面有一定的价值。CT 心血管造影术 (CTA) 是心血管病诊断的必要手段和技术。CT 技术关键包括容积数据采集和图像重建。三维工作站的应用使图像显示更加立体真实,对诊断将起到更大作用与常规心血管造影比较,有创性检查变为无创或少创性检查,有其突出的实用价值,开拓了心血管影像学新领域。

第一节　心血管病变的 CT、MR 医学影像学表现

一、冠状动脉疾病

冠状动脉粥样硬化是发生在冠状动脉的慢性疾病,基本病变为动脉内膜脂质沉积、单核巨噬细胞浸润、平滑肌细胞增生和细胞外基质增多,可继发钙化、出血、血栓形成,病变发展可引起管腔狭窄和闭塞,导致心肌供血不足及心肌梗死。冠状动脉粥样硬化按其病变性质及演变进程分为以下几期或几型,但各型间可有过渡,且不同型或期的病变可同时见于同一条血管的不同部位。①脂斑脂纹期:脂斑和脂纹是早期的粥样硬化病变,肉眼为黄色圆形斑点或长行条纹,略高于内膜表面。镜下主要成分是泡沫细胞,且主要来源于血液中单核细胞,部分是动脉壁平滑肌细胞吞噬脂质而形成。②纤维斑块期:内膜中的平滑肌细胞受脂质和生长因子刺激大量增生,同时分泌大量胶原纤维和细胞外基质,增厚的纤维包绕少量脂质灶并发生玻璃样变性。③粥样斑块期:斑块中心积蓄的泡沫细胞崩解坏死,细胞内脂质释放到细胞外,并与变性坏死的内膜纤维和基质成分混合,形成粥样斑块,其表面可见厚薄不一的纤维帽。④复合病变期:粥样斑块属不稳定斑块,其表面纤维帽常发生破溃,形成粥样溃疡,溃疡基础上可继发血栓形成。陈旧粥样斑块常因钙盐沉积而发生钙化,斑块内小血管常因坏死组织的腐蚀发生斑块内出血。后三期患者冠状动脉均可发生狭窄。

我国的冠状动脉粥样硬化所致的冠状动脉狭窄好发部位与国外研究结果相似,前降支居首,其次为右冠状动脉,再次为左旋支,左主干检出者甚少。若伴有左主干狭窄,多为冠状动脉粥样硬化晚期,多半为多支受累。严重粥样硬化斑块可位于冠状动脉三条主干任何部位,但以前降支、左旋支近段前 2 cm 及右冠状动脉近端 1/3 和远端 1/3 最多见。

冠状动脉 CTA 已经成为一种可靠且准确的冠状动脉疾病的检查手段,能够可靠地筛查出高风险患者冠状动脉狭窄的存在。目前冠状动脉 CTA 已经得到广泛的临床认可,正改变着对确诊和疑似冠心病患者的评估方式。冠状动脉狭窄程度的定量评价有助于冠心病治疗方案的制订,采用一种安全、可靠和无创的影像学方法对冠状动脉狭窄程度的定量评价非常重要。冠状动脉狭窄程度可用狭窄直径减少百分数或狭窄面积减少的百分数来表示,现国际上统一采用直径法表示,以紧邻狭窄段的近端、远端的无狭窄血管内经为 100%,狭窄段血管直径减少 1/4 为 25% 狭窄,直径减少 1/2 为 50% 狭窄,减少 3/4 为 75% 狭窄,减少 9/10 为 90% 狭窄,完全闭塞为 100% 狭窄。狭窄直径减少 50% 相当于面积减少 75%,直径减少 75% 相当于面积减少 95%,直径减少 90% 相当于面积减少 99%。

一般认为,冠状动脉狭窄程度大于 50% 才有临

床意义。根据狭窄程度与血流阻力之间的影响关系,将冠状动脉从正常无狭窄到完全闭塞分为6级:0级,正常,无斑块和狭窄(狭窄率为0);Ⅰ级,轻微狭窄,指可见斑块,狭窄<25%;Ⅱ级,轻度狭窄,25%~49%狭窄,但没有血流动力学意义;Ⅲ级,中度狭窄,50%~74%狭窄,可能造成血流受阻;Ⅳ级,重度狭窄,75%~99%狭窄,狭窄造成血流受阻;Ⅴ级,完全闭塞,100%狭窄。另外,为了对病变范围描述更加准确,我们把病变范围<1 cm称为局限性病变,病变范围1~3 cm称为节段性病变,病变范围>3 cm称为弥漫性病变(图36-1-1~图36-1-5)。

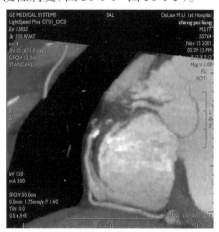

图 36-1-1　右冠状动脉完全闭塞

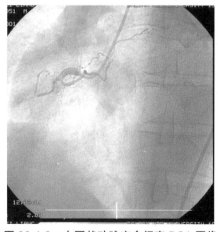

图 36-1-2　右冠状动脉完全闭塞 DSA 图像

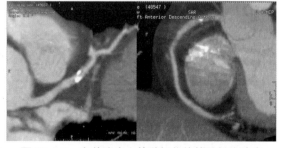

图 36-1-3　左前降支血管壁钙化伴管腔轻度狭窄

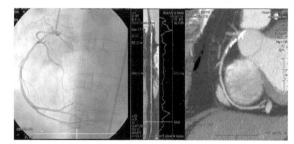

图 36-1-4　右冠状动脉近段阶段性病变伴管腔轻度狭窄

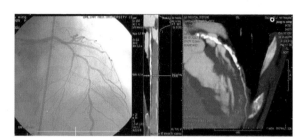

图 36-1-5　左冠状动脉弥漫性病变伴管腔中、重度狭窄

二、心肌梗死

(一)疾病概述

随着生活水平的提高以及我国老年人口的增加,动脉粥样硬化性疾病的发病率和死亡率都在呈上升趋势,冠心病已经成为威胁人类健康的第二致死性疾病。心肌梗死又叫心肌梗塞,心肌梗死(myocardial infarction)是冠状动脉闭塞,血流中断,使部分心肌因严重的持久性缺血而发生局部坏死。临床上有剧烈而较持久的胸骨后疼痛,发热,白细胞增多,红细胞沉降率加快,血清心肌酶活力增高及进行性心电图变化,可发生心律失常、休克或心力衰竭。

(二)临床表现

临床表现与心肌梗死的大小、部位、侧支循环发生机制及个体反应有关。

(1)心肌梗死前先兆:心肌梗死前先兆界定于心绞痛和心肌梗死之间的过渡型。其心绞痛是心肌急剧的和暂时的缺血与缺氧引起的临床症状,具有发作性的临床特点。经临床及心电图、血清酶学检查都不能证实有急性心肌梗死的严重心绞痛,是急性心肌梗死的前驱疾病。心肌梗死前先兆的病理基础是冠状动脉功能不全引起的灶性坏死,心肌细胞的损伤较缓慢,散在缺血性心肌营养不良,镜下可有粟粒性坏死灶。这类病人心绞痛持续时间为10~15 min,有可能短期发生心肌梗死。

(2)心肌梗死的临床症状:心肌梗死发生后,多数病例主要表现是急性心肌缺血及坏死引起的剧烈疼痛，其次是休克、左心衰、心律失常等。老年人急性心肌梗死症状随梗死的大小、部位、发展速度和原来心脏的功能情况等而轻重不同。

（三）影像学表现

陈旧性心肌梗死后，CT 平扫于梗死区有时可以看到低密度，测量 CT 值为负值，提示有脂肪组织形成，这一征象在陈旧性心肌梗死中更为常见，陈旧性心肌梗死中见到的这种表现解释为脂肪化生 (fatty metaplasia)。一直以来人们认为心肌细胞是不能再生的，但研究发现，梗死的心肌中存在分裂的心肌细胞和特化的成纤维细胞，这提示心肌中存在前体细胞，可以再生或分化为心肌细胞。心肌梗死后出现的这种成熟脂肪提示心肌中存在前体细胞，在一定的微环境下或者药物的作用下向脂肪细胞转化，也有学者认为是冠心病患者服用了特定的药物导致脂肪化生。

用增强 MDCT 诊断心肌梗死的研究较少，研究结果显示，增强 MDCT 在实验动物和人体上都可以检测出梗死的心肌。与增强 MRI 类似，梗死的心肌在 MDCT 上表现为两种增强方式：对比剂早期灌注过程中的相对低密度和延迟扫描的高密度强化。MDCT 对比剂和 MRI 对比剂的上述两种强化方式有很好的一致性，可重复性很高。早期灌注增强中的无强化低密度区或低度强化区在急性心肌梗死中更为常见，有时可以持续到延迟扫描阶段。

早期灌注中的低密度也不完全由梗死所引起，有文献报告，人和动物的心肌静息状态下血流量是不均匀的，在人类心脏中基线状态血流量不均匀性的生理机制仍不清楚。可能是心肌微小血管的自身调节作用，也可能是局部血流的几何形态分布不同或者与心室肌内不同层心肌及不同局部的神经调节作用有关等，上述原因也完全可能导致 MDCT 早期灌注图像中的低密度。

心肌梗死后 MDCT 中的延迟强化现象在一些动物实验中观察到。而在人心肌梗死中具有同样的特征。MDCT 增强延迟扫描：绝大多数的心肌梗死均可表现为延迟强化，不管是急性或陈旧性心肌梗死。而延迟强化的部位在早期灌注阶段可以是相对低密度或等密度，而且 MDCT 上的延迟强化部位和 MRI 上显示的部位高度吻合。

注射碘对比剂后急性梗死心肌的灌注早期低度强化和延迟扫描中的高密度强化与 MRI 检查中的增强机制类似。心肌细胞功能正常时，肌浆网膜可以将细胞内的碘排到细胞外间隙，而心肌坏死后，细胞膜肌浆网膜的功能异常，这时碘对比剂就可以进入细胞内。由于 75% 的心肌体积是细胞内体积，因此当心肌细胞坏死后，碘对比剂的分布容积明显增加，使得坏死心肌与周围正常心肌的密度对比差别凸显出来。恢复期心肌梗死和陈旧性心肌的梗死灶瘢痕中胶原纤维周围的间质间隙增大，与致密的正常心肌相比，造影剂的分布容积明显增大，因此表现为延迟强化。Gerber 等在离体的兔心脏中比较碘对比剂和钆对比剂的药代动力学和分布容积，结果显示两者的药代动力学基本一致。心脏检查中，碘对比剂和钆对比剂具有相同的流入和流出动力学。因此，尽管两种对比剂分子结构不同，分子质量不同，但是细胞外的分布容积几乎完全一致。

有些梗死心肌当血管再通、血运恢复后在增强 MDCT 上仍然表现为低密度，可以解释为心肌坏死后的细胞碎屑阻塞了梗死区的毛细血管床。导致对比剂不能进入梗死区，因此呈现相对低密度。但随扫描时间的延长，对比剂可以渗透到这些无血流区，随后碘对比剂在坏死细胞的内化作用下进入细胞，病变区域呈现为高密度强化。

MDCT 延迟扫描可以准确显示急性梗死和恢复期梗死的形态特征，如梗死的大小、透壁程度、有无微血管阻塞等。MDCT 图像上梗死的心肌表现为注射对比剂 5 min 后界限清晰的延迟强化，微血管阻塞区则为对比剂注射早期的低密度区。评价急性心肌梗死的影像学手段中，MDCT 的优势在于扫描层厚较薄，层厚可以达到 0.5 mm，部分容积效应可以减到最低限度。常规 MRI 检查中的层厚是这个数值的 10~20 倍。而且 MDCT 极大地提高了空间分辨力和 Z 轴的分辨力。因此实现了各图像数据的向同性，可以用原始横轴位图像做任意方向的图像重建。可以从任何方向和切面显示梗死心肌。

（四）诊断要点

冠心病的临床诊断手段很多，如心电图、心脏超声、血管腔内超声、光学相干断层、冠状动脉和心腔造影、MRI、MDCT、核素显像等。但是随着多层螺旋 CT 在心血管领域的应用，尤其是 64 层 MDCT 在冠心病诊断中的逐步推广和应用，接受 64 层 MDCT 检查的冠心病患者越来越多。该检查手段不仅可以显示冠状动脉狭窄程度、冠状动脉管壁斑块、评价血管内支架的再狭窄以及冠状动脉搭桥的术后随访，而且可以进行心脏功能的评价，使它成为一种非常有前景的"一站式"检查手段。

　　64 层 MDCT 的时间分辨力和空间分辨力均有显著提高,结合心电图的回顾性重建,可以进行各种图像的重建和后处理。在冠状动脉 CTA 检查中,除了可以显示血管情况,心脏的心腔大小和心肌厚度、增强后心肌密度均可以清晰显示。在实际的心脏 CTA 检查中,64 层 MDCT 采集数据仅 5~12 s,此时的心肌会因为冠状动脉狭窄或阻塞等原因呈现低密度改变,如何评价这种心肌低密度目前还缺乏广泛和深入的研究。

　　64 层 MDCT 在冠状动脉 CTA 检查时采集时间短,心肌密度会由于心肌梗死、冠状动脉狭窄、阻塞等原因出现不均匀表现。而对于这种心肌密度不均匀如何解释以及其在心肌缺血和梗死的诊断中具有怎样的价值尚不完全清楚。有文献报告,正常人心肌血流量的基线值和药物负荷状态下均表现为不均匀性,不同部位血流量有一定的差异。

三、大血管病变

(一)主动脉夹层

　　1.疾病概述 　 主动脉夹层是指由于内膜局部撕裂,受到强有力的血液冲击,内膜逐步剥离、扩展,在动脉内形成真、假两腔。从而导致一系列包括撕裂样疼痛在内的表现。主动脉是身体的主干血管,承受直接来自心脏跳动的压力,血流量巨大,出现内膜层撕裂,如果不进行恰当和及时的治疗,破裂的机会非常大,死亡率也非常高。以往的文献报告,1 周内的死亡率高达 50%,一个月内的死亡率为 60%~70%。除此之外,即使患者得以存活,因假腔的扩大和压力的增加,真腔血管的血流量降低,导致主动脉所供血区域的脏器缺血。

　　2.临床表现 　 根据破口部位、所在动脉的部位,动脉夹层可累及全身各个部分,最为常见和最为凶险的是主动脉夹层,其他的还有肠系膜上动脉夹层、颈动脉夹层等,由于供血部位的不同,表现形式也不尽相同。主动脉夹层主要病因包括:马方综合症、先天性心血管畸形、特发性主动脉中膜退行性变化、主动脉粥样硬化、主动脉炎性疾病等。根据主动脉夹层内膜裂口的位置和夹层累及的范围,目前医学上有两种主要的分类方法。最广泛应用的是 1965 年 DeBakey 教授等提出的 3 型分类法。Ⅰ型:主动脉夹层累及范围自升主动脉到降主动脉甚至到腹主动脉(图 36-1-6)。Ⅱ型:主动脉夹层累及范围仅限于升主动脉。Ⅲ型:主动脉夹层累及降主动脉,如向下未累及腹主动脉者为Ⅲ A 型;向下累及腹主

动脉者为Ⅲ B 型。1970 年,Stanford 大学 Daily 教授等提出了另一种主要依据近端内膜裂口位置的分类方法:Stanford A 型:相当于 DeBakey Ⅰ型和Ⅱ型。Stanford B 型:相当于 DeBakey Ⅲ型。典型的急性主动脉夹层病人往往表现为突发的、剧烈的、胸背部撕裂样疼痛。严重的可以出现心衰、晕厥,甚至突然死亡;多数患者同时伴有难以控制的高血压;主动脉分支闭塞可导致相应的脑、肢体、肾脏、腹腔脏器缺血症状,如脑梗死、少尿、腹部疼痛、双腿苍白、无力、花斑,甚至截瘫等。除以上主要症状和体征外,因主动脉供血区域广泛,根据夹层累积的范围不同,表现也不尽相同。其他的情况还有:周围动脉搏动消失,左侧喉返神经受压时可出现声带麻痹,在夹层穿透气管和食管时可出现咯血和呕血,夹层压迫上腔静脉出现上腔静脉综合征,压迫气管表现为呼吸困难,压迫颈胸神经节出现 Horner 综合征,压迫肺动脉出现肺栓塞体征,夹层累及肠系膜和肾动脉可引起肠麻痹乃至坏死和肾梗死等体征。胸腔积液也是主动脉夹层的一种常见体征,多出现于左侧。

　　3.影像学表现

　　(1)正、侧位胸部平片可见:①上纵隔影增宽,主动脉局部或广泛性膨隆,如能观察到主动脉内膜的钙化影与主动脉外缘的距离增宽(正常为 3 mm),则提示有夹层动脉瘤的可能;②主动脉邻近的器官,如气管、食管或腹部脏器受膨隆的主动脉推压移位;③心影增大,搏动减弱提示心包积血或心衰;④ 20%~25% 的夹层动脉瘤可破入左侧胸腔,表现为迅速增加的胸腔液。

　　(2)CT 表现:①钙化的内膜从主动脉壁向腔内移位 5 mm 以上,增强后可见撕脱的内膜片呈线样低密度影;②增强后可显示真假两腔,其各自的密度与血流速度、有无血栓形成有关。通常假腔的强化与排空均较真腔延迟。

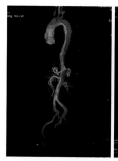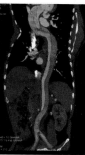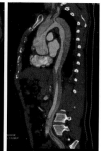

图 36-1-6 　 主动脉夹层 DeBakey Ⅰ型

（二）下肢动脉硬化闭塞症

1. 疾病概述　动脉硬化闭塞症是一种退行性病变，是大、中动脉的基本病理过程，主要是细胞纤维基质、脂质和组织碎片异常沉积在动脉内膜或中层，发生增生过程等复杂的病理变化，动脉的狭窄、闭塞性或动脉瘤性病变几乎大部分都是由动脉硬化所引起。动脉硬化性病变一般是全身性疾患，好发于某些大中型动脉，如腹主动脉下段、髂动脉、股动脉和腘动脉等处，上肢动脉很少累及。病变动脉增厚变硬，伴有粥样斑块和钙化并可继发血栓形成，致使动脉管腔狭窄或闭塞，肢体出现缺血症状，患肢有发冷、麻木、疼痛、间歇性跛行和趾或足发生溃疡或坏死等临床表现，有时狭窄或闭塞性病变呈节段性和多平面性，好发于动脉的分叉起始部和管腔后壁部，动脉主干弯曲部也较常累及，病变远侧往往有通畅的流出道存在。流行病学调查结果显示高血压、高胆固醇、吸烟与动脉硬化闭塞的发生和发展有一定关系。

2. 影像学表现

（1）血管管壁不规则、毛糙。

（2）血管管壁增厚。

（3）血管管壁钙化。

（4）血管管腔不同程度狭窄、闭塞，狭窄或闭塞多呈阶段性、跳跃性，上段动脉狭窄、闭塞多伴有下段动脉狭窄、闭塞。

（5）狭窄或闭塞远端血管常不显影。

（6）重度狭窄或闭塞血管周围可见侧支循环血管形成（图36-1-7）。

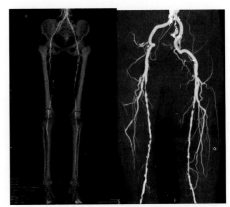

图36-1-7　下肢动脉硬化闭塞

（三）主动脉瘤

主动脉瘤病因可分为动脉粥样硬化性、感染性、创伤性、先天性、梅毒性及特发性等，主要是动脉中层弹力纤维断裂、坏死，失去原有的坚韧弹性，形成局部的薄弱区，受主动脉腔内高压血流冲击，向外膨出形成动脉瘤。

（1）动脉粥样硬化性主动脉瘤：临床最常见。内膜动脉粥样斑块可以发生溃疡、出血、中膜弹力纤维层萎缩变薄。由于高的腔内压，逐渐发展为瘤样膨出，形成动脉瘤。病变累及主动脉及其主要分支近心段，好发于主动脉弓部、降部，其中以肾动脉开口下方的腹主动脉瘤部位较为特殊，且可波及髂-股动脉，以真性动脉瘤为主，瘤体可呈囊形或梭形。瘤壁较多钙化、瘤内有附壁血栓为特，主要发生于50岁以上的中老年人。

（2）感染性动脉瘤：系由于细菌、结核、病毒以及其他致病菌所致动脉壁感染，损坏，发生动脉瘤。感染性动脉瘤可以是全身（菌）败血症的一部分，血管腔内细菌直接浸及或经滋养血管侵入壁内，致使全层感染，亦可以由于紧邻上动脉的感染灶直接蔓延，如常见淋巴结核，直接蔓延由壁外侵及壁内，受累动脉可发生血管壁损坏（真性瘤）或壁破损血液外渗呈大血肿（假性瘤），统称感染性动脉瘤。其中以假性动脉瘤为多。瘤体大，可以压迫主动脉腔变窄，压迫邻近器官并使之移位。瘤内有大量血栓，病程长者可存在大量钙化灶。感染性动脉瘤可以发生于任何部位，以主动脉弓部、降主动脉多见，其次为腹主动脉。

（3）梅毒性主动脉瘤：发生于升主动脉或主动脉升弓部，降主动脉少见。以囊状动脉居多。有梅毒病史，目前少见。

（4）创伤性动脉瘤：多见于胸部非穿通伤，如车祸、坠落、胸部暴力等。由于主动脉弓降部解剖特点，头臂动脉（包括右无名动脉、左颈总动脉及左锁骨下动脉）成为悬吊胸主动脉的蒂，胸部暴力震动，蒂基部容易撕裂，特别是左锁骨下动脉部位。其有相对应位导管韧带的牵制，更容易发生撕裂，严重者大出血死亡，轻者发生内膜-中膜撕裂，形成动脉夹层壁内血肿，不严重的全层撕裂，血液大量渗出，形成巨大血肿，即假性动脉瘤。

（5）先天性主动脉瘤：以胚胎时期第3~4对动脉弓发育异常所致主动脉弓降部主动脉瘤为多见。病变呈囊-柱状，似折曲的腊肠，常合并主动脉弓发育异常，如颈部主动脉弓、主动脉弓折曲、先天性主动脉缩窄。

主动脉瘤的症状是由瘤体压迫、牵拉、侵蚀周围组织所引起，视主动脉瘤的大小和部位而定。胸主动脉瘤压迫上腔静脉时面部、颈部和肩部静脉怒张，并可有水肿;压迫气管和支气管时引起咳嗽和气急;压迫食管引起吞咽困难;压迫喉返神经引起声嘶。胸主动脉瘤位于升主动脉,可能使主动脉瓣环变形,瓣叶分离而致主动脉瓣关闭不全,出现相应的杂音,多数进程缓慢,症状少,若发生急骤则可致急性肺水肿。胸主动脉瘤常引起疼痛,如果疼痛突然加剧预示破裂的可能。主动脉弓动脉瘤压迫左无名静脉,可使左上肢比右上肢静脉压高。升主动脉瘤可侵蚀胸骨及肋软骨而凸出于前胸,呈搏动性肿块;降主动脉瘤可侵蚀胸椎横突和肋骨,甚至在背部外凸于体表;各处骨质受侵均产生疼痛。胸主动脉瘤破裂入支气管、气管、胸腔或心包可以致死。腹主动脉瘤最为常见,可以无症状,由于病因以动脉粥样硬化为主,故常有肾、脑、冠状动脉粥样硬化的症状。最初引起注意的是腹部有搏动性肿块。比较常见的症状为腹痛,多位于脐周或中上腹部,也可涉及背部,疼痛的发生与发展说明动脉瘤增大或少量出血。疼痛剧烈持续,并向背部、骨盆、会阴及下肢扩展,或在肿块上出现明显压痛,均为破裂的征象。腹主动脉瘤常破裂入左腹膜后间隙,其次入腹腔,偶可破入十二指肠或腔静脉,破裂后常发生休克。体格检查中,除非过分肥胖,搏动性肿块一般不难扪到,通常在脐至耻骨间,有时在肿块处可听到收缩期杂音,少数还伴震颤。进行主动脉瘤的扪诊,尤其压痛时,必须小心,以防止破裂。腹主动脉瘤压迫髂静脉可引起下肢浮肿,压迫精索静脉可见局部静脉曲张,压迫一侧输尿管可致肾盂积水、肾盂肾炎以及肾功能减退。正常动脉壁中层富有弹力纤维,随每次心搏进行舒缩而传送血液,当动脉中层受损,弹力纤维断裂,代之以纤维瘢痕组织,动脉壁即失去弹性,不能耐受血流冲击,动脉在病变段逐渐膨大,便形成动脉瘤,动脉内压力升高也有助于形成动脉瘤。主动脉瘤常见病因包括:动脉粥样硬化;感染以梅毒为显著,常侵蚀胸主动脉;囊性中层坏死为一种比较少见的病因未明的病变;外伤贯通伤直接作用于受损处主动脉引起动脉瘤,可发生于任何部位;其他包括巨细胞性主动脉炎、白塞病、多发性大动脉炎等。

按结构主动脉瘤可分为:①真性主动脉瘤(图36-1-8),动脉瘤的囊由动脉壁的一层或多层构成;②假性主动脉瘤(图36-1-9),由于外伤、感染等原因,血液从动脉内溢出至动脉周围的组织内,血块及其机化物、纤维组织与动脉壁一起构成动脉瘤的壁;③夹层动脉瘤,动脉内膜或中层撕裂后,血流冲击使中层逐渐成夹层分离,在分离腔中积血、膨出,也可与动脉腔构成双腔结构。

按形态主动脉瘤可分为:①囊性动脉瘤,瘤体涉及动脉周界的一部分,呈囊状,可有颈,呈不对称外凸;②梭形动脉瘤,瘤体涉及整个动脉周界。外伤性动脉瘤常呈囊状,粥样硬化常呈梭状。

按发生部位,主动脉瘤可分为:①升主动脉瘤,常涉及主动脉瘤;②主动脉弓动脉瘤;③降主动脉瘤或胸主动脉瘤,起点在左锁骨下动脉的远端;④腹主动脉瘤,常在肾动脉的远端。涉及主动脉窦的近端升主动脉瘤常为先天性,其次为马方综合征、梅毒与感染;升主动脉瘤主要由粥样硬化、囊性中层坏死、梅毒引起;降主动脉瘤、腹主动脉瘤以粥样硬化为主要原因。主动脉瘤大多为单个,极少数为两个或多个。

主动脉瘤在影像学上主要表现为某段主动脉扩大,直径大于4 cm,或大于近段的1/3。CT平扫可见主动脉扩大,有时可见稍低密度的附壁血栓形成。增强扫描可见明显肿大的充盈对比剂的瘤腔以及无对比剂充盈的血栓。对主动脉瘤术前评价包括动脉瘤的位置、有无累及髂动脉及肾动脉有无异常、测量动脉瘤的直径和长度、主动脉瘤的扭曲度、瘤颈的直径与长度、主动脉瘤近段与远段的直径、假性动脉瘤的破口;术后评价包括有无血管内支架的移位及泄漏。

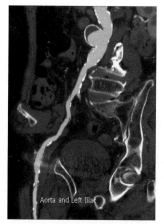

图36-1-8　腹主动脉假性动脉瘤

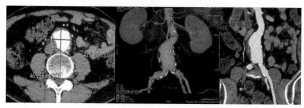

图36-1-9　腹主动脉真性主动脉瘤

（四）主动脉穿透性溃疡及影像学表现

穿透性粥样硬化性主动脉溃疡（penetrating atherosclerotic aortic ulcer，PAU）是 1934 年 Stanson 首先提出的。1984 年 Stanson 等首次将 PAU 定义为是在主动脉粥样硬化基础上形成的溃疡并将其作为一种临床和病理上的独立病变。PAU 特征性病理改变是粥样硬化斑块破裂形成溃疡,溃疡穿透内弹力层并可在动脉壁中层内形成血肿,血肿往往局限或者是延伸数厘米但不形成假腔。临床上常与典型的主动脉夹层（aortic dissection，AD）和主动脉壁内血肿 (intramural hematoma，IMH) 均可表现为急性主动脉综合征。

随着影像诊断学技术的进步，PAU 更多地被发现,其临床表现多样,典型的表现是类似 AD 的剧烈胸痛,但也有部分患者临床症状不典型,容易延误诊断。

PAU 主要见于有高血压病史的老年人,患者以主动脉性胸痛为主要临床表现,主动脉性疼痛表现为撕裂样剧痛,发生时迅速达到高峰,病变位于升主动脉时,疼痛主要在前胸或颈部,病变位于降主动脉则可有后背部疼痛,PAU 多位于降主动脉,升主动脉少见。AAS 中有 2.3%~7% 由 PAU 所致,由于诊断技术的提高,这个比例现在可能更高,而且还发现，PAU、IMH 并非独立静止的,它们可能部分重叠,或进展为典型的 AD。临床表现方面，PAU 以及其他胸主动脉疾病早期通常没有症状,不易发现,出现临床症状时和 AD 相比也无特异性,可有与 AD 类似的胸痛或背痛。常见的临床症状有:疼痛伴或不伴晕厥,充血性心衰（心衰）,急性脑血管事件,或没有疼痛的充血性心力衰竭、脑血管事件,脉搏短绌，AD 患者中约 10% 没有胸痛与脉搏缺失,单从临床症状上很难区分是否为 AD 及其类型。

影像学检查确诊 PAU 及 AD 时,目前不仅要求能定性,还应明确破裂口的位置、大小、范围等,以利于分型及手术评估。既往认为主动脉造影是诊断金标准,但造影创伤大,风险高,其敏感性不如 CT,主动脉造影及 MRI 不宜用于急诊，CT 血管成像 (CTA) 是首选的最常用方法,螺旋 CT 和 MRI 已经成为事实上的金标准，CTA 表现为主动脉上充满造影剂的龛影,龛影口部与主动脉腔相连,可表现为狭颈征,没有内膜片或假腔,可伴有 IMH,而单纯 IMH 的内膜完整,典型的 AD 则可见真假

两腔。胸主动脉 CT 和 MRI 成像是发现胸主动脉疾病并且确定将来发生并发症风险的主要方法（图 36-1-10）。

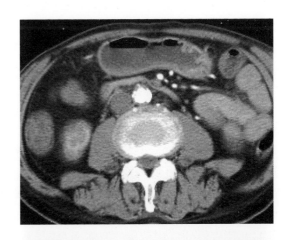

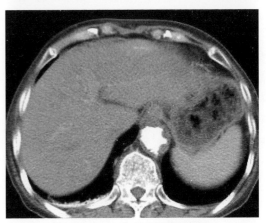

图 36-1-10　主动脉穿透性溃疡

（五）主动脉壁内血肿

主动脉壁内血肿又称非交通性主动脉夹层,是主动脉滋养血管自发性破裂,血液进入主动脉壁内形成,血肿不与主动脉管腔相通。壁内血肿经常是主动脉夹层的先兆，所以对 IMH 的早期,正确的诊断犹为重要。1920 年，Krukenburg 首先描述 IMH 为一种没有内膜撕裂、没有动脉粥样硬化斑块穿通溃疡形成的一种特殊类型的主动脉夹层动脉瘤。壁内血肿没有入口,或者有一个非常小的入口。组织学上,断裂的主动脉中膜内可见血肿且位置表浅,切开外膜后见内膜仍保持向外凸的形状,没有从主动脉壁上分离,不出现主动脉夹层中见到的内膜凹陷征象。壁内血肿主要与高血压、动脉粥样硬化、老龄性血管退变关系密切,临床上壁内血肿表现为突发胸背部疼痛,和真正的主动脉夹层一般难以鉴别。主动脉壁内血肿的病因和

发病机制尚不完全清楚，一般认为是在高血压动脉粥样硬化的基础上，由于动脉内膜破损后高压血流进入中层或中层滋养动脉破裂产生血肿；同时，当动脉粥样硬化斑块破溃脱落发生溃疡，穿透主动脉内弹力纤维层并累及主动脉中层弹性纤维组织时，可产生主动脉贯通型溃疡，贯通型溃疡继续发展可形成主动脉壁内血肿。一些病例因医源性或外伤引起。

由于 64 排 CT 具有扫描速度快、覆盖范围大、Z 轴分辨率高、运动伪影小的特点，与常规 CT 相比可更清晰地显示血肿的部位、累及范围、厚度及有无并发症。其出众的后处理能力可很好地显示病变血管的形态，诸如容积显示（VR）、最大密度投影（MIP）、多平面重组（MPR）等重建方法大大拓展了血管成像的应用范围，为临床判定治疗方案提供了更便捷、有效的手段。MPR 通过任意层面、任意角度的二维图像多角度观察溃疡的情况，对较小溃疡显示较好；薄层 MIP 图像能够在一帧图像上显示血肿的累及范围，但不足之处在于对血肿的宽度、胸腔积液及软组织情况显示不佳，对走行复杂的血管空间关系显示不如 VR 图像，VR 在显示溃疡与周围血管的空间关系上具有优势，图像立体感强，但对小病变，特别是对较小溃疡的显示效果不佳，对血肿和胸腔积液不能显示，仅能显示血管受压情况。每一种重组方式均有优缺点，在评价壁内血肿时要以横断面图像为基础，同时结合不同的重组图像进行综合分析，这样才能做出准确、全面的诊断。

（1）壁内血肿的直接征象为：主动脉壁血肿呈半月状、环状增厚，厚度达 7~20 mm，血肿可略强化，CT 值为 60~90 Hu。

（2）间接征象为：穿透性溃疡形成，影像学表现为对比剂自管腔向血肿渗出而形成的细小突起或盲端样高密度影；这些溃疡和动脉粥样硬化的溃疡斑块不同，很可能是壁内血肿向内膜渗漏造成的，主动脉壁在分离过程中导致部分血管内膜损伤，在内膜片上形成小的渗漏。在增强检查时，对比剂会通过渗漏口进入壁内血肿而形成小的增强区。有穿透性溃疡的壁内血肿还会继续发展，当溃疡增大时可发展成典型的主动脉夹层，壁内血肿的最大厚度和是否存在穿透性溃疡决定着病变的进展程度，要对其严密观察，必要时要及时手术。

（3）钙化斑内移：钙化斑内移是诊断壁内血肿的重要征象，钙化多发生在动脉壁的内膜，当内膜破溃或中、外膜滋养血管破裂形成血肿可将内膜向内推移，钙化也随之内移。影像学表现为钙化斑出现在血肿的内侧壁，一般钙化影向腔内移位多大于 5 mm。治疗前后管壁厚度发生动态变化：壁内血肿变化快，形态改变迅速，尤其累及升主动脉的患者，血流进入主动脉壁中膜层可以自限，也可能发展为主动脉夹层或破裂。

壁内血肿的 CTA 表现与内膜破口已封闭、假腔由血栓充填的慢性主动脉夹层相似，应注意鉴别。壁内血肿为环绕主动脉的管壁增厚或新月形增厚，而主动脉夹层一般为沿主动脉长轴螺旋状剥离；壁内血肿多好发于降主动脉，发生于升主动脉的壁内血肿比主动脉夹层少见；壁内血肿有自限性，部分病例可自然吸收，而主动脉夹层不经治疗很难吸收；壁内血肿更易合并心包积液及胸腔积液。同时壁内血肿也应与引起主动脉壁增厚的疾病鉴别：大动脉炎引起的主动脉壁增厚呈环状，内壁光滑，病变累及的血管之间一般有正常的血管部分，且多伴有主动脉管腔的狭窄及扩张，壁内血肿可见明显的钙化内移征象；动脉粥样硬化造成的主动脉壁不规则增厚及管腔狭窄，由于升主动脉的血液流速快，动脉粥样硬化与血栓很少发生在升主动脉，一般累及主动脉弓及降主动脉。CT 增强检查中，血栓无强化，因含脂质斑块而 CT 值较低，一般为 25~40 Hu，壁内血肿强化，CT 值为 60~90 Hu。壁内血肿作为心血管急症已经引起足够重视，及时、正确的诊断是临床治疗的关键，64 排 CT 血管造影可以清晰显示主动脉壁内血肿的位置、厚度、累及范围，是一种无创、有效的诊断方法，对临床诊治有重要的指导意义（图 36-1-11）。

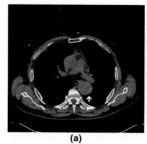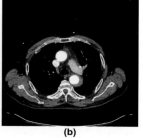

(a)　　　　　　　　(b)

图 36-1-11　平扫及强化后所见主动脉壁内血肿

第二节　心血管系统病变的核医学影像学表现

一、心血管系统主要核医学检查技术及心脏解剖要点

(一)心肌显像

1.心肌血流灌注显像　正常或有功能的心肌细胞可选择性摄取某些显像药物,其摄取量与该区域冠状动脉血流量呈正比,与局部心肌细胞的功能或活性密切相关。静脉注入该类显像剂后,正常心肌显影,而局部心肌缺血、损伤或坏死时,摄取显像剂功能降低甚至丧失,则出现局灶性显像剂分布稀疏或缺损,据此可判断心肌缺血的部位、程度、范围,并提示心肌细胞的活性。

1)显像剂:

(1)单光子核素心肌灌注显像剂:主要有 ^{201}Tl 和 ^{99m}Tc 标记的化合物,后者又包括 ^{99m}Tc-MIBI(甲氧基异丁基异腈, MIBI) ^{99m}Tc-MIBI)、^{99m}Tc-tetrofos-min 两种,且是目前国内最常用的心肌灌注显像剂。

(2)正电子核素心肌灌注显像剂:主要有 ^{13}N-NH$_3$(氨水)、^{82}Rb(铷)、^{15}O-H$_2$O(^{15}O 水)等,其共同特点是心肌首次摄取率高,这几种核素的物理半衰期很短,静脉注射后需即刻进行显像,因此可多次重复检查。其中 ^{13}N-NH$_3$ 半衰期相对较长,应用最为广泛。

2)采集方法:

(1)心肌断层显像:静脉注射 ^{201}TlCl 74~111 MBq(2~3 mCi)后 10 min 或 ^{99m}Tc-MIBI 740 MBq(20 mCi)后 60 min,SPECT 进行断层采集,探头贴近胸部。

(2)门控心肌灌注断层显像:采用生理信号多门电路技术,自动、连续、等时地采集 ^{99m}Tc-MIBI 心肌灌注影像,图像重建后获得心室从舒张末期到收缩末期再到舒张末期的一系列心肌断层影像,在显示心肌灌注断层影像的同时,尚可观察室壁运动,获得众多心功能参数。

(3)PET 心肌灌注显像:静脉注射正电子心肌灌注显像剂后, PET 心肌灌注显像可定量测定每分钟内流经每克心肌组织的血流量,评价心肌血流储备,并根据血流情况判断心肌存活性。

(4)图像的衰减校正:因各种原因导致 ^{99m}Tc-MIBI 或 ^{201}Tl 心肌影像上的伪影,可影响诊断的准确性,如位移、女性乳房组织和男性膈肌的衰减、肝脏显像剂的聚集是常见原因。^{201}Tl 由于能量较低,这种衰减

的概率更高。因此,在检查过程中常需对这些常见衰减因素进行校正,方法主要有:①门控采集,门控心肌断层采集可以获得有关室壁运动、室壁厚度、心室功能等方面的信息,有助于区分衰减伪影和真正的灌注异常,而且可在一定程度上弥补下壁的衰减,并且可排除肝脏左叶和膈肌对心肌影像的干扰;②三探头 SPECT 做 360° 采集,使用较方便,但价格较高;③变换体位采集,最为简单、实用,常使用右侧卧位或俯卧位采集,可把衰减效应降至最低限度。

3)心脏负荷试验:心脏具有很强的代偿能力,即使冠状动脉存在明显狭窄(如 70%~80%),依靠其自身的调节作用(如侧支循环),仍能使静息状态下心肌灌注显像无明显异常。但若负荷状态下(如运动、使用增强心肌收缩力的药物致心肌耗氧量增加或使用腺苷等强有力的扩张冠状小动脉)可使正常冠状动脉的血流量明显增加,而病变的冠状动脉由于血流量不能增加或增加量低于正常的冠状动脉,致使正常与缺血心肌显像剂分布出现明显差异,从而判断出病变区域。临床上对于可疑有冠心病或心肌缺血的患者,需常规进行负荷试验和静息两种方式的心肌灌注显像。心脏负荷试验分为运动负荷试验和药物负荷试验,检查方法如下。

(1)运动负荷试验:检查前 2 d 停服 β 受体阻滞剂和钙离子拮抗剂,检查当日空腹(或餐后 3 h)。运动方法通常采用 Bruce 设计的分级式次极量踏车运动方案。一般从 25~30 W 开始,直至达到预计最大心率的 85%(190 —年龄)时,或当病人出现心绞痛、呼吸困难、心律失常、血压下降、心电图 ST 段下移超过 1 mm 等情况时,立即给病人从预先建立的静脉输液通道中注射显像剂,并继续运动 1 min。

(2)药物负荷试验:检查前一天停用双嘧达莫及氨茶碱类药物。常用的药物有双嘧达莫、腺苷试验、多巴酚丁胺,试验过程中常规记录血压、心率及心电图等指标。

上述负荷试验后,静脉注射 ^{201}Tl 显像剂后 10 min 和 3~4 h 分别进行早期和延迟或再分布显像。若静脉注射 ^{99m}Tc-MIBI 显像剂,注射后 1~2 h 进行显像,1~2 d 后进行静息显像。

2.心肌代谢显像　代谢活动的存在是心肌细胞

存活最可靠的标志。PET 心肌代谢显像通过示踪心肌能量代谢底物,如葡萄糖、脂肪酸等进行显像,可准确、灵敏地判断心肌细胞的存活性,是目前评价心肌活力最可靠的无创性检查方法。

正常生理状况下,心肌细胞维持心脏收缩和稳定离子通道所需的能量主要从脂肪酸氧化获取,游离脂肪酸供应心脏所需能量的 2/3,而葡萄糖仅约 1/3,尤其当空腹、血糖浓度较低时,心肌的能量几乎全部来源于脂肪酸氧化,因此,脂肪酸代谢显像清晰。当心肌缺血、氧供应低下时,局部心肌细胞脂肪酸氧化代谢受抑制,主要以葡萄糖的无氧酵解产生能量。心肌缺血病灶中脂肪酸代谢的绝对减少、葡萄糖代谢的相对增加,是鉴别心肌是否存活的主要依据。显像剂及检查方法如下。

(1)葡萄糖代谢显像:^{18}F- 氟代脱氧葡萄糖(^{18}F-2-fluoro-2-deoxy-D-glucose,^{18}F-FDG)是最常用和最重要的葡萄糖代谢显像剂。^{18}F-FDG 为葡萄糖的类似物,进入心肌细胞后也被已糖激酶催化变成 6-P-^{18}F-FDG,但由于结构上的差异,不再参与进一步的葡萄糖代谢过程,同时由于其带负电荷,不能自由通过细胞膜,加之心肌细胞内葡萄糖 -6- 磷酸酶活性低、作用微弱,因此 6-P-^{18}F-FDG 滞留在心肌细胞内。

患者检查前禁食 6 h 以上,显像前 1 h 口服葡萄糖。糖尿病患者需使用胰岛素调节血糖至正常范围,以刺激心肌细胞摄取 ^{18}F-FDG,获得高质量图像。静脉注射 ^{18}F-FDG,45~50 min 后进行静态断层发射显像。

(2)脂肪酸代谢显像:显像剂主要有 ^{11}C- 棕榈酸、^{123}I- 甲基碘苯脂十五烷酸,其中 ^{11}C- 棕榈酸是心肌脂肪酸代谢的主要底物之一,静脉注射后,迅速被心肌细胞摄取,很快经过 β 氧化,以双指数规律从心肌中清除。而 ^{123}I- 甲基碘苯脂十五烷酸(^{123}I-BMIPP)是近年来用于临床的一种心肌脂肪酸代谢显像剂,其被心肌细胞摄取的机制与 ^{11}C-PA 相似,但由于结构的差异,其在一定程度上抑制了在心肌细胞内的 β 氧化过程,主要以合成三酰甘油的形式存在于细胞内。其在心肌内的摄取和滞留与心肌局部血流灌注量及 ATP 浓度直接相关。

患者受检前应禁食 12 h,于安静状态下静脉注射 ^{123}I-BMIPP,15~20 min 后行 SPECT 显像。必要时行 3 h 延迟显像,观察 ^{123}I-BMIPP 在心肌的再分布状况,判断心肌存活情况。

(二)心血池与心脏功能显像

心脏功能测定对于心血管疾病的诊断、病情轻重与预后评估非常重要,其中核素平衡法多门控心血池显像是应用较广泛且较准确的无创性方法,不仅可以测定静息和负荷状态下的左、右心室收缩与舒张期功能,而且可以观察室壁运动,测定局部心室功能。主要适用于不稳定性心绞痛或监护病人和隐性心肌缺血病人的动态监测。平衡法门控心血池显像要求与具体操作如下。

1. 显像剂　^{99m}Tc 标记红细胞或人血白蛋白,其具有静脉注射后在血液循环内暂时停留而不逸出血管的特点。

2. 采集方法　静脉注射显像剂后约 15 min 在血液循环中达到平衡,以患者心电图 R 波作为打开 SPECT 采集门的触发信号,按设定的时间间隔自动、连续、等时地采集每一时间段信息,经图像数据处理后,可得到心室容积曲线,计算左、右心室的心功能参数。

(三)心血管系统正常放射性核素显像

1. 心肌血流灌注显像

(1)静息状态下,一般仅左心室显影,右心室及心房心肌较薄,血流量相对较低,故显影不清,负荷试验后可轻度显影。心尖部心肌较薄,分布略稀疏,室间隔膜部因是纤维组织,呈稀疏、缺损区,其余各心肌壁分布均匀。

(2)心肌灌注断层影像:①短轴断层影像,是垂直于心脏长轴,从心尖向心底的依次断层影像,呈环状,可观察左室前壁、下壁、后壁、前间壁、后间壁、前侧壁和后侧壁;②水平长轴断层,是平行于心脏长轴由膈面向上的断层影像,呈横向马蹄形,可显示间壁、侧壁和心尖;③垂直长轴断层,是垂直于上述两个层面由室间隔向左侧壁的依次断层影像,呈倒立马蹄形,可显示前壁、下壁、后壁和心尖。

(3)靶心图:应用专用软件将短轴断层影像自心尖部展开所形成的二维同心圆图像,并以不同颜色显示左心室各壁显像剂分布的相对百分计数值即为靶心图。靶心图可以定量显示心肌缺血的病变,并直观了解受累血管及其分布范围。

2. 心肌代谢显像　正常时,葡萄糖负荷心肌 ^{18}F-FDG 影像与心肌血流灌注影像基本相同,均呈现显像剂分布均匀,因此单纯根据心肌是否摄取 ^{18}F-FDG 难以区分正常、缺血或梗死心肌。通常是将心肌灌注显像与葡萄糖代谢显像结合分析,根据血流与代谢显像是否匹配判断心肌活性。

二、心肌血流灌注的异常图像

判断心肌灌注断层显像异常的原则是:同一心

肌节段在两个不同方向的断面上连续两个或两个以上层面出现异常。通常有以下五种显像特征。

（1）可逆性缺损：为负荷显像心肌分布缺损或稀疏，静息或延迟显像填充或"再分布"（图 36-2-1）。见于可逆性心肌缺血。

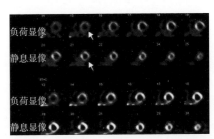

图 36-2-1 可逆性心肌缺血心肌短轴断面影像
可逆性缺损提示心肌缺血（箭头所指）

（2）固定缺损：运动和静息（或延迟）显像都存在分布缺损而没有变化为固定缺损。多见于心肌梗死、心肌瘢痕和冬眠心肌。

（3）部分可逆性缺损：负荷显像分布缺损，"再分布"或静息显像部分填充，心室壁可逆性缺损和固定缺损同时存在，提示心肌梗死伴缺血或侧支循环形成。

（4）花斑型改变：负荷显像及静息显像均见多处小范围、与冠脉分布不一致、严重程度不同的稀疏区或缺损区。见于心肌病、心肌炎等。

（5）反向再分布：负荷显像分布正常，静息或延迟显像分布稀疏或缺损；或者负荷显像分布缺损，静息或再分布显像原缺损更严重，这种现象为反向再分布。常见于严重的冠状动脉狭窄、稳定性冠心病及急性心肌梗死接受了溶栓治疗或 PTCA 治疗的患者，也可见于个别正常人，一般情况下此种现象多为存活心肌。

（6）肺摄取指数：是肺部像素平均计数除以左室壁像素平均计数，即肺/心比值，它反映肺摄取显像剂的相对量。正常人运动或静息状态下肺不摄取或很少摄取心肌灌注显像剂。若摄取明显增加，则提示左心室功能减低，在冠心病患者中，常提示为多支冠脉病变或左前降支严重狭窄。

三、心肌代谢的异常图像

联合心肌灌注显像进行分析，根据血流与代谢显像是否匹配判断心肌活性，临床显像异常图像有两种。

1. 灌注 - 代谢不匹配　即心肌灌注显像稀疏、缺损区葡萄糖代谢显像示 ^{18}F-FDG 摄取正常或相对增加（图 36-2-2）。这是局部心肌细胞缺血但仍然

存活的有力证据，是诊断"冬眠"心肌的标准。

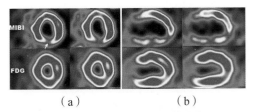

图 36-2-2 血流灌注与心肌代谢影像不匹配
存活心肌的心肌灌注与葡萄糖代谢显像，图（a）为短轴心肌灌注和代谢显像，示下壁灌注缺损区，代谢显像有充填；（b）为垂直长轴

2. 灌注 - 代谢匹配　即心肌灌注显像稀疏、缺损区葡萄糖代谢显像示 ^{18}F-FDG 摄取呈一致性稀疏或缺损（图 36-2-3）。此为局部心肌无存活或为瘢痕组织的标志。

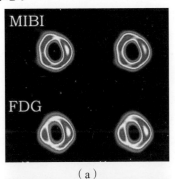

（a）

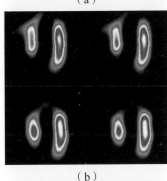

（b）

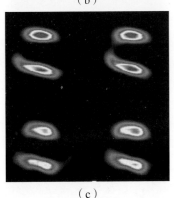

（c）

图 36-2-3 血流灌注与心肌代谢影像匹配图
（a）短轴血流灌注与心肌代谢影像匹配图，下壁心梗；（b）水平长轴；（c）垂直长轴

四、临床应用

（一）冠心病心肌缺血

1. 心肌缺血 冠状动脉造影是了解冠状动脉有无狭窄很好的方法，但冠脉造影为有创检查，难以常规应用，而且只能观察三级以上血管病变，不能反映心肌局部的血流灌注与心肌细胞的活性，也不能提供冠状动脉狭窄的病理生理学意义，而后者对指导临床治疗具有重要意义。心肌灌注显像结合负荷试验可以准确评价心肌缺血的部位、范围、程度和冠状动脉的储备功能，还可检出无症状心肌缺血，提示冠状动脉病变部位，对早期诊断冠心病具有重要价值，其具有较高的灵敏度和特异性。应用门控心肌灌注断层显像能同时测定心室功能参数，评估心室各局部室壁运动，进一步提高对冠心病心肌缺血的诊断价值，因此临床应用广泛。

2. 冠心病危险度分级 负荷心肌灌注显像可预测冠心病患者的危险性，做出危险度分级。通常高危心肌灌注影像有以下特征：①在两支以上冠状动脉供血区出现多发性可逆性缺损或者出现较大范围的固定缺损（左室缺损 >20%）；②门控 SPECT 显像中测定的左室 EF 值 <40%；③运动负荷后心肌显像剂肺摄取增加；④负荷试验心肌显像见暂时性或持续性左室扩张；⑤左主干冠状动脉分布区的可逆性灌注缺损。可根据这些特征来判断危险度，高危的可逆性缺血患者，无论目前症状如何，均需考虑侵入性检查和再血管化术治疗。

3. 冠心病治疗效果的评价 心肌灌注显像是评价冠心病疗效的首选方法。目前已较广泛应用于评价冠状动脉搭桥手术（coronary artery bypass graft，简称 CABG）、经皮冠状动脉球囊扩张术（percutaneous transluminal coronary angioplasty，简称 PTCA）、体外反搏 (enhanced external counterpulsation) 治疗以及药物治疗前后心肌血流量的变化。尤其在 CABG、PTCA 过程中具有重要作用：①协助病例的选择，术前可逆性缺损节段，术后 90% 恢复正常，而不可逆性缺损节段中仅有部分改善；两个以上的心肌节段有可诱导的缺血，提示适合血管再通治疗；②监测 CABG 病人有无围手术期心肌梗死；③确定治疗后冠状动脉狭窄解除与否，有无残存心肌缺血，是否需要再次手术治疗；④病变冠状动脉有无再狭窄。

（二）心肌梗死

1. 急性心肌梗死的诊断 通常心肌梗死后 6 h 几乎均表现为灌注异常，心肌灌注显像对急性心肌梗死诊断具有非常高的灵敏度（98% 以上）。其在下列情况有助于诊断或排除心肌梗死：①老年人心肌梗死症状和心电图改变都不典型时；②急性心肌梗死合并左束支传导阻滞和心室肥厚，心电图分析有困难时；③肺心病患者出现 Q 波时。^{99m}Tc 标记的心肌灌注显像剂特别适用于对急性心肌梗死病人的濒危心肌情况进行准确评价。

2. 急性胸痛的评估 10% 的急性胸痛患者在出院后 48 h 内可能发展为急性心肌梗死，而常规心电图检查敏感性和特异性很低，使临床上某些急性胸痛的处理非常困难。静息心肌灌注显像检测急性心肌梗死、不稳定型心绞痛和冠心病的敏感性和特异性很高，在急性胸痛病因的鉴别诊断上有独特价值，可作为急诊首诊方法。因 ^{99m}Tc-MIBI 无"再分布"现象，可在患者胸痛发作时静脉注入显像剂，急诊处理后再进行延迟显像，反映胸痛当时的心肌血流情况，具有较高的灵敏度和特异性。

3. 指导溶栓治疗 急性心肌梗死治疗的关键是及时再通阻塞的冠脉，恢复局部心肌血供。临床上一般是先行静脉溶栓治疗，如无血流恢复，就需进行 PTCA。然而，依靠心电图 S-T 降低、心肌酶峰提前、胸痛缓解以及再灌注性心律失常等指标评价溶栓疗效缺乏特异性，难以定量。动态 ^{99m}Tc-MIBI 心肌灌注显像通过观察心肌缺损的大小变化，能及时有效地判断溶栓效果，指导临床治疗。

4. 早期估计预后 心肌梗死后的患者，负荷心肌灌注显像可为预后提供重要的信息，为临床医师采取相应处理对策提供帮助。心肌显像正常或表现为单支血管病变小而固定的缺损提示为低危患者，一般只需内科治疗即可；心肌显像示残留缺血灶、多支血管病变和肺摄取增高等提示为高危患者，若出现左心室壁与心尖底部分离，则应怀疑为心肌梗死后室壁瘤形成。高危患者需要做进一步诊治。

（三）存活心肌的判断

心肌代谢显像可有效判断心肌的存活性，这对于决定冠心病患者是否应做冠脉血运重建术，对再灌注治疗疗效的评估具有重要指导意义。

1. 疗效预测 对于心肌梗死患者，术前准确预测心肌血流灌注减低区及室壁活动消失区心肌是否存活，是再通术后局部心室功能能否恢复的重要依据。

心肌灌注显像呈缺血改变,葡萄糖代谢显像有摄取的冬眠心肌节段,冠脉血运重建治疗的效果最佳,局部室壁运动异常的心肌节段射血分数可迅速得到恢复;而葡萄糖摄取减低的心肌节段,术后心室功能改善不明显。

2. 预后估计 ^{18}F-FDG 代谢显像对冠心病左心室功能障碍患者的预后估计亦有重要价值。研究发现,代谢/血流显像不匹配的患者接受血运重建手术治疗后,心脏事件发生率明显低于药物治疗患者,而代谢/血流匹配的患者两种治疗方法心脏事件的发生率没有明显差异,提示有存活心肌的患者,手术治疗是最佳的选择。

第三节 传统影像方式在心血管系统疾病诊断中的局限性

传统的心血管影像检查技术主要包括:透视、X线摄影、超声心动图、CT、MRI、核医学检查及心导管造影术。近10年来,随着CT、MRI设备及软件的不断进步,心血管系统的CT及MRI成像技术方兴未艾,成为影像领域研究的热点之一。传统冠状动脉血管造影(DSA)现仍为检查冠状动脉疾病的首选金标准方法,但是其具有有创性、患者痛苦及费用较高等不足。现阶段越来越多的患者接受冠状动脉CTA检查,并已成为冠状动脉疾病首选筛查方法,但冠状动脉CTA检查受制于机器扫描速度及患者心率影响,容易产生伪影,给临床诊断带来不便。MRI冠状动脉造影受制于检查时间较长,部分患者,特别是心衰患者,不能耐受长时间检查,因此,现阶段,除部分心脏病专科医院,MRI检查仍处于临床研究阶段。

一、CT 和 MRI 检查在诊断心血管疾病中的局限性

(1)在诊断心肌梗死中有较大的局限性,CT平扫仅能够测量心肌密度,CT增强扫描可见病变心肌延迟强化改变,但是其诊断灵敏性不高,特别是不能较好区分新鲜心梗与陈旧性心梗。MRI检查相对CT检查灵敏度、特异性均有所提高,但是其扫描时间较长,临床性价比不高,部分病人较难坚持长时间扫描,因此,大部分MRI心脏检查仍处于临床研究阶段。

(2)诊断动脉粥样硬化所致疾病,如主动脉夹层、主动脉穿透性溃疡等时,通常患者病变血管已发生形态学改变,对于早期局限于细胞学改变时期病变血管诊断缺乏有效办法,这就需要传统影像与分子影像相结合,力争在病变血管尚未发生形态学改变时及早对病变血管做出诊断,达到对病变血管早期干预的目的。

(3)对于静脉内血栓的位置、形态、数量以及侧支血管开放的程度有较好的评估,但是对于血栓成分分析,病变血管壁情况以及病变区血管血流情况分析尚存在较多不足。

二、核素心肌灌注显像并非诊断冠心病的特异性方法

任何原因引起的心肌血流减少都可以表现为分布稀疏或缺损,而且有时也可因为侧支循环丰富表现为正常,因此,心肌灌注显像的特异性并不高,心脏功能显像也常常出现一些假阳性结果。另外,因核素心肌显像的技术条件要求相对复杂,在基层小医院难以普及开展。

第四节 分子影像学在心血管系统疾病中的应用

一、概述

(一)分子影像在冠心病诊断和治疗中的应用

冠状动脉粥样硬化性心脏病常被称为"冠心病",冠状动脉由于动脉粥样硬化而引发的心脏病,其主要表现为冠状动脉狭窄或阻塞,导致心肌缺血、缺氧或坏死。

1. 心肌缺血 冠心病是引起心肌缺血最主要、最常见的病因。心肌缺血指灌入心脏的血液减少,导致心脏供氧减少,心肌能量代谢不正常的一种病理状态。

传统治疗心肌缺血是通过抗血小板药物、β受体阻断剂、钙离子拮抗剂等药物增加心肌的供氧或减少心肌耗氧，从而使心肌氧的供需重新达到平衡状态。现在可以利用基于纳米粒子的核医学分子成像实现药物剂量的控制、促进新生血管形成并增强治疗效果。

根据 Hwang, H. 的报道，可以通过使用血管生成类蛋白来治疗心肌缺血。以往研究者们使用蛋白质促进血管生成易受到一些限制，比如扩散性高、半衰期短和离体缺氧等。基于生物材料的药物递送系统（如壳聚糖水凝胶）可显著改善蛋白质的稳定性和组织保留性，但生产成本高和免疫原性强却成为障碍。随后出现的生产成本低、易于制备和无免疫原性的血管生成类多肽，比蛋白质更适合促进血管生成。

受体 - 配体的相互作用仅局限于配体及其受体的限定部分，这个结论在药物开发的过程中得到了验证。血管内皮生长因子（VEGF）是体内具有各种生理功能的血管生成因子，VEGF 通过结合内皮细胞表面的酪氨酸激酶受体 -VEGF 启动其促进血管生成作用。最新技术可准确鉴定结合区域，存在于 VEGF 的 81~91（序列：MRIKPHQGQHI）片段可证明 VEGF 和其受体的相互作用。药物输送系统是治疗心肌缺血的有效工具，现已证实它能选择性地靶向并滞留在组织中。研究表明，能够靶向缺血心肌的 VEGF 肽（81~91 片段）的壳聚糖水凝胶纳米粒子能够促进血管生成、增强治疗效果，并通过放射性核素成像引导剂量控制。

研究中，患有心肌缺血的大鼠，通过顶端穿刺接受具有 VEGF（81~91）肽的壳聚糖水凝胶纳米粒子，并与没有接受血管生成因子壳聚糖的心肌缺血大鼠作对照。7 d 后通过使用锝 99 m（⁹⁹ᵐTc）替曲膦（37 MBq）放射自显影检查心肌灌注，并用免疫组织化学染色法观察血管密度的变化。发现 VEGF 肽具有促进血管生成潜力及一定的治疗效果。

这项研究与其他使用药物递送系统用于蛋白质介导的血管生成治疗的实验结果一致，都可以改善心肌灌注的显像。然而，不同之处在于心肌缺血的治疗通过模拟使用 VEGF 生物活性肽进行研究。与蛋白质相比，肽稳定而易合成且生产成本低，几乎没有免疫原性和毒性，这些性质蛋白质都无法实现。使用纳米粒子和肽的组合优势，表明壳聚糖水凝胶纳米粒子的血管生成因子对受控递送是有益的，并

且 VEGF 肽比 VEGF 蛋白质在治疗心肌缺血方面更有效。此外，定量的放射性核素成像可以和血管生成治疗结合从而形成新型的心肌缺血治疗方法。

2. 动脉粥样硬化　近年来，心血管疾病高发于 50 岁以上的中老年人，是世界范围内的高死亡率疾病，居各种死因首位。这些导致死亡的疾病中，大多数来自冠状动脉粥样硬化病变，其斑块的破裂可导致血栓形成和心肌梗死。在过去十年中，炎症在动脉粥样硬化中的作用已成为研究此疾病重要的一点。

经过动脉壁炎症的最初发展之后，单核细胞逐渐从血液循环进入动脉壁内。在动脉壁中，单核细胞吞噬氧化型低密度脂蛋白（ox-LDL），形成单核细胞源性泡沫细胞。这些泡沫细胞释放细胞生长因子、酶，并促使斑块不稳定。单核细胞、泡沫细胞不断积聚导致动脉粥样硬化发展，进而斑块破裂。单核细胞聚集后成为动脉粥样硬化调节的药物靶点。研究发现，单核细胞上的趋化因子受体与动脉粥样硬化的发展程度相关。这些信息已在临床试验中得到证实，医学影像学可以直接证明药物治疗是否有效，无须让病人服用等待药效。

计算机断层扫描（CT）是冠状动脉非侵入性成像的最佳和最常用的方式之一。现代 CT 扫描仪可进行快速、高分辨率的图像采集，减少冠状动脉成像时常见的心脏和呼吸运动伪影。Astolfo 和 Menk 等人的研究对细胞中金纳米粒子的摄取进行了详细分析，同时对大鼠脑肿瘤模型中金标记肿瘤细胞进行了体内检测。此外，利用 X 线同步加速器辐射源可将金纳米粒子标记的细胞单细胞分离在体外样品中。因此，CT 可用于非侵入性监测来追踪单核细胞向动脉粥样硬化斑块积累的过程。

金纳米粒子已经被探索用于生物医学领域，因为其尺寸、形状和涂层的合成可控，它们的高生物相容性及其独特的物理性质，使金纳米粒子在生物医学方面非常受欢迎。金纳米粒子可作为 CT 造影剂，它们可强烈地削弱 X 线，同时具有生物相容性和粒子大小可控等特征，已被证明是有效的靶向 CT 造影剂。

研究中使用金纳米粒子标记单核细胞，并使用 CT 非侵入性地追踪其迁移到动脉粥样硬化斑块的过程。将直径为 15 nm 的金纳米粒子与多种

配体进行配体交换,并在体外评估金纳米粒子对单核细胞的细胞毒性、细胞因子的产生和细胞的摄取情况,然后用来自脾的原代单核细胞作为被标记的细胞,在体外实现纳米粒子对细胞的标记。最后,对患有动脉粥样硬化的小鼠注射金纳米粒子标记的单核细胞,并在注射前和注射后第 3 d、4 d 和 5 d 进行 CT 扫描。分析 CT 扫描的强度,切除主动脉斑块,用 TEM 确定金标记的单核细胞是否存在。与对照动物相比,接受金标记细胞的小鼠主动脉中衰减量显著增加。实验后,评价了金元素在主要器官中的生物分布,用电子显微镜切片并检查斑块。结果表明,位于斑块内的单核细胞中存在金纳米粒子。这项研究证明,可将金纳米粒子作为有效的细胞标记的 CT 造影剂来检测斑块内单核细胞的积累。以后的实验需要进行进一步的优化研究,以进行细胞定量研究,或者在增加敏感性的情况下检查单核细胞的聚集情况来治疗动脉粥样硬化。

(二)分子影像在感染性心内膜炎诊断和治疗中的应用

感染性心内膜炎是指由细菌、真菌或其他微生物直接感染而引起心瓣膜或心室壁内膜的炎症。瓣膜为最常受累部位,但感染也可发生在腱索、心壁内膜和室间隔缺损等部位。大多数危及生命的感染性心内膜炎均由凝固酶阳性的金黄色葡萄球菌感染引起。由于其高死亡率(25%~47%),临床上急需早期诊断金黄色葡萄球菌感染的方法。然而,心内膜炎的临床诊断主要依赖于非特异性体征,如心脏杂音、发热和血培养中循环细菌的检测,因此,其临床诊断仍然困难。

研究表明,分子影像的靶向成像策略可在体内特异性检测金黄色葡萄球菌。标记凝血酶原并跟踪其在感染部位的沉积,利用金黄色葡萄球菌的凝血能力使其避免被免疫细胞清除。葡萄糖凝胶酶以其高亲和力结合凝血酶原,并通过构象变化激活凝血酶原,形成活化的葡萄球菌凝血酶-凝血酶原复合物,它具有凝血酶的所有纤维蛋白凝结能力,但不渗透生理性凝血酶抑制剂。凝血酶原类似物作为成像探针,其表面的葡萄糖凝胶酶可与高亲和力凝血酶原结合从而在感染部位显像。

感染性心内膜炎的检测和治疗仍然是一种临床挑战。临床医生无法在原位观察细菌,因此需要依靠血液培养来进行诊断。然而,阴性血培养不能排除瓣膜植被中金黄色葡萄球菌的存在。Panizzi,P. 等发展了一种在心膜植被中检测少量金黄色葡萄球菌的新方法。该方法利用了金黄色葡萄球菌避免宿主免疫系统的机制,即葡萄球菌酶具有局部凝固血浆的能力,并使其不受免疫细胞吞噬。用荧光或 PET 造影剂设计的凝血酶原类似物能够非侵入性地特异性检测金黄色葡萄球菌的形成,并对患有感染性心内膜炎小鼠的抗生素治疗进行检测。

在人类中使用病原体靶向 PET 造影剂不仅有助于金黄色葡萄球菌的鉴定,而且还可以靶向病原体、细菌负荷和感染活动,从而指导抗生素的使用和手术治疗。凝血酶阳性金黄色葡萄球菌在流动条件下不仅启动感染,同时可以逃避宿主免疫防御。最新的研究结果表明,葡萄糖醇解酶在体内移植物的生长变化中发挥更为重要的作用。

(三)分子影像在心力衰竭诊断和治疗中的应用

心力衰竭简称心衰,是指由于心脏的收缩功能或舒张功能发生障碍,不能将静脉回心血量充分排出心脏,导致静脉系统血液淤积、动脉系统血液灌注不足,从而引起心脏循环障碍症候群。凋亡在心肌细胞的缺血性损伤和心力衰竭中起重要的作用。细胞凋亡是一种高度保守的生物调节过程,以受控的方式导致细胞死亡,并且在组织微环境中不会产生炎症反应。在某些情况下(如恶性肿瘤的化疗),凋亡是一种预期的结果。在其他情况下(如缺血性心脏病),凋亡会导致心肌细胞丧失。这两种情况为癌症治疗提供了机会,前者加速了细胞凋亡过程,后者可以抢救危险的心肌细胞。心脏的再生能力非常有限,缺血性损伤和心力衰竭中的心肌细胞很难再生,因此,心肌细胞凋亡的发病率和死亡率都很高。细胞凋亡的高度调节机制及其在心血管疾病中的重要作用使其成为用于检测、量化、治疗和跟踪体内过程的新型治疗和诊断工具。

Chen, H. H. 等人通过标记抗肌萎蛋白抗体,实现了心肌损伤部位成像,以此检测心脏细胞凋亡。在许多心脏疾病中使用放射性核素标记的抗肌萎蛋白抗体进行成像,研究发现,在体内选择合适的配体进行的靶细胞凋亡成像是十分必要的。将膜联蛋白作为凋亡细胞的高亲和性配体,使用核医学成像来检测凋亡细胞在体内凋亡的成像。使用 ^{99m}Tc- 膜联蛋白开创性地进行单光子发射计算机断层扫描成像(SPECT),可以看到心脏中的凋亡细胞在体内的 SPECT 成像过程。然而,在过去的 5~6 年中,出现了使用纳米粒子平台进行凋亡成像的例子。现在,纳米粒子技术广泛应用于分子影像,例如 AnxCLIO-Cy5.5 的细胞凋亡成像(图 36-4-1)。

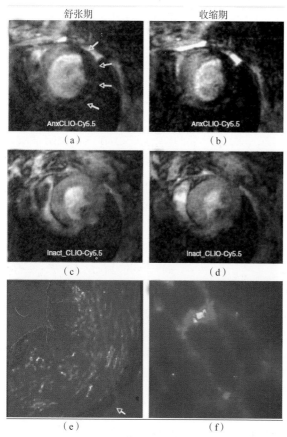

图 36-4-1　小鼠心肌细胞(CM)损伤后 4~6 h 的凋亡分子 MRI 成像(TE=4 ms)

(a)、(b)为注射了 AnxCLIO-Cy5.5 的小鼠;(c)、(d)为对照组注射了使小鼠不活血的 CLIO-Cy5.5,受伤心肌中可见 AnxCLIO-Cy5.5 的积累,而 Inact CLIO-Cy5.5 显像并不明显;(e)为 AnxCLIO-Cy5.5 在荧光显微镜(放大 100 倍)下的 MRI 图像(白色箭头 = 心外膜);(f)为 AnxCLIO-Cy5.5 与形态完整的 CM 表面结合在荧光显微镜(放大 400 倍)下的图像。使用 AnxCLIO-Cy5.5 允许摄取与局部心脏功能相关的试剂,并在细胞水平上用荧光显微镜进行表征[图片来自 Wiley Interdisciplinary Reviews-Nanomedicine And Nanobiotechnology 2011,3(1):86-99]

AnxCLIO-Cy5.5 在心脏凋亡中的成像表明,设计后的纳米粒子具有足够的生物利用度和灵敏度,以支持复杂间质空间中的分子靶向成像。内皮细胞的靶向性成像更适合纳米粒子成像,以后的研究

中甚至可以使用更大的纳米粒子,例如胶束和脂质体,它们不需要穿透毛细血管膜并可在间隙空间中保持稳定。虽然基于纳米粒子的造影剂比放射性标记的造影剂复杂,但其在临床影响和效用等方面具有更大的潜力。基于分子影像的纳米粒子和成像技术正在发展,在未来十年内,该领域可能会有非常出色的进展,靶向纳米粒子即将进入临床领域。

(四)分子影像在心肌病、心肌炎诊断和治疗中的应用

1. 心肌病　扩张型心肌病(DCM)可进一步发展为心力衰竭。尽管其治疗在药物管理和介入手术方面取得了进展,但扩张型心肌病的治疗仍是一个挑战。由于 DCM 的原理与心力衰竭相反,这种疾病的缺血治疗多为姑息性手术,如血运重建、瓣膜修复或重塑手术。心脏移植伴随着许多障碍,包括器官短缺、免疫抑制并发症和晚期移植物血管病变。永久性植入心脏是一种治疗的替代方案,但它会出现很多并发症,比如胃肠道出血和人工心脏驱动泵线的相关感染。在这种情况下,诸如心脏干细胞治疗等非侵入性方法将成为心力衰竭患者的新型治疗方式。

通过干细胞治疗修复心脏已经在急性心肌梗死和慢性缺血性心脏病中得到广泛的应用,但在 DCM 的背景下很少有研究。DCM 的弥漫性是细胞植入支架后广泛覆盖心室的一个特性,可以利用其在心脏微创方面的进展作为临床实践。研究中选择心脏细胞外基质最丰富的蛋白质和具有高生物相容性的聚合物胶原蛋白,胶原纤维还能够通过其机械和生物学特性进行强制传递和信号传递。电纺纳米纤维胶原支架是将 iPS-CM 递送到心脏的一个良好的选择,是将静电纺丝通过电荷聚合物溶液制造纳米纤维的纳米技术,广泛用于制造组织工程的生物材料支架。

以往的研究已经证明干细胞在非缺血性扩张性心肌病中有一定作用,Joanne, P. 等人在小鼠模型中利用支架递送人工多能干细胞衍生出的心肌细胞(hiPS-CM)来治疗非缺血性扩张型心肌病。在不同条件下的电纺和交联反应产生临床应用的无胶原纳米纤维支架,通过电子显微镜扫描和剪切波弹性成像评估,证明 hiPS-CM 的最佳交联条件是浓度为 10% 的柠檬酸交联剂和在静电纺丝形成以后烘烤 150 min。首先将无胶原的细胞支架植入健康小鼠

和经过处理的患有非缺血性扩张型心肌病的小鼠。植入后 7~14 d，通过超声心动图和组织学评估证实了支架的安全性。使用无细胞支架的小鼠作为对照，在 14 d 后，心脏功能在对照组的小鼠中降低，而在得到治疗的小鼠中保持稳定。观察到细胞外基质中几种基因的反转录调控与一定程度的纤维化的调控一致。实验结果证实所构建的这种 hiPS-CM 种子电纺架构可实现 DCM 疾病进展的稳定化，并有望在临床中使用。

研究证明，用生物相容性溶剂和交联剂可以获得静电纺丝胶原支架，并以此为基础生成基于心脏特异性和他莫昔芬诱导的血清反应因子（SRF），并在 DCM 小鼠模型的 hiPS-CM 中接种纳米纤维胶原支架，并使用经过临床验证的胶原蛋白来改善生成数据的临床相关性和可行性。目前的结果表明，实验中提出用于稳定 DCM 的 hiPS-CM 种子电纺架构是可行的，并可能在未来临床中使用。

在这项研究中，我们通过 DCM 小鼠模型，在 hiPS-CM 中接种纳米纤维胶原支架。通过体内和体外的测定表明，静电纺丝和交联条件可以产生具有临床性的无胶原纳米纤维支架。体内结果显示延伸到支架中的基质受限，并在涉及细胞外基质调节的若干基因中得以表达。hiPS-CM 加强了胶原支架的作用，从更长远角度来看，目前的研究结果支持了非末期 DCM 患者的心脏手术治疗。

2. 心肌炎　心肌炎症与病理生理学有很大联系，它可能导致心肌严重的结构和功能损伤。原则上，引起心肌炎症的途径有很多，包括病毒引起的心肌感染和急性心肌梗死时冠状动脉闭塞引起的心肌缺血。这些机制都可能导致心肌坏死，并引发随后的免疫不足或免疫过度反应。免疫系统的充分激活可能促进死细胞和基质碎片的去除，然而，过度的炎症反应可能导致心脏组织的几何形状、功能和结构发生不利变化，被称为不良重塑。心肌炎症可能会影响坏死区域周围的健康组织，随后的心肌重塑可能进一步引起心肌肥大、心室扩张或心力衰竭。因此，准确评估心肌炎症的程度对心脏疾病的适当诊断、决策治疗和预后风险分层至关重要。

心血管磁共振成像（CMRI）是诊断心脑血管疾病的一种成熟的技术。到目前为止，CMRI 对心肌炎症的非侵入性治疗主要通过观察心肌组织成分的改变来进行。用于诊断心肌炎的 CMRI 脉冲序列包括对比度增强的 CMRI（ceCMR）的 T_2 加权成像序列来非特异性地诊断心肌水肿和非特异性诊断坏死或纤维化，两者都可能存在于心肌梗死或心肌炎中。钆造影剂在健康心肌中可被迅速洗出，而损伤的心肌区域显示延迟冲洗动力学。因此，ceCMRI 可能在注射造影剂（CA）后 10~15 min 描绘心肌损伤面积。为了提高诊断的准确性，Bietenbeck, M. 等人研究基于氧化铁纳米粒子（ION）的分子和细胞成像方法即将纳入临床治疗，在早期心肌炎发生之前进行诊断。研究需要新的 CMRI 工具来提高早期诊断的准确性和特异性。因此，在分子影像学方面提出了基于氧化铁纳米粒子（ION）的分子和细胞成像方法。

纳米粒子的核心由纳米尺寸的磁铁矿（Fe_3O_4）和赤磁铁矿（$\gamma\text{-}Fe_2O_3$）单分散氧化铁颗粒组成。它们具有晶体结构，并由其合成条件控制。裸露的氧化铁颗粒不溶于水，它在水中附聚并沉淀，所以应在聚合物壳上选择合适的涂层，涂层用来稳定纳米粒子。在文献中，提出了诸如羧酸盐、磷酸盐、二氧化硅、葡聚糖、聚乙二醇（PEG）和壳聚糖之类的物质作为涂层。然而，大多数食品和药品管理局（FDA）批准的基于 ION 的造影剂都涂有多糖葡聚糖或其衍生物。葡聚糖对氧化铁颗粒有亲和力，其他研究表明了葡聚糖具有无毒、良好的生理耐受性等优点。

氧化铁纳米粒子是超顺磁性的，可以在 CMRI 中被磁化。超顺磁性材料由仅形成单个铁或铁磁性纳米粒子组成。对于诸如 ION 的小颗粒，热能足以使其磁性取向随机翻转。因此，在没有外部施加磁场的情况下，它们的净磁化量平均为零。然而，在存在磁场的情况下，因其磁矩对准，实际磁化率比观察到的磁化率大得多。超顺磁性 ION 被称为阴性造影剂，它们诱导磁场改变了邻近组织的松弛性质，导致 T_2/T_2^* 加权图像中的信号失效。因此，基于 ION 的造影剂的性能可以将横向弛豫时间减少或弛豫率 R_2（$R_2 = 1/T_2$）增加。一般来说，当使用了相同的粒子剂量时，ION 的对比度增强效果比钆基造影剂的增强效果高。

（五）分子影像在心梗显像诊断和治疗中的应用

CMRI 是心脏炎症性疾病诊断的重要方法之一。在这种情况下，超顺磁性氧化铁基造影剂可以提供关于心肌梗死的诊断信息。在静脉注射药物后，这些纳米粒子被活化的单核细胞和巨噬细胞吞噬,并主要积累在病变区域中。此外,临床批准了用于治疗缺铁性贫血的新型氧化铁复合物的初步研究。研究中也证实氧化铁纳米粒子与原来用于急性心肌梗死患者成像的钆基化合物相比,具有优异的诊断价值。目前在分子影像学中,超顺磁性氧化铁已作为造影剂用于急性心肌梗死患者的心脏成像。

在心肌梗死(MI)后进行对比增强的 CMRI 的主要目的是区分受损和健康的心肌。Chapon 等人在左冠状动脉(LCA)永久性结扎的啮齿动物模型中评估了葡聚糖包被的超顺磁性氧化铁纳米粒子的成像性质。磁共振图像经过分析后显示,在后期阶段获得了健康和缺血心肌之间的较高对比度成像。此外,这些研究表明对比度增强程度与 MI 诱导后经过的时间之间呈负线性关系。将 ION 的浓度加倍后,成像的对比度并没有明显增强。

由于巨噬细胞主要参与 MI 后创伤愈合的调节,Sosnovik 及其同事研究了梗死组织中巨噬细胞的浸润环节。在小鼠中进行 LCA 的常规连接,然后注射不同浓度的荧光超顺磁性氧化铁纳米粒子。体外注射后 48 h,心肌的 T_2 加权 CMRI 在左心室(LV)前壁和相邻壁呈现负对比度增强。在用超顺磁性氧化铁纳米粒子处理后的小鼠中,健康心肌和受损的 LV 壁段之间的对比度(CNR)明显更高。此外,平均 CNR 随着离子浓度的增加而增加。由此可知,在体内标记的巨噬细胞具有可视化特性,并且以此评估梗死后的心肌损伤。

与上述研究相反,Montet-Abou 等人在左前降支动脉(LAD)进行再灌注,研究了静息单核细胞和巨噬细胞的标记情况。针对在 LAD 闭塞前 3 d 给予大鼠的聚合物包被的一种很小的超顺磁性氧化铁纳米粒子(VSPIO)。再灌注后,每 24 h 重复 T_2 加权 CMRI。T_2 值的附加映射显示,自再灌注以来,信号空隙与使用时间相比有所增加。这种时间信号变化与通过组织学在梗死组织中发现的单核细胞数量增加和巨噬细胞数量增加一致。总之,可以证明 ION 标记的巨噬细胞在预加载和随后的跟踪中适用于心肌梗死疾病成像。

分子影像学的研究表明,除了使用外部永磁体将这些颗粒导向靶器官之外,超顺磁性氧化铁纳米粒子多功能涂层的性能使得这些纳米粒子适用于靶向治疗中的多功能药物载体。将超顺磁性氧化铁纳米粒子与两种抗体连接起来,构建了抗 CD45 抗体靶向外源性骨髓来源干细胞的纳米粒子和抗 MLC 抗体靶向受损心肌细胞的纳米粒子。在体内注射超顺磁性氧化铁纳米粒子后,在左胸区上方放置外部磁体 10 min,在梗死区域中可获得来自骨髓的干细胞。通过使用这种方法可以减少瘢痕组织的形成并改善左心室功能。因此说,超顺磁性氧化铁纳米粒子在分子影像诊断和靶向治疗的发展中具有深远影响。

二、分子影像技术在心脏受体成像中的应用

(一)概述

1. 心脏的神经受体支配　心脏的生理、病理活动主要受两大系统支配,血液供应系统(冠状动脉)和神经支配系统(自主神经)。其中,支配心脏的神经分布十分丰富,心脏受交感神经和副交感神经的双重支配。交感神经和副交感神经均通过神经末梢释放神经递质作用于心肌细胞膜中的受体从而调节心肌功能。

心脏的神经支配作用主要是通过以下过程实现:①神经元合成神经递质并通过神经末梢释放;②神经递质与相应的突触后受体结合产生生理效应;③神经递质的代谢与再摄取。由此可见,受体是自主神经系统发挥作用的关键成分。

(1)心脏的交感神经支配和肾上腺素能受体分布:交感神经的调节中枢位于中脑、下丘脑、脑桥以及延髓,它们接受并整合大脑其他部分传入体内的信号,顺着从大脑传出的信号下行至脊髓和突触节前纤维,在 $T_1 \sim L_3$ 水平离开脊髓,到达脊柱旁的星状神经节。左侧星状节后纤维支配右心室,右侧节后纤维支配左心室的前壁及侧壁。心脏的交感神经与心内膜下的冠状动脉伴行并且穿过心肌膜。

交感神经兴奋性增强时,末梢释放去甲肾上腺素(NE),作用于心肌细胞中的 β_1 肾上腺素能受体(β_1 受体)从而发挥作用。交感神经介质 NE 由储存在突触小泡中的高浓度氨基酸酪氨酸合成,在刺激作用下,含 NE 的囊泡被释放到突触间隙并与突触后膜 β_1 受体、β_2 受体和 α 受体结合,并通过中间体 G 蛋白增强腺苷酸环化酶活性,从而对心脏产生刺激作用。引起心肌收缩力增强、心率加快和传导性增加,这些效应分别称为正性

变力、正性变时、正性变传导作用。通过蛋白质介导的钠、能量和温度依赖性转运蛋白将 NE 转移到突触前末端（称为摄取 -1 途径），用于储存或分解代谢，从而终止交感神经反应。此外，一些突触 NE 通过钠独立的被动扩散被非神经元突触后细胞摄取（即摄取 -2 途径）。在疾病状态下，随着 β_1 受体的密度降低和功能下调，α_1 受体密度和功能开始上调，由于 α_1 受体对心脏有正性作用，从而维持心脏功能。

（2）心脏的副交感神经支配和胆碱能受体分布：副交感神经纤维少于交感神经纤维，它起源于髓质并与迷走神经伴行。在心肌中，它起始于心外膜，穿过房室沟，穿透心肌膜，最后位于心内膜下。副交感神经传出信号控制窦房结和房室结的功能。交感神经大部分支配心房，在心室（下壁密集）中分布稀少。副交感神经释放的神经介质是乙酰胆碱（ACh）。副交感神经兴奋性增强时，冠状动脉收缩，心脏收缩力减弱，心跳减缓。

ACh 在副交感神经末梢内合成，被囊泡转运体从胞质转运到储存囊泡，释放到突触间隙，作用于心肌中的毒蕈碱受体（M 受体），引起心肌收缩力减弱、心率减慢和传导性减慢，即具有负性变时、负性变力、负性变传导作用。突触间隙中的 ACh 被胆碱酯酶水解灭活而失去作用。

2. 心脏神经受体与心脏疾病 心脏的神经支配对于心脏神经疾病的发生、发展乃至预后起着重要作用，如心律失常、心力衰竭、心肌梗死和糖尿病性心脏自主神经病变等，心脏神经的改变往往发生于心脏出现结构和功能异常之前。最重要的是心脏神经的改变造成的局部去神经和神经重塑，导致心脏疾病最严重的并发症，如心力衰竭、致命性心律失常及心脏猝死。而受体是自主神经系统发挥作用的重要靶点，心脏受体异常会导致各种心脏疾病，对于心脏疾病的诊断、治疗及预后有决定性作用，也是药物治疗的重要靶点。因此，建立心脏神经受体在体及动态变化的评价方法对心脏疾病的早期诊断、患者预后评估及治疗方法的选择等方面均具有重要意义。但是心脏交感神经改变一般不能被常规的形态及功能的检测方法观察到，而心脏神经活检又不能被人们所接受，暂且不能反映心脏交感神经的动态变化。

3. 分子影像技术的浮现 目前，分子影像技术在心脏疾病的检测及应用上十分广泛。分子影像技术是运用影像学手段显示组织水平、细胞和亚细胞水平的特定分子，反映活体状态下分子水平变化，对其生物学行为在影像方面进行定性和定量研究的科学。分子影像技术是医学影像技术和分子生物学、化学、物理学、放射医学、核医学以及计算机科学相结合的一门新的技术。它将遗传基因信息、生物化学与新的成像探针进行综合，由精密的成像技术来检测，再通过一系列的图像后处理技术，达到显示活体组织在分子和细胞水平上的生物学过程的目的。分子影像学的发展为心脏受体成像带来新的契机。

（二）分子影像技术在心脏受体成像中的应用

核医学技术是最敏感的分子成像方法，能够在活体毫微克水平对心脏神经传递成像。分子影像学是用影像学方法反映分子水平的变化，对活体特征及生物进程成像。受体成像是通过影像学标记的配体，在受体的介导下，产生特异性浓聚，达到选择性强化受体的成像目的。通过信号变化，可推测受体的空间解剖分布、受体的密度和功能变化，通过影像造影剂（目前主要是放射性核素）标记去甲肾上腺素、乙酰胆碱或其他类似物以及受体拮抗剂。要实现心肌的受体成像，显像的放射性药物必须能与心肌受体具有高度亲和力、高特异性、可饱和性、可逆性及立体结构等特性。

随着放射性示踪技术的发展以及分子影像技术的日渐成熟，通过放射性核素的神经显像（单光子发射计算机断层成像术和正电子发射型计算机断层显像）评价心脏神经末梢、突触间隙、突触后位点的受体成为可能，从而实现心脏神经受体成像可视化。PET 是用发射正电子的放射性核素标记化合物进行显像。正电子发射体发射出的正电子在组织中很快与负电子（β^-）相互碰撞而发生湮灭反应，同时产生两个方向相反、能量相等（511 keV）的 γ 光子。由于正电子在组织中只能瞬态存在，故不能直接测量，只有利用湮灭辐射的 γ 光子探测正电子的存在。正电子放射性核素一般是短半衰期或超短半衰期的核素，主要由加速器产生，如 ^{11}C、^{13}N、^{15}O、^{18}F、^{67}Ga 等，还可由生产正电子核素的发生器，如 ^{68}Ge-^{68}Ga 发生器和 ^{82}Sr-^{82}Rb 发生器来提供。PET 比 SPECT 有更好的空间分辨率和对比分辨率，是一种较好的定量成像方法。表 36-4-1 列出了正在使用的或仍在研究中的突触前神经元成像的造影剂。

表 36-4-1　用于突触前交感神经支配成像的突触前造影剂

造影剂	SPECT/PET	被MAO代谢	发展阶段	注释
^{123}I 间位碘代苄胍（mIBG）	SPECT	否	临床应用	研究最多，临床应用最广泛，作为 SPECT 造影剂，其受正常变异和衰减的限制
^{11}C 羟基麻黄碱（HED）	PET	否	临床应用	使用最广泛的 PET 造影剂，比 MIBG 的摄取更均匀
^{11}C 肾上腺素	PET	是	临床应用	用于评估摄入，囊泡储存和代谢的突触前功能的生理造影剂
^{11}C 去氧肾上腺素	PET	是	临床应用	需要囊泡保护，防止被神经元 MAO 快速代谢。具有评估囊泡储存功能、功能受损的潜在用途
^{18}F 6-氟多巴胺	PET	是	临床应用	主要用于心脏相关的神经系统疾病的鉴别。可用于评估 NE 的摄取和洗脱。生产困难
^{18}F 6-氟草胺	PET	是	实验阶段	低比活度，有效血管活性
$^{18}F(-)$ 6-氟去甲肾上腺素	PET	是	实验阶段	在狒狒体内显示心脏摄取和保留率高
^{18}F 对氟苄基胍（PFBG）	PET	否	实验阶段	PET ^{123}I-MIBG 类似物，具有定量的潜力。通过摄取 -2 机制可在非神经元处大量保留。可能较少依赖于摄取的流动
^{18}F 氟类苄基胍	PET	否	实验阶段	更类似于 MIBG，比 PFBG 有更好的亲脂性
^{76}Br 偏溴苄胍	PET	否	实验阶段	对摄取 -1 机制选择性较低

缩写：MAO，单胺氧化酶；NE，去甲肾上腺素；PET，正电子发射断层扫描；SPECT，单光子发射计算机断层扫描。转载自 Bengel FM，Schwaiger M。

1. β 受体的显像

1）^{123}I-mIBG（间位碘代苄胍）在心脏受体显像中的应用：

（1）^{123}I-mIBG 的优点：早在 20 世纪 70 年代后期，mIBG 就被放射性碘标记，且应用于探测神经嵴瘤、成神经细胞瘤、嗜铬细胞瘤。用 ^{123}I 或 ^{131}I 标记的 mIBG 是去甲肾上腺素（NE）类似物，可以通过与 NE 相类似的途径——钠依赖性摄取进入交感神经末梢并储存在囊泡中，但它不被儿茶酚 -O- 甲基转换酶或单胺氧化酶代谢，因而 $^{123}I/^{131}I$-mIBG 可以反映心肌内交感神经受体的分布和活性。但是，由于 ^{131}I 发射高能（365 keV）γ 射线及 β 射线，并有长达 8.02 d 的半衰期，而 ^{123}I 发射能量仅有 159keV 且 γ 光子的半衰期仅为 13.2 h，所以现在主要用 ^{123}I 作为心肌神经放射性造影剂。^{123}I-mIBG 也是目前最常用的 β 受体造影剂。常规平面或断层显像时，^{123}I-mIBG 的应用剂量为 148~370 MBq，显像结束后可以通过计算机对整个心肌或局部心肌进行定量分析。

交感神经支配异常可以通过心脏的 SPECT 平面图像观察。^{123}I 图像的判读方法很多，^{123}I-mIBG 的心脏整体摄取可以从平面图像中进行评估。通常使用的定量指标是心脏纵隔比（H/M）和心肌洗脱率（WO）。H/M 是通过绘制平面图像中心脏和上纵隔的感兴趣区域（ROI），然后用心脏中每像素的平均值除以纵隔中每像素的平均值得出。各研究者使用的确切方法有所不同，有学者在心肌壁局部使用 ROI，有学者则在整个心脏上绘制 ROI，还有学者在不包括心腔的整个心脏中排除 ROI。H/M 正常范围是 1.9~2.8，平均值是 2.2，H/M<1.6 则视为异常（在平均值 2 个标准差以下）。同时也可以从 SPECT 平面图像中得到另一个定量值——洗脱率，它可以反映交感神经传递过程中儿茶酚胺的循环，正常洗脱率为 9.6% ± 8.5%，数值越高，患者病情越重。^{123}I-mIBG 的冲洗可能与交感神经张力增加有关，但这种关系的复杂性尚未得到充分阐明。显示出了正常和异常平面心脏 ^{123}I-mIBG 图像的示例。

Gill, J. S. 等通过对 ^{123}I-mIBG 图像分析研究证实，正常人心肌间隔和下壁对 ^{123}I-mIBG 的摄取少于前壁和侧壁，从而说明心肌局部的自主神经分布是不同的。他们指出，这些局部摄取的变化反映出前壁迷走神经张力增高。Estorch, M. 等人的研究显示，窦性心动过缓的运动员，其心肌前壁对 ^{123}I-mIBG 的摄取低于正常人数值。

（2）^{123}I-mIBG 的临床应用：^{123}I-mIBG 心脏神经受体显像不仅可以评价各种心脏疾病状态下交感神经的损伤程度、决定是否植入机械装置、进行心脏移植或指导药物治疗等，而且可以在分子水平实现可视化和定量分析心肌的基本病变。

（a）评价充血性心力衰竭（CHF）患者的神经功

能:研究表明,高洗脱率 CHF 患者的病死率是低洗脱率患者的 3 倍,该数据证明,^{123}I-mIBG 心肌显像所计算出的洗脱率在评价 CHF 预后方面扮演着重要角色。

心脏纵隔比(H/M)比值可以反映受体密度,也可描绘突触前神经末梢的完整性和摄取 -1 机制的功能。高比率表示正常心脏心肌中示踪物的主要定位,而低比率则表示心肌摄取较少,心外结构摄取较多,并且意味着心脏肾上腺素能受体密度降低。有研究者对 90 例中重度 CHF 且左心室射血分数(LVEF)小于 45%(平均 22%)的患者进行研究,发现 H/M 小于 1.2 的患者 6 个月和 12 个月生存率分别为 60% 和 40%,而高 H/M 患者的 12 个月生存率为 100%,因此 H/M 比 LVEF 能更好预测病死率。

(b)指导心力衰竭患者的治疗:^{123}I-mIBG 显像可以监测心力衰竭患者用不同治疗方法的效果。Merlet,P. 及其同事对 18 例患有先天性肥厚型心肌病的患者研究显示,应用 β 受体阻断剂可以改善 ^{123}I-mIBG 的摄取;应用 6 个月的美托洛尔以后,随着纽约心脏协会心功能分级的增高以及 LVEF 的增加,^{123}I-mIBG 的摄取会增高。在随后的多中心双盲法研究中,设置对照组和治疗组,64 例 CHF 患者经过 6 个月的美托洛尔或安慰剂治疗,美托洛尔治疗组在心肌平面显像中 ^{123}I-mIBG 摄取增高、心腔缩小、LVEF 升高,而安慰剂治疗组则恰好相反。应用影响肾素血管紧张素系统的药物同样会提高心肌对 ^{123}I-mIBG 的摄取。

(c)评价除颤器植入术:充血性心力衰竭(CHF)患者心肌收缩功能衰竭是其致死的原因,50% 的患者是突发性死亡,普遍表现为室性心动过速或室颤。为降低 CHF 患者心源性猝死率、提高生存率,最好的治疗方法就是进行植入式复律除颤器(ICD)手术。对心力衰竭导致的突发性心脏事件的研究表明,纽约心脏病协会将心功能分级为 II~III 级,并定义 LVEF<35% 的心力衰竭患者应用 ICD 以后,5 年病死率可降至 23%。对于 CHF 患者来说,^{123}I-mIBG 心肌受体显像比普遍公认的标准 LVEF 值能更好地预测病死率,阴性预测值可以有效筛选出低风险患者,如具有高 LVEF 值的 CHF 患者。

2)^{18}F-FDG(氟代脱氧葡萄糖)在心脏受体显像中的应用:^{18}F-FDG 也是心脏神经受体显像常用的造影剂。它是葡萄糖的类似物,在血液、组织中的转运与葡萄糖相似,通过相同的转运载体进入心肌细胞内,在己糖激酶 - 催化下磷酸化为 6- 磷酸 FDG。因为结构差异,6- 磷酸 FDG 不能沿着糖酵解途径继续代谢,又因其带负电荷,不能自由通过细胞膜。此外,心肌细胞的葡萄糖 -6- 磷酸酶活性低,脱磷酸作用弱,因此以 6- 磷酸 FDG 的形式滞留在心肌细胞内。评价心肌活性时通常将心肌灌注与葡萄糖代谢显像结合起来分析,并根据血流与代谢显像匹配来评价心肌活性,其基本的显像模式有三种:一是血流与代谢显像心肌的造影剂均匀分布,提示为正常;二是血流灌注减低,而葡萄糖利用正常或相对增加,称之为血流 - 代谢不匹配,是心肌存活的有力证据;三是局部心肌血流与葡萄糖的利用一致性降低,呈二者匹配图像,为心肌瘢痕和不可逆损伤的标志。

3)^{11}C-CGP 在心脏受体显像中的应用:^{11}C-CGP12177 是最初研制的 β 受体造影剂,是一种特异性强、亲和力高、亲水性好的 β 受体拮抗剂,与 β 受体的亲和力达 0.3 mmol/L。因其具有的高亲和力和低脂溶性,使其能够结合到细胞表面的功能性受体池中,故特别适合用于 PET 成像,用来测定受体密度。研究表明:^{11}C-CGP12177 对细胞的非特异性结合低,且细胞的摄取低,作为不被细胞摄取的配体,对于特异性测量体内细胞表面受体来说,是一种理想的探针,目前已成功应用于 β 受体的定量研究。

^{11}C-CGP12177 以 CGP-17704 作为前体与 ^{11}C-碳酰氯反应,将 CGP 进行 ^{11}C 标记而形成。但是,由于应用 ^{11}C- 碳酰氯对 CGP 进行 ^{11}C 标记所生成的产物 ^{11}C-CGP12177 的比放射性活性较低,限制了该造影剂的临床应用和推广。

鉴于 ^{11}C-CGP12177 的弊端,有人研制了 (S)-[^{11}C]CGP-12388。这是 ^{11}C-CGP12177 的异丙基类似物,用 [^{11}C] 丙酮对 CGP 进行 ^{11}C 标记,所得产物的比放射性活性较高,且与 ^{11}C-CGP12177 有非常相近的效价。反应过程简单易行,更利于临床应用的推广。

4)^{11}C- 羟基麻黄碱(^{11}C-HED)在心脏受体显像中的应用:HED 是羟基麻黄碱的甲基衍生物,是一种去甲肾上腺素类似物,可作为母体化合物在神经末梢累积,但不能被儿茶酚 -O- 甲基转换酶代谢,并能对抗单胺氧化酶(MAO)的氧化脱氨基作用,由于这些特性,它可以作为临床 PET 非侵入方法中用于评价心交感神经完整性的放射性药物。^{11}C-HED 显像可以直接反映脏器内肾上腺素受体的分布。有研究表明,其储存和摄取过程与生理性的神经递质的传递过程并不完全一样，^{11}C-HED 能够被肾上腺嗜铬细胞摄取而显像。

5）^{11}C- 甲基多巴胺（^{11}C-MDA）在心脏受体显像中的应用：多巴胺与去甲肾上腺素转运蛋白（NET）的亲和力高于去甲肾上腺素，静脉注射的多巴胺可通过 NET 进入交感神经系统。6-^{11}F- 氟多巴胺（6-^{11}F-FDA）被广泛应用于评估原发性及继发性心脏交感神经病变，是心脏交感神经 NET 在囊泡内进行 β- 羟基化的底物，也是合成去甲肾上腺素的关键物质。相关研究显示，亲电加成法合成 6-^{11}F-FDA 需要 F^+，产品有载体、比活度低并且合成成本高。亲核取代法合成的 6-^{11}F-FDA 具有难度大、产率低等问题，这些问题都制约着 6-^{11}F-FDA 的临床应用。而 ^{11}C-MDA 不但可以与 NET 有效结合进入交感神经系统，且其前体为容易获得的盐酸多巴胺，合成方法简单易重复，合成效率高，更易向临床推荐。

^{11}C-MDA 具有较高的放射化学产率和比活度，其他各项指标也均符合放射性质量药物要求。合成过程中的弱碱性碳酸氢钠能够中和盐酸多巴胺的盐酸，而不与多巴胺的酚羟基反应，很好地保留了酚羟基，不会生成氧化甲基多巴胺。所以，^{11}C-MDA 有望成为一种有良好临床应用前景的心脏交感神经造影剂。

2.M 受体在心脏受体显像中的应用 以往相关研究主要集中在交感神经 β 受体，近年来，心脏乙酰胆碱毒蕈碱受体（M 受体）及其亚型的研究逐渐成为研究的焦点。

M 受体是由 460~590 个氨基酸组成的一种单链跨膜糖蛋白，分子量为 51-66 u，属于 G 蛋白偶联受体超家族。M 受体分为 M_1~M_5 五个亚型，在生理条件下，各型均有可能存在，心肌中 M_2 受体含量最多，对心脏副交感神经功能调节发挥着主导作用。最新研究表明，当出现心肌缺血、心功能下降、心肌细胞死亡、心衰等情况下，心脏的 M 受体（或其亚型）会首先发生改变，对于疾病的诊断、治疗及预后有很大作用，是引起各种致死性心律失常及猝死的重要因素。

最新研究还证实，M_3 亚型受体也有少量分布，并且在某些病理情况下发挥着重要作用。有学者就心脏 M_3 亚型的生物学和药理学特性，受体 M_3 亚型与心律失常的关系及其对心肌缺血的保护作用进行了大量基础研究并取得了重大研究进展。研究表明，M_3 受体是一个重要的心肌细胞保护作用的药物

靶点。因此，对 M 受体及其亚型进行定量分析研究十分必要。

1）M 受体的定量研究方法。

（1）药理学方法：多采用放射配基受体结合实验、免疫组化分析或者 Western Blot 分析的方法，多为有创的方法，需要处死实验动物或者活检取得组织块，不宜应用于人体。只能进行定量研究，不能全面反映受体分布和亲和力情况，离体实验结果也可能与活体状态下受体的真实情况不同。

（2）影像学方法：有关心脏受体的研究亟待解决的关键问题是建立活体受体定量研究的新方法。对生理、病理情况下，受体的分布、数量以及亲和力进行实时动态监测。国外成功合成了心脏 M 受体显像的分子探针 ^{11}C- 甲基二苯羟乙酸喹宁酯（^{11}C-MQNB），并已经应用于人体，取得了令人满意的结果。MQNB 为特异性、高亲和力、非选择性的胆碱能 M 受体拮抗剂，可被 ^{11}C 放射性标记。MQNB 与 ^{11}C 碘甲烷反应生成 ^{11}C-MQNB，^{11}C-MQNB 为亲水性化合物，不能通过血脑屏障，适合用于周围神经胆碱能 M 受体成像。随着心脏 M 受体的认识逐渐加深，M 受体及其亚型活体分子成像必然成为重要发展方向。

2）^{11}C-MQNB 在心肌梗死模型受体成像中的应用。

（1）方法：有研究用介入方法制作犬急性心肌梗死模型，用 ^{11}C-MQNB 作为分子成像探针，应用多次显像剂注射方案，结合心肌动态 PET-CT 显像和特定的房室数学模型。对心肌梗死心脏 M 受体数量、分布和亲和力进行活体定量研究，并在此基础上应用受体配体竞争性抑制试验（负显像）来判断心脏 M_2、M_3 受体亚型的变化情况，并将活体显像结果与离体的放射受体配体结合试验、离体的放射受体配体竞争性抑制试验、Western Blot 受体亚型定量分析结果进行对照研究，总结心肌梗死后心脏 M 受体及其亚型 M_2、M_3 的变化规律。

（2）结果：心肌动态的 PET 显像发现，心脏是首过器官，心肌摄取快而清除相对较慢，室间隔、左心室壁、心尖部摄取率最高，右心室摄取稍低，双侧心房显影较淡。心肌梗死后，心肌坏死灶内的 M 受体缺失，梗死灶周围的心肌 M 受体数量明显上调。M 受体密度与正常心脏密度相比增高且有统计学意义，该结果与离体放射性受体 - 配体结合试验的定量结果一致，受体亲和力在梗死前后变化不明显。

心肌梗死后心脏 M_2 受体数量上调不明显，M_3 受体数量上调明显。与正常心脏相比，M_2/M_3 明显减低，该结果与离体放射性受体配体竞争性抑制试验结果一致，并与 Western Blot 定量分析结果呈正相关。

（3）结论：^{11}C-MQNB 与心肌 M 受体的特异性、可逆性结合，有理想的血流动力学特征和合理的活体分布。^{11}C-MQNB PET 成像作为一种活体、无创的分子成像手段，可准确地对人体、犬、狒狒等动物心脏的 M 受体的数量、分布和亲和力进行准确的定量研究，结果与传统的离体研究结果有很好的相关性，是理想的心肌 M 受体 PET-CT 活体定量研究的分子成像探针。

（三）心脏肾上腺素能神经受体显像的临床应用

1. 原发性心脏神经病变

（1）家族性自主神经异常：Goldstein, D. 等人用 ^{18}F- 氟多巴胺为不同类型的自主神经异常患者进行 PET 检查。结果显示，单纯自主神经异常或者帕金森病以及交感神经循环异常的患者没有心肌 ^{18}F- 氟多巴胺的摄取，说明心肌交感神经末梢缺失；Shy-Drager 综合征患者心肌有 ^{18}F- 氟多巴胺分布，说明交感神经末梢分布完整而神经传导异常；家族性自主神经异常的患者如果没有显示交感神经循环异常，则心肌 ^{18}F- 氟多巴胺分布正常。因此，根据是否有交感神经循环异常、中枢神经变性表现以及对左旋多巴 - 卡比多巴治疗的反应，利用 ^{18}F- 氟多巴胺 PET 结果和神经化学分析，对家族性自主神经异常者可进行临床病理生理分类。

（2）先天性室性心动过速和室颤：对于先天性室性心动过速和室颤的患者，传统的影像学检查心肌的结构和功能并无异常表现。但由于室颤是心律失常导致猝死最常见的原因，因此，对室颤的早期诊断和治疗具有重要意义。Schafers, M. 等人分别对先天性右室性心动过速的病例组和正常对照组用 ^{11}C-HED PET 评价突触前 NE 的再摄取和 ^{11}C-CGP12177 PET 评价突触后 β 肾上腺素受体密度。与对照组相比，病例组患者心肌的儿茶酚胺再摄取和 β 肾上腺素受体密度都明显降低，说明病例组的 β 肾上腺素受体密度下调是随着局部儿茶酚胺再摄取受损引起的突触部儿茶酚胺水平升高而发生的。

2. 继发性心脏性神经病变

（1）扩张型心肌病：扩张心肌病患者发生心衰时，交感神经活性增高，血液循环中儿茶酚胺浓度升高，心肌对 β 肾上腺素受体激动剂的反应降低，有时可诱发严重的心律失常。同时血浆高 NE 可激活肾素 - 血管紧张素系统，引起心室重塑和心肌细胞的凋亡。有学者用 ^{11}C-CGP12388 PET 对原发性扩张型心肌病的病例组和正常对照组分别进行了研究，结果显示，原发性扩张型心肌病组患者的 β 肾上腺素受体密度明显低于对照组。同时，通过 ^{11}C-HED PET 受体显像也可以观察心力衰竭患者经 β 受体阻滞剂治疗后的恢复情况。

（2）肥厚型心肌病：肥厚型心肌病患者具有胸痛、心肌收缩力增强、室性心律失常和猝死等特点，并对 α 受体拮抗剂治疗有效。肥厚型心肌病对心脏突触前儿茶酚胺的再摄取受损并对突触后 β 肾上腺素受体的密度降低，这些现象说明突触间隙神经递质浓度增加。这可以用定量心肌 ^{11}C-MHED 和 ^{11}C-CGP PET 来证实。

（3）冠状动脉疾病：心脏的交感神经比心肌细胞对缺血的反应更加敏感，动物实验和临床研究显示：短期、可逆的心肌缺血能够造成心肌再灌注后心脏交感神经功能的持续异常。有人对冠状动脉疾病和左室功能异常患者和正常对照组进行 ^{11}C-HED 和 ^{11}C-CGP12177 PET 心肌显像，结果显示，患者梗死心肌、冬眠心肌和正常心肌的 ^{11}C-HED 和 ^{11}C-CGP12177 PET 摄取均低于正常人，这说明冠状动脉疾病和左室功能异常患者的 NE 摄取 -1 机制和 β 肾上腺素受体密度均降低。与心肌灌注显像对比显示，交感神经异常的心肌范围明显大于缺血心肌的范围。另有动物实验发现，心肌梗死后产生的去神经心肌对儿茶酚胺的敏感性大大增加，去神经心肌存在时易发生心室颤动和室性心动过速。研究证实，去交感神经化与一些患者的自发性室性心动过速有关，但与程序电刺激诱发的持续性心动过速无关。动物实验及临床观察均发现，心肌梗死后 3 个月内交感神经有不同程度的恢复。研究表明，肾上腺素能受体活性和分布的变化比血流灌注更能早期反映心肌缺血的情况。

（4）心脏移植：心脏原位移植后，心脏神经功能对于感受心肌缺血或心肌梗死疼痛、支配血管收缩和舒张、调节运动或兴奋状态下的血流动力和调节心率等方面起着重要作用。用 ^{11}C-MHED 或 ^{11}C- 肾上腺素进行心脏原位移植后心肌显像，可以观察心脏神经支配的恢复情况。

（5）糖尿病：长期的糖尿病可以引起心脏性自

主神经病变,β肾上腺素受体密度降低,严重的可导致室性心律失常。研究表明,用 ¹¹C-HED 进行 PET 心肌显像发现有交感神经失支配存在,比心血管反射试验更灵敏、更直接。

总之,利用心脏肾上腺素能神经显像研究心肌病、冠心病、糖尿病等心脏病变与心脏神经功能的关系,在实现早期诊断、预后评估、疗效监测、提高心脏病患者的生存率方面具有超过常规影像学方法的意义。

三、分子影像技术在动脉粥样硬化诊断和治疗中的应用

动脉粥样硬化是一种大中型动脉的慢性、进行性、免疫炎症性疾病,是心血管疾病的主要病因。动脉粥样硬化常有几十年无症状的过程,直到发生重大的致死性临床事件:颈动脉斑块破裂,可引发缺血性中风;冠状动脉中的动脉粥样硬化斑块破裂,可引起约 70% 的急性冠状动脉综合征,如致命性急性心肌梗死或冠状动脉性猝死,这些是动脉粥样硬化疾病最严重的并发症。因此,动脉粥样硬化诊断和治疗的主要挑战是开发一种安全、无创、准确、可重复的技术,在急性临床事件之前做出诊断并进行治疗。鉴于近些年来对动脉粥样硬化疾病的分子发病机制的深入了解,从动脉粥样硬化的早期阶段到形成斑块破裂和侵蚀的整个病变进展过程涉及的分子和细胞,被人们设计成各种纳米粒子探针的作用靶点,实现了对动脉粥样硬化疾病在各种成像模式下的诊断及病变不同阶段的干预和治疗。

(一)动脉粥样硬化发病机制

动脉粥样硬化病变的形成是多因素的,在大、中动脉出现功能障碍的内皮病变易发区域,复杂的免疫炎症过程开始发挥作用。经过几十年的长期免疫炎症信号传导,动脉粥样硬化病变主要经过三个阶段:脂肪条纹、纤维斑块(纤维粥样斑块)和易形成血栓的复杂斑块。美国心脏协会(AHA)又将动脉粥样硬化的发展过程细分为以下 6 个阶段:阶段 I,活化内皮;阶段 II,激活炎症;阶段 III,凋亡;阶段 IV,斑块内新生微血管;阶段 V,纤维帽厚度减低;阶段 VI,斑块内出血。

动脉壁由三层组织构成:腔内侧的动脉内膜由含有基底膜的单层内皮细胞构成;中膜,也是动脉壁中间最厚的一层,包含血管平滑肌细胞、弹性蛋白纤维和细胞外基质,由弹性蛋白聚合物构成的内部弹性层是区别内膜和中膜的标志;最外层的外膜,由混有血管平滑肌细胞的疏松结缔组织、成纤维细胞和脂肪细胞构成,外部弹性层是区别中膜和外膜的标志。包括主动脉、冠状动脉、颈动脉和股动脉在内的大多数弹性、肌性动脉的外膜包含许多小血管,称为血管滋养管。单层内皮是循环系统的重要器官,其健全的结构对正常血管生理学至关重要,其全身性的功能障碍是动脉粥样硬化及其并发症发病机制的关键因素。

1. 内皮功能失调 / 内皮激活　内皮功能障碍是动脉粥样硬化风险性的标志物,并在急性冠状动脉综合征(如不稳定性心绞痛、急性心肌梗死)的发病机制中起着重要作用。内皮功能障碍的特征之一是一氧化氮(NO)等血管扩张剂的生物利用度降低,同时内皮收缩因子产生增加。内皮血管舒张的减弱导致血小板活化:P 选择素(一种血小板活化标记)、细胞黏附分子(CAMs)的表达可被 NO 抑制;NO 也会抑制血小板表面糖蛋白 IIb/IIIa 受体活化期间的构象变化,该受体是纤维蛋白原的结合位点;NO 抑制单核细胞的迁移,血管平滑肌细胞的增殖,血小板的活化、聚集、黏附。因此,内皮功能失调时病变局部的抗炎能力降低,由于 NO 产生减少和氧化过程增加,功能障碍的内皮可进一步促进斑块不稳定。所以,内皮衍生的 NO 对于维持动脉壁中的抗动脉粥样硬化的微环境起着关键作用。

动脉粥样硬化病变形成始于病变易发部位,该部位的内皮大体是完整的,但也是活化的、有渗漏的且功能失调的。随后内皮细胞可能会死亡,病变逐步进展到去内皮细胞的裸露区域和可能出现血小板黏附的暴露的内皮下组织。此外,如前所述,内皮抗凝能力降低和组织因子(TF)、纤溶酶原激活物抑制剂等促凝血因子产生的增加,都会进一步导致血栓形成。总之,功能障碍的内皮使脂蛋白等生物大分子的渗透增加、趋化性细胞因子和 CAMs 的表达增加,由此使得白细胞募集增加、泡沫细胞开始在内膜积累、内皮细胞的再生减少、止血 / 纤溶平衡改变,进而凝血酶产生增多、血小板和纤维蛋白沉积增加。内皮功能障碍也在斑块不稳定中起到作用,其会增加斑块易损性,并可能促进血栓形成而引发斑块破裂。

当动脉内皮出现功能障碍,并受到一系列危险因素的压力和激活时,病变开始进展。已经确定的动脉粥样硬化危险因素包括高血压、高胆固醇血症水平、感染、血流动力学、生物化学修饰的氧化型低密度脂蛋白胆固醇(ox-LDL)、饮食、毒素和化学损

伤等因素,可激活内皮的应激反应并诱导热休克蛋白(HSP)产生。在正常情况下,HSP也称为应激蛋白,是普遍存在的高度保守的蛋白质家族中的一员,其作为分子伴侣可辅助细胞应对环境压力。哺乳动物的HSP60、70主要存在于动脉粥样硬化病变中,由动脉壁的细胞产生,以保护管壁、对抗局部损伤。在动脉粥样硬化的多因素和复杂发病机制中,炎症和免疫机制的参与是目前比较公认的,其中免疫应答在动脉粥样硬化的进展期间是一把"双刃剑",其机制主要是针对HSP的自身免疫反应。由于HSP60、70对动脉粥样化病变具有诱导能力、强的免疫原性、高度种间同源性,故它们与触发自身免疫性疾病有关。由于HSP在动脉粥样硬化的多方面作用尚不明确,故将HSP作为治疗靶标的策略方法的可行与否尚待研究。

另外,血流动力学对单层内皮的结构和功能亦有影响。未受干扰的层流区域的内皮细胞是椭圆形的,且流动方向与轴向平行。湍流区域的内皮细胞则显示出扰乱的图案排列,这使得大分子渗透和脂蛋白积累增加。ApoB100颗粒通过和细胞外基质的离子相互作用来与蛋白聚糖结合。被捕获的LDL被修饰为ox-LDL(一种具有细胞毒性,促炎的化学分子)。LDL和ox-LDL在内膜处沉积以及动脉分支点处的湍流血液的应力共同使得内皮细胞活化。内皮的激活导致内皮细胞的黏附分子、趋化因子、促炎性细胞因子的表达上调,从而促进白细胞募集。内皮应激和活化也与细胞黏附分子、HSP和细胞因子脱落到血液循环中有关,因而这些分子是内皮激活/功能障碍的标志物。

2. 白细胞募集　单核细胞和少部分T淋巴细胞从循环中募集到病变区域,其经内皮的迁移是动脉粥样硬化中最早的细胞反应之一。白细胞募集主要由细胞黏附分子(CAMs)介导,CAMs在动脉内皮表面和循环白细胞表面表达,进而响应炎性刺激。CAMs在动脉粥样硬化和斑块不稳定性发展中起着关键作用。趋化因子如CCL2(也称单核细胞趋化蛋白-1)、CCL5(也称为T细胞激活性低分泌因子)、CXCL10(也称为IP10)和CX3CL1(也称曲动蛋白)与CAMs协同作用,将单核细胞、树突状细胞和T淋巴细胞引导至内膜处。在白细胞募集过程中,CAMs以程序化、顺序方式起作用,形成白细胞-内皮级联的细胞。血液循环中白细胞的减慢和滚动由选择素(P、E和L)及其配体(主要是P-选择素配

体)介导。免疫球蛋白超家族成员,如在内皮上表达的细胞间黏附分子-1(ICAM-1)和血管黏附分子-1(VCAM-1)及其与活化的白细胞整联蛋白,如LFA-1,Mac-1和VLA-4/$\alpha_4\beta_1$的相互作用,诱导白细胞紧密黏附到腔表面的内皮上。血小板内皮细胞黏附分子(PECAM-1)和连接黏附分子-A参与白细胞从血液进入血管壁的过程及潜在的白细胞渗出过程。促炎性细胞因子,如IL-8、IL-1和TNF-α可诱导CAMs的表达,也有助于白细胞募集。VCAM-1和ICAM-1的聚焦式表达与后续脂肪条纹形成的位置相对应,该聚焦表达模式表明血流动力学改变在动脉粥样硬化病变的定位中起重要作用。

脂蛋白在内膜处的滞留和血管壁中单核细胞的显性募集构成了动脉粥样硬化的第一阶段。若炎症反应或病情向进展期斑块发展时得到有效治疗,这个阶段便可逆转、减退。因此,这种不断的细胞募集过程是疾病进展的基础。

在损伤进展期间募集的其他免疫细胞中,B淋巴细胞和浆细胞虽然在内膜病变中很少发现,但它们会在进展期内膜病变旁边的外膜中大量出现。活化的肥大细胞也可以在斑块和外膜中发现,特别是在引起急性缺血事件的病变中。CCL11(也称为嗜酸性粒细胞趋化因子)则介导肥大细胞募集。

3. 泡沫细胞形成和巨噬细胞分化　泡沫细胞(负荷脂质的巨噬细胞)的存在是早期(脂肪条纹)和晚期动脉粥样硬化病变的共有特征。固有免疫反应在氧化应激和抗原激活的内皮中起着重要作用,内皮作为始动动脉粥样硬化重要的一层,其参与清道夫受体介导的内化以及识别受体的信号转导模式。内皮细胞分泌的巨噬细胞集落刺激因子等细胞因子,可以促使募集于内皮处的单核细胞分化增殖成巨噬细胞,这些分化后的细胞显示出不同的表型,包括炎症细胞和泡沫细胞。

近来有学者对一些调节泡沫细胞形成的细胞因子进行总结。脂蛋白(天然LDL和ox-LDL)通过与巨噬细胞表面的清道夫受体[如巨噬细胞上表达的CD36、CD68、SR-PSOX(CXCL16)、LOX1、SR-AI/II和SR-B1等受体]结合而滞留于内膜。巨噬细胞内胆固醇转运、储存的正常稳态机制被破坏后,包含胆固醇酯的泡沫细胞会逐步形成。泡沫细胞的形成奠定了脂肪条纹的基础,这种早期病变引起的缺陷性炎症的恶性循环为动脉粥样硬化斑块发育提供了位点。与天然LDL

受体相比,巨噬细胞清道夫受体不会因细胞内胆固醇积累而下调,因此,内膜中致动脉粥样化的脂蛋白不断被巨噬细胞内化,这一过程持续存在直至巨噬细胞死亡。

4. 斑块病变进展　动脉内膜泡沫细胞的形成、死亡的过程与斑块病变的发展息息相关。凋亡和坏死的泡沫细胞导致内膜内形成软的、不稳定的富含脂质的坏死核。巨噬细胞分化和泡沫细胞形成使动脉粥样硬化的固有免疫和获得免疫连接起来,且募集的T淋巴细胞进入已有巨噬细胞的内膜后,会直接参与获得性免疫应答。T淋巴细胞产生促炎性细胞因子,如 IFN-γ 和 CD40 配体(CD40L,CD154),其有助于局部炎症的放大,包括诱导其他促炎细胞因子、增强巨噬细胞和内皮细胞的活化、促使 MHC II 高表达、使胶原纤维形成减少、增加蛋白酶和趋化因子分泌、使细胞黏附分子表达上调,从而导致斑块进展。

除此以外,驻留在斑块的巨噬细胞、内皮细胞附近的 T 淋巴细胞可以分泌细胞因子和生长因子,介导平滑肌细胞从中膜介质到内膜的增殖和迁移,然后合成平滑肌细胞来源的细胞外基质,并在脂质核上形成纤维帽,这导致成熟的脂肪条纹进一步进展到纤维脂质病变。纤维帽主要由 ox-LDL、胆固醇、富脂坏死核(因营养不足而坏死、凋亡的细胞构成)组成。基质金属蛋白酶 9(MMP 9)和其他蛋白酶也参与平滑肌细胞的迁移过程:MMP 可降解细胞外基质,催化去除平滑肌细胞周围基底膜,并促进与间质基质的接触。尽管平滑肌细胞的增殖性修复可能造成动脉管腔的狭窄,但由于其修复和保护能力,它们的迁移、增殖、合成活动是有益的。纤维帽的形成使得脂质核心与循环血液分离,平滑肌细胞产生的富含胶原蛋白的基质使得斑块的稳定性提高。纤维帽的连续生成逐渐进展成具有扩大的坏死核心的稳定而复杂的病变(纤维粥样瘤),因而斑块的稳定性取决于细胞外基质的合成与持续进展的免疫炎症导致的破坏之间的平衡。

另一方面,斑块新生血管形成是促进动脉粥样硬化斑块生长的另一因素。在没有动脉粥样硬化的情况下,血管的营养是通过外膜血管滋养管或来自血管腔的氧扩散完成的。随着斑块病变的进展,内膜厚度增加而超过正常氧扩散阈值,内层增殖的血管滋养管逐渐成为血管壁营养物质的主要来源。血管新生与缺氧紧密相关,尽管存在炎症和 Toll 样受体介导的低氧依赖性途径,血管新生仍是动脉粥样硬化中新生血管形成的主要形式。血管新生在方方面面促进着动脉粥样化病变的进展,它是白细胞进入包括帽部和肩部的斑块易损区的另一门户。此外,这些脆弱的新生血管可导致局灶性斑块内出血,从而使得凝血酶介导的内皮细胞、单核细胞/巨噬细胞、血管平滑肌细胞、血小板激活。如此,炎症反应增加同时促进了动脉粥样硬化的血栓并发症的发生。

斑块进展的另一个常见特征是随年龄增长动脉粥样硬化斑块局灶性钙化。不同斑块之间的斑块钙化的模式不同,这也是不同临床表现的原因。导致急性冠状动脉综合征(如不稳定性心绞痛和急性心肌梗死)的斑块病变通常比导致稳定型心绞痛的斑块病变的钙化程度较低。随着动脉粥样硬化斑块的进一步发展,巨噬细胞、内皮细胞和平滑肌细胞逐渐凋亡或坏死。细胞凋亡使含脂质的核心出现高组织因子(TF)活性和血栓形成。富含阴离子的磷脂、磷脂酰丝氨酸的膜凋亡微粒从凋亡细胞流出,在细胞凋亡过程中重新分布在细胞表面,这也是人们设计靶向易损斑块纳米粒子的潜在位点。在具有持续炎症的生物活性复合斑块中,泡沫细胞的死亡和平滑肌细胞的丧失可能导致破坏性的后果:如形成富脂、不稳定、无血管、低细胞成分的核及脆弱、易破裂的纤维帽。

5. 斑块破裂和斑块血栓形成　"斑块破裂"一词被定义为"可将富脂质核心与流动血液分离的纤维帽出现明确的缺陷或间隙,形成深层损伤的斑块,从而暴露斑块的可促血栓形成的核心"。这是冠状动脉血栓形成的最常见原因。

强的获得性免疫反应引起的持续性炎症会干扰纤维帽间质胶原的完整性,斑块内免疫炎症信号会刺激现有胶原纤维的破坏,并抑制新胶原蛋白的合成:干扰素-γ(IFN-γ)抑制平滑肌细胞的胶原合成;CD40L 与 CD40 的相互作用、T 细胞分泌的 IL-1 以及来自活化的巨噬细胞的基质金属蛋白酶(MMP)1、8 和 13 进一步导致间质胶原酶的释放。斑块的肩部区域以及泡沫细胞积聚区域高表达 MMP 9,而 MMP 9 在动脉粥样硬化的各个阶段都起着重要的作用:首先,MMP 9 具有催化活性,可使细胞外基质蛋白失调,进而导致动脉粥样硬化血栓形成期间的斑块破裂;其次,局部过表达的 MMP 9 可通过增加的组织因子表达、组织因子介导的凝血瀑布式反应的活化来促进血管内血栓形成。因此,当纤维帽破裂时,血栓会引起动脉粥样硬化导致的大部分的急性临床并发症。

内皮侵蚀和斑块破裂在动脉粥样硬化的发病机制中是多个位点持续进展、愈合的。内皮侵蚀和斑块破裂使流动的血液与脂质核、内皮下组织处易引起血栓形成的物质相接触,导致血小板黏附和纤维蛋白链形成。在动脉血栓形成的发病机制中,血小板聚集会引起初始的血流受阻,但需要血纤维蛋白形成才能使血小板富集的血栓稳定。血小板和纤维蛋白都可能积聚在侵蚀和破裂的斑块上,并且该血栓反应的大小取决于不同斑块对血栓形成的刺激,往往斑块破裂处比斑块侵蚀处更易形成血栓。

(二)动脉粥样硬化分子成像的靶向性纳米粒子

动脉粥样硬化的功能表征是分子成像的最有应用前景的成像技术。针对大动脉(如主动脉和颈动脉)的放射性核素成像(nuclear)、超声(US)成像、计算机断层扫描成像(CT)、磁共振成像(MRI)、光学成像已有诸多应用。虽然病变进展相关的生物标志物,如 CAMs、巨噬细胞及其清道夫受体、MMPs、细胞外基质蛋白、$\alpha_v\beta_3$ 整联蛋白、ox-LDL 和纤维蛋白在病变组织中上调,但是它们通常以相对较低的水平存在。因此,动脉粥样硬化分子成像依赖于新一代造影剂的发展,发现与动脉粥样硬化斑块进展相关的分子和细胞靶标就显得十分重要。近些年来,学者们将这些分子、细胞靶标与各种成像方法、手段相结合,构建了多种特异性靶向于动脉粥样硬化病变的基于纳米粒子的成像平台、策略,这些新兴技术向临床的转化对动脉粥样硬化病变精准的诊断十分有意义(图36-4-2)。

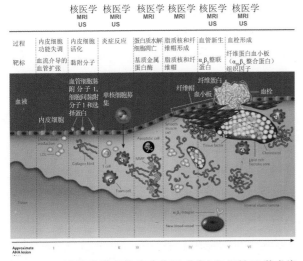

图 36-4-2　动脉粥样硬化疾病分子成像(包括核医学成像、磁共振成像、超声成像)的潜在靶标

图片来自 Eur. J. Nucl. Med. Mol. Imaging 2011, 38 (5): 969-75.

1. 核素分子成像技术在动脉粥样硬化病变诊断中的应用　核素显像用于动脉粥样硬化病变的诊断主要优点在于其灵敏度远远高于 MRI 或 US 等其他成像手段,2015 年,石洪成课题组成功制备出的 ^{99m}Tc-DTPA-USPIO-Annexin V 纳米粒子用于动脉粥样硬化病变的单光子发射计算机断层成像术(SPECT)/MRI 双模态成像,该探针的合成主要通过在超顺磁性氧化铁纳米粒子(US-PIO)表面修饰聚乙二醇(PEG)以使纳米粒子在体内长循环;二乙基三胺五乙酸(DTPA)作为交联剂使膜联蛋白 V(annexin V)能与上述体系共聚,从而靶向动脉粥样硬化病变处的凋亡巨噬细胞;最后标记上放射性核素 ^{99m}Tc 来实现对动脉粥样硬化病变的 SPECT/MRI 双模态成像(图 36-4-3)。

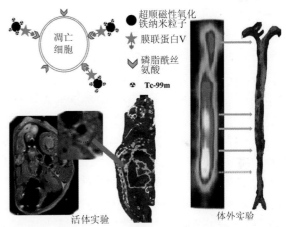

图 36-4-3　^{99m}Tc-DTPA-USPIO-Annexin V 纳米粒子用于动脉粥样硬化病变的单光子发射计算机断层成像术(SPECT)/MRI 双模态成像

图片来自 ACS Appl Mater Interfaces 2015, 7 (4): 2847-55.

氟代脱氧葡萄糖(^{18}F-FDG)可与葡萄糖竞争性进入代谢活跃的细胞,故其可反应动脉粥样化损害处的代谢活度。目前公认的理论是,巨噬细胞的渗透程度是导致斑块不稳定的重要因素,而巨噬细胞又是摄取 FDG 的主要吞噬源。Alan J. Fischman 等人通过动物动脉粥样硬化模型、临床患者颈动脉狭窄动脉内膜切除术后标本的正电子发射计算机断层显像(PET)研究了 FDG 的摄取和巨噬细胞密度之间的关系,同时发现了 FDG 的摄取与平滑肌细胞密度、斑块厚度、斑块的胶原成分无关。然而,心肌的葡萄糖摄取会被饮食途径抑制;心脏和呼吸的活动也会影响 PET 的显像效果。这些干扰的修正可以通过 PET 门控、4D PET 的数据选择来实现。临床数据显示,急性冠脉综合征的动脉较稳定性心绞痛的动脉会累积更多的 FDG;相较于颈动脉、冠状动脉病变,^{18}F-FDG PET 更适用于动脉夹层、动脉瘤等主动脉病变的成像。

2. 超声成像技术在动脉粥样硬化病变中的应用 超声造影剂多为声学敏感的微泡,可靶向结合于功能特异性表位,如活跃于内皮细胞表面的白细胞黏附分子。这种微泡造影剂的成像机制是:它们可以在血管腔内存留,其所携带的分子可与大动脉的内皮层充分接触、结合。然而,超声成像有其缺陷之处:①在有动脉粥样硬化斑块的狭窄管腔内,其声学信号会降低;②临床上传统的高频探头会使血管内微泡的信号和组织背景信号难以区分。尽管如此,临床上已有超声成像诊断动脉病变的超声成像的应用:利用无靶标的微泡进行颈动脉的成像,动脉内膜切除术后病人的颈动脉内血管滋养管处的超声信号会增强,而斑块内新生血管又与斑块易损性相关,故超声对比成像对颈动脉的危险分层具有临床指导意义。

3. 计算机断层扫描(CT)分子成像技术在动脉粥样硬化病变中的应用 CT 是最可靠的分子成像模式之一,其具有高分辨率、尖锐的对比度、三维重建能力以及与其他成像模式相比较低的成本,现代 CT 扫描仪可以进行快速、高分辨率的图像采集,以减少冠状动脉成像时常见的心脏和呼吸运动伪像。因此,CT 是非侵入式进行冠状动脉等心血管疾病成像的最佳和最常用的方式之一。

许多研究表明,心血管疾病 CT 成像的关键要素是设计合适而安全的造影剂,且需兼具成像时间长、对比敏感性好、体外和体内稳定性佳等特点。鉴于临床使用的离子或非离子 CT 造影剂的一系列缺点,如过敏反应、成像时间短、高浓度肾毒性、非特异性成像,亟需开发出具有优良生物相容性、长血液循环的新型纳米粒子造影。2014 年,陆信武等人制备了聚乙二醇(PEG)修饰的聚酰胺-胺型树枝状高分子(PAMAM)包裹的金纳米粒子(Au DENPs),这种纳米粒子毒性低、生物相容性好且可在小鼠体内长时间循环,为观察动脉粥样硬化提供了充分的时间窗。在荧光显微镜下可观察到其被巨噬细胞吞噬,在动脉粥样硬化小鼠模型的离体实验和活体实验中均实现了 CT 增强的血池成像。

近些年来,研究人员对细胞成像的兴趣越来越大,CT 成为细胞示踪领域中的新兴成像模式。对动脉粥样硬化疾病进展过程中的单核细胞的示踪仅有为数不多的研究,且大都使用 SPECT 和 MRI 成像手段。进行冠状动脉成像时,SPECT 和 MRI 的成像效果会受胸廓的呼吸运动和心脏运动的影响,2016 年,David P. Cormode 等人用 11-巯基十一烷酸包裹的 Au NPs 来标记原代单核细胞,将该标记的原代单核细胞注射到保持高脂饮食 10 周的载脂蛋白 E 缺乏(ApoE-/-)的小鼠中,并在注射前和注射后第 3 d、4 d、5 d 用微型 CT 扫描仪进行成像。与对照组实验动物相比,标记的单核细胞的小鼠主动脉信号显著增加,电子显微镜下进一步观察分离的动脉粥样硬化斑块发现,Au NPs 集聚在斑块内的单核细胞内部。这项研究表明 Au NPs 可作为有效的细胞标记造影剂,积累在富含单核细胞的动脉粥样硬化病变处,实现动脉粥样硬化病变的非侵入式 CT 成像。

4. MR 分子成像技术在动脉粥样硬化病变中的应用 目前,无电离辐射的高分辨率 MRI 是能够显示血管壁解剖和动脉粥样硬化病变处成分组成(脂质核、纤维化、斑块内出血沉积和钙化)的最具前景的非侵入性成像方式之一。常规 MRI 应用于动脉粥样硬化病变的靶向特异性成像会受其固有的低灵敏度限制。虽然病变进展相关的生物标志物,如细胞黏附分子(CAMs)、巨噬细胞及其清道夫受体、基质金属蛋白酶(MMPs)、细胞外基质蛋白、$\alpha_v\beta_3$ 整联蛋白、氧化型低密度脂蛋白胆固醇(ox-LDL)和纤维蛋白在病变组织中上调,但是它们通常以相对较低的水平存在。因此,分子 MRI 依赖于新一代造影剂的发展,发现与动脉粥样硬化斑块进展相关的分子和细胞靶标就显得十分重要。通过将不同靶向配体,如单克隆抗体、抗体片段、肽模拟物、小段肽和重组蛋白质与超顺磁性氧化铁纳米粒子(SPION)、脂质体、胶束、纳米乳剂和纳米粒子等各种磁性对比纳米平台结合来实现动脉粥样硬化的 MR 分子成像。这其中,基于含有顺磁性钆(Gd^{3+})离子络合物的 T_1 造影剂或 SPION 的 T_2 造影剂的动脉粥样硬化的分子 MRI 已经在临床前和临床水平被成功验证。

(1)CAMs 作为靶标的动脉粥样硬化分子 MR 成像探针:CAMs 是动脉粥样硬化免疫炎症发病过程中白细胞募集的关键因素。因此,CAMs 是研究者感兴趣的靶标之一,这其中最受关注的

是血管黏附分子 -1（VCAM-1）。近来，已经有学者制备出不同 VCAM-1 靶向的交联氧化铁纳米粒子（CLIO）的 MRI 造影剂：一个含有 VHSPNKK 基序的肽序列，其通过 VCAM-1 介导细胞内化造影剂；在体外实验中，该肽序列对 VCAM-1 高表达的内皮细胞表现出非常高的亲和力，而对巨噬细胞的亲和力低，并能抑制白细胞 - 内皮之间的相互作用。学者们利用该肽序列合成了具有 VCAM-1 靶向的 CLIO 新型磁荧光造影剂（VNP）用于光学和 MR 双模态成像。在体内实验中，VNP 在 TNF-α 诱导的小鼠炎症模型中成功鉴定出表达 VCAM-1 的内皮细胞，并可与高脂饮食的 ApoE-/- 小鼠的动脉粥样硬化病变中表达 VCAM-1 的细胞共定位。同一团队随后开发出另一种新型的第二代 VCAM-1 靶向药物，其亲和力、灵敏度均增强、提高。通过使用与 VLA-4（已知的 VCAM-1 配体）同源的线性肽亲和配体 VHP-KQHR，它们开发了可通过 MRI 和光学成像检测的多价试剂（VINP-28）。VINP-28 展现出比先前的纳米制剂 VNP 高 20 倍的亲和力，实现了动脉粥样硬化疾病模型中表达 VCAM-1 的内皮细胞和巨噬细胞的无创成像。而进一步用阿托伐他汀治疗后的 ApoE-/- 动脉粥样硬化小鼠的 VINP-28 沉积和 VCAM-1 表达均有所降低。

（2）凋亡细胞作为靶标的动脉粥样硬化分子 MR 成像探针：斑块处内皮细胞的细胞凋亡与斑块不稳定、脆弱性、去内皮化、侵蚀有关。由于膜联蛋白 V（Annexin V）对于凋亡细胞中易位于质膜外部小叶的磷酸丝氨酸残基具有高结合亲和力，因此使用修饰有 AnnexinV 的纳米平台，可潜在地将超顺磁性 MRI 造影剂递送至包含凋亡细胞的位点，如高度进展的动脉粥样硬化病变。

除了前文提到的 2015 年石洪成课题组成功制备出的 ^{99m}Tc-DTPA-USPIO-Annexin V 纳米粒子用于动脉粥样硬化病变的 SPECT/MRI 双模态成像，还有学者在人类动脉粥样硬化和心肌梗死的兔子模型中（后者的兔子模型具有类似于人类脆弱斑块和心肌梗死的斑块形态）测试了 Annexin V 修饰的 SPION。注射 Annexin V-SPION 后，可观察到其在血管内的靶向是特异性针对动脉粥样化的，在动脉粥样硬化病变中可见低信号，而在兔子的健康动脉中没有观察到低信号。

另一项研究利用新型 CLIO 纳米粒子（Annexin-CLIO-Cy5.5，一种磁性和近红外荧光双模态成像的纳米粒子）获得了体内凋亡心肌细胞的高分辨率 MRI 图像。在左前降支冠状动脉结扎模型中，验证了这种纳米粒子制剂在动脉粥样硬化斑块的凋亡检测中的实用性。

（3）斑块血管新生作为靶标的动脉粥样硬化分子 MR 成像、治疗探针：在血管新生期间，靶向于新生血管中过量表达的特异性蛋白质是开发抗血管新生的诊断型及诊疗一体化探针的关键。虽然对血管新生诊断的研究最初起源于癌症纳米医学领域，但近些年来血管新生在靶向动脉粥样硬化不稳定和炎症的潜力已经逐渐展现。新血管的存在与斑块炎症、不稳定性有关，$\alpha_v\beta_3$ 整合蛋白为一种异质二聚体的跨膜糖蛋白，由于病变处活化的内皮细胞会表达 $\alpha_v\beta_3$ 整合蛋白，正常组织中的血管内皮表面不表达这种整合蛋白，它的存在可区分增殖期和静止期内皮，故 $\alpha_v\beta_3$ 整合蛋白可作为斑块新生血管的靶标。

目前有两种策略来实现斑块血管新生的成像：一种方法依赖于靶向 $\alpha_v\beta_3$ 整合蛋白这种生物标志物；第二种则方法是通过动态对比增强 MRI 直接测量由于血管新生引起外膜血液增多产生的效应。

申宝忠、Gregory M. Lanza 等人开发的高 r_1 弛豫率锰 - 钆纳米胶体（$\alpha_v\beta_3$-MnOL-Gd NC），可实现对高脂饮食 12 个月的兔子模型的动脉粥样硬化新生血管的 MR 成像。研究表明，新生血管信号强度的 3D 投影可显示出斑块血管新生扩张的空间相干性和强度，与其他高风险的生物因子结合，有助于鉴定中度（40%~60%）血管狭窄的高危患者。显微镜证实了 $\alpha_v\beta_3$-MnOL-Gd NC 的荧光信号在中膜和斑块的分布，与 MRI 提供的位置信息一致。基于这些结果，$\alpha_v\beta_3$-MnOL-Gd NC 是动脉粥样硬化处新生血管 T_1 加权成像的一种有效造影剂。

另外有研究发现，单独应用 $\alpha_v\beta_3$ 整合蛋白靶向的顺磁性纳米乳剂来特异性递送烟曲霉素（内皮选择性抗血管生成化合物）到目标位点，可抑制兔模型中的血管生成。在接下来的随访研究中，用这些纳米粒子治疗 3 周后可减少主动脉血管生成，但其抗血管生成作用是短期的，当其与口服阿托伐他汀组合使用时，这种治疗作用可延长。这些研究结果表明，这种诊疗一体的基于纳米药物的方法可以转化为长期评估抗血管生成治疗效果及动脉粥样硬化斑块稳定性等临床相关的诊治策略。

（4）α平滑肌肌动蛋白作为靶标的动脉粥样硬化分子 MR 成像探针：Profilin-1 是一种小的肌动蛋白结合蛋白，其参与细胞骨架聚合和重组的调控。最近的研究表明，profilin-1 过度表达主要通过调节血管平滑肌细胞（VSMCs）的增殖和迁移，进而引发心血管疾病，如动脉粥样硬化、高血压和心脏肥大的发生和发展。因此，profilin-1 被认为是动脉粥样硬化的潜在分子靶点，其可能反映病理条件下的 VSMCs 特征。陈韵岱和曹丰课题组共同构建出 profilin-1 作为分子靶标，间 -2，3- 二巯基丁二酸 (DMSA)-Fe$_3$O$_4$ 纳米粒子作为载体的多模态 MRI/ 近红外荧光 (NIRF) 成像。Profilin-1-Cy5.5-DMSA-Fe$_3$O$_4$-NPs（PC-NPs）在体外可以靶向于 VSMCs，另外在给予阿托伐他汀后的小鼠动脉粥样硬化模型中 PC-NPs 的 MRI 和 NIRF 成像可以评估动脉粥样硬化斑块治疗后的动态变化。

（5）血栓形成（活化血小板、纤维蛋白）作为靶标的动脉粥样硬化分子 MR 成像探针：血栓出现在动脉粥样硬化的后期，斑块破裂、侵蚀后极易造成血栓形成。血小板不仅在动脉粥样硬化的发展中发挥作用，也是血栓形成的关键。另外，血栓中也含有丰富的纤维蛋白，因此靶向于血小板和纤维蛋白的非侵入性活体成像有很好的临床应用前景。

有学者制备出 1 μm 大小的单链抗体修饰的氧化铁微粒（MPIO），该单链抗体可以选择性地与激活的血小板表面的糖蛋白 IIb/IIIa（也称为整联蛋白 αIIbβ$_3$）的结合位点结合。作者用 FeCl$_3$ 诱导的颈动脉血栓形成的小鼠模型进行活体实验，实现对活化血小板的活体 MR 成像，其具有优异的对比度，且该药剂还被进一步用于监测尿激酶溶栓的疗效。

纤维蛋白是高度表达的、和临床相关的动脉粥样硬化的靶标。纤维蛋白沉积不仅是斑块破裂或侵蚀的最早征象之一，而且也是造成大面积斑块内出血的重要原因。纤维蛋白原是斑块破裂后血栓形成的关键因素之一，有学者构建了一种纤维蛋白特异性靶向的顺磁性 MR 造影剂，可以对有症状患者的动脉粥样硬化血管内膜表面的隐匿性微血栓进行灵敏的强化检测和定量，并可显示急性治疗干预的直接效果。该造影剂以液体全氟化碳为核心，在脂质膜表面上修饰抗纤维蛋白 F(ab)' 片段，与脂质包封的液体全氟化碳形成高亲和力、长半衰期的纳米乳液，其可有效负荷 Gd-DTPA，以提高检测灵敏度。在体外和体内实验均成功验证了血栓敏感的强化成像。鉴于一些肾脏疾病或肝移植患者的安全性问题，美国食品和药品监督管理局（FDA）对 Gd 基造影剂的使用做出了限制，因此又有学者深入开展了基于锰元素的纤维蛋白靶向的 MRI T$_1$ 加权成像探针的研究，包括纤维蛋白特异性"软"型氧化锰纳米胶体、掺入二价锰的油酸锰纳米胶体。所有这些纳米粒子剂都是通过生物素 - 抗生物素蛋白相互作用的方式，用纤维蛋白特异性单克隆抗体靶向于纤维蛋白。这些纳米胶囊的粒径 >120 nm，受到脉管系统的约束，可避免造影剂外渗到动脉壁内侧或外侧的非目标组织。

双靶向的纳米粒子也是研究人员的追求目标之一，有学者合成了同时靶向于纤维蛋白和活化因子 XIII（FXIIIa）的新型高效多模态纳米药物。FXIIIa 负责使纤维蛋白的 α 链与 γ 链交联，以稳定血栓并增加纤溶抵抗。FXIIIa 活性随时间而减少，被认为是急性血栓的标志。这种纳米药剂通过将肽靶向的配体结合到 VT680 和 Cy7 荧光标记的 CLIO 纳米粒子的表面，并功能化修饰以纤维蛋白靶向的多肽（GPRPPGGSKGC）和基于 α$_2$- 抗血纤蛋白（α$_2$AP）的多肽（GNQEQVSPLTLLKC），来实现 MRI 和光学成像双模态成像下对 FXIIIa 的靶向识别。在 FeCl$_3$ 诱导的小鼠血栓形成模型的活体实验和体外分析中，可证实该纳米制剂在血管血栓内易富集程度远远超过其他的类似合成制剂。

非电离的、高分辨率 MRI 成为体内研究人类动脉粥样硬化最有前景的方式，最有价值的是 MRI 能够表征斑块的组成。越来越多的来自临床前和临床研究的证据表明，新兴纳米粒子的探针用于动脉粥样硬化的分子 MRI，已经在基础科学研究和靶向动脉粥样硬化的药物开发中发挥重要作用。这些纳米粒子对动脉粥样硬化病变部位可以进行高度灵敏的、良好生物相容性的、特异性靶向检测。

5. 光学分子成像技术在动脉粥样硬化病变中的应用　由于光学技术的高时空分辨率和高灵敏度，光学纳米粒子在心血管疾病的研究和应用正在增加。相比较动脉粥样硬化斑块的大小，斑块的组成和 > 90% 严重狭窄的斑块是预测高危易损斑块和急性心血管事件的更确切指标。光学技术适合于在亚细胞分辨率下,通过将光学纳米粒子靶向于不同的分子表位,来区分斑块进展的不同阶段、易损斑块和稳定斑块。人们还应用包括双光子激光扫描显微镜(TPLSM)、光学相干断层扫描(OCT)和光声成像(PAI)在内的几种光学成像技术在活体水平表征动脉粥样硬化斑块,研究其在临床应用中的可行性。目前,光学纳米粒子主要用于肿瘤的光学分子成像,但其在心血管研究中的应用正在增加(表36-4-2)。

表 36-4-2　光学纳米粒子的光物理和生物化学性质

	QDs	贵金属		碳纳米材料			硅纳米材料	纤维素材料
		Au	Ag	纳米钻石	碳点	碳纳米管		
量子产额 (%)	<70	<40	<30	~50	~10	<10	荧光团和浓度依赖	荧光团和浓度依赖
激发光谱 (nm)	>2001	300~4501	>2001	450~5501	450~6501		荧光团依赖	荧光团依赖
发射光谱 (nm)	~302	~602	~100	~102	~1002	~5001	荧光团依赖	荧光团依赖
水力学直径 (nm)	<20	1~50	5~10	35~100	<5	~1 (Ø) <500 (长度)	>15	3~70 (Ø) 25~3 000 (l 长度)
清除方式	脾、肝	脾、肝				肾	脾、肝、肺、胃	
排泄方式	无	粪				尿	尿、粪	
应用平台	TPLSM PAI	TPLSM OCT PAI	TPLSM PAI	TPLSM OCT	TPLSM	TPLSM PAI	TPLSM	TPLSM

QD,量子点;TPLSM,双光子激光扫描显微镜;OCT,光学相干断层成像;PAI,光声成像

1)用于动脉粥样硬化的光学成像技术。

(1)双光子激光扫描显微镜(TPLSM):标准荧光(激光扫描)显微镜是通过吸收400~600 nm范围内的单个光子来实现荧光激发,而在TPLSM中则是通过近红外波长的范围为700~1 000 nm的两个相近的光子同时、非线性吸收来达到荧光团的激发态。双光子激发被限制在以焦点为中心的一个小的区域内,失焦光较少,其对图像的干扰便降低,能进行多维成像。与短波长光子相比,长波长光子的散射较少,因此能深入生物组织。通过使用输出波长为1 000~1 500 nm的光参量振荡器(OPO)和自适应光学应用,可以进一步提高TPLSM在生物组织中的穿透深度。尽管体内TPLSM主要用于面向血管纵向剖面观察(故需要组织暴露),但双光子激发的纤维内窥镜的发展对动脉粥样硬化病变的血管内检查是很有前景的。

(2)光学相干断层成像(OCT):OCT是用光束代替声波的B超成像。反射边界和反向散射位置的空间原点通过低相干干涉得以确定。由于使用宽带光源,来自组织的参考光的反射/散射光的干扰仅在几微米内,所获得的强度分布因此包含关于组织中的反射/散射结构的空间信息。光源的相干长度确定轴向分辨率,其通常为2~15 μm,而横向分辨率取决于光学器件,通常为10~20 μm。OCT光源工作在800~1 300 nm范围内,可确保穿透深度达数毫米。

OCT已被应用于动脉粥样硬化研究的方方面面,例如:①在血管内确定兔子模型的Ⅲ型动脉粥样硬化损害及斑块内巨噬细胞;②评估小鼠模型和患者模型的斑块易损性;③与纳米粒子结合来区分患者的钙化和脂质池。

OCT在无须外源性造影剂的情况下即可实现对斑块形态的表征,若联合使用后向散射特性好的光学纳米粒子则可进一步评估细胞组成。OCT可显像动脉粥样硬化斑块的分子表达。

(3)光声成像(PAI):PAI通过结合超声和光学成分,脉冲激光束会激发出超声波的热弹性膨胀,如此超声换能器便可以识别产生的光声信号。由于不同组织和分子对光的吸收度不同,这种不同形成了天然的内源性对比;且PAI的分辨率可达亚毫米级别,故PAI可用于在周围组织中区分出动脉粥样硬化斑块成分。已有学者利用血管内PAI来体外研究动脉粥样硬化的病变主动脉和正常主动脉,二者可通过动脉粥样硬化血管组织处的累积脂质、泡沫细胞、新生血管、纤维帽所产生的光声信号幅度的不同来区分;另外,用多种波长产生的光声波可以在体外实验中区分动脉粥样硬化斑块中的纤维帽和脂质核。如果再加用纳米粒子,便可获得针对一些结构和某种细胞的特异性显像。

2）光学纳米粒子。

（1）量子点（QDs）：QDs，一种具有卓越光物理性质的纳米级别无机晶体，其特征包括宽激发光谱、窄发射光谱、尺寸依赖的发光效果、高量子产率。核壳结构的 QDs 可以保证量子产量达到 70%，并减少具有细胞毒性的核心组件吸附到生物体表面。而有机物包裹的量子点可增强其稳定性和生物相容性，并可在这些有机物上进一步修饰功能性靶向配体。但是由于 QDs 注入机体后会沉积在体内，随后逐渐被化学降解，这一系列过程有对机体造成毒性损害的可能。为推进 QDs 向临床应用的转化，人们在 QDs 的合成上摒弃了镉元素等有毒重金属元素，而改用碳化硅、CuInS$_2$ 等无毒组分来替代；又或者使 QDs 水力学直径小到可以通过肾脏途径清除来减低 QDs 的机体潜在危害。

动脉粥样硬化斑块处的白细胞可以吞噬 QDs，有学者在其表面修饰功能性抗体或蛋白，可靶向于 ox-LDL 受体或动脉粥样硬化斑块中的凋亡成分。血管内皮细胞低剪应力区域指一些易发展成动脉粥样硬化的区域，有报道显示，在血管内皮细胞低剪应力区域，经过功能化修饰的 QDs 可以实现 VCAM-1、ICAM-1 高表达部位的显像。

（2）碳纳米材料：碳纳米材料包括碳纳米管、碳点、纳米钻石，其可取代由有毒组分构成的 QDs。碳纳米管、碳点具有良好的光稳定性，但是需要表面活性剂来使其产生荧光，纳米钻石则是通过晶体的点缺陷诱发的高能量辐射来产生荧光。迄今为止，纳米金刚石仅在体外水平实现成像，而碳点、碳纳米管则已经在活体小鼠水平实现荧光成像。在肿瘤小鼠中，有学者用特异性靶向于 $\alpha_v\beta_3$ 整联蛋白的 RGD 肽功能化的碳纳米管进行体内 PAI，来显示动脉粥样硬化血管新生的情况。

（3）贵金属纳米粒子：Au NPs 需要一个稳定的有机壳结构来产生光致发光效果，Au NPs 的特点之一是其发射光谱随颗粒的尺寸改变而改变。Au NPs 可高效诱发出双光子激发，它主要被运用在 OCT 和 PAI 方面：有离体实验运用 OCT 证明抗体共轭的 Au NPs 特异性靶向于表皮生长因子受体；在动脉粥样硬化兔子模型的斑块处，有学者运用血管内 PAI 确定了被巨噬细胞摄取的 Au NPs 的分布情况。Ag NPs 的发射光谱也是尺寸依赖的，与 QDs 相比，Ag 拥有强的双光子激发横截面。但其在心血管疾病诊断中的应用尚为罕见。

（4）硅纳米材料：介孔硅可作为运送治疗元件和荧光分子的载体，硅前体可通过共价键结合或静电力掺杂上染料分子。有学者将荧光团负载进硅纳米材料后，发现其溶液的光稳定性有了明显的提高，同时在纳米粒子表面进行功能化修饰后可以实现靶向光学成像。但也有研究证实，离体实验中硅 NPs 会产生活性氧簇（ROS）、线粒体去极化、内皮细胞凋亡，但是对应的浓度在小鼠体内并未诱发出这些毒性反应，而表面修饰 PEG 可以减弱上述离体实验中的细胞毒性。

（5）纤维素材料：纤维素纳米晶体作为一种天然聚合物的网络，是一种新兴的 NPs。纤维素的坚硬、稳定、有机、无毒的特性，使得它被广泛用于构建药物输送、控释系统。纤维素的光学性质不理想，故通过纳米晶体表面的羟基共价交联或者将荧光体嵌入纤维素基质内才可实现光学成像。另外，亦可通过共价交联抗体对纤维素材料进行功能化修饰。

（6）响应型智能纳米粒子：这一类 NPs 的光物理性质会随着其分子环境（如：pH、温度、蛋白水解酶、酶基质）的改变而改变。以下是一些响应型探针的实例：① 1，8- 萘二甲酰亚胺修饰的 NPs；② pH 敏感的单体，在 pH 为 4~8 时，其荧光信号激活。

众所周知，炎症部位的温度较高、pH 较低，所以这类具有 pH、温度响应的 NPs 可用于动脉粥样硬化部位的炎症区域的光学成像。

荧光素酶功能化修饰的 QDs：

通过生物发光能量共振转移（BRET），会引起智能型 NPs 的化学发光，荧光素酶诱导腔肠素基质生化分解后，这一过程发出的能量可以通过 BRET 被 NPs 吸收，从而发光。如此，光学成像不再需要外源光，也不再受激发光穿透深度的限制，且能减轻背景信号。唯一不足之处是需要额外的断层成像来确定这种自体发光的确切组织来源。

临床上，光学分子技术最有可能与其他技术组合进行全身成像来表征斑块进展的形态、功能和分子变化。分子水平的靶向不仅能确定斑块，还能对斑块的发展阶段、斑块易损性进行评估，为未来个性化治疗方法提供可能。

6. 新型仿生学纳米粒子用于动脉粥样硬化病变的成像　大多数用于体内成像的纳米材料都需要表面修饰一些高分子聚合物，如 PEG、聚酰胺 - 胺型树枝状高分子（PAMAM）等，虽然这些聚合物在一定程度上可以增加 NPs 的生物相容性、延长 NPs 在体内的循环时间和一定的免疫逃避能力,但其本身是外源性物质,有报道指出这些修饰后的纳米粒子二次注射到体内后仍会引起机体单核巨噬系统 (MPS) 对其的快速清除。所以,人们开始着眼于用生物源性、机体内源性分子(包括脂蛋白、病毒分子和细胞膜等)来构建 NPs 成像探针以实现纳米粒子最大化的生物相容性和主动靶向识别疾病位点的能力。

(1)脂蛋白包裹的动脉粥样硬化分子多模态成像探针:脂蛋白是血浆颗粒家族的一员,负责脂质在整个身体的运输,包括乳糜微粒、极低密度、低密度、高密度(VLDL、LDL、HDL)脂蛋白。其具有广泛的生物学作用,可用作递送造影剂的平台。通过简单改变颗粒的内外结构,可借助脂蛋白构建多功能纳米粒子用于病变成像和药物呈递。重要的是,脂蛋白本身是机体的内源性物质,因而它们生物相容性佳、可降解且能逃避网状内皮系统的识别。脂蛋白的大小变化很大,从 1 000 nm 的乳糜微粒到 10 nm 的 HDL。尤其是 HDL,由于尺寸小,能更容易地穿过内皮并穿透内皮下组织。故用 HDL 作为载体,在小鼠动脉粥样硬化模型中可将各种诊断活性物质递送至动脉粥样硬化病变处,实现 MRI 下对动脉粥样硬化疾病的诊断。

Cormode 等人最近报道了另一种用于动脉粥样硬化斑块成像的 HDL 颗粒(图 36-4-4)。用无机纳米晶体替代天然 HDL 的核心成分,同时保留 HDL 原有的磷脂外层。因此,这些 HDL 颗粒可以通过核心和外层的重新修饰而携带至少 2 种可产生不同对比效果的材料,使其成为多模态造影剂。图 36-4-4 (a)中为该多模态平台的示意图。颗粒的核心是纳米晶体,包括用于 CT 成像的 Au、MRI 成像的 FeO、光学成像的 QDs。在合成过程中,将磷脂包裹于纳米晶体表面,由此产生具有纳米晶核和磷脂单层涂层的球形结构。在磷脂表面层中,包括 ApoA-I,脂质基 Gd 螯合物和荧光罗丹明 -PE。用透射电子显微镜 [图 36-4-4 (b)]、弛豫率测定、蛋白质和磷分析等技术表征了这些颗粒,证明了这些纳米粒子均匀且单分散,具有与天然 HDL 相似的磷酸盐和蛋白质含量。首先将 HDL 颗粒应用于鼠巨噬细胞系,并使用激光共聚焦扫描显微镜 [图 36-4-4 (c)],MRI 和 TEM[图 36-4-4 (d)] 来进行细胞摄取的显像。结果表明,3 种粒子均被巨噬细胞吸收摄取。接着又用 ApoE-/- 小鼠进行体内 MRI 实验,图 36-4-4 (e)反映

了小鼠腹主动脉的 MRI 图像。Au 和 QDs-HDL 积累在动脉粥样硬化斑块中,引起血管壁 T_1 信号的显著增强,而负性 MRI 造影剂 FeO-HDL 则可观察到 T_2^* 信号的显著降低。两个整体切除的主动脉以及主动脉切片的体外成像进一步显示出主动脉壁中存在这些造影剂且造影剂的定位与血管壁中的巨噬细胞相关,如图 36-4-4F 所示。

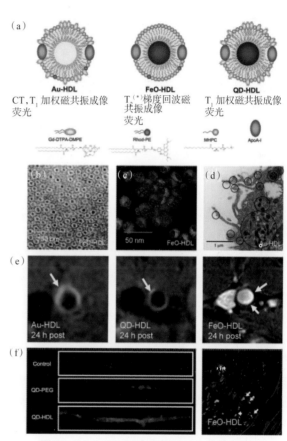

图 36-4-4 HDL 纳米晶体平的生物学应用
(a)HDL 纳米晶体平台示意图。(b)透射电镜负染色图 (TEM),显示在每个颗粒中掺入单一的纳米晶体。(c)和 (d)HDL 颗粒被巨噬细胞摄取后的体外共焦扫描显微镜图和细胞 TEM 图。(e)ApoE-/- 小鼠注射纳米粒子后主动脉 MR 图像。黄色箭头指示信号强度的增加(Au-HDL、QD-HDL)和降低(FeO-HDL)。(f)注射 QD 后的整个主动脉体外成像图;注射 FeO 后的主动脉切片的体外成像图(图片来自 Nano Lett. 2008,8)

(2)病毒包裹的动脉粥样硬化分子成像探针:基于病毒的纳米粒子作为造影剂也是学者们的研究视角之一。豇豆马赛克病毒(CPMV)是豇豆花叶病毒科家族中的植物病毒,有研究证实,其可修饰在纳米粒子平台上实现靶向成像。CPMV 的衣壳由两个蛋白质的重复拷贝形成,其结合形成具有 T = 3

的假对称 31nm 衣壳,豇豆马赛克样病毒有波形蛋白的结合域。以前的工作已经证明了荧光标记的 CPMV 可用于健康和肿瘤脉管系统的活体成像。有趣的是,内皮细胞在体内很容易内化 CPMV,通过与细胞骨架蛋白波形蛋白的特异性相互作用,可介导 CPMV 进入血管内皮细胞。CPMV 的摄取也在包括树突状细胞和巨噬细胞在内的免疫系统的细胞中被证明,并且细胞内化 CPMV 的能力与这些细胞类型表面上波形蛋白的存在相关。在动脉粥样硬化中,巨噬细胞是病变区域内的主要免疫细胞。由于 CPMV 可通过表面波形蛋白与巨噬细胞相互作用,Emily M Plummer 等人对 CPMV 是否可以用作研究动脉粥样硬化病变及损伤区域内表面上调的波形蛋白展开了研究。在离体实验中该团队发现巨噬细胞和泡沫细胞会在体外摄取 CPMV,并证明其与波形蛋白表达密切相关。此外,活体实验又进一步探究了豇豆马赛克样病毒在小鼠模型中动脉粥样硬化损害处的结合能力。上述结果均证明了豇豆马赛克样病毒可作为早期动脉粥样硬化损害处波形蛋白的靶向分子和炎症反应时表面上调的波形蛋白的探针。

(3)血小板膜包裹的动脉粥样硬化分子成像探针:由于细胞膜包被的纳米粒子的良好生物相容性、细胞本身性质的保留以及对各种成像、治疗应用的适应性,近年来用细胞膜包裹某种核心物质来构建纳米粒子正越来越多地引起研究人员的兴趣。目前,各种细胞膜涂层制造的这类纳米粒子(包括衍生自红细胞、血小板、白细胞、癌细胞和细菌的纳米粒子)表现出源细胞的特征。在张良芳课题组的研究中,通过融合来自两个不同细胞的膜材料,产生一种新型的生物涂层,为进一步增强纳米粒子功能提供了一种简便的方法。作为一种概念性的证明,将红细胞膜和血小板膜融合在一起作为壳,聚乳酸-羟基乙酸共聚物(PLGA)作为核,开发出了一种双细胞膜包被的纳米粒子。所得到的 RBC- 血小板杂交膜包被的纳米粒子[(RBC-P)NP]被充分表征,证明了它们携带两种源细胞的性质。其中,血小板富集与诸多疾病(肿瘤、动脉粥样硬化疾病)相关,因此血小板膜表面表达诸多疾病相关的结合标志物。该课题组成功验证了血小板膜包被的纳米粒子对肿瘤和动脉粥样硬化病变处的靶向识别效能。此外,(RBC-P)NP 平台显示出长的循环和适用于进一步的体内探测。这种细胞膜包被形成纳米粒子的方法为创建具有不同混合功能的生物相容性良好的、可

定制的仿生纳米粒子打开了大门,克服了当前基于纳米粒子的成像、治疗平台的局限性。

这些生物源性、内源性材料修饰的纳米粒子不仅实现了对动脉粥样硬化的靶向识别,其本身所具备的多种优良生物属性更是为人们制备出更加理想的成像、治疗探针开拓了新的可能。

(三)动脉粥样硬化的靶向治疗性纳米制剂及诊疗一体化纳米粒子

随着动脉粥样硬化成像探针制备策略的革新,借助纳米技术,针对动脉粥样硬化的治疗性纳米制剂及诊疗一体化探针也逐步发展到动物实验、临床前和临床阶段。

1. 运送动脉粥样硬化治疗性药物的纳米载体　运送治疗动脉粥样硬化的药物载体多为脂质纳米载体,用其负载碳、有机金属、病毒、无机颗粒(Au、Ag、金属氧化物)等治疗元件。固体脂质 NPs 包括:脂质微粒、纳米乳化剂、纳米悬液及最广泛应用的脂质体。

脂质体的壳由亲脂的一或多层脂质双分子层构成,核为亲水的物质,这种结构可用于装载、运送诊疗元件。另外,阳离子脂质体可以促进 DNA、RNA 等核酸结构以离子状态存在。在脂质体表面修饰聚合物、肽、抗体可以使脂质体获得长循环和细胞特异性靶向的性质。

通过化学键在脂质体表面修饰亲水的聚合物(如 PEG),可改善脂质体在活体应用时的生物相容性,修饰后的脂质体的亲水表面可以有效阻碍 MPS 将脂质体识别成外源物质,同时也能阻止血液内的蛋白质和调理素结合到脂质体表面,从而避免脂质体快速的血液清除。与无修饰的脂质体相比,修饰后的脂质体在体内的循环时间可达到原先的 8~10 倍。当然,不同 NPs 的大小、聚合物长度、表面密度、表面电荷水平都会影响其循环时间。

尽管长循环可以增加治疗性药物到达目标位置的可能性,但是特异性的靶向策略仍是高效递送药物的先决条件,而且主动靶向的药物递送可以减少副作用。利用疾病处异常的微环境,人们设计了一系列响应性药物释放系统。例如,炎症部位的低 pH 环境可引发药物的可控释放。这些响应性的探针目前在肿瘤学有较为广泛的应用,因而针对动脉粥样硬化炎症部位的靶向药物递送的响应性探针具有很好的开发前景。

动脉粥样硬化损害区的动脉血管分支、弯曲处的血流往往以湍流形式存在,这种湍流会使该处产

生变化的剪切应力。有学者发现,脂质体内容物会因剪切应力而渗漏出来,这种渗漏的机制主要是通过甘油主干的酯键交换成酰胺键。针对这一发现,有学者设计出由 PLGA 组成的毫米级别的、因剪切力变化而可变构的聚合物 NPs,这些由聚合物 NPs 构成的颗粒在正常血流情况下可保持颗粒的稳定,在遇剪切力时会裂解成 NPs。相较于毫米级别的颗粒,分解出来的 NPs 能更有效地黏附在临近血管处。负载上溶栓药物后,这种 NPs 可以有效清除动脉内的血栓。

除了上述针对血流动力学特征的响应性药物释放策略,通过化学修饰功能化基团,也可构建出针对动脉粥样硬化病变处的 NPs。靶向细胞的 NPs 设计包括在 NPs 表面添加抗体、抗体片段、寡核苷酸适配子等,这种策略具有更加广阔的设计靶点。

细胞间黏附分子 -1(ICAM-1)、血管内皮黏附分子 -1(VCAM-1)、选择素等黏附分子会表达在管腔内活跃内皮处,它们参与动脉粥样硬化受损区域新生血管处白细胞渗入途径,因而可以作为靶向动脉粥样硬化病变的潜在位点。然而,这些黏附分子在任何炎症部位均有表达,对动脉粥样硬化更具靶向性的位点有待探索。

有学者发现了一种流动依赖的紧密连接分子的转位现象,其易出现在动脉粥样硬化处,可能是一种特异性更好的靶标。

在动脉粥样硬化病变发展过程中,单核细胞、中性粒细胞等细胞会源源不断地被募集到动脉粥样化区域,这些细胞可以作为"特洛伊木马"负载治疗性药物,不断靶向运送药物至动脉粥样硬化受损区。

再者,斑块内的非细胞成分(例如:细胞外基质成分),也可以作为斑块的特异性靶标,可针对这些成分来设计一些功能化靶向于此的 NPs。

动脉粥样硬化进程中的最后阶段,凝结的血浆蛋白会暴露于斑块处,亦可作为识别的靶标。

除了对纳米粒子表面进行化学修饰,也有用动脉粥样硬化疾病进展中的脂质成分作为运输载体。例如,天然或合成的高密度脂蛋白(HDL)或模拟 HDL、载脂蛋白 AI(ApoA-I)的多肽可以自发地向动脉粥样硬化病变处归巢,这一特点可用于成像和呈递药物、核酸、治疗活性蛋白质或肽。

最后,亦有将功能化修饰过的支架植入狭窄的动脉,支架扩冠的同时,进一步向病变部位释放、输送抗炎介质。

2. 靶向于促动脉粥样硬化机制各阶段的纳米制剂

(1)干扰脂质诱导的促动脉粥样硬化机制以减少动脉粥样硬化形成:血浆 LDL 浓度与心血管疾病的发病率有明确的相关性,故靶向于载脂蛋白 B(ApoB)的一些 NPs 可用于缓解 LDL- 依赖的血管炎症。

针对脂质引发的炎症,其中一个治疗靶标是胆固醇外流,这一过程严格控制着白细胞的产生和动脉粥样硬化受损处巨噬细胞的激活。高密度脂蛋白及其模拟物可以容纳大量的胆固醇,从而促进胆固醇从巨噬细胞和干细胞中流出。基于此,人们设计的 PEG 修饰的 HDL 粒子可进一步改善 HDL 的血浆半衰期,增强其抗动脉粥样化生成的性能。除此以外,由 1, 2-dimyristoyl-snglycero-3-phospho-choline(DMPC) 组成的脂质体比由蛋白或大豆来源的胆碱磷酸脂质体与血浆 HDL 的亲和力高出 10 倍。在这个复合体中, HDL 溶解胆固醇的能力明显改善,在为期 5 周的每周脂质体注射治疗后,可使兔动脉粥样硬化模型的主动脉胆固醇含量、斑块体积均减少。

血清淀粉样蛋白 2.1 是与 HDL 相关的急性期蛋白质,通过其酯化作用,可以抑制胆固醇的存储,促进胆固醇酯水解和随后的胆固醇排出。用脂质体包裹两个血清淀粉样蛋白 2.1 的衍生肽形成的纳米制剂,给予 ApoE-/- 小鼠这种纳米制剂治疗后,可预防小鼠主动脉脂质的积累。

黏液酸聚合物可以靶向并阻断清道夫受体家族,从而防止 ox-LDL 的摄取。该高分子构建了一种可诱导 ox-LDL 流出的肝 X 受体激动剂的微胞来靶向巨噬细胞。当向大鼠颈动脉损伤处递送该药物后,可降低动脉粥样硬化病变处的胆固醇和巨噬细胞水平。在随后的研究中,这个系统被进一步设计成血清稳定的 NPs,以防止聚合物被热力破坏变成单体。

(2)抑制炎症以减少动脉粥样硬化形成:封锁趋化因子介导的白细胞运动是一种干扰动脉内白细胞累积的机制。经典单核细胞的募集是由单核细胞趋化蛋白 1- 趋化因子配体 2(MCP1-CCR2) 机制所介导的。据此,有研究成功地用脂质体包裹的 siRNA 来调节 CCR2 表达的沉默并阻止炎性单核细胞在动脉粥样硬化病变处及心肌梗死处的积累,治疗后动脉粥样硬化病变范围减小,心肌梗死后小鼠的治疗效果改善。

他汀类药物以降脂能力著称，但其也同时兼具强有力的抗炎特性，由于其较低的系统生物利用度，这一抗炎特性不能被完全有效地利用起来。有研究构建了一种新型纳米粒子：来源于重组人类 ApoA-I 与 HDL 结合形成纳米粒子，来靶向于动脉粥样硬化受损区。如此，他汀类药物发挥降脂的同时，兼具抗炎效果。在每周四次的高剂量注射长期治疗后，这种合成 HDL NPs 被证实能够在动脉粥样硬化斑块处减少斑块炎症、降低炎症蛋白酶活性。另一项研究表明，用 PLGA NPs 递送他汀类药物，可以通过抑制 MCP-1 单核细胞趋化作用、MMP 9 的分泌来减少单核细胞募集、增加斑块稳定性。

糖皮质激素能有效抑制炎症，但他们的主要缺点源于系统性副作用，包括胰岛素抵抗、骨质疏松、青光眼、皮肤萎缩、干扰伤口愈合，长期用药尤其受到限制。因此，有学者尝试用脂质体递送糖皮质激素以降低系统性药物浓度来减少副作用。有研究用裸露的阴离子脂质体负载地塞米松（DXM），这一药物递送系统能够降低粥样硬化病变小鼠的胆固醇水平，脂质体包裹的地塞米松甚至比 10 倍剂量的单纯地塞米松的抗动脉粥样硬化效果更强。另一项研究中，糖皮质激素泼尼松和造影剂被组装在一个长循环的脂质体内，来监控脂质体向动脉粥样硬化斑块的递送过程。通过 MRI 和 PET 可以观察到，注入这种脂质体复合物 7 d 后，内动脉炎症得以减轻。另有一种组装方法则是通过改性的海洋贻贝的生物黏附凝胶来向血管壁递送糖皮质激素。这种凝胶的体外抗剪切力稳定性高于体内，在体外，4 个月后该凝胶仍可稳定存在。将可降解微粒子整合到这种生物黏附凝胶中再输送到动脉粥样硬化受损区，地塞米松便可表现出药物缓释的特点。用这种凝胶对动脉粥样硬化受损区进行治疗后，炎症明显减轻，主要表现在内皮处的 VCAM-1 表达减少，MMP 9 活性减弱，斑块外的纤维帽变厚。糖皮质激素不仅可以减少动脉白细胞的涌入，也可促进死细胞的清除，从而促进斑块稳定。而糖皮质激素刺激乳脂肪球表面生长因子 8（MFG-E8）的表达，又可连接凋亡细胞和吞噬细胞，从而促进凋亡细胞的吸收。地塞米松整合进脂质体后，可特异性靶向于巨噬细胞凋亡的部分，促进胞葬作用，从而防止向继发性坏死转变，预防急

性冠脉综合征。

（3）使动脉粥样硬化受损处稳定的治疗策略：动脉粥样硬化的临床后果主要是由斑块的稳定与否而非斑块的大小来决定的。诱导斑块稳定性的新策略包括抑制炎症细胞因子信号、阻断基质降解蛋白酶、促进死细胞的清除。早期的人动脉粥样硬化病变的特点是受损区内有一个密集的微血管网络，其会对斑块的稳定产生强烈的负面影响。这些微血管高表达 $\alpha_v\beta_3$ 整联蛋白，针对这一特征，可以设计出含有模拟肽激动剂的靶向性的纳米粒子。用这种负载上烟曲霉素的内皮选择性抗血管生成的 NPs，对动脉粥样硬化兔子模型进行治疗后，成功地使斑块稳定并逆转了动脉粥样硬化进程。第二次注药后 1 周新血管形成减少了 60%~80%。

3. 光热治疗及光动力学治疗在动脉粥样硬化疾病中的应用

（1）光动力学治疗（PDT）：SiO_2、纤维素、Au NPs 等均可负载光敏剂（卟啉）用于 PDT。尤其是 SiO_2，其在活体应用时可保护光敏剂，ROS 会逐渐从 SiO_2 基质中释放出来。除此之外，SiO_2 本身作为双光子敏感剂，其 ROS 的产生仅局限于目标处的聚焦区域，如此可减少对其他组织的光毒性。杨力明课题组构建了上转换纳米材料（UCNPs）-Ce6，其可通过促进活性氧物质（ROS）的产生、调节线粒体通透性转换孔（MPTP）开放和线粒体膜电位（MMP）去极化，来诱导 THP-1 巨噬细胞凋亡。实验结果反映，PDT 组的 ROS 水平显著升高，MPTP 开放和 MMP 去极化均导致细胞凋亡。本研究表明，UCNPs-Ce6 介导的 PDT 在治疗动脉粥样硬化疾病中具有巨大的潜力。另有学者通过构建动脉粥样硬化的兔子模型，随着光敏剂在斑块区域的累积，进一步的 PDT 可以使斑块区面积缩小、巨噬细胞减量、平滑肌细胞和胶原增加，不稳定斑块可逆转为稳定斑块。若在光敏剂表面修饰靶向分子，例如巨噬细胞特异性受体，PDT 的疗效则会进一步提高。

（2）光热治疗（PTT）：对比 PDT，PTT 不需要氧气来诱导坏死、凋亡，故这种治疗方式更适用于乏氧、缺血的动脉粥样化受损区域。Ag、Au、碳纳米管、QDs 在光照下可以引起局部的热效应，从而使目标细胞损伤、死亡。PTT 已经广泛而成熟地被运用到肿瘤治疗领域。众所周知，炎性巨噬细胞在动脉粥样硬化的发展中起关键作用。诊疗一体化是一种局部成

像和光热治疗炎性巨噬细胞颇有前景的方法,在生物医学研究中引起越来越多的关注。在陆信武课题组2013 年的研究中,他们合成的金纳米棒(Au NRs)运用到小鼠再狭窄股动脉模型后实现了诊疗一体化的目标。在 808 nm 激光照射下对巨噬细胞系(Ana-1细胞)进行的体外光热治疗(低剂量、低光照强度)显示出对巨噬细胞卓越的杀伤效果。静脉给药后可在小动物 CT 下观察到 ApoE-/- 小鼠再狭窄的股动脉处Au NRs 的富集,进一步的活体光热实验验证了 AuNRs 在再狭窄股动脉处的光热升温效果。Au NRs 这一诊疗一体化平台对动脉粥样硬化等炎性相关疾病具有良好的应用前景(图 36-4-5)。另有学者进一步构建了表面修饰 RGD 肽的 Au NPs,可靶向于斑块处的新生血管,从而干预斑块的进展、不稳定、破裂过程。

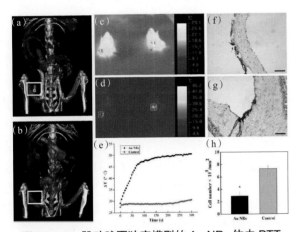

图 36-4-5　股动脉再狭窄模型的 Au NRs 体内 PTT
静脉注射 Au NR 前(b)和注射后(a)的活体股动脉微型CT 3D 重建图像。静脉注射 Au NRs(右侧小鼠,指示区域11)或生理盐水(左侧小鼠,指示区域 12)的 Apo E 小鼠在808 nm 激光照射(2 W/cm²)前后的热值图像,时间点为 0 s(c)和 300 s(d)。(e)区域 11 和 12 的升温曲线图。离体股动脉再狭窄区域照射前(f)和照射 10 min 后(g)的CD68 染色的组织学改变。(h)吞噬了 Au NRs 的巨噬细胞光照前后的细胞数的统计分析。(f)和(g)中的比例尺:100 µm[图片来自 Nanoscale 2015 , 7 (33): 13991]

4. 纳米医药辅助对支架植入术后再狭窄的预防　通过支架植入的经皮腔血管成形术可用于扩张狭窄动脉,使心肌梗死处被动脉粥样硬化血栓闭塞的冠状动脉恢复血液供应。广泛应用的洗脱支架释放出的抗增生或抗感染剂可减少支架内狭窄的发病率。然而,支架内狭窄和晚期的支架血栓形成仍然发生,目前有研究旨在利用不同的纳米粒子配方来解决这个问题。

不锈钢(SS)冠状动脉支架作为经皮腔血管成形术中的一种常用支架,仍然存在影响其长期安全性和功效的支架内再狭窄的风险。Deepthy Menon 课题组通过水热处理的二氧化钛(TiO₂)纳米成形方法在冠状动脉支架表面包裹一层 TiO₂,结果表明,该纳米纹理涂层 SS 支架在体内可改善支架性能:机械稳定性、耐受性、耐腐蚀性。体外实验中,与未修饰的 SS支架相比,该纳米纹理涂层 SS 支架能产生更多的NO 从而促进内皮化并减少平滑肌增殖。在兔子皮下植入纳米纹理支架后发现这种支架引起的过敏和炎性反应均有所减低。因此,针对支架内再狭窄的问题,采取对冠状支架进行稳定、易伸缩的二氧化钛纳米表面修饰的策略,是药物洗脱支架更有益的替代方案。

为了防止再狭窄,已经开发出含有抗增生剂和抗癌药物的各种药物洗脱支架。有学者将全身给药的药物设计成积聚在支架区域的纳米粒子,由于动脉粥样硬化受损处破坏组织的局部给药。例如,白蛋白修饰的紫杉醇 NPs,作为抗细胞增殖的制剂,可以减少支架内狭窄。这种方式的紫杉醇递送系统与全身给药相比毒性较低,故可给予高剂量的药物治疗。另外,再狭窄也可由脂肪和脂肪衍生物质组成的斑块不断积累造成。脂肪可引起血管全身炎症,从而引起大量血小板损伤和纤维蛋白溶解。支架植入后及时清除凝血脂肪是防止血管堵塞的关键。碳酸钙(CaCO₃)是一种广泛用作消化药物或膳食补充剂的生物相容度好的矿物质,有学者将其在动脉粥样硬化再狭窄治疗方面的应用进行了一系列的研究。CaCO₃ 有几个晶相,包括文石、方解石和球霰石。其中,球霰石是最常见和最稳定的。它可以在聚多巴胺(PDA)的黏性表面上稳定地形成。在酸性环境,如肿瘤和脂肪丰富的斑块中,球霰石相中的CaCO₃ 颗粒与质子发生反应,产生二氧化碳气体,如下列反应所示:$CaCO_3(s) + 2H_3O^+(aq) \rightarrow Ca^{2+}(aq) + 3H_2O(l) + CO_2(g)$。根据 Le Chatelier 的原理,$CO_2$ 气体通过诱导血液循环、与氧化血红蛋白结合而溶解局部累积的脂肪。在缺氧区域,固体 $CaCO_3$ 的水解产生 CO_2 纳米气泡,其凝结成血液循环中高度稳定的微泡(µ气泡)。CO_2 微泡在血管中已有各种生物医学应用。植入的 $CaCO_3$ 球霰石颗粒可以特异性靶向于局部区域,随之产生的

μ气泡在超声（US）成像中可作为回声造影剂。为了提高超声的图像质量，已经开发出洗脱μ气泡的各种纳米粒子作为造影剂。然而，可注射纳米粒子不稳定且易从血流中消失，因此它们不适合血管内的加工。相比之下，固体 $CaCO_3$ 颗粒可以有效涂覆在植入物上以产生用于生物医学应用的μ气泡。该方法具有血液循环稳定性高、持续强回声的超声成像效应、植入物周围局部区域特异性治疗等优点。因此，学者们构建出一个 $CaCO_3$ 涂覆的聚己内酯（PCL）支架（支架 /$CaCO_3$）来洗脱 CO_2μ气泡，用于非侵入性超声监测和预防再狭窄。通过在 PDA 涂覆的 PCL 支架上 $CaCO_3$ 球霰石的稳定矿化，得以制备出 $CaCO_3$ 涂覆的 PCL 支架。在体外表征后，研究人员评估了 $CaCO_3$ 涂覆的 PCL 支架生成 CO_2μ气泡的能力。然后，在高脂饮食的小鼠进行了体内实验，以评估洗脱的 CO_2μ气泡的脂肪溶解效果。与 PCL 支架附近的区域相比，$CaCO_3$ 涂覆的 PCL 支架附近区域皮下脂肪体积的减少超过 220 mm^3。最后，将 $CaCO_3$ 涂覆的 PCL 支架植入 Sprague Dawley（SD）大鼠的颈动脉内，实现支架植入血管后的非侵入性成像，同时可将斑块溶解在血管中，可预防再狭窄。

四、分子影像技术在斑块成像和治疗中的应用

大约三分之二的心脏性猝死发生在没有诊断确定的心脏病的情况下，这些死亡病例绝大多数归因于"动脉粥样硬化易损斑块"的破裂。临床上，常用各种成像技术来评估斑块的易损程度，并且通过血管成形术或支架置入术来治疗致急性心肌梗死的破裂斑块。尽管这些诊疗方法已有了显著进展，但显而易见的是，目前的成像方法不足以阐明斑块组成，而斑块组成又是斑块是否易损的决定性因素。此外，支架手术治疗后对症状的改善又被包括再狭窄、晚期血栓形成等宿主植入物效应所限制。因此，识别和定位易损斑块是预防、治疗心源性猝死和心肌梗死的前提。因此，需要新型细胞和分子成像工具才能更好地评估患者潜在的、危及生命的急性斑块破裂的风险。同时，对无症状的易损斑块进行机械治疗作为一种可行的方法，也需要改进治疗技术，以减少宿主对植入材料的不良反应，降低意外事件的可能性，并恢复血管的生理功能。

利用纳米技术人们已经构建出与细胞组分尺寸相当的一些颗粒结构，其可与斑块的细胞组分相接触并发生相互作用，为动脉粥样硬化斑块的诊疗过程中面临的问题带来了一些潜在的解决方案：通过利用巨噬细胞吞噬纳米粒子的先天能力，造影剂可以靶向斑块炎症活动；纳米图案化技术的改进已使在支架上直接再生的组织的各向同性增加，并能逐渐再生出正常的生理血管结构。下面将从斑块特征、斑块成像和斑块治疗等方面来介绍分子影像技术在该领域的先进应用。

（一）动脉粥样硬化易损斑块的组织学特征

尸检研究表明，易损斑块一般会出现以下一些特点：①活跃的炎症活动；②薄纤维帽和大脂质核心；③内皮侵蚀和血栓形成；④纤维帽出现裂隙或破裂；⑤管腔狭窄（> 90%）。

炎症活动在影响斑块脆弱性方面有着多重作用。在正常情况下，血流和动脉壁中的低密度脂蛋白（LDL）颗粒可被氧化，产生氧化的 LDL（ox-LDL），其可被肝脏中巨噬细胞快速清除。然而，在病变形成早期，LDL 进入血管壁和其外排之间的平衡被打破，导致 LDL 在血管壁病变处的滞留增加。结合正常氧化过程，ox-LDL 局部水平的升高会吸引单核细胞和 T 细胞在此处富集，而其中巨噬细胞进入动脉粥样硬化病变起到主要作用。动脉粥样硬化病变处的巨噬细胞会表达各种促进脂质及间质碎屑内吞的清道夫受体，这种活动最终导致巨噬细胞转化为泡沫细胞，并进一步激活导致细胞凋亡。这种凋亡通常由缺氧环境或局部高浓度的 ox-LDL、TNF-α、Fas 配体、游离胆固醇等在细胞内的积累引起，这些成分的积累促使坏死核心扩大。单核 / 巨噬细胞分泌的 MMP 8 和 9 会引起病理刺激，导致局部细胞外基质的降解和不稳定，增加斑块破裂的可能性。故动脉粥样硬化通常被认为是一种炎性疾病。

从机械角度来看，斑块形成的特征在于内膜增厚，导致病变内膜刚度和弹性模量较正常动脉显著增加。相反，病变血管的中膜和外膜比正常血管的相应层更软。在正常动脉中，内膜提供了一个由中膜支持的弹性层的路径使血液流动，而外膜则支持血管壁的结构完整性。因此，模量从内膜到外膜是逐渐增加的。在病理情况下，病变动脉从内膜到外膜的逐层模数的变化与正常动脉呈现相反的模式：

含有纤维帽形成的病变使得内膜刚度、模量显著增加。然后动脉向外扩张，以恢复正常的血流量，这会使内膜增厚大大减少。当膨胀超出维持组织完整性的极限时，外膜破裂。病理观察和实验研究表明，这些动脉的高应力部位的 MMPs 表达增加。此外，斑块的发展也会受到腔剪切应力的影响：狭窄区域持续增加的剪切应力，会导致此处内皮基因表达、整联蛋白与细胞外基质亲和力的变化；较低剪切应力的区域可能造成下游区域管腔狭窄，导致内皮细胞的 VCAM-1、C-反应蛋白（CRP）和 IL-6 上调。VCAM-1 和 IL-6 的表达会增加炎症细胞向局部间质的募集，IL-6 可进一步调节 MMPs 的产生。

从材料的角度来看，局部孔隙度和顺应性也是影响斑块发展的重要参数。斑块内皮虽然不是完全开放的，但其对纳米粒子的渗透性高于健康内皮。此外，内皮细胞也有转胞吞作用，可将体内循环的纳米粒子转移至间质。局部顺应性主要由脉管系统中不同组织层的机械性质的变化而决定，包括坏死核心、纤维帽等不同病理结构及不同病理结构中每一种成分所占比例。即使在相同的斑块内，机械性质也可能是异质性的，这使得不同血管段在动态的血流条件下表现出不可预测的拉伸-松弛行为。而当两个相邻的组织成分出现明显的顺应性不匹配时，这种血流条件会促使这些不同组分间交界处的断裂形成，并进而快速升级为致命的动脉瘤。

总之，异常局部炎症、蛋白水解活性、血栓形成、局部血管壁中机械性质的异质性、间质灌注的增加均可导致易损斑块的形成。

（二）易损斑块诊断、成像的临床现状

人们逐渐认识到，临床上无症状的、非阻塞性（<70% 腔狭窄）冠状动脉粥样硬化性心脏病其实是有急性肌梗死和心源性猝死巨大风险的，早期识别易损斑块也越来越引起心脏科医生的重视。在目前的临床实践中，无创检测和侵入性成像都被用于识别阻塞性冠状动脉疾病，其可提供重要的预后信息并能指导冠状动脉血运重建的临床决策。这两种成像方式各有利弊：非侵入性技术更适用于无症状冠状动脉疾病患者，但该技术通常受心脏运动和冠状动脉本身曲折度的限制；侵入性成像方式能实现冠状动脉的直接可视化，同时改善分辨率，但是这一过程会增加患者的风险，并且不适合无症状患者的

筛查。

1. 非侵入式成像　CT 在心脏疾病中的应用随着技术进步而迅速发展。电子束 CT 首先用于鉴定与斑块负担相关的冠状动脉钙化，并预测冠状动脉事件的可能性。随多排螺旋 CT（MDCT）的发展，冠状动脉腔和血管壁的情况也逐渐得以评估：MDCT 用密度测量的方法来确定斑块组成，但这种区分受限于富含脂肪和纤维非钙化斑块之间的 CT 值的重叠和开花伪影。与血管内超声（IVUS）相比，双源 CT 可改善时间分辨率并精确鉴定钙化斑块、脂质斑块，精准确定整个斑块的负担并可对动脉重塑进行描述。尽管如此，CT 仍然受辐射强、分辨率和软组织对比度欠佳等因素的限制，但随着技术的不断改进，CT 对冠状动脉粥样硬化疾病的诊断仍具前景。

MRI 的软组织对比度极佳，且无电离辐射。MRI 在颈动脉炎性斑块的成像中已有广泛应用，且 MRI 对脂质核和纤维帽区分鉴定与组织学鉴定结果呈现出很强的一致性。不足的是，低空间分辨率阻碍了其用于冠状动脉成像。钆类造影剂已经被用来进行小血管的 MR 成像，但由于钆类造影剂的肾毒性，人们逐渐将目光转移到一些替代材料，如超顺磁性氧化铁上来。MRI 的另一个缺点是许多植入起搏器、心脏除颤器的患者不能进行此项检查。但纳米粒子造影剂的一大优点在于它们在无表面化学修饰时即可被巨噬细胞广泛识别和摄取，而易损斑块处巨噬细胞数量更多，故 MRI 用于识别易损斑块具有高度可行性。

正电子发射断层扫描（PET）和单光子发射计算机断层扫描（SPECT）则需要使用放射性核素，其缺点在于一方面它们比 MRI 空间分辨率低，另一方面患者需暴露于电离辐射环境中。但是核医学显像相较于 MRI 能更敏感地检测出斑块表达的生物标志物。由于 MRI 与 PET/SPECT 的优缺点互补，二者结合的多模态成像很有意义。例如：有学者合成了用 ^{64}Cu 的 PET 造影剂标记的氧化铁纳米粒子，实现 PET/MRI 的双模态成像。在体内成像研究之后，消融斑块内材料并通过流式细胞术分析，证明纳米粒子主要由巨噬细胞摄取。

经皮超声成像具有安全、低成本、适用性广泛等优点。随着炎性斑块的扩大，斑块附近血管的外膜表面形成血管滋养管以满足斑块自身渐增的血液供

应需要,而结合造影剂的增强超声能检测血管滋养管的存在。目前,这种应用仅限于颈动脉等浅表血管。

2.侵入式成像　冠状动脉造影是使用最常见的侵入性技术,但它仅可评估血管腔的情况,不能评估血管大小、识别轻度斑块及斑块特征。

血管内超声(IVUS)常被用于评估斑块的解剖特征和由于阳性重塑而常被血管造影术低估的病变。虽然 IVUS 为 100~250 μm 的分辨率不能满足破裂斑块的薄纤维帽(为 23 μm ± 19 μm 大小)的鉴定,但是其对坏死核心的识别效果尚佳。这是因为坏死核心往往是大回波区域,且非钙化区域中回波信号的衰减也是坏死核心的识别特征。然而,IVUS 的灰度图像在表征斑块形态上稍受限制。而将后向散射分析集成于灰度 IVUS,形成的射频IVUS(RF-IVUS)可以提供包括纤维组织、纤维脂肪组织、坏死核心和致密钙化等动脉粥样硬化斑块各个组分的表征。最近对高风险冠状动脉疾病患者的前瞻性研究证实,RF-IVUS 可以鉴别出有高风险心血管事件形态学表型(TCFA)的冠状动脉斑块。

光学相干断层扫描(OCT)测量反射的红外光,是所有侵入性成像技术中分辨率最高(5~20 μm)的成像方法。由于其优异的分辨率,OCT 与组织病理学对比,其鉴定各种斑块的能力已达 87%~92% 的敏感性和 94%~100% 的特异性。与第一代时域 OCT相比,下一代 OCT 衍生成像技术的冠状动脉内光学频域成像(OFDI)的图像采集速度显著增加。然而OCT 和 OFDI 有限的组织渗透性,使得它们对于超过内部纤维帽和脂质核的较大动脉的成像效果欠佳。

血管内 MRI 可区分动脉粥样硬化血栓形成斑块的组分,包括脂质、纤维组织、钙化和血栓形成。血管内 MRI 与细胞、分子靶向相结合后颇具应用前景。体内 MRI 导管已经通过了一些人体测试,虽然实时血管内 MRI 成像已在实验阶段得到验证,但血管内 MRI 尚未走向临床。

由于广泛的可用性、易于使用及无电离辐射的特点,光学成像常用来在实验室中验证斑块的生物标志物。然而由于组织的自发荧光和在 650~900 nm 的近红外窗中不明显的光学衰减和散射效应,将这种技术用于人体内成像是有一定困难的。近红外光谱(NIRS)可以通过不同波长的吸收量来分析斑块内不同的成分组成,NIRS 导管能够评估血管内化学成分,并已成功应用于鉴定人的脂质核斑块,NIRS 识别斑块组分的能力也已通过组织学相关性验证,目前正在与 IVUS 联合成像等多个试验中进行评估。由于 NIRS 不能阐明组织结构,NIRS 与IVUS 的组合使得斑块组成与组织结构同时显像,且最近在人体试验中得到验证。

血管镜检查和热成像也值得一提,但在鉴定易损斑块方面尚未有临床效用。

(三)联合纳米技术的无创性易损斑块的成像

预防心肌梗死和中风的主要挑战之一是确定最需要预防性治疗干预的高破裂风险的斑块。如前所述,斑块组成是斑块不稳定性的主要决定因素。因此,用于鉴定易损斑块的主要分子成像靶标包括炎症、血栓形成、细胞凋亡和血管生成的标志物。非侵入性成像方法来对易损斑块进行空间定位正逐步走向临床。纳米技术已经实现了几种纳米粒子平台的创建,它们可作为一系列非侵入性成像的造影剂应用于斑块的成像。

表 36-4-3 展示了针对斑块生物标志物的纳米粒子平台用于分子成像的一些应用。这张表并不详尽,但突出了这一领域已被用于易损斑块的体内或体外成像的纳米粒子的关键发展。下面,我们着重描述针对细胞受体、细胞类型以及易损斑块中的蛋白酶活性成像的新型方法途径。ApoE-/- 小鼠是目前最广泛使用的动脉粥样硬化小动物模型,它可自发地形成动脉粥样硬化病变,但通常需要外在触发或外源施用手段以触发斑块破裂。目前仍缺少用来模拟人斑块不稳定和破裂的动脉粥样硬化病变发展的大型动物模型,这仍是将这些颇具前景的结果从实验室转化到临床的最大障碍之一。

1.动脉粥样硬化斑块特异性微环境的成像　上一节已经详细阐明了动脉粥样硬化病变的发展过程,动脉粥样硬化斑块由一个富脂的核心和厚薄不一的纤维帽组成,故斑块附近更倾向于一种亲油疏水的环境;另外,由于斑块的不断进展,其所需养分逐渐增加,斑块处逐渐出现新生血管(血管滋养管),且这些血管滋养管的内皮渗透性通常较高,这也是动脉粥样硬化斑块的一个主要特征。

针对动脉粥样硬化斑块处的亲脂性微环境,2016 年王强斌课题组通过 DT-Ag$_2$S QDs、两亲性C18/PEG 聚合物分子和 ICG 的简单自组装制备出新型 ICG @ PEG-Ag$_2$S 纳米粒子。 ICG @ PEG-

表 36-4-3 纳米粒子介导的动脉粥样硬化相关生物标志物的体内 / 体外成像

分子 / 细胞靶标	NPs 类型	靶向模体	成像方式	动物模型
组织蛋白酶（非特异性探针）	聚乙二醇 - 聚赖氨酸	降解多肽	荧光介导分子层析成像 (FMT)，CT	ApoE-/- 小鼠
葡聚糖受体	Au 包裹的 Fe_2O_3 纳米花簇	表面修饰葡聚糖	高光谱显微镜（给药 3 d 后解剖主动脉）	新西兰白兔，给予高脂饮食 + 球囊损伤
E- 选择素	Fe_2O_3	Anti-human CD62E F(ab')2	T_2 加权 MRI 成像	雌性不孕 v/v 小鼠
纤维蛋白	脂质稳定的全氟化碳乳剂	抗纤维蛋白单克隆抗体	T_1 加权 MRI 成像	狗，开放血液循环中诱导血栓形成
纤维蛋白	合成磷脂胶束	细胞穿膜肽 CREKA	荧光成像	ApoE-/- 小鼠
HDL 受体 / 转运体	Au、Fe_2O_3、QDs 修饰的 HDL 模拟物	Apo-A1	多模态：CT、MRI、荧光	ApoE-/- 小鼠
巨噬细胞	Sinerem（USPIO 的一种商品名）	非特异性结合	T_2 加权 MRI 成像	人
巨噬细胞	葡聚糖包被的 Fe_2O_3	非特异性结合	T_2 加权 MRI 成像	新西兰白兔，给予高脂饮食 + 球囊损伤
巨噬细胞	mPEG 稳定的 Au NPs	非特异性结合	血管内 PAI/IVUS	高脂饮食兔模型解剖出的主动脉
巨噬细胞	泊洛沙姆稳定的碘	非特异性结合	CT	新西兰白兔，给予高脂饮食 + 球囊损伤
MMP 2	Fe_2O_3	MMP 2 降解的肽	T_2 加权 MRI 成像	HT-108 肿瘤种植的裸鼠
MMP 9	Fe_2O_3	MMP 9 降解的肽	T_2 加权 MRI 成像	无
丙二醛, 氧化磷脂	包含 Gd，Fe_2O_3 的胶束	抗氧化特异性表位的抗体	MRI，荧光成像	ApoE-/- 小鼠
磷脂酰丝氨酸（凋亡 / 坏死细胞）	标记 Gd，罗丹明的胶束	Annexin A5	T_1 加权 MRI，荧光成像	ApoE-/- 小鼠
ROS	过氧化物聚合物 NPs	过氧化物敏感的氧化草酸酯连接物	化学发光	C57BL/6 小鼠
巨噬细胞清道夫受体 A（SR-A）	包含 Gd 的胶束	Anti-murine CD204 IgG	T_1 加权 MRI，荧光成像	ApoE-/- 小鼠
巨噬细胞清道夫受体 B（SR-B）	包含 Gd 的胶束	Anti-human CD36 IgG	T_1 加权 MRI，荧光成像	人（离体实验）
VCAM-1	葡聚糖包被的 Fe_2O_3	肽，Anti-VCAM-1 抗体	T_2 加权 MRI，荧光成像	ApoE-/- 小鼠，C57BL/6 小鼠
$\alpha_v\beta_3$ 整合蛋白	脂质稳定的全氟化碳乳剂	RGD 肽	T1 加权 MRI 成像	新西兰白兔，给予高脂饮食 + 球囊损伤

转载自 Yu, S. S.; Ortega, R. A.; Reagan, B. W., et al.

Ag₂S 纳米粒子具有长循环的特点，而由于 C18 链对动脉粥样硬化富脂微环境的高亲和性，该纳米粒子会选择性地积累在动脉粥样硬化斑块区域，因而实现动脉粥样硬化斑块处对比增强的光声成像（PAI）。Ag₂S QDs 的高信噪比（SNR）、高空间分辨率的荧光成像与体外组织学评估比较，证实了该新型纳米粒子用于 ApoE-/- 小鼠标模型动脉粥样硬化成像的可行性。此外，ICG @ PEG-Ag₂S 的溶血和凝血实验显示出其良好的血液相容性，且在小鼠的主要器官中没有观察到组织学变化。这种靶向于动脉粥样硬化斑块的简单多功能成像纳米粒子在未来临床应用中拥有巨大的潜力。

人们发现，纳米粒子能通过增加患病组织中的药物浓度来增强治疗功效，这是由于血管通透性增强，纳米粒子和大分子会积聚在某些类型的恶性肿瘤和炎症部位。虽然正常的内皮细胞由于紧密连接的存在而阻止纳米粒子的外渗,但高剪切应力会使内皮连接出现缝隙从而大分子和纳米粒子出现细胞外渗。前面我们介绍过,载有抗感染药物的长循环纳米粒子可在动脉粥样硬化病变中积累并诱导局部的抗炎作用。研究发现,一种称为血管滋养管的微血管网络可向大中动脉血管壁供应营养和氧气。与肿瘤中缺氧诱导的血管生成类似,因动脉粥样硬化病变处的缺氧环境,这种围绕动脉的微血管网络通过血管生成逐渐增多。这些新形成的血管结构不良,内皮细胞生成不充分,造成炎症细胞和脂质的外渗,进一步使斑块积聚。纳米粒子可以相同的方式在功能失调和破坏的内皮位点处积累,如图 36-4-19 所示。Willem J.M. Mulder 团队构建了荧光标记脂质体等多种长循环 NPs,结合离体、活体等多种多模态成像方式,全面而彻底地验证了非特异性靶向斑块的 NPs 都是通过可渗透的血管滋养管、功能不全的内皮进入斑块。

2. 动脉粥样硬化斑块处细胞受体的成像　动脉粥样硬化通常被定义为炎性疾病,一系列炎性生物标志物参与斑块不稳定。这些生物标志物包括:黏附分子——ICAM-1、VCAM-1 和 E- 选择蛋白;巨噬细胞标记——CD40、CD68、葡聚糖受体、Mac-3、骨桥蛋白、HDL 和清道夫受体 MSR-A/MSR-B;内皮细胞标志物;血栓形成标志物等。这些生物标志物已经作为纳米粒子的靶标用于动脉粥样硬化斑块的分子成像。

(1)靶向于巨噬细胞的分子成像:HDL 是一种天然的、对动脉粥样硬化斑块巨噬细胞有固有亲和力的纳米粒子。它的自然靶向能力以及其疏水核心、磷脂外冠选择性结合亲脂性负载物(如成像或治疗元件)的性质,使 HDL 平台成为一种理想的纳米载体。为了实现可控释放,Willem J. M. Mulder 课题组又开发出由脂质 / 载脂蛋白涂层包裹的 PLGA 核,组成的混合聚合物 / HDL NPs。这种新型 PLGA-HDL NPs 展现出 HDL 原有的特征(包括巨噬细胞的优先摄取和良好的胆固醇外排能力)以及典型的 PLGA NPs 缓释性质。用动物动脉粥样硬化的 ApoE-/- 小鼠模型进行的体内研究发现,动脉粥样硬化斑块中的 PLGA-HDL 纳米粒子有明显的积累,且这种积累被定位在斑块的巨噬细胞处。该仿生平台将 HDL 仿生 NPs 与 PLGA 的纳米载体相结合,实现了类似于原生 HDL 的斑块巨噬细胞的有效靶向及药物控释功能。

一些文献已经报道了氧化铁 NPs 可用于动脉粥样硬化斑块的成像,其通过巨噬细胞摄取而在斑块中累积,这种巨噬细胞的摄取在动脉粥样硬化的诱发、进展和破裂过程中发挥着至关重要的作用。然而这些药剂的摄取是非特异性的,因此,对体内斑块的标记效率并不理想。Angelique Y. Louie 课题组开发出了一种靶向药物,以提高标记富含巨噬细胞斑块的效率。该氧化铁纳米粒子表面涂覆有硫酸葡聚糖,这是巨噬细胞清道夫 A 型受体(SR-A)的配体。在合成葡聚糖包被的氧化铁 NPs(DIO)后又对其进行了三氧化硫的硫酸化修饰,形成硫酸化修饰的氧化铁纳米粒子(SDIO),实现了对 SR-A 的靶向。SDIO 单分散性好,平均水力学直径为 62 nm,纵向弛豫率为 18.1/($mM^{-1} \cdot s^{-1}$),R_2 弛豫率为 95.8/($mM^{-1} \cdot s^{-1}$)。细胞实验证实,这些纳米粒子是无毒的且可特异性靶向于巨噬细胞。研究人员又进一步利用动脉粥样硬化小鼠损伤模型,静脉注射造影剂至小鼠体内,注射 SDIO 后 4 h 和 24 h 的 MRI 显示损伤的颈动脉处出现明显的信号减低,而在对照组小鼠的颈动脉中没有观察到可辨别的信号减低,注射非硫酸化 DIO 仅观察到颈动脉受损的轻度信号丧失,表明在动脉粥样硬化斑块位置优先吸收 SDIO 颗粒。这些结果表明,SDIO 可以用于动脉粥样硬化易损斑块的靶向 MRI 诊断。

泡沫巨噬细胞已被确定为动脉粥样硬化易损斑块的突出成分,同时已有研究指出,骨桥蛋白(OPN)会在泡沫巨噬细胞中高度表达,故 OPN 可能是易损斑块成像的潜在靶标。2016 年高明远和曹丰等学者共同设计了一个 OPN 特异性 MRI/ 光学双模态探针来检测易损斑块。通过在 Fe_3O_4 NPs 表面修饰 Cy5.5 标记的 OPN 抗体(Cy5.5 是一种荧光分子),制备了可靶向于易损斑块且能实现 MRI/ 光学双模态成像的 Cy5.5-OPN-DMSA-MNP(COD-MNP)纳米粒子得以制备。静注 COD-MNP 纳米粒子 24 h 后,在高脂肪饮食(HFD)小鼠颈动脉的动脉粥样硬化斑块中观察到较强的荧光信号,而用 Cy5.5-IgG-DMSA-MNPs(CID-MNP)注射的高脂饮食小鼠或注射 COD-MNP 的正常饮食小鼠组则显示较低的信号。同时,注射 COD-MNP 24 h 后 HFD 给药组颈动脉粥样硬化斑块区域比注射 CID-MNP 的 HFD 给药组及注射 COD-MNP 的正常饮食喂养组有更强的 T_2 对比效果。COD-MNP 作为体内非侵入性诊断动脉粥样硬化易损斑块的双模态分子探针,具有良好的应用前景。

除了公认的 Fe_3O_4 NPs 会在富含巨噬细胞的斑块处富集,早些年 Hyafil, F 等人研究发现,CT 增强扫描用到的碘造影剂 N1177 也会被斑块处巨噬细胞较多的摄取,该团队在体内、体外实验中均验证了 N1177 用于斑块处巨噬细胞非侵入式成像的可能性。

（2）靶向于血栓形成的分子成像:动脉粥样硬化作为一种炎性疾病,其斑块形成可能发生破裂,其中血小板参与动脉粥样化形成和动脉粥样硬化血栓形成的过程。斑块破裂与易损斑块的分子组成有关。

在 Gisèle Clofent-Sanchez 课题组的研究中,他们构建了一种靶向于动脉粥样硬化活化血小板的分子成像造影剂。用靶向人活化血小板的重组人 IgG4 抗体——rIgG4 TEG4 对多功能超顺磁性氧化铁（VUSPIO）纳米粒子进行表面修饰,从而获得靶向性增强的 MR 成像效果。通过流式细胞术、透射电镜和光学显微镜等体外实验证实具有靶向功能的 VUSPIO 可与血小板产生免疫反应。在动脉粥样硬化 ApoE-/- 小鼠模型中,高分辨率离体 MRI 发现 TEG4-VUSPIO 对动脉粥样硬化斑块可选择性结合。该课题组又用人抗 αIIbβ3 抗体作为靶向成分,也能实现对动脉粥样硬化病变处血小板靶向成像的过程,这证明了对血小板靶向的分子探针的设计用于动脉粥样硬化成像的普遍适用性。

3. 动脉粥样硬化斑块处蛋白酶活性的成像　斑块不稳定、破裂时,细胞外蛋白酶,如 MMP 2、8 和 9 以及组织蛋白酶 B、K、L 和 S 的活性增加。因此,针对蛋白酶活性的探针可被设计成靶向于易损斑块的纳米粒子造影剂。

一些学者开创了近红外（NIR）荧光标记的,针对斑块中蛋白酶活性的成像方法,其中聚合物用 NIR 荧光体修饰,使得染料在无蛋白酶活性时荧光猝灭,而当使荧光体聚为一体的连接键被蛋白酶降解后,单个荧光体的释放导致荧光猝灭现象消失,NIR 荧光发射恢复,可用于活性组织蛋白酶 B、D、K 和 MMP 2、9 的特异性成像。然而,值得注意的是,这些方法主要的缺点在于这些探针使用的是有机荧光体,相较于大部分荧光纳米粒子（如量子点）,这些有机荧光体的量子产率更低和光漂白效应更明显。虽然这些新颖的"智慧型"探针在小鼠模型中已经达到了既定目标,但若要将它们应用到临床上则将需要更高灵敏度的荧光检测器和更亮的激发源,以此抵消在人体运用时更明显的光衰减和散射效应。

作为依赖微环境活化的有机染料替代方案,学者们介绍了基于 QDs Au NPs 复合物的蛋白酶活化荧光探针。该方案中,Au 胶体通过 MMP 1 可降解的

肽连接到 CdSe/CdS QDs 上。在近距离（<10 nm）,金胶体通过荧光共振能量转移（FRET）机制吸收 QDs 的荧光而发射自身荧光。然而,MMP 1 的存在导致 Au 胶体的荧光淬灭并从 QDs 表面释放出来,进而 QD 的荧光发射被"活化"。另有工作又设计出粒子本身光学性质更适于临床应用的 NIR 发射 QDs。为了获得 NIR 发射的 QDs,人们还采取了其他方法,但是由于大部分 QDs 结构中存在镉,其细胞毒性仍然是该技术用于人体的主要障碍。

4. 纳米粒子用于易损斑块成像的优点　基于纳米粒子斑块成像的优点包括以下几个方面:短循环半衰期、位点选择性和模块化设计。

由于用于斑块成像的大多数纳米粒子造影剂的直径 >10 nm,肾小球滤过孔的截留直径多 ≤ 8 nm,所以造影剂通常太大而不能通过肾脏中的肾小球过滤。小分子造影剂容易通过肾脏过滤,很少重新吸收,使得这些小分子纳米粒子的循环半衰期更短。循环纳米粒子倾向于通过网状内皮系统（RES）清除,也称为单核吞噬细胞系统（MPS）,包括脾、肝等器官中的吞噬细胞。通过适当表面修饰聚合物涂层,如 PEG 或聚羟丙基甲基丙烯酸酯（HPMA）,可以显著减缓 MPS 对纳米粒子的清除,从而减少针对纳米粒子的免疫调理素作用。

位点选择性可以通过增强的渗透和保留（EPR）效应介导,因为易损斑块的纤维帽处及受损的内皮处多会出现一些裂缝,这种 EPR 效应在某种程度上与癌症中纳米材料的渗透方式类似。尽管在动物模型中,EPR 效应已被运用于诱导纳米材料前往肿瘤区域,但目前为止,这种效应被运用到人体水平的试验还很少。此外,较大尺寸的纳米粒子相对于小分子探针又提供了用于活性细胞靶向的多价偶联配体（例如抗体和肽）的平台,改善了纳米粒子对其分子靶标的亲和力。

最后,纳米粒子造影剂以其模块化设计闻名,因为造影剂、靶向剂、稳定聚合物和其他功能可以在合成过程中很容易进行调整。单一功能性纳米粒子造影剂的合成过程一般比较简单,这也确保了多模态造影剂的简便合成。

（四）纳米技术用于易损斑块的诊疗一体化

1. 无创性非侵入式诊疗一体化方法　巨噬细胞凋亡是导致动脉粥样硬化病变不稳定的主要原因。开发靶向于凋亡的高密度脂蛋白（HDL）模拟 NPs 负载造影剂用于识别早期易损斑块,并利用具有血

管保护作用的 HDL 进行预防性治疗对实现动脉粥样硬化的诊疗一体化很有价值。

Shanta Dhara 等人构建了一个生物可降解的 HDL-NPs 平台,通过靶向凋亡过程中线粒体膜瓦解带来的电位改变来检测易损斑块。该 HDL 模拟物包含生物可降解的 PLGA 核心、油酸胆固醇酯和用三苯基鏻(TPP)阳离子修饰的磷脂双分子层外壳,用于检测潜在的线粒体膜瓦解。脂质层表面可吸附载脂蛋白(Apo)A-I 模拟肽——4F 肽,核心内包含可进行光学成像的诊断活性 QDs。体外摄取、细胞凋亡检测和胆固醇结合研究表明,TPP-HDL-ApoA-I-QD NPs 具有很好的检测能力和治疗潜力;体外研究则证明了这些 NPs 在反向胆固醇转运中的潜力;大鼠被静注 TPP-HDL-ApoA-I-QD NPs 后,体内生物分布和药物代谢动力学呈现出理想的组织分布、可控的药动力学参数和显著的三酰甘油水平的降低。这些 HDL NPs 表现出优异的生物相容性、稳定性、无毒性和非免疫性质,对于早期斑块的诊断很有借鉴意义,并可作为预防易损斑块进展的潜在方案。

2. 有创性侵入式诊疗一体化方法　随着介入技术的不断发展,光学相干断层扫描(OCT)、血管内超声(IVUS)、血管内光声(IVPA)和血管内 MRI 等手段被逐渐应用到动脉粥样硬化疾病的有创性诊断中。除了支架治疗,其他介入的治疗手段也逐步发展起来。一种电浆光热疗法(PPTT)近年来引起了研究人员的兴趣,它逐渐开始作为局部治疗动脉粥样硬化斑块的一种新型治疗工具。

借助内源性组织的天然对比和外源性造影剂二者的联合应用,Stanislav Emelianov 团队学者实现了利用血管内超声和光声(IVUS/IVPA)联合成像对动脉粥样硬化斑块形态学(通过 IVUS)和细胞 / 分子组成(通过 IVPA)的同步观察。先前的研究发现,使用等离子体 Au NPs 作为 IVPA 造影剂,其可定位在动脉粥样硬化斑块处,特别是有吞噬活性的巨噬细胞内。Stanislav Emelianov 的工作表明,使用 IVUS/IVPA 成像作为激光加热时局部温度监测的工具,发现 SiO$_2$ 涂覆的 Au 纳米粒子造影剂在近红外光学波长范围内吸收激光所产生的 IVPA 信号强度是温度依赖而变化的,且这种线性关系比内源组织所产生的对比有更大的斜率。随后将连续波激光器并入到 IVUS/IVPA 整合导管中来选择性加热纳米粒子,同时进行 IVPA 温度监测。因此,IVUS/IVPA 通过等离子体 Au NPs 造影剂的选择性加热

为动脉粥样硬化斑块的检测和温度监测提供了一种成像平台,同时结合之前斑块光热治疗的先例,这种平台更是对动脉粥样硬化斑块诊疗一体化的启发。

(五)联合纳米技术的斑块治疗手段

1. 无创性治疗:纳米载体负载治疗元件　聚合物、脂蛋白类似物作为载体,包括细胞因子、他汀类药物、列酮类药物的各种治疗性元件作为负载物,人们借助这种药物 - 载体的组装思路,合成构建了多种针对动脉粥样硬化斑块的无创性、治疗性纳米平台。

(1)抗炎细胞因子递送纳米平台:炎症是一种重要的保护性生物学反应,涉及细胞因子和免疫信号分子之间信号协调级联,有助于在急性损伤或感染后恢复组织的体内平衡。然而,动脉粥样硬化等慢性炎性疾病的炎症反应则会导致组织损伤和潜在病症恶化,对此尚无有效解决方案。高度特异的抑制炎症的治疗剂目前颇具开发前景,特别是那些引起最少宿主损伤的制剂。

Ira Tabas 和 Omid C. Farokhzad 合作研发出一系列可靶向递送到动脉粥样硬化斑块处并负载有抗感染细胞因子白介素 -10(IL-10)的控释聚合物 NPs。暴露于有机溶剂后产生仍能保留生物活性的 IL-10 纳米粒子,其通过快速微混合器芯片自组装成生物降解的聚酯聚合物纳米粒子,采用系统的组合方法筛选纳米粒子,最终从体外和离体研究中得到最佳的生物活性制剂。Collagen-IV(Col-IV)在血管缺口处暴露,据此性质构建的 NPs 称为 Col-IV IL-10 NP22,是急性炎症治疗效果最佳的一种,其包含一段靶向于 Col-IV 的肽序列,该 NPs 显著缓解自限性腹膜炎模型中的急性炎症,并显示比天然的 IL-10 更有效。此外,高脂饮食的 LDLr-/- 小鼠模型验证了 Col-IV IL-10 NPs 可使晚期斑块纤维帽厚度增加、坏死核心体积减小,以此来防止易损斑块形成。这种控制递送 IL-10 细胞因子的 NPs 工程用于治疗动脉粥样硬化有可观的功效和巨大的潜能。

(2)他汀类药物递送纳米平台:炎症是动脉粥样硬化和治疗目标的关键特征。他汀类药物具有有效的抗感染特性,但由于全身生物利用度低,不能充分利用口服他汀类药物治疗。在他汀类药物对脂质水平尚无疗效的动脉粥样硬化小鼠模型中,若用极高剂量的口服他汀类药物治疗是可以减少斑块形成的。由于肝毒性和肌病等副作用是他汀类药物剂量依赖的,在人体中,这种增加口服药量以获得更高血浆浓度是不可行的。Willem J.M. Mulder 课题组构建

了一种可静脉注射的重组高密度脂蛋白（rHDL）NPs载体来解决这个问题，该载体可递送药物到动脉粥样硬化斑块处并增加药物的生物利用度。可选择的负载药物包括 3-羟基-3-甲基戊二酰辅酶 A 还原酶（HMGR）抑制剂及他汀类药物。他汀类药物是一种通过上调肝细胞中 LDL 受体的表达来调节血清 LDL 的降胆固醇口服药物。HMGR 抑制剂除了对肝细胞的作用，还在炎性细胞中有一定的免疫调节作用。该团队证明了他汀类药物在体外的抗感染作用，并表明这种作用是通过抑制甲羟戊酸途径介导的。活体实验中，在动脉粥样硬化的 ApoE-/- 小鼠模型中应用他汀类 rHDL NPs 后，发现纳米药物会积累在动脉粥样硬化病变中的巨噬细胞处，3 个月的低剂量他汀类药物治疗方案可抑制斑块炎症进展，而 1 周高剂量方案则可显著降低晚期动脉粥样硬化斑块的炎症。这种他汀类 rHDL NPs 可直接作用于斑块炎症，其代表一类新型有效的动脉粥样硬化纳米疗法。

（3）列酮类药物递送纳米平台：炎性单核细胞/巨噬细胞会产生 MMP 等各种蛋白酶，这些活化蛋白酶会降解细胞外基质从而削弱动脉粥样硬化斑块的机械强度，导致斑块破裂。而过氧化物酶体增殖物可激活受体-γ，诱导单核细胞/巨噬细胞向少炎症的表型转变，具有预防动脉粥样硬化斑块破裂的潜力。因此，Tetsuya Matoba 课题组猜想若用纳米粒子将激活受体-γ 的过氧化物酶体增殖物激动剂吡格列酮靶向递送到循环血液中的单核细胞处，应能有效抑制小鼠模型中的斑块破裂。他们制备了含吡格列酮的生物可吸收的 PLGA NP（吡格列酮-NPs）。通过流式细胞术分析，静脉内施用该纳米药物后可在循环单核细胞和主动脉巨噬细胞中发现异硫氰酸荧光素标记的 PLGA NPs。对高脂饮食和注入血管紧张素的 ApoE-/- 小鼠每周静注吡格列酮-NPs[7 mg/(kg·w)]并持续 4 周后，其头臂脑动脉中被掩盖的纤维帽明显减少（斑块破裂的替代标记物）。相比之下，对照组 PLGA NPs 或同等剂量的口服吡格列酮治疗无效。吡格列酮-NPs 可以抑制头臂脑动脉中 MMP 和组织蛋白酶的活性，调节骨髓来源的巨噬细胞的炎性细胞因子表达，还能抑制骨髓来源的巨噬细胞的细胞外基质金属蛋白酶诱导物的表达。这种 PLGA 纳米粒子介导的吡格列酮递送平台具有良好的安全性，是预防动脉粥样硬化斑块破裂的一种前瞻性纳米策略。

2. 有创性治疗：纳米技术用于下一代支架的设计 动脉支架植入术是冠状动脉和外周动脉疾病最迅速的治疗方法之一。目前临床上使用的支架主要包括药物洗脱支架（DES）、裸金属支架（BMS），但它们的长期疗效都有不尽如人意的地方。

（1）DES 的改进：载药纳米片和纳米粒子。DES 的意外问题让人们不得不对支架技术慎重考虑。最主要的担忧之一是与裸金属支架（BMS）相比，植入 DES 后几年乃至晚期支架内血栓形成的发生率显著增加。一般认为 DES 中大的、生物不相容的聚合物片段的降解产物是导致血栓形成和炎性事件发生的主要原因。此外，DES 递送的抗增殖剂可能是矫枉过正的，会阻碍长时间段内必要的内皮新生。一些纳米技术和纳米材料可用于解决 DES 当前的问题，纳米级修饰的支架涂层有更好的生物相容性。由生物可降解聚合物制成的新一代 DES 比第一代 DES 生物相容性更好，主要在于其释放出的纳米级组分的生物相容性更佳、引起的炎症反应更少。

利用壳聚糖薄膜，含有药物负载的 PLGA NPs 作为金属支架涂层材料。这些材料具有第一代 DES 没有的多种优点：首先，PLGA NPs 制备方法简易，可用水油乳化法一步合成；此外，NPs 是可调节的，可控制局部药物释放的时间和动力学。纳米粒子和胶片本身这两种药物载体的存在，使不同疏水性的两种药物共存并发挥作用，并通过改变壳聚糖膜的降解速率来定制这两种药物的释放动力学。这种基于生物分子的药物递送载体——壳聚糖膜，可以降低当膜降解时释放大聚合物片段的可能性。聚合物颗粒合适的纳米尺寸有利于降低以往被大聚合物片段触发的免疫应答。

另一种新型支架设计利用了一种无机药物洗脱涂层材料，该材料由嵌入玻璃状聚合物碳薄膜中的碳纳米粒子组成。纳米粒子和碳基体可产生具有良好弹性机械性能的生物惰性多孔涂层，通过改变涂层中的孔径可实现特异地调整来自碳基质的药物释放。值得注意的是，紫杉醇负载的碳-碳纳米粒子涂层支架相较于紫杉醇负载的 PLGA 涂层支架，改善了无机涂层的生物相容性，具有更少的平均损伤、更好的内皮化程度和更低的再狭窄率。

新的支架设计还包括利用多种类型纳米粒子的复杂布置来增加功能性和生物相容性。生物惰性分子 NPs 逐层组装来构建多功能支架涂层是一种新型 DES 的构建方法。由于静电荷交替存在，纳米粒子层可自发组装。利用可扩展的逐层组装的方法，

NPs 可覆盖超过 80% 的支架表面。以前的研究表明,可以用多种纳米粒子涂覆在金属支架表面,每个纳米粒子可以装载不同的药物。然后这种多功能外套可实现几种药物的同时持续动力学释放,并可通过改变纳米粒子组成、密度、尺寸以及包封的药物浓度来控制药物释放。研究也证明,造影剂可与支架表面上的药物以相同的方式包装进支架,从而通过微型 CT(使用 Au NPs 做显像剂)和 X 线(使用 BaSO₄ 做显像剂)提高成像质量。

还有一些其他研究通过将 PEG 和碘引入支架中产生不透射线的聚合物支架,产生能够降低纤维蛋白原吸附水平、降低血小板黏附程度的支架。此外,已经表明,该技术可用于支架 X 射线散射成像,而不会产生金属支架易发生的开花伪影。

这些复杂的多功能设计代表了利用纳米技术的药物洗脱支架设计的重大进步。

(2)BMS 的改进:构建纳米模式表面。DES 的副作用,如晚期支架血栓形成,是由于支架涂层降解的副产物和支架处内皮细胞化程度差所导致的。与 BMS 相比,使用 DES 显著增加晚期支架内血栓形成的发生。因此,作为 DES 的替代方案,改进的 BMS 试图通过对支架表面进行纳米结构修饰来改善支架内皮细胞化。有证据显示,通过引入图案化或粗糙化的纳米级表面变化可使聚合物和金属材料上的内皮细胞形态改变、内皮细胞数量增加。

设计成纳米图案的 BMS 表面可预防晚期支架内血栓形成,同时改善内皮细胞增殖并延缓平滑肌细胞迁移和增殖。该策略促进支架内皮化,是预防再狭窄和血栓形成的优良策略。一组钛的支架表面被修改成最小特征尺寸为 40 nm × 40 nm × 10 nm (l×w×h)的纳米结构柱。学者们在制造出的亚微米级尺寸和纳米级尺寸的支架粗糙表面上进行大鼠主动脉内皮细胞(RAEC)和大鼠主动脉平滑肌细胞(RASMC)的共培养实验,并设置平坦的 Ti 支架表面作为对照组。仅 1 d 后 RAEC 在粗糙的 Ti 表面上的增殖就比平坦支架表面增加,而 RASMC 增殖在 5 d 后受到抑制。与平坦表面相比,粗糙表面显示出更好的亲水性,可以改善纤维连接蛋白、玻璃体结合蛋白等重要细胞外基质蛋白的吸附,除此之外,RAEC 实验组还可观察到弹性蛋白和胶原合成分别在 1 周、2 周后增加。据此推测出,RAEC 的机械传播会在粗糙表面增加,并且这些形态学变化可能使细胞外基质蛋白质的产生增多。

另一组设计用直径为 100~300 nm、长度为 0.5~5 μm 的纳米柱的 MP35N 合金(35%Co,35%Ni,20%Cr,10%Mo)来修饰支架表面。2 d 和 7 d 后,牛主动脉内皮细胞在纹理表面的黏附比平坦支架表面多出 50%~60%。更重要的是,纹理支架表面上的细胞形态与对照组相当,表现出肌动蛋白丝的多糖皮质带的存在,这表明内皮在纹理支架表面是正常生理排列的。平坦的支架表面导致细胞聚集排列不良,表现为较差的细胞连接点和大量排列不良的细胞外基质蛋白质,这都会成为再狭窄的诱发因素。

除了由纳米图案支架表面提供的刺激性机械改良外,纳米柱间的空隙是药物储存和控释的潜在空间。药物释放动力学可以通过改变支柱的几何性质来控制。这种 BMS 表面修饰方案也已应用于其他支架合金表面,如 Ni∶Ti 合金和支架表面的纳米孔,也被研究用于产生表面粗糙度和实现药物储存。

目前,基于纳米技术的改进趋向于更复杂的组合方法,旨在抑制对植入物的免疫应答并防止再狭窄,同时使用生物相容性好的或生物惰性的成分来促进内皮化。下一代血管支架就有可能设计为使用表面疏松的纳米级 BMS,这些疏松的纳米表面又可负载上由生物分子制成的多种类型的洗脱药物、增强成像对比度的纳米粒子。这种方法将利用图案化 BMS 表面的强度,同时还有高度可控的释放动力学的局部来进行持续的药物递送。生物分子纳米粒子药物递送系统的应用也将减轻大聚合物的片段带来的炎症和血栓形成等副作用。

冠状动脉支架仍是治疗冠状动脉粥样硬化型心脏病的主要手段,纳米技术为支架植入后失败的最常见原因提供了许多独特的潜在解决方案。支架治疗的长期目标是促进支架上功能性内皮的再生。支架表面的纳米图案、结构可实现与细胞的直接相互作用(这种作用与平台的尺寸规模紧密相关),早期的研究表明,这种促进内皮再生的方法是有希望前景的,而纳米粒子和纳米薄膜研究的进展,也促进了 DES 药物控释技术的改进。

五、分子影像技术在心肌梗死成像和治疗中的应用

心血管疾病仍然是世界范围内的主要致死病变。超过 8 000 万的美国人患有一种或多种类型的心血管疾病,特别是心肌梗死,其是心力衰竭和心脏相关病症的主要诱因。因此,心肌梗死的诊断和治

疗显得尤为重要。

心肌梗死是心肌细胞持续、严重的缺血导致患者出现胸痛、心肌缺血坏死和损伤等一系列循环功能障碍的表现。心肌梗死减少了心脏的血液供应，导致心肌细胞死亡、组织损伤、心室功能障碍和心力衰竭。因此，心肌梗死的成功治疗在于抢救濒临死亡的心肌细胞，恢复血供、促进血管和心脏组织的再生。

（一）心肌梗死的诊断

1. 正电子发射断层扫描成像（PET）在心肌梗死中的应用 生物材料的使用已被证明是治疗梗死的有效策略。各种可注射细胞外基质样水凝胶已经被用作独立的疗法，并对梗死心脏有多种积极作用，包括形成血管，减少炎症，补充祖细胞，减少瘢痕和改善心脏功能。但是，很少有人知道它们在体内发挥作用时的保留和分布。

Ahmadi, A. 制备了十六烷基 -4- 氟苯甲酸酯（^{18}F-HFB）和量子点 (QDs) 标记的胶原基质用于评价小鼠心肌梗死模型中的胶原基质递送。在心肌梗死后 1 周，给小鼠心肌注射 ^{18}F-HFB 或 QDs 标记的基质，并通过 PET 成像或荧光成像评估其早期保留和分布。PET 成像显示，基质推注 2 h 后均匀分布于缺血区域。体外生物分布显示心肌基质保留率约65%，其中 PET 结果显示 ^{18}F-HFB 基质标记效率约82%。对于共价连接的 QDs，标记效率约为 96%，而离体 QDs 量化显示注射基质的 84% 保留在心肌中（图 36-4-6）。

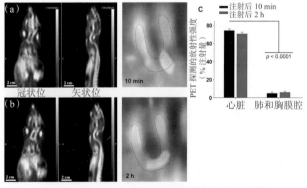

图 36-4-6 PET 成像的基质保留和分布特性
小鼠心肌注射 ^{18}F-HFB 标记基质 10 min（a）和 2 h（b）的全身 PET 图像（图片来自 Biomaterials 2015, 49: 18-26）

2. 磁共振 (MR) 分子成像在心肌梗死中的应用 MR 成像具有安全性，且分辨率高等优点，在评价心肌结构和功能中起重要作用。心血管磁共振成像已经广泛应用于心脏疾病的诊断和治疗。传统上，钆造影剂，如二亚乙基三胺双氯芬酸 (Gd-DTPA) 已经常被用于 T_1 加权 MRI。但是钆作为小分子造影剂，属于细胞外的造影剂，在梗死的心肌组织不能进行 MR 成像，同时这些造影剂的半衰期短，弛豫效能低，会导致肾纤维化。而磁性氧化铁纳米粒子具有生物相容性和可降解性，并可以被炎症细胞吞噬；超顺磁性氧化铁纳米粒子通过 T_2 和 T_2* 加权对梗死组织中的白细胞进行成像，来表征梗死的病理表现和预后。

有研究从志愿者体内分离出外周单核细胞，用铁氧化物离体标记这些细胞，然后静脉注射标记细胞。这些经过标记的细胞不受标记影响，在体外具有活力和迁移功能。此外，实验显示，注射的细胞耐受性良好，可以迁移到炎症部位（由结核菌素皮肤测试产生），并且可以用 T_2* 加权的 MRI 检测。

心肌梗死期间冠脉血流量丧失，导致细胞坏死和细胞凋亡，同时可以激活补体和细胞因子级联并使单核细胞分化成巨噬细胞。因此，巨噬细胞检测对于心肌梗死的诊断有很大价值。然而，将纳米管作为心肌梗死 MR 成像的造影剂仍然是一个挑战。首先，通过热分解的方式获得的纳米管是疏水性的。其次，将纳米管特异性传递给巨噬细胞是另一个挑战。一般来说，靶向分子，如抗体、肽可以用于提高传递效率。然而，纳米粒子表面的这些靶向分子可能会改变纳米粒子的一些属性，如大小、电势等。所以靶向心肌梗死处巨噬细胞的 MRI 纳米材料仍有待探究发现。

3. 光学成像在心肌梗死中的应用 金纳米棒是一种光学传感器，金纳米棒表面的等离子体共振会引起其对可见光与近红外波段特定波长光的散射和吸收。通过调整纳米棒长宽比，所需吸收波长可以从 600~1 100 nm 连续调谐。用于心肌梗死诊断的优选生物标志物是心肌肌钙蛋白 I（cTnI），其具有高临床敏感性，能够特异性反映心肌坏死区。心肌梗死患者胸痛发作 3~6 h 后，可检测到血液中 cTnI 升高，在 16~30 h 内达到峰值水平。为了实现早期和特定的心脏诊断，两种或多种心脏生物标志物的组合检测已被广泛应用于临床。近期临床研究发现，cTnI 和肌红蛋白的组合诊断灵敏度可以达到97%。多生物标志物检测可以提高早期心血管疾病诊断的可靠性。纳米生物技术为高度敏感的免疫测定提供了便利的途径。例如金纳米粒子（AuNPs）

已广泛用于生物传感。表面等离子体共振现象是生物材料光学传导的基础，其灵敏度以及共振波长最大值的可调性与几何参数密切相关，特别是纵横比。因此，纵向吸收波长可以从可见光到近红外区域随着纵横比的增加而增加。

4. 免疫诊断在心肌梗死中的应用　肌钙蛋白被认为是诊断急性心肌梗死的金标准，因为即使微小的心肌损伤也能检测出来，具有较高的敏感性和特异性。免疫层析试纸条结合了免疫分析和层析技术，具有廉价、简单和快捷的优点。免疫层析试纸条主要由样本垫、结合垫、吸水垫、底板和硝酸纤维素膜几部分组成。目前临床常用的试纸条用于单一蛋白质检测，具有敏感性差、浪费样本的缺点。采用免疫层析试纸条来设计构建高敏标记物，可实现急性心肌梗死、心肌缺血的快速诊断，从而挽救患者的生命。

金纳米粒子的制备始于20世纪80年代末90年代初，主要分为物理和化学两种制备方法。Tang, L.用枸橼酸钠还原法制备直径分别为13 nm和41 nm的纳米胶体金的免疫层析试纸条，选取2013年4~9月份就诊的42例急性心肌梗死患者为观察组，20例健康体检者为对照组，分别使用双纳米金免疫层析试纸条进行血清中cTnI的检测。结果显示，急性心肌梗死患者的cTnI水平显著高于正常人，差异有统计学意义（$P < 0.05$），证明双纳米免疫层析试纸条对于心肌梗死标志物的测定具有较高的准确性。因此，双纳米免疫试纸条是诊断急性心肌梗死的一种准确度高，快捷简便的方法。

5. 荧光成像在心肌梗死中的应用　巨噬细胞不仅能清除心肌梗死后的碎片，刺激血管生成，也可以触发细胞凋亡，减少瘢痕收缩以及对非缺血性心肌细胞的损伤。心肌梗死后巨噬细胞的变化已经被广泛研究。这些研究已经确定了心肌梗死后巨噬细胞的积累是双相的。

目前，叶酸-卟啉自组装双层纳米囊泡已经用于心肌梗死的荧光成像。其中双层纳米粒子内的卟啉不仅能发射近红外荧光，也是^{64}Cu放射性同位素的天然螯合剂，具有这些特征的纳米粒子既可以用于荧光成像，又可用于正电子发射断层扫描成像。叶酸受体是一种选择性药物介质且具有癌细胞靶向造影剂。叶酸-卟啉纳米粒子对巨噬细胞有选择性，可对心肌梗死后巨噬细胞进行示踪，并能反应巨噬细胞的大小、位置和表型。

（二）心肌梗死的治疗

以前采用溶栓或手术冠状动脉引入动脉旁路治疗心肌梗死，然而，这些疗法仅仅促进心脏组织再生而不能防止细胞死亡。心肌梗死的特征是心脏供血减少，导致心脏细胞死亡，组织损伤，心室功能衰竭和心力衰竭。因此，心肌梗死的成功治疗取决于拯救死亡细胞，恢复血供和再生心脏组织。换句话说，心脏组织工程需要采用能有效防止细胞死亡和促进心脏组织再生的方法治疗心肌梗死。

1. 心脏贴片疗法　心脏贴片和细胞支架结合能够提高心肌梗死细胞治疗的效率。这些支架能够复制天然心肌的结构和功能，可诱导心肌细胞附着，促进心肌细胞体外功能化。理想的心脏贴片应具有以下特性。

（1）具有良好的机械弹性，在心脏伸缩过程中，更好地抵抗心脏跳动带来的损伤。

（2）对心脏细胞有极大的亲和力，同时能保留在心脏细胞中。

（3）具有同步收缩能力，能有效传导生物电信号，避免体内严重心律失常。

多巴胺交联剂可用于整合聚吡咯纳米粒子。多巴胺交联剂和聚吡咯纳米粒子结合使心脏贴片具有最佳机械和超弹性性质。此外，多巴胺能够促进聚吡咯纳米粒子的均匀分布，使其迁移并从支架融合到心肌细胞的表面，用于恢复梗死心肌。将心脏贴片应用于心肌梗死大鼠模型，结果表明，小鼠心肌射血分数提高约50%，梗死面积减少42.6%。总而言之，具有上述三种特性的心脏贴片有望用于恢复梗死的心肌。

2. 干细胞疗法　干细胞具有再生能力，能够挽救死亡细胞，并且可以诱导梗死区域血管生成。不同类型的干细胞，包括间充质干细胞（MSCs）、胚胎干细胞（ESCs）、诱导多能干细胞（iPSCs）和心脏干细胞（CSCs）均对修复受损心肌有益。

ESCs和iPSCs具有多功能性，因此它们是进行心肌梗死修复的理想细胞来源。ESCs在植入受损心肌后，可以分化为功能性心肌细胞并能恢复病变部位心脏的收缩功能，减弱心脏重塑。类似的，将iPSCs植入损伤的心肌同样可以分化成心肌细胞，增强心脏功能。虽然这两种细胞都有治疗潜能，但ESCs存在伦理问题和潜在的致畸风险，而iPSCs的产生效率很低。因此CSCs作为具有巨大心脏分化潜能的细胞引起关注。尽管CSCs疗效高，但心脏中的 CSCs 含量极少,所以获得这些细胞比较困难,这些因素限制了其临床应用。目前 MSCs 已作为治疗心肌梗死的最佳细胞来源。与 ESCs、iPSCs 和 CSCs 相比,MSCs 的分化潜力相对有限。但是,MSCs 可以容易地从患者体内分离,进行离体扩增,并用自体同源方式,通过分泌治疗性旁分泌因子来修复心肌。

最初认为,植入的 MSCs 直接分化为心脏谱系细胞,是其作为心肌梗死干细胞治疗的主要机制。但是体内植入后分化成心肌细胞的 MSCs 相对较少。因此,许多研究尝试在体外将 MSCs 分化为心脏谱系,借助化学品、小分子、生长因子与心脏细胞共同培养来将其植入体内,以提高其治疗功效。一方面,MSCs 分化的心肌细胞可以减少纤维化,改善血管生成,保持间隙连接,并增强心肌梗死后心脏功能。但是,梗死部位有超过 10 亿的心肌细胞发生凋亡坏死,因此,少量的 MSCs 分化成心肌细胞对于心肌梗死后的心室重塑没有太大的益处。另一方面,MSCs 分泌多种生长因子以及对受损组织和器官产生保护作用的细胞因子,这些旁分泌分子可以通过促进心脏组织再生和新血管形成,增强心脏收缩力,提高心脏代谢,加强心肌保护作用以及增强免疫应答来修复心脏。

人体各器官本身就是巨大的纳米级结构的聚合体,所以仿照人体自身器官的功能而合成的纳米材料可以更广泛地发挥生物学作用。近年来,以多肽为基本组成单元,依靠多肽分子的天然自组装得到的新型支架材料已成为组织工程领域的研究热点。多肽在非共价键(如氢键)、静电作用及范德华力等弱作用力的推动下,可自发地构筑成具有特殊结构和形状的自组装肽,又称自聚肽。Han, J. 的实验定量检测了胶原纤维在心肌组织中的比率。结果显示,在心肌梗死 4 周后,心肌梗死大鼠与正常大鼠相比较,梗死区、非梗死区中胶原纤维的比率均明显增加,并且在心肌梗死 4 周时其左室功能与心肌胶原的比率呈负相关。这表明胶原的重构可引起心肌间质纤维化,限制心肌活动,降低心室的顺应性,影响心脏的功能,从而引起心力衰竭。

Han, J. 的实验运用自聚肽承载 MCSCs 移植治疗心肌梗死,结果发现,移植 4 周后,组中 Y 染色体阳性细胞列整齐,分布比较集中,支架承载 MCSCs 移植组 Y 染色体阳性细胞数明显多于 MCSCs 移植组 ($P<0.05$)。免疫组化染色显示,Y 染色体阳性细胞与周围心肌细胞中心肌肌钙蛋白表达的强度相同。此外,与 MCSCs 移植组相比,支架承载 MCSCs 移植组的微血管密度也显著增加,胶原纤维的含量均明显减少,左心室功能显著改善。将单 RAD16-II 自聚肽注射到小鼠心肌后,能在注射部位形成适合细胞生长的微环境,并募集内皮细胞和血管平滑肌细胞,促进微环境中新生血管的形成。结合本实验的研究结果,可以推测,通过将可注射的自聚肽负载的 MCSCs 移植到大鼠梗死心肌的边缘,自聚肽纳米纤维可提高移植干细胞的存活和向心肌细胞定向分化的效率,并诱导缺血心肌内血管的新生,从而缩小梗死面积,使心功能得到恢复。自聚肽纳米纤维提高植入细胞存活率的机制,可能是自聚肽纳米纤维在降解前为植入的细胞提供了临时的细胞外基质,能为植入的细胞形成自身的基质赢得时间。另外,自聚肽纳米纤维也为内皮细胞移行和毛细血管形成提供基质,通过促进血管新生,可以明显改善病灶的血液供应,为 MCSCs 的存活和心肌定向分化提供良好的微环境,提高细胞移植的疗效。

总之,运用自聚肽负载干细胞不但可提高移植干细胞的存活率和向心肌细胞定向分化效率,而且可诱导缺血心肌内血管新生,明显改善细胞的微环境,从而使梗死面积缩小,心功能得到恢复,其疗效明显优于单纯干细胞移植治疗。本研究的结果有助于为临床干细胞移植治疗心肌梗死提供理论和实验依据,同时为将自聚肽作为可注射的心肌组织工程应用于临床提供了可行性实验方案。

3. 纳米疗法 近来,针对心肌梗死的纳米材料治疗引起了极大关注。纳米材料代表自然或具有纳米尺度特性的生物相容性材料,具有独特的物理、化学性质,如纳米级尺寸,电导率或不同的化学特征。利用纳米材料的治疗,包括纳米粒子、纳米纤维支架、自组装肽等等,在修复受损的心肌中显示出显著的效果。

有些纳米材料可用于递送治疗分子,包括蛋白质、药物和心脏修复基因。另外,生物材料用作细胞载体提高了细胞治疗心肌梗死的疗效。最近,可以调节细胞功能的纳米材料为治疗心肌梗死提供了一个新的窗口,总体来说,常规干细胞疗法和纳米材料的组合为治疗心肌梗死提供了很好的治疗选择。最近,利用纳米材料的纳米尺度特性来增强干细胞的治疗效果已取得重大进展。例如,生物相容性纳米材料可以递送治疗分子,用于血管生成和干细胞募集。纳米材料的性能,如纳米形貌、导电性或独特的化学特征,可以有效调节心肌梗死修复所需的干细胞行为,包括它们的结构排列、心脏分化和旁分泌。

(1)治疗分子递送系统:治疗分子的传递,包括基因和蛋白质,可以通过促进血管发生或募集干细胞来改善心肌梗死后心脏功能。最大化这些生物分子的治疗效果,持续和控制释放药物是关键。因此,目前研究主要集中于利用纳米材料来延长用于改善血管生成和干细胞募集的蛋白质的表达,例如,肽纳米纤维自组装递送血小板衍生生长因子-BB或壳聚糖-藻酸盐纳米粒子递送胎盘生长因子,这些系统对于减弱心脏重塑和改善心脏功能有很强的效果。

(2)细胞递送分子:虽然干细胞治疗已经成为心肌梗死有希望的治疗选择,但移植后干细胞的生存时间短,这使干细胞治疗仍然受限。因此,干细胞的有效递送和延长存活已经成为干细胞用于心肌梗死治疗的最大挑战,开发新的治疗方法,提高植入细胞的存活和修复作用对于改善干细胞治疗至关重要。一些纳米材料已经被用作细胞递送系统,例如心脏贴片和可注射的纳米材料。

这些放在梗死心脏的心外膜表面的心脏贴片需要具有适当的纳米结构以及与心脏组织相容的化学性质。因此,大多采用胶原蛋白制作心脏贴片,主要是细胞外基质蛋白。胶原蛋白具有纳米纤维结构,并且可以捆成三维支架作为心脏贴片。基于胶原蛋白的心脏贴片提供了细胞生长所需的细胞外基质,使细胞更好地存活,有利于干细胞更好植入心肌梗死区域附近。

(3)导电纳米材料:电导率是治疗心肌梗死生物材料的另一个独有的特征。与其他器官中细胞不同,心肌细胞的细胞间耦合需要间隙连接,因此电传导为心肌细胞特有的功能。电化学上不适合的疗法,可能会导致与原生心脏组织的电生理学不一致,引起心律失常。因此,有人推测电导率可能调节干细胞的行为。各种显示电导率的纳米材料,例如基于碳和金的纳米材料,已经与细胞疗法结合起来用于治疗心肌梗死。一些研究表明,碳纳米纤维或碳整合的具有聚合物支架的纳米管可以促进心肌细胞的黏附和增殖。另外,这些导电纳米材料促进心脏细胞中间隙连接蛋白(Cx43)的表达,刺激电细胞之间的耦合(Cx43的表达可以促进细胞间耦合,降低心律失常风险,促进细胞功能性心肌分化,对于心肌梗死修复十分重要)。

(4)化学纳米材料:具有不同化学性质的纳米材料也可与干细胞结合用于治疗心肌梗死。研究表明,具有独特的化学特性的纳米材料,可影响细胞黏附、生长、分化和旁分泌。同时,此类纳米材料可以捕获由干细胞分泌的生长因子,并用于心肌梗死的无细胞疗法,刺激干细胞分泌更多的旁分泌分子以增强治疗功效,诱导干细胞分化为心脏谱系。

(5)蛋白疗法:生长因子神经调节蛋白可用来治疗心肌梗死。研究证明,生长因子有利于受损心脏的再生,募集内源性祖细胞,使其分化为功能性心肌细胞和血管细胞,有利于血管生成,促进灌注,减少纤维化和抑制凋亡过程。而神经调节蛋白被认为是心脏再生领域最有希望的生长因子之一。已知生长因子神经调节蛋白对成年心脏的发育及心脏功能的维持至关重要。临床研究已经表明,给予梗死心脏生长因子神经调节蛋白能够诱导血管生成,有利于心肌细胞增殖,改善心脏。除此之外,生长因子已经与药物输送系统相结合,虽然两者具有不同的结构和特征,但都具有生物相容性。在心脏修复的过程中,随时间推移和持续的蛋白质释放,药物输送系统能保护治疗性生长因子免受降解。

第五节　心血管系统的未来医学影像学展望

一、分子影像技术在心血管疾病诊断和治疗领域的展望

分子影像学是用影像学的方法在细胞或分子水平对活体生物过程进行描述与测量的新兴交叉学科。在心血管系统成像中,可以通过测量动脉粥样硬化斑块成像治疗冠心病,通过心肌细胞凋亡成像了解急性心肌损伤中细胞死亡的病理机制,通过心肌炎时在心肌内进行巨噬细胞浸润成像,通过心肌细胞坏死成像显示坏死的心肌,通过巨噬细胞的浸润成像测量梗死的心肌范围等。纳米粒子在分子影像学研究中扮演了极其重要的角色,结合成像

和靶向治疗的纳米粒子可以对治疗部分进行精确地空间监测。纳米粒子的成像能力对病变部位进行观察和追踪,同时证明活性成分可送到靶点。与此同时,还可以通过分子、细胞水平检测和量化治疗效果来设计剂量。由此可见,分子影像技术不仅能检测、追踪病变部位,还能通过特异性靶向的纳米粒子携带装载治疗疾病的药物然后进行治疗,而其对机体、器官、组织水平的整合研究更符合当今的发展趋势。

二、分子影像技术在心脏神经受体成像的前景与展望

很多疾病都会引起心脏神经支配异常,如充血性心力衰竭、心肌缺血、心律失常等心血管疾病,心脏神经受体成像有助于更深刻地理解这些疾病的病理生理过程,在活体对疾病进行定位、定量、定性诊断,指导临床为患者制订合适的治疗方案,并对治疗效果进行监测。

随着更多造影剂的出现以及成像技术的改进,尤其是亚型选择性造影剂的研发,将使心肌神经受体成像的敏感性、特异性大大增加,必将促进心肌神经受体成像的临床应用和推广,为临床及科研提供更多有价值的信息。

三、分子影像技术在动脉粥样硬化诊断和治疗领域的展望

纳米粒子用于动脉粥样硬化动物模型的许多临床前研究结果尚在发展阶段。一个主要原因可能是人和鼠动脉粥样硬化之间的不一致,实验过程中的小鼠动脉粥样硬化被大大加快。然而,与小分子药物相比,纳米粒子有更好的生物利用度,并且可以特异性设计成靶向分子结构。虽然纳米粒子有如此多的优点,但其有限的普适性、潜在的毒性、可能引起免疫刺激或免疫抑制是其不可忽视的缺点。纳米粒子也可能长时间滞留在体内,因此在转化成临床造影剂和药物制剂之前需要广泛而长期的的毒理学研究。另外还有几个重要的问题有待回答,例如纳米粒子在动脉粥样硬化中特异性靶向慢性炎症的响应过程是否会影响急性炎症中的宿主防御。尽管如此,治疗动脉粥样硬化疾病的纳米药物的个体化用药仍具有广阔前景。

四、分子影像技术在斑块成像和治疗领域的展望

鉴于动物模型的活体数据实现了预期的效果,人们很快将考虑这些新的诊断性纳米粒子、造影剂、药物控释装置和支架设计向临床转化。下一代诊断和治疗易损动脉粥样硬化斑块方法很可能基于纳米水平的设计元素。显然,这样的进步需要生物材料、血管生物学、化学、微细加工等方面研究人员的共同努力。这些新颖的方法为这个领域注入了新鲜的血液,也意味着易损斑块的早期发现、宿主“友好”型支架的针对性治疗时代即将到来。

五、分子影像技术在心肌梗死诊断和治疗领域的展望

干细胞治疗已成为心肌梗死最令人鼓舞的治疗方案之一。干细胞的简单传递已经应用于许多临床前和临床研究中,然而,干细胞的治疗效果仍然需要改善。为了提高干细胞的治疗效果,已经使用多种不同形式的纳米材料。纳米材料治疗心肌梗死包括治疗分子或细胞的递送,模拟心脏电导率的生物材料或各向异性纳米形貌的发展以及纳米材料化学性质的开发。纳米粒子和自组装肽已被用于药物或细胞递送系统以改善治疗分子的递送效率。此外,设计构建纳米材料时,纳米材料的形貌和电导率已被纳入考虑,用来模拟心脏的天然特性,促进干细胞分化为心脏中类似心肌细胞的功能细胞。最后,对于含有纳米材料的干细胞来说,细胞和纳米材料的固有化学性质之间的相互作用,能够影响这些干细胞对于心肌梗死的治疗。纳米材料与干细胞的整合对于治疗心肌梗死显示出协同效应。功能纳米材料与干细胞的整合将成为治疗心肌梗死有希望的策略。

【参考文献】

[1]　中华医学会放射学分会,中华医学会影像技术分会.CT检查技术专家共识.中华放射学杂志,2016,50(12):916-928.

[2]　中华医学会影像技术分会,中华医学会放

射学分会. MRI 检查技术专家共识. 中华放射学杂志, 2016, 50(10): 724-739.

[3] PANNU HK, FLOHR TG, CORL FM, et al. Current concepts in multidetector row CT evaluation of the coronary arteries: principle, techniques, and anatomy[J]. RadioGraphics, 2003, 23: S111-S125.

[4] 蔡军, 张龙江, 卢光明, 等. 1 879 例成人非先天性心脏病患者双源 CT 检出的冠状动脉起源异常 24 例分析 [J]. 医学影像学杂志, 2009, 19(8): 973-977.

[5] DE JONGE GJ, VAN OOIJEN PM, PIERS LH, et al. Visualization of a-nomalous coronary arteries on dual-source computed tomography[J]. Eur Radiol, 2008, 18(11): 2425-2432.

[6] YAMANAKA O, HOBBS RE. Coronary artery anomalies in 126 595 patients undergoing coronary arteriography[J]. Cathet CardiovascDiagn, 1990, 21(1): 28-40.

[7] MARON BJ, DOERER JJ, HAAS TS, et al. Sudden deaths in youngcompetitive athletes: analysis of 1 866 deaths in the UnitedStates, 1980-2006 [J]. Circulation, 2009, 119(8): l085-1092.

[8] JIM MH, SIU CW, HO HH, et al. Anomalous origin of the rightcoronary artery from the left coronary sinus is associated with earlydevelopment of coronary artery disease [J]. Invasive Cardiol, 2004, 16(9): 466-468.

[9] RIGATELLI G, GEMELLI M, ZAMBONI A, et al. Are coronary artery anomalies an accelerating factor for coronary atherosclerosis development? [J]. Angiology, 2004, 55(1): 29-35.

[10] 吴瑛, 姚民, 高润霖, 等. 成人冠状动脉造影中动脉起源异常分析 [J]. 中华心血管病杂志, 2004, 32(7): 587-590.

[11] 张龙江, 卢光明. 冠状动脉先天性异常的多层螺旋 CT 血管成像 [J]. 放射学实践, 2008, 23(8): 923-926.

[12] 戴沁怡, 吕飙, 张兆琪. 64 层螺旋 CT 诊断成人冠状动脉起源异常 [J]. 中华放射学杂志, 2006, 40(8): 804-808.

[13] 王新江, 杨立, 蔡祖, 等. 64 层螺旋 cT 对先天性冠状动脉异常起源的显示 [J]. 中国医学影像技术, 2006, 22(10): 1510-1512.

[14] 崔海燕, 黄关萍, 梁长虹, 等. 64 层螺旋 CT 冠脉 CTA 对比剂注射方案优化[J]. 中国医学影像技术, 2008, 24(3): 374-377.

[15] 张优仪, 余建群, 袁红, 等. 冠脉动脉粥样硬化斑块的 64MDCT 表现及其临床应用研究 [J]. 四川大学学报: 医学版, 2009, 40(5): 949-951.

[16] 徐怡, 唐立均, 朱晓梅, 等. 双源 CT 冠脉成像评估冠脉狭窄不准确的原因分析[J]. 中国医学计算机成像杂志, 2013, 19(2): 127-131.

[17] BRINK JA. Use of high concentration contrast media (HCCM): principleand rationale body CT [J]. Eur J R adiol, 2003, 45 (Suppl 1): S53-S58.

[18] 刘志敏, 高剑波, 刘杰, 等. 64 排螺旋 CT 冠状动脉成像注射后延迟时间的影响因素[J]. 中国医学影像学杂志, 2012, 20(1): 25-28.

[19] 邓炜, 黄益, 李耀国, 等. 64 排 CT 双时相冠脉重建在单纯性心肌桥中的临床价值研究 [J]. 中国 CT 和 MR 杂志, 2011, 9(3): 36-38.

[20] 郑建刚, 龚波, 师干伟, 等. CT 冠状动脉成像和冠状动脉造影对心肌桥的诊断 [J]. 南京医科大学学报 (自然科学版), 2013, 33(5): 679-681.

[21] 龚波, 武洪林, 沈丹丹, 等. 心率、心率波动及重建时相的选择对 64 层螺旋 CT 冠状动脉图像质量的影响 [J]. 南京医科大学学报: 自然科学版, 2011, 31(10): 1501-1505.

[22] HOSTIUC S, CURCA GC, DERMENGIUD, et al. Morphological changesassociated with hemodynamically significant myocardial bridgesin sudden cardiac death [J].Thorac Cardiovasc Surg, 2011, 59 (7): 393-398.

[23] 田小超, 何青. 冠状动脉心肌桥与心肌缺血研究进展 [J]. 中国心血管杂志, 2012, 17(6): 468-470.

[24] CHAREONTHAITAWEE P, KAUFINANN PA, RIMOLDI O, et al. Heterogeneity of resting and hyperemic myocardial blood flow in health humans[J]. Cardiovasc Research, 2001, 50: 151-161.

[25] FRANZEN D, CONWAY RS, ZHANG H, et al. Spatial heterogeneity of local bloodflow and metabolite content in dog hearts[J]. Am J Physio, 1988, 254: H344-H353.

[26] CAMICI PQ GROPLER RJ, JONES T et al. The impact of myocardial blood flow quantitation

with PET on the understanding of cardiac diseases[J]. Eur Heart J,1996,17:25-34.

[27] KING RB, BASSINGTHWAIGHTE JB, HALES JRS, et al. Stability of heterogeneity ofmyocardial blood flow in normal awake baboons[J].Circ Res 1985;57:285-295.

[28] AUSTIN JR. RE, ALDEA GS, COGGINS DL, et al. Profound spatial heterogeneity ofcoronary reserve: discordance between patterns of resting and maximal myocardial blood flow[J]. Circ Res, 1990; 67:319-331.

[29] GHALEH B, SHEN YT, VATNER SF. Spatial heterogeneity of myocardial blood flow presages salvage vs. necrosis with coronary artery reperfusion in consciousbaboons[J]. Circulation, 1996; 94: 2210-2215.

[30] CZERNIN J, MITLLER P, CHAN S, et al. Influence of age and hemodynamics onmyocardial blood flow and flow reserve[J]. Circulation, 1993; 88: 62-69.

[31] UREN NQMELIN JA, DE BRUYNE B, et al. Relation between myocardial bloodflow and the severity of coronary artery stenosis[J].New Eng J Med, 1994,330:1782-1788.

[32] Deussen A. Blood flow heterogeneity in the heart[J]. Basic Res Cardiol, 1998,93:430438.

[33] VAN BEEK JHGM, ROGER SA, BASSINGWAIGTHE JB. Regional myocardial flow heterogeneity explained with fractal networks[J]. Am J physiol, 1989,257: H1670-H1680.

[34] NIKOLAOU K, KNEZ A, SAGMEISTER S, et al. Assessment of myocardial infarctions using multidetector-row computed tomography[J]. J Comput AssistTomogr, 2004,28:286 -292.

[35] HOFFMANN U, MILLEA R, ENZWEILER C,et al. Acute myocardial infarction: contrast-enhanced mufti-detector row CT in a porcine model[J]. Radiology,2004,231:697-701.

[36] GOSALIA A, HARAMATI LB, SHETH MP, et al.CT detection of acute myocardialinfarction[J]. Am J Roentgenol ,2004;182:1563- 1566.

[37] 张玉松. 64 排螺旋 CT 对主动脉夹层的诊断价值 [J]. 山东医学高等专科学校学报,2009, 31(3): 219-220.

[38] 李鹏雨,李坤成,杜祥颖,等.64 层螺旋 CT 三联检查在急性胸痛诊断中的应用 [J]. 中华放射学杂志,2007, 41(10): 1032-1035.

[39] 李大成, 邢喜玲, 李亚军, 等. CTA 与 DSA 诊断颅内肿瘤的对比研究 [J]. 实用放射学杂志, 2005, 8(21): 789.

[40] 贾面英, 苑静波.多层螺旋 CT 腹部血管成像临床应用研究 [J]. 河北医药, 2006, 10(28): 934.

[41] 周康荣, 陈祖望.体部磁共振成像 [M] . 上海:上海医科大学出版社, 2000. 610- 613.

[42] VON KODOLITSCH Y, CSOSZ SK, KOS CHYK DH , et al. Intramural hematoma of the aorta: predictors of progression to dissection and rupture [J] . Circulation, 2003, 107: 1158-1163.

[43] VACCARI G, CACIOUI S , CALAMAI G, et al. Int ramural hematoma of the aorta: diagnosis and treatment [J] . Eur J CardiothoracSurg, 2001, 19: 170-173.

[44] 支爱华, 戴汝平, 蒋世良, 等.主动脉不典型夹层转归的电子束 CT 研究 [J] . 中华放射学杂志, 2006, 40: 507- 510.

[45] 陈跃鑫,刘昌伟,刘暴 . 孤立性肠系膜上动脉夹层的病例荟萃分析. 中华医学杂志, 2008, 88: 3345.

[46] LEUNG DA, SCHNEIDER E, KUBIK-HUCH R, et al . Acute mesenteric ischemia caused by spontaneous isolated dissection of the superiormesenteric artery: treatment by percutaneous stent placement[J] . EurRadiol,2000,10:1916.

[47] DALAINAS I, NANO G, BIANCHI P, et al. Endovascular techniques for thetreatment of ruptured abdominalaortic aneurysm: 7-years intention-to-treat results[J]. World J Surg, 2006, 30(10): 1809-1814.

[48] MCMAHON MA, SQUIRRELL CA.Multidetector CT of AorticDissection: A Pictorial Review[J].Radiographics,2010,30(2):445-460.

[49] LOUD PA , KATZ DS, KLIPPENSTEIN DL, et al.Combined CT venography and pulmonary angiography in suspected thrombo-embolic disease : diagnostic accuracy for deep venous evalua-tion [J].

AJR, 2000, 174:61-65

[50] LOUD PA, KATZ DS, BRUCE DA, et al.Deep venous thrombosis with suspected pulmonary embolism: detection with combined CT venog raphy and pulmonary angiography [J] .Radiology , 2001, 219:498-502

[51] PARK EA, LEEW, LEEMW, et al.Chronic stage deep vein thrombosis of the lower extremities:indiret CT venographicfindings [J] .J Comput A sisst Tomog r, 2007, 31:649-656.

[52] 王书智, 沈莉, 顾建平, 等.CT 血管成像对髂静脉受压综合征及继发血栓形成的诊断价值 [J]. 中华放射学杂志, 2009,43:1156-1159.

[53] DAS M, MUHLENBRUCH G, MAHNKEN AH, et al.Optimized image reconstruction for detection of deep venous thrombosis atmulti detector-row CT venography [J] .Eur Radiol, 2006, 16: 269-275.

[54] KAHN SR, GINSBERG JS.T he post-thrombotic syndrome current knowledge , controversies, and directions for future research[J] .J Blood Reviews, 2002, 16:155-165.

[55] SINGH H, MASUDA EM .Comparing short-term outcomes offemoral -popliteal and iliofemoral deep venous thrombosis : early lysis and development of reflux [J] .Ann Vasc Surg ,2005, 19:74-79

[56] YANAR F, AGCAOGLU O, GOK AF, et al. The management of mesenteric vein thrombosis: a single institution's experience[J]. Ulus TravmaAcil Cerrahi Derg, 2013, 19(3): 223-228.

[57] ACOSTA S, ALHADAD A, SVENSSON P, et al. Epidemiology, risk andprognostic factors in mesenteric venous thrombosis[J]. Br J Surg, 2008, 95(10): 1245-1251.

[58] CLARK NP, DELATE T, RIGGS CS, et al. Warfarin interactions withantibiotics in the ambulatory care setting[J]. JAMA Intern Med, 2014, 174(3): 409-416.

[59] LOUD PA, KATZ DS, BRUCE DA , et al.Deep venous thrombosis with suspected pulmonary embolism: detection with combined CT venography and pulmonary angiography[J]. Radiology, 2001, 219(2):498-502.

[60] MAKI DD, KUMARN, NGUYEN B, et al.Distribution of thrombi in acute lower extremity deep venous thrombosis: implications for sonography and CT and MR venography[J] .AJR, 2000, 175(5): 1299-1301.

[61] 刘征,陈金良,于卫国,等. 核素心肌灌注显像诊断 PCI 术后冠状动脉再狭窄的 Meta 分析 [J]. 中国循证心血管医学杂志,2015,(05):605-608.

[62] 周前. 中华影像医学——影像核医学卷 [M]. 北京:人民卫生出版社,2002.

[63] 李殿富,黄峻,冯建林,等. 运动负荷后早期门控心肌显像对冠心病严重三支病变的诊断价值 [J]. 中华核医学杂志,2005,(01):24-26+65.

[64] 李俊红,韦智晓. 核素显像评价心功能的应用研究进展 [J]. 医学综述,2007,(14):1106-11.

[65] HWANG, H., KWON, et. al Peptide-loaded Nanoparticles and Radionuclide Imaging for Individualized Treatment of Myocardial Ischemia[J]. Radiology, 2014, 273(1): 160-167.

[66] CHHOUR, P., NAHA, P. C, et.al Labeling monocytes with gold nanoparticles to track their recruitment in atherosclerosis with computed tomography[J]. Biomaterials, 2016, 87: 93-103.

[67] PANIZZI, P., NAHRENDORF, M. In vivo detection of Staphylococcus aureus endocarditis by targeting pathogen-specific prothrombin activation[J]. Nature Medicine 2011, 17(9): 1142-1153.

[68] CHEN, H.H., JOSEPHSON. Imaging of apoptosis in the heart with nanoparticle technology[J]. Wiley Interdisciplinary Reviews-Nanomedicine And Nanobiotechnology, 2011, 3(1): 86-99.

[69] JOANNE, P., KITSARA. Nanofibrous clinical-grade collagen scaffolds seeded with human cardiomyocytes induces cardiac remodeling in dilated cardiomyopathy [J]. Biomaterials, 2016, 80: 157-168.

[70] BIETENBECK, M., FLORIAN. The diagnostic value of iron oxide nanoparticles for imaging of myocardial inflammation - quo vadis? [J]. Journal Of Cardiovascular Magnetic Resonance 2015, 17: 12.

[71] CHIRUMAMILLA, A. TRAVIN, M. I. Cardiac Applications of ^{123}I-mIBG Imaging [J]. Semin Nucl Med, 2011, 41(5), 374-387.

[72] TRAVIN, M. I. Cardiac neuronal imaging

at the edge of clinical application [J]. Cardiol Clin, 2009, 27(2), 311-327.

[73] BENGEL, F. M., SCHWAIGER, M.. Assessment of cardiac sympathetic neuronal function using PET imaging. [J]J Nucl Cardiol 2004, 11 (5), 603-616.

[74] 周伟娜, 王雪梅, ^{123}I 间碘苄胍心脏神经显像的临床应用进展 [J]. 国际放射医学核医学杂志, 2011, 35 (5).

[75] GILL, J. S., HUNTER, G. J., GANE, G., et al. Heterogeneity of the human myocardial sympathetic innervation: In vivo demonstration by iodine ^{123}I-labeled metaiodobenzylguanidine scintigraphy [J]. Am Heart J, 1993, 126(2), 390-398.

[76] ESTORCH, M., SERRAGRIMA, R., FLOTATS, A., et al. Myocardial sympathetic innervation in the athlete's sinus bradycardia: Is there selective inferior myocardial wall denervation? [J]. J Nucl Cardiol, 2000, 7 (4), 354-358.

[77] JI, S. Y., TRAVIN, M. I. Radionuclide imaging of cardiac autonomic innervation[J]. J Nucl Cardiol, 2010, 17 (4), 655-666.

[78] BARDY, G. H., LEE, K. L., MARK, D. B., et al. Amiod ar one or an implantable cardioverter-defibrillator for congestive heart failure[J]. New Engl J Med, 2005, 352 (3), 225-237.

[79] TAHARA, N., MUKHERJEE, J., DE HAAS, H. J., et al. 2-deoxy-2-[^{18}F] fluoro-D-mannose positron emission tomography imaging in atherosclerosis[J]. Nat Med, 2014, 20 (2), 215-219.

[80] 李任飞. 心肌缺血后心脏 M 受体及其亚型 M 受体的活体分子成像研究 [J]. 2009.

[81] ESKOLA, O., GRONROOS, T. J., NAUM, A., et al. Novel electrophilic synthesis of 6-[^{18}F]fluoro-dopamine and comprehensive biological evaluation[J]. Eur J Nucl Med Mol Imaging, 2012, 39 (5), 800-810.

[82] RUPINDER K KANWAR1, R. C., TAKUYA TSUZUKI, et al. Emerging Engineered Magnetic Nanoparticulate Probes for Molecular MRI of Atherosclerosis: How Far Have We Come? [J]. Future Medicine, 2012, 7(6):899–916.

[83] PERRONE-FILARDI, P., DELLEGROT-TAGLIE, S., RUDD, J. H., et al. Molecular Imaging of Atherosclerosis in Translational Medicine[J]. Eur. J. Nucl. Med. Mol. Imaging, 2011, 38 (5): 969-975.

[84] CHENG, D. L., X.ZHANG, C.TAN, et al. Detection of Vulnerable Atherosclerosis Plaques with a Dual-Modal Single-Photon-Emission Computed Tomography/Magnetic Resonance Imaging Probe Targeting Apoptotic Macrophages [J]. ACS Appl Mater Interfaces, 2015, 7 (4): 2847-2855.

[85] TAWAKOL, A.; MIGRINO, R. Q.; BASHIAN, G. G, et al. In Vivo ^{18}F-Fluorodeoxyglucose Positron Emission Tomography Imaging Provides a Noninvasive Measure of Carotid Plaque Inflammation in Patients [J]. J. Am. Coll. Cardiol. 2006, 48 (9): 1818-1824.

[86] KAICHUANG YE, J. Q., ZHIYOU PENG, et al. Polyethylene Glycol-Modified Dendrimer-Entrapped Gold Nanoparticles Enhance Ct Imaging of Blood Pool in Atherosclerotic Mice [J]. Nanoscale Research Letters, 2014, 9: 529

[87] CHHOUR, P.; NAHA, P. C.; O'NEILL, S. M., et al. Labeling Monocytes with Gold Nanoparticles to Track Their Recruitment in Atherosclerosis with Computed Tomography [J]. Biomaterials, 2016, 87: 93-103.

[88] WANG, K., PAN, D., SCHMIEDER, A. H., et al. Atherosclerotic Neovasculature MR Imaging with Mixed Manganese-Gadolinium Nanocolloids in Hyperlipidemic Rabbits [J]. Nanomedicine, 2015, 11 (3): 569-78.

[89] WANG, Y., CHEN, J., YANG, B., et al, In Vivo MR and Fluorescence Dual-Modality Imaging of Atherosclerosis Characteristics in Mice Using Profilin-1 Targeted Magnetic Nanoparticles [J]. Theranostics, 2016, 6 (2): 272-286.

[90] DOUMA, K., MEGENS, R. T., VAN ZANDVOORT, M. A. Optical Molecular Imaging of Atherosclerosis Using Nanoparticles: Shedding New Light on the Darkness[J]. Wiley Interdiscip Rev Nanomed Nanobiotechnol, 2011, 3 (4): 376-388.

[91] CORMODE, D. P., SKAJAA, T., VAN SCHOONEVELD, M. M., et al, Nanocrystal core high-density lipoproteins: a multimodality contrast

agent platform [J]. Nano Lett, 2008, 8

[92] PLUMMER, E. M.; THOMAS, D.; DESTITO, G., et al. Interaction of Cowpea Mosaic Virus Nanoparticles with Surface Vimentin and Inflammatorys Cells in Atherosclerotic Lesions [J]. Nanomedicine, 2012, 7 (6): 877-888.

[93] DEHAINI, D., WEI, X., FANG, R. H., et al. Erythrocyte-Platelet Hybrid Membrane Coating for Enhanced Nanoparticle Functionalization[J]. Adv. Mater, 2017, 1606209.

[94] SCHIENER, M., HOSSANN, M., VIOLA, J. R., et al. Nanomedicine-Based Strategies for Treatment of Atherosclerosis[J]. Trends Mol. Med, 2014, 20 (5): 271-281.

[95] ZHU, X. W., H.ZHENG, L.ZHONG, et al. Upconversion Nanoparticle-Mediated Photodynamic Therapy Induces THP-1 Macrophage Apoptosis Via ROS Bursts and Activation of the Mitochondrial Caspase Pathway[J]. Int J Nanomedicine, 2015, 10, 3719-3736.

[96] QIN, J., PENG, Z., LI, B., et al. Gold Nanorods as a Theranostic Platform for in Vitro and in Vivo Imaging and Photothermal Therapy of Inflammatory Macrophages [J]. Nanoscale, 2015, 7 (33): 13991.

[97] MOHAN, C. C., CHERIAN, A. M., KURUP, S., et al. Stable Titania Nanostructures on Stainless Steel Coronary Stent Surface for Enhanced Corrosion Resistance and Endothelialization[J]. Adv. Healthc. Mater, 2017, 1601353.

[98] KEUM, D. H., MUN, J. H., HWANG, B. W., et al. Smart Microbubble Eluting Theranostic Stent for Noninvasive Ultrasound Imaging and Prevention of Restenosis [J]. Small (Weinheim an der Bergstrasse, Germany), 2016.

[99] YU, S. S., ORTEGA, R. A., REAGAN, B. W., et al. Emerging Applications of Nanotechnology for the Diagnosis and Management of Vulnerable Atherosclerotic Plaques [J]. Wiley Interdiscip Rev Nanomed Nanobiotechnol, 2011, 3 (6): 620-646.

[100] WU, C., ZHANG, Y., LI, Z., et al. A Novel Photoacoustic Nanoprobe of ICG@PEG-Ag2S for Atherosclerosis Targeting and Imaging in Vivo[J]. Nanoscale, 2016, 8 (25): 12531-12539.

[101] LOBATTO, M. E., CALCAGNO, C., MILLON, A., et al. Athero sclerotic Plaque Targeting Mechanism of Long-Circulating Nanoparticles Established by Multimodal Imaging[J]. ACs Nano, 2015, 9 (2): 1837-1847.

[102] SANCHEZ-GAYTAN, B. L. F., F. LOBATTO., et al. HDL-Mimetic PLGA Nanoparticle to Target Atherosclerosis Plaque Macrophages [J]. Bioconjug. Chem, 2015, 26 (3): 443-451.

[103] TU, C., NG, T. S., SOHI, H. K., et al. Receptor-Targeted Iron Oxide Nanoparticles for Molecular MR Imaging of Inflamed Atherosclerotic Plaques[J]. Biomaterials, 2011, 32 (29): 7209-7216.

[104] QIAO, H. W., Y. ZHANG, R. GAO, Q., et al. MRI/Optical Dual-Modality Imaging of Vulnerable Athero sclerotic Plaque with an Osteopontin-Targeted Probe Based on Fe$_3$O$_4$ Nanoparticles[J]. Biomaterials, 2016, 112: 336-345

[105] HYAFIL, F.; CORNILY, J. C.; FEIG, J. E., et al. Noninvasive Detection of Macrophages Using a Nanoparticulate Contrast Agent for Computed Tomography[J]. Nat. Med, 2007, 13 (5): 636-641.

[106] JACOBIN-VALAT, M. J., LAROCHE-TRAINEAU, J., LARIVIERE, M., et al. Nanoparticles Functionalised with an Anti-Platelet Human Antibody for in Vivo Detection of Atherosclerotic Plaque by Magnetic Resonance Imaging [J]. Nanomedicine 2015, 11 (4): 927-937.

[107] MARRACHE, S.; DHAR, S.. Biodegradable Synthetic High-Density Lipoprotein Nanoparticles for Atherosclerosis [J]. Proc. Natl. Acad. Sci. U. S. A. 2013, 110 (23): 9445-50.

[108] YEAGER, D. C., Y. S. LITOVSKY, S. Intravascular Photoacoustics for Image-Guidance and Temperature Monitoring During Plasmonic Photothermal Therapy of Atherosclerotic Plaques: A Feasibility Study [J]. Theranostics, 2013, 4 (1): 36-46.

[109] KAMALY, N. F., G. FOJAS, J. J. et al. Targeted Interleukin-10 Nanotherapeutics Developed with a Microfluidic Chip Enhance Resolution of Inflammation in Advanced Atherosclerosis [J]. ACs Nano, 2016, 10 (5): 5280-5292.

第三十七章　乳腺疾病的传统医学影像学与分子成像

医学影像学在乳腺疾病的诊断中发挥着重要作用,特别是对乳腺癌的监测和治疗后随访,通过及时的影像学检查,可提高临床触诊阴性的乳腺癌的检出率。

第一节　常见乳腺疾病的医学影像学表现

一、乳腺纤维腺瘤

(一)疾病概述

乳腺纤维腺瘤(fibroadenoma of breast)是发生于乳腺小叶内纤维组织和腺上皮的混合性肿瘤,是最常见的乳房良性肿瘤之一。女性患病率约10%,可发生于青春期后的任何年龄的女性,但以18~25岁的青年女性多见。具体病因尚不明确,可能与体内雌激素水平升高或局部组织对雌激素的敏感性增强、基因改变、某些药物的影响、某些病毒感染等有关。病变多发生于一侧。肿瘤多呈圆形或卵圆形,密度均匀,边缘光滑,边缘有时出现分叶或小切迹,其生长缓慢。一般无自觉症状,多为偶然发现;多位于乳腺外上象限。病变多小于5 cm,质韧、光滑、可推动、生长缓慢。

(二)病理表现

该病起源于小叶内纤维组织及腺上皮组织,大体标本观察,纤维腺瘤与周围乳腺组织分界清楚,可活动,质地韧,表面光滑。肿瘤多呈圆形或椭圆形,其表面常有完整的薄层纤维包膜。当其纤维成分较多时,瘤体切面呈灰白色,半透明,质地韧,富有弹性;当其上皮成分丰富时,切面呈淡粉红色,细颗粒状,甚至呈乳头状,往外翻出,质地偏软。

乳腺纤维腺瘤在光镜下,可根据其纤维和上皮成分的生长程度及相互的结构关系,分为管内型、管周型和混合型三种病理类型。

(1)管内型:间质内增生的纤维组织压迫腺管,使其伸长、弯曲及变形,严重者似乎间质成分侵入管腔内。腺管上皮受挤压而萎缩成扁平形。肿瘤内纤维组织较疏松,可呈黏液样。

(2)管周型:上皮成分与纤维成分混杂在一起,腺管呈圆形、卵圆形或不规则形,不受增生纤维组织的挤压。管腔由两层上皮细胞组成,内层为单层立方状或柱状上皮,外层为胞浆透亮的肌上皮。其上皮成分可有轻度增生。肿瘤内纤维组织增生,且围绕在腺管周围,可疏松或致密,甚至可有胶原变性。

(3)混合型:管内型和管周型的病理改变同时存在。

(三)影像学表现

(1)X线表现:纤维腺瘤通常表现为圆形或者卵圆形肿块,亦可呈分叶状,直径1~3 cm,边缘光滑整齐,密度近似正常腺体密度,肿块周围可有薄层晕环,为被推挤的周围脂肪组织,部分纤维瘤在X线片上可见钙化,钙化可位于肿块边缘部分或中心,呈蛋壳状、粗颗粒状、树枝状或斑点状,钙化可逐渐发展,相互融合而成为大块状钙化或骨化,占据肿块的大部或全部。

(2)超声表现:肿块呈圆形或卵圆形,轮廓整齐,横径通常大于纵径,有光滑清晰的包膜回声。内部呈均匀低回声,肿块后方回声正常或轻度增强,可见侧方声影。如有钙化,则其后方可出现声影。彩色多普勒显示肿块内通常无血流。

(3)CT:平扫,肿块呈圆形或卵圆形,轮廓整齐,边缘光滑,密度一般稍低,部分瘤内可见钙化。当肿瘤发生于致密型乳腺内时,密度与腺体组织近似,常需结合增强扫描与乳腺癌相鉴别,纤维腺瘤一般呈轻、中度均匀强化,强化后CT值常增高30~40 Hu,但少数血运较丰富的纤维腺瘤亦可呈明显强化。

（4）MRI：纤维腺瘤的 MRI 表现与其组织成分有关。在平扫 T_1WI 上，肿瘤多表现为低信号或中等信号，边界清晰，圆形或卵圆形，大小不一。在 T_2WI 上，依肿瘤内细胞、纤维成分及水的含量不同而表现为不同信号强度：纤维成分含量多的纤维性纤维腺瘤（fibrous fibroadenomas）信号强度低；而水及细胞含量多的黏液性及腺性纤维腺瘤（myxoid and glandular fibroadenomas）信号强度高。肿瘤内结构多较均匀，信号一致。发生退化、细胞少、胶原纤维成分多者在 T_2WI 呈低信号。钙化区无信号。通常发生在年轻妇女的纤维腺瘤含细胞成分较多，而老年妇女的纤维腺瘤则含纤维成分较多。动态增强 MRI 扫描，纤维腺瘤表现亦可各异，但大多数表现为缓慢渐进性的均匀强化或由中心向外围扩散的离心样强化，少数者，如黏液性及腺性纤维腺瘤亦可呈快速显著强化，其强化类型有时难与乳腺癌鉴别，所以准确诊断除依据强化程度、时间 - 信号强度曲线类型外，还需结合病变形态学表现进行综合判断，以减少误诊（图 37-1-1）。

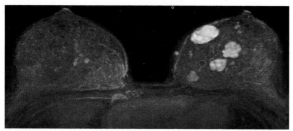

图 37-1-1　MRI 增强图像显示右侧乳腺多发纤维腺瘤

（四）诊断和鉴别诊断

乳腺纤维腺瘤的诊断要点是：①患者多为 40 岁以下的青年女性，无明显自觉症状，多为偶然发现；②影像学表现为类圆形肿块，边缘光滑、锐利，可有分叶，密度或信号均匀，部分可见粗颗粒状钙化；③CT、MRI 增强扫描，大多数纤维腺瘤表现为缓慢渐进性的均匀强化或由中心向外围扩散的离心样强化。

乳腺纤维腺瘤除应与乳腺癌鉴别外，尚需与乳腺其他良性肿瘤和肿瘤样病变鉴别，如乳腺脂肪瘤、错构瘤和积乳囊肿等。

（1）纤维腺瘤与乳腺癌鉴别要点：①乳腺癌患者年龄多在 35 岁以上，多有相应的临床症状；②乳腺癌病变边缘不光滑，密度较高，有毛刺，钙化多细小；③CT、MRI 动态增强扫描，乳腺癌密度或信号强度趋于快速明显增高且快速减低，强化方式多由边缘向中心渗透，呈向心样强化。

（2）纤维腺瘤与乳腺脂肪瘤鉴别要点：①脂肪瘤少见，多发生在中年以上妇女，触诊时为柔软、光滑、可活动的肿块，界限清晰；②脂肪瘤在 X 线上表现为卵圆形或分叶状脂肪样密度的透亮影，周围有纤细而致密的包膜，在透亮影内常有纤细的纤维分隔；③声像图上脂肪瘤病变呈扁平状，边界清晰，内部为均匀中低回声，高于皮下脂肪组织回声，无后方回声增强及侧方声影，具有可压缩性；④脂肪瘤在 CT 上表现为卵圆形脂肪样低密度肿物，其内常可见纤细的纤维分隔，周围有纤细而致密的包膜。肿瘤较大时，周围乳腺组织可被推挤移位；⑤脂肪瘤在 T_1WI 和 T_2WI 上均呈高信号，在脂肪抑制序列上呈低信号，其内无正常的导管、腺体和血管结构，有时可见肿瘤周围的低信号包膜，增强后无强化。

（3）纤维腺瘤与乳腺错构瘤鉴别要点：①乳腺错构瘤为正常乳腺组织的异常排列组合而形成的一种少见的瘤样病变，病变主要由脂肪组织组成，其可占病变的 80%，其余为混杂不同比例的腺体和纤维组织。触诊肿物质软或软硬不一；②X 线上，混杂密度为乳腺错构瘤的典型表现，包括低密度的脂肪组织及较高密度的纤维腺样组织，且多以低密度的脂肪组织为主，具有明确的边界，据此特征性表现即可明确诊断，无须进一步检查。

（4）纤维腺瘤与乳腺积乳囊肿鉴别要点：①积乳囊肿比较少见，它是由于泌乳期一支或多支乳导管发生阻塞，乳汁淤积形成的，常发生在哺乳期或哺乳期后妇女；②根据积乳囊肿形成的时间及内容物成分不同，X 线上呈不同表现类型，其中致密结节型积乳囊肿表现为圆形或卵圆形致密结节影，密度可均匀，或因脂肪聚集而出现小透亮区，边缘光滑锐利，周围亦可有完整或不完整的透亮环，此型与纤维腺瘤不易鉴别，多依靠临床病史及体检加以区别，透亮型积乳囊肿内含大量脂肪，表现为圆形或卵圆形部分或全部高度透亮的囊性结构，囊壁光滑整齐且较厚；③CT 或 MRI 检查较 X 线更能明确囊肿内容物成分，增强后囊壁可有强化。

二、乳腺癌

（一）疾病概述

乳腺癌（breast cancer）是一种严重影响妇女身

心健康甚至危及生命的最常见的恶性肿瘤之一,仅次于子宫癌。通常是发生在乳房腺上皮组织的恶性肿瘤,绝经期前后的妇女发病率较高,多发于40~60岁之间,仅1%~2%的乳腺癌患者是男性。

乳腺癌的病因尚未完全清楚,研究发现,乳腺癌的发病常与遗传有关,发病存在一定的规律性。乳腺癌的早期发现、早期诊断是提高疗效的关键。

目前,用于诊断乳腺疾病的影像学方法主要包括乳腺钼靶成像、乳腺超声、乳腺磁共振(magnetic resonance imaging,MRI)及正电子发射断层扫描(positron emission tomography,PET)技术等。

(二)病理表现

根据肿瘤细胞的形态不同,可分为不同的病理类型。①非浸润性癌:包括导管原位癌(导管内癌)和小叶原位癌,其中导管原位癌最多。非浸润性癌是乳腺癌的早期阶段,预后最好,治疗最简单,疗效也最好,大多数患者可以治愈。②非特殊型浸润性癌:包括浸润性导管癌和浸润性小叶癌。浸润性导管癌发源于泌乳的导管,是乳腺癌中最常见的病理类型,占全部病例的70%~80%。③特殊型浸润性癌:包括典型髓样癌、黏液腺癌、小管癌、乳头状癌和乳头佩吉特病等多种类型。

乳腺癌分子病理分型具有极其重要的意义,分子病理分型有助于乳腺癌的临床诊治及预后评估,为临床乳腺癌的放化疗、内分泌治疗及靶向治疗提供一定依据。IHC分类计划多建议采用6种抗体组合进行乳腺癌分子分类,包括雌激素受体(ER)、孕激素受体(PR)、HER2、CK5/6、表皮生长因子受体(EGFR)和Ki-67(细胞增殖指数)。

雌激素受体/孕激素受体(ER/PR)的表达是临床判断是否对内分泌治疗有效的最重要的标志物。如果癌细胞上检测出ER和/或PR,即报告为ER/PR阳性,也可写成ER(+)/PR(+);反之则为ER/PR阴性,写成ER(-)/PR(-)。HER2基因是一个非常重要的生物学指标,HER2也叫HER2/neu,是一种能够帮助调控细胞生长、分裂和自身修复的基因,大约1/4的乳腺癌具有HER2基因的多个拷贝。HER2基因所产生的蛋白叫P185。具有多个HER2基因拷贝或过度表达P185蛋白质的癌细胞生长较快,转移的危险也大,但针对HER2基因的单克隆抗体治疗非常有效。HER2的检测方法有两种,一种

为免疫组织化学法(IHC);另一种为荧光原位杂交法(FISH)。IHC法用0、1+、2+和3+表示,FISH则用"阳性"和"阴性"表示。只有IHC3+或FISH阳性的患者才对HER2单克隆抗体治疗效果好。

目前在医学上,乳腺癌在基因水平上被分为4种分子分型,分别为管腔上皮A型(luminal A型)、管腔上皮B型(luminalB型)、HER2过表达型(HER2型)和基底细胞样型(basal like型)4种分型。这些分型根据种族、绝经情况、年龄等因素,不均匀地分布在乳腺癌女性患者中。不同分子分型的乳腺癌患者在疾病表达、对治疗的反应以及生存结果上存在明显的差异。luminalA型是临床上最常见的亚型,多为早期乳腺癌,复发率较低,对内分泌治疗敏感,而对化疗欠敏感;luminal B型多见于高龄乳腺癌患者,组织学分级较luminal A型高,且多数伴有HER2基因扩增,对内分泌治疗敏感,但不如luminal A型;HER2过表达型原发性肿瘤较大,复发转移较早,淋巴结转移较多,病理分期晚且浸润性强,治疗策略主要为化疗及靶向治疗,对化疗反应性较好,但预后不理想,可能出现耐药现象;Basal like型的病理分级高、浸润性强,年轻患者较多,有家族史的患者较多,并且预后较差,治疗时多采取联合化疗方案,另外,该型肿瘤具有独特的转移机制,较少发生淋巴结转移,但发生转移后生存期较短。总的来说,luminal A型预后最好,luminal B型稍好于HER2过表达型,但是比luminal A型差,Basal like型一般对化疗有较好的反应性,但预后最差。

(三)影像学表现

1.X线表现　高清晰度X线钼靶乳腺摄影是目前乳腺癌疾病诊断应用最广泛有效的检查方法之一。其X线表现分为主要征象及次要征象。

1)主要征象:包括以下几方面。

(1)肿块:肿块是乳腺癌的重要征象,也是乳腺癌最常见、最基本的X线征象,肿块多呈类圆形、分叶状或不规则形。肿块的边缘多表现为毛刺状,其次为边缘模糊。毛刺征(乳腺癌另一重要X线征象)的出现是由于癌细胞沿结缔组织间隙蔓延,并引起结缔组织增生,形成触角或毛刺状突起。肿块密度多较高,要高于同等大小的良性肿块。

(2)钙化:钙化是乳腺癌的一个主要X线征象,有助于乳腺癌的检出与诊断。乳腺癌的钙化多表现为细小沙砾状,常密集成簇分布。有时可看不到肿

块,只看到成簇的钙化。乳腺癌的钙化不仅与肿瘤的细胞代谢和肿瘤引起的乳腺组织异常代谢有关,还与乳腺内组织坏死有关。乳腺癌钙化属营养不良性钙化。病理上认为,乳腺癌坏死与恶性程度具有相关性,恶性度越高,坏死越明显,而组织坏死易致钙化(图37-1-2)。

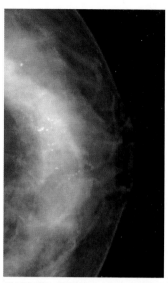

图 37-1-2　乳腺钼靶,浸润性小叶癌,可见成簇细小钙化

(3)局部致密浸润:表现为乳腺某一区域的密度异常增高或两侧乳腺比较出现不对称致密。其病理改变是由于癌细胞侵犯乳腺腺泡并反应性纤维组织增生。

2)次要征象:主要包括以下几方面。

(1)皮肤增厚和局限凹陷:主要由于肿瘤经浅筋膜浅层及皮下脂肪层而直接侵犯皮肤所致,或是由于血运增加、静脉淤血及淋巴回流障碍等原因所造成。皮肤局限性凹陷常与皮肤增厚并存,系纤维收缩牵拉皮肤所致。

(2)乳头回缩:常见于中、晚期乳腺癌。

(3)血供增加:表现为乳腺内出现增多、增粗、迂曲的异常血管影。

(4)导管征:非特异性改变,也可见于良性病变,表现为乳头下一支或数支乳导管增粗、密度增高、边缘粗糙。

(5)彗星尾征:系乳腺实质被癌瘤侵犯和/或牵拉所造成的,比较少见。

(6)淋巴结肿大:可为癌灶转移所致,也可为炎症所致。

2.B 超表现　B 超为目前主要乳腺癌的筛查手段,乳腺恶性肿瘤超声图像特征包括:无包膜回声,边界不规则或凹凸不平,与正常组织分界不清,纵径通常大于横径;毛刺征;回声不均匀;微小钙化灶;肿瘤内部多为不均匀的低回声,可有强回声光点,部分有声影,较大肿块内部可见液性暗区,肿块后方回声衰减,侧方声影少见。CDFI 显示肿块内有较丰富的高阻血流;肿瘤较小者活动性好,无粘连;较大者活动性差,常与胸大肌粘连;部分患者可探及患侧腋窝处回声较低的肿大淋巴结。

有学者将乳腺导管原位癌的超声图像分为五种类型:腺体局限性增厚型、单纯微钙化型、导管扩张型、实性低回声结节型、混合回声肿物型。

BI-RADS 分级系统是借助 B 超检查结果完成的,具有诊断乳腺癌较高的特异性和敏感性,现临床主要根据该系统分级情况指导治疗。BRADS 分级方法:0 级,不确定乳腺疾病,需结合其他影像学检查进行评估;Ⅰ级,超声未发现可疑病变,恶性风险为 0;Ⅱ级,良性病变,恶性风险为 0;Ⅲ级:良性可能性大,恶性风险 <2%;Ⅳ级,可疑恶性,恶性风险 2%~94%,其中Ⅳa 级恶性风险 2%~50%,Ⅳb 级恶性风险 50%,Ⅳc 级恶性风险 50%~94%;Ⅴ级,高度怀疑为恶性病变,恶性风险 >95%;Ⅵ级,已穿刺活检确定为恶性病变,恶性风险 100%。Ⅰ、Ⅱ级为良性病变,患者 6 个月复查 1 次;Ⅲ级恶性风险较小,患者每 3 个月复查 1 次,对有乳腺癌高危因素者建议手术活检;Ⅳa 级为可疑恶性病灶,可在门诊手术;Ⅳb 级、Ⅳc 级、Ⅴ级恶性风险高,需手术治疗;Ⅵ级为已确诊乳腺癌,进行手术治疗。

3.CT 表现　CT 与 X 线表现基本相同但又各有侧重。

微小钙化在乳腺癌诊断中占有重要地位,CT 虽有较高的密度分辨力,但由于电压高、穿透力强且受部分容积效应的影响,常无法显示微小钙化,或仅表现为一局限高密度区。对于乳腺癌其他征象,如毛刺征、皮肤增厚、乳头内陷、血供增加、乳腺后脂肪间隙与胸大肌侵犯及腋下淋巴结肿大等,CT 比 X 线片显示得更明确和可靠。动态增强 CT 扫描乳腺癌多有明显强化,且表现为"快进快出"曲线类型,CT 值常增高 50 Hu 以上。少数癌灶,包括一些"隐性"乳腺癌,在 CT 平扫时可能不明显,但通过增强扫描发现局限异常强化而可检出。

4.MRI 表现

(1)MRI 平扫:T_1WI 上表现为低信号,当其周围脂肪组织较多时轮廓清楚;若病变周围以腺体组织为主则轮廓不清楚。肿块边缘多不规则,可见毛刺或呈放射状改变。T_2WI 上,其信号通常不均且信号强度取决于肿瘤内部成分,成胶原纤维所占比例越大则信号强度越低,细胞和水含量高则信号强度亦高。MRI 对病变内钙化的显示欠佳,特别是当钙化较小时。

（2）MRI 增强:可发现平扫上未能检出的肿瘤。动态增强 MRI 检查,乳腺癌信号强度趋于快速明显增高且快速减低,强化方式多由边缘强化向中心渗透,呈向心样强化（图 37-1-3）。

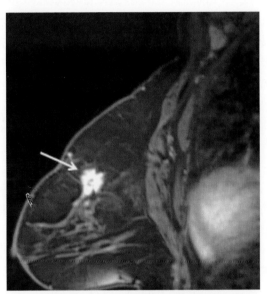

图 37-1-3　MRI 增强显示乳腺癌灶

癌灶呈分叶状,强化不均匀,可见毛刺征（引自 The role of dynamic contrast-enhanced screening breast MRI in populations at increased risk for breast cancer）

5.MRI 新技术

（1）DCE-MRI:属功能成像范畴,可通过 TIC 曲线,测量最大增强线性斜率、峰值强化程度等半定量参数。当提高时间分辨率、增加扫描时相时,可行定量分析。相对于半定量参数而言,DCE-MRI 定量参数可以更准确、客观地反映组织内对比剂浓度变化和肿瘤内部的血流动力学信息。细胞外血管外间隙容积比 (Ve)，K^{trans} 和 K_{ep} 是常用的定量参数。三者满足以下关系:

$$K_{ep}=K^{trans}/Ve$$

目前，DCE-MRI 定量分析可用于乳腺良恶性病变的鉴别诊断,NAC 疗效评价及预后预测、与乳腺癌分子分型的关系等。在技术方面,DCE-MRI

定量分析也存在许多问题。首先,扫描所需的时间分辨率较高,但提高时间分辨率的同时则会降低空间分辨率,从而难以观察病变形态和细微强化特征,无法满足常规诊断需求,因而要想兼顾定量分析的准确性和临床实用性,还需改进现有的扫描技术。其次,对输入动脉（arterial input function, AIF）测量的准确性要求较高。理论 AIF 的优点是易于获取,简化了数据采集过程;但个体差异的存在,使得理论 AIF 存在误差,影响后续量化参数的分析。而手动 AIF 的选取往往比较困难,因为输入动脉比较细小,势必会影响 AIF 测量的准确性。因而，DCE-MRI 定量分析若要应用于临床尚需解决现有的技术问题。

（2）MRI 扩散加权成像（diffusion weighted imaging, DWI）:是目前唯一能观察活体水分子微观运动的成像方法,它从分子水平上反映了人体组织的空间组成信息和病理生理状态下各组织成分水分子的功能变化,能够检测出与组织的含水量改变有关的形态学和生理学的早期改变。恶性肿瘤细胞繁殖旺盛,细胞密度较高,细胞外容积减少;同时,细胞生物膜的限制和大分子物质,如蛋白质对水分子的吸附作用也增强,这些因素综合作用阻止了恶性肿瘤内水分子的有效运动,限制了扩散,因而,恶性肿瘤在 DWI 上呈高信号,而表观扩散系数（apparent diffusion coefficient, ADC）降低,ADC 图呈低信号。而乳腺良性病变的细胞外容积分数较恶性病变高,故良性病变表观扩散系数较高。良恶性病变扩散系数之间的差异具有非常显著性意义,根据病灶扩散系数来鉴别乳腺肿瘤良恶性具有较高特异性。扩散加权成像不需要增强,检查时间短,但其空间分辨力和解剖图像质量不如增强扫描。进行动态增强 MRI 结合扩散加权成像检查可以提高乳腺 MRI 诊断的特异性。

（3）体素不相干运动:DWI 能通过不同的数学模型生成不同的参数图,通过勾画感兴趣区得出相应的参数值。目前应用最广泛的 DWI 数学模型是单指数模型,但通过单指数模型计算得到的 ADC 值同时包含组织内水分子的扩散和微循环灌注两种成分,不利于对组织微结构变化进行精确分析。而 Le Bihan 等针对这一问题提出可利用更为复杂的数学模型将这两种成分分离,并将这种模型取名为“体素内不相干运动（intravoxel incoherent motion, IVIM）”模型,即双指数模型。IVIM 模型参数能够通过多个 b 值 DWI 图像计算得到,可同时计算出组织中水分子的扩散和微循环灌注两种成分。有学者对比研究了单指数模型与 IVIM 模型不同参数值对乳腺良恶性肿瘤的鉴别诊断价值,得出 ADC、D、f 值在良恶性肿瘤中存在显著差异,而联合 IVIM 模型的 D 和 f 值进行诊断,其效能要优于 ADC 值。另一学者利用 IVIM 模型对于乳腺癌进行研究得出反映灌注的参数值 f 与 DCE-MRI 的灌注参数之间存在相关性,也进一步提示 IVIM 模型参数值有可能更准确地反映乳腺癌 NAC 疗效与组织结构变化之间的关系。由此可见,IVIM 模型参数能反映组织内部的水分子扩散和微循环灌注,且不需注入对比剂,因而有着广阔的应用前景。

(4)MR 波谱成像:是检测活体内代谢和生化信息的一种无创性技术,能显示良、恶性肿瘤之间的代谢不同。利用磁共振现象和化学位移作用进行一系列特定原子核及其化合物分析的方法,可提供先于形态学改变的代谢改变信息。正常乳腺细胞发生恶变,伴随着细胞结构和功能方面的变化,癌细胞迅速生长及增殖导致某些代谢产物含量增加。关于 MRS 研究表明,^{1}H-MRS 诊断乳腺癌的敏感性和特异性分别为 83% 和 87%,其诊断乳腺癌腋下淋巴结转移的敏感性和特异性为 82% 和 100%。

6.PET-CT 表现　FDG-PET 在诊断乳腺癌原发灶的性质、淋巴结分期和患者术后随访、化疗和/或体外放射治疗中具有重要的价值。和常规显像相比,FDG-PET/CT 显像的主要优点是它能在一次检查中显示患者的原发病灶、局部复发、淋巴结转移和远处转移。

正常妇女乳腺对 ^{18}F-FDG 的摄取与受检者的年龄、乳腺实质及激素水平有关。^{18}F-FDG PET-CT 显像在全身 PET 冠状断层图像上表现为两侧乳腺呈大致对称性放射性摄取,放射性分布较均匀,双侧乳头部位对 ^{18}F-FDG PET 摄取可稍增高。在 PET-CT 显像中,正常乳腺组织对 ^{18}F-FDG 的生理性摄取随着乳腺实质的密度增加而增高,其中致密型乳腺的放射性摄取最高。同机 CT 平扫可见两侧乳腺对称,两侧乳腺皮下脂肪组织呈明显低密度,腺体组织呈略高密度。

大部分恶性病变在 PET 显像表现为 ^{18}F-FDG 摄取明显增高。临床上可通过对其摄取增高来判断乳腺癌的恶性程度、部分、大小、形态和病灶数目,同时还可以准确探测乳腺癌淋巴结转移及其他远处转移的病变。乳腺癌 ^{18}F-FDG-PET 显像可见肿瘤较周围正常乳腺组织呈局灶性放射性摄取增高,有时表现为一个或多个小片状或团块状放射性摄取稍高、增高或浓聚。但在致密型乳腺腺体组织呈弥漫性放射性摄取增高的高本底中,探测轻度或中度放射性增高的肿瘤有时会比较困难。

(四)诊断与鉴别诊断

1.乳腺癌的诊断要点

(1)35 岁以上,有相应临床症状。

(2)X 线表现为病变边缘不光滑,密度较高,多有毛刺,钙化常较细小,可伴有皮肤增厚、乳头内陷。

(3)CT、MRI 平扫及强化:病变形态不规则,可有星芒状或蟹足样突起,与周围组织分界不清,内部密度或信号不均匀。动态增强扫描病变密度或信号强度趋向快速明显增高且快速减低,强化方式多由边缘强化向中心渗透,呈向心样强化。

2.鉴别诊断　主要与纤维腺瘤相鉴别,鉴别要点为:①纤维腺瘤多发生在 40 岁以下,无明显症状,多为偶然发现;②影像学表现为类圆形肿块,边缘光滑、锐利,密度较低,部分可见粗颗粒状钙化;③ CT、MRI 增强扫描,大多数纤维腺瘤表现为缓慢渐进性的均匀强化或由中心向外围扩散的离心样强化。

第二节　传统影像学在乳腺系统疾病影像诊断中的局限性

近年来,乳腺癌已逐渐成为当今社会的重大公共卫生问题。乳腺癌患病率在全球范围内呈上升趋势,虽然我国的乳腺癌患病率尚低于欧美国家,但大城市妇女的患病率正逐年上升并呈现年轻化的态势,与乳腺癌患病率持续上升相比,病死率呈现下降趋势,这一方面得益于乳腺癌治疗手段的改善,另一关键因素则在于乳腺癌的早期发现、早期诊断和早期治疗。在乳腺癌的早期检出和诊断中,常规的影像检查方法(包括 X 线、超声、MRI)各具优势,但也有其局限性,导致对于某些类型乳腺癌诊断的敏感性和特异性不高。

（1）乳腺 X 线摄影：操作简单，价格便宜，诊断较准确，对乳腺内钙化，特别是部分导管原位癌仅表现出的微小钙化检出率高。自 20 世纪 70 年代以来，乳腺 X 线摄影逐渐发展成为最常用的乳腺影像检查方法，用于 40 岁以上妇女乳腺癌的筛查。乳腺 X 线摄影的局限性在于，钼靶成像对于钙化点、肿块等病症的检出率较高，但其诊断结果受乳房密度的个体差异影响较大，不适合年轻女性的检查；即使在最佳的摄影和诊断条件下，乳腺癌仍可能因各种原因（如乳腺纤维腺体组织密度、乳腺局部手术后或成形术后、肿瘤本身的生物特性等）而呈假阴性，其中乳腺密度是影响乳腺 X 线摄影敏感性的独立因素，而亚洲女性乳腺又多以致密型为主，造成了乳腺癌的漏诊。

（2）超声成像无放射性损害，虽能很好地检测囊肿，但假阳性率高；常规乳腺 CT 检查由于辐射剂量明显高于乳腺 X 线摄影（乳腺组织对 X 线较敏感）、单纯 CT 平扫对鉴别囊实性病变的准确性不如超声、对显示微小钙化特别是数目较少的钙化不如乳腺 X 线摄影、对良恶性病变的鉴别诊断亦无特殊价值等原因，未将其作为乳腺的常规检查手段。

（3）磁共振成像（MRI）属多参数、多方位成像，可提供丰富的影像学信息，具有无电离辐射、安全可靠、软组织分辨率高等优点，是用于肿瘤特征提取和精确尺寸测量的最敏感成像方式。DCE-MRI 能反映对比剂在瘤体内的动态分布过程，因此可以从血流动力学角度了解瘤体的功能信息，实际上 MRI 对比剂 Gd-DTPA 对乳腺肿瘤并无生物学特异性，其强化方式并不取决于良、恶性，而与微血管的数量及分布有关，因此，良、恶性病变在强化表现上亦存在一定的重叠，某些良性病变可表现类似恶性肿瘤的强化方式，反之亦然，故诊断时除评价病灶增强后血流动力学表现外，还需结合形态学进行综合考虑。

基础的影像检查方法单纯以解剖结构和形态学为诊断基础的成像技术虽已成为临床常规工作中的主要检查方法，但对于尚未出现形态改变的早期乳腺癌诊断困难。

第三节　分子影像在乳腺癌成像和治疗中的应用

一、靶向诊断乳腺癌的纳米材料

乳腺癌方向的纳米材料研究目的在于消除用于乳腺癌诊断和治疗的常规方法的各种限制。纳米材料的出现为乳腺癌成像，诊断和靶向研究提供了一个新的研究方向，其拥有先进的物理、化学性质和更好的生物相容性，它们显示出有效的肿瘤靶向效果以及延长的血液循环时间。通过结合被动靶向和主动靶向，可以实现纳米粒子靶向特定肿瘤能力的增强。与常规制剂相比，纳米颗粒能够通过增加癌细胞靶向从而降低活性抗癌药物的细胞毒性作用。各种基于纳米粒子的制剂处于临床前和临床试验阶段；其中，聚合物胶束、脂质体、树枝状大分子、碳纳米管和纳米棒是最常见的。

现在，纳米技术带来了新的方法去克服与乳腺癌相关的问题。研究人员专注于研究不同类型的基于纳米技术的药物输送系统及其在这类癌症中的作用机制。适用各种类型的纳米粒子检测乳腺癌。纳米技术通过使用生物标志物和纳米探针用于分子癌症诊断。多个配体可以结合在微小的单一纳米粒子上，并提供多重效应以增加其特异性和亲和力，因此可作为诊断剂。

化疗药物本质上是"细胞毒性"，即为细胞杀伤药物。它们在乳腺癌早期和晚期的治疗中起着至关重要的作用。细胞毒性化学治疗对于激素不敏感或激素难治性癌症患者的治疗是至关重要的，通过口服或静脉注射给药，并且可以结合治疗目标进行个体化治疗，例如延迟疾病进展，缓解症状，延长患者寿命等。但即使是最先进的化疗药物也不能有效地区分正常细胞和癌细胞，这导致药物在体内的非特异性分布并引起全身毒性和不良反应。为了在肿瘤组织中达到理想的治疗效果，必须施用大量的药物，但会加重经济负担和毒性作用。使用纳米粒子作为载体，通过主动和被动靶向递送化疗药物可以减少细胞毒性副作用并实现靶向治疗。

（一）靶向方式

1.被动靶向　被动靶向可以区分正常组织和肿

瘤组织,并具有直接进入肿瘤组织的优点。以前药或非活性形式被动施用的药物当暴露于肿瘤组织时变得高度活性。预期在特定组织或特定疾病部位显示定位的纳米粒子遵循生物学机制,如增强保留系统或增强渗透系统效应。为了延长循环时间和实现更高的靶向效率,纳米材料的粒径应该小于 100 nm,并且纳米粒子的表面在本质上应该是亲水性的,以逃避巨噬细胞的吞噬清除。纳米粒子的亲水表面提供了抗血浆蛋白质表面吸附的保护作用,并且可以通过使用亲水聚合物涂层进行修饰,如聚乙二醇(polyethylene glycol,PEG)、多糖等。被动靶向系统进一步分为:①通透性增强的脉管系统;②肿瘤微环境;③局部药物应用。

(1)通透性增强的脉管系统:Maeda 和 Matsumura 首先使用聚合物纳米颗粒显示出增强渗透保留效果。增强渗透性和保留性的概念是基于两个因素:①与正常组织内皮相比,恶性组织中的毛细血管内皮系统有更多的渗透大分子,这使得循环的聚合物纳米粒子可渗透到肿瘤中;②肿瘤缺乏淋巴引流。因此,更多的药物可积聚在肿瘤组织中。通过使用合适的可生物降解聚合物,肿瘤内药物浓度比游离药物高 10~100 倍。

(2)肿瘤微环境:肿瘤微环境提供被动药物靶向的优势。化学治疗药物的活性状态与肿瘤特异性材料络合施用于体内。当这种药物 - 聚合物复合物到达其目的地时,肿瘤环境使其转化为更活跃的形式,这个现象称为肿瘤活化前体药物治疗。Mansour等人已经研制了白蛋白结合的多柔比星(doxorubicin,DOX),其体外研究显示,DOX 被基质金属蛋白酶 -2 有效分解。

(3)局部药物应用:将化疗药物局部直接施用于肿瘤部位可防止药物的全身毒性和增加药物浓度。Nomura 等合成肿瘤内注射丝裂霉素 C- 葡聚糖复合体,结果显示肿瘤部位的药物浓度增加,全身毒性降低。Prabha 和 Labhasetwar 研究了纳米粒子介导的野生型 p53 基因用于乳腺癌的治疗研究,并观察到持续增加的抗增殖效应。

2. 主动靶向　主动靶向通过将纳米粒子与药物偶联到所需的靶位点,可实现靶向效果。主动靶向可以增加药物在癌组织中的积累。将纳米粒子引导到癌细胞可以通过以下方式实现。这种方法通常是基于准确的相互作用,如凝集素碳水化合物、配体受体和抗体抗原。

(1)碳水化合物靶向:活性药物靶向的一个很好的例子是凝集素碳水化合物。肿瘤细胞表面存在的碳水化合物与正常细胞不同。凝集素是非免疫蛋白质,它能够结合并识别出存在于细胞表面上的糖蛋白。某些碳水化合物与凝集素相互作用以形成细胞特异性结合部分。这些碳水化合物部分可用于凝集素(凝集素直接靶向)的靶向药物递送系统,同样,凝集素也可用于靶向表面碳水化合物(反向凝集素靶向)。可以靶向肿瘤上的特定碳水化合物,实现抗癌作用。

(2)受体靶向:内吞作用在这种主动靶向中起重要作用。理想的药物与聚合物载体结合,该载体进入细胞并在细胞表面定位。药物 - 聚合物复合物可以诱导肿瘤细胞内的环境,发生药物解离,实现抗癌作用。可以通过该靶向系统递送三种必需的分子:抗原或受体、药物 - 聚合物共轭物和配体或抗体。

(3)抗体靶向:Kirpotin 等人已经阐明了体内纳米粒子靶向实体肿瘤组织的单克隆抗体机制。纳米探针通过将抗人表皮生长因子受体 2(HER2)单克隆抗体片段与脂质体包裹的聚乙二醇链键合制备,用于靶向 HER2 癌,结果显示细胞对药物的摄取增加。因此,抗体靶向为乳腺癌药物递送系统提供了新的思路

(二)材料种类

(1)聚合物:药物可以共价键或物理包埋在聚合物基质中。聚合物可以分为两类:天然聚合物和合成聚合物。聚合物如壳聚糖、白蛋白和肝素天然存在,可以作为 DNA、蛋白质和寡核苷酸等药物递送的材料。Gradishar 等人将紫杉醇与人血白蛋白结合以形成纳米粒子制剂。该药物 - 聚合物复合物已被用于治疗转移性乳腺癌。

在合成聚合物中,常见的是 N(2- 羟丙基)- 甲基丙烯酰胺共聚物 [N-(2-hydroxypropyl)-meth-acrylamide copolymer, HPMA],聚 -1- 谷氨酸(poly-1-glutamic acid,PGA),聚苯乙烯马来酸酐共聚物和聚乙二醇(PEG)。聚己内酯和聚烷基氰基丙烯酸酯是广泛使用的聚合物。PGA 是第一种用于共轭合成的可生物降解的聚合物。HPMC 和 PEG 是不可生物降解的合成聚合物,是最广泛使用的聚合物纳米材料。

聚合胶束通常是指具有在 5~100 nm 粒径的胶体颗粒。胶束主要由表面活性剂或双亲性物质构成,它们由两个不同的区域组成,疏水尾部和亲水性

头部。双亲性物质作为单体在低浓度的水性介质中作为溶液存在。通过增加双亲性物质的浓度,在窄浓度窗口内形成胶束的自组装聚集体。发生胶束形成的浓度称为临界胶束浓度(critical micelles concentration, CMC)。在 CMC 以上,具有良好熵的疏水尾巴脱水形成胶束,范德华键对称性结合疏水性聚合物形成胶束芯。

Xue 等人已研制出具有生物降解性的二嵌段两亲共聚物 [mPEG-b-p(LA-CO-MCG)] 可与铂螯合,药物-聚合物复合物对乳腺癌的细胞毒性低于顺铂,但与奥沙利铂相当,由于其副作用降低,可作为载体。Zhang 等人制备了沙胺霉素和奥曲肽共负载的紫杉醇 PEG-B-PCL 聚合物胶束的复合物,这种联合治疗提高了乳腺癌的疗效。这种联合治疗消灭了常规化疗不能消除的乳腺癌干细胞和乳腺癌细胞,而癌细胞的消除是基于受体介导的内吞机制。奥曲肽修饰的紫杉醇遵循主动靶向机制,而沙胺霉素遵循被动靶向机制,Liu 等人制备了负载姜黄素的可生物降解的自组装聚合物胶束,称为姜黄素聚合物胶束,其有良好的水溶性且满足静脉内给药需求。姜黄素聚合物胶束具有持续释放效果和较低的细胞毒性,可作为乳腺癌抗转移药剂的候选药物。

基于聚合物的近红外(near-infrared, NIR)成像为肿瘤成像提供了有效的优势,例如改善的血浆半衰期、大的表面积、较低的毒性、稳定性和改善的靶向性。对于肿瘤的体内成像,NIR 荧光团具有可持续性。同时,它也不需要昂贵的器材、回旋加速器和放射性核素标记。Kim 等人制备了 NIR Cy5.5 标记的乙二醇壳聚糖疏水修饰的纳米粒子(HGC-Cy5.5),其分子量范围为 20 ~ 250 ku,体内生物分布研究表明,与高分子量 HGC-Cy5.5 相比,低分子量 HGC-Cy5.5 在体内的清除能力更强,而高分子量 HGC-Cy5.5 比低分子量 HGC-Cy5.5 有较高的肿瘤靶向能力。这些探针有希望作为成像剂用于检测实体瘤。Kim 等人已经制备了连接了半胱天冬酶特异性肽标记的近红外光激活的聚合物纳米粒子(Cy5.5),其有高效生物相容性和细胞渗透性。这些纳米粒子是特异性凋亡敏感纳米粒子(80~100 nm),可用作单细胞凋亡的显像剂。

(2)树枝状大分子:纳米分支结构称为树枝状大分子。通过各种结构的变化,可以实现粒径可调、控制分支长度和形状,增大表面积。树枝状大分子具有较高的生物相容性,其结构也有一定的变化。

因此,树枝状大分子成为抗癌药物的最佳和独特的载体系统。树枝状大分子可以从中心的核心朝外生长,这是由 Newkome 和 Tomalia 设计的发散方法,或者它可以通过 Frechet 方法来制备,其中树枝状大分子是朝向内部方向制成的,即从周边到内部核心。树枝状大分子也可基于其分支单元来描述,如具有中心分支的树枝状大分子其核心分子被认为是 0 代(G_0),每个连续增加的分支点,可以被认为是 G_1,G_2 等。树枝状大分子可以通过末端代数分类,如 G_6 是具有五代分支点的聚合物。树枝状大分子形成球形并且随着分支生成的增加而获得更大的直径。树枝状大分子和树突是单分散的,通常是高度对称的球形化合物。树枝状大分子可用作治疗艾滋病、癌症、疟疾等疾病药物的载体系统。

Samuelson 等人已经制备了易位蛋白(translocator protein, TSPO)修饰的树枝状大分子造影剂,显著增强了靶向和成像特征。研究显示,TSPO 可以用作脑、乳腺和卵巢癌以及前列腺癌中的造影剂。用于制备 TSPO 树枝状大分子的主要材料是 ClPhIQ 酸 [1-(2-chlorophenyl) isoquinoline-3-carboxylic acid]。因此,TSPO 靶向树枝状大分子是乳腺癌的实时造影剂。

Gupta 等人已将 DOX 与聚丙烯亚胺(PPI)以及叶酸结合制备 DOX-PPI-FA 和 PPI-FA 纳米复合物,其具有较低的溶血性,因此更稳定,毒性更小。荧光研究显示,肿瘤细胞摄取材料能力增强。研究结果表明,叶酸修饰的 PPI 树枝状大分子可能是未来抗癌药物靶向的更好选择。

(3)脂质体:脂质体药物递送系统可以改变药物的生物分布和药代动力学,从而实现化学治疗药物的药理学性质的总体改善。由于基于脂质体的化学治疗药物在临床试验中取得的成功,目前 Doxil 脂质体制剂已用于治疗乳腺癌。基于脂质层和大小,脂质体分为三种:小单层囊泡、大单层囊泡和多层囊泡。目前,各种各样的癌症药物通过使用不同的制备方法负载到脂质体系中。由于以下三个特性,脂质体是潜在的抗癌药物载体系统:①脂质体提供缓慢和持续的释放;②脂质体能够通过改变包埋药物的生物分布来降低化学治疗剂的细胞毒性;③脂质体增强药物的积累。

阿霉素脂质体为一种基于脂质体的制剂,由胆固醇和氢化卵磷脂组成的稳定药物递送系统,其生物相容性和功效增强,细胞毒性作用降低。DOX 是一种活性细胞毒性剂,当被包封在脂质体的核心时,显著降低了心脏毒性。因此,可以向患者提供更高剂量的化学治疗药物,将大量的抗癌药物转移到期望的靶点。

(4)碳纳米管:具有圆柱形纳米结构的碳的同素异形体称为碳纳米管。碳纳米管属于富勒烯结构,与其他非材料相比,碳纳米管提供了多种潜在的生物医学应用。碳纳米管不仅可用于癌细胞成像,而且还用于药物递送系统。独特的生物和化学性质、中空整体结构、纳米针形状以及碳纳米管可修饰任何官能团的能力使它们成为化学治疗药物的合适载体系统。碳纳米管经被动扩散通过脂质双层,或者附着到细胞的表面,并且诱发随后的胞吞作用。碳纳米管可以分为以下两种:单壁碳纳米管(SWCNTs)和多壁碳纳米管(MWCNTs)。

SWCNTs 体层直径为 1~2 nm,长度为五十至数百纳米。MWCNTs 是多层的 SWCNTs,其同轴度为 5~100 nm 的直径变化。SWCNTs 和 MWCNTs 具有不同的细胞穿透机制。通过使用共聚焦显微镜成像,观察到 SWCNTs 具有结合在细胞内的能力,而 MWCNTs 不能进入细胞中。碳纳米管的尺寸也影响细胞摄取,由此,SWCNTs 显示了细胞局部效应和长期分布。药物可以包埋到碳纳米管中,或者附着在碳纳米管的表面。抗癌药物的附着可以通过非共价键或共价键来实现,包括静电相互作用 π-π 堆叠和疏水相互作用。Wu 等人通过共价键合在 MWCNT 的外表面修饰递送抗癌药物 10-羟基喜树碱(10-hydroxyl camptothecin,HCPT)。类似地,琥珀酸酐与 HCPT 反应以在其表面上获得羧基,然后将氨基酸修饰到 MWCNTs 上。涂有 HCPT 和氨基的碳纳米管被羧基功能化,增强了 MWCNTs-HCPT 的细胞摄取并延长血液循环时间,同时药物向肿瘤的积累量增高。Liu 等人在单壁碳纳米管上修饰紫杉醇(paclitaxel,PTX)与支链聚乙二醇链,SWNTs-PTX 复合物表现出更高的药物积累、更高的生物利用度和很小的毒性,鼠 4T1 乳腺癌模型显示抑制肿瘤生长,增强渗透和保留效应。SWNTs-PTX 递送具有有效性和最小的细胞毒性作用,有望用于未来对癌症的治疗。Chen 等使用 DSPE-PEG-amine 功能化 SWNTs(f-SWCNTs)制备了纳米碳管。并结合小干扰 RNA(small interfering RNA,SiRNA)用于乳腺癌靶向。二硫键用于 siRNA 介导的靶基因靶向。结果显示,S 乳腺癌 B-cap-37 中 WNTs-SiRNA 的摄

取量增加到 83.55%。72 h 后 B-cap-37 细胞增殖抑制,为 44.53%。这种通过化学功能化制备有效载体系统的策略,是未来乳腺癌的一个非常先进或重要的治疗方法。

Avti 和 Syaraman 制备了铕催化单壁碳纳米管(Eu-SWCNTs)作为乳腺癌细胞的细胞成像探针。在 365 nm 和 458 nm 波长处激发时,这些探针发出明亮的发光。Eu-SWCNTs 被细胞吞噬的机制是内吞作用,EuSWCNTs 具有 95% ~ 100% 的标记效率。研究表明,Eu-SWCNT 是乳腺癌优良的细胞成像探针,具有不可见光范围的激发特性。

二、磁共振成像

1. Fe₃O₄ 纳米材料在乳腺癌靶向 MRI 成像中的应用　LimE. K. 等人在 2011 年等报道了透明质酸修饰的磁性纳米团簇用于 CD44 受体高表达的乳腺癌磁共振成像。磁性纳米晶体可以通过有机相的热分解方法来制备,有良好的晶体结构,粒径以及易于控制合成条件,但由于其表面的疏水键使得磁性纳米晶体的水溶性和胶体稳定性差。考虑到该材料的特性,课题组成员制备了透明质酸修饰的磁性纳米团簇用于 CD44 受体高表达的乳腺癌磁共振成像。他们选择芘基透明质酸作为配体,一方面作为特异性识别细胞表面 CD44 受体的靶向分子,并同时封装磁性纳米晶体用于磁共振成像,另一方面可以很好地改善材料的水溶性和胶体稳定性。研究人员选择纳米乳剂法合成上述材料,同时发现能通过对芘基透明质酸中芘基的含量来调控纳米材料的粒径,并进一步影响磁性纳米晶体的含量。通过 MBA-MD 231 细胞和 MCF-7 细胞以及小鼠的磁共振成像实验成功地显示出材料有良好的靶向性以及磁共振成像效果(图 37-3-1,37-3-2)。

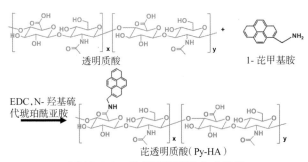

图 37-3-1　芘基透明质酸合成路线
图片来自于 Biomaterials,2011,32(31),7941-7950

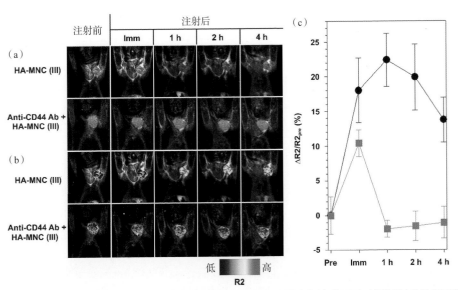

图 37-3-2 荷瘤小鼠有无经 CD44 抗体预处理 HA-MNC(Ⅲ)注射后不同时间间隔磁共振图像
（a）T_2 加权磁共振图像；（b）经伪彩处理后 T_2 加权磁共振图像；（c）$\Delta R2/R2_{pre}$ 时间关系图线，HA- MNC(Ⅲ)(黑线) 和经 CD44 抗体预处理的 HA- MNC(Ⅲ)(灰线)[图片来自于 Biomaterials, 2011, 32(31), 7941-7950]

2016 年，Udukala D. N. 等制备铁 / 氧化铁为主的具有亚飞摩尔极限检测技术的早期乳腺癌筛查纳米平台。蛋白酶包括基质金属蛋白酶(matrix metal-loproteinase，MMPs)、组织丝氨酸蛋白酶和组织蛋白酶(cathepsin，CTS)在肿瘤生物学领域中表现出许多功能。实体肿瘤的特征在于肿瘤和周围组织的蛋白酶表达水平的变化。因此，监测组织样本和液体活组织检查中的蛋白酶水平是早期癌症检测的重要策略。用于蛋白酶检测的水分散性 Fe/Fe3O4 核 /壳纳米平台能够检测浓度低至亚飞摩尔级别的蛋白酶活性。该纳米平台结合两种染料，一种染料 [四(羧基苯基)卟啉(TCPP)] 通过蛋白酶切割共有序列的方法连接到中心纳米粒子上，第二种染料（Cy 5.5）直接结合到纳米粒子。基于尿激酶纤溶酶原激活物、MMPs(1、2、3、7、9、13)和 CTS (B、L)的蛋白酶活性，I 期人乳腺癌可以通过简单的血清测试检测到。通过监测 CTS(B、L)可以实现 0 期乳腺癌检测。该研究样本由 46 例乳腺癌患者和 20 例健康受试者组成，结果证明了基于蛋白酶活性的液体活组织检查用于早期癌症诊断的可行性。

2. Gd/Mn 纳米材料在乳腺癌靶向 MRI 成像中的应用 2016 年，Li Z. 等利用小粒径顺磁性纳米材料实现了三阴性乳腺癌的靶向识别。纳米粒子的一个主要优点是有效递送造影和细胞毒性药物到肿瘤部位，克服纳米材料因缺乏靶向特异性而产生的全身毒性副作用，同时研究发现，磁性共振成像是检测乳腺肿瘤最灵敏的检测方法。树枝状大分子由具有较小的粒径，既能增强肿瘤区域材料的累积效应同时避免全身系统毒性。该课题组使用 G4 PAMAM 树状大分子负载临床 MRI 造影剂钆喷酸葡胺和荧光分子的纳米粒子来进行磁共振和荧光双模态成像，并且在磁共振和荧光影像中成功观察到(Gd-DOTA)42-G4-DL680 纳米粒子在三阴性乳腺癌区域的显像。

2013 年，LeeT. 等制备了透明质酸修饰的偏铁酸锰纳米材料用于 CD44 受体靶向的磁共振成像。他们在有机相中通过热分解法合成偏铁酸锰纳米晶体，尺寸优良，合成易于控制。使用 EDC/NHS 交联剂将透明质酸与胺化聚山梨醇酯 80 包裹的偏铁酸锰相连接。透明质酸修饰的核磁造影剂用于高效靶向检测，选择 CD44 高效靶向的最佳透明质酸分子量，同时提高胶体稳定性，增强细胞结合活性，从而实现对 CD44 受体高表达乳腺癌的敏感性和特异性检测。通过材料孵化的 MDA-MB231 细胞和 MCF-7 细胞的磁共振成像以及细胞内离子测定，他们成功证明了材料对 CD44 受体的高效靶向性。

2014 年 MehraviB. 等报道了钆纳米材料用于甲硫氨酸转运蛋白的乳腺癌细胞靶向成像。MRI 成像用于早期癌症诊断具有很好的前景，但是，目前使用的磁共振造影剂主要是钆螯合分子，因缺乏敏感性，在早期癌症阶段不能提供合适的对比度增强效果，同时很多材料还受限于低选择特异性和毒性。多孔材料由于其高表面积和孔隙率，是理想的造影剂平台。

介孔二氧化硅纳米球是一个蜂窝状多孔结构,有数百个空的通道,能够封装相对较多的小分子对比剂,具有高表面积和高孔径容积。增殖迅速的肿瘤细胞比正常细胞消耗更多的甲硫氨酸(及其衍生物),所以研究人员设计了靶向甲硫氨酸转运蛋白的钆基介孔二氧化硅纳米球。在小鼠磁共振成像中,首先进行 5 μmol/kg 的低浓度注射,15 min 后,小鼠的肿瘤部位实现了明显的 T_1MR 成像(图 37-3-3)。

三、光学成像

1. 荧光材料在乳腺癌靶向光学成像中的应用　2008 年,AdairJ. H. 课题组等制备了近红外荧光分子掺杂磷酸钙的纳米粒子用于人乳腺癌的活体成像。研究人员合成生物可降解的吲哚菁绿掺杂的

磷酸钙纳米粒子,以吲哚菁绿作为近红外发射荧光团。粒子平均粒径 16 nm,有良好的胶体稳定性,但大量研究发现,吲哚菁绿与蛋白质结合后容易出现团聚且清除速率过快。敏感实时的体内监测方案要求荧光探针能在感兴趣区累积,在生理环境中保持分散状态,同时保证信号强度高且持续。纳米技术给生物成像的一个优势是通过封装荧光分子提高了各种荧光探针在体内应用的能力。这些粒子修饰的主要作用是改善了半衰期和体内稳定性。磷酸钙是一种存在于人体内的生物矿物质,其内的钙离子和磷酸根离子与人体有良好的生物相容性和低免疫反应,利用这个优势,研究人员将磷酸钙作为载体负载粒径小于 50 nm 的荧光物质,实现了深部组织的敏感、实时、早期的荧光成像。

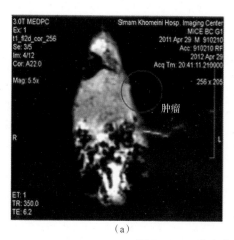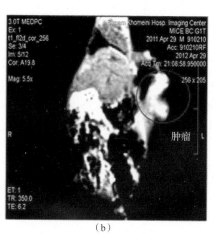

(a)　　　　　　　　　　　　(b)

图 37-3-3　乳腺癌肿瘤磁共振成像

注射材料前(a)和注射材料 15 min 后 (5 μmol/kg)(b)。结果表明钆基介孔硅在低剂量时有 T_1 增强效果 [图片来自 Molecular Imaging and Biology,2014,16(4),519-528]

聚乙二醇化的吲哚菁绿磷酸钙纳米材料的光学、生物物理和化学性质非常适合体内肿瘤的早期阶段成像。生物可降解的磷酸钙用于封装近红外发射荧光素吲哚菁绿作为新的纳米粒子荧光探针,可用于敏感的诊断成像。此外,经磷酸钙封装后的吲哚菁绿与纯吲哚菁绿相比,具有更好的光学性能,其最大荧光峰值不受封装影响。临床成像实验证明体内半衰期延长 4.7 倍,质子产率增加 2 倍(图 37-3-4)。

2015 年,Kim S.J. 等制备了自组装果聚糖纳米材料用于乳腺癌靶向成像。果聚糖是一种具有良好生物相容性和易生物降解性的碳水化合物聚合物,同时其两亲性已经被用于水中纳米粒子的简易合成。另外,果聚糖具有抗肿瘤和抑制感染的生物学

活性,也可用于蛋白质和肽的递送。

在本研究中,吲哚菁绿(ICG)封装的自组装果聚糖纳米粒子用于乳腺癌的靶向成像。果聚糖本质上是两亲性的,其疏水部分是呋喃糖苷中的 CH2 基团。由于其两亲性,果聚糖容易在水中形成纳米粒子。吲哚菁绿除了有亲水性硫酸盐外,还有两个疏水多环部分。由于这些性质,吲哚菁绿可以和果聚糖通过疏水作用形成自组装体。封装的 ICG 在 1 h 内,有 70% 的吲哚菁绿从果聚糖纳米材料中释放出来,在 48h 内释放出另外的 10%。

2. 量子点材料在乳腺癌靶向光学成像中的应用　虽然多个区域的靶标可以通过使用光谱分离系统免疫荧光染色进行可视化,但是使用有机染料分子,如标记抗体具有很多的局限性。量子点具有

独特的光学性能,可以克服一些生物分子常规标记方法的缺点。他们有超常的光稳定性,可以长时间发射荧光而没有荧光强度的快速下降(即光漂白)。量子点独特的荧光发射峰可以很容易地用光谱检测和量化。不同量子点可结合特异性蛋白质的不同抗体,这使不同的蛋白质结合的多个量子点的光谱被同时检测到成为可能。

这些纳米粒子的荧光强度与相关蛋白质的表达有关。癌细胞靶标水平低,结合的量子点的荧光强

度高,从而提高了灵敏度。另外,几项研究中,量子点在标记分子靶标中显示了超常的特异性。Giepmans 等使用了多个量子点用于高灵敏度和特异性检测分子靶标。他们以成纤维细胞中的微管为靶标,用量子点进行了细胞骨架的共定位,并由电子显微镜进行确认。因为量子点具有荧光性质和电子密度高的特点,可以通过其发射波长进行光学鉴别并在电子显微镜下区别其物理粒径。这些结果使量子点探针用于多种亚细胞结构的可视化成为可能。

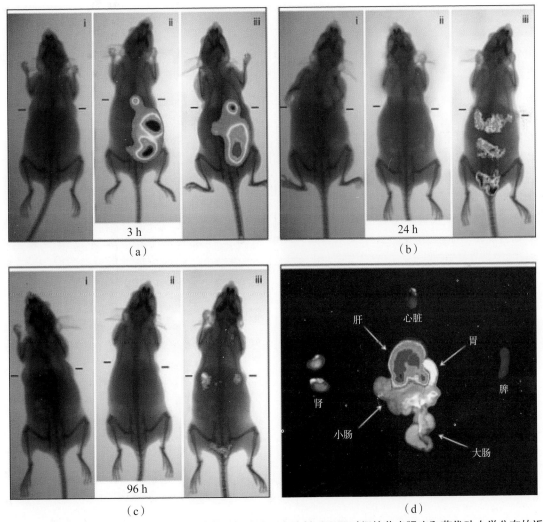

图 37-3-4 经尾静脉注射材料的皮下荷瘤小鼠对照组与实验组在注射后不同时间的荧光强度和药代动力学分布的近红外透照成像(激发波长 755 nm,发射波长 830 nm)

(图片来自于 ACS Nano,2008,2(10),2075-2084)

多个课题组评估了将抗体、肽与纳米粒子(如量子点)结合的最佳方法。最成熟的生物结合的方法是使用链霉亲和素和生物素作为衔接子,用生物素化的二级抗体标记样品,随后用链霉亲和素包裹的量子点孵育。采用这种方法,有研究者在 ERBB2

阳性乳腺癌细胞和人 ERBB2 阳性乳腺癌移植瘤中实现了 ERBB2 的特异性标记。虽然这种方法易于使用,且对细胞蛋白单种染色效果非常有效,但不适于多种蛋白的检测。将靶向抗体直接结合到量子点表面而不使用二次抗体,可能是实现多种分子靶标

检测最好的方法。直接共轭结合形成抗体片段与量子点的表面聚合物之间的共价键,其中两者摩尔比为 4 : 1。直接的量子点生物共轭物保存高亲和性,形成了最小化的非特异性结合。

Yezhelyev 等提出基于测定量子点来定量检测人乳腺癌细胞中的雌激素受体、孕激素受体和 ERBB2 的策略。乳腺癌细胞系中雌激素受体、孕酮受体和 ERBB2 的表达不同(例如 MCF-7、BT474、MDA-231 细胞),多种量子点直接共轭结合靶向这三种蛋白质的抗体。通过这些共轭物和光谱测定术,在单个乳腺癌细胞系样品上定量检测乳腺癌生物标志物的表达,同时进行了常规免疫组织化学相关分析和半定量免疫印迹。量子点有多种粒径和发射光谱,使多种蛋白质能在小肿瘤样本中被同时检测到。Al-Hajj 等用直接修饰抗体的量子点在肿瘤样品中同时实现了六种蛋白质的多元化成像。

荧光原位杂交(FISH)是确定基因扩增或基质RNA 分布的标准方法,可以通过使用荧光标记的 DNA 或 RNA 探针实现。与荧光免疫染色相似,使用有机荧光分子用于寡核苷酸探针的标记有一些限制。如信号弱、照片漂白问题和分离荧光信号与组织自体发光的复杂机制,使基因扩增的检测和量化十分困难。

纳米技术可以解决荧光原位杂交的局限性问题。量子点标记寡核苷酸探针能产生明亮稳定的荧光,易于检测和量化。有研究者指出,使用量子点作为荧光标记比标准 FISH 更好。将链霉抗生物素蛋白包覆的量子点标记的 DNA 探针与乳腺癌细胞的共孵育,然后进行 ERBB2 可视化成像,实现低浓度、高灵敏度的杂交鉴定。这些数据表明,将量子点标记的寡核苷酸用于检测基因扩增的新 FISH 方法可能优于标准 FISH,特别是在低水平表达的基因鉴定中。

此外,用量子标记的寡核苷酸具有靶向性。通过使用连接分子,量子点可以修饰 3' 或寡核苷酸序列的 5' 末端。Xiao 和 Barker 讨论了通过使用链霉亲和素 - 生物素量子点系统控制附加寡核苷酸数量的能力。通过使用两种不同的量子点荧光体和两种不同的有机物荧光体,实现了单只小鼠脑神经元内多巴胺 D_2 受体的基质 RNA、ε- 肌糖原、酪氨酸羟化酶和小鼠囊泡单胺转运蛋白的同时检测。

总之,量子点复合物的使用使得在单一肿瘤或小型癌症样本中同时进行多个蛋白质的定量成为可能,并可以在这些结果的基础上制订治疗方案。显然,在这些纳米材料应用于临床实践前还需要解决一些问题。虽然量子点 - 抗体复合物有良好的抗原亲和性,但是这种方法还需要优化,需要提出一种方法使抗体与量子点摩尔比为 1 : 1。另外,使用量子点复合物,尤其是标记分子标志物的准确量化需要使用光谱显微镜,但费用昂贵,可能会限制其推广。

四、CT 成像

2011 年,KinsellaJ. M. 等制备 Lyp-1 肽标记的硫化铋纳米粒子用于靶向乳腺癌 CT 成像。由于铋的原子序数较大,同时硫化铋纳米颗粒已被证明是等同于或优于碘剂 CT 造影剂。为了制备靶向性材料,课题组成员使用九个氨基酸环肽 CGNKRTRGC(LyP-1)作为一个靶向分子,此靶向肽 LyP-1 能够靶向结合于肿瘤引流区淋巴管。

研究人员为了制备 LyP-1 修饰的硫化铋纳米粒子,首先通过将硫元素热注射入到乙酸铋的 1- 十八碳烯油酸沸腾溶液中获得硫化铋纳米粒子,然后再将 Lyp-1 肽连接到硫化铋纳米粒子表面。为研究铋在体内的分布,在向荷瘤小鼠注射材料后 24 h,对体外组织进行浓度测定,发现脾脏中有 26%~27% 的材料,肝脏有 17%~20% 的材料,仅有 4% 的材料是通过肾脏清除。在肿瘤小鼠的 CT 成像实验中,分别在注射材料后 2 h,4.5 h 和 24 h 进行 CT 扫描,可以发现在 24 h 时肝脏、脾脏和肿瘤部位都出现了明显增强,可以实现良好的三维重建效果(图 37-3-5)。

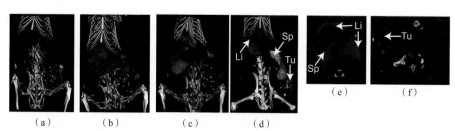

图 37-3-5　注射 LyP-1 荷瘤小鼠在注射靶向硫化铋材料后不同时间的 CT 图像

(a)0 h,(b)2 h,(c)4.5 h,(d)24 h 的 CT 图像,以及注射后 24 h 的横断面 CT 图像脾(e)和肿瘤(f),注射剂量为 200 μL 0.25 MBi[图片来自 Angewandte Chemie-International Edition,2011，50(51),12308-12311]

五、光声成像

光声成像（photoacoustic imaging，PAI）近年来发展迅速，光声成像基于生物组织光吸收差异并通过激光照射和超声介导的非破坏性生物光子成像方法，它具有光学成像的高对比度和超声波的高渗透性的优点，因此它是评估形态、生理特征、代谢功能和病理特征的重要方法，然而，因为生物组织对激光具有很强的散射效应，光强和光声信噪比随着组织深度的增加呈指数衰减。目前用于光声成像的造影剂种类主要包括金纳米材料、染料和碳纳米材料，但同时上述材料也有其局限性，比如金纳米材料和吲哚菁绿的生物体内代谢以及经济成本问题，碳纳米管材料造影剂，在生物体内的代谢潴留可引起眼睛不适、皮肤过敏、肺癌和肺尘埃沉着病等。因此，研究人员仍然需要开发安全、廉价，副作用小的光声成像造影剂。

2017年，Xia J. Z. 等报道了可生物降解的碳酸氢铵脂质体纳米粒子用于乳腺癌光声成像。利用脂质体包封的碳酸氢铵纳米粒子，其生物降解产物可以经体内代谢完全消除，安全，有效，廉价，无副作用。当用特定波长的激光照射这些纳米粒子时，其可以吸收大部分激光的光能，然后在加热的条件下纳米粒子膨胀放出气体产生热声波，再经过声学检测器检测并在显示屏上显示为光声信号。光声信号的强度随着时间、浓度和温度的增加而增强，发出光声信号，同时碳酸氢铵的分解产物都是人体正常的代谢产物，所以碳酸氢铵纳米粒子也一种在临床中用于乳腺癌或浅表性癌症光声成像的良好材料。

六、多模态成像

2015年，Abbasi A.Z. 等人报道了氧化锰和阿霉素负载的荧光纳米材料用于乳腺癌的双模态成像和化疗。最常用的 MRI 造影剂都基于钆元素，然而使用基于钆的造影剂会导致患者肾性纤维化从而严重损伤肾功能。为了避免基于钆的造影剂的副作用，研究人员致力于研究替代性 T_1 造影剂。锰是生物体中的内源性金属和必需矿物质，因而生物安全性更为优良。同时荧光成像以低成本、体内外成像和显微成像、高分辨率的特点成为有吸引力的分子成像技术，如被探索用于术中影像导航，但是低穿透深度和组织的自发荧光强度限制了其在深层组织中的应用。结合磁共振和荧光两种成像方法可以弥补各自缺陷，用于检测肿瘤部位，同时可以监测肿瘤对药物的治疗反应。例如，联合负载化疗药物与 MRI /FI 造影剂可以改善治疗效果。病人可在术前对肿瘤进行磁共振成像，抗癌药物可以使肿瘤体积缩小，再通过影像导航对肿瘤进行手术完全切除。

Abbasi A.Z. 等人开发了一种集荧光、核磁及化疗为一体的诊疗一体化纳米粒子，他们将抗癌药物多西紫杉醇（DTX）和氧化锰磁性纳米材料包裹于荧光染料标记的聚合物中。经实验证明，该材料具有良好的核磁效果，通过接种了人乳腺癌小鼠模型的荧光成像验证了材料在人乳腺癌细胞中的富集，同时该材料的载药率达到74%，由于纳米材料对 DTX 的缓释作用，其对人乳腺癌细胞 MDA-MB-231 的杀伤效果是单纯多西紫杉醇（DTX）的3~4.4 倍。

2016年，Faraj A. A. 等人报道了新型多模态单壁碳纳米管用于乳腺癌干细胞靶向成像。单壁碳纳米管（SCWNTs）由于它独特的理化性质，利于跨膜渗透的针状形态以及易于修饰而成为热门的纳米粒子，而 CD44 受体则是乳腺癌干细胞（breast cancer stem cells，CSCs）的表达物，故 Faraj A. A. 等人就以单壁碳纳米管为载体，分别与 CD44 单克隆抗体和超顺磁性氧化铁纳米颗粒（SPIONs）、镓67 或 Vivotag-S750 荧光基团结合，用于乳腺癌干细胞靶向的核磁、SPECT 或近红外荧光成像。首先，他们利用乳腺癌小鼠模型进行活体成像，分别对比粒子在肿瘤处的富集程度，从而证明了其在肿瘤处的靶向性。然后，对分别注射结合或不结合 CD44 抗体材料前后的肿瘤组织细胞内铁元素进行定量，结果为：SWCNT+CD44组，注射前是（5.21 ± 0.44）pg Fe/ 细胞，注射后是（7.23 ± 0.67）pg Fe/ 细胞；SWCNT 组，注射前是（2.6 ± 0.35）pg Fe/ 细胞，注射后是（2.23 ± 0.42）pg Fe/ 细胞。同时，他们对注射结合或不结合 CD44 抗体材料的小鼠乳腺脂肪组织进行免疫组织化学分析，发现结合 CD44 抗体的小鼠组织切片对抗 CD44 抗体有大量棕色反应。上述两个结果进一步证明了材料对乳腺癌干细胞的靶向性。

2013年，Majd M. H. 等人报道了靶向荧光核磁纳米材料用于乳腺癌细胞 MCF-7 的成像。超顺磁性纳米材料已经作为靶向化疗药物的纳米载体。然而，未经修饰的超顺磁性纳米材料在生物环境（比如肿瘤微环境）中易成团结块被单核巨噬细胞系统吞噬，从而显著减少血液循环中的材料浓度。而经过具有生物相容性的聚合物,如聚乙二醇(Polyethylene glycol, PEG)表面修饰的纳米材料可以避免免疫系统的清除,延长其在血液中的循环时间,同时表面修饰可以提高材料稳定性、生物相容性、载药能力和与靶细胞的相互识别作用。其中叶酸受体在很多肿瘤细胞都高表达,叶酸与叶酸受体有很高的亲和性,可以用于叶酸受体介导的靶向材料设计。

异硫氰酸荧光素(FITC)已广泛应用在荧光显微镜检查和流式细胞术中,故 Majd M. H. 等人先将其与多巴胺 - 聚乙二醇修饰的四氧化三铁(Fe₃O₄)磁性纳米材料结合,再结合叶酸用于对叶酸受体高表达的乳腺癌细胞的荧光 / 磁共振双模态成像和治疗。他们用多巴胺 - 聚乙二醇修饰 Fe₃O₄ 磁性纳米材料以增强其亲水性和易修饰性,并用体外细胞实验、荧光显微镜和流式细胞术证明了材料的生物相容性和对叶酸受体阳性乳腺癌细胞 MCF-7 的靶向性。

Li K. J. 等人基于多功能树枝状分子纳米材料用于乳腺癌的 MRI/CT 双模态分子成像。在当前成像方式中,CT 和 MRI 有着更强的分辨率,所以在分子影像中有着更多的优势。为了准确地进行癌症诊断,集两种甚至多种模态成像技术于同一纳米材料也可以避免因为注射多种影像对比剂而给人体血液清除能力的额外负担。临床 CT 成像方面,由于小分子对比剂的多种限制,比如循环时间短、高浓度导致的肾毒性以及非特异性,基于纳米材料的无机对比剂相继问世。其中,金纳米材料由于其高 X 线吸收系数、良好的生物相容性、循环时间长和表面易修饰性,已经被用作 CT 对比剂。MRI 成像方面,临床中广泛应用的基于钆的 T₁ 对比剂也有着一些缺点,比如 T₁ 弛豫率低、血液半衰期短和 Gd-DTPA 的不稳定性,而大分子的 MRI 对比剂因为其结构清楚、药物代谢效果理想和体内 T₁ 弛豫高有着良好的应用前景。但是,可用于多模态成像的对比剂很少,而这些对比剂又在灵敏度、稳定性或血液循环时间方面有些不足。因此,研制出 CT 和 MRI 成像都足够灵敏而且性质稳定的双模态成像对比剂是一个巨大的挑战。

聚酰胺 - 胺型(PAMAM)树枝状大分子表面可修饰不同官能团用于各种生物医学应用。Li K. J. 等人通过在氨基端 G5 PAMAM 树枝状大分子氨基端表面嫁接钆螯合物 DOTA-NHS 和羧基化的甲氧基聚乙二醇,使之多功能化,再用硼氢化钠还原得到

多功能化树枝状大分子包裹的钆金纳米材料(Gd-Au DENPs)。他们用 MTT、细胞形态以及流式细胞术验证了材料低细胞毒性,并通过细胞成像证明其良好的 MRI/CT 效果。在 MCF-7 乳腺癌小鼠模型 MRI/CT 成像试验中,注射材料后肿瘤处有明显的信号 / 密度增强,在 24 h 后仍保持有显著的对比效果。

Ma Q. 等人制备了基于磁性 Fe₃O₄ 和量子点的多层核壳结构纳米粒子用于乳腺癌的多模态成像。荧光成像由于其高灵敏度和高分辨率在体内外成像研究中广受欢迎,但是大部分荧光探针的发射波长都是在可见光区(400~700 nm),可见光会被体内相关物质(如血红蛋白等)大量吸收,被组织散射,同时其光谱与组织自体荧光范围重合,这些都导致了其在体内成像方面的不足。相反,近红外光(700~900 nm)在组织中的吸收散射问题显著减少,被称为"光学窗口",适用于体内成像。MRI 成像具有三维成像,高空间分辨率等优点,但相较于荧光成像,其时间分辨率较低,将两种成像方式结合有助于优势互补。量子点(QDs)具有高穿透性、高信号强度、窄发射光谱和多种荧光颜色等光学特点,在各种多模态纳米材料中具有显著优势。近年来近红外量子点的研究已成为一个新的热点。

Ma Q. 等人提出一种多层、核壳结构纳米材料 MQQ 探针。他们通过反相微乳液的方式,以正硅酸乙酯为硅前体,合成 Fe₃O₄/SiO₂ 核,再依次将红外量子点 CdSeTe/CdS、近红外量子点 CdSe/ZnS 一层层包裹在核外,并在此基础上分别结合抗 HER2 抗体、BSA,合成抗 HER2-MQQ 和 BSA-MQQ 探针。在乳腺癌细胞 KPL-4 实验中,相较于 BSA-MQQ 组,HER2-MQQ 组在荧光显微镜下可更有效地观察到肿瘤细胞表面的纳米粒子。在肿瘤老鼠模型上,以 BSA-MQQ、HER2-MQQ 分别作为对照组、实验组,荧光成像方面,实验组中观察到明显的近红外荧光,对照组则没有,MRI 成像方面,实验组观察到在肿瘤周围明显的 T₂ 信号增强。上述结果证明了 HER2-MQQ 探针对乳腺癌细胞的靶向性,是良好的近红外荧光探针和 T₂ 对比剂。

Pan Y. W. 等人提出一种负载多柔比星(DOX)的 NaYF4:Yb/Er@NaGdF4- 多孔二氧化硅纳米材料用于耐药乳腺癌的荧光、磁共振成像和增强化疗。该材料在 UCL-MR 双模态成像上均有优秀的表现。在药物释放方面,在 pH 为 5.0 时,DOX 在 24 h 和

108 h 分别有 58.3% 和 71.9% 药物释放，pH 为 7.4 时，分别只有 18.6% 和 27.6%，证明了该材料的 pH 响应性药物释放机制。他们通过细胞毒性试验以及活体毒性试验证明了该材料具有良好的生物相容性以及较低的生物毒性。在细胞药物摄取方面，该材料和单纯 DOX 都分别与 MCF-7、MCF-7-ADR 细胞孵育进行对比，实验发现，DOX 很容易被 MCF-7 细胞摄取，但几乎不被 MCF-7-ADR 细胞摄取，而材料均可被两种细胞摄取，且随着时间延长，摄取增多，证明了其在解决乳腺癌细胞耐药性问题上的可行性。他们又进一步考察了材料对细胞的杀伤效果，观察到 MCF-7-ADR 细胞存活率降低到了 44.2%。

七、核医学成像

2010 年，Richard P.B. 等报道了铟 111 或镓 68 标记的 Affibody 分子用于 HER2 表达的乳腺癌的分子成像 ^{18}F-FDG PET 用于检测疾病的转移、复发和早期治疗的反应，然而，它只显示了葡萄糖的代谢而没有提供关于癌症特异性细胞表面受体的信息，从而无法为受体靶向治疗提供指导。人表皮生长因子受体 2（HER2）在一些恶性更高的癌症类型中过度表达，但在正常成人组织中表达很少。随着越来越多 HER2 靶向治疗方法的涌现，补充性的体内诊断方式可能有利于改进对治疗反应的预测和监测，例如，一种对 HER2 有特异性和亲和性的分子显像剂，能够检测和定位所有 HER2 阳性肿瘤病变，包括不适合活检的肿瘤。

Affibody 分子（Affibody AB），一种小分子非免疫球蛋白亲和性蛋白质，被证明可以作为分子影像的示踪剂。^{111}In 标记的 Affibody 分子 DOTA^0-Z$_{HER2}$：342-pep2（ABY-002）在临床前期小鼠实验中显示出特异性肿瘤靶向。Richard P.B. 等人首次在乳腺癌复发的患者上进行 ^{111}In-ABY-002 和 ^{68}Ga-ABY-002 两种材料的试验。他们给三位乳腺癌复发患者注射材料，而在此之前这三位患者已经通过 CT 或 ^{18}F-FDG PET-CT 确定了转移灶部位。第一位患者经 ^{18}F-FDG PET-CT 检查有 5 个转移灶，而在注射 ^{111}In-ABY-002 后成像发现 4 个转移灶，肾脏附近一个病灶没有发现，经分析是由于病灶靠近肾脏，被肾脏信号掩盖。第二位患者由于肝脏转移灶受周围正常肝脏背景干扰，经 ^{68}Ga-ABY-002 成像没能被发现。第三位患者经 ^{68}Ga-ABY-002 成像发现一个在 ^{18}F-FDG PET-CT 成像中没能发现的转移灶。在允许的情况下，他们将第一位和第三位患者的转移灶做了组织活检，均显示 HER2 高表达，通过血流动力学分析证明了材料的高血液清除速率。

2015 年，Deng S. M. 等报道了放射性核素标记的 RGD 序列结合氧化铁纳米材料用于乳腺癌的 SPECT-MRI 双模态成像。乳房 X 线摄影仍然是目前筛查乳腺癌的主要成像方法。但是，乳房 X 线摄影在乳房致密实质组织和纤维性乳腺疾病方面诊断的准确性仍然很低。如今对乳腺癌检测的准确性和监测乳腺癌患者对治疗的反应的需求越来越高。SPECT 可以用于检测活体功能活动，且分辨率高。MRI 是一种乳腺放射摄影超声成像的辅助技术，具有高空间分辨率，对软组织成像最敏感。将 SPECT 和 MRI 结合可以提高成像的灵敏度和分辨率。整合蛋白 $\alpha_v\beta_3$ 在肿瘤细胞和肿瘤内皮细胞高度表达，可用于作为靶向治疗的靶向受体。周期性 RGD 序列多肽是一个环形结构，相较于线型多肽，对蛋白酶解更耐受，与 $\alpha_v\beta_3$ 蛋白亲和性更强，而且它免疫原性低、粒径小、稳定性高、易于修饰，具有广泛的应用前景。

Deng S. M. 等人将表面修饰了 RGD 多肽的超顺磁性铁氧化物纳米材料标记碘 125 用于表达整合蛋白 $\alpha_v\beta_3$ 的乳腺癌 SPECT-MR 双模态成像。他们先是在铁氧化物纳米材料表面进行羧甲基化，再键合 RGD 多肽并用碘 125 标记。在乳腺癌细胞 Bcap37 小鼠模型试验中，几乎刚注射完材料肿瘤就可以进行 SPECT 显像，在 MRI 成像方面也有良好的效果，这些都证明了其靶向成像性能。

2017 年，IlseV. 等报道了抗 -HER2 纳米抗体用于乳腺癌成像。目前，乳腺癌的 HER2 表达主要通过免疫组化和（或）荧光原位杂交来确定，这两种方法都需要肿瘤组织切片，但是组织切片的 HER2 表达情况并不能准确代表瘤内异质性的 HER2 表达，而一种可能同时检测所有肿瘤病灶的 HER2 表达的方法就是非侵入性的分子成像。虽然抗体或抗体片段都可以用于对表达 HER2 肿瘤的成像，但是由于其粒径以及与 Fc 受体的相互作用，传统抗体血液清除太慢，导致无法在短时间内得到增强成像，同时会造成血液中材料浓度高、材料在肾脏大量累积甚至排泄到胃肠道中，这些都导致其无法得到应用。纳米抗体却可以解决这些问题，纳米抗体是一些天然存在的仅有重链的抗体和非传统单链抗体的抗原结合片段，它被认为是来源于功能性抗体最小的完整抗原结合片段。纳米抗体粒径约为 15 ku，而且结构稳定，非常适合用于体内肿瘤的放射免疫检测和肿瘤抗原表达的评估。

　　IlseV. 等人提出用 ^{99m}Tc 标记的纳米抗体用于乳腺癌的 SPECT 成像。他们先进行对纳米抗体的识别、生产和纯化，然后挑选出对 EPR2 亲和力强的纳米抗体 2Rs15d 和 1R136d，最后用 ^{99m}Tc 标记抗体。他们在 HER2 表达的 SKOV3 肿瘤小鼠模型上进行 SPECT 成像，实验显示，纳米抗体通过肾脏代谢，相较于非靶向性抗体，肿瘤摄取更高，证明了其靶向性。

　　2016 年，有研究者报道了金纳米晶簇掺杂 ^{64}Cu 用于乳腺癌转移 PET 成像。在乳腺癌中，转移癌可以在原位瘤切除后隐藏很长一段时间，之后会引起多种继发性损伤。常规病理检查由于获取的组织量不足以及肿瘤的异质性，在灵敏度、准确度和重复性方面是有局限性的。因此，在分子层面上针对原发性肿瘤和转移瘤高表达的生物标志物的敏感和特异性检测方法，对疾病状态的准确判定和提供病变信息用于指导患者的个体化治疗至关重要。目前，大多数用于乳腺癌检测的成像方式本质上是大体解剖成像，缺乏对乳腺癌侵袭和转移功能检测的敏感性和特异性，特别是在远处转移，如肺转移。基于放射性核素的分子成像技术，如正电子发射层析成像（PET）已被用于检测肿瘤内的恶性细胞和监测治疗反应，有望用于评估乳腺癌的远处转移。然而，常用的临床成像对比剂，比如 ^{18}F-FDG，不能靶向追踪肿瘤细胞表达的与侵袭性和转移有关的生物标记物，所以这些对比剂成像不能用于患者肿瘤转移风险的评估。大量患者在经过治疗后肿瘤在远处器官复发转移，最终死去。因此，研制出一种能灵敏特异性地检测转移瘤表达的生物标记物用于评估该标记物与肿瘤转移的关系和预测患者肿瘤转移风险至关重要。趋化因子 CXCL12 在转移瘤处高度表达，其会与肿瘤细胞表达的趋化因子受体 CXCR4 结合，所以 CXCR4 在用于对乳腺癌侵袭和转移的靶向预测方面很受关注。临床前期研究表明，原位乳腺癌 CXCR4 的高度表达与转移瘤分度有很大关联。临床上，CXCR4 的表达意味着乳腺癌的增殖、侵袭和远处转移。研究者进一步发现，在中和 CXCL12 和 CXCR4 的相互作用后，肿瘤细胞转移到局部淋巴结和肺受到严重抑制，这表明 CXCR4 不仅可以用于乳腺癌转移的预测标记物，也可以用于靶向治疗。

纳米材料由于其理化特性可以用于灵敏特异性的早期疾病监测，已经广泛应用于肿瘤成像。但是，增强的渗透和滞留（EPR）效应引起的肿瘤内材料的非特异性滞留可能会干扰对影像数据的分析和肿瘤与其预测性生物标记物的关系，从而混淆肿瘤 / 转移瘤的分期。

　　有研究者提出一种 AMD3100 修饰的金纳米晶簇，并用 ^{64}Cu 标记（^{64}CuAuNCs-AMD3100），用于小鼠 4T1 乳腺癌模型肿瘤和肺转移癌的检测。AMD3100 是 CXCR4 拮抗剂，被证明用于淋巴瘤和多发性骨髓瘤患者造血干细胞的动员。他们用 TA-PEG 进行 ^{64}CuAuNCs 的表面修饰，提高其胶体稳定性，降低了与细胞的非特异性结合。TA-PEG 修饰的 ^{64}CuAuNCs-AMD3100 和 ^{64}CuAuNCs 粒径分别是（1.7 ± 0.3）nm 和（4.2 ± 0.5）nm，而超小的粒径也赋予了它们快速的血液清除率，其 $t_{1/2}$ 分别是 0.57 h 和 1.22 h。他们通过控制 shRNA 来控制小鼠 4T$_1$ 乳腺癌模型 CXCR4 的表达，分为低表达、高表达、正常 4T$_1$ 细胞以及 LacZshRNA4组，在进行 PET-CT 成像后，经 CXCR4 RT-PCR 分析，以正常 4T$_1$ 组 CXCR4 表达情况为 1，CXCR4 低表达、高表达和 LacZshRNA 处理的 4T$_1$ 组的结果分别是 0.66 ± 0.10、2.35 ± 0.25、0.95 ± 0.21。PET 成像也显示了 ^{64}CuAuNCs-AMD3100 在检测 CXCR4 方面的灵敏性。在靶向成像方面，他们将 ^{64}Cu-AMD3100 和无靶向性的 ^{64}CuAuNCs 在 4T$_1$ 小鼠模型上进行对比成像，成像结果显示肿瘤侵袭情况，PET 成像也显示了材料在肿瘤处的特异性聚集。

八、靶向治疗 - 光热治疗

　　研究人员致力于开发具有适用于成像和治疗性质的多功能纳米粒子。纳米颗粒辅助治疗是一种有前途的替代常规治疗方式。光热治疗具有微创、高效、易达预期、副作用小的优点。另外，在治疗前利用纳米粒子进行成像可区分正常组织和病灶组织，从而来防止热疗对正常组织的损伤。2016 年，Lee 等报道了制备抗人表皮生长因子受体的吲哚菁绿封装的聚乙二醇包被的聚乳酸 - 羟基乙酸共聚物用于特异性 HER2 乳腺癌靶向治疗。人表皮生长因子受体 2（HER2）高表达的乳腺癌具有更强的侵袭性和对药物治疗的抗药性，因此需要有效的治疗策略。吲哚菁绿已广泛应用于乳腺癌光热治疗。然而，其血液加速退化和半衰期短（2~4 min）的缺点严重阻碍了其在临床中的应用。聚乳酸 - 羟基乙酸共聚物可以保护封装的 ICG 免受外部刺激,如光、热和 / 或极端 pH 条件引起的降解;准确地定位治疗区域以降低靶内毒性以及准确评估治疗间期介导的光疗效果,所以研究人员开发了抗 HER2 的吲哚菁绿封装的聚乙二醇包被的聚乳酸 - 乙醇酸纳米粒子,作为 HER2 阳性乳腺癌细胞的靶向光热治疗的特异性生物降解型近红外光敏剂,用于 HER2 阳性乳腺癌细胞的靶向光热治疗。本文通过改性乳化法制备吲哚菁绿封装的 PLGA 纳米粒子,进一步由羧基胺交联反应进行纳米粒子表面上的聚乙二醇结合,通过对具有和不具有聚合物封装吲哚菁绿的降解率系数的分析,经聚乳酸 - 乙醇酸纳米粒子封装的 ICG 的光稳定性显著提高 4 倍,而在 4 ℃和 37 ℃下的热稳定性显著增加 5 和 3 倍。研究人员不仅在近红外激光照射下研究了他们的活性氧生成和光热升温性能,而且还通过使用 HER2 阳性的 MDA-MB-453 乳腺癌细胞,证实了不同剂量的聚乳酸 - 乙醇酸纳米粒子在体外根除肿瘤细胞的可用性。除了如上所述的聚乳酸 - 乙醇酸纳米粒子的优点之外,在纳米粒子的外层上缀合的聚乙二醇分子可以使得纳米颗粒在

血流中由于较少的免疫原性延长循环时间,并且这种特征特别有利于癌细胞的被动靶向通过增强渗透和滞留效应。

一个新型的成像模式是多光子显微镜,它提供了高分辨率的优点,而且微观水平具有获得功能和形态信息的能力。2010 年 Emily S. D. 等报道制备抗体修饰的金 - 金硫化物纳米粒子作为多功能剂用于乳腺癌的成像和治疗。Emily S. D. 课题组研究的目的是开发近红外(NIR)共振金 - 金硫化物纳米颗粒(GGS-NPs)作为癌症的双重造影成像剂和治疗剂。我们证明在脉冲 NIR 激光照射下 GGS-NP 显示双光子诱导的光致发光,可用于体外观察癌细胞。当与抗 HER2 抗体结合时,这些纳米粒子特异性结合过表达 HER2 受体的 SK-BR-3 乳腺癌细胞,通过多光子显微镜成像,并采用较高的激发功率(50 mW)诱导癌细胞的热损伤进而导致细胞死亡。近红外(NIR)共振金 - 金硫化物纳米颗粒(GGS-NPs)是癌症的理想多功能药物,因为它们提供精确治疗地点和执行的能力,能够高精度可视化和治疗肿瘤细胞,并将通过最小化伤害来改进治疗方法。

第四节　分子影像在诊断乳腺癌分子病理分型中的应用

针对乳腺癌细胞表面受体过量表达的特性,经过分子标记的靶向成像材料为乳腺癌成像提供了一种灵敏可行的方法。目前常用的受体包括雌激素受体、孕激素受体、人表皮生长因子受体 2、生长抑素受体和胃泌素释放肽受体,这些受体的表达使得研究人员可以依据乳腺癌亚型设计更加精细化的靶向纳米粒子。

乳腺癌是全世界妇女中最常见的癌症。2012 年新增 1.67 亿乳腺癌诊断病例, 522 000 人死于该病。乳腺癌是高度异源性肿瘤,有多个组织学亚型,这些组织学亚型是通过分子特征进行区分的,而这些分子特征在疾病的治疗和预后中起重要作用。其中最重要的分子肿瘤亚型是雌激素受体、孕激素受体和人表皮长因子受体 2。

已有的研究让我们对乳腺癌已经有了较为深入的了解,并基于此研究出新的诊断、治疗方法,对降低疾病的死亡率产生了积极的影响。但是现阶段转移性乳腺癌的预后仍然很差,五年生存率只有

26%。组织病理是确诊乳腺癌的"金标准",同时新型的成像诊断检测方法也是不可或缺的。乳房钼靶成像已用于乳腺癌的初步筛选,再进一步检查仍需采用磁共振或超声等成像手段,这些传统的成像方法适用于检测异常的乳腺病变,但是不能提供病变的分子特征,比如生物标志物的表达情况,所以能够提供病变分子特征改变信息的成像技术有着额外的价值,特别是在高度异质性的癌症类型中。为了实现这一目的,研究人员对乳腺癌靶向介导的分子影像技术正在进行深入研究。

靶向介导是将肿瘤细胞表达的分子作为靶标。通过连接对靶标有着特异性亲和力的纳米粒子(如肽类似物、抗体、亲和体和纳米抗体等)可以实现对癌细胞上过表达的分子(例如受体、转运蛋白和酶)的靶向。

基于这些靶向分子结合的放射性核素,可以实现单光子发射计算机断层扫描(SPECT)或正电子发射断层扫描(PET)的成像。SPECT 和 PET 是高

灵敏度功能性核医学成像设备，它们是对来自 γ 辐射（如铟 111）或正电子发射（镓 68）直接或间接衍生出的 γ 光子的检测，将 SPECT 或 PET 与 CT 或 MRI 结合可以实现用于对高分辨解剖结构和生物功能性代谢的多模态成像。同时 Pattion 等人的综述和 Ziegler 等人的论文详细地阐述了 SPECT 和 PET 成像的机制，另一方面，已经研制出专门用于乳腺癌的 SPECT 和 PET 成像设备，其相较于全身 SPECT 和 PET 设备有着更高的分辨率，从而提高疾病诊断的准确性。

靶向核医学成像通过观察局部和远处转移或复发的病变检测进行疾病分期，预测治疗结果以及评估治疗效果等。然而，这种成像方法的准确率依赖于纳米粒子携带足够的靶标分子以及相对较高的经济成本和辐射，因此不适用于乳腺癌的常规初步筛选。

一、激素受体靶向成像

雌激素受体相关的靶向纳米粒子既可用于靶向治疗，也可用于成像。^{18}F-FES，一种氟化雌二醇，是临床试验中研究最广泛的雌激素受体靶向 PET 放射性配体，同时研究集中于原发性和转移性乳腺癌中雌激素受体介导的可视化核医学成像以及治疗中受体数量变化的评估。五项临床研究报告了用于肿瘤可视化的放射性示踪剂的灵敏性和特异性，分别是 69%~100% 和 80%~100%。此外，^{18}F-FES 成像还用于预测治疗前和治疗早期阶段抗雌激素治疗的效果。治疗前 ^{18}F-FES 的高摄取表明雌激素受体的存在，而这是获得良好治疗效果所必需的，而治疗早期 ^{18}F-FES 摄入减少则预示着治疗的成功。据报道，到目前为止，在抗雌激素治疗相关的治疗前扫描中，阳性、阴性预测值分别为 65% 和 88%。^{18}F-FDG（其反映葡萄糖代谢）是最广泛使用的用于评估治疗效果的 PET 示踪剂，He 等人比较了临床前期 ^{18}F-FES 和 ^{18}F-FDG 的使用情况，并报道在评估内分泌治疗的效果上 ^{18}F-FES 优于 ^{18}F-FDG。按照上述实验结果，大量 ^{18}F-FES 用于乳腺癌成像的临床试验已经开始并且仍在进行中。

根据目前的研究结果，^{18}F-FES 通过确定乳腺癌病灶的雌激素受体表达情况进行疾病分型和疾病分期以及使用放射性示踪剂来预测和监测治疗效果，并且核医学成像与组织活检免疫染色的诊断方法相比对人体损伤更小。

由于孕激素受体的表达是雌激素调节的过程，研究者主要关注于开发雌激素受体靶向放射性示踪剂。然而，雌激素受体靶向放射性示踪剂在接受抗雌激素治疗的患者中的效果并不确定，例如在实时监测治疗效果方面，因为这些分子也与雌激素受体结合，使得受体不能与放射性示踪剂结合。在这种情况下，孕激素受体靶向放射性示踪剂可能有用。此外，与雌激素受体状态相似，孕激素受体靶向放射性示踪剂为确定乳腺病变的孕激素受体状态提供了一种损伤较小的方法。许多孕激素受体靶向放射性示踪剂已经应用于临床前和临床研究。其中孕激素受体靶向放射性示踪剂 ^{18}F-FFNP 用在 16 个孕激素受体阳性的乳腺癌中成功识别出 15 个。之前的研究显示，由于雌激素受体激活途径的抑制，在成功的抗雌激素治疗后孕激素受体表达下降，关于 ^{18}F-FFNP PET 成像用于预测抗雌激素治疗效果的临床前期研究都取得了良好的结果。

迄今为止，孕激素受体靶向核成像的临床资料有限，但已有的结果表明，孕激素受体放射性配体通过测定孕激素受体表达用于疾病分型和内分泌治疗后的治疗评估有一定的应用前景。

二、HER2 靶向成像

与激素受体类似，乳腺癌中的 HER2 表达不仅可用于治疗中的监测，也可用于成像诊断。通过对单克隆抗体、亲合体、纳米抗体和抗体片段进行放射性标记的 HER2 靶向核医学成像已经用于临床前期和临床研究。用不同的放射性核素标记的单克隆抗体可用于 SPECT 和 PET 成像。根据临床前研究的相关结果，放射性标记的曲妥珠单克隆抗体对 HER2 阳性乳腺癌病变的成像诊断效果和毒性正在进行相关临床试验。临床研究结果显示，在肝脏背景摄取较高及没有预先给予未标记的曲妥珠单克隆抗体的情况下，导致 HER2 阳性病灶成像效果不佳。值得注意的是，两项研究表明，^{64}Cu-Trastuzumab 能够检测到 ^{18}F-FDG PET 无法检测到的 HER2 阳性乳腺病变。此外，接受曲妥珠单克隆抗体和紫杉醇或热休克蛋白 90 抑制剂 NVP-AUY922 联合治疗的 HER2 阳性乳腺癌患者对放射性标记的曲妥珠单克隆抗体摄取减少，表明放射性示踪剂可用于评估 HER2 阳性乳腺病变的治疗效果。在 Gebhart 等人最近的一项研究中，他们用 ^{89}Zr-trastuzumab 评估 56 例患者经曲妥珠单克隆抗体的治疗情况。结果显示，HER2 靶向成像结合 ^{18}F-FDG 中的早期代谢反应评估，可用于预测机体对曲妥珠单克隆抗体治疗的反应并辨别患者是否适合该种治疗方式。

与抗体的体内代谢特性不同，较小的亲合体分子具有相对较快的吸收和清除率，患者辐射负担较低，并允许在放射性示踪剂注射后早期的时间点进行扫描。两项临床研究成功实现了放射性标记的 HER2 靶向亲合体在患者 HER2 阳性乳腺癌病变的成像。但是，与放射性标记的曲妥珠单克隆抗体结果相似，由于肝脏对示踪剂的高生理摄取，肝转移瘤的成像仍有困难。此外，用不同放射性核素（例如 ^{18}F、^{68}Ga 和 ^{99m}Tc）标记的 HER2 靶向纳米抗体已应用于 HER2 受体的核医学成像。大多数纳米粒子还在进行临床前期研究，Keyaerts 和 Xavier 等人报道了 ^{68}Ga-HER2 靶向纳米粒子在乳腺癌患者中的应用，在原发性和转移性乳腺癌病灶均成功地显示放射性示踪剂富集。同时显示出体内良好的生物分布和安全性。另外，放射性标记的 HER2 抗体片段已在临床前期和临床进行测试。虽然临床前期研究成功，由于放射性示踪剂在肿瘤中的不摄取或摄取率低，仅有少数临床研究报道且成像结果不理想。另外，放射性标记的 HER2 靶向 RNA 适配体用于 HER2 阳性乳腺癌病灶靶向。这些研究仍处于临床前期研究阶段，其与 HER2 靶向抗体、亲合体相比优势尚不明确。

三、生长抑素受体（SSTR）介导的乳腺癌成像

放射性核素标记的靶向生长抑素受体（SSTR）的纳米粒子可用于过度表达 SSTR 的神经内分泌肿瘤细胞的成像，实现了受体介导的核医学成像在神经内分泌肿瘤患者中的成功应用。随后，生长抑素受体在肿瘤细胞上的表达被报道。多个针对放射性标记的肽类似物在生长抑素受体表达的乳腺癌模型中受体成像的效果的临床前期和临床研究正在进行中。在 Chereau 等人的临床前期研究中，在乳腺癌异种移植小鼠模型上，对 ^{68}Ga-DOTA-TOC 和 ^{18}F-FDG PET 的成像进行对比，结果显示前者肿瘤摄取是后者的两倍。生长抑素受体介导成像的临床研究中，显示出的敏感性和特异性分别是 36%~100% 和 22%~100%。乳腺癌靶向有多个限制因素，肿瘤表面生长抑素受体表达低且不均匀，使用的放射性核素标记肽类似物和受体亲和力不够理想

以及成像设备空间分辨率低。由于乳腺癌是异质性疾病，不同乳腺癌亚型之间生长抑素受体的表达可能有所不同。相关研究显示，雌激素受体阳性乳腺癌中生长抑素受体的表达比雌激素受体阴性乳腺癌高，表明雌激素受体阳性乳腺癌亚型是用于生长抑素受体介导成像最适合的亚型。

我们进一步地研究了原发性乳腺癌与局部和远端转移乳腺癌中生长抑素受体信使核糖核酸（messenger RNA，mRNA）的表达，结果显示在原发灶、相应的局部淋巴结转移、肺和脑转移肿瘤中 SSTR mRNA 表达水平无明显差异。另一方面，生长抑素受体拮抗剂的开发也吸引了研究人员的注意，较于 SSTR 激动剂，SSTR 拮抗剂显示出应用于神经内分泌肿瘤靶向的优越性。受体拮抗剂比受体激动剂能结合更多结合位点，从而体现 SSTR 拮抗剂能够增强纳米粒子的肿瘤靶向性。Cescato 等人报道，在乳腺癌患者中，SSTR 拮抗剂 ^{177}Lu-DOTA-BASS 的结合能力是临床使用的激动剂 ^{177}Lu-DOTA-Tyr3-octreotate 的（11±4）倍。同时有相关研究报道，40 例乳腺癌患者中放射性标记的 SSTR 拮抗剂 DOTA-JR11 的结合能力比放射性标记的 SSTR 激动剂 DOTA-Tyr3-octreotate 强，同时来自患者乳腺癌的异种移植小鼠模型注射放射性标记的受体激动剂与拮抗剂相比，后者比前者成像更好。

基于近期进展，研究人员需要更多研究来探索 SSTR 介导的纳米粒子用于乳腺癌成像的真正潜力，也相信 SSTR 介导的分子影像有用于疾病分期和疾病监测的前景。

四、胃泌素释放肽受体（GRPR）介导的成像

胃泌素释放肽受体是 G 蛋白偶联受体，在 62%~96% 的原发性乳腺癌中表达。多年来，多种胃泌素释放肽受体靶向的放射性配体用来靶向成像胃泌素释放肽受体表达的肿瘤。虽然其中大多数在前列腺癌中已进行了研究，但这些研究使我们认识到放射性配体在背景器官中的特性和摄取优先性。例如放射性标记的胃泌素释放肽受体拮抗剂更适用于肿瘤靶向，而不是胃泌素释放肽受体激动剂，与在 SSTR 放射性配体中观察到的结果相似，因为胃泌素释放肽受体拮抗剂与靶标结合力比激动剂强。多项临床前研究已经在乳腺癌小鼠模型中成功使用 SPECT 和 PET 进行了胃泌素释放肽受体介导的核医学成

像。Prignon 等人将 GRPR 介导的成像用于内分泌治疗后的肿瘤显像和疾病监测，并与 ^{18}F-FDG PET 进行了比较，结果显示治疗组与未治疗组相比，GRPR 放射性示踪剂 ^{68}Ga-AMBA 摄取显著降低，而 ^{18}F-FDG 在治疗组和未治疗组的摄取没有明显差异。另外，我们发现，经过一线药物他莫昔芬治疗后，高 GRPR mRNA 表达水平与无进展生存期的改善相关，表明 GRPR 表达能用于预测对他莫昔芬治疗的反应。在同一研究中，我们发现雌激素受体阳性肿瘤有更高的 GRPR 表达，表明该受体靶向的放射性示踪剂适用于特定乳腺癌患者。此外，GRPR 阳性原发灶的转移癌也表达 GRPR，表明该成像方法可以应用于原发性和转移性疾病。虽然从临床前期研究获得的结果是喜人的，但迄今为止仅有少数临床研究是针对 GRPR 介导的乳腺癌核医学成像。Maina 等人的研究中，在 8 例乳腺肿瘤患者中有 4 例成功地用 ^{68}Ga-SB3（放射性标记的 GRPR 拮抗剂）实现了晚期疾病的可视化。在本研究中，扫描结果与 ER 表达无关联性。Stoykow 等人在 18 例患者中有 13 例用另一个 ^{68}Ga 标记的 GRPR 拮抗剂（^{68}Ga-RM2），成功实现了显像效果，同时阳性成像结果与雌激素受体表达相关，证实在雌激素受体阳性患者中，GRPR 介导成像有应用前景。虽然还需要更多关于 GRPR 放射性配体应用于乳腺癌成像的临床研究去证明，但目前的研究结果已经表明 GRPR 靶向成像可以成功用于雌激素受体阳性患者的疾病分期和治疗评估。

第五节　乳腺癌的未来医学影像学展望

分子影像技术可以从细胞、分子层面探测到疾病的变化，从而使研究活体内整体微环境的疾病发展过程成为可能，它对现代和未来医学模式将产生革命性的影响。探针作为分子影像发展的基础，其决定着医学影像技术发展的方向。纳米探针克服了传统影像探针存在的缺陷，在一定程度上解决了分子探针无法解决的问题，在影像研究领域取得了显著的成就。目前越来越多的纳米探针从基础研究走向临床应用。目前纳米探针的应用，在 MRI 成像方面，许多磁性纳米探针相继进入临床。CT 和 PET 成像方面，各种贵金属、同位素材料制备成的纳米探针主要处于基础研究阶段。光学、光声成像等光学相关成像技术具有无损、高分辨等优点，将为新一代生物医学影像发展提供技术支持。荧光、拉曼、光声等纳米探针也将随着现代科技的进步朝着靶向、高灵敏、多模、无毒的方向发展。目前也有部分研究开始向临床方向发展，比如乔治亚理工学院的聂书明教授开发出了基于拉曼纳米探针的便携式手术监测系统。光学相关的纳米探针将与简单、无损、实时和便携式的操作系统相结合，更好地为临床服务。现有的分子成像技术在时间和空间分辨率、穿透深度、能量延展度、探针的可利用度和探测限度等方面各有优缺点，而多种成像技术联合使用将会提供更多更全面的信息。新的多功能影像探针的设计是分子影像学未来发展的具体举措，未来的纳米探针应既"聪明"又"能干"，不但能够在多种成像技术条件下很好地显像，而且兼具治疗作用。

探针的生物安全性等诸多因素影响着纳米探针进一步的临床应用。由于动物与人体之间的差异巨大，即使影像纳米探针在动物实验中取得了很好的效果，但是最终应用于临床还需进一步研究。关于纳米材料的生物安全性问题，长期毒性影响不容忽视，因此，影像纳米探针的临床之路依旧很漫长。随着纳米技术的不断发展，将会产生更多的新型纳米探针。同时，我们也应该关注纳米探针潜在的风险，在遵循自然规律的前提下，合理运用纳米技术来促进分子影像技术的发展。

在乳腺癌领域，传统影像学手段只能了解乳腺癌体积大小和解剖定位等有限的参数，分子影像学的发展提供了许多新的检测参数，如乳腺癌生长动力学评估、血管发生生长因子检测、肿瘤细胞标记物检测、基因改变发现等，不仅实现了全面评估肿瘤生长状况，也实现了乳腺癌超早期诊断及对转移复发灶更好的寻找。在乳腺癌细胞治疗方面，分子影像学不仅能监测细胞对放化疗的敏感性从而及时调整治疗方案，更为乳腺癌的用药提供了新的途径和方法，最终达到靶向用药，减少全身毒副作用及药量。而分子影像学手术定位系统的应用也为乳腺癌手术带来了实时、精确、动态的参考引导影像。同时，分子影像学在乳腺癌发生发展的研究、乳腺癌相关分子通路研究等多方面的基础研究中发挥着无可替代的作用。总之，分子影像学在乳腺癌的基础和临床应用方面表现出良好的前景，分子影像学的发展将为乳腺癌诊断和治疗带来革命性的改变，乳腺癌的诊疗将进入分子时代，其治疗更是进入靶向与个体化的时代。

目前分子影像技术在临床应用中还有许多尚待解决的问题。如分子探针临床应用的安全性，是否会发生严重免疫反应等。如何更好地实现多模成像，即将两种或两种以上分子成像技术整合在一起，以最大限度获取肿瘤相关信息，如 PET-MRI 成像、超声 - 光学成像等在多模成像中已有许多突破性的进展，如 SangeetaTaneja 将 PET-MRI 双模成像应用于早期乳腺癌患者的诊断，取得了良好的效果。新型分子探针的开发、合成方法的改进，批量制备廉价、性质稳定的探针等仍是下一步需要努力的方向。

【参考文献】

[1] 中华医学会影像技术分会, 中华医学会放射学分会. 乳腺影像检查技术专家共识 [J]. 中华放射学杂志, 2016, 50(8): 561-565.

[2] 中华医学会核医学分会. 乳腺核医学检查共识 [J]. 中华放射学杂志, 2014, 48(9): 726-729.

[3] 中华医学会超声医学分会. 乳腺超声检查和诊断共识 [J]. 中华放射学杂志, 2014, 48(9): 718-722.

[4] MURPHY EK, MAHARA A, HALTER RJ. Absolute Reconstructions Using Rotational Electrical Impedance Tomography for Breast Cancer Imaging[J]. IEEE Trans Med Imaging, 2017, 36(4), 892-903.

[5] BAE MS, MOON HG, HAN W, et al. Early Stage Triple-Negative Breast Cancer: Imaging and Clinical-Pathologic Factors Associated with Recurrence[J]. Radiology, 2016, 278(2), 356-364.

[6] 贺丽芳, 黄文河, 张国君. 恶性肿瘤的光学分子影像手术导航 [J]. 中国肿瘤临床, 2016, 43(21): 927-931.

[7] YANG RM, FU CP, FANG JZ, et al. Hyaluronan-modified superparamagnetic iron oxide nanoparticles for bimodal breast cancer imaging and photothermal therapy[J]. Int J Nanomedicine, 2017, 12: 197-206.

[8] 胡益祺, 冉玲平, 冯梦丹, 等. RSNA2015 乳腺影像学 [J]. 放射学实践, 2016, 31(2): 102-107.

[9] 李怡. 乳腺癌比较影像学研究进展 [J]. 实用放射学杂志, 2016, 32(11): 1796-1799.

[10] 马庆杰, 陈滨, 高识, 等. ^{99m}Tc-3P4-RGD2 与 ^{99m}Tc-MIBI SPECT 显像诊断乳腺癌的对比研究 [J]. 中华核医学与分子影像杂志, 2016, 36(2): 184-185.

[11] 王瑞, 刘万花, 李丽环, 等. 动态对比增强 MRI 定量参数与乳腺癌预后因子的相关性研究 [J]. 中华放射学杂志, 2016, 50(12): 950-953.

[12] Ho AM, Kalantari BN. PET/MRI: A New Frontier in Breast Cancer Imaging[J]. Breast J, 2016, 22(3): 261-263.

[13] 迟崇巍, 叶津佐, 王建东, 等. 基于光学分子影像的肿瘤靶向手术导航技术应用现状与前景 [J]. 中华放射学杂志, 2015, 49(3): 233-235.

[14] 刘佩芳, 鲍润贤. 乳腺常规与功能及分子影像检查技术结合提高乳腺癌诊断水平 [J]. 中华放射学杂志, 2015, 7: 481-482.

[15] KILBURN-TOPPIN F, BARTER SJ. New horizons in breast imaging[J]. Clin Oncol (R Coll Radiol), 2013, 25(2): 93-100.

[16] PATEL BK, JAFARIAN N, ABBOTT AM, et al. Imaging Findings and Management of Primary Breast Cancer in Accessory Axillary Breast Tissue[J]. Clin Breast Cancer, 2015, 15(4): e223-e229.

[17] 赵扬冰, 陈洁, 乳腺纤维腺瘤的治疗进展 [J]. 临床外科杂志, 2007, 15(6): 369-371.

[18] 译黄青清, 审校兰晓莉, Kuwada Y, et al. 正电子发射乳腺断层显像筛查乳腺癌的初步报告 [J]. 中华核医学与分子影像杂志, 2017, 37(1): 61.

[19] 柏拉拉, 史军华, 钱唯, 等. 3.0 TMR 联合乳腺 X 线摄影对乳腺良恶性病变的诊断价值 [J]. 实用放射学杂志, 2016, 32(12): 1867-1870, 1875.

[20] GARCIA EM, CROWLEY J, HAGAN C, et al. Evolution of Imaging in Breast Cancer[J]. Clin Obstet Gynecol, 2016, 59(2): 322-335.

[21] MCDONALD ES, CLARK AS, TCHOU J, et al.Clinical Diagnosis and Management of Breast Cancer[J]. J Nucl Med,2016,57 Suppl 1:9S-16S.

[22] FAKHREJAHANI E, TORII M, KITAI T, et al. Clinical Report on the First Prototype of a Photoacoustic Tomography System with Dual Illumination for Breast Cancer Imaging[J]. PLoS One. 2015, 10(10):e139113.

[23] OEHMIGEN M, LINDEMANN ME, LANZ T, et al. Integrated PET-MR breast cancer imaging: Attenuation correction and implementation of a 16-channel RF coil[J]. Med Phys. 2016,43(8):4808.

[24] J. SHI, P. W. KANTOFF, R. WOOSTER, et al. Cancer nanomedicine: progress, challenges and opportunities[J]. Nat Rev Cancer,2017,1:20-37.

[25] E.-K. LIM, H.-O. KIM, E. JANG, et al. Hyaluronan-modified magnetic nanoclusters for detection of CD44-overexpressing breast cancer by MR imaging[J]. Biomaterials, 2011,31:7941-7950.

[26] D. N. UDUKALA, H. WANG, S. O. WENDEL, et al. Early breast cancer screening using iron/iron oxide-based nanoplatforms with sub-femtomolar limits of detection[J]. Beilstein J Nanotechnol, 2016, 364-373.

[27] L. ZHANG, N. R. VARMA, Z. Z. GANG, et al. Targeting Triple Negative Breast Cancer with a Small-sized Paramagnetic Nanoparticle[J]. Journal of nanomedicine & nanotechnology, 2016, 7(5): 2157-4739.

[28] T. LEE, E.-K. LIM, J. LEE, et al. Efficient CD44-targeted magnetic resonance imaging (MRI) of breast cancer cells using hyaluronic acid (HA)-modified MnFe$_2$O$_4$ nanocrystals[J]. Nanoscale Research Letters,2013,1-9.

[29] Y.-H. LEE, Y.-H. LAI. Synthesis, Characterization, and Biological Evaluation of Anti-HER2 Indocyanine Green-Encapsulated PEG-Coated PLGA Nanoparticles for Targeted Phototherapy of Breast Cancer Cells[J]. PLoS One,2016,11(12):e0168192.

[30] B. MEHRAVI, M. S. ARDESTANI, M. DAMERCHELI,et al. Breast Cancer Cells Imaging By Targeting Methionine Transporters with Gadolinium-Based Nanoprobe[J]. Molecular Imaging and Biol-ogy,2014,4:519-528.

[31] E. I. ALTINOGLU, T. J. RUSSIN, J. M. KAISER, et al. Near-Infrared Emitting Fluorophore-Doped Calcium Phosphate Nanoparticles for In Vivo Imaging of Human Breast Cancer[J]. Acs Nano, 2008,10:2075-2084.

[32] S.-J. KIM, P. K. BAE AND B. H. CHUNG. Self-assembled levan nanoparticles for targeted breast cancer imaging[J]. Chemical Communications, 2015, 1:107-110.

[33] J. M. KINSELLA, R. E. JIMENEZ, P. P. KARMALI, Et al. X-Ray Computed Tomography Imaging of Breast Cancer by using Targeted Peptide-Labeled Bismuth Sulfide Nanoparticles[J]. Angewandte Chemie-International Edition,2011, 51:12308-12311.

[34] J. XIA, G. FENG, X. XIA, et al. NH$_4$HCO$_3$ gas-generating liposomal nanoparticle for photoacoustic imaging in breast cancer[J]. International journal of nanomedicine,2017,12:1803-1813.

[35] A. Z. ABBASI, P. PRASAD, P. CAI, et al. Manganese oxide and docetaxel co-loaded fluorescent polymer nanoparticles for dualmodal imaging and chemotherapy of breast cancer[J]. Journal of Controlled Release,2015,209(8):186-196.

[36] A. AL FARAJ, A. S. SHAIK, B. AL SAYED, et al. Specific targeting and noninvasive imaging of breast cancer stem cells using single-walled carbon nanotubes as novel multimodality nanoprobes[J]. Nanomedicine,2016,1:31-46.

[37] M. HEIDARI MAJD, J. BARAR, D. ASGARI, et al. Targeted fluoromagnetic nanoparticles for imaging of breast cancer mcf-7 cells[J]. Advanced pharmaceutical bulletin,2013,1:189-195.

[38] K. LI, S. WEN, A. C. LARSON, et al. Multifunctional dendrimer-based nanoparticles for in vivo MR/CT dual-modal molecular imaging of breast cancer[J]. International Journal of Nanomedicine, 2013,8:2589-2600.

[39] Q. MA, Y. NAKANE, Y. MORI, et al. Multilayered, core/shell nanoprobes based on magnetic ferric oxide particles and quantum dots for multimodality imaging of breast cancer tumors[J]. Biomaterials,2012,33:8486-8494.

[40]　H. CHEN, Y. WANG, T. WANG, et al. Application prospective of nanoprobes with MRI and FI dual-modality imaging on breast cancer stem cells in tumor[J]. Journal of Nanobiotechnology, 2016; 14: 52.

[41]　R. P. BAUM, V. PRASAD, D. MUELLER, et al. Molecular Imaging of HER2-Expressing Malignant Tumors in Breast Cancer Patients Using Synthetic [111]In- or ^{68}Ga-Labeled Affibody Molecules[J]. Journal of Nuclear Medicine, 2010, 6: 892-897.

[42]　S. DENG, W. ZHANG, B. ZHANG, et al. Radiolabeled cyclic arginine-glycine-aspartic (RGD)-conjugated iron oxide nanoparticles as single-photon emission computed tomography (SPECT) and magnetic resonance imaging (MRI) dual-modality agents for imaging of breast cancer[J]. Journal of Nanoparticle Research, 2015, 1: 17-19.

[43]　F. SANTOS DO CARMO, E. RICCI-JUNIOR, C. CERQUEIRA-COUTINHO, et al. Anti-MUC1 nano-aptamers for triple-negative breast cancer imaging by single-photon emission computed tomography in inducted animals: initial considerations[J]. International journal of nanomedicine, 2017, 12: 53-60.

[44]　E. S. DAY, L. R. BICKFORD, J. H. SLATER, et al. Antibody-conjugated gold-gold sulfide nanoparticles as multifunctional agents for imaging and therapy of breast cancer[J]. International Journal of Nanomedicine, 2010, 5: 445-454.

[45]　D. A. MANKOFF, J. M. LINK, H. M. LINDEN, et al. Tumor receptor imaging[J]. J Nucl Med, 2008, 49 Suppl 2: 1495-163S.

[46]　M. V. YEZHELYEV, X. GAO, Y. XING, et al. Emerging use of nanoparticles in diagnosis and treatment of breast cancer[J]. Lancet Oncology, 2006, 8: 657-667.

[47]　I. U. KHAN, D. ZWANZIGER, I. BOEHME, et al. Breast-Cancer Diagnosis by Neuropeptide Y Analogues: From Synthesis to Clinical Application[J]. Angewandte Chemie-International Edition, 2010, 6: 1155-1158.

[48]　A. SHARMA, N. JAIN, R. SAREEN. Nanocarriers for Diagnosis and Targeting of Breast Cancer[J]. Biomed Research International, 2013, 2013 (1): 960821.

[49]　S. U. DALM, J. F. VERZIJLBERGEN, M. De Jong. Review: Receptor Targeted Nuclear Imaging of Breast Cancer[J]. Int J Mol Sci, 2017, 18(2).260

第三十八章 消化系统疾病的传统医学影像学与分子成像

第一节 消化系统常见疾病的医学影像学表现

一、肝脏炎性病变

(一)疾病概述

肝炎(hepatitis)通常是指由多种致病因素侵害肝脏,使得肝脏的细胞受到破坏,肝脏的功能受到损害,引起身体一系列不适症状以及肝功能指标的异常。通常主要指病毒性肝炎,是由多种不同肝炎病毒引起,以肝脏炎症和坏死病变为主的一组传染病。根据病原学诊断,肝炎病毒至少有5种,即甲、乙、丙、丁、戊型肝炎病毒,分别引起甲、乙、丙、丁、戊型病毒性肝炎。其中甲型和戊型病毒性肝炎主要表现为急性肝炎,乙型、丙型、丁型病毒性肝炎可以呈急性肝炎或慢性肝炎的表现,并有发展为肝硬化和肝细胞癌的可能。另外一种称为庚型病毒性肝炎,较少见。病毒性肝炎主要通过粪–口、血液或体液传播,其诊断主要依靠流行病学史、临床症状、体征及实验室检查进行综合分析。肝炎通常可以分为多种不同的类型:根据病因来分,可以分为病毒性肝炎、药物性肝炎、酒精性肝炎、中毒性肝炎等;根据病程长短来分,可以分为急性肝炎、慢性肝炎等;根据病情轻重程度,慢性肝炎又可以分为轻度、中度、重度等。临床上对肝炎的诊断,通常是结合了上述多种方法分类的。

(二)病理表现

各型肝炎病变基本相同,都是以肝细胞的变性、坏死为主,同时伴有不同程度的炎性细胞浸润、肝细胞再生和纤维组织增生。

1.肝细胞变性、坏死

(1)胞质疏松化和气球样变:为常见的变性病变。肝细胞呈球形,胞质几乎完全透明,称为气球样变。电镜下,可见内质网扩张、囊泡变、核蛋白颗粒脱失;线粒体肿胀、嵴消失等。

(2)嗜酸性变及嗜酸性坏死:嗜酸性变多累及单个或几个肝细胞,散在于小叶内。胞质水分脱失浓缩,嗜酸性染色增强,胞质颗粒性消失,形成均一浓染的圆形嗜酸性小体。

(3)点状坏死:肝小叶内散在的灶状肝细胞坏死。每个坏死灶仅累及一至几个肝细胞。同时伴以炎性细胞浸润。

(4)溶解坏死:最多见,高度气球样变发展而来。胞核固缩、溶解、消失,最后细胞解体。重型肝炎时很快发生此种坏死崩解。

2.炎细胞浸润 在汇管区或肝小叶内常有炎性细胞浸润。主要是淋巴细胞、单核细胞,有时也见少量浆细胞及中性粒细胞等。

3.间质反应性增生及肝细胞再生

(1)Kupffer细胞增生肥大:肝内单核吞噬细胞系统的炎性反应。

(2)间叶细胞及成纤维细胞的增生:间叶细胞在肝炎时可分化为组织细胞参与炎性细胞浸润。

(3)肝细胞再生:肝细胞坏死时,邻近的肝细胞可通过直接或间接分裂而再生修复。肝炎基本病变中,肝细胞疏松化、气球样变、点状坏死及嗜酸性小体形成对于诊断普通型肝炎具有相对的特征性;而肝细胞的大片坏死、崩解则是重型肝炎的主要病变特征。

(三)影像学表现

1.CT

(1)急性期:肝脏体积增大,形态膨隆,各叶比例正常,肝脏密度降低,似脾脏密度,少数合并脂肪肝。门静脉显影清晰,管径正常。脾脏以中度增大为主。胆囊缩小,胆囊壁增厚,胆囊周围炎性浸润。

急性重型病毒性肝炎时肝脏密度不均,可见多发斑片状低密度影,与正常肝实质交错呈"地图样"改变(图38-1-1)。

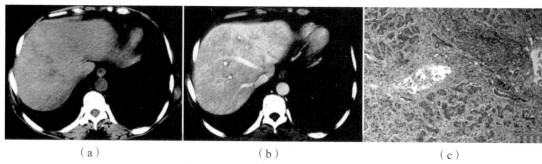

（a）　　　　　　　　　（b）　　　　　　　　　（c）

图38-1-1　亚急性重型肝炎(戊型)

（a）CT 平扫示肝内"地图样"分布的低密度区;（b）增强扫描静脉期示平扫图像上的低密度区强化明显,呈反转表现;（c）穿刺活检标本镜下显示肝小叶亚大块坏死,并可见增殖的肝细胞,汇管区炎性细胞浸润(×100,HE)

（2）慢性期:肝脏大小可正常或轻度增大,随着病情进展加重,肝右叶体积可逐渐缩小。表面欠光滑,肝缘轻度变钝,各叶比例适中或左叶稍显增大或不变。肝脏密度近似于脾脏,密度降低,合并脂肪增多。门静脉多显示不清,少数门静脉及分支扩张,增强扫描可见门静脉周围低密度影,称为肝内血管晕环征。增强扫描肝实质明显不均匀强化,可见弥漫性斑点状低密度影,延迟显示更为显著。脾脏以中度以上增大为主,呈进行性增大。胆囊肿大,壁增厚,胆囊结石多发。腹腔淋巴结肿大,增多。有时可继发胸腔积液、心包积液和胸膜增厚等改变。晚期则出现肝硬化、门静脉高压等表现。

肝脏 CT 灌注扫描显示随着肝炎病程进展,肝动脉血流明显增加,肝实质内血流平均通过时间明显增加,而肝血容量和肝血流量则减少。这与肝细胞肿胀、肝血窦受挤压和间质内纤维增多所致的门静脉血流受阻有关。

2.MRI　MRI 对肝炎的诊断意义不大,检查的目的在于发现肝硬化、腹水并排除肿瘤性病变。由于肝细胞含水量增多, T_1 、 T_2 弛豫时间均延长,故水肿区可表现为弥漫性或局限性长 T_1 、长 T_2 信号,提示病变处于活动期。有时在 T_2WI 上可见门静脉分支周围有环形或"轨道样"条状高信号(图38-1-2、图38-1-3),表示有炎症反应所致的血管周围水肿,但是这一表现并无特异性,在硬化性胆管炎或其他一些疾病中也可见到。急性重型病毒性肝炎时可有信号明显不均匀,可见多发散在斑片状长 T_1 、长 T_2 信号影,代表肝实质的坏死区。有时可见胆囊壁明显增厚。慢性期和早期肝硬化表现相似,肝脏体积缩小,肝叶比例失调,实质信号不均,尤其在增强扫描延迟期表现更明显,可见弥漫性斑点状低信号影。动态增强扫描时肝实质的强化峰值时间延迟,这可能与门静脉流速减慢有关。肝门区淋巴结肿大有时可能是急、慢性肝炎的唯一 MRI 表现。

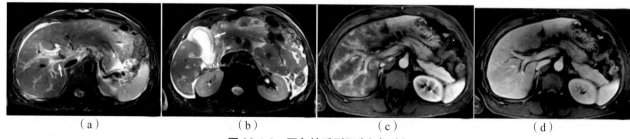

（a）　　　　　　　（b）　　　　　　　（c）　　　　　　　（d）

图38-1-2　亚急性重型肝炎(戊型)

（a） T_2WI 示门静脉周围"轨道样"高信号环(箭);（b） T_2WI 示胆囊壁增厚水肿(箭),并可见腹腔积液;（c）增强扫描动脉期示门静脉周围及肝包膜下多发斑片状强化;（d）增强扫描静脉期示肝脏外周强化高于内部区域,门静脉周围间隙增宽

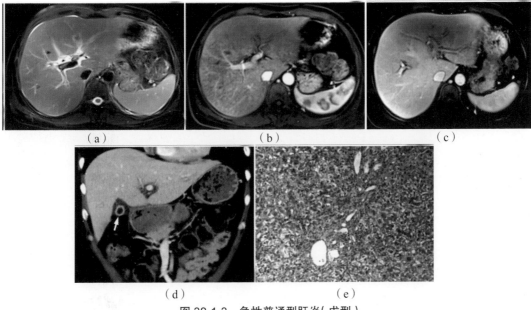

（a）　　　　　　　　（b）　　　　　　　　（c）

（d）　　　　　　　　（e）

图 38-1-3　急性普通型肝炎（戊型）

（a）T₂WI 示门静脉周围可见"轨道样"高信号环；（b）MRI 增强扫描动脉期示肝实质内多发斑片状强化；（c）MRI 增强扫描静脉期，示肝脏外周区域强化高于内侧区，门静脉周围间隙增宽；（d）CT 增强扫描静脉期可见胆囊壁增厚水肿，黏膜层明显强化（箭）；（e）穿刺活检标本镜下显示急性小叶性肝炎，肝细胞肿胀、变性，小灶性坏死，汇管区扩大，炎性细胞浸润（×100，HE）（图 35-1-1~3 引自陈枫，赵大伟，李宏军，等. 急性病毒性肝炎的 CT 及 MRI 表现. 放射学实践，2014，965-969）

近年来，MRI 弥散成像对肝脏病变的诊断意义越来越受到重视。MRI 弥散成像较传统的形态学检查更早地检测出肝脏弥漫性病变，表观扩散系数（ADC）值可认为是肝脏弥漫性病变早期诊断的辅助标记。ADC 值的动态变化有助于了解病变的进展及其治疗的效果。弥散成像显示肝硬化早期实质信号不均，可见斑点状高信号影。

MR 波谱（magnetic resonance spectroscopy，MRS）成像是能准确反应活体组织生化信息的一种非创伤性方法，其对肝脏纤维化的早期探测和对慢性肝炎的病情进展分期的诊断作用正日益受到重视。正常肝脏和有纤维化的肝脏在 ¹HMRS 上有不同的表现特征。慢性肝炎时 MRS 最显著的变化是脂质峰值相对正常，肝脏的脂质水平明显降低，并且随着慢性肝炎的进展而越来越低。这种变化与慢性肝炎的组织病理学表现是相对的。

二、肝血管瘤

（一）疾病概述

肝血管瘤（hepatic hemangioma）是最常见的肝脏良性肿瘤，本症可见于任何年龄，但以 50 岁以上多见。女性多于男性，有人认为与类固醇激素有关。好发于肝包膜下及近膈面，肝左、右叶均可发生，但以肝右叶较多见。可单发或多发，以单发为主。影像学检查将肝血管瘤根据大小分成 3 级：①小的血管瘤瘤体最大直径 <4cm；②较大的血管瘤直径 5~10 cm；③最大直径 >10 cm 者则称为巨大血管瘤。肝血管瘤一般无任何临床症状，为影像学检查中偶尔发现。少数大的血管瘤因压迫肝组织或邻近脏器产生腹部不适、腹痛或可触及肿块，巨大的血管瘤可因外伤或肝穿刺而导致破裂出血，自发性破裂出血者少见。

（二）病理表现

在组织学上，肝血管瘤分为海绵状血管瘤、硬化性血管瘤、血管内皮细胞瘤和毛细血管瘤 4 型，以海绵状血管瘤最多见，通常所说的血管瘤都是指这一型。

肉眼上，肝海绵状血管瘤（cavernous hemangioma of liver）呈蓝色或紫红色结节，边界清楚，多数无包膜，切面呈蜂窝状，其内可发生纤维化、钙化及血栓形成。镜下见肿瘤由大小不同的血管腔和结缔组织组成，管腔内表面被覆盖单层扁平内皮细胞。随着血管瘤内腔的增大，可见腔内新旧血栓形成、坏死、瘢痕及钙化，严重者整个瘤腔均呈上述改变，形成血管瘤的一种特殊类型，即硬化性血管瘤（sclerosing hemangioma）。根据管腔大小和管壁厚薄不同，海绵状血管瘤又分为厚壁型和薄壁型两类，厚壁型的壁内有较多的胶原纤维和纤维细胞，血管腔很小，甚至呈缝隙状;薄壁型的壁内只有少量胶原纤维和成纤维细胞,血管腔隙很大。前者少见,因管腔小,对比剂不易进入,后者管腔大,对比剂易进入。毛细血管瘤为肝内毛细血管局部超常增生所致,常较小,成人罕见。

肝血管瘤主要由肝动脉末梢扩张的薄壁血管和血窦组成,供血血管一般无扩张,一般无动静脉瘘现象,瘤内血窦间有狭窄的纤维间隔,无正常的血管、胆管、肝细胞。

(三)影像学表现

1.B超 超声检查的敏感性很高,典型的肝血管瘤比较小,表现为均匀性高回声,大的血管瘤往往缺乏特征性,可呈低回声、高回声和混合回声。超声造影检查肝脏血管瘤具有一般血管瘤的特征,在动脉期可见肝动脉及主要分支扩张,肿瘤较大时可推移血管。动脉期即能看到肿瘤区域内有许多血管湖,主要散在分布于肿瘤的周围部分,典型的呈半弧形或马蹄形。造影剂在血管湖内滞留时间较长,可达数十秒,甚至更长,这是由于血液在"湖"内流动缓慢的缘故。在静脉期,仍可见广泛散在的血管湖影。

2.CT 肝血管瘤平扫多为圆形或类圆形低密度灶,边界清楚;少数因脂肪肝的存在可表现为等密度或高密度,如为等密度,由于血管瘤无包膜征象存在,平扫时难以发现,必须依靠增强扫描来发现。血管瘤较小时,其内密度较均匀一致;病灶较大时,病灶中央可见更低密度区,多为偏心性,呈不规则形、裂隙状或星形,这种低密度改变即为组织学上的瘢痕区,或为出血和血栓形成。偶尔可见其内的钙化。

肝血管瘤增强后的CT表现与诸多因素有关,一方面是血管瘤本身的组织结构和大小,另一方面与造影剂注射的方式和速度、扫描方式等因素密切相关。应用高压注射器注射足够的造影剂(总量按1.5 mL/kg,碘300 mg/mL),采用血管期(非平衡期,指动脉期和门静脉期)扫描和延迟扫描,延迟扫描的时间应根据病灶大小确定,一般4~5 min或以上,较大病灶应适当延长时间做延迟扫描。如扫描方式合理,多数病灶可做出正确诊断。

(1)典型表现:血管期(早期)表现为边缘增强,呈结节状或云絮状,范围大小差别较大,其密度等于或接近腹主动脉密度。强化区逐渐向病灶中央扩展,延迟后病灶呈等密度或略高密度,且病灶与正常肝实质无明确分界(图38-1-4)。上述增强表现,称"早出晚归"征象,为血管瘤的特征。而平扫中央有低密度区者,该部分无充填表现。此表现多见于

3~5 cm 大小的血管瘤。

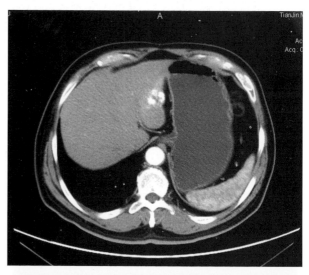

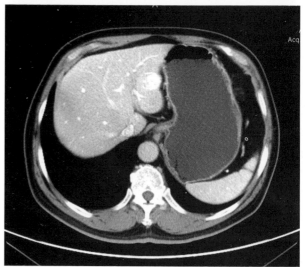

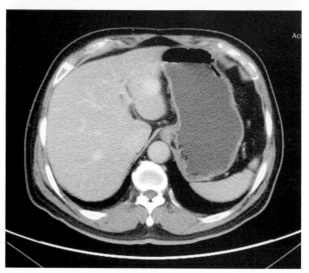

图38-1-4 肝血管瘤增强扫描,动脉期肝左外叶结节呈结节状强化,延迟扫描呈均匀等密度

（2）小血管瘤的表现：较小的血管瘤（<3 cm），其增强表现多样化，主要有以下几种表现：①早期整个病灶呈高密度，持续时间较长，可从动脉期持续到门脉期，多见于1~2 cm的小血管瘤；②病灶一部分呈现明显强化，强化区逐步扩大；③增强病灶早期无强化，呈低密度表现，但门脉期和延迟期病灶可有强化；④病灶早期即为等密度。上述四种表现以第①第②种最多见，第③第④种表现少见。

（3）血管瘤合并脂肪肝：在脂肪肝存在的情况下，血管瘤的CT表现应重新认识，特别是中度和重度脂肪肝，由于肝脏实质密度的降低，在平扫时血管瘤表现为低密度不能显示或呈高密度病灶，给显示病灶和诊断带来一定的困难。但增强后的表现与一般血管瘤一致，造影剂由周边向中央扩展，最后将病灶充填，而延迟扫描血管瘤表现为高密度。此时血管瘤的密度不应与存在脂肪肝的肝实质密度相比较，可以密度相对恒定的脾脏作为参考，了解血管瘤是否与正常肝脏呈等密度。

3.MRI　MRI可发现1.0cm以上的血管瘤。在T_1加权图像上，表现为稍低信号，常呈圆形或椭圆形，边界清楚、锐利。大的病灶往往信号不均匀，其中可见更低的信号或混杂信号，小的病灶信号均匀。T_2加权颇具特征：由于瘤内充满缓慢流动的血液，表现为边缘锐利的极高信号灶，称"灯泡"征（bright bulb sign）。大的海绵状血管瘤其内信号不均匀，发生囊变时，内含浆液或胶样物质，T_2WI信号比瘤体更高。纤维瘢痕在T_1WI和T_2WI上均呈低信号，如纤维瘢痕组织内有出血或血栓，T_2WI上则为高信号。

文献报道，MRI对血管瘤的诊断准确率达92%~95%，一般不需要增强即可明确诊断。小的血管瘤当扫描层面未通过中心层面时，在T_2WI上信号增高可能不明显或病灶信号不甚均匀以及不很典型，Gd-DTPA动态增强可进一步观察血管瘤的强化方式，有助于鉴别诊断。在增强扫描中，血管瘤的强化方式和CT增强扫描一致。在多个回合的MRI增强扫描中，血管瘤的强化方式有如下几种：①周边环形或结节状强化，逐渐向中心扩展，延迟期为高信号或等信号充填，有中心瘢痕者可始终无充填改变；②整个病灶增强早期均匀强化，且信号和主动脉信号接近，门脉期及延迟期始终为高信号，信号强度高于正常肝实质（图38-1-5）；③增强早期无强化表现，仍为低信号，门脉期或延迟期可见周边强化，5~10 min才可见病灶大部分充填或全部充填；④极

少数情况下，病灶始终无强化，见于纤维性血管瘤，诊断较困难。

钆塞酸二钠（Gd-EOB-DTPA）是一种新型的肝细胞特异性MRI对比剂，在肝脏主要被肝脏细胞膜上表达的一种称为OATP1B3的多肽载体被动摄取，再由胆管排泄。注入体内的Gd-EOB-DTPA约50%由肝脏摄取并排泄，另50%通过泌尿系统分泌并排泄。Gd-EOB-DTPA经静脉注射后，早期能快速分布至血浆，然后转向细胞外液间隙，随后被肝细胞选择性摄取后透过胆汁排泄。因此，在早期，像Gd-DTPA一样可用于肝脏的动态成像（评价肿瘤血流动力学特点），而在晚期可作为肝细胞特异性造影剂（评价肿瘤细胞内是否含有肝细胞）。在Gd-EOB-DTPA动态增强血管瘤显示了与CT、Gd-DTPA相似的血流动力学特点，但在延迟期（60 min左右）大部分血管瘤由于缺乏肝细胞而呈低信号，少部分血管瘤由于肿瘤内血池效应和纤维化使造影剂排空延迟，肿瘤呈与肝组织相似的信号。

（四）诊断与鉴别诊断

血管瘤为肝脏良性肿瘤，一般无须处理。典型的血管瘤，按上述表现多数诊断不难。血管瘤并发瘤周动静脉短路并非少见，表现为瘤周楔形强化区，伴或不伴有门静脉分支的早期显影。多数血管瘤呈圆形或类圆形，但部分血管瘤可以出现融合结节的不典型形态，特别是供养动脉闭塞、机化，出现瘤内出血或液化坏死时或厚壁型血管瘤瘤体出现皱缩现象，导致形态的不典型；大血管瘤内的坏死、机化、钙化及血栓形成，可使血管瘤T_2WI上失去典型的均匀明亮的信号特征，但信号不均匀区多位于瘤体中央，瘤体边缘仍呈典型的血管瘤信号特征，边缘锐利。对于这些不典型血管瘤表现，必须与肝脏其他肿瘤性病变相鉴别。

（1）肝细胞癌：多有肝炎、肝硬化病史，AFP阳性，瘤周多伴有水肿，而且可侵犯邻近门静脉、胆管等组织，邻近肝被膜皱缩也更为常见。在MRI上，血管瘤在T_2WI上呈高信号，边界清晰，特别在重T_2WI像上为明显的"灯泡征"，而肝癌在T_2WI上呈高信号，边界不甚清晰，在重T_2WI上信号反而有所下降，呈淡薄的略高信号。血管瘤和肝细胞癌的强化方式也有所不同。增强扫描后，血管瘤呈"早进晚出"或"晚进晚出"强化特征，而肝癌表现为"早进早出"，另外，肝癌可有假包膜，而血管瘤无包膜，特别在增强扫描延迟期更有助于显示肝癌的假包膜。

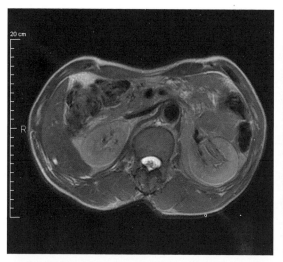
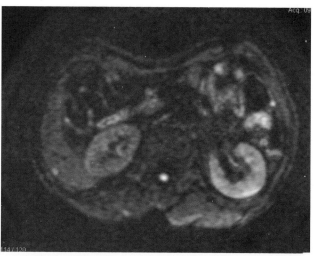

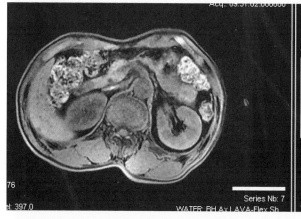
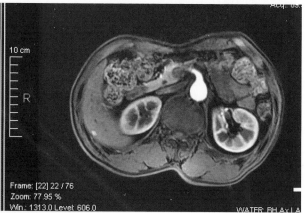

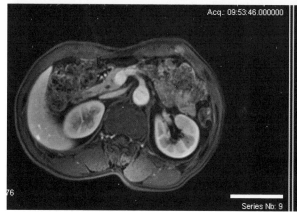
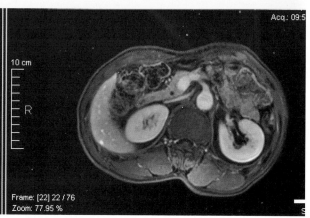

图 38-1-5　肝血管瘤

肝右后叶下段稍长 T_1、长 T_2 信号病变，DWI 上呈高信号，动脉期整个病灶均匀强化，且持续时间较长

（2）转移瘤：在 CT 上也表现为低密度，不易与血管瘤相鉴别。增强扫描这些转移灶，多表现为环形强化，但延迟期始终无充填改变。一些富血供的转移灶，如鼻咽癌、平滑肌肉瘤、类癌和神经内分泌肿瘤，在 T_2WI 上信号很高，和血管瘤不易鉴别，增强扫描动脉期可表现为整个病灶均匀或不均匀的强化，但门脉期病灶强化程度下降，为等信号或低信号，与血管瘤结节状强化、缓慢充填和持续性强化明显不同。此外，瘤结节内有小的液化坏死灶也常有助于鉴别；转移瘤常为多发，且多有原发瘤病史。

（3）局灶性结节增生（focal nodular hyperplagia，FNH）：病理上由正常肝细胞、Kupffer 细胞、血管和胆管等组成，特点是星状纤维瘢痕组织为核心，向周围呈放射状分布的纤维组织分隔，形成分房状结构。

FNH CT 平扫为边界不清略低密度影,动态增强扫描于动脉期出现较明显强化,门脉期为略高密度或等密度信号,延迟扫描为等密度或略低密度影,需与血管瘤鉴别。二者强化方式不同:肝血管瘤往往从病灶边缘开始,呈结节状或棉絮状强化,然后逐渐向中央推进,而 FNH 从中心开始强化,并向周边呈泉涌样推进,或动脉期明显强化,向外周强化明显减弱;肝血肝瘤的中心瘢痕无延迟性强化,而部分 FNH 可以出现中心瘢痕的延迟性强化(FNH 中心瘢痕的血管出现血栓时,无延迟性强化)。

三、局灶性结节增生

(一)疾病概述

肝脏局灶性结节增生是肝脏一种少见的良性病变,是仅次于肝血管瘤的肝脏良性肿瘤之一,占肝脏原发肿瘤的 8%、在人群中的患病率约为 0.9%,至今发病原因不清。FNH 是肝细胞来源的良性肿瘤,发病年龄从 3 周至 88 岁,多见于 30~40 岁。多见于女性。FNH 患者约 75% 是无症状的,常在超声或腹部手术时意外发现。有症状的患者可表现为右上腹疼痛、不适、肝大或右上腹包块。体检可发现肝脏位于右肋缘下或右上腹有一质硬肿块,有压痛,表面光滑随呼吸上下移动。由于本病的病因不明,推测可能与肝内血管畸形、血管损伤和错构瘤样组织畸形等有关,尤其多合并有遗传性出血性毛细血管扩张症、先天性门静脉阙如、肝内门静脉体循环短路等病变,这些都高度提示与肝内血流动力学异常有密切关系,由此可见,FNH 并非真正的肿瘤,而是局部血流异常导致的肝细胞增生性反应。

(二)病理表现

FNH 好发于肝包膜下,多为单发。直径一般小于 5 cm,少数可生长至大于 10 cm,与周围组织分界清楚,无包膜。多发 FNH 一般发生在一些脑病患者和器官畸形者。FNH 内部很少钙化、脂肪沉积、出血和发生液化坏死。肉眼肿瘤呈黄色,边缘光滑清楚,无包膜或包膜不完整。组织学为局限性肝硬化表现,病灶都是由正常肝细胞构成的,有时也可见脂肪变性。肿瘤内存在正常 Kupffer 细胞且显示增多。FNH 病理可分为典型和非典型两型,前者占 80%,后者占 20%。典型 FNH 以异常结节、畸形血管和胆管系统增生为特征;不典型者以胆管增生为特征,同时缺乏异常结节和畸形血管或二者之一。又可分为 3 种亚型:毛细血管扩张型 FNH、FNH 伴有细胞的非典型性增生、FNH 与腺瘤样增生合并存在。组织学上,典型 FNH 特征是肿块中央可见灰白的星状瘢痕,肿瘤内部结构均匀,出血和坏死少见。FNH 的增生结节由正常肝细胞、Kupffer 细胞、血管和胆管组成。镜下增生的肝细胞分化成熟,核浆比例正常,但肝小叶的正常排列结构消失,纤维组织分隔增生结节,在星状瘢痕可见厚壁供血动脉和胆管,并随辐射状纤维离心性向肿瘤外周分布,但缺乏正常的中央静脉和门静脉。在病灶周围正常肝组织内可见大的同心或偏心性厚壁静脉和扩张的血窦。FNH 的血流动力学特征有两方面:①离心性血液供应,由一条或多条供血动脉由病灶中心向周围呈辐射状分布;②血液引流途径,血液直接引流到病灶周围肝组织的中心静脉或肝静脉;或者由肿瘤内血窦直接引流到周围正常肝组织扩张的肝窦内。

不典型性 FNH 的大体标本与肝腺瘤相似,分叶状肿块,其内缺乏星状瘢痕。不同的亚型在组织学上也具有不同的特征,毛细血管扩张型 FNH 肝细胞索较典型者为薄,肝细胞索被扩张的血窦分隔,肿瘤内有不同程度的胆管增生,可见到一些纤维间隔,但较典型性的纤维间隔短;FNH 和腺瘤样增生并存者通常具有毛细血管扩张型 FNH 和肝腺瘤的两种特征;细胞非典型性增生 FNH 在肿瘤局部可见到大的发育不良的异型细胞,除此之外,其他组织学特征与典型 FNH 相似。

(三)影像学表现

(1)CT:平扫 FNH 表现为低密度、等密度影,同时合并脂肪肝或 Budd-Chiari 综合征等病变时,可表现相对高密度影,0.8%~1.4% 可见钙化,病灶内很少显示脂肪密度。增强 CT 具有一定的特征性(图 38-1-6),动脉期肿瘤强化明显,平衡期表现为低密度、稍高密度强化,中心放射状瘢痕的显示率占 50%~60%,仍有相当一部分中心的瘢痕显示困难。FNH 的形态大多为边缘光滑的圆形或类圆形,少数边缘可外突呈结节状或浅分叶状,典型 FNH 病灶可见从边缘凹陷部抵达中心瘢痕的纤维性分隔以及中心瘢痕内和肿瘤边缘部扩张增粗的异常血管。

(2)MRI:除瘢痕信号均匀,T_1WI 为等信号或稍低信号,T_2WI 为等信号或稍高信号;注射 Gd-DTPA 后有两种典型的动态增强方式:①无瘢痕的 FNH 在动脉期明显增强、门静脉期和延迟期轻至中度增强或呈等信号或稍低信号;②有瘢痕的 FNH 在动脉期明显增强(瘢痕无增强)、门静脉期轻至中度增强或

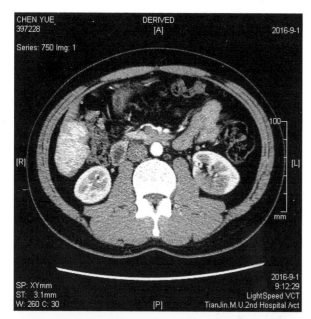
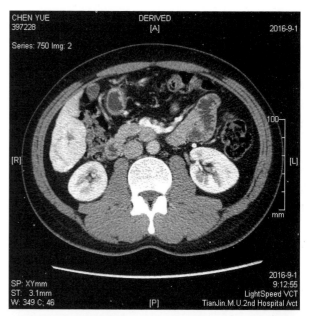
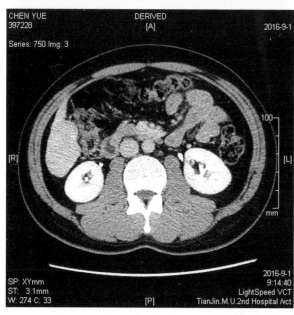
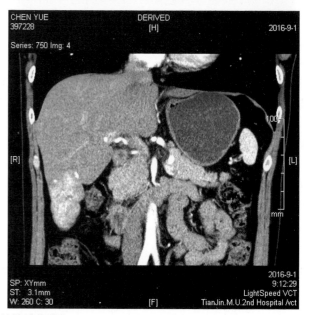

图 38-1-6　局灶性结节增生
动脉期肿瘤强化明显，平衡期表现为稍高密度强化，中心的放射状瘢痕可见延迟强化

呈等信号或稍低信号、门静脉和延迟期瘢痕逐渐增强。FNH 不典型影像表现有多发病灶、存在假包膜、无瘢痕、出血和不均匀增强等。约有 50% 的病人可见中央瘢痕，其 T_1 加权像为低信号，T_2 加权像为高信号。超顺磁性物质，靶细胞分别为 Kuffer 细胞和肝细胞，这些造影剂可以用来证实肝细胞源性病变，当 FNH 病灶内的 Kuffer 细胞摄取造影剂后在 T_2 加权像使信号强度降低。Gd-EOB-DTPA 和 Gd-DTPA 在动态增强扫描中具有类似的增强效果，大部分 FNH 呈"快进缓退"表现，在肝细胞特异期由于 Gd-EOB-DTPA 被肝细胞特异性摄取，使 FNH 病灶强化程度等于或略高于正常肝实质。

（3）血管造影：FNH 显示为多血管肿块，表现为中央动脉供血并向周边放射性灌注，肝实质期染色均匀，门静脉期呈现充盈缺损，病变不侵犯门静脉，无血管渗漏及动静脉瘘。

（四）诊断与鉴别诊断

1. 诊断　临床上根据病人良好的健康状况，无肝炎，无肝硬化病史，结合影像学检查进行诊断。典型的 FNH 通过 B 超、CT、MRI 可明确诊断，但有待于提高对此类疾病的认识，特别是当病史与影像学检查结果不一致时更应仔细鉴别，以防误诊。

2.鉴别诊断

（1）肝细胞癌：FNH与正常肝组织相似，因此一般呈等信号或等密度，边界不清，中央可见星状瘢痕，较有特征性；除星状瘢痕外，病灶一般无出血，增强后，病灶一般强化比较均匀，密度或信号可以接近甚至高于腹主动脉。而肝癌常伴有坏死，增强强化不均匀，强化程度低于腹主动脉。另外，FNH多发生于无肝硬化的肝脏，而肝癌多发生于肝硬化背景下，AFP常增高，而且有门静脉、胆管侵犯等恶性肿瘤的特征。

（2）肝腺瘤：临床上肝腺瘤较FNH少见，据报道，30%腺瘤伴出血，因此腺瘤的CT密度及信号较FNH不均匀，也无中心瘢痕出现；59%~77%的肝腺瘤在T_1WI上呈高信号或信号不均，与FNH信号特点不同。67%肝腺瘤在动脉期出现强化，在门脉期为等密度，延迟扫描后出现略低密度，但约25%肝腺瘤仅延迟期出现强化，可见肝腺瘤的强化表现与肝癌有明显重叠，但与FNH除中心瘢痕及纤维分隔外相对均匀的强化不同。

（3）纤维板层肝细胞癌：两者都发生于无肝硬化背景下，并多见于年轻人，AFP也不升高，病灶中心都有瘢痕，二者的鉴别困难，但非常重要。主要鉴别点有：①FNH多发生于中青年妇女，结节单发，直径多小于5cm，在CT和MRI上，除中心瘢痕外，多为等信号或等密度，信号或密度均匀，钙化少见，而纤维板层肝细胞癌信号或密度不均匀，1/3纤维板层肝细胞癌出现中心瘢痕处钙化；②FNH中心瘢痕在平扫T_2WI像上多为高信号，而纤维板层肝细胞癌多为低信号。增强扫描动脉期，FNH强化均匀，而纤维板层肝细胞癌强化多不均匀，静脉或延迟期FNH中心瘢痕多见强化，纤维板层肝细胞癌中心瘢痕多无增强或强化不明显；③纤维板层肝细胞癌周围肝被膜皱缩（凹陷症），虽然出现概率不高，如出现，有鉴别意义。此外，纤维板层肝细胞癌可出现周边卫星灶、门静脉侵犯及周围淋巴结肿大，与FNH不同。

四、肝硬化

（一）疾病概述

肝硬化（liver cirrhosis）是各种原因所致的肝脏慢性、进行性的弥漫性改变。其特点是一种病因或数种病因反复、长期损伤肝细胞，导致肝细胞变性和坏死。广泛的肝细胞变性坏死后，肝内结缔组织再

生，出现纤维组织弥漫性增生。同时肝内肝细胞再生，形成再生结节（regenerative nodular，RN），正常肝小叶结构和血管遭到破坏，形成假小叶。经过一个相当长的时期（数年甚至数十年）。肝脏逐渐发生变形，质地变硬，临床上称这一病理改变为肝硬化。肝硬化目前尚无统一的分类，传统上按病因分类有酒精性肝硬化、肝炎后肝硬化、坏死后性肝硬化、胆源性肝硬化、心源性肝硬化及其他原因所致的肝硬化，如血色病性肝硬化、血吸虫性肝硬化等，有些病因不明，称为隐匿性肝硬化。按形态学分为小结节性肝硬化、大结节性肝硬化和混合性肝硬化。我国以肝炎后肝硬化多见，多为大结节性肝硬化。

本病多见于20~50岁，男性多于女性。临床症状与肝硬化进展程度有关。肝硬化代偿期时大部分患者可无症状或症状较轻，常缺乏特异性。可有食欲减退、乏力、消化不良、体重减轻、腹泻和右上腹隐痛。当发展到肝功能失代偿期时会出现明显的症状，主要有肝功能损害引起的血浆清蛋白降低所致水肿、腹水、黄疸、肝性脑病等；门静脉阻塞及高压所产生的侧支循环形成，包括脾肿大、脾功能亢进等。查体肝脏早期增大、柔软、晚期可触及结节而坚硬。

（二）病理表现

病理组织学改变主要为肝细胞坏死、脂肪变性、形成再生结节和胶原纤维增生。进而导致门静脉高压和肝功能等一系列改变。可分为四型。①小结节型：再生结节大小相仿，一般直径小于3mm，纤维间隔较窄，均匀，有严重的脂肪变性，早期肝脏肿大，继而瘢痕形成，最后进入以纤维增生为主的萎缩期。②大结节型：再生结节大小不均，在十至数十毫米之间，纤维间隔粗细不等，脂肪变性不明显，肝外形缩小，各叶病变程度差别较大。③混合型：兼有上述两型特征。④不完全分隔性肝硬化：也叫再生结节不明显性肝硬化，多个肝小叶被纤维组织包绕成较大的多小叶结节，再生不明显。酒精中毒引起者多为小结节型。国外报道，肝炎后肝硬化多为大结节型，我国肝炎后肝硬化属小结节者多见。肝硬化通常不是一个静止的过程，而是肝脏炎性损伤、纤维化与再生的动态变化过程。肝硬化微小结节在10年内，约90%可转变为大结节性肝硬化，而大结节性肝硬化与肝癌的关系比小结节性肝硬化与肝癌的关系更为密切。

（三）影像学表现

1.CT

（1）肝脏形态改变：肝硬化早期，肝脏体积可正

常或稍大,后期通常明显缩小、变硬;再生结节增生显著。可见肝脏表面高低不平呈分叶状或波浪状改变(图38-1-7)。肝脏各叶比例失调。肝硬化的纤维瘢痕使肝脏缩小,而再生结节又使肝脏增大,由于各叶改变的程度不同,造成各叶体积比例失调。通常肝右叶缩小,尾状叶与肝左叶外侧段增大较为常见。尾状叶增大的机制认为是由于供血路程较短,血供相对较好,使尾状叶较肝右叶再生能力强。纤维组织增生和肝叶缩小的结果导致肝裂增宽,肝门区、胆囊窝增大。

（2）肝脏密度改变:轻度到重度肝硬化密度可无明显改变。重度肝硬化常伴有脂肪浸润,整个肝脏密度下降,因纤维化、再生结节、变性坏死等病理改变,整个肝脏的密度不均匀。平扫时可见肝实质内弥漫分布的高密度影和低密度区域相间,增强扫描肝实质密度的不均匀性可能甚于平扫,也可能趋于均匀。肝硬化再生结节主要呈高密度和等密度,少数为等密度,增强后为边缘欠清晰的结节,大多为等密度。CT有时很难分辨小肝癌与增生结节,一般而言,肝癌主要接受肝动脉供血,而增生结节则以门静脉供血为主,对可疑病变进行动脉期和门脉期增强扫描是必不可少的。

（3）继发性改变:严重肝硬化病例往往伴有门脉高压、脾肿大和腹水。CT上可见到门脉主干增粗及侧支循环开放,常位于食管下端、胃底贲门区和脾门附近。平扫上表现为团状或结节状软组织影,增强扫描可见其浓密显影,易和肿块、增大的淋巴结鉴别。脾肿大是肝硬化常见的间接征象,但脾不肿大不能否认肝硬化。横断面上一般一个肋骨或肋间隙称一个肋单元,肝硬化时脾外缘常超过5个肋单元,或脾下缘超过肝下缘的层面,巨脾时脾脏下缘可达盆腔。腹水CT表现为肝外围或腹腔周围一圈水样低密度影。

2.MRI

（1）肝脏形态改变:MRI和超声、CT一样可显示肝脏的外形和轮廓的改变。

（2）信号改变:肝硬化时肝脏的信号强度可以均匀或不均匀。纤维化改变不影响肝细胞内水的含量,因而肝脏的 T_1、T_2 弛豫时间无变化。但同时存在的肝炎、脂肪变性、再生结节和肝内铁的过度沉积等都会影响肝硬化而形成高、低或不均匀的信号。肝细胞变性,含水量增加,水肿明显,T_1、T_2 值均延长,所以 T_1WI 信号降低,而 T_2WI 出现高信号。MRI对肝硬化的重要价值在于能显示再生结节,而

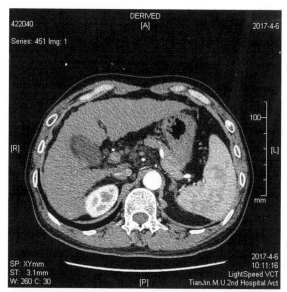

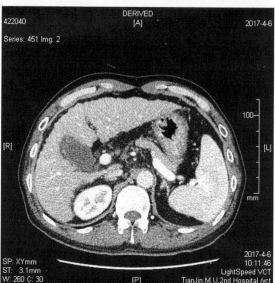

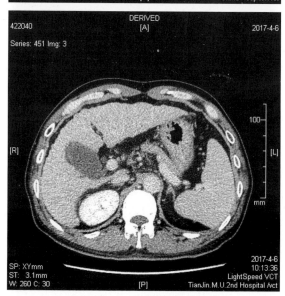

图38-1-7　肝硬化增强扫描
肝普遍萎缩,肝外缘不光滑,呈小结节状凹凸。脾大

CT 和超声一般难以显示,而即使能发现也往往不易和结节型肝细胞型肝癌鉴别。再生结节是由晚期肝硬化广泛增生的胶原纤维分隔和变性、坏死、增生的肝细胞形成。再生结节在 T_1WI 为等信号或稍高信号,T_2WI 为等信号或低信号,结节内信号均匀(图 38-1-8),T_2WI 的低信号多认为与结节内铁质沉积有关,肝再生结节周围均有不同程度的纤维间隔,T_1WI 为低信号,T_2WI 为网格状高信号(与纤维间隔内炎性改变或扩张的血管间隙使水含量增多有关),增强扫描再生结节无强化,而纤维间隔在动脉期有轻度强化,门脉期及延迟扫描纤维间隔强化往往更加明显。与再生结节不同,不典型增生结节(不典型腺瘤样增生结节或发育不良结节)是肝癌的癌前病变,病理上被定义为结节性肝细胞再生,直径至少 1 cm 伴有肝细胞的变性而无恶性征象。在组织学上可分为低级不典型增生结节(low-grade dysplastic nodule,LGDN)和高级不典型增生结节(high-grade dysplastic nodule,HGDN)。不典型增生结节的血供来源主要有肝动脉、门静脉和异常动脉,一般认为随着结节恶性程度的增加,其门脉血供逐渐减少而动脉血供不断增加。虽然低级不典型增生结节比高级不典型增生结节具有更多的门静脉血供,但目前还不清楚结节的血供何时由门脉供血为主转变为动脉供血为主,此过程最可能随肝癌的发生而逐渐形成。但某些不典型增生结节在早期即丧失门脉血供,也可在病变发展晚期仍保持门静脉的血供。MRI 中不典型增生结节具有较特征的表现,在 T_1WI 为高信号或等信号,在 T_2WI 为等信号或低信号,若 T_2WI 呈等信号或低信号的不典型增生结节中出现局灶性高信号时则高度提示微小肝癌的可能。

(3)继发性改变:MRI 无须对比剂即可显示血管,而且可以任意方向成像。MRI 的图像上开放的侧支循环表现为低信号或无信号的结节状或条状扭曲血管流空影,容易与周围软组织鉴别。脾肿大的判定标准和 CT 相同,不但表现为脾脏长径增大,有时表现为厚度的增加,因为含铁血黄素的沉着,脾内可见多发点状的异常信号,呈长 T_1、短 T_2 信号。腹水表现为肝周或脾周呈带状的长 T_1、长 T_2 信号。

(四)诊断与鉴别诊断

肝硬化诊断主要依据:有病毒性肝炎、血吸虫、营养失调、长期酗酒等病史;肝脏形态、密度/信号改变及门脉高压影像表现;肝硬化没有特异的生化

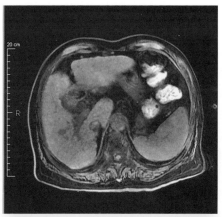
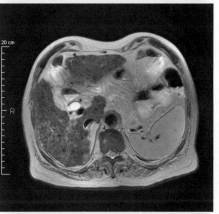
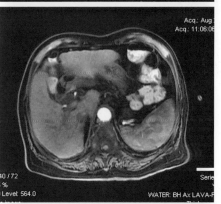
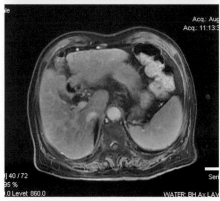

图 38-1-8 肝硬化

T_1WI 示肝实质内弥漫多发类圆形稍高信号结节;T_2WI 示结节呈低信号;增强扫描动脉期结节未见异常强化;结节延迟期呈低信号

诊断指标,在病情进展时,可见高胆红素血症、低白蛋白血症和凝血异常。在代偿期,所有实验室指标均可正常。肝硬化时 AFP 一般不升高,但有时可有一过性升高,它提示肝细胞的裂殖,但持续 AFP 升高应高度怀疑肝癌的可能。肝活检可诊断肝硬化,但经皮穿刺活检取出组织块较小时,则难以确诊。CT 灌注扫描能够精细反映对比剂从进入组织或病灶的瞬间开始直至大部分对比剂离开组织或病灶为止,组织或病灶内的血液微循环规律,可为肝硬化的鉴别诊断提供依据,具有较大的参考价值。SWI 是以 T_2^* 为基础的新型 MRI 技术,对出血、铁等磁敏感物质非常敏感,特别是铁沉积结节病变的检出率明显优于 T_1WI、T_2WI 和 T_2^*。

肝硬化再生结节需要与小肝癌进行鉴别。肝细胞癌常在肝硬化的基础上发生。有包膜,而肝硬化再生结节无包膜。MRI 对肿瘤包膜的显示优于CT。典型的肝细胞癌 CT 平扫呈低密度,肿瘤较大者内部可见裂隙状更低密度坏死区,增强扫描后呈"快进快出"强化形式,即动脉期呈全瘤型强化,高于正常肝组织,门静脉和肝实质期病灶密度迅速下降,低于正常肝组织。

肝硬化的再生结节有时达 5~10 mm,CT 扫描可见多发结节,形似癌灶。因其中无脂肪变性,故结节中不见低密度区。MRI 若见 T_2 加权结节信号增高,应想到癌变的可能。肝硬变的局灶性脂肪浸润可形成低密度灶,边缘不清,易与癌灶混淆。增强扫描显示密度和内部结构无明显变化,与肝细胞癌不同。诊断困难时,可行随访复查。

五、肝细胞癌

(一)疾病概述

肝癌是指发生于肝脏的恶性肿瘤,包括原发性肝癌和转移性肝癌两种,人们日常说的肝癌多指的是原发性肝癌。原发性肝癌是临床最常见的恶性肿瘤之一。原发性肝癌按细胞分型可分为肝细胞型肝癌(hepatocellular carcinoma, HCC)、胆管细胞型肝癌(intrahepatic cholangiocellular carcinoma, ICC)及混合型肝癌(combined hepatocellular carcinoma)3种类型,其中 HCC 最为常见。

按肿瘤的形态可分为结节型、巨块型和弥漫型。肝癌的病因因素主要有肝炎病毒感染、食物黄曲霉素污染、长期酗酒以及农村饮水蓝绿藻类毒素污染等,其他肝脏代谢疾病、自身免疫性疾病以及隐源性肝病或隐源性肝硬化。AFP 是 HCC 相对特异的肿瘤标志物,AFP 持续升高是发生 HCC 的危险因素。

肝细胞癌是好发于乙型肝炎病毒和丙型肝炎病毒持续感染所致慢性肝炎和肝硬化为背景的一种肝脏恶性肿瘤。以 40~50 岁男性多见。临床症状呈多样性,早期无明显症状和体征,病灶隐匿易忽视。一般症状有消瘦、无力、食欲减退、肝区疼痛,1/3~1/2患者有低烧。黄疸为晚期症状。有的表现为急性腹痛、肿瘤破裂、出血性休克、消化道出血以及高烧等。HCC 合并肝硬化的发生率很高,统计占 80% 左右。同时肝硬化患者中有 25%~40% 合并 HCC。此外,HBsAg 阳性者、特发性血友病、α_1 抗胰蛋白酶缺乏症以及 Budd-Chiari 综合征等 HCC 的发病率也高。

(二)病理表现

肝癌结节外观多数呈球状,边界不甚规则,肿瘤周围可出现"卫星结节"。肝脏周边部靠近包膜的癌结节一般凸出表面但无中心凹陷。癌结节切面多呈灰白色,部分可因脂肪变性或坏死而呈黄色,亦可因含较多胆汁而显绿色,或因出血而呈红褐色。多数肝癌伴大结节性或混合性肝硬化,部分门静脉、肝静脉腔内可见癌栓形成。

1. 大体病理可分为四型　①块状型,直径在 5 cm 以上,若直径在 10 cm 以上者为巨块型,可呈单块、多块和合块状;②结节型,癌结节直径在 5 cm 以下,可为单结节、多结节或融合结节;③弥漫型,癌结节在肝内弥散分布,无明显癌结节或形成很小的癌结节;④小癌型,指单个癌结节小于 3 cm 者,或相邻两个结节直径之和小于 3 cm。

2. 组织学分型　①肝细胞癌:癌细胞起源于肝实质细胞,分化较好者,癌细胞类似肝细胞,分化差者,癌细胞异型性明显,呈多边形,胞质丰富,呈颗粒状,明显嗜酸性染色,有时可见胆汁小滴,胞核大、深染,可见多核分裂,癌细胞排列呈条索状或巢状,其间血窦丰富,无其他间质。此型最常见,占肝癌的80%~90%。②胆管细胞癌,癌细胞起源于肝内胆管上皮,其组织结构多为腺癌或单纯癌。癌细胞较小,胞质清晰透明,胞质中无胆汁,形成大小不一的腺腔,间质多而血窦少。此型比较少见。③混合型肝癌:癌组织中既有肝细胞癌又有胆管细胞癌结构,此型最少见;此外,近年来还发现有些少见类型肝癌,如透明细胞型、巨细胞型、硬化型、纤维板状层型,这些类型肝癌预后均较好。④纤维板层性肝癌:是原发性肝癌的一个亚型,多发生在无硬化改变的肝脏,常为单发,肿瘤边界清晰,可见明确的纤维包膜及瘤内的纤维分隔。

(三)影像学表现

1.B超　B超为肝脏检查最常用的重要方法。可以确定肝内有无占位性病变,提示其性质,鉴别是液性或实质性占位,明确癌灶在肝内的具体位置及其与肝内重要血管的关系,有助于了解肝癌在肝内以及邻近组织器官的播散与浸润。肝癌在不同病例中可呈多种声像图表现,或同一病例出现不同结节时,呈现不同的图形特征。约70%以上肝癌结节为低回声型。较小的HCC在声像图上表现为:肝脏内局灶性低回声,内部回声较均匀,边界清楚;肿瘤后方声补偿以及侧方声影;直径1.0 cm以上的肿瘤周围可有无回声晕带。随肿瘤瘤体生长,肿瘤常见的变化有:内部回声不均匀、回声增强或出现多结节的"马赛克"征(mosaic sign),又称为"块中块"(tumor in tumor);周围无回声晕带可以不完整或变得不明显;肿瘤后方声补偿以及侧方声影现象消失,并且在较大瘤体后方出现部分声波衰减;肿瘤形态由类圆球状向分叶状或不规则状发展;在较大瘤体内可出现不规则的坏死液化区。肿瘤数量增多,主瘤体周围或附近出现小的子结节;门静脉或肝静脉内出现癌组织浸润、癌栓。中晚期患者,尤其是弥漫型肝癌的肝门区、腹腔动脉干及其分支周围淋巴结转移性肿大;85%~90%以上的患者伴有肝脏弥漫性病变乃至肝硬化。

2.CT　目前是肿瘤诊断和鉴别诊断最重要的影像检查方法,用来观察肝癌形态及血供情况,肝癌的检出、定性、分期以及肝癌治疗后复查。CT的分辨率高,特别是多排螺旋CT,扫描速度极快,数秒内即可完成全肝扫描,避免了呼吸运动伪影;能够进行多期动态增强扫描,最小扫描层厚为0.5 mm,显著提高了肝癌小病灶的检出率和定性准确性。通常在平扫下肝癌多为低密度占位,边缘有清晰或模糊的不同表现,部分有晕圈征,大肝癌常有中央坏死液化;可以提示病变性质和了解肝周围组织器官是否有癌灶,有助于放疗的定位;增强扫描除可以清晰显示病灶的数目、大小、形态和强化特征外,还可明确病灶和重要血管之间的关系、肝门及腹腔有无淋巴结肿大以及邻近器官有无侵犯,为临床上准确分期提供可靠的依据,且有助于鉴别肝血管瘤。HCC的影像学典型表现为在动脉期呈显著强化,在静脉期其强化不及周边肝组织,而在延迟期则造影剂持续消退,

因此,具有高度特异性。

1)平扫:难以发现直径<1 cm的病灶;病变多为单个,亦有一部分为多病灶;肝右叶多见,左叶次之,尾叶较少,少数病灶带蒂,突出于肝外,定位困难;病灶绝大多数呈圆形、卵圆形,病灶浸润性生长时呈不规则形状;膨胀性生长的肿瘤易压迫周围组织形成假包膜,呈晕圈征,而浸润性生长者边界模糊;绝大多数病灶平扫呈低密度,密度变化与病灶的分化程度、大小、肝脏基础病变有关。分化好者易呈等密度;肿瘤大者易坏死而呈低密度;原有脂肪肝时,病变可呈低密度;极少数病灶因出血或钙化而呈高密度。

2)增强扫描:

(1)正常肝脏血供的20%~30%来自肝动脉,75%~80%来自门静脉,而肝癌的绝大多数血供来自肝动脉,故增强扫描时,早期癌灶密度迅速上升且超过肝组织密度达峰值,持续时间短暂,然后迅速下降,反映了肝癌灶内造影剂"快进快出"的特点(图38-1-9、图38-1-10)。

(2)门静脉系统侵犯和癌栓:是肝内扩散的主要形式,肿瘤较大且呈浸润表现时,门静脉癌栓的发生率较高,其CT表现为:①门静脉主干、分支的粗细不成比例;②增强后血管内可见充盈缺损;③受累静脉壁强化;④肝静脉、下腔静脉受累时亦呈此表现。

3)早期肝细胞癌CT表现:平扫不易显示,或仅显示为局限稍低密度影,高分辨CT,尤其薄层CT可表现为局限性结节样低密度影,边界不太清楚。在早期癌变阶段,血供的改变不十分明显,动态增强改变也不明显,此时灌注扫描的价值高于动态增强。增强扫描表现呈多样化:可表现为不强化、轻度强化或明显强化;门脉期或实质期病灶可表现等密度、稍低密度或者低密度。

4)中晚期肝细胞癌CT表现:

(1)平扫:①肝外形、大小、轮廓异常,可见局限性或整个肝脏增大,边缘不规则,肝叶比例失调;②病灶形态、边缘和数目,病灶大多数为圆形、类圆形,少数不规则形,边缘不光滑或光滑或部分光滑,病灶多单发,也可呈多发或呈弥漫性分布;③肝密度异常,约80%为低密度,12%左右为混杂密度,6%为等密度,2%为高密度影,后者往往合并脂肪的衬托,病灶越小密度越均匀,大的病灶可因囊变、出血、坏死密度不均,分化较好的周围可形成假包膜;钙化

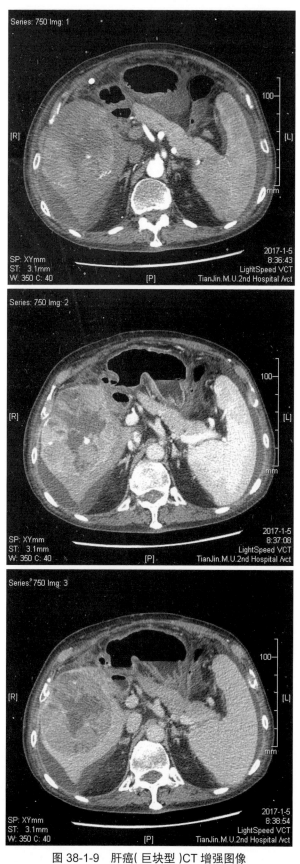

图 38-1-9　肝癌（ 巨块型 ）CT 增强图像

肝右叶可见直径约为 10.2 cm 团块状占位性病变,呈不均匀强化,内可见不规则低密度无强化区

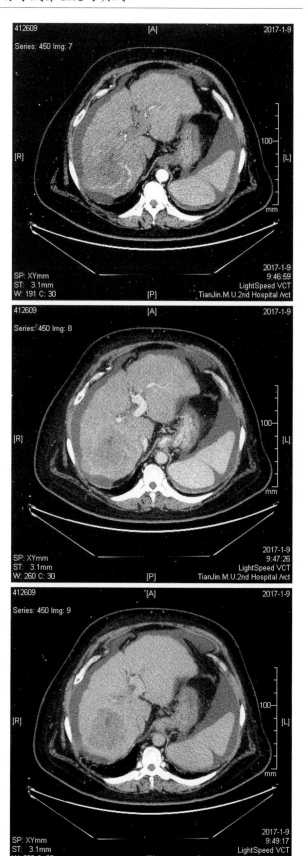

图 38-1-10　肝癌（ 结节型 ）

肝右叶团块影,增强扫描病变不均匀强化,其内可见不规则低密度区。本例同时合并肝硬化

发生率低,形态多样,常见沙砾样、斑点状、点状及不规则形。

（2）动态增强:①动脉期病灶迅速强化,时间密度曲线迅速升高, CT 值达峰值,接着很快下降即快进快出型,因肝细胞癌大多肝动脉供血,故 80% 的肝癌为此型改变;②动脉期病灶轻、中度强化,时间 - 密度曲线不升高或轻微升高后呈扁平曲线,也无明显下降,呈平坦型,反映肝癌具有中等量血供,由于瘤体内的对比剂量与周围正常肝实质基本相近,很容易漏诊;③动脉早期病灶不强化,呈低密度,接着动脉后期和门脉期密度又慢慢上升, CT 值最高,最后平衡期和延迟期病灶又恢复到低密度影,时间 - 密度曲线动脉期开始下降,然后缓慢上升,呈典型先下降后升型,提示为少血供肝细胞癌,动脉期强化不明显,门静脉强化提示病灶边缘有门静脉参与供血。

一般肝细胞癌边缘有假包膜形成,包膜强化特点大致分为:①平扫包膜为环形低密度影,增强后包膜显示不清;②平扫包膜为环形低密度影,增强后表现为高密度环影,多数不完整;③平扫包膜显示不清,增强后呈稍高密度或高密度环影。

3.MRI　无放射性辐射,组织分辨率高,可以多方位、多序列成像,对肝癌病灶内部的组织结构变化,如出血坏死、脂肪变性以及包膜的显示和分辨率均优于 CT 和 B 超。对良、恶性肝内占位,尤其与血管瘤的鉴别,可能优于 CT;同时,无须增强即能显示门静脉和肝静脉的分支;对于小肝癌 MRI 优于 CT,目前证据较多。特别是高场强 MRI 设备的不断普及和发展,使 MRI 扫描速度大大加快,可以和 CT 一样完成薄层、多期相动态增强扫描,充分显示病灶的强化特征,提高病灶的检出率和定性准确率。另外, MR 功能成像技术(弥散加权成像、灌注加权成像和波谱分析)以及肝细胞特异性对比剂的应用,均可为病灶的检出和定性提供有价值的补充信息,有助于进一步提高肝癌的检出敏感率和定性准确率以及全面、准确地评估多种局部治疗的疗效。上述三种重要的影像学检查技术各有特点,优势互补,应该强调综合检查,全面评估。

早期肝细胞癌 MRI 表现:在 T_1WI 中 45% 呈高信号, 55% 呈等信号,在 T_2WI 中 85% 呈等信号,由于 MRI 的场强不同, T_2WI 中的病灶信号强度可有较大差异,但多表现为低信号、等信号病灶,这一点可视为早期肝细胞癌的特征。

中晚期肝细胞癌 MRI 表现:主要取决于肝细胞癌的组织学结构特点,肿瘤内的囊变、出血、坏死、纤维束、脂肪变,胆管、血管受累及转移等,不同的序列及方法可表现出不同的病理信号特点。

（1）T_1WI、T_2WI 信号特点:80% 肝细胞癌在 T_1WI 上表现为低信号,低于周围的肝实质信号, 15% 左右为等信号,很少为高信号; T_2WI 上大部分为高信号。信号的均匀取决于肿瘤内的病理性状,并与大小有关,一般越小信号越均匀,随着体积增大,瘤内出现不同程度的出血、坏死、液化,以致信号不均。

（2）包膜信号特点:肝细胞癌常伴有完整或部分假包膜形成, T_1WI 及 T_2WI 中,肿瘤边缘清楚或部分清楚,不伴包膜的肝细胞癌多表现为边缘模糊,分界不清。假包膜近瘤体的内侧 T_2WI 为低信号,由纤维结缔组织构成,而外侧由受压的肝组织构成,表现为高信号。

（3）病灶大小与信号变化:一般直径小于 3 cm 的肝癌信号比较均匀,边缘大部分清楚;大于 3 cm 的病灶多合并不同程度的缺血、坏死、囊变, T_1WI 瘤内可见更低信号区, T_2WI 呈高信号。瘤内急性出血, T_1WI 及 T_2WI 均表现为高信号,呈斑片状或团片状,慢性出血多为等信号、低信号,与囊变很难区分。

（4）肝内管道异常:中晚期肝细胞癌都合并不同程度胆管、肝静脉和门脉侵犯,表现为肝内胆管扩张增粗、受压、移位、变形, T_1 呈低信号和 T_2 呈高信号,并可见胆管内肿瘤信号缺损。流空的干静脉和门静脉受压、阻塞、变形、移位,粗细不均,腔内可见等信号癌组织或瘤栓,有时下腔静脉和肝静脉可见类似改变。

（5）伴随征象:①肝硬化,显示肝脏体积缩小,肝裂增宽,各叶比例失调,边缘不整,可见肝硬化结节, T_1WI、T_2WI 几乎呈低到高信号;②肝硬化门脉高压,侧支血管增多增粗,脾门、胰头及腹膜后、胃底静脉扩张增粗,呈迂曲的流空血管团,脾脏增大、增厚,表现为 T_1 低信号和 T_2 高信号;③肝包膜下积液、腹水的表现。

（6）直接浸润及转移征象:肿瘤向肝外生长,肝包膜增厚,不规则,呈结节状,也可直接侵犯胃、胰腺、右肾及肾上腺、结肠肝曲等周围脏器,表现为脏器间正常脂肪层模糊、消失、界限不清。

（7）对比增强表现:大部分可以根据 T_1WI、T_2WI

表现做出诊断，对比增强 MRI 主要用于不典型肝细胞癌或与其他疾病鉴别。另外可以提高小肝细胞癌的检出率。直径小于 4 cm 的肝细胞癌肿瘤动脉期呈大致均匀强化，于动脉期达到峰值，多为等信号、高信号，少数少血供肝细胞癌呈相对低于肝实质的信号，门静脉期肿瘤信号呈低信号、等信号，对比剂呈"快进快出"特征性表现。当肿瘤大于 4 cm 时，往往合并不同程度的缺血、坏死、液化、囊变和出血，因此病灶表现不均匀、不规则或放射状强化。合并肝内子灶、静脉受侵和肝门淋巴结转移时，可见肝静脉和门静脉显示不清，管壁不规则狭窄、阻塞、腔内缺损。Gd-EOB-DTPA 和 Gd-DTPA 在动态增强扫描中具有类似的增强效果，HCC 呈"快进快出"表现，在肝细胞特异期由于 Gd-EOB-DTPA 被肝细胞特异性摄取，使 HCC 病灶强化程度低于正常肝实质。

（8）选择性肝动脉造影（DSA）：目前多采用数字减影血管造影，可以明确显示肝脏小病灶及其血供情况，同时可进行化疗和碘油栓塞等治疗。肝癌在 DSA 的主要表现为：肿瘤血管出现于早期动脉相；肿瘤染色出现于实质相；较大肿瘤可见肝内动脉移位、拉直、扭曲等；肝内动脉受肿瘤侵犯可呈锯齿状、串珠状或僵硬状态；动静脉瘘，"池状"或"湖状"造影剂充盈区等。DSA 检查意义不仅在于诊断和鉴别诊断，在术前或治疗前可用于估计病变范围，特别是了解肝内播散的子结节情况；也可为血管解剖变异和重要血管的解剖关系以及门静脉浸润提供正确客观的信息，对于判断手术切除的可能性和彻底性以及决定合理的治疗方案有重要价值。DSA 是一种侵入性创伤性检查，可用于其他检查后仍未能确诊的患者。此外，对于可切除的肝癌，即使影像学上表现为局限性可切除肝癌，也有学者提倡进行术前 DSA，有可能发现其他影像学手段无法发现的病灶和明确有无血管侵犯。

（四）诊断与鉴别诊断

1. 诊断　原发性肝癌病理诊断：①肝组织学检查证实为原发性肝癌者；②肝外组织的组织学检查证实为肝细胞癌。

原发性肝癌临床诊断如下。

（1）如无其他肝癌证据，AFP 对流法阳性或放免法 >400 μg/mL，持续 4 周以上，并能排除妊娠、活动性肝病、生殖腺胚胎源性肿瘤及转移性肝癌者。

（2）影像学检查有明确肝内实质性占位病变，能排除肝血管瘤和转移性肝癌，并具有下列条件之一者为原发性肝癌：① AFP>200 mg/mL；②典型的原发性肝癌影像学表现；③无黄疸而 AKP 或 r-GT 明显增高；④远处有明确的转移性病灶或有血性腹水，或在腹水中找到癌细胞；⑤明确的乙型肝炎标志物阳性的肝硬化。

2. 鉴别诊断

（1）再生结节：是在肝硬化基础上发生局灶性增生而形成的肝实质小岛，直径多在 0.3~1 cm。CT 平扫多呈边界清楚的低密度灶，动态增强扫描动脉期病灶呈低密度，门脉期呈等密度。散在、无融合结节需与弥漫型肝癌鉴别。弥漫型肝癌结节多大小不一，多大于 1 cm，有融合趋势。T_1WI 上信号均匀，高于肝实质，T_2WI 呈低信号，被相对高信号的纤维间隔隔开。钆剂增强再生结节动脉期不出现强化，门脉期与肝实质呈等信号，而 HCC 呈"快进快出"的强化特征，肝特异性 MR 造影剂也有助于两者的鉴别。

（2）肝内胆管细胞癌：起源于肝内一、二级胆管上皮细胞，肿瘤多位于肝左叶，CT 平扫表现为轮廓欠清、形态不规则的低密度实质性肿块，密度多均匀，有时可见小囊状更低密度灶（有时代表瘤内扩张胆管）。与 HCC"快进快出"的强化特征不同，其多呈"慢进慢出"强化特点。MRI T_1WI 上呈低信号，T_2WI 上呈高信号或伴有凝固性坏死所致的低信号，钆剂增强扫描表现为轻中度边缘性强化，并可见渐进性和向心性的强化特征。另外，胆管细胞癌内含胆管结构及较高的肝门区、腹膜后淋巴结转移发生率也有助于与 HCC 的鉴别。

（3）肝血管瘤：CT 动态增强扫描呈"早出晚归"的强化特点。在重 T_2WI 上呈"灯泡"征，与 HCC 在 T_2WI 上稍高信号表现存在明显差别。

（4）多发肝转移瘤：多结节型 HCC 需与多发肝转移瘤鉴别。后者多有明确原发癌病史，CT 平扫肿瘤结节即使体积较小的癌结节也会出现中央液化坏死，影像上可形成"牛眼征"，三期增强扫描可表现为病灶边缘持续性强化；动脉期及门脉期不同密度的环形强化；病灶无明显强化而呈低密度。MRI 与 CT 表现一致，也可形成"牛眼征"。

（5）FNH：是肝内除血管瘤外最常见的富血供良性肿瘤。年轻女性多见，多无肝炎或肝硬化病史，AFP 阴性。CT 平扫呈边界清楚的低密度灶，密度均匀，合并中央瘢痕者，其内可见纤细形状更低密度区。动脉期病变显著均匀强化，中央瘢痕无强化，呈低密度,延迟扫描中央瘢痕可见不同程度的强化。MRI 典型表现为 T_1WI 等信号,T_2WI 高信号,信号均匀,中央瘢痕呈长 T_1、T_2 信号,动态增强扫描与 CT 强化特征一致。

(6)肝腺瘤:主要发生于生育期妇女,多无肝炎或肝硬化病史,AFP 阴性。肝腺瘤有恶变和自发出血的可能,需要手术治疗。肿瘤多数有假包膜,切面血管丰富,肿瘤实质由分化良好的形似正常肝细胞的腺瘤细胞组成,胞质内可见程度不等的脂肪成分,瘤内出血、坏死常见,有时与 HCC 难鉴别。CT 平扫多呈低密度肿块,合并出血和脂肪肝时可呈高密度改变。CT 动脉增强扫描大多数瘤灶在动脉期明显强化,门脉期强化程度减弱,呈等密度或低密度,延迟期呈低密度。MRI 多数瘤体以 T_1WI、T_2WI 高信号为主要表现,这种信号特征与多数肿瘤组织脂肪变性明显有关。肿瘤边缘低信号代表假包膜。钆剂动态增强同样表现出"快进快出"的强化特点,与 HCC 差别不大。肝腺瘤患者多有肝炎或肝硬化病史,AFP 阴性,不具有 HCC 血管、胆管侵犯和肝外播散恶性生物学行为,可与 HCC 鉴别。

六、胆囊癌

(一)疾病概述

胆囊癌是起源于胆囊的恶性肿瘤,其发病率较低,占全部恶性肿瘤的 0.8%~1.2%,但是它是胆管系统恶性肿瘤中的最常见类型。好发年龄为 60~70 岁,女性多于男性,男女之比为 1∶3。从组织学分类看,以腺癌所占比例最高(大于 80%),其次为鳞癌、混合癌及未分化癌;因其恶性程度高、易早期转移、难于早期发现、对化疗药物不敏感等特点,因而术前确诊为胆囊癌的患者其远期疗效差于肝癌及胰腺癌。胆囊癌少见,但预后较差,5 年生存率仅 3%。胆石症和慢性胆囊炎为胆囊癌的重要危险因素。好发于胆囊颈部。肉眼观胆囊癌多呈弥漫浸润性生长,使囊壁增厚,变硬,灰白色,砂粒样。黏膜无明显肿块,与慢性炎症或瘢痕不易区别。有时呈息肉状生长,基底部较宽。胆囊底及邻近肝组织内常有转移灶形成。除转移至邻近器官,如十二指肠、结肠和胃外,还可发生胆囊管、局部淋巴结及小网膜淋巴结的转移。血行转移少见。胆囊癌的症状一般表现为以下几种。

(1)消化道症状:绝大多数(90%)出现消化不良、厌油腻、嗳气、胃纳减少,这是由于胆囊功能不

全,不能对脂肪进行消化所致。

(2)右上腹疼痛:80% 以上患者由于合并有胆囊结石,因而表现与胆囊结石、胆囊炎相似的症状,为右上腹不适继之出现持续性隐痛或钝痛,有时伴阵发性剧痛并向右肩部放射。

(3)右上腹肿块:约一半的患者出现右上腹或上腹部肿块,多数为增大的胆囊。

(4)黄疸及皮肤瘙痒:往往在病程晚期出现,由于癌组织侵犯胆管或者转移肿大的淋巴结压迫胆管引起胆管梗阻所致,肝脏分泌的胆汁不能顺利排入肠道,进而反流入血表现为皮肤黏膜黄染,多数伴有难以缓解的皮肤瘙痒,尤以夜间为重。

(5)发热及消瘦:约 25% 的患者出现发热,多由于继发胆管感染所致。晚期患者常伴有消瘦,甚至出现恶病质。

(二)病理表现

胆囊外观可正常,也可肿大、缩小或似急性炎症。胆囊壁明显增厚或厚薄不均,高低不平。肿瘤多发生在胆囊底或颈部,但其迅速扩散,使原发部位难定。

1. 胆囊癌的病理形态分型　胆囊癌的病理形态分型可分为 3 型。

(1)浸润型:最常见,占 75%~80%,早期多见于胆囊颈部壁内。肿块呈浸润性生长,胆囊壁广泛增厚变硬,胆囊因癌性收缩而萎缩,易侵犯邻近器官,晚期为实体性肿瘤,呈皮革样,切面为灰白色,预后差。

(2)肿块型:约占 15%,癌灶呈肿块状向胆囊腔内生长,位于胆囊颈或胆囊管者可阻塞胆囊出口,引起胆囊肿大和急性胆囊炎。此型发展到一定程度,可引起局部组织坏死脱落,导致出血和感染,预后相对好。

(3)胶质型:占 5%~8%,肿瘤组织内含大量黏液而呈胶冻样改变,胆囊壁常有浸润。

2. 胆囊癌的病理组织学分型　胆囊癌的病理组织学分型可分为五型。

(1)腺癌:最多见,约占 87%,腺癌的病理类型可分为硬化性腺癌、乳头状腺癌、管状腺癌、黏液腺癌等。

(2)未分化癌:约占 10%,恶性程度较高,预后差。未分化癌的病理类型可分为间变性、多形性、梭形和肉瘤样 4 型。

(3)腺鳞癌:约占 3%,病理特点为腺癌组织中

含有大量的鳞状细胞。

（4）鳞癌：占 2%~3%，根据鳞状上皮分化程度可分为腺棘皮癌、腺鳞癌，鳞癌多为浸润型，常侵犯整个胆囊壁，为实体癌。

（5）其他罕见类型还包括类癌、肉瘤、癌肉瘤、黑色素瘤、透明细胞癌等。

（三）影像学表现

（1）B 超：B 超检查简便无损伤，可反复使用，其诊断准确率达 90% 以上，为诊断胆囊疾病的首选检查方法。随着仪器的不断换代，目前不但可以明确观察到胆囊病变的大小，而且通过对病变组织血流的观察有助于判定是否有癌变的发生，并且可以观察到是否有明显的淋巴结转移及肝脏是否受累，有经验的检查者甚至可以判定病变累及到胆囊的哪一层。

（2）CT：CT 扫描对早期胆囊癌的诊断不如超声检查。但对于已经超声检查发现高度可疑胆囊癌的患者，增强 CT 检查是有必要的。胆囊癌的 CT 影像改变可分 3 种类型：①壁厚型，胆囊壁局限或弥漫不规则增厚，胆囊壁厚度多 >5 mm，增强扫描增厚的胆囊壁明显强化，周围可见不规则低密度水肿带，肝实质受侵犯时，表现为邻近肝实质内低密度灶（图 38-1-11）；②结节型，乳头状结节从胆囊壁突入腔内，增强扫描结节可见明显强化，肝实质受侵少见；③实变型（肿块型），因胆囊壁被肿瘤广泛浸润增厚，加之腔内癌块充填形成实质性肿块。在增强扫描时呈不均匀的周边强化，中心的坏死区不强化。如果肿瘤侵犯肝脏或有相关的淋巴结转移多能在 CT 影像下显示。

（3）MRI：MRI 一般不作为胆囊癌的首选或者必要检查项目，只是在需要判定病变是否累及肝脏或者当患者出现梗阻性黄疸时可以考虑做 MRI。其准确率与 CT 相似，但具有无射线损伤的优点，可以多次重复检查。与 CT 相比较，在 SE T_1WI 和 T_2WI 上，胆囊壁、胆囊腔和肿块的显示，MRI 优于 CT 平扫，对肝脏受侵和肝内转移灶的显示也更有利，但对合并结石的显示可靠性不及 CT 平扫，胆囊癌病灶 T_1WI 多表现稍低信号或等信号，T_2WI 表现为高信号。MR 动态增强与 CT 动态增强表现相仿。胆囊癌强化较明显，且持续时间较长，与典型的肝细胞癌"速升速降"型强化有别。增强后胆囊壁的局部不规则增厚和壁结节的显示往往大于平扫且明显。增强扫描也有利于判断周围脏器的

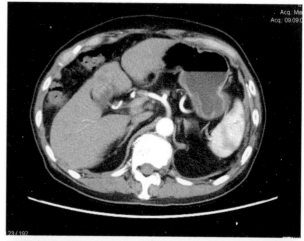

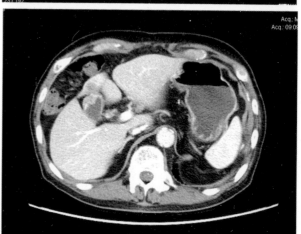

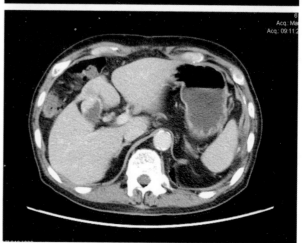

图 38-1-11　胆囊癌

侵犯肝脏胆囊底部壁不规则增厚，增强扫描可见强化，病变与肝实质分界不清，临近肝实质内并可见低密度影，可见强化

受侵情况。

（四）诊断与鉴别诊断

1. 诊断　早期症状极不典型，诊断比较困难。多数病人临床表现与慢性胆囊炎、胆石症相似。以右上腹痛为主要症状，向右肩胛部放射，伴有食欲不

振、乏力、腹胀、低热、恶心及黄疸等。对40岁以上女性病人，有长期慢性胆囊炎、胆石症病史，若疼痛性质从阵发性发作转变为右上腹持续钝痛，且进行性加重，局部触及胆囊肿块，进行性黄疸，消瘦明显等情况出现，应考虑胆囊癌。胆囊癌晚期则可有肝脏肿大、肝占位、腹水、恶病质等表现，易与肝癌、胰腺癌及胆管癌等相混。多数病例表现为体重减轻、乏力并很快呈现恶病质。部分病例锁骨上可触及转移的淋巴结，亦可有乳房等处的转移性肿块出现。晚期病例，可因门脉受压而有消化道出血、腹水以及肝功能衰竭表现。综上所述，当超声检查发现胆囊有占位性病变或者胆囊壁不规则增厚时，需要做进一步的化验及检查以明确是否存在胆囊癌。

2. 鉴别诊断　根据肿瘤的病程不同而对胆囊癌的鉴别诊断提出不同的要求。

（1）胆囊息肉样病变：早期的胆囊癌主要与胆囊息肉样病变相鉴别，胆囊癌的直径均大于1.2 cm，蒂宽，胆囊壁增厚。至于胆囊的腺瘤性息肉恶变与良性腺瘤的鉴别则很困难，因考虑胆囊腺瘤是癌前病变，一旦确诊，均应手术切除，故不影响外科治疗决策。

（2）胆囊结石：国内的胆囊癌患者，约有57%合并胆囊结石，病人常有较长时间的胆管疾病症状，此类病人最容易被忽略，或将胆囊癌所引起的症状用胆囊结石来解释。在鉴别诊断上主要是对老年、女性、长期患有胆囊结石、胆囊萎缩或充满型结石、腹痛症状加重和持续时，均应考虑有胆囊癌的可能，应做深入检查。

（3）原发性肝癌侵犯至胆囊：晚期胆囊癌需要鉴别的尚有原发性肝癌侵犯至胆囊，在胆囊部位形成一肿块和胆囊出口的阻塞，侵犯胆囊的肝细胞癌可在肝门部和肝十二指肠韧带上发生大块的淋巴结转移，类似晚期胆囊癌时的淋巴结转移。胆囊颈部癌可直接侵犯或通过淋巴转移发生高位胆管梗阻，临床表现类似肝门部胆管癌。有时原患有癌的胆囊已行手术切除，但因各种原因未能取得病理诊断，术后由于肿瘤局部复发和引起肝门部胆管梗阻，会使鉴别诊断发生困难。

胆囊癌侵犯肝脏与肝癌侵犯胆囊的鉴别：①胆囊癌伴有胆管扩张的概率高于肝癌；②胆囊癌在CT增强扫描后显示明显，且持续时间长；③如软组织肿块内见到结石影，支持胆囊癌诊断；④胆囊癌侵犯门静脉形成癌栓的概率明显低于肝癌；⑤临床资料，如肝炎、肝硬化病史、AFP检测等也有助于两者鉴别。

（4）萎缩性胆囊炎：当超声发现胆囊较小，囊腔狭窄，黏膜粗糙，不应急于诊断为萎缩性胆囊炎，尚需考虑有浸润型胆囊癌的可能。如注意到囊壁增厚、不规则，黏膜线破坏、中断，胆囊壁外有肿瘤浸润的低回声区，即可诊断为胆囊癌。反之，应考虑萎缩性胆囊炎的诊断。

胆囊癌与胆囊炎的鉴别两者都可以表现为胆囊壁的弥漫性增厚，造成鉴别诊断困难。以下CT征象可作为胆囊癌诊断时的参考：①胆囊壁不均匀性，特别是结节性增厚；②胆囊壁增强明显；③出现胆管梗阻；④直接侵犯肝脏，表现为邻近肝组织边界不清的低密度区；⑤肝内出现结节状转移灶。

下列征象则支持胆囊炎的诊断：①胆囊周围境界清晰的低密度曲线影，为胆囊壁的水肿或胆囊炎所致胆囊周围的液体渗出所致；②胆囊壁增厚而腔内面光整。

（5）单发的胆固醇结晶、炎症性肉芽组织、息肉和腺瘤：早期外生型胆囊癌，病变局限时，常需与之鉴别。胆固醇结晶附着于黏膜表面，回声较均匀，多呈颗粒状堆积。炎症性肉芽组织常有慢性胆囊炎声像图表现，病变自黏膜面向胆囊腔内突起，轮廓线较平滑，黏膜及胆囊壁无破坏。息肉呈乳头状，均匀中等回声，有蒂与黏膜线相连。胆囊癌呈低中回声，分布欠均匀，形态不规则，黏膜及壁层破坏、中断。

（6）节段型或局限型腺肌增生症：浸润型胆囊癌早、中期常需与之鉴别。节段型者声像图上表现为一段胆囊壁明显增厚，胆囊中部呈环形狭窄；局限型者常在胆囊底部探测到病变回声，表面中间常可见一浅凹。胆囊癌晚期整个胆囊壁受侵，不规则增厚，常需与弥漫型腺肌增生症鉴别，后者囊壁明显增厚，回声不均，内有针头大小无回声区。

（7）肝门区转移性淋巴结肿大及肝门区肝实质占位病变：胆囊颈部癌常需与之鉴别。转移性淋巴结低回声病变在肝脏轮廓线以外，呈圆形、椭圆形，胆系回声多无异常，黏膜及管壁均不受破坏，但病变以上肝胆管可有增宽、扩张。肝门区肝内占位性病变回声在肝轮廓线以内，胆囊颈部及邻近胆管均明显受压，并使受压处以上部分肝胆管扩张。

七、胆管癌

（一）疾病概述

胆管癌是指原发于左右肝管汇合部至胆总管下

端的肝外胆管恶性肿瘤。原发性胆管癌较少见,占普通尸检的 0.01%~0.46%,肿瘤病人尸检的 2%,胆管手术的 0.3%~1.8%。发病年龄多为 50~70 岁,但也可见于年轻人。近年来把肝内胆管癌(intrahepatic cholangiocarcinoma,ICC)也归入胆管癌的范畴,肝内胆管癌是位于二级胆管以上的肝内小胆管癌,在现有教科书仍将 ICC 放在原发性肝癌中阐述,事实上,ICC 无论在病因、发病机制、病理学和生物学行为、临床表现和治疗上均与原发性肝细胞肝癌不同,而与肝外胆管癌相近。因此,根据部位将胆管癌分为肝内和肝外胆管癌。肝外胆管癌又分为肝门上段胆管癌,位于一级胆管至胆囊管开口处;中段胆管癌,位于胆囊管开口以下至胰腺上缘处;下段胆管癌,位于胰腺上缘至进入十二指肠壁处。胆管癌恶性程度高,根治性手术切除是目前治疗胆管癌最重要的方法。胆管癌的病因目前尚不清楚,下列因素可能在胆管癌的发病中起一定的作用:胆管结石和胆管感染、华支睾吸虫、胆管囊性扩张症、原发性硬化性胆管炎、致癌剂。进行性梗阻性黄疸为胆管癌的主要症状,常伴有皮肤瘙痒。约一半病人伴有中上腹胀痛和发热,但程度一般较轻。少数病人可出现胆管炎的表现,约一半病人有食欲减退和体重减轻。胆囊肿大与否,随胆管癌的部位而异。肝脏常有肿大,可在肋下或剑突下扪及,其质地较坚硬,压痛不明显,后期可出现脾肿大和腹水等门静脉高压表现。

(二)病理表现

在解剖学上,根据癌发生的部位,肝外胆管癌可分为:①左右肝管癌;②肝总管癌;③胆囊管癌;④肝总管、胆囊管及胆总管汇合处癌;⑤胆总管癌。

(1)肝外胆管癌的大体形态:肝外胆管癌在大体形态上可分为三型。①管壁浸润型:可见于胆管的任何部位,最为多见。由于受累的管壁增厚,可致管腔变小或狭窄,进而可发生阻塞现象。②结节型:较管壁浸润型少见,可见于较晚期的胆管癌,癌结节的直径为 1.5~5.0 cm。③腔内乳头状型:最少见,可见于胆管的任何部位,但汇合部更为少见。此型可将胆管腔完全阻塞。癌组织除主要向管腔内生长外,亦可进一步向管壁内浸润生长。

(2)肝外胆管癌的组织学类型:根据癌细胞的类型、分化程度及癌组织生长方式,肝外胆管癌可分为以下 6 型。①乳头状腺癌:除个别为管壁浸润型外,几乎均为腔内乳头状型。②高分化腺癌:在胆管癌中最多,可占 2/3 以上,可见于任何部位。癌组织均在管壁内浸润生长,环绕整个管壁。浸润的癌组织呈大小不等、形状不规则的腺体结构,有的可扩大呈囊腔。③低分化腺癌:即分化差的腺癌,癌组织部分呈腺体结构,部分为不规则的实性片块,亦在管壁内弥漫浸润生长。④未分化癌:较少见。有的小细胞未分化癌与胆囊的未分化癌相同,癌细胞在胆管壁内弥漫浸润,间质较少。癌组织侵袭较大,常可侵及胆管周围脂肪组织或邻近的器官。⑤印戒细胞癌:较少见。它与胆囊或胃肠道的印戒细胞癌一样,由分化程度不等的含有黏液的癌细胞构成。癌细胞无一定结构,弥漫浸润。⑥鳞状细胞癌:罕见。其组织形态与其他器官所见者相同。

肝外胆管癌的扩散与转移:早期,发生转移者较少,主要是沿胆管壁向上、向下浸润直接扩散。如上段肝管癌可直接侵及肝,要比中、下段癌多见。最常见的是肝门部淋巴结转移,也可至腹腔其他部位的淋巴结。除非是晚期癌者,一般血路转移较少。各部位的胆管癌,以肝转移最多见,尤其高位胆管癌,癌组织易侵犯门静脉,形成癌性血栓,可导致肝转移。也可向邻近器官,如胰腺、胆囊转移。

(三)影像学表现

(1)B 超:是简便、快捷、准确、花费少的检查,通过超声检查可获得以下内容。①肝内胆管扩张、证明胆管的梗阻状态;②梗阻的部位是在胆管,但少数病例在胆总管远端的病变,由于受肥胖、肠气或过去做过其他手术的干扰,显示会有困难;③胆管梗阻病变的性质。因此,超声检查是梗阻性黄疸患者的首选检查方法。超声显像除了肝内胆管癌可以直接检出肿瘤外,一般肝外胆管癌较难直接检出肿瘤,但可以根据肝内外胆管树扩张情况来推断肿瘤的部位。如果超声显像显示肝内胆管扩张而肝外胆管正常、胆囊不大,说明梗阻部位在肝门部,提示肝门部胆管癌的可能;若肝内外胆管扩张伴胆囊增大,则说明梗阻部位在胆管中下段,提示胆管中下段癌的诊断。此外,彩色多普勒超声检查尚可提供有关门静脉及肝动脉有无受侵犯的信息,有助于对肿瘤的可切除性做出评估。内镜超声是近年来发展起来的一项技术,由于它避免了肠气的干扰,所采用的超声探头频率高,因而可以更清晰、更准确地显示肝外胆管肿瘤。它对中下段胆管癌和肝门部胆管癌的浸润深度判别的准确性可分别达到 82.8% 和 85%。另外,它还有助于判别区域淋巴结有无发生转移。在超声导引下还可以做梗阻部位胆汁的脱落细胞检查和直接穿刺病变组织的组织学检查，但前者阳性率只有58%，后者可达74%。

（2）CT：已提供与超声相似的效果和更为清晰的立体断层图像，CT能较准确显示胆管扩张和梗阻部位、范围，对确定病变的性质，比以上检查准确性都高，近年已开发出三维的螺旋CT胆管成像，有代替PTC、ERCP检查的趋势。临床上通常将超声显像作为第一线检查方法，对需要进一步检查的病例再选用CT扫描。另外，腹部血管双源CT血管成像不仅可以直接检出肿瘤，同时对于胆管癌术前可切除性的评估和手术方式选择都有重要意义。胆管癌的CT基本表现为：①胆管癌近端胆管明显扩张，接近肿瘤的胆管壁增厚，于增强扫描时胆管更清晰，可被强化，管腔呈不规则的缩窄变形，一般可发现软组织密度的肿瘤影，其CT值为50 Hu，增强扫描时被强化，CT值为60~80 Hu；②肿瘤多数沿胆管壁浸润性生长，胆管壁增厚，边缘欠清晰，增强扫描时可被强化而易显示（图38-1-12），少数呈息肉状或结节状向管腔内生长，结节为软组织密度；③肿瘤向腔内浸润扩展，管壁边缘模糊。常侵犯胆囊、肝脏、毗邻的血管及淋巴组织而呈不均密度软组织影，形态不规整，组织结构模糊，界限不清。

（3）MRI：MRI的主要表现与CT表现相似，为不同程度和范围的胆管扩张、胆管壁的增厚和／或肿块。瘤体往往较小，分化较好的或乳头型者，有时可见大小不一的肿块位于梗阻区。浸润型胆管癌以胆管壁增厚和狭窄为主要表现，肿块往往不明显，如见肿块则表明肝脏也受侵犯。胆管癌在T_1WI上多表现为低信号或等信号，在T_2WI上表现稍高信号。动态增强扫描，动脉期少部分病例肿瘤早期不规则中等强化，多数在门脉期和延迟相强化。胆管癌延迟期趋向于持续强化，可能与造影剂滞留于肿瘤中丰富密集的纤维间质内有关。有很多作者认为该征象是胆管癌的特点，因此，动态增强扫描在胆管癌的诊断和鉴别诊断上有很大帮助。对于无肿块的病例，显示胆管壁的增厚与强化是建立胆管癌诊断的主要依据，增强MRI优于CT和超声。扩张的胆管有时在T_1WI和T_2WI上均与血管信号对比不明显，增强扫描图像上两者可明确区分。MRCP可良好地显示胆管扩张程度、范围及梗阻的形态特点。胆管癌的胆管扩张多表现为中度和重度胆管扩张，扩张的胆管呈软藤状，个别呈囊状，截断区呈残根状（图38-1-13）。

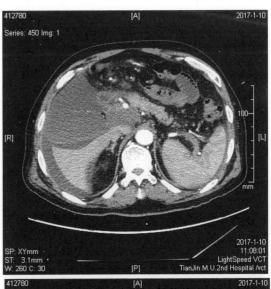
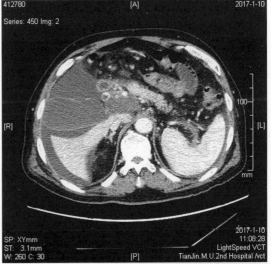
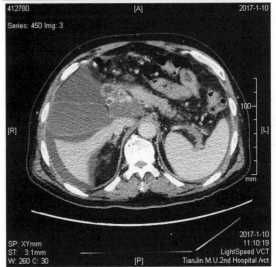

图38-1-12　胆管癌

胆总管管壁不规则增厚，管腔狭窄，增强扫描可见强化。胆囊增大，腹水

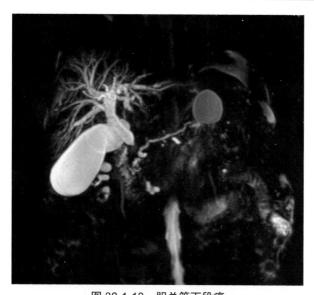

图 38-1-13　胆总管下段癌

MRCP 示胆总管下段截断,肝内外胆管扩张,胆囊增大,肝内胆管扩张呈软藤状。胰管全程扩张

（4）磁共振胆胰管成像（magnetic resonance cholangiopancreatography, MRCP）：重 T_2 加权使胆、胰管呈明显高信号,再经过最大强度投影算法重建,即可得到类似直接胆管造影的胆胰管图像。此图像不受梗阻部位的限制,是一种无创伤性的胆管显像技术。它可以详尽地显示肝内胆管树的全貌、肿瘤阻塞部位和范围、有无肝实质的侵犯或肝转移,是目前肝门部胆管癌理想的影像学检查手段。MRCP 比 PTC 更清晰,也可通过三维胆管成像进行多方位不同角度扫描观察,弥补平面图上由于组织影像重叠遮盖所造成的不足,对梗阻部位的确诊率达 100%,对梗阻原因确诊率达 95.8%,有助于与十二指肠乳头肿瘤、胰头癌相鉴别。

（四）诊断与鉴别诊断

1. 诊断　凡 40 岁以上的黄疸患者,或有原因不明的上腹部不适、胀痛、食欲差等消化系统症状,肝伴或不伴胆囊肿大,均应怀疑胆管癌而进行进一步 B 超、CT、MRI、ERCP、超声内镜、胆管镜、PTC、低张十二指肠造影术或选择性血管造影检查可以确诊。总的说来,黄疸虽然是本病的明显症状,但其正确诊断常有困难,易与胆总管结石混淆,特别是黄疸出现前的明确诊断实为不易,常需对有上腹部隐痛不适或有梗阻性黄疸者做全面仔细地检查分析方能做出较为正确的诊断,有时尚待剖腹探查后方能明确真相,以往的文献统计术前诊断正确者仅占病例的 1/3,但近年来随着影像学诊断技术的发展和改进,

其术前正确诊断率则大为提高,重要的是应对有可疑的患者及时选取相应的检查,这样可对该病做出较为早期的诊断和治疗。胆管癌结合临床表现、实验室及影像学检查可做出初步诊断。胆管癌的特点是：①腹痛比黄疸明显；②夜间痛、静息痛为主；③ ALP、γ-GPT 早期显著升高；④ B 超和 CT 可见阻塞上端胆管扩张,很少见到肿块；⑤直接胆管造影可见特异的胆管阻塞影像。

2. 鉴别诊断　胆管癌需与下列良恶性疾病相鉴别。

（1）胆管良性疾病：①胆管良性肿瘤,在病史、体检和直接胆管造影中,胆管良恶性肿瘤的鉴别很难,一般需依赖于组织学、细胞学检查,但如术前发现转移病灶者肯定为恶性；②胆总管结石,病史较长,多有发作性腹痛史,黄疸也多为间歇性,有明显的症状缓解期,疼痛发作时常伴有不同程度的胆管炎表现,如发热、寒战、血象增高、局限性腹膜炎体征等,在胆管造影中可见到结石透亮影和杯口状影,且胆管壁光滑,但与息肉型胆管癌的鉴别较难,胆管镜检查有助于诊断；③ Mirrizzi 综合征,胆管造影术可见肝总管右侧受压影,其边缘光滑,B 超可见胆囊管内嵌顿的结石,术中不能肯定者可行胆管组织学检查；④良性胆管狭窄,多在腹部手术后发生,少数发生在腹部创伤后,在胆管造影中也可显示胆管狭窄,但其边缘光滑,两边对称,必要时可行胆管镜取组织标本进行鉴定；⑤原发性硬化性胆管炎,多见于中年人,男性多于女性,腹痛多为阵发性,很少有胆绞痛,黄疸多为间歇性进行性加重,实验室检查为阻塞性黄疸,胆管造影多见胆管广泛性慢性狭窄和僵硬,但也有病变仅局限于部分胆管者,此型不易与胆管癌鉴别,只能依靠剖腹探查中的肉眼所见和组织学检查确诊；⑥慢性胰腺炎,本病也可引起胰内胆管的狭窄或闭塞而发生黄疸,但病史较长,黄疸较轻,在胆管造影中可见病变胆管的狭窄是两边对称的,且边缘较光滑,需进一步行胰腺功能检查、ERCP、CT 和术中活检确诊；⑦毛细胆管性肝炎,本病也可出现恶心、厌食、黄疸、皮肤瘙痒、陶土样大便等表现,易与胆管癌混淆,但其不同之处是：胆囊不肿大,无胆绞痛,尿中尿胆原量增加,肝功能检查多有异常,B 超未见胆管扩张,确诊须依赖肝穿刺活检。

（2）胆管恶性疾病：①胰头癌,本病多伴有胰管的梗阻,在 ERCP 影像上可见胰管狭窄或闭塞,在 B 超和 CT 影像上可见胰头部肿块和胰体尾部胰管显

著扩张,十二指肠引流液中多有胰酶的显著减少或缺乏,临床上,黄疸较为显著,多为无痛性进行性加重,出现疼痛时多已属晚期;②乳头部癌,低张十二指肠造影多能显示十二指肠降部左侧缘的充盈缺损,内镜多能直视肿瘤,并可行组织学检查;③胆囊癌,本病侵及肝门部胆管或上段胆管时很难与胆管癌鉴别,但B超和CT可见胆囊实变或占位,选择性动脉造影可见胆囊区的缺血性肿瘤影;④肝癌,肝内胆管细胞癌与肝癌在胆管造影中有时很难加以鉴别,但原发性肝癌多有肝硬化病史,AFP检测阳性,故需结合病史、AFP、B超、CT、选择性动脉造影等进行综合判断和分析,有时需对切除的标本行组织学检查后才能确诊;⑤十二指肠癌或肉瘤,有时也可在胆管造影中出现胆总管走行异常、狭窄甚至闭塞的影像,但上消化道钡餐多能见到十二指肠内的占位影像,内镜检查更能明确诊断;⑥胃癌晚期,胃癌淋巴结转移时,也可引起胆管闭塞,但上消化道钡餐和内镜检查足以确诊。

八、胰腺癌

(一)疾病概述

胰腺癌是消化道常见的恶性肿瘤之一,是恶性肿瘤中最常见的,多发生于胰头部。从解剖结构上,胰腺可分为胰头、胰体和胰尾。胰头和胰体之间的部分称作胰颈。胰头的肿瘤由于靠近胆总管下段,更容易出现由于胆管梗阻造成的黄疸。胰腺体尾部的肿瘤靠近身体的左侧,和脾邻近,很少发生黄疸。所以有黄疸应该及早就医,没有黄疸也不能疏忽。胰腺有内分泌和外分泌两种功能,也就有内分泌和外分泌两种细胞。这两种细胞都会发生癌变,来源于内分泌细胞的癌,叫神经内分泌癌,比较少见,多数情况下恶性程度比较低,病程比较长,治疗方式与常见的胰腺癌也有所不同。来自外分泌细胞的癌,就是我们常说的胰腺癌,是一种恶性程度比较高的肿瘤。多发生于中老年人,发达国家发病率高于发展中国家。随着我国生活水平的提高和饮食结构的改变,近年来胰腺癌的发病率呈上升趋势,并且有年轻化的倾向。腹痛及无痛性黄疸为胰头癌的常见症状。糖尿病患者长期大量吸烟,高脂肪、高动物蛋白饮食者,发病率相对增高,本病多发于中老年人,男性患者远较绝经前的妇女多,绝经后妇女发病率与男性相仿。发病原因尚不清楚,发现一些环境因素与胰腺癌的发生有关。已定的首要危险因素为吸烟、糖尿病、胆石症、饮酒(包括啤酒)以及慢性胰腺炎等进食高脂肪、高蛋白饮食和精制的面粉食品,胃切除术也是发生胰腺癌的危险因素,其死亡率极高。多数恶性肿瘤有一个共同的特点,即早期的临床表现往往不典型。对于胰腺癌来说,大多数患者的主要症状是上腹部不舒服。有些病人可能会出现消化不良,食欲不好,或者一段时间内出现不明原因的体重明显下降。部分病人会有疼痛,疼痛与否和肿瘤的位置以及大小有关,这种疼痛可能是腹痛,也可能是腰背部痛。另外,部分病人会出现黄疸,黄疸更多见于壶腹部和胆管下段肿瘤。但需要指出的是,黄疸的出现并不意味着肿瘤到了晚期,有些情况下正是由于黄疸才使肿瘤得以较早发现。

(二)病理表现

胰腺癌大多发生在胰头部,约占胰腺癌的75%,胰体次之,胰尾部再次之。肿瘤大体上为质地坚实的结节性肿块,与周围胰腺组织界限不清,切面灰白或黄白色,有红棕色坏死或出血斑点,也有胰腺组织纤维化萎缩、变细变硬呈索条状。组织学分类大致可分为以下几种。

1.导管腺癌　导管腺癌占胰腺癌的80%~90%,主要由分化不同程度的导管样结构的腺体构成,伴有丰富的纤维间质。高分化导管腺癌主要由分化较好的导管样结构构成,内衬高柱状上皮细胞,有的为黏液样上皮,有的具有丰富的嗜酸性胞质。此癌性腺管有时与慢性胰腺炎时残留和增生的导管很难鉴别。中分化者由不同分化程度的导管样结构组成,有的与高分化腺癌相似,有的可出现实性癌巢。低分化者则仅见少许不规则腺腔样结构,大部分为实性癌巢,细胞异形性很大,可从未分化小细胞到瘤巨细胞,甚至多核瘤巨细胞,有时可见到梭形细胞;在有腺腔样分化的区域,可有少量黏液,肿瘤的间质含有丰富的I型和IV型胶原。

2.特殊类型的导管起源的癌

(1)多形性癌:亦称巨细胞癌,可能为导管癌的一种亚型。由奇形怪状的单核或多核瘤巨细胞,甚至梭形细胞构成,有时可类似于破骨细胞的巨细胞或绒癌样细胞。癌细胞排列成实性巢状或呈肉瘤样排列。

(2)腺鳞癌:偶见于胰腺,可能为胰管上皮鳞化恶变的结果。肿瘤有腺癌和鳞癌成分。纯粹的鳞癌在胰腺相当罕见。

(3)黏液癌:切面可呈胶冻状,与结肠的胶样癌极相似。光镜下,肿瘤含有大量黏液,形成黏液池。细胞可悬浮其中或散在于黏液池的边缘。

（4）黏液表皮样癌和印戒细胞癌:在胰腺中偶可见到。

（5）纤毛细胞癌:形态与一般导管癌相同,其特点是有些细胞有纤毛。

3.腺泡细胞癌　仅占1%,肿瘤细胞呈多角形、圆形或矮柱形。核圆,常位于基底部。癌细胞排成腺泡状或条索状,胞质有强嗜酸性颗粒状。电镜和免疫组织化学均显示癌细胞的腺泡细胞特征,如丰富的粗面内质网和酶原颗粒。腺泡细胞癌主要转移至局部淋巴结、肝、肺或脾。

4.小腺体癌　为少见类型的胰腺癌。胰头部较为多见。镜下,肿瘤由很多小腺体结构及实性癌巢组成,其间有纤细的纤维间隔。细胞可为立方或柱状,核较为一致,常见小灶性坏死,在小腺体的腔缘可见少量黏液。近来研究表明,此型胰腺癌可能为腺泡细胞和内分泌细胞复合性肿瘤。

5.大嗜酸性颗粒细胞性癌　此型肿瘤罕见,其肿瘤细胞具有丰富的嗜酸性颗粒性胞质,核圆形或卵圆形,排列成小巢状。其间有纤维间隔分隔。电镜癌细胞胞质内充满肥大的线粒体。

6.小细胞癌　胰腺的小细胞癌形态上与肺小细胞癌相似,占胰腺癌的1%~3%。由一致的小圆细胞或燕麦样细胞构成,胞质很少,核分裂很多,常有出血坏死,NSE免疫组化染色阳性,此型预后很差。多在2个月内死亡。其起源尚不清楚。

（三）影像学表现

1.B超　是胰腺癌诊断的首选方法。其特点是操作简便、无损伤、无放射性、可多轴面观察,并能较好地显示胰腺内部结构、胆管有无梗阻及梗阻部位、梗阻原因。局限性是视野小,受胃肠道内气体、体型等影响,有时难以观察胰腺,特别是胰尾部。胰腺癌的直接影像可见到低回声的肿瘤,间接的所见往往成为发现小胰癌的线索,如扩张的胰管、胆管等。除主胰管外,还要仔细观察胰管的分支。有些小胰腺癌可首先引起胰管分支的局限性扩张,如钩突部胰管扩张。超声内镜因超声探头仅隔胃、十二指肠壁对胰腺体尾和头部扫描,不受胃肠道气体干扰。所以,可清晰地描出胰腺内结构,发现早期病变。

（1）胰腺癌病变多发于胰头,病变区胰腺局限性肿大,内见实性低回声团块,边界清晰,外形不规整,后方有回声衰减。早期较小的胰腺癌不引起胰腺大小、外形改变,病灶呈圆形,边缘光滑、规则,内回声较低,尚均匀,后方回声衰减也不明显。少数弥漫性胰腺癌胰腺普遍肿大。

（2）主胰腺管多扩张,大于3 mm,胰头部肿块可压迫、侵犯胆总管末端,导致胆管狭窄、闭塞、扩张。

（3）常伴肝脏转移灶及周围淋巴结肿大。

（4）彩色多普勒表现为局限性低回声,团块内部可见星点状搏动性彩色血流,周边可见血管受压绕行呈彩色环;弥漫性胰腺癌在胰腺内可探及血管迂曲扩张,色彩丰富。

2.CT　是目前检查胰腺最佳的无创性影像检查方法,主要用于胰腺癌的诊断和分期。平扫可显示病灶的大小、部位,但不能准确定性诊断胰腺病变,显示肿瘤与周围结构的关系较差。增强扫描能够较好地显示胰腺肿物的大小、部位、形态、内部结构及与周围结构的关系。能够准确判断有无肝转移及显示肿大淋巴结。胰腺肿块密度均匀或不均匀,边缘可呈分叶状,较大肿块内可见低密度坏死区;若肿块发生在钩突部则尖端变圆钝;增强扫描肿瘤多呈较低增强,密度低于邻近胰腺密度,有助于发现较小的肿瘤;胰头肿瘤多合并肝内、外胆管扩张,胰管扩张及胆囊增大,在适当的层面,扩张的胆总管、胰管同时显示,称"双管征"（图38-1-14）。

（1）胰腺出现局部本质性肿块或全部肿大,或大小不成比例。如出现局部隆凸则为异常。值得注意的是,癌肿的衰减值与胰腺本质非常相近,CT平扫难以发现小的癌瘤,只有肿瘤的大小足以改变胰腺轮廓时才能发现。

（2）胰周围脂肪层消失:代表癌瘤已侵及胰腺附近的脂肪组织,进一步还可侵及邻近结构。有学者指出,胰腺肿瘤与邻近器官之间脂肪层消失,仅代表肿瘤与该器官十分接近,但未必已侵及该器官。

（3）胰管扩张:主要见于胰头癌,由于癌的阻塞,体尾部胰管扩张或出现囊肿。

（4）胰腺癌可直接侵犯或包埋邻近血管:如门静脉、腔静脉、肠系膜上动脉等。CT上可见受累血管增粗,边缘模糊,甚至被肿块包埋。增强扫描可显示门静脉或腔静脉内有低密度癌栓。

（5）淋巴性转移:尤其是腹腔动脉和肠系膜上动脉周围的淋巴结受侵较早。

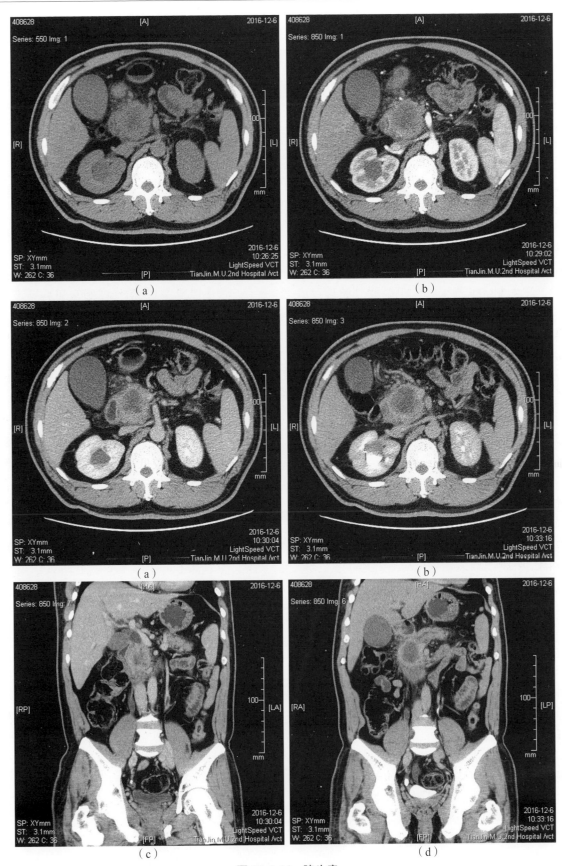

图 38-1-14　胰头癌

（a）平扫示胰头低密度肿块影,边界不清。（b）（c）增强扫描肿块不均匀强化,边界不清。（d）（e）冠状面示肝内胆管、胆总管及胰管扩张

（6）胆管扩张：胰头癌常可堵塞或压迫胆总管下端引起胆总管、胆囊、肝总管、肝内胆管扩张。

3.MRI 目前不作为诊断胰腺癌的首选方法，但当患者对 CT 增强造影剂过敏时，可进行 MRI 扫描以代替增强 CT 进行诊断和临床分期；另外，当有些病变难以定性时，可在 CT 检查的基础上加做 MRI 检查以补充 CT 影像的不足。MRCP 对确定胆管有无梗阻及梗阻部位、梗阻原因具有明显优势，且与内镜下的逆行胰胆管造影（ERCP）、经肝穿刺胆管造影（PTC）等有创检查手段相比，安全性高。MRI 可显示胰腺轮廓异常，根据 T_1 加权像的信号高低，可以判断早期局部侵犯和转移，对判断胰腺癌，尤其是局限在胰腺内的小胰腺癌以及有无胰周扩散和血管侵犯方面 MRI 优于 CT 扫描，是胰腺癌手术前预测的较好方法。

（1）平扫：胰腺癌在 T_1WI 或脂肪抑制 T_1WI 上显示最佳。与周围的正常胰腺组织相比，胰腺癌在 T_1WI 上呈低信号改变。脂肪抑制 T_1WI 中由于正常胰腺腺泡中含水化蛋白呈高信号，肿瘤的低信号与之对比显得更加清晰。甚至可以发现直径小于 2 cm 的小胰腺癌。T_2WI 上肿瘤以低信号为主，但也可表现为等信号或略高信号。

（2）动态增强扫描：在注射造影剂后立即行屏气扫描，可在胰腺毛细血管期显示肿瘤仍呈低信号而周围正常胰腺则明显强化。到间质期肿瘤信号可表现为多种多样，一般来说较大的病灶仍然保持低信号，而较小的病灶可表现为低信号到高信号不等；部分胰腺癌肿块边缘可见到薄层强化或花环样强化，此特征有助于胰腺癌的诊断。

（四）诊断与鉴别诊断

1.诊断

（1）超声检查：腹部超声是胰腺癌普查和诊断的首选方法。其特点是操作简便、无损伤、无放射性、可多轴面观察，并能较好地显示胰腺内部结构、胆管有无梗阻及梗阻部位。

（2）CT 检查：CT 是目前检查胰腺最佳的无创性影像检查方法，主要用于胰腺癌的诊断和分期。磁共振成像（MRI）及磁共振胰胆管成像（MRCP）检查目前不作为诊断胰腺癌的首选方法，但当患者对 CT 增强造影剂过敏时，可进行 MRI 扫描以代替增强 CT 进行诊断和临床分期。

（3）血液生化免疫学检查：①生化检查，早期无特异性血生化改变，肿瘤阻塞胆管可引起血胆红素

升高，伴有谷丙转氨酶（ALT）、谷草转氨酶（AST）等酶学改变；胰腺癌患者中有 40% 会出现出现血糖升高和糖耐量异常；②血液肿瘤标志物检查：胰腺癌血清中 CEA、CA19-9 等肿瘤标志物可能升高，但这种改变并不绝对；③穿刺病理学检查，在体表超声或超声内镜的引导下，对病变部位行穿刺活检，取得的标本做组织病理学或细胞学检查，有助于确定胰腺癌的诊断。但针吸检查阴性，并不能完全否定恶性的诊断，还需结合影像、化验等检查来综合考虑，必要时可能需要重复穿刺。在此需要强调的是，准备接受手术治疗的患者，术前并不要求一定有针吸病理学的诊断。

2. 鉴别诊断

（1）慢性胰腺炎：慢性胰腺炎是一种反复发作的渐进性的广泛胰腺纤维化病变，导致胰管狭窄阻塞，胰液排出受阻，胰管扩张。主要表现为腹部疼痛、恶心、呕吐以及发热。与胰腺癌均可有上腹不适、消化不良、腹泻、食欲不振、体重下降等临床表现，二者鉴别如下：①慢性胰腺炎发病缓慢，病史长，常反复发作，急性发作可出现血尿淀粉酶升高，且极少出现黄疸症状；②胸部 CT 检查可见胰腺轮廓不规整，结节样隆起，胰腺实质密度不均；③慢性胰腺炎患者腹部平片和 CT 检查胰腺部位的钙化点有助于诊断。

（2）壶腹癌：壶腹癌发生在胆总管与胰管交汇处。黄疸是最常见的症状，肿瘤发生早期即可出现黄疸。鉴别如下：①因肿瘤坏死脱落，可出现间断性黄疸；②十二指肠低张造影可显示十二指肠乳头部充盈缺损、黏膜破坏"双边征"；③ B 超、CT、MRI、ERCP 等检查可显示胰管和胆管扩张，胆管梗阻部位较低，"双管征"，壶腹部占位病变。

（3）胰腺囊腺瘤与囊腺癌：胰腺囊性肿瘤临床少见，多发生于女性患者。临床症状、影像学检查、治疗以及预后均与胰腺癌不同。影像检查是其与胰腺癌鉴别的重要手段，B 超、CT 可显示胰腺内囊性病变、囊腔规则，而胰腺癌只有中心坏死时才出现囊变且囊腔不规则。

（4）其他：包括一些少见的胰腺病变，临床鉴别诊断较困难。

九、胃平滑肌瘤

1. 疾病概述 胃平滑肌瘤（stomach leiomyoma）是发生于胃黏膜下最常见的肿瘤，约占良性

肿瘤的 40%，以 40~60 岁者多见，男女发病率相同。肿瘤可发生于胃的任何部位，但以胃上部（体、底部）多见。肿瘤起源于肌壁间，瘤体的大小相差很大，直径自几毫米至 20 cm 不等。随着肿瘤的增大，瘤体可自黏膜面向腔内或自浆膜面向腔外生长，也可既向腔内又向腔外双向突出生长，形成腔内、腔外及腔内外软组织肿块。其覆盖的黏膜面易形成溃疡，较大的瘤体中心亦可出现坏死腔。

胃平滑肌瘤的临床表现与肿瘤的大小、生长部位与生长方式有关。腔内型肿瘤可出现上腹部不适、恶心、饱胀以及上胃肠道出血等症状。通常腔外型者并无明显临床症状，但如肿块较大（一般认为瘤体 >5.0 cm 者为恶性平滑肌瘤），偶可出现肿瘤破裂大出血的急腹症症状。

2. 病理表现　胃平滑肌瘤是非上皮肿瘤中最常见的一种。胃平滑肌瘤发生于胃壁间叶组织，极少数起自黏膜肌层。肿瘤呈圆形或结节状，通常直径在 3~5 cm，根据生长方式分为 3 型：①胃内型，肿瘤位于黏膜下，主要向腔内生长形成肿块，表面常有溃疡形成，易出血；②胃外型，肿瘤位于胃浆膜面下，主要向腔外生长和发展，不突入胃腔内，又是可见蒂挂于胃壁上，此型少见；③胃壁型，肿瘤发生于肌层，肿瘤同时向浆膜下及黏膜下生长，形成中间有瘤组织相连的哑铃状肿物。

肿瘤边缘清楚，周围由受压变性的平滑肌细胞构成其边界。覆盖其上的黏膜皱襞可正常，或展平、消失；肿块临界的黏膜皱襞正常。50% 以上肿块黏膜面有溃疡形成，多为单发。大的肿块常出现坏死、出血，坏死腔与黏膜面溃疡间有"隧道"相通，成为肿瘤导致消化道出血的原因。

免疫组化染色：Desmin 呈阳性，Actin 呈阳性，vimentin 呈阳性。S-100 亦可呈阳性。

3. 影像学表现

（1）B 超：胃平滑肌瘤在超声内镜下表现为内部回声均匀，与周围固有肌层的回声相等，常无高回声点。边缘多光滑整齐、无分叶。

（2）CT：良性平滑肌瘤 CT 上大多表现为均质密度（CT 值 40~60 Hu），增强后呈均匀强化（图 38-1-15）。

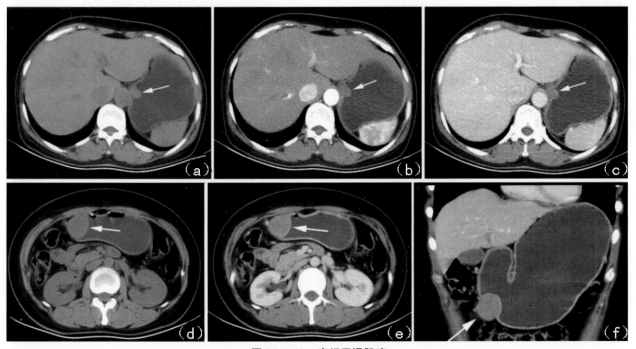

图 38-1-15　贲门平滑肌瘤

患者女，50 岁。反复呃逆 2 个月，平扫贲门可见小圆形软组织密度影，边缘光滑，密度均匀，突向胃腔内，增强扫描动脉期、门静脉期，病灶呈均匀轻度强化

（3）MRI：胃平滑肌瘤是一种并不少见的黏膜下肿瘤，其 MRI 主要表现为胃壁异常软组织肿块，呈长 T_1、长 T_2 信号，如有出血，可含有较高信号。由于 MRI 可做多方向切层扫描，所以，它在显示肿瘤与邻近结构关系方面优于 CT。

4. 诊断与鉴别诊断　胃平滑肌瘤主要与胃平滑

肌肉瘤、胃神经鞘瘤鉴别,平滑肌肉瘤CT上常显示为一分叶状非均质性肿块及肿瘤内可见出血、坏死、囊性变、溃疡形成和钙化以及不均匀的增强效应,肿块周边部分较中心部分强化明显。肿瘤还可直接向周围侵犯胰腺、结肠、脾脏等,或出现远处肝转移。胃神经鞘瘤好发于胃体及胃底,多向腔外或腔内外同时生长。胃神经鞘瘤内含有大量的炎性细胞,因此瘤体周围脂肪间隙内经常会出现一些大小不一的反应性增生的淋巴结,这一现象胃平滑肌瘤中却很少见到。胃神经鞘瘤多中度或明显强化,而胃平滑肌瘤多呈轻度强化,这与其细胞较稀疏、血供较少有关。

十、胃癌

(一)疾病概述

胃癌是我国常见的恶性肿瘤之一,在我国其发病率居各类肿瘤的首位。每年约有17万人死于胃癌,几乎接近全部恶性肿瘤死亡人数的1/4,且每年还有2万以上新诊断胃癌病人。胃癌可发生于任何年龄,但以40~60岁多见,男多于女,约为2∶1。其发病原因不明,可能与多种因素,如生活习惯、饮食种类、环境因素、遗传素质、精神因素等有关,也与慢性胃炎、胃息肉、胃黏膜异形增生和肠上皮化生、手术后残胃以及长期幽门螺杆菌(Hp)感染等有一定的关系。胃癌可发生于胃的任何部位,但多见于胃窦部,尤其是胃小弯侧。根据癌组织浸润深度分为早期胃癌和进展期胃癌(中、晚期胃癌)。胃癌早期症状常不明显,如上腹部不适、隐痛、嗳气、泛酸、食欲减退、轻度贫血等,部分类似胃十二指肠溃疡或慢性胃炎症状。随着病情的进展,胃部症状逐渐明显,出现上腹部疼痛、食欲不振、消瘦、体重减轻和贫血等。后期常有癌肿转移,出现腹部肿块、左锁骨上淋巴结肿大、黑便、腹水及严重营养不良等。由于胃癌在我国极为常见,危害性大,有关研究认为,其发病原因与饮食习惯、胃部疾病等有关,所以了解有关胃癌的基本知识对胃癌防治具有十分重要的意义。

(二)病理表现

胃癌可发生于胃的任何部位,半数以上发生于胃窦部、胃小弯及前后壁,其次在贲门部,胃体区相对较少。

1. 具体形态分型

1)早期胃癌:不论范围大小,早期病变仅限于黏膜及黏膜下层。可分隆起型(息肉型)、浅表型(胃炎型)和凹陷型(溃疡型)三型。Ⅱ型中又分Ⅱa(隆起表浅型)、Ⅱb(平坦表浅型)及Ⅱc(凹陷表浅型)三个亚型。以上各型可有不同的组合。如Ⅱc+Ⅱa,Ⅱc+Ⅲ等。早期胃癌中直径在5~10mm者称小胃癌,直径< 5mm称微小胃癌。

2)中晚期胃癌:也称进展型胃癌,癌性病变侵及肌层或全层,常有转移。

(1)蕈伞型(或息肉样型):约占晚期胃癌的1/4,癌肿局限,主要向腔内生长,呈结节状、息肉状,表面粗糙如菜花,中央有糜烂、溃疡,亦称结节蕈伞型。癌肿呈盘状,边缘高起,中央有溃疡者称盘状蕈伞型。

(2)溃疡型:约占晚期胃癌的1/4。又分为局限溃疡型和浸润溃疡型,前者的特征为癌肿局限,呈盘状,中央坏死。常有较大而深的溃疡;溃疡底一般不平,边缘隆起呈堤状或火山口状,癌肿向深层浸润,常伴出血、穿孔。浸润溃疡型的特征为癌肿呈浸润性生长,常形成明显向周围及深部浸润的肿块,中央坏死形成溃疡,常较早侵及浆膜或发生淋巴结转移。

(3)浸润型:此型也分为两种,一种为局限浸润型,癌组织浸润胃壁各层,多限于胃窦部,浸润的胃壁增厚变硬,皱襞消失,多无明显溃疡和结节。浸润局限于胃的一部分者,称"局限浸润型"。另一种是弥漫浸润型,又称皮革胃,癌组织在黏膜下扩展,侵及各层,范围广,使胃腔变小,胃壁厚而僵硬,黏膜仍可存在,可有充血、水肿而无溃疡。

(4)混合型:同时并存上述类型的两种或两种以上病变者。

(5)多发癌:癌组织呈多灶性,互不相连。如在萎缩性胃炎基础上发生的胃癌即可能属于此型,且多在胃体上部。

2. 组织分型 根据组织结构可分为4型。①腺癌,包括乳头状腺癌、管状腺癌与黏液腺癌,根据其分化程度分为高分化、中分化与低分化3种;②未分化癌;③黏液癌(即印戒细胞癌);④特殊类型癌:包括腺鳞癌、鳞状细胞癌、类癌等。

根据组织发生方面可分为两型。①肠型:癌起源于肠腺化生的上皮,癌组织分化较好,形态多为蕈伞型。②胃型:癌起源于胃固有黏膜,包括未分化癌与黏液癌,癌组织分化较差,形态多为溃疡型和弥漫浸润型。

（三）影像学表现

CT、MRI 可以清楚显示淋巴结及腹腔脏器受侵或转移情况，对早期胃癌诊断无价值。螺旋 CT 对于分期的准确率较高。良好的胃 CT 图像可以直接显示胃癌组织浸润造成的胃壁增厚，胃腔内、外肿块的大小、范围（图 38-1-16）。对幽门前区癌造成的幽门狭窄、梗阻伴胃潴留者，胃内镜及胃钡餐造影都无法进行，CT 检查却很有帮助，可以直接显示造成梗阻的癌病变。但是 CT 不能分辨胃壁各层组织结构，不能对早期胃癌做出诊断，也不能对 T_3 期以下的肿瘤定期。CT 还能发现胃周和腹膜后淋巴结增大。晚期胃癌的 CT 检查还可以发现腹膜、网膜、盆腔的种植转移及远处脏器的血行转移。MRI 检查可显示不同大小的原发肿块，胃壁增厚，也能估计肿瘤在胃肠道中浸润的深度和肿瘤的腔外侵犯。胃腺癌在 T_1 加权像上与正常胃黏膜信号相同，T_2 加权像上略高于胃黏膜信号而在弥漫浸润型癌中，由于纤维组织的存在，T_1、T_2 加权像上都是信号减弱。增强后 T_1 加权像上则呈不均匀强化（图 38-1-17）。正常胃壁低信号外带的不规则或缺失提示胃癌的浆膜外以受侵犯。MRI 的增强和脂肪抑制图像能显示强化的转移性淋巴结；鉴别淋巴结与血管影；发现肝转移灶。

（四）诊断与鉴别诊断

1. 诊断　胃癌需与胃溃疡、胃内单纯性息肉、良性肿瘤、肉瘤、胃内慢性炎症相鉴别。有时尚需与胃皱襞肥厚、巨大皱襞症、胃黏膜脱垂症、幽门肌肥厚和严重胃底静脉曲张等相鉴别。鉴别诊断主要依靠 X 线钡餐造影、胃镜和活组织病理检查。

（1）实验室检查：早期可疑胃癌，可有游离胃酸低度或阙如、红细胞压积、血红蛋白、红细胞下降，大便潜血（＋）。血红蛋白总数低，白 / 球倒置等。水、电解质紊乱，酸碱平衡失调等异常表现。

（2）X 线表现：气钡双重造影可清楚显示胃轮廓、蠕动情况、黏膜形态、排空时间，有无充盈缺损、龛影等。检查准确率近 80%。

（3）纤维内窥镜检查是诊断胃癌最直接、准确、有效的方法。

（4）脱落细胞学检查：有的学者主张对临床和 X 线检查可疑胃癌时行此检查。

（5）B 超可了解周围实质性脏器有无转移。

（6）CT 检查了解胃肿瘤侵犯情况，与周围脏器关系，有无切除可能。

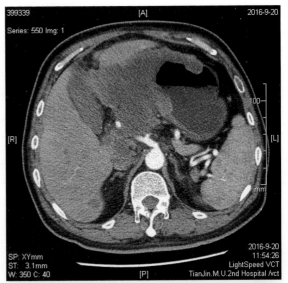
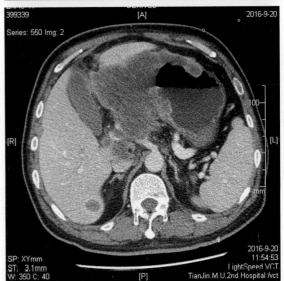
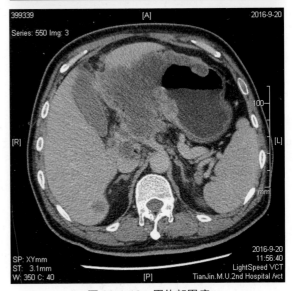

图 38-1-16　胃体部胃癌

胃体部胃壁局限性增厚，并可见软组织肿块突出胃腔外，与临近肝实质分界不清，增强扫描病变可见强化

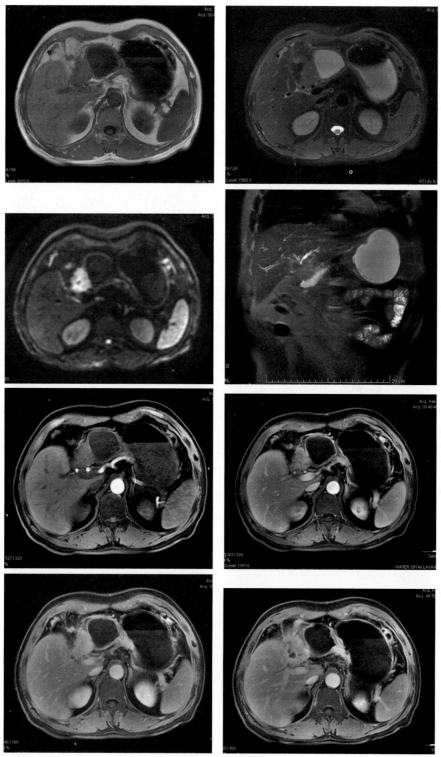

图 38-1-17　胃癌

胃窦部胃壁不规则增厚,管腔狭窄,呈等 T_1 等 T_2 信号, DWI 上呈高信号。冠状 T_2WI 示肿物突出胃轮廓外,与临近肝脏分界不清,肝内胆管扩张。增强扫描病变可见强化,边缘毛糙,周围可见淋巴结影;肝内胆管可见扩张

2. 胃癌与其他恶性肿瘤相鉴别

（1）胃原发性恶性淋巴瘤:胃原发性恶性淋巴瘤占胃恶性肿瘤的 0.5%~8%,多见于青壮年,好发于胃窦部,临床表现与胃癌相似,X 线钡餐检查病灶的发现率可达 93%~100%,但能诊断为胃恶性淋巴瘤仅占 10%。X 线征为弥漫性胃黏膜皱襞不规则增

厚,有不规则地图形多发性溃疡,溃疡边缘黏膜形成大皱襞,单个或多发的圆形充盈缺损,呈"鹅蛋石样"改变。胃镜见到巨大的胃黏膜皱襞,单个或多发息肉样结节,表面溃疡或糜烂时应首先考虑为胃淋巴瘤。

（2）胃平滑肌肉瘤:胃平滑肌肉瘤占胃恶性肿瘤的 0.25%~3%,占胃肉瘤的 20%,多见于老年人,好发胃底、胃体部,肿瘤常＞ 10 cm,呈球形或半球形,可因缺血出现大溃疡。按部位可分为:①胃内型（黏膜下型）,肿瘤突入胃腔内;②胃外型（浆膜下型）,肿瘤向胃外生长;③胃壁型（哑铃型）,肿瘤同时向胃内外生长。

十一、结直肠癌

（一）疾病概述

结肠直肠癌（carcinoma of colon and rectum）为胃肠道中常见的恶性肿瘤,占胃肠道肿瘤的第二位。其发病率和病死率在消化系统恶性肿瘤中仅次于胃癌、食管癌和原发性肝癌。早期症状不明显,随着癌肿的增大而表现为排便习惯改变、便血、腹泻、腹泻与便秘交替、局部腹痛等症状,晚期则表现贫血、体重减轻等全身症状。本病多发生在中年以上的男性,以 40~70 岁最为多见,但 20 世纪末发现 30 岁以下者亦不少见。男女两性发病比例约为 2∶1。本病可以发生在结肠或直肠的任何部位,但以直肠、乙状结肠最为多见,其余依次见于盲肠、升结肠、降结肠及横结肠。癌瘤大多数为腺癌,少数为鳞状上皮癌及黏液癌。本病可以通过淋巴、血液循环及直接蔓延等途径播散到其他组织和脏器。根据临床表现、X 线钡剂灌肠或纤维结肠镜检查可以确诊。治疗的关键在于早期发现、及时诊断和手术根治。本病的预后取决于早期诊断和及时手术治疗。一般癌肿只限于肠壁者预后较好,浸润到肠外者预后较差,年轻患者、癌瘤浸润广泛、有转移者或有并发症者预后不良。病因不十分清楚,但是已经知道可能与以下癌前病变和一些因素有关:①在许多临床实践中发现结肠息肉可以恶变,其中乳头状腺瘤最易恶变,可达 40%;在家族性息肉病的病人中,癌变的发生率则更高,这说明结肠癌与结肠息肉关系密切;②部分慢性溃疡性结肠炎可以并发结肠癌,发生率可能比正常人群高出 5~10 倍,发生结肠癌的原因可能与结肠黏膜慢性炎症刺激有关,一般认为,在炎症增生的过程中,经过炎性息肉阶段发生癌变;③在中国,血吸虫病并发结肠癌的病例并不少见,但对其因果关系仍有争论;④据世界肿瘤流行学调查统计,结肠癌在北美、西欧、澳大利亚、新西兰等地的发病率高,而在日本、芬兰、智利等地较低,研究认为,这种地理分布与居民的饮食习惯有关,高脂肪饮食者发病率较高;⑤结肠癌的发生率可能与遗传因素有关,这已引起越来越多的重视。

（二）病理表现

结肠直肠癌的大体形态可分为三种:息肉样型、狭窄型和溃疡型。各型癌肿的好发部位和临床表现均有不同。息肉型大肠癌好发于盲肠、升结肠等右半结肠,癌体较大,外形似菜花样,向肠腔突出,表面容易溃烂、出血、坏死。狭窄型大肠癌好发于直肠、乙状结肠和降结肠等左半结肠,癌体不大,但质地硬,常围绕肠壁浸润而导致肠腔呈环形狭窄,容易引起肠梗阻。溃疡型大肠癌好发于左半结肠,癌体较小,早期形成凹陷性溃疡,容易引起出血、穿透肠壁侵入邻近器官和组织。

直肠癌按组织病理学分类,可分成如下几种。

1. 腺上皮癌

（1）乳头状腺癌:肿瘤组织全部或大部分呈乳头状结构,发生率为 0.8%~18.2%。

（2）管状腺癌:肿瘤组织形成腺管状结构,发生率为 66.9%~82.1%。此型又可分为三级:①高分化腺癌;②中分化腺癌;③低分化腺癌。

（3）黏液腺癌:癌细胞分泌大量黏液并形成"黏液湖"。

（4）印戒细胞癌:肿瘤由印戒细胞构成,无腺管状结构。

（5）未分化癌:癌细胞弥漫成片或呈团块状浸润性生长,不形成腺管或其他组织结构。

（6）腺鳞癌:亦称腺棘细胞癌,此类肿瘤细胞中的腺癌与鳞癌成分混杂相间存在。

2. 鳞状细胞癌　癌中以鳞状细胞为主。

3. 类癌　起源于神经脊来源的神经内分泌细胞,也可由腺上皮衍化而来。

（三）影像学表现

1. CT　CT 在结肠癌诊断中的主要优势在于显示肿瘤的部位、大小、形态和周围组织受侵、淋巴结受累及远处脏器的转移等。近年来,随着 CT 成像技术的发展,CT 对微小病灶检出的敏感性和特异性大为增加,在结肠癌术前分期及术后监测中发挥了重要作用。在常规CT图像上表现为肠壁增厚,腔内肿块,肠腔狭窄,增强扫描时肠壁异常强化等(图38-1-18);能够了解肠壁厚度;浆膜面的变化及邻近器官、组织的情况;显示肿瘤的肠腔外部分与病变周围组织毗邻关系、邻近脏器有无受侵及淋巴结转移等情况;通过增强进一步明确肿瘤浸润范围以及更加准确地判断淋巴结的转移,从而有利于对结肠分期、手术切除可能性的估计及对复发的判断。近年

来,由于CT后处理技术的不断发展,CT仿真结肠内窥镜已逐渐成熟。因其病灶检出率高,辐射剂量较X线双对比技术低,部分国外学者建议将其作为结直肠病变的筛查手段。CT仿真内窥镜可判断肠外浸润转移范围。在中度肠腔狭窄时观察近端肠段,综合分析肿瘤的性质和确定肿瘤的部位,并与结肠镜互补,对结肠癌的临床分期和选择手术方案具有重要意义。

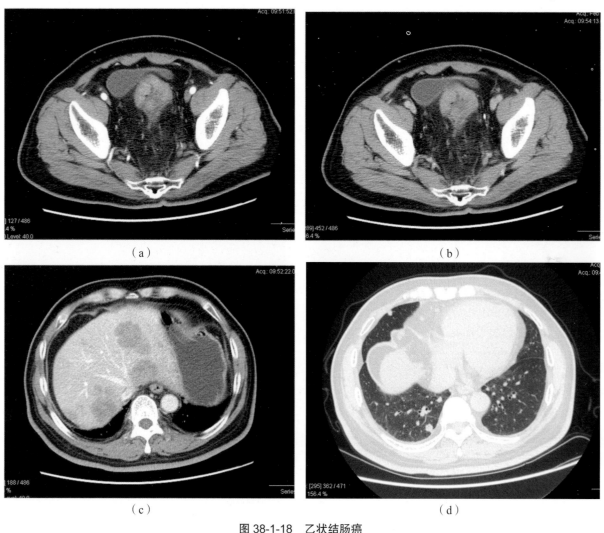

图38-1-18　乙状结肠癌

(a)(b)乙状结肠壁不规则增厚,可见强化,肠腔狭窄;(c)肝脏多发转移癌;(d)双肺多发转移癌

2. MRI　具有良好的软组织分辨率,对肠壁结构的显示更加清晰;弥散成像(DWI)对病灶及周围淋巴结的显示具有特有的优越性;多层面成像的特点有利于清楚地描绘病灶及其与周围组织的关系;评价手术效果及新辅助治疗措施的疗效(图38-1-19)。

(四)诊断与鉴别诊断

1.诊断　本病应该做到早期诊断。对于近期出现排便习惯改变或血便的病人应不失时机地进行直肠指诊、X射线钡剂灌肠、乙状结肠镜或纤维结肠镜检查。X射线钡剂空气双重对比造影可以显示出钡剂充盈缺损、肠腔狭窄、黏膜破坏等征象,从而确定肿瘤的部位和范围。乙状结肠镜及纤维结

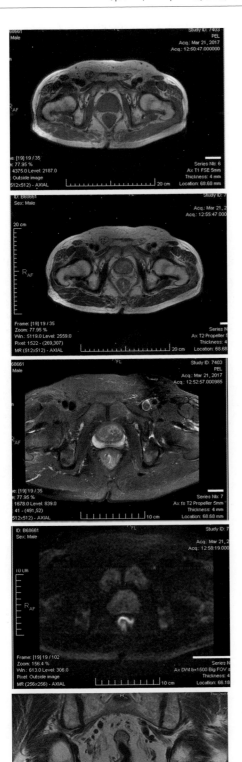

图 38-1-19 直肠癌

轴位 T_1WI、T_2WI 及冠状面 T_2WI 示直肠肠壁不规则增厚,肠腔狭窄。DWI 上增厚的肠壁呈高信号

肠镜检查可以直接观察到全结肠及直肠黏膜形态,对可疑病灶能够在直视下采取活体组织检查,对提高诊断的准确率,尤其对微小病灶的早期诊断很有价值。直肠指诊是诊断直肠癌的最简单而又非常重要的检查方法,它不仅可以发现肿物,而且可以确定肿块的部位、大小、形态、手术方式及其预后,许多直肠癌病人常因为没有及时做此项检查而被误诊为痔、肠炎等,以致长期延误治疗。粪便隐血试验是一种简单易行的早期诊断的初筛方法,它虽然没有特异性,对待持续、反复潜血阳性而又无原因可寻者,常警惕有结肠癌的可能性,尤其对右半结肠癌更为重要。癌胚抗原(CEA)被认为与恶性肿瘤有关,但对大肠癌无特异性,可以作为诊断的辅助手段之一,由于癌肿切除后血清 CEA 逐渐下降,当有复发时会再次增高,因此可以用来判断本病的预后或有无复发。

(1)病史及症状:排便习惯或粪便性状的改变,多数表现为大便次数增多,不成形或稀便,大便带血及黏液。有时便秘或腹泻与便秘交替,大便变细。中下腹部疼痛,程度轻重不一,多为隐痛或胀痛。右半结肠癌患者常发现腹部肿块。注意有无贫血、消瘦、乏力、水肿、低蛋白血症等全身症状,肿瘤坏死或继发感染时,患者常有发热。

(2)体检发现:可扪及腹部包块或指肠指诊时发现包块,包块多质硬伴有压痛,形态不规则。贫血、消瘦、恶病质。伴淋巴转移者压迫静脉回流可引起腹水、卜肢水肿、黄疸等。

(3)辅助检查:血常规示小细胞性贫血,血沉增快。大便潜血试验持续阳性。X 线表现为钡剂充盈缺损,病变肠壁僵硬,蠕动减弱或消失,结肠袋不规则,肠管狭窄或扩张。结肠镜检查能明确病变性质、大小、部分甚至发现早期病变。另外,血清癌胚抗原(CEA)、B 超、腹部 CT 检查亦有助于诊断。

2. 鉴别诊断

(1)结肠癌的鉴别诊断主要是结肠炎性疾病,如肠结核、血吸虫病、肉芽肿、阿米巴肉芽肿、溃疡性结肠炎以及结肠息肉病等。临床上鉴别要点是病期的长短,粪便检查寄生虫,钡灌肠检查所见病变形态和范围等,最可靠的鉴别是通过结肠镜取活组织检查。

阑尾周围脓肿可被误诊为盲肠癌(结肠癌),但本病血常规中白细胞及中性粒细胞增高,无贫血、消瘦等恶病质,做钡灌肠检查可明确诊断。

（2）直肠癌往往被误诊为痔、细菌性痢疾、慢性结肠炎等。误诊率高达 60%~80%,其主要原因是没有进行必要的检查,特别是肛门指诊和直肠镜检查。

（3）结肠其他肿瘤,如结肠直肠类癌,瘤体小时无症状,瘤体长大时可破溃,出现极似结肠腺癌的症状;原发于结肠的恶性淋巴瘤,病变形态呈多样性,与结肠癌常不易区别。

第二节　消化系统病变的核医学影像学表现

一、肝海绵状血管瘤核医学影像表现

肝脏是血液非常丰富的器官,肝小叶血窦中含血量为 250~300 mL。血管瘤由血窦构成,含有大量血液,静脉注射 ^{99m}Tc 标记的红细胞后,血流灌注动脉期肝区一般不出现明显放射性,至静脉期,肝区放射性增加,半小时或更长时间后达到平衡期,正常情况下肝区放射性分布均匀,而肝海绵状血管瘤表现为病变部位放射性高于周围肝组织过度填充,这种过度填充的特点为肝血管瘤的特征图像（图 38-2-1）,其他肝占位性病变无此特点。

集,这是因为 $^{18}F-FDG$ 是一种葡萄糖类似物,其被细胞摄取和在细胞内代谢,在细胞内, $^{18}F-FDG$ 在己糖激酶的作用下磷酸化,后者不能自由进出细胞膜而被滞留在细胞内,而正常肝脏组织中含有大量的葡萄糖 -6- 磷酸酶,该酶可以抵消己糖激酶的作用,使磷酸化的 $^{18}F-FDG$ 去磷酸化,从而从细胞内转运至细胞外。因而诊断的灵敏性较低,近年 $^{11}C-$ 乙酸盐逐渐显现出其在肝脏恶性肿瘤上的优势,乙酸参与细胞的脂代谢,而恶性肿瘤的脂类代谢是比较活跃的,因而其克服了 $^{18}F-FDG$ PET-CT 显像阴性的缺点,与 $^{18}F-FDG$ 联合显像,提高了诊断率（如图 38-2-2）。

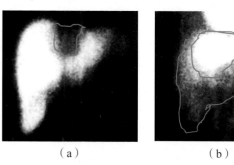

图 38-2-1　肝血管瘤核素显像
（a）肝实质核医学显像;（b）肝血池核医学显像

二、肝细胞癌核医学影像表现

（1）肝血流灌注和肝血池显像:静脉注射 $^{99m}Tc-RBC$ 后,肝区在血流灌注动脉期一般不出现明显放射性,至静脉期,肝区放射性增加,半小时或更长时间后达到平衡期,正常情况下肝区放射性分布均匀,而原发性肝癌表现填充,但无过度填充（病变部位放射性等于或略高于周围肝组织）。

（2）PET-CT 显像:常规 $^{18}F-FDG$ PET-CT 显像,一般恶性肿瘤表现为高摄取,即病变区放射性增高,但是肝恶性肿瘤却表现为等或低放射性聚

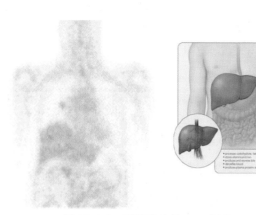

图 38-2-2　肝细胞癌的 PET 显像

三、消化道出血核医学影像表现

静脉注射放射性显像剂后,当胃肠壁血管破裂并伴有活动性出血时,显像剂随血液从出血部位渗出,积聚在胃肠道内,通过显像设备可见到相应部位异常放射性浓聚（出血影）,通过显像设备显示胃肠道出血部位,从而做出胃肠道活动性出血及其程度的诊断。

常用的显像剂有 ^{99m}Tc 标记红细胞（$^{99m}Tc-RBC$）和 $^{99m}Tc-$ 胶体（$^{99m}Tc-$ 硫胶体或植酸钠）。在

动态图像中,最早出现的异常放射性浓聚灶,即为出血部位。适用于消化道急性与间歇性出血,尤其有利于间歇性出血的检出。

四、异位胃黏膜核医学影像学表现

异位胃黏膜是指发生在胃以外消化道节段的胃黏膜组织,见于 Barrett 食管、Meckel 憩室和小肠重复畸形等三种疾病。

梅克尔憩室(Meckel 憩室)是由于胚胎期卵黄管不闭合引起,发生于回肠,离回盲瓣约 60 cm,成袋状,属胃黏膜小肠异位症。异位胃黏膜同样具有分泌胃酸和胃蛋白酶的功能,可引起憩室溃疡出血。

Barrett 食管是一种胃黏膜在食管下段的异位症,即胃黏膜壁细胞取代了食管下段正常鳞状上皮细胞。

与正常胃黏膜一样,异位胃黏膜黏液细胞也具有快速摄取高锝酸盐并分泌入胃肠道的特性,故在静脉注射 $^{99m}TcO_4^-$ 后,异位胃黏膜很快聚集 $^{99m}TcO_4^-$ 而呈现放射性浓聚影像,据此可特异性诊断。腹部胃以外其他部位则呈低放射性分布(图 38-2-3)。异位胃黏膜显像诊断梅克尔憩室灵敏度、特异性高,无创,简便等,常作为诊断梅克尔憩室的首选影像方法。

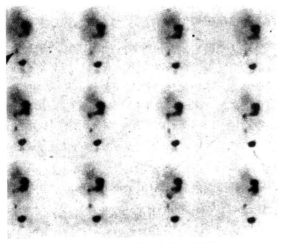

图 38-2-3　梅克尔憩室显像

五、胃及肠道恶性肿瘤核医学影像表现

同恶性肿瘤 PET-CT 显像一样,静脉注射 ^{18}F-FDG 后病变区显示出高放射性浓集的影像(图 38-2-4、38-2-5)。

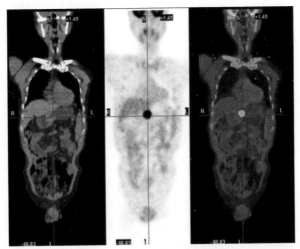

图 38-2-4　胃癌 PET-CT 显像

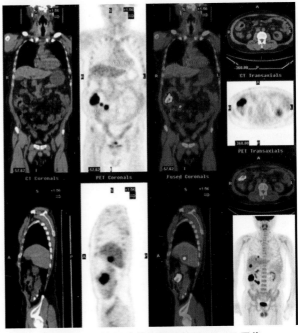

图 38-2-5　结肠癌伴肝转移的 PET-CT 显像

第三节　传统影像学在消化系统疾病影像诊断中的局限性

影像学检查在肝炎诊断中发挥的作用较小,定性尚有困难,其主要原因是缺乏特异性的影像学表现,目前主要用于筛查性的形态学评价。肝血管瘤往往由超声发现,其检出敏感性很高,甚至可以发现直径<1 cm 的病灶,但特异性不高。常规 CT 因不能观察增强变化的全过程,定性较难,部分病灶会因呼吸运动的影响而漏检。螺旋 CT 多期扫描使血管瘤的诊断准确率有了明显提高。血管瘤在多期增强扫描中的表现和 MR 动态增强扫描一致。但相比而言,MRI 更易反映血管瘤的强化特征,如 CT 扫描的延迟时间掌握不好或未做延迟扫描,有时也会误诊,特别在伴有脂肪肝的病例,血管瘤的表现较为复杂,CT 诊断有一定难度,而 MRI 易于明确诊断。超声检查 FHN 和正常肝实质相比为高回声或等回声,在多数病例超声显示中心瘢痕较差,仅在 20% 左右的病例中见到,表现为线状高回声。超声可发现肝硬化者肝脏回声增强,肝表面结节状改变,肝叶比例失调及肝脏血供和血流情况,但是对肝硬化结节的诊断较难,特别是伴有脂肪浸润和弥漫性肝硬化结节,定性诊断准确率不高。有些肝硬化结节在 CT 平扫、动脉期和门静脉期扫描中均为等密度,和少血供的 HCC 难以鉴别,特别是弥漫性肝硬化和弥漫性肝癌的鉴别有一定困难。另外, CT 对 DN 的诊断无能为力。MRI 检查的难点是在肝硬化背景下一些小(直径 < 2 cm)的富血供假病灶的诊断,此类病灶多无特异性的影像表现,常被误诊为小肝癌。早期的不典型血管瘤亦可出现类似小肝癌的强化方式,临床需 3~6 个月复查后对病灶进行定性诊断。另外,呼吸运动伪影,特别是大量腹水的患者,使肝硬化结节的诊断及鉴别诊断极其困难。B 超检查对于肝癌与肝囊肿、肝血管瘤等疾病的鉴别诊断具有较大参考价值,但因仪器设备、解剖部位、操作者的手法和经验等因素的限制,使其检出的敏感性和定性的准确性受到一定影响。CT 对直径小于 2 cm 的肝癌或密度近似正常肝实质的肝癌难以显示。肝癌呈弥漫性,CT 不易发现。

CT 诊断慢性胆囊炎的准确性是很有限的。如果无临床症状,看不到胆囊结石,诊断也许是困难的。结肠、十二指肠气体有时会妨碍 B 超、CT 对胆结石的检出。部分与胆汁呈等密度的结石,CT 上也不易检查。MRI 费用较高,一般不作为首选检查方法,部分细小结石在 T_2WI 高信号胆汁掩盖下也可以漏诊。MRCP 虽对显示胆管有利,但不利于小结石的检出。B 超和 CT 在早期胆囊癌的检出,晚期胆囊癌和肝癌相互侵犯的鉴别方面,少数病例仍然存在困难。虽然 CT 在诊断胆囊癌方面是很有价值的,但也有局限性,如胆囊壁增厚既见于慢性胆囊炎,也见于胆囊癌,有时难以鉴别。在一些晚期病例中,CT 也难以区分胆囊区的占位是肝癌侵及胆囊还是胆囊癌侵及肝脏。胆囊癌的淋巴结转移所致肿大淋巴结位于胰头区,可以酷似胰腺癌的 CT 表现。胆囊癌的肝内胆管和胆总管内播散常难以被发现,一些阳性的 CT 表现,常易误认为胆管细胞癌或胰腺癌肝内转移。胆囊癌和胆囊炎合并存在时, MRI 表现交叉重叠,同样造成诊断困难。螺旋 CT 增强扫描和 MRI 是胆管癌诊断的最常用的无创检查。肝外或肝门部胆管癌常表现为早期的黄疸,病灶太小,CT 和 MRI 不易发现。

慢性胰腺炎,特别是慢性胰腺炎伴有胰头局限增大,有时与胰腺癌鉴别十分困难。它们都可以表现为胰头增大及胰体尾部萎缩。目前,对于疑难病例仍主张采用多种影像学检查的综合判断。胃溃疡的影像学检查应首选胃肠钡剂造影,对绝大多数单发或多发溃疡都可以直接诊断。极少数溃疡良恶性难以鉴别时,应行胃镜检查,既可进行一般诊断,又可取出标本用于病理诊断。CT 和 MRI 能同时显示病变在消化管腔内及腔外的情况,对消化道肿瘤诊断有一定的价值,但难以诊断较小的溃疡。早期胃癌有时与小的消化性溃疡、胃糜烂、非典型增生等不易区别,故胃镜做进一步检查还是需要的。对幽门前区癌造成的幽门狭窄、梗阻伴胃潴留者,胃内镜及胃钡餐造影都无法进行, CT 检查却很有帮助,可以直接显示造成梗阻的癌病变。但是 CT 不能分辨胃壁各层组织结构,不能对早期胃癌做出诊断,也不能对 T_3 期以下的肿瘤定期。

对慢性非特异性溃疡性结肠炎的诊断,超声显像因肠腔内气体和液体的干扰,难以得到满意的结果。CT 所示肠壁增厚为非特异性改变,且不能发现肠黏膜的轻微病变和浅表溃疡,对慢性非特异性溃疡性结肠炎的诊断存在一定的局限性。结肠镜检查是诊断慢性非特异性溃疡性结肠炎最重要的手段之一，但在急性期不适合此项检查。值得注意的是，本病易与慢性菌痢混淆诊断。二者均为慢性脓血便，肠镜为慢性炎症，尤其对未发现肠黏膜质脆易于出血、腺体排列异常和隐窝脓肿，钡灌肠未发现结肠袋改变等较为特异的病变，仅见慢性炎症或"毛刺或锯齿状"阴影时更易误诊。结肠镜对结肠和末端回肠的克罗恩病变有重要的诊断价值，内镜可看到黏膜的病变并可确定病变的范围，可取活组织进行检查，但瘘管则易被遗漏。

MRI 在对早期结直肠癌诊断中最大的问题在于对 T_2 期肿瘤的过度分期。这种过度分期通常是由结缔组织增生性反应引起的。T_2 期肿瘤可能存在由纤维化引起的直肠周围脂肪组织毛刺征，与 T_3 期肿瘤纤维化组织中存在的肿瘤细胞在 MRI 图像上极难辨别。

核医学在消化系统疾病诊断中也存在一定局限性，例如：①肝海绵状血管瘤利用肝血流灌注和肝血池显像诊断 2~3 cm 以上的特异性近于 100%，但肝血池显像仍然受到解剖分辨率的限制，采用断层图像三维动态显示，有助于提高检出率，小病灶超声、CT、MRI 优于核素显像；②消化道出血灶易受腹部本底较高及血液供应较丰富器官影像的干扰，出血量小于 0.05 mL/min，不易检出；检查过程中，无活动性出血，无法检出；小量出血影因胃肠蠕动增强，使放射性混杂于内容物之中，局部不能显示足够的放射性而漏诊；③核素显像是目前诊断梅克尔憩室最简便、最有效的方法，但本检查常常出现假阴性，如局部出血或者憩室含黏膜太少等，临床上，对于有消化道出血的患者，可根据具体病情选择重复检查或者结合其他相关检查以减少漏诊；④胃、肠道肿瘤首选的影像学检查常为 CT 扫描，PET-CT 对于较小的结节病变探测具有局限性，且检查费用较高，对于肿瘤治疗后复发及临床再分期，FDG PET-CT 有较高的准确性。

第四节　分子影像在消化系统疾病中的应用

一、分子影像技术在肝癌诊断和治疗中的应用

肝癌作为全球第六大常见癌症，大多都难以早期发现和诊断。全球每年死亡人数超过 60 万人。在中国，肝癌在恶性肿瘤死亡率中排名第二。作为一个重大的死因，肝癌对人类健康提出严峻的挑战。而在肝脏肿瘤中，肝细胞肝癌（hepatocellular carcinoma，HCC）是最常见的类型，85% 的肝癌均为HCC。HCC 本身具有独特的生物学特征和功能。其通常于长期的炎症背景下发生并合并有 HBV 或者 HCV 的感染，由于遗传以及表观遗传的改变，细胞对生长信号不敏感，同时可以自己分泌生长因子。由于遗传的改变，包括遗传突变、过表达，特异性致癌基因的激活、扩增、缺失，表观遗传学中特异性抑癌基因的失活，多个上游或下游效应器的变化，HCG 的生物学行为随之改变。同时，HCC 的发生往往与肝脏慢性疾病，如肝硬化并存，增加了 HCC 药物研发的难度。目前基于 HCC 的诊断成像有核医学成像、超声检查、计算机断层扫描和磁共振。它们通常不能检测小于 1 cm 的 HCC 病变。同时其他良性肝脏病变容易导致 HCC 的假阳性诊断。必须开发新的分子成像技术提高 HCC 检测的灵敏度和特异性，精确实现肝癌的早期诊断，从而提高肝癌患者的预后。

基于 HCC 的独特生物学特征，分子影像在HCC 的成像和治疗领域迅速发展，借助分子影像技术，我们有望实现 HCC 更早期的诊断以及选择性和针对性的治疗。目前 HCC 的分子影像研究大都集中于纳米医学领域。相对于小分子，纳米材料可以在血液和靶位置长时间保留，通过控制生物分布，改进封装技术及策略，提高药物负载量及稳定性，可以同时将多种成像和治疗元素在纳米结构中一并输入体内。实现多模态的增强成像和靶向治疗。从分子影像的成像方式来看，主要集中于光学、磁共振、CT、PET 以及成像引导的治疗。作为分子影像的独特优势，可以实现成像兼顾治疗，实现成像治疗的一体化。

（一）光学成像在肝癌诊断中的应用

2007 年，Li Y. 等发表了抗体修饰的量子点作为免疫荧光探针用于肝细胞肝癌的荧光成像。量子点（quantum dot，QD）是具有独特光物理学的纳米晶体，具有宽的激发波长，发射荧光随粒径改变，发射波长单一，高的光稳定性等优势。随着水溶性 QD

的发展，QD 探针广泛用于生物和生物医学领域。分子靶向是癌症研究中的重要领域。传统上，有机染料已被广泛应用于疾病诊断和生物成像。但是，有机荧光团激发带狭窄，多数有机荧光团白效果差，光稳定性差。相反，量子点作为无机荧光材料具有很好的性能。目前为止，量子点已被用于体外实时跟踪单分子，活体靶向肿瘤成像。此外，QD 与不同肽链结合可同时靶向肿瘤血管和淋巴管。目前为止，大多数 QD 关于肿瘤成像的研究都集中在乳腺癌、宫颈癌和前列腺癌，几乎没有关于肝细胞癌（HCC）成像的报道。作为全世界第六大多发的癌症，利用分子影像技术实现 HCC 的早期诊断具有很大的意义。

高度特异性和高度敏感的免疫荧光探针是一种有希望实现 HCC 早期诊断的成像材料。甲胎蛋白（AFP）是 HCC 的重要肿瘤标志物，这里 Li Y. 等通过将量子点 CdSe/ZnS 与 AFP 抗体连接合成了特异性免疫荧光探。抗体是特异性结合 AFP-an 癌细胞系的重要标志物。在体内研究中，QD-Anti-AFP 纳米探针敏感地显示出肿瘤中探针的分布，同时使用逐点测量方法对 QD-Anti-AFP 探针在肿瘤中的不均匀分布进行研究。这些结果证明了该材料的实用性且有望构建免疫荧光探针用于 HCC 的特异性诊断。2008 年，Li Y. 等发表文章进一步详细地评价该探针的生物学分布，评价了其生物毒性，证明了该材料优越的生物相容性。

2011 年，Kang J. H. 等通过生物发光成像实现基因改造小鼠肝细胞肝癌的非入侵成像。目前为止，有很多检测方式用于 HCC 的检测，例如血清样品肿瘤标志物的放射免疫测定，超声、MRI、CT 等影像学检测。甲胎蛋白（alpha-fetoprotein，AFP）是一种血清糖蛋白。在出生后，其浓度迅速下降，在成人中表达程度很低。在 20 世纪 60 年代，它吸引了人们的目光。研究人员发现，80% 的 HCC 患者 AFP 升高。后来，AFP 被用于 HCC 诊断和预后的评价。有报道单次注射 N- 亚硝基二乙胺可诱导幼鼠患 HCC。该肝癌具有 AFP 阳性的特征。同时，Naugler 等人证明了 N- 亚硝基二乙胺使用后，雄性幼鼠患 HCC 的可能性更高，因为 IL-6 浓度在雄性高于雌性。雌激素介导的 IL-6 水平降低，同时也降低了 HCC 的患病率。最近开发的体内成像系统配备了敏感的冷却电荷耦合器件（CCD）相机，他是一种可以监测生物发光的仪器，可用于疾病微小进展的监测和干预。

生物发光成像（BLI）可以定量和实时分析基因表达或跟踪目标细胞，如肝细胞和免疫细胞。这种成像方式更加廉价，同时辐射和损害小。分子成像基于受体基因在组织的特异性表达，从而被探测，同时受体基因可以被基因表达载体通过特异性增强子 / 启动子控制。

在本研究中，Kang J. H. 等人利用 AFP 增强子 / 启动子控制的转基因小鼠研究表达 AFP 的肝细胞肝癌模型。它们可以被生物荧光成像所实时监测。构建这种模型有望用于监测调节 AFP 的药物制剂与 HCC 发展的关系或用于检测药物水平和评价与 HCC 发生密切相关的特定事件。

2016 年，Kircher M. F. 等合成了表面增强拉曼散射纳米粒子用于肝脏肿瘤的成像。对于大多数恶性实体肿瘤，手术是一线治疗手段。肿瘤的可视化是手术治疗最基本的要求。但是肉眼对肿瘤微小区域的转移扩散无法观察到，从而影响手术质量，对疾病的痊愈产生重大影响。全面描绘肿瘤，实现肿瘤最完整的切除是具有重大意义的。MRI、CT、PET 和超声是目前临床应用率最高的影像学手段。但是他们都有各自的缺点，均不适合于手术中确定微小病灶。

Kircher M. F. 等合成了表面增强拉曼散射纳米粒子用于 HCC 成像。拉曼散射与常规荧光成像不同，它是一种新兴的光学光谱技术，具有高的灵敏度和特异性。拉曼散射成像比荧光成像具有几个关键优点，如更高的灵敏度，无自发荧光，光稳定性好。因此拉曼散射成像作为一种理想的成像方式，有望成为 MRI 和 PET 成像的补充，在高精度描绘肿瘤边缘中发挥其优势。在以前的报道中，超顺磁性氧化铁纳米粒子被证明有助于癌症的测定。Kircher M. F. 等用拉曼信号分子包裹 Au 核，最外层进一步包裹 SiO_2 作为表面增强拉曼散射纳米粒。同时该团队评价了该粒子是否能够顺利用于描绘肝肿瘤并将其准确度与已经建立的光学成像技术进行了对比，结果显示，拉曼散射纳米粒子更准确地描绘肿瘤且不易受光漂白的影响。考虑到拉曼散射成像的已知优点，即高灵敏度和特定光谱的检测，它有望进一步改善肝癌切除术。

（二）MR 成像技术在肝癌诊断中的应用

作为临床中最常使用的成像技术之一，MRI 对软组织具有无法比拟的成像能力，分子影像学在 HCC 疾病的 MR 成像研究多集中于以下几个方面。

第一是考虑到目前基于 Gd 螯合物 T_1 造影剂的不足，开发新的、高性能的 HCC 造影剂。第二是研究具有 HCC 靶向能力的造影剂。第三是研究多功能纳米探针，整合不同成像模式以及治疗方法，显示出纳米探针本身的优势。

在 2011 年，ZhangN. 等合成了抗血管内皮生长因子修饰并负载钆的聚合物纳米粒子作为 MRI 造影剂用于肝癌的诊断。分子成像可增加癌症诊断的敏感性和特异性。随着分子影像技术的发展，借助特定纳米探针的辅助，可实现肿瘤的早期诊断。目前，已经有临床批准的金属对比剂如基于 Mn 元素的对比剂 Teslascan，基于 Gd 元素的对比剂 ProHance，基于 Fe 元素的 Endorem。其中基于 Gd 的造影剂在临床使用中最广泛。与氧化铁纳米粒子不同，Gd 造影剂是阳性剂，可以用于血管和肿瘤成像。为了避免游离 Gd^{3+} 的毒性，Gd 螯合物被广泛使用。然而目前临床中的 Gd 螯合物分子量很低，容易被肾脏滤除，留给机体的成像时间窗非常短。同时，这种造影剂缺乏对靶器官的特异性，难以提高 MRI 的精度和准确性。针对这些缺点，纳米技术制备的造影剂已经显示出了其独特的优势。这些纳米粒子大多是基于脂质体、聚合物、胶束、树枝状大分子和二氧化硅的纳米粒子。这些新型造影剂拥有被动靶向性质，同时可以延长成像时间，增强对比度。但是，要实现癌症的早期诊断，仅仅通过被动靶向是不够的。在这些情况下，采用主动靶向的策略更为有效。常用的靶向剂主要是多肽、抗体、小分子。血管内皮生长因子在早期 HCC 中已经开始过表达，因此，血管内皮生长因子是 HCC 的一个理想靶点，可以用于早期靶向的 HCC 对比诊断。如何负载 Gd 实现 MRI 主动靶向是需要考虑的一个关键问题。Gd 螯合物可以通过封装、吸附或者共价结合与聚合物相连接。其中 Gd 螯合物的共价负载策略使用最广。通过这种方法，螯合分子在其亲水端共价连接，实现 NPs 表面的造影剂的锚定。

这里，Zhang N. 等制备造影剂 PLA-PEG-PLL-Gd 显著提高了 MRI 的 HCC 成像能力。在这之前，Zhang N. 等已经成功制备了造影剂 PLA-PEG-DTPA-Gd。它显著提高成像的对比度和延长了成像时间。然而 PLA-PEG-DTPA-Gd 存在一个缺点。一个 PLA-PEG-DTPA 分子仅仅可以连接到一个 Gd 螯合分子。因此，纳米粒子表面的 Gd 是有限的。基于 PLA-PEG 而合成的 PLA-PEG-PLL 很好地改善了这一点。多聚赖氨（PLL）是具有氨基酸的可生物降解的多肽，赖氨酸作为重复单元。因此 PLA-PEG-PLL 可用于合成 PLA-PEG-PLL-Gd 纳米探针，它具有高的 T_1 弛豫，体外细胞实验的结果显示，纳米粒子的摄取过程既是浓度又是时间依赖。相对比于非靶向的纳米粒子，抗血管内皮生长因子抗体修饰的纳米粒子显示出高的细胞摄取。体内实验证明，靶向组肿瘤部位的信号有明显的增强，对比非靶向组和单纯的 Gd-DTPA 注射组，抗血管内皮生长因子的 PLA-PEG-PLL-Gd 纳米粒子显著延长成像时间（从不到一小时延长至 12h），这些结果表明，这种新型的 MRI 造影剂在 HCC 的早期诊断中显示出巨大的潜力。

在 2015 年，YangJ. J. 等发表一种高金属选择性的蛋白质稳定的 MRI 造影剂用于肝细胞肝癌的成像。MRI 是一种广泛使用的临床成像方式，软组织对比度高，无电离辐射。临床中，超过 35% 的 MRI 扫描使用 MRI 造影剂，其中顺磁钆（Gd）使用最多。目前所有临床批准的含 Gd 造影剂均为小分子螯合剂，他们低的弛豫率严重限制了其发展。当前使用 MRI 对小病变进行扫描，并对高危患者行常规随访。但在临床中，多次高浓度造影剂的输入，可能给机体带来很大的金属毒性。如何抓住时间窗，对肝脏进行薄层扫描是临床上的一大难题。由于造影剂的迅速代谢，临床上常用的 Gd-DTPA 和 Gd-BOPTAT 分别有 50% 和 5% 被肝细胞摄取。这不足以检测小的肿瘤灶（<0.5 mm）。同时无法评价该结节是 HCC 或者仅仅是发育不良的结节，或者是血小板 - 血纤维蛋白血栓。因此发展有更高灵敏度、稳定性的造影剂改善这些问题具有很大的意义。

Yang J. J. 等报道了一种基于蛋白质的 MRI 造影剂 ProCA32。其具有很高的 T_1 和 T_2 弛豫率及高的金属选择性。其在肝脏具有理想的保留时间和分布浓度，能够满足 MRI 检测需要。这种造影剂对 Gd^{3+} 离子的选择性是 Zn^{2+} 的 10^{11} 倍，横向弛豫率为 66.8 mM^{-1}·s^{-1}，纵向弛豫率为 89.2 mM^{-1}·s^{-1}。在它的帮助下，MRI 检测最小直径为 0.24 mm，远小于以往检测限 10~20 mm。此外，ProCA32 有合理的体内分布。ProCA32 对于无创早期检测 HCC 是非常有优势的，同时它可引导和干预肝癌的诊断和治疗。该纳米材料对检测原发性肝癌和转移性肝癌具有非常大的优势。

（三）X 线和 CT 技术在肝癌诊断中的应用

在 2015 年，Christoph R. P. 等通过金纳米对比剂实现小鼠肝细胞肝癌模型的 X 线散射成像。肝细胞肝癌是世界上最常见的恶性肿瘤之一，目前的检测方法包括超声、CT 或 MR。然而，这些技术在敏感性和特异性方面有很大的不足，早期 HCC 肿瘤的检测（直径小于 1 cm 的 HCC）是公认的难题。更具体和更敏感的检测方法需要被开发。空间频率外差成像（SFHI）利用由物体散射的 X 线形成图像，比传统的基于吸收的 X 线照相术更敏感，然而，以前的大部分工作都集中在了微米尺寸结构的 X 线散射上。

RandD. 等尝试在基于散射的 X 线成像中使用纳米颗粒作为造影剂，实现了直径几毫米的肿瘤的 X 线成像。金纳米粒子相对于碘造影剂具有更高的原子序数和 X 射线吸收系数，是比碘更理想的 X 线造影剂。目前已经有投影 X 线照相术被用于检测材料的生物分布，也有金纳米材料实现了大鼠肝脏的成像。但是在这两种情况下成像需要静脉注射大量金（高达 700 mgAu / kg 动物体）。SFHI 相对于典型的基于吸收 X 射线成像更加敏感，从而降低实际成像中所需要的造影剂的量。通过 Au NPs 与特异性抗体结合，静脉注入动物体内后行整个动物的 SFHI，从而显示了仅仅是几毫米的肿瘤，大大低于常规成像的检测限。

在 2014 年，Shi X. Y. 等用乳酸修饰的树枝状聚合物包裹金纳米粒子用于肝细胞肝癌的靶向 CT 成像。作为最常用的分子成像方式之一，计算机断层扫描（computed tomography, CT）成像相对于其他成像方式，可以提供很高的空间和密度分辨率，在癌症的诊断中具有很大的潜力。对比剂可以提高对比度，在 CT 成像中不可或缺。目前临床使用的碘化对比试剂，如三碘三酰苯（Omnipaque）短循环时间、潜在的肾毒性以及缺乏靶向性和特异性。因此，新型 CT 造影剂的发展可以克服上述缺点并提供更高效和准确的诊断。各种纳米材料的 CT 造影剂，包括基于铋、镱和金的纳米颗粒。在其中金纳米粒子易于合成，有长的血液循环时间，生物相容性好，易于后修饰，同时可以提供高对比度的 CT 成像，受到了最多的青睐。在众多的金纳米颗粒合成方法中，树枝状大分子为模版合成的金纳米粒子高度分枝，分散性良好，有丰富的表面功能团，易于后修饰，是一种理想的金纳米粒子合成方法。

众所周知，脱唾液酸糖蛋白受体（asialoglyco-protein receptor, ASGPR）在肝细胞以及癌细胞株中表达密度高，与半乳糖结合效率高。其中乳糖酸、N-乙酰半乳糖胺和半乳糖已被证明能够与 ASGPR 靶向结合。同时用乳糖酸改性的 G5 树枝状大分子与末端乙酰基能够高效地与 HCC 癌细胞靶向结合。因此，用多功能乳糖酸改性的 G5 树枝状大分子为模板，以树枝状大分子为模板合成靶向的 Au NPs 用于体外和体内肝细胞癌的成像是一种高效、可行的 HCC 成像策略。

因此，Shi X. Y. 等用异硫氰酸荧光素（FI）和乳糖酸连接的聚乙烯醇（PEG）修饰带氨基的 G5 树枝状大分子（G5·NH_2）。形成多功能 G5 作为形成金纳米粒子的模板。最后将剩余的 G5 树枝状分子乙酰化，形成了 G5 封装的多功能金纳米粒子。结果显示该纳米粒子具有 2.7 nm 的金芯，同时该材料在不同 pH（5.0~8.0）和不同温度（4~50 ℃）条件下均有良好的稳定性。其纳米材料对正常细胞具有非常低的毒性，但是对靶向肝癌细胞具有强的杀伤能力。体外流式细胞术数据显示，该纳米粒子可以被肝癌细胞特异性摄取，通过活性受体介导的靶向途径对过表达脱唾液酸糖蛋白受体的肝癌细胞系产生靶向的杀伤作用，同时它可用作肝癌细胞特异性 CT 成像的高效纳米探针。在实验中，该纳米粒子的 X 线衰减性能大于临床使用的碘基 CT 造影剂。总之，该纳米粒子有望成为 HCC 的靶向 CT 成像纳米探针用于人肝细胞癌的成像和治疗。

（四）核医学在肝癌诊断中的应用

核医学由于检测灵敏度较高，可以实现纳摩尔或皮摩尔量的放射标记成像以及探测，一直是分子影像的前沿成像方式。目前传统的示踪剂有锝 99m（^{99m}Tc）标记的胶体硫，镓 67（^{67}Ga）和锝 99m 标记的亚氨基二乙酸盐。其他还有锝 99m 标记的二乙三胺五乙酸半乳糖化人血白蛋白用于评价肝脏体积，锝 99m 标记的替曲膦用于评估耐药性。虽然 ^{18}F 脱氧葡萄糖是最常用的 PET 造影剂，但是 ^{11}C 标记的醋酸酯在 HCC 成像中显示出了更好的敏感性。同时 ^{15}O 的 H_2O 成像可以显示 HCC 的血流。尽管如此，以上造影剂的特异性及敏感性依然难以实现 HCC 的早期诊断。分子影像技术有望改善这个问题，开发新的核医学造影剂有望弥补这些不足。

2014 年，SoS. K. 等报道了使用 ^{89}Zr 标记的抗磷脂酰肌醇蛋白聚糖 -3 单克隆抗体实现肝细胞肝癌的异种移植肿瘤成像。目前已经有多种小分子单克隆抗体、抗体片段、小蛋白质、肽和小分子可以用作 HCC 靶向分子，它们具有不同程度的肿瘤靶向性和特异性。放射性核素标记这种高度特异性的抗体，采用核医学成像设备检测，有望实现 HCC 更早期的诊断。但是肝脏是机体内降解蛋白的主要器官，如何避免肝脏正常组织的摄取和清除是这种 PET 探针所面临的问题。虽然其他 HCC 相关的生物标志物已被用作 HCC 成像，例如铟 111 和碘 125 标记的单克隆抗体，可以与表皮生长因子受体结合，实现特异性显像，但是这种造影剂依然问题非常突出，肝脏作为清除器官，大量聚集了该靶向造影剂，因此他们往往具有很高的肝脏背景。开发新的造影剂避免正常肝脏组织的聚集，降低肝脏背景信号具有重要意义。

HCC 的早期诊断需要综合选择高度具体的目标和有效的方法从而降低成像的非特异性肝摄取。一般来说，完整的抗体分子有相对较慢的药代动力学，需要多天才能达到体内最佳生物分布。因此在放射性核素标记的抗体造影剂制备中，要使用半衰期较长的同位素。例如 ^{89}Zr（78.4 h）或 ^{124}I（100.3 h）。同时，要准确区分病灶与正常肝组织，需要靶向分子与肝癌细胞高效结合而避免与正常肝细胞的结合。在肝细胞肝癌中，抗磷脂酰肌醇蛋白聚糖 -3（GPC3）是 HCC 诊断的合理靶标分子。有研究证明，GPC3 在小的 HCC 病灶有高表达而肝硬化和其他类型小局灶性病变表达很低，表明恶变小肝癌即与 GPC3 升高相关。同时，因为细胞膜受体更容易实现受体介导的靶向和结合，GPC3 在 50% 以上的 HCC 患者中表达，它可以很好地区分恶性 HCC、正常肝脏、癌前病变和良性肝脏病变。因此，基于 GPC3 表达检测 HCC 可能有助于早期诊断。So S. K. 等制备了 ^{89}Zr 标记的抗磷脂酰肌醇蛋白聚糖 -3 单克隆抗体。结果显示，^{89}Zr 标记的探针可以高效地与癌细胞靶向结合。由于该分子高的癌细胞靶向性和低的肝脏非特异性摄取，体内的小动物实验显示出高的肿瘤 / 肝脏（tumor-to-liver，T/L）比值。这种特异性的分子影像探针有望实现 GPC3 相关 HCC 的高分辨率和特异性成像。

2016 年，CaiW. B. 等报道了 CD146 靶向的双靶标单克隆抗体标记的纳米粒子用于肝细胞癌免疫 PET 和近红外荧光成像。研究发现，CD146 的过度表达与肝细胞癌（HCC）患者的侵袭性，复发率和总体存活率差相关。同时目前传统的成像方式对于肝细胞肝癌的成像能力有限。如何实现早

期诊断仍然是改善 HCC 患者预后的首要策略。目前，CT、MRI、B 超等用于非侵入性诊断 HCC，然而，这些成像模式对微小的肿瘤变化及形态特征不够敏感。功能成像可以检测肿瘤代谢和肿瘤相关生物标志物和分子的变化。典型的例子是使用氟代脱氧葡萄糖（^{18}F-FDG）的正电子发射断层扫描（PET），然而 ^{18}F-FDG 依然缺乏足够的特异性来给予 HCC 明确的诊断。利用 PET 提高检测特异性需要首先鉴定 HCC 特异性分子特征。这方面，利用单克隆抗体与其同源肿瘤相关标志物的精细结合及特异性的 PET 成像已被证明在敏感性和特异性方面优于 MRI 和 ^{18}F-FDG PET。一旦肝癌被诊断，外科医生面临另一个挑战：如何在手术中描绘肿瘤轮廓。目前仅仅根据肿瘤和健康器官之间的颜色、纹理、形态、可塑性和弹性的差异来进行。这种方法极大地依赖于医师的专业知识，并且对于检测小的残留灶或转移灶不够敏感。目前荧光成像技术已用于恶性组织的术中可视化。多个临床试验正在探索使用吲哚菁绿荧光染料来用于手术室中肿瘤成像。然而，吲哚菁绿在肿瘤和正常肝组织中的非特异性积累限制了该方法的性能，特别是对于分化不良和转移性 HCC 病变。更好的策略是将荧光染料与特异性肿瘤配体结合，从而实现靶向成像。荧光成像提供了好的空间和时间分辨率，然而，它具有组织穿透性差的主要缺点。因此，以放射性核素和近红外荧光成像为特征的靶向双模态成像剂首先可以通过 SPECT 或 PET 无创确定肿瘤位置，光学成像有助于原发性和转移性病变的准确检测、描绘和手术切除。后者将有助于手术中完全地进行肿瘤切除，同时在很大程度上保护健康组织，改善患者生存质量和减少手术后遗症。CD146 也称为 MCAM 或 MUC18，表达与癌症转移侵袭和患者存活率降低相关，已经成为各种疾病靶向诊断和治疗的分子靶点。已经证明，CD146 过表达与 HCC 的转移、组织学分级相关。

CaiW. b. 等使用抗 CD146 单克隆抗体 YY146 作为靶向分子，将两性离子近红外荧光染料 ZW800-1 和螯合剂去铁胺（Df）共轭。使用 ^{89}Zr 标记 Df-YY146-ZW800，随后使用 PET 和近红外荧光成像进行检测。利用了表达高 HepG2 和低表达 Huh7 水平的两个 HCC 细胞系建立皮下和原位异种移植模型。静脉注射 ^{89}Zr-Df-YY146-ZW800 进入小鼠后进行连续 PET 和近红外荧光成像，持续检测示

踪剂在 HepG2 肿瘤的摄取和聚集。在注射后 72h 达到最大聚集。其峰值为每克注射剂量的（31.65±7.15）%（% ID / g；n = 4）。尽管肝脏背景相对较高，但是由于示踪剂的显著积累，PET 和近红外荧光成像成功描绘出肿瘤，从而达到了荧光引导切除的目的。与之对比，CD146 阴性 Huh7 和 CD146 阻断的 HepG2 肿瘤模型显示较低的 ^{89}Zr-Df-YY146-ZW800 吸收。[分别为（6.1±0.5）% 和（8.1±1.0）% ID / g，72h，n = 4]。这证明了 CD146 的特异性示踪能力。体外生物分布和免疫荧光染色证实了示踪剂摄取与成像数据的准确性。总体而言，^{89}Zr-Df-YY146-ZW800 显示出优异的 PET / 近红外荧光显像剂性能，包括对体内 CD146 表达 HCC 的高亲和性和特异性。使用标记 YY146 的纳米材料具有早期 HCC 检测、评价预后和图像引导完成 HCC 手术的潜力。

（五）多模态成像技术在肝癌治疗中的应用

在 2015 年，HuY. 等发表了草莓状 Fe_3O_4-Au 纳米粒子作为 CT-MR 双模态对比剂用于精确探测进展期的肝脏疾病。在肝脏疾病中，HCC 是一种高度恶性的疾病。同时 HCC 常合并慢性疾病，如脂肪肝和肝硬化，因此精确检测特定的肝脏疾病对于防止 HCC 的发生至关重要。肝脏组织活检是评价肝纤维化和肝癌分期的标准。但是肝活检仍然存在缺点，包括有创，样品量少，并发症多等。同时，跟踪治疗效果也不是最适合的。因此寻找一种更适合的非入侵的方法更加精确地诊断肝脏疾病是非常必要的。

磁共振成像对软组织有高的对比度和精确度。特别是肝脏纤维化。超顺磁铁氧化物纳米粒子，如 Fe_3O_4，已作为 T_2 造影剂广泛应用。可用于高分辨的造影，如肝脏病变和肝脏肿瘤。然而，肝脏疾病包括肝硬化在 MRI 上信号差异小，同时无法评价血管系统的病变。作为另一种非入侵的成像模式，计算机断层扫描（CT）其优点在于快速成像以及强大的血管成像能力。结合 MRI 与 CT 可以弥补各自的缺点。因此，发展 MR-CT 双模态造影剂非常有意义。目前已经有 Au-Gd 聚合物、FePt 聚合物、Fe_3O_4-Au 纳米粒子。其中 Fe_3O_4-Au 效果最好，它被认为是评估肝脏疾病最适合的药物。但是它通常被内皮网状系统吞噬，而患有肝脏疾病的患者，其吞噬能力大大减弱。从而导致正常肝组织和病变组织的差异。然而 Fe_3O_4-Au 纳米粒子依然存在缺点。如合成过程步骤繁杂，合成条件苛刻，合成前体毒性大。因此合成方法简单，成本低的合成方法是非常有意义的。

HuY. 等合成草莓状 Fe_3O_4-Au 纳米颗粒，拥有超小的尺寸（1.2 nm）和高的 X 线衰减，从而降低了 Au 的用量，其同时拥有好的分散性，易于后修饰等优点。结果表明，该纳米颗粒有良好的稳定性，可以避免体内过快降解。同时正常小鼠的成像证明在注射 Fe_3O_4-Au 材料 15min 后，磁共振信号提高了 34.61 倍。CT 则升高了 174Hu。同时在大鼠模型中评价了该造影剂对于 3 种肝脏疾病的成像效果。对于脂肪肝模型，注射材料后，MRI 最高达到了 47.33 倍，而 CT 最高到了 72 Hu，同时未观察到局灶性结节或功能障碍。对于肝硬化和肝癌，注射造影剂后，肝脏实质在 MRI 和 CT 中显著增强但病变信号升高有限。此外，病理、血液和生化分析均显示该造影剂没有造成主要脏器的急性和慢性损伤。该实验证明，Fe_3O_4-Au 纳米颗粒具有很大的希望被用作多模态成像的造影剂。

在 2016 年，WangX. L. 等用透明质酸修饰整合锰的树枝状分子包裹金纳米粒子用于肝细胞肝癌的 CT-MRI 双模态成像。在过去十年，分子影像技术的快速发展。其中计算机断层扫描（CT）被认为是最为方便的一种成像方式。平衡其可用性、速度、效率和价格，CT 是最优越的一种成像方式。高的空间和密度分辨率可以提供关于解剖学的有价值的断层信息。同时，MRI 成像是最强大的无创医学成像之一。其成像技术具有良好的空间分辨率和高灵敏度，可以提供优越的解剖学细节和断层信息，特别是在软组织中明显优于 CT。然而，每种成像方式均有其局限性，需要结合不同的成像技术才可以更加准确，全面地给出准确的诊断。因此，发展双模或多模态的造影剂具有其独特和不可替代的意义。以前已经有不同类型 CT-MR 双模成像造影剂的报道。尽管基于钆（Gd）的螯合剂是市售 MRI 造影剂，但是 Gd^{3+} 本身具有很强的毒性，如果从复合物中游离出来，其毒性非常强大。可导致严重的肾损伤及肾源性全身纤维化。锰（Mn）元素是高效的 MRI 造影剂，同时 Mn 可以在推注以及血管内一直保持螯合状态，是 MR 成像理想的材料。同时分子探针结合了 Mn 可以显示探针到癌细胞的特异性传递，并通过 MRI 实现靶向分子成像。

目前，已经有报道描述了在 CT-MRI 双模态成像中应用纳米粒子来实现皮下移植肿瘤的成像。已知原位肿瘤移植模型相对于皮下肿瘤移植模型可以更好地代表 HCC 生理和病理过程。因此合成一种新型的 CT / T_1 MR 成像造影剂用于体内原位肝细胞癌模型的双模态成像具有非常重大的意义。在很多癌肿中，CD44 分子是进展和转移癌的主要细胞表面标志物。在正常细胞以及非侵袭性细胞系均低表达 CD44。同时，转移性癌症生长密切涉及肿瘤基质和 CD44 以及微环境之间的相互作用。因此 CD44 是肿瘤细胞表面一种理想的特异性受体。透明质酸（HA）是一种可以高效特异性结合 CD44 受体的分子，同时其具有良好的生物相容性、生物降解性和易改性结构，使 HA 成为一种理想的物质用于肿瘤纳米探针的构建。

WangX. L. 等成功将 DOTA-NHS 以及异硫氰酸荧光素偶联到 G5·NH$_2$ 表面，同时 HA 也通过碳二亚胺（EDC）偶联到 G5·NH$_2$ 表面，最后以 G5·NH$_2$-FI-DOTA-HA 作为模板去装载金纳米粒子。通过表征发现该纳米探针显示出良好的分散性，不同条件下的稳定性及细胞相容性。其高的 X 线衰减以及 T_1 弛豫率 [5.42/（mM·s）] 显示出优越的成像能力。在活体实验中，空白组首先通过单纯 HA 对受体进行封闭，从而阻止纳米探针与癌细胞的靶向结合，之后注入纳米探针，该探针无法与 CD44 结合，很难达到满意的成像效果。与此对比，实验组注射纳米探针可以与 CD44 分子结合，得到了满意的成像效果。从而证明了 CD44 受体介导的内吞途径材料被癌细胞靶向摄取。这项工作介绍了一种新的纳米材料制备策略用于 HCC 的成像，随着这一策略的应用，更多的双模态或者多模态造影剂可以被设计用于各种恶性肿瘤的诊断。

（六）诊疗一体化分子探针在肝癌治疗中的应用

分子影像对于 HCC 的治疗具有独特的优势，它可以实现灵敏、靶向的 HCC 治疗。同时分子影像造影剂可以实现诊断、治疗一体化，解决了成像与实际药物分布不一致的问题。各种特异性的纳米材料可以解决目前严重的耐药性问题。为 HCC 治疗提供新的思路和选择。

1. 光学成像引导化疗 2014 年，TianJ. 等用 SM5-1 共轭的聚乳酸纳米材料装载 5-氟尿嘧啶用于肝细胞肝癌的靶向成像和治疗。5-氟尿嘧啶（5-FU）广泛用于各种肿瘤的治疗，它可以干扰核苷酸

代谢并导致 DNA 合成障碍和 RNA 功能障碍，从而导致细胞毒性和细胞死亡。然而，5-FU 仅对约 15% 的肿瘤有效。目前改善 5-FU 的肿瘤抗药性问题非常关键。利用分子影像的技术，有希望解决这个问题。使用纳米颗粒来包封 5-FU 可以延长药物的释放时间，提高在肿瘤部位的积累，从而改善抗肿瘤作用。

HCC 作为高度恶性的癌症，其病人个体、肿瘤本身、肝脏本身的特异性给治疗带来很大困难。靶向传递治疗药物是一种很有希望的治疗方法，抗人表皮生长因子受体 2 和血管内皮生长因子受体抗体是目前最常用的两种 HCC 抗体。而 SM5-1 是通过消减免疫法制成一组人源化小鼠单克隆抗体。SM5-1 可以结合在 HCC 中特异性表达膜蛋白，同时其在黑色素瘤和乳腺癌细胞也有一定程度的表达。在实验中作者发现，SM5-1 受体高度表达在 HCC-LM3-fLuc 细胞中，表明 SM5-1 抗体用于靶向治疗 HCC 是可行的。光学分子成像包括生物发光成像和荧光成像，他们近期受到越来越多的关注，由于其灵敏度高，成本低，最近他们被用于评估抗肿瘤药物疗效、癌转移机制、图像蛋白相互作用等。然而，二维分子成像不能准确反映内部光源的三维信息。因此，很多重建算法已经提出。这些三维成像技术和方法已被初步应用于光源的检测。所有这些研究表明，三维重建技术可以提供丰富的信息，有非常大的应用潜力。

TianJ. 等利用聚乳酸（PLA）纳米颗粒负载 5-FU 并修饰抗体 SM5-1 用于肿瘤的成像和治疗，表示为 PLA-5FU-SM5-1。同时制备了含有 5-FU 的 PLA（PLA-5FU）。用于治疗皮下 HCC-LM3-fLuc 肿瘤小鼠。结果表明，PLA-5FU-SM5-1、PLA-5FU 和 5-FU 分别抑制了 45.07%、23.56% 和 19.05% 的肿瘤生长。另外为了评估 PLA-5FU-SM5-1 的抗肿瘤效能，将 HCC-LM3-fLuc 细胞注射到肝脏，建立实验性原位肝肿瘤模型。实验结果表明，PLA-5FU-SM5-1、PLA-5FU 和 5-FU 抑制肿瘤生长抑制率分别为 53.24%、31.00% 和 18.11%。此外，基于生物发光强度衰减校准的多级自适应有限元算法对小鼠肝癌的三维位置重建，结果表明 PLA-5FU-SM5-1 可抑制肿瘤快速进展，这一点与皮下肿瘤实验结果一致。

在 2012 年，GanY. 等制备了用双功能脂质体用于多耐药性肝细胞癌的靶向治疗。目前癌症的化疗有很大的局限性，因为其一是缺乏选择性会对

正常组织造成较大伤害,同时易出现耐药性,很可能导致治疗失败,癌症复发。目前 HCC 有极低的药敏性,并且在先天或后天易产生抗药性,化疗对其束手无策。据报道,乳腺癌耐药蛋白介导的多药耐药性是肝细胞癌抗药性的主要机制之一,它的mRNA 表达明显高于其他药物抗性蛋白。因此,如果能逆转乳腺癌耐药蛋白导致的耐药性,就很可能克服肝细胞癌中的耐药性,这是一条很有前景的抗癌途径。纳米载体作为我们癌症化疗的一个有效的药物释放系统,引起了很大关注。将治疗药物和光敏药剂包埋入同样的纳米载体中(如纳米粒子、脂质体和聚合物胶团),使之能同时递送到肿瘤细胞中,既能提高药物选择性又能克服耐药性。这种方法比同时施用化疗和自由射流转运蛋白抑制剂更有效,一方面改善了肿瘤中化疗药物的积累,另一方面,降低了特定转运蛋白的失活。但是,一些技术难题仍旧存在。比如化学增敏药物常常在到达目标处之前便泄露。将化学增敏药物和转运抑制剂同时定位到肿瘤细胞中对我们来说仍旧很困难。除此之外,大多数当前用于包埋纳米载体的小分子化学增敏药物(如维拉帕米和环孢素),具有广泛的药理作用(如降低血压和免疫抑制),而阻断转运所需的转运抑制剂的剂量有时会高于临床的剂量(如维拉帕米),这可能会对人体产生毒性。功能性聚合纳米生物材料因其对化疗药的递送功能,越来越多地引起人们的关注。但是,同时将针对肿瘤细胞生长和肝细胞癌的多药耐药性作为研究目标的报道却很少。

GanY. 等制备一种 Gal-P123 修饰的双功能脂质体,它能够靶向定位肝细胞癌癌细胞表面受体,抑制乳腺癌耐药蛋白(BCRP)介导的胁肿瘤药物的流出,从而有效提高对多药耐药性肿瘤的治疗效果。同时用荧光靶标标记纳米材料,可以显示其在体内的代谢途径。米托蒽醌是一种肝细胞癌的化疗药物,可以从乳腺癌耐药蛋白过度表达的多抗药性癌细胞中排出。结果显示,米托蒽醌(MX)加载的LPG(MX-LPG)为直径约 100nm 的球形,封装效率为 97.3%。BCRP 过表达 MDCKII / BCRP 细胞被用于证明 LPG 的抑制作用。同时与 MX 相比,MX-LPG 的细胞毒性高了 2.3 倍,并且细胞中 MX 积累增加 14.9 倍。大鼠的药代动力学研究表明,LPG 显著延长循环时间,提高了 MX 的生物利用度。此外,MX-LPG 在原位异种移植 HCC 肿瘤的 BALB /

c 小鼠中显示出选择性和抗肿瘤活性。通过荧光靶标分子的标记,材料在体内的代谢途径被详细地显示出来。

2. 生物发光成像引导化学和基因联合治疗 2012 年,LiZ. J. 等制备了 CD44 抗体靶向的脂质体纳米粒子用于肝细胞肝癌的分子成像和治疗。随着成像、治疗、手术方式的进展,肝细胞肝癌和肝移植已经取得了相当大的进展,但是目前为止,大多数治疗都没有考虑到癌症干细胞(CSCs)和普通HCC 细胞的药物敏感性差异。化疗、放疗可以杀伤快速增殖的癌细胞,但往往对相对静止的癌症干细胞缺乏杀伤力。而手术治疗往往也无法完整清除癌症干细胞。这些原因易导致癌症的复发。相比之下,如果治疗可以直接针对致瘤性 CSCs 杀伤,即使没有达到收缩肿瘤块的目的,但依然会使癌症得到治疗和控制。迄今为止,肝脏 CSCs 的推定标记物包括 CD133、CD90、CD44、OV6、EpCAM 和 CD13。有实验已经证明激活抗 CD44 单克隆抗体显著降低了白血病再发,同时抑制增殖并刺激凋亡。因此,CD44 分子是非常值得研究的靶向分子。脂质体纳米粒子作为良好的输送工具用于药物或基因的递送。稳定的脂质体负载质粒 DNA 或药物可以简易地合成,同时生物相容性良好。如果加上额外的肿瘤特异性肽实现靶向功效则可以显著增强该传递系统的效率。分子成像可以无创监测具体分子在体内和细胞的变化过程,包括基因表达,癌症的进展和消退,以及靶向的评估和治疗。因此,合成抗 CD44 分子结合的脂质体递送基因或化疗药物可以特异性靶向 CD44 阳性的癌细胞。

本研究采用原位肝肿瘤模型,该模型是通过注射携带编码双重融合报告基因 [萤火虫荧光素酶(Fluc)和绿色荧光蛋白(GFP)基因] 的 HepG2 细胞进入 NOD / SCID 小鼠的肝脏而建立。该团队合成的脂质体可以递送多柔比星或三重融合基因 [病毒截断的胸苷激酶(HSV-ttk)、海肾荧光素酶(Rluc)和红色荧光蛋(RFP)]。治疗效果可以通过光学生物发光成像(BLI)监测。将抗 CD44 抗体介导的脂质体纳米颗粒特异性靶向输送到 HCC,脂质体被 Rluc 的光学生物发光成像特异性检测。结果显示,CD44 抗体介导的负载三重融合基因的脂质体可以有效评价靶向效率和治疗效果。这种具有针对性的治疗策略有效靶向 CSCs 达到治疗肝癌的目的。

3. MR 成像引导化疗 在 2016 年,Kim D.

H. 等发表了酸响应的磁性药物纳米聚合物用于肝细胞肝癌在 MRI 引导下的动脉内药物递送（图 38-4-1）。肝细胞肝癌是世界上第六大流行的癌症。肝脏切除和移植是唯一治愈的方法，但大多数人在诊断时已经失去了最佳的治疗时机。同时全身的化疗或者区域的消融、热疗等效果有限，其他治疗方法如经导管动脉化疗栓塞（TACE），⁹⁰Y 放射栓塞等方法，涉及动脉内药物的灌注。TACE 的主要目的是

提供高选择性的肿瘤部位药物释放，使药物用量最小化。药物洗脱球囊（DEB）是经导管将药物递送至肝癌。临床使用最常见的 DEB 是由不可降解的聚乙烯醇（PVA）组成，可以通过离子负载多柔比星向肝脏定向递送药物。但是 DEB-TACE 的疗效受到代谢速度快、释放和到达肿瘤组织中的药物时间短的限制。同时目前无法监测药物递送的准确性和成功与否。

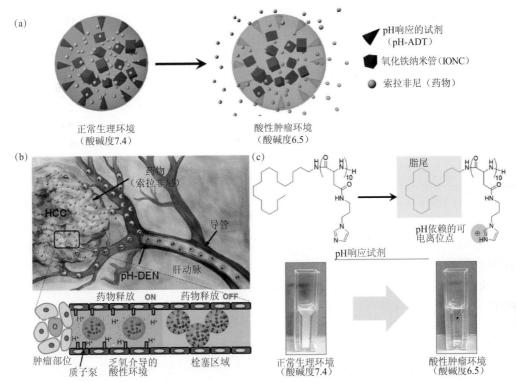

图 38-4-1　酸响应的药物洗脱纳米材料 (pH-DENs) 合成及不同 pH 下的化学结构的改变

（a）酸响应的药物释放和（b）经导管肝脏输送 pH-DEN。pH-DENs 的药物释放可以被栓塞引起的缺氧导致的酸性环境触发。（c）pH 响应的试剂 (pH-ADT) 在不同 pH 下的化学结构以及他们 pH 依赖的形态转变。在 pH 7.4 和 6.5 下，pH-AD 溶液的浑浊度差别（该图片来源于 ACS applied materials & interfaces, 2016, 8, 12711-12719）

　　最近，环境响应的药物递送策略成为选择性药物递送最有希望的方法。通过不同信号的响应，递送到肿瘤组织中材料能够可控地释放。而这些刺激信号包括 pH、温度、光、疾病特异性酶和磁场。其中，pH 敏感的药物载体最受青睐。恶性肿瘤明显比正常组织的 pH 低。肿瘤细胞外由于过量的糖酵解，导致实体瘤的区域 pH 为酸性。肿瘤处弱酸性是 pH 敏感药物实现特异性治疗的基础。

　　基于以上的策略，KimD. H. 等设计了 pH 激发的药物输送系统有效地将化疗药物递送至肝肿瘤区域进行 TACE 治疗。合成了纳米微球（DEN），经导管递送抗癌药物索拉非尼，同时用 MRI 进行监测。

该体系用聚乳酸 - 羟基乙酸共聚物和氧化铁纳米管共同合成，同时负载抗血管生成药物索拉非尼多激酶抑制剂，实现了 MRI 引导的动脉内药物传递。实验结果表明，索拉非尼负载的 pH-DEN 具有 pH 触发药物释放的特性。同时具有高度敏感的 MR 对比能力，在 HCC 模型中，该材料显示出强大的抑制肿瘤生长的作用。该工作表明，负载索拉非尼的 pH-DEN 纳米平台有望被用作肝细胞肝癌治疗的新选择。

　　4. MR 成像引导光热治疗　在 2016 年，LiuJ. F. 等制备了超顺磁性氧化铁 / 硫化铜纳米团簇用于肝细胞肝癌高灵敏的靶向 MR 成像和光热治疗。目

前临床上 HCC 治疗主要集中于手术切除和射频消融等治疗方法。但是 HCC 患者,特别是晚期患者的预后较差。有必要引进新的治疗方法来提高 HCC 的治疗效果。近年来,光热疗法(PTT)受到很大的关注。PTT 有其独特的优势,如选择性高、入侵侵害小、对正常的伤害小、抗肿瘤效果好等。然而,对于 PTT,需要准确找出病变位置,并给予激光照射。利用造影剂的磁共振成像(MRI)已成为一种强大的诊断模式,可用于 HCC 早期检测,因为其高空间分辨率,无辐射和高的软组织对比度,综合 MR 成像能力和 PTT 能力于一体的纳米材料被越来越多地报道。它们可以更精确消除病变,同时解决造影剂和治疗制剂体内分布不一致的问题。目前,通过合理设计的纳米颗粒可以用来实现这一目标。目前已经有大约 20 种类似的纳米材料,如 Fe/Au、Fe/ICG、Fe/PDA、Gd/ICG、Gd/Au 等。

作为一种高效的 PTT 材料,必须有高的光热转换效率。硫化铜(CuS)纳米粒子被证明是一种光热稳定、性能优良、生物相容性好、成本低的光热材料。然而,目前报道的硫化铜纳米粒子通常粒径分布不均,水分散性差或缺乏靶向性。超顺磁性氧化铁纳米粒子是一种常见的 T_2 造影剂,它拥有优越的成像能力和低的生物毒性。结合超顺磁性氧化铁纳米粒子和硫化铜于一体,使其同时具有光热性能与成像能力达到诊疗一体化,通过 MRI 监测生物分布,最后给予最优的治疗策略。

在这里,我们报道一种纳米氧化铁纳米粒子负载的聚合物胶束(简称 SCDP-LA)用于磁共振成像(MRI)和光热治疗肝细胞肝癌。通过使用乳糖酸这种两亲性生物相容性聚合物,利用改性的 1, 2- 二硬脂酰基 -sn- 甘油基 -3- 磷酸乙醇胺 -N- [氨基(聚乙二醇 -2000](DSPE-PEG-LA)形成胶束。将超顺磁性氧化铁 / 硫化铜纳米团簇包裹在胶束的疏水核心内。该材料 MRI 和光热效果优异,乳糖酸改性的聚乙烯醇修饰使得该胶束水溶液稳定。由于乳糖酸的靶向,该材料可以选择性地内化到肝细胞系(HepG2 细胞)中。体内和体外实验证明,其具有良好的光热和成像能力。超顺磁性氧化铁 / 硫化铜纳米团簇这个多功能纳米材料效果优异,有希望进一步实现 MRI 靶向引导下的肿瘤光热治疗。

5. 超声引导的基因治疗　2016 年, Jürgen K.W. 等成功在超声引导下利用互补 miRNA 治疗肝细胞肝癌。HCC 通常在早期可以通过手术切除及肝移植治疗,辅以局部热消融治疗,然而仅有 10%~30% 的患者符合手术指征。同时切除后复发率达到 70%。同时肝移植受到供体等的限制。对于中期的 HCC,经动脉化疗栓塞是一种适合的选择。但是该治疗方法作为肝硬化禁忌证,对于 HCC 合并肝硬化患者无法使用,从而留下非常有限的治疗方法。miRNA 是调节表达的非编码小 RNA,参与调节多种基因的表达。异常表达的 miRNA 在肿瘤的起始、进展和转移中扮演着重要的作用。已经证明 miRNA-122 和 miRNA-21 在 HCC 的发展和迁移中发挥着关键作用。miRNA-122 具有肿瘤抑制作用,在 HCC 发展的所有阶段都有下调。这种下调导致对多柔比星的耐药性。因此,恢复 miRNA-122 活性以治疗 HCC 具有非常大的潜力。相比之下,miRNA-21 在 HCC 中高度过度表达,因此,使用 antimiRNA-21 可以抑制 HCC 细胞的增殖迁移和入侵,同时也减轻了耐药性。然而,如何使用一种安全有效的传递 miRNA 到病变组织的方法成为关键性的问题。静脉注射 miRNA 会使核酸酶快速降解,食品药物监督管理局批准的可用于保护 miRNA 免受降解的聚乳酸 - 羟基乙酸共聚物纳米粒子在 100~150 nm 之间,不是 EPR 效应理想的粒径,导致其在肿瘤部位滞留量有限。

Jürgen K. W. 等利用治疗超声波引导聚乳酸 - 羟基乙酸共聚物纳米粒子的传送,PLGA-NP 可以积极被动地在肿瘤积聚并将 miRNA 深入肿瘤通过称为"超声波"的过程,可以形成血管壁局部穿孔从而促进药物递送到癌症。这里推测声波的主要机制是气蚀,气体振荡并最终塌陷诱发穿孔,由此达到超声介导的药物递送的目的。实验中,共焦显微镜和 PCR 实验均证明聚乳酸 - 羟基乙酸共聚物纳米粒子的成功递送。与单一 miRNA 治疗相比,两种互补的 miRNA 可以显著降低癌细胞增殖、入侵和迁移。同时超声引导的聚乳酸 - 羟基乙酸共聚物纳米粒子递送方式其递送率可以高于相同对照条件下无超声波引导的 5~9 倍。该纳米材料经过一次给药,就可以达到下调抗凋亡蛋白,增强细胞凋亡的效果,从而得到好的治疗效果。

二、分子影像技术在胰腺癌诊断和治疗中的应用

在发达国家与癌症相关的常见致死原因中,胰腺癌排名第四。因为高死亡率和与胰腺癌相关的技

术迅速发展,针对该疾病的最佳方法包括早期检测和准确分期。由于该疾病通常在晚期才能检测到,标准治疗(手术切除后辅助治疗)仅仅是针对部分有效的早期诊断的病人,因此临床上对于此病的诊断和判断其可切除性通常是由经典的 MRI 成像和 CT 成像提供肿瘤的大小、位置和形态等信息。分子影像方式能够提供对临床有意义的一些额外信息,如肿瘤的亚型或肿瘤生物学等。

(一)光学成像在胰腺癌诊断中的应用

目前的分子成像方法包括正电子发射断层扫描(PET)、单光子发射计算机断层扫描(SPECT)、磁共振(MRI)、光学成像、超声成像等。其中,靶向超声成像可以通过早期发现病变、患者分层疗法、治疗监控、计算机辅助肿瘤切除治疗和手术指导等方式提供改善癌症的机会。新一代造影剂的开发用于改善胰腺癌的早期诊断至关重要。在各种分子影像技术中,基于荧光技术的成像方式尤其吸引人,主要是由于其低成本、高灵敏度和空间分辨率及相对 X 线和 PET 来说没有电离辐射的特点。最近报道了人类第一次应用肿瘤的特异性光学成像实现了卵巢癌患者的肿瘤病变实时可视化成像及手术。基于其精确的可视化手术和对肿瘤的靶向性,光学指导下的手术越来越多地应用于临床,并展现出诱人的前景,因此,设计出与癌症特异性靶向配体连接的纳米颗粒用于早期胰腺癌的诊断、治疗显得至关重要。

在 2011 年,Marija T.A. 等人报道了整合素 $\alpha_V\beta_3$ 标记的光学成像探针用于内源性小鼠模型中胰腺癌的诊断。Marija T.A. 等人发现,$\alpha_V\beta_3$ 整合素能作为一个可供选择的靶点用于胰腺导管癌的可视化检测。$\alpha_V\beta_3$ 整合素属于细胞表面受体整合素家族,能激活各种肿瘤处新生血管的内皮细胞,其中也包括胰腺导管腺癌(pancreatic ductal adenocarcinoma,PDAC)。已有研究表明,$\alpha_V\beta_3$ 整合素与肿瘤血管生成和转移密切相关,特别是 PDAC 的淋巴结转移。将 IntegriSense 680(一种商用近红外荧光染料标记的非肽小分子)注射后与胰腺内 $\alpha_V\beta_3$ 整合素靶向连接,可用于胰腺导管腺癌的靶向光学成像。尾静脉注入 IntegriSense 680 后可发现在正常的老鼠上,胰腺处没有监测到荧光信号,然而在实验组老鼠上,PDAC 能够被很好地标记,这是由于在老鼠体内 IntegriSense 680 与 $\alpha_V\beta_3$ 整合素靶点结合,从而对胰腺处的肿瘤血管进行成像。$\alpha_V\beta_3$ 整合素在人和老鼠的 PDAC 模型上均能表达并且能通过分子影像手

段检测到。这种策略可进一步用于对 PDAC 病人的分类、荧光引导的肿瘤切除和基于 $\alpha_V\beta_3$ 整合素的靶向治疗。

在 2015 年,Gao D. 等报道了近红外酞菁染料标记的试剂用于整合素 $\alpha_V\beta_6$ 靶向的胰腺癌治疗。Gao D. 等人利用近红外酞菁染料(IRDye700)标记链霉亲和素 - 生物素(streptavi- din-biotin)的探针(Dye-SA-B-HK)用于靶向胰腺癌中的 $\alpha_V\beta_6$ 整合素靶点的胰腺癌治疗。$\alpha_V\beta_6$ 整合素在各种恶性肿瘤中表达增多,然而在正常器官组织中低表达,这就能使其成为肿瘤成像及治疗的靶点。酞菁是一类卟啉的合成衍生物,作为一种光敏剂,在激光的照射下可以产生单线态氧,利用单线态氧的高细胞毒性可以将癌细胞杀伤,而正常的组织免于损伤,因此可用于光动力学治疗。而光动力学治疗因具有低毒、副作用小、抗癌广谱、高选择性等优势,正吸引着人们越来越多的关注。实验证明,Dye-SA-B-HK 在体外和体内均能与 $\alpha_V\beta_6$ 整合素以较高的亲和力结合,这就可以用于小鼠胰腺癌模型中的靶向癌症成像、光学成像指导的手术和光动力治疗。在光学成像的手术指导下,原位移植生长的胰腺癌病变能通过手术被成功地切除,通过近红外光的照射,Dye-SA-B-HK 在体外和体内均展现出优越的抗肿瘤效果,使得 Dye-SA-B-HK 成为一种有前途的药物。

2011 年,Yong K.T. 等报道了抗紧密连接蛋白 -4 抗体共轭的高发光的纳米粒子用于胰腺癌的靶向成像。Yong K.T. 等人报道了以抗紧密连接蛋白 -4 抗体共轭修饰化的量子点 CdSe/CdS/ZnS 作为一个靶向的胰腺癌成像探针。紧密连接蛋白 -4 是细胞紧密连接中的一部分,而紧密连接是细胞间连接复合体中的生物成分,他们的主要功能是建立细胞极性和决定细胞旁通透性。形成紧密连接整体组成部分的紧密连接蛋白家族由跨膜蛋白组成,是决定着细胞间壁障碍的主要因素。紧密连接蛋白家族的许多成员在人体内显示出独特的器官特异性分布模式,其中,紧密连接蛋白 -4 由 209 个氨基酸组成,含有四个假定的跨膜片段。在以前的研究中,许多研究组在使用代表性差异分析和 DNA 阵列技术的各种表达谱分析方法中已经将紧密连接蛋白 -4 鉴定为在诸如 Panc-1、MiaPaCa 和 Colo-357 等的胰腺癌细胞系中高表达。在最近的几十年里,量子点(Quantum dots, QDs)即半导体纳米晶体(NCs),由于其具有独特的电子和发光性质,在生物标记、发光

二极管、激光和太阳能电池等领域的广泛应用成为大家关注的焦点。目前，量子点最引人瞩目的应用领域之一就是在生物体中做荧光探针。与传统的有机染料相比，量子点具有无法比拟的发光性能，比如尺寸可调的荧光发射、窄且对称的发射光谱、宽且连续的吸收光谱、极好的光稳定性。通过调节不同的尺寸，可以获得不同发射波长的量子点。窄且对称的荧光发射使量子点成为一种理想的多色标记的材料，由于其宽且连续的吸收光谱，用一个激光源就可以同时激发一系列波长不同的荧光。量子点良好的光稳定性使它能够很好地应用于组织成像。其通过简单的液相合成法制备赖氨酸包覆的CdSe/CdS/ZnS量子点，在量子点表面的交联赖氨酸基团能够与生物分子抗紧密连接蛋白-4抗体缀合用于在体外和体内特异性靶向递送至胰腺癌，因而可以用于胰腺癌的分子成像。这种抗原抗体结合的策略同样也可用于其他癌细胞的靶向成像和治疗。

2008年，McElroy等报道了使用荧光染料修饰的抗CA19-9抗体对原发性和转移性胰腺癌成像并用于手术导航。由于包括紧密连接蛋白-4在内的许多肿瘤标志物在大多数的恶性肿瘤中都有表达，因而要发展一种高度特异性靶向胰腺癌的纳米探针用于胰腺癌的靶向成像与治疗是一个关键。CA19-9是一种黏蛋白型的糖类蛋白肿瘤标志物，它除了分泌到血液中，还被证明存在于胰腺癌细胞的细胞质和细胞膜中，在94%的胰腺癌中发现了CA19-9，因而被认为是迄今报道对胰腺癌敏感性最高的标志物。在这项研究中，McElroy等人开发了一个由AlexaFluor 488绿色荧光染料标记抗CA19-9抗体的纳米粒子，用于人胰腺癌细胞（BxPC-3）原位肿瘤模型成像，并且用于加强术中原位肿瘤和转移性胰腺病变的可视化成像。AlexaFluor 488绿色荧光染料以高亮度、稳定性、仪器兼容性、多种颜色、pH不敏感以及水溶性为主要优点。这种成像策略不仅能够促进区分胰腺正常组织和肿瘤组织，还揭示了光学镜下不可见的肝、脾、腹膜等处的微小肿瘤病灶和植入物。

2015年，Park J.Y.等报道了靶向MUC1的荧光探针用于胰腺癌原位裸鼠模型。MUC1作为一种膜结合糖蛋白是我们的研究对象之一。MUC1经常在各种肿瘤，包括乳腺癌、卵巢癌、肺癌和结肠癌等表达，并且在90%的胰腺癌中高表达。因而它也被认为是一个潜在的用于诊断、预后和治疗胰腺癌的生物标志物。Park J.Y.等人将抗MUC1（CT2）抗体与550 nm或650 nm荧光团共轭结合，从而达到靶向胰腺癌的荧光成像目的。这种策略被成功地用于BxPC-3原位模型和裸小鼠皮下异种移植肿瘤模型的光学成像。

2002年，Michael B.等报道了绿色荧光蛋白荧光探针用于胰腺癌原位模型中原发性肿瘤生长和多发性转移灶的实时光学成像。大部分分子成像只对胰腺癌的原发灶具有成像效果，针对肿瘤的转移灶缺乏很好的成像效果。Michael B.等人利用维多利亚水母绿色荧光蛋白（GFP）设计了一种新思路，从而实现了胰腺癌的原发生长成像和转移灶的实时成像。GFP是一种从维多利亚水母上提取的绿色荧光蛋白，具有很多优点，GFP荧光反应不需要外加底物和辅助因子，只需紫外光或蓝光激发，即可发出绿色荧光，用荧光显微镜甚至肉眼就可以观察到。GFP对光漂白（一种荧光衰减现象）有较强的耐受性，能耐受长时间的光照，从而延长了可探测时间。GFP对普通生长的细胞基本无毒害，与目的基因融合后，对目的基因的结构功能没有影响，转化后细胞仍可连续传代，并且GFP是在异源细胞内表达后，能自产生荧光的蛋白。这些优点决定了其能作为一种优异的荧光探针用于活体成像。他们将GFP基因转导至胰腺癌细胞系MIA-PaCa-2和BxPC-3中，然后特异性选择高表达GFP的细胞，将这些细胞静脉注射至雌性B57Cl/6小鼠身上，从而实现了胰腺癌的实时成像。从荧光图片上可以量化转移至胃、肝等处的微小转移灶的大小。用GFP高表达的肿瘤细胞成像的优点在于成像不需要制备造影剂、事先注射底物、麻醉动物等其他成像方式的限制，并且很稳定，具有高度选择性，对于活体来说无创，能够很好地运用于全身以及小鼠模型中原位胰腺肿瘤生长和多发性转移灶的活体内荧光成像。这种GFP成像技术将有助于包括潜在的化学治疗剂的抑制在内的胰腺癌生长调节剂的研究。

（二）MR成像在胰腺癌诊断中的应用

由于分子成像探针的发展，生物医学成像技术已经取得了很大的进步。然而，发展可以针对特定癌细胞的分子成像探针仍然是必要的，因为目前使用的探针大多并无靶向性。在众多的成像方式中，由于磁共振成像（MRI）具有提供高分辨率的图像、无电离辐射、高信噪比、高空间分辨率和有生成三维图像能力的特点，它被广泛用于体内非侵入性成像。

MRI 造影剂是通过改变原子附近的反应组织的外部磁场来获得高质量的 MR 图像。然而,临床上主要使用的 MR 造影剂,如 Gd-DTPA-BMA（Omniscan）和 Gd-DTPA（Magnevist）等弛豫效率低并且缺乏组织特异性。这些缺点导致了这些临床的造影剂无法用于胰腺癌的靶向成像与治疗,因而,寻找特异性的 MR 造影剂是我们研究的方向。然而,单独的 MR 成像大多并不直接用于临床上胰腺癌的成像,通常将 MR 成像与其他成像模式相结合用于胰腺癌的成像治疗。

2017 年, Jiang Y.J. 等报道了用 LyP-1 修饰的磁介孔纳米球用于胰腺癌 MRI（图 38-4-2）。四氧化三铁纳米材料,如超顺磁的磁铁矿纳米颗粒,由于其良好的生物相容性、分散性好、能够显著缩短质子弛豫（T_2 弛豫）等优点,已经成为 MR 造影剂的最佳选择之一。它可通过提高渗透率和 EPR 效应聚集在肿瘤组织附近,但这是缺乏特异性的。因此,四氧化三铁颗粒常常与特定的配体结合以提高其靶向性,常用的配体有维生素、抗体、多糖、多肽等其他可以与肿瘤表面表达物结合的物质。比如, LyP-1 是一种从噬菌体内筛选出来的环状九肽（Cys-Gly-Asn-Lys-ArgThr-Arg-Gly-Cys）,许多研究表明, LyP-1 是一种用于乳腺癌、肝癌和动脉粥样硬化斑块诊断和治疗的理想靶向分子。最近的研究发现,线粒体上的一种蛋白质受体 p32 或 gC1qR 已被证实为 LyP-1 的分子受体。基于这些发现, Jiang Y.J. 等人设计了新颖的多功能核壳磁性四氧化三铁纳米粒子团簇包裹 FITC 标记的二氧化硅和随后的 LyP-1 共价结合的荧光 - 磁共振双模态探针用于小鼠原位胰腺癌成像。实验中所得到的多功能纳米材料拥有 50 nm 的规则尺寸、10 nm 的氧化铁核心、荧光稳定的二氧化硅壳层、LyP-1 结合密度高和生物相容性好。流式细胞技术和体外 MR 成像证明,由于 LyP-1 对胰腺癌细胞的靶向性,使得胰腺癌细胞和肿瘤获得了良好的成像效果。这些结果为我们设计 LyP-1 修饰的多功能团簇用于胰腺癌的早期诊断打下坚实的基础。此外,随着原位胰腺癌成功种植于免疫活性的 C57BL / 6 小鼠,我们相信 LyP-1 固定化磁性介孔团簇为今后的胰腺癌免疫治疗提供经验。

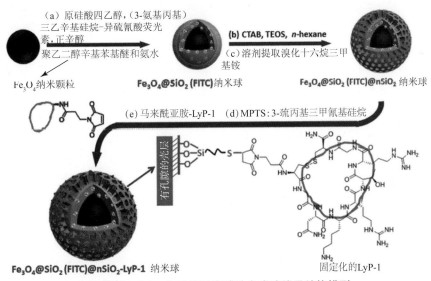

图 38-4-2 多功能纳米球的合成路线及结构模型

（a）通过 TEOS 和 APTS-FITC 的共缩合将 FITC 覆盖到二氧化硅, APTS-FITC 是通过 FITC 与 APTS 反应获得。（b）通过 CTAB 作为结构导向剂,进一步生长 CTAB/SiO₂ 复合材料。（c）通过溶剂萃取除去 CTAB,形成外壳中的介孔。（d）通过表面修饰 MPTS,在纳米球的表面引入硫醇基。（e）通过铆钉在纳米球的硫醇基与环状 LyP-1 衍生物末端马来酰亚胺基团之间的"点击"反应,固定 LyP-1 到纳米材料上（图片来源于 Biomaterials, 2017, 115, 9-18）

2009 年, Kumagai M. 等报道了嵌段共聚物包被的磁铁矿纳米颗粒用于胰腺肿瘤增强的磁共振成像。尽管最近在化疗方面取得了进展,但是晚期胰腺癌患者平均生存期仍然很短,只有 6 个月。虽然通过诊断成像方式的发展,癌症检测和治疗得到了很大的改善,但仍然难以发现早期胰腺癌。因此,胰腺癌症的诊断系统的发展是非常重要的。早期检测实体瘤,特别是胰腺癌,在诊断中具有重要意义。目前基于超顺磁性氧化铁（superparamagnetic iron oxide, SPIO）颗粒的人体诊断已经广泛用于商业用途。然而,由于癌症检测需要全身施用氧化铁纳米颗粒,因此必须延长颗粒的循环时间。几项研究已经报道了磁性纳米粒子在血液中的行为与其纳米尺度、形态密切相关,包括总体直径、尺寸分布和表面性质。此外,氧化铁纳米颗粒的表面改性已被证明是改善其生物学性能的多功能策略,包括降低其免疫原性和增强靶向特定组织的传递。然而,纳米颗粒的表面改性与其体内行为之间的总体相关性仍需进一步阐明。用氧化铁纳米颗粒增强磁共振成像(MRI)是检测癌症的一种可行方法。这些纳米颗粒在肿瘤组织中的有效和选择性积累对于改善成像能力是必需的,并且它们在血液循环时间中的寿命至关重要。迄今已报道有许多 SPIO 纳米颗粒的稳定化方法,最可行的方法之一可能是通过涂覆生物相容性聚合物来稳定 SPIO。包括聚乙二醇(PEG)及其嵌段共聚物在内的聚合物,对于开发具有特定表面性质的 SPIO 系统是很有希望的。目前正在深入研究这种具有 PEG 或 PEG 化的颗粒的涂层,以避免其被网状内皮系统(RES)摄取。Kumagai M. 等人开发了用于胰腺癌成像的嵌段共聚物包被的磁铁矿纳米颗粒,通过将聚乙二醇 - 聚天冬氨酸嵌段共聚物(PEG-PAsp)以 COO^- 残基的单齿螯合固定在铁原子上,在磁铁矿表面上形成稳定且致密的 PEG 层,因而体内纳米颗粒的稳定性起到了重要作用。实验证明,即使增加了离子强度或在胎牛血清的存在下,这些纳米颗粒也具有相当窄的分布。进一步的实验证明,使用 PEG-PA 涂层的磁铁矿纳米颗粒与 TGF-β 抑制剂结合可以成为诊断难治性癌症(包括胰腺癌)的新方法。

2014 年,Wang X.H. 等报道了用于胰腺癌细胞双模态靶向成像的自清洁 SPION(图 38-4-3)。SPION 与正常细胞膜的非特异性相互作用可能导致对期望靶点的低效标记,导致高水平的背景信号,严重限制了诊断成像的对比度和灵敏度。以前的研究表明,中性和带负电荷的 SPION 表现出显著的防污作用,可有效降低非特异性结合。以其亲水性和生物相容性好而闻名的聚乙二醇(PEG)通常用于改变纳米颗粒的表面性能,以减少非特异性结合并提高胶体稳定性和生物相容性。然而,PEG 表面官能化降低了磁铁矿的体积分数,导致 SPION 的总磁响应降低。表面改性的过程通常烦琐并且成本高。因此,寻求其他简单的针对早期癌症诊断的靶向成像的纳米粒子的表面修饰方法是重要的。牛血清蛋白(BSA)已经广泛用于生物应用,因为其能够降低免疫测定中的非特异性结合、商业可行并且成本低廉。BSA 是具有丰富羧基和氨基的两性离子表面活性剂,这种独特的结构不仅提供足够的用于进一步功能化的结合位点,而且在酸性和碱性环境中赋予其良好的胶体稳定性。据报道,有人使用 BSA 作为稳定剂和封端生物聚合物,并在超声波条件下成功地将疏水性量子点(QDs)和 SPION 转移到亲水相中,BSA 涂层的 QD 显示出优异的自清洁性能。Wang X.H. 等人基于 BSA 表面修饰的 SPION 开发了一种新的和具有自清洁的单分散磁性纳米颗粒。在 BSA 表面官能化之前,用四氟硼酸盐(NOBF₄)处理疏水性 SPION。NOBF₄ 处理是一个过渡阶段,与以前工作中的 SPION 的直接 BSA 表面官能化相比具有很大的优势。这种新方法的目的是通过 NOBF₄ 稳定的 SPION 来交换 SPION 上的有机配体,随后被 BSA 官能化。这种方法在实验上有效可行并且可重复。制备的 BSA 表面官能化疏水性 SPION(BSA·SPIONs)表现出良好的胶体稳定性和高的横向弛豫性。当与 Cy5 染料(用于近红外荧光成像)和抗 - 凝集素 -1 单克隆抗体(mAb)偶联时,得到的染料 BSA·SPION-mAb 在识别 plectin-1(一种特异性生物标志物)用于 PDAC 荧光和 MR 双模态成像中表现出高特异性。这种新方法已经有效地减少了非特异性细胞结合。

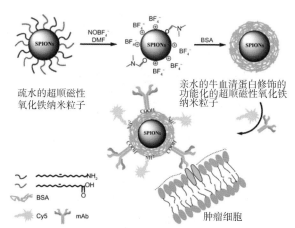

图 38-4-3　用于胰腺癌细胞双模态靶向成像的表面修饰防污光学 SPION

图片来自于参考文献 International journal of nanomedicine, 2012, 7, 5053-5065

(三)核医学在胰腺癌诊断中的应用

在 PET 成像中,造影剂用正电子发射衰变的同位素进行放射性标记,从它们所参与的代谢过程来测定脑组织的代谢改变。由于大脑所需能量的 80% 来自葡萄糖,大脑某一部位的功能越活跃,其脑细胞和葡萄糖代谢就越旺盛。PET 可根据葡萄糖代谢率的高低来检测脑异常代谢的确切部位。PET 检测基于由组织中的正电子 - 电子湮灭产生的两个反平行的 511 keV 的 γ 光子的检测,然后进行所有检测的响应线的断层重建,以获得示踪剂三维分布的图像。PET 成像提供高灵敏度和优异的组织穿透,其允许在皮摩尔范围内定量检测 PET 示踪物。目前已经将几种正电子发射同位素评估为用于成像胰腺恶性肿瘤的潜在放射性药物,包括 ^{15}O、^{11}C、^{18}F、^{61}Cu、^{64}Cu 和 ^{89}Zr。PET 示踪剂通常通过将同位素共价连接到生物分子上,或通过与合适的螯合剂配位。PET 对比 MRI 和光学成像等其他成像方式来说具有很多优点,比如灵敏度高、特异性高、全身显像、安全性好等。

2015 年,Wang H. 等报道了使用 ^{64}Cu 标记的单克隆抗体 MAb159 用于小型动物胰腺癌异种移植瘤的 PET 成像。靶向癌症中上调细胞表面受体仍然是设计分子成像探针最有希望的策略。葡萄糖调节蛋白 GRP78(也称为免疫球蛋白重链结合蛋白)在 20 世纪 70 年代末被发现是由葡萄糖饥饿诱导的细胞蛋白。在人类癌症中,GRP78 水平升高通常与乳腺癌、肝癌、前列腺癌、结肠癌或胃癌患者的较高病理分级、复发和生存率差相关。GRP78 在成熟器官低表达,如脑、肺和心脏中维持在低基础水平,但在肿瘤中强烈诱导。此外,肿瘤灌注不良导致的葡萄糖饥饿可能会引起 GRP78 表面再定位,基于这点,Wang H. 等人开发了新型抗 GRP78 单克隆抗体 MAb159 修饰的 ^{64}Cu 标记的 PET 成像探针。目前已经发现 MAb159 能抑制磷脂酰肌醇 -39 激酶 / 蛋白激酶 B(Akt)的信号传导,并诱导异种移植瘤消退。人源化 MAb159 保留其 GRP78 亲和力,对正常器官无毒。其做法是使用螯合剂 1,4,7,10- 四氮杂环十二烷 -1,4,7,10- 四乙酸(DOTA)将新抗体(MAb159)与 ^{64}Cu 络合,并与抗体结合制备了 ^{64}Cu-DOTA-MAb159,用于特异性靶向表达 GRP78 的 BxPC-3 胰腺皮下异种移植肿瘤成像。通过 PET 成像,在注射后 48 h 获得了(18.3 ± 1.0)% ID/g 的肿瘤内积累峰值。为了做对照,注射非靶向放射性标记的人源 IgG 作为对照,并显示仅(7.5 ± 0.7)% ID/g 的肿瘤积累,因而实验显示,^{64}Cu-DOTA-

MAb159 在体外和体内显示出高靶向特异性。细胞表面 GRP78 表达水平与多种类型癌症中的肿瘤化学耐药性之间的潜在相关性使 ^{64}Cu-DOTA-MAb159 成为用于监测肿瘤进展和化学耐药性发展的临床替代品。

2015 年,Sugyo 等报道了使用 ^{89}Zr 标记的人抗转铁蛋白受体的抗体作为 PET 探针对胰腺癌小鼠模型进行临床前评估。^{89}Zr 是一种相对较新的放射性核素,已被用于多种癌症的 PET 成像,因为过去十年间,同位素已经被多种可用的螯合剂广泛使用。Sugyo 等使用单克隆抗体 TSP-A01 对转铁蛋白阳性荷瘤小鼠中的转铁蛋白受体进行成像。用 ^{89}Zr 进行抗体放射性标记,用 PET 检测其生物分布。使用 ^{89}Zr 标记的抗体,在注射后 2 天获得的峰值摄取为(12.5 ± 2.3)% ID/g,准确鉴定了转铁蛋白受体阳性肿瘤皮下异种移植肿瘤模型(MiaPaCa-2)。该研究证明了该成像探针可能用于选择可能受益于抗转铁蛋白治疗的患者。

2013 年,Sugyo 等人报道了 ^{89}Zr 标记的人抗 CD147 单克隆抗体用于胰腺癌小鼠模型中的正电子发射断层扫描成像。CD147 也称为 EMMPRIN,是在恶性胰腺癌中高度表达的免疫球蛋白跨膜蛋白,并且在癌前病变和胰腺炎中低水平表达,它涉及淋巴细胞活化、单羧酸转运蛋白的诱导和几种金属蛋白酶(MMPs)的诱导。试验中,将放射性 ^{89}Zr 标记完全人抗 CD147 单克隆抗体 059-053,并评估其体外和体内性质,发现其能用作胰腺癌模型中的新型 CD147 靶向 PET 成像探针。[^{89}Zr]059-053 在表达 CD147 的肿瘤中高度积累,并且能清楚地显示皮下和原位植入的异种移植瘤。因此,应用 [^{89}Zr] 059-053 的 PET 是很有希望的非侵入性成像方法,尽管需要进一步的临床研究,但它可以为从 CD147 靶向治疗中获益的癌症患者的选择并提供合适有用的信息。

(四)分子探针在胰腺癌化疗中的应用

胰腺癌早期阶段的诊断受其解剖位置和非显著症状的阻碍。由于胰腺周围存在大量血管,只有 15%~20% 手术切除率。同时,胰腺的解剖位置阻碍了放射治疗。化疗仍然是延长预期寿命和提高患者生活质量的最常用方法。然而,化疗的缺点是明显的,包括耐药性和一般毒性。针对第一个缺点耐药性,主要的临床策略涉及药物或药物组合的变化,从而允许新的耐药性发展,使用一些多药耐药蛋白(MDR)抑制来逆转其耐药性。不幸的是,抗肿瘤药物的代谢加工方式也改变了。目前,纳米颗粒系统可能逆转耐药性,一些纳米颗粒与靶向组织结合,其与肿瘤细胞或组织有效结合。第二个缺点是化疗药全身毒性,纳米材料能够很好地解决这个问题。

2015 年,Shen M. 等报道了 mPEG-PLGA PLL-cRGD 热敏性凝胶用于胰腺肿瘤的治疗。目前,纳米技术广泛应用于癌症的治疗,包括胰腺癌。但是大多数纳米材料靶向效率太低。大部分纳米材料分布在肝脏、脾脏中,或者较大的颗粒分布在肺部。由于胰腺的屏障和胰动脉血流量不足,药物和纳米粒子在胰腺中不容易获得令人满意的分布。介入治疗是解决这些问题的简便途径。这种治疗方法基于两种方式:血管内和血管外。在肿瘤治疗期间使用的血管外模式也称为肿瘤内 / 肿瘤周围模式。然而,注入肿瘤的药物溶液会迅速分散消除,治疗效果只能持续很短时间。一些研究联合介入治疗与持续释放技术,使用热敏凝胶来降低肿瘤中的分散速率以延长治疗间隔。基于这点,Shen M. 等将介入治疗与纳米粒子和热敏感技术相结合,以实现高度集中的药物浓度、长期的治疗间隔和耐药性的逆转。Pluronic F-127 是一种热敏聚合物,在原位凝胶中广泛使用,在室温下能保持液态并在体内变成凝胶。这种材料具有高度的生物相容性,可安全地用于静脉。同时,该凝胶可以增强细胞膜的流动性并克服多种药物耐药性。在该实验中,其设计了单甲氧基(聚乙二醇)- 聚 D,L- 丙交酯 - 共 - 乙交酯 - 聚(L- 赖氨酸)-(精氨酸 - 甘氨酸 - 天冬氨酰谷氨酸 - 缬氨酸)(mPEG-PLGA-PLL-cRGD)。PLGA 和 PLL 是可生物降解和生物相容的,它们可以通过体内逐渐降解达到持续释放的作用。水溶性 mPEG 嵌段可用于生产具有较长循环时间的生物相容性纳米粒子,增强纳米粒子的靶向能力。另外,使用这种材料可以通过增强渗透性和保留 EPR 效应来增加肿瘤中的纳米粒子量。cRGD 能有效地与整合素 $\alpha_v\beta_3$ 结合,该整合素 $\alpha_v\beta_3$ 在血管形成过程中的内皮细胞上过表达,并负责肿瘤生长。相反,$\alpha_v\beta_3$ 整合素在正常组织中不表达,因而能成为理想的靶标。因此,当与 cRGD 组合时,mPEG-PLGA-PLL 可以靶向肿瘤,同时可以通过改变嵌段的分子量或 PLGA 中单体的比例来改变 mPEG-PLGAPLL-cRGD 的特征。实验中他们选择 mPEG-PLGA-PLL-cRGD 携带作为抗肿瘤药物的紫杉醇(PTX)来模拟纳米颗粒系统。复合凝胶比单独的纳米粒子或凝胶增强了 Aspc-1 / PTX 细胞的吸收。在模拟体内药物动力学的 3D 细胞模型中评估了该物质显示缓慢的消除和长期的抗肿瘤作用。该材料的体内缓释能力与凝胶相似,复合材料的体内肿瘤抑制也比单独的纳米粒子和凝胶的体内肿瘤抑制好。即使使用小得多的 PTX 剂量,这种制剂也证明是有效的,对正常组织表现出很小的毒性。因而这种策略可以有效地运用于胰腺癌的靶向治疗。

(五)分子探针在胰腺癌诊疗一体化中的应用

2017 年,Park K.E. 等报道了透明质酸包覆的纳米粒子用于由近红外和 MR 成像引导的靶向光动力治疗癌症(图 38-4-4)。治疗性干预措施包括可以将治疗药物递送到靶向疾病部位的纳米载体的开发。为了克服抗癌剂和放射性活性成分的毒性和副作用,许多研究集中在基于纳米颗粒的药物递送载体的开发。相比之下,仅当特定波长被照射时才能产生细胞毒性活性氧的光敏剂(PSs)已经成为癌症治疗安全有效的药物。光动力学疗法(PDT)被认为是癌症治疗安全有效的干预措施,其中癌细胞能够被产生的细胞毒性活性氧杀死,而将成像与治疗相结合更是研究的热点。基于这点,Park K.E. 等人设计了一种诊断治疗一体化聚合物纳米材料同时拥有双模态(MR/NIR)成像模式和近红外诱导的光动力学治疗效果。近红外的敏化剂(Chlorin e6,Ce6)被包裹在聚乳酸 - 羟基乙酸纳米材料(PLGA NPs)内,外面覆盖透明质酸(HA),同时加入 Gd 离子螯合,形成功能化的纳米粒子 HA-GdCe6-PLGA NPs(HAGCP-NPs)。其中,Ce6 是一种很有潜力的光敏剂,它具备 663nm 的吸收波长,能够产生更多的活性氧(reactive oxygen species,ROS),而且对皮肤的副反应也较小,因此适合用于肿瘤光动力治疗,另外,Ce6 还具有荧光成像的功能。HA 是一种天然存在的多糖,由于其生物相容性和生物可降解性,已被广泛研究用于生物医学,并且可以靶向过表达 CD44 配体的癌细胞,并螯合作为 T_1 加权 MRI 造影剂的 Gd^{3+}。实验证明,在 HAG-CP-NPs 表面螯合的 Gd^{3+} 离子不仅作为 T_1 加权 MRI,而且还通过 HA 的交联在纳米粒子上提供了刚性表面。实验还证实,HAGCP-NPs 可以通过 HA 的帮助有效地靶向 CD44 高表达的 A549 癌细胞。小鼠静脉注射后,在 A549 肿瘤小鼠中检测到强 NIR 荧光和 MR 信号,并且在照射 NIR 光后也观察到肿瘤生长消退或肿瘤生长的显著延迟。因而,HAG-CP-NPs 具有作为双模态(MR-NIR)分子成像和 PD 治疗的纳米探针的作用。

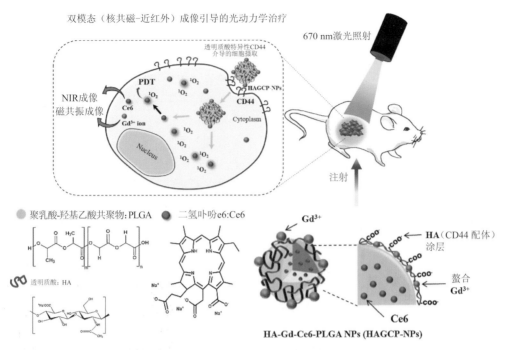

图 38-4-4 HA-Gd-Ce6-PLGA 纳米材料（定义为 HAGCP-NPs）的结构和核磁 / 近红外荧光双模太成像引导的癌症的光动力学治疗

负载 Ce6 到 HAGCP-NPs 提供了基于近红外的荧光成像及光动力治疗的双重功能。通过 HA 的帮助，HAGCP-NPs 可以靶向到 CD44 过表达的癌细胞。HA 同时可以高效的螯合 Gd^{3+} 离子在 PLGA NPs 表面，不仅作为 T_1 加权的 MRI 对比剂，同时提供了 PLGA NPs 刚性表面（图片来源于 Carbohydrate Polymers, 2017, 157, 476-483）

2012 年，Deng L. 等报道了一种多功能纳米脂质体用于胰腺癌的磁共振成像和治疗。现有的胰腺癌化疗策略包括 5-氟尿嘧啶和吉西他滨等药物，但具有许多脱靶副作用，因而已经显示出令人失望的结果。所以这里迫切需要开发一种早期诊断技术和一种新颖的靶向治疗策略。间皮素（Mesothelin，MSLN）是一种在几种人类肿瘤中高度表达的分化抗原，包括间皮瘤、卵巢癌和胰腺癌。由于 MSLN 仅在肿瘤组织中过表达，而在胰腺癌的相邻正常组织中表达少，其已经被证明是有希望的癌症生物标志物和癌症靶向治疗的靶标。使用抗 MSLN 抗体进行修饰将提高纳米粒子的诊断能力。纳米免疫脂质体已经被证明是很有前途的载体，具有靶向造影剂的许多优点。首先，脂质体有较长的循环时间。其次，脂质体具有封装大量造影剂的能力，并将它们一起转移到体内的靶位点，避免了体液的稀释。第三，将靶向配体连接到脂质体的表面以实现特定的细胞识别是方便的，并且该过程不会干扰四氧化三铁纳米粒子的固有超顺磁性质。第四，各种各样的治疗剂，包括小分子和 RNA、蛋白质、肽、DNA 都可以包封在脂质体中。虽然脂质体作为靶向造影剂的载体具有许多优点，但是如何获得具有高负载量的氧化铁纳米粒子的稳定

的脂质体体系仍然存在很大的挑战。Deng L. 等人构建了一种抗 MSLN 抗体共轭的多功能纳米免疫脂质体药物递送系统（简称 M-PLDU），用于包埋四氧化三铁纳米颗粒和化疗药物阿霉素（DOX）而用于 MR 成像和胰腺癌靶向治疗。为了最小化脂质体大小，选择 USPIO 作为 MRI 造影剂，其由直径为约 5 nm 的单晶磁铁矿（Fe_3O_4）芯组成，涂覆有惰性葡聚糖层，使其具有约 20 nm 的水力学直径。为了提高包封在脂质体中的 USPIO 的负载效率和稳定性，其应用了氧化葡聚糖与氨基磷脂氨基酸在 pH 8.0 和反相蒸发（REV）方法的瞬时结合，制备了 PEG 化脂质体。为了达到胰腺癌的靶向效果，利用抗 MSLN 抗体制备了 PEG 化的脂质体。在 Panc-1 细胞系和胰腺肿瘤异种移植无胸腺小鼠模型中评估了新型多功能药物递送系统的治疗效果和 MRI 能力。实验证明该纳米粒子能够提供一种多功能靶向药物递送系统，用于早期检测胰腺癌和 MRI 可视化靶向以及实时监测治疗效果。

三、分子影像技术在胃、十二指肠疾病诊断和治疗中的应用

分子影像技术针对胃、十二指肠疾病的研究主

要集中在恶性肿瘤胃癌上。通常胃癌是源自胃黏膜上皮的恶性肿瘤,在全部恶性肿瘤中占第 3 位,占消化道恶性肿瘤的首位。可见胃癌严重威胁人类的健康。该病 80% 患者早期仅仅表现上腹不适,很难早期发现,因此,如何利用分子影像技术对胃癌做出早期、明确的诊断,并且给予最优化的治疗,这是目前研究的主要目标。

(一)光学成像在胃、十二指肠疾病诊断中的应用

2015 年,Xia P. 等制备了 C @ CdS 量子点并用于人胃癌细胞的标记。量子点,特别是 Ⅱ ~ Ⅵ 族半导体量子点显示出尺寸相关的光学性质,已被越来越多地应用于医药和光电领域。然而,已知毒性的重金属镉是很多量子点的主要成分,其具有复杂的合成步骤和环境危害,限制了其生物应用。材料的生物安全和光稳定性是大家普遍关注的问题,开发碳基光致发光纳米材料是有必要的。碳点直径多为 2~10 nm,具有非光漂白性并具有电化学发光的性质,具有良好的荧光性质和生物相容性。制备碳点常用手段包括强氧化剂的氧化、电化学方法、激光消融和微波加热。然而,大多数方法通常合成过程烦琐,原料昂贵,这严重限制了碳点在实际中的应用。

Xia P. 等成功合成了 C @ CdS,具有高的荧光强度和良好的生物相容性。与单纯碳点相比,制备的 C @ CdS 显著改善了荧光强度和发光波长。将制备的材料分别与小鼠抗人癌胚抗原(CEA)抗体和羊抗小鼠免疫球蛋白 G(IgG)连接,以直接和间接标记 MGC-803 人胃癌细胞。实验结果表明,间接标记方法具有比直接标记更好的特异性,尽管两种方法都显示出非常强的荧光,可以有效检测胃癌细胞。同时 C @ CdS 表现出比荧光素更好的光稳定性。在细胞的免疫标记中表现出良好的应用潜力。总而言之,C @ CdS 点基探针是理想的荧光探针,具有优异的光谱性质、光稳定性和生物相容性。

(二)MR 成像在胃、十二指肠疾病诊断中的应用

2017 年,有学者报道了用于显示胃癌血管生成的磁共振成像 - 光学双模态分子探针的新方法。随着纳米技术的发展,纳米材料在医学上得到广泛的应用。特别是在肿瘤治疗中,具有高相容性、特异性和灵敏度的四氧化三铁广泛应用于 MRI,同时通过将 GXI-Cy5.5 分子与纳米四氧化三铁联合,可以实现恶性淋巴瘤以及胃癌新生血管的靶向成像。通过

扫描不同质量浓度的溶液,我们发现该材料的 T_1 信号首先变强,然后随着浓度的升高信号强度变弱。为了评估探针靶向肿瘤血管生成的有效性,Eriksson 等使用 MRI / 光学双模态分子探针进行体内成像,并观察了探针的药物代谢动力学和循环时间。注射探针 8h 及 12h 后,MRI 信号显著下降,特别是在肿瘤周围,这种分布方式与新血管分布一致。对于荧光成像,注射后 2~48 h 肿瘤荧光强度远高于背景的强度。且普鲁士蓝染色和三维荧光成像均证明了肿瘤分子成像探针的靶向效应。

在以前研究的基础上,有学者构建特定的 MRI/光学双重模态分子探针。通过将聚乙二醇(PEG)修饰的四氧化三铁纳米粒子与特异性靶向环肽 GX1 和近红外荧光染料 Cy5.5 结合来构建 MRI / 光学双模态分子探针。通过构建肿瘤动物模型,Zhen B. 等证明了该材料体内双模态成像的可行性。实验证明,该双模态探针具有较高的稳定性,可以实现胃癌的 MRI / 光学双模态成像。

2015 年,Dian C. 等人制备了生物功能化致密二氧化硅纳米颗粒用于胃癌中 CD146 的 MRI / NIRF 成像(图 38-4-5)。癌症相关的纳米技术是生命科学领域跨学科的研究,已被广泛应用于肿瘤的早期诊断和靶向治疗。纳米技术为检测和调节体内各种各样的生物学过程提供了一个重要的平台。全世界每年新诊断出患有胃癌的患者超过 93 万,使其成为第四大常见癌症。作为严重威胁人类健康的癌症之一,同时胃癌手术治疗后很容易复发和产生抗药性。介孔二氧化硅纳变粒子制备简单、可控性好、成本低,已被广泛开发用于小分子药物,多肽的输送具备很大的应用潜力。

Dian C. 等人用致密的 SiO_2 涂覆超顺磁性氧化铁纳米粒子(SPION)形成核壳纳米颗粒,并用近红外荧光(NIRF)染料 800ZW(激发波长:778 nm / 发射波长:806 nm)和抗 CD146 的抗体 YY146 标记用于 MRI-NIRF 双模态成像。可以实现胃癌细胞的特异性成像以及胃癌的靶向治疗。材料合成后,使用透射电子显微镜表征 SPION @SiO_2 的形态,用电感耦合等离子体发射光谱法测量纳米颗粒中的铁含量。同时在细胞水平确认 YY146 和 800ZW-SPION @ SiO_2-YY146 对 MKN45 细胞的结合特异性。实验显示,800ZW-SPION @ SiO_2-YY146 纳米颗粒为均匀球形并均匀分散在细胞培养基中。纳米颗粒的直径为 20~30 nm,具有 15 nm 的 SPION 核心和厚

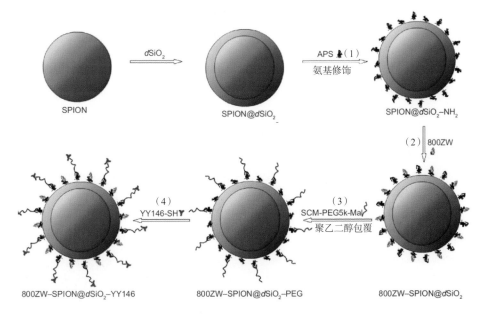

图 38-4-5　800ZW–SPION@dSiO$_2$–YY146 的合成过程

均一的 dSiO$_2$ 包裹的 SPION（1）首先修饰 -NH$_2$ 去形成 dSiO$_2$NH$_2$，（2）dSiO$_2$-NH$_2$ 标记 800ZW 用于近红外荧光成像，剩余的 -NH$_2$ 用于 PEG 的反应（3）之后，PEG 化的 SCM-PEG5k-Mal 用于形成 800ZW–SPION@dSiO$_2$–PEG（4）之后结合 mAb 形成 800ZW–SPION@dSiO$_2$–YY146（图片来源于 International journal of nanomedicine, 2015, 10, 749-763）

约 10 nm 的 SiO$_2$ 壳。系列 NIRF 成像后证明，最早在注射材料 30 min 后，MKN45 异种移植肿瘤便可以被清楚地鉴定出来。定量分析显示，注射后 24 h，肿瘤摄取达到顶峰。该工作中，功能性纳米颗粒在胃癌模型中成功实现细胞表面糖蛋白 CD146 的 MRI / NIRF 双模态成像。结果表明，800ZW-SPION@ SiO$_2$-YY146 纳米颗粒有望适用于成像引导的胃癌治疗或手术。

（三）核医学在胃、十二指肠疾病诊断中的应用

在 2007 年，Zhou S. Y. 等构建 ^{99m}Tc-5-FU 免疫纳米粒用于荷人胃癌 /AQR 鼠模型体内的核医学成像。放射性核素标记特定物质用于疾病的诊断，不同物质的代谢途径不同，从而反映出机体代谢和结构的信息。而核素标记的特定物质对于特定疾病的诊断至关重要。近年来，用放射性核素标记特异性单克隆抗体，具有高的特异性和靶向能力，可以实现核医学的靶向成像，是一种新的思路和方法，已经在肝癌中做了很多的研究，这里 Zhou S. Y. 等用 ^{99m}Tc 对负载 5- 氟嘧啶（5-FU）的抗血管内皮生长因子单克隆抗体进行标记，经过分离柱纯化、ELISA 和免疫组化法表征免疫活性后，静脉注射入胃癌模型进行 ECT 成像，对获得实验组和对照组荷人胃癌鼠全身和肿瘤放射性计数及肿瘤与对侧正常组织的放射性比值。24 h 显像后处死鼠，测定体内放射性分布

及计算每克组织百分注射剂量率。结果证明，注射材料后，6 h 病变现象最清晰，在 2~6 h，肿瘤部位的信号均高于对照组，实验组肿瘤组织中 5-FU 浓度随着时间延长呈持续升高且与对照组 5-FU 浓度相比有显著性差别。该实验成功构建了放射性核素标记的单克隆抗体负载 5-FU，实现了胃癌的靶向核医学成像。

（四）分子影像在胃、十二指肠疾病治疗和诊疗一体化中的应用

1. 纳米药物增强放疗治疗胃癌　在 2014 年，Bao R. 等人报道了明胶酶可降解的 PEG-Pep-PCL 纳米粒子负载 miR-200c 用于胃癌细胞中增强放疗效能的新方法。放射治疗是无法手术的胃癌患者主要的治疗方式之一，但胃癌细胞内在的放射线抗性导致许多患者放射治疗的失败。其中胃癌中的癌干细胞（CSCs）有高效的 DNA 修复能力。已经证实，抑制 CSCs 活性将改善放射治疗效果。而在抗 CSCs 靶向药物中，miRNA 是最有望作为增强放疗效果的制剂。然而，miRNA 的成功应用受到其本身不稳定和细胞低效摄取的限制。利用纳米颗粒递送，不仅可以改善 miRNA 的物理稳定性，保护 miRNA 免受核酸酶降解，并且有助于细胞摄取。而且，纳米颗粒具有实现肿瘤靶向药物递送的能力以及增强渗透性和保留效应。作为 miRNA 家族中重

要的成员之一，miR-200c 可以通过调节关键的 CSCs 样特性，如自我更新、入侵和分化来抑制 CSCs 的活性。

BaoR. 等人已经开发了用于肿瘤靶向药物递送的明胶酶可降解纳米颗粒。这些纳米颗粒以聚乙二醇（PEG）和聚 ε- 己内酯（PCL）为基础，同时由明胶酶切割肽组成。这种结构被细胞外分泌的明胶酶转化，促进药物释放和细胞摄取。基于明胶酶降解策略，BaoR. 等开发了负载 miR-200c 的纳米粒子，并对其主要特征进行了评估，调查了 miR-200c 负载的明胶酶刺激纳米粒子（miR-200c 纳米粒子）是否可以作为放射增敏剂。测定这些纳米颗粒在明胶酶过表达胃癌细胞和明胶酶缺陷型胃上皮细胞中的放射增强效能。最终实验证明，miR-200c 纳米颗粒是胃癌细胞中有效的放射增敏剂，并且在正常细胞中诱导很少的放射增敏作用，这表明该材料值得被进一步实验和临床评价，并有望应用到临床胃癌的治疗中。

2. MR 成像引导基因治疗胃癌　2013 年，Xin T. 等人报道了 PEG-g-PEI-SPION 纳米粒子在 MRI 引导下向胃癌递送小干扰 RNA（siRNA）。胃癌和胃肠道侵袭性癌是目前常见的癌症，虽然胃癌被认为化疗是敏感的，但由于淋巴结转移，血源性转移和腹膜传播，预后仍然很差。基因治疗是一种非常有效的治疗方法，特别是 siRNA，是一种有效的治疗方法，越来越多的研究表明其治疗癌症的潜力。但是 siRNA 缺乏有效的传递载体，这是目前面临的主要问题。非病毒基因载体聚乙烯亚胺（PEI）是研究最广泛的用于基因治疗的阳离子聚合物。此外，PEI 可以通过小分子进行修饰，实现特定的靶向能力。然而基于 PEI 的基因转染技术可能对细胞产生毒性。当 PEI 与亲水聚合物聚乙二醇（PEG）形成中性亲水性聚合物 PEG-g-PEI，可以降低细胞毒性，提高基因转染效率。以前的研究中，PEG-g-PEI 已被证明是具有较高基因转染效率和低的细胞毒性。另外，PEG-g-PEI 可以通过附加超顺磁性氧化铁来追踪该材料的代谢过程，实现肿瘤的 MRI 成像。

CD44 分子的变体同型物（CD44v），特别是 CD44v6 已被鉴定为上皮相关癌症的蛋白质标记物，如肝细胞、乳腺癌、结肠直肠癌和胃癌。剪接变体 CD44v4-v7 的转染是能够赋予非转移性大鼠肿瘤细胞系转移潜力。

Xin T. 等用 PEG-g-PEI-SPION 纳米颗粒载体用于基因递送和分析。实验证明，最适当的 PEG-g-PEI-SPION / siRNA 的负载比例为 10。负载 siRNA 的材料有效下调胃癌细胞株 SGC-7901 的 CD44v6 表达，降低 SGC-7901 细胞的迁移和侵袭能力。此外，PEG-g-PEI-SPION 是一种高效的对比剂，可以用于体内高效的 MRI 成像。结果证明，PEG-g-PEI-SPION 是一种高效的非病毒载体且具有胃癌 MRI 成像能力，有望实现胃癌的靶向基因治疗及成像。

3. 光学 /MRI 多模态成像引导光热治疗胃癌　2014 年，Cui D. X. 等人用荧光碳点作为高效的 siRNA 纳米载体实现了胃癌的干预治疗。近几十年来，纳米技术与医药的结合推动了医学的大力发展，大量的生物相容荧光纳米材料，例如量子点（Cdots）、金属纳米团簇和荧光聚合物已经被开发。碳点是一种高效的荧光材料，其优点有光漂白低、无光闪烁、发射波长长、生物相容性优异。目前，综合研究一直侧重于综合具有高量子效率和结构的碳点，基于碳点的多功能系统包括石墨等已经开发。但是目前的碳点合成步骤均相对复杂，烦琐。最近，Cui D. X. 等开发了一种绿色合成具有高量子产率的量子点，使用核糖核酸酶 A（RNase A）作为辅助和钝化试剂，通过微波辅助一步法合成，RNase A @ Cdots 可以有效抑制癌细胞的存活。但核糖核酸酶 A 价格昂贵，考虑其发光机制及价格等，有学者选择色氨酸（Trp）用于低成本合成碳点。此外，还开发了一个新的平台基于光敏剂共轭碳点，实现了荧光引导的癌症光动力学治疗。然而，到目前为止，用量子点作为基因转染载体，用于癌症相关治疗的还非常少。

干扰 RNA（siRNA）已经成为癌症非常有吸引力的治疗工具。siRNA 是一个 RNA 分子抑制基因表达的生物过程。通过引起特异性 mRNA 的破坏来抑制 DNA 的表达。目前为止，病毒载体传送 siRNA 已经被广泛研究，如慢病毒、腺病毒和腺相关病毒载体已成功用于治疗，但是病毒载体容易介导严重的不良免疫反应和毒副作用。基于无机纳米粒子的核酸递送系统包括脂质体和阳离子聚酰胺树枝状大分子等也有相关报道。

Cui D. X. 等开发了微波辅助一步合成碳点，柠檬酸作为碳源，色氨酸（Trp）作为氮源和钝化剂。该碳点具有均匀的粒径、优越的水溶性、好的生物相容性和高量子产率。之后，聚乙烯亚胺（PEI）被吸附,应用该纳米颗粒(C dots @ PEI)将 siRNA 递送入人胃癌细胞系 MGC-803。结果证实纳米载体表现出优异的生物相容性。对比于对照组,显著增加递送效果,诱导存活蛋白表达降低至 6.1%。结果表明,可以利用基于碳点的纳米载体可以用于 siRNA 递送从而进行癌症的治疗。

4. 纳米药物治疗胃溃疡　2015 年,Alai M. 等人报道了应用纳米粒子口服输送酸不稳定的兰索拉唑治疗胃溃疡。酸相关疾病,如消化性溃疡和胃食管反流病,经常发生在老年人中,质子泵抑制剂是治疗溃疡最有效的药物,并且可以在患者中获得好的疗效。质子泵抑制剂的作用机制是通过选择性抑制胃壁细胞中存在的 H^+-K^+-ATP 酶(质子泵),从而抑制胃酸分泌并促进患者溃疡愈合。兰索拉唑(Lansoprazole,LPZ)是质子泵抑制剂,它在壁细胞中代谢形成活性磺酰胺代谢物,使质子泵的巯基失活,从而减少氢离子分泌。LPZ 对基础胃酸分泌和刺激物所致胃酸分泌均有显著抑制作用。

LPZ 是一种酸性不稳定且水溶性差的药物,经口服给药时可被胃酸降解。LPZ 应用于商业的固体剂型包括肠溶包衣颗粒、片剂和胶囊。据报道,LPZ 的肠内延迟释放剂型无法有效抑制胃食管反流疾病的夜间酸分泌。胃食道反流病患者经常发生夜间胃酸反流,从而影响睡眠质量和日间功能。

Eudragit® RS100 和聚乳酸 - 共 - 乙醇酸(PLGA)聚合物已被用作药物载体。Eudragit® RS100 是不溶性的,但在生理 pH 下可溶胀。它含有 4.5% ~6.8% 的季铵基赋予了该聚合物正电荷,并负责该聚合物的生物黏合性能。Eudragit® RS100 已被用于制备缓释纳米颗粒剂型。PLGA 是一种生物相容性好并且可生物降解的共聚物,它含有负电荷的羧基。PLGA 被美国食品药物监督管理局批准为生物医学材料。通常使用乳化 / 溶剂蒸发法制备 PLGA 微粒和纳米粒子,广泛用于控制药物递送。

以前的研究中,Alai M. 等人将纳米颗粒剂型与肠溶衣材料相结合,以保护 LPZ 免于胃部失活,并在诱导性溃疡的动物模型中获得可靠的胃溃疡愈合反应。在这项研究中,其目标是开发一种非肠溶性纳米颗粒递送系统,用于负载酸不稳定的 LPZ。迄今为止,还没有含有 LPZ 的非肠溶包衣的纳米颗粒剂型。预期这种制剂将在每天口服给药时提供可靠的长期酸抑制作用。Alai M. 等人使用溶剂蒸发法制备了带正电荷的 Eudragit®RS100 纳米粒子(ERSNPs-LPZ)和带负电荷的聚乳酸 - 共 - 乙醇酸纳米粒子(PLGANPs-LPZ)。使用荧光纳米颗粒研究了电荷对胃溃疡和非溃疡区域中纳米颗粒沉积的影响。在 Caco-2 细胞模型中评估了肠中纳米颗粒的细胞摄取。在具有诱导性溃疡的 Wistar 大鼠中评估口服给药后 LPZ 负载的纳米颗粒的药代动力学性能和溃疡愈合反应。制备的载药 ERSNPs-LPZ 和 PLGANPs-LPZ 具有相反的表面电荷(分别为 + 38.5 mV ± 0.3 mV,-27.3 mV ± 0.3 mV),并且粒径约为 200 nm,具有窄尺寸分布。黏附并沉积在胃组织中的纳米颗粒是电荷依赖性的,带负电荷的 PLGANP 更容易黏附到溃疡区域(7.22% ± 1.21% / cm^2),而带正电荷的 ERSNP 优先分布在非溃疡区域(8.29% ± 0.35% / cm^2)。该纳米颗粒能够内化和定位在 Caco-2 细胞中,其中带正电荷的 ERSNP 增强细胞摄取比带负电荷的 PLGANP 更显著。用该纳米颗粒能够使 LPZ 持续长时间释放达 24 h,与 LPZ 溶液相比,纳米粒子负载 LPZ 的方法中 LPZ 的半衰期和平均停留时间分别延长了 3.5 倍和 4.5 倍。LPZ 负荷纳米粒子口服给药 7 天,能治愈 92.6% ~95.7% 的胃溃疡。该研究结果表明,本研究中开发的纳米颗粒具有持续释放 LPZ 的潜力,口服后可有效治愈胃溃疡。

第五节　分子影像在消化系统疾病中的应用展望

对于消化系统来说,分子影像技术,尤其是基于纳米材料的造影以及治疗,为肝细胞肝癌、胰腺癌以及胃癌的诊断与治疗提供了新的思路和途径。早期诊断和治疗仍然是这些疾病良好预后的关键。多学科方法的联合应用对治疗的成功至关重要。在消化系统中,肝细胞肝癌、胰腺癌恶性度高,大多数胰腺癌患者在晚期才能被诊断,肿瘤耐药且不可切除。此时分子影像结合化疗、分子靶向治疗和免疫治疗对患者的治疗效果和生存率都有很大提升。

分子影像中众多的纳米材料可以延长在血液和靶位置保留的时间,同时其生物分布可控,可以改进封装药物的稳定性,实现多种药物并入同一纳米结构并向靶向输送的可能。纳米材料,如脂质体、树枝状大分子、量子点、胶束、金属纳米粒子、纳米壳和碳纳米管等,构建块并优化其组成,通过各种生物来控制其负载的药物准确递送给靶细胞,实现靶向细胞摄取从而治疗疾病。载体可以具有成像功能,作为纳米载体,其被动靶向性可增加选择性积累进入肿瘤组织的比例,降低了多药耐药。

主动靶向成像和治疗是目前研究的一个关键点,而为了实现主动靶向,通过靶向蛋白分子实现特异性的靶向成像和治疗是分子影像研究的重要方向。目前迫切需要开发针对高度异质胰腺癌和HCC的有效治疗方法。目前正在开发的几种分子靶向药物已经为HCC患者提供了高疗效和安全性,作为唯一通过FDA批准的分子靶向药物,索拉非尼用于全身治疗晚期HCC。贝伐单抗是重组人源化的针对VEGFR的单克隆抗体。同时Brivanib、舒尼替尼、依维莫司等靶向分子也被不断研究。这些靶向分子可以负载于纳米材料并实现主动靶向的目的。负载紫杉醇、阿霉素、顺铂、p53 gene、Anti-PKN3 siRNA等的纳米粒子也被报道用于胰腺癌的治疗。他们可以高量负载小分子药物,高效递送并克服癌症耐药性,前景广阔。一些临床前研究显示,纳米粒子改善HCC治疗效果,如负载米托蒽醌的聚氰基丙烯酸丁酯纳米粒子与II期临床中的小分子药物进行疗效的比较。多柔比星药物加载于聚异氰酸环己酯中,存活率提升到88.9%,远远高于相对于目前二期临床试验护理标准(动脉栓塞化疗)的54.4%。与此同时,基于纳米材料的新的治疗方法,如光热治疗、光动力学治疗等也为疾病治疗提供了好的选择。

刺激相应性纳米材料也是非常好的研究方向。研究纳米材料对pH、光、温度、肿瘤部位微环境响应。或者从外部通过远程控制实现体内纳米粒子的导航(例如,磁场、超声、射频消融、微波等),从而可控地递送和释放纳米材料中负载的药物,这是避免材料副作用、提高材料特异性的关键。由于肿瘤细胞的代谢率高,肿瘤微环境微酸性,因此,负载科普瑞他汀A4和甲氨蝶呤,并结合到pH敏感的普鲁兰酶的纳米粒子可以用于肝细胞肝癌pH相应的治疗。同时几种热敏脂质体制剂用于治疗HCC,借助于外部加热装置,如射频消融等实现肿瘤的治疗。

然而,目前分子影像领域众多的纳米材料面对几个共同性的问题,即生物相容性、毒性、免疫原性、降解性和稳定性。作为生物材料,以上性质必须非常优异。肝脏是大多纳米材料富集和代谢的场所,材料的生物相容性对于肝脏或者是消化系统显得尤为重要。每一种纳米材料在体内代谢的过程等也需要被更详细地研究,掌握确切的代谢和分布,这对于促进纳米材料的临床应用具有非常重要的意义,总之,众多分子影像探针的临床应用之路依旧漫长。

【参考文献】

[1] 中华医学会影像技术分会,中华医学会放射学分会.MRI检查技术专家共识[J].中华放射学杂志,2016,50(10):724-739.

[2] 中华医学会放射学分会中华医学会影像技术分会.CT检查技术专家共识[J].中华放射学杂志,2016,50(12):916-928.

[3] Chen LD, Xu HX, Xie XY, et al. Intrahepatic cholangiocarcinoma and hepatocellular carcinoma differential diagnosis with contrast-enhanced ultrasound[J].Eur Radiol,2010,20(3):743-753.

[4] Han J, Liu Y, Han F, et al. The degree of contrast washout on contrast-enhanced ultrasound in distinguishing intrahepatic cholangiocarcinoma from hepatocellular carcinoma[J].Ultrasound Med Biol, 2015,41(12):3088-3095.

[5] Trevisani F, Frigerio M, Santi V, et al. Hepatocellular carcinoma in non-cirrhotic liver: a reappraisal[J].Dig Liver Dis,2010,42(5):341-347.

[6] 王鹤,郭小超,王可,等.乙肝肝硬化背景下肝细胞肝癌的MRI表现:LI-RADS(2014版)定义征象的识别率分析[J].放射学实践,2016,31(4):296-299.

[7] 张琦,张岩岩,李云芳,等.高级不典型肝脏增生结节的影像学研究进展[J].实用放射学杂志,2014,30(4):679-682.

[8] Xu HX, Lu MD, Liu LN, et al. Discrimination between neoplastic and non-neoplastic lesions in cirrhotic liver using contrast-enhanced ultrasound[J].Br J Radiol,2012,85(1018):1376-1384.

[9] 张岩岩,张琦,李宏军.HBV相关肝硬化

结节演变的多模态 MRI 研究 [J]. 放射性实践,2017,32(1):37-42.

[10] Chen X, Liang CH.The application of diffusion-weighted magnetic resonance imaging in liver[J]. Chin J Magn Reson Imaging.2013,4(1):76-80.

[11] Jonathan MW, Hero KH, Saroja AM, et al.MR imaging of hepatocellular carcinoma in the cirrhotic liver: challenges and controversies[J]. Radiology,2008,247(2):311-330.

[12] 陈枫,赵大伟,李宏军,等.急性病毒性肝炎的 CT 及 MRI 表现 [J]. 放射学实践, 2014, 29 (8):965-969.

[13] 张慧君.B 超对脂肪肝和病毒性肝炎的诊断、鉴别诊断分析 [J]. 当代医学, 2016, 22(419):84-85.

[14] 周晓军,张丽华.肝脏诊断病理学[M]. 南京:江苏科学技术出版社,2006,35-42.

[15] 宋文艳,赵大伟,陈煜,等.药物性肝损害的多层螺旋 CT 影像表现[J].中华放射学杂志,2010,44(11):1171-1175.

[16] Karcaaltincaba M, Halioglu M, Akpinar E, et al.Multidetector CT and MRI fingdings in periporal space pathologies[J]. Eur J Radiol, 2007, 61(1):3-10.

[17] Ly JN, Miller FH.Periportal contrast enhancement and abnormal signal intensity on state-of-the-art MR images[J].AJR,2001,176(4):891-897.

[18] 吴剑,徐辉雄,郭乐杭,等.肝血管瘤超声造影定量分析的临床诊断价值 [J/CD]. 中华医学超声杂志:电子版,2016,13(5):371-377.

[19] Giannetti A, Franci L, Grechi C, et al. Contrast-enhanced sonography in the diagnosis of hepatic hemangiomas: atypical appearance due to the washout of microbubbles[J].J Clin Ultrasound, 2013, 41(6):361-365.

[20]陈星荣,陈九如. 消化系统影像学[M]. 第 2 版. 上海:上海科学技术出版社,2010,656-657.

[21] 龚金玲,邓曦,孙思,等.超声造影技术在鉴别肝血管瘤与原发性肝细胞癌中的应用价值 [J].临床超声医学杂志,2016,18(12):801-804.

[22] 刘一,李亚明,李娜,等.酷似原发性肝癌的肝脏较大血管瘤 ^{18}F-FDG PET-CT 显像 1 例 [J]. 中国医科大学学报,2015,44(9):850-852.

[23] 唐小凤,黄惠,吴少虹,等.肝脏局灶性病变的超声造影误诊分析 [J].临床超声医学杂志,2017,19(2):119-122.

[24] 陈立达,王伟,刘广健,等.肝脏局灶性结节增生的超声造影表现及相关因素[J].中国医学影像学技术,2013,29(9):1473-1476.

[25] 包中涛,李海英,叶青,等. 超声造影对肝脏局灶性病变误诊分析[J].中国介入影像与治疗学,2015,12(7):428-431.

[26] 裴小青,陈敏华,刘隆忠,等.肝细胞癌与肝局灶性结节增生的超声造影动态灌注曲线对比分析[J].中国超声医学杂志,2010,26(5):444-448.

[27] 梁波.普美显在肝局灶性结节增生与肝细胞肝癌鉴别诊断中的价值 [J]. 医学影像学杂志,2015,25(12):2175-2179.

[28] 黄利利,李梅,程志斌.普美显在肝脏疾病诊断中的应用现状 [J]. 中国普通外科杂志,2013,22(7):338-943.

[29] Murakami T, Okada M, Hyodo T. CT versus MR imaging of hepatocellular carcinoma: toward improved treatment decisions[J]. Magn Reson Sci, 2012, 11(1):75-81.

[30] 李晓明,王玉婷,赵骏,等.Gd-EOB-DTPA 增强 MRI 诊断肝脏非典型局灶结节增生的临床价值 [J].放射性实践,2015,30(12):1212-1216.

[31] 李洪,张海兵,明兵.MSCT 后处理技术对坏疽性胆囊炎的影像特征分析[J].放射学实践,2016,31(7):644-648.

[32] 吕校平,司芩.原发性胆囊癌的影像学诊断现状及进展[J].现代肿瘤医学, 2010, 18(2):398-401.

[33] 靳二虎,马大庆,梁宇婷,等.MRI T_2 加权成像显示胆囊壁增厚点状高信号的意义[J].中华放射学杂志,2006,40(4):401-405.

[34] 周康荣,陈祖望.体部磁共振成像[M]. 上海:上海医科大学出版社,2000,940-946.

[35] 黄海,何承祥,肖诗铭,等.急性胆囊炎与胆囊癌影像学的诊断鉴别分析 [J].中国 CT 和 MRI 杂志,2014,12(8):49-51.

[36] 林国福,程莎莎,梁健,等.CT 和 MRI 对中晚期胆囊癌周围脏器侵袭和转移的诊断价值 [J].中国普外基础与临床杂志,2012,19(5):562-564.

[37] 郑忠勤,徐燕,徐国强,等.CT 动态增强

扫描在胆囊癌诊断与鉴别诊断中的应用 [J]. 中国医药导报,2013,10(33):114-116.

［38］ 杨先模,罗诗樵.早期胆囊癌的影像学诊断及手术治疗进展 [J]. 肝胆胰外科杂志,2016,28（6）:526-528.

［39］ Yoshimitsu K,Nishiharay, Okamoto D,et al. Magnetic resonance differentiation between T2 and T1 gallbladder carcinoma: significance of subserosal enhancement on the delayed phase dynamic study [J]. Magn Reson Imaging, 2012, 30(6): 854-859.

［40］ Aljiffry M, Abdulelah A, Walsh M, et al. Evidence-based approach to cholangiocarcinoma: a systematic review of the current literature[J]. J Am Coll Surg, 2009, 208(1):134-147.

［41］ 周礼平,陈馨,蒋晓兰.肝门部胆管癌患者的 MRI 及 CT 影像表现及诊断价值 [J]. 中国 CT 和 MRI 杂志,2017,15(3):78-81.

［42］ 陈建华,段青,薛蕴菁,等.3.0T 磁共振成像对肝门部胆管癌的诊断价值 [J]. 中国 CT 和 MRI 杂志,2010,8(1):46-49.

［43］ 沈浮,陆建平.肝门部胆管癌的 MRI 诊断 [J]. 中华消化外科杂志,2013,12(3):196-199.

［44］ 李璐,张利华.超声在急性胰腺炎诊疗中的应用进展 [J].临床超声医学杂志,2017,19(1):44-46.

［45］ 刘佳怿,张俊,陆琳,等.双源 CT 双能量扫描模式对胰腺肿瘤的诊断价值 [J]. 中华胰腺病杂志,2015,15(2):122-124.

［46］ Delbeke D, Martin WH.PET and PET/CT for pancreatic malignancies[J].Surg Oncol Clin N Am, 2010, 19(2): 235-254.

［47］ 张军,邓克学,刘志远,等.CT 能谱成像鉴别诊断胰腺癌与肿块型胰腺炎 [J]. 中国医学影像学杂志,2015,23(4):268-272.

［48］ Marin D, Nelson RC, Barnhart H, et al. Detection of pancreatic tumors, image quality, and radiation dose during the pancreatic parenchymal phase: effect of a low-tube-voltage, high-tube-current CT technique preliminary results[J]. Radiology, 2010, 256(2): 450-459.

［49］ SUMIE H, SUMIE S, NAKAHARA K, et al. Usefulness of magnifying endoscopy with narrow-band imaging for diagnosis of depressed gastric lesions [J].Mol Clin Oncol,2014,2(1):129-133.

［50］ 韩广.30 例胃部病变 128 层 CT 误诊及漏诊分析 [J]. 中国中西医结合影像学杂志,2015,13（4）:435-437.

［51］ 周雨迁,胡长梅,霍继荣,等.胃内平滑肌瘤及间质瘤的超声内镜特点比较 [J]. 四川大学学报.2013,44（5）:854-857.

［52］ 舒俊,孟小丽,唐永强,等.多排螺旋 CT 对胃平滑肌瘤与胃神经鞘瘤的鉴别诊断价值 [J]. 医学影像学杂志.2016,26(8):1435-1438.

［53］ 徐慧新,徐青.胃神经鞘瘤和间质瘤的多排 CT 表现及对照研究［J］. 中国临床医学影像杂志,2015,26(1):18-22.

［54］ RA C Y, SE HYUNG K, SUN-AH K, et al. Differentiation of large(≥ 5cm)gastrointestinal stromal tumors from benign subepithelial tumors in the stomach:Radiologists performance using CT[J]. European Journal of R adiology,2013,83(2):250-260.

［55］ YANG HK, KIM YH, LEE YJ, et al. Leiomyomas in the gastric cardia: CT findings and differentiation from gastrointestinal stromal tumors[J]. European Journal of R adiology,2015,84(9): 1694-1700.

［56］ ZHU H, CHEN H, ZHANG S, et al. Differentiation of gastric true leiomyoma from gastric stromal tumor based on biphasic contrast-enhanced computed tomographic findings[J]. Journal of Computer Assisted Tomography,2014,38(2):228-234.

［57］ 马来,孙鹏飞.双能量 CT 在胃癌影像评价中的临床研究进展 [J]. 国际医学放射学杂志,2015,38(1):43-45;49.

［58］ 刘勇,陈中银,冯燕,等.多层螺旋 CT 增强扫描对胃癌浸润程度及淋巴结转移的诊断价值 [J].山西医药杂志 2017,46(3):289-291.

［59］ 王治民,徐香玖,铁萍,等. 128 层螺旋 CT 对进展期胃癌组织学特性与血流动力学的评价 [J]. 实用放射学杂志,2014,30(2):246-249.

［60］ 曹雷,单秀红,王亚非,等. 不同分期及部位胃癌 64 层螺旋 CT 诊断价值比较 [J]. 实用放射学杂志,2014,30(5):799-803.

［61］ 黄娟,陈卫霞,姚晋,等. 64 层螺旋 CT 对胃淋巴瘤和进展期胃癌的鉴别诊断价值 [J]. 临床放射学杂志,2010,29(3):344-347.

［62］徐斯佳,张皛义,黄钢,等.结直肠癌影像学诊断的研究进展 [J].上海交通大学学报,2016,36(1):124-127.

［63］KEKELIDZE M, D'ERRICO L, PANSINI M,et al.Colorectal cancer:current imaging methods and future perspectives for the diagnosis, staging and therapeutic response evaluation[J].World , J Gastroenterol,2013,19(46):8502-8514.

［64］DE HAAN MC, PICKLIARDT RE, STOKER J.CT colonography: accuracy, acceptance, safety and position in organised population screening[J].Gut, 2014, 64(2):342-350.

［65］SCHMOLL HJ, VAN CUTSEM E, STEIN A, et al.Esmo Consensus guidelines for management of patients with colon and rectal personalized approach to clinical decision making[J].Ann Oncol, 2012,23(10):2479-2516.

［66］PATEL RK, SAVERS AE, KUMAR P, et al.The role of endorectal ultrasound and magnetic resonance imaging in the management of early rectal lesions in a tertiary center[J].Clin Colorectal Cancer, 2014,13(4):245-250.

［67］WAAGE JER, BACH SP, PFEFFER F, et al.Combined endorectal ultrasonography and strain elastography for the staging of early rectal cancer[J]. Colorectal Dis, 2015,17(1):50-56.

［68］戴朝六,贾昌俊.肝海绵状血管瘤的诊治现状 [J].中国普外基础与临床杂志,2016,(02):129-133.

［69］JIAN ZG, ZHI YM, CHONG SY, et al.Role of SPECT-CT in diagnosis of hepatic hemangiomas[J] World J Gastroenterol, 2005, 11(34): 5336-534.

［70］荆宏雁.应用体内标记 ^{99m}Tc-RBC 和 SPECT 诊断肝海绵状血管瘤 [J].实用医学影像杂志,2007,(03):153-155.

［71］左书耀.黄钢影像核医学典型病例精选图谱 [M].北京:人民卫生出版社,2011.

［72］PAUDYAL B, PAUDYAL P, ORIUCHI N, et al.Clinical implication of glucose transport and metabolism evaluated by ^{18}F-FDG PET in hepatocellular careinoma[J]. Int J Oncol, 2008, 33(5): 1047-1054.

［73］代学杨,蔡莉,王颖,等. CT 与 ^{18}F-FDG PET-CT 对肝脏占位病变诊断价值的比较研究 [J].中国实用内科杂志,2015,(S1):103-104.

［74］王荣福.PET/CT——分子影像学新技术应用 [M].北京:北京大学医学出版社, 2011, 211-215.

［75］周前.中华影像医学——影像核医学卷 [M].北京:人民卫生出版社 ,2002.

［76］王少雁,左长京.消化道出血的放射性核素诊断 [J].中国实用外科杂志, 2010,(06): 433-435.

［77］DINESH RS , GEOIPHY GP ZHIWEN JL , et al.Clinics in diagnostic diagnostic imaging (162). Meckel's diverticulum[J]. Singapore Medical Journal,2015,56(9):523-527.

［78］BENTLEY BS, TULCHINSKY M.SPECT-CT helps in localization and guiding management of small bowel gastrointestinal hemorrhage[J]. Clin Nucl Med, 2014,39:94-96.

［79］Gharib, A. M., Thomasson, D., Li, K. C.. Molecular imaging of hepatocellular carcinoma[J]. Gastroenterology, 2004, 127, S153-8.

［80］MOHAMED, N. K., HAMAD, M. A., HAFEZ, M. Z. E..Nanomedicine in management of hepatocellular carcinoma: Challenges and opportunities[J]. International journal of cancer, 2017, 140, 1475-1484.

［81］ROVIELLO, G., ZANOTTI, L., CAPPELLETTI, M. R..New molecular therapies in patients with advanced Hepatocellular Cancer in second line of treatment: Is a real defeat? Results from a literature based meta-analysis of randomized trials[J]. Critical Reviews in Oncology Hematology, 2016, 108, 62-68.

［82］YANG, X., LIN, H., SUN, C. K..Imaging of hepatocellular carcinoma patient-derived xenografts using (8)(9)Zr-labeled anti-glypican-3 monoclonal antibody[J]. Biomaterials, 2014, 35, 6964-6971.

［83］LIU, H., WANG, H., XU, Y..Lactobionic Acid-Modified Dendrimer-Entrapped Gold Nanoparticles for Targeted Computed Tomography Imaging of Human Hepatocellular Carcinoma[J]. ACS applied materials & interfaces, 2014, 6, 6944-6953.

［84］RAND, D., DERDAK, Z., CARLSON,

R.. X-ray Scatter Imaging of Hepatocellular Carcinoma in a Mouse Model Using Nanoparticle Contrast Agents[J]. Scientific reports, 2015, 5.

［85］ RAND, D., ORTIZ, V., LIN, Y.. Nanomaterials for X-ray imaging: gold nanoparticle enhancement of X-ray scatter imaging of hepatocellular carcinoma[J]. Nano letters, 2011, 11, 2678-1283.

［86］ WANG, R., LUO, Y., YANG, S. Hyaluronic acid-modified manganese-chelated dendrimer-entrapped gold nanoparticles for the targeted CT/MR dual-mode imaging of hepatocellular carcinoma[J]. Scientific reports, 2016, 6.

［87］ PARK, W., CHEN, J., CHO, S.. Acidic pH-Triggered Drug-Eluting Nanocomposites for Magnetic Resonance Imaging-Monitored Intra-arterial Drug Delivery to Hepatocellular Carcinoma[J]. ACS applied materials & interfaces, 2016, 8, 12711-12719.

［88］ XUE, S., YANG, H., QIAO, J.. Protein MRI contrast agent with unprecedented metal selectivity and sensitivity for liver cancer imaging[J]. Proceedings of the National Academy of Sciences of the United States of America, 2015, 112, 6607-12.

［89］ ZHAO, H. Y., LIN, S., HE, J.. Synthesis and application of strawberry-like Fe_3O_4-Au nanoparticles as CT-MR dual-modality contrast agents in accurate detection of the progressive liver disease[J]. Biomaterials, 2015, 51, 194-207.

［90］ ANDREOU, C., NEUSCHMELTING, V.; TSCHAHARGANEH, D.-F.. Imaging of Liver Tumors Using Surface-Enhanced Raman Scattering Nanoparticles[J]. ACS nano, 2016, 10, 5015-5026.

［91］ HERNANDEZ, R., SUN, H., ENGLAND, C. G.. CD146-targeted immunoPET and NIRF Imaging of Hepatocellular Carcinoma with a Dual-Labeled Monoclonal Antibody[J]. Theranostics, 2016, 6, 1918-33.

［92］ PARK, J. H., KIM, K. I., LEE, Y. J.. Non-invasive monitoring of hepatocellular carcinoma in transgenic mouse with bioluminescent imaging[J]. Cancer letters, 2011, 310, 53-60.

［93］ WANG, L., SU, W., LIU, Z.. CD44 antibody-targeted liposomal nanoparticles for molecular imaging and therapy of hepatocellular carcinoma[J]. Biomaterials, 2012, 33, 5107-14.

［94］ PRANATHARTHIHARAN, S., PATEL, M. D., MALSHE, V. C.. Asialoglycoprotein receptor targeted delivery of doxorubicin nanoparticles for hepatocellular carcinoma[J]. Drug delivery, 2017, 24, 20-29.

［95］ HUANG, S., DUAN, S., WANG, J.. Folic-Acid-Mediated Functionalized Gold Nanocages for Targeted Delivery of Anti-miR-181b in Combination of Gene Therapy and Photothermal Therapy against Hepatocellular Carcinoma[J]. Advanced Functional Materials, 2016, 26, 2532-2544.

［96］ LIU, X., LIN, X., WU, M.. SPION@Cu2-xS nanoclusters for highly sensitive MRI and targeted photothermal therapy of hepatocellular carcinoma[J]. Journal of Materials Chemistry B, 2016, 4, 4119-4129.

［97］ MA, X., CHENG, Z., JIN, Y.. SM5-1-conjugated PLA nanoparticles loaded with 5-fluorouracil for targeted hepatocellular carcinoma imaging and therapy[J]. Biomaterials, 2014, 35, 2878-89.

［98］ WU, L., WU, M., ZENG, Y.. Multifunctional PEG modified DOX loaded mesoporous silica nanoparticle@CuS nanohybrids as photo-thermal agent and thermal-triggered drug release vehicle for hepatocellular carcinoma treatment[J]. Nanotechnology, 2015, 26.

［99］ ZHANG, X., GUO, S., FAN, R.. Dual-functional liposome for tumor targeting and overcoming multidrug resistance in hepatocellular carcinoma cells[J]. Biomaterials, 2012, 33, 7103-14.

［100］ MCELROY, M., KAUSHAL, S., LUIKEN, G. A.. Imaging of primary and metastatic pancreatic cancer using a fluorophore-conjugated anti-CA19-9 antibody for surgical navigation[J]. World J Surg, 2008, 32, 1057-66.

［101］ PARK, J. Y., HIROSHIMA, Y., LEE, J. Y.. MUC1 selectively targets human pancreatic cancer in orthotopic nude mouse models[J]. PloS one, 2015, 10, e0122100.

［102］ SUGYO, A., TSUJI, A. B., SUDO,

H.. Evaluation of（89）Zr-labeled human anti-CD147 monoclonal antibody as a positron emission tomography probe in a mouse model of pancreatic cancer[J]. PloS one, 2013, 8, e61230.

［103］SUGYO, A., TSUJI, A. B., SUDO, H.. Preclinical evaluation of Zr-89-labeled human anti-transferrin receptor monoclonal antibody as a PET probe using a pancreatic cancer mouse model[J]. Nuclear Medicine Communications, 2015, 36, 286-294.

［104］TRAJKOVIC-ARSIC, M., SARAN-TOPOULOS, A., THEMELIS, G.. Optical imaging of integrin alpha V beta 3 detects pancreatic cancer in endogenous mouse models[J]. Cancer research, 2011, 71.

［105］WANG, H., LI, D., LIU, S.. Small-Animal PET Imaging of Pancreatic Cancer Xenografts Using a Cu-64-Labeled Monoclonal Antibody, MAb159[J]. Journal of Nuclear Medicine, 2015, 56, 908-913.

［106］KUMAGAI, M., KANO, M. R., MORISHITA, Y.. Enhanced magnetic resonance imaging of experimental pancreatic tumor in vivo by block copolymer-coated magnetite nanoparticles with TGF-beta inhibitor[J]. Journal of Controlled Release, 2009, 140, 306-311.

［107］DENG, L., KE, X., HE, Z.. A MSLN-targeted multifunctional nanoimmunoliposome for MRI and targeting therapy in pancreatic cancer[J]. International journal of nanomedicine, 2012, 7, 5053-5065.

［108］WANG, X., XING, X., ZHANG, B.. Surface engineered antifouling optomagnetic SPIONs for bimodal targeted imaging of pancreatic cancer cells[J]. International journal of nanomedicine, 2014, 9, 1601-15.

［109］BOUVET, M., WANG, J. W., NARDIN, S. R.. Real-time optical imaging of primary tumor growth and multiple metastatic events in a pancreatic cancer orthotopic model[J]. Cancer research, 2002, 62, 1534-1540.

［110］GAO, D., GAO, L., ZHANG, C.. A near-infrared phthalocyanine dye-labeled agent for integrin alphavbeta6-targeted theranostics of pancreatic cancer[J]. Biomaterials, 2015, 53, 229-38.

［111］JIANG, Y., LIN, S., ZHANG, Y.. Magnetic mesoporous nanospheres anchored with LyP-1 as an efficient pancreatic cancer probe[J]. Biomaterials, 2017, 115, 9-18.

［112］PARK, K. E., NOH, Y.-W., KIM, A.. Hyaluronic acid-coated nanoparticles for targeted photodynamic therapy of cancer guided by near-infrared and MR imaging[J]. Carbohydrate Polymers, 2017, 157, 476-483.

［113］SHEN, M., XU, Y.-Y., SUN, Y.. Preparation of a Thermosensitive Gel Composed of a mPEG-PLGA-PLL-cRGD Nanodrug Delivery System for Pancreatic Tumor Therapy[J]. ACS applied materials & interfaces, 2015, 7, 20530-20537.

［114］YONG, K.-T.. Anti-claudin-4-conjugated highly luminescent nanoparticles as biological labels for pancreatic cancer sensing[J]. Methods in molecular biology（Clifton, N.J.）, 2011, 762, 427-38.

［115］ALAI, M., LIN, W. J.. Application of nanoparticles for oral delivery of acid-labile lansoprazole in the treatment of gastric ulcer：in vitro and in vivo evaluations[J]. International journal of nanomedicine, 2015, 10, 4029-4041.

［116］CHEN, Y., LIAN, G., LIAO, C.. Characterization of polyethylene glycol grafted poly ethylenimine and superparamagnetic iron oxide nanoparticles（PEG-g-PEI-SPION）as an MRI-visible vector for siRNA delivery in gastric cancer in vitro and in vivo[J]. Journal of Gastroenterology, 2013, 48, 809-821.

［117］CUI, F.-b., LIN, Q., LI, R.-T.. Enhancement of radiotherapy efficacy by miR-200c-loaded gelatinase-stimuli PEG-Pep-PCL nanoparticles in gastric cancer cells[J]. International journal of nanomedicine, 2014, 9, 2345-2358.

［118］DONG, W., ZHOU, S., DONG, Y.. Synthesis and characterization of C@CdS dots in aqueous solution and their application in labeling human gastric carcinoma cells[J]. Journal of Nanoparticle Research, 2015, 17.

［119］JIANG, X., CHAN, H. C., Magnetic nanoparticles for treatment of gastric cancer[J]. Journal of

Gastroenterology and Hepatology, 2012, 27, 191-193.

［120］ LI, R., LIN, B., GAO, J.. The application of nanoparticles in diagnosis and theranostics of gastric cancer[J]. Cancer letters, 2017, 386, 123-130.

［121］ MALIBARI, N., HICKESON, M., LISBONA, R., PET/Computed Tomography in the Diagnosis and Staging of Gastric Cancers[J]. PET clinics, 2015, 10, 311-26.

［122］ YAN, X.; SONG, X., WANG, Z.. Construction of specific magnetic resonance imaging/optical dual-modality molecular probe used for imaging angiogenesis of gastric cancer[J]. Artificial cells, nanomedicine, and biotechnology, 2017, 45, 399-403.

［123］ YU, X., CHEN, L., LI, K.. Immunofluorescence detection with quantum dot bioconjugates for hepatoma in vivo[J]. J Biomed Opt, 2007, 12, 014008.

第三十九章　泌尿系统疾病的传统医学影像学与分子成像

第一节　常见泌尿系统疾病的医学影像学表现

一、肾上腺疾病

(一)肾上腺腺瘤

1. 疾病概述　肾上腺腺瘤(adrenal adenoma)是发生在肾上腺皮质上最常见的良性肿瘤。根据其是否引起临床内分泌紊乱,肾上腺腺瘤分为功能性和无功能性腺瘤,其中无功能腺瘤多于功能性腺瘤,功能性腺瘤分为皮质醇增多症腺瘤和原发性醛固酮增多症腺瘤,即Cushing腺瘤和Conn腺瘤。无功能腺瘤多无临床症状,多为体检发现。

2. 病理表现　典型的肾上腺腺瘤一般较小,直径多为1~5cm,多为单侧。腺瘤常有完整包膜,表面光滑,切面呈黄色或褐色,质软,出血、坏死少见,其周边皮质受压,相邻肾上腺正常或呈轻度萎缩。少部分腺瘤体积巨大,边界不清楚,中心发生大片状坏死、出血或囊变。

3. 影像学表现　肾上腺腺瘤在CT图像上通常表现为肾上腺孤立性肿块,与肾上腺侧肢相连或位于两侧肢之间,呈类圆形或卵圆形,边界清,大小多为2~3cm,其长轴常与肾上腺长轴或侧肢走行方向一致,肿块密度均一,类似肾脏密度或因富于脂类内容而近于水样密度,病变内极少有钙化;增强检查肿块有轻度至中度强化。

各种类型腺瘤的MRI共同特点是表现为肾上腺圆形或椭圆形肿块,边缘光滑,境界清晰,在T_1WI及T_2WI上信号与肝脏信号相似或稍高,信号较均匀。尽管这些共同点不具有特征性,但不具有这些特征时则提示为非腺瘤。不同类型的肾上腺腺瘤区别在于:无功能性腺瘤体积较大,对侧肾上腺体积正常;Cushing腺瘤大小居中,直径为2~4cm,常无同侧肾上腺残部及对侧肾上腺萎缩性改变;Conn腺瘤

体积较小,直径多小于2 cm,约1/2病例直径小于1 cm,常伴有同侧肾上腺残部及对侧肾上腺萎缩。注入对比剂后,肿块呈轻中度强化,强化均匀,其时间-信号曲线具有"快进快出"特点。梯度回波序列同反相位,对腺瘤的定性诊断具有重要意义。70%腺瘤由于富含脂质成分,肿块在梯度回波反相位上信号明显降低,是腺瘤的特征表现(图39-1-1)。

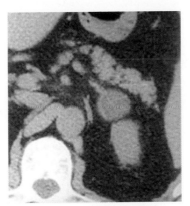

图39-1-1　肾上腺腺瘤

患者为64岁男性。CT平扫显示左侧肾上腺占位病灶,边缘光滑清晰,CT值约5 Hu

4. 诊断与鉴别诊断

1)诊断。根据其影像学特征,结合临床表现及相关生化检查,肾上腺腺瘤不难诊断,其典型的影像表现如下。

(1)肾上腺区边界清楚、信号均匀的圆形或椭圆形肿块。

(2)在T_1WI及T_2WI上信号强度分别类似或稍高于肝信号,MRI反向位检测信号强度明显降低。

（3）动态增强检测,肿块强化快,廓清快。

（4）Conn 腺瘤直径小于 2 cm, CT 检查常表现为水样低密度。

（5）Cushing 腺瘤直径常为 2~4 cm,伴有同侧肾上腺残部及对侧肾上腺萎缩。

2）鉴别诊断。

（1）与肾上腺结节性增生的鉴别:病理显示增生的肾上腺结节内仍为正常的肾上腺皮质球状带和束状带细胞。单侧或双侧多发的肾上腺腺瘤需与肾上腺结节状增生相鉴别:①腺瘤常 >1 cm;而增生结节常 <1 cm;②腺瘤常出现周围及对侧腺体萎缩;而结节性增生常伴周围肾上腺体积增大;③腺瘤常为低密度或稍低密度,强化程度与正常肾上腺不一致;而结节性增生呈等密度,强化程度同正常肾上腺;④在临床上,腺瘤多见于皮质醇症,垂体无微腺瘤;增生也多见于皮质醇症,垂体大多有微腺瘤。

（2）与肾上腺转移瘤的鉴别:无功能肾上腺腺瘤需与肾上腺转移瘤相鉴别,其鉴别诊断对治疗方案的选择具有重要价值。有研究显示,恶性肿瘤患者中发现肾上腺肿块仍有可能是腺瘤而非转移瘤。肾上腺腺瘤常呈圆形或椭圆形,体积较小,边缘清楚,密度 / 信号较均匀,强化均匀,对比剂廓清快;而肾上腺转移瘤可发现原发灶,直径多大于 5 cm,形态不规则,边界较模糊,密度 / 信号不均,可出现周围组织侵犯,增强扫描呈中度至高度强化。平扫时 CT 值的测量有助于二者的鉴别诊断,大于 43 Hu 多为转移瘤,小于 10 Hu 多为腺瘤。

（3）与肾上腺皮质腺癌的鉴别:肾上腺皮质腺癌为起源于肾上腺皮质的恶性肿瘤,其发病率远低于皮质腺瘤。肾上腺皮质腺癌好发年龄集中于 5 岁以下和 40~50 岁两个阶段。腺癌一般体积较大,最大径多数在 5.0 cm 以上,形态不规则,多呈分叶状,边界不清,密度混杂,以等密度或低密度为主,内部可有低密度的液化、坏死、囊变区及高密度钙化,增强扫描肿瘤实质部分明显强化,往往因肿瘤中心液化坏死而呈厚环状强化。肾上腺腺癌可直接侵犯邻近组织,以肾、下腔静脉及局部淋巴结最常见,远处转移以肝脏常见。当皮质腺癌 <5 cm 时,其密度也可均匀而无坏死灶,其与腺瘤较难鉴别,此时行 MRI 化学位移正、反相位检查有助于两者的鉴别。由于皮质腺瘤富含类脂质,在 MRI 化学位移反相位上绝大多数腺瘤的信号强度与同相位相比明显下降,而皮质腺癌的类脂质含量明显低于皮质腺瘤,因

此与同相位相比,皮质腺癌反相位上的信号强度无下降或仅有局灶性下降。

（二）嗜铬细胞瘤

1. 疾病概述　嗜铬细胞瘤(pheochromocytoma)是一种产生儿茶酚胺的肿瘤,起源于交感神经系统,占初诊高血压病人的 0.5%,肿瘤的诊断具有重要临床意义,因其为一种可治愈性高血压。嗜铬细胞瘤可发生在任何年龄,峰值年龄为 20~40 岁。肿瘤 90% 发生在肾上腺,嗜铬细胞瘤又称为"10% 肿瘤",即 10% 的肿瘤位于肾上腺之外, 10% 为多发性肿瘤及 10% 为恶性肿瘤。肾上腺外嗜铬细胞瘤多来自主动脉分叉处附近的副神经节、Zukerkandl 体,因而多见于腹主动脉旁、后纵隔和颈总动脉旁,也可发生在膀胱壁等处。现已明确某些病变和家族易发生肾上腺嗜铬细胞瘤,这些病变包括多发性内分泌腺瘤病 II 型、III 型 (MEAII、MEA III)、神经纤维瘤病 (von Reck-linghausen 病)、von Tippel-Lindau 病 (小脑、延髓和脊髓血管网状细胞瘤、视网膜血管瘤、多脏器囊肿和嗜铬细胞瘤) 及家族性嗜铬细胞瘤。此外,一些病变如 Sturge-Weber 综合征 (颜面血管瘤综合征) 和结节性硬化等,肾上腺嗜铬细胞瘤的发生率也较高。肿瘤常为双侧性。嗜铬细胞瘤的典型临床表现为阵发性高血压、头痛、心悸、多汗和皮肤苍白,发作数分钟后症状缓解。一些病人也可表现为波动性或持续性高血压。化验检查,尿中香草基扁桃酸 (VMA) 及 3- 甲氧基肾上腺素的测定对嗜铬细胞瘤有诊断意义。属于儿茶酚胺的肾上腺素与去甲肾上腺素在肝脏和效应器官内代谢,其代谢产物即 VMA 经尿排出,因此 24 h 尿 VMA 定量分析具有很高的诊断价值。

2. 影像学表现

（1）CT 通常表现为单侧肾上腺孤立性小肿块,偶为双侧性或单侧多发性肿块,呈类圆或卵圆形,与肾上腺侧肢相连或位于两侧肢之间,边界清楚,多较小,直径常在 2 cm 以下,偶可达 3 cm 左右。肿块密度均一,因富于脂质而较低,常常近于水样密度;增强检查时肿块呈轻度强化,而肾上腺本身强化较之明显,因而病变与肾上腺的关系更为明确。同侧肾上腺可受压、变形,其大小及对侧肾上腺均无萎缩性改变。

（2）MRI 表现颇具特征性,表现为肾上腺区圆形或椭圆形肿块,边界清晰,常为单侧发病,偶为双侧性肿块。其在 T_1 加权像上信号强度类似肌肉,低于肝脏; T_2 加权像上信号明显增加,强度甚至可高于脂肪,当肿瘤内有坏死时,表现为肿瘤中心在 T_1 和 T_2 加权像上均有高信号灶,肿瘤内不含脂肪,因而在反

相位成像时,其信号强度无减低。肾上腺外的嗜铬细胞瘤多位于肾门附近,较大的肿瘤推挤肾脏向外移位。此外,也可异位于腹主动脉旁、髂血管旁、膀胱壁等。恶性嗜铬细胞瘤体积更大,为7~10 cm,分叶状,边缘不规则,侵及周围大血管,腹膜后淋巴结肿大及远处转移。肿瘤富含血管,增强扫描实性部分动脉期呈明显迅速强化,为嗜铬细胞瘤的特征,坏死、囊变及出血区无强化,而静脉期及延迟期对比剂廓清不明显。这些表现与病理上嗜铬细胞瘤富含水分、血供丰富以及细胞团之间存在大量血窦相一致。由于嗜铬细胞瘤属于高代谢类肿瘤,患者较瘦,肾周脂肪较薄,因此,本病较易定位(图39-1-2)。

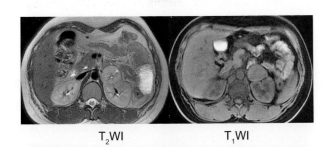

T$_2$WI　　　　T$_1$WI

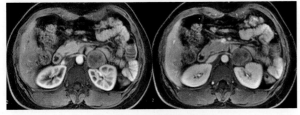

图 39-1-2　嗜铬细胞瘤

左肾上腺区可见圆形中等信号肿物,其内信号不均匀,T$_2$WI可见点状高信号,T$_1$WI信号略低,病变与肾实质紧贴,分界清晰,增强扫描显示病变动脉期不均匀强化,病变内可见不规则未强化区,边缘不光滑,延时扫描廓清不明显

3. 诊断与鉴别诊断　临床疑为嗜铬细胞瘤病人,当CT检查发现肾上腺较大肿块、密度均一或不均并有实体部分明显强化,或MRI检查显示肾上腺肿块有上述信号特征时,结合临床症状和化验检查,通常可做出准确定位和定性诊断。

肾上腺嗜铬细胞瘤与肾上腺皮质癌鉴别:①临床特征,功能性皮质癌,表现为皮质醇增多症,嗜铬细胞瘤患者一过性或持续性高血压为其特征性临床表现;②肿瘤大小,皮质癌肿瘤更大,一般为4.0~28.5cm,平均14.5 cm,嗜铬细胞瘤为3~5 cm;③强化特点,嗜铬细胞瘤因含有丰富的血管,动脉期呈明显强化,延迟期对比剂廓清不明显;皮质癌动脉

期多呈轻中度不均匀强化,延迟期对比剂廓清快;④周围侵犯及远处转移,皮质癌肿瘤包膜不完整或伴有外侵、转移,嗜铬细胞瘤90%为良性肿瘤。

(三)肾上腺癌

1. 疾病概述　原发性肾上腺皮质癌是一种少见的高度恶性肿瘤,预后极差,5年生存率仅为20%。可发生在任何年龄并有2个峰值年龄,即10岁以内和40~50岁,男、女受累相似。肾上腺皮质癌中,约50%具有内分泌功能,女性略为多见,功能性皮质癌所致的内分泌改变中,以Cushing综合征常见,约占65%,其可单独发生或与女性男性化并存。其余功能性皮质癌依次递减,可单独发生男性化、女性化或醛固酮增多症,约50%的肾上腺皮质癌属非功能性肿瘤,多由于腹块或其他原因行腹部影像学检查而意外发现为肾上腺肿块。

2. 病理表现　肾上腺皮质癌为少见的高度恶性肿瘤,多为功能性。体积较大,多数直径>7 cm,形态不规则,分叶状,包膜不完整,易出血、坏死、囊变。淋巴结及远处转移出现早。大体病理显示肿瘤呈分叶状,可有包膜,常有肿瘤浸润,多见坏死与出血,也可侵犯大静脉。镜下观察,某些肿瘤细胞与正常肾上腺皮质细胞非常相似,另一些肿瘤细胞可见嗜酸性胞质和奇异深染细胞核的巨细胞及多核巨细胞。

3. 影像学表现

(1)CT: CT检查肾上腺皮质癌表现为肾上腺较大肿块,最大径常超过7 cm,平均为12 cm(范围3~30 cm)。肿块呈类圆、分叶或不规则形,其密度常不均,周边密度类似肾脏,内有坏死或陈旧性出血所致的不规则形低密度区;增强检查时肿瘤实体部分强化,而其内低密度区无强化,有时于肿块周边可见一薄的强化环,约40%肿瘤内可见散在点状或结节状钙化。个别瘤体内甚至有小的脂肪性低密度灶。产生Cushing综合征的皮质癌还可引起对侧肾上腺萎缩,而病侧肾上腺因肿块较大而显示不清。病侧肾脏受压下移或转位,右肾上腺肿瘤还致下腔静脉前内移位。左侧者则造成胰腺受压前移。下腔静脉受累时,增强检查显示其内有无强化瘤栓,其他部位CT检查还可发现肺、纵隔淋巴结、脊椎及肝脏等处转移。

(2)MRI:病变在T$_1$、T$_2$加权像形态明显不规则,边界不清,可见到不均匀高信号,分别提示肿瘤内出血、坏死的病理改变。化学位移成像反相位信号衰减不明显。动态增强扫描肿瘤多为动脉期明显

迅速强化,延迟期明显廓清,部分肿瘤在延迟 15 min 后仍有明显强化,可见不规则分隔状强化。肿瘤周边常见包膜,多不完整,T_2WI 上呈线状低信号,增强扫描可见强化,且延迟期强化仍显著。 MRI 与 CT 检查在诊断肾上腺皮质腺癌方面具有同等价值,但在显示钙化方面不如 CT 检查(图 39-1-3)。

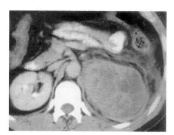

图 39-1-3 肾上腺癌 CT 增强扫描

显示左侧肾上腺巨大占位病灶,直径约 11cm,其内密度不均,病灶轻度不均强化,中央可见局灶坏死,左肾受压向下移位,邻近筋膜增厚

4. 诊断与鉴别诊断 肾上腺皮质癌与皮质腺瘤的鉴别要点:①肿瘤大小,腺瘤直径多 <5 cm,腺癌直径多 >7 cm;②包膜,腺瘤包膜完整,密度均匀;破坏包膜,侵及血管及周围组织者一般为癌;③脂质成分,约 70% 腺瘤含脂质成分,肾上腺皮质癌不含脂质成分;④出血、坏死,肾上腺皮质癌常见广泛出血、坏死,而腺瘤少见。

二、肾脏疾病

(一)肾脏嗜酸细胞腺瘤

1. 疾病概述 肾脏嗜酸细胞腺瘤 (renal oncocytoma , RO) 是一种少见的肾实质良性肿瘤,1976 年 Klein 和 Valensi 最早报道 13 例肾嗜酸细胞瘤后,肾嗜酸细胞瘤才作为一种独立明确的临床疾病被接受。发病年龄多在 60 岁以上,男性较女性多见。肾脏嗜酸细胞腺瘤无特异性临床表现,通常无症状,瘤体较大者可有腰痛、血尿或腹部包块。该瘤绝大部分为单发,肿瘤大小为 0.6~15.0 cm。

2. 病理表现 常局限于肾脏实质,很少侵犯肾包膜和血管。肾脏嗜酸细胞腺瘤起源于远曲小管和集合管细胞,光镜下肿瘤细胞呈巢状或实片状,而不是乳头状和肉瘤状结构,后者多见于肾细胞癌。肾嗜酸细胞腺瘤的胞膜通常不清晰,胞质嗜酸性为此瘤的一大特点,镜下肿瘤细胞颗粒粗大,充满胞质,嗜酸性强。

3. 影像学表现 CT 平扫呈较均匀的低密度或高密度,增强后各期均匀强化且密度低于肾皮质,中央瘢痕无明显强化。部分肿瘤中央有纤维瘢痕形成,文献报告 53 % 的肿瘤有中心瘢痕。中央瘢痕的出现与肿瘤大小无明显关系,可能与肿瘤生长缓慢并长期缺血有关。CT 扫描时出现的中央星状瘢痕和轮辐状强化,可提示肾脏嗜酸细胞腺瘤的诊断,但也有人认为并不可靠。轮辐状强化和中央星状瘢痕,文献报道 10 例肾脏嫌色细胞癌中有 3 例出现,也是肾脏嫌色细胞癌的表现之一,其中有一些被误诊为肾脏嗜酸细胞腺瘤。但如果增强扫描皮质期和排泄期均表现为轮辐状强化,应考虑肾脏嗜酸细胞腺瘤的可能。

MRI 在诊断肾脏嗜酸细胞腺瘤方面有独特价值,可显示肿瘤包膜完整、中央星状瘢痕、等或低 T_1 信号、稍低或稍高 T_2 信号及强化情况等,可提示诊断。如果仔细观察肾脏 MRI 形态学特点和特异的信号特征,并结合其他辅助影像检查和病史,对绝大多数肾脏嗜酸细胞腺瘤及其他肾脏肿块,MRI 能做出正确诊断并指导治疗。也有学者认为,肾脏嗜酸细胞腺瘤的 MRI 特征不是非常明显,大多数肿瘤 T_1WI 表现为低信号,27% 左右肿瘤 T_1WI 表现为与肾实质等强度信号;大多数肿瘤 T_2WI 表现为高信号,部分表现为等低信号,肾脏嗜酸细胞腺瘤的中心瘢痕灶在 T_1WI 和 T_2WI 上均表现为低信号。中央可见裂隙状瘢痕,呈长 T_1、长 T_2 信号。动态增强扫描部分明显均匀强化,部分不均匀强化,但肿瘤实质部分强化均匀,中央瘢痕大部分延迟强化,少部分无强化,该无强化区病理上显示为肿瘤部分组织黏液样变(图 39-1-4)。

4. 诊断与鉴别诊断 肾嗜酸细胞腺瘤主要与肾细胞癌鉴别,肾细胞癌瘤体密度或信号不均匀,中心常见坏死、出血,甚至呈囊性肿块,肿瘤边缘多不清晰,包膜不完整。肾嗜酸细胞腺瘤密度或信号较均匀,中心可有星状瘢痕。增强扫描肾细胞癌表现为不均匀强化,皮质期病灶明显不均匀强化,强化程度接近或超过肾皮质,髓质期强化迅速减退。肾嗜酸细胞腺瘤实质部常明显均匀强化或内部呈轮辐状强化。肾嗜酸细胞腺瘤与肾腺瘤同属良性肿瘤,不易鉴别。而肾血管平滑肌脂肪瘤常因肿瘤内部有脂肪信号而容易鉴别。

(二)后肾腺瘤

1. 疾病概述 后肾腺瘤(MA)是肾脏的一种罕见肿瘤,组织学认为其发源于胚胎时期的后肾胚芽成分,Choueiri 等研究表明, 90% 的 MA 可能是 BRAF

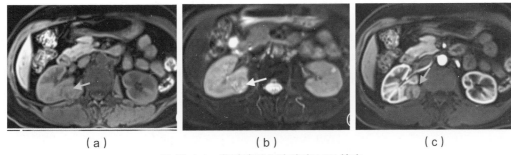

（a）　　　　　　　　　　　（b）　　　　　　　　　　　（c）

图 39-1-4　肾脏嗜酸细胞腺瘤 MRI 检查

（a）MRI 病灶 T_1 呈等信号；（b）T_2 病灶呈稍高信号；（c）CT 增强后呈不均匀强化，但肿瘤实质部分强化均匀，中央瘢痕早期无强化。

V600E 的突变。1992 年由 Brisigotti 等命名，2004 年 WHO 将其定义为一种富含细胞的上皮样肿瘤。该病可发生于任何年龄，发生率为 0.2%~1%，以成年女性多发，男女比例 1：2，好发年龄 40~60 岁，偶见于儿童，Davis 等发现，50% 的病例都是偶然发现且多无临床症状。MA 多无临床症状，大部分为体检行超声及 CT 检查时偶然发现，少数患者可出现腰酸、血尿、高血压及高钙血症等非特异症状就诊时发现，实验室检查多为阴性，据 Davis 研究表明，10% ~ 12% 的患者可能出现真性红细胞增多症，MA 发生率明显高于其他肾脏肿瘤。Yoshioka 等指出，MA 患者的红细胞增多可能与 MA 细胞中促红细胞生成素、粒细胞 - 巨噬细胞集落刺激因子（GM-CSF）、粒细胞集落刺激因子（G-CSF）、白细胞介素 6（IL-6）和白细胞介素 8（IL-8）的浓度增高有关。大部分 MA 由于术前无法定性而行肾脏根治切除术，预后良好，但也有文献报道有部分会发生骨骼及淋巴结转移。

2. 病理表现　MA 主要发生于肾脏皮质，呈圆形或类圆形，单侧多发，肿瘤大小差别很大，直径 0.3~15 cm，平均 5.5 cm；病理学特征是肿瘤细胞均匀一致，呈小管样排列，胞质少而异形性不明显，核分裂象罕见，部分可见"沙砾"样钙化。免疫组织化学 WT1(+)，CK7(-) 和 EMA(-)。

3. 影像学表现　CT 肿块呈类圆形或者椭圆形，边缘清晰。平扫密度较均匀，相对周围正常肾实质呈等密度或者稍高密度；增强早期实质部分无强化或轻度强化，增强后期及延迟期实质部分强化明显，其强化方式为渐进性不均匀强化。肿瘤较大时易发生囊性变、出血坏死，肿块内可见液性无强化区或者无强化的低密度缺血坏死区，较大的肿瘤凸出肾脏，对周围器官推移压迫，无明显侵犯及转移。肾脏动脉 CTA 显示肿块无明显的供血血管，肿块周围可见细小的侧支循环血管，这种特征可能是形成其强化方式的原因。

MRI 肿块在 T_1WI 呈等信号或者低信号，T_2WI 呈等信号或者稍低信号，也有文献报道 T_2WI 呈等信息或者稍高信号，DWI 呈稍高信号，其强化方式与 CT 相似，在增强早期轻度强化，随着时间延长，呈渐进性不均匀强化，强化程度低于正常肾实质。大的肿瘤囊变坏死，囊性部分 T_1WI 低信号，T_2WI 高信号，实性部分为高低的混杂信号，增强后实性部分也强化不明显（图 39-1-5）。

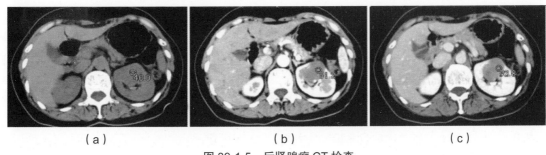

（a）　　　　　　　　　　　（b）　　　　　　　　　　　（c）

图 39-1-5　后肾腺瘤 CT 检查

（a）CT 平扫见左肾皮质内低密度软组织肿块影；（b）CT 增强扫描动脉期像，肿块轻度不均匀强化；（c）CT 增强扫描延迟期像，肿块明显不均匀强化

4. 诊断与鉴别诊断　MA是成人罕见的良性肿瘤，仅仅依靠影像检查难以明确诊断，但如果有如下特征：①女性，单侧肾脏单发，无临床症状，病史长，无转移；②CT及MRI显示肿块大部分局限于肾实质内且边界清晰，CT平扫呈等密度或稍高密度，增强方式为渐进性不均匀强化。MRI T_1WI 呈等信号或者低信号，T_2WI 呈等信号或者稍低信号，DWI为稍高信号，强化方式与CT类似。要考虑到MA的可能。

鉴别诊断：①乏血供肾癌，典型肾癌因其血供丰富，强化方式呈"快进快出"，CTA及DSA提示明显的供血动脉，肾癌兼具恶性肿瘤的形态学特征，如分叶征、浸润性生长、有短毛刺及与周围肾周筋膜相连等，两者容易区分；但是对于乏血供肾癌，其强化方式可以轻度强化或者延迟强化，两者比较难于区分，最终要靠病理学确诊；②乏脂肪肾血管平滑肌脂肪瘤（renal angiomyolipoma，RAML），典型的肾血管平滑肌脂肪瘤富含脂肪、血管等，通过MR抑脂序列容易区别，但RAML缺乏脂肪，抑脂 T_2WI 上相对于肾实质呈低信号，两者较难区别，但增强后多数RAML为延迟强化，且强化均匀，强化程度较MA显著；③嗜酸细胞腺瘤，CT及MRI表现为增强后肿瘤中央出现"星芒状"瘢痕或"轮辐状"强化为特征性影像表现；④WT儿童易发，虽然MA任何年龄均可发生，但以中年妇女高发。WT肿块内易发生坏死、囊变，易挤压肾皮质、髓质导致两者界限不清，典型CT表现为平扫呈密度不均匀的肿块，内见低密度坏死及囊变区，实质部分CT值为30~50 Hu，增强后肿瘤的实性成分CT值平均提高约40 Hu，肿瘤实质部分可见轻度强化，囊变坏死部分无强化，残肾明显强化，呈"新月形"的典型表现。MRI表现为 T_1WI 为低信号至中等信号，T_2WI 为高信号，内见出血、坏死信号，若为巨大囊实性肿块时，其内可见分隔及厚壁结节。二者较容易区别。

（三）肾错构瘤

1. 疾病概述　肾错构瘤，又称肾血管平滑肌脂肪瘤，是一种常见的肾脏良性肿瘤，由不同比例的平滑肌、血管和脂肪组织构成，本病发展缓慢，早期多无症状，肿瘤较大时可出现腰腹部疼痛、肿块、血尿等症状。如肿瘤自发破裂出血，表现为腰腹部突发剧痛、大出血，可引起休克，慢性出血者可伴低热。肾血管平滑肌脂肪瘤是肾脏自发破裂最常见的原因。肿瘤可单发或两肾多发，目前认为是多中心性，并以中年女性居多。部分病例可伴癫痫、结节性硬化及皮脂腺瘤等。较大肿瘤可侵犯邻近器官，如结肠、脾脏等，也可累及区域淋巴结及局部血管，但不见恶变。

2. 病理表现　一般起源于肾实质，也可为肾窦、肾包膜或肾周连接组织，原发细胞是肾间叶细胞，肿瘤可单发或多发，大小形态不一，各个肿瘤由成熟的脂肪组织、平滑肌和血管三种组织构成。三种成分的比例随病例不同而有所不同，多数以脂肪成分为主。肿瘤内往往有成熟的脂肪细胞。肿瘤内平滑肌细胞形态较复杂，可分为4种：①梭形细胞；②空泡细胞；③嗜酸细胞；④中间型细胞。平滑肌细胞有一定的异型性，但无病理性核分裂，常围绕血管或以血管为中心呈放射状排列。肿瘤内血管多发育畸形，无完整的弹力板，常见纤维化和透明样变，血管壁厚薄不一，缺乏弹性，血管走行迂曲并可呈动脉瘤样改变，受轻微外力打击即可破裂。这也就是肾错构瘤为什么容易发生自发性破裂而出现瘤内出血及肾合并有包膜下、肾周出血的原因之一。

3. 影像学表现

（1）CT表现：典型CT表现为肾实质占位病变，边界清楚，密度不均匀，瘤内含有脂肪性低密度灶。脂肪性低密度灶中夹杂着不同数量的软组织成分。呈网状或蜂窝状分隔，增强后部分组织强化，尤其是血管组织，而脂肪组织下强化。CT诊断主要是确定瘤内有无脂肪成分，即便极少量也具有确诊意义。少数情况下肿瘤也可出现非典型CT表现。CT上呈中、高密度影，常致误诊。分析其原因，一般认为：①某些肿瘤主要由平滑肌和异常血管组成，脂肪组织很少或不含脂肪组织，国内曾就脂肪成分定量分析，最低仅占肿瘤的0.1%；②肿瘤内出血掩盖脂肪成分，CT扫描不呈负值；③肿瘤伴肾囊肿，囊肿出血或继发感染可引起CT密度增高；④肿瘤体积小，直径在1.0~1.5 cm时，由容积效应或因呼吸移动不能测出肿瘤的真实密度（图39-1-6）。

（2）MRI：对显示肿瘤内的血管和脂肪成分很敏感，而对平滑肌的显示缺乏特异性。根据肿瘤内所含脂肪、肌肉、血管成分的多少，其信号强度也随之变化：脂肪在 T_1WI 加权为高信号，T_2WI 加权为中等信号，肿瘤内可有分隔，肾盂肾盏可受压移位变形。肿瘤内出血时其信号强度增高，T_1 加权易与脂肪信号混淆，可采用STIR序列抑制脂肪信号使其变为无信号进行鉴别。增强后脂肪部分无强化，软组织部分及边缘明显强化，病变非脂肪成分均呈明显强化，病变中心见明显强化的点、线状血管影。大多数病变呈现"快进快出"的特点。病变周围可见环状强化"假包膜"影。MR 化学位移成像 (chemical shift imaging，CSI) 是一种能敏感地检测到病灶内少量脂质的技术，可用于乏脂肪 RAML 的诊断。CSI 是基于水和脂肪在外磁场的作用下，质子间的运动频率不一样、相位不一致，选择不同的回波时间可周期性地获得同、反相位图像这一基本原理而开发的脂肪抑制序列。有研究指出，与常用的短反转时间反转恢复及频率选择脂肪饱和等抑脂技术相比，CSI 更适用于病灶内少量脂质的检出。

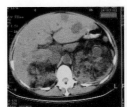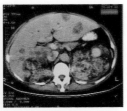

CT 平扫　　　　　　CT 增强

图 39-1-6　血管平滑肌脂肪瘤左侧肾错构瘤 CT 检查
肿块内有脂肪性密度，强化不均

4. 诊断与鉴别诊断　肾血管平滑肌脂肪瘤的诊断主要依靠影像学检查，脂肪组织的确定是影像学确诊肿瘤唯一可靠的依据。在少数情况下应与下列疾病相鉴别：肾细胞癌、单纯性肾囊肿、肾脂肪瘤和脂肪肉瘤。

（1）肾细胞癌：CT 显示肾实质肿块密度不均，呈不规则轻度强化，可伴坏死、囊变，也可有钙化、出血，一般无脂肪成分。极少数肾细胞癌 CT 图像中可测得脂肪组织，但与肾血管平滑肌脂肪瘤不同，这些 CT 表现的脂肪密度实际上是癌细胞内的脂滴或肿瘤间质中的泡沫细胞所造成的。MRI 显示 T_1 加权像呈低信号，T_2 加权像呈高信号，与肾血管平滑肌脂肪瘤不同。此外 MRI 可显示肾癌引起的肾静脉、下腔静脉瘤栓。

（2）单纯性肾囊肿：CT 显示圆形或卵圆形病灶，边缘光滑，密度均匀，呈水样密度，囊壁薄，无强化。但如肾血管平滑肌脂肪瘤小，由于部分容积效应，影响 CT 值，难以与小囊肿鉴别。采用 2 mm 或 1.5 mm 薄层或螺旋 CT 扫描以减少容积效应对 CT 值的影响。MRI 显示 T_1 加权像呈低信号，T_2 加权像呈高信号，如伴出血可呈混杂信号。

（3）肾脂肪瘤和脂肪肉瘤：肾血管平滑肌脂肪瘤如以局限性脂肪密度为主，且肿瘤小，增强后无明显强化成分，则难以与肾脂肪瘤和分化程度好的脂肪肉瘤鉴别。对一这类患者定期复查是必要的。

（四）肾细胞癌

1. 疾病概述　肾细胞癌（renal cell carcinoma；RCC）是肾最常见的恶性肿瘤，它来源于肾小管上皮，发生在肾的实质内，故称为肾细胞癌或肾实质癌。肾细胞癌起源于肾小管上皮，是肾实质肿瘤中最常见的一种，其发病率在泌尿系统肿瘤中仅次于膀胱癌而占第二位，占成人肾恶性肿瘤的 80%~85%。好发于 50~70 岁，20 岁以下者很少见，罕见于儿童。男性与女性的比例为 2：1。肾癌在肾脏任何位置都可能发生，无明显左右倾向，但是肾上极发生率高于肾下极。目前肾细胞癌的病因尚未明确，多认为与以下因素有关：吸烟、肥胖、糖尿病、长期血液透析、长期服用解热镇痛药物、某些病毒感染等。下列疾病可合并肾细胞癌。① Von Hippel-Lindau 综合征病人中，40%~50% 发生肾癌，特点为年轻，有家族性，可多发并常合并肾囊肿；②获得性肾囊肿病，长期透析患者常有多发性囊肿形成，部分患者可发生肾癌，具有多发的特点；③成人型多囊肾和多房囊性肾瘤，发生在囊壁上乳头状增生的基础上。

2. 临床表现　近半数病人在诊断时无肉眼血尿，多为偶然发现，文献报告无症状肾癌占 33%，国外约 50%。

（1）肾脏表现：传统的"肾癌三联征"——血尿、疼痛、腰肋部肿块，仅占 10% 左右，且多已属晚期。

（2）副瘤综合征：高血压、贫血、体重减轻、恶病质、发热、红细胞增多症、肝功能异常、高血症、高血糖、血沉增快、神经肌肉病变、淀粉样变性、溢乳症、凝血机制异常。

（3）转移表现：肾癌主要的转移部位是肺、骨、脑、肾上腺。

3. 病理表现　肾细胞癌多认为来源于肾近曲小管上皮，但也有报道来源于肾小管、集合管。肿瘤病灶多为圆形，常为单侧单发病变，大小不一，肿瘤无包膜，有时可形成假包膜，即周围受压的肾实质和纤维组织构成。病变多伴有出血、坏死及纤维化。肿瘤可钙化。肿瘤向周围侵犯可累及临近脂肪、肌肉、血管和淋巴，并可扩散至静脉形成瘤栓，常累及肾静脉、下腔静脉甚至右心房。肾癌大多数为透明细胞癌，亦有颗粒细胞癌和梭形细胞癌，三种细胞可单独或混合存在。

4. 影像学表现

（1）CT：小肾癌的形态一般为圆形或椭圆形，境界比较清楚且整齐，少数边缘也可不清楚，外形也可不整齐。一般说前者多为分化较好、生长比较缓慢的肾癌。后者则多为分化较差、生长较快的肿瘤。小肾癌的密度大多数均较低，少数也可为高密度灶，其平扫CT值在30~40 Hu的范围内，多位于肾实质的外围部，也可凸出于肾轮廓之外。少数小肾癌密度也可不均匀，有的密度较高，系由于内有出血或癌细胞排列致密所致。一般来说小肾癌大多数平扫密度较正常肾实质低，平扫密度较高的肾癌，增强扫描后密度较正常增强的肾实质仍低。不过也有个别的小肾癌明显增强，其CT值较强化的肾实质为高，这说明此癌内血管在此期特别丰富。小肾癌的假包膜发生率较高，然而CT扫描对发现假包膜不甚敏感。假包膜是早期肾癌的一个较常见的病理特征，它由肾癌压缩其周围肾实质而构成。在组织学上，假包膜为变性及纤维化的肾组织，其内有许多移位的供血动脉，一般来说，出现假包膜征的肾癌体积较小，肿瘤的分级较低，假包膜征只在肾癌及大嗜酸性粒细胞瘤中出现，故有一定的诊断价值。对小肾癌的诊断，CT是重要的影像学方法，因它有较高的密度分辨率，肿瘤体积小，应进行薄层3~5 mm扫描，较厚层距扫描能更好观察。大于3 cm的肾癌是临床上及影像学最常遇到的肾脏恶性肿瘤，其常见CT征象如下：平扫时肾细胞癌表现为形态不规则的软组织肿块，常使肾外形扩大或局部隆起，多数呈浸润状生长，边界不清的肾癌内可含囊变、出血坏死、钙化等。

（2）MRI平扫：往往能区分皮髓质，并可通过不同序列，从横断面、冠状面、矢状面，甚至任何感兴趣的角度平面成像，全面观察与分析病变的大小、形态、范围，对疑难病例的诊断与鉴别诊断，尤其是对肾癌的分期具有不容忽视的作用。

肾细胞癌的影像学表现主要取决于肿瘤细胞的生长特性和生物学特点。肾细胞癌以浸润、膨胀生长方式为主。因此，肿瘤的生长可引起占位效应，肿瘤区局部皮髓质分界消失，邻近的肾盂肾盏受压变形或受累破坏，若瘤体较大或较靠近边缘表现为肾边缘局限性外突。由于正常肾脏组织被肿瘤组织所替代，MRI信号特点反映了肿瘤的液化、坏死或实体部分的特点。肿瘤较大时常有坏死、出血、囊变及液化而使信号不均匀：坏死在T_1WI表现为较低信号，T_2WI为高信号；囊变在T_1WI信号更低，T_2WI因回波时间延长信号明显增高；出血在T_1WI与T_2WI均表现为高信号；钙化在T_1WI及T_2WI图像中均为低信号，分辨率不如CT。由于肿瘤对临近组织的挤压及周围纤维组织反应性增生，在肿瘤表面形成假

包膜，当其厚度超过2 mm时，T_1WI及T_2WI图像上表现为低信号环。T_2WI较T_1WI明显。肾细胞癌容易向周围组织侵犯，在静脉内形成癌栓，转移方式主要为血行转移，以肺、脑、骨常见。因肿瘤含有丰富血供，瘤体内有较多肿瘤血管生成，注射Gd-DTPA后肿瘤可有不同程度增强，表现为明显不规则强化，增强高峰在注药后2 min左右。注射造影剂后，肿瘤由于没有正常肾单位，增强程度不如肾实质明显。肾癌的增强可有3种表现：①因肾癌中央发生凝固和/或液化、坏死，表现为不规则边缘增强和不均匀中心增强；②不均匀斑片状增强；③轻微均匀性增强。但有些肾癌也可无明显对比增强，仍表现为低信号。当出现静脉瘤栓时，增强扫描可明显提高诊断准确性，表现为静脉腔扩大，管腔内可见不均匀强化实性占位（图39-1-7）。

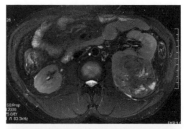
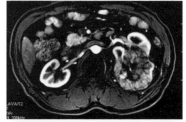
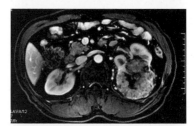
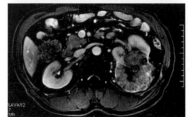

图 39-1-7　左肾细胞癌

肾细胞癌T_2WI脂肪抑制序列显示左肾后方类圆形巨大团块影，其内信号不均匀，可见多发大小不等不规则坏死区，病变与肾实质分界清晰，左肾受压向前移位

5.诊断与鉴别诊断

1)诊断要点:肾透明细胞癌为富血供性肿瘤,影像表现的特点为:平扫肿瘤密度/信号一般不均匀或欠均匀,有假包膜征,增强扫描肿瘤呈不均匀强化,肾皮髓期肿瘤强化最明显。透明细胞癌内易发生出血、坏死、囊变,故其内质多不均匀或欠均匀。

2)鉴别诊断:肾细胞癌应与以下疾患鉴别。肾血管平滑肌脂肪瘤、肾的囊性病变、弥漫型黄色肉芽肿性肾盂肾炎、肾脓肿及肾周脓肿、肾淋巴瘤、肾平滑肌肉瘤。

(1)肾血管平滑肌脂肪瘤:为良性肾肿瘤,生长缓慢,一般没有临床症状。瘤内成分复杂,因为它是一错构瘤,内含血管、平滑肌与脂肪,其中特殊的是脂肪成分,CT值为负值,多在-4~-100 Hu之间。肾细胞癌中很少有脂肪成分者,此点有很强的鉴别诊断意义。CT增强扫描时,瘤内的血管成分明显增强,达到血管的密度,平滑肌成分也有增强,而脂肪成分则几乎不增强,仍保持为负值。肾血管造影可显示异常增大的血管成分。

(2)单纯囊肿或多房性囊性肾瘤:应该与囊性肾细胞癌进行鉴别。囊性肾细胞癌多由于坏死、出血、囊变形成,极少数为单纯囊肿伴发癌肿所致。故囊性肾细胞癌的壁多不规则,且明显较囊肿为厚,囊变区有不规则的分隔或囊内有实性成分存在,在增强扫描时上述的表现更为明显。单纯性肾囊肿与多房性囊性肾瘤的特点为薄壁的光滑的低密度区。壁多为弧形,囊内没有实性组织成分,也没有不规则的厚粗的隔伸入囊中或只有薄的分隔,在增强扫描时,以上的一些特点也表现更为明显,壁及隔一般不增强,囊内没有增强的实性成分。个别的多房性囊性肾瘤也可表现为较厚的壁或隔,但它们的厚度是均匀的,壁与正常肾组织间的分界清楚而没有浸润现象,它与肾细胞癌是有明显的区别的。

(3)弥漫型黄色肉芽肿性肾盂肾炎:为一种慢性炎症,当其发展为弥漫型病变时应与肾细胞癌鉴别。其鉴别要点为:中年妇女好发,尿检查常有阳性所见,如蛋白、白细胞等;病人有明显的腰痛、发热、尿路感染症状,与肾细胞癌不同;CT或超声检查时可见患肾肿大,外形不规则,肾盂、肾盏扩大,可伴发结石、脓肿形成。增强扫描时肾内可见多数不规则的增强的脓腔存在,肾内同时存在不规则的实性炎性肉芽肿块,有增强现象;晚期弥漫型黄色肉芽肿性肾盂肾炎可扩散到肾包膜以外的肾周间隙,以致肾筋膜不规则性增厚、腰肌广泛浸润、周围器官粘连等。这些改变与晚

期肾细胞癌不同。

(4)肾脓肿及肾周脓肿:脓肿含有脓腔及慢性肉芽组织,临床上有腰痛、发热、感染性改变等特点;脓肿中央为低密度区,周边有增强的浓重厚壁,外形不规则;它可穿破肾包膜扩散而成肾周脓肿;当发生肾周脓肿后,整个肾区模糊不清,筋膜增厚,腰肌及其他肾旁结构均可受累。上述表现与肾细胞癌的表现是不同的。

(5)肾淋巴瘤可侵犯肾脏,双侧肾脏受累者较一单侧者常见。它与肾细胞癌的鉴别要点为:受累的肾脏体积明显增大,在MRI上皮髓质分辨不清;肾脏内有多发的结节状病灶,此种结节增强后无明显强化现象;有时双肾受累,也有时单肾内有单发结节。后一种情况与肾细胞癌的鉴别比较困难;常同时存在后腹膜淋巴结肿大现象,成串或成堆出现,有时肾门内侧与椎体之间出现软组织肿块。同时脾内也有低密度病灶,则淋巴瘤的诊断可能更大;当肾功能(浓缩及排泄功能)障碍时,患肾延迟增强或无明显强化现象。

(6)肾及肾周脂肪肉瘤:此瘤与肾细胞癌的不同之处在于瘤被大量成熟的脂肪组织包围,测CT值往往得到不同范围的负值,因此瘤常起自肾包膜外的脂肪组织;增强后描扫可见脂肪组织内有增强的肉瘤组织,有的肉瘤成分很大时,成熟的脂肪组织变得较少或不易发现;肾脏被脂肪肉瘤组织浸及,可只留下一些或较少量的正常肾实质。

(7)肾平滑肌肉瘤:此瘤几乎与肾细胞癌在CT、MRI上不能区分,最后诊断只能以病理做出。

(五)肾盂癌

1.疾病概述　肾盂、肾盏肿瘤为原发于尿路上皮的恶性肿瘤,大约占肾脏所有恶性肿瘤的8%。临床表现常是非特异性的,血尿是肾盂、输尿管肿瘤的主要症状,90%以上表现为间歇性、无痛性肉眼血尿,血尿的发生一般较肾实质细胞癌要早,大约1/4的病例伴有腰痛,多表现为隐痛,多是由于血块或肿瘤引起梗阻所致,排出血凝块可致肾绞痛。肾盂、肾盏肿瘤一般很少凸出于肾脏表面,因此临床检查很少触及真正的肿块,合并肾积水时可触到肿大的肾脏。病理学上,肾盂肿瘤85%~95%是移行细胞癌,大约10%是鳞状细胞癌,腺癌非常罕见,不足1%。肾盂乳头状瘤是指细胞分化程度较好,组织结构类似良性病变的肿瘤,极易复发并具有恶变倾向,因此应视为早期恶性病变。移行细胞癌分为三级:1级,肿瘤细胞显示轻度异型性,排列紊乱,但容易区分,可类似正常上皮组织;2级,细胞仍显示为移行上皮源性,但细胞排列层数增

多,异型性明显,有多少不等的癌巢;3级,细胞几乎不能显示移行细胞来源,细胞层数明显增多,异型性明显,排列紊乱,局限或弥漫浸润性生长,表面细胞不连续,呈结节状。肾盂癌(renal pelvic carcinoma)在肾脏恶性肿瘤中约占8%,其中移行细胞癌占80%~90%,鳞状细胞癌占5%~20%,腺癌及未分化癌相对罕见。双侧性肿瘤约占4%。肾盂乳头状瘤与膀胱乳头状瘤类似,也有恶变倾向,肿瘤可向下种植至输尿管和膀胱。肾盂癌的发病高峰年龄为40~70岁,儿童与青年罕见,首要临床症状是肉眼血尿(占80%),疼痛约占50%,排尿症状约占20%,可见泌尿系感染症状,肿瘤的其他症状不太常见。尿细胞检查阳性者在所有上部泌尿道移行性细胞癌中约占40%,由肾盂逆行性冲洗或刷检做活组织检查的效果较好。有70%~90%的病人临床表现早期最重要的症状为无痛性肉眼血尿,少数病人因肿瘤阻塞肾盂输尿管交界处后可引起腰部不适、隐痛及胀痛,偶可因凝血块或肿瘤脱落物引起肾绞痛,因肿瘤长大或梗阻引起积水出现腰部包块者少见,尚有少部分病人有尿路刺激症状。晚期病人出现贫血及恶病质。尿内可查到癌细胞。

2. 病理表现　肾盂癌大部分为移形细胞癌,少部分可分为鳞癌或腺癌,是发生于肾盂及肾盏上皮的肿瘤。大体病理与膀胱移形细胞癌相类似,表面呈光滑半透明状,质软,灰红色。生长于肾盂内可呈树枝状侵犯输尿管。肿瘤沿肾盂黏膜扩散,少数可逆行至集合管,极少侵犯肾皮质。若为鳞癌或腺癌可血行转移至肺、肝等器官。

3. 影像学表现

(1)CT表现:肾盂癌CT平扫显示集合系统内的中央有膨胀性生长的软组织肿块,CT值为23~47 Hu,早期较小的肿瘤位于肾盂、肾盏内,呈的圆形或不规则增厚的软组织密度肿块,不引起肾盂、肾盏形态的改变,较大的肿块呈团块状、不规则或分叶状,肾盂周围脂肪受压、移位或消失,并可阻塞肾盂、肾盏造成相应部位肾积水,肾盂肿块内可合并有钙化;增强扫描肾盂肿瘤的血供少于肾实质肿瘤,静脉注射造影剂后肿瘤大多呈轻至中度增强,为30~60 Hu,肿块的密度高于肾盂内尿液的密度,但低于肾实质密度,更清楚地显示肾盂肿瘤的边缘、形态和范围。当肿瘤侵犯肾脏实质时,肿块与肾实质界限不清。根据肾实质增强的程度,可了解病侧肾功能的情况,以利于术前分期。延时扫描,增强扫描后3~4 min做扫描可进一步增加诊断信息:①确定肿块位置是否在肾盂内或肾盂外;②较小的

肾盂、肾盏内肿瘤容易漏诊,薄层延时扫描可显示肾盂内充盈缺损或肾盂壁不规则增厚;③根据肿块周围肾盂内造影剂分布的情况,进一步判断肿瘤有无肾盂外结构的侵犯。分期诊断,由于肾盂癌局限在黏膜层与浅表侵犯时CT表现改变不明显,因此CT不足以区分Ⅰ期和Ⅱ期肿瘤侵犯肾盂壁的深度,二者均表现为肾盂内肿块和肾盂周围脂肪包绕。增强后延时扫描肿块旁环绕造影剂。与尿路造影相比,CT检查早期肿瘤的敏感性更高,因为尿路造影时浓聚的造影剂有时会遮盖较小的肿瘤。CT可以区分早期(Ⅰ,Ⅱ期)与进展期(Ⅲ期)肿瘤,肾盂旁脂肪受侵犯的早期,显示其内密度不均匀,肿瘤侵犯肾实质时,肾盂旁脂肪内显示软组织密度,相邻肾实质密度减低,与肾盂之间界限不清,有时类似肾实质肿瘤改变。但大多数肾盂癌侵犯肾实质时不改变肾脏的外形,增强后的延时扫描及肾实质内的密度改变有助于判定肾实质是否受累,早期肾盂旁脂肪密度增高需与合并出血、炎症区分。CT在区分早期和进展期肾盂癌方面起着重要作用,有利于临床制订治疗方案。

(2)MRI:参照国内外文献将肾盂癌MRI表现分为3种类型:Ⅰ型,肾盂内肿块型;Ⅱ型,肿块浸润肾实质型;Ⅲ型,肾盂壁增厚型。大部分肾盂癌呈乳头状或菜花状生长,早期表现为肾盂内实质性占位与对侧正常肾盂形成鲜明对比(Ⅰ型),由于T_1、T_2时间均略长于临近肾皮质,故T_1WI呈稍低信号(少数为等信号),T_2WI为稍高信号(少数为等信号),于T_2WI部分肿瘤周围环绕更高信号尿液,分界明显。随着肿瘤体积增大,部分瘤体发生缺血坏死、囊变、出血,表现为T_1WI混杂低信号,T_2WI混杂高信号。出血的肿瘤组织中由于细胞外高铁血红蛋白缩短T_1时间,可见小片状高信号。肾盂癌浸润周围肾实质(Ⅱ型肾盂癌),表现为以肾盂为中心生长的肿块,由于其恶性程度高,向周围肾实质浸润生长,故其信号不均匀,常表现为T_1WI混杂低信号,T_2WI混杂高信号。极少数病例(Ⅲ型肾盂癌)表现为肾盂壁不规则增厚或呈扁平状肿块,有关MRI表现未见文献述及。由于肾盂癌是少血供肿瘤,故皮质期肾盂癌仅轻度强化,较大囊变坏死肿瘤可不均匀强化,实质期及肾盂期肿瘤增强的信号提高有限,与相邻正常强化的肾实质相比可表现为"低信号"。由于Gd-DTPA为细胞外间隙对比剂,其在细胞外间隙分布,且廓清较慢。故极少数病例延迟后可表现为明显增强,其为对比剂药物动力学所决定的而非

肿瘤血供所决定的。MRU 是在重 T_2 加权 MR 图像上,长 T_2 的肾盏肾盂及输尿管中静态或缓慢流动尿液呈高信号,而短 T_2 的实质脏器和快速流动的血液呈低信号或无信号。在黑色低信号的背景衬托下,白色高信号的尿路收集系统显示清晰,可与静脉肾盂造影相媲美,故肾盂肾盏中肿块明显时,可表现为充盈缺损影,在 MRU 图像上易于区别肾盂和肾实质占位。且 MRU 检查前口服或肌注呋塞米,有利于尿液快速形成和充分扩张尿路,尤其对非泌尿道梗阻者,使泌尿道显影清楚。

4. 诊断与鉴别诊断

(1)诊断要点:发生于肾盂内的实性肿块,呈菜花样生长,密度不均匀,边缘不光滑,可累及肾小管,增强扫描病变呈不均匀强化,病变早期即可有肉眼血尿,尿中可检到肿瘤细胞。

(2)鉴别诊断要点:①肾癌,肾癌及肾盂癌较大多数均可相互侵犯,肾癌为富血供肿瘤,实质期增强尤为明显,且肾盂癌与肾癌生长中心不同;②肾血肿,1 周以上的血块,T_1WI、T_2WI 均为高信号,易于辨别,且血块大小短期可明显变化,增强无强化;③肾结石:T_1WI、T_2WI 均为低信号,易与辨别;④肾盂癌或肾盂旁囊肿,T_1WI 明显低信号,T_2WI 为极高信号,无强化,可明显区别于肾盂癌。

三、输尿管癌

1. 疾病概述　原发输尿管癌(carcinoma of ureter)约占泌尿系肿瘤的 1%,属少见肿瘤。从胚胎发生学方面讲,肾盂、输尿管和膀胱上皮起源相同,可同时发生肿瘤,肿瘤一般只累及单侧,肿瘤多数位于中下段并可直接侵犯膀胱或在膀胱输尿管入口处形成肿块,导致术前诊断为膀胱癌,病理诊断多为移行细胞癌,少数为移行细胞为主的混合癌,腺癌罕见。目前临床选择用于诊断此病的主要影像手段有 B 超、静脉肾盂造影、逆行输尿管造影、CT 和 MRI。从使用频率上依次为 B 超、静脉肾盂造影、CT、逆行输尿管造影和 MRI,但在近 5 年 MRI 的使用率已明显超过逆行输尿管造影。输尿管癌的生长常沿输尿管浸润,其长径明显大于横径,有时肿瘤已侵犯整个输尿管全长而横径才 1~2 cm。男性多于女性。约 2/3 发生于下段输尿管。临床症状主要是无痛性全程血尿或血尿伴腰腹胀痛,绝大多数患者患侧输尿管及肾盂有积水表现并可能是就诊的原因。其发病率相当于全泌尿系上皮肿瘤的 2.5%~5%。其中绝大多数来源

于上皮细胞组织,90% 以上是移行细胞癌,而鳞癌占极少数。肿瘤具有多灶性的特点,这是因为全泌尿系的组织结构相似,生存环境相同,且淋巴及毛细血管循环丰富,有利于癌肿的多中心发病及传播。

2. 病理表现　输尿管癌大多数为中分化的肿瘤,也有部分分化较差的肿瘤。分化良好的肿瘤病灶较局限,生长方式呈结节状、菜花状、息肉状向腔内突出,管腔横径未完全占据时一般不引起管腔增宽,肿瘤完全占据管腔或大于管腔横径时易引起管腔增宽,甚至使管腔呈膨胀性改变。这类肿瘤一般不向管壁外浸润,故管壁连续性存在,管壁与周围组织仍可辨认,仅表现为管壁变薄。而分化差的肿瘤其生长方式呈浸润性生长,表现为沿管壁向腔内外侵袭性生长,致输尿管腔狭窄或闭塞,并使输尿管壁与周围组织界限不清,累及输尿管范围一般较长,此外,还可合并区域性淋巴结肿大或远处转移。

3. 影像学表现

(1)CT 检查:①管壁增厚,输尿管壁肿物为腔内外肿块、形态规则或不规则、表面光滑或凹凸不平;②管腔狭窄,表现为管腔不完全闭塞或完全闭塞;③输尿管扩张,可以显示肿块以上输尿管扩张积水的范围、程度等;④周围脂肪层改变,表现为输尿管周围脂肪层消失或模糊,是肿瘤向外侵犯的重要指征;⑤邻近脏器侵犯,CT 对输尿管肿瘤侵及邻近组织脏器检出率较高;.⑥淋巴结转移,CT 对显示周围淋巴结转移征象较敏感。输尿管肿瘤 CT 具体表现为软组织肿块、病灶长轴与输尿管平行、输尿管壁增厚、近侧输尿管及肾盂积水、肿瘤轻中度强化,CT 平扫及多层螺旋 CT 增强扫描除了可以明确肿瘤性质、部位、范围、周围邻近器官及周围淋巴结的侵犯程度,还可以区别是输尿管本身病变还是周围组织器官压迫或邻近器官病变侵犯情况;多层螺旋三维重建功能又可以显示泌尿系统全程影像。

(2)MRI 上,输尿管癌的直接征象是软组织肿块,可表现为结节状、分叶状、不规则局限于管腔内,其输尿管外壁光滑,也可沿输尿管内外浸润性生长,致管壁增厚并输尿管周围不规则状软组织肿物。肿块 T_1WI 呈低或等信号,T_2WI 呈稍高信号。输尿管癌可伴邻近脏器侵犯,输尿管上端癌往往会侵犯肾盂并在肾盂内形成肿块,输尿管下端癌往往会累及膀胱并在膀胱内形成肿块。根据癌肿的大小、范围、形态及与周围组织的关系可将输尿管癌分为两型,Ⅰ型为腔内肿块和 / 或管壁型,Ⅱ型为腔外浸润肿

块型,此种分型对于外科制订手术方案具有较高价值。前者主要表现为肿瘤所引起的管壁不规则增厚、腔内肿块、输尿管增粗及管腔狭窄或消失。后者主要表现为以输尿管为中心,包绕输尿管生长的软组织肿块,管腔消失,常伴有邻近组织受累或淋巴结转移。MRI 增强扫描是输尿管癌诊断的一重要依据,增强扫描有利于肿瘤的显示及对性质的判定,动态 MRI 增强扫描显示输尿管的血供并不很丰富,但均有轻至中等度强化。Ⅰ型由于肿瘤较小,多表现为轻、中度均匀增强,部分突入输尿管腔内瘤体周边的延迟环形强化,考虑可能为对比剂从尿液排泄蓄积于肿瘤周围或肿瘤刺激周围的反应所致;Ⅱ型则增强程度较前者明显,多为不均匀增强,可能由于肿瘤较大,部分组织坏死所致。延迟扫描扩张的肾盂、肾盏内可见不同程度的造影剂充盈,而肿瘤上方扩张的输尿管多不显影,这也正是静脉尿路造影对多数输尿管癌不能确诊的原因。MRU 能够清楚地显示输尿管癌的梗阻端及梗阻积水等间接征象,梗阻端的输尿管多表现为截然中断,亦可表现为呈鼠尾状狭窄中断,伴梗阻平面以上输尿管及肾盂肾盏扩张积水。对比其他影像检查方法,无须造影剂的MRU 能够非常直观清楚地显示输尿管全貌,具有良好的对比度,效果堪比 IVP(图 39-1-8)。

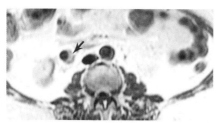

图 39-1-8　输尿管癌 MRI 检查
患者 77 岁女性,血尿。T$_1$WI 增强扫描显示右侧界尿管中段内侧壁增厚,呈软组织样信号,手术证实为移行细胞癌

4.诊断与鉴别诊断　MRI 在临床常用的影像检查方法中诊断输尿管癌的准确率最高,诊断原发输尿管癌的直接影像征象是显示梗阻水平的软组织占位和不规则的输尿管管壁增厚,受累侧输尿管不同程度扩张积水是原发输尿管癌影像表现的主要间接征象;当病灶很小、无输尿管梗阻积水时影像检查基本无能为力,结果常为阴性(假阴性)。水成像功能可清晰显示输尿管积水的梗阻水平,增强扫描可以评判肾脏的排泄功能。

(1)浸润性生长的输尿管癌须与输尿管炎症鉴别:输尿管炎症管壁轻度均匀增厚,管腔轻度狭窄,

范围长、边缘光整,与正常输尿管呈移行性,MRI 脂肪抑制序列上较癌信号高。而输尿管癌致管腔狭窄、闭塞,管壁不规则增厚,范围多较炎症局限,病变段输尿管与周围组织界限不清,并形成软组织肿块,MRI 脂肪抑制序列上输尿管癌信号较炎症低。

(2)向管腔内生长输尿管癌主要与结石鉴别:结石呈圆形,梗阻端呈杯口状充盈缺损,T$_1$WI 与 T$_2$WI 多均为低信号,增强后不强化。而向管腔内生长的输尿管癌呈结节状、菜花状、息肉状突出,肿块大时使管腔扩张、膨胀、迂曲。T$_1$WI 呈低信号或等信号,T$_2$WI 呈稍高信号,增强后可见强化。

四、膀胱癌

1.疾病概述　膀胱癌(carcinoma of urinary bladder)是泌尿道肿瘤中最多见的,多发生于 40~60 岁之间,男性比女性高 3 倍。膀胱癌确切的发病原因并不是很清楚。吸烟、长期接触芳香族类物质的工种、职业性照射、已知的致癌物(质)、放射治疗、慢性(长期)膀胱感染或刺激、寄生虫感染(血吸虫病)与膀胱癌的发生相关。膀胱癌多发生于膀胱侧壁和三角区近输尿管开口处。肿瘤可为单发性或多发性,大小不等。外观呈乳头状或扁平状。乳头状癌在膀胱黏膜表面形成乳头状突起,有蒂与膀胱黏膜相连,有时呈息肉状或菜花状。分化不好,恶性程度较高的肿瘤多无蒂,基底宽,突出于黏膜表面,并向壁内做不同程度的浸润。有些肿瘤不形成突起,表现为膀胱黏膜局部增厚呈扁平斑块状。这种类型早期可局限于黏膜内,但多数浸润至黏膜下,其恶性程度往往比乳头状癌高,表现可有溃疡形成、出血和伴发感染。根据组织学类型可将膀胱癌分为移行细胞癌、鳞状细胞癌和腺癌,有些为混合性。其中以移行细胞癌最常见,约占膀胱癌的 90%,腺癌很少见。膀胱癌可以发生在膀胱的任何部位,以膀胱三角区和两侧壁多见。各种膀胱肿瘤最常见的症状为无痛性血尿。肿瘤侵犯膀胱壁,刺激膀胱黏膜及并发感染时可引起尿频、尿急和疼痛。肿瘤如阻塞输尿管开口可引起肾盂肾炎、肾盂积水,甚至肾盂积脓。膀胱癌主要通过淋巴道转移到局部淋巴结,并常侵犯子宫旁、髂动脉旁和主动脉旁淋巴结。晚期可发生血行转移,常见于肝、肺、骨髓、肾、肾上腺等处。

2.病理表现　原位癌的病理特征是核不成比例增大和深染、染色质粗糙,核仁突出,核分裂象增加、细胞层次可增多、排列紊乱,但未突破基底膜。由于间变较明显,细胞分化较低,细胞间的聚合力降低,细胞

易脱落。在黏膜下层常有大量的淋巴细胞、浆细胞和单核细胞浸润,这个炎症表现可能是由于尿液渗入黏膜下刺激造成,因而产生类似膀胱炎的临床症状。原位癌的周边有上皮非典型增生的区域,提示由非典型增生逐渐演变为原位癌的过程。在大多数情况下,原位癌为弥漫性,并有累及整个泌尿移行上皮的倾向。原位癌细胞表面 ABO (H) 抗原均丢失,检测其表面 ABO (H) 抗原可作为一个免疫病理学指标。膀胱癌分为 5 个级:0 级,原位癌或限于膀胱黏膜 (隔膜) 的非侵袭性损害;Ⅰ 级,肿瘤扩散至黏膜外,但未扩散到肌肉层;Ⅱ 级,肿瘤侵入肌肉层;Ⅲ 级,肿瘤穿过肌肉层侵入膀胱周围组织;Ⅳ 级,肿瘤已扩散至局部淋巴结或向远距离扩散 (转移);膀胱癌扩散至近旁的器官,包括前列腺、子宫、输尿管、直肠等。也可发生骨盆淋巴结或身体其他部位,如肝脏、肺及骨骼的转移。

3. 影像学表现

1)CT:可以显示膀胱的形态、壁厚、与毗邻脏器的关系。

(1) 平扫:膀胱壁局限性增厚或突入腔内的软组织密度肿块,肿块较小时多为乳头状,密度多较均匀,轮廓相对规则。较大肿块常为菜花状,密度多不均匀,中央可出现液化坏死区,边缘不规则,有时病灶可见钙化。

(2) CT 增强:强化特点如下。①早期:膀胱癌由于血供丰富呈中度或明显强化,正常膀胱壁强化相对较轻,病灶显示最好。②中期:病灶仍继续强化,此时正常膀胱壁的强化也较明显,病灶显示不如增强早期。③延迟期:膀胱内充满造影剂,肿块显示为边缘清晰的相对低密度影。④重组图像:矢状位、冠状位易于发现膀胱顶部、底部的肿瘤,并清楚显示肿瘤对精囊腺及前列腺的侵犯程度。

2)MRI:能较准确地显示肿瘤的范围及侵犯深度,可见自膀胱壁突向腔内的软组织密度肿块影,T_1WI 肿块类似正常膀胱壁信号,T_2WI 多为中等信号,信号强度高于正常膀胱壁,肿块多大小不一,呈结节状、菜花状、分叶状或不规则形,基底部多较宽,部分可见点状或弧形钙化,膀胱壁局限性增厚僵直,常位于膀胱三角区或两侧壁。Gd-DTPA 增强扫描,早期肿块可有均一强化,且强化程度高于正常膀胱壁,延迟扫描造影剂充盈膀胱时可见充盈缺损影。应用增强 MRI 可发现正常大小淋巴结有无转移征象。对造影剂过敏的和肾功能不全的患者可行 MRU(磁共振水成像),有助于了解上尿路情况。应用超顺磁性的氧化铁纳米颗粒作为增强剂可鉴别淋巴结有无转移:良

性增大的淋巴结可吞噬铁剂,在 T_2 加权像上信号强度降低,而淋巴结转移则无此征象。假阴性的淋巴结多为直径小于 5 mm 者,对术前预判淋巴结清扫范围有一定参考价值。DWI:可以清楚地显示膀胱癌,肿瘤相对于周围组织表现为高信号,ADC 值明显低于尿液、正常的膀胱、前列腺、周围区域和精囊腺,因此 DWI 有助于评估肿瘤是否侵犯周围组织。

4. 诊断与鉴别诊断

1) 诊断要点:①病人常有无痛性肉眼血尿的典型症状;②膀胱壁局限性增厚或突入腔内的软组织密度肿块;③肿瘤血供丰富,膀胱癌早期明显强化;④当有邻近器官浸润时,CT 或 MRI 易显示。

2) 鉴别诊断:

(1) 腺性膀胱炎:是长期激惹引起的膀胱较常见的慢性炎性反应性病变。在刺激因素作用下,上皮细胞增生形成上皮芽,上皮芽向下增殖并被挤压于黏膜固有层,形成移行上皮巢。其内出现裂隙状、分枝状或环形管腔,并分化为囊性变的囊性膀胱炎,或者分化为小肠柱状黏液分泌腺的腺性膀胱炎。①临床表现:腺性膀胱炎大多具有膀胱刺激征,且较重,血尿在膀胱刺激征以后出现;膀胱癌患者多以肉眼无痛血尿就诊,偶有膀胱刺激症状、排尿困难等,就诊时多数已属晚期。②病灶形态及内部结构:腺性膀胱炎一般病灶表面较光滑,呈局限隆起或宽结节影,内部可有囊肿形成;膀胱癌病灶多成乳头状突起,表面不光整,内部可有液化坏死和斑点状钙化。③膀胱外膜改变:腺性膀胱炎盆腔淋巴结无肿大,外膜光滑;膀胱癌晚期可有盆腔淋巴结转移性肿大及膀胱外膜层受侵变模糊。④增强检查:腺性膀胱炎病灶是腺体组织,强化不明显,与周围正常膀胱壁密度近似;膀胱癌血供丰富,增强后瘤体常有明显强化。⑤抗感染治疗:腺性膀胱感染抗感染治疗后复查,肿块明显缩小,增厚的膀胱壁变薄;膀胱癌抗感染治疗无效。

(2) 炎性假瘤:是成肌纤维性梭形细胞非肿瘤性增生伴有炎性细胞及黏液成分。病因不明,可能与感染有关。患者常表现为溃疡出血性肿块、血尿、排尿异常和发热等。男性多见,男:女为 11 : 6。病灶具有局部侵袭性,可以表现为类似恶性的病变。可以表现为单发肿块,外生性或息肉样,可以有溃疡。也可以表现为壁内囊性或实性肿块。不累及膀胱三角,大的病灶可以累及并侵犯周围结构。T_2WI 呈混杂信号,中央高信号代表黏液或坏死;周围低信

号,可以强化。年轻病人,如果在血块中央发现了强化的肿块可以提示诊断。

(3)膀胱嗜铬细胞瘤:①常伴有高血压、头痛,经常在排尿时发作,血尿儿茶酚胺增高,而单纯膀胱癌不会有上述症状;②增强表现,强化明显、持续时间长,动脉期肿块明显强化,静脉期强化程度较动脉期显著,强化趋于均匀,囊变时边缘强化明显,与膀胱癌的强化形式不同;③MRI检查T_2WI上嗜铬细胞瘤呈显著高信号,与膀胱癌不同。

(4)膀胱平滑肌瘤:膀胱平滑肌瘤十分罕见,肿瘤向膀胱腔内外突出,与膀胱癌CT所见向腔内突出的肿块或膀胱壁的弥漫性和局限性浸润性增厚的征象相比明显不同。当平滑肌瘤表现难以与膀胱癌鉴别时可行增强检查,平滑肌瘤强化比较明显,CT值升高一倍以上,有助于二者鉴别。

(5)膀胱内血块:常见于上尿路肿瘤出血或出血性膀胱炎。①患者常有血尿史,有时甚至会排出小血块;②CT平扫血块呈较高密度,与肿瘤的等密度不同;③多体位扫描可见膀胱内血块可以移动,总是位于最低处,而膀胱癌位置固定;④增强检查:血块不强化,可以与明显强化的膀胱癌鉴别。

(6)膀胱子宫内膜异位症:临床上膀胱子宫内膜异位症罕见,多发生于30~40岁的妇女。该病CT扫描为膀胱内结节状隆起或肿块影,可有膀胱壁的增厚,有时与膀胱肿瘤难以鉴别。膀胱子宫内膜异位症临床症状有周期性并与月经关系密切,多在月经后出现膀胱刺激症状,且该病性激素治疗有效,有助于与膀胱癌的鉴别。

五、泌尿系统结石的医学影像学表现

(一)肾结石

1.疾病概述　肾结石(calculus of kidney)根据不同成分组成,其发生概率不同,密度和形态也各不相同:①以草酸盐为主的结石密度高,多为类圆形或星形,是最常见的结石;②磷酸盐为主的结石常较大,密度高,发生在肾盂肾盏时可以呈鹿角状,小的结石则为圆形或沙粒状;③尿酸盐为主的结石常较小,单纯的尿酸盐结石密度较低;④胱胺酸为主的结石较少见,可多发,密度较低。不同成分的结石,其密度不同,根据在KUB平片检查是否显影,又分为阳性结石(KUB平片上能够显影的结石)、阴性结石(KUB平片上不能够显影的结石),此概念只适合于X线平片,并不包括超声及CT检查。临床上

怀疑为泌尿系结石时,均以KUB平片或超声作为初查方法,当难以确诊时需要做尿路造影或CT检查。

2.临床表现

(1)疼痛:疼痛常位于脊肋角、腰部及腹部。肾绞痛发作时,呈严重刀割样痛,常突然发作,疼痛常放射至下腹部、腹股沟、腹内侧,女性则放射至阴唇部位。肾绞痛严重时面色苍白、全身出冷汗、脉细速,同时伴恶心、呕吐、腹胀、便秘。发作持续几分钟至几小时不等,常能自行缓解。

(2)血尿:肾结石往往有肉眼血尿或镜下血尿,以后者居多。

(3)尿路感染:为肾结石常见并发症,感染发生时可出现脓尿。

(4)排石史:既往有尿中排出结石史。特别在疼痛和血尿发作时尿内混有砂粒或小结石。结石通过尿道时可发生梗阻或刺痛。肾绞痛发作时可有脊肋角压痛及局部肌紧张,患侧肾区叩痛。

3.病理表现　肾结石的主要病理改变是结石对肾脏的直接损伤、尿流梗阻和继发感染。肾结石的病理改变和结石所在部位、大小、形态活动区、梗阻与感染的程度有关。结石对肾盂肾盏黏膜的直接损伤可引起局部上皮细胞脱落、溃疡形成、白细胞浸润及间质纤维组织增生。结石对肾脏的危害并不决定于结石的大小,而是决定于其造成尿流梗阻的程度。大的结石不一定引起严重的尿流梗阻,因此,不一定会对肾脏造成严重损害。反之,嵌顿于肾盂输尿管连接部的小结石常造成严重的尿流梗阻而导致肾积水,使肾功能减退,严重时肾实质萎缩,甚至使肾脏变成一水囊。多数肾结石只引起部分性尿路梗阻,肾积水常不严重。肾结石继发感染时可加速肾脏的损害。肾结石既有积水又合并感染时可成为结石性肾积脓,使肾功能严重受损。

4.影像学表现

(1)B超:肾窦区的单发或多发点状、团状或珊瑚状强回声,通常后伴声影。继发肾积水时,显示扩张的肾盏肾盂呈不规则无回声区。

(2)CT平扫即能确切显示位于肾盏和/或肾盂内的小圆形或不规则形的高密度结石影,并可发现某些平片难以显示的阴性结石,也表现为较高度影。故利用CT可区别出阴性结石、软组织肿瘤以及血块。但应注意较小的肾盂肾盏结石不易与肾窦区肾动脉壁钙化鉴别,特别是当病人年龄较大而有多处动脉壁

钙化时。增强检查早期扫描有助于这二者间的鉴别。

（3）MRI：肾结石在MRI图像中T_1WI及T_2WI均表现为低信号，故MRI并不作为结石的首选检查手段，当结石引起肾脏或输尿管及其周围结构炎性反应时，MRI可表现为局部黏膜增厚，T_1WI信号减低，T_2WI呈等信号或高信号，肾脏边缘模糊，体积增大，肾周筋膜增厚，周围脂肪间隙索条样改变。MRI增强常规肾结石不将MRI增强作为必要的检查项目，此处不加赘述。MR水成像是利用重T_2加权成像技术直接显示含水结构的成像，其主要原理是用长重复时间及特长的回波时间来区分静态液体和周围软组织结构，从而突出含水器官影像，达到"造影"效果。MRU是利用尿液作为天然对比剂，清晰显示尿路全貌及梗阻情况和病理改变，特别对梗阻而致扩张积水者效果更佳，传统的泌尿系成像方法是静脉肾盂造影(IVU)，因IVU检查时必须使用造影剂，存在药物过敏反应和毒副作用，对碘剂过敏及心脏、肝脏、肾脏严重损害的患者不适用，且由于尿路梗阻的患者因肾实质缺血、肾盂、肾盏及输尿管常显影不良或延迟显影，需行逆行造影，同时KUB、IVU检查因放射线对青少年及孕妇不利，随着MRI不断更新及技术的成熟和发展，MRU已成为近年来泌尿外科影像学的重大进展之一，随着尿路容积采集技术，尤其多层螺旋CT，如64层CT，高场MRI和各种三维(3D)甚至四维(4D)后处理重建成像技术的出现、发展、日趋完善与逐步临床普及，不仅泌尿道内腔解剖与病变的无创性内镜样直接显示得以实现，而且还可同时获得类似IVU效果的其他3D影像，即一次扫描几乎完全无创性提供了IVU和输尿管膀胱镜检查的全部诊断信息，在泌尿系疾病尤其是尿路梗阻的诊断中发挥了重要的作用(图39-1-9)。

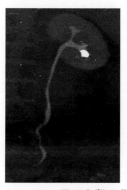

图39-1-9　CTU显示左肾下盏结石

5. 诊断与鉴别诊断　因90%以上的尿结石含有钙盐，在X线平片上可显示致密影，故腹部平片在诊断泌尿系结石方面有特殊重要价值。大部分肾结石都能在腹部平片上显影，表现为肾盂、肾盏内形状各异、浓淡不一的致密影。肾结石的形态多种多样，可为圆形、椭圆形。结石较大时，位于肾盂和肾盏的结石类似肾盂、肾盏的形状，即鹿角形(部分或完全鹿角形结石)；有些患者的结石完全充填于肾盂、肾盏内，就像造影剂充满肾盂、肾盏一样，形同肾盂造影片，此种结石为铸型结石。IVU不仅可以清楚地显示肾脏轮廓、肾盏、肾盂形态、输尿管走行和两肾功能情况，而且还可以明确结石停留的确切位置及其对尿路所造成的影响和结石形成的可能原因，为选择治疗方法提供有价值的资料。BUS也被列为泌尿系结石患者的常规检查项目，肾结石典型的声像图表现为强回声光团并伴有典型声影。若肾盂有不同程度的积水，在肾实质与结石之间可见条状或带状无回声区，使结石更易显示。B超检查对结石性质的判断有其独到之处。若结石在平片上不显影，而B超检查可探测到结石光团伴声影，多为尿酸结石，可进行溶石治疗。肾结石在CT上表现为肾盂肾盏内高密度的影像，所有结石，包括尿酸结石均能显示。CT值多在300 Hu以上。CT平扫除能显示结石以外，还能显示扩张的肾盂肾盏，提示有结石梗阻，另外，还可测量肾皮质厚度。由于CT分辨率比平片高，能够发现一些平片未能发现的非致密结石和一些小结石，而且对结石的定位更准确。多层螺旋CT容积显示法(volume rending, VR)可全面了解结石全貌，并可发现在KUB片上不显影或显影不好的小结石，对经皮肾镜取石时确定穿刺部位及减少残余结石率很有帮助。

鉴别诊断要点：①胆石症，典型的胆囊结石呈石榴籽样，为集聚或镶嵌在一起的、大小相似、周边致密中央透亮的多发性多面体，容易与右肾结石鉴别，对于形状不具特征性的胆囊或胆管阳性结石，可加摄腹部侧面相进行鉴别：胆系阳性结石位置偏前，右肾阳性结石偏后且与脊柱重叠；②肾结核钙化，肾自截时的钙化多较广泛，可呈点状钙化影组成的多环状、云朵状或播散于全肾或肾脏大部的斑点状，与肾结石容易鉴别，肾结核时较局限的钙化因接近皮质而位于肾脏外围且相应的肾盏常有破坏，与位于肾盂肾盏内的结石影差别较明显；③淋巴结钙化，其境界不规则，结构不均匀，肠系膜淋巴结钙化影活动范围较大且可横向移动,与肾脏活动的方向不一致,且多数较肾脏的位置低,侧位相上位置偏前,在一系列相片上没有固定的位置,很少与肾结石混淆,必要时可通过IVU鉴别;④肾盂肿瘤,凝血块在肾盂肾盏内表现为占位性病变,常可与阴性结石混淆,但阴性结石CT值常达100 Hu以上,肾盂肿瘤(为30~40 Hu)与血块(为50~80 Hu)较低,可以利用CT鉴别;⑤肾钙质沉着(nephrocalcinosis),其钙盐多沉淀在肾小管周围的间质组织中,肾锥体的收集管也常被侵犯,结果可在肾实质内出现多数颗粒状钙化影,多数成簇状或成堆分布。通常可见于甲状旁腺功能亢进、肾性佝偻病、维生素D过多症、多发性骨髓瘤、结节病、肾乳头坏死、内源性或外源性Gushing综合征、髓质海绵肾、肾小管酸中毒、特发性高尿钙症等。因钙质沉着在锥体者多于侵及肾盏者,且其形态有别于肾结石,不难与肾结石鉴别,若局部所见难以分辨,参考其病史、体征及各种疾病其他部位的X线表现,也有助于诊断。

(二)输尿管结石

1. 疾病概述　输尿管结石的发病率占泌尿系统结石的首位,高于肾结石,估计与输尿管结石的症状普遍较肾结石重有关。输尿管结石沿输尿管走行分布,多在输尿管的解剖生理狭窄处,即肾盂输尿管的连接部、输尿管跨过髂总动脉处、输尿管进入膀胱外肌层处以及输尿管在膀胱内的开口处。其中以输尿管跨过髂总动脉进入骨盆以及进入膀胱时的两个成角区最易滞留结石。输尿管结石的成分及好发年龄与肾结石大致相似。男性多于女性。因结石在输尿管内既受阻、又受上方尿液推动具有逐步向下移动的趋势,多出现阻塞与损伤所引起的相应症状,疼痛与血尿为其主要临床表现,且疼痛常急性发作,最常产生急腹症症状。

2. 病理表现　病理表现与肾结石相似。

3. 影像学表现

(1)B超:超声对输尿管结石的发现与扫查技术有关。典型结石为输尿管走行区特别是生理性狭窄处的小团块状或斑点状的强回声,后伴声影,其上方扩张的输尿管呈无回声区。能发现平片不能发现的小结石和阴性结石。也能显示肾结构改变和肾积水等。不适合做排泄性尿路造影时,如对造影剂过敏、孕妇、无尿或慢性肾功能衰竭的病人,B超可作为首先选择的检查方法。但对于输尿管无扩张的结石,B超显示较为困难。

(2)CT平扫:显示输尿管走行区内的点状或结节状高密度钙化影,横断面呈点状或结节状,其上下径常大于横径和左右径,上方输尿管多有不同程度扩张并于高密度钙化影处呈突然截断,据此可明确诊断。能发现平片和超声不能显示的或较小的输尿管下段结石。若上方尿路无扩张积水或难以确定钙化影位置时,需行增强延迟检查,若平扫所显示的高密度钙化影与强化的输尿管重叠,则指示为输尿管结石。

(3)MRI:输尿管结石的诊断首选B超和KUB,CT在输尿管结石的诊断中逐渐被认可并重视。MRI在本病的应用主要为MRU。MRU检查目的不在于结石本身,而是明确梗阻状态。MRU作为诊断尿路疾病的方法,具有非侵袭性,无须造影剂、无肾功能依赖性,可较好地显示尿路解剖结构,尿路梗阻程度越严重则MRU图像越清晰,对梗阻定位诊断准确率越高(图39-1-10)。

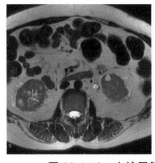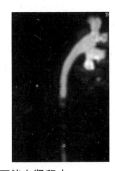

图39-1-10　左输尿管结石伴左肾积水

T_2WI显示左侧输尿管可见点状低信号影,MRU显示左侧输尿管上段低信号,其上游输尿管及肾盂肾盏扩张

4. 诊断与鉴别诊断

(1)诊断要点:输尿管结石首选B超及KUB。在腹部平片上,输尿管结石表现为输尿管走行区的致密阴影。B超的典型表现为肾窦分离扩张,扩张的输尿管突然中断,并在管腔内显示强回声光团,与管壁分界清楚,后方伴声影。螺旋CT在诊断泌尿系结石方面具有其他影像学检查难以比拟的高敏感性和特异性,不易受肠道内气体干扰,且能区分尿酸结石和其他类型含钙结石,故在有条件的医院,泌尿系统结石的CT诊断基本取代了腹部平片。利用CTU检查不仅可清晰显示病变位置及形态,并且可观察病变周围组织情况。但螺旋CT的放射剂量高于腹部平片及尿路造影,对年轻患者、女性患者及反复发作需要进行多次CT检查的结石患者,选择应

该慎重。

（2）鉴别诊断要点：输尿管结石应与腹部其他钙化斑相鉴别。恰好位于输尿管走行区域的髂骨骨岛，常酷似输尿管结石。骨岛常可见到骨纹理，而结石影中不见骨纹理。腰椎横突部骨皮质密度增高，酷似输尿管结石，应注意辨别。盆腔静脉石常与输尿管下段结石混淆，但静脉石的特殊位置与形态有助于鉴别。盆腔内的静脉石通常较小，呈圆形，边缘光滑，常边缘密度高中央密度低，往往多发、双侧，位置偏外，且多沿两侧坐骨嵴附近分布。淋巴结钙化其位置常可变化，侧位相多位于前腹部，而输尿管结石位于后腹部。动脉壁钙化多呈平行条状影。输尿管肿瘤上方输尿管扩张，下方与输尿管萎陷段之间有一漏斗状局部扩张段、输尿管阴性结石的下方与萎陷段之间无漏斗状局部扩张段。

（三）膀胱结石

1. 疾病概述 膀胱结石（cystolith）的发病率目前已明显减少，常见于男性老人及 10 岁以下男孩。男女比例约 20：1。老人的膀胱结石大多数是上部泌尿道结石落入膀胱后、因前列腺肥大、尿道狭窄未能排出而逐渐增大所形成。儿童膀胱结石也可来自上部泌尿道，但最常见的来自膀胱内，是膀胱慢性感染、神经性膀胱、膀胱张力低下或膀胱内异物的结果。有时也可形成于膀胱憩室或残余脐尿管等。膀胱结石可单发或多发，且可分层并较其他部位结石大。膀胱结石的主要临床症状为：排尿疼痛（包括剧痛、胀痛、灼热痛，小便终末疼痛加剧；疼痛时也可放射至其他部位）、排尿困难（重者往往极其难忍，且日间运动时较夜间静卧后剧烈）、尿频、尿急、尿流中断、血尿、尿液混浊等。

2. 病理表现 膀胱结石主要发生于男性，可分为原发性和继发性两种。原发性膀胱结石多由营养不良所致，现在除了一些边远山区多发于婴幼儿外已不多见。继发性膀胱结石主要继发于良性前列腺增生症，随着寿命的延长此病也逐渐增多。另外，结石容易发生在有尿道狭窄、膀胱憩室、异物包括长期引流导管和神经源性膀胱功能障碍等。原发性膀胱结石多为单个性，呈卵圆形，继发性膀胱结石多为草酸钙磷酸钙和尿酸的混合性，为多个较小结石。

3. 影像学表现

（1）B超：膀胱结石表现为膀胱腔内强回声团并后方伴声影，常随体位改变而移动。可同时发现前列腺增生症等。

（2）CT 能：准确检查出膀胱结石。膀胱结石为低密度的膀胱腔内致密影，即使阴性结石，密度也显著高于其他病变，其边缘光整，多位于膀胱的后部。

（3）MRI：不作为膀胱结石的主要检查手段，由于结石成分不同，在 MRI 图像上信号高低不同，在膀胱充盈状态下，可见圆形或椭圆形充盈缺损，边缘光滑。一般单纯膀胱结石依靠 B 超或 CT 即可做出准确诊断，无须进行增强检查（图 39-1-11）。

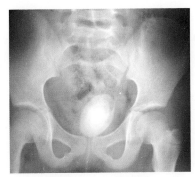

图 39-1-11 膀胱结石

骨盆平片显示盆腔内膀胱区直径约 10 cm 的巨大结石影，可见呈"年轮"样同心圆征

4. 诊断与鉴别诊断

（1）诊断：KUB 可发现人多数膀胱结石，表现为膀胱区大小不等的致密影，并随体位变换而移动。偶尔结石黏附在膀胱壁上，或嵌顿于尿道口，或位于膀胱憩室内，则位置固定不变。利用 B 超诊断膀胱结石快速而准确，典型表现为在膀胱三角区的单个或多个强回声光团，后方伴声影，改变体位检查可见膀胱结石向重力方向移动。

（2）鉴别诊断要点：输尿管下端结石一般较小，长轴与输尿管走行方向一致，位置偏高、偏外，且临床症状与膀胱结石不相同。前列腺结石通常为两侧性、多发性，单个结石直径 1~10 mm，一般有 10 颗左右，多时超过百颗；其分布位置多在耻骨联合或其附近 1~3 cm 之内，当前列腺结石突至耻骨联合之上时易与膀胱结石混淆，其鉴别要点在于形态差别。个别前列腺结石体积巨大，须做膀胱造影，根据其位置鉴别。静脉石较小较圆，位置偏外，往往多发、双侧。子宫肌瘤钙化若钙化发生在肌瘤周壁可显示弧形层片状或"蛋壳"状钙化，若钙化较密集、范围较大可呈不规则团块状影，与膀胱结石不同，若分辨不清可做膀胱造影或 CT 核实。

第二节　泌尿系统主要疾病的核医学影像学表现

一、核医学显像技术

（一）肾上腺显像方法

1. 肾上腺髓质显像　间位碘代苄胍（MIBG）是去甲肾上腺素的类似物,可选择性作用于肾上腺素能神经元受体。与去甲肾上腺素不同的是,MIBG 不与突触后受体结合,不能产生类似去甲肾上腺素的药理作用;因此用 ^{131}I 或 ^{123}I 标记的 MIBG 可使富含肾上腺素能受体的肾上腺髓质显影。

（1）显像剂: ^{131}I-MIBG,成人剂量为 37~74 MBq（1~2 mCi）,儿童酌减。^{123}I-MIBG,成人剂量为 185~370 MBq（5~10 mCi）或 370 MBq（10 mCi）/1.7m^2 体表面积。

（2）检查前准备:检查前 1 周停用酚苄明、利血平、苯丙胺、可卡因、苯丙醇胺、生物碱、6-羟基多巴胺、胰岛素及三环抗抑郁药等。检查前 3 d 开始口服复方碘溶液,一天 3 次,5~10 滴/次,直至检查结束,以封闭甲状腺。显像前一天晚上,服用缓泻剂清洁肠道。显像前嘱咐患者排空膀胱。

（3）采集方法:缓慢静脉注射 ^{131}I-MIBG 或 ^{123}I-MIBG,注射时间 >30 s,避免引起血压升高;注射显像剂后 24 h 和 48 h（必要时 72 h）应用 γ 照相机或 SPECT 行后前位和前后位显像,对于疑为异位嗜铬细胞瘤、恶性嗜铬细胞瘤转移灶或神经母细胞瘤的患者,可行全身显像。

2. 肾上腺皮质显像　胆固醇是肾上腺皮质合成类固醇激素的基本原料,肾上腺皮质细胞摄取胆固醇的速度和数量与皮质的功能状态有关。将放射性核素标记的胆固醇类似物引入体内后,同样被肾上腺皮质摄取并参与激素合成,其在体内分布、代谢途径与非放射性胆固醇相同,故可用于肾上腺皮质显像（adrenocortical imaging）。

（1）显像剂:常用显像剂有 ^{131}I-6-碘甲基-19-去甲基胆固醇（NP-59）、^{131}I-19-碘化胆固醇（NM-145）、^{131}I-6-碘代胆固醇（^{131}I-6-iodocholesterol,^{131}I-6-IC）等。

（2）检查前准备:检查前两周停用影响肾上腺皮质摄取显像剂的药物,如利尿剂、ACTH、地塞米松、降胆固醇药和避孕药等;注射显像剂前 3 d 开始服用复方碘溶液,每次 5~10 滴,每日 3 次,直至检查结束,以减少甲状腺摄取游离的 ^{131}I。显像前一天晚服用缓泻剂,清除肠内显像剂代谢产物的放射性,去除伪影。

（3）采集方法:缓慢静脉注射显像剂,并注意观察病人有无不良反应,少数人可出现短暂的面部潮红、胸闷、心悸等反应,短期内可自行消失,一般无须特殊处理;注射显像剂后第 3 d、5 d、7 d 及 9d 应用 γ 照相机或 SPECT 分别进行后前位和前后位肾上腺及其邻近部位的显像。探头尽量靠近患者背部肾区,必要时可行左、右侧位显像。

地塞米松抑制试验（dexamethasone suppression test, DST）是给予外源性肾上腺皮质激素后,通过反馈调节,垂体分泌的 ACTH 减少,从而使正常或增生的肾上腺皮质功能减退,显像剂摄取功能降低;腺瘤的功能多为自主性,不受 ACTH 影响,影像上病灶的显像剂摄取无变化,从而鉴别肾上腺腺瘤与增生。本试验至少在常规显像后一个月进行,方法是在注射显像剂前 2 d 开始口服地塞米松,每次 2 mg,每 6 h 一次,直至检查结束,其显像时间和方法与常规肾上腺皮质显像相同。

（二）肾动态显像

静脉注射经肾小球滤过或肾小管上皮细胞摄取、分泌而不被再吸收的显像剂后,启动 γ 照相机或 SPECT 进行连续动态采集,可获得显像剂经腹主动脉、肾动脉灌注,迅速浓聚于肾实质,随尿液逐渐流经肾盏、肾盂、输尿管并进入膀胱的全过程系列影像。应用感兴趣区（region of interest, ROI）技术对双肾系列影像进行处理,得到显像剂通过肾脏的时间-放射活性曲线（time-activity curve, TAC）。通过对系列影像及 TAC 的分析,可为临床提供有关左右肾血供、实质功能和上尿路通畅性等方面的信息。

（1）显像剂:肾小球滤过型 ^{99m}Tc-DTPA（二乙三胺五乙酸）;肾小管分泌型 ^{99m}Tc-MAG3（巯基乙酰基三甘氨酸）、^{99m}Tc-EC（双半胱氨酸）等。

（2）检查前准备:检查前 30~60min 饮水 300~500 mL,显像前排空膀胱。

（3）采集方法：受检者取坐位或者仰卧位，γ照相机探头后置，视野包括双肾和膀胱；肾移植者取仰卧位，探头前置以移植肾为中心。经肘静脉"弹丸"式注射显像剂，同时启动采集程序，以每帧1~2 s的速度采集60 s，为肾血流灌注相；随后以每帧30~60 s的速度采集20~30 min，为肾功能动态相。必要时可采集延迟影像。通过ROI技术从上述动态系列影像中分别获取双肾血流灌注和实质功能的TAC，并得到分肾高峰时间、半排时间等肾功能参数。

（三）肾功能测定

1. 肾图　静脉注射由肾小管上皮细胞分泌而不被重吸收的放射性示踪剂，立即启动专用的肾图仪连续记录示踪剂到达双肾，被肾脏浓聚和排出的全过程，并以TAC表示，称为放射性肾图，简称肾图，用以评价分肾的血供、实质功能和上尿路通畅性。

（1）显像剂：目前最常用的示踪剂为 ^{131}I-OIH。

（2）检查前准备：患者准备同肾动态显像。

（3）采集方法：受检者取坐位，根据需要可取仰卧位，肾图仪的两个探测器分别紧贴于背部左、右肾中心体壁，经肘静脉弹丸式注射示踪剂后，立即启动肾图仪自动记录15~20 min，即可获得肾图曲线。

2. 肾小球滤过率测定　GFR是指单位时间内经肾小球滤过的血浆容量（mL/min）。静脉注射仅从肾小球自由滤过，而不被肾小管重吸收的放射性示踪剂，肾脏早期摄取该示踪剂的速率与肾小球滤过率成正比。通过测定肾脏摄取示踪剂的放射性计数或不同时相血液中示踪剂的放射性活度，利用相应的数学公式便可计算出GFR值，显像法能提供左、右分肾GFR及双肾总GFR。

（1）显像剂：常用示踪剂为 ^{99m}Tc-DTPA。

（2）检查前准备：受检者3 d内停服利尿药物并禁行IVP检查，其余准备及患者体位、仪器条件与显像剂注射方式同肾动态显像。

（3）采集方法：γ照相机和SPECT均配置有专门测定GFR的采集和处理程序，只要输入受检者身高（cm）、体重（kg）和检查前后注射器内示踪剂的活度，并按照程序提示进行操作，即可自动计算出分肾GFR（图39-2-1）。

3. 肾有效血浆流量测定　肾脏在单位时间内完全清除某种物质的血浆毫升数称为该物质的肾清除率（mL/min）。若血浆中的某种物质（如马尿酸类衍生物或酚红）一次流过肾脏时，经由肾小球滤过和肾小管摄取与分泌，完全被清除而不被重吸收，此即肾脏的最大清除率。

肾动脉血流的92%~96%供应肾泌尿部分（肾单位），其余供给肾被膜、肾盂等非泌尿部分。由于流经肾单位以外肾血流中的上述物质不被清除，所以测得的肾最大清除率低于实际每分钟肾脏的血浆流量，故称为肾有效血浆流量（effective renal plasma flow，ERPF）。因此，ERPF定义为单位时间内流经肾单位的血浆容量。

（1）显像剂：最常用示踪剂为 ^{131}I-OIH。

（2）检查前准备：受检者的准备与GFR测定相同。

（3）采集方法：显像法也可通过仪器配置的专门采集与处理程序，按照提示进行操作自动计算出分肾ERPF。

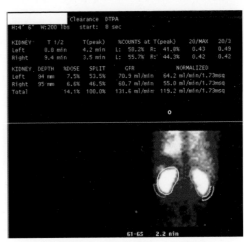

图39-2-1　肾小球滤过率测定图

（四）肾静态显像

又称为肾皮质显像（renal cortical scintigraphy），是利用缓慢通过肾脏的显像剂，随血液流经肾脏后分别由肾小管分泌（ ^{99m}Tc-DMSA）或肾小球滤过（ ^{99m}Tc-GH），其中部分被近曲小管上皮细胞重吸收并与胞浆内巯基结合，从而较长时间滞留于皮质内，通过平面显像或断层显像能够清晰显示肾皮质影像，以了解肾脏的位置、大小、形态与实质功能，并可显示占位病变。

（1）显像剂： ^{99m}Tc-DMSA（二巯基丁二酸）、^{99m}Tc-GH（葡庚糖酸盐）。

（2）检查前准备：受检者一般无须特殊准备，检查前排空膀胱。

（3）采集方法：静脉注射显像剂后 1~3 h 进行显像，必要时可行延迟 3~6 h 显像。平面显像时受检者取仰卧位或坐位，探头视野覆盖腹腔及盆腔，常规采集后位、左后斜位和右后斜位影像，必要时加做前位和侧位显像，采集结束后重建图像，并显示横断、冠状与矢状三个方向的断层影像。

（五）膀胱显像

膀胱显像是将放射性示踪剂引入膀胱后，通过观察肾脏、输尿管和膀胱放射性分布变化，判断有无膀胱输尿管反流及其程度，同时可评价膀胱动力学功能，可用于随访尿路感染患者，并可为某些泌尿系疾病提供辅助信息。

（1）显像剂：常用 ^{99m}Tc- 硫胶体。

（2）检查前准备：无须特殊准备。

（3）采集方法：①直接法是将放射性示踪剂经导尿管直接注入膀胱，通过显像观察膀胱充盈及其后排尿过程中输尿管或肾内有无放射性出现，是最常用的膀胱显像方法；②间接法作为肾动态显像的一部分，显像结束后嘱受检者不排尿。待肾区和输尿管放射性显著减少时，受检者取坐位，探头后置，分别行常规、憋尿并下腹部加压及排尿动态显像。利用 ROI 技术从动态系列影像中得到膀胱、双肾和双侧输尿管（全程或某段）区的 TAC。

二、泌尿系统正常核医学表现

（一）肾上腺

（1）皮质正常图像：双侧肾上腺皮质功能正常情况下，通常于注射显像剂后 5~9 d 较清晰显影。大部分正常人双侧肾上腺皮质显影，右侧位置稍高于左侧、外形稍大于左侧，右侧为圆形或锥形，左侧呈卵圆形，影像稀疏，显像剂分布均匀，一般右侧高于左侧，这是由于右侧腺体与肝重叠及俯卧位距体表较近的缘故。

（2）髓质正常图像：正常人肾上腺髓质多不显影，24 h 显影者占 10%，48~96 h 显影者约占 20%。影像小且多不清晰，双侧大致对称。

（二）肾动态正常影像表现

（1）血流灌注相：肘静脉"弹丸"式注射显像剂后 9~15 s 腹主动脉上段显影，其后 2 s 左右双肾显影，4~6 s 肾影轮廓显示清楚，并逐渐增浓清晰，此时反映肾内小动脉和毛细血管床的血流灌注，左右肾

影出现的时间差 <2 s。双肾影大小一致，形态完整，放射性分布均匀且对称，双肾峰时差 <2 s，峰值差 <25%（图 39-2-2）。

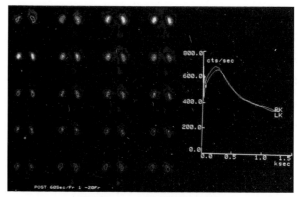

图 39-2-2　正常肾动态显像

（2）功能动态相：静脉注射示踪剂后 1 min 左右双肾显影，并随时间逐渐增强。2~4 min 肾实质影像最清楚，形态完整，呈蚕豆形，核素分布均匀且对称。随着放射性尿液离开肾实质，肾盏、肾盂处放射性聚集逐渐增高，肾皮质影像开始减弱，随后膀胱逐渐显影、增浓、增大。20~25 min 双肾影基本消退，大部分显像剂清除排入膀胱。输尿管一般不显影。

（三）肾图

正常肾图曲线由 a、b、c 三段组成，各段反映肾脏的不同生理功能，左、右两侧肾图曲线形态和高度基本一致（图 39-2-3）。

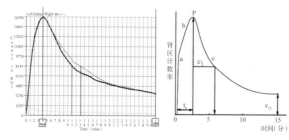

图 39-2-3　正常肾图

（1）a 段：静脉注射 ^{131}I-OIH 后 10 s 左右，肾图呈急速上升的一段曲线，时间约为 30 s，此段的放射性计数 60% 来自肾外血管床，10% 来自肾血管床，30% 来自肾小管上皮细胞的摄取，其高度在一定程度上反映肾动脉的血流灌注量，又称为血管段。

（2）b 段：是继 a 段之后逐渐斜行上升的曲线，通常 2~4 min 达到高峰，此段曲线的上升斜率和高

度反映肾小管上皮细胞从血液中摄取 ^{131}I-OIH 的速度和数量,主要与肾有效血浆流量和肾小管分泌功能有关。

（3）c 段:系继 b 段之后的下降段曲线,曲线初始部分下降较快,其斜率与 b 段上升斜率相近,反映肾脏排出 ^{131}I-OIH 的速度和数量,主要与尿路通畅程度和尿流量有关。因尿流量的多少受肾有效血浆流量、肾小管功能及肾小球滤过率的影响,因此,在尿路通畅的情况下,c 段能反映肾血流量和肾功能。

（四）肾静态正常影像表现

正常肾静态影像双肾呈蚕豆状,轮廓清晰,边缘整齐。双肾纵轴呈"八"字形,位于腰椎两侧,肾门平第 1~2 腰椎,右肾常较左肾稍低和宽,但短于左肾,肾影周边放射性分布较高,肾门区和中心处稍低,两侧基本对称(图 39-2-4)。

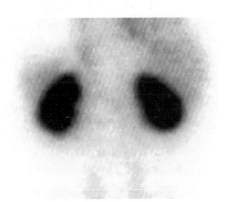

图 39-2-4　正常肾静态显像(后位)

三、肾上腺核医学影像表现

1. 嗜铬细胞瘤的诊断及治疗后随访　嗜铬细胞瘤是起源于肾上腺髓质、交感神经节或其他部位的嗜铬组织的肿瘤,能释放大量的儿茶酚胺,引起持续性或阵发性高血压和多个器官功能及代谢紊乱。显像上常表现肾上腺异常放射性浓聚区。

2. 肾上腺髓质增生的辅助诊断　一般注射 ^{131}I-MIBG 48 h 后出现双侧或单侧肾上腺髓质显影清晰,72 h 显影进一步增强,提示肾上腺髓质功能增强。

3. 肾上腺皮质功能亢进性疾病的诊断　肾上腺皮质腺瘤和增生均可引起皮质功能亢进或增强,如皮质醇增多症(又称库欣综合征)、原发性醛固酮增多症等疾病。一般增生多为双侧对称性腺体增大,早期明显显影,腺瘤多为两侧不对称或单侧显影。应用地塞米松抑制试验有助于增生和腺瘤的鉴别。

四、肾脏主要疾病的核医学影像学表现

1. 肾动态异常影像

（1）血流灌注影像异常:主要表现为肾区无灌注影像;肾灌注显影时间延迟,影像缩小,放射性分布减低;肾内局限性灌注缺损、减低或增强。

（2）功能动态影像异常:包括患侧肾实质不显影;患侧肾皮质影减低,肾实质高峰摄取、清除时间延迟;肾实质持续显影,集尿系统及膀胱无放射性浓聚;皮质功能相肾盂放射性减低区扩大,皮质影变薄,实质清除相肾盂影持续浓聚,或延迟显像肾盂明显放射性滞留,可伴输尿管清晰显影和增粗。

2. 肾功能测定　异常肾图类型包括两方面,一是分侧肾图曲线的自身异常,二是两侧肾图曲线对比的异常。常见的肾图本身异常类型有以下七种。

（1）急剧上升型:曲线 a 段基本正常,b 段持续上升,至检查结束也未见下降的 c 段。出现在单侧者多见于急性上尿路梗阻;同时出现在双侧者,多见于急性肾性肾功能衰竭和继发于下尿路梗阻所致的上尿路引流障碍。

（2）高水平延长线型:曲线 a 段基本正常,b 段上升不明显,此后基本维持在同一水平,b、c 段融合呈近似水平线,未见明显下降的 c 段。多见于上尿路不全梗阻和肾盂积水并伴有肾功能损害者。

（3）抛物线形:曲线 a 段正常或稍低,b 段上升和 c 段下降缓慢,峰时后延,峰形圆钝,呈不对称的抛物线状。主要见于脱水、肾缺血、肾功能损害和上尿路引流不畅伴轻、中度肾盂积水。

（4）低水平延长线型:曲线 a 段明显降低,b、c 段融合呈一水平直线。常见于肾功能严重损害,慢性上尿路严重梗阻以及急性肾前性肾功能衰竭;偶见于急性上尿路梗阻,当梗阻原因解除后肾图可很快恢复正常。

（5）低水平递降型:曲线 a 段显著降低,低于健侧的 1/3 以上,无 b 段,a 段后即呈斜行向下的递减形直线。可见于肾脏无功能、肾功能极差、先天性肾阙如、肾摘除或对位落空等。

（6）阶梯状下降型:曲线 a、b 段正常,c 段呈规则或不规则的阶梯状下降。多见于尿反流和因疼痛、精神紧张、尿路感染、少尿或卧位等所引起的上尿路不稳定性痉挛,此型重复性差。

（7）单侧小肾图：患侧曲线明显缩小，比健侧低1/2~1/3，但曲线形态正常，a、b、c段都存在。多见于单侧肾动脉狭窄，也可见于游走肾坐位采集者和先天性小肾脏。

3. 肾静态显像

（1）肾脏先天性异常的诊断：肾静态显像通过获取肾实质影像，可明确显示先天性异常，优于超声和CT等影像学检查方法，还可用于鉴别腹部和盆腔肿物与肾脏的关系。常见异常包括：①肾脏数目异常，如先天性独肾，表现为一侧肾脏不显影，对侧肾代偿性增大，需与单侧肾功能丧失相鉴别；②肾脏位置异常，各体位肾影中心下降>3.0 cm者属于肾下垂，坐位时肾影明显下移，而卧位时则在正常位置者为游走肾；正常肾区仅有一侧肾影，而在下腹部或盆腔存在另一形态失常或体积缩小的肾影，即异位肾；③肾脏形态异常，肾囊肿表现为肾影增大，形态异常，放射性呈斑片状稀疏或大小不等的圆形缺损区。马蹄肾者双肾下极相连，呈倒"八"字形。

（2）急性肾盂肾炎的诊断：急性肾盂肾炎时，肾静态影像表现为肾内局限性放射性减低或缺损区，可为单发或多发，可发生于一侧或双侧肾脏，优于IVP与超声检查，显示病灶数约为超声的2倍、IVP的4倍。慢性肾盂肾炎则表现为肾影缩小，瘢痕形成处显像剂摄取降低，整个肾脏放射性分布不均匀。肾静态显像既能诊断急性肾盂肾炎，又能了解病变范围和严重程度，还可用于评价疗效及判断预后。

（3）肾脏占位病变：如肾脏肿瘤、囊肿、脓肿或血管瘤等，肾静态显像表现为肾影增大，形态不规则，放射性分布呈单发或多发局限性稀疏或缺损区，但其特异性较超声、CT和MRI低。若结合肾血流灌注显像则对鉴别良、恶性病变有一定的帮助。

五、膀胱主要疾病的核医学显像表现

膀胱显像主要用于诊断膀胱输尿管反流（VUR），判断反流程度，评价和随访疗效。反复上尿路感染和下尿路梗阻患者，当输尿管与肾脏区出现放射性（直接法）或放射性分布增强与曲线呈上升型表现（间接法）时，即可诊断VUR，敏感性明显高于X线膀胱造影，能探测到1 mL的反流量。

第三节　传统影像学在泌尿系统疾病影像诊断中的局限性

泌尿系统疾病的传统影像检查方法主要有B超、X线、CT及MRI，各种检查方法各有长短，但对于泌尿系统的诊断效能仍存在一定的局限性。

对于肾结石的判断，目前传统影像学检查主要着眼于对结石部位的判断，但是结石成分的确定仍存在一定的困难，随着双能CT的出现，利用不同能量的射线穿透物质后的衰减不同进行结石成分的分析，为临床鉴别提供了新的思路，但是对于混合成分的结石，双能CT仍有一定的限度。

另外，由于很多疾病缺乏特异的影像学表现，肾脏疾病的鉴别诊断对于传统影像来说也是一个挑战。目前肾脏疾病的诊断主要依赖于有创的肾脏活检，这不仅提高了诊断的成本，更主要的是大大增加了病人的医疗风险。

近年来，随着医学影像技术的不断发展，常规行增强扫描的患者日益增多，对比剂的应用也越来越广泛，因此，对比剂肾病的发生逐渐引起了人们的重视。临床工作中主要通过检测血清肌酐值来检测造影剂对肾脏的损伤情况，同时，因为造影剂对肾脏的损伤作用，也限制了大部分肾功能不全患者对于影像检查技术的应用。

第四节　分子影像在泌尿系统疾病中的应用

一、分子影像技术在肾脏疾病诊断和治疗中的应用

纳米粒子由于其适合诊断和治疗各种疾病而出现在医学领域。目前已经开发出各种各样的功能性纳米粒子，可以被靶向分子标记、实现药物递送、成像及诊疗相结合，用于诊断和治疗各种病理状况。本节将着重讲述纳米粒子在肾脏疾病诊断和治疗中

的研究和临床应用。

纳米粒子可克服导致常规治疗失败的某些生物和物理障碍,纳米粒子一般是由内核和外壳或基质结构组成的胶体分散体,其可将药物、蛋白质、成像元素或其组合包封在单个纳米结构中或结合在纳米粒子的表面,解决这些物质在生物体内不稳定、不溶或易被灭活的问题。因此,用于生物领域的纳米粒子必须能够在细胞、组织或血清中稳定存在。但是,纳米粒子本身具有体积小、表面积与体积比高的特点,这使其在静脉注射进入血液中后发生聚集或与血浆蛋白相互作用的趋势,最终被网状内皮系统快速清除,所以,通常在纳米粒子表面修饰有亲水性和生物相容性的聚合物,如聚乙二醇(Polyethyleneglycol,PEG)或疏水剂,以防止生物体的吞噬作用。通过口服途径递送药物往往会受到吸收差、局部副作用大、易被酶解等因素的限制。目前将聚合物纳米粒子作为药物递送的载体分子,研究表明,可以将亲水性分子键合到纳米粒子表面上以改善其水溶性差的缺点,例如亲水聚合物,如PEG和壳聚糖可穿过肠黏膜增强药物的输送。纳米粒子的物理、化学性质可以逃避某些生物学屏障,纳米粒子的表面还可通过将特定配体,如抗体和肽等,与粒子表面键合来靶向特异性细胞受体,例如,肿瘤细胞表达一些在正常组织上不表达的分子标志物,其可以作为靶点将负载药物的纳米粒子靶向输送到肿瘤,达到靶向成像或治疗的目的。

纳米粒子在肾脏疾病领域的不同研究和应用可以开辟新的治疗途径以及新的疾病诊断和监测方式。这里我们将探讨纳米粒子在各种肾脏疾病实验和临床中的应用研究。

(一)不同纳米粒子在肾脏不同疾病的应用

1.纳米粒子在肾脏靶向和肾脏成像中的应用　肾小球具有滤过功能,可快速清除直径小于10 nm的粒子。Choi等设计了由PEG聚合物包裹的各种尺寸的金纳米粒子,该实验表明,80~100 nm的纳米粒子可靶向肾系膜,而较小的粒子仅在肾小管管周毛细血管内可见,较大的粒子被肝脏和脾脏的网状内皮系统中的Kupffer细胞摄取。

纳米粒子可以靶向生物分子,如蛋白质或肽偶联,还可以与成像造影剂如氧化铁结合制备成像造影剂纳米粒子用于诊断和追踪。通过结合免疫靶向和造影剂的方法,Hultman等使用抗组织相容性复合体Ⅱ类分子抗体作为适应性免疫应答和炎症反应

的标志物来靶向大鼠的肾髓质,这种方法比简单靶向巨噬细胞更具有特异性,因为巨噬细胞在炎症部位聚集是非特异性的,不具有靶向性,而且这种抗主要组织相容性复合体Ⅱ类分子抗体与氧化铁键合形成的纳米粒子在肾脏髓质中的半衰期是非键合纳米粒子的5倍。因此,这种可靶向肾脏特定部位的成像纳米粒子对于递送治疗药物以及监测不同部位的肾脏疾病具有重要意义。

2.纳米粒子在肾性高血压中的应用　自由基在心血管疾病中起着重要的作用,但以前针对清除自由基的药物由于其物理、化学和生物药物性质差而没能用于治疗心血管疾病,近年来,抗氧化剂在减少氧化应激途径方面的研究逐渐增多。一种自由基清除剂辅酶Q10(CoQ10)在细胞线粒体的呼吸作用中起关键作用,并起到抗氧化剂、自由基清除剂及脂质抑制剂的作用,CoQ10在心血管疾病,如心肌病、高血压、心绞痛、动脉粥样硬化以及由多柔比星引起的心脏毒性等方面都有影响,临床试验也证明了CoQ10可通过减少总外周阻力来治疗高血压,CoQ10还可通过清除血管超氧化物或抑制其合成而作为血管超氧化物的拮抗剂。

为了克服CoQ10药物输送的障碍,合成了PLGA(Polylactic-co-glycolic acid,乳酸羟基乙酸共聚物)包裹CoQ10的纳米粒子用以提高其生物利用度,并改善CoQ10的治疗效果。在肾性高血压大鼠模型中,已封装了CoQ10的纳米粒子静脉注射12 d后,实验组动物与无使用CoQ10组及使用60%剂量组相比血压显著降低,这表明了CoQ10纳米粒子的降血压作用及其用于人体治疗的潜力。

另一个研究领域是利用细胞色素P450代谢产物环氧二十碳三烯酸的抗高血压性质,环氧二十碳三烯酸在血管床中表现出与一氧化氮或前列腺素无关的血管舒张特性,但是,体内的环氧二十碳三烯酸容易被环氧化物水解酶切割成活性较低的二醇形式,而1,3-二环己基脲(DCU)是已知的有效的可溶性环氧化物水解酶抑制剂,能抑制环氧二十碳三烯酸的水解,已被证明具有降低全身血压的作用,但由于其水溶性差,只能在大鼠模型中腹膜内给药。Ghosh等通过制备DCU纳米悬浮液来提高其溶解度和生物利用度,提高口服生物利用度,将广泛应用于治疗慢性高血压患者。

动脉粥样硬化与高血压密切相关。肾素-血管

紧张素-醛固酮系统在高血压中起着重要作用,与动脉粥样硬化密切相关并受其影响。血管紧张素原,作为血管紧张素 I 的前体已被发现在高血压患者中显著升高。Lu 等将负载有沉默 RNA(短发夹RNA)的血管紧张素原用于治疗高血压大鼠模型,发现治疗组的大鼠肝脏中血管紧张素原的 mRNA表达明显比对照组降低;而且与预处理水平相比,收缩压平均降低了 3.6 kPa(27 mmHg),此外,血管的组织学检查表明,与动脉粥样硬化斑块相关的炎症反应也在治疗后减弱。

3. 纳米粒子在急性肾功能衰竭中的应用　　急性肾功能衰竭(acute renal failure, ARF)是危及生命的,死亡率高的疾病,早期诊断和治疗是降低发病率和死亡率所必需的。ARF 的病因很多,包括低血压、败血症、创伤、急性肾小管坏死、药物毒素引起的急性间质性肾炎、造影剂损伤和尿路梗阻等。

ARF 目前诊断通过主要检测血液尿素氮和肌酐水平,这些血清学检测方法存在的问题很多,包括测试的非特异性、指标上升的延迟等,所以目前已经研究出一种基于树枝状聚合物的 MRI 技术用于检测 ARF。树枝状聚合物是一种重复分支的分子,树枝状聚合物纳米粒子可用于检测小鼠肾缺血,且发现肾脏强化面积的大小与缺血和再灌注时间的持续时间相关。在小鼠脓毒症诱导的ARF 模型中显示,与磁共振造影剂键合的树枝状聚合物纳米粒子可以在血清肌酐升高之前早期检测出肾脏损伤,这对于肾损伤的早期治疗具有重要意义。

在顺铂引起的急性肾小管肾毒性的动物模型中,使用 MRI 来研究肾髓质强化的改变,用树枝状聚合物偶联磁共振造影剂的纳米粒子成像能够显示肾小管损伤后肾髓质的信号减低,且其信号减低程度与肾损伤程度成正比。

肾脏疾病的鉴别诊断也是一个挑战,目前其诊断往往依赖于有创性的肾脏活检。肾脏在正常状态下其巨噬细胞是没有吞噬活性的,但是在肾炎、肾移植排斥反应和肾脏梗阻性疾病中巨噬细胞可被激活。Hauger 等试图确定是否可以利用巨噬细胞的活性进行成像并对肾脏疾病进行定位,他们将直径为 4~6 nm 并用葡聚糖包被的超顺磁性四氧化三铁纳米粒子注射到肾炎动物模型中,MRI 信号减低的部位就是病变的部位,且信号减低程度与肾炎模型中的蛋白尿严重程度相关。

尿路或输尿管梗阻与急性间质性肾脏疾病及炎症的发生有关。在动物模型中显示单侧肾梗阻6d 后可导致肾间质中的胶原纤维组织增加,发生炎症级联反应,设计荧光抗 CD11b 纳米探针(CD11b 在小鼠巨噬细胞表面表达),并静脉注入单侧输尿管梗阻的小鼠模型中,与正常的非炎性肾脏相比,纳米粒子在单侧输尿管梗阻肾中的积累程度明显更大。

4. 纳米粒子在移植肾和缺血-再灌注损伤中的应用　　肾缺血是由于肾皮质血流量减少导致组织低灌注,可由疾病状态,如败血症、低血压或肾动脉狭窄引起,也可由医源性引起,如部分肾切除术后或肾移植术中。肾髓质外带区域在正常情况下略微氧合,能量需求较高,特别是肾小管的升支粗段,再灌注后,该区域的血流量约为正常值的 10%,导致水肿引起局部充血,血液流动性差,营养物质缺乏和 ATP 的损失等,ATP 的降解产物次黄嘌呤可以从细胞外渗出,可以在黄嘌呤氧化酶的作用下转化为尿酸,在该过程中会形成活性氧(reactive oxygen species, ROS),ROS 会导致细胞坏死,游离胞质钙增加,激活磷脂酶、蛋白酶和内切核酸酶,细胞碎片和管内蛋白质可以阻塞肾小管,导致阻塞附近的压力增加,液体从阻塞的小管泄漏出来引起组织水肿,增加毛细血管机械性阻塞,引起髓质充血,髓质血流减少,进一步加重了肾缺血和肾小管细胞损伤。

抑制细胞肿胀的甘露醇等药剂能保护肾脏免受缺血引起的功能缺陷并减少髓质充血。据报道,超氧化物歧化酶(superoxide dismutase,SOD)、谷胱甘肽和维生素 E 等清除剂以及 ROS 生成抑制剂,如铁螯合剂(如去铁胺)可防止缺血性损伤。缺血再灌注产生的过量的 ROS 不能通过组织的正常清除系统清除,而过量的 ROS 又通过脂质过氧化、DNA 分解和蛋白质损伤导致细胞损伤,ROS已经被认为是移植后慢性同种异体移植物丢失的原因,因为 ROS 通过减少上皮细胞膜转运蛋白而导致肾纤维化的发展。SOD 是抗 ROS 的防御系统中最重要的酶,特别是针对超氧阴离子自由基,SOD 可向自由基损伤部位递送,以减少动物模型中的纤维化,但抗氧化剂的治疗效用受到不适当输送的阻碍,这是因为其在血管内半衰期短且对蛋白水解易感。Chen 等创建了含有 SOD 的二氧化硅纳米粒子,并将其与反式激活蛋白结合,以增强细胞内的传递。

移植后监测肾脏同种异体移植物是长期护理的必要部分。具体来说,早期移植排斥反应的检测和治疗方法的创建可能会延长移植物存活的寿命,降低终末期肾病的发病率。尽管已经使用许多技术来检测移植物排斥反应,但用于诊断排斥反应的特异性和敏感性高的非侵入性方法的发展仍然是肾移植领域的主要挑战。肾脏活检,被认为是诊断排斥反应的"黄金标准",但是可能会产生出血、感染和动静脉瘘等并发症。利用葡聚糖包裹的超顺磁性四氧化三铁纳米粒子的 MRI 可用于早期检测同种异体移植物的排斥反应,因为肾脏同种异体移植排斥反应主要表现为 T 细胞的浸润,这与巨噬细胞的存在有关,监测该过程将有助于治疗排斥反应,Ye 等在大鼠模型中同时使用超顺磁性四氧化三铁纳米粒子进行磁共振成像,同种异体移植物与同系移植物中的肾皮质的 MRI 信号强度之间存在显著差异,从而证明这可能是一种有价值且无创的检测急性排斥反应的方法。

环孢霉素 A（CsA）是一种一线免疫抑制剂,用于预防移植排斥反应和治疗自身免疫性疾病。肾毒性是使用新 CsA 制剂需要克服的重大挑战,目前已经创建了 CsA 的纳米粒子制剂以提高其生物利用度和降低其毒性;此外,因为纳米粒子具有持续的释放作用, CsA 在血液中的浓度波动小。

5.纳米粒子在慢性肾脏疾病的应用　　慢性肾脏疾病（chronic kidney disease, CKD）是由于肾小球过滤能力丧失逐渐导致肾功能丧失。在 CKD 中,毒素不能被正常排泄而积聚在血液中,随后可造成血液肌酐和血尿素氮水平的升高,但是 CKD 的血液肌酐和血尿素氮水平与年龄、性别、饮食、肌肉质量、肌肉代谢、药物和水合状态等相关,但是更多的情况下,肾脏功能在毒素积累之前就已经开始丧失了,若通过血液检测 CKD 不能实现早期诊断从而影响早期治疗。

利用挥发性有机化合物的呼吸测试是一种用于鉴定 CKD 及其疾病进展的一种新方法。Heick 等在大鼠模型中,在碳纳米管的传感器和呼吸样本分析的基础上,用无创手段检测终末期肾病,随后用金纳米粒子传感器进行呼吸分析来识别早期 CKD,纳米粒子涂层传感器用于从呼吸样品中提取挥发性

有机化合物的检测,然后可以通过气相色谱进行分析,结果表明,金纳米粒子传感器可以区分早期 CKD 呼吸、健康状态呼吸以及与终末期 CKD 呼吸,且敏感性较高,该技术有可能会改善 CKD 的筛查方法,实现早期检测和治疗 CKD。

磁辅助血液透析（magnetic auxiliary hemodialysis, MAHD）是一种更有效的终末期肾病的管理手段。在 MAHD 中,生物相容性好的超顺磁性四氧化三铁纳米粒子结合到对体内血清毒素具有高亲和力的物质上,其中使用的结合物质可以是蛋白质、免疫球蛋白或抗体,然后可以通过对纳米粒子的铁组分的磁操作来靶向特定区域。在血液透析（hemodialysis, HD）之前输注纳米粒子,这样纳米粒子在 HD 之前有足够的时间与有毒物质结合,该研究评估了毒素同型半胱氨酸,并证明了它很容易被吸附到目标载体上,然后被迅速清除;而且,他们证明在 1 次血液循环后,只有极少量磁信号保留在血液中,这与当前 HD 治疗中所需的约 8 次的血容量循环进行比较,意味着 MAHD 将在更短的时间内改善毒素清除,提高终末期肾病患者的生活质量。

肾脏科医师经常治疗与 CKD 相关的贫血。CKD 患者的贫血主要是由于肾脏分泌促红细胞生成素减少导致的;此外, CKD 是一种炎性病症,导致肝脏、脾脏和骨髓中网状内皮系统中的巨噬细胞铁释放受到影响;在炎症期间,肝脏产生一种化合物——肝杀菌胎,抑制口服铁在小肠的吸收,从而限制了常规口服治疗的生物利用度。Ferumoxytol 是一种超顺磁性四氧化三铁纳米粒子,静脉内给予 Ferumoxytol 后血红蛋白显著升高,与口服治疗相比, Ferumoxytol 被证明是对与 CKD 相关缺铁性贫血有效的治疗方法。

在肾脏的慢性炎症性疾病,如狼疮性肾炎中,肾脏受累程度有所不同,目前没有尿液或血清生物标志物可以预测其严重程度。检测肾组织中 C3 片段在肾小球内的沉积是常规的肾活检的一部分,组织 C3 沉积物被认为是补体激活的证据。相对于循环抗体,免疫复合体中抗体的成像意义不大,因为血池和沉积物中抗体的浓度差异很小,在 MRI 上不能够显示出来。Serkova 等在肾炎动物模型中,利用 MRI 进行观察,随着时间的推移, C3 切割产物的抗体可被包裹在磁性纳米粒子中,可通过 MRI 监测肾脏炎症变化,这种非侵入性的、器官特异性的方法可

以在血清学检测发现肾脏疾病恶化之前就进行早期治疗以保护肾脏功能。

70岁以上的美国人中有一半患有CKD，接受血管造影检查的患者中有近25%具有CKD。对于这些患者，含碘或钆的造影剂可能会导致疾病恶化或者导致肾源性全身性纤维化，在这些情况下，磁性纳米粒子成像就是一种安全的方式，这些超顺磁性四氧化三铁纳米粒子被处理并储存在肝脏中，成为身体中的储备铁可用于造血，并不影响肾脏。

6.纳米粒子在肾肿瘤病变中的应用

（1）成像：一个方面是用于观察肾细胞癌（Renal cell carcinoma，RCC）治疗后的反应。RCC是一种致命的疾病，这些高度血管化的肿瘤对化疗和放疗的疗效都不佳，因此，目前的治疗方案主要以血管靶向剂为主，诸如酪氨酸激酶抑制剂（TKIs）、血管内皮生长因子抑制剂和西罗莫司抑制剂等，可有助于延缓疾病进展；在临床上进行治疗后，患者会行CT或MRI检查，评估肿瘤治疗后的反应。近来，磁性纳米粒子的MRI已经用用来检查肿瘤的血管分布，吉马良斯等在RCC经西罗莫司抑制剂和TKI处理后的小鼠模型中，使用磁性纳米粒子检测肿瘤血管变化，研究观察到这两组与未经治疗的对照组相比肿瘤血管分布明显减少。这种监测技术的潜在优势是可观察作为抗血管治疗的生物标志物治疗反应。

另一个方面是用于观察RCC的淋巴结受累情况。局部RCC可以通过手术切除治愈，然而随着淋巴结受累，存活率急剧下降，但是在临床局部RCC的根治性肾切除术时，淋巴结清扫（lymph node dissection，LND）是否有益于患者的预后仍存在争议，可通过术前影像检查鉴定淋巴结受累程度来判断LND的效用。目前CT、MRI和正电子发射断层扫描成像技术在鉴别淋巴结受累的能力方面具有局限性，特别是对于较小的淋巴结，利用淋巴增生性纳米粒子的增强MRI已经被证实可有效、准确地区分前列腺良恶性淋巴结。

（2）局部治疗：射频消融用于治疗小的肾脏肿块已经被广泛接受，这种方法具有微创和可保留肾单位的优点，然而，射频消融受到肿瘤的大小以及其与相邻器官毗邻关系的限制。肿瘤坏死因子-α（TNF-α）可以靶向肿瘤细胞和脉管系统，但是当全身给药时，其具有剂量限制性。负载TNF-α的金纳

米粒子可累积在肿瘤间质内，降低全身毒性，在RFA前注射时会使细胞死亡区域增加23%。

另一种治疗RCC的微创方法是磁性热消融。超顺磁性四氧化三铁纳米粒子暴露于交变电磁场可产生热量，使用这些纳米粒子作为铁磁流体，在CT引导下将铁磁流体注入RCC兔模型的肿瘤内，然后将动物在交变电磁场中暴露15min，最后评估其器官变化，显示了通过CT扫描监测铁磁流变热消融作用的可行性。

（二）不同纳米粒子在肾脏方面的具体应用

以下介绍的不同纳米粒子的结构示意图（图39-4-1）。

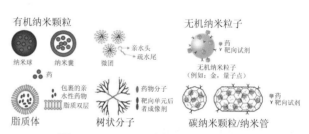

图39-4-1　不同纳米粒子的结构示意图

1.基于Gd的纳米材料　作为阳性MRI造影剂的代表，螯合钆化合物，如Gd-DTPA和Gd-DOTA目前已广泛应用于临床，以增强正常组织和患病组织之间的对比度。然而，其有限的增强能力、短的血液循环时间和非特异性仍然阻碍了其进一步应用。特别是随着分子磁共振成像发展的需求，迫切需要具有更好的质子弛豫能力和易于功能化的MRI造影剂。近年来，随着纳米技术的发展，基于纳米粒子的阳性磁共振造影剂由于其易于设计和功能化而得到越来越多的关注。

1）Gd-albumin (MS-325)：在正常肾功能中，白蛋白的小"溢出"会被近端小管重吸收；然而，随着蛋白尿程度加重，超过肾小管的再吸收能力，蛋白质逸出，形成蛋白尿。蛋白尿在临床上通过尿液的标尺比色进行测试，然而，确定蛋白尿的实际来源要更加困难，蛋白尿可能是来自单侧肾（例如胡桃夹子综合征）、双侧肾或移植肾，可以利用Gd-albumin（MS-325）来确定蛋白尿的来源。

Gd-albumin（MS-325）通过静脉注射后，迅速结合循环白蛋白，形成一个保持在血管空间内的复合物，随后Gd-DTPA从白蛋白中再次解离，最后，该药物通过尿液排泄。

在蛋白尿动物模型中的 Gd-albumin 动态肾扫描显示,蛋白尿与非蛋白尿相比具有独特的排泄模式(图 39-4-2)。正常肾脏在注射后表现为信号快速增高,然后是相对快速的廓清,而蛋白尿显示出较慢的廓清,在没有阻塞的情况下,高信号仍可保持超过 10~15 min。因此,肾脏的 Gd-albumin 功能性磁共振造影成像具有证明蛋白尿来源及严重程度的潜力,并且可能最终在评估这种疾病中发挥作用。

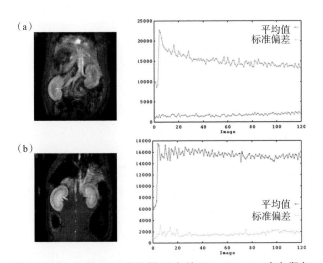

图 39-4-2　在蛋白尿动物模型中的 Gd-albumin 动态肾扫描显示,蛋白尿与非蛋白尿相比具有独特的排泄模式
(a)正常组:表现为信号快速增高,然后是相对快速的廓清;
(b)蛋白尿组:表现为较慢的廓清,高信号可保持超过 10 min

(1)正常组:表现为信号快速增高,然后是相对快速的廓清。

(2)蛋白尿组:表现为较慢的廓清,高信号可保持超过 10~15 min。

2)Gd-dendrimer:树枝状聚合物是具有不同医疗和非医疗用途的聚合物。树枝状聚合物是一种具有独特结构的纳米级(1~100 nm)球状大分子,其由三个不同的结构域组成:中心核、超分支化地幔和外周反应性官能团。树枝状聚合物的分支数量称为代(generation,G),其可控制生成纳米粒子的尺寸。树枝状大分子因为其具有均匀的尺寸分布,水溶性良好,多价态,高药物 / 基因负载能力,可预测的药物释放和有利的药代动力学等优点,已经用于药物递送和成像。超分支化树枝状大分子上存在许多外周反应性官能团,可以有效结合所需受体的靶向配体,例如在肾癌细胞上过表达的受体,也可同时键合成像剂,如钆相关

造影剂。

生命机体对粒子大小非常敏感,并且对不同的纳米粒子处理也非常不同。例如,它处理 2 nm 的纳米粒子与低分子量造影剂类似,但是当粒子为 6 nm 时肾脏排泄显著降低,当粒子达到 11 nm 时,基本上没有肾脏排泄。一些实验研究发现,直径约 6 nm 的 G-4 树枝状大分子最适合肾脏成像。在正常肾脏中,G-4 树枝状聚合物积聚在髓质外带中,对应近端小管的位置。在由顺铂引起的肾小管肾毒性的动物模型中,Kobayashi 等观察到正常髓质外带的信号减低(图 39-4-3),且信号减低程度与肾损伤程度成正比(图 39-4-3),另外,观察到血清尿素氮的水平与 MRI 检查结果具有良好相关性($r = 0.93$)。 因此,由树枝状大分子组成的精确尺寸的纳米粒子可用于监测由肾毒性事件(例如败血症、药物、缺血、感染和阻塞)引起的特异性髓质外带的损伤。

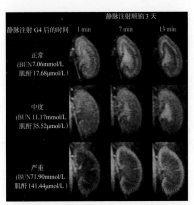

图 39-4-3　G4 树枝状大分子用于肾脏成像
在由顺式铂引起的不同程度的肾小管肾毒性的动物模型中,正常髓质外带的信号减低,且信号减低程度与肾损伤程度成正比

在由顺铂引起的不同程度的肾小管肾毒性的动物模型中,正常髓质外带的信号减低,且信号减低程度与肾损伤程度成正比。

3)mSiO$_2$/PSS/PDDA/BSA-Gd$_2$O$_3$-AS1411:2013 年,Dai Y. 等报道了基于 Gd$_2$O$_3$ 的 AS1411 适体功能化的磁共振成像纳米探针用于肾细胞癌的诊断。Gd$_2$O$_3$ 纳米粒子作为阳性磁共振造影剂,呈现出更好的纵向弛豫效能,良好的生物相容性且易与其他生物分子或显像剂键合用于 mMRI 和多模态分子成像。作为纳米载体的介孔二氧化硅纳米粒子(mSiO$_2$ 纳米粒子)表现出低的细胞毒性和优异的化学稳定性,并且其表面易被修饰,在生物相容性方

面,二氧化硅又被 FDA 授予"通用认可安全"(GRAS)粒子。Decuzzi 等成功将钆元素纳入了 mSiO$_2$ 纳米粒子的孔隙中,以提高其弛豫率,在这项研究中,借助阴离子聚合电解质 - 聚磺苯乙烯(PSS)和阳离子聚合电解质——聚二甲基己二烯氯化铵(PDDA)将 BSA-Gd$_2$O$_3$ 纳米粒子逐层包裹到 mSiO$_2$ 上,在组合之后,mSiO$_2$/PSS/PDDA/BSA-Gd$_2$O$_3$ 相比 BSA-Gd$_2$O$_3$ 纳米粒子和 Gd-DTPA 表现出更好的纵向弛豫效能。AS1411 由于其可选择性地结合核仁素而被用作靶向分子,为了确认肿瘤细胞的特异性 MRI 能力,选择肾细胞癌(RCC)作为模型,最终合成的纳米探针 mSiO$_2$/PSS/PDDA/BSA-Gd$_2$O$_3$-AS1411 可特异性地辨认正常细胞和肾脏肿瘤细胞。

2. 超顺磁性四氧化三铁纳米粒子 使用超顺磁性四氧化三铁纳米粒子作为 MRI 造影剂被认为是无机纳米粒子最成功的生物医学应用之一,已获得 FDA 批准。氧化铁纳米粒子根据尺寸分为两类:超小四氧化三铁纳米粒子(USPIO,直径小于 40 nm)和小的四氧化三铁纳米粒子(SPIO)。其粒径的差异导致不同的体内摄取过程。较大的 SPIO 纳米粒子主要集中在肝脏和脾脏中,而较小的 USPIO 纳米粒子被炎症细胞 / 淋巴结摄取。

(1)肾脏炎症:目前,肾脏炎症的临床评估只能通过肾活检进行。然而,基于超顺磁性四氧化三铁纳米粒子的 MRI 已经用于检测动物模型中肾脏炎性病变。当 USPIO 纳米粒子被静脉注射 24h 后,炎症细胞摄取这些纳米粒子,在高炎症细胞群体的这些区域 T$_2$ MRI 信号降低。例如,通过静脉注射 USPIO 纳米粒子后 MRI 信号强度的变化可以显示出抗肾小球滤过膜肾小球肾炎的肾皮层炎性细胞的募集区域;另一方面,在缺血再灌注损伤中,MRI 信号降低仅位于髓质区域;在肾病综合征和肾移植排斥中,整个肾脏的 MRI 信号强度总体降低。Ye 等人证明,在肾移植模型中,同种异体移植排斥可以通过摄取 USPIO 来鉴定,并且淋巴细胞浸润的程度与肾实质中信号的强度相关。其他人也已经证明,在急性缺血再灌注模型中,USPIO 在外髓中被摄取积累,该部位是缺血引起的炎性浸润区,且摄取程度与血清肌酐的水平相关。USPIO 对肾功能本身没有影响。其他组织已经记录了如何用 USPIO 试剂证明局灶性炎症性疾病,包括肾小球性肾炎。因此,USPIO 肾成像可用于评估与肾实质疾病相关的肾脏炎症程度,被认为可

替代具有肾毒性的钆 MRI 造影剂。

(2)肾细胞癌:由肾小管上皮细胞产生的肾细胞癌(renal cell carcinoma,RCC)约占肾脏恶性肿瘤的 90%,RCC 的主要亚型是透明细胞 RCC(clear cell renal cell carcinoma,ccRCC,约 70%),其恶性程度高,早期发现困难,且死亡率高。因此,寻找实现 RCC 早期诊断和治疗的方法对于患者的生存和生活质量至关重要。分子磁共振成像(mMRI)在癌症早期诊断中越来越被重视,敏感性和特异性高的 mMRI 探针在该技术中起着最重要的作用。

然而各种磁共振造影剂弛豫率低、血液循环时间短和特异性低等缺点,限制了其进一步的应用。超顺磁性四氧化三铁(SPIO)纳米粒子作为磁共振阳性造影剂的主要优点包括其信号强度高、对比度增强时间更持久和细胞毒性相对较低。此外,由 SPIO 纳米粒子降解释放的铁也可以被身体代谢,减少了长期细胞毒性。更重要的是,SPIO 纳米粒子易于功能化,显示出其在分子磁共振成像(mMRI)中的潜力。另一方面,碳酸酐酶 IX(carbonic anhydrates IX,CAIX)抗原是细胞溶质跨膜糖蛋白,可被单克隆 IgG(monoclonal antibody,mAb)(G250)识别。它在 97%~98% 的原发性和转移性 ccRCC 中特异性高表达,使得 CAIX 抗原成为诊断 ccRCC 的理想生物标志物。

2014 年 Lu、Cailuan 等报道了一种用于特异性检测肾细胞癌的磁共振成像纳米探针 G250-SPIO 分子。该探针由 SPIO 纳米粒子和 G250 键合形成,用于在体外使用 MRI 检测透明细胞肾细胞癌(ccRCC)。G250 可以特异性地识别在 ccRCC 中过表达的碳酸酐酶 IX(CAIX)抗原,并且作为 MRI 造影剂的 SPIO 纳米粒子呈现出优异的磁共振成像性能和良好的生物相容性。对于 ccRCC 的肿瘤细胞和对照细胞的体外 MRI 研究表明,G250-SPIO 纳米探针可以成功用于 ccRCC 细胞的特异性标记,为临床早期诊断 ccRCC 提供了可能。

肾细胞癌淋巴结(lymph node,LN)转移患者的预后较差,虽然目前的成像策略(如 CT、MRI、PET)在区分转移性 LN 的能力上不断提高,但可检测淋巴结的大小有一定的限制,灵敏度和特异度也较低。转移性淋巴结的检出有助于限定淋巴结清扫(lymph node dissection,LND)的范围,此外,它有可能更准确地对患者进行分期,从而改善患者的预后,所以探索出一种敏感性和特异性高的非侵

入性的检测方法是非常有意义的。超顺磁性四氧化三铁纳米粒子还可检测肾细胞癌中的淋巴结转移情况，USPIO 具有较小尺寸和较长血液半衰期，能够穿过毛细管壁，具有更广泛地组织分布，可被淋巴结和骨髓的网状内皮系统的巨噬细胞广泛摄取。正常功能的淋巴结含有巨噬细胞，在 USPIO 摄取时呈现磁共振信号降低，而淋巴结中被肿瘤细胞侵袭的部分不具有与正常淋巴结相同的吞噬活性，因此图像中磁共振信号强度不同。通过这种方法，小于 2 mm 的转移淋巴结可被识别，可以准确区分良性和恶性淋巴结。

（3）治疗肾性贫血：四氧化三铁纳米粒子的另一个有趣的应用是静脉铁疗法。四氧化三铁纳米粒子是 FDA 批准的用于治疗 CKD / ESRD 相关性贫血的药物，它被设计成超顺磁性氧化铁表面涂覆有支链多糖，其在血液循环中提供优异的稳定性，当被巨噬细胞吞噬后，铁释放并与血红蛋白结合以促进红细胞生成。

3. 金纳米粒子　金属纳米粒子可以衍生自金、银和铂。金簇是药物递送中最优选和应用最多的材料之一，由于其具有内在光致发光特性、特异性的催化活性、高稳定性和低细胞毒性已经在生物医学应用中显示出巨大的潜力。金簇具有生物惰性和结构独特性，可以精确地制造为 1~150 nm 的纳米粒子，对于这类纳米粒子，细胞通常通过吞噬作用摄取，这种摄取方式是粒度依赖性的，并且通常通过肝或肾过滤。金簇表面还可负载蛋白质、核酸、一氧化氮和单线态氧等小分子物质，应用于成像、药物递送及生物标志物的检测。金在近红外光处吸收值高，在近红外光的照射下升温幅度较高，可用于肿瘤的光热治疗。许多研究者已经证明了金簇纳米粒子治疗的有效性，可通过药物释放与局部热疗相结合以增强肿瘤细胞破坏。直径小于的 100 nm 的金簇纳米粒子表面具有正电荷，通过静脉注射后，将在带负电的肾小球滤过膜中分解，通过带负电荷的 PEG 修饰来减少它们在肾小球滤过膜中的沉积，而在直径为（75 ± 25）nm 的情况下，这些金簇纳米粒子在肾脏的肾小球系膜中显著聚集，可通过改变金簇纳米粒子表面电荷和粒径大小的设计，使其具有更好的应用。因此，金簇在肾脏疾病的成像和治疗中具有巨大的潜力。

近年来，金簇通过与生物分子，例如牛血清白蛋白（BSA）、铁蛋白和胰蛋白酶等的整合已经产生了许多新型的纳米复合材料，可用于生物成像。然而，由于荧光探针在紫外可见吸收光谱范围内的组织穿透不足，荧光量子产率低，荧光强度相对较弱和缺乏靶向特异性，其在活体动物成像和分析中的应用在很大程度上受到限制。因此，迫切需要开发具有组织特异性高，荧光量子产率高和渗透性强的下一代近红外纳米探针。2015 年，Sun C.J. 等开发了一种简单的方法，将多个近红外荧光金簇包封在载脂蛋白 H- 铁蛋白（HFt）纳米笼中形成 Au-HFt 纳米粒子，用于体内受体介导的肾靶向荧光成像。Au-HFt 不仅保持了 HFt 的肾靶向特性，而且还在活体动物中保持了较强的近红外成像能力，这为肾脏疾病成像和诊断应用开辟了新的途径。

肾脏功能障碍早期往往很难被发现，但在晚期可能导致致命的肾衰竭，而对于肾脏功能障碍的有效治疗又依赖于准确分期，虽然典型的血清标记物，如血尿素氮和肌酐已经常规用于肾功能障碍分期，但由于肾脏的高保留功能，这些标记物在早期阶段通常不敏感，即使肾功能损失达到 65%~75%，也可保持在正常范围内。为了解决这个问题，单光子发射计算机断层扫描（SPECT）、磁共振成像和计算机断层扫描等非侵入性成像技术已被广泛应用，实时检测探针的肾清除动力来连续评估肾功能障碍阶段。然而，它们的高成本、低可及性和潜在的辐射暴露风险限制了对肾脏疾病的临床前研究。

2016 年，Yu M.X. 等报道了一种通过肾脏清除的近红外发光金纳米粒子，对肾脏功能障碍进行无创分期，可以非侵入性地检测肾功能障碍，报告功能失调阶段，甚至揭示不能通过常规肾功能标记物诊断的单侧阻塞性肾疾病的代偿功能，并进行准确分期。他们合成了近红外发射型谷胱甘肽金纳米粒子 GS-AuNPs。GS-AuNPs 的核心尺寸和流体动力学直径分别为（2.5 ± 0.3）nm 和（3.3 ± 0.4）nm，远低于肾脏过滤阈值（6~8 nm），所以 NPs 可以高效通过肾脏排出体外。GS-AuNP 在背景组织中积累非常低，且该材料具有低毒性和高灵敏性。在单侧输尿管梗阻（UUO）的小鼠模型中，通过 GS-Au 纳米粒子肾脏清除的荧光强度曲线（TFIC）对肾脏功能损伤进行评估（图 39-4-4），而肾功能标志物尿素氮和血清肌酐几乎检测不到。我们不仅可以直接鉴定由于血液灌注减少和清除率减低造成的肾功能受损,而且可以区分肾损伤水平功能障碍的不同阶段,与病理分析所评估的结果一致。此外,当受阻的肾脏严重损伤时,还可检测到对侧无阻塞肾脏的代偿功能水平。这些结果清楚地表明,在 GS-Au 纳米粒子的帮助下,此种方法可以用于临床前动物模型中肾功能障碍的分期,且具有非侵入性、成本低、灵敏度高的优点,预计将大大加快我们对肾脏疾病进展的根本了解。

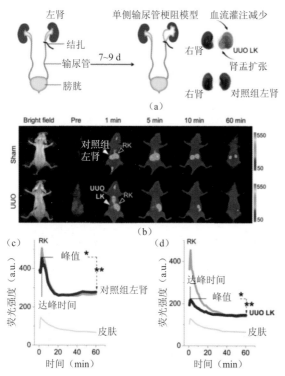

图 39-4-4　通过 GS-Au 纳米粒子肾脏清除的荧光强度曲线(TFIC)对肾脏功能损伤进行评估
小鼠输尿管单侧输尿管梗阻(UUO)通过左输尿管完全结扎产生,右输尿管保持完好。对于对照组,左侧输尿管暴露但未结扎。静脉注射 GS-Au 纳米粒子前后小鼠的全身无创荧光图像。(C, D)对照组(C)和 UUO 模型(D)中肾脏的时间 - 荧光强度曲线(TFIC)

肾切片的荧光显微镜检查显示 GS-Au 纳米粒子主要在注射后 5min 分布在肾小球中,表明肾小球滤过可能是 GS-Au 纳米粒子的主要清除途径。然而, GS-Au 纳米粒子如何通过肾小球过滤需要进一步的调查。此外,小鼠肾脏的病理分析显示,静脉注射 GS-Au 纳米粒子后没有结构改变,表明 GS-Au 纳米粒子的肾脏毒性低。然而,本研究中提出的结果表明,荧光成像可以起到强大和敏感的临床前肾功能成像工具的作用,并促进我们对肾脏疾病进展

的基本了解。

(三)其他纳米材料在肾脏方面的应用

1. 聚合物纳米粒子

(1)PLGA 纳米粒子:天然和合成聚合物通常用于制造纳米粒子,合成聚合物尤其被广泛使用,因为它们所形成的纳米粒子的粒径和功能具有可调性。最常用的合成聚合物之一是聚(乳酸 - 共 - 乙醇酸)(PLGA),是一种被 FDA 认可的有效的纳米粒子材料,它具有良好的生物相容性、生物可降解性、药代动力学属性、表面可靶标修饰,另外可通过酯键水解, PLGA 可安全地降解成无毒的单体乳酸和乙醇酸。通常通过规定其单体的比例来设计 PLGA 聚合物(例如, PLGA 75：25 表示 75% 乳酸和 25% 乙醇酸)。在肾脏方面的应用, PLGA 纳米粒子已经用于药物传送和诊断成像。例如, Tang 等人已经成功在质粒 DNA(pDNA)的递送中应用了 PLGA 纳米粒子, PLGA 纳米粒子封装磷酸钙(CaPi)和 pDNA 从而形成 CaPi-pDNA-PLGA- 纳米粒子,该纳米粒子增强了 pDNA 的负载效率,优化了 pDNA 的释放动力学,与常规质粒递送方法(例如,脂质体转染)相比转染效率提高。虽然有利地证明了 CaPi-pDNA-PLGA- 纳米粒子对人胚胎肾 293(HEK293)细胞的转染效率,但进一步的体内研究是必要的,以确认其在生理环境中的功效。

(2)PVP 纳米粒子:用于制备肾靶向纳米粒子的其他聚合物包括聚乙烯吡咯烷酮(PVP),聚 [N-(2- 羟丙基)甲基丙烯酰胺](PHPMA)和含 PVP 或 PHPMA 作为主要组分的共聚物,PVP 在水和有机溶剂中的溶解度高,键合能力强,生物相容性优异,这些优势都得到了 FDA 的批准。 Kamada 等合成的聚(乙烯吡咯烷酮 -Co- 共二甲基马来酸酐)[聚(VP-co-DMMAn)] 纳米粒子可以与各种药物分子的胺基键合,在急性肾衰竭模型中通过尾静脉注射给药 24 h 后,约 80% 的 10 ku 聚(VP-co-DM-MAn)纳米粒子积聚在肾脏的近端肾小管上皮细胞中, 96 h 后剩余约 40%。当抗感染肽被递送时,纳米粒子的这种长的保留时间会加快肾功能的恢复,达到治疗肾炎性病变的目的。当将阴离子羧基或磺基添加到 PVP 中以进一步优化该纳米粒子时,实验证明,累积在肾脏中的羧化 PVP 比磺化的高 5 倍,随后其可通过尿液迅速排泄。鉴于其在肾脏聚集而在其他器官的低积累水平,PVP 及其阴离

子衍生物被认为是靶向近端肾小管上皮细胞的优异药物载体。

（3）PHPMA 纳米粒子：聚 N-（2- 羟丙基）甲基丙烯酰胺）（PHPMA）由于其具有良好的生物相容性、水溶性及非免疫原性，且可增强肿瘤渗透性和药物保留性而成为最常使用的抗癌药物递送载体之一。2017 年，Borgman 等人报道了具有不同分子量和带不同电荷的 PHPMA- 整合素 $\alpha_v\beta_3$- 特异性环 RGD（RGDfK）复合物。该材料最初设计是通过在肺癌中聚集来提高肺癌诊断的靶向特异性，因为肺肿瘤细胞表面过度表达整合素 $\alpha_v\beta_3$。出乎意料的是，当用放射性 ^{111}I 螯合剂 CHX-A-DTPA 进一步功能化形成 PHPMA-GDDfK 以证明其在放射治疗中的应用时，发现通过尾静脉注射 PHPMA-RGDfK-CHX-A-DTPA 纳米粒子，其优先在肾脏中聚集而不是肺肿瘤处，这些纳米粒子可在 1 h 内迅速从血液中清除，并在 96 h 内积聚在肾脏中。虽然其确切机制是未知的，但研究者推测，CHX-A-DTPA 的电负性增加可能会减少纳米粒子在血液中的循环时间，并增加其在肾脏中的积累。这些结果表明，PHPMA-RGDfK-CHX-A-DTPA 是可应用于肾放射治疗的药物载体。

（4）壳聚糖纳米粒子：壳聚糖是由几丁质的碱性脱乙酰化产生的多糖，几丁质是由许多生物体生成的聚合物，由于其理想的物理、化学和生物学性质，如 pH 敏感性，生物相容性好，生物可降解性和低毒性，被广泛用作药物和 siRNA 递送的纳米粒子载体。壳聚糖易被修饰或与其他聚合物组合以改善纳米粒子的特异性功能（例如组织靶向），已经有几种方法合成了壳聚糖纳米粒子并用于药物和 siRNA 递送，这些纳米粒子在各种肾脏疾病的治疗方面具有很大的潜力。尤其是基于低分子量壳聚糖（LMWC）的小粒径和负电荷纳米粒子通过巨蛋白介导的内吞作用增加肾小管细胞的摄取而进行有效的肾靶向。

当 LMWC 与氢化咖啡酸（HCA）结合形成纳米粒子后，其可通过控制环境 pH 来包封治疗剂，如多柔比星（DOX），形成 LMWC-HCA-DOX 纳米复合物。当该纳米复合物通过静脉注射用于治疗由输尿管梗阻引起的肾纤维化鼠模型时，其在 pH 7.4 的循环系统中显示出良好的稳定性，并可被特异性地吸收在近端小管中，当这些纳米粒子进入肾脏中的肾小管上皮细胞时，内溶酶体途径中的低 pH 条件催化了纳米粒子配位键的断裂并引起细胞内药物释放，这表明

了其在肾细胞癌或纤维化治疗方面的潜力。

2. 脂质体纳米粒子　脂质体，特别是阳离子脂质体，被广泛测试用于 siRNA 的递送。Akita 等使用具有可切割二硫键和具有 pH 活化作用的脂质体样物质（ssPalm）开发了一种 pDNA 包封脂质体的纳米粒子，其可靶向肾细胞癌（RCC）。叔胺在 ssPalm 中作为质子海绵，在酸性环境中破坏内体膜，而二硫键在还原环境中被破坏，从而引发其载体（pDNA）的释放。ssPalm 纳米粒子的表面用 PEG 修饰可增加其稳定性，静脉注射后，PEG-ssPalm 纳米粒子积累在 RCC 肿瘤中，通过递送编码血管内皮生长因子受体（VEGFR）溶质形式的 pDNA，显示出强烈的抗肿瘤作用，可溶性 VEGFRs 结合局部 VEGF，从而限制肿瘤生长和存活所必需的血管生成。

Kaneda 等人开发的日本血凝素病毒（HVJ）- 脂质体是混合非病毒载体系统，通过将灭活的 HVJ 病毒粒子与用于基因治疗的脂质体结合，与传统阳离子脂质体转染相比，HVJ- 脂质体表现出更快和更高的转染率，且具有更低的细胞毒性。使用这种传送系统，Tomita 等证明了新生儿肾小球肾炎大鼠模型中基因治疗的预防作用，通过肾内动脉注射递送核苷酸以阻断促炎转录因子 NF-κβ 的活性，从而抑制促炎转录因子带来的损伤。类似地，Hori 等使用 HVJ- 脂质体以逆行性方式通过输尿管递送针对纤维化形成性 TFG-β_1 的反义核苷酸，这种治疗通过在大鼠间质性纤维化模型中抑制 TGF-β_1 成功地阻止了纤维化。虽然 HVJ- 脂质体提供了有前景的基因递送平台，但仍存在一些限制，如不能靶向特定器官，如肾脏以及只有瞬时基因转染效应。

3. 基于量子点的纳米粒子　量子点由传统的半导体材料，如氧化锌、硫化镉和碲化镉组成，它们在组织中积累并且不容易在体内降解，是长期监测疾病进展的理想制剂。然而，重金属量子点通过在细胞中产生活性氧增加了其毒性，这种毒性问题可以通过用诸如丝素蛋白之类的生物相容性良好的材料修饰量子点来克服，既减轻了细胞毒性，又能应用于长期体内成像。量子点的尺寸在 2.5~100 nm 之间，其表面可修饰配体或蛋白质以改善水溶性，量子点通过细胞内吞作用摄取，通过尿液排出体外。量子点还可以作为荧光成像剂，因为：①它们的荧光激发和发射可以通过改变晶体的结构、大小和组成而调整到特定范围；

②它们的光致发光取决于诸如 pH 和温度等环境因素。

研究表明，管型是肾脏疾病的有效标志物，它是由肾脏产生并呈现在肾脏疾病中的尿液的圆柱形结构。目前，管型主要通过显微镜或尿沉渣分析仪检测，但是它的临床应用常常受到灵敏度低和选择性差的限制。因此，需要更灵敏和具体的检测方法。其中，量子点（QD）是潜在的成像剂，因为它们具有良好的生物相容性和强烈的光致发光性能。2016 年，Jiang D.N. 等开发了一种基于四氧化三铁和石墨烯量子点的新型纳米复合材料，通过靶向荧光成像的方法诊断肾脏疾病。首先，将石墨烯量子点（GQD）从氧化石墨烯片剥离并进行氨化改性，然后，将抗人 IgG 抗体与四氧化三铁纳米粒子键合，最后，将改性的 GQDs 连接到 Fe_3O_4 / 抗 -IgG 纳米复合材料的表面，将该 Fe_3O_4 / GQD 荧光试剂添加到样品中以通过荧光成像检测管型尿。结果表明，它可以检测临床标本（包括红细胞、白细胞、脂肪和粒子状）的常见类型，且具有很高的灵敏度、良好的特异性和广泛的线性范围，回归分析显示，样品中荧光计数和管型之间存在良好的线性关系，它可以应用于管型的准确定量分析。总之，这种靶向荧光成像测定法对于肾脏疾病的实验室诊断具有很大的潜力。

最近，各种生物分子（肽、抗体和叶酸）已经与量子点键合以增加其细胞靶向和内化。在量子点的另一个概念验证研究中，Mansur 等人开发了壳聚糖功能化的 CdS 量子点，其平均纳米晶体尺寸范围为 2.2~3.6 nm，可检测和吸附过磷酸盐，而磷酸盐是一种已知的心血管危险因素，通常伴随着晚期 CKD，该应用利用了壳聚糖与磷酸盐结合的天然趋势以及壳聚糖的良好生物相容性，这些纳米粒子可能不仅可以用于检测体内高磷酸盐的沉积，还可以摄取过量的磷酸盐达到治疗高磷血症的目的。

4. 碳纳米粒子　碳纳米粒子最常被合成为碳簇，或者作为纳米管结构。碳簇是一种直径最小约 1 nm 的纳米粒子；碳纳米管（CNT）是单壁或多壁（2~10 壁），其直径可以在 1 nm 至几十纳米的范围内，CNT 主要通过肾清除排泄，其可作为药物递送载体，负载如疫苗、小分子转运蛋白等，也可作为生物传感器，并且一些研究表明，碳簇可能具有抗微生物特性。然而，基于碳的纳米粒子已经受到毒性的限制，因为单层和多壁 CNT 都已显示可诱导血小板聚集，这些纳米粒子可以被化学修饰以改善其在水中的靶向能力和溶解度，从而降低细胞毒性。尽管需要进一步的研究来改善体内 CNT 使用的安全性，但是由于其导电性高，表面积大，拉伸强度高，结构非常灵活，因此 CNT 可能是有利的。

Haick 等人成功应用 CNTs 用于诊断终末期肾病（ESRD）。在这项研究中，单壁碳纳米管（SWCNT）被有机功能化以产生一系列化学随机阵列，该阵列系统用于检测来自大鼠 ESRD 模型的呼出呼气样品中挥发性有机化合物浓度的微小变化，为了使用该阵列系统通过检测呼吸样本来诊断肾脏疾病，用有机材料修饰了 10 个 SWCNT，采样系统依次将环境空气和样品蒸气传送到传感器。结果发现，当暴露于样品蒸气或分析物时，传感器发生电阻的可逆变化，表明在 ESRD 患者的呼吸中观察到小浓度的有机化合物。

二、分子影像技术在膀胱癌诊断和治疗中的应用

膀胱癌是尿道最常见的恶性肿瘤，在西方，膀胱癌在男性和女性恶性肿瘤中的发病率分别占到第四位和第八位。膀胱癌发生在膀胱的上皮层，非肌肉浸润性的膀胱癌在膀胱癌中约占 70%，肌肉浸润性的高级别膀胱癌与肿瘤进展显著相关，从而导致死亡率增加。因此，为了确定最佳治疗方法，早期准确检测膀胱癌至关重要。目前，膀胱镜检查和细胞学检查是用于检测和监测膀胱癌的标准方法，膀胱镜检查是侵入性的，尿细胞学检查对于检测低级别不够敏感，因此诊断方法受到一定的限制。磁共振成像（MRI）能够无创地显示三维解剖细节，然而，当用于监测小组织损伤、细胞活性或分子活性时，MRI 不如核医学或荧光成像敏感。因此，新造影剂的开发有望提高 MRI 的精准度。

膀胱癌的预后与治疗在过去 30 年没有显著变化。大约 80% 的患者在诊断时具有非侵袭性膀胱癌，其经过尿道切除治疗，然后在高风险患者中需在膀胱内滴注治疗药物，例如卡介苗抑制剂。至少三分之一的情况下，经尿道切除与微观残留肿瘤相关，无论外科医生的经验如何，两年内 60% 的复发率与这种治疗造成的微观肿瘤细胞残留相关，并且约 25% 的病例与进展为侵袭性癌症有关。由于复发率高，患者需要在术后前两年内每隔几个月进行一次具有侵入性的膀胱镜检查，因此，膀胱癌的诊断和

治疗有很大的医疗需求。

在过去二十年中，"纳米医学"迅速发展，成为癌症诊断和治疗有前途的新范例。纳米粒子从几十到几百纳米，通过提高肿瘤渗透性和保留效应（EPR），改善了造影剂和药物在肿瘤处的递送效率。此外，纳米粒子上的特异性结合配体对肿瘤微环境和脉管系统具有高亲和力。在设计纳米粒子时，纳米粒子的物理、化学性质应该使得它们能成功地积聚在肿瘤部位并使其他器官的非特异性摄取最小化，而且可通过精细地改变纳米粒子的粒径可以显著改变其在体内的生物分布和肿瘤积累。因此，分子影像技术在膀胱癌诊断和治疗中的应用具有巨大的潜能。

1. 用于膀胱癌成像的纳米粒子　MRI 中使用最广泛的造影剂是顺磁钆（Gd^{3+}）复合物造影剂和超顺磁性四氧化三铁（SPIO）纳米粒子。与前者相比，SPIO 可以产生比传统的基于钆的造影剂高几个数量级的强烈的 MRI 信号对比。此外，它们具有低毒性、良好的生物相容性和超顺磁性。但是普通 SPIO 在不使用转染试剂的情况下难以被膀胱肿瘤细胞内化，导致难以分辨膀胱壁的层。而细胞穿膜肽（cell penetrating peptide，CPP）则被认为是促进纳米粒子内化进入靶细胞的最好载体之一，一种称为 R11 的聚（11）- 精氨酸与一些其他 CPP 相比，膀胱癌细胞对其特异性摄取率最高。此外，也可以将其他功能基团引入 CPP 的所需位点以实现特异性结合。类似地，R11 在裸鼠体内的组织分布评估显示，静脉注射后其在膀胱和前列腺组织中表现出器官特异性摄取。这些结果表明，R11 是可用作膀胱肿瘤靶向诊断和治疗的潜在递送载体。2017 年 Ding C. 等报道了一种细胞穿膜肽修饰的超顺磁性四氧化三铁探针，通过 MRI 检测膀胱癌。其中超顺磁性氧化铁（SPIO）纳米粒子的表面被膀胱癌特异性荧光素异硫氰酸荧光素（fluorescein isothiocyanate，FITC）功能化，标记有细胞穿膜肽（CPP）- 精氨酸肽（R11），用于靶向成像。体外细胞研究表明，R11- 键合的 SPIO 纳米粒子 SPIO-R11 以剂量依赖性的方式被膀胱癌细胞所吸收，表现出靶向性和特异性，且 TEM（透射电子显微镜）显示 SPIO-R11 主要集中在细胞囊泡和溶酶体上，不在细胞核中，细胞超微结构无明显损伤。此外，SPIO-R11 在体外肿瘤细胞磁共振成像中显示 T_2 弛豫时间减少了 73%，而 SPIO 仅为 12%。

这些结果均证明 SPIO-R11 作为造影剂用于诊断和治疗膀胱癌的潜力。

2016 年 Key J. 等报道了一种多组分的肽靶向的壳聚糖修饰的亚铁磁纳米管用于膀胱癌的多模态成像。亚铁磁性粒子易聚集，暴露于外部磁场之后会迅速聚集，这可以促进粒子在生物条件下的沉淀，难以自己维持在分散状态，然而，壳聚糖修饰的亚铁磁性纳米粒子可以保持更好的分散状态。壳聚糖是具有丰富氨基的线性阳离子多糖，具有良好的生物相容性和生物可降解能力，还可用作响应性聚合物，以增加酸性条件下的溶解度，从而改善癌症环境中的药物释放。疏水化的壳聚糖聚合物可以形成负载疏水性药物和无机化合物的纳米粒子，并可以受控释放。通过将用于 MRI 的亚铁磁纳米管（NC）封装入壳聚糖纳米粒子（chitosan nanoparticles，CNP），再将用于荧光成像的花青 5.5 荧光分子键合到 CNP 上，设计出的这种多模态纳米粒子，显示出了优异的 MRI 和光学双重模态的膀胱癌体内成像。膀胱癌靶向肽的键合也增加了血液中的循环时间和肿瘤特异性，使纳米粒子能够特异性地显现小肿瘤，并且在其他器官中的积累量最小。在治疗方面，其表现出抗癌药物长春碱的高负载能力，并可保持持续释放的状态。

2016 年，Sweeney S.K. 等极道了一种基于介孔二氧化硅的多模态纳米粒子造影剂在膀胱癌中的应用。介孔二氧化硅纳米粒子（MSN）由于孔休积和表面积大，可作为药物递送的载体，且 MSN 的生物降解产物无毒副作用，此外，MSN 还具有荧光成像的特点。

在这里，描述了一种新型的 MSN 纳米材料——Gd_2O_3-TRITC-MSN 纳米粒子，在小鼠模型中被证实可用于膀胱癌的无创检测。在小鼠膀胱癌动物模型中，与正常膀胱上皮细胞相比，MSN 更容易被膀胱癌肿瘤细胞所摄取，MSN 用特异性结合膀胱癌细胞的标志物 TRITC 进行功能化，以提高特异性，且通过键合 Gd_2O_3 使其具有磁共振成像的功能。通过 MRI 进行体内肿瘤成像及分期后，使用 MSN 荧光显微镜进行组织的体外分析。MRI 信号的变化表明，相对于正常膀胱上皮，肿瘤细胞摄取 Gd_2O_3-TRITC-MSN 多，通过荧光显微镜检查肿瘤内的粒子分布，确定切除的膀胱切片。此外，由于该纳米粒子不可被生物降解，因此不需要重复注射，该纳米粒子可用于癌症治疗期间的后续诊断评估。

评估该纳米粒子技术的增强对比度和组织病理学效果。相对于膀胱上皮细胞，MSN 与膀胱癌细胞优先结合。

2. 用于淋巴结成像的纳米粒子　淋巴结转移对膀胱癌患者的治疗决策和预后有很大的影响。到目前为止，计算机断层扫描（CT）和磁共振成像（MRI）已成为评估膀胱癌患者淋巴结受累情况的主要方式。然而，使用这些方式，较小的转移灶通常不能被发现，且淋巴结反应性增生易受假阳性结果的影响，因此具有很大的限制性。事实上，最近的研究表明，膀胱或前列腺癌患者的术前成像显示淋巴结阴性的患者实际转移率高达 25%，因此，许多泌尿科医师更倾向于扩展盆腔淋巴结清扫术（ePLND）。另外，膀胱癌患者的淋巴结转移不一定遵循预定的转移途径，即使 ePLND 延伸到髂总动脉中三分之一以上，也只有约 90% 的转移性淋巴结被去除。目前，ePLND 仍然是检测泌尿生殖器癌患者淋巴结转移的黄金标准。为了提高对淋巴结转移检测的特异性，很多科研人员已经研究使用 USPIO 来显示淋巴结。

使用 USPIO 作为 MRI 的造影剂，可以可靠地评估膀胱癌患者的盆腔淋巴结转移情况。在正常淋巴结中巨噬细胞摄取 USPIO 导致 T_2/T_2^* 加权磁共振（MR）序列信号下降，提高诊断准确性。早在 2009 年，Thoeny H.C. 等就研究描述了使用联合 US-PIO-MRI 和 DW-MRI（DWI：Diffusion weighted imaging，磁共振弥散加权成像）是检测盆腔淋巴结转移快速可靠的方法。Ferumoxtran-10 是一种网状内皮系统靶向的 MRI 造影剂，其由 USPIO 纳米粒子组成，特别适用于磁共振成像检测淋巴结转移。静脉注射后，Ferumoxtran-10 粒子将通过血管内皮转运到间质空间中，随后通过淋巴管转移至淋巴结实质内。USPIO 纳米粒子由巨噬细胞吞噬进入正常功能的淋巴结，导致 T_2 和 T_2^* 加权 MRI 图像上的信号降低，反映由于四氧化三铁的存在而导致的敏感性作用（减少 T_2^*）。在含有恶性细胞的淋巴结区域中，不存在巨噬细胞活动导致 T_2/T_2^* 加权图像无明显信号下降，有恶性细胞的淋巴结区域表现为相对高信号（图 39-4-5）。结果表明，USPIO 增强 MRI 与 DW-MRI 组合是一种新颖、准确和快速检测膀胱淋巴结转移的方法。

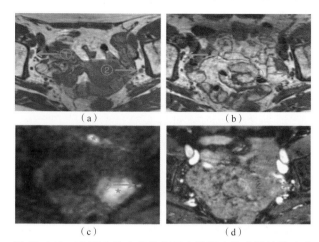

图 39-4-5　69 岁女性患者分化不良的肌肉侵袭性的膀胱移行细胞癌

（a）常规轴向 T_2 加权磁共振成像（MRI），显示两侧盆腔侧两个正常大小的淋巴结；（b）在给予 USPIO24 h 后获得的 MRI，右侧淋巴结中的均匀信号减少，左侧淋巴结边缘部分信号减少，对应于恶性肿瘤；（c）加入 USPIO - DWI 显示与高信号肠段相邻的局部非连续高信号结构，对应于图（b）所示的恶性淋巴结；（d）VIBE 序列在图（a）-（c）所示的相同水平，具有高信号强度，右侧的良性淋巴结由于 USPIO 摄取不可见

3. 纳米粒子在膀胱癌治疗中的应用　已用于临床的几种纳米治疗剂由于其粒径相对较大（130~150 nm），限制了它们的渗透能力。为了克服现有纳米制剂的缺点，Lou 等开发了一种新型的胶束药物递送系统，其是由树枝状寡聚天冬氨酸与线性聚乙二醇（polyethylene glycol，PEG）键合组成的胶束前体聚合物，可以在水溶液中自组装形成胶束，其特征在于尺寸小、保质期长和药物负载效率高。PEG 生物相容性好，且具有多功能性，为实现多种目的，多种成像和治疗剂都可以负载在相同的胶束上。与较大的（>150 nm）的胶束相比，较小的胶束（17~60 nm）也能很好地将药物递送至肿瘤部位。最后，癌靶向配体也可以与 PEG 的末端键合，以促进药物递送到癌细胞中。

2012 年，Lin T. 报道了一种多功能靶向胶束纳米载体，可用于膀胱癌的成像和治疗。配体 PLZ4 是对人和狗尿路上皮癌细胞有高亲和力和高选择性的配体，该胶束通过将聚乙二醇与一端的胆酸簇和另一端的 PLZ4 共轭，合成胶束构建单体，然后在水溶液中自组装形成胶束。膀胱癌动物模型中表明，与非靶向胶束相比，负载靶向造影剂和化疗药物紫杉醇或者柔红霉素的 PLZ4 胶束（直径为 23.2 nm ± 8.1 nm）在药物递送中更有效，并且在体外细胞杀伤中更有效。以上结果表明,这种新的多功能靶向胶束递送系统,可以用于膀胱癌的成像和治疗。

另外,光动力疗法(PDT)是一种新兴的新型癌症治疗方式,适用于治疗多种肿瘤。由于治疗高度局部化,其系统性副作用相对较小,对患者生活质量几乎没有不利影响。尽管有这些优势,并且美国食品和药品监督管理局在 20 世纪 80 年代批准了许多光敏剂可用于局部(即非转移性)癌症以及皮肤和口腔癌前病变的治疗,PDT 的临床应用仍然相当有限,部分是由于技术上的限制,部分是由于缺乏对 PDT 在医学领域应用的认可。最近,随着光递送和成像技术的进步,我们开始看到 PDT 研究和临床转化的复兴。然而,传统的 PDT 药物仍然存在以下几个缺点:①光的组织穿透深度有限,仅能够治疗光可以穿透的那些损伤,即在皮肤下或距被照射的组织表面几毫米;②一些目前使用的 PDT 药物使患者对光线非常敏感,必须采取特殊预防措施以防止光照,直到药物在几天甚至数周内从身体中清除;③由于生理条件的变化和细胞毒性单线态氧的缺口分布而发生不良的体外 / 体内反应;④由于其非特异性的细胞毒活性,可能在 PDT 治疗期间对周围正常细胞造成损害。

卟啉基化合物,是第一代 PDT 药物,自首次获得临床批准以来,进行了不断地研究,以克服以上这些缺点。最近,已经开发了几种在近红外(NIR)区域(λ > 800 nm)吸收的卟啉衍生物,其组织穿透深度深得多,通过多光子飞秒激光激发,精确瞄准,以减少侧支光损伤。除了使用多光子激光器的精确瞄准之外,还可以通过利用靶向功能使 PDT 药物特异性地聚集在肿瘤细胞内。最近的一个例子是双功能钆 - 卟啉衍生物,其特异性结合癌细胞的阴离子膜,然后在 NIR 激发成像后发挥其 PDT 作用。

2017 年,Zhou Y. 等报道了一种具有特定官能团的卟啉 - 镧系元素复合物,可以对特定肿瘤进行选择性定位,也可对来自镧系元素的近红外发射进行响应成像,体现了新一代肿瘤成像和 PDT 的双功能性。这项工作,通过卟啉 - 络合物 Er-Rn(n=1~3)与整合素 $\alpha_v\beta_3$ 特异性键合,来实现与膀胱癌细胞的特异性结合。用组合化学方法获得膀胱癌特异性肽序列 R1~R3,其中,R1 即 $\alpha_v\beta_3$ 整联蛋白。目前已经在膀胱癌的新血管系统中,特别是在侵袭性癌中,观察到整合素 $\alpha_v\beta_3$ 的表达。研究结果表明,Er-Rn 能够通过来自镧系元素 -Er(铒)的响应性发射可特异性定位溶酶体从而显著中断膀胱肿瘤生长。Er-R1,Er-R2 和 Er-R3 的吸收系数和发射量子产率相似,与 Yb-Rn 相比,其单晶氧的量子效率更强,导致有更多的激发能量来促进单线态氧的产生,对膀胱癌的治疗效果更佳。

三、分子影像技术在肾上腺疾病诊断和治疗中的应用

超微超顺磁性四氧化三铁纳米粒子(USPIO)已被证明是一类可同时缩短 T_1 和 T_2 弛豫时间的 MRI 造影剂,而且在 T_2 和 T_2* 加权磁共振成像中都表现为信号的降低,因此被认为具有最大的临床应用潜力。Ferumoxtran-10 是第一个用于患者成像的 USPIO,随后的试验也证实没有任何与其使用有关的显著毒性。在静脉给药后,USPIOs 被网状内皮系统(网状内皮系统)中的巨噬细胞摄取,在 24~36 h 内显示在肝脏、脾脏、骨髓和淋巴结内聚集。网状内皮系统中的这种巨噬细胞依赖性积累可更准确地表征淋巴结中原发性恶性肿瘤和转移性疾病。

第二代 USPIO——Ferumoxytol,已被食品和药品监督管理局批准用于治疗慢性肾功能衰竭患者的缺铁性贫血。与 Ferumoxtran-10 类似,Ferumoxytol 也被网状内皮系统的巨噬细胞摄取,可以准确表征转移性前列腺癌患者的良性和恶性淋巴结。各种慢性铁过载疾病中都表现出内分泌系统器官内的铁沉积,特别是胰腺以及肾上腺。然而,静脉注射 USPIO 后肾上腺皮质中的急性铁沉积尚未被描述。因此,Gunn A.J. 等试图通过在 Ferumoxytol 增强的 T_2* 加权 MRI 来表征正常肾上腺。结果显示,在未增强的 T_2* 加权 GRE 图像中,右肾上腺平均信噪比(Signal-to-noise ratio,SNR)为 55.7,左肾上腺为 66.5,肝脏为 65.0,脾脏为 91.5,胰腺为 62.1,脊旁肌为 137.6。在静脉注射 Ferumoxytol 48h 后获得的对比度增强的 T_2* 加权 GRE 图像中,右肾上腺平均 SNR 为 18.7,左肾上腺 15.3,肝脏 20.9,脾脏 10.4,胰腺 51.1,椎旁肌肉 118.9。这表示右肾上腺的 SNR 下降了 67.4%,左肾上腺为 77.6%,肝脏 68.4%,脾脏 89.1%,胰腺 15.0%,脊旁肌为 9.5%。此外,肾上腺中信噪比的降低显著大于脊柱肌肉和胰腺。

静脉给予 USPIO,如 Ferumoxtran-10 和 Ferumoxytol 后,在网状内皮系统组织中,其磁化率诱

导的 T_2 和 $T_2{}^*$ 加权效应已在文献中得到充分的证实。虽然以前的研究已经描述了在慢性铁过载疾病（例如血色素沉着病、含铁血黄素沉着症和地中海贫血等）中胰腺和肾上腺中的铁沉积，但尚未描述急性铁过载后正常肾上腺的成像行为。在目前的研究中，行 Ferumoxytol 增强的 $T_2{}^*$ 加权 MRI 后，与胰腺和骨骼肌相比，肾上腺的信噪比显著降低。因此，实验数据显示静脉给药 48 h 后肾上腺皮质中急性 Ferumoxytol 沉积的表现类似于网状内皮系统。然而，肾上腺既不属于网状内皮系统也不是富含巨噬细胞的器官，因为相比之下，胰腺内并没有检测到信号的显著变化，这表明 Ferumoxytol 在肾上腺内的沉积机制与其一般的内分泌功能无关。大量的尸检也发现各种慢性铁过载综合征的死者中确实显示出肾上腺内铁的沉积，并且还发现肾上腺中铁的沉积程度与肝脏中铁的超负荷程度成正比。在这些慢性肾上腺铁沉积的状态下，铁通常沉积在肾上腺皮质中的球状带内，即盐皮质激素产生的部位。对于地中海贫血患者，基于 MRI 的研究表明，68.6% 的受试者肾上腺皮质 $T_2{}^*$ 信号降低，且肾上腺信号强度与肝脏铁储存程度呈负相关。有趣的是，胰岛铁沉积也很是常见的，但并没有发现在胰腺中存在 Ferumoxytol 沉积的 MRI 证据。

我们并不确定为什么在正常肾上腺中会出现 Ferumoxytol 沉积现象。在大鼠模型中，对肾上腺髓质细胞铁染色的观察中可以发现一种可能的解释。在该模型中，肾上腺髓质细胞能被铁染色是由于铁可与肾上腺髓质碳水化合物中的一种特定酸性基团结合。在肾上腺中也含有许多含铁酶，包括酪氨酸羟化酶（参与儿茶酚胺生物合成），类固醇羟化酶（与细胞色素 P450 相关，涉及胆固醇转化为类固醇激素）以及肾上腺素氧还原酶和肾上腺素氧化物（提供用于类固醇生成的电子）。然而，不确定铁与这些酶和酶复合物的结合是否是肾上腺中 Ferumoxytol 选择性沉积的原因。

目前，关于 Ferumoxytol 增强 $T_2{}^*$ 加权 MRI 中肾上腺的信号降低的临床潜力尚不清楚，因此需进一步结合放射学、内分泌学和病理学进行调查和研究。但从诊断的角度来看，这种观察结果可以提供一种新的诊断工具，不需要利用具有电离辐射的检查就可以来检测和表征肾上腺的异常。例如，如果 Ferumoxytol 定位于肾上腺髓质中，则可以利用 Ferumoxytol 增强 $T_2{}^*$ 加权 MRI 早期检测出肾上腺髓质增生的结构变化及多发性内分泌腺瘤综合征 2 型中小的嗜铬细胞瘤。如果 Ferumoxytol 定位在肾上腺皮质球状带中，可能有助于鉴定小的分泌醛固酮的肾上腺肿瘤，这往往在 CT 上表现不明显。目前，这种小的分泌醛固酮的肾上腺肿瘤的定位需要肾上腺静脉取样，这是相对侵入性的检查且技术上也存在一定的挑战。为此，目前正在计划进行动物研究，以更好地表征肾上腺中急性 Ferumoxytol 沉积的机制和部位。最后，尽管几项临床研究都显示 USPIO 在人体中使用无相关的毒副作用，但是必须确保静脉注射 Ferumoxytol 后不会导致肾上腺功能的改变。

第五节　分子影像在泌尿系统疾病中的应用展望

虽然各种有机和无机纳米粒子在诊断和治疗肾脏疾病中的应用是新兴的，但越来越多的研究正在努力利用有前景的纳米粒子和多方面的靶向策略来为肾病患者建立更好的诊断和治疗方式。事实上，近期在基础肾脏生理学和病理生理学领域的研究正在确定更好的目标和新的潜在障碍。特别是足细胞在过去 15 年中已在肾脏病领域引起了很大的关注。以前，肾小球基底膜（GBM）被认为是提供过滤废分子和保留血浆蛋白质的主要结构和机制。然而，最近的研究已经确定了肾病综合征中与狭窄的隔膜 / 足细胞相关的因果基因，并且还显示狭窄的隔膜导致大量的蛋白尿，强调足细胞在肾功能中的重要性。电子显微镜已经显示，狭缝膜的开口内径为 15 nm，负责保留血浆蛋白质并防止蛋白尿。最近研究表明，现在人们普遍认为足细胞在肾脏过滤和基础肾功能中起关键作用，足细胞功能障碍、损伤和损失可能是 90%ESRD 的原因。因此，设计可以靶向并特异性提供治疗的纳米药物对足细胞甚至是多种肾脏疾病的治疗可能都会有相当大的影响。这仍然是解决肾脏疾病的一个相当有潜力但是并未完全开发的领域。

造影剂的发展是另一个有前景的需求，其中用成像的方式监测肾脏疾病晚期患者的肾功能是需要创新的解决方案。传统上，由于成像所需的高浓度，碘化计算机断层扫描（CT）或钆MRI造影剂可被用于肾清除，且具有一定的肾毒性。如前所述，可以修饰含有碘化合物、四氧化三铁或其他重金属（即量子点）的各种纳米粒子，以改善循环时间并降低负载剂量。然而，这些金属纳米粒子的暴露可能会导致细胞毒性和炎症性，并且也可引起肾脏的副作用，例如肾小管细胞损伤。因此，应用纳米粒子的安全性和潜在并发症需要被彻底和仔细地解决，该领域仍面临将工作从实验阶段转移到临床应用的挑战。

即使重大挑战和问题仍有待解决，纳米粒子对肾脏病理诊断和治疗的潜在影响也得到广泛认可，但也迫切地需要仔细修改和表征纳米粒子，以便最大限度地发挥纳米医学领域在肾脏疾病早期诊断和治疗的潜在影响。

【参考文献】

[1] BLAKE MA, CRONIN CG, BOLAND GW. Adrenal imaging[J].AJR, Am J Roentgenol, 2010, 194; 1450-1460.

[2] MCDERMOTT S, O' CONNOR OJ, CRONIN CG, et al. Radiological evaluation of adrenal incidentalomas -current methods and futureprospects [J].Best Pract Res Clin Endocrinol Metab, 2012, 26; 21-33.

[3] 周纯武.肿瘤影像诊断图谱 [M]. 北京:人民卫生出版社,2011,596.

[4] LOACHIMESCU AG, REMER EM, HAMRAHIAN AH. Adrenal incidentalomas: a disease of modern technology offering opportunities for improved patient care[J]. Endocrinol Metab Clin North Am, 2015, 44(2):335-354.

[5] NG L, LIBERTINO JM. Adrenocortical carcinoma: diagnosis, evaluation and treatment[J]. J Urol, 2003, 169(1):5-11.

[6] BAUDIN E. Endocrine tumor board of gustave R.adrenocortical carcinoma[J]. Endocrinol Metab Clin North Am, 2015, 44(2):411-434.

[7] LUGHEZZANI G, SUN MX, PERROTTE, et al. The European network for the study of adrenal tumors staging system is prognostically superior to the international union against cancer- staging system: a North American validation[J]. Eur J Cancer, 2010, 46(4):713-719.

[8] FASSNACHT M, TERZOLO M, ALLOLIO B, et al. Combination chemotherapy in advanced adrenocortical carcinoma[J]. N Engl J Med, 2012, 366(23):2189-2197.

[9] PARK JH, WALZ MK, KANG S, et al. Robot-assisted posterior retroperitoneoscopic adrenalectomy: single port access[J]. J Korean Surg Soc, 2011, 81(1):521-524.

[10] BARCZYNSKI M, KONTUREK A, NOWAK W. Randomized clinical trial of posterior retroperitoneoscopic adrenalectomy versus lateral transperitoneal laparoscopic adrenalectomy with a 5-Year follow-up[J]. Ann Surg, 2014, 260(5):740-748.

[11] CONSTANTINIDES VA, CHRISTAKIS I, TOUSKA et al. Retroperitoneoscop is or laparoscopic adrenalectomy? A single-centre UK experience [J]. Surg Endosc, 2013, 27(11):4147-4152.

[12] NAGARAJA V, ESLICK GD, EDIRIMANNE S. Recurrence and functional out comes of partial adrenalectomy: A systematic review and meta analysis[J]. Int J Surg, 2015, 16(Pt A):7-13.

[13] OTTO M, DZWONKOWSKI J. Adrenal-preserving surgery of adrenal tumours[J]. Endokrynol Pol, 2015, 66(1):80-96.

[14] 叶慧,张进华,马慧静,等. 肾占位性病变的CT鉴别诊断[J]. 医学影像学杂志,2003,13(11) : 803 - 806.

[15] 李松年,唐光健. 现代全身CT诊断学[M]. 北京:中国医药科技出版社,2000: 11- 16.

[16] ROUNTAS C, VLYCHOU M, VASSIOU K, et al. Imaging modalities for renal artery stenosis in suspected renovascular hypertension: prospective intraindividual comparison of color Doppler US, CT angiography, GD enhanced M R angiography, and digital subtraction angiography[J]. Ren Fail, 2007,

29(3)：295-302．

[17] 周康荣，陈祖望．体部磁共振成像［M］．上海：复旦大学出版社，2008：1068-1069．

[18] 毕文杰，孙庆举，李长勤，等.肾脏嗜酸细胞腺瘤的ＣＴ征象分析与鉴别诊断［J］.医学影像学杂志，2007，17(11):1195-1198．

[19] 吕坚伟，黄旭元.肾嗜酸细胞腺瘤［J］.国际泌尿系统杂志，2006，26(1):65-67．

[20] 杨晓坤，董胜国.肾嗜酸细胞瘤的研究进展［J］.国外医学泌尿系统分册，2005，25(4)：473-476．

[21] KURODA N，TOI M，HIROI M，et al. Review of renal oncocytoma with focus on clinical and pathobiological aspect s [J].Histol Histopathol，2003，18(3):935-942．

[22] YOSHIOKA K，MIYAKAWA A，OHNO Y，et al． Production of erythropoietin and multiple cytokines by metanephric adenoma results in erythrocytosis[J].Pathol Int,2007,57：529.

[23] ARGANI P．Metanephric neoplasms：the hyper differentiated，benign end of the Wilms tumor spectrum Clin[J]．Lab．Med,2005,25：379.

[24] 李泉水，李建辉，许晓华，等.肾错构瘤声像图特征与病理学基础关系的研究［J］.中国医学影像技术，2003,19(2);201-202.

[25] ISRAEL G M，HINDRMAN N，HECHT E，et al. The use of opposed-phase chemical shift MRI in the diagnosis of renal angiomyolipomas［J］，AJR，2005.184(6):1868-1872.

[26] 臧达，龚静山，傅宁，等.MR反相位化学位移成像对肾血管肌脂瘤的诊断价值［J］.放射学实践，2006,21(6):583-585.

[27] FARAH-KLIBI F，FERCHICHI L，IIOUZOUITA A，et al. Multilocular cystic renal cell carcinoma[J]. Tunis Med，2009,87(3):222-24．

[28] 李松年.中华影像医学泌尿生殖系统卷［M］.北京:人民卫生出版社,2002.78-85.

[29] AMIN MB，AMIN MB，TAMBOLI P，et al. Prognostic impact oI histologic subtyping of adult renal epithelial neoplasms：an experience of 405 cases [J].Am J Surg Pathol,2002,26(3):281-291.

[30] KIM JK，KIM TK，AHN HJ，et al. Differentiation or subtypes or renal cell carcinoma on heli-cal CT scans [J]. AJR，2002，178(6):1499-1506.

[31] HAN XN，LIU UH，WANG J. CT and MRI diagnosis oI granular cell renal cell carcinoma[J]. Chin J Comput Med Imaging,2004,10(2):101-104.

[32] RUSSO P. Localized renal cell carcinoma [J].Curr Treat Options Oncol，2001,2(5):447-455.

[33] REINEG C S，ROESSLE M，THIESLER T，et al. Computed tomography perfusion imaging of renal cell carcinoma：systematic comparison with histopathological angiogenic and prognostic markers［J］. Invest Radiol，2013，48(4)：183-191.

[34] ZHANG J，TEHRANI Y M，WANG L，et al. Renal masses：characterization with diffusion-weighted MR imaging--a preliminary experience［J］. Radiology，2008，247(2)：458-464.

[35] 安宁豫，江波，蔡幼铨，等.原发性输尿管癌的MRI诊断并与其他影像诊断方法的比较 [J]. 中华放射学杂志,2004,38:811-815.

[36] ZIELONKO J，STUDNIAREK M.MR urography of obstructive uropathy：diagnostic value of the method in selected clinical groups [J]. Eur Radiol，2003,13:802-805.

[37] 肖志军，刘怀军，高国栋，等.尿路梗阻性病变的MRU应用 [J].临床放射学杂志，2003，22:764-766.

[38] 吕军，韩立新，何辉绪.MRU诊断上尿路梗阻性疾病的价值 [J].中华放射学杂志，2001，39:220-222.

[39] 张斌，王东林.双源CTA及尿路成像对于输尿管癌诊断的临床应用价值 [J].中国CT和MRI杂志.2012.10(6)：82-84.

[40] 方林.原发性输尿管移行细胞癌32例的影像学诊断.实用医学杂志，2009，25(17)：2894-2895.

[41] YOSHIDA S，MASUDA H，ISHII C，et al. Usefulness of diffusion-Weighted MRI in Diagnosis of Upper Urinary Tract Cancer[J]. AJR，2011，196：110-116.

[42] NISHIZAWA S，IMAI S，OKANEYA T，et al. Diffusion Weighted Imaging in the Detection of Upper Urinary Tract Urothelial Tumors[J]. Int Braz J Urol，2010,36:18-28.

[43] 蒋高民，赵绘萍，陈新哲，等.输尿管癌与

输尿管息肉的螺旋 CT 诊断 [J]. 临床放射学杂志, 2009,28:834-836.

[44] MERRIMEN JL, ALKHUDAIR WK, GUPTA R.Localized amyloidosis of the urinary tract: case series of nine patients[J].Urology, 2006,67: 904-909.

[45] TSUJIOKA Y, JINZAKI M, TNAIMOTO A, et al. Radiological findings of primary localized amyloidosis of the ureter[J]. JMRI, 2012, 35:431-435.

[46] BAZOT M, DARAI E, HOURAIN R, et al. Deep pelvic endometriosis: MR imaging for diagnosis and prediction of extension of disease[J]. Radiology, 2004, 232:379-389.

[47] 俞文麟. 实用泌尿系及男性生殖器肿瘤学 [M]. 北京:人民军医出版社, 2001.

[48] 丁建平,王宵英,周良平,等. 轴位 MRI 图像在磁共振尿路成像中的诊断价值 [J]. 中国医学影像技术,2003,19(10):1372-1373.

[49] MERMUYS K, DE GEETER F, BACHER K, et al. Digital to mosynthesis in the detection of urolithiasis: Diagnostic performance and dosimetry compared with digital radiography with MDCT as the reference standard[J]. Am J Roentgenol,2010,195(1):161-167.

[50] ASTROZA G M, NEISIUS A, WANG A J, et al. Radiation exposure in the follow-up of patients with urolithiasis comparing digital tomosynthesis, non-contrast Ct, standard KUB, and IVU[J]. J Endourol,2013,27(10):1187-1191.

[51] TUERDI B, WANG H, HUO Z, et al. Comparative study of X-ray digital tomosynthesis imaging based on intravenous urography and unenhanced multidetector-row computerized tomography in urinary calculi[J]. Zhonghua Yi Xue Za Zhi, 2014, 94 (15):1157-1160.

[52] CHEN Y, LIU M, GUO Y. Proton magnetic resonance spectroscopy in prostate tuberculosis[J]. Urology ,2010,75:1065-1066.

[53] CHUANG A Y, TSOU M H, CHANG S J, et al. Mycobacterium abscessus Granulomatous Prostatitis[J]. Am J Surg Pathol, 2012,36:418–422.

[54] BONEKAMP D, MACURA KJ. Dynamic cintrast-enhanced magnetic resonance imaging in the evaluation of the prostate[J]. Top Magn Reson Imaging, 2008, 19: 273-284.

[55] MCMAHON CJ, BLORH BN, LENKINSKI RE, et al. Dynamic contrastenhanced MR imaging in the evaluation ofpatients with prostatecancer[J]. Magn Reson Imaging Clin N Am, 2009, 17: 363-383.

[56] ENGELBRECHT MR, HUISMAN HJ, LAHEIJ RJ, et al . Discriminationof prostate cancer from normal peripheral zone and central glandtissue by using dynamic contrast MR imaging[J]. Radiology, 2003,229:248-254.

[57] 李少林,王荣福. 核医学 [M]. 北京:人民卫生出版社,2013.

[58] 周前. 中华影像医学—影像核医学卷 [M]. 北京:人民卫生出版社,2002.

[59] BREDE, C, LABHASETWAR, V. Applications of nanoparticles in the detection and treatment of kidney diseases[J]. Adv Chronic Kidney Dis, 2013, 20(6):454-65.

[60] LEE, S. H, LEE, J. B, BAE, M. S. Current progress in nanotechnology applications for diagnosis and treatment of kidney diseases[J]. Adv Healthc Mater, 2015, 4(14):2037-45.

[61] CHOYKE PL, KOBAYASHI H. Functional magnetic Resonance imaging of the kidney using macromolecular contrast agents[J]. Abdom Imaging, 2006, 31(2):224-31.

[62] ZHAO X, ZHAO H, CHEN Z. Ultrasmall Superparamagnetic Iron Oxide Nanoparticles for Magnetic Resonance Imaging Contrast Agent[J]. J Nanosci Nanotechnol,2014, 14(1):210-20.

[63] DI MARCO M, SADUN C, PORT M. Preparation, characterization and in vivo assessment of Gd-albumin and Gd-dendrimer conjugates as intravascular contrast-enhancing agents for MRI[J]. Int J Nanomedicine, 2007, 2(4):609-22.

[64] LU C1, LI J2, XU K2. Fabrication of mAb G250-SPIO Molecular Magnetic Resonance Imaging Nanoprobe for the Specific Detection of Renal Cell Carcinoma In Vitro[J]. PLoS One,2014, 9(7):1932-6203

[65] YUE DAI, AIPING ZHANG, JIA YOU. Fabrication of AS1411 aptamer functionalized Gd2O3-based molecular magnetic Resonance imaging (mMRI)

nanoprobe for renal carcinoma cell imaging[J]. Rsc Advances, 2015, 5(94): 77204-77210.

[66] GUIMARAES, TABATABEI S, DAHL D. Pilot study evaluating use of lymphotrophic nanoparticle-enhanced magnetic resonance imagingfor assessing lymph nodes in renal cell cancer[J]. Urology, 2008, 71(4): 708-12.

[67] JIANG, NI, LIU. A fluorescent imaging assay of cast in renal disease based on graphene quantumdots and Fe3O4 nanoparticles[J]. Clin Chim Acta, 2016, 454: 94-101.

[68] SUN C, YUAN Y, XU Z. Fine-Tuned H-Ferritin Nanocage with Multiple Gold Clusters as Near-Infrared Kidney Specific Targeting Nanoprobe[J]. Bioconjug Chem, 2015, 26(2): 193-196.

[69] YU M, ZHOU J, DU B. Noninvasive Staging of Kidney Dysfunction Enabled by Renal Clearable Luminescent Gold Nanoparticles[J]. Angew Chem Int Ed Engl, 2016, 55(8): 2787-2791.

[70] DING C, WU K, WANG W. Synthesis of a cell penetrating peptide modified superparamagnetic iron oxide and MRI detection of bladder cancer[J]. Oncotarget, 2017, 8(3): 4718-4729.

[71] KEY J, DHAWAN D, COOPER C. Multicomponent, peptide-targeted glycol chitosan nanoparticles containing ferrimagnetic iron oxide nanocubes for bladder cancer multimodal imaging[J]. Int J Nanomedicine, 2016, 11: 4141-55.

[72] SONG YS, KU JH. Monitoring Transplanted Human Mesenchymal Stem Cells in Rat and Rabbit Bladders Using Molecular Magnetic resonance Imaging Neurourol Urodyn[J]. 2007, 26(4): 584-93.

[73] LIN TY, ZHANG H, LUO J. Multifunctional targeting micelle nanocarriers with both imaging and therapeutic potential for bladder cancer[J]. Int J Nanomedicine, 2012, 7: 2793-804.

[74] TY LIN, Y LI, Q LIU. Novel theranostic nanoporphyrins for photodynamic diagnosis and trimodal therapy for bladder cancer[J]. Biomaterials, 2016, 104: 339-351.

[75] LIN TY, LI YP, ZHANG H. Tumor-targeting multifunctional micelles for imaging and chemotherapy of advanced bladder cancer[J]. Nanomedi-cine. 2013, 8(8): 1239-51.

[76] LIN TY, ZHANG H, LUO J. Multifunctional targeting micelle nanocarriers with both imaging and therapeutic potential for bladder cancer[J]. Int J Nanomedicine, 2012, 7: 2793-804.

[77] X YANG. Homing Peptide Guiding Optical Molecular Imaging for the Diagnosis of Bladder Cancer[J]. Spie/cos Photonics Asia, 2014, 9268: 9268.

[78] SWEENEY SK, LUO Y, O'Donnell MA. Nanotechnology and cancer: improving real-time monitoring and staging of bladder cancer with multimodal mesoporous silica nanoparticles[J]. Cancer Nanotechnol, 2016, 7: 3.

[79] THOENY HC, TRIANTAFYLLOU M, BIRKHAEUSER FD. Combined ultrasmall superparamagnetic particles of iron Oxide–Enhanced and Diffusion-Weighted Magnetic Resonance Imaging Reliably Detect Pelvic Lymph Node Metastases in Normal-Sized Nodes of Bladder and Prostate Cancer Patients[J]. Eur Urol, 2009, 55(4): 761-769.

[80] TRIANTAFYLLOU M, STUDER UE, BIRKHÄUSER FD. Ultrasmall superparamagnetic particles of iron oxide allow for the detection of metastases in normal sized pelvic lymph nodes of patients with bladder and/or prostate cancer[J]. Eur J Cancer, 2013, 49(3): 616-24.

[81] ZHOU Y, CHAN CF, KWONG DW. $a_v\beta_3$-Isoform specific erbium complexes highly specific for bladder cancer imaging and photodynamic therapy[J]. Chem Commun, 2017, 53(3): 557-560.

[82] BH EISNER, AS FELDMAN. Nanoparticle imaging for genitourinary cancers[J]. Cancer Biomarkers, 2009, 5(2): 75-79.

[83] HJ LEE, JH WON, SH DOO. Inhibition of Collagen Deposit in Obstructed Rat Bladder Outlet by Transplantation of Superparamagnetic Iron Oxide-Labeled Human Mesenchymal Stem Cells as Monitored by Molecular Magnetic resonance Imaging (MRI)[J]. Cell Transplantation, 2012, 21(5): 959-970.

[84] GUNN AJ, SEETHAMRAJU RT, HEDGIRE S. Imaging behavior of the normal adrenal on ferumoxytol-enhanced MRI: preliminary findings[J]. AJR Am J Roentgenol, 2013, 201(1): 117-21.

第四十章 生殖系统疾病的传统医学影像学与分子成像

第一节 女性生殖系统疾病医学影像学表现

一、宫颈癌

（一）疾病概述

宫颈癌（cervical carcinoma）是最常见的女性生殖系统恶性肿瘤，多发生于宫颈阴道部或移行带的鳞状上皮细胞及宫颈管内膜的柱状上皮细胞交界处（squamocolumnar junction，SCJ），富于侵袭性。宫颈癌好发于中年妇女，大约47%浸润癌好发于35岁之前的女性。

本病发病原因尚不明确，本病持续的人类乳头状瘤病毒（HPV）感染、长期的宫颈糜烂及口服避孕药与之有关；早婚、早育、多产及性生活混乱的妇女患病率较高。临床表现包括阴道流血、白带增多、压迫症状、全身症状、转移症状等。

宫颈癌的确诊主要依据妇科检查及病理检查，分期依据为国际妇产科联合会（the International Federation of Gynecology and Obstetrics，FICO）临床分期标准（表40-1-1）。随着医学影像学技术的飞速发展，尤其是CT、MRI及正电子发射计算机断层扫描/计算机体层摄影（PET-CT）技术的发展和不断更新，使得宫颈癌的诊断、分期、淋巴结评估以及临床评估有了更加客观、准确的依据，同时在一定程度上可以反映宫颈癌组织的病理及代谢等特征。

（二）病理表现

子宫颈癌的组织发生来源于被覆子宫外口的鳞状上皮和子宫颈管黏膜柱状上皮。前者形成鳞癌，后者形成腺癌，鳞癌占90%以上，常累及宫颈旁和阴道，倾向于形成外生性肿块，破坏宫颈和浸润阴道穹隆，肿瘤易破溃和合并

表 40-1-1　2009 年 FIGO 宫颈癌分期

分期	定义
Ⅰ	宫颈肿瘤仅限于子宫（无论有无扩散至宫体）
Ⅰ A	镜下诊断的浸润性宫颈癌。肿瘤浸润深度＜5.0 mm，水平浸润不超过 7.0 mm。脉管浸润、淋巴结状态不影响分期
Ⅰ A1	浸润深度＜3 mm，宽度小于 7 mm
Ⅰ A2	浸润深度 3~5 mm，宽度小于 7 mm
Ⅰ B	肿瘤肉眼可见，或镜下诊断时肿瘤范围超过 Ⅰ A2
Ⅰ B1	肿瘤直径≤4.0 cm
Ⅰ B2	肿瘤直径＞4.0 cm
Ⅱ	肿瘤超过宫颈，但未侵犯骨盆壁或阴道下 1/3
Ⅱ A	肿瘤未侵犯宫旁组织
Ⅱ A1	肿瘤直径≤4.0 cm
Ⅱ A2	肿瘤直径＞4.0 cm
Ⅱ B	肿瘤侵犯宫旁组织
Ⅲ	肿瘤达到骨盆壁或/和阴道下 1/3，或引起肾积水或肾脏无功能
Ⅲ A	肿瘤侵犯阴道下 1/3，但未侵犯骨盆壁
Ⅲ B	肿瘤侵犯骨盆壁，或引起肾积水或肾脏无功能
Ⅳ A	肿瘤侵犯膀胱或直肠黏膜和/或超出真骨盆范围（出现泡状水肿不是Ⅳ期的依据）
Ⅳ B	肿瘤发生远处转移

注：FIGO2009 分期中取消了原位癌（Stage 0，Tis）；将Ⅱ A 期细分为Ⅱ A1 和Ⅱ A2

感染。

癌变仅局限于子宫颈黏膜上皮层内，称为原位癌；当癌侵入黏膜下间质时，称为浸润癌。大体病理可分为：①菜花状或乳头状型；②浸润型；③溃疡型；④结节型。按组织来源可分为：①鳞状上皮癌（70%）；②腺癌（20%）；③混合癌，包括鳞腺癌及腺棘癌；④毛玻璃细胞癌。按照肿瘤的生长方式，子宫

颈癌分为两型：①外生型，又称增生型或菜花型，肿瘤发生在子宫颈外口，呈结节状向外突出，肿瘤大，但浸润浅，可累及阴道，此型以鳞癌多见；②内生型，又称浸润型，肿瘤主要向子宫颈管壁内浸润，侵犯宫颈深部和宫旁组织，此型以腺癌较多。肿瘤易发生坏死，形成溃疡。

腺癌易侵犯宫颈与宫旁组织。子宫宫颈癌可直接蔓延到阴道穹隆，向上浸润膀胱及直肠。淋巴结转移首先到子宫颈旁淋巴结，然后到闭孔、髂外、髂总等盆腔淋巴结，血行转移少见。

（三）影像学表现

1.CT表现

（1）Ⅰ期：肿瘤局限于宫颈。表现为宫颈增大，直径大于3.5cm，形态不规则，呈对称或不对称，其内可见不规则略低密度灶，提示坏死。子宫颈管狭窄可引起宫腔扩大、积液。宫颈旁结构未见浸润。肿瘤一般呈低密度，但约有半数的肿瘤呈等密度，增强扫描肿瘤的强化程度低于正常宫颈组织，若有坏死其内可见未强化区。

（2）Ⅱ期：肿瘤超出宫颈。CT表现为子宫颈不对称增大，常伴偏心的软组织肿块。宫颈周边模糊、不规则（图40-1-1）。宫颈旁组织浸润表现为增大的宫颈边缘模糊，宫颈旁可见软组织肿块或不规则增粗条索影，但其与盆壁脂肪间隙存在，且厚度不小于3mm，当输尿管下端受侵时其周围脂肪间隙模糊，或出现肿块。

（3）Ⅲ期：表现为宫旁肿块贴近盆腔或与之粘着形成融合性肿块。输尿管常被包裹，导致肾盂积水。肿瘤继续向外生长可侵犯盆壁，显示不规则条状软组织向外侧已达闭孔内肌或向后累及梨状肌，还可发现淋巴结肿大。

（4）Ⅳ期：宫颈癌侵犯直肠和膀胱。直肠、膀胱周围脂肪间隙消失，或两侧壁不对称增厚，甚至出现肿块突向腔内，并可伴有腹膜后淋巴结肿大和其他脏器转移征象。

宫颈癌的淋巴结转移：盆腔淋巴结大于1.5cm，腹主动脉旁淋巴结大于1cm提示有淋巴结转移，若淋巴结边缘不光滑，中央有更低密度区则可作为转移性淋巴结的可靠证据。

2.MRI表现　MRI在宫颈癌的诊断和分期方面明显优于临床、超声及CT检查，具有很高的灵敏度、特异度和准确率，是目前宫颈癌诊断及分期的最佳方法。弥散加权成像MRI具有分辨宫颈正常组

织和肿瘤的能力，并能够区分肿瘤的不同组织类型，有助于早期宫颈癌的诊断。因MRI对软组织分辨率高，因此，对宫颈癌宫旁浸润的诊断灵敏度、特异度和准确率显著高于CT。MRI多断面扫描有助于显示盆腔，特别是阴道残端、膀胱、直肠的复发肿瘤，也可以显示盆壁复发的肿瘤。

T_2WI低信号的宫颈间质部分或完全中断是判断宫旁侵犯和分期的主要征象。MRI平扫肿瘤表现为类圆形或不规则形肿块，T_1WI呈中低信号，T_2WI呈中高信号，与低信号的宫颈间质和高信号的宫旁脂肪有良好的对比。T_2WI低信号的宫颈间质部分成完全断裂为宫旁侵犯主要征象。

宫颈癌T_2WI图像上表现为三层信号差异：内层为黏膜层，呈明显高信号；中间带又称联合带，为子宫肌内层延续，呈明显低信号；外带即子宫肌外层，呈较均匀一致的低信号。宫旁脂肪组织呈高信号，内含低信号的韧带和流空的盆腔蔓状血管网。

宫颈癌的MRI分期如下。

ⅠA期：宫颈无或有异常信号，低信号环完整。

ⅠB期：宫颈增大伴异常信号，低信号间质环完整。

ⅡA期：癌灶超出宫颈异常信号延伸到阴道上1/3，阴道穹隆消失。

ⅡB期：宫旁区域出现异常信号，并伴有低信号，正常宫颈基质完全消失。

ⅢA期：上述ⅡA表现扩展至阴道下1/3。

ⅢB期：ⅡB期表现扩展至盆壁或引起输尿管梗阻。

ⅣA期：矢状T_2WI正常低信号的膀胱或直肠壁消失。

ⅣB期：当盆壁淋巴结直径大于1cm时认为有异常。

宫颈癌在DWI上表现为较高信号，该序列的病灶对比度较常规扫描序列高，能够提供更多的信息，更有助于准确诊断或早期诊断。病灶ADC值显著低于正常宫颈各层结构的ADC值，提示宫颈癌病灶内水分子的扩散运动较正常宫颈结构显著降低，这可能与肿瘤的病理学机制有关。

MR增强扫描对子宫颈癌的诊断有重要意义，早期肿瘤强化明显，信号高于正常子宫颈组织，随后信号逐渐减低，增强晚期肿瘤信号低于正常子宫颈

组织。延迟增强扫描矢状面影像可清楚显示病灶与阴道、宫腔及前后方脏器的关系，延迟增强横断脂肪抑制序列还可显示病灶对附件和盆壁的侵犯、盆腔淋巴结转移，较 T_2WI 矢状动态增强扫描能够更好地显示病灶的范围及毗邻关系。

增强扫描显示肿瘤呈中等不均匀强化，部分中心坏死区无强化（图 40-1-1）。

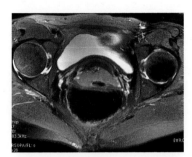

T_2WI

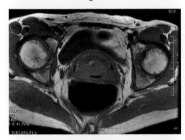

T_1WI

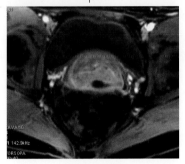

增强 T_1WI

图 40-1-1　宫颈癌

女性，57 岁，不规则阴道流血半年，MRI 平扫显示子宫颈后壁增厚，并可见不规则团块影，T_2WI 呈中等偏高信号，T_1WI 呈中等信号，病变内可见不规则气体影，病变边缘显示欠清晰，增强扫描显示病变不均匀强化，与后方直肠壁关系密切，向下侵及阴道。

MR 灌注成像（PWI）是通过观察水溶性对比剂在组织中的早期分布特点来了解组织血管化程度、血流灌注状况、毛细血管通透性等生理信息的功能成像方法，可以提供血流动力学方面的信息。一般认为肿瘤组织的血供明显高于正常组织，PWI 作为

一种非侵入式间接评价血管生成及活性的方法，可在活体组织中进行。多使用 T_1WI 序列，选择显示肿瘤最大层面进行灌注扫描，术前的诊断应用主要在于反映肿瘤血管生成情况，预测肿瘤对放化疗的敏感性。

灌注成像的血流量（BF）、血容量（BV）、平均通过时间（MTT）以及微血管的表面通透性（PS）等灌注指标可反映组织血管特征，BF 和 BV 反映肿瘤组织新生血管的数量，PS 值可评价微血管表面通透性的高低。宫颈癌的动态增强特点呈速升缓降型，早期强化明显，动态增强较常规扫描更易发现病灶，更易显示病灶浸润深度，通过灌注参数可以间接反映肿瘤的恶性程度甚至分期。

磁共振波谱（MRS）通过测定不同化合物在强磁场作用下所产生的不同化学位移峰值，间接对机体中多种化合物或代谢产物进行定量或半定量分析，最常用的是 ^{1}H-MRS，其次为 ^{31}P-MRS。盆腔肿瘤 ^{1}H-MRS 波谱中最常见的代谢物有胆碱（Cho）、乳酸（Lac）、脂质（Lip），Cho 是细胞膜磷脂代谢的中间产物，是细胞膜转换的标记物，反映细胞的增殖。宫颈癌出现 Cho 峰的比例为 73%，但其对宫颈癌的诊断及鉴别诊断效能尚缺乏定论。Lip 是一种存在于细胞膜上的高分子，在某些病理状态下可检测到，可从一定程度上提示肿瘤的生物学行为，宫颈恶性病变的 Lip 峰是良性病变的两倍。Lac 是葡萄糖无氧酵解的最终产物，可以在所有恶性肿瘤和一部分良性肿瘤中出现，但恶性肿瘤的 Lac 峰明显高于良性肿瘤，但在某些盆腔感染性疾病时 Lac 峰也会出现，因此，对于盆腔肿瘤及炎性病变，Lac 峰无明显的鉴别价值。尽管波谱技术尚未在临床工作中得到成熟应用，但其应用代谢产物的原理无疑是较为先进并有广阔发展空间的。

3.PET-CT 显像　^{18}F-FDG PET-CT 在妇科肿瘤临床诊治中也有较大价值，但 ^{18}F-FDG 不是肿瘤的特异性显像剂，^{18}F-FDG 的高摄取与炎症、细胞增殖、胃肠道蠕动等有关。PET-CT 可以对宫颈癌进行分期、复发后的再分期及预后的评估。

（四）诊断和鉴别诊断

诊断要点：宫颈癌可在宫颈区形成类圆形与不规则形肿块，肿瘤组织在 T_1WI 上为等信号，与正常子宫组织无法分辨；在 T_2WI 上表现为高信号；SPIR 扫描呈高信号，与正常子宫组织信号一致；

Gd-DTPA 增强后 T_1WI 上肿瘤组织不同程度的强化,在肿瘤内可有无强化坏死区及无血供的角化珠堆积。

二、子宫内膜癌

(一)疾病概述

子宫内膜癌(endometrial carcinoma)又称子宫体癌,是指原发于子宫的一组上皮性恶性肿瘤,仅次于宫颈癌,是最常见的女性生殖道肿瘤之一。近年来其发病率逐年上升而发病年龄趋于年轻化。子宫内膜癌80%发在50岁以上的更年期或绝经期妇女,大约有20%的患者在绝经期前发病,40岁以前发病的占5%。子宫内膜癌病因迄今尚不明确,普遍认为与内分泌紊乱、长期雌激素的刺激有关。与其发病相关的危险因素有:肥胖、不孕、糖尿病、高血压、绝经期延迟、多囊卵巢综合征和外源性雌激素的应用等,子宫内膜癌还可与含雌激素分泌的肿瘤并存。患者主要表现为阴道不规则的出血及异常分泌物。

一般认为,子宫内膜癌根据发病机制和生物学行为特点可分为三型。Ⅰ型为激素依赖型,较常见,通常为低级别,大多数为内膜样腺癌,主要由不典型的内膜增生发展而来,通常发生在年轻、肥胖或绝经后女性,预后较好。Ⅱ型为非激素依赖型,约占10%,一般为高级别浆液性腺癌或透明细胞癌,发生在较Ⅰ型更高的年龄组,预后较差。另一型为与家族遗传疾病相关,约占10%,其中5%的患者为Lynch综合征。肿瘤呈息肉状或菜花状突向宫腔内,质脆,表面可有溃疡或坏死。

子宫内膜癌患者治疗前的准确分期有助于为其选择更适宜、更有效的治疗方案及最佳的手术方式,并决定着患者的预后。NCCN指南指出,对于早期子宫内膜癌患者主张以手术治疗为主,晚期则建议手术、放疗、化疗及激素综合治疗。1988年国际妇产科联盟(FIGO)提出子宫内膜癌的手术病理分期标准,于2009年进行了最近一次的修订(表40-1-2),该分期标准被广泛采用。

(二)病理表现

1. 巨检　子宫内膜癌多见于子宫底部,尤其两侧宫角更多见,其次是子宫后壁,巨检根据病变形态及范围分为:①弥漫型,子宫内膜大部分或全部为癌组织侵犯,病变区域增厚,呈不规则菜花状突出于宫腔;②局限型,癌灶局限于宫腔小部分,多见于宫底,

肿瘤局部形成斑块、结节呈小菜花状,局灶型易侵犯肌层。

2. 镜检　分为4种类型。

(1)内膜样腺癌,80%~90%;按腺癌分化程度分为3级:Ⅰ级(高分化,G1)、Ⅱ级(中分化,G2)、Ⅲ级(低分化或未分化,G3)。

(2)腺癌伴鳞状上皮分化:腺癌中含鳞状上皮成分。①腺角化癌,腺癌伴化生的鳞状上皮;②鳞腺癌,腺癌伴鳞癌;③腺癌伴鳞状上皮不典型增生。

(3)浆液性腺癌 1%~9%;恶性程度高,预后差。

(4)透明细胞癌:恶性程度高,预后差。

(三)影像学表现

1. CT 表现

(1)Ⅰ期:子宫内膜癌局限在宫腔内,子宫大小可正常或呈不规则增大,子宫腔常扩大伴积液,子宫内膜癌不易与正常子宫肌组织鉴别,CT平扫极容易漏诊。动态增强扫描使肿瘤与子宫肌、宫腔形成一定的密度差异,以利于病变的显示和肿瘤分期的评估。强化后肿瘤相对于正常肌组织表现为不增强的低密度病变,两者界限不清。

(2)Ⅱ期:子宫内膜癌累及宫颈,CT表现为宫颈不规则增大,但宫颈的边缘尚光整,增强后宫颈呈不均匀低密度,肿瘤阻塞颈管可导致宫腔内积液或积血。

表 40-1-2　2009 年 FIGO 子宫内膜癌分期

分期	定义
Ⅰ	肿瘤局限于子宫体
Ⅰa	肿瘤浸润深度 < 1/2 肌层
Ⅰb	肿瘤浸润深度 ≥ 1/2 肌层
Ⅱ	肿瘤侵犯宫颈间质,但无宫体外蔓延
Ⅲ	肿瘤局部和 / 或区域扩散
Ⅲa	肿瘤累及浆膜层和 / 或附件
Ⅲb	阴道和 / 或宫旁受累
Ⅲc	盆腔淋巴结和 / 或腹主动脉旁淋巴结转移
Ⅲc1	盆腔淋巴结阳性
Ⅲc2	腹主动脉旁淋巴结阳性和 / 或盆腔淋巴结阳性
Ⅳ	肿瘤侵及膀胱和 / 或直肠黏膜,和 / 或远处转移
Ⅳa	肿瘤侵及膀胱或直肠黏膜
Ⅳb	远处转移,包括腹腔内和 / 或腹股沟淋巴结转移

（3）Ⅲ、Ⅳ期病变：子宫内膜癌侵犯宫旁组织和邻近脏器。子宫体对称性增大或局限性轮廓变形、分叶、边缘毛糙、不规则、密度不均、内含低密度坏死区；宫体癌堵塞宫颈内口可产生子宫积液；肿瘤向宫外扩展，子宫周围脂肪组织内纤维结缔组织增多、增厚，甚至正常脂肪层消失，附件受累时可见在子宫的一侧或两侧与子宫相连的密度不均匀的软组织肿块。并可累及膀胱、直肠和盆壁。

子宫内膜癌的淋巴转移主要见于髂内、外、闭孔等盆腔淋巴结组和后腹膜淋巴结，晚期肿瘤可转移至大网膜和腹内脏器。大网膜转移表现为贴近前腹壁的扁平状密度不均匀的软组织肿块，称"网膜饼"。

2.MRI　在未增强的情况下，MRI对子宫内膜癌诊断的准确率高达85%~92%。MRI是诊断早期子宫内膜癌及其分期最准确的影像学方法。MRI诊断子宫内膜癌的重要价值在于对肌层浸润的判断。因此，术前行MRI检查对指导临床选择恰当的手术方式具有重要价值。

MRI在诊断子宫内膜癌时观察的参数主要包括：子宫内膜厚度、子宫结合带的完整性及病灶的信号、形态、大小、范围等。T_2WI能清晰显示子宫内膜的厚度，绝经前妇女子宫内膜厚度随月经周期而改变，但一般不超过10 mm；绝经后妇女内膜厚度一般小于3 mm。若超过此范围多提示内膜病变。

若癌灶尚局限于内膜，其结合带可表现为带状均匀低信号，若向肌层侵犯，则多数结合带有部分或全部显示异常，包括结合带增宽、显示不清或中断消失等。因子宫内膜癌病灶内可有出血、坏死、脱落的内膜片等，MRI多呈不均匀信号。在T_2WI上病灶信号多明显高于肌层，T_1WI上肿瘤与肌层信号基本相等，不易区别。

（1）Ⅰ期：肿瘤局限于宫体内：T_2WI上肿瘤信号低于正常的子宫内膜而高于结合带，早期子宫内膜癌表现为子宫内膜的弥漫性不规则增厚。

（2）ⅠA期：浅肌层浸润，结合带部分或全层中断；内膜-肌层界面不规则；肿瘤的异常信号侵入肌层的内1/2。

（3）ⅠB期：深肌层浸润，结合带全层中断；肌层浸润深度大于等于1/2。

（4）Ⅱ期：宫颈内口及宫颈管增宽，低信号的宫颈间质中断（图40-1-2）。

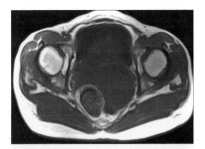
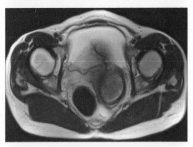
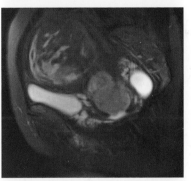
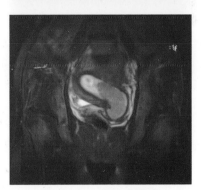

图40-1-2　子宫内膜癌

（5）Ⅲ期：肿瘤延伸至子宫外，沿肌层浸润，表现为残留的肌层连续性中断，此表现需在两个不同方位的层面上证实才可靠；向下延伸至阴道，表现为低信号的阴道穹隆壁消失，代之以中等或高信号。

（6）ⅢA期：肌层外缘连续性中断，子宫轮廓不规则。

（7）ⅢB期：阴道的低信号节段性中断。

（8）ⅢC期：盆腔或主动脉旁区域淋巴结短径大于1 cm。

（9）ⅣA期：膀胱或直肠的低信号中断，被肿瘤信号取代。

（10）ⅣB期：远处转移，包括腹腔内和/或腹股沟淋巴结转移。

在T_1WI增强上因肿瘤强化不如肌层明显，肿瘤轮廓勾勒清楚而呈相对稍低信号表现，较易识别。当病灶较大时，癌灶信号多不均匀，其内常呈混杂信号，并可向邻近组织侵犯，边界不清，增强后癌灶呈不均匀异常强化表现，坏死区无强化。动态增强MRI，内膜癌呈渐进、轻度强化，但始终低于明显强化的内膜及肌层，肿瘤-肌层对比度在注入对比剂120 s时达到高峰，以后逐渐降低。

子宫内膜癌的准确分期，将对临床治疗方案的选择起很大作用，也是判断预后的重要依据。MRI用于子宫内膜癌的主要价值也在于其对肿瘤分期的准确估计，通常将结合带是否完整作为判断肌层有无受侵的观察标准，结合带在T_2WI上可较清楚显示，在T_1WI增强下显示更准确，正常时表现为环绕内膜的低信号带，受侵时一般有结合带的信号及形态的改变，部分显示不清或消失；对于部分绝经后患者其子宫萎缩，结合带显示不清，此时应结合宫壁内缘是否毛糙、局部肌层的改变以及临床病史等情况来综合分析。

动态对比增强MRI（dynamic contrast enhanced MRI，DCE-MRI）是通过静脉注射对比剂无创地评价组织和肿瘤血管特性的一种功能性成像方法。动态增强曲线的形态分为三种类型：Ⅰ型为迅速上升后迅速下降；Ⅱ型为迅速上升后缓慢下降；Ⅲ型为缓慢上升后缓慢下降。在动态增强MRI上，子宫结合带表现为内膜下的强化带，有利于绝经后结合带的观察。ⅠA期：内膜下强化带部分或全层中断；ⅠB期：内膜下强化带全部中断；Ⅱ期：宫颈黏膜上皮强化中断。然而有许多研究指出，DCE-MRI与T_2WI相比并没有提高子宫内膜癌分期的准确性，其建议当T_2WI判断困难如合并一些良性病变时，可将DCE-MRI作为一种辅助诊断的方法。

正常子宫在DWI上内膜为高信号，肌层为相对低信号，结合带为明显低信号，三者ADC值大小为肌层＞内膜＞结合带。子宫内膜癌病灶内有大量排列紊乱的腺体组织，腺体间的间质含量较少，细胞体积增大及核质比增加等因素使细胞密度增高、细胞外间隙变小，导致细胞外间隙内水分子扩散明显受限，ADC值降低，DWI图像上信号增高，与周围结构的低信号形成明显对比。T_2WI-DWI融合技术是将形态学影像与功能学影像相结合，T_2WI提供解剖信息，DWI提供功能信息，提高了分期的准确性。

（四）诊断与鉴别诊断

子宫内膜癌是子宫内膜最常见的病变，分段诊断性刮宫和宫腔镜检查被认为是诊断子宫内膜癌的金标准，其定性诊断对于临床非常容易。但这些检查不能判断肌层浸润的深度、周围侵犯及淋巴结转移等情况，且具有盲目性和创伤性，因而不能进行准确分期。目前影像学检查的目的重点是在子宫内膜癌术前准确分期上。随着MRI技术的新发展、高场强MRI的使用以及新的子宫内膜癌手术病理分期（2009年）的应用，使得MRI对子宫内膜癌的诊断具有更大的优势。常规MRI分期情况见"子宫内膜癌的MRI表现"部分。然而，常规T_2WI判断分期具有一定的局限性。绝经后结合带变薄或模糊，使得肌层浸润评估较困难；当子宫内膜癌伴有良性病变，如子宫内膜息肉、子宫内膜异位症、子宫内膜增生、子宫肌瘤或先天异常时，正常的解剖结构显示不清，影响分期的诊断；当肿瘤较大、宫腔内有血块或肿瘤位于子宫角时子宫肌层的厚度发生改变，均影响对子宫肌层浸润深度的评判。

三、卵巢癌

（一）疾病概述

卵巢癌（ovarian cancer）发病高峰年龄多为45~65岁，其中90%~95%为卵巢原发性的癌，另外5%~10%为其他部位原发的癌转移到卵巢。最初常无症状，部分病人无意中摸到下腹部包块或妇科检查时偶然发现。可常感觉下腹部不适，一般无明显腹痛。当出现并发症，如蒂扭转、破裂、感染时可出现下腹部疼痛。部分病人可出现月经失调或闭经。如肿瘤嵌顿于盆腔，可引起尿频、便秘。巨大卵巢肿瘤压迫膈肌或出现胸腹水时可出现呼吸困难、心悸。如为恶性肿瘤，病人常出现食欲不振、消化不良等消化道症状，有腹水时可出现腹胀，部分病人因此会到消化内科就诊。另外，随着肿瘤的增大和出现腹水，有些病人可感觉腰围增大，甚至自认为是肥胖而减肥。卵巢癌晚期可出现乏力、消瘦、贫血等表现。化验室检查可见血CA125明显升高。

卵巢癌是女性生殖道肿瘤中死亡率最高的肿瘤，生存率取决于其临床分期和组织学分级，并对患者的预后起着重要作用。

卵巢癌的临床分期：

Ⅰ期：肿瘤局限于卵巢。

Ⅰa：肿瘤局限于一侧卵巢，无腹水，包膜完整，表面无肿瘤。

Ⅰb：肿瘤局限于双侧卵巢，无腹水，包膜完整，表面无肿瘤。

Ⅰc：Ⅰa或Ⅰb期病变已累及卵巢表面；包膜破裂；腹水或腹腔冲洗液发现恶性细胞。

Ⅱ期：病变累及一侧或双侧卵巢，伴盆腔转移。

Ⅱa：蔓延和/或转移至子宫或输卵管。

Ⅱb：蔓延至其他盆腔组织。

Ⅱc：Ⅱa或Ⅱb期病变已累及卵巢表面；包膜破裂；腹水中或腹腔冲洗液发现恶性细胞。

Ⅲ期：肿瘤侵及一侧或双侧卵巢，伴盆腔以外腹膜种植或腹膜后或腹股沟淋巴结转移；肝脏表面转移。

Ⅲa：肿瘤局限在盆腔未侵及淋巴结，但腹腔腹膜面有镜下种植。

Ⅲb：腹腔腹膜种植瘤直径小于2cm，淋巴结阴性。

Ⅲc：腹腔腹膜种植瘤大于2cm，或伴有腹膜后或腹股沟淋巴结转移。

Ⅳ期：肿瘤侵及一侧或双侧卵巢并有远处转移，胸水存在时需找到恶性细胞；肝转移需累及肝实质。

（二）病理表现

卵巢癌病理组织学分类在临床上主要有以下几种。

1. 生发上皮肿瘤　生发上皮肿瘤约占卵巢肿瘤的2/3，一般来自卵巢表面的生发上皮。生发上皮是覆盖在卵巢表面的黏膜，它有多功能分化的潜能，故可形成浆液性肿瘤、黏液性肿瘤和子宫内膜样肿瘤。具体类型包括浆液性瘤（serous tumors）、黏液性瘤（mucinous tumors）、子宫内膜样瘤（endometrial tumor）、透明细胞瘤（clear cell tumors）、纤维上皮瘤（fiber epithelioma）（又称勃勒纳瘤）、混合型上皮瘤（mixed epithelial tumors）等。这些肿瘤既有良性，也有交界恶性和恶性。

（1）浆液性囊腺瘤（serous cystic adenoma）：常见，占卵巢良性肿瘤的25%。肿瘤多为单侧性，双侧占15%。肿瘤表面光滑，大小不一，囊内充满淡黄色清澈浆液。分为单纯性及乳头状两型，前者多为单房，囊壁光滑，后者多为多房，内可见乳头。

（2）浆液性囊腺癌（serous cystadenocarcinoma）：为所有恶性卵巢肿瘤中最常见者，占40%~50%。1/3~1/2为双侧。肿瘤常为囊实性，体积较大，表面光滑，灰白色或有乳头生长，切面常为多房性，腔内有乳头生长，囊液混浊，有时为血性。

（3）黏液性囊腺瘤（mucinous cystic adenoma）：较常见，占卵巢良性肿瘤的20%左右。95%为单侧性，体积较大或巨大，表面光滑。切面常为多房，囊腔大小不一，内含黏液性液体，囊壁可有乳头生长。镜下囊腔被覆单层柱状上皮，能分泌黏液，与子宫颈管上皮相似。恶变率为5%~10%。2%~5%因肿瘤破裂，瘤细胞广泛种植于腹膜表面，分泌大量黏液，形成腹膜黏液瘤。

（4）黏液性囊腺癌（mucous cystadenocarcinoma）：约占卵巢恶性肿瘤的10%。单侧居多，瘤体较大，呈囊实性，表面多无乳头。切面为多房，有实性区域或乳头，组织极脆，囊液混浊或为血性。

（5）交界性肿瘤（borders of tumors）：占卵巢上皮性恶性肿瘤的15%，主要是浆液性和黏液性交界性肿瘤，其他类型交界性肿瘤少见，是一种低度潜在恶性肿瘤，在外观上与良性或恶性肿瘤不易区别。

2. 性索-间质肿瘤　性索-间质肿瘤占卵巢肿瘤的6%。此类肿瘤能分泌激素并出现相应症状，又称功能性卵巢肿瘤。向卵巢型细胞分化的有颗粒细胞、卵泡膜细胞，在女孩可引起性早熟，生育年龄可出现月经紊乱，老年妇女可发生绝经后出血，约15%伴发子宫内膜癌；向睾丸型细胞分化的有支持细胞、间质细胞，能分泌雄激素，病人出现男性化表现。该类肿瘤较为复杂，各种细胞可单独组成相应的肿瘤，卵巢型或睾丸型的两种细胞可出现在同一肿瘤内，可见四种细胞类型同时在肿瘤上。

（1）颗粒细胞瘤：是功能性卵巢肿瘤中最多见者，为低度恶性肿瘤，多发生于50岁左右妇女。肿瘤95%为单侧性，圆形或卵圆形，大小不一，表面光滑或分叶状。颗粒细胞瘤预后较好，但部分病例在治疗多年后仍可复发。

（2）卵泡膜细胞瘤：多为良性肿瘤，常与颗粒细胞瘤合并存在。大多数为单侧，大小不一，圆形或卵圆形，表面光滑。恶性卵泡膜细胞瘤少见。

（3）纤维瘤：占卵巢肿瘤的2%~5%，多见于中年妇女。肿瘤多为单侧性，中等大小，表面光滑或结节状，切面灰白，实质性，质硬。纤维瘤偶可伴有腹水和胸水，称梅格斯综合征（meigs'syndrome）。胸水多发生于右侧。手术切除后胸腹水自行消失。

3. 类固醇细胞肿瘤　类固醇细胞肿瘤也称脂质细胞瘤，由类似于黄体细胞、间质细胞、肾上腺上皮质细胞的圆形或多边形细胞组成的肿瘤。

4. 生殖细胞肿瘤　生殖细胞肿瘤比较常见。一般表面上皮肿瘤多见,恶性者高达 15% 左右。生殖细胞肿瘤可见于任何年龄,但年轻妇女较多见,大约 60% 的卵巢肿瘤为生殖细胞来源,其中 1/3 为恶性。

（1）成熟性畸胎瘤 (maturity teratoma)：为良性肿瘤,是最常见的卵巢肿瘤之一。其中 95% 以上为囊性,实性罕见。囊性成熟畸胎瘤又称皮样囊肿,占生殖细胞肿瘤的 85%~97%,好发于生育年龄,约 12% 为双侧性。肿瘤通常为中等大小,表面光滑,或呈结节状,灰白色,壁薄质韧。切面多为单房,腔内充满油脂和毛发,有时可见牙齿和骨质。囊壁常有实质性突起如乳头,此处常含有多种组织成分。

（2）未成熟畸胎瘤 (immature teratoma)：多发生于青少年,几乎都是单侧性的实性肿瘤,体积较大,表面呈结节状。一般将未成熟组织按细胞分化程度及成熟组织与未成熟组织的比例等分为 3 级,分级越高,恶性程度越高。但未成熟畸胎瘤有自未成熟向成熟转化的特点,即恶性程度的逆转现象。

5. 纤维瘤　是最常见的间叶来源的肿瘤,其次是平滑肌瘤、血管瘤,比较少见的是神经源性肿瘤、脂肪瘤、淋巴管瘤、软骨瘤、骨瘤等。

6. 转移性肿瘤　卵巢是恶性肿瘤常见的转移部位,大约有 10% 的卵巢肿瘤是转移性的,最常见的是乳腺和生殖道或来自消化器官中的胃肠道的转移癌。较为常见的是来自消化器官（胃、肠）的癌,直接浸润、种植或经淋巴道转移到腹膜后及腰部淋巴结,再经淋巴管道转移到卵巢;其次是由子宫颈、宫体或输卵管等处的癌扩散而来,有鳞癌、腺癌或绒毛膜上皮癌等;乳腺癌也可通过血行转移到卵巢。转移癌常侵犯双侧卵巢,结构特点多与其原发癌一样,侵犯单侧卵巢者仅 10%。库肯勃瘤 (krukenbergs tumor) 是一种特殊类型的转移性腺癌,原发部位为胃肠道。肿瘤为双侧性,中等大小,一般保持卵巢原状。

（三）影像学表现

（1）常见的 CT 表现：CT 平扫可见盆腔或盆腹腔肿块;卵巢癌晚期常有网膜增厚呈饼状或结节状;腹水;腹腔种植。CT 增强可见间隔及实性成分部分明显强化。

（2）少见的 CT 表现：卵巢癌少见的 CT 表现为肿块出现钙化;部分病变仅表现为明显腹水及网膜增厚,而卵巢大小正常,双侧卵巢区及盆腹腔未及明显肿物。

该病最初常无症状,部分病人无意中摸到下腹部包块或妇科检查时偶然发现。可单侧也可双侧,大小不等,CT 较难早期发现。病变表面常不光滑,壁厚,呈结节状,形态不规则,有圆形、椭圆形或分叶状,囊性恶性肿瘤分隔增厚。实性肿瘤则内部密度不均。腹腔内常伴有腹腔积液,腹膜增厚,网膜、肠壁及腹膜上常有细小结节。凡发现恶性肿瘤时,需注意检查双侧肾脏有无肾盂光带分离,其内是否存在积液,以便排除肿瘤侵蚀或转移至盆侧壁,而这种侵蚀或转移未形成肿块,用超声检查无法检出,但从肾脏有无积水,可间接发现盆侧壁转移病变压迫、侵蚀输尿管,致使肾脏积水。

卵巢癌病灶在 MRI 平扫中基本表现为软组织信号。但不同病理组织类型的卵巢肿瘤呈现出不同的形态学特征,MRI 可以清晰显示肿瘤大小、数目、边缘,有无腹水、淋巴结肿大、邻近器官侵犯及远处转移等。其次卵巢肿瘤不同的病理组织成分和细胞类型在 MRI 图像中表现不同的信号特征,MRI 对水样囊液、脂液、高蛋白或胆固醇液体及不同时期出血有特异性表现;对纤维组织、脂肪或钙化等实性成分具有特异性表现。如果肿瘤（尤其是恶性肿瘤）细胞构成致密、细胞核及细胞质比例升高,细胞外间隙减小,组织内水分子弥散受限,则 ADC 值降低,DWI 呈高信号。

如果肿瘤细胞含量及血管丰富,间质含量稀少,则增强扫描明显强化。盆腔内双侧卵巢影像消失,多有多量的积液或腹膜增厚、结节。

（四）诊断和鉴别诊断

1. 诊断要点　①肿瘤多为实性及囊实性,早期肿瘤则多为囊性,少数为囊实性;②肿瘤直径 >4 cm,肿瘤壁厚度或囊腔分隔厚度 >3 cm,伴壁结节,存在腹膜或盆腔浸润时可见明显的肿瘤血管;③增强后扫描实性部分的影像显示明显增强。

2. 鉴别诊断要点　与 CT 相比,MRI 具有多方位成像功能及良好的软组织对比分辨率,使之在盆腔病变的诊断和鉴别诊断中作用更加重要。但也存在一些问题,如良恶性肿瘤均可有明显强化,不能单纯靠强化率来判断病灶的性质。卵巢原发性肿瘤和转移瘤在 MRI 上的表现无显著差异,所以在诊断卵巢癌时,无论有无原发性病灶,均应与转移瘤相鉴别,进行全面细致的排查。

第二节　男性生殖系统疾病医学影像学表现

一、前列腺增生

（一）疾病概述

前列腺肥大又名前列腺增生症（benign prostatic hypertrophy，BPH），是老年男性常见病之一，多发于50~70岁，目前病因未明，多数人认为本病与男性激素失调有关，在组织学上主要为腺体增殖而间质增殖较少，腺体增殖可为弥漫性，亦可为局限性，其中以尿道周围腺体弥漫性增殖为主，由于前列腺解剖部位特殊，因此，增生的腺体使膀胱颈部受压，临床表现主要为下尿路梗阻症状，由于尿路不畅可继发膀胱扩张甚至泌尿系炎症及结石等。直肠指检可触及增大的前列腺，表面光滑、富有弹性、中央沟变浅或消失。以往诊断前列腺肥大主要依靠膀胱造影或B超，目前较少应用，现多采用CT及MRI检查，该检查手段更为全面直观，效果更佳。

（二）病理表现

前列腺由腺体和平滑肌组成。前列腺增生的病理改变主要为前列腺组织及上皮增生，常发生在两侧叶及中叶，增生部分特别是中叶和两侧叶可突入膀胱内，使膀胱出口抬高超过膀胱底部水平，这种活瓣作用可引起膀胱排尿障碍。

早期因膀胱功能性代偿而临床表现不明显，出现轻度排尿困难，但无残余尿，稍有尿频及会阴部不适。随着增生程度的加重，主要临床表现为膀胱刺激症状和排尿梗阻症状。前列腺增生压迫尿道引起尿道狭窄，弯曲变长，引起尿道梗阻，排尿困难，排尿时间延长，出现残余尿，膀胱扩大，进一步发展可出现膀胱输尿管反流，肾功能下降，也可继发泌尿系结石及泌尿系感染。

（三）影像学表现

MRI显示前列腺增生比CT更为直观全面，绝大多数前列腺增生结节好发于前列腺的正中叶，前列腺增生结节可突入膀胱，并可使前列腺体积逐渐增大，最终前列腺失去正常形态。由于前列腺增生的结节内所含组织学成分不同，在T_1WI像上表现为均匀的稍低信号，在T_2WI上呈均匀或混杂信号（图40-2-1），如以肌纤维成分为主则为短T_2信号，如以腺体成分为主则为长T_1信号，增生的结节周围常可见一环形低信号假包膜。

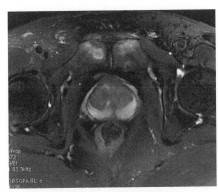

图40-2-1　前列腺增生

T_2WI脂肪抑制像示前列腺体积增大，以中央叶增大为主，外周带在T_2WI呈均匀高信号

正常前列腺中央腺比外周腺强化明显，而两者都为均匀强化，BPH中央腺强化显著且不均匀，少数BPH可以发生在外周腺，导致外周腺不均匀强化。

BPH病理组织学变异很大，表现为不同程度的腺体萎缩和萎缩后增生、基底细胞增生和非典型腺瘤样增生。在MRS检查中，BPH绝大多数有显著的Cit峰，仅约4% BPH的Cit峰值低于Cho＋Cr，部分BPH的Cit甚至高于正常外周带，病理均显示为腺体增生为主，部分伴腺管潴留、囊肿。

（四）诊断与鉴别诊断

1. 诊断要点　①老年男性；②前列腺体积增大，以中央叶增大为主；③中央叶出现T_1WI均匀稍低信号，T_2WI为均匀或混杂信号；④出现膀胱刺激症状及尿路梗阻症状。

2. 鉴别诊断要点　前列腺增生主要与前列腺癌进行鉴别，需要指出的是，单凭观察前列腺形态的变化和信号异常难以鉴别前列腺肥大与前列腺癌，关键在于结节位置是位于前列腺的中央叶还是外围叶，因为绝大多数前列腺癌起源于外围叶，而前列腺增生绝大多数发生在中央叶，这是二者的主要鉴别点。

二、前列腺癌

（一）疾病概述

前列腺癌（prostate cancer）是男性常见的恶

性肿瘤之一,前列腺癌的主要诊断方法包括直肠指检(DRE)、前列腺特异性抗原(PSA)、经直肠超声(TRUS)、CT、MRI等,目前,TRUS引导下前列腺穿刺活检被认为是术前诊断前列腺癌的金标准。直肠指检及血清PSA检查应用于前列腺癌的筛选,提高了前列腺癌的检出率,影像学检查可确定前列腺肿瘤有无破坏和突破包膜及精囊是否受侵,为前列腺癌的分期提供依据,指导临床治疗。

(二)病理表现

前列腺癌绝大多数为腺癌,少数为鳞状上皮细胞癌或移行上皮癌,75%发生于后叶,其次为前叶和侧叶,亦有部分多发性。前列腺癌病理表现为异型的肿瘤细胞增多,细胞核大,核仁明显和不同程度的丧失形成正常腺管的能力,堆积的恶性上皮细胞取代了正常的腺泡和导管形态。

(三)影像学表现

单纯依靠CT诊断前列腺癌存在困难,仅可发现前列腺体积增大,此部分主要介绍前列腺癌在MRI中的表现。

早期前列腺癌与前列腺增生鉴别困难。当癌瘤局限于前列腺内时,前列腺包膜显示完整,界限清楚,在T_1WI图像上病变显示不清,T_2WI中,正常的前列腺周围部呈高信号,肿物呈低信号(图40-2-2)。如低信号中出现高信号则提示出血。当前列腺包膜中断时提示病变已侵犯前列腺包膜,当肿瘤外侵时,在T_2WI上可见前列腺周围高信号,脂肪消失,两侧静脉丛分布不对称,两侧精囊不等大,信号减低,膀胱精囊角脂肪信号消失,呈低信号改变。当病变累及膀胱时表现为低信号,膀胱壁中断。受累的器官与癌肿紧密相连,受累区的信号强度与原发肿瘤基本相似。一般认为直肠内线圈的MRI检查估价被膜外浸润的准确率高于体线圈和盆腔相控线圈的MRI,如将直肠内线圈与盆腔相控线圈相结合,前列腺癌分期准确性可达75%~90%。

近年来,动态对比增强MRI因能快速显示前列腺增强类型及有关肿瘤血管情况而被应用于前列腺癌的诊断。前列腺癌的DCE-MRI特征是病灶处出现早期增强及与周围正常组织相比较高的增强强度。DCE-MRI数据由组织的动态T_1WI生成,需注射Gd-DTPA或其他类似大小Gd标记的示踪剂。行MRI检查时,应在团注对比剂前先获取平扫

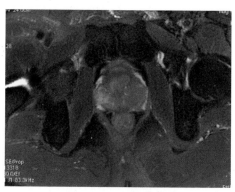

图40-2-2　前列腺癌

T_2WI脂肪抑制像示外周带与中央叶边界模糊,外周带信号不均匀,可见低信号结节影,边缘不清

T_1WI,团注对比剂后,继续扫描,观察组织对对比剂的摄取和清除。

三维质子磁共振波谱成像(magnetic resonance spectroscopy, MRS)是最新的能显示前列腺代谢变化的无创性检查方法之一,MRS能提供枸橼酸盐(citrate, Cit)、胆碱复合物(choline, Cho)和肌酸(creatine, Cre)等前列腺代谢物相对含量的生物信息,在常规MRI的基础上加上MRS的代谢信息能显著提高前列腺病变MRI诊断的准确性。MRS主要通过观察代谢变化显示病变,与信号的对比无关,可在很大程度上弥补常规MRI的局限,有很重要的临床价值。

正常前列腺外周带MRS的代谢特点是在$(2.6\sim2.7)\times10^{-6}$附近可见到显著的Cit峰,其峰值高于Cho和Cr。文献报道,前列腺癌最显著的代谢变化是Cit明显下降和Cho水平的升高。

弥散加权成像(diffusion-weighted imaging, DWI)基于不同组织间水分子的运动。与正常组织相比,由于肿瘤组织细胞增多,排列紧密,其间质成分少,含水量少,且增殖的细胞挤压细胞外间隙,使水分子运动受限。水分子运动的强度是通过表观弥散系数(apparent diffusion coeffieient, ADC)来表示,扩散快的组织信号衰减大,ADC值高,扩散慢的组织信号衰减小,ADC值低。研究表明,恶性前列腺组织的ADC值明显低于良性组织,DWI检出周缘区前列腺癌的敏感性和特异性分别为86.7%、72.2%。

(四)诊断与鉴别诊断

1.诊断要点　前列腺癌多发生于前列腺外周带,典型前列腺癌表现为,常规MRI图像上T_2WI可见正常高信号外周带内出现低信号结节,应用高b

值 DWI 可有助于诊断。

一般认为前列腺特异性抗原（PSA）超过 10ng/mL 已有诊断意义，其值与前列腺癌分期、分级均有关，另外，前列腺特异性抗原指数（PSAI）、前列腺特异性抗原密度（PSAD）及血清游离 PSA 与血清总 PSA 测定（F/T）均有助于与前列腺增生症的鉴别。

2. 鉴别诊断要点　前列腺癌与前列腺增生的鉴别诊断困难。主要通过病变的好发部位来进行鉴别，但是对于发生于中央叶的癌症病灶鉴别困难。由于近来 MRS 的发展及 DCE-MRI 的应用，结合常规 MRI，使其诊断准确性有了提高。

三、睾丸肿瘤

睾丸肿瘤发病率低，占男性肿瘤的 1%，原发性睾丸肿瘤可分为生殖细胞类肿瘤和非生殖细胞类肿瘤，前者约占睾丸新生物的 95%，包括精原细胞瘤 (seminoma)、胚胎瘤 (embryonal cell carcinoma)、畸胎瘤、绒毛膜上皮癌 (chorionepithelioma)，其中以精原细胞癌最为多见，好发于 30~40 岁。非生殖细胞类肿瘤来源于性索细胞 (sertoli cells) 和间质细胞 (leydig cells)，这类肿瘤中只有 10% 为恶性。非原发性睾丸肿瘤，如淋巴瘤、转移瘤等，发病率更低，临床罕见。影像学检查主要观察病灶发生部位、测量大小（最大径）、扫描范围内淋巴结情况、肿块平扫及增强后的密度 / 信号变化、血供情况、是否合并钙化、

局部侵犯及远处转移等。

典型睾丸肿瘤的 MRI 表现为一侧睾丸肿块，边缘清楚，可起自隐睾 (undescended testis)。睾丸肿块在 T_1WI 像上表现为与正常睾丸相比近似等信号。在质子加权像上亦呈等高信号，在 T_2WI 上正常睾丸信号增高，而肿瘤信号相对较低，多较均匀。如果肿瘤内有出血、液化或坏死，其信号强度不均匀。如果睾丸白膜信号消失或中断，常提示肿瘤向睾丸外侵犯。

精原细胞瘤病理组织学特点反映了其 MRI 的表现。精原细胞瘤大多呈类圆形或结节状实性肿块，由于睾丸白膜限制肿瘤生长，大部分肿块边界清楚，与正常睾丸显著高信号对比，肿瘤在 T_2WI 呈均匀低信号，且可见条形低信号纤维间隔，个别肿瘤因内部出血、坏死呈混杂信号。睾丸精原细胞癌多沿精索静脉上行转移至髂内、髂总、主动脉旁、肾门附近淋巴结，甚至转移至纵隔及锁骨上淋巴结，MRI 显示肿大的淋巴结效果较好，一般表现为直径大于 15 mm 的软组织信号影。

本病需与睾丸淋巴瘤相鉴别，较为少见，是 60 岁或以上老年男性最常见的睾丸恶性肿瘤。以继发性淋巴瘤多见，大部分的病理类型为弥漫大 B 细胞性。淋巴瘤是最常见的双侧睾丸发生的肿瘤。睾丸淋巴瘤容易局部侵犯到附睾、精囊腺及阴囊皮肤等。睾丸淋巴瘤在影像学上可表现为睾丸的不均质实性肿块。

第三节　传统医学影像在生殖系统疾病中的局限性

随着 MRI 技术的发展，MRI 对于前列腺癌定性诊断的准确率逐渐升高。有研究认为，因 MRI 检查的无创性及高软组织分辨率，可通过穿刺前 MRI 检查对前列腺癌进行定性诊断。但在实际工作中，仅通过 MRI 检查诊断前列腺癌的有无往往存在假阴性。分析原因，一次穿刺对前列腺癌诊断的假阴性率为 30%，将穿刺结果作为金标准进行 MRI 准确性分析，必将导致 MRI 诊断效能的不准确，仍需加大样本量并延长随访时间作为补充，以提高对前列腺癌诊断的准确性。

随着 MRI 检查技术的不断丰富，越来越多的检查序列应用到临床工作中来，但是目前各项研究表明，这些新技术的应用仅对病变的定性、定位诊断提供一定程度的帮助，并且新序列往往检查时间相对较长，病人多数无法耐受，这也产生了安全性的问题。

对于女性生殖系统，MRI 表现出巨大的应用价值，具有其他检查方法无法替代的优越性。但是，在临床应用中也存在很多不足，例如有研究表明，常规 MRI 诊断子宫内膜癌肌层浸润和宫颈受累的准确度分别为 64%~85%、75%~86%，导致诊断错误的原因包括结合带变薄、边缘模糊、肿瘤较小与周围肌层信号相似、刮宫后内膜等。目前国内主要以恶性病变的术前评估及短期疗效评估为主。

对于传统影像学检查手段主要受形态学成像限制,在病变检出、良恶性鉴别及疾病分期等方面价值有限,因此,需进一步发展以弥补这些不足。

第四节　分子影像在生殖系统疾病中的应用

一、分子影像在生殖系统疾病中的应用概述

活体分子成像在早期阶段的疾病诊断,确定病变范围,选择疾病和病人的个性化药物,应用定向或靶向治疗,评估分子特异性治疗的效果等方面有巨大潜力。生殖肿瘤由于检测晚期转移性疾病播散和治疗方案有限,导致死亡率居高不下。此外,传统造影剂由于缺乏特异性和敏感性,用于检测转移性肿瘤收效甚微。目前的临床分子成像方法主要以正电子发射断层扫描(positron emission computed tomography,PET)、单光子发射计算机断层扫描(single photon emission computed tomography,SPECT)、磁共振成像、电子计算机 X 线断层扫描 (CT, computed tomography)、超声及荧光成像为基础。不同成像方式都有其优势与局限性,结合各成像技术的优势以达到多模态成像 (例如, PET/MRI) 已成为当下肿瘤检测、分期和治疗评估的前沿技术之一。目前研究者们结合临床前研究发现的不同疾病的靶标和新的技术及仪器,研发出以不同疾病特异性标志为靶标的精巧和多功能的多模态成像分子造影剂。纳米药物及造影剂均可应用以克服许多传统造影剂的局限性,包括改善粒子溶解度,提供药物特异性靶向,克服药物毒性和不利的机体免疫反应。常见分子造影剂,包括脂质体、胶束、树枝状分子、多功能磁性聚合物、富勒烯和纳米管等极大地促进分子成像领域发展并开辟了传统成像之外的新兴成像方式。

二、分子影像在子宫疾病诊断和治疗中的应用

(一)MRI 成像在宫颈癌中的应用

在 2016 年, Lee H. J. 等报道了磁性纳米线从宫颈癌标本中快速和超灵敏检测分离人乳头状瘤病毒基因型。宫颈癌是世界各地的妇女癌症发病率和死亡率第三大常见病,主要由持续感染高危型人乳头状瘤病毒(human papillomavirus,HPV)引起。已经确定至少 40 种 HPV 基因型参与宫颈癌的发生,尤其是高危型 HPV 16 和 HPV 18。检测人乳头状瘤病毒是诊断和监测 HPV 相关疾病的关键。分子诊断方法广泛用于 HPV 感染的诊断,先通过聚合酶链反应(polymerase chain reaction, PCR)扩增提取的基因组脱氧核糖核酸 (deoxyribonucleic acid, DNA),然后进行检测。核酸扩增对特定 DNA 序列的定量和定性诊断十分重要,可以为疾病诊断和基础研究提供关键证据。然而,这种实时 PCR 扩增方法还不能用于诊断早期 HPV。原因在于 DNA 靶标部分放大效率严格依赖于从样品中洗脱 DNA 的量。换句话说,只有提取大量来自患者标本的 DNA,才可以进行 PCR 扩增,使疾病诊断的灵敏性和特异性更高。目前的 DNA 提取技术最常用的是固相方法,有隔离效率和纯度的限制。

该课题组合成一种聚乙烯亚胺修饰磁性纳米线(PEI-MNWs),可以从宫颈癌标本中分离并分析多种基因型的 HPV DNA。首先聚吡咯(Polypyrrole, PPy)纳米线掺杂大量的磁性纳米颗粒和生物素。其次,通过链霉亲和素 - 生物素作用与聚乙烯亚胺(Polyethyleneimine,PEI)有效结合获得 PEI-MNWs。纳米线平均长度 16 mm,直径 200 nm,具有较大的表面积和高亲和力。随着掺杂在纳米线中的生物素浓度增加,DNA 附着点也大大增加,这有助于提取分析极低浓度的 DNA,该材料可灵敏可靠地进行疾病早期诊断、监测治疗反应以及评估预后。此外,细长的纳米线结构允许封装高含量的四氧化三铁纳米粒子,显著提高纳米线的磁响应,同时减少反应时间。在本研究中,研究人员应用 PEI-MNWs 高效地从宫颈癌患者标本中分离基因组 DNA,证明了 PEI-MNWs 在从标本提取的靶向目标 DNA 效率优于常规使用的 Cobas 4800 HPV 检测,PEI-MNWs 具有更高的灵敏度和特异性。 PEI-MNWs 具有良好的重复性,在早期检测和治疗 HPV 相关癌症方面有广阔的应用前景(图 40-4-1)。

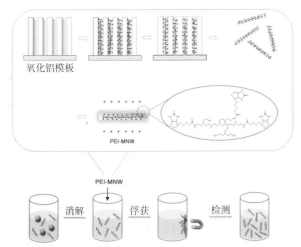

图 40-4-1　表面涂覆聚乙烯亚胺（PEI）的磁性纳米线（PEI-MNW）的实验程序示意图
机械性跳动裂解后，磁性纳米线可从宫颈拭子样品中提取人乳头瘤状病毒（HPV）基因组 DNA。而分离的 DNA 直接转移到用于 HPV DNA 检测的聚合酶链反应系统中；2016 年，Lee H. J. 等报道了磁性纳米线从宫颈癌标本中快速和超灵敏检测分离人乳头瘤状病毒基因型（该图片来源于 Biosens. Bioelectron., 2016, 86, 864-870）

2005 年，Andrea G. R. 等报道了纳米增强磁共振成像技术在宫颈癌病人淋巴转移诊断方面的应用。在宫颈癌和子宫内膜癌患者中，淋巴结转移提示预后差，5 年生存率明显下降，同时淋巴结是否转移也影响治疗方案的选择。节点评估即术中淋巴结冰冻切片病理检查是淋巴结转移的诊断金标准，然而，外科淋巴结清扫术增加手术的时间和成本。计算机断层成像（computed tomography，CT）和磁共振成像（magnetic resonance imaging，MRI）都可以可用于淋巴结成像。然而，没有可靠的可辨别的形态学标准来判断节点是否包含转移。现用的判断标准是使用尺寸阈值来预测淋巴结转移的可能性。然而，淋巴结短径小于阈值也可能会转移，大于阈值可能是良性的。MRI 和 CT 在淋巴结转移诊断中，灵敏性为 43%~73%。因此，一种无创、准确识别淋巴结转移的技术将是有临床意义、令人期待的。

该课题组合成一种新的淋巴结特异性造影剂 Ferumoxtran-10，由超小氧化铁纳米粒子（ultrasmall particles of iron oxide，USPIO）合成，可以不依赖淋巴结尺寸来识别淋巴结转移。材料经静脉内注射，被巨噬细胞摄入淋巴结。USPIO 的摄取使 T_2 和 T_2^* 加权序列上节点的信号强度降低（变暗）。而转移淋巴结内的转移组织取代正常巨噬细胞，阻止造影剂的摄取，继续保持高信号强度。使用 USPIO 造影剂和标准尺寸准则两种方法对宫颈癌患者淋巴结转移进行检测，比较灵敏性，实验结果证明，MRI 检测 USPIO 标记的淋巴结转移灵敏度增加，无特异性丢失。这对术前制订治疗计划有重要意义。

USPIO-MRI 有改善手术和非手术治疗宫颈癌和子宫内膜癌的潜力。首先，术前定位转移淋巴结需要采用淋巴结清扫，快速收集任何提示转移的节点冷冻切片，并指导外科医生进行全面、直接的转移淋巴结清扫。这种量身定做的方法可以减少手术时间和复发率。其次，当 USPIO-MRI 为阴性，手术淋巴结取样完全可以避免。最后，USPIO-MRI 可以准确描绘转移淋巴结在骨盆和主动脉旁路区域分布来定义放射治疗领域，进而针对个体患者进行治疗剂量的调整。

（二）SPECT 成像在宫颈癌中的应用

在 2013 年，Hoogendam J. P. 等报道了利用 ^{99m}Tc、SPECT-CT 术前测绘前哨淋巴结，减少宫颈癌腹腔镜手术中前哨淋巴结的检索时间。前哨淋巴结定义为半侧骨盆中第一个接受来自宫颈癌肿瘤的淋巴，通过蓝染或 γ 光来鉴别。在国际妇产科联合会（FIGO）分期中，认为淋巴结的状态是一个独立的治疗和预后因素，淋巴结转移阳性的病人需要接受额外的放疗。肿瘤淋巴结阳性的病人五年生存率 61.2%，小于肿瘤淋巴结阴性病人的 94.4%。前哨淋巴结阳性者需要进行肿瘤根治术，而阴性，可以选择保留生育功能。所以对于宫颈癌病人，前哨淋巴结的准确评估对治疗方案的选择有重要的临床价值。常用的平面核素淋巴显像对位于髂总区中超过一半的前哨淋巴结不能明确定位。

该课题组使用 ^{99m}Tc 纳米胶体和蓝色染料对宫颈癌患者的前哨淋巴结进行 SPECT-CT 显像。在病人、放射药物注射的时间和剂量保持不变的情况下，比较 SPECT-CT 与平面淋巴结核素显像两种前哨淋巴结两种定位方式和对术中前哨淋巴结清扫术的协作。相比于平面淋巴显像，SPECT-CT 可以更准确地进行术中前哨淋巴结的定位，具有更好的双边可视化率和较高的解剖一致性，有利于减少腹膜后盆腔的暴露和前哨淋巴结检测时间。SPECT-CT 在术中单侧前哨淋巴结准确率在 89%~100%，但双侧检测率为 47%~94%，优于平面淋巴成像，但腹膜后盆腔血管周围的前哨淋巴结术中准确定位仍然面领着挑战。另外，SPECT-CT 的辐射剂量低于 CT，高于平面核素成像。总之，相比于平面核素成像，SPECT 是一种有价值的宫颈癌术前前哨淋巴结成像检测技术。

（三）药物递送在宫颈癌中的应用

2017 年，Sheetal Parida 等报道了包覆金纳米棒的还原响应嵌段共聚物胶束用于靶向药物运输和光热治疗。金纳米粒子是一种贵金属纳米材料。一方面，由于其独特的表面等离子体共振，金纳米粒子强烈吸收近红外光，高效地将光能转换成局部热能。已经成功设计出的金纳米结构有二氧化硅/金纳米壳、金纳米棒、中空金纳米球和基于纳米胶束的金纳米壳等，都具有光热转换功能。其中，金纳米棒是生物医学应用中光热转换效率最高的，其优点如高效大规模合成、NIR 区域的高光吸收系数以及可调的光吸收范围，能够高效率消融离体肿瘤细胞和体内肿瘤。一些肿瘤细胞可以逃避凋亡，产生抗药性，金纳米棒的光热治疗可以克服这一困难。另一方面，金纳米棒可以用于 X 线、CT 成像、光声成像和表面增强拉曼成像来诊断肿瘤和检测治疗进展。本文通过在金纳米棒外面包覆还原型二嵌段共聚物（PEG-b-PHEA-LA-FA），装载 GW627368X 的方法，实现将化学疗法与光热疗法联合。含有叶酸和硫辛酸的还原响应性纳米棒嵌入微粒靶向富集于宫颈癌区域。由于肿瘤组织中高谷胱甘肽浓度，胶束降解释放药物，结合肿瘤表面受体引起细胞凋亡。金纳米棒具有光热治疗能力，和 CT 成像来监测、指导肿瘤的治疗。GW627368X 是选择性前列腺素类抑制剂，可以诱导细胞凋亡。与金纳米棒的光热治疗导致的细胞坏死互相增强杀伤肿瘤细胞的疗效。一系列离体实验和小鼠体内实验证明了包覆金纳米棒的还原响应嵌段共聚物胶束作为一种诊疗一体化探针对 Hela 细胞和体内宫颈癌具有抑制作用和成像功能。

在 2016 年，Lin, W. H. 等报道了高花菁含量的近红外聚合物纳米粒子用于双模态成像和光热治疗。由于特异性、敏感性、分辨率和成像深度方面的限制，单一成像技术不能满足癌症诊断、预后和治疗过程的全部成像需求。理想的方法是发展多模态成像，使各种信息相互补充。近红外荧光成像和光声成像相结合，可以实时、全面监测药物在体内分布、释放和肿瘤组织的成像诊断。物理封装药物和造影剂存在许多挑战：装载量低、稳定性差、药物释放不可控。而且，直接将两种成像造影剂负载于同一纳米平台合成过程更加复杂、不易控制。与直接封装

不同，聚合物组装方法在提高药物含量方面显示出巨大的潜力，可能适用于各项药物输送系统。

该课题组制备一种可用于双模态成像与光热治疗的纳米共聚物 CYP @ PEG-PLA。首先通过帕瑟里尼反应合成七甲川花菁聚合物，再通过聚合物共沉淀法与 PEG-PLA 结合。花菁类染料是一类用途广泛的有机染料，在红外范围内消光系数高，吸收带窄，可以用于肿瘤的红外成像。但存在溶解性差、循环时间短和低肿瘤累积的缺点，需要通过封装或化学修饰来克服上述缺点。实验证明，CYP @ PEG-PLA 对人宫颈癌细胞的杀伤作用以及对 HeLa 肿瘤小鼠的肿瘤抑制作用，同时近红外荧光成像和光声成像实现了对治疗效果的实时监测。该研究强调使用聚合物组装策略合成载有高负载剂量的多功能纳米颗粒（图 40-4-2）。

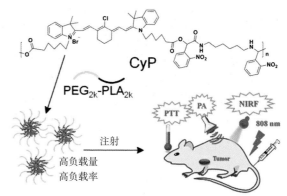

图 40-4-2　基于青花素聚合物合成和制备 CyP @ PEG-PLA NP 纳米粒子

2016 年，Lin, W. H. 等报道了高花菁含量的近红外聚合物纳米粒子用于双模态成像和光热治疗（图片来源于 ACS Appl. Mater. Interfaces, 2016, 8, 24426-24432）

在 2011 年，Raffaele Riccò 等报道了染料掺杂二氧化硅纳米粒子增强 DNA 微阵列中的信号：在人乳头瘤病毒检测中的应用。DNA 微阵列是检测核酸和其他生物信号分子一个强大的工具，其应用扩展到基因表达分析与基因分型、基因筛选、微生物诊断、环境监测、免疫分析和蛋白质分析。在这项技术中，一个二维互补脱氧核糖核苷酸（complementary DNA, cDNA）或寡核苷酸阵列在每个点包含一个特定的序列，作为探针集检测一个特定的靶 DNA 序列的存在。这一技术采用各种有机染料作为标识。但有机染料存在以下缺点：光漂白、低信号强度、环境稳定性差、由于小斯托克斯移位导致激发和发射带重叠。这些缺点显著影响 DNA 微阵列中荧

光信号的均匀性和重复性,限制了检测的灵敏性。因此,发展高灵敏度、高选择性标记方法令人期待。

目前,一些研究已经开始开发微阵列设备用于癌症相关病毒的诊断。如人类乳头状瘤病毒:这种小的双链 DNA 病毒存在 120 种基因型,90% 宫颈癌与高危型 HPV 病毒感染有联系。因此,对高危型 HPV 病毒的检测对宫颈癌的早期预防有着重要意义。

本文报道了一个简单和廉价的 DNA 微阵列标识的合成路线,将发光有机染料掺杂入无机二氧化硅纳米颗粒后,合成 Alexa555@SiO$_2$,再与链霉亲和素结合成 SA-ddNPs,用于高危型人乳头状瘤病毒的检测。将 SA-ddNPs 与未修饰染料、商用量子点同时对 HPV 病毒检测,SA-ddNPs 提供了更好的信号强度、不重叠的激发和发射光谱。SA-ddNPs 作为 DNA 微阵列技术的标记物,廉价、易合成、水中的稳定性好、表面功能化和生物相容性优异,使其在未来生物标记和生物成像的应用中有巨大的潜能。

2010 年,Juan L. Vivero-Escoto 等报道了可嵌入寡核苷酸的菲啶(PAP)功能化介孔二氧化硅纳米粒子在宫颈癌 HeLa 细胞中的摄取和对 HeLa 细胞的毒性。介孔二氧化硅纳米粒子(mesoporous silica nanoparticles,MSN)的合成研究已引起人们的重视。MSN 具有如比表面积大(>800 cm^2/g)、可调孔径(2~10 nm)和窄粒径分布优点。与其他非多孔固体纳米粒子相比,它提供了两种不同的表面,即外部和内孔表面,可以通过改变孔径和颗粒大小调整这些材料。利用这一特性,人们可以控制这些材料与细胞膜、亚细胞器和生物大分子相互作用,用于药物/基因传递和生物传感。这是首篇关于同一有机官能团在二氧化硅纳米粒子表面连接位置的不同可以影响其在细胞转运性质和细胞内活动性质的报告。

本课题组报道的 MCM-41 型介孔二氧化硅纳米材料 PAP-LP-MSN 和 AP-PAP-MSN 分别具有不同的孔径大小(分别为 5.7 nm 和 2.5 nm)。菲啶功能团连接在 PAP-LP-MSN 表面和 AP-PAP-MSN 内部。菲啶本身是一种细胞膜渗透分子,其修饰的 PAP-LP-MSN 和 AP-PAP-MSN 均可以被宫颈癌细胞摄取,与胞质中寡核苷酸分子结合。菲啶修饰于表面的 PAP-LP-MSN 纳米粒子可以与 Hela 胞质中寡核苷酸结合,对蛋白质生物合成和肿瘤细胞生长有显著的抑制作用。相比之下,相同的寡核苷酸分子固定连接于毛孔内的 AP-PAP-MSN 纳米粒子可以显着降低 HeLa 细胞的内吞作用,产生细胞毒性。

两种材料差异产生的原因在于 AP-PAP-MSN 内的二氧化硅纳米阻止了菲啶(phenanthridine,PAP)与寡核苷酸的结合。试验使用流式细胞仪、激光共聚焦荧光显微镜检测两种材料在人宫颈癌细胞中的细胞膜通透性、体外生物相容性、内吞特性和毒性作用。我们设想这种表面修饰官能团的方法与介孔二氧化硅纳米颗粒的形态调节相结合成新的细胞内纳米装置来调节细胞膜转运性质。这些材料可能在各种细胞内起重要作用,有望应用于许多生物医学和生物技术应用的过程。

在 2014 年,Aracely Angulo-Molina 等报道了 α-生育酚琥珀酸酯修饰磁性纳米颗粒促进宫颈癌细胞的死亡。磁性纳米粒子具有特殊的物理和化学性质,用于抗肿瘤治疗中药物的运输。特别是四氧化三铁纳米粒子生物相容性高于其他氧化物磁铁,广泛用于磁共振成像、细胞组织靶向和高温疗法。可以用功能分子进行修饰来合成有效的药物输送系统。纳米级载药系统优点是增强靶区域内药物的传递富集,使药物高效运往肿瘤组织并降低副作用。α-生育酚琥珀酸酯是 α-生育酚(α-tocopherol,α-TOH)的酯化衍生物,可以抑制许多肿瘤细胞生长,如宫颈癌、前列腺,乳腺癌、肺癌、结肠癌、子宫内膜癌等。α-生育酚的酯化衍生物选择性地杀伤肿瘤细胞,对非恶性细胞无细胞毒性或低毒性。α-生育酚琥珀酸酯选择性杀伤能力易受宫颈和卵巢癌细胞中内源性酯酶水平的影响,可以被降解失去其细胞毒性。α-生育酚琥珀酸酯对一些肿瘤细胞中高水平酯酶的敏感性可以通过与药物载体的结合来避免。磁性纳米粒子功能化修饰正在成为在生物医学中一个重要的方法。功能化磁性纳米粒子被内吞后可与细胞器官相互作用,不仅对正常组织毒性低,同时增强对肿瘤的杀伤作用。

该课题通过还原共沉淀法制备的磁性纳米粒子,表面被硅烷化并与 α-生育酚琥珀酸酯共轭以增强其抵抗酯酶的能力。平均尺寸 15 nm 的球状磁性纳米粒子,由矿物和有机成分组成,稳定性高。α-生育酚琥珀酸酯球状磁性纳米粒子被细胞内吞并有选择地影响宫颈癌的生存能力,但与非恶性成纤维细胞生物相容。实验结果表明,磁性纳米粒子保护了 α-生育酚琥珀酸酯在高水平酯酶宫颈癌细胞中的细胞毒性,提高抗癌活性。α-生育酚琥珀酸酯修饰的球状磁性纳米粒子既对不敏感宫颈癌细胞有抑制作用,也有对非恶性细胞的生物相容性,是一种很有前途的诊疗一体化探针,有望应用在宫颈癌和其他恶性肿瘤方面。

(四)光热治疗在宫颈癌中的应用

在 2010 年,Li Y. B. 等报道了 CuS 纳米粒子用于肿瘤的光热治疗。纳米颗粒有不同于单个分子或固体的光学、电子和结构性质。纳米粒子吸收和发射光谱可调、光稳定性好、尺寸小、表面易于功能化,为纳米颗粒在体内的应用创造了条件。热疗法是通过物理方法加热肿瘤组织,使其受热后升温至 42~45°C,并维持 30 min 以上的一种肿瘤治疗方法,同时防止周围细胞受到影响。当温度升高(> 45°C),热能可直接消融癌细胞。热疗法和热消融可通过微波、射频、磁场、聚焦超声或激光激发。热消融治疗面临的挑战是健康组织也可以吸收电磁和超声波能量而温度升高,限制了治疗窗口。与外界能量源相互作用的功能纳米粒子的应用可以克服这个限制,因为纳米粒子可以选择性地聚集于癌细胞,充当潜在的热介质。数据表明,硫化铜纳米粒子在近红外区域具有较强的吸收。近红外激光照射后,硫化铜纳米粒子的水溶液温度增加与曝光时间和纳米粒子浓度相关。

该实验用湿化学法合成硫化铜纳米粒子。通过使用近红外激光束对 Hela 细胞进行光热消融。由近红外激光束在 808 nm 处的照射致使硫化铜纳米粒子富集处温度升高,杀伤 HeLa 细胞,并对周围组织影响小。由于其独特的光学性质、体积小、成本低和细胞毒性低,硫化铜纳米粒子有望成为癌症光热消融治疗的新纳米材料。这是首次报道使用半导体纳米材料用于光热治疗。

2016 年,Li Y. 等于报道了多巴胺碳纳米点作为治疗癌症有效的光热材料。与其他癌症治疗方法相比,如手术、放疗和化疗,光热治疗对正常组织的侵袭性最低、毒性低和对肿瘤组织的特异性高。良好的光热材料要具有良好的消光系数、光热转换效率、生物相容性和临床安全性。光热材料包括石墨烯、黑磷、硫化铜、金纳米粒子、聚吡咯纳米材料和聚苯胺等。虽然这些光热材料光热转换效率高,但光稳定性差和合成复杂阻碍了进一步的临床应用。

碳纳米点是新兴的碳材料,由于突出的光学、化学、电子性能以及良好的生物相容性,已广泛应用于催化剂、生物成像、离子检测和抗肿瘤治疗。目前各种碳纳米点多通过自上而下或自下而上的方法合成,然而,合成过程复杂且耗时。因此,开发一种简单合成的基于碳纳米材料光热剂的方法引起人们的关注。

该课题组通过简单的水热法,以盐酸多巴胺作为碳源合成多巴胺碳纳米点。进行了一系列的实验来评估多巴胺碳纳米点的光热性能,结果表明,多巴胺碳纳米点具有优良的光稳定性、热稳定性和高光热转换效率,更重要的是,多巴胺碳纳米点对人宫颈癌 HeLa 细胞的光热治疗作用显著,同时高浓度下对健康组织也无明显的细胞毒性。这些结果表明,多巴胺碳纳米点是治疗癌症的一种有效的光热剂,有望用于宫颈癌的治疗。

2015 年,Liang Y. 等报道了抗 cMet 抗体修饰的空心的金纳米粒子作为一种新的光热治疗纳米材料。根治手术仍然是早期(I~IIA)宫颈癌患者的首选解决方案。传统的非手术治疗的不良反应和低敏感度驱使人们探索更有效的治疗方法。光热治疗作为一种癌症治疗的新策略,可以降低对正常细胞的伤害。大量金纳米材料被用于合成光热材料。优良的金纳米结构应具有低毒性、可调近红外线吸收区域和癌症靶向性特点。受体酪氨酸亚族的 cMet 激酶是肝细胞生长因子受体,在侵袭性宫颈癌中过度表达。因此,抗 cMet 抗体对侵袭性宫颈癌具有靶向性。

该课题组计划合成一种具有靶向性的空心金纳米球,面临的挑战是找到一个满意的连接单元来结合裸露的空心金纳米球(hollow gold nanospheres, HGNs)与靶向探针即抗 cMet 抗体。聚乙二醇(polyethylene glycol, PEG)通常用于修饰以提高生物相容性同时降低免疫原性。使用近红外光分别对四组 HeLa 细胞和 CaSki 细胞(人宫颈癌细胞)进行体外光热治疗:分为对照组、仅激光、带激光的中空金纳米球和带激光的抗 cMet-HGNs 组。与其他组相比,抗 cMet-HGNs 激光组具有较高的早期凋亡率,HeLa 细胞为 5.83%,CaSki 细胞为 20.0%。抗 cMet-HGNs 有能力提高光热治疗对宫颈癌细胞的特异性消除,具有应用于光热治疗宫颈癌效果的潜力。

2016 年,Luo X. J. 等报道了 DOX-Fe_3O_4@ $mSiO_2$-PO-FA 纳米复合物协同化疗和光热治疗。一些纳米颗粒,如聚合物、胶束、脂质体、Au 和 ZnO 纳米粒子等,可以作为纳米载体延长抗肿瘤药物的血液循环,增加药物积累并增加抗癌治疗效果。其中介孔二氧化硅纳米粒子具有大比表面积和孔体积、优异的生物相容性、易于修饰和可调颗粒大小而引起极大地关注。为了进一步控制药物释放和降低副作用,合成刺激响应型 MSNs 以确保药物分子在肿瘤环境局部释放。目前,由于正常组织与肿瘤组织

pH 之间的差异，pH 敏感型药物释放广泛合成。此外，光热治疗的光线作为高度选择性的外部刺激也可以激发药物释放，不会对周围正常组织造成严重损害。众多光热材料中，四氧化三铁纳米粒子由于其优异的磁性、生物相容性、高靶向能力和光热转换效率被广泛应用。与紫外光和可见光相比，近红外光可以穿透更深层组织。总之，四氧化三铁纳米颗粒可用于深部肿瘤的光热治疗。然而，纯四氧化三铁纳米粒子暴露于生物体时易聚集和被快速降解。

该课题组合成一种多功能纳米材料 $Fe_3O_4@mSiO_2$，克服以上缺陷并结合其他功能。采用 Fe_3O_4 纳米粒子作为核心，用介孔二氧化硅壳以制备 $Fe_3O_4@mSiO_2$。药物多柔比星盐酸盐（doxorubicin hydrochloride, DOX）通过酸敏感缩酮基团连接在 $Fe_3O_4@mSiO_2$ 上。基于正常组织和肿瘤的不同 pH 条件，$DOX-Fe_3O_4@mSiO_2-POFA$ 纳米复合材料在 pH 低的癌组织中特异性释放药物，减少在正常组织中的释放以确保低副作用。而且在近红外光照射下，磁性四氧化三铁纳米颗粒可以诱导癌细胞凋亡。MTT 法证明，$Fe_3O_4@mSiO_2-POFA$ 有良好的生物相容性，对人体无害。通过 Hela 细胞和宫颈癌细胞的实验证明，该材料具有靶向抗癌药物递送和光热治疗效果（图 40-4-3）。

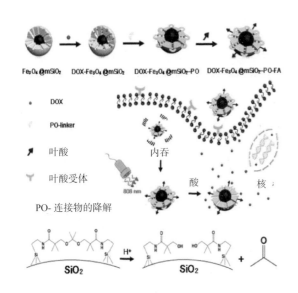

图 40-4-3 合成和控制释放过程的示意图

2016 年 Luo X. J. 等报道了 $DOX-Fe_3O_4@mSiO_2-PO-FA$ 纳米复合物协同化疗和光热治疗（图片来源于 RSC Advances, 2016, 6, 112 232-112240）

2015 年，Zheng M. 等利用简单的纳米沉淀法制备水分散姜黄素负载纳米级金属有机骨架材料 -8

（CCM @ NZIF-8）纳米颗粒。金属有机骨架（metal-organic Framework, MOF）是由金属和有机配体通过配位作用自组装形成的多孔有机 - 无机杂化晶体材料，是一种新型的生物医学材料。因其独特的结构性质，如大的比表面积、可调的孔径与空间结构、良好的生物相容性和内在的可降解性使得其作为纳米载体在药物输送领域已经引起研究者广泛关注。同时，生物成像指导的纳米药物载体已逐渐成为癌症治疗的主导方向。生物成像指导的纳米药物载体兼具诊断、成像及药物输送等多种功能，有望通过医学仪器成像实现癌症治疗过程的可视化，并借助靶向分子实现药物在病灶部位的可控释放，最终达到治疗效果的提升及药物毒副作用的降低。姜黄素（curcumin, CCM）是一种高生物相容性和可生物降解的天然化疗药物。由于游离的 CCM 疏水性和生物利用度差，不能用于全身给药。虽然已经尝试将 CCM 封装在无机载体中来使 CCM 分散在含水介质中，这些纳米材料的合成过程比较复杂、耗时。因此，开发一种简单有效的方法将 CCM 纳入纳米载体引起了人们的关注。

该课题组在温和条件下简单、快速地将天然抗癌药物 CCM 封装在 NZIF-8，合成可用于抗癌药物运输的 CCM @ NZIF-8 纳米粒子。CCM @NZIF-8 纳米粒子具有较高的药物包封率（88.2%）、良好的化学稳定性、优异的生物相容性和高效的药物释放。共焦激光扫描显微镜和细胞毒性实验显示，基于 NZIF-8 的纳米载体可以促进 CCM 的细胞摄取，并增强 CCM @ NZIF-8 对 HeLa 细胞的杀伤作用。体内抗癌实验表明，CCM @ NZIF-8 NPs 比自由 CCM 具有更好的抗肿瘤性功效。CCM @ NZIF-8 有望用于临床上宫颈癌的靶向治疗。

2015 年，Yu J. S. 报道了金 - 亚甲基蓝纳米粒子用于宫颈癌的靶向光动力学治疗（photodynamic therapy，PDT）。传统的 PDT 治疗有两个主要缺点：光敏剂的毒性和选择性差。亚甲基蓝（methylene blue，MB）是一种价廉、有效光敏剂，可以高效率地产生单线态氧。据报道，临床已经开始应用于治疗基底细胞癌、卡波西肉瘤、黑素瘤、病毒和真菌感染等。而且，MB 在 650~670 nm 内被激发，可以减少生物体中的内源吸收，增加 PDT 治疗深度。同时，MB 借助它的苯环结构容易在线粒体、溶酶体和双链 DNA 中积累，产生细胞毒性。

该课题组首先利用聚苯乙烯马来酸稳定的 Au

纳米粒子负载 MB 合成 Au@polymer/MB,表面连接转铁蛋白(transferrin, Tf)提供靶向性。Au@polymer/MB-Tf 结构类似三明治,Tf 涂层在最表面,聚合物 MB 中间层和 Au 纳米孔为中心。实验证明,Au@polymer/MB 产生的单线态氧分子比游离的 MB 多 50% 以上。Tf 增强了纳米探针对 HeLa 细胞的选择性,有利于材料在肿瘤区域的高效积累。而且 Au@polymer/MB-Tf 封装 MB,防止 MB 分子的渗漏,降低对正常细胞器的损伤。细胞染色检查显示了 Au@polymer/MB-Tf NPs 在 HeLa 细胞内聚集并杀伤细胞。值得一提的是,Au 纳米可广泛用于增强成像,如多光子成像、CT 和光声成像等。Au@polymer/MB-Tf 不仅可以用于光动治疗,还可以作为肿瘤示踪剂,实现诊疗一体化,有望用于临床宫颈癌治疗。

(五)诊疗一体化探针在宫颈癌中的应用

2016 年, Zhou D. 等报道了叶酸修饰的全氟己烷纳米粒子携带硫化铋 FLBS-PFH-NPs 用于超声-CT 双模态成像和协同高强度聚焦超声消融宫颈癌。癌症的早期诊断和治疗是良好预后的关键因素。现常用的无创的诊断成像方法各有利弊。多模态成像结合往往可以得到更可靠的诊断结果。超声(ultrasonic, US)是一种常用的临床诊断方法,具有实时监控、安全性灵敏性高、成本低、简便等优点,但分辨率低,不能用于空腔器官和骨成像。超声的缺点即 CT 的优点。基于密度差异的 CT 有着更高的分辨率,不受骨与气体的影响,没有组织穿透深度的限制,允许 3D 视觉重建,可以获得精确的解剖信息。但是,由于灵敏度低、软组织对比差,CT 需重复扫描和高剂量照射。US-CT 双模态成像是提高实时成像对比度、获得临床应用的解剖信息、更好地诊断指导和监测肿瘤消融有前景的方法。多模态成像已经引起人们对设计多功能纳米材料的广泛兴趣,多功能纳米材料不仅可以用于多模态成像,还可以作为运送抗肿瘤药物的载体,兼具成像与治疗功能。携带 CT 造影剂的超声微泡已经被用于 US-CT 或 US-MRI。它们的大尺寸限制了在血管外成像中的应用,另外,肿瘤富集率低、稳定性差,限制其在多模态成像中的使用。为了解决这些问题,该课题组旨在结合 PFH 和 Bi$_2$S$_3$ 的优点合成一种纳米级相变脂质剂。全氟己烷(perfluorohexane, PFH)是全氟化碳(perfluorocarbons, PFCs)的一种,具有高生物相容性,可以进行气液相转换,室温下稳定,当加热或

超声聚焦使局部温度升高时变成气体。PFH 气泡被证实增强超声回波强度。Bi$_2$S$_3$ 具有高 X 线衰减性能,可能改善 CT 对比。特别是与传统碘成像剂相比,毒性低,成本效益好,体积小,循环时间长以及接受功能表面修饰的能力,但是,过去它们只是作为单一的成像模型。因此,计划使用 PFH 和 Bi$_2$S$_3$ 纳米颗粒开发一种新型的 US-CT 双重成像造影剂,提高 US 和 CT 成像的敏感度并克服他们的局限性,实现多模态成像诊疗一体化。

该课题组合成一种由叶酸修饰的脂质体包封 Bi$_2$S$_3$-PFH 的纳米颗粒,这种纳米尺寸的相变乳液滴可以通过血液池、渗透脉管系统,积累在肿瘤组织。同时,他们可以靶向识别肿瘤细胞。此外,FLBS-PFH-NP 在加热或经受超声照射后可以转化为微泡,增强超声成像和高分辨率强度聚焦超声的治疗效果。更重要的是,CT-US 相结合有利于深度成像和实时成像。试验证明在给药后,经高分辨率强度聚焦超声射频消融后,叶酸组宫颈癌肿瘤的凝血坏死区域显著大于非叶酸靶向组,病理和免疫化学检查也证实了这一结果。由此可以得出结论,FLBS-PFH-NP 可以改善 US-CT 双模态成像技术和协同改善高分辨率强度聚焦超声消融的治疗效果,有望用于临床的诊断和治疗。

(六)荧光成像在宫颈癌中的应用

在 2013 年 Palantavida S. 报道了超亮荧光介孔二氧化硅纳米颗粒筛选宫颈癌。宫颈癌的早期诊断可以显著降低死亡率。早期检测常用的方法是 Pap 涂片和液体细胞学,操作简单、微创。尽管宫颈细胞学检查取得一定成功,常规检测灵敏度仅为 47%(范围在 30%~80%)。低灵敏度大多是由于肿瘤细胞具有多种良性病变特征,如修复不典型、萎缩、放射线变化和化生。当遇到这些细胞时,需要增加额外测试,如 HPV DNA 的检测、阴道镜检查和活检,大大增加成本的同时也增加了损伤。在住院病人和门诊病人的诊断中,荧光显微镜是一种快速和性价比高的疾病监测方法。

该课题组报道了叶酸修饰超亮荧光二氧化硅纳米粒子用于标记宫颈上皮细胞。叶酸修饰提供了靶向性,将癌细胞和癌前期宫颈上皮细胞与正常细胞区分开来。超亮荧光有利于快速可靠地肉眼区分癌前病变和癌细胞。使用细胞模型来分析荧光纳米标记方法在临床应用中具有一定的潜力。选用原发正常细胞、癌前病变(永生)和宫颈癌细

胞经荧光颗粒孵育后,用荧光光学显微镜进行细胞成像。与目前用于宫颈癌预筛选的 HPV-DNA 和细胞病理学检查相比,超亮荧光介孔二氧化硅纳米粒子具有相似的特异性(94%~95%),而其敏感性更高。这项测试有望用于临床宫颈癌筛查。这是超亮荧光介孔二氧化硅纳米粒子应用首次报道。

在 2010 年, Fiorenzo Vetrone 报道了非功能化 $NaYF_4$: Er^{3+}, Yb^{3+} 上转换纳米粒子对 HeLa 细胞的胞内荧光成像。荧光成像是生物医学领域里一种强大的非侵入性工具,其具有灵敏度高、分辨率高的特点。 典型的荧光成像技术依赖紫外线激发的荧光标记。然而,紫外线激发的体内荧光成像具有众所周知的缺点,包括组织穿透深度低、自发荧光以及易损伤标本。根据报道,用于 HeLa 细胞的紫外荧光纳米成像的灵敏度和分辨率是可以接受的。如果将激发的紫外线改为近红外光,可以进一步改善荧光成像。因为使用近红外辐射增加了光学对比度和穿透深度,达到最小的自发荧光贡献和减少散射。而且,相比于紫外线,近红外光对细胞功能和细胞器没有表现相同的负面影响。除了上述优点,使用飞秒 NIR 脉冲使热负荷造成的损伤最小化,为长时间的监测成像提供了可能。

该课题组合成一种水溶性、非功能化的上转换纳米材料 $NaYF_4$: Er^{3+}, Yb^{3+},通过内吞作用容易并入癌细胞,在飞秒近红外荧光激发下,将近红外光转换为可见荧光来获得对比度和时间稳定性良好的胞内成像。上转换纳米材料在细胞内的分布受孵育时间影响。短时间的孵育,上转换纳米材料均匀分布在细胞内;对于较长时间的孵育,受细胞内运输营养物质的影响,细胞内上转换纳米材料空间分布变得非常不均匀。在 Hela 细胞的实验证明了 $NaYF_4$: Er^{3+}, Yb^{3+} 用于细胞内荧光成像和静态、动态生物成像研究。其在体内肿瘤的应用还有待探究。

三、分子影像在卵巢疾病诊断和治疗中的应用

(一)背景

癌症是除心血管疾病以外的第二大死因,而卵巢癌是最恶性的妇科肿瘤,手术、放射治疗、化疗是癌症处置的一线治疗方式。因此研究者们一直在寻求卵巢癌早期诊断和有效治疗的方式,这些早期诊断和有效治疗方式都应该是基于广泛的基础和临床

研究所设计出来的。卵巢癌的特点是潜伏在卵巢/输卵地区形成肿瘤,此后微转移至腹腔。并且,由于传统化疗药物在癌细胞和正常组织的非特异性分布,会导致化疗药物具有高毒性的严重不良反应。此外,许多患者体内会对反复使用的化疗药物产生耐药性,导致化疗效果不显著。而分子影像技术能够探查卵巢癌过程中细胞和分子水平的异常,并且为探索疾病的发生、发展和转归,评价药物的疗效起到连接分子生物学与临床医学之间的桥梁作用,它在卵巢癌的整个监测与治疗过程中发挥着举足轻重的作用。

(二)PET 在卵巢癌中的应用

2017 年, Torigian D. A. 等人发表了 PET-CT 和 PET-MRI 卵巢癌中的作用及最新进展的研究成果。影像成像在卵巢癌的治疗中的作用不容小觑,超声、MRI、CT 等可用于区分卵巢癌分期、扩散、良恶性病变等。然而,早期卵巢癌放射学评估的主要限制在于它不能检测出 2 cm 以内的肿瘤。而 FDG(^{18}F-FDG 的简写,氟代脱氧葡萄糖) PET-CT 是一种混合代谢和解剖成像技术。它可用于评估各种人类癌症,包括时常具有 FDG-avid 特征的卵巢癌(注:"FDG-avid"是放射科医师主要用于描述 PET 扫描中的结构的术语,其吸收和浓缩氟脱氧葡萄糖比周围组织更多。FDG-avid 的结节往往是已经癌变)。FDG PET-CT 有助于卵巢癌患者的分期及预测预后,应答评估和再分期。与此同时,非 FDG PET-CT 成像也用于临床前和临床研究。而 PET-MRI 也逐渐在临床辅助诊断中被应用。

PET-CT 可用于卵巢癌患者的诊断、分期和预处理规划、治疗反应评估、再分期和预后评估。虽然 PET-CT 在原发性肿瘤评估中的作用有限,但是它对淋巴结转移性疾病和远处转移性疾病的检测精度较高。此外, PET-CT 具有预测化疗早期治疗反应的能力,能够经济高效地检测和定位早期肿瘤复发的部位。PET-CT 还有助于优化疾病复发患者的治疗计划,帮助选择肿瘤细胞减灭术的最佳方案。

非 FDG PET-CT 包括 FLT PET、^{64}Cu-DO-TA-trastuzumab PET、^{18}F-NOTA-ZHER2:2395 PET 等,主要用于治疗反应的评估。其中,FLT PET 可用于预测治疗反应。MET PET 也可用于评估恶性卵巢肿瘤。^{64}Cu-DOTA-trastuzumab PET 可能有助于监测未来的治疗反应。^{18}F-NOTA-ZHER2:2395

PET 可能有助于今后选择 HER-2(human epidermal-growth factor receptor-2)靶向治疗的患者。[89]Zr-bev-acizumab PET 可能有助于评估未来早期治疗反应。

至于 PET-MRI,因为它具有高的软组织对比度和较低的辐射剂量,并且与 PET-CT 相比,PET-MRI 应用于癌症分期的效果更好,不过需要进一步的研究来阐明 PET-MRI 在卵巢癌患者中的作用。所以它可能是未来分子成像的一个选择。

(三)超声在卵巢癌中的应用

在 2010 年,Fleischer A. C. 等发表了卵巢癌超声检测进展:用微泡对肿瘤新生血管形成的描述的研究成果。超声检查常用于确认卵巢肿物的存在并区分良性和恶性病变。而最新的超声研究热点是经阴道微泡增强超声。经阴道和彩色多普勒超声检查对肿瘤形态和血管分布的评估通常是附件组织的初步诊断技术。

使用形态学标准的超声技术在区分良性和恶性卵巢肿瘤中准确率为 80%~85%。结合使用形态逻辑参数和彩色多普勒超声波技术来描绘的血管分布可提高诊断卵巢癌的能力,尽管成像时良性和恶性肿瘤之间会存在一些重叠。

使用 3D 彩色多普勒超声可以描绘卵巢肿块内血管的宏观特征。使用这种技术,可以从数量和流量指数这两个指标结合起来反映血管的相对流量,即血管流动指数。同时,该技术可以定性评估血管形态、血管分支和相对血管密度的差异。一般说来,与良性肿瘤相比,恶性卵巢肿瘤具有更强的峰值,更长的曝光时间和更多的血管体积。而几项研究的数据表明,早期的卵巢癌都可以通过它增强的参数将其与良性病变区分开。总之,经阴道微泡增强超声可以通过早期检测肿瘤微血管对卵巢疾病进行判断。它可以与血清标志物(如蛋白质组学)鉴定结合,以发现妇女中风险日益增加的卵巢癌。

(四)光声成像在卵巢癌中的应用

在 2012 年,Jokerst J. V. 等发表了金纳米棒用于拉曼成像在活体小鼠中的光声成像和指导切除卵巢癌的检测(光声成像)的研究成果。光声成像 (photoacoustic imaging, PAI) 是近年来发展起来的一种新型生物医学成像方法。卵巢癌的筛查、诊断、分期和切除指导均需要改进成像方法。Jokerst 等人于 2012 年第一次提出使用金纳米棒作为被动靶向分子探针用于光声 / 拉曼体内成像。有较高纵横比的金纳米棒能使体内光声信号增加。此外,它在体内可产生稳定的拉曼光谱信号。融合的拉曼光谱和光声成像信号在术前诊断中具有互补的功能。在手术前使用光声成像可使肿瘤局部区域的分期可视化,同时拉曼光谱成像的应用可完全切除肿瘤的边缘区域。

(五)MRI 在卵巢癌中的应用

近年来,随着新的分子影像试剂和成像系统的出现,患者的整体状况能够得到评估。MRI 由于其无创性和高分辨率而在诊断和医学研究方面得到广泛接受。 MRI 图像是由组织中局部环境中的氢质子之间的不同弛豫时间产生。虽然造影剂没有能够实现区域区分的足够对比度,但外源性造影剂可显著增强影像诊断效用。目前,MRI 分子探针对卵巢癌的研究主要集中于动物活体中。

在 2016 年,Vishwasrao 等报道了促黄体激素释放激素修饰的顺铂负载型磁铁矿纳米团簇用于卵巢癌 MR 成像和化疗。鉴于 MRI 可获得的优越的软组织对比度,并且磁性纳米颗粒在软组织中的长时间停留,Vishwasrao 等设计了可以应用于癌细胞中同时进行 MR 成像和靶向药物递送的纳米制剂,即开发了一种基于由双膦酸盐改性的聚(谷氨酸)-b-(乙二醇)嵌段共聚物稳定的负载顺铂的磁性纳米团簇。该顺铂负载型磁铁矿纳米团簇由促黄体激素释放激素 (luteinizing hormone releasing hormone, LHRH) 修饰,以靶向于卵巢癌细胞中过度表达的 LHRHr (LHRH Receptors,黄体激素释放激素受体)。靶向的顺铂负载型磁铁矿纳米团簇显著改善了癌细胞中药物的摄取,并且与非靶向制剂相比降低了其 IC_{50}。此外,增强的 LHRH 介导的靶向顺铂负载型磁铁矿纳米团簇的摄取导致细胞 T_2 加权阴性对比的增强。由于能够靶向肿瘤并同时做到非侵入性的可视化和治疗,这种诊断系统提供了癌症化学疗法的理想改善方案。但是,相关的一些问题,如胶体稳定性和全身毒性,阻碍了这种基于顺铂负载型磁铁矿纳米团簇系统的发展,材料的优化还有待解决。

在 2016 年,Zhang H. 等报道了叶酸修饰的四氧化三铁纳米颗粒作为人卵巢癌磁共振成像的对比剂。一直以来,研究者们都在寻求改进卵巢癌早期检测和特异性检测卵巢癌的方法。四氧化三铁纳米粒子在人体是低毒的,最终可通过生物降解形成铁离子被血红蛋白利用。它们自 20 世纪初开始,就一直用于肝脏成像。随着纳米技术和纳米科学的进步,各种聚合物已经被涂覆到四氧化三铁纳米粒子的表面,以提高它们的稳定性,并减少网状内皮系统的摄取。叶酸修饰的四氧化三铁纳米粒子具有良好的水分散性、胶体稳定性和相当高的弛豫性。2016年，Zhang H. 报道了使用叶酸修饰四氧化三铁纳米粒子作为造影剂在异种移植肿瘤模型中成像人类卵巢癌的初步经验。该研究采用叶酸修饰四氧化三铁纳米粒子作为磁共振成像的 T_2 增强造影剂，准确检测腹腔内异种移植肿瘤中的卵巢癌组织模型。实验过程中，选择具有过度表达叶酸受体的人浆液性卵巢细胞系（Skov-3）作为靶向肿瘤细胞模型。细胞摄取的结果表明，叶酸靶向的四氧化三铁纳米粒子具有 Skov-3 细胞的靶向特异性。通过磁共振成像，叶酸靶向的四氧化三铁纳米粒子可以被特异性定位，腹膜内人卵巢癌组织成像明显。

总之，叶酸修饰的四氧化三铁纳米粒子由于良好的对比度和低细胞毒性，有望成为诊断和治疗卵巢癌的多功能纳米探针。

在 2013 年，Zhou Z. J. 等报道了基于四氧化三铁纳米颗粒的 T_1 增强对比剂用于高效肿瘤成像（图40-4-4）。MRI 是最强大的非侵入性诊断技术之一，具有优越的分辨率，可以深入解剖细节，用于诊断许多疾病。磁性纳米材料能够改变附近的质子弛豫时间并在外磁场下产生极大的增强效应，可被用作MRI 造影剂以改善灵敏度和可靠性，超顺磁性纳米材料（例如 Fe_3O_4，$MnFe_2O_4$）通常为 T_2 对比材料，顺磁纳米材料（例如，MnO，Gd_2O_3）是主要的 T_1 对比材料。尽管 T_1 中造影剂的发展取得了长足的进步，通过有效的金属螯合策略可最大限度地降低 Mn^{2+} 或 Gd^{3+} 的毒性，但其应用仍然受到诸如 Zn^{2+} 等其他离子在血液循环中竞争性螯合的影响，导致患者肾源性全身纤维化与肾功能不全的限制。而超薄（厚度小于 3nm）四氧化三铁（iron oxide，IO）纳米粒子能够通过强烈的自旋倾斜效应导致低磁化而产生 T_1 增强的图像。

本研究为设计具有较长循环半衰期、高效肿瘤被动靶向（Skov-3 细胞）的高灵敏度氧化铁基 T_1 造影剂提供了宝贵的策略，该造影剂具有肿瘤成像后在肾中快速清除的可能性。这种 Gd 嵌入策略为设计出具有 T_1 对比度增强的四氧化三铁纳米材料开辟新的途径。小尺寸 GdIO（gadolinium-embedded iron oxide）结合多巴胺磺酸盐（zwitterionic dopamine sulfonate，ZDS) 纳米颗粒的理想特征使得这些基于四氧化三铁的纳米材料成为适合用于肿瘤成像和疾病诊断的优良 T_1 造影剂。

总之，该研究制作出小尺寸钆掺杂四氧化三铁（gadolinium-embedded iron oxide，GdIO）纳米颗粒，通过自旋倾斜和单一纳米粒子中富含大量 Gd^{3+}，增强了该纳米颗粒渗透和保留效果，显示强烈的 T_1 对比度的肿瘤成像效果，并且能够在活体中被清除掉。

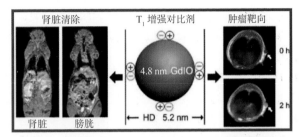

图 40-4-4　基于四氧化三铁纳米颗粒的 T_1 增强对比剂用于高效肿瘤成像

该研究为设计具有相对较长的循环半衰期（50min），有效的肿瘤被动靶向（SKOV3，人卵巢癌异种移植肿瘤为模型）的高灵敏度氧化铁基 T_1 造影剂的设计提供了宝贵的策略，有肿瘤成像后快速肾清除的可能性（图片来源于 Acs Nano，2013，7，3287-3296）

在 2011 年，Wang L. 等人发表了关于多功能聚甘油修饰的 Fe_3O_4-SiO_2 纳米粒子靶向于卵巢癌细胞的研究成果。肠对比成像、肝脏和脾脏成像、淋巴结成像、骨髓成像、灌注成像和 MR 血管造影的临床实践中，通常使用基于螯合顺磁离子的对比剂，例如钆和超顺磁性 Fe_3O_4 纳米颗粒，造影剂在组织内的累积依赖于靶细胞对纳米粒子的特异性摄取及纳米粒子逃避单核吞噬系统巨噬细胞内吞作用的能力。

为了增加肿瘤组织中超顺磁性四氧化三铁纳米粒子的局部浓度，已经有研究者设计出特异性靶向分子与单克隆抗体、蛋白质和肽等的结合。然而，这些靶向剂具有其缺点，例如在抗体存在的情况下，它们相对较大的尺寸和固有的免疫原性会通过生物屏障抑制共轭纳米粒子的扩散。此外，肿瘤标志物（例如靶受体）在肿瘤细胞表面上的表达不是静止的，而是随时间而变化，这取决于存在的抗原的类型和数量。为了避免这种肿瘤标志物的可变性，通过肿瘤细胞的营养途径递送磁性纳米粒子是一个不错的选择，因为该机制直接与肿瘤细胞的增殖有关。因此，它将引起造影剂的摄取增加，从而为具有侵袭性的肿瘤细胞提供了更强的信号表达。叶酸是一种低分子维生素，其受体在许多人类肿瘤细胞表面被过度表达，是 DNA 碱基合成中的关键前体，因此是肿瘤细胞增殖所必需的。叶酸已作为癌细胞的靶向剂被广泛研究并应用于体内,如阿霉素负载的脂质体、钆络合物和磁性纳米粒子。当叶酸通过其 G-羧基连接到药物或成像剂时,其受体结合亲和力没有受到显著影响,并且受体介导的内吞作用不受阻碍。

在该研究团队以前的工作中已经证明,修饰的有超支化聚甘油的纳米 Fe_3O_4 能够在水性介质中分散程度好:例如水、磷酸盐缓冲盐水、细胞培养基,并能够有效回避巨噬细胞的摄取。在该研究中,Fe_3O_4 磁性纳米粒子首先用荧光 SiO_2 外壳涂覆,这将使其通过光学手段进行可视化。然后用聚甘油修饰以获得分散性和巨噬细胞逃逸性质。随后,通过有效的"硫醇"反应将叶酸偶联到超支化聚甘油修饰的 Fe_3O_4-SiO_2 的表面上,以实现癌症靶向能力。

该研究通过傅立叶变换红外光谱和 X 线光电子能谱对叶酸-聚甘油修饰的 Fe_3O_4-SiO_2 进行表征,以确认叶酸对该纳米粒子的结合能力。该实验选择人卵巢癌细胞(Skov-3 细胞),即 $3T_3$ 细胞即成纤维细胞和巨噬细胞分别作为模型癌细胞系、正常细胞系和吞噬细胞系。并通过体外纳米粒子摄取实验,以鉴别受体细胞对叶酸结合对纳米粒子的热效应。并且通过共焦显微镜和 MRI 观察,实现了带有纳米粒子的孵化细胞的可视化。叶酸-聚甘油修饰的 Fe_3O_4-SiO_2 纳米颗粒在 Skov-3 细胞中的摄取在 $3T_3$ 成纤维细胞和巨噬细胞中的摄取分别为四倍和七倍。MTT 测定得知,Skov-3 细胞、巨噬细胞和 $3T_3$ 成纤维细胞指示这些纳米颗粒不含有细胞毒性的。

叶酸-共轭聚甘油修饰的 Fe_3O_4-SiO_2 纳米颗粒形成了一种多功能的纳米平台,它将被用于特异性地靶向卵巢癌细胞。聚甘油作为该纳米粒子的表面物质,赋予了该材料巨噬细胞逃逸性质,同时叶酸分子提供了叶酸受体靶向的能力。这些纳米颗粒以高 T_2 弛豫指示其适合作为 MRI T_2 造影剂。该纳米颗粒可借助其荧光基团,通过光学手段检测到。同时,它也是无毒性的。这些积极性作用显示,叶酸-聚甘油修饰的 Fe_3O_4-SiO_2 纳米粒子具有针对性的 MRI 潜力和提供了实现肿瘤边缘的实时可视化手术的可能性。

(六)纳米药物在卵巢癌中的应用

2012 年,Delie, F. 等人发表了卵巢癌纳米载体活性药物靶向的研究成果。根据国际妇产科联合会分期制度,卵巢癌分期如下:I 期限于一个或两个卵巢;II 期向盆腔延伸或植入;III 期微量延伸至盆腔外或延伸至小肠或大、小网膜;IV 期远处转移到肝脏或腹膜外。上皮性卵巢癌(epithelial ovarian cancer, EOC)占卵巢恶性肿瘤中的绝大多数,它的特点是具有高度的异质性。卵巢癌患者的存活率取决于确诊时的疾病阶段。由于缺乏特异性症状和可靠的卵巢癌生物标志物,75% 的 EOC 患者首次诊断时就已患有晚期疾病,这使 EOC 成为最致命的妇科恶性肿瘤。诊断为 EOC 早期阶段的女性可显著提高存活率,这为恶性肿瘤在骨盆外传播疾病之前制订有效的治疗方案提供了有力推进的思考方向。但经阴道超声检查和盆腔检查等检测方法检测肿瘤标志物,癌症抗原 125(CA125)特异性或敏感性差。卵巢癌的早期检测仍然是一个巨大的挑战。

纳米载体概念的提出,极大地提高了化疗的疗效,它已经成为改善癌症治疗有前景的措施。纳米颗粒具有增强的渗透作用和保留作用,经修饰的化学基团药物递送系统能够识别癌变区域的细胞或组织特异表达的分子结构,并在癌变部位大量聚集,进一步提高治疗效率。

纳米载体或胶体药物输送系统包括胶束、脂质体、有机或无机纳米颗粒、固体脂质纳米粒、纳米凝胶和树枝状聚合物等。其中药物可以被负载。在静脉内给药后,胶体载体迅速并优先分布在网状内皮系统(reticuloendothelial system, RES)的器官中。具有长循环特性的"隐形载体"通过表面修饰,可部分或完全逃避 RES 的俘获。与此同时,通过在纳米载体表面携带识别元件,能够特异性靶向肿瘤的智能载体被设计来增强载体和药物在病灶处的生物分布。

目前已深入研究了卵巢癌发展的病理学和分子生物学特征,用以开发和定制针对相应癌症的治疗方案。现在已有针对肿瘤发生部位利用典型生物学或独特分子特征形成的新策略。一般来说,癌组织的特征在于不受控制的细胞分裂和组织生长,因此癌组织由于需要营养素过度表达受体,如转铁蛋白受体、叶酸受体和 LDL 受体。快速增长的肿瘤也会快速持续形成新的血管。由于血液供应迫切需求,新血管系统的血管壁间隙较宽,结构完整性低。同时由于肿瘤的淋巴引流通常受损,因此淋巴液向健康组织中运送效率较低,导致大分子,如纳米载体和小颗粒保留在肿瘤组织。这种现象被称为实体瘤的高通透性和滞留效应(enhanced permeability and retention effet，EPR）。

肿瘤发展部位的内皮细胞会过度表达特异性细胞生物标志物，如表皮生长因子受体（epidermal growth factor receptors，EGFR）和整合素（如 $\alpha_v\beta_3$，$\alpha_v\beta_5$），它们都代表了癌症治疗的潜在靶点。根据肿瘤的性质和起源，细胞将在其膜上表达特异性因子，例如前列腺、乳腺和卵巢癌中的 HER-2/neu（也称为 erbB-2，cd340）受体。

癌症治疗中的新策略已经从非特异性细胞毒性药物转移到创新的靶向治疗。靶向治疗是一种旨在通过干扰癌发生和肿瘤生长的特异性靶分子来阻断癌症发展的新方法。基于分子或纳米载体的理化性质（主要是分子大小）的被动靶向将利用 EPR 效应积累在肿瘤组织中，局部释放化学治疗剂。通过经典化学治疗剂与特异性配体结合到新生血管中，将肿瘤细胞或内皮细胞表达到分子上。这种策略对于降低目前化疗药物的高毒性十分有效，并表现出对癌组织的靶向性。此外，当癌症已经微转移扩散时，这种靶向治疗的方法是最有价值的，如卵巢癌所见。

目前已经提出了两种治疗卵巢癌的策略。

第一种是药物与靶向配体的直接组合。该概念基于化学治疗剂可以作为被递送的药物，可以被胶体载体所负载。纳米载体的表面可以用特异性配体，如抗体、糖蛋白、凝集素或肽进行功能化修饰，以促进其与靶细胞的相互作用结合。靶向部分的选择是由癌症病理学所驱动的。可以通过例如针对参与新生血管发育或为癌细胞提供营养的相关分子进行靶向各种各样的癌症，或者这些分子可能对特定癌症类型具有特异性识别能力。目前研究者们正在努力确定特定的卵巢肿瘤靶点。当配体（也称为识别元件）直接连接到载体的表面时可实现纳米载体主动靶向。但是，有时化学修饰可能难以进行，或配体与靶标的亲和力较弱。那么，首选的治疗策略是药物与靶向实体多步骤结合，而不是直接组合。

第二种——多步法，通常利用生物素和抗生物素蛋白之间的强大而非共价键结合的亲和力。该方法意味着"预靶向"步骤，即与生物素相关的识别元件预先孵育或注射，随后施用与抗生物素蛋白相关的药物。该方法提出了三步策略：首先施用生物素结合的配体，随后是游离抗生物素蛋白，最后是递送生物素化的药物载体。

目前仅几篇文章报道了用于卵巢癌的纳米载体的主动靶向的发展，这几项研究均集中在使用叶酸作为靶向部分。叶酸受体在多种癌症（包括卵巢癌）中过度表达，在健康细胞表面很少发现，使其成为化疗药物的良好识别靶点。此外，还有 $\alpha_v\beta_3$ 整合素、表皮生长因子受体、生物素等也是作为靶向药物识别位点极佳的选择。

在一项研究中，Kim D. 等将对 pH 敏感的阿霉素（doxorubicin，DOX）负载的混合胶束表面修饰叶酸配体，以靶向叶酸受体，并有利于药物在多药耐药（multi-drug resistance，MDR）细胞中的释放。这些构建体被设计用于靶向癌细胞并通过诱导内体释放来规避其药物外排至体内。经证实，pH 敏感胶束比 pH 不敏感的胶束和游离的 DOX 更有效。该研究设计出卵巢癌小鼠模型并将癌组织划分成不同的区域，每个区域注射不同类型的纳米制剂，以评估药物进入肿瘤的生物分布和释放程度。虽然该方法不是定量的，但是它表明，装载多糖的 DOX 比不装载多糖的 DOX 释放更缓慢，药物的效果持续时间更长。对组织中 DOX 分布的直接测量显示，与游离的 DOX 相比，对 pH 敏感的 DOX-叶酸制剂在肿瘤处浓度显著提高了 10 倍，而且制剂在心脏处浓度低于平均浓度。

在另一项课题中，Zheng Y. 等人合成了叶酸修饰的 N-三甲基壳聚糖，并与藻酸钠交联，获得了 DNA 递送胶体体系。通过评估在 Skov-3 卵巢癌细胞系和口腔鳞状细胞癌细胞系（KB 细胞）中该胶体体系的递送效率，得到这两种细胞系都过度表达叶酸受体，并且在颗粒表面叶酸的存在会显著增加细胞对于复合物的摄取。在 KB 和 Skov-3 细胞中，叶酸修饰的载体的转染效率增加，而在对照组中，KB 和 Skov-3 细胞转染效率仍然较低。

除叶酸之外，$\alpha_v\beta_3$ 整合素在许多不同的肿瘤以及活化的内皮细胞中也会过表达，并且不存在于正常组织中。精氨酸-甘氨酸-天冬氨酸，即 RGD 肽可以高亲和力结合 $\alpha_v\beta_3$ 整联蛋白。因此，RGD 肽已经被用作许多药物递送系统中的识别元件和卵巢癌的治疗方法。

Han H.D. 等人将 RGD 肽与壳聚糖（Ch）连接，将 siRNA 递送至具有不同水平的 $\alpha_v\beta_3$ 整联蛋白表达的卵巢癌 SKOV-3 细胞中。在 $\alpha_v\beta_3$ 缺陷细胞中，没有观察到颗粒的结合；而在表达 $\alpha_v\beta_3$ 整联蛋白的 SKOV-3 细胞中，可以观察到 RGD 肽与 $\alpha_v\beta_3$ 整联蛋白之间呈现出与剂量相关的结合。在负载抗骨钙素 siRNA 后的给药系统评估该系统的骨钙素活性。骨钙素是参与细胞侵袭、存活和血管发生的蛋白质,其在癌细胞的转移中起着重要作用。通过小鼠腹膜内注射 SKOV-3 细胞和 A2780 细胞。然后,在单次施用 Ch 纳米粒子或 RGD 肽 -Ch 纳米粒子后 24 h 处死动物。发现肿瘤中骨钙素的表达在 RGD 肽 -Ch 处理的小鼠中降低了 51%,在 Ch 纳米粒子处理的小鼠中降低了 20%。使用与化疗剂多西他赛相关联的不同递送系统进一步测试治疗功效,得到 RGD 肽 -Ch 纳米粒子中的抗骨钙素 siRNA 比 Ch 纳米粒子的抗骨钙素 siRNA 靶向性更强。因此,针对该研究得出,卵巢癌最有效的治疗方法是将相关靶向载体与游离的多西他赛联用。

在应激细胞(如卵巢癌细胞)中过度表达的其他生物标志物是通常与侵袭性癌症相关的生长因子,特别是表皮生长因子受体(epidermal growth factor receptors,EGFR)。Maline L. 等人将聚丙交酯 - 乙交酯 - 聚乙二醇(polyethylene glycol,PEG)聚合物与 EGFR 缀合,同时将紫杉醇和氯化铵用作化疗剂。EGFR 靶向的纳米分子比非靶向系统更有效地被过度表达 EGFR 的细胞所吸收。并且当两种药物与 EGFR 靶向纳米载体相结合时,可获得最有效的细胞毒性作用。目前还需要进行体内确认以了解此方法的价值。

生物素是细胞生长发育的必需营养物质。它不是体内合成的,而是通过外源性途径摄取。具有较高细胞分裂能力的癌细胞对于生物素具有高亲和力。因此,它是药物靶向治疗的候选物,可作为达到肿瘤清除效果的理想选择。Yellepeddl V.K. 等人制备了生物素修饰的树枝状聚合物并负载荧光染料以跟踪其摄取情况。树枝状聚合物是具有树状形状的三维结构,通常使用纳米级多步合成方法来得到树枝状聚合物,而且每个合成步骤都会比上一步复杂。通过它们的多个分支,树枝状聚合物提供了众多与生物素结合的机会。通过每次合成,可以使与树枝状聚合物结合的生物素分子的数量得到增加。细胞摄取该靶向载体的量与生物素的量相关。实验证明,模拟肿瘤微环境中游离生物素的存在,会抑制低浓度靶向载体的摄取;然而,在靶向载体处于较高浓度时,它的摄取不会受到抑制。因此,该靶向系统可有效应用于癌症治疗中。

目前报道了两种类型的脂质体递药方式,使用抗体负载和未使用抗体负载的脂质体递药。它们均具有剂量依赖性的效率。然而,在使用抗体负载和未使用抗体负载的脂质体之间没有观察到差异。不存在差异最有可能是由于药物在到达靶标物质前已经快速和过早释放出脂质体。然而有研究配制和测试了更刚性、更固体化的脂质体,却发现它们比柔软的脂质体在靶向肿瘤的效率更低。针对于此,抗原 OA3 存在于 90% 以上的卵巢癌患者中。Nassander U.K. 等实现了在体外和体内制作出了针对 OA3 的 OV-TL3 抗体负载放射性标记的脂质体的纳米制剂。结果显示,该纳米制剂能更快地定位于 OV-CAR-3 细胞。并且在 24 h 后仍然能定位于肿瘤处,而对照组中的纳米制剂几乎没有靶向于肿瘤。

除此以外,Chen W. 等已经设计出金纳米壳 -Fe_3O_4-ICG-HER2/neu 抗体纳米粒子用于近红外荧光和磁共振双模态成像以及肿瘤光热治疗。HER2 / neu 受体在卵巢癌区高度表达。在该研究中,靶向配体是针对 HER2 / neu 受体的特异性抗体。该研究证明了该纳米颗粒仅能使靶细胞可视化,并且当被近红外光激活时,可以让肿瘤细胞因温度过高而被杀死。这个使用抗 HER2 / neu 受体方法的研究已经证明了靶向用于诊断和治疗卵巢肿瘤的价值。然而,10%~60% 的病例显示,HER2 / neu 受体也在某些健康细胞中表达,并且在卵巢癌细胞中不规则表达。虽然这些研究提供了无可辩驳的体外和体内的实验效果证明,但 HER2 / neu 受体仍然可能不是卵巢癌最合适的靶标。

特异性细胞表面卵巢癌蛋白质对于靶向治疗特别有意义。除之前提到的叶酸以外,葡萄糖调节蛋白 78(glucose regulated protein 78,GRP78)也已在卵巢癌细胞的表面大量发现。Shin B K. 等设计了针对 GRP78 C 末端的抗体修饰的紫杉醇纳米粒子,能靶向于卵巢癌细胞表面。同时研究发现,该纳米分子可促进人前列腺癌细胞中的半胱天冬酶活化,促进前列腺癌细胞死亡。此外,从卵巢癌患者血清中纯化的 GRP78 自身抗体能显示增加对药物的反应,降低卵巢癌细胞的侵袭性。因此,在纳米载体上使用针对该蛋白质的抗体既可靶向癌细胞又能抑制肿瘤发生。

卵巢癌的特征在于无症状生长,随后在腹膜中存在多个微转移,导致高死亡率。由于它具有推进作用的病理学特征,因此可以用来制订有针对性的药物输送系统,将正确的药物带到正确的地方。该策略的最终目标是减少化疗药物的不良反应并提高肿瘤部位的药物分布。更好地了解卵巢癌的特征,可以使研究人员能够得到卵巢癌的相关靶向或与癌症进程相关的靶标。

高负载率的纳米载体可以提供共同负载多种协同药物和用于与配体偶联的表面分子,它为癌症的治疗提供了更多可行的方案。可靠的数据证实了纳米载体系统在靶向药物递送方面的能力。然而,在将这些工具应用于临床之前,需要进一步的研究,也需要考虑许多问题,例如纳米系统的安全性。尽管从动物模型中获得了一些可喜的数据,但是在将数据转化成临床环境进行应用时,仍需要谨慎处理。尽管使用纳米分子在主动靶向给药方面有很大的优势,但目前仍没有应用于临床的可用于具体比较的数据。因此,这种纳米载体是否适用于不同类型的癌症仍有待阐明。

2015 年,Cai L. Q. 等人发表了用于共同递送紫杉醇和顺铂的 Telodendrimer 纳米载体用于卵巢癌治疗。由于耐药性和癌细胞异质性的快速发展,联合化疗是针对癌症的常见治疗。因此,研究者们已经采用了具体的指导方针,即应用不同的化学治疗药物的组合,来有效治疗各种癌症。近年来,顺铂(gisplantin,CDDP)和紫杉醇(paclitaxel,PTX)已经成为两种最常用的药物,用于各种肿瘤,包括卵巢癌。根据国家癌症治疗指南,铂和紫杉醇的联合化疗是卵巢癌初步治疗的标准。CDDP 结合 DNA 并抑制 DNA 合成;而 PTX 通过稳定微管来阻止细胞周期。已经有研究者证明,DDP 和 PTX 的共同递药对癌细胞具有协同作用的独特机制:当 PTX 首次施用时,会显示出强大的协同作用;然而,在卵巢癌患者施用 CDDP 后再施用 PTX,PTX 具有拮抗作用。这一观察结果指导了联合药物治疗方案的改善和卵巢癌的更有效管理。必须特别注意的是,PTX 和 CDDP 组合时的严重副作用,例如中性粒细胞减少、肾功能障碍、周围神经病变等,可能是剂量限制性毒性,可通过改善剂量来对其产生的副作用进行调整。研究者们将化疗和新型靶向策略相结合的方式进行了改进,但卵巢癌仍然很难治愈。因此,化疗的耐受性和细胞生存效果仍然是一个棘手的问题。

一方面,PTX 是体内清除和快速代谢的有机分子,与 CDDP 相同剂量水平下相比,PTX 的全身毒性和副作用相对较低,但是 PTX 的药代动力学差的药效学特征可能会限制 PTX 在肿瘤的积聚,并阻碍 PTX 的体内功效。另一方面,CDDP 是一种高度活跃的抗癌药物,但具有显著的肾脏毒性和周围神经毒

性。因此,优化的 PTX / CDDP 联合治疗的一个重要目标是提高 PTX 的生物利用度和药物在肿瘤的停留时间,同时降低 CDDP 的急性和慢性毒性副作用。上述目标可以通过基于纳米颗粒的药物递送系统改变肿瘤摄取和两种药物分子的生物分布来实现。

该研究设计了三层线性树枝状聚合物纳米载体,用于卵巢癌联合治疗的 CDDP 和 PTX 的有效共同递送。CDDP 和 PTX 能够在肿瘤位点更快释放,同时在体内杀死卵巢癌细胞,显示抗肿瘤作用的最强协同作用。稳定的纳米载体显著延长了体内循环中的药物递送时间,降低了 CDDP 的肾毒性。光学成像和 Pt 生物分布分析表明,teendendrimer 胶束在肿瘤位点内比正常器官浓缩效果更强。靶向的药物递送系统,CDDP / PTX 在 teendendrimer 纳米载体内的协同组合增强了携带卵巢癌的小鼠对药物的耐受剂量和存活率。

2015 年,He C. B. 等人发表了携带 siRNA 和顺铂的自组装纳米级配位聚合物有效治疗耐药性卵巢癌的研究成果。多药耐药性是成功治疗许多癌症的主要限制因素。提出克服先天和后天抵抗化疗的新策略对于有效治疗卵巢癌和其他类型的癌症至关重要。该研究试图使用自组装纳米级配位聚合物(nanoscale coordination polymers,NCPs)携带沉默多药耐药(multi-drug resistance,MDR)基因的 siRNA,通过共同递送化学治疗剂和 siRNA 靶向对抗卵巢癌细胞的化学疗法。在该研究中,首先将顺铂前体药物双膦酸桥联配体与 Zn²⁺ 金属连接点连接,然后用阳离子脂质层包覆,接着吸附三个 siRNA 靶向的 MDR 基因,构建具有触发释放性质的 NCP-1 颗粒,包括存活蛋白、Bcl-2 和 P- 糖蛋白。所得的 NCP-1/siRNA 颗粒可促进顺铂和 siRNA 的细胞摄取,并使得顺铂在耐药性卵巢癌细胞中能够进行有效的内体逃逸。通过 MDR 基因的表达,NCP-1/siRNA 的细胞活力测定、DNA 梯度和流式细胞术均指示其化疗效显著。NCP-1 / siRNA 的局部递药能有效降低顺铂耐药性 Skov-3 皮下移植瘤的肿瘤大小。该研究表明,NCP-1 / siRNA 在提高耐药癌症化疗疗效方面具有很大的前景。

该研究是使用自组装纳米级配位聚合物作为有效载体的首次尝试,同时将顺铂和 siRNAs 递送给顺铂耐药卵巢癌细胞。研究结果表明,NCP-1 / siRNAs 可以介导顺铂耐药卵巢癌细胞的有效基因沉默,以克服 MDR,实现重新致敏的细胞的顺铂治疗。顺铂和

siRNA 的共同递送系统极大增强了顺铂抗性 Skov-3 卵巢癌小鼠模型中的体内化疗效果。NCP 递送系统的多功能性会进一步优化临床转归来治疗包括卵巢癌在内的晚期耐药性癌症（图 40-4-5）。

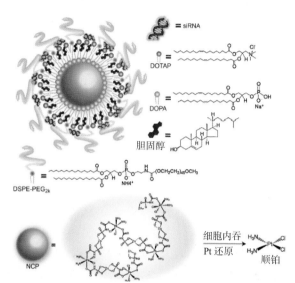

图 40-4-5　NCP-1 / siRNAs 纳米粒子组成的示意图
NCP-1 / siRNAs 纳米粒子进入癌细胞后,细胞内还原环境将通过还原降解 NCP-1 引发顺铂的释放（图片来源于 Biomaterials, 2015, 36, 124-133）

（七）荧光成像在卵巢癌中的应用

2013 年, Corbin I. R. 等人发表了叶酸修饰的高密度脂蛋白纳米载体作用于转移性卵巢癌的近红外荧光成像。卵巢癌患者的早期阶段,通常是毫无症状的。当卵巢癌患者被确诊时,往往已经从卵巢处扩散至身体的其他部位（Ⅲ期或Ⅳ期）。在晚期阶段,这种疾病的预后不佳,Ⅲ期和Ⅳ期卵巢癌患者的 5 年生存率通常分别低达 43% 和 17%。虽然卵巢癌的转移通常局限于腹腔。通过手术切除（去除主要肿瘤块）和辅助化疗（铂 - 紫杉烷组合方案）的积极疗法组合可实现最佳反应效果。腹膜内化疗提供了治疗转移性卵巢癌的有效方法。几项临床试验已经证实,晚期卵巢癌患者腹膜内原位注射化疗药物可使患者的生存率提高。尽管它有着治疗的优势,然而事实上,腹膜内注射治疗后已显示出 3 级和 4 级毒性。这种副作用已使得该治疗方案停止。在这种疾病中应当充分利用局部区域疗法,采用癌症靶向 / 宿主组织保留策略。

目前,研究者们正在探索一些卵巢癌的分子靶标。叶酸受体 -α（FR-α）一直被认为是卵巢恶性转化的标志物。超过 90% 的非黏液性卵巢癌过度表达 FR-α, FR-α 表达程度与恶性程度相关。这种细胞表面糖蛋白受体为维生素叶酸（FA）的内化提供了高亲和力,赋予这些恶性细胞生长优势。FR-α 是靶向治疗中极佳的候选者,因为与普遍表达的叶酸载体不同, FR-α 在正常组织（主要是胎盘的顶端表面,脉络丛和肾小管）中有限表达。此外, FR-α 是强大的转运蛋白,能使低分子量的 FA 形成共轭化合物。目前,许多临床前和临床研究证实了 FA 复合物对于癌症的靶向作用。

以前的研究表明,功能化的高密度脂蛋白（HDL）纳米分子是有效的多功能药物递送平台。它们与其内源性对应物具有类似的纳米尺寸、药代动力学和受体结合特性。此外, HDL 纳米分子是完全生物相容的,非免疫原性的,并且能够自然减轻网状内皮系统（RES）对其吞噬作用。尽管 HDL 纳米分子作为递送载体能够起到许多促进作用,但 HDL 受体（清道夫受体 B 型 I 型）靶向对癌症导向的策略几乎没有特异性。该载体增强的肿瘤靶向可以通过将癌症归巢分子附着到 HDL 纳米分子的载脂蛋白成分来实现。Corbin 等人通过将叶酸分子与 HDL 纳米分子的载脂蛋白成分结合证明了这一点。叶酸共轭 HDL（FA-HDL）后, HDL 纳米分子主动将粒子重新靶向于 FR-α。体外和体内实验均证实 FA-HDL 能够强烈地结合并内含在表达 FR-α 的癌细胞中。

该研究评估 FA-HDL 纳米分子在转移性卵巢癌鼠模型中的应用。通过将叶酸修饰到荧光标记的 HDL 纳米颗粒的表面。在静脉内或腹膜内进行注射后,观察小鼠活体的转移性卵巢癌的 FA-HDL 纳米颗粒和 HDL 纳米颗粒的靶向效果。发现静脉 FR-α 靶向 HDL 会导致宿主肝和脾的荧光纳米粒子的高摄取。腹膜内荧光 HDL 的注射在整个腹部产生合适的荧光。相反, FR-α-HDL 注射入腹膜后,在卵巢肿瘤处表现为高的荧光信号,其信号超越其余一切的宿主组织。结果表明,腹膜内组合施用活性 FR-α 显著改善了在卵巢癌小鼠模型中 FA-HDL 纳米分子对肿瘤细胞的递送效率。纳米颗粒在卵巢癌细胞中的沉积大大超过在任何宿主器官中所发现的。这种通用策略（局部区域治疗加上主动受体靶向）的应用可以扩展到其他临床前和临床环境,以显著提高纳米分子系统用于癌症治疗或检测的传递效率。

迄今为止,为了达到抗癌药物递送的目的,研究者们正在积极研究许多纳米分子。由于纳米分子制造过程中以及最终的纳米分子材料的潜在安全和毒性问题，它们最终很少会进入到临床的应用中。在该合成方法中，研究人员不仅要克服肿瘤靶向的生物和动力学挑战，而且还必须应对载体本身可能的毒理学危害。与以前的纳米分子材料不同，基于脂蛋白的纳米分子衍生自内源血浆脂蛋白，因此这些载体是完全生物相容的，具有生物可降解性和非免疫原性。肿瘤细胞吸收脂蛋白纳米分子的自然过程使得这些纳米结构对于抗癌药物递送更具有价值。然而，在这些天然载体可以在进入临床应用之前，关于血浆产物的利用，脂蛋白有限的保质期等方面的问题需要全部得到解决。此外，更高层次的脂蛋白内源性途径循环以及正常组织（例如肝脏和肾上腺）对脂蛋白显著性提高的吸收量，可导致脂蛋白的递送有着理学的局限性。

该研究结果提出了克服这些局限性的策略。FR-α 配体结合的脂蛋白和局部给药的组合增加了纳米分子对于预期肿瘤靶标的亲和力，并消除了正常组织和网状内皮系统的竞争摄取过程。因此，FR-α 配体结合的脂蛋白纳米分子局部给药提供了一种合理的方法，通过实现更具体的药物靶向，产生更高的治疗效力和降低全身毒性，显著改善抗癌治疗。

在 2016 年，Dhawan U. 等人报道了氧化钽纳米点用于监测卵巢癌进展的人造微环境。大多数的癌症都具有可以被研究以诊断癌症进展性的特异性标志物。由于缺乏诊断疾病进展的任何特异性标记，卵巢癌是女性妇科癌症的主要死亡原因。大多数患者被确诊时，已是晚期，并且目前疗法的预后差。尽管早期生存率超过 90%，但只有 20% 的病例确诊时处于早期阶段，使得 5 年生存率在卵巢癌晚期（Ⅲ/Ⅳ期）发现时仅为 11%。尽管已经有众多研究者探索纳米材料对正常细胞行为的调节，但是没有一项研究旨在通过响应于纳米材料形态特征的研究以解决监测卵巢癌进程的难题。

体内细胞微环境负责控制细胞行为，并且在癌症进展过程中也起转导诱导因子的作用。当肿瘤细胞在其周围的微环境中遇到特定的变化时，肿瘤细胞的数量可以出现从较少到渐进的发展过程。纳米粒子经修饰后可以改变细胞行为和特征，它可以类似于细胞微环境组分的方式机械地表现。众多纳米粒子显示出高生物相容性。几种 2D 表面分子，如二氧化钛（TiO_2）以及某些 3D 结构最近被发现具有

调节细胞行为的能力。成骨细胞可响应纳米成像继而改变形态。还有研究观察到纳米点阵列可调节细胞特征，如细胞骨架组织、细胞活力，甚至可调节卵巢癌细胞系 TOV-112D、TOV-21G 和宫颈癌细胞系 C33A23 中的细胞凋亡。因此，特异性的氧化钽纳米点阵列显示出了巨大的潜力。它不仅可以引导细胞行为，而且可以调节细胞的遗传构成。

该纳米芯片成功地调节了不同阶段和不同来源的细胞的形态学和细胞特征，实现了不同大小的纳米点在卵巢癌的不同阶段诱导细胞不同程度的转变。细胞在卵巢癌早期阶段表现为细长/圆形的形态，其在晚期阶段转变为纺锤形。纳米粒子直径大于 100 nm 时，在卵巢癌早期阶段，浆液性癌细胞和透明癌细胞的生存率很高，然而在晚期阶段，生存率表现出大幅度的下降。在卵巢癌早期阶段，随着纳米粒子粒径的提高，黏着斑处的浆液性癌细胞、黏液性癌细胞和透明癌细胞数量持续减少。当到达卵巢癌晚期时，对于粒径大于 100 nm 的纳米材料，浆液性癌细胞和透明癌细胞已经减到微不足道的地步。

根据该研究的结果，可以利用在 10~200 nm 范围内的氧化钽纳米点阵列的纳米芯片来制作研究和区分卵巢癌侵袭性的辅助装置。由于纳米芯片易于制造，确保了纳米芯片能够批量生产。此外，设计纳米芯片的外观时可实现特定尺寸纳米芯片的参数转变。这项研究的结果可能奠定了卵巢癌无标记诊断的基石，也可能在生物医学工程、药物开发和癌症研究与治疗领域得到开发。

2007 年，Heng X. 等报道了基于树枝状聚合物亲和素 - 生物素 - 凝集素靶向探针用于双重模态磁共振和荧光成像。弥漫性腹膜转移或"播种"是卵巢癌常见的致命并发症。虽然检测疾病的转移程度对于手术的规划和改善患者的生存是必需的，但目前用于计算机断层扫描或静脉内使用 Gd 造影剂用于磁共振成像的螯合物是非特异性、不敏感的，并且不能对外科医生提供术中指导。手术切除腹膜病变部分时，由于白光下肿瘤与正常组织之间的视觉对比度较小而复杂化，导致腹膜异物的鉴定十分困难。因此，对于改善腹膜转移灶的检测方法是有意义的。对此，Heng X. 等人制备了一种基于生物素 - 凝集素靶向的磁共振和荧光成像的双模态成像靶向探针。这种新的 MRI 和荧光试剂具有明确的树突状结构和独特的生物素或凝集素功能。携带卵巢癌肿瘤的小鼠中的复合物，抗生物素蛋白 - 生物素 - 树状大分子

靶向系统可有效地靶向,并能将足够量的螯合 Gd（III）和荧光团（例如,罗丹明绿）提供给卵巢肿瘤,然后分别通过 MRI 和光学成像以在肿瘤中产生可见的变化。因此,抗生物素蛋白 - 生物素 - 树状聚合物复合物可以用作双重模态磁共振和荧光成像的肿瘤靶向探针。该试剂将靶向于癌症,也可以采用双重标记,使得探针可以用做术前设置用于外科手术规划的 MRI 造影剂和在手术中指导外科医生减少患者创面的光学造影剂。

四、分子影像在前列腺癌诊断和治疗中的应用

（一）CT 在前列腺癌中的应用

在 2013 年,Kim D. K. 等报道了表面修饰的金纳米粒子负载阿霉素用于肿瘤 CT 成像及靶向治疗的诊疗一体化探针。纳米技术的进步使得开发的多功能纳米粒子可以同时执行目标成像和治疗等功能。最近研究表明,超顺磁性氧化铁纳米颗粒、量子点、金纳米粒子可作为治疗药物、运载工具和显像剂应用于可视化成像。计算机断层扫描（computerized tomography, CT）是常用的生物医学成像技术中最为有用的诊断工具之一,目前 CT 造影剂基于碘化小分子,但造影剂缺乏靶向性,成像时间短并对机体有肾毒性。聚乙烯乙二醇（polyethylene glycol, PEG）修饰的金纳米粒子作为一种新型 CT 造影剂在血池成像（造影）和体内肝癌的诊断已有报道,表明金纳米粒子 PEG 为基础的 CT 造影剂可能够克服传统碘造影剂的局限性。

Kim D. K. 展示了一个多功能纳米粒子用于前列腺癌的 CT 成像和分子靶向治疗,通过对前列腺特异膜抗原与核糖核酸适体结合修饰于金纳米粒子表面,阿霉素负载于粒子其中建立了针对有前列腺特异膜抗原蛋白表达的前列腺癌细胞成像以及靶向治疗的多功能系统,该系统具有可调节靶向性、CT 成像功能以及药物释放的三重功能。寡核苷酸适配子是目前新兴的靶向配体及生物药物,具有高亲和力的药物负载和药物递送能力,而前列腺特异性膜抗原是只在前列腺癌细胞上高表达的特异性肿瘤标志物,应用前列腺特异性膜抗原特异性可实现前列腺癌药物的靶向递送。聚乙烯乙二醇修饰的金纳米粒子作为一种新型 CT 造影剂,结合前列腺特异性膜抗原适配体构建靶向的诊疗一体化探针,在前列腺癌的成像和治疗中有着广阔的前景。

（二）MRI 在前列腺癌中的应用

在 2010 年,Hua M. Y. 等展示了磁性纳米粒子负载紫杉醇磁场引导的靶向治疗前列腺癌。前列腺癌是一种生长缓慢,潜在致命的疾病。无论是前列腺细胞还是前列腺癌细胞都依赖于雄激素而增长,利用去雄激素诱导上皮细胞凋亡进而使腺细胞回归和前列腺癌细胞凋亡。对于早期前列腺癌,内分泌治疗雄激素消融仍然是治疗的中流砥柱。但大多数早期前列腺癌,癌细胞已成为激素难治性,病人最终随疾病进展而死亡。目前对于激素难治性的前列腺癌患者仍缺乏有效的治疗手段,紫杉类药物,如紫杉醇化疗（紫杉醇）和多西他赛是其标准治疗,多西他赛可延长无进展期患者的整体生存率。但患者可能会遭受化疗（尤其是血液学）毒性。在无法控制毒性的情况下,标准剂量必须适时调整,在极端情况下,病人甚至可能需要中途退出治疗,因此,治疗激素难治性患者需迫切寻求新的方法。目前,新的药物释放系统（多聚纳米粒子、聚合物胶束和脂质体）被广泛用于减少化疗药物的毒副作用。亲水基团修饰的磁性纳米粒子表面可连接酶类功能团,抑制其自组装提高其稳定性,同时磁性纳米粒子可应用于核磁增强成像,磁流体药物靶向以及核磁诊断。此外,亲水基团修饰的磁性纳米粒子在药物递送方面有极大优势,其负载能力高,水中分散性好,且有良好的生物相容性。

Hua M. Y. 等提出了应用改性聚苯胺与琥珀酸酐形成水溶性自掺杂的聚苯胺钠 -N- 丁烯酸苯胺,并修饰于磁性纳米粒子表面,然后疏水性抗微管剂紫杉醇被负载在亲水磁性纳米粒子的表面。被负载在磁性纳米粒子表面的紫杉醇通过磁场引导到靶细胞——前列腺癌细胞,提高了紫杉醇在体液中的稳定性,提供了低剂量高效性靶向治疗前列腺癌的新策略。

在 2013 年,Aniket S. Wadajkar 等报道了热响应聚合物包覆四氧化三铁纳米颗粒用于前列腺癌的靶向成像和治疗。前列腺癌的常见治疗方法有手术、激素治疗、放射治疗和化疗,但治愈前列腺癌依然是一个挑战且常见的治疗方法有其各自的副作用。手术相关的并发症有疼痛、尿失禁且有永久性阳痿的可能性;激素治疗的副作用包括性欲丧失、阳痿和潮热,导致前列腺癌患者的生活质量差;放射治疗可导致疲倦、腹泻、排尿不畅、阴毛脱落;化疗可导致脱发、虚弱、免疫抑制和体重减轻。常规治疗的局限性与治疗靶向性差,毒副作用大密不可分。因此鉴于

该粒子具有良好的治疗效果、低毒副作用及特异性的靶向性,对于前列腺癌的治疗是很好的选择。

与被动靶向相比,主动靶向,如受体介导靶向或磁靶向进一步增强了药物载体的疗效。受体介导的靶向已广泛应用于肿瘤靶向识别,如多聚精氨酸肽链可特异性靶向作用于前列腺癌细胞,通过胞饮进入细胞且具有极高的摄入效率。为了克服全身化疗的局限性,目前已开发出脂质体、树枝状聚合物和聚合物纳米粒子将抗癌药物封装其中,并将其递送给肿瘤。美国食品和药品监督管理局(Food and Drug Administration,FDA)批准的药物纳米粒子和脂质体制剂有聚乙二醇脂质体阿霉素、脂质体柔红霉素和白蛋白结合型紫杉醇纳米粒子。然而这些载体的主要限制之一是不能实时监测药物的分布和治疗的进展。肿瘤靶向载药系统的关键之一为药物的体内分布,同时纳米药物系统也可以作为示踪剂或对比剂。基于磁纳米粒子的纳米载药系统可同时提供成像和治疗,在癌症诊断和治疗方面有广阔的应用前景。

Aniket S. Wadajkar 等提出了一种绿色简易的方法用于制备具有肿瘤靶向性和热响应性的诊疗一体化探针,并将其应用于活体肿瘤的磁共振成像和肿瘤监测。首先在 Fe_3O_4 纳米粒子表面修饰具有热响应性的聚 N- 异丙基丙烯酰胺 - 丙烯酰胺 - 内烯胺再修饰上多聚精氨酸肽链,可实现温度响应型的肿瘤靶向以及肿瘤成像。该探针平均粒径为 100 nm,表面电荷为 -27 mV,磁性表征低,临界溶液温度为 40℃,表明该纳米粒子体内具有良好的稳定性及热响应性。该纳米粒子在修饰肽链前后均具有超顺磁性,在磁场下定向聚集。体外研究表明,多聚精氨酸肽链修饰的热响应性磁性探针具有良好的生物相容性,且前列腺癌细胞对其摄取量呈剂量依赖趋势,纳米粒子在体内的分布表现出在肿瘤处的富集,同时也表现出良好的磁共振成像能力。因此,热响应聚合物包覆四氧化三铁纳米探针有望用于前列腺癌的监测和诊断。

(三)PET 在前列腺癌中的应用

2013 年,Liu T. W. 等利用多模态粒子实现的跟踪和实时监测原位前列腺肿瘤和微小转移。前列腺癌是男性最常见的癌症及男性肿瘤相关疾病第二死亡原因。在前列腺癌个体化治疗的成像中有三个迫切的需求:多灶和囊外前列腺癌的精准成像;监测局部和全身治疗反应和预测复发;隐匿性前列腺癌骨转

移的高灵敏成像。新兴的功能成像技术中,荧光成像和正电子发射断层扫描(positron emission computed tomography,PET)由于其独特优势引起人们注意。光学成像由于其操作简单、成本低以及能提供实时手术边缘信息的优势受到极大关注,光学成像技术延伸了外科医生的手术视野而保证了肿瘤的完全切除。PET 提供了衡量药物生物分散性、治疗方案有效性和非侵入性监控的深层组织(> 5cm)的图像。随着多模态成像策略的出现以及优良造影剂的发展,功能强大且全面的成像系统,如荧光 /PET 系统可实现高分辨率成像及高灵敏度的检测。

在自然界中,卟啉是具有内在光子性质的金属离子螯合剂,为多功能成像剂构建提供了一个独特的平台,但二价铜离子的顺磁性质可使卟啉的自然荧光淬灭。Liu T. W. 等研究表明,卟啉分子可通过螯合正电子发射金属离子铜 64 而创建一个单一的、简单的并高度稳定的放射性示踪剂。

以放射性核素和光子为基础进行肿瘤检测和治疗反应 / 复发监测的癌症显像,对原位肿瘤可进行宏观和微观尺度的 PET 和荧光成像,可灵敏地检测微小骨转移(< 2 mm),体内应用于临床相关的前列腺癌和骨转移癌原位模型时在正常前列腺组织低富集而前列腺癌组织高富集,清晰地显示了癌灶。因此,PET- 荧光多模态成像卟啉 -⁶⁴Cu 分子探针为临床前列腺原位癌和转移癌监测和诊断提供了良好的理论指导。

(四)SPECT 及 PET 在前列腺癌中的应用

2009 年,Mohsen B. 等展示了 SPECT 及 PET 在前列腺癌骨转移成像中的应用。前列腺癌骨转移疾病是继淋巴转移后的第二常见部位,有效诊断技术的缺乏是导致该类患者发病和死亡的主要原因之一。骨转移性疾病的早期诊断及对骨转移程度、转移方式和侵袭性的认知,对于癌症的适当分期和再分期至关重要,尤其对于高危原发病的根治性前列腺切除术或放射治疗的术前疾病认知十分重要。骨转移可表现为不同模式,如早期的骨髓受累可见成骨性、溶骨性或混合性改变。不同类型骨转移表现出对骨影响的不同,最佳的显示病变的成像方式的选择也会有所不同。在过去的几十年中,骨显像已被用于常规评估前列腺癌患者,但其敏感性和特异性有限。单光子发射计算机断层扫描成像增加了平面骨扫描的灵敏度和特异性,特别是对脊柱的评价。正电子发射断层扫描在诊断早期前列腺癌分期和评

估治疗效果方面日益普及。许多正电子发射成像示踪剂已应用于前列腺癌患者的评价测试,用放射性 ^{11}C 和 ^{18}F 胆碱显示磷脂细胞膜增殖, ^{11}C- 乙酸显示的脂肪酸合成, ^{11}C- 蛋氨酸显示的氨基酸转运和蛋白质的合成, ^{18}F-FDHT 显示的雄激素受体的表达以及 ^{18}F 显示的成骨活性。

Zhang R. 等在 2011 年报道了肽修饰的聚合物胶束用于前列腺癌 EphB4 受体的 SPECT 及光学的双模态成像。弗氏受体(Freund's receptor, Eph)是酪氨酸激酶受体家族中已知最大的家族,它调节正常发育过程中的许多生物学过程。Eph 受体已被报道与多种病理过程相关,包括肿瘤、慢性疼痛后组织损伤、血管病理形态、脊髓损伤后神经再生的抑制作用及人类先天性畸形。EphB4 是弗氏受体的重要成员,对静脉内皮细胞膜蛋白表达、血管生成起着至关重要的作用。EphB4 被观察到过度表达于许多类型的肿瘤上,包括前列腺癌、乳腺癌、膀胱癌、肺癌、结肠癌、胃癌、卵巢癌。去除 EphB4 可抑制肿瘤生长,诱导肿瘤细胞凋亡并减少肿瘤血管的生成。因此,针对 EphB4 的探索在癌症的诊断和治疗方面具有重大意义。Zhang R. 等报道的用于癌细胞 EphB4 检测的正电子发射断层扫描成像探针,该探针是在 Koolpe 等人研究的 14 肽的噬菌体展示技术的基础上开发的。多肽 TNYLFSPNGPIARAW(TNYL-RAW)及其衍生物显示对 EphB4 的高亲和力。虽然 PET-CT 成像依赖于局部 ^{64}Cu-DOTA-TNYL-RAW 的沉积,可清晰显示过度表达 EphB4 异种移植肿瘤,但 TNYL-RAW 的短循环时间可能会限制其暴露时间及对肿瘤的渗透,这极大削弱了其灵敏度。为此,通过长循环纳米粒的优化使用,应用肽的药代动力学将增强配体与 EphB4 结合,提高癌症检测灵敏度。基于核交联胶束的多功能、长循环特性,将 TNYL-RAW 结合于纳米核交联胶束,并用辐射元素铟 111 及近红外荧光染料 Cy7(indocyanine 7)予以双重标记多模态成像。EphB4 是诸多酪氨酸激酶受体家族中的一员并在众多的肿瘤均过度表达。在这项研究中,合成了一类新的针对 EphB4 受体的多模态成像纳米平台,包括单光子发射计算机断层扫描成像(single photon emission computed tomography, SPECT)及近红外荧光成像的粒子。EphB4 的结合肽 TNYL-FSPNGPIARAW(TNYL-RAW)以共价修饰方式被聚乙二醇包覆,核交联聚合物胶束(core-cross-linked polymeric micelles , CCPM)用近红外荧光团 Cy7 和放射性同位素铟 111 进行双重标记。在体外实验中,TNYL-RAW-CCPM 选择性地结合到 EphB4 阳性 PC-3M 前列腺癌细胞,而不结合于 EphB4 阴性的 A549 肺癌细胞。在体内实验中,前列腺肿瘤小鼠静脉注射 ^{111}In 标记的 TNYL-RAW-CCPM 后,在 SPECT 成像及近红外荧光成像上, PC-3M 肿瘤均可清晰显示。然而给 A549 肿瘤的小鼠注射 ^{111}In 标记的 TNYL-RAW-CCPM 或给 PC-3M 肿瘤小鼠注射 ^{111}In 标记的 CCPM 后均发现无肿瘤显像。^{111}In 标记的 TNYL-RAW-CCPM 在 PC-3M 肿瘤的高积累量可在同时注射过量 TNYL-RAW 肽后显著减少。体内外实验可说明 EphB4 的结合肽具有靶向识别 PC-3M 前列腺癌细胞的能力且 ^{111}In 标记的 TNYL-RAW-CCPM 探针具有靶向双模态成像的潜能。免疫组织化学分析表明,荧光强度与纳米粒子的放射性计数密切相关,其分布与局部表达的 EphB4 多少相关。^{111}In 标记 TNYL-RAW-CCPM 纳米胶束使得表达 EphB4 癌细胞的核医学成像和光学成像的多模态成像成为可能,多种成像技术的信息互补有利于早期准确发现及诊断肿。

(五)超声在前列腺癌中的应用

Wu H. X. 等在 2014 年发表了前列腺干细胞抗体修饰的多壁碳纳米管应用于靶向超声成像和药物递送。随着纳米生物技术的发展,利用分子成像技术与治疗技术相结合开发多功能纳米结构材料为癌症的同步诊断和治疗提供了可能。在过去的十年中,传统的分子成像技术已经开发了各种新的成像探针,以实现肿瘤病变的可视化,但只使用成像探针不能同时实现肿瘤治疗。另一方面,在肿瘤治疗过程中,需要实时观察和跟踪病变部位,从而方便地评价治疗效果。因此,多功能的诊疗一体化纳米平台前景广阔。近年来,碳纳米管(carbon nanotubes, CNTs)因其独特的结构和性质,成为药物和生物分子高效递送的理想材料。

CNTs 可以通过共价或非共价相互作用方法与抗癌药物结合。一些延伸结构大于一个芳环的癌症化疗药物具有大 π 健结构,如蒽环类多柔比星(DOX),可以通过强烈的 π-π 相互作用与 CNTs 结合。如果 CNT 抗癌药物缀合物配备有肿瘤靶向配体或抗体,则具有靶向性。这种肿瘤靶向系统不仅可以提高其内在化效率,而且可以最大限度地降低潜在的毒副作用。超声成像是一种成熟的临床成像模式,具有非侵入性、无电离辐射、实时和成本低廉的优点。为了更好地可视化特定组织,已经开发了各种微泡的制剂和全氟化碳乳剂作为超声对比剂临床应用,但是这些制剂受到差的稳定性、宽的分布和较差的回波特性对比性能的影响。无机材料的超声对比剂由于其可调颗粒尺寸,良好的生物相容性和稳定性而受到极大关注。功能化 CNTs 的优异回声性质对于基于 CNTs 的肿瘤靶向超声造影剂的发展是非常有益的。属于糖基磷脂酰肌醇锚定细胞表面抗原家族的前列腺干细胞抗原(prostate stem cell antigen, PSCA)具有高前列腺癌特异性。在正常前列腺中,只有基底细胞表达低水平的 PSCA,而外分泌细胞和基质细胞几乎没有 PSCA 表达。相比之下,高度恶性前列腺上皮内瘤变,激素依赖性前列腺癌和激素非依赖性前列腺癌都显示出高 PSCA 表达,并且 PSCA 在 100% 的转移性前列腺癌中 100% 表达。PSCA 作为靶标分子具有许多重要优点,如分子量大,位于细胞表面,在人前列腺癌发展的各个阶段具有较高的表达水平。因此,PSCA 是诊断和治疗前列腺癌有希望的靶标分子。

在本工作中,剪切的多壁碳纳米管被聚乙烯亚胺(PEI)进行表面修饰,随后与异硫氰酸荧光素(fluorescein isothiocyanate, FITC)和 PSCA 单克隆抗体(monoclonal antibody prostate stem cell antigen, mAbPSCA)结合。形成的纳米材料 CNT-PEI(FITC)-mAb 将受体特异性靶向、发光成像、超声成像和药物递送结合到一个系统中。这种基于多壁碳纳米管(multiwalled carbon nanotubes, MWCNT)的多功能平台有利于靶向诊断和治疗前列腺癌。实验中所得纳米材料 CNT-PEI(FITC)-mAb 进行了体外和体内的毒性评估,采用流式细胞仪和共聚焦荧光成像技术研究 CNT-PEI(FITC)-mAb 对 PC-3 细胞的过表达 PSCA 的特异性。并研究了 CNT-PEI(FITC)-mAb 的超声成像效应,然后将多功能纳米粒子用于体内靶向的超声成像。最后,DOX 被用作模型药物研究 CNT-PEI(FITC)-mAb 的靶向药物递送和静脉注射 CNT-PEI(FITC)-mAb / DOX 到 PC-3 荷瘤小鼠体内监测化疗效果。在体外和体内的毒性数据表明,所制备的 CNT-PEI(FITC)-mAb 具有良好的生物相容性。结合流式细胞仪、激光共聚焦荧光成像实验显示,CNT-PEI(FITC)-mAb 可以特异性地靶向结合肿瘤细胞过度表达的抗原。在体外和体内超声成像的结果表明,CNT-PEI(FITC)-mAb 具有被用来作为超声靶向对比剂的巨大潜力。在体

内的抗癌效果测试中,采用 PC-3 荷瘤小鼠为动物模型,其结果显示 CNT-PEI(FITC)-mAb 可作为肿瘤靶向药物并抑制肿瘤生长。这项研究结果表明,CNT-PEI(FITC)-mAb 可作为一种多功能集超声成像和药物传递于一体的应用平台。

(六)荧光成像在前列腺癌中的应用

2013 年,Liu D. B. 等的研究成果展示了金纳米粒子活性探针用于检测超低水平的前列腺特异性抗原。生物标志物被定义为在某些阶段的生理或疾病过程的"分子特征",因此特别适用于诊断疾病、监测疾病进展和评估治疗反应。许多疾病,如癌症在早期诊断时更容易治疗,所以早期诊断疾病有助于改善治疗效果。然而,患者的生物样品的生物标志物的水平很低,因此,开发特异的生物标志物的超灵敏生物传感器是非常重要的。目前用于临床生物标志物检测的黄金标准是酶联免疫吸附测定(enzyme-linked immunosorbent assay, ELISA),由于其灵敏度限制,ELISA 通常仅在生物标志物水平已经达到临界阈值浓度后才能进行检测,而此时疾病已经显著发展。因此,临床上迫切需要超敏检测来检测生物标志物。纳米技术在超敏感生物传感器的设计中起着越来越重要的作用,在过去的几十年中,已经做出许多努力来创建信号传感器,如荧光、生物条码、拉曼染料和信号放大酶。其中许多方法表现出良好的灵敏度,但大部分依赖于体积庞大和先进的仪器,因此难以在现实世界中作为床旁治疗(point of-care, POC)诊断广泛应用。目前应用的如荧光免疫测定与目前诊所可用的分析平台具有良好的兼容性,有可能彻底改变分析科学的发展。然而,常规荧光免疫测定的灵敏度不足以监测大多数体内极低水平的生物标志物。为了提高检测低丰度生物标记蛋白的灵敏度,大多数研究报道的荧光测定集中于创建新的三维表面以增加捕获抗体的密度和抗体取向,从而增强抗原 - 抗体结合效率以放大信号。但新的三维表面的制作不方便且昂贵,因此,不太适合于 POC 诊断。

荧光可激活的探针已被证明是一种有效的光学成像工具,利用其卓越的对比度用于感兴趣的目标的检测。金纳米粒子(gold nanoparticles, AuNPs)极大的比表面积和淬灭能力使得这种类型的粒子应用于构建生物标志物超敏感探针。Liu D. B. 等提出一种新的可激活的探针,以提高血清样品中前列腺特异性抗原在荧光 -ELISA 检测中的检测灵敏度。

使用罗丹明 B 异硫氰酸酯（rhodamine B isothiocyanate, RBITC）作为模型荧光染料，数千计的 RBITC 装载到 AuNPs 上以形成 RBITC-AuNPs 复合物。纳米复合物的 RBITC 层通过静电相互作用吸附检测抗体（Ab2），从而保持其对靶标抗原的生物活性。在靶向生物标志物 PSA 的存在下，将 Ab2-RBITC-AuNP 复合物下拉到底物上。此时 RBITC 的荧光被 AuNPs 高度淬灭。当将巯乙胺加入到检测系统中时，连接的 RBITC 分子从 AuNPs 表面竞争性地去除，以恢复 RBITC 荧光，而恢复荧光的强度与血清中生物标志物的浓度成正比，进而通过荧光强度推知 PSA 浓度。Liu D. B. 等提供的高灵敏度和兼容性的可激活荧光金纳米粒子探针，用于检测患者血清样品中超低水平的前列腺特异性抗原，该 PSA 探针的检出限为 0.032 pg / mL，可检测浓度比传统的荧光探针低于 2 个数量级的 PSA。该方法的超高灵敏度归因于染料对 AuNPs 表面的高负载效率以及荧光染料的强荧光淬灭能力。并在患者血清样品中研究了该探针的效率和稳定性，证明该探针在现实应用中的巨大潜力。

Mustafa S. H. 在 2014 年报道了纳米氧化石墨烯检测体液中 OncomiRs 用于前列腺癌分期。微小 RNA（miRNA）是小的非编码 RNA 分子，通过抑制或降解 mRNA 来调节转录后基因表达水平。他们参与许多生物过程的调节，包括细胞周期、分化、发育和代谢。并且 miRNAs 在人类疾病，如糖尿病、神经退行性疾病和癌症中的作用也已被清楚地阐明。在癌症中，miRNA 由于多种机制的改变表达失调，这些 miRNA 被称为 oncomiRs。研究显示，oncomiRs 参与癌症的发生、进展和转移，可作为癌症诊断、预后和治疗的潜在临床靶标。另一方面，从肿瘤组织及体液中（包括血液、尿液、唾液、眼泪、精液和母乳）可分离出 oncomiRs，并且在循环系统中高度稳定。大多数 RNA（miRNA）是小的非编码 RNA 分子，许多研究已经证明，循环的 miRNA 在经受恶劣的环境之后仍保持稳定（如煮沸、低或高 pH 环境、延长的储存和冻融循环），高度稳定的 oncomiR 是极有吸引力的诊断肿瘤的生物标志物。循环性 oncomiRs 是高度稳定的诊断，预后和治疗性肿瘤生物标志物可以反映疾病的状况和对癌症治疗的效果。miR-141 是一种在晚期前列腺癌患者中过表达的 oncomiR，而其在疾病的早期阶段处于正常水平。另一方面，miR-21 在早期阶段显著升高，而晚

期前列腺癌不显著。在这里，实验中使用纳米氧化石墨烯同时检测人体液体（包括血液、尿液和唾液）中的外源性 miR-21 和 miR-141。Mustafa S. H. 等展示的系统利用不同荧光发射通道从体液中可靠地检测和提取特异性的 RNA，并确定不同的未知浓度的 10 种不同 miRNA 混合物中 miR-21 和 miR-141 的含量和比例。观察到实验结果与实际的 miRNA 组成之间的强烈一致（约 90%）。此外，实验证明，过表达的 miR-21 或 miR-141 仅增加其 520 nm 和 670 nm 的标记波长处的荧光。这项研究中，将纳米氧化石墨烯在生物医学领域和循环 miRNAs 在癌症中的作用相结合，该策略有潜力解决目前在非侵入性或微创方法中前列腺癌的诊断、预后和分期方面的问题。

2013 年，Lu J. Q. 等发表了聚乙二醇衍生化的丝氨酸作为纳米胶束负载紫杉醇药物并靶向递送至乳腺癌和前列腺癌细胞。紫杉醇（paclitaxel, PTX）是治疗癌症最有效的化疗药物之一，但其治疗效果通常受到严重副作用的限制。Lu J. Q. 等开发了基于聚乙二醇（PEG5K）和树胶（embelin, EB）的负载 PTX 的简单胶束聚合物。树胶是一种天然产物，通过阻断 X 连锁蛋白抑制剂（X-linked inhibitor of apoptosis protein, XIAP）的活性显示抗肿瘤活性。PEG5K-EB2 聚合物在水溶液中自组装形成稳定的胶束，并有效地包封疏水性药物 PTX。体外细胞摄取研究表明，PEG5K-EB2 胶束能被肿瘤细胞有效摄取。体外释放研究表明，PEG5K-EB2 胶束中的 PTX 在 5 天内缓慢释放，PEG5K-EB2 胶束在几种培养的肿瘤细胞系中表现出比紫杉醇更强的细胞毒性。活体近红外荧光（near infrared fluorescenc, NIRF）成像显示 PEG5K-EB2 胶束在肿瘤部位选择性积累，主要器官包括肝脏和脾脏的摄取量极小。PTX 负载的 PEG5K-EB2 胶束显示出优异的安全性，在小鼠中具有 100~120 mg PTX / kg 的最大耐受剂量（maximum tolerated dose, MTD），显著高于纯的紫杉醇药物（15~20mg PTX / kg）。另外，PEG5K-EB2 胶束与纯紫杉醇药物在乳腺癌和前列腺癌鼠模型表现中，相比之下 PEG5K-EB2 胶束显示出优异的抗肿瘤活性。

（七）药物递送及治疗

在 2013 年，Qiao A. 等报道了具有过氧化物酶活性的 Fe_3O_4 @ 碳纳米粒子增强由抗坏血酸诱导的纳米粒子用于 PC-3 前列腺癌细胞的氧化应激和选

择性损伤。抗坏血酸（ascorbic acid，AA）能够抑制癌细胞生长、扰乱细胞的正常氧化还原状态并产生丰富的活性氧（reactive-oxygen species，ROS）进而引起毒性作用。然而，AA 在可耐受剂量下的临床效用受到相对较低的体内疗效的困扰。该研究描述了用于 AA 介导的肿瘤治疗中的过氧化物酶样复合纳米粒子的开发。应用一锅法合成 Fe_3O_4-C 纳米粒子（NPs）并用叶酸（folic acid，FA）进行表面修饰。实验中值得注意的是，在 H_2O_2 存在的条件下，通过显色反应评估了该纳米粒子过氧化物酶催化活性。Fe_3O_4 @ CNPs 的碳壳层含有部分石墨化碳，从而有助于电子转移催化分解 H_2O_2，导致高反应活性羟基自由基的产生。随着磁响应性和受体结合特异性，Fe_3O_4 @ C-FA NPs 的内在过氧化物酶样催化活性明显促进癌细胞中 AA 诱导的氧化应激，并优化外源性 AA 的 ROS 介导的抗肿瘤功效。体外实验中使用人前列腺癌 PC-3 细胞证明了 Fe_3O_4 @ C-FA NPs 作为过氧化物酶模拟物，以通过氧化应激过程促进外源性 AA 产生的 H_2O_2 产生羟基自由基。Fe_3O_4@碳纳米粒子和 AA 双重药物的使用实现针对 PC-3 细胞增强的细胞毒性，并且由于它们的协同作用，AA 的给药剂量显著降低。然而，因为正常细胞（HEK 293T 细胞）似乎具有比癌细胞更高的处理额外产生的 ROS 的能力，纳米粒子 -AA 组合在这种情况下几乎对正常细胞没有损伤，该过程证明了纳米粒子可以利用 ROS 在癌细胞中的优先积累而实现选择性杀死癌细胞。该文章对可能的 ROS 介导的机制进行了阐明，展示了 Fe_3O_4@c-FA-AA 纳米药物的药物特征，这一基础研究揭示了过氧化物酶样纳米材料可通过调节高水平氧化应激的内源性 ROS 实现选择性治疗癌细胞的作用。

2012 年，Kyloon C. 等报道了镀金磁性纳米粒子作为"分散电极"应用于前列腺特异性抗原的超灵敏电化学检测。近来，相当多的注意集中于开发出具有超低检测限制以及响应时间更快的传感器的研究上。纳米粒子由于其固有的高表面与体积比及其尺寸和形态依赖性的化学、电子和光学性质引起人们广泛关注。将纳米材料整合到传感器的设计尽管在改善生物传感器的转换性能方面取得了令人印象深刻的发展，但这些生物传感器的检测性能仍受到散装样品溶液中分析物扩散的限制。在低分析物浓度下，这个问题更为明显，其中分析物的质量传输是速率限制步骤，低分析物浓度下需要长时间才能

使足够的分析物通过扩散到达感测界面并被"感测到"，以便被"感测到"的分析物在背景上产生信号以达到量化的目的。

曾有报道使用肽修饰的金包覆磁性纳米粒子（Au @ MNP）用于检测 Cu^{2+}，该纳米粒子具有快速响应和超低检测限度（2 pM）。在该文献扩展了 Au @ MNP 的应用，利用 Au @ MNP 实现非电解性分析物的超敏感检测。Kyloon C. 等提出使用 Au @ MNPs 作为模型蛋白质分析物进行前列腺特异性抗原的选择性捕获。PSA 是前列腺癌的重要癌症生物标志物，若能在非常低的浓度下检测 PSA，就有可能及时准确地监测前列腺癌在治疗后的复发和评估治疗的效果。为了将 Au @ MNP 转化为 PSA 的生物传感器，用抗 PSA 抗体修饰 Au @ MNP 的金表面。为了检测修饰后的 Au @ MNP，修饰后的 Au @ MNP 被分散在 PSA 样品溶液中以捕获样品中存在的 PSA。在添加酶结合的抗 PSA 抗体之后，施加磁场以将分析物带到电化学导联的转导电极，Au @ MNP 携带 PSA 至感测液面进而消除了低浓度 PSA 需要通过大量样品溶液扩散的顾虑。

2016 年，Simona D. 等报道了抗体修饰的铁蛋白纳米靶向药物递送系统用于前列腺癌的治疗。纳米医学方法可根据异种疾病不同的需要，一次靶向多种疾病标志物并递送多种治疗剂进行个性化医疗。癌症治疗通常基于良性和恶性细胞之间的微小差异；因此，化疗对正常细胞巨大的毒性导致化疗指数的显著降低。为了克服这种现象，可利用纳米载体负载治疗剂以免受不必要的副作用。纳米载体能够传递水溶性差的药物或控制药物释放，并且采用纳米载体小尺寸的优点可使药物进入有较大孔隙的不规则的肿瘤血管，直径小于 100 nm 的纳米粒子可以利用增强的肿瘤中的渗透性和保留作用（EPR），尺寸超过 10 nm 的纳米载体可以避免肾脏清除和正常血管的外渗。

各种有机或无机材料可用于制造纳米载体，包括碳纳米管、脂质体、富勒烯、胶束、纳米球、乳液或树枝状大分子。Simona D. 等最近开发了一种去铁铁蛋白（apoferritin，APO）负载的多柔比星（doxorubicin，DOX）纳米粒子。APO 可以高选择性作用于在许多肿瘤中过度表达的去铁蛋白受体。此外，靶向肽或抗体可以附着于纳米载体，可减少患者血液循环中施用的药物的量并使毒性和副作用最小化。抗体对纳米载体表面的附着可以通过共价修饰疏水

吸附，或经常使用的生物素对链霉抗生物素蛋白/抗生物素蛋白的亲和力。然而，这导致产生相对较大的纳米颗粒而不可能控制抗体的定向修饰，其中抗体可以含有多个生物素化位点。为了消除这些问题，可以在抗体和纳米载体之间加入特定连接物，以确保定向修饰。DOX是一种抑制核酸合成的蒽环类药物，用于治疗各种恶性肿瘤（如乳腺癌或小细胞肺癌）。然而，这种细胞抑制药物显示出一些严重的副作用，因此可以通过包封在纳米载体，如APO中而减少心脏毒性。

Simona D. 等描述了一种利用普遍存在的去铁铁蛋白（APO）的抗体包裹多柔比星（DOX）去靶向结合前列腺特异性膜抗原（prostate-specific membrane antigen, PSMA），以递送药物至前列腺癌细胞的新方法。实验中HWRGWVC七肽提供定点取向以进行抗PSMA抗体和APO的连接，使用LNCaP和HUVEC细胞系测试前列腺癌靶向和非靶向纳米载体。在有前列腺癌靶向能力的APO-DOX或无靶向能力的DOX处理LNCaP细胞后均有90%的LNCaP细胞被杀死，证明包封的DOX对LNCaP细胞的毒性保持不变。游离的DOX对良性细胞的毒性较高，相比之下，使用相同剂量的DOX用以APO包封后的APO-DOX毒性低且APO-DOX可靶向结合于前列腺癌细胞。溶血测定显示整个纳米载体具有卓越的血液相容性，APO封装机制确保使用各种化疗药物的适用性，并且所提出的表面修饰使得纳米药物能够靶向各种肿瘤。

2016年，Huang W. Y. 等报道了透明质酸纳米粒子靶向CD44受体阳性癌细胞用于前列腺癌治疗中的位点特异性药物递送。前列腺癌是成年男性癌症死亡的主要原因之一，是一种具有局部复发性和晚期远处转移性的多级疾病，是极具治疗挑战性的肿瘤。CD44是涉及细胞与细胞相互作用、细胞增殖和细胞迁移的多功能和多结构细胞表面糖蛋白。一些研究表明，CD44表达的前列腺癌细胞具有类似于细胞的性质，如改良动物模型中的致瘤性/克隆形成特征和增强的肿瘤形成能力。为了提高化学疗法的疗效并降低药物诱导的毒性，许多生物活性物质已被单独使用或作为标准化学疗法的辅助物质使用。其中绿茶有各种生物学和药理学活性。特别是，绿茶儿茶酸具有各种健康促进性能，反映抗氧化、抗感染、抗癌、抗菌作用。

在儿茶素中，表没食子儿茶素没食子酸酯[(-)-epigallocatechin gallate, EGCG] 是绿茶多酚提取物的主要成分，已被发现可抑制与肿瘤转移和侵袭紧密相关的基质金属蛋白酶，导致前列腺癌的细胞凋亡，抑制活性细胞和前列腺癌干细胞。早期研究表明，EGCG在生理条件下是不稳定的，可通过其酚环上羟基的相互作用而被代谢或降解。因此，为了改善局部癌症治疗的效果，已经产生靶向识别肿瘤（主动和/或被动）并增加新型抗癌药物的生物利用度的纳米颗粒。透明质酸（hyaluronic acid, HA）是N-乙酰葡糖胺和D-葡萄糖醛酸的交替二糖单元。HA在胚胎发育、细胞生长和肿瘤形成中具有关键作用。此外，HA在细胞迁移、细胞黏附和细胞分化的调节中起许多作用。HA亦会通过氢键和范德华力与CD44受体结合，而CD44受体是在细胞迁移、分化和增殖中起作用的细胞表面分子。Huang W. Y. 等在研究中利用带负电荷和具有生物相容性的透明质酸纳米粒子来负载表没食子儿茶素没食子酸酶作为靶向CD44阳性癌细胞的治疗系统。随后实验证实了具有生物活性的表没食子儿茶素没食子酸酯的递送及前列腺肿瘤生长的位点特异性抑制。在本研究中，透明质酸基纳米颗粒成功地封装了表没食子儿茶素没食子酸酯，该粒子通过CD44配体受体识别，使得G2/M期诱导的细胞周期停滞，并且抑制前列腺癌细胞生长，有效地内化于癌细胞。此外，体内测定表明，这些纳米粒子特异性结合CD44受体并杀伤癌细胞，导致前列腺肿瘤活性和肿瘤组织炎症的显著降低。

五、分子影像在睾丸癌的诊断与治疗中的应用

（一）MRI在睾丸癌中的应用

2005年，Harisinghani M. G. 等报道了早期睾丸癌淋巴细胞纳米粒子增强磁共振成像技术的初步研究。睾丸癌的治疗是现代癌症治疗的成功。许多患者单独使用睾丸切除术治愈，而较高阶段或更高风险的患者需要化疗、放射治疗和手术的一些组合。目前研究的主要焦点是通过改善治疗本身或通过改善这些治疗患者的选择来降低治疗相关的发病率。这些患者的一个重要临床决定是对早期疾病进行适当的睾丸切除术。常规治疗包括监测、辅助化疗、放射治疗和腹膜后淋巴结清扫术（retroperitoneal lymphnode dissection, RPLND）。这种选择最重要的决定因素是局部淋巴结评估。用于评估睾丸癌患

者腹膜后节点的各种方式包括 RPLND、双足淋巴管造影（bipedal lym-phangiography，LAG）和腹部/骨盆计算机断层扫描。这些模式都存在缺陷。LAG 和 RPLND 都与不适和偶发性并发症相关（LAG 由于这些原因而被普遍放弃），CT 扫描具有高假阴性率。发展准确且无创地评估区域淋巴结的方法对于选择适当的治疗同时降低发病率具有重大意义。具有淋巴细胞的磁共振成像纳米颗粒（lymphotro-phic nanoparticles，LNMRI）已被证明是评估各种原发部位癌症淋巴结的有效方法。淋巴细胞纳米粒子，如 Ferumoxtram-10 是一噬淋巴细胞的纳米粒子，由超顺磁性氧化铁芯为核，密集的葡聚糖衍生物包装以实现长时间的循环。淋巴靶向显示是由纳米粒子从血管缓慢渗出到间质空间实现的，通过淋巴管将它们普遍转运到淋巴结。在淋巴结内，这些纳米粒子被巨噬细胞吞噬，导致 MR 磁性变化。

（二）靶向药物运输在睾丸癌治疗中的应用

在 2007 年，Rodney P. Feazell 等人报道了可溶性单壁碳纳米管长效运送抗癌药物铂（Ⅳ）治疗睾丸癌。靶向载药可以使药物在肿瘤区富集，提高杀伤作用并减少副作用。铂（Ⅱ）在体内循环不良，发生不可逆转改变而丧失活性。可以解决诸多问题，通过使用惰性铂（Ⅳ）化合物作为前体，通过载药系统转运。该课题组使用 SWNT 和铂（Ⅳ）合成 SWNT-Pt（Ⅳ），可以有效转运并在低 pH 下释放致死剂量的药物。功能化的可溶性单壁碳纳米管（single-walled carbon nanotube，SWNT）通过内吞作用高效率跨膜运送小分子药物。铂（Ⅳ）复合物对睾丸癌细胞几乎无毒，而可溶性胺官能化 SWNTs 显示出对睾丸癌细胞的杀伤作用。

为了评估 SWNT-Pt（Ⅳ）运载毒性剂量铂药物的可行性，使用睾丸癌细胞系 NTera-2 进行细胞毒性实验。相比于游离的铂（Ⅳ）复合物和单壁碳纳米管，SWNT-Pt（Ⅳ）对睾丸癌细胞具有显著的杀伤作用。为了监测 SWNT-Pt（Ⅳ）内吞和药物释放的机制，设计了一种跟踪其在细胞内位置的策略，即在 SWNT-Pt（Ⅳ）修饰上荧光素进行荧光成像，证明 SWNT-Pt（Ⅳ）可以被内吞。同时原子吸收光谱分析证明睾丸癌细胞系 NTera-2 中铂浓度显著升高。总之，SWNT-Pt（Ⅳ）是一种有效运输和递送小分子铂前体药的工具，单壁碳纳米管有望用做临床药物运输载体。

第五节　生殖系统疾病的未来医学影像学展望

妇科癌症是仅次于乳腺癌的妇女癌症相关死亡的原因，包括宫颈、子宫、卵巢、阴道和外阴恶性肿瘤所导致的 110 万多个新的癌症病例中几乎每年有 50 万人死亡。其中，子宫和外阴恶性肿瘤的发病率在逐年上升，而卵巢癌早期诊断困难导致治疗的困境。HPV 疫苗的问世有望降低宫颈癌、阴道癌和外阴癌的发病率，但在过去的 40~50 年里诊断为卵巢癌和子宫癌亚型患者生存率的提高微乎其微。纳米药物为癌症的治疗提供了新策略，纳米药物以肿瘤靶向及药代动力学为设计基础，其中以脂质体药物、纳米粒子、药物偶联物为代表的纳米药物越来越多的被引入医疗领域进入临床肿瘤学应用考证，纳米医学领域必将在癌症的治疗领域引起极大的撼动。

前列腺癌是目前西方国家最常见的实体器官癌症类型，每人罹患前列腺癌的风险约为 1/6，且 1/36 左右的确诊患者最终会死于前列腺癌。由于早期前列腺癌预后良好，因此，早期诊断前列腺癌显得尤为重要。但目前许多不准确的前列腺癌的早期诊断导致了过度治疗。另一方面，尽管前列腺癌进展速度较大多数癌症慢，但进展的疾病导致患者的病态，生活质量低下，甚至死亡。当下前列腺特异抗原（PSA）的筛查使得更多的患者能被诊断，但检测早期前列腺癌超低水平的 PSA 依然是一个挑战，应用分子靶向有望实现检测。由于传统的成像技术缺乏特异性，目前可能的解决方案是以前列腺癌特异抗原为靶标的抗原 - 抗体靶向成像。如前列腺特异性膜抗原（PSMA）是在前列腺癌细胞上高表达，而在其他组织呈现低表达。临床上第一个针对 PSMA 的抗原 - 抗体靶向药物是 [111] in-capromab，具有抗体所特有的识别 PSMA 的内部域，而第二代和第三代进一步改造的 PSMA 抗体在第一代的基础上克服了卡罗单抗喷地肽本身固有的一些局限。人源化单克隆抗体 J591 的开发主要用于治疗目的，也可用于前列腺癌骨转移的成像，但缓慢的目标识别过程和特定背景间隙进行诊断性成像限制了其应用。尿基化合物，如小分子抑制剂应用于单光子发射计算机

断层扫描 (SPECT) 和正电子发射断层扫描 (PET) 的成像方式可作为前列腺成像有发展前景的成像方式之一。传统成像和治疗在不断进步,抗原 - 抗体靶向方式的成像和治疗方式提高了诊断的敏感和特异性以及治疗的靶向性和高效性,在成像和治疗领域具有广阔的前景。

【参考文献】

[1]　郑广美.妇产科学 [M].第 3 版.北京:人民卫生出版社,1991,281-285.

[2]　张嵘,梁碧玲,付加平,等.子宫肌瘤的 MRI 表现与临床病理相关性研究 [J].中华放射学杂志,2003,37 (10) : 954-958.

[3]　冯敢生.医学影像学 [M].北京:人民卫生出版社,2001,253-254.

[4]　孙清娟.影像学诊断流程 [M].北京:科学技术出版社,2007,216.

[5]　MURASE E, SIEGELMEN ES, OUTWATER EK, et al. Uterine leiomyomas: histopathologic features, MR imaging findings, differential diagnosis, and treatment[J].Radiographies, 1999, 19(5): 1179-1197.

[6]　OKAMOTO Y, TANAKA YO, NISHIDA M, et al. MR imaging of the uterine cervix, imaging-pathologic correlation[J]. Radiographics, 2003, 23(2):425-445.

[7]　REZVANI M, SHAAHAN A. Imaging of cervical pathology [J]. Clin Obstet Gynecol, 2009, 52(1) :94-111.

[8]　SEHDEV A. Cervical tumors[J]. Semin Ultrasound CT MR, 2010 ,31(5); 399-413.

[9]　ICMKE U, HAMM B. Pretreatment diagnostic evaluation of cervical cancer[J]. Rofo, 2009, 181(5):433-440.

[10]　陈忠年,杜心谷,刘伯宁.妇产科病理学 [M].上海:上海医科大学出版社,1996,88-107.

[11]　石木兰.重视影像诊断对肿瘤分期的价值.[J] 中华放射学杂志,1996,30: 223-224.

[12]　张继斌,许建铭,颌同禄,等.子宫内膜痛的 MRI 诊断及分期研究 [J].临床放射学杂志,2004,23:135-137.

[13]　王立侠,欧阳汉,吴令英,等.磁共振成像定位子宫内膜癌浸润深度的价值 [J].中华肿瘤杂志,2006,28 (5):373-376.

[14]　曹逛,张晓鹏,唐磊,等.磁共振扩散加权成像应用于子宫肿瘤研究价值的初步探讨 [J].中国医学影像技术,2008,24(8):1231-1235.

[15]　WHITTALCER CS, COADY A, CULVER L, et al. Diffusion-weighted MR imaging of female pelvic tumors: a pictorial review [J] . Radiographice, 2009, 29(3);759-774.

[16]　TOFTS PS, BRIX G, BUCKLEY DL, et a1 . Estimating kinetic parameters from dynamic contrast $T(1)$-weighted MRI of a diffusable tracer: standardized quantities and symbols. J Magn Reson Imaging, 1999, 10:223-232.

[17]　KOZLOWSKI P, CHANG SD, JONES EC, et al. combined diffusion-weighted and dunamic contrast-enhanced MRI for prostate cancer diagnosis: correlation wiIh biopsy and histopathology[J]. J Magn Reson Imaging, 2006,24:108-113.

[18]　JACKSON AS, REINSBERG SA, SOHAIB SA, et a1. Dynamic contrast enhanced MRI for prostate cancer localization[J]. Br J Radiol, 2009, 82: 148-156.

[19]　HAIDER MA, VAN DER KWAST TH, TANGUAY J, et al. Combined T_2-weighted and diffusion-weighted MRI for localization of prostate cancer[J]. AJR Am J Roentgenol, 2007, 189(2):323-328.

[20]　TSUSHIMA Y, TAKANO A, TAKETOMI-TAKAHASHI A, et al. Body diffusion-weighted MR imaging using high b-value for malignant tumor screening: usefulness and necessity of referring to T_2-weighted images and creating fusion images[J]. Acad Radiol, 2007,14(6):643-650.

[21]　JEMAL A, BRAY F, CENTER MM, et a1 . Global cancer statistics[J] . CA Cancer J Clin, 2011, 61(2):69-90.

[22]　MOON JW , KOH BH. KIM SK , et al . Brenner tumor of the ovary CT and MR findings[J].J

Cotmput Assist Tomgr, 2000, 24(1): 72-76.

[23] RUSSEL P, BANNATYNE P .Surgical pathology of the ovarian [M]. Edinburgy: Churchii Livingstone.1989.474.

[24] 许玲辉,陈彤藏,王玖华,等. Krukenburg 瘤的 CT 诊断 [J]. 临床放射学杂志,2002,21(9):696-699.

[25] 宋金国, 张修石.卵巢癌的影像学检查及进展 [J]. 实用肿瘤学杂志,2009,23:86-88.

[26] WAGENAAR DJ, WEISSLEDER R, HENGERER A.Glossary of molecular imaging terminology[J]. Acad Radiol,2001,8:409-420.

[27] WEISSLEDER R. Molecular imaging: exploring the next frontier [J].Radiology, 1999, 212: 609-614.

[28] KIM D, GAO ZG, LEE ES, et al.In vivo evaluation of doxorubicin-loaded polymeric micelles targeting folate receptors and early endosomal pH in drug-resistant ovarian cancer [J]. Mol Pharm, 2009,6: 1353-1362.

[29] CHEN C, KE J, ZHOU XE, et al. Structural basis for molecular recognition of folic acid by folate receptors [J]. Nature, 2013, 500:486-489.

[30] ZHOU Y, ZHENG Y, RAN H, et al. Preparation of folate receptor targeted contrast agent with liquid fluorocarbon nanoparticles encapsuled in lipid membrane and its targeting performance study in vitro [J]. Chin J Med Imaging Technol, 2015, 17: 1189-1196.

[31] LOWELL CA, MAYADAS TN. Overview: studying integrins in vivo [J].Methods Mol Biol, 2012, 757: 369-397.

[32] ENGELBRECHT MR , HUISMAN HJ, LAHEIJ RJ, et al. Discrimination of prostate cancer from normal peripheral zone anda central gland tissue by using dynamic contrast-enhanced MR imaging[J]. Radiology, 2003, 229:248-254.

[33] BHUJWALLA ZM, ARTEMOV D, NATARAJAN K, et al.Vascular differences detected by MRI for metastatic versus nonmetastatic breast and prostate cancer xenorgrafts[J].Neoplasia, 2001,3:143-153.

[34] PARKER GJ, SUCKLING J, TANNER

SF, et al. Probing tumor microvascularity by measurement, analysis and display of contrast agent uptake kinetics[J]. J Magn Reson Imaing,1997, 7:564-574.

[35] HUCH BONI RA, BONER JA, LUTOLF UM, et al. Contrast-enhanced endorectal coil MRI in local stating of prostate carcinoma[J]. J Comput Assist Tomogr, 1995, 19: 232-237.

[36] 周良平,王霄英,丁建平,等.正常前列腺、前列腺癌和良性前列腺增生的 MR 波谱成像代谢特征并与病理结果对照 [J]. 中华放射学杂志. 2005(01):50-53.

[37] 朱云开,陈亚青.前列腺癌影像学诊断新进展 [J]. 中国医学影像技术. 2007,23(9):1413-1416.

[38] 赵丽霞,吴蓉.前列腺癌影像诊断现状及新进展.中华临床医师杂志(电子版), 2013, (21): 9659-9661.

[39] 李春媚,陈敏,李飒英,等. 前列腺癌 MR 动态增强扫描定量分析及其应用 [J]. 中华放射学杂志, 2011,45(5):508-510.

[40] ENGELBRECHT MR, LLUISMAN HJ, LAHEIJ RJ, et al. Discrimination of prostate cancer from normal peripheral zone and central gland tissue by using dynamic contrast-enhanced Mlt imaging[J]. Radiology, 2003,229:248-254.

[41] BHUJWALLA ZM, ARTEMOV D, NATARAJAN K, et al. Vascular differences detected by MRI for metastatic versus nonmetastatic breast and prostate cancer xenografts[J]. Neoplasia, 2001 , 3: 143-153.

[42] SCHLEMMER HP, MERKLE , J, GROBHOLZE R, et al. Can pre-operative contrast-enhanced dynamic MR imaging for prostate cancer predict microvessel density in prostatectomy specimens?[J]. Eur Radiol, 2004, 14:309-317.

[43] PARKER GJ, SUCKLING J, TANNER SF, et al. Probing tumor microvascularity by measurement, analysis and display of constrast agent uptake kinetics[J]. J Magn Reson lmaging,1997,7:564-574.

[44] KUHL CK, MIELCARECK P, KLASCHIK S, et al. Dynamic breast MR imaging: are signal intensity time course data useful for differential diagnosis of enhancing lesions? [J]. Radiology, 1999: 211:101-110.

[45] SOMMER FG, NGHIEM HV, HER-FKENS R, et al. Gadolinium-enhanced MRI of the abnormal prostate[J]. Magn Reson Imaging, 1993, 11: 941-948.

[46] WOODWARD PJ, SOHAEY R, O'DONOGHUE MJ, et al. From the archives of the AFIP: tumors and tumor like lesions of the testis: radiologic-pathologic correlation [J]. Radiographics, 2002,22(1): 189-216.

[47] 徐洪恩,吴恩福.睾丸肿瘤的 CT 诊断 [J]. 医学影像学杂志,2007,17(1):65-68.

[48] 郭永梅,刘真,江新青,等. 睾丸非精原类生殖细胞瘤的 MSCT 表现与组织病理对照 [J]. 放射学实践,2011,26(9):978-980.

[49] Shahab N, Doll D C. Testicular lymphoma [J]. Semin Oncol, 1999, 26(3): 259-269.

[50] Liu K L, Chang CC, Huang KH, et al. Imaging diagnosis of testicular lymphoma [J].Abdom Imaging, 2006,31(5):610-612.

[51] 刘恩涛,薛君喜,孟令平,等. 原发性睾丸 T 细胞淋巴瘤 1 例 [J]. 中国医学影像技术,2009, 25(9):1706.

[52] KREGE S, ALBERS P, HEIDENREICH A. The role of tumour markers in diagnosis and management of testicular germ cell tumours [J].Urologe A, 2011, 50(3): 313-321.

[53] ALEXANDER RB, MANN DL, BORKOWSKI AA, et al. Granulomatous prostatitis linked to HLA-DRB1*1501[J]. J Urol, 2004; 171: 2326-2329.

[54] STILLWELL TJ, ENGEN DE, FARROW GM.The clinical spectrum of granulomatous prostatitis: a report of 200 cases. J Urol, 1987;138: 320-323.

[55] MADRI-GARCIA FJ, ALVAREZ-FERREIRRA J, NUNEZ-MORA C, et al. Granulomatous prostatitis analysis of 15cases and review of the literature[J]. Arch Esp Urol, 1996, 49:789-795.

[56] MODY, V. V., NOUNOU, M. I., BIKRAM, M.. Novel nanomedicine-based MRI contrast agents for gynecological malignancies[J]. Adv Drug Deliv Rev, 2009, 61, 795-807.

[57] F, G., JA, C., IS, G..Current perspectives in the use of molecular imaging to target surgical[J]. - Eur Urol. 2014 May;65(5):947-64.

[58] PYSZ, M. A., GAMBHIR, S. S., WILLMANN, J. K., Molecular imaging: current status and emerging strategies[J]. Clinical Radiology, 2010, 65, 500-516.

[59] BYRNE, J. D., BETANCOURT, T., BRANNON-PEPPAS, L., Active targeting schemes for nanoparticle systems in cancer therapeutics[J]. Adv. Drug Deliv. Rev., 2008, 60, 1615-1626.

[60] DAS NEVES, J., NUNES, R., MACHADO, A.. Polymer-based nanocarriers for vaginal drug delivery[J]. Adv Drug Deliv Rev, 2015, 92, 53-70.

[61] EMA, M., KOBAYASHI, N., NAYA, M.. Reproductive and developmental toxicity studies of manufactured nanomaterials[J]. Reprod. Toxicol., 2010, 30, 343-352.

[62] HAWKINS, M. J., SOON-SHIONG, P., DESAI, N.. Protein nanoparticles as drug carriers in clinical medicine[J]. Adv. Drug Deliv. Rev., 2008, 60, 876-885.

[63] LIU, Y., MIYOSHI, H., NAKAMURA, M., Nano medicine for drug delivery and imaging: A promising avenue for cancer therapy and diagnosis using targeted functional nanoparticles[J]. International Journal Of Cancer, 2007, 120, 2527-2537.

[64] WHALEY, K. J., HANES, J., SHATTOCK, R.. Novel Approaches to Vaginal Delivery and Safety of Microbicides: Biopharmaceuticals, Nanoparticles, and Vaccines[J]. Antiviral Res., 2010, 88, S55-S66.

[65] LEE, H., HWANG, N. R., HWANG, S. H.. Magnetic nanowires for rapid and ultrasensitive isolation of DNA from cervical specimens for the detection of multiple human papillomaviruses genotypes[J]. Biosens. Bioelectron., 2016, 86, 864-870.

[66] ROCKALL. Diagnostic performance of nanoparticle-enhanced magnetic resonance Imaging in the diagnosis of lymph node metastases in patients with endometrial and cervical cancer (vol 23, pg 2813, 2005)[J]. Journal Of Clinical Oncology, 2005, 23, 4808.

[67] HOOGENDAM, J. P., HOBBELINK, M. G. G., VELDHUIS, W. B.. Preoperative sentinel node

mapping with Tc-99m-nanocolloid SPECT-CT significantly reduces the intraoperative sentinel node retrieval time in robot assisted laparoscopic cervical cancer surgery[J]. Gynecol. Oncol., 2013, 129, 389-394.

[68] PARIDA, S., MAITI, C., RAJESH, Y.. Gold nanorod embedded reduction responsive block copolymer micelle-triggered drug delivery combined with photothermal ablation for targeted cancer therapy-[J]. Biochimica Et Biophysica Acta-General Subjects, 2017, 1861, 3039-3052.

[69] LIN, W., LI, Y., ZHANG, W.. Near-Infrared Polymeric Nanoparticles with High Content of Cyanine for Bimodal Imaging and Photothermal Therapy[J]. ACS Appl. Mater. Interfaces, 2016, 8, 24426-24432.

[70] VIVERO-ESCOTO, J. L., SLOWING, I. I., LIN, V. S. Y., Tuning the cellular uptake and cytotoxicity properties of oligonucleotide intercalator-functionalized mesoporous silica nanoparticles with human cervical cancer cells HeLa[J]. Biomaterials, 2010, 31, 1325-1333.

[71] LI, Y., LU, W., HUANG, Q.. Copper sulfide nanoparticles for photothermal ablation of tumor cells[J]. Nanomedicine, 2010, 5, 1161-1171.

[72] LI, Y., ZHANG, X., ZHENG, M.. Dopamine carbon nanodots as effective photothermal agents for cancer therapy[J]. Rsc Advances, 2016, 6, 54087-54091.

[73] LIANG, Y., LIU, J., LIU, T.. Anti-cMet antibody conjugated hollow gold nanospheres as a new nano-material for enhancing the effect of photothermal therapy[J]. Materials Letters, 2015, 143, 226-229.

[74] LUO, X., WANG, Y., LIN, H.. DOX-Fe_3O_4@$mSiO_2$-PO-FA nanocomposite for synergistic chemo- and photothermal therapy[J]. RSC Advances, 2016, 6, 112232-112240.

[75] ZHOU, D., LI, C., HE, M.. Folate-targeted perfluorohexane nanoparticles carrying bismuth sulfide for use in US/CT dual-mode imaging and synergistic high-intensity focused ultrasound ablation of cervical cancer[J]. Journal Of Materials Chemistry B, 2016, 4, 4164-4181.

[76] VETRONE, F., NACCACHE, R., JUARRANZ DE LA FUENTE, A.. Intracellular imaging of HeLa cells by non-functionalized NaYF4 : Er^{3+}, Yb^{3+} upconverting nanoparticles[J]. Nanoscale, 2010, 2, 495-498.

[77] KIM, P. S., DJAZAYERI, S., ZEINELDIN, R., Novel nanotechnology approaches to diagnosis and therapy of ovarian cancer[J]. Gynecol. Oncol., 2011, 120, 393-403.

[78] TOMASINA, J., LHEUREUX, S., GAUDUCHON, P.. Nanocarriers for the targeted treatment of ovarian cancers[J]. Biomaterials, 2013, 34, 1073-1101.

[79] FLEISCHER, A. C., LYSHCHIK, A., ANDREOTTI, R. F.. Advances in Sonographic Detection of Ovarian Cancer: Depiction of Tumor Neovascularity With Microbubbles[J]. American Journal of Roentgenology, 2010, 194, 343-348.

[80] JOKERST, J. V., COLE, A. J., VAN DE SOMPEL, D.. Gold Nanorods for Ovarian Cancer Detection with Photoacoustic Imaging and Resection Guidance via Raman Imaging in Living Mice[J]. Acs Nano, 2012, 6, 10366-10377.

[81] VISHWASRAO, H. M., MASTER, A. M., SEO, Y. G.. Luteinizing Hormone Releasing Hormone-Targeted Cisplatin-Loaded Magnetite Nanoclusters for Simultaneous MR Imaging and Chemotherapy of Ovarian Cancer[J]. Chemistry of Materials, 2016, 28, 3024-3040.

[82] ZHANG, H., LI, J., HU, Y.. Folic acid-targeted iron oxide nanoparticles as contrast agents for magnetic resonance imaging of human ovarian cancer[J]. Journal of Ovarian Research, 2016, 9.

[83] ZHOU, Z., WANG, L., CHI, X.. Engineered Iron-Oxide-Based Nanoparticles as Enhanced T-1 Contrast Agents for Efficient Tumor Imaging[J]. Acs Nano, 2013, 7, 3287-3296.

[84] KIM, D., JEONG, Y. Y., JON, S.. A Drug-Loaded Aptamer-Gold Nanoparticle Bioconjugate for Combined CT Imaging and Therapy of Prostate Cancer[J]. Acs Nano, 2010, 4, 3689-3696.

[85] HUA, M.-Y., YANG, H.-W., CHUANG, C.-K.. Magnetic-nanoparticle-modified paclitaxel for targeted therapy for prostate cancer[J]. Biomaterials, 2010, 31, 7355-7363.

[86] WADAJKAR, A. S., MENON, J. U., TSAI, Y.-S.. Prostate cancer-specific thermo-responsive polymer-coated iron oxide nanoparticles[J]. Biomaterials, 2013, 34, 3618-3625.

[87] LIU, T. W., MACDONALD, T. D., JIN, C. S.. Inherently Multimodal Nanoparticle-Driven Tracking and Real-Time Delineation of Orthotopic Prostate Tumors and Micrometastases[J]. Acs Nano, 2013, 7, 4221-4232.

[88] BEHESHTI, M., LANGSTEGER, W., FOGELMAN, I., Prostate Cancer: Role of SPECT and PET in Imaging Bone Metastases[J]. Seminars In Nuclear Medicine, 2009, 39, 396-407.

[89] ZHANG, R., XIONG, C., HUANG, M.. Peptide-conjugated polymeric micellar nanoparticles for Dual SPECT and optical imaging of EphB4 receptors in prostate cancer xenografts[J]. Biomaterials, 2011, 32, 5872-5879.

[90] WU, H., SHI, H., ZHANG, H.. Prostate stem cell antigen antibody-conjugated multiwalled carbon nanotubes for targeted ultrasound imaging and drug delivery[J]. Biomaterials, 2014, 35, 5369-5380.

[91] LIU, D., HUANG, X., WANG, Z.. Gold Nanoparticle-Based Activatable Probe for Sensing Ultra low Levels of Prostate-Specific Antigen[J]. Acs Nano, 2013, 7, 5568-5576.

[92] HIZIR, M. S., BALCIOGLU, M., RANA, M.. Simultaneous Detection of Circulating OncomiRs from Body Fluids for Prostate Cancer Staging Using Nanographene Oxide[J]. ACS Appl. Mater. Interfaces, 2014, 6, 14772-14778.

[93] LU, J., HUANG, Y., ZHAO, W.. PEG-derivatized embelin as a nanomicellar carrier for delivery of paclitaxel to breast and prostate cancers[J]. Biomaterials, 2013, 34, 1591-1600.

[94] AN, Q., SUN, C., LI, D.. Peroxidase-Like Activity of Fe3O4@Carbon Nanoparticles Enhances Ascorbic Acid-Induced Oxidative Stress and Selective Damage to PC-3 Prostate Cancer Cells[J]. ACS Appl. Mater. Interfaces, 2013, 5, 13248-13257.

[95] CHUAH, K., LAI, L. M. H., GOON, I. Y.. Ultrasensitive electrochemical detection of prostate-specific antigen (PSA) using gold-coated magnetic nanoparticles as dispersible electrodes[J]. Chemical Communications, 2012, 48, 3503-3505.

[96] DOSTALOVA, S., CERNA, T., HYNEK, D.. Site-Directed Conjugation of Antibodies to Apoferritin Nanocarrier for Targeted Drug Delivery to Prostate Cancer Cells[J]. ACS Appl. Mater. Interfaces, 2016, 8, 14430-14441.

[97] HUANG, W.-Y., LIN, J.-N., HSIEH, J.-T.. Nanoparticle Targeting CD44-Positive Cancer Cells for Site-Specific Drug Delivery in Prostate Cancer Therapy[J]. ACS Appl. Mater. Interfaces, 2016, 8, 30722-30734.

[98] HARISINGHANI, M. G., SAKSENA, M., ROSS, R. W.. A pilot study of lymphotrophic nanoparticle-enhanced magnetic resonance imaging technique in early stage testicular cancer: a new method for noninvasive lymph node evaluation[J]. Urology, 2005, 66, 1066-1071.

[99] Soluble Single-Walled Carbon Nanotubes as Longboat Delivery Systems for Platinum(IV) Anticancer Drug Design[J]. JACS.

[100] HENNESSY, B. T., COLEMAN, R. L., MARKMAN, M.. Ovarian cancer[J]. Lancet, 2009, 374, 1371-1382.

[101] J, S., Molecular diagnostics and therapy of prostate cancer: new avenues[J]. Eur Urol, 1998, 34 Suppl 3:3-6.

第四十一章　骨与骨关节系统的传统医学影像学与分子成像

第一节　常见骨与骨关节系统疾病的 CT、MR 医学影像学表现

一、常见的良性肿瘤

主要以骨巨细胞瘤为例进行介绍。

(一)疾病概要

骨巨细胞瘤 (giant cell tumor of bone) 是一种局部侵袭性肿瘤,大部分为良性,部分生长活跃,也有少数一开始就是恶性。肿瘤好发于四肢长骨骨端,尤其是股骨远端、胫骨近端和桡骨远端。

(二)病理表现

起因未明,一般多认为其起源来自骨髓内未分化的间叶细胞。肿瘤生长于髓腔内,呈膨胀性改变,表面有完整的纤维包膜。肿瘤切面呈棕红色,质地较软,可见出血和液化的囊腔。恶性骨巨细胞瘤切面呈鱼肉样组织,或呈囊状,内有出血。生长活跃者极易突破骨皮质向外浸润,包绕骨干并不引起骨皮质扩张性改变,与良性骨巨细胞瘤明显的膨胀破坏有很大不同。肿瘤亦可突破包膜向软组织内浸润,刺激骨膜形成不连续的骨壳,其他的恶性骨肿瘤很少有此征象。镜下观察骨巨细胞瘤主要由多核巨细胞及间质细胞两种成分构成。间质细胞的多少及分化程度决定着本病的性质。根据间质细胞的分化程度,将骨巨细胞瘤分为三级,详见表 41-1-1 及图 41-1-1。

(三)影像学表现

1.CT 表现　可清楚显示骨性包壳,甚至平片上显示不清的在 CT 上也可显示。在 CT 上大多数肿瘤的骨壳并不完整连续,但无包壳外的软组织肿块影。骨壳内面凹凸不平(图 41-1-2),肿瘤内并无真正的骨性间隔,说明平片上的分房征象实际上是骨壳内面骨嵴的投影。肿瘤内密度不均,可见低密度的坏死区,有时可见液-液平面。肿瘤与松质骨的交界多清楚,但无骨质增生硬化。对解剖结构较复杂的部位,CT 能很好地显示上述特点;对侵袭性较强的肿瘤,CT 也能显示其相应的特征,对诊断有很大帮助。

表 41-1-1　骨巨细胞瘤病理分级表

	Ⅰ级(良性)	Ⅱ级(生长活跃)	Ⅲ级(恶性)
间质细胞	呈圆形、椭圆形、多角形,大小一致,细胞疏散,核大小、染色均匀,偶见个别核分裂	呈梭形、椭圆形、多角形,细胞密集呈旋涡状排列,核大、染色深,核分裂较多	细胞排列呈不规则旋涡状,非常密集,细胞大小极不一致,核分裂多,有明显异型性,细胞分化差,具有肉瘤特征
多核巨细胞	数量多,散在或成堆排列,胞体大、核多	分布不均匀,数量相对少,细胞体积小,核亦少	细胞数量少,核数亦少,较为分散
肿瘤内血管	肿瘤内可见薄壁血管	肿瘤内血管相对多	肿瘤内血管多,不少血管壁间皮细胞与瘤细胞相似

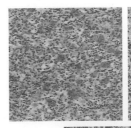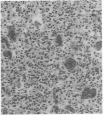
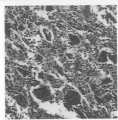

图 41-1-1　骨巨细胞瘤病理分级 I~III 级

引自蔡懿. 骨巨细胞瘤影像学表现及增殖细胞核抗原表达与病理分级的关系 [J]. 实用放射学杂志, 2008, 24(6): 810-812

2.MRI 表现　　MRI 的优势在于显示肿瘤周围的软组织情况,与周围神经、血管的关系,关节软骨下骨质的穿破,关节腔受累,骨髓的侵犯和有无复发等。多数肿瘤在 MRI 图像上边界清楚,周围无低信号环。瘤体的 MRI 信号是非特异性的,在 T_1WI 呈均匀的低信号或中等信号,高信号区提示亚急性出血。在 T_2WI 信号不均匀,呈混杂信号,瘤组织信号较高,其内可见纤维性低信号分隔(图 41-1-3)。陈旧出血呈高信号,而含铁血黄素沉积呈低信号,出血和坏死液化区可出现液 - 液平面。增强扫描可有不同程度的强化。

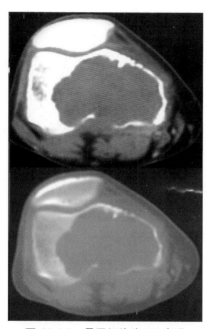

图 41-1-2　骨巨细胞瘤 CT 表现

CT 显示股骨远端破坏区骨壳并不完整连续,无软组织肿块影,骨壳内面凹凸不平

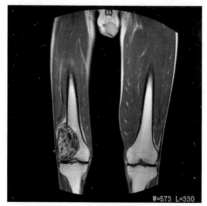

图 41-1-3　骨巨细胞瘤 MRI 表现

MRI 显示股骨远端呈不均匀混杂信号,内可见纤维性低信号分隔。

(四)诊断与鉴别诊断

影像学检查发现长骨骨端膨胀性多房性或单房性偏心性骨质破坏,首先考虑骨巨细胞瘤,注意与下面几种病变进行鉴别诊断。

1. *骨囊肿*　多在干骺愈合前发生,位于干骺端而不在骨端。骨囊肿膨胀不如骨巨细胞瘤明显且是沿骨干长轴发展的。

2. *成软骨细胞瘤*　肿瘤多发生于干骺愈合前的骨骺,病变边缘有硬化,骨壳较厚且破坏区内可见钙化影。

3. *动脉瘤样骨囊肿*　发生于长骨者多位于干骺端,常有硬化边。

4. *软骨黏液样纤维瘤*　好发于干骺端,呈不规则的长椭圆形膨胀性破坏,肿瘤有向纵向发展的趋势。囊状破坏区内缘呈分叶状,有粗大骨嵴,边缘骨增生硬化,破坏区内可见钙化。

二、常见的恶性肿瘤

(一)骨肉瘤

1. *疾病概要*　骨肉瘤 (osteosarcoma) 亦称成骨肉瘤 (osteogenic sarcoma),是指瘤细胞能直接形成骨样组织或骨质的恶性肿瘤。其恶性度高、发展快,是最常见的原发性恶性骨肿瘤。发病率约占骨原发恶性肿瘤的 34%。

骨肉瘤好发年龄为 15~25 岁青少年,年龄愈大发病率愈低。男性多于女性。常见症状是局部疼痛、肿块和运动障碍。疼痛初为间断性,以后为持续性,夜间尤甚,药物治疗无效。以后局部肿胀,可扪及肿块。局部皮肤红、热,皮温增高、有压痛,后期见皮肤表浅静脉怒张、水肿。肿块发生于关节附近的可引起关节疼痛和运动障碍。骨肉瘤恶性程度高,发展快,多早期发生肺转移。 实验室检查:血碱性磷酸酶增高。

2. *病理表现*　切面观察,肿瘤呈灰红色鱼肉样组织,质脆、易出血。肿瘤组织具有多种成分,主要有肿瘤成骨细胞、骨样组织和肿瘤骨。黄白色为瘤骨组织,半透明区为软骨成分,暗红色者为出血区。生长快的肿瘤,因血供不良常出现液化坏死,形成囊腔,囊内充满棕色或血性液体。肿瘤成骨细胞分化成熟者,瘤骨多;分化差者,瘤骨少。骨肉瘤具有分化成骨质、骨样组织、软骨及纤维组织等的潜能。在成骨肉瘤组织中可以见到成软骨细胞及成纤维细胞,所以骨肉瘤的组织内有时可发现钙化及纤维成分。

肿瘤形成骨细胞发生成骨活动,形成形态各异的瘤骨。骨肉瘤按照瘤骨的多少可分为成骨型、溶骨型和混合型三种形式。亦可按照骨肉瘤中各种肿瘤性组织所占比例的多少分为五种类型,即成骨细胞型、成软骨细胞型、成纤维细胞型、混合型及血管扩张型。

3.影像学表现

(1)CT表现:骨破坏在CT上表现为松质骨的斑片状缺损和骨皮质内表面的侵蚀或骨皮质全层的虫蚀状、斑片状缺损甚至大片的缺损。骨膜反应呈与骨干表面平行的弧线状高密度影并与骨皮质之间有线样透亮带。软组织肿块常偏于病骨一侧或围绕病骨生长,其边缘大多模糊而与周围正常的肌肉、神经和血管分界不清,其内常见片状低密度区(图41-1-4)。CT发现肿瘤骨较平片敏感,瘤骨分布在骨破坏区和软组织肿块内,形态与平片所见相似,密度差别较大。增强扫描肿瘤的实质部分可有较明显的强化,使肿瘤与瘤内坏死灶和周围组织的区分变得较为清楚。

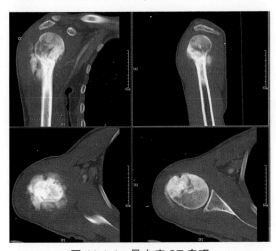

图41-1-4 骨肉瘤CT表现
CT显示肱骨上端肿瘤骨和骨质破坏,并可见软组织肿块

对大片的溶骨破坏和瘤骨形成,CT显示的价值与平片相同。①可以清楚显示分布在骨破坏区和软组织肿块内的小瘤骨及小钙化;②骨皮质内表面早期被侵蚀;③围绕病骨生长的软组织肿块内常见大小不等的坏死囊变区,血管、神经等结构受侵表现为肿瘤组织直接与这些结构相贴或包绕它们,两者之间无脂肪层相隔;④肿瘤在髓腔的蔓延范围,表现为低密度含脂肪的骨髓被软组织密度的肿瘤所取代;⑤增强扫描肿瘤的实质部分(非骨化的部分)可有

较明显的强化,使肿瘤与瘤内坏死灶和周围组织的区分变得较为清楚。

(2)MRI表现:骨质破坏、骨膜反应、瘤骨在T_2WI上显示最好,呈低信号,其形态与CT所见相似,但MRI显示细小、淡薄的骨化或瘤软骨钙化的能力远不及CT。大多数骨肉瘤在T_1WI上表现为不均匀的低信号,而在T_2WI上表现为不均匀的高信号,肿块外形不规则,边缘多不清楚。MRI的多平面成像可以清楚地显示肿瘤与周围正常结构,如肌肉、血管、神经等的关系。MRI是显示髓腔肉瘤浸润范围的最好方法,也是发现跳跃病灶较理想的检查方法(图41-1-5)。

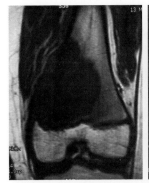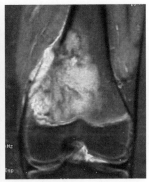

图41-1-5 骨肉瘤MRI表现
A.T_1WI;B.压脂T_2WI。股骨远端干骺端长T_1长T_2病灶,破坏内侧骨皮质,开始向软组织侵犯

4.诊断与鉴别诊断 青少年患者,影像学检查发现长骨干骺端不规则骨质破坏、肿瘤骨形成、骨膜增生和软组织肿块,首先考虑本病。注意与下列疾病鉴别。

(1)化脓性骨髓炎:骨髓炎的骨破坏、新生骨和骨膜反应从早期到晚期的变化是有规律的,即早期骨破坏模糊,新生骨密度低,骨膜反应轻微,到晚期骨破坏清楚,新生骨密度高,骨膜反应光滑完整,有死骨形成,无软组织肿块。

骨肉瘤主要应与骨髓炎相鉴别,具体见表41-1-2。

(2)成骨型骨转移瘤:发病年龄较大,常在40岁以上。好发于躯干骨和四肢长骨骨端。表现为松质骨内的多发性骨硬化灶,境界清楚,骨破坏少见,骨皮质一般不受累。

(3)溶骨型骨转移:发病年龄较大,好发于躯干和四肢长骨骨干及骨端,常为多发性,极少出现骨膜反应。

表 41-1-2　骨肉瘤与骨髓炎的鉴别

	骨髓炎	骨肉瘤
临床症状	起病急、高热寒战、局部疼痛,有压痛及波动感,穿刺可抽出脓液,白细胞及中性粒细胞升高	开始间歇性隐痛,病情发展,为剧痛,难以忍受,夜间重,肿胀明显,AKP 升高
骨质破坏	破坏灶开始时模糊,逐渐变得清楚	骨破坏边缘模糊
骨增生	化脓灶周围反应性新生骨密度由低到高	生长的瘤骨与破坏区无联系,破坏区周围无硬化,成骨区(瘤骨)内无破坏灶
骨膜反应	边缘由模糊逐渐变清楚,密度由低变高	由层次清楚、光滑很快变为模糊和残缺不全,分层消失,骨膜新生骨中断呈 Codman 三角
死骨	多见,小者位于化脓灶中,大块死骨由骨包壳围绕	
软组织	炎性水肿,弥漫性肿胀,深部脓肿密度高,但无瘤骨	软组织肿块,围绕骨干呈梭形或半球形,增大快,内有瘤骨及钙化
血管造影	病变区轻度充血,可见脓栓	肿瘤染色明显

(二)软骨肉瘤

1. 疾病概要　软骨肉瘤(chondrosacoma)是一种起源于软骨或成软骨结缔组织的一种较常见的骨恶性肿瘤。其特征为瘤细胞直接形成软骨,它可经软骨内成骨过程产生钙化和骨化,但不产生肿瘤细胞直接形成的肿瘤性骨样组织或骨组织。软骨肉瘤的发病率仅次于骨肉瘤,约占骨恶性肿瘤的16%。

根据肿瘤的发病过程,分为原发性和继发性软骨肉瘤。前者一开始即为恶性,后者则在骨软骨瘤、软骨瘤等良性软骨病变的基础上发生恶性变。

临床上常见于 30 岁以上,男性高于女性,多发于骨盆骨、股骨、胫骨、肋骨及肩胛骨等。病程缓慢,主要表现为疼痛,逐渐加重,呈持续性剧痛,局部可扪及质硬的肿块。

2. 病理表现　肿瘤蓝白色,半透明,呈分叶状,肿瘤表面有纤维包膜,纤维组织伴随血管侵入瘤体内,将肿瘤分为许多小叶,小叶内主要为软骨成分,是肿瘤生长活跃的部位。小叶间血管丰富,瘤细胞以直管为中心生长。软骨基质多在血管丰富的小叶边缘进行钙化,所以瘤软骨钙化多为环形钙化。分化差的肿瘤组织钙化不明显。小叶中心包含钙化、黏液组织以及成纤维成分(图 41-1-6,图 41-1-7)。

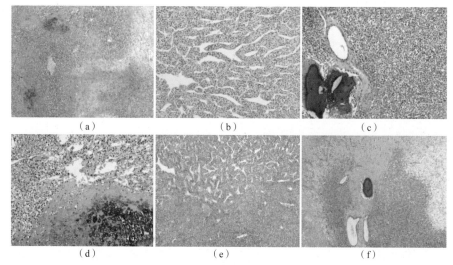

(a)　　　　　　　　　　(b)　　　　　　　　　　(c)

(d)　　　　　　　　　　(e)　　　　　　　　　　(f)

图 41-1-6　肿瘤的镜检特征

(a)肿瘤组织由未分化的小圆形细胞掺和着透明软骨岛形成典型双相形态(HE×40);(b)原始细胞围绕着丰富的薄壁分支状血管及裂隙形成血管外皮瘤样结构(HE×100);(c)细胞小而密集,胞质嗜碱性(HE×100);(d)间叶性细胞与软骨岛之间转化突然(HE×100);(e)同一肿瘤中血管外皮瘤样(上部)与尤文肉瘤样结构(下部)共存(HE×40);(f)肿瘤发生变性、坏死(HE×40)

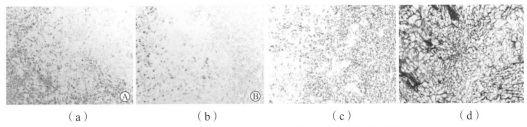

图 41-1-7　3例MC患者的免疫组化及特殊染色特征

（a）原始小细胞表达CD99(EnVision×100)；（b）软骨样细胞表达Sox-9(EnVision×100)；（c）两种细胞均表达Sox-9(EnVision×100)；（d）每个MC细胞被网状纤维分隔［网状纤维染色×100，引自马强，林俐，等.间叶性软骨肉瘤3例临床病理观察[J].现代肿瘤医学，2014，22(7):1669-1673］

3.影像学表现

（1）CT表现：CT可显示平片不能发现的钙化灶。在CT片上，软骨肉瘤的钙化表现为点状、环形或半环形的钙化。软组织肿块中可见到液化坏死和囊变，平扫有助于发现骨破坏区残骨、瘤骨、肿块内的小片状、环状及半环状钙化灶（图41-1-8）。CT增强扫描后肿瘤边缘及分隔强化明显。

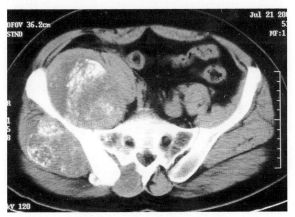

图 41-1-8　软骨肉瘤CT表现

右侧髂骨骨质破坏区，周围巨大软组织肿块，内有大量不规则钙化灶

（2）MRI表现：能清楚地显示肿瘤的轮廓及向髓内和软组织侵犯的范围。肿瘤常呈分叶状，信号不均匀，其信号特点与其组织成分和恶性程度有关。低度恶性者内含透明软骨成分，T_1WI上呈低信号，T_2WI上呈均匀高信号；高度恶性者内含黏液和软骨细胞，T_1WI呈低信号，T_2WI上呈不均匀中等信号，瘤内骨化和钙化灶呈低信号。骨外软组织呈分叶状，T_1WI和T_2WI上多呈低信号，MRI增强扫描骨内肿瘤呈中等强化，软组织肿块强化明显，但坏死区无强化。

MRI可显示中心型软骨肉瘤沿骨髓腔浸润的程度及范围，亦可显示肿瘤突破骨皮质后软组织内

的变化。MRI能清楚显示软骨帽，对估计骨软骨瘤是否恶变有一定的帮助，若软骨帽厚度大于2cm，则软骨肉瘤的可能性大，见图41-1-9。

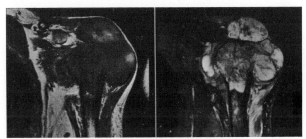

图 41-1-9　软骨肉瘤MRI表现

患者男性，44岁，发现左肱骨肿物4个月余。手术病理是黏液型软骨肉瘤。肿块MRI显示典型长T_2异常信号，分叶状生长，低信号分隔影。值得注意的是边缘的壳状钙化影

4.诊断与鉴别诊断　30岁以上患者，骨盆骨、股骨、胫骨、肋骨及肩胛骨等骨影像学检查发现溶骨性破坏，伴有软组织肿块，破坏区和肿块内有大量不规则钙化灶，首先考虑本病。注意与下列疾病鉴别。

（1）骨肉瘤：软骨肉瘤多见点状或小环形密集钙化，密度较高，边界较清楚，骨膜反应较少，而骨肉瘤瘤骨呈斑片状或棉絮状，边界较模糊，多见各种骨膜反应。

（2）软骨瘤：软骨瘤表现为囊状或囊状膨胀性破坏，骨皮质连续，无软组织肿块。

（3）骨干结核性骨脓肿：中心型软骨肉瘤应与骨干结核性骨脓肿相鉴别。二者都有髓腔的囊状破坏，钙化的形态相似。如果骨膜反应粗糙或呈短针状，同时在软组织肿块中有环形钙化则应考虑为软骨肉瘤。后者边缘有轻度硬化，病灶内可见泥沙样死骨，可见轻度骨膜反应和软组织肿胀。

（三）尤文肉瘤

1.疾病概要　尤文肉瘤(Ewing sarcoma)，又称尤文

瘤 (Ewing tumor)，1921 年由 Ewing 首先描述并命名。目前认为本病起源于骨髓未分化间充质支持细胞。偶尔发生于骨外软组织。本病约占骨恶性肿瘤的 4%。以四肢长骨骨干多见，扁骨中多见于髂骨和肋骨。

好发年龄为 5~15 岁，男多于女。全身症状常似骨感染，如发热、白细胞增多。局部症状以疼痛为主，局部肿块。早期可发生骨骼、肺和其他脏器转移。肿瘤对放射线极为敏感，局部照射后，症状可显著改善。

2. 病理表现　病变位于骨髓腔内，肿瘤沿骨髓腔广泛浸润并易突破骨皮质，形成骨膜反应和软组织肿块。切面上瘤组织多呈灰红色鱼肉样改变，常见出血、坏死。镜下肿瘤呈形态较为一致的小圆形细胞，胞质稀少，核分裂象常见。肿瘤细胞呈团块状或片块状排列，部分肿瘤外围常见有纤维性假包膜，在肿瘤间质中有肿瘤新生骨形成，新生骨均来自肿瘤的间质组织（图 41-1-10，图 41-1-11）。

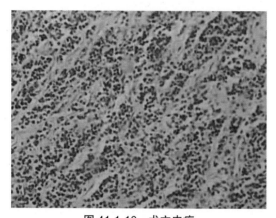

图 41-1-10　尤文肉瘤
肿瘤细胞被纤维结缔组织分隔成梁状或条束状（HE×100)

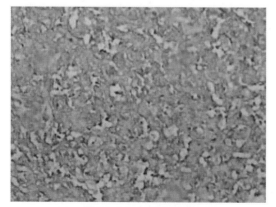

图 41-1-11　尤文肉瘤
免疫组化 CD99(＋＋) (EliVision-Plus 二步染色法 ×100)
引自孙宇，路瑶，何苗，等. 骨外尤文肉瘤临床病理观察 [J].
齐齐哈尔医学院学报，2014, 35(7)：965-967

3. 影像学表现

（1）CT 表现：病变呈片状、筛孔样或虫蚀样溶骨性破坏，其内常包含有斑片状骨质增生硬化。病变早期可见广泛的骨旁肿块，内可有针状骨，长短不一，较纤细，为肿瘤间质成骨。增强扫描肿瘤有不同程度强化。

（2）MRI 表现：显示髓腔内浸润及骨破坏早于平片和 CT，T_1WI 低信号，T_2WI 高信号，信号不均匀，皮质信号不规则中断；骨膜反应呈等 T_1 中短 T_2 信号；病变周围软组织肿块为 T_1WI 低信号，T_2WI 高信号。见图 41-1-12。

4. 诊断与鉴别诊断　青少年患者，影像学检查发现长骨骨干不规则骨质破坏、软组织肿块、葱皮样骨膜反应、Codman 三角和放射状骨针，首先考虑本病。注意与急性骨髓炎鉴别，早期两者表现相似，但骨髓炎常有弥漫软组织肿胀，病史较长，以月计，多有明确急性病史，有死骨、骨破坏与增生同时并存，急性化脓性骨髓炎起病急，症状表现典型，白细胞升高，中性粒细胞超过 80%。早期表现为软组织肿胀，在平片出现骨破坏之前，分层穿刺或 CT 及 MRI 检查可以发现骨膜下脓肿及髓腔内的炎性变化，后期以骨增生为主，可见脓腔和死骨，无针状瘤骨和软组织肿块；而尤文肉瘤为局限性软组织肿块，分层状骨膜反应，疼痛明显，病史短，以周计。鉴别困难时，可用诊断性放射治疗来区分，尤文肉瘤对放疗敏感。

三、肿瘤样病变：骨纤维异常增殖症

1. 疾病概要　骨纤维异常增殖症(fibrous dysplasia of bone)也称骨纤维结构不良，系一种先天性类似于错构瘤的骨纤维发育异常的疾病，组织学上由脆弱的类骨质及含小梁骨的纤维组织构成。有时，组织内含有软骨结节及钙化。可单骨或多骨发病。病变多发且伴有性早熟和皮肤色素沉着者称为 Albright 综合征。病变好发部位是股骨近段、胫骨、肋骨、颌骨和尺、桡骨，多骨发病者病变常呈偏肢性分布，少数可累及全身骨骼。

本病好发年龄为 8~30 岁。病变进展缓慢，多数病人无自觉症状。症状轻重与病损程度有关，主要包括骨膨大、疼痛、病理性骨折和畸形。

2. 病理表现　病变主要为纤维结缔组织和新生不成熟的原始骨组织(woven bone)。病灶组织比较坚实，切割有沙砾感，呈灰色或灰红色。由于所含纤维组织与骨组织两种成分的比例不同，质地可各

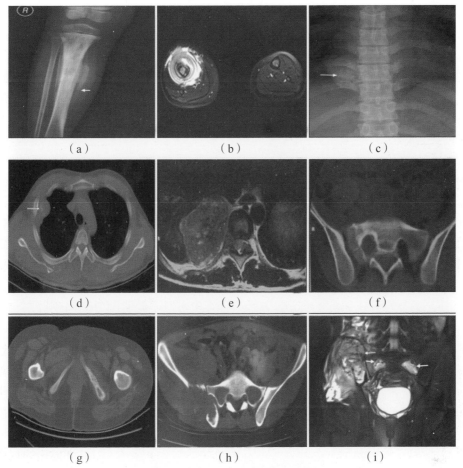

图 41-1-12　尤文肉瘤影像学特征

图（a）、（b）为同一病人，（a）平片示右胫骨骨质破坏，可见葱皮样骨膜反应及放射状骨针（箭头）；（b）磁共振 T_2 轴位像示肿块包绕骨干，呈同心圆样改变；图（c）、（e）为同一病人，（c）胸 9 椎体右侧包块，其内有骨化影（箭头）；（d）肺内转移瘤也出现骨化影（箭头），与图（c）表现相似；（e）肿瘤破坏椎弓，椎旁见肿块；（f）右侧骶孔扩大，局部骨质硬；（g）CT 显示左侧耻骨轻度膨胀性骨质破坏；图（h）、（i）为同一患者，（h）CT 示肿瘤破坏右侧髂骨、骶骨两侧块，呈溶骨性骨质破坏，双侧骶孔扩大，周围软组织肿块；（i）MRI 冠状位清楚显示肿块的边界（箭头）

异。较成熟的病灶中，有较多的致密胶原纤维，血管较少；在幼稚的病灶中，胶原纤维少，血管丰富，有明显骨化。可发生恶变（图 41-1-13）。

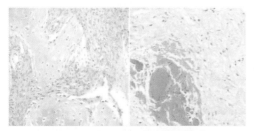

图 41-1-13　骨纤维异常增殖症

手术病理镜下见纤维组织增生明显，其间散在分布骨样组织；骨样组织周边未见明确成骨细胞，纤维细胞梭形，不规则形，无异型。病理诊断为骨纤维异常增殖症［引自朱光斌，张雪林，朱光斌，等.颅面骨纤维异常增殖症的影像病理学表现.实用放射学杂志，2010，26(2).］

3.影像学表现

（1）CT 表现：CT 值一般为 40~80 Hu。磨玻璃样高密度区内可有不规则斑点状、条索状和絮样更高密度影和小囊状低密度区，边缘可有憩室样突出，增强扫描无明显强化。

病变形态、密度的不同，取决于病变中纤维组织、骨样组织和新生骨小梁结构成熟度和比例的不同。在骨纤维异常增殖症的发展过程中，纤维组织侵蚀破坏并取代正常组织的方式是不规则的，这是造成病变影像表现形态不规则的主要原因。CT 所示的骨硬化（或钙化）区病理改变为密集的互相联结的成熟骨小梁结构，排列紊乱，其中夹杂少许纤维组织；而 CT 表现为囊状低密度影区则是以大量异常增殖的纤维组织为主，其间散在分布少量骨样组织和不成熟的纤细的骨小梁结构；磨玻璃样改变的病理组织学特征则是纤维组织、骨样组织与较为成熟的细条状骨小梁构成（图41-1-14）。

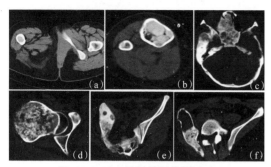

图41-1-14　骨纤维异常增殖症

图（a）女，4岁，CT平扫：右股骨髓腔内呈软组织密度影，较肌肉密度高；图（b）女，18岁，CT平扫：右胫骨团片状磨玻璃样密度影；图（c）男，37岁，CT平扫：筛骨、蝶骨及右侧颞骨磨玻璃样高密度影及片状高密度影；图（d）女，16岁，CT平扫：右股骨颈膨大畸形，散在斑点状高密度影；图（e）、（f）同一患者。女，21岁。CT平扫：右髂骨膨大畸形，磨玻璃样密度影中见多个囊状液性密度影；图（f）CT平扫：右髂骨液性密度影、磨玻璃样密度影及斑点状高密度影同时存在 [引自张雪琴、王映林、陈光文. 骨纤维异常增殖症的CT征象及病理对照分析. 中国中西医结合影像学杂志, 2013, 11(1): 55-56]

（2）MRI表现：磨玻璃样病变和囊型骨纤在MRI上表现为T_1WI为中等或略低信号，T_2WI和T_2WI压脂像为高信号，其内可有斑点状或条带状低信号硬化区，囊型骨纤周边常绕以明显的低信号硬化缘。

MRI能通过任意断面清晰显示病灶和髓腔分隔，更清晰显示周围软组织受累的情况，能通过病灶信号特点评价其病理成分。FDB的病理成分是纤维和纤维样组织，纤维组织在T_1WI和T_2WI上均表现为低信号，然而FDB并非如此，在T_1WI多为均匀低信号，如果坏死组织出血则为高信号。T_2WI其信号是可变的，如T_2WI呈低信号说明有大量骨小梁形成；如病灶坏死液化则T_1WI为低信号、T_2WI为高信号；病灶内的钙化骨化以及硬化性反应骨在MRI T_1WI、T_2WI上均为低信号，增强亦无强化。如T_2WI呈高信号，其内有散在的成骨细胞，表明病变的代谢活跃；增强扫描病灶有不同程度强化，表明在病灶中心有大量的小血管且周边有大量的血窦。此外，部分病灶边缘在T_1WI、T_2WI上均出现高于正常骨髓的薄带状高信号，其病理机制不清楚，有学者认为可能与化学位移有关。

4.诊断与鉴别诊断　平片和CT见长骨内磨玻璃样病变、丝瓜络样改变伴骨畸形首先考虑本病，颅面骨不均匀骨质膨大、增生硬化者也要首先考虑本病。长骨内出现囊状改变，要想到本病的可能，注意与骨囊肿鉴别，后者CT显示为液性成分，密度较低，不呈磨玻璃样。颅面骨改变注意与畸形性骨炎鉴别，后者很少见，畸形性骨炎多见于成人和老年人，长骨增粗并弯曲变形，皮质增厚，与正常骨交界处有"V"形稀疏区。骨小梁呈粗大网眼状，颅骨表现典型，外板呈绒毛状增厚，内有虫噬样破坏，碱性磷酸酶显著增高。骨质破坏和增生并存，骨结构紊乱。骨巨细胞瘤病变范围较局限，好发于长骨骨端，多呈偏心性横向膨胀生长，可见完整的骨包壳，无钙化或骨化，破坏区边缘无硬化边。非骨化性纤维瘤：多发生于干骺端附近，呈囊状分叶状透亮区，边缘硬化，无骨化或磨玻璃样改变。两者在外形及形态上极其相似，鉴别相对困难。嗜酸性肉芽肿：多发于30岁以前，为一良性孤立的非肿瘤性溶骨损害，常见于额骨、顶骨和下颌骨，骨质缺损，骨破坏边缘锐利，颅骨膨胀不明显。Gardner综合征：此综合征为侵犯上下颌骨、颅骨和偶见于长骨的多发性骨瘤，常伴有肠息肉、皮样囊肿、纤维瘤和长骨局灶性波纹状骨皮质增厚。此外，还要与发生于颅面骨的巨型牙骨质瘤、外生性骨瘤、神经纤维瘤病及颌骨肥大症等相鉴别。

四、骨髓瘤

1.疾病概要　骨髓瘤(myeloma)为起源于骨髓网织细胞的恶性肿瘤，由于其高分化的瘤细胞类似浆细胞，故又称为浆细胞瘤(plasmacytoma)。约占骨恶性肿瘤的6%。本病有单发和多发之分，多发者占绝大多数。单发者极少见。好发于含红骨髓的部位，以椎骨、颅骨、肋骨多见，次为骨盆和肩胛骨等。少数可原发于髓外组织。晚期可广泛转移，但很少出现肺转移。

本病多见于40岁以上中老年人，男女之比约2∶1。临床表现复杂，骨骼系统表现为全身性骨骼疼痛，以腰骶部和背部疼痛明显，疼痛初为间歇性，继为持续性剧痛，可合并软组织肿块及病理性骨折；泌尿系统表现为急、慢性肾功能衰竭；神经系统表现为瘤细胞对周围神经浸润、压迫以及类淀粉样物质沉积所致的多发性神经炎。此外，还可出现反复感染、贫血和紫癜。实验室检查：红细胞、白细胞及血小板减少，血沉加快，高蛋白血症、高血钙，骨髓涂片可找到骨髓瘤细胞。尿检：本 - 周（Bence-Jones）蛋白阳性。

2. 病理表现　病变起源于红骨髓,最初在髓腔内弥漫性浸润,骨形态尚正常。继而骨皮质破坏,侵入到软组织内。瘤细胞主要包含浆细胞和网织细胞。免疫学上将其分为分泌型(超过 90%)和非分泌型(少于 10%)两种(图 41-1-15,图 41-1-16)。

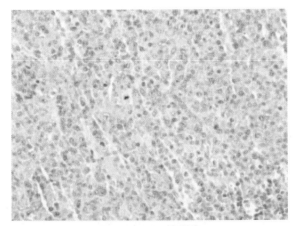

图 41-1-15　骨髓瘤

瘤细胞圆形及多角形,胞核偏位,胞质嗜酸,可见核分裂(HE×100)

图 41-1-16　骨髓瘤

免疫组织化学:CD38 表达阳性(×100)[引自赵亮,刘源. 颌骨浆细胞骨髓瘤的病理诊断 1 例. 实用口腔医学杂志,2014(4):578-579]

3. 影像学表现

(1)CT 表现:较 X 线平片能更早期显示骨质细微破坏和骨质疏松。典型表现为松质骨内呈弥漫性分布、边缘清楚的溶骨性破坏区,无明显骨膜反应,常见软组织肿块。胸骨、肋骨破坏多呈膨胀性。脊柱常示椎体病理性骨折,椎体后缘骨质中断或破坏,为肿瘤侵犯硬膜外的可靠征象(图 41-1-17)。

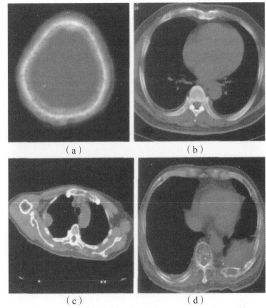

图 41-1-17　骨髓瘤 CT 表现

(a)颅骨多发穿凿样破坏、无硬化边;(b)右肋骨骨质破坏并病理性骨折;(c)胸骨、右侧肩胛骨及肋骨骨质破坏并组织肿块;(d)胸椎及肋骨多发骨质破坏、肋骨呈膨胀性改变,椎体残留骨小梁增粗

(2)MRI 表现:X 线平片及 CT 对骨破坏出现之前的改变不能显示,MRI 对检出病变、确定范围非常敏感。骨破坏或骨髓浸润区在 T_1WI 上呈边界清楚的低信号,多位于中轴骨及四肢骨近端。病变弥漫时,为多发、散在点状低信号;T_2WI 上呈高信号;STIR 序列由于脂肪信号被抑制,病灶高信号较 T_2WI 更明显(图 41-1-18)。

4. 诊断与鉴别诊断　应与生理性骨质疏松及溶骨型转移瘤相鉴别。老年患者出现弥漫性骨质疏松、多发性骨质破坏或多发性骨质硬化灶时要考虑到本病,实验室检查和骨髓涂片可明确诊断,生理性骨质疏松表现为广泛性的骨质疏松,可出现多处的压缩骨折,但是平片、CT 及 MRI 均无异常发现,尿中无本 - 周蛋白尿。注意与转移性骨肿瘤鉴别,有原发肿瘤病史是最主要的鉴别点,溶骨型转移瘤有原发肿瘤病史,转移瘤多能发现原发灶。破坏灶大小不一,病灶之间的骨密度正常,无骨质疏松。椎体转移往往首先破坏椎弓根,椎体塌陷。

五、转移性骨肿瘤

1. 疾病概要　转移性骨肿瘤(metastatic tumor bone)是指骨外其他组织的恶性肿瘤(癌、肉瘤和其他恶性病变)转移至骨骼的肿瘤,是恶性骨肿瘤中最常

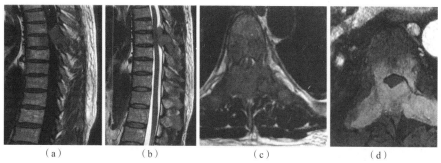

图 41-1-18　骨髓瘤 MRI 表现

（a）（b）为同一患者，MRI T_1WI、T_2WI 矢状位，T11 椎体病灶 T_1WI 呈低信号，T_2WI 呈稍低信号，椎间盘未见受累，病变周围无骨髓水肿。椎管受压狭窄，脊髓受压，可见明显脊膜尾征；（c）（d）为同一患者，MRI T_2WI 轴位，T_1WI 轴位 Gd-DTPA 增强扫描，胸 8 椎体、双侧附件骨质破坏并软组织肿块。胸 8 椎体软组织肿块环绕椎管，呈围管征。包绕并压迫脊髓。增强后明显强化（引自朱海旭，周豪，曲源，等.脊柱孤立性浆细胞骨髓瘤的 MRI 表现.医学影像学杂志）

见的一类肿瘤，转移性骨肿瘤占恶性骨肿瘤的 75%。

转移途径主要是血行转移，少数可直接由邻近的原发灶蔓延发病，如鼻咽癌侵犯颅底，口底癌侵犯下颌骨。原发肿瘤多为肺癌、乳癌、甲状腺癌、前列腺癌、肾癌和鼻咽癌等。转移瘤常多发，多见于脊椎、肋骨、股骨上端、髂骨、颅骨和肱骨等红骨髓部位。

本病主要症状为疼痛，进行性加重，病理性骨折和脊髓神经根受压引起的截瘫（脊柱转移）。实验室检查：血碱性磷酸酶增高，血清钙磷可增高。前列腺癌骨转移者可引起酸性磷酸酶增高。

2. 病理表现　转移瘤位于松质骨和髓腔内，呈浸润性生长，并发生溶骨性破坏。随后肿瘤经骨皮质哈氏管及伏氏管向骨外蔓延，侵犯软组织或关节。转移瘤还可诱导骨组织的间叶细胞分化为成骨细胞，产生大量新生骨即为成骨性转移瘤（图 41-1-19）。

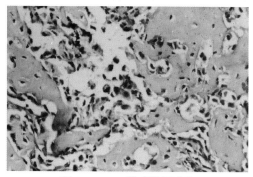

图 41-1-19　转移性骨肿瘤

3. 影像学表现

（1）CT 表现：CT 能清楚显示骨外局部软组织肿块的范围、大小及与邻近脏器的关系。溶骨型转移表现为骨松质或 / 和骨皮质内的低密度缺损区，

边缘较清楚，无硬化，常伴有软组织肿块。成骨型转移为骨松质内斑点状、片状、团絮状或结节状的高密度灶，多无软组织肿块及骨膜反应。混合型转移则兼有以上两型的病灶（图 41-1-20）。

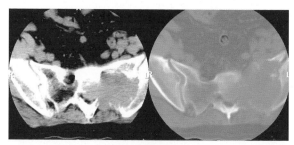

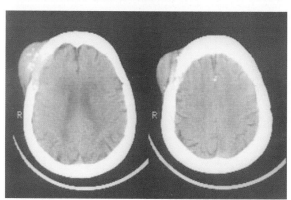

图 41-1-20　骨转移瘤 CT 表现

（2）MRI 表现：MRI 对骨髓中的肿瘤组织及其周围水肿非常敏感，能够显示 X 线平片、CT 不易发现的转移灶，能更明确转移瘤的位置、分布、大小、数目和邻近组织受累情况。大多数骨转移瘤在高信号骨髓组织的衬托下显示得非常清楚，在 T_1WI 上呈低信号，在 T_2WI 上呈高信号，其内信号不均。加用脂肪抑制序列肿瘤不被抑制而呈高信

号,显示更清楚;在梯度回波 T_2WI 上,骨转移瘤呈高信号。增强扫描常见肿瘤呈明显不均匀强化(图41-1-21)。

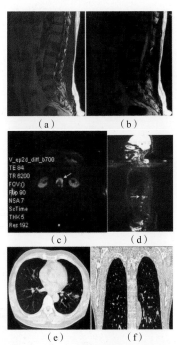

图 41-1-21　骨转移瘤 MRI 表现

患者男,53 岁,L2 椎体呈 T_1WI 及 T_2WI 低信号;行全身 DWI 后经后处理技术获得类 PET 图像,发现 L2 椎体及左侧附件区呈异常高信号,诊断为转移性骨肿;胸部 CT 平扫发现左肺下叶直径 0.8cm 小结节,经手术确诊为肺腺癌。(a) T_1WI;(b) T_2WI;(c)轴位 DWI,箭示腰椎转移瘤;(d)类PET 成像,箭示腰椎转移瘤,(e)CT 轴位平扫图像;(f)CT

4. **诊断与鉴别诊断**　有原发肿瘤病史,骨骼内出现多发大小不等不规则骨质破坏区或骨质硬化区,首先考虑骨转移。注意与骨髓瘤鉴别,骨髓瘤的病灶大小多较一致,常呈穿凿样骨破坏,常伴有明显的骨质疏松;骨破坏区出现软组织肿块和出现膨胀性骨破坏的概率较高。实验室检查多发性骨髓瘤患者血清球蛋白增高,骨髓穿刺涂片浆细胞增多,可找到骨髓瘤细胞,尿中可出现本 - 周蛋白。

影像学检查显示脊椎椎体破坏,椎弓根破坏,而椎间隙正常者要首先考虑转移瘤,注意与脊椎结核鉴别。后者一般椎弓根不破坏,椎间隙变窄,可有椎旁脓肿。

六、骨髓炎

(一)急性化脓性骨髓炎

1. **疾病概要**　急性化脓性骨髓炎(acute pyo-genic osteomyelitis)致病菌大多为金黄色葡萄球菌,多为血源性感染。好发于 10 岁以下儿童的长骨,以股骨、胫骨及肱骨的干骺端和骨干为好发部位。

本病发病急剧,有高热及明显的全身中毒症状,白细胞增高,局部软组织红、肿、热、痛,患肢功能障碍。

2. **病理表现**　急性化脓性骨髓炎的骨破坏一般认为与营养血管有关。Trueta 等提出化脓菌经骨内营养动脉的细小分支到达干骺端的毛细血管襻,180° 折转后进入静脉窦,此处血流缓慢,细菌易于停留形成营养动脉的栓塞,引起骨坏死。有实验证明,向血管内注入大量金黄色葡萄球菌 48 h 后,在静脉窦外的骨髓呈炎性浸润,随之静脉窦破坏。静脉窦破坏十分明显时,骨内细小动脉分支仍然显影良好,直到广泛化脓后,骨内营养动脉才遭到破坏,形成大块骨坏死。早期病灶非常局限,有明显的充血、渗出及中性粒细胞和巨噬细胞的浸润,首先破坏分布在骨小梁表面的成骨细胞,随后骨小梁逐渐被脓液溶解破坏。骨髓炎发病 10 d 后开始出现修复,肉芽组织在死骨与活骨交界处开始吸收坏死骨。若肉芽组织不触及死骨的表面,则死骨不被吸收而长期存留在脓腔内。坏死骨小梁可被完全吸收,空腔内填充以纤维组织或新生骨。坏死皮质骨吸收缓慢。经肉芽组织吸收后,在死骨及脓腔的周围发生骨质增生。新生骨的形成起自存活的骨膜内层及骨内膜的成骨细胞。所以,哪里有脓肿,哪里就有骨的破坏、死骨和骨增生。

细菌栓子停留于干骺端的松质骨区,形成局部的化脓性炎症。脓肿的演变可有下述几种方式:①脓肿局限化,多是由于细菌毒力弱、病人抵抗力强或是不规则使用抗生素所致;②炎症沿骨髓腔蔓延整个骨干,形成全骨骨髓炎;③骨膜下脓肿形成 3~4 d 后,骨髓腔内形成的炎性渗出物增多,致使腔内压力升高,炎症经骨皮质哈氏管及伏氏管到达骨膜下,将干骺端骨膜掀起,形成骨膜下脓肿;骨膜下脓肿亦可再穿过骨皮质进入骨髓腔;发病 7 d 左右,脓肿可使被掀起的骨膜破溃,脓液侵入软组织内形成软组织脓肿;④可经关节囊内的骨皮质蔓延至关节囊内,形成化脓性关节炎。儿童时期骺板软骨对细菌的侵犯有一定的阻力,不能直接穿过骺板软骨板进入关节,而成人骺线已闭合,细菌可直接侵犯进入关节。

骨皮质的血液供应主要来自骨膜动脉和滋养动脉,前者提供骨皮质外 1/3 的血供,后者提供内 2/3 的血供。较长时间的骨膜下脓肿,可使骨膜动脉遭到破坏,同时由于血栓性动脉炎及髓腔内脓肿的形成,使骨皮质血液供应发生障碍,出现骨皮质坏死。死骨一旦形成,炎症将趋于慢性化。整个骨干发生坏死,称之为裸露骨干或骨枢(图41-1-22)。

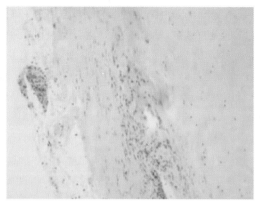

图 41-1-22　糖尿病足骨髓炎

患者骨组织病理镜下观察见骨小梁纤维组织增生伴急性炎细胞浸润(苏木精-伊红染色×200,图片引自张姐,关小宏,王晨蕊,等.可疑糖尿病足骨髓炎患者骨微生物培养及骨病理资料分析.中华损伤与修复杂志电子版,2015)

3.影像学表现

(1)CT表现:CT能更容易地发现骨内小的破坏灶、死骨和周围软组织肿胀,但对早期出现的薄层骨膜反应显示不敏感。CT显示软组织肿胀的价值与平片相近,但是能很好地区分骨膜下脓肿与深部软组织脓肿。软组织脓肿在CT上有典型表现,中心为低密度的脓腔,周围环状软组织密度影为脓肿壁,由炎性肉芽组织及纤维组织构成。CT增强扫描显示脓肿壁有环状强化。软组织内泡状含气影是脓肿的重要表现,位于低密度网状组织和脓肿之间(图41-1-23)。

(2)MRI表现:MRI在确定髓腔炎症和软组织感染方面优于X线平片和CT。通过信号的变化易于判断髓腔内的炎性浸润,从而确定骨质破坏前髓腔内的早期感染。在T_1WI上,破坏灶表现为低或中等信号,与高信号的骨髓脂肪形成鲜明对比。T_2WI对确定脓肿很有价值,病灶的液体成分如为脓液和出血则呈高信号,死骨为低信号,其周围组织呈高信号影。骨膜反应表现为与骨皮质相平行的细线状高信号,外缘为骨膜骨化的低信号线,周围高信号为相邻软组织广泛水肿。脂肪抑制序列可抑制骨髓腔的脂肪信号,骨髓炎性病灶呈高信号。MRI增强检查,T_1WI炎性病灶信号增强,脓肿壁强化,壁常较

厚且不规则。

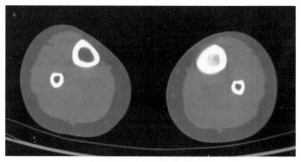

图 41-1-23　骨髓炎 CT

4.诊断与鉴别诊断

(1)骨髓炎与骨肉瘤的鉴别:骨髓炎早期骨质破坏区模糊,新生骨密度低,骨膜反应轻,晚期骨质破坏区边界清楚,新生骨密度高,骨膜反应完整、光滑。骨肉瘤骨质破坏区边界模糊不清,同时出现高密度肿瘤骨,骨膜新生骨开始时清楚,以后逐渐变为模糊,残缺不全,破坏区周围的反应骨少且短暂。骨髓炎破坏区周围的反应骨是分化正常的骨小梁,表现为小梁增多、密集,与分化差、无结构的肿瘤骨不同。骨髓炎周围软组织肿胀范围较大,无包膜,而肿瘤周围软组织肿胀范围较小,形成肿块。软组织肿块内肿瘤骨或瘤软骨钙化,肿块边缘残留骨壳或壳样钙化为恶性肿瘤特异征象。

(2)骨髓炎与尤文肉瘤的鉴别:尤文肉瘤骨膜反应虽然呈广泛分层状,但其密度更低且较纤细,分层间的透光影可较每层骨膜宽,而骨髓炎的骨膜反应密度较高且粗,骨干常增粗变形,皮质和髓腔能区分。骨髓炎虽然可出现骨膜三角,但密度由淡变浓,边缘逐渐趋向光整甚至出现硬化,并部分与皮层相连,而肿瘤则相反。尤文肉瘤软组织肿胀局限在肿瘤破坏周围,对放射治疗敏感,可用于治疗性鉴别。

(3)骨髓炎与良性骨肿瘤和肿瘤样变的鉴别:骨质破坏膨胀明显或呈分叶状多支持良性骨肿瘤和肿瘤样病变,骨质破坏腔周围有隧道样透亮影相通支持骨髓炎。骨髓炎骨质硬化在骨干表现为骨内、外膜增厚并有骨干增粗,髓腔变窄,而良性骨肿瘤和肿瘤样变常表现为骨皮质变薄的硬化环,少有骨膜新生骨形成。

(4)骨髓炎与急性骨梗死的鉴别:骨髓炎信号异常表现为髓内局部增强或壁较厚的不规则周边强化,中心无明显强化病变,骨膜外软组织出现异常更支持诊断。而骨梗死表现为薄层线样强化,常位于长骨纵轴中央,匐行的中央髓腔强化、外围无明显强

化病变也认为是骨梗死的改变。核素扫描有助于鉴别,骨髓扫描正常,骨扫描有异常浓聚,支持骨髓炎诊断;骨髓扫描低浓聚,骨扫描显示疼痛区异常浓聚则支持骨梗死诊断。

(二)慢性化脓性骨髓炎

1. **疾病概要** 慢性化脓性骨髓炎(chronic pyogenic osteomyelitis)多继发于急性骨髓炎之后,是急性骨髓炎治疗不当或不及时迁延而来。原因主要是死骨的残留。死骨可积存细菌,抗生素不易渗入其内阻止病变愈合,致炎症呈长期慢性经过。也可因致病菌毒性低而无明确的急性过程。

本病长期不愈反复发作,局部流脓,软组织轻度肿胀或不肿胀。

2. **病理表现** 慢性骨髓炎是由急性骨髓炎发展而来或长期持续性低毒力病原菌感染引起。穿刺活检或血培养病原菌常为阴性,可见多核粒细胞、淋巴细胞、组织细胞、少量原生质细胞渗出。血供减少导致坏死性骨碎片(死骨)形成,周围由肉芽组织包绕。骨膜新生骨围绕死骨形成厚壳(骨包壳)。 骨包壳穿孔可形成骨瘘管,死骨和脓液经由骨瘘排出到周围软组织,最后可累及皮肤形成窦道。硬化性骨髓炎是一种低毒力感染引起的以髓腔密度增高、闭塞、骨质硬化为特征的慢性骨感染(图 41-1-24)。

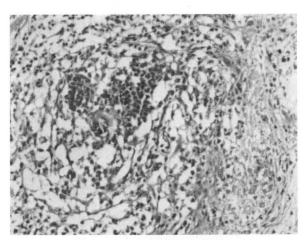

图 41-1-24 慢性骨髓炎 HE 染色

HE 染色主要表现为化脓性病灶同时伴有骨吸收和死骨形成。死骨改变的主要表现为正常骨细胞消失,骨板间的小腔空虚,骨小梁周围未见明显成骨细胞。死骨四周可见炎性肉芽组织。成纤维细胞可出现在病变周围并伴有毛细血管增生,伴不同程度的中性粒细胞、淋巴细胞以及浆细胞等炎性细胞的浸润(引自李荣品. 近年来骨髓炎的影像学特征及其与 20 世纪 50~80 年代的比较. 河北医科大学, 2010)

3. **影像学表现**

1)CT 表现:CT 与 X 线平片相比,有更高的密度分辨率,三维空间重建优势,能发现微小病变。

(1)软组织改变:CT 显示软组织肿胀层次比 X 线片更清晰,表现为肢体增粗,皮下脂肪层增厚,脂肪与肌肉界面模糊,肌束间脂肪层模糊变薄及移位,肌肉密度下降, CT 值 10 Hu 左右。增强扫描可显示不均匀强化,脓肿呈不规则环状明显强化。

(2)骨髓腔内病变:髓腔密度增高,但这一征象不是特异性改变,其他病变如肿瘤、出血、外伤、放射性改变等都可出现。CT 能很好显示髓腔内或软组织内气体病变,这一改变为诊断骨髓炎的可靠征象,虽然并不常见。

(3)骨质破坏:表现为局部骨小梁稀疏、缺失,边缘模糊或可见残存骨小梁结构。骨皮质破坏表现为皮层中断,与松质骨病变相连。

(4)骨质硬化:骨密度增高,皮质增厚,髓腔变窄等。

(5)骨膜反应:CT 显示为层状、花边状、葱皮样厚薄不均的致密新生骨,环绕或部分附着骨皮质的弧线样钙质高密度影,密度略低于正常骨皮质。由于 CT 是断层扫描,空间分辨力低,所以显示骨膜反应不及 X 线平片,但多层 CT 三维重建可以弥补这一缺陷。

(6)死骨:X 线中小的死骨和无效腔常被增生的骨质掩盖显示不清,CT 能很好地弥补这一缺点,表现为骨内的致密骨块,周围有低密度肉芽组织或脓液包绕,边缘不规则。CT 在发现死骨和小的失活骨碎片方面优于 MRI,对残留病灶的诊断有独特优势,能有效指导临床治疗。

除此之外, CT 还可以更清楚地显示小的异物、瘘管、窦道的形成,显示解剖结构复杂部位,如骶髂关节的病变等。不足之处是 CT 受植入物体影响,会产生金属伪影,而且 CT 不能显示软骨组织的破坏性病变(图 41-1-25)。

2)MRI 表现:MRI 已经广泛应用于肌骨系统感染性疾病的诊断,在区分骨与周围软组织病变方面有独特的优势,特别是在足部,能清晰显示细微病变, MRI 具有很高的软组织分辨率,使用脂肪抑制序列和顺磁性造影剂在显示炎症蔓延时有更高的准确性和敏感性。

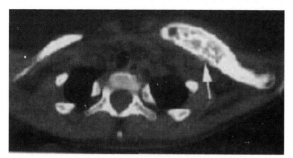

图 41-1-25　慢性化脓性骨髓炎 CT 表现

CT 示左锁骨干明显膨大,髓腔闭塞、密度不均匀增高,髓腔内粗大增生的小梁结构及散在的不规则透亮区,并见骨皮质破坏 (箭),边缘毛糙,前方软组织较对侧增厚但边界清晰、密度均匀 (引自杨岷,夏黎明,王仁法.不典型化脓性骨髓炎的 CT 诊断价值.放射学实践,2004)

（1）软组织脓肿:脓肿样囊腔为骨髓炎软组织脓肿的特异性 MRI 征象。囊腔形态较规则,T_1WI 呈略低信号或高于肌肉的信号, T_2WI 和 STIR 为高信号,DWI 呈明显高信号,囊壁厚薄较均匀,多房者囊腔多彼此相连,增强扫描强化明显。

（2）软组织内气体、脂 - 液平面:软组织内气体影表现为低信号区。脂 - 液平表现为平面上方为脂肪高信号,压脂序列呈低信号,平面下方为水样或软组织样信号。髓外脂 - 液平面的出现表明骨皮质的破坏,坏死的脂肪细胞溢出。无外伤史的骨皮层破坏出现脂 - 液平面认为是骨髓炎较特异性的征象,尽管仅有个例报道。骨髓炎中这一征象罕见的原因可能是脂肪的堆积需要广泛的髓腔坏死性病变快速的发生才能出现。

（3）窦道:直线样或曲线样长 T_1 长 T_2 异常信号影,由髓腔延伸至周围皮肤软组织,增强扫描后呈双线样强化,呈现“轨道征”。窦道是慢性骨髓炎特异性征象,尤其在糖尿病足患者中更常见。有文献报道,长期窦道不愈合,反复排脓,窦道上皮细胞可以恶化,发生癌变,发生率为 0.23%~1.6%。

（4）骨皮质改变:低信号的骨皮质不规则增厚,边缘毛糙,为骨皮质骨膜成骨所致, T_2WI 可见增厚的骨皮质内斑片状及线样高信号影,并且可见骨膜下脓肿形成。骨皮质内大块状或粗带状高信号带引起皮质结构的中断缺失,常与松质骨内异常信号区相连。

（5）骨膜反应:MRI 表现为与皮层平行的低信号影,其与皮层之间伴细线样高信号,骨膜反应病变范围略小于髓腔及骨皮层的病变范围,约大于髓腔病变范围的 1/2。

（6）骨内脓肿: T_1WI 为类圆形或分叶状低至中等信号, T_2WI 呈液体样高信号,DWI 为高信号,边界清楚。典型的 Brodie 脓肿 [①] 表现为“半影征”。即在 T_1WI 中低信号脓腔与低信号骨质硬化带之间出现的高信号过渡带,代表了增生的纤维肉芽组织。脓肿直径 1~4cm 不等,壁厚 2~5mm 不等。脓肿四层结构包括:中心为脓腔,由脓液或黏液样物质组成,含蛋白成分, T_1WI 呈低信号(低于脂肪信号,高于肌肉信号), T_2WI 呈高信号。内环是由炎性细胞和结缔组织构成的肉芽组织壁, T_1WI 呈肌肉样等信号, T_2WI 呈高信号,这一层组织血供丰富,增强扫描明显强化。外环是由致密的纤维化组织、骨质硬化结构组成, T_1WI、 T_2WI 都为低信号。最外层代表着骨髓内的水肿,T1WI 为低信号, T_2WI 呈等信号或高信号。脓肿周围出现骨质硬化带至少需要 4 周时间,因而脓肿形成后 4 周内 Brodie 脓肿将不具备“半影征”表现。MRI 显示“半影征”诊断骨髓炎敏感性各文献报道差异较大,从 27%~75% 不等,特异性为 99.1%,其他病变,如嗜酸性肉芽肿、软骨肉瘤、纤维发育不良等也可出现此征象。“半影征”只适用于亚急性、慢性骨髓炎或慢性骨髓炎急性发作病人的诊断,急性骨髓炎很少出现此征象。骨脓肿另一征象“双线征”,表现为 T_2WI 像脓腔外围环绕的两条线样信号影:内侧为高信号,代表着肉芽组织,外侧为低信号,代表着纤维组织或纤维化骨。“双线征”很容易因为图像窗宽、窗位不同而疏漏,因而此征象可靠性不及“半影征”。

（7）死骨:死骨的信号变化依其含骨髓的多少而定,密质死骨周围常有渗出性改变或肉芽组织增生,因而死骨的信号可表现多样,在 T_1WI 上呈低信号、等信号或高信号,在 T_2WI 上呈高信号或低信号 (图 41-1-26)。

4. 诊断与鉴别诊断　平片显示骨破坏周围有活跃的骨质增生硬化带、骨膜新生骨增厚、骨密度增高的表现,结合临床有明确急性化脓性骨髓炎迁延病史可诊断为本病。骨皮质或骨膜感染引起局限性不典型骨髓炎应与骨样骨瘤、硬化型骨肉瘤鉴别。骨皮质感染的破坏灶在 MRI T2WI 上呈明显高信号,而骨样骨瘤一般为中等信号;此外,骨样骨瘤 X 线平片上瘤巢骨质破坏区呈透亮低密度影,其内可有

---

① 局限性骨脓肿:因最早由英国医生 Brodie(1880 年)首先报道,故亦称为 Brodie 脓肿。

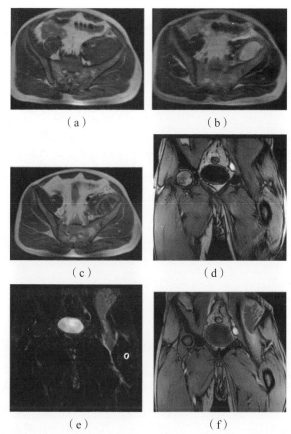

图 41-1-26　左髂骨慢性化脓性骨髓炎急性发作并髂窝脓肿,腹股沟脓肿

（a）轴位 T_1WI,左髂骨增厚,见斑片状混杂信号,以等信号、长 T_1 信号为主,髂窝见类圆形稍低信号占位；（b）轴位 T_2WI,左髂骨混杂信号,以长 T_2 信号为主,左髂窝见类圆形信号占位；（c）轴位 T_1WI 增强,右髂骨异常信号明显强化,左髂窝占位边缘环形强化,内见明显多个强化分隔；（d）冠状位 T_1WI,左髂窝等信号占位,延伸至腹股沟；（e）冠状位 T_2WI 左髂窝及腹股沟占位呈高信号,内部见分隔；（f）冠状位 T_1WI 增强,左髂窝占位边缘强化,内见明显多个强化分隔,腹股沟占位明显强化（引自刘绍宏,袁忠武. 左髂骨慢性化脓性骨髓炎急性发作 MRI 诊断 1 例. 世界最新医学信息文摘:电子版,2016）

钙化或骨化影,周边围绕高密度的骨质硬化环。硬化型骨肉瘤常有 Codman 三角存在,尤其周围有软组织肿块是其重要鉴别点。

七、类风湿性关节炎

1. 疾病概要

（1）病因病理:类风湿性关节炎（rheumatoid arthritis,RA）为一种泛发性结缔组织病,骨关节和全身结缔组织均可受累。病因不明,以手足小关节易受侵,以多发性、对称性侵犯手足小关节为特征。基本病变为关节滑膜的非特异性慢性炎症。病理过程分为渗出期和增殖期。初期以渗出为主,随后滑膜血管翳形成,并侵蚀软骨及骨等关节结构。病人常有滑囊炎、肌腱炎和腱鞘炎。

（2）临床表现:好发于 20~40 岁,女性较多见。临床上发病隐匿,对称性地侵犯周围关节,以手足小关节为主,中轴骨受累少见。表现为手指关节梭形肿胀、疼痛、僵硬,以晨起为重（晨僵）,活动后好转。8%~15% 病例为急性发病,有发热、不适、乏力和肝脾大等症状与体征,多见幼年（14 岁以下）类风湿性关节炎。晚期由于腕、指等关节的滑膜炎侵蚀骨质并使韧带拉长和撕裂,表现为多关节畸形,如手指"尺侧偏移"、指间关节屈曲和过伸畸形,并常伴有肌肉萎缩。

（3）实验室检查:血沉加快、类风湿因子阳性等。

2. 病理表现　主要发生于有滑膜的关节。初期滑膜充血水肿,渗出液增多。继而滑膜逐渐增生,表面形成血管翳。血管翳从关节的边缘无软骨覆盖区开始破坏关节软骨及软骨下骨质,逐渐侵及整个关节面,关节腔逐渐消失,发生粘连而形成纤维强直,最终滑膜化骨形成骨小梁,导致关节的骨性强直。因滑膜层及纤维层的过度增殖,关节囊可明显增厚。关节附近的肌肉尤其是伸肌发生萎缩,韧带松弛而发生关节脱位和肢体畸形（图 41-1-27）。

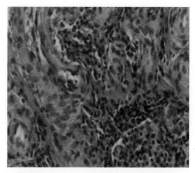

图 41-1-27　膝关节的滑膜病理

滑膜内可见炎性细胞浸润,滑膜病理评分 3 分（HE×400,图片引自陈悦熙,张芳,沈君. 类风湿性关节炎手腕关节 MRI 弥散加权成像与滑膜病理相关性分析. 中华临床医师杂志,电子版,2012）

3. 影像学表现

（1）X 线表现:手足小关节是最早、最常受累

的部位。少数可侵犯膝、肘、肩和髋等大关节。早期手足小关节多发对称性梭形软组织肿胀，关节周围骨质疏松（图41-1-28），进而出现软骨下骨破坏和关节间隙变窄，骨侵蚀常起始于关节软骨的边缘，即边缘性侵蚀，为本病的重要早期征象。伸侧腕尺腱鞘炎常引起茎突外缘特征性侵蚀。还可见软骨下小囊状病灶，表现为边缘不清楚的小透亮区。晚期表现为关节纤维性强直、关节半脱位或关节脱位。

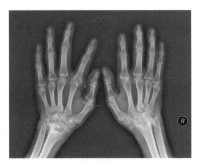

图41-1-28　类风湿性关节炎X线表现
双手正位片表现为双手骨质疏松，关节间隙变窄，关节面骨质破坏。部分腕骨破坏、融合

在类风湿性关节炎的早期，关节滑膜充血、渗出及增厚和关节周围软组织水肿可引起关节的肿胀。掌指及近指间关节的梭形软组织肿胀最具诊断意义。在肘关节，如果病人无外伤史而出现肘关节肿胀，表现为阳性脂肪垫征，则首先要考虑到类风湿性关节炎的可能性。在腕关节尺侧背部因尺腱鞘炎引起的局限性软组织肿胀亦是类风湿性关节炎的早期改变之一。

关节间隙早期因关节积液出现关节间隙增宽，随着关节软骨的破坏，关节间隙逐渐出现狭窄。

由于失用性骨萎缩及局部充血，早期可见小关节附近的骨质结构发生局限性骨疏松。晚期，除因关节功能丧失，引起的失用性骨质疏松外，还可因为应用大量的激素治疗而引起全身性的骨萎缩。

骨质破坏常出现在近节指骨及4、5掌骨基底部等处。当关节软骨下骨小梁受累时，出现关节边缘部不规则破坏区及关节面下囊状透光区。骨性关节面及骨皮质可出现一致性脱钙或局部糜烂，此时关节间隙更为狭窄，最终出现关节的融合（表41-1-3）。

表41-1-3　类风湿性关节炎病理变化与影像学表现对照表

病理变化	影像学表现
滑膜炎及关节积液	关节及其周围软组织肿胀；关节间隙增宽
充血	骨质疏松
血管翳破坏关节软骨	关节间隙变窄
血管翳破坏关节边缘部无软骨覆盖	边缘性骨破坏
血管翳破坏关节软骨下骨性关节面	骨侵蚀及骨性关节面下骨囊肿
纤维强直及骨性强直	关节变形、骨性强直
关节囊挛缩、韧带松弛、肌肉萎缩	关节变形、半脱位、脱位
肌腱韧带附着处慢性骨膜炎	局部不规则骨质增生及与骨干平行的层状骨膜增生

此外，在一些特殊部位，骨关节尚可表现出一些特征性改变，有助于确诊。①跟骨表现为跟腱附着处软组织肿胀以及跟骨结节下缘跖筋膜附着处的不规则的羽毛状骨增生，在第5跖骨基底部及籽骨的肌腱附着处等亦有类似改变；②肋骨改变多发生在第3~5后肋上缘，呈局限性糜烂或较广泛的骨破坏；③尺骨茎突的改变发生在尺骨远端尺伸侧软组织肿胀后，尺骨茎突外缘出现侵蚀性破坏，茎突可呈现泡沫状结节状增大，此外尚有与骨干平行的层状骨膜反应，并可与皮质融合；④颈椎受累时可发生寰枢关节半脱位，这可能是早期唯一的表现。半脱位的形成是因为寰椎横韧带在侧块上的附着松弛所致，可引起寰枢关节前后、侧方及旋转性半脱位。另外尚可引起颅底凹陷以及中下部颈椎不稳（图41-1-29）。

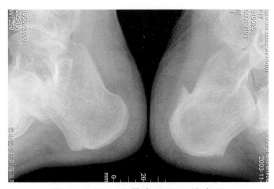

图41-1-29　跟骨类风湿X线表现

（2）CT表现：CT见关节软组织肿胀，关节面边缘呈虫蚀样破坏，三维重建显示关节间隙狭窄（图41-1-30）。

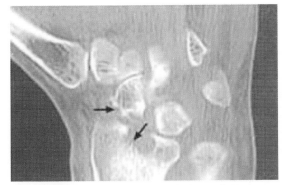

图 41-1-30　类风湿性关节炎 CT 表现
右腕关节 CT 示右舟骨和桡骨远端关节面下可见明显的骨侵蚀改变（箭头）

（3）MRI 表现：显示 RA 较敏感，在侵蚀灶出现之前，即可出现炎性滑膜的强化。平扫加增强扫描显示关节骨质侵蚀，比平片要敏感得多。主要能显示充填在侵蚀灶内的血管翳，表现为 T_1WI 为低信号，T_2WI 为高信号，指间关节梭形肿胀，双腕关节破坏，有明显强化，与关节内血管翳相延续（图 41-1-31）。

4.诊断与鉴别诊断　平片显示两侧手足小关节多发对称性梭形软组织肿胀，关节周围骨质疏松，边缘性侵蚀，关节半脱位或脱位等表现，结合临床关节梭形肿胀、疼痛、晨僵及类风湿因子阳性等表现即可诊断为本病。MRI 显示侵蚀灶内的血管翳可进一步明确诊断。美国风湿协会诊断类风湿性关节炎的标准如下。

（1）晨起关节发僵。

（2）至少一个关节运动时疼痛或有压痛。

（3）至少一个关节软组织肿胀或积液。

（4）至少有另一个关节肿胀（关节两次受累的间歇期不超过 3 个月）。

（5）两侧同一部位关节的对称性肿胀（如掌指、近侧指间及跖趾关节）。

（6）受累关节邻近有皮下结节。

（7）受累关节具有典型的 X 线表现。

（8）羊细胞凝集试验阳性。

（9）滑膜的特异性组织学变化 - 表层滑膜细胞增殖，明显的炎性细胞浸润，表面或间质中有致密的纤维素沉积及细胞坏死灶。滑液中很少有黏液沉淀。

（10）结节的特异性组织学变化 - 肉芽肿样病灶伴细胞坏死中心区，周围纤维化及慢性炎性浸润。

根据以上 10 项可将 RA 分为四类。

上述条件至少具备 7 项，且包括肿胀在内的关节症状至少持续 6 个月可诊断为典型的 RA；至少具备 5 项，关节症状至少持续 6 周可以肯定 RA；

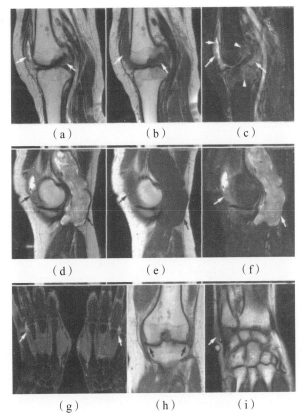

图 41-1-31　类风湿性关节炎 MRI 表现
（a）矢状面右膝前交叉韧带层面 T_2WI 示滑膜增厚呈稍高信号（箭）；（b）T_1WI 示增厚滑膜呈等信号或稍低信号（箭头），边界不清；（c）T_2WI 压脂序列示增厚滑膜呈稍高信号（长箭），少量滑囊积液呈明显高信号（短箭头），股骨远端及胫骨近端骨髓腔呈稍高信号（箭头），显示骨髓水肿，关节软骨受侵蚀变薄，信号减低，边界不清；（d）矢状面左膝内侧半月板层面 T_2WI 示滑膜弥漫性异常增厚（箭头），以腘窝明显，呈团块状，该序列上呈稍高信号；（e）T_1WI 示异常增厚的滑膜呈等信号或稍低信号（箭头）；（f）T_2WI 压脂序列示异常增厚滑膜呈稍高信号（箭头）；（g）冠状面掌指关节中部层面 T_1WI 压脂增强扫描示双侧第 4 掌指关节增厚，滑膜明显强化（箭头），边界清或欠清，与关节积液容易区别；（h）类风湿性关节炎，左膝冠状面髁间隆突层面 T_1WI 示增厚滑膜侵蚀左膝内外侧半月板（箭头），半月板信号增高，边界欠清；（i）右腕冠状面中部层面 T_1WI 示增厚滑膜侵蚀右尺侧腕伸肌腱（箭头）、三角纤维软骨盘，尺侧腕伸肌腱及三角纤维软骨盘信号增高，边界模糊

只具备三项，关节肿胀持续 4~6 周很有可能是 RA；关节症状至少持续 3 周，且至少具备下列条件中的两项（晨起关节发僵、活动时疼痛或压痛、关节肿胀、皮下结节、血沉快或 CPR 阳性及虹膜炎）。

类风湿性关节炎与关节结核和大关节病鉴别：关节结核多见于大关节，单关节发病，关节软骨及骨破坏发展相对较快。大关节病各年龄段均可发病，侵及多个关节。成人多表现为关节面凹凸不平性硬化,关节间隙宽窄不等,骨端增宽。在大关节边缘可见骨赘形成。

类风湿性关节炎与痛风性关节炎的鉴别见表41-1-4。

类风湿性关节炎与强直性脊柱炎鉴别见表41-1-5。

表 41-1-4　痛风性关节炎与类风湿性关节炎主要鉴别点

	痛风性关节炎	类风湿性关节炎
性别	90%以上发生在男性	女性多见
部位	手的小关节易累及第1跖趾关节	多累及手掌指关节,对远端指间关节极少侵犯
骨质疏松	少有	常见
软组织肿胀	以骨缺损为中心,肿胀形状不定,不对称,可有钙化	以关节为中心形成的对称性梭形肿胀
穿凿状骨质缺损	面积较大,侵及关节面、骨软骨结合部及干骺端侧缘	较小,关节边缘多见
关节畸形	有,很少有关节功能障碍	有,功能障碍明显
关节受侵蚀	不对称	对称

表 41-1-5　类风湿性关节炎与强直性脊椎炎的鉴别诊断

	类风湿性关节炎	强直性脊椎炎
性别	女性多见	男性多见
发病部位	手足小关节	骶髂关节、脊柱及大关节
皮下结节	有	无
病理	滑膜渗出增生为主	韧带骨化为主
化验检查	ESR快,RF(+),羊血细胞凝集反应(+)	ESR快,RF(-),羊血细胞凝集反应(-)
X线特征	手足小关节软组织肿胀,关节面的糜烂及关节间隙变窄及消失,脊柱很少受累	首先侵及骶髂关节,双侧对称,脊柱各韧带及椎间盘骨化,脊柱呈竹节样改变

第二节　骨与骨关节系统主要疾病的核医学影像学表现

一、核医学显像检查技术

(一)骨显像方法

将放射性核素标记的特定骨显像剂经静脉注射后,随血流到达全身骨骼,与骨的主要无机盐成分羟基磷灰石晶体发生离子交换、化学吸附以及与骨组织中有机成分相结合而沉积于骨组织内,利用放射性核素显像仪器(γ相机、SPECT等)探测放射性核素显像剂在骨骼内的分布情况而形成全身骨骼的影像。

骨骼各部位摄取显像剂的多少主要与骨的局部血流灌注量、无机盐代谢更新速度及成骨细胞活跃的程度相关。当骨的局部血流灌注量和无机盐代谢更新速度增加,成骨细胞活跃,可聚集更多的显像剂,表现为显像剂浓聚;反之,当骨的局部血流灌注量减少,无机盐代谢更新速度减慢,成骨细胞活跃程度降低,骨显像剂在病变区聚集减少,呈现显像剂分布稀疏或缺损。

1. 显像剂　目前常用的骨显像剂主要有两大类:即 ^{99m}Tc 标记的磷酸盐和膦酸盐。

2. 检查方法　一般分为静态显像和动态显像。

1)骨静态显像:常用显像剂为 ^{99m}Tc-MDP(亚甲基二膦酸盐),一般静脉注射显像剂后 3~6 h 进行显像。

(1)检查前准备:显像前嘱受检者多饮水,排空小便,以减少膀胱内放射性对骨盆影像的影响,同时排尿时应注意避免污染皮肤和衣服,以免形成放射性伪影。

(2)采集方法:受检者仰卧于 SPECT 扫描床上,根据胸骨预置计数确定信息密度和扫描速度,常规取前位和后位,从头到足或从足到头一次性连续照相获得全身骨骼影像。

2)骨动态显像:

(1)显像剂: ^{99m}Tc-MDP 或 99mTc-HMDP(亚甲基羟基二膦酸盐)。

(2)检查前准备:无须特殊准备。

(3)采集方法:"弹丸"式注射 ^{99m}Tc-MDP 或 ^{99m}Tc-HMDP。"血流灌注相"(1~2 s/帧),连续采集 20 帧;"血池相"在注射后 1~5 min 采集;2~4 h 后采集的局部骨骼静态影像即为"延迟相"。

如果在三时相骨显像的基础上加做 24 h 的静态影像,则称为四时相骨显像。能更准确地诊断骨髓炎等骨骼疾病,也有助于骨疾病良恶性的鉴别。

(二) ^{18}F-FDG PET 骨骼恶性肿瘤显像

1. 显像剂　 ^{18}F-FDG。

2.检查前准备　注射前禁食 4~6h,测量空腹血糖水平,注射前及注射后至显像过程中,患者要保持非常安静的状态。显像前排空膀胱。

3.采集方法　静脉注射 ¹⁸F-FDG,50~60min 后进行局部和(或)全身静态、断层显像。利用计算机对采集所得数据进行处理,获得局部或全身断层图像。

二、正常核医学影像表现

(一)骨动态显像正常图像

(1)血流相:静脉注射骨显像剂后 8~12 s 可见局部大动脉显影,随后软组织轮廓影逐渐显示。左右两侧动脉显影时间及放射性强度基本对称、一致,软组织显像剂分布基本均匀,骨骼部位没有或仅见少许显像剂分布。此时相主要反映的是大动脉的血流灌注和通畅情况。

(2)血池相:软组织显影更加清晰,放射性分布基本均匀、对称,大血管影像仍可见。此时相主要反映软组织的血液分布情况,骨骼部位显像剂分布仍较低。

(3)延迟相:骨骼影显像基本清晰,软组织影消退。

(二)骨静态显像正常图像

正常成人全身骨骼显影清晰,放射性分布左右基本对称。通常四肢骨的骨干放射性分布相对较低,而松质骨或扁骨,如颅骨、肋骨、椎骨、骨盆及长骨的骨骺端等放射性摄取则相对较多。因骨显像剂通过肾脏排泄,因此,正常骨显像时双肾及膀胱影显示(图 41-2-1)。

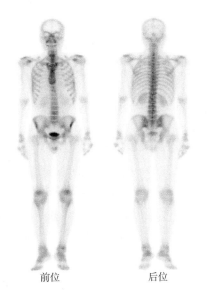

前位　　　　　后位

图 41-2-1　正常成人的全身骨静态显像

正常儿童、青少年由于处于生长发育期,成骨细胞代谢活跃,且骨骺未愈合,骨骺的生长区血流灌注量和无机盐代谢更新速度快,因此,全身骨骼影像较成人普遍增浓,尤以骨骺部位明显。一般而言,此种表现在 10 岁以下的儿童尤为明显(图 41-2-2)。

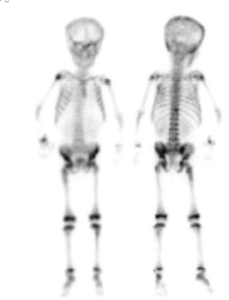

图 41-2-2　正常儿童的全身骨静态显像

在正常成人的骨显像图上,鼻咽部和鼻旁窦区血流丰富,放射性摄取也常较高;上、下颌骨的牙槽部位常可见点状放射性增高影;颈椎下段常可见放射性增高,多因退行性改变所致,以老年人多见,老年人还可见因膝关节退行性改变所致的膝关节显影增浓等。

(三)¹⁸F-FDG PET 骨骼显像

生理情况下葡萄糖是脑的唯一能量底物,因此,脑组织明显显影;由于 ¹⁸F-FDG 主要经泌尿系统排泄,肾、膀胱显影明显;心肌对 ¹⁸F-FDG 摄取的个体差异较大,禁食状态下约有 50% 的受检者有不同程度的心肌显影;扁桃体、甲状腺、纵隔、肝、脾、胃肠道有轻或中度放射性摄取。

三、骨显像的异常图像

(1)放射性异常浓聚:是骨显像图中最常见的异常影像,表现为病灶部位显像剂的浓聚明显高于正常骨骼,呈放射性"热区",提示局部骨质代谢旺盛,血流丰富。可见于多种骨骼疾病的早期和伴有破骨、成骨过程的进行期,如恶性肿瘤、创伤及炎性病变等。通常放射性显像剂浓聚的程度、范围、数量及形态等与病变的性质有一定关系,如恶性肿瘤病灶显像剂的浓聚常较良性骨肿瘤更加明显;多发异常放射性浓聚多见于恶性肿瘤的骨转移等;异常放射性浓聚的形态也有助于骨疾病的诊断,通常可见点状、片状、团块状、条索状等异常放射性浓聚。

(2)放射性稀疏或缺损:表现为病变部位放射性分布明显减低或缺失,呈放射性"冷区",较为少见,多提示骨骼组织局部血供减少或发生溶骨性改变,可见于骨囊肿、梗死、缺血性坏死、多发性骨髓瘤、骨转移性肿瘤以及激素治疗或放疗后患者。

(3)超级骨显像(super bone scan):放射性显像剂在全身骨骼分布呈均匀、对称性的异常浓聚,骨骼影像非常清晰,而双肾常不显影,膀胱不显影或仅轻度显影,软组织内放射性分布极低,这种影像称为"超级骨显像"或"过度显像",其产生机制可能与弥漫的反应性骨形成有关,常见于恶性肿瘤广泛性骨转移(肺癌、乳腺癌及前列腺癌发生骨转移时多见)或代谢性骨病(如甲状旁腺功能亢进症)患者(图41-2-3)。

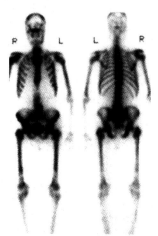

图 41-2-3　超级骨显像

(4)显像剂分布呈"混合型":骨显像图上,病灶中心显像剂分布稀疏或缺损,呈明显的"冷区"改变,而环绕冷区的周围则出现显像剂分布异常浓聚的"热区"改变,即呈现"冷区"和"热区"同时存在的混合型图像,通常称为"炸面圈"样改变。这是因为在骨的代谢中,骨质的合成与骨质的破坏、溶解常常是同时存在的,二者互相影响,在破骨细胞活跃导致溶骨性破坏时,邻近损伤的周边部位伴随成骨细胞活性增加以对骨的损伤进行修复,从而形成此

型影像。混合型影像多见于骨无菌性坏死、镰状细胞病、骨膜下血肿、不愈合的骨折、急性骨髓炎、关节感染、骨巨细胞瘤以及来自滤泡状甲状腺癌、神经母细胞瘤、多发性骨髓瘤、肾细胞癌、乳腺癌等的骨转移灶等。

四、临床应用

(一)转移性骨肿瘤核医学影像表现

放射性核素骨显像被认为是诊断肿瘤骨转移最常用并最有效的一种检查手段,它可以较 X 线检查提前 3~6 个月发现转移病灶,且可以发现 CT 及 MRI 等检查范围以外的病灶,目前已成为早期诊断恶性肿瘤骨转移的首选方法。转移性骨肿瘤的好发部位为脊柱、肋骨和骨盆等,常为单个的放射性浓聚(图 41-2-4)。SPECT-CT 融合显像对单个异常放射性浓聚灶良、恶性的鉴别具有重要价值。个别转移灶也可能呈放射性缺损区或"冷""热"混合型改变。弥漫性骨转移可呈超级骨显像表现。

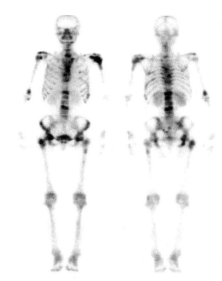

图 41-2-4　骨转移显像

(二)原发性骨肿瘤核医学影像表现

常见的原发性恶性骨肿瘤包括成骨肉瘤、软骨肉瘤、尤文肉瘤、多发性骨髓瘤以及骨巨细胞瘤等。在骨显像图上,原发性骨肿瘤一般均表现为高度的异常放射性浓聚,病灶内显像剂分布均匀,有时也可呈病灶中心放射性分布稀疏缺损、周边放射性异常浓聚的"炸面圈"样表现,提示中心部位有骨坏死或溶骨性改变(图 41-2-5)。

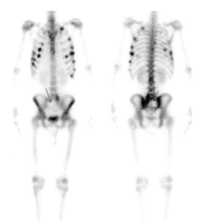

图 41-2-5　多发性骨髓瘤全身骨显像

（三）化脓性骨髓炎核医学影像表现

骨髓炎是常见的骨科感染性疾病，依据病程可分为急性和慢性骨髓炎，最多见的是急性骨髓炎，较多见于小儿。X 线片对早期诊断此病有困难，一般要在发病 1~2 周后发生了溶骨性病变、新骨形成等征象才能做出诊断，但骨显像却能在骨髓炎发病后的 24 h 内显示出异常。最常见的征象是在病变部位出现局限性的放射性示踪剂异常浓聚的"热区"。

急性骨髓炎和蜂窝织炎在临床症状上较难区别，常采用骨三时相显像的方法来鉴别，因骨髓炎病变部位在骨骼，故三时相显像可见血流相、血池相和延迟相三个时相内放射性的异常浓聚部分主要都局限在骨髓的病变部位，并随着时间延长在病变区的骨骼内放射性浓聚更加明显（图 41-2-6）。而蜂窝织炎病变在软组织，三时相显像在血流相、血池相时表现为病变区弥漫性放射性增强，随时间延长而逐渐减低，延迟相时主要见放射性弥散在病变区的软组织内，骨的摄取很少，甚至根本见不到骨的影像。

（四）股骨头缺血性坏死核医学影像表现

临床疑为股骨头缺血坏死的患者常进行三时相骨显像，其影像表现与病程有关。疾病早期（无症状期或发病 1 个月左右），因局部血供减少或完全中断，三时相骨显像的血流、血池及延迟相均表现为局部放射性减低，周围无浓聚反应，但此期改变一般在

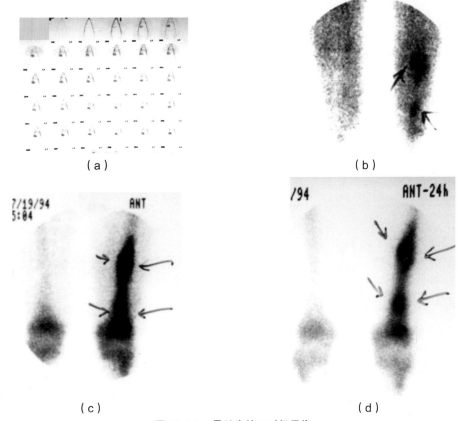

（a）　　　　　　　　　　（b）

（c）　　　　　　　　　　（d）

图 41-2-6　骨髓炎的三时相显像

（a）慢性骨髓炎的三时相显像——动脉相；（b）慢性骨髓炎的三时相显像——血池相；（c）慢性骨髓炎的三时相显像——2 h 延迟相；（d）慢性骨髓炎的三时相显像——24 h 延迟相

临床上较少检出。随着病程进展,因股骨头与髋臼表面的损伤、骨膜炎症反应、血管再生与修复等因素,在股骨头放射性稀疏缺损区(坏死区)的周边可出现放射性浓聚影,形成典型的"炸面圈"样改变,此征为本病的特征性表现,利用断层显像更易显示此征象。到疾病发展的中后期,股骨头周围的成骨反应更为活跃,平面显像显示整个股骨头和髋臼部位呈异常放射性浓聚,但此时行断层显像仍可能显示"炸面圈"样改变。

(五)骨代谢性疾病核医学影像表现

原发性骨质疏松症是以低骨量和骨组织细微结构破坏为特征的全身性骨骼疾病,包括绝经后骨质疏松(I型)和老年性骨质疏松(II型)。骨显像通常不用于骨质疏松症的诊断,而是寻找骨折灶,解释骨痛的原因。在严重骨质疏松症患者中,骨显像可出现弥漫性显像剂摄取减少,表现为图像质量差,本底高。骨质疏松症患者在一定阶段常会出现背痛的症状,是椎体压缩性骨折的常见原因,但在X线平片中常无明显异常征象,而骨显像则可由于微小骨折而显示出一个长条形的局部显像剂摄取增高影。骨显像亦可用于骨质疏松症治疗过程中的疗效观察,治疗前骨显像可见骨质疏松部位通常显像剂摄取增高,肋骨或其他外周骨显像剂摄取较少,治疗后可见外周骨出现新的显像剂摄取增高,增高区可扩展到骨骺区。

(六)^{18}F-FDG PET 骨骼恶性肿瘤显像

利用 ^{18}F-FDG PET-CT 进行全身肿瘤阳性显像,对恶性肿瘤的检查具有灵敏度高、特异性强、图像清晰的优势。^{18}F-FDG PET-CT 在原发性骨肿瘤分级、分期、预后判断、疗效评价及监测复发方面有非常重要的价值,也可以探测各种类型(溶骨性、成骨性及混合性)的骨转移瘤,但其探测溶骨性骨转移的敏感性更高,且应用 ^{18}F-FDG PET-CT 显像可以更好地对骨肿瘤进行定位。

第三节　传统影像学在骨与骨关节系统疾病影像诊断中的局限性

传统计算机断层扫描具有高分辨率、非侵入性的特征,成为骨骼成像的优秀选择,然而,来自骨对X线强吸收造成的高背景信号会掩盖来自造影剂的有效信号。宝石能谱CT在区分不同物质方面取得了重大突破。随着最新的宝石探测器的发展,利用单一管球进行瞬时高低双能(80kVp和140kVp)切换,产生双能数据,同时提供物质的密度图像和单能量图像,实现物质的分离。然而,骨裂纹和健康骨骼具有相同的组成和几乎相同的CT值,因此还是难以将骨裂纹和健康骨骼分开。

骨髓炎的早期诊断困难,而影像学检查必须在已经发生 30%~50% 的骨密度损失的情况下才能检测出密度变化,因此,骨髓炎在发生 10~21 d 后,X线平片才能第一次出现可见异常。而 CT 与 MRI 通常也不能检测出骨髓炎的早期阶段,因此,在发生解剖学变化之前检测出骨髓炎,对疾病的治疗及预后均有更大的临床意义。

传统影像学手段对于风湿性关节炎只能提供解剖学上的变化,而这些变化均已是其晚期临床征象,此时往往已发生不可逆的骨破坏,缺乏特异性,难以与其他退行性疾病进行鉴别。

综上所述,如何在疾病发生早期就对病变性质做出准确判断是影像学及临床医生必须面对也亟待解决的问题。

第四节　分子影像在骨与骨关节系统疾病中的应用

一、分子影像学在骨肉瘤诊断及治疗中的应用概述

骨肉瘤(osteosarcoma,OS)是一种间质来源的恶性肿瘤,最常见于 10~30 岁的青年男性。转移或复发的患者预后不良,然而,在过去的 20 年中,针对如何改善患者预后的研究很少。目前骨肉瘤的病因尚不明确,但其发展与种族、性别、年龄、各种基因组改变等多方面因素有关。目前非侵入性诊断方法包括血清标志物检查以及包括 X 线、CT、MRI、SPECT 和 PET-CT 等手段在内的各种影像学检查。治疗方法包括手术和化疗。由于高剂量的化疗药通常会导

致患者发生严重的副作用,因此需要研究更新的化疗药物以提高骨肉瘤治疗的安全性。

(一)分子影像学在骨肉瘤诊断中的应用

目前所有的单模态成像技术中,没有一种成像技术能够充分而又全面地获得所需的所有信息。MRI 是软组织弥散加权成像的有力工具,但其空间分辨率较低。CT 可以对目标组织进行三维重建,但其在显示肿瘤与软组织之间对比度的差别时优势并不明显。将增强 MRI 和增强 CT 检查相结合的效果会优于单一影像学检查。然而,除非进行检查所用的探针具有相同的药理特性,否则两种不同类型的成像探针的组合尚不足以提高成像的对比度。因此,多模态探针可以克服使用不同的成像技术所带来的不足。

纳米粒子目前广泛应用于医学和生物学诊断,目前,已有很多关于 MRI-CT 双模态造影剂的制备和体内成像的研究。例如钆 - 金复合物纳米粒子使 MRI-CT 双模态纳米粒子的研究有了很大的进展。Fe_3O_4/TaO_x 核壳结构纳米粒子作为 MRI-CT 探针可以在肿瘤相关的血管和肿瘤微环境方面提供更多的信息。最近,研究者已经开发出多种基于商品化碘对比剂的氧化钆纳米粒子,并首次作为 MRI-CT 成像探针在体内应用。这些设计使科学家们受到很大启发。然而,传统的设计思路比较复杂,其制备条件十分严苛。为了满足临床需求,MRI-CT 多模态探针的制备目标应当为制备简单、生物相容性高、易于功能多样化。

传统的探针通常都是基于无机纳米材料合成而来,最近,研究者们发展了一种新的利用蛋白质合成探针的方法。此外,利用含有酪氨酸残基的蛋白质也可以很容易地获得的用于 CT 成像的探针。然而,目前尚无利用碘化蛋白合成的 CT 造影剂以及其有效应用于活体的相关报道。此外,因肿瘤的 EPR 效应,纳米粒子可以在肿瘤基质中被动摄取和积累。影响纳米粒子利用的肿瘤 EPR 效应的最重要因素是其分子量需大于 40 ku。而牛血清白蛋白(BSA)的分子量为 67 ku,这使得它非常适合用于被动靶向探针的合成。另外,作为一种稳定剂,BSA 可用于生物矿化合成氧化钆纳米粒子(Gd_2O_3 NPs)。并且,BSA 分子具有多种化学活性,其可以完全碘化,从而形成一个碘化 BSA-Gd_2O_3 NPs(I-BSA-Gd_2O_3 NPs)复合物。

Wang. Q. L. 等人报道了双模态 MRI-CT 的对比剂多功能碘化白蛋白氧化钆纳米粒子的合成及其在骨肉瘤中的显像。BSA 分子具有多种化学活性,包括 21 位酪氨酸残基,其可以完全碘化,基于氯胺 -T 法可以形成一个碘化 BSA-Gd_2O_3 NPs(I-BSA-Gd_2O_3 NPs)复合物。制备出来的 I-BSA-Gd_2O_3 NPs 复合物具有良好的化学稳定性和生物相容性、高的 X 线衰减系数和良好的 MR 成像能力。动物实验表明,I-BSA-GdNPs 能够通过 EPR 效应长时间积聚在肿瘤基质内。

多模态成像探针是一个很好的诊断工具,其可以使多种成像方法互补,从而更准确地诊断疾病。将 I-BSA-Gd_2O_3 NPs 静脉注射到患有原发性骨肉瘤的实验鼠中,进行 MRI-CT 双模态的影像学检查,以检验其成像效果。长循环双模态 I-BSA-Gd_2O_3 NPs 在影像学引导药物治疗及影像导航手术方向具有潜在的应用前景。此研究突出了结合白蛋白粒子在骨肉瘤的双模态 MRI-CT 中影像学诊断的作用,并强调了将其作为未来治疗癌症的药物载体的潜在前景。

(二)分子影像学在骨肉瘤治疗中的应用

骨肉瘤是儿童和青少年最严重的恶性肿瘤之一,具有很高的发病率。虽然骨肉瘤的新辅助化疗取得了很大的进展,能够延长患者的五年生存率,但在利用静脉注射的全身性治疗中,新辅助化疗因药物疗效不理想及严重的副作用,在一定程度上限制了其临床应用。目前人们认为,利用纳米粒子作为抗癌药物载体进行系统治疗更为有效。具体而言,研究人员已经开发了多种纳米粒子,使靶向药物通过主动运输或被动运输的方式输送到骨肉瘤组织和细胞的困难得以解决。

近年来,有多种纳米粒子,因具有独特的物理与化学性能、良好的生物相容性及可降解性,被作为有效的治疗癌症药物的输送工具,这些纳米粒子包括:胶束、囊泡、微胶囊、纳米凝胶、树枝状聚合物、复合纳米粒子等。与小分子化疗药物相比,纳米载体对于癌症化疗更有作用,其优点在于:①纳米平台可以保护药物绕过生物屏障,如药物的快速清除,酶降解,肝体内灭活;②纳米尺度可以帮助纳米粒子通过实体瘤的高通透性和滞留效应选择性地聚集在肿瘤组织;③通过结合在纳米载体表面的各种靶向配体,纳米载体可以识别各种肿瘤;④基质聚合物的大分子量可以延长药物在病变部位的滞留时间;⑤通过聚合物的扩散或缓慢降解,在纳米载体中的药物可缓慢或可控地释放(图41-4-1)。由于上述优良的综合性能,纳米载体可以显著提高治疗效果,减轻化疗的副作用。在肿瘤治疗中的研究进展表明,高分子纳米载体对于提高疾病的治疗效果具有很大潜力。然而,到目前为止,针对纳米载体用于骨肉瘤的治疗中的作用研究十分有限,且其临床试验仍然是一个空白。

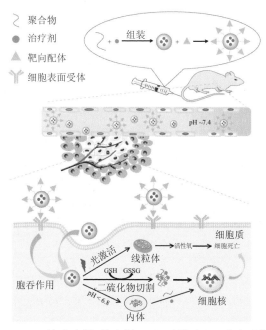

图41-4-1　静脉注射,体内循环,通过被动和／或主动靶向策略在肿瘤组织中的积累以及聚合纳米制剂的在细胞内受控的药物释放的示意图

在进入肿瘤细胞后,负载的治疗剂在刺激下,例如光激活,在高水平的谷胱甘肽和较低的 pH(pH <6.8)下从纳米粒子中释放,诱导细胞死亡[图片来自 Curr Pharm Design, 2015, 21(36):5187-5197]

纳米粒子可以通过被动和／或主动靶向策略增强抗癌药物在肿瘤组织和／或细胞中的积累。理想的纳米载体应该具有生物相容性稳定,在生理条件下具有良好的分散性,并且能够从网状内皮系统排出等优点。此外,许多研究已经证明,在各种癌症治疗中,与非靶向纳米载体的治疗相比,靶向纳米粒子可使细胞内药物摄取增多。目前,很多研究正在开发用于改善骨恶性肿瘤的治疗效果和减少副作用的各种纳米粒子载体,主要包括以下几种。

1. 被动型靶向平台　正常组织中的微血管内皮间隙致密、结构完整,大分子和脂质颗粒不易透过血管壁,而实体瘤组织中血管丰富、血管壁间隙较宽、结构完整性差、淋巴回流缺失,造成大分子物质和脂质颗粒具有选择性高通透性和滞留性,这种现象被称作实体瘤组织的高通透性和滞留效应,简称 EPR 效应。这就是创建被动靶向定位所利用的原理。

为了了解纳米粒子介导的药物递送,研究人员做了大量的研究。Maeda H. 等人在 1986 年第一次提出,负载在聚合物或纳米粒子中的药物可以绕过肾脏清除作用,扩散到肿瘤组织中并在组织中停留。纳米粒子的尺寸、形状、表面性质和组成对其生物分布有很大影响,同时,组织穿透和细胞摄取也可能影响治疗效果。首先,直径在 10~100 nm 之间的纳米粒子通常用于被动靶向平台,如果小于 10 nm,则纳米粒子更容易被肾脏过滤,如果大于 100 nm,则被肝脏吸收。第二,纳米粒子的表面应带负电荷或呈电中性,从而增加细胞摄取。因为带正电荷的表面会造成血浆蛋白质对其吸附增加,这缩短了纳米粒子在体内的半衰期。第三,这些成分对纳米载体的循环和吸收有很大的影响,PEG 化是延长体内循环时间的最常用策略之一。

1)非响应型纳米载体。

(1)药物递送平台:骨肉瘤的治疗最常用的方法是应用多种类型的化疗剂,包括多柔比星(DOX)、紫杉醇(PTX)、甲氨蝶呤(MTX)、顺铂(CDDP)、异环磷酰胺(IFO)等。目前,将化疗药物负载入聚合物纳米载体是实现维持药效动力学和减少副作用的最佳方法。在骨肉瘤治疗领域,聚合物纳米粒子系统也被用于提高抗癌治疗效果。Goncalves M. 等人设计并制备了水力学直径为(433 ± 17)nm, zeta 电势为(-49.8 ± 1.2)mV 的双交联藻酸盐／钙(II)/树枝状大分子纳米凝胶(AG/Ca^{2+}/G5),在骨肉瘤的治疗中递送 DOX。在该平台中,使用氯化钙($CaCl_2$)和第 5 代氨基末端树枝状聚合物(G5)作为共交联剂。通过共交联反应,AG/Ca^{2+}/G5 纳米凝胶可以保持比 Ca^{2+} 交联产物更稳定的结构。此外,AG/Ca^{2+}/G5 纳米凝胶可以有效地将 DOX 封装成比 AG/Ca^{2+} 纳米凝胶高 3 倍以上的封装量(5.6 wt.%±0.2 wt.%)和封装效率(72.5 wt.%±0.2 wt.%),相比较,AG/Ca^{2+} 纳米凝胶的封装量为(1.8±0.1)wt.%,封装效率为(31.8±0.9)wt.%。负载 DOX 的 AG/Ca^{2+}/ G5 纳米凝胶的水力学直径为(374±6)nm, zeta 电势为(-39.9±1.9)mV。并且由于纳米凝胶在酸性环境下会质子化,当环境 pH 为 5.5 时,DOX 释放速率会高于在人体内环境的 pH 时的 DOX 释放速率。另外，荧光素异硫氰酸酯（FITC）的标记能够通过荧光显微镜对细胞内的纳米凝胶进行适时跟踪。掺入 DOX 的 AG/Ca^{2+}/G5 纳米凝胶可以被 CAL-72 骨肉瘤细胞有效吸收，并且与游离的 DOX 相比，封装进纳米凝胶可以维持其抗癌活性不受损害。但是该系统在骨肉瘤治疗中表现出进一步应用的潜力。

Zhang F.W. 等人的另一项研究设计了基于 PEG 化的聚磷酸酯胶束和壳交联胶质胶束（SCKM），用于控制药物递送。通过扩散作用掺入 PTX，载有 PTX 的胶束封装量为 10 wt.%、封装效率为 100 wt.%，水力学直径为（38±20）nm、zeta 电势为（39±4）mV。同时，负载 PTX 的 SCKM 表现出相对理想的物化性质，封装量为 9.8 wt.%，封装效率为 97.8 wt.%，水力学直径为（70±43）nm，zeta 电势为（-43±2）mV。如预期的那样，壳交联反应使其能够形成另外的物理、化学层，其延迟了通过壳的药物转运，并且与相应的胶束前体相比，PTX 从 SCKM 中的释放率较低。体外细胞毒性实验显示，负载 PTX 的胶束和 SCKM 显示出与 Taxol® 模拟制剂对 CCH-OS-O 和 SJSA 两个骨肉瘤细胞系相似的细胞毒性。负载 PTX 的 SCKM 表现出由于药物释放较慢而导致的稍高的细胞毒性。此外，交联反应能够控制来自肺的纳米粒子外渗的速率。科学家观察到，SCKM 被保留在肺中的时间几乎是胶束等量的两倍。通常，纳米级化疗药物可以通过在肺中直接给药持续释放以提供治疗，对原发性和转移性肺癌的治疗具有巨大潜力，例如骨肉瘤的肺转移。

Ding.J. 等通过 L- 亮氨酸 -N- 羧基环内酸酐（Leu NCA）的开环聚合（ROP），以氨基化的 PEG 作为大分子引发剂合成了聚乙二醇 - 聚亮氨酸（PEG-PLeu）二或三嵌段共聚物。所有嵌段共聚物在水溶液条件下自发组装成胶束，对于二嵌段共聚物，水力学直径为（121±4.6）nm，对于三嵌段共聚物，水力学直径为约 200 nm。DOX 通过纳米沉淀法加载到胶束芯中，药物的负载能力和释放行为可以通过调整胶束核心中的聚合物拓扑结构和亮氨酸的手性来调节。载有 DOX 的胶束可以通过内吞作用被有效吸收，并在 MG63 和 Saos-2 细胞即两种人类骨肉瘤细胞系中表现出有效的药物释放。更重要的是，与体外、体内游离的 DOX 相比，负载胶束的 DOX 对 MG63 和 Saos-2 肿瘤均表现出更高的抑制作用，其也受氨基酸的聚合物结构及手性的影响。

此外，载体多肽胶束显示出更高的安全性。总之，多肽胶束在骨肉瘤临床化疗中表现出很大的潜力。

化疗药物的组合已经证明可以增强骨肉瘤的治疗效果并增加患者的存活率。鉴于此，研究人员开发了将多种化疗剂组合封装在纳米粒子中提供骨肉瘤治疗的方法。例如，Yu X. 和他的同事开发了用于骨肉瘤治疗的 PTX 和依托泊苷（ETP）共负载的聚乙二醇化聚乳酸 - 羟基乙酸共聚物纳米粒子。纳米制剂的封装量为（13.6±2.8）wt.%，封装效率为（92.5±5.6）wt.%，平均直径为（100±3.68）nm，多分散指数（PDI）为 0.14±0.005。此外，PEG 表面改性作用和表面电荷（20 mV）使其在循环期间高度稳定，因此，可以逃避基于巨噬细胞的清除系统，并且通过 EPR 效应优先积累在肿瘤组织中。PTX 和 ETP 在 120 h 的测试期内从纳米粒子系统持续释放。MG63 细胞以时间依赖的方式对负载药物的 PLGA 纳米粒子进行摄取，并且以时间和浓度依赖性模式显示出对 MG63 和 Saos-2 细胞有效的抗癌功效。此外，共同递送的 PTX 和 ETP 导致 G2 / M 期细胞周期停滞和细胞凋亡率增加。结果表明，组合封装显著提高了化疗药物的治疗指标。

负载细胞毒性化疗药物的纳米载体是研究其他新型纳米载体的基础，并且具有与游离药物相当或更优异的抗肿瘤活性。它们的设计相对简单，易于在临床中应用。

（2）光敏剂纳米粒子：光动力疗法（PDT）是一种创新疗法，在临床上被批准用于治疗很多疾病，如类风湿性关节炎、光化性角化病和癌症。PDT 的机制是通过照射光敏剂诱导产生活性氧（ROS），特别是单线态氧，因此导致靶细胞的凋亡和坏死。这种新疗法的不良反应很少。

在犬骨肉瘤中，PDT 显示了有效的治疗效果。Sotgiu G. 课题组开发了间充质干细胞（MSC）负载含有内消旋四（4- 磺酰苯基）卟啉（TPPS）的核 - 壳荧光聚甲基丙烯酸甲酯（PMMA）纳米粒子（FNP）。TPPS @ FNP 平均水力学直径为 39 nm，zeta 电势为 + 28.5 mV。TPPS @ FNP 被 MSCs 高效吸收，产生了 PPS @ FNPs-MSC 的三分量平台。在 0、1 d、2 d 和 6 d 的孵育时间段内，在 TPPS @ FNP 浓度高达 45 μg/mL 时，没有观察到明显的 MSC 毒性迹象。在 600~650 nm 波长的激光照射下，TPPS @ FNPs-MSC 系统可以产生 ROS 并在短时间内诱导大量的细胞死亡。这些初步结果表明，生物系统可以作为杀死人类骨肉瘤细胞有效的靶向传递方案。

尽管已经报道了关于在各种癌症（包括头颈部癌症、皮肤癌、肺癌等）的聚合物纳米粒子介导的PDT治疗的一些研究，但迄今为止，这些基于纳米粒子的PDT都没有在临床应用中被批准。

2）刺激响应平台：随着癌症生物学的发展，越来越多的研究着重于肿瘤微环境的相关领域以及对正常组织和肿瘤组织之间差异的探讨，包括血管异常、代谢水平、pH及氧含量等。目前已经研究了很多可以对化学刺激（例如pH和氧化还原）、生物刺激（例如酶和葡萄糖）和/或外源物理刺激（例如温度和光）做出反应的纳米载体，并已经被用于癌症治疗。在骨肉瘤治疗领域，引发纳米载体的刺激主要有pH、氧化还原和酶。

（1）pH响应型纳米粒子：众所周知，正常组织的pH（pH 7.4）和肿瘤组织的pH（pH 6.5~7.2）略有差异。肿瘤的快速生长导致营养物质和氧气的缺乏、酸性代谢产物也在积累以及pH的降低。此外，细胞内也有pH较低的组分，如内体和溶酶体，其pH在4.5~6.5之间。

pH响应纳米载体可以由具有可离子化基团或酸降解键的聚合物制备。理想的pH响应纳米粒子被设计为由肿瘤内或细胞内较低的pH触发，然后释放负载的药物，同时在生理条件下保持稳定

Kumar N.等人设计制备了具有抑制MG~63细胞功能的酸敏感核壳结构纳米载体。具体地说，将由牛血清白蛋白（BSA）的亲水核心和PLGA的疏水壳组成的核-壳纳米粒子设计为递送吉西他滨（GEM）模型抗癌药物。不同量的BSA和PLGA可显著影响纳米粒子的尺寸和药物的负载。优化的核-壳纳米粒子的粒径为243 nm（PDI = 0.13），封装量为8.5 wt.%，封装效率为40.5 wt.%。与pH 7.4的环境相比，负载纳米载体在pH5.5的环境下释放得更快，这可能是由于GEM的快速扩散和PLGA的加速降解所致。载体纳米粒子在时间和剂量依赖性方式下在2 h内被细胞有效摄取，并且具有比游离药物更高的细胞毒性。本研究的纳米粒子克服了GEM递送的难度，包括血浆中的快速扩散和代谢。

Goncalves M.等人所做的另一项工作描述了一种新型的基于人工合成锂皂石Laponite®（LP）的纳米复合物，具有pH敏感性，用于控制药物释放。简而言之，DOX通过强烈的静电相互作用，负载在高纵横比（直径25 nm，厚度为0.92 nm）的LP纳米盘表面上。然后，将海藻酸钠AG涂覆在表面以防止药物的爆发释放，产生含有DOX的LP / DOX / AG纳米杂交体。纳米复合物具有（80.8 ± 10.6）wt.%的高封装效率。LP的水力学直径为（28 ± 4）nm，表明LP在水溶液中分散良好，而LP / DOX / AG的水力学直径为（142 ± 4）nm，呈双峰分布，表明形成负载纳米杂交体。zeta电势从（-45.2 ± 3.1）mV（LP）升至（-18.4 ± 0.5）mV（LP / DOX / AG纳米混合物），表示阳离子药物的成功负载和与海藻酸钠的静电结合。此外，LP / DOX / AG纳米杂交体对pH敏感，在生理pH（pH 7.4）下显示持续释放药物，但在酸性条件（pH <6.5）下，药物释放速率会加快。LP / DOX / AG纳米杂交体对CAL-72骨肉瘤细胞表现出有效的细胞内化和抗癌功效。

虽然各种pH敏感纳米载体在各种癌症的治疗中被研究，但关于骨肉瘤治疗还需要进一步探索。

（2）氧化还原反应系统：通常认为细胞外和细胞内谷胱甘肽（GSH）浓度存在差异。以前的报道显示，细胞外GSH浓度为2~40 μM，而细胞内的浓度为0.5~10 mM。此外，在肿瘤细胞中，GSH水平高于正常细胞的7~10倍。氧化还原敏感纳米载体因此成为控制药物释放的理想系统。在这种情况下，纳米载体通常含有二硫键。一旦暴露于细胞内的高GSH水平，二硫键（—SS—）被降解成两个巯基（—SH），同时GSH被氧化成谷胱甘肽二硫化物（GSSG），其可以被细胞表面蛋白质二硫键异构酶或在细胞质中还原裂解。

（3）酶敏感性平台：一些特定的酶，例如蛋白酶、磷酯酶和糖苷酶，在病理条件下表达会增加。酶敏感纳米载体主要依赖于酯或短肽序列的切割。已知溶菌酶是普遍存在于哺乳动物的酶，其在全身浓度为0.8~1.7 mg/mL。Meng Y.课题组制备了水力学直径（288.6 ± 21.8）nm、zeta电势为（13.2 ± 0.2）mV的纳米粒子，其是由5'-胆酸修饰的乙二醇壳聚糖自组装后作为溶菌酶敏感性药物递送平台。作为模型治疗剂的BSA能够以高于350 nm的水力学直径，13 mV的zeta电势和（87~90）wt.%的封装量封装在上述纳米粒子中。在暴露于溶菌酶3 h后，纳米粒子载体的大小降至10~150 nm，这表明多糖链中的糖链被水解破坏，而BSA负载的纳米粒子的大小降解到10~20 nm，并且BSA未裂解。将用于活体动物非侵入性成像的Cy5.5结合纳米粒子，观察其细胞摄取量。与MC3T3-E1细胞相比，Cy5.5标

记的载有 BSA 的纳米粒子在 ROS 17 / 2.8 细胞核周围更为紧密。虽然没有封装特定的药物,但这种方法可以作为对某些在体内过量表达的酶进行反应的一种有前途的平台。

2. 主动型靶向平台　在主动靶向平台中,纳米粒子可以选择性地结合肿瘤组织中形成的新生血管、细胞和细胞外基质中丰富的表面分子,如受体或配体。而随着纳米粒子和细胞之间的亲和力增加,药物的内化作用升高。通常,靶向分子包括肽、蛋白质、抗体、核酸、糖和其他小分子。靶向纳米粒子的设计十分复杂。首先,取决于达到靶向位点的 EPR 效应,纳米粒子在循环中应具有足够的保留时间。第二,将靶向模块有效地修饰到纳米粒子上是一个挑战。迄今为止,针对骨肉瘤的主动靶向型纳米粒子的研究还很少,需要进一步的发展和探索。

二、分子影像在普通骨骼系统疾病中的应用

(一)分子影像在体内骨损伤成像中的应用

1. Au/DTTC/ 聚多巴胺纳米粒子作为表面增强拉曼探针用于骨裂的检测　及时诊断和干预骨的微量损伤,对于防止损伤的积累,进一步降低骨骼骨折的风险至关重要。运用组织染色的方法能很好地勾勒出骨骼上的微小损伤,但因为染色需要进行有破坏性的组织学切片,因此,其在临床上的应用受到很大限制。表面增强拉曼散射(SERS)已经被证明是一项强大而安全的光学技术,它可以产生具有高灵敏度的分子特征指纹谱,通过使用具有与入射激光匹配的电子跃迁的拉曼活性分子,即表面增强共振拉曼散射(SERRS)效应,这种高灵敏度可以获得进一步提高,因而可以用来进行生物医学方面的敏感特征检测。在过去的十余年中,已经有多项报道证明了 SERS 技术在体内传感应用方面的能力。例如,被拉曼活性分子修饰的金纳米粒子(Au NPs),其外层包覆保护层,可以获得稳定的拉曼光谱信号。

此前,SERS 的应用主要集中在肿瘤学领域。Jiang C. H. 等报道了利用其高灵敏度,并且引入具有双功能的保护材料,探索了 SERS 在骨裂纹检测中的应用。在常规的合成方法中,通常使用聚乙二醇和二氧化硅作为封装层,不仅可以改善材料的稳定性和生物相容性,还可以通过额外的化学修饰获得进一步功能,然而,这种方法在时间和试剂上的成本都很高。Jiang C. H. 等引入聚多巴胺(PDA)作为

合成 SERS 纳米粒子的涂层来克服这些缺点。PDA 无论作为单独的纳米颗粒还是作为金纳米粒子外的涂层,都被证明具有良好的生物相容性。而且,PDA 可以提供能够促进骨骼基质表面的羟基磷灰石矿化的钙离子结合位点。Jiang C. H. 等合成的 SERS 纳米粒子对于在骨裂纹部位暴露的钙表现出高亲和力,因此,能够通过拉曼光谱法灵敏地、有选择性地检测骨裂纹。

使用对损伤骨暴露部位的钙具有高亲和力的 Au/DTTC/PDA-SERS 纳米粒子作为骨裂纹检测的靶向对比剂,利用 SERS 技术的高灵敏度和高分辨率,能够从 SERS 图像中很容易地识别出骨的微裂纹。Jiang C. H. 等的纳米材料在原位检测骨微裂纹的能力也在小鼠模型中得到了验证。通过结合设计良好的 SERS 纳米粒子和新开发的拉曼成像技术,我们可以期待具有更高灵敏度和 3D 成像效果的骨裂纹拉曼成像探针。

2. NaYbF$_4$: Gd^{3+}/Er^{3+}@SiO$_2$-NTA 作为宝石能谱 CT 对比剂应用于活体骨损伤靶向成像　骨骼作为体内主要的结构组成,不仅为机体提供了骨性支撑作用,保证矿物质的动态平衡,并使机体具有了运动功能。在执行生理功能时,骨骼会受到连续的压力作用,这些压力可能会导致骨的损伤,如弥漫性损伤或是线性裂纹。如果未能及时检测和修复这些损伤,累积的损伤可以导致较短时间内即发生骨折,并且这些损伤也可能与骨质疏松和骨关节炎等有关。因此,研发高效的成像系统对促进检测和监控机体的骨裂纹是非常有价值的。

传统的计算机断层扫描(CT)具有的高分辨率和非侵入性的特征,使之成为骨骼成像的优秀选择,然而,来自骨对 X 线的强吸收造成的高背景信号会掩盖来自对比剂的有效信号。临床宝石能谱 CT(gemstone spectral computed tomography, GSCT)在检测器和球管中拥有的技术创新,使其在区分不同物质方面取得了重大突破。随着宝石探测器的发展,目前可以利用单一球管进行瞬时高低双能(80 kVp 和 140 kVp)切换,产生双能数据,同时提供物质的密度图像和单能量图像,实现物质的分离。然而,骨裂纹和健康骨骼具有相同的组成和几乎相同的 CT 值,因此,还是难以将骨裂纹与健康骨骼区分开。

为了克服这些问题,实现有针对性地成像,并且增强 CT 信号对比,Wang Y. 等设计了一种通过肌内

注射的对骨裂靶向的 NaYbF$_4$: Gd^{3+}/Er^{3+}@SiO$_2$-NTA 纳米探针，并使用宝石能谱 CT 技术对大鼠的骨裂纹进行靶向成像。以往的报道已经证实，基于镱（Yb）的纳米粒子可以为常规 CT 或能谱 CT 提供较高的对比度；而更重要的是，镱与钙有着不同的 X线衰减特性，这些都有助于利用 GSCT 技术进行体内骨裂纹的靶向成像。Wang Y. 等人首先通过简单的反相微乳液法将 SiO$_2$ 包覆在 Yb NPs 表面，形成直径约 46 nm 的核壳结构（NaYbF4: Gd^{3+}/Er^{3+}@SiO$_2$），然后将一种钙离子螯合剂次氮基三乙酸（NTA）连接在 NaYbF$_4$: Gd^{3+}/Er^{3+}@SiO$_2$ 表面，作为裂纹靶向，得到了镱基纳米粒子 NaYbF$_4$:Gd^{3+}/Er^{3+}@ SiO$_2$-NTA 裂纹靶向 GSCT 造影剂。

实验证实，无论在体外还是体内环境，NaYbF$_4$: Gd^{3+}/Er^{3+}@SiO$_2$-NTA 都可以用作 GSCT 的造影剂，在 GSI 模式下对骨裂进行成像。由于 GSCT 可以提取出 NaYbF$_4$: Gd^{3+}/Er^{3+} @ SiO$_2$-NTA 和健康骨的固有 X 线衰减特性之间的差异，GSCT 不仅可以提供比传统 CT 更高的信号背景比，而且可以实现体内骨裂的实时成像。这些结果证明，将镱基的对比剂与临床用 GSCT 相结合，为未来研究骨骼相关疾病提供了新方法。

（二）具有光热效应的双功能生物材料（GO/ 热效磷酸三钙支架）在骨肿瘤治疗和骨再生中的应用

恶性骨肿瘤是骨骼系统的主要疾病之一。由于骨具有特殊的微环境，骨骼是癌症最容易转移的器官之一，特别是乳腺癌、前列腺癌、甲状腺癌、肺癌和肾脏肿瘤。目前临床上治疗骨肿瘤的手段主要包括手术切除可检出的病灶以及放疗和化疗，但手术通常难以完全清除骨肿瘤细胞，残留的肿瘤细胞总是在骨组织周围存活。为了杀死这些残留的肿瘤细胞，传统的放疗和化疗被广泛使用，但放化疗会产生抗药性和严重的副作用，这会给患者带来巨大的痛苦。同时，手术干预通常会导致较大的骨缺损，这些骨缺损很难自行愈合。到目前为止，修复恶性骨肿瘤切除术引起的骨缺损的仍是重大挑战。因此，使用安全有效的方案，设计和开发能够杀伤残留骨肿瘤细胞的新型生物材料，同时利用生物材料的生物活性来增强手术切除骨肿瘤造成的大块骨缺损的愈合，具有十分重要的意义。为了解决这个问题，植入的生物材料必须同时具备治疗和再生的功能。

Ma H.S. 等人报道了一种通过 3D 打印和表面修饰的策略，制备一种由氧化石墨烯（GO）修饰的 β- 磷酸三钙（β-TCP）双功能复合支架，这种材料同时具有较高的光热效率以消灭肿瘤细胞和显著改善骨形成的能力（图 41-4-2）。

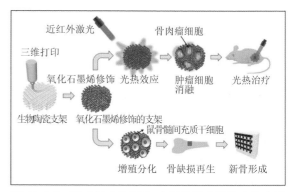

图 41-4-2　双功能 GO-TCP 支架的形成及其生物应用
图片来自 Adv Funct Mater, 2016, 26, 1197-1208

近年来，光热治疗作为一种通过高热来杀伤肿瘤细胞的有效、无创和低毒的手段引起了人们的高度关注。人们广泛研究了各种光热试剂，包括金纳米粒子、碳纳米材料，MoS$_2$、有机纳米粒子等，其中石墨烯及其衍生物由于有着强烈的近红外光吸收、高光热转换效率、优异的导热性和细胞相容性以及无明显的体内毒性等特性，被认为是在光热治疗中最具有前景的纳米材料之一。考虑到 GO 的这些优点可以推测，GO 可用于修饰组织工程支架材料，以赋予它们光热能力，从而杀死骨肿瘤细胞。并且，GO 具有的特殊的纳米结构，使其还具有潜在的成骨能力，可以刺激骨的再生。

Ma H.S. 等人首先通过 3D 打印技术制备了 β-TCP 支架，然后用 GO 进行表面修饰。用这种方法制备的 GO-TCP 支架，即使在 0.36 W/cm^2 超低功率的 808 nm 近红外光（NIR）照射下，也表现出了优异的光热效应，而对于纯 β-TCP 支架则没有观察到明显的光热效应。通过控制 GO 的使用浓度、表面修饰的次数和 NIR 的功率，GO-TCP 支架的光热升温温度可以在 40~90 ℃的范围内进行有效调节。这种显著的光热效应在体外可以诱导 90% 以上的骨肉瘤细胞（MG-63）死亡，从而有效抑制了小鼠的肿瘤生长。同时，这种方法制备的 GO-TCP 支架具有通过上调相关基因的表达，刺激兔骨髓间充质干细胞（rBMSCs）的成骨分化能力，并且与纯 β-TCP 支架相比，显著促进兔骨骼缺损中新骨的形成。这些结果证明这种方法所制备的 GO-TCP 支架具有光热治疗和促进骨再生的双功能特性。这也被认为为设计和制造具有治疗和再生组合功能的新型生物植入材料铺平了道路。

（三）组织反应性纳米组合物聚噁唑啉接枝共聚物在修复软骨的润滑性能中的应用

关节软骨表面的天然润滑机制可以使关节连接处的摩擦力保持较低的水平，防止软骨发生磨损。关节软骨组成的改变或滑膜中生物润滑剂含量的变化与摩擦和磨损的增加相关，并可能逐渐导致关节产生严重的退化性疾病（例如骨关节炎）。骨关节炎导致滑液成分发生改变也与摩擦的增加、病程的进展和关节软骨不可逆的破坏有很大关系。为了解决这种退行性疾病带来的问题，在医疗领域，人们希望建立一种长期、有效的治疗方法来修复因软骨损伤降低的润滑作用。

Morgese G. 等人报道了一种接枝共聚物，能够选择性地组装在受损的软骨上，重修软骨表面，恢复此处组织的润滑性能。这种接枝共聚物包括聚谷氨酸（PGA）骨架，聚 -2- 甲基 -2- 噁唑啉（PMOXA）侧链和提供醛基的羟基苯甲醛（HBA）。PGA 骨架首先与 HBA 连接在一起，随后由于 HBA 提供的醛基可以与降解的软骨表面的胺生成席夫碱，PGA 骨架被锚定在退化的软骨上。聚 -2- 甲基 -2- 噁唑啉（PMOXA）作为游离端的侧链，形成致密且高度水合的刷状层，能够重新建立天然软骨的润滑性质。该层还可以保护软骨表面免受滑液中生物分子的污染。这种接枝共聚物体系在结构（即组织反应性官能团的密度，侧链的长度和量等）上的优化可以使退化的软骨表面发生均匀的钝化。接枝共聚物处理后的软骨在滑液中显示出非常低的摩擦系数，重新建立甚至在一些情况下改善了天然软骨的润滑性质。由于这些独特的性质及其在生理条件下的高生物相容性和稳定性，软骨反应性接枝共聚物可作为良好的注射制剂，减缓代表骨关节炎早期阶段的软骨退化的进展。

值得注意的是，Morgese G. 等人所提出的合成软骨反应性接枝共聚物被证明是直接作为关节软骨的润滑剂，而不需要再从滑液中吸取其他的生物大分子。这些优良的特征，结合其显示出的体内稳定性和生物相容性，使得它们有可能成为治疗 OA 早期阶段软骨破坏的制剂，疾病的进展有希望通过有效的组织保护和软骨润滑的恢复和维持而减慢。

三、分子影像在骨髓炎、感染和炎性疾病中的应用

骨髓炎患者的病史、主观症状、生理和生化指标往往都是不确定的，尤其是在其处于疾病的早期阶段。因为 X 线检查必须在已经发生 30%~50% 的骨密度损失的情况下才有可能检测出密度变化，因此，骨髓炎在发生 10 d 后，在 X 线平片上才能第一次出现可见异常。而可以进行详细的解剖学成像的计算机断层扫描（CT）或磁共振成像（MRI）通常也不能检测出骨髓炎的早期征象。然而，为了能够尽早对骨髓炎进行治疗，早期检测是至关重要的。为了在发生解剖学变化之前即可检测出骨髓炎，功能成像（如核医学）可能比解剖成像更具有优势。

（一）核医学应用于骨髓炎、感染和炎性疾病的成像

人们已经发展出多种核医学技术用于评估运动系统感染的情况。^{67}Ga 标记的柠檬酸盐（^{67}Ga-citrate）自其于 20 世纪 70 年代早期被发现以来就被用于感染和炎症的成像。^{99m}Tc 标记的双膦酸盐（^{99m}Tc-MDP）和用放射性同位素标记的白细胞是临床上最广泛应用的骨及关节感染成像的对比剂，并且放射性同位素标记的白细胞成为感染成像的"金标准"也已经有很长的时间了。如今，更多的新型放射性药物也被应用于感染的成像，如基于抗体、细胞因子和其他受体结合配体的放射性标记的探针。

1. ^{99m}Tc- 双膦酸盐 ^{99m}Tc 标记的双膦酸盐，例如 MDP 和 HDP（hydroxymethylene diphosphonate），是在成骨活动的成像中应用最广泛的放射性药物。在骨髓炎和假体感染的患者中，成骨活动往往发生增强。^{99m}Tc-MDP 用于检测骨髓炎的灵敏度高于 90%。当骨没有被其他病理反应侵犯时，特异性仍可高达约 90%。而在伤后或术后的患者，特异性降至约 35%。

2. ^{67}Ga- 柠檬酸盐 ^{67}Ga- 柠檬酸盐闪烁扫描术在急、慢性感染和非感染性炎症中都具有很高的灵敏度，但它的缺点也很明显：成像需要延迟 48 h 以上、特异性低、空间分辨率有限、通过生理性肠道排泄以及成像过程中的辐射剂量较高等。^{67}Ga- 柠檬酸盐被常规用来诊断或排除骨髓炎，它的敏感性可以达到 73%，但特异性相对较低（61%）。现在，^{67}Ga- 柠檬酸盐的使用频率有所降低，不仅因为它本身具有局限性，也因为已经开发了更多具有良好特

性的化合物和技术。

3. 放射性核素标记的白细胞 据报道,用 [111]In 标记的白细胞(WBC)做放射性药物的闪烁扫描术在诊断的准确性上表现良好,敏感度可以达 95% 以上。在 [99m]Tc 成功标记白细胞之后,其便因更好的成像特性(^{99m}Tc-WBC 闪烁扫描术在感染成像的灵敏度和特异性都较高),显露出替代 ^{111}In-WBC 的趋势。相比于慢性骨髓炎来说,急性骨髓炎对对比剂的摄取一般更高,这可能是由于在急性骨髓炎时,白细胞的聚集更强。与 ^{111}In-WBC 不同的是, ^{99m}Tc-WBC 并不十分稳定,放射性核素 [99m]Tc 可以从白细胞表面脱出,随后通过肾脏、膀胱和肠道从体内排出。

4. 放射性标记的特异性抗粒细胞单克隆抗体和非特异性 IgG 放射性标记的抗粒细胞抗体已经被用于体内白细胞的标记。由于血管通透性的增强和粒细胞的靶向性浸润,抗体通过非特异性的渗出积蓄在感染和炎症处。完整的抗体(如完整的 IgG)血液清除速率相对较低,而抗体片段 [如 Fab' 或 F(ab')$_2$] 及 IgM 则被清除得更快。完整的 IgG 被肝的摄取要高于放射性核素标记的白细胞,被脾的摄取则较低。总体来说,放射性核素标记的抗体用于检测感染的敏感性可以达到 80%~90%。外周骨的感染也可以被比较充分地观察到,但当病灶临近脊柱时,灵敏度会下降。 ^{111}In-IgG 闪烁扫描术应用在肌肉骨骼系统的感染和炎症部位成像显示出优良的效果, ^{99m}Tc-HYNIC-IgG 也同样如此,但由于 [99m]Tc 相对于 [111]In 有着明显的生理优势,使得 ^{99m}Tc-HYNIC-IgG 闪烁扫描术在感染和炎症部位的成像具有更佳的吸引力。

(二)替考拉宁负载的生物可降解热敏水凝胶纳米粒子在骨髓炎治疗中的应用

慢性骨髓炎的治疗是一个重要但十分困难的问题。慢性骨髓炎的标准治疗方案包括对受感染的骨和软组织的彻底清除、抗菌药物的反复冲洗以及 4~6 周静脉应用抗生素。然而,长期全身应用抗生素可能会带来肾毒性、耳毒性和消化道反应等毒性问题。为了克服这些副作用,近年来,众多研究者开发了负载抗生素的可移植在受感染骨骼处的非可降解或可降解植入物。这些植入物可以只在特定区域内提供高剂量的抗生素,从而减少了全身副作用的发生。此前,抗生素浸润的聚甲基丙烯酸甲酯(polymethylmethacylate,PMMA)材料的骨水泥已

经被开发利用并且被实验证实是有效的。然而,这种可植入 PMMA 骨水泥不能被机体降解,因此需要在药物释放后再次实施手术清除这些骨水泥。为了解决再次手术带来的问题,开发可生物降解的植入物尤为重要。一些被 FDA 批准的生物可降解高分子聚合物已经被利用设计和开发可降解植入物,并进入临床实验阶段,这些聚合物在体外释放药物的时间从几小时至 40 周不等;在体内则可以有效释放几周。然而,这些合成的高分子聚合物的表面是疏水的,这导致了它们在生物的交互作用方面表现很差,因此限制了它们的应用。

在过去的数十年间,温度响应型的聚合物吸引了大量研究人员的目光,研究人员利用其作为可注射药物的运载体,因其可以在接收外部环境的温度刺激信号使自身结构、状态或物理化学性质发生较大改变,减小手术的侵入性。相比于其他类型的生物可降解多聚物来说,可注射热凝胶拥有更多优势,比如材料准备容易、药物的负载效率高、制备过程中不使用对人体有害的有机溶剂等。一个理想的可用于药物运载的热凝胶聚合物应该具有合适的溶胶 - 凝胶状态的转变能力,即聚合物应该在低于室温的条件下处于溶液状态(这有利于保护药物或生物活性分子不发生变性、聚集和无用的化学反应),当温度达到体温时又可转变为凝胶。

基于此,Peng K.T. 等人开发了一种微小的生物可降解的热敏感植入物,它由聚乙二醇单甲醚 [poly(ethylene glycol) monomethyl ether, mPEG] 和聚乳酸 - 羟基乙酸共聚物 [poly(lactic-co-glycolic acid), PLGA] 的共聚物组成。这是一个溶胶 - 凝胶的药物释放系统,PLGA 是一种可生物降解的共聚物,其是生产各种生物医学装置,如植入物和纳米粒子的常用选择。然而,PLGA 是疏水性的,这阻碍了其进一步应用。为了进一步提高其生物相容性,该研究将亲水性 mPEG 嵌段共价偶联到 PLGA,以形成 mPEG-PLGA 两亲性共聚物。这种溶胶 - 凝胶药物释放系统在骨髓炎的治疗中有着许多优点,比如材料的准备过程简单容易、100% 的包覆率、近线性持续释放药物、可注射的设计以及可以在目标组织形成凝胶。这种有着合适的溶胶 - 凝胶转换温度的热敏 mPEG-PLGA 共聚物溶液的制备方法如下:材料微粒由两性的 mPEG-PLGA 二嵌段共聚物在溶液中形成,凝胶由微粒在超过凝胶作用温度时聚合而成,溶胶 - 凝胶的黏度可以通过调整二嵌段共聚

物的组分来控制。这种温度响应的凝胶在形成可注射的"药物仓库"方面大有用处，因为它们有着合适的溶胶 - 凝胶转变温度和可加速的降解率。体外实验已经研究了 mPEG-PLGA 纳米复合材料的一些物理性质，如临界胶束浓度、粒径、溶胶 - 凝胶转变、黏度、降解率等。体内试验证实，负载在 mPEG-PL-GA 水凝胶植入物的替考拉宁可以持续释放并有效治疗兔子的骨髓炎，而且，基于 mPEG-PLGA 的可生物降解水凝胶在其他感染性疾病的治疗中也可能拥有广阔的前景。

四、分子影像在类风湿性关节炎（RA）中的应用

类风湿性关节炎（rheumatoid arthritis，RA）是一种系统性炎症性自身免疫性疾病，其特征是慢性炎症和随后的关节结构的破坏。直到今日，治愈类风湿性关节炎患者仍希望渺茫。目前，各种手段如 X 线摄影、MRI、超声、CT 等都被用于诊断 RA。但是，在这些手段中，使用的对比剂只能提供解剖学上的变化（如骨质脱钙、关节间隙变窄），这些都已经是 RA 晚期的临床征象，并且缺乏特异性。

目前 RA 的治疗被限制在控制炎症和预防关节破坏方面，因此，寻找到一个合适的诊断和治疗 RA 的手段尤为重要。传统的诊断和监控 RA 造成的关节破坏的主要手段为 X 线摄影。缺陷在于 X 线只能捕捉到晚期征象，而这时，在大部分患者中已经发生了不可逆的骨破坏。MRI 具有高软组织对比，被认为是在 RA 中显示关节和软组织细节的首选影像学方法。Gd-DTPA 是 MRI 中常用的对比剂，然而，含 Gd 对比剂也有一些缺点，如较高的毒性，在心血管系统中留存的时间较短。这些因素促进了新型对比剂的开发和利用。

（一）分子影像在类风湿性关节炎（RA）的 MRI 中的应用

1. 叶酸 / 葡萄糖 / 葡聚糖稳定的超顺磁性 Fe_3O_4 在 RA 的 MRI 中的应用　以往的研究表明，四氧化三铁纳米粒子的生物分布和血管穿透力取决于其粒径大小和其表面被包覆的厚度。水力学半径小于 9 nm 的极小超顺磁性纳米材料相比于较大的纳米材料，通常可以表现出更高的血管渗透效率。在四氧化三铁用作肝的 MRI 对比剂时，聚合物材料（如葡聚糖）被广泛用于包覆四氧化三铁以增加其在血液循环中的稳定性。然而，增加了葡聚糖的包覆之后，势必会造成粒子粒径的增加，从而降低了关节血管对超顺磁性四氧化三铁纳米粒子（super para-magnetic iron oxide，SPIO）的通透性，降低了其在 RA 的 MRI 效率。要想设计出适用于 RA 的葡聚糖包覆的四氧化三铁对比剂，超小的四氧化三铁核心和其外壳的厚度都必须考虑到。但是，这两者在传统的共沉淀合成方法中是矛盾的，因为增加葡聚糖可以减少四氧化三铁晶体的过度生长，但是这在一定程度上增加了外层的厚度。

为了改进葡聚糖包覆的四氧化三铁纳米粒子的合成，使之既具有较优的葡聚糖包覆层的厚度，又包含超小超顺磁性四氧化三铁核心，Dai F. Y. 等人报道了一种简单的一步法，使水溶性的葡萄糖和葡聚糖包覆超顺磁性四氧化三铁纳米核心。在晶体的生长阶段，有葡萄糖存在会使下铁盐发生沉淀，这可以使得粒子的性质稳定，相比于单纯用葡聚糖去包覆的 SPIO，这种方法生成的粒子粒径明显更小。在四氧化三铁的水力学半径和超顺磁性之间的平衡，则可以通过调节其生长过程中葡萄糖的含量来达到。为了改善葡萄糖 - 葡聚糖 - 超顺磁性四氧化三铁（glu-dex SPIO）纳米粒子在关节炎症部位的信号增强效果，Dai F. Y. 等人利用在 RA 患者的滑膜中激活的巨噬细胞会过度表达叶酸（FA）受体这一特点，将叶酸修饰在 glu-dex SPIO 表面，因此其能够靶向结合到滑膜中激活的巨噬细胞。这种 FA glu-dex SPIO 会被用作 MRI 的阴性对比剂，在 7.0 T 场强的 MRI 扫描下，能够可视化兔子的抗原诱导的关节炎（AIA）。与使用无靶向性的 glu-dex SPIO 相比，静脉注射了 FA glu-dex SPIO 后，在很长一段时间内（24 h），滑膜和周围组织的 MRI 图像之间都显示出明显的差别。此外，环氧化酶 2（COX-2）抑制剂用于关节炎的治疗效果可以被 FA glu-dex SPIO 增强 MRI 证实，这表明，这种纳米粒子有作为测量类风湿性关节炎治疗效果的对比剂的潜力。动物实验结果证实，FA glu-dex SPIO 在增强兔子的类风湿性关节炎模型的成像对比时表现突出。FA glu-dex SPIO 还被证明在检测环氧化酶抑制剂（COX-2）的治疗效果时比未标记 FA 的 SPIO 更加敏感。

2. 巨噬细胞介导的叶酸 / 纤维蛋白磁性纳米粒子在 RA 的 MRI 中的应用　巨噬细胞在炎症疾病，如 RA、肠易激综合征、动脉粥样硬化、糖尿病、系统性红斑狼疮（SLE）和银屑病中都发挥着不可或缺的作用，它们的激活主要是为了对抗外来病原。目前

已经有非常多的生物成像工具用来帮助诊断和评估 RA 及其他类型的骨关节炎。有研究证实,利用合适的对比剂,对 RA 处的巨噬细胞进行靶向来早期探测 RA,将有助于延缓疾病的进程。

近些年,很多研究者将目光放在了使用 SPIO 作为对比剂对 RA 进行成像。四氧化三铁纳米粒子(IONPs)具有可以进行灵活的、模块化设计以及低毒性的特性,因此成为很多纳米技术科研领域的选择。同时,在外磁场下的极端磁响应特性使得 IONPs 能够成为磁场中有效的运载体,这种特性可以协助无数有重要生物学意义的材料发生分离。利用自下而上的方法制备的 IONPs,在磁场控制的药物释放和医学成像系统等生物医学领域中可成为非常优良的构建平台。

在生物纳米技术中,一些基于聚合物的对比剂已经被应用在 MR 成像中以探测关节炎动物体内的巨噬细胞。在最近的研究中,Periyathambi P. 等人报道了一种基于纤维蛋白的磁性纳米粒子(magnetic fibrin nanoparticles,MFNPs)。这种 MFNPs 是通过在山羊血中共沉淀的方法制备,在粒子的形成阶段,铁盐在纤维蛋白溶液中发生沉淀,这有助于稳定纳米粒子,并使之具有较小的粒径。这些纳米粒子的结构为直径在 12~15 nm 之间的球形,这种结构保证了它们的晶体结构和超顺磁性。体内和体外研究证实,这些纳米粒子被体内(主要为肝)分布的巨噬细胞吞噬,随后通过吞噬作用被清除。在 Periyathambi P. 等人的研究中,基于纤维蛋白的磁性纳米粒子被第一次提出可以用于探测关节炎动物体内的巨噬细胞。随后,叶酸被连接到 MFNPs 表面,形成 FA-MFNPs,由于在大鼠膝关节的抗原诱导性关节炎(AIA)中的活化巨噬细胞会过表达叶酸受体(FR),FA-MFNPs 可以特异性地靶向到这些叶酸受体。

研究调查了这种对比剂的效果。FA-MFNPs 为平均直径在(18.3 ± 1.6)nm 的球形结构。体外研究显示,其可以被 Raw264.7 巨噬细胞有效的内化。体内试验的主要方式为将 FA-MFNPs 材料静脉注射入患关节炎的大鼠体内,结果显示,有关节炎的滑膜 MR 信号出现增强。普鲁士蓝组织学染色也证实了滑膜组织中巨噬细胞对 FA-MFNPs 的摄取。

动物实验结果表明,FA-MFNPs 可以作为识别关节滑膜处具有吞噬活性的巨噬细胞的特殊 MRI 对比剂,血液是合成 12~15 nm 大小的基于纤维蛋白的磁性四氧化三铁纳米粒子(MFNPs)的前体源。MFNPs具有极好的超顺磁性、生物相容性、成骨潜能、血液相容性和生物降解能力,因此,基于 MFNPs 的纳米化合物可能成为一种极有价值的生物成像对比剂。

(二)基于上转换纳米粒子罗丹明 B 标记 HA 的 LRET 体系(UCNPs-HA-RB)作为高效的体外活性氧成像探针在 RA 诊断中的应用

活性氧(reactiveoxygen species,ROS)的过度生成与类风湿性关节炎(RA)的生物进程密切相关,因此,有效的监控关节炎内的 ROS 对更好地了解其发病机制和优化干预、治疗措施都至关重要。ROS 的过度生成造成炎性关节中软骨的破坏和滑膜液中透明质酸(HA)的降解被认为是 RA 的特征之一,因此,用来检测这种生物标志物的探针的构建在研究和诊断 RA 中都有着重要意义。

远程光学探针的使用提供了一种强大的非侵袭性技术,这种技术可以将生物体本身的生理性质可视化。迄今为止,有很多对 ROS 敏感的荧光探针被设计出来,包括有机荧光团、半导体/金纳米材料、碳纳米管等。然而,这些探针仍然存在很多缺陷,如生物毒性、光漂白、对环境敏感、紫外线或可见光激发光源的低组织穿透能力和活组织的自体荧光背景较强等。与此形成鲜明对比的是,作为传统的光学生物探针的替代,镧系元素掺杂的上转换纳米粒子(upconversion nanoparticles,UCNPs)可以将近红外光转变为可见光,这带来了极大的好处,如优良的化学/光学稳定性,对生物活性物质的光损伤较低,光穿透的深度显著增加以及不会造成生物的自体荧光等。另外很重要的一点是,用来激发上转换材料的单个 NIR 激光不会同时激发吸收紫外和可见光的染料。因此,将上转换材料作为基于发光共振能量转移(LRET)的比率纳米探针的能量来源,可以内置地对环境影响进行校正以及信号的定量配给。

Chen Z. W. 等人设计了一种纳米探针,利用上转换纳米材料(UCNPs),与被罗丹明 B 标记的透明质酸(HA)结合,多价的透明质酸作为多功能配体连接到上转换纳米材料表面(HA-UCNPs)。作为关节液和细胞外基质的主要成分,HA 是一个具有良好生物相容性的带负电荷的天然多糖,并且能够清除 ROS。同时,HA 骨架上有许多官能团,可以用于连接上转换发光(UCL)能量转移的受体分子。HA 连接到 UCNPs 的表面,不仅赋予 UCNPs 良好的胶体稳定性和生物相容性,而且使 HA-UCNPs 具有 ROS 的识别能力,在体外可以对 ROS 进行高敏感性的探测和生物成像,在体内可以有效诊断 RA。由于 ROS 会诱发 HA 骨架的裂解,使有罗丹明 B 团标记的 HA 片段从 UCNPs 上脱落,摧毁了上转换发光的能量转移,使得上转换纳米材料在被近红外光激发后的发射光可以被检测出,成为信号源。而在没有 ROS 的环境中, UCNPs 的发射光被罗丹明 B 团的能量转移特性吸收,因而无法检测到光信号(图 41-4-3)。

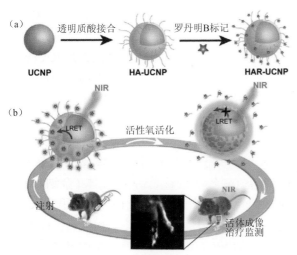

图 41-4-3　用于 ROS 成像和类风湿性关节炎诊断的 HAR-UCNP 纳米探针的示意图
(a)HA 的连接赋予了 UCNPs 水溶性、生物相容性和 ROS 识别的性质。HA 骨架上的官能团可用于上转换发光受体发色团(罗丹明 B)的缀合。(b)用于类风湿关节炎诊断和治疗监测的 HAR-UCNPs 对 ROS 的 LRET 过程(图片来自于 Biomaterials, 2015, 39, 15-22)

UCNPs-HA-RB 对溶液、炎症细胞内 ROS 成像和体内诊断 RA 都具有很高的敏感性。另一重要的事实是,上转换纳米探针在早期评估抗关节炎药物甲氨蝶呤用于关节炎动物的治疗中显示出很高的效率。而且,这种纳米探针不仅对 ROS(次氯酸根、自由基、过氧亚硝基)有较强敏感性,对超氧化物阴离子(O_2^-)同样敏感,这大大扩展了上转换纳米粒子在炎症细胞中对 ROS 的成像以及体内 RA 成像的能力。

(三)分子影像在 RA 中的多模态成像及成像引导下的治疗

1. 负载 MTX 药物的磁靶向 RGD-PLGA/Au/Fe/Au 半核壳结构　近年来,用于多模态成像和治疗的多功能纳米粒子在疾病治疗方面的能力被广泛地进行研究。其中,近红外共振纳米材料,如被还原的石墨烯涂覆的 Au 纳米粒子, Au 纳米笼、Au 纳米壳、Au 纳米棒和碳纳米管,可以强烈吸收来自近红外光谱的光能,并将其转化为具有细胞毒性的热能。因此,这些材料已被广泛研究用于体内的 NIR 吸光度成像和光热治疗。另外,光热治疗、化学疗法和靶向载药的结合可以使癌症和类风湿性关节炎(RA)的治疗效果起到协同效应。

Kim H. J. 等人开发了一种负载有甲氨蝶呤(MTX)的聚乳酸-羟基乙酸共聚物(PLGA)-金(Au)/铁(Fe)/金(Au)半壳结构纳米粒子,并将其连接在精氨酸-甘氨酸-天冬氨酸(RGD)上,用于对炎症部位的靶向。这种纳米粒子可以用于 RA 的磁性靶向的化学-光热治疗,同时还可以进行体内的多模态成像。在近红外光照射下,由于 Au 半壳的 NIR 共振而在炎症区域产生局部过高热,使负载在 PLGA 上的 MTX 加速释放。而嵌入 Au 半壳层之间的 Fe 半壳层除了进行 NIR 吸光度成像之外,还能够进行体内磁共振(MR)T_2 加权成像。此外,外部磁场可以增强纳米材料在胶原诱导的关节炎(CIA)小鼠炎症区域的递送及滞留。当连续的 NIR 照射与外部磁场结合使用时,这些纳米材料可以极高地增强治疗效果。

报道采用这些纳米粒子来治疗 RA。RA 具有的关节滑膜炎症的特征,使其适合于应用磁性靶向,并且其处在 NIR 的穿透深度。改良抗风湿药(DMARDs)是治疗 RA 的主要药物,其中甲氨蝶呤(MTX)是最广泛使用的 DMARDs。然而,长期使用 MTX 可能引起不良反应和剂量依赖,包括口腔炎、脱发、感染、肝毒性和骨髓抑制。这种新型药物递送系统旨在仅使用小剂量的药物维持关节间隙中的高 MTX 浓度,并且减少副作用。这些纳米粒子被静脉注射到胶原诱导的关节炎(CIA)小鼠体内,由于 RGD 肽的靶向作用以及 RA 处的毛细血管发生泄漏,纳米材料被有效地递送到有炎症的关节。在炎症关节处施加磁场,会将更多的纳米粒子吸引到此;它们在炎症关节处的累积可超过 1 周,因此,可以在给药后第 1 天和第 7 天两次暴露于近红外光。与常规治疗相比,这种磁性靶向化学光热疗法仅需 MTX 常规治疗剂量的 0.05% 就可具有同样优异的治疗效果。

2. 基于四磺酰苯卟啉(TSPP)-二氧化钛(TiO_2)纳米晶须在 RA 的生物成像和光动力治疗中

的应用　炎症是细胞和血管对刺激做出的反应，嗜中性粒细胞、巨噬细胞、淋巴细胞、天然杀伤细胞、树突状细胞、内皮细胞和细胞介质，包括白细胞介素（IL-1、IL-2、IL-6、IL-10、IL-17）、肿瘤坏死因子 α（TNF-α）、干扰素（INFγ）、前列腺素、组胺和 5- 羟色胺等，都参与了炎症反应过程。巨噬细胞的主要功能是提呈抗原；而在 RA 中，存在于滑膜环境的成纤维细胞也会有类似的抗原提呈功能。因此，尽管成纤维细胞的主要功能是修复受损组织，它们也会导致各种炎症细胞和抗体在此聚集。同时，TNF-α 也被认为是在 RA 炎症过程中的关键因素之一。TNF-α 可以降解滑膜，并可分别通过激活软骨细胞和破骨细胞来引发骨吸收。另一方面，由 $CD4^+$ T 淋巴细胞分泌的白介素 17（IL-17）也被认为是引发炎症反应非常重要的促炎因子。IL-17 与 TNF-α 在骨的吸收中共同起到至关重要的作用，因此，阻断低 TNF-α 和 IL-17 的产生或降低其浓度被认为有助于改善 RA 患者的病情。

近几十年来，光动力疗法（PDT）被研究用作肿瘤、类风湿性关节炎（RA）、皮肤病和微生物感染的替代治疗手段。PDT 由光敏剂（PS）（如卟啉衍生物）、氧和外部的可见光组成。光敏剂通常被注射到肿瘤或感染部位，并在存在氧的情况下被光（可见光范围）激发，产生单线态氧和其他类型的活性氧（ROS）。单线态氧可以氧化 DNA（主要是鸟嘌呤）以及细胞器膜，并干扰细胞信号通路，这些都会导致目标组织（例如肿瘤）中的细胞坏死或细胞凋亡。尽管研究者们在利用 PDT 治疗 RA 上投入了很多努力，但目前还没有设计出特别用于 RA 治疗的光敏剂。水溶性四磺酰苯卟啉（TSPP）在癌症治疗中可能具有潜在的应用前景，通过与纳米复合物相组合，TSPP 有可能用作其他疾病的诊断和治疗。卟啉衍生物是 PDT 中最常用的光敏剂之一。近年来，纳米级别的卟啉被报道为一种集近红外荧光成像（NIRFI）、正电子发射断层扫描（PET）、磁共振成像（MRI）、光热力学和动力学治疗"多功能一体"的试剂。此外，有报道提出过，二氧化钛（TiO_2）可以用在癌症和其他微生物感染的光动力治疗中。和其他 PS 一样，当暴露于可见光中，TiO_2 可以通过将电子传递到附近的氧分子，非常容易产生 ROS（单线态氧和自由基）。而且 TiO_2 纳米粒子比其他纳米粒子拥有更好的生物相容性，且毒性较小。因此，TiO_2 纳米材料在各种感染和非感染性疾病的生物医学应用中具有很好的可

开发前景。

综上考虑，Zhao C.Q. 等人探讨了 $TSPP-TiO_2$ 纳米晶须（TP）用作 RA 的生物标记和光动力治疗剂的可能性。观察结果表明，TSPP 可以用于早期检测 RA 病变发生的关节：鼠足弓矢状截面的荧光成像清楚地显示了较高浓度的 TSPP 和 TiO_2 在关节中的定位，而软组织的荧光强度相对较低。从 RA 滑膜在体外培养出的成纤维细胞也显示出强烈的荧光。在氧分子的存在下，通过可见光对 PS（TiO_2 和 TSPP）的 PDT 激发导致产生包括单线态氧的活性氧，其干扰相邻细胞的信号通路并诱导细胞凋亡或坏死，研究表明，TSPP 与 TiO_2 的组合有作为治疗 RA 的新型光动力治疗剂的潜力。纳米 TiO_2 在相关疾病治疗中具有强烈的光动力治疗效果。在 RA 中，淋巴细胞的水平总是很高；但在使用 TP 的情况下，利用光动力疗法可以有效降低其数量。在早期的研究中，单独应用卟啉治疗 RA 会导致红细胞水平降低并增加血红蛋白水平，因为卟啉具有的毒性作用会使红细胞裂解和血红蛋白释放入血。而在 Zhao C.Q. 等人的研究结果中，由于 TiO_2 与 TSPP 的协同效应，红细胞和血红蛋白水平不变，与对照组相同，证明该纳米材料生物相容性良好。

（四）靶向性纳米药物用于 RA 的化学治疗

1. 用于靶向类风湿性关节炎的自组装的硫酸葡聚糖纳米粒子　类风湿性关节炎（RA）是一种慢性炎症性疾病，其中白细胞与抗原衍生的免疫复合物相互作用，通过增加血管形成引起淋巴细胞和单核细胞的聚集和活化。尽管 RA 的病因仍然未知，但还是有很多种学说：如炎症环境导致异常成纤维细胞样滑膜细胞增殖、丰富的基质金属蛋白酶、全身的骨和软骨被自身免疫系统破坏以及血管和血管翳的形成等。特别是活化的巨噬细胞在 RA 患者发炎的关节中特别丰富，并且它们促成炎症和关节破坏。因此，活化的巨噬细胞被认为是 RA 治疗的主要靶标，抑制其活性的方法能够明显改善 RA 的治疗效果。

由两亲性聚合物组成的自组装纳米粒子已经被广泛用作疏水性药物、肽和核酸的载体。这种纳米粒子的亲水性壳可以使它们在血液中长期循环，在全身给药后可以增加纳米粒子运送到靶组织的概率。例如，由于 EPR 效应，纳米粒子可被动地累积在肿瘤组织。尽管类风湿性关节炎中的炎性组织有

正常的淋巴引流，但是已经有研究表明，长循环的纳米粒子或纳米复合物可以选择性地累积在具有高血管通透性的炎症滑膜组织中。

在 RA 的早期，活化的巨噬细胞过度表达清道夫受体，这些受体会结合和内化氧化低密度脂蛋白，马来酰化或糖化人血白蛋白和聚阴离子大分子。据此，Kim S. H. 等人制备了基于硫酸葡聚糖（DS）作为亲水性嵌段，聚己内酯（PCL）作为疏水性嵌段的两亲性嵌段共聚物。由于其具有两亲性，DS-b-PCL 共聚物可以在水性条件下自组装成纳米粒子。由于 DS 是巨噬细胞清道夫受体 A 类（SR-A）的代表性配体，可以认为 DS-b-PCL NPs 有潜力通过被动或主动靶向机制有效到达 RA 的炎症关节区域。使用脂多糖（LPS）活化的巨噬细胞监测 DS-b-PCL NPs 的体外细胞摄取，使用非侵入性近红外（NIR）荧光成像系统评估 DS-b-PCL NPs 的体内炎症关节靶向行为，以全身给药方式将 Cy5.5 标记的 DS-b-PCL 纳米粒子注射到胶原诱导的全身性关节炎（CIA）的小鼠（图 41-4-4）。

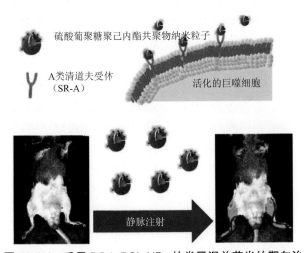

硫酸葡聚糖聚己内酯共聚物纳米粒子

A 类清道夫受体（SR-A）

活化的巨噬细胞

静脉注射

图 41-4-4　采用 DS-b-PCL NPs 的类风湿关节炎的靶向治疗机制

图片来自于参考文献 Chem Commun, 2013, 49(88): 10349-10351

DS-b-PCL NPs 通过受体介导的方式被吸收到激活的巨噬细胞中，但很少被非刺激的巨噬细胞摄取。体内生物分布研究表明，DS-b-PCL NPs 选择性累积到 CIA 小鼠的发炎滑膜中，主要是由于纳米粒子与 CIA 小鼠滑膜中过表达的巨噬细胞清道夫受体结合。这些结果表明，DS-b-PCL NPs 作为关节炎治疗药物载体的前景非常明朗。

2. Notch1 靶向的 siRNA 递送纳米粒子用于类风湿性关节炎的治疗　信号传导受体 Notch1，是一种普遍存在的细胞通路，其涉及许多细胞的代谢过程，包括发育、分化、增殖、存活和凋亡。此外，越来越多的证据表明，Notch 在许多疾病（包括心血管疾病、多发性硬化症、哮喘、中风、阿尔茨海默病和类风湿关节炎）的炎症反应调节中起重要作用。Notch 在 RA 滑膜细胞中的表达有助于 TNF-α 诱导的增殖，而 Jagged-1 作为 Notch 的配体之一，通过抑制 CD8+T 细胞应答从而抑制胶原诱导的关节炎（CIA）的进展。血管内皮生长因子（VEGF）诱导的血管发生和 RA 中的缺氧也表现出 Notch 信号通路的异常作用。用 γ- 分泌酶抑制剂抑制 Notch 信号传导显示可以减少被 TNF 刺激的成纤维细胞样滑膜细胞的 IL-6 分泌。Kim M. J. 等人的研究显示，阻断 Notch1 激活可以降低炎症性关节炎的严重程度，抑制 CIA 小鼠和 RA 滑膜细胞中的 NF-κB、促炎细胞因子（TNF, IFN-γ, MCP-1, IL-6, IL-12 和 IL-17）和基质金属蛋白酶 -3。此外，最近发现，使用 γ- 分泌酶抑制剂可以通过抑制 Th1/Th17 应答抑制 Notch 信号来延迟 CIA 进展。因此，研究者使用了 γ- 分泌酶抑制剂 DAPT，以阻断 Notch 细胞内结构域（NCID）的膜内 γ- 分泌酶复合物，减少 Notch 信号通路。在 CIA 模型中，DAPT 的使用显示出显著的治疗效果。

RNA 干扰（RNAi）是抑制由短的非编码 RNA 分子介导的特异性基因表达的转录后调节机制。长 21~25 个 RNA 核苷酸的小干扰 RNA（siRNA）通过与 RNA 诱导的沉默复合物（RISC）的互补结合，阻断特定 mRNA 的转录。siRNA 通过沉默造成缺陷的基因在多种疾病模型中显示出治疗效果。虽然 siRNA 序列的简单变化可以在多种疾病中抑制任何 mRNA 靶点，但 siRNA 在实际治疗中存在严重障碍，如稳定性差和靶向能力差。为了提高治疗效果，在 siRNA 递送中，阳离子聚合物、脂质体、脂类和其他物质与 siRNA 的结合可以改善其在多种疾病的靶向能力。在之前的研究中，Kim M. J. 等人提出了纳米尺寸的 siRNA 复合物，其含有聚合的 siRNA（poly-siRNA）和巯基乙二醇壳聚糖（tGC）聚合物，通过电荷 - 电荷相互作用和二硫键交联从而形成非常稳定的纳米粒子结构（图 41-4-5）。这种稳定且具有纳米尺寸的 siRNA 复合物提供了优异的治疗效果。

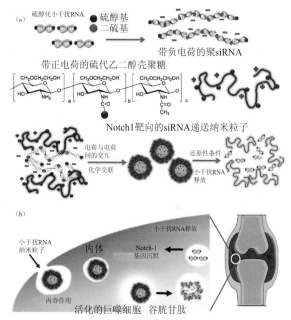

图 41-4-5　Notch1 靶向 siRNA 递送纳米粒子(siRNA-NPs)的示意图

(a)通过将 poly-siRNA 包封到 tGC 纳米粒子中制备 siR-NA-NP；(b)通过活化的巨噬细胞摄取 siRNA-NP，并且纳米粒子可以在 RA 治疗中递送治疗性 Notch1- 特异性 siRNA（图片来自 J Control Release, 2015, 216:140-148 ）

Kim M. J. 等人提出了 Notch1 靶向 siRNA 递送纳米粒子(siRNA-NPs)的方案，其在 CIA 模型用于 RA 治疗的纳米粒子中含有自组装的聚 siRNA 和 tGC 聚合物。这是因为在 γ- 分泌酶抑制剂的临床应用中，患者具有明显的胃肠道不良反应，因此需要寻找靶向 Notch 途径的替代方法。除了避免 γ- 分泌酶抑制剂的下降之外，滑膜关节中 siRNA-NPs 的靶向能力的增强可以防止 Notch1 通路在正常组织中的非特异性抑制和产生不期望的表型结果。使用近红外荧光(NIRF)成像确定 siRNA-NPs 体外巨噬细胞和体内关节炎关节的特异性靶向能力，对于体内研究，将 siRNA-NPs 系统地施用于 CIA 模型，通过测量临床评分及微 CT 图像监测抗炎效果。最后，确定了 siRNA-NPs 治疗后滑膜关节的组织学分析。

siRNA-NPs 的使用可以避免与 γ- 分泌酶抑制剂相关的副作用以及在无关的组织部位的非特异性 Notch1 抑制。尽管 siRNA 和二醇壳聚糖之间的静电相互作用较弱，但硫醇基团的化学交联稳定了 siRNA-NPs 纳米结构复合物，并成功地保护了 siRNA 载体免受酶降解。聚 siRNA 在 tGC 纳米粒子中的成功封装也有助于巨噬细胞的细胞摄取能

力。重要的是，通过免疫组织荧光分析证实，在 Notch1 蛋白水平中，siRNA-NPs 在滑膜关节接合位点的特异性积累，发生了基因沉默现象。通过关节炎评分监测和微 CT 图像观察，siRNA-NPs 的全身给药减少了炎症及骨和软骨损伤。由于目前治疗 RA 并不能防止对关节组织的损伤，因此进一步研究 Notch1 靶向治疗具有重要理论意义。此外，siR-NA-NPs 递送系统可以在动物模型中有效治疗包括癌症和 RA 的各种疾病。因可以克服小分子的副作用和非目标区域的毒性，siRNA 治疗与使用常规药物的治疗相比具有很大的潜力。

五、分子影像在多发性骨髓瘤 (MM)中的应用

(一)多发性骨髓瘤的成像概述

多发性骨髓瘤是一种恶性浆细胞病，好发于中老年，近年来发病率有所增高，而且发病的年龄有提前的趋势。浆细胞的异常增生和单克隆免疫球蛋白的过度合成会导致骨的破坏、高钙血症、贫血、免疫抑制、蛋白尿、肾损害以及一些器官或组织被大量浆细胞浸润。于 1975 年提出的 Durie-Salmon 分期标准，目前仍然是在多发性骨髓瘤里应用最广泛的分期标准。在这种分期标准中，全身的 X 线检查被用来检测骨髓瘤的骨病变；然而，X 线片会显著低估骨和骨髓受累的程度，尤其在疾病的早期。因此，更多更加先进的成像方式，包括全身 18F-FDG PET/CT，全身 99mTc- 甲氧基异丁腈(99mTc-MIBI)闪烁扫描和 MRI 检查，被提出用以提高多发性骨髓瘤患者的诊断效率。

18F-FDG PET-CT 是一种能够同时提供功能和形态信息的全身成像技术，现常规用于淋巴瘤和各种实体瘤的分期和随访，此外，早前的研究已经显示其在检测骨质和骨性骨髓瘤病变中的用途。亲脂性阳离子 99mTc-MIBI 已经成功用于检测多种肿瘤疾病，包括多发性骨髓瘤，据报道，在诊断和随访过程中，它们可用于评估疾病的发展情况。MRI 可以对骨髓及其组分直接进行高对比度和高敏感性的可视化成像，因此已成为骨髓成像的首选方法。

国际骨髓瘤基金会的科学顾问已经提出了一种新的分期系统，称为 "Durie-Salmon PLUS"，其基于传统的 Durie-Salmon 标准，并综合脊柱的 18F-FDG PET 和 MRI 的影像表现，以提高分期系统评估多发性骨髓瘤范围和程度的效率。

(二)核医学在多发性骨髓瘤成像中的应用

1. 放射性核素显像　各种放射性核素成像手段已经被应用于评估疾病的严重程度和对治疗效果的评估以及监测治疗后的患者是否有复发的可能性。这些成像手段包括放射性核素骨扫描和能够检测软组织灌注或代谢活动的放射性核素手段。放射性核素骨扫描最初使用的放射性核素标记为 ^{99m}Tc-亚甲基二膦酸盐(^{99m}Tc-MDP),近年来 ^{18}F-氟化物的应用则更加广泛;检测软组织灌注或代谢活动的放射性核素,有 ^{99m}Tc-甲氧基异丁基异腈(^{99m}Tc-MIBI)、^{18}F-FDG 以及处于研究阶段的 ^{11}C-甲硫氨酸(^{11}C-MET)。

由于骨髓瘤病变存在血管缺乏和成骨细胞活性降低的特点,应用 ^{99m}Tc-亚甲基二膦酸盐骨扫描检测早期骨病变敏感性较低。^{99m}Tc-MIBI 首先被广泛用作心肌灌注成像剂,随后,几项研究报道了将其用于鉴定恶性肿瘤方面的应用。由于 ^{99m}Tc-MIBI 可以积聚在具有高线粒体活性的组织中,其可见于多种肿瘤,如乳腺癌、肺癌、脑癌、甲状腺癌、肉瘤和浆细胞恶性疾病,其机制是 ^{99m}Tc-MIBI 可以与活细胞内线粒体基质中的蛋白质相结合。

2. PET-CT 成像　^{18}F-FDG-PET-CT 成像可以同时将 PET 的全身功能成像与 CT 形态学成像结合。^{18}F-FDG 是用正电子放射性核素 ^{18}F 标记的葡萄糖类似物,其具有与葡萄糖相似的代谢途径,在静脉给药后,通过葡萄糖转运蛋白穿过细胞膜进入细胞,并通过己糖激酶进行磷酸化,生成 ^{18}F-FDG-6-磷酸。然而,与葡萄糖不同的是,^{18}F-FDG 不会被进一步代谢,因此被持续滞留在有代谢活性的细胞中。随后,用 PET 对细胞内分布的 ^{18}F-FDG 进行成像,从而提供恶性细胞(代谢率增加)与 ^{18}F-FDG 积累较少的正常细胞之间的差异信息。

可以将定量表示的 ^{18}F-FDG 的摄取程度作为标准化摄取值(standard uptake value,SUV)。对于大于 1 cm 的病变,通常参考值为 2.5。为了避免获得假阴性结果,建议对于直径小于 5 mm 的病变,无论 SUV 如何,任何量的 ^{18}F-FDG 摄取均为阳性,而对于大小在 0.5~1 cm 的病变,如果 SUV 小于 2.5,则应考虑为不确定。PET-CT 采集的精确时间对扫描的有效解释和比较也很重要。建议放疗后 2~3 个月或化疗后 4 周进行扫描以避免出现假阳性结果。相反,如果在使用大剂量类固醇激素后立即进行检查,则可能会获得假阴性结果。类固醇激素会造成肿瘤葡萄糖代谢的暂时抑制及浆细胞 ^{18}F-FDG 积聚的抑制。因此,皮质类固醇治疗应在 PET-CT 扫描前暂停至少 5d。但是,PET-CT 的空间分辨率是有限的,平片摄影中检测到的亚厘米级别的溶解性病变,在 ^{18}F-FDG-PET-CT 扫描中可能无法被识别出。

3. ^{18}F-FDG-PET-CT 在初诊多发性骨髓瘤的应用　根据 Durie-Salmon PLUS 分期系统,骨髓瘤患者需要进行 ^{18}F-FDG-PET 或 ^{18}F-PET-CT 成像来确认分期。^{18}F-PET-CT 能够检测骨髓受累程度,并对高代谢性髓内髓外病变进行精确的解剖定位。此外,坏死组织和照射后瘢痕之间的区分也是可以做到的。^{18}F-FDG-PET-CT 扫描还可以区分 ^{18}F-FDG 活动性骨髓瘤和未定性的单克隆免疫球蛋白病(monoclonal gammopathy of undetermined significance,MGUS)或阴道疾病。MGUS 和低级别阴道疾病通常在 PET-CT 检查中呈阴性,因为 ^{18}F-FDG 摄取较低,无可见扩散或局灶性骨髓受累。Lu Y.Y. 等人广泛回顾了文献数据,并对多发性骨髓瘤中髓内和髓外病变 FDG-PET 或 FDG-PET-CT 的评估进行了荟萃分析。他们获得了 14 项研究的综合资料,其中包括 395 例患者。报道称 ^{18}F-FDG-PET 或 PET-CT 检测髓外病变具有 96% 的敏感性和 77.8% 的特异性,阳性相似比为 3.28%,阴性相似比为 0.12%。相比之下,髓内病变检测的灵敏度、特异度、阳性相似比和阴性相似比分别为 61.1%,94.1%,5.73% 和 0.43%。这些数据表明,PET 和 PET-CT 具有良好的诊断准确性,可以检测活动性多发性骨髓瘤,特别是髓外受累病变。

Fonti R. 等人的一项研究表明,在数据分析中,^{18}F-FDG PET-CT 检测局灶性病变的表现优于 ^{99m}Tc-MIBI 和 MRI。在脊柱和盆腔区域,^{18}F-FDG PET-CT 和 MRI 表现相当,而两者在将病变可视化中的表现均优于 ^{99m}Tc-MIBI。与 ^{99m}Tc-MIBI 相比,^{18}F-FDG PET-CT 检测到的局灶性病变数量较高,这可能是由于 ^{18}F-FDG 特殊的摄取机制。因此,局灶病变的快速生长和侵入特征以及与肿瘤增殖相关的炎症,都可能有助于增加 ^{18}F-FDG 摄取。此外,使用由 PET 和 CT 成像系统组成的混合系统可以检测出仅基于 PET 图像时与周围正常组织几乎无法分别的微小活动的病变。混合系统还可以更精确地对高代谢病变进行解剖定位,并因此能够更好地区分骨骼和软组织病变。

在全身分析中,^{18}F-FDG-PET/CT 和 ^{99m}Tc-MI-

BI 分别通过检测局灶性和弥漫性疾病，为多发性骨髓瘤患者的诊断评估提供了补充信息。在对多发性骨髓瘤患者的全身评估中，18F-FDG-PET-CT 可以有助于更准确地评估疾病——特别是在高度提示存在四肢骨骼局灶性病变时，如长骨骨骼疼痛或病理性骨折，或临床状态与血液学参数之间存在差异时。另一方面，尽管检测局灶性病灶的能力有限，99mTc-MIBI 仍然是在全身评估中最快速和最便宜的技术，并且当 PET 设备不可用时可以作为替代选择。

4.18F-FDG-PET-CT 成像在治疗反应监测和结果预测中的应用　根据现代治疗方法，需要对患者进行风险分层来预测治疗效果。对治疗结果进行早期预测可以减少后期的无效治疗，并提供改变治疗方案的建议，这或许可以改善患者的生活质量。Hillner B. E. 等的一项研究表明，在 18 种不同类型的恶性肿瘤中，18F-FDG-PET 对多发性骨髓瘤患者的检测效果最高，在 49% 的病例中导致治疗策略发生了变化。

几项回顾性研究表明，18F-FDG-PET 扫描正常的患者，放疗后随访期间会保持阴性，而在治疗前具有阳性 PET 扫描结果的患者，治疗后 PET 扫描结果为阴性，提示完全缓解。

目前，诊断多发性骨髓瘤中，18F-FDG-PET-CT 的直观评估或定量评估均无统一标准。此外，18F-FDG-PET-CT 的图像解释也缺乏观察者间的重复性。为了利用 PET-CT 作为有效的预后评估工具，有必要以类似于实体瘤的方式，制订关于 18F-FDG-PET-CT 评价标准的一致意见及统一方案。MRI 虽然显示出比 18F-FDG-PET-CT 更高的灵敏度（80%vs50%），但特异性较低（38.1%vs85.7%）。因此，18F-FDG-PET-CT 比 MRI 更适合于缓解状态的评估，总体准确度为 74.2%。

5.11C- 甲硫氨酸（11C-methionine，11C-MET）　最近，很多研究者评估了放射性标记物质 11C-MET 在不同恶性肿瘤（包括多发性骨髓瘤）中成像的表现。11C-MET 是放射性标记的正电子发射氨基酸，其可以对氨基酸代谢进行成像。由于浆细胞对氨基酸的摄取增加，11C-MET-PET-CT 可用于活跃性骨髓瘤的成像。在一项关于 20 例浆细胞恶性肿瘤患者（15 例多发性骨髓瘤，5 例浆细胞瘤）的研究中，11C-MET PET-CT 比 18F-FDG-PET-CT 检测到相等或更多数量的病变。已经明确的诊断结果显示，11C-MET

PET-CT 的敏感度为 89%，优于 18F-FDG-PET-CT 的 78%，总体准确率分别为 93% 和 86%，而特异性均为 100%。因此可以得出结论，11C-MET PET-CT 可能特别适合用于 18F-FDG-PET-CT 结果为阴性或不确定的患者。但是，11C-MET PET-CT 的预后价值仍需要大量患者和长期随访来评估。

6.11C- 乙酸酯（11C-Acetate，11C-ACT）　与天然存在的脂肪酸前体乙酸酯类似，11C- 乙酸酯（11C-ACT）可以通过在某些癌细胞中过表达的乙酰辅酶 A 合成酶转化为脂肪酸。已经有研究显示，11C-ACT PET 对于更多依赖脂肪酸代谢而非糖酵解的前列腺癌、分化良好的肺癌和肝细胞癌的成像具有潜在价值。在产生抗体的 GS-NS0 小鼠骨髓瘤细胞系的细胞培养物中，发现高水平的与脂肪酸代谢相关的代谢物，这可能与过度生长状态下的囊泡回收和分泌有关。因此，多发性骨髓瘤也可能显示出在细胞增殖和抗体分泌中增加的脂肪酸代谢。

Lin C. 等人进行了一项前瞻性研究。在研究中，对 15 例未治疗的多发性骨髓瘤患者（10 例男性和 5 例女性，年龄范围为 48~69 岁）进行 11C-ACT 和 18F-FDG-PET-CT 双跟踪，跟踪前进行全身 MRI 确定治疗前分期。其中 13 例在诱导治疗后重复检查。通过直观和定量分析 [包括测量最大标准摄取值（SUVmax）] 来评估弥漫性和局灶性的骨髓摄取，Mann-Whitney U 检验和 Pearson 检验被用于评估组间差异和相关性。在分期时，15 例患者在骨髓检查中均有弥漫性骨髓瘤，浆细胞浸润为 30%~90%。使用 11C~ACT 检测，所有患者均有弥漫性浸润，骨髓摄取值与浆细胞浸润的百分比呈正相关（$r = +0.63$，$p = 0.01$）。相比之下，只有 6 例患者被 18F-FDG 诊断为弥漫性浸润。11C-ACT-PET-CT 和全身 MRI 13 例患者均显示出局部病变，而 18F-FDG PET-CT 显示出 10 例。局部病变表现为 11C-ACT 摄取平均 SUVmax 为 11.4 ± 3.3（范围 4.6~19.6，$n = 59$），明显高于 18F-FDG 摄取（平均 SUVmax 6.6 ± 3.1，范围 2.3~13.7，$n = 29$；$p < 0.0001$）。治疗后，在至少有一处病变的治疗反应较好的患者中弥漫性骨髓 11C-ACT 吸收 SUVmax 减少平均为 66%，而在至多只有一处治疗反应较好的患者中，SUV 最大减少为 34%（$p = 0.01$）。因此，使用 11C-ACT 作为生物标志物的 PET-CT 在诊断弥漫和局灶性骨髓瘤病变时显示出比使用 18F-FDG 更高的检出率，并且在评估临床疗效方面具有潜在价值。

Lin C. 等人的初步研究结果表明,^{11}C-ACT PET-CT 在初始治疗前分期时可以检测出所有 15 例多发性骨髓瘤患者的弥漫性骨髓浸润。此外,13 例患者正确检测到局部病灶。这些初步结果支持了多发性骨髓瘤病变中对脂肪酸前体乙酸酯的需求增加的假设,并间接反映了病变部位脂质代谢升高。在 ^{18}F-FDG-PET-CT 扫描中,9 例患者的弥漫性骨髓摄取被直观评估为正常(髂后嵴平均 SUVmax 值

≤ 3.1)。因此,本组无法确诊弥漫性浸润。数据显示,^{11}C-ACT-PET-CT 不仅可以在基线时检测到弥漫性浸润,还可以显示诱导治疗后病变对 ACT 的摄取减少,可作为疗效评估的成像生物标志物。尽管有两名患者基于病灶数量(可能是由于空间分辨率低于 MRI),从 Durie / Salmon PLUS III 期降至 II 期,但 ^{11}C-ACT 在局灶性病变检测方面仍优于 ^{18}F-FDG-PET-CT。

第五节　骨与骨关节系统疾病的未来医学影像学展望

目前为止,用于 OS 治疗的纳米载体的研究仍不充分,更不用说所有这些都仍处于实验阶段,没有在临床上进行试验以供进一步应用。这种情况的原因是多方面的。从材料方面来看,如复杂的化学结构、生物相容性不足、不可控降解和毒性等因素,是最亟待解决的障碍。对于纳米载体来说,降低其免疫原性和清除率,克服各种生物屏障以及与临床中使用的试剂相比具有更好的治疗效果,才能为其转化为临床应用打下基础。聚合纳米载体的发展还有很长的路要走,因为聚合纳米载体在临床上的应用面临着很大的挑战。鉴于有几种纳米载体已经在癌症治疗的临床应用中进行了试验,因此用于 OS 治疗的具有生物相容性、可生物降解性、多功能的有效聚合物纳米载体的研究和开发具有光明的前景。

生物分子成像技术(包括红外热值成像仪、NIR 分子成像、PET 和 SPECT)可被用于研究 RA 中早期发生的炎症。使用 NIR 或核医学成像技术检测 RA 患者关节中的特异性分子变化,仅受合适的光学和放射性核素探针的开发和验证的限制。此外,PET-CT 和 PET-MRI 是可以提供互补的解剖和生物分子信息的强大技术。随着可用的 RA 治疗手段(特别是利用靶向生物制剂)数量的增加,在临床实践中使用分子成像方法可能会变得越来越有利。这些新的成像方法可用于指导最有效的生物疗法的选择和早期应用,从而确保 RA 患者可以获得长期的疾病缓解的最佳机会。

在接下来的几年中,研究人员可能会开发出更多的靶向促炎细胞因子的抗感染药物来治疗 RA 和其他慢性炎症。降低现有抗感染药物的剂量和给药频率,从而减少其副作用的各种纳米药物将可能用于临床试验和 / 或医院。此外,增加对 RA 和其他慢性炎症疾病发病机制的了解将会带来新的靶标药物的应用。

【参考文献】

[1] 吴恩惠. 医学影像学 [M]. 第 4 版. 北京:人民卫生出版社,2001.

[2] 尚克中. 中华影像医学 [M]. 北京:人民卫生出版社,2002.

[3] 金征宇. 医学影像学 [M]. 北京:人民卫生出版社,2005.

[4] 王兴武. 医学影像诊断学 [M]. 第 2 版. 北京:人民卫生出版社,2009.

[5] 白人驹,张雪林. 医学影像诊断学 [M]. 第 3 版. 北京:人民卫生出版社,2012.

[6] 王振常. 医学影像学 [M]. 北京:人民卫生出版社,2012.

[7] 白人驹. 医学影像学 [M]. 北京:人民卫生出版社,2013.

[8] 郭启勇. 实用放射学 [M]. 第 3 版. 北京:人民卫生出版社,2013.

[9] 马大庆. 影像诊断学 [M]. 第 2 版. 北京:北京大学医学出版社,2009.

[10] 伍建林. 医学影像诊断学 [M]. 北京:人民军医出版社,2009.

[11]　巩宜栋, 牛克伟. 非典型性宽基底骨软骨瘤影像设备检查对比分析 [J]. 中国医疗器械信息, 2012, 18(8):52-55.

[12]　彭旭红, 吴元魁, 陈斌, 等. 骨软骨瘤的3.0T MRI 特征 [J]. 临床放射学杂志, 2010, 29(2):221-224.

[13]　夏欣一, 周鑫, 崔英霞. 遗传性骨病的分子遗传学研究进展 [J]. 中国优生与遗传杂志, 2009(12):122-124.

[14]　张连娜, 冯瑾, 陈瑞玲, 等. 多发性骨软骨瘤病的 99mTc-MDP 全身骨显像分析 [J]. 医学影像学杂志, 2013, 23(8):1297-1299.

[15]　樊根涛, 叶维, 吴苏稼, 等. 颈椎骨样骨瘤1例 [J]. 临床肿瘤学杂志, 2015(3):287-288.

[16]　杨静, 张斌青, 刘玉珂, 等. 骨样骨瘤的影像学表现及诊断价值分析 [J]. 中国中西医结合影像学杂志, 2015(1):13-15.

[17]　蔡懿. 骨巨细胞瘤影像学表现及增殖细胞核抗原表达与病理分级的关系 [J]. 实用放射学杂志, 2008, 24(6):810-812.

[18]　韩跃虎. CD147、PCNA、VEGF 和 MMPs 在骨巨细胞瘤中的表达及临床意义 [D]. 第四军医大学, 2012.

[19]　冯瑾, 王争明, 张连娜, 等. 原发性骨肉瘤 18F-FDG PET/CT 影像特征及预后评价 [J]. 中国医学影像学杂志, 2015(5):377-382.

[20]　陈敏, 刘晓梅, 魏玲格, 等. 99mTc-MAG3-VEGF125-136 的制备及在骨肉瘤荷瘤裸鼠模型中的生物分布与显像 [J]. 中华核医学与分子影像杂志, 2016, 36(5):450-453.

[21]　方三高, 马强, 林俐, 等. 间叶性软骨肉瘤3例临床病理观察 [J]. 现代肿瘤医学, 2014, 22(7):1669-1673.

[22]　周建军, 丁建国, 曾蒙苏, 等. 原发性软骨肉瘤影像学表现与病理关系 [J]. 放射学实践, 2008, 23(1):62-65.

[23]　段登科. Ki-67 和 P-gp 在人软骨肉瘤中的表达及临床意义 [D]. 河北医科大学, 2015.

[24]　孙宇, 路瑶, 何苗, 等. 骨外尤文肉瘤临床病理观察 [J]. 齐齐哈尔医学院学报, 2014, 35(7):965-967.

[25]　张秀梅, 彭京京, 王荣福. 尤文氏肉瘤全身骨显像1例 [J]. 中国医学影像技术, 2005, 21(3):491-492.

[26]　耿敬标, 李文进, 柏根基. 骨纤维异常增殖症的影像学表现 [J]. 临床放射学杂志, 2006, 25(6):551-553.

[27]　李红, 赵书元, 王强. 骨纤维异常增殖症的螺旋 CT 表现 [J]. 河南医药信息, 2003, 24(1):3-4.

[28]　李艳梅, 杨吉琴, 王莹, 等. 全身骨显像联合 SPECT/CT 显像对骨纤维异常增殖症的诊断价值 [J]. 中华核医学与分子影像杂志, 2015(6):470-473.

[29]　张雪琴, 王映林, 陈光文. 骨纤维异常增殖症的 CT 征象及病理对照分析 [J]. 中国中西医结合影像学杂志, 2013, 11(1):55-56.

[30]　柳伟坤, 李向东, 李兴耀, 等. 多发性骨髓瘤的 18F-FDG PET/CT 诊断价值 [J]. 中国医学影像学杂志, 2010, 18(1):89-92.

[31]　郝珊瑚, 张国旭, 王志国, 等. 18F-FDG-PET/CT 显像对多发性骨髓瘤诊断效能的回顾性研究 [J]. 现代肿瘤医学, 2014, 22(4):903-906.

[32]　郑飞波, 刘晚霞, 丁月云, 等. 转移性骨肿瘤的影像学诊断进展 [J]. 实用医学影像杂志, 2015, 16(3):253-255.

[33]　王建方, 赵新明, 张敬勉, 等. CT 与全身核素骨显像联合诊断单发骨转移瘤 [J]. 中国医学影像技术, 2011, 27(3):594-598.

[34]　陈刚, 张淼, 胡佳佳, 等. 18F-FDG PET/CT 寻找多发性骨转移瘤原发灶的临床应用价值 [J]. 上海交通大学学报医学版, 2010, 30(9):1039-1042.

[35]　龚建辉, 黄慧, 王洪州, 等. 99mTc-MDP 骨三相显像诊断急性化脓性骨髓炎的临床价值 [J]. 西部医学, 2010, 22(3):549-551.

[36]　杨岷, 夏黎明, 王仁法. 不典型化脓性骨髓炎的 CT 诊断价值 [J]. 放射学实践, 2004, 19(5):363-366.

[37]　刘绍宏, 袁忠武. 左髂骨慢性化脓性骨髓炎急性发作 MRI 诊断1例 [J]. 世界最新医学信息文摘: 电子版, 2016, 16(49).

[38]　王雁冰, 何旭. 膝关节退行性骨关节病影像学分型与钙化层组织病理改变的关系 [J]. 中华实用诊断与治疗杂志, 2015, 29(7):665-666.

[39]　陈悦熙, 张芳, 沈君. 类风湿性关节炎手腕关节 MRI 弥散加权成像与滑膜病理相关性分析 [J]. 中华临床医师杂志: 电子版, 2012, 6(22):7270-7274.

[40] 郭永强，涂大有，叶秋菊. 类风湿性关节炎的 MRI 表现及其临床价值 [J]. 放射学实践，2013，28(4):448-450.

[41] 余卫，冯逢，林强，等. 类风湿性关节炎腕关节病变的影像学分析:X 线、CT 和 MRI 影像对比观察 [J]. 中华放射学杂志，2004，38(4):348-353.

[42] 李少林，王荣福. 核医学 [M]. 北京:人民卫生出版社，2013.

[43] 祝安惠，王荣福. ^{99m}Tc-MDP 全身骨显像联合 MR 成像对骨转移瘤诊断的临床应用 [J]. 肿瘤学杂志，2014，(11):881-888.

[44] 杨辉，田辉英，李文亮，等. 核素全身骨显像在多发性骨髓瘤诊断中的应用价值 [J]. 肿瘤影像学，2013，(03):223-226.

[45] 周前. 中华影像医学——影像核医学卷 [M]. 北京:人民卫生出版社，2002.

[46] 王东，孟宪平，陈则君，等. SPECT/CT 融合图像与全身骨显像对骨转移瘤诊断的价值分析 [J]. 中国 CT 和 MRI 杂志，2016，(04):126-129.

[47] PALMEDO H,MARX C,EBERT A,et al. Whole-body SPECT/CT for bone scinti graphy: diagnostic value and effect on patient management in on cological patients[J]. Eur J Nucl Med Mol Imaging，2014 Jan;41(1):59-67.

[48] MORGESE G, CAVALLI E, MULLER M, et al. Nano assemblies of Tissue-Reactive, Polyoxazoline Graft-Copolymers Restore the Lubrication Properties of Degraded Cartilage[J]. ACS Nano, 2017, 11(3):2794-2804.

[49] WANG Q, LV L, LING Z, et al. Long-Circulating Iodinated Albumin-Gadolinium Nanoparticles as Enhanced Magnetic Resonance and Computed Tomography Imaging Probes for. Osteosarcoma Visualization[J]. Anal Chem, 2015, 87(8):4299-4304.

[50] GU X, DING J, ZHANG Z, et al. Polymeric nanocarriers for drug delivery in osteosarcoma treatment[J]. Curr Pharm Design, 2015, 21(36):5187-5197.

[51] HILLNER. Relationship between cancer type and impact of PET and PET/CT on intended management: findings of the national oncologic PET registry (vol 49, pg 1928, 2008)[J]. J Nucl Med, 2009, 50(9):1393-1393.

[52] WANG B, YU XC, XU SF, et al. Paclitaxel and etoposide co-loaded polymeric nanoparticles for the effective combination therapy against human osteosarcoma[J]. J Nanobiotecg, 2015, 13.

[53] LI C, XU WG, DING JX, et al. Micellization of antineoplastic agent to significantly upregulate efficacy and security[J]. Macromol Biosci, 2015, 15(3):328-341.

[54] ZHANG FW, ZHANG SY, POLLACK SF, et al. Improving paclitaxel delivery: in vitro and in vivo characterization of PEGylated polyphosphoester-based nanocarriers[J]. J Am Chem Soc, 2015, 137(5):2056-2066.

[55] CHEN JJ, DING JX, XIAO CS, et al. Emerging antitumor applications of extracellularly re-engineered polymeric nanocarriers[J]. Biomater Sci, 2015, 3(7):988-1001.

[56] GONCALVES M, FIGUEIRA P, MACIEL D, et al. pH-sensitive Laponite (R)/doxorubicin/alginate nanohybrids with improved anticancer efficacy[J]. Acta Biomater, 2014, 10(1):300-307.

[57] DING JX, LI C, ZHANG Y, et al. Chirality-mediated polypeptide micelles for regulated drug delivery[J]. Acta Biomater, 2015, 11:346-355.

[58] FRIEDHUBER AM, CHANDOLU V, MANCHUN S, Et al. Nucleotropic doxorubicin nanoparticles decrease cancer cell viability, destroy mitochondria, induce autophagy and enhance tumour necrosis[J]. J Pharm Pharmacol, 2015, 67(1):68-77.

[59] DUCHI S, SOTGIU G, LUCARELLI E, et al. Mesenchymal stem cells as delivery vehicle of porphyrin loaded nanoparticles: Effective photoinduced in vitro killing of osteosarcoma[J]. J Control Release, 2013, 168(2):225-237.

[60] DING JX, XU WG, ZHANG Y, et al. Self-reinforced endocytoses of smart polypeptide nanogels for "on-demand" drug delivery[J]. J Control Release, 2013, 172(2):444-455.

[61] DING JX, CHEN JJ, LI D, et al. Biocompatible reduction-responsive polypeptide micelles as nanocarriers for enhanced chemotherapy efficacy in vitro[J]. J Mater Chem B, 2013, 1(1):69-81.

[62] CABRAL H, MATSUMOTO Y, MIZUNO K, et al. Accumulation of sub-100 nm polymeric micelles in poorly permeable tumours depends on size[J].

Nat Nanotechnol, 2011, 6(12):815-823.

[63] HILLAIREAU H, COUVREUR P. Nano-carriers' entry into the cell: relevance to drug delivery-[J]. Cell Mol Life Sci, 2009, 66(17):2873-2896.

[64] TA H, DASS C, CHOONG P, et al. Osteo-sarcoma treatment: state of the art[J]. Cancer Metast Rev, 2009, 28(1-2):247-263.

[65] BAE YH. Drug targeting and tumor hetero-geneity[J]. J Control Release, 2009, 133(1):2-3.

[66] WANG B, YU X-C, XU S-F, et al. Pacli-taxel and etoposide co-loaded polymeric nanoparticles for the effective combination therapy against human osteosarcoma[J]. J Nanobiotecg, 2015, 13.

[67] PEER D, KARP JM, HONG S, et al. Nano-carriers as an emerging platform for cancer therapy[J]. Nat Nanotechnol, 2007, 2(12):751-760.

[68] JIANG C, WANG Y, WANG J, et al. Achieving ultrasensitive in vivo detection of bone crack with polydopamine-capsulated surface-enhanced Raman nanoparticle[J]. Biomaterials, 2017, 114:54-61.

[69] WANG Y, JIANG C, HE W, et al. Targeted imaging of damaged bone in vivo with gemstone spec-tral computed tomography[J]. ACS Nano, 2016, 10(4):4164-4172.

[70] MA H, JIANG C, ZHAI D, et al. A bifunc-tional biomaterial with photothermal effect for tumor therapy and bone regeneration[J]. Adv Funct Mater, 2016, 26(8):1197-1208.

[71] VAN DER BRUGGEN W, BLEEK-ER-ROVERS CP, BOERMAN OC, et al. PET and SPECT in osteomyelitis and prosthetic bone and joint infections: A systematic review[J]. Semin Nucl Med, 2010, 40(1):3-15.

[72] PENG K-T, CHEN C-F, CHU IM, et al. Treatment of osteomyelitis with teicoplanin-encapsu-lated biodegradable thermosensitive hydrogel nanopar-ticles[J]. Biomaterials, 2010, 31(19):5227-5236.

[73] DAI F, DU M, LIU Y, et al. Folic acid-con-jugated glucose and dextran coated iron oxide nanopar-ticles as MRI contrast agents for diagnosis and treat-ment response of rheumatoid arthritis[J]. J Mater Chem B, 2014, 2(16):2240-2247.

[74] PERIYATHAMBI P, SASTRY TP, ANAN-DASADAGOPAN SK, et al. Macrophages mediated diagnosis of rheumatoid arthritis using fibrin based magnetic nanoparticles as MRI contrast agents[J]. Bba-gen Subjects, 2017, 1861(1):2992-3001.

[75] CHEN Z, LIU Z, LI Z, Et al. Upconversion nanoprobes for efficiently in vitro imaging reactive ox-ygen species and in vivo diagnosing rheumatoid ar-thritis[J]. Biomaterials, 2015, 39:15-22.

[76] KIM HJ, LEE S-M, PARK K-H, et al. Drug-loaded gold/iron/gold plasmonic nanoparticles for magnetic targeted chemo-photothermal treatment of rheumatoid arthritis[J]. Biomaterials, 2015, 61:95-102.

[77] ZHAO C, REHMAN FU, YANG Y, et al. bio-imaging and photodynamic therapy with tetra sul-phonatophenyl porphyrin (TSPP)-TiO$_2$ nanowhiskers: new approaches in rheumatoid arthritis theranostics[J]. Sci Rep, 2015, 5.

[78] KIM S-H, KIM J-H, YOU DG, et al. Self-assembled dextran sulphate nanoparticles for tar-geting rheumatoid arthritis[J]. Chem Commun, 2013, 49(88):10349-10351.

[79] KIM MJ, PARK J-S, LEE SJ, et al. Notch1 targeting siRNA delivery nanoparticles for rheumatoid arthritis therapy[J]. J Control Release, 2015, 216:140-148.

[80] MIHAILOVIC J, GOLDSMITH SJ. Multi-ple Myeloma: F-18-FDG-PET/CT and Diagnostic Im-aging[J]. Semin Nucl Med, 2015, 45(1):16-31.

[81] LU Y-Y, CHEN J-H, LIN W-Y, et al. FDG PET or PET/CT for detecting intramedullary and extra-medullary lesions in multiple myeloma A systematic review and meta-analysis[J]. Clin Nucl Med, 2012, 37(9):833-837.

[82] FONTI R, SALVATORE B, QUARAN-TELLI M, et al. F-18-FDG PET/CT, Tc-99m-MIBI, and MRI in evaluation of patients with multiple myelo-ma[J]. J Nucl Med, 2008, 49(2):195-200.

第四十二章 血液、淋巴系统的传统医学影像学与分子成像

第一节 血液、淋巴系统CT、MR医学影像学表现

一、白血病

(一)疾病概述

白血病任何年龄均可发病,其中以青年人和儿童好发,本病是儿童及青年最常见的恶性肿瘤。急性白血病有逐年增多的趋势,发病原因复杂,一般认为本病的发生与电离辐射、某些化学制剂、药物、病毒和遗传因素有关,还受机体免疫状态及体液因素的影响,导致造血细胞恶性变,恶变的白血病细胞无限增殖并浸润骨髓及其他组织,最终致正常造血细胞显著减少,出现无法控制的出血及感染而死亡。

(二)病理表现

急性白血病是一组造血组织的原发恶性疾病,其特征是在骨髓及其他造血组织中有广泛的白血病细胞异常增生及浸润其他组织器官,导致正常造血功能衰竭,表现为正常造血细胞显著减少。其分类较为复杂,一般可以分为急性淋巴细胞性白血病(acute lymphocytic leukemia, ALL)、慢性淋巴细胞性白血病(chronic lymphocytic leukemia, CLL)、急性粒细胞性白血病(acute myelocytic leukemia, AML)或急性非淋巴细胞性白血病(acute nonlymphocytic leukemia, ANLL)和慢性粒细胞性白血病(chronic myelocytic leukemia, CML)。此外,还有特殊类型:低增生性白血病、淋巴肉瘤白血病(lymphosarcoma leukemia, LSL)、组织细胞(网状细胞)肉瘤白血病、浆细胞白血病、多毛细胞白血病、嗜酸性粒细胞白血病、嗜碱粒细胞白血病、难分型的急性白血病等。白血病需要尽早确诊和尽早足量联合化疗。

(三)影像学表现

白血病诊断金标准为骨髓检查和血液检查,影像学检查主要在诊断白血病的不同部位浸润方面具有很大的优势,对指导临床治疗有重要意义。由于白血病浸润范围广泛,影像学表现具有多样性、多发性、非特异性的特点,容易被误诊。

(1)白血病脊柱浸润:表现为椎体的骨质破坏,MRI检查具有明显的优势。破坏区 T_1 呈斑片状低信号, T_2 脂肪抑制序列呈稍高信号,严重时导致椎体的压缩性骨折、变形;脊柱旁软组织肿块的形成,肿块沿着脊柱两侧纵向浸润,并且进入椎间孔,累及椎管内,导致硬膜囊受压移位,此征象是白血病脊膜浸润的另一种表现。

(2)泪腺和眼眶内肿块:眼眶内浸润,肿块形成,泪腺肿块,眼眶壁的骨质破坏,眼外肌浸润,眼球受压向前向下移位。具有一定的特征性。

(3)肾脏的浸润:双侧肾脏弥漫性增大,肾脏功能受损。双肾功能损害,表现为双下肢水肿、肾脏增大、功能受损。肾脏结节样浸润或弥漫浸润,多为隐匿性,60% 以上没有肾功能损害症状。

(4)颅骨的破坏和颅内出血:白血病的颅骨破坏有相似的影像表现,主要表现为软组织肿块(绿色瘤),骨质破坏多呈毛刷状、日光状、虫蚀状、融骨性骨质破坏,CT骨窗显示清楚。软组织肿块呈梭形或圆形,位于硬膜外,增强扫描均匀强化,易误诊为硬膜外血肿或脑膜瘤。颅内出血主要表现为片状影,CT表现为高密度,MRI表现为短 T_1 长 T_2 斑片状影,信号可以不均匀。

(5)肺部并发症:肺部并发症很高,包括肺部的感染性病变和白血病肺部浸润。影像表现复杂,表现为间质性改变或多发结节、斑片影等弥漫病变。间质性改变呈磨玻璃状、马赛克样、网格状,主要是支气管血管束增粗、小叶间隔增厚等,多为白血病的肺部浸润;结节影、片状影多为感染性病变。此外,肺外胸部浸润

包括淋巴结肿大、胸膜增厚、胸腔积液和心包积液。

（6）肝脏、脾脏肿大：影像可见肝脏中度到重度增大。在 MRI 上肝脏浸润后的信号多变，若有肿块形成，肿块可无强化或轻度强化。诊断主要与肝多发囊肿、转移瘤等鉴别。若病变伴发有真菌感染或小脓肿时，影像学表现复杂，肝穿可明确诊断。各类白血病均可见脾脏增大，脾大程度与病情、病程，尤其与白细胞数值密切相关。CT 平扫见脾脏增大，密度均匀，偶尔可见低密度结节；MRI 平扫则在 T_1WI 及 T_2WI 可见高低混杂信号影，CT 和 MRI 增强病灶均无强化。

（7）白血病引起的淋巴结增大多见于急性淋巴细胞白血病，临床表现为局部包块，若病灶较大可有相应的压迫表现。其影像学表现为淋巴结增大，增强后可有结节样强化。诊断时需结合临床，主要与淋巴结结核、淋巴瘤和淋巴结反应性增生等鉴别。确诊主要靠淋巴结活检后组织病理学检查。

（8）白血病胸腺浸润约占急性淋巴细胞白血病的 10%，前纵隔较大肿块可压迫气管和血管，部分患者出现咳嗽、呼吸困难等症状。影像学表现为胸腺区肿块影、轮廓不清，伴有邻近结构浸润，增强后不均匀强化。确诊主要靠淋巴结活检后组织病理学检查。

（9）白血病脑浸润多见于儿童患者，临床常以头痛、恶心和呕吐等神经症状就诊。病变主要以侵犯脑膜为主，影像学表现为脑沟裂间隙模糊，增强可见脑回样强化。脑实质内浸润较脑膜浸润少见，影像学表现为脑实质内结节灶，周围轻、中度水肿，增强后中度均匀强化。

（四）诊断与鉴别诊断

白血病的影像表现多样，累及部位不同，其影像表现也不同。CT、MRI 是白血病影像检查的重要方法，能清晰显示病变的特点和范围。白血病脊柱浸润应与脊柱肿瘤鉴别。白血病眼眶浸润应与泪腺和眼眶肿瘤鉴别。白血病颅骨浸润软组织形成应与硬膜外血肿或脑膜瘤鉴别，软组织肿块呈梭形或圆形，位于硬膜外，增强扫描均匀强化，易误诊为硬膜外血肿或脑膜瘤。白血病肺部浸润主要应与肺水肿、肺出血、肺霉菌感染、肺结核和细菌性肺炎等鉴别。肺水肿 CT 表现为肺门周围对称性磨玻璃样改变；肺出血 CT 表现为磨玻璃样改变，肺泡结构完整无破坏，实变区内肺纹理清晰，病变一般不跨叶；肺霉菌感染 CT 显示两肺中下野弥漫性斑点状或小片状阴影，也可成大片的云絮样阴影或粟粒状阴影，但表现无特征性，诊断尚需结合临床表现、痰液培养及涂片真菌学检

查；浸润性肺结核，病变首先侵犯一侧或双侧肺尖部，然后发展成上中肺野范围较大的病变，病灶边缘不清，云絮状或团块状阴影，可形成空洞；细菌性肺炎，病变多呈小叶性或大叶性，一侧或双侧肺中、下野的内中带肺纹理增多、增粗，沿肺纹理分布的小片状或斑点状阴影；病变也可互相融合成大片模糊阴影，呈肺化脓症改变。白血病胸腺浸润诊断主要与胸腺瘤、淋巴瘤等鉴别。白血病脑浸润诊断主要与亚急性脑梗死、淋巴瘤等鉴别。前者虽同样可见脑回样强化，但临床有相应体征，且病灶出现在血管分配区域，而淋巴瘤分布以中线位置居多，有沿血管周围淋巴间隙生长的趋势，增强后有明显均匀强化。

二、淋巴瘤

（一）肝脏淋巴瘤

1. 疾病概述　肝脏原发淋巴瘤的定义为发生在肝的结外淋结，远处淋巴结受累也可出现，但其主要的临床症状表现在肝脏，治疗也主要针对肝脏进行。肝脏淋巴瘤临床上无特异性表现，多表现为发热、右上腹胀痛、无痛性淋巴结肿大及消瘦等，也有患者无明显临床症状，体检时偶然发现此病。实验室指标甲胎蛋白（ alpha fetoprotein in serum，AFP ）、癌胚抗原（ carcino-embryonic antigen，CEA ）均在正常范围内，通常术前诊断困难。

2. 病理表现　肝脏原发淋巴瘤较为少见，在结外淋巴瘤中所占的比例约为 0.4%，约占所有类型非霍奇金淋巴瘤（ non-Hodgkin's lymphoma，NHL ）的 0.016%。继发的肝脏淋巴瘤远比原发的更为常见，约 21% 的进展期 NHL 累及肝脏。肝脏原发淋巴瘤约 90% 为 B 细胞淋巴瘤，5%~10% 为 T 细胞淋巴瘤，亦有文献报道了肝脏结外黏膜相关淋巴组织边缘带 B 细胞淋巴瘤（ extranodal marginal zone cell lymphoma of mucosa-associated lymphoid tissue，MALT ）及 Burkitt 淋巴瘤。

3. 影像学表现　原发性及继发性肝脏淋巴瘤 CT 表现类似，常表现为以下几种：①肝内单发性病灶；②肝内多发性病灶；③肝内弥漫性浸润病灶。

（1）CT 扫描：平扫大部分呈均匀低密度，弥漫型可表现为肝大伴肝内多发边界模糊的小片状低密度影。增强后，病变通常呈轻度均匀强化，强化程度略高于肌肉而低于周围正常肝实质。肝脏淋巴瘤病灶密实，密度相对均匀，坏死少见且一般范围较小。

（2）MRI：淋巴瘤 T_2WI 多呈均匀中高信号的表

现较具有特征性 MRI 动态增强扫描动脉期强化轻微，门脉期至延迟期呈轻至中度强化，相对于肝脏常见的其他富血供肿瘤较具有特征性。

4.诊断与鉴别诊断　鉴别诊断：①乏血供原发性肝细胞癌，不同于典型肝癌，对比剂呈"快进快出"表现，多表现为轻度或中度强化，但肝癌由于有假包膜，同时常伴有门静脉癌栓，结合 AFP 明显升高的特点，不难鉴别；②胆管细胞癌，多发生于肝左叶，病灶中心可有延迟强化，邻近肝脏常伴有萎缩，且肝内胆管扩张明显，而淋巴瘤病灶中心多无强化，发生部位无特异性，邻近肝脏不伴萎缩，且无肝内胆管明显扩张；③肝内转移瘤，有原发肿瘤病史，常为多发，病灶强化多呈"牛眼征"或"靶征"环状强化，强化程度与原发灶血供有关，本病与肝淋巴瘤的鉴别需要结合病史；④局灶性结节性增生，为肝脏良性占位，平扫与淋巴瘤表现类似，为低密度或略低密度，增强扫描动脉期强化明显，中心瘢痕无强化，门脉期及延迟期病灶仍有明显强化；⑤肝血管瘤，是最常见的肝脏良性肿瘤，增强扫描为典型的"快进慢出"表现，即动脉期病灶周边强化，门脉期至延迟期由外周逐渐强化至病灶内部；而肝脏淋巴瘤虽然动脉期也表现为周边强化，但病灶内部很少出现强化或强化程度很低。

（二）原发性骨淋巴瘤

1.疾病概述　原发性骨淋巴瘤（primary bone lymphoma，PBL）是指起源于骨髓中淋巴细胞的圆细胞肉瘤，病变局限于骨骼系统，可有周围软组织浸润。PLB 较少见，绝大多数为 NHL，霍奇金病罕见。本病男性发病多于女性，男女比例为（1.2~1.6）：1，40岁左右为发病高峰年龄，好发于骨盆、脊柱、股骨等。原发病灶多为单一骨骼，少数也可多骨发病。临床表现依肿瘤发生部位和病变程度不同而异，主要表现为局部症状重而全身症状轻，多发者多伴有全身症状，如低热、乏力及消瘦等。局部骨骼疼痛或触及渐进性增大肿块，偶尔会出现高钙血症导致的嗜睡、便秘等症状，后期可能会出现病理性骨折。

2.病理表现　PBL 只累及骨骼系统，骨病变不是全身性淋巴瘤的一部分，是骨原发性肿瘤，属于非霍奇金病，多为 B 细胞源性大细胞型或大小细胞混合型淋巴瘤，T 细胞源性淋巴瘤少见。Bcl-2 和 TP53 的异常表达可能在 PBL 的发病机制中起一定作用。

3.影像学表现

（1）CT 表现：①骨质破坏可有溶骨型、囊状型、硬化型和混合型，但多数病例为溶骨型破坏，典型影像表现为软组织肿块常大于骨质破坏的范围，甚至部分病灶骨皮质破坏不明显，而有明显软组织肿块；多数病例骨质以大片状、斑片状或斑点状溶骨型破坏为主，少数病例溶骨型破坏边缘或破坏区内可见小块状或斑点状"残存骨"，极少数病例溶骨性破坏与硬化改变混合存在，也有病例破坏边缘有轻度硬化；②软组织肿块，骨盆病灶软组织肿块通常较大，而椎体病灶的软组织影范围常较小，骨盆病灶周围无神经、血管等重要结构，症状和体征不宜觉察，可产生较大的软组织肿块；而椎体病灶生长空间相对有限，易压迫脊髓早期出现症状有关；③骨膜反应 5.3%~60.0%。

（2）MRI 表现：受侵骨质信号异常，髓腔多无明显扩大，其内软组织肿块在 T_1WI 呈等信号或稍低信号，T_2WI 呈等信号或稍高信号，T_2WI 压脂呈高信号。

4.诊断与鉴别诊断　PBL 年龄偏大，全身反应及骨质破坏轻，伴有明显软组织肿块，骨质破坏一般以浸润及溶骨性为主，MRI 信号 T_1WI 为等信号、稍低信号，T_2WI 为不均匀信号是 PBL 相对性特点，PBL 需与骨恶性纤维组织细胞瘤、转移瘤及尤文肉瘤鉴别。骨恶性纤维组织细胞瘤好发于长骨干骺端或骨端，多位于股骨下端及胫骨上端，为溶骨性破坏，伴有明显软组织肿块，与 PBL 较难鉴别，确诊仍须病理学检查。转移瘤多有原发肿瘤病史，骨质破坏明显，周边软组织肿块多较小。尤文肉瘤以 10~25 岁多见，四肢长骨骨干为好发部位，洋葱皮样骨膜反应是其典型特征，与 PBL 有较明显差异。

（三）原发肺淋巴瘤

1.疾病概述　淋巴瘤起源于淋巴结和淋巴组织，其发生大多与免疫应答过程中淋巴细胞增殖分化产生的某种免疫细胞恶变有关，是淋巴系统的恶性肿瘤。肺组织是常易受淋巴瘤组织浸润的器官，25%~40% 的患者出现肺部浸润，但肺淋巴瘤在肺恶性肿瘤中的发病率相对较低。按其累及范围又可分为原发性肺淋巴瘤和继发性肺淋巴瘤。原发性肺淋巴瘤（primary pulmonary lymphoma，PPL）罕见，为起源于肺内淋巴组织的肿瘤，仅表现为肺的淋巴浸润而不伴有纵隔、肺门和其他部位的淋巴结病变，仅占整个淋巴瘤的 1%，可分为原发肺的霍奇金瘤（HL）和原发肺的非霍奇金瘤（NHL）两种病理类型，前者极少见，只有少数个案报道，诊断困难，老年女性多见。后者多见，占全部原发性结外淋巴瘤的 5%，其中以黏膜相关淋巴组织（MALT）淋巴瘤最为常见,占 69%~78%。原发性肺淋巴瘤主要沿支气管黏膜下浸润生长,多不引起支气管阻塞,所以早期临床症状较少。临床症状与病变部位和侵袭程度有关,可有咳嗽胸痛、胸闷咯血、呼吸困难、发热等表现,部分患者可有乏力、体重减轻等,一般全身症状较少。体征仅有患侧呼吸音减弱,触觉语颤减弱,偶可闻及干、湿性啰音。本病好发于 60 岁左右患者,30 岁以下罕见,男性较多。

2.病理表现　原发性肺淋巴瘤起源于肺内淋巴组织,病理学上分为霍奇金淋巴瘤和非霍奇金淋巴瘤,其中绝大多数为非霍奇金淋巴瘤。细胞来源多数为 B 细胞来源的支气管黏膜相关性 B 细胞淋巴瘤。非霍奇金淋巴瘤又可分为 4 种类型,起源于支气管黏膜相关淋巴组织的低度恶性小 B 细胞淋巴瘤;高度恶性大 B 细胞淋巴瘤;血管中心性淋巴瘤;其他罕见类型,如血管内淋巴瘤等。原发性肺淋巴瘤病理上常见支气管血管周围淋巴瘤细胞的浸润。肿瘤细胞可沿支气管、血管外周淋巴窦道途径浸润扩散,引起支气管、血管、淋巴管周围组织结构增厚或在局部形成结节或肿块;肿瘤细胞可以浸润叶间裂、肺泡间隔,引起间质性肺炎样及肺毛玻璃样改变;肿瘤细胞向肺泡腔内浸润,引起大小不等的结节、肿块及肺实变等表现;肿瘤细胞破坏支气管基底膜及黏膜上皮层,引起支气管变形、狭窄,形成阻塞性肺炎样改变,最值得注意的是在结节、肿块及肺实变中都可见到空气支气管征,并且部分支气管可以扩张。

3.影像学表现　肺淋巴瘤影像学表现多种多样:①结节肿块型,最常见,多为单发病灶,且边界模糊,直径 1~10 cm,大于 1cm 的病灶内可见支气管充气征,部分病灶内可见空洞和气液平;②肺炎或肺泡型,表现为沿肺段或肺叶分布的模糊斑片影,可见支气管充气征,偶见空洞;③粟粒型,表现为直径小于 1 cm 的多发小结节,边界粗糙,无支气管充气征;④支气管、血管、淋巴管型(间质型),最少见,表现为弥散的细或粗糙网状结构或网状小结节或毛玻璃样变。

4.诊断与鉴别诊断　肺部影像表现为结节、肿块或实变病灶,并且在病灶中伴有空气支气管征,影像诊断可能为肺淋巴瘤时,需与支气管肺泡癌、肺部炎性病变、肿瘤肺淋巴管转移等相鉴别。

下述的表现有助于肺原发性淋巴瘤诊断的可能:①年龄 60 岁左右,无症状或咳嗽、咳少量痰,有胸闷、胸痛、呼吸困难等呼吸道症状者;②抗感染、抗结核治疗无效;③病灶变化趋势不大或渐进性加重,并且长期存在。

PPL 发病率低,影像学表现缺乏特征性,易造成误诊,因此需和肺内其他常见疾病鉴别。当表现为肺内单发肿块时,应和肺癌及结核球鉴别:①肺癌多表现为肺内不规则肿块,边缘常有分叶及细小毛刺征,癌肿邻近肺野内的改变较明显,查痰及纤微支气管镜检查常可以明确诊断;②结核球病灶的轮廓清楚、整齐,周围有明显的卫星病灶,其内常有钙化或空洞,病灶周边出现成层的环形或弧形钙化是其特征性表现。

当表现为肺内多发结节时,应与转移瘤及结缔组织病肺浸润鉴别,结缔组织病肺浸润和转移瘤均可表现为肺内多发结节,但前者临床症状和实验室检查具有一定的特异性,转移瘤有原发恶性肿瘤的病史,结合临床一般不难鉴别。

当表现为肺内实变,伴有支气管充气征时,应与肺部炎性病变,如大叶性肺炎、干酪样肺炎及霉菌性肺炎等鉴别。大叶性肺炎与干酪样肺炎一般都具有典型的肺炎症状,结合实验室检查有助于鉴别。霉菌性肺炎也可表现为肺内局限性肿块、多发结节及肺实变,可有空洞形成,但有长期使用抗生素及免疫抑制剂病史,痰培养霉菌阳性等。支气管肺泡癌开始以肺周围结节或含气支气管像的肺实变为主要征象,与 PPL 不易鉴别,但前者呼吸道症状较重、病变进展快,咳泡沫样痰,且痰中可查到癌细胞,实变区充气支气管像常扭曲,有不规则狭窄等有助于鉴别。

(四)浆细胞瘤

1.疾病概述　浆细胞瘤 (plasmacytomas) 是由分泌免疫球蛋白的浆细胞单克隆增殖所形成的实体性肿瘤,WHO 中枢神经系统肿瘤分类把浆细胞瘤归属于淋巴瘤和造血系统肿瘤。颅内浆细胞肿瘤是指侵犯颅骨、脑膜和脑的浆细胞肿瘤。可分为多发性骨髓瘤 (multipl myeloma, MM)、髓外浆细胞瘤 (extra medullar plasmacytoma, EMP)、骨的孤立性浆细胞瘤。

(1)多发性骨髓瘤:又称浆细胞骨髓瘤,是发生在骨髓的多灶性浆细胞恶性肿瘤。最常累及骨髓中造血最活跃的部位,按常见部位依次为脊椎、肋骨、颅骨、骨盆、股骨、锁骨和肩胛骨。其特点包括:血清中存在单克隆蛋白,骨骼溶解性破坏,病理性骨折,骨痛,高钙血症和贫血等。

(2)骨内孤立性浆细胞瘤:是由浆细胞组成的骨内孤立性肿瘤,属罕见疾病,占所有浆细胞肿瘤的5%。最常累及造血最活跃的部位。其临床特点为骨痛、病理性骨折,但血、尿中无单克隆蛋白。骨髓检查无浆细胞增生现象。其有进展为浆细胞骨髓瘤的风险,大部分最终发展成为浆细胞骨髓瘤,进展的中位时间为2~4年。

（3）骨外浆细胞瘤:是浆细胞在骨外或髓外形成的肿瘤,占所有浆细胞肿瘤的3%~5%。其中约80%发生在上呼吸道,包括口咽、鼻咽或鼻窦,也可发生在胃肠道、膀胱、中枢神经、乳腺、甲状腺、睾丸、腮腺、淋巴结和皮肤。但X线和骨髓检查无浆细胞骨髓瘤的证据。孤立性骨外浆细胞瘤几乎总是局限性的,局部治疗有很高的治愈率,且进展为浆细胞骨髓瘤的风险较低。

2.病理表现　圆形肿瘤细胞,紧密排列,呈片状分布,细胞间质少。分化好的肿瘤细胞边界清楚,胞质嗜酸性,核偏位,染色质呈车辐样排列。分化稍差的肿瘤细胞,胞界不清,核有异型,染色质呈车辐样排列不明显。分化差的可见明显的细胞异型,同时伴有双核瘤细胞、核分裂活跃和病理性核分裂象,可见片状坏死。

3.影像表现　MRI平扫T_1WI等信号或稍低信号。在T_2WI上呈等信号、低信号。原因是因为淋巴瘤富于细胞成分,肿瘤组织中间质成分相对较少,细胞核大,染色质数量多。MRI增强所有病灶均明显强化,呈均匀强化或不均匀强化,可有小囊变区、

裂隙状无强化区或呈"握拳状""团块状""尖突征"样强化。偶见室管膜线样和结节样强化病灶。

4.诊断与鉴别诊断　以下MRI征象有助于浆细胞瘤诊断:①脑表面或近中线部位分布的特点;②MRI呈等T_1或稍长T_1,等T_2或稍低T_2信号;③明显均匀强化,呈"握拳样"或"团块样"形态;④多发病灶区域性分布特点。CT示颅骨多发低密度影,考虑浆细胞骨髓瘤。

脑淋巴瘤的鉴别诊断主要有:①脑膜瘤,属脑外肿瘤,以宽基底贴于脑膜,可见皮质受压推挤征,CT上常可见钙化,MRI上信号不均匀,可见流空血管或钙化形成的低信号,增强扫描见"脑膜尾征";②胶质瘤,多表现为长T_1长T_2信号,低级别胶质瘤强化轻微或不强化,高级别的间变形星形细胞瘤或胶质母细胞瘤常呈囊实性占位,囊变大而不规则,多呈不均匀环状强化,可见壁结节;③转移瘤,多位于灰白质交界处,多发者呈散在性分布,CT平扫多为低密度,MRI呈长T_1长T_2信号,中心易出血和坏死,常表现为小病灶大水肿,呈厚薄不规则的感染性或肉芽肿性病变,一般有发热、恶寒等症状,容易坏死和液化,形成脓肿,呈规则光滑的环形强化,抗感染治疗有效。

第二节　血液、淋巴系统的核医学影像学表现

一、血液、淋巴系统核医学检查方法及正常影像学表现

（一）检查方法

1.骨髓显像方法　骨髓包括红骨髓和黄骨髓。前者由造血组织和血窦组成的,通常情况下其吞噬等功能与骨髓造血功能相一致。根据作用的靶细胞不同可分为以下内容。

1）显像剂:

（1）单核巨噬细胞骨髓显像:也称为放射性胶体骨髓显像,目前常用。临床最为常用且效果最好的胶体显像剂是^{99m}Tc-硫胶体(^{99m}Tc-sulfur colloid),此外还有^{99m}Tc-植酸钠(^{99m}Tc-sodiun phytate)和^{113m}In-胶体。

（2）红细胞生成骨髓显像:标记了放射性核素药物(如:^{52}Fe-枸橼酸铁和)的转铁蛋白进入红骨髓后,参与红细胞的生成代谢,从而使造血骨髓显影,

直接反映骨髓造血功能和分布情况。氯化铟(^{111}In-chloride)与转铁蛋白有很强的结合能力,但氯化铟不参与血红蛋白的合成。

（3）粒细胞生成细胞骨髓显像:①抗粒细胞单克隆抗体癌胚抗原(CEA)亚单位NCA95是一种糖蛋白,可在粒细胞生成细胞的分化过程表达于细胞膜表面表达,^{99m}Tc-NCA95抗体进入体内后与NCA95特异性结合,用于粒细胞生成细胞的骨髓显像;②^{99m}Tc-HMPAO-白细胞,具有亲脂性的^{99m}Tc与HMPAO复合物进入白细胞内,能达到标记显像目的。

（4）细胞代谢活性骨髓成像:①对^{18}F-FDG的摄取程度能反映细胞代谢功能状态,它非常适合检测红骨髓功能和在良/恶性肿瘤疾病时骨髓受侵袭的状况,另外,骨髓摄取FDG大量增加,也可能是由于粒细胞集落刺激因子(G-CSF)或粒细胞-巨噬细胞集落刺激因子(GM-CSF)治疗诱导的结果;②^{99m}Tc-MIBI也被推荐作为"多发性骨髓瘤"潜在

的示踪剂,其在脊柱和骨盆的弥漫性病变显影上优于 ¹⁸F-FDG PET/CT;③ ¹¹¹In- 喷曲肽生长抑素受体显像能够探测多发性骨髓瘤患者的恶性浆细胞和浆细胞瘤,尤其适合复发患者。

(5)细胞增殖活性骨髓成像(proliferative activity imaging):① ¹⁸F-FLT-PET 显像用于细胞增殖的评价,它通过被动扩散和依赖 Na^+ 转运体进入细胞,经磷酸胸苷激酶 1(TK1)磷酸化为 ¹⁸F-FLT 磷酸,然后滞留在细胞中,但不参与进一步的代谢合成核酸;在急性髓系白血病患者的骨髓和脾中,¹⁸F-FLT 的摄取是增加的,在难治性的、复发的或未经治疗的白血病患者中,¹⁸F-FLT 的摄取也明显升高;另外,在骨髓移植后骨髓活性的评估方面,本显像是非常有前景的无创诊断方法;② ¹¹C- 蛋氨酸的 PET 显像,骨髓中的 ¹¹C- 蛋氨酸摄取增加的机制是细胞增殖和蛋白质合成表达增加,能反映细胞的增殖状况。

2)检查方法:检查前患者无须特殊准备,显像前排空膀胱。常规进行前位和后位全身显像,根据需要对感兴趣部位行多体位局部显像。

2. 淋巴显像　毛细淋巴管内皮细胞具有主动吞噬、胞饮大分子和微粒物质的特性。放射性核素淋巴显像剂被毛细淋巴管吸收进入淋巴循环,显像仪可追踪和显示:淋巴结和淋巴链的分布、形态、大小和功能状态,淋巴液流通和循环的情况以及动态影像等。

(1)显像剂:目前常用的是放射性胶体物质 ⁹⁹ᵐTc- 硫化锑(⁹⁹ᵐTc-ASC)等和高分子聚合物类,如 ⁹⁹ᵐTc- 右旋糖酐(⁹⁹ᵐTc-DX)等,前者注入组织液后经毛细淋巴管吸收、引流入淋巴管显像,后者因其分子量较小,淋巴引流快,经常用于动态显像。还有蛋白质 ⁹⁹ᵐTc- 人血白蛋白(⁹⁹ᵐTc-HAS)等。

(2)检查前准备:患者无须特殊准备。

(3)采集方法:根据怀疑的病变区域淋巴管的引流范围,选择该淋巴管的收集区域注射显像剂。对于较大范围者,尤其是下肢及腹部淋巴联合显像时,宜用全身显像。为利于淋巴结解剖定位,应确定体表标志。

3. 前哨淋巴结显像　前哨淋巴结(sentinel lymph node, SLN)是原发肿瘤淋巴回流和转移的第一站淋巴结(图 42-2-1),是原发肿瘤淋巴引流区域中最先接受肿瘤淋巴引流、最早被肿瘤侵犯的淋巴结。其组织病理学状态可反映整个区域淋巴结的状态,即前哨淋巴结病理检查未发现肿瘤转移的患者,局部淋巴结转移的可能性很小,避免清除术可能带来的各种并发症。

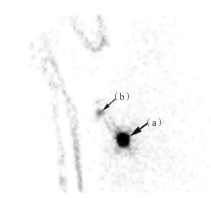

图 42-2-1　右乳腺癌前哨淋巴结影像
(a)注射点;(b)SN(北京大学第一医院王荣福提供)

在肿瘤周围或皮下注射的放射性胶体颗粒,将沿局部淋巴管逐级引流到周围的各级淋巴结,最终被单核 - 巨噬细胞系统所捕获和吞取,使其滞留集聚于淋巴结,通过显像观察肿瘤局部淋巴结引流情况,可标定出肿瘤局部区域内首先显影的淋巴结,此即肿瘤的前哨淋巴结。

1)显像剂:常用 ⁹⁹ᵐTc- 硫胶体(sulfur colloid, ⁹⁹ᵐTc-SC), ⁹⁹ᵐTc- 人血白蛋白(⁹⁹ᵐTc-HAS)和 ⁹⁹ᵐTc- 右旋糖酐(⁹⁹ᵐTc-dextran, ⁹⁹ᵐTc-DX)等。近年来有一些新型的显像剂也陆续被研制出来,如 ⁹⁹ᵐTc 单克隆抗体、甘露糖结合受体、改良的脂质体以及放射性核素标记的纳米颗粒显像剂等。

2)显像方法。

(1)注射方法:手术前一天于肿瘤周围的皮下分四点(3,6,9,12 点钟方位)或肿瘤表面正中皮下注射或肿瘤内单点注射显像剂,总注射剂量为 1~2 mCi(37~74MBq)。

(2)定位方法。

(a)术前显像:患者仰卧位,充分暴露检查部位、动态采集 30min 后间隔多次静态显像,对所有显影的淋巴引流区域及放射活性热点(即前哨淋巴结)进行定位并在相应的表面皮肤进行标记,以协助术中定位。核素断层影像和 CT 影像同机图像融合显像技术,将功能影像和解剖影像融合,具有核素功能影像的高灵敏度与 CT 影像的高解剖对比度的优点,综合显示 SLN,获得高诊断阳性率。

(b)术中探测:术中在手提式 γ 探测仪指引下,在放射活性最高点表面皮肤行适当大小的切口,仔细解剖,随时用 γ 探头指引,寻找高放射活性的淋巴结,对放射性最高的区域进行反复 3 次以上探测,若结果一致则判定此点为 SLN 的位置。可对 SLN 进行活检,若未发现恶性转移细胞,可不必对引流区域的淋巴结进行彻底清扫;若 SLN 被肿瘤细胞侵犯,则必须对该区域淋巴结进行清扫。

(二)正常核医学表现

1. 骨髓正常影像表现　单核巨噬细胞骨髓显像(放射性胶体显像)时,显像剂分布与骨髓中具有造血活性的红骨髓的分布一致,主要集中在正常成年人中轴骨及肱骨和股骨的上 1/3 部位,显像剂呈均匀性分布。肝脾能聚集大量显像剂而显影清晰。胸骨和肋骨显影常不清晰。正常婴幼儿红骨髓均分布于全身,除中央骨髓外、四肢整个骨髓(包括长骨髓腔及骨骺)均可显影。5~10 岁时尺骨、桡骨、胫骨和腓骨部分显影或不显影;10~18 岁时肱骨和股骨下段开始不显影;18~20 岁以上呈现成人骨髓的分布特点。

红细胞生成骨髓显像时,^{52}Fe-枸橼酸铁等主要分布于中轴骨骨髓,正常肝脾中浓聚较少,如果脾明显显影,往往提示有髓外造血的可能。而 ^{111}In 骨髓像与放射性胶体图像相类似,但 ^{111}In 显像剂在肝脾内摄取较少,因此,具有胸椎下段和腰椎上段的骨髓显示清晰的特点。

2. 淋巴正常影像表现　正常图像序贯显示通畅淋巴管影,两侧淋巴管基本对称,无明显延迟或中断;沿引流淋巴管链各站淋巴结清晰显示,显像剂分布基本均匀。心脏和肝脾可显影。判断时需考虑淋巴解剖特点、两侧对比,观察其走行趋势和连贯性,不拘泥于数目、大小、形态和显像剂分布的绝对一致和对称。影响因素有:肝内显像剂的摄取程度、引流区域的炎症、手术或放疗等。

二、血液系统疾病

(一)再生障碍性贫血

再生障碍性贫血(aplastic anemia)是一种造血功能衰竭的综合征,病理特点是全身性造血组织总容量减少,但在造血功能抑制的骨髓组织中有散在岛状增生灶。X 线平片、CT 及 MRI 无特异性表现,而骨髓核医学显像呈多样化表现。

(1)荒芜型:全身骨髓不显影,仅见肝脾影像,表明全身骨髓造血功能广泛性严重受抑制,见于重度再障。

(2)抑制型:全身骨髓活性低于正常,中央骨髓分布稀疏,容量减少,显影不良。骨髓抑制程度与病情轻重一致。

(3)灶型:在全身不同程度受抑制的中央骨髓中可见界限清楚的"灶状放射性浓聚影"或者在

外周骨髓(如股骨和胫骨干中段)的活性明显扩张,常见于慢性再障和青年再障患者,预后较好。

(4)正常型:少数病情较轻的再障患者骨髓影像基本正常,该类患者预后佳。

(二)白血病

该病是起源于造血(或淋巴)干细胞的恶性疾病,在骨髓和其他造血组织中白血病细胞大量增生积聚,正常造血受到抑制,并浸润其他器官和组织。

(1)急性白血病:中心骨髓绝大多数表现为明显抑制,与骨髓内白血病细胞比例有关;而外周骨髓扩张。

(2)慢性白血病:与上述急性白血病相似。晚期伴发中轴骨纤维化时,外周骨髓扩张更为明显,部分出现脾大。

(3)^{18}F-FDG-PET 显像:可观察慢性粒细胞白血病(CML)治疗结束骨髓摄取 FDG 的减少,也可以提示急性淋巴细胞白血病(ALL)局部复发情况。但要与注射促粒细胞生长因子、促红素等药物及近期化疗后骨髓增生活跃相鉴别,后者有明确的治疗史。

骨髓改变在 CT,MRI 和 X 线片上无特异性表现。但 CT、B 超等技术在揭示肝、脾肿大(图 42-2-2),包括脾内病变浸润方面有一定的参考价值。

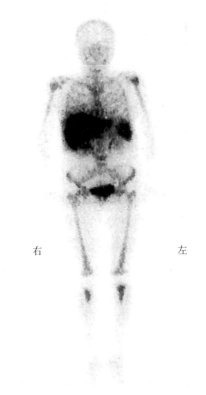

右　　　　　左

图 42-2-2　中心骨髓活性明显增强伴外周骨髓扩张和脾肿大

（三）多发性骨髓瘤

多发性骨髓瘤（multiple myeloma）可见中央骨髓内有单个或多个显像剂局灶性分布缺损区，常伴有外周骨髓扩张。骨髓瘤的 X 线片常发现相应区域多发溶骨性病灶、病理性骨折及骨质疏松。^{99m}Tc-胶体显像比 X 线检查出现溶骨性改变早几个月，若结合断层显像还可提高诊断灵敏度。

（四）骨髓纤维化

早期表现为中心骨髓受抑制，外周骨髓扩张。随着病情发展，外周骨髓开始纤维化时，其活性也逐渐被抑制（图 42-2-3）。

（五）股骨头无菌性缺血坏死

病变早期 X 线多无异常，易误诊。骨髓显像可见患侧股骨头放射性分布明显低于健侧，甚至缺损，而周边骨髓影正常。断层显像可提高诊断的灵敏性。

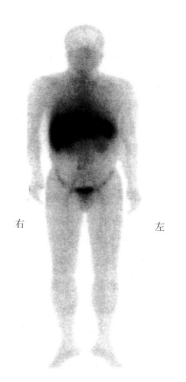

右　　　　左

图 42-2-3　原发性骨髓纤维化

三、淋巴系统主要疾病的核医学影像表现

（一）乳糜症的定位诊断

乳糜症是指由各种病因引起的淋巴液外漏，主要包括乳糜尿、乳糜胸和乳糜腹等。显示在淋巴引流区域以外或显像剂进入血液循环之前其他部位出现的异常浓聚影，可清晰显示乳糜症中淋巴液外漏

的位置，从而协助制订临床治疗方案。

（二）肢体淋巴水肿

原发淋巴水肿以下肢淋巴水肿最为多见。X 线造影术应用范围有限，有较强的损伤性，生理性差，并发症或后遗症相对较多。CT 和 MRI 可以显示淋巴结的大小和质地，但应用范围有限。许多临床研究显示，单凭淋巴结大小诊断有无病变的误诊率高达 20%~40%。而且 X 线造影、CT 和 MRI 都无法揭示正常条件下淋巴系统的引流功能。核素淋巴显像有针对性地克服了上述缺点，可用于几乎全身所有部位。几乎没有损伤后遗症及并发症。生理性强，可如实反映引流淋巴的途径及功能等。表现为水肿的下肢显影差且淋巴管显影中断，淋巴结摄取显像剂量也少，显像剂向表皮反流扩散，甚至不显像，显像剂滞留在注射部位。继发性淋巴水肿可发生于任何部位，影像呈现局部淋巴引流缓慢甚至停滞，淋巴管显影中断并多有扩张，可出现多条侧支淋巴管显影等表现。

（三）恶性肿瘤淋巴转移

CT 和 MRI 在霍奇金淋巴瘤，尤其是对淋巴结受累肿大的显影效果较好，但对肿大不明显或治疗后淋巴结是否有复发灶的判断不理想。受投照视野的限制，CT 和 MRI 在淋巴瘤分期方面的价值不高。核素淋巴显像可明显补充前述技术的不足。核素淋巴显像可用于了解恶性肿瘤的淋巴引流途经、局部与远端淋巴结受累状况，对恶性肿瘤的临床分期、治疗方案的制订、评估预后有一定的作用。恶性肿瘤淋巴转移的影像表现为受累淋巴结肿大、模糊、缺损、形态不规则、边缘不清或正常淋巴链中断，淋巴引流梗阻时可见淋巴管扩张，局部显像剂摄取增强等。PET-CT 显像灵敏度高，对比度好，便于全身显像检查。能够较好地鉴别良恶性和易忽视的小病灶，尤其是横膈以下的病灶。针对肝脾等处的转移，诊断效能不如 CT 或 MRI。

（四）淋巴瘤的辅助诊断

表现为一处或多处淋巴结影增大，早期可见显像剂浓聚，中晚期显像剂摄取多降低，呈现显像剂分布稀疏或缺损改变。多部位动态观察受累淋巴结数目、位置和显像剂摄取降低程度的变化，有助于该病分型、分期和疗效观察。如果在 CT 证实肿大的淋巴结位置，无核素显像剂聚集分布则更有诊断意义。

（五）前哨淋巴结

准确定位乳腺癌、皮肤黑色素瘤、宫颈癌胃肠肿瘤、外阴癌和肺癌等肿瘤的前哨淋巴结，辅助患者临床分期,决定是否进行术后辅助治疗以及患者预后　　预测。

第三节　传统影像学在血液系统疾病影像诊断中的局限性

传统影像学检查在白血病诊断中能为临床诊断和治疗提供重要的依据,能清晰显示病变的特点和范围,但也存在其局限性。由于白血病浸润范围广泛,因此,影像学表现具有多样性、多发性、非特异性的特点,容易被误诊。定性尚有困难,其主要原因是缺乏特异性的影像学表现,目前主要用于形态学评价。白血病肺部浸润影像显示有肺间质改变、肺内多发结节影,此影像学改变无特征性。诊断有一定难度。白血病引起的淋巴结增大影像学表现为淋巴结增大,增强后可有结节样强化。诊断时需结合临床,主要与淋巴结结核、淋巴瘤和淋巴结反应性增生等鉴别。确诊主要靠淋巴结活检后组织病理学检查。白血病肝内浸润、增生导致肝大,肝内肿块形成,影像学表现复杂,肝穿才能明确

诊断。传统影像学对淋巴瘤的诊断存在局限性,无论发生于结外或结内,其临床表现、影像表现及病因均无特异性,目前其诊断主要依赖于组织学及免疫组化。原发性骨淋巴瘤与其他恶性骨肿瘤的征象存在交叉,诊断较困难。研究报道,功能影像学,如 MRI-DWI 对于评估骨肿瘤具有潜在价值,有待于进一步研究。原发性肺淋巴瘤发病率低,影像学表现缺乏特征性,易造成误诊,因此需和肺内其他常见疾病鉴别。最后确诊需靠病理,组织形态学诊断困难时,可进一步做免疫学检查确诊。总之,传统影像学对于血液系统疾病的诊断存在较大局限性,诊断特异性较低,多局限于形态学、分期、随访评估方面,而对于病生理学评估及显示方面较困难。

第四节　分子影像在血液、淋巴系统疾病中的应用

一、分子影像在血液系统疾病中的应用

(一)分子影像在白血病治疗方面的应用

白血病是一种起始于骨髓干细胞的癌症。骨髓是柔软的、海绵状的物质,它填充大多数在骨骼的中心。血细胞是在骨髓发育成熟的,血液干细胞也在骨髓中发育成骨髓干细胞或淋巴干细胞。

血液有三种类型的细胞:红细胞携带氧气,白细胞对抗感染,血小板帮助血液凝固。每天都有数百亿的血细胞在骨髓中产生,通常是红细胞产生更多,因此在血液中它的数量最多。但这种情况会在白血病患者中发生变化,白血病患者生产的白细胞数量超过自身需要量,并且这些白细胞未发育成熟,不但不具有正常生理功能,而且还会导致自身生理功能的障碍,不仅无法抵抗感染,还会影响到部分重要器官的功能,包括影响健康的红细胞和血小板的生成,使得机体没有足够的红细胞供应选择代谢所需要的氧气,同时血小板的减少会影响机体的正常血液凝固功能。因此,白血病患者最终会出现贫血症状,出

血和感染的风险也会增加。

1. 纳米技术在白血病治疗——化疗方面的应用　　常规的白血病治疗方法具有严重的副作用,主要是由于现有的化疗药物缺乏特异性,杀死癌细胞的同时,也会杀死正常细胞。此外,常规药物不能有效通过血脑屏障。无法清除隐匿在中枢神经系统的白血病细胞,最终造成疾病复发。

而使用纳米技术负载药物到其目标地点是提高其疗效、降低全身毒性的最佳途径之一,并且能在目标地点在足够长的时间保持一定的浓度。因此,应用于医学的纳米技术在肿瘤的诊断、治疗癌症方面潜力巨大。如纳米颗粒可以选择性靶向治疗癌细胞,而降低对正常细胞的毒性。它们可以被细胞吞噬,而产生细胞对药物的内化作用(细胞通过胞吞作用,将药物摄入)。由于增加了药物渗透性和保留作用,纳米颗粒可以增强细胞内药物浓度,药物在所需部位的积累量高于血浆和其他正常组织。

各种纳米载体,如聚合物纳米颗粒、复合物、高分子胶束、固体脂质纳米粒子和脂质体向肿瘤部位递送各种抗癌药物。其中聚合物纳米颗粒最近已经

引起人们的注意。聚合物纳米颗粒可以包覆亲水和疏水药物。药物释放的速度可以通过修饰聚合物侧链来控制。大多数聚合物纳米颗粒是可生物降解的，并且具有生物相容性，因此广泛适用于抗癌症药物。可生物降解的聚合物纳米颗粒可以使药物具有更好的可控性并将其有针对性地递送到目的地，而副作用较少。常用的聚合物有聚乳酸聚氰基丙烯酸烷基酯、聚甲基丙烯酸甲酯和聚（丁基）氰基丙烯酸酯等。生物大分子，如蛋白质和多糖以及无机材料，如金属氧化物和二氧化硅也被用于制备复合物纳米粒子。但是也具有常规纳米颗粒相关的缺点，如可被单核吞噬细胞系统（MPS）吞噬和无法穿过血脑屏障（blood-brain barrier, BBB）。

但是这些可以缺点可以通过表面修饰来克服。例如：聚乙二醇（PEG）已广泛用于吸附或共价连接到纳米材料的表面上，使它们在血液中可以长时间循环。另外一些表面修饰的聚合物可以通过介导细胞的内吞作用使纳米粒子能够穿透BBB（血脑屏障），如纳米颗粒能通过脑内皮细胞的低密度脂蛋白受体进入细胞，然后在脑内释放药物。

2. 纳米技术用于白血病的化疗——药物运输　Vinu Krishnan, X.Xu. 于2013年报道了一种负载地塞米松的纳米颗粒用于抗癌治疗的方法。在白血病的治疗中，纳米技术最常用的方法就是利用肿瘤部位的EPR效应将药物靶向性递送到目的地。比如：地塞米松（Dex）是最常见的化疗药物之一。Dex常被用于治疗儿童白血病，因为它能诱导B淋巴细胞和T淋巴细胞的凋亡，因此可以杀死大量白血病细胞。Dex也是一种糖皮质激素，被广泛用作抗感染和抗氧化。但是患者长期全身处于Dex的环境会引起一些副作用。

为减小Dex的全身副作用，研究者们于2013年报道了一种嵌段共聚物纳米粒子负载Dex用于白血病治疗。在研究中，他们使用修饰环缩酮（ECT_2-PCL-PEG）形成两亲段共聚物纳米粒子，负载Dex得到Dex-NP，纳米颗粒平均直径为110 nm。小鼠实验证明了这种方法并没有损害药物的生物活性。Dex-纳米颗粒诱导糖皮质激素磷酸化，并显示出类似于白血病细胞中游离Dex的细胞毒性。用荧光染料标记的纳米颗粒研究显示，白血病肿瘤细胞结合和吞噬药物。体内生物分布研究显示：随时间的延长，纳米颗粒主要积累在肝脏和脾脏。实验结论：低Dex剂量的Dex-NP足以诱导细胞死亡并

改善正常细胞的生存条件，所以Dex嵌段共聚物纳米粒子具有治疗儿童白血病的潜能。

纳米粒子通过靶向结合蛋白抗癌，例如靶向CD19抗体。Vinu Krishnan, X. Xu. 于2013年报道了一种纳米药物靶向结合蛋白受体用于抗癌治疗。纳米医学已进入成人癌症治疗的临床试验。但是，该领域还处于起步阶段，纳米治疗（Nanotherapy）相比于常规治疗具有多重优点。它有助于靶向性传递，并且能够控制释放药物以减少治疗相关的副作用。

在这里，科学家们证明了用靶向配体修饰的聚合物纳米粒子中的多柔比星（DOX）对CD19（CD19-DOX-纳米颗粒）的靶向性，药物可以通过CD19用特异性方式靶向递送到白血病细胞。CD19-DOX-纳米颗粒是通过受体介导的内吞作用内化，并在CD19阳性急性淋巴细胞白血病（acute lymphoblastic leukemia, ALL）细胞中以CD19依赖性方式产生细胞毒性作用。

用CD19-DOX-纳米颗粒处理的白血病小鼠存活时间更长，表明与用游离DOX治疗的小鼠相比，治疗期间的体内全身毒性有所降低。研究者们研制的可以靶向治疗儿童期癌症的药物，可以提高儿童治疗效果，减少治疗相关的副作用。

DOX属于蒽环类药物，广泛应用于治疗小儿白血病。这种药物的副作用主要是导致明显的心肌病和充血性心力衰竭。其他副作用包括骨髓抑制、恶心和呕吐、脱发、腹泻、黏膜炎、脑病及儿童出血性膀胱炎。为了降低副作用，靶向ALL细胞，纳米颗粒表面被修饰以显示针对CD19（表现出的B淋巴母细胞表面抗原，B淋巴细胞共受体）的抗体（Abs）。在本研究中，科学家们证明CD19-Ab修饰并且负载DOX的纳米粒子（CD19-DOX-纳米颗粒）可靶向CD19阳性B-ALL细胞并靶向诱导其特异性凋亡。研究者证明通过受体介导内吞作用并对靶细胞产生特异性细胞毒性，与单独DOX相比，纳米药物所用DOX的浓度更低。科学家们进一步表明，与用游离DOX治疗的小鼠相比，用CD19-DOX-纳米颗粒的存活时间更长，表现出更好的敏感性。研究者建议，在接受治疗的白血病儿童中，应该有针对性地递送化学治疗药物，减少药物副作用，改善患者的生存率。

第二种是针对蛋白CD33靶向性治疗，Li H., Xu S.L. 于2015年报道了一种可以靶向结合CD33

的纳米技术来用于抗癌。

最近，反义寡核苷酸（ASO）已被 FDA 批准治疗家族性高胆固醇血症。然而，ASO 还未能有效治疗癌症和白血病。一部分原因是因为 ASO 的膜渗透性低，并且缺乏有效的输送系统。脂质纳米粒子（LN）则有望成为解决上述问题的运输工具。同时，系统的运输效率对于治疗技术的成功应用也很重要。这可以通过引入靶向部分来促进药物选择性递送到靶细胞群。

急性髓性白血病（acute myeloid leukemia，AML）是成年人中常见的白血病，目前临床治疗效果差，治疗靶标是核糖核苷酸还原酶（RNR）。阿糖胞苷（Ara-C）为一种作用于细胞增殖期的嘧啶类抗代谢药物，通过抑制细胞 DNA 的合成来干扰细胞增殖，经常用于治疗 AML。而 RNR 过度表达是 AML 对于阿糖胞苷产生化学耐药性的主要机制。因此，下调或抑制 RNR 可以抑制白血病细胞的增殖。GTI-2040，也称为 LOR-2040，为一种反义核苷酸。GTI-2040 与 Ara-C 联合治疗 AML 的临床试验已经有了第一阶段的评估。结果显示，GTI-2040 的治疗是安全的并且能使目标 R2 的水平下降，因此可以进一步以 GTI-2040 治疗白血病。在这项研究中，研究者合成了一种 CD33 靶向脂质纳米粒子（aCD33 LNs）来递送 GTI-2040，其连接在脂质体中。一种阳离子探针，脱氧胆酸 - 聚乙烯亚胺分子（DOC-PEI），掺入到脂质纳米颗粒中以促进核内体的 ASO 释放。此外，靶向 CD33 的单链可变片段（scFv），表面上标记骨髓细胞的标记物，用一种疏水作用力将他们固定，以促进药物选择性递送到 AML 细胞。科学家们研究了在体外和体内该系统的输送效率。当细胞用 CD33LN / GTI-2040 处理，CD33 呈阳性的 Kasumi-1 细胞可观察到细胞对纳米粒子显著摄取。

在 Kasumi-1 异种移植模型中，相比显示 R2 表达明显下调。此外，aCD33LN / GTI-2040 与 Ara-C 共同使用被证明在肿瘤生长抑制中非常有效，并大大增加了携带 Kasumi-1 移植瘤小鼠的存活时间。使用钙黄绿素进行荧光标记 DOC-PEI 显示出药物从脂质纳米颗粒释放的能力。这些结果表明，aCD33LN 是一种可将 ASO 靶向递送至 AML 的高效载体。

第三种是纳米技术可以明确改变药物泄露问题，Wu Y.Z.，Susann Ihme 于 2013 年报道了一种血清蛋白包裹 DEX 的方法用于抗癌治疗。如今，人们已经生产出一些治疗骨髓瘤的药物，然而如何将药物运载到肿瘤部位则成为一个难题。如今在蛋白运载机制中，经常被 2 个条件所限制：一是药物装载量过低，二是明显的药物泄露问题。为了解决这些问题，科学家们设计了一个新的体系。一个多层的，洋葱状的运载体系，血清蛋白经修饰后包裹聚氧化乙烯链（polyethyleneoxide chains，PEO），经蛋白质变性后，连接 DOX，再经过自组装后，形成一个水力学直径 100nm 的多孔核壳结构 cHSA-PEO（2000）16-DOX 27。当整个药物运载体系进入肿瘤细胞后，肿瘤的细胞内和溶酶体的高蛋白酶的环境以及细胞内核内和溶酶体的微酸性环境使核壳结构裂解，释放出体系内的 DOX。下面来说该体系是如何解决药物泄露问题的。从 cHSA-PEO（2000）16-DOX 27（4）释放活性 DOX，通过两步法在溶酶体条件下实现胶束化释放机制。多肽骨架的 cH- SA-PEO（2000）16-DOX 27（4）胶束被快速消化，因此溶酶体蛋白酶释放含有 DOX 的片段，进入溶酶体的酸性环境。随后，酸触发胨连接体水解然后能从肽片段切割生物活性 DOX 分子。并且，为了解决高血液循环以及低免疫原性，PEO 聚合物囊泡有效屏蔽了白蛋白表面的潜在表位，因此可以解决血液循环的长时间以及低免疫原性。并且，多孔的结构有效提高了 DOX 的负载能力。因此，该体系能有效应用在药物运输系统中。

3. 纳米药物在基因水平的治疗　Jin Y. 于 2010 年报道了一种转铁蛋白修饰的 pH 响应型纳米粒子递送反义寡核苷酸用于治疗 AML 的方法。急性髓性白血病（AML）发病机制与基因突变中涉及细胞分化、增殖和凋亡正常模式的基因的过度表达有关。阿糖胞苷（Ara-C）为胞苷类似物，是常见于 AML 治疗方案中的药物。它在细胞内转化为三磷酸胞苷（Ara-CTP），并与内源性脱氧胞苷竞争三磷酸（dCTP），用于并入新合成的脱氧核糖核酸。一旦掺入 DNA 中，会抑制 DNA 聚合酶从而终止 DNA 链伸长并最终使细胞死亡。核糖核苷酸还原酶（RNR）可以渗透到脱氧核糖核苷酸中。RNR 由两个亚基组成，R1 和 R2。当 DNA 复制发生时，在晚期、G1 早期、S 期，R2 的表达显著增加。RNR 在恶性细胞过度表达是 AML 对于阿糖胞苷产生化学耐药性的主要机制，治疗策略旨在减少 RNA 的活性。因此，Tf 作为靶向配体用于特异性细胞递送，Tf 受体通常会在包括 AML 在内的癌细胞中过度表达。在本研究中，首先将鱼精蛋白与 GTI-2040 结合，再将二者包裹在 PEG 修饰的脂质体中，然后与 Tf-PEG-DSPE 反应，得到 Tf-LP。LP 的平均粒径约为 110 nm，zeta 电势约 10 mV。这些纳米颗粒可以在酸性 pH 的内体释放 CTI-2040。此外，Tf 介导的靶向递送 GTI-2040 成功实现。体内外实验证明，Tf-LP 比非靶向 LP 治疗更有效，也表明，pH 敏感 LP 制剂和 Tf 组合是一种有效的白血病治疗策略。

Huang, X.M. 于 2013 年报道了一种在基因水平对骨髓瘤进行治疗的纳米技术。miR 是一种较短的非编码 DNA，其调节目标蛋白 mRNA 编码蛋白的表达，miR-29b 可直接或间接靶向作用于急性髓性白血病（AML）相关的 DNMT、CDK6、SP1、KIT 和 FLT3 基因。因此，科学家们推测增加 AML 细胞中 miR-29b 的水平可能具有治疗价值。然而，在生物体内游离的 miR 容易被降解并且在细胞中的摄取是有限的。为了克服这些限制，我们开发了一种新型的转铁蛋白修饰的纳米颗粒递送系统，用于递送 miR-29b（Tf-NP-miR-29b）。

该研究得出，Tf-纳米颗粒-miR-29b 处理的 AML 细胞中 miR-29b 的含量为未经处理细胞的 200 倍。Tf-纳米颗粒-miR-29b 治疗显著下调了 DNMT、CDK6、SP1、KIT 和 FLT3 的含量，并使 AML 细胞生长降低 30%~50%，集落形成减少约 50%。在对 AML 细胞小鼠模型处理后，用 Tf-纳米颗粒-miR-29b 处理的小鼠比游离 miR-29b（$P = 0.003$）处理的小鼠存活时间更长。这证明了 Tf-纳米颗粒有效递送功能性 miR-29b，成为治疗 AML 的一种新方法。

4. 通过双重药物的协同作用靶向治疗 Sarbari Acharya 于 2011 年报道了一种纳米粒子中负载多重药物来治疗白血病的方法。通过双重药物的协同作用于 BcreAbl 基因阳性的白血病细胞，嵌合 BcreAbl 癌蛋白是慢性髓性白血病（CML）的分子标志物，因此，可通过干预 BcreAbl 癌蛋白来治疗 CML。

目前的研究表明，装载有双重药物的基于纳米颗粒的药物递送系统能通过克服毒性和副作用来改善目前的疾病治疗，在近几年的研究中，报道了使用聚 PLGA 向目标位点（即 BcreAbl 癌蛋白）递送两种药物的方法。目前，紫杉醇是白血病治疗药物中活性最高的药物，利用这种有效药物，与其他药物组合进行了实验。

近期的临床治疗中，BcreAbl 融合蛋白阳性依旧是治疗的难题，其可能会使 CML 复发。因此，科学家们提出了药物靶向和控制药物递送的概念，即增加药物对特定器官、组织或细胞的定位，而且降低其在正常敏感组织的潜在毒副作用。即引入许多聚合物靶向性纳米颗粒作为药物递送系统，提高抗癌效率。科学家们用可降解材料 PLAG 包裹 2 种药物——紫杉醇和姜黄素，送入细胞后，材料降解，将药物释放入细胞，对 CML 有良好的治疗效果。

研究表明，两科载药纳米粒子协同作用可降低药物的给药剂量和作用时间，显示出很高的抗白血病活性。相信不久的将来，双载药策略可以广泛用于 CML 治疗。

5. 纳米技术在光动力治疗白血病方面的应用 Brian M.Barth 于 2011 年报道了一种负载了吲哚菁绿的磷硅酸钙纳米粒子（CPSNP）用于光动力学治疗白血病。白血病是血液系统的癌症，可分为多种类型，并且其细胞系与癌症干细胞息息相关，包括最近确定的白血病干细胞（LSCs），它被怀疑与癌症的发展、复发和药物抵抗有密切的关系。因此迫切需要一种针对这些细胞群体的新疗法。该研究研发了一种负载近红外荧光探针吲哚菁绿（ICG）的磷硅酸钙纳米粒子用于光动力治疗白血病。用于成像、药物递送及实体瘤的光动力治疗。在本研究中，ICG 作为白血病 PDT 的光敏剂。CD117 或 CD96 抗体作为靶向分子修饰在纳米探针上，可靶向白血病干细胞表面增强表达的 CD117 或 CD96。在鼠白血病细胞系和人白血病样本的体外 ICG-CPSN 实验中，PDT 的治疗效果显著改进。此外，通过使用 CD117 的靶向 ICG-CPS 纳米颗粒，小鼠白血病模型中 PDT 的功效显著增强。这项研究表明，靶向 ICG 负载的 CPS 纳米颗粒对白血病治疗具有很好的效果，有望促进纳米技术对白血病的治疗，延长白血病患者的寿命。

6. 纳米技术激发细胞产生高活性氧 Guo D.W. 于 2013 年报道了一种用 PVP 包裹银纳米颗粒激发细胞产生高活性氧的方法。银纳米颗粒（Ag 纳米颗粒）已经成为一种具有高商业化程度的纳米材料。此外，Ag 纳米颗粒具有抗真菌、抗病毒、抗生物膜、抗感染、抗血栓形成、增强伤口愈合的优点。Ag 纳米颗粒也被探索作为纳米探针或者检测肿瘤成像，药物递送载体以及抑制剂抑制血管生成和肿瘤生长。此外，一些研究者发现，Ag 纳米颗粒通过升高活性氧（ROS）浓度来作用于白细胞,诱导细胞死亡。同时,银纳米颗粒具有一定的细胞毒性,细胞毒性可能来自于从颗粒释放的银离子。研究者们成功制备了 PVP 包裹的 AgNPs,并使用三种尺寸的 Ag 纳米颗粒以及研究了其对来自 AML 患者的细胞系和临床分离物的生物学作用。研究结果表明, Ag 纳米颗粒能有效通过产生活性氧（ROS）和释放出银离子来降低细胞活力,导致肿瘤细胞的凋亡。

（二）分子影像在骨髓瘤治疗方面的应用

目前,纳米技术主要用于在抗癌药物方面进行骨髓瘤的治疗。其他方面还未深入发展。

1. 纳米颗粒运送系统降低药物毒性　Jonathan D.A. 于 2014 年报道了一种靶向多发性骨髓瘤（MM）细胞的脂质体纳米粒子用于骨髓瘤的治疗。最近 FDA 批准的蛋白酶体抑制剂 carfilzomib 具有显著的抗多发性骨髓瘤（MM）活性。然而,它的一些缺点比如循环周期、半衰期短且溶解度差限制了其在肿瘤治疗方面的应用。因此,科学家们制备了负载 Carfilzomib 的靶向脂质体 carfilzomib 纳米粒子,以克服这些问题并可以通过增加肿瘤药物积累来降低全身毒性。首先, carfilzomib 负载到脂质体的双层以产生稳定和可重复的脂质体纳米颗粒。脂质体 carfilzomib 纳米颗粒被 MM 细胞有效摄取,证明对蛋白酶体的抑制,使其被诱导凋亡,并表现出对 MM 细胞增强的细胞毒性。体内释放 carfilzomib 后,脂质体 carfilzomib 对的肿瘤生长有显著的抑制作用,并显著降低了全身毒性。

因此,有效的癌症靶向治疗的关键途径可以是抑制蛋白酶体活性, Carfilzomib,一种环氧甲酮四肽蛋白酶体抑制剂（epoxomicin）衍生物,是第二代蛋白酶体抑制剂。Carfilzomib 可以不可逆地破坏蛋白酶体依赖通路,诱导细胞应激反应和启动凋亡。但其毒性大,所以我们要用一种新的方法降低 carfilzomib 的全身毒性。直径 20~200nm 的纳米颗粒可以选择性的靶向和优先通过增强药物的渗透性和保留实体瘤的高通透性和滞留效应 (enhanced permeability and retention effect, EPR),并在肿瘤部位积累。许多研究利用了这一点现象提高药代动力学性质,溶解度和不同治疗剂在肿瘤中的药物积累,减少相关的全身毒性。因此,可以使用基于纳米颗粒的药物递送系统来增加药物在肿瘤部位的积聚并减少非特异性。聚乙二醇化脂质体的纳米颗粒由于其合成方法简单,生物相容性好,逃避免疫系统清除的能力

强以及循环半衰期长被广泛应用于药物运输系统。包括递送多柔比星和顺铂,临床取得了很大的成功,证明治疗指数相对改善。

研究中,首先将 carfilzomib 负载到表面 PEG 化的脂质双分子层中得到稳定和可重复制备的脂质体纳米粒子,再将靶向 VLA-4 的肽连接在脂质体纳米粒子的表面,得到靶向 MM 细胞的 Carfilzomib 脂质体纳米粒子。研究者也制备了非靶向 carfilzomib 脂质体纳米粒子作为对照组来证明非靶向 Carfilzomib 脂质体纳米粒子的靶向治疗效果。给药后观察,非靶向 Carfilzomib 脂质体纳米粒子在肿瘤处的积累显著增加,与靶向 Carfilzomib 脂质体的米粒子相比,其对 MM 细胞的细胞毒性和生长抑制作用更强。

2. 纳米技术应用于骨归巢效应　Archana S. 于 2014 年报道了负载药物并可特异性靶向骨组织的纳米粒子可有效治疗骨髓瘤。骨是肿瘤生长的有利微环境,是转移性癌细胞的常见目的地。治疗骨髓内转移仍然是至关重要的治疗肿瘤的方法。由于药物的可用性和微环境问题等挑战,使治疗遇到一系列问题。因此,科学家们设计了骨靶向聚合物纳米粒子作为对骨骼的治疗剂,减少了脱靶效应并增加目的地药物浓度。纳米颗粒由 PLGA（聚乳酸 - 羟基乙酸共聚物）,聚乙二醇（PEG）和阿仑膦酸盐、ALd;一种靶向配体）组成。通过优化投料比制备新型纳米颗粒合成聚合物: PLGA-*b*-PEG 和 PLGA-*b*-PEG-Ald,确保长循环的能力,后者还具有靶向功能。荧光标记的纳米颗粒生物体内分布数据表明,与非靶向 PEG-PLGA 纳米颗粒相比,靶向 Ald-PEG-PLGA 纳米颗粒显示出更好的积聚和骨靶向能力。在多发性骨髓瘤的小鼠模型中测试其功效,结果显示小鼠生存率显著提高。

3. 纳米技术抑制骨髓瘤细胞的增殖　Resham B.C.R.P. 于 2007 年报道了一种用金纳米颗粒抑制骨髓瘤增殖的方法。用金纳米粒子可以实现对癌细胞的抑制。实验表明,金纳米颗粒（Au 纳米颗粒）可以抑制 MM 细胞的增殖。Au 纳米颗粒显著抑制三种 MM 细胞株的增殖（OPM-1、RPMI-8266 和 U-266）。以剂量依赖的方式测试,使用细胞周期分析,显示 AU1 期（DNA 合成预备期或复制前期）在 Au 纳米颗粒处理的样品中会停止。细胞周期蛋白的分析显示 p21 和 p27 上调（p21 和 p27 是表达的两种蛋白质,它们出现在细胞周期的 G1 期）,与 G1

期停滞一致，Au 纳米颗粒抑制肿瘤的增殖。然而，Au 纳米颗粒并没有抑制正常细胞，如外周血单核细胞（PBMCs）的增殖，证实其所用浓度对正常细胞无毒性。因此，金纳米颗粒可以用于骨髓瘤的治疗。

4. 纳米粒子可以改善骨髓瘤的并发症　Hu Q.Y. 于 2016 年报道了一种用硼替佐米结合纳米颗粒抗癌的方法。血小板膜包被的硼替佐米纳米颗粒平台（PM- 纳米颗粒）基于骨髓瘤部位的骨微环境可进行有针对性的递送并可以靶向治疗骨髓瘤细胞。组织纤维蛋白溶酶原激活物（tPA）被修饰以共同递送到骨髓瘤细胞中，溶解血栓。tPA 能够溶解预先存在的血栓和新生血栓，催化纤溶酶原转化为纤溶酶，它是负责凝血和溶栓的主要酶。所以将硼替佐米和 tPA 都送到骨髓瘤细胞最活跃的地方，我们构建了一个核 - 壳结构纳米载体，并用血小板膜被包裹于聚合物纳米颗粒的表面。在血小板膜上修饰 tPA 后，通过生物素 - 链霉亲和素的亲和力，赋予 PM- 纳米颗粒骨靶向性，阿仑膦酸（Ald）被用作靶向配体以增强药物的积累，并在骨骼位置减少脱靶效应。在科学家们以前的研究中，已经验证了血小板膜作为纳米载体可以靶向性地到达肿瘤细胞。因此，可以实现在正常骨髓中的药物浓度降低的效果，降低其对正常骨髓细胞的作用。

二、分子影像在淋巴系统疾病中的应用

（一）分子影像在肿瘤淋巴结转移中应用的概述

肿瘤患者局部淋巴结转移的诊治方法在过去几十年中发生了重大变革，从使用更具侵入性的手术方法（如淋巴结清扫）到利用前哨淋巴结（sentinel lymph nodes，SLN）活检这种微创方法来检测肿瘤淋巴结微转移是否存在。SLN 活检具有可靠、高准确度的特点，可以作为早期肿瘤区域淋巴结分期的方法，同时也可以作为指导治疗方案、改善患者预后的一种手段，淋巴结转移的准确识别和分期是一个影响预后的重要因素。然而，目前用于 SLN 定位的技术并不完善，这促进了临床上相关研究的发展。如研究术中可视化工具，以便准确和具体地对肿瘤淋巴结转移定位，在细胞或分子水平描述促癌细胞生长的生物学特性以及描绘出肿瘤邻近的关键淋巴结结构。许多有前景的肿瘤成像探针可能有助于实现这些目的，这些探针可能需要配合微创手术的新标准以及使用一种或多种组合的治疗方案来选择性

诊断和治疗肿瘤的淋巴结转移，同时减少伴有风险的广泛淋巴结清扫术的进行。

1. 常规成像技术在评估淋巴瘤和淋巴细胞增生方面的应用　在术前评估中，使用诸如计算机断层扫描（CT）、磁共振成像（MRI）、单光子发射计算机断层扫描（SPECT）、正电子发射断层扫描（PET）或其组合的常规成像技术来筛选异常增大（使用 CT 和 MRI）或代谢异常增强（使用 PET 和 SPECT-CT）的淋巴结以找出可疑的、出现肿瘤转移的淋巴结。这种评估容易出现错误，比如有许多包括感染或炎症等非癌性原因导致的淋巴结肿大可造成假阳性结果。此外，小的肿瘤细胞的转移可以存在于淋巴结中而不会导致淋巴结肿大，因此可能无法被设备检出。除依赖大小确定转移状态的问题以及这些方法相对较低的敏感性外，这些方法无法定位 SLN，并且不能评估淋巴流动。尽管如此，鉴于其广泛的可用性和易用性，CT 和 MRI 仍然是用于诊断淋巴转移的最常用的方法。最后，在术前规划（例如 SPECT 和 PET-CT）确定的转移淋巴结的直接定位及其在术中转换成三维定位是具有挑战性的，并且会限制外科医生检测局部淋巴结疾病的能力。

2. 肿瘤靶向探针在肿瘤淋巴结转移成像方面的应用　现在国内外已经开发了多种肿瘤代谢或靶向功能的造影剂，目的是识别肿瘤微环境的特异性标志物、代谢途径或生物学特征以更好地显示肿瘤淋巴管，使得背景下的目标信号更强（如可以增强对比度），例如在代谢成像（PET-CT）中使用氟代脱氧葡萄糖（^{18}F-FDG），可以优先在糖酵解活性增强的位点（如恶性肿瘤细胞）聚集。但这种放射性示踪剂不是最佳的敏感性或特异性药物，因为其结果会受到其他高葡萄糖代谢过程的干扰。此外，传统的 ^{18}F-FDG PET-CT 可能不会发现一些具有低 FDG 摄取或尺寸小于 1.5 cm 的淋巴结微转移，在这种用于检测淋巴结转移、肿瘤复发或者前列腺癌（低 FDG 摄取）的情况下，可以使用替代的 PET 分子显像剂，如已经给予放射性标记的胆碱、乙酸酯或 PSMA 配体。整合素是一种介导细胞黏附和附着到细胞外基质的跨膜蛋白，作为各种类型肿瘤的血管生成成像和治疗的靶标已经被深入研究。如整合素 $\alpha_v\beta_3$，其在调节关键的癌症驱动事件（如存活、增殖和血管生成）中具有重要的作用，故可以应用于淋巴结转移的临床检测。针对整合素 $\alpha_v\beta_3$ 的成像探针可以选择特异性识别整合素 $\alpha_v\beta_3$ 的肽

配体,它是由精氨酸-甘氨酸-天冬氨酸(RGD)组成的,可用于配制成具有肿瘤靶向性的示踪剂。

3. 特异性淋巴结靶向探针在淋巴结成像方面的应用 在转移性肿瘤扩散到局部淋巴结之前即可诱导淋巴管脉管系统的生长,促进淋巴管生成以及使淋巴管生成生长因子的表达增强,这种诱导现象通常与预后相关。该方面的淋巴转移研究受到了阻碍,因为现在缺乏能够可靠地区分淋巴管与肿瘤相关血管的分子标记物。虽然以前已经确定了许多淋巴特异性标志物,如podoplainin、Prox-1、LYVE-1和VEGFR-3,但是在肿瘤和其他条件中促进淋巴管生成许多其他介质还在继续研究中。目前已经研究出了一些针对淋巴特异性标志物的靶向淋巴显像剂,用于转移性淋巴结定位的体内成像。然而,由于炎症组织中巨噬细胞和粒细胞产生的淋巴管生成因子水平较高,因此,在炎症状态下也有可能有淋巴管生成现象。因此,目前并不能特异性识别炎症状态下的淋巴管生成与肿瘤诱导的淋巴管生成,并且其限制了针对淋巴特异性标志物的靶向淋巴显像剂在临床中的使用。

4. 前哨淋巴结定位在临床方面的应用 目前的术前淋巴结检测主要通过放射性核素标记的示踪剂,如 Lymphoseek(^{99m}Tc-tilmanocept)进行 γ 相机成像。外科医生主要通过使用手持的 γ 探针、转移性肿瘤的异常视觉外观及触诊以可靠地区分转移性淋巴结与其相邻的组织。而上述示踪剂并不具有肿瘤特异性,而且这些示踪剂鉴定SLN 的过程中,无论它们是否具有致癌性,都可能被巨噬细胞吞噬,从而可能对相邻重要的软组织(如神经血管结构)产生损伤,并随后改变其正常功能。这些局限性阻碍了术中肿瘤分期,特别是在头颈部。针对这些问题目前出现了一些术前或术中淋巴管成像的新策略:结合新颖的靶向探针及多模态成像工具以开发便携式术中定位 SLN的装置和技术。

术中淋巴结定位则是利用近红外(near Infrared, NIR)荧光染料或掺有染料的纳米探针进行淋巴流动和SLN 的成像。这些 NIR 染料与发射波长范围低于 700~900 nm 的染料相比,具有更强的组织穿透能力及图像的信噪比更高。光学成像工具具有相对便宜、操作方便、无电离辐射及可以用于实施多色 NIR 染料或含染料纳米材料介导的不同组淋巴结的实时荧光多次检测等优点,更具体地来说,由于

NIR 染料或含染料的制剂可以与不同的靶向配体同时结合,所以希望多个癌症标志物可以通过多通道荧光相机系统被同时检测到,以增加人肿瘤细胞检测的敏感性和特异性。因此,用于分期和治疗癌症的实时光学工具在评估治疗反应和提供功能组织评估方面有很多优点,并且可能潜在地导致癌症治疗方式的转变。然而,传统术中光学成像方法依然受到许多限制,包括:①可用于 NIR 波长范围内的成像探针比较少;②背景的高自发荧光限制了有用成像信息的穿透深度和探测的灵敏度;③光学探针之间的光谱重叠可能导致破坏性的光谱干扰,限制了对多个目标的检测(即多光谱成像应用);④光漂白现象会降低成像亮度和成像持续时间。此外,这些探针缺乏肿瘤靶向性,限制了其在特异性检测癌组织方面的应用。然而,现有研究仍在许多方面继续取得重大进展。由于越来越多新的、多样化的及临床上有前景的 NIR 荧光探针(包括纳米探针)的出现,可以增强软组织对比度、检测灵敏度和穿透深度,使这些主要的缺点得到解决。这些探针需要具有临床级精度的术中光学成像系统,许多肿瘤靶向分子探针,包括染料结合的抗体和肽,在图像引导过程中可增强术中可视化,以更好地确定肿瘤边界或通过结合上调的癌症受体进行肿瘤定位。尽管在外科实践中尚未发挥出全部潜力,光学成像的潜在优势已经在利用靶向分子探针的临床研究中得到证实。

许多基于分子和纳米粒子的新型造影剂,包括靶向、非靶向的有机荧光染料、钆标记的树枝状大分子、超声微泡、脂质体等纳米载体已经被开发用于肿瘤淋巴管和 SLN 成像的探针。最近推出的用于至少两种成像方式(如 PET 和光学成像)的多模态探针,可以通过使用单一平台技术辅助术前规划和术中指导来潜在改善淋巴结切除术。对于放射性核素成像来说,它具有增加组织穿透深度和可以量化分析等优点,而近红外光学成像可以通过使用更高敏感度和分辨率的便携式光学成像装置,对图像质量进行实时调整,使图像引导的术中导航可以被外科医生直接控制。在这些制剂中,许多纳米探针在粒径大小上可以达到理想的高效淋巴吸收和保留,足够小(即尺寸小于 12 nm)使它们快速进入肿瘤淋巴管并与淋巴液一起流动,但足够大以保持其局限于淋巴系统而不渗漏到毛细血管中,有意义的地方是,这些技术为淋巴结检测提供了更长的成像窗口,同

时还能为淋巴结切除手术争取更充裕的时间。

（二）CT 成像在肿瘤淋巴结转移方面的应用

计算机断层扫描（CT）已经成为临床非侵入性诊断中使用最广泛的工具之一，因为其具有成本效益好、密度和空间分辨率高、深层组织穿透能力强以及易进行三维重建等优点。除了仪器的改进之外，造影剂的发展也是高质量 CT 成像的决定性因素，因为造影剂可以有效增强造影效果，从而更准确地进行临床诊断。但是，小分子造影剂的成像时间短、非特异性以及相对高浓度的肾毒性等严重问题限制了感兴趣部位高分辨率 CT 图像的采集。纳米粒子 CT 造影剂克服了小分子 CT 造影剂的缺点，然而，利用纳米技术的优势，开发用于不同生物系统 CT 成像的新型长循环造影剂仍然是一个巨大的挑战。

金纳米颗粒（Au nanoparticles，Au 纳米粒子）已经被证明是理想的不透射线的纳米颗粒造影剂。Au 的原子序数高于碘，具有延长的血液循环时间和优异的生物相容性，同时合成和尺寸控制相对简单，易于使用所需官能团进行表面改性，这些特点使其在生物医学领域中具有广泛的应用。然而，它们的商业化和临床应用经常受到其胶体不稳定及聚合物载体过于昂贵等阻碍难以扩大批量生产。因此，开发用于生物医学成像的基于 Au 纳米粒子的 CT 造影剂仍然是一个巨大的挑战。

（1）Zhang Y.X. 等在 2015 年报道了一种聚乙二醇改性的超聚乙烯亚胺稳定的金纳米粒子用作血池、淋巴结、肿瘤的 CT 成像。分支聚乙烯亚胺（polyetherimide，PEI）由于其成本效益和可利用性被广泛用作合成各种无机纳米粒子的模板或稳定剂。PEI 上的氨基易于修饰，可以将其修饰到颗粒上用于靶向药物和基因的表面递送。PEI 上的氨基需要被中和以降低颗粒的细胞毒性。以前的工作中已经发现可以使用聚酰胺胺树状分子（PAMAM）或 PEI 作为模板来包裹 Au 纳米粒子用于增强血池和肿瘤 CT 成像。

在以往的研究中，巯基化 PEI 首先被合成出来并用作稳定剂制备 Au 纳米粒子。然后将所制备的 Au 纳米粒子依次进行 PEG 化和乙酰化修饰，通过不同的方法表征形成的 PEG 化的 Au 纳米粒子增加（AuPs 纳米粒子）。结果显示，Au 核心尺寸为 5.1 nm 的聚乙二醇化 Au 纳米粒子具有相对较长的半衰期（7.8 h），比常规使用的碘 CT 造影剂（如碘海醇）有更好的 X 射线衰减特性以及在给定的浓度范围内的血液相容

性和细胞相容性更高。Au 纳米粒子的这些性质使得它成为对血池、大鼠主要器官、兔的淋巴结和小鼠异种移植肿瘤模型有效的 CT 成像造影剂。重要的是，PEG 化的 Au 纳米粒子可以随时间排出体外，同时显示出优异的体内稳定性。这些研究结果表明，形成的 PEG 化 Au 纳米粒子有希望用作不同生物系统的 CT 成像，该策略可以扩展到构建靶向的基于 Au PS 纳米粒子的纳米探针用于不同疾病，特别是癌症的靶向 CT 成像。

（2）Wolfgang Eck 等在 2010 年报道了一种 CD4 靶向金纳米颗粒用于活体小鼠周边淋巴结的特异性对比增强的 CT 成像：抗体修饰的金纳米颗粒已被用作活体小鼠中的生物靶向造影剂用于 CT 成像。这种针对 CD4 受体的纳米探针引起了外周淋巴结 X 线对比度明显增强。本研究证实，活体动物中生物特异性 X 线成像的一般可行性，并讨论了使用纳米粒子作为目标 X 线对比的基本要求。

在首次尝试使用抗体结合金纳米粒子作为 X 线 CT 的生物靶向对比剂的研究中，为了制备适用于活生物体的纳米颗粒，它们的表面通常被生物相容性聚合物包覆，如聚乙二醇（PEG）或聚乙烯吡咯烷酮（PVP）来增加血液中纳米颗粒的稳定性。这些表面修饰通过抑制清除细胞，如巨噬细胞对纳米颗粒的快速摄取，造成纳米颗粒在血液中循环时间的延长（"血液效应"）。这种纳米颗粒也被称为"隐形颗粒"。通常，直径大于 5 nm 的非生物可降解纳米颗粒不会通过肾脏排泄，因此，具有较高直径的纳米颗粒比标准的低分子量造影剂有更长的成像时间。

该研究选择了 CD4 受体，因为其广泛存在于 T 细胞和巨噬细胞的细胞膜上，并且据报道在 HIV 阴性人群的外周血单核细胞、T 细胞上可以达到每细胞约 32 000 个分子的浓度。在哺乳动物的淋巴结和脾脏中也发现了很高浓度的 T 细胞和 CD4 受体。

此研究制备了由异双功能 PEG 配体稳定的金纳米颗粒。该 PEG 链的一端为巯基，另一端具有用于偶联抗体分子的末端羧基，并且可以通过在水中配体交换而轻易连接到柠檬酸盐稳定的金纳米颗粒上。使用基于 N- 羟基琥珀酰亚胺 / 1- 乙基 -3-（3- 二甲基氨基丙基）碳二亚胺（NHS / EDC）的方法将 CD4（克隆 GK1.5）单克隆抗体偶联至 PEG 稳定的颗粒上。

在用 CD4 靶向纳米颗粒治疗的所有动物中，可以通过 CT 检测到腹股沟淋巴结的对比增强。靶向纳米颗粒引起的增强在所有情况下均高于相同大小

的非特异性对照样品的增强，较大颗粒的对比度比较小颗粒强。对于所有颗粒，肝脏和脾脏在注射后开始增强，这体现出其良好的对颗粒物质的清除功能。从本质上讲，上述表现可以说明这种纳米颗粒可以被用于生物靶向 X 线 CT 成像（图 42-4-1）。

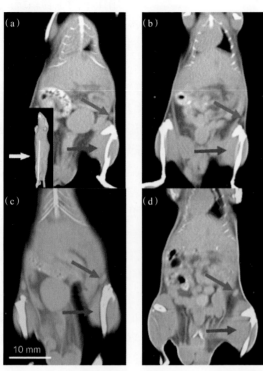

图 42-4-1　与非特异性 IgG(c)和抗 CD4 IgG(d)结合的金纳米粒子(个体直径 38 nm)注射前(a)(b)和注射后 1 h (c)(d)小鼠的 X 线 CT 图像

（a）中的插入图为小鼠腹部重建平面的方向，其中箭头沿着观察方向。靶向（抗 CD4-IgG）纳米颗粒组清晰显示腹股沟淋巴结对比增强 [（b）和（d）中的红色箭头]，而非特异性对照 [（a）和（c）中的红色箭头] 几乎没有肉眼可见的变化。为了使 X 线密度差有更好的视觉效果，后肢肌肉已被标记并设置为标准亮度值（下部箭头 ）。Hounsfield 单位（Hu）中单个淋巴结（上部箭头 ）平均使用的测量 X 线密度分别为 47 Hu(a)，26 Hu(b)，52 Hu(c)，121 Hu(d)

但是该研究依然存在很多问题。由于含有 CD4 抗原的巨噬细胞和其他清除细胞通常会非选择性清除来自血液的各种颗粒并且将它们缓慢转运到淋巴结，在这方面，该研究中强调许多肿瘤或发炎组织也由于其增强的通透性和保留作用（enhanced permeability and retention efect, EPR 效应），而非靶向性地累积靶向和非靶向纳米颗粒，这种效应可能通过生物靶向而增加或加速。对于疾病靶向，重要的是确定实验组（靶向）和对照组（非靶向）纳米颗粒之间摄取动力

学和生物分布的确切差异。通常，对于体内的靶向 X 线成像仍然存在许多问题，例如，如果在具有较低抗原浓度或不同摄取机制的组织中如何实现生物靶向纳米颗粒成像的对比度增强。

（三）光学成像在肿瘤淋巴结转移方面的应用

近来，光声成像（photoacoustic imaging, PAI）已成为小动物和人类乳腺癌患者的非侵入性淋巴结定位工具，因为它可以良好的超声空间分辨率（约 0.5 mm）灵敏地显现深层组织（约 50 mm）中 SLN 的对比增强。有机染料，如亚甲基蓝和吲哚菁绿已经普遍用作 PA 淋巴结示踪剂。然而，这些小分子有机染料的光谱性质具有浓度依赖性，并且会从前哨淋巴结中过快地流入相连的淋巴结，导致在腋窝淋巴分期中有较高的假阳性率。现在，其他无机造影剂，如金及碳基纳米结构已被广泛用作小动物淋巴结的 PA 成像，因为它们具有较强的局部表面等离子体共振效应、较好的生物相容性和有效的分子靶向能力，但是，始终存在的问题是无机材料通常伴随着长期安全的问题。

Lee C.H. 等人在 2015 年报道了一种可以用作双色光声成像的材料。在该研究中使用有机纳米萘酞菁进行体内双色 PA SLN 定位。纳米酞菁在最近几年被开发出来，这种材料具有独有的特征，包括：①在溶液中有着大于 1 000 的非常强的近红外（Near Infrared, NIR）吸收（此外，相同质量浓度的吸收为金纳米棒的近 100 倍）；②没有潜在的重金属毒性；③在 NIR 区域中的宽光谱调谐范围使其具有多色成像能力；④超高光密度下的非偏移光谱稳定性。

纳米萘酞菁冷冻胶束是由 707 nm 或 860 nm 的近红外吸收的两种不同的萘酞菁染料自组装和冻结的普朗尼克三嵌段共聚物制备而成。由于萘酞菁的疏水性，过量的表面活性剂可以在低温下过膜去除，而染料完全保留在胶束中。

使用两种类型的纳米萘酞菁进行 PA 成像，可以使深埋在 10 mm 厚的鸡胸肉深处的大鼠淋巴结在体内清晰可见（图 42-4-2）。这些结果显示出使用纳米萘酞菁进行多光谱光声成像来详细绘制淋巴引流系统的潜力。该研究第一次实现了体内两个独立淋巴系统同时双色 PA 成像。此外，在研究中已经成功合成了双色有机纳米配方萘酞菁（纳米复合物），并将其用作体内优异的 PA SLN 示踪剂。如果与临床 PA 成像系统结合使用，这种方法可能为乳腺癌患者的腋

窝淋巴结定位分期提供新的微创或非侵入性方法。此外,如果体内双色 PA 成像与靶向分子标记的纳米萘酞菁整合,则该方法可用于鉴定淋巴系统内癌细胞的迁移和转移。

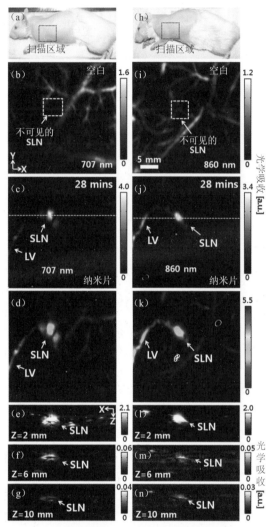

图 42-4-2 大鼠 SLN 的体内非侵入性 PA 成像,注射吸收波长为 707 nm 和 860 nm 的纳米片成像示意图

(a)(h)为在体内成像前拍摄的大鼠照片;(b)(i)为分别控制在 707 nm 和 860 nm 处的 PA MAP 图像,只有腋窝血管可见;(c)(j)分别在注射吸收波长为 707 nm 和 860 nm 纳米片后 28 min 获得的 PA MAP 图像,SLN 和淋巴管清晰可见;(d)(k)分别为(c)(j)深度编码的 PA 图像;(e)(l)分别为沿(c)(j)中的黄色虚线切割的横截面 PA B- 扫描图像;(f)(m)分别为注射 707 nm 和 860 nm 纳米片的 SLN 的横截面 PA B- 扫描图像和在大鼠顶部的一层鸡胸肉组织获得的 PA 图像;(g)(n)分别为注射 707 nm 和 860 nm 纳米片的 SLN 的横截面 PA B- 扫描图像和在大鼠顶部两层鸡胸肉组织上获得的 PA 图像

SLN,前哨淋巴结;LV,淋巴管;BV,血管

(四)核医学成像在淋巴系统方面的应用

淋巴系统是免疫系统的中心组成部分,作为二次循环系统,负责将液体、蛋白质和废物从组织中排到血液中。淋巴结也在传染性疾病、炎症和癌症的免疫应答中发挥重要作用。原发性肿瘤通常先侵入引流淋巴结,然后将其作为癌细胞进一步转移扩散的储库。将药物向局部引流淋巴结和淋巴系统整体运送是一项具有挑战性的任务。亲脂性化合物,例如长链脂肪酸、胆固醇酯、三酰甘油和脂溶性维生素可以通过淋巴管运输,但大多数化疗药物在常规静脉输注(intravenous injection, IV)后不能进入淋巴系统和淋巴结转移灶,这限制了淋巴结转移的临床化疗的发展。现在已经发现许多不同类型的纳米粒子,包括脂质体、二氧化硅纳米粒子和其他基于聚合物的药物递送系统,已经有效提高了将药物递送到淋巴系统的效率。

Tseng 等在 2014 年提出了一种用于输送到淋巴系统和淋巴结转移灶的可进行 SPECT-CT 成像的磷脂磷酸钙纳米颗粒。之前有研究报道过一种具有优异 siRNA 递送效率的脂质体包覆的磷酸钙(LCP)纳米制剂(粒径约为 25 nm),基于这个研究该研究则报道了将 [111]In 标记的 LCP 成功用于 SPECT-CT 成像中。

为了检测淋巴结转移,需要开发将制备的纳米粒子有效递送到淋巴系统的方法。临床上常使用核医学非侵入性成像技术,例如 SPECT 和 PET。在临床中,[111]In 的使用率超过 ^{99m}Tc,成为第二大使用的放射性核素。[111]In 衰变产生的光子能级主要为 171.3 keV 和 245.4 keV,在探测器设备的理想范围内。[111]In 的半衰期(2.83 d)也是一个有利因素,因为长时间暴露于放射性核素下机体可能会产生一定的毒性反应。许多研究已经使用 SPECT-CT 或 PET-CT 技术证明了各种类型的纳米粒子的肿瘤体内成像。

前人研究表明,LCP 纳米粒子不仅可被用于 siRNA 递送,还可以成功地将质粒 DNA 递送到肝细胞。基于 $Ca_3(PO_4)_2$ 的形成机制,可以与 $Ca_3(PO_4)_2$ 共沉淀的任何药物或放射性核素都可以掺杂到 LCP 中。由于铟(In)可以非常有效地与磷酸盐形成磷酸盐沉淀 [$Ca_3(PO_4)_2$ 的 Ksp=1.0×10^{25},$InPO_4$ 的 Ksp=2.3×10^{22}],在该研究中,作者将得到的共沉淀物混合到 LCP 制剂中得到 PEG 修饰的 [111]In 掺杂的 $Ca_3(PO_4)_2$ 纳米粒子。通过调节表面活性剂的量,可改变纳米粒子粒径。较大尺寸的(约 65 nm)被称为 L-LCP(Large LCP),改进表面修饰后得到的较小尺寸的粒径约 25 nm,被称为 S-LCP(small LCP)。

成像和生物分布研究表明,改进表面修饰方法后,聚乙二醇接枝的 ^{111}In-LCP 优先在 C57BL / 6 和裸鼠的淋巴结中积累约 70%ID/g(图 42-4-3)。肝脏和脾脏只积累了 25% 的 ID/g。较大的 LCP(直径约 67 nm)较少有淋巴积累。这些结果表明, 25 nm 的 LCP 能够穿透组织,进入淋巴系统,并通过淋巴引流积累在淋巴结中,原因有:体积小、良好的聚乙二醇化的脂质表面以及轻度负表面电荷。研究人员已经用药物装载 RFP cDNA 表达证明了系统性基因或药物可以被输送到淋巴结。

在该研究中已经证明,可以将 ^{111}In 成功载入 LCP 纳米粒子,得到的 S-LCP 对淋巴细胞的毒性很小而且能够穿透组织,进行全身淋巴结转移成像,同时可以向淋巴结进行药物运输。这些结果表明,静脉注射的 S-LCP 制剂作为向淋巴系统的输送系统将具有潜在用途。

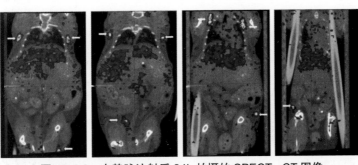

图 42-4-3　在静脉注射后 24h 拍摄的 SPECT - CT 图像

在四个不同的平面中,整个身体的对称淋巴结积累了大量的 S-LCP

(五)多模态成像在淋巴系统的应用

1. PET/MRI 双模态成像在淋巴系统的应用　铁的氧化物(iron oxide, IO)纳米粒子是一种磁共振成像造影剂,由于其具有超顺磁性和低毒性的特点现在已经被广泛应用于临床中。使用生物相容性铁制成的基于 IO 的纳米颗粒可能比使用其他类型的纳米颗粒更安全,因为 IO 的核心是由铁和氧原子组成(主要是 Fe_3O_4,其次是 Fe_2O_3),它们可以参与血红蛋白的合成。

Yang B.Y. 等人在 2015 年提出了应用 ^{68}Ga 和甘露糖功能化的两亲物包覆氧化铁纳米颗粒进行淋巴结成像和开发多模态成像探针的理念。

甘露糖受体是一种巨噬细胞表面参与糖蛋白内吞作用的免疫受体。甘露糖受体已被普遍用作检测 SLN 位置的指示位点,这有助于检测癌细胞转移的 SLN,在此基础上进行的淋巴结的医学成像为准确诊断早期癌提供了有效的方法。

作者提出了一种基于氧化铁纳米粒子的纳米材料的 ^{68}Ga-NOTA-IO-Man,它是一种使用甘露糖和 NOTA[S-2-(4- 异硫氰酸苄基)-1, 4, 7- 三氮杂环壬烷 -1, 4, 7- 三乙酸] 修饰、放射性核素 ^{68}Ga 标记的氧化铁纳米粒子,其粒径约为 10 nm,用于 PET 和 MR 双模态成像。

研究证实,制备的纳米粒子在体外测试和体内成像的各种条件下都具有较好的稳定性和可进行多模态成像的特点。该技术具有巨大的潜力,因为它不仅可以应用于淋巴结成像,还可以应用于各种癌症靶向成像。

2. PET/NIR 双模态成像在淋巴系统的应用　大多数实体肿瘤通过循环系统转移,前哨淋巴结通常是转移恶性肿瘤细胞到达的第一个位点,因此, LN 转移的检测对于准确的肿瘤分期和治疗决策至关重要。用于临床 LN 成像的蓝色染料和放射性胶体存在一些问题,例如有不良副作用和在 LN 的保留时间短。 近年来,用于非侵入性 LN 成像的纳米探针由于其简易的合成方法、可调的光学特性及良好的生物相容性受到越来越多的关注。

PET 是体内分子成像最敏感和最具特异性的技术,但它的发展受到了低空间分辨率的限制。相比之下,荧光成像具有高分辨率、允许空间可视化及有助于术中指导等优点,但其应用受到组织穿透力差的限制。如果将 PET 和荧光成像组合在一起不仅可以潜在地非侵入性评估 LN,而且具有高灵敏度和优异的空间分辨率。

Li T. 等在 2012 年提出了一种 DEG/DOTA- ^{68}Ga/NIR 染料修饰的靶向双模态成像的超小型单分

散二氧化硅纳米探针。

二氧化硅纳米粒子被广泛用于生物医学成像，因为二氧化硅具有良好的生物相容性和透光度。在该研究中最近开发了一种多功能的、大小可控制的单分散的药物或染料修饰的二氧化硅纳米探针。就我们目前所了解的，纳米粒子的物理、化学性质，特别是其粒径大小在全身淋巴组织的生物分布中起着至关重要的作用。由于二氧化硅纳米颗粒的粒径大小可以被精确控制，可以调查其粒径大小对它在淋巴系统内转运的影响，而且二氧化硅纳米颗粒具有多种功能及优异的特性，因此可用来改善 LN 转移瘤的成像。

已经有很多关于原发性肿瘤靶向纳米探针的研究，但很少有尝试专门靶向于转移性肿瘤的纳米探针，单链寡核苷酸作为一种以高特异性和高亲和力结合靶分子的适配体，引起了很大的关注，因为它们有分子量小、易于合成及不具有免疫原性等优点，并且被修饰后可以抵抗变性和生物降解。然而，目前尚未报道过应用单链寡核苷酸作为适配体来主动靶向淋巴转移的纳米探针。

在该研究中开创了一种简易的一锅合成法制备可进行 PET 和 NIR 荧光的双模态淋巴结成像的单分散、尺寸可控制的二氧化硅纳米探针的方法。单分散的 20 nm 二氧化硅纳米颗粒在前哨淋巴结中累积的量比大粒径的纳米颗粒（200 nm）更多，而且扩散得更快，因此对于有效的淋巴结成像更有优势。为了进一步增强具有转移性肿瘤淋巴结的靶向功能，在该研究中用 DNA 适配体（Apt）对 20 nm 二氧化硅 NC 进行功能化，其与核仁素（nucleolus，NCL）有较高的结合亲和力，NCL 是一种在细胞质和一些癌细胞（包括乳腺癌细胞）的质膜上过度表达的蛋白质。在鼠乳腺肿瘤模型中转移性肿瘤淋巴结显示出对 NCL-Apt 官能化二氧化硅 NCs 的摄取增强，并且改善了淋巴结中转移性肿瘤的检测效率。

该研究中合成用于双模态成像的二氧化硅纳米的方法与最近报道的方式相似。在该研究中首先合成硅烷改性的 NIR 染料（NIR-sil）和可以结合放射性核素（例如 ^{64}Cu）进行 PET 成像的硅烷化螯合试剂（DOTA-sil）。由于二氧化硅是光学透明的并且其激发和产生光的波长可以穿透二氧化硅，在加入原硅酸四乙酯（TEOS）后立即加入 NIR-sil，使得 NIR 染料稳定地结合并均匀分布在二氧化硅纳米晶体中。将 DOTA-sil 加入掺杂 NIR 染料的二氧化硅中，DOTA 被修饰在其表面用于螯合放射性核素。

然后使用聚乙二醇化的硅烷（PEG-sil）将 PEG 与二氧化硅纳米晶体的表面缀合。常规使用纳米粒子的表面 PEG 化来延长循环，使非特异性吸收最小化，并减少体内颗粒聚集。最后，通过螯合反应，用 ^{64}Cu 标记所制备的 PEG 化纳米晶体。

使用这种新型探针的双模态成像比传统的淋巴成像技术具有独特的优势。当二氧化硅纳米晶体的大小控制在 20 nm 时，它们可以在淋巴结中迅速有效地积累，从而在体内进行淋巴结成像。这是首次将适配体应用于功能化的二氧化硅纳米晶体，用于淋巴转移的主动靶向。与非靶向二氧化硅纳米晶体相比，适配体功能化二氧化碳纳米晶体在转移性淋巴结中的摄取和保留显著增强。这些双标记二氧化硅纳米晶体作为转移性淋巴结的有效无创靶向成像探针将具有提高临床肿瘤分期准确性的巨大潜力。

3. PET / CLI 双模态成像在淋巴系统中的应用　基于切连科夫效应（即放射性核素在产生高能射线的同时可以产生可探测光的特性）的核素切连科夫光学成像（Cerenkov luminescence imaging, CLI）是近年发展起来的新兴的分子影像学方法，在肿瘤诊断、疗效评估及分子探针体内代谢检测等方面已经有广泛的研究。同时，基于使用 γ 射线或正电子发射的放射性同位素的核医学成像技术是一种具有高灵敏度和强穿透性的较完善的诊断技术。近来已经开发了利用正电子发射断层扫描（PET）放射性核素（如 ^{64}Cu、^{68}Ga 和 ^{124}I）的切连科夫荧光成像（CLI），核成像和基于 CLI 的光学成像已成为许多临床前和临床应用中有前景的新型多模态成像技术，这种技术可以克服单一成像手段低灵敏度和穿透深度的缺点。

Lee S.B. 等在 2016 年报道了一种使用聚乙二醇包覆的 ^{124}I/Au 金纳米粒子用于前哨淋巴结 PET 和 CLI 发光成像的方法，通过将 PET 和切连科夫光学成像（Cerenkov luminescence imaging, CLI）（PET / CLI）组合，使用高灵敏度和稳定性的聚乙二醇化放射性核素纳米颗粒（PEG-RIe-Au 纳米粒子）用于检测 SLN。

许多研究发现，贵金属（如金、银、铂等）具有局域表面等离子共振（localized surface plasmon resonance，LSPR）效应，具有吸收和产生不同波长光信号的能力，具有潜在的 CLI 优势。现有的各种类型的用作核医学成像的放射性标记金纳米材料都是通过静电吸引等方法完成的。然而，这种标记方法会导致放射性同位素与蛋白质的交换，使其在非目标器官中高度摄取，从而产生假阳性的信号。常规放射性标记技术提出的这些问题显著限制了金纳米粒子(Au 纳米粒子)用于医学核成像的潜力。

为了解决这些问题,一些在该研究中已经报道了新型放射性标记技术作为直接标记方法的替代方法,包括使用无螯合剂的策略,其使用 ^{64}Cu- 孔体系直接掺入 ^{198}Au 以产生可用的生物成像造影剂。随着这些有趣的发现,作者利用简单直观的方式开发了放射性碘(^{124}I)功能化在金(Au)纳米颗粒上(RIe-Au 纳米粒子)作为新型核医学成像的纳米探针。

首先用 10 个腺嘌呤碱基(A_{10})组成的硫醇化寡核苷酸修饰 AuNPS,在每个富含嘌呤的 DNA 修饰的金纳米粒子上可以放射性标记超过 2 600 个放射性碘分子(Na ^{124}I)。所有反应均在室温下进行,以维持 Au 纳米材料的形态,如果加热则会产生纳米粒子的聚集。该研究显示,所有样品在 1 h 内达到近 100% 的标记产率。

然后在小鼠体内注射 PEG-RIe-Au 纳米粒子后 1 h 和 24 h 进行 PET / CT 成像和生物分布分析。在注射后 1 h 和 24 h 观察到肝脏和脾脏中 PEG-RIe-Au 纳米粒子的吸收强度。尽管许多颗粒在 24 h 在肝脏中的放射性信号仍然是明显的,但是弱于 1 h,表明 RIe-Au 纳米粒子在体内连续循环。在甲状腺和膀胱中也检测到放射性信号,这可能是生理摄取和分泌纳米粒子裂解产生的放射性核素引起的,然而,这些部位的信号比较低,表明这些纳米颗粒在体内具有高稳定性。

对于前哨淋巴结的体内可视化,将 PEG-RIe-Au 纳米粒子皮下注射到小鼠右后足垫中,然后进行组合 PET / CLI 分析。组合的 PET / CLI 图像清晰显示在注射后 1 h 前哨淋巴结的 PEG-RIe-Au 纳米粒子摄取,注射后 6 h 观察到最强的放射性信号。此外,在注射后 24 h,前哨淋巴结对 PEG-RIe-Au 纳米粒子的摄取仍然是明显的(图 42-4-4)。

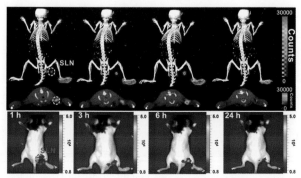

图 42-4-4　PEG-RIe-Au 纳米粒子的前哨淋巴结 PET/CIL 成像

在本研究中,使用高灵敏度和稳定性的聚乙二醇化的放射性核素包覆的金纳米粒子(PEG-RIeAu 纳米粒子)成功地使用小鼠联合 PET / CLI 在注射部位附近观察到前哨淋巴结成像。重要的是,极低的检测剂量和低放射性的 PEG-RIeAu 纳米粒子能够灵敏地定位前哨淋巴结,同时无毒性是这种材料的一大优势,使用这种新型探针的生物医学成像比目前的淋巴成像技术具有独特的优势。核医学成像是一种非侵入性诊断方法,克服了光学成像工具的深度限制,而 CLI 可以补偿核医学成像相对较低的空间分辨率,两者结合起来识别前哨淋巴结可以提供方便的术中指导。

(六)纳米技术在靶向淋巴结的药物转运方面的应用

1.超声介导纳米探针在前哨淋巴结化疗中的应用　局部注射抗癌剂目前在临床上不能用来作为标准治疗,因为它对周围正常组织会造成一定的损伤。抗肿瘤药物局部给药于转移淋巴结(LN)的有效性和安全性迄今尚未得到证实,因此该方法目前不能作为推荐治疗的手段。

Sato 等人在 2015 年提出靶向淋巴药物递送、纳米或微泡(NMBs)和超声波三者的组合有可能改善化疗效果。

顺式二氨基二氯铂(II)(CDDP)已被广泛应用于许多类型的固体肿瘤。在该研究中,在体外向乳腺癌细胞提供顺式二氨基二氯铂(II)(CDDP),发现其导致的肿瘤细胞的凋亡过程有一定的抗肿瘤作用。通过静脉途径给药的 CDDP 的剂量受到剂量相关的副作用的限制,因此,目标 LN 中达到 CDDP 的浓度可能不足以具有有效的抗肿瘤活性。如果将 CDDP 直接注射到靶组织或器官中将产生比静脉内给药更高的药物局部浓度,尽管 CDDP 向外渗透到软组织中可能导致局部正常组织损伤。但值得注意的是,LN 被一个密集的纤维组织囊包裹,因此精确注入局部 LN 的药物很可能保留在原位,渗透到软组织的量比较少,也就是说,将 CDDP 直接注射到 LN 中,在靶 LN 中将会存在更高递送剂量的药物,而且对周围正常组织的损伤最小化。在超声造影剂(即微泡)的存在下,超声(US)照射诱导的瞬时靶细胞的可逆性膜穿孔能增强外源性分子的输送,提高化疗药物的抗肿瘤活性。这种方法对癌症治疗具有显著的益处,包括对相邻正常组织的低毒性、高组织选择性和可重复的适用性。此外,体外实验表明,超声造影剂与超声联合可直接诱导肿瘤细胞凋亡。因此,将超声与微泡组合可提供一种增强抗癌剂递送至所需靶位点的新方法。

本研究中,进行了体外 NMBs 和超声辐射与 CDDP 的协同作用下对乳腺癌细胞抗肿瘤活性的评估。此外,使用 MXH10 / Mo / lpr 实验小鼠转移性 LN 模型中研究了具有 NMB 和 US 的淋巴内化疗的抗肿瘤效率。

在上述研究中,对肉瘤细胞淋巴内化疗(直接注射抗癌药物至 LN)获得比通过静脉内给药化疗更高的抗肿瘤效果。也证实了淋巴内化疗和超声联合纳米或微泡(NMBs)有着显著的抗肿瘤作用,其改善了 CDDP 向目标 LN 的递送,而不会损伤周围的正常组织。本研究表明,淋巴内化疗和超声联合纳米或微泡(NMBs)将对临床环境中化疗效率及副作用的改善有很大的益处。

2. 聚合物水凝胶纳米粒子在前哨淋巴结化疗方面的应用　抗原特异性适应性的免疫诱导仅发生在淋巴器官中,因此,疫苗到达淋巴组织的效力强烈地影响疫苗的功效。调节 T 淋巴细胞和 B 淋巴细胞的免疫功能不仅是改进纳米探针疫苗发展的关键,而且在治疗恶性肿瘤、自身免疫性疾病和过敏方面也具有很大的前景。T 淋巴细胞免疫反应的引发需要通过树突细胞(DC)向其递送复合物形式的加工肽片段形式的抗原。B 淋巴细胞免疫反应的引发及其分化成分泌抗体的浆细胞依赖于抗原对 B 细胞受体(BCR)的表面触发。以前的研究表明,通过递送配制成纳米颗粒或微粒的抗原可以显著增强天然 T 淋巴细胞和 B 淋巴细胞的免疫反应。

与可溶性抗原相比,纳米颗粒疫苗通过作用于不同的阶段来提高适应性免疫应答的质量和幅度。在 DC 的呈递过程中,它们可以增加抗原摄取,并且定性和定量地改善抗原呈递给 T 淋巴细胞,将纳米颗粒抗原的肽片段递呈给 MHCII 和 MHCI 分子,从而可以诱发 CD4 和 CD8 T 淋巴细胞应答。相比之下,可溶性抗原几乎完全通过 MHCII 分子呈递,从而限制了 CD4 T 细胞的免疫应答。在 B 淋巴细胞引发免疫反应的过程中,在纳米颗粒表面可有多个抗原拷贝,通过同时触发 B 淋巴细胞表面上的多个 BCR,显著增加 B 淋巴细胞的活化。T 淋巴细胞和 B 淋巴细胞免疫反应的引发仅发生在继发淋巴器官

中,因此,疫苗载体到达这些位点的效力成为它们诱导适应性免疫的关键因素,从而最终影响了疫苗的功效。

由于疫苗通常通过肌内或皮下注射进行扩散和运输,到达淋巴结的疫苗通常比较少,所以靶向淋巴器官的疫苗产生是很有必要的。为了从注射部位移动到淋巴结,疫苗必须被 DC 组织积极运送到淋巴结,或者需要沿细胞外基质的间质移动到淋巴管中,由于后一种方法不涉及细胞摄取,所以称为被动转运。纳米颗粒到达淋巴结的方式以及它们到达抗原呈递细胞的功效主要取决于它们在注射后的原位移动性,纳米颗粒有限的迁移率依赖于引入注射部位的局部 DC 的摄取和运输,这种纳米颗粒注射后会被纤维组织包围,并且大多数会被组织巨噬细胞吞噬。因此,只有少部分纳米颗粒将到达淋巴结并有助于诱导抗原特异性免疫应答。此外,注射部位若长时间存在纳米颗粒将会产生一种可能导致 T 淋巴细胞功能减退的抗原,并可能阻碍疫苗的效能。相比之下,细胞外基质中具有高迁移率的纳米颗粒可以沿着间质流动,因此在组织 DC 摄取后或被动进入淋巴管后具有更好的到达淋巴结的潜力。然而,关于确保淋巴结靶向所需的最佳纳米颗粒的大小和理化性质仍存在许多争议,并且通常情况下体外实验中纳米颗粒的摄取是体内实验纳米颗粒迁移率不良的预测因素。

De Koker 等人在 2016 年提出了一种聚合物水凝胶纳米粒子用于疫苗的淋巴结靶向递送。在报道中,PEG 化的纳米颗粒可以改善皮下注射后细胞外基质中纳米载体的迁移率。经验证,PEG 化是一种比较成功的策略,通过减少与巨噬细胞和血清蛋白的相互作用,从而增加了静脉注射后全身循环中蛋白质和纳米颗粒的半衰期。该研究解决了聚乙二醇化对还原敏感性水凝胶纳米粒子淋巴引流性质的影响及其对随后引发 T 淋巴细胞免疫应答的影响等方面的问题。

根据先前报道的方法合成平均粒径为 200 nm 的介孔二氧化硅(mesoporous Silica,MS)纳米颗粒。通过用吡啶二硫代乙胺(pyridine dithioethylamine,PDA)改性的聚(甲基丙烯酸)渗透到胺改性的 MS 纳米颗粒制备水凝胶纳米颗粒(PMAPDA)。随后,巯乙胺(SH)改性的聚(甲基丙烯酸)(PMASH)被渗透入上述体系中,

通过二硫化物交换进行交联,将模板溶解后再进行 PEG 修饰。

在该研究中已经证明 PEG 化极大地改善了水凝胶纳米粒子的淋巴结靶向性。体内实验证明,更多的淋巴结 DC 和 B 淋巴细胞变成纳米颗粒阳性,每个细胞上的纳米颗粒数量急剧增加,特别是来自注射部位的迁移 DC。淋巴结中纳米颗粒的增加导致抗原特异性 T 淋巴细胞的免疫反应引发增加。相应的定量分析证明,在注射 PEG-PMA 纳米颗粒后 12 h 和 48 h,其在 B 淋巴细胞、巨噬细胞、迁移性 DC 和淋巴结转移 DCs 的纳米颗粒的百分比显著高于 PMA 纳米颗粒,颗粒数量显著增加。在 DC 水平,迁移性 DC 与原位 DC 相比在细胞基础上增加了更多的纳米颗粒,这表明 DC 主动迁移纳米颗粒是 PEG-PMA 和 PMA 纳米颗粒引流的主要渠道。但是,纳米颗粒也大量存在于非迁移性淋巴结细胞中,包括巨噬细胞、B 淋巴细胞和淋巴结转移 DC 等,这表明纳米颗粒的被动引流也存在。为了进一步表征纳米颗粒的淋巴结引流性质,在该研究中分析了其在淋巴结内的分布。与 PMA 纳米颗粒相比,有更多数量的 PEG-PMA 纳米颗粒存在于淋巴结中。大多数纳米颗粒在囊下窦中可见,其排列在淋巴结和 B 淋巴细胞区域的正下方。囊下窦是组织输入或排出的所有纳米颗粒的进入口,其内有自由流动的纳米颗粒或在迁移 DC 内积极输送的纳米颗粒。囊下窦含有大量的巨噬细胞,其捕获穿过淋巴结的自由纳米颗粒并将纳米颗粒转运到囊底下卵泡中的 B 淋巴细胞中。实际上,许多 PEG-PMA 纳米颗粒位于囊下窦和 B 淋巴细胞卵泡之间的边界区域,这也解释了它们在 FACS 分析中与巨噬细胞和 B 淋巴细胞的高度关联的原因。重要的是,纳米颗粒在淋巴结较深的旁皮层区域也是可见的,在那里它们唯一紧密存在的 T 淋巴细胞中。分类的 DC 和 B 淋巴细胞的共焦显微镜图像也证实了纳米颗粒在这些免疫细胞亚群的内化。

最后,除了递送抗原之外,PMA 纳米颗粒的 PEG 化还具有改善分子佐剂和药物向淋巴结递送的潜力。

3. 纳米脂质体在前哨淋巴结化疗方面的应用　淋巴系统在癌症转移中发挥了积极作用,多发性肿瘤首先通过淋巴结转移,因此,淋巴结转移已成为癌症分期和预后的关键因素。近年来,在肿瘤淋巴结转移的预测、诊断和治疗领域进行了广泛的调查研究。在治疗方面,刺激肿瘤淋巴管生成的生长因子(如 VEGFC、VEGF-D、VEGFR-3)相关方面的知识为潜在的分子治疗提供了预防或减少淋巴结转移的新靶点。然而,在临床实践中,化疗仍然是淋巴结转移的首选治疗方法。常规的全身化疗不能有效地将药物递送到淋巴系统反而对其他系统产生不必要的毒性,因此药物递送系统能够特异性和有选择地将药物靶向转移至淋巴结或肿瘤细胞是当前有必要解决的问题。作为化疗药物的输送系统,纳米脂质体可以提高淋巴结中药物浓度,延长作用持续时间,减少药物流入血液循环。但纳米脂质体在正常乳腺和转移性淋巴结之间的选择无特异性,这一问题可以通过对纳米脂质体的表面进行修饰来解决,其已经被证明是潜在的纳米脂质体靶向转移淋巴结的有效策略。

Ye T.T. 等人在 2015 年提出了一种低分子量肝素修饰的负载多西他赛纳米脂质体基于根据酶-底物相互作用介导靶向肿瘤淋巴结转移的方法。

肝素酶(heparinase,HPA)是一种裂解硫酸肝素的糖苷内切酶蛋白多糖,在特定位点释放硫酸乙酰肝素片段以及被细胞外基质(extracellular matrix,ECM)所捕获,因此,HPA 参与 ECM 的降解和重塑。HPA 的活性与肿瘤的侵袭和转移密切相关,该酶在转移性肿瘤细胞中优先表达。几项研究表明,高转移性肿瘤细胞与不易转移或非转移肿瘤细胞相比会产生大量的 HPA。研究还显示,通过观察 MRI 对比度增强的变化,转移性肿瘤淋巴结中 HPA 的表达显著增加,但原发性肿瘤淋巴结中几乎无 HPA 的表达,因此,HPA 活性与转移性肿瘤细胞及淋巴结转移直接相关。低分子量肝素(LMWHEP)是治疗血栓形成的有效抗凝剂,其属于带负电荷的糖胺聚糖,可生物降解和具有水溶性,已经可商购获得,如贝马林和依诺肝素等。抗凝剂的潜在抗癌作用于 1954 年首次被报道。普通肝素(UFH)和 LMWHEP,特别是 LMWHEP 显示抗肿瘤和抗肿瘤转移的生物学功能,LMWHEP 在对转移患者或局部晚期癌症的治疗研究中具有更好的预后效果。LMWHEP 减少肿瘤转移的机制之一是对乙酰肝素酶(HPA)产生的抑制作用。

该研究首次使用低分子量肝素(LMWHEP)针对肿瘤淋巴结转移进行治疗。在该研究中,假设 LMWHEP 修饰的纳米脂质体作为药物递送系统可以基于以下策略增强淋巴结转移的靶向功效：①LMWHEP 作为负电荷和水溶性多糖包衣包裹在正电荷纳米脂质体的表面，LMWHEP-LP 的淋巴引流是从间质位点进入到淋巴循环；②在转移淋巴结中，LMWHEP 可与转移性肿瘤细胞分泌的 HPA 结合，导致转移淋巴结转移和摄取 LMWHEP 增加；③作为增强转移性肿瘤细胞靶向效应的结果，HPA 降解的 LMWHEP 可以改善细胞摄取。

总之，本研究表明，低分子量肝素具有可以优先介导区域性转移淋巴结靶向的新功能，并讨论其相关靶向机制。基于低分子量肝素（LMWHEP）修饰的纳米脂质体（LMWHEP-LPs）和淋巴结转移靶向底物（LMWHEP-HPA）相互作用进行了系统研究。加载化学药物或荧光分子的 LMWHEP 修饰的纳米脂质体通过电荷吸附作用被成功制备。体外稳定性和药物释放结果意味着 HPA 可以降解纳米脂质体表面的 LMWHEP，导致纳米颗粒粒径减小、Zeta 电势增加和药物释放加速。LMWHEP 修饰所带来的负电荷和亲水表面层可以促进淋巴引流，使得纳米颗粒从间质部位进入淋巴循环。然后 LMWHEP 修饰的亲水表面层由转移淋巴结内肿瘤细胞分泌的 HPA 降解，导致转移性淋巴结摄取和通过 HPA-LMWHEP 增加，并且它们之间的相互作用可延长其在转移淋巴结内的保留时间，进一步增强 LMWHEP-LPs 转移瘤的细胞靶向能力，与未被 LMWHEP 修饰的纳米脂质体相比，LMWHEP-LPs 在正常细胞和正常淋巴结的摄取不会增加。因此，LMWHEP 修饰可以在组织水平和细胞水平上特异性增加淋巴结转移的靶向。总之，本研究扩展了低分子量肝素的应用，提供了一种肿瘤淋巴结转移诊断和治疗的新策略。

（七）纳米技术在淋巴结免疫治疗方面的应用

宿主的淋巴组织和器官在保护宿主免受感染及肿瘤扩散中起关键作用。由微生物或肿瘤抗原诱导的免疫应答涉及许多宿主细胞群体的协调活动，这种免疫应答过程的一个重要部分是宿主对白细胞的直接运输，其部分运输由基于趋化因子（chemokine，CK）与同源细胞受体相互作用所致的趋化性通信系统调节，它的机制是由宿主细胞向周围组织中分泌的 CK，可建立一个可溶性和/或固定化的 CK 浓度梯度，宿主会在该浓度梯度存在的条件下将白细胞迁移到高 CK 浓度区域。巨噬

细胞、树突状细胞（dendritic cells，DCs）和中性粒细胞等利用趋化性通信系统递送和呈递抗原到次级淋巴器官。目前为止，许多病原体已经拥有了挫败宿主防御系统的一些复杂手段，包括阻断白细胞趋化性向感染区域运输。因此，恢复及可预测地操纵免疫细胞的趋化性通信系统作为一种治疗手段越来越具有吸引力，其为新疫苗佐剂、抗肿瘤试剂、抗炎药物及抗微生物治疗药物等的设计提出一种新的方向。

其中一种可行的方法是在局部设计 CK 浓度梯度，使得关键免疫细胞，如 DCs、中性粒细胞等在局部组织的积累量增多或引起免疫应答级联反应以消除病原体或肿瘤。据报道，一些生物体内可降解的纳米颗粒能够持续释放各种 CK 从而可引导树突状细胞、单核细胞和 T 淋巴细胞等的体外迁移。除引导免疫细胞迁移外，可释放 CK 的纳米颗粒已被用来招募局部组织的内源性祖细胞，可以促进组织再生和伤口愈合，并恢复缺血组织灌注，因此，在治疗心肌梗死方面具有一定的潜力。尤为重要的是，纳米颗粒的 CK 可持续性释放避免了重复注射 CK，这是临床应用此类纳米颗粒的主要优点。然而，将 CK 负载到现有支架的过程中受到很大的限制，因此，需要开创一种能够更有效捕获 CK 的同时能够利用更多引诱剂创建 CK 浓度梯度的"点-源"式释放的 CK 负载系统。

Popova T.G. 等在 2015 年提出了一种可实现趋化因子释放的纳米粒子，其可调控淋巴结的微环境。本研究提出了一种重塑体内 CK 浓度梯度的方法，基于含有内部交联染料亲和诱饵的交联聚丙烯酰胺水凝胶开放网状纳米颗粒（nanoparticles，NP）可持续释放 CKs，用于可逆地 CK 结合和释放。该 NP 由无毒的聚丙烯酰胺水凝胶支架组成，在组织中可长时间持续存在，该支架含有足够尺寸的分子孔，以允许小蛋白质分子（8~20ku）例如 CK 的扩散。

使用含有不同化学诱饵的 NP 用于负载 CK，这些 NP 可提供 CK 的持续释放。不同化学性质的各种诱饵可以快速并入 NP 中，并且从环境中逐步捕获包括 CK 在内的各种分子。在这些诱饵中，三嗪及酸性、碱性和分散型的纺织染料由于其与蛋白质上的多种配体在特定分子识别过程中的高亲和性而引起人们较多关注。

实验证明，皮下注射可以快速将 NP 运送到区

域 LN。小鼠皮下给药后，测试了 IL-8 和 MIP-1α 负载的 NP 对 LN 的中性粒细胞募集的能力：装载 IL-8 和 MIP-1α 的 NP 在足垫注射后显示小鼠 LN 对中性粒细胞的募集增加，而对照小鼠接受相等剂量无 NP 的 CK 溶液或无 CK 的"空" NP 溶液后仅显示了低程度的、剂量依赖性的中性粒细胞浸润。该技术提供了一种直接治疗或恢复免疫细胞流量的新方法，并且还可以同时用于治疗药物的递送。

（八）分子影像在淋巴瘤方面的应用

1. 纳米技术在淋巴瘤治疗中的应用　Yang S. 等在 2013 年报道了一篇通过合成高密度脂蛋白纳米粒子治疗 B 细胞淋巴瘤的文章。在文章中提出了一种高密度脂蛋白纳米粒子 (HDL-NPs) 的合成方法，它通过应用金纳米颗粒为模板以控制粒子大小并确保其为球形。像天然高密度脂蛋白（high density lipoprotein， HDL）一样，仿生 HDL 纳米颗粒能靶向结合清道夫 B-1 型受体，B-1 型受体为淋巴瘤细胞表达的 HDL 高亲和力受体。其功能与天然 HDL 相比，金纳米模板能够对淋巴瘤细胞中胆固醇流通量进行差异化处理，可以促进细胞胆固醇流出，并限制胆固醇向细胞内的输送。因此，这种 HDL 纳米颗粒除了可以与清道夫 B-1 型受体结合治疗 B 细胞淋巴瘤外，还可以通过胆固醇饥饿疗法选择性诱导肿瘤细胞凋亡，将两种对 B 细胞淋巴瘤的治疗方法结合在一起。经验证在 B 细胞淋巴瘤的小鼠模型中，HDL-NPs 选择性抑制了 B 细胞淋巴瘤的成长。因此，HDL 纳米颗粒作为一种生物功能治疗剂，其作用机制是依靠金纳米模板的存在而实现的。

总之，HDL-NPs 在 B 细胞淋巴瘤以及其他潜在的病理性胆固醇累积造成的恶性肿瘤或疾病中是有一定疗作用的。

2. 纳米技术在淋巴瘤的成像应用　Jia F. 等在 2008 年报道了可靶向 bcl-2 基因表达产物的 ^{111}In/DOTA/PNA（肽核酸）-peptide 纳米粒子用于小淋巴细胞性淋巴瘤的成像。以往的研究已表明 bcl-2 基因在非霍奇金淋巴瘤（NHL）中过度表达，如小淋巴细胞淋巴瘤（SLL）等，bcl-2 表达产物的无创成像在评估患者疾病的复发或治疗失败的风险方面具有一定的潜力。本研究的目的是合成及综合评估可靶向 bcl-2 基因表达产物的放射性标记肽核酸（PNA）-peptide，与 bcl-2 信使 RNA 的翻译起始位点互补的用 111In 标记的 PNA 是被 Tyr3-octreotate 修饰的，可用于生长抑素受体介导的细胞内传递。

DOTA-anti-bcl-2-PNA-Tyr3-octreotate（1）和 3 个对照组纳米粒子（DOTA-nonsense-PNA-Tyr3-octreotate（2），DOTA-anti-bcl-2-PNA-Ala（3）以及 DOTA-Tyr3-octreotate。采用可表达 bcl-2 信使 RNA 和生长抑素受体的 Mec-1 SLL 细胞进行体外研究。对 Mec-1 携带 SCID（严重联合免疫缺陷）的小鼠进行该材料的生物分布研究和小动物 SPECT-CT 成像。

最后得到的结论：^{111}In 标记的分子探针 1 是通过生长抑素受体介导的机制被 Mec-1 细胞吸收。生物分布研究显示，特异性肿瘤可以摄取分子探针 1、分子探针 4 及分子探针 2，但不能摄取突变型分子探针 3。Mec-1 肿瘤在小动物 SPECT-CT 上的成像可以通过 ^{111}In 标记的 DOTA-Tyr3-octreotate（4）DOTA-anti-bcl-2-PNA-Tyr3-octreotate（1）分子探针实现，但不可以通过 2 个阴性对照分子探针 2 和 3 实现。

总之，这种 ^{111}In 标记的肽核酸（PNA）-肽生物偶联物证实了 bcl-2 表达产物在新型人类小细胞性淋巴瘤小鼠模型中的分子成像原理。该成像剂可用于评估 NHL 患者疾病的复发或治疗失败的风险率。

Calzada V. 等在 2017 年报道了一篇靶向 PTK7 的适配体修饰的荧光和 ^{99m}Tc 标记的探针作为分子显像剂用于淋巴瘤和黑色素瘤体内成像的文章，酪氨酸激酶 -T（PTKT）是一种在许多癌症中过度表达的蛋白，适配体 Sgc8-c 为具有高亲和力和高特异性识别分子靶标能力的单链寡核苷酸，它可以选择性结合蛋白酪氨酸激酶 -7（protein tyrosine kinase-7， PTK7）受体，并在许多癌症中过度表达，已成为癌症分子成像的一类探针。文中报道了靶向 PTK7 的两种适配体探针，其被荧光染料 AlexaFluor647 或 6- 肼基烟酰胺（6-hydrazinonicotinamide， HYNIC）螯合的 ^{99m}Tc 分别修饰 Sgc8-c 制备了两种分子探针，在室温及缓冲溶液中完成修饰过程。适配体探针的存在是通过两种成像剂的物理、化学及生物学的对照组实验验证的。通过细胞结合、流式细胞术和共聚焦显微镜等实验验证了：适配体探针可识别黑素瘤

（B16F1）细胞系和淋巴瘤（A20）细胞系。 最后，对肿瘤模型小鼠进行了体内成像的研究，两种适配体探针在体外均能够结合黑素瘤细胞系和淋巴瘤细胞系，但在肿瘤模型小鼠的体内成像中肿瘤对两种适配体探针有不同的摄取量，B 细胞淋巴瘤对荧光标记的分子探针有良好的摄取，然而放射性标记的分子探针由于其较高的血管外分布以及活体对其快速清除的特性导致肿瘤对它无摄取量。

体内研究表明，所制备的分子探针在 B16F1 细胞的动物黑素瘤模型及 A20 细胞的淋巴瘤模型中可以进行靶向成像（图 42-4-5）。

总之，这两种适配体探针在体外和体内的研究中产生了有趣的结果和不同的表现。目前正在

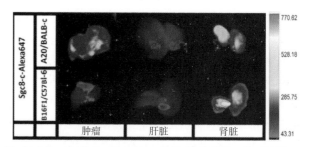

图 42-4-5　含有 Sgc8-c-Alexa647 的 BALB-c 和 C57BL-6 小鼠模型离体 2 h 图像
图像显示了在 B 细胞淋巴瘤 A20 / BALB-c 小鼠模型和黑色素瘤 B16F1 / C57BL-6 小鼠模型中肿瘤部位摄取及无特异的性器官信号

进行进一步研究以更好的定义并提高 Sgc8 适配体在分子成像方面的应用。

第五节　血液、淋巴系统的未来医学影像学展望

一、分子影像在血液、淋巴系统的发展现状

（一）淋巴系统的发展现状

从临床的角度来看，腋窝淋巴结清扫术（axillary lymph node dissection, ALND）已被广泛用来治疗乳腺癌。 这项手术主要涉及去除整个腋窝区淋巴结，以防止癌症转移并通过组织学分析确定癌症的分期。 然而，ALND 存在很多诸如术后疼痛、手臂运动受限和慢性淋巴水肿等问题。 在 1960 年，Gould 等创了"前哨淋巴结"（sentinel lymph nodes, SLN）一词，该淋巴结为从原发性肿瘤迁移的第一个淋巴结区域。 在 1977 年，Cabanas 首先提出 SLN 活检用于治疗阴茎癌。 随后，莫顿等人描述了 SLN 用于早期肿瘤的成像细节，进一步证实了 SLN 活检有助于医生评估淋巴结状态并且选择有效的治疗方案。 迄今为止，SLN 活检已广泛应用于原发性癌细胞是否迁移到局部淋巴结的临床诊断。 这种方法相较于传统 ALND 的优势在于降低了发病率并且缩短了住院时间。 此外，SLN 活检不仅可以帮助乳腺癌手术，而且还可帮助其他癌症相关手术，如结直肠肿瘤、外阴癌、子宫颈癌、子宫内膜癌和黑色素瘤等。 因此，SLN 活检在临床癌症诊断中起关键作用。 准确的 SLN 成像是完成 SLN 活检是重要的前提条件。

到目前为止，许多不同的淋巴结（lymph node, LN）成像，主要包括 SLN 的成像方法被用于动物模型及患者的治疗。 MRI 由于其较高的空间分辨率、时间分辨率、深度检测范围以及可 3D 成像等优点成为一种有效的淋巴结成像方法。 此外，在近年来，LN 的光学成像因为其快速、低成本和无创的特点吸引了人们的注意，到目前为止，已经有了很大的发展，定量光学成像设备可以为其提供与组织学相关的信息。 光学成像技术也被应用于患者的淋巴成像，Nguyen 等人报道了 20 例乳腺癌患者通过光学断层成像显示乳腺肿瘤边缘。 尤为重要的是，近红外（near infrared, NIR）荧光成像对于术中 LN 成像具有很大的意义，因为 NIR 荧光具有较高的组织穿透能力（高达 1 cm），并且近红外区域有较低的活体组织自发荧光背景较低。 为了准确的 LN 成像，有效的纳米探针是必不可少的，传统的用于临床 SLN 成像的纳米探针有蓝色染料（异硫丹蓝和亚甲基蓝）和放射性胶体（^{99m}Tc 胶体）。

然而，用于临床 SLN 成像的蓝色染料和放射性胶体也存在一些问题，例如有不良副作用和 SLN 的保留时间短。 近年来，用于非侵入性 SLN 成像的纳米探针由于其简易的合成方法、可调的光学特性及良好的生物相容性受到越来越多的关注。

（二）血液系统的发展现状

在白血病的治疗中，如果药物使用过多或时间

过长,会让细胞产生耐药机制,且会对正常细胞也有很大的毒性作用,因此临床上需要降低给药量,以降低对正常细胞的损伤作用。目前的研究表明,多药载药纳米粒子作为一种新的,以协同方式作用的纳米药物,可以降低给药剂量和药物的作用时间,确保两种药物最大限度到达特异性靶细胞并降低正常细胞的细胞毒性,这些纳米药物能够表现出高抗白血病活性。

两种或多种药剂的协同组合可以克服由于单种药物高剂量使用造成的毒性和其他副作用。嵌合BcreAbl癌蛋白是慢性髓性白血病(CML)的分子标志,因此,可以通过抑制 BcreAbl 蛋白表达过程中信号通路的上游或下游来进行 CML 治疗干预。最近,科学家们提出了一个将砷化合物与伊马替尼相结合的治疗策略,甲磺酸盐确实在诱导 BcreAbl 阳性细胞凋亡显示出更大的潜力。

此外,根据这种概念,人们还可以将其他两种或多种药物联合起来治疗白血病。根据这种概念做出的药物制剂可以在不久的将来在治疗 CML方面具有很大的潜力。

二、目前遇到的问题

(一)分子影像在淋巴系统成像和治疗中存在的问题

传统的用于临床 SLN 成像的纳米探针,如蓝色染料(异硫丹蓝和亚甲基蓝)和放射性胶体(^{99m}Tc 胶体)有一些缺点:注射蓝色染料后,蓝色染料会长时间留在注射点;此外,根据临床经验,由于医生可视化检测的需要,外科手术必须暴露 SLN;SLN 放射性定位需要辐射曝光,但因为乳腺或者它的区域淋巴结的辐射曝光有可能引起淋巴引流的改变;而且对于 SLN 放射性定位而言,需要特殊的设施及安全宽敞的房间;除此之外,因为 SLN 需要吸收大尺寸的放射性胶体(100~200 nm),所以通常需要漫长的等待时间(例如 24 h);另外,蓝色染料(如专利蓝活体染料)可能不利于乳腺癌术中脉冲血氧记录。由于以上种种原因,非侵入性探针成为临床上高分辨率 SLN 成像的首选。理想的SLN 成像探针应具备以下性能:在 SLN 有足够长的滞留时间;信号强;无毒性和较好的生物相容性;高空间、时间分辨率;较高的光稳定性;易于修饰;粒径大小适当(如范围在 10~50 nm 内)。通常纳米粒子的粒径大小和的迁移时间之间存在着一定

的联系,直径在 5~10 nm 的纳米颗粒可以从 SLN的毛细淋巴管移动到相邻的淋巴结。虽然直径小于 5 nm 纳米粒子也可以移动到毛细淋巴管,但是它们也会迅速从淋巴结扩散出去,使 SLN 难以识别。那些尺寸较大的(> 300 nm)的纳米粒子又有很少的一部分会从注射部位扩散到相应淋巴结区域。因此,虽然直径在 20~200 nm 的纳米颗粒可以用于SLN 成像,但是直径在 10~50 nm 的纳米粒子在SLN 的成像效果才是最佳的。显然,通过常规有机合成方案很难合成所有这些性质都具备的小分子探针。

(二)分子影像在血液系统疾病治疗中的问题

在治疗白血病药物中,药物运输是人们目前面临的主要问题之一。目前,科学家们用人血白蛋白(人血白蛋白已经被制成微球或纳米颗粒)运载药物,人血白蛋白可以负载多种药物,然而,由于这些超分子组件具有相对较大的尺寸,所以药物在通过肝脏和脾脏的过程中,摄入网状内皮系统(RES)的量是有限的。此外,白蛋白和药物分子之间的非共价相互作用力较弱,导致在血液运输途中药物与蛋白的脱离,这是目前相关的研究想极力避免的问题。

由于血液中运载系统快速的代谢降解,使得抗癌药物的效率降低。此外,对于聚合物颗粒而言,其不受控制的爆发式的药物释放会导致血液循环系统发生药物泄漏。

三、不同问题的解决方法及展望未来

(一)淋巴系统问题的解决方法及展望未来

纳米技术为纳米结构探针的设计提供了一个新的机会。各种各样的纳米颗粒,如量子点(QDs)、金纳米笼和纳米棒、基于二氧化硅的纳米颗粒、聚合物纳米凝胶和超顺磁性纳米粒子已经被广泛用作SLN 成像。此外,还可以设计出新型纳米探针用于多模态 SLN 成像。预计,纳米探针的发展将会对未来临床 SLN 成像的影响产生巨大的影响力。

无机和有机纳米探针在淋巴结成像方面已经取得了巨大的进展。生物相容性较高的可用于术前和术中 SLN 成像的纳米探针是目前临床上非常需要的。虽然这个问题可以通过淋巴扫描和蓝色染料的可视化实现,但是这些侵入性的操作过程经常导致不良并发症。作为替代方法,用于非侵入性 SLN 成像的双模态纳米探针越来越受欢迎。事实上,已经

有几种方法可以实现这个目的的,其中一种较实用的方法就是可以将 NIR 探针和 MRI 探针整合成一种纳米探针。NIR 成像探针可以来自于不同的荧光量子点、荧光分子染料或上转换纳米颗粒(upconvers- ion nanoparticles, UCNP)。MRI 探针可以来自于基于 Gd 元素的纳米颗粒或超顺磁性氧化铁(superparamagnetic iron oxide , SPIO)颗粒。这些结构单元可以灵活地组合成无机或复合纳米探针。未来科学家们将要面临的一个严峻的挑战是纳米探针生物安全性的系统性证明,此外,应考虑纳米探针中结构单元的适当分布,以获得其性质和毒性的最佳平衡。

MRI 技术是最广泛使用的临床诊断工具之一。SPIO 纳米颗粒的发展进一步加速了淋巴结 MRI 的临床应用。未来的研究应着重于 SPIO 纳米颗粒的合理设计,以便满足多种要求标准。例如,可以调整纳米颗粒的大小使得其在 SLN 内足够长的滞留时间。其他成像单元包括荧光分子和放射性核素的探针可以通过与 SPIO 纳米颗粒结合,用于多模态 SLN 成像。新开发的 SPIO 纳米颗粒的生物安全性是很重要的,需要在动物模型甚至患者中进行多次评估。由于其良好的生物相容性,SPIO 为主的用于 SLN 成像的纳米探针将具有巨大的临床潜力。

纳米探针与其他治疗药物的组合将在不久的将来成为一个新的发展方向。在过去的几年中,纳米粒子在疾病诊断和治疗中的应用受到越来越多的关注,诊断治疗一体化的纳米粒子已经呈现一个多功能化的发展趋势,与仅用于诊断的纳米探针相比,诊疗一体化的纳米颗粒更具吸引力,同时进行诊断和治疗提高了患者的痊愈率,这个结论已被 Chatterjee 等人证实,他们构建了一种 SiO_2 介孔包裹上转换纳米材料负载不同光敏剂,如锌酞菁的 UCNP,光敏剂通过在 980 nm 的激光照射可用于近红外成像和肿瘤光动力学治疗。Zheng 等人报道了聚乳酸 - 羟基乙酸微泡包覆的多柔比星负载的 SPIO 用于淋巴成像和化学疗法。这些研究表明,诊疗一体的微纳米颗粒可能开创一个纳米探针用于淋巴结成像和治疗的新时代。

此外,靶向性的配体作为第三功能单元可以被纳入诊疗一体的纳米颗粒,目前大部分针对 SLN 成像的纳米探针缺乏靶向性的功能。向纳米探针引入靶向分子后可以进行特定的淋巴结靶向成像,很多淋巴内皮细胞标记物,如 LYVE-1 和平足蛋白等可作为特殊的靶向性物质。Xu 等人报道了 LYVE-1 修饰的 PEG 化 SPIO 纳米粒子能够靶向性地对淋巴内皮细胞进行 MRI 成像。除此之外,Park 等人近期设计了一种甘露醇修饰的 PEG-SPIO 纳米颗粒,可用于靶向定位腹膜巨噬细胞,在大鼠静脉注射此纳米粒子后 24 h 内可以进行淋巴结 MRI 成像,甘露糖修饰的纳米颗粒与不含甘露糖的纳米颗粒相比,修饰过的纳米颗粒在大鼠的淋巴结内积累的量更多。此外,淋巴管生成标记物可作为治疗靶点,最近的研究表明,通过抗体治疗或 siRNA 治疗抑制 VEGF-C 可以有效预防淋巴结转移。就目前研究而言,治疗性的纳米粒子与成像纳米探针的组合用于淋巴结靶向性的成像和治疗还没有被报道过。因此对可靶向性淋巴结成像和治疗的纳米探针的研究将有一个很大的发展空间。

未来另一个有意义的研究就是对智慧型成像纳米探针的开发,它不用通过传统的 SLN 活检方法就可以帮助诊断 SLN 状态(转移性或非转移性),这个概念基于在肿瘤转移扩散过程中淋巴管生成的过程。很多淋巴管生成的标记物,如 VEGF-C 配体及其 VEGF-R3 受体与乳腺癌是息息相关的。这些标记物提供了一种非侵入性的诊断和治疗转移性淋巴结的方法。特别是随着"可激活"分子成像用于癌症诊断的进步,可以纳入一个新模式到当前的 SLN 纳米探针中。例如,淬灭的荧光共振能量转移分子成像探针被设计用来反映与分子靶向性的属性(如蛋白酶活性或表达水平)相关的定量信息,这个可以通过使用荧光断层成像系统(FMT 2000, Perkin-Elmer, MA, USA)实现。尽管这些分子成像探针不用于 SLN 成像,但主要是可以将它们与 SLN 成像探针整合在一起,产生用于 SLN 成像和癌症治疗的"一体化"纳米探针。

总之,纳米探针的发展将会对未来临床 SLN 成像产生巨大的影响力,SLN 成像基础上的 SLN 活检有助于医生评估淋巴结状态并且选择有效的治疗方案,对淋巴系统肿瘤及其他疾病的诊断与治疗将产生深远的影响。

(二)血液系统的问题解决方法及展望未来

在白血病的治疗中,针对运输药物这个问题,研究者们设计了一种用于白蛋白(HSA)衍生的白蛋白 / 聚合物壳核纳米载体 cHSA-PEO(2000)16-DOX27 用于 DOX 的负载和递送,这种体系是基于蛋白质变性折叠药物策略构建的。首先药物外层由约 16 个 PEO(2000)链组成,以赋予药物水溶性、稳定性以及良好的药理作用。生物相容性良好,酶可降解的内层由阳离子化 HSA 衍生的多肽构成,28 个 DOX 分子通过酸酶感的腙键共价修饰在阳离化 HSA 的多肽骨架上,并且,多孔的结构有效提高了 DOX 的负载能力,因此,该系统有效地应用于药物运输系统中。

在骨髓瘤的治疗中,科学家们合成了一种脂质体来将药物运输到骨髓瘤细胞。carfilzomib(卡菲佐米)对 MM 肿瘤细胞可以作为有效的药物运输递送手段,纳米脂质体可以减少全身毒性,同时脂质体良好的生物相容性,提高了其运输效率,对体内肿瘤体现出了显著的生长抑制。科学家的研究结果证明了工程化脂质体 carfilzomib 纳米颗粒在治疗 MM 方面的潜力,并确定了脂质体可以作为卡菲霉素药物输送工具。

【参考文献】

[1]　CERVANTES G M, CAYCI Z. Intracranial CNS Manifestations of Myeloid Sarcoma in Patients with Acute Myeloid Leukemia: Review of the Literature and Three Case Reports from the Author's Institution[J]. Journal of Clinical Medicine, 2015, 4(5): 1102-1112.

[2]　CHO S F, LIU T C, LU C Y, et al. Epidural leukemic involvement and intracranial hemorrhage as initial manifestations in a newly diagnosed chronic myeloid leukemia patient[J]. Annals of Hematology, 2011, 90(5):607-609.

[3]　LIAO JY, H UANG ZK, LIANG SM . 2 cases of leukemia brain in filtrant ion[J]. Chin J Radiol, 2005, 39(5): 554-555.

[4]　HAN YQ, MIAO H , ZHANG J. CT findings of extra medullary in filt ration of leukemia in children[J]. Chin Clin Med Imaging, 2005, 16(4): 215-217.

[5]　XUE K, CEN H Y, YOU JH , et al. One case of acute lymphoblastic leuk emia with renal damage as recurrence or the first performance[J].Journal of Clinical Hematology, 2008, 21(3): 163-164.

[6]　YUE K T, WU C Y, ZHOU M Y, et al .Two cases of leukemia violated the skull in Childhood[J]. Chin J Med Im aging, 2007, 15 (1): 61-63.

[7]　TANAKA N, MATSUMOTO T, MIURA G, et al . CT findings of leukemic pulmonary infiltration with pathologic correlation[J] . Eur Radiol, 2002, 12(1) : 166.

[8]　CHAVES FP, QU ILLEN K, XU D. Pericardial effusion: a rare presentation of adule T cell leuk emia/ lymphoma[J]. American Journal of Hematology, 2004, 77(4) : 381.

[9]　GU BH , ZHANG H , ZHANG H , et al. CT findings in chest and abdomen of leukemia and their clinical value[J]. Radiol Pract , 2004, 19(6): 412-414.

[10]　L EUNG AN, GOSSELIN M V, NAP PER CH, Et al. Pulmonary infections after bone marrow transplantation: clinical and radiographic findings[J]. Radiology, 1999, 210(3): 699.

[11]　LIM CY, ONG KO . Imaing of musculoskeletal lymphoma[J] . Cancer Imaging, 2013, 13(4): 448-457 .

[12]　HOWE BM, JOHSON GB, WENGER DE . Current concepts in MRI of focal and diffuse malignancy of bone maow [J] . Semin Musculoskelet Radiol, 2013, 17(2): 137-144 .

[13]　HAMILTON RS, AALTONEN AL. WHO 消化系统肿瘤病理学和遗传学 [M]. 北京:人民卫生出版社, 2006: 228-229.

[14]　EOM DW, HUH JR, KANG YK, et al. Clinicopathologicalfeatures of eight Korean cases of primary hepatic lymphoma[J]. Pathol Int, 2004, 54(11): 830-836.

[15]　YAGO K, SHIMADA H, ITOH M, et al. Primary low-grade B cell lymphoma of mucosa- associated lymphoid tissue(MALT)-type of the liver in a patient with hepatitis C virusinfection[J]. Leuk Lymphoma, 2002, 43(7): 1497-1500.

[16]　CACCAMO D, PERVEZ NK, MARCHEVSKY A. Primary lymphoma of the liver in

the acquired immunodeficiency syndrome[J]. Arch Pathol Lab Med, 1986, 110(6): 553-555.

[17] GAZELLE GS, LEE MJ, HAHN PF, et al. US, CT, and MRIof primary and secondary liver lymphoma[J]. J ComputAssist Tomogr, 1994, 18(3): 412-415.

[18] HORGER M, FENCHEL M, NAGELE T, et al. Water diffusivity: comparison of primary CNS lymphoma and astrocytic tumor infiltrating the corpus allosum[J]. AJR AmJ Roentgenol, 2009, 193(5): 1384-1387.

[19] ZACHARIA TT, LAW M, NAIDICH TP, et al. Central nervous system lymphoma characterization by diffusion-weighted imaging and MRspectroscopy[J]. J Neuroimaging, 2008, 18(4): 411-417.

[20] BIZZI A, MOVSAS B, TEDESCHI G, et al. Response of non-Hodgkin lymphoma to radiation theraphy: early and longterm assessment with H1 MR spectroscopic imaging [J]. Radiology, 1995, 194(1): 271-276.

[21] PALMEDO H, URBACH H, BENDER H, et al. FDG-PET in immunocompetent patients with primary central nervous system lymphoma: correlation with MRI and clinical follow-up[J]. Eur J Nucl Med Mol Imaging, 2006, 33(2): 164-168.

[22] KAWAI N, OKUBO S, MIYAKE K, et al. Use of PET in the diagnosis of primary CNS lymphoma in patients with atypical MR findings[J]. Ann Nucl Med, 2010, 24(5): 335-343.

[23] 葛均波, 徐永健. 内科学 [M]. 第 8 版. 北京: 人民卫生出版社, 2013.

[24] 武忠弼. 杨光华. 中华外科病理学 [M]. 北京: 人民卫生出版社, 2002, 1039

[25] 田欣伦, 冯瑞娥, 施举红, 等. 原发性肺淋巴瘤 18 例临床和影像及病理特点 [J]. 中华结核和呼吸杂志, 2008, 31(6): 401-405.

[26] KIM JH, LEE SH, PARK J, et al. Primary pulmonary non Hodgkin's lymphoma[J]. Jpn J Clin Oncol, 2004, 34(9): 510-514.

[27] 张连斌, 孙玉鹗, 于长海, 等. 原发性肺淋巴瘤的临床诊断和外科治疗 [J]. 中华外科杂志, 2006, 44(2): 97-99.

[28] 赵倩, 赵绍宏, 蔡祖龙, 等. 原发性肺淋巴瘤的 CT 表现 [J]. 中国医学影像学杂志, 2009, 17(1): 42-45.

[29] 徐珊琦, 张清媛, 汤大北, 等. 原发性肺淋巴瘤 15 例临床分析 [J]. 实用肿瘤学杂志, 2011, 25(2): 145-148.

[30] 宋伟, 严洪珍, 王立. 肺内淋巴瘤的影像诊断 [J]. 中华放射学杂志, 2001, 35(1): 49-51.

[31] 王晓梅, 王靖红, 吴重重, 等. 以肺内病变为首发症状的淋巴瘤多层螺旋 CT 与 PET/CT 表现 [J]. 中国医学影像学杂志, 2015(9): 677-681.

[32] CARDINALE L, ALLASIA M, CATALDI A, et al. CT findings in primary pulmonary lymphomas[J]. La Radiologia Medica, 2005, 110(5-6): 554-560.

[33] RUSTHOVEN C G, DOEBELE R C. Management of Brain Metastases in ALK-Positive Non-Small-Cell Lung Cancer[J]. Journal of Clinical Oncology, 2016.

[34] KHALILI R P, MOKHTARI M, FARD S A, et al. Solitary dural plasmacytoma with parenchymal invasion[J]. 2015, 10(2): 102-104.

[35] 李小东. 造血系统与淋巴系统 [M]// 见: 安锐, 黄钢主编. 核医学. 第 3 版. 北京: 人民卫生出版社, 2015: 317-327.

[36] 李思进. 造血系统和淋巴系统 [M]// 见: 李少林, 王荣福主编. 核医学. 第 8 版. 北京: 人民卫生出版社, 2013: .

[37] 黄钢. 核医学与分子影像临床操作规范 [M]. 北京: 人民卫生出版社, 2014: 288-293.

[38] JEFFREY E. GERSHENWALD, M.D., MERRICK I. ROSS, M.D. et al. Sentinel-Lymph-Node Biopsy for Cutaneous Melanoma[J]. N Engl J Med, 2011, 364: 1738-1745.

[39] MORROW M.HARRIS J.R.SCHNITT S.J. et al. Surgical Margins in Lumpectomy for Breast Cancer - Bigger Is Not Better[J]. N Engl J Med, 2012, 367: 79-82.

[40] MUNEER AHMED, ARNIE D PURUSHOTHAM, MICHAEL DOUEK, et al. Novel techniques for sentinel lymph node biopsy in breast cancer: a systematic review[J]. The Lancet Oncology, 2014, 8(15): e351-e362.、

[41] ACHARYA S, SAHOO SK. Sustained tar-

geting of Bcr-Abl plus leukemia cells by synergistic action of dual drug loaded nanoparticles and its implication for leukemia therapy[J]. Biomaterials, 2011, 32(24):5643-5662.

[42] ASHLEY JD, STEFANICK JF, SCHROEDER VA, et al. Liposomal carfilzomib nanoparticles effectively target multiple myeloma cells and demonstrate enhanced efficacy in vivo[J]. J Control Release, 2014, 196:113-121.

[43] BARTH BM, ALTINOGLU EI, SHANMUGAVELANDY SS, et al. Targeted Indocyanine-Green-Loaded Calcium Phosphosilicate Nanoparticles for In Vivo Photodynamic Therapy of Leukemia[J]. Acs Nano, 2011, 5(7):5325-5337.

[44] BRADBURY MS, PAULIAH M, ZANZONICO P, et al. Intraoperative mapping of sentinel lymph node metastases using a clinically translated ultrasmall silica nanoparticle[J]. Wiley Interdisciplinary Reviews-Nanomedicine and Nanobiotechnology, 2016, 8(4):535-553.

[45] BUCK AK, BOMMER M, STILGENBAUER S, et al. Molecular Imaging of proliferation in malignant lymphoma[J]. Cancer Res, 2006, 66(22):11055-11061.

[46] CALZADA V, MORENO M, NEWTON J, et al. Development of new PTK7-targeting aptamer-fluorescent and -radiolabelled probes for evaluation as molecular imaging agents: Lymphoma and melanoma in vivo proof of concept[J]. In Bioorgan Med Chem, 2017; Vol. 25, pp 1163-1171.

[47] DE KOKER S, CUI JW, VANPARIJS N, et al. Engineering Polymer Hydrogel Nanoparticles for Lymph Node-Targeted Delivery[J]. Angew Chem Int Ed, 2016, 55(4):1334-1339.

[48] DURFEE PN, LIN Y-S, DUNPHY DR, et al. Mesoporous Silica Nanoparticle-Supported Lipid Bilayers (Protocells) for Active Targeting and Delivery to Individual Leukemia Cells[J]. Acs Nano, 2016, 10(9):8325-8345.

[49] ECK W, NICHOLSON AI, ZENTGRAF H, et al. Anti-CD4-targeted gold nanoparticles induce specific contrast enhancement of peripheral lymph nodes in X-ray computed tomography of live mice[J].

Nano Lett, 2010, 10(7):2318-2322.

[50] GUO D, ZHU L, HUANG Z, et al. Anti-leukemia activity of PVP-coated silver nanoparticles via generation of reactive oxygen species and release of silver ions[J]. Biomaterials, 2013, 34(32):7884-7894.

[51] HUANG X, SCHWIND S, YU B, et al. Targeted Delivery of microRNA-29b by Transferrin-Conjugated Anionic Lipopolyplex Nanoparticles: A Novel Therapeutic Strategy in Acute Myeloid Leukemia[J]. Clin Cancer Res, 2013, 19(9):2355-2367.

[52] JIA F, FIGUEROA SD, GALLAZZI F, et al. Molecular imaging of bcl-2 expression in small lymphocytic lymphoma using In-111-labeled PNA-peptide conjugates[J]. J Nucl Med, 2008, 49(3):430-438.

[53] KRISHNAN V, XU X, BARWE SP, et al. Dexamethasone-Loaded Block Copolymer Nanoparticles Induce Leukemia Cell Death and Enhance Therapeutic Efficacy: A Novel Application in Pediatric Nanomedicine[J]. Molecular Pharmaceutics, 2013, 10(6):2199-2210.

[54] KRISHNAN V, XU X, KELLY D, et al. CD19-Targeted Nanodelivery of Doxorubicin Enhances Therapeutic Efficacy in B-Cell Acute Lymphoblastic Leukemia[J]. Molecular Pharmaceutics, 2015, 12(6):2101-2111.

[55] LEE C, KIM J, ZHANG Y, et al. Dual-color photoacoustic lymph node imaging using nanoformulated naphthalocyanines[J]. Biomaterials, 2015, 73:142-148.

[56] LEE SB, YOON G, LEE SW, et al. Combined Positron Emission Tomography and Cerenkov Luminescence Imaging of Sentinel Lymph Nodes Using PEGylated Radionuclide-Embedded Gold Nanoparticles[J]. Small, 2016, 12(35):4894-4901.

[57] LI H, XU S, QUAN J, et al. CD33-Targeted Lipid Nanoparticles (aCD33LNs) for Therapeutic Delivery of GTI-2040 to Acute Myelogenous Leukemia[J]. Molecular Pharmaceutics, 2015, 12(6):2010-2018.

[58] LI J, ZHUANG Z, JIANG B, et al. Advances and perspectives in nanoprobes for noninvasive

lymph node mapping (vol 10, pg 1019, 2015)[J]. Nanomedicine, 2015, 10(12):1992-1992.

[59] POPOVA TG, TEUNIS A, MAGNI R, et al. Chemokine-Releasing Nanoparticles for Manipulation of the Lymph Node Microenvironment[J]. Nanomaterials, 2015, 5(1):298-320.

[60] SATO T, MORI S, SAKAMOTO M, et al, Direct Delivery of a Cytotoxic Anticancer Agent into the Metastatic Lymph Node Using Nano/Microbubbles and Ultrasound[J]. In Plos One, 2015; Vol. 10.

[61] SONI G, YADAV KS. Applications of nanoparticles in treatment and diagnosis of leukemia[J]. Materials Science & Engineering C-Materials for Biological Applications, 2015, 47:156-164.

[62] SWAMI A, REAGAN MR, BASTO P, et al. Engineered nanomedicine for myeloma and bone microenvironment targeting[J]. P Natl Acad Sci USA, 2014, 111(28):10287-10292.

[63] TANG L, YANG XJ, DOBRUCKI LW, et al. Aptamer-Functionalized, Ultra-Small, Monodisperse Silica Nanoconjugates for Targeted Dual-Modal Imaging of Lymph Nodes with Metastatic Tumors[J]. Angew Chem Int Ed, 2012, 51(51):12721-12726.

[64] TSENG Y-C, XU Z, GULEY K, et al. Lipid-calcium phosphate nanoparticles for delivery to the lymphatic system and SPECT-CT imaging of lymph node metastases[J]. Biomaterials, 2014, 35(16):4688-4698.

[65] YANG BY, MOON S-H, SEELAM SR, et al. Development of a multimodal imaging probe by encapsulating iron oxide nanoparticles with functionalized amphiphiles for lymph node imaging[J]. Nanomedicine (Lond.), 2015.

[66] YANG S, DAMIANO MG, ZHANG H, et al. Biomimetic, synthetic HDL nanostructures for lymphoma[J]. P Natl Acad Sci USA, 2013, 110(7):2511-2516.

[67] YE T, JIANG X, LI J, et al. Low molecular weight heparin mediating targeting of lymph node metastasis based on nanoliposome and enzyme-substrate interaction[J]. Carbohyd Polym, 2015, 122:26-38.

[68] ZHANG YX, WEN SH, ZHAO LZ, et al. Ultrastable polyethyleneimine-stabilized gold nanoparticles modified with polyethylene glycol for blood pool, lymph node and tumor CT imaging[J]. Nanoscale, 2016, 8(10):5567-5577.

第四十三章　传统医学影像学与分子影像在手术导航中的应用

第一节　传统医学影像学在手术定位、导航中的应用

一、传统医学影像与手术定位、导航技术

传统的外科手术,无论是术前规划还是术中决定手术进程都依赖于医生的经验。然而,术前对病灶部位没有准确的三维结构描述,术中仅能见到暴露于表面的区域,对体内手术操作存在较大风险。传统外科手术往往会存在手术开口大、术后恢复时间长等问题。因此,常规外科手术常难以满足现代精细手术的需求。随着现代医学影像技术、医用机器人技术和计算机辅助外科手术技术的迅速发展,对于利用影像在手术定位及导航中的应用研究显得尤为重要。

计算机辅助外科(computer assisted surgery, CAS),是研究和开发一种人机协作系统,通过合理、定量的利用 CT、MRI、PET 多模数据和导航系统进行外科手术计划、干预和评价。手术导航系统(surgical navigation system, SNS)是 CAS 的一个应用,它将病人术前影像数据和术中病人解剖结构准确对应,在术中为医生实时进行导航。图 43-1-1 是手术导航系统的一个示意图,它包括手术器械、光学跟踪系统、图形工作站和显示设备。

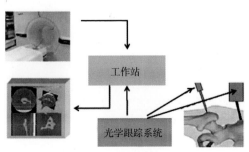

图 43-1-1　手术导航示意图

(一)各类型手术导航系统介绍

1. 机械导航系统　机械导航系统包括框架式机械系统和无框架机械臂定位系统。框架式机械系统,又称为框架机械立体定向仪。其特点是精度比较高,但是设备比较笨重,病人比较痛苦,也会影响手术视野,妨碍医生的操作。随着数字控制技术的应用,出现了无框架机械臂定位方式,这一系统在手术中不用机械框架进行定位,同时将机械臂技术和计算机技术紧密结合来实现实时定位。

2. 超声波导航系统　超声波定位的原理是超声测距,这类系统一般由超声波发射器、接收器、手术器械和计算机组成。

3. 电磁波导航系统　电磁波导航系统一般包含三个磁场发生器和一个磁场探测器。每个磁场发生器线圈定义空间的一个方向,探测器线圈检测由磁场发生器发射并通过空气或软组织的低频磁场,由各发生器间的相对位置和接收到的信号就可以确定探测器的空间位置,从而实现对目标的定位,其定位精度可达 2 mm。

4. 光学导航系统　20 世纪 90 年代出现了光学导航系统, HeilBrun 等人利用三目和双目机器视觉原理,使用普通光或红外光成像系统实现空间定位,这种定位的精度较高,应用灵活方便,但易受术中物体的遮挡及周围光线与金属物体镜面反射的影响。光学导航系统是目前手术导航系统中的主流方法,分为主动式和被动式两种,它们都以 CCD 摄像机作为传感器。主动式光学导航系统在手术器械上安装几个红外发光二极管,它们发出的红外光被摄像机采集。被动式光学导航系统是在摄像机周围安装红外光源,在手术器械上安装几个红外反光小球,由反光球反射的红外光被摄像机采集。

（二）各类型手术导航系统比较

各种导航定位方法的比较如表 43-1-1 所示。光学定位系统虽然精度高，应用灵活方便，但易受术中物体的遮挡及周围光线与金属物体镜面反射的影响。因此，出现了采用上述两种或多种定位方式的混合系统，以排除干扰，提高可靠性和精度。

表 43-1-1　各种类型导航系统比较

定位方法		优点	缺点
机械定位法		技术成熟 不会被阻挡 更换手术器械简便	自动运动有限 系统体积大 无法跟踪移动物体
超声定位法		价格便宜 校准方便	易受环境影响 精度差 存在干扰现象
电磁定位法		价格便宜 无遮挡 检测器的体积小	工作范围小 易受铁磁性物质干扰
光学定位法	被动	手术器械不受妨碍 手术器械更换方便	背景光线和其他反射物体干扰 价格高 光点会被遮挡
	主动	精度高 跟踪多个目标	带有电源线，医生感到不便 光点会被遮挡

二、基于传统影像学的手术导航系统临床应用现状

手术导航系统最早应用于神经外科领域，近年来，随着导航技术的不断发展，其临床范围已逐步扩展到功能神经外科、脊柱外科（骨科）、耳鼻喉科、整形外科等。如神经外科颅内肿瘤的切除（特别是肉眼难以分辨或血管丰富的小病灶、脑深部的病灶以及脑内边界不清的病灶，如大型胶质瘤等），功能神经外科立体定向活检与运动性疾病的治疗（如帕金森病），脊柱外科锥弓根钉植入、畸形矫正、颈椎手术与最新开发的经皮穿刺、关节置换等复杂的骨科手术，耳鼻喉科包括前颅底、侧颅底、骨瘤切除、幼儿鼻腔鼻窦等所有耳鼻喉科手术，整形外科颌面手术、口腔植入手术等。

（一）骨科应用

骨科手术导航系统是近年来发展起来的新技术，骨科手术导航系统能够让骨科医生以精细到毫米的精确度，实时根据病人的解剖情况，确定手术器械的位置。它将医疗成像与手术进程中的手术器械和植入物的定位紧密结合在一起，改革了传统的手术方式，使骨科医生可以更安全、更精确的开展更复杂的手术。

（1）颈椎前路手术：如颈椎前路钢板内固定、颈椎前路融合等。术前透视患者颈椎正侧位像，术中导航时即可在多幅图像上观察到手术器械的实时路径和器械尖端的实际位置，使医生可以方便的控制钻头的位置与深度。即使是一些有解剖学变异的病人，也可放心地进行手术。

（2）齿状突骨折手术：采用螺钉固定复位治疗枢椎齿状突骨折。齿状突骨折是在交通事故中挥鞭损伤中常见的骨折，手术难度及危险性大，传统的手术方法是用 2 台"C"型臂或 1 台"G"臂同时显示齿状突的正侧位图像，不但操作烦琐，还容易污染手术野。利用导航系统可以同时显示前后位和侧位的 X 线影象，前后位确定位置，侧位确定角度，动态模拟可观察进针位置，由导向器引导旋入螺丝钉可以大大提高手术的准确性和安全性。

（3）椎弓根钉植入手术：进行胸椎及腰椎的椎弓根钉植入。椎弓根系统固定是目前脊柱外科最常用的方法，但其也存在很大的风险。有文献报道，椎弓根固定失败率达 21%~31%，手术导航系统的应用可显著提高该手术的成功率。尤其在较细的胸椎椎弓根固定的手术中，导航应用价值更大。

（4）椎体成形术：手术不需要开刀，在导航下利用穿刺针穿刺到病变的椎体内，通过特制的导管向被破坏的椎体内注入骨水泥，将椎体加固起来，并将疼痛减轻或消除。这项新技术主要是针对骨质疏松引起的脊柱压缩性骨折而开创的，对于因肿瘤转移而引起椎体病变的患者，还可起到杀死肿瘤细胞的作用。使用导航系统进行该手术，可大大降低医生和病人的 X 线辐射。

（5）经皮椎弓根内固定术：使用"C"臂 X 线导航引导经皮穿刺螺钉的植入，通过经皮穿刺小创口直接插入腰椎弓根钉和棒，螺钉和棒被置入的解剖位置与采用开放式手术入路的位置相近。在不影响脊柱内固定质量的前提下，大大减小了脊柱旁的组织创伤。

（6）可用于椎管肿瘤的切除，特别有利于椎管内和局限于椎间孔内的较小病变，可以准确定位病变的位置，避免过去经验性切除椎板范围过大的弊病。

（7）骨盆手术：使用手术导航系统可大大简化骨盆损伤复位手术，如空心螺钉闭合复位内固定。

（8）股骨颈骨折、粗隆间骨折手术：利用手术导航系统可以准确闭合复位，确定空心钉、鹅头钉的进钉点，模拟进钉方向及深度，可以在尽可能少的 X 线辐射下，在闭合或微型手术切口的条件下，达到良好

的手术效果。此外,还可应用手术导航系统行股骨颈骨折螺钉经皮穿刺内固定。

（9）股骨和胫骨骨折手术:应用手术导航系统,使带锁髓内针的植入简单、方便。利用导航系统,可以准确闭合复位和检查髓内钉植入位置,应用手术导航系统可以提高闭合锁钉闭合复位的可能性,减少手术时间,避免长时间的X线暴露对病人和医务人员的损害,提高手术质量及安全性。

（10）股骨和胫骨的一些截骨矫形术,帮助设计截骨面,可使截骨面及角度更精确。

总之,手术导航系统应用于骨科手术,具有多方面的优越性:第一,对于病人来说,导航手术减小了手术切口,减少了病人术中失血量,减少了术后并发症的发生;第二,对医院来说,简化了手术操作,缩短了手术和麻醉时间,降低失误和风险,减少医疗纠纷;第三,对于医生来说,大幅度减少了医护人员和病人的X射线辐射,帮助提高住院医师对解剖结构及手术部位的理解,增加了医生在复杂手术时的信心,符合现代医学微创手术的趋势,使手术更准确、更安全、更方便。

骨科的影像导航技术将革新骨科的手术方式。将来的趋势就是二维透视和三维影像的结合,通过影像联合定位技术,使得术前获得的CT数据与术中的透视图像相匹配。其他正进行研究的就是影像导航和使用内窥镜的微侵袭脊柱手术的结合,相信影像导航系统将在骨科领域有更广泛和深入的应用。

（二）耳鼻咽喉术中的应用

在耳鼻咽喉科领域,内镜下鼻窦手术的广泛开展拓宽了导航系统的发展空间。由于鼻腔、鼻窦解剖关系复杂,且毗邻重要的神经、血管结构,经鼻内镜下鼻、鼻窦、颅底手术有一定的难度和危险性,如颈内动脉损伤造成致命性出血,视神经损伤致盲以及颅底穿通等严重并发症。手术中应用影像导航系统定位这些生命攸关的结构,可以提高手术的有效性和安全性,成为鼻科医生关注和感兴趣的问题。

鼻内镜将术区内复杂的空间结构以二维图像的形式显示,且广角视野会在一定程度上导致图像的"鱼眼"畸变,从而造成视觉误差。手术导航系统在一定程度上弥补了这一缺陷,这也是其被广泛应用于复杂的鼻窦、颅底手术的一个重要原因。

（1）影像导航系统被用于额窦开放术过程中引导筛窦切除、阻塞清理以及额窦口的辨识。在眶

上筛房存在的情况下,其开口多位于额窦口的后外侧,导致术者误判断。而在导航系统指引下则很容易在额隐窝这一狭小的区域内寻找到真正的额窦开口。

（2）将导航系统应用于改良的Lothrop手术,利用校准的探针定位额窦口,能够确保电钻等器械的操作沿着安全的方向进行。在导航系统显示界面上,矢状位图像最有利于显示额鼻峡区域,而这一部位的拓宽是建立引流通道的关键。在磨除其周围骨质时,导航系统将实时为术者提供预警信息,防止伤及颅底和眼眶。在手术最后,导航系统还被用来检查额窦周围气房(如眶上筛房)是否已得到了充分开放。

（3）影像导航系统能够清晰辨识出手术中窦腔的界限,从而引导周围骨质的打磨操作。尤其在打开额气房及切除窦中隔时对术者的帮助更为明显。导航系统的使用有效减少了因解剖结构判断不准确而导致的相关并发症(颅底损伤、眶纸板损伤等)。

（4）基于高分辨率CT和MRI图像数据,导航系统被用于手术中颅底缺损的定位以及血管、神经的标记。Hazem的研究表明,导航系统在术中探查颅底缺损方面的敏感度和特异度均高于其他方法。

（三）在神经系统手术中的应用

1.在颅内病变定位技术中的应用　在现代神经外科100多年的发展历程中,术前和术中对病变的定位一直是重要的临床问题。传统的颅内病变定位方法主要有:①立体定向仪框架定位法;②CT和MRI定位法,包括颅内解剖标志测量定位法、头皮标记物定位法以及三维重建定位法;③手术中超声定位法。

神经导航(neuronavigation)系统是以影像学为基础的无框架立体定向导航技术。1986年,Robert等将影像学、立体定向技术、计算机技术、显微镜以及应用于航天业空间定位导航技术与神经外科手术相结合,产生了影像导向的神经导航系统。神经导航系统主要由计算机影像工作站和数字化定位装置组成,目前主要应用导航棒以及显微镜导航定位装置。神经导航系统通过头皮上的标志物、经过计算机工作站实现颅内外坐标系的统一。神经导航系统将CT或MRI获取的图像资料以数字化形式输入计算机工作站,进行三维图像重建。根据重建的三

维图像立体显示颅内病变的部位、与邻近重要解剖结构的关系，并可在头皮勾划出病变的轮廓，通过计算机辅助选择最佳轨迹和手术入路，手术中利用定位装置指引手术方向，到达颅内病变而使手术顺利完成。神经导航系统定位法，定位精确，安全，平均误差为 1.5~5.0 mm，手术时能够减小头皮切口，缩小开颅骨瓣及脑皮质切口，高选择性地指引手术入路，避开功能区和重要神经结构，降低手术致残率，成为微侵袭神经外科的重要组成部分，是当今神经外科发展的重要方向。它适用范围广，操作灵活，不用时迅速移开，使神经外科医师有更多的操作空间，对于颅内占位病变、难治性癫痫的外科治疗，其定位精确度高，尤其对颅底、幕下及上颈段病变的手术，较立体定向仪定位法有明显的优点。但对于脑深部病变的定向活检以及功能性神经外科等方面，尚不能取代框架立体定向技术。由于神经导航定位系统设备较昂贵，患者需要承担的手术费用高，故基层神经外科单位难以普及此项技术。操作中影像学误差，头皮标志物移位，成像和手术时患者移动，手术中脑脊液流失、脑肿胀、脑组织切除引起的组织移位等因素，均可影响定位的精确性。手术前采用薄层扫描采集影像学资料，缩短扫描距手术的时间，使用头部固有解剖标志进行校对，手术中实时超声、CT、MRI 检查更新影像资料等方法，能纠正定位偏差，具有代表性的是术中 MRI（intraoperative MRI，iMRI）和 fMRI，为术中的实时显示和随时定位提供了有效的工具，并已经应用于临床来校正术中目标靶点移位，其应用前景可观。

2. 在颅底脑干病变手术中的应用　颅底脑干病变的手术治疗存在较高的手术致残率及死亡率。从技术上讲，由于颅底骨质、颅神经等结构的牵拉和固定作用，颅底脑干部位的病变在手术中很少发生明显移位，该部位的手术是神经导航系统理想的应用领域。神经导航系统可以帮助划定开颅范围，寻找小的深部病变，预估重要的血管、颅神经的位置，确定颅骨磨除范围，在复发的病例中，由于正常解剖标志已经被破坏，神经导航也能提供重要的帮助。

（1）前颅中窝及鞍区病变：童毓华等报道，在解剖研究中，薄层 CT 扫描可以重建视神经管的三维图像，将图像输入导航系统，误差范围在 0.46~0.93 mm，提示在手术中导航技术能够准确定位视神经管。傅继弟等报道，使用导航技术辅助手术治疗骨纤维异常增生导致的视神经管狭窄，指出导航有助于寻找视神经眶口，确定视神经管走行方向。

Brent 等报道，使用 MR 血管成像可以有效的显示颈内动脉的走行，将该图像整合到导航系统中可以在术中实时显示操作部位与颈内动脉的距离，减少损伤颈内动脉的风险。

（2）岩斜区病变：岩骨、斜坡和桥小脑角等部位可能发生多种病变。这些肿瘤与颅底骨质、颅神经、基底动脉及其分支等关系紧密，术中显露困难。在对这些病变进行鉴别诊断、制订术前计划的过程中，常需要采用多种影像学检查，包括高分辨率薄层 CT、MRI 及脑血管数字减影血管造影（digital subtraction angiography，DSA）等。导航系统能将上述影像学检查得到的图像进行整合，在手术当中从各角度实时展现在术者面前，有助于提高肿瘤切除程度，同时减轻对周边重要结构的影响，改善患者预后。

张恒柱等将颅底骨质薄层 CT 扫描导入导航系统，勾画出枕髁范围，磨除过程中可以实时显示，为精确控制枕髁的磨除提供一种手段。

（3）脑干内病变：为了保证患者安全和改善术后生活质量，要求在最薄处切开脑干，并且避开重要纤维束，严格在病变边界终止。传统的 MRI 检查仅可以显示病变的解剖位置，而不能显示神经纤维束的走行情况。弥散张量成像（diffusion tensor imaging，DTI）扫描为我们提供了基于水分子弥散方向及速度信息的数据，经过特定算法计算后可显示白质中神经纤维束的走行方向。相信随着影像技术的进一步进展，脑干内病变的手术会变得更加安全有效。

（四）在穿刺手术中的应用

传统的穿刺通常依靠 CT、X 线透视或者 B 超这几种影像学方法来引导，但是这些引导方式都存在着固有的缺点。虽然 CT 在清晰度、分辨率方面具有显著优越性，但是单纯的 CT 引导需要步进式穿刺，耗时长，射线剂量大。对于 X 线透视来说，由于是二维重叠显影，空间定位能力较差，而且不仅使患者接受大量辐射，手术医生也同时面临辐射威胁。超声引导具备实时监控的优势，而且不产生电离辐射，但是易受气体和骨骼的干扰，其应用受到一定限制。因此，各种新型导航设备应运而生，正在逐步解决上述各种问题。

第二节　手术导航系统的优势及其局限性

一、手术导航系统的优点

相对于传统外科手术，手术导航系统可以为外科手术带来以下优点。

（1）术中配准病人实体和病灶部位三维重建后的数据，利用跟踪定位系统定位手术器械，可实时显示手术器械相对于病灶部位的位置。从而可以观察到病灶部位内部或者软组织覆盖下的结构。这使得手术可以做到微创，减短术后的康复期。

（2）手术导航仪可以全程记录手术过程及术中各种数据，可用于术后分析。

（3）可以借助手术导航系统执行异地手术，使得更多患者能享受到专家级的手术治疗。

（4）手术导航系统促使手术方式的革新，如内窥镜手术、微创手术和远程手术等。

结合了各种先进技术的手术导航系统使得外科手术成功率更高，治疗范围更大，术后康复更快，它成为了医疗行业的一个亮点。由于手术导航系统的各种优点和潜力，越来越多的企业和研究人员投身此中。

二、手术导航系统的局限性

应用影像导航系统的缺点和局限性主要表现在以下几个方面：①手术前需佩戴专用定位装置做 CT 或 MRI 扫描，程序烦琐，增加了患者的手术费用；②据文献报道，最初应用影像导航系统时，每次/每例患者的手术前准备时间（包括配准、头架定位、器械注册等），可使手术总时间延长 15~30 min，即使熟练掌握影像导航系统以后，手术时间仍要增加 5~15 min；③现有影像导航系统依据的是手术前的 CT 或 MRI 图像资料，不能实时反映手术中的变化，

例如，手术中不能实时显示病变（肿瘤）的切除情况，只能根据手术前构建的三维图像对比参考，为解决这一问题，国外已经研制了实时手术中影像导航系统，或许能够在一定程度上弥补影像导航系统的不足；④影像导航系统在骨性或有硬性框架内操作的准确性比较好，在软组织内操作，或解剖结构随手术操作有所变化的情况下，依据手术前的参数导航，则容易出现指示偏差，例如，在施行比较大的垂体瘤切除术时，当部分肿瘤被切除后，在颅内压力作用下，垂体向蝶鞍底移动，或两侧海绵窦向中线移动，造成了解剖位置的改变，这时如果一味相信影像导航系统提供的信息，就有可能造成手术误差；⑤目前，影像导航系统的价格过高，不利于在各医院的普及，也增加了患者的经济负担。

手术中应用影像导航系统不能完全避免并发症的发生。2003 年，Metson 对 1 000 例影像导航系统下鼻内镜手术进行回顾性分析，其中 3 例发生了脑脊液鼻漏。应用影像导航系统产生并发症的原因主要有以下两种：①计算机显示的三维图像是根据手术前水平位 CT 重建的，重建过程难免会产生一定程度的误差，而且，手术过程中，因头架移动，还有可能造成更大的偏差；据文献报道，在常规的临床应用中，影像导航系统定位解剖结构的能力在 2 mm 以内，如果超过一定的数值，也就是说定位精确度下降到 2 mm 以上，就容易出现手术误差，因此，影像导航系统只是相对准确、相对可靠；②对于缺乏经验的手术者，如果过分相信影像导航系统，以为有了影像导航系统这张"特许证"，就可以在鼻窦中放心大胆地手术，这样更容易出现并发症。

第三节　分子影像在术中导航中的应用

一、概述

分子成像在术中导航中的应用目前主要集中在肿瘤的手术治疗过程中。肿瘤手术的最终目标是最大限度地切除肿瘤组织，保留正常组织，同时降低术

后复发率并提高患者的生存率。为了定位肿瘤病灶，描绘肿瘤边缘，显示手术切缘的残留病灶和标记潜在的淋巴结转移灶，人们致力于研究各种成像技术和分子探针以协助外科医生完成更加精准的肿瘤切除手术。成像技术与分子探针的联合应用更是给

术中导航技术开辟了一条康庄大道。

（一）分子探针

癌症的治疗依赖于术中切除所有肿瘤和转移性的癌组织。术前成像、术中检查以及肿瘤边缘的描绘可辅助外科医生进行手术，但这些方法缺乏灵敏度且存在主观性。荧光术中导航（fluorescence guided surgery，FGS）技术的出现，可选择性地使癌细胞发光，增强肿瘤和周围正常组织的差异，其灵敏性可达细胞水平，且在某些情况下可结合治疗技术消除微小病变。Michael B. 课题组总结了临床目前使用和发展的 FGS 技术。

1. 具有肿瘤选择性的荧光标记探针的发展　目前人们已经开发了许多用荧光纳米探针来选择性标记癌细胞的技术，表 43-3-1 总结了在小鼠模型中开发的 FGS 技术的应用。

表 43-3-1　体内荧光标记癌细胞的临床前技术

技术	肿瘤类型	荧光类型
荧光团修饰的抗体	胰腺癌，结肠癌	Alexa 488 or 550
活化的细胞穿膜肽	黑色素瘤，肉瘤	Cy5，Cy7
端粒酶依赖的腺病毒（OBP-401）	胃癌，胰腺癌，胶质瘤，肉瘤，肺癌，结肠癌	GFP
融瘤性 1 型单纯疱疹病毒	食管癌，间皮瘤	GFP
量子点	胰腺癌	量子点
光免疫疗法治疗	胰腺癌	IR700
γ-Glu-HMRG	卵巢癌	罗丹明绿

来自于 Expert Review of Anticancer Therapy, 2016, 16(1): 71-81

（1）单克隆抗体介导的特异性分子探针：目前最普遍的技术可能是直接将已知的肿瘤生物标志物的单克隆抗体结合到荧光染料上。该课题组研发了一种新的方法：将与肿瘤细胞表面的生物标记物碳水化合物抗原（carbohydrate antigen，CA）19-9 和癌胚抗原（carcinoembryonic antigen，CEA）相关的单克隆抗体与绿色荧光团结合，合成一种可以靶向胰腺和结直肠肿瘤细胞并使其在肿瘤部位聚集发出荧光的分子探针。该技术可广泛应用于已明确生物标志物的任何肿瘤细胞中。

Maawy A.A. 等人研究了已商业化生产的近红外荧光染料的性质并阐明哪种染料最适用于 FGS。他们比较了抗体 - 荧光团纳米探针的荧光强度、肿瘤背景比（tumor-background ratio，TBR）、肿瘤深度、肿瘤大小、光漂白、血红蛋白的猝灭效应以及冷冻切片分析的手术切缘。结果表明，较长波长的染料更易穿透组织，并具有更高的灵敏度来检测更小的肿瘤。他们还发现，较长波长的染料具有更强的特异性和更高的肿瘤背景比，可拮抗血红蛋白的淬灭效应，然而，较低波长的染料更具有光稳定性。

肿瘤标志物 CA19-9 可在高达 94% 的胰腺腺癌中表达。2008 年，该课题组首次将与肿瘤标志物 CA19-9 相关的特异性单克隆抗体与 Alexa Fluor 488 绿色荧光团结合，并证明该抗体 - 荧光团纳米探针可在人胰腺癌小鼠肿瘤模型中与肿瘤细胞特异性结合。这使得以往肉眼看不见的在脾脏、肝脏和腹膜上的肿瘤第一次被清楚地看到。

肿瘤标志物 CEA 通常与结肠腺癌相关，但也常与胰腺导管腺癌相关。该课题组用荧光团标记 CA19-9 成功后不久，Kaushal S. 等人证明了用荧光标记的抗癌胚抗原的单克隆抗体在人类胰腺癌和结直肠癌裸鼠模型中可用 FGS 技术进行肿瘤显像。在抗体 - 荧光团纳米探针静脉给药 30 min 后，便可检测到荧光信号，并且此荧光信号可保持 2 周。

Tran Cao H.S. 等人证明：与普通腹腔镜检查相比，荧光腹腔镜可识别结合了荧光团的 CEA 抗体并显著提高检测原位胰腺癌模型中的原发肿瘤的敏感性。荧光腹腔镜检查也将腹腔镜术中分期的灵敏度和准确度提高到 96%，而普通腹腔镜检查仅为 40%。另外，荧光腹腔镜对小于 1 mm 的转移性肿瘤病灶也是十分敏感的。

这些研究为 FGS 治疗癌症的革命性方法奠定了基础。Metildi C.A. 等人分别用传统的手术（bright light surgery，BLS）和 FGS 来切除小鼠肿瘤模型中的人胰腺肿瘤并做对比，其中 FGS 可将肿瘤更完整切除（98.9%，而 BLS 为 77.1%），使患者的预后生存期更长。同样，这个结果也在人结直肠癌的小鼠肿瘤模型中被重复出来，手术边缘附近的小型卫星肿瘤灶在 BLS 中未被发现，但在 FGS 中可见。与 BLS 组相比，FGS 组的术后复发率明显降低，预后生存期加长。Hiroshima Y. 等人研究表明，与单独的 BLS、BLS 与新辅助化疗（neoadjuvant chemotherapy，NAC）或单独的 FGS 相比，FGS 与 NAC 联合治疗可显著降低肿瘤的转移率与术后的复发率。

如上所述，恶性肿瘤和转移灶的有效识别是靠肿瘤与周围正常组织之间的差异来实现的，即肿瘤背景比，而它受到荧光纳米探针在特异靶组织处的浓度和残留在周围组织中的浓度的影响。因网状内皮系统（reticuloendothelial system，RES）中的器官可非特异性地摄取抗体 - 荧光团纳米探针，所以鉴定肝、肺、淋巴结和脾脏中的转移性病变是一个挑战。被聚乙二醇（polyethylene glycol，PEG）修饰的纳米粒子可影响它在生物体内的分布。Maawy A.A. 等人证明：两种 NIR 抗体 - 荧光团纳米探针被 PEG 修饰后可增加其半衰期，有效改善生物分布，并显著增加在肝脏和肺部病变中的 TBR。与非 PEG 修饰的荧光纳米探针相比，PEG 修饰的荧光纳米探针在肝脏中的累积显著降低，提高了肝转移性肿瘤病变的对比度。

另一种有前景的肿瘤标志物是 MUC1。MUC1 是一种膜结合糖蛋白，在大约 90% 的胰腺癌患者中高度表达，因此它可作为诊断胰腺癌潜在的肿瘤标志物和治疗靶点。MUC1 在乳腺癌、卵巢癌、肺癌和结肠癌中也高度表达，使抗 MUC1 靶点适用于多种癌症的诊断与治疗。因此，将 MUC1 的单克隆抗体与 Dy550 或 Dy650 荧光团结合，靶向性定位小鼠肿瘤模型（将人胰腺癌细胞系生长的 BxPC3 或 Panc1 原位种植）的胰腺肿瘤。研究表明，与荧光团结合的抗 MUC1 在体外和裸鼠肿瘤模型中都能突显胰腺肿瘤。

使用抗体 - 荧光团纳米探针进行 FGS 会面临许多挑战，其中最显著的是如何得到给药后的最佳结果。实验室中，在成像前 24 h 注射抗体 - 荧光团纳米探针更易于得到较佳的靶向肿瘤的荧光导航图像。然而，在实践中找到一个最佳时间点是很难实现的，并且纳米探针的稳定性也决定了不同时间荧光图像的分辨率。此外，抗体 - 荧光团纳米探针的保存期限也尚未确定。

（2）腺病毒载体：端粒酶是一种与染色体末端复制相关的核糖核蛋白酶，其高度表达可以使癌细胞具有无限复制的潜能。OBP-301 和 OBP-401 是条件复制性 5 型腺病毒，并且受人端粒酶逆转录酶（human telomerase reverse transcriptase，hTERT）启动子的调控。hTERT 是端粒酶的催化亚单位，在癌细胞中具有高度活性，但在多数正常组织中处于灭活状态。

OBP-401 为包含绿色荧光蛋白（green fluorescent protein，GFP）遗传编码序列的减毒腺病毒，可选择性靶向肿瘤细胞。该病毒能够进入大多数细胞，但只在端粒酶有活性的条件下才能进行复制。Yano S. 等人评估了瘤内注射高剂量 OBP-401 的疗效，并证明联合 OBP-401 的 FGS 技术可有效治愈软组织肉瘤，具有显示肿瘤和破坏微小病变的双重

能力。研究表明，基于 OBP-401 的 FGS 可降低术后复发率，同时实现微创而尽可能保留正常组织。

在另一个实验中，Yano S. 等人在原位异种移植的小鼠肿瘤模型中，使用 OBP-401 成功标记具有 RFP 表达基质的胰腺癌细胞。他们使用多型性的胶质母细胞瘤（glioblastoma multiforme，GBM）的原位小鼠模型进行 FGS 实验，得到了低剂量的 OBP-401 可标记 GBM，高剂量的 OBP-401 可侵入杀死 GBM 的结果。同时，OBP-401 可利用 FV1000 共聚焦显微镜在细胞水平上标记肿瘤，可以在原位肺癌小鼠模型中成功标记癌细胞以完全切除肺肿瘤组织。

不过在将这些药物应用于临床之前，必须进行安全性和毒性的研究。OBP-301（具有选择性的细胞毒性但不含 GFP 基因的腺病毒）I 期临床试验证明了该疗法具有良好的耐受性。

（3）1 型单纯疱疹病毒（herpes simplex-1 virus，HSV-1）NV1066：HSV-1 突变体 NV1066 是一种具有复制能力且携带增强型绿色荧光蛋白（enhanced green fluorescent protein，EGFP）转基因的病毒，它能在保留正常组织的同时选择性地感染和裂解肿瘤细胞。Stiles B.M. 等人证明，经过 NV1066 处理后，癌细胞可高度表达 EGFP，从而使肿瘤在荧光腹腔镜下显现。Stanziale S.F 等人研究证明，NV1066 不仅能在腹膜癌细胞内选择性感染和复制，还可荧光标记肿瘤细胞并使肿瘤细胞死亡。当与外科手术相结合时，HSV-1 可通过靶向肿瘤的微小转移病灶改善患者预后。

NV1066 也可用于靶向有淋巴转移倾向的人间皮瘤，通过将病毒直接注入原发性肿瘤，可定位转移性淋巴结，最后用荧光成像（fluorescence Imaging，FI）使其可视化。由于 NV1066 具有选择性标记和检测单个细胞的能力，它已被用于体液细胞学分析中检测癌细胞。这种技术称为荧光辅助细胞学检测（fluorescence-assisted cytological testing，FACT），它可检测在人体液体样本中"突出显示"的具有绿色荧光蛋白的癌细胞。

（4）活化的细胞穿膜肽（activatable cell-penetrating peptides，ACPP）：基质金属蛋白酶（matrix metalloproteinases，MMP）可在癌细胞中高度表达。ACPP 含有带负电荷的序列，可通过静电作用结合到细胞膜上，并且在降解后进入细胞内。它们能够以共价键的形式结合到包括荧光染料在内的各种分子上，这使癌细胞在不依赖于受体的情况下能够被标记。Nguyen Q.T. 等人报道，在人纤维肉瘤和黑色

素瘤的小鼠模型中，与普通手术相比，ACPP引导的手术可显著改善预后。Metildi C.A.等人研究证明，由花菁类染料Cy5和Cy7荧光团修饰的比率式活化的ACPP可被MMP-2和MMP-9裂解，在原位小鼠模型中有效标记胰腺癌，同时在FGS术后减少肿瘤的转移和复发。

（5）金量子点（QDs）修饰的钙网蛋白抗体：金量子点（gold quantum dots，AuQD）已被广泛应用于FGS。AuQD是半导体纳米晶体，可被精确设计成具有高生物稳定性的荧光物质。与有机染料和荧光蛋白相比，量子点荧光更强，更稳定，发射光谱也更窄，且它们可与抗体结合并负载治疗治药物。Giorgakis E.等人证明，肿瘤标志物之一的钙网蛋白（calreticulin，CRT）在固体胰腺病变（癌前病变、恶性病变、腺癌和神经内分泌瘤）中高度表达，且CRT抗体可被金量子点修饰。然而，无机纳米粒子技术是一种全新的药物递送系统，它的副作用与毒性还有待探索。

（6）光免疫疗法（photoimmunotherapy，PIT）：PIT具有定位肿瘤和选择性消除癌细胞的双重能力，可应用于术中导航。PIT中肿瘤标志物的特异性单克隆抗体被光敏剂IR700修饰，当该复合物暴露于近红外光时会变得具有细胞毒性。单克隆抗体-IR700（mAb-IR700）复合物与细胞膜特异性结合时便可以观察到这种细胞毒性作用。Maawy A.A.等人将CEA-IR700与已知表达CEA的胰腺癌细胞结合，在体外引起细胞的广泛死亡，并且PIT的单次治疗便能显著降低人胰腺癌原位小鼠模型的肿瘤大小和重量。在胰腺癌的原位小鼠模型中，BLS与PIT联合应用与单独应用BLS相比，局部复发率从7/7减少到1/7，而转移复发率也从6/7减少到2/7，类似的，在胰腺癌来源的原位异种移植裸鼠模型中，局部复发率可以从85.7%降至28.6%。未来的研究可以用FGS替代BLS，进一步降低局部复发率，此外，可以联合PIT治疗以建立更有效的方案。

（7）γ-谷氨酰-羟甲基罗丹明绿（γ-glu-hydroxymethyl rhodamine green，γ-Glu-HMRG）：Urano Y.等人开发了一种简单有效的方法：使用在许多肿瘤细胞中高度表达，但在大多数正常组织中没有细胞表面物质来进行癌细胞的快速术中标记。γ-谷氨酰转肽酶（γ-glutamyltranspeptidase，GGT）是调节谷胱甘肽稳态的膜结合氨基肽酶，可以通过潜在改变细胞内的氧化还原代谢反应来促进肿瘤的发展、侵袭和耐药。在GGT存在的情况下，γ-Glu-HMRG可通过酶促反应被激活成荧光探针。

Urano Y.等用人卵巢癌的小鼠模型在术中向腹腔中喷洒γ-Glu-HMRG探针，肿瘤小结节可以在给药后10 s内显像并保持1 h，因此，在荧光导航的腹腔镜下可以移除许多小灶肿瘤转移物。在进行结肠镜检时可以使用γ-Glu-HMRG区分慢性结肠炎和与结肠炎相关的早期癌症，且能在给药5~30 min后区分恶性肿瘤和异常增生，因为肿瘤处的荧光信号通常比背景的荧光信号高10倍。

2. 目前的临床应用　FGS用于定位和破坏肿瘤细胞的新型超敏感技术正从临床前研究进入到临床中。FGS与术前成像、体格检查和术中触诊相比能提供更高的灵敏度。这里将重点介绍目前应用于术中导航的荧光成像技术。表43-3-2总结了FGS目前的临床应用。

表43-3-2　目前使用的用于体内荧光标记癌细胞的技术

技术	肿瘤类型	荧光类型
标记叶酸	卵巢癌	FITC
5-氨基乙酰丙酸	恶性胶质瘤	卟啉
ICG	肝细胞癌	ICG
MB	胰岛素瘤	MB

来自于Expert Review of Anticancer Therapy，2016，16（1）：71-81.

（1）吲哚菁绿（indocyanine green，ICG）：ICG是一种无毒染料，可被700~900 nm波长的近红外光激发释放出荧光信号。它在临床已使用了50多年，具有高安全性指标（不良反应率仅为三十万分之一，最大推荐剂量可达2 mg/kg）。ICG进入机体后被肝细胞摄取，经胆汁排出，因此，利用ICG可进行肝胆系统的实时成像。ICG是一种非选择性的荧光材料，在临床上利用其在肿瘤和正常组织之间相对高灌注或灌注不足的能力进行成像。它主要用于肝胆疾病的肿瘤成像、荧光胆汁造影、前哨淋巴结定位以及微血管灌注与血管造影的评估。

（2）5-氨基乙酰丙酸（5-aminolevulinic acid，5-ALA）：5-ALA是一种没有荧光效应的血红蛋白代谢物前体，可通过口服来标记恶性胶质瘤细胞。它进入恶性胶质瘤细胞内促进荧光卟啉的合成和积累，继而通过显微镜来使该肿瘤可视化。在人胶质瘤的小鼠模型中，利用FGS可将几乎所有的肿瘤切除，且不损伤周围正常的脑组织。

该课题组对预先口服5-ALA的322例恶性胶

质瘤患者分别实施普通光与荧光导航的神经外科手术切除肿瘤,并比较肿瘤的切除效果和预后。结果显示,FGS 组,139 例恶性胶质瘤患者中有 65% 可以完全将肿瘤切除,而在对照组中,131 例患者中仅有 36% 可以完全切除。另外,行 FGS 的患者半年生存率提高到 41%(对照组仅为 21%)。该方法显著增强了恶性胶质瘤患者的正常组织和异常组织之间的差异,从而有效改善了预后。但它在恶性胶质瘤以外的肿瘤手术中可能并没有什么应用。

(3)异硫氰酸荧光团修饰叶酸(folate to fluorescein isothiocyanate,叶酸 -FITC):叶酸受体 α(folate receptor-α, FR-a)通常在卵巢癌上皮细胞中高度表达。Van Dam G.M. 等用异硫氰酸荧光团来修饰叶酸,并选择性标记正在进行腹部手术的 10 例卵巢癌患者的卵巢癌细胞。叶酸 -FITC 可被 495 nm 的波长激发同时发射出 520 nm 波长的荧光,利用实时多光谱术中荧光成像系统可识别并辅助切除小于 1 mm 的肿瘤。与 BLS 相比,在腹膜癌患者中利用荧光成像技术可使更多的肿瘤细胞被标记。然而,只有在叶酸受体高度表达的肿瘤细胞才可以进行 FR-α 靶向标记。

(4)荧光素酶 IRDye800 修饰的表皮生长因子受体(epidermal growth factor receptor, EGFR):Rosenthal E.L. 等人首次将荧光团修饰的抗体导航的 FGS 用于头颈部癌症。EGFR 可在超过 90% 的头颈部肿瘤中高度表达,另外,IRDyc800 在啮齿动物与非灵长类动物的研究中证明没有毒性,且荧光图像可以与肿瘤组织学结果相对应。

目前肿瘤标记物的发现和分子探针的设计仍在快速发展。随着技术不断提高,我们将越来越接近"个性化手术治疗"的概念,未来的 FGS 可能会根据患者的疾病过程而设计,"一刀切"的解决方案将会被"精准医学"所取代。荧光成像技术可能会成为腹腔镜手术或者开放手术中最常见的辅助手段。总之,目前有许多用抗体、小分子物质和病毒标记的方法可用于 FGS,并且越来越多的肿瘤特异性标志物也很快被发现。因此,在不久的将来,每个癌症手术都可能会用到分子探针并导航的精准手术。

(二)成像模式

在癌症的治疗过程中,往往通过外科手术将肿瘤最大限度地切除,且尽可能减少肿瘤的复发以及对周围组织的污染。但若错误地估计肿瘤的边缘则可能会引起肿瘤切除不完整,进而导致肿瘤的复发

与转移,或者切除过度而切除了正常组织。术中导航技术将显著改善手术治疗癌症的效果,有效提高肿瘤的切除率,同时减少对正常组织和结构的误切,并且其对辅助性治疗,如放疗和化疗也有一定的指导意义。目前,有多种技术可用于术中导航,如光学荧光成像、高频超声、光学相干断层扫描、光声成像、共焦显微镜、弹性散射光谱、拉曼光谱和射频光谱学等,但并没有一个技术是完美的。一种成熟的术中导航技术将会同时给外科医生和患者带来不可小视的便利,它可以准确指导切除部位,提高肿瘤切除效率,甚至提供诊断信息。

1. 自体荧光成像　自体荧光技术利用紫外线或者可见光范围内的光作为光源,通过正常组织和病理组织之间固有光学特性的差异引起散射光和自发荧光的差异。Wilke 认为,这项技术是基于肿瘤组织与周围正常组织内的 β- 胡萝卜素和血红蛋白含量不同,利用这一技术可以有效评估肿瘤边缘并准确切除,其精确率可达 79%,同时它还可用于评估口腔癌的手术切缘。

(1)优点:可实时进行术中导航成像;不需要外源性的荧光团;可以进行肿瘤或肿瘤毛细血管床的成像;成像范围广;可定位肿瘤,评估残留病灶或切除组织的边缘。

(2)缺点:相对较低的肿瘤背景信号比;手术过程中血液积聚及损伤的组织会增加光的散射和吸收,可能干扰性地降低荧光信号;放化疗的应用可能会改变组织的光学特性;切除后组织形态学的变化可能会影响对切除组织边缘的评估;成像深度太浅,仅约 2 mm。

2. 近红外荧光成像　在术前成像中,单光子发射计算机断层扫描(single photon emission computed tomography,SPECT)和正电子发射断层扫描(positron emission computed tomography,PET)仍然起着十分重要的作用,但它们缺乏近红外荧光成像(near-infrared fluorescence imaging,NIRFI)的以下优势:荧光团无毒性且具有靶向性,可实时标记靶组织。在生物成像和靶向治疗中精确标记肿瘤组织与健康组织的边缘是至关重要的,而达到这种效果需要优化造影剂,使其具有良好的荧光强度、水溶性、生物相容性以及特异组织的靶向性等,从而在近红外窗口获得较佳的图像。

NIRFI 的核心是近红外探针,随着近红外探针技术的不断发展,应用可直接从活体内提取所需生物信

息的近红外探针进行的近红外荧光成像已成为一种热门的非侵袭性分子成像方法。近红外光（700~900 nm）与可见光（400~800 nm）相比有很多的优点：首先，它具有更好的穿透软组织的能力；第二，近红外荧光成像可使用外源性的荧光探针增强肿瘤细胞的荧光信号，并可降低肿瘤周围组织的自体荧光背景，增加肿瘤（信号）与背景（噪音）的对比。近红外成像系统可独立使用，也可以组装成术中显微镜进行术中导航，且这些荧光技术可以与 CT 或 MRI 联合形成多模态成像技术以提高成像的灵敏度和分辨率。

近红外荧光探针主要分为两类：①非特异性荧光探针，即单纯依赖组织的灌注和渗透成像；②特异性荧光探针，也称为靶向性荧光探针，即依赖特异性配体与特定组织的蛋白结构或细胞表面受体结合而成像，智慧型分子探针，即酶原激活探针便是一种新型的靶向性荧光探针。

（1）非靶向性荧光探针：非靶向性荧光探针是基于其较好的组织渗透性及良好的 EPR 效应，即利用肿瘤的生长特性，如血管的增生、毛细血管膜的渗透性增强以及淋巴引流，使外源性荧光团输送到目标组织并在此集聚。这些非靶向性的荧光探针包括荧光素、吲哚菁绿染料、甲酚紫。这些探针既可以通过静脉注射，也可以局部注射于肿瘤附近来达到靶向的目的。

优点：ICG（主要用于近红外荧光）可迅速通过肝脏清除且生物毒性低；用于近红外光谱技术的相机设备即可捕捉 ICG 荧光，也可用于其他类似荧光团的成像。

缺点：光稳定性差；当多个荧光染料标记同一个分子，如蛋白质时，其荧光特性会减弱，即这些荧光分子紧密结合在一起时的相互作用会导致总荧光特性减弱；荧光染料水溶性差，可直接导致被标记分子

的水溶性降低；造影剂过敏时禁用 ICG；ICG 在生物体内的快速清除使得成像时间短；肿瘤背景信噪比相对较低。

（2）靶向性荧光探针：基于肿瘤靶向性疗法的肿瘤特异性荧光探针现如今正处在不断的进步中（图43-3-1 为第一例荧光靶向介导卵巢癌手术的术中图像）。单克隆抗体是最早应用于靶向性荧光探针合成的配体，用荧光染料标记单克隆抗体合成靶向性的荧光探针，能够靶向性地与抗原，如肿瘤的特异性标记物结合。智慧型分子探针即用近红外荧光染料标记组织内特定酶的底物，当底物与酶（如在肿瘤组织内高度表达的酶）发生作用后生成荧光探针。用于近红外荧光探针的激活酶有很多种，包括组织蛋白酶 B（cathepsin B，CB）、组织蛋白酶 D（cathepsin D，CD）、组织蛋白酶 H（cathepsin H，CH）和金属基质蛋白酶。另外，为避免术中损伤重要组织，如血管和神经，特异性靶向神经的纳米探针被用来特异性标记术野中的神经，从而避免切除过程中对神经造成不必要的损伤，成像效果如图 43-3-2 所示。

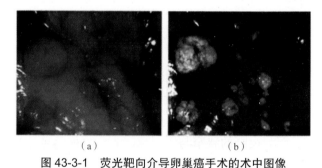

（a）　　　　　　　　（b）

图 43-3-1　荧光靶向介导卵巢癌手术的术中图像

（a）腹腔普通彩色图；（b）荧光图像。与普通图像相比，荧光成像可以更加清晰地勾绘出肿瘤边界，从而实现更加精确的切除手术 [图片来自 Nature Reviews Cancer, 2013, 13（9）：653-662]

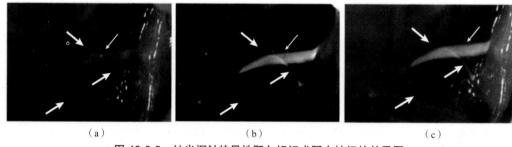

（a）　　　　　　　　（b）　　　　　　　　（c）

图 43-3-2　纳米探针特异性靶向标记术野中神经的效果图

（a）普通彩色图；（b）荧光图像；（c）前两者的合成图。普通图像仅能看到神经主干和其中一只分支，而荧光成像不但可以清楚地显示出各个分支而且可以使组织深部的神经显像，从而有效避免术中对神经的损伤 [图片来自 Nature Reviews Cancer, 2013, 13（9）：653-662]

优点:靶向性荧光探针更好地利用了正常组织和肿瘤组织之间的差异;可在现有的荧光探针基础上进行肿瘤的靶向生物治疗;肿瘤靶向性可以提高精确度;有良好的渗透深度;信噪比高。

缺点:需要向病人注射外源性荧光造影剂。

3. 光学相干层析成像　光学相干层析成像(optical coherence tomography, OCT)在细胞水平有很强的分辨率,可以监测肿瘤的形态学改变以及组织结构特点,因此,它可对高度可疑肿瘤区的表面细胞进行非侵袭性的排查。虽然 OCT 成像具有良好的准确性与高的对比度,但它仍很难区分某些组织:如正常的纤维组织与纤维瘤,于是新的算法被用于区分特定组织类型(如脂肪、纤维、肿瘤)或肿瘤的边缘(同质的正常组织、同质的肿瘤组织或不同质的肿瘤边界)。最新数据显示,使用 OCT 成像可以自动化区分乳腺癌和软组织肉瘤,并提供细致的具有高灵敏度和分辨率的二维和三维图像信息。这使得 OCT 成为研究小血管和神经组织生理学的理想工具,也为显微外科手术提供实时反馈信息带来新的思路。

优点:不需要外源性造影剂;高分辨率,可对相似的组织结构、细胞形态进行组织学分辨,且分辨率高于高频超声;可以手持或与现有的手术仪器,如显微镜联合应用;小巧的纤维光学组件方便其在内窥镜或穿刺活检技术中的应用。

缺点:渗透深度浅(约 2 mm);肿瘤的不均匀性、探测视野的狭窄与渗透深度太浅可能会导致采样错误。

4. 光声成像　光声成像(photoacoustic imaging, PAI)与其他光学成像技术相比,这种技术可以产生高分辨率图像,且渗透深度可达几厘米。多光谱光声层析成像利用减法算法,区分外源性和内源性的荧光团所产生的声波信号(如检测在肿瘤部位富有毛细血管中的血红蛋白,或原发性或转移性的黑色素瘤的代谢产物黑色素)与背景组织的信号。尽管 PAI 实现临床应用还有很多的工作要做,但是该技术的研究与进展证明了其应用于临床的可行性。

优点:快速成像、高分辨率、渗透深度显著增加。

5. 共聚焦显微成像　共聚焦显微成像(confocal microscopic imaging)是一种微观成像技术,它能够在细胞水平观察组织结构。它既可以进行静态荧光成像也可以进行动态观察。

优点:微米级别的分辨率、实时高分辨率成像。

缺点:成像视野狭窄、对组织学结构有特异性要求。

6. 弹性散射光谱　弹性散射光谱(elastic scattering spectroscopy, ESS),又称为漫反射光谱,与 OCT 相似,它通过采集光源(波长在 300~900 nm,可见光与紫外光附近)射向靶组织后产生的散射与反射光成像。ESS 可使用内窥镜区分乳腺组织与结肠息肉的良恶性。

优点:小巧的纤维光学组件方便其在内窥镜或穿刺活检技术中的应用;小型的手持或脚踏探测器便于操作;快速采集(测量间隔时间小于 1 s);不需要外源性的荧光探针;光学信号强。

缺点:受血液中血红蛋白的影响;尽管使用了去背景技术,但是成像结果仍会受到高强度照明的影响。

7. 拉曼光谱　拉曼光谱(raman spectra)的方法可简要概述如下:①向目标组织发射特定波长或频率的光;②组织中的分子吸收光子进入激发状态;③分子进入"激发状态"时发射光子;④发射的光子与组织相互作用后处于比初始发射光光子更高或更低的能量状态;⑤记录"拉曼光谱":发射与接收的光子频移的函数。此时可以导出拉曼光谱的模型,即给定组织的细胞和分子可由其拟合系数(FC)表示。另外,利用空间偏移拉曼光谱探针可将探测深度达到 2 mm,并定性分析乳腺癌的边缘(阳性或阴性)。拉曼光谱不仅可以探测肿瘤是否存在,还可以区分不同的组织和肿瘤。

优点:渗透深度达 2 mm;可区分组织或者肿瘤的类型和边缘性质。

缺点:受血液中血红蛋白或烧伤组织的影响;虽然数据分析仅需 1~2 min,但数据采集可能需长达 30 min。

8. 射频光谱学　射频光谱学(radio-frequency spectroscopy, RFS)类似于 ESS 和拉曼光谱,是基于射频能量在正常组织和肿瘤之间的渗透差异,这种差异是由于在肿瘤处细胞内外成分的紊乱(如细胞组织、大小、形态、膜结构、细胞外成分)造成的。RFS 记录组织中电磁波的电导率(移动电荷的能力)和介电常数(储存电荷的能力)。它可以区分可疑乳腺癌和前列腺癌的组织良恶性。

优点:不需要外源性的荧光探针;同时进行数据采集和结果计算(1~3 s);手持设备便于操作。

缺点:成像视野狭窄(<1 cm);渗透深度浅

（0.1~0.2 mm），不适合评估肿瘤切缘。

术中导航可通过精准手术切除率减少对正常组织和结构的损伤并引导辅助治疗来降低癌症的复发率和转移率。

9. 非光学成像——CT、MRI、超声　传统的成像技术，如 MRI 和超声已经应用于脑肿瘤切除术以及乳腺癌术中导航的研究试验。MRI 虽然安全有效，但也有许多的缺点：首先，它要求外科医生重新理解成像和相关病灶的关系，即定位不准确；第二，术前的治疗包括药物、放化疗等可能影响 MR 图像，即降低准确性；第三，获得 MR 图像比较耗时，导致重大手术中断或延长手术时间，进而延误治疗。

超声成像是基于声波通过正常组织与肿瘤组织时组织密度、组织异质性、组织和细胞结构不同来成像。超声已应用于肿瘤的定位，引导外科切除肿瘤并保证了切除范围的准确性，然而超声的分辨率较低，类似于 MRI，超声的成像结果会受到术前治疗的影响。

优点：微创；分辨率 <1mm；术前不需要使用荧光剂。

缺点：敏感性和特异性基于组织病理学的变化；多元算法使组织分类与临床不对应，需重新定义各种肿瘤的组织学类型。

二、分子成像在术中导航的应用现状

（一）单模态分子成像在术中导航的应用

1. 荧光成像在术中导航的应用

（1）转移性肿瘤灶的清除对癌症的治疗至关重要。目前临床对转移肿瘤的评估常需要手术切除所有解剖相关且易感的淋巴结进行体外病理学检查。Savariar E.N. 研究组开发了一系列基于 ACPP 的新型激活式的比率探针用于原发性肿瘤和转移瘤的实时成像。花菁类染料 Cy5 是一种远红外荧光供体，而 Cy7 是一种近红外荧光受体，将 Cy5 和 Cy7 同时连接至 ACPP 形成新的分子探针，Cy5 由于能量转移使 Cy7 发生再发射而猝灭。当这种分子探针到达肿瘤部位时，肿瘤细胞特有的金属基质蛋白酶 MMP-2 和 MMP-9，将 Cy5 和 Cy7 的连接切开，其中含 Cy5 片段的多肽由于滞留效应存留在肿瘤组织中，而 Cy7 片段则被代谢排出体外，此时肿瘤部位 Cy5∶Cy7 的比例增加 40 倍（图 43-3-3）。这种显著增长的比例可

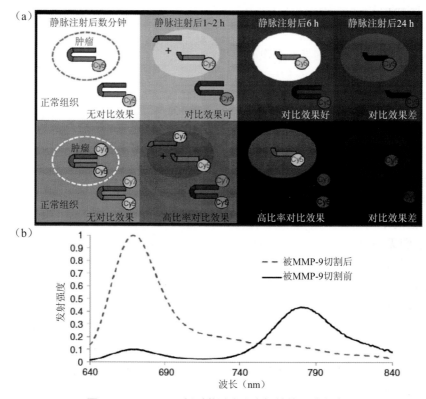

图 43-3-3　ACPP 新型激活式比率探针的设计方案

（a）为标准 ACPP（顶部）和 RACPP（底部）在正常组织与肿瘤组织（椭圆区域）产生对比度的原理图；（b）为用荧光分光光度计分别测量 RACPP 被 MMP-9 切割前后（黑色实线：切割前，红色虚线：切割后）的发射光谱 [图片来自参考文献：Cancer Res，2013，73（2）：855-864]

以定量区分肿瘤组织与邻近正常组织蛋白酶的活性,进而高灵敏度、高准确性地识别原发肿瘤及转移至肝脏和淋巴结的肿瘤。该探针的研发突破了传统方法的局限性。

(2)由于近红外荧光团在组织中有更好的渗透深度以及更低的自体荧光效应,因此近红外荧光与可见光相比有更好的体内成像特性。Kobayashi H. 课题组合成了两种核结构与电荷相同,但取代基不同的近红外花菁染料:① FNIR-Z-759,由两个磺酸盐和两个季铵阳离子合成;② FNIR-G-765,由两个磺酸盐和两个胍合成。该课题组比较了FNIR-Z-759 和 FNIR-G-765 分别与帕尼单抗在抗体染料比为 1∶2 和 1∶5 时的体内和体外光学成像特性。结果显示,抗体与 FNIR-G-765 之比为 1∶2 时合成的共轭化合物在体外细胞内有着强大的猝灭能力、稳定性以及荧光特性。而 FNIR-Z-759 共轭物在小鼠肝脏内的积累明显更低,从而提高肿瘤肝脏信号比,展现出更强的体内成像特性,尤其是腹部成像。此外,从化学角度分析,单克隆抗体聚合物FNIR-Z-759 与 FNIR-G-765 相比,即使是在高染料抗体比的情况下,FNIR-Z-759 仍不会形成聚合物。而在荧光成像中,与 FNIR-Z-759 相比 FNIR-G-765则可以显示更强的荧光信号。这些结果表明,两性花菁染料是一种很强的荧光材料,在荧光成像中它可以提高靶目标与周围环境的对比度。但是,这种单克隆抗体荧光染料应该被谨慎地设计,因为结构中一个小小的改变就能导致体内药物动力学的改变。

(3)改善肝癌手术效果的关键是提高检测肿瘤微小病灶的敏感性。常规的术前成像方法与外科医生的主观经验是非常有限的,虽然 CT 和 MR 成像等方式提供了有价值的术前诊断信息,但由于成像灵敏度的限制,使它们无法有效地检测到一些小于2 mm 的肿瘤病变,而术中荧光分子成像技术可以克服这个障碍。这种新技术具有高灵敏度、高表面分辨率以及低成本和实时成像能力,这促进了具有不同分子特性的荧光探针的发展,这些探针必须在病灶及其周围正常组织之间提供足够的光学对比度(tumor background ratio,TBR),以充分区分肿瘤小病灶。在肝肿瘤部位获得更好的 TBR 的一个策略是增加荧光探针的肿瘤特异性,以便静脉给药后荧光探针可在肿瘤部位富集;其他的策略是使用具有更好光学性质(例如更高的量子产率、更好的发

射光谱)的荧光物质(有机荧光团或无机纳米粒子)来合成具有更强检测性的荧光探针。但由于较小的肿瘤的靶抗原是低表达的,这限制了肿瘤部位分子探针的吸收。介孔二氧化硅纳米粒子(mesoporous silica nanoparticles,MSNs)由于其独特的性质(化学稳定性高,孔径可控,表面积大,药物负载能力强等)可作为纳米药物的载体,但基于 MSN的纳米粒子在近红外成像导航的肝癌手术中的应用仍然不足。因此,可将 MSN 作为一种纳米载体,与多个近红外荧光团相结合形成新的探针,以在递送到目标位点时提高成像的灵敏度。这种策略可以提高具有有限抗原分子表达的肿瘤微小病灶的光学对比度。Tian J. 课题组合成了精氨酸-甘氨酸-天冬氨酸(peptides arginine-glycine-aspartic acid,RGD)- 共轭介孔二氧化硅纳米粒子作为荧光探针,可负载 ICG 染料,并探讨其应用于术中近红外图像引导肝肿瘤切除术的有效性。其中RGD 为在不同肿瘤类型中高度表达的整合素 $\alpha_v\beta_3$受体的肽配体。通过系统评估,此探针可以准确地描绘肝癌边缘,并在术中提供优异的肿瘤与正常组织的对比度。该纳米粒子因增加了 ICG 的负载能力与肿瘤特异性,故能靶向小鼠中残留的微量肿瘤灶和小于 1 mm 的卫星病灶。组织学分析结果验证了该纳米探针的灵敏度和准确性。这种术中光学荧光成像的纳米探针可为肝癌的切除,尤其是微小肿瘤灶的识别与清除提供更灵敏、更准确的方法,从而降低术后的复发率与转移率。

2. 超声成像在术中导航的应用　热消融治疗是通过局部热量累积使蛋白质变性和细胞凝固坏死从而破坏肿瘤组织。常用的热消融技术包括激光消融(laser ablation)、射频消融(radiofrequency ablation,RFA)、微波消融(microwave ablation,MWA)和高强度聚焦超声消融(high intensity focused ultrasound ablation,HIFU)。这些消融技术具有创伤小,并发症少,门诊治疗快,组织修复快,机体功能恢复快等优点。因在临床疗效、局部复发率和预后存活的问题上仍存在许多争议,所以这些技术在肿瘤消融过程中仍需进行大量的研究。而这些问题主要集中在消融过程控制不良、残留癌组织的不完全破坏以及对邻近正常组织的潜在损伤等方面。为了充分发挥微创技术进行肿瘤消融治疗的潜力,开发一种可评估边缘的消融和可反馈过程的术中成像导航技术显得尤为重要。Ronald X. Xu 课题组使用乳液蒸发法合成以液

体全氟化碳(perfluorocarbon,PFC)为核心和生物可降解材料聚乳酸共乙醇酸(poly lactic-co-glycolic acid,PLGA)为外壳的热敏微泡(heat-sensitive micro-bubble,HSM)试剂。光学显微镜显示,将HSM悬浊液加热至55℃,激活的HSM纳米粒子会快速膨胀,由于其体积的显著增大使它在超声探测过程中显示出高回声信号。在体外试验中,将HSM悬浊液注入猪肉样品中并将样品55℃水浴10 min,超声成像可清楚地显示激活的HSM纳米粒子引起的高回声区域,且样品中的高回声区可保持高超声对比度超过1 h(图43-3-4)。在模拟热消融过程中,用圆柱形加热元件对HSM纳米粒子分散的琼脂凝胶体模型进行消融评估。超声成像可准确地评估消融边缘而热成像不能准确定位消融边缘,这体现出HSM纳米粒子可作为癌症热消融治疗中消融边缘评估的新型造影剂的广阔前景。

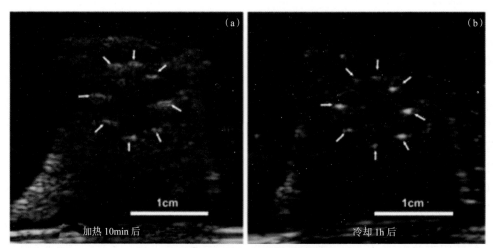

图43-3-4 组织样本的超声图像

(a)加热后10 min;(b)加热后1 h。图中的箭头指向为HSM纳米粒子激活的高超声回波区域图 [图片来自于Biomaterials,2010,31(6):1278-1286.]

3.MRI在术中导航的应用 应用钆造影剂的MR成像具有更好的对比度及高灵敏度的强化效果和多参数成像模式,因此,它比CT更有利于评估术后脑部肿瘤的预后。Nixon R.课题组报道了一种静脉注射的Ferumoxtran,这种超小顺磁性四氧化三铁(ultrasmall paramagnetic iron oxide,USPIO)纳米粒子可得到颅内早期恶性肿瘤与钆剂增强效果相当的成像结果。这种病毒大小的氧化铁纳米粒子被葡聚糖完全包裹,从而减缓了机体对它的代谢,其血浆半衰期可达24～30 h。通过静脉缓慢注射相对低剂量的Ferumoxtran可有效避免其先前被报道过的不良反应。在动物模型和人颅内肿瘤的试验中已证明,Ferumoxtran可在靶组织中逐渐增强且持久的聚集。USPIO在恶性肿瘤处富集,在静脉注射24 h后信号达到峰值,并在随后的几天内逐渐衰减。铁染色表明:肿瘤处MR信号的持续变化可能是由于肿瘤边缘的活性细胞胞吞超顺磁性四氧化三铁纳米粒子引起的。与钆剂相比,Ferumoxtran可提供超过24 h的MR信号强度变化并应用于术中MR及术后评估。

(二)多模态分子成像在术中导航的应用

(1)在现今的临床手术中,外科医生需要面对许多问题:如复杂的解剖结构,这些结构不仅会因个体的差异有所不同,还会因疾病或先前的手术引起形态学的改变;还有的肿瘤灶较小,如肺癌会有许多不可见且不可触的很小的肺结节。因此,包括CT、PET和荧光光学成像在内的成像技术正在成为外科手术中常规使用的工具,但是能帮助外科医生精确定位肿瘤并指导切除的成像技术还有待探索。同时,可增强现有成像技术的敏感性并提高其导航能力的新型造影剂将会进一步促进它们在临床中的应用。除了近红外荧光成像可进行术中导航外,有两种支持多模态成像的材料已被成功用于临床实验:^{124}I PET 和 ^{99m}Tc SPECT。但是PET和SPECT成像并不能像CT一样拥有高的空间分辨率,即不能准确地描绘肿瘤的边缘,定位小损伤和潜在的微转移灶。Jaffray,D课题组首次报道了CT和NIR荧光脂质体双重成像造影剂CF800,并对它进行了临床鉴定与性能评估。

CF800 是一种可注射纳米材料,通过将多个成像分子进行胶囊化,使其相对浓度同时适合 CT 和 NIR 荧光的双模态成像。脂质双层由二棕榈酰基卵磷脂(dipalmitoyl phosphatidylcholine, DPPC),胆固醇和 PEG_{2000} 二硬脂酰磷脂酰乙醇胺(distearoyl-phosphatidylethanolamine)按摩尔比 55:40:5 组成。首先将脂质混合物溶于乙醇中,并将 300 μg ICG 溶于三碘三酰苯中,然后将两溶液在 70 ℃条件下水浴反应 4 h。使用 LIPEX ™压力机将所得脂质体溶液在 100~400 Pa 压力下挤压,在 Sephadex G-25 柱中纯化,最后将所得的脂质体样品 CF800 避光室温下保存。CF800 脂质体则是将 CT 造影剂碘海醇与近红外染料 ICG 以 1 000:1 的摩尔比或 500:1 的质量比包封。这种脂质体胶囊可稳定地包封碘海醇和 ICG,并延长 ICG 在溶液中的光稳定性(21 d 后保留 89% 的荧光)和半衰期,有效增强了组织渗透性和在肿瘤部位富集的能力。在这个实验中使用了两种动物模型:小鼠异体种植模型(腹膜内播散的卵巢癌和转移性乳腺癌)证明基于 CT 的术前肿瘤结节定位与基于荧光的近红外成像病变确认;兔肿瘤模型证明脂质体可在肿瘤部位持久富积,适用于单次注射后的术前和术中成像。CF800 可进行术中导航并有很强的荧光信号,是因为它可以同时实现:①在临床可接受的放射剂量下进行 CT 的术前和术中导航;②在术中使用容积锥形束 CT(cone beam CT, CBCT)或 CT 成像进行深部病变的定位;③使用实时荧光成像,实现肿瘤边缘和恶性淋巴结的导航。有很多临床数据可进一步支持这种双模态的脂质试剂,而同样的脂质体平台也可适用于不同的成像组合(CT、MR、PET 成像分别与荧光的多模态成像)。

(2)直接或间接导致大多数癌症患者死亡的往往是转移性肿瘤而非原发肿瘤。在很多类癌症中,肿瘤细胞可以沿着淋巴管移动,导致淋巴结转移的高发率。虽然许多手段包括侵入性手术、化疗和放疗,已经被用来解决这个问题,但目前方法的有效性在治疗转移性肿瘤方面依然有限。因此,制订新策略以确定前哨淋巴结(sentinel lymph node, SLN)的位置至关重要。SLN 是早期肿瘤转移的主要靶标,根除在这些淋巴结中的转移性癌细胞可以预防癌症转移。光热治疗(photothermal therapy, PTT)是一种新开发的癌症治疗方法。与传统使用的化疗和放疗相比显示独特的优势,如特异性高、侵入力最小、治愈率高等。包括无机纳米材料和有机纳米材料在内的许多纳米材

料目前已经被广泛地用作光热剂。同时,新型的可成像光热剂可以在 PTT 运行之前和运行期间成像以实现更好的治疗规划。尽管各种类型的光热剂的优良治疗效果在体外和体内实验中都已经被报道,但是许多目前使用的光热剂均不能被生物降解,尤其是无机材料,由于其潜在的长期毒性严重阻碍了其临床应用。另外,如何设计具有成像和治疗功能的可成像光热材料仍然是一项重要任务。

刘庄课题组证明,多模态成像引导的光热治疗可以通过加热烧伤具有转移癌细胞的 SLN 来控制术后的肿瘤转移。将近红外染料 IR825 与二亚乙基三胺五乙酸(diethylene triamine pentacetic acid, DTPA)分子共价连接到人血清白蛋白(human serum albumin, HSA)上,并与钆离子螯合最终生成的 HSA-Gd-IR825 纳米复合物显示出强烈的荧光及近红外吸收,并可以作为 MR 成像中的 T_1 造影剂。双模态荧光和 MR 成像显示 HSA-Gd-IR825 注射到原发性肿瘤后,将通过淋巴循环快速迁移到与肿瘤相关的 SLN。利用 HSA-Gd-IR825 的强近红外吸收,可以使转移癌细胞所在的 SLN 暴露于近红外激光下并被有效消融。当该纳米探针与手术联合以切除原发性肿瘤时,其在抑制癌细胞进一步转移扩散和延长生物存活率方面有着显著的疗效。这项研究提出了具有多模态成像和光热治疗效果的白蛋白衍生物纳米探针以及光热消融辅助手术的策略,有望应用于癌症的临床治疗。

(3)SLN 活检是临床检测乳腺癌患者是否发生腋窝淋巴结转移的标准。通常将放射性淋巴示踪剂和亚甲蓝(methylene blue, MB)染料组合用于定位 SLN,放射性示踪剂用于术前评估,而 MB 则用于术中淋巴管和 SLN 成像。应用近红外荧光的光学成像已被广泛用于乳腺癌和其他癌症,如黑色素瘤中的 SLN 检测。ICG 常被用于检测组织中数毫米深处的 SLN,且在临床试验中优于 MB 染料的 SLN 示踪效果。应用放射性胶体成像的 PET 技术仍然被认为是术前评估淋巴结是否恶变的标准。尤其对于肥胖患者,放射性胶体 PEP 成像对于更深层次的 SLN 的定位是必需的。多模态示踪剂 ICG-^{99m}Tc 标记的纳米胶体(ICG-^{99m}Tc- 纳米胶体),即荧光标记的 ICG 和放射性标记的 ^{99m}Tc 被同时整合到相同的胶体颗粒中,已经被研发用于实现 PET 和近红外荧光联合成像。与单纯 ICG 不同,该纳米粒子可长时间保留在 SLN 中。这种示踪剂应用的可行性和有

效性已经在各种类型的肿瘤中进行试验，但在乳腺癌患者术前的 SLN 活检中的应用尚未进行研究。

Vahrmeijer A. L. 课题组研究并评估了 ICG-^{99m}Tc- 纳米胶体应用于乳腺癌患者术前 SLN 活检的效果（图 42-3-5）以及增加示踪剂的颗粒密度对其在 SLN 的积聚和荧光信号强度的影响。具体方法为招募患有乳腺癌并进行 SLN 活检的患者。手术前一天，给予乳晕处注射 ICG-^{99m}Tc- 纳米胶体，并获得淋巴组织成像。手术前立即注射 MB 染料，进

行术中 SLN 定位。患者分为两个剂量组，其中一组接受 ICG 和两倍于另一组颗粒密度的纳米胶体，但两组的放射性 ^{99m}Tc 的剂量是相同的。结果显示，所有（48 枚）腋窝 SLN 均可以通过 PET 和近红外荧光成像被探测到，但只有 42 枚淋巴结被染为蓝色，即 MB 定位阳性。颗粒密度加倍组与对照组相比没有产生荧光强度差异或信号背景比的变化。该研究表明，ICG-^{99m}Tc- 纳米胶体可以实现乳腺癌患者术前和术中准确的 SLN 检测。

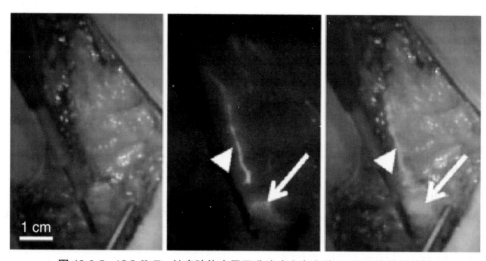

图 43-3-5　ICG-^{99m}Tc- 纳米胶体应用于乳腺癌患者术前 SLN 活检的效果图

从左至右依次为术中普通图像，近红外荧光图像，前两张图合并生成的图像。近红外荧光成像可以清楚显示淋巴引流途径并使组织深处的淋巴结得以显像 [图片来自 Brit J Surg, 2013, 100(8):1037-1044]

（4）如何精确检测肿瘤的边缘是治疗脑肿瘤的主要阻碍。目前的成像方法通常受到灵敏度不足，低特异性和空间分辨率的限制。Gambhir S. S. 课题组展示了一种独特的三模态（MR 成像 - 光声成像 - 拉曼成像）纳米粒子（以下简称为 MPR 纳米粒子），可以准确地检测术前和术中小鼠的脑肿瘤边缘。MPR 纳米粒子包括覆盖有拉曼分子标记的反式 1, 2- 二（4- 吡啶基）乙烯的金核心和二氧化硅外保护外层。该课题组用 1，4，7，10- 四氮杂环十二烷 -1，4，7，10- 四乙酸 -Gd^{3+} 进一步改良颗粒，得到表面涂布 Gd^{3+} 的金 - 二氧化硅纳米粒子。该研究实现了：①使用 MRI 进行术前和术中宏观的全脑肿瘤定位；②使用光声成像的高空间分辨率和三维成像；③使用高灵敏度，高特异性和高分辨率的拉曼成像对肿瘤边缘进行表面成像。这三种方式都可以检测到 MPR 纳米粒子，其在体外和活体小鼠实验中都具有皮摩尔级的敏感性。这种新的三模态纳米粒子有望实现更准确的脑肿瘤成像和切除。

（5）对恶性肿瘤和转移肿瘤特异性表达的生物分子进行高分辨率成像，对肿瘤的临床检测和分期具有重要意义。Tsien R. Y. 课题组报道了一种可用于 MRI 和荧光双模态成像的纳米粒子，即以 Cy5 和钆或两者分别标记的可激活 ACPP 为基本结构的树状大分子纳米粒子进行体内 MMP 的检测。这种纳米粒子在肿瘤处的摄取比非共轭的 ACPP 高 4~15 倍。荧光成像能够检测到小至 200 μm 的残留病灶和转移灶，因此，可以在荧光引导下精确切除肿瘤，并用荧光显微镜进行组织病理学分析。Gd 标记的纳米粒子在肿瘤处富集，肿瘤实质中便可以沉积高水平（30~50 μm）的 Gd，其在浸润性肿瘤中的沉积可以达到更高水平，并在活体注射后数天内均有持续有效的 T$_1$ 对比效果。因此，这种纳米粒子在允许 MRI 指导临床分期、术前规划的同时实现术中荧光成像精准指导病灶的切除。ACPP 与其他光学和 MR 探针相比具有许多优点。首先，它的 MR 和荧光的双重成像效果使其可以检测出全身的肿瘤并实

现更高分辨率的断层成像。其次，ACPP 被肿瘤细胞特有的 MMP 激活，使得它比那些仅靶向肿瘤高度表达的特定抗原分子的纳米探针更适合作为潜在的诊断造影剂。它在 MMP 活性组织内的富集能突显出小但具有侵袭性的原发病灶和转移灶，而这些在常规放射学检查中可能不会被注意到。第三，纳米探针粒径的增大降低了 ACPP 的背景摄取，由于其增强的渗透性和富集性使它在肿瘤处实现高富集。有了这些优势，ACPP 表现出广阔的临床应用前景。

（6）尽管放射诊断技术的最新进展已经极大改善了肝脏成像的现状，但在疾病进展早期的假阴性误诊可能会导致患者错过最佳治疗的时机。现有的特异性肝脏 MRI 造影剂，如四氧化三铁和锰福地吡三钠，由于不能大剂量给药导致动态成像过程中无法实现病灶内血流动力学的实时评估。因此，开发一种具有高灵敏度的新型肝特异性造影剂用于肝损害分类（恶性或良性分化）和肝脏病变特征描述（特异性病变类型）尤为重要。

Breuer J. 课题组评估了 Gd-EOB-DTPA 用于增强肝癌 III 期 MRI 病变检测和特征描述的安全性和有效性。与未增强的 MRI 和螺旋 CT 图像相比较，该纳米探针尤其适用于可疑局灶肝病变的检测。虽然钆贝葡胺也是肝细胞特异性造影剂，可用于局灶性肝脏病变的血液动力学评估，但肝细胞摄取率低（3%~4%），因此，注射造影剂后 40~60 min 才能获得较佳的肝脏增强图像。相比之下，Gd-EOB-DTPA 在注射后 10~20 min 便可以进行肝细胞成像，极大缩短了成像时间，更适合用于临床早期肝脏病变的灵敏检测。

（7）恶性肿瘤，如乳腺癌、黑色素瘤和前列腺癌等往往易通过区域淋巴结中转移，而 SLN 不仅可以作为肿瘤分期的标志物，还可作为评估预后的指标。Kobayashi 课题组报道了一种新型的淋巴造影剂——^{18}F-AlF-NEB，即 ^{18}F 标记的铝氟化物 NOTA（1,4,7- 三氮杂环壬烷 -N, N', N'' - 三乙酸）与伊文思蓝（Evans blue，EB）染料相结合。其中 ^{18}F-AlF 复合物标记 ^{18}F 的过程只需 20~30 min 且无须液相色谱纯化；EB 是一种偶氮染料，可与血清白蛋白定量结合，用于确定患者的血浆体积和血管外蛋白质的渗漏量。白蛋白主要存在于血浆内，但它可透过毛细血管内皮屏障进入组织液（组织液中白蛋白浓度为血浆中白蛋白浓度的 20%~30%），再经淋巴系统回流到血浆中。在本研究中，将 ^{18}F-AlF-NEB 与 EB（^{18}F-AlF-NEB / EB）混合，在不同的动物模型（后肢炎症模型、正交异位乳腺癌模型和转移性乳腺癌模型）中单次给药后进行淋巴结的多模态成像（PET 和光学成像）。局部注射 ^{18}F-AlF-NEB 后，它与组织液中的白蛋白快速结合，通过 EB 的强荧光信号和 ^{18}F-AlF-NEB 的高强度 PET 信号可清楚地识别淋巴结，甚至使淋巴结间的淋巴管显像。由于 ^{18}F-AlF-NEB 易于制备，生物毒性低，有优异的 PET 和光学成像能力，所以它在定位 SLN 和术中导航中拥有很大的潜力。另外，^{18}F-AlF-NEB 已成功用于评估心肌梗死模型中的心功能和炎症肿瘤模型中的血管通透性。

第四节　分子影像在术中导航应用的展望

成像技术在临床癌症治疗中扮演着越来越重要的角色，尤其是在肿瘤的手术治疗中。这些成像技术包括传统的超声、CT、MRI、PET、SPECT 和许多新近涌现的光学成像技术。在所有的成像模式中，光学成像技术在肿瘤治疗中发掘出了新的可能性并显示出较好的前景。通过与分子探针联合，这些成像技术为术中分子导航提供了可能性，这样就可以实现在保留重要组织的同时尽可能完整地切除肿瘤。

如今，分子成像技术已经和全身成像技术相结合应用于肿瘤的诊断和治疗。应用最成功和最广泛的是 PET-CT 技术，其中 PET 利用 ^{18}F- 脱氧葡萄糖呈现病变细胞和正常细胞的代谢差异，CT 则提供组织的解剖学信息。手持 PET 检测器已被应用于乳腺癌术中定位肿瘤病灶及其边界。但由于低空间和时间分辨率，电离效应和较高的成本，使得 PET 的使用受到限制。而 MRI 因其高分辨率正逐渐获得越来越多研究者的重视以用来研究高效的分子探针，如三氧化四铁纳米粒子的临床应用。然而，MRI 主要应用于术前扫描成像，术中的应用受到很多的限制。光学成像技术则体现出分子成像的显著优势，而且许多分子探针已经被应用于不同的光学成像技术,包括荧光成像、拉曼光谱、荧光分子层析成像(fluorescence molecular tomography,FMT)以及光声成像等。临床肿瘤学方面,光学成像技术的应用主要集中在肿瘤手术部分。虽然这些光学成像技术具有很多的优势,但每一种技术又有其各自的局限性。例如,荧光成像和拉曼光谱成像的穿透深度有限而光声成像的成像视野又受到一定的限制。另外,在光声成像中,高频声波对传播介质的需求可能增加开放性手术的局部感染风险。

一个新生的领域正在得到广泛的关注,这就是特效多功能纳米探针,它的发展使得多模态成像方法得以实现。例如,杨氏研究团队应用近红外染料标记的特异性氧化铁纳米粒子以同时增强 MRI 与荧光成像的图像对比效果。Gambhir 团队报道了可同时作为 MRI、拉曼光谱和 PAI 造影剂的多功能靶向纳米粒子。甄氏团队报道了同时具有 PET 和 PAI 成像效果的,标记有放射性核素 ^{64}Cu 的金三脚架纳米粒子。Jiang,H 课题组提出和验证了在肿瘤切除过程中应用近红外染料标记的特异性的氧化铁纳米粒子可同时实现 PAI、FMT 和荧光成像。本部分概述了目前可应用于术中的分子探针和成像模式,重点通过利用特效多功能纳米探针实现多模态成像技术对分子影像在术中导航中的应用做一个展望。

一、分子探针

分子探针是术中分子成像导航的关键。尽管很多不同的纳米粒子都可以应用于术中导航,但在本部分中,着重介绍应用于荧光成像、MRI 和光声成像以及与术中肿瘤切除和评估相关的探针。具体来说,这些不同的分子探针可以分为两种类型:用于荧光成像的近红外荧光染料和用于光声成像和 MRI 的金属纳米粒子。

(一)靶向策略

将分子探针与已知的肿瘤生物标志物相结合,从而使得探针可以特异性靶向特定的肿瘤细胞。这种分子成像的靶向策略可以显著提高术中导航的准确度和敏感性。目前主要有两种靶向策略:被动靶向和主动靶向。

最广泛使用的是被动靶向策略,即通过增强探针的组织渗透性和保留作用来提高探针在组织内的浓聚。ICG 已成功应用于临床标记体内淋巴结和检测胶质瘤、肝癌和乳腺癌。另外,5-ALA 已经应用

于颅内肿瘤、脊髓脑膜瘤、胆囊肿瘤以及胃癌的术中分期和切除。被动靶向策略同时取决于纳米探针的大小、表面修饰、循环半衰期以及肿瘤新生血管的通透性和肿瘤血管再生程度。但由于不同肿瘤组织间保留效应的异质性导致评估不够准确,使得被动靶向策略在临床中的应用受到限制。

主动靶向策略有潜力提高分子探针对肿瘤组织的分子靶向效率,它涉及分子探针与肿瘤靶向配体的结合,如小分子物质、多肽、蛋白质、抗体、亲和子和适配子。主动靶向策略的首次临床研究是使用 FITC 标记的叶酸以定位卵巢癌中的叶酸受体。其他主动靶向策略包括但不限于:$\alpha_v\beta_3$ 整合素和血管内皮生长因子、表皮生长因子受体、人表皮生长因子受体(human epidermal growth factor receptor,HER-2)和上皮细胞黏附分子(epithelial cell adhesion molecule,EpCAM)。一个重要的主动靶向策略是设计可激活的探针,即探针在与靶向蛋白质结合,或到达特定的肿瘤微环境或肿瘤特异性表达的活性基团前均保持无活性状态。酶响应的探针便是这种主动靶向策略的一个例子,例如可以靶向细胞表面受体尿激酶纤维蛋白溶解原活化剂(urokinase fibrinolysis activator,uPA)的纳米粒子在检测肿瘤边缘的应用中便很有前景。一个代表性的研究是向 uPA 的受体结合域的多肽氨基末端片段标记近红外荧光染料,可应用于术中乳腺癌边缘的探测。另一种典型的蛋白酶是 MMP。奥尔森和他的团队已经成功评估了氯霉素和 Cy5.5 合成的分子成像生物共轭体的临床应用前景。他们发现,MMP2 会促进共轭体与肿瘤细胞的结合。小鼠动物实验显示,氯霉素和 Cy5.5 的比值有可能从根本上改善术中检测肿瘤边缘的精准性和提高切除恶性肿瘤的准确性。

(二)荧光探针

荧光成像是目前应用于术中导航最受欢迎的成像技术。传统的荧光成像技术使用波长在 400~600 nm 可见光范围的荧光染料。但是,生物组织对光的高吸收使得它的穿透深度仅能达到几毫米,同时由于高水平的背景光或者自发荧光导致图像信号背景比较低。为了增加灵敏度和穿透深度,染料的发光波长最好限于第一近红外窗口(NIR-I),即 650~900 nm,这样就可以降低生物组织对光的吸收,同时减少自发荧光从而得到高空间分辨率和高灵敏度的图像。有机小分子荧光团是目前用于合成 NIR-I 荧光染料的主要来源,如硼-二

吡咯亚甲基染料、冰晶染料及其衍生品。唯一的两个由美国食品药品管理局（Food and Drug Administration，FDA）批准用于临床使用的近红外染料是ICG和MB。ICG和MB无毒且可以迅速从人体排出。因此，在不久的将来它们有可能被应用于术中导航。

最近，有文献称发光波长在第二近红外窗口（NIR-II）即1 000~1 700 nm的荧光纳米探针可以显著改善术中导航的成像质量。NIR-II的荧光发射光产生的自发荧光干扰较少，同时减少了光子的散射和吸收。另外，与NIR-I的荧光素相比，长波长的光可以提供更深组织的解剖特征。

对于任何肿瘤手术来说，外科医生必须有精确描绘肿瘤边缘和识别转移灶的能力。由于荧光光学成像具有高灵敏度、低成本、便携以及实时成像等优点，目前已有一些荧光技术在临床上得到了不同程度的应用。例如，ICG可用来实施结直肠及食管手术期间的肠道灌注和对经腹腔镜的胆囊切除术中的胆管进行成像；将FITC修饰的叶酸用于卵巢癌和肺癌的诊断与治疗；将IRDye800修饰的表皮生长因子抑制剂用于头颈部癌症的诊断与治疗。

然而，上述的这些进展面临许多有待解决的问题。首先必须提高探针靶向癌细胞的能力。癌症在很大程度上是一种异质性疾病，不同癌细胞之间的基因表达可能存在很大的差异。Hiroshima Y.等人同时利用多种抗体（抗CA19-9和抗CEA）来针对同一类型的肿瘤细胞。因肿瘤的异质性需用不同的抗体来对同一种肿瘤细胞的不同标志物进行靶向，以便提高探针的灵敏度。接下来随着靶向材料和肿瘤标志物的发现与发展，将会进入联合"鸡尾酒"治疗的新时代，且这种靶向癌症治疗的发展也会推动FGS进入"个性化手术方案"的领域。其次必须确认这些新技术是否安全。一种新的药物递送系统的发展：将荧光剂和治疗剂包封在纳米粒子内，可以精确地靶向癌细胞，然而这种新型的诊疗一体化的纳米粒子的毒性仍是未知的。类似的，看似普遍应用的腺病毒载体的安全性在很大程度上也是不清楚的。因此需制订临床安全协议，简化程序和解决与新药品相关的巨额经济负担。

（三）金属纳米粒子

金属纳米粒子已广泛应用于癌症的诊断和治疗。由于金纳米粒子可调节的光吸收特性，各种不同的金纳米结构已经被研究出来，包括金纳米棒、金纳米壳、金纳米星、金纳米笼、金纳米三脚架和金纳米囊泡。如第三节中提到的一种改良的金纳米粒子，由拉曼分子标记并包裹以二氧化硅保护层以及Gd^{3+}涂层的60 nm金芯，已经被用在脑部肿瘤切除手术过程中通过三种成像模式（MRI、PAI和拉曼成像）检测肿瘤的边界。在另一项研究中，金纳米笼结构与α-黑色素细胞刺激素相交联用于黑色素瘤的光声检测，证明了其潜在的临床检测皮肤癌边缘的应用价值。除了金纳米粒子，经FDA批准应用于临床的超顺磁性氧化铁纳米粒子被广泛用于检测肝脏肿瘤及其淋巴结转移中以增强MRI对比。最近，氧化铁纳米粒子已被证明可应用于光声成像中淋巴结分期和术后残留病灶检测。虽然许多不同的金属纳米粒子已被应用于动物模型和术中导航的前期临床试验，但由于一些根本的缺陷，如重金属成分或表面涂层材料的细胞毒性的不确定性，较差的生物分布以及高昂的制备费用，使得它们的临床应用受到极大的限制。

（四）分子探针向肿瘤组织的传输

在术中导航过程中，特异性分子探针需要被输送至肿瘤组织并与相应受体结合。在非特异性探针被机体清除之前，已经与受体结合的探针必须保持结合状态。然而，许多探针由于其低亲水性导致其在肿瘤部位积聚效果差，导致成像背景噪声过高。为了尽量减少这种影响，理想的探针既要求对正常组织有低的细胞黏附性，同时又需要适当的化学修饰以提高对靶组织的黏附性。

一般来说，靶向特异性探针主要通过两种方式被输送至肿瘤组织：全身给药和局部注射。与局部注射相比，探针通过静脉全身给药可以进入全身血液循环，这样便可以标记出原发病灶以外可能的卫星病灶，但同时有增加全身副作用的风险。全身给药时，由于肿瘤新生血管的高通透性和肿瘤组织的滞留效应，探针可顺利通过血管壁进入肿瘤细胞周围的细胞外基质。探针只能通过扩散的方式穿透细胞外基质，但组织静水压过高将会阻止其扩散，同时会导致探针在肿瘤组织处的不均匀扩散。一旦探针成功通过细胞外基质，探针与其靶目标之间的相互作用便开始出现。探针的剂量和抗原表达水平同时影响着输送效率。但是，探针很难有效地传递给小的肿瘤病变，比如当肿瘤病灶直径小于2 mm，肿瘤部位尚未出现新生毛细血管导致肿瘤局部血供极少。解决这个问题的一种可能的方法是利用MMP-

半胱氨酸蛋白酶,或者发展新型的可特异性靶向低氧环境的探针。另一个策略是通过消解掉细胞外基质框架从而减轻其对毛细血管的压迫。尽管局部注射的输送效率比较低,而且无法识别深处组织结构,同时无法显示卫星病灶,但它的安全性使得它在目前的术中导航中得到了广泛的应用。

二、分子成像模式

(一)CT、PET和超声检查

扫描速度快、成像分辨率高、成本效益高使得CT成为如今癌症诊断中最常用的成像技术。但是,CT对于分子成像有一定的局限性。例如,在不使用造影剂的情况下,CT的软组织对比度有限,而为了达到足够的灵敏度,CT技术对造影剂的浓度和剂量要求要比MRI和光学成像技术高出好几倍。另一个限制是基于碘剂的CT造影剂在大量使用时可能带来的潜在毒性。纳米材料的开发,如硫化铋纳米粒子及其衍生物在动脉粥样硬化斑块和富有巨噬细胞的器官中的应用,已经提供了CT分子成像的新的可能性。但是,目前CT分子技术在术中导航的应用仍有较多的限制。

常与CT结合使用的PET成像,是唯一已经应用于临床诊断和癌症分期的分子成像模式。它的成像基于对正电子发射核素发射的γ射线的检测。常用的放射性核素,^{18}F-脱氧葡萄糖(^{18}F-FDG)对恶性细胞非常敏感。多数肿瘤细胞,如肺、胃肠道、头颈部、卵巢和乳腺的恶性肿瘤,均会高度表达葡萄糖转载蛋白。^{18}F-FDG便利用肿瘤细胞对葡萄糖的高消耗从而在肿瘤部位浓聚。最近许多研究表明,术中便携式PET成像技术对各种肿瘤在术中的定位具有很好的应用前景。然而,PET的特异性受到分子示踪剂特性的限制,因为它同时也会靶向其他对葡萄糖高摄取的非癌组织。例如,炎症和增生性骨髓炎也会导致局部组织对^{18}F-FDG的摄取增加。此外,PET的空间分辨率相对较低,难以应用于精准切除原发肿瘤病变以及可能的残留癌灶的术中导航。

超声成像是一种具有高时间分辨率,无电离辐射和低成本的成像模式,它利用单个或多个换能器检测反射声波来成像。微泡是目前超声成像主要应用的探针,它是一种具有1~4 μm气体核心的气液乳剂,能引起强的回声反应,进而提高图像的对比度。微泡通常被用来靶向肿瘤血管内皮细胞表面的受体,如血管内皮细胞生长因子受体2(vascular en-

dothelial growth factor receptor, VEGFR-2)。具有双重定位效果的成像造影剂也开始发展,如由VEGFR-2和$\alpha_v\beta_3$整合素合成的微泡可以显著提高成像对比效果。另一种典型的超声成像探针,非微泡分子探针包括液态探针或固态胶体探针。它们的大小在纳米范围内,可以利用肿瘤毛细血管壁的高通透性和组织的滞留效应穿过血管进入肿瘤组织。这些探针不仅可以增强超声成像对比,也可用以递送化疗药物。尽管传统超声成像在术中导航和活检中有较好的前景,但超声分子成像在术中导航的应用仍然比较有限。

(二)磁共振成像

MRI的原理是提供一个围绕病人的磁场环境,使人体组织中的质子(即氢原子)产生信号,最终信号被处理用于重建全身图像。MRI具有较高的空间分辨率,而且可以在避免病人接受辐射的条件下重建人体解剖细节。即使不应用分子探针,新的技术如弥散加权(diffusion-weighted, DW)成像也可以在癌症诊断中提供组织的功能信息。例如,DW MRI在检测肺癌转移中拥有和PET-CT相当的精准度。对于MRI分子成像,主要有两种造影剂:用于T_2加权成像的超顺磁性氧化铁纳米粒子和用于T_1加权成像的基于钆剂的分子探针。氧化铁纳米粒子具有可以修饰成与特异性靶向配体,如尿激酶纤维蛋白溶酶原激活剂和VEGFR-2结合的聚合外壳。氧化铁纳米粒子已被用于各种类型的癌症,如前列腺癌、卵巢癌和乳腺肿瘤的MRI分子成像。然而,氧化铁纳米粒子是阴性造影剂,即它的作用是降低目标结构的信号强度。这个缺点限制了它在人体组织低信号区域的应用。最近的新进展报告了几个基于Gd的可通过酶裂解激活的探针,如通过与肿瘤细胞侵袭力相关的MMP裂解而被激活的纳米材料。尽管MRI分子技术已经用于癌症的检测和诊断,但其在术中导航的应用仍然局限在术前扫描。

(三)光学成像

光学成像包括各种成像模式,如自体荧光成像、使用可见光或近红外光的荧光成像、光学相干断层扫描、弥散光学层析成像、荧光分子层析成像、拉曼成像、双光子显微镜、超分辨率显微镜以及结合光学激发和超声波发射的光声成像。其中近红外荧光成像、拉曼成像和光声成像在各种癌症的术中导航已经展示出潜在的应用前景。

在过去的几十年里,随着近红外荧光素和纳米材料的飞速发展,近红外光应用在手术导航中发挥着至关重要的作用。在手术室,近红外荧光成像时,肿瘤特异性信号可表现出与肿瘤周围正常组织显著的信号差异。荧光成像固有的优点使它成为术中导航最适合和广泛使用的分子导航技术。荧光成像是一种无电离辐射、高空间分辨率、实时的成像模式,它是非接触性的,可以覆盖很大的视野,特别适合在手术期间检查开放性伤口。此外,它很容易与其他成像模式联合实现多模态成像。但是,FDA 尚未批准任何一种可应用于临床的肿瘤特异性近红外分子探针。一种荧光辅助的手术切除和探查器,又称为 Mini FLARE,是由哈佛医学院开发的一种荧光术中导航系统。最近, Mini FLARE 已经成功应用于乳腺癌术中通过静脉注射 ICG 素标记 SLN。到目前为止,只有非特异性荧光探针,如 ICG 和荧光素经 FDA 批准可临床使用。对于靶向特异性荧光探针,目前仅有一项临床试验被报道,以叶酸受体 α 作为靶标,叶酸异硫氰酸荧光素作为探针指导人卵巢癌的术中切除。从这项临床试验来看,叶酸异硫氰酸荧光素作为一种静脉注射的术中导航分子探针是很安全的。在这项研究中,外科医生发现无数在日常光或用裸眼不可见的肿瘤病变,因此叶酸异硫氰酸荧光素的应用显示了特定分子探针应用于术中导航,改善卵巢肿瘤切除的精准度和降低肿瘤复发的巨大潜力。虽然 ICG 已获得 FDA 批准,其安全性也通过了 30 年人类试验的证明,但由于其两亲性及部分官能团使它很难与其他物质成功结合。要解决这个问题,有研究者提议将 ICG 与 FDA 批准的单克隆抗体(monoclonal antibodies, mAb)如达替瑞明、帕尼单抗和曲妥珠单抗相结合,并开发出 ICG-mAb 共轭物作为可激活的分子探针。尽管这项研究令人振奋,但临床上可用的荧光分子探针仍然受到限制,并需要更多的努力来促进其在临床的应用。虽然近红外荧光成像有许多的优点,但它所面临的最大的挑战是其有限的穿透深度(通常小于 5 mm),以及随着穿透深度增加而急剧下降的空间分辨率。

近红外成像技术成功用于临床之前,造影剂的设计必须满足一些特定的条件;包括:①高稳定性,靶向配体的物理、化学高稳定性;探头的光学高稳定性;生物(体外)和生理(体内)高稳定性;②高灵敏度,目标浓度高;光学探头的高亮度;成像模式的高性能;③高特异性,高信噪比;配体对靶标的高亲和力(信号);与正常组织的非特异性结合低(背景);

④探针可跨越生物屏障,生物分布(器官递送时的非特异性摄取);跨细胞膜递送(细胞间靶向传输);⑤高效的药物动力学和代谢学,在靶组织内快速积累;持续保留在靶组织内;从非靶组织快速清除;在体内快速消除;⑥低毒性,低化学、生物、生理毒性;避免急性和慢性毒性;低细胞毒性和体内毒性。

总体来说,随着光学成像技术和荧光探针的不断发展,近红外荧光成像的应用前景将更加广阔,并更多地应用到临床,甚至成为手术室中最常见的技术,而观测活体分子水平结构和功能的变化将不再是梦想。

拉曼光谱的成像原理是激发光子和靶组织之间相互作用引起的频率偏移。生物分子的谐振频率导致发射光的变化,即将激发光的波长升高或降低。拉曼光谱是组织的独立光学性质,它不需要使用染料、纳米材料或其他造影剂。拉曼光谱已成功用于检测在皮肤、黏膜表面和实质器官中的癌组织。然而,拉曼光谱的低固有对比度限制了其临床应用。随着纳米材料的发展,各种表面增强的拉曼光谱纳米探针被开发出来增加拉曼光谱对比度。另外,还有几种基于光纤的拉曼探针被应用于检测特定组织,尤其是体内癌变组织。在其中一项研究中,手持式光谱仪用于小动物实验术中检测体内肿瘤。ICG 能通过肿瘤毛细血管壁的高通透性和组织的滞留效应达到肿瘤组织,从而靶向标记显示原发肿瘤病灶和手术切缘中潜在的残留病灶。在荧光成像引导的原发性肿瘤切除之后,光谱仪则用于检测残留病灶。结果表明,光谱仪器的灵敏度要显著高于常规近红外荧光成像。然而拉曼光谱的渗透深度甚至比荧光成像还要低,这个固有局限可能会限制它潜在的临床应用前景。

光声成像,可能是近十年来发展最快的混合成像模式,是一种检测吸收了超短激光脉冲的组织产生的宽带声波的成像技术。它具有丰富的光学对比度以及提高的成像深度与空间分辨率比值。另外,其分辨率和最大穿透深度可以通过超声波频率来调整。在光声成像中,声波产生过程中的光学到声学的转换效率决定了成像的对比度。该课题组开发了一种小型光声成像系统,用于小动物模型的术中肿瘤边缘的检测。结果显示,光声成像探测的肿瘤边缘与组织学结果的真正边缘相比,失误率低于 10%。但是,由于肿瘤组织有限的内在光声对比效果和相对较小的成像视野,成像深度仅限于 3 mm。来自肿瘤的光声信号通常为健康组织的 2~4 倍,为了增强光声对比度,一些特异性和非特异性的造影剂已被应用于产生声学瞬变来检测淋巴结、黑色素瘤、血管生成、大脑皮层和脑肿瘤。另一课题组证明光声成像与近红外染料标记的 uPA 受体靶向的氧化铁纳米粒子可以作为术中导航的临床工具。在这项研究中我们发现,特定纳米探针通过全身给药所产生的光声信号增强了 10 倍,且距表面 3.1 cm 处的肿瘤也可以成像。在另一项研究中,距表面 8 mm 处的淋巴结通过 ICG 的应用也得到了高空间分辨率的成像。然而,目前尚没有 FDA 批准的可临床应用于光声成像的特异性纳米探针。

三、结论与展望

为了成功治疗和治愈患有癌症的病人,肿瘤的早期检测、准确分期以及彻底清除至关重要。分子影像技术在癌症管理的所有阶段尤其是术中导航有着不可小视的潜力。

术中导航的目标是完全切除肿瘤组织,同时避免对健康组织或结构的损伤。单一的成像模式不能完全满足术前、术中和术后各阶段的不同需求。如上在多模态成像部分所述,不同阶段的需求或者说是目的是有巨大差异的。多模态的成像方法似乎是一种解决方案。在研究了现有和新兴的成像模式的优缺点之后,我们认为将光声成像与漫反射光成像结合有可能成为一种最佳的术前和术后扫描患者的方法,因为这种成像方式快速、成本低、无电离辐射且可以提供高分辨率的图像。它在不使用任何造影剂的情况下便可以提供组织的功能参数,如血流量和氧饱和度。在手术阶段,手持式荧光分子层析成像和光声成像可以高灵敏度和高分辨率地显示肿瘤并标记出 SLN。在术后阶段,具有超高灵敏度的平面荧光成像和拉曼成像可能是用于检查手术切缘和检测残留病灶的最佳组合。最后,超声成像和便携式 PET 可以作为不同阶段的备用光学成像技术。考虑到不同成像技术的固有局限性以及非特异性分子探针的低灵敏度,多模态成像结合特异性分子探针的技术为影像介入手术提供了一个不错的选择。

【参考文献】

［1］韩德民,周兵,葛文彤,等.影像导航系统在鼻内窥镜手术中的应用 [J].中华耳鼻咽喉科杂志,2001,36:126-128.

［2］葛文彤,韩德民,周兵.影像导航系统在耳鼻咽喉 2 头颈外科的应用及进展 [J].中华耳鼻咽喉科杂志,2001,36:305-306.

［3］邱建华,陈福权,乔莉,等.影像导航下鼻内镜手术 58 例临床分析 [J].中华耳鼻咽喉科杂志,2004,39:131-134.

［4］葛文彤,周兵,韩德民,等.影像导航下的鼻内镜手术 [J].中华耳鼻咽喉科杂志,2004,39:1352138.

［5］Roberts DW, Strohbehn JW, Hatch JF, et al. A frameless stereotaxic integration of computerized tomographic imaging and the operating microscope[J]. J Neurosurg, 1986, 65: 545-549.

［6］王硕,赵继宗,隋大立,等.导航下手术治疗脑血管疾病 [J].中国临床神经外科杂志,2001,6:196-198.

［7］杜固宏,周良辅,吴劲松.神经导航在颅脑手术中的应用(附 70 例临床分析)[J].中国神经精神疾病杂志,2000,26:84-86.

［8］GUILLAMO JS, MONJOUR A, TAILLANDIER L, et al. Brainstem gliomas in adults: prognostic factors and classification[J]. Brain, 2001, 124: 2528-2539.

［9］GROSS B A, BATJER H H, AWAD I A, et al. Brainstem cavernous mal-formations[J]. Neurosurgery, 2009, 64: 805-818.

［10］CHOUDHRI O, MINDEA SA, FEROZE A, et al. Experience with intraoperative navigation and imaging during endoscopic transnasal spinal approaches to the foramen magnum and odontoid[J]. Neurosurgical focus, 2014, 36: E4.

［11］GRUNERT P, DARABI K, ESPINOSA J, et al. Computer-aided navigation in neurosurgery[J]. Neurosurgical review, 2003, 26: 73-99.

［12］童毓华,吴文灿,姜方正,等.CT 三维重建和导航下内镜视神经管减压的解剖学研究 [J].中华眼视光学与视觉科学杂志,2013,14:711-714.

［13］ 傅继弟,赵景武,殷大力,等. 神经导航技术外科治疗颅骨纤维异常增生 [J]. 中华医学杂志,2004, 84: 808-812.

［14］ GONG J, MOHR G, VÉZINA JL. Endoscopic pituitary surgery with and without image guidance: an experimental comparison[J]. Surg Neurol, 2007, 67: 572-578.

［15］ MCGRATH BM, MALONEY WJ, WOLFSBERGER S, et al. Carotid artery visualization during anterior skull base surgery: a novel protocol for neuronavigation[J]. Pituitary, 2010, 13: 215-222.

［16］ SURE U, BENES L, RIEGEL T, et al. Image fusion for skull base neuronavigation[J].Technical note. Neurol Med chir(Tokyo), 2002, 42: 458-461.

［17］ HAVENBERGH TV, KOEKELKOREN E, RIDDER DD, et al. Image guided surgery for petrous apex lesions[J]. Acta Neurochir, 2003, 145: 737-742.

［18］ CINIBULAK Z, KRAUSS JK, NAKAMURA M. Navigated minimally invasive presigmoidal suprabulbar infralabyrinthine approach to the jugular foramen without rerouting of the facial nerve [J]. Neurosurgery,2013, 73: 3-15.

［19］ 张恒柱,兰青. 神经导航辅助下远外侧经髁经颈静脉结节锁孔入路的解剖学研究 [J]. 中华医学杂志, 2006, 86: 736-739.

［20］ XI L, JIANG H. Image-guided surgery using multimodality strategy and molecular probes [J]. WIRES Nanomed Rev Nanomed Nanobiotechnol, 2016, 8(1): 46-60.

［21］ DELONG JC, HOFFMAN RM, BOUVET M. Current status and future perspectives of fluorescence-guided surgery for cancer[J]. Expert Review of Anticancer Therapy, 2016, 16(1): 71-81.

［22］ VISGAUSS JD, EWARD WC, BRIGMAN BE. Innovations in intraoperative tumor visualization[J]. Orthop Clin N Am, 2016, 47(1): 253.

［23］ OWENS EA, HENARY M, EL FAKHRI G, et al. Tissue-specific near-infrared fluorescence imaging[J]. Acc Chem Res, 2016, 49(9): 1731-1740.

［24］ SAVARIAR EN, FELSEN CN, NASHI N, et al. Real-time in vivo molecular detection of primary tumors and metastases with ratiometric activatable cell-penetrating peptides[J]. Cancer Res, 2013, 73(2):855-864.

［25］ ZENG C, SHANG W, WANG K, et al. Intraoperative identification of liver cancer microfoci using a targeted near-infrared fluorescent probe for imaging-guided surgery[J]. Sci Rep, 2016, 6: 21959.

［26］ HUANG J, XU JS, XU RX. Heat-sensitive microbubbles for intraoperative assessment of cancer ablation margins[J]. Biomaterials, 2010, 31(6): 1278-1286.

［27］ NEUWELT EA, VARALLYAY P, BAGO AG, et al. Imaging of iron oxide nanoparticles by MR and light microscopy in patients with malignant brain tumours[J]. Neuropathol Appl Neurobiol, 2004, 30 (5): 456-471.

［28］ ZHENG JZ, MUHANNA N, DE SOUZA R, et al. A multimodal nano agent for image-guided cancer surgery[J]. Biomaterials, 2015, 67: 160-168.

［29］ CHEN Q, LIANG C, WANG X, et al. An albumin-based theranostic nano-agent for dual-modal imaging guided photothermal therapy to inhibit lymphatic metastasis of cancer post surgery[J]. Biomaterials, 2014, 35(34): 9355-9362.

［30］ SCHAAFSMA BE, VERBEEK FPR, RIETBERGEN DDD, et al. Clinical trial of combined radio- and fluorescence-guided sentinel lymph node biopsy in breast cancer[J]. Brit J Surg, 2013, 100(8): 1037-1044.

［31］ OLSON ES, JIANG T, AGUILERA TA, Et al. Activatable cell penetrating peptides linked to nanoparticles as dual probes for in vivo fluorescence and MR imaging of proteases[J]. Proc Natl Acad Sci U S A, 2010, 107(9): 4311-4316.

［32］ ICHIKAWA T, SAITO K, YOSHIOKA N, et al. Detection and characterization of focal liver lesions: a Japanese phase III, multicenter comparison between gadoxetic acid disodium-enhanced magnetic resonance imaging and contrast-enhanced computed tomography predominantly in patients with hepatocellular carcinoma and chronic liver disease[J]. Invest Radiol, 2010, 45(3): 133-141.

中文索引

七画

十画

十一画